Pediatric Radiology

Practical Imaging Evaluation of Infants and Children

儿科影像诊断学

原著 [美] Edward Y. Lee [中] Winnie C. Chu [美] Jonathan R. Dillman
[加] Andrea S. Doria [美] Ricardo Restrepo [美] Sara O. Vargas
主译 邵剑波 李 欣

中国科学技术出版社
· 北 京 ·

图书在版编目（CIP）数据

儿科影像诊断学 /（美）爱德华·Y. 李 (Edward Y. Lee) 等原著；邵剑波，李欣主译. — 北京：中国科学技术出版社，2021.1

书名原文：Pediatric Radiology：Practical Imaging Evaluation of Infants and Children

ISBN 978-7-5046-8811-8

Ⅰ. ①儿… Ⅱ. ①爱… ②邵… ③李… Ⅲ. ①小儿疾病—影像诊断 Ⅳ. ① R720.4

中国版本图书馆 CIP 数据核字（2020）第 188395 号

著作权合同登记号：01-2019-3845

策划编辑 王久红 焦健姿
责任编辑 王久红
装帧设计 佳木水轩
责任印制 李晓霖

出　　版 中国科学技术出版社
发　　行 中国科学技术出版社有限公司发行部
地　　址 北京市海淀区中关村南大街 16 号
邮　　编 100081
发行电话 010-62173865
传　　真 010-62179148
网　　址 http://www.cspbooks.com.cn

开　　本 889mm × 1194mm 1/16
字　　数 2077 千字
印　　张 74
版　　次 2021 年 1 月第 1 版
印　　次 2021 年 1 月第 1 次印刷
印　　刷 天津翔远印刷有限公司
书　　号 ISBN 978-7-5046-8811-8 / R · 2623
定　　价 598.00 元

（凡购买本社图书，如有缺页、倒页、脱页者，本社发行部负责调换）

Copyright Notice

版权声明

This is translation of *Pediatric Radiology*：*Practical Imaging Evaluation of Infants and Children.*
ISBN : 9781451175851

免责声明：这本书提供药物的准确标识、不良反应和剂量表，但是它们有可能改变。请读者务必查看所提及药物生产商提供的包装信息数据。此书的作者、编辑、出版商、分销商对于应用该著作中的信息而导致错误、疏漏或所产生后果不承担任何责任，并不对此出版物内容做出任何明示或暗指的担保。此书的作者、编辑、出版商、分销商对出版物所引起的人员伤害或财产毁坏不承担任何责任。
Accurate indications, adverse reactions, and dosage schedules for drugs are provided in this book, but it is possible that they may change. The reader is urged to review the package information data of the manufacturers of the medications mentioned. The authors, editors, publishers, or distributors are not responsible for errors or omissions or for any consequences from application of the information in this work, and make no warranty, expressed or implied, with respect to the contents of the publication. The authors, editors, publishers, and distributors do not assume any liability for any injury and / or damage to persons or property arising from this publication.

Translators Biography

主译简介

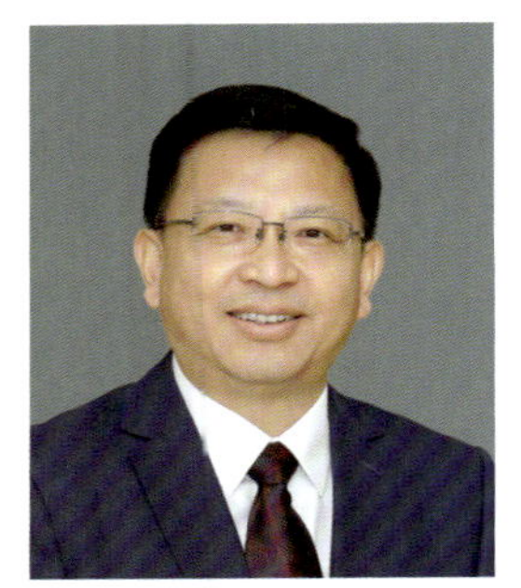

邵剑波

邵剑波，男，医学博士，主任医师，二级教授，博士研究生导师。现任华中科技大学同济医学院附属武汉儿童医院（第六临床学院）院长，江汉大学儿科临床学院院长，医学影像中心主任，湖北省儿童放射影像临床重点专科学科带头人。湖北省有突出贡献中青年专家，武汉市“黄鹤英才（医学）计划”人才。享受国务院政府特殊津贴、湖北省政府专项津贴。中华医学会放射学分会儿科学组副组长，中国医师协会放射医师分会儿科影像专业委员会副主任委员，中国抗癌协会小儿肿瘤专业委员会影像学组组长，中国医师协会儿科医师分会儿科影像专业委员会副主任委员，中国医院协会儿童医院管理分会常务委员，湖北省放射学会副主任委员，武汉放射学会副主任委员，《放射学实践》副主编，《临床放射学杂志》常务编委，《中华放射学杂志》审稿人。从事小儿临床放射诊断工作 30 余年，美国俄亥俄州州立大学 Nationwide 儿童医院访问学者。获省部级科技进步二等奖 2 项，三等奖 4 项，国家实用新型专利 1 项。主编《小儿颅脑疾病 CT 诊断》《小儿腹部 CT 诊断图鉴》《儿科影像病例点评 200 例》等专著 6 部，参编专著 11 部。发表 SCI 及核心期刊论文百余篇。

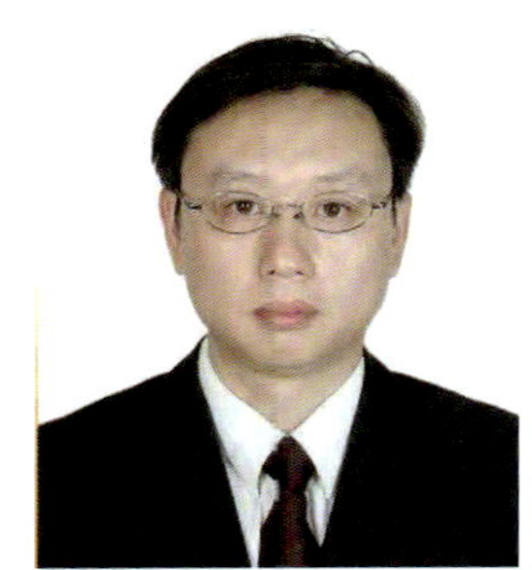

李　欣

李欣，男，主任医师，教授

天津市儿童医院副院长

中华医学会放射学分会委员

中华医学会放射学分会儿科学组组长

中国医师协会放射医师分会常委

天津市放射学会名誉主任委员

Authors Biography

原著者简介

原　著

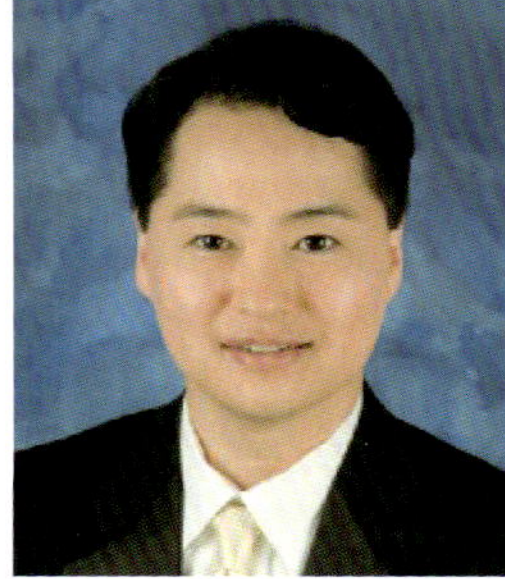

Edward Y. Lee, MD, MPH
Associate Professor of Radiology
Chief, Division of Thoracic Imaging
Departments of Radiology and Medicine, Pulmonary Division
Boston Children's Hospital
Harvard Medical School
Boston, Massachusetts

合　著

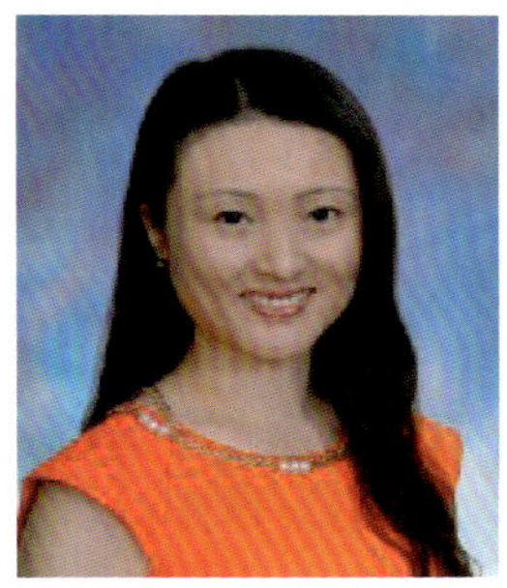

Winnie C. Chu, MD, FRCR
Professor of Radiology
Chief, Division of Pediatric Radiology
Department of Imaging and Interventional Radiology
The Chinese University of Hong Kong
Prince of Wales Hospital
Hong Kong, China

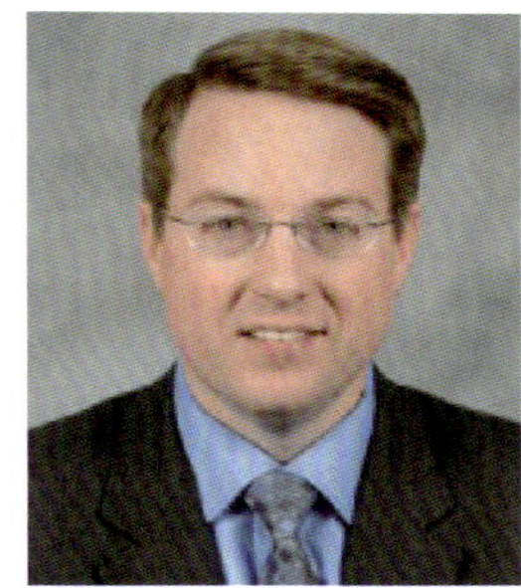

Jonathan R. Dillman, MD, MSc
Associate Professor of Radiology
Director, Thoracoabdominal Imaging
Department of Radiology
Cincinnati Children's Hospital Medical Center
Cincinnati, Ohio

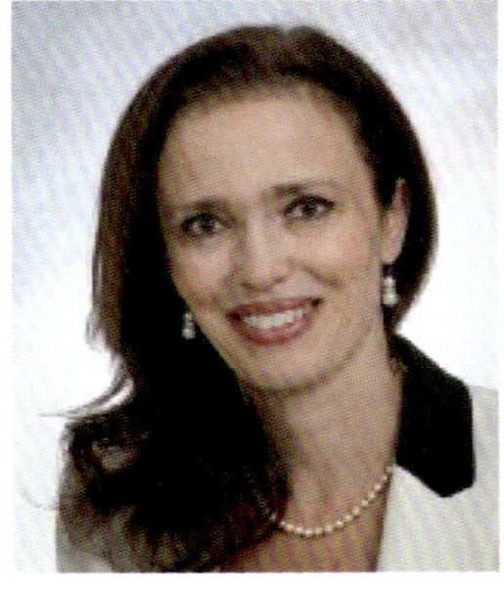

Andrea S. Doria, MD, PhD, MSc
Professor of Radiology and Associate Vice-Chair of Research
Department of Medical Imaging, University of Toronto
Radiologist and Research Director
Department of Diagnostic Imaging
The Hospital for Sick Children
Toronto, Canada

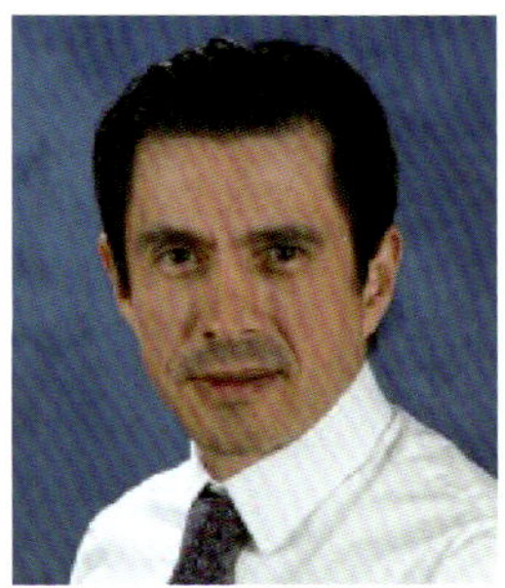

Ricardo Restrepo, MD
Professor at Florida International University School of Medicine
Chief, Interventional Pediatric Radiology and Body Imaging
Department of Radiology
Nicklaus Children's Hospital
Miami, Florida

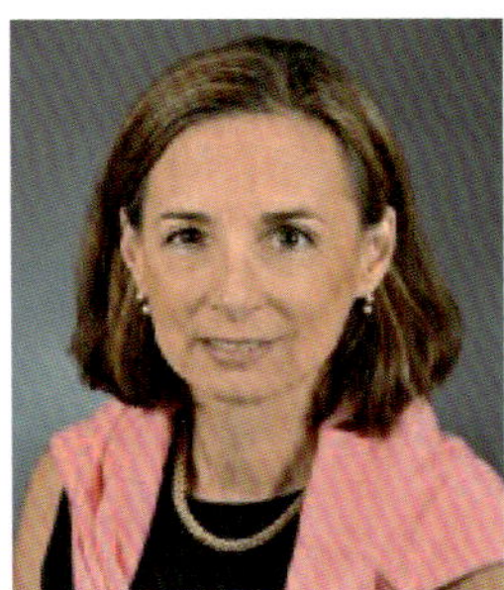

Sara O. Vargas, MD
Associate Professor of Pathology
Department of Pathology
Boston Children's Hospital
Harvard Medical School
Boston, Massachusetts

Translators List

译校者名单

主　译　邵剑波　李　欣

副主译　宁　刚　严志汉　彭雪华

译校者　（以姓氏汉语拼音为序）

陈　静　陈晓红　陈　欣　范　晓　郭　豫　侯志彬　胡丽丽　陆晓霞
李　蕊　李辛子　刘俊刚　刘　锟　刘新献　马慧静　祁　昕　孙　丹
田芷瑶　王　芳　王慧贤　王立丹　王立英　王　敏　王筱雯　王永姣
温成龙　夏　薇　谢英杰　徐学鑫　闫　喆　杨　豪　杨　扬　曾　光
翟爱国　张　恒　张孟杰　郑楠楠　周　婧　朱小虎

内容提要

本书引进自世界知名的 Wolters Kluwer 出版社，由来自美国的 Edward Y. Lee 教授、Jonathan R. Dillman 教授、Ricardo Restrepo 教授、Sara O.Vargas 教授及来自中国的 Winnie C. Chu 教授与来自加拿大的 Andrea S. Doria 教授联袂编写，是一部专业覆盖全面、实用性很强的儿科影像学参考书。

本书分四篇 25 章，从儿童神经影像学、儿童胸部影像学、儿童腹盆部影像学及儿童骨骼肌肉影像学等方面，系统介绍了各系统器官的影像检查技术、正常解剖和变异、常见疾病及罕见疾病，全面讨论了每种疾病临床特征、影像学表现、病理改变及最新治疗原则。全书共收集了全球 40 个国家 100 名放射科医师提供的典型病例，彰显了本书的国际性和全面性。

本书内容丰富、图文并茂、深入浅出，既可供影像科医师和影像从业人员诊断、评估与治疗时查阅参考，又可作为儿科医师获取影像学依据的参考书。

补充说明：书中参考文献条目众多，为方便读者查阅，已将本书参考文献更新至网络，读者可扫描右侧二维码，关注出版社“焦点医学”官方微信，后台回复“儿科影像诊断学”，即可获取。

Foreword by Translators

译者前言

随着影像医学技术的不断进步和发展，各种新技术、新方法在儿科的临床应用日益广泛，全身各系统疾病的影像诊断也在不断规范。近10年来，市面上新出版了许多影像医学专著，其中儿科影像学因不同于成人，有其自身特点而越来越受到业内同行关注。2018年春，*Pediatric Radiology: Practical Imaging Evaluation of Infants and Children* 一书出版。经中国科学技术出版社医学分社编辑推荐，有幸拜读英文原著，立即被书中的精彩内容所吸引。

该书由6位世界级大咖牵头执笔，分享了来自世界40个国家100名放射科医师提供的典型病例，病种几乎覆盖儿童的各个系统和器官，涉足的国家和地区也是前所未有的，真正具有国际性和全面性。于是，我与李欣教授商量，是否以华中科技大学同济医学院附属武汉儿童医院和天津儿童医院放射科年轻医师为主体，采取“边学习边翻译”的方法，把该书的精髓学到位、掌握透。为了让更多的年轻医师参与翻译工作，四川大学附属华西二院宁刚教授、温州医科大学附属二院严志汉教授也推荐了不少优秀医师加盟。大家精益求精、反复推敲，力求在尊重原著的基础上，以适合国内读者阅读习惯的语言表述，准确地把书中的知识、特色展示出来。经过一年多的努力，终于完成了翻译稿。

儿科影像学不同于成人，有其自身特色。本书分神经、胸部、腹盆部及骨骼肌肉四篇，对儿科影像学进行系统介绍，包括影像检查技术、正常解剖和变异、常见病及罕见病等，全面分析了每种疾病的临床特征、影像学表现、病理改变及最新治疗原则，帮助读者仔细了解每种疾病诊疗的全过程，从而更好地评估影像学的作用和价值。本书内容丰富、图文并茂且深入浅出，是一部实用性很强的儿科影像学著作，可作为放射科医师、儿科医师及大专院校医学生的案头参考书。

本书翻译过程中，得到了武汉儿童医院、天津儿童医院及中国科学技术出版社领导及同仁们的大力支持和帮助，在此一并表示衷心感谢！

特别需要说明的是，尽管翻译过程中我们反复斟酌，希望能够准确表述原著者的本意，但由于中外语言表达习惯有所差别，中文翻译版中可能存在一些表述不妥或失当，恳请各位老师和同道予以斧正，提出宝贵意见和建议，我们将不胜感激。衷心希望本书能够开阔各位读者的视野，让更多国内同行从中获益。

华中科技大学同济医学院附属
武汉儿童医院（第六临床学院）

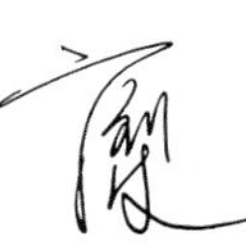

Foreword by Authors

原书前言

如今，影像学评估已成为日常工作中处理婴幼儿潜在的先天性和后天性疾病不可或缺的组成部分。与其他影像亚专业不同，儿科影像学涵盖了多个器官系统的成像方法，需要有坚实的儿科疾病影像学表现基础。为此，本书的编写初衷是为读者提供日常临床实践中儿科疾病的全面影像学综述。

我在波士顿儿童医院担任小儿影像科医生，在美国放射学委员会核心检查委员会担任小儿影像部主席，在过去 10 年中担任了全球 30 多个不同国家和地区的客座教授。在此期间，我与不同专业的医师、研究员及工作人员进行交流，令我萌发了编写此书的想法。因为大家都在寻找最新的专业相关资料，以便学习和回顾儿科影像学的基础和要点，但目前还没有这样的书。编写这样一本书，既涵盖常见和罕见且重要的儿童疾病，又能提供相关国际视角使其能在世界任何地方使用，这应该是非常实用的。

这让我产生了非常强烈的编写一本儿科影像学专著的想法，尤其在担任国际客座教授期间，我为培训医师和影像学从业者做完儿科影像学讲座后，总会感到讲授不够全面，这种愿望都会增加。在我看来，介绍有关儿科放射学的要点，最好的方法就是将这些材料编写成可以传播到世界各地的书。本书的编写首先由 5 位杰出的影像学和病理学副主编拟定大纲，大纲中的各个专题对于处置儿科患者日常临床工作非常重要。然后，我们增加了在临床工作中遇到的典型病例及来自全球 40 个国家 100 名杰出的放射科医师提供的病例。本书的著者均为世界公认的业内专家，这也确保了本书的国际性和全面性，同时提供了最新信息。此外，书中的许多图像是由世界各地不愿透露姓名的放射科医师提供的，他们希望与同行分享自己的病例和经验。书中还有涉及了小儿疾病的相关病理学，以增进读者对潜在疾病过程和影像学表现的理解。

本书根据器官系统分为四篇，包括儿童神经影像学、儿童胸部影像学、儿童腹盆部影像学和儿童骨骼肌肉影像学。本书旨在提供常见和罕见但重要的儿童疾病介绍。每章都对实用成像技术、正常解剖结构和变异、影像表现及某些先天性和获得性疾病的病理特征进行了讨论。对于每种疾病，都按照临床特征、影像学表现、某些特定病例的相关病理改变及最新处置原则的形式重点阐述。本书重点关注的是影响儿童的疾病，因此我们更强调如何区分正常变异和不正常的病理改变，以及确定某些影像学表现是单发的还是与遗传或畸形综合征有关。此外，书中还提供了有相似影像学表现的疾病之间在临床方面和影像学方面的鉴别诊断和区分特征。我们尽一切努力使本书涵盖更广范围的儿科影像学实践内容。

本书主要面向影像科住院医师、影像科医师和影像科从业人员。但是，其他医师，如儿科医师和儿科专家，经常或偶尔遇到儿科患者需要进行影像诊断研究，也能在书中获得有价值的临床、影像学和病理信息以用于管理其患者。

我相信读者阅读本书后，无论其知识水平、培训和专业领域如何，都将对儿科疾病和影像学产生更多兴趣。如果这本书能够帮助读者更好地了解婴儿和儿童的影像学评估，从而改善儿科患者的护理和有效处置，这就达成了我们编写本书的初衷。书中所有图像的背后都是还在努力活下去的儿科患者，通常他们病得很重，甚至可能随时离开这个世界。我们必须认识到，现在我们有一个宝贵的机会，可以真正改变他们及其亲人未来的生活。

对于我和各位著者而言，这本书是一段旅程的开始，而不是终点。我们真诚邀请读者加入我们的终身学习之旅，同时也期待读者可以反馈书中可以改进和添加的内容，以便再版时完善。在此之前，我们希望所有读者都可以像我们准备和编写此书一样欣赏和学习它。

Edward Y. Lee

Acknowledgement

致　谢

感谢我的父母 Kwan-Pyo 和 Kang-ja，还有我的家人，感谢他们不断的支持与鼓励。
感谢我在学术生涯中遇到的实习生和放射科医生，他们拥有无比的学习热情。
感谢波士顿儿童医院放射科的同事们，感谢他们的支持和友谊，再没有比这更好的团队了。

——Edward Y. Lee, MD, MPH

感谢我的家人 Allen、Cherie 和 Paco，感谢他们的关爱与支持。
我在香港大学医学院从医学生开始，一步一步成长为医师、放射科医生、教师和研究人员。

——Winnie C. Chu, MD, FRCR

我很荣幸能够在儿科工作。
献给我的妻子 Suzanne 和我们三个漂亮的女儿 Kathryn、Meghan 和 Claire。

——Jonathan R. Dillman, MD, MSc

感谢我的父亲，他是我伟大的人生导师、顾问及朋友。
感谢我的母亲，她在我与她一起生活的短暂时间里，教会了我如何去热爱。
感谢我的丈夫、儿子和家庭，他们教会了我忠诚、诚实、友谊和真爱的价值观。
感谢 Danny Aguilar 为肌肉骨骼部分提供优质插图。
感谢我的患者，与他们一起的旅程带给我无限灵感。

——Andrea S. Doria, MD, PhD, MSc

感谢我的父母 Jairo 和 Helena，他们给我的整个职业生涯带来灵感，让我获得今天的成就。
感谢伦敦商学院的支持，他们一直提醒我，生活是美好的，应该尽情享受。

——Ricardo Restrepo, MD

感谢病理科的同事们，他们多年来专注于病理标本，令我们可以在书中描述诊断结果。
感谢波士顿儿童医院的小患者们，正是他们提供的相关信息给予我启发。

——Sara O. Vargas, MD

除非另有说明的情况，书中的所有病理图片均由 Sara O.Vargas 提供，医学插画师 Danny Aguilar 为本书肌肉骨骼部分提供了插图。

Contents
目　录

第一篇　儿童神经影像学
PEDIATRIC NEURORADIOLOGY

第二篇　儿童胸部影像学
PEDIATRIC THORACIC RADIOLOGY

第三篇 儿童腹盆部影像学
PEDIATRIC ABDOMINOPELVIC RADIOLOGY

第四篇 儿童骨骼肌肉影像学
PEDIATRIC MUSCULOSKELETAL RADIOLOGY

第一篇

儿童神经影像学

PEDIATRIC NEURORADIOLOGY

第1章 颅 骨
Skull

Edward Yang Sara O. Vargas Tina Young Poussaint 著

一、概 述

儿童颅骨疑似病变因其部位表浅，易被监护人及医生发现，是常见的影像检查适应证。作为骨性结构，颅骨既表现出其他骨骼系统中常见的病理改变，也表现出与其自身及其所保护的大脑发育和成熟过程一致的动态变化特点。

本章回顾了儿童影像解剖学和颅骨及其所覆结缔组织即头皮的病变。首先介绍儿科颅骨的各种影像检查方法；其次讨论正常的影像解剖结构和颅骨发育过程；最后概述儿童最常见的颅骨疾病，包括颅骨形状及完整性、感染性病变、弥漫性骨病、累及颅骨和头皮的肿瘤及儿科特有的颅骨外伤性病变。

二、成像技术

（一）X线

X线片是评估颅骨最古老的成像技术，其成本低、适用范围广且患儿不需要镇静，因此仍被广泛使用。此外，与计算机断层扫描（computed tomography，CT）相比，其辐射剂量相对较低。其适应证包括作为骨骼检查一部分应用于弥漫性骨质异常（如转移性疾病、代谢性骨病）；2岁以下神经功能正常的儿童非意外性创伤（儿童虐待）；颅缝早闭的筛查。颅骨X线片也常用于评估手术植入物（如分流器、可调压式分流阀和耳蜗植入物）及鉴别不透X线的异物。

标准头颅X线摄影体位包括正位[后前位（posteroanterior，PA）]、侧位和汤氏位（图1–1）。在PA位，岩尖投射于眼眶中央；而在汤氏位，岩尖位于眼眶上方，可以更好地显示枕骨和枕骨大孔。观察额骨可选择柯氏位，岩尖位于眼眶下方。颅骨和被覆头皮组织摄影时，不同年龄段的通过准直器的射线剂量不同。典型的皮肤剂量约为1mGy，在此条件下，有效剂量约为0.02mSv[1]。

（二）超声

声波难以穿透骨性结构，因此在大多数机构中未广泛应用于颅骨影像检查。但超声操作方便且无辐射暴露的优点使其在年幼患者（＜2岁）中被使用，因该年龄段儿童头发较少且骨的透声度较好，尤其在颅骨骨折和颅缝早闭检查中，超声已经被成功地应用[2–5]。此外，超声长期以来一直是评估头皮包块的一线工具[6, 7]。

颅骨超声波使用高频（通常大于8MHz）线性传感器头配以透声凝胶。需调节机器减小超声探查深度和焦点位置，以更好地显示浅表结构。通常不需要支垫。对于软组织或头皮血管病变，联合彩色和双功能多普勒以显示病变血管分布及血流搏动性（如区别动脉与静脉）。

（三）CT

CT是一种高分辨率的横断面扫描技术，能极好地显示骨质细节和软组织对比，是目前颅脑外伤、颅缝早闭和局灶颅骨病变的标准检查方法。尽管有人提出对于单缝早闭不应做CT检查[8–10]，但是对于骨缝早闭CT检查的敏感性和特异性更高，可以检测小的骨桥区域，而这些区域在X线片中可能会漏掉[11–13]。也有数据表明，CT检查对颅缝早闭有更高的预测性，因此行CT检查有更高效益，

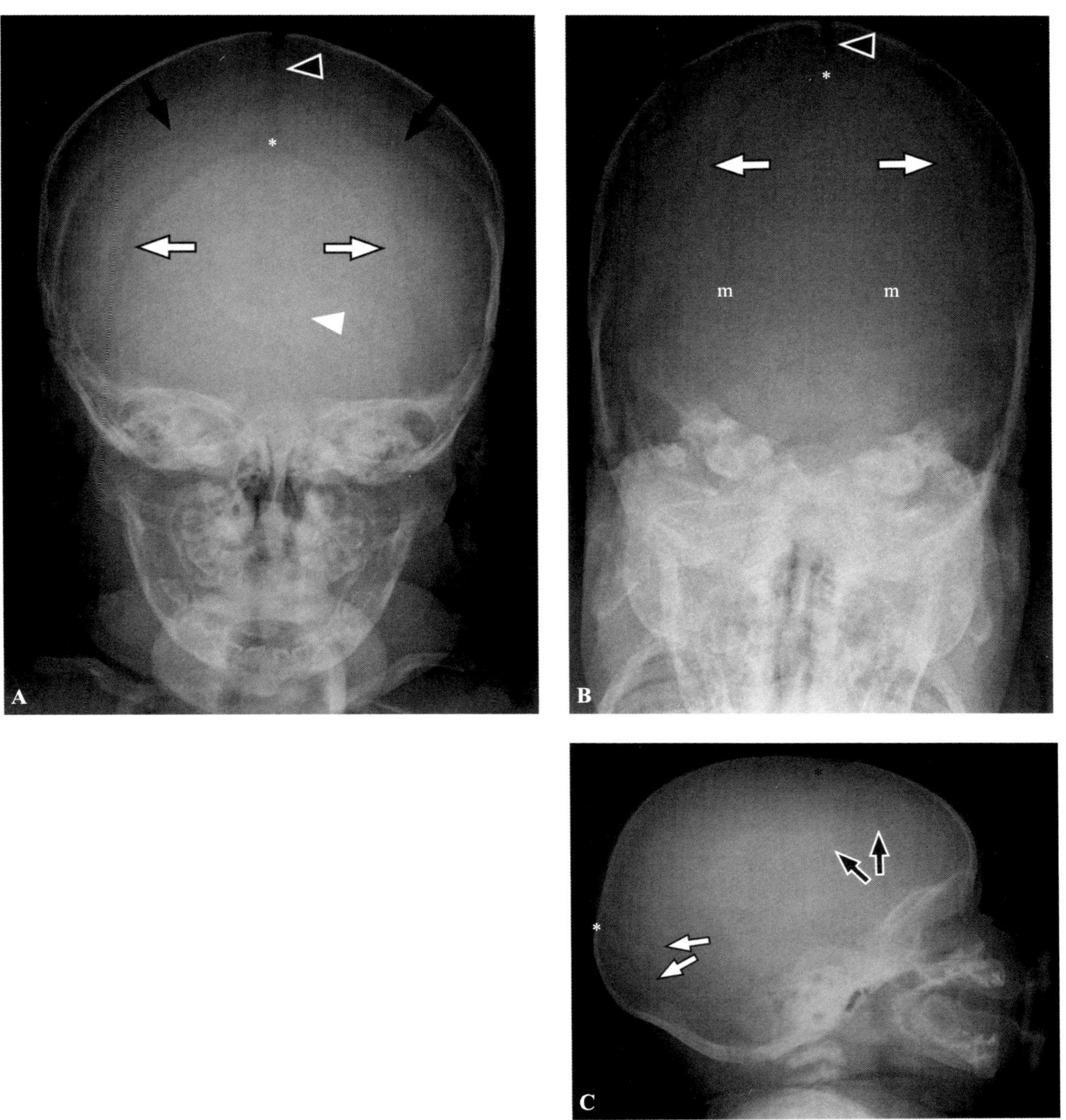

▲ 图 1-1 男，3 月龄，颅骨 X 线片：后前位（A）、汤氏位（B）和侧位（C）

黑箭表示冠状缝，黑箭头表示矢状缝，白箭表示人字缝，白箭头表示额缝，白星表示后囟门，黑星表示前囟门，"m" 表示假缝

特别是涉及多个骨缝早闭。不仅在于对异常颅骨的诊断，且通常需获得头部 CT 的三维重建图像，为手术方案的制定提供模型[11, 14]。其原因将在后续章节中讨论（"骨折" 章节），美国放射学会（American College of Radiology，ACR）推荐 CT 检查作为受虐或非虐待性头部创伤的成像方式[15, 16]。

头部 CT 图像的获取既取决于良好的硬件设备，也取决于检查适应证。对于多数现代多排 CT，头部轴位使用软组织（脑）和骨算法可以获得亚毫米（各向同性）和 3～5mm 的数据图像。随后，亚毫米数据可用于图像多平面重建和表面渲染，后者尤其有利于显示颅骨病灶复杂的三维关系。作者所在机构中，使用特定于年龄段的剂量方案[17]，该方案符合儿童放射治疗协会的建议及 ACR CT 认证要求[18, 19]，后者规定 1 岁儿童使用不大于 40mGy 的 CT 剂量指数（$CTDI_{vol}$），而成人则是 80mGy。对于颅面畸形评估的患儿，为发现颅面部异常骨骼，将视野扩展到下颌骨以下，剂量减少到 100kV 和 50mAs 以使 CTDI < 5mGy。减少剂量的结果是图像细节较差。但即使减少了剂量，仍需注意的是，标准头部 CT 的估计剂量仍是单个颅骨 X 线片的 20 倍 [20]。

（四）MRI

磁共振成像（magnetic resonance imaging，MRI）在颅骨和头皮成像检查中有诸多优点，包括良好的软组织分辨率及对颅骨或头皮内脂肪信号的抑制。因此，MRI 经常用于头皮软组织肿块和散在骨性病变（如原发性骨肿瘤、转移瘤）检查 [21–24]。易于检查与颅内沟通的头皮及颅骨病变，常用于鉴别脑膨出、颅骨膜窦及皮样囊肿等病变。

头皮或颅顶病变的最佳 MR 扫描方案包括至少两个平面的脂肪抑制 T_2 加权成像 [通常是短时反转恢复序列（short tau inversion recovery，STIR）] 及两个平面的对比增强 T_1 脂肪抑制加权成像。先进的成像技术，如弥散加权成像也已应用于颅骨病变的评估，如转移性疾病和骨髓炎 [25, 26]。结合标准的脑部 MRI 序列，这些额外的序列使骨髓内在的异常信号、局灶性骨质破坏和头皮软组织肿块在脂肪背景信号被抑制时变得明显。但是由于 MR 的空间分辨率相对较低，颅骨侵蚀和颅骨骨折相较于 CT 仍不明显 [27, 28]。新的 MRI 技术正试图解决这些局限性，但尚未在科研领域之外被广泛应用 [29, 30]。

（五）核医学

正电子和 γ 射线放射性示踪剂较少专用于颅骨病变检查。在颅骨骨折（蓄意或意外）的病例中，普遍认为，由于骨痂形成欠佳，骨显像不能可靠显示颅骨骨折，尽管其仍用于检测其他部位的骨折 [31, 32]。是否引入 ^{18}F– 氟 PET 以提高灵敏度有待进一步研究 [33]。对于颅骨感染，有成人文献表明镓和铟示踪剂可能对颅底感染的检查有一定作用 [34–36]，但 MRI 可以提供类似的信息，同时评估颅内病变。对于肿瘤，一些放射示踪剂仍广泛用于转移性疾病的检查，可以提示颅骨受累情况。包括常见颅骨肿瘤，如朗格汉斯细胞组织细胞增生症 [^{99m}Tc– 亚甲基二膦酸盐（^{99m}Tc–MDP）和 ^{18}F– 脱氧葡萄糖（FDG）][37, 38] 和神经母细胞瘤 [^{99m}Tc–MDP、^{123}I 间位甲基胍（MIGB）与 FDG][39, 40]。

三、正常解剖结构

（一）主要的骨缝和囟门

颅顶骨由膜内化骨形成，骨间缝由纤维连接构成。颅底（蝶骨、筛骨、非鳞部颞骨及低于上项线的枕骨）随着软骨内化骨而发育，因此颅底骨化中心的连接被称为软骨结合 [41–44]。颅顶骨主要骨缝包括成对顶骨间的矢状缝、额骨间的额缝、额骨和顶骨间的冠状缝及枕骨和顶骨间的人字缝（图 1–1 和图 1–2）。

出生时出现的主要囟门包括冠状缝与矢状缝会合处的前囟门（闭合时称为前囟）和人字缝会合处的后囟门（闭合时称为后囟）。

（二）小骨缝

在颞骨鳞部附近可见一些较小的骨缝，包括前部的蝶鳞缝、上部的鳞缝及后面的枕乳缝（图 1–2）[45]。前面蝶顶缝与冠状缝、额蝶缝和后面的蝶颞缝、颞顶缝构成的 H 形交界处称为翼点。枕骨发育较复杂（至少 8 个骨化中心），在该区域产生一些暂时性的骨缝（图 1–3）。常见的暂时性骨缝分别包括在人字缝和枕骨大孔中线枕上缝和枕下缝；横断枕鳞骨的骨缝；成对的枕内前后部关节软骨横穿颅底枕骨大孔的前、后形成的骨缝 [46–48]。

（三）骨缝正常的发育和闭合的时间

颅骨最初的骨化开始于妊娠期前几月，大部分于足月分娩时完成 [49]。骨缝和颅底软骨结合在出生时明显，随后以不同速率闭合。然而，实际发育过程中存在两条原则，在出生的第一年里，主要骨缝不应关闭；幼儿时期骨缝也不应成熟闭合，除在 3—9 月龄闭合的额骨缝外 [44, 50–54]。随着年龄的增长，骨缝呈现越来越多的锯齿状，其内板仍保持光滑 [55, 56]。对于感觉似有狭窄的病例，已有基于 CT 的数据为特定的骨缝规范了新生儿的标准，可作为参考 [57]。重要的软骨结合发育时间包括 1—2 岁时额蝶骨和蝶骨间软骨结合闭合，以及在青春期枕部（斜坡）软骨结合闭合 [58]。枕骨内软骨结合闭合遵循一个更复杂的过程。枕骨大孔处的软骨结合在生后前几个月内闭合，但骨缝和枕下的其他骨缝可能在出生头几年中持续存在 [47, 48, 58, 59]；这些骨缝 / 软骨结合持续到成年存在各种变异。前囟和后外侧囟通常在 2 岁时闭合。后囟闭合的时间要早得多，通

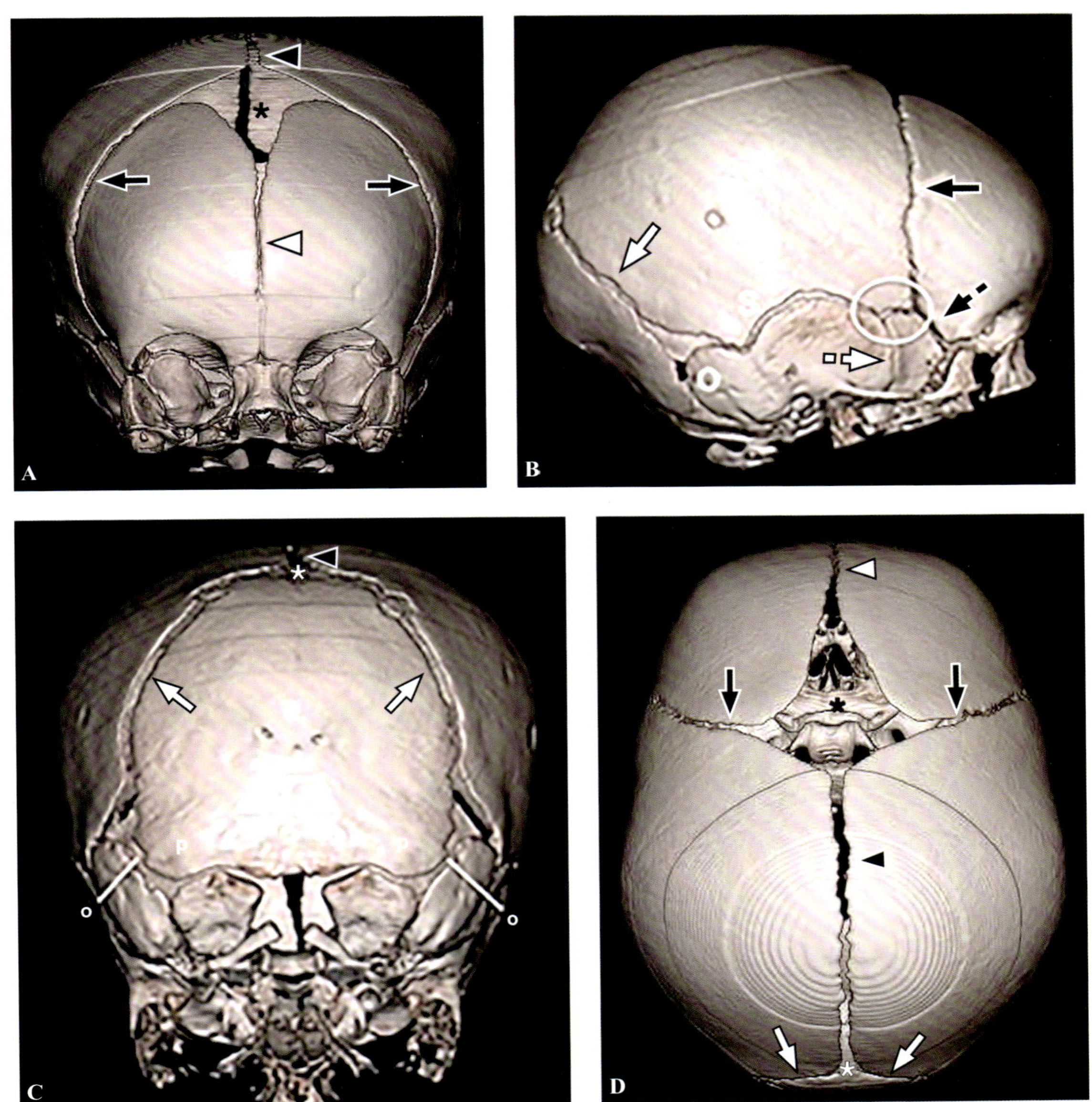

▲ 图 1-2 男，3 月龄，头部 CT 的三维表面重建评估颅缝早闭症：前面（A）、侧面（B）、后面（C）和上（D）面观
注释见图 1-1，圆圈标记的是翼区，"s" 表示鳞状（颞顶）缝，白虚箭表示蝶颞缝，黑虚箭表示蝶额缝，"o" 表示枕骨乳突线，"p" 表示枕内后软骨结合

常为 3—6 月龄时[60]。

在骨矿化不良（成骨不全、佝偻病和骨质疏松）的情况下，正常骨缝闭合存在偏差（明显的骨缝增宽），可能被误诊为颅内压升高造成的骨缝分离。其他报道中骨缝明显增宽的原因包括慢性营养不良恢复期、宫内肾素－血管紧张素系统紊乱（图 1-4）、软骨发育不全、21 三体综合征和经前列腺素治疗过的早产儿[61-65]。

四、颅骨疾病谱

（一）先天性和发育异常

1. 颅缝早闭　颅缝早闭是指颅缝过早闭合（节段或全部）而导致畸形。颅缝早闭通常分为原发性或继发性，继发性是指与骨缝发育无关的其他病因所导致的结果，如代谢性骨病、骨发育不良或颅内容积减少（如分流、脑损伤）。原发性颅缝早闭进一步分为单骨缝型与多骨缝型，综合征型与非综合征型（孤立的）。

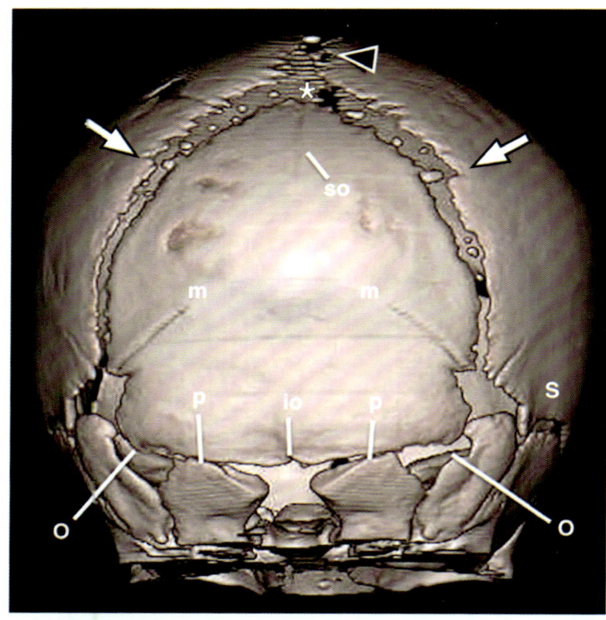

▲ 图 1-3　男，1 月龄，头部 CT（后面观）的三维重建上可见枕骨的暂时性的骨缝

标记与图 1-1 和图 1-2 相同，此外的缝以“so”“m”和“io”标记分别表示上枕骨、成对的枕骨假缝和枕下缝

颅缝早闭总发生率较低，3～10 例 / 万名新生儿[13, 66]。典型的颅缝早闭发生在新生儿期，偶可发生在宫内，而某些继发的颅缝早闭可能出现在较晚的儿童期[67]。高达 80% 的颅缝早闭病例为原发性非综合征型（孤立型），75%～80% 为单缝病变，20%～25% 为多缝病变[68, 69]。排除罕见的继发性颅缝早闭，其他病例均为综合征性骨性连接，典型征象为多骨缝病变。颅缝早闭多发于父母年龄过大，多胎妊娠，极端体重胎儿及（单侧冠状骨性联结除外）男性[66, 70, 71]。虽然骨缝早闭的非综合征病因一般被认为是特发性或散发性的，但值得注意的是，少数（约 10%）的非综合征性骨缝早闭具有家族遗传性（即遗传因素）；这些家族性非综合征病例与非家族性非综合征病例相比，大多数（2/3）涉及双侧冠状缝骨性联结，而后者涉及单侧冠状缝骨性联结占 2/3[66, 71-73]。这一事实可以解释为导致综合征性骨缝早闭的“非综合征”性骨缝早闭患者的突变越来越多，因此许多权威机构建议在冠状骨缝早闭患者中进行基因筛查[74-76]。

正如 Virchow 19 世纪中期首次认识[77]，骨缝的过早融合导致在垂直于病变骨缝的颅骨生长受限

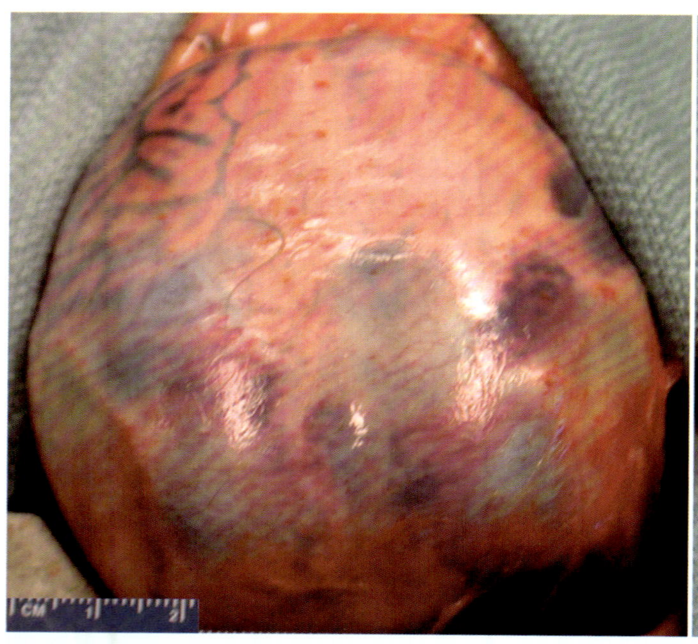
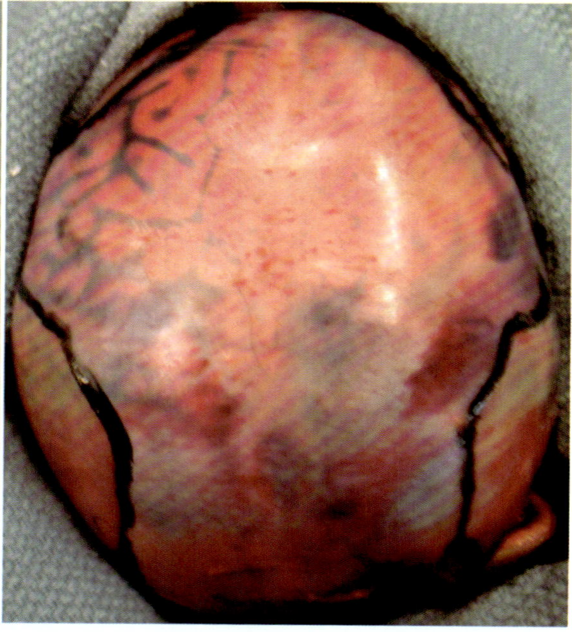

▲ 图 1-4　女，1 日龄，颅缝明显增宽（颅骨下），患肾小管发育不良，肺发育不良和其他骨骼异常，提示宫内暴露肾素 - 血管紧张素系统拮抗药或先天性肾素 - 血管紧张素系统异常

在尸体解剖时头皮仅仅显示为一层覆盖大部分大脑的薄膜；在右图中，用黑色墨水勾勒出了囟门边缘的轮廓

及与平行于异常骨缝颅骨的代偿性生长。该简明原理解释了颅缝的多种畸形模式，最近有综述详细讨论[78]。

矢状骨缝早闭是最常见的颅缝综合征，约占颅缝早闭非综合征病例的一半[66, 68, 70]。矢状骨缝早闭导致舟状头或横向狭窄，伴有颅骨的前后伸长，通常在融合部位存在骨嵴（图 1-5）。

冠状骨缝早闭既可以是单侧的，也可以是双侧的。单侧冠状骨缝早闭，额骨变平（前斜头畸形），对侧额骨代偿性隆起，额缝侧斜至同侧。外侧眼眶

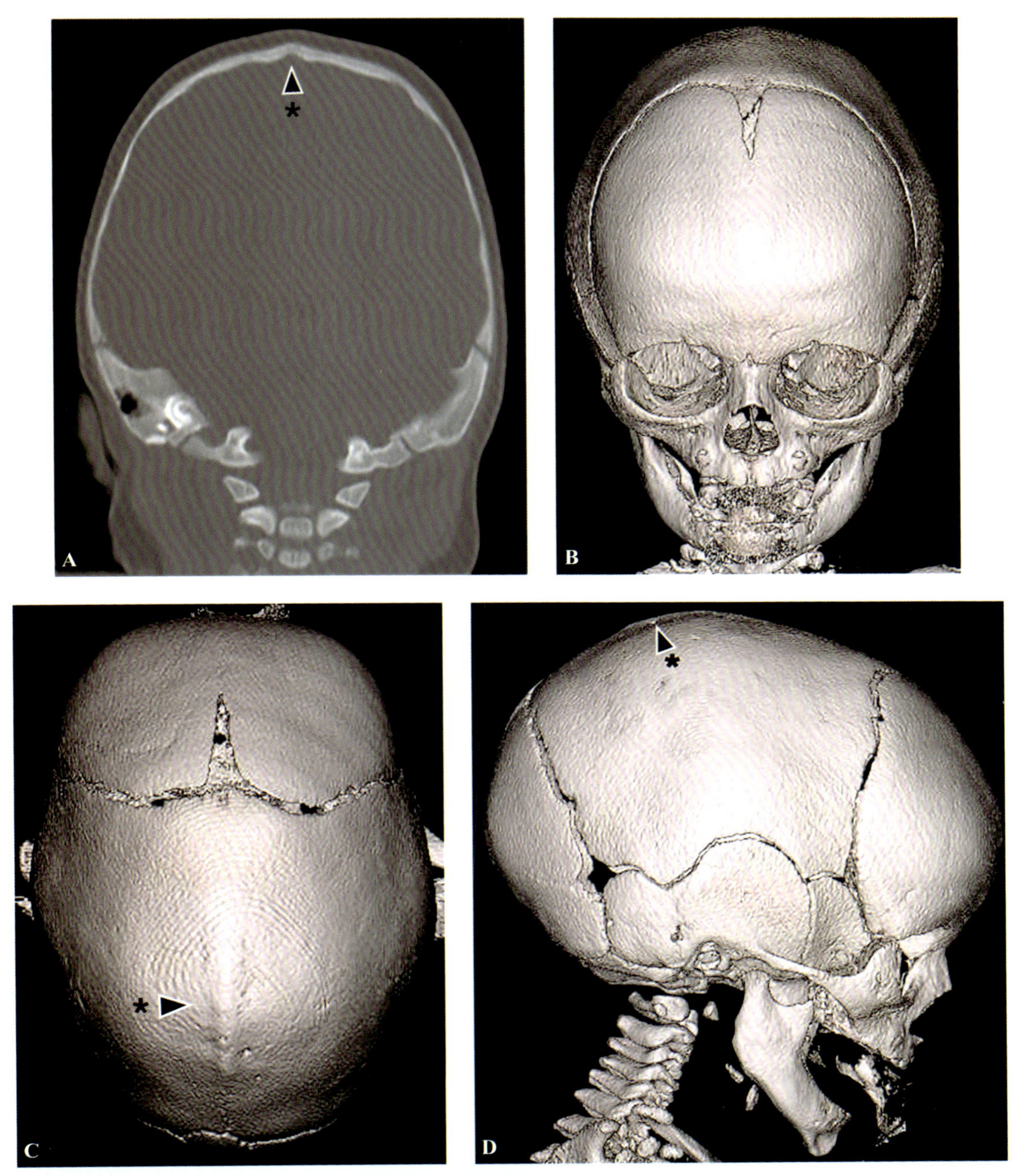

▲ 图 1-5 男，3 月龄，矢状缝骨性融合，伴有长头和中线骨嵴

A. 冠状位骨窗 CT 图像显示矢状缝过早融合，同时伴有骨嵴（星黑箭头）；B 至 D. 正面（B）、上面（C）和右侧面（D）表面重建 CT 证实骨嵴存在并描绘颅骨伸长的前后尺寸与长头畸形的临床表现一致；当伴有骨嵴时，长头被称为舟状头（畸形），是矢状缝骨性融合的特征性外观；注意额缝已经融合，没有畸形，符合正常闭合

缘（“丑角”畸形）也由于同侧额骨和眶顶的回缩而向上倾斜（图 1-6）。在双侧冠状缝早闭的病例中，丑角眼眶畸形是双侧的，颅骨整体前后径减小，这种形态称为短头或平头畸形（图 1-7）。

额缝早闭导致额骨变窄成鸟嘴样外形称为三角头。既往，额缝早闭占非综合征性颅缝早闭症的 5%～10%，相对较少，但近 10～15 年的多项研究表明，在非综合征性颅缝早闭症中已上升到 20%[70, 79, 80]。额缝早闭的典型表现包括眶上嵴向内退缩、顶骨膨出、筛窦发育不良及融合的额缝内表

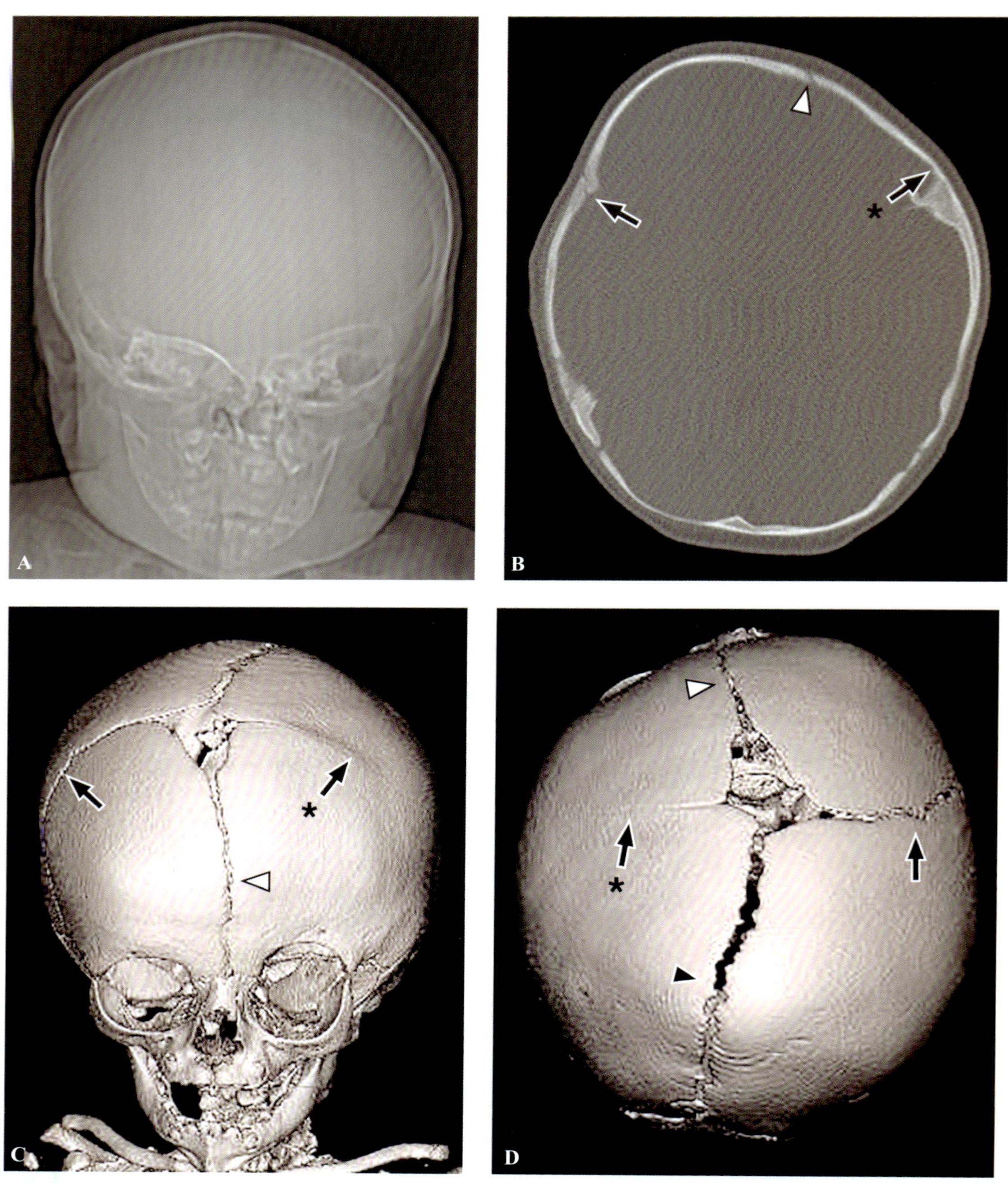

▲ 图 1-6　男，4 月龄，单侧冠状缝骨性融合伴头部形状异常

A. CT 正面投影图显示左眶缘抬高；B. 轴位骨窗 CT 图像显示左冠状缝过早融合（异常侧星黑箭）；C 和 D. 正面（C）和上面（D）CT 三维表面重建图像显示左额斜头畸形和右前额凸起，额缝向左回缩；标记常规见图 1-2，用黑箭表示左冠状缝异常融合

面的 W 形切迹（图 1-8）[54, 78, 81]。

人字缝早闭是单骨缝早闭中最罕见的一种，发病率在非综合征性颅缝早闭中小于 5%[70]。儿科医师于 20 世纪 90 年代成功实施“仰卧睡眠”计划后，人们对人字缝早闭的诊断出现了一个高峰，后来被证实是由于后部斜头畸形造成的误诊（见下文）[82, 83]。除了后部斜头畸形外，真正的人字缝早闭表现为同侧额骨和对侧枕骨代偿性增大，枕部突起向骨性融合一侧倾斜（图 1-9A 至 C）[84]。

涉及多个骨缝的颅缝早闭可能导致特殊头

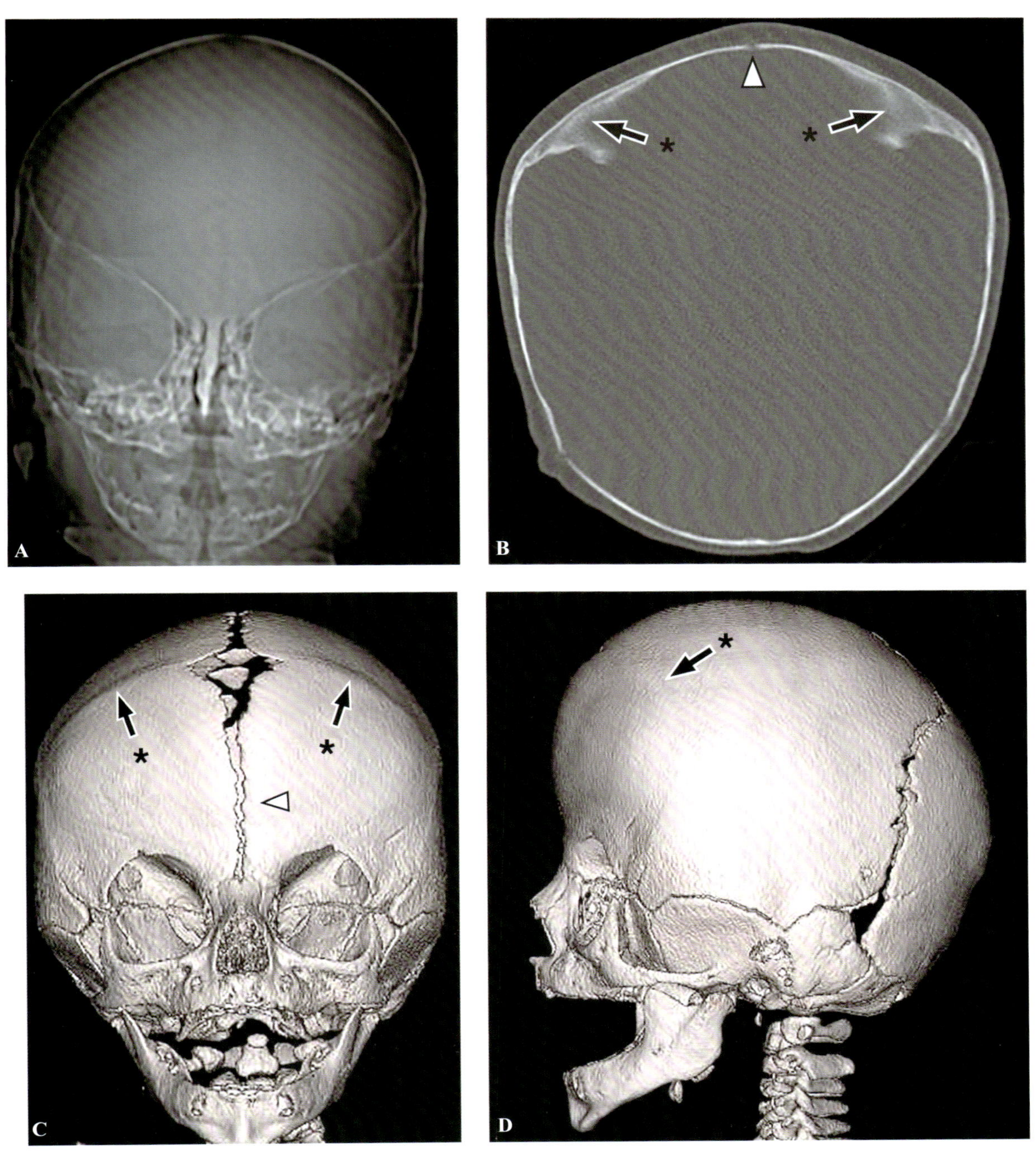

▲ 图 1-7　男，2 月龄，双侧冠状缝骨性融合伴颅骨畸形

A. CT 正面投影图显示了双侧眼眶丑角畸形；B. 轴位骨窗 CT 图像显示双侧前斜头畸形和两侧冠状缝的过早融合（星黑箭，用白箭头表示额缝）；C 和 D. CT 表面重建图像证实冠状缝的过早融合和骨嵴形成，伴有在正面观（C）的眼眶向上回缩以及在侧位观（D）的短头畸形

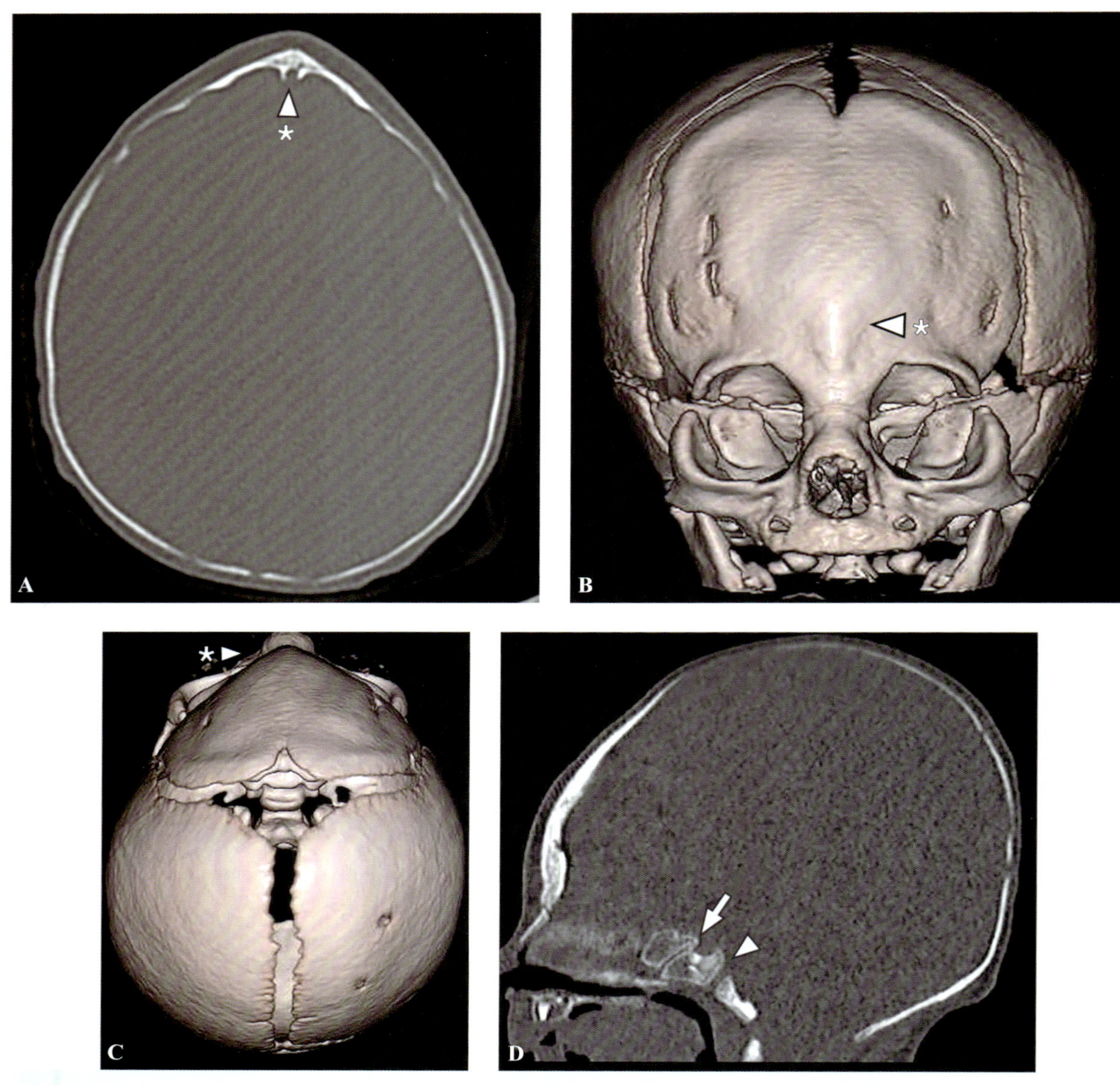

▲ **图 1-8 男，24 日龄，额缝骨性融合伴三角头畸形**

A. 轴位骨窗 CT 图像证实三角头畸形，在过早融合的额缝处伴有明显的骨嵴和额骨凹痕（星白箭头）；B 和 C. 正面和上面 CT 重建图像（B 和 C）显示内侧眶回缩、眼距缩短和颅骨轮廓畸形；D. 矢状面重建 CT 图像可见偶然发现持续存在的颅咽管（白箭）位于正常的蝶枕软骨联合（白箭头）前

状[85]。尖头畸形是由双侧人字缝早闭伴颅顶部颅骨伸长并在头顶隆起所引起，这种现象也可在双侧冠状缝早闭中见到（图 1-10）。当人字缝、冠状缝和矢状缝全部融合时，颅骨穹窿就会隆起，不受骨缝的限制，这就是三叶草型头颅或苜蓿叶状颅骨综合征（图 1-11）。

颅缝早闭综合征型额骨外的临床检查或影像学表现具有特征性。表 1-1 总结了比较常见的综合征性骨性融合的特征。这些临床症状的主要区别在于颅骨外即四肢的表现。所有颅缝早闭综合征型均可见冠状缝早闭（有或无附加缝融合）、面中发育不全、眼距宽和不同程度的突眼（眼球突出）（图 1-10 至图 1-12）。这些公认的经典综合征在分子水平异常的相似性，通常与成纤维细胞生长因子受体信号有关。

继发性颅缝早闭是罕见的，但在临床中最常见的原因包括过度分流和大面积脑损伤[86]。在这两种情况下，颅内容积收缩，导致骨缝重叠和骨嵴过早

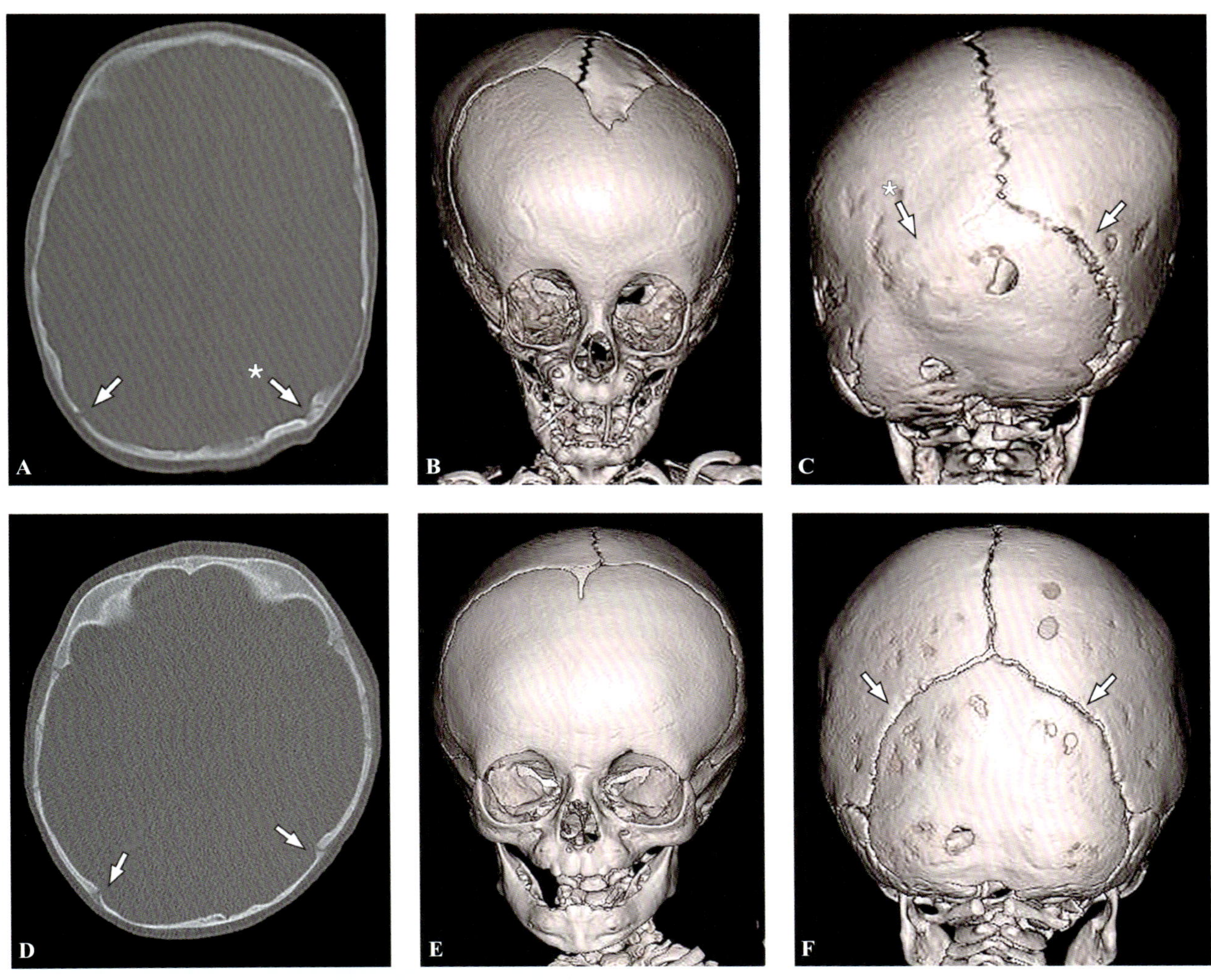

▲ 图 1-9 人字缝骨性融合和后部斜头畸形的比较

A 至 C. 男，6 月龄，由于左侧人字缝融合致左后斜头畸形；轴位骨窗 CT 图像（A）显示左侧人字缝的融合和骨嵴（白箭，异常侧星白箭）；前和后表面重建 CT 图像（B 和 C）显示左侧人字缝的过早融合，并且还显示向左侧轻微的前额突起和人字缝的偏斜；D 至 F. 男，6 月龄，左后斜头畸形的比较病例；轴位骨窗 CT 图像显示了患侧（D）人字缝未闭，通过正面和后面观（E 和 F）的表面重建证实

融合（图 1-13）。其他已报道的相关的疾病包括骨代谢基础疾病，如佝偻病；骨发育不良，如软骨发育不全；代谢紊乱，如黏多糖病；宫内受压；血液系统疾病，如镰状细胞和红细胞增多症；内分泌紊乱，如甲状腺功能亢进及各种导致大脑发育不良的原因 [87-96]。

少数疾病的表现为头型异常，无颅缝融合，这需与真正的颅缝早闭区别开来。自从发起预防婴儿猝死综合征的"仰卧睡眠"运动以来，后部斜头畸形的发病率已上升了几个数量级，据估计有 13% 的婴儿患有此病 [83]。与人字缝早闭不同，后部斜头畸形不伴骨缝融合（图 1-9D 至 F），通常可以通过调整睡眠姿势行保守治疗。尽管有人认为人字缝早闭和斜头畸形分别对同侧耳起拉扯和推挤作用，但有证据表明这一发现并不可靠 [97, 98]。沿闭合额缝形成的骨嵴即额嵴在多至 5% 的正常人中存在 [78]，与真正的额缝早闭不同点在于没有三角头 [99]。"长头症"指的是颅顶的缩小，根据一些学者的定义，它是指颅骨指数（头骨宽度：长度）小于 0.75[100]。长头畸形与舟状头畸形不同的是，舟状头畸形具有矢状骨缝的过早融合和嵴化，而长头畸形通常是由早产儿的睡姿引起 [78, 100]。

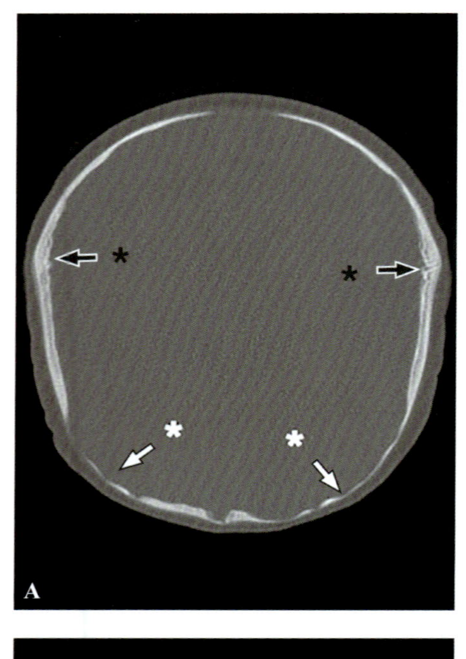

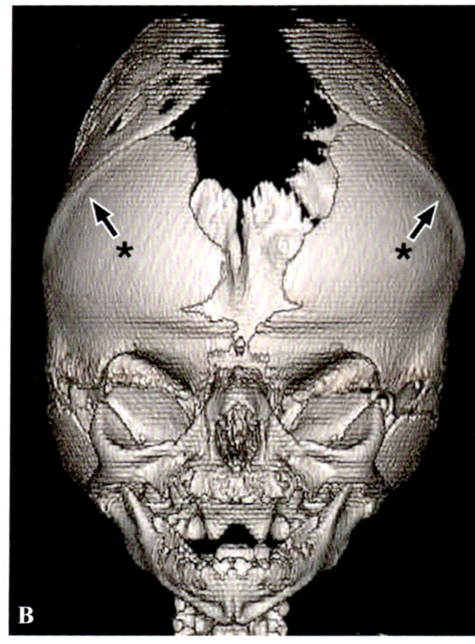

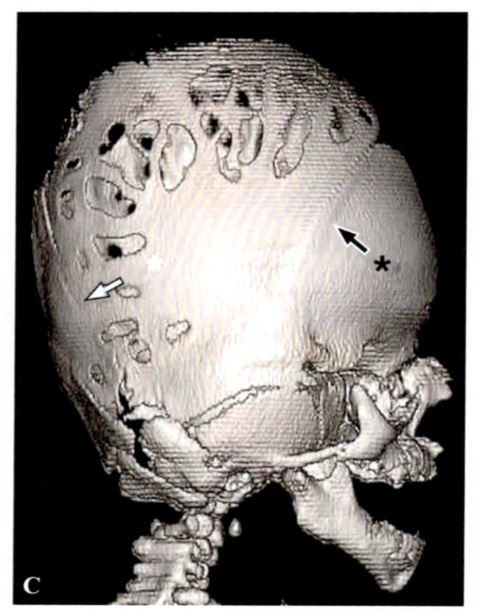

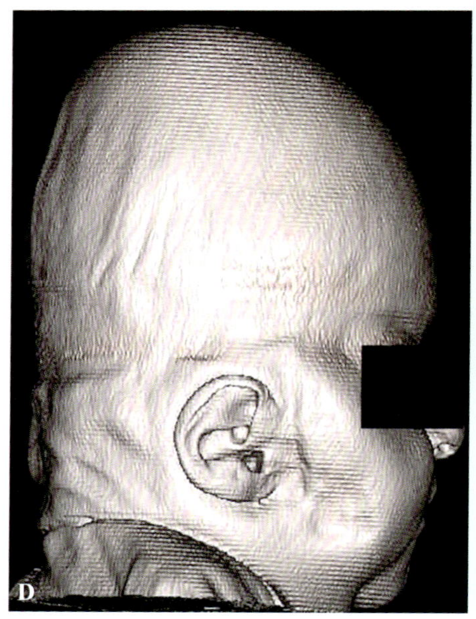

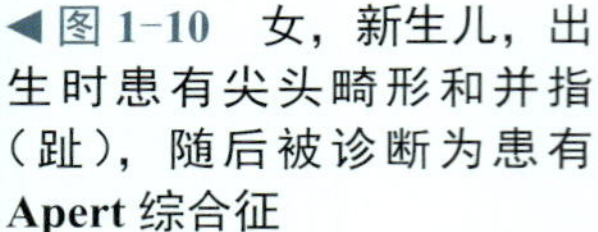

◀图 1-10 女，新生儿，出生时患有尖头畸形和并指（趾），随后被诊断为患有 Apert 综合征

A. 轴位骨窗 CT 图像显示双侧冠状和人字缝骨性融合（融合冠状缝标有星黑箭和人字缝标有星白箭）；B 和 C. 正面（B）和右侧（C）透视 CT 表面重建图像证实了骨性结合并显示了颅穹窿的“高耸”外观；D. 侧面透视的软组织窗表面重建 CT 图像可见畸形外观

目前治疗颅缝早闭的手术方式是在出生第一年内进行初次手术；一些机构倾向于 6 月龄前进行手术，而另一些机构则倾向于 6 月龄后进行手术（对出血有更好的耐受性）[101]。然而，颅内压升高（如视盘水肿或压迹改变，在“变异”一节中提到）被广泛认为是早期手术的指征，无论机构的倾向如何，这在单骨缝早闭中并不常见，存在于多数综合征和多骨缝早闭患者中[81, 102]。此外，有少部分综合征患者需要处理额外的并发症，如交通性脑积水或 Chiari Ⅰ型畸形（图 1-11E）[103, 104]。综合征患者中面部发育不全的占比较高，伴有突眼 / 角膜炎和中面部后移引起的呼吸障碍[102, 105, 106]。对于单颅缝早闭，手术通常包括放射状和桶形截骨术，以重建颅顶和眶额前移到骨性眼眶正常位置[81]。尽管避免了异常骨缝的简单性切除，但治疗效果不佳，新的内镜治疗方法在低于 6 月龄的患者中已获得成功，这些患者使用间隔器扩张和在手术后佩戴头盔[107]。在综合征 / 多骨缝颅缝早闭中，除通过多阶段的 LeFort 截骨术改变发育不全的面中部外，后期修复手术也并不少见[102]。

表 1-1 颅缝早闭综合征的特点

综合征	发生率	遗传方式	基 因	临床表现	参考文献
Apert 综合征 （尖头并指综合征Ⅰ）	1 ∶ 100000	AD	FGFR2	• 颅缝早闭（双侧冠状缝） • 面中部发育不全，腭裂或高穹硬腭，突眼，眶距过宽 • 并指（第 2~4 指 / 趾），指（趾）关节粘连，肱桡骨融合 • 严重智力障碍，传导性耳聋，心 / 泌尿生殖畸形	[75,102, 105]
Crouzon 综合征 （尖头并指综合征Ⅱ）	1 ∶ 65000	AD	FGFR2	• 颅缝早闭（双侧冠状缝） • 面中部发育不全，钩形鼻，眼球突出，眶距过宽，外耳道闭锁 • 无手指畸形［可有跗骨并合，手指弯曲，指（趾）关节粘连］ • Chiari Ⅰ型畸形，认知正常，传导性耳聋	[75,102, 105]
Saethre-Chotzen 综合征 （尖头并指综合征Ⅲ）	1 ∶ 50000	AD	TWIST	• 颅缝早闭（双侧或单侧冠状缝） • 面中部发育不全伴鼻中隔偏曲，低发线，上睑下垂 • 部分第 2、第 3 手指，第 2~4 趾，并指（趾）畸形，踇趾外翻 • 智力正常，感音神经性聋，先天性心脏病	[75,102, 105,295]
Pfeiffer 综合征 （尖头并指综合征Ⅴ）	1 ∶ 100000	AD	FGFR 1 或 FGFR 2	• 颅缝早闭（双侧冠状缝） • 面中部发育不全，眼球突出，眼距过宽，后鼻孔闭锁 / 狭窄，鼻梁低平 • 广泛的中线偏移首先手指，肱桡骨融合，部分第 2 指、第 3 指并指畸形 • Chiari Ⅰ型畸形，传导性耳聋，更严重的变异伴智力障碍，心 / 泌尿生殖畸形	[75,102, 105,106]
Boston 型颅缝早闭综合征	罕见	AD	MSX2	• 颅缝早闭（双侧冠状缝闭合到苜蓿叶状颅骨） • 眶上缘凹陷不伴眼距增宽，面中部发育不全 • 没有肢体畸形	[296, 297]
Carpenter 综合征 （尖头多指并指综合征Ⅱ）	罕见	AR	RAB23	• 颅缝早闭（多种颅缝） • 低位耳，心脏缺损 • 第 3、第 4 指并指（趾）畸形，多指（趾）畸形	[102]
Muencke 综合征	1 ∶ 30000	AD	FGFR3 （P250R）	• 颅缝早闭（双侧或单侧冠状缝） • 指过短，锥形骺，跗 / 跖骨融合 • Klippel-Feil（颈椎先天融合畸形），感音神经性聋	[105]
Jackson-Weiss 综合征	罕见	AD	FGFR2	• 颅缝早闭（双侧冠状缝） • 面中部发育不全，眼球突出，眼距宽 • 广泛的第 1 趾骨末端 / 跖骨，跗 / 跖骨融合，第 2 和第 3 趾并趾	[105]
Craniofrontonasal 综合征	罕见	X 连锁显性遗传	EFNB1	• 颅缝早闭（单侧的、双侧冠状缝） • 眼距宽，鼻骨短，鼻裂 • 关节松弛，并指（趾） • 50% 的智力障碍	[75]

AD. 常染色体显性遗传；AR. 常染色体隐性遗传

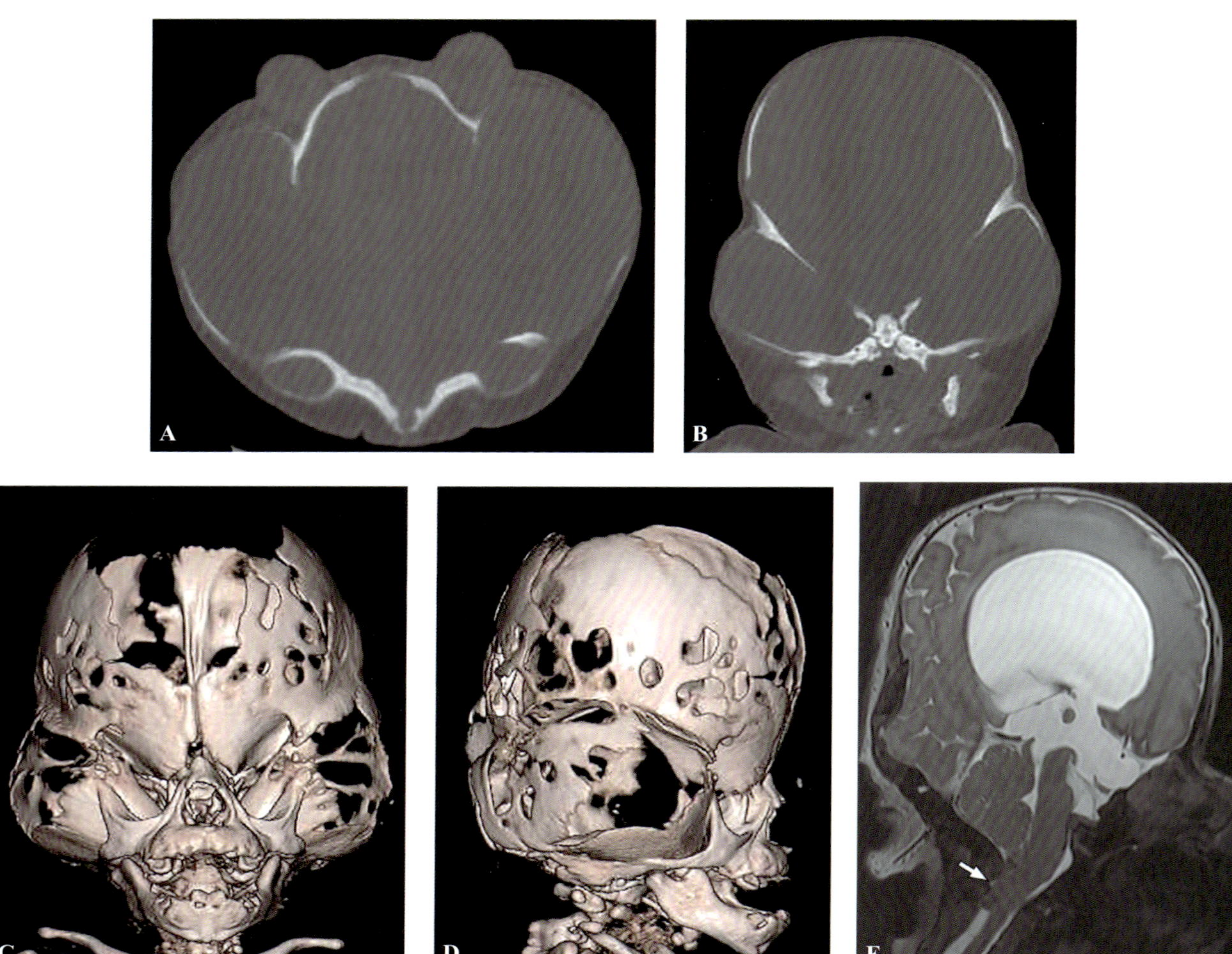

▲ 图 1-11 新生儿 Pfeiffer 综合征及广泛性骨缝融合患者的苜蓿叶状颅骨综合征或“三叶草”颅骨畸形

A 和 B. 轴位（A）和冠状面重构（B）骨窗 CT 图像显示所有主要骨缝（冠状缝、人字缝及矢状缝）和一些小缝（鳞状缝）受限，伴有颅穹窿在异常融合缝之间隆起；注意明显的眼球突出；C 和 D. 正面（C）和右侧（D）透视表面重建图在三维上可见扭曲的颅骨穹窿及明显扩大的前囟；E. 正中矢状面 T_2 加权 MR 图像显示相关的 Chiari Ⅰ畸形（白箭）和脑积水（第三脑室漏斗隐窝的扩大）

2. 脑膨出　脑膨出是硬脑膜和上覆颅骨的缺陷，在发育异常 / 先天性病例中为原发性，在创伤或手术后是继发性病变[108]。脑膨出分为两种，即只包含脑膜 / 脑脊液（cerebrospinal fluid，CSF）时，称为脑膜膨出；同时包含脑组织时，称为脑膜脑膨出。总的来说，脑膨出是相对罕见的疾病，1～4 例 / 万名新生儿[109]。虽然脑膨出可能并发于某些综合征中（例如，三体综合征、Walker-Warburg 综合征、Dandy-Walker 综合征及 Meckel 综合征有枕部脑膨出），但 80% 的脑膨出以非综合征的、孤立的形式出现[109]。虽然有数据表明年纪较小的母亲（尤其是小于 20 岁）和某些种族（西班牙裔或白人比非裔美国人更甚）可能是脑膨出危险因素，但其病因仍不明确[110]。一些作者将脑膨出归为神经管闭合缺陷，分别类似于前脑神经孔和后神经孔的无脑畸形或脊髓脊膜膨出。然而，其兄弟姐妹之间的再发率以及补充叶酸后发生率没有减少，可将脑膨出与典型神经管疾病相区别[111, 112]。因此，许多学者转而推测各种其他发育性和物理性机制来解释这些颅骨缺损的发生。

表 1-2 所总结的，脑膨出通常根据发生部位进行分类，这反过来又与稍不同的流行病学和临床结果有关。

枕骨脑膨出一般囊径大于 5cm[108, 113]，因此可能

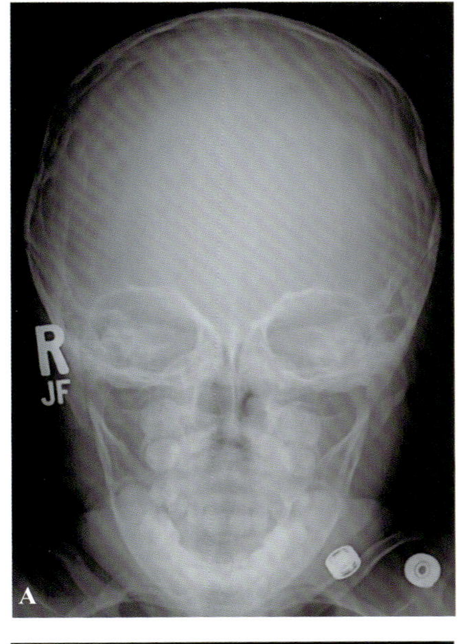

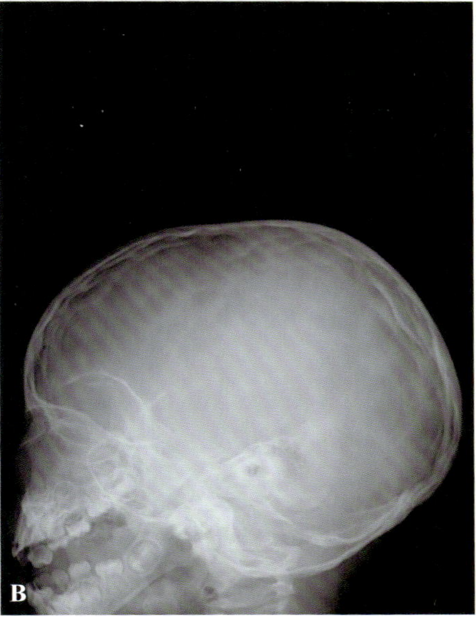

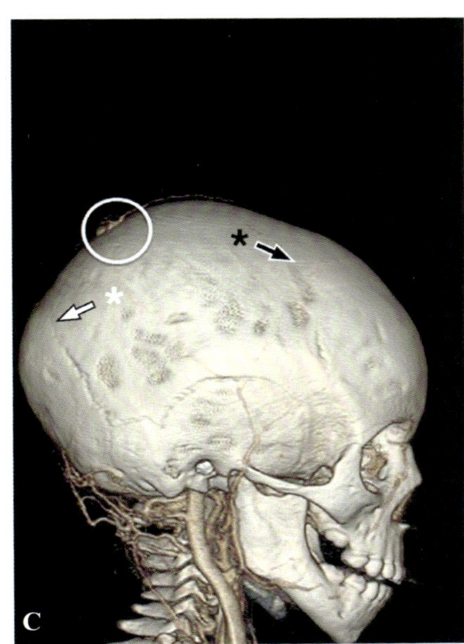

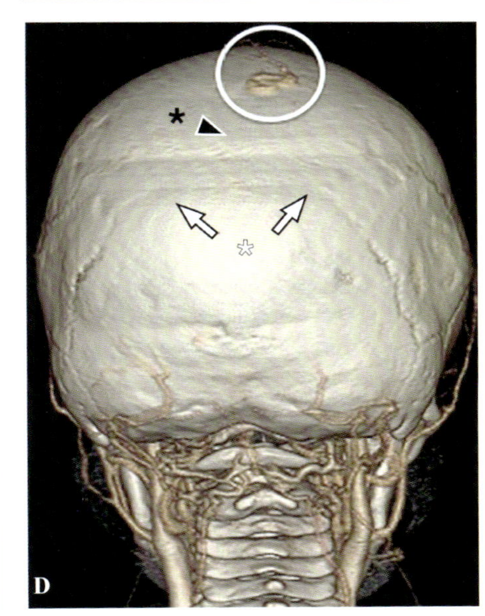

◀ **图 1-12　男，2岁，过多的压迹伴多个骨缝融合和颅骨膜血窦**

A 和 B. AP（A）和侧面（B）颅骨 X 线片显示颅骨明显的凹陷改变和主要颅缝线显示欠佳；C 和 D. 增强 CT 表面重建图像右侧（C）和后面观（D）显示矢状缝（星黑箭头）和人字缝 / 冠状缝的部分（星白箭 / 星黑箭）的过早融合；来自颅骨膜血窦（圆圈）沿外板仍有一簇静脉

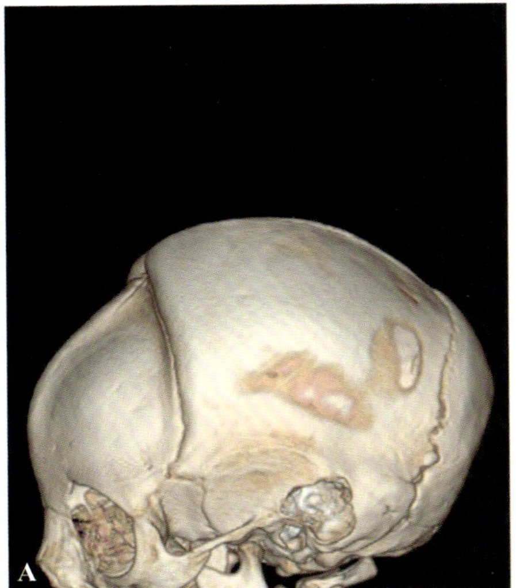

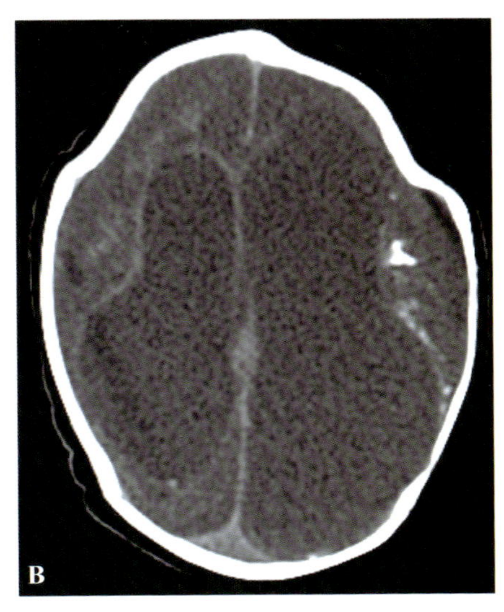

◀ **图 1-13　男，3岁，新生儿缺氧缺血性损伤后继发性颅缝早闭**

A. 左侧透视 CT 表面重建图像显示颅缝重叠和融合；B. 轴位骨窗 CT 图像显示弥漫性脑软化致颅缝融合

表 1–2　基于部位的脑膨出分类方案

脑膨出部位	亚　型
枕骨的	
顶骨的	
颞骨的	
额骨间的（只分额骨）	
前顶部	• 鼻额部（通过前囟突出，胚胎额鼻缝） • 鼻筛骨（经盲孔突出） • 鼻眶（前颅底突出和上颌额突与泪骨之间） • Tessier 裂
基底部	• 经蝶骨的（颅咽管 – 鼻咽管） • 经筛骨的（筛板至鼻腔） • 蝶筛骨的（蝶骨 / 筛窦在平面 / 筛状至鼻咽之间） • 蝶眶（视神经管与眶上裂） • 眶下（翼腭窝的眶上裂和眶下裂）

包括脑干、小脑、硬脑膜窦及枕叶（图 1–14）。这些枕部脑膨出最大的可延伸到上颈髓，颅颈联合畸形称为枕骨裂脑露畸形或 Chiari Ⅲ畸形 [114]。枕部脑膨出在世界大部分地区是最常见的类型 [109, 115–117]。据报道虽在其他头颅疾病中男性占比较大或性别比例相同，但是枕部脑膨出女性占多数 [115, 118]。除典型的 Dandy–Walker 畸形外，它们还与 Meckel 综合征，Knobloch 综合征和 Walker–Warburg 综合征相关。50%～65% 的儿童枕部脑膨出患者需要行脑积水治疗，27% 的儿童患有小头畸形 [108]。

前部或前顶部脑膨出涉及额骨和（或）前颅底。作为前神经孔的一部分的一过性胚胎结构，因此前顶部脑膨出具有复杂的解剖关系。前神经核穿过前颅底的盲孔，并向下进入鼻腔和鼻部软组织 [119]。当脑膨出沿着此路径突出时，则被称为鼻筛骨脑膨出；在新生儿时诊断需谨慎，因为筛板在 6 月龄前通常未骨化 [119]。鼻眶脑膨出具有相似的路径，但在泪骨与上颌骨（额突）之间有交叉。鼻额脑膨出发

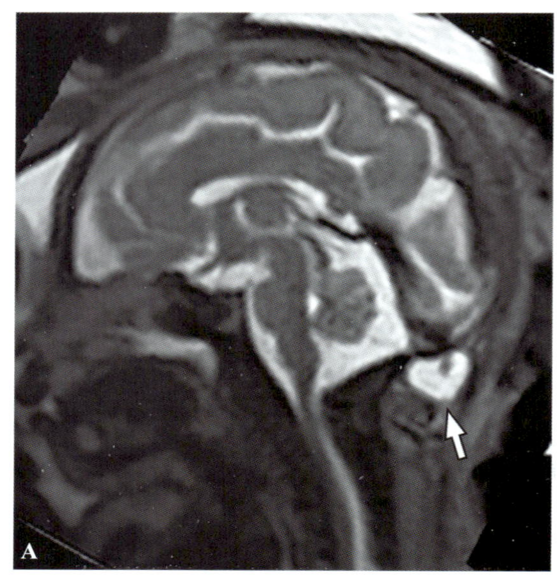

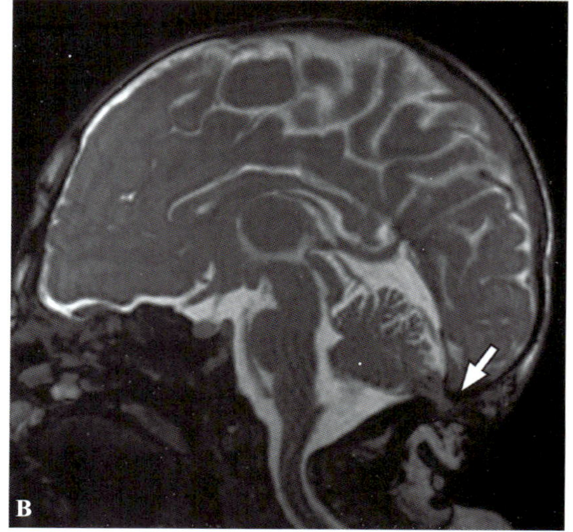

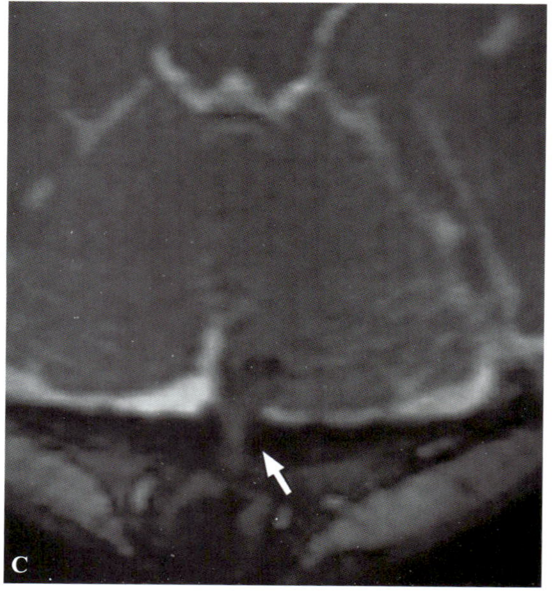

▶ **图 1–14　30 周胎龄和 3 月龄的女孩，枕部脑膨出**

A. 在 30 周时获得的矢状位 HASTE 胎儿 MRI 显示枕下脑膨出（箭），伴舌状小脑实质延伸至缺损处；B 和 C. 矢状（B）和轴位（C）FIESTA 出生后 MRI 显示左小脑半球通过骨 / 硬脑膜缺损（箭）形成疝

生在原始的鼻额缝被称为前囟（又称额囟）[120, 121]。这些前顶部脑膨出通常表现为鼻或眼眶内肿块，常破坏泪管并引起过度增大[108, 118]。在东南亚、中非和俄罗斯的某些地区，前顶脑膨出是最常见的脑膨出类型[108]。图 1-15 至图 1-17 显示了前部脑膨出的疾病谱。

在多数人群中，顶部脑膨出是第二常见的部位[116-118]。一种被称为闭锁型脑膨出的退化脑膨出在此处特别常见。这些闭锁型脑膨出通过薄纤维连接和微小颅骨缺损与头皮沟通。通常它们与上抬的小脑幕、直窦发育欠佳的永存镰状静脉、分裂的上矢状窦和由残留的脑膜组织形成的轻微强化的头皮肿块同时出现（图 1-18）[122-124]。当缺乏典型影像学表现且颅骨缺损不能鉴别时，这些闭锁性脑膨出可能被误认为是皮样囊肿或头皮的其他软组织肿块[124]。

底部脑膨出累及颅底，根据位置进一步细分为：经蝶窦、经筛窦、蝶筛缝、经颞部、蝶眶和眶下[125, 126]。由于脑脊液漏或反复感染，该位置的脑膨出表现典型（图 1-17 和图 1-19）[126]。颅底和颞部脑膨出是最罕见的脑膨出疾病，在大多数情况下仅占所有脑膨出的 5%～10%[118, 127]。

脑膨出通常在胎儿成像或出生后不久的体格检查中被发现[116]。在某些情况下，伴随“发环”，

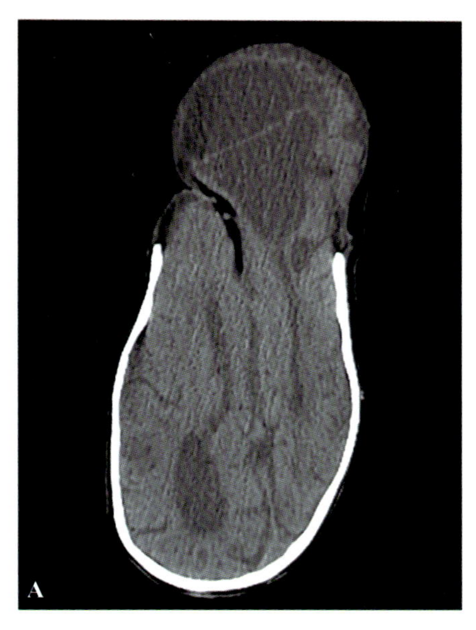

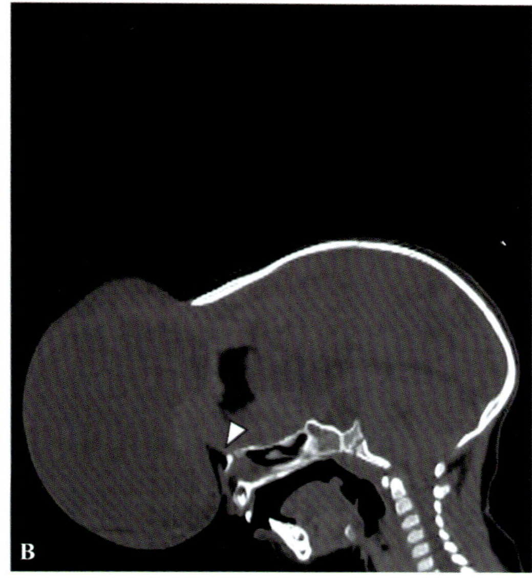

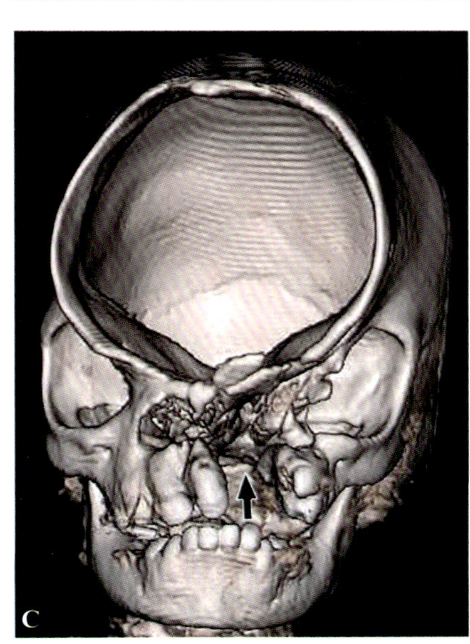

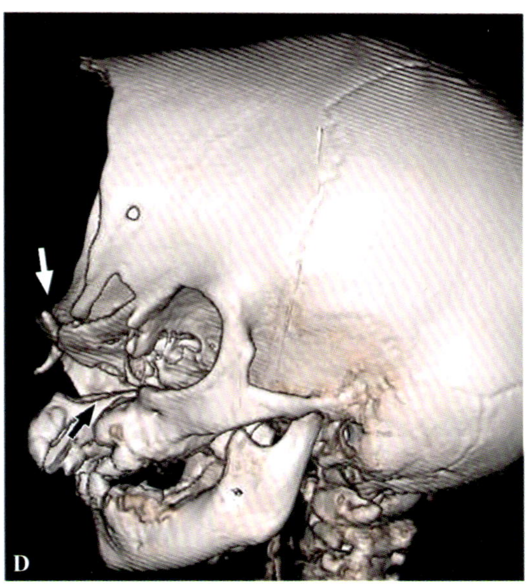

◀ **图 1-15 女，16 月龄，巨大额骨间脑膨出和 Tessier 面裂**

A 和 B. 轴位（A）和矢状位 CT 重建（B）图像显示大的额骨间脑膨出；矢状面 CT 重建图像显示疝轴线延伸至额鼻缝上方（箭头）；C 和 D. 正面（C）和左侧（D）透视 CT 表面重建图像显示大的额骨缺损，左侧旁正中 Tessier 面裂（黑箭）及一些额鼻缝残余骨（白箭）

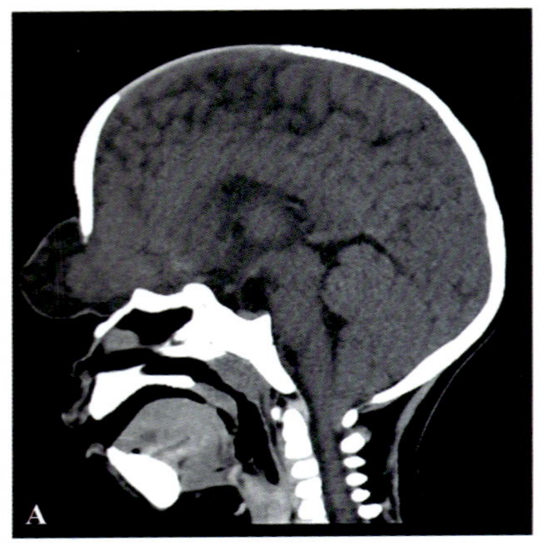
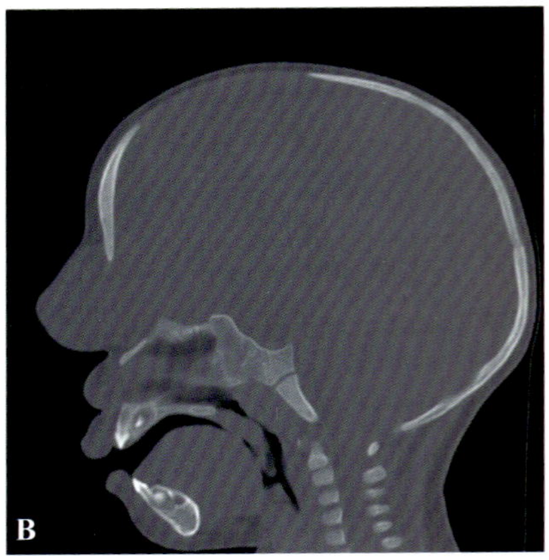
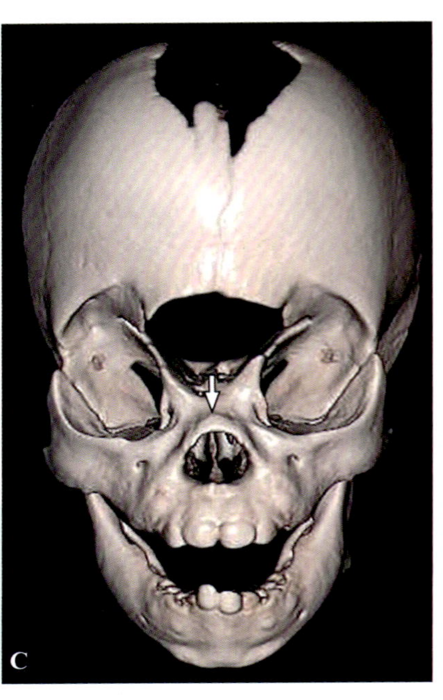

▲ **图 1-16 男，16 月龄，额鼻脑膨出伴鼻腔肿块**

A 和 B. 矢状面的软组织窗（A）和骨窗（B）CT 重建图像显示鼻骨和额骨之间的缺陷，本身应是完整的；偶发的 Chiari Ⅰ畸形也是可见的；C. 正面透视 CT 表面重建图像显示完整的额骨和与鼻骨的关系及完整的筛状板（箭）的关系

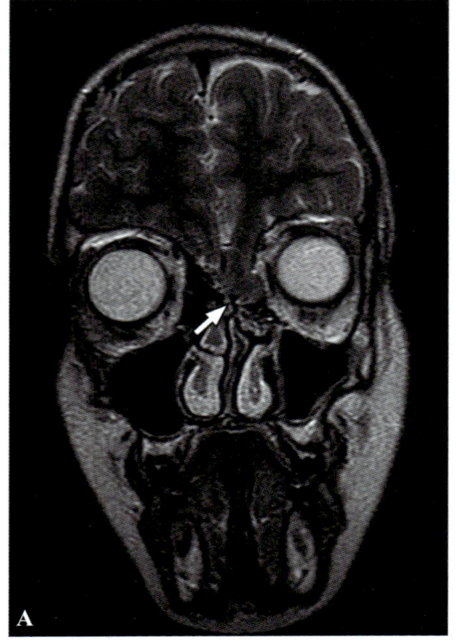
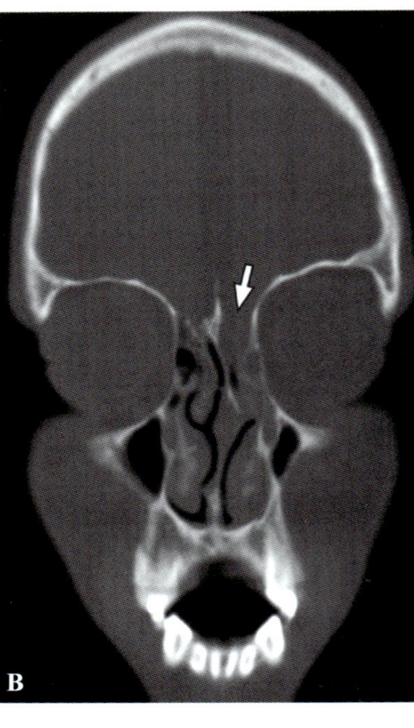

◀ **图 1-17 男，8 岁，经筛骨脑膨出伴反复脑膜炎**

A. 冠状面 T_2 加权 MR 图像显示左直回疝（箭）经筛板进入上筛骨气房；B. 冠状位骨窗 CT 重建图像显示相应的骨缺损（箭）

引起人们对异常区域的关注 [128, 129]。罕见的情况下，出现皮肤破裂和活动期脑脊液漏，可行紧急修复 [108, 117]。否则应在新生儿早期进行选择性修复。这些修复包括修复缺损部位的硬脑膜，通常不会对颅骨缺损进行一期修补。在顶部脑膨出修补术中，硬脑膜缺损修复需与整形外科面部畸形修复协调一致 [118, 120]。虽然许多病例提示前顶或前部脑膨出预后良好，手术死亡率可能只占个位百分数 [108, 109, 118]，但有数据表明即使这部分人群行手术治疗脑积水，偶尔也会有发育不良的结果 [116, 117]。

与脑膨出相关的残疾程度和总体死亡率取决于数个因素，包括膨出的脑组织量、小头畸形（脑脊液流出和脑组织膨出造成）、存在其他的先天性异常（脑或其他）、较低的出生体重及被认为预后更差的脑积水 [109, 116, 127, 130]。以所有脑膨出患者作为一组，手术死亡率为 0%～30%[108, 116, 117, 127, 130]，并

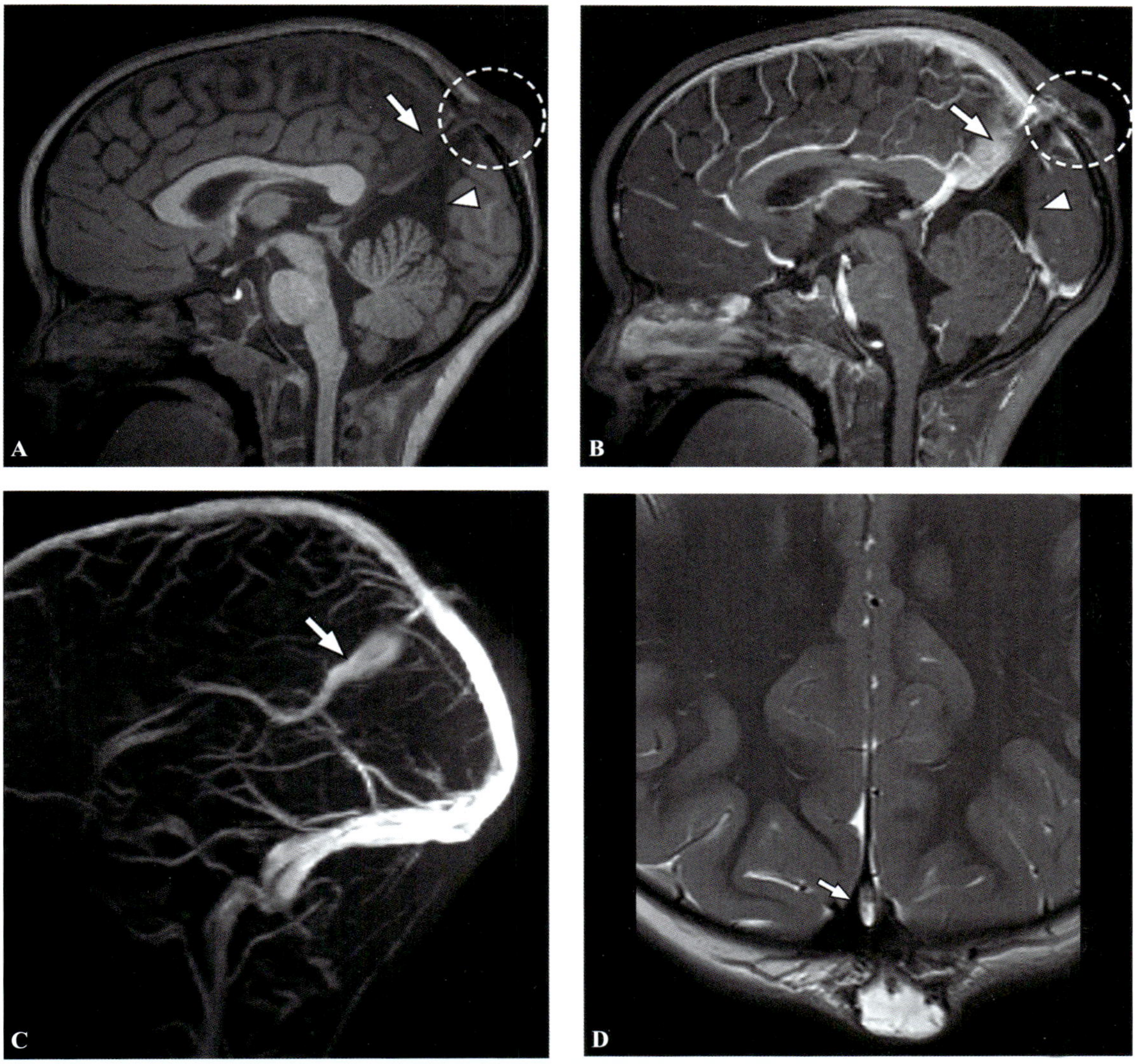

▲ 图 1-18 女，新生儿，顶骨闭锁性脑膨出，因持续存在的中线顶点头皮肿块而行检查

A 和 B. 矢状位 T_1 加权 MPRAGE（磁化准备快速梯度回波序列）增强前（A）和增强后（B）MR 图像显示顶骨缺损伴头皮内小、轻度强化的囊性病变（圆圈）；伴小脑幕上移（箭头），永存胚胎镰状窦（箭）和直窦的缺乏；C. 矢状位 MR 静脉造影的 MIP（最大密度投影）证实了异常的静脉引流（箭表示镰状窦）并表明颅骨膜血窦与顶骨脑膨出（微弱血流相关增强）的关系；D. 通过病灶的轴位 T_2 加权 MR 图像显示闭锁性脑膨出囊，以及通过闭锁性脑膨出根部（箭）也与上矢状窦穿通

且长期存活率（5 年到成年）保持在 61%～80%。幸存的手术患者中只有大约 1/2 达到正常的智力发育[108, 116, 127]。

3. 皮窦　与鼻筛窦脑膨出有关的疾病是鼻皮窦，在这种情况下，只有一个残留的（偶尔是节段的）窦道，而没有真正的脑膨出囊[119]。与其他部位的皮窦一样，鼻皮窦也可以作为感染的窗口，并可形成表皮样囊肿（扩散限制）或皮样囊肿（T_1 高信号、非扩散限制），这些囊肿可延伸至颅内[131]。鼻神经胶质异位（鼻神经胶质瘤）是沿着鼻部残留皮窦走行的团块状聚集的神经胶质（非神经元）组织[132]。如果存在颅内延伸，鼻胶质瘤和鼻皮窦道/囊肿则需要完全切除，包括颅前窝探查[132]。该专题在本书的头和颈部章节中将更进一步地讨论（第 3 章）。

4. 颅骨膜血窦　颅骨膜血窦指非常明显的导静脉网于中线沿颅骨外表面聚集。在某些情况下是脑实质潜在的主要引流渠道[133, 134]。这种情况比较罕

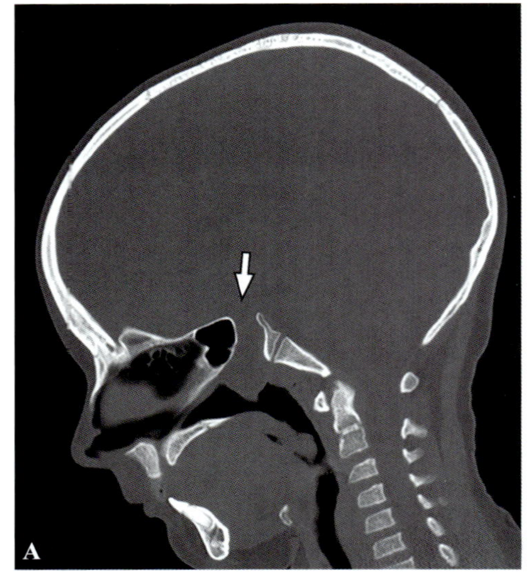

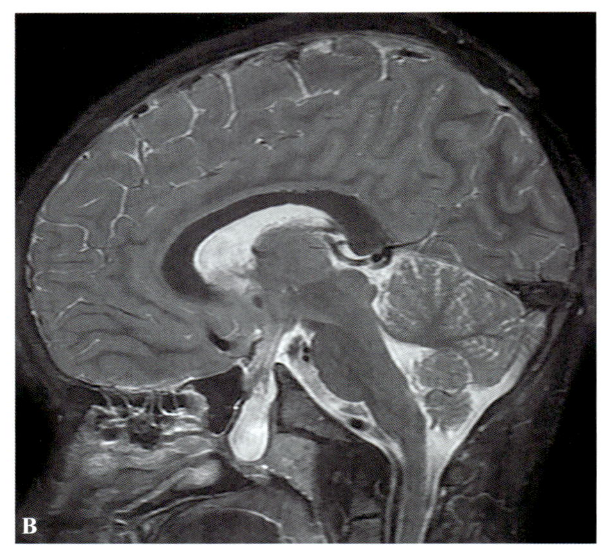

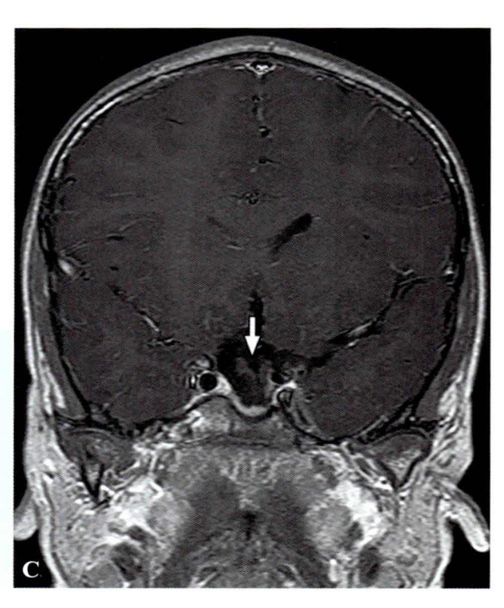

▲ 图 1-19　男，7 岁，经蝶骨脑膨出，8 月龄时因斜视检查发现后随访

A. 矢状位骨窗 CT 重建图像显示了沿着颅咽管（箭）路径的通过蝶底骨的巨大骨质缺损；B. 矢状位 T_2 加权 MR 图像显示脑膨出仅由脑脊液组成并突出到鼻咽部；C. 虽无脑实质通过缺损突出，但冠状位增强后 T_1 加权 MR 图像显示视交叉向脑膜膨出（箭）方向向下移位

见，仅见于小的系列或个案报道。典型表现是质软的头皮肿块伴皮肤色素减退，偶发头痛。它们可能会被误认为是头皮软组织肿块，但可通过常规或 MR 静脉造影技术良好显示。这些技术显示通过上矢状窦（图 1-20）或直接从脑实质引流到头皮的静脉网络（‘显性”引流），后者通常与发育性静脉畸形有关。

在直视或超声下刺激动作（即 Valsalva 法）可见颅骨膜血窦扩张。颅骨膜血窦通常无长远的并发症，不明显病变可能因外观接受手术或血管封闭治疗 [134, 135]。由于存在静脉高压 / 梗死的风险，禁止对明显的颅骨膜血窦行介入治疗。

5. 正常变异　缝间骨指正常个体偶发的骨缝和囟门的副骨，多沿人字缝分布（图 1-21）[136]。广泛的缝间骨形成与代谢性骨病和骨发育不良相关（如 Menkes 综合征、成骨不全、锁骨发育不良、甲状腺功能减退、低磷酸酯酶症及致密骨发育不全）。超过 10 块面积大于 6mm × 4mm 的小骨建议作为鉴别偶发性和病理性缝间骨的标准 [137]。

在人字缝前面的顶骨内，可能会见到微小到中等大小的顶骨孔，代表了导静脉的压迹，此痕迹通常在胎儿期消失；即使痕迹较大，也通常无症状只需常规处理（图 1-22）[138]。颅咽管是胚胎结构的永久残留，它诱导垂体形成（图 1-8D）[139]。

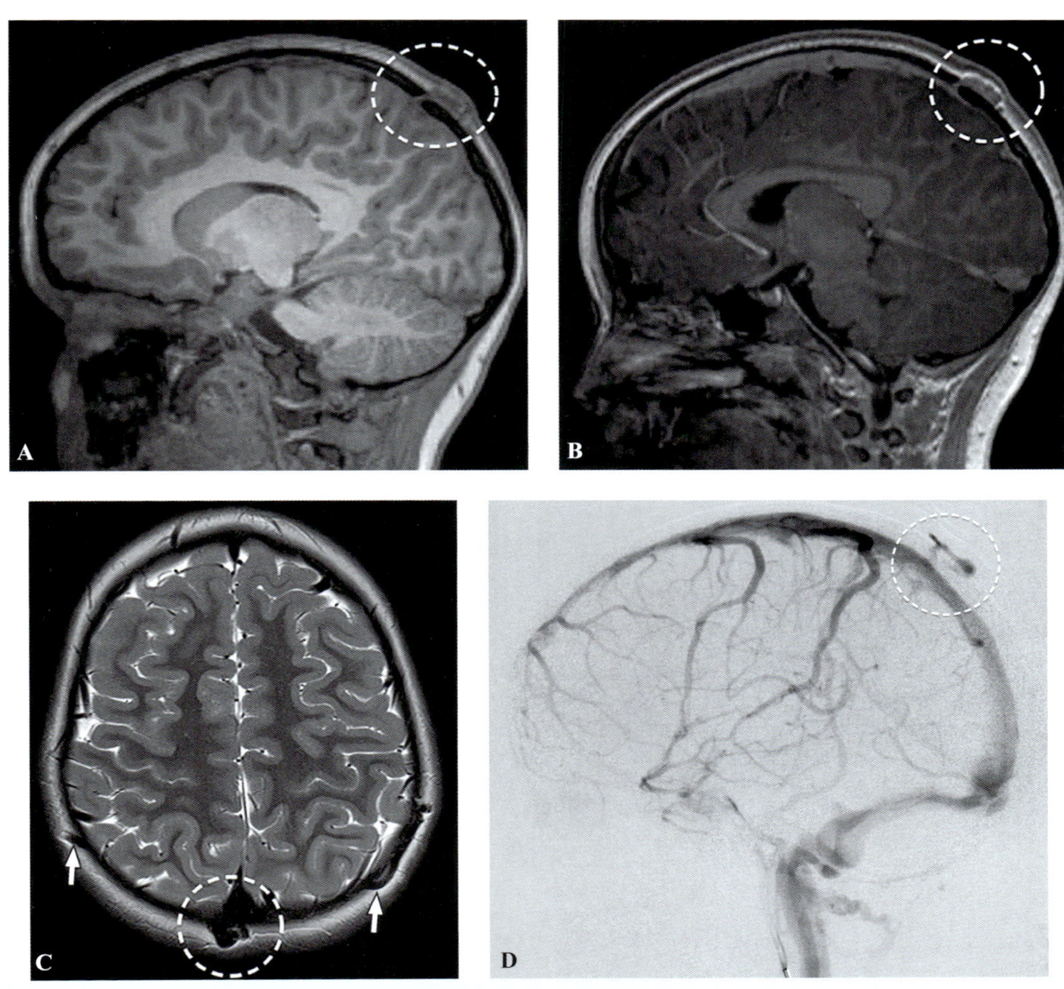

▲ 图 1-20 女，7 岁，颅骨膜血窦

A 和 B. 矢状位 T_1 加权 MPRAGE 增强前（A）和增强后（B）MR 图像显示沿着顶骨外板走行的头皮静脉簇，并与上矢状窦连通（圆圈）；C. 通过颅骨膜血窦（圆圈）的轴位 T_2 加权 MR 图像显示明显的头皮静脉（箭）引流病变；D. 常规血管造影（侧面观，右颈内动脉注射，静脉期）显示在穿过小颅骨缺损后颅骨膜血窦（圆圈）造影剂的形成

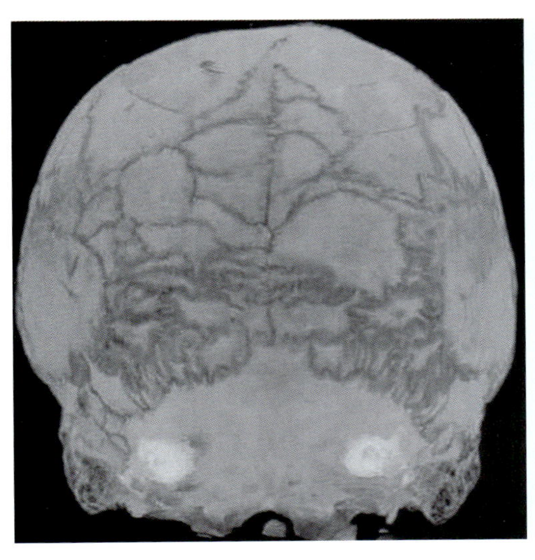

◀ 图 1-21 女，27 岁，成骨不全症，伴明显的缝间骨

后位透视 SMIP. 图像示数个副缝 / 小骨使正常的人字缝模糊

脑回压迹是沿颅骨内板正常、平滑的压痕，主要是沿与脑实质接触的颅前窝和颅中窝的底部分布。这些压迹在 2—7 岁尤为明显[140]。然而，它们不同于在颅脑不相称的情况下更广泛发生的腔隙性改变（图 1-12），这种腔隙可在伴脊髓脊膜膨出 / 脑膨出（颅盖缺裂）的新生儿及慢性颅内压升高的患者中短暂出现[55, 141]。腔隙性颅骨的存在提示有颅内压升高，但既无敏感性也无特异性[142]。

（二）感染疾病

骨髓炎　颅骨原发感染非常罕见，表

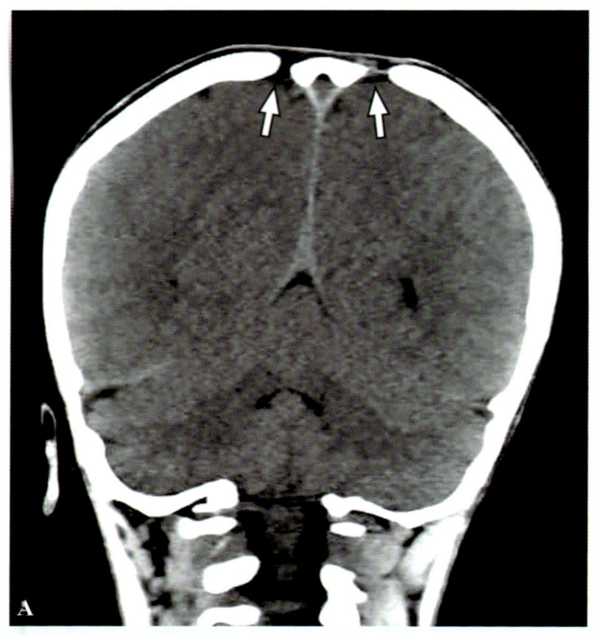

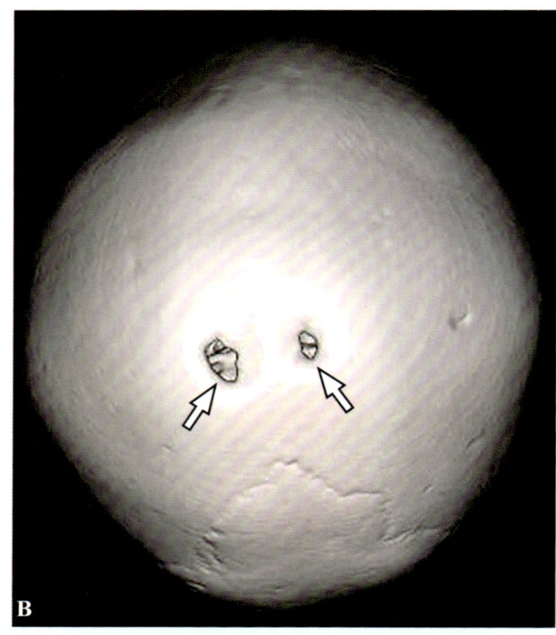

▲ **图 1-22 男，7 岁，Saethre-Chotzen 综合征伴明显的顶骨孔**

A. 冠状位软组织窗 CT 重建图像显示头顶成对的骨缺损符合顶骨孔（箭）；值得注意的是，没有脑脊液或脑实质通过骨缺损疝出提示硬脑膜完整；B. 透视 CT 表面重建图像上面观可以看到位于人字缝前方的顶骨孔（箭）的典型位置；冠状缝和矢状缝过早融合

明细菌血源性定植于异常部位[143]。然而，骨髓炎仍被认为是患儿头皮疼痛性肿块、发热和（或）菌血症的潜在原因[144-146]。虽然与脊柱和长骨相比，类似颅骨的扁平骨是结核性骨髓炎不常见的发病部位，但根据疫区有限的病例报道，颅骨确实有结核感染倾向[147]。

更多见的是，颅顶和颅底感染继发于窦 / 乳突感染或外伤（通常是外科手术）。虽然鼻窦炎或耳鼻喉炎并发骨髓炎相对少见[148, 149]，但在日常实践中，这些疾病的发生非常普遍，因此是导致颅骨骨髓炎最常见的病因。同样，在开颅手术中有 2% 的患者发生了骨髓炎，因此，尽管围术期使用抗生素，也偶尔会出现该术后并发症[150]。

与其他部位的骨髓炎一样，颅骨的感染通常表现为浸润性改变和骨质破坏，常伴有邻近的蜂窝织炎和脓肿（图 1-23）。患额窦炎时，骨破坏常常伴随骨膜下脓肿（"Pott 头皮肿胀"）和积脓（图 1-24）等更常见的并发症[151, 152]。对于蝶窦炎，皮质的轻微侵蚀可以作为中央区颅底骨髓炎的一个指标，并可能延伸到海绵窦（图 1-25）。如合并中耳乳突炎，乳突气房间隔可见破坏，但偶见更广泛的颞骨破坏[148]。

虽然尚未发生骨膜下或硬膜下脓肿的中耳乳突炎和鼻窦炎可以通过药物治疗，但是骨髓炎患者通常波及范围更大，需行感染腔减压（内镜鼻窦手

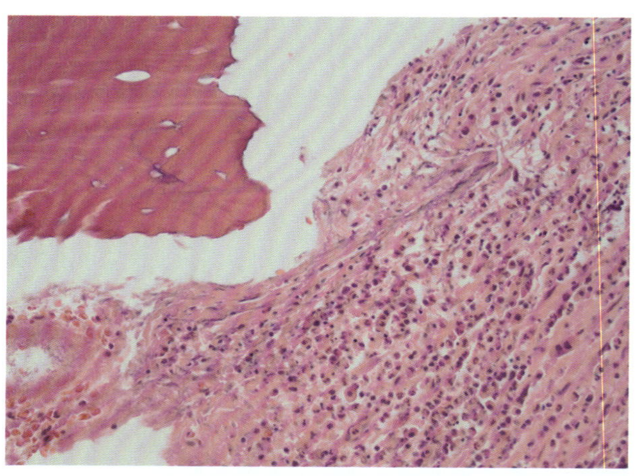

▲ **图 1-23 脓性物质包裹坏死骨（HE，×400）**

女，27 岁，颅骨清创术，在术中放置了网格和条状物后患上了骨髓炎

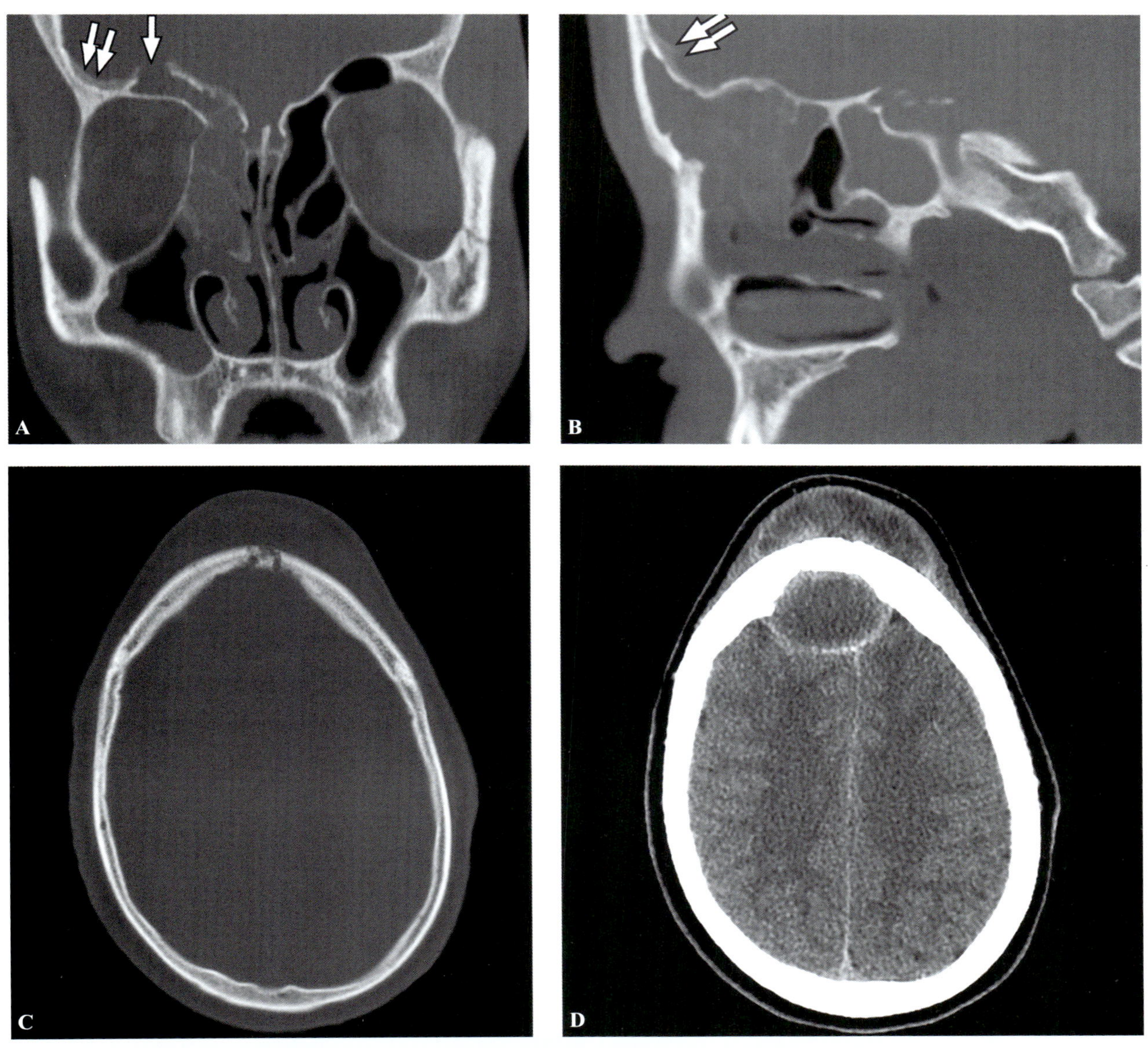

▲ 图 1-24 男，16 岁，额鼻窦炎合并骨髓炎和骨膜下脓肿（Pott 头皮肿胀）

A 和 B. 冠状位（A）和矢状位（B）骨窗 CT 重建图像显示右侧鼻窦不透亮影；右侧额窦（箭）侵蚀及骨膜反应提示骨髓炎（双箭）；C 和 D. 额骨的轴位 CT 图像显示骨侵蚀，与骨重建显示的额骨骨髓炎一致（C），并且软组织重建（D）显示骨的内板和外板都存在巨大的骨膜下脓肿

术，鼓膜切开或不切开 / 乳突切除术）[153, 154]。抗生素的选择通常反映了革兰阳性菌占优势，但多重微生物和非典型生物也偶尔在手术培养物中可见 [155-157]。对于已感染的颅骨切开术皮瓣，常通过切除感染的骨瓣来处理经简单的清创术无法清除的广泛感染 [150]。

（三）肿瘤性疾病

头皮明显的异常改变可归因于头皮本身软组织损伤或潜在的颅骨异常改变。因此，头皮和颅骨的生长需同时考虑。这些头皮肿块的术语上的差异使其流行病学统计容易混淆（例如，异位神经结节而非闭锁性脑膨出），切除与非切除病变的抽样误差也对流行病学统计造成混淆。然而，一些因素似乎始终影响着既定病变的可能的组织学预测结果 [158-163]，即患者的年龄、病变的侧向性和病变的侵袭性。

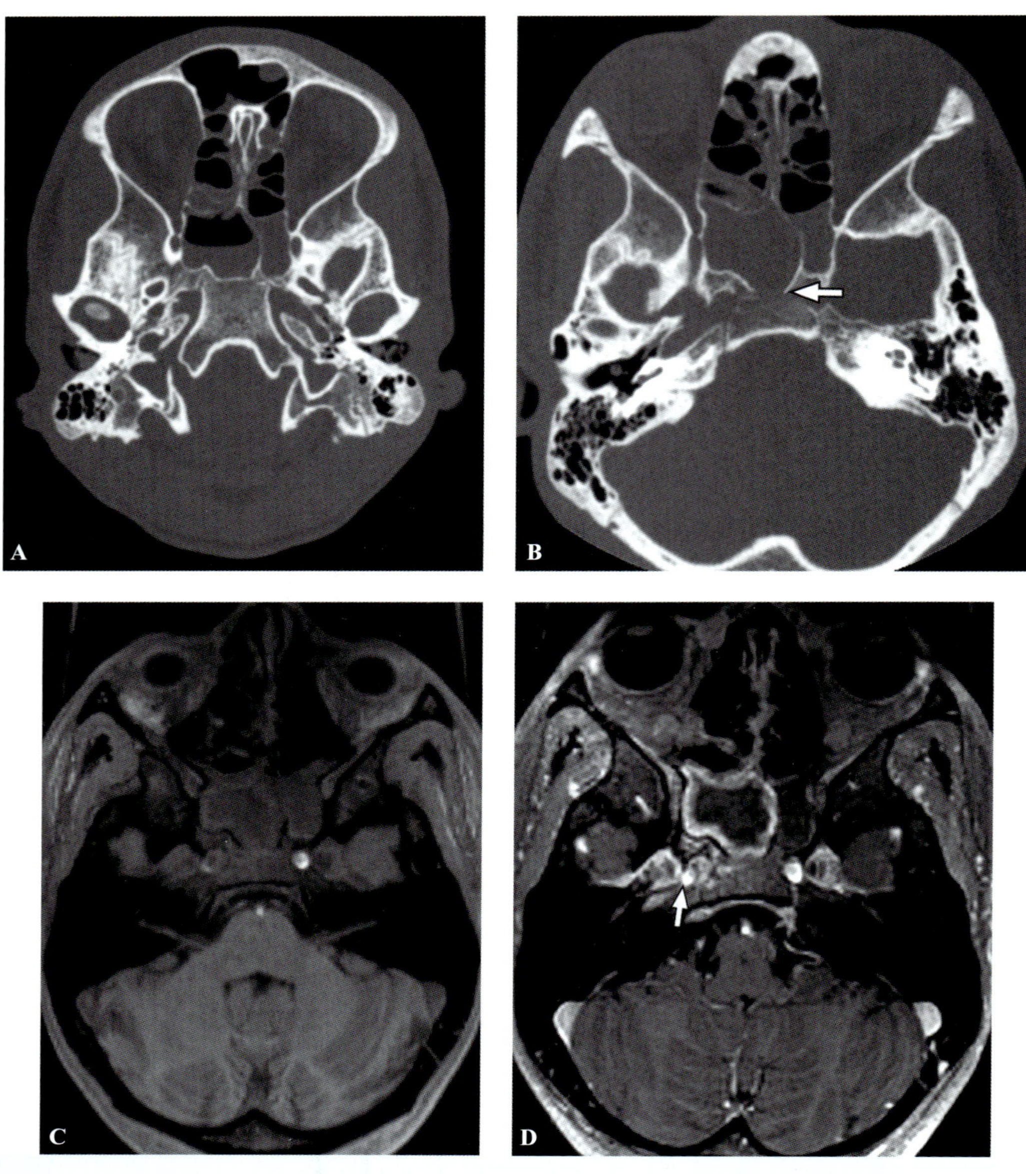

▲ **图 1-25 男，15 岁，蝶窦炎合并骨髓炎**

A. 轴位骨窗 CT 图像显示右侧蝶窦的气液平面提示急性鼻窦炎；B. 在对症护理（无抗生素）2 周后获取的轴位骨窗 CT 图像显示蝶窦不透亮区进一步增多，后右侧蝶窦皮质（箭）不连续提示骨髓炎；C 和 D. 经颅底造影剂注射前（C）和后（D）的轴位 T_1 加权 SPGR MR 图像显示蝶骨底强化和右侧海绵内颈内动脉（箭）密度减低；弥散成像显示蝶窦内容物（未显示）明显受限符合黏液囊肿，为颅底骨髓炎的诱因

对于儿童患者（如出生后的 4～5 年），先天性异常的可能性更高。在该组中，皮样囊肿 / 表皮样囊肿、婴儿血管瘤、脑膨出、颅骨膜血窦、皮肤发育不全和外伤（如头颅血肿）是头皮异常的最常见原因 [161–163]。当病变位于中线时，主要考虑皮样囊肿、闭锁性脑膨出和先天性皮肤缺陷 [161, 163]。这些先天性病变在年长患儿中也可见到，但相对少见。相反，侵袭性病变更常见，尤其是朗格汉斯细胞组织细胞增生症、转移瘤和原发性颅骨肉瘤 [162]。创伤和感染这类侵袭性病变常常伴有疼痛。

下面将讨论一些常见的儿童颅骨和头皮的肿块。同四肢病变一样，软组织和颅骨病变最初可分为侵袭性或非侵袭性，有更细致的分类。特别是非侵袭性病变往往具有局限性且相对均匀，可重塑而不是破坏邻近骨质。相反，侵袭性病变浸润入邻近结构，具有异质信号特征并破坏骨骼。

1. 良性病变

(1) 皮样和表皮样囊肿：虽然不是真正的肿瘤，但皮样和表皮样囊肿是儿童最常见的头皮肿块，尤其在幼儿时期。皮样 / 表皮样囊肿在颅骨中比头皮少见，但仍然是最常见的颅骨肿块[159, 163]。皮样囊肿和表皮样囊肿的一个亚型都是先天性畸形，被认为是包括鳞状上皮在内的原始外胚层的延续，皮样囊肿还包括真皮及其附属物[164]。表皮样囊肿（表皮包含囊肿）的一个亚型是因错位的上皮细胞在生命后期损伤性进入深层形成的。如果存在皮肤色斑，那么皮样或表皮样囊肿更适合称为皮样或表皮样窦。表皮样囊肿多发生在侧边头皮和颅骨，皮样囊肿倾向于眶周缝线和中线，后者病变部位易向颅内侵犯[165, 166]。表皮样囊肿在 CT 和 MRI 上的影像学为典型的囊肿表现，弥散受限（图 1–26）[167–169]。皮样囊肿多表现为脂肪信号的不均匀（CT 上为低密度，MRI 上为短 T_1 信号）[164, 170]。当紧贴颅骨或位于板障内时，皮样 / 表皮样囊肿可重塑邻近骨骼[171]。尽管对于某些板障内皮样 / 表皮样囊肿是否会自发消退存在争议[172, 173]，但在大多数情况下，

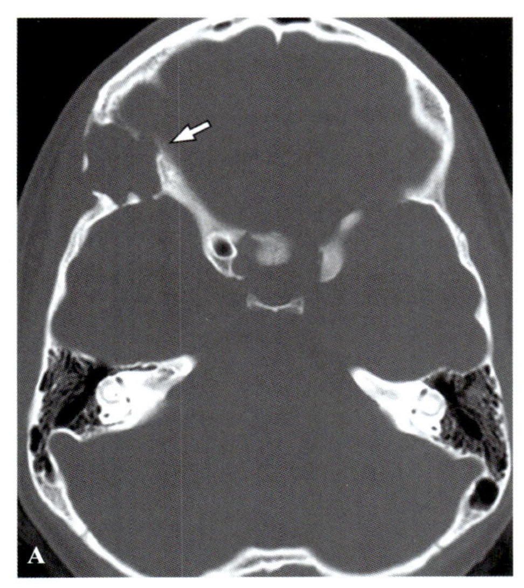

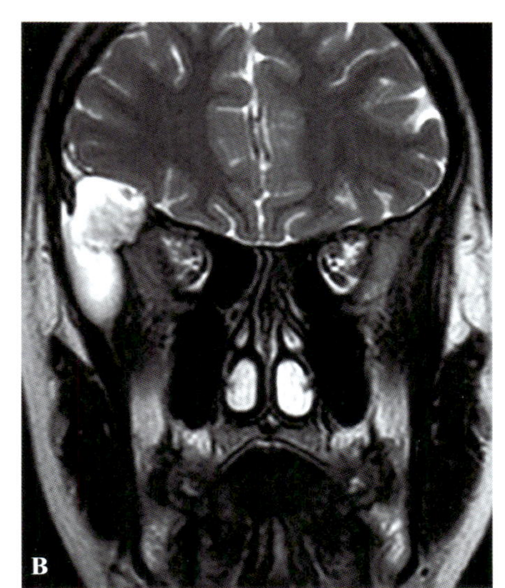

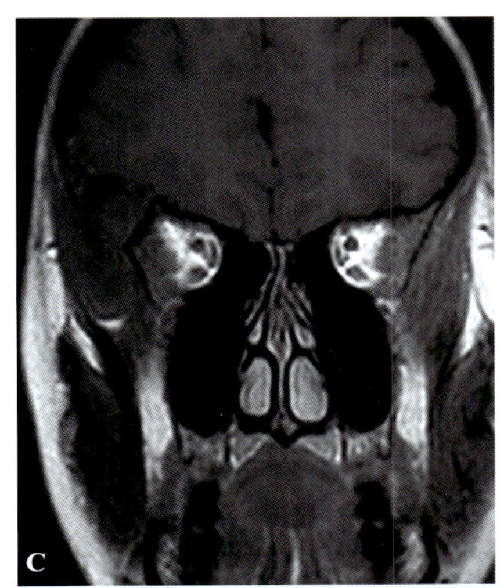

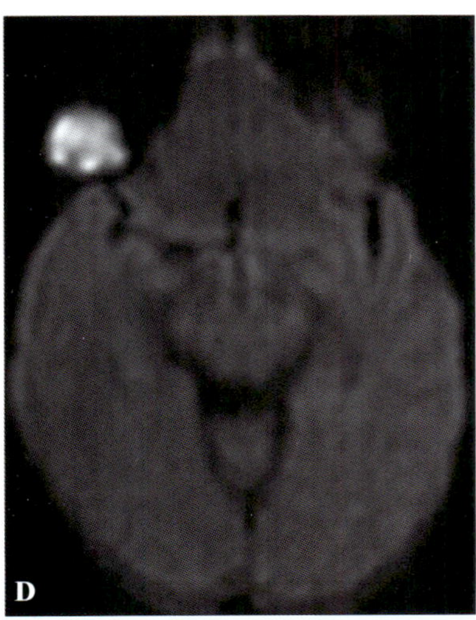

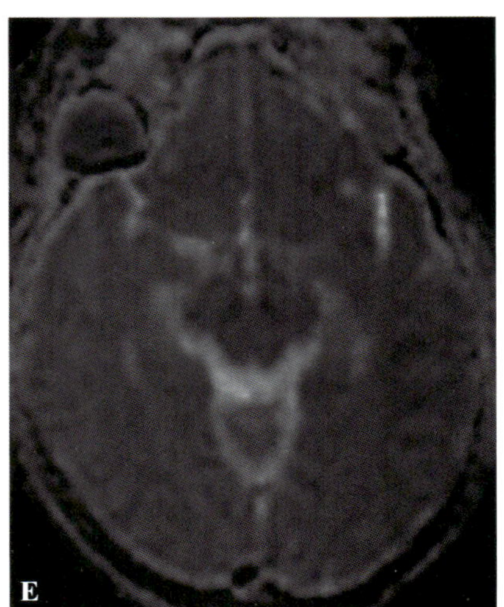

▲ **图 1–26 女，17 岁，头痛检查时意外发现表皮样囊肿**

A. 轴位骨窗 CT 图像显示右侧额蝶缝与右侧蝶骨小翼交汇处有边界清楚的透亮区（白箭）；B. 冠状位 T_2 加权 MR 图像显示病灶具有接近脑脊液的高信号；C. 冠状位 T_1 加权增强后 MR 图像显示无强化；D 和 E. 弥散成像（D）和 ADC（E）图 MR 成像显示弥散受限符合表皮样囊肿

切除既是诊断性的，也是治疗性的。

(2) 朗格汉斯细胞组织细胞增生症：朗格汉斯细胞组织细胞增生症是一种由树突状（抗原呈递）细胞的异常增殖引起的儿童疾病[37]。虽然这种疾病的发病率很低（10 万儿童中约 1 例），但朗格汉斯细胞组织细胞增生症是儿童，特别是年龄较大的儿童（青少年）中最常见的两种颅骨损伤之一[162, 174, 175]。旧的分类方法试图将朗格汉斯细胞组织细胞分为 3 种不同的综合征，包括 Letterer–Siwe 病（婴儿期播散性疾病）、Hand–Schüller–Christian 病（幼儿颅骨和垂体柄病变）和嗜酸性肉芽肿（仅青少年骨病患者）。由于这些综合征之间存在广泛的临床重叠，目前朗格汉斯细胞组织细胞增生症的分型就其范围而言分为单灶、多灶或播散性[176]。单灶疾病是最常见的，高达 75%。多达 90% 的病例累及骨骼，超过 50% 的病例累及颅骨[38, 175]。据报道 33%～67% 的病例只累及单骨[174, 175]。累及颅骨穹窿和颅底（尤其是颞骨）的，比例大致相等[174, 175]。

尽管是良性肿瘤，朗格汉斯细胞组织细胞增生症在影像学上通常具有侵袭性特征，包括颅穹窿内外板的破坏，但边缘仍然锐利（“斜面”）（图 1–27）[174]。偶尔，骨缺损中可发现一小块被称为“纽扣样死骨”的骨质碎片，被认为是该病变的一个特殊标志[23]。在颅底和面部骨骼中，破坏程度通常不彻底，受累骨病灶呈小、穿凿样损伤[174]。通常伴有邻近乳突气房和鼻旁窦浑浊。虽然 CT 对骨骼病变显示更佳，但 MRI 可以更好地显示颅骨病变的软组织范围，尤其是更好地显示硬膜外甚至硬膜下间隙的浸润及垂

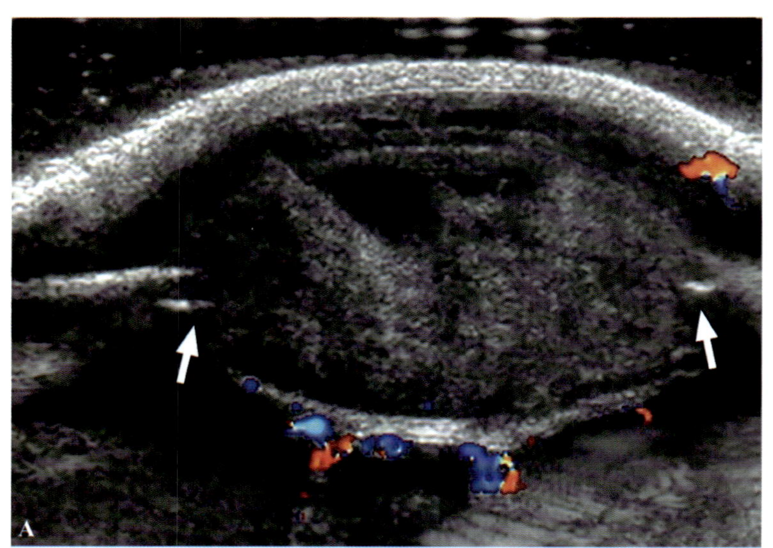

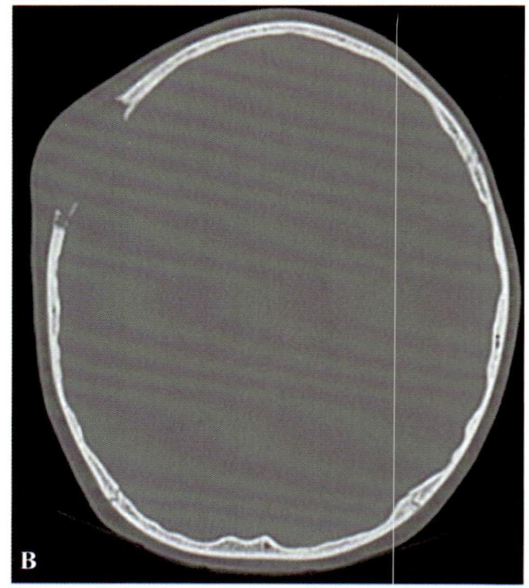

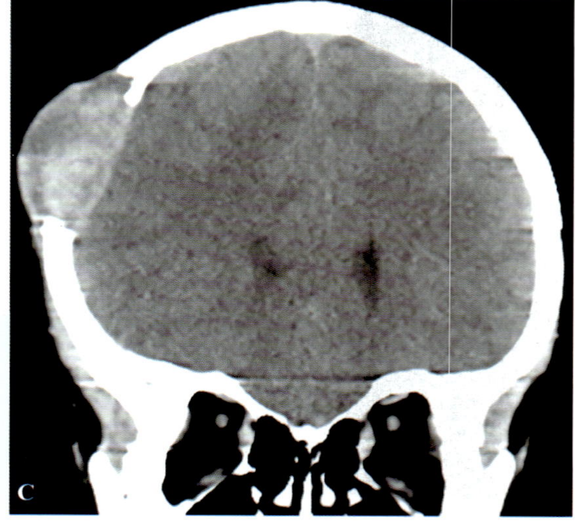

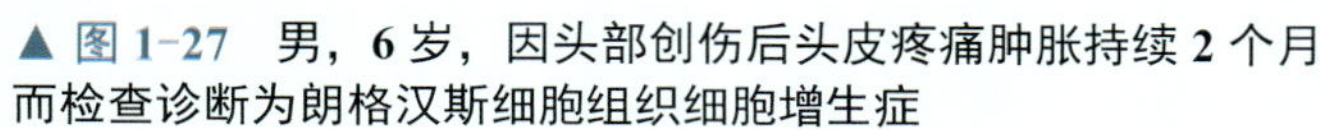

▲图 1–27　男，6 岁，因头部创伤后头皮疼痛肿胀持续 2 个月而检查诊断为朗格汉斯细胞组织细胞增生症

A. 彩色多普勒超声显示等回声软组织肿块侵蚀颅骨（箭）；B. 轴位骨窗 CT 图像显示颅骨内外板有骨侵蚀伴倾斜边缘；C. 冠状位软组织窗 CT 重建图像显示病灶内的轻度高密度提示细胞病变

体柄的受累情况，其在朗格汉斯细胞组织细胞增生症累及颅骨病例报道中，各自占 33% 和 10%[175]。据报道，虽然在某些情况下会出现轻度弥散受限，但弥散特征并不显著[177, 178]。朗格汉斯细胞组织细胞增生症的不常见的表现包括具有液 – 液平面的囊性病变[179]。

尽管单灶的朗格汉斯细胞组织细胞增生症可能会自发消退，但外科刮除颅骨病变通常用于诊断和治疗。多部位病变通常需要化疗[37, 180]。

(3) 颅骨静脉畸形（骨性血管瘤）：非侵袭性颅骨病变有一个狭窄的过渡区和良性表现的骨基质，缺乏典型独立的软组织成分。非侵袭性颅骨病变的一个原型是骨的静脉畸形（通常被误称为“骨内血管瘤”）[181]。颅骨静脉畸形与其他部位骨骼表现一样，其特征是点状透明（“日光照射征”或“蜂窝征”）和 CT 上适度的占位效应，内有 T_1 高信号（脂肪骨髓）和 MRI 上的微弱增强（图 1–28）[21, 182–184]。然而，有人认为，颅骨的大静脉畸形可能影像表现不常见，使它们难以与婴儿期的头颅血肿进行区分[185]。骨静脉畸形很少有症状或需要治疗（切除并头颅成形术），除非异常巨大[186]。

(4) 骨良性纤维性病变：纤维异常增殖是一种良性纤维骨性病变，偶发于颅骨，对于 20% 的多发性骨病患者来说，颅底和颅面骨尤为常见[187, 188]。与其他部位相同，颅骨病变的典型表现是膨胀性磨玻璃样表现，偶尔伴发透亮区或骨质硬化的表现（图 1–29）[189]。然而，值得注意的是，该病变具有侵袭性，在 MRI 上可强化[190]。当纤维发育不良引

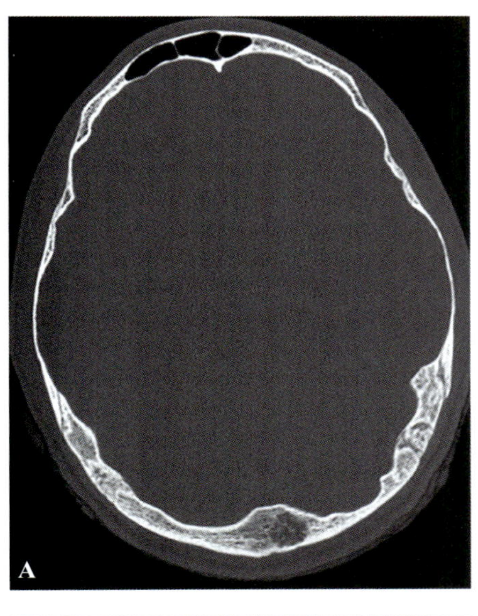

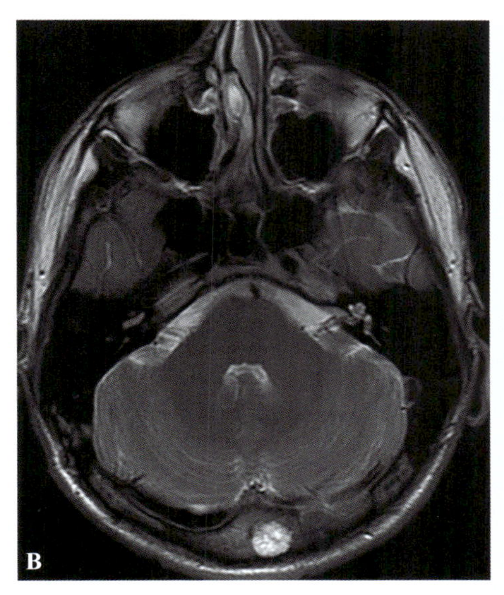

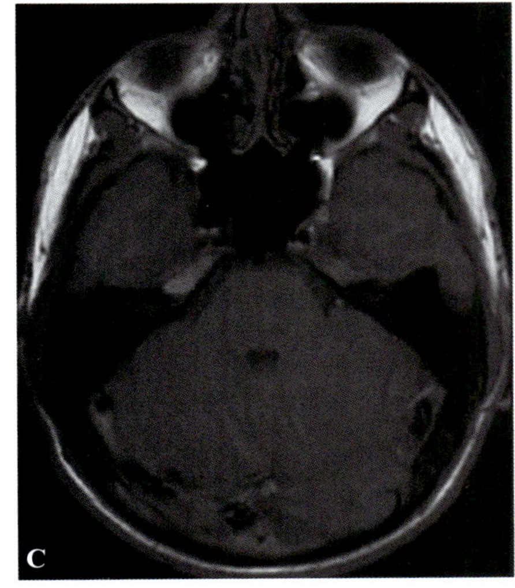

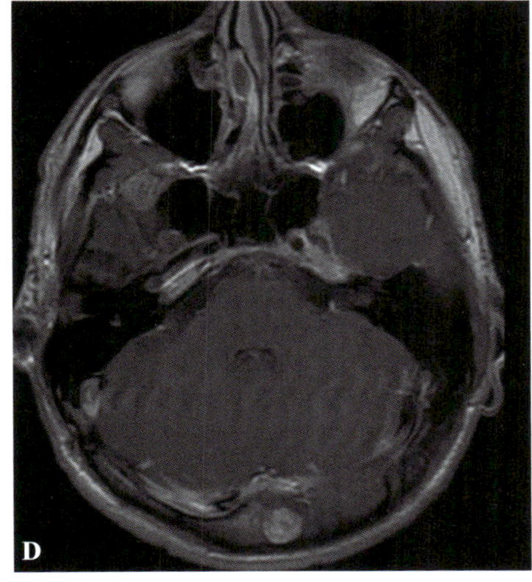

◀ **图 1–28 男，20 岁，头痛，偶然发现患有枕骨静脉畸形（“骨性血管瘤”）**

A. 轴位骨窗 CT 图像显示左枕骨内边界清楚透明区，伴蜂窝状网状结构；B. 病变在轴位 T_2 加权 MR 图像上呈高信号；C 和 D. 轴位增强前（C）和增强后（D）T_1 加权 MR 成像显示病变强化；虽然由于内部含有脂肪，海绵状血管瘤通常本质上是 T_1 高信号，但这个病例中的其他表现是该诊断的典型特征

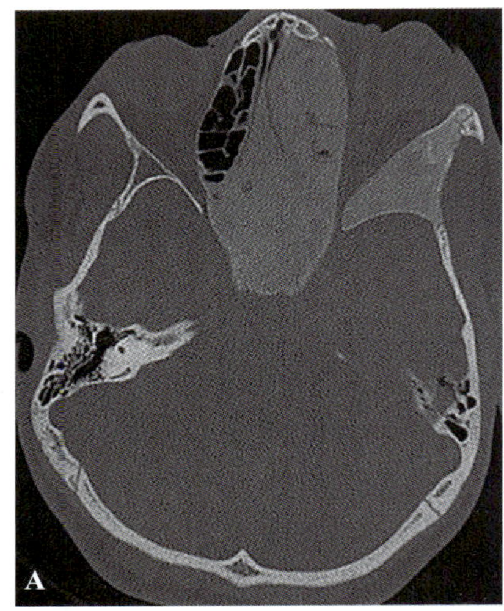

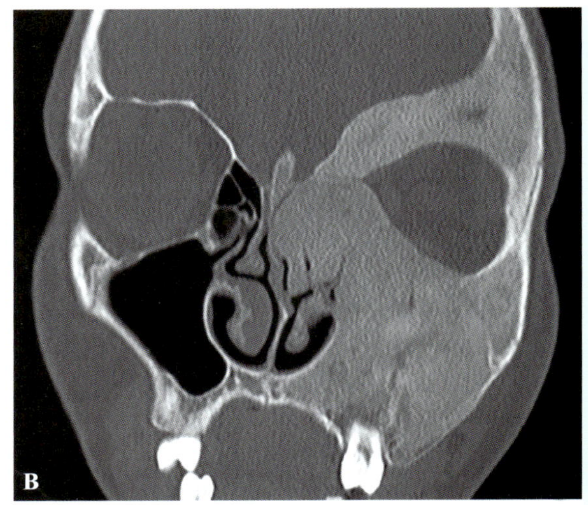

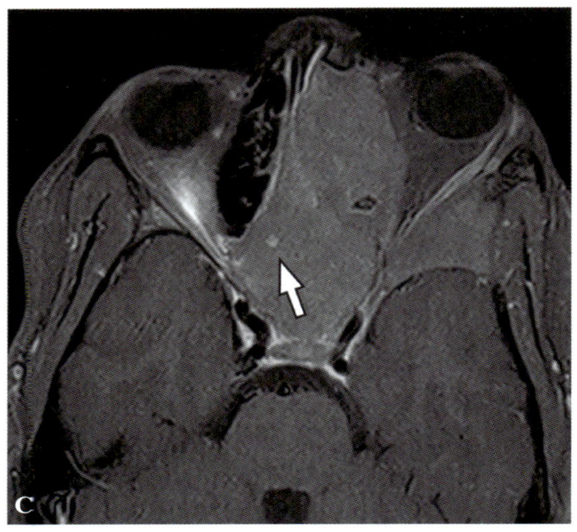

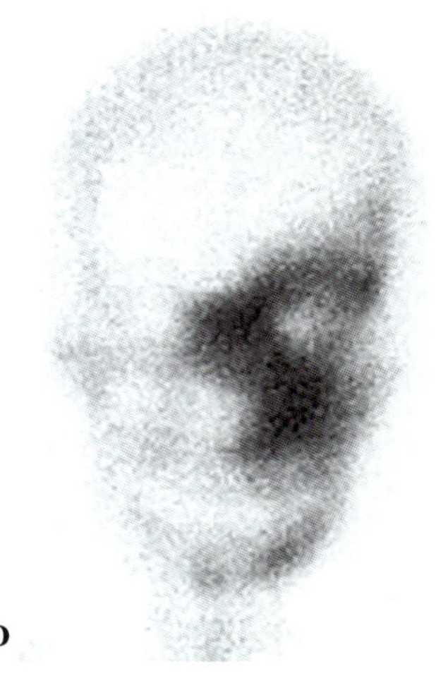

◀ **图 1-29 女，13 岁，面部不对称的多骨纤维性结构不良**

A 和 B. 轴位（A）和冠状位重建（B）骨窗 CT 图像显示蝶骨、左上颌骨、左筛骨和左侧额骨的膨胀、磨玻璃样，为典型的纤维性结构不良；注意左侧轻度突眼；C. 轴位增强后脂肪抑制的 T_1 加权 MR 成像显示受累骨骼的轻度弥漫性增强，在溶骨性蝶骨（箭）中存在更多的局部强化灶；D. 骨扫描示纤维性结构不良存在放射性示踪剂摄取增加

起神经系统（如视觉）或功能性（如咬合不正）改变或生长迅速时，需进行手术治疗[188]。在临床和组织学上，纤维异常增殖可能与骨化纤维瘤（图 1-30）重叠，后者是另一种在颅骨和颌骨中常见的良性纤维骨病[191]。

2. 恶性病变

(1) 恶性骨肿瘤：与上文提到的颅骨良性肿瘤相比，恶性原发性骨肿瘤较少见，大部分见于较小系列病例报道[192-195]。患儿常表现为头痛或局灶性神经系统疾病。

以颅骨为原发病灶的骨肉瘤在总数中占比小于 7%，占所有头颈部肿瘤的 0.5%[193]。发病高峰在第二个和第三个十年，原发性骨肉瘤与之前的辐射、骨纤维结构不良及 Paget 病相关。在颅骨穹窿（尤其是颞骨）比颅底更常见，并具有其他部位骨肉瘤相同的影像学特征，即破坏性软组织肿块、浸润性骨质改变、骨膜反应及无毛细血管扩张型的骨基质（图 1-31）。与其他原发性骨肿瘤一样，治疗包括切除和辅助化学治疗 / 放射治疗。骨旁型仅累及颅骨外板者预后最佳，侵犯硬脑膜者预后最差[197]。

尤因肉瘤是儿童第二常见的原发性骨肿瘤，与骨肉瘤一样，很少以颅骨为原发病灶，仅为 1%～6%[194]。最常见的受累部位是颅骨穹窿（颞骨），但颅底病例的数量也不少[195]。除骨质破坏外，影像学表现反映该肿瘤类型的细胞显著增多，CT 上软组织成分内见高密度影，磁共振表现为 T_2 低信号，弥散受限[194, 198]。对原发性头颅尤因肉瘤的一些回顾性研究表明，与其他部位所见的非转移性尤因肉瘤相似，存活率相对较高，但侵犯硬脑膜的病例也有见早期复发和死亡的报道[194, 195]。

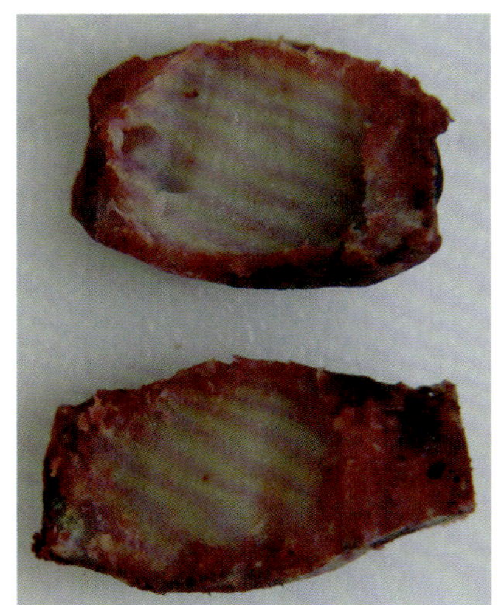
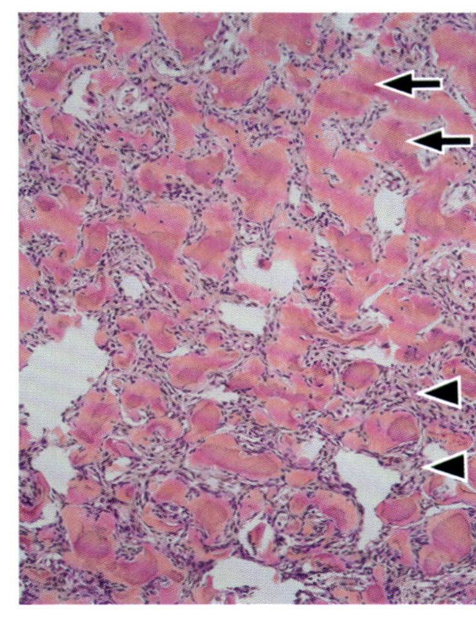

▲图 1-30 男，15 岁，手术切除左顶骨骨化纤维瘤，该男孩左侧顶骨肿块逐渐增大

大体标本检查显示边界清楚的灰白色肿块，骨质膨胀，边缘为骨皮质（左）；在组织学上，可见圆形、小梁状粉红色 / 嗜酸性骨样物（箭）的网状物嵌入在致密细胞纤维基质（箭头）内，具有"青少年骨化纤维瘤"变异的特征表现（右，HE，×200）

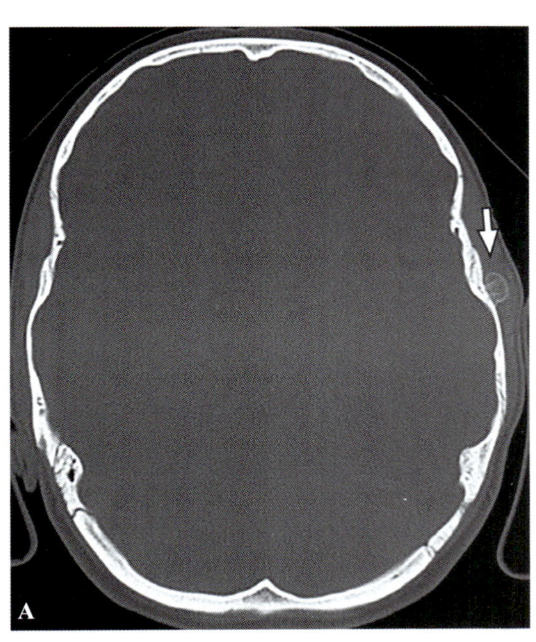
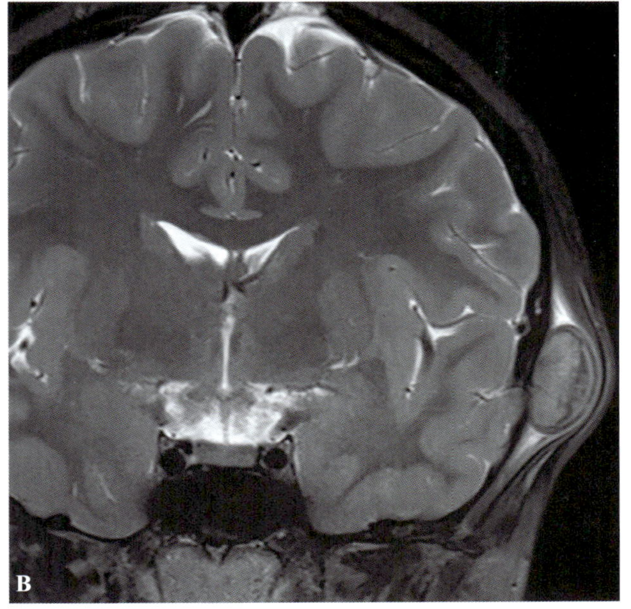
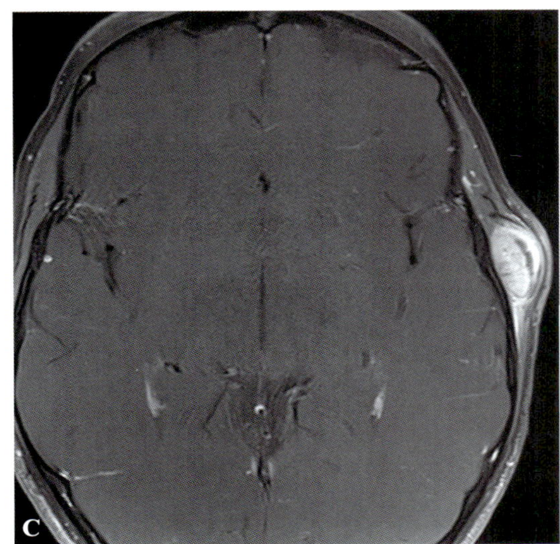

▲图 1-31 男，11 岁，颞骨低级别原发性骨肉瘤伴头皮肿块迅速扩大

A. 轴位骨窗 CT 图像显示边界清楚骨性病变（白箭），与左颞骨鳞部外板关系密切；B 和 C. 2 周后获取的冠状位 T_2 加权（B）和轴位增强后脂肪抑制 T_1 加权（C）MR 成像显示生长迅速

颅骨软骨肉瘤和脊索瘤在儿童中非常罕见，与这些肿瘤中晚期的典型表现有所不同。具体来说，有人认为面骨软骨肉瘤在儿童中比在成人中更常见，后者通常累及旁正中颅底[199]。对于脊索瘤，颅底（即斜坡）是最常见的发病部位，与成年人不同，神经轴的其余部分（即骶尾部）更常见[200]。这两种肿瘤在影像学上有相似的表现，两者都呈 T_2 高信号[201, 202]。鉴别点包括软骨肉瘤中存在软骨样（弧形和螺旋形）基质（图 1-32），脊索瘤中可见分散的、破坏的骨碎片[203]。近来，磁共振弥散加权成像也被认为是脊索瘤和软骨肉瘤的一种鉴别方法，前者的 ADC 较低[204]。鉴别这两种疾病很重要，因为脊索瘤的预后比软骨肉瘤差。在显微镜下，两种肿瘤看起来相似，因为脊索瘤可能有丰富的软骨黏液样基质（图 1-33）。最近已将鼠短尾突变体表型的免疫染色作为脊索分化的特异性标记，并且可

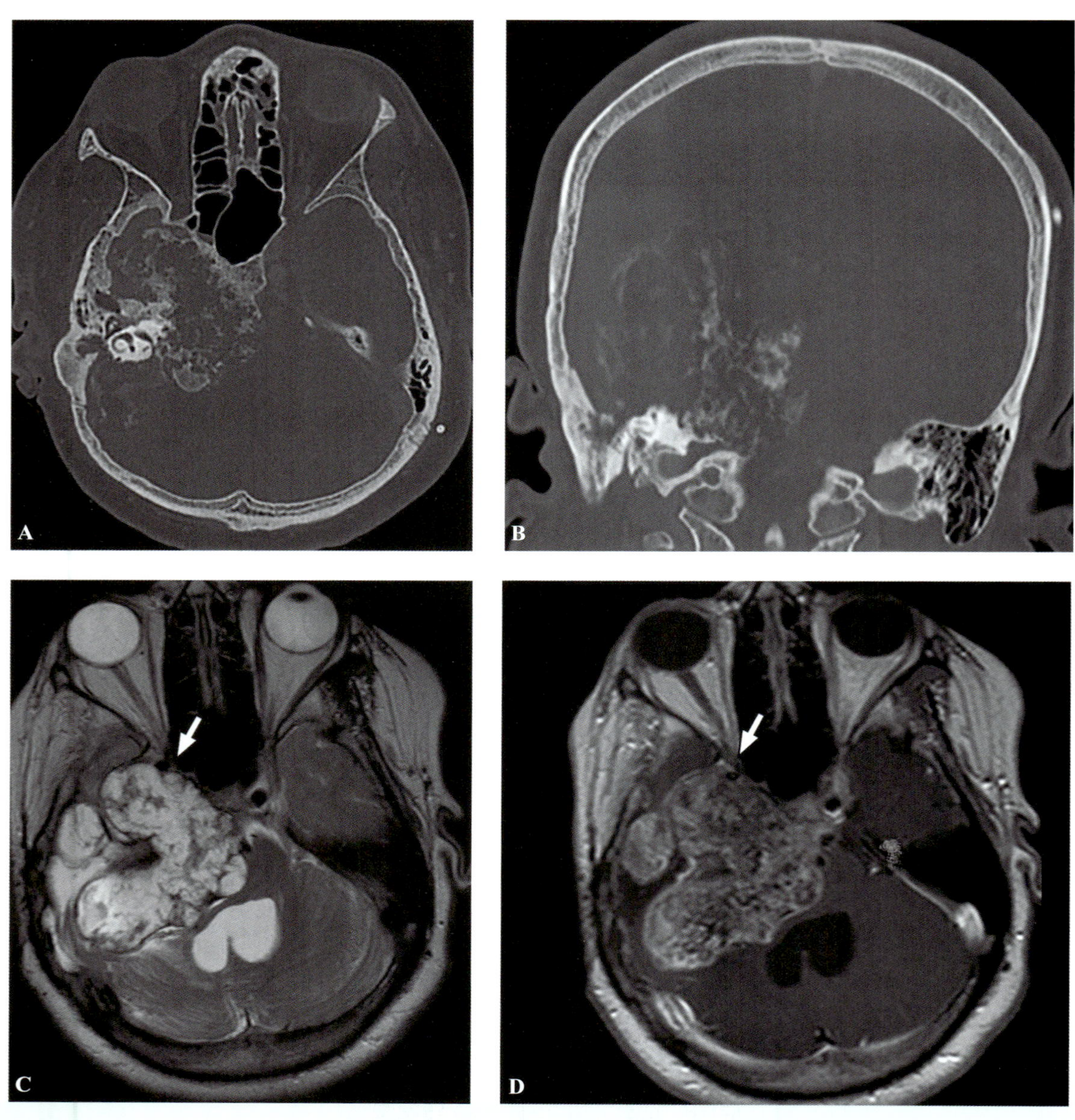

▲ **图 1-32 女，15 岁，软骨肉瘤，表现为内斜视**

A 和 B. 轴位（A）和冠状位重建（B）骨窗 CT 图像显示起源于右侧岩尖一巨大肿块，伴弧形和螺旋形钙化；C. 轴位 T_2 加权 MR 成像显示肿块为 T_2 高信号；D. 轴位 T_1 加权增强后 MR 成像显示不均匀强化；注意对右侧海绵窦占位效应和右侧海绵窦内颈动脉（箭）向前推移

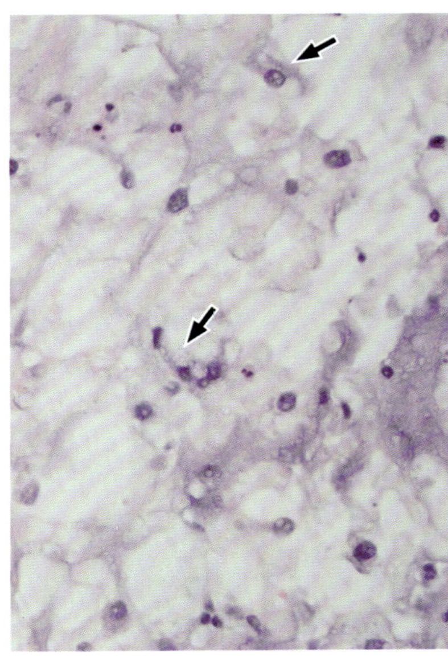
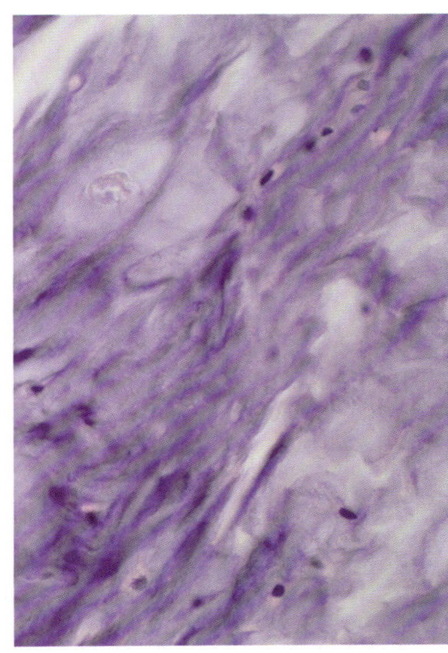

◀ **图 1-33 脊索瘤和低级别软骨肉瘤，发生于 12 岁男孩和 14 岁女孩的颅底**

脊索瘤（左）由具有大量黏液样基质中的泡沫细胞质（箭）的小细胞组成；软骨肉瘤（右）也有丰富的细胞外基质（HE，×600）

以帮助鉴别这两者[205]。

(2) 包括神经母细胞瘤在内的转移瘤：肿瘤的血行播散可以累及颅骨，与其他骨骼一样。基于全身肿瘤筛查研究，累及颅骨的转移性疾病在儿童恶性肿瘤中并不常见，在转移性骨病变约占5%，影响6%～18%的儿童，这取决于所研究的肿瘤种类[206-208]。然而，在患有神经母细胞瘤（儿童最常见的非造血和非 CNS 肿瘤）的儿科患者中，13%～25% 的患者可见颅骨损伤，特别是在骨性眶（即临床上产生“浣熊眼”的更大的蝶骨翼）[209, 210]。在这些转移性神经母细胞瘤病例中，已报道了多种表现，包括完全溶骨性改变和具有成骨细胞成分的病变（“日光射线样”骨膜反应）[211, 212]。在临床上，某些程度的浸润改变和骨膜反应可作为典型证据，并且常延伸到相邻的硬膜外 / 皮下间隙（图 1-34）。

大体而言，转移的神经母细胞瘤表现为鲜红色到淡棕色，可能导致不同程度的骨破坏和重塑（图 1-35）。尽管不常见，其他可能转移到颅骨的儿童恶性肿瘤包括横纹肌肉瘤和尤因肉瘤[213]。

(3) 白血病和淋巴瘤：血液恶性肿瘤是儿科人群中最常见的癌症。在 20 岁以下的患者中，白血病占癌症的 30%，淋巴瘤占 11%[214]。白血病患者骨髓有异常细胞弥漫性浸润，MRI 表现来自红骨髓，即弥漫性 T_1 低信号和增强强化[215, 216]。因此，颅骨和面部的白血病浸润可能与严重贫血和弥漫性转移性疾病（如神经母细胞瘤）相混淆[211]。虽然淋巴瘤更易表现为局灶性病变，但低度恶性非霍奇金淋巴瘤也可表现为弥漫性骨髓异常信号[217]。血液性恶性肿瘤的罕见表现包括来自绿色瘤或淋巴瘤的颅骨破坏性损害（图 1-36）[218, 219]。在这些病例中，扩散受限可能有助于组织学诊断[220]。除非存在诊断不确定性或局部肿块效应，否则白血病和淋巴瘤的颅骨受累应采用全身化疗。

（四）创伤性疾病

1. 骨折　据估，美国每年儿童头部创伤急诊量约有 600 000 次[221]，所有年龄组均可发生，男性多于女性[222-224]。这些创伤绝大多数发生于跌倒和交通事故。然而，通常关注的主要焦点在于虐待性的或非意外性的儿童头部创伤，尤其是那些尚不会走路的婴儿。虽然从床或更换尿布桌上摔下是婴儿头部外伤的主要原因[225, 226]，但据估计，这一年龄组中高达 33% 的颅骨骨折可能是人为造成[227]。根据系列病例报道，5%～30% 的头部外伤（人为的或意外）的儿童中，顶骨骨折最常见[223, 224, 228]。尽管颅骨骨折增加了颅内出血和脑实质损伤的风险，但大量文献记载，儿童（特别是 2 岁以下的儿童）可能存在明显的颅内损伤，而没有颅骨骨折、神经功能异常表现，或表现症状为呕吐，多达 1/3 儿童颅内 / 颅骨损伤无临床症状出现[223, 229-231]。在非意外外伤中，发现这些颅内损伤尤为重要，因为它们是虐待致死的最常见原因。因此，尽管存在辐射担忧及临床

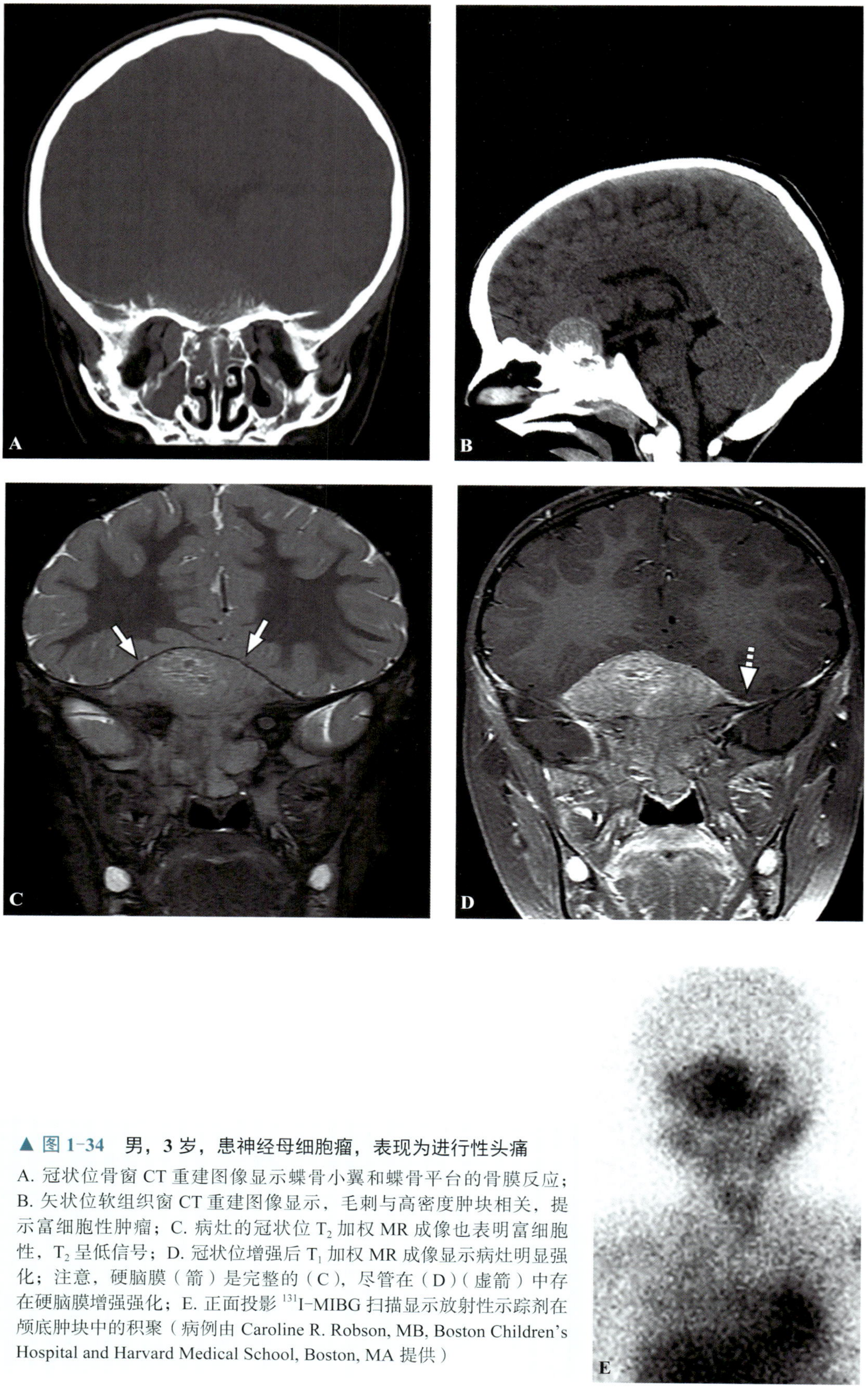

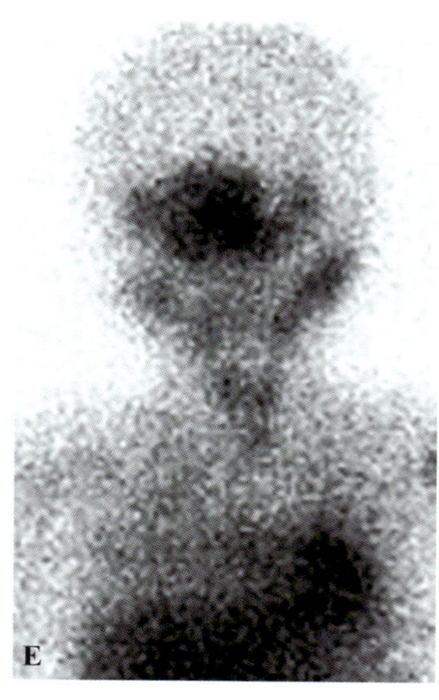

▲ 图 1-34 男，3 岁，患神经母细胞瘤，表现为进行性头痛

A. 冠状位骨窗 CT 重建图像显示蝶骨小翼和蝶骨平台的骨膜反应；B. 矢状位软组织窗 CT 重建图像显示，毛刺与高密度肿块相关，提示富细胞性肿瘤；C. 病灶的冠状位 T_2 加权 MR 成像也表明富细胞性，T_2 呈低信号；D. 冠状位增强后 T_1 加权 MR 成像显示病灶明显强化；注意，硬脑膜（箭）是完整的（C），尽管在（D）（虚箭）中存在硬脑膜增强强化；E. 正面投影 ^{131}I-MIBG 扫描显示放射性示踪剂在颅底肿块中的积聚（病例由 Caroline R. Robson, MB, Boston Children's Hospital and Harvard Medical School, Boston, MA 提供）

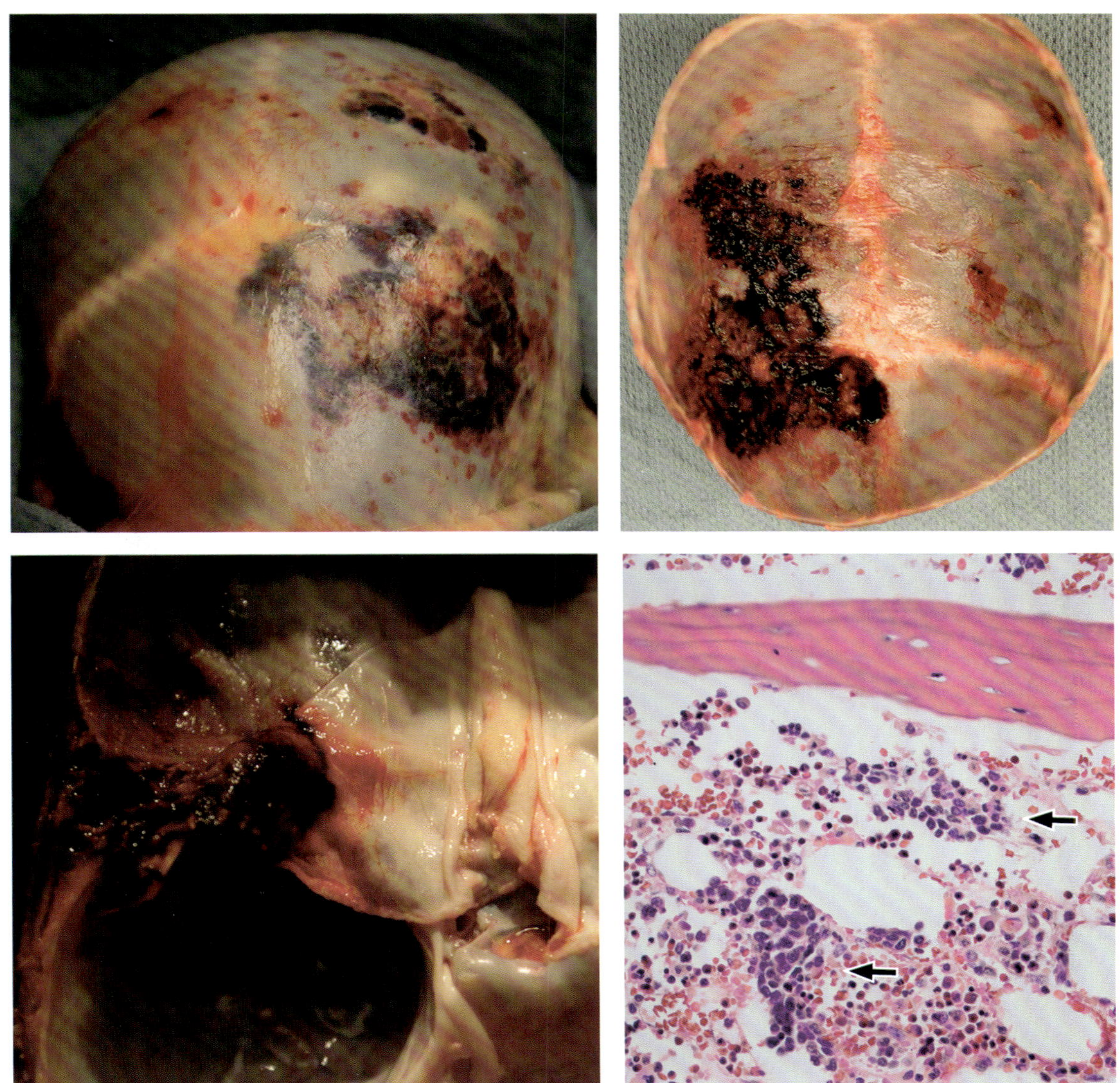

▲ **图 1-35 女，18 月龄，死于神经母细胞瘤广泛转移**

尸检显示右后颅骨的转移，颅骨的外板（左上）和内板（右上）受累明显；还可见左侧颞骨（左下）的颅底受累；在显微镜下（右下），小簇的神经母细胞瘤细胞（箭）扩散到骨髓间隙（图为肋骨，HE，×400）

决策倡议，但 CT 仍然是评价儿童头部损伤的首选方法[15,16,232]。然而，ACR 指南确实支持对 2 岁以下无症状且受虐待概率低的儿童使用普通 X 线筛查[15]。

颅骨骨折分为线性骨折与复杂骨折 / 粉碎性骨折，凹陷骨折与非凹陷骨折。与其他部位骨折的表现一样（即边缘锐利的透亮影），但需注意到，对于非常年幼的儿童来说，存在正常的暂时性骨缝（例如上枕裂或从枕骨侧角向中央延伸线）和枕骨里罕见的附属骨缝 / 软骨结合[46]。对这些小的和变异的骨缝进行三维数据重建后能更好地排除骨折[233]。有助于检出骨折而不是永久或变异骨缝的征象包括不符合已知骨化中心的透光影，无皮质的锐利的线性透光影（相对于成熟骨缝有骨皮质、锯齿状表现）、横跨正常骨缝、接近骨缝时骨折线加宽及邻近软组织损伤（图 1-37）[234]。

软组织创伤与急性创伤有关，但要认识到，没有软组织创伤并不一定能排除超急性或陈旧性创伤[227]。虽然在受虐儿童中，多发 / 双侧骨折或髋骨缝线样骨折的发生率可能略高一些，但这些颅骨骨折的表现不足以提示虐待[235]。然而，颅骨骨折

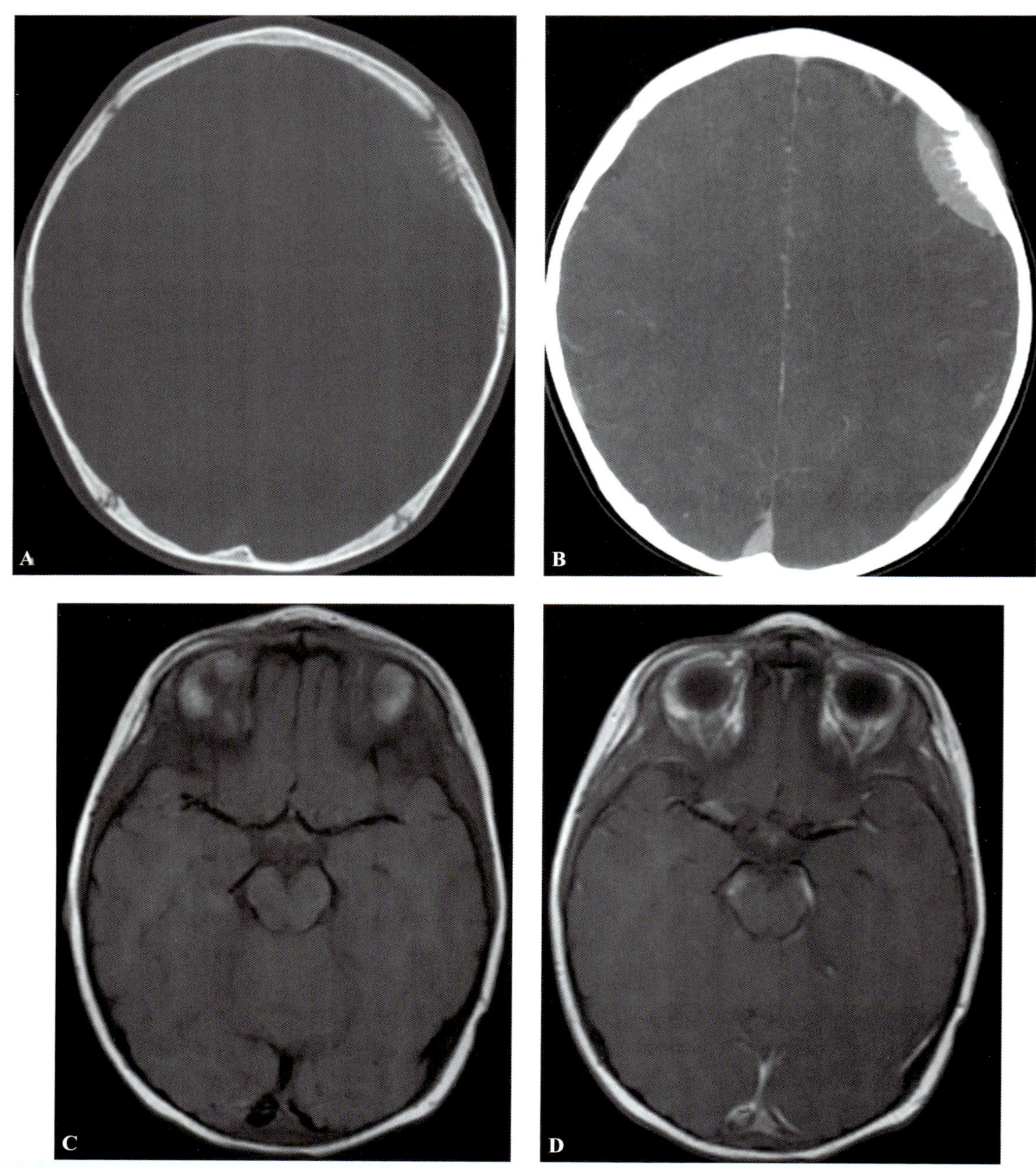

▲ 图 1-36 男，3 岁，急性髓细胞性白血病，最初表现为头皮肿胀和昏睡

A 和 B. 轴位骨窗（A）和增强后软组织窗（B）CT 图像显示跨左冠状缝毛刺征和软组织肿块；C 和 D. 强化前（C）和强化后（D）轴位 T_1 加权 MR 成像显示骨髓弥漫性低信号，在颅穹窿的其他部位有微弱的强化，符合造血骨髓或肿瘤浸润病变；骨髓活检结果为白血病细胞，颅骨病变符合绿色瘤表现

的严重程度随着损伤机制的加重（如坠落高度的增加）而明显增加，因此应该考虑不同的伤害机制[226]。如前所述，颅骨愈合时不生成骨痂使得颅骨骨折的影像估测时间非常不准确[227]。

头部外伤的治疗通常是针对颅内 / 实质损伤（见“颅脑”章）。虽然长期以来认为无神经系统表现的孤立性颅骨骨折（即无颅内损伤）儿童可以安全出院，但通常的做法是继续观察 1～2d[224, 236, 237]。多数颅骨骨折（线性骨折、粉碎性骨折和凹陷性骨折）而皮肤完整的患儿可行常规处理。但有异物或头皮

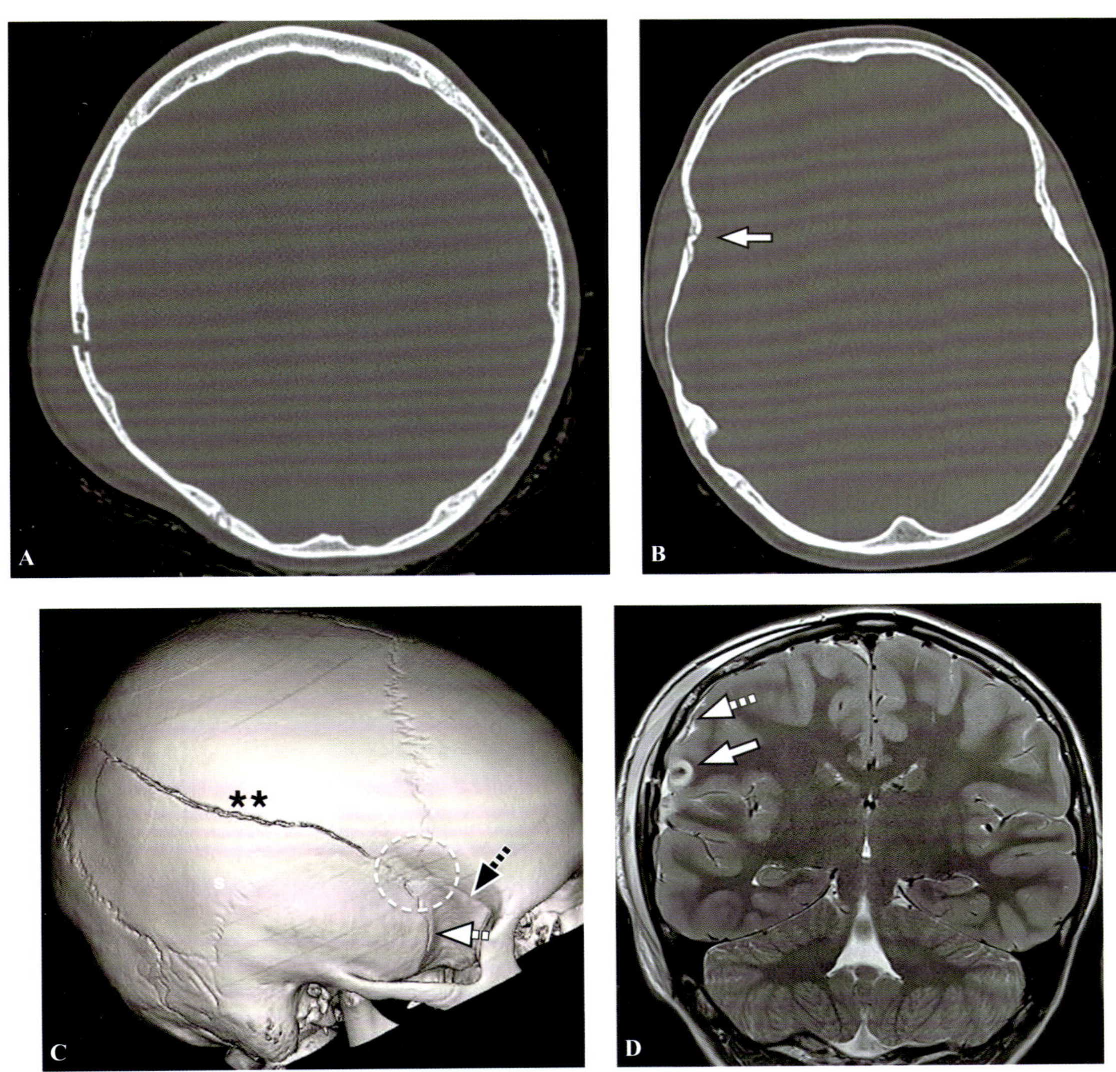

▲ **图 1-37　男，11 岁，右侧颞顶颅骨骨折，从 20ft 的树上跌落至混凝土地上**

A 和 B. 轴位骨窗 CT 图像显示右顶骨骨折伴头皮血肿，这很难延伸至翼点区域（箭）；C. 右侧投影 CT 表面重建图像显示顶骨骨折线（黑双星号）穿过鳞状缝和蝶颞缝后部，虚线的圆圈代表翼区，白虚线箭头代表蝶颞缝，虚线的黑箭头代表额蝶缝；D. 冠状位 T_2 加权 MR 成像表明存在小灶性的出血性右顶叶挫伤（箭）和少量硬膜下积液（虚箭）

裂伤存在时通常需要进行清理，类似于清理骨折碎片，并修复任何硬脑膜裂伤[238]。

2. 产伤　生产过程中创伤有其独特的损伤表现。这些损伤根据它们在头皮或颅骨的具体部位而具有不同的临床和影像学表现。头皮由浅到深分不同几层[22]，头皮的皮下脂肪作为额肌 / 枕肌 / 颞肌附件的腱膜，松散地将腱膜附着在骨膜上的腱膜下筋膜及骨膜本身。

产伤出现皮下脂肪血肿被称为先锋头，据估计，在正常阴道分娩中，有 25% 会发生这种血肿（图 1-38）[239]。

出血进入帽状腱膜下（潜在）间隙会导致帽状腱膜下血肿（图 1-39 和图 1-40）。

这种形式的新生儿出血相当罕见，但在真空辅助阴道分娩时较常见[240]。类似于颅内硬膜外血肿，头颅血肿在颅骨顶部外板的骨膜下间隙，受骨缝限制形成边界，而与帽状腱膜下血肿和先锋头不同（图 1-41）。虽然据报道活产婴儿中只有约 1% 的出现，但由于体格检查时头颅血肿有一定硬度常常引起关注[161]。因此，这种头皮损伤最可能需要行手

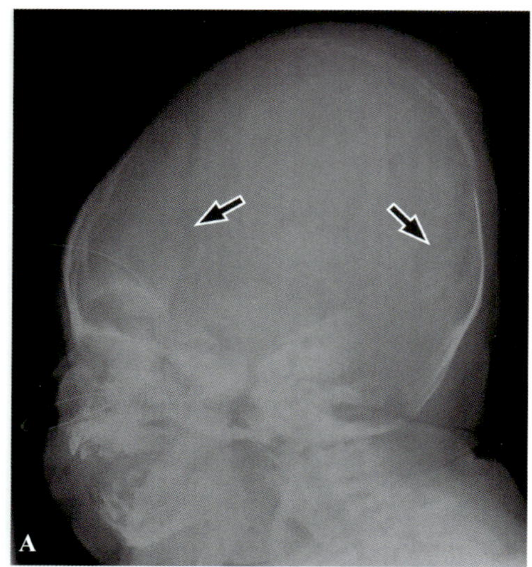

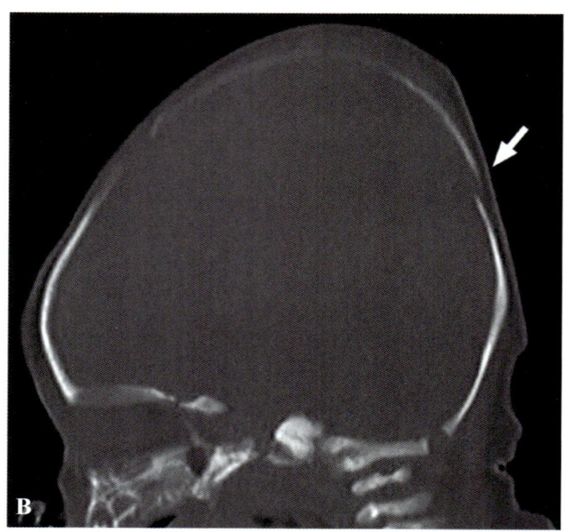

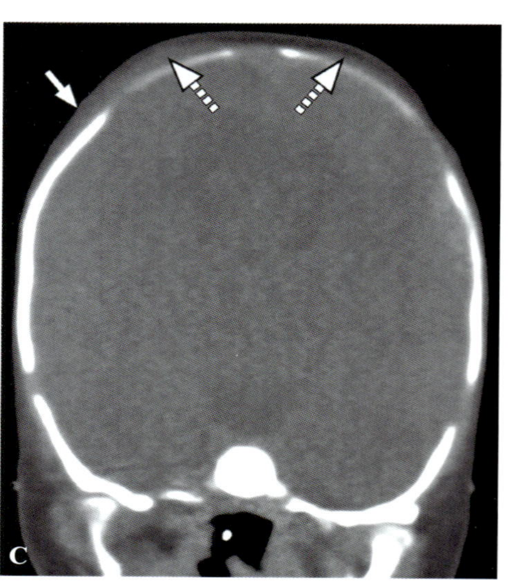

▲ **图 1-38　男，新生儿，VACTERL（脊椎、肛门、心脏、气管、食管、肾和肢体的先天性异常），铸型出血，先锋头和帽状腱膜下出血**

A. 侧位颅骨 X 线片显示颅骨向顶部的伸长与人字缝和冠状缝线（黑箭）的分离，提示出血铸型；头顶部头皮软组织肿胀，符合先锋头和（或）帽状腱膜下出血；B. 矢状位骨窗 CT 重建图像更好地显示了人字缝（箭）的骨重叠，与铸型出血相同；C. 冠状位软组织窗 CT 重建图像显示右侧顶点上方皮下脂肪（箭）模糊，符合先锋头与腱膜下出血融合，连续跨中线（虚箭）；该患者还有大量的脑实质和硬膜外出血

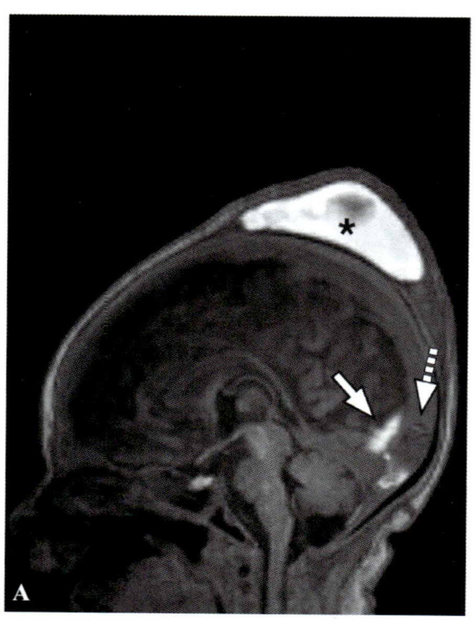

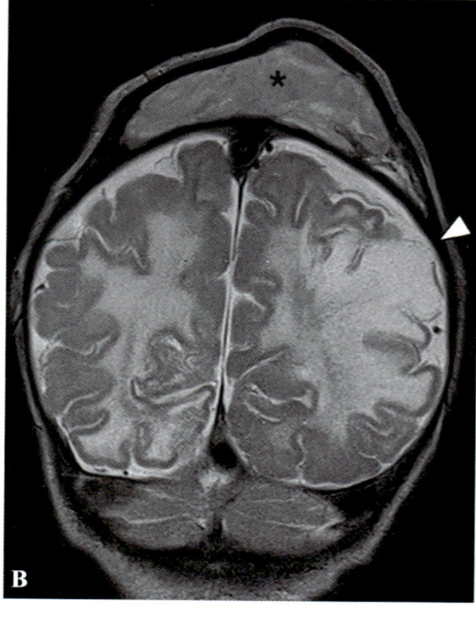

◀ **图 1-39　男，新生儿，头顶部巨大帽状腱膜下血肿伴软组织肿块**

A. 矢状位 T_1 加权 MR 成像显示头顶巨大 T_1 高信号血肿（黑星号），以及分娩时硬膜下出血（箭）和窦汇血凝块（虚箭）；B. 冠状位 T_2 加权 MR 成像显示，帽状腱膜下血肿（黑星号）延伸穿过中线，且不受骨缝限制；该患者还有缺氧性缺血性损伤病史，如累及左侧顶叶皮质的脑软化症（箭头）

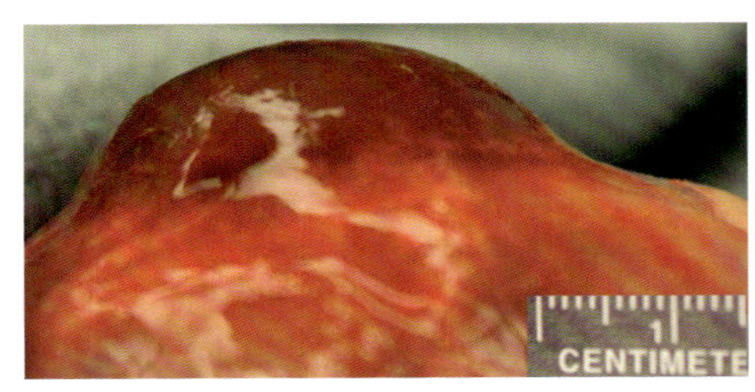
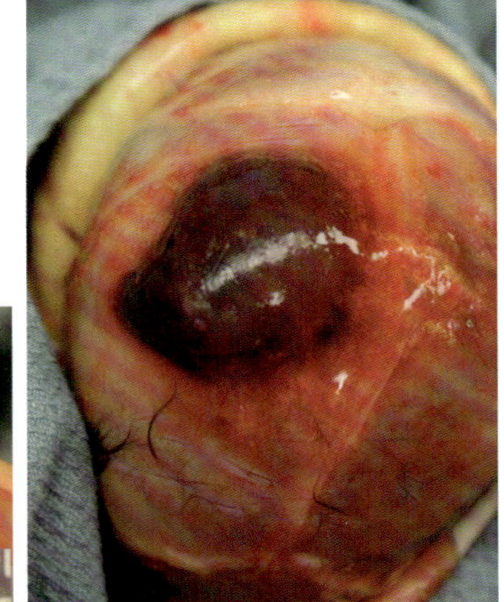

◀ **图 1-40** 因其他原因死亡的 10 日龄早产儿，产伤引起的顶部区域的帽状腱膜下血肿，局部的红色肿块有一凸起的轮廓

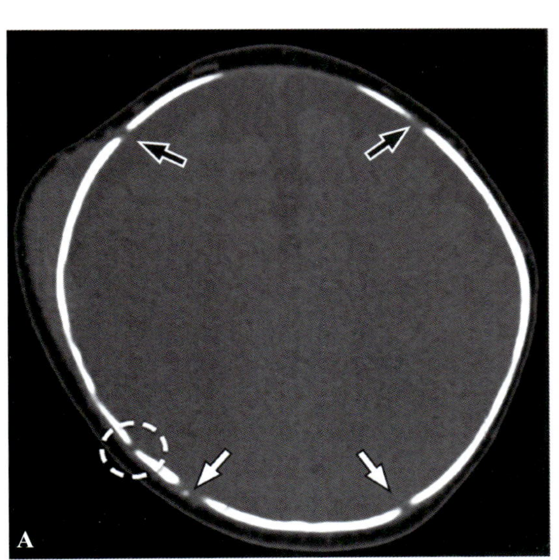

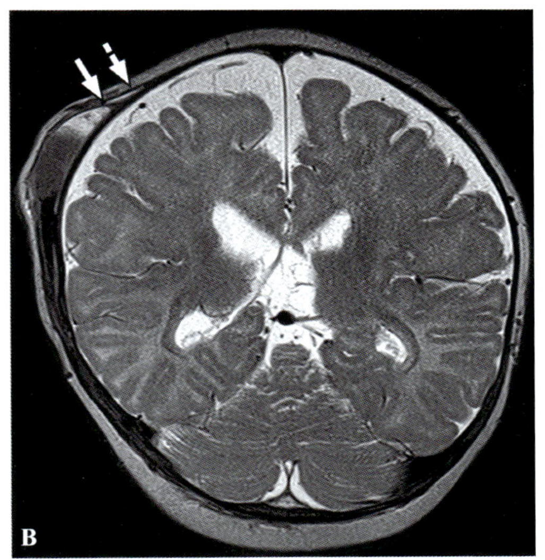

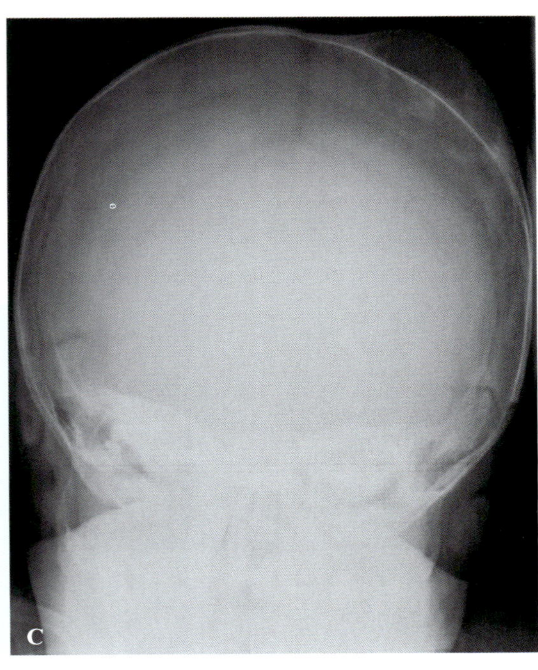

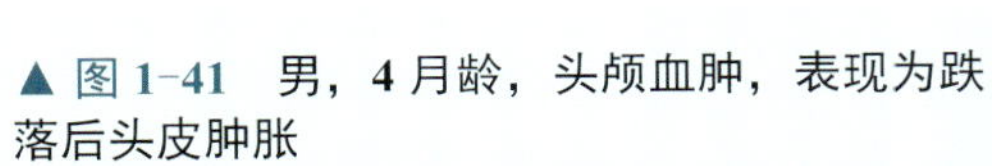

▲ **图 1-41 男，4 月龄，头颅血肿，表现为跌落后头皮肿胀**

A. 轴位软组织窗 CT 图像显示右侧头皮血肿受冠状缝限制；邻近区有一非凹陷性颅骨骨折（虚线圆圈；黑箭和白箭表示冠状缝和人字缝）；B. 冠状位 T_2 加权 MR 图像显示骨膜下血肿（箭）与头颅血肿一致；在帽状腱膜（虚箭）和骨膜之间存在微量帽状腱膜下积液；C. 另一个 4 月龄男孩 X 线片显示，自出生以来逐渐变硬的头皮肿块显示钙化的头颅血肿融入颅骨

术和放射学评估，这在一系列产伤评估中，占头颈部创伤的1/2以上[241]。产伤血肿通常遵循液体信号，特定的信号表现由不同时间血液成分决定[22]。这些头皮/颅骨损伤引起的畸形必须与塑型区别开来，塑型是指通过产道引起的颅穹窿的正常、短暂变形（头颅伸长）（图1–38）[242–244]。

在大多数情况下，各种形式产伤在出生后最初几周内顺利自行消退并且无后遗症状。当头颅血肿持续时间超过围生期时，可融入颅骨并发生机化，随后可触摸到或影像检查表现异常（图1–41C）[245, 246]。少数浅表性产伤并发症包括危及生命的出血，特别是进入相对宽敞的帽状腱膜下间隙、感染及伴有明显的颅内出血的颅骨骨折[240, 247, 248]。

3. 乒乓球样骨折与生长性骨折　新生儿和幼儿的颅骨异常柔软，可出现年长患者看不到颅骨骨折的模式。产期颅骨损伤的一种特殊形式是所谓的乒乓球样（新生儿凹陷性）骨折，类似于在长骨中看到的不完全的“青枝”骨折类型。这种形式的颅骨骨折，平滑向内凹陷，骨皮质内外板无断裂（图1–42）。这些损伤最常见于器械辅助分娩中，但是顺产及意外创伤也可有同样的表现[249–251]。乒乓球样骨折通常预后好，曾经倾向于对这些损伤造成的畸形进行开放性修复，但是现在多种无创技术正被用于修复这些骨折[252, 253]。

儿童特有的另一种骨折类型是“生长性”颅骨骨折或软脑膜囊肿。这种骨折，脑膜潜入骨折碎片之间，导致骨间隙逐渐增大（图1–43）[254, 255]。和乒乓球样骨折一样，生长性骨折几乎只在婴儿中出现。生长性骨折需要切除突出的脑膜和伴发的软化脑组织，行或不行颅骨成形术[256–258]。

（五）弥漫性骨病

颅骨可能因骨代谢、造血作用和骨发育不良广泛地受累[259]。这些弥漫性骨性疾病的颅骨表现通常没有症状，或者至少不需要特殊处理。然而，它们可能是全身疾病的重要线索，受累的患儿需要进行治疗。慢性贫血（如地中海贫血或镰状细胞病）和其他骨髓外造血的疾病可导致骨髓在板障间隙膨胀，颅盖骨增厚/硬化[260–262]。由于存在许多平行走行的骨小梁，最明显的表现为“竖发征”（图1–44）。

类似的硬化/骨质增生的表现也可见于骨代谢紊乱，如遗传性高磷酸酯酶症[263, 264]、假性甲状旁腺功能减退[265, 266]和骨硬化病[267–269]（图1–45和图1–46）。在进行性骨干发育不良（Camurati–

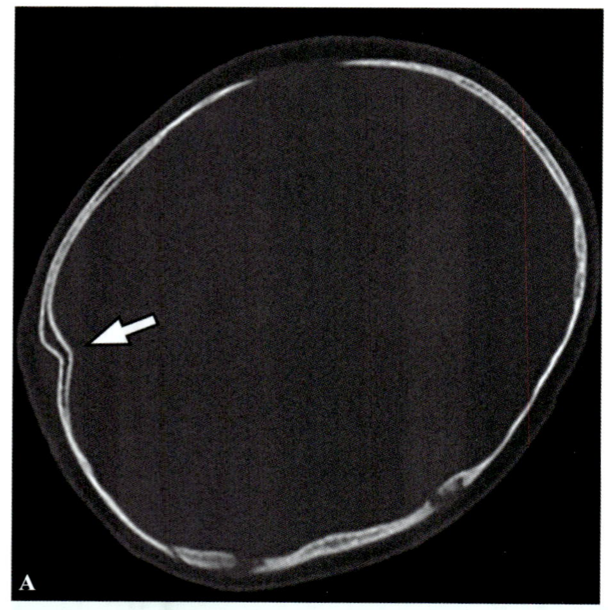

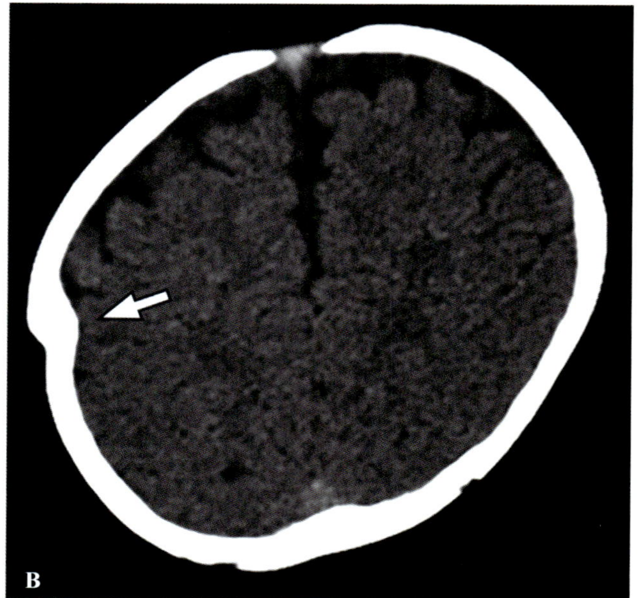

▲ **图1–42　女，5月龄，乒乓球（婴儿凹陷）颅骨骨折，头部撞到桌子可见新的明显颅骨异常**

A和B. 轴位骨窗（A）和软组织窗（B）CT图像显示向内颅骨畸形，在撞击点没有断裂的骨折线（箭）；无急性颅内出血

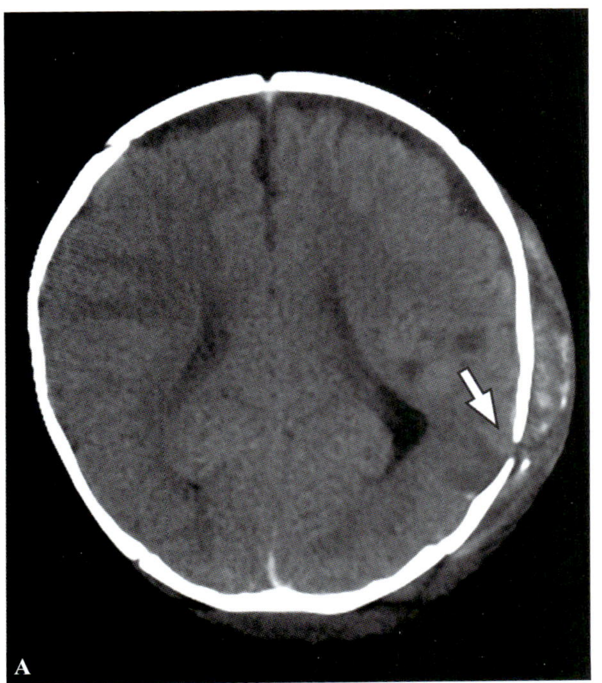
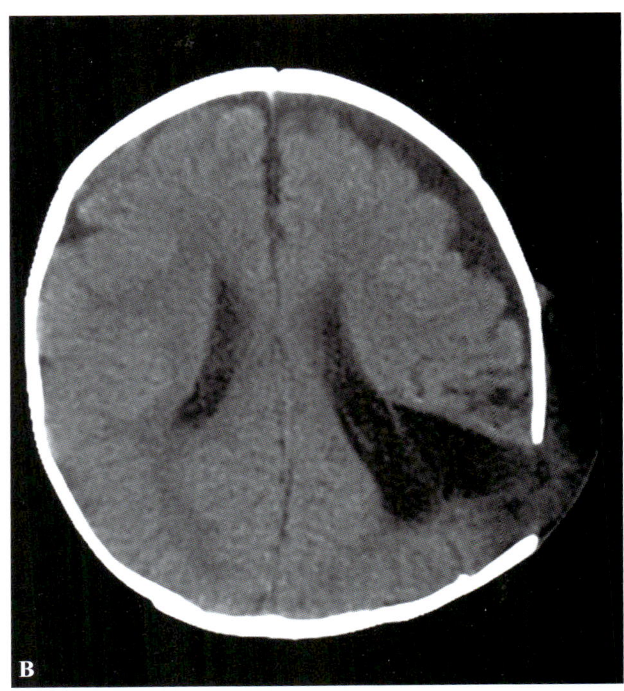

▲ 图 1-43 男，4 月龄，从 5ft 高跌落到硬木地板后的软脑膜囊肿（生长性骨折）

A. 轴位软组织窗 CT 图像显示头皮血肿和潜在的出血性挫伤（未显示）的非凹陷性左顶骨骨折（箭）；B. 1 个月后随访，轴位软组织窗 CT 图像显示骨折线的间隔分离，脑脊液和软化脑通过缺损突出（由 Sanjay Prabhu，MBBS，Boston Childern's Hospital and Harvard Medical School，Boston，MA 提供）

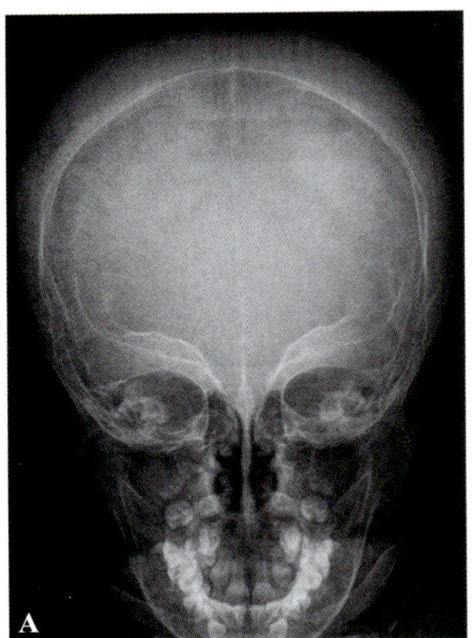
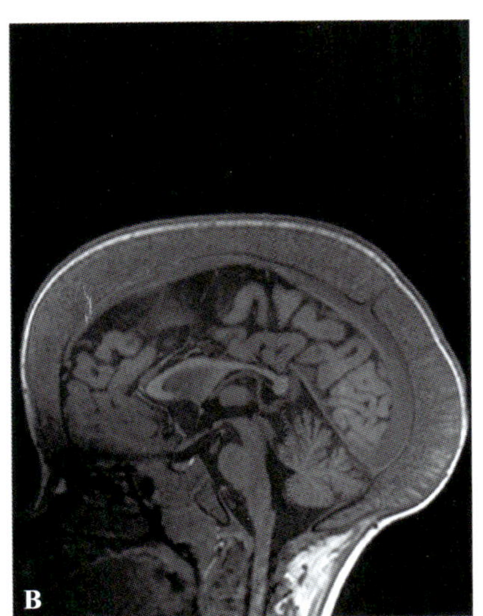
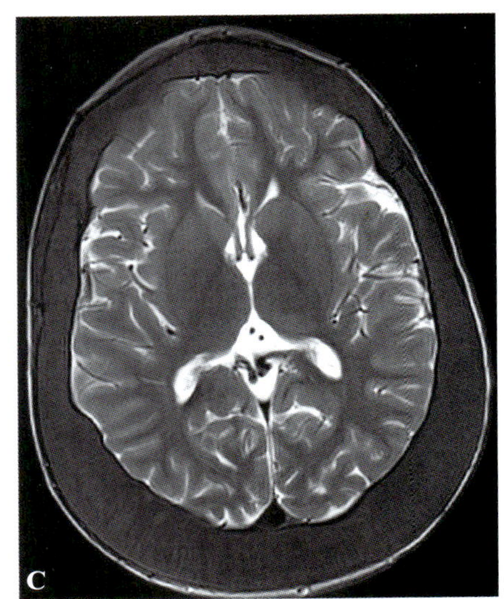

▲ 图 1-44 男，10 岁，最近从非洲收养，患镰状细胞贫血症

A. 额骨 X 线片显示弥漫性颅骨增厚，伴有“竖发征”；B 和 C. 矢状位 T_1 加权 MPRAGE（B）和轴位 T_2 加权（C）MR 成像显示随颅骨增厚的骨髓信号弥散性下降，符合大量红骨髓增生

Engelmann 病）[270] 和致密性成骨不全症中 [271, 272]，遗传性骨发育不良也可具有增厚的硬化外观。溶酶体贮积症，如黏多糖贮积症 IH 型和黏脂贮积症 Ⅱ 型可以呈现明显的颅骨增厚及 J 形蝶鞍 [92–94]。当颅骨膨胀明显时，这些疾病可偶见脑积水（可能来自静脉高压），Chiari Ⅰ 型畸形和视神经受损。严重的骨硬化病也与骨髓衰竭有关。

相反，有数种骨质疏松症，以骨质变薄和骨量减少为主要特征。成骨不全，锁骨发育不良（前囟闭合延迟）和软骨发育不全 1A 型等疾病中，因不能合成结构完整的骨骼所必需的蛋白质，导致颅骨低矿化及变薄 [273–278]。低磷酸酯酶症和 X 连锁

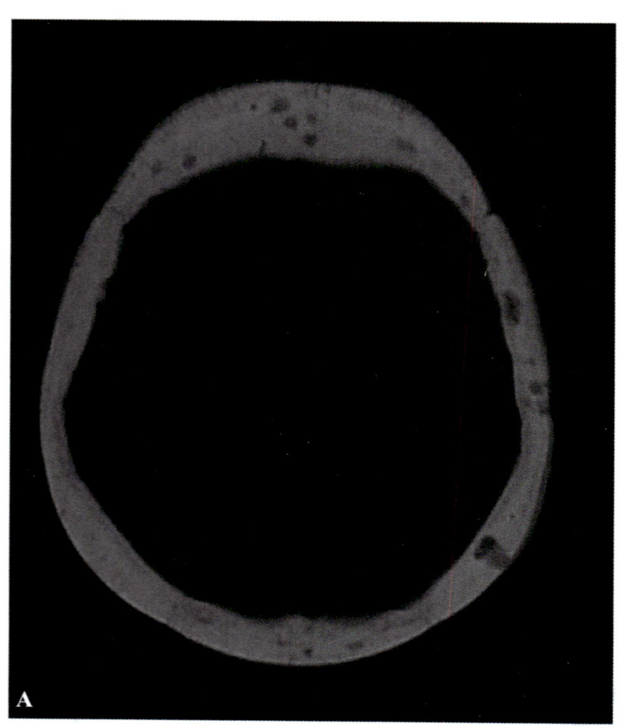

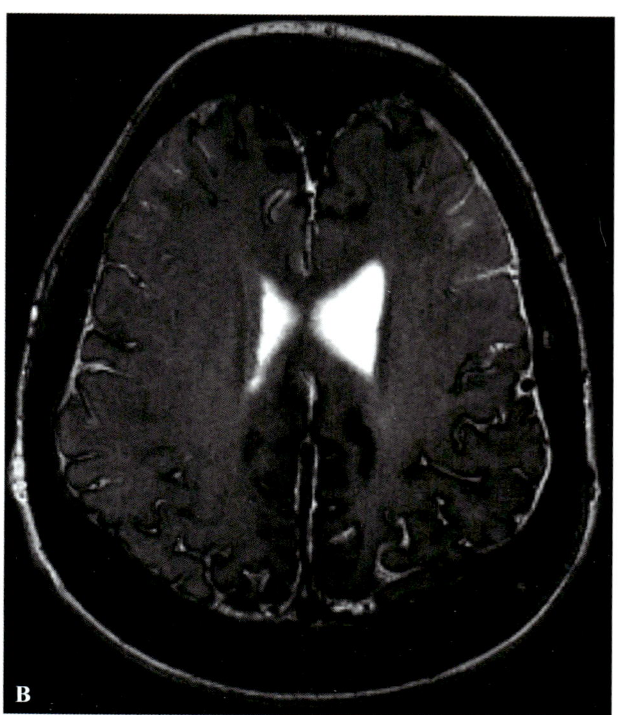

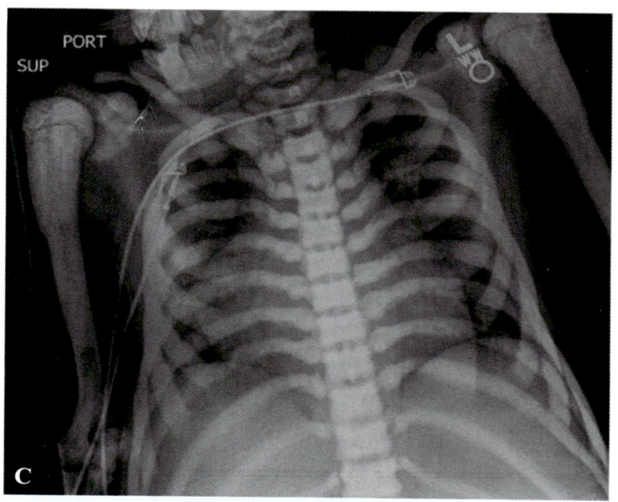

▲ 图 1-45　男，21 岁，患骨硬化病，伴有癫痫和骨髓衰竭

A. 轴位骨窗 CT 图像显示颅骨弥漫性增厚和硬化；B. 轴位 T_2 加权 MR 成像显示弥漫性颅骨增厚和异常骨髓信号减低；由于反复血小板减少引起出血的软脑膜也存在弥散性含铁血黄素染色；C. 正位胸部 X 线片显示骨性硬化，包括骨性胸部、脊柱和上肢

的低磷佝偻病是遗传性骨代谢病，具有相似的外观[279, 280]。虽不是弥漫性改变，但神经瘤病可有多个发育不良的骨病灶（如蝶骨翼发育不良、重塑蝶鞍和巨颅）[281-284]。

实际上，弥漫性颅骨异常的遗传因素比获得性因素更少见。例如，在少数肾性骨营养不良[285, 286]、少数原发性甲状旁腺功能亢进[287]、慢性脑损伤（Dyke–Davidoff–Masson 综合征）所致的代偿性肥大、慢性分流及接触苯妥英等抗癫痫药的患者中，颅骨硬化和增厚更为常见（图 1–47）[288-290]。而引起骨量减少和颅骨变薄的疾病，如佝偻病、甲状旁腺功能亢进症（原发或与肾性骨营养不良有关）及早产比单基因病更常见[286, 291-294]。

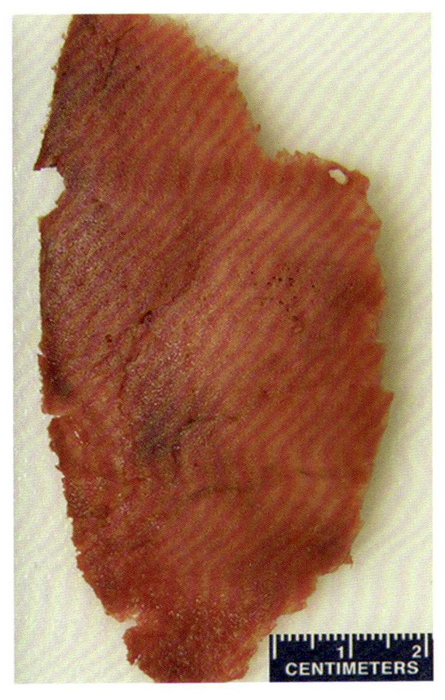

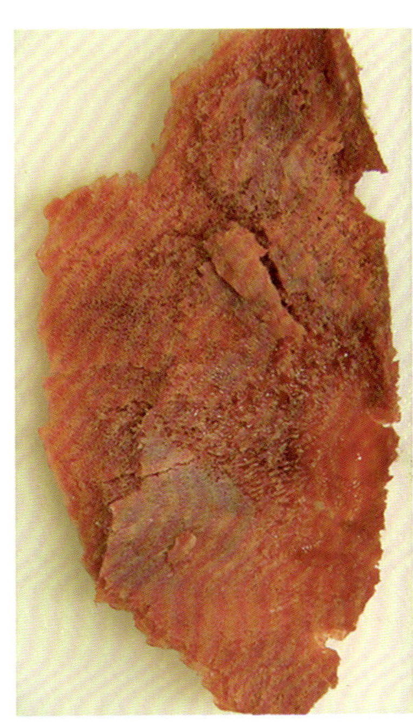
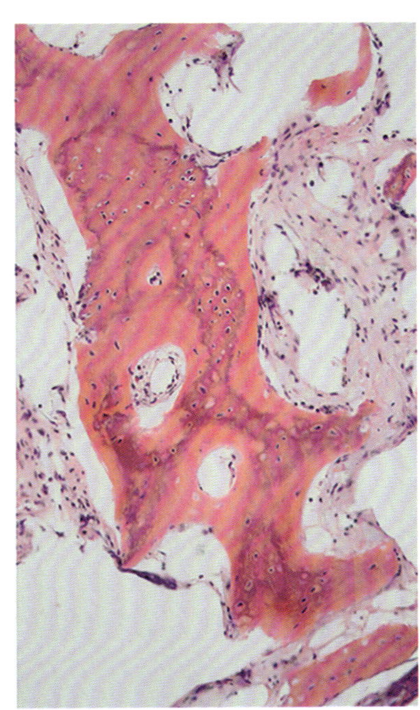

▲ 图 1–46 女，9 月龄，患骨硬化病，该颅骨碎片被切除于畸形额眶骨

骨皮质表面光滑（左），而板障增厚并见平行骨小梁（中）；矿化不足，可以在不需要脱钙的情况下完成解剖；在显微镜下（右），小梁增宽并可见编织骨（HE，×600）

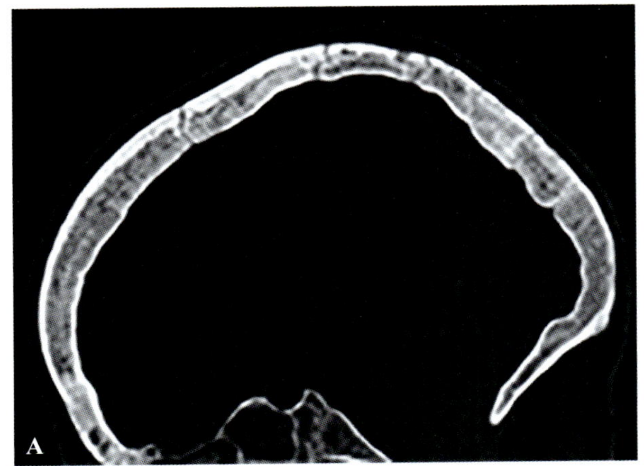

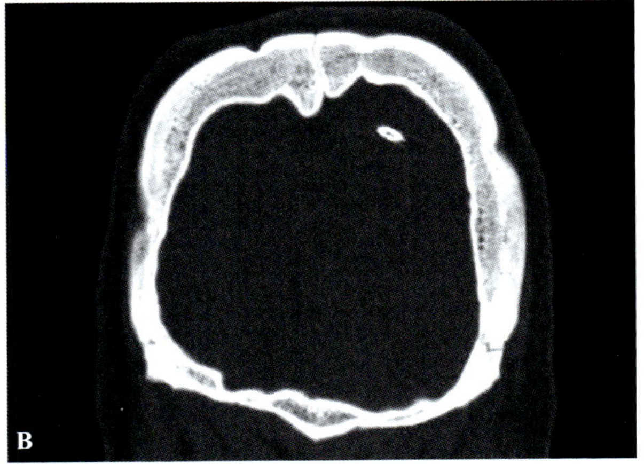

▲ 图 1–47 女，19 岁，弥漫性颅骨增厚，继发于 Chiari Ⅱ 型畸形伴脊髓脊膜膨出引起的慢性分流

矢状位（A）和冠状位（B）骨窗 CT 重建图像显示因慢性分流导致颅骨弥漫性增厚；分流管在（B）中部分可见

第2章 颅 脑

Brain

Sanjay P. Prabhu Savvas Andronikou Sara O. Vargas Richard L. Robertson 著

一、概 述

影像在评估儿童神经系统疾病中起着至关重要的作用。在过去的数十年中，影像技术的快速发展使我们对整个儿童时期的大脑结构和功能变化有了更好地理解。此外，影像检查作为无创工具，有助于儿童神经损害的病因诊断。当进行和解释儿童患者神经影像检查时，需考虑到从孕期到青春期正常脑组织的发育变化，这对放射科医师来说是非常重要的。而且，熟悉年龄相关性诊断，并对不同发育阶段大脑的正常表现和变异的清晰认知十分重要。

本章概述了儿童脑部疾病的影像学评估。首先，回顾了当前用于评估儿科大脑成像模式的方法。其次，讨论了正常脑部解剖和发育。最后，挑选基本的儿童脑部疾病进行了综述，重点介绍其基本的病理生理学、临床表现、病理相关的关键影像特征及治疗方法。

二、成像技术

（一）X 线

摄片评估急诊患儿的脑实质适应证已很少。但是摄片在评估颅骨时仍起一定作用：①作为对疑似受虐的儿童进行骨骼筛查的一部分；②检测转移性或代谢性疾病中的骨异常；③作为颅缝早闭伴颅骨形态异常患儿的筛查工具；④评估小儿脑积水患者分流导管完整性和可控分流阀装置。

标准颅骨 X 线片包括正位、侧位和汤氏位。本书第 1 章对此有更详细地讨论。

（二）超声

婴儿颅脑超声是一种无创、无辐射的检查方法，可在床边、重症监护病房或出生后需要插管吸氧的婴儿床旁进行操作。具有操作简单、携带方便、实时与多平面成像及结果重复性较好等诸多优点。

目前，超声主要用于新生儿，包括：①对疑似颅内出血和脑室旁白质软化（periventricular leukomalacia，PVL）早产儿的筛查；②对病理过程的进展或消退的监测；③对脑室扩大和进展性脑积水伴发的并发症的检查。颅脑超声在检测足月或邻近足月婴儿的灶性梗死和出血性病变，筛查先天性中线异常、颅内囊性病变、血管畸形和颅内钙化，以及探查脑外积液也起一定作用。因其便携性，在不稳定或危急重病儿童中避免对其进行转运作为床边检查的手段。在年龄较大的儿童中，经颅多普勒常用于阻力指数与脑创伤致颅内高压的相关性检查及脑血管疾病血流量的评估。当患者病情更加稳定时，再通过计算机断层扫描（computed tomography，CT）或磁共振成像（magnetic resonance imaging，MRI）进一步定性超声发现或怀疑的病变。

早产儿的超声扫描应使用频率为 7～10MHz 的高频探头，因此型探头的空间分辨率更高[1,2]。低频探头（频率 3.5～5MHz）通常用于较大的婴儿，以获得足够的声波穿透性。扇扫探头的超声波发射角度为 120°，能经前囟和后囟的扫查获得清晰的图像[3]。

为确保大脑的最佳覆盖范围，扫描应包括通过前囟的一系列标准的冠状和矢状面图像（图 2-1）。冠状图像是通过将探头横向放置在前囟上，并前后移动呈弧形扫查以覆盖整个大脑。传感器应仔细放置，以获取两侧半球对称的图像。应该获得 6～8

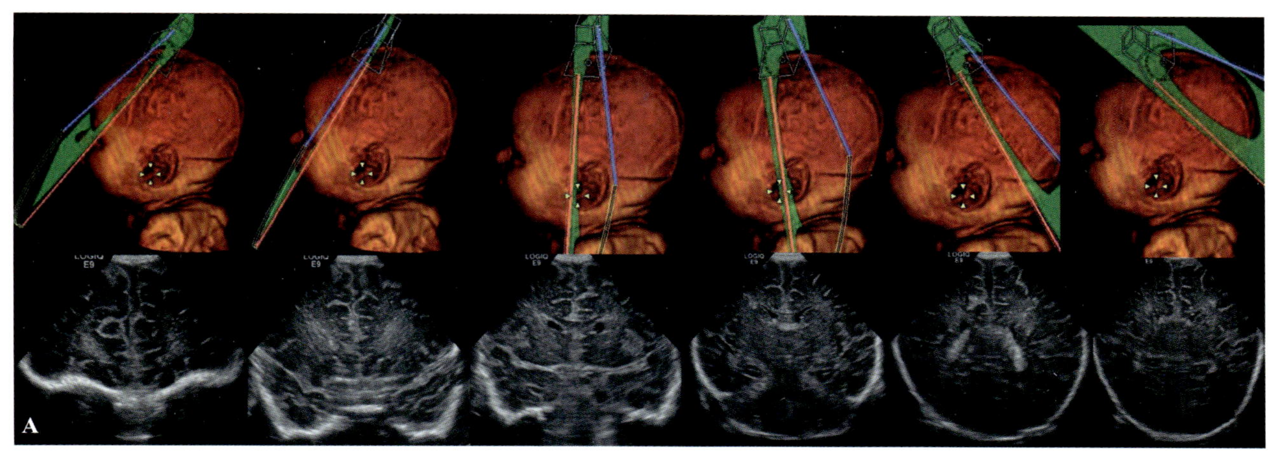

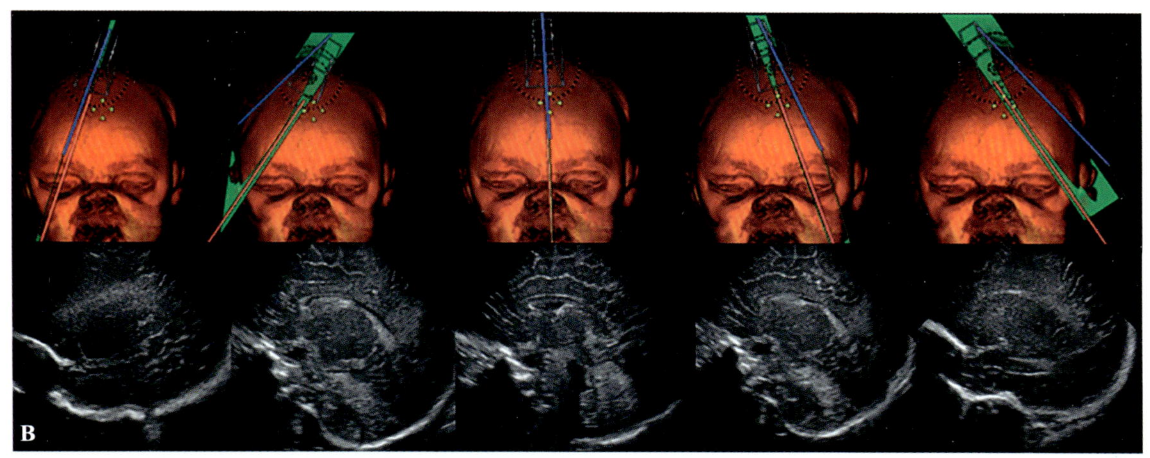

▲ 图 2-1 A. 经脑冠状位超声图像探头的位置；B. 经脑矢状位图像探头的位置

个角度的图像，其中最前面的是眼眶水平侧脑室前角到侧脑室额角的图像，第二幅是鞍上池水平通过侧脑室前角的图像，第三幅图是双侧孟氏孔和脑干水平通过侧脑室体部后方的图像，第四幅是探头扫查角度再向后稍移动所获得，第五幅是进一步靠后，侧脑室三角中显著成对脉络丛回声水平，最后的冠状图像在侧脑室之后。

矢状图像是通过将探头沿前囟纵向放置而获得的，扫查切面与大脑中线平行可获得大脑中线平面的图像，向侧面调整探头角度可以在每一侧大脑半球获得 2～3 幅图像。标准的中线平面图像可显示透明隔间腔，呈逗号状，其内充满液体，头侧为弯曲的低回声胼胝体，幕下见小脑蚓部呈强回声。扣带回位于胼胝体头侧，两者之间的高回声光带是胼胝体周沟。扣带回经扣带沟与其他脑回分开。注意，正常的脑沟和脑回绝不会延伸到脑室。双侧丘脑核内侧面、中脑顶盖、第四脑室可以在中线图像上被识别。

第一幅旁矢状面图像探头前部的角度比后部更靠内侧，从而获得矢状面图像，可见侧脑室前角和侧脑室体显示。在这张图像上，应特别注意丘脑尾状核沟，其位于稍高回声的尾状核和低回声的丘脑交界处，呈纤细的线状高回声。丘脑尾状核沟与三脑室顶部脉络丛相延续。扫查切面进一步向侧边倾斜能完整显示侧脑室图像，再向外侧倾斜可显示外围脑实质、大脑侧裂及大脑沟回图像，大脑沟回随着孕龄增加而增多。

除了冠状和矢状平面，还可经其他 4 种声窗进行扫查，如中线后囟门、鳞状缝、后外侧或乳突囟和枕骨大孔，主要用于检查颅后窝和中脑的可疑病变及畸形。

彩色多普勒采用 7～8MHz 的向量探头获取正中矢状切面用于显示大脑前动脉（anterior cerebral

artery，ACA）胼周段[2]。可获取两个切面图像，每个切面最多3～5s。第一个基线多普勒频谱图像不需要对囟门施加压力即可得到。然后，第二个图像通过下压探头直到对囟门无法进一步加压时再获取。在下压过程中，多普勒测距脉冲在大脑前动脉的同一部分重新定位，获得第二个多普勒频谱。流速和阻力指数（resistive index，RI），定义为收缩期峰值血流速度（peak systolic velocity，PSV）减去舒张末期血流速度再除以收缩期峰值血流速度，是最常用的频谱多普勒方法，用于定量分析大脑血流量。在心脏收缩和舒张过程中，所有颅内动脉呈连续前进的低阻血流模式。因为这些动脉通常直径小于5mm，频带较宽，光谱窗口被填满[4]。对于早产儿，颅内动脉RI较高，达到1也可为正常[4]。大脑血流量的变化可能是为了适应出生后的状态，RI和PI无法真实反映情况。因此，在生后最初几个月中，这些检测值提供的信息有限。虽然RI水平的增高是非特异性的，但是连续性监测RI可应用于患儿颅内压增高、脑积水分流术后或吲哚美辛治疗后的疗效评估。

（三）CT

CT因其广泛应用及成像速度快，仍是急诊儿童神经成像的所选方法。虽然CT在世界各地许多机构仍用于儿童各种可疑的脑部异常的检查，但它最适合于急性颅内出血、脑水肿、缺氧缺血损伤（hypoxic-ischemic injury，HII）、梗死、脑积水/分流功能障碍、肿瘤或异常性积液的检查。现代多排CT扫描仪可以获得亚毫米级图像，能进行多平面重建和三维图像，从而快速检测颅骨和面部骨折。CT仍然是诊断可疑颅缝早闭患儿检查的首选方法。使用碘造影剂增强时，CT可提供炎症和感染性病变及其并发症，如脓肿等信息。

CT血管造影（CT angiography，CTA）提供了极好的血管结构细节，在急诊时有助于诊断各种动脉和静脉畸形。较多成人研究表明，CTA在评价椎动脉解剖优于MRA。在较多儿科中心，CT静脉成像（CT venography，CTV）仍是疑似硬脑膜静脉窦血栓患儿评估的初筛方法。

然而，CT有电离辐射，可能对儿科患者的组织产生不利影响，特别是用于多项检查时。因此，特别是在婴儿和幼儿中，考虑CT的替代检查是很有必要的。一旦选择CT作为成像方式，必须始终坚持可合理达到的尽量低（as low as reasonably acceptable，ALARA）原则。这需要正确的基于年龄和体重的剂量调整参数，在现代CT扫描仪上可以获得，同时只限于感兴趣区域扫描。

（四）MRI

最近，MRI已成为几乎所有可选择性医疗条件的儿童脑部影像检查方法，甚至在急诊中也有应用。MRI能获得极好的解剖细节和组织高分辨率的多平面图像，而无电离辐射损害，使MRI成为适合所有年龄段的儿童脑部成像的理想工具。MRI在评价脑实质，评估颅后窝及发现微出血方面大大优于CT。在儿科机构，逐渐增加的高场（最常见的3T扫描仪）和多通道头线圈的使用提供极好的细节，并且提高了许多中枢神经系统（central nervous system，CNS）疾病的诊断准确性。MRI可以提供大脑的重要功能和生理信息，这些在其他成像方式无法获得。

高级的磁共振成像序列，包括弥散加权和弥（diffusion weighted imaging，DWI）、散张量成像（diffusion tensor imaging，DTI）、磁敏感加权成像（susceptibility weighted imaging，SWI）、磁共振波谱成像（magnetic resonance spectroscopy，MRS）和灌注成像[包括动脉自旋标记成像（arterial spin labeling，ASL）]，在很多机构，已成为常规儿科神经成像方案的一部分。

MRI的两个主要缺点在于扫描时间长和对患者运动的敏感，儿童相较于成人关系更密切。这些因素使部分年幼患儿必须使用镇静或全身麻醉。多种方法可用于减少镇静的需要，包括模拟MRI，使这些孩子适应MRI扫描仪，采用缩短采集时间技术，如多通道头线圈、并行成像和运动补偿技术。在缺乏患者协作情况下，为确保在最短时间内获得临床需要的信息，在检查开始时获得最重要的序列及动态监控儿童患者MRI检查是十分重要的。

（五）核医学

核医学检查最常用于评价小儿癫痫和脑肿瘤。此外，核医学检查也用于评估儿科人群脑部炎症疾病，如Rasmussen脑炎和脑死亡。而且，核医学已被用来研究各种儿童疾病的病理生理学改变，包括创伤后的脑损伤、Rett综合征和斑痣性错构瘤病。在现代临床实践中，核医学检查主要用于评估癫痫和脑肿瘤，此处将简要讨论这些领域中使用的技术方法。

放射性药物如 ^{99m}Tc-HMPAO 和 ^{99m}Tc-ECD 被大脑实质摄取，与局部脑灌注相匹配。这些药物用于单光子发射计算机体层摄影（single positron emission computed tomography，SPECT）以行儿童颞叶和颞叶外癫痫的发作期和间歇期检查。同样，^{18}F-脱氧葡萄糖（FDG）正电子发射断层扫描（^{18}F FDG-PET）用于发作间期以突出显示大脑中致癫痫病灶。在颞叶癫痫发作时，SPECT 灵敏度范围为 60%～90%，然而阳性 FDG-PET 结果可以显示致痫灶达 85%[5]。SPECT 减影与 MRI 融合技术成像（SISCOM）是一种有价值的诊断工具，用于精确地定位非病灶区和颞叶外癫痫发病区（图 2-2）。

核医学对儿童时期脑肿瘤研究仍发挥重要作用。FDG-PET 广泛用于脑肿瘤的代谢研究。FDG-PET 用于评估儿童脑肿瘤，是基于该假设即对比正常的脑实质，恶性肿瘤增加了葡萄糖摄取，而良性肿瘤降低了葡萄糖摄取。事实上，在大多数恶性肿瘤中葡萄糖摄取是增加的，摄取与幼年时期中枢神经系统肿瘤分级呈正相关。

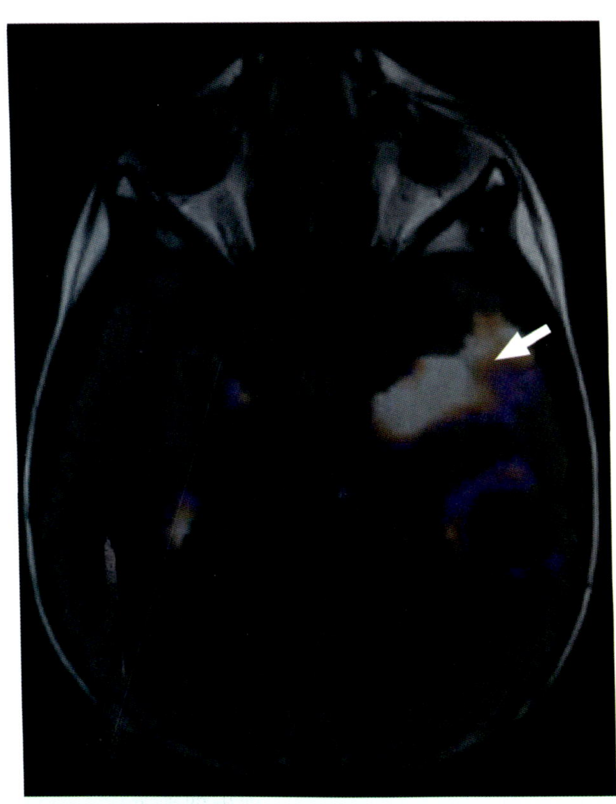

▲ 图 2-2 男，3 岁，颞叶癫痫
轴位 SISCOM 成像显示左颞叶致痫灶（箭）

其他示踪剂如 ^{11}C-蛋氨酸 PET（MET-PET）一直以来用于儿科脑肿瘤处理及结节性硬化患儿的活性结节定位。但是，它们应用的局限性阻止了这些示踪剂广泛用于其他常规临床实践。

（六）传统的脑血管造影

断层成像技术的改进及其实用性的不断增加提高了血管造影的解剖分辨率，致儿童常规的脑血管造影应用逐步减少。然而，经导管血管造影能够分辨出细小血管，空间分辨率达 0.2mm，时间分辨率达 0.25s，优于 CTA 和 MRA[5]。此技术有助于诊断和管理多种儿科神经血管疾病，包括颅内出血、动脉瘤、血管畸形、硬脑膜静脉瘘、外伤和动脉病变。常规脑血管造影术仍然是评估各种疾病的“金标准”，包括血管炎、动脉病、小动脉瘤、动静脉畸形（AVM）和动静脉瘘。即使在小婴儿，神经介入专家可以使用微导管超选择插管经皮穿刺治疗各种血管病变。导管大小和造影剂量由患者体型和年龄决定。此方法的缺点包括其相对侵袭性，儿童动脉通路获取的挑战性，有较低风险出现持续性神经缺陷（0.06%～0.1%），并且需要有一定数量儿科血管造影经验的专业人才[7]。

三、胚胎学与正常解剖

（一）发育生物学

从胚胎到成年期，脑的变化是复杂的，本章未对脑发育复杂的变化过程详细讨论。但为了解儿童大脑各种发育畸形的发病机制及其分类，涉及脑发育各阶段的基本知识是必不可少的。可以总结如下。

妊娠的第 3 周，胚胎经原肠胚形成变为三层，随后沿上胚层背部尾侧表面形成粗线带称为原条。在原条头侧末端形成原结，沿着条纹凹陷形成原沟。当细胞开始在上胚层和下胚层迁移的时候，三层胚胎重新命名为外胚层（上胚层）、中胚层（迁移间质上皮细胞）和内胚层（下胚层）。一些间充质细胞在内外胚层间迁移到原结的头侧形成脊索。在妊娠期 17～21d，脊索从尾侧向头侧方向生长。它诱使部分外胚层成为神经板。妊娠期 19～21d，神经板分化成神经管，形成 CNS，分化成神经嵴，形成周围神经系统。

接着，孕期第 4 周，神经管头侧形成开口叫作前神经孔，尾侧形成开口叫作后神经孔，正常情况下，到妊娠期 24～25d，两个神经孔均闭合。脑神经孔闭合后，神经管分化为神经原节和菱脑原节。神经节形成前脑，分成端脑（大脑半球）和间脑。菱脑原节形成间脑（中脑）（图 2-3A）和菱脑（后脑）（图 2-3B 和 C）。

大脑皮质的形成经过一个复杂的过程，涉及一组神经元被神经上皮质的诱导，随后分化迁移，并组成一个功能性的大脑皮质。该过程受控于内在遗传机制和外在的信息相互作用，外在信息经下丘脑皮质束传输和其他未知的因素中继到脑皮质。神经元前体细胞从室周区迁移到皮质板。细胞开始从室管膜区离心迁移形成大脑皮质。分布在脑室边缘和皮质间的放射状胶质细胞，以前被认为是沿神经元迁移方向起着支架的作用。对这一过程更深入的研究有助于明确放射状胶质细胞在神经发生过程中所扮演的更重要角色。它们已经被证明会产生神经元和胶质细胞。一旦神经元到达表面，它们分化成正常的六层皮质（图 2-4）。

基于迁移模式，提出了各种皮质发育畸形分类，最新的分类由 Barkovich 等基于神经元迁移的重叠阶段提出，主要分为三组[8]：①由异常神经元和胶质细胞增殖引起的畸形；②由异常神经元迁移引起的畸形；③由皮质组织异常引起的畸形。这些疾病会在这章后续部分进行描述。

（二）髓鞘形成

脑实质由灰质和白质组成，其成分（含水量和大分子）和大体形态各不相同。尽管灰质主要由神经元组成，白质主要由有髓鞘的轴束组成。新生儿的大脑（灰质含水 89%，白质含水 82%）与成熟的成年大脑相比（灰质含水 82%，白质含水 72%）含有大量的水[9]。

中枢神经系统的髓鞘形成主要在出生后。髓鞘是一个紧密包裹轴突，多层膜组成的重复结构。由脂质 – 细胞质 – 脂质 – 水环绕轴突形成。它是由少突胶质细胞膜产生的。白质中髓鞘脂质成分包括胆固醇、半乳糖脑苷脂、鞘磷脂和磷脂质。它们对于确保髓鞘的稳定性和强度必不可少。髓鞘的其他成分有多种蛋白，包括蛋白脂质蛋白（PLP）、髓鞘碱

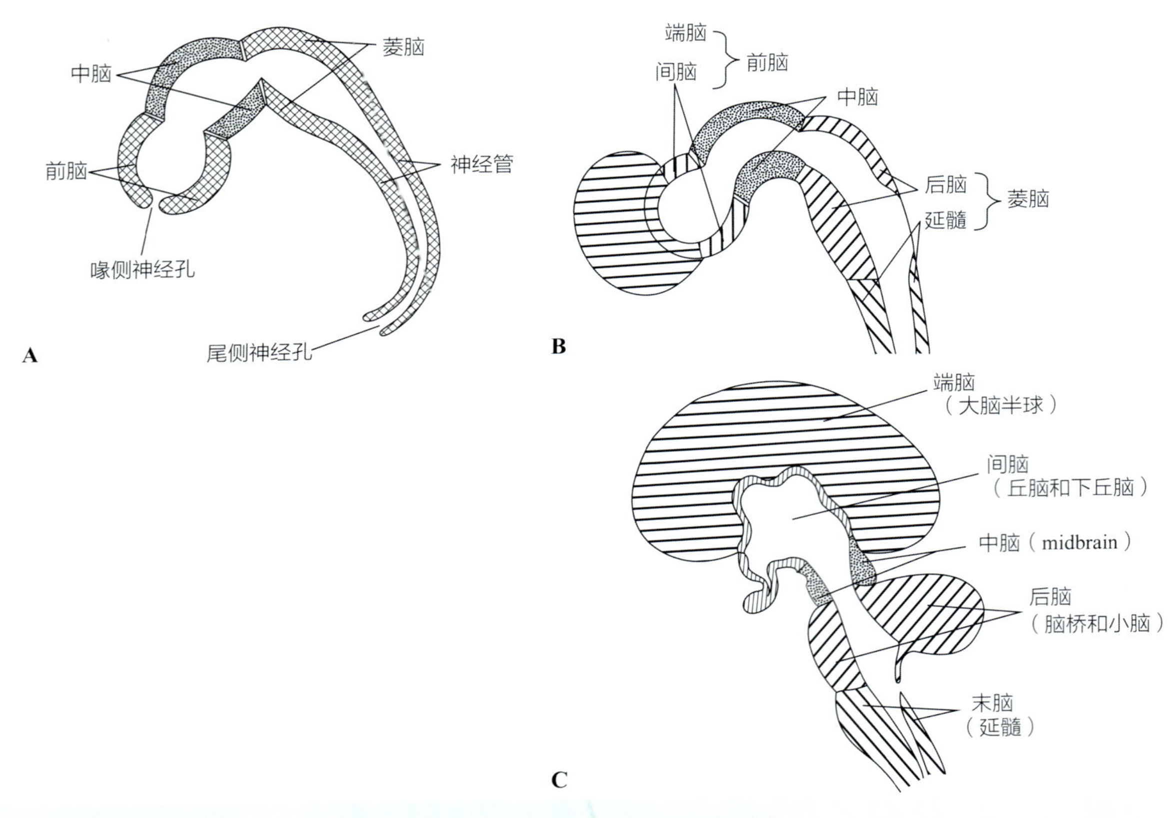

▲ 图 2-3　脑发育：脑的各部形成

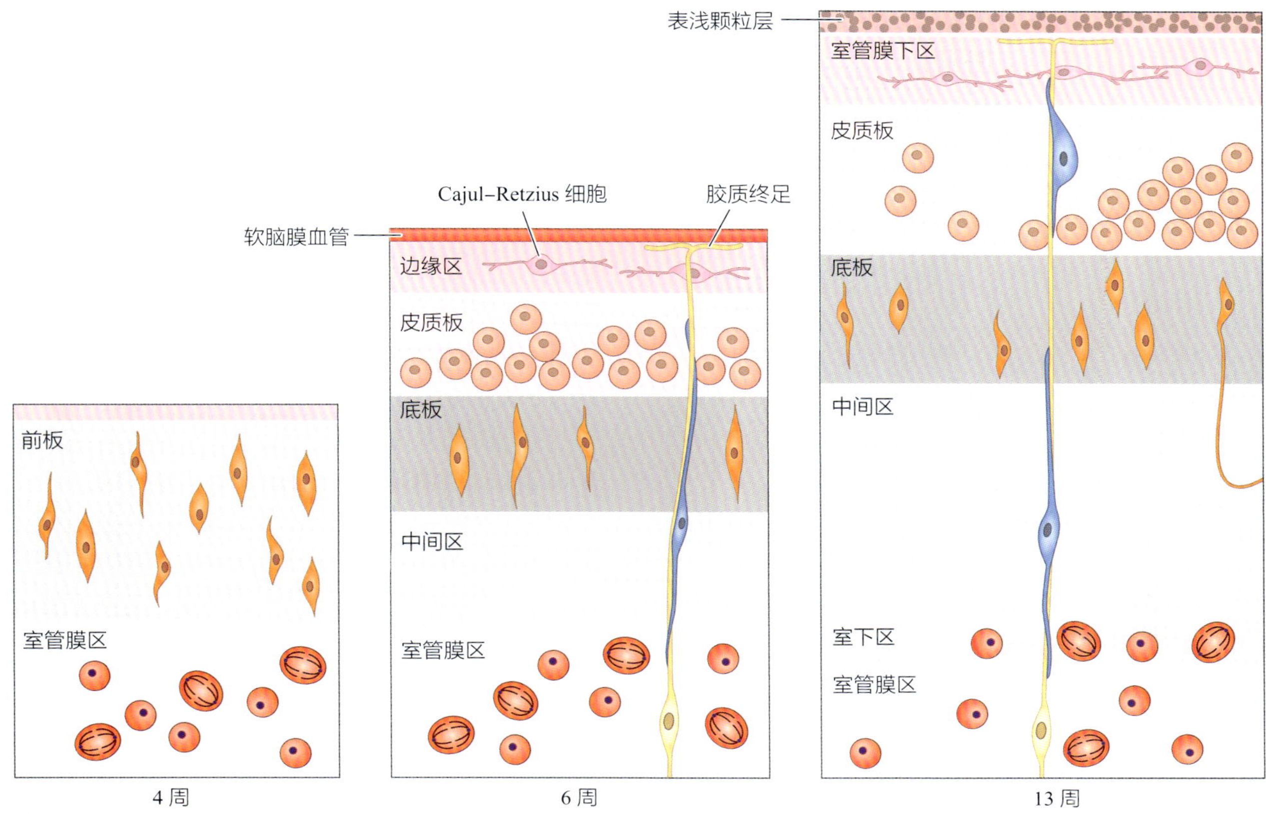

▲ 图 2-4 大脑皮质发育

性蛋白、髓鞘相关糖蛋白、2′, 3′– 环核苷酸 –3–*O*–磷酸二酯酶和髓鞘少突胶质糖蛋白。控制这些蛋白质产生的基因发生突变会导致白质结构异常。

人脑中髓鞘形成按可预测顺序进行。髓鞘形成在妊娠中期开始，出生后继续，并持续到成年期。髓鞘化进程顺序已被证明与精神运动发育有关。正常髓鞘形成的进程遵循一定规则，包括髓鞘化进程从后向前（与枕区的发育保持一致，视觉区域先于听觉和言语区域）及头尾模式（与脑干和小脑发育保持一致，随后是感觉运动和更高级的功能，包括情绪和抽象思维）。胼胝体也是从后向前髓鞘化，与它所连接的各部分白质髓鞘顺序保持一致。

脑实质在磁共振的表现按照髓鞘成分发生变化。决定白质 MRI 表现的白质弛豫时间受多种因素影响，包括轴突和周围髓鞘结构和化学成分的变化，以及轴突髓鞘化的程度。大多数学者认为，T_1 加权 MRI 图像上的信号变化与髓鞘形成过程中某些脂质的增加一致。T_2 加权图像的变化可以解释为髓鞘成熟和白质水含量的减少，体外实验表明围绕轴突的髓鞘呈螺旋状增厚和收紧。

在实践中，T_1 加权磁共振图像用于评估出生头 6 个月髓鞘形成状态，T_2 加权 MR 用于年长年龄组。然而，根据我们的经验，在现代 3.0T MRI 上，T_2 加权 MRI 用于评估新生儿和婴幼儿髓鞘形成，与 T_1 加权成像具有一样的价值。时间序列表可以用来评估髓鞘形成的正确时机（表 2–1）。随着髓鞘形成持续至青少年时期，作者不认为髓鞘形成已"完成"，如果表 2–1 时间表出现在一个特定的年龄，更喜欢使用术语"适宜年龄"。实质上髓鞘形成大约 2 岁可以完成，除顶枕区一些持续未髓鞘化的白质区域，这些被称为髓鞘化的终末区，不应与早产引起的白质损伤区域相混淆，后者有类似的分布。图 2–5 总结了各个不同阶段髓鞘形成表现。

四、脑部疾病谱

（一）先天性和发育异常

为体现形态学细节、神经病理学、遗传学和临

表 2-1 髓鞘化时间

解剖区域	T_1WI 亮信号	T_2WI 黑信号
小脑中脚	出生时	出生到 2 月龄
小脑白质	0—4 月龄	3—5 月龄
内囊后肢		
后 1/3	妊娠 36 周	妊娠 40 周
前 1/3	0—1 月龄	4—6 月龄
内囊前肢	2—3 月龄	7—11 月龄
胼胝体压部	3—4 月龄	4—6 月龄
胼胝体膝部	4—6 月龄	5—8 月龄
枕叶白质		
深部	3—5 月龄	9—14 月龄
皮质下	4—7 月龄	11—15 月龄
额叶白质		
中央	3—6 月龄	11—16 月龄
外周	7—11 月龄	11—15 月龄
半卵圆中心	2—4 月龄	7—11 月龄

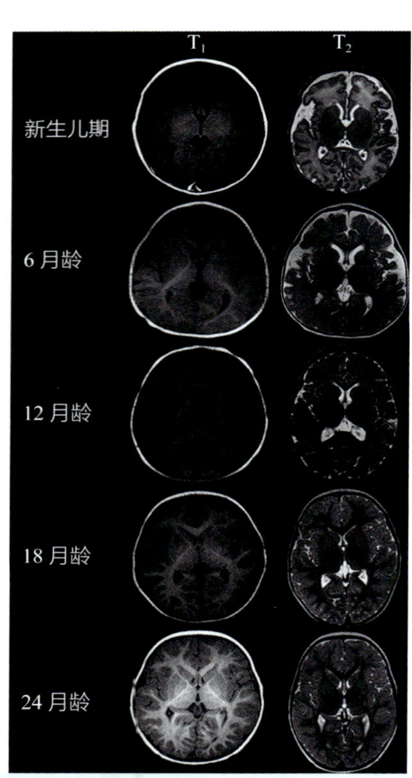

▲ 图 2-5 新生儿期至 24 月龄，T_1WI 和 T_2WI 图像上不同时期髓鞘形成

床表现，提出了几种分类系统来描述先天性和发育性脑异常。虽然许多全面的分类系统可成功纳入已知的大多数畸形，但它们在日常临床实践中并不总是切实可行的。

在本节中，作者使用一种基于位置的实用方法，包括形态学细节和遗传学，用更现代的分类系统分析大脑异常。虽然这并不全面，但作者相信在日常的临床实践中掌握和使用这种方法是切实可行的。分类总结见表 2-2。

1. 幕上病变

(1) 皮质发育畸形（malformations of cortical development，MCD）：MCD 包括一组皮质病变，由皮质发育和形成过程异常所引起。这一过程在本章前面已陈述。MCD 的分类将根据我们对大脑发育的分子路途和基因的理解，以及这个复杂过程出错的方式进行定期修订。在起草本章时使用的最新分类，是基于 Barkovich 等提出的受影响的皮质发育阶段[8]。

皮质发育的 3 个主要阶段是神经元增殖、神经元迁移和迁移后的发育。应注意这 3 个阶段之间有时间重叠。例如，当神经元迁移开始时神经元可继

表 2-2 先天脑畸形分类

分类
幕上病变 　皮质发育畸形 　　无脑回畸形（无脑回伴或不伴巨脑回畸形） 　　巨脑回畸形（孤立的） 　　多小脑回畸形 　　脑裂畸形 　　半侧巨脑畸形 　　灰质异位 　连合、中线和隔畸形 　　胼胝体畸形 　　前脑无裂畸形 　　视隔发育不良
幕下病变 　　小脑发育不全或发育不良 　　菱脑融合畸形 　　Dandy-Walker 畸形 　　Chiari 畸形
间质起源病变 　　脑膨出 / 脑脊膜膨出 　　颅内脂肪瘤 　　颅内囊肿（神经上皮囊肿和蛛网膜囊肿） 　　颅盖和颅底畸形（“颅骨”章讨论）

续增殖，迁移后的神经元发育开始时神经元可继续迁移。而且，异常增殖来源的细胞往往无法正常迁移和形成组织结构。应意识到该分类并未包含所有的畸形，但其应该被视为一个指南。

使用此分类，MCD 分为 4 大组。

Ⅰ组：定义为神经元和神经胶质的增殖或凋亡异常（导致细胞太多或过少），分为 3 个亚组：A 组，增殖减少或凋亡加速（导致先天性小头畸形）；B 组，增殖增加或凋亡减少（导致巨脑畸形）；C 组，异常增殖（导致局灶或弥漫性发育不全和发育不良）。

Ⅱ组：定义为神经元迁移异常，分为 4 个亚组：A 组，神经室管膜细胞（室管膜区上皮细胞）迁移起始过程发生异常（导致脑室旁结节状灰质异位）；B 组，广泛性穿越移行异常（导致无脑回畸形）；C 组，局部穿越移行异常（导致皮质下灰质异位）；D 组，移行晚期异常及局限软膜缺陷（导致鹅卵石样畸形）。

Ⅲ组：由迁移后发育异常组成。这些畸形起因于发育后期的皮质损伤包括胎儿晚期和围生期损伤。

Ⅳ组：定义为 MCD，未有特殊说明。

本章包括一些比较重要的畸形，这个分类有助于在影像上对它们进行鉴别，同时也注意到它们的临床相关性。

①无脑回畸形（无脑回，伴有或不伴巨脑回）：无脑回指的是大脑表面缺乏脑回和脑沟的“平滑脑”。无脑回被定义为脑回缺失但皮质增厚，是“完全性无脑回畸形”的同义词。另一方面，巨脑回指的是数个宽大平坦的脑回伴皮质增厚，是“不完全性无脑回畸形”的同义词。

典型无脑回畸形中，皮质异常增厚（12～20mm；正常 3～4mm）且有组织发育不良的四层结构，即薄的外层皮质层，薄的近软膜分子层，靠外部皮质内侧的“细胞稀疏区”和最厚的深部皮质[10]。完全无脑回畸形的患者 MRI 上显示为一个平滑的大脑表面，无脑回和浅的，垂直走行的外侧裂，导致在轴位图像上呈 8 字形外观。严重的无脑回畸形可见胼胝体发育不良伴压部呈垂直走行。脑干通常小。

在不完全无脑回畸形患者中，巨脑回伴随无脑回或正常脑区。影像学检查显示脑回宽和脑沟浅（图 2-6）。大体解剖证明在整个脑表面上缺乏脑回（图 2-7）。使用高分辨率成像有助于区分巨脑回平滑的

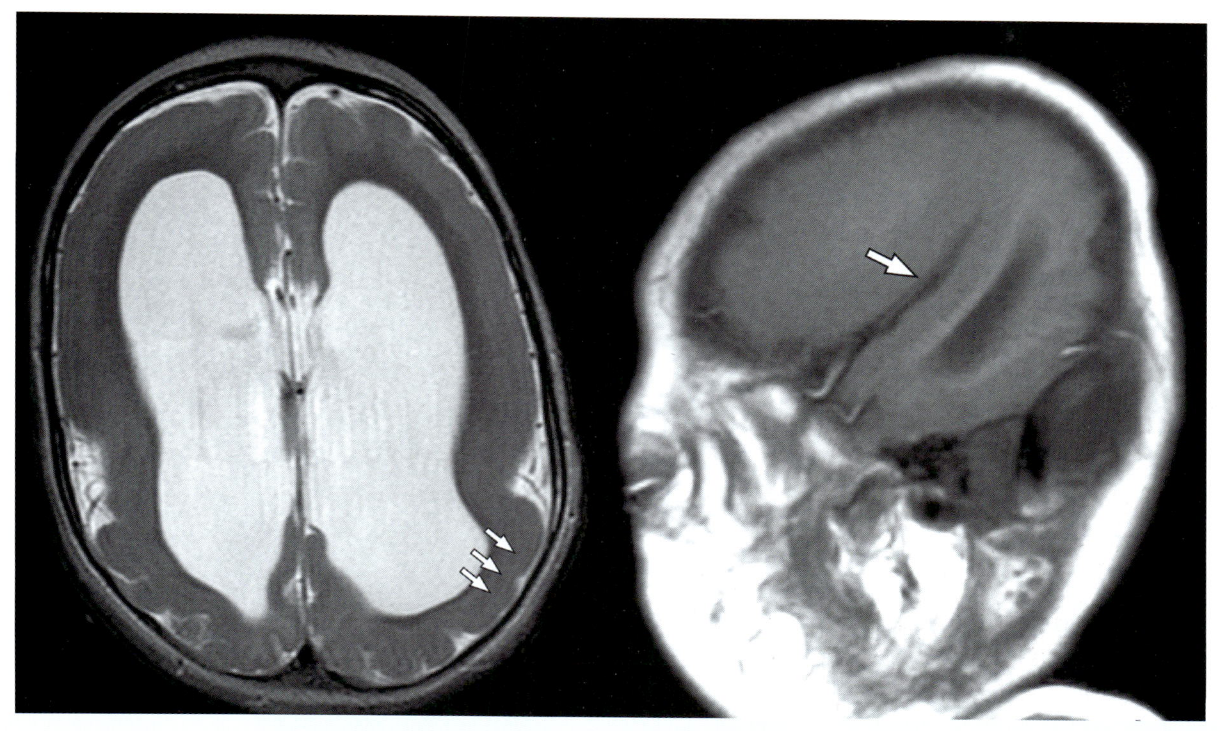

▲ 图 2-6 男，3 岁，不完全无脑回（巨脑回）

T_2WI 图像（左）显示无脑回，征象是宽脑回和浅脑沟，在额叶和颞叶更明显；注意 T_2WI 呈高信号的顶叶细胞稀疏区（白箭）；矢状位 T_1WI 图像（右）显示垂直走行的外侧裂沟（白箭）

灰质和白质交界及不规则的、结节状轮廓多小脑回。

②多小脑回畸形：多小脑回畸形是最常见的MCD之一。指皮质褶曲和异常分层的病理改变。褶曲通常在显微镜下才能看见。大多数病例显示，异常分层既可表现为无分层也可表现为四层结构。多小脑回最常见于外侧裂周围皮质，几乎所有皮质区域都可发生。根据发病机制、分布、病理表现、临床和影像特点，多小脑回是一个高度异质性疾病。临床表现多种多样，所有年龄段从新生儿期直到成年晚期患者均可出现。

多小脑回畸形发生在神经元迁移晚期或皮质构建早期，其发病机制既有遗传因素又有非遗传因素。缺血性损伤，先天性感染［以巨细胞病毒（CMV）最常见］，染色体缺失和重复综合征（如22q11.2缺失）和过氧化物酶病如Zellweger综合征是形成多小脑回常见原因。多种遗传方式也被证实与之相关，包括X连锁和常染色体隐性遗传家系。近来，基因突变如TUBB2B基因也被证实。影像应用于确定多小脑回畸形的分布区域，详细描述白质内其他畸形，与头围之间关系，识别出可能是感染性或缺血性病因线索，如室周钙化或脑软化[11]。

MRI图像上，多小脑回特征包括皮质表面不规则及灰白质交界处“点刻样”改变伴局部皮层明显增厚（图2-8和图2-9）。

一些陷阱应避免，包括围产期损伤所致的变形改变误认为是多小脑回畸形，以及对白质髓鞘化不全患者皮质异常区的低估。

③脑裂畸形：脑裂畸形是内衬有灰质的全层裂隙，连接蛛网膜下腔脑脊液间隙与脑室系统。裂隙内衬异常褶叠灰质，从皮层延伸至脑室，皮质软脑膜和侧脑室室管膜通过裂缝相联系[12]。灰质异位和多小脑回病变多分布在裂隙内和裂隙周围。由于产前感染、缺血或染色体异常，大脑皮质组织化过程中发育半球的所有分层均受到损伤，从而导致脑裂畸形。脑裂畸形的最常见临床表现为不同程度的发育迟缓、运动障碍和癫痫发作。

影像上，脑裂畸形表现为含脑脊液裂隙从蛛网膜下腔向内侧延伸至侧脑室。裂隙壁内衬有异位灰质，有时延伸至侧脑室形成室管膜下灰质异位。裂缝可大可小，单侧或双侧，畸形可呈开唇型或闭唇

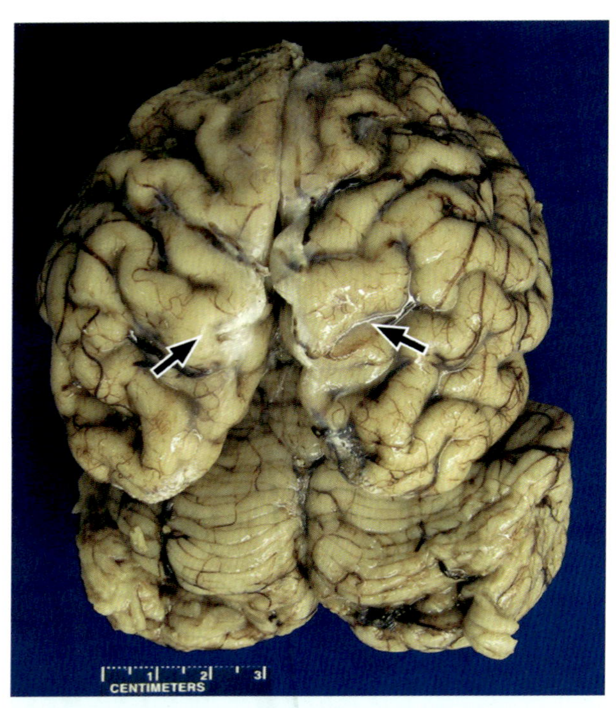

▲ 图 2-7 女，11岁，巨脑回伴小头畸形

脑皮质显示巨脑回，征象为缺乏脑回（黑箭）

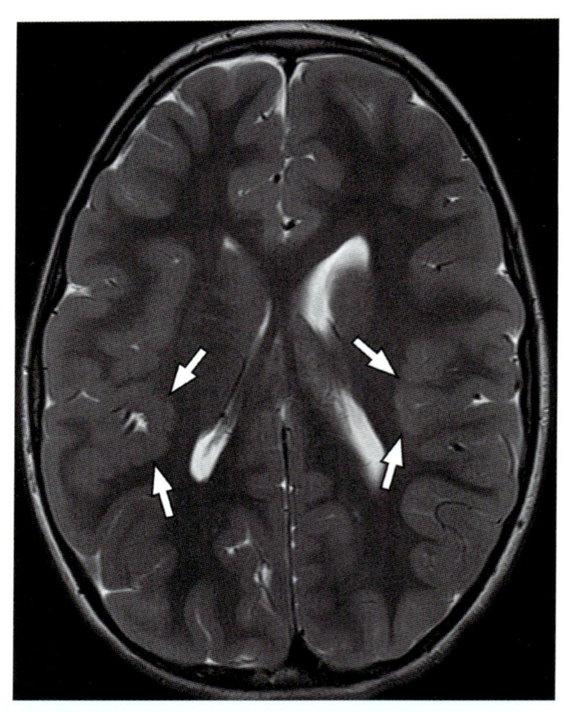

▲ 图 2-8 双侧外侧裂多小脑回

轴位 T_2 图像显示双侧外侧裂区灰白质交界区不规则结节，右侧较左侧明显

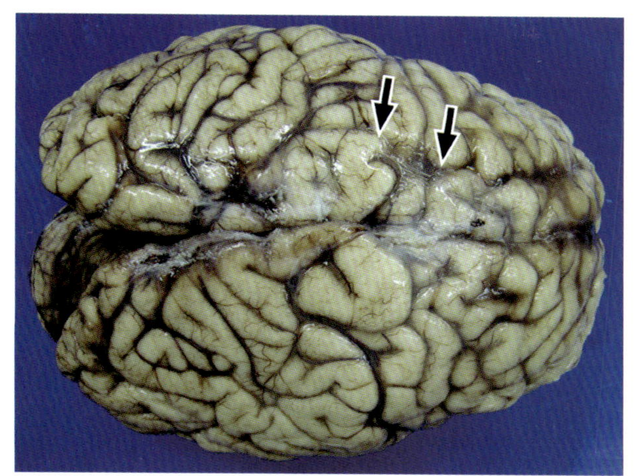

▲ 图 2-9 男，13 岁，多小脑回伴前脑无裂畸形

大脑上面观显示额叶（右侧）和前顶叶多小脑回（箭）

型。在闭唇型脑裂畸形中，内衬灰质的唇壁相互密切接触。开唇型裂隙壁是分离的，含脑脊液的裂隙延伸到侧脑室底（图 2-10）。

除确定脑裂畸形裂隙外，影像检查还用于识别这些患儿可能合并的其他畸形。最常见的伴发畸形包括视隔垂体发育不良（包括视神经发育不全、透明隔缺如、神经垂体异位或缺乏）、巨脑回、多小脑回、灰质异位和蛛网膜囊肿。

④半侧巨脑畸形：半侧巨脑畸形是一种罕见的皮质发育畸形，特点是细胞组织缺陷和神经元迁移异常，导致半球错构性过度生长。该疾病较罕见，影像上诊断占 MCD 比例低于 5%[13]。患儿典型表现为婴儿期巨脑、发育延迟和癫痫，可伴发同侧身体部分或全部偏侧肥大。癫痫难以治疗，常见严重的发育迟缓。

影像上，半侧巨脑畸形表现为增大、发育异常的半球，伴异常脑回、皮质增厚及白质信号异常（图 2-11）。同侧侧脑室常扩大，患侧额角指向前。也可描述为局灶性或局限性病灶。CT 上可见增大的半球和颅骨，伴对侧后部大脑镰移位，常见营养不良性钙化。MRI 上，发育不良的皮质在 T_1WI 上呈波浪状增厚。髓鞘化过快致 T_1WI 呈高信号。灰质异位常见。同侧侧脑室常扩大，形态异常。患侧半球可见巨脑回和多小脑回。T_2WI 和 FLAIR 图像上白质信号不均，伴囊样和斑点样高信号。

⑤灰质异位：灰质异位是相对常见的神经元

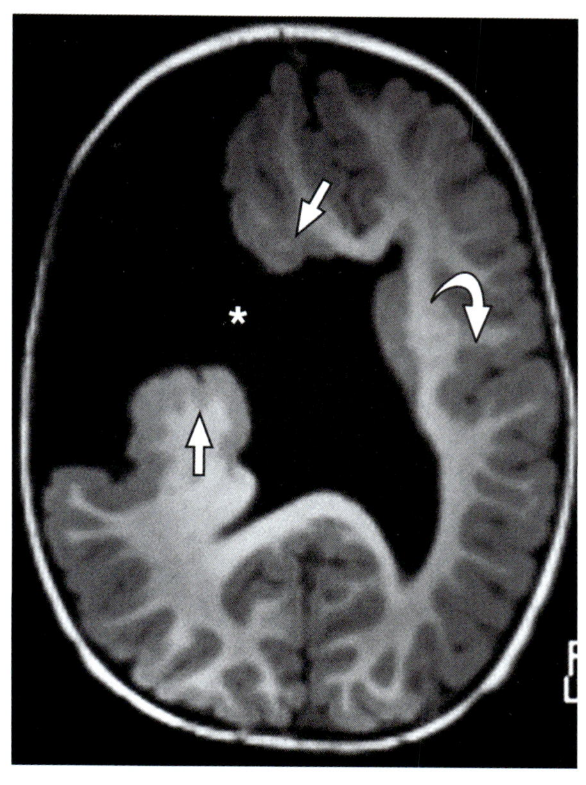

▲ 图 2-10 开唇型脑裂畸形

轴位快速梯度回波序列磁共振成像显示右侧一大的全层裂隙（星号），内衬多小脑回畸形（直箭），裂隙与侧脑室相通；应注意到，该患儿透明隔缺如伴视隔发育不良和多小脑回畸形（弯箭），左侧半球没有脑裂畸形

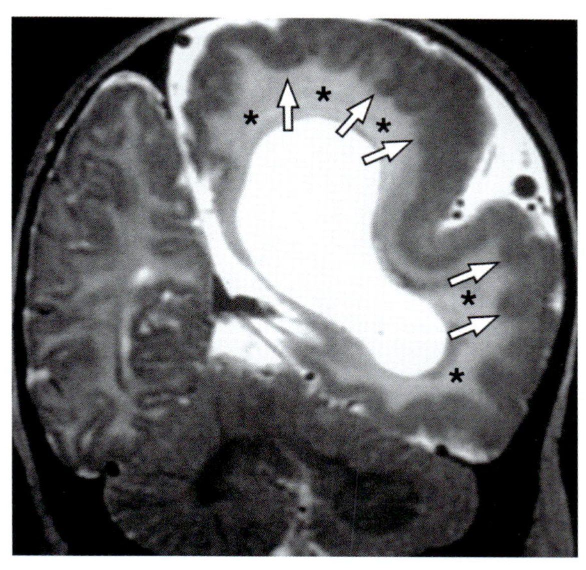

▲ 图 2-11 半侧巨脑畸形

冠状位 T_2WI MRI 示左侧半球发育不良，伴异常脑回，皮质增厚、白质高信号（星号）和多小脑回畸形（箭）

移行障碍疾病，神经元停聚在异常的位置。在宫内，妊娠期 6～16 周，侧脑室壁生发基质神经元向大脑皮质径向迁移停止而导致。通常是在对患有癫痫儿童或青少年，或神经发育异常的儿童评估时所发现，抑或偶然发现。病理机制尚不完全清楚，但可导致明显的临床放射综合征。根据异位灰质的位置，可分为各种亚型，包括带状灰质异位、皮质下灰质异位和室管膜下（脑室周）灰质异位。

带状灰质异位被认为是经典无脑回畸形中症状最轻的。它指带状灰质异位于皮质下方，呈典型的“双皮质”表现。表层的灰质是正常的或相对表浅脑沟及正常皮质带，患儿几乎全是女性。通常在童年时期表现为癫痫和发育迟缓。影像上，带状灰质表现为均质的灰质带，位于侧脑室和大脑皮质间，由一层表现正常的白质将大脑皮质与深层的侧脑室分开（图 2-12）。

皮质下灰质异位特点表现为大的、局灶性、团块状聚集神经元，可位于室管膜到皮质深部脑白质任一部位。患侧半球病灶部分小，皮质薄伴有浅沟或发育不良。

室管膜下（室周结节）灰质异位特点沿室管膜缘分布灰质结节，分为两大类，第一类可见散在灰质异位结节分布在侧脑室三角区、颞角和枕角，可伴发其他脑部畸形如 Chiari Ⅱ 型畸形、胼胝体发育不全与小脑发育不良。第二类可见大量结节完全或几乎完全沿侧脑室壁分布。该类更可能是家族性，伴 X 连锁常染色体隐性遗传模式。染色体 Xq28 细丝蛋白基因（FLNA）突变已经在这些患者的一个亚群中被证实[14]。

其他类型的灰质异位，局灶性灰质异位团块神经元以线性或旋涡状排列，从室管膜到软膜贯穿正常白质。被覆皮层较薄，深层侧脑室常扭曲。所有序列上，病灶信号同灰质，病灶无水肿、无强化，此可与胶质神经肿瘤如神经节细胞瘤相鉴别。

⑥局灶性皮质发育不良：局灶性皮质发育不良（focal cortical dysplasia，FCD）是较为常见的 MCD

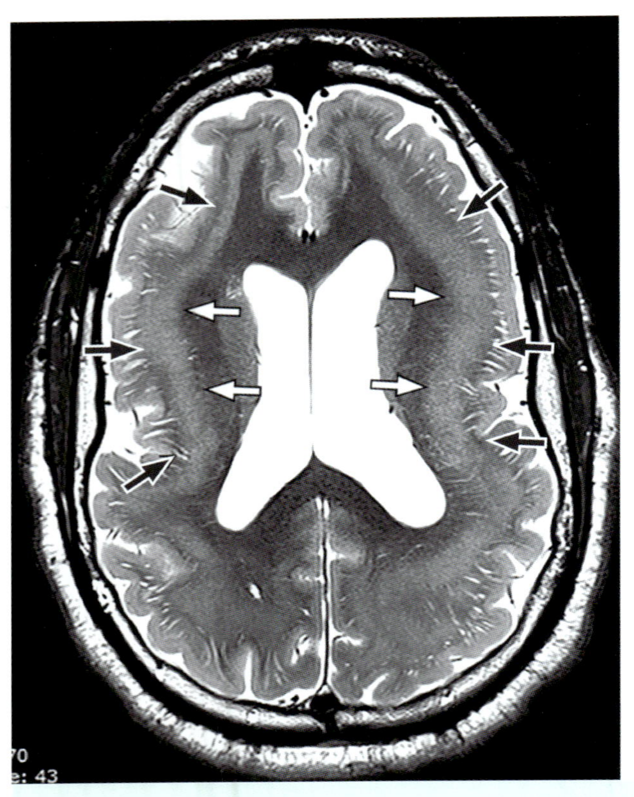
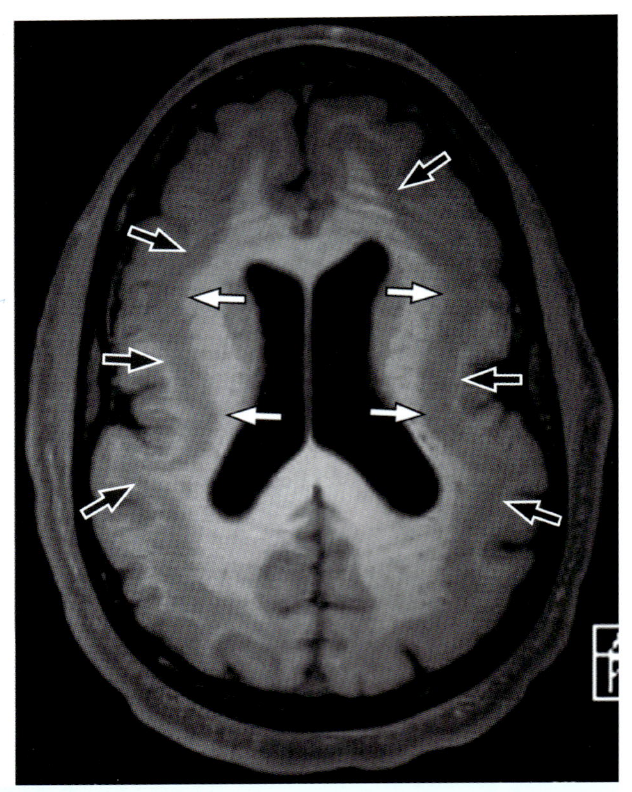

▲ 图 2-12　皮质下带状灰质

轴位 T_2WI（左）和轴位 SPGR（扰相梯度回波）（右）MRI 示内部带状灰质异位导致双皮质层表现（白箭），薄层正常白质带（黑箭）将异位带状灰质与外部皮质分开

之一，在儿童中，是最常见的难治性癫痫的原因。最近，FCD 分类由国际抗癫痫联盟提议分为三型[15]。

FCD Ⅰ型包括皮质层状结构不良（Ⅰa 型）、切向方向皮质层状结构异常（Ⅰb 型）和放射状层状结构不良（Ⅰc 型）。FCD Ⅱ型包括异常皮质发育不良和异形神经元，不伴有气球样细胞（Ⅱa 型）和伴有气球样细胞（Ⅱb 型）。FCD Ⅲ型包括伴随病变，可能是海马硬化症（Ⅲa 型）、癫痫相关肿瘤（Ⅲb 型）、血管畸形（Ⅲc 型）或其他病变（Ⅲd 型）[15]。

高分辨率 MRI，FCD 的特征包括皮质增厚（最好至少在两个平面和两个不同的成像序列中被证实）、灰白质交界模糊、T_2WI 和 FLIAR 上皮质和邻近皮质下白质高信号、皮质 T_1 弛豫缩短和脑沟 / 脑回异常。

在实践中，可以区分Ⅰ型和Ⅱ型发育不良[16]。MRI 可以显示大多数Ⅱ型发育不良畸形，但只能显示部分Ⅰ型发育不良。Ⅱb 型（含气球样细胞）FCD 的典型表现在 T_2WI 和 FLIAR 图像上呈带状高信号，从灰白质交界面延伸到侧脑室表面（图 2–13）。多平面薄层成像能更好显示这些细微表现。在现代 3.0T MR 扫描仪上，FLAIR 序列三维重建是显示这些畸形的一种很好方法。

儿童常见Ⅱ型皮质发育不良，其临床症状更为严重。此型中，畸形可位于颞叶外尤其是额叶。新的Ⅲ型是具有以上两型之一表现，并伴发其他病灶，如海马硬化、肿瘤、血管畸形，或生命早期的获得性病理改变。

为使癫痫无发作或至少能用药物控制癫痫，必须完全切除致痫灶。高分辨 MRI 有助于识别可能从外科治疗中受益的一组耐药的癫痫患者。但是这些畸形结构可能涉及运动语言区，不适合外科切除术。因此，其他成像方法如 FDG–PET、脑磁图扫描仪（MEG）、DTI、脑电图（EEG）等影像技术被广泛用于诊断和手术方案制订。

(2) 连合、中线和间隔异常

①胼胝体畸形（完全和部分缺如）：胼胝体发育不全（agenesis of the corpus callosum，ACC）是一种相对常见的结构畸形。如果胼胝体正常发育过程受到干扰，其可能完全缺失（缺如）或部分形成（发育不全）[17]。两种类型的 ACC 从形态上可区分：1 型 ACC 轴突存在，但未穿过中线，形成大的异常的纵向纤维束（Probst 束）（图 2–14 和图 2–15）；2 型 ACC 较少见，其中轴突无法形成（无 Probst 束）。

胼胝体发育不全被认为是在前体形成过程中受到损伤而导致畸形，而不是胼胝体自身受到伤害造成[17]。此畸形可能是由于外部原因（脂肪瘤、半球间囊肿等）、神经元迁移障碍或与脑回异常相关的皮质内异常分布造成。胼胝体形成时间与大部分大脑和小脑一样，发生在 8—20 周的胎龄。因此，胼胝畸形通常伴发大脑、小脑中的其他畸形，包括前

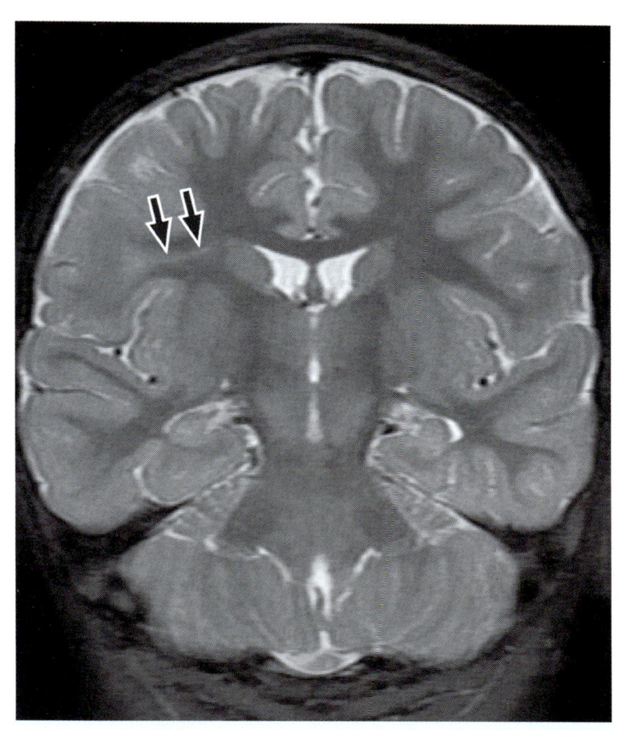

▲ 图 2–13 局部皮质发育不良Ⅱb 型

冠状位 T_2WI 示右侧额叶从灰白质交界处到侧脑室表面带状高信号（箭）

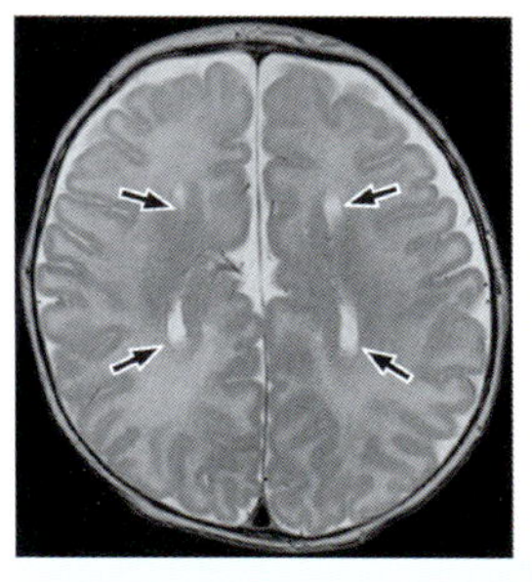

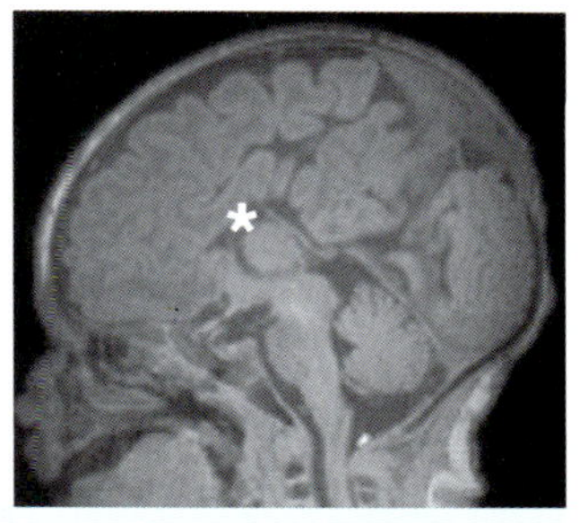

▲ 图 2–14 胼胝体缺如

轴位 T_2WI（左）和矢状位 MPRAGE（磁化准备快速梯度回波序列）（右），MRI 示轴位侧脑室平行走行（箭）和矢状位胼胝体缺如（星号）

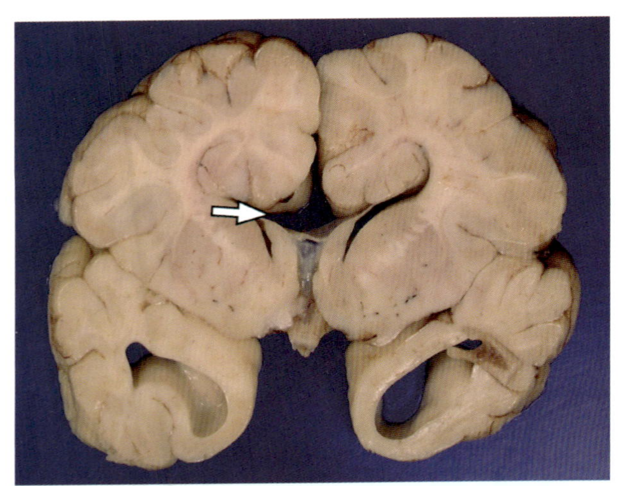

▲ 图 2-15 胼胝体缺如

男，11 月龄，基底节水平冠状位示胼胝体缺如（箭），此患儿患有 Vici 综合征，也被称为免疫缺陷伴唇裂 / 腭裂、白内障、色素减退和胼胝体缺如综合征

脑无裂畸形（holoprosencephaly，HPE）、脑膨出、颅后窝畸形。HPE 可伴与脑叶相关的一系列胼胝体畸形，从胼胝体缺如到发育不全，此病将在这章下一部分讨论。

半球间裂囊肿基于形态学和临床特点可分为多种类型。与侧脑室不相通的多腔囊肿被称为Ⅱ型囊肿，常见并发于脑畸形，包括胼胝体畸形。颅内脂肪瘤是在蛛网膜下腔发育期间由脑膜原基异常、持续的不良分化引起的先天性畸形。多达 40%～50% 伴发胼胝体异常。脂肪瘤在胼胝体周最常见的，胼胝体周前部脂肪瘤较后部更易伴发严重畸形。

②前脑无裂畸形：HPE 是一种复杂的脑畸形，因在妊期第 18～28d 前脑不完全分裂所致，前脑和脸均受影响。估计此畸形的发生率为 1/16 000 活产儿和 1/250 个胎儿[18]。按畸形严重的程度顺序可分为 3 种亚型，即脑叶型（图 2-16）、半脑叶型和无脑叶型 HPE。另一种较轻的 HPE 亚型，称为中线半球间变异型或端脑融合畸形。

面部畸形见于部分无脑叶和半脑叶型 HPE 患者，如独眼畸形、象鼻、中间或双侧唇裂 / 腭裂、眼距缩短或形态较小的单发中位上颌中切牙。这些中线缺陷可以不伴大脑畸形。临床特点包括发育迟缓、喂养困难、癫痫发作及无法维持体温、心率和呼吸。内分泌紊乱常见，包括尿崩症、肾上腺发育不良、性功能低下、甲状腺发育不良和生长激素缺乏。许多基因与 HPE 有关。基因测序和等位基因量化目前可获得 4 个主要基因 *SHH*、*ZIC2*、*SIX3* 及 *TGIF*[19]。

产前诊断是基于超声和 MRI 而非分子诊断。治疗是对症和支持治疗，需要多学科处理。治疗结果与 HPE 严重性及伴发内科和神经系统并发症相关。受累严重的儿童预后极差，受累轻度的儿童可表现出很少的症状及可有正常的生活。

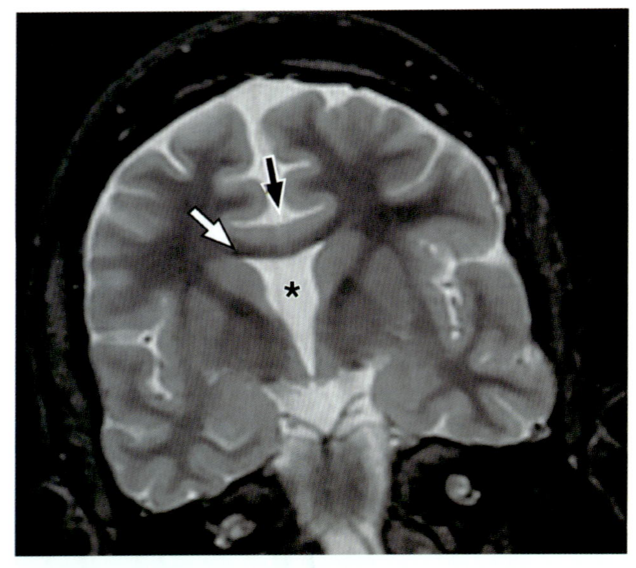

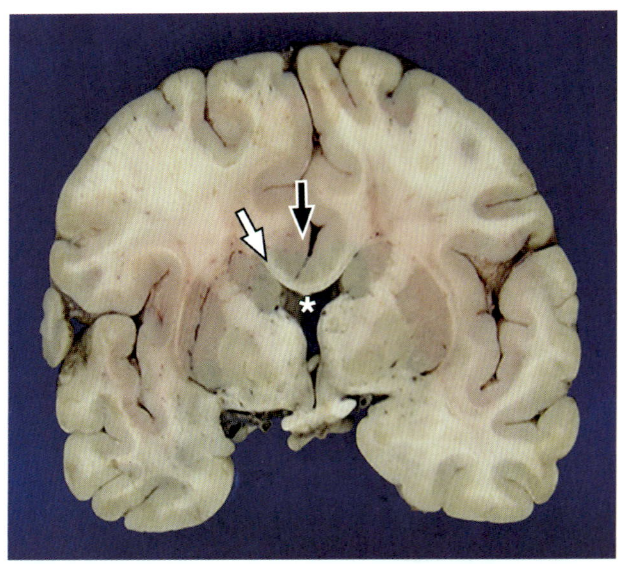

▲ 图 2-16 女婴，脑叶型脑裂畸形

冠状位 T_2WI MRI（左）和大脑剖面（右）示皮质跨中线融合（黑箭）、穹窿和透明隔缺如（星号）、胼胝体较薄（白箭）

③视隔（脑垂体）发育不良：视隔发育不良（septoopticdysplasia，SOD）是一类综合征，其特征是透明隔缺如、视神经发育不全及不同程度的垂体功能障碍。为避免强调透明隔缺如和视神经发育不全，目前首选术语视隔垂体发育不良。只有 30% 的 SOD 病例有完整的临床表现，62% 并发有垂体功能低下，60% 有透明隔缺如[20]。活产儿中 SOD 的发病率为 1/10 000[21]。SOD 可能是由 *HESX1* 和 *SOX2* 突变引起。目前仅不足 1% 的患者中能进行基因诊断[22]。患儿可出现各种症状，包括发育迟缓、癫痫发作、视力损害、睡眠障碍、性早熟、肥胖、嗅觉障碍、感音性耳聋和心脏畸形。

患儿在 MRI 影像上表现多样。然而，典型的 MRI 图像可见发育不良的视神经（单边或双侧）和视神经交叉、透明隔部分或完全缺如、胼胝体缺如或发育不全、异位或无垂体后叶亮斑、不同程度垂体前叶发育不全（图 2-17）。在相当一部分比例的患儿中能看到伴发的病变包括脑裂畸形和皮质畸形。

治疗应由多学科小组定期进行随访，包括对任何激素缺乏制定最佳激素替代疗法、定期眼科随访和神经发育支持疗法。应建立密切的监测，以评估其他相关的疾病如自闭症和肥胖。

2. 幕下畸形

(1) 小脑缺如、发育不良或发育不全：小脑发育不全表现为一系列畸形，指从一个几乎空的颅后窝（小脑缺如）到较轻的变异伴随小的发育不全的小脑（如小脑发育不全）。严重畸形中，小脑半球和小脑蚓几乎全部缺如。脑干，尤其脑桥发育不全。

其他未分类的局部或弥漫的发育不良涉及小脑半球和（或）小脑蚓。显示为小脑叶和脑沟不对称或局灶性破坏。MRI 上，小脑形态异常，伴发扩大、垂直走行的脑裂或缝、杂乱的小叶、异常的白质分支、皮质内衬畸形、灰质异位、白质内见小囊样区域（图 2-18）。小脑发育不全和小脑萎缩之间鉴别非常重要。小脑发育不全是指先天性小脑体积小，与小叶相比，脑裂正常，常伴脑桥发育不全。相比之下，小脑萎缩指小脑体积小伴明显小脑裂或者系列图像中发现小脑体积进行性缩小。

(2) Dandy-Walker畸形：Dandy-Walker 畸形是一种罕见的先天性畸形，其特点是小脑蚓缺如或发育不全、第四脑室囊性扩张及颅后窝扩大（图 2-19）。可出现许多伴随症状，但只有 3 个特征同时出现时方可诊断为 Dandy-Walker 畸形。70%～90% 的患儿伴有脑积水，常在产后发生。Dandy-Walker 畸形可能与第四脑室正中孔的闭锁有关，也可能与侧孔闭锁有关。

(3) 菱脑融合畸形：菱脑融合畸形是一种罕见的中线脑畸形，其特点是小脑蚓缺如及明显融合的

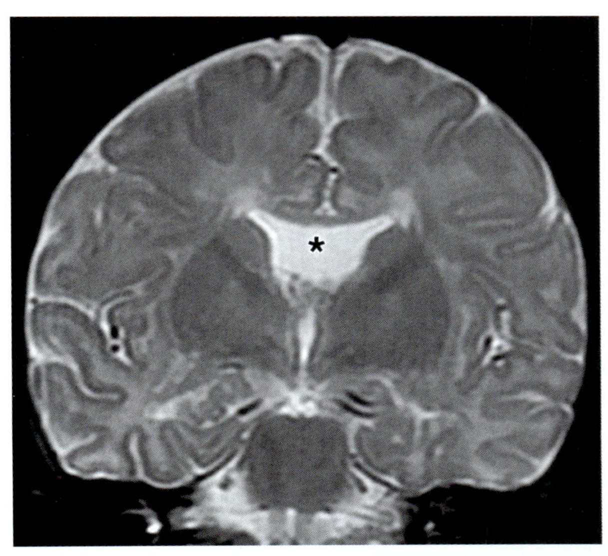

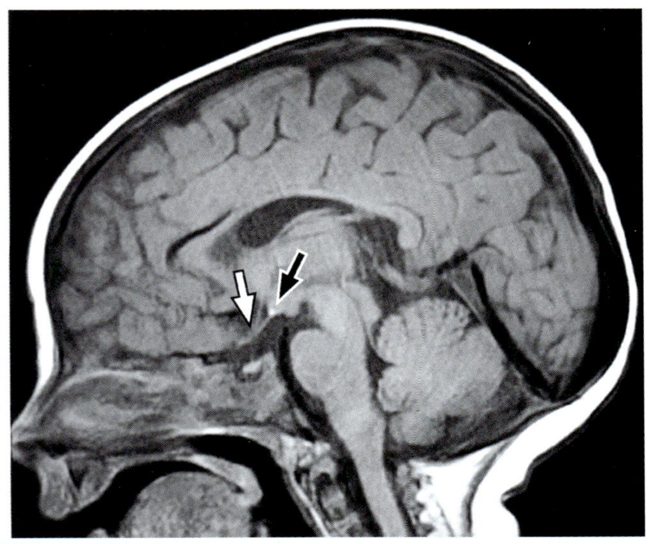

▲ 图 2-17 视隔发育不良

轴位 T_2WI（左）和矢状位 T_1WI（右）MRI 示透明隔缺如（星号），异位垂体后叶呈亮点（黑箭），视交叉发育不良（白箭）

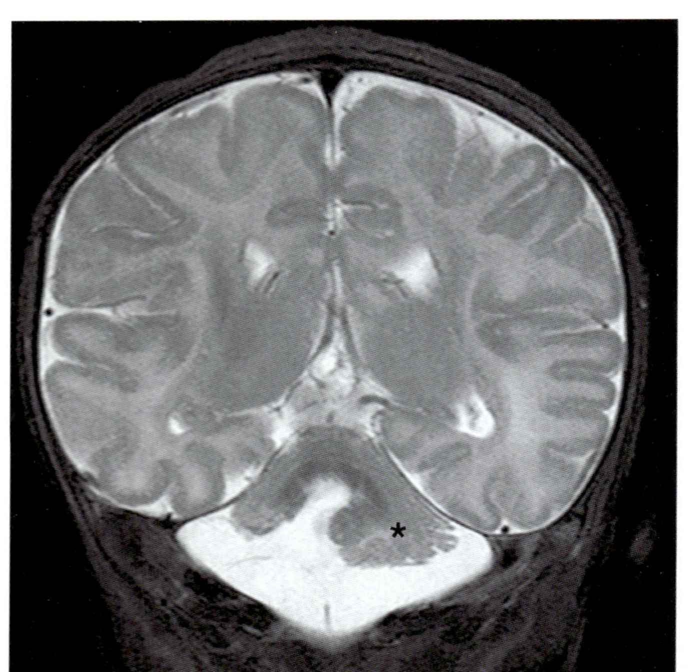

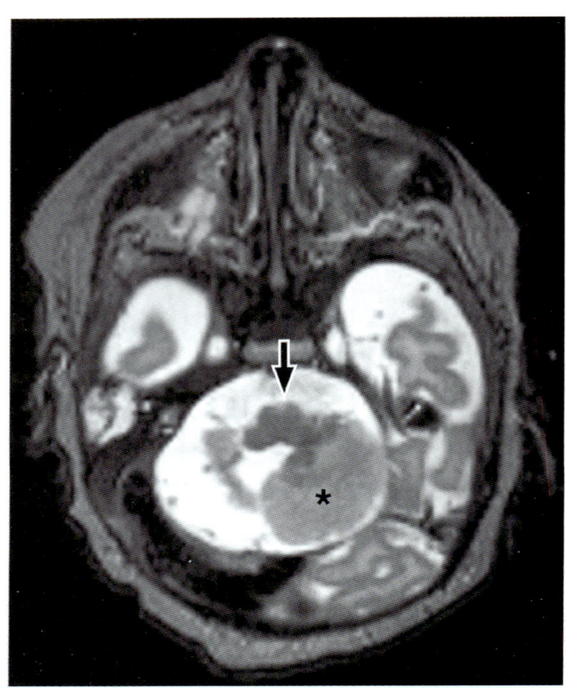

▲ 图 2-18 小脑发育不全

冠状位（左）和轴位（右）T_2WI MRI 明显显示右侧小脑半球发育不全，伴有左侧小脑半球轻度发育不全（星号），小的下蚓及小的扁平脑桥（箭）；注意发育不全的小脑半球中异常的皮质轮廓

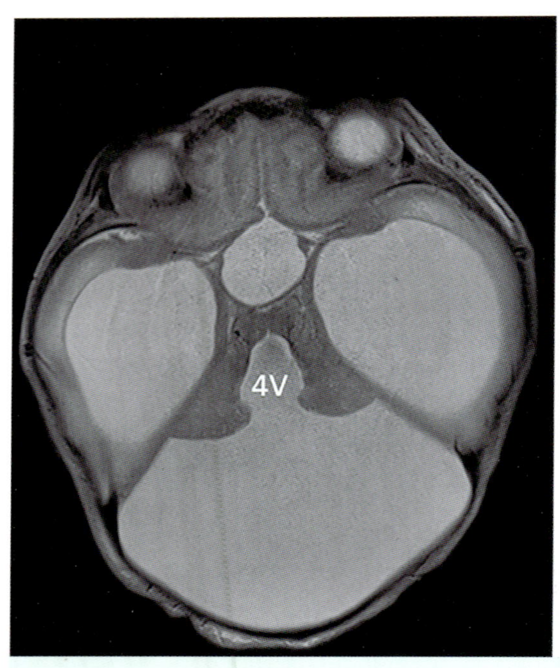

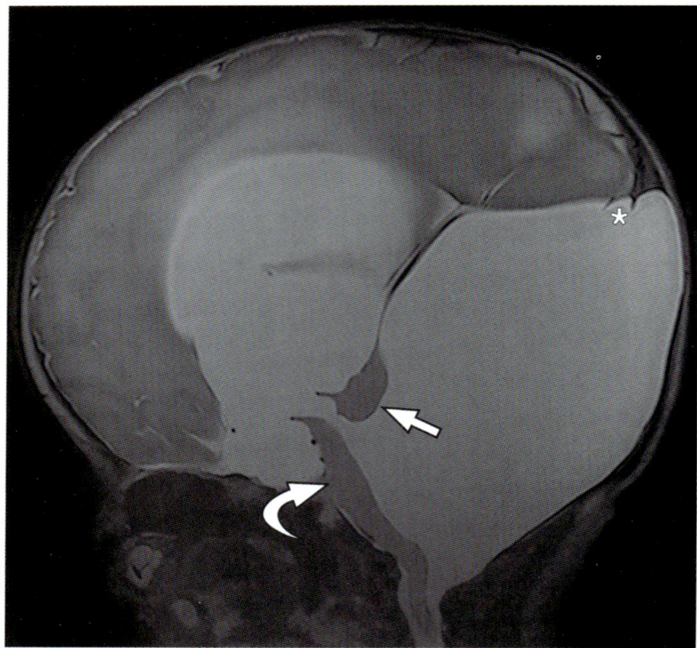

▲ 图 2-19 男，2 岁，Dandy-Walker 畸形伴严重脑积水

轴位（左）和矢状位（右）T_2WI MRI 示颅后窝明显扩大，充满脑脊液，与扩大第四脑室相通（4V），向上旋转发育不全的蚓部（白直箭），小脑幕上抬，脑干发育不全（弯箭）和上移的静脉窦（星号）

小脑半球。融合程度多样，轻型表现小结、前蚓和后蚓部分缺失，重型表现为小脑蚓完全缺失。典型表现是小脑半球在背侧中线连续。

在 MRI 上，矢状图像上显示第四脑室的顶凹上凸，小脑蚓的正常中线分叶结构缺如。在冠状图像能看到横向叶形线是小脑白质贯穿中线所形成（图 2-20）。小脑蚓缺如在轴位上显示最佳，常见中脑导水管狭窄和脑积水，可以看到部分或全部丘脑、穹窿及顶盖的融合。也能见到其他的中线和前脑畸形如透明隔间腔缺如、嗅球缺如和胼胝体发育不良。

(4) Chiari 畸形：是一组先天性小脑和脑干向尾侧移位缺陷，最初的记录是基于尸体解剖的观察，包括三型，随后又增加了第四种，Ⅱ、Ⅲ型之间可能互相关联。

① Chiari 畸形Ⅰ型：是最常见的类型，特点是小脑扁桃体呈钉状经枕骨大孔下移至上段颈椎管（图 2-21）。习惯上将小脑扁桃体尖端低于枕骨大孔 5mm 视为低位。但最近的研究表明，依靠简单的测试不能定义为畸形或与症状相关。现认为通过描述小脑扁桃体外形（圆形或钉形）、周围脑脊液的量、枕骨大孔填塞程度及齿突的外形（是否向后成角）去定义 Chiari 畸形Ⅰ型非常重要，可避免过度诊断。利用电影相位图像检查脑脊液流动对患者的评估有一定价值。大多诊断为此型的患儿没有症状。如出现症状，患儿常表现为头痛（通常在枕部，低头前倾时加重）、颈痛、睡眠呼吸暂停及平衡功能障碍。

应仔细检查上段颈髓，以寻找脊髓空洞症或空洞前的证据（因枕骨大孔脑脊液流动受阻导致脑脊液动力学改变从而引起脊髓内潜在的可逆性水肿）。空洞前 MRI 特点为 T_2 延迟，T_1 轻微延长，脊髓膨大无明显空洞。

② Chiari 畸形Ⅱ型：是小脑蚓经过枕骨大孔向下形成疝，小脑蚓部平滑、脑干小、形成喙顶盖（由于上下丘融合）、第四脑室缺失、小脑小、颅后窝填塞（图 2-22）。几乎均伴随腰骶脊髓脊膜膨出，约 2/3 患儿显示上段颈髓背侧扭结，伴发更明显的临床症状。其他影像表现包括丘脑间联合增大，皮质畸形包括灰质异位、胼胝体发育不全和空洞脑

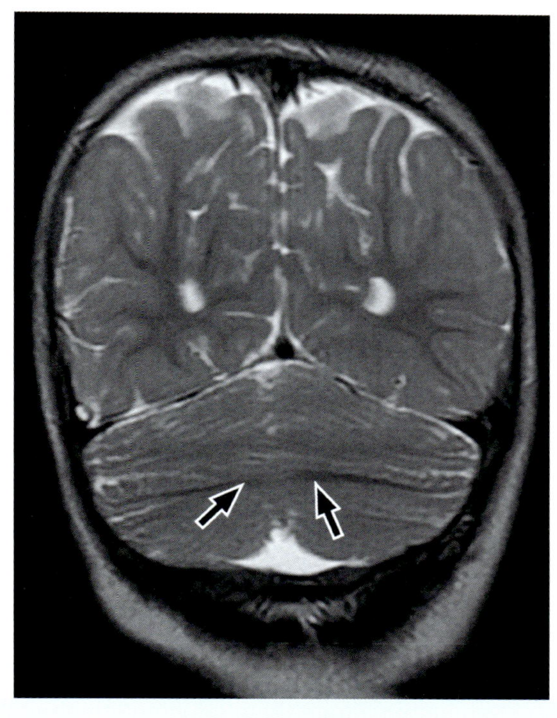

▲ **图 2-20 菱脑联合畸形**

冠状位 T_2WI MRI 示小脑半球明显融合伴随横向走行小叶和贯穿中线小脑白质（箭）

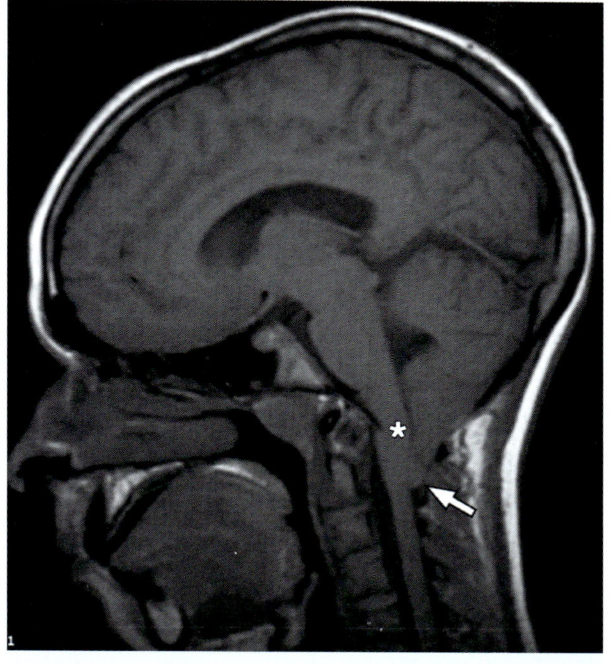

▲ **图 2-21 Chiari 畸形Ⅰ型**

矢状位 T_1WI MRI 示尖形小脑扁桃体（箭）向下延伸至 C_2 中间水平，伴随枕骨大孔 CSF 间隙消失和颈髓延髓连接处扭曲（星号）

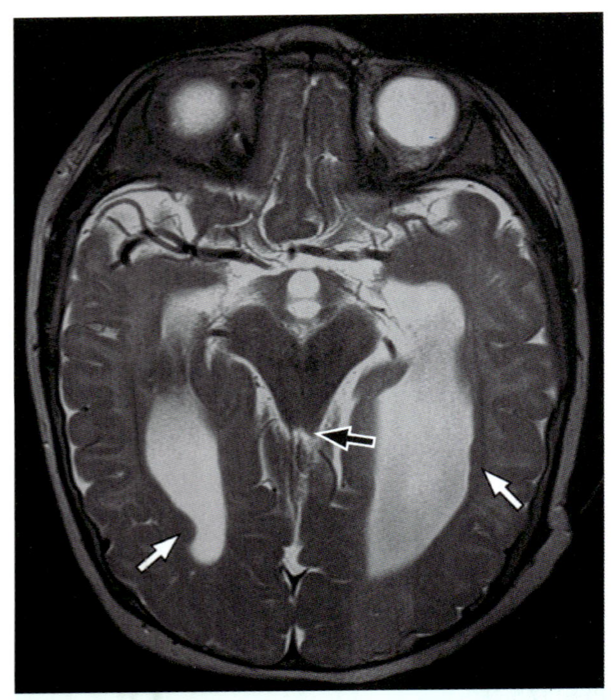

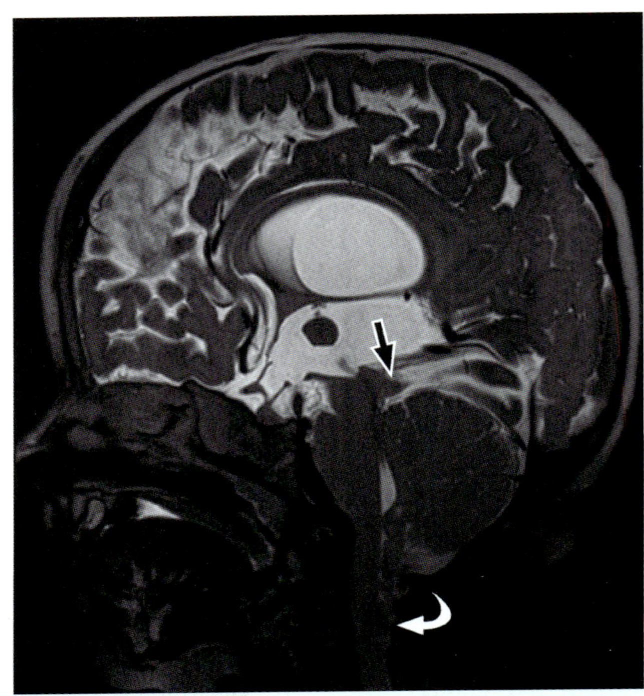

▲ **图 2-22 Chiari 畸形 Ⅱ 型**

轴位（左）和矢状位（右）T_2WI MRI 示颅后窝小、小脑扁桃体疝到 C_4 水平（弯箭），伴有颈延髓交界处轻度扭曲，喙状顶盖（黑箭）和室管膜下灰质异位（白箭）

[23]。跨中线区脑回交错是另一常见的表现。颅骨畸形包括枕骨大孔扩大、颞骨岩部呈扇形、颅盖缺裂、颅骨陷窝（在颅盖骨膜性部分内表面见到圆形、卵圆形及指状凹陷，被骨嵴隔开），CT 上可见斜坡明显缩短。

已知的 Chiari 畸形 Ⅱ 型几乎在所有病例中均与脊髓脊膜膨出相关，最初的表现为开放的神经管缺损。伴有脊髓脊膜膨出的有症状的 Chiari 畸形 Ⅱ 型是 2 岁以下儿童死亡最常见的原因。约 1/3 患有 Chiari 畸形 Ⅱ 型的患儿到 5 岁时出现脑干受压的症状和体征，超过 1/3 患儿无法存活。

如有临床症状，对 CM Ⅱ 的评估首先考虑的因素是脑积水的程度和分流状况。未经治疗的脑积水或无效的分流术可能会使颅内压力增高，随后脑干及小脑蚓部向尾侧异位形成下疝。必须确保分流管正常工作，任何未经治疗的脑积水需妥善处理。

2 岁以下的患儿，表现最多的是脑神经和脑干的征象，必须立即评估，因为这些 Chiari 畸形 Ⅱ 型的患儿一旦出现症状可能需要神经外科急诊。呼吸困难伴或不伴吸气性喘鸣是脑干功能障碍的征兆，提示应进行紧急评估。迷走神经功能失调可引起声带外展受限、麻痹及瘫痪导致吸入性喘鸣。脑神经功能障碍存在多种原因，包括疝出的脊髓 / 髓质扭结对神经尾部的牵拉、脑干下部受压或脑干内形成异常的背侧运动核。

③ Chiari 畸形 Ⅲ 型：表现类似于 Chiari 畸形 Ⅱ 型，但伴有枕部和（或）高位颈段脑膨出（图 2-23）。

④ Chiari 畸形 Ⅳ 型：包含一系列的异常表现，包括显著的小脑发育不全，小脑未经枕骨大孔移位。其被认为可能是一种小脑发育不全的变异表现。

3. 间充质来源畸形

(1) 脑膨出（脑膨出、脑脊膜膨出及相关的畸形）：脑膨出是指颅内容物经颅盖骨或颅底的骨缺损向外突出（图 2-24）。脑膨出可以是先天性或获得性病变，可以呈开放或皮肤覆盖。最常见的脑膨出根据其位置命名，即枕、顶叶、额筛部 / 额鼻部（在颅底）。

脑膨出可以根据病变的内容物细分为脑膜脑膨

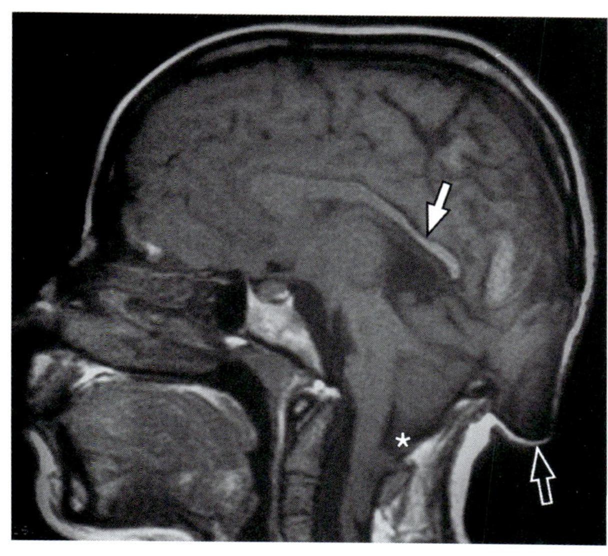

◀图 2-23　**Chiari 畸形Ⅲ型**

矢状位 T_1WI MRI 示枕部脑膨出（黑箭），脊柱融合术后部分自动减压，小脑扁桃体低位（星号）和胼胝体后部变薄（白箭）

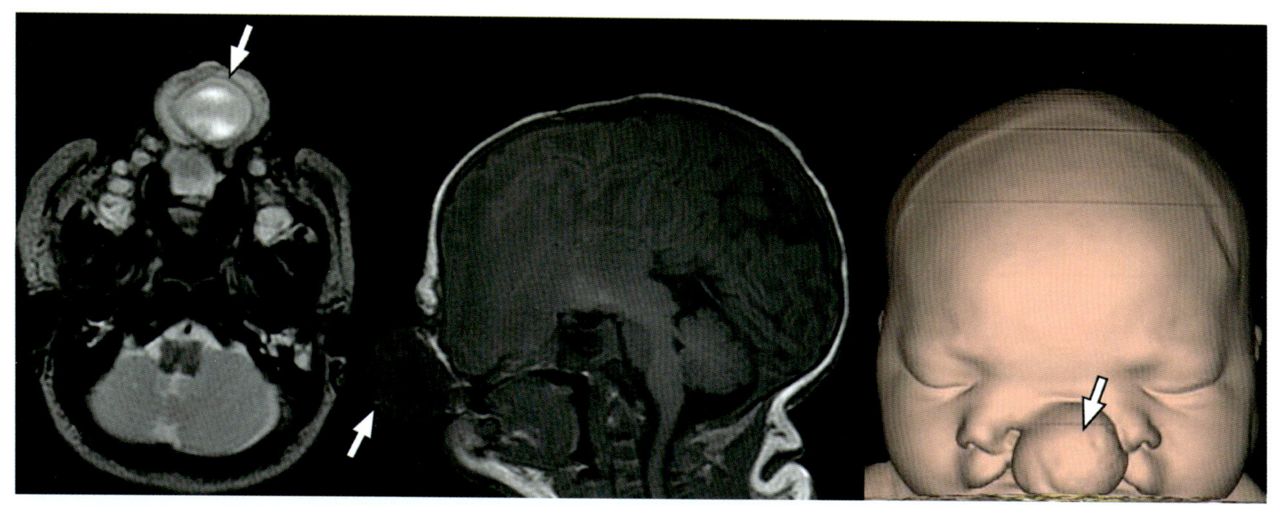

▲ 图 2-24　**额鼻部脑膨出**

轴位 T_2WI（左），矢状位 T_1WI（中）和 3D 重建 CT（右）图像示大的额鼻部脑膨出（箭）包含发育不良脑组织，伴胼胝体缺如，眼距明显增宽，鼻部异常和唇腭裂

出（包含脑组织、脑膜和脑脊液）、脑膜膨出（脑膜和脑脊液，但无脑组织）、胶质脑膨出（内衬神经胶质，仅包含脑脊液）和闭锁性脑膨出（包含硬脑膜、纤维组织和退化的脑组织）。

影像检查的作用是明确骨缺损、内容物、绘制脑膨出内的血管结构，并评估所有并存的颅内畸形。先天性脑膨出内的脑实质大多是不正常的。重要的是需认识到，患儿也可伴有颅外畸形，如唇腭裂、心脏异常和染色体异常（如 13 三体和 18 三体）。

(2) 颅内脂肪瘤：是少见的先天性脑实质畸形，被认为是蛛网膜下腔形成过程中原始脑膜异常存留和分化不良所致。多偶然发现。最常见于胼胝体周脑池，多达一半的病例可伴发其他脑实质或脑血管畸形。胼胝体发育不良通常与胼周脂肪瘤有关。

其通常无症状，但可伴有惊厥发作（20%～30%）、头痛（25%）和颅内压增高[24, 25]。与普通人群相比，已报道的颅内脂肪瘤患者癫痫发病率增高可能与颅内异常和畸形较高的发病率有关。

颅内脂肪瘤在非增强 CT 上有典型表现，CT 值低（–39～–80HU）（图 2-25）。位于中线半球间的脂肪瘤通常可以看到钙化。在 MRI 上，颅内脂肪瘤

在自旋回波序列 T_1WI 上呈高信号，T_2WI 上呈中等信号，化学饱和脂肪抑制序列上呈低信号。

组织学上，颅内脂肪瘤由成熟的脂肪组织组成。通常非手术治疗，很少需要外科治疗。

(3) 颅内囊肿：原发性颅内囊肿通常是良性发育障碍，也可继发于外科手术、外伤或感染。常因神经系统影像检查而偶然发现，偶可引起局灶性神经功能缺损。囊内出血可能会导致体积突然增大，并导致阻塞性脑积水。

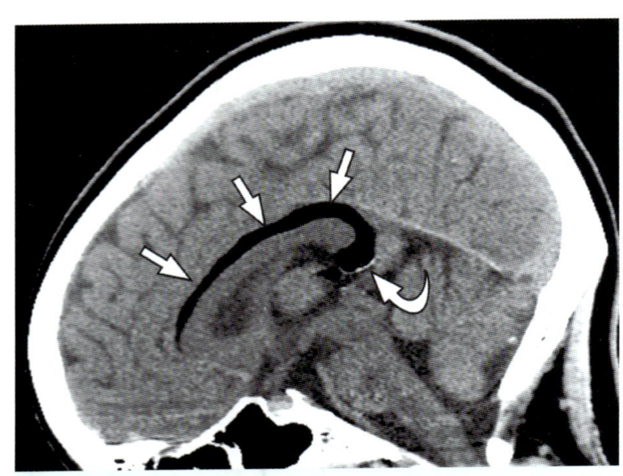

▲ 图 2-25　胼胝体脂肪瘤

矢状位重建 CT 图像示中线胼胝体周脑池低密度（-50HU）病灶（直箭），近胼胝体压部后方伴少许钙化（弯箭），符合胼胝体脂肪瘤

3 种最常见的颅内囊肿是蛛网膜囊肿、神经上皮囊肿和软脑膜囊肿。本章下节将讨论蛛网膜囊肿和神经上皮囊肿。有关软脑膜囊肿的内容见于本书第 1 章。

(4) 蛛网膜囊肿：是良性的，充以液体的病变，位于硬脑膜和软脑膜之间，内衬薄层蛛网膜。囊肿内的液体类似脑脊液，因此，这些病变在所有成像序列上与脑脊液信号相同。超声显示为无回声或低回声病变，有明确的边缘和平滑的边界。在 CT 上，这些病变与脑脊液密度相同，可能涉及邻近颅骨内表面重塑，导致弧形压迹。MRI 是一种理想的成像方式，能确定病灶并鉴别病灶内分隔。FLAIR 图像可显示病变周围的高信号边缘，提示白质内胶质增生。鞍上蛛网膜囊肿诊断具有挑战性，尤其在 CT 上。薄层 T_2WI MRI 图像有助于显示蛛网膜囊肿的薄壁（图 2-26）。

主要鉴别的病变是表皮样囊肿，典型表现为弥散减低，而蛛网膜囊肿中没有。同样重要的是，将蛛网膜囊肿与脑膨出区别，应当仔细评价周围硬脑

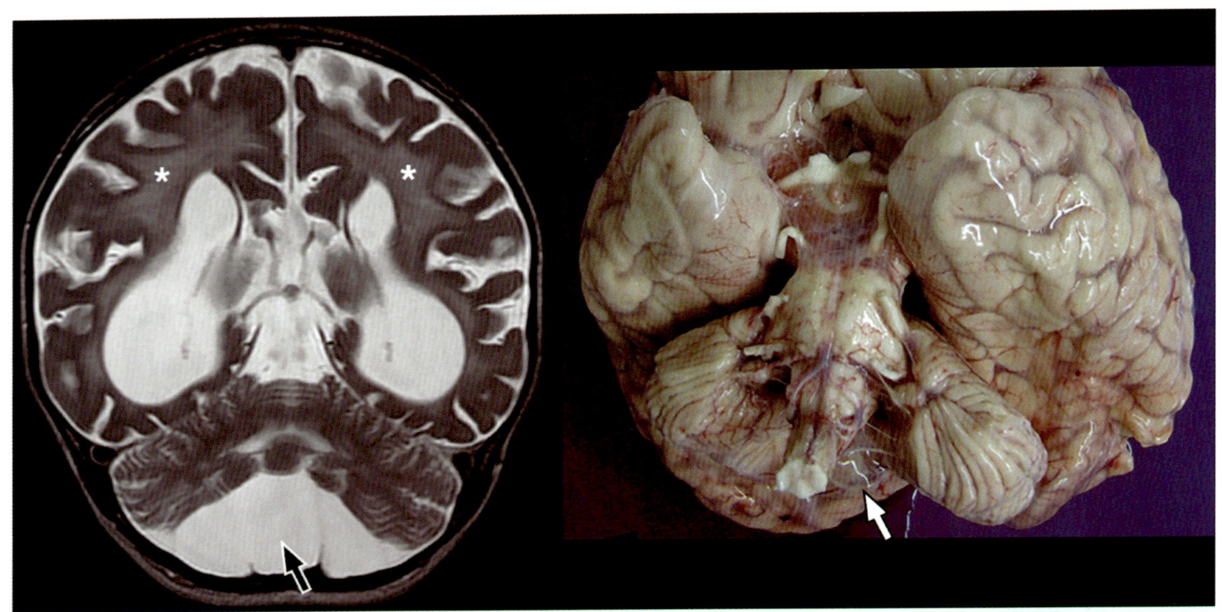

▲ 图 2-26　蛛网膜囊肿

男，3 岁，患多种硫酸酯酶缺乏症；冠状位 T_2WI MRI（左）和尸检脑标本（右）示左侧小脑下表面脑脊液信号薄壁透明囊肿（黑和白箭），伴小脑不对称；注意 MRI 图像幕上脑白质弥漫异常信号（星号）及体积缩小，这是代谢性疾病的表现

膜和骨轮廓，特别是发生在靠近颅底的病变。

(5) 神经上皮囊肿：是良性的，充满液体的囊肿，内衬单层细胞，类似于室管膜细胞，可发生在大脑的各个部位。根据位置称为脉络丛囊肿、脑室室管膜囊肿和脉络膜裂囊肿。通常在影像检查中偶然发现的，不会引起临床症状。诊断基于特定的部位和类似脑脊液的信号强度（图 2–27）。

（二）感染性疾病

1. 先天性感染（TORCH） TORCH[弓形虫病、其他感染、风疹病毒、巨细胞病毒（CMV）和单纯疱疹病毒] 感染是通过胎盘或产道传播给胎儿。先天性畸形是孕早期和孕中期的损害所致，而破坏性的病灶发生在孕晚期感染。

(1) 弓形虫病：先天性弓形虫病相对巨细胞病毒少见。脑积水、脉络膜视网膜炎和颅内钙化是常见的表现特征。妊娠早期（不足 20 周）获得性感染会导致严重的神经系统损伤。影像学表现包括脑内和室周钙化，某些病例伴有脑积水（图 2–28）。

(2) 其他感染：此类别包括许多引起先天性感染的病原体，包括柯萨奇病毒、水痘病毒、细小病毒 B19、衣原体、HIV、寨卡病毒、人类 T– 嗜淋巴细胞病毒和梅毒。这些在美国相对少见，其临床表现在表 2–3 中作了总结。

(3) 先天性风疹综合征：先天性风疹综合征在美国罕见。然而，在怀孕关键的前 12 周，胎儿感染率可高达 80%。先天性风疹综合征半数以上患儿患先天性心脏病，接近 50% 因耳蜗 Corti 器损伤导致耳聋，约 40% 出现眼部的异常如白内障[26, 27]。此外，40% 的幸存者发育迟缓[28]。一些自闭症病例与风疹感染有关。神经系统症状与病毒在脑组织中侵袭和复制有关。风疹病毒似乎对脑细胞增殖有抗有丝分裂的作用，因此小头畸形是受感染胎儿的常见结果。在宫内风疹病毒感染的主要脑组织细胞是星形胶质细胞，偶尔感染神经细胞。

风疹病毒倾向于累及胎盘和胎儿血管内皮。超过半数病例的病理标本中，存在脑血管系统异常。血管壁局灶破坏、增厚和增殖，导致腔内狭窄。幸存患者的影像学表现包括钙化微血管病变伴动脉闭

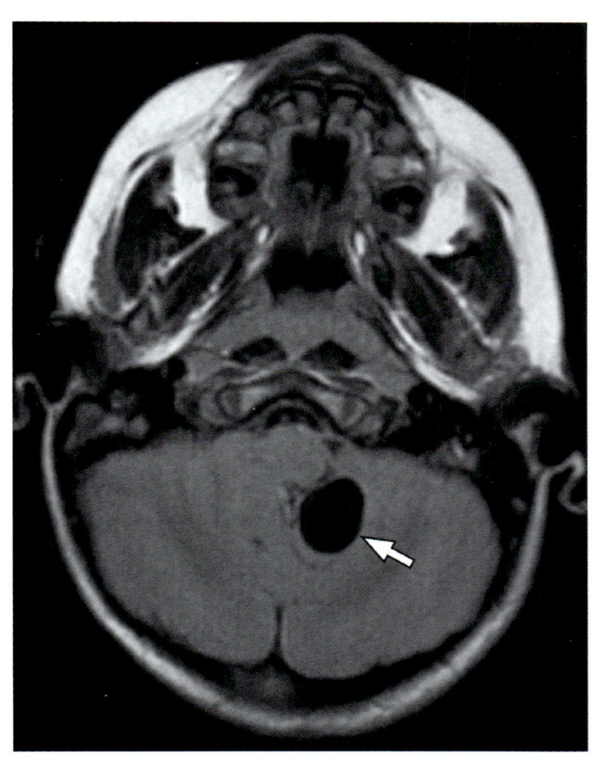

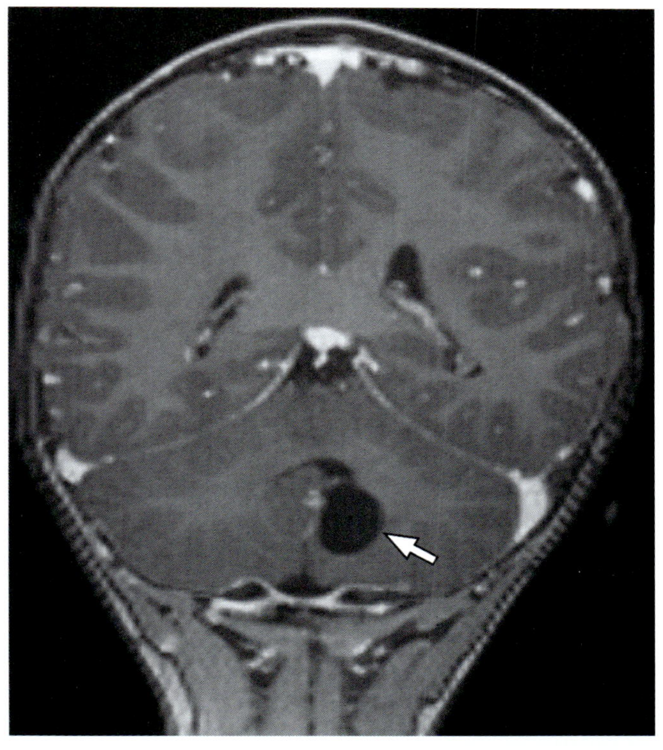

▲ 图 2–27 男，10 岁，偶然发现神经上皮囊肿

轴位 FLAIR（左）和冠状位增强 T_1WI SPACE（三维快速自旋回波序列）MRI（右）示小脑内靠近第四脑室边缘类似脑脊液信号囊肿（箭）

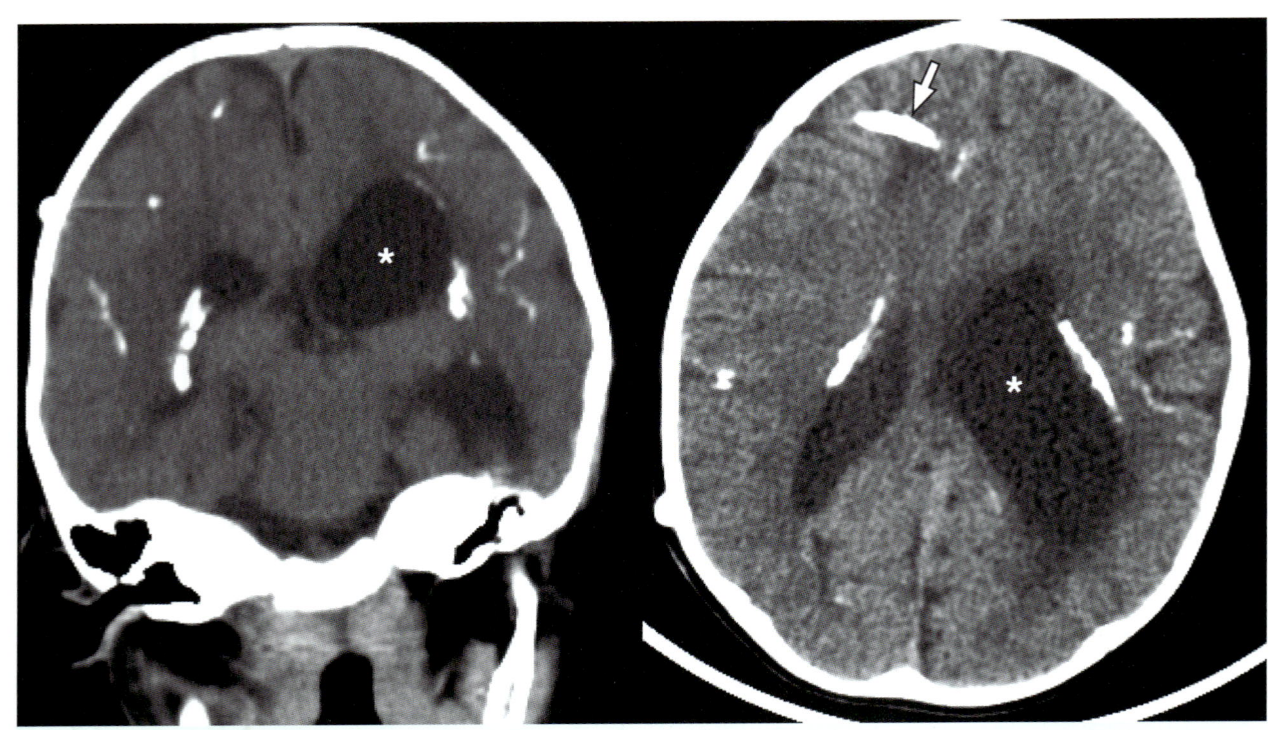

▲ **图 2-28　男，11 月龄，感染先天弓形虫病**

冠状位重建非增强 CT 图像（左）示脑实质及室管膜下多发钙化灶；伴脑积水（星号），并行分流术；轴位非增强 CT（右）示右侧额叶分流管（箭）及脑积水（星号）

表 2-3　其他先天性 TORCH 感染

感　染	临床表现	CNS 影像特点
先天性水痘带状疱疹	皮区分布锯齿状病灶，宫内损伤颈丛和腰骶丛后出现四肢发育不良及肌无力，节段性脊髓坏死，宫内生长受限，白内障，脉络膜视网膜炎，小眼畸形	脑积水，孔洞脑，积水性无脑畸形，钙化，颅内血管损伤引起的多小脑回畸形，局部无脑回畸形，也有报道严重的小头畸形和小脑发育不全
先天性人类免疫缺陷病毒（HIV）	HIV 相关的中枢神经系统脑病，表现为精神运动发育迟缓，边界缺失，获得性小头畸形，伴双侧皮质脊髓束受损，头 10 年中枢神经系统症状不明显，脑病病变呈稳定或亚急性缓慢进展	基底节血管病变进行性钙化是最常见的异常影像表现，超声可见血管样条纹，CT 上可见弥散分布模糊高密度影；1%～2% 发生卒中，少见于年长儿童，较被感染的成人少见，婴儿罕见；Willis 环分支动脉瘤据报道最早可发生于 6 月龄；MRI 最初表现正常，没有伴发脑畸形，随后出现白质发育延迟，脑萎缩，脑白质病变尤其累及皮质下白质，进行性多灶性脑白质病变，伴弓形体病和巨细胞病毒机遇性感染所致脑部损害症状
先天性梅毒	大多数感染的婴幼儿出生时无症状，潜在的产时感染梅毒可出现听力丧失，鞍鼻和异常门牙	脑膜血管梅毒感染可致梗死，MRA 或 CTA 见血管变窄；如在其他脑膜炎中可看到的局灶或弥漫的强化；梅毒性脑膜炎 CT 和 MRI 都可看见脑积水，后期可见脑萎缩和 T_2WI 高信号

塞和卒中。随访研究表明可出现积水型无脑畸形、小头畸形、小脑萎缩和脑实质钙化。在患有先天性风疹新生儿的脑超声可见血管呈“分支烛台样”改变。

(4) 巨细胞病毒：TORCH 感染中，巨细胞病毒是新生儿最常见的严重病毒感染，在美国近 1% 所有活产儿中发生[29]。胎儿常规感染途径是胎盘，发生在母亲初次感染期间，多达40%有原发感染的母亲可导致胎儿感染[30]。感染时孕龄与胎儿受感染的概率或疾病严重程度相关性较低。值得注意的是，母亲的抗体可以使胎儿免受风疹和弓形虫病感染，不能阻止胎儿感染巨细胞病毒，但在减轻疾病严重性方面起到了作用。大多数婴儿是在母亲感染复发而非初次感染之后获得隐性感染。在风疹疫苗接种之后，巨细胞病毒被认为是导致感音神经性听力损失主要感染原因，感音神经性听力损失在约10%受感染新生儿中发生[30]。受感染婴儿其他临床表现包括小头畸形、脉络膜视网膜炎和惊厥发作。

产前影像检查可显示脑萎缩，包括代偿性脑室扩张和脑脊液间隙增宽。脑室周围钙化和室管膜下囊肿可见于产前和产后影像学检查。脑室周透明"环状"区域先于室管膜下钙化形成，被认为是局限室管膜下变性和炎症反应。随后出现胶质瘢痕和营养不良性钙化。先天性巨细胞病毒感染时，颅脑超声可见丘脑纹状体动脉回声增加，但这一特征并无特异性。新生儿时期，脑室周围和基底节区钙化是超声和CT上最常见的表现（图2-29），并与神经发育不良相关。

在MRI上，室周的异常信号病灶可能难以与出血相鉴别。先天性巨细胞病毒感染的其他MRI特征包括平滑脑伴皮质变薄、侧脑室增大、白质体积缩小、髓鞘化延迟和小脑体积减小。这些特征被认为是生发基质受损所致，也提示感染发生在孕16～18周[29]。局部多小脑回畸形伴皮质不规则增厚（通常分布在外侧裂周）和白质减少，提示感染发生在孕18～24周神经元迁移或组建后期（图2-30）。正常脑回形态与异常的白质高信号提示感染发生在妊娠晚期。但需注意，根据母亲被感染的时期，以预测脑畸形的方法并不总是可行。

(5) 单纯疱疹病毒：新生儿单纯疱疹病毒2（HSV_2）通常在生产时通过产道经阴道传播感染。HSV_2脑膜脑炎婴儿在出生后的第一个月临床表现包括惊厥发作、嗜睡和发热。值得注意的是，与新生儿疱疹感染不同，HSV_1脑炎易感染年长儿童和成人。

疾病早期CT表现正常，或表现为低密度的微小病灶。MRI可见多区域梗死所致的弥散受限，并有坏死、萎缩、脑软化、脱髓鞘和胶质增生等改变（图2-31）。弥散受限主要见于大脑颞叶、脑干或小脑。随后，在白质中可出现片状T_2延长区，随着疾

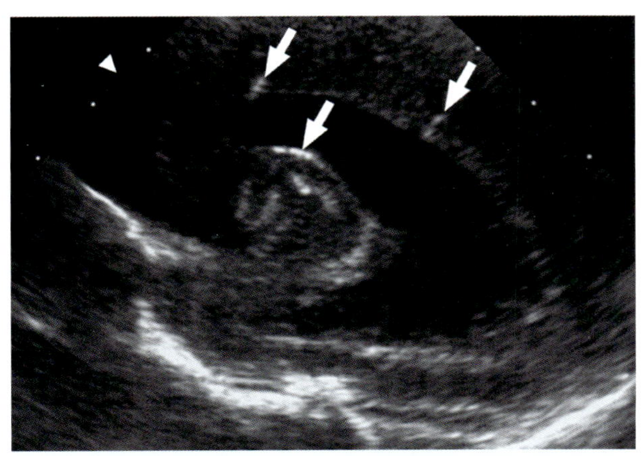

▲ 图2-29 男，2日龄，先天巨细胞病毒感染

旁矢状面超声成像示回声增强符合室周钙化（箭）

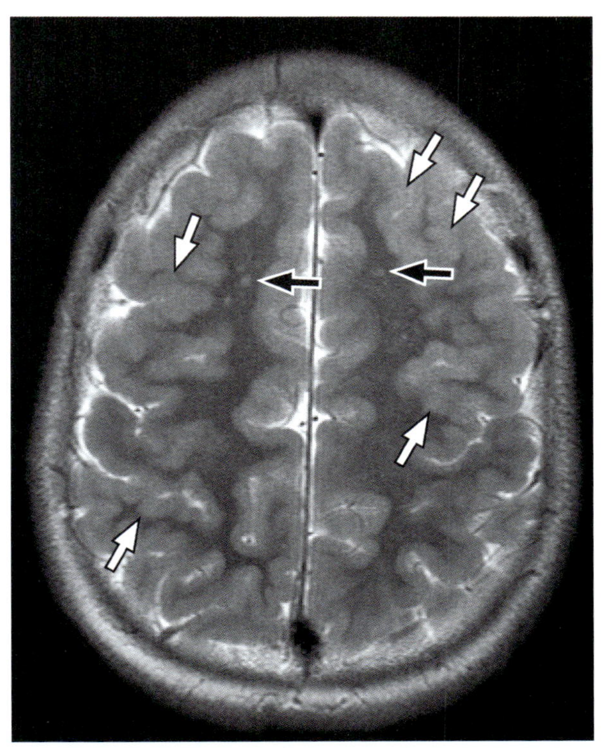

▲ 图2-30 先天巨细胞病毒感染

轴位T_2WI MRI示广泛额叶多小脑回畸形（白箭）和皮质下灰质异位（黑箭），这是先天性巨细胞病毒感染的表现

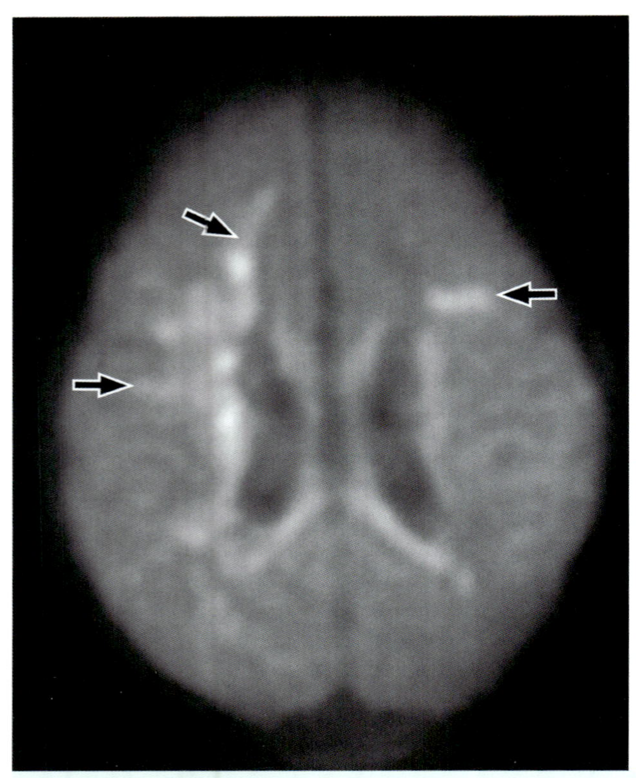
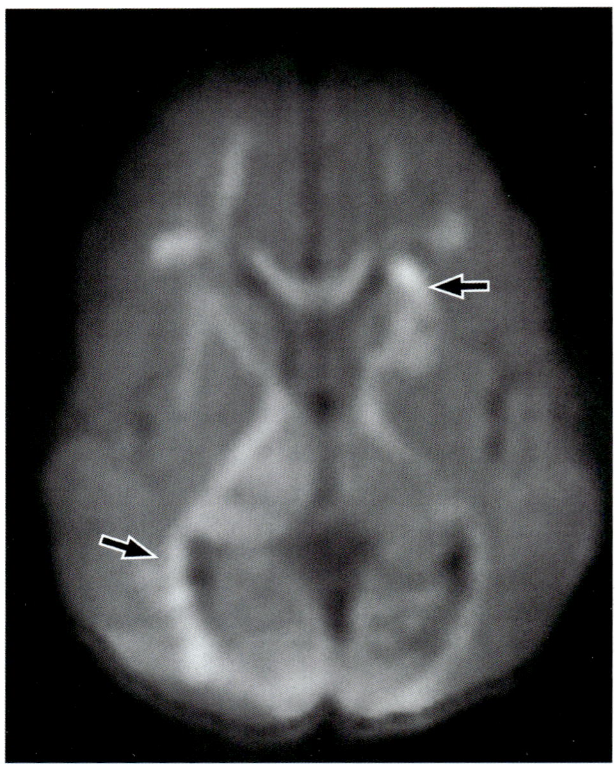

▲ **图 2-31 女，12 日龄，新生儿疱疹性脑炎**

轴位 DWI 示脑室周、深部额叶白质（左）、放射冠、基底节及内囊（右）信号增高 [提示弥散受限（箭）]

病的进展，表现得愈发明显。软脑膜强化可显示疾病的范围。在 CT 上脑皮质密度增加的区域，MRI 上相应表现为 T_1 和 T_2 缩短。HSV_2 感染后遗症包括精神发育迟缓、严重神经功能缺陷，以及甚至由于大脑严重破坏导致死亡。影像随访可见脑软化和大脑、小脑萎缩。

2. 后天感染

病毒性脑膜炎和脑膜脑炎：对于免疫功能正常的儿童，HSV_1 型感染是病毒性脑炎最常见的病因。近几年，其他病毒如 EB 病毒、流感病毒、西尼罗河病毒和东方马型脑炎病毒已成为美国儿科人群的致病原因。在免疫缺陷的儿童中，致病病毒种类更多。

MRI 是疑似脑炎患儿的首选影像检查方法。在患疱疹脑炎年龄较大的儿童中，由于水肿、出血和坏死，可见颞叶中下部异常信号（图 2-32）。当病变发生在双侧时，通常是不对称的。在边缘系统、岛叶皮质、扣带回、基底节和顶枕皮质也可以见信号变化。小点状出血灶，通常见于年龄较大的 HSE 儿童。弥散加权图像显示细胞毒性脑水肿在随后 10～14d 消失 [31]，随访可见脑萎缩或脑室扩大 [29]。

3. 细菌感染

(1) 细菌性脑膜炎和脑膜脑炎：脑膜炎是指脑和脊髓周围的蛛网膜下腔和软脑膜的炎症（蛛网膜炎和软脑膜炎）。大多数脑膜炎具有感染致病源。致病源对特殊年龄群、季节性、地理和潜在的宿主因素具有特异性。在将流感嗜血杆菌 b 型（Hib）和肺炎球菌结合疫苗纳入婴儿免疫计划之后，除 2 月以下的婴幼儿外，所有年龄组的细菌性脑膜炎发病率均有下降。其发病高峰仍在 2 月龄以下的婴幼儿中。B 组链球菌仍是新生儿人群的主要致病菌。肺炎链球菌和奈瑟菌属脑膜炎仍是年长的儿童和青少年中相对常见的致病菌。

急性细菌性脑膜炎具有 2 种表现模式。第一种，脑膜炎在一天或数天后逐步进展，初始可表现为发热性疾病。第二种为急性暴发性病程，败血症和脑膜炎在几小时后迅速进展，这种迅速进展的形式常伴有严重的脑水肿。

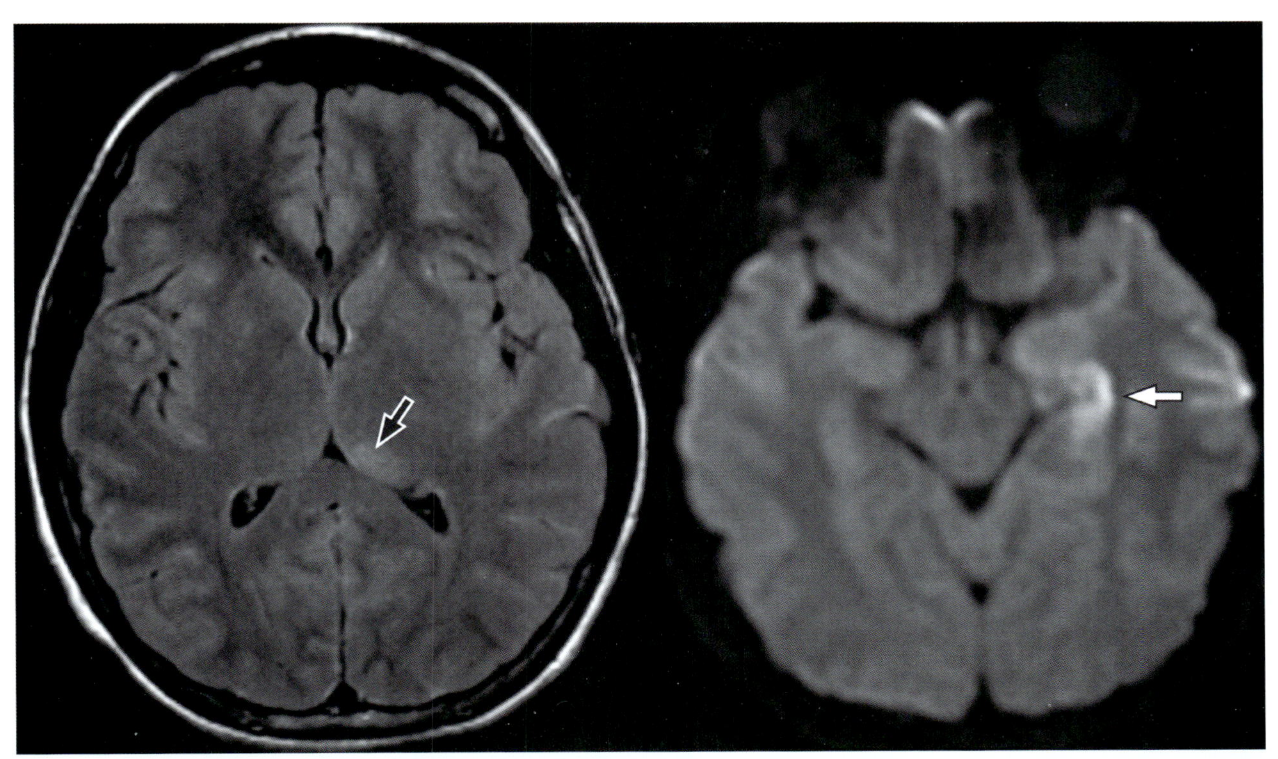

▲ 图 2-32 女，9 岁，单纯疱疹病毒脑炎

轴位 FLAIR MRI（左）和轴位 DWI（右）示左侧丘脑信号异常（黑箭）和左侧海马弥散受限（白箭）；该异常信号分布最能提示疱疹性脑炎，后经 CSF 聚合酶链反应分析证实

影像检查在细菌性脑膜炎患儿中的主要作用是识别和监测并发症，包括脑炎、脓肿形成、梗死、硬膜下积脓和硬膜外脓肿。当前 CT 在疑似细菌性脑膜炎患儿中的作用值得商榷。虽然 CT 在排除腰椎穿刺禁忌证有一定作用，但需要认识到的是，正常的 CT 表现不足以表明细菌性脑膜炎患儿的颅内压是正常的。回顾文献也表明细菌性脑膜炎患儿不太可能形成脑疝，除非存在局灶的神经改变或昏迷[32]。另外，影像结果不能排除或证明是否存在急性脑膜炎。因此，诊断结果应基于临床病史、检查发现和实验室结果。

脑膜炎早期 CT 表现常是正常的，增强后可见软脑膜强化，疾病后期表现更加明显。影像检查有助于脑膜炎病因的识别。例如，CT 可识别颅骨骨折和在鼻旁窦、乳突小房和颞骨岩部的感染，感染可以直接蔓延到颅内。皮肤窦道，也可是脑膜炎主要的感染源，导致颅内并发症（图 2-33）。

MRI 对于无并发症的细菌性脑膜炎诊断价值较低。在脑膜炎早期，影像表现包括软脑膜 FLAIR 序列高信号和强化，同时蛛网膜下腔增宽伴随半球间裂增宽。但是，MRI 未见脑膜强化也不能排除脑膜炎。MRI 应当使用 DWI 序列，弥散受限有助于描绘脑外液体聚集特征、区分血管源性和细胞毒性脑水肿、显示早期脑炎和小的脓腔。脑沟出现 T_1WI 和 FLAIR 高信号提示蛋白质或脓液聚集[33]。

(2) 结核性感染：尽管在美国较为少见，结核性脑膜炎仍然是全世界儿童发病和死亡的重要原因。获得性免疫缺陷综合征的流行增加了全世界中枢神经系统结核病的发生率。感染既可通过血液播散到脑膜也可通过致病菌释放到脑膜间隙。基底池严重的肉芽肿炎性反应如果不治疗，将在几周内导致死亡。

结核瘤是肉芽肿性占位性软组织包块。在发展中国家，在颅内占位病变中占较大的比例。在脑膜、灰白质交界处及脊髓内形成单个或多个肉芽肿，脉络丛少见。儿童幕下结核瘤较成人更常见。病灶的病原体释放到蛛网膜下腔导致脑膜炎。脑膜炎中典型最严重的病变发生在基底池，可导致继发

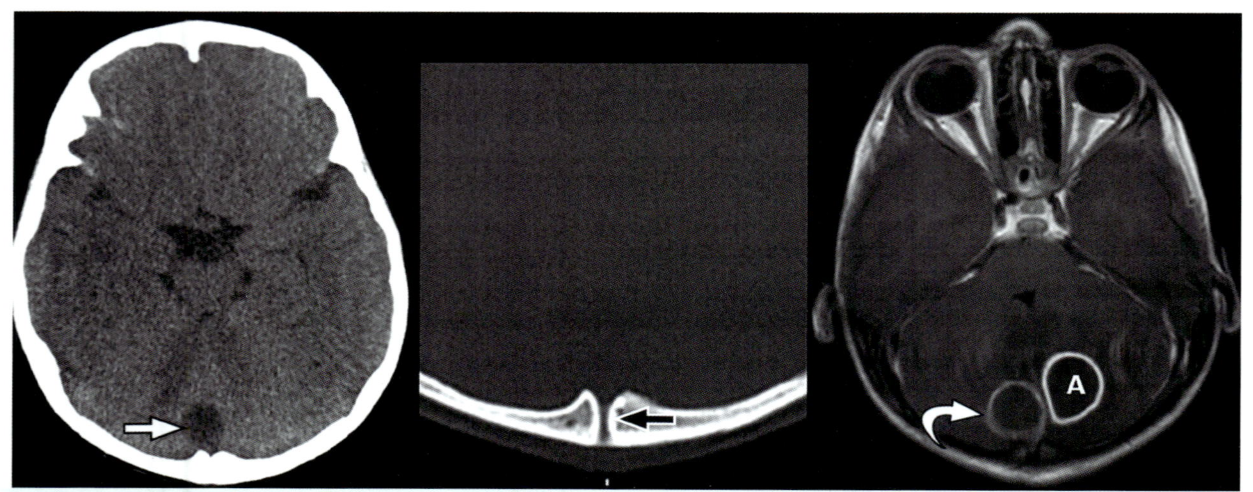

▲ 图 2-33　女，3 岁，反复脑膜炎

轴位 CT 图像（左）示颅后窝皮样囊肿（白箭）；可见一通道（黑箭）经枕骨直到头皮（中）；在 CT 检查的时候未发现，随后检查中，轴位 T_1WI 增强 MRI（右）示被感染皮样囊肿（弯箭）和邻近的小脑半球内脓肿（A）

感染，包括多处脑神经麻痹，豆纹血管、丘脑穿支动脉炎致继发基底节梗死，继发于第四脑室出口梗阻所致脑积水。需重点关注的是结核性脑膜炎脑积水需要外科治疗。需行急诊 CT 检查，随后行 MRI 检查 [34]。DWI 对脑梗死的显示很重要，与不良预后相关。尤其是双侧基底节梗死提示预后欠佳。这部分患者，边缘区坏死需与疱疹病毒感染中的年长儿童坏死区分，后者最常见于岛叶皮质 [35]。

CT 上，基底池可见高密度，提示结核性脑膜炎所致渗出，被认为是儿童结核性脑膜炎的特异性征象 [36]。疾病的初始阶段，非增强的 MRI 序列常显示少许或无异常脑膜的证据。当疾病进展时，与正常脑积液相比，受累的蛛网膜下腔间隙可以看到 T_1 和 T_2 弛豫时间轻微缩短 [36]。T_1WI 增强 MRI 图像显示脑膜异常强化，基底池最为明显（图 2-34）。脚间窝、脑桥池、中脑周围脑池、鞍上池及脑凸面的脑沟通常受累。

CT 上，颅内结核瘤表现为低密度或高密度圆形或分叶状肿块，壁不规则，增强后强化均匀。可单发或多发，额叶和顶叶多见。影像特征取决于病变类型，非干酪样、伴凝固干酪样中心或液性干酪样中心。病变周围的水肿与病变的持续时间成反比。可见“靶征”、中心钙化巢伴环形强化，以前被认为是结核瘤的特异性诊断表现，后来被证明是非特异性的 [37]。

磁共振成像上，颅内结核的表现在 T_2WI 上是低或等信号，或中央高信号伴低信号边缘，T_1WI 上是低或等信号。MRI 上结核瘤表现根据其成熟期不同而变化多样 [38]。非干酪样结核瘤在 T_2WI 通常呈高信号，T_1WI 呈轻微低信号，T_1WI 增强后呈均质强化。凝固干酪样结核瘤在 T_1WI 和 T_2WI 图像上呈相对等或低信号，其边缘在 T_2WI 上呈等或低信号。在水肿的情况下，T_2WI 图像上边缘难以显示。结核瘤在 T_1WI 增强后可呈环状强化。

结核瘤鉴别诊断包括脑囊虫病康复期、真菌性肉芽肿、慢性化脓性脑脓肿、转移瘤和淋巴瘤。有时，较大结核瘤在 MRI 上类似新生病变，因为其在 T_2WI 上主要呈高信号，在 T_1WI 上呈混杂信号，而且增强后可呈不均匀强化。定量磁化转移成像和体内质子波谱成像（MRS）已被证明有助于结核瘤和实体病灶如囊虫病的区分 [39]。

(3) 细菌感染并发症

①脑脓肿：指脑实质内局灶化脓性病变。脑脓肿患儿经常出现新发急性头痛或首次惊厥发作，体检可见发热和局灶神经系统病变体征。小婴儿或新生儿脑脓肿通常表现易激惹、前囟膨出及头围迅速增大。该年龄组的小孩如果身体不适，不能行断层影像评估可以选用超声检查。脑脓肿表现脑实质内回声不均病灶伴周围回声增强及脑沟消失（图 2-35）。

增强 CT 可见环形强化，此种情况下，MRI 是最优的影像检查方法。脑实质脓肿特点表现为中央长 T_2 和短 T_1 信号和钆造影剂增强后病灶壁强化(图 2-35)，磁共振弥散加权成像有助于区分脓肿和肿瘤坏死性病灶。因此，所有怀疑中枢神经系统感染的病例均应行 DWI 成像，几乎所有的化脓性病灶都表现出扩散系数（apparent diffusion coefficient，ADC）值的下降，表明与非化脓性病变相比，水的弥散受限。

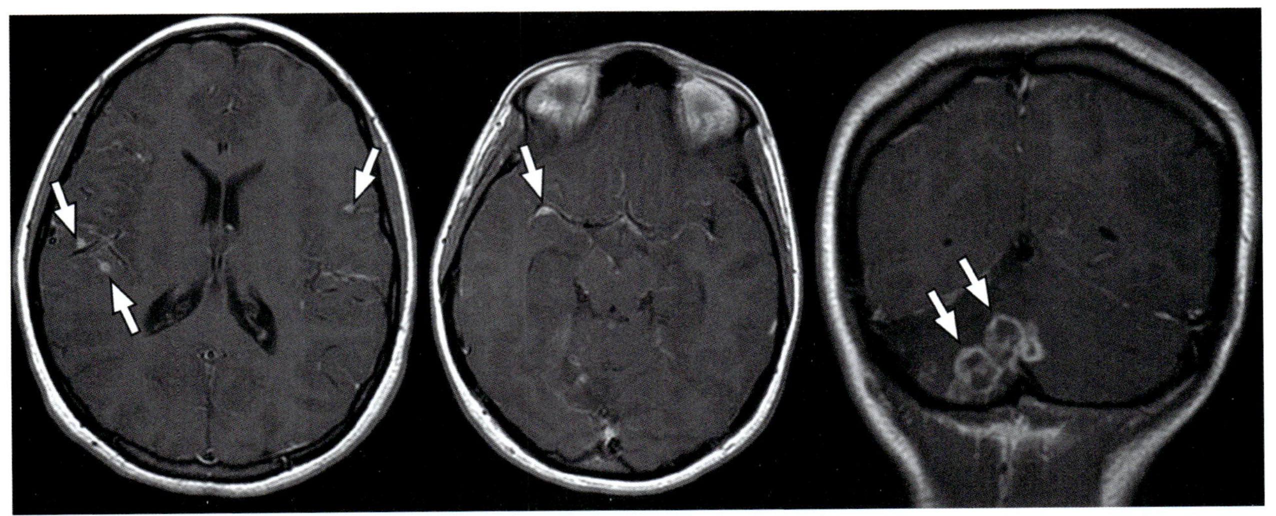

▲ 图 2-34　女，17 岁，结核性脑膜炎和脑膜脑炎

轴位和冠状位增强 T_1WI MRI 示双侧颞叶和基底池线形和结节状脑膜强化（箭）（左和中），右侧小脑半球多灶环形强化（箭），伴周围脑组织软化（右）

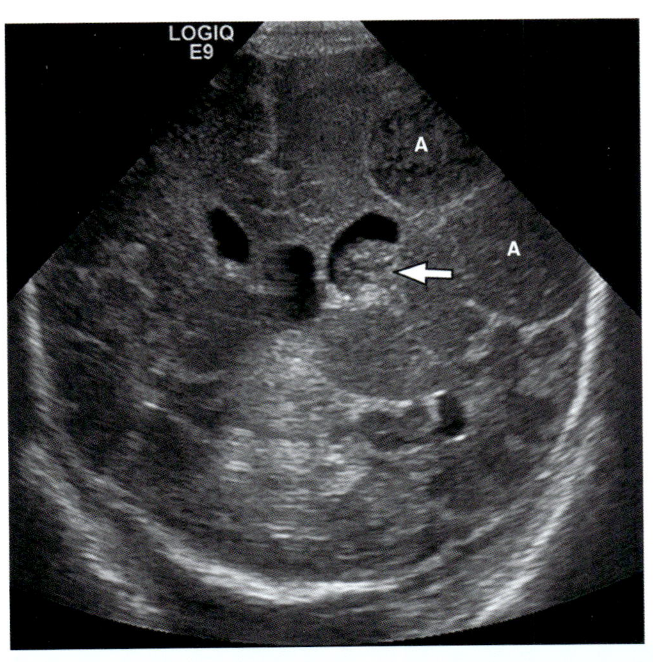

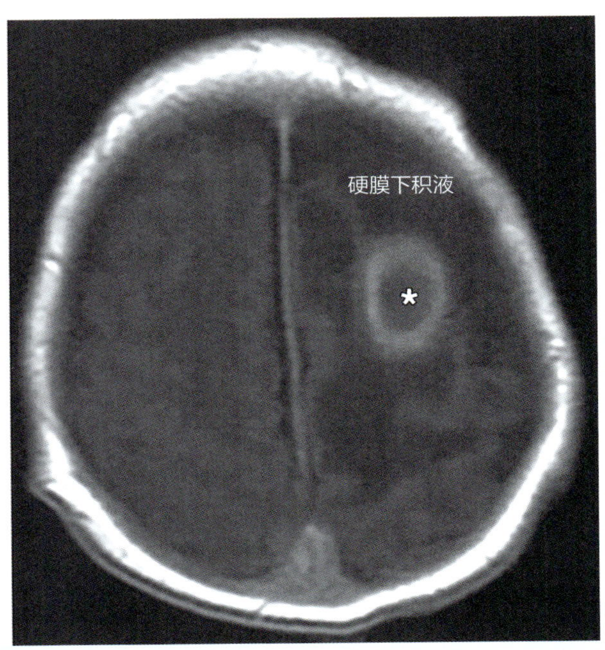

▲ 图 2-35　肠杆菌属脑脓肿

冠状位头颅超声（左）示左侧额顶叶不均匀性脑实质病灶（A），伴周围回声增强和脑沟消失，符合脑脓肿表现；左侧侧脑室也见明显产生回声病灶（箭）提示脑室内积脓；随后轴位增强 MRI（右）示环形强化病灶（星号）伴邻近左侧额叶硬膜下积液（subdural fluid collection，SFC）

②硬膜下和硬膜外脓肿：硬膜下积脓指脓液聚集在硬膜下间隙，这是存在于硬脑膜和蛛网膜之间的间隙。约占化脓性颅内感染的15%～25%，最常见的原因是头部和颈部感染引起的并发症，如鼻窦炎、中耳炎或乳突炎[40]。在MRI上可见邻近积脓的骨内异常信号，这是骨髓炎的早期征象，需要更长的抗生素疗程[33]。

硬膜外积脓是脓液集聚在硬脑膜与颅骨内板之间。可见移位的硬膜，在脓液和脑组织间可见低信号边缘，提示脓液是在硬膜外，而非硬膜下。周围可见白质水肿、占位效应及皮质内异常信号。积脓症在CT上表现为液体集聚，密度较脑脊液密度稍高，但并不总是能对积液进行准确定位和定性。在MRI上，积脓相对于脑脊液在T_1加权图像呈稍高信号和T_2加权图像上相对脑脊液和白质呈高信号，增强后周围强化（图2-36）。弥散加权磁共振成像有助于鉴别脑外的积液为积脓，典型的表现为弥散受限（图2-36）。

③血管并发症：动脉或静脉栓塞可见于脑膜炎患儿的断面成像上，起源于邻近的血管继发炎症（图2-37）。

在硬脑膜静脉窦血栓患儿中，增强CT静脉造影可显示受累静脉窦内充盈缺损，并可显示与动脉分布不一致低密度的出血性梗死区。磁共振上，磁共振静脉造影术联合冠状位T_2图像流空效应及增强后SPGR或MPRAGE成像，用于诊断硬脑膜静脉窦和皮质静脉血栓。磁共振血管造影术可以添加到常规MRI序列中，以识别动脉血栓。

④其他并发症：在肺炎球菌性脑膜炎的患者中，增强检查有助于发现颞骨岩部内耳迷路炎，迷路结构可见强化（图2-38）。在亚急性期，CT和MRI可以发现早期内耳结构纤维化及迷路骨化[33]（图2-38）。

4. 真菌感染　免疫功能正常的儿童中，中枢神经系统真菌感染非常罕见。真菌性脑膜炎或脑膜脑炎可见于免疫缺陷的儿童（通常与化疗有关），可呈现为全身性的真菌感染。表2-4总结了各种真菌感染的表现。

（三）肿瘤性疾病

脑肿瘤是最常见的实体肿瘤，是儿科人群实体

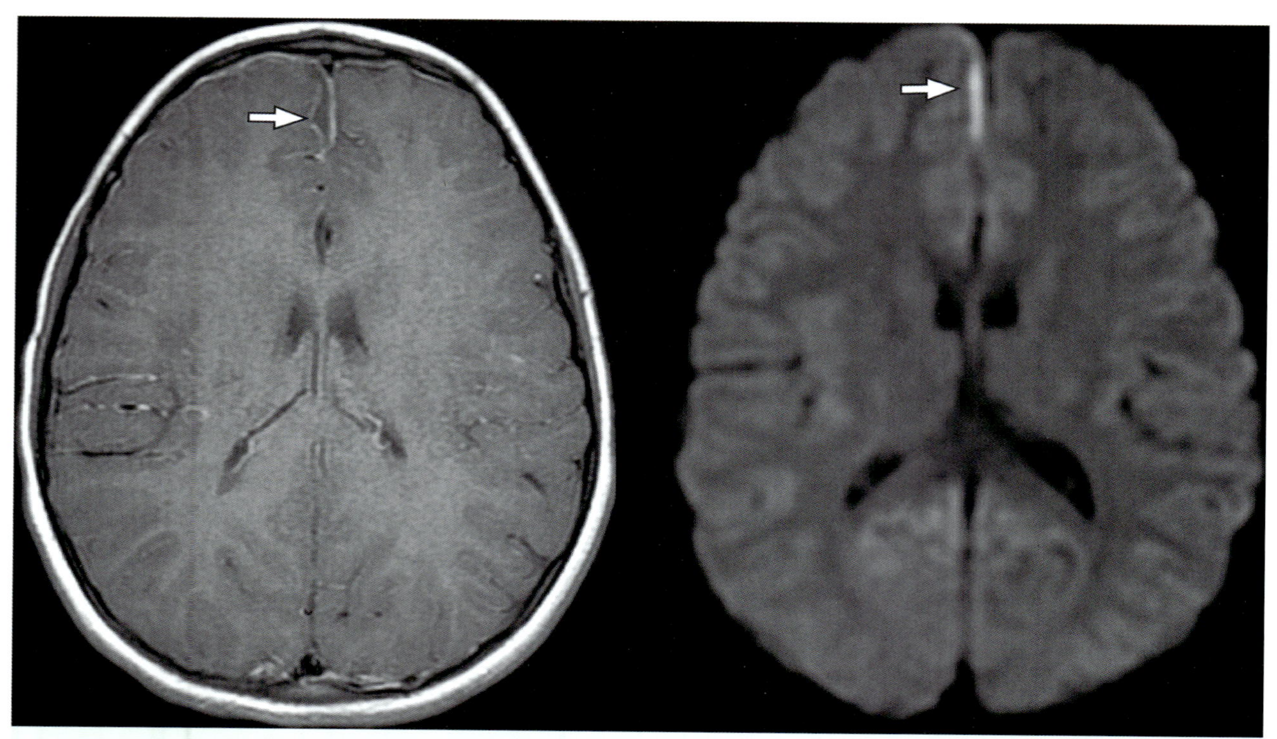

▲ **图2-36　女，7岁，硬膜下积脓，为鼻窦炎并发症**

轴位增强T_1WI MRI（左）和轴位DWI MRI（右）示边缘强化并弥散受限，符合右侧额部大脑镰旁硬膜下积脓（箭）

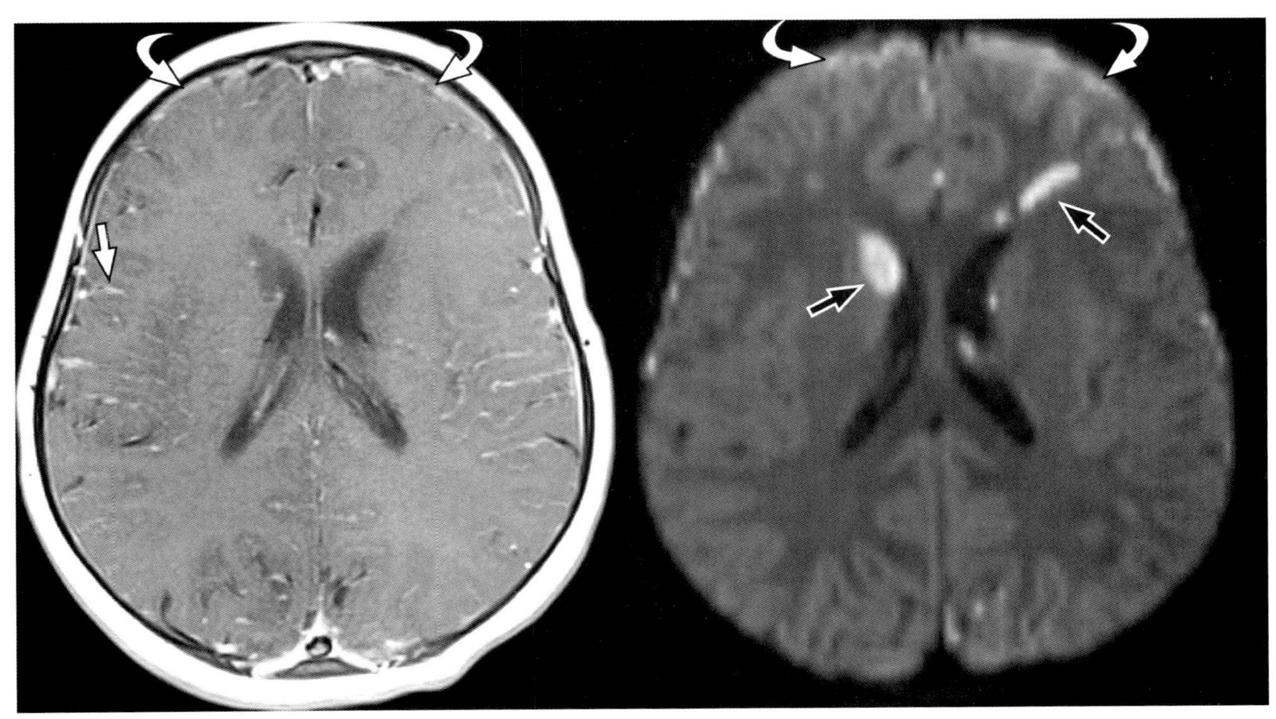

▲ 图 2-37　**女，22 月龄，肺炎球菌脑膜炎**

轴位 T_1 增强（左）示软膜强化（直箭）和额部硬膜下积液处强化（弯箭）；轴位 DWI（右）示基底节和额叶白质多发局灶弥散减弱（直箭），增强后没有强化，提示继发于脑膜炎梗死；注意双侧额部硬膜下积脓弥散减少（弯箭）

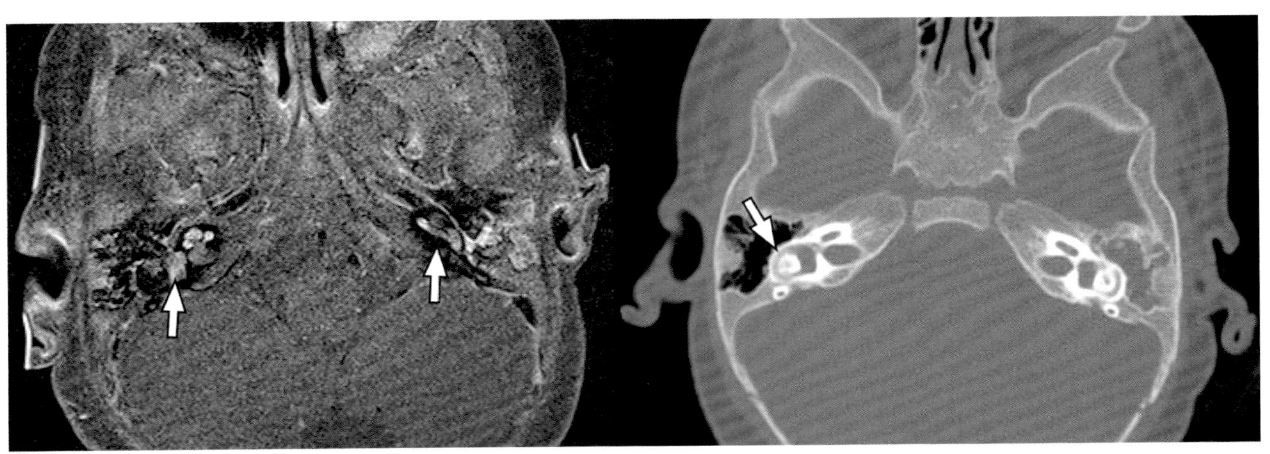

▲ 图 2-38　**男，8 月龄，患肺炎球菌性脑膜炎，可见迷路强化**

轴位增强 T_1WI 脂肪抑制 MRI（左）示双侧内耳结构强化（箭）；2 个月后 CT 检查，刚好在耳蜗移植前（右），见右侧外半规管密度轻微增高（箭），符合早期骨化性迷路炎

肿瘤中死亡的主要原因[41]。所有原发大脑和 CNS 肿瘤在童年时期的发病率每年每 10 万人约为 4.5 例[42]。在 3 岁以下幼儿中，幕上肿瘤较幕下肿瘤更常见[42]。在 4—10 岁儿童中，幕下肿瘤的发生率更高，10 岁以后幕上和幕下肿瘤发生率均等[42]。

肿瘤依据位置连同在常规和高级 MRI 成像上的表现进行分类，有助于鉴别诊断。表 2-5 总结了儿科脑肿瘤分类，构成了此章节。

表 2-4 真菌感染的临床表现和中枢神经系统影像特点

病原体	临床表现	CNS 影像特点
曲霉菌	• 非特异性症状和发热少见，诊断具有挑战性 • 出现脑膜炎和蛛网膜下腔出血（SAH）征象 • 患鼻窦疾病者，出现眼窝扩大伴眼球突出，眼球麻痹，视力下降和结膜水肿 • 免疫功能不全者，因血管性或占位病变引起的急性发作局灶性神经功能缺陷，应当考虑曲霉菌病	• 曲霉菌感染的中枢神经系统影像表现依赖于患儿免疫状态 • 可见水肿、出血、实性强化病灶（指曲霉菌球）、脓肿样或环形强化、"肿瘤样改变"、梗死及霉菌性动脉瘤 • CT 上多发低密度灶，MRI 上皮质和（或）皮质下白质 T_2 高信号，符合多区域梗死，常见于曲霉菌感染 • 合并出血 CT 上呈高密度影，MRI T_1WI 上呈高信号 • MRI T_2WI 上点状等或低信号可能是真菌菌丝，包含顺磁性物质比如锰、铁、镁，可能也与血液分解物有关 • 邻近被感染鼻窦区的脑膜强化是鼻窦疾病的直接延续所致 • DWI 可发现早期脑梗死，也有助于区别渐进多灶脑白质病变和新生物 • 穿支动脉区域病灶更常见于血性播散性曲霉菌病
隐球菌	• 亚急性脑膜炎或脑膜脑炎征象 • 头痛最常见，有时可能是隐球菌病中枢神经系统感染致亚急性脑膜炎或脑膜脑炎的唯一症状 • 可出现因脑炎脑积水导致颅内压增高相关症状和体征 • 脑膜脑炎具有较高的发病率和死亡率，特别对于免疫功能不全者 • 免疫功能正常的患者可出现无痛性神经系统疾病和更强烈的炎症反应，但临床预后较好	• MRI 和 CT 可见多种表现，正常到脑膜强化、脓肿、脑室内和脑实质内隐球菌瘤，胶样假性囊肿和（或）脑积水 • 脑积水最常见，尽管是非特异性的 • 脑实质和脑室内占位较少见 • CT 上隐球菌病感染 CNS 致假性囊肿边界清楚，呈圆形或卵圆形低密度病灶，T_1WI 和 T_2WI 同脑脊液信号，增强无强化 • 基底节和丘脑成簇的假性囊肿强烈提示隐球菌感染 • 粟粒状病灶和隐球菌瘤 CT 上呈现不同密度的占位，T_1WI 呈低信号和 T_2WI 呈高信号 • 隐球菌瘤和脑膜强化在免疫功能不全的患者少见，因潜在的免疫抑制及隐球菌多聚糖囊无免疫性反应特征 • 免疫功能正常的儿童更易出现强化的隐球菌瘤
毛霉菌	• 免疫功能不全的孩子大多有毛霉菌病感染中枢神经系统的风险 • 常见症状为头痛、发热、鼻窦炎、面部肿胀和单侧眶尖综合征 • 可见颅内脓肿形成和颅内大血管血栓形成可导致神经功能缺陷	• CT 和 MRI 上示鼻窦稠密浑浊伴不同程度黏膜增厚，通常没有液平 • T_2WI 因锰、铁和钙继发出现从低到高信号改变 • 在正确的临床处理过程中，出现了骨骼侵蚀则高度提示此病 • 颅内可见血栓及霉菌栓子所致梗死灶和额叶脓肿 • 海绵窦、颈内动脉和基底动脉异常血管信号和强化，继发于血栓形成所致
念珠菌	• 免疫功能不全的儿童，尤其是早产儿大多有播散性念珠菌感染累及中枢神经系统的风险 • 早产婴幼儿出现易激惹、喂养困难、惊厥、呼吸暂停和心动过缓 • 年长婴幼儿和儿童，念珠菌易引起化脓性软脑膜炎和脑室炎，类似细菌性感染 • 脑积水和脑脊液腔形成是常见的并发症	• 非增强 CT 上可见等到低密度微小脓肿，增强后有多个点状强化结节 • 肉芽肿在 CT 上呈高密度结节，呈结节状或环形强化 • MRI 上，由于出血的磁敏感效应，肉芽肿和脑脓肿在 T_2WI 上呈低信号 • 增强可见环形强化病灶 • 也可见脑膜炎、血管炎、脑室炎和梗死灶

1. 幕上肿瘤

(1) 大脑半球肿瘤

①大脑半球星形细胞瘤：星形细胞瘤是儿童时期最常见的中枢神经系统肿瘤，约占儿童所有幕上肿瘤的 1/3。发病高峰在 2—4 岁及青少年早期。可来源于大脑半球、丘脑、下丘脑和基底节。正如本章后面所讨论的，星形细胞瘤在 NF1 患儿中更为常见。大多数星形细胞瘤都是低级别肿瘤，被归类为 WHO Ⅰ级肿瘤。但是高级别肿瘤也可发生于儿童，其影像学特征类似于成人高级别原发性脑肿瘤。大多数低级别肿瘤临床表现为惊厥发作，而高级别肿瘤呈表现为由于占位效应、出血和颅内压增高而导致的急性临床症状。

在 CT 上，大脑半球低级别星形细胞瘤呈混合囊实性表现，实性成分呈典型低密度。在 MRI 上，呈各种影像表现，包括：a. 囊不强化和壁结节明显强化的肿块（典型纤维性星形细胞瘤）；b. 囊壁强化和壁结节明显强化的肿块；c. 中央不强化的坏死

表 2-5 常见儿科脑肿瘤解剖定位

常见儿科脑肿瘤解剖定位
幕上肿瘤 大脑半球肿瘤 • 大脑半球星形细胞瘤 • 高级别胶质瘤（大脑胶质瘤病和多形性胶质母细胞瘤） • 少突胶质细胞瘤 • 室管膜瘤 • 胚胎性肿瘤，除外髓母细胞瘤[以前称为中枢神经系统原始神经外胚层肿瘤（PNET）] 神经元和神经元－神经胶质肿瘤 • 神经节神经胶质瘤和神经节细胞瘤 • 婴儿型促纤维增生型神经细胞胶质瘤 • 胚胎发育不良性神经上皮瘤 • 脑室外中枢神经细胞瘤
鞍区及鞍上肿瘤 • 视交叉和下丘脑胶质瘤 • 颅咽管瘤 • 垂体腺瘤（大腺瘤和微腺瘤） • 下丘脑错构瘤
松果体区肿瘤 • 松果体肿瘤 • 生殖细胞瘤 • 顶盖胶质瘤
脑室内肿瘤 • 脉络丛肿瘤（脉络丛乳头状瘤和脉络丛乳头状癌） • 室管膜瘤 • 中枢神经细胞瘤 • 室管膜下巨细胞星形细胞瘤
颅后窝肿瘤 • 髓母细胞瘤 • 颅后窝星形细胞瘤 • 颅后窝室管膜瘤 • 脑干胶质瘤 • 非典型畸胎样／横纹肌样型肿瘤
各种脑外肿瘤 • 畸胎瘤 • 脑膜瘤 • 神经鞘瘤 • 淋巴组织增生性肿瘤（白血病和淋巴瘤） • 转移性肿瘤

肿块；d. 主要为实性肿块，没有或伴有极小囊肿样成分。一些囊肿壁强化明显。然而，囊肿壁强化并不一定说明存在肿瘤细胞。实性部分通常在 T_2 图像上相对于脑实质表现为典型的高信号，增强图像表现为从均匀强化到不均匀强化（图 2-39）。在弥散加权图像上，低级别星形细胞瘤弥散相对较高的，反映了组织学上细胞密度或核浆比相对低。

手术切除是儿童大脑星形细胞瘤明确的治疗方法，但靠近语言区域的位置可能妨碍肿瘤的完全切除。

②高级别胶质瘤（大脑胶质瘤病和多形性胶质母细胞瘤）：大脑胶质瘤病是一种罕见的弥漫性浸润高级别胶质瘤，起源于星形细胞，很少发生在生命的头 20 年，更常见于成人。在儿童中，几乎总是致命的，生存期在初步诊断后的 6 个月至 3 年。大脑胶质瘤病可以表现为各种各样的症状，包括头痛、呕吐、癫痫发作及局灶神经功能缺陷。在 CT 上，除了出现轻微占位效应外，很难发现病变，特别是没有增强时。在 MRI，大脑胶质瘤最初表现为一侧半球 T_2 和 FLAIR 的高信号病变，随着时间进展为双侧半球病变。通常保留有解剖结构，占位效应一般轻，在早期阶段通常没有强化（图 2-40）。

多形性胶质母细胞瘤是一种高度恶性肿瘤，约占儿童肿瘤 3%[43]。此肿瘤典型表现跨中线经连接纤维束形成“蝴蝶样胶质瘤”累及对侧半球（图 2-41）。

临床表现包括惊厥、颅内压增高和局灶神经功能缺陷。在 MRI 上，病灶相对白质在 T_1 上呈低或等信号，T_2 呈高信号。常见边缘不规则和不均匀强化，也可见中央坏死区（图 2-42）。瘤内常见出血，因这些肿瘤特点为形成异常且丰富的血管。组织学上，多形性胶质母细胞瘤由分化不良的胶质细胞组成，常伴细胞核大小和形状明显变异（细胞间变或多形性）。

多形性胶质母细胞瘤患者预后较差，即使对患儿进行放射治疗。GBM 儿童的 2 年生存率约为 12%[44]。中位生存期在首次诊断后的 6 个月（未治疗）和 12 个月之间（行放射治疗）[44]。

③少突胶质细胞瘤：是成人胶质瘤中最常见的（发病高峰在生命的第 40 和第 50 年中），仅占儿科中枢神经系统肿瘤的 1%[45]。肿瘤位于外围生长缓慢。少突胶质细胞瘤传统分型基于是否存在间变，可通过检测 IDH1 或 IDH2 基因突变以及染色体臂 1p 和 19q 共丢失确定。“儿童型”少突胶质细胞瘤缺乏这些基因改变，认为它是一个与成人型完全不同的基因和生物实体。

在 MRI 上，少突胶质细胞瘤主要呈实性肿块，位于大脑半球外周。实性成分在 T_2 和 FLAIR 上呈高信号（图 2-43）。皮质显著增厚是一个典型特征。CT 上和 MRI 的 SWI 上通常可见钙化。粗短的结节

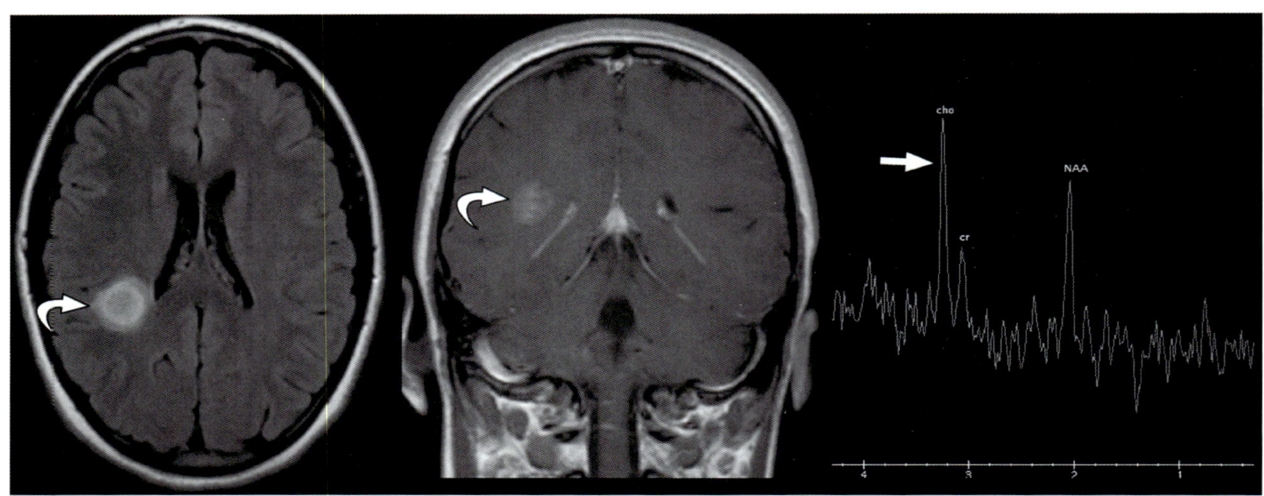

▲ 图 2-39　大脑半球纤维性星形细胞瘤

轴位 FLAIR MRI（左），增强冠状位 T_1WI MRI（中）和单体素 MRS 成像（右）示右侧顶叶白质环形强化，T_2 呈高信号（弯箭），MRS 可见升高的胆碱峰（直箭）

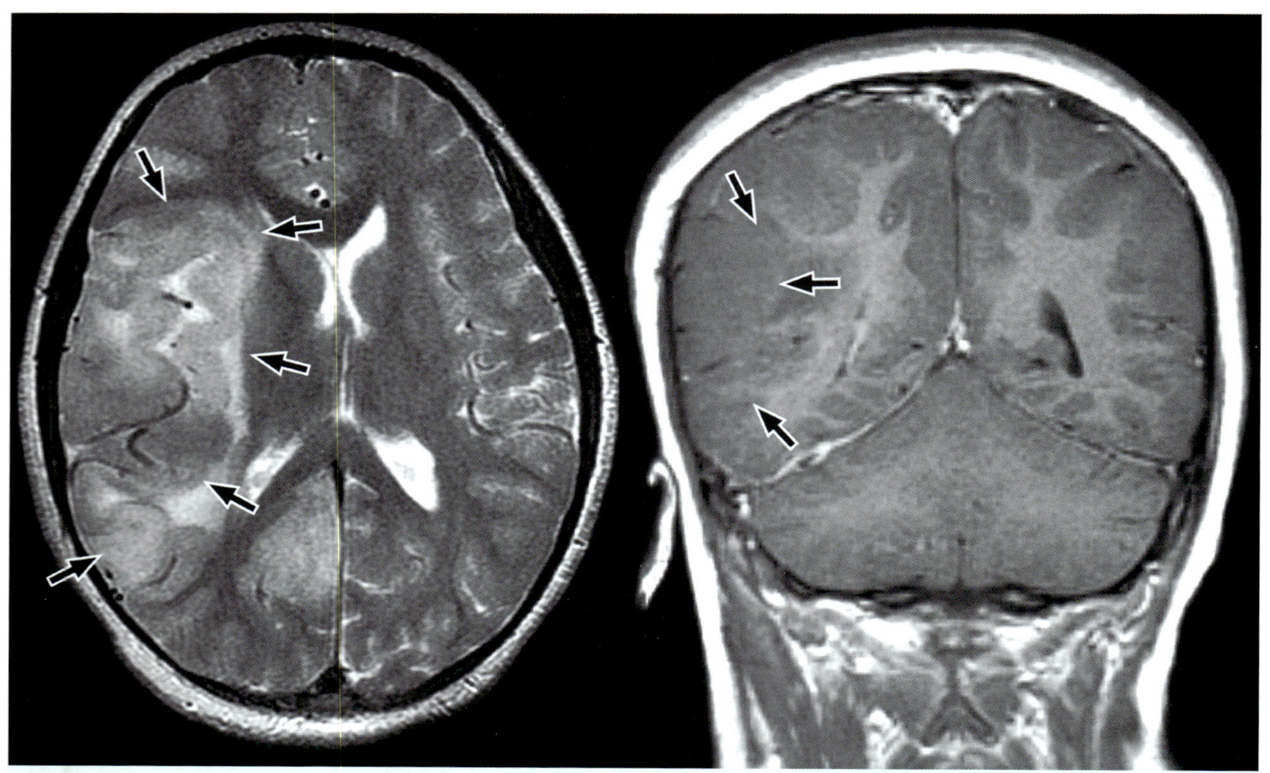

▲ 图 2-40　女，7 岁，大脑胶质瘤，伴有意识模糊和左侧肢体乏力

轴位 T_2WI MRI（左）和冠状位增强 T_1WI MRI（右）示较大占位（箭），右侧大部分大脑可见异常 T_2 信号，并可见占位效应

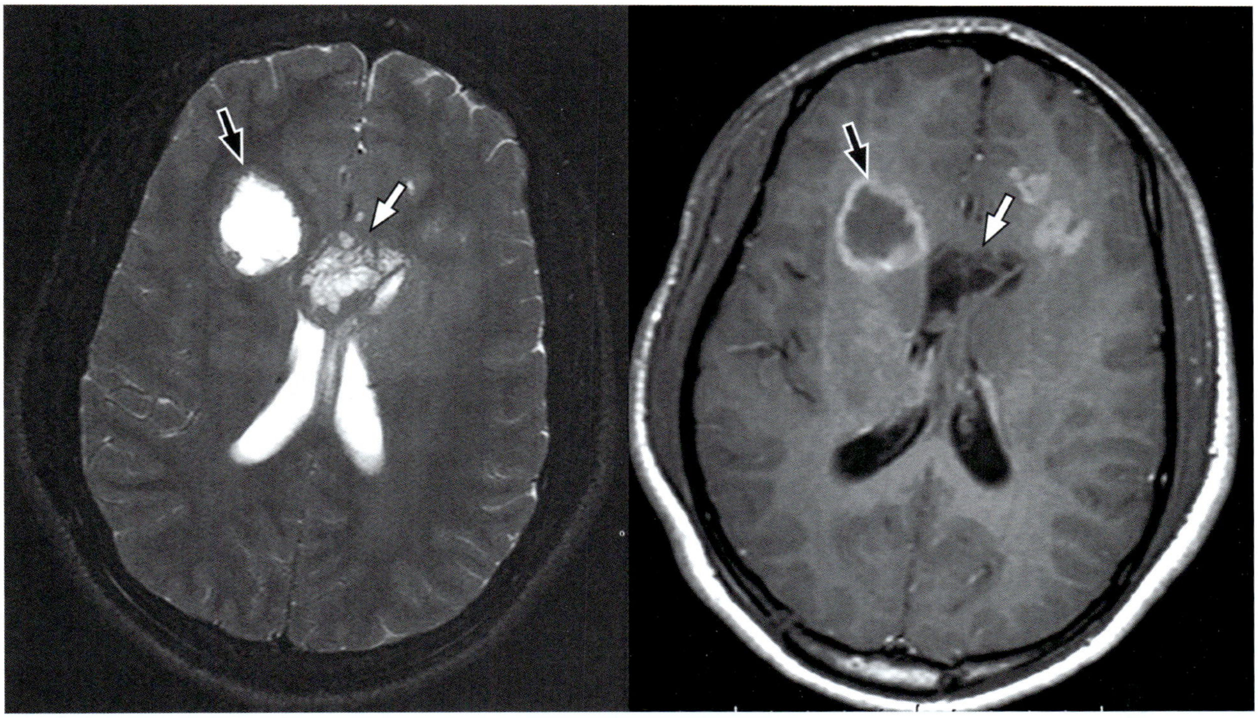

▲ 图 2-41 男，16 岁，多形性胶质母细胞瘤

轴位 T_2WI（左）和轴位增强 T_1WI（右）示右侧额叶大的占位（黑箭），中心坏死 T_2WI 呈高信号，边缘强化；且见广泛 T_2 高信号侵犯中线（白箭），符合多形性胶质母细胞瘤特征，即蝴蝶样胶质瘤

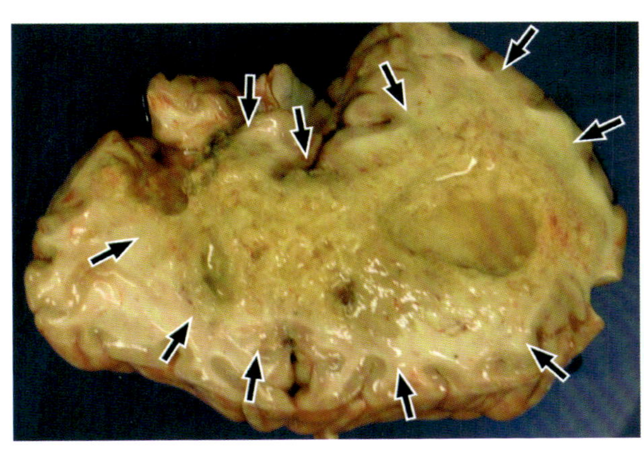

◀ 图 2-42 男，16 月龄，死亡前 3 个月诊断为多形性胶质母细胞瘤

剖面图示较大团块（箭）伴多个黄染的坏死区和边界不清楚区

状钙化被认为是一个典型的特征，但这在成人中更常见。增强后病灶强化多样。正如其他生长缓慢的外周病变，常可见颅骨内板的重塑。

目前对少突胶质细胞瘤的治疗包括外科切除并辅以放射治疗和化学治疗。局部复发常见，随访中，应当密切注意切除部位，复发肿瘤可能不强化，尤其需重视没有强化的病变[46]。

④室管膜瘤：约占所有儿童原发颅内肿瘤的6%[42]。幕上室管膜瘤常见于 6 岁以下的儿童，占所有室管膜瘤的 40%[47]。这些肿瘤被认为来源于发育中的大脑半球内胚胎期残余的室管膜组织。

室管膜瘤与灰质相比，T_1 呈低和等信号，T_2 呈高信号。在 CT 和 MRI 上增强通常呈中等强化（图 2-44）。室管膜瘤成分多样，常常含有钙化和囊性病变。MRI 上，肿瘤软组织常明显强化，混杂强化（强化差或未强化区域）。

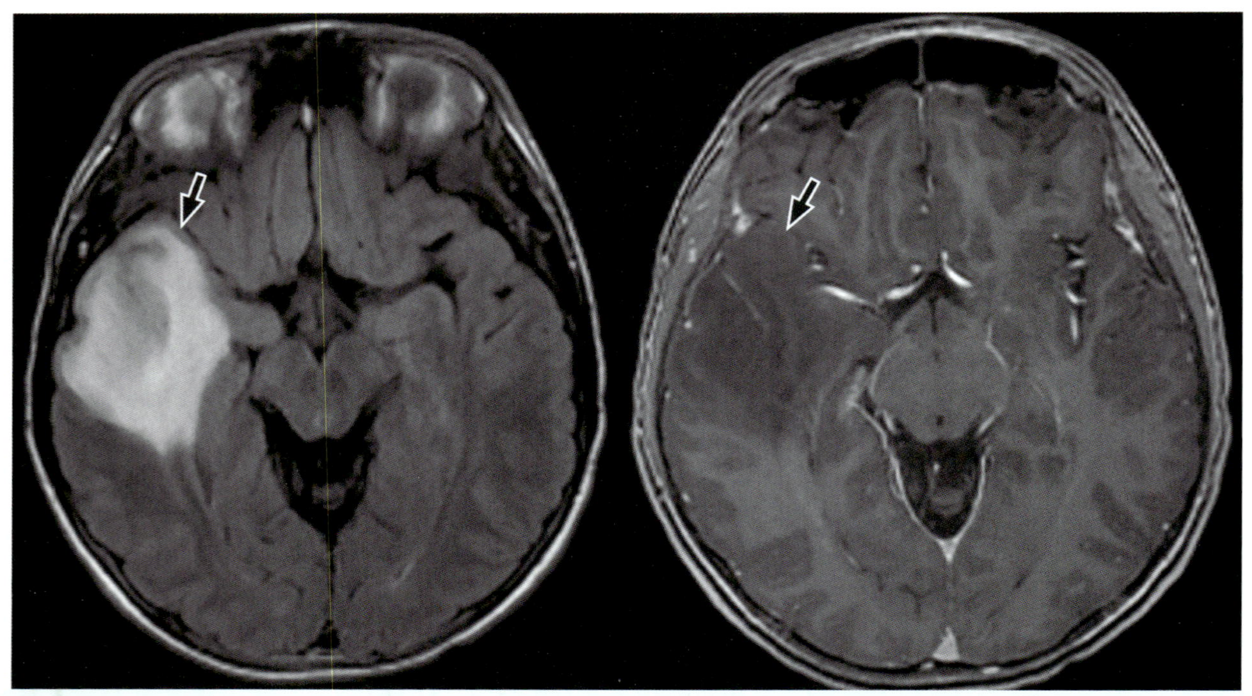

▲ 图 2-43　男，15 岁，少突胶质细胞瘤

轴位 FLAIR MRI（左）和轴位 T_1WI SPGR MRI（右）示右侧颞叶 FLAIR 高信号病灶，增强后未强化（箭）；病理切片显示为少突胶质细胞瘤

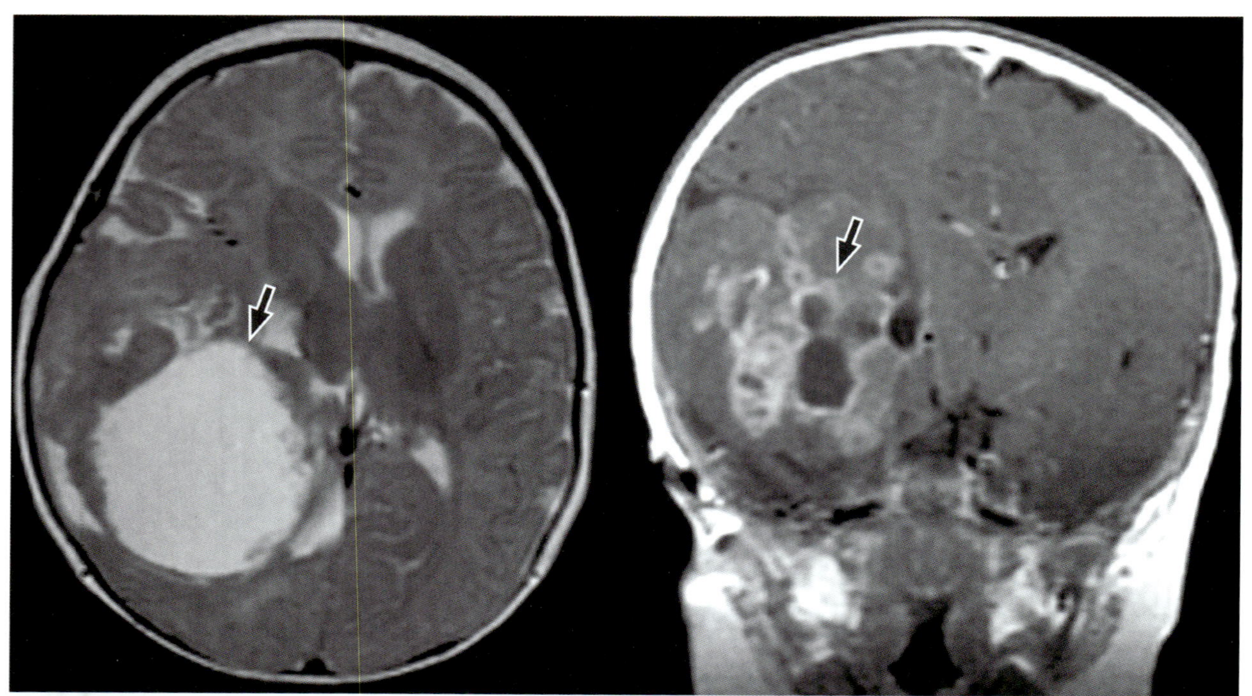

▲ 图 2-44　女，5 月龄，幕上室管膜瘤

轴位 T_2WI MRI（左）和冠状位增强 T_1WI MRI（右）示右侧大脑半球不均匀性肿块，含较大囊性成分和不均质强化区（箭），伴周围脑组织血管性水肿和明显占位效应；切除标本组织学符合间变性室管膜瘤

大体标本上，室管膜瘤通常质地柔软，呈棕褐色，不同于周围正常脑组织。显微镜下，由成群的圆形细胞组成，有丰富的纤维背景。细胞核常常排列在室管膜玫瑰花结节或血管周假菊形团纤维物质周围（图 2–45）。

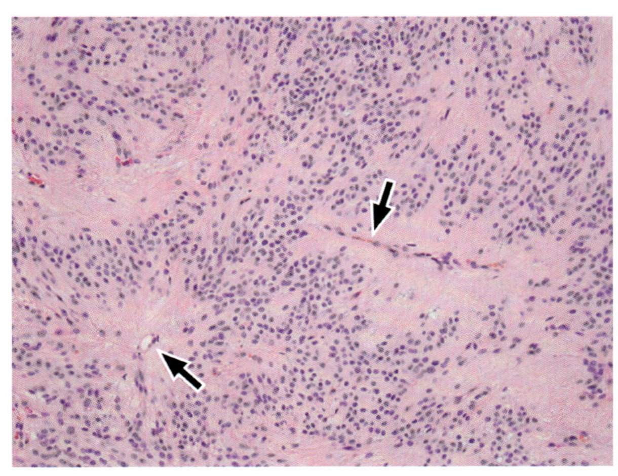

▲ **图 2–45 女，6 岁，室管膜瘤**

从额叶切除的肿块组织学显示纤维背景里单一圆形细胞；肿瘤细胞常围绕在细胞减少的纤维区域周围，伴中心血管（箭），形成“血管周围假菊形团”（HE，×200）

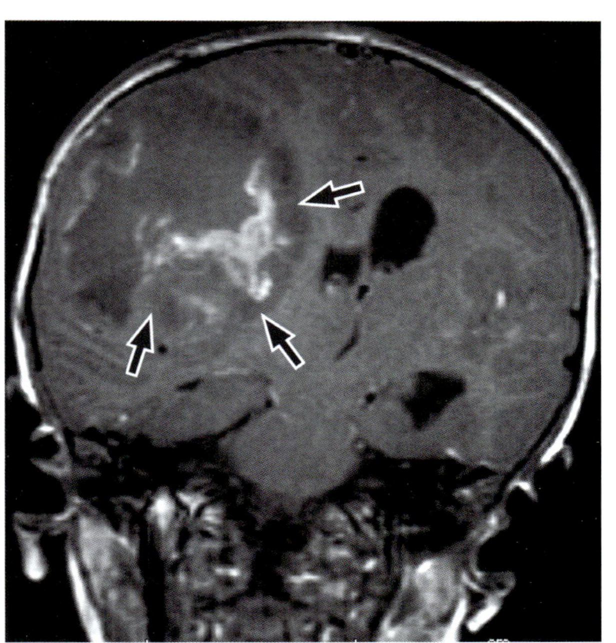

▲ **图 2–46 男，8 岁，中枢神经系统胚胎性肿瘤（WHO 命名改名前诊断为“CNS PNET”）**

冠状位增强 T_1WI MRI 示右侧大脑半球一个较大、部分坏死和增强强化的肿块（箭），可见明显占位效应和中线移位

⑤除髓母细胞瘤外的胚胎性肿瘤（以前称为中枢神经系统 PNET）：除髓母细胞瘤外的胚胎性肿瘤，以前称为中枢神经系统原始神经外胚层肿瘤（CNS PNET）相对少见，占儿童幕上肿瘤 5%[48]。肿瘤常见于生命头 10 年，发病高峰从出生到 5 岁。影像学表现，幕上胚胎性肿瘤通常较大，边界清楚，既可发生在大脑半球，也可发生在侧脑室。可为实性的，均质或不均质伴囊样结构。CT 上常看到钙化。对比增强后，坏死区域可见不均匀强化。MRI 上，实性部分弥散受限和 T_2 呈低信号（图 2–46），反映核浆比率高和细胞数增加（图 2–47），灌注成像上 CBV 值也有所增加。病灶内也可见出血。中枢神经系统胚胎性肿瘤较外周 PNET 是一组表现更不均质的肿瘤，可向神经元、星形细胞或者室管膜细胞分化。其缺乏 *EWSR1* 基因重组，这是外周 PNET/ 尤因肉瘤所特有的 [49]。

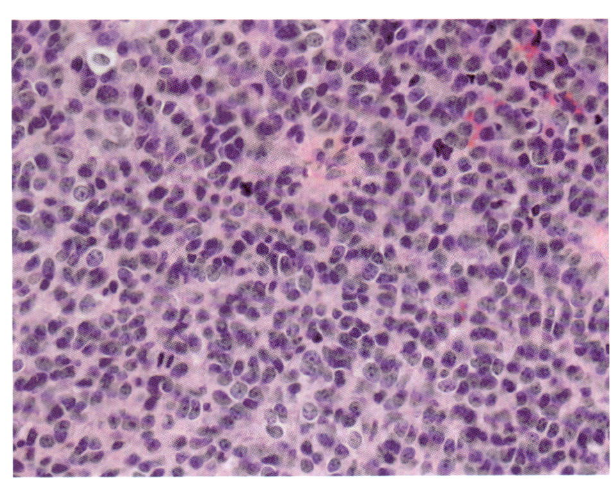

▲ **图 2–47 女，3 岁，颞叶胚胎肿瘤**

细胞分化差密集伴核浆比率高（HE，×400）；可通过基因检查特别分类，诸如“胚胎肿瘤伴多层菊花团，C19MC– 变异”；如果不能进一步分类，名称“CNS 胚胎肿瘤，未另行说明”也是合适的，而旧的术语“CNS PNET”现在已不存在

(2) 神经元和神经元 – 神经胶质肿瘤

①神经节胶质瘤和神经节细胞瘤：两种肿瘤均包含瘤性成熟的神经节细胞（神经元细胞）。神经节细胞瘤主要由神经元组成，而神经节胶质瘤也包含肿瘤性的胶质细胞（图 2–48）。神经节胶质瘤和

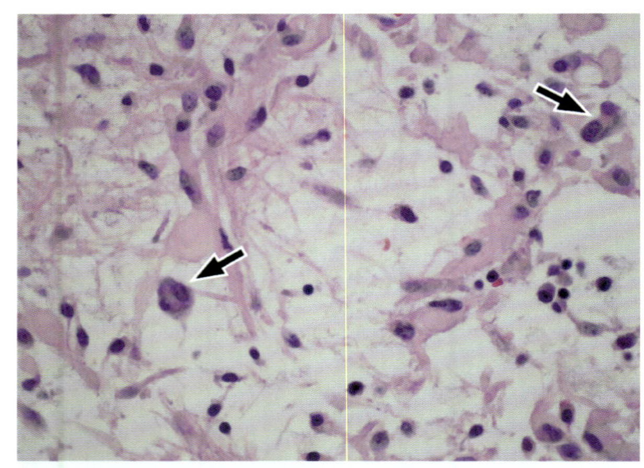

▲ **图 2-48　男，14 岁，神经节胶质瘤**

顶叶切除的肿块可见中等量的细胞伴纺锤形胶质成分和混合发育不良、偶尔多核（箭）神经节细胞（HE，×400）

神经节细胞瘤约占儿童幕上肿瘤的 6%[48]。两者最常见于青少年和青壮年。两者都起源于大脑皮质，最常见颞叶。临床症状的出现依赖于肿瘤的大小和位置，常包括癫痫。尤其是复杂部分性发作通常与颞叶肿瘤有关。

影像上，两者表现几乎相同，都是脑实质内肿瘤位于皮质周围混有实性和囊性表现。实性成分在 T_2 上与灰质相比呈高信号，增强后强化方式多变（图 2-49）。出现钙化和增强无强化可能提示这些肿瘤，尽管这些表现仍无特异性。

手术切除是儿科人群神经胶质瘤和神经节细胞瘤的最终治疗方法。

②婴儿型促纤维增生型神经细胞胶质瘤（desmoplastic infantile gangliogliomas，DIG）：DIG 是罕见的颅内肿瘤，常发生在 2 岁以内[50]。特点是既有星形细胞又有神经节细胞分化及明显的结缔组织增生基质。临床表现通常伴发迅速和进行性的头围增大。

DIG 典型表现是大脑半球较大的混合囊实性占位，最常见在额叶和顶叶。CT 上，肿块的实性部分比正常的灰质密度略高，常位于肿块的皮质边缘。钙化不常见的。MRI 上，病变的实性成分在 T_1WI 和 T_2WI 上同脑实质信号。与 CT 一样，增强后实性成分在 MRI 明显强化（图 2-50）。

DIG 的最佳治疗方法是手术切除，因体积较大且与硬脑膜附着牢固，往往具有挑战性。如果不能完全切除，应考虑化学治疗，尽管具有侵袭性表

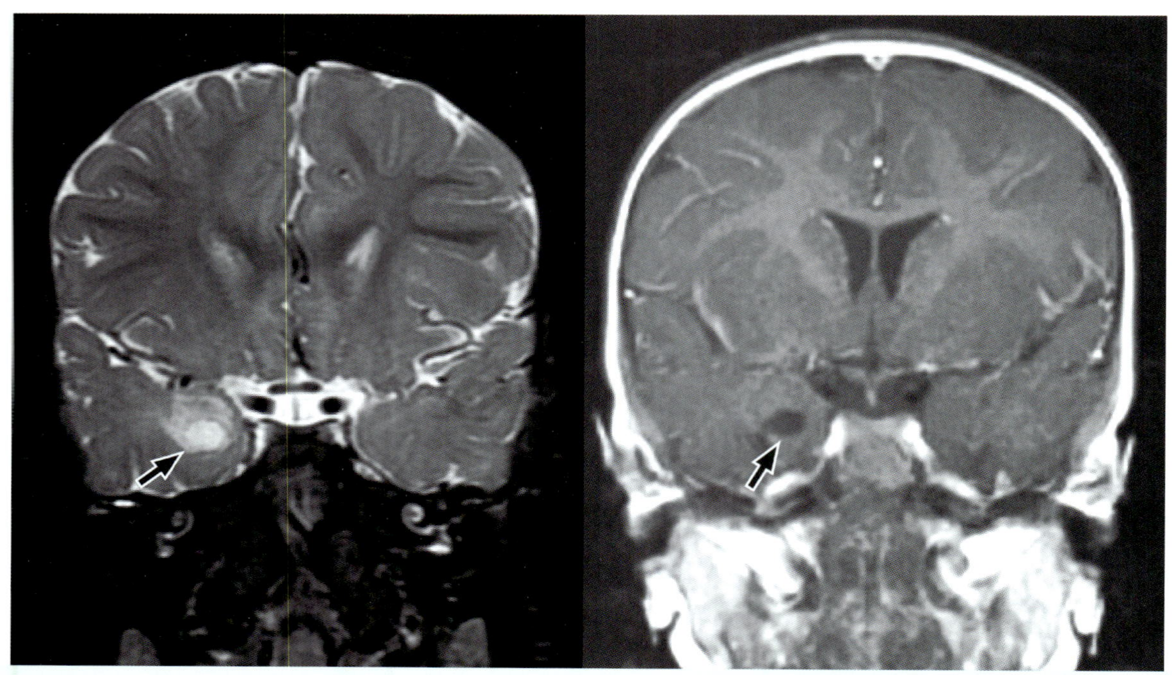

▲ **图 2-49　女，11 月龄，神经节胶质瘤，出现癫痫**

冠状位 T_2WI MRI（左）和冠状位增强 T_1WI MRI（右）示边界模糊，无强化，内部不均（箭），比灰质信号高，病变使右侧颞叶膨大，提示神经节胶质瘤

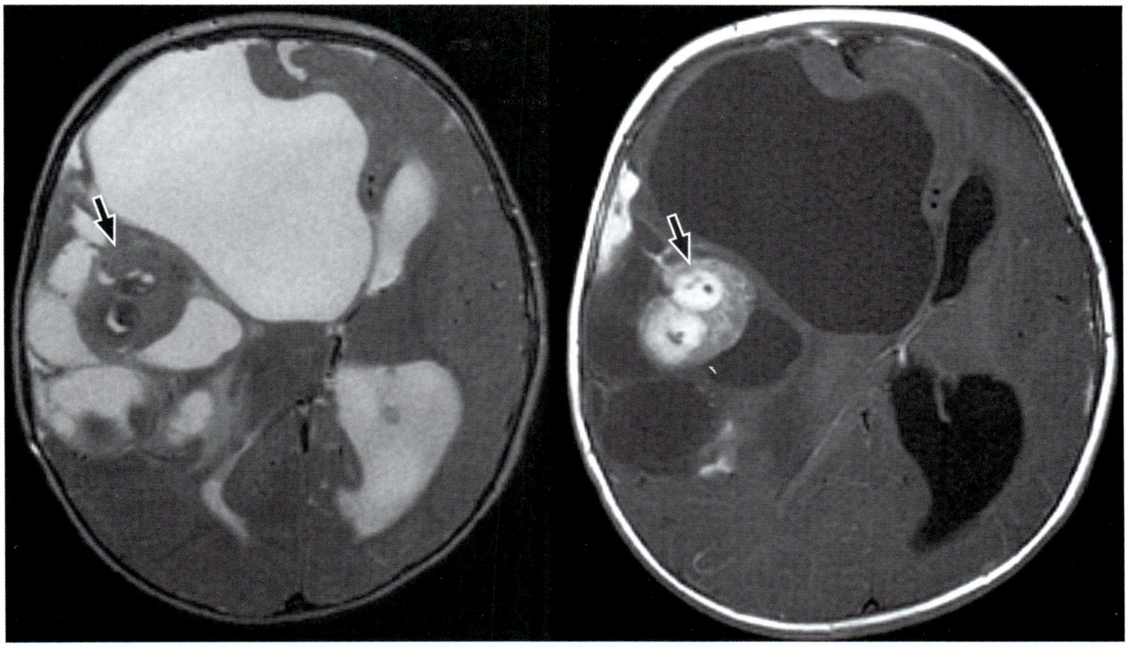

▲ **图 2-50　男，9 月龄，无症状 DIG 伴头围逐渐增加**

轴位 T_2WI MRI（左）和轴位增强 T_1WI MRI（右）示右侧大脑半球较大混合囊实性病灶（箭），伴实性成分强化；可见占位效应和中线左移

现，但对大多数患儿，总体预后是好的。

③胚胎发育不良性神经上皮瘤：胚胎发育不良性神经上皮瘤（DNET）是 WHO Ⅰ级良性、生长缓慢，起源于皮质或深部白质的神经元和混合性神经胶质瘤（图 2-51）。发病年龄平均为 9 岁，大多数患儿都有长期难治性的部分发作性癫痫史。在儿童时期中枢神经系统肿瘤中占比低于 1%[42]。DNET 最常位于颞顶叶，大多数病灶来源于皮质，据报道超过 80% 的病例伴皮层发育不良[51, 52]。

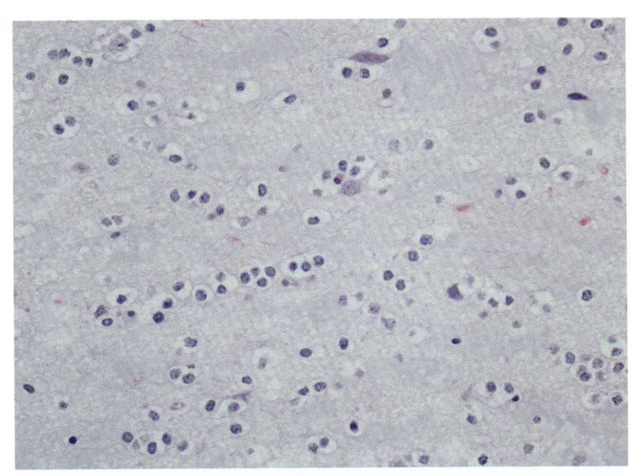

▲ **图 2-51　男，15 岁，DNET**

颞叶切除的肿瘤示淡蓝色黏液背景中见圆形少突样细胞伴偶发散在的神经元（HE，×400）

CT 上，病灶密度低于灰质。在 MRI 上，典型的 DNET 在 T_2WI 呈脑回样形态和囊样改变的皮质病变（图 2-52）。这些病灶在 FLAIR 上呈高信号。典型的 DNET 在 CT 和 MRI 都不会强化。DNET 的一种亚型可累及皮质和皮质下白质，增强后可见不同程度的强化。典型病灶周围没有水肿和占位效应，长时间可致颅盖骨内板出现扇贝征。

外科手术切除是目前 DNET 确定的治疗方法。

④脑室外中枢神经细胞瘤：中枢神经细胞瘤是少见的 WHO Ⅱ级神经上皮肿瘤，占所有中枢神经系统肿瘤的 0.1%～0.5%[53]。大多数中枢神经细胞瘤位于颅内脑室系统（在这种情况下，被称作中枢神经细胞瘤）或靠近中线，通常附着于透明隔膜上。但是，颅脑和脊髓“脑室外中枢神经细胞瘤”也一直有报道。这些肿瘤在儿童期不常见，大多数见于 20—40 岁的青壮年期。

CT 上，中枢神经细胞瘤混有实性和囊性，实性成分通常高于皮质密度（图 2-53），约 50% 病

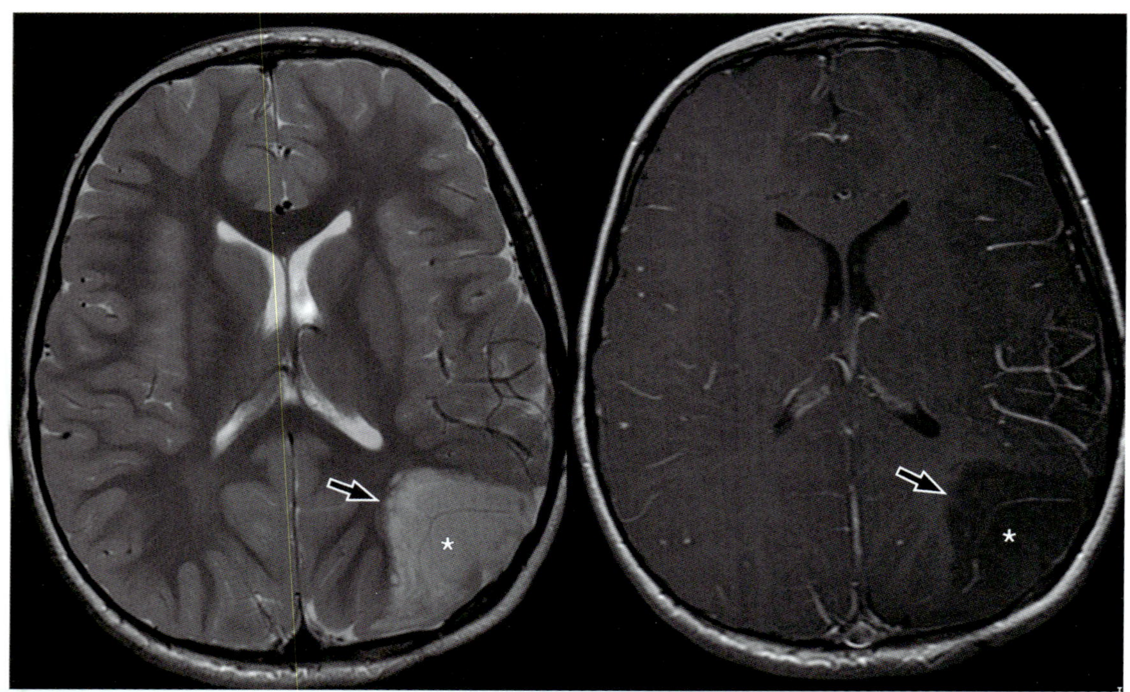

▲ 图 2-52 **男，10 岁，DNET 伴癫痫**

轴位 T_2WI MRI（左）和轴位增强 T_1WI MRI（右）示大的基于皮质的病灶（星号），沿内侧面见囊样病灶（箭），增强后无强化

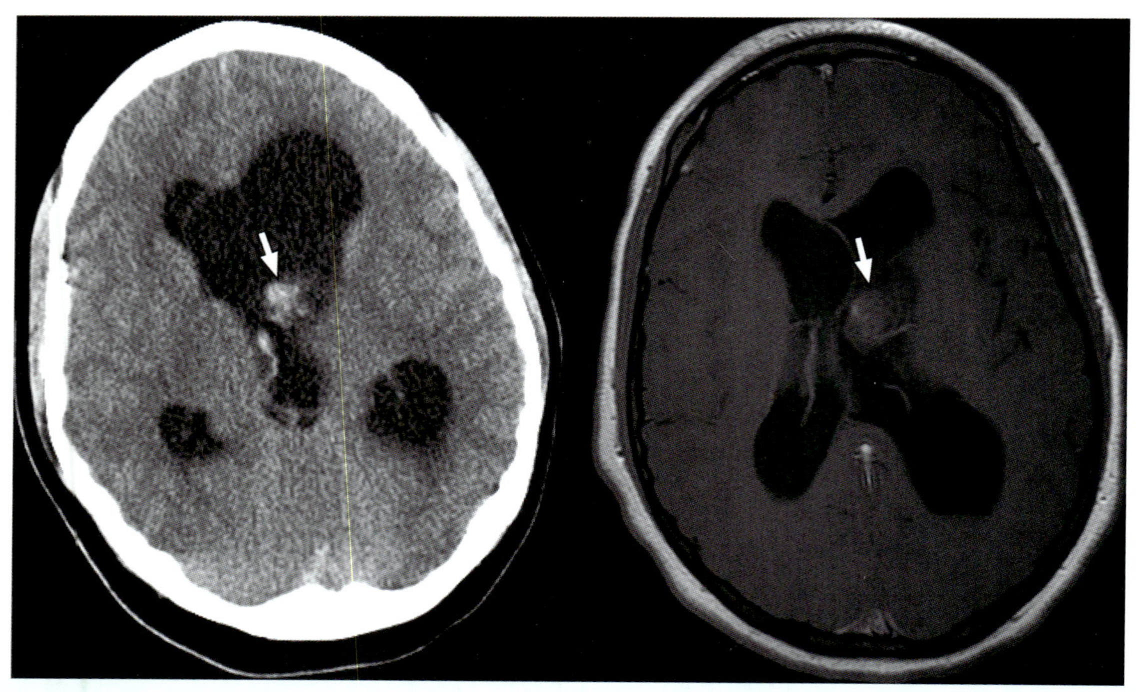

▲ 图 2-53 **女，14 岁，中枢神经细胞瘤**

轴位非增强 CT（左）和轴位增强 T_1WI MRI（右）示来源于尾状核左侧头部的肿瘤，可见出血和部分强化，伴脑室扩张

例可见钙化[54]。增强后实性呈中等不均匀强化。MRI 上，肿瘤信号不均，T_1WI 上与皮质呈等信号，T_2WI 上因病灶内囊肿呈现“多泡样”改变，FLAIR 图像上呈低信号。可以看到明显血管流空信号，此为肿块供血的脉络膜血管。增强后可见实性成分呈轻到中等不均匀强化。

绝大多数病例外科切除是有效的。显微镜下，肿瘤由均匀一致的组织学上良性圆形细胞及散在神经纤维网构成（图 2-54）。

2. 鞍区及鞍上肿瘤

(1) 视交叉 - 下丘脑胶质瘤：毛细胞型星形细胞瘤（WHO Ⅰ级）好发部位包括视神经（视神经胶质瘤）和视交叉 / 下丘脑。视路的毛细胞型星形细胞瘤占幕上肿瘤的 15%[55]。而且双侧视神经肿瘤几乎可明确此诊断。视路胶质瘤可能累及视神经、视交叉、视束、外侧膝状体和（或）视放射。NF1 患者的视神经胶质瘤发生率增高（20%～50%）[56]。另外，多达 24% 的 NF1 患者有视路胶质瘤[57]。据报道，患有 NF1 的儿童的视路胶质瘤比未患 NF1 的儿童侵袭性更小，且倾向于双侧。

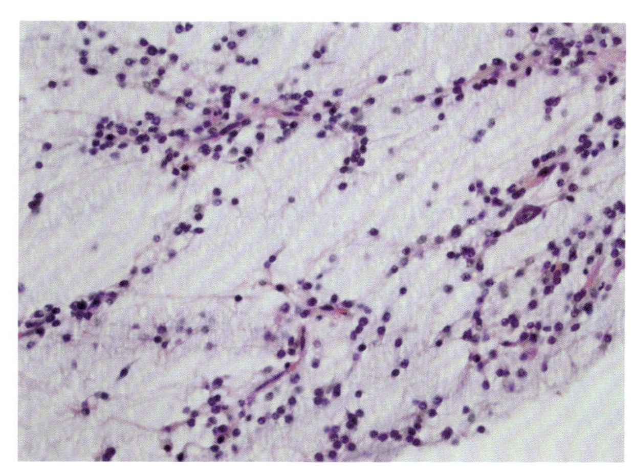

▲ 图 2-54 中枢神经细胞瘤

来自（图 2-53）的同一患者脑室内占位示均匀一致圆形细胞，点缀有神经纤维网无核区域（HE，×400）

视路胶质瘤 T_1 通常是等到低信号，T_2 呈混合信号，增强后常见明显强化（图 2-55）。利用轴位和冠状增强薄层 T_1WI 脂肪抑制图像和反转恢复或脂肪抑制 T_2WI 图像能最好地显示视路。占位效应和增强强化可区分肿瘤和 NF1 患者沿视束分布的髓

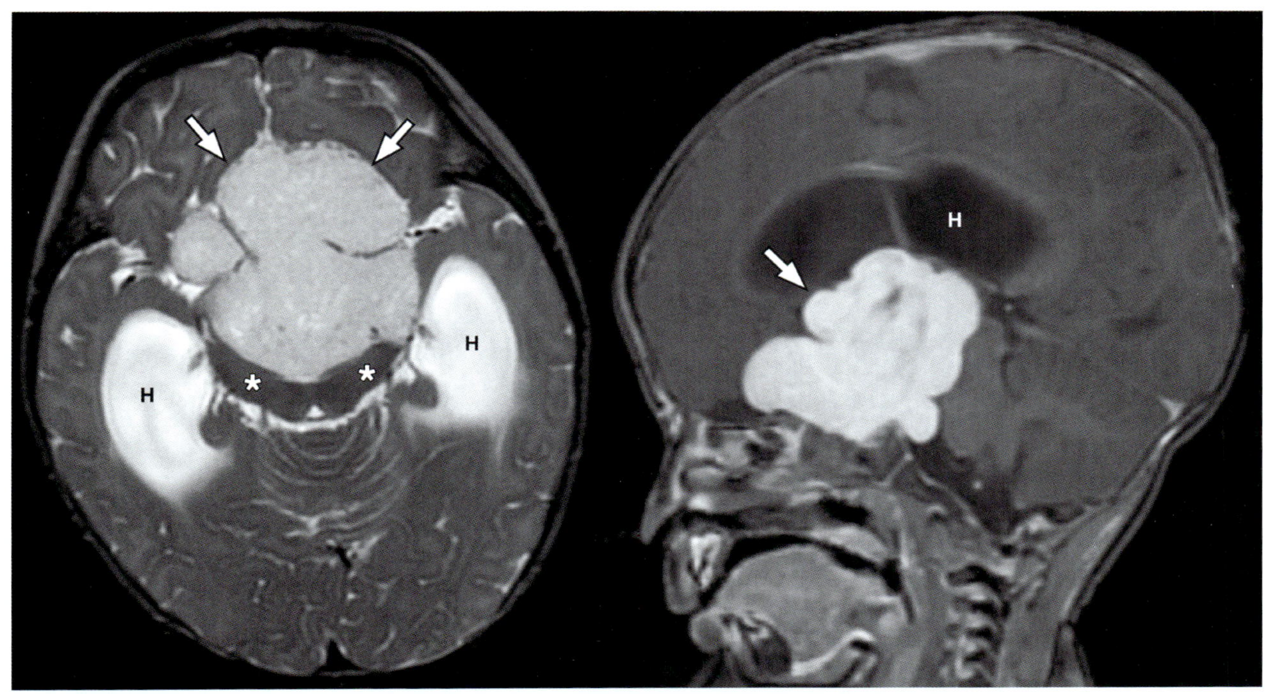

▲ 图 2-55 女，6 月龄，视路胶质瘤，易激惹，诊断为间脑综合征

轴位 T_2WI MRI（左）和矢状位增强 3D SPGR MRI（右）示鞍上和鞍内中等 T_2 信号明显强化的病灶（箭）扩展到脑桥前区和使大脑脚外展（星号），符合较大视路胶质瘤并继发脑积水（H）

鞘空泡化形成。

下丘脑 / 视交叉星形细胞瘤患儿可以出现间脑综合征，表现为发育迟滞。这些肿瘤常常较大，发病年龄小，影像表现比其他肿瘤更具侵袭性，可沿脑脊液路径播散。

(2) 颅咽管瘤：是鞍区和鞍旁区生长缓慢、良性且无神经胶质的肿瘤。占所有儿童脑肿瘤的3%～5%[58]。颅咽管瘤被归类为 WHO Ⅰ级肿瘤，起源于 Rathke 囊外胚层残余，在生命的第 1 和第 5 个 10 年中出现双峰发病率。造釉细胞型在儿童中比较常见，而鳞状乳头状型变异多见于成人[59, 60]。虽然它们是良性的，但它们可以侵袭鞍区和鞍旁区周围结构，引起胶质反应，使肿瘤切除具有挑战性。

影像学上，颅咽管瘤呈混合的囊实性表现，90% 的肿瘤显示钙化和 90% 包含囊性结构[61]（图 2–56）。在 MRI 上，蛋白质含量高或含亚急性出血的病变区 T_1WI 和 T_2WI 图像呈高信号[62]。T_1WI 低信号可能反映存在角蛋白。CT 常用于显示病变中的钙化，这对诊断和手术计划十分重要。

手术切除仍然是治疗颅咽管瘤的主要方法，放射治疗适于一些不能全切的病例。超过 85% 的患者在确诊后存活 3 年，次全切和放射治疗与生存期延长有关[63]。切除的标本通常呈海绵状，各种沙砾样改变，其囊肿可能含有黑色液体类似“机油”。显微镜下，它们由鳞状上皮组成，在造釉细胞型变异中，有明显的外周栅栏样和分化的星形网状区，类似于源自牙齿上皮的釉质瘤（图 2–57）。影像随访用于识别复发、第二肿瘤和伴发的烟雾综合征。

(3) 垂体腺瘤

①垂体大腺瘤和垂体微腺瘤：垂体腺瘤占儿童期所有幕上肿瘤的比例约 3%[64]。临床表现多样，取决于肿瘤大小、激素活性和蝶鞍外累及范围。大多数腺瘤激素分泌活跃，最常见为催乳素。病变大多数为微腺瘤（直径小于 1cm），存在神经内分泌症状。大腺瘤（直径大于 1cm）分泌催乳素或激素不活跃，临床表现多样，包括神经内分泌功能异常、视野缺失或头痛。

在 MRI 上，与正常垂体对比，腺瘤在 T_1WI 上可能是等或低信号和 T_2WI 呈等到高信号。在增强图像上，微腺瘤与正常垂体相比强化程度相对低（图 2–58）。大腺瘤表现为不均性肿块，往往累及蝶鞍和鞍上区。出血是垂体大腺瘤中相对常见的并发症。

在儿童，视交叉受压迫是大腺瘤的手术指征。对于视交叉未受压的大腺瘤，当病灶大于 2cm 并伴

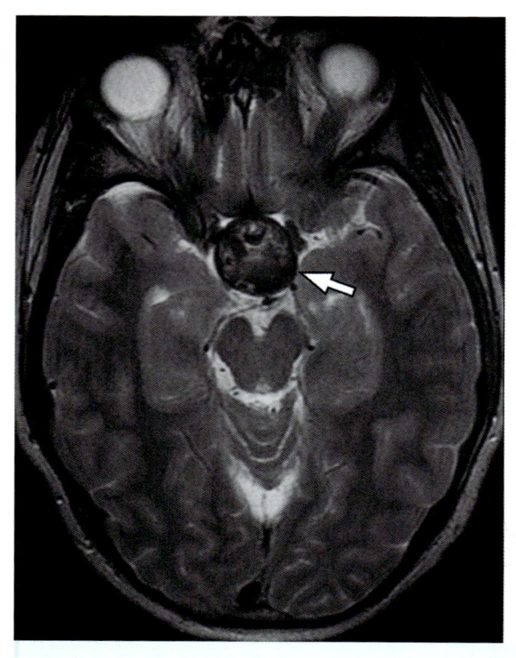
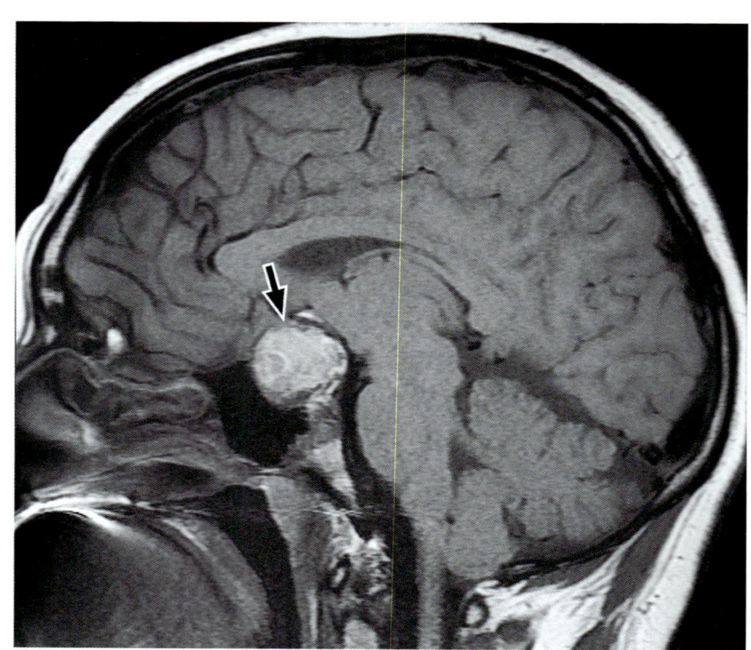

▲ **图 2–56 男，17 岁，颅咽管瘤，出现垂体功能减退**

轴位 T_2WI MRI（左）和矢状位增强 T_1WI MRI（右）示较大、部分钙化、不均质鞍上占位（箭），对视交叉推移并累及垂体

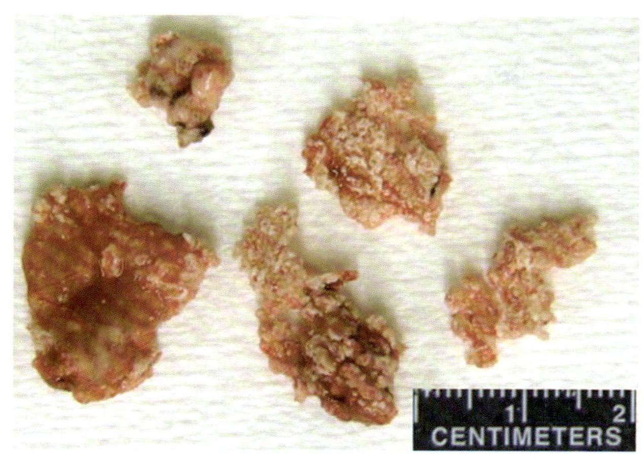

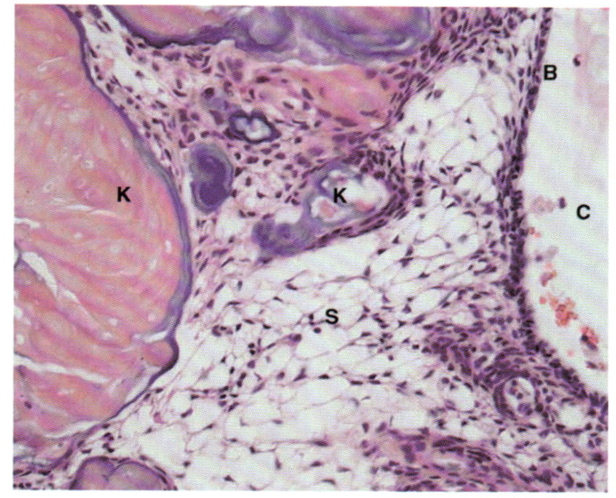

▲ 图 2-57 女，3 岁，颅咽管瘤

该造釉细胞型颅咽管瘤表现为以下丘脑为中心较大的囊性肿块；大体标本（左）呈海绵状白垩样淡褐色组织，偶可见含黑色、油脂液体囊肿；显微镜下（右）可见，鳞状细胞伴基部栅栏样（B）和星形网状组织（S），相间钙化的角蛋白残核（K）和囊状间隙（C）（HE，×400）

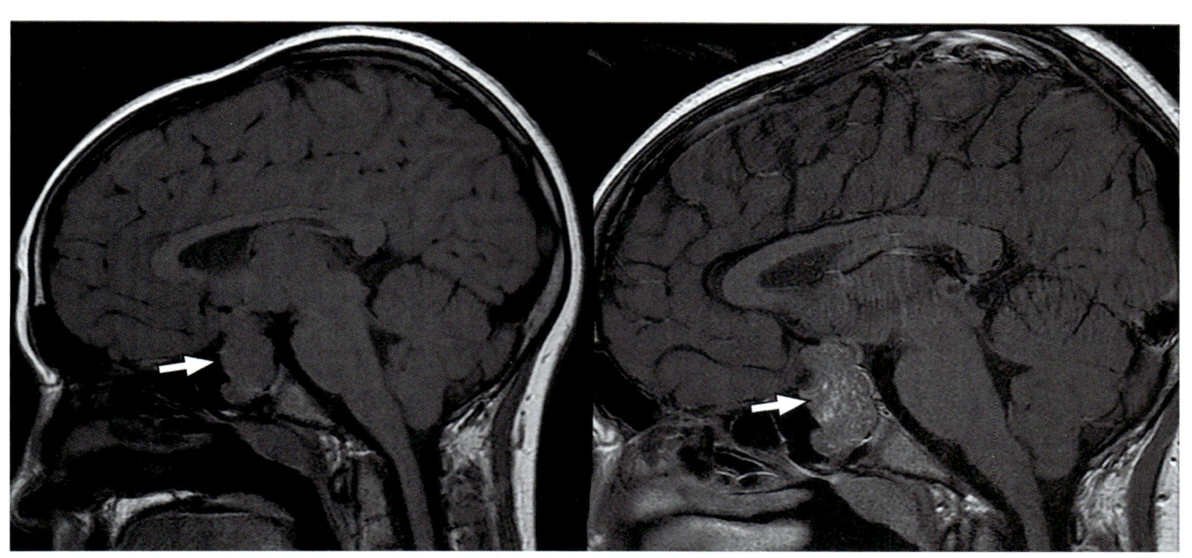

▲ 图 2-58 男，16 岁，垂体大腺瘤，表现为生长激素缺乏

矢状位增强前 T_1WI MRI（左）和矢状位增强后 T_1WI MRI（右）显示跨蝶鞍较大、不均匀性和部分强化的多分叶病灶（箭），致蝶鞍扩大，向上扩大至鞍上池，向下扩大至蝶窦

泌乳素超过 600ng/ml[65]，应考虑手术。尽管有些外科医师倾向于进行前期手术治疗，但对功能性微腺瘤患儿通常采取内科治疗。显微镜下，垂体腺瘤可根据免疫组化染色（图 2-59）评估的结构模式和激素含量进行分类。

② Rathke 囊肿：在蝶鞍或鞍上区域常见的另一种病变是 Rathke 囊肿。这些病变是先天性的，非肿瘤性囊肿，来源于 Rathke 囊的残留物。Rathke 囊肿多偶然发现，通常体积不大，不至于压迫周围结构而引起相应临床症状。因视交叉、下丘脑或脑垂体受压而引起的症状，与其他鞍区肿块（颅咽管瘤或垂体腺瘤）不能区别。

在 MRI 上，Rathke 囊肿特征为在非增强 T_1WI 上呈高信号。囊内结节一直以来均有叙述，但因囊内液体和结节信号相同很难显示。虽然影像检查有助于区分 Rathke 囊肿与其他鞍区和鞍上的病灶，但

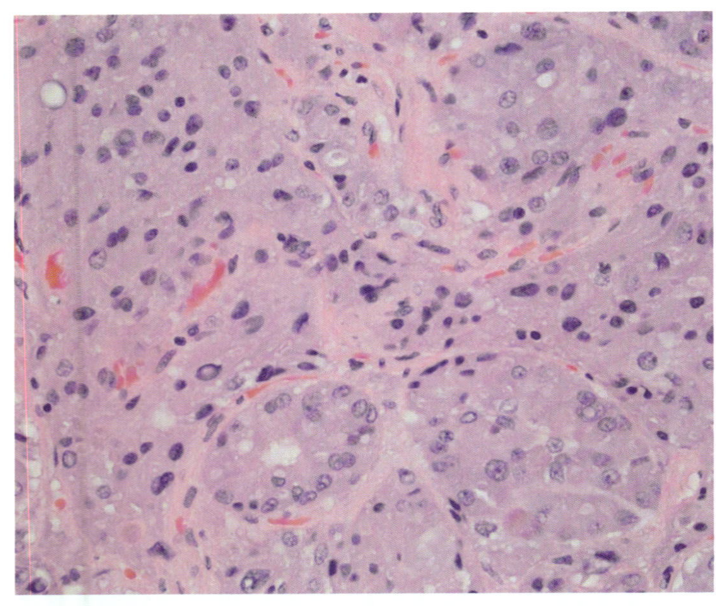
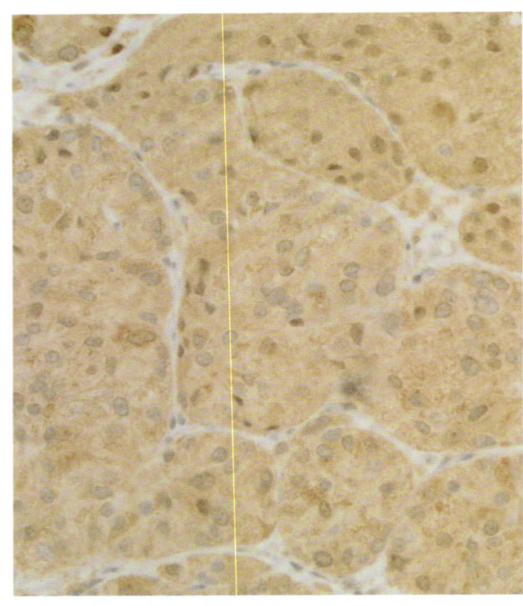

▲ 图 2-59 **男，13 岁，垂体腺瘤，出现库欣病**

切除的肿块显示特有的细胞巢，呈现丰富多样的颗粒细胞质（左，HE，×400）；免疫组化染色示促肾上腺皮质激素呈棕色胞质反应（右，ACTH 免疫标记，×400）

影像表现没有特异性，影像表现与囊性颅咽管瘤和囊性垂体腺瘤有所重叠。多数病例需要影像随访，偶尔需要抽吸囊液以确定诊断。

③下丘脑错构瘤：也叫灰结节错构瘤，是很少见的病变，由非肿瘤性神经元组织异常迁移至下丘脑构成。患儿多见于生命的第 1 个 10 年，典型症状为性早熟和痴笑癫痫。在 Pallister-Hall 综合征，下丘脑错构瘤与其他先天性畸形有关，包括嗅球发育不全、垂体、甲状腺和肾上腺发育不良或不发育、心脏和肾脏畸形、肛门闭锁、颅面畸形、并指（趾）畸形和短掌骨。

CT 上，下丘脑错构瘤表现为鞍上灰质病灶。MRI 上，三脑室底部中央或带蒂的肿块（图 2-60）。T_1WI 上病灶信号同灰质，T_2WI 上信号等或稍高于灰质。典型病例增强后病灶无强化，出现强化应考虑 Langerhans 组织细包增多症（Langerhans cell histiocytosis，LCH）或生殖细胞瘤。

外科手术切除是目前治疗下丘脑错构瘤的方法，经胼胝体或其他路径，用伽马刀、内镜切断，最近，MRI 引导下激光消融进行全部或部分切除。

3. 松果体区肿瘤

(1) 松果体囊肿：是松果体中最常见的良性病变，影像检查中偶然发现，MRI 上特点为 T_1 低信号，T_2 高信号，虽然囊壁可见薄边强化，但囊内无结节强化。囊内可以自发出血，致信号强度改变，以至于不完全与脑脊液信号相同，大多数病例无随访的必要。

(2) 松果体肿瘤：松果体母细胞瘤是罕见的恶性肿瘤性病变，占所有中枢神经系统肿瘤的 0.1%[66]。发生于松果体中，由低分化的小圆蓝细胞组成（图 2-61）。

不同于其他中枢神经系统胚胎肿瘤，表现出更大程度的感光分化[67]。它们被归类为 WHO Ⅳ级肿瘤。在 MRI 上，这些病变是 T_1WI 呈低或等信号，T_2WI 信号多变，呈低、高或混杂信号（图 2-62）。

松果体母细胞瘤呈分叶状，增强后强化均匀。有 10%～20% 的松果体母细胞瘤患者通过神经轴下行转移[68]。因此，这些病例必须进行全脊髓成像。松果体钙化外扩，称“爆米花样”钙化，是松果体实质肿瘤的特有征象，有效地区别于生殖细胞肿瘤。

松果体母细胞瘤外科切除，辅以颅脑脊髓的放射治疗和多种药物化学治疗。预后相对较差。

(3) 生殖细胞肿瘤：是最常见的松果体区肿瘤。65% 为单纯的生殖细胞瘤[69, 70]。其他类型的 CNS 生殖细胞肿瘤包括畸胎瘤（成熟和未成熟的变异）、胚胎癌、卵黄囊肿瘤、绒毛膜癌和混合中枢神经系

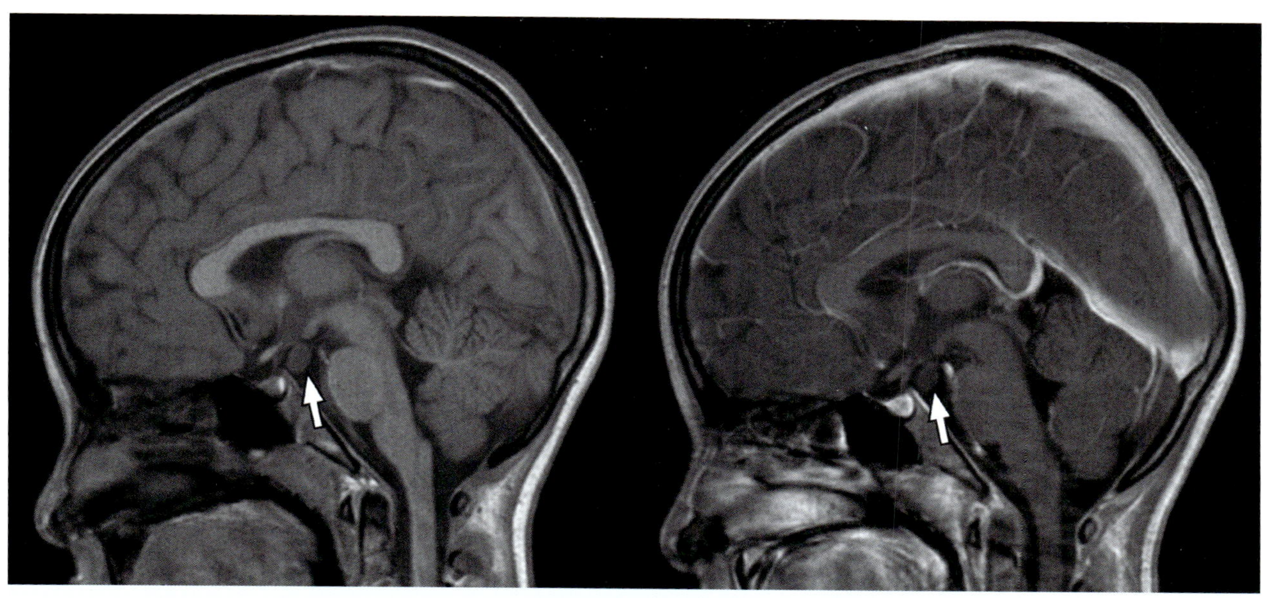

▲ **图 2-60　男，4 岁，下丘脑错构瘤，表现为性早熟**

经蝶鞍层面矢状位增强前 MPRAGE MRI（左）和矢状位增强后 T_1WI MRI（右）示来源于三脑室底有蒂、圆形及无增强 T_1 等信号病灶（箭）

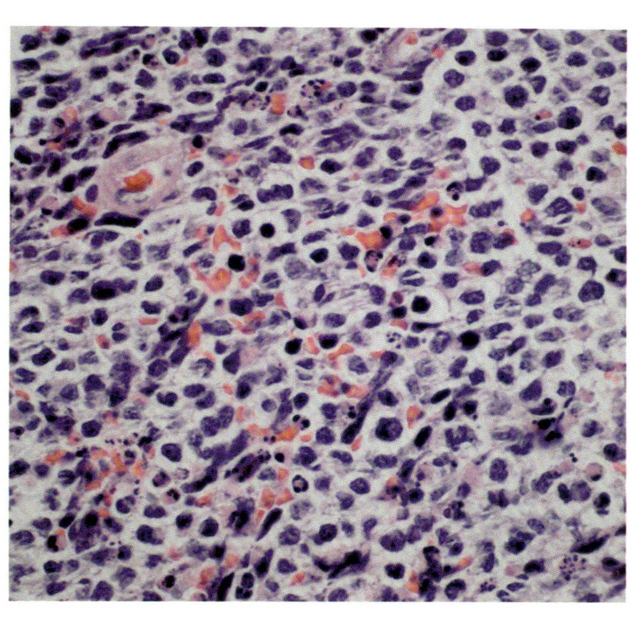

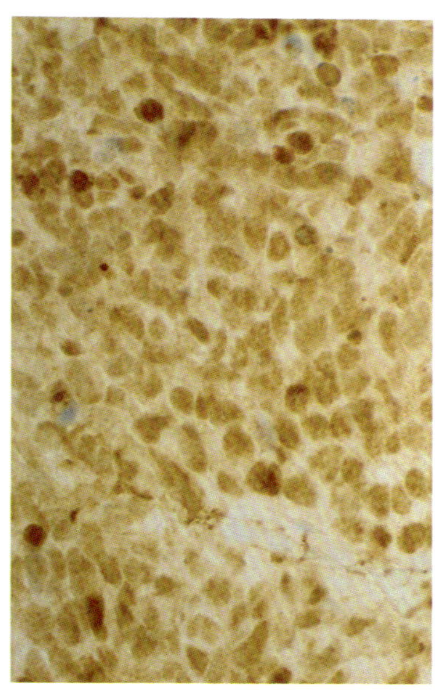

◀ **图 2-61　松果体母细胞瘤**

前图（图 2-60）患儿活检标本示典型密集小圆蓝肿瘤细胞，核浆比高，有丝分裂频繁，局灶性坏死（左，HE，×600）；免疫组化示 CRX 表达强烈，反应感光分化（右，CRX，×600）

统生殖细胞肿瘤[70]。

单纯生殖细胞瘤 CT 上是高密度，强化均匀。在 MRI 上，在所有序列上同灰质信号，增强后强化明显（图 2-63 和图 2-64）。其向前生长可至第三脑室底部，或浸润丘脑和中脑，脊髓播散相对常见。

非生殖细胞瘤性生殖细胞肿瘤（nongerminomatous germ cell tumors，NGGCT）影像表现无特异性，瘤内囊变和钙化相对常见。畸胎瘤成分多样，包含脂肪、囊变和钙化。强化表现多样，出血提示含绒毛膜癌成分。

过去，呈现典型中枢神经系统生殖细胞瘤影像表现的患儿，给予经验性的放射治疗。现在治疗前，需确定组织学类型。以立体定向活检获得组织，其损伤较小。生殖细胞瘤对放射治疗高度敏感，单

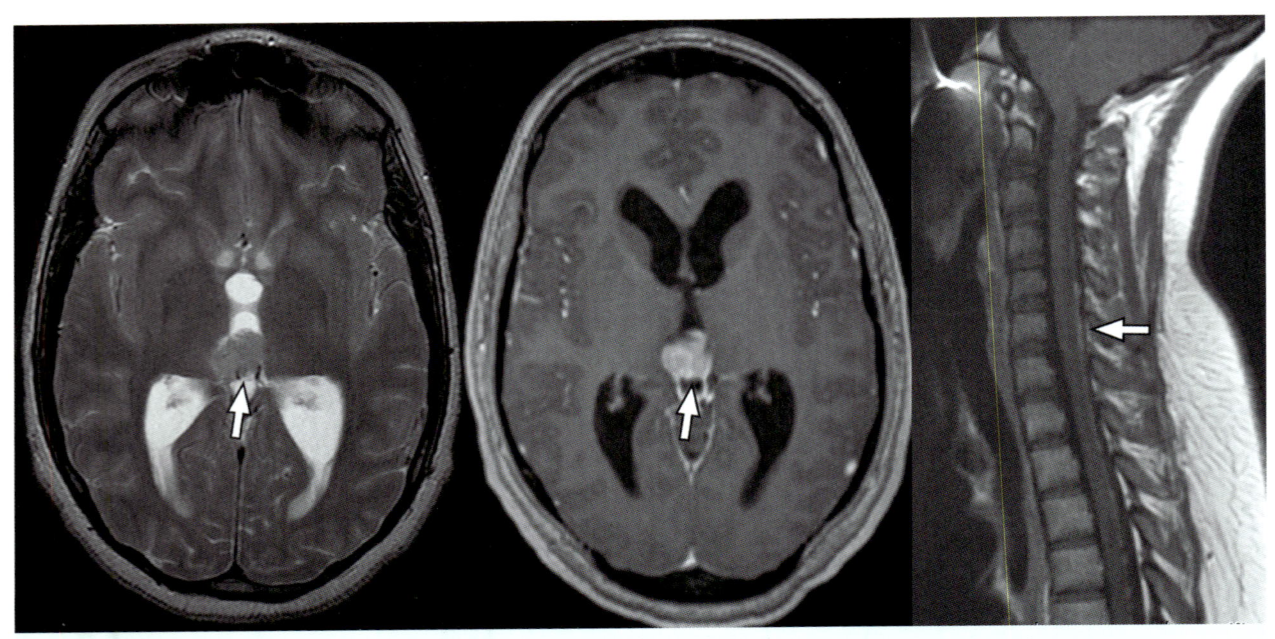

▲ **图 2-62　女，17 岁，松果体母细胞瘤**

轴位 T_2WI MRI（左）和轴位增强 T_1WI MRI（中）示 T_2 低信号，增强后强化肿块（箭）；颈髓矢状位 T_1 增强 MRI（右）示沿脊髓表面向下转移（箭）

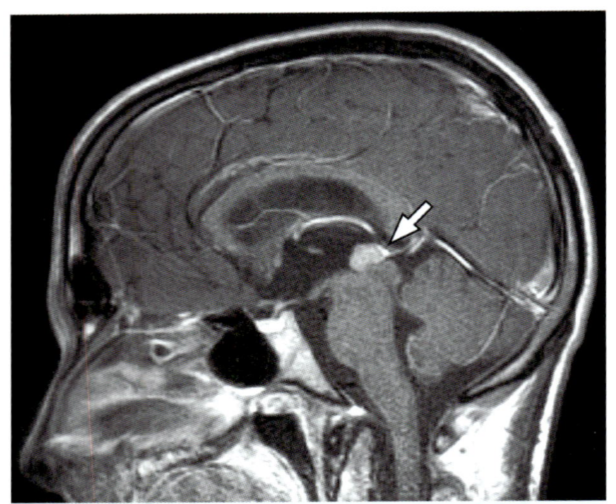

▲ **图 2-63　女，12 岁，松果体生殖细胞瘤，表现为头痛和呕吐**

矢状位增强 T_1WI MRI 示均匀强化的松果体肿块（箭）

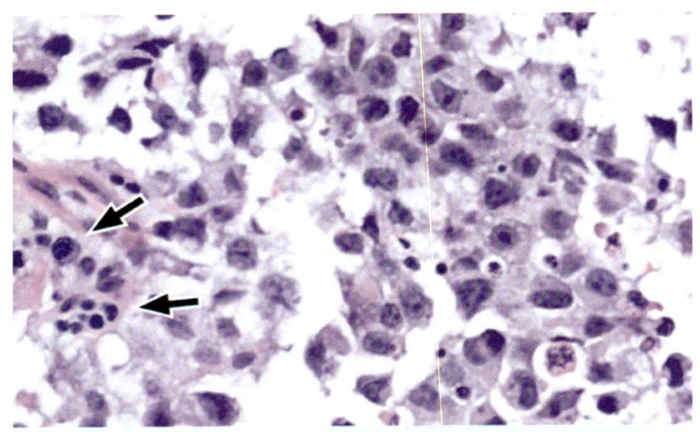

▲ **图 2-64　男，16 岁，松果体生殖细胞瘤**

松果体肿块活检示单纯生殖细胞瘤，特点为大、圆形、有泡的核和明显的核仁细胞；混合有淋巴细胞（下箭）和浆细胞（上箭）（HE，×400）

独放射治疗可完全缓解，其 5 年的生存率超过 90%[71]。NGGCT 对放疗敏感性较单纯生殖细胞瘤差，总体上 5 年生存率为 30%～40%[72]。NGGCT 治疗包括化学治疗后放射治疗，对于无反应或高危生殖细胞肿瘤则辅以手术或大剂量干细胞化学治疗[73]。

(4) 顶盖胶质瘤：是一种中心位于中脑的肿瘤，由于导水管狭窄致阻塞性脑积水和颅内压升高。肿瘤表现顶盖增大，T_1 等信号 T_2 高信号，初始阶段

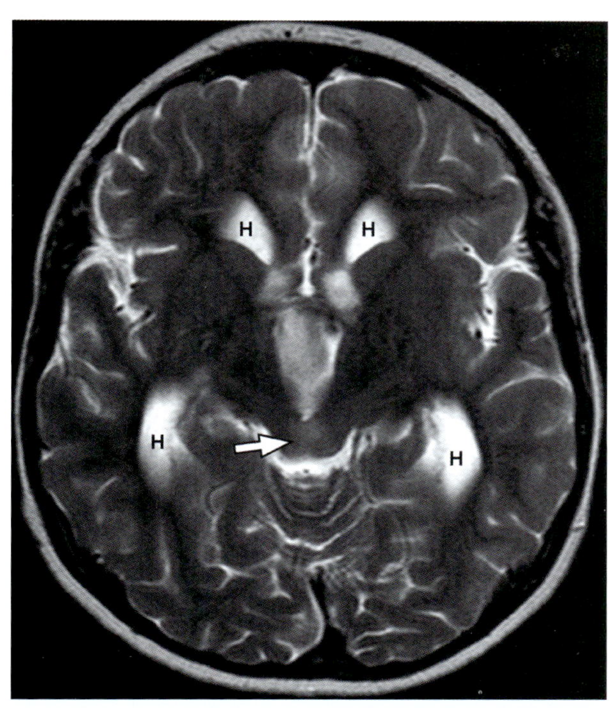

▲ **图 2-65 男，9 岁，顶盖胶质瘤**

轴位 T_2WI MRI 示顶盖部位 T_2WI 高信号，病灶（箭）致脑积水（H）

没有明显强化（图 2-65）。多数儿童采用保守治疗，经内镜下三脑室造口引流术或脑室分流治疗脑积水，并定期对肿瘤行影像的详细随访。

4. 脑室肿瘤

(1) 脉络丛肿瘤：约占儿童脑肿瘤 3%，多达 90% 的脉络丛肿瘤是乳头状瘤，余下的为脉络丛癌[74]。近来，第三类脉络丛肿瘤称为非典型脉络膜乳头状瘤[75]。70% 脉络丛乳头状瘤的发生在 2 岁以下的儿童。在胎儿期很少被诊断为脉络丛乳头状瘤[76]。

在儿童中，肿瘤最常发生于侧脑室三角区，而成人最常发生于第四脑室。CT 上，脉络丛乳头状瘤呈典型的等或高密度分叶肿块，增强后均匀强化，或见点状钙化。MRI 上，肿瘤表现为信号均一，强化均匀脑室内占位，T_2WI 上主要呈高信号，T_1WI 呈低信号（图 2-66）。

因出血或坏死在 T_1WI 和 T_2WI 表现为不均匀的信号强度。MRS 或许有助于区别乳头状瘤或癌，肌醇水平在乳头状瘤明显高于乳头状癌。另一方面，癌较瘤有明显的胆碱峰（图 2-67）。脉络丛乳头状瘤和癌均可发生脊髓转移，在癌中更多见。因此，

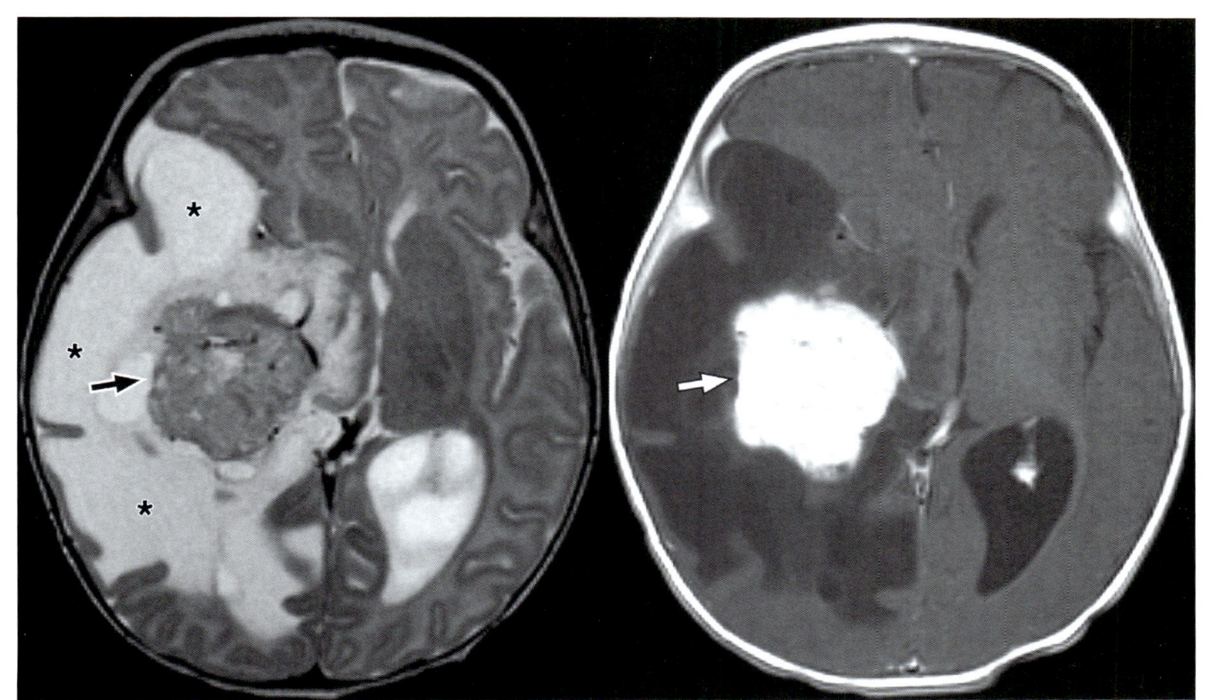

▲ **图 2-66 女，3 月龄，脉络丛乳头状瘤，表现为头围增加和异常凝视**

轴位 T_2WIMRI（左）和轴位增强 T_1WI MRI（右）示右侧侧脑室分叶肿块（箭），伴许多流空血管且明显强化；注意周围脑实质广泛 T_2 高信号（星号），此为肿瘤分泌的脑脊液

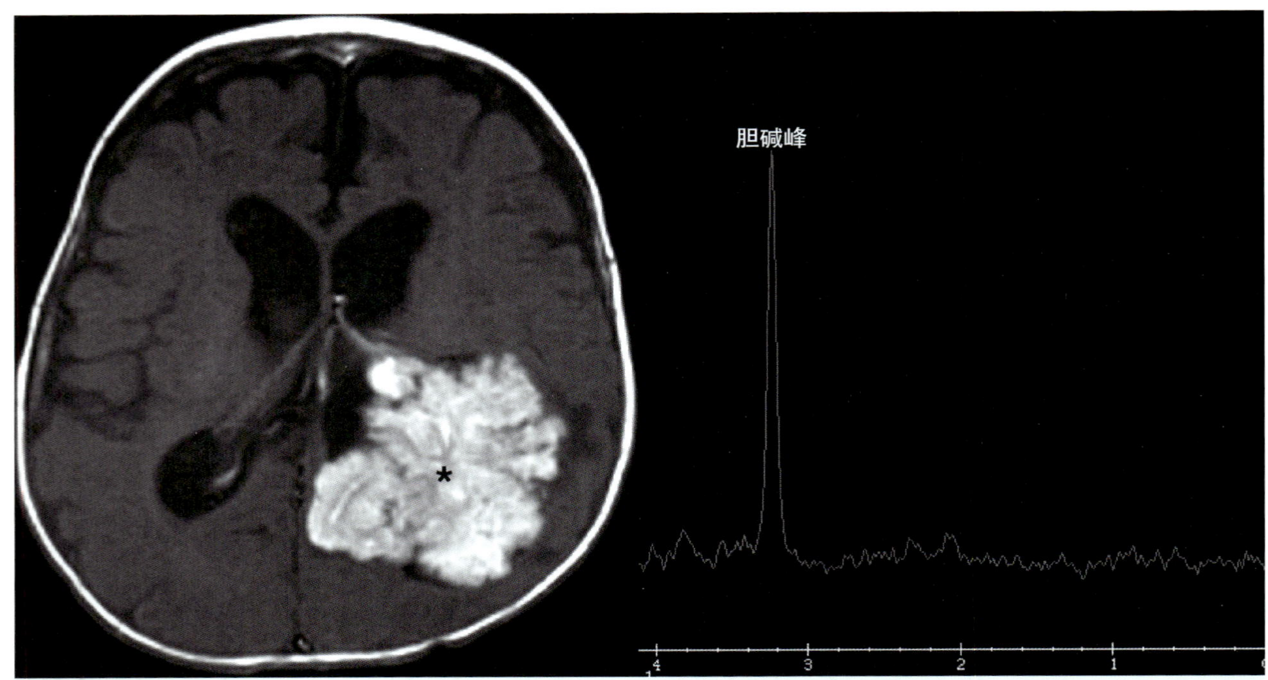

▲ **图 2-67　女，4 月龄，脉络丛乳头状癌**

轴位增强 T_1WI MRI（左）示左侧脑室中较大、明显强化的肿块（星号）；病灶行单体素波谱示胆碱峰明显升高，提示脉络丛癌

对所有疑有脉络丛肿瘤的儿童在外科干预前均应进行全脊髓成像。

组织学上，脉络丛乳头状瘤与正常脉络丛相似，有叶状结缔组织核心，覆以单层立方上皮细胞；细胞轻度异型，核分裂率低（图 2-68）。脉络丛癌可表现为频繁核分裂象，细胞聚集，细胞核多形性和坏死灶（图 2-69）。

(2) 室管膜瘤：起源于脑室系统的室管膜细胞，最常见于第四脑室底部。影像特征在后文的颅后窝室管膜瘤中进行描述。

(3) 中枢神经细胞瘤：中枢神经细胞瘤在前一部分神经元和神经胶质细胞瘤中已讨论。

(4) 室管膜下巨细胞星形细胞瘤：此病灶几乎只存在于患有结节性硬化的儿童中。在后文神经皮肤综合征中将进行讨论。

5. 颅后窝肿瘤

(1) 髓母细胞瘤：是具有侵袭性的胚胎神经上皮肿瘤（WHO Ⅳ级），起源于小脑，疾病早期就有播散整个中枢神经系统的倾向，是儿童中最常见的恶性脑肿瘤，约占所有颅后窝肿瘤的 40%，占所有儿童脑肿瘤的 10%～20%[77]。

髓母细胞瘤根据其组织病理学特征可分为经典型和四种变异型，包括促结缔组织增生型 / 结节型髓母细胞瘤、广泛小结节型髓母细胞瘤（medulloblastoma with extenxive nodularity，MBEN）、间变型髓母细胞瘤和大细胞型髓母细胞。所有类型的髓母细胞瘤特点表现为密集排列，具有高核浆比的原始细胞（图 2-70）。最近，髓母细胞瘤基于各种各样的信号通路，根据其特征分为主要的分子亚型，包括 Shh、Wnt、ERBB2 和 non-Shh/Wnt 亚型。患儿典型表现为颅内压升高的症状和体征。也可出现脑神经功能紊乱，伴有吞咽困难和鼻音。

髓母细胞瘤常起源于中线小脑蚓，长入第四脑室致梗阻性脑积水。在年长儿和促结缔组织增生型亚型，病变位于小脑半球。CT 上，髓母细胞瘤因细胞多呈高密度，增强后强化明显。MRI 上，典型特征表现为相对于灰质 T_1WI 和 T_2WI 均呈低信号，增强后均匀强化（图 2-71）。应当对整个脊髓进行影像检查，影像诊断脑脊液播散的发生率为 20%～30%[78]。

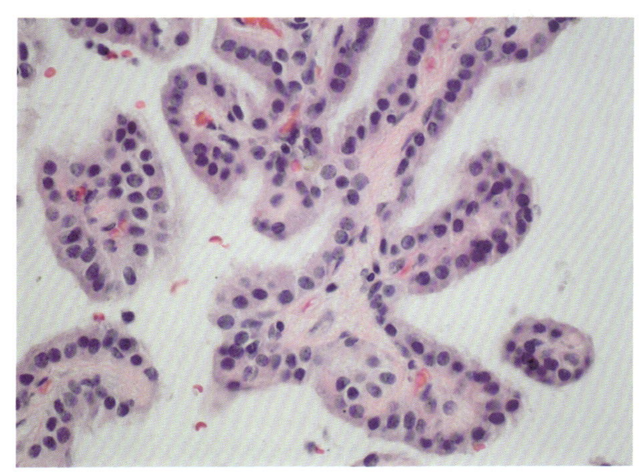

▲ 图 2-68 **女，15 岁，脉络丛乳头状瘤**

脑室内肿块示易碎的乳头状结构（与正常脉络丛相似），小而规则的细胞核（HE，×600）

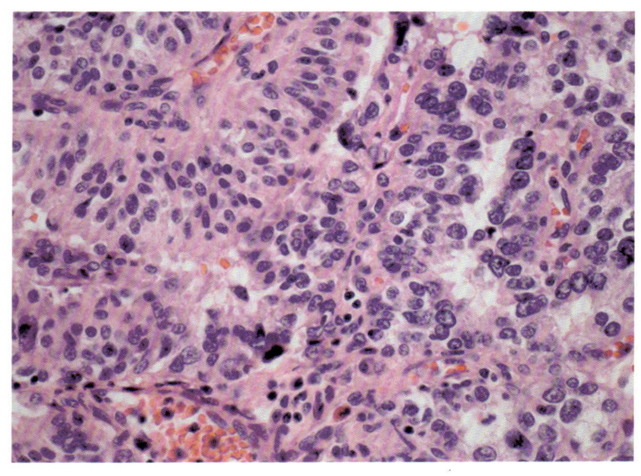

▲ 图 2-69 **男，1 岁，脉络丛乳头状癌**

脑室内肿块示既有乳头状又有薄片样生长区；病变区核密度、尺寸及有丝分裂均增加（HE，×600）

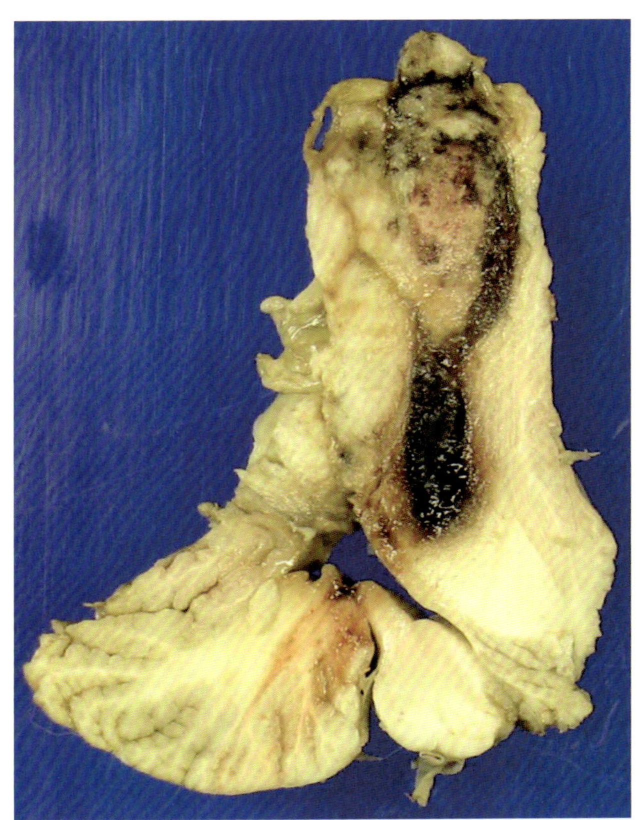

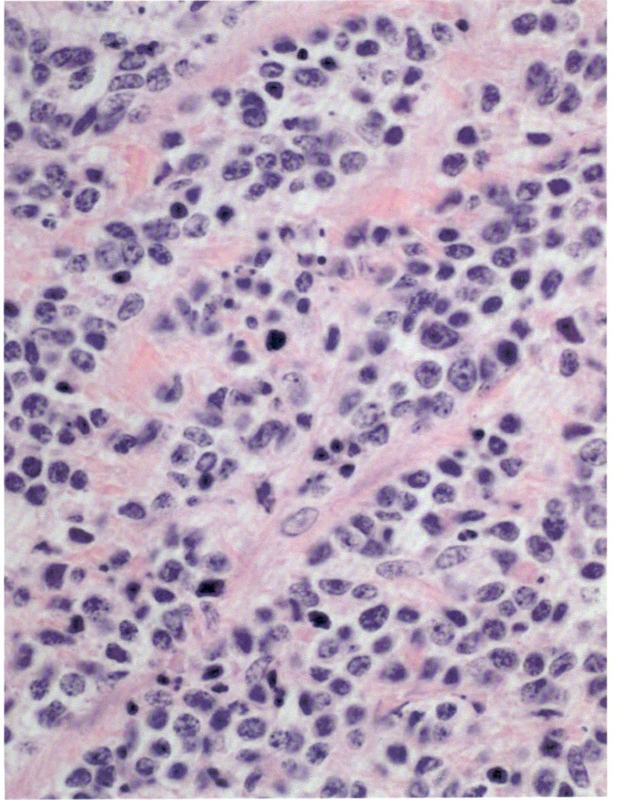

▲ 图 2-70 **男，10 岁，髓母细胞瘤，初次诊断 6 年后死亡**

尸检标本（左）示累及小脑和脑干较大、灰白色和棕褐色杂色肿块，并伴有出血；显微镜检查（右）示密集原始小圆蓝细胞（HE，×600）

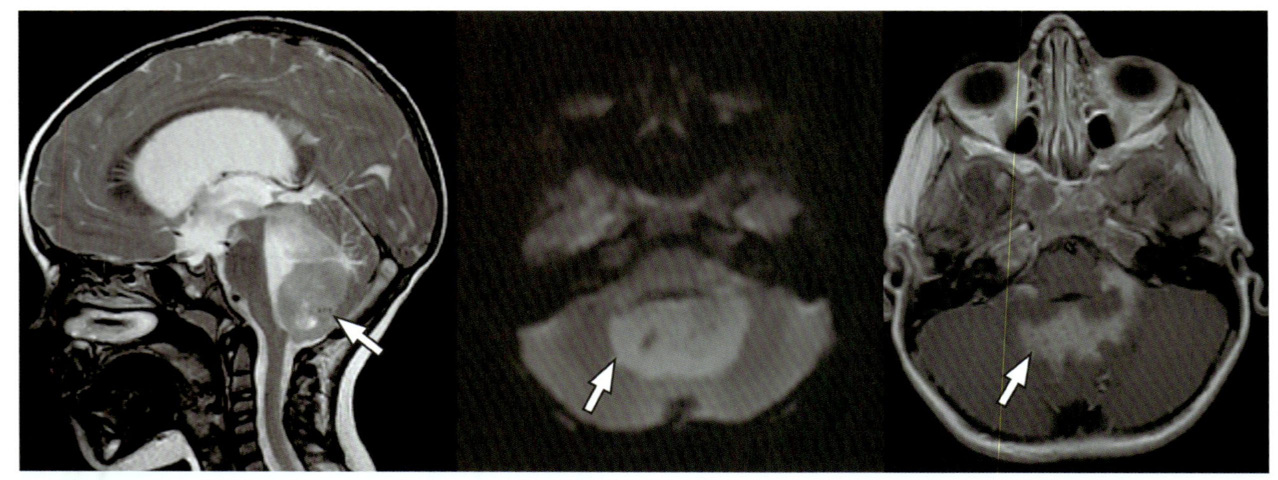

▲ 图 2-71 男，4 岁，髓母细胞瘤，表现为头痛

矢状位 T_2WI MRI（左），轴位 DWI（中）和轴位增强 T_1WI MRI（右）示小脑蚓中心 T_2 低信号（箭）伴弥散受限和大部分病灶强化

髓母细胞瘤治疗包括手术、放射治疗和化学治疗的联合应用。高危特征包括诊断时年龄较小、不完全切除或术后肿瘤残余大于 1.5cm^2 和转移性病灶 [79]。从预后和治疗考虑，整合组织学亚型和分子数据可分为低级、标准和高风险肿瘤 [74, 80]。

(2) 颅后窝星形细胞瘤：毛细胞型星形细胞瘤占儿童低级别胶质瘤的大部，被归类为 WHO Ⅰ级肿瘤。总的来说，Ⅰ级肿瘤占所有儿童脑肿瘤的 20%～30%[42]。大约 60% 的儿童星形细胞瘤位于颅后窝（包括小脑和脑干）。发病高峰是在生命的头十年，但仍常见于青少年。年长儿童的肿瘤更可能是间变性星形细胞瘤。最常见的表现是在数周后逐渐加重的清晨头痛和呕吐。体检发现小脑病理体征。偶有因严重的阻塞性脑积水和脑疝导致更急性的临床表现。

影像上，颅后窝毛细胞型星形细胞瘤呈典型的大囊性病变，中心在小脑蚓或小脑半球。出现单个或多个强化的壁结节（图 2-72）。影像上少数病例可以看到脑膜播散。近来讨论的毛细胞黏液型星形细胞瘤呈现弥漫脑膜播散和间脑综合征。虽然毛细

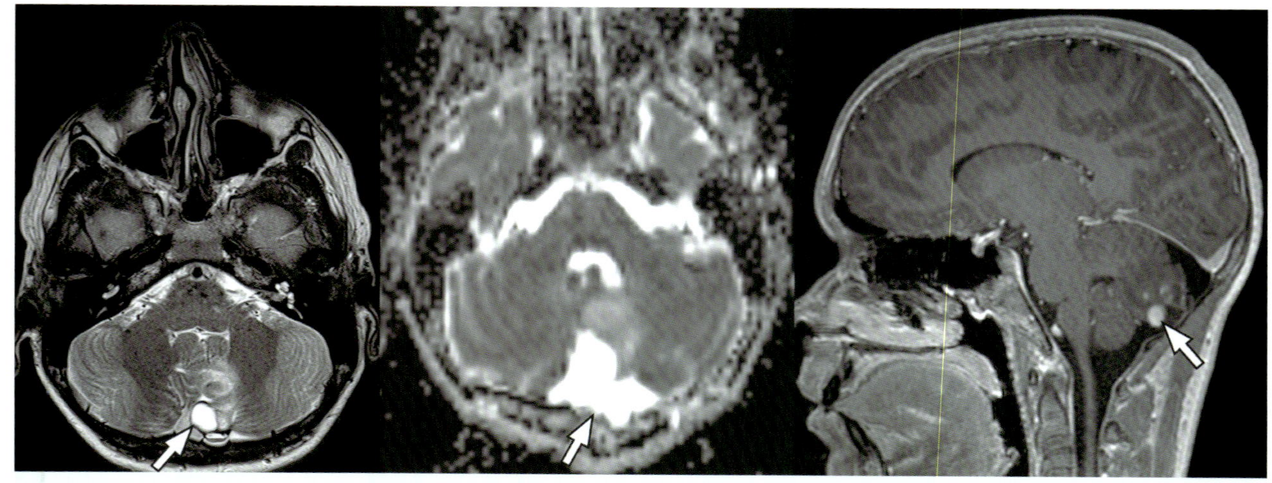

▲ 图 2-72 男，13 岁，青少年毛细胞型星形细胞瘤

轴位 T_2WI MRI（左）、ADC 图像（中）和矢状位增强 MPRAGE MRI（右）示颅后窝 T_2 高信号肿块（箭）伴弥散值增加和结节强化，符合青少年毛细胞型星形细胞瘤

胞黏液型星形细胞瘤进展缓慢，但它们生长缓慢、多次复发使其难以治疗。

组织学上，毛细胞型星形细胞瘤是中度细胞密度肿瘤，其特点表现为两种生长模式，包括密集排列的双极细胞伴 Rosenthal 纤维和松散排列的多极细胞伴小囊和嗜酸性颗粒体（图 2-73）。手术全切除通常是有效的。

(3) 颅后窝室管膜瘤：室管膜瘤起源于脑室室管膜内层。室管膜肿瘤约占所有儿童时期颅内肿瘤6%[47]。90% 儿童室管膜瘤发生在颅内，66%～75% 起源于颅后窝[81]。临床表现呈隐匿性，症状和体征随着颅内压升高进行性发展，包括头痛、呕吐、行为异常、小脑征象如共济失调。

颅后窝室管膜瘤典型征象，与灰质对比呈等或高密度的第四脑室肿块伴斑点钙化、小囊肿、增强后中等不均匀强化。在 MRI 上，可表现为均匀或不均匀性占位，T_2WI 上与灰质信号相等，T_1WI 信号低。肿瘤呈舌状延伸至正中孔和侧孔，有助于与颅后窝其他肿瘤鉴别（图 2-74 和图 2-75）。局灶高信号提示坏死或囊变，低信号可能是出血或钙化引起。室管膜瘤 ADC 值明显高于髓母细胞瘤低于星形胶质细胞瘤。增强后可见不均匀强化。8%～12% 的室管

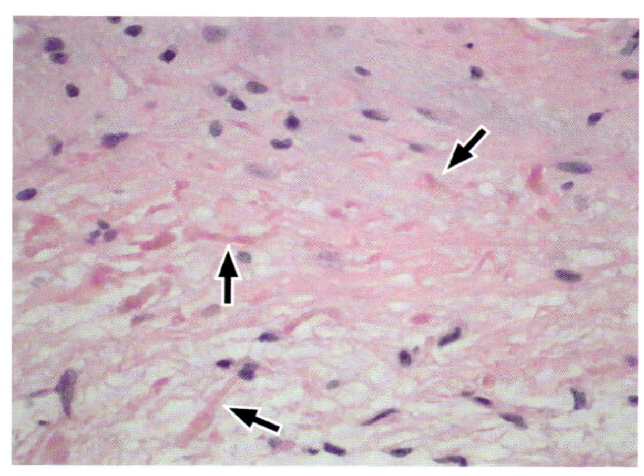

▲ 图 2-73 男，4 岁，颅后窝切除的毛细胞型星形细胞瘤

可见双极表现；细长、密集的双极细胞的紧密区域与圆形、卵圆形细胞组成的疏松区域相间，混杂毛发似的嗜酸性结构称为 Rosenthal 纤维（箭）(HE，×600)

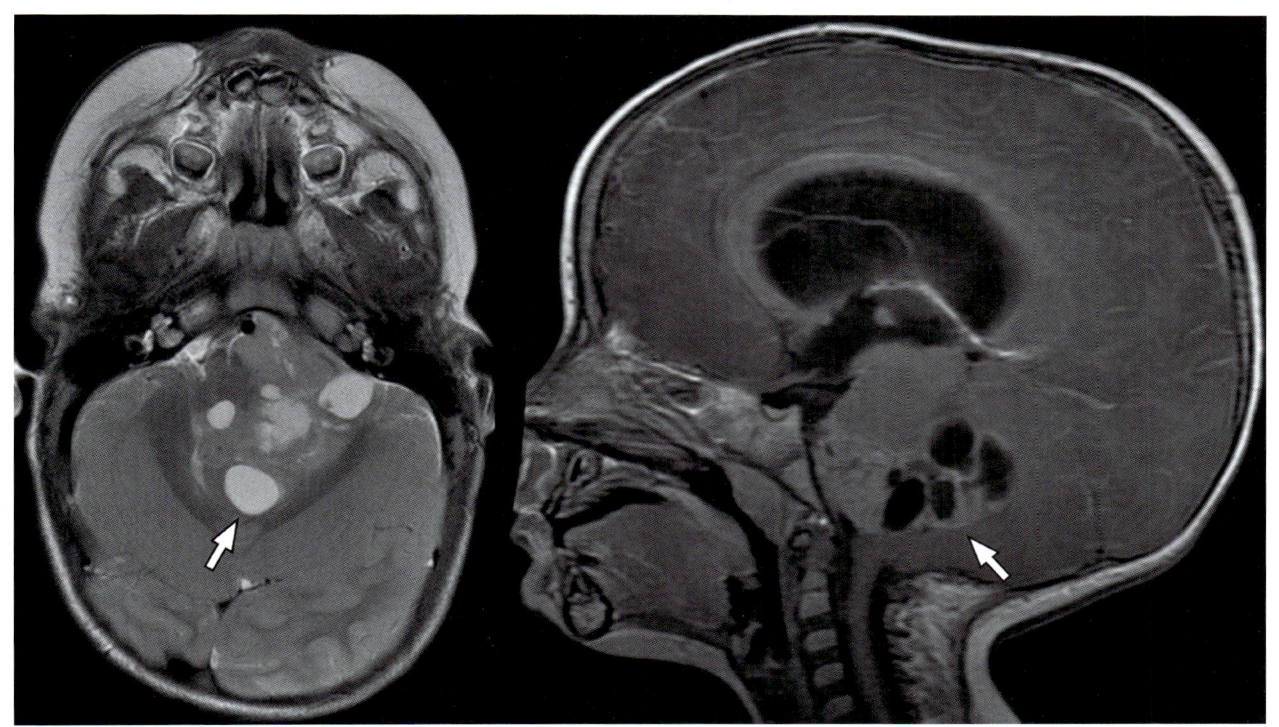

▲ 图 2-74 脑桥和脑桥前区间变性室管膜瘤

轴位 T_2WI MRI（左）和矢状位增强 T_1 SPACE 序列 MRI（右）示信号不均病灶（箭）伴囊实性成分向外侧孔延伸，增强后实性成分强化

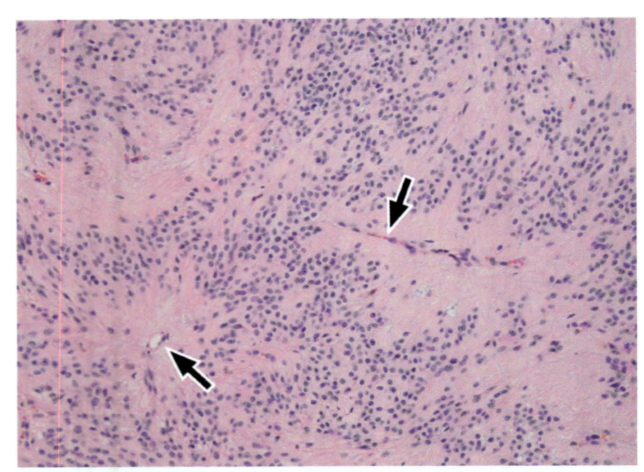

▲ **图 2-75 女，6 岁，室管膜瘤**

额叶切除肿块示在纤维背景里单一圆形细胞；肿瘤细胞常围绕中央血管（箭）细胞减少的纤维区域排列，形成“血管周围假菊形团”（HE，×200）

膜瘤患者有脑脊液播散，有症状的软脑膜播散发生率低（< 5%）[82, 83]。

颅后窝室管膜瘤儿童较成人预后更差，手术完全切除并辅以辅助治疗对患儿预后最好。

(4) 脑干胶质瘤：脑干肿瘤根据其影像学表现分为 4 种类型，即局灶型、背侧外生型、颈延髓交界区和弥漫性内生性脑桥胶质瘤（diffuse intrinsic pontine glioma，DIPG）。占儿童所有脑肿瘤的 10%[47]。DIPG 将行更详细地讨论，因其有特定的影像学和临床特征，认识到这些是很重要的。其他类型的脑干胶质瘤与其他胶质瘤有类似的特点，在本文其他地方讨论。

正如它们的名称所示，DIPG 是浸润的肿块，典型表现以脑桥为中心。表现多种症状和体征，包括脑神经麻痹、锥体束征及小脑功能障碍（眼球震颤和共济失调）。

在 CT 上，脑桥胶质瘤较脑灰质呈低或等密度。在 MRI 上，T_1WI 呈等或低信号，T_2WI 呈高信号（图 2-76）。增强表现常无强化或稍增强。肿瘤进展的晚期，强化和坏死更常见，钙化和出血少见。

由于其在脑干的位置，直到最近，脑桥胶质瘤被认为是无法进行手术的。但近年来采用立体定向和显微神经外科技术已有数例成功的活检。

对放射治疗的初期反应是好的，使中位总生存期从数周提高到数月。已经尝试多种辅助疗法，但并没有显著改善患者结局。

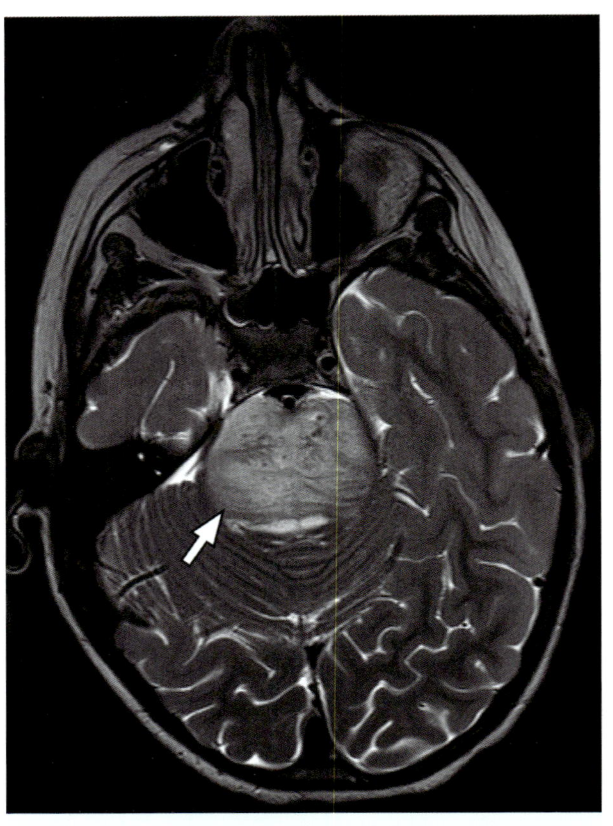

▲ **图 2-76 男，6 岁，弥漫性内生性脑桥胶质瘤，表现为吞咽困难和脑神经功能障碍**

轴位 T_2WI MRI 示脑桥膨大并浸润性病灶（箭）

(5) 非典型畸胎样 / 横纹肌样型肿瘤：非典型畸胎样 / 横纹肌样型肿瘤（atypical teratoid/rhabdoid tumors，ATRTs）是主要发生在婴幼儿中的高度恶性肿瘤，发病高峰介于出生与 3 岁之间。这些肿瘤占儿童中枢神经系统肿瘤的 1%，占婴幼儿中枢神经系统肿瘤 10%[84]。大多数 ATRTs（60%）位于颅后窝。然而，ATRT 也发生在中枢神经系统的其他位置，包括松果体、鞍上区和脊柱。

在 T_1WI 图像上，ATRTs 呈不均匀中等信号强度，混合各种因囊变和（或）坏死所致不同的低和高信号区域。在 T_2WI 图像上，ATRTs 的实性部分呈不均匀中等到稍高的信号强度，其他区域继发于不同数量的囊变、坏死、水肿、既往出血和（或）钙化致 T_2WI 低或高信号（图 2-77）[85]。实性部分中 T_2 中等到低信号是由于肿瘤细胞密度引起，并与弥散受限相关。整个脊髓影像检查是很重要的，因为经

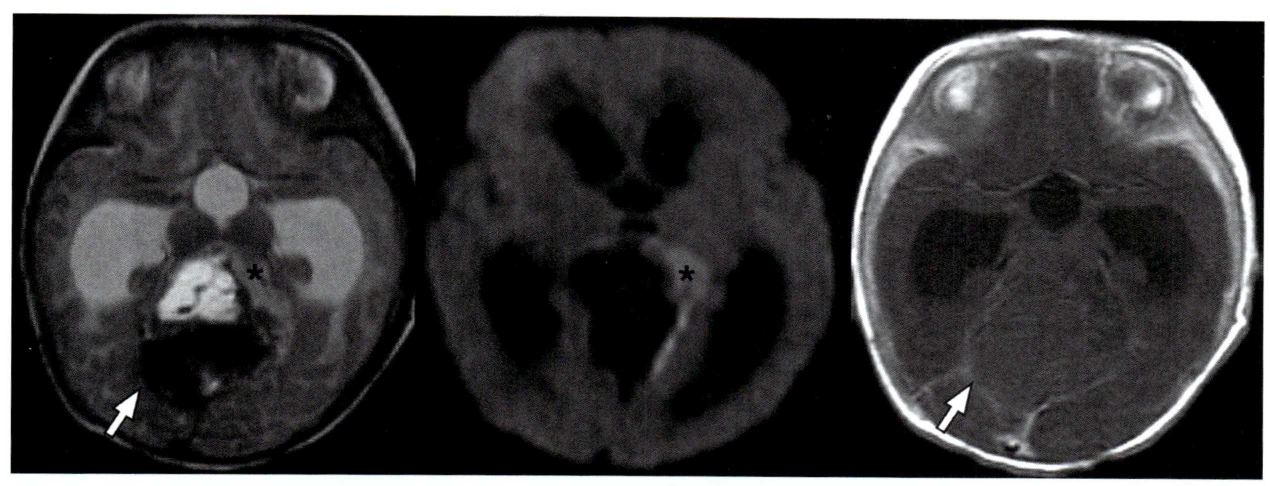

▲ 图 2-77 女，8 周，ATRTs，表现为嗜睡和前囟膨隆

轴位 T_2WI（左），轴位 DWI（中）和轴位增强 T_1WI（右）示出血肿块（箭）伴实性成分（星号）弥散下降和局部强化

中枢神经系统蛛网膜下腔转移至脊髓是常见的，据报道发生率为 25%～46%[84, 85]。

ATRTs 为原始肿瘤，可向上皮细胞、间叶细胞、神经元或胶质细胞系分化。它们是一组形态各异的群体；组织学上的标志是“横纹肌样型”细胞，它类似骨骼肌，因胞质内存在嗜酸性包涵体，常形成锯齿状细胞核（图 2-78）。核仁通常明显。ATRTs 的特点是 75% 的病例在染色体 22q11.2 上 *INI1/hSNF5* 基因丢失或突变。实际上在所有的 ATRTs 均可见蛋白 INI1 的表达丢失，有助于确认诊断[86]。

大多数 ATRTs 患者都死于此疾病。但近年来，因有效的多种形式的治疗，中枢神经系统 ATRTs 患者的预后已改善，平均生存期由既往报道的从 0.5 个月提升到 11 个月[87]。

6. 其他脑外肿瘤

(1) 畸胎瘤：是由来自三胚层分化的组织构成的肿瘤。是新生儿最常见的颅内肿瘤和松果体区第二最常见的生殖细胞肿瘤。良性畸胎瘤在横断面上由于囊性、实性、脂肪和钙化（图 2-79）呈典型不均匀表现。病变中出现脂肪对诊断十分有利。出现

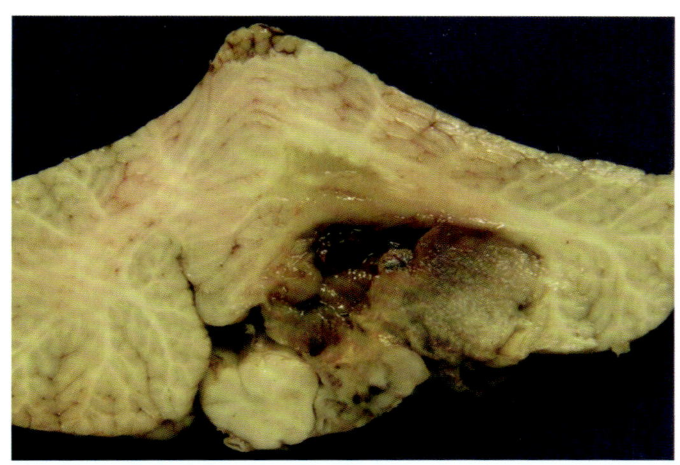
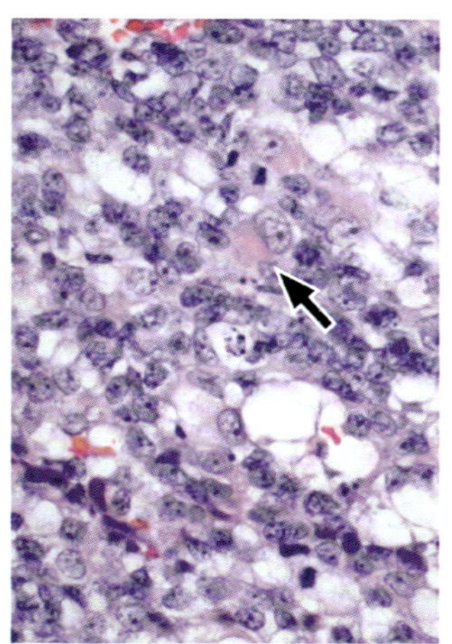
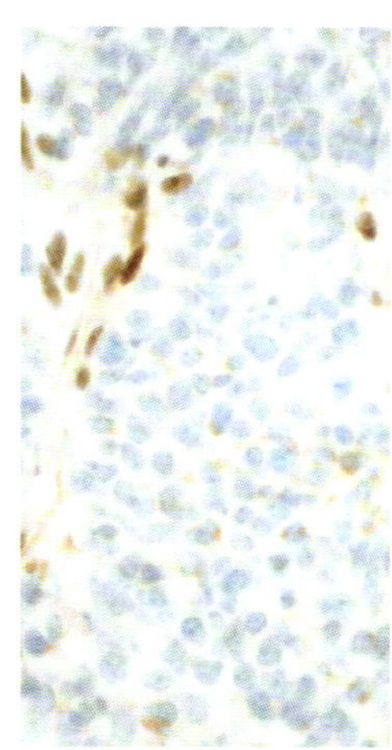

▲ 图 2-78 女，2 岁，尸检标本，死于颅后窝 AT/RT（左）

显微镜下，细胞排列密集，外观原始；不同数量的横纹肌细胞表现为异常的粉色细胞质内含物（箭）和明显核仁（中）（HE，×600）；INI1 免疫染色示肿瘤细胞缺少核染色，与散在非肿瘤血管和炎性细胞相比呈明显的淡蓝色，非肿瘤细胞呈明显棕褐色核染（右）（×600）

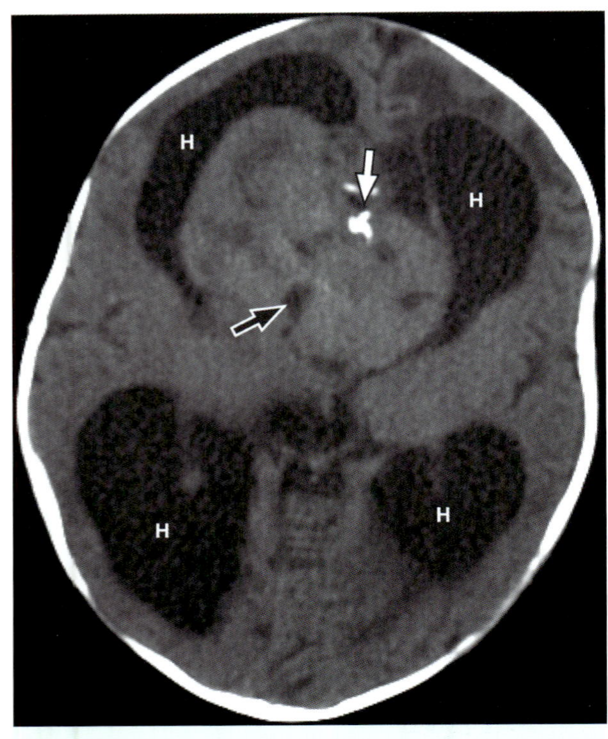

▲ **图 2-79 女，8 周龄，未成熟畸胎瘤，伴脑积水**
轴位 CT 示鞍上中央较大包块，含齿状的钙化（白箭）和脂肪低密度（黑箭），出现梗阻性脑积水（H）

实性，并强化成分有助于将畸胎瘤从皮样囊肿与脂肪瘤中区分。畸胎瘤分为成熟和未成熟型，这取决于病变组织是否含类似成熟的组织或未成熟的胚胎组织，恶性畸胎瘤主要表现为没有脂肪或钙化的实性强化包块。

(2) 脑膜瘤：是儿童和青少年时期一种罕见的肿瘤。在童年时期，患脑膜瘤应引起对 NF2 的关注。在 MRI 上，儿童脑膜瘤影像表现与成人脑膜瘤相似，并在本文其他部分进行了讨论。据报道，脑膜瘤因儿童时期多种肿瘤治疗而辐射诱发所致，特别是淋巴母细胞白血病（图 2-80）。明显均匀强化是该肿瘤的特点，相邻骨质增生高度提示脑膜瘤。

(3) 神经鞘瘤：是由形成轴突髓鞘的细胞引起的良性肿瘤。童年时期少见，其存在应该提示诊断 NF2 的可能性。肿瘤最常位于桥小脑角池，起源于第Ⅷ对脑神经的前庭分支。其次最常见的起源部位为三叉神经。

MRI 上，神经鞘瘤表现为强化的脑外肿块，T_2WI 上信号高于灰质。相对地，某些病灶中心可见 T_2WI 低信号由纤维成分形成的靶征。前庭神经鞘瘤

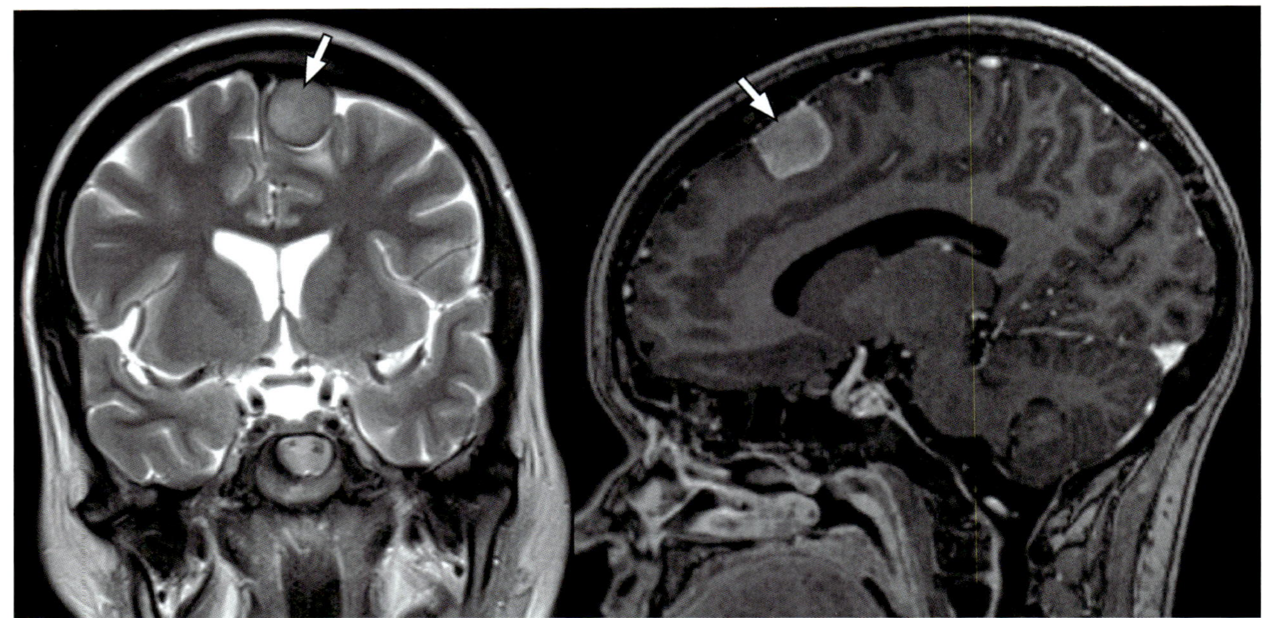

▲ **图 2-80 女，18 岁，辐射诱导脑膜瘤，既往骨髓移植前因淋巴细胞白血病行颅内放疗**
冠状位 T_2WI（左）和矢状位增强 MPRAGE（右）示左侧额上回圆形、强化和以硬脑膜为基底的轴外肿块（箭），伴肿块下方皮质下水肿

起源于第Ⅷ对脑神经的外周部分，因此，通常扩展到外耳道。肿瘤实性部分呈典型弥漫性强化。其他神经鞘瘤倾向于沿着神经起源的路径生长，导致受累脑神经呈典型梭形改变（图 2-81）。

(4) 淋巴组织增生性肿瘤（白血病和淋巴瘤）：淋巴组织增生性疾病以三种形式累及儿童中枢神经系统：①颅内实性包块；②弥漫软脑膜浸润；③局灶或多灶性累及硬膜或局部骨结构的脑外包块。童年时期急性淋巴细胞白血病复发常发生于中枢神经系统。

原发性中枢神经系统淋巴瘤（PCNSL）在儿童是非常罕见的[88]。多数为非霍奇金 B 细胞淋巴瘤，常发生在免疫抑制的情况下。它们可能是单灶或多灶性，通常来自深部灰质和白质结构。这些病变在 CT 上呈均匀高密度影，T_2WI 上与灰质等信号。DWI 上由于细胞密度高及高核浆比致弥散下降（图 2-82）。增强后肿瘤呈弥漫强化。但是，一些免疫受到抑制患者，肿瘤呈环形强化。重要的鉴别诊断在于真菌、结核和弓形体病，特别在免疫功能不全伴 CD4 计数低的患儿。采用经验性弓形虫病的治疗方法，如果缺乏有效的反应，可诊断 PCNSL。

淋巴瘤累及软脑膜、硬脑膜和颅骨可以作为一个 PCNSL 或全身淋巴瘤的表现。粒细胞肉瘤（绿色瘤）是一种髓细胞白血病特殊亚型的脑外病变。其特点是 CT 呈密度高、T_2WI 信号低，ADC 值降低以及弥漫性增强。

(5) 转移瘤：中枢神经系统的转移瘤可能是血行播散、软脑膜种植或直接扩散所致。血行播散到大脑实质在儿童少见。当它们发生时，倾向来于肉瘤病变，如横纹肌肉瘤和尤因肉瘤。经血源性途径也可发生颅骨或硬脑膜转移，最常发生于神经母细胞瘤、白血病、肉瘤和淋巴瘤的患儿。特点是侵袭性溶骨性病变或非特异性的增强后强化的硬脑膜肿块。实质转移病灶表现为多个、明显强化，并位于灰白质交界处的病变（图 2-83 和图 2-84）。大多数

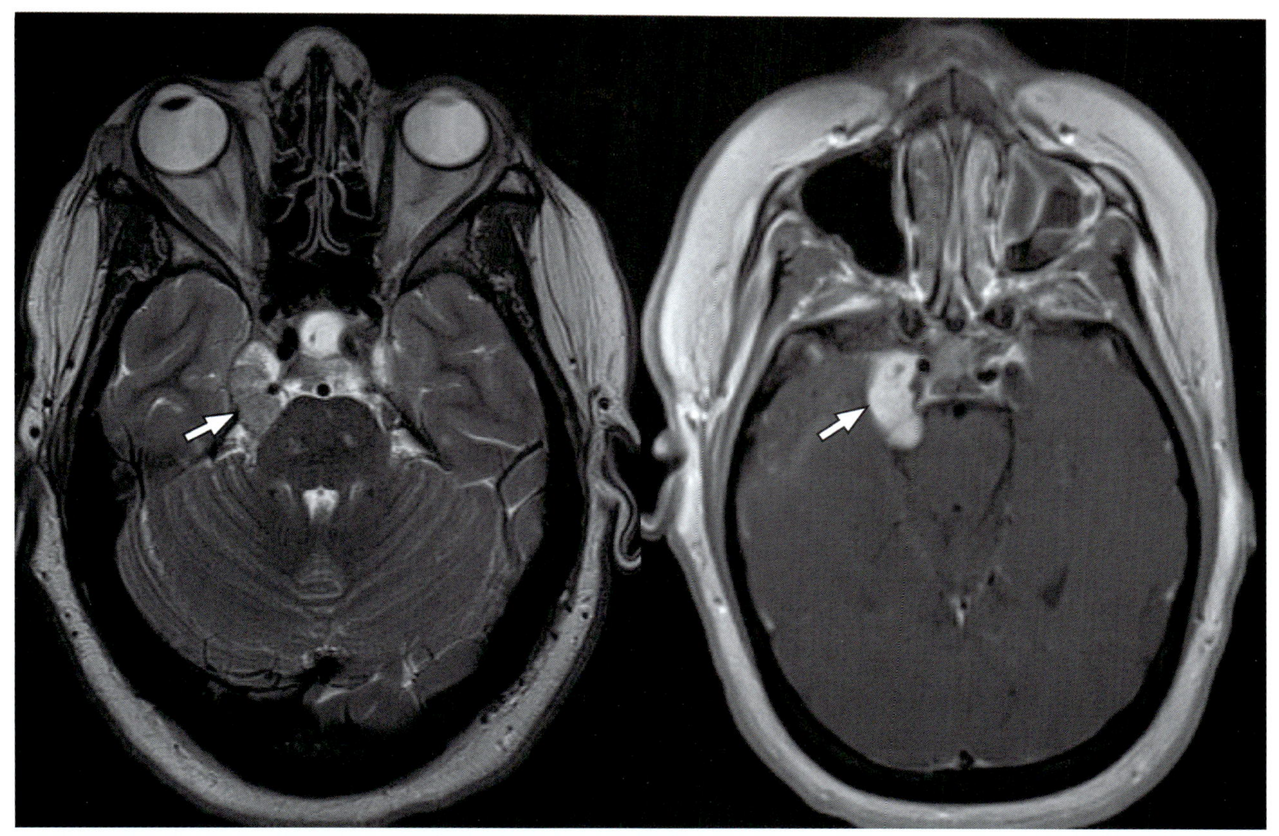

▲ **图 2-81 女，25 岁，三叉神经鞘瘤，童年时期放射治疗鞍上星形细胞瘤病史**

轴位 T_2WI（左）和轴位增强 T_1WI（右）示沿右侧三叉神经强化肿块（箭）扩展至右侧 Meckel 腔和海绵窦

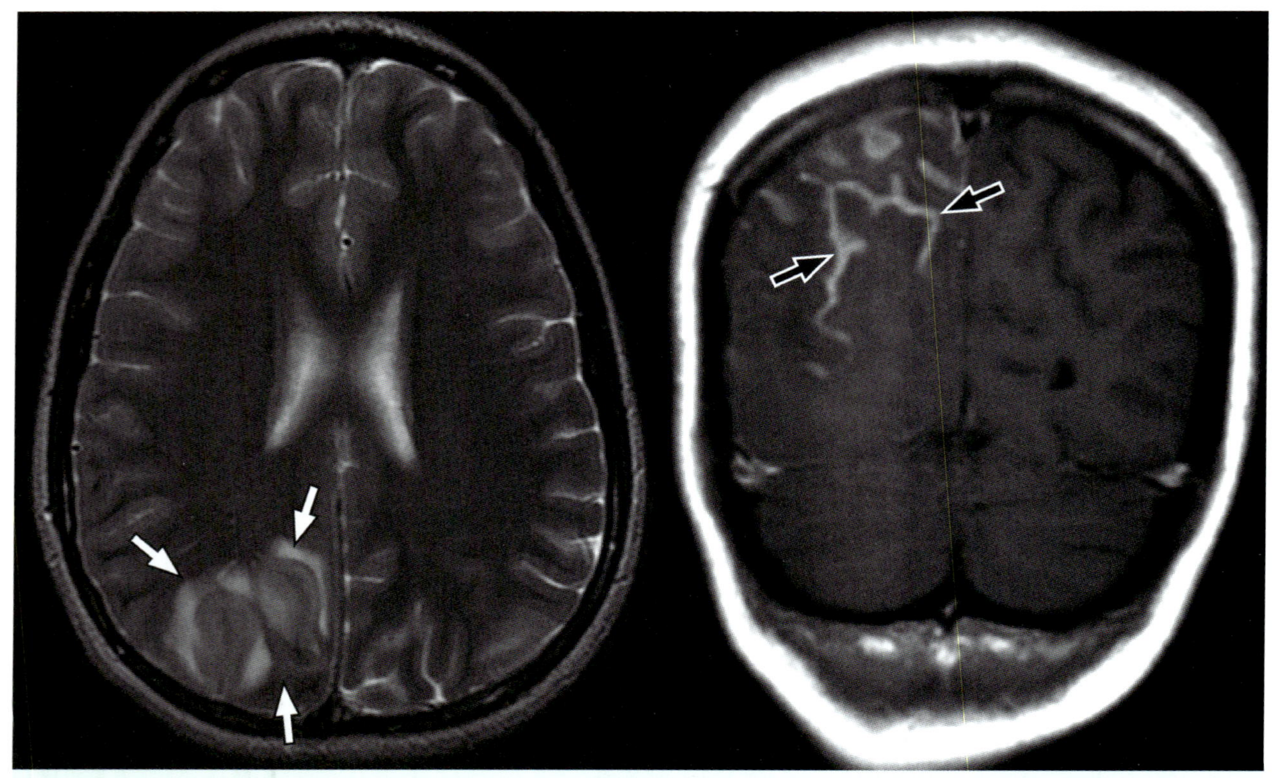

▲ **图 2-82　女，17 岁，原发中枢神经系统 B 细胞淋巴瘤，新发癫痫**

轴位 T_2WI（左）和冠状位增强 T_1WI（右）示右侧顶叶不均匀 T_2 信号（白箭），软脑膜强化和邻近脑实质水肿（黑箭）；初步诊断为原发中枢神经系统软脑膜淋巴瘤，经 CSF 分析证实

病灶周围见血管性水肿。

软脑膜种植可能发生于原发脑肿瘤诸如髓母细胞瘤，也可出现在非中枢神经系统原发肿瘤和全身恶性肿瘤。不论肿瘤来源，影像表现相同，特点是软脑膜呈结节或均匀强化，来自颅底、鼻窦、眼眶和颅盖骨的肿瘤直接蔓延至脑内。

（四）创伤性疾病

1. 产伤　与自然分娩相比，产钳、胎头吸引或剖腹产婴儿出生时更容易导致产伤。硬膜下血肿（subdural hematomas，SDH）是最常见的颅内表现，通常见于颅后窝。SDH 多因幕上 Galen 静脉，直窦或横窦撕裂所致。超声可显示中至大量的硬膜下血肿，但对于更小且位于大脑凸面的血肿很难被发现。CT 显示硬膜下血肿为沿天幕或颅后窝的高密度轴外成像。一些大血肿可能引起颅后窝的占位效应，从而导致包括脑干在内的结构受压。沿凸面的 SDH 可能是由于桥静脉撕裂造成。

在足月婴儿中，脑实质和软脑膜下出血偶有发生，在健康新生儿出生后最初几天自发出血。健康足月新生儿也会在表浅脑实质和软脑膜自发出血。脑实质出血伴有软脑膜下间隙扩大最常见于颞叶近骨缝处，通常伴有轻微的脑软组织肿胀和弥散受限（图 2-85）。这些影像表现提示局部挫伤或者静脉受压 / 闭塞可能是导致出血的原因。

与产伤有关的另一种表现是颅盖骨损伤，包括颅骨骨缝处和凹陷性骨折（更常见于顶骨和额骨）。头皮血肿在创伤性分娩后很常见。产伤头皮出血很常见。先锋头是头皮皮下组织出血被视为跨过骨缝的高密度影。帽状腱膜下出血发生在头皮腱膜和骨膜之间，CT 可见跨越中线的头皮高密度影。超声探头可挤压血肿，导致难以用超声识别血肿的范围和大小。骨膜下血肿，称为头颅血肿，骨膜附着在骨缝处，典型表现血肿不跨骨缝，影像随访可见血肿骨化。

2. 意外创伤　幼儿意外创伤通常由以距离低于 3ft 高度摔下引起。意外创伤骨折通常是线性骨

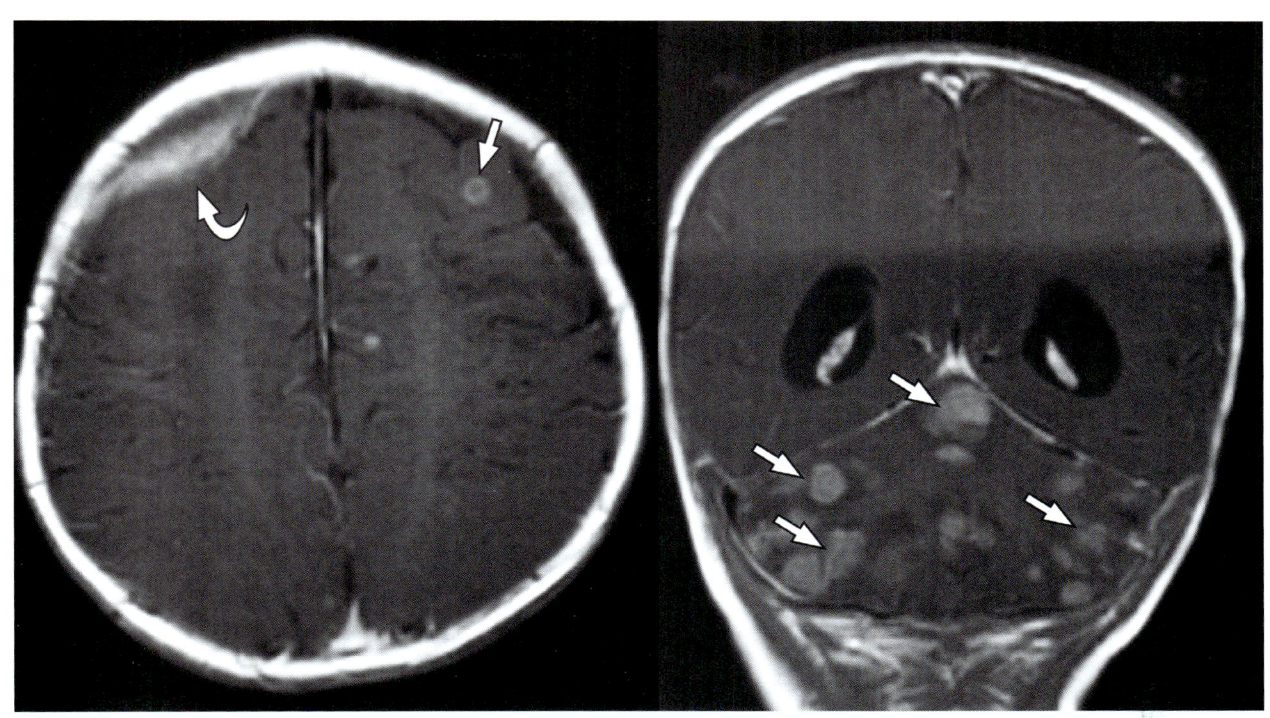

▲ 图 2-83　男，7 月龄，神经母细胞瘤转移

轴位（左）和冠状位（右）T_1WI 增强示幕上和幕下多发脑实质内强化肿块（直箭）；注意右侧额骨转移延伸到硬膜外间隙（弯箭）

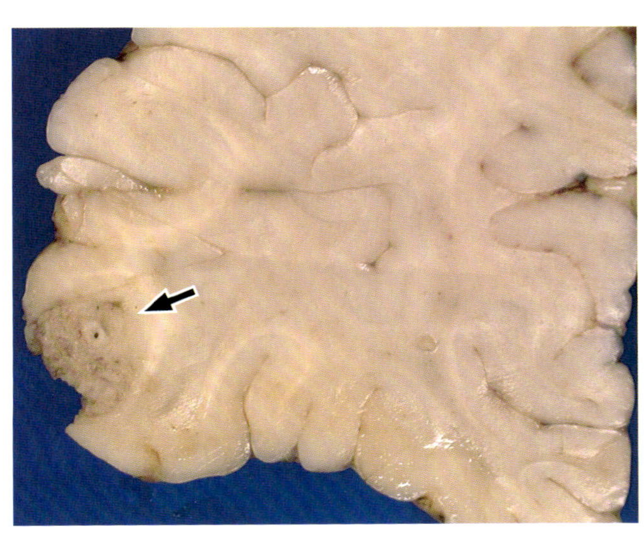

◀ 图 2-84　男，7 月龄，原发胸腔神经母细胞瘤伴发转移

外科大体标本示额叶灰白质交界处灰色结节（箭），符合脑实质转移灶

折。直接冲击会引起所谓乒乓球样骨折伴骨膜成骨屈曲。随着外伤程度的加重，可出现粉碎性、凹陷性颅盖骨骨折和颅底骨折。青少年和青年人常见头部损伤多由交通事故和体育活动持续损伤所致。意外伤的成像通常最初选择非增强 CT。多平面重组和 3D 重建有助于更好地显示骨折并对真正的骨折和正常变异进行区分。颅内损伤包括脑内外血肿及实质挫伤。磁共振成像用于特殊病例，尤其是怀疑弥漫性轴索损伤或者临床表现与 CT 上异常表现不相称的患者。弥散加权磁共振图像有助于评估脑实质损伤的程度，磁敏感加权成像能够检测出 CT 或常规 MRI 影像上未见微出血灶（图 2-86）。除了在

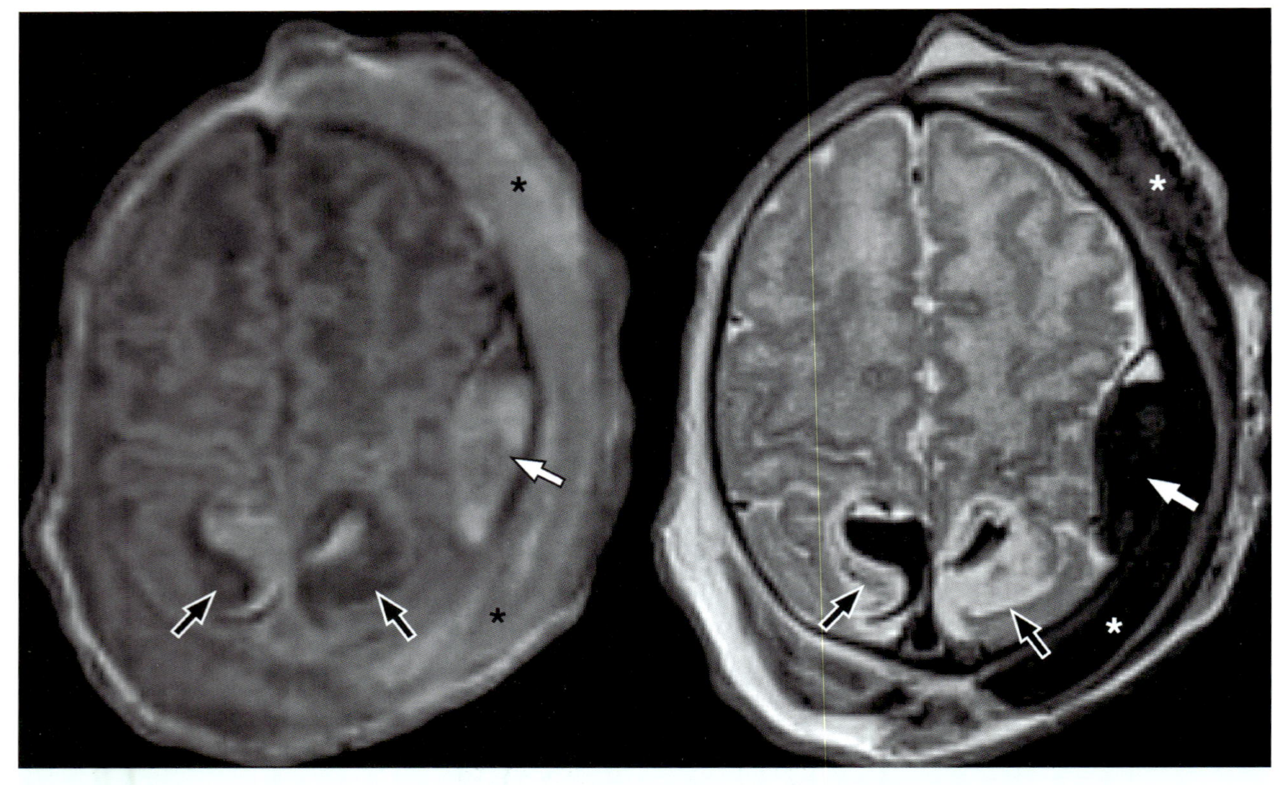

▲ 图 2-85　男，2 日龄，硬膜下和硬膜外出血

轴位 T_1WI（左）和轴位 T_2WI（右）显示双侧后顶叶下出血（黑箭）和左额顶叶硬膜外血肿（白箭）；还可见巨大帽状腱膜血肿和头皮软组织血肿（星号）

意外创伤后严重脑外伤既定作用外，提倡增加特定的 MRI 成像序列用于检测轻度脑外伤患儿脑实质损害，这些病灶常规 MRI 难以发现。

(1) 脑实质损伤

①挫伤和剪切伤：头部外伤引起的实质损害包括脑挫伤与脑白质剪切伤。

脑挫伤被定义为脑损伤，通常由减速伤造成，由大脑与颅骨粗糙边缘接触引起。在另一方面，剪切伤是由颅骨旋转引起的。随着颅骨的快速旋转，大脑运动相对滞后；产生大脑内的旋转压力，导致神经纤维束的拉伸和断裂，最常见于灰白质交界处、半卵圆中心、胼胝体、内囊、基底神经节和脑干 [89]。

CT 是评价急诊和病情不稳定患儿头部损伤的首选影像学方式，CT 能在急性期发现大面积脑挫伤，表明脑实质内存在急性出血。CT 还可以发现任何相关的脑外血肿或颅内积气。MRI 是评估脑实质损伤优选的成像方式，应用于所有头部严重受伤或昏迷的患儿中。可以检测挫伤和轴突剪切损伤。灰白质交界处、半卵圆中心、胼胝体、内囊、基底神经节及脑干弥散受限，是剪切伤和弥漫性轴索损伤的特征表现。磁敏感加权成像和梯度回波序列的使用，可以检测微量出血，应作为创伤患者的常规检查序列 [90]。

MRI 在脑挫伤随访中也有作用，包括脑软化在内的损伤后慢性表现在 T_2WI 和 FLAIR 上呈高信号。亚急性和慢性出血在磁敏感加权成像和梯度回波 MRI 成像上表现为磁敏感性。

长期随访脑实质受到严重损伤的患儿，其脑实质体积常减少。

②脑肿胀：在相似类型的头部损伤后，儿童较成人更容易出现广泛性脑肿胀。这可能是由于水肿和脑血管阻力降低所致，进而导致血管扩张和脑血容量增加。影像（脑的 CT 和 MR）显示灰白质界线消失，侧脑室呈裂隙样改变，脑沟和基底池消失。伴有严重创伤可能会出现小脑幕切迹疝。转而可能造成环池小脑幕游离缘的大脑后动脉受压，导

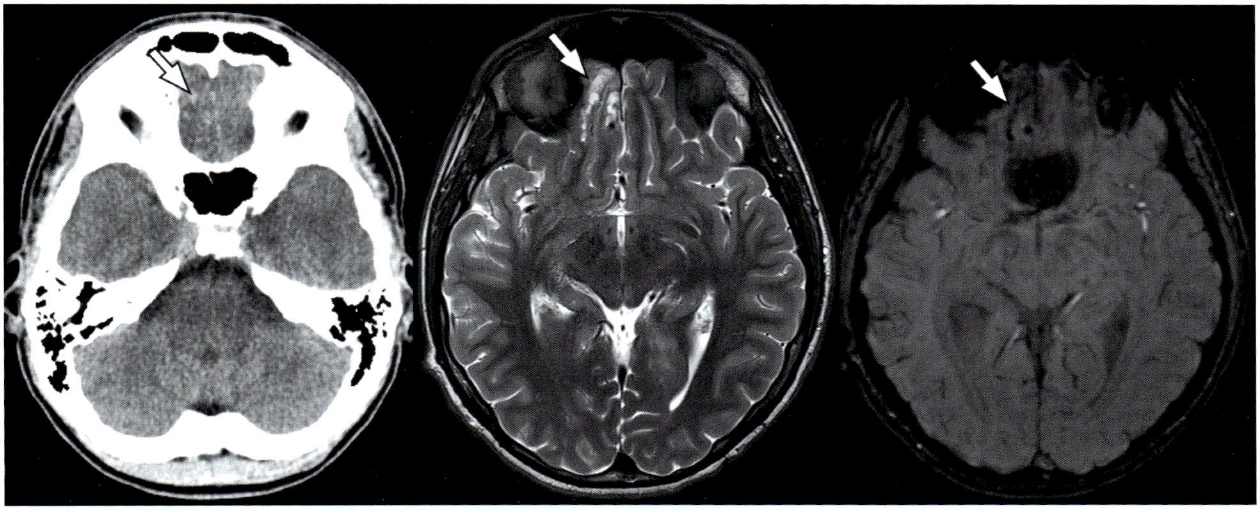

▲ 图 2-86 单板滑雪跌倒后意外创伤

轴位 CT 图像（左）显示右侧额下叶轻微的高密度（箭）；1 个月后进行轴位 T_2WI MR 成像（中），对新发癫痫发作的评估，显示右侧前下额叶脑软化（箭）及磁敏感加权图像上的磁敏感伪影（右，箭）

致血管支配区域的梗死。

创伤或血容量急剧增加引起的严重缺氧损伤或轴突剪切损伤引起的严重脑肿胀表现为“白色小脑征”。该术语最初应用于 CT 上的表现，但也适于 MRI 的 DWI 表现。它指由于白质和皮层的水肿而导致幕上脑组织广泛密度降低，致丘脑、脑干和小脑的密度相对增加（图 2-87）。

(2) 脑实质外损伤：脑外出血有 3 种类型，包括硬膜外血肿、硬膜下血肿和蛛网膜下腔出血。

①硬膜外血肿（EDH）：是位于颅骨内板与硬脑膜之间的血肿。1%～3% 闭合性颅脑损伤的患儿可发现 EDH，但在急诊头部外伤患儿中相对少见[91]。EDH 几乎完全发生于颅脑损伤之后。在新生儿中，EDH 可发生在创伤或器械辅助分娩后。在幼儿和儿童时期，从低至 5ft 的高度跌落会导致 EDH。儿童非意外创伤致 EDH 的发生率较硬膜下血肿低（6%～18%）[92]。在大龄儿童，机动车事故是导致硬膜外血肿的主要原因。

EDH 位于颅骨和硬脑膜之间。由于直接创伤导致硬脑膜由颅骨表面剥离，导致颅盖骨向内。血液积聚在剥离的硬脑膜和覆盖骨间隙之间。因硬脑膜黏附在骨缝线上，血液不跨骨缝。与成人不同，在婴幼儿 EDH 病因中，静脉比动脉撕裂发生率更高[93]。这是因为幼儿快速骨骼生长区有相对丰富的硬脑膜和板障脉管系统所致。在大龄儿童和青少年，EDH 通常由颞骨鳞部骨折致脑膜中动脉损伤而引起。创伤后 EDH 可能发生在最初“清醒期”后延迟出现，随着时间的推移血液越积越多，导致患者变得越来越迟钝。

在 CT 上，急性 EDH 表现为双凸形高密度影，对邻近脑实质产生占位效应。当 EDH 内高密度和低密度混合出现时，应怀疑活动性出血（图 2-88）。

在年长儿中，枕骨大孔脑疝是 EDH 扩大并危及生命并发症。在 MRI 上，急性 EDH 表现为凸透镜样占位，位于硬脑膜和颅盖骨之间。硬脑膜在颅骨和大脑之间呈线状低信号。急性期 EDH 在 T_1WI 图像上为等信号，T_2WI 为高信号。亚急性晚期和慢性早期 EDH 在 T_1WI 和 T_2WI 图像上都呈高信号。值得注意的是脑外出血在 MRI 上的演变不同于脑实质内出血。因此，脑外出血 MRI 表现不是确定受伤时间可靠的方法。

EDH 的治疗依赖于临床表现、EDH 的大小和占位效应的程度。颅内压升高、意识恶化、瞳孔异常、偏瘫和小脑症状提示需行紧急开颅和清除血肿。以确保良好的结果，神经外科医师的评估是必不可少的。小的没有占位效应的 EDH 可以非手术治疗，但需要进行密切的神经症状观察。较大的 EDH（厚度超过 15mm）、位于颞叶、脑池受压、混

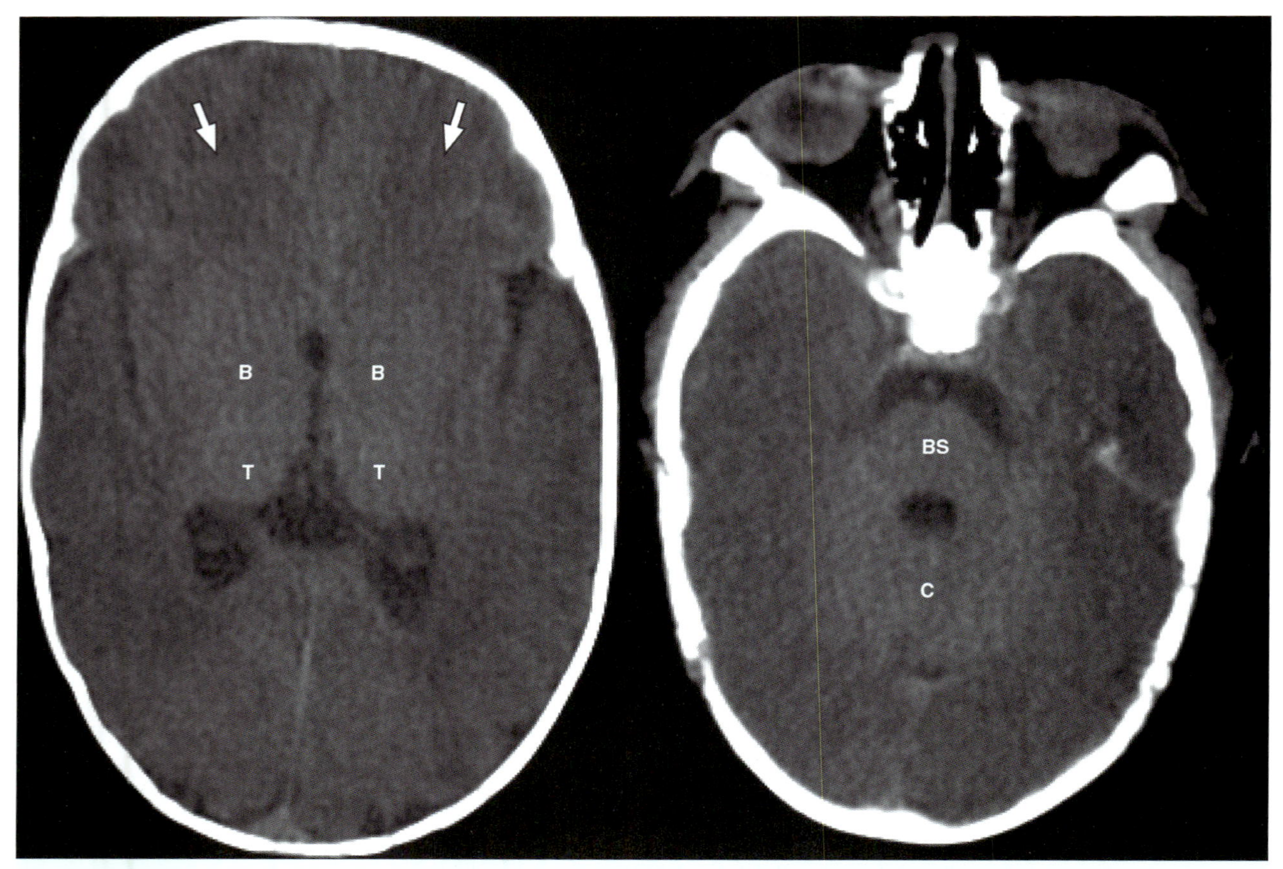

▲ 图 2-87 女，3 月龄，早产心肺骤停后出现脑肿胀

轴位 CT 图像可见灰白质界限模糊并呈低密度影（箭），幕上脑组织相对低密度，而基底节（B）、丘脑（T）、脑干（BS）和小脑（C）密度正常；这种“白色小脑征”或“反转征”提示弥漫性脑水肿和即将发生的梗死

合血肿密度（提示活动性出血）或 CT 上明显的中线移位（＞ 5mm）是神经外科手术的影像学指征[94,95]。

②硬膜下血肿（SDH）：被定义为血液积聚在硬脑膜和蛛网膜之间潜在间隙。儿童 SDH 的病因与成人有很大差异。虐待性头部损伤是 SDH 儿童常见的病因，尤其是那些小于 2 岁的儿童[96]。SDH 发病率随年龄而变化。在新生儿中，SDH 可在高达 8% 的足月儿中出现，更常见于器械辅助分娩。在小于 2 岁的婴幼儿中，SDH 发生率为 12/10 万，其中 0—4 月龄婴儿发病率最高[97,98]。在这些儿童中，非意外、虐待性头部创伤占 SDH 大多数。在年龄较大的儿童和青少年中，创伤的其他原因主要是机动车事故，占 SDH 大多数病例。

SDH 的病因是由横穿硬膜下腔桥静脉出血或由创伤性脑损伤引起的大脑皮质出血所致。外伤所致 SDH 通常位于额叶、顶叶和颞叶凸面，由桥静脉撕裂和脑与颅骨间的创伤性撞击引起。与 SDH 大小相比，半球间或颅后窝 SDH、多灶性血肿、脑肿胀和占位效应不成比例，潜在地提示是由非意外创伤因素所致。然而，在许多意外创伤病例中也可见到大脑半球间出血。

超声可用于新生儿和前囟未闭婴儿的 SDH 评估。彩色多普勒超声上见穿过脑外间隙的血管，有助于 SDH 和 SAH 的区分。在 CT 上，SDH 典型征象为沿大脑表面的弧形血肿，不受颅缝限制（图 2-89）。

据报道均匀高密度 SDH 更常见于意外头部创伤的情况下。因反复损伤，混合密度 SDH 可能出现在非意外损伤的情况下，但也可在单纯头部损伤 48h 内观察到。此外，这也可能是超急性出血、血凝块回缩和脑脊液漏入硬膜下腔所致。冠状面 CT

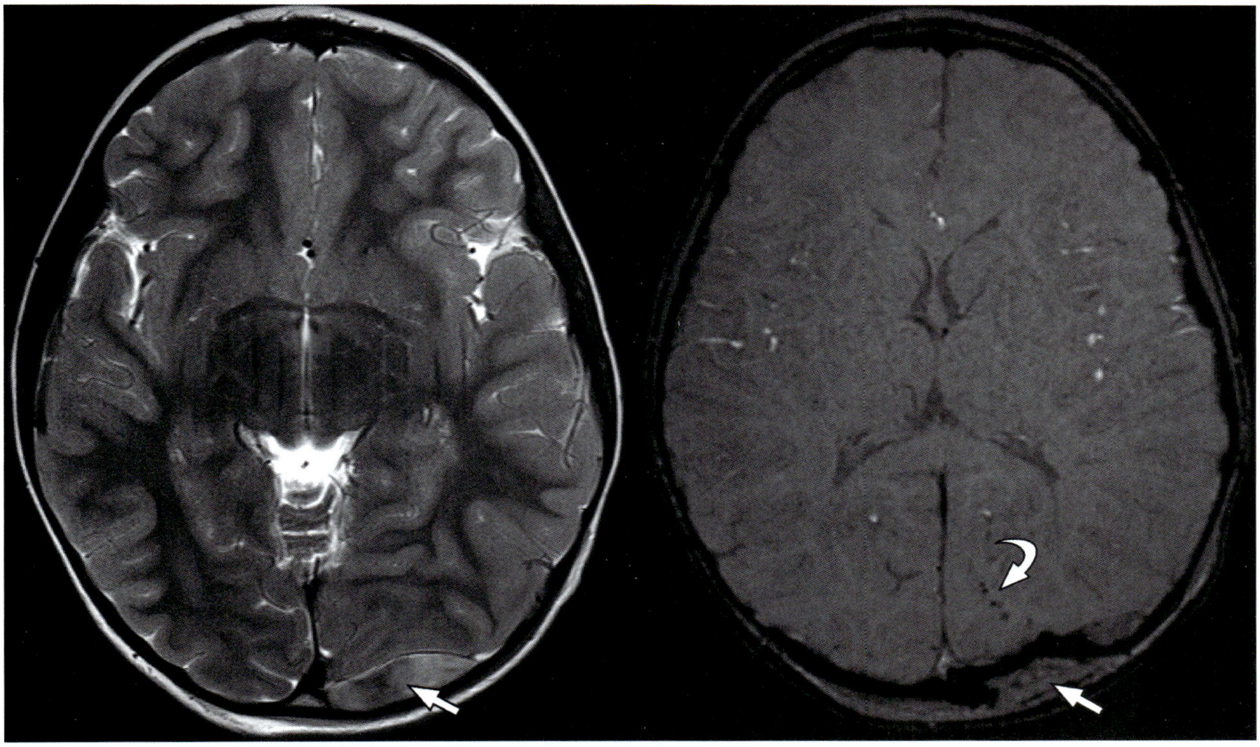

▲ 图 2-88 女，5 岁，机动车事故后出现硬膜外血肿（EDH）

轴位 T_2WI MR 图像（左）和磁敏感加权图像（右）显示左顶枕硬膜外血肿呈双凸形 T_2 低信号表现（直箭），在磁敏度加权的图像上呈低信号，并可见枕部局灶性脑实质挫伤（弯箭）

重建有助于观察小脑幕出血。大脑镰后部出血表现为更厚和更不规则的后纵裂池。MRI 用于病史、临床检查或骨骼检查怀疑有虐待性创伤的临床表现稳定的婴儿，也可作为 CT 表现异常患儿的随访检查。

头部 CT 平扫显示神经损伤和中线移位的是 SDH 的手术指征。慢性硬膜下出血和硬膜下积液的患儿应考虑硬膜下引流。

③蛛网膜下腔出血（SAH）：在儿童中相对少见，在所有年龄组的 SAH 患者中占 1%～2%，仅占儿童颅内出血的 18%[99, 100]。创伤是儿童孤立性蛛网膜下腔出血的最常见原因。孤立性儿童 SAH 大多是由于意外创伤引起，但 SAH 合并弥漫性轴索损伤，荟萃分析显示与非意外创伤的关系更明显[101, 102]。存在颅骨骨折、视网膜和（或）硬膜下出血时应怀疑非意外创伤引起。与成人相同，儿童自发性蛛网膜下腔出血最常见的原因是动脉瘤破裂。其他原因包括肿瘤、凝血功能障碍、AVM 出血、服用娱乐性药物（毒品）、外科手术和出血性脑膜脑炎。

年幼儿童蛛网膜下腔出血最常见的临床表现为易激惹和嗜睡。在年长儿童中自发性 SAH 具有多样临床表现组合，包括严重头痛、恶心和呕吐，意识水平下降、癫痫发作和局灶性神经功能障碍。

非增强头部 CT 在最初 24h 内可检出 95% 以上的蛛网膜下腔出血，不考虑病因[103, 104]。蛛网膜下腔出血可出现在脑沟（图 2-90）、脑室和脑池间隙。在 MRI 上，急性蛛网膜下腔出血难以在常规 T_1WI 和 T_2WI MR 图像上显示，因淤血中血红蛋白浓度相对较低，以及脑脊液中高氧压对血红蛋白转化为脱氧血红蛋白和高铁血红蛋白的抑制作用所致。梯度回波和磁敏感加权序列在对 SAH 检出率比标准自旋回波更为敏感。此外，SAH 在 FLAIR MR 图像上也可显示为高信号，但 FLAIR 磁共振图像上脑沟高信号不具有特异性，也可能是由于脑脊液流动，软脑膜血管流动缓慢，脑脊液氧压增加，脑脊液蛋白质升高所致。蛛网膜下腔出血的治疗取决于儿童

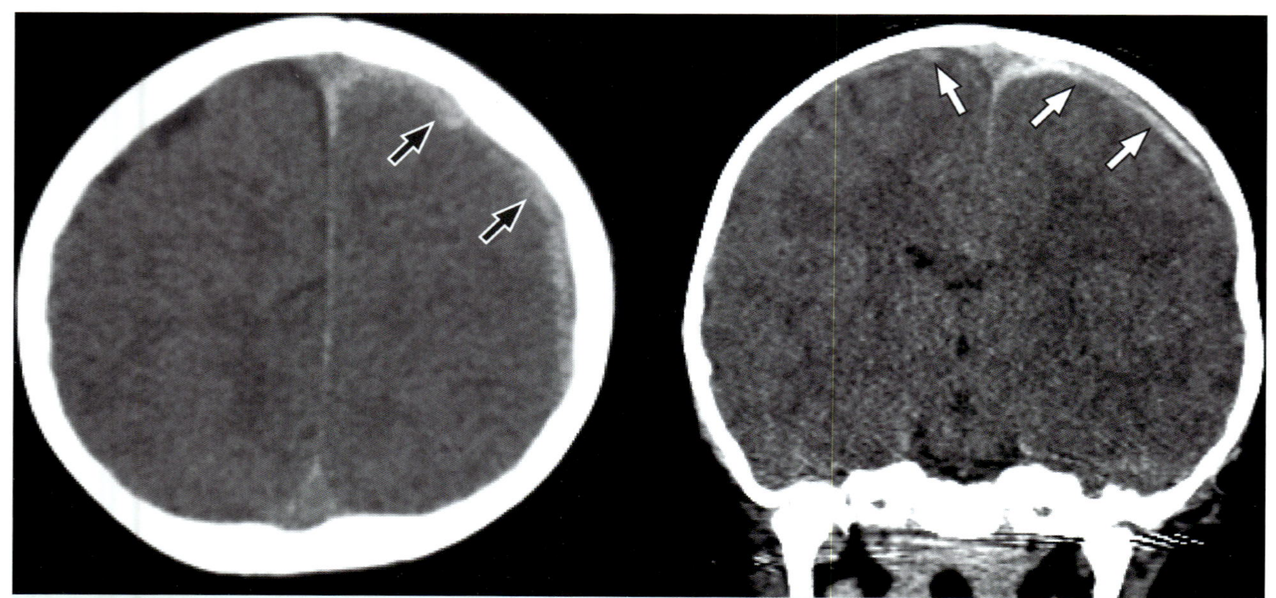

▲ 图 2-89 男，25 月龄，硬膜下血肿（SDH），随后被发现有多处肋骨骨折和视网膜出血

轴位非增强 CT 图像（右）和冠状位 CT 重建图像上（左）显示双侧额叶急性硬膜下血肿（箭），且左侧比右侧更大，血肿下脑沟消失

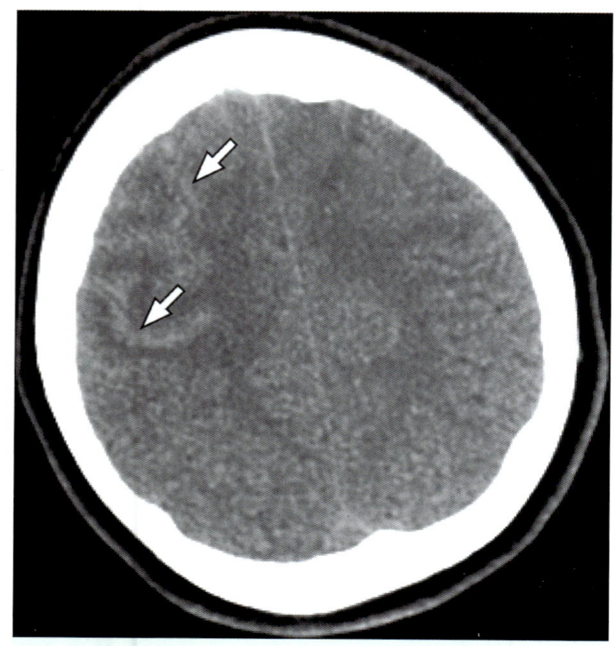

▲ 图 2-90 女，11 岁，头部意外创伤后蛛网膜下腔出血

轴位非增强 CT 图像显示右侧额叶 SAH（箭）；注意脑沟消失及相邻白质的低密度影提示水肿的存在

的基础病因。

3. 非意外 / 虐待性头部损伤 非意外的、虐待性头部损伤是婴儿颅脑创伤的主要原因，与高发病率和死亡率有关[105]。婴幼儿没有明确受伤病史，但表现为创伤性损伤，应怀疑非意外损伤。比如，给予的解释与病变性质不一致、损伤时间、多发性损伤、伴发视网膜出血、临床病史有变化或矛盾、医疗延误、反复受伤及对孩子照顾不周等。临床表现从最初相对轻微的症状到有明显神经功能障碍的意识水平受损。受虐待儿童头部损伤神经影像表现也各不相同，包括颅骨骨折和脑外出血，伴有或不伴有脑实质损伤。

对出现在急诊科怀疑受虐待的儿童，在没有神经系统症状体征的前提下，紧急进行神经影像学检查具有挑战性。尽管一致认为，所有具有神经系统阳性症状的儿童都必须进行神经影像学检查，但这些共识并未对无明显神经系统体征的患者是否应进行神经影像学检查进行说明。一些学者建议无明显神经体征或症状的儿童，如出现身体其他部位的虐待症状，则可能有颅内损伤，行神经影像学检查可能有益[106]。此外，有证据表明，如果双胞胎婴儿之一受伤，另一个也处于危险中，也应该接受骨骼检查[107]。

目前，CT是疑似受虐儿童急性出血和骨折的首选影像学检查方法。多排CT多平面成像重建有助于识别小的脑外出血和脑实质挫伤。此外，3D重建还可以提高CT显示颅骨骨折的能力，使骨折与骨缝及正常变异区分开来[108]。

最近的文献表明，磁共振成像，包括DWI、MRS、T_2^*–加权MR成像和（或）SWI，应在最初的CT检查之后迅速执行[106]。磁共振成像是显示小的脑外出血和评估实质损伤，如挫伤、剪切伤和梗死的首选方式。在早期CT检查异常患者中，MRI中经常发现额外的、显著的或不断进展的异常病灶，其比例高达25%[109, 110]。更高场强的SWI序列，可提高了MRI对脑实质和脑外出血小病灶的检测灵敏度[106, 111]。

DWI对虐待性头部损伤很有价值，如它能够在创伤后的前几个小时显示HII，且显示缺氧损伤比CT更加准确敏感[110]（图2–91）。除较好地显示脑外出血、全脑或局灶性脑缺血及颅骨骨折之外，与因意外脑损伤患儿相比，出现小的SDH伴有不成比例的大面积单侧半球白质水肿在受蓄意伤害的儿童中更常见。弥散下降可能是虐待相关性头部损伤的征象，特别是颈部血管受压，无论是过屈或过伸致扭曲还是直接勒颈所致。影像随访通常表现为广泛的皮质梗死。MRI/DWI在早期CT检查正常的儿童中的作用，以及怀疑非意外创伤患者早期CT检查后行MRI/DWI检查的最佳时机尚未完全确定。

在创伤后MRS（包括非意外创伤）显示乳酸升高，N–乙酰天冬氨酸降低，胆碱相关化合物升高，提示预后结果不良[112, 113]。

（五）血管性疾病

1. 发育变异和异常

(1) 血管畸形：是缺乏增殖潜能的非肿瘤性病变，但可能随时间推移而增大。血管畸形根据其血管血流动力学和血管成分进行分类。“低流量”病变包括毛细血管畸形、发育性静脉异常（developmental venous anomalies，DVA）和海绵状血管瘤。“高流量”病变包括动静脉瘘（arteriovenous fistulae，AVF）和动静脉畸形（arteriovenous malformation，AVM）。

(2) 发育性静脉异常：静脉发育异常是由呈放射状扩张的髓质或皮质下静脉汇聚而成，被正常的脑组织所分隔，并引流入一单一扩张的静脉干。DVA通常是在不相关的情况下行神经影像学检查时偶然发现的。DVA很少会引起头痛、神经功能障碍或癫痫发作，除非引流静脉出血或血栓形成。DVA在增强MRI上的表现具有特征性，呈放射状排列一组静脉引流至单支静脉，然后汇入静脉窦（图2–92）。在有症状的病例中，血流缓慢或偶尔血栓形成可能导致非增强T_1WI高信号。DVA最常见于额叶和顶叶。DVA有时可伴发海绵状血管瘤。

(3) 毛细血管扩张症：是一种血管性迷芽瘤，通常位于脑桥，由一组扩张的毛细血管组成，介于正常脑实质间。通常无临床症状，多由其他原因进行神经影像学检查或在尸检时偶然发现。虽然在某

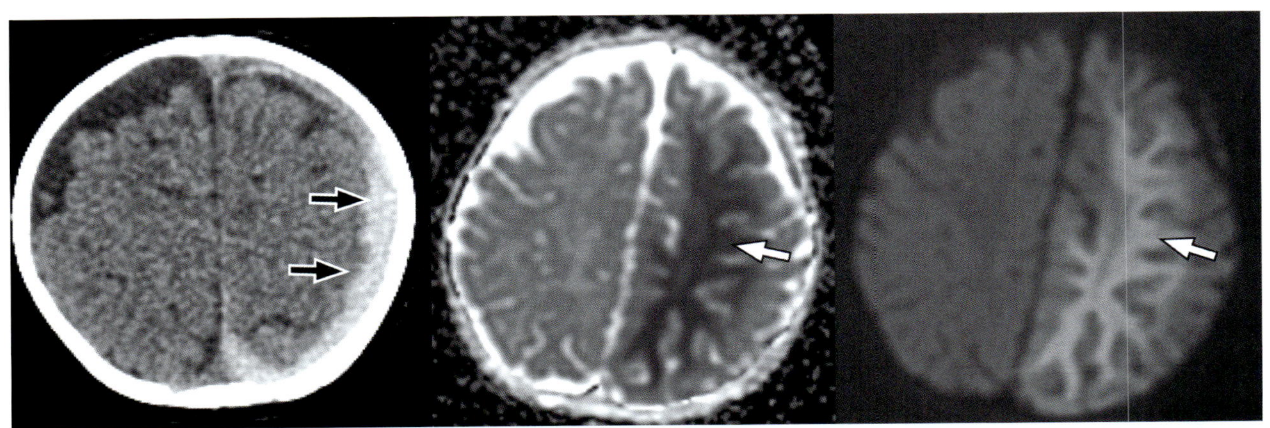

▲ **图2–91　女，7月龄，非意外创伤**

轴位非增强CT图像（左）显示急性硬膜下血肿（黑箭）；ADC（中）和弥散加权（右）MR图像表明左大脑半球广泛弥散受限（白箭）

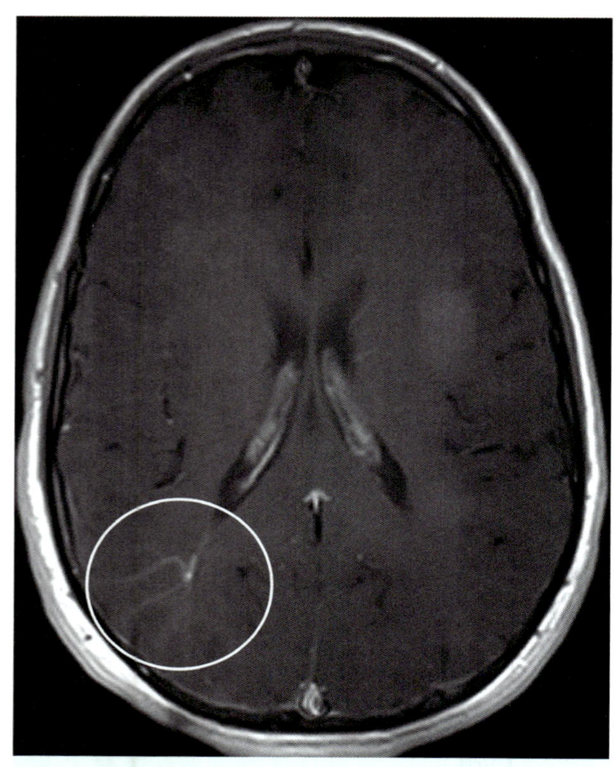

▲ 图 2-92 发育性静脉异常

轴位增强后 T_1WI MR 图像显示右顶叶内分支，轻度扩大的髓静脉（圆形），其延伸至右侧侧脑室室管膜表面并伴随扩张的经皮质回流静脉

些病例可见 T_1 稍低信号和 T_2 稍高信号，但它们通常在非强化成像中不显示。由于病灶血管内存在脱氧、血液流动缓慢，在磁敏感加权成像和梯度回波成像可见局部低信号。在增强后图像显示毛细血管扩张边界模糊呈轻微强化（图 2-93）。

2. 脑血管畸形

(1) 动静脉瘘和畸形：脑动静脉瘘（AVF）和动静脉畸形（AVM）是动脉和静脉系统之间的高分流通道，伴受累血管扩张和迂曲。动静脉瘘由动静脉直接连接形成，动静脉畸形由连接动静脉之间血管网或血池组成。动静脉瘘和动静脉畸形常同时出现在儿童高流量血管畸形中。高流量血管畸形基于解剖部位，根据供血动脉和引流静脉被细分为硬脑膜、蛛网膜下腔（Galen 静脉）、软脑膜和脑实质畸形。硬脑膜动静脉瘘 / 动静脉畸形由脑膜动脉供血和引流入硬脑膜静脉窦。Galen 畸形静脉（vein of Galen malformations，VOGM）由原始的脉络膜动脉供血并引流入前脑内侧静脉，后者是 Galen 静脉的持续存在的胚胎发育前体。软脑膜 AVF/AVM 由大脑前、中、后动脉分支供血，回流入大脑表面的皮质静脉。脑实质病变最常见的是 AVM，来自大脑前、中或后动脉分支供血，引流入髓质或深静脉。静脉曲张在高流量病变中常见，并回流入周围无支撑结构的静脉，如 Galen 静脉和软脑膜畸形。虽然动静脉畸形被认为是先天性的，但目前还不清楚是何时真正形成。

动静脉瘘和动静脉畸形通常是散发和孤立的。儿童高流量脑血管畸形总体患病率在 0.014%～0.028%[114]。多发性动静脉畸形在儿童中罕见，通常伴有一系列综合征如遗传性出血性毛细血管扩张症（Osler-Weber-Rendu 综合征）。

一些高流量畸形在出生后可能很快出现临床症状（例如，引起充血性心力衰竭的较大的 VOGM）。儿童高流量畸形最常见的表现是颅内出血。癫痫发作也是常见症状之一，见于 20%～25% 的 AVM 患者[115, 116]。一小部分高流量畸形患者会出现其他症状包括头痛，局灶性神经系统功能障碍，盗血现象，并因颅内静脉压增高致颅内高压。

高流量畸形的影像学检查应明确病变部位，确定动静脉成分，并评估并发症，如急性期出血或脑萎缩及慢性静脉高压导致脑积水。急性期非增强 CT 可用于显示出血。CTA 通常用作首选成像方法，尽管导管造影仍是评估高流量畸形的金标准，并可对某些病变进行血管介入治疗。

MRI 是可用于明确畸形的解剖关系。MRA 在 3D TOF MR 血管造影（图 2-94）中典型表现为一团流空信号，伴流入增强。磁共振血管成像的时间分辨率有限，但在动态增强 MRA 检查时，引流静脉早期表现显示最好。儿童脑实质体积缩小最常见原因是静脉压增高，但也可能由动脉“盗血”现象导致，血液通过畸形血管从脑组织中转移。偶尔在急性期，因血肿压迫畸形，使病变在 CT、磁共振甚至导管造影中难以显示。

传统的导管脑血管造影仍然是表征和描述高流量脑畸形的金标准。该技术用于识别供血动脉的数量、位置及病灶的血管造影部位和大小，评估病灶的分流程度并确定静脉引流的方式。

治疗选择包括手术切除，血管内栓塞，放射治疗或这些方法的组合。

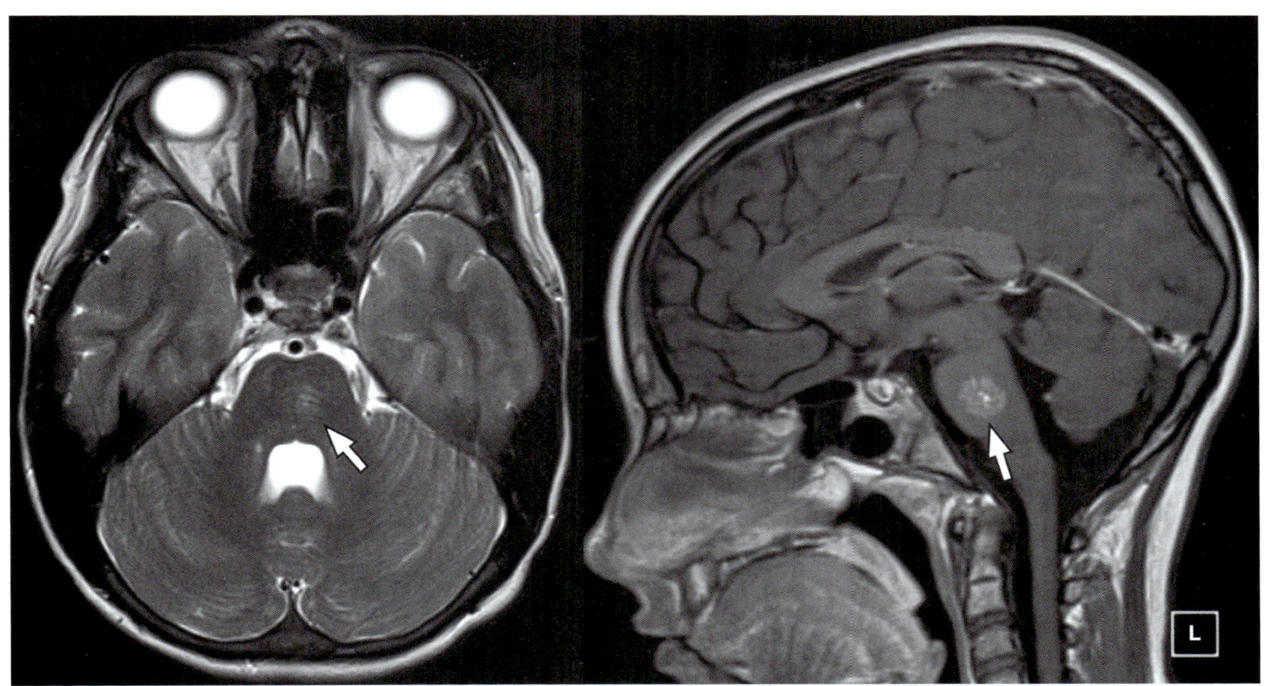

▲ **图 2-93 男，10 岁，毛细血管扩张症**

轴位 T_2 加权图像（左）及增强后矢状位 T_1 SPACEMR 图像示脑桥内（右）点状 T_2 高信号区（箭）伴毛刷样强化；此表现在 3 年以上的随访中比较稳定

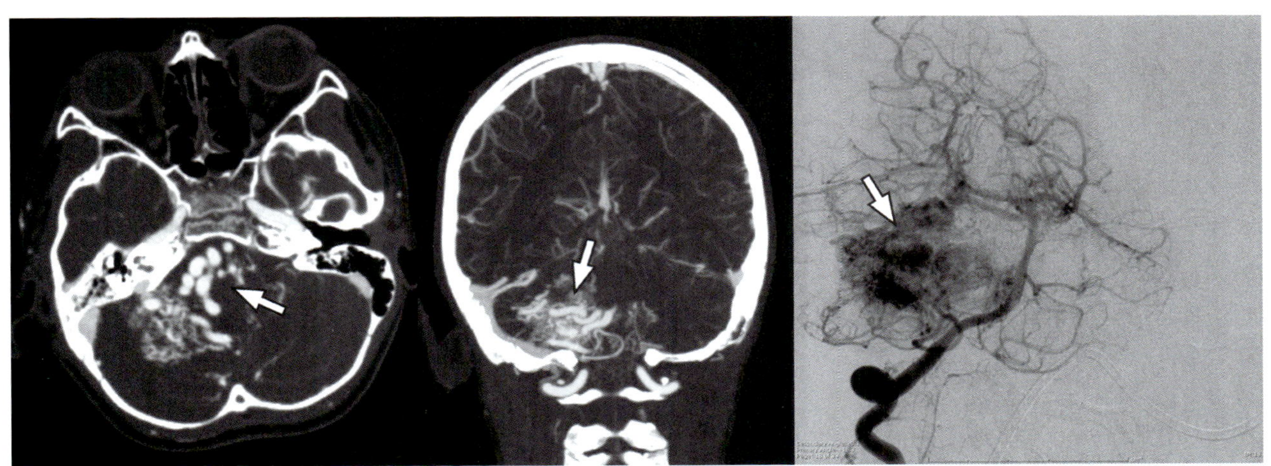

▲ **图 2-94 女，12 岁，动静脉畸形（AVM）**

轴位（左）和冠状（中）最大密度投影（MIP）-CTA 重建图像和右椎动脉造影图（右）像，导管血管造影可见右侧小脑半球的动静脉畸形病灶（箭）

(2) 海绵状血管畸形及其相关综合征：海绵状血管畸形，也称为海绵状瘤或海绵状“血管瘤”，是中枢神经系统内的静脉畸形，特点是由不同大小的静脉通道聚集组成，通常包含凝固和尚未凝固的血液（图 2-95）；无动静脉分流。一般人群中海绵状血管瘤的患病率约为 0.5%[117-119]。大多数儿童海绵状血管瘤患者在生命的第 2 个 10 年进行外科干预[120, 121]。海绵状瘤可偶尔发生或具有常染色体显

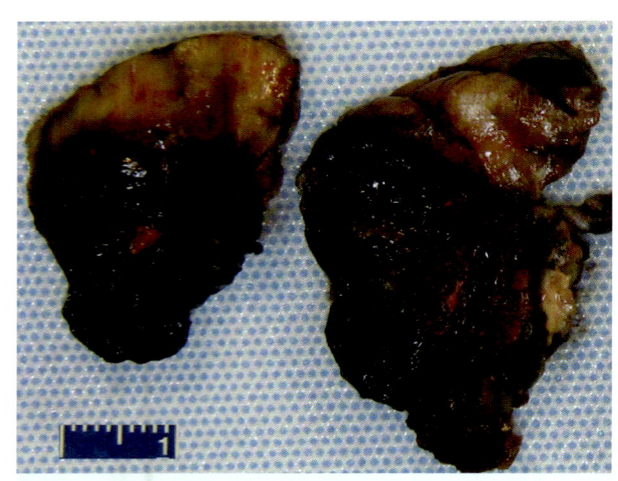

▲ **图 2-95 男，14 岁，海绵状血管畸形**

手术标本显示扩张充满血液的通道伴周围出血。显微镜下，扩张的通道为静脉（未标出）

性遗传的家族性倾向。与散发病例（1%）相比，家族病例中多发病灶更常见（50%）[117]。许多基因都与家族病例有关。此外，海绵状瘤样病变可作为辐射后遗症出现，通常在脑辐射后几年出现。

在大多数情况下，海绵状血管瘤可继发出血。症状和临床表现取决于病变部位。这些病变位于大脑半球时可出现癫痫发作、偏瘫、局灶性无力，脑神经损伤，当病变在脑干时还可出现意识障碍。偶有海绵状血管瘤无症状表现，因其他原因行神经影像检查被偶然发现。

在非增强 CT 上，海绵状血管瘤表现为高密度肿块，内部可有钙化。增强后呈轻度强化。在 MRI 上，海绵状血管瘤的轮廓相当清晰，呈分叶状，具有不同程度的占位效应。不同时期的血液成分导致病变在 T_1 和 T_2 呈高低混杂信号（图 2-96）。这种表现尽管在其他出血性病变中偶尔也会出现，但 MRI 对于海绵状血管瘤更具特异性。如增强检查，可以看到伴随的发育性静脉异常。

(3) Galen 静脉畸形：VOGM 是动静脉分流的一种，它是在胚胎时期由原始脉络膜血管和持续存在的前脑正中 Markowski 静脉之间的动静脉连接发育而来。前脑内侧静脉未退化，因高血流量通过，从而形成动脉瘤。VOGM 占大脑所有血管畸形的 1%。习惯上基于瘘口的部位和性质分为脉络膜型（Ⅰ型）和壁型（Ⅱ型）[122]。然而，实际上，在这两个极端之间存在一系列畸形及其他分类[123, 124]。超过 80% 的 VOGM 为脉络膜型[124]。VOGM 的壁型以 Markowski 内侧静脉下外侧壁的 AVF 为特征，以蛛网膜下腔中的丘脑和（或）脉络膜后动脉为供血动脉。

VOGM 在胎儿超声和（或）胎儿 MRI 上被看作中线血管性占位病变，彩色多普勒评价示供血动脉和引流静脉血流量增加。2D 超声可显示脑实质改变，如脑萎缩和脑软化症。一些患者出现心脏肥大与充血性心力衰竭并伴有水肿，大部分是脉络膜型畸形患者。在婴儿期后期，当静脉高压导致脑积水或实质体积缩小时，壁型畸形最容易引起注意。

胎儿和产后 MRI 使 VOGM 更有特征性（图 2-97）。除直接显示畸形外，MRI 还可显示慢性缺血性脑损伤，白质区 T_1WI 呈高信号或见到脑实质钙化。这些表现与不良预后相关。

当前以血管内治疗为主。是否行介入治疗取决于临床表现，组成血管的结构和血管内压力。具有代偿性心脏功能的新生儿可以在出生后的头几个月

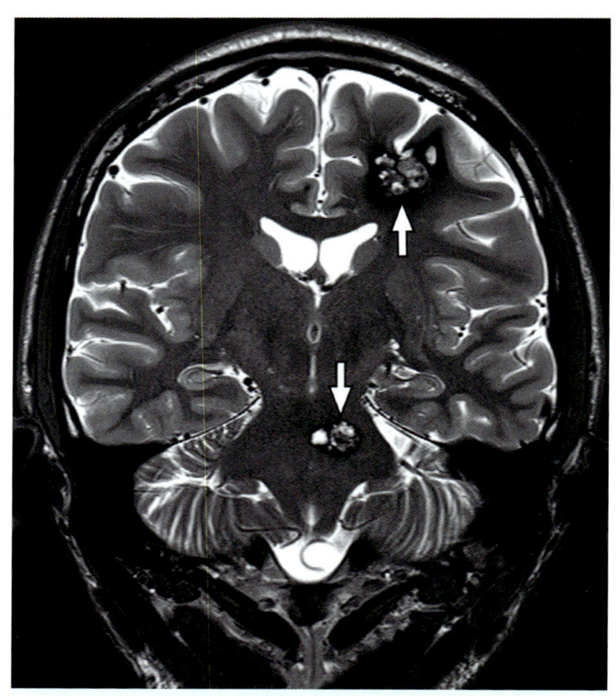

▲ **图 2-96 男，3 岁，海绵状血管瘤，其父有多发性海绵状血管畸形及反复出血史**

冠状位 T_2 加权 MR 图像显示多个“爆米花样”病灶（箭）；病灶内呈混杂高低信号影，与不同时期血液成分一致

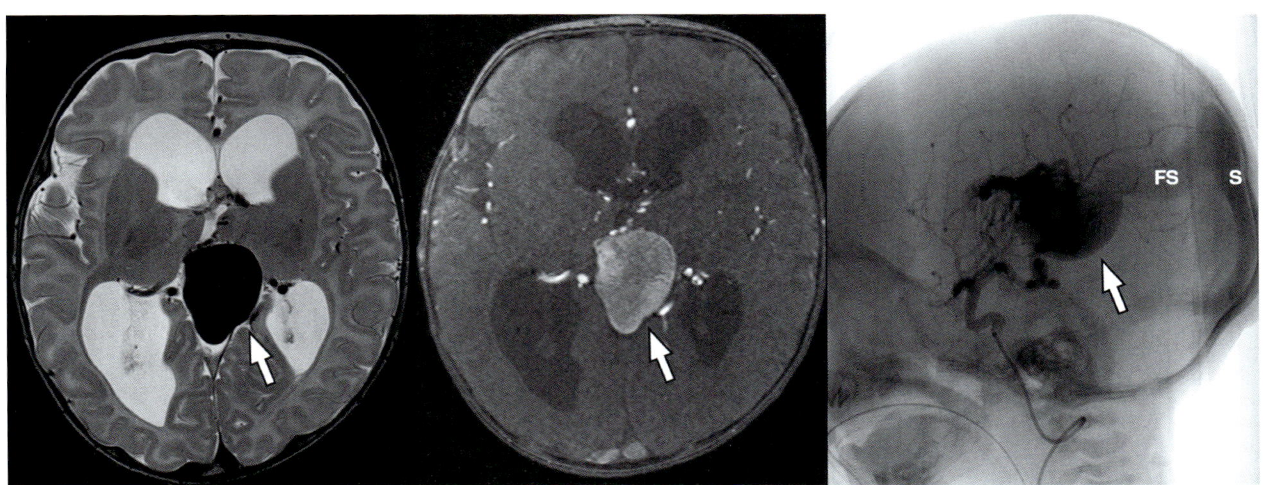

▲ 图 2-97 新生儿 Galen 静脉畸形

轴位 T_2WI（左），轴位 3D TOF MRA（中）和导管血管造影（右）示扩大的前脑正中 Markowski 静脉（箭）经镰状窦（FS）引流入上矢状窦（S），由前和后循环动脉供血

进行观察。值得注意的是，出现严重脑实质损害和脑软化症时，也可能不会采取积极治疗，因为即使行栓塞使分流成功闭塞，其预后也较差。

3. 脑外血管畸形 硬脑膜动静脉瘘（dural AVF，dAVF）和硬脑膜动静脉畸形（dural AVM，dAVM）是发生在硬脑膜内动静脉之间的异常分流。虽罕见，但确实可发生在儿童中，并可能是胎儿水肿或生后充血性心力衰竭的原因。dAVF/AVM 的病因尚未完全清楚。提出的理论包括硬脑膜静脉窦血栓再通，或静脉窦高压反应。dAVF/dAVM 的临床表现包括高排血量性心力衰竭，头痛，巨颅，发育迟缓，癫痫发作和局灶性神经功能缺陷，继发于静脉流出道狭窄所致的出血性静脉梗死（又称“高流量静脉病变”），面部静脉突出和颅内压升高症状。

诊断 dAVF/AVM 的金标准是导管血管造影。dAVF/AVM 临床症状具有隐匿性，可能导致充血性心力衰竭，或者，当介于颈动脉和海绵窦两者之间时，可表现为眼上静脉扩张伴或不伴突眼。虽然 CTA 和 MRA 对于小型 dAVF/AVM 的敏感性和特异性较低，但 MRA、MRV 和增强 MRI 可以显示大的畸形（图 2-98）。时间分辨 MRA 在评估 dAVF/AVM 时已被证明较传统的 MRA 更好，但在技术上具有挑战性。

使用选择性注射颈内和颈外动脉和椎动脉对 dAVF/AVM 进行血管造影评估，在造影剂进入静脉期后观察静脉引流情况。出血的危险因素包括静脉窦狭窄、部分或全部静脉闭塞和静脉扩张。根据病变的解剖位置和血流动力学及患者的症状，量身定做个体化治疗方案。

大多数 dAVF/AVMs 可以使用血管内治疗，但有些病变需行手术干预或血管内和手术方法同时干预。血管内治疗儿童 dAVF/AVM 通常是有效的，大多数患儿都得到临床症状实质性和持续的改善，特别是病变由单孔瘘组成时。基因筛查和高凝状态检查必须进行，特别是当存在其他血管畸形或静脉窦血栓形成时。

4. 颅内动脉瘤（先天性和后天性） 动脉瘤定义为由疾病或血管壁薄弱引起的局部的、病理的及充满血液的血管扩张。颅内动脉瘤在儿童相对较少见，其中 0.5%～4.6% 的颅内动脉瘤发生在 18 岁及以下的患者 [125]。

儿童颅内动脉瘤的发病机制与成年人不同，此区别十分重要，因临床病程和预后取决于致病机制。动脉瘤的发病机制可能与创伤、感染、炎症、动脉疾病、血流动力学压力过高、转移性肿瘤（“肿胀”）、家族性和特发性原因有关 [7]。在生命的头 20 年内的动脉瘤通常是特发性的。在儿科人群中，近 80% 的颅内动脉瘤是特发性的、创伤后的或血流动力学压力过高，如动静脉分流和高血压所致 [126]。其余大部分是先天性动脉瘤性动脉病和感染

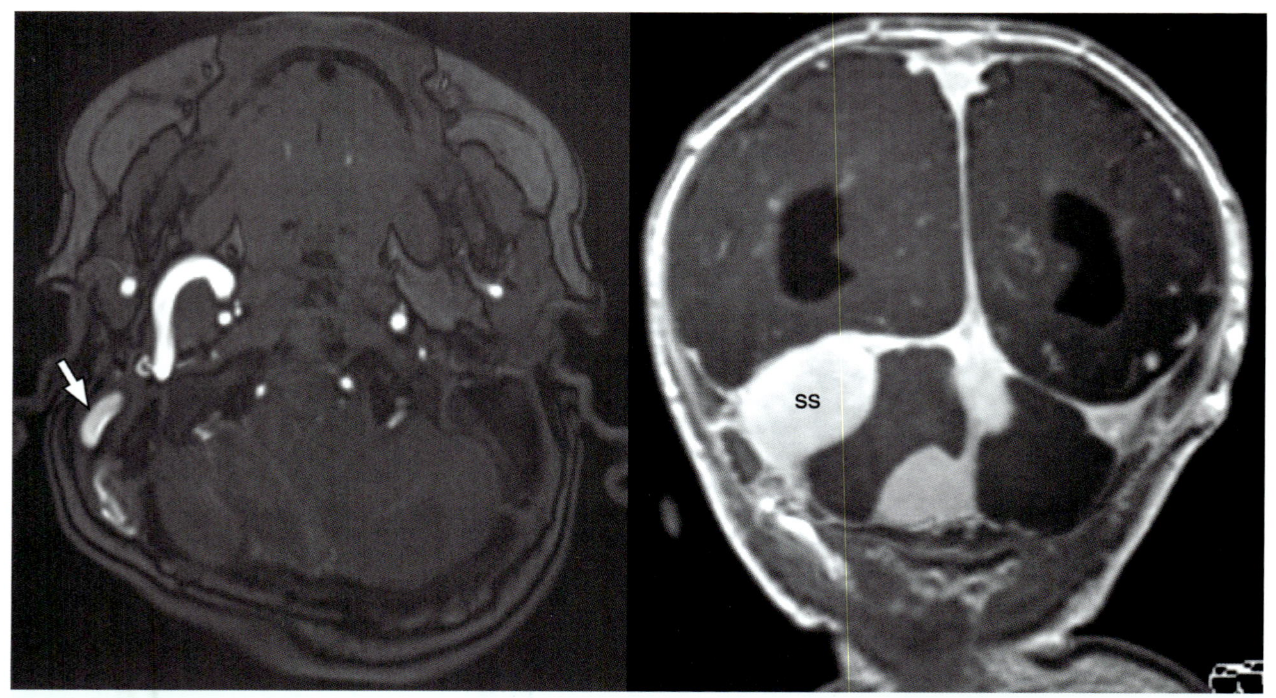

▲ **图 2-98　男，7 月龄，右侧乙状窦硬脑膜动静脉瘘，右侧乳突区可触及明显震颤**
轴位 3D TOF MRA 图像（左）和冠状位 T_1 MPRAGE（磁化准备快速梯度回波）图像（右）示出扩大的右枕动脉（箭）与显著增大乙状窦（SS）相交通

所致。

影像学表现可能为发病机制供了线索。例如，发生在颅骨骨折患者身上的动脉瘤可能是创伤后引起的，免疫功能减退患者出现 SAH，支持其病因为感染。儿科颅内动脉瘤特点不同于成年人，包括好发于男性，后循环和颈内动脉分叉处更易受累，巨大动脉瘤更多见。

颅内动脉瘤分为 4 种类型：梭形、囊状、创伤性和感染性。囊状动脉瘤最容易破裂。外伤性动脉瘤位于最靠近颅底的位置，可能发生在前后循环。儿童颅内动脉瘤，最常见位于颈内动脉末端（图 2-99）。其次常见的位置是前交通动脉与大脑中动脉分叉处。动脉瘤在幼儿通常为单发。此外与成人相比，巨大动脉瘤（直径为 25mm 及以上）和梭形动脉瘤在 1 岁以下幼儿中更常见。存在多个同时期或不同时期的动脉瘤意味着潜在的动脉病变或者动脉瘤易感体质。

出现严重头痛或脑膜刺激征的儿童首要影像检查是非增强 CT。如有颅内动脉瘤破裂，CT 通常会显示蛛网膜下腔出血，但如果 CT 正常，且临床表现与 SAH 一致，应行腰椎穿刺。影像检查基于患儿的年龄、成像方式的可用性和接受介入治疗培训的人员进行选择。当非增强 CT 检测到 SAH 时，为了快速确定出血部位，大多数医疗机构会立即行 CT 血管造影或 MR 血管造影。如在无创成像无法确定出血部位或考虑行血管内介入治疗时，需要行导管造影检查。值得注意的是非增强 CT 可能遗漏未破裂的颅内动脉瘤。MRI 及 MRA 可以用于表现为非特异临床症状，如头痛或惊厥，未破裂动脉瘤患儿的筛查。也常用于儿童颅内动脉瘤的长期随访检查，探查未经治疗的病变扩大情况或寻找新的动脉瘤，这些提示可能需要更积极的治疗处理。

目前小儿颅内动脉瘤治疗方法包括保守观察、血管内治疗和手术夹闭。包括神经介入放射科医师、神经外科医师和卒中神经学家在内的多学科团队，能为颅内动脉瘤的患儿制定更好的个体化治疗方案。

（六）出血性、缺血性和血栓性疾病

1. 新生儿颅内出血　新生儿急性颅内出血分为硬膜外、硬膜下、蛛网膜下、软脑膜下或脑实质内

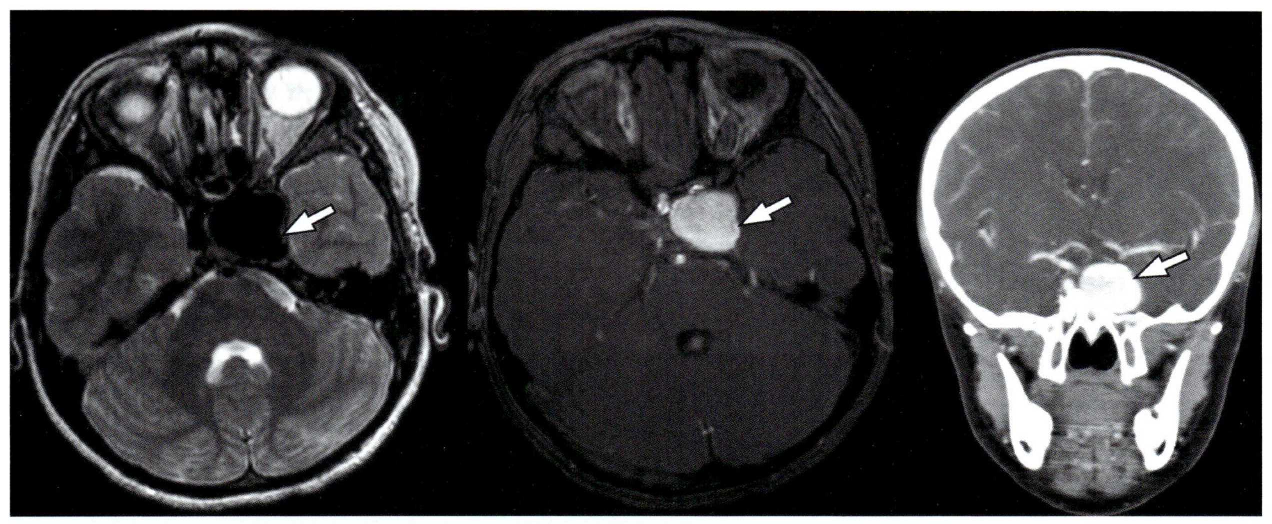

▲ 图 2-99 男，5 岁，颈内动脉瘤

轴位 T_2WI 加权 MR 图像（左），3D TOF MRA 图像（中）和冠状位 CTA 重建图像（右）显示出左侧颈内动脉海绵窦部起源的 2.5cm 巨大梭形动脉瘤（箭），T_2WI 加权 MR 示流空效应，MRA 图像上的流动相关信号，CTA 示对比增强强化

出血。出血量可能很小，是因其他原因进行影像学检查时被发现，或者出血量大并造成急性神经系统症状。本章的前面部分已经讨论了与出生相关的出血问题。

(1) 生发基质出血：早产儿脑实质出血最常发生在富血管的室管膜下生发基质层或其周围组织。尽管有多种因素导致出血，但富集细胞和血管的生发基质层镜下出现小静脉周围出血被认为是潜在的机制。

Papile 分级作为早产儿生发基质出血（germinal matrix hemorrhage，GMH）的严重程度分级评估方法仍被广泛认可。Ⅰ级仅存在室管膜下出血，超声可见室管膜下区域高回声病灶，典型表现位于丘脑尾状核沟内或其前方；Ⅱ级被定义为室管膜下和不伴脑室扩张的脑室内出血（intraventricular hemorrhage，IVH）；Ⅲ级既有室管膜下出血又有 IVH 伴脑室扩张和血凝块形成（图 2-100）。是否伴有出血后脑积水，是区分Ⅱ级和Ⅲ级出血的重要依据。值得注意的是，在Ⅲ级脑出血中，脑室几乎完全由血凝块撑开扩张，而出血后脑积水的脑室扩张为由脑脊液填充扩张。这一区别十分重要，由出血量增加引起的脑室扩张可能与出血后脑积水所致影响有所不同。生发基质及其内的胶质细胞前体的破坏，对随后的大脑发育有不利影响。

(2) 脑室周围出血性梗死（periventricular hemorrhagic infarction，PVHI）：以前认为是 GMH 原 Papile 分级中Ⅳ级，现在已知是由于 GMH 压迫引流大脑半球脑室周围终末髓质静脉，导致静脉血栓和梗死所致。10%～15% 的极低出生体重 IVH 婴儿脑室周围白质可发生出血性坏死 [127]。脑室周围出血性梗死最常见的结果是大的脑穿通性囊肿，可单独出现，也可以与其他较小的囊肿合并出现。在没有 IVH 的情况下，也可以在宫内看到 PVHI。

彩色多普勒超声通过看到血管穿过脑外间隙用以区分脑外积液，如蛛网膜下腔、硬膜下或合并出血。浅表皮质血管位于软脑膜 - 蛛网膜下。蛛网膜下腔积液使皮层血管抬离脑表面，而硬膜下腔中的积液将皮层血管贴近大脑表面，积液通过一层薄膜与这些血管分离。在 CT 上，急性出血相对于脑实质呈高密度。值得注意的是，在出生后的头几天内由于血细胞比容高，硬脑膜静脉窦和皮质静脉相对密度增高。这一年龄组的脑实质密度低，进一步突出了该表现。静脉结构的正常密度在 CT 上不应被误认为硬膜下出血或硬脑膜静脉窦血栓形成。在慢性期，脑外或实质出血部位相对于脑实质密度降低。在磁共振成像上，应用梯度回波序列和 SWI 技术有助于清楚显示新生儿颅内出血。

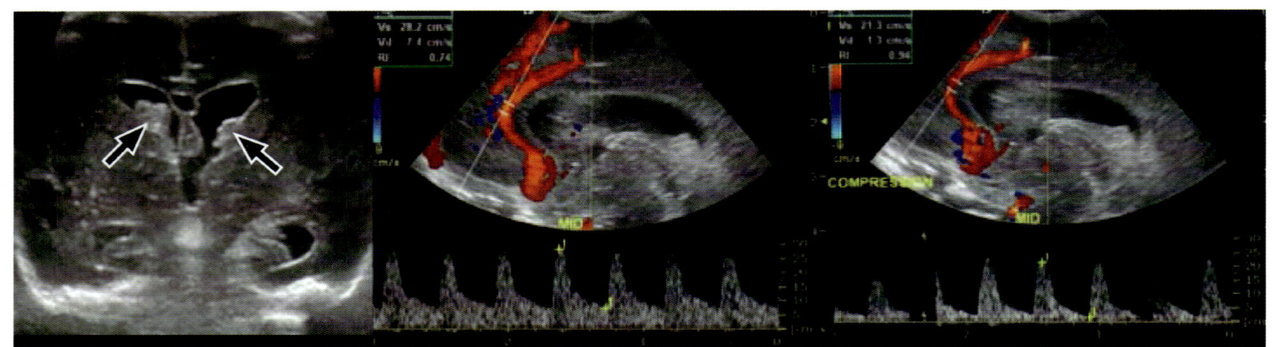

▲ 图 2-100　男，4 日龄，脑室内出血

冠状位头部超声（US）图像（左）显示轻度扩张的侧脑室（箭）；彩色多普勒超声显示大脑前动脉未受压（中）与（右）受压部位显示了较高的阻力指数；值得注意的是，受压部位 RI 相比未受压部位（RI=0.74）增加（RI =0.91）

2. 新生儿缺氧缺血性损伤

(1) 足月新生儿：缺氧缺血性损伤（hypoxic ischemic injury，HII）被定义为新生儿的一种临床综合征，被认为主要是由于出生前、出生期间或出生后的大脑血流减少（缺血）和供氧减少（缺氧）原因引起。是由初次损伤和充血再灌注引发一系列神经毒性事件。

脑损伤的模式取决于大脑成熟度、缺血的严重程度和持续时间等因素，以及包括炎症和感染在内的其他状态。值得注意的是影像检查的时间也对这些患儿脑区的表现产生影响。根据 HII 的严重程度和持续时间可分为 2 种基本类型，即重度完全窒息和持续部分窒息。重度完全窒息的特点是血流和氧供给的突然完全丧失，而持续部分窒息时间更持久，但血供不完全丧失。这两种类型间常存在重叠。

HII 的影像表现也依赖于影像学检查时机。最初 72h 的早期影像检查可能低估损伤的最终程度，因为在损伤初始时间段是细胞死亡的高峰期 [128]。低温治疗可能导致磁共振成像表现正常或缺氧缺血的典型影像学特征表现延迟出现。

中央型损伤模式特点是代谢最活跃的结构发生损伤，包括髓鞘化活跃区域和含高浓度的兴奋性神经递质的区域。包括背侧脑干、小脑蚓部、内囊后肢、放射冠、中央沟周围白质、视辐射、海马、外侧丘脑和壳核的后部 [128]。这种深部的中央型模式通常因深度窒息引起，突然的血供中断剥夺了大脑氧和葡萄糖的供应 [128]。

周围型损伤模式特点是皮质和皮质下白质损伤，以枕顶叶和颞叶后部为主。它通常是由一段时间的血液供应减少所引起（而不是完全停止血液供应）。它的形成被认为是血液对重要大脑结构，如脑干、深部灰质核团、海马和小脑，进行代偿性分流的结果，同时大脑皮质和白质相对低灌注。更长时间的缺氧导致分水岭区域（血管支配区域的边界）受损，由于存在分流而呈相对低灌注。

CT 和超声在新生儿早期缺血的准确检测中敏感性很低。CT 由于电离辐射和对 HII 的早期表现相对不敏感性，现已很少作为疑似 HII 患儿的首选检查方法。在头颅超声上，丘脑和基底节的缺血区域可能出现局部或弥漫性回声。然而，超声在发病时的表现多变，与 CT 或 MRI 相比超声低估了损伤的严重程度。

HII 通常会导致双侧对称性损伤，使 MRI 图像的解读具有挑战性。解读新生儿 HII 的 MRI 表现，需要了解大脑特定发育阶段的正常表现，包括正常髓鞘化过程，最可能受影响的区域，以及损伤演变的典型时间变化过程。同样重要的是要认识到缺氧缺血损伤，部分与能量衰竭有关，以及其他导致代谢紊乱而影响能量代谢所产生的类似损伤模式。

虽然 HII 的 MR 表现有相当大的变化，但可以观察到一些总体趋势。在缺血事件后 15～18h，DWI 通常正常 [127, 129]。在接下来的 24～48h，大脑代谢最高需求区域内弥散受限。在 MRI 上，在第 2～3d T_1 和 T_2 加权序列通常也不会有任何异常显示。一些研究表明，ADC 值在看起来正常的大脑区域，特别是在基底神经节和脑干区域可能与预后相关。

在出生后 3～7d 行 MRI 检查时，在丘脑腹外侧和后外侧壳核可见 T_1 缩短 [129]。

如果内囊后肢（PLIC）的正常高信号存在，则 MR 信号异常被分级为轻度。中度损伤时，短 T_1 信号向前扩大至壳核，向后内侧至丘脑，PLIC 通常出现可疑或异常信号，并且在 T_2 加权成像上受累的已髓鞘化脑区正常低信号消失（图 2-101）。重度损伤时，整个丘脑、壳核和苍白球可显示为 T_1 高信号，而 PLIC T_1 正常高信号通常消失，（“PLIC 消失”征）。T_1 高信号在中央沟旁皮质也较明显，在损伤更严重的病例中，可累及岛叶皮质。在非常严重的病例中，皮质高亮表现贯穿始终，被认为是临床预后不良的预测指标 [127]。

在 T_2WI MR 图像上，深部灰质核团可以变得轻微模糊，丘脑后部可能由于血管源性水肿的存在，与白质信号相似。当损伤更严重时，丘脑、豆状核和尾状核头可表现 T_2 高信号，正常 PLIC T_2 低信号可能是“消失”。第 1 周后，严重损伤的病例，丘脑和基底神经节出现弥漫或斑片状的短 T_2 信号。出血、钙化、由髓磷脂崩解释放的脂质、胶质细胞增生及自由基的顺磁效应，被认为是该影像表现的原因。出血被认为不太可能是导致信号变化的因素，因为 T_2 缩短发生在最初 T_1 信号改变后的数天，这些区域在梯度回波 T_2 加权或磁敏感加权 MR 图像没有发生变化。在慢性期，受损的脑结构萎缩伴长 T_2 信号 [129]。

至第 1 周末，皮质下白质弥散减低，在早期检查中，这些区域显示弥散正常或甚至增加。到 10～14d，弥散异常区域通常正常化，并且最终可能表现为弥散增加。从长期来看，T_1 和 T_2 信号异常与胶质增生、矿化或过度髓鞘化相关组织丢失有关 [127, 128]。

MRI 的异常表现在出生后前两周发生演化。因此，第 1 周因细胞延迟死亡，最初轻度损伤可能演变成更严重的损伤。在慢性阶段，以脑回萎缩、脑沟扩大为特征称为瘢痕性脑回（蘑菇状脑回）的模式可见于皮质区。在矢状窦旁可见到脑软化。

(2) 早产儿：早产儿特别容易受到缺血性损伤的影响，因脑白质区域生理性脑供血不足，脑血流自动调节系统不成熟，少突胶质细胞髓鞘形成前易受自由基攻击，潜在导致低灌注的事件频率增加，如呼吸窘迫综合征、气胸和动脉导管未闭及新生儿败血症所致。

在早产儿，HII 主要影响早产儿深部灰质和脑干核团。一些患儿伴生发基质出血，而大多数患儿出现白质损伤。发生于胎龄少于 32 周婴儿中的深度窒息会导致丘脑，基底神经节和脑干受损。丘脑因其髓鞘化更早（23—25 周）较基底神经节更易受损。由于髓鞘区域高代谢，从而需要更高的能量，更易受急性完全性低灌注影响 [127]。早产儿皮质可能相对幸免，因髓鞘化呈从尾侧向头侧发生，以及越接近足月的婴儿大脑皮质谷氨酸受体越多来解释。

与足月新生儿一样，在早产儿受伤第 1 天的 MR 成像，T_1 和 T_2 加权 MR 图像可能正常或显示轻微异常。在 24h 内弥散加权 MR 成像显示弥散减低，并

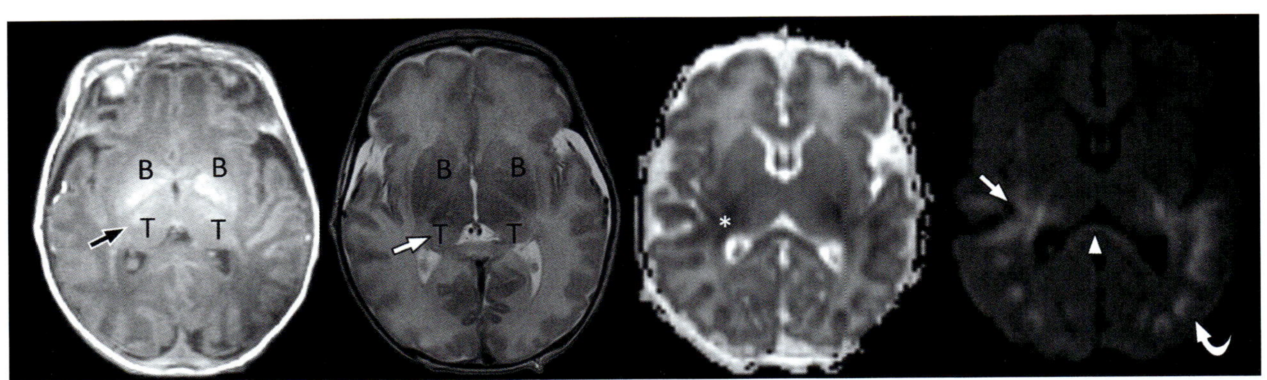

▲ **图 2-101 足月新生儿，围生期窒息史致缺氧缺血性损伤**

轴位 T_1WI（左一），轴位 T_2WI（左二），轴向 ADC（左三）和弥散加权（右）MR 图像显示丘脑腹外侧（T）、基底节（B）和内囊（星号）T_1 信号增加（黑箭）和正常 T_2 信号减低，这些区域弥散受限（白箭），包括中央沟皮质区域，灰白质交界处（弯箭）和胼胝体（箭头）

在 3～5d 内，丘脑的弥散减低更为明显，但随后出现伪正常化。直到第 2 天 T_2 加权 MR 图像丘脑显示高信号，第 1 周后出现 T_2 缩短（图 2-102）[127, 130, 131]。到第 3 天 T_1 加权 MR 图像显示受损区域出现高信号，T_1 缩短持续到慢性期。在慢性期，可出现丘脑变小、萎缩，常伴有钙化，脑干和小脑体积缩小，基底神经节缩小或缺失，而脑白质体积缩小。脑白质减少可能是丘脑皮质、皮质丘脑及皮质壳核轴突丢失的结果。在 MRI 上，通过观察脑沟深度与脑室边缘之间的距离可以更好地理解白质体积损失情况。如脑沟深度接近或毗邻脑室，则提示严重的白质体积丢失。此外，预期 6 月龄时胼胝体将增厚，而胼胝体体积缩小并仍变薄。

(3) 早产儿白质损伤：早产儿的脑白质损伤，又称脑室周围白质软化（periventricular leukomalacia，PVL），其特征是脑室周围白质、视辐射和听辐射局灶性坏死，脑白质损伤不明显但更加弥漫。早产白质损伤特征表现为急性期是凝固性坏死和神经轴突肿胀。可能出现不同程度的出血。在亚急性期，较大的病变区可能形成囊肿。最终，胶质增生和囊肿变得不明显。

在超声上，大脑在最初 2 周可能表现正常。10～14d 后，深部白质回声增强[129]。回声异常典型表现位于侧脑室的三角区，但可以累及广泛的白质区域。2～3 周后在这些最初的损伤区域随后发展为脑软化灶。脑软化的特点表现为单一或多个直径在 1mm～3cm 的囊肿，偶与脑室系统相通(图 2-103)。

伴随相邻脑室扩张，脑沟和半球间裂明显。在 MRI 上，重 T_2 加权薄层 MR 图像最有利于显示囊性区域。伴有出血病灶表现为短 T_1 信号及 T_2 加权序列低信号。随影像学随访可见白质丢失和脑室变方，但囊性病灶变得不明显（图 2-104）。总体上，因早产儿护理技术的进步，现在发展为囊肿的损伤较过去要少得多。

3. 儿童动脉缺血性卒中　动脉缺血性卒中（arterial ischemic stroke，AIS）被定义为“除血管因素外无明显其他的因素引起的一组以急性进展性局灶性脑功能障碍为表现的临床综合征，持续 24h 以上，甚至可能导致死亡”。虽然这是一个临床定义，但儿童类卒中发生频率很高，意味着大脑成像必须

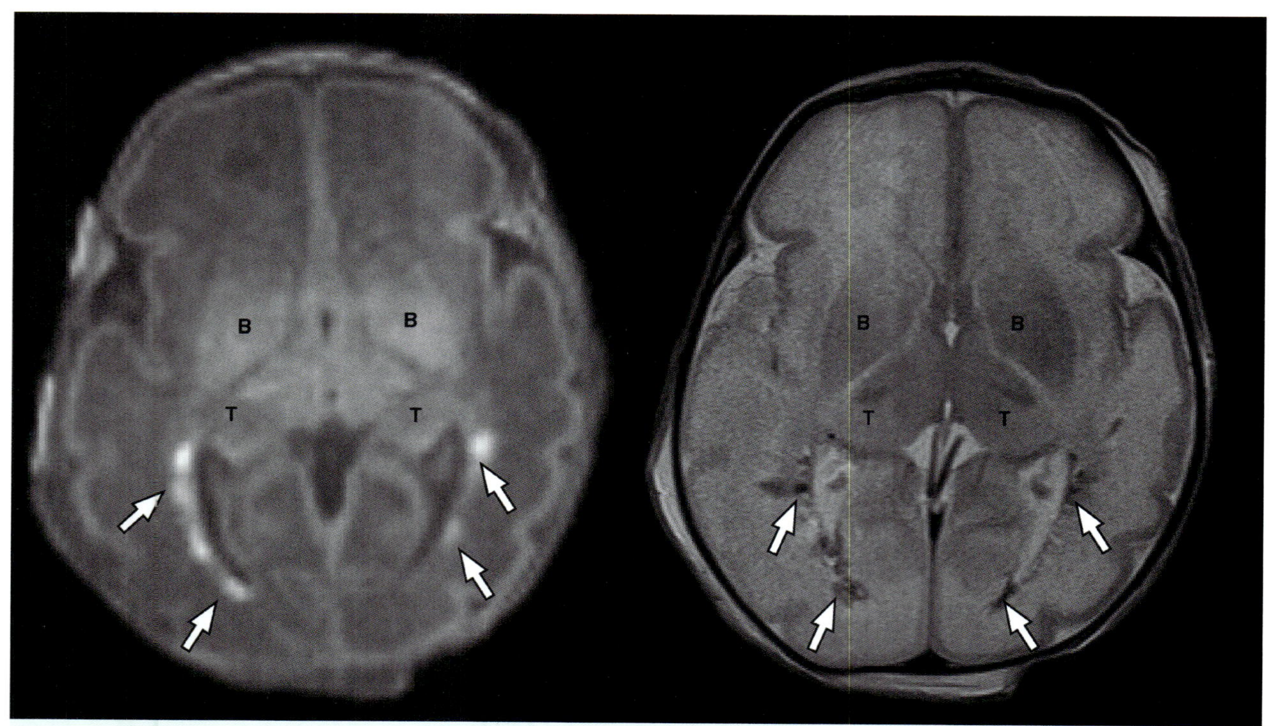

▲ 图 2-102　30 周妊娠早产新生儿深部髓静脉血栓形成并缺氧性损伤

在 14 天龄 MRI 轴位 T_1 加权（左）和 T_2 加权（右）显示缺氧性损伤，表现为丘脑（T）和基底节区（B）异常信号及 T_1 高信号和 T_2 低信号（箭），符合髓质静脉血栓形成

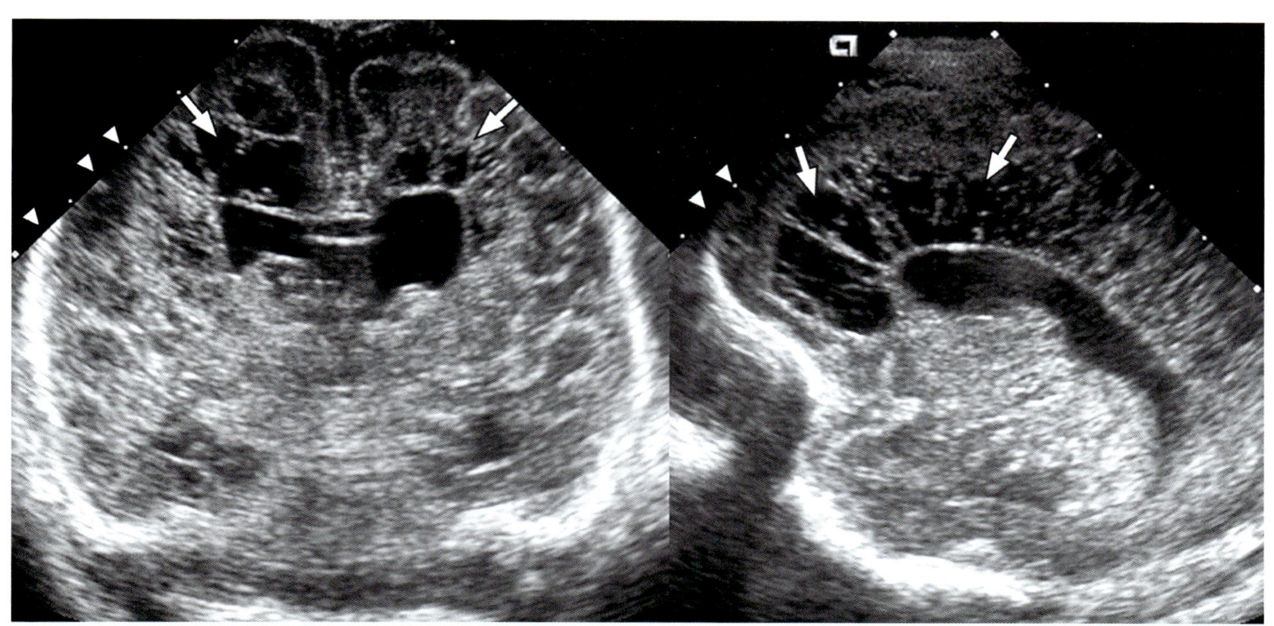

▲ **图 2-103 男性早产儿，脑室周围白质软化（PVL）**
冠状位（左）和矢状位（右）头部的超声波图像显示在脑室周围白质囊性改变（箭），这是 PVL 特征性改变

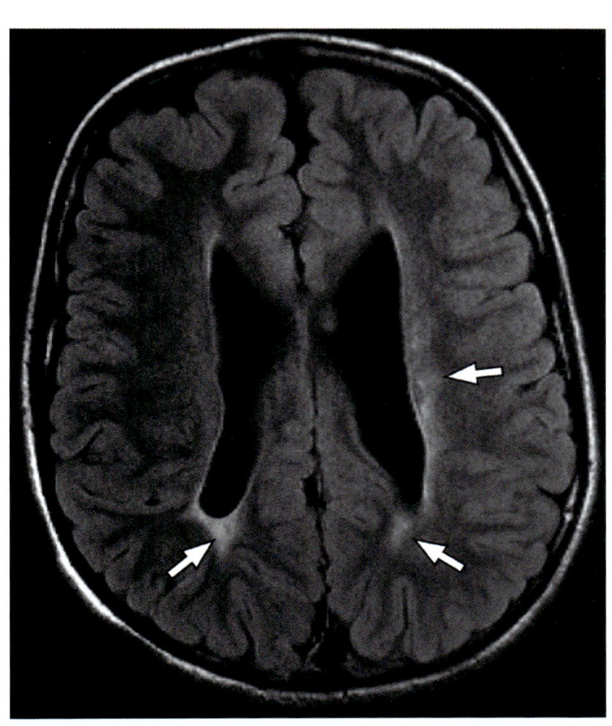

▲ **图 2-104 男，10 岁，27 周早产，脑室周围白质软化后遗症，伴有发育迟缓，脑瘫和癫痫发作**
轴位 FLAIR MR 图像显示脑室周围白质信号异常（箭），白质丢失和侧脑室变方

区分血管性卒中和非血管性卒中综合征。

有误解认为 AIS 是儿童期一种罕见的疾病。每年（2～6）/10 万名儿童患病，是童年时期死亡的十大原因之一[132]。随儿童年龄的不同出现的症状和临床表现也不相同，且症状通常与缺血损伤部位有关。婴儿多表现为非特异性症状，如抽搐、肌张力下降及嗜睡。年长儿往往与成人表现类似，最初其症状的病因不清楚，这导致对病情的认识和处理出现明显延迟。

儿童局灶性脑动脉病（focal cerebral arteriopathy，FCA）占所有动脉病变的 1/4，烟雾病和动脉夹层分别占 22% 和 20%[133]。血管炎、镰状细胞病（sickle cell disease，SCD）、水痘后血管病变（postvaricella angiopathy，PVA）约占 25%，但已经接种了水痘疫苗的儿童很少发生水痘后血管病变[133]。心脏病（先天性和后天性）和高凝状态如蛋白 C 和 S 缺乏，抗凝血酶Ⅲ缺陷和 Leiden 因子Ⅴ突变是儿童 AIS 病变潜在的诱发因素。

MRI 是儿科 AIS 首选成像方式，因为它在诊断卒中和可能导致卒中样症状的情况（“类卒中”）中具有更高的敏感性和特异性，立即行 MRI 扫描是检查金标准，但并非所有机构都能做到。初始诊断当务之急是证实 AIS，并排除其他可推迟治疗的疾病。在规定时间内如无法进行 MRI 检查，可行 CT 检查进行评估。

大多数卒中发生在前循环，主要涉及大脑中动脉（MCA）支配区域（图 2-105）。这可能是因为大部分 AIS 是由于流动性栓子所引起，因此，其最有可能停留在 MCA，因 MCA 是颅内血流量最大的血管。通常，局灶性梗死出现在非进展性动脉病变和血栓栓塞性疾病中。分水岭区脑梗死出现在进行性梗阻性血管病变中。腔隙性梗死在儿童时期很少见。

4. 血管病变　下文更详细地讨论儿童时期多种不同类型动脉病变的病理生理和影像学表现。

(1) 儿童局灶性脑动脉疾病：儿童局灶性脑动脉疾病（FCA）是指儿童时期特发局灶性颅内动脉狭窄。此术语包含先前描述的疾病，包括儿童短暂性脑动脉病（transient cerebral arteriopathy，TCA）和非进展性 CNS 血管炎。

TCA 是一种单时相短暂性脑动脉疾病。TCA 的正式诊断可在以下情况后做出，在卒中后 6 个月影像随访中，无其他证据表明有额外的动脉狭窄形成，或原始狭窄无进展。无原因的单发或多灶性症状性脑动脉狭窄，被称为非进展性儿童原发性中枢神经系统血管炎。这只是临时诊断并没有明确潜在的病理生理依据。

FCA 是国际儿科卒中研究（International Pediatric Stroke Study，IPSS）学者创造的一个描述性术语，作为一种基础的说法（与 TCA 不同），并不说明其潜在机制（不像血管炎）[133]。FCA 的病因仍然未知。早前病毒感染一直被 IPSS 认为是 FCA 的最佳预测因子 [133]。如先前 12 个月有水痘感染病史，FCA 可能是水痘感染后血管病变。偏瘫是最常见的症状，反映典型的梗死部位在豆纹动脉供血区的基底神经节或内囊区。

FCA 影像表现包括典型的 CT 低密度梗死灶（随梗死阶段不同而变化）和 MRI 上的弥散受限。局灶性动脉病变可由 CTA 或 MRA 确定。导管血管造影仍是明确动脉病变的最可靠方式。一些怀疑有 FCA 的儿科患者存在进展性狭窄闭塞性疾病，并证明是

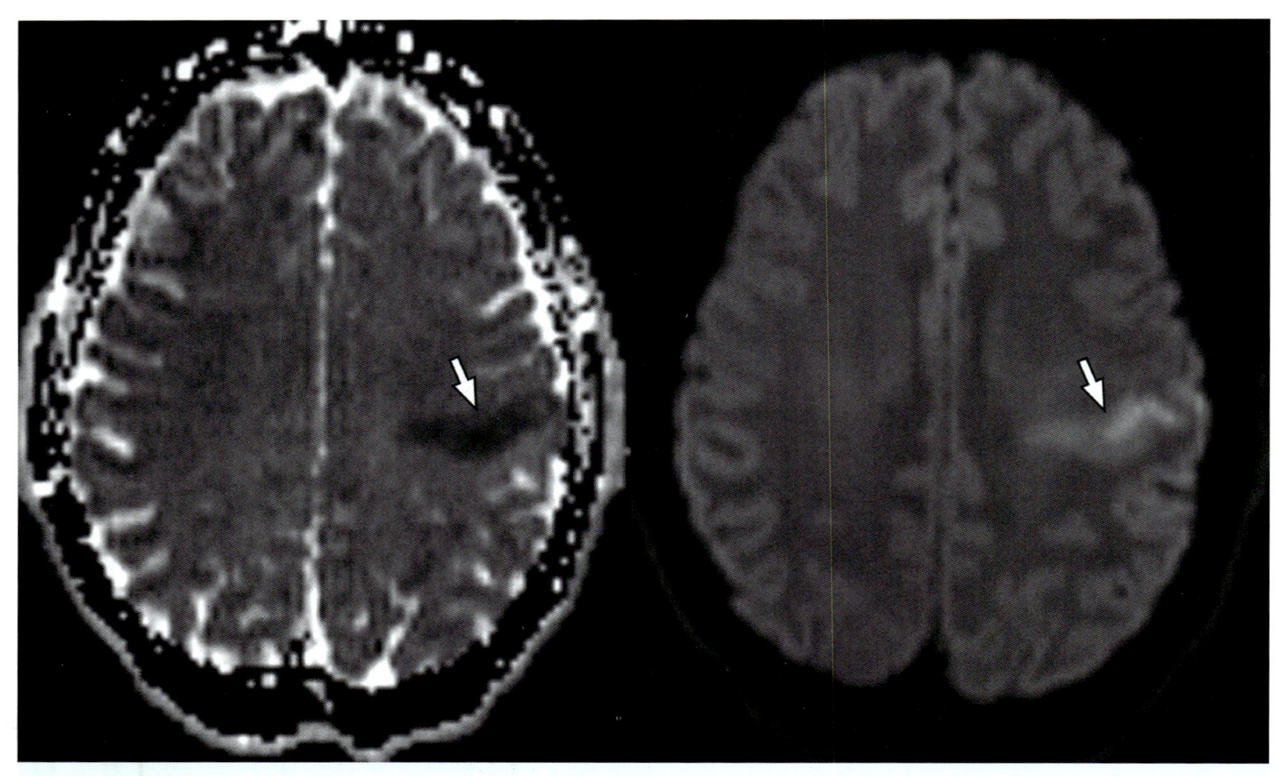

▲ 图 2-105　男，3 岁，急性动脉缺血性梗死

轴位 ADC（左）和 DWI（右）示左侧中央后回及邻近皮层下和深部白质弥散减低，符合急性梗死表现

早期烟雾病。

(2) Moyamoya 血管病变："Moyamoya" 是指在血管造影时扩张的豆纹动脉穿支血管表现出类似"烟雾"或在日语中"moyamoya"特征性外观。由颈内动脉末端进行性闭塞引起。需清楚 moyamoya 仅为描述性术语，该表现可能由多种不同的原因引起。特发性烟雾病被称为"moyamoya 病"。但是 moyamoya 表现在儿科患者其他疾病时也能看到，如 1 型神经纤维瘤病、既往头颅放射、镰状细胞贫血、唐氏综合征、Alagille 综合征和 HIV 感染[134, 135]。这些继发性病变称为烟雾综合征或血管病。特发性和继发性病变具有相似的影像表现，尽管血管造影详细表现及临床结局有所不同。

患有烟雾病或综合征的儿童大多数的首发症状为头痛。癫痫发作、短暂性脑缺血发作或永久性神经功能障碍和发育迟缓或退化也可能发生。与成人烟雾病血管病变不同，出血在儿童中非常罕见。

典型的狭窄闭塞性改变最初发生在颅内颈内动脉远端分叉处，并延伸到大脑中动脉和前动脉近端（图 2-106）。虽然基于血管造影对烟雾病的描述可不包括累及后循环，但在多达 25% 的脑血管病患儿中存在大脑后动脉近端狭窄闭塞性改变。受累动脉的基本病理变化包括内皮增生和纤维内膜增厚，内弹力膜扭曲或不规则，以及中间肌层的萎缩。除 HIV 感染继发的烟雾病综合征患者外，没有证据显示血管壁发生炎症性改变。

由于渐进性闭塞狭窄性改变和长期的脑低灌注导致侧支血管的形成。这些侧支血管主要包括扩张的和新开放的豆纹动脉、丘脑纹状体穿支动脉，以及从一个大血管供血区到另一个大血管供血区的软脑膜侧支和硬脑膜至软膜侧支。低血流量动脉瘤在烟雾病患儿中的发生率不到 1%。

大多数烟雾病通过 CTA 或 MRA 诊断，它们能显示闭塞或狭窄的末端 ICA 和侧支动脉血管。影像表现包括终末 ICA 及其近端分支变细或者流空效应消失。在 T_2WI MR 图像上，基底神经节、丘脑和基底池内侧支血管出现流空效应，可以直接诊断为烟雾病。MRA 并三维最大信号密度投影证实了这些发现。值得注意的是，MRA 的采集视野应该包括颈外动脉，以便能见到烟雾病患者周围的侧支血管。烟雾病的一个敏感但非特异性表现是脑沟在

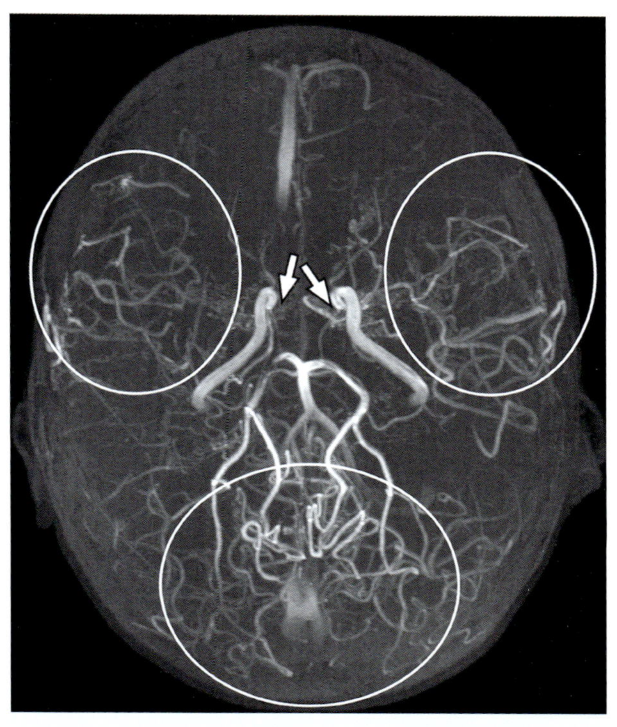

▲ 图 2-106 男，7 岁，烟雾病

MRA 3D 重建显示双侧颈内动脉远端狭窄（箭）和起源于后循环和颅外动脉大量侧支

FLAIR 序列上呈高信号，被称为"常春藤征"[136]。它与 T_1 增强后血管强化一致，并被认为是充盈的软膜侧支血管。DWI 序列可以辨别患儿急性低灌注区，表示动脉缺血性卒中[137]。近来动脉自旋标记成像和动态磁化率对比成像序列被用来检测各血管区域的局部血流灌注减少情况[138, 139]。

烟雾病的诊断依靠常规的血管造影证实，其中应该包括有选择性地颈内动脉和颈外动脉及至少一个椎动脉造影来完全显示狭窄闭塞血管，侧支循环建立程度及大脑低灌注的范围。血管造影术也可用来确定可用于外科血管重建的血管状况，如颞浅动脉，而来自脑膜中动脉的自发经硬膜建立的侧支循环在手术中需保留。

治疗包括多种间接血管重建术，使用颈外动脉分支以补充大脑的血流，直接行颈外动脉 – 颈内动脉分流手术。影像学在评价术后脑部血运重建中起着重要作用。

(3) 镰状细胞病血管病变：SCD 是临床和亚临床 AIS 公认的危险因素。约 1/5 SCD 患者会在生命

的第 2 个 10 年之前发生卒中[140]。由于胎儿血红蛋白的保护作用丧失，2 岁以后卒中的风险将增加。与健康儿童相比，患有 SCD 的儿童卒中的风险是其 250 倍。

患病儿童的典型临床表现包括急性血管闭塞性疼痛发作和急性贫血危象或作为一种孤立现象的 AIS。SCD 患儿卒中发生率高峰出现在 2—5 岁，其次是 6—9 岁。另一方面，在 10—30 岁，主要发生细小烟雾样血管破裂或与血流相关的动脉瘤破裂而引起的出血性卒中。

SCD 中出现 AIS 的原因是多方面的。SCD 中近 75% 的卒中与大血管闭塞性血管病变相关。这种闭塞性血管病变是由于镰状红细胞直接破坏和黏附内皮而引起的内膜增生导致。反过来又引发一种促炎症状态，其特点是：①白细胞和血小板聚集；②血管舒缩张力增加；③内膜层内的小成肌细胞和成纤维细胞的增殖，导致管腔进行性狭窄。颈内动脉床突上段受影响最大，其次是大脑中动脉和大脑前动脉。后循环则相对受累少。

典型的 MRI 表现包括动脉边界交界区的梗死。MRA 可在狭窄的区域表现为信号丢失，但重要的是，贫血和镰状细胞都可能引起湍流和信号丢失，特别是在血管分叉处，这可能类似于真性狭窄。渐进性血管病变伴烟雾型侧支占 SCD 血管病变患者的 40%。这些患者的影像学表现与特发性烟雾病患者相同。很少有中风是由远端血栓栓塞引起，这些血栓是在颅内狭窄部位形成的聚集物或骨梗死致脂肪栓塞所致。尽管颅内动脉血管病变是 SCD 患者最可能引起卒中的原因，但也应该考虑其他疾病，包括感染、心脏栓塞和静脉窦血栓形成。

由 SCD 引起的急性缺血性梗死常规初始治疗方式是水化和换血，尽管没有对照研究来证明这种方法的价值。SCD 患儿常规输血以用于预防继发性脑卒中。有限的数据表明骨髓移植可以稳定 SCD 引起的脑血管疾病。为防止卒中发生，许多由 SCD 引起的烟雾综合征的患者已进行外科旁路手术和血管重建术[141]。

(4) 动脉夹层：动脉夹层已被证实占儿童 AIS 的 20%[142]。前、后循环夹层均以男性为主。多达 10% 的夹层儿童有复发性的夹层，高达 12.5% 的儿童有复发性卒中[143]。颈动脉夹层病因上可以是外伤性的，也可以是自发性的。

创伤性夹层可继发于直接的颅脑损伤和颈外伤。这种创伤没有严重到引起血管损伤。脑梗死最常见的原因是栓塞。在头部或颈部轻微外伤后发生夹层，提示存在有缺陷的动脉。口腔内的创伤、窒息和颈部的损伤都被认为会导致动脉剥离。自发性和创伤性夹层间鉴别困难，尤其当损伤较轻时。它们的临床表现都相似，如急性神经功能障碍、头痛和同侧眼底交感神经麻痹。

只有当神经影像检查目的明确时，影像学检查才能很好地显示动脉夹层。所有疑似病例均需行 Wills 环和颈动脉的 3D-TOF MRA 检查[144]。最近，对比增强 3D MRA 已经被证明是有用的，尤其是当夹层形成后血流受损，相反会影响时间飞跃法的采集[145]。此外，还建议使用低饱和度脉冲的脂肪抑制增强前薄层 T_1WI 自旋回波序列以抑制流经颈部血流来检测血管壁内出血。导管血管造影仍是诊断的金标准，当有无法解释的栓塞性梗死的证据时，应予以考虑。

5. 血栓性疾病　静脉窦血栓：大脑静脉窦血栓（cerebral venous sinus thrombosis，CSVT）形成是新生儿和儿童脑卒中的重要原因。每年儿童 CSVT 的发病率为（0.4～0.7）/10 万儿童[146]。在新生儿中的发病率较高，高达 40% 的 CSVT 发生在新生儿期[147]。实际的发病率可能更高，未能全面诊断是由于较老、较不敏感的影像学技术、非特异性表现特征、硬膜静脉窦的解剖变异及快速的再通所致。CSVT 的临床表现是非特异性的，包括癫痫发作、精神状态改变、脑病、局灶性神经功能障碍及其他症状如头痛、恶心和呕吐。因此，临床诊断具有一定的难度，为了实现早期发现和采取适当治疗方案，应高度怀疑该疾病。在新生儿中，CSVT 的诊断尤其具有挑战性，与年龄较大的儿童相比，新生儿的癫痫发作更为常见。此外，CSVT 可在宫内发病，可通过彩色多普勒超声探查。CSVT 患者的诱发因素包括常见的儿童期疾病，如发热、感染、脱水、贫血及急性和慢性内科疾病，如先天性心脏病、肾病综合征、全身性红斑狼疮和恶性肿瘤等。脱水是新生儿 CSVT 的一个特别重要的危险因素。

使用彩色多普勒超声诊断新生儿静脉血栓是一种有效的方法（图 2-107），MRI 作为首选的成像

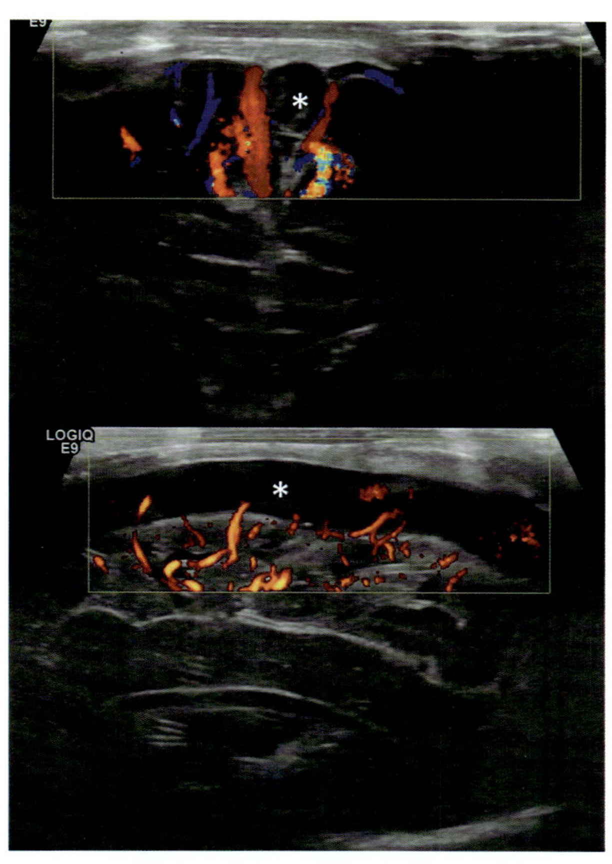

▲ **图 2-107 男，2 日龄，脓毒症和脱水，矢状窦上血栓形成**

冠状（上）和矢状（下）颅脑超声图像显示无彩色多普勒血流和充满上矢状窦的低回声物质（星号），符合上矢状窦血栓形成

方式，当无法获得 MRI 检查时，有时可使用非增强 CT。在 CT 上，代表血栓的线状密度影可在深静脉和皮质静脉的预期位置被看到，称“条索征”（图 2-108）。直接观察硬脑膜窦内的血栓可能会产生“致密血块征”[9]。静脉梗死是非增强 CT 图像中最有特点的间接征象。静脉梗死在 CT 平扫上最有特异性间接征象。当梗死灶不符合某支大动脉血管分布区（例如，多个孤立的病变，皮质下区域受累而未累及皮质，以及病变范围超出一根动脉血管分布区），静脉病变应高度怀疑。梗死可能是出血性或非出血性。梗死灶的位置可能提示受累静脉的线索。例如，静脉回流异常致矢状窦的血栓伴随矢状窦旁的脑实质改变。Labbé 静脉血栓致同侧颞叶梗死。深部静脉血栓致典型的深部灰质区梗死，如丘脑、基底神经节和内囊。

增强 CT 可见“空三角”征，表现为矢状窦后部的充盈缺损。然而，CSVT 检测方法应选择 CTV 或 MRI 与 MRV，因为增强 CT 检查漏诊率可达 40%[10]。在 MRI 上，急性血栓很难与血流相区分，在 T_1WI 上与灰质信号相同，T_2WI 上呈低信号。在这种情况下，2D TOF 或相位对比 MRV 可显示在血栓性静脉窦中不存在血流信号。亚急性血栓在增强前 T_1 序列上呈高信号（图 2-108）。静脉阻塞可以在 SWI 和增强的 T_1 加权序列中显示。增强后 MR 静脉血管造影不太可能受到复杂血流的影响，可提

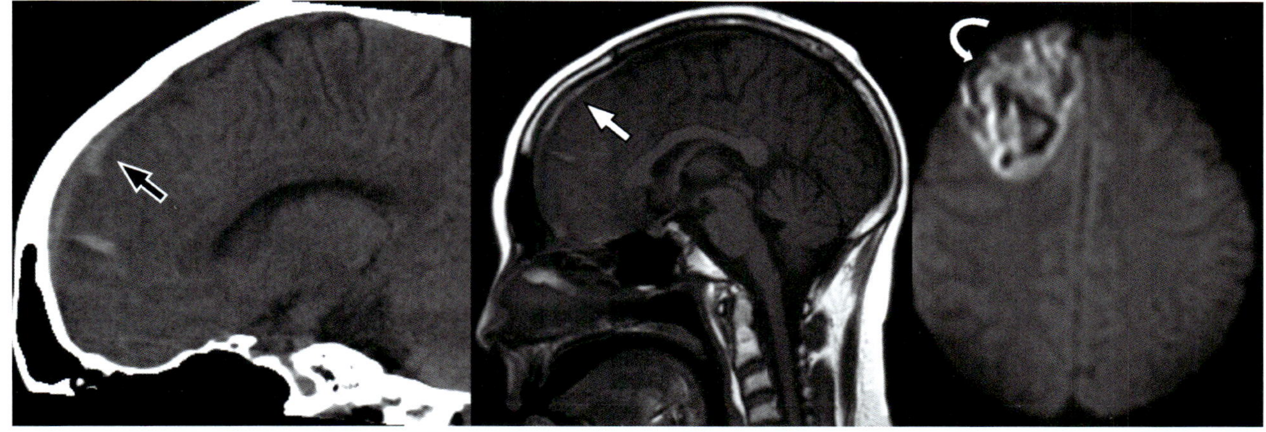

▲ **图 2-108 女，4 岁，上矢状窦血栓伴出血性静脉梗死**

矢状位平扫 CT 图像（左），矢状位 T_1 加权图像（中），轴位弥散加权 MR 图像（右）示上矢状窦血栓，在 CT 上呈现高密度（黑直箭），平扫矢状位 T_1 加权 MR 图像上呈高信号（白直箭），右侧额叶弥散下降和异常信号（弯箭），符合出血性静脉梗死

供最好的评估依据。亚急性血栓中高铁血红蛋白在 T_1 上呈高信号或慢性血栓增强强化，可能导致增强 MRV 的潜在假阴性表现[11]。弥散加权磁共振成像和灌注序列可以显示静脉受阻，并有助于辨别细胞毒性水肿和血管源性水肿。多达 2/3 的 CSVT 儿童出现脑实质缺血损伤，既可以发生在皮质或皮质下区域，也可能累及深部灰质。大部分的静脉梗死为出血性的。可见原发性蛛网膜下腔出血和硬膜下出血。早产儿的 IVH 与 CSVT 有关。深部静脉血栓可致脑室出血，是由于深静脉引流系统的压力增加所致。

以支持疗法为主，目的在于纠正诱发因素，但也可能包括明确诊断后进行合理使用抗凝血药和抗血栓药。

（七）脑积水和脑脊液流动障碍

1. 脑积水　脑积水可由正常脑脊液流动受阻、脑脊液吸收减少，或发生较少的脉络膜丛增生或肿瘤如脉络膜丛乳头状瘤等产生过多脑脊液所致[11]。阻塞性脑积水可以分为两类：交通性脑积水和非交通性脑积水。交通性脑积水是由于发生在蛛网膜下腔内脑室外的梗阻所致。相反，在非交通性脑积水中，脑脊液流动在脑室内受到阻塞，与蛛网膜下腔没有相通。基于脑脊液动力学压力紊乱的影响，以及脑脊液流动路线，最新的分类被设计作为脑积水研究及治疗的模板[11]。

在下面的章节中讨论了 3 种不同类型的脑积水，其中包括：①非交通性脑积水；②交通性脑积水；③继发于脑脊液生成过多产生的脑积水。

(1) 非交通性脑积水：是由于脑室内脑脊液流动受阻而引起。梗阻部位常见于脑脊液流动最狭窄的通道，即室间孔、大脑导水管、第四脑室及其流出孔。在儿童中，肿瘤性病变是该类阻塞的常见原因。尽管 CT 常作为初始筛查以检测肿瘤病变并显示脑积水的存在和程度，但 MRI 才是首选的影像检查方式。

非交通性脑积水的非肿瘤性原因包括蛛网膜囊肿、导水管闭锁（图 2-109）、导水管狭窄（图 2-110）、导水管网和脑室内出血（IVH）。评估脑积水重要的序列是重 T_2 加权的 3D 序列，如 3D FIESTA（采用稳态采集的快速成像）或 CISS（三维稳态干扰序列），或者是最近描述的 T_2 加

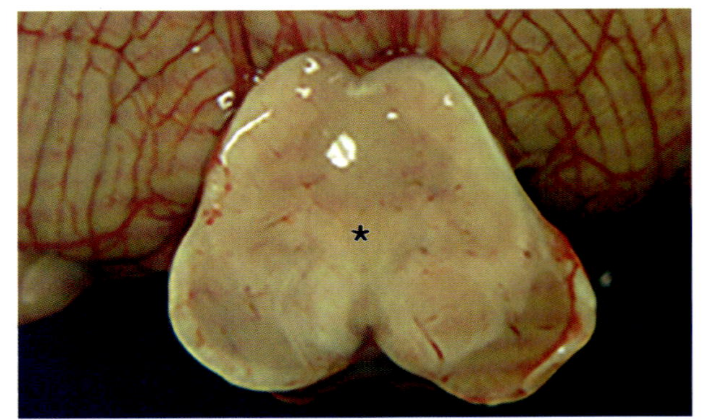

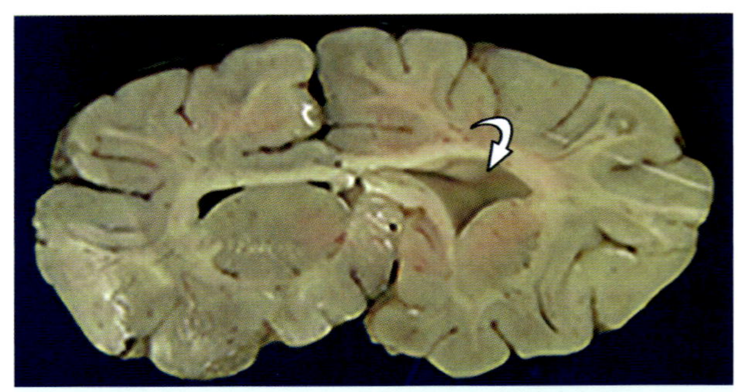

▲ 图 2-109　男，9 月龄，导水管闭锁，死于多发先天畸形

中脑横切面显示中脑导水管消失（上，星号），伴发脑积水，侧脑室后角明显扩大，呈现出“蝙蝠翼”外观（下，弯箭）

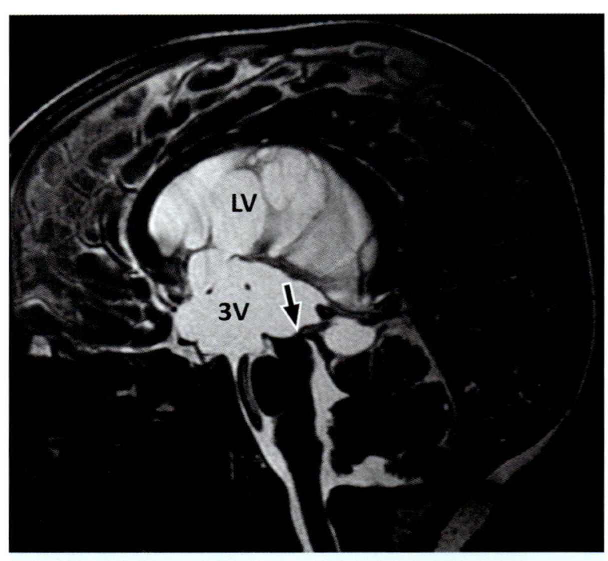

▲ 图 2-110　男，21 月龄，导水管狭窄，表现为头围增大

矢状位（FIESTA 稳态采集快速成像序列）MR 图像显示了导水管阻塞（箭）和正常流空信号消失，第三脑室（3V）和侧脑室（LV）中至重度扩张

权 SPACE（可变翻转角快速自旋回波）序列（图2–110）。这些序列可以检测脑室和蛛网膜囊肿内的间隔，并确定导水管的通畅性。

(2) 交通性脑积水（脑室外梗阻）：脑室外脑脊液阻塞可由多种原因引起，包括颅内出血、细菌性或肉芽肿性脑膜炎[如肺结核（TB）]、脑脊液播散性肿瘤、静脉高压和颅底畸形（如软骨发育不全）。

(3) 继发于脑脊液过度产生的脑积水：患有脉络膜丛乳头状瘤和癌的儿童，其脑积水先前被认为是脑脊液过度产生所导致。然而，这一假说在最近的文献中受到质疑，一些相关脑积水病例可能是由于高蛋白水平、富血供肿瘤的出血或脑室内的碎片阻塞了蛛网膜颗粒或其他脑脊液流出道所致。这在第四脑室的肿瘤病例中更易发生，可累及到 Magendie 和 Luschka 的孔。另一方面，相当比例的脉络丛乳头状瘤发生在患儿侧脑室内，并引发脑积水，且没有明显的脑室梗阻或脑室外梗阻。目前仍认为这些患儿脑积水可能是由于脑脊液的过度生成。罕见的脉络丛增生可因脑脊液生成过度而引起脑积水。

(4) 脑积水的研究与治疗：脑积水经典的外科治疗包括引流管放置，将脑脊液从脑室系统转移到身体的另一区域，最常见的是腹膜腔。脑室内梗阻的患儿可能需进行第三脑室造口术，手术过程中，通过第三脑室的底部开窗，使脑脊液绕过阻塞的脑导水管。如分流装置异常，行分流术的儿童可能会出现新的症状。分流障碍可能是由于导管内闭塞、导管破裂或断开或导管流出道阻塞造成。

脑积水分流术后患儿出现分流功能障碍的症状包括恶心、呕吐、易怒、发热、意识改变或癫痫发作频率增加。体检可发现视盘水肿、脑神经麻痹、反射亢进及共济失调等。伴有分流功能障碍的婴儿可能会出现头围增大、鼓膜膨出或颅缝张开。如临床上怀疑分流装置障碍，即使影像学表现与先前相比无变化，也必须进行神经外科咨询。

婴幼儿囟门增大并开放，表现为脑积水的临床特征，超声可作为首选影像检查方式。Levene 脑室指数（VI）是从第三脑室 / 室间孔水平获得的冠状面上的侧脑室前角中线到侧脑室前角外侧面的水平测量[148]。这是最常用于监测婴儿 IVH 后脑室大小的方法[149]。根据指南，将 VI+4mm 曲线的第 97 百分位数，作为干预出血后脑室扩张的阈值，分别在 27 周、31 周和 33 周时从 14～15mm 增加到 16mm[148, 150]。相对于颅内压增加，该值增加较迟。一些研究者使用前角宽度（anterior horn width，AHW），或许可以更准确地反映脑室早期扩张。正常 AHW 不超过 3mm，第 95 百分位数曲线在 36 周时达到 2mm，在 40 周时达到 3mm[150]。一般 AHW 超过 6mm 则被认为是异常的。

非增强 CT 在大多数机构中仍作为首要的选择，因其易操作性，可以检测脑室大小和结构的变化，并评估出血或梗死，颅骨和上颈部分流导管不连续性，以及导管迁移情况。尤其重要的是，使用低辐射剂量技术以减少对脑室分流儿童的辐射暴露，因为这些患者可能在他们的一生中反复多次进行的神经影像学检查。值得注意的是，在这个特定的临床情境中应用低剂量技术，其诊断准确率并没有明显的下降。

在 MRI 检查过程中可配合的大龄儿童，轴位 T_2 加权成像可作为 CT 检查的替代。MRI 是诊断潜在脑积水原因的首选影像学方法。根据梗阻部位，侧脑室、第三脑室和第四脑室可分别发生扩张。脑室周围水肿常发生在严重梗阻中。偶在分流管周围发现水肿，为分流管功能障碍的早期征象。第三脑室扩张通常导致脑室向下移位和脑室横向扩张，胼胝体弓形上移。根据梗阻的原因和程度，第四脑室是正常的或缩小的（如导水管狭窄）或扩张的（如当梗阻在 IVH 或手术后脑脊液出口孔的水平）。

儿童脑积水引流管放置前和成功放置后的影像研究比较非常重要[33]。应回顾先前的多项检查结果，以发现分流管功能障碍的细微证据。与先前检查比较时，应包括应用其他成像方式进行的检查，例如在两次 CT 之间进行 MRI 检查，以避免丢失两个 CT 间隔中可能发生的变化。当仅用于评估脑室系统的大小时，T_2 加权 MR 图像检查被越来越多地使用[151]。使用磁敏感加权或梯度回波成像可以帮助显示分流导管尖端，在该处可见金属伪影[151]。

连续 X 线片用于区分阻塞和导管破裂在内的其他机械性分流障碍原因。当阅读这些 X 线片时，应注意，勿将某些分流器中间断的不透 X 线的标记物间的透亮区误认为是导管不连续。分流装置的断开最常见的部位是在阀门水平的近端和远端管的连接处（图 2–111）。

分流管断裂通常发生在颈部，可能是由于移动性增加所致。在脑室腹腔分流的患儿中，出现腹水或腹腔内肿物，如大的脑脊液假性囊肿（也被称为“脑积液瘤”），可行腹部 US 和（或）CT 进行评估。值得一提的是，在真正患有分流障碍的儿童中 CT 检查可能表现正常，脑室与先前检查相比体积稳定，甚至减小。因此，如临床怀疑有分流障碍，且在影像学上表现正常，仍有必要进行神经外科的会诊。

2. 婴儿蛛网膜下腔良性扩大　婴儿蛛网膜下腔的良性扩大定义为 2 岁以下儿童的脑外间隙扩大，颅缝未闭，而无明显的神经功能障碍（图 2–112）。这些患儿在体检时发现头围增大、轻度精神运动迟缓和可能有轻微的中枢性肌张力减退。确切的病因仍存在争议，但大多数学者认为是脑脊液引流路径发育迟缓所引起。这一理论可以解释在大多数患者中自发消退的现象。

颅面超声作为首选检查方法，以显示扩大的蛛网膜下腔，并检测病理性脑外积液（如硬膜下血肿）和其他如脑积水导致头围增加的原因。在某些病例中，如脑室和脑外间隙扩大增加了阻塞的可能性，或者囟门较小，超声检查时无法充分显示颅后窝结构，则应考虑行 MRI 检查。

大多采用保守治疗。婴儿蛛网膜下腔的良性扩大通常在 2 岁时自行消退，虽然巨头仍可能存在。

（八）代谢性脑病

“神经代谢紊乱”一词是指由基因突变引起的先天性代谢异常，它导致一个或多个代谢途径的改变，引发脑损伤和临床症状。虽然比较少见，但在某些种族群体中，发病率明显提高。

尽管所有的先天性代谢异常都是由遗传因素异常引起，但症状的发作取决于异常病变的确切性质。有些代谢性疾病在出生后不久就出现，而另一

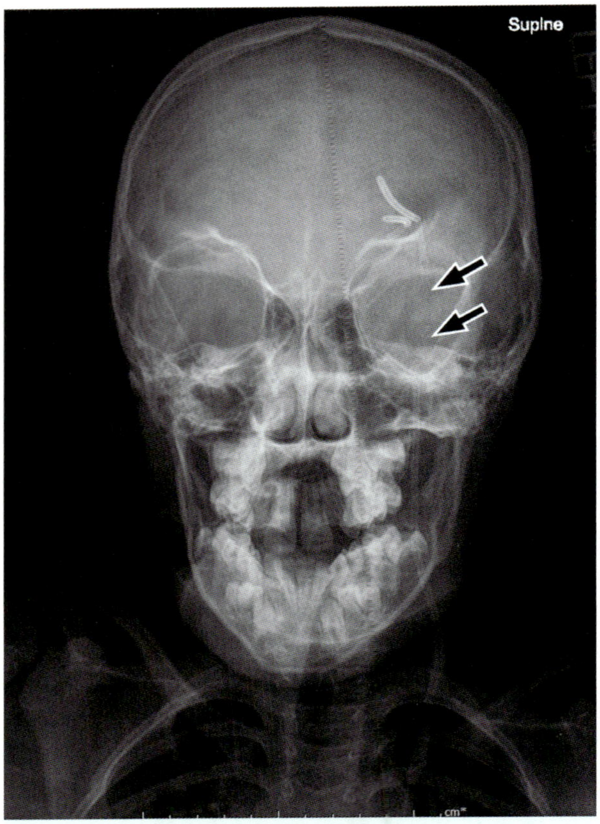

▲ 图 2–111　男，10 岁，脑室 – 腹腔分流术的导管断裂

正位 X 线片显示分流导管局部不连续（箭）

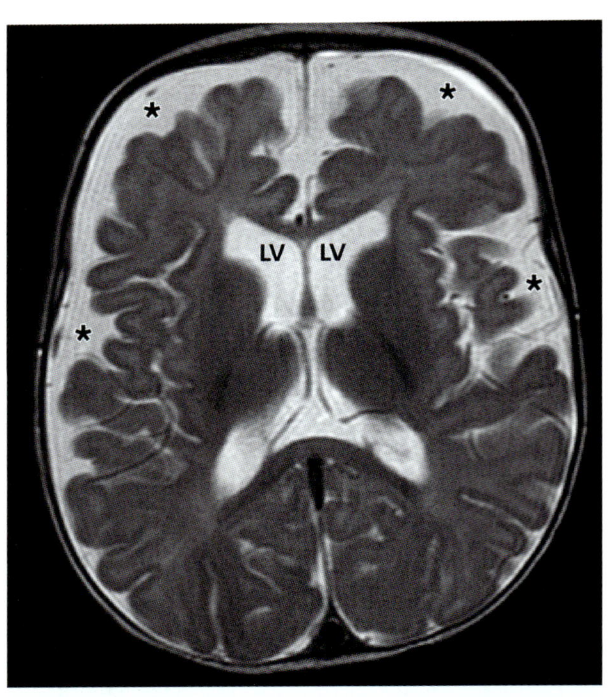

▲ 图 2–112　男，8 周龄，良性脑外间隙扩大

轴位 T_2 加权 MR 图像显示双侧额颞叶脑外间隙中度扩大（星号），伴 CSF 信号强度液体；此外，也可见侧脑室（LV）轻度扩张

些则在婴儿或儿童期才出现。发育退化可在许多代谢疾病中发生，如出现发育倒退应考虑代谢异常。

新生儿先天性代谢异常的症状通常是非特异性的。患有急性脑病的新生儿出生时通常是健康的，出生后的头几天到几周才会发病。喂养困难、嗜睡、易激惹和呕吐通常发生在脑病之前，其特点表现为意识减退和（或）癫痫发作。酸中毒、氮质血症和呼吸急促也可能出现。此时应考虑到神经代谢紊乱的可能性，因类似症状也可能存在于婴儿急性感染、HII 和先天性心脏畸形的后遗症中[152]。

神经影像检查有助于缩小鉴别诊断范围，为明确诊断提供依据，并帮助选择最合适的检查或随访及治疗方式。某些疾病出现特征性影像表现是由于病变区域对毒素及缺血敏感，由特定代谢物积累或缺乏致特定细胞受损所致。

对怀疑神经代谢紊乱的急性疾病患儿，磁共振弥散加权成像和 MRS 有助于缩小鉴别诊断范围，因此，所有可能存在神经系统代谢疾病的病例均应行 DWI 和 MRS 检查[152]。新生儿和儿童中某些先天代谢异常在 MRS 上有特征性表现。

神经代谢疾病的许多分类方法是基于临床表现、受影响的酶途径和涉及的细胞器进行的。然而，基于受累部位的模式在分析患儿的影像检查时最有用[153]。尽管许多先天性代谢异常影响脑内多个区域或多种细胞，但图像识别的一个有用框架是将神经代谢紊乱分为主要影响哪些部位，如灰质（深核优势或皮质优势）、白质（深部白质、皮质下白质、髓鞘形成不良 / 髓鞘没有形成）或灰质和白质均受累及（有或无丘脑侵犯）[154]。

1. 累及灰质的疾病

(1) 深部灰质核团受累

①铁沉积障碍：神经退行性病变伴脑铁沉积症（neurodegeneration with brain iron accumulation，NBIA）是指以进行性神经退行性病变及脑铁异常沉积为特征的一组疾病[155]。

根据相关基因突变，分为 4 种亚型：a. 泛酸激酶相关性神经变性（pantothenate kinase–associated neuropathy，PKAN 或 NBIA1 型）；b. 神经铁蛋白病（NBIA2 型）；c. 婴儿神经轴索营养不良；d. 无铜蓝蛋白血症。

以下重点讨论的是 PKAN，其最常见的类型是 NBIA 及婴儿神经轴索营养不良，因为这两种情况可在儿童期出现。

②泛酸激酶相关神经变性：以前被称为 Hallervorden–Spatz 病，是一种罕见的常染色体隐性遗传疾病，其特点是苍白球和黑质中过量铁沉积。是由于泛酸激酶基因（*PANK2*）突变引起。

大多受影响的儿童在第 1 个 10 年中出现症状，或是在青少年早期出现渐进性步态异常和精神运动发育延迟。大多数患儿可出现运动功能亢进。进行性认知障碍可导致痴呆。

在 MRI 上，GP 和 SN 中过量铁沉积呈明显的 T_2 低信号。表现为经典的“虎眼”征，指在呈低信号的苍白球内侧可见小的高信号中心病灶，这是由组织胶质增生和空泡形成引起（图 2–113）。并非在所有的 PKAN 中都能看到。增强检查未增强。MRS 显示 N– 乙酰天门冬氨酸（NAA）峰降低。由于铁沉积造成局部磁场梯度的变化，导致 DTI 在苍白球和黑质部分各向异性增加[156]。

③婴儿神经轴索营养不良（infantile neuroaxonal

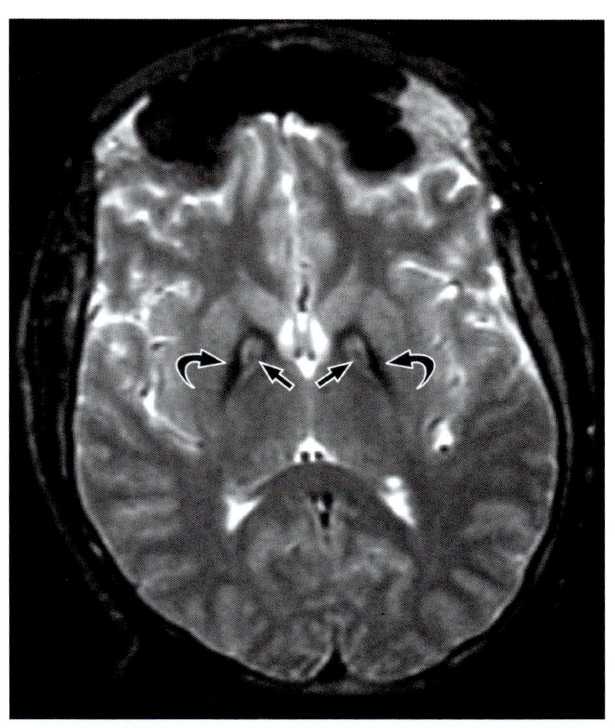

▲ 图 2–113 男，3 岁，泛酸激酶相关神经变性（PKAN），表现为肌张力障碍、痉挛和手足抽动症

轴向 T_2 MR 加权图像显示双侧苍白球异常 T_2 高信号（直箭），周围 T_2 低信号（弯箭）

dystrophy，INAD）：是一种严重的精神运动性疾病，表现为精神运动发育迟滞或退化，进展为对称性锥体束征和痉挛性四肢瘫。大多数患儿年龄在6月龄—4岁[155]。一旦病情进展恶化，大多数患儿在10岁前死亡。

MRI显示，INAD患儿表现为小脑明显萎缩。继发于神经胶质增生的小脑T_2高信号是另一常见表现。多达50%病例可见苍白球和黑质中出现异常铁沉积所致的T_2低信号区[155]（图2-114）。

④肌酸缺陷综合征：是常染色体隐性疾病。肌酸和磷酸肌酸是肌肉和大脑高能磷酸基储存和传输所必需的。临床表现为肌酸耗竭所引起的肌张力减退和发育迟缓。MR可表现为双侧苍白球对称性T_2/FLAIR高信号。然而该诊断的关键是在MR波谱检查中发现肌酸峰明显下降或缺失（图2-115）。可因膳食补充肌酸致症状部分或完全缓解，因此影像学诊断至关重要。

⑤铜代谢紊乱（Menkes病和Wilson病）。

Menkes病：又称“捻毛”综合征，是由铜代谢异常引起的X染色体隐性遗传病。可导致铜水平下降，以及随之造成的铜依赖性线粒体酶缺乏。在体格检查时，头发表现为纤细、银色且易碎的典型特性。铜依赖性酶通路异常导致结缔组织结构破坏，表现为骨骼、血管和大脑异常。临床表现为渐进性神经功能障碍，在出生后最初几天或几个月癫痫发作，进展性肌张力减退及发育迟缓。一些患有此疾病的患儿出现双侧硬膜下出血和视网膜出血，类似于非意外创伤。

神经影像表现包括累及幕上、幕下脑室的进行性脑实质体积减小及相关白质T_2高信号。T_1加权MR图像在基底节区表现为T_1缩短[157]。MRA特征性表现为明显迂曲和细长的颅内及颈内动脉（图2-116）。非神经影像检查也有帮助，包括X线片，可以显示股骨和肋骨的干骺端增大，胫骨骨刺和缝间骨及腹盆超声显示较大的膀胱憩室[157, 158]。

主要是支持疗法，因为该疾病在儿童早期通常是致命的。

Wilson病：Wilson病或肝豆状核变性是一种相对罕见的常染色体隐性遗传性先天铜代谢异常。其特点是多种组织中铜异常积聚，尤其是肝和脑组织。与Wilson病相关的神经系统症状是继发于铜蓄积所致的大脑神经破坏引起的。组织学上可见水

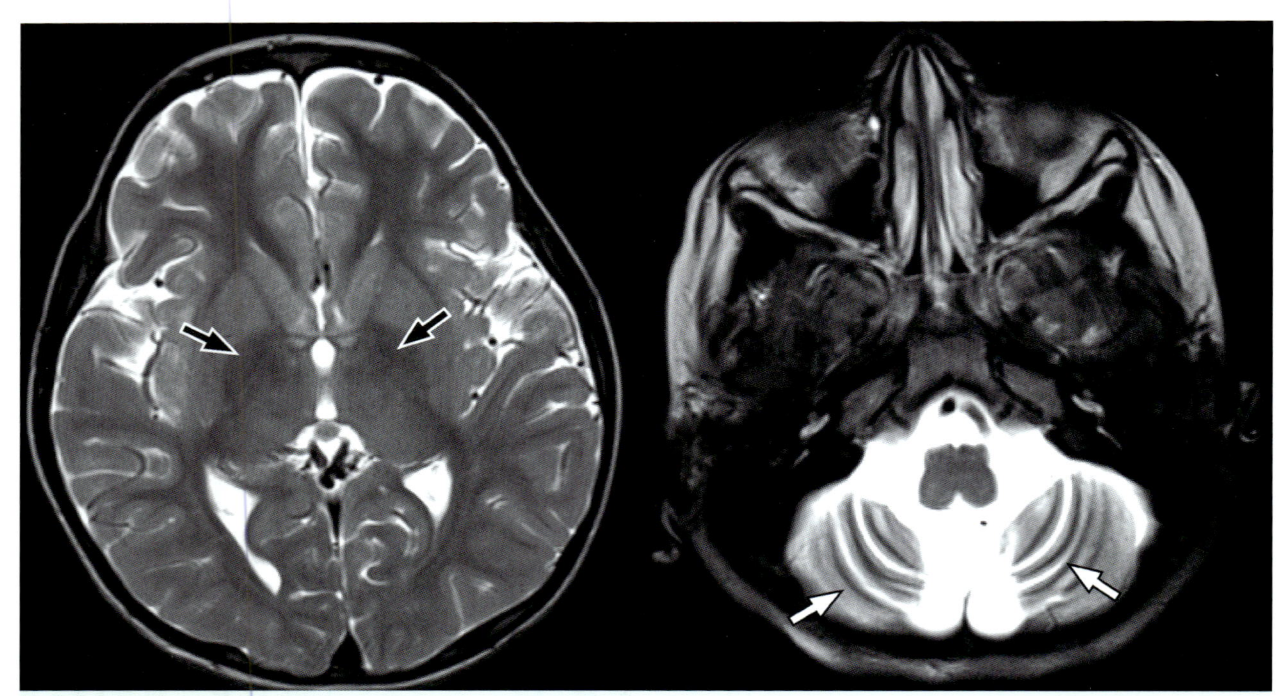

▲ **图2-114 男，5岁，基因证实为婴儿神经轴索营养不良（INAD）**

轴位T_2加权MR图像显示苍白球（左）T_2低信号（黑箭）及明显小脑萎缩（白箭，右）

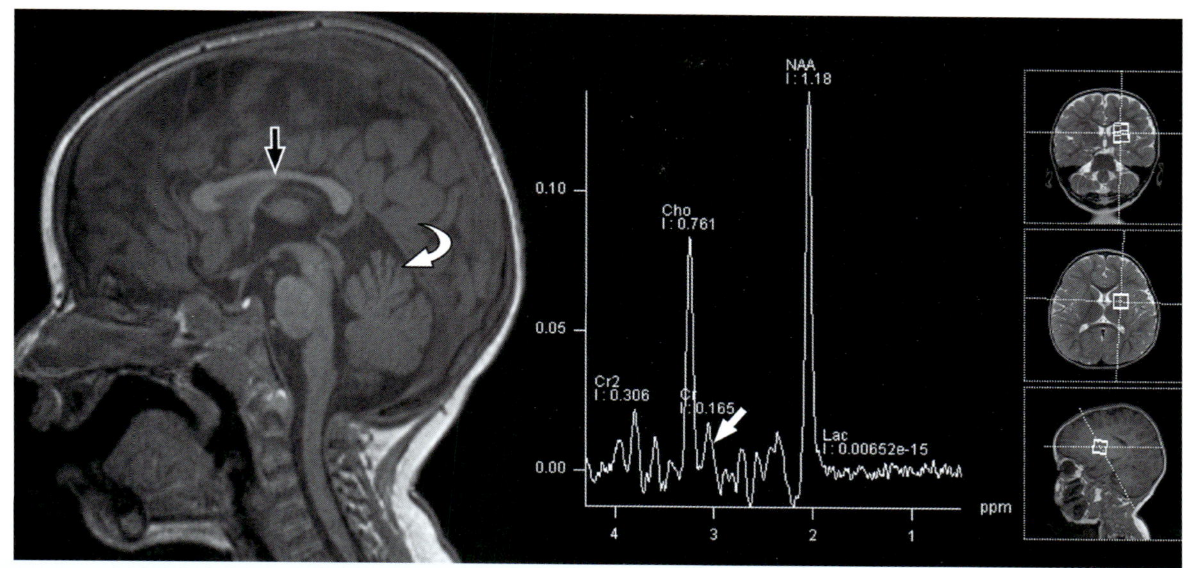

▲ 图 2-115 男，4 岁，发育迟缓，肌酸缺乏，随后被证实为肌酸转运蛋白缺乏症

矢状位 T_1 加权 MR 图像（左）显示胼胝体轻微变薄（黑箭），小脑上半球轻度萎缩（弯箭）；MR 波谱成像（右）显示肌酸峰（白箭）明显下降

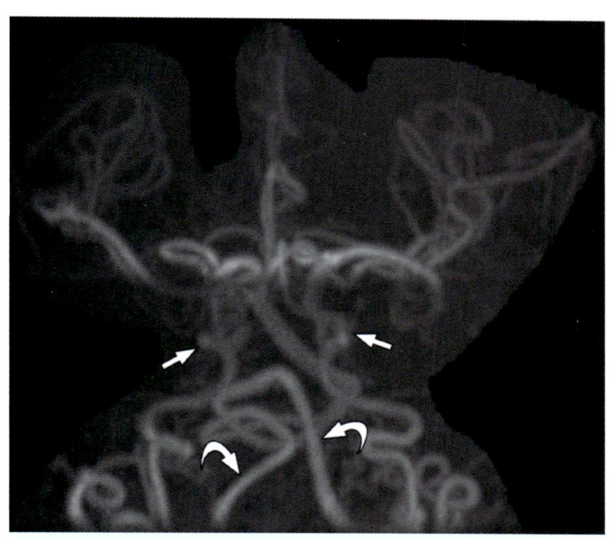

▲ 图 2-116 男，5 岁，Menkes 病

MRA 的最大强度投影图像显示双侧颈内动脉（直箭）和椎动脉（弯箭）明显迂曲

肿、坏死和海绵状病变。

Wilson 病患者的 MRI 表现为苍白球、壳核和中脑 T_1 缩短伴肝功能损害[159, 160]。在有神经系统症状的患儿中，纹状体和背侧脑桥可见 T_2 延长（图 2-117）。“大熊猫脸”指中脑被盖呈 T_2 高信号，部分黑质网状部和红核外侧信号减少，上丘低信号[161]。治疗后 MRI 表现与临床症状改善密切相关[162]。这有助于儿童 Wilson 病治疗后的临床效果的评估。

Wilson 病的治疗为终身治疗，目的在于铜清除或解毒。是通过使用螯合剂如 *d*- 青霉胺和曲恩汀来进行。在一些儿科患者中，锌被用来阻断铜在肠道的吸收。

(2) 皮质受累

①神经元蜡样脂褐质沉积症（neuronal ceroid lipofuscinoses，NCL）：是一组遗传性退行性神经疾病，其特征是神经元和神经元外周组织中溶酶体储存物质沉积，以及灰质中神经元丢失[163]。目前分为几种类型，包括婴儿型、早期和晚期青少年型、成年型和多种变异型。最常见的类型是婴儿型和经典青少年型。正如预期的以皮质损伤为主，临床表现为癫痫发作、发育延迟、共济失调、视觉丧失和行为异常。

在进行性脑病的年轻患儿中，出现大脑及小脑明显萎缩、大脑皮质变薄及脑白质 T_2 轻度高信号，则提示 NCL[164]（图 2-118）。白质高信号是由于严重的髓鞘丢失和神经胶质增生造成[165]。在婴儿型中可见丘脑 T_2 低信号。在 MR 波谱上可见 NAA 水平的降低。

② Rett 综合征：即是一种罕见的遗传性疾病，由 X 连锁甲基化 CPG- 结合蛋白 2（*MeCP2*）基因突变所致[166]。表现为神经元成熟和连接障碍。主

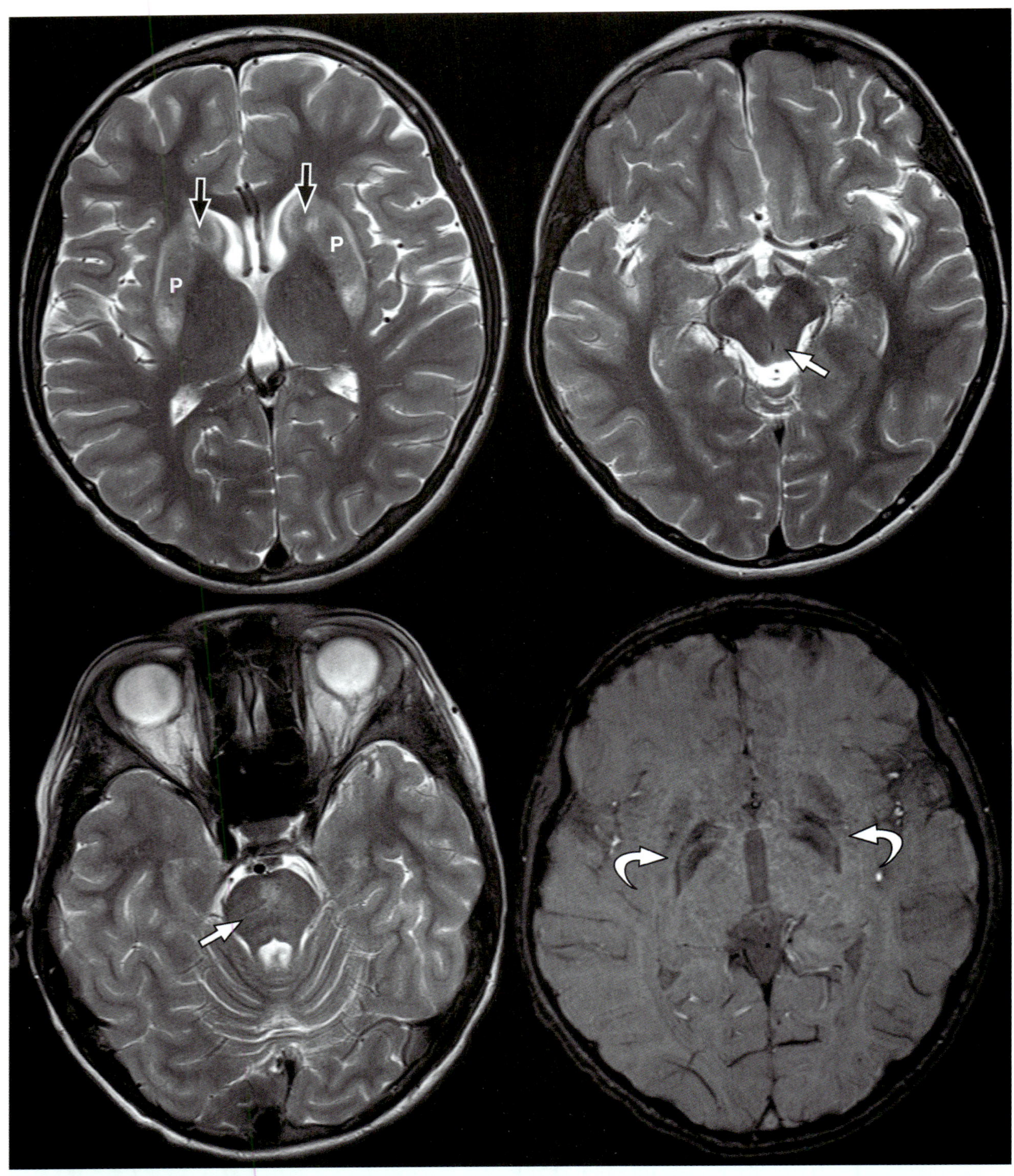

▲ **图 2-117 男，12 岁，患有 Wilson 病，有写字过小症**

轴向 T_2 加权磁共振图像（上层和左下）显示在壳核（P）和尾状核（黑箭）的同心轴状 T_2 高信号，在中脑被盖区（白箭）的异常 T_2 延长，SWI 图像尾状核和豆状核（弯箭）可见磁化率改变（弯箭），红核表现正常（右下）

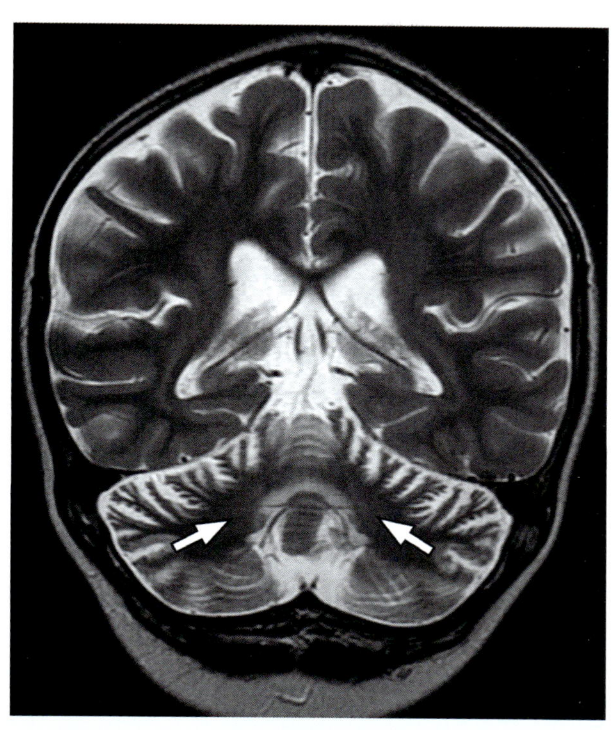

▲ 图 2-118 女，6 岁，神经元蜡样脂褐质沉积症，表现为发育迟滞和癫痫

冠状位 T_2WI 示大脑和小脑明显萎缩，大脑皮质变薄和脑白质 T_2 轻度增高（箭）

要见于年轻女性，发病年龄在 4 月龄—2 岁。受影响的儿科患者通常表现为头围生长速度减慢，最终导致小头畸形。其次是行为减退，语言表达能力丧失及运动和认知缺陷发生。搓手是一种特征性的症状。一系列影像检查表明大脑体积进行性减小。容量分析表明，脑容量减少是脑灰质和白质整体性减少[167]。额叶和前颞叶皮层最先减少。DTI 显示胼胝体、内囊、额叶白质和前扣带回的各向异性减小[168]。Rett 综合征很难与其他导致脑容量减少的原因区分开来。

2. 累及白质的疾病

(1) 深部白质受累

① X 连锁的肾上腺脑白质营养不良：肾上腺脑白质营养不良（adrenoleukodystrophy，ALD）是由长链脂肪酸（very long chain fatty acids，VLCFA）分解代谢所需的过氧化物酶体跨膜转运蛋白 *ABCD1* 基因（Xq28）突变引起的 X 连锁隐性疾病[154]。血清 VLCFA 水平升高导致炎症脱髓鞘和肾上腺萎缩。在 5—10 岁的男孩中发病，表现为轻度学习障碍或多动症，进展到痴呆和四肢瘫痪。大多数患有此病的儿童有肾上腺功能不全，包括由 ACTH 分泌过多引起的皮肤“古铜色”改变或变黑。一小部分患儿可能仅表现出肾上腺症状。

在 MRI 上，儿童 X 连锁的肾上腺脑白质营养不良具有脑白质受累的特征性表现，主要发生在顶枕叶和胼胝体的压部。病变呈典型的三带表现，包括：a. 与活动性脱髓鞘区一致的 T_2 高信号外周带；b. 强化和弥散受限边缘提示活动性炎症；c. 中央带 T_2 延长，病理学中对应于胶质增生[169]（图 2-119）。大约 50% 的 ALD 患者在成年后出现症状。

②异染性脑白质营养不良（metachromatic leukodystrophy，MLD）：是由编码芳基硫酸酯酶 A 的 ARSA 基因的突变引起的。可分为晚婴型、青少年和成人发病亚型，晚婴型最常见。在正常发育初期，所有亚型均呈现为进行性神经退变。晚婴型表现为发育节点丧失、张力减退，最终发展为认知障碍和痉挛性四肢瘫痪。在 MRI 上，深部白质和脑室周围白质融合 T_2 延长，至疾病的最后阶段出现皮层下 U 形纤维减少[170]（图 2-120）。脑神经或马尾神经增强后出现强化提示该诊断，而在许多其他类型脑白质营养不良病变中不可见[171]。在多种硫酸酯酶缺乏症和皂素 B 缺乏症中也可见到类似的现象。常可见“虎斑”征，由于白质受累而周围血管间隙不受累而导致的，但对于该疾病并不具备特异性。

③克拉伯病（Krabbe 病）：是由 GALC 基因编码的 β- 半乳糖脑苷酶缺乏引起的溶酶体储存障碍疾病。这导致毒性上游代谢物鞘氨醇半乳糖苷的积聚和髓鞘的缺陷性翻转，并伴多核巨细胞（球形）细胞增殖和白质脱髓鞘改变[172]。在早期婴儿患者可见进行性神经功能减退、易激惹或痉挛，随后出现精神运动退化。超过 85% 的患儿在 2 岁之前死亡。随病情进展常见癫痫发作。虽然这被归类为“白质为主”的标题下，大部分患者灰质也存在病变。

在克拉伯病患者的 CT 检查中，丘脑和其他灰质结构可见高密度影，其中一些结构可见明显钙化[173]。由于髓鞘化不全，发病时 MRI 上病变难以鉴别，DTI 检查在此时被认为具有一定的价值[174]。在丘脑中可见 T_2 低信号，而在齿状核、内囊后肢和脑干皮质脊髓束中可见长 T_2 信号（图 2-121）。在迟发性克拉伯病中，皮质下 U 形纤维的正常表现使侧脑室后部周围白质和胼胝体后部异常 T_2 信号变得

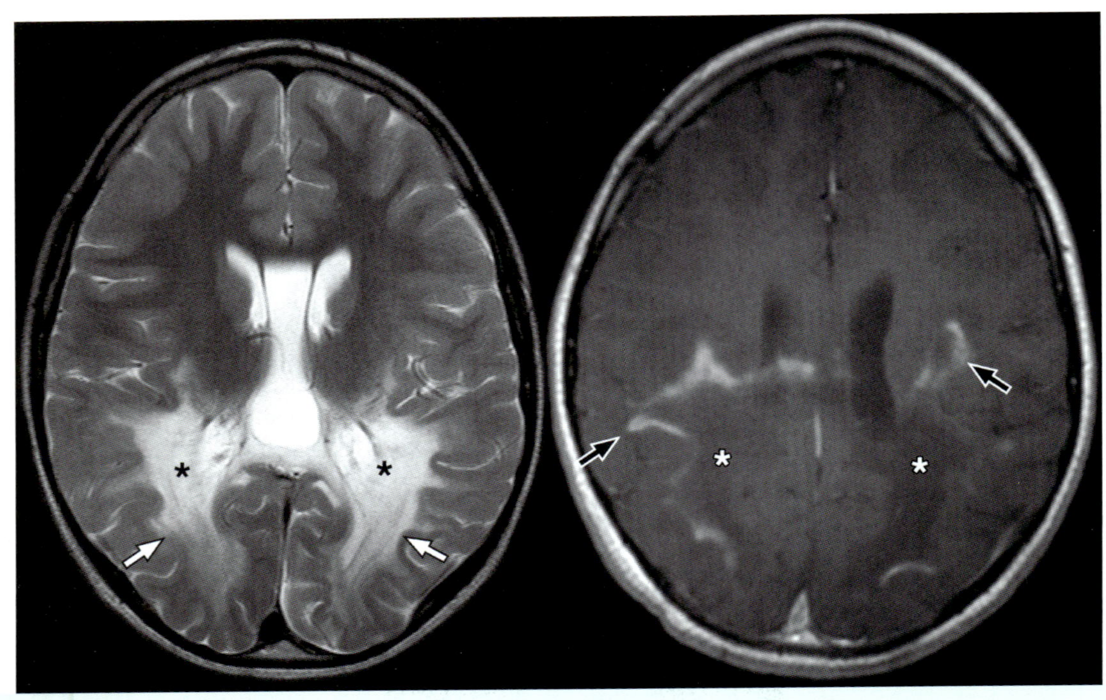

▲ 图 2-119 男，8 岁，X 连锁肾上腺脑白质营养不良，表现为学业成绩下降

轴位 T_2 加权的 MR 图像（左）和轴位增强 T_1 加权 MR 图像（右）显示了中央胶质增生区（星号）和与活动性脱髓鞘区一致的 T_2 高信号外周带（白箭），强化边代表炎症区（黑箭）

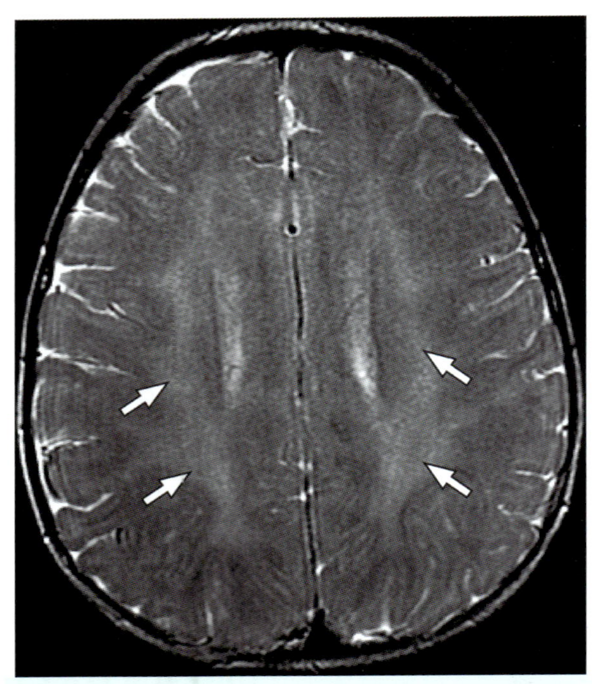

▲ 图 2-120 女，23 月龄，患异染性脑白质营养不良，随后被证实芳基硫酸酯酶 A 缺乏症

轴向 T_2 加权 MR 图像显示在半卵圆中心和放射冠呈融合状 T_2 高信号（箭）

明显。脊髓变薄可在克拉伯病中出现，也见于脊髓小脑共济失调。其他有特点的特征包括马尾神经根和脑神经的强化与增厚，特别是视神经[175-177]。

④枫糖尿病（maple syrup urine disease，MSUD）：即支链酮酸尿，是一种罕见的常染色体隐性遗传疾病，它在新生儿早期可表现为喂养不良、呕吐、酮症酸中毒、低血糖、嗜睡和癫痫发作。该婴儿尿液存在独特的甜味，让人联想到枫糖浆而得名。该情况是由基因突变引起的，该基因参与蛋白复合物形成，是支链氨基酸亮氨酸、异亮氨酸和缬氨酸氧化磷酸化所必需的。这些氨基酸蓄积造成了大脑和其他组织的毒性损害。

颅脑超声在 MSUD 急性期可以表现为深部灰质核团和脑室周围白质回声增强。CT 和 MRI 显示脑白质弥漫性脑水肿。在出生时已髓鞘化或正在髓鞘化发育的区域可见弥散下降，包括急性发作期（图 2-122）内囊后肢、视辐射、半卵圆中心皮质脊髓束、海马、脑干背侧、小脑白质和苍白球。弥散下降表示髓鞘分裂，被认为是继发于空泡性髓鞘病。如早期治疗，大多数病变可以恢复，不会存在持续后遗

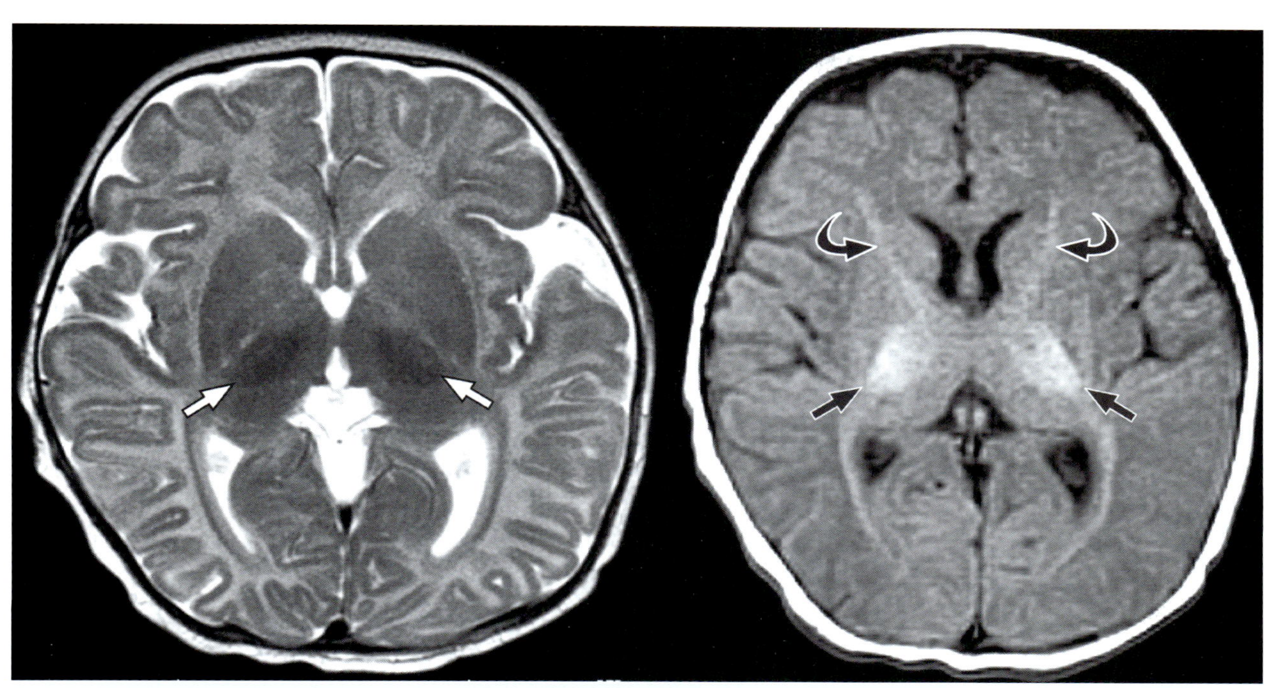

▲ 图 2-121 男，6月龄，克拉伯病，表现为四肢瘫软

轴向 T_2 加权 MR 图像（左）和轴向 T_1 加权 MR 图像（右）显示双侧丘脑 T_2 低信号（白箭）和 T_1 高信号（黑箭）及内囊 T_1 高信号（弯箭）

症。在代谢危险期，MR 波谱在（0.9～1）/100 万处可见支链氨基酸峰，在长回波波谱中持续存在。

⑤苯丙酮尿症：是一种常染色体隐性遗传病，是由编码苯丙氨酸羟化酶的基因突变引起。该酶的缺乏导致苯丙酮酸、苯乙酸、苯基谷氨酰胺化合物的生成对发育中的大脑产生毒害。临床表现包括发育迟缓、湿疹性皮炎、色素脱失及尿液、皮肤和毛发特殊霉臭味。MRI 影像学表现包括最初大脑半球脑室周围白质的 T_2 信号延长，被认为是髓鞘化延迟和不良所致。皮质下白质在疾病后期可受累，可见到弥散下降（图 2-123）。

治疗以饮食限制为主。

⑥高同型半胱氨酸血症：是一组不同种类参与同型半胱氨酸代谢的酶的缺乏造成的疾病。包括胱硫醚 β 合成酶缺乏症、5,10- 亚甲基四氢叶酸还原酶缺乏症（methylenetetrahydrofolate reductase deficiency，MTHFRD）、影响维生素 B_{12} 代谢的病变及蛋氨酸腺苷转移酶缺乏。影像学特点因所涉及的酶不同而表现不同。

胱硫醚 β 合成酶缺乏导致儿童和青年不同年龄段的多发小梗死，由于内膜不规则引起。

MTHFRD 引起脱髓鞘改变导致白质异常，表现为非特异性区域白质长 T_2 信号。影响维生素 B_{12} 代谢的病变也可导致脑萎缩和髓鞘破坏，表现为白质 T_2 延长。

⑦白质消融性脑白质（vanishing white matter，VWM）病：是最广泛的遗传性儿童脑白质病变之一。这种严重疾病的基本缺陷在于五个亚单位之一的真核翻译起始因子 eIF2B，它是 RNA 翻译为蛋白质的必要起始因子，可在应激条件下启动。脑脊液中甘氨酸的增多可能是兴奋性毒性脑损伤的结果。主要是少突胶质细胞和星形胶质细胞受到影响。典型的临床表现是儿童早期慢性神经功能减退，以小脑共济失调为主。VWM 的一个独特特征是对发热性感染、轻微头部外伤和严重惊吓的敏感性增加，这可能导致快速神经功能退化和不明原因的昏迷。大多数受累患儿在症状出现后几年内死亡。有多种表现型，包括产前起病和早期死亡，以及成人发病伴随缓慢进展性型。典型的 MRI 表现为脑白质弥漫 T_2 高信号。另外被盖中央束和脑桥的病变表现与脑

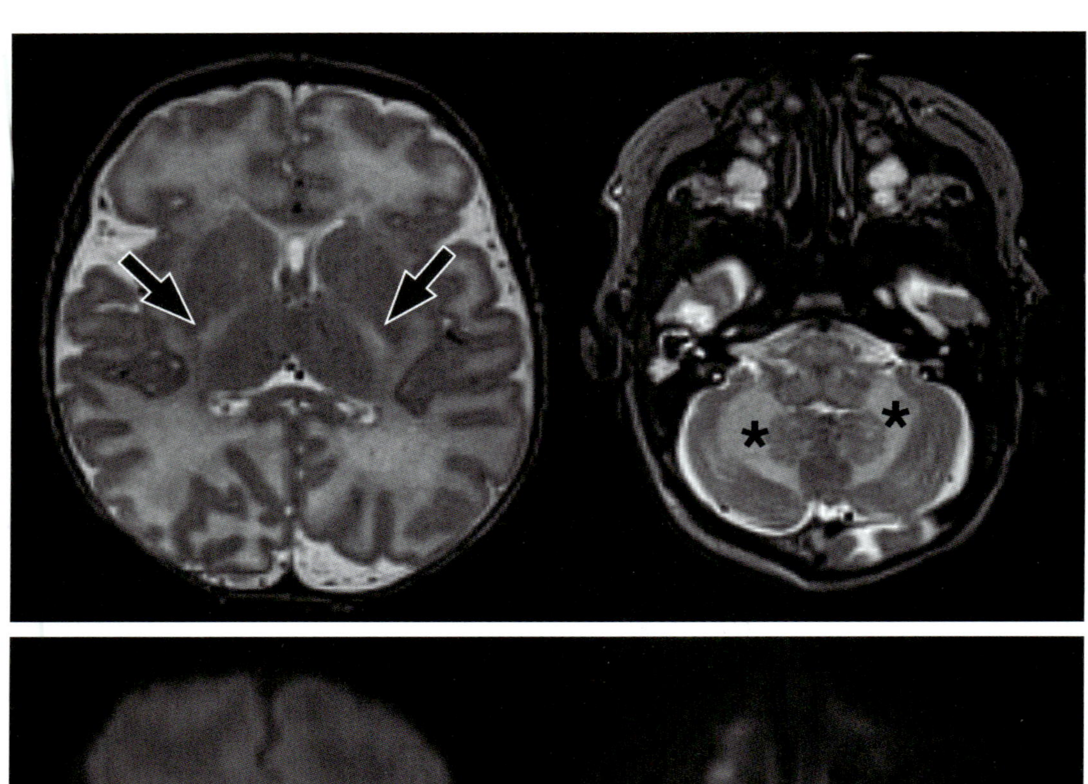

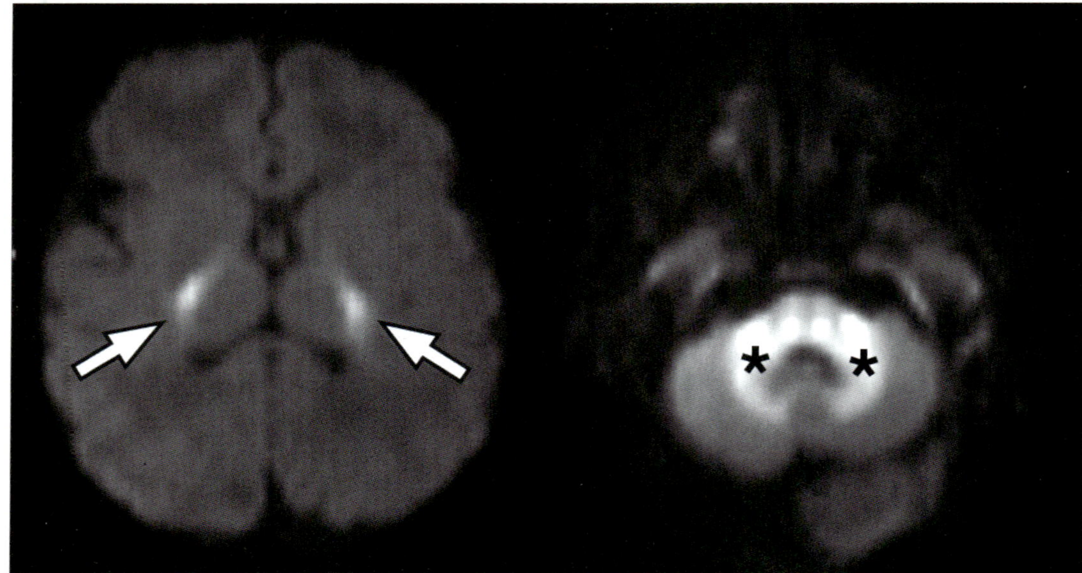

▲ 图 2-122 女，新生儿，枫糖尿毒症

轴位 T_2 加权 MR 图像（左一和左二）和轴向弥散加权磁共振（左三和右一）显示内囊后肢和脑干背侧及小脑白质（星号）长 T_2 信号（黑箭）和弥散减低（白箭）

脊液信号一致。MRS 显示出轻度乳酸和葡萄糖峰增高，而 NAA、胆碱和肌酸峰下降。

(2) 皮质下白质受累

①半乳糖血症：是一种常染色体隐性遗传性疾病，由与半乳糖代谢有关的基因发生突变引起。经典或 1 型半乳糖血症是最常见的类型，是由半乳糖 -1- 磷酸尿苷酰转移酶（*GALT*）缺乏引起，导致半乳糖 -1- 磷酸及其代谢物如半乳糖醇累积。此疾病在儿童喂完牛奶后出现，表现为发育迟缓、喂养不良、嗜睡、肝功能异常甚至出现脑水肿征象。长期的神经系统后遗症，包括认知障碍、语言迟缓及小脑症状（步态、共济失调、平衡问题），即使在执行无半乳糖饮食后也可能进展。MRI 表现皮质下白质明显长 T_2 信号，类似于髓鞘化延迟。这些区域在 FLAIR 上表现稍不均匀（图 2-124）。磁共振波谱有助于确定诊断，因为未经治疗的患者在急性

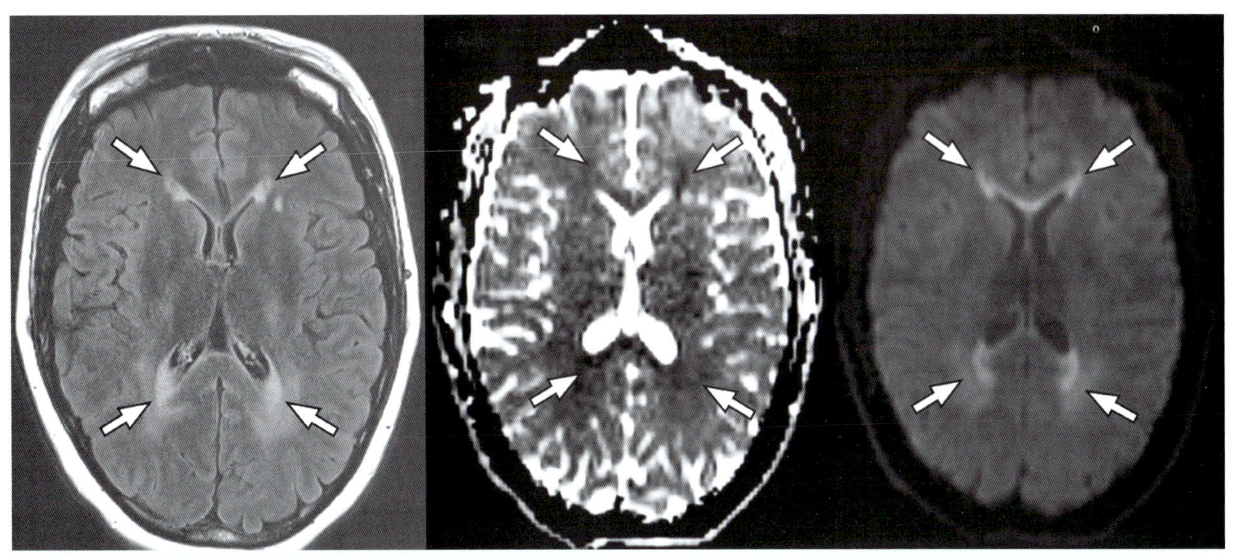

▲ 图 2-123 女，31 岁，苯丙酮尿症

轴位 FLAIR MR 图像（左），表观扩散 MR 图像（中）和弥散加权 MR 图像（右）显示脑室周围白质的弥散下降和异常 T_2 高信号（箭）

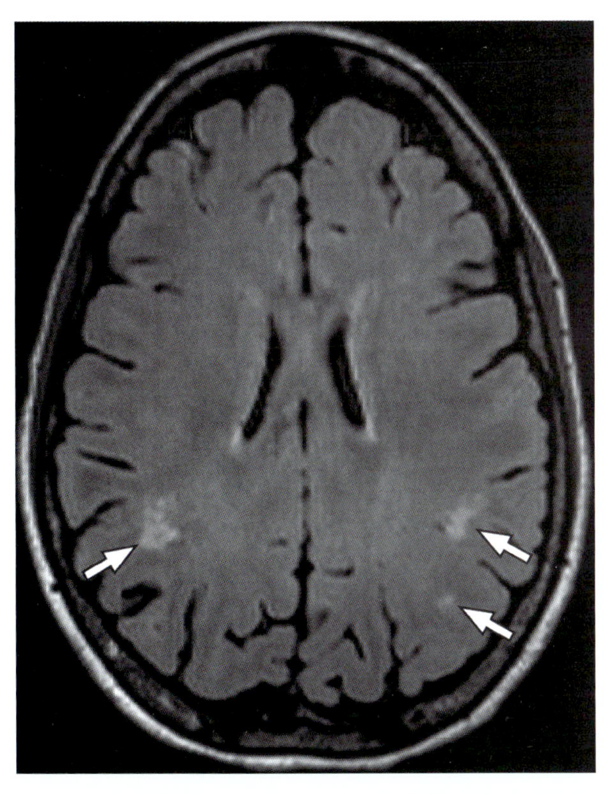

▲ 图 2-124 女，16 岁，半乳糖血症

轴位 FLAIR MR 图像显示在深部和皮质下的白质中有多个斑片状高信号（箭）

发病时有显著的半乳糖醇峰。其他类型的半乳糖血症与 *GALT* 或 UDP- 半乳糖 -4 异构酶相关基因有关。

②伴皮质下囊肿的巨脑型脑白质病（Van Der Knaap 病）：缩写为 MLC，是一种罕见的疾病，它最初被描述为继发于一种跨膜基因产物突变的常染色体隐性遗传疾病，涉及细胞水平衡的调节。此疾病在婴儿期表现为大头畸形。儿科患者最终表现为运动和认知方面轻微的发育迟缓。数年后运动（共济失调、痉挛）和认知功能的退化，癫痫发作频率逐渐增高。MRI 表现为皮质下和深部白质广泛的长 T_2 信号，脑室周围和枕部白质相对正常。伴有颞叶白质及较少额顶叶皮层下囊肿（图 2-125）。随着时间的推移可发生脑萎缩。少部分患儿（约 25%）临床和影像学表现较轻，囊肿较少，白质异常信号不明显。

③ Aicardi-Goutières 综合征（AGS）：是由基因突变引起的，导致 CSF 干扰素和新蝶呤水平升高激活免疫反应。这种反应被认为与基因产物在 DNA 和 RNA 链中所起的作用有关，从而触发抗病毒反应，导致小血管病变和软脑膜炎。在生命的最初几个月内临床表现为易怒、发热、躯干低张力、肢体痉挛、认知障碍和进行性小头畸形。MRI 主要表现为皮质下白质信号异常，额颞叶明显，在生后头 3 个月伴发囊变。其他特征是大脑进行性萎缩和壳

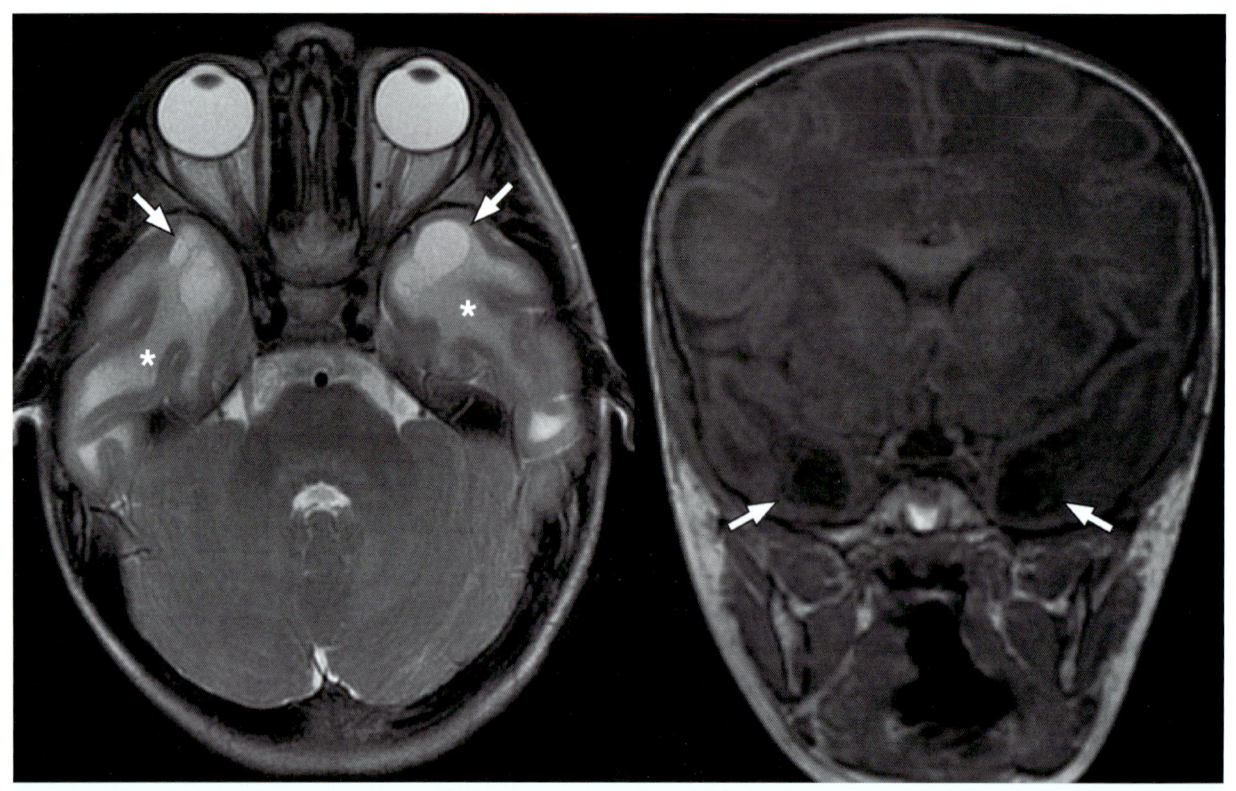

▲ **图 2-125 MLC**

轴位 T_2 加权的 MR 图像（左）和冠状位 T_1 加权的 MR 图像（右）显示皮层下和深部白质广泛长 T_2 信号（星号），伴发颞叶皮层下白质囊性改变（箭）

核、齿状核和深层白质的实质钙化。

(3) 髓鞘形成不良 / 无髓鞘形成型：髓鞘形成不良是指大脑中髓磷脂沉积永久性、大量缺失。公认的髓鞘形成不良 MRI 诊断标准是至少间隔 6 个月的两次连续 MRI 检查中髓鞘形成不良无改变。至少一次 MRI 扫描在 1 岁以上[178]。然而，若 MRI 扫描显示 18 月龄以上的儿童有明显的髓鞘形成不良表现，则很可能是永久性髓鞘形成不良[179]。最近几年发现了新的髓鞘形成不良疾病和基因缺陷[180]。尽管有这些进展，但原因不明的髓鞘形成不良疾病仍然是未分类的脑白质病中最大的单一类别。

①佩梅病（PMD）与佩梅样病：佩梅病（PMD）是最典型的髓鞘形成受阻或缺失性疾病。PMD 是由位于 X 染色体（Xq22）上的 *PLP1* 基因位点异常所引起，导致 PMD 患者以男性为主[181]。临床特征包括眼球震颤、共济失调、发育迟缓（认知和心理运动）和向痉挛状态进展的低张力改变。出生时即可患有该先天性疾病，通常在幼儿期就会死亡，而在婴儿期（通常是 1 岁内）发病的患者则被认为具有更常见典型的疾病类型，预期寿命可达到中年时期[181]。经典型影像学表现为先天性的髓鞘形成缺失或婴儿早期髓鞘形成受阻，典型病例中可见进行性脑萎缩（图 2-126）。

② 4H 综合征：是一种罕见的疾病，其特征表现为一组症状包括髓鞘形成不良、共济失调、低促性腺激素性腺功能减退症和牙发育不全。MRI 表现为幕上脑白质髓鞘化缺失，伴有相对正常视辐射和萎缩的小脑[182]。

表 2-6 比较全面地总结了以髓鞘形成不良为主要综合征表现的疾病清单。

3. 影响灰质和白质的疾病

(1) 黏多糖贮积症（mucopolysaccharidoses，MPS）：是一组由于溶酶体中附着在蛋白多糖（糖基化蛋白）上的各种糖胺分子的异常代谢而引起的疾病。已知有六个主要的亚型（Ⅰ、Ⅱ、Ⅲ、Ⅳ、Ⅵ和Ⅶ），除外 X 连锁Ⅱ型 Hunter 病，均为常染色体隐性遗传。MPS 中Ⅰ、Ⅱ、Ⅲ和Ⅶ型以其在中枢神经系统发病占主导地位而值得注意，而Ⅳ型和Ⅵ型则以肌肉骨

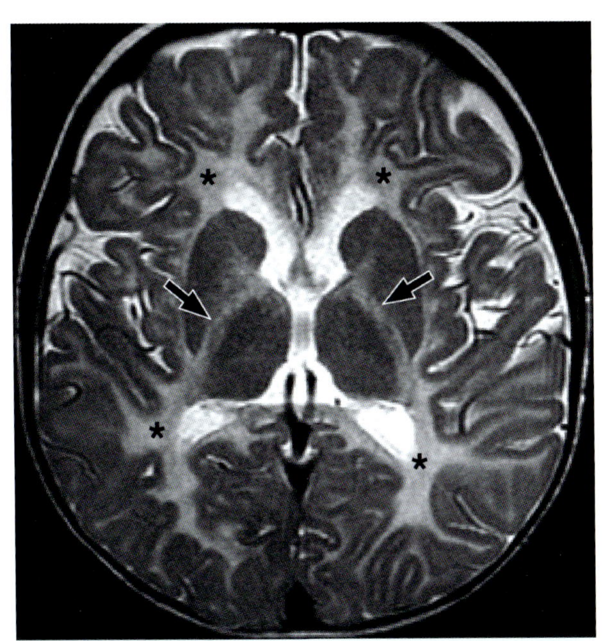

▲ **图 2-126 男，3 岁，PMD，表现为发育迟滞**

轴位 T_2 MR 图像显示完全未髓鞘化，表现为全脑包括内囊（箭）的白质 T_2 高信号（星号）

表 2-6 髓鞘形成不良疾病

髓鞘形成不良疾病
佩梅病（PMD）
佩梅样病（PMLD）
伴有低促性腺激素性腺功能减退症和牙发育不全的髓鞘形成不良（4H 综合征）
Tay 综合征（又称皮肤对阳光过敏的毛发型营养不良症）
伴先天性白内障髓鞘形成不良（HCC）
18q- 综合征
伴基底节和小脑萎缩的髓鞘形成不良（H-ABC）
岩藻糖苷贮积病
Salla 病（唾液酸贮积病）
Cockayne 综合征（又称侏儒 - 视网膜萎缩 - 耳聋综合征）
Waardenburg-Hirschsprung 综合征伴周围神经病变和中枢性髓鞘形成不良
眼齿指发育不良（ODDD）
丝氨酸合成缺陷
其他早期的婴儿起病的神经元疾病，如婴儿 GM1 和 GM2 神经节细胞病，可在 MRI 上表现为髓鞘形成不良

骼（包括脊柱）的病变为特征。以中枢神经系统症状为主导的 MPS 病变中精神异常的程度有较大差异。患有 IH 型及ⅡA 黏多糖病的患儿可出现严重的智力发育迟滞。另一方面，患有 IS 型黏多糖病（Scheie 综合征）的儿童智力表现正常。其他各种黏多糖贮积症患者的异常表现包括面肌痉挛、四肢挛缩、角膜混浊、气道阻塞、肝脾大、硬脑膜增厚，以及组织内异常糖胺沉积引起的脑积水症状[183]。

MPS 患者的神经影像学表现为灰白质差异减少，因髓鞘化不良和脑白质轻度弥漫性 T_2 高信号导致，包括脑室周围白质 T_2 明显高信号[184]。脑白质和胼胝体周围出现明显的血管周围间隙，是特异性表现，可以提示诊断 MPS[185, 186]（图 2-127）。随着时间的推移，至少部分 MPS 患者出现认知功能障碍的恶化，可在影像检查中得到反映，表现为进行性白质信号异常和体积丢失[187]。

(2) Canavan 病：是一种常染色体隐性遗传病，由天冬氨酸酰基转移酶缺乏而引起，它是一种负责降解 NAA 的酶。该酶缺乏会导致 NAA 的增多，而 NAA 的积聚会引起脑白质内的海绵状病变，这是由于渗透压变化或髓鞘合成受损造成的。患该病的儿童通常在婴儿早期就出现大头畸形、肌张力减退和易激惹，其次是痉挛发作、失明及偶有癫痫发作。婴儿 Canavan 病患者的 MRI 图像表现为皮质下白质和苍白球内 T_2 延长、弥散下降（纹状体正常）及轻度脑回肿胀[188]。有时，可累及脑干和齿状核。弥散下降被认为是神经元内 NAA 积聚引起的髓磷脂水肿以及轴突向轴突周围空间水迁移增加所致。随着时间的推移，异常病变更加广泛，并发生大脑萎缩[189]。MRS 具有特征性，NAA 明显增多[190]（图 2-128）。该病采取支持疗法。

(3) Alexander 病（AD）：是由胶质纤维酸性蛋白（GFAP）的错义突变引起的常染色体显性遗传病。GFAP 溶解度降低引发包涵体的形成，如神经元内 Rosenthal 纤维，导致异常星形胶质细胞和苍白髓鞘在整个受影响的脑组织中积聚[191, 192]。过去，三种形式的 AD 已被认识，即婴儿型，在 6 月龄前有典型表现，占 51%；青少年型，占 23%；成人型，占 24%[193]。早发型伴发症状更加严重。婴儿型典型特点表现为大头畸形、发育不良、吞咽困难、智力 / 运动障碍、下肢无力、共济失调和癫痫发作，偶伴

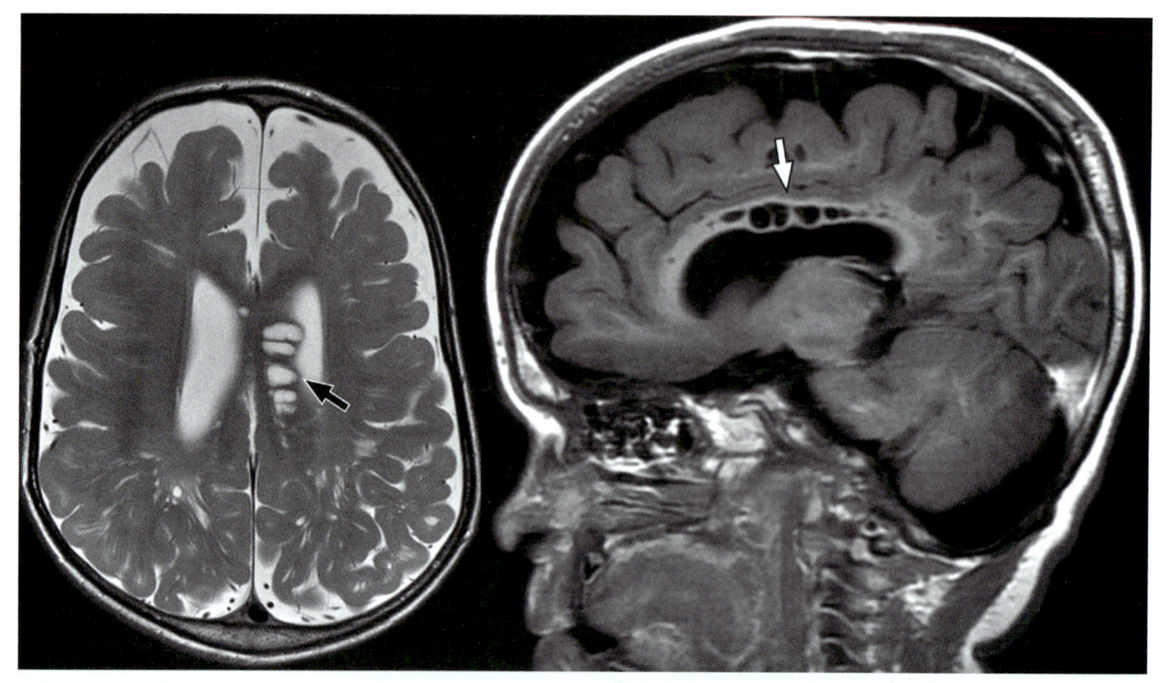

▲ 图 2-127 男，6 岁，黏多糖贮积症

轴位 T_2 加权 MR 图像（左）和矢状位 MPRAGE（磁化准备快速梯度回波）MR 图像（右）在脑白质和胼胝体中显示出明显的血管周围间隙增大（箭）；也可出现轻度萎缩，主要发生在额叶

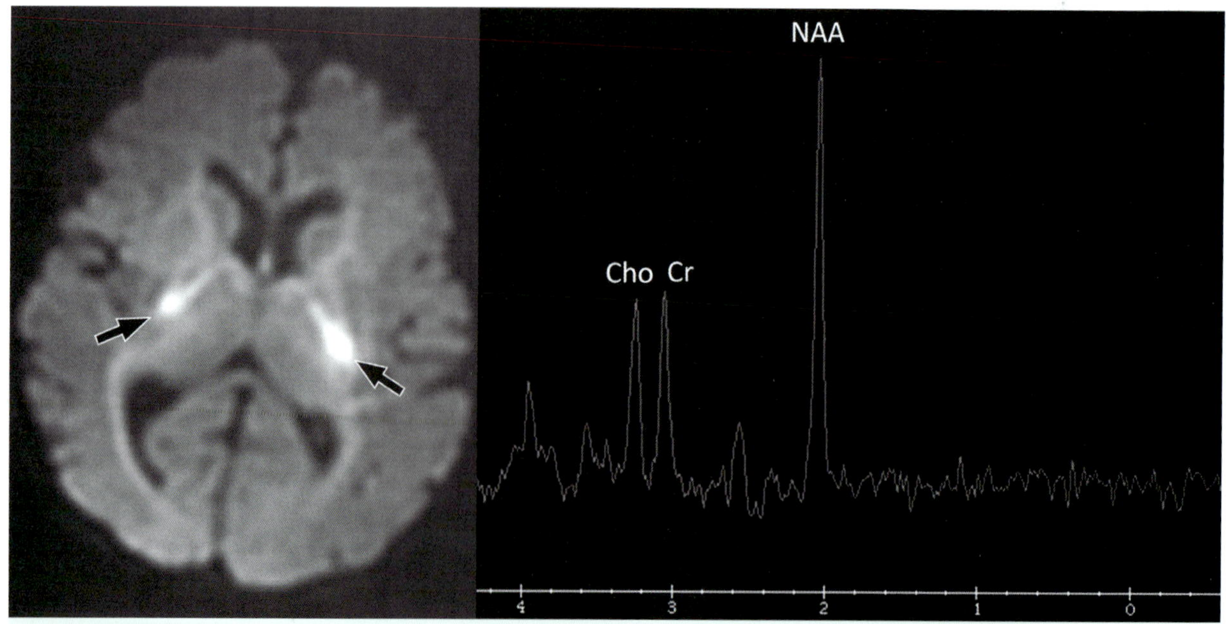

▲ 图 2-128 男，5 周龄，Canavan 病，出生开始即伴有明显的肌张力减退及眼球水平震颤

轴位弥散加权的 MR 图像（左）和 MRS 图像（右）显示内囊处扩散减少（受限）（箭）及 *N*- 乙酰天门冬氨酸（NAA）峰明显升高

脑积水。青少年型和成人型主要表现为共济失调、延髓/假性延髓麻痹和癫痫发作，而下肢无力在婴儿型中更常见[193, 194]。青少年型中一少部分病例患有巨脑畸形[193, 194]。

AD的典型影像学表现包括以额叶为主的皮层下到侧脑室周T_2高信号，伴覆盖脑回肿胀（图2-129）、穹窿和视神经肿胀、侧脑室旁区的T_1/T_2信号缩短、深部灰质萎缩或信号增高、齿状核信号增强、脑干（中脑/髓质）信号增强及受累部位强化。也常见进展为萎缩和偶有白质空洞化。这些表现已在婴儿和青少年AD的MRI诊断标准中加以总结[195]。但已发现了非典型表现，特别是在青少年型中。例如，公认的颅后窝和脑干占主导的AD病变，包括一些肿瘤样变化或脑室“花环”样改变[196]。成人型病例的表现明显不同，以脑干、脊髓萎缩伴异常信号为主要特征[197]。

(4) 过氧化物酶体病

Zellweger综合征（ZSS）：是最严重的过氧化物酶体病，这类患者几乎所有过氧化物酶体功能均存在缺陷。该综合征是以常染色体隐性遗传的方式在新生儿中发病，也被称为脑肝肾综合征。出生后即表现为肌张力减退或肌张力迟缓、吞咽困难。对这类患儿进行体格检查发现，受影响患儿通常具有畸形面容，包括前额突出、眼睑肿胀、眼距过宽及内眦赘皮。此类患儿通常也具有多种眼科异常，包括Brushfield斑（刷状斑点）、视神经萎缩或发育不全、青光眼、角膜混浊及白内障[153]。同时还有各种肢体异常，包括肘外翻、屈曲指及马蹄内翻足。ZSS患者的大脑MRI表现为脑回异常，包括双侧外侧裂多小脑回、脑白质异常T_2高信号、胚胎囊肿及脑灰质异位症。脑萎缩及髓鞘化延迟也可见。还有一些值得引起注意的影像表现包括前囟大、髌骨钙化、肝大及肾囊肿。

(5) 线粒体疾病：可以描述为氧化磷酸化途径紊乱，不论为何种临床综合征，比如Leigh病、MELAS（线粒体脑肌病、乳酸酸中毒及卒中样发作）。这类疾病的影像学特点是大脑深部灰质结构、脑干（如中央被盖束）信号异常，而在MELAS综

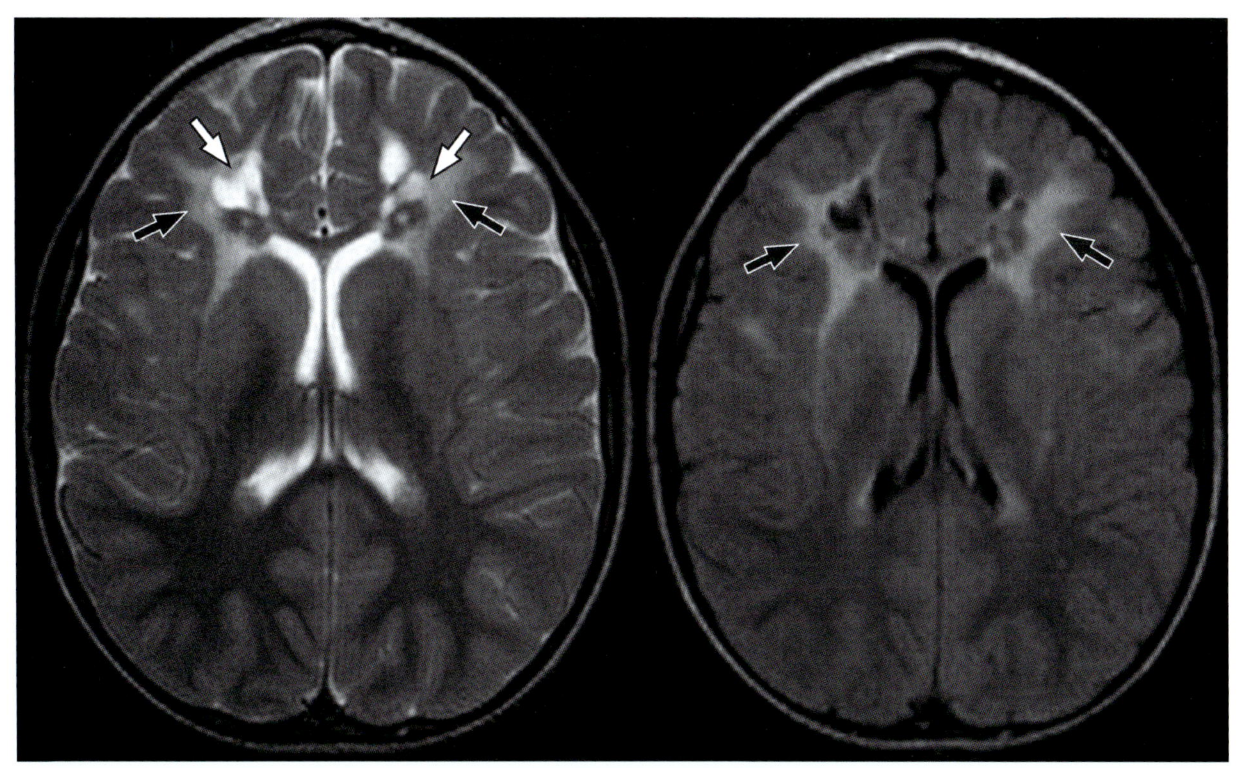

▲ 图2-129 男，4岁，Alexander病

轴位T_2加权MR图像（左）和FLAIR MR图像（右）显示双侧额叶白质中圆形囊性病变（白箭）及相邻白质高信号（黑箭）

合征中，则表现为大脑皮质灰质异常信号。对称性大脑深部灰质核团 T_2 和 FLAIR 异常高信号是线粒体疾病最有帮助和特异性的 MRI 表现，可存在不同程度的大脑和小脑萎缩。脑白质异常也可见于线粒体疾病，与其他类型的脑白质营养不良相似。与特定综合征表型相关的特定 MRI 表现将在下文详细描述。

(6) 丙酮酸脱氢酶复合物缺乏症：丙酮酸脱氢酶（PDH）复合物是线粒体将丙酮酸转化成乙酰辅酶 A 所需的关键多酶复合物。大多数具有丙酮酸脱氢酶缺陷的患儿都在与丙酮酸脱氢酶突变相关的 E1α 亚基上存在缺陷，这类患儿通常存在 α1（*PDHA1*）基因缺陷。这类丙酮酸脱氢酶复合物缺乏的患者头颅 MRI 特点是，T_2 加权像上基底神经节、脑干及幕下小脑核信号异常；MR 波谱上具有乳酸峰（图 2-130）。随着疾病的进展，也可见皮质的萎缩。

(7) 丙酮酸羧化酶缺乏症（PC）：是常染色体隐性遗传的一类疾病，通常表现为乳酸血症、严重神经功能障碍，最终导致婴儿死亡。患有丙酮酸羧化酶缺乏症的儿童通常表现为肌张力减退，以及出生后 1h 内呼吸急促。异常运动（高振幅震颤和运动障碍）及奇异的眼部行为是最常见的表现，而癫痫发作罕见。酶完全缺乏的患者，MRI 通常显示囊性 PVL。生化结果通常包括低血糖、乳酸酸中毒和高瓜氨酸血症。而酶部分缺乏的患者，脑白质营养不良通常累及脑干及皮质下白质。

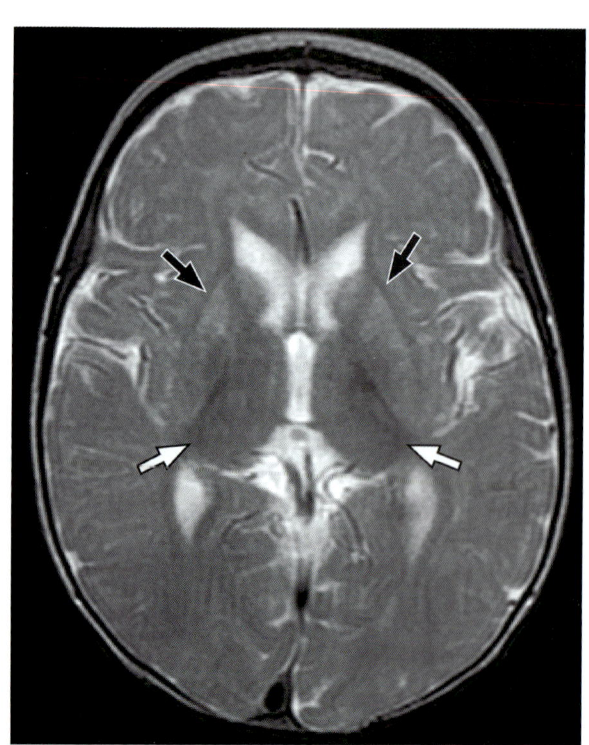

▲ 图 2-130 女，6 岁，因复合物 1 缺陷而患丙酮酸脱氢酶复合物缺乏症

轴位 T_2 加权 MR 图像显示双侧基底节（黑箭）和丘脑（白箭）异常信号

(8) Leigh 病：是一种进行性神经退行性疾病，通常发生于幼儿。常被称为亚急性坏死性脑肌病。临床进程可以是急性、亚急性、偶发性或慢性进展性。其为多系统受累的疾病，以中枢神经系统表现为主。临床症状包括全面发育迟缓、喂养和吞咽困难、呕吐、痉挛、脑干功能障碍、肌张力障碍、眼球运动异常及多器官受累表现[198]。MRI 表现为进行性信号异常，最常见于晶状体、尾状核，也可累及丘脑、中脑导水管周围灰质、被盖、红核和齿状体核[198]（图 2-131）。尽管壳核受累通常被认为是 Leigh 病的典型特征，但同时也可在其他线粒体疾病中出现，如 MELAS[198]。丘脑有时也可受累。髓鞘化延迟和髓鞘形成不良是 Leigh 患儿常见 MRI 影像表现。弥散加权成像显示脑干、基底神经节及齿状核内病变弥散受限。MR 波谱显示乳酸峰增高，在受累基底神经节中峰值最高。

(9) 线粒体脑肌病，乳酸酸中毒，卒中样发作：线粒体脑肌病伴乳酸酸中毒及卒中样发作（MELAS）是由于来自母亲的线粒体 DNA 突变导致。这类患儿的 MRI 表现为脑内复发性卒中样病变，通常累及大脑半球，顶叶和枕叶最常见。影像随访可见进行性脑萎缩。MRS 显示在梗死区有巨大的乳酸峰。另外，乳酸升高甚至可以见于表现正常脑组织中。因此 MELAS 的表现是非特异性的。但是在年轻的患者中，如出现脑回样肿胀，或者不同年龄段，主要累及大脑灰质，并不局限于血管区域的卒中改变，或者在表现正常脑组织中发现乳酸升高，可以考虑诊断 MELAS[199]。

(10) Kearns-Sayre 综合征：是一种罕见的常染色体显性遗传的线粒体疾病，这类患者通常在 20 岁前发病，表现为进行性眼外肌麻痹、视网膜色素变性、小脑共济失调及心肌病。颅脑 CT 显示苍白球和尾状核的钙化。MRI 表现多样，异常表现包括位于基底神经节处（苍白球更常见，尾状核罕见）对称性 T_2 高信号、皮质下白质、丘脑和脑干及大脑和小脑的萎缩[200]。白质和灰质核团异常推测是由弥漫性海绵状脑病引起。值得注意的是，豆状核没有受累，以此可区别 Kearns–Sayre 综合征和 Leigh 病。MRS 显示大脑中的乳酸可升高或不升高。

(11) 戊二醛尿症 1 型：是一种常染色体隐性遗传性疾病，是由于一种线粒体酶戊二酰辅酶 A 脱氢酶缺乏导致的疾病。该酶参与氨基酸的新陈代谢，包括 L– 赖氨酸、L– 羟基赖氨酸和 L– 色氨酸。一些患儿可出现急性脑病的表现，影像学检查呈典型巨头畸形。另一些患儿可以渐进性神经功能退化为主要表现，伴有低张力、肌张力障碍或手足徐动症和四肢瘫痪。大多数患儿可能在 12 月龄时出现急性脑病危象。

影像学显示额颞叶脑外间隙扩大。基底神经节（主要见于壳核，少见于尾核，而罕见于苍白球）、大脑被盖、黑质及脑室周围的白质 T_2 延长[201]。视辐射和皮质下 U 形纤维相对不受累（图 2–132）。磁共振波谱显示乳酸升高，而 NAA 水平降低[202]。目前已有报道显示高达 20%～30% 的患者出现慢性 SDH。一些相对较轻的外伤就会导致 SDH，并可伴有视网膜出血。在这种临床情况下，儿童受虐待的可能性提高，但仍需考虑戊二醛尿症 1 型[203]。

在急性病变期间，治疗包括低赖氨酸饮食、肉碱补充和加强应急处理。对大多数新生儿期确诊的患儿，由经验丰富的跨学科团队制定并实施的联合代谢疗法可以阻止纹状体损伤。

(12) 尿素循环障碍（urea cycle disorders，UCD）：是由单一基因缺陷导致，可影响氨解毒为尿素这一途径。UCD 包括涉及尿素生物合成的六种酶之一 [N– 乙酰谷氨酸合成酶（NAGS）、鸟氨酸转氨甲酰酶（OTC）、磷酸氨甲酰合成酶（CPS Ⅰ）、精氨琥珀酸裂解酶（ASL）、精氨琥珀酸合成酶（ASS）和精氨酸酶] 及两种膜转运蛋白的缺失[204]。最常见的尿素循环缺陷是 OTC 不足，其次是精氨琥珀酸血症（ASL 缺乏）和瓜氨酸血症（ASS 缺乏）。除

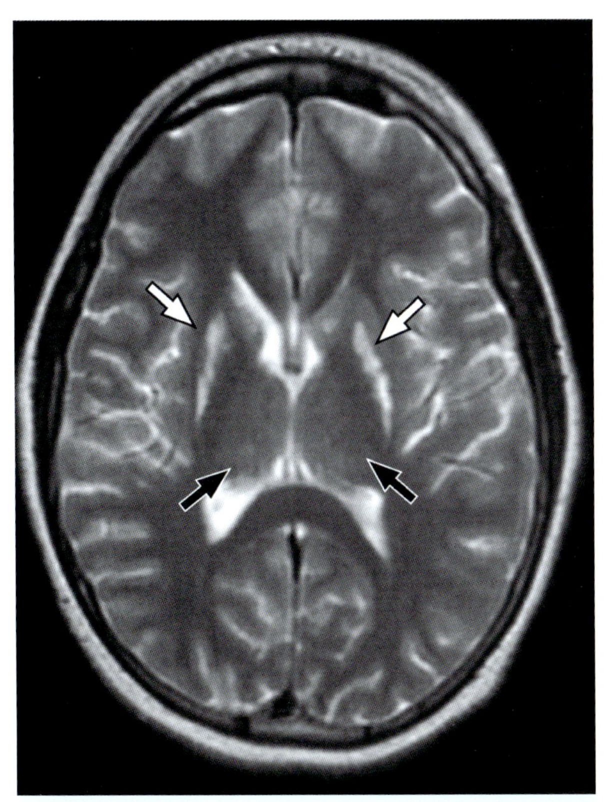

▲ 图 2–131 女，3 岁，患 Leigh 病

轴位 T_2 加权成像显示：豆状核萎缩（白箭），尾状核 T_2 高信号及丘脑（黑箭）不明显高信号病灶

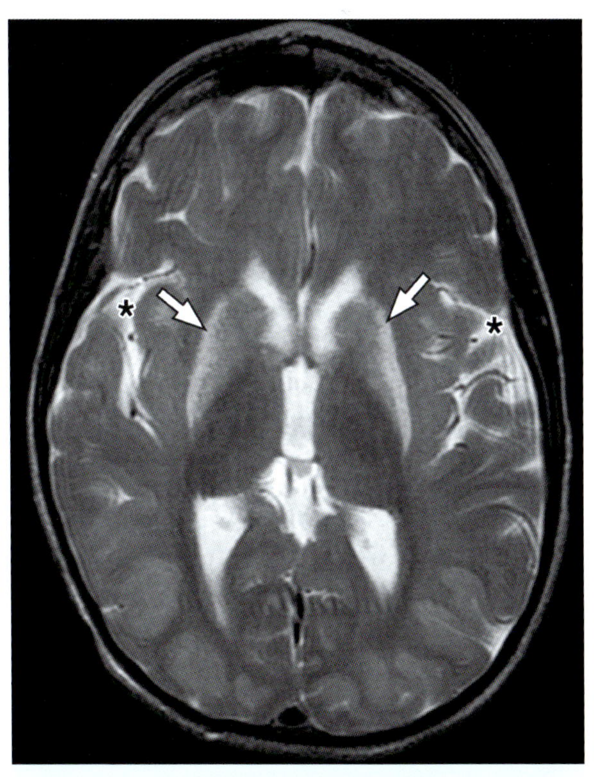

▲ 图 2–132 男，2 月龄，戊二醛尿症 1 型

轴位 T_2 加权的 MR 图像显示在颞叶脑外间隙增大（星号），以及基底神经节高信号和体积缩小，主要是壳核（箭）

OTC 缺乏症是 X 连锁遗传外，所有类型的尿素循环缺陷都是常染色体隐性遗传。

新生儿尿素循环缺陷的 MRI 表现包括血管源性水肿，以及主要影响未髓鞘化白质的相关的信号异常。深部灰质受累也可见于基底节，中央沟周围皮质和岛叶皮质，类似非遗传性的高氨血症（如肝性脑病）。UCD 的 4 种常见类型为：①弥漫性重度脑水肿继发弥漫性脑萎缩（1 型）；②广泛梗死样病变（2 型），常表现为急性偏瘫；③位于血管间边界区域的缺血性损伤（3 型）；④可逆性对称性皮质改变累及扣带回、颞叶和岛叶，而中央沟周围皮质正常（4 型）[205]。有时信号异常的区域常伴随弥散受限。这种情况下的磁共振波谱就可以显示谷氨酰胺 / 谷氨酸峰升高，从而反映高氨血症的存在。UCD 主要为豆状核受累，而低氧主要导致的丘脑损伤，基于此，可以与 HII 的相鉴别[205]。

(13) 丙酸和甲基丙二酸血症：丙酸和甲基丙二酸血症均为常染色体隐性遗传的疾病，可导致酮症酸中毒及尿液中相应酸的排泄。丙酸血症主要是由于编码丙酰辅酶 A 的基因发生突变导致，该基因为 PCCA（染色体 13q32）或者 PCCB（染色体 13q21–23）。甲基丙二酸血症是由于位于染色体 6p21 的 MCM 基因突变引起，此基因编码的是甲基丙二酸单酰辅酶 A 变位酶。

典型的最初的临床表现主要是婴儿期出现的代谢性酸中毒、呕吐、呼吸急促、嗜睡和癫痫发作，常导致昏迷和死亡。年长患儿表现为进行性脑病，有时伴有运动障碍或肌张力障碍。在危重症时行神经系统检查，可发现中枢性张力减退伴锥体束征。基底节病变后遗症常见表现为肌张力障碍、手足徐动症。

CT 检查时，丙酸血症可以显示位于壳核和尾状核的低密度灶，而甲基丙二酸血症则可见位于苍白球的低密度灶。相应地，这些区域在 MRI 上表现为 T_2 延长（图 2–133）。疾病的晚期常可见室周 T_2 和 FLAIR 呈高信号，髓鞘形成延迟及体积减小。在临床急性失代偿期，受累区域可见弥散下降。在丙酸血症中，MRS 可见基底神经节 NAA 和肌醇的减少，谷氨酰胺 / 谷氨酸复合物的增加。

此类疾病重点在于代谢性酮症酸中毒的治疗，应使用强力的碱性疗法，并限制蛋白质的摄入。高氨血症可以通过药物治疗（N– 甲酰谷氨酸），需要

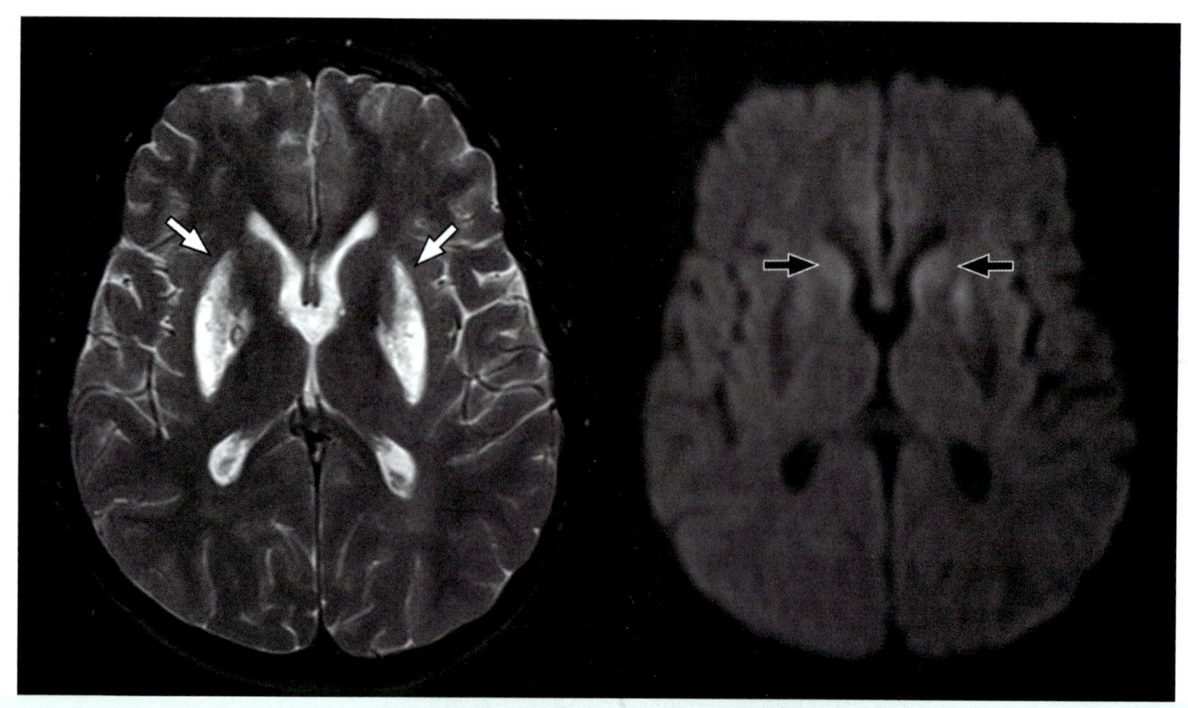

▲ 图 2–133 女，7 岁，甲基丙二酸血症

轴位 T_2 加权 MR 图像（左）和弥散加权 MR 图像（右），显示基底节 T_2 延长（白箭）和弥散下降（黑箭）

长期治疗的病例，采用血液透析或者血液滤过。

(14) 神经节苷脂贮积症：神经节苷脂是由糖鞘脂类组成的小髓磷脂成分（神经酰胺脂质结合的寡糖），包括至少一个唾液酸分子[154]。神经节苷脂贮积症是常染色体隐性遗传病，可导致神经节苷脂的代谢障碍。

由溶酶体β-半乳糖苷酶缺乏引起的GM1神经节苷脂贮积症，其MRI表现为弥漫性白质异常（1型GM1），脑萎缩（2型GM1），基底节异常（3型GM1）。GM2神经节苷脂贮积症是己糖胺酶异常引起，有3种不同的生化类型，B型、O型及AB型。其中B型和O型又各自分为婴儿型、青少年型和成人型。AB型仅有婴儿型。婴儿B型GM2是经典的Tay-Sachs病（TSD），而婴儿O型GM2则与Sandhoff病（SD）表现相同。影像学表现包括CT上丘脑高密度影及在婴儿型中的T_2低信号和迟发型患者中的大脑及小脑萎缩（图2-134）。GM2神经节苷脂贮积症的神经影像学表现与GM1神经节苷脂贮积症相同。但GM1型神经节苷脂贮积症不同的点在于该类患儿常伴发脊柱侧弯和肝大。GM2型神经节苷脂贮积症的特点则是高发病率的樱桃红斑疹和巨头畸形，虽然SD患者也有肝脾大的表现[154]。

（九）获得性炎性白质病

1. 急性播散性脑脊髓炎（acute disseminated encephalomyelitis，ADEM）：定义为首次发生的炎性脱髓鞘疾病，病变累及中枢神经系统的多个区域，致多灶性神经功能缺损，伴脑病的发生（即行为改变或意识障碍）[206]。使用这一精确定义是为了避免将“ADEM”应用于所有患有急性脱髓鞘病变并伴MRI上多灶性病变的儿童[206]。ADEM通常认为是由于病毒感染或疫苗接种所诱发的机体炎症反应所致，并在多数情况下，都能追溯到患者近期感染或接种疫苗的病史。

临床表现为急性、单时相疾病，以下一种或多种症状表现为特征：发热、头痛、脑膜炎、视觉/精神状态紊乱或易激惹。小脑或脊髓受累则会出现共济失调、眼球震颤、感觉障碍或肢体无力。当然，这些症状不会同时发生。如在发病3个月以内出现

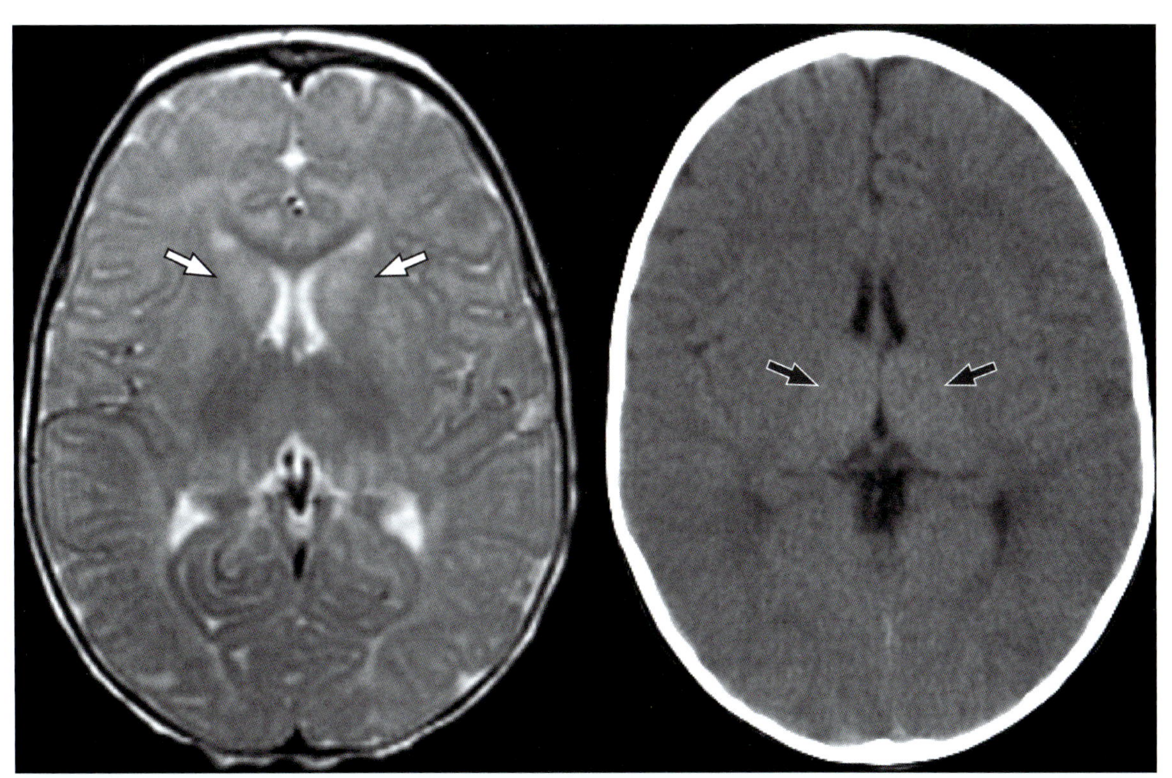

▲ 图2-134 男，11月龄，Tay-Sachs病，表现为肌张力减退

轴位T_2加权MR图像（左）显示双侧基底节和丘脑异常T_2高信号（白箭）和髓鞘形成延迟，表现为白质高信号，正常情况此阶段应已髓鞘化；数周后获得的轴位CT图像（右）显示双侧丘脑高密度（黑箭），提示矿化

的新的功能缺陷，则认为是同一急性病程的一部分。

ADEM 的影像学表现是非特异的，一般难以将 ADEM 与多发性硬化症或脑炎区分开。如病灶足够大，非增强 CT 上可见到轻度低密度灶，但这通常不能诊断为 ADEM。在神经症状出现后数日，CT 增强扫描可见环形强化病灶[207, 208]。在 MRI 上，特征表现为：T_2 和 FLAIR 图像上大脑半球内近皮质区和深部白质上多发、双侧、不对称分布的斑片状高信号影（图 2-135）。较大的病变在 T_1 上可表现为低信号影，而较小的病灶在 T_1 增强前可能显示不清。在 MRI 上，ADEM 增强后强化方式多样。在增强检查中，病灶可以增强或不增强，也可以看到增强和非增强病变的混合存在，这取决于患者的年龄[209]。在某些病例也可见到深部灰质核团（丘脑和基底神经节）及白质病变。多达 30% 的患者可以见到皮质病变。其他病变的区域包括脑干、小脑中脚和小脑。胼胝体病变常见于 MS，而在 ADEM 中很少见到。

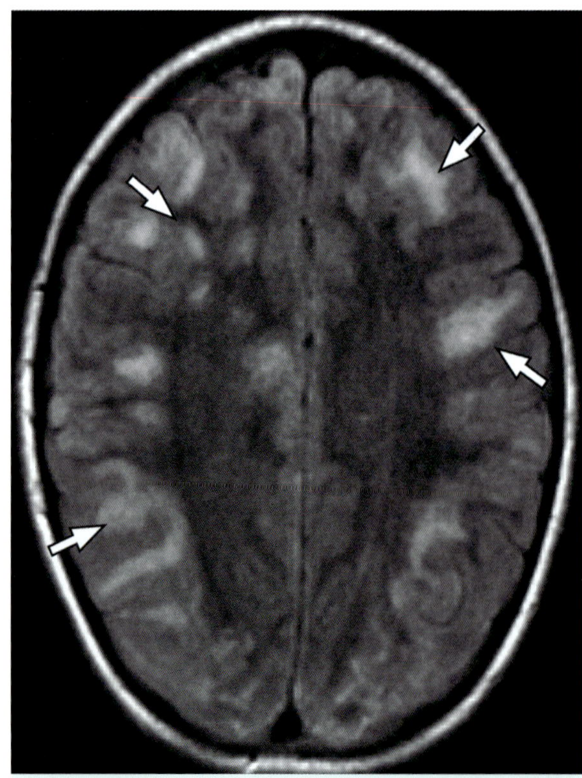

▲ **图 2-135 女，9 岁，急性播散性脑脊髓炎，病毒感染后 2 周出现嗜睡症状**

轴向 FLAIR MR 图像显示白质和大脑皮质内的多个高信号影（箭）

ADEM 的预后良好，预计 70% 的病例在发病后可完全恢复，1/3 的患者，在发病后的 2 年内，仍持续存在残留的神经功能异常症状。ADEM 发作进展较少，可表现为两种形式：复发型 ADEM 和多相型 ADEM。复发型 ADEM 的患儿可最终演变为 MS 或视神经脊髓炎（NMO）。超过 11 岁 ADEM 患儿似乎有更大的概率演变成 MS。

2. 临床孤立综合征（clinically isolated syndrome，CIS）：是指由炎症或中枢神经系统一个或多个部位的脱髓鞘病变导致的首次出现的神经系统症状，持续超过 24h 事件。然而，与 ADEM 不同的是，临床孤立综合征没有相关的脑病发生。可以是单一病灶，影响中枢神经系统局部区域（例如视神经炎、横惯性脊髓炎），也可是多个病灶的。临床孤立综合征在幼儿中比 ADEM 更常见。

3. 视神经脊髓炎（neuromyelitis optica，NMO）：是指同时或相继发生的视神经炎和横贯性脊髓炎。近年来，该术语已扩展包括脑病、癫痫发作、顽固性呕吐，以及脑干相关性呃逆的患儿。与 ADEM 不同，NMO 在非白人儿童中更为常见，这可能与全身性自身免疫性疾病有关。血清中抗水通道蛋白 4 抗体（NMO-IgG）的存在对诊断 NMO 中度敏感，且对儿童 NMO 非常具有特异性。

CIS 和 NMO 的影像学特征与 ADEM 有所重叠，因此这些疾病的鉴别应该基于临床进行。在 10% 的 NMO 患者中，在室管膜周可发现病灶，包括中脑导水管周围灰质和下丘脑，这些区域都富含水通道蛋白 4（图 2-136）。

大剂量糖皮质激素治疗是目前炎性脱髓鞘中枢神经系统疾病的首选方法。其他方法包括应用抗炎药和免疫抑制如静脉输注免疫球蛋白（IVIG）和血浆置换。

4. 多发性硬化（multiple sclerosis，MS）：跟 ADEM 类似，患者首次发生的脱髓鞘事件可以看作多发性硬化第一次发作。目前尚无绝对的临床特征、放射影像学表现、血清或脑脊液的生物标志物可以将 ADEM 与儿童多发性硬化相鉴别。儿童多发性硬化的诊断主要是基于临床证据，即第二次脱髓鞘改变累及中枢神经系统新的部位。因此，儿童多发性硬化的诊断，当前国际共识是以一次初始的 ADEM 事件，随后两次继发的非 ADEM 脱髓鞘事件来定

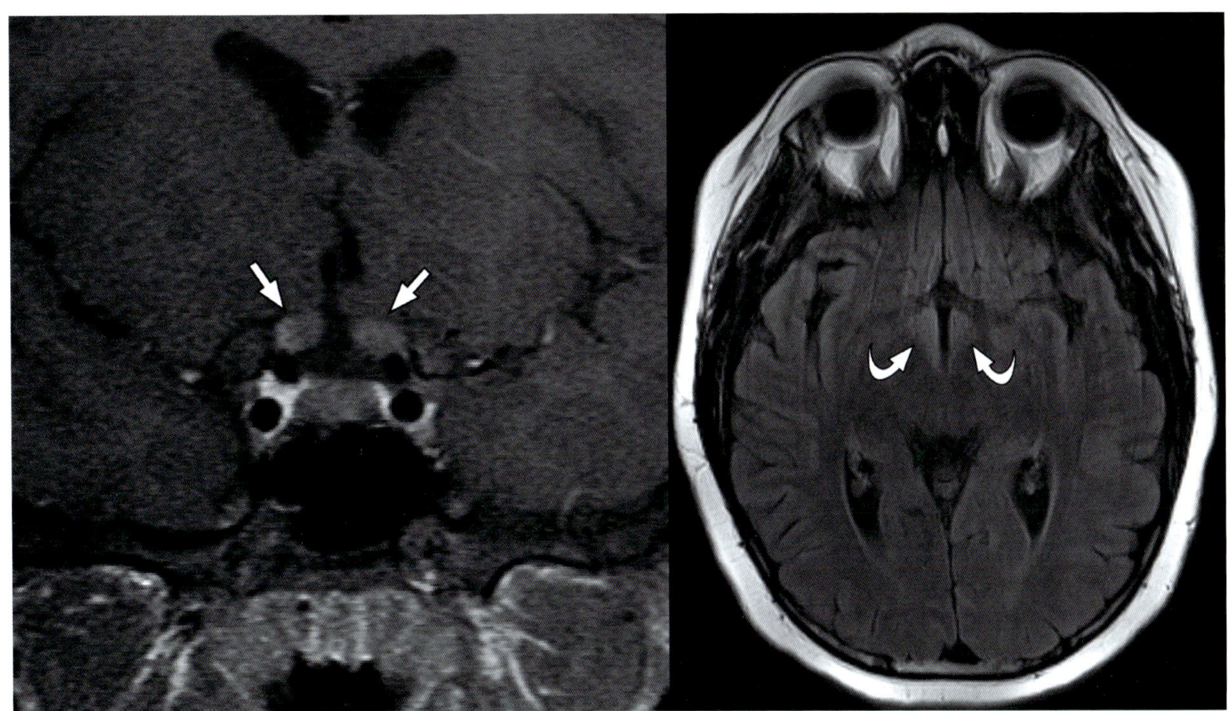

▲ 图 2-136　男，7 岁，视神经脊髓炎

冠状位增强 T_1 加权脂肪抑制 MR 图像（左）显示双侧视神经增粗强化（直箭）；轴位 FLAIR MR 图像（右）显示双侧下丘脑区的高信号（弯箭）

义。ADEM 和 MS 之间的另一个区别在于，在多次 MRI 检查中，ADEM 病灶可完全或接近完全消失，而 MS 的影像随访通常会发现新发无症状病灶。儿童 MS 的临床和影像学特征和成人 MS 在许多方面表现相似，但也应注意一些重要的差异。

首次发生的脱髓鞘病变中发现垂直于胼胝体（Dawson 指）的白质病灶，对于 MS 的诊断被认为具有 100% 的特异性[210]（图 2-137）。最新关于儿童多发性硬化的 MRI 诊断标准中，建议以 T_2 像中总病灶≥ 5 个而非≥ 9 个来识别 MS 患儿，具有高度敏感性（94%）[211]。McDonald 标准对 MS 的诊断进行改良，以脑室周围区域存在 2 个及以上病灶作为标准，既可提高 MS 患儿诊断的敏感性，又可保持较高的特异性[211]。在儿童中，脑干病变也被认为较广泛的幕下病变更具特异性。

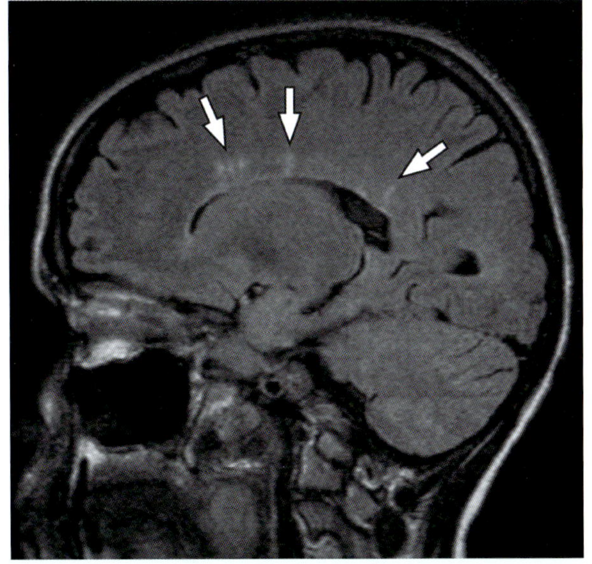

▲ 图 2-137　女，16 岁，多发性硬化，伴有 Dawson 指征

矢状位 FLAIR MR 图像显示垂直于胼胝体的白质高信号（箭）

值得注意的是，儿童起病的 MS 在病程早期和晚期有更明显的放射学特征。除此以外，在儿童 MS 中的神经系统病变进展要慢于成人 MS。

（十）神经皮肤综合征（斑痣性错构瘤病）

神经皮肤综合征或斑痣性错构瘤病是以神经外

胚层发育性病变为特征的先天性和遗传性疾病，可导致多器官系统异常，主要涉及外胚叶起源组织，包括皮肤、神经系统和眼睛。4 种最常见的斑痣性错构瘤病是神经纤维瘤病（1 型和 2 型）、结节性硬化症、Sturge–Weber 病和希佩尔 – 林道综合征（von Hippel–Lindau 病）。脑和脊柱的影像检查在这些疾病的诊断和治疗中起着重要的作用。

1. 1 型神经纤维瘤病（neurofibromatosis type 1，NF1）：是最常见的神经皮肤疾病，每 3000～4000 人中就有 1 人发病。这种疾病为常染色体显性遗传疾病，具有可变的外显率，是由于 17 号染色体上负责编码神经纤维瘤蛋白的 NF1 基因的缺陷导致的。神经纤维瘤蛋白是一种肿瘤抑制因子，作为 Ras 家族鸟嘌呤三磷酸酶（GTPases）的负调控因子而发挥作用。儿童 NF1 患者通常在 10 岁前发病。NF1 是一种复杂的疾病，可影响多种细胞和全身多个系统，在机体广泛表达且行为不可预测。

诊断标准一览表有助于进行诊断，以下标准必须符合两个或两个以上才能诊断 NF1[212]。

① 6 个或 6 个以上的牛奶咖啡斑：a. 在青春期前的个体中牛奶咖啡斑直径不小于 0.5cm；b. 在青春期后的个体中牛奶咖啡斑直径不小于 1.5cm。

②任意类型的两个或两个以上的神经纤维瘤或者一个或多个丛状神经纤维瘤。

③腋窝或腹股沟褐色雀斑。

④视神经胶质瘤（视路肿瘤）。

⑤两个或以上 Lisch 结节（良性虹膜错构瘤）。

⑥明显的骨骼病变：蝶骨发育异常或者长骨皮质发育不良或变薄。

⑦ 1 级亲属中有确诊 NF1 的患者。

虽然在 NF1 的诊断中没有神经影像表现的标准，但神经影像学可能是第一个显示 NF1 病变存在检查方式，比如在幼儿发现视神经胶质瘤、蝶骨异常或丛状神经纤维瘤。而在以后的生活中，性早熟和学习障碍也可能是神经纤维瘤表现。

NF1 常见的颅内表现包括视神经通路肿瘤、其他星形细胞瘤和髓鞘空泡化区域（“NF 斑点”）。

(1) 肿瘤：有 1%～3% 的 NF1 患者可能形成中枢神经系统肿瘤[213]。星形细胞瘤为 NF1 患儿的主要类型，毛细胞型星形细胞瘤（WHO Ⅰ级）是主要的组织学类型。视路和脑干最常受累，但也可累及大脑的任意部位。

①视路肿瘤：视神经胶质瘤是 NF1 中最常见的中枢神经系统肿瘤，据报道其患病率为 6%～24%，取决于是以神经影像表现还是临床数据进行的分析[214, 215]。视神经胶质瘤占儿童脑肿瘤的 5%，其中 70% 与 NF1 有关[216]。视神经胶质瘤可累及视神经通路的任何部分，包括视神经、视交叉、视束、外侧膝状体或视放射。

约 50% 的受累患者可出现症状和体征，包括视力下降、视野缺损、视神经萎缩、脑积水或下丘脑功能障碍、视盘水肿和偶发眼球突出[217]。性早熟和垂体功能低下可能是 NF1 下丘脑受累的表现。

MRI 是评价视神经通路肿瘤的影像方法。可以获得视路的高分辨率薄层轴位和冠状位 T_1 加权 MR 图像。视神经胶质瘤表现为视神经鞘复合体的增厚，可能呈管状、纺锤形、偏心性或伴有扭结和扭曲的球状。T_1 加权 MR 图像上的病变信号通常较低，而 T_2 加权 MR 图像上的病变则呈现高信号。也可见视交叉的扩大和扩张。大的肿瘤可表现为囊实性混合，在实性更多的区域呈不均匀强化（图 2–138）。沿视束和视辐射延伸到外侧膝状体 T_2 相的延长，应该被认为是肿瘤表现，而不应被误认为是水肿。

患或不患有 NF1 的患儿大的视神经通路肿瘤可自发消退，表现为磁共振成像上肿瘤大小的减少以及临床中视觉功能的改善。

有症状的肿瘤患儿的治疗包括手术、化学治疗或放射治疗。

②其他类型星形细胞瘤：其他发生在 NF1 患者脑实质内的肿瘤，以低级星形细胞瘤为主。这些肿瘤可发生在 10—20 岁。大多数是毛细胞型星形细胞瘤。高级别肿瘤也可能发生，但比较少见。

③脑干占位病变：有报道显示，18% 的 NF1 型患者可出现脑干占位[218]。其中大多数病变具有相对良性的病程，并随时间推移退化或稳定[218]。这些病变在 T_1 上呈等信号，而在 T_2 上呈高信号，并有不同程度的强化。MR 波谱可用于鉴别占位与髓鞘空泡化区。

④顶盖胶质瘤：这些肿瘤已在之前的章节中讨论过。顶盖胶质瘤在儿童 NF1 中的表现与其他非 NF1 患者相似，都可伴发中脑导水管梗阻导致脑积水。需要注意的是，NF1 患者的导水管变窄也可是由导水管

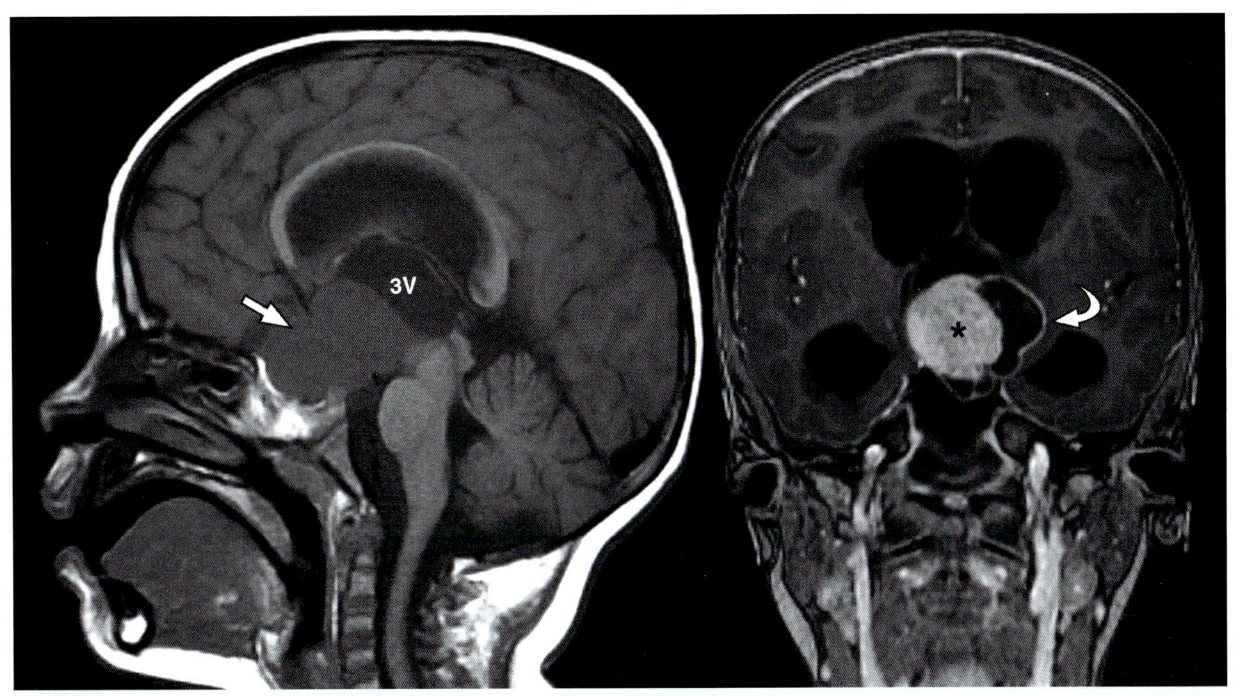

▲ 图 2-138 女，4 岁，1 型神经纤维瘤病，伴视神经胶质瘤

矢状位 T_1 加权 MR 图像（左）和冠状位后对比 MPRAGE 磁共振图像（右）显示以视交叉为中心的大的、分叶状的鞍上肿块（直箭），延伸到第三脑室（3V）；应注意中央实性成分明显强化（星号）和囊性部分边缘增强（弯箭）

狭窄引起，其顶盖不增大，而邻近导水管扩张。

(2) 髓鞘空泡化（神经纤维瘤病斑）：NF 斑指 NF1 患儿在 MR 成像上，基底节、内囊、脑干和小脑呈特征性 T_2 高信号的局灶性病灶（图 2-139）。43%～93% 的 NF1 患儿可出现 NF 斑[217]。3 岁时这些病灶出现，无占位效应，一直到10—12 岁，病灶可出现数量增加和大小的变化，随后病变缩小[217]。在 20 岁以后，该类病灶少见。典型的 NF 斑不会增大，不会增强，不引起占位效应或临床症状，不需要治疗。

在 2 岁以下的儿童中，由于脑白质髓鞘化不全，难以检测到 NF 斑。虽然这些患儿无症状表现，但至少有两项研究表明，伴有学习障碍的 NF1 患儿倾向于有更多的 NF 斑。

(3) 脑血管异常：NF1 患者伴有脑血管异常是非常罕见的，包括颈内动脉迂曲扩张、动脉狭窄和闭塞、烟雾病、动脉瘤、动静脉畸形和动静脉瘘。这些在本章的其他部分进行过讨论。值得注意的是，闭塞性血管病变也可能是由于视神经胶质瘤放射治疗所引起。

(4) 骨发育不良：蝶骨翼发育不良是 NF1 的少见表现，表现为蝶骨大翼缺损和颅中窝扩大。已有人提出先天性神经外胚层和中胚层发育不良可以用于解释这些病变。这种异常可以表现搏动性眼球突出，因颞叶疝入眶内而引起。蝶骨发育不良可以是孤立性的或与三叉神经丛神经纤维瘤（plexiform neurofibroma，PNF）有关。修正后的关于蝶骨发育不良的多因素观点，强调神经纤维瘤和蝶骨在颅骨发育过程中的相互作用。

(5) 神经纤维瘤：是一种良性周围神经鞘瘤，由施旺细胞、成纤维细胞、肥大细胞和外周神经纤维细胞等细胞成分混合而成。可发生在背侧神经节根到末梢神经分支沿神经走行的任意部位。导致较高的发病率、死亡率和面部缺陷。其生长方式可能是丛状性、弥漫性或混合性；丛状结构实际上是 NF1 的特殊类型。其生长速度可快可慢，并在童年期到成年早期呈现出多样的生长模式。

在 NF1 患者中，PNF 占 30%～50%[219]。其特点为沿神经纵向生长，累及多个神经束支和分支，会导致严重的畸形、骨骼的过度生长和神经压迫症

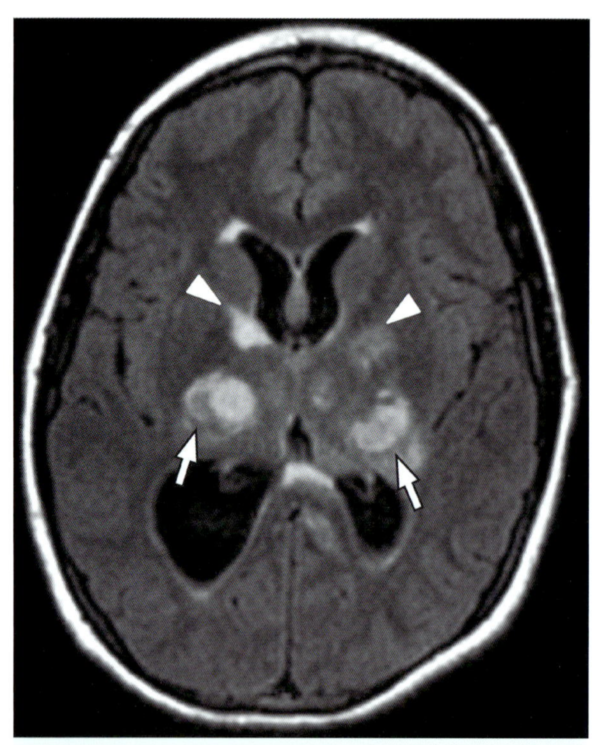

▲ 图 2-139 女，13 岁，1 型神经纤维瘤病伴有髓鞘空泡化

轴位 FLAIR MR 图像显示双侧丘脑（箭）和基底节（箭头）髓鞘空泡化（NF 斑）形成的多个圆形 T_2 高信号区，对相邻结构无占位效应

状。部分病变可转化成恶性。NF 患者发生恶性外周神经鞘瘤的风险为 10%～15%[219, 220]。

MRI 可作为 PNF 影像检查方法。这些肿瘤在 T_1 上呈低信号，T_2 上呈高信号。增强后可以见到不同程度的强化。通常来说，病变的中心在 T_2 上呈现低信号，称为“靶征”，病理上对应密集的、中央富含胶原的核心。病变大小与形状的不规则性使得难以判断其治疗后反应，是长大还是缩小。容积 MR 成像可用于 PNF 的测量，因为它们已经被证实与观察者间有很高的相关性。

增大的或有症状的 PNF 病灶可能需要手术切除，不过手术治疗通常较为困难，因病变较大、具有侵袭性，且经常复发。其他的替代疗法，包括法尼基蛋白转移酶抑制药、血管生成抑制药、细胞分化药和技术调节药等药物正在研究中。基于潜在的遗传异常的分子治疗也正在研究中。

(6) 其他中枢神经系统表现：NF1 的其他表现包括巨头畸形、脊柱侧弯、脊髓和椎管内肿瘤、椎旁肿瘤，硬脑膜扩张致椎体扇贝样凹陷、脑膜膨出和蛛网膜囊肿。

2. 2 型神经纤维瘤病（NF2）：是一种常染色体显性遗传的疾病，约占所有神经纤维瘤病病例的 3%。发病率为 1/4 万～1/5 万。是由于染色体 22q11 上 NF2 基因的缺陷所致[221]。NF2 的特征性病变是多发性脑神经鞘瘤、眼部异常和皮肤肿瘤。

NF2 的诊断标准包括以下几点：① CT 或 MRI 证实双侧听神经瘤；②一级亲属中有 NF2 患者具有以下任一情况：a. 单侧听神经瘤；b. 以下病变中 2 种，如神经纤维瘤、脑膜瘤、神经胶质瘤、神经鞘瘤或青少年晶状体后囊浑浊斑（白内障）。

首字母缩略词“MISME”（多发性遗传神经鞘瘤、脑膜瘤和室管膜瘤）有助于记忆 NF2 疾病的临床表现。

颅内表现

(1) 神经鞘瘤：听神经瘤是由施万细胞形成髓鞘包绕第Ⅷ对脑神经的神经根轴突所形成的肿瘤。是由 Antoni A（致密区）和 Antoni B（疏松区）组成的组织。在儿童中少见，但可发生在 95% 的成人 NF2 患者中，最常见于 20—30 岁的成年人。症状包括听力丧失、耳鸣或身体平衡失调。

听神经瘤发生在内耳道或听神经孔。在 CT 上，表现为低密度到等密度，可有钙化。经颅后窝薄层 MRI 扫描可见，听神经瘤在 T_1 上是低信号，T_2 上表现为高信号，且病灶均匀强化（图 2-140）。较大的病灶其信号可能更不均匀，可并发坏死或出血。神经鞘瘤也可发生于第Ⅴ对脑神经和第Ⅸ～Ⅻ对脑神经内。它们的外观表现不同，可以是梭形增厚，也可以是结节性肿块，并可以使颅骨骨孔扩大。

(2) 脑膜瘤：是起源于硬脑膜的脑外肿瘤。往往在较年轻的人群中发生，NF2 患者可能是多发性的。当儿童发生脑膜瘤时，应考虑 NF2 的可能性。

在 CT 上，脑膜瘤通常呈典型高密度，增强后明显强化。而在 MRI T_1 和 T_2 的加权序列上，均与灰质呈等信号，增强后肿瘤均匀强化。邻近颅骨增生，少见侵蚀。还可以见到脑实质推移。

中枢神经系统中 NF2 的其他表现包括脑膜血管瘤病、脊柱肿瘤（髓内室管膜瘤与神经鞘瘤、椎管内神经鞘瘤与脑膜瘤），以及起源于背侧神经根的外周神经鞘瘤。

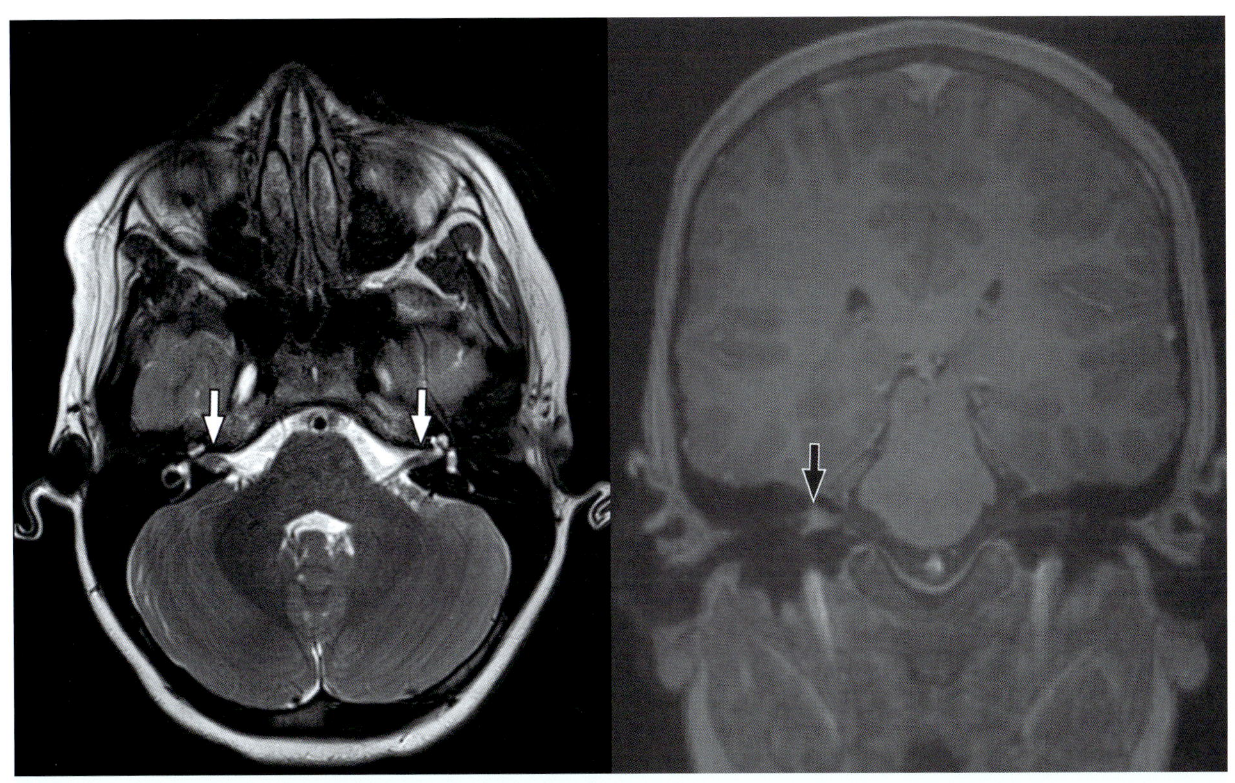

▲ **图 2-140 男，9 岁，患听神经瘤，伴感音性耳聋，随后诊断为 2 型神经纤维瘤病**

轴位 T_2 加权 MR 图像（左）显示双侧内耳道（IACs）T_2 低信号病变（白箭）；冠状位增强对比后 T_1 加权 MR 图像（右）显示（黑箭）右侧 IAC 病变信号明显增强

3. 结节性硬化症（tuberous sclerosis，TSC）：是一种常染色体显性遗传的疾病，以脑、心、肾、肝及肺等部位的错构瘤和良性肿瘤为特征。与 9 号染色体上编码错构瘤蛋白的 *TSC1* 基因或 16 号染色体上编码马铃薯球蛋白的 *TSC2* 基因突变有关。TSC1 和 TSC2 以其高亲和力直接相互作用形成异源二聚体，这与 TSC1 和 TSC2 基因突变患者的临床表现一致。TSC1-TSC2 异源二聚体的缺失抑制了哺乳动物中雷帕霉素（mTOR）的级联反应。mTOR 作为丝氨酸 - 苏氨酸激酶，在核糖体的生物合成和蛋白质翻译中起着重要作用。在 TSC 相关的肿瘤中，TSC1 或 TSC2 的缺失导致 mTOR 依赖的 p70S6 激酶、核糖体蛋白 S6 和 4E-BP1 磷酸化。这使细胞对生长因子、氨基酸和营养物质的反应性生长增殖增加。

TSC 的主要表现包括错构瘤（由正常的器官中细胞组成的紊乱组织）和良性肿瘤。错构瘤影响中枢神经系统、皮肤、指甲床、肾脏和其他器官。TSC 患者也可能在肾脏和脑部发展为真正的肿瘤。

国际结节性硬化共识已经更新了结节性硬化的诊断标准，如下所示[222]。

(1) 主要特征

①色素减退斑（不少于3 个，每个直径至少 5mm）。

②血管纤维瘤或前额纤维性斑块。

③指甲或甲周纤维瘤（2 个以上）。

④鲨革样皮疹（结缔组织痣）。

⑤多发性视网膜错构瘤。

⑥皮层发育不良（不少于3 种，包括结节和脑白质迁移线射状移形束）。

⑦室管膜下结节（不少于2 个）。

⑧室管膜下巨细胞星形细胞瘤（subependymal giant cell astrocytoma，SEGA）。

⑨心脏横纹肌瘤。

⑩淋巴管肌瘤病。

⑪肾血管平滑肌脂肪瘤。

(2) 次要特征

①牙釉质凹陷（不少于3 处）。

②牙龈纤维瘤（不少于2 个）。

③非肾性错构瘤（组织学证实）。

④视网膜色素缺失斑。

⑤“Confetti”皮损。

⑥多发性肾囊肿。

TSC 明确诊断至少需符合两个主要特征或符合一个主要特征和两个次要特征。TSC 可能的诊断需符合一个主要特征或不少于 2 个次要特征。然而，需要注意的是，上述标准尚未整合基因测试结果。

TSC 的颅内特征表现为皮质或皮质下结节，室管膜下结节，SEGA 和白质放射状移行束。

TSC 最常见的临床表现包括癫痫与认知功能障碍。最近的研究表明一些 TSC 患者易患孤独症。

(1) 结节：结节（皮质错构瘤）最常见于大脑半球，主要位于额叶。临床症状取决于结节发生部位。神经症状包括认知异常、脑神经缺损、局灶性运动或感觉障碍、小脑功能障碍和步态异常。

在 MRI 研究中，皮质结节的表现随年龄而变化。在新生儿中，它们在 T_1 加权 MR 图像上表现为高信号，而在 T_2 加权 MR 图像上如同白质呈低信号。这些异常信号区可通过皮质表面的大脑皮质结节延伸到脑室表面。随着髓鞘形成进展，病变逐渐变为等信号。在年龄较大的婴儿中，结节在 T_1 加权的 MR 图像上呈低信号，而皮质和皮质下区域在 T_2 和 FLAIR 呈高信号（图 2-141）。极少数情况下，可形成钙化，且一小部分变性、钙化皮质结节（3%～4%）增强后可强化。结节中的异形神经元与局灶性皮质发育不良异形神经元不可区分。需以组织芯片进行区分。

在小脑、脑干和脊髓中很少有结节存在。据报道，结节性硬化患儿使用容量分析可见小脑体积减小，这可能无法通过目测显示。与皮质结节相似小脑结节通常呈楔形，且无致痫性。

治疗包括手术切除难治性癫痫患者的多发致痫结节。为识别最大致痫灶，可行功能研究包括动脉自旋标记的 MRI、PET（使用 ^{18}F-FDG 或类似 α-^{11}C-甲基色氨酸试剂）、SPECT、磁源成像、视频遥测、网格状或条状硬膜下皮质电极放置。如癫痫发作局限于 1 或 2 个结节，切除病灶可明显减少发作频率，并提高对药物治疗的反应。大体上，切除的标本显示皮层灰质被苍白的病变区取代，使灰白质交界区模糊不清（图 2-142）；显微镜下，大量的异形细胞散布在更多的外观正常的神经元和神经胶质细胞中间。

(2) 室管膜下结节和室管膜下巨细胞星形细胞瘤：室管膜下结节是沿侧脑室壁生长的良性错构瘤

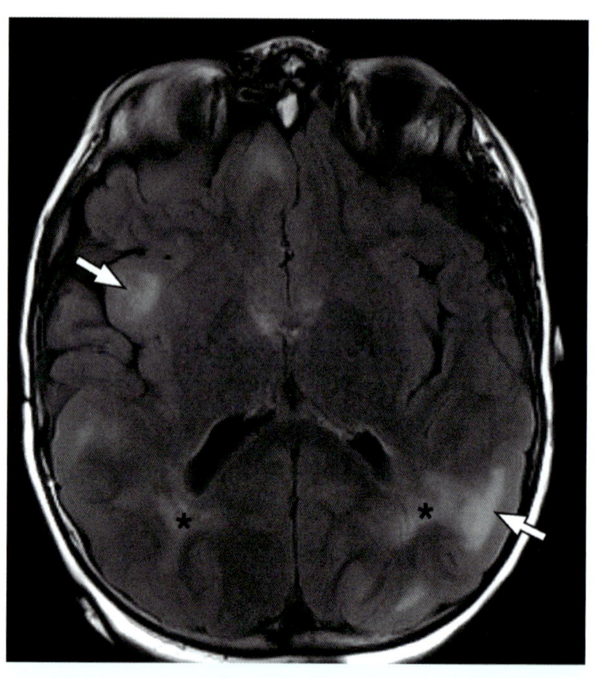

▲ **图 2-141　男，9 岁，结节性硬化，表现为皮质结节**

轴位 FLAIR MR 图像显示皮质多发高信号（箭），符合皮质结节表现；另外，也要注意结节性硬化症儿童皮质下白质区（星号）典型的异常信号

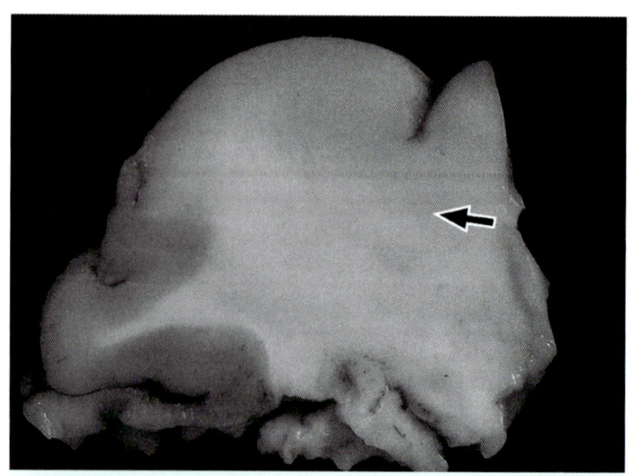

▲ **图 2-142　女，2 岁，结节性硬化，颞叶切除后的皮质结节标本**

大体标本显示局部苍白区（箭），使灰白质交界处模糊不清

结节，最常见于尾状丘脑沟，位于 Monro 孔后。由松散易聚成丛的大细胞（星形胶质细胞、异常神经元和巨细胞）组成，具有圆形或椭圆形细胞核，无或极少有异型。它们以离散的或粗糙融合的圆形病灶组织，发生在侧脑室表面的任何地方。通常是良性病变。在 10%～20% 的病例中，室管膜下结节可以增大或变性成 SEGA，病理或放射检查可诊断 SEGA[223]。

SEGAs 生长缓慢，神经胶质神经元肿瘤在大多数情况下超过 1～3 年形成，有时其生长具有侵袭性，可侵犯实质，或形成广泛瘤周水肿。SEGAs 的发展是一个渐进性过程，通常发生在生命的前 20 年。

在新生儿中，经颅超声室管膜下结节（SEN）可出现回声，难以与脑室周围灰质异位相区分。SENs 在 CT 和 MRI 上的影像学表现随年龄而改变。在出生后前几年中，钙化病变的数量逐渐增加。在 MRI 上，SENs 突入脑室。在白质髓鞘化未完成的年幼婴儿中，T_1 上呈高信号和 T_2 上呈低信号（图 2-143）。

随着髓鞘化进展，SENs 与白质呈等信号，并在 T_1 加权的 MR 图像上更易观察到，其高信号与脑脊液的低信号形成对照。较大的结节可表现出不同程度的 T_2 低信号，与钙化存在有关。T_2*MRI 是显示钙化的理想成像方式。SEGAs 和室管膜下结节增强后均有强化（图 2-144）。一系列影像研究表明病变增长是鉴别 SEGAs 与错构瘤的最有用的影像特征。

显微镜下，SEGA 由肥大细胞组成，伴星形胶质细胞，有时伴神经节细胞样分化；特点是丰富嗜酸性胞质（图 2-145）。SEGA 的治疗包括切除或放置引流管以解除因 Monro 孔病变而导致的梗阻。近年来，一些研究表明雷帕霉素可通过稳定增长和缩小 SEGAs 大小来进行治疗。

(3) 白质病变：TSC 患者 MRI 检查中，100% 的患者可出现白质异常[224]。包括位于大脑半球或小脑半球的楔形、肿瘤样、线状或曲线状病变。这些病变由神经元和神经胶质细胞组成，包括巨大神经元和气球样细胞。气球样细胞是异常发育的细胞，具有神经元和胶质细胞的特征。TSC 相关的白质病变既有皮质结节又有局灶性皮质发育不良的病理和影像学特征，伴有气球样细胞。

在 CT 上，白质呈低密度，边界清楚，增强无强化。钙化可能发生在部分或整个病灶内。在 MR 上，这些病变类似于皮质结节；在适当的平面上，可见病变从皮质延续到脑室表面。当白质已髓鞘化，在 T_1 加权序列上它们很难被发现，但有时可在

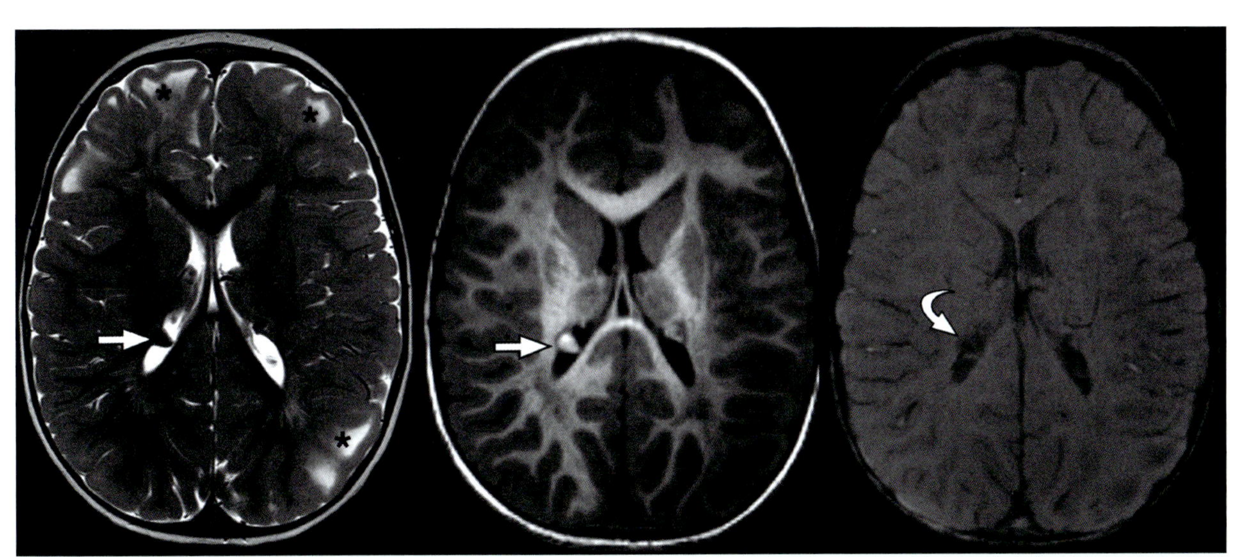

▲ **图 2-143　男，2 岁，结节性硬化，伴有室管膜下结节**

轴位加权 MR 图像（左），轴位 MPRAGE MR 图像（中），以及轴位磁敏感加权 MR 图像（右）显示沿侧脑室室管膜下表面分布的多个 T_2 低信号和 T_1 高信号病灶（直箭），磁敏感加权的 MR 图像上可以显示某些矿物的病灶（弯箭）；还应注意到多个 T_2 高信号皮质结节（星号）

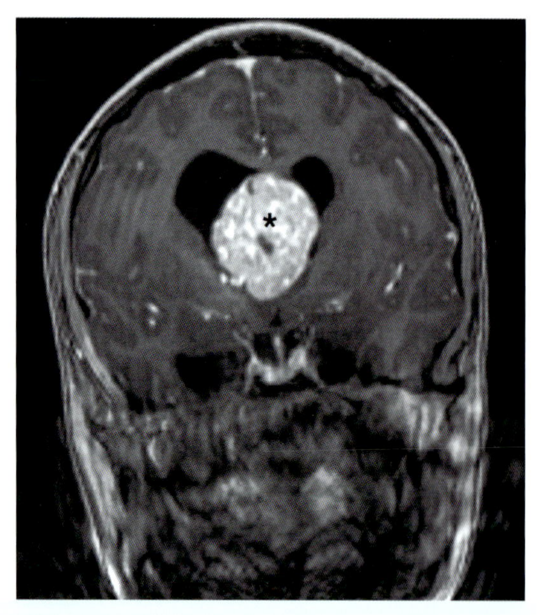

▲ **图 2-144 女，2 岁，结节性硬化，伴有室管膜下巨细胞星形细胞瘤（SEGA）**

冠状位增强后 MPRAGE（磁化准备快速梯度回波序列）MR 图像上显示一巨大的增强团块影（星号）围绕着 Monro 孔，手术后病理证实为 SEGA

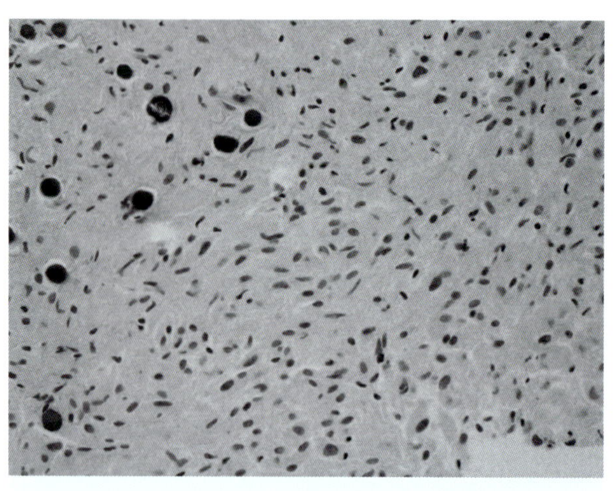

▲ **图 2-145 男，8 岁，室管膜下巨细胞星形细胞瘤**

从脑室室管膜下 / 脑室区切除肿瘤；肿瘤细胞边界清晰，嗜酸性胞质丰富，周围分布圆形或细长形细胞核，部分有明显核仁；常伴微小钙化（HE，×400）

婴儿中发现，表现为轻微高信号病灶。在 FLAIR 和 T_2 加权 MR 图像上，表现为界限清楚的线状或曲线形高信号区。一些病灶可能钙化，在 T_1 上呈线状或曲线形高信号区。如发生变性才会出现增强强化，而在这些情况下，钙化几乎总是存在。

(4) 血管病变：血管病变在结节性硬化患者中很少见。肾、肝、主动脉及远端肢体的动脉瘤已在各种研究中被描述。脑动脉瘤非常罕见，但已有报道显示在 TSC 的儿童患者中，主要分布于颈内动脉或 ACA。这些部位在儿童动脉瘤中非常少见。因此，有人认为，TSC 上发现的脑动脉瘤与疾病本身有关，而不是偶然发生。当然，如果 TSC 患儿出现蛛网膜下腔出血或脑实质出血，应考虑动脉瘤的可能性，应行脑血管造影。

(5) 非中枢神经系统表现：有相当一部分 TSC 患者存在心、肾、肝、肺、脾等其他部位的错构瘤和良性肿瘤，并在本书的其他地方进行讨论。

4. Sturge-Weber 综合征（SWS）：又称脑三叉神经血管瘤病，是一种先天性综合征，是由于浅层皮质静脉发育不全，并导致血液引流入软脑膜形成异常的血管通道引起。这些异常的脉管系统可累及面部皮肤、脉络膜和巩膜及大脑和软脑膜。皮肤病变被称为鲜红斑痣，是由含去氧血的扩张静脉引起。SWS 是以颅内异常被定义，伴或不伴面部病灶[225]。孤立的鲜红痣斑并不能认为是 SWS。在 300 个活产婴儿中，就有 1 个有鲜红痣斑[226, 227]。据估计，SWS 的发病率为每 20 000～50 000 个活产婴儿中存在 1 个[228]。双侧面部病变患者的 SWS 总体发病率较高。此外，前额的鲜红痣斑是神经系统疾病和眼科后遗症的重要预测因素[229]。

虽然这是一种散发性疾病，但在最近的研究中，在患 SWS 伴鲜红色斑痣的患者中，发现位于染色体 9q21 上 *GNAQ* 基因突变。*GNAQ* 编码 Gαq，是 G 类蛋白 α 亚基 q 类的一员，介导 G 蛋白偶联受体和下游效应器之间的信号传导，并通过 RAS 信号途径增加下游信号，从而促进细胞增殖和抑制细胞凋亡[230]。

临床表现特点为静脉高压引起的眼压改变所导致的先天性青光眼，新生儿宫内青光眼引起的眼球扩大（牛眼）、出生时的鲜红斑痣或颅内异常引起的癫痫发作。癫痫发作通常在新生儿期后。

Sturge-Weber 综合征在 CT 的影像学特征包括

受累大脑半球沿脑回分布的钙化、面部血管瘤伴同侧脑萎缩、颅骨和鼻窦肥大及脉络丛扩大。MRI是1岁内最有用的影像检查方法。异常的MRI表现是患者所有不良临床结局的最佳预测指标。大多数学者认为，生后前3个月应行颅脑MRI钆造影剂增强检查，且如果有神经病学症状，不应该做出阴性结果判断[229]。在MRI上，主要表现为脑萎缩、软脑膜血管瘤区域的脑白质异常、邻近颅盖骨肥大和大脑深静脉充血（图2-146）。在怀疑患有SWS的儿童中，应常规行增强检查以进行评估，因在其他异常表现出现前，可发现表面脑回强化，并可以评估软脑膜血管异常的范围。MRI灌注和SWI也可用于检测灌注缺损。显微镜下，异常软脑膜为血管瘤。

当发生药物难治性癫痫时，可手术切除受累脑叶或半球，癫痫发作的缓解率高达81%[231]。局限的皮质切除术的结果并不显著，但也可以见癫痫活动缓解。

5. von Hippel-Lindau病（VHL）：又称CNS血管瘤，是一种外显不全的常染色体显性遗传疾病，特点是视网膜血管瘤、小脑和脊髓血管网状细胞瘤、肾细胞癌、内淋巴囊肿瘤、嗜铬细胞瘤、附睾乳头状囊腺癌、肝肾血管瘤及胰腺、肾、肝和附睾囊肿。这种疾病是由位于3p25-p26染色体上的一种叫VHL的肿瘤抑制基因缺陷引起的。

如患者有不止一个中枢神经系统血管网状细胞瘤，或一个内脏存在血管网状细胞瘤，或有患有该疾病的家族史，则von Hippel-Lindau病的诊断成立。VHL的发病率为每36 000个活产儿中1人患病，该病到65岁时有90%的外显率[232]。20%的患者可出现新的突变。临床症状通常延迟直到青少年早期才发作，大多数患者的症状出现在第3或第4个10年。然而，一些偶然的情况，这种疾病可提前至青少年早期出现。

中枢神经系统的血管网状细胞瘤是VHL疾病中最常见的肿瘤，可出现在60%～80%的VHL患者中[233]。虽然被认为是良性肿瘤，但它们是发病的主要原因。可出现在颅脊髓轴的任何部位，并常伴有水肿或囊肿（多达80%血管网状细胞瘤可发生相关性囊肿）或两者兼而有之[234]。中枢神经系统血管网状细胞瘤最常见于脊髓和小脑，其次是脑干、腰骶神经根和幕上。血管网状细胞瘤的病理学特征见于脊柱章节。其他的颅内表现包括内淋巴囊乳头状囊腺癌，成人VHL患者中可见。

在CT上，血管网状细胞瘤的典型表现为巨大的充满液体的囊肿，囊壁上可见强化的结节。磁共振成像也可作为选择。在MRI上，血管网状细胞瘤表现为以T_2高信号和T_1低信号为特征的边界清晰的小脑肿块。当囊壁见到实性结节时，内见小的流空效应，提示扩大的滋养和引流血管。出血灶导致增强前T_1加权图像信号增加。肿瘤的实性部分在注射造影剂后强化明显（图2-147）。手术切除前需行

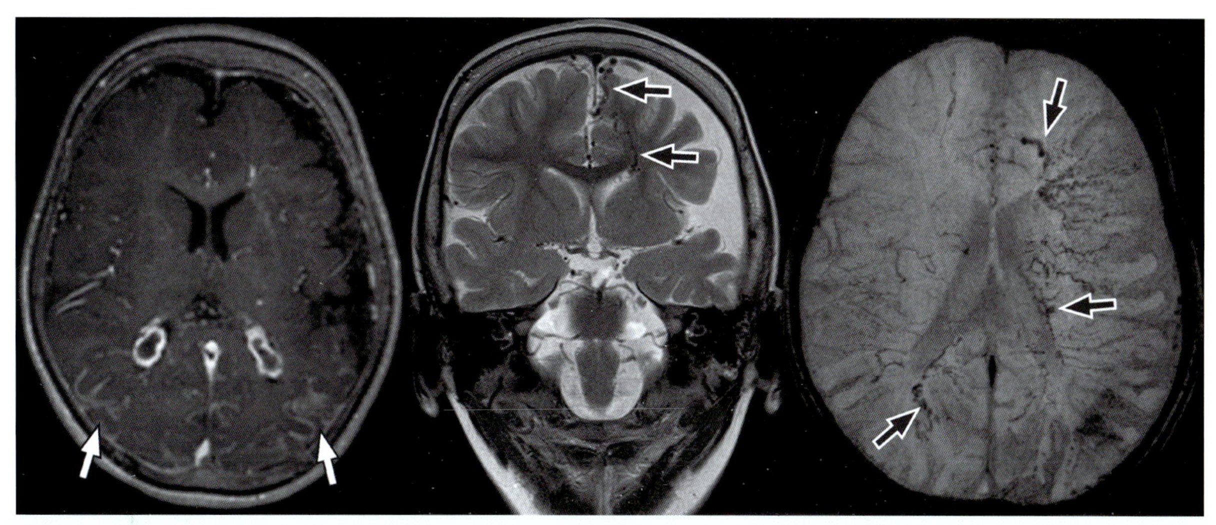

▲ **图2-146 男，4岁，患Sturge-Weber症，双侧面部异常**

轴位增强T_1加权MR图像（左）显示双侧软脑膜强化（白箭）；冠状位T_2加权MR图像（中）和轴位磁敏感加权MR序列（右）的最小密度投影显示明显的软脑膜血管（黑箭）

血管造影，以显示肿瘤供血动脉的位置和大小，并在条件允许时对较大的血管进行栓塞。在血管造影中，血管网状细胞瘤的特征是紧密排列宽大血管，在动脉早期变得不透亮。

VHL 的内脏表现包括肝、胰腺、脾、肾上腺和附睾等多种器官的囊肿；胰腺神经内分泌肿瘤和嗜铬细胞瘤；肝腺癌和肾细胞癌。因此，对这些患者进行完整的评估，不仅需要大脑和脊髓的成像，还需要腹部和骨盆成像检查。

治疗包括切除较大的有症状的血管网状细胞瘤，不论是否行术前栓塞。较小的病变（直径小于3cm）及那些与囊肿无关的病变对立体定向放射治疗有效。

6. 其他神经皮肤综合征：如共济失调毛细血管扩张症、蓝色橡皮疱样痣综合征、神经皮肤黑色素沉着症及色素失调症是罕见病，本章不作讨论。

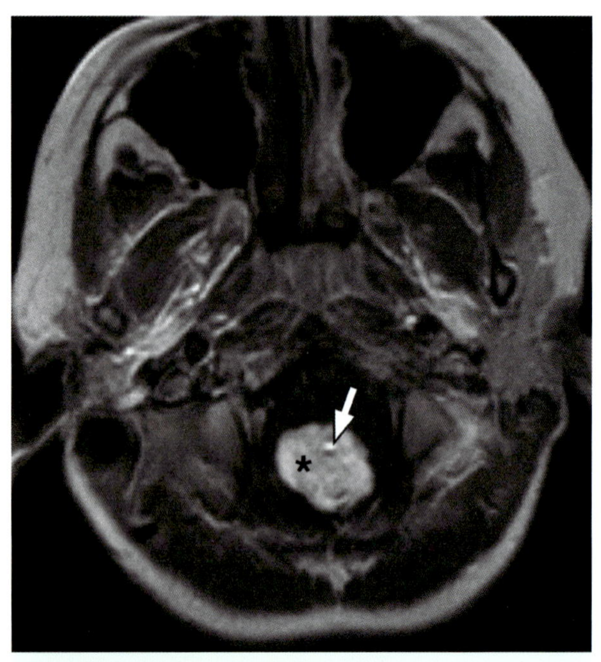

▲ 图 2-147 女，6 岁，von Hippel-Lindau 病，伴有血管网状细胞瘤

轴位增强后 T_1 加权 MR 图像显示一个边界清楚、明显增强的小脑肿块（星号），伴血 - 液平存在（白箭）

第3章 头颈部
Head and Neck

Amy F. Juliano　Sara O. Vargas　Caroline D. Robson　著

一、概　述

在解剖学上，“头部和颈部”包含从颅底到胸部入口的结构：眼眶、面部、鼻窦和鼻腔、骨性颅底、颞骨、颈部软组织和上呼吸消化道（包括咽和喉）。各种先天性和后天性的异常和畸形都是由这些结构引起的，影像学评估对早期诊断和随访评估起着重要作用。本章讨论了用于评估儿科患者头颈部的影像技术，并对正常解剖进行了综述。此外，还对各种常见的和少见的儿童头颈部疾病，包括临床特征、特征性影像学表现、相关病理表现和目前的治疗方法进行了介绍。

二、成像技术

（一）X线

鼻窦和眼眶区域的创伤和炎性疾病的初诊可通过X线片评估。正位、侧位和瓦氏位摄片有价值。直立位摄片时出现气–液平面有意义。对于下颌骨创伤，需要采用前后位、汤氏位、斜位和全景X线片。对疑有不透射线的（阳性）异物，X线检查亦有价值。可在磁共振成像（MRI）检查之前先拍眼眶X线片以排除金属异物的存在，因为这是MRI检查的潜在禁忌证。

X线片，对儿科患者人工耳蜗植入术后的评估是有价值的。前后位眶内投影可以观察整个内耳道（IAC）的长度，并且有助于确定合适的电极位置[1]。改良的斯氏位（后前斜位即向中间矢状面倾斜，与胶片平面形成50°角，在中心线上2cm，与水平面平行）可以观察到整个耳蜗内电极阵列[2]（图3–1），且确保定位准确、无扭结[3]。当术中X线片不能确认电极放置位置时，怀疑有挤压时，以及评估非听觉反应时[4]，建议术后摄片复查。

颈部侧位X线片对于评估上呼吸道异常如腺样体肥大、咽后壁肿胀、会厌炎和气道狭窄（图3–2）很有价值。颈部正位X线片可用于评估异物摄入/吸入及喉和上气管的占位[5–9]。

（二）超声

实时超声（ultrasound，US）对评估头颈部病变的大小、定位和特征很有价值[6, 9–12]。超声能区分实性与囊性病变，并确定结节的结构，区分结节与非结节性肿块。钙化呈强回声，其后方伴声影；脂肪呈中等回声。如果囊性结构内疑似出现有回声

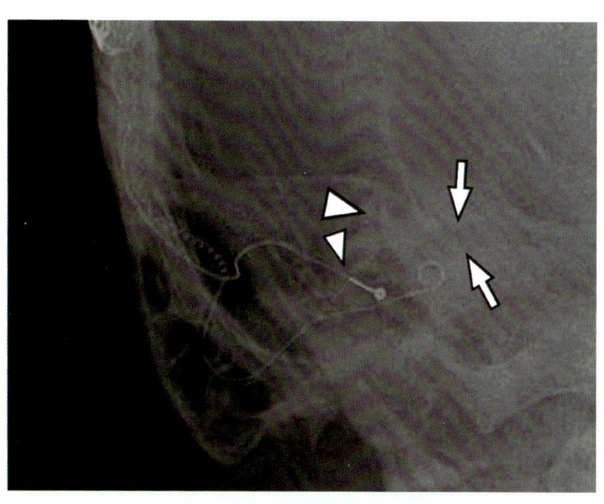

▲ **图3–1　耳蜗植入电极的改良斯氏位X线片**

标识包括内耳道（箭），上半规管（大箭头）和外半规管（小箭头）；耳蜗位于半规管前方，内耳道下方。电极的尖端在预计的耳蜗位置盘旋成360°

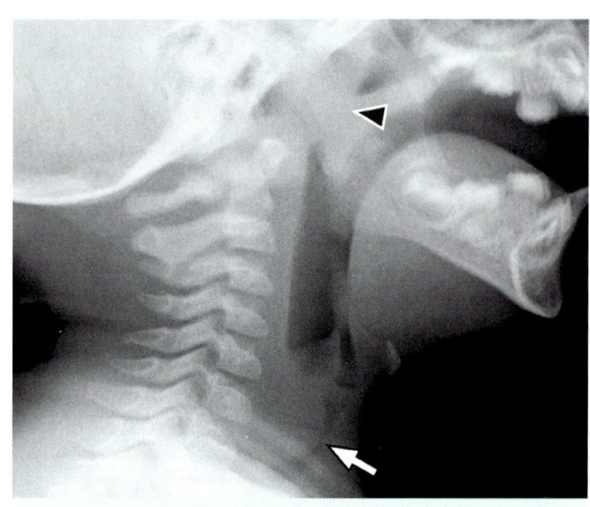

▲ 图 3-2 颈部侧位 X 线片

女，18 月龄，临床表现为哮吼状咳嗽和双相喘鸣，X 线片显示严重的声门下狭窄（白箭）；在进行喉镜检查时发现了声门下肿块并进行活检；该肿块被证实是异位胸腺组织；该患儿同时有腺样体肥大，紧贴着软腭（黑箭头）

成分，则可推挤这个包块观察里面的回声颗粒有无回旋运动。多普勒超声能提供血流的相关信息。还能在超声引导下对病变行活检、脓肿引流及注射用药，如注射 A 型肉毒毒素等。

（三）CT

计算机断层扫描（CT）是评估头颈部骨性结构和急性炎症进程的主要成像方法[6, 9, 10, 12–15]。CT 可以很好地识别脂肪背景下的软组织结构，气体或液体背景下的骨性结构；发现钙化（如静脉石、涎石和肿瘤钙化）；并显示骨的重塑或侵蚀。颈部增强 CT 一般采用分次弹丸式注射，先快速静脉注射一半剂量，3min 后，再次快速注射剩余一半剂量，过程中使用螺旋扫描采集图像。这项技术可以评估血管病变、血管畸形，以及炎症或肿瘤所致造影剂异常渗透（强化）。CT 良好的空间分辨率对于评估小的先天畸形如鳃裂窦道很有作用。

CT 多平面重组有助于评估细小的解剖结构。CT 三维（3D）重组对外伤和颅面畸形的手术计划很有价值。CT 血管动脉和静脉成像为头颈部各种隐匿的血管异常和畸形提供了动静脉的详细信息。

眼内病变通常由临床眼科检查和超声评估。CT 主要用于发现异物和眼内钙化[9]，以及评估外伤。对于眼内肿瘤和其他眼内病变，MRI 是首选检查[16–20]。随着越来越多的人认识和关注到辐射对遗传性视网膜母细胞瘤患儿的影响，这些患者有更高的风险发生第二原发性恶性肿瘤[21]，故 MRI 成为目前诊断、肿瘤分期和治疗监测该病的影像学方法[22]。

CT 平扫用于评估面部和眼眶外伤及慢性鼻窦疾病的术前评估，也常为术中导航系统提供信息。利用亚毫米的多平面骨算法重建获得轴位薄层图像。对于急性复杂的鼻窦和眼眶感染及非眼部肿瘤，增强 CT 能精确显示骨结构。对于牙齿病变和上、下颌骨牙槽突的评估主要是通过 CT，越来越多地使用低剂量的锥形束装置来完成。

在颞骨区域，CT 是评价先天性外耳和中耳畸形、传导性听力丧失、疑有鼓膜后肿物、疑有颈静脉裂开、血管变异如永存镫骨动脉及内耳畸形的首选检查[9, 10, 12–14]。对于感染和炎症，包括胆脂瘤和骨破坏，CT 检查亦最适合。怀疑合并乳突炎和肿瘤时需要使用静脉注射造影剂来观察颅内受累和静脉窦血栓形成的情况。

（四）MRI

MRI 在评估头颈部病变方面一般作为 CT 的补充，有时是首选的。一般来说，MRI 在显示软组织、血管和颅内侵犯方面具有优势。

颅底病变的评估需要结合 CT 对骨性结构的评估和 MRI 对神经血管、软组织和骨髓侵犯的评估。MR 动脉成像（MRA）和 MR 静脉成像（MRV），多普勒超声和 CT 血管成像可作为辅助技术对血流、血管内径、血管性肿瘤和畸形进行评估。颞骨 MRI 的适应证包括感音神经性听力丧失（sensorineural hearing loss，SNHL）、复杂的合并乳突炎及面神经麻痹。

头颈部成像常用的 MRI 技术包括快速自旋回波（fast spin echo，FSE）T_1 和 T_2WI 成像、反转恢复（inversion recovery，IR）序列、脂肪抑制序列、重 T_2WI 序列、DWI、流动敏感序列、T_1WI 非脂肪抑制序列和 T_1WI 脂肪抑制对比增强序列。3T 成像使用薄层 3D 重 T_2WI 序列和亚毫米的层厚，用于评价内耳膜迷路、脑神经和眼畸形。

（五）透视

透视提供了 X 线摄片无法提供的动态信息。视频透视结合静止图像在评估儿童喘鸣、喂食困难或慢性气道阻塞时是有用的。可以观察到呼吸各个阶段的气道口径和轮廓，并可发现气道肿块、喉软化症或气管软化。若行咽部 / 食管钡剂造影，血管环或吊带、纵隔肿物、食管异物或肿块也可被发现 [9]。

咽部钡剂造影可显示梨状隐窝瘘。该检查需要在颈部炎症消退后进行，以减少由水肿引发瘘管消失而导致的假阴性。

（六）核医学

核医学在头颈部对甲状腺评估最为有用。^{123}I 和 ^{99m}Tc 高锝酸盐为主要的药剂。^{123}I 能被甲状腺捕获并有机化，而 ^{99m}Tc 高锝酸盐能被捕获但不能被有机化。甲状腺显像的常见适应证包括识别异位甲状腺和评估甲状腺结节。

奥曲肽显像可助于识别副神经节瘤，特别是在可能存在多个肿瘤的家族性综合征的情况下。氟脱氧葡萄糖（FDG）- 正电子发射断层成像（PET）CT 用于辅助头颈部恶性肿瘤的诊断和分期。

三、眼眶和眼球

（一）胚胎与发育

眼球（球体）是由前脑的神经外胚层、头部的表皮外胚层，这两层之间的中胚层和神经嵴细胞发育而来 [9, 23]。神经外胚层分化为视网膜、视神经和虹膜的平滑肌。外胚层上覆表面分化为角膜上皮、结膜上皮、晶状体、泪腺和睑板腺。间充质和神经嵴细胞分化为角膜基质、巩膜、脉络膜、虹膜、睫状肌组织、部分玻璃体和前房的内衬细胞 [24]。

视原基分化为视泡。外胚层上覆表层变厚并形成晶状体板。然后，视泡的外表面变平并变凹，形成视杯，而视泡的近侧部分收缩并形成视柄 [23, 24]。

在 5mm 胚芽中，沿着视柄发生内陷，形成凹槽。在远端，凹槽在视杯的下缘打开进入视裂或脉络膜裂。通过这个裂隙，间充质延伸到视柄和视杯中，携带着玻璃体动脉——眼动脉的分支。随着时间的推移，裂缝的边缘靠近，凹槽变窄，直到裂缝闭合，凹槽变成视神经管，视柄位于其中。裂缝完全闭合失败将导致眼缺损，这种眼缺损可见于沿着视柄长轴的任何地方，并且能影响视柄的任何衍化。

在原始玻璃体的发育过程中，玻璃体动脉在玻璃体管内穿行于眼球中。随着时间的推移，胚胎玻璃体脉管系统逐渐退化。玻璃体动脉和静脉成为视网膜的中央动脉和静脉，在视神经内并沿视神经走行。眼球内胚胎性玻璃体系统持续性增生导致永存原始玻璃体增生症（persistent hyperplastic primary vitreous，PHPV）[9]。

（二）正常解剖

眼球嵌在眼眶脂肪中，周围被覆薄膜 [9, 25–27]。不透明的巩膜和透明的角膜构成眼球的外层。中间层由葡萄膜组成，含有血管和色素组织，包括脉络膜、睫状体和虹膜。内层视网膜，是接收图像的神经感觉层。视网膜后部延续为视神经。眼球的折射介质是房水、晶状体和玻璃体。泪腺位于眼眶的上外侧。上、下泪小管的泪小点位于上、下眼睑的内侧。它们通过上、下泪小管到达共同小管，然后进入泪囊外侧壁的小憩室，称为 Maier 窦，然后进入泪囊本身。鼻泪管（nasolacrimal duct，NLD）从泪囊延伸形成中空的管道至鼻腔的下鼻道。

眼眶包括眼眶筋膜、眼外肌、眼球及其附件、血管、神经和脂肪 [9, 25–27]。视神经孔位于眶尖，视神经和眼动脉穿行其中。眶上裂位于视神经孔的外下方，第Ⅲ、第Ⅳ、第Ⅵ对脑神经及第Ⅴ对脑神经的眼支、交感神经和眼静脉由此裂通过。眶底和眶外壁由眶下裂向后分开。该裂隙向后内侧经翼腭窝、向前外侧经翼上颌裂和颞下窝与眼眶相通。

除下斜肌外，眼外肌起源于眶尖部并附着于眼球。下斜肌起源于鼻泪管开口侧面的眶底。眶筋膜形成眼眶骨膜。在此之前，它形成环形膜，称为眶隔。隔膜前面的结构称为前隔膜；后面的结构被称为后隔膜。眶隔阻挡了隔膜前炎症向后方扩散。隔膜后空隙可被肌锥进一步细分为肌锥内和肌锥外部分。

眼眶随着眼球的发育而被动地生长 [5–9]。眼球的大小在刚出生时为成人的 75%，到 7 岁时已发育完全。骨性眼眶和视神经管在 10 岁时几乎达到成年人大小。

（三）先天性和发育异常

1. 眼球畸形

(1) 无眼畸形：是一种罕见的单侧或双侧先天性眼缺失畸形。从定义上说，真正的以眼眶内完全没有眼部组织为特征的无眼畸形是很罕见的，通常表现为一只小眼畸形或发育不良的残余物。无眼畸形与感染、先天性综合征如 13- 三体综合征和复杂的颅面畸形有关[9, 26–29]。

原发性无眼畸形是由于视泡形成失败所致。连续性（consecutive）无眼畸形是指视泡形成但随后退化。继发性无眼畸形和先天性囊性眼球是由原始视泡在发育早期部分或完全退化失败所致。当囊泡很小或不存在时，会导致无眼畸形。当囊泡较大时，会导致先天性囊性眼球[30]。

在影像学上，表现为有一个不太成形的浅眼眶，没有眼球，通常存在残留的眼眶组织（图 3–3）。眼外肌通常可见，与视神经相关的神经组织可能存在，除非是真正的无眼畸形，而这是极为罕见的[9]。

(2) 小眼畸形：在小眼畸形中，存在一个小的眼球和晶状体，严重的小眼畸形可能在临床和放射学上难以与无眼畸形区分（图 3–4）[30]。另一种表现为结构正常的小眼畸形，被称为真性小眼畸形。小眼畸形可单独存在或合并其他异常，例如青光眼、白内障、遗传综合征（如 13– 三体综合征和前脑无裂畸形）和 TORCH 感染。小眼畸形患者眼组织通过缺损（持续性胚胎视神经裂）区域脱垂时，可发生球后重复囊肿。

(3) 大眼球：很多情况可能导致眼球扩大。最常见的情况是病理性轴性近视，由于后房的前后径增加而导致眼球伸长。大眼球是散发性或综合征性的（如 Stickler 综合征），也可能不对称（图 3–5）。眼球异常伸长会增加视网膜畸形和葡萄肿的风险。

在先天性青光眼（牛眼）中，巩膜在 4 岁之前可以被拉伸至超过其正常形状和大小，使眼内压增加，导致眼球增大。此时前房和后房的前后径都增加了。眼内压增加的原因可能是先天性原发性青光眼，或与青光眼有关的潜在疾病如无虹膜畸形，神经纤维瘤病或 Sturge–Weber 综合征等。

(4) 葡萄肿：葡萄肿的特征是眼球的巩膜 – 葡萄

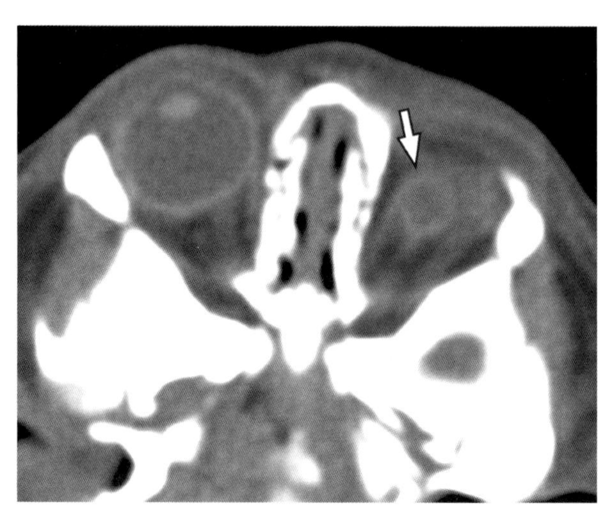

▲ **图 3–4　小眼畸形**

轴位 CT 图像显示一个非常小的左眼球（箭）和正常大小的右眼球

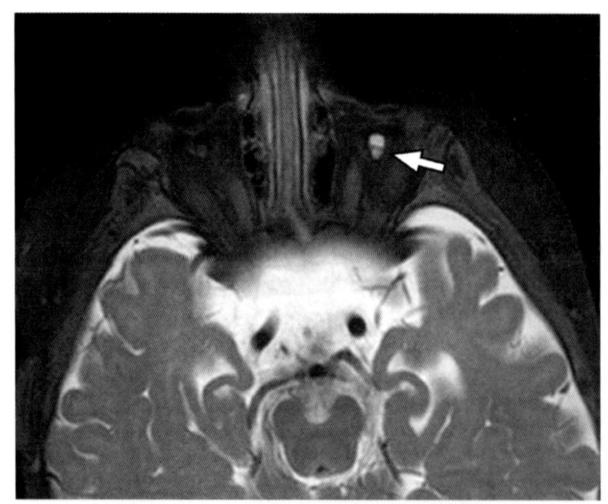

▲ **图 3–3　女，8 月龄，无眼畸形**

轴位 T_2 脂肪抑制 MRI 显示双侧眼球缺失伴有较浅的眼眶；左侧小囊肿可能是发育不良的残留物（箭）；该患儿有 *SOX2* 无眼畸形综合征、食管闭锁和隐睾症

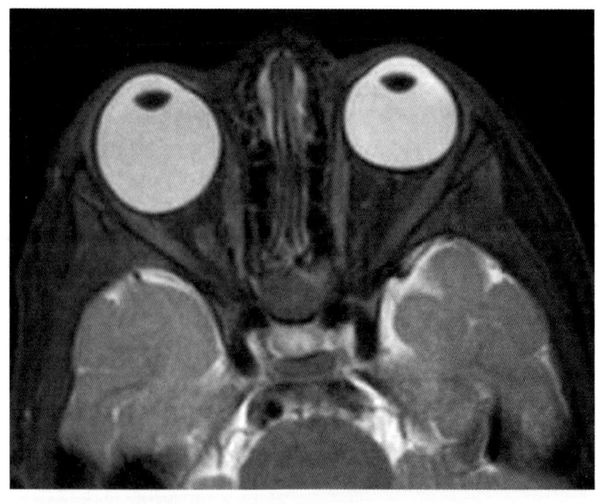

▲ **图 3–5　男，14 月龄，大眼球**

轴位 T_2 脂肪抑制 MR 图像显示右眼球增大；该患儿视网膜和视神经发育缺陷，伴视力差；其视力差被认为与弱视有关，这是由于异常拉长眼球运动受限的结果；眼内压不高，因此不能提示牛眼的诊断

膜变薄和伸长。所有的膜层均存在，没有像眼缺损那样出现膜层缺陷。该病通常发生在后部(图 3-6)；前（角膜）葡萄肿罕见。受影响的患儿通常出现严重的轴性近视。后葡萄肿可见于高度轴性近视、青光眼、巩膜炎及坏死性感染，或可能由医源性损伤导致。前葡萄肿是继发于累及巩膜 – 角膜的炎症[9]。

(5) 眼缺损：是由于胚胎视神经裂隙不完全闭合造成的。缺损可累及角膜、虹膜、晶状体、视网膜、脉络膜、巩膜和视神经，位于下方，可呈连续或不连续的缺损。与葡萄膜 – 巩膜层变薄但存在的葡萄肿不同，眼缺损的结构完全缺损且存在裂隙。典型眼缺损有一半为双侧性的[31]。眼缺损为球后部的缺损，在视神经进入水平伴有眼球轮廓（眼环）局灶性外突（图 3-7）。

在某些情况下，发育不良组织可能会通过缺损处疝出[32, 33]；可能还会形成囊肿，或与发育不良的小眼球相通，被称为小眼畸形伴囊肿或眼缺损性囊肿（图 3-8）。囊肿通常比眼球大，并且囊肿内容物更类似于脑脊液（cerebrospinal fluid，CSF）而不是玻璃体[34]。眼缺损性囊肿与全身综合征有关，如 CHARGE 综合征、VATER 联合征、Warburg 综合征和 13– 和 18– 三体综合征。

(6) 牵牛花视盘发育异常（morning glory disc anomaly，MGDA）：是视神经盘 / 视神经的先天性发育异常，在视神经盘上有漏斗状的凹陷。因外观酷似牵牛花而得名。在眼底镜检查中，视网膜脉络膜色素环围绕着视神经盘发生改变，中央神经胶质簇覆盖视神经盘[35, 36]。这种情况通常是单侧且散发的，也可与其他眼部和颅内畸形如中线颅面缺损、胼胝体发育不全和颅底脑膨出，血管异常包括 Willis 环节段性发育不全和在 PHACES 综合征中的烟雾病及其他大脑畸形有关[35, 37]。因此，儿童 MGDA 患者应将脑 MRI 和 MRA 纳入其影像学检查。

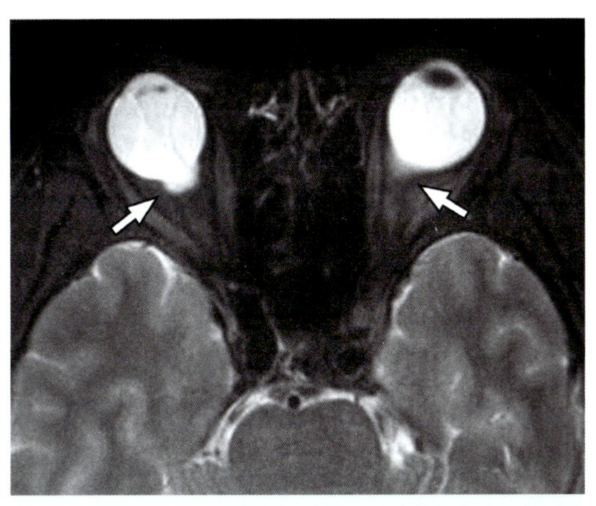

▲ 图 3-7 眼缺损

轴位 T_2 脂肪抑制 MR 图像显示右侧眼球后部在视神经进入水平有缺损，在该位置处有局灶性外突；左眼亦可见（箭）

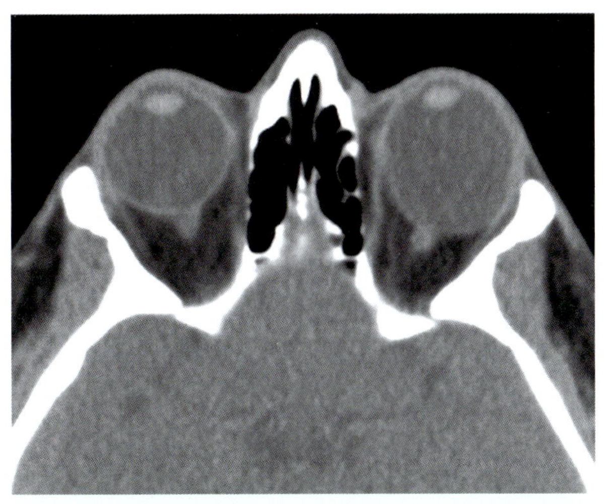

▲ 图 3-6 后葡萄肿

轴位 CT 图像显示左侧眼球后表面变薄、拉伸，导致眼球伸长

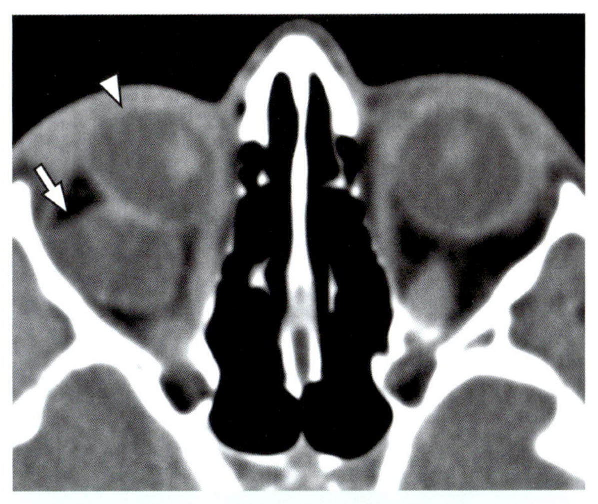

▲ 图 3-8 女，3 岁，眼缺损性囊肿

轴位 CT 图像显示眼缺损性囊肿（箭）位于右侧眼球后方；该眼球比正常眼球小，并且发育不良（箭头）

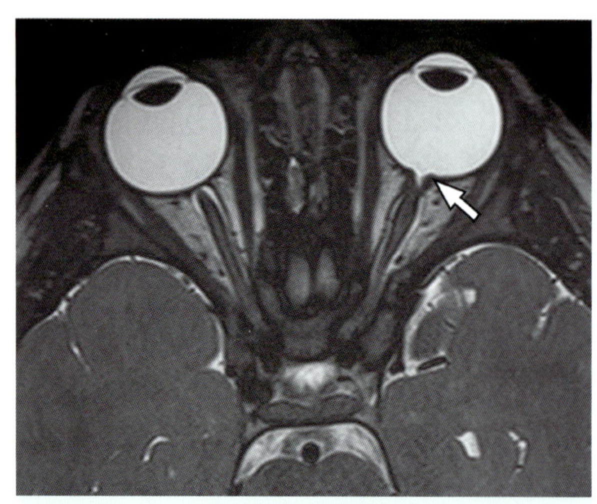

▲ **图 3-9 女，4 岁，牵牛花视盘发育异常**

轴位 T_2 SPACE MR 图像显示左侧眼球后部视盘水平呈漏斗状，其两侧的视网膜边缘抬高（箭）

迄今为止，MGDA 的发病机制尚不清楚。

影像表现为漏斗状视盘（图 3-9）。与眼缺损不同，其特征是邻近凹陷的视网膜边缘抬高。在 MRI 上，可以看到与视神经远端相连，T_1 呈高信号的异常软组织影，提示眼科检查所见的神经胶质组织。同侧视神经可萎缩[36]。

2. 眼眶畸形

(1) 眼距过宽与眼距过窄：眼距过宽是指眼眶内侧壁之间的距离增加[5-9]。这与内眦距过宽不同，内眦距过宽是内眦韧带顶点之间的距离增加，导致眼睛看起来比正常的距离更远，但骨性眶间距离没有增加。内眦距过宽伴有泪点向外侧移位，称为内眦外移，是 Waardenburg 综合征某些亚型的特征[38]。眼距过宽的原因包括家族性眼距过宽、正中面裂隙综合征、颅锁发育不良、冠状缝早闭综合征、脑膨出、13- 三体综合征和 Hurler 病。

眼距过窄是指骨性眶间距离小于正常。眼距过窄的潜在原因包括无嗅脑畸形、前脑无裂畸形、小头畸形、三角头畸形（额缝早闭）、矢状缝早闭和眼部发育异常。

(2) 大 / 小眼眶：大眼眶可能是由于通过间充质骨缺损（神经纤维瘤中较大的蝶骨翼）的脑疝出、脑膨出，或在发育早期出现眼眶内容物增加（如神经纤维瘤或血管异常）而引起的[5-9]。

小而浅的眼眶见于先天性无眼畸形、小眼畸形、早期损伤如眼球摘除术和放射后遗症。眼球突出是眼眶较浅所致，可为某些颅缝早闭的特征，或可发生于骨纤维异常增殖症（图 3-10）和骨硬化症中可见的眼眶骨性肥大。

(3) 大 / 小视神经管：大视神经管几乎都是由颅内视神经胶质瘤所致（图 3-11）。罕见的原因包括其他肿瘤（如神经纤维瘤、脑膜瘤和血管瘤）和硬脑膜扩张（如神经纤维瘤病）。小视神经管是由视

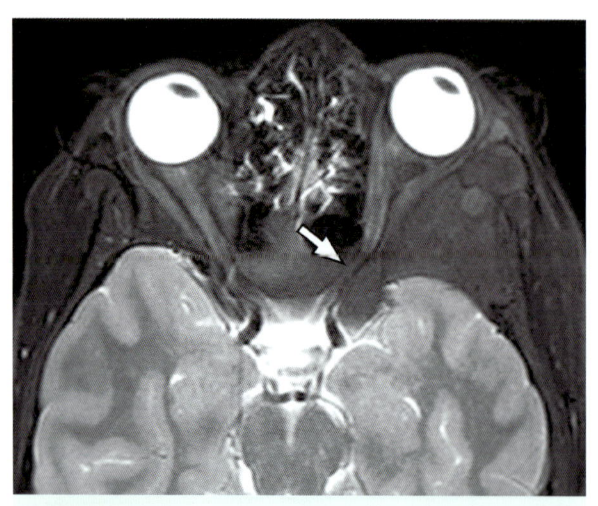

▲ **图 3-10 女，11 岁，左眼突出，蝶骨翼骨纤维异常增殖症所致的视神经管狭窄**

轴位 T_2 脂肪抑制 MR 图像显示骨纤维异常增殖症所致的左侧蝶骨大翼、前床突膨大；左眼眶小，视神经管狭窄（箭）

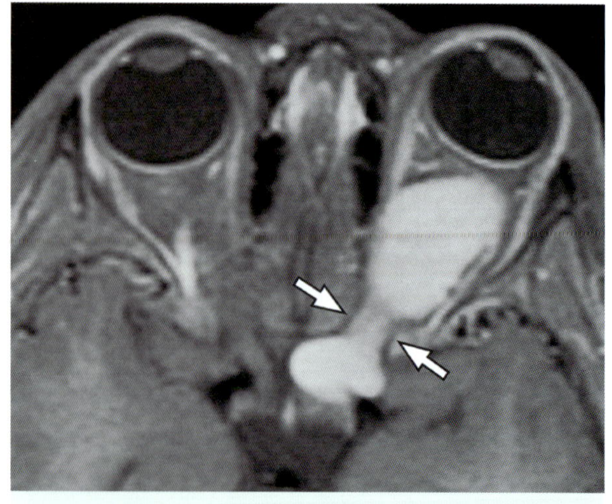

▲ **图 3-11 1 型神经纤维瘤病，视神经胶质瘤**

轴位 T_1 脂肪抑制增强 MR 图像显示沿左侧视神经走行的梭形强化肿块为视神经胶质瘤；左视神经管因此而扩张（箭）

神经细小（如小眼畸形、视神经发育不全或萎缩、早期的眼球摘除术）或骨性肥大（如骨纤维结构不良、骨硬化症）所致（图 3-10）。

(4) 视神经发育不良：视神经发育不良，轴突的数量低于正常[26-29]，是常见病，通常是孤立性发病。可能与眼部、面部、内分泌或中枢神经系统（central nervous system，CNS）异常包括视隔发育不良和脑膨出有关，尤其是双侧发病时。虽然主要依靠临床诊断，但 MR 表现为特征性的视神经和视交叉细小。

3. 原发性眼部畸形

(1) 永存原始玻璃体增生症（PHPV）：是因胚胎玻璃体血管系统未退化，导致原始玻璃体、晶状体血管膜（部分覆盖晶状体的毛细血管网）及其胚胎结缔组织的持续存在并增生。通常是单侧，与小眼畸形有关。典型表现为婴幼儿单侧白瞳症（白色瞳孔）伴小眼畸形和白内障。永存原始玻璃体增生症仅次于视网膜母细胞瘤，是儿童白瞳症最常见的原因（表 3-1）[39]。小眼畸形和永存原始玻璃体增生症无钙化，CT 有助于这两种疾病的鉴别。视网膜母细胞瘤眼球通常正常或增大，伴钙化。当永存原始玻璃体增生症合并青光眼时，它会导致牛眼。其他并发症包括反复出血、视网膜脱离和眼球痨。

CT 表现为玻璃体密度增高（图 3-12A），玻璃体内异常组织强化。玻璃体内异常密度提示Cloquet 管中的胚胎组织持续存在或视网膜先天性不附着。小眼畸形的范围可从明显到轻微不等，在眼球内或周围无钙化。晶状体可小而不规则，前房可较浅。

表 3-1 白瞳症的鉴别诊断

眼球大小正常	眼球小
• 视网膜母细胞瘤（或可能小或大） • 渗出性视网膜病 /Coats 病 • 硬化性眼内炎（弓蛔虫） • 先天性白内障 • 玻璃体积血 • 完全性视网膜脱离	• 永存原始玻璃体增生症 • Norrie 病 • 早产儿视网膜病变

MR 表现为玻璃体内 T_1 高信号和玻璃体内异常组织的强化（图 3-12B）。不连续的线状结构提示为 Cloquet 管。可出现晶状体后的强化肿块。永存原始玻璃体增生症的前体形式以晶状体扁平、前房浅和前部结构强化为特征。永存原始玻璃体增生症常合并视神经和视网膜畸形[40]。

(2) Norrie 病：也称先天性进行性视听脑神经变性，发病罕见，包括视网膜畸形、耳聋和精神发育迟滞或退化的 X 连锁隐性遗传病。早发性失明是由于严重的视网膜发育不良所致。临床表现包括白瞳症、虹膜萎缩、晶状体后纤维增生、玻璃体积血、视网膜发育不良、视网膜皱襞和视网膜脱离[41]。最

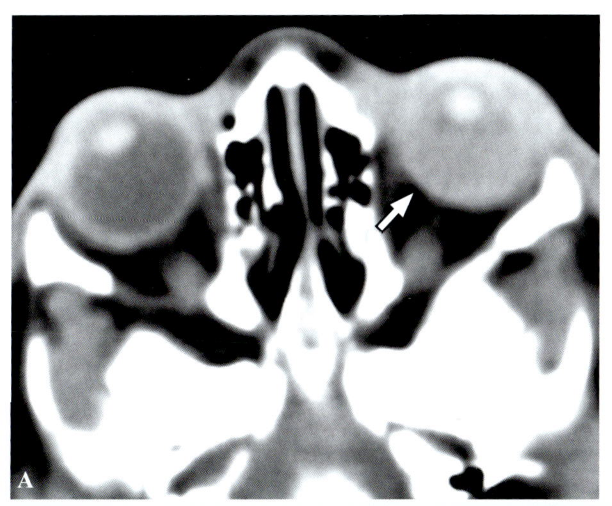

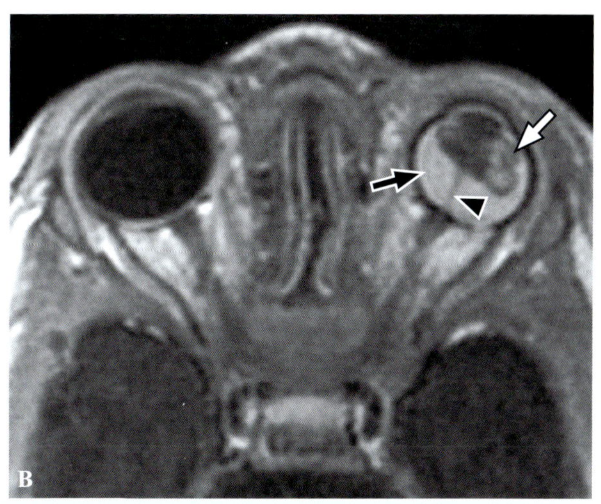

▲ 图 3-12 婴儿，47 日龄，永存原始玻璃体增生症（PHPV）

A. 轴位 CT 图像显示左侧小眼畸形，伴有玻璃体密度增高（白箭）；B. 轴位 T_1 脂肪抑制增强 MR 图像显示玻璃体内 T_1 高信号（黑箭）和晶状体后肿块伴强化（白箭）；Cloquet 管（黑箭头）可见

终导致白内障和不透明的角膜，直至眼球痨。

影像表现为玻璃体在 CT 上呈高密度，在 MRI 上呈 T_1 高信号（图 3-13）。晶状体后肿块、视网膜脱离、浅前房、小而致密的晶状体、视神经萎缩和小眼畸形均可见[9]。

(3) 渗出性视网膜病（Coats 病）：又称原发性视网膜毛细血管扩张，是一种原发性视网膜血管异常，其特征是毛细血管扩张和动脉瘤样视网膜血管，以及视网膜和视网膜下腔内的脂蛋白渗出物积聚，导致大量渗出性视网膜脱离[26-29]。白瞳症可能与视网膜脱离的发生有关。发病高峰约 10 岁末，男性发病率较高。

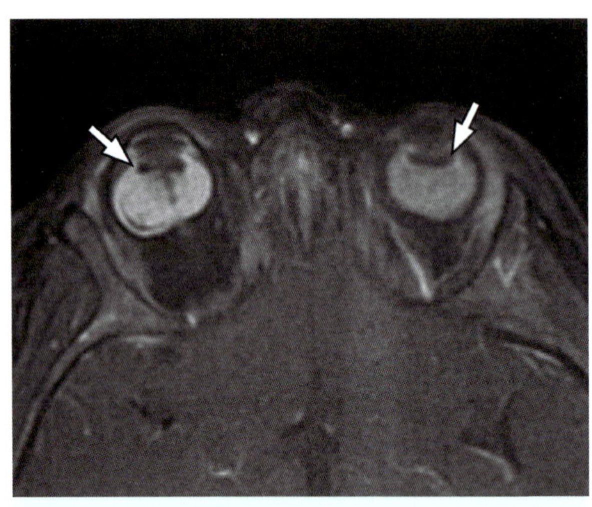

▲ **图 3-13 Norrie 病**

轴位 T_1 脂肪抑制增强 MR 图像显示双侧小眼畸形；玻璃体 T_1 高信号，晶状体后方肿块影（箭）

在起病早期，影像学改变不明显。随后的发现主要与视网膜脱离有关。在 MRI 上，Coats 病的视网膜下渗出物通常在 T_1 和 T_2WI 上呈高信号（图 3-14），在 CT 上呈高密度。Coats 病可与视网膜母细胞瘤表现相仿，其肿块密度和信号都不均匀，无强化。有时会发生钙化。

(4) 早产儿视网膜病变（retinopathy of prematurity，ROP）：又称晶状体后纤维增生，见于长期接受氧疗的早产低体重儿。如今对婴儿氧气使用合理，使该病的发生率降低。

通常双侧发病，对称或不对称。其病理生理学原因尚不明，与过量用氧有关。外周视网膜血管异常增生，随后出血及瘢痕形成。晚期残留致密（纤维）膜或血管化的肿块牵引视网膜脱离和小眼畸形[9]。

严重者难以区分早产儿视网膜病变与永存原始玻璃体增生症及其他导致小眼畸形合并视网膜脱离的疾病[42, 43]。早产儿、保温箱治疗、低出生体重、双侧发病和小眼畸形的病史有助于诊断早产儿视网膜病变。晚期可见钙化。

(5) 先天性青光眼：青光眼是眼内压的异常升高[26-29]，通常由房水流出阻力增加引起。年轻时巩膜仍具有可塑性，眼压增加，会导致牛眼。牛眼是

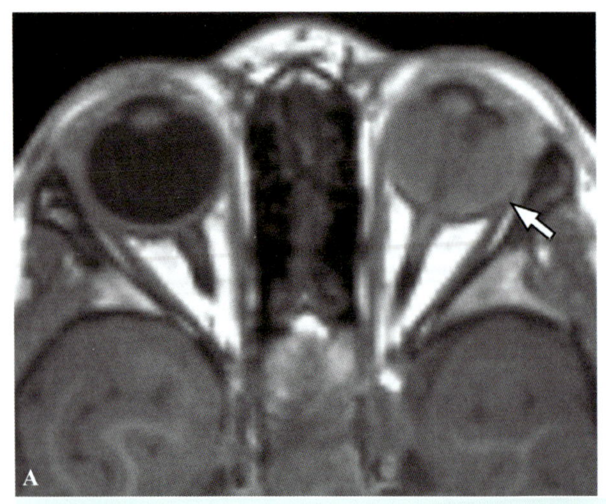

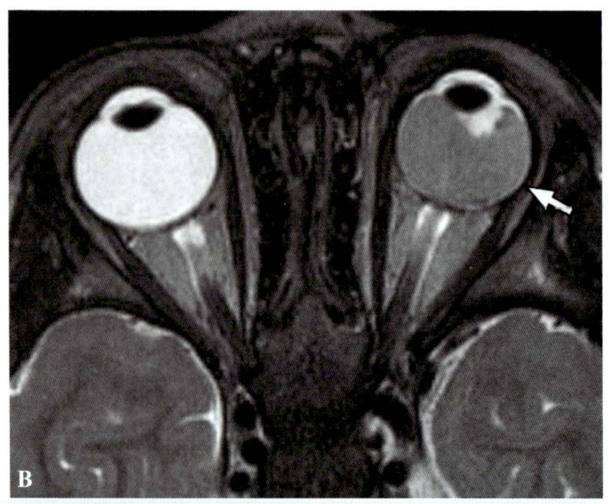

▲ **图 3-14 Coats 病**

轴位 T_1（A）和 T_2 脂肪抑制（B）MR 图像显示大量视网膜下渗出物占据左侧眼球的大部分玻璃体腔，在两个序列上与脑白质相比均呈高信号（箭）

指眼球显著增大，其内含水量高，可见于自婴儿期以来出现的任何类型的青光眼[44]。

4. 合并中枢神经系统畸形的眼球和眼眶异常 可能存在眼眶异常的神经管闭合障碍包括脑膨出、皮窦和囊肿、神经胶质异位、前脑无裂畸形、鼻中隔发育异常、透明隔缺如、颅缝早闭和颅面综合征[45]。涉及眼眶或视神经通路的脑膨出通常为蝶窦、鼻眶和额筛骨的脑膨出[25, 46–51]。皮窦、皮样囊肿和表皮样囊肿将在后面讨论。鼻梁增宽和眼距增宽应警惕颅面畸形、脑膨出和颅内中线结构缺陷如胼胝体缺如。

面中部发育不良和眼距过窄通常合并前脑无裂畸形[45, 47, 52]。合并无叶型前脑无裂畸形的面中部和眼眶异常包括独眼型（单一中线眼眶伴喙鼻、鼻缺如），筛骨发育不良型（中位长鼻位于眼距过窄的两眼眶之间），猴头型（单鼻孔残留鼻腔，眼距过窄），罕见正中唇腭裂伴有眼距过宽和单纯的眼距过窄。视隔发育不良伴有透明隔缺损和视神经发育不全被认为是轻型前脑无裂畸形[45, 52, 53]。

单侧或双侧眼眶畸形通常合并颅缝早闭，尤其是额缝、冠状缝或多个颅缝早闭[45, 50]。眼距过宽伴或不伴眼球突出是冠状缝早闭的特征。通常需要行外科颅面重建术来改善外观和保留视力。额缝早闭会导致眼距过窄。颌面部骨发育不全综合征 / Treacher Collins 综合征（TCS）（下颌骨颜面部发育不全）合并小眼畸形和眼缺损。

神经系统和眼同时受累常发生于儿童期的神经皮肤综合征，如 1 型神经纤维瘤病（NF1）[蝶骨眼眶发育不良（图 3–15）]、视神经胶质瘤（图 3–11）、结节性硬化症（视网膜神经胶质错构瘤）、Sturge–Weber 综合征（脉络膜 – 静脉毛细血管畸形伴发牛眼）、von Hippel–Lindau 综合征（视网膜血管网状细胞瘤伴视网膜脱离和出血）[45]。

神经元移行障碍通常合并眼、眼眶或视神经通路异常，包括胼胝体发育不良和无脑回畸形综合征[45, 54–57]。

5. 畸形病变 畸形病变是由发育异常引起的肿瘤和非肿瘤性肿块[26, 28, 29, 45, 58]。多为神经外胚层起源（如皮样或表皮样囊肿）或中胚层起源（如脂肪瘤）。良性畸胎瘤[59]、血管异常也包括在内。畸形病变通常是囊性的，也可能是实性或混合性的。在儿童期眼眶区域的畸形病变包括眼缺损、眼球重复囊肿、鼻泪管（NLD）囊肿、泪腺异位、皮样囊肿、表皮样囊肿、良性畸胎瘤及少见的蛛网膜囊肿和脂肪瘤。

(1) 眼缺损：眼缺损和眼缺损性囊肿已经在前面讨论过。请参阅眼球畸形部分。

(2) 鼻泪管囊肿和黏液囊肿：先天性鼻泪管囊肿和黏液囊肿是婴儿泪器中最常见的异常或疾病[60–63]。究其原因，很可能是由于鼻泪管导管化失败，残留的膜性成分于导管进入鼻腔处，致鼻泪管部分或完全阻塞，常见部位是在下鼻甲下方的 Hasner 瓣区域，分泌物集聚引起囊性鼻泪管扩张。患儿还可因泪囊突出、泪漏、鼻塞及呼吸窘迫出现内眦肿块。往往在出生后的几个月内自行消退；持续性存在可能会导致鼻腔气道阻塞、感染或泪囊炎。

影像学表现为单、双侧的囊性内眦肿块，与扩大的鼻泪管和鼻内囊性肿块相通（图 3–16）。下鼻甲下方的突起可鉴别鼻泪管囊肿与脑膨出，脑膨出位于下鼻甲头侧。

(3) 泪腺异位：异位泪腺组织会导致良性的眼眶内囊、实性病变，并可能在任何年龄致突眼[64]。异位组织可以位于肌锥内。

(4) 眼表迷芽瘤，皮样和表皮样囊肿，畸胎瘤：迷芽瘤泛指正常组织在异常部位过度生长的先天

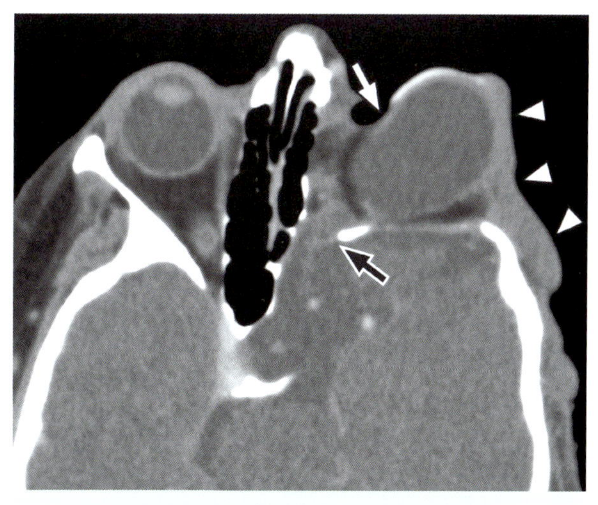

▲ **图 3–15 男，17 岁，1 型神经纤维瘤病**

轴位 CT 图像显示左侧蝶骨翼发育不良导致眼眶畸形；该患者合并脑膜脑膨出，通过变形的眶尖伸入眼眶（黑箭），大眼球（白箭）及覆盖左眼眼睑侧面的蔓状神经纤维瘤（白箭头）

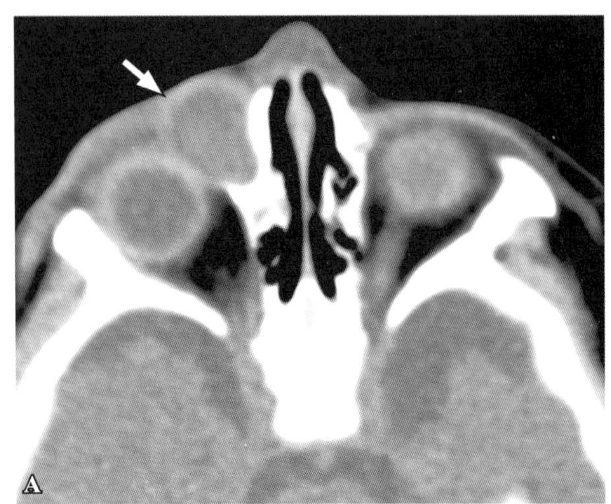

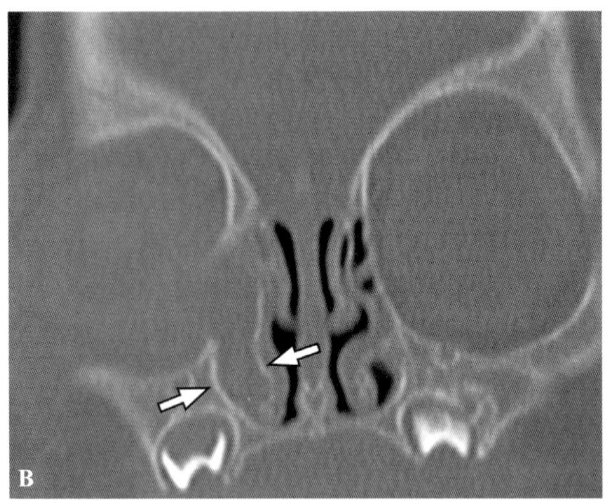

▲ **图 3-16 男，3 月龄，出生时右侧泪囊旁可见“蓝色肿块”，鼻泪管囊肿及黏液囊肿**

CT 图像显示右侧内眦（A）的囊性肿块（箭）与扩大的鼻泪管（B）相延续，黏液囊肿延伸到鼻腔的下鼻道（B，箭）

性发育异常的病灶。迷芽瘤这个术语可用于皮样囊肿、异位皮肤及异位骨组织等。如果发生在脂肪组织的常见的解剖部位，脂肪组织的聚集（脂肪瘤）可以被认为是迷芽瘤或错构瘤。眼表迷芽瘤的大小不定，单侧或双侧可见，可在角膜、角膜缘或结膜下间隙同时发生（图 3-17）[65]。眼表迷芽瘤可合并其他眼部异常，如葡萄肿、虹膜缺如、先天性无晶状体和小眼畸形。可同时存在眼睑的迷芽瘤、脉络膜的骨性迷芽瘤、眼眶皮样囊肿，面部和头皮的迷芽瘤及耳前软骨迷芽瘤（即附属耳组织）。与半侧颜面短小畸形（hemifacial microsomia，HFM）的 Goldenhar 表型和表皮痣综合征有关。

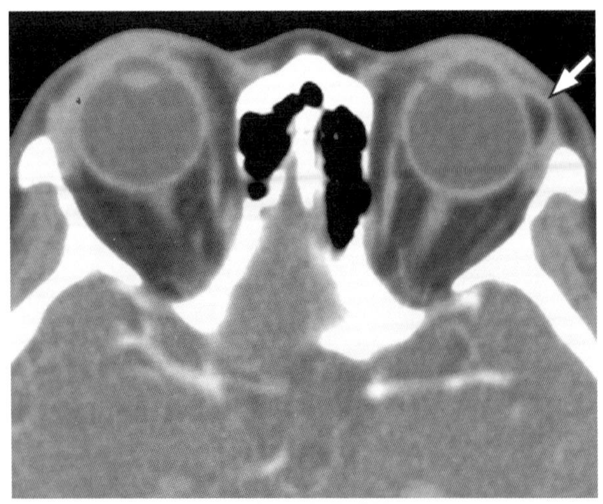

▲ **图 3-17 眼表迷芽瘤**

轴位增强 CT 图像显示在左侧眼球外侧、角膜 / 结膜表面上一脂肪密度病变（箭）

皮样囊肿是眼眶最常见的先天性病变[28, 66-68]。该病起源于外胚层成分的植入和隔离，通常位于颅缝处。皮样囊肿包含皮肤附件，如皮脂腺、汗腺和毛囊，有时还包括脂肪（图 3-18）和鳞状上皮（图 3-19）。表皮样囊肿仅有角化层、分层的鳞状上皮，儿童少见发生于眼眶中[69]。眼眶皮样囊肿通常位于额颧缝的侧面，额筛窦或额鼻缝内较少发生。大多数表现为眶缘附近的皮下结节（图 3-18B），生长缓慢，压迫邻近骨质并形成锐利的边界，推移邻近结构。CT 表现为边界清楚的低密度病灶。在 MR 上，T_1WI 信号高低不等，T_2WI 通常呈高信号，常弥散受限；边缘轻微强化。其特征是发病部位的骨质受压呈扇形凹陷。

畸胎瘤包含来自内、中、外三个胚层的组织。眼眶畸胎瘤极少为恶性，但婴儿期可引起明显的突眼[26, 28, 29, 58]。典型表现是囊实性肿块，占位效应可非常明显。影像学检查能显示脂肪、软组织、钙化和（或）骨化。

(5) 先天性囊性眼：是由于胚胎发育过程中视泡未正常内陷[70]。表现为在扩大的眼眶内有一个大囊取代了正常的眼球，其内常有分隔。视神经和眼外肌可残留或发育不全。在 MRI 上，该分隔大囊内含的液体因其浆液成分不同，表现出与正常玻璃体不同的信号。

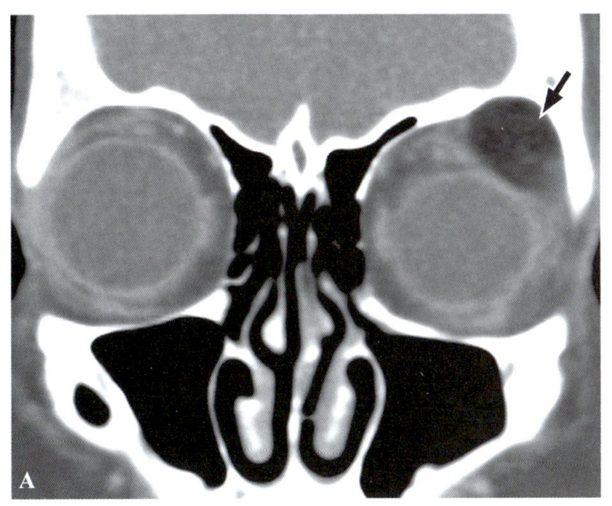

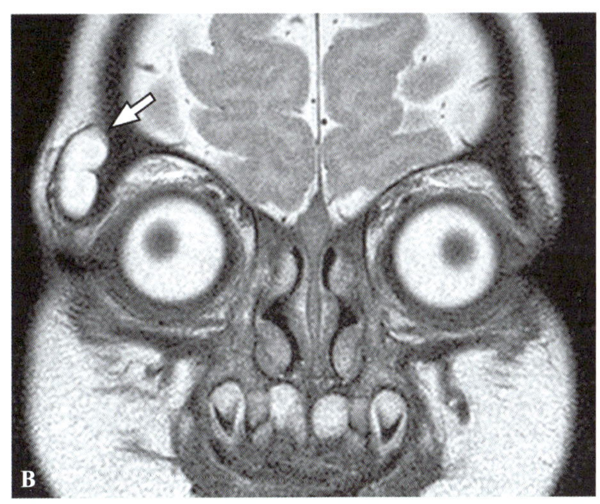

▲ 图 3-18 男，9 岁，眼眶皮样囊肿

A. 冠状位 CT 图像显示以脂肪密度为主的分叶状肿块（箭），其下方可见不均匀的软组织影；靠近眶颧缝的眶上颞部，并导致邻近的骨质受压；术后病理结果为含有皮脂腺的皮样囊肿；B. 另一个患者的冠状位 T_2WI 图像显示了位于眶壁外上侧，一个边界清楚的、分叶状的囊性肿块（箭）；术后病理证实为皮样囊肿

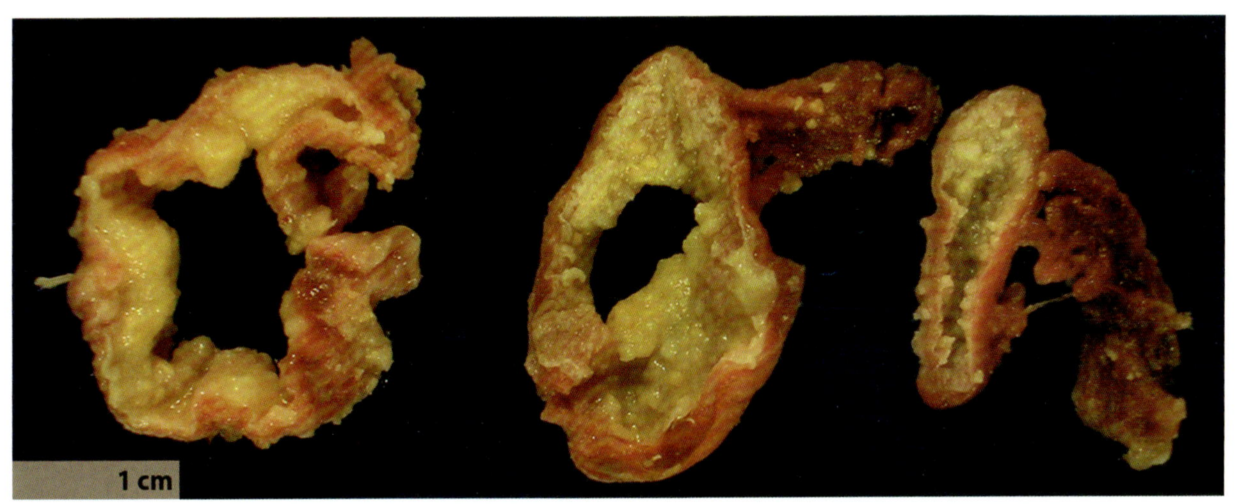

▲ 图 3-19 女，15 岁，皮样囊肿

从口腔底部切除的皮样囊肿，其内充满了黄色的干酪样物质，切除后大部分仍黏附在内层；这是囊壁的角蛋白碎片和皮脂腺分泌物，提示为鳞状上皮层的附件（未显示）

（四）感染性和炎症性疾病

1. 隔膜前和隔膜后蜂窝织炎、眼眶骨膜下脓肿　眼眶感染在儿童中很常见，通常由急性复杂性鼻窦感染引起。眼眶感染是通过其感染的骨或导静脉直接蔓延所致（图 3-20）；或因鼻窦炎并发症如黏液囊肿或黏液脓性囊肿破裂所致（图 3-21）；其他原因包括外伤，面部或牙齿的感染蔓延（图 3-22），少见全身感染的血源性扩散[30]。最常见是细菌性感染，葡萄球菌、链球菌和肺炎球菌为主要致病菌[71, 72]。侵袭性真菌性鼻窦炎也可波及眼眶，特别是对于免疫功能低下的患儿，主要致病菌是毛霉菌和曲霉菌。当感染仅累及眶隔前的结构（皮肤、眼睑）时，称为隔膜前（眶周）蜂窝织炎。当感染累及鼻中隔后的结构时，称为隔膜后（眼眶）蜂窝织炎。

患有隔膜前蜂窝织炎的患儿通常表现为突然起病的软组织肿胀和红斑，伴或不伴疼痛，溢泪和视

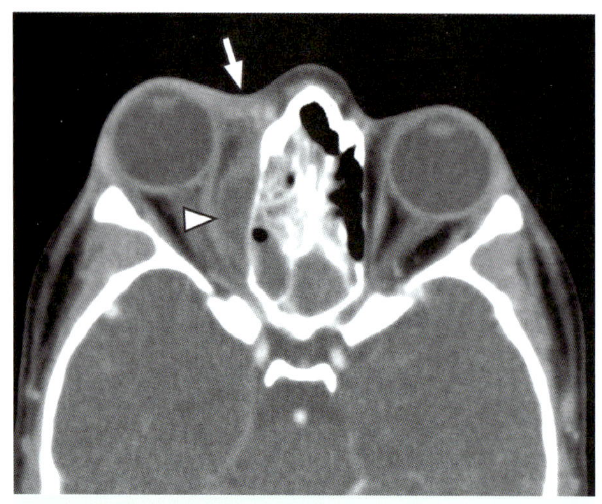

▲ 图 3-20 眼眶 / 眶周蜂窝织炎和继发于鼻窦炎的骨膜下脓肿

轴位增强 CT 显示筛窦内密度增高影，边缘可见骨膜下脓肿（箭头）推移眼眶内容物并致突眼，伴隔膜前间隙（箭）软组织增厚

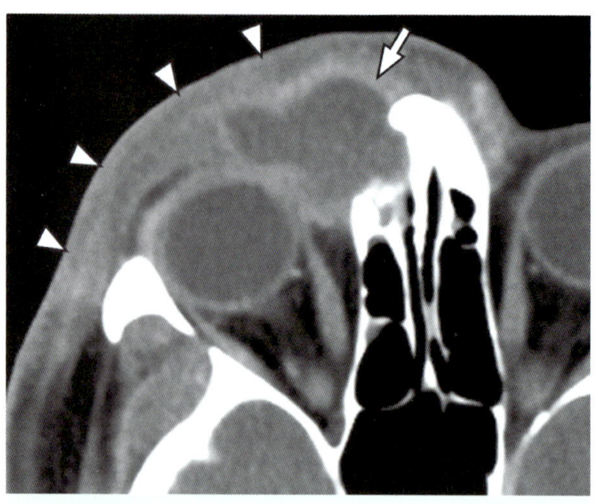

▲ 图 3-21 黏液囊肿破裂致眶周蜂窝织炎

轴位增强 CT 显示额、筛骨黏液囊肿（箭）延伸到眼眶和眶周区域并破裂，导致感染扩散到隔膜前 / 眶周间隙（箭头）

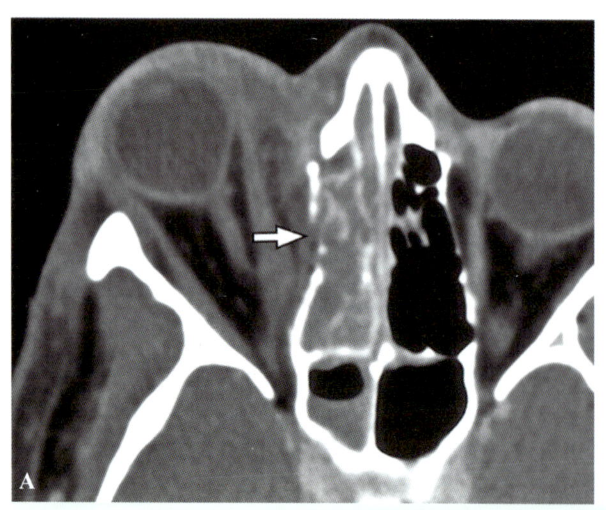

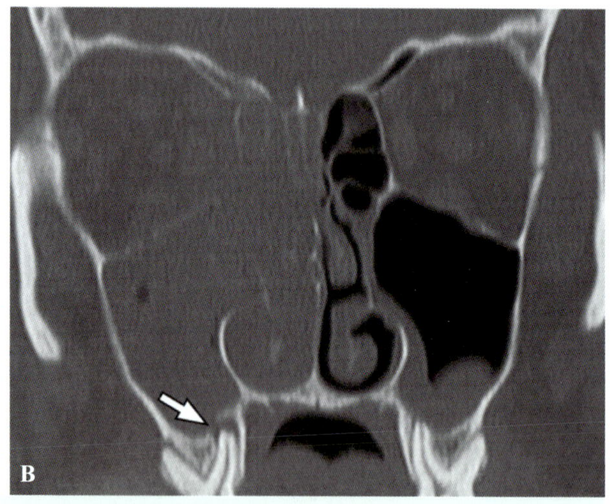

▲ 图 3-22 牙源性鼻窦感染致眼眶 / 眶周蜂窝织炎

A. 轴位 CT 图像显示广泛的筛窦和蝶窦病变，通过裂开的筛板（A，箭）扩散至眼眶；B. 冠状位 CT 图像显示鼻窦的感染来源于磨牙根部周围的根尖周脓肿，其上覆盖裂开的骨性盖板（B，箭），使脓肿与上颌窦相通；左侧上颌窦炎症较轻，表现类似

物模糊。影像学上，表现为皮肤和眼睑弥漫性软组织增厚，伴邻近脂肪浸润。眼眶隔膜可防止感染向隔膜后扩散，除非已发生鼻窦感染。临床医师应警惕鼻窦炎，异物或牙齿感染，这都是是隔膜前蜂窝织炎的潜在感染源。

隔膜后蜂窝织炎通常继发于细菌性鼻窦炎。患儿通常表现出眼睑水肿、眼球突出和结膜水肿，严重时甚至可影响眼球运动。隔膜后肌锥外蜂窝织炎或蜂窝织炎性改变，伴或不伴有骨膜下脓肿，通常发生在感染的鼻窦附近，因此中间区域继发于筛窦炎（图 3-20），下方继发于上颌窦炎，上方则是额窦炎。增强 CT 显示，肌锥外脂肪模糊不清伴强化，邻近的眼外肌肿大；骨膜下脓肿呈低密度，外周环形强化；有时可出现骨质破坏，表现与骨髓炎相同。感染扩散到眶内可导致眼眶蜂窝织炎，合并肌锥内脂肪浸润。可并发泪囊炎和泪腺炎或引起眼眶感染。

侵袭性真菌性鼻窦炎扩散到眼眶主要见于免疫功能低下的儿科患者，死亡率高达50%～80%[73]。致病菌包括接合菌（如根毛菌和毛霉菌）和曲霉菌属。真菌性生物的传播具有侵略性，可侵犯血管，侵犯骨引起骨质破坏（CT上可见）及血行播散。破坏性（非常严重的）鼻窦炎和眼眶病变若是发生在结核菌疫区，需重点考虑结核感染。

眼眶感染最常见的血管并发症是眼上静脉血栓形成[9]，CT增强时该静脉未见正常强化或在MRI上出现“轨道”征。偶尔，严重的隔膜后蜂窝织炎伴眼眶脂肪明显的浸润和炎症，以及可导致视神经拉伸的突眼和罕见的视神经血管损伤。

隔膜后感染的并发症包括骨髓炎、硬膜外脓肿、硬膜下积脓（图3-23）、脑膜炎、脑炎、脓肿和海绵窦血栓性静脉炎/血栓形成（图3-24）。MRI用于显示颅内并发症和骨髓炎，采用的序列为T_2WI脂肪抑制序列、T_1增强脂肪抑制序列、DWI和MRV。狭窄闭塞性颅内动脉并发症很少发生，特别是在海绵窦出现化脓性改变和（或）血栓性静脉

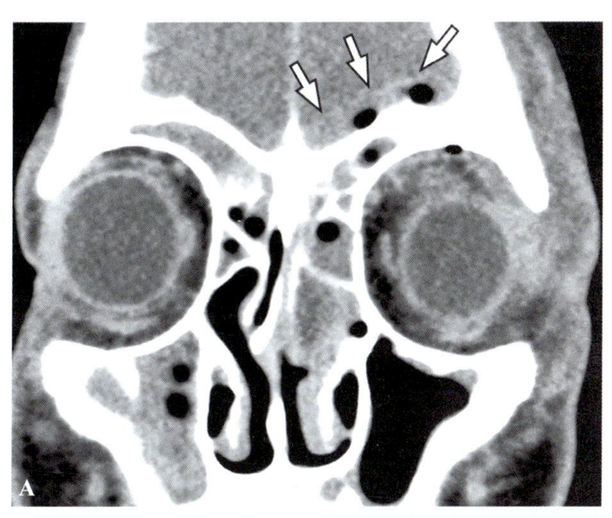

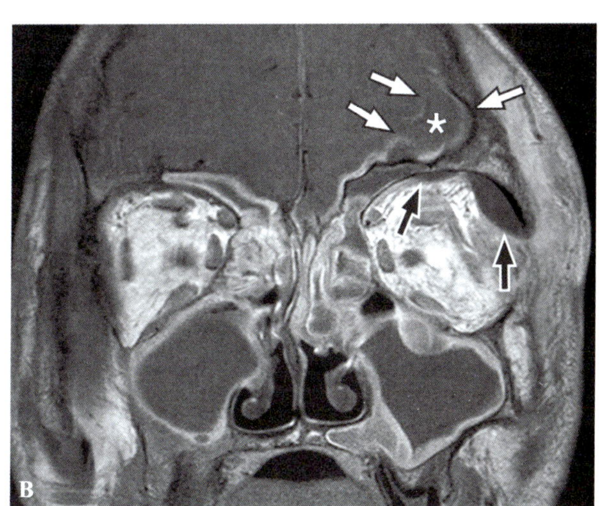

▲ 图3-23 眼眶蜂窝织炎和鼻窦炎引起硬膜下积脓

A. 冠状位CT图像显示弥漫性全鼻窦炎和眼眶蜂窝织炎，颅前窝局灶性积气提示感染累及颅内，并见致密的硬膜下积脓（A，箭）；B. 冠状位增强T_1 MRI显示硬膜下积脓更清楚，可见边缘强化（B，白箭）和眼眶脓肿（黑箭）；另见一小的额叶下硬膜外脓肿（星号）

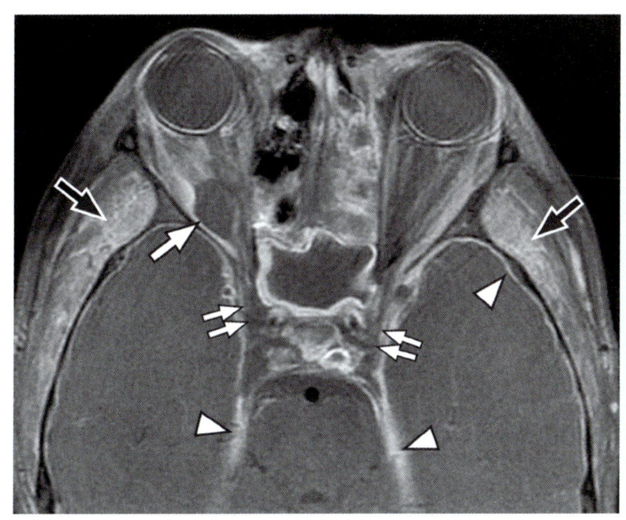

◀图3-24 鼻窦炎、眼眶蜂窝织炎及脓肿，双侧海绵窦血栓形成

轴位T_1增强脂肪抑制MR图像显示筛窦、蝶窦炎症和积液，眼眶蜂窝织炎引起的眼眶脂肪模糊不清并强化，肌炎引起的眼外肌强化及右侧眼眶局灶性脓肿形成（白箭）；海绵窦（小双箭）扩张且不强化，右侧明显，合并海绵窦血栓形成；颈动脉血管流空影变窄；天幕和硬脑膜强化与硬脑膜炎（箭头）有关，颞肌强化提示肌炎（黑箭）；该患儿为14岁男孩，上呼吸道感染，头痛3周，被诊断为鼻窦炎；疾病进展出现日益加重的发热、头痛和右眼肿胀伴失明；最终接受了筛骨切除和眼眶减压术，并使用抗生素和抗凝血治疗

炎时。

早期治疗包括适量使用抗生素，必要时对脓肿或鼻窦阻塞进行外科引流。

2. 特发性眼眶炎症综合征（idiopathic orbital inflammatory syndrome，IOIS）：通常被称为眼眶炎性假瘤，是一种非肉芽肿性非感染性的眼眶良性炎性病变，病因不明，类固醇治疗有效。

特发性眼眶炎症综合征在儿童中很少见[74]。临床表现为疼痛、肿胀、红斑、眼球突出和（或）复视。典型表现是"痛性眼肌麻痹"。如果视神经受累，视力可能受损。虹膜炎和乳头炎在儿童比成人更常见。多达1/3的儿科病例为双侧发病，且没有明确的潜在系统性疾病[75]。这是一种基于临床病史、病程和对类固醇反应的排他性诊断。在组织学上，急性期眼眶内组织有炎性/淋巴浸润；在亚急性或慢性期，可见成纤维细胞和纤维化。很少需活检，通常临床诊断即可。

根据受累的主要部位可分为眼眶前或弥漫性眼眶炎症、眼眶肌炎、视神经周围炎和巩膜周围炎、泪腺炎和眶尖炎（图3–25）。特发性眼眶炎症综合征的肿块样表现也被称为"炎性假瘤"。疼痛性眼外肌麻痹，也称Tolosa–Hunt综合征，被认为是特发性眼眶炎症综合征的变异型，累及眶尖、眶上裂和海绵窦（图3–26）。其影像学鉴别诊断包括真菌感染、结节病、淋巴瘤和脑膜瘤。

在CT上，根据受累部位不同，特发性眼眶炎症综合征可表现为隔膜前软组织增厚、水肿，眼眶脂肪浸润，眼眶肿块强化，眼外肌肿大包括肌腱插入球后或视神经鞘复合体增厚、呈致密网织影，泪腺肿大并强化，或眶尖和海绵窦内软组织充盈。MRI有助于评估海绵窦区的异常强化或肿块病变[76]。

鉴别诊断广泛，因为特发性眼眶炎症综合征可累及眼眶内任何结构，呈弥漫性或肿块状。眼眶蜂窝织炎，肿块包括淋巴瘤和白血病，结节病（图3–27），肉芽肿伴多血管炎（Wegener肉芽肿）（图3–28）及其他肉芽肿性疾病，均可能出现类似的影像学表现。在儿童，若临床病程不典型，或类固醇治疗无效，或局部受累会增加恶性肿瘤如淋巴瘤或横纹肌肉瘤（RMS）[74]等的可能性，则应考虑进行活检。

在排除了感染和其他局部或系统性病因后，可以启动缓慢递减且系统性的类固醇治疗，这是一线治疗方案[77]。儿童少见类固醇戒断后的症状复发[78]。

3. 其他炎性疾病　脉络膜视网膜炎是眼球后葡萄膜的炎症。通常由先天性（TORCH）感染引起，巨细胞病毒和先天性弓形虫是新生儿中最常见的病原体。影像表现为玻璃体在CT上呈高密度，在MRI上呈高信号，不是独立的肿块。

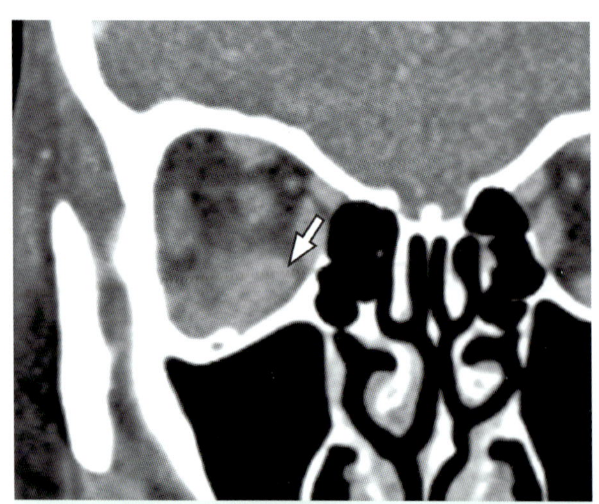

▲图3–25　女，17岁，右侧眼眶痛，特发性眼眶炎症综合征（IOIS）

冠状位CT图像显示眼眶脂肪浸润，下直肌肿大，边缘模糊（箭）

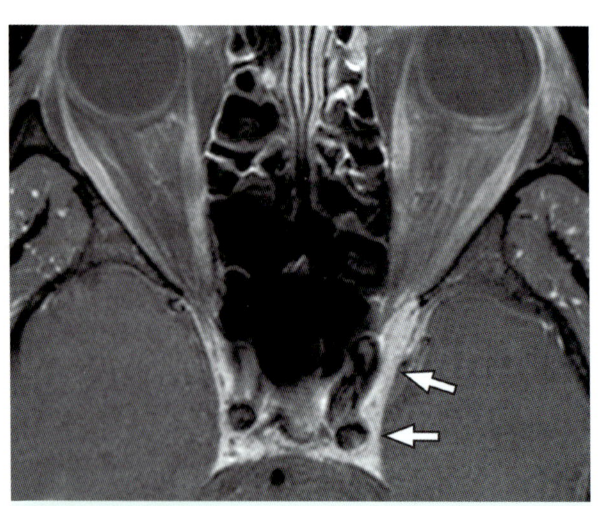

▲图3–26　Tolosa–Hunt综合征

轴位T_1脂肪抑制增强MR图像显示左侧眶尖和海绵窦（箭）增厚、强化；临床表现为双眼复视，查体左侧第Ⅲ、第Ⅵ对脑神经麻痹，霍纳（Horner）综合征，三叉神经V_1和V_2分布区疼痛，提示病变累及左侧海绵窦

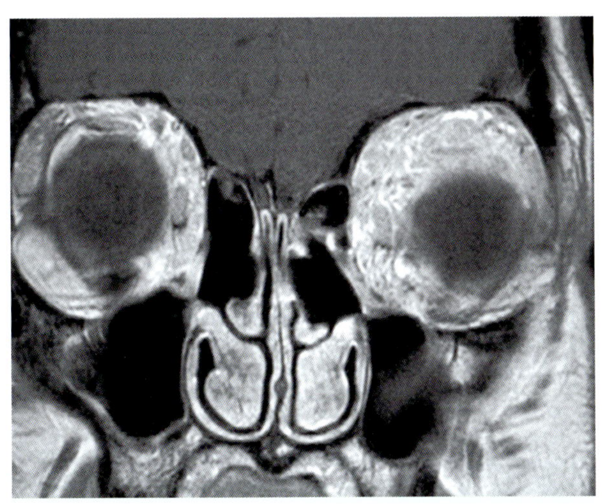

▲ 图 3-27　眼眶结节病

冠状位增强 T_1WI 显示左侧眶上软组织强化且边界不清，导致眼球下移；该表现缺乏特异性。活检病理显示非干酪样肉芽肿，符合结节病

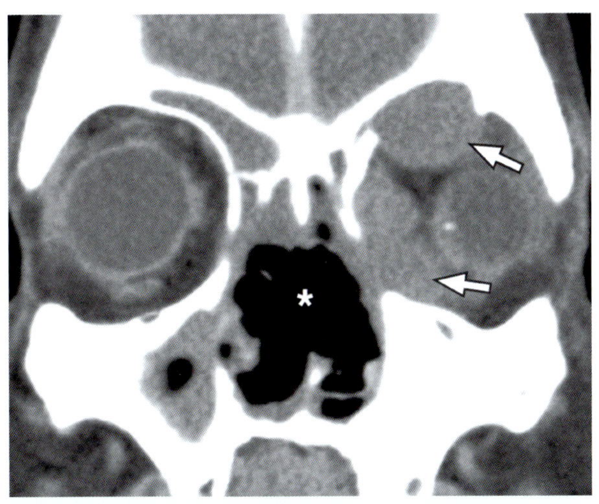

▲ 图 3-28　伴有多血管炎的眼眶肉芽肿病（Wegener 肉芽肿病）

冠状位 CT 图像显示左侧眼眶内的软组织肿块（箭），在外观上无特异性，在病因上可能是炎性、感染性或肿瘤性的；注意鼻中隔破坏（星号），这与肉芽肿合并多血管炎是一致的，由血管炎性、坏死性及炎性进程导致的鼻中隔坏死和“鞍鼻畸形”

眼弓蛔虫病起病于线虫类犬弓蛔虫的幼虫死亡所致的一种眼内炎性反应，有时会导致硬化性眼内炎[14]。常单侧发病，多见于年长儿。CT 表现为玻璃密度均匀类似视网膜剥离，玻璃体机化和炎性视网膜下渗出物，表现与 Coats 病和未钙化的视网膜母细胞瘤相似。在 MRI 上，T_1 和 T_2 表现出可变的高信号。

视神经炎在儿童中并不少见。其临床诊断标准与成人相同，包括亚急性视力丧失，眼球运动疼痛，视野缺损和相对传入性瞳孔缺陷。与成人相比，视神经炎的患儿更易双侧受累，视力丧失和视神经盘水肿更明显。病因包括病毒、病毒感染后、肉芽肿性、放射后、创伤后、脱髓鞘（图 3-29）、肿瘤（如白血病）和未知的潜在过程[29]。影像学 T_2WI 上视神经相对于正常脑白质呈高信号，提示不同程度的肿胀、强化。有研究发现，如果在首次检查时表现为视神经炎的儿童，在脑部 MRI 检查时发现一到多个白质病变，后期患多发性硬化的风险会增加。该研究在随访期间（88.5 个月），没有一个脑 MRI 表现阴性的患者被诊断为 MS[79]。鉴别诊断包括视神经脊髓炎、球后视神经炎、下丘脑信号异常和长节段脊髓受累是其 MRI 特征性表现。

（五）甲状腺相关性眼眶病

Graves 病在儿童中并不常见，仅少数有明显的眼科症状[80]，称为甲状腺相关性眼眶病（thyroid-associated orbitopathy，TAO），Graves 眼病，甲状腺功能障碍性眼眶病或甲状腺眼病，其中有黏多糖沉积和眼外肌纤维化，以及眼眶脂肪生成[81]。

影像学表现为眼眶脂肪增加，眼外肌增大而肌腱附着处相对正常，肌肉密度减低（图 3-30），眶尖区视神经推挤。下直肌和内直肌最常受累[30]。冠状位图像最适合评估眼外肌、眼眶脂肪和眼眶壁骨重构。眼外肌显著增大的儿科患者可出现眶尖部视神经压迫性病变。眼外肌增大的鉴别诊断包括甲状腺相关性眼眶病、特发性眼眶炎症综合征（肌肉型）、感染性肌炎、硬脑膜动静脉瘘、颈动脉海绵窦瘘、淋巴瘤 / 白血病、转移瘤和肢端肥大症[30]。

（六）肿瘤性病变

1. 视网膜母细胞瘤（retinoblastoma，RB）：是一种未成熟视网膜的恶性肿瘤，是最常见的儿童原发性眼内肿瘤（占所有原发性眼部癌症的 80%），是全年龄段第三常见的眼内肿瘤。婴儿期甚至是胚胎期发病，95% 在 5 岁之前[82]；年长儿罕见。肿瘤可表现为内生性生长，朝着玻璃体方向生长；在视网膜下则为外生性生长，导致覆盖的视网膜脱离；也可呈混合性生长。当肿瘤表面平坦或位于视网膜

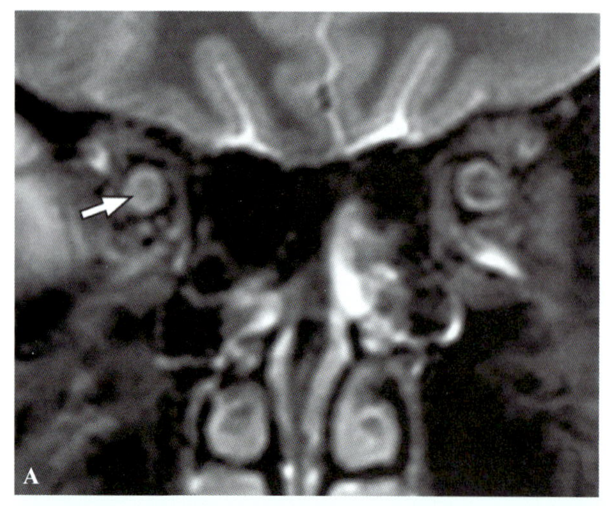
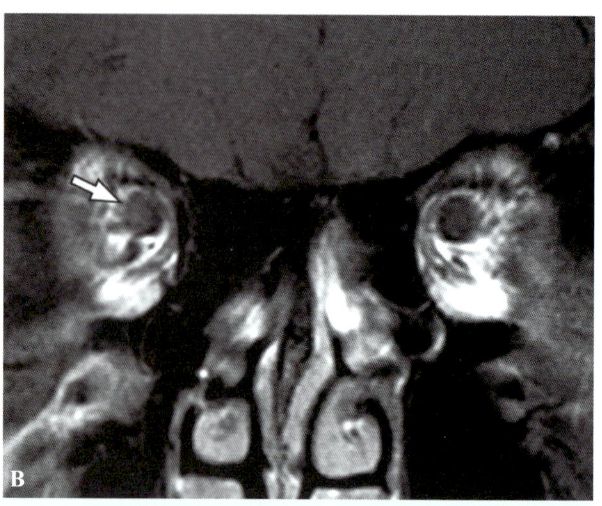

▲ 图 3-29 多发性硬化（MS）所致视神经炎

A. 冠状位 T_2WI 脂肪抑制 MR 图像显示右侧视神经信号异常增高（箭）；视神经在所有序列上相对脑白质信号均呈等信号，因其本质上是白质的延伸；B. 冠状位增强 T_1WI 显示右侧视神经异常强化（箭）

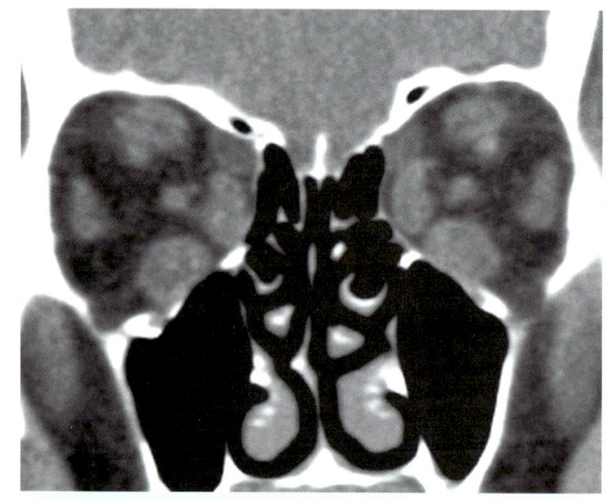

▲ 图 3-30 甲状腺性相关眼眶病

冠状位 CT 图像显示黏多糖沉积引起的眼外肌广泛增大、肌肉呈低密度

下方，没有明显的肿块或钙化时，弥漫性浸润、斑块状肿瘤并不常见[83]。

视网膜母细胞瘤是包括 *Rb1* 肿瘤抑制基因在内的“二次打击”癌性突变的结果，发生在受孕后第 3 个月到 4 岁之间，此时视网膜母细胞逐渐成熟。*Rb1* 基因的两份拷贝都必须突变才能发展成视网膜母细胞瘤。在家族型（40% 是常染色体显性遗传）中，所有生殖细胞都存在一个拷贝基因的突变；当第二个拷贝基因发生突变时肿瘤就会产生。在散发型中，生殖细胞是正常的，而视网膜体细胞在 *Rb1* 基因的两个拷贝中都获得突变[84]。家族型视网膜母细胞瘤的患儿更易双侧和多灶受累。双眼患病的平均发病年龄为 7 月龄，单侧视网膜母细胞瘤的平均发病年龄则为 24 月龄。在家族性视网膜母细胞瘤的患儿中，第二原发性肿瘤包括软组织肉瘤、骨肉瘤、恶性上皮肿瘤、中枢神经系统肿瘤、白血病、子宫肉瘤、肺癌和皮肤癌。比起视网膜母细胞瘤本身，第二原发性肿瘤是上述患者更重要的死因[86, 87]。射线照射会极大增加第二原发性肿瘤进展的风险，尤其对于 1 岁前发病的患儿[88]。故不推荐 CT 作为视网膜母细胞瘤的影像学检查手段。

白瞳症是视网膜母细胞瘤最常见的临床表现（60%），当出现时需首先考虑该病，但该征象出现晚，所以尽管生存率高，但眼球挽救率低。斜视（20%）被认为是一个早期征象，患儿存活率高和眼球挽救率更高。

MRI 用于该病的诊断、分期及治疗监测[22]。联合眼底镜检查、超声和 MRI 梯度回波序列可有效检出钙化。当在小儿眼球正常大小或增大的内出现钙化，眼球大小可正常或增大，高度怀疑视网膜母细胞瘤，因为少有其他类似病变会出现钙化[89]。钙化灶的大小和数量不定（图 3-31A）。然而，弥漫浸润性的斑块状视网膜母细胞瘤极少发生钙化。肿瘤本身在 T_1WI 上相对于玻璃体呈轻中度高信号，在 T_2WI 上呈低信号（图 3-31B）。钙化在 MRI 上呈低信号，特别是在梯度回波 T_2WI 和 FSE T_2WI 序列上，肿瘤常呈中度至显著的强化。

视神经和眼眶受累增加转移性疾病的风险[90, 91]。大范围的脉络膜受累被认为是唯一的其他危险因素[92, 93]。随着眼眶扩大，肿瘤可扩散或延伸到颅内。因此，包含整个眼眶和大脑的影像检查对评估肿瘤的扩散是很重要的。

三侧性视网膜母细胞瘤是指双侧视网膜母细胞瘤（图 3-32），伴原发性颅内中线区肿瘤，通常在垂体或松果体区域。当有两个中线区肿瘤时，有时会用“四侧性视网膜母细胞瘤”这个术语。

大体上，视网膜母细胞瘤早期特征表现为视网膜上一灰白色结节。随后肿瘤沿视网膜生长引起视网膜脱落，并累及玻璃体。镜下，表现为肿瘤细胞分化差，高核浆比，常出现有丝分裂体和凋亡细胞（图 3-33）。

治疗最好由多学科团队决定，治疗方式包括摘除术、冷冻消融、激光凝固和化疗。

2. 横纹肌肉瘤（rhabdomyosarcoma，RMS）：是儿童最常见的非眼源性的原发性眼眶恶性肿瘤[29]。横纹肌肉瘤约占所有儿童软组织肉瘤的 50%，占儿童所有实体瘤的 15%。仅有超过 1/3 的横纹肌肉瘤出现在头颈部，最常见的位置是眼眶（图 3-34）、咀嚼肌间隙和鼻旁窦（图 3-35）[26, 29, 45, 58, 68]。对于眼眶横纹肌肉瘤，诊断的年龄为 7—8 岁，但也可发生于在老年患者中。根据监测（surveillance）、流行病学

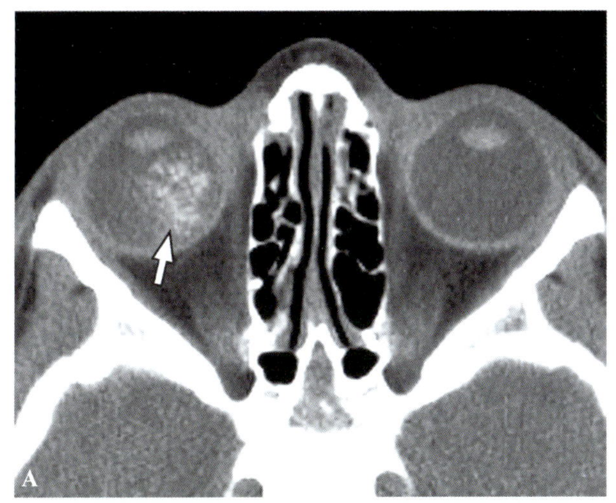

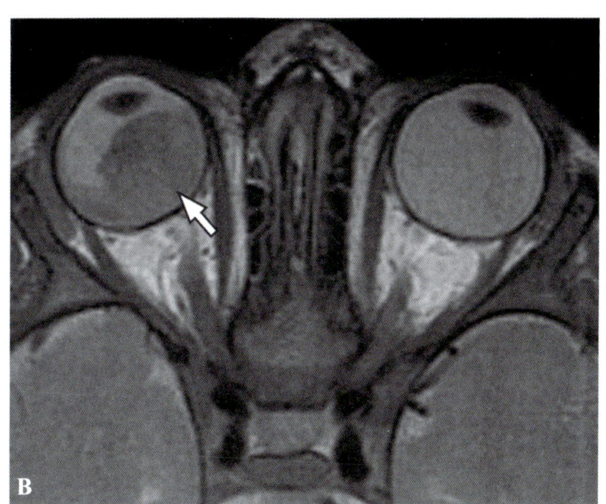

▲ 图 3-31 视网膜母细胞瘤

A. 轴位 CT 图像显示右侧眼球后份一软组织肿块（箭），伴钙化；B. 另一患者，轴位 T_2 脂肪抑制 MR 图像显示右眼球内一大的低信号软组织肿块（箭）

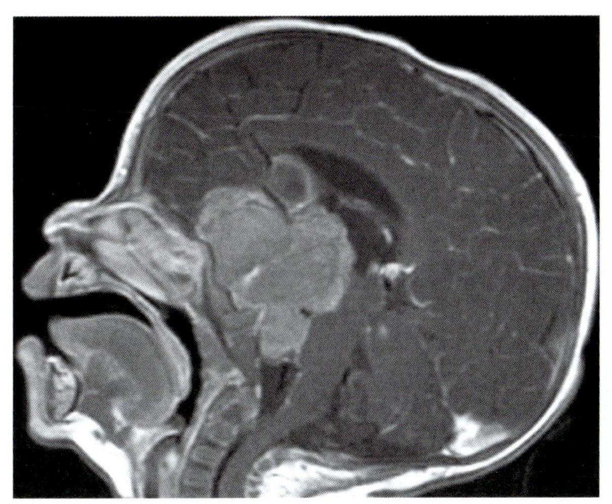

◀ 图 3-32 女，2 岁，三侧性视网膜母细胞瘤

矢状位增强 T_1WI 显示这个患有双侧视网膜母细胞瘤（未显示）的孩子有一个大垂体瘤

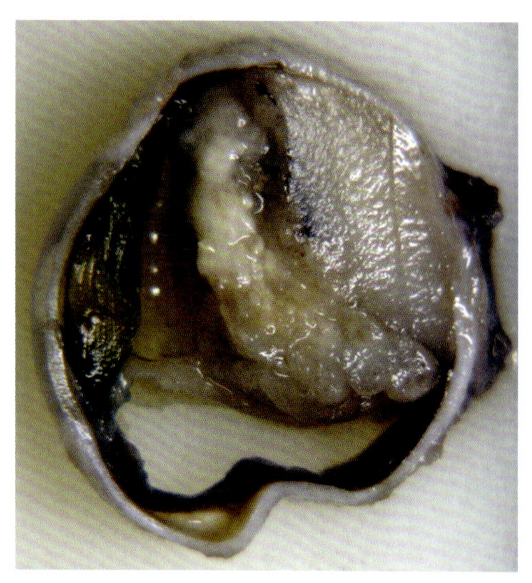
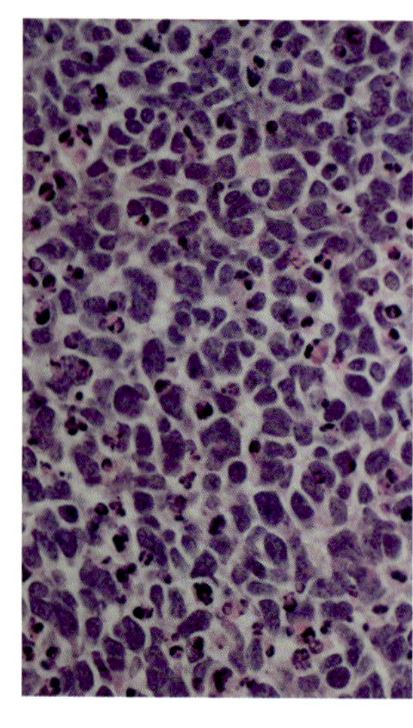

◀图 3-33 视网膜母细胞瘤

视网膜母细胞瘤，一个灰白色肿块从视网膜突入玻璃体（左图），镜下肿瘤表现为细胞分化差常伴有丝分裂和凋亡，表明细胞更新迅速（右图；HE，×600）

（epidemiology）和最终结果（end result）（SEER）项目收集的数据，1—4岁的5年生存率最高（77%），婴儿和青少年的5年生存率最低（分别为47%和48%）；最好发部位是眼眶（86%）。儿童以胚胎型和肺泡型为主，通常表现为急性发作的单侧突眼和眼球移位。

CT、MRI 和 PET-CT 用于对横纹肌肉瘤进行评估和分期。头胸腹部的成像用于肿瘤分期。当肿瘤很小时，边界通常很清楚；当体积较大时，肿块边缘则会不规则并且浸润周围的骨骼和软组织。在 CT 上，肿瘤相对于肌肉呈等密度（图 3-34）。在 MR 上，横纹肌肉瘤在 T_1WI 上相对脑组织呈等低信号[95]。相对于脑皮质，肿瘤的信号不等，且弥散受限。肿瘤内出血不常见。强化程度是多样的。CT 用于评估骨浸润或破坏。MRI 在显示软组织，鉴别肿瘤与鼻窦炎，评估骨髓受侵，发现颅内浸润或转移等方面更具有优势。因为眼眶内没有淋巴管，所以除了超晚期患者，淋巴结转移非常罕见[84]。

鉴别诊断包括假瘤、淋巴瘤、白血病浸润和转移性疾病。神经母细胞瘤的眼眶转移相对常见，通常发生在10岁之前。与横纹肌肉瘤不同，神经母细胞瘤一般表现为多个肌锥外肿瘤块影伴溶解浸润性骨质破坏和针状骨膜反应。最后，组织学诊断对鉴别横纹肌肉瘤与其他非炎性的孤立眼眶肿瘤是必要的，婴儿型血管瘤除外。

治疗包括手术、放射治疗和（或）化学治疗。较小的肿瘤可以完全切除，5年生存率不低于90%，较大的浸润性肿瘤术后通常需要放疗来控制残留病变。若残余肿瘤明显，5年生存率不超过35%。联合化疗有助于提高生存率。

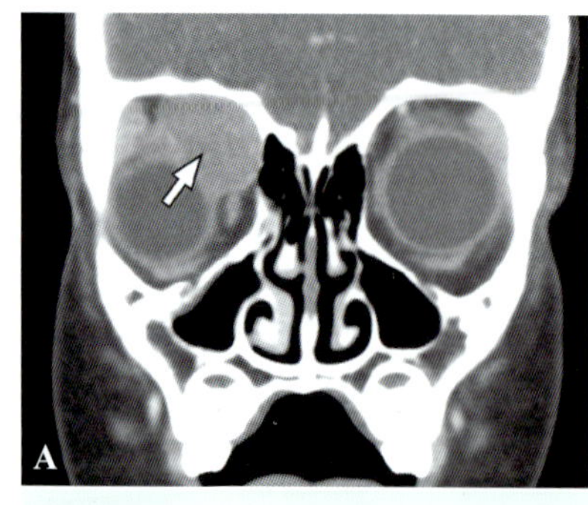

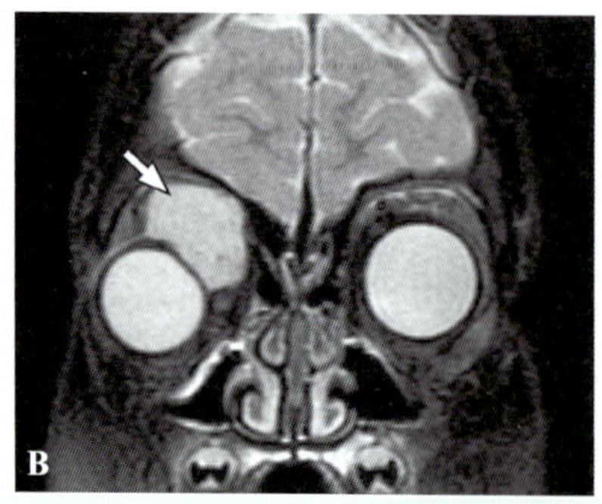

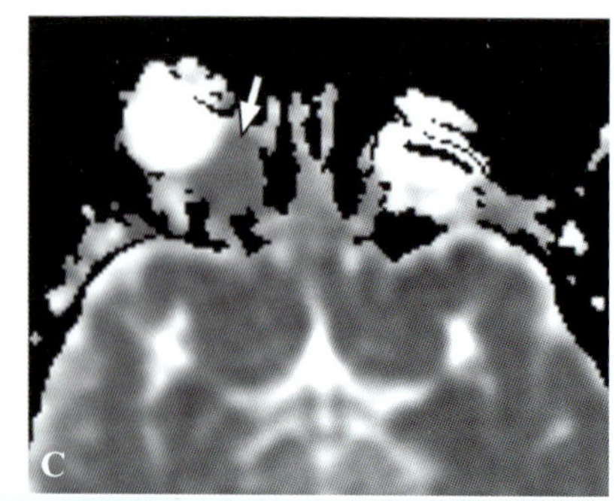

▲图 3-34 男，5岁，眼球突出，眼眶横纹肌肉瘤，胚胎型

A. 冠状位增强 CT 图像显示右侧眼眶的内上方一边界清楚、强化的肿块（箭），眼球向外下方移位；肿瘤主要位于肌锥外间隙；上直肌和上斜肌与肿瘤分界不清；B. 冠状位 T_2WI 脂肪抑制 MR 图像显示肿瘤（箭）的信号低于玻璃体，但相对于大脑皮质呈高信号；C. MR 轴位 DWI：ADC 图显示肿瘤（箭）弥散受限，提示为高级别肿瘤

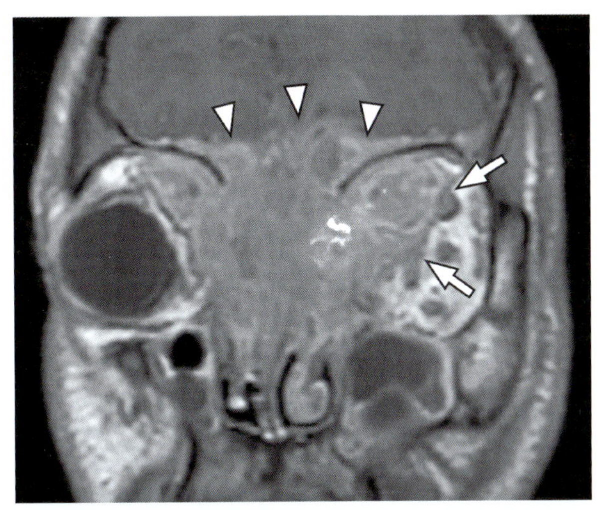

▲ **图 3-35 男，17 岁，全鼻窦炎和眼球突出，鼻窦横纹肌肉瘤伴眼眶扩大**

冠状位增强 T_1WI 显示鼻腔中间一大的浸润性肿块，向双侧眼眶延伸，侵蚀眼眶壁，替代并紧贴眼眶内容物，如眼外肌（箭）；颅内亦见受侵表现（箭头）

3. 1 型神经纤维瘤病相关性肿瘤 NF1 是一种常染色体显性遗传病，由 17q11.2 号染色体上的神经纤维蛋白基因突变引起，其特征为咖啡牛奶斑、腋窝或腹股沟雀斑、神经纤维瘤和丛状神经纤维瘤（plexiform neurofibromas，PNF）、视神经胶质瘤、眼 Lisch 结节、蝶骨发育不良和长骨骨皮质变薄[96]。眼眶表现包括眼眶肿瘤[最常见的是视神经胶质瘤（图 3-11）]、丛状神经纤维瘤、眼眶骨发育不良（图 3-15）和先天性青光眼。

PNF 呈多发、浸润性生长；起源于神经束，容易沿着神经生长，并可累及多个神经干和神经丛，发病率显著。可能导致眶周软组织增厚（图 3-15），眼眶增大，以及眼眶软组织广泛浸润[98]。虽然通常位于眶外[26]，但若眶内受累会引起眶内脂肪密度增加，视神经鞘复合体强化并呈不规则结节状增厚；以及葡萄膜/巩膜层强化，均被认为是这些结构的 PNF[98]。PNF 还有转变为恶性外周神经鞘瘤（malignant peripheral nerve sheath tumors，MPNST）的潜在可能。

NF1 中的视神经胶质瘤（optic pathway gliomas，OPG）相对良性，常发生在儿童中。因为是低级别星形细胞瘤，与典型好发于成人的极其罕见的恶性视神经胶质瘤截然不同[99]。视神经胶质瘤的影像表现可为梭形（图 3-11 和图 3-36）或外生型；视神经增粗，可被拉长、扭结或弯曲。MR 表现为与正常白质相比，肿瘤在 T_1WI 上呈等低信号，在 T_2WI 上呈高信号（图 3-11 和图 3-36），强化不均匀[100]。

对于属低级别星形细胞瘤的视神经胶质瘤而言，已发现 1 型神经纤维瘤病相关的视神经通路神经胶质瘤（NF-OPG）和与之无关的肿瘤（非 NF-OPG）具有不同的影像特征[101]。NF-OPG 的患儿最常见的受累部位是视神经，视神经通路的原始形态被保留，囊性成分不常见。而非 NF-OPG 儿童患者最常见的受累部位是视交叉和下丘脑，肿瘤更大且更呈肿块状，囊性成分更常见。OPG 的儿童患者可

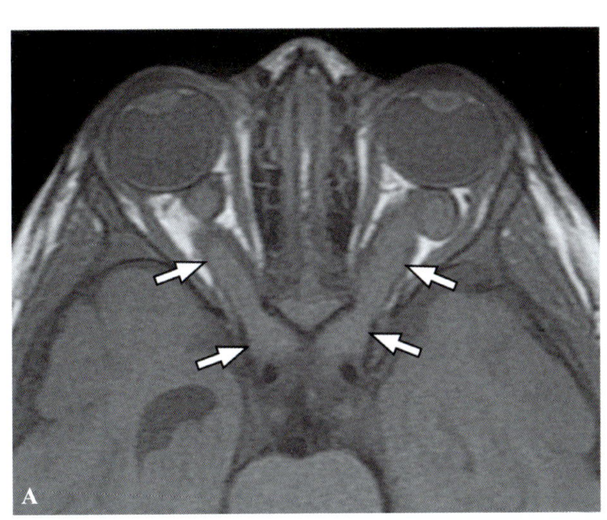

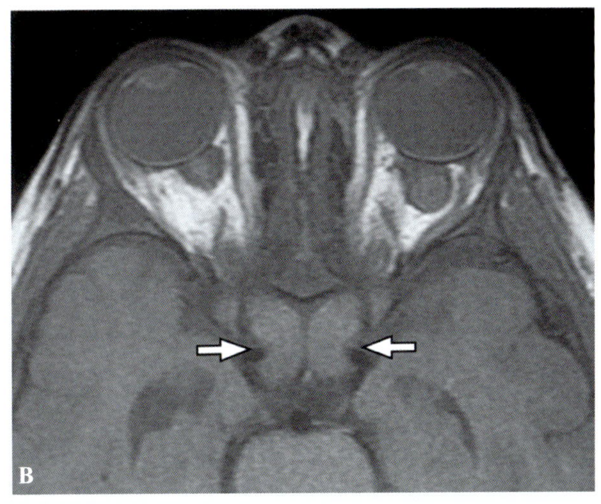

▲ **图 3-36 1 型神经纤维瘤病相关双侧视神经通路神经胶质瘤（NF-OPG）**

轴位 T_1WI（A 和 B）显示双侧眼眶内、视神经管内及视交叉前的视神经（A，箭）梭形增粗，累及视交叉和近侧视束（B，箭）

因占位效应出现视力下降或突眼，其他症状源自颅内肿瘤。视神经轻度增粗而不强化的鉴别诊断包括所谓的“神经纤维瘤斑”，若病变自发消退，则可提示该诊断。

NF-OPG 患儿的预后优于非 NF-OPG 患儿，其肿瘤的影像学表现多年保持稳定，目前的治疗方法包括手术、化疗和放疗。

4. 眼眶淋巴瘤和白血病　眼眶淋巴结病变或淋巴增生性疾病的范围很广，从淋巴结反应性增生到假瘤，再到恶性淋巴瘤。淋巴结反应性增生和眼眶淋巴瘤在影像学上基本无法区分，儿童很少发生。恶性淋巴瘤可出现在眼眶，从鼻腔延伸到眼眶，也可能是全身性疾病表现在眼眶。任何眼眶结构都可能受累，包括泪腺、眼外肌和眼眶脂肪。MR 表现为病变在 T_1WI 上呈等低信号，在 T_2WI 上与大脑皮质相比呈等信号，伴弥散受限。淋巴瘤很少会使邻近的眼球变形。肿瘤发生在眼眶前部，眼球后区或上眼眶区（图 3-37）。

白血病是最常见的儿童恶性肿瘤之一，包括急性淋巴细胞白血病、急性髓系白血病（acute myelogenous leukemia，AML）和慢性粒细胞白血病[102]。慢性淋巴细胞白血病在儿童少见。眶内受累主要表现为白血病细胞沉积在骨或软组织。对于急性髓系白血病而言，这些沉积物被称为粒细胞肉瘤，也称绿色瘤，因为髓过氧化物酶在大体检查时呈绿色。绿色瘤通常位于骨膜下区域，外侧或内侧眶壁（图 3-38）。可伴发硬脑膜或软脑膜病变。

眼眶淋巴瘤和局灶性白血病沉积的鉴别诊断包括横纹肌肉瘤、朗格汉斯细胞组织细胞增生症（LCH）和良性淋巴结病变。眼眶弥漫性白血病浸润的鉴别诊断是转移性疾病，主要是神经母细胞瘤。

5. 朗格汉斯细胞组织细胞增生症（Langerhans cell histiocytosis，LCH）：是一种病因不明的克隆性疾病，最好归类为肿瘤。其特点是各种组织中异常组织细胞样细胞的增殖和浸润。1—4 岁的儿童最易受累，伴广泛或局限的各类疾病，被称为 Hand-Schüller-Christian 病、Letterer-Siwe 病和嗜酸性肉芽肿[9]。

儿童的病灶大多见于骨或骨髓中。局限性眼眶受累并不少见。临床症状和体征包括眼球突出、水肿、红斑和眶周疼痛。通常位于上侧或上外侧眶壁。眼部受累罕见。

CT 表现为 LCH 引起边界锐利的溶骨改变，呈“穿凿”状或边缘呈“斜坡”状。MR 表现为 LCH 软组织肿块在 T_2WI 上相对于大脑皮质呈等低信号，伴有中度至显著的均匀或不均匀强化；多延伸至颅内，包括硬膜外腔。可表现为多发病灶[9]。

鉴别诊断包括骨化性纤维瘤、巨细胞病变、动脉瘤样骨囊肿（aneurysmal bone cyst，ABC）、淋巴瘤和转移。骨化性纤维瘤是骨基质膨胀性病变，巨

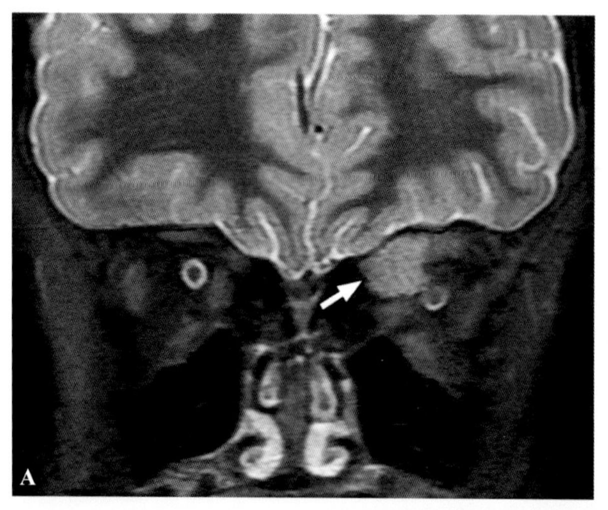

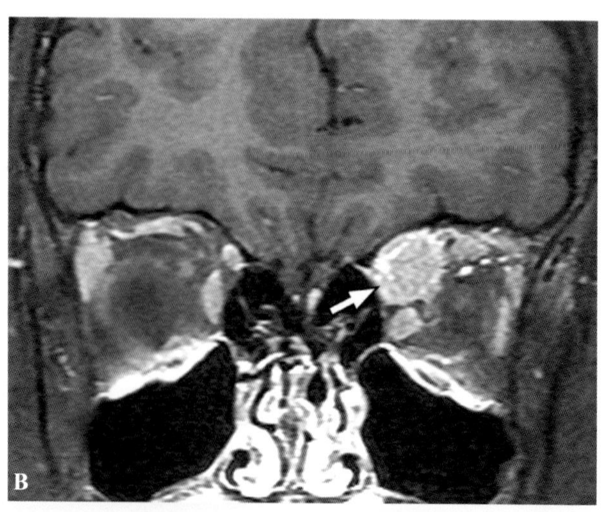

▲ 图 3-37　男，9 岁，眼球突出，眼眶淋巴瘤

A. 冠状 T_2 脂肪抑制 MR 图像显示左侧内上方肌锥外一均匀低信号（相对于脑脊液）的肿块（箭），累及左侧上斜肌；B. 冠状位增强 T_1 脂肪抑制 MR 图像显示肿块均匀强化（箭）

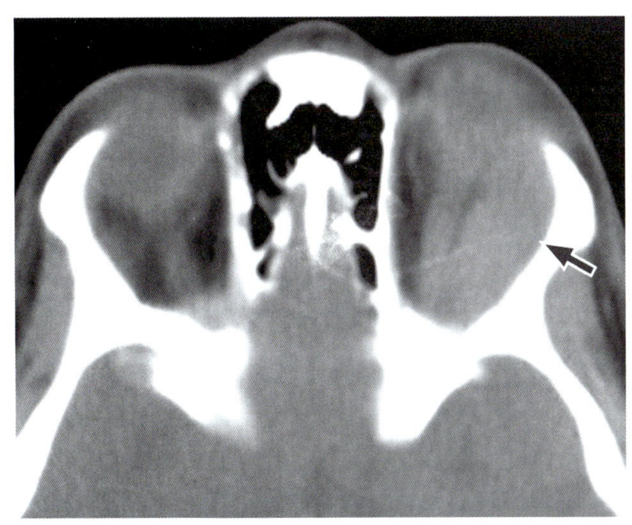

◀图 3-38 女，17 岁，眼眶绿色瘤

急性髓性白血病（AML）病史，多部位出现绿色瘤，包括脊柱和腹部，轴位 CT 图像显示沿着眼眶外侧壁走行的均质肿块（箭）

细胞病变和动脉瘤样骨囊肿是膨胀性溶骨性病变，通常在 CT 上病灶边缘可见薄的骨边，在 MR 上可见特征性液 - 液平面。

（七）血管源性病变

眼眶血管源性病变包括血管瘤（婴儿型、先天性和其他类型），高流量畸形 [动静脉畸形（arteriovenous malformations，AVM）和颈动脉海绵窦瘘（cavernous carotid fistulas，CCF）]，低流量畸形（静脉畸形、淋巴管畸形和混合畸形）及静脉曲张。只有血管瘤被认为是真正的肿瘤[103]。“海绵状血管瘤”一词常被不恰当的用于在组织病理学上包膜完整的低流量静脉畸形。血管畸形和肿瘤将在本书的其他部分详细讨论。下面简要讨论和说明眼眶血管异常的影像学特征。

1. 婴儿血管瘤 婴儿血管瘤的影像学表现取决于临床分期。在增殖期，可见分叶状、边界清楚、均质、富血管性软组织肿块，并有显著强化。在 MRI 上，增殖性血管瘤在 T_1WI 上相对于肌肉呈等或低信号，在 T_2WI 上（图 3-39）呈中等高信号，伴有血管流空，显著强化[104]。在消退期，强化减低，血管成分减少。完全消退后，残留局灶性纤维脂肪组织。

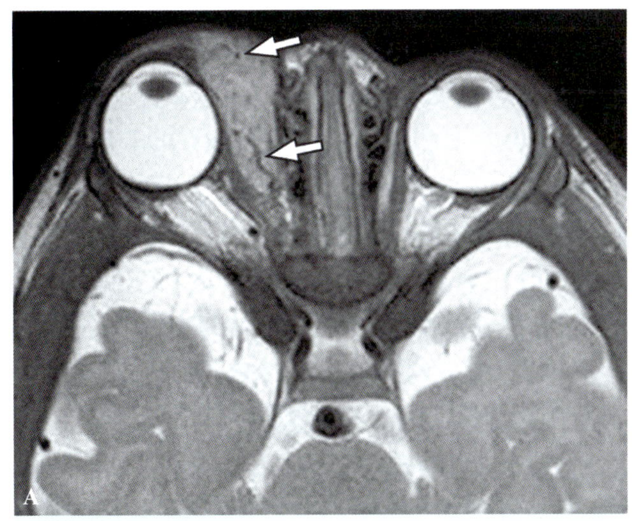

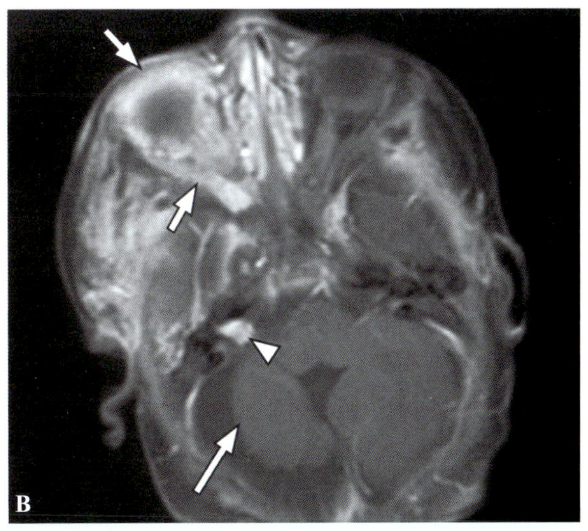

▲图 3-39 儿童婴儿血管瘤两例

A. 轴位 T_2WI 显示一位于右侧眼眶内侧的肿块，有占位效应，将眼球向外侧推移并导致突眼；肿块内有明显的血管流空影（箭），伴有显著均匀强化（未显示），诊断为血管瘤；该 2 月龄男孩从 2 周大时开始出现右上睑肿胀，在接下来的几周内病变迅速增大；B. 轴位增强 T_1 脂肪抑制 MR 图像显示显著强化的前隔膜和眶内血管瘤（箭），右颞肌一大血管瘤，右内耳道内一血管瘤（箭头）；注意该患者另见同侧小脑发育不良（长箭），合并 PHACES 综合征；该 1 月龄男孩患有多发血管瘤

婴儿血管瘤患者的亚组在身体其他地方亦存在结构异常，包括脑、脑血管、主动脉、眼睛和胸壁。1978 年，Pascual-Castroviejo 等描述了面部和头皮“血管瘤”合并脑部异常 / 畸形、颅内外血管畸形和先天性心脏病[105]。随后，Frieden 等创造了首字母缩略词“PHACES”[106]，来表示这种神经皮肤关联的主要特征：颅后窝畸形（P）、血管瘤（H）、动脉异常（A）、主动脉缩窄（A）和心脏缺陷（C）、眼部异常（E）、胸骨裂隙（S）和脐上腹白线（S）。最常见的颅后窝畸形是单侧小脑发育不全，伴有同侧脑脊液间隙明显。颅内动脉异常包括持续的胎儿血管吻合连接（例如，永存三叉神经动脉），颈动脉或椎动脉缺如或发育不全，以及颈动脉或脑动脉的扩张和扭曲。还可见到烟雾病侧支血管狭窄闭塞性改变[107]。眼部的异常包括小眼畸形、视神经发育不良、先天性白内障、牵牛花视盘发育异常和视网膜血管增多。PHACES 患者出现单侧或双侧血管瘤，肿瘤表现常较大、局限，呈斑块状，有时呈胡须状分布或位于中线。因此，面部或头颈部有较大的婴儿血管瘤的儿科患者应进行脑 MRI 和 MRA 检查，以评估是否伴有 PHACES 综合征并发症[108]。

2. 血管畸形　高流量血管畸形包括动静脉畸形（AVM）和动静脉瘘（AVF）。低流量血管畸形包括静脉畸形（venous malformations，VM）、淋巴管畸形（lymphatic malformations，LM）和混合畸形。

静脉畸形为边界清楚、跨空间的多房囊性肿块。静脉湖典型表现为 T_2WI 上呈与脑脊液信号相似的高信号，随着其内静脉血的造影剂进入而逐渐强化。静脉石是静脉畸形的一个诊断特征，在 MR 上呈圆形的信号缺失，在 CT 上表现为钙化灶。

眼眶淋巴管畸形表现为眼球突出，有时在出生时即明显，或由于并发感染或出血快速增大而显示。淋巴管畸形是典型呈跨空间性病变。淋巴管畸形含大于 1cm 的囊肿称为大囊型，边界清楚。微囊型淋巴管畸形由小或微小囊肿组成，其边界不太清楚，有时显得更具浸润性。病灶部分可潜在正常组织和眼睑眼眶结构内或之间。囊肿的内容物在 T_2WI 上呈高信号，除非并发出血，则呈低信号的血液产物。T_1WI 上的信号强度根据蛋白质含量和出血的时间而变化。大囊型淋巴管畸形由强化的间隔分成分界清楚的大的液性囊腔。微囊型淋巴管畸形可出现强化，不伴有明显的液性囊腔。囊腔内的液 - 液平面是淋巴管畸形的特征（图 3-40），与血液产物形成的不同时间段有关。

许多眼眶低流量血管异常表现出淋巴管畸形和静脉畸形的特征，因此被认为是混合性病变。有趣的是，这些病变常合并明显的颅内静脉异常（海绵状畸形和显著的发育性静脉异常）（图 3-41），甚至偶有合并动静脉瘘[109]。

眼眶动静脉畸形和动静脉瘘是罕见的高流量病

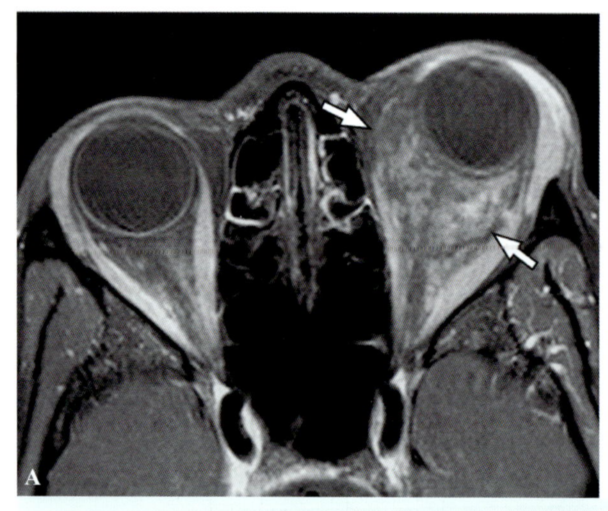

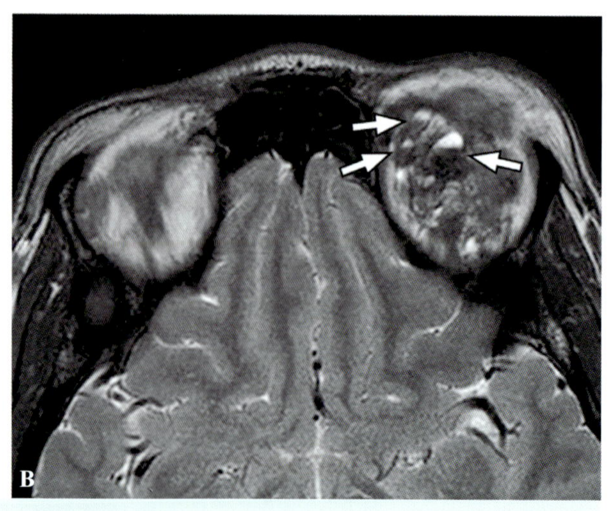

▲ 图 3-40　淋巴管畸形

A. 轴位增强 T_1 脂肪抑制 MR 图像显示眶内球后的混杂信号病灶（箭）导致突眼；其中斑片状增强区域，提示静脉成分；B. 轴位 T_2WI 更加清楚地显示了液 - 液平面（箭），为淋巴管畸形的特征

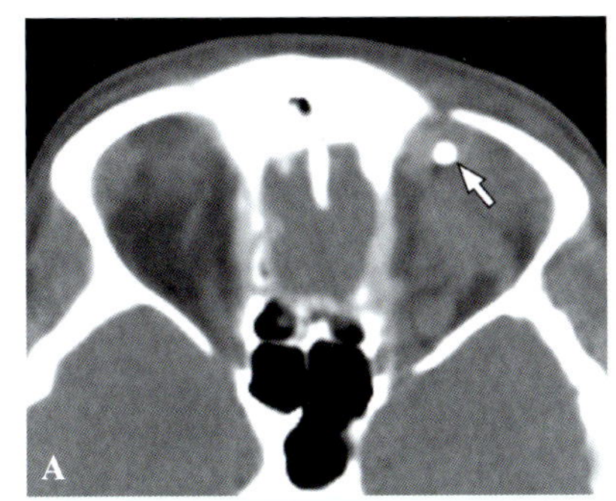
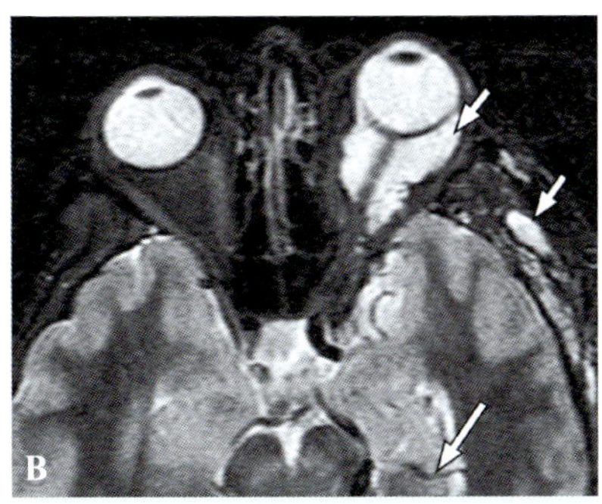
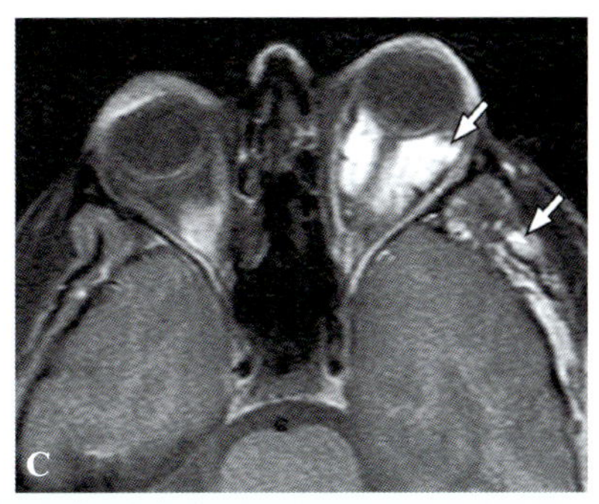

▲ **图 3-41 女，20 岁，静脉畸形，患多发静脉畸形，被诊断为蓝色橡皮疱样痣综合征**

A. 轴位 CT 图像显示左侧眼眶分叶状肿块内静脉石（箭）；B. 轴位 FSEIR 图像显示高信号的静脉畸形位于左侧眼眶肌锥内、颞肌和头皮（箭）内，另见合并的颅内发育性静脉异常（长箭）；C. 静脉畸形（箭）仅在给药几分钟后行延迟的 T_1 脂肪抑制 MR 图像上均匀增强

变，出现搏动性突眼，有时有杂音。在影像上，其特征是供血动脉增粗和静脉引流显示早。其区别在于动静脉畸形在供血血管和引流血管间存在一团混乱的小血管巢。

3. 眼眶静脉曲张 原发性眼眶静脉曲张可能是由于先天性静脉壁薄弱造成的，导致一个或多个眼眶静脉扩张。静脉通道的混杂性肿块与静脉畸形的范围部分重叠。随着 Valsalva 动作，静脉曲张程度增大并可能导致突眼或眼球移位的程度加重[84]。眼眶静脉曲张可合并颅内血管异常或畸形，包括动静脉分流。在 CT 上，可以看到代表静脉石的钙化。在 MR 上，T_2WI 上呈高信号并强化。除非合并血栓形成，静脉期病变填充造影剂（图 3-42）。

4. 颈动脉海绵窦瘘（CCF） 颈动脉海绵窦瘘发生于颈内动脉的海绵窦段部分撕裂时，动脉血进入海绵窦，导致海绵窦压力增加，正常情况下引流入海绵窦的静脉血发生反流。CCF 患儿表现为突眼、结膜水肿和搏动性眼球突出，可闻及杂音和（或）客观性搏动性耳鸣。在影像上，眼上静脉充血（图 3-43），同侧眼外肌增大。海绵窦或眼上静脉可发生静脉血栓。类似 CCF 血管畸形包括 AVM 和 AVF；孤立性眼上静脉扩张也可发生[110]。因此，相关的临床病史和检查是最重要的。CCF 的诊断可通过 CTA、MRA 或常规血管造影确诊。

（八）创伤性疾病

眼眶损伤可由直接钝性或穿透性创伤引起。常见的损伤包括外伤性眼前房积血、眼球破裂、玻璃体积血、晶状体破裂或脱位、眼球分离、眶内异物、颈动脉海绵窦瘘、视神经损伤和骨折。Terson 综合征是一种玻璃体积血或视网膜出血，继发于蛛网膜下腔出血，被认为是由颅内压力积聚造成的[111]。视网膜出血也被视为遭受头部外伤的重要表现。

CT 是眶外伤成像的首选方法，显示骨折、出血和软组织损伤。CT 能很好地显示不透“X-”射线（如金属）或可透“X-”射线（如木材）异物，然而如疑有金属异物则是 MRI 检查的禁忌证。应当有意识地尽量减少儿童的辐射暴露，特别是晶状体，同时优化方案，使放射科医师能够做出准确的诊断。CT 序列应包括能进行多平面重组的薄层轴位扫描。超声可能有助于评估眼球及其内容物，但

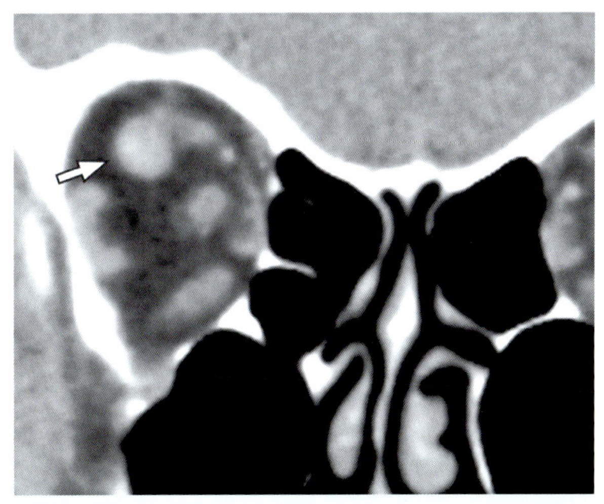

▲ **图 3-42 眼眶静脉曲张**

冠状位增强 CT 图像显示扩张的血管腔内充满造影剂（箭）；轴位 CT 图像上，可看到该结构与静脉近端和远端相连（未显示）

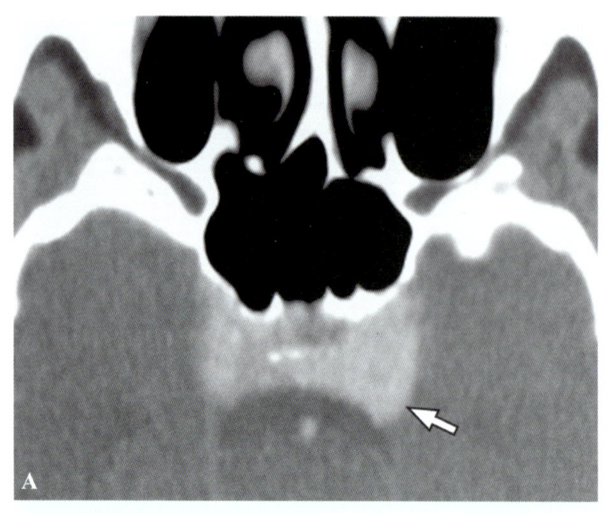

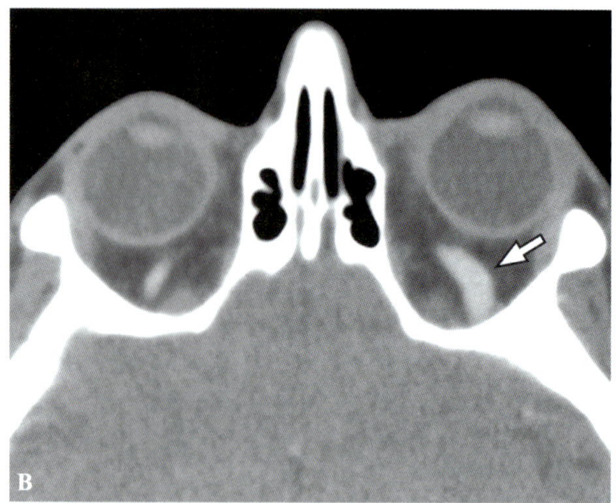

▲ **图 3-43 颈动脉海绵窦瘘**

轴位增强 CT 图像显示左侧海绵窦（A，箭）和左上眼静脉（B，箭）充血

如果疑有眼球破裂，则是超声检查的禁忌[110]。

1. 前房损伤　外伤性前房积血（外伤后出血进入前房）是由虹膜或睫状体血管破裂引起，导致血液外渗入前房。在 CT 上，前房呈高密度。角膜撕裂导致前房容积减小，表现为前房的前后径减小。

2. 眼球损伤　眼球破裂，也称开放性眼球损伤，是一种眼科急症。是导致失明的主要原因，及时的诊断和治疗对于预防进一步损伤至关重要。未被识别的眼球破裂可能很少因交感眼炎导致双侧失明，交感性眼炎单侧眼部手术或穿透性创伤后出现双侧弥漫性肉芽肿性眼内炎症。

受伤的眼睛被称为诱发眼，对侧的眼睛被称为交感眼[112]。从眼部损伤到交感性眼炎发作的时间从几天到几十年不等，80% 发生在 3 个月内，90% 发生在 1 年内[113, 114]。被认为是由于眼球完整性丧失后眼部抗原暴露于免疫系统而产生的自身免疫炎症反应的结果。因此，如果受伤的眼球不能存活，或者受伤的眼球在外伤后恢复视觉功能的可能性很小，那么及时摘除眼球可能有助于防止交感性眼炎的发生。

在 CT 上，眼球轮廓异常（图 3-44A）、丧失正常眼球体积、巩膜不连续、眼内积气（图 3-44B）或眼内异物，均提示眼球破裂[110]。前房深径减少提示前部眼球撕裂。随着前房深度的增加，应怀疑巩膜后部外伤性破裂。巩膜后部不连续使得玻璃体从缺损中脱出，导致玻璃体失压，晶状体后部下垂[115]。伴随玻璃体积血，后房中可见薄雾状弥漫性或肿块样的高密度。

3. 晶状体损伤　当眼球出现外伤性畸形时，晶状体悬韧带可拉伸和撕裂，导致晶状体脱位。后脱位比前脱位更常见，部分原因是虹膜阻止晶状体向前移动。如果只有部分纤维被撕裂，那么晶状体可以保持在一侧的位置，另一侧向后与玻璃体成角（图 3-45）[110]。

钝性创伤可导致晶状体囊撕裂或破裂。当这种情况发生时，液体进入透明的晶状体——通常是体内含水最少的器官。因此，在 CT 上，破裂的晶状体可以保持相对正常的轮廓，但密度比正常要低（图 3-46）。

4. 眼球脱位　眼球脱位有三种主要类型：玻璃体后脱离、视网膜脱离和脉络膜脱离。

在玻璃体后脱离中，玻璃体与视网膜脱离，玻璃体可以进入到透明玻璃体膜和视网膜之间的潜在空间[84]。视网膜上仍然附着的点的牵引力会增加随后视网膜撕裂和脱离的风险。分离的后部玻璃体膜可增厚并在影像上变得可见。这种情况可见于儿童永存原始玻璃体增生症。

视网膜脱离是感光视网膜从视网膜色素上皮的分离。浆液性或渗出性脱离通常是由于肿瘤、炎症、血管病变（如 Coats 病）、血液病或合并先天性异常如视神经胶质瘤和牵牛花综合征，所致的血 - 视网膜屏障破坏所致[116]。当玻璃体中有瘢痕或其他病变引起色素层对感光视网膜牵引时，被称为牵

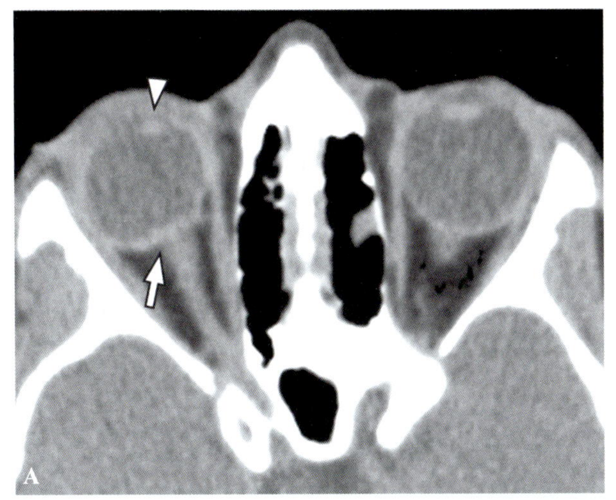

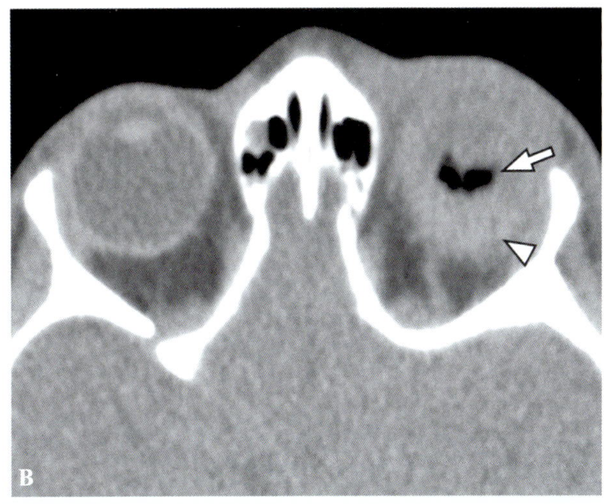

▲ 图 3-44 两名不同患儿的眼球破裂

A. 男，13 岁，被玻璃碎片击中眼睛。轴位 CT 图像显示右侧眼球的轮廓畸形；眼球萎缩，后缘变平（箭）；晶状体（箭头）破裂，由于失去了正常的双凸形而缩短；B. 女，5 岁，被压力喷雾器喷到眼睛；体格检查显示角膜裂伤，前房和结膜下出血；轴位 CT 图像显示眼内积气（箭）和玻璃体积血（箭头）；晶状体脱位，不在其正常解剖位置

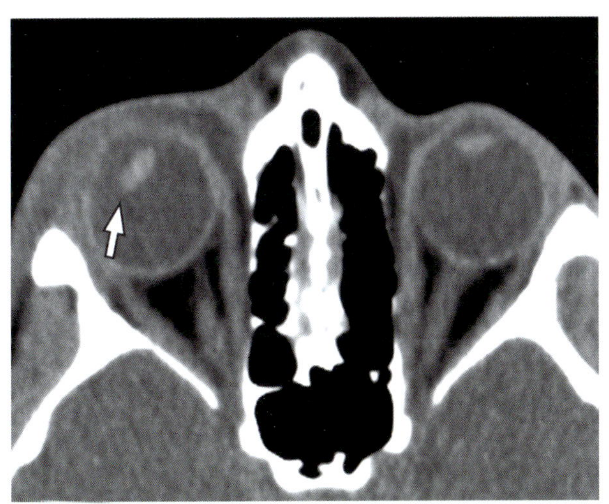

▲ 图 3-45 晶状体脱位

男，13 岁，被一枚彩弹击中了眼睛；轴位 CT 图像显示晶状体的一侧部分脱位（箭）并向后倾斜，而中部保持固定

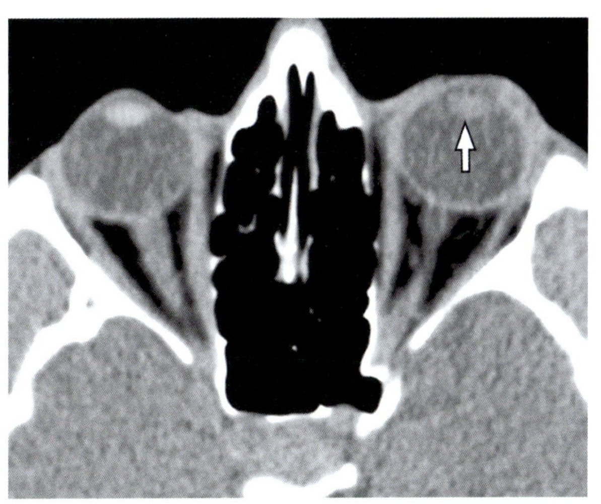

▲ 图 3-46 女，9 岁，晶状体破裂

轴位 CT 图像显示双侧晶状体的轮廓正常；但是左侧晶状体（箭）的密度低于正常，表明有液体通过撕裂的囊渗入晶状体

引脱离。在创伤的情况下，可能会有视网膜下出血，伴或不伴有感光视网膜撕裂。儿童出现视网膜出血时应警惕非意外创伤[110]。

视网膜是一种非常薄的结构，在影像上是不可见的。视网膜脱离的影像诊断是基于正常玻璃体和视网膜下积液的外观差异。视网膜下积液通常表现为均匀的高密度，呈双凸镜或 V 形，从睫状体前方延伸到视盘后方（图 3-47）。如果视网膜下积液恰好与玻璃体呈等密度 / 等信号，影像检查则可能漏诊。显示视网膜脱离，超声被认为是比 CT 或 MR 更好的成像方法。超声在诊断视网膜脱离上被认为要优于 CT 或 MR[117]。

脉络膜脱离是脉络膜与巩膜的分离。浆液性或出血性液体可在脉络膜上腔中积聚。后者见于创伤；前者发生于眼压过低，可由炎症、外伤性穿孔或手术引起[110]。脉络膜上腔积液呈双凸状，从涡

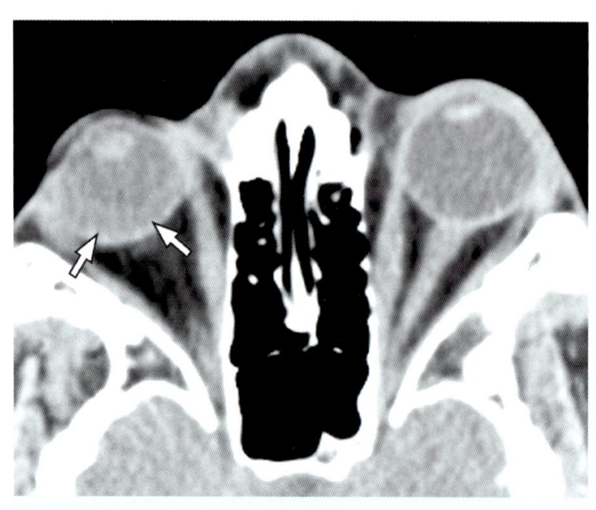

▲ 图 3-47 视网膜脱离

轴位 CT 图像显示右侧眼球后部有宽大 V 形的高密度液体（箭）

静脉水平延伸到视网膜锯齿缘（图 3-48）。其 CT 和 MR 表现取决于液性成分，密度 / 信号可变。脉络膜很厚，脉络膜脱离在 CT 和 MR 上常可见。

5. 眶内异物　如果疑有眶内金属物体，则是 MR 检查的绝对禁忌证，因为如果患者接受 MR 检查会因为该物体在磁场内移动而导致失明。

CT 对于检测小于 1mm 的金属碎片非常敏感（图 3-49）。玻璃在 CT 上看起来很致密，但其检出率不如金属[118]。木制品呈低密度，可能被误认为是气体，但形态上呈几何或线性的结构。

6. 视神经损伤　视神经可在穿透性创伤中直接受损，通过骨碎片引起神经撕裂或因为神经鞘血肿而受损。也可因钝性外伤、血管损伤后对视神经的传导力而间接受损。为了评估视神经，在确认没有任何潜在的眶内金属物体后，MRI 是必要的。视神经在正常情况下应该跟脑白质信号一致。如果正常的神经轮廓受到破坏，或如果在 T_2WI 序列上视神经出现异常高信号，则应怀疑视神经损伤。

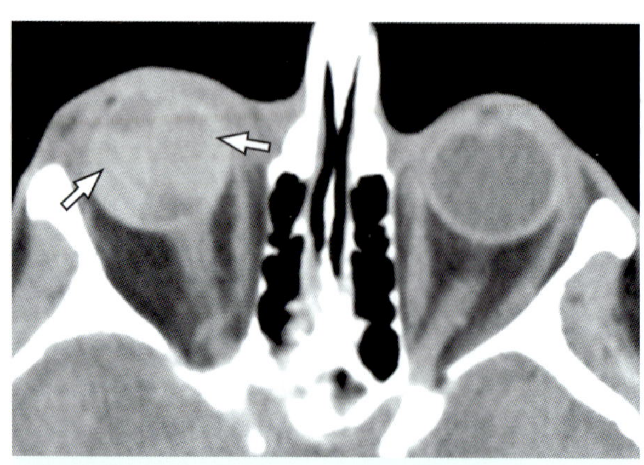

▲ 图 3-48 脉络膜脱离

轴位 CT 图像显示右侧眼球的内侧和外侧面有双凸形的致密液体积聚（箭），没有延伸到视盘

四、面部、鼻腔、鼻窦

（一）胚胎学与发育

在妊娠 4～5 周时，面部结构由数个原基围绕着原始口凹而形成[119]。在妊娠 4～8 周时，鼻中突和上颌突融合形成上唇和下颌。鼻中突融合并产生唇部的人中、上颌的前颌部分和原腭。额鼻突起产生额部、鼻和鼻中隔。上颌突形成上唇、上颌骨和继发腭的部分。上颌突与鼻原基之间是鼻泪沟，最终产生鼻泪管和泪囊。双侧下颌突起形成下颌骨、下唇、下巴和下颊部。随着基本面部结构的建立，与第一和第二咽弓相关的中胚层细胞产生咀嚼肌（第一弓衍生物，由三叉神经支配）和面部表情肌（第二弓衍生物，由面神经支配）。

在鼻后孔的口鼻膜破裂后，鼻腔与鼻咽和口腔相通。鼻甲从鼻腔的侧壁形成。鼻旁窦作为鼻腔壁的憩室形成，出生后会发生气化。

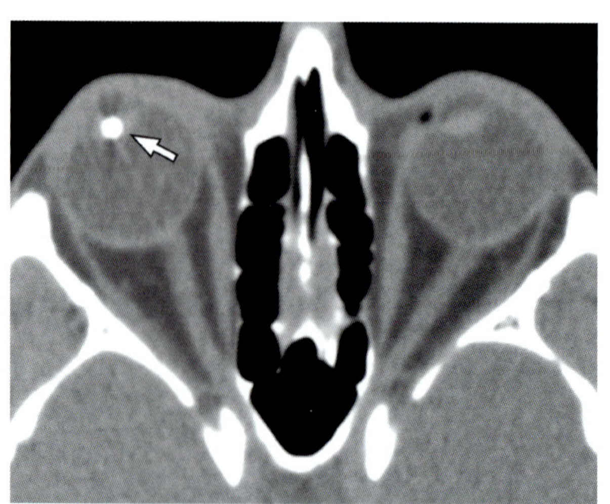

▲ 图 3-49 眼内金属碎片

轴位 CT 图像清楚地显示了右侧眼球内的点状金属碎片（箭）

（二）正常解剖

鼻和鼻旁窦在青春期继续发育。前庭是每个鼻腔的开口。鼻中隔由前下方的软骨和后上方的骨（犁骨和垂直筛板）组成。上、中、下鼻甲起源于每个鼻侧壁。在部分群体中，最上鼻甲的存在形式是可变的。

上颌窦和筛窦在出生时即气化，并持续发育到10—12岁。蝶窦在1—2岁时气化，14岁时达到成人大小。额窦很难与前筛骨气房分开，直到它们变大并在8—10岁时延伸到上眶缘上方。部分个体的额窦始终不扩张，是非充气或充气不佳的状态。

额窦、前组筛窦、中组筛窦和上颌窦通过窦口鼻道复合体（OMC）引流入中鼻道。后筛窦和蝶窦排入蝶筛隐窝和鼻腔的上鼻道。

筛窦气房扩张到筛骨的范围之外并侵入额部、上颌和蝶骨区域，深达泪骨并进入上颌骨额突，上述情况并不少见。这些解剖变异包括：①鼻丘气房，前筛骨气房，使上颌骨额突气化；②眶上筛窦气房，前筛骨气房使眼眶顶部气化；③ Haller 气房，眶下筛骨气房；④ Onodi 气房，后筛骨气房沿蝶骨延伸，位于蝶窦上方并与视神经管相邻；⑤后筛骨气房沿上颌窦延伸并通过骨壁与上颌窦分离，形成“双窦”。必须识别变异的解剖结构，以便当气房发生炎症时，可针对特定的气房作外科引流。

（三）先天性和发育异常

1. 鼻塞——完全性鼻腔狭窄、后鼻孔闭锁、梨状孔狭窄　新生儿专用鼻呼吸，鼻腔阻塞会导致气道受损[120]。先天性病因包括梨状孔狭窄、鼻腔狭窄和后鼻孔狭窄或闭锁。大鼻泪管囊肿、颅面畸形和脑膨出也会导致阻塞。整个鼻气道的狭窄通常是骨性的，可能会出现上颌骨发育不全。

后鼻孔闭锁是先天性后鼻孔阻塞。据报道，发病率在活产婴儿中为1/5000～1/9000。女性更常见，通常为单侧。基本上均为骨性阻塞，伴或不伴膜性成分。最近的文献表明，70%的病例发生混合性骨性/膜性后鼻孔闭锁，30%的病例为纯骨性梗阻[121]。翼板和鼻侧壁也有中介作用（图3-50）。

有时伴有颅底畸形或缺陷[122]。约1/2的该病儿科患者合并颅面畸形，如CHARGE综合征。CHARGE是眼缺损（coloboma）、心脏缺陷（heart defect）、后鼻孔闭锁（atresia choanae）、生长发育迟缓（retarded growth and development）、生殖器发育不良（genital hypoplasia）和耳畸形/耳聋（ear anomalies/deafness）的首字母缩写。主要标准[眼部缺损、后鼻孔闭锁，特征性耳部异常——特别是半规管（SCC）缺失或严重发育不全、前庭发育不全、听小骨和其他中耳畸形（图3-51）[123]；脑神经发育不全/缺如]和次要标准（心血管畸形、生殖器发育不全、唇裂/腭裂、气管食管瘘、下丘脑－垂体功能障碍、特征性CHARGE面容、发育迟滞）已被描述。据报道，具有全部4个主要特征，或3个主要特征和3个次要特征的患者，极可能患有CHARGE综合征[124]。

CT应在翼板水平处、平行于硬腭行轴位扫描。CT显示后鼻腔阻塞，其特征是内侧弯曲和鼻侧壁增厚，犁骨后部增大，骨性或膜性结构阻塞后鼻孔表明闭锁板。双侧后鼻孔闭锁应及时检查颞骨，以了解是否存在CHARGE综合征典型的内耳表现。

颅缝早闭综合征、Treacher Collins综合征和其他颅面综合征会合并面中部发育不全引起的中鼻腔狭窄。

梨状孔狭窄在前鼻腔水平。CT表现为梨状孔明显狭窄合并前硬腭的三角形形态。扫描图像应包含上颌牙列。如果有一个单个大的中切牙，则与前脑无裂畸形有关，需进行脑部MR检查（图3-52）。

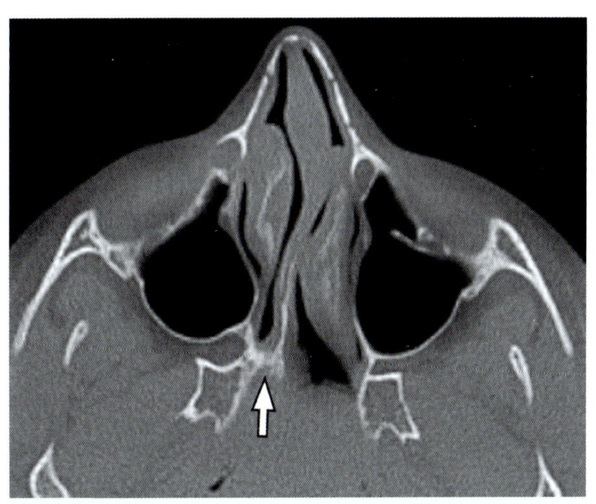

▲ 图3-50　男，11岁，后鼻孔闭锁，临床表现为慢性鼻窦炎和阻塞

轴位骨窗CT图像显示右侧后鼻孔狭窄（箭），骨性阻塞；犁骨偏向一侧（如图所示），翼板位于中间（未显示）

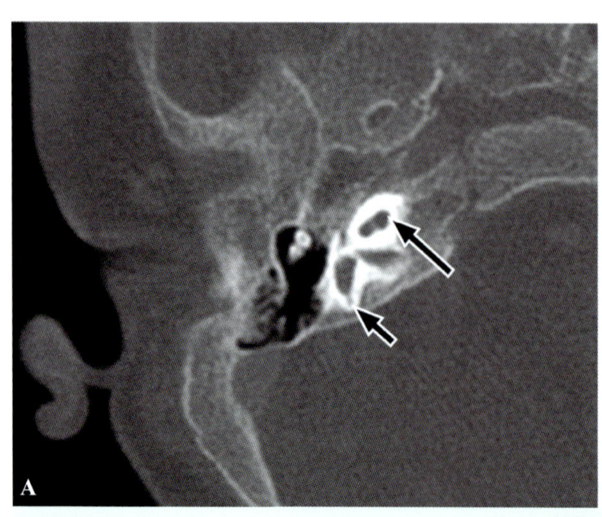

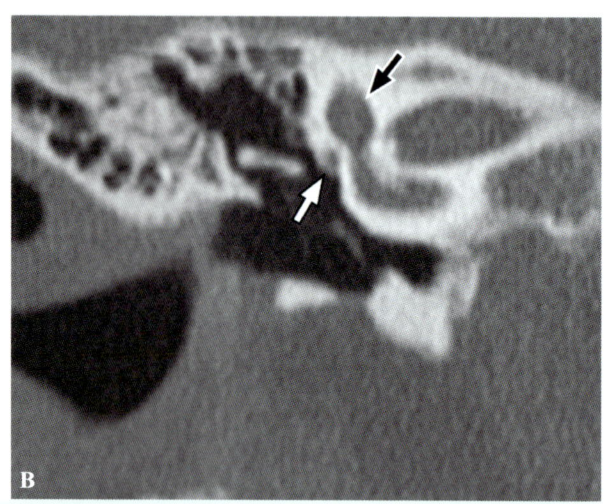

▲ 图 3-51 CHARGE 综合征中的半规管发育不全 / 缺如

A. 轴位骨窗 CT 图像显示了一发育不全的前庭伴仅有一个退化了的后半规管（短箭），外半规管和上半规管缺失；耳蜗仅一圈（长箭），而且蜗神经管缺失，形成"孤立的耳蜗"；B. 通过中耳层面的冠状位骨窗 CT 图像（另一患者）显示前庭窗狭窄；面神经的鼓室段异常地位于下方，覆盖在狭窄的前庭窗（白箭）上；上半规管发育不全，呈球状囊性结构（黑箭）；后半规管和外半规管缺失，耳蜗仅形成 1.5 圈（未显示）

2. 泪腺黏膜囊肿和鼻泪管黏液囊肿　之前的眼眶章节描述了泪囊和鼻泪管黏液囊肿。鼻泪管黏液囊肿常见，尤其是早产儿，是新生儿鼻塞的重要原因。大多数自发消退。不常见的情况下，压力增强可能导致闭锁远端膜向鼻腔膨胀，导致鼻内囊性肿块和鼻塞。从泪囊延伸到下鼻道的整个扩大的囊性结构被称为鼻泪管黏液囊肿。CT 和 MR 显示清楚，表现为内眦区有一个扩张的囊性结构，与扩大的鼻泪管相连，终止于位于下鼻甲下方的鼻黏膜下囊性肿块（图 3-16）。

3. 眉间窝 / 鼻窝、皮毛窦、皮样囊肿、脑膜脑膨出和鼻神经胶质异位　在胎儿发育过程中，额骨被称为鼻前囟的囟门将其从鼻骨中分离出来。鼻骨又被鼻咽间隙从下层软骨鼻囊中分离出来。鼻前间隙向上延伸到大脑底部，向下延伸到鼻尖。通常，脑部周围的硬脑膜的突起延伸穿过中线的这些间隙并与外胚层接触，然后在这些间隙闭合之前退化回到大脑。出生时，额鼻缝位于已经闭合的鼻前囟的位置，鼻软骨和筛骨位于闭塞的前鼻间隙，额骨和筛骨在颅底的小孔周围聚集在一起，称为盲孔，位于鸡冠前。如果胚胎硬脑膜突起不能适时退化，则会导致异常 / 畸形。

(1) 眉间窝 / 鼻窝、皮毛窦和皮样囊肿：随着硬脑膜的退化，其附着的外胚层也会随之退化，导致皮肤窦道的形成。该窦道可从眉间皮肤表面通过鼻前囟（额鼻缝）到盲孔或从鼻子的皮肤表面穿过鼻前间隙（在鼻骨下或通过鼻骨）到盲孔。临床表现包括皮肤凹坑、皮毛窦、（表）皮样囊肿和纤维条索。极少数情况下，这些窦道、囊肿和条索可延伸至颅内并与大脑粘连。持续的颅内相通可能导致复发性脑膜炎、脓肿或积脓。

扫描范围应包括基于胚胎解剖的该窦道全部潜在 / 可能的行径——从皮肤表面、鼻和鼻腔，至前颅窝和盲孔（图 3-53）。选用的检查方法是 MR，脉冲序列应包括多平面薄层、小视野、高分辨率 T_2WI 脂肪抑制 MR 图像、T_1WI 脂肪抑制 MR 图像，对比增强 T_1WI 脂肪抑制 MR 图像和 DWI。若想了解骨性解剖结构，应行薄层轴位 CT 并多平面重建。2 岁以下的婴幼儿进行 CT 检查时应增强，未完全骨化的前颅底软骨会强化，否则可能被误认为是骨缺损。在 CT 上，皮样囊肿和（或）窦道表现为圆形或管状低密度结构。纤维通道显示困难。增强扫描可呈环状强化，周围出现水肿则提示合并感染[125]。如果囊肿或鼻窦靠近或通过盲孔，则盲孔可扩大，鸡冠可增厚、扩大，形成沟槽或分成两半[126]。在 MR 上，皮样囊肿在 T_1WI 上呈低、等或高信号，在 T_2WI 上常呈高信号且伴有弥散受限。偶有病灶表现为脂肪抑制。皮毛窦道的信号，在所有脉冲序

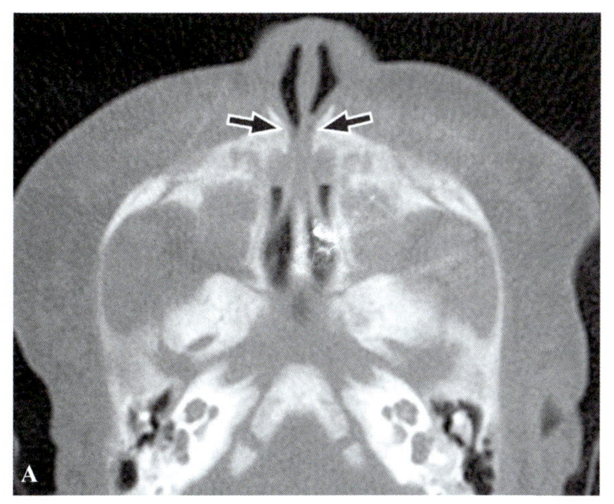

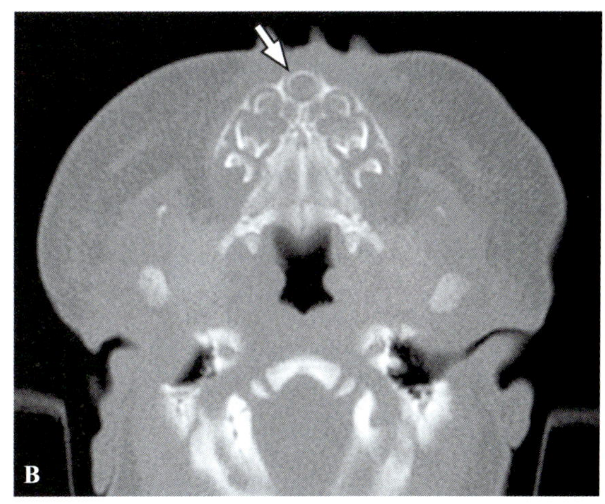

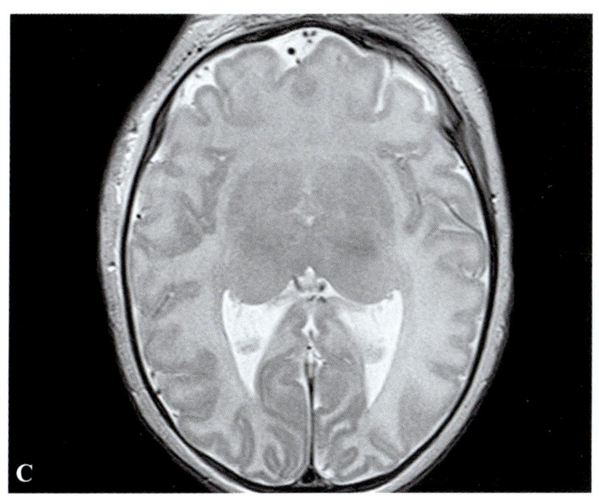

▲ 图 3-52 梨状孔狭窄伴前脑无裂畸形

轴位骨窗 CT 图像（A 和 B）显示双侧梨状孔（A，黑箭）缩小和单个大的中切牙（B，白箭），患者行 MRI 检查；轴位 T_2WI（C）显示前镰和大脑半球间裂隙消失，额叶融合，丘脑部分融合，符合半脑叶型前脑无裂畸形

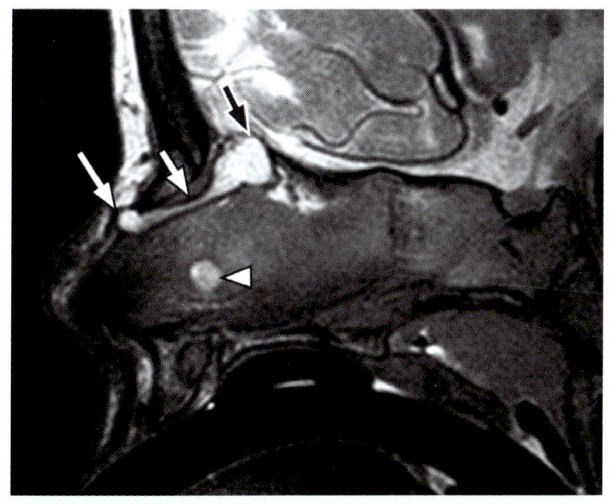

▲ 图 3-53 男，9 月龄，皮样窦和皮毛窦（鼻中隔皮肤瘘），表现为鼻子上方的有一个小肿块

矢状位 T_2WI 显示一圆形、高信号的皮样囊肿（长白箭）紧邻鼻骨，通过管状皮肤窦道（短白箭）连接到位于盲孔（黑箭）的皮样囊肿，突向硬膜外间隙；鼻中隔（箭头）另见一皮样囊肿

列通常与脑脊液相似。

(2) 脑膜脑膨出和鼻神经胶质异位：若硬脑膜突出无法退化，则会形成与颅内相通的明显憩室。憩室可包含软脑膜、脑脊液和（或）神经组织，引起脑膜膨出或脑膜脑膨出，统称为脑膨出。鼻额脑膨出通过持续开放 / 未闭的囟门向外突出；鼻筛脑膨出通过持续开放 / 未闭的前鼻腔向外突出。若憩室闭合，不与颅内相通，形成一个孤立的异位脑膜和神经组织的肿块，称为鼻神经胶质异位（“鼻胶质瘤”）。鼻外神经胶质异位来自于从鼻前囟突出的组织。鼻内神经胶质异位来自于从前鼻腔突出的组织。

影像学有助于评估肿块的位置、大小及其与脑和盲孔的关系。MRI 表现为 T_1WI 上相对于灰质通常呈低或等信号，T_2WI 上呈等或高信号（图 3-54）。T_2WI 上的高信号源于发育异常的组织或神经胶质组织和（或）脑脊液。肿块可完全或部分呈囊性。强化不常见，但是如果有明显的血管或脉络膜丛就可强化。矢状位或冠状位 MR 序列显示肿块与大脑之间缺乏连通，对鉴别鼻神经胶质异位与脑膨出很重要[127]。在 CT 上，肿块相对于脑实质呈等或低密度。CT 有助于显示合并的骨畸形。

4. 裂隙囊肿　是沿着胚胎发育过程中面部突起的融合线出现的囊肿。它们包括鼻唇沟囊肿、鼻腭管囊肿和腭正中囊肿。

鼻唇沟囊肿，也被称为鼻牙槽囊肿或 Klestadt 囊肿，发生于鼻翼和鼻前皱襞的基底部，可为双侧性[128]。其 CT 上的密度和在 MR 上的信号取决于囊肿的内容物[129]，可能从浆液到黏液到两者混杂密度/信号（若合并感染）。强化方式也多变[130, 131]。当病变较大时，可以发现相邻的骨呈扇形（图 3-55）。

鼻腭管囊肿或正中前上颌囊肿可进一步分为切牙管囊肿或腭乳头囊肿。后者并不常见。前者被认为起源于鼻腭管上皮残余[132]。小的切牙管囊肿在儿童中并不少见。在 CT 上，囊肿表现为均匀的梨形、心形或圆形透亮区域，在前原腭中线有硬化边缘（图 3-55B）。沿活髓牙周围生长，并可致上中切牙根向外伸展。

腭正中囊肿出现在腭突中线的交界处。在 CT 上，它表现为硬腭中线区的透亮病变。

5. 裂隙　裂隙源于面部发育或融合异常。

- 孤立继发性腭裂：由额鼻突和鼻中突发育不完全或病变阻碍腭突融合引起。先天性口内肿块或严重的小颌畸形可阻止腭突的第二次融合。下颌骨发育不良导致舌向上和向后移位（舌后坠），进而导致 U 形继发腭裂的裂隙。
- 真性中线唇腭裂：鼻中突融合失败所致。眼距增宽伴颅底裂开和颅底脑膨出。多种联合发育不全或面部中线结构缺失伴有眼距过窄应立即检查是否有前脑无裂畸形。
- 常见的唇裂和（或）腭裂：这些偏中线/中线旁裂隙是由于鼻中突与上颌突融合失败所致。与单侧腭裂或唇裂相比，双侧唇腭裂合并综合征疾病的发生率更高。
- 面斜裂：由于鼻侧突与上颌突融合失败所致。裂隙从眼内眦延伸到鼻。可合并有双侧常见的唇裂和（或）腭裂。
- 面横裂：也被称为“狼嘴”或巨口，面横裂是由于上颌突和下颌突融合失败所致。可能是单侧或双侧的。可孤立发生，也可合并综合征，如半侧面部肢体发育不良（HFM）。

没有观察到胚胎融合线的裂隙很可能是羊膜带复合体破裂所致[134]。羊膜破裂导致纤维带产生，纤维带可以黏附和束缚发育中胎儿的部分身体。胎儿的部分身体可能会被这些纤维带中断、损坏或截肢。在大约 1/3 的羊膜带系列病例中可见颅面变形。

6. 小颌畸形　小颌畸形是异常小的下颌骨，而后颌畸形指的是下巴向后退缩，但这两种常常同时存在。小颌畸形可以是散发或遗传性的、孤立性的

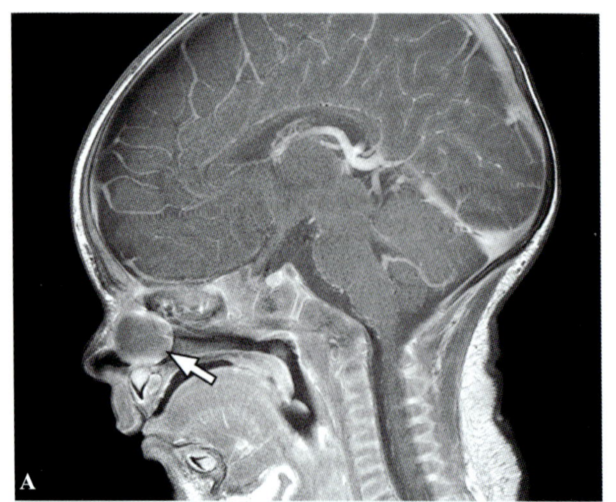

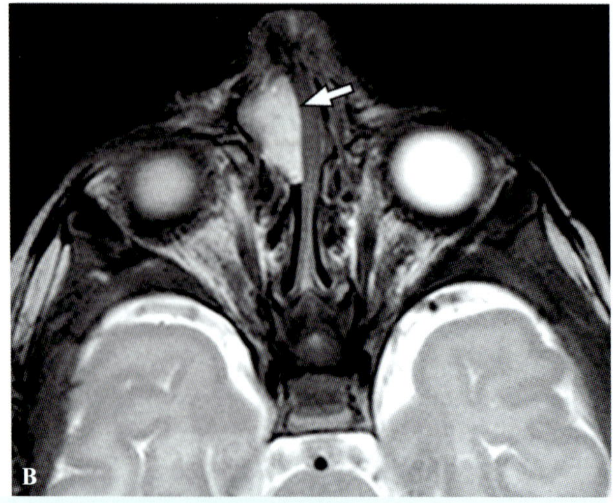

▲ **图 3-54　男，21 日龄，鼻神经胶质异位，表现为右侧鼻腔肿块**

A. 矢状位对比增强 T_1WI 显示鼻腔内不强化的低信号肿块（箭）；B. 肿块（箭）在 T_2WI 上呈明显高信号

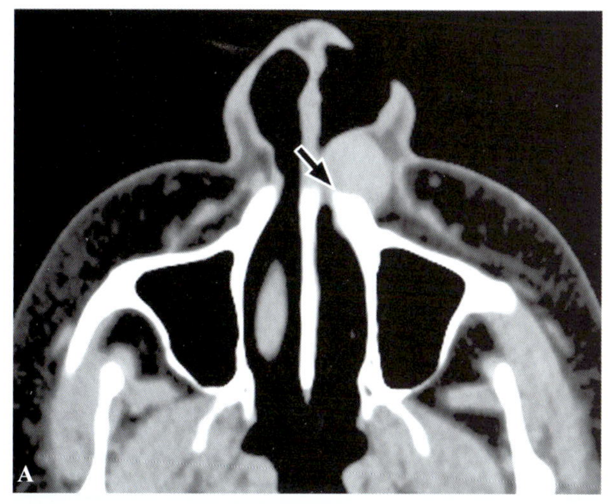

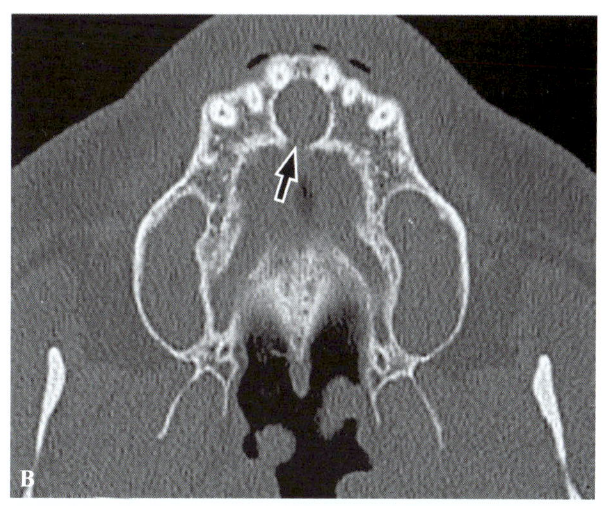

▲ 图 3-55 裂隙囊肿

A. 鼻唇沟囊肿；轴位 CT 图像显示左鼻翼基底部有一个含蛋白质的囊肿；注意上颌骨额突下方被压平并呈扇形凹陷；B. 鼻腭管囊肿；轴位骨窗 CT 图像显示位于中线鼻腭管远端的均匀、膨胀、圆形及透亮的病灶（箭）

或综合征的。小颌畸形是 13、18 和 9- 三体综合征的特征[136]。对称性小颌畸形伴有颧骨弓发育不良和缺失、颧骨扁平和严重的外耳和中耳异常是颌面部骨发育不全综合征 /Treacher Collins 综合征（图 3-56A）和 Nager 综合征的特征。轻度不对称性小颌畸形伴外耳、中耳和内耳异常和鳃器异常是鳃耳综合征的特点。半侧颜面短小畸形的特点是单侧小颌畸形、同侧颧弓缺损、咀嚼肌发育不良、外耳和中耳畸形（图 3-56B）。

中重度小颌畸形会合并气道阻塞。下颌骨发育不全容易导致舌头向后和向上移位，这反过来又阻碍上腭的正常发育，导致腭裂，如前所述。小颌畸形、舌后坠和进食困难的临床三联征被称为 Robin 序列征，这是各种综合征的特征，如腭心面综合征和 Stickler 综合征。

在下颌骨重建之前，需要对小颌畸形进行影像

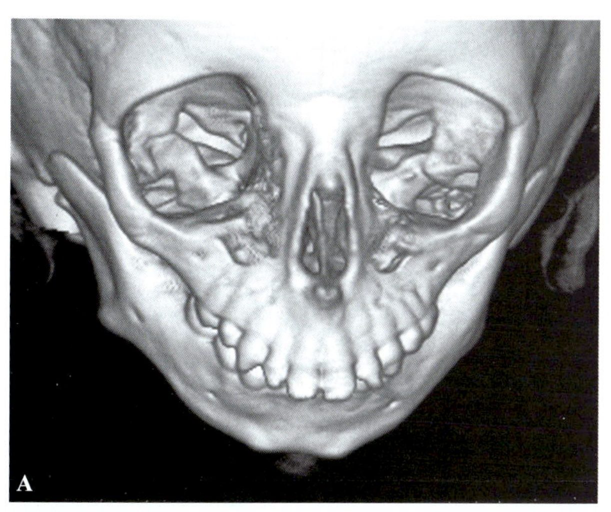

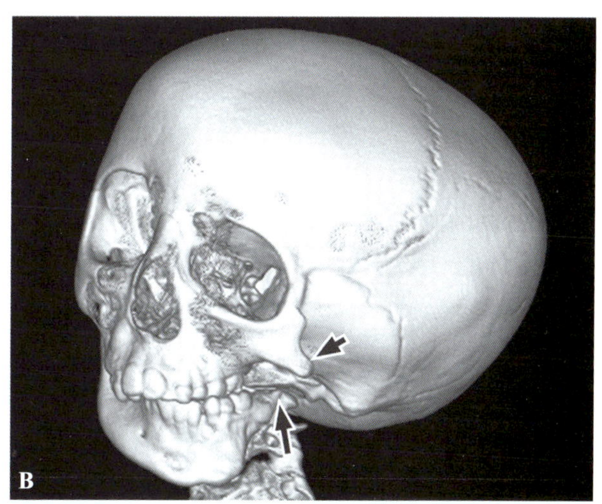

▲ 图 3-56 小颌畸形

A. 男，21 月龄，Treacher Collins 综合征；3D CT 图像显示双侧对称性小颌畸形和颧骨扁平；颧骨弓缺如；B. 女，17 月龄，半侧颜面短小畸形；3D CT 图像显示左侧半下颌骨发育不全，没有下颌支和下颌髁（长箭）；左颧弓严重发育不良（短箭）；外耳道完全闭锁

学检查，以辅助手术计划。采用低剂量算法的轴位螺旋 CT 图像用于创建多平面重建图像和下颌骨及面部的 3D 模型。

（四）感染性和炎性疾病

1. 细菌性鼻窦炎 急性细菌性鼻窦炎最常见的两种诱发因素是病毒性上呼吸道感染（URI）和过敏[137]。如果症状持续存在（超过 10d）且严重（高热和脓性鼻涕），或初期改善后恶化，需要怀疑急性细菌性鼻窦炎。症状超过 30d 提示为亚急性或慢性鼻窦炎[137]。最常见的病原体是肺炎链球菌、流感嗜血杆菌和卡他莫拉菌[138, 139]。金黄色葡萄球菌和厌氧菌在患有严重鼻窦炎或慢性鼻窦炎（持续 1 年以上）的儿童中更为常见。

筛窦气房由薄的骨性隔膜分开；每个气房通过独立的开口引流入中间的鼻道[140]。这些狭窄的开口很容易被炎性的黏膜阻塞。当疾病进展时，额窦通常是感染蔓延到眼眶或脑部的通道，脑部感染与额窦黏膜下和脑膜之间存在丰富的导静脉丛有关。和额窦相仿，蝶窦感染更容易发生颅内并发症。

儿童鼻窦炎偶尔会因牙源性感染而发生[141]。一个重要的 CT 发现是由于根尖脓肿或肉芽肿导致上颌窦底部开裂形成根尖透亮影（图 3-22B）。在牙外伤或牙科手术后的穿孔可形成一个通道，继而上皮覆盖形成口鼻瘘（图 3-57）。先天性骨缺损和牙囊肿也可传导感染扩散至上颌窦。

鼻窦炎症和充血引起分泌物增多、黏膜下积液和静脉淤血[142]。在 CT 上，炎性的鼻窦黏膜表现为窦腔外围软组织增厚。在 MRI 上，黏膜分泌物和黏膜下液体在 T_2WI 上呈高信号，在 T_1WI 上呈低信号。特征表现为炎性黏膜呈薄的边缘强化，黏膜下液体不强化（图 3-58）。这是鼻窦炎症或充血的表现，而不一定是鼻窦感染。在没有鼻窦炎症状、体征或上呼吸道感染（URI）的儿童中，鼻窦 CT 和 MRI 常显示黏膜增厚[143]。因此，在没有支持性临床病史的情况下，影像上出现黏膜增厚和水肿不应报告为“鼻窦炎”。鼻窦中分层的液体（气 – 液平面）更能提示鼻窦急性感染的进程（图 3-58）。

慢性鼻窦炎的影像学表现包括黏膜增厚，分叶状致密影代表鼻窦潴留囊肿和鼻息肉，黏膜骨膜边缘变得不锐利，窦壁不规则变薄、软化或裂开和（或）窦壁反应性骨质增生和硬化（图 3-59）[144]。当窦口闭塞时，累积的分泌物可导致窦腔内的压力增加，随着时间的推移会导致窦腔扩张伴有周围骨的压力性侵蚀，形成黏液囊肿。在 CT 上，黏液囊肿的特征是窦腔扩张和混浊，窦壁变薄和（或）裂开（图 3-60）。黏液囊肿表现为轻微的边缘强化；此特征有助于区分黏液囊肿和阻塞性肿瘤。由于感染性鼻窦炎在影像学上的特异性较低，所以 CT 通

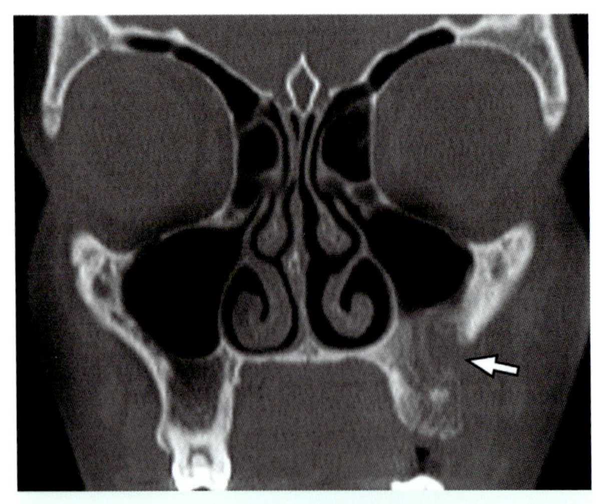

▲ 图 3-57 口腔上颌窦瘘

冠状位骨窗 CT 图像显示从左上颌窦延伸到口腔牙龈颊沟的通道（箭）；患者近期接受了拔牙及相关的牙根囊肿手术，术后持续疼痛

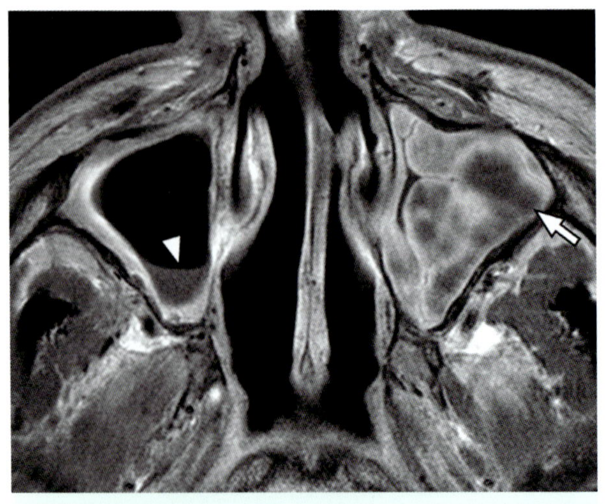

▲ 图 3-58 鼻窦黏膜炎症

增强 T_1WI 示其特征性表现为强化的黏膜覆盖在无强化的黏膜下积液上，左上颌窦（箭）中清楚显示；右侧有较轻的黏膜炎症和少量的分层液体（箭头）

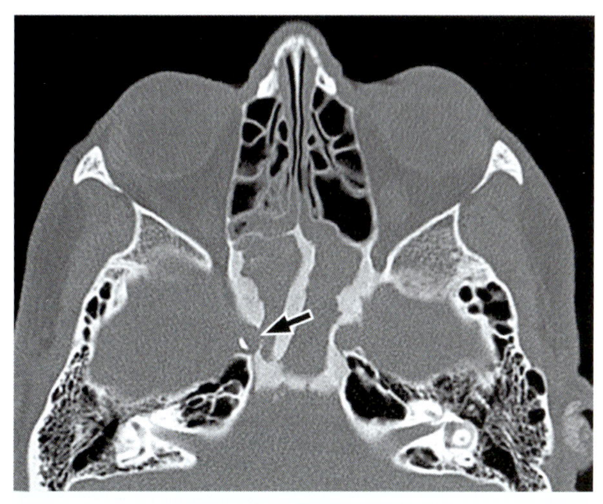

▲ 图 3-59　慢性蝶窦炎

轴位骨窗 CT 图像显示蝶窦壁骨质增生和硬化，伴有右侧颈动脉管相邻区域开裂（箭）

常用于对复发性或慢性鼻窦感染的术前评估和对鼻窦炎并发症的评估，特别是眶内并发症。MRI 是颅内并发症的首选检查方法。

鼻窦炎的并发症通常与感染扩散到眼眶和大脑有关。感染扩散至眼眶最常见的原因是筛窦炎，因为筛骨纸板较薄和筛窦静脉无前后瓣膜；其次是上颌窦和额窦炎。前面详述的眼眶并发症包括眶周蜂窝织炎、眼眶疽、眼眶蜂窝织炎和眶外骨膜下脓肿，以及眼上静脉血栓形成。外部感染从额窦扩散，产生额部骨膜下脓肿称为 Pott 头皮肿块（图 3-61 和图 3-62）。本质就是鼻窦感染通过前侧板障静脉扩散到帽状腱膜下间隙，导致额骨骨髓炎和骨膜下脓肿[145]。罕见黏液囊肿破裂进入眼眶引起眼眶炎症（图 3-21）。急性鼻窦炎的颅内并发症包括硬膜下积脓、硬膜外或脑脓肿、脑炎、脑膜炎、硬脑膜和（或）皮质静脉窦血栓形成伴静脉梗死、海绵窦血栓形成及罕见的颈内动脉痉挛 / 血栓形成（图 3-23 和图 3-24）。如前所述，感染的颅内播散最常见的原因是额窦炎，其次是蝶窦炎，最后是筛窦炎。感染的扩散可通过小的导静脉发生，在这种情况下，未见骨质异常，或导致骨髓炎的结果。骨髓炎最初可在 CT 上不明显，或仅导致轻微的骨皮质软化。然而，MRI 可以显示感染的额骨或蝶骨内异常信号和强化。很少有蝶窦炎会引起视神经炎[146]。

反复发生鼻窦炎伴浓稠分泌物提示囊肿纤维化，尤其是合并鼻窦息肉时。其他伴有复发性鼻窦炎的疾病包括免疫缺陷综合征、HIV 感染、过敏性鼻窦炎、Samter 三联症（哮喘、阿司匹林过敏和鼻息肉）及纤毛运动障碍综合征 /Kartagener 综合征。鼻腔感染也可发生在肉芽肿伴多血管炎（Wegener 肉芽肿）（图 3-27），结节病和特应性鼻炎[137]。常有鼻中隔破坏。

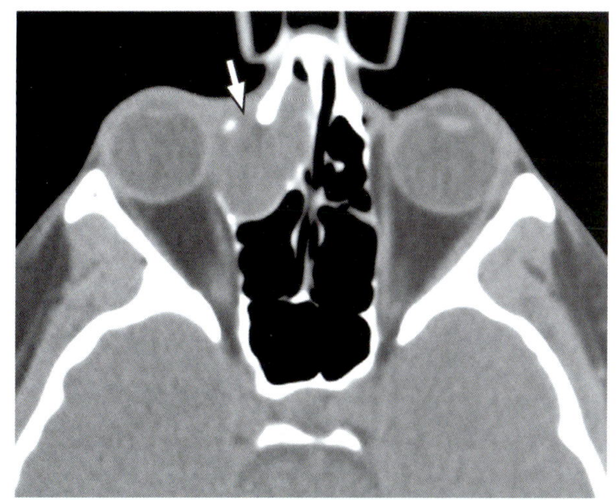

▲ 图 3-60　筛窦黏液囊肿

轴位 CT 图像显示右侧筛窦气房膨胀呈磨玻璃影，前方骨质变薄、开裂（箭）；眼球和眼眶内容物向外侧移位

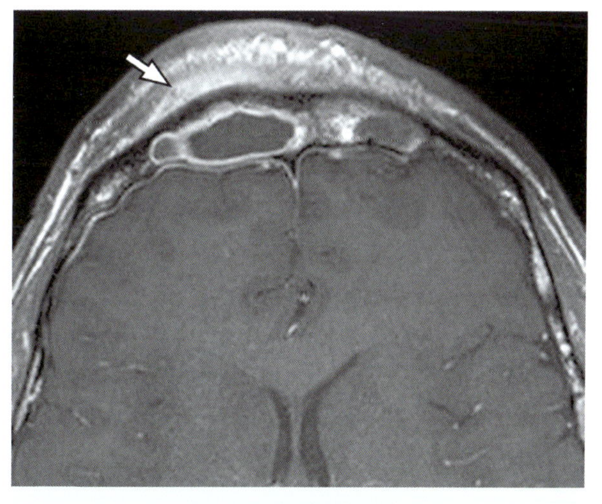

▲ 图 3-61　Pott 头皮肿块

轴位增强 T_1 脂肪抑制 MR 图像显示额窦黏膜强化和积液。感染过程是通过额骨到帽状腱鞘下间隙，且形成骨膜下蜂窝织炎（箭）

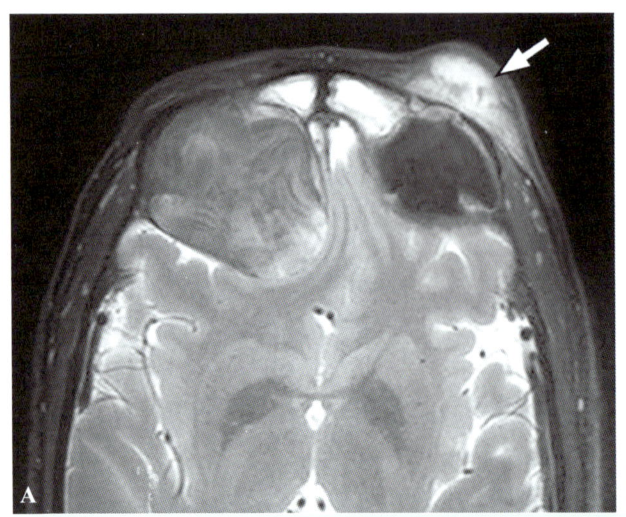

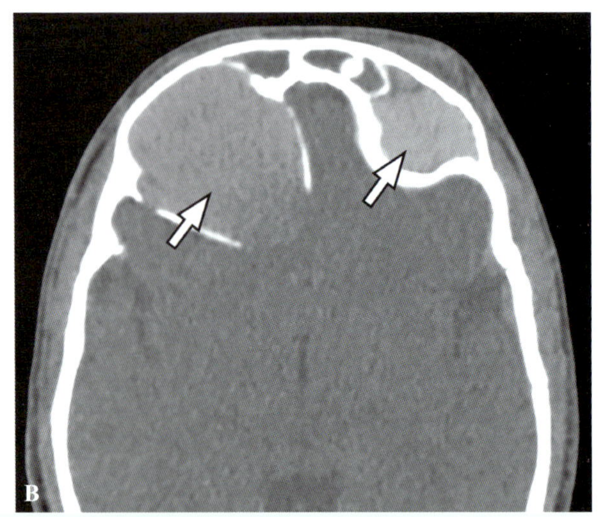

▲ 图 3-62 Pott 头皮肿块和额窦黏膜囊肿导致的颅内占位效应

A. 轴位 T_2 脂肪抑制 MR 图像显示双侧额窦黏膜囊肿向颅内膨隆，对额叶造成占位效应，左侧另有一 Pott 头皮肿块（箭）；B. 同一水平的轴位 CT 图像显示两个黏液囊肿（箭）的内容物均呈高密度，提示密集的浓缩物质或真菌定殖；这解释了在 MR 图像上看到的极低信号；很重要的一点是，不要假定图像中的极低信号一定代表空气；很容易将该例左边的病变误认为是充满空气的窦腔或扩张性气化

隐匿性鼻窦综合征是上颌窦不张引起的缓慢进行性无痛性眼球内陷[147]。上颌窦口慢性阻塞导致窦内负压，导致上颌窦壁向内弯曲（图 3-63）。眶底凹陷导致眼眶体积增大，随后眼球内陷和下移。患者经常因单侧上睑下垂或眼眶不对称于眼科就诊，而不是找耳鼻喉科医生检查鼻窦，因此得名。虽然鼻窦不张在儿童中并不少见，但在儿童时期通常不会出现眼眶后遗症。

最后，注意无论何时在较小的孩子中看到一个“鼻息肉”出现在背对着筛板或筛窦顶壁的上鼻腔，必须考虑诊断鼻脑膜脑膨出（图 3-64），因为鼻息肉在出生后的头几年很少见。

2. 真菌性鼻窦炎　鼻窦真菌病有以下 5 种形式：①急性侵袭性真菌性鼻窦炎；②慢性侵袭性真菌性鼻窦炎；③慢性侵袭性肉芽肿性真菌性鼻窦炎；④变应性真菌性鼻窦炎；或⑤真菌球（足分支菌病）。真菌感染主要见于免疫功能减退的儿科患者（包括接受骨髓移植者），毛霉菌和曲霉菌是常见的病原体。

急性侵袭型是一种侵袭性疾病，机制为血管侵犯、骨侵犯和血行播散[73]。它与鼻腔感染高度相关，因此有时被称为侵袭性真菌性鼻窦炎。骨侵犯和黏膜增厚的范围可以从轻微到严重；可延伸超出鼻窦范围，甚至达全部窦壁[73]。这表现为软组织对窦旁脂肪的浸润（图 3-65）。蝶窦的病变可以延伸到颅内，导致海绵窦血栓形成或颈动脉侵犯、闭塞或假性动脉瘤。

在影像上，当出现严重的单侧鼻腔软组织增厚时，应怀疑有急性侵袭性真菌性鼻窦炎。其他表

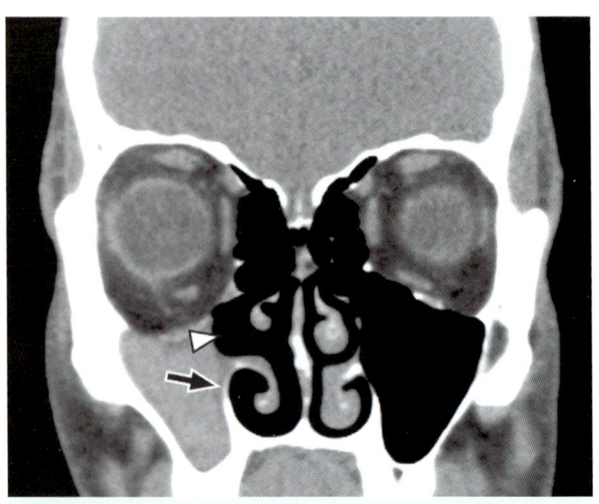

▲ 图 3-63　隐匿性鼻窦综合征

冠状位 CT 图像显示眶底凹陷，鼻外侧壁（黑箭）和中鼻道（白箭头）偏侧移位，与右侧上颌窦负压有关；窦腔因引流部阻塞而变得不透明并充满浓聚物质

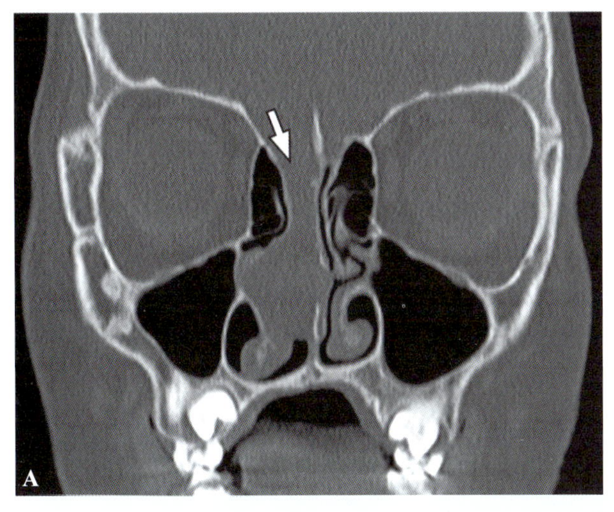

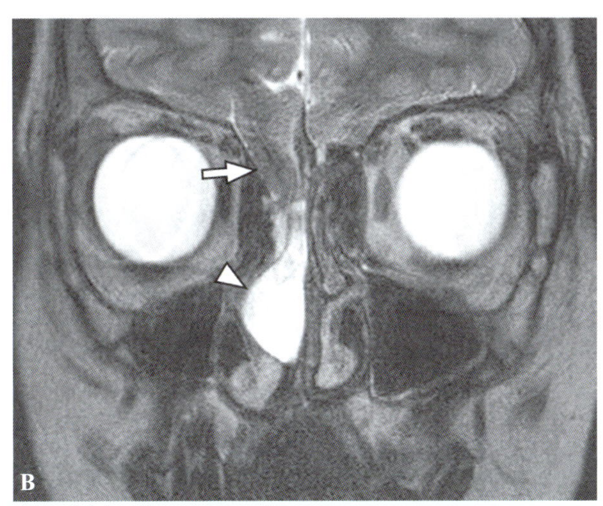

▲ **图 3-64 男，13 岁，鼻部脑膜脑膨出，表现为反复鼻漏，被证实与脑脊液漏有关**

A. 冠状位骨窗 CT 图像显示右侧鼻腔内息肉状磨玻璃影；注意筛板的增宽和开裂（箭）；B. 冠状位 T_2 脂肪抑制 MR 图像证实脑实质，连同脑脊液（箭头）一起通过开裂的筛板疝入鼻腔（箭）

现包括窦旁脂肪浸润、骨侵蚀、眼眶受累和颅内受累（软脑膜强化、脑炎、肉芽肿、硬膜外和脑脓肿、海绵窦血栓形成和颈动脉受损）（图 3-66）。这是最致命的真菌性鼻窦疾病，死亡率为 50%～80%[149]。需要进行手术清创和全身抗真菌治疗。

在慢性侵袭型的情况下，受累的窦腔含有软组织，在 CT 上呈高密度，在 T_1WI 上呈低信号，在 T_2WI 上明显低信号，类似于空气。因此，MRI 在鼻窦评估中不如 CT 可靠，如果真菌软组织被误认为是空气，可能会低估鼻窦疾病的严重程度（图 3-62 和图 3-67）。慢性肉芽肿性侵袭性真菌性鼻窦炎主要见于非洲和东南亚免疫功能正常的人群，在儿童中相对少见。

过敏性真菌性鼻窦炎是这五种疾病中最常见的一种，被认为是由于吸入真菌引起的变态反应，从而产生慢性非感染性炎症反应。在较年轻的免疫功能正常的患者中可以看到。在影像学上，有近乎完全的全鼻窦致密影和扩张（图 3-67）。高密度窦内容物代表过敏性黏蛋白。在 MRI 上，T_2WI 上有特征性的低信号或信号丢失，这与高浓度的金属有关，例如由真菌生物体浓缩的铁、镁或锰及高蛋白和低含水量的过敏性黏蛋白（图 3-68）[73]。

足分支菌病发生于当鼻窦或其他受限空间中的真菌生物体未被黏膜纤毛机制充分清除，而是

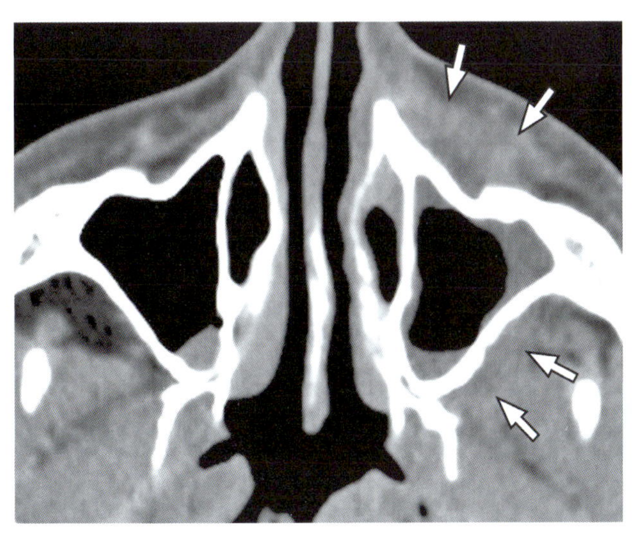

◀ **图 3-65 侵袭性真菌性鼻窦炎**

轴位 CT 图像显示窦旁脂肪（箭）浸润；左上颌窦内小的气-液平面和黏膜增厚

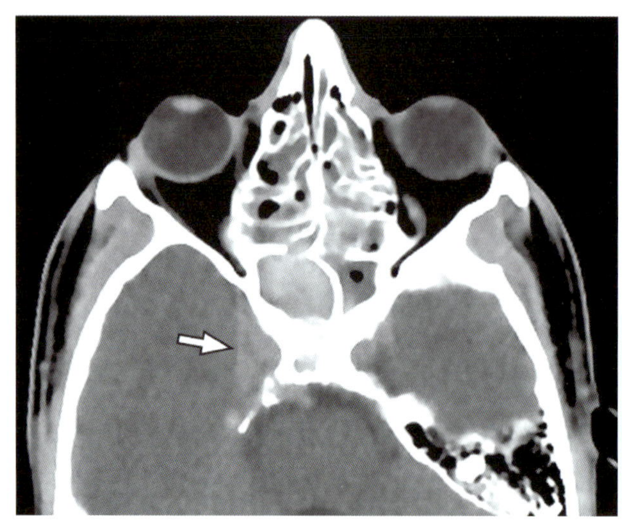

◀图 3-66 侵袭性真菌性鼻窦炎引起海绵窦血栓形成

轴位 CT 图像显示高密度血栓引起的右侧海绵窦扩张和密度异常增高（箭）；筛窦和蝶窦另见弥漫性真菌性鼻窦炎

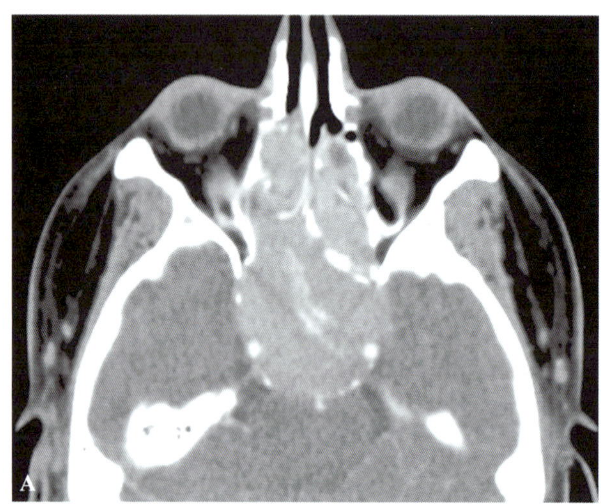

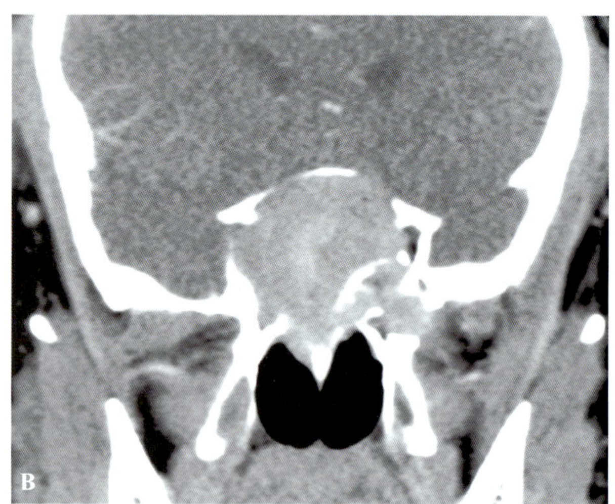

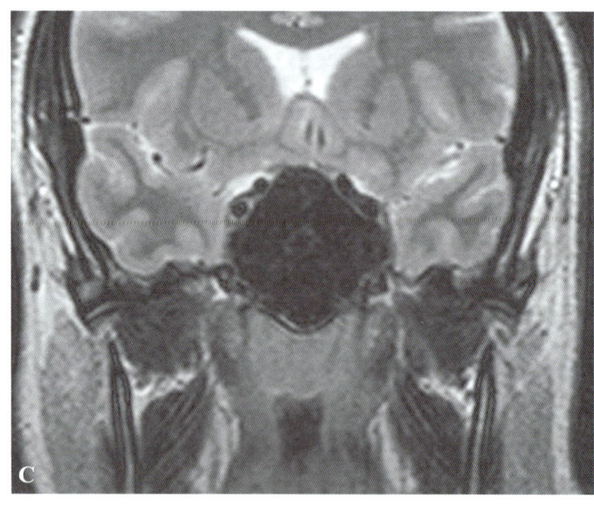

▲图 3-67 过敏性真菌性鼻窦炎

轴位（A）和冠状位（B）CT 图像显示全鼻窦致密影，边缘膨隆，内含高密度的内容物；冠状位 T_2WI（C）显示扩张的蝶窦内信号丢失，可能被误认为是空气，但实际上与由真菌诱导产生的过敏性黏蛋白和（或）金属聚集有关

在腔内发芽并复制，没有相关的组织炎症反应时，导致真菌菌丝缠结成球。其没有真菌入侵的证据。在上颌窦中最常见的是 CT 高密度和 MR T_2 低信号肿块。肿块内点状钙化在 CT 上可见于带有曲霉菌属（“曲霉菌”）的足分支菌病，曲霉属真菌物种已知可产生草酸钙晶体（图 3-69 和图

3–70）。

（五）肿瘤和肿瘤样疾病

鼻塞、鼻漏和鼻出血构成与鼻腔鼻窦肿瘤相关的三联症状。鼻窦内的肿瘤在进入鼻腔之前可能不会有症状。

1. 青少年鼻咽血管纤维瘤（JNA）：是一种良性肿瘤，推测其起源于鼻咽侧壁上蝶腭孔后缘[150]。JNA 从蝶腭孔延伸到翼腭窝和后鼻腔，时常侵犯到蝶窦和（或）上颌窦。最常见的症状是鼻塞和鼻出血[151]。这类双相纤维血管瘤具有局部侵袭性，尤其对血管，并且几乎总是发生在青春期男性。

在对比增强 CT 图像中，JNA 表现为一个明显强化的肿块，起源于蝶腭孔区域的鼻侧壁，并且不对称地延伸到同侧鼻腔中。当肿瘤延伸到翼腭窝，翼腭窝扩张并被软组织取代（图 3–71）。肿瘤可引起上颌骨后壁向前弯曲，并最终随上颌前壁肿瘤的扩张而被溶解破坏。肿瘤可向后移位或侵犯翼板，并延伸进入蝶窦和颅中窝底接近海绵窦和颅中窝，

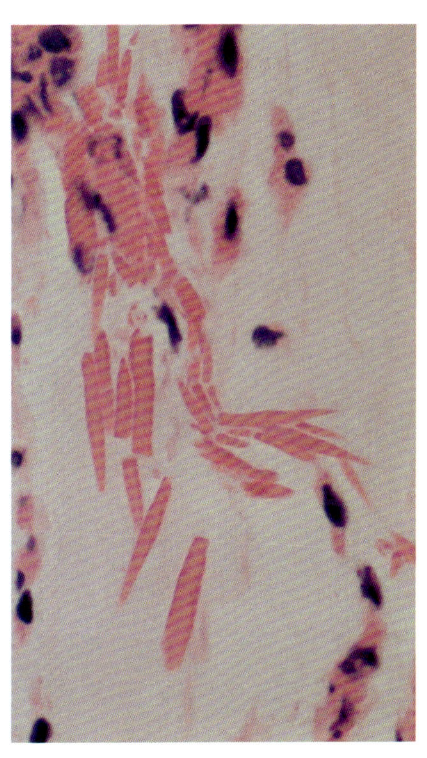

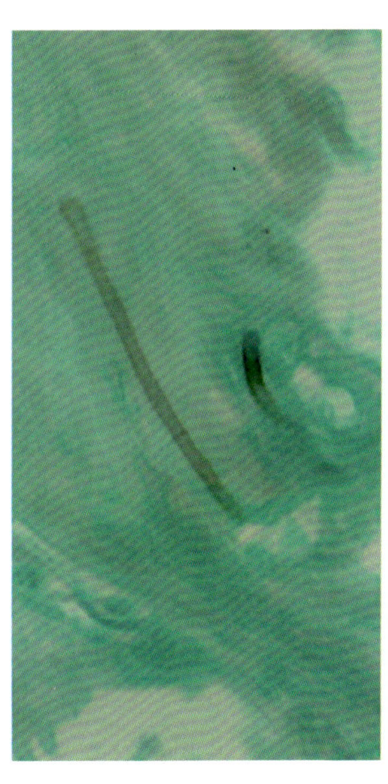

◀图 3–68 女，10 岁，过敏性真菌性鼻窦炎

“过敏”黏蛋白显示是由嗜酸性粒细胞的脱颗粒物质组成的常见 Charcot–Leyden 晶体（左，H&E）；偶然发现真菌菌丝类型（右，GMS，×600）

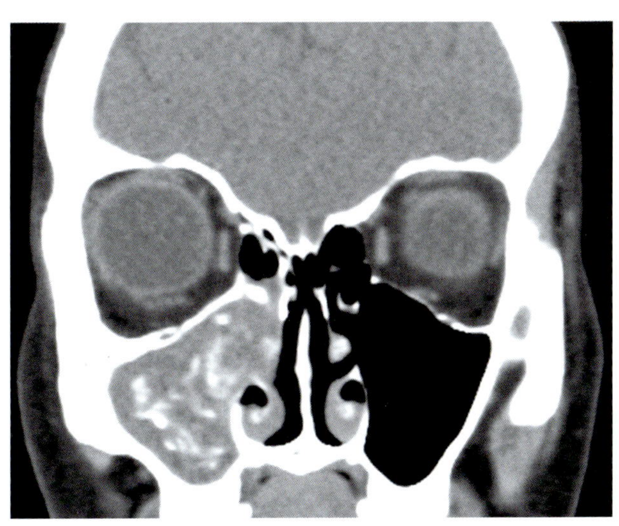

◀图 3–69 女，16 岁，足分支菌病

冠状位 CT 图像显示右上颌窦内出现伴有钙化的致密影

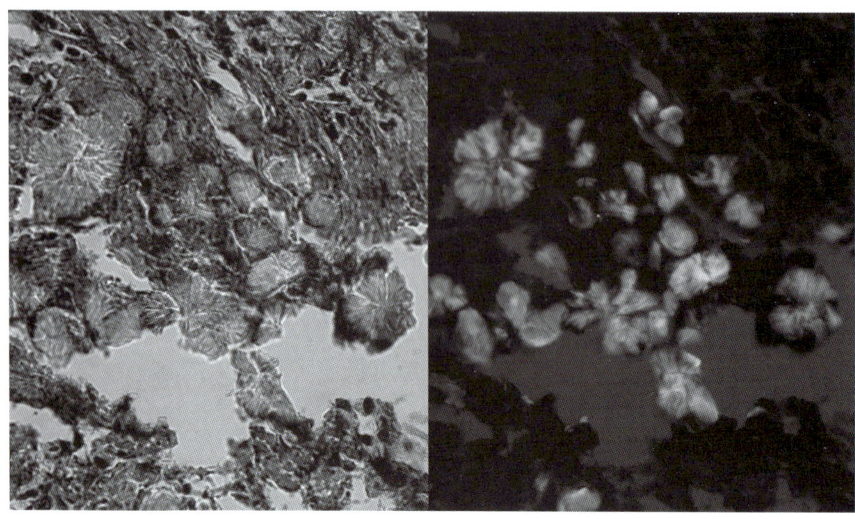

◀ **图 3-70 含有草酸钙的霉菌性脓肿**

由曲霉菌产生的草酸钙晶体表现为折射晶体（左），偏振光（右，HE，两个图像均为 ×600）

或通过翼上颌裂向外侧延伸至颞下窝[152]。也可通过上下眶裂隙向眼眶延伸。肿瘤后缘周围的蝶骨通常可见皮质，与恶性肿瘤如 RMS 所见的骨质破坏的浸润型不同。

在 MR 上，JNA 是一种分叶状肿瘤，由于纤维基质的存在，在 T_2WI 上相对于脑组织呈低信号。血管流空是其特征（图 3-71）。肿瘤在 T_1WI 上呈中等信号并且强化非常明显[153]。MR 可用于区分肿瘤与局限于鼻窦内的分泌物。血管造影显示了肿瘤的血供，通常来自颈外动脉的分支，也可能来自颈内动脉的分支[151]。术前栓塞通常用于减少术中失血。肿瘤由薄壁血管嵌插纤维组织组成（图 3-72）。完全性手术切除可治愈。

2. *横纹肌肉瘤* 眼眶部分详细讨论了 RMS。鼻腔鼻窦 RMS 在青少年更为常见，患者通常有鼻塞、鼻漏、鼻出血和复发性中耳炎[154]。多达 50% 的病例发生颈部淋巴结转移。也可发生血行转移，最常见于肺和骨[155]。

CT 可有效评估骨重构和侵蚀。颅底孔可扩大。肿块通常与肌肉呈等密度，除非合并坏死，则形成

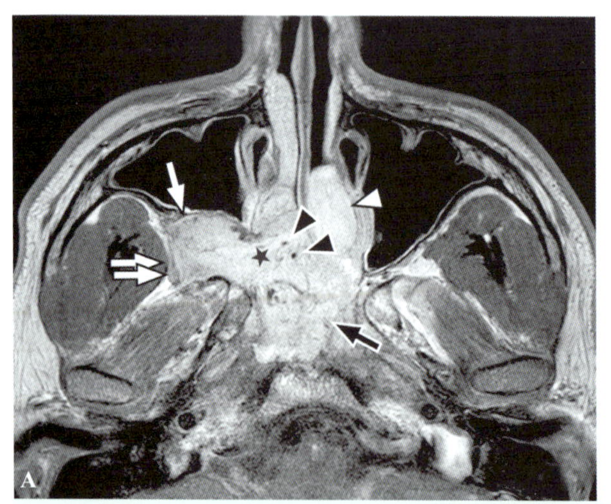

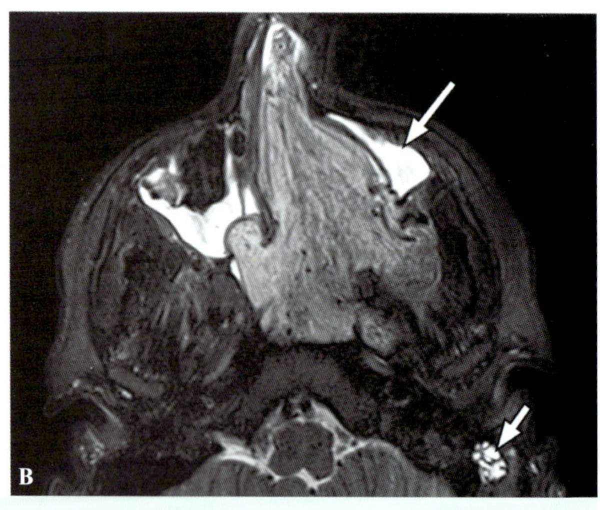

▲ **图 3-71 青少年鼻咽血管纤维瘤（JNA）**

A. 轴位增强 T_1WI 显示以蝶腭孔（黑星）为中心的显著强化的肿块，延伸至翼上颌裂（白箭）、颞下窝（双白箭）、蝶窦（黑箭）和鼻腔（白箭头）；内部可见血管流空（黑箭头）；B. 轴位 T_2 脂肪抑制 MR 图像，男，17 岁，鼻出血（另一患者）；这一广泛的青少年鼻咽血管纤维瘤由于含有纤维成分而呈相对低信号；明显不同于上颌窦（长箭）内的高信号分泌物；左侧乳突气房分泌物（短箭）与该肿瘤较大引起的咽鼓管阻塞有关

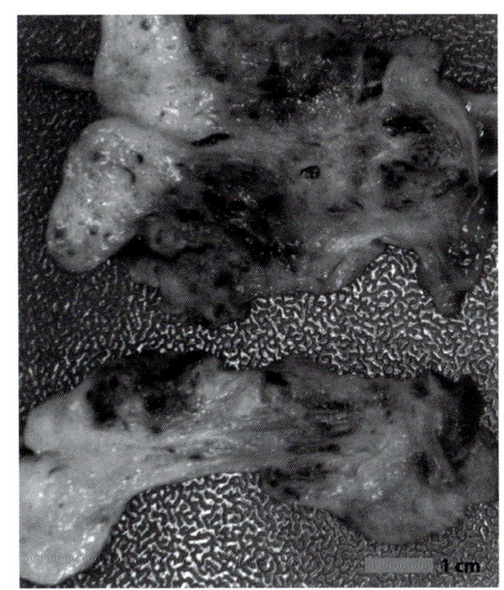

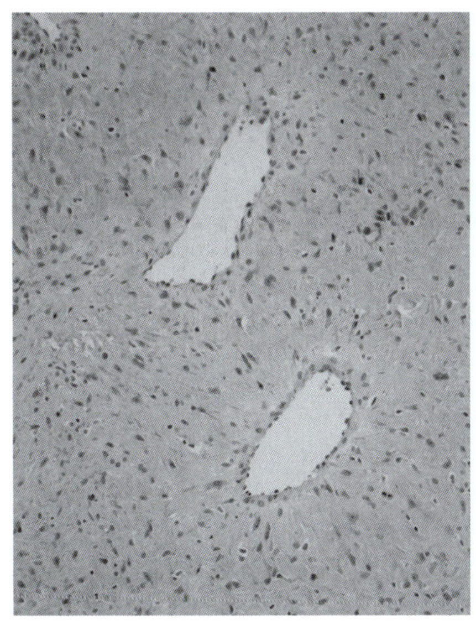

◀ **图 3-72 男，17 岁，青少年鼻咽血管纤维瘤**

切除的肿瘤组织呈棕褐色，血管充血（左）；近期治疗性栓塞术导致汇合区出血性坏死呈褐色；在显微镜下，该肿瘤表现为频见薄壁血管嵌在胶原化良好的、含有丰富星状成纤维细胞的纤维组织中（右，HE，×200）

更不均匀的表现。在 MR 上，RMS 在 T_1WI 上与肌肉呈等信号，在 T_2WI 上相对于脑组织呈低信号，伴有扩散受限。MRI 可用于评估颅内浸润（脑膜病变）。肿瘤强化形式多样（图 3-35）。

淋巴瘤和鼻腔鼻窦癌的影像学表现可能与 RMS 非常相似，包括向颅内延伸的倾向。然而，淋巴瘤通常更均质。鼻腔鼻窦癌在青少年鼻腔鼻窦中很少发生，并且与鼻咽癌（NPC）不同。临床症状和影像学特征与 RMS 无法区分。鼻腔鼻窦癌是一种鳞状细胞分化的上皮性肿瘤，也可能是“未分化的”。有些 NUT 中线癌患者含有 t（15：19）染色体易位，这预示着快速致命的倾向[156]。

RMS 的治疗包括手术、放射治疗和化学治疗。儿童的预后优于成人，特别是如果患者年龄在 10 岁以下，肿瘤小于 5cm，没有远处转移，肿瘤属于胚胎亚型，可以进行全切除[157]。

3. 鼻腔神经胶质瘤　鼻腔神经胶质瘤（ENB）或嗅神经母细胞瘤是一种罕见的恶性神经外胚层肿瘤，被认为是由位于鼻中隔上份、鼻甲内侧部分和筛板的嗅上皮细胞产生的[158]。ENB 具有双峰年龄分布，一个峰值发生在童年时期，一个峰值发生在成年期。临床症状具有非特异性，包括鼻塞、鼻出血、头痛和嗅觉减退[159]。

ENB 的 CT 表现为在鼻腔鼻窦区出现的分叶状肿瘤，累及同侧鼻腔和鼻甲、上颌窦和筛窦气房（图 3-73）。存在侵蚀性溶解性骨破坏，有时扩散到眶内，侵蚀筛板并向颅内扩散。肿瘤可能含有明显的螺纹型钙化（图 3-73A），并呈中度至显著的强化。ENB 容易扩散到颈部淋巴结。在 MR 上，肿瘤表现出不同的信号强度，但通常相对大脑皮质呈等信号，并表现出扩散受限，中度到显著强化（图 3-73C）。钙化导致 T_2 缩短（图 3-73B）。如果出现鼻窦鼻腔肿块伴沿其颅内边缘小囊肿，被认为是高度提示 ENB（图 3-73D）[160]。^{18}FDG-PET/CT 是对 ENB 初始分期和随访有用的辅助手段，用于检测淋巴结和远处转移[161]。

Kadish 针对鼻腔神经胶质瘤提出的分期系统如下[158]。

A 型：肿瘤局限于鼻腔。

B 型：肿瘤局限于鼻腔和鼻旁窦。

C 型：肿瘤延伸到鼻腔和鼻旁窦之外。

ENB 在镜下表现类似于神经母细胞瘤。它由可变的明显的神经纤维背景下均质的细胞组成（图 3-74）。联合化学治疗、广泛的颅面切除术和放射治疗的多模式治疗可显著改善预后，特别是对于晚期疾病患者（Kadish C 型）[159]。

4. 鼻咽癌（NPC）：在东南亚和地中海地区很普遍，在北美洲相对罕见，在那里主要为男性和非裔美国人发病。NPC 呈双峰年龄分布，第一峰出现在青春期晚期 / 成年期早期（15—24 岁），第二峰出现在晚年期（65—79 岁）。它与 EB 病毒（EBV）有关（图 3-75）。儿童 NPC 通常是未分化或分化差的。儿童和年轻人 NPC 一般预后较好，尤其是大剂量放射治疗联合新辅助化学治疗后。

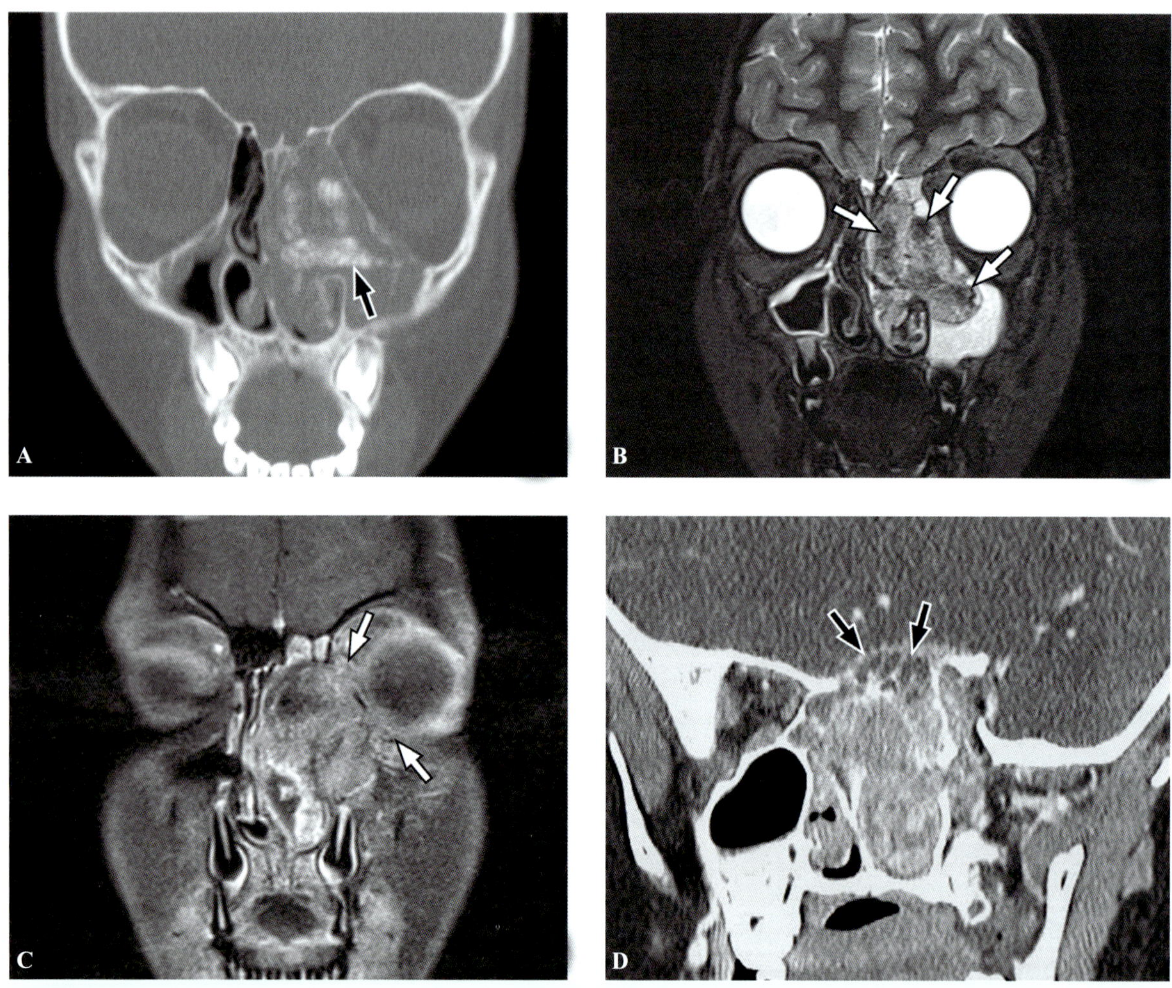

▲ 图 3-73 两例不同患儿的鼻腔神经胶质瘤

A～C. 男，9 岁，左眼撕裂痛，左侧面部饱满；冠状位骨窗 CT 图像（A）显示分叶状肿块累及左侧上颌窦、筛窦气房、鼻腔和鼻甲，其内有明显的螺纹型钙化（黑箭）；冠状位 T_2 脂肪抑制 MR 图像（B）清楚地显示了分叶状肿块的边缘，并将其与上颌骨和筛窦中的滞留液体区分开来。它相对大脑皮质主要呈等信号；低信号区域对应钙化成分（箭）；冠状位增强 T_1 脂肪抑制 MR 图像（C）显示前眼眶（箭）被该强化的肿块侵犯；患者接受手术切除肿块和质子束辐射治疗；D. 女，6 岁，表现为鼻腔肿块，眼球突出和血性鼻涕；冠状位 CT 图像显示鼻窦鼻腔肿块沿颅内边缘的小囊肿（箭），提示 ENB 的颅内延伸；患者接受化学治疗和质子束放射治疗

鼻咽癌典型部位位于咽隐窝。颅内浸润可通过破裂孔，直接侵入颅底，或通过卵圆孔扩散（图 3-76A）[163]。在 80%～90% 的病例中出现颈部淋巴结转移，50% 双侧淋巴结受累。儿童鼻咽癌在 T_1 和 T_2WI 上相对肌肉通常呈稍高强度，而颈部淋巴结坏死不常见 [162]。

NPC 在临床表现和影像学表现上，与 RMS 和淋巴瘤鉴别困难（表 3-2）。三者均可通过颅底向颅内侵犯。不过，若肿块的信号强度和增强看起来更均匀并且无或轻微骨侵蚀，则更倾向于淋巴瘤。颈部淋巴结病变在 RMS 中比在 NPC 和淋巴瘤中要少见得多。鼻咽部 NPC 相对多见于年轻患者，而鼻咽癌通常在 10 岁后才出现。

5. 淋巴瘤　是西方国家第三大常见的儿童恶性肿瘤，占儿童实体肿瘤的 10%。在东亚地区，EB 病毒相关的恶性肿瘤如鼻咽癌和非霍奇金淋巴瘤（NHL）的发病率很高，包括 NK/T 细胞淋巴瘤和 Burkitt 淋巴瘤。在赤道非洲，50%～74% 的儿童癌症是淋巴瘤，与 Burkitt 淋巴瘤的高发病率有关 [164, 165]。然而，在非流行区，儿童头颈部淋巴瘤相对罕见，仅占所有儿童淋巴瘤的 10%。特别指出的是，鼻腔鼻窦淋巴瘤在亚洲人群中更为流行 [166]。

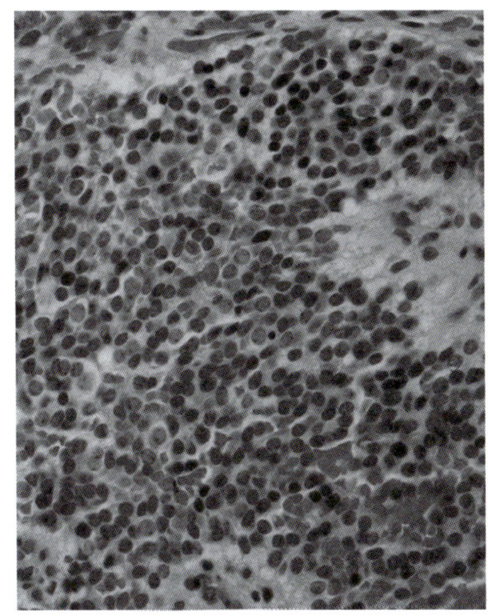
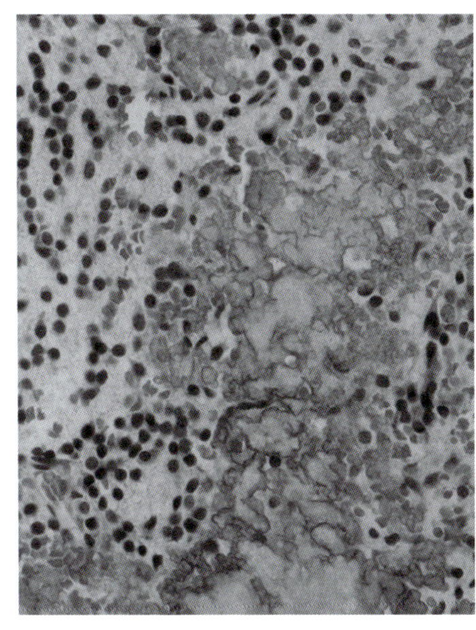

◀图 3-74 女，9 岁，鼻腔神经胶质瘤

从颅底和鼻部切除的肿瘤由小圆形蓝色细胞（左）组成；该区域富含神经纤维和钙化（右），低核级可能预示预后良好（HE，×400）

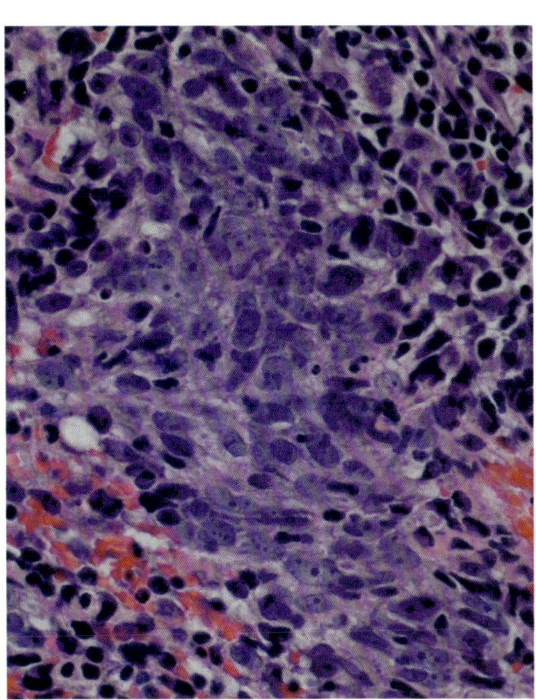
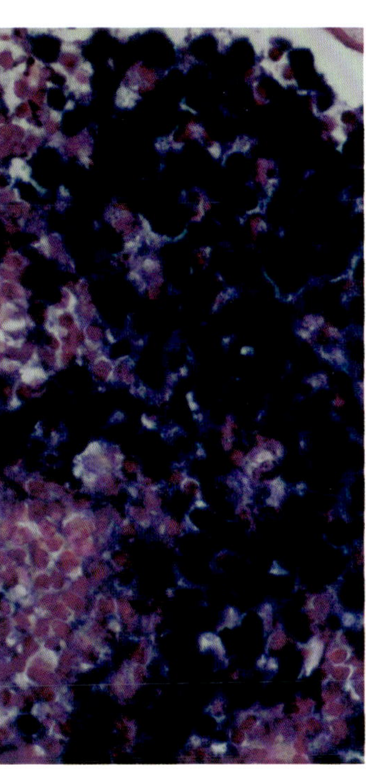

◀图 3-75 男，17 岁，鼻咽癌

大的低分化肿瘤细胞与小淋巴细胞（左，H&E）混合；EB 病毒的原位杂交在几乎 100% 的肿瘤细胞中被染成黑色（右，EBER，×600）

淋巴瘤的主要类型是霍奇金淋巴瘤和非霍奇金淋巴瘤，男孩比女孩更常见[167]。鼻腔鼻窦区淋巴瘤的两种类型是 B 细胞非霍奇金淋巴瘤（更常见，典型见于中年男性）和 NK/T 细胞淋巴瘤。NK/T 细胞淋巴瘤的发病年龄较轻，主要见于鼻腔，与 EB 病毒感染密切相关[168]。

低级别鼻腔鼻窦非霍奇金淋巴瘤的患儿（图 3-76B）表现为鼻塞，而高级别非霍奇金淋巴瘤患儿则表现为不愈合的溃疡、脑神经麻痹、鼻出血或疼痛，反映肿瘤的破坏性。在影像学上，破坏性软组织肿块在鼻腔比在鼻窦更常见，并且可能类似 RMS、ENB、鳞状细胞癌和肉芽肿合并多血管炎（Wegener 肉芽肿病）。淋巴瘤典型表现均质，在 T_2WI 呈中等信号，中度强化。它可能会重塑或破坏邻近的骨质[168]。

治疗包括联合放射治疗和化学治疗。对于鼻腔鼻窦区域内的局部病灶，预后一般较好。

6. 白血病　白血病作为局灶性肿瘤很少累及鼻

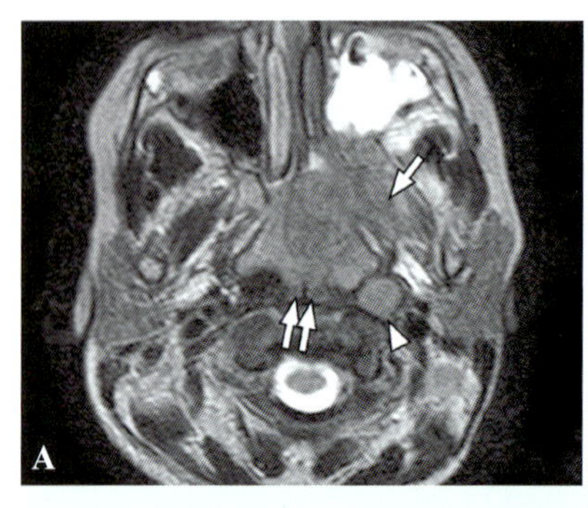

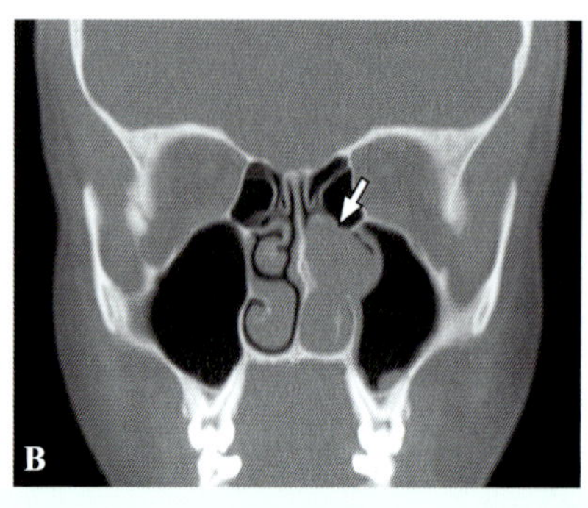

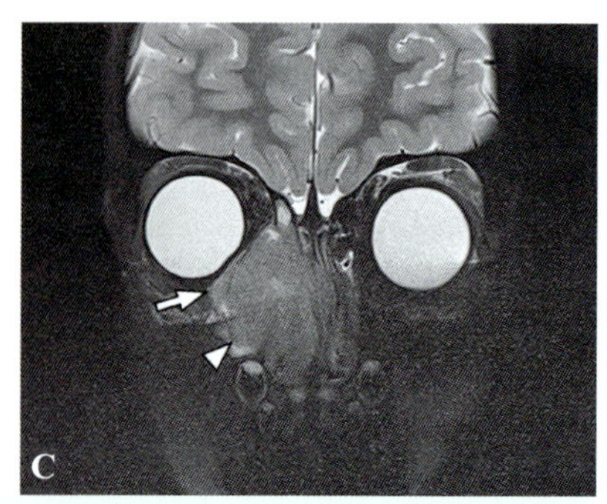

▲ 图 3-76　三例患儿鼻腔鼻窦恶性肿瘤

A. 女，11 岁，鼻咽癌；轴位 T_2WI 显示鼻咽部一大肿块堵塞鼻咽腔；侵犯颈长肌，尤其是左侧（双箭）；并向外侧延伸，侵犯翼外肌和卵圆孔中的 V_3（箭）；左侧有一个大的 Rouviere 淋巴结转移（箭头）；B. 女，14 岁，非霍奇金淋巴瘤；冠状位骨窗 CT 图像显示左鼻腔分叶状肿块（箭）；左侧中鼻甲被侵蚀；PET 显示该病灶中有明显的 FDG 摄取（未显示）；C. 女，3 岁，粒细胞肉瘤（绿色瘤）；冠状位 T_2 脂肪抑制 MR 图像显示右侧鼻腔一分叶状肿块，侵犯右侧眼眶（箭）和上颌窦（箭头）；肿块呈相对低信号，反映其细胞多 / 致密

表 3-2　鼻腔鼻窦区儿童横纹肌肉瘤、鼻咽癌和淋巴瘤的特征

特　征	横纹肌肉瘤	鼻咽癌	淋巴瘤
发病平均年龄	2—5 岁； 15—19 岁	＞13 岁； 成人	跨度大
性别偏好	男性稍多见	男性多见	男性多见
影像表现	不均匀； “葡萄簇征”	儿童比成人更均匀	均匀
骨质破坏	有	有	有或没有
淋巴结转移	12%～50%	80%～90%	98% 霍奇金淋巴瘤 50%～60% 非霍奇金淋巴瘤
通过颅底侵犯颅内	是	是	是

窦鼻腔区域，但可能发生弥漫性骨病。与白血病有关的鼻窦或鼻腔疾病更常见的原因是感染或出血。绿色瘤（粒细胞肉瘤或髓外髓系肿瘤 / 肉瘤）是由白细胞中的粒细胞系的原始前体组成的实性肿块，包括原始粒细胞、早幼粒细胞和中幼粒细胞（图 3-77）。偶见在鼻窦鼻腔区域，绿色瘤表现为软组织或骨质病变。60% 受影响的患者年龄不到 15 岁 [169]。在影像上，绿色瘤表现为体积较大的肿块，在 CT 上呈等或高密度，在 T_2WI 上信号多变，中度至显著强化（图 3-76C）。

7. *骨和软骨肿瘤*　骨瘤是良性肿瘤，典型见于额窦和筛窦（图 3-78），但在儿童时期很少见。主要表现为软组织密度或完全硬化。多发性骨瘤、牙齿异常（如“棉毛颌”、多生牙、牙瘤）和硬纤维瘤是 Gardner 综合征的特征（图 3-79）[170]。镜下，骨瘤通常是附着于下方骨表面呈圆顶状生长，主要由板层骨组成（图 3-80）。

骨软骨瘤（骨软骨外生骨疣）是一种发育性病变而不是真正的肿瘤，由皮质和髓质骨组成，顶部覆盖透明软骨帽，并与底部的母骨皮质和髓腔相连 [171]。可单发或多发，可以在辐射后或综合征中出现，如常染色体显性遗传性多发性外生骨疣（HME）。可恶变为骨肉瘤或软骨肉瘤。

骨纤维异常增殖症（骨纤维结构不良）是一种特发性的良性纤维性骨疾病，单一骨或多骨性发病，有时合并综合征，如 McCune-Albright 综合征。

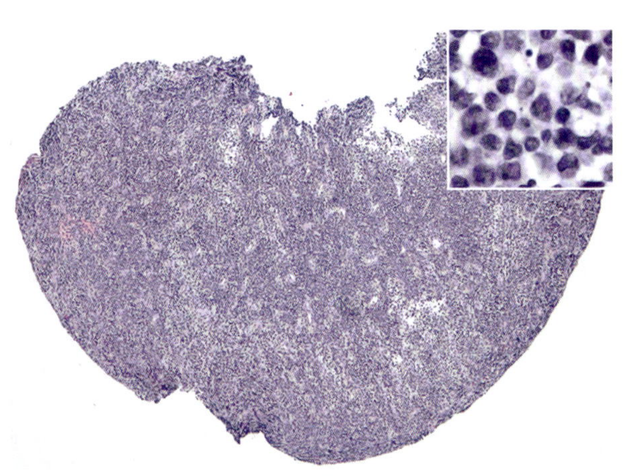

▲ 图 3-77 女，2 岁，绿色瘤（髓外髓系肿瘤）

肿瘤以鼻腔息肉样肿块的形式出现，随后诊断为急性髓系白血病；浓集细胞密集，核质比高（HE，×40；插图，×600）

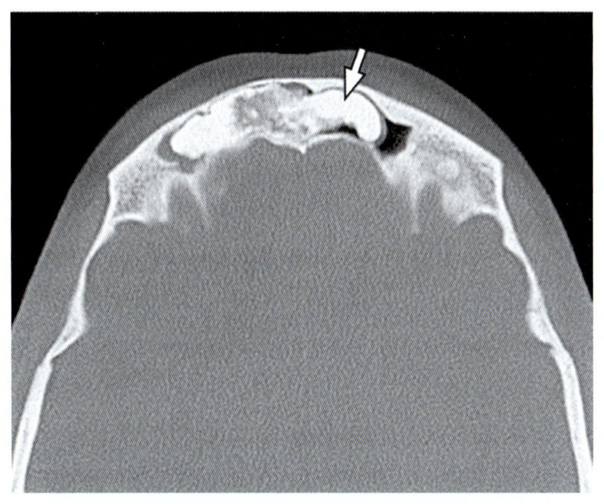

▲ 图 3-78 女，18 岁，鼻窦骨瘤

轴位骨窗 CT 图像显示额窦骨瘤（箭），主要为硬化，伴有小面积的软组织密度

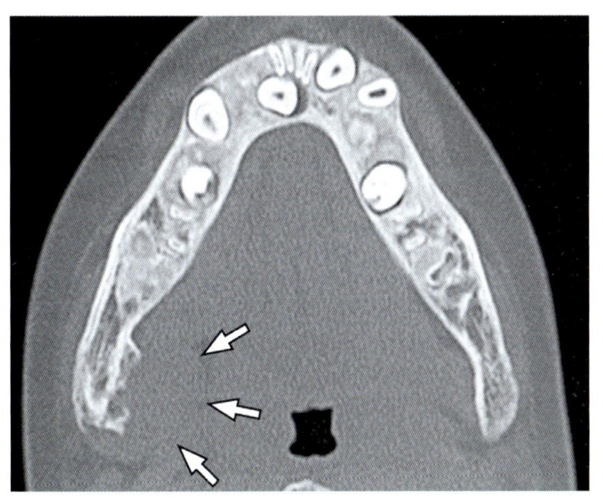

▲ 图 3-79 男，12 岁，Gardner 综合征

轴位骨窗 CT 图像显示通过下颌骨表现出特征性的“棉毛颌”外观；多个骨瘤及牙齿异常，如多生牙；在右侧下颌骨的后缘，由于相邻的硬纤维瘤（箭）的侵犯，在该骨窗的 CT 图像上可以隐约地显示出不规则的骨轮廓

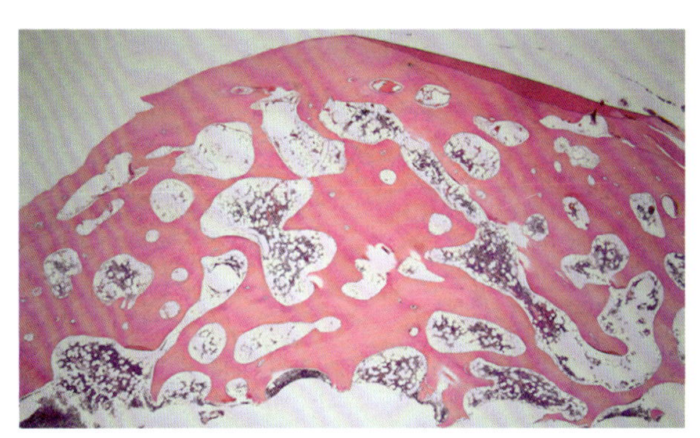

▲ 图 3-80 男，15 岁，骨瘤

沿着额骨的皮质表面有一个圆顶状突出的密质骨（HE，×20）

常累及面骨、颅骨、上颌骨和下颌骨，并可能侵犯颅底孔（图 3-81A）、眼眶（图 3-10）、鼻腔（图 3-81B）和鼻窦。CT 呈典型的磨玻璃样表现，有时伴有不均匀的软组织密度或硬化灶。在 MRI 上，在 T_2WI 上相对于肌肉呈可变的低信号是其特征，并经常有强化，类似于恶性肿瘤。

婴儿黑色素神经外胚瘤（MNTI，视网膜原基瘤）是一种婴儿期的良性肿瘤，最常见于上颌骨，但也可见于下颌骨和颅骨（通常为前囟）。影像学特征与慢性血肿相似。肿瘤中的黑色素在 T_1WI 上呈高信号，在 T_2WI 上呈低信号。在组织学上，两个原始细胞群在密集的胶原基质中形成巢；较大的原始细胞含有黑色素[172]。

软骨肉瘤可能是从原先存在的骨软骨瘤或放射

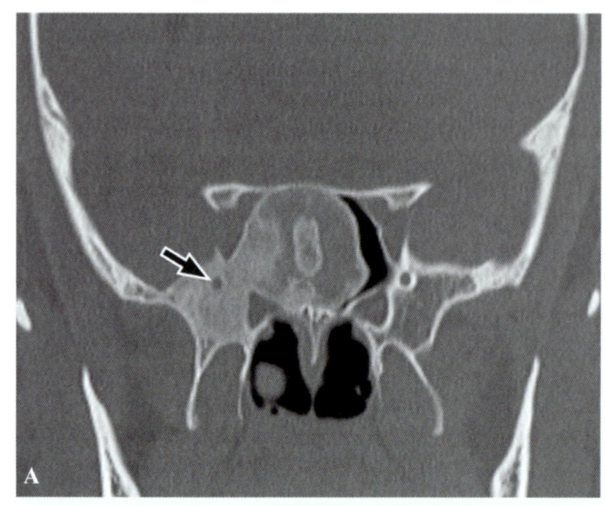

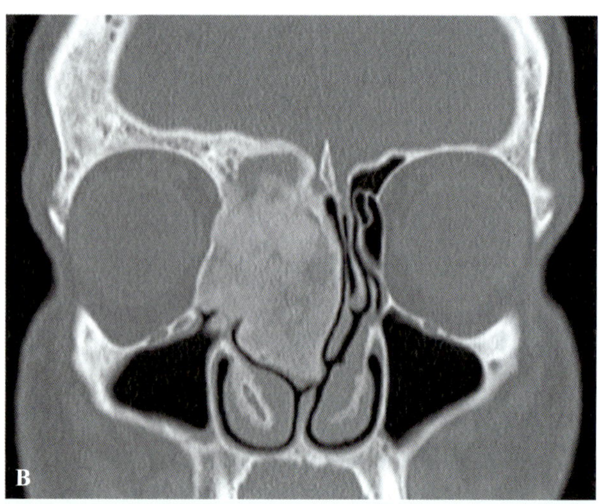

▲ 图 3-81 两例小儿骨纤维异常增殖症

A. 冠状骨窗 CT 图像显示磨玻璃密度区域代表骨纤维异常增生，右侧蝶骨膨胀，导致圆孔变窄（箭）；B. 冠状骨窗 CT 图像显示骨纤维异常增殖症累及鼻板；骨膨胀导致鼻中隔向左侧偏移和筛骨纸板向外侧偏移；后者对右侧眼眶内容物造成占位效应

治疗后重新出现。软骨样基质（“环 – 弧”钙化）并不总是可见。脊索瘤在儿童时期罕见，通常起源于中线区的脊索残留物。骨肉瘤和尤因肉瘤具有高度侵袭性，有潜在区域性和远处转移的可能。在头颈部，这些肉瘤最常见于上颌骨和下颌骨。在尤因肉瘤的影像中，最常见的是骨质病变或软组织肿块伴有骨破坏和针状骨膜反应。骨肉瘤表现为侵袭性的骨及软组织肿块，伴有新骨形成。

8. 其他鼻腔鼻窦肿块 Schneiderian 乳头状瘤由内翻性、嗜酸性和外生性（蕈状）乳头状瘤亚型组成。内翻性乳头状瘤在儿童时期罕见，因其组织学外观而得名——表面上皮倒置进入表面下基质（图 3-82）。“卷曲脑回样”被认为是内翻性乳头状瘤的影像学特征，在 T_2WI 和对比增强 T_1WI 上具有交替的高信号和低信号软组织带（图 3-83）。然而，恶性肿瘤偶尔也会出现这一特征[173]。肿块内没有脑回样区域或有广泛的骨质侵蚀可能提示恶变[173, 174]。内翻性乳头状瘤采用手术切除。

朗格汉斯细胞组织细胞增生症（LCH）表现为肿瘤样软组织肿块并伴有骨破坏，是伴有骨质受累的鼻腔鼻窦肿块的鉴别诊断。其组织学特征是朗格汉斯细胞的组织细胞浸润，常混有嗜酸性粒细胞[175]。在影像上，病变通常强化，且骨溶解性破坏边界清楚。

鼻软骨间叶性错构瘤是一种罕见但有特点的肿块，可累及鼻腔鼻窦区和（或）鼻咽单侧或双侧。它由呼吸上皮内衬的囊腔组成。其壁含有软骨结节和间质。典型于 20 岁前发病[176]。虽然被称为“错构瘤”，但该病被认为是以良性肿瘤和胸膜肺母细胞瘤家族癌症综合征的标志物，通常以 *DICER1* 基因突变为特征。由于这种关联，额外的影像学发现如肺囊肿或肿块、甲状腺结节、肾囊肿、性腺肿块，或其他胸膜肺母细胞瘤家族癌症综合征的典型特征，应促使放射科医师考虑鼻软骨间叶性错构瘤的诊断。

（六）颌面部创伤

只有 5%～15% 的面部骨折发生在儿童，6—7 岁和 12—14 岁是两个发病高峰[178, 179]。最常见的原因是机动车事故，其次是运动相关的伤害、暴力和意外的原因，如跌倒。面部骨折在 2.3% 的受虐待的儿童中也可见到[178]。在所有病例中，放射科医师都应该寻找潜在相关的中枢神经系统损伤。

CT 是儿童颌面创伤的首选影像学检查方法。多平面重建，图 3D 容积成像有助于放射科医师准确诊断，并为外科手术计划提供精确的解剖描述。

1. 鼻骨骨折 占所有儿童面部骨折的一半，在 20 岁内更为多见（图 3-84）。软骨性鼻中隔可骨折或移位（图 3-84）。由骨膜下高密度液体聚

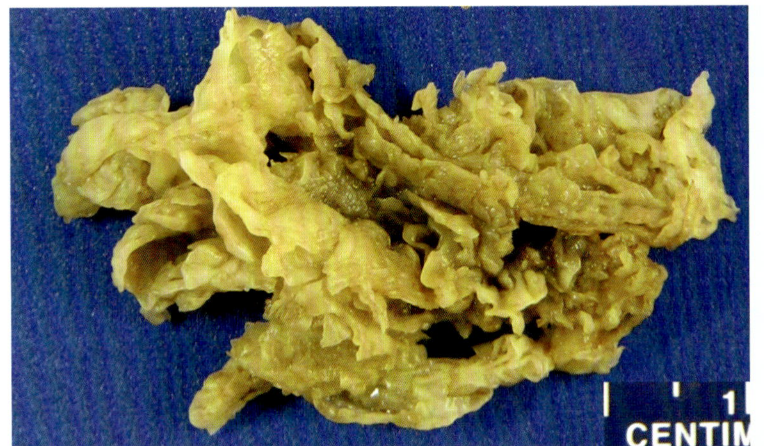

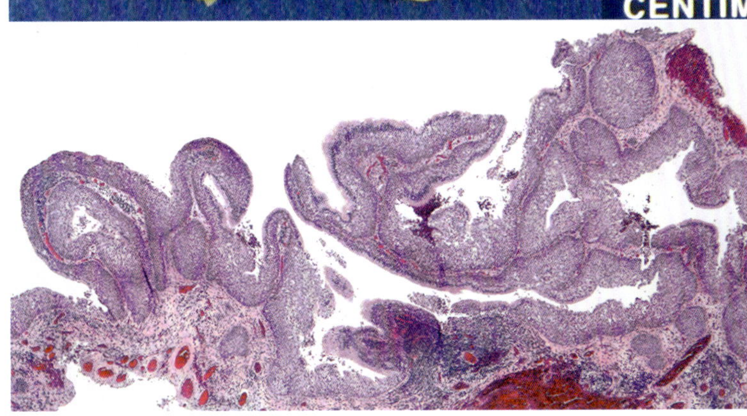

◀ **图 3-82　男，13 岁，Schneiderian 乳头状瘤**

可以看到非常多的外生性叶状体（上）；镜下，"倒置"成分伴随外生型生长（下，HE，×40）

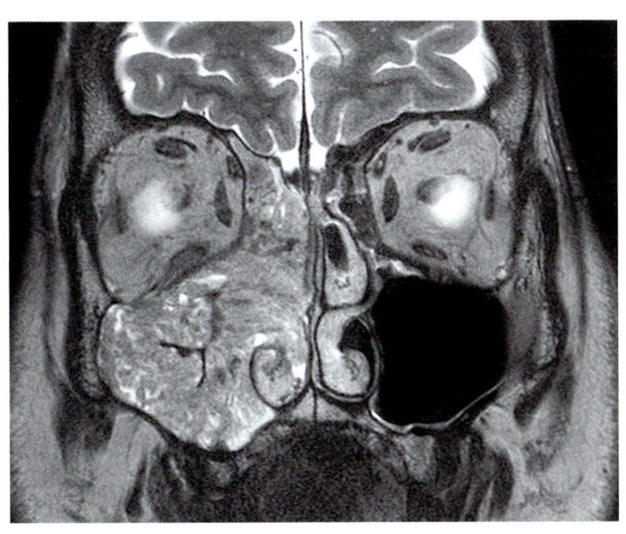

◀ **图 3-83　内翻性乳头状瘤**

冠状位 T_2 脂肪抑制 MR 图像显示"脑回型"内翻性乳头状瘤

集引起的鼻中隔增厚提示有鼻中隔血肿，必须及时引流，以防止并发症如鼻中隔缺血性坏死、脓肿、穿孔、重复感染及后期生长障碍，包括鞍鼻畸形[177]。

2. 下颌骨骨折　在儿童中，下颌骨最常见的骨折部分是髁突，因为其突出的血管化和围绕大量髓质骨的薄皮质边缘。髁突骨折通常是对下颌的打击造成的。在大龄儿童和青少年中，髁突颈骨折更为常见[9]。1/5 的髁突骨折是双侧的[178]，可能有与副交感神经相关的骨折和（或）颞骨骨板骨折。CT 用于诊断骨折，评估颞下颌关节（TMJ）窝脱位，以及定位骨折碎片。

3. 额骨骨折　额骨骨折可以向上延伸到颅骨顶点或穿过眶顶（图 3-85）。在额窦气化之前（年龄接近 7 岁），额窦骨折几乎总是累及眶顶，因为气窦对前额的撞击吸收 / 缓冲不足。如果额窦后壁骨折，则可能发生脑脊液漏。额骨骨折可合并颅内损伤、眼眶骨折和眼眶内容物损伤。

4. 眼眶骨折　直到上颌窦充分气化，眶底和边缘骨折在儿童中并不常见。眼眶顶部骨折在额窦尚未气化的幼儿中更常见。当看到眼眶或鼻窦骨折时，重要的是检查眶下管对眶下神经和鼻泪管的损伤，眶下神经是脑神经 V_2 的一个分支）（图 3-86）。

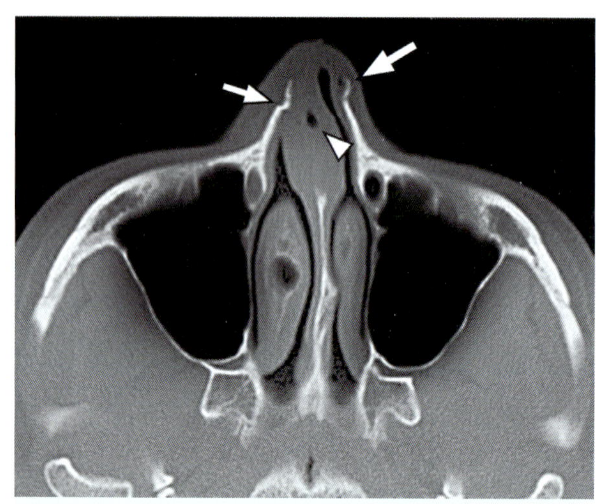

▲ 图 3-84　鼻骨骨折，鼻中隔骨折及血肿

轴位骨窗 CT 图像显示双侧鼻骨骨折（小箭），左侧骨碎片轻度错位（大箭）；鼻中隔中的小气泡（箭头）由鼻中隔骨折引起。鼻中隔因局部血肿而增厚

爆裂性骨折是由于眼睛受到直接的正面打击导致眶底骨折，骨折碎片向下移位到下颌窦（图 3-86）。眼眶脂肪、下直肌和下斜肌可能在碎片旁边疝出，伴有潜在的肌肉内陷导致复视和眼球内陷。很少发生爆裂嵌入性骨折，伴有眶底碎片向上移位可能会撞击相邻结构。冠状位 CT 图像有助于评估这些损伤。“trapdoor 骨折”发生在当眶底骨折碎片在一侧向下移位，但另一侧仍附着于眶底，则眶内物疝入上颌窦；随后，碎片自发地缩回到其解剖位置，导致疝出的组织被困在骨折的上颌骨侧。这些骨折被认为是外科急症[180]。眼眶气肿提示鼻窦壁骨折，鼻窦内高密度液体也是如此。中线区爆裂性骨折累及筛骨纸板，有时伴有眶内脂肪疝出，伴或不伴有部分内直肌。

5. 其他面中部损伤　非气化性鼻窦和牙胚有助于骨的稳定性。随着上颌窦气化和乳牙被恒牙取代，面中线区骨折发生更频繁。上颌骨骨折可向两侧或额部延伸，合并中枢神经系统损伤和脑脊液漏发生率高。在年长儿中，成人型骨折更为常见，如 Le Fort 骨折和三脚架（颧上颌复合体、三角部和颧骨）骨折[9]。

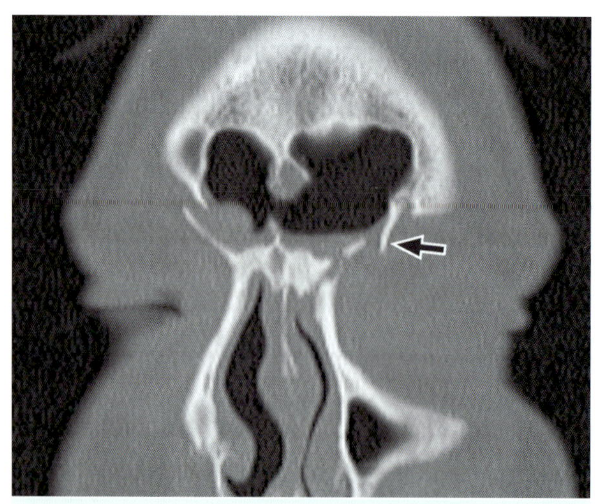

▲ 图 3-85　额骨多处骨折

冠状位 CT 骨窗图像显示额骨多处骨折，并累及额窦和眶顶（箭）

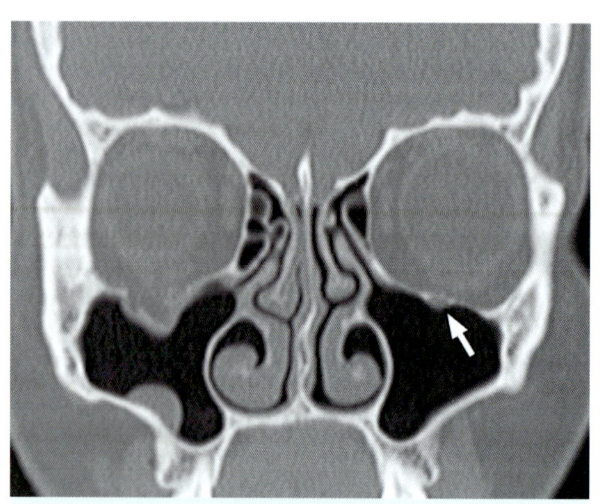

▲ 图 3-86　眶底骨折

冠状位骨窗 CT 图像显示右侧眶底骨折累及眶下管，为眶下神经通路；左侧可以看到正常的眶下管（箭）

五、颞 骨

（一）胚胎与发育

当胚胎顶臀长仅有2mm时，内耳开始形成。在所有迷路结构中，耳蜗和内淋巴囊和内淋巴管是最后分化的，并且更容易受到发育的影响。最后听软骨囊由一个连接迷路的骨内膜组成的，被覆一层薄的骨内膜。在那之上是致密的软骨内骨。软骨层外面是骨膜骨。若遇感染或外伤时，骨膜可以增殖并破坏迷路腔。深层组织的成骨修复能力有限，骨折除纤维连接外难以愈合。相反，外骨膜层对感染或创伤反应迅速，表现为成骨。随着时间的推移，骨膜层被哈氏骨替代，然后布满含气小房[181]。

中耳和外耳起源于鳃器。第一鳃裂产生原始外耳道，相应的第一咽囊长大并向外伸出，形成原始的咽鼓管和中耳腔。第一鳃裂上皮和第一咽囊内皮在后期形成鼓膜的部位短暂接触。耳郭从第一和第二鳃弓发育而来。第一鳃弓形成锤骨体和砧骨体。第二鳃弓形成锤骨柄，砧骨的长脚和短脚及镫骨。镫骨底板有少部分来源于听软骨囊。从第二鳃弓形成面神经的鼓室段和茎突。

听小骨在胎儿生长的前期发育，然后骨化。锤骨和砧骨在大小和形态上保持稳定，而镫骨在骨化后不久就会发生侵蚀和变薄，导致成人镫骨比胎儿镫骨更小、更脆弱。随着听小骨的发育，中耳腔开始气化，在胎儿约30周时完成该过程。乳突的气化随后开始，在胎儿期和幼年期进行。通过气化，产生上皮细胞组成的空间，随后充满气体。

（二）正常解剖结构

颞骨位于颅底的两侧。每个颞骨由5个部分组成，包括鳞部、乳突、岩部、膜部和茎突。

1. 外耳　外耳包括耳郭和外耳道。外耳道的内侧是鼓膜，附着于鼓室环。在CT上，通常只能模糊地看到鼓膜。外耳道壁在外侧1/3是软骨性的，在内侧2/3（颞骨的鼓室部）是骨性的。

2. 中耳　中耳或鼓室位于颞骨的岩部内，侧面为鼓膜，中间为耳蜗岬。鼓膜的上部连接的尖锐骨状突起，称为盾板。

中耳可分为3部分，即中鼓室位于鼓膜水平；上鼓室或鼓室上隐窝高于鼓膜的水平；下鼓室低于鼓膜水平。咽鼓管开头于下鼓室。在咽鼓管上方是半月形的张力鼓膜，其位于面神经管的近端鼓室段的前下方。张力鼓膜肌腱附着在锤骨上。

中耳的顶部被称为鼓室被盖。沿着中耳的后壁有几个凹陷和突起。从外向内，依次是面神经隐窝、锥隆起、鼓室窦和蜗窗龛。锥隆起覆盖在镫骨肌上，镫骨肌插入镫骨头内。Prussak空隙是中耳上外侧部分形成的凹陷，由颊侧韧带和盾板横向接合，上部由外侧锤骨韧带组成，内侧为锤骨颈。

中耳内是听小骨，包括锤骨（头部、颈部、前突、外侧突和柄部）、砧骨（体部、短突、长突和豆状突）和镫骨（头部/骨小头、前脚、后脚和足板）。锤骨柄附着在鼓膜凸起处。锤骨头与砧骨体相连接，在CT轴位图像上表现为众所周知的“冰淇淋圆锥”构型，形成了锤砧关节。豆状突来源于砧骨的长突，与镫骨的头部成直角，形成了砧镫关节。镫骨足板附着于前庭的前庭窗。听小骨的4个悬韧带分别是锤骨上韧带、锤骨侧韧带、锤骨后韧带和砧骨后韧带。

3. 内耳　内耳位于岩部包含骨迷路，由前庭、半规管（SCC）和耳蜗组成，由听软骨囊包围。骨迷路包裹膜迷路，其包含被外淋巴包围的内淋巴。耳蜗是听觉器官的一部分，而前庭和半规管起到维持平衡的作用。

前庭是一个带有两个主要开口的外淋巴空间，即前庭窗和前庭导水管。前庭导水管容纳内淋巴囊和内淋巴管，并且从前庭倾斜地到达颞骨岩部的后表面。上部、后部和侧部半规管彼此相互垂直。半规管末端扩张处被称为壶腹。

耳蜗由围绕被称为耳蜗轴的中央骨性核心的2.5个蜗圈（基底、中间和顶端转弯，由间隙分开）组成。骨螺旋板从耳蜗轴突出到骨管中，骨管与基底膜一起将含有内淋巴的耳蜗管与含有外淋巴的鼓室分开。Reissner膜将耳蜗管与另一侧的含外淋巴的前庭阶分开。基底转向的侧面凸出到中耳，形成耳蜗岬。耳蜗神经从内耳道前下方穿过耳蜗神经管进入耳蜗轴。从这里开始，它继续存在于Corti器官上，在CT图像上看不到。耳蜗导水管是围绕淋巴管周围的骨通道，从耳蜗的基底转向延伸到颞骨岩部的后下表面，形成蛛网膜下腔。它通常充满蛛网膜和纤维组织[181]。

膜迷路由内淋巴系统的相互连接空间组成。它包括耳蜗导管、前庭感觉器官、内淋巴管和内淋巴囊、蜗窗膜和脉管系统。

4. 内耳道　颞骨岩部中的内耳道走行第Ⅶ和Ⅷ对脑神经。它的内侧开口被称为耳门，其外侧末端被称为基底部。基底部的横嵴被称为镰状嵴，将内耳道分为上下隔室。名为"Bill bar"的垂直嵴将上部腔室分为前部和后部。

面神经位于外侧隔室，耳蜗神经位于前下隔室，上下前庭神经位于后上及后下隔室。在横截面中，正常的耳蜗神经的直径应与正常的面神经相同或更大。

5. 面神经　面神经离开脑桥，穿过桥小脑角（CPA）池（脑池段），进入内耳道（颅内段），穿过颞骨岩部（迷路段），到达前膝的膝状神经节，发出岩浅大神经。此后，面神经沿着中耳（鼓膜段）的内侧向后延伸到达后膝。在冠状 CT 图像上，可以看到鼓室段低于侧半规管并且高于椭蜗窗。经过后膝以后，面神经在乳突骨（乳突段）内向下行进，在腮腺分支之前通过茎乳孔离开颅底。鼓索从乳突段分支并行进到中耳腔。在 MRI 上，可以从面神经起始处在前膝看到造影剂强化。颅内和迷路段通常不会增强。

（三）先天性发育异常

由于外耳/中耳和内耳具有不同的胚胎起源，外耳和中耳的畸形经常在没有内耳异常的情况下发生，反之亦然，除非存在潜在的综合征。外耳的畸形总是与中耳结构的异常相关，因为它们的发育密切相关。

在儿童中，早期诊断和治疗听力受损对于减少其对语言发展的不利影响至关重要[182]。CT 和 MR 已成为帮助诊断的重要的无创性检查方法。

1. 外耳和中耳的异常　耳郭畸形应提示疑有第一和第二鳃弓异常（图 3-87A）[119]。外耳道起源于第一鳃裂。在胎儿期外耳道导管部分或完全发育不良导致外耳道狭窄或闭锁[183]。外耳的畸形与耳郭的畸形有关。耳郭小且畸形称为小耳畸形，并且耳郭缺失被称为无耳畸形。外耳和中耳的先天性畸形可孤立存在，尤其是单侧的情况下。或可合并综合征/遗传性疾病（如 BOR 综合征和 Treacher Collins 综合征），染色体异常，宫内感染和致畸物（如在孕早期使用链霉素、沙利度胺和水杨酸盐），尤其是双侧发病时[119]。单侧或双侧小颌畸形和异常低位耳郭的存在也表明有综合征性病因。

外耳道闭锁是指外耳道完全缺如，合并鼓膜完全缺如。在鼓膜（TM）的预期位置，存在厚或薄的骨板或膜或两者均有。相关的听小骨异常通常包括锤骨颈与闭锁板（图 3-87B）的融合和柄缺如。砧骨和镫骨在大小、形状和方向上存在多种畸形，有时还伴骨性强直。中耳腔也有多种发育不全，从严重发育不全到仅有面部凹陷的轻度发育不全。相对不严重的情况是出现小的外耳道盲端。

外耳道狭窄或软骨－骨性外耳道变窄通常伴有鼓板发育不全。因此，即使是一小块鼓板的存在，也能区分外耳道闭锁（没有鼓板）和致密的狭窄外耳道。两者需要鉴别，因为外耳道狭窄存在碎屑积聚（阻塞性角化病）或外耳道胆脂瘤的风险。这类侵蚀性疾病进程容易逐渐导致狭窄的外耳道不断扩大（图 3-88A）[184]。它还会合并听小骨大小、形状和方向的异常（图 3-88B），但往往较轻微。

合并外耳畸形的其他异常/疾病包括颞骨乳突发育不全或缺如、TMJ 畸形、颧弓缺如（如 Treacher Collins 综合征，半侧颜面短小畸形），以及颈内动脉的发育畸形和发育不全（图 3-88C）[185]。面神经的鼓室和乳突段经常有异常，鼓室段向下方移位到前庭窗和镫骨（图 3-88A），乳突段向前外侧移位。前庭窗和蜗窗可以缺如或狭窄（图 3-51B 和图 3-88A）。当存在前庭窗狭窄或闭锁时，面神经管的鼓室段总是位于下方，有时在前庭窗的正常位置上或者沿着中耳腔的下方出现。

Treacher Collins 综合征（TCS）或下颌骨发育障碍是一种常染色体显性遗传性疾病，通常由糖蛋白基因（*TCOF*1）突变引起，该基因参与核糖体基因转录并在颅面发育中起重要作用[186]。TCS 的特征是对称性小颌畸形，伴下颌骨髁发育不全或缺如，颧弓发育不全或缺如，以及颧骨扁平。其他特征包括腭裂、眼和颊横裂。伴低位耳郭的小耳或无耳畸形与双侧/相对对称的外耳道闭锁或严重狭窄有关（图 3-89）。典型的中耳腔严重发育不全，常存在初生的听小骨或听小骨严重畸形、旋转和融合（图 3-89）。乳突通常未气化。存在多种内耳畸形，如蜗圈扁平和前庭、侧半规管的畸形[187]。

半侧颜面短小畸形（HFM）谱系包括一组以第

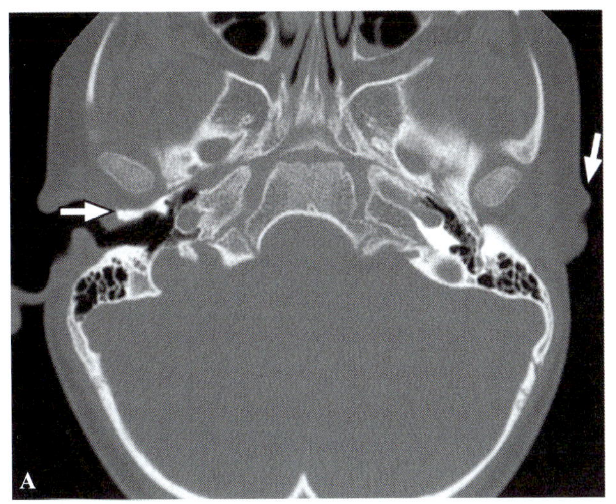

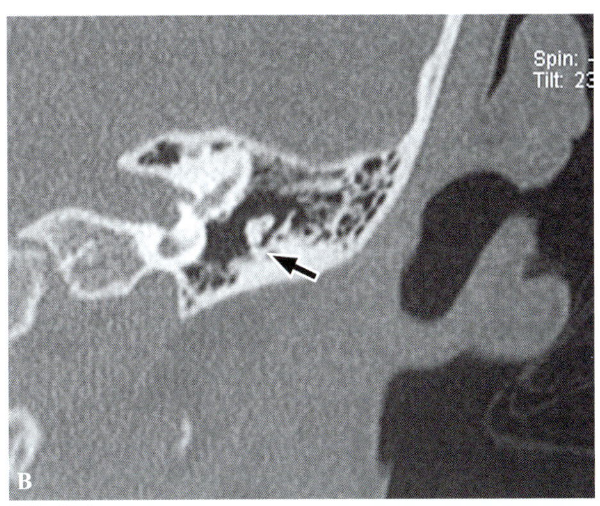

▲ 图 3-87　男，7 岁，外耳道闭锁

A. 轴位骨窗 CT 图像显示左侧小耳畸形并且左侧外耳道和鼓板缺如，右鼓板正常；B. 通过左耳的冠状 CT 图像显示锤骨与中耳腔的侧壁融合或“闭锁板”（箭），柄缺如

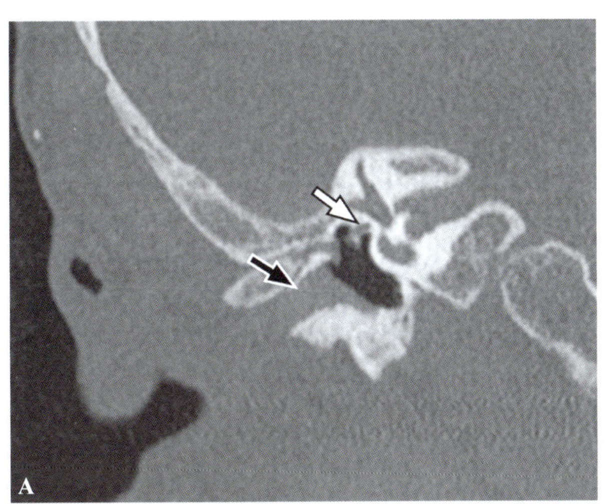

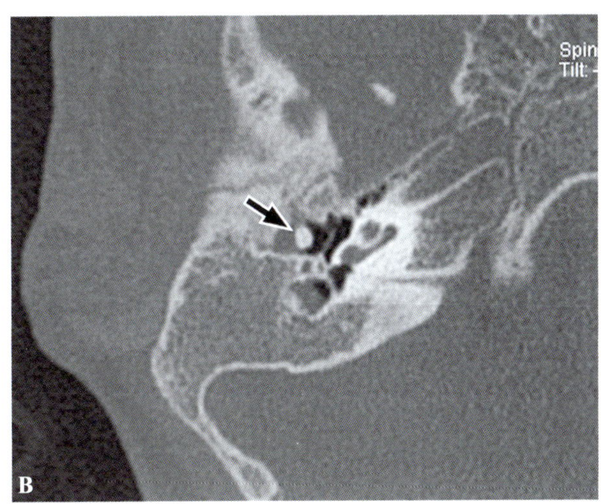

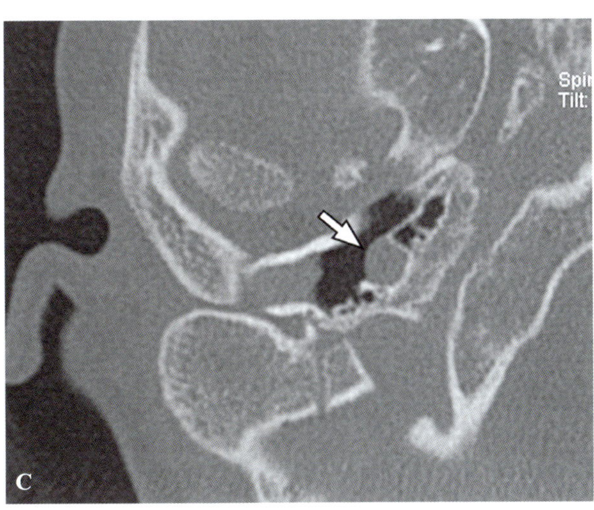

▲ 图 3-88　女，5 岁，外耳道（EAC）狭窄，右耳异常和听力丧失

A. 冠状骨窗 CT 图像显示外耳道部位的非侵蚀软组织阻塞（黑箭）；存在鼓室板，显示欠清的外耳道骨径变窄；患者还有前庭窗闭锁和面神经鼓室段低位（白箭）；B. 轴位骨窗 CT 图像显示锤骨头（箭），但砧骨缺如；中耳腔充气不良；C：轴位骨窗 CT 图像靠下方层面显示颈内动脉侧移（箭）

一和第二鳃器异常发育为特征的疾病。其标志是单侧小颌畸形，同侧颧弓缺如和咀嚼肌、腮腺发育不全，有时伴有明显的副腮腺组织。低位耳郭的小耳畸形合并 EAC 狭窄或闭锁，合并中耳异常，包括前庭窗的狭窄或闭锁。尽管 HFM 可以是双侧 / 不对称的，但在双侧不对称性小颌畸形中，当伴有鳃裂异常和特征性内耳畸形时，应该怀疑 BOR 综合征。眼球迷芽瘤（脂质皮样囊肿）和脊椎异常是 Goldenhar 表型的特征 [188]。

2. 孤立性中耳畸形　不伴 EAC 闭锁或狭窄的中耳及听小骨的异常，相比合并 EAC 畸形的中耳畸形要少得多。

孤立性听小骨异常包括一个或多个听小骨大小、形状或方向的畸形或听小骨融合，或者在侧半规管下方与鼓室上隐窝、前庭窗、耳蜗岬或骨的融合。镫骨足板的固定是最常见的听小骨固定形式，但在 CT 上难以发现。可以发生镫骨固定到周围结构的其他部位。“单足镫骨”的特点是只有一个镫骨支撑。“锤骨棒”是锤骨头与鼓室上隐窝前壁的先天性骨融合。骨强直的其他部位包括鼓室盖和鼓室上隐窝的侧壁。砧骨也可发生骨融合 [189, 190]。除了缺如或畸形外，听小骨异常偶尔也表现为骨髓或间质的存在异常。通常，锤骨头和砧骨体内的骨髓转化为骨和血管通道；持续超过 25 个月被认为是异常的 [191]。

当存在听小骨链异常时，面神经走行也往往异常，因为它们共同来自第二鳃弓的胚胎起源。最常见的是，鼓室段面神经在下方和内侧移位，可位于前庭窗处或其下方（图 3-88A），或者在两个镫骨脚之间穿过。在鼓室段上方可能会出现骨盖开裂，导致神经突出到中耳腔。前膝角可为钝角（图 3-89B）[192]。面神经发育不全与一些三联征和多种综合征相关，如 HFM、CHARGE 综合征等。面神经发育不全曾在 Möbius 综合征和沙利度胺暴露中报道过。

前庭窗狭窄或闭锁常见于面神经末端移位和开裂。普遍性认为这是由于面神经的低位机械性阻碍了镫骨与发育中的听软骨囊接触，从而前庭窗不能正常形成（图 3-88A）。

其他异常为镫骨肌或肌腱缺如，锥隆起畸形和鼓室发育不全。

中耳腔先天性胆脂瘤被认为是由胚胎发育停滞引起的，表现为完整鼓膜后面的白色团块，不能归因于既往感染、创伤或手术。影像学用于确定疾病的严重程度。在 CT 上，先天性胆脂瘤通常表现为位于中鼓室内的圆形肿块，靠近锤骨及耳蜗岬（图 3-90）。随着继续生长，胆脂瘤会侵蚀听小骨并横向移位。延伸到鼓室上隐窝、下鼓室和乳突窦，以

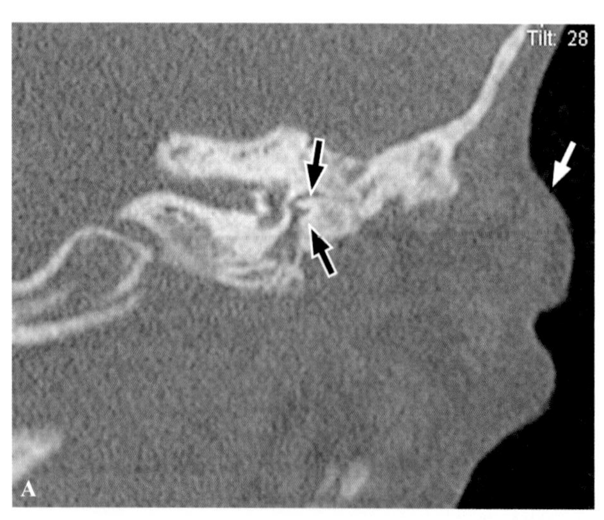

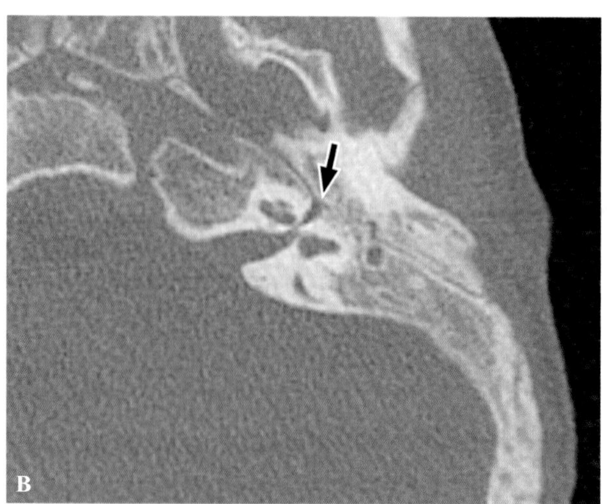

▲ 图 3-89　男，3 岁，Treacher Collins 综合征，中耳和外耳异常

A. 经左颞骨冠状骨窗 CT 图像显示小耳畸形（白箭），外耳道闭锁，中耳腔严重发育不全及锤骨和砧骨融合到闭锁板（黑箭）；面神经异常走行（未显示）；但内耳结构正常；B. 轴位骨窗 CT 图像显示在面神经的前膝（箭）处的异常广角；乳突气化不良

及侵蚀周围结构是其进展的特点。

3. 内耳异常 通常伴有 SNHL 或混合性听力损失（MHL）和（或）平衡感紊乱。按影像诊断标准，高达 80% 的先天性内耳畸形影像学无法显示，因其为镜下或细胞畸形，而内耳骨性结构正常[193]。影像有助于评估影响骨和膜结构的先天性内耳畸形，有时可提示具体诊断。遗传性疾病越来越多地被认为是导致 SNHL 发病的原因，目前认为高达 75% 的病例是由其所致[194]。其中 25%～30% 是综合征（如 Pendred 综合征和 BOR 综合征），其余的是非综合征性（如 *GJB2* 突变）。影像学特别有助于评估一部分综合征性听力损失的患者。可证实的内耳异常也可由毒性或致畸暴露（如视黄酸）引起。

2002 年，Sennaroglu 和 Saatci 提出了一种描述性分类系统，该系统包含了一些病理状况，这些病理状况是由于胚胎发育过程中不同时间点发生的损害和其他由不同基因突变引起的紊乱所致，强调了其解剖学和临床上的不同[193]。然而，随着对疾病潜在遗传机制认识的提高，提出的胚胎受损伤的单一时间点更好地被内耳异常的描述性分类所取代，该分类包含对特定疾病实体典型特征的理解。这些异常可以是单侧或双侧，并且在双侧时，即使在症状性疾病中也可能不对称。以下是 Sennaroglu 分类的改编形式，其中骨性内耳畸形分组如下。

(1) 耳蜗畸形：①完全性迷路缺如（Michel 畸形）；②耳蜗缺如；③耳蜗发育不全；④共同腔畸形；⑤囊性耳蜗前庭畸形（IP-Ⅰ）；⑥耳蜗不完全分隔Ⅰ型（IP-Ⅰ）；⑦耳蜗不完全分隔Ⅱ型（IP-Ⅱ）；⑧耳蜗蜗轴缺如；⑨耳蜗神经和耳蜗神经管缺如或发育不全。

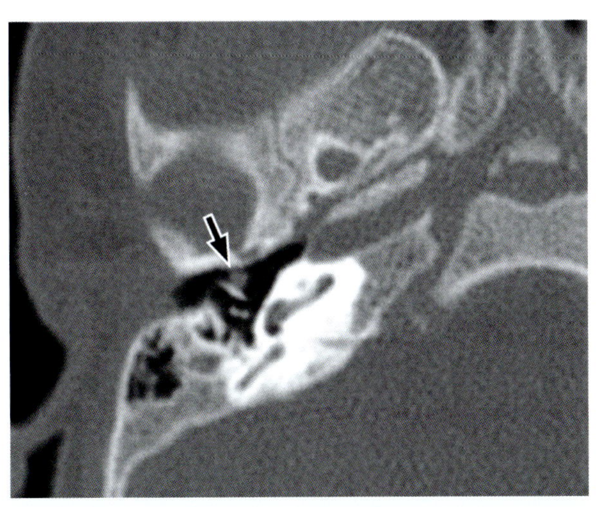

▲ **图 3-90 先天性胆脂瘤**

轴位骨窗 CT 图像显示中耳前上方有一个小圆形结节（箭）

(2) 前庭畸形：①完全性迷路缺如（Michel 畸形）；②共同腔畸形；③囊性耳蜗前庭畸形；④前庭神经发育不全；⑤前庭半规管球状异常。

(3) 上半规管畸形：①上半规管缺如或发育不全；②前庭半规管球状异常；③上半规管小骨岛。

(4) 内听道畸形：①内听道缺如；②内听道狭窄；③内听道扩大。

(5) 前庭导水管扩大：① LVA（大前庭导水管）；② LESA（异常的大内淋巴囊）。

完全迷路缺如的特征是耳蜗和前庭的所有结构完全缺如。耳蜗岬扁平。这种罕见病可单侧、散发，也可双侧和作为综合征的一部分。注意寻找同侧颈内动脉异常和合并的脑膨出[195]。

耳蜗缺如是在前庭和半规管正常或畸形的情况下没有耳蜗（图 3-91）。耳蜗缺如的患者没有听力[193]。

耳蜗发育不全（CH）是指耳蜗小，通常少于两圈，内部结构有或缺如（图 3-92）。

CHⅠ型是一种缺乏内部结构的小耳蜗芽。

CHⅡ型是一种缺乏内部结构的小囊性耳蜗。

CHⅢ型是小耳蜗（＜2 圈），具有缩短的耳蜗轴和间隔。

共同腔畸形是一个单一的原始囊腔代替耳蜗和前庭，除此之外没有进一步区分（图 3-93）。

囊性耳蜗前庭畸形（IP-Ⅰ）是一种球状耳蜗，缺乏任何内部结构，包括筛区。前庭也很大，呈囊性。因此，耳蜗和前庭具有类似雪人或 8 字的双囊状外观。前庭和侧半规管融合成单腔，无间隔的骨岛[193]。

IP-Ⅰ是耳蜗缺乏内部结构（图 3-94）。异常程度从轻度（耳蜗缺乏内部结构，但前庭和半规管正常或轻度畸形）到严重（囊性耳蜗前庭畸形）不等。

IP-Ⅱ（以前称为 Mondini 畸形）是耳蜗底圈正常，在中圈和顶圈缺乏间隔，形态饱满（图 3-95A）。耳蜗轴缺陷。前庭和侧半规管有时会扩大（图 3-95B）。治疗患者需要注意合并的大前庭导水

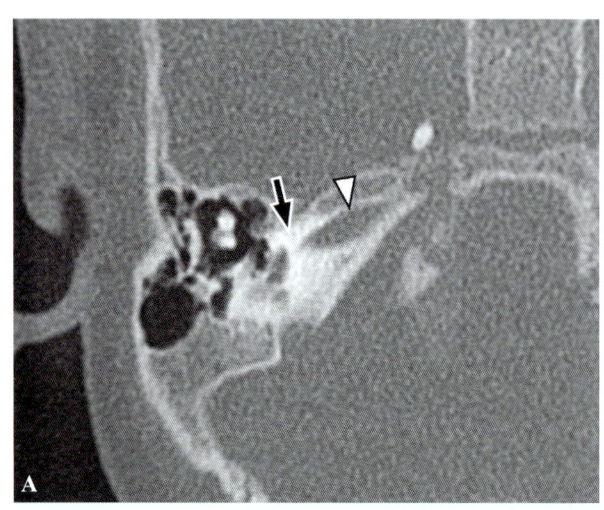

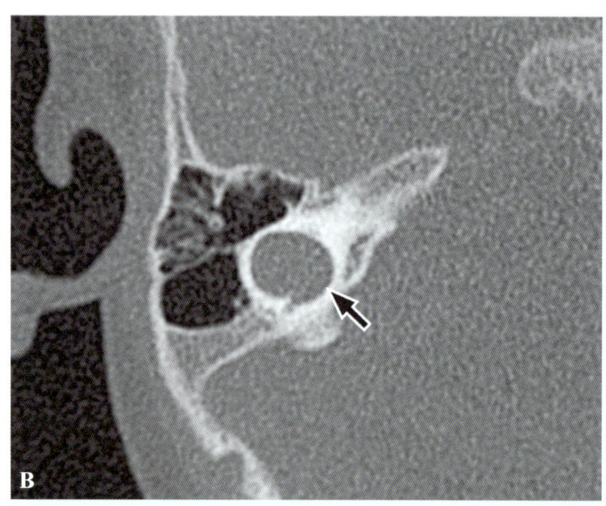

▲ 图 3-91　女，9 月龄，耳蜗缺如，双侧先天性感音神经性听力缺失

A. 轴位骨窗 CT 图像显示在其正常解剖位置（箭）耳蜗缺如；内耳道（IAC）走行异常，指向后外侧（箭头）；B. 偏喙部水平的轴位骨窗 CT 图像显示异常扩张的前庭（箭）

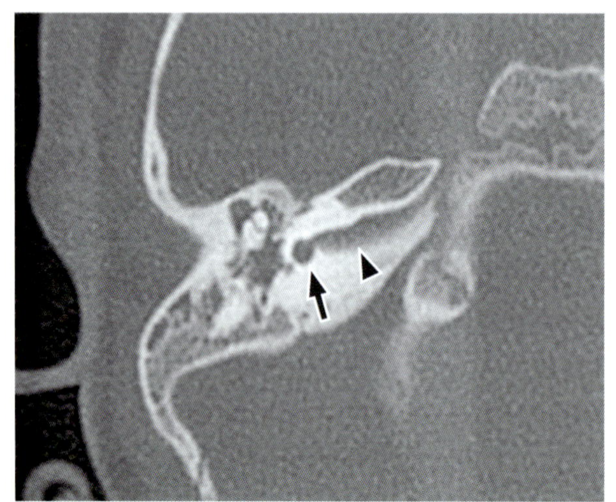

▲ 图 3-92　耳蜗发育不全

轴位骨窗 CT 图像显示内耳道（箭头）远端的小耳蜗芽（箭）；前庭小（未显示）

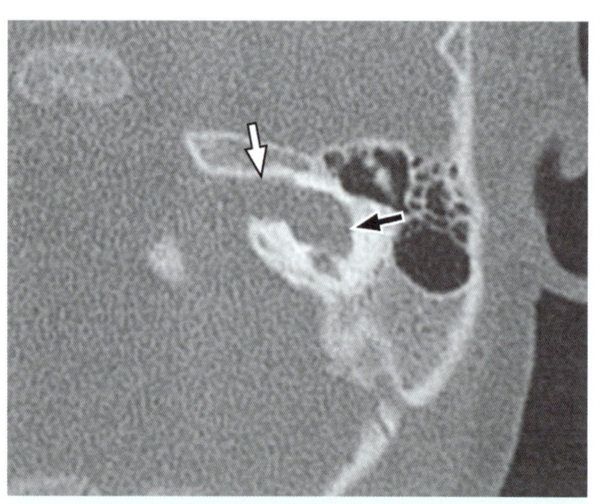

▲ 图 3-93　共同腔畸形

轴位骨窗 CT 图像显示一共同腔（黑箭）代替耳蜗和前庭；扩大的内耳道（白箭）通向它

管（图 3-95B）。

蜗轴缺如，合并大前庭导水管，是一种相对微小、隐匿的异常，耳蜗蜗轴间隔正常，但是蜗轴支柱是不对称的，导致耳蜗管内庭不对称。

大前庭导水管是 SNHL 患者中最常见的内耳畸形。典型呈扩张形态（图 3-96），并且通常合并伴或不伴 IP-Ⅱ的耳蜗轴缺如。MR 显示内淋巴囊和内淋巴管位于硬脑膜外侧，有时包含沉积物液平（图 3-96）。CT 上测量其中点宽度不小于 1mm，鳃盖骨宽度不小于 2mm 构成 LVA[196]。最近认为，在 Pöschl 层面（平行于上半规管的层面）行 CT 重建，测量前庭导水管更准确，1mm 的宽度为正常上限[197]。LVA 的临床相关性是潜在进展性 SNHL，有时伴相对轻微的头部创伤后听力突然下降。因此，建议患儿避免接触性运动。扩张的 LVA，通常具有 IP-Ⅱ或耳蜗轴缺陷，与编码 pendrin 蛋白的 *SLC26A4* 基因突变有关。在高达 90% 的 Pendred 综合征（LVA 伴甲状腺器官缺陷导致甲状腺功能减退

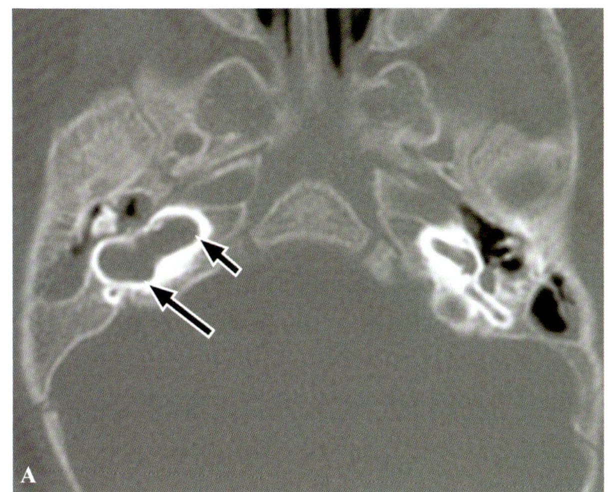

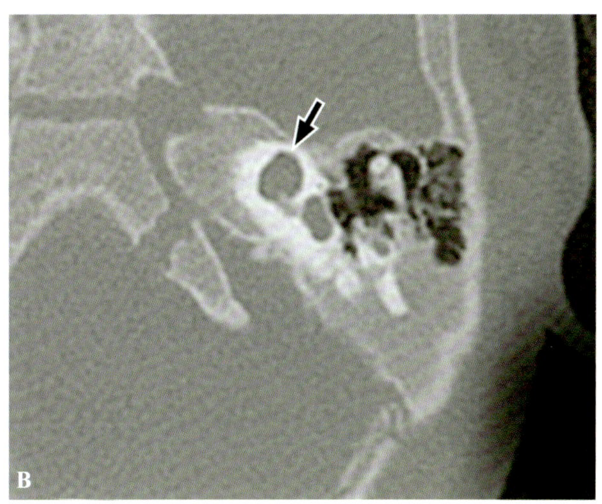

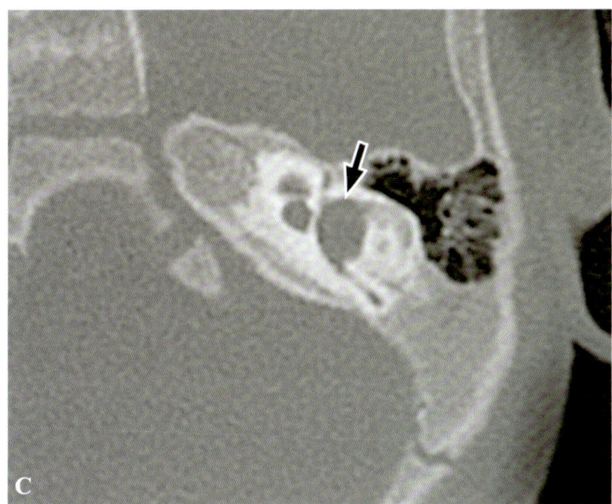

▲ 图 3-94 耳蜗不完全分隔Ⅰ型（IP-Ⅰ）

A. 女婴，患有多种先天性畸形，囊性耳蜗前庭畸形；轴位骨窗 CT 图像显示右耳蜗的球状扩张，缺乏内部结构（短箭）；耳蜗与球形前庭及外侧半规管（长箭）之间存在广泛的交通；后半规管和左内耳结构看起来正常；蜗神经管狭窄，内耳道正常（未显示）；B 和 C. 另一患儿的轴位骨窗 CT 图像显示没有分隔的空囊状耳蜗（B，箭）；前庭大呈囊状（C，箭）

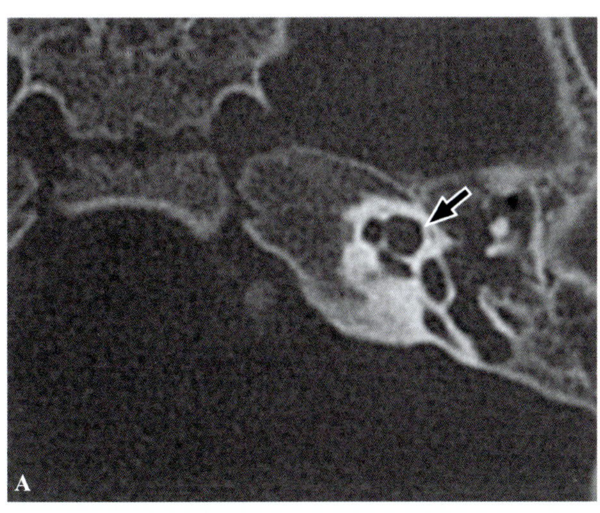

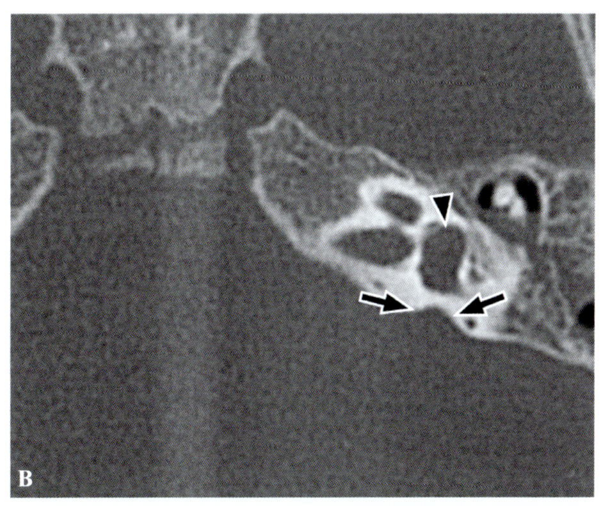

▲ 图 3-95 耳蜗不完全分隔Ⅱ型（IP-Ⅱ）

A. 轴位骨窗 CT 图像显示中圈、顶圈融合成囊尖，两者间缺乏分隔（箭）；B. 轴位骨窗 CT 图像显示前庭轻度扩大（箭头）；前庭导水管也扩大（箭）

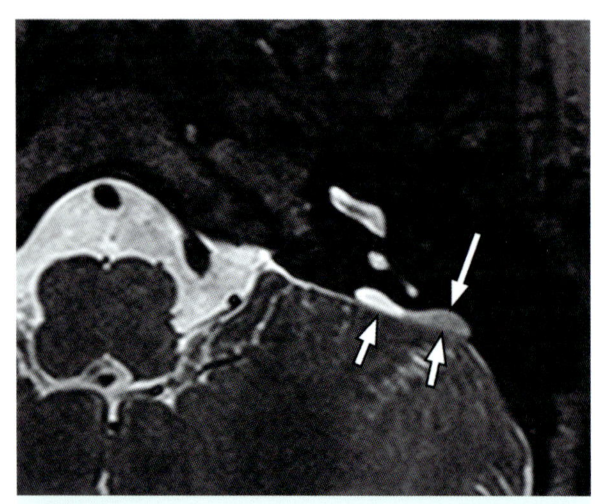

▲ 图 3-96 内淋巴囊扩张的大前庭导水管

轴位 T_2 SPACE MR 图像显示内淋巴囊扩张，内容物沉积（长箭）；注意内淋巴囊位于硬脑膜的侧面（短箭）

症，有时为甲状腺肿），在高达 40% 的非综合征性耳聋伴 LVA（DFNB4）的患者中检测到 *SLC26A4* 基因突变 [194]。漏斗状 LVA 也见于多种其他综合征，例如 BOR 综合征和 CHARGE 综合征 [198]。

如前所述，对耳蜗异常的解剖描述有助于对耳蜗外观的描述，但并不一定能提供关于一种潜在的综合征病因学的线索，例如 IP-Ⅱ（耳蜗类似于棒球帽）和 LVA 与 Pendred 综合征和 DFNB4 之间没有关联。然而，有一些非常特殊的异常确实表明了潜在的综合征诊断。在 BOR 综合征中，耳蜗的底圈是锥形的，中圈和顶圈发育不全并且向前移位，使得耳蜗具有特征性的“蜗圈松散 / 未盘绕”外观。其他典型特征包括漏斗状 LVA，半规管畸形、包括后半规管异常，中 / 外耳和听骨畸形及咽鼓管扩大。X 连锁 MHL 伴镫井喷（DFNX2），合并畸形螺旋状耳蜗，缺乏内部隔膜，伴内耳道的外侧半部扩大，有时前庭和半规管增大。明确该诊断重要，因为在行镫骨切除术或耳蜗造口术时有可能出现脑脊液井喷。CHARGE 综合征要合并耳蜗的顶圈，有时为中圈的缺失或扁平，典型伴有耳蜗神经管的狭窄或闭锁。然而，CHARGE 综合征最具诊断特征的是前庭发育不全，伴半规管缺如或发育不全（图 3-51）[199]。

半规管畸形常常与其他内耳异常相关联。畸形最常累及侧半规管。可以作为孤立现象发生，也可见于 21 三体综合征和 Apert 综合征等，其中有一个小骨岛和微球状外侧半规管或外侧半规管与前庭形成共同腔（原基异常）[198]。在 Waardenburg 综合征和 Alagille 综合征的亚型中也可观察到孤立的后半规管异常。

蜗神经管的闭锁或狭窄与耳蜗神经缺如或发育不全有关，通常单发，特别是在患有先天性单侧 SNHL 的儿童中。然而，耳蜗神经发育不全可伴有前庭神经缺如。在婴儿和儿童中，耳蜗神经缺如 / 发育不全通常是先天性的。在耳蜗神经缺如或严重发育不全的情况下，人工耳蜗植入是禁忌。MRI 是诊断耳蜗神经缺如或发育不全最敏感的技术 [200]。最佳序列是重 T_2WI 序列（如，3D T_2 SPACE、DRIVE 和 FIESTA），其显示神经是在明亮脑脊液的背景下的低信号。垂直于内耳道长轴的斜矢状位图像显示，内听道前下象限的耳蜗神经缺如或缩小、变细，提示耳蜗神经缺如或发育不全（图 3-97）。在 CT 上，耳蜗神经缺如 / 发育不全表现为耳蜗神经管缺失、狭窄或内耳道狭窄。

（四）感染性和炎症性疾病

1. 急性中耳炎（AOM）：最常发生在病毒性急性上呼吸道感染（URI）的并发症中 [201, 202]。无并发症的情况下不需要进行影像学检查。如果检查，可以看到中耳内不透明伴可能存在的液平 [203]。乳突小房中也经常有液体，没有骨质侵蚀。

2. *融合性乳突炎和颞骨岩部感染* 急性乳突炎主要见于合并 AOM 的幼儿（图 3-98），但也可发生于阻塞性中耳病程中，如胆脂瘤或肿瘤。感染蔓延到乳突小梁和皮质骨被称为融合性乳突炎，近期或当前合并 OM 和炎症控制不佳的情况下出现耳后肿胀、红斑或耳突，通常提示该病 [201]。积脓在压力作用下导致乳突小房壁的酸中毒、骨脱钙、缺血和破骨再吸收，然后合并成充满脓性渗出物和肉芽组织的大腔 [201]。

影像学检查可确认诊断及发现局部及颅内并发症。在 CT 上，融合性乳突炎的特征是乳突隔侵蚀，伴或不伴耳后骨皮质、窦板和（或）鼓室盖的侵蚀（图 3-99A）。

治疗方案取决于临床和影像学表现，从抗感染、鼓膜造口置管引流到乳突切开术。

感染可侧向扩散，导致乳突外皮质侵蚀和耳后

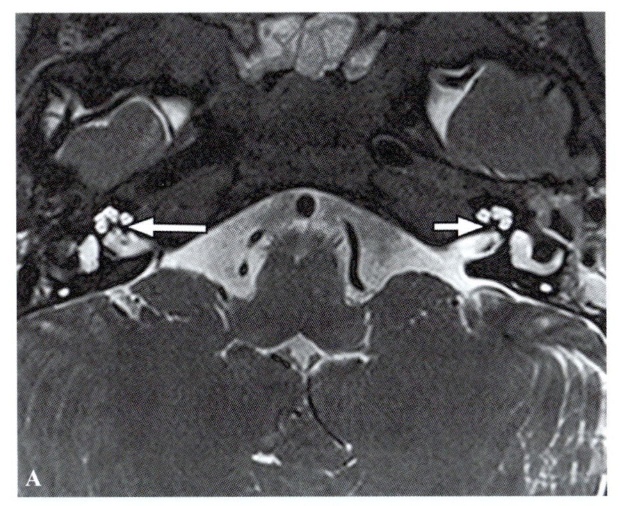

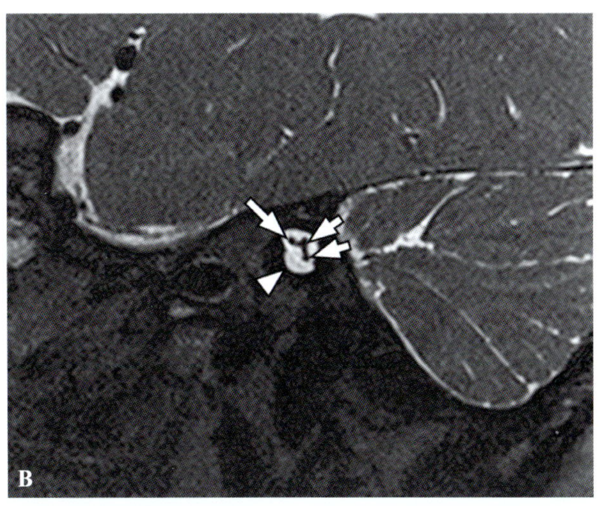

▲ 图 3-97 在 T_2 SPACE MR 序列上观察到的耳蜗神经缺如

A. 轴位 MR 图像显示左侧耳蜗窝狭窄（短箭）和耳蜗轴增厚；注意右侧蜗神经孔的正常口径（长箭）；B. 左侧斜矢状位图像显示内耳道（箭头）的前下象限中耳蜗神经缺如；面神经位于前上象限（长箭），前庭神经在分成上下分支之前表现为卵圆形结构（双短箭）

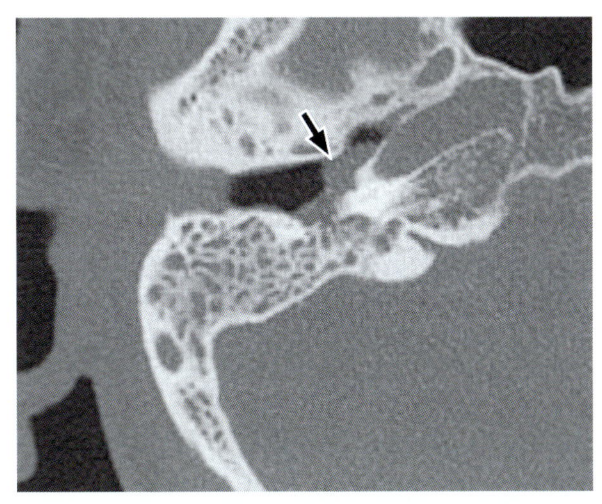

▲ 图 3-98 急性乳突炎

轴位骨窗 CT 图像显示乳突小房内致密影；乳突骨质隔膜和皮质保持完好无侵蚀；患者也有中耳炎、中耳内不透明（箭）

骨膜下脓肿（图 3-99B）[203]。乳突小房尖端的感染可能蔓延至颈深部软组织，到胸锁乳突肌中，并引起所谓“Bezold 脓肿”（图 3-99C）[203]。

覆盖乙状窦的内部乳突皮质的侵蚀可导致硬膜外脓肿。乙状窦和（或）颈内静脉（IJV）血栓形成是由于脓肿压迫和（或）不伴脓肿的血栓性静脉炎所致（图 3-99B、C 和图 3-100）。极少数情况下，静脉窦血栓形成是由于急性中耳乳突炎而没有明确的乳突融合证据，因为血栓性静脉炎是通过静脉扩散的。

在 CT 和 MR 上，可能难以区分静脉窦周围脓肿和乙状窦血栓形成。CT 上两种病变均表现为低密度伴边缘强化；然而，血栓形成的窦腔似乎比脓肿稍微致密一些。在 MR 上，窦内正常的血管流空消失，原因可能是由于静脉窦周脓肿压迫或窦内血栓。脓肿通常在 T_2WI 上显示高信号，而血栓在 T_2WI 上通常看起来信号稍低。其他颅内并发症包括脑膜炎、硬膜下积脓、脑炎、脓肿和颈动脉受累[201]。

如果乳突感染从内侧扩散到颞骨岩尖，则可能发生颞骨岩尖骨髓炎（未充气颞骨岩部）或岩尖炎（颞骨岩部炎；充气的颞骨岩尖部）。Gradenigo 综合征是三联征，即三叉神经分布深部眶后的疼痛，外展神经麻痹引起的复视，以及持续性耳漏 / 化脓性中耳炎，伴有细菌性中耳炎和岩尖炎。这些症状与从中耳和颞骨岩尖到相应区域脑膜的感染局部传播有关，累及附近的 Meckel 孔中的 Gasserian 神经节和 Dorello 管的外展神经。

在影像学上，颞骨岩尖炎表现为岩尖的侵蚀改变，CT 显示气房内液体和 MR 显示邻近脑膜的异常强化（图 3-101）[203]。颞骨岩部骨髓炎通常发生

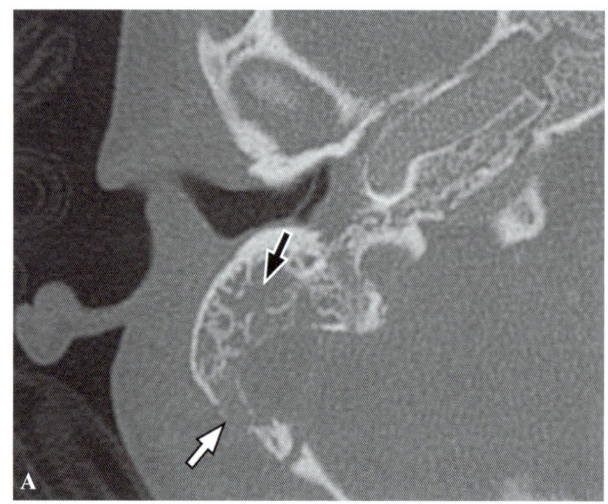

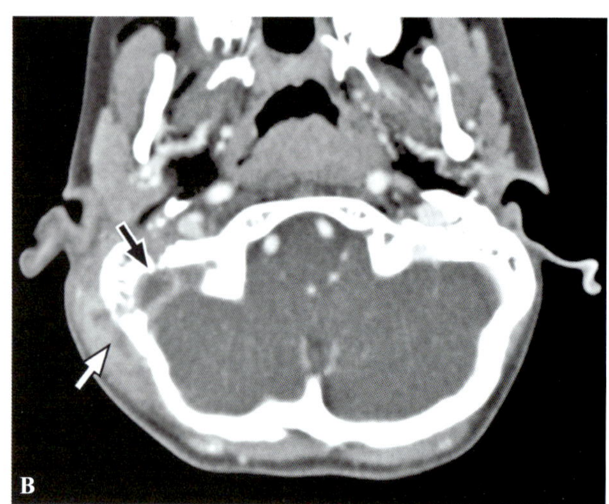

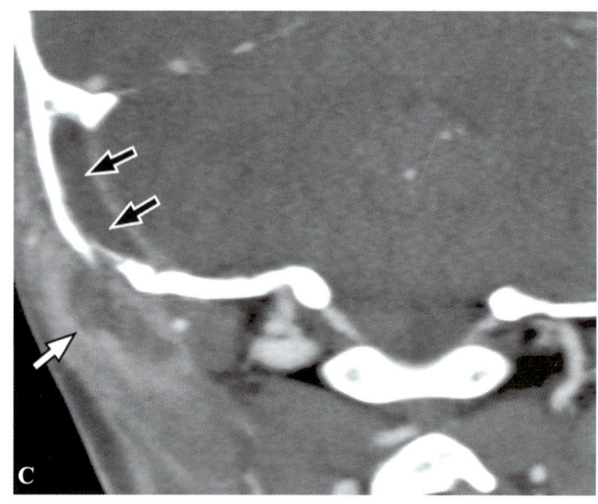

▲ 图 3-99 男，9 岁，融合性乳突炎，**Bezold** 脓肿，硬膜窦血栓形成，临床表现为耳痛和听力丧失

A. 轴位骨窗 CT 图像显示乳突小房内致密影；并伴有乳突隔膜（黑箭）和皮质（白箭）侵蚀；B 和 C. 轴位和冠状位增强 CT 图像显示软组织肿胀和脓肿（白箭）；乙状窦充盈缺损提示血栓（黑箭），冠状位 CT 图像证实的；轴位 CT 图像无法区分硬膜外脓肿和乙状窦血栓

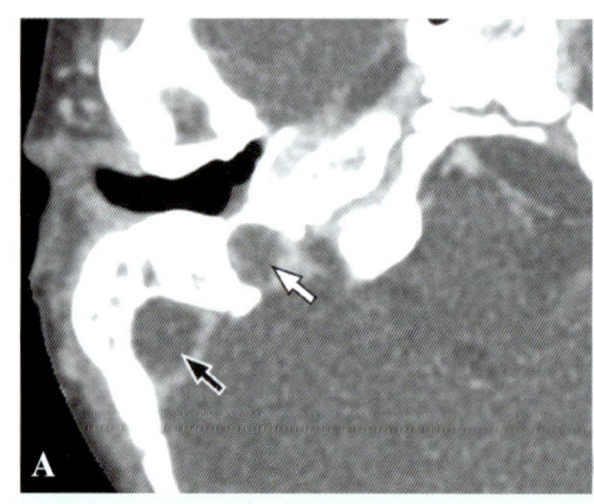

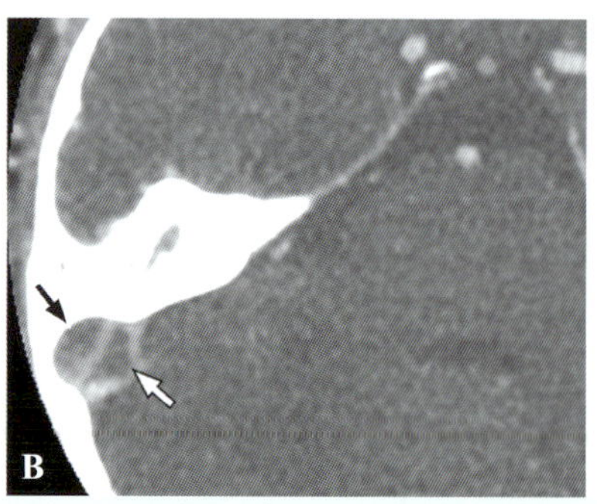

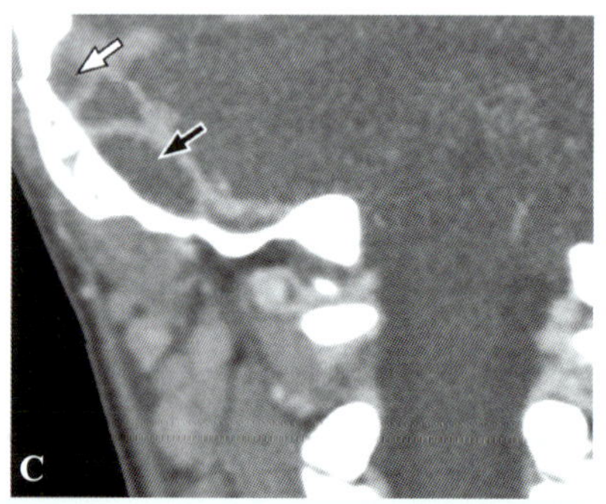

▲ 图 3-100 融合性乳突炎，硬膜外脓肿和静脉血栓形成

A. 轴位增强 CT 图像表明该患儿右乳突小房内致密影，骨质侵蚀（未显示），符合融合性乳突炎；在乙状窦的正常位置存在一圆形低密度区，边缘强化（黑箭）；这可能提示硬膜外脓肿压迫乙状窦或乙状窦内的血栓；颈内静脉内亦有血栓，密度略高（白箭）；B. 与图 3-100A 相比，轴位增强 CT 图像高于图 3-100A 头侧层面，显示硬膜外脓肿（黑箭）在乙状窦血栓外侧（白箭）；C. 冠状位 CT 重建图像显示硬膜外脓肿（黑箭）与乙状窦上、下游血栓（白箭）的关系

在中耳乳突炎的情况下，并且在 MR 上显示为岩部骨髓的 T_2 延长和骨髓强化。典型合并颈内动脉的岩部节段痉挛。并发症与乳突炎一样，但也包括海绵窦血栓形成和动脉并发症。鉴别诊断包括恶性肿瘤，如横纹肌肉瘤和转移瘤（如来自神经母细胞瘤）（图 3-102）。

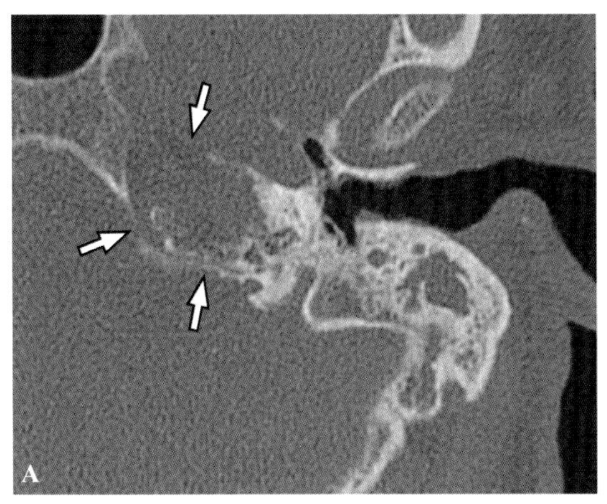
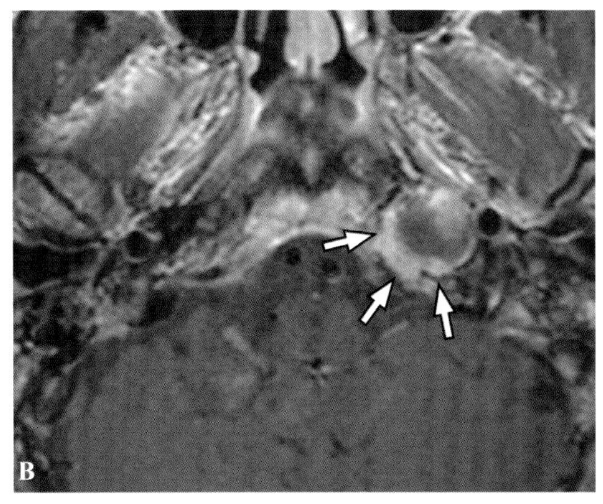

▲ 图 3-101 颞骨岩尖炎

A. 轴位骨窗 CT 图像显示岩尖气房内致密影，骨侵蚀（箭）；B. 轴位 T_1 增强 MR 图像显示液体聚集，伴边缘强化（箭）

3. *慢性中耳炎* 在慢性中耳炎中，感染和炎症会对中耳造成长期损害。常见原因包括潜在的咽鼓管功能障碍和鼓膜穿孔[203]。影像学可看到中耳积液、肉芽组织、胆固醇肉芽肿和胆脂瘤。典型还可见受累乳突充气不良，伴气化部分周围硬化。

4. *急性迷路炎* 儿童迷路炎通常表现为 SNHL，有时还表现为眩晕。病因包括感染性和非感染性原因（如自身免疫疾病、中毒和创伤）。感染可通过鼓室内源性、血源性或脑膜炎等途径扩散到内耳[205]。儿童急性迷路炎的一个重要病因是由流感嗜血杆菌或肺炎链球菌引起的急性细菌性脑膜炎。严重的耳聋在数周内迅速发生，需要行人工耳蜗植入术。

在感染急性期，MR 显示膜迷路内的液性信号，并能在薄层 T_1 脂肪抑制增强 MR 图像显示耳蜗、前庭和半规管内的强化。在亚急性期，迷路纤维化增加，强化减弱，并且薄层扫描 3D T_2WI 上的膜迷路内流体信号强度降低。此后是在起病数周内迷路进行性骨化。在 CT 上，骨化开始时，在蜗窗附近耳蜗的鼓阶及半规管密度增高、模糊。几周后这可以发展为严重的迷路骨化。

5. *获得性胆脂瘤* 获得性胆脂瘤是脱落的角蛋白上皮的聚集，最常发生在中耳，外耳道、乳突小

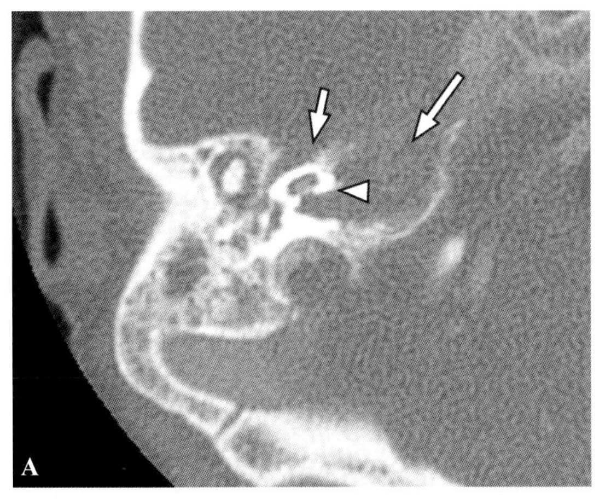
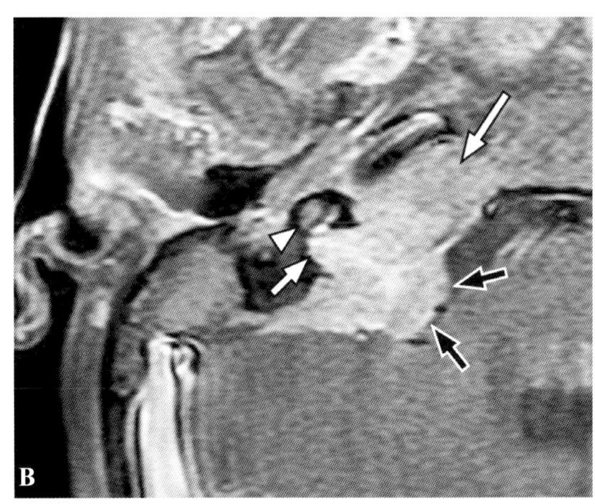

▲ 图 3-102 女婴，神经母细胞瘤转移，临床表现为耳痛、耳漏和面神经麻痹

A. 轴位骨窗 CT 增强图像显示肿块侵蚀右侧岩尖部（长箭）、内耳道前壁（箭头）及面神经管的前膝部（短箭）；右中耳腔和乳突广泛致密影；该骨性破坏和内耳道受累的程度对于岩尖骨髓炎是不典型的；B. 轴位 T_1 脂肪抑制 MR 图像显示明显强化的肿瘤（白长箭）延伸到内耳道并进入耳蜗（白箭头）、面神经管（白短箭）和中耳腔；肿瘤亦突出到桥小脑角池（黑箭）；中耳腔肿瘤活检提示神经母细胞瘤；随后确诊为原发于肾上腺的神经母细胞瘤

房和岩尖气房相对少。它由非细胞性角化蛋白碎片组成，被两层包围，即内层(基质)是角化鳞状上皮，外层是上皮下结缔组织(图 3-103)。基质产生角化蛋白，而外层产生能够再吸收骨骼的蛋白酶[203]。关于中耳胆脂瘤的发生有各种各样的理论。根据内陷理论，慢性咽鼓管功能障碍导致中耳出现真空现象，导致鼓膜裂隙中形成内陷袋，内层表面上皮逐渐增生。根据上皮侵袭理论，鼓膜穿孔导致中耳角化层鳞状上皮向内生长。大多数(80%)获得性胆脂瘤与鼓膜松弛部相关。患儿可出现慢性耳漏，鼓膜穿孔和收缩袋。

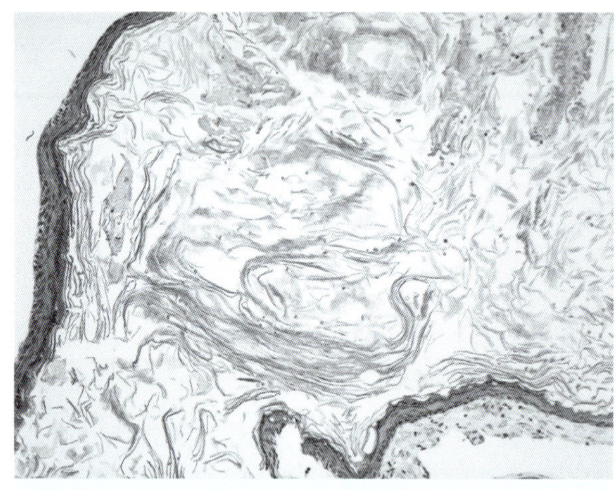

▲ 图 3-103 男，16 岁，胆脂瘤

中耳肿块显示鳞状上皮，伴角蛋白碎片积聚(HE，×200)

在 CT 上，鼓膜松弛部胆脂瘤典型表现为在 Prussak 间隙(鼓膜上隐窝)中有一个圆形的膨胀性肿块，其邻近骨[包括盾板和(或)听小骨]被侵蚀，有时伴有听小骨内侧移位(图 3-104)。病变可延伸到鼓室上隐窝和乳突小房中。与之相反的是，鼓膜紧张部的胆脂瘤通常位于听小骨内侧，并向外侧移位。外层的侵蚀可能导致脑膜脑膨出。覆盖外侧半规管的听软骨囊的侵蚀导致迷路瘘。在 MRI 上，胆脂瘤表现出特征性弥散受限。这在基于 DWI 技术的非回波平面快速自旋回波序列上显示最清楚(图 3-105)。在 T_1WI 上呈低信号，在 T_2WI 上呈轻度高信号，并且无强化。

6. 胆固醇肉芽肿　是由具负压或真空的气腔中的血管破裂引起的，如在咽鼓管功能障碍的中耳腔中，在阻塞引流的颞骨岩尖气房或在乳突切除术的空腔中可见。随着红细胞和组织的分解，胆固醇被释放，引发异物巨噬细胞反应并形成具有胆固醇成分的肉芽肿。胆固醇肉芽肿也可以在胆脂瘤破裂的情况下发生，对富含胆固醇的内容物存在肉芽肿性反应。由于存在血液产物和(或)胆固醇成分，这种病变在 T_1WI MR 序列上具有特征性的高信号，不受脂肪抑制，并且不强化，以此区别于其他病变，如胆脂瘤、脂肪组织和肉芽组织(图 3-106)。

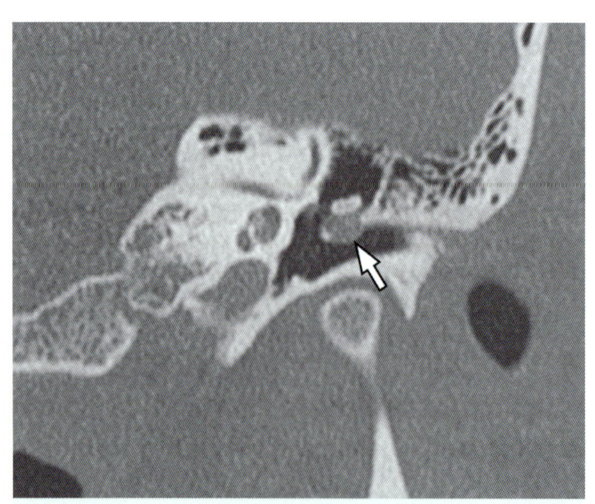

▲ 图 3-104 中耳获得性胆脂瘤

冠状骨窗 CT 图像显示中耳的圆形软组织肿块(箭)，听小骨内侧移位；砧骨受到侵蚀

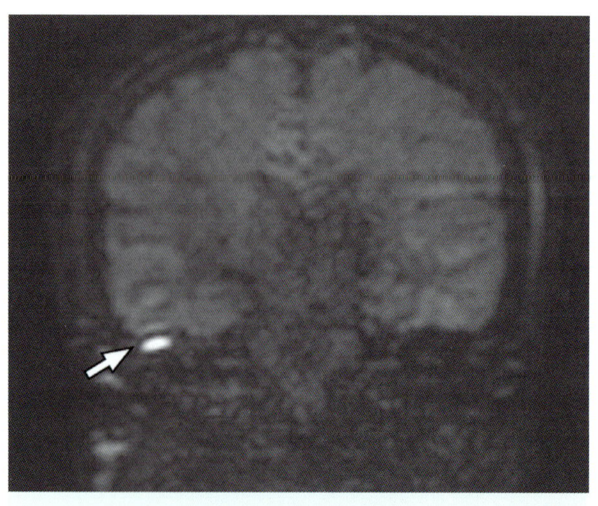

▲ 图 3-105 胆脂瘤

冠状位非平面回波 DWI 显示右侧弥散受限，代表乳突区域的胆脂瘤(箭)

然而实际临床中，获得性胆脂瘤和胆固醇肉芽肿的特点通常同时发生在同一病变中。

7. 阻塞性角化病 角化病代表 EAC 内脱落的角蛋白碎片的累积，导致 EAC 平滑扩张。年轻患者通常受累，表现出严重的疼痛和传导性听力损失，并且可合并鼻窦炎和支气管扩张。EAC 狭窄源于角蛋白碎片的积累。CT 有助于明确邻近骨边缘平滑、膨胀呈扇形(图 3–107)。如果骨侵蚀更广泛，则应考虑 EAC 胆脂瘤和恶性肿瘤等诊断。

8. 恶性外耳道炎（MOE）：是一种累及外耳的侵袭性坏死性感染。有时合并颅底骨髓炎，典型病例由假单胞菌所致，见于免疫功能低下和糖尿病患者。CT 有助于明确气房（如中耳、乳突）中的异常炎性软组织和骨质破坏的严重程度，而 MRI 的优势在于显示颅底和颈部的软组织受累。

（五）肿瘤和肿瘤样疾病

颞骨肿瘤在儿童时期很少见。本章仅讨论更常见的肿瘤。

1. 纤维结构不良 CT 是显示颞骨骨纤维结构不良的首选方法，表现为“磨玻璃”样的膨胀性骨，并导致颅底孔和颞骨正常气房变窄（图 3–108）[206–208]。中耳侵犯不常见[209]。听软骨囊很少累及。在 MR 上，骨纤维结构不良在 T_1 和 T_2WI 上均呈低信号，低信号的 T_2 内可见点状高信号。强化程度中到高

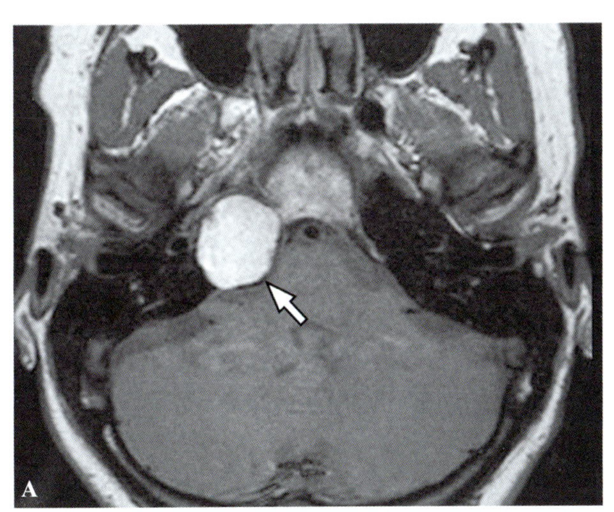

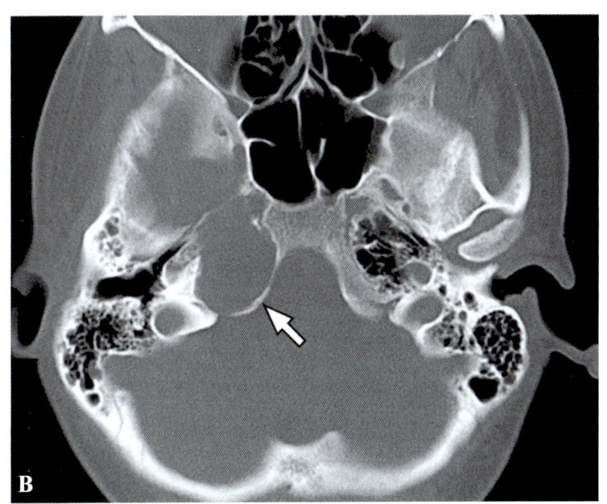

▲ 图 3–106 岩尖胆固醇肉芽肿

A. 轴位平扫 T_1WI 显示一大的、膨胀的肿块（箭），呈高信号；B. 轴位骨窗 CT 图像显示周围骨边缘光滑、膨胀呈扇形（箭）

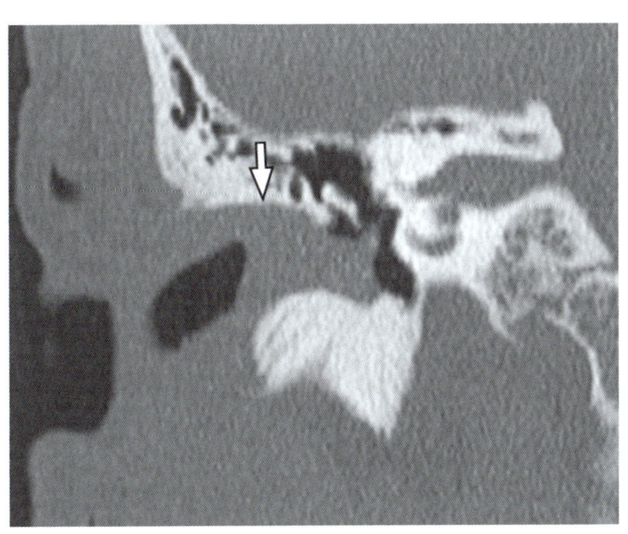

◀ 图 3–107 男，14 岁，角化病，患慢性中耳炎

冠状位骨窗 CT 图像显示外耳道(EAC)中的软组织内容物，导致 EAC 顶部的膨胀呈扇形（箭）

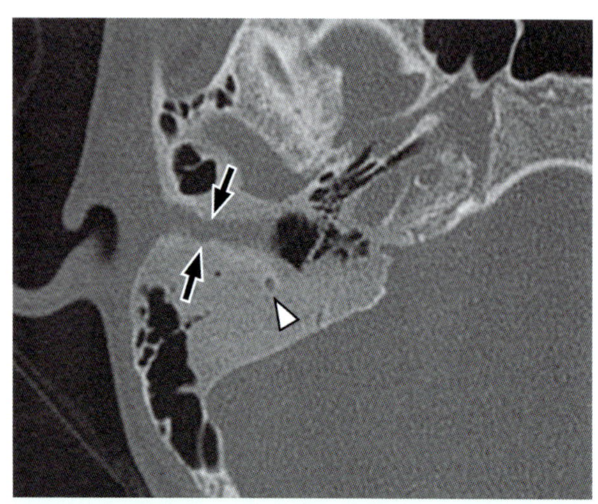

▲ 图 3-108 男，15 岁，骨纤维结构不良

轴位骨窗 CT 图像显示在颞骨的鼓膜和乳突部分表现为均匀的磨玻璃影；外耳道变窄（箭）；面神经管乳突部（箭头）穿过此区域

不等。

2. *外生骨疣和骨瘤* 常累及 EAC，很少累及 IAC[210]。外生骨疣是宽基底、无蒂的病变，通常多发且双侧对称（图 3-109）[211]。它们被认为是一个反应性的过程，与反复冷水刺激或反复外耳道炎有关，因此在冲浪人群中很常见，有时被称为“冲浪者的耳朵”。骨瘤是带蒂的骨组织增生，通常为孤立性，有中央骨髓[210]，容易发生在靠近骨 - 软骨交界处的 EAC（图 3-110）。CT 是诊断这些实体瘤的最佳手段。

3. *前庭神经鞘瘤* 在桥小脑角池和 IAC 基底部之间的任何地方都可以出现前庭神经鞘瘤，经常引起耳门扩张。当发生在儿童中时，即使是单侧，也应考虑神经纤维瘤病 2 型（NF2）（图 3-111）[212]。无论听性脑干反应如何，建议所有具有相应家族史的儿童在早期（10—12 岁）进行 MRI 筛查[213, 214]。对于 30 岁以下的单侧前庭神经鞘瘤患者，应仔细评估对侧可能存在的第二个病变，并建议对颈椎进行影像学检查。

前庭神经鞘瘤在 T_2WI 上呈高信号并强化（图 3-111A）。平扫 T_1WI 序列对于排除脂肪瘤很重要。重 T_2WI MR 成像在明亮的脑脊液背景下可以显示出低信号肿瘤。生长到耳蜗神经管中的肿瘤被称为嵌顿性前庭神经鞘瘤，手术切除后保留听力的可能性小。如果瘤体较大，前庭神经鞘瘤内部可能具有囊性成分（图 3-112A），同侧迷路液在重 T_2WI 上的信号强度通常略低于正常对侧，这可能与患侧蛋白含量较高有关。CT 骨算法可显示内耳道壁的扇形扩张（图 3-112B）。

在可以切除的情况下，手术切除是去除神经鞘瘤有效的治疗方法。对于高风险或双侧发病，复发性或肿瘤残留的患者，可考虑立体定向放射治疗[215]。

4. *横纹肌肉瘤* RMS 是儿童中最常见的原发性恶性肿瘤，尽管只有 8%～10% 的头颈部 RMS 出现

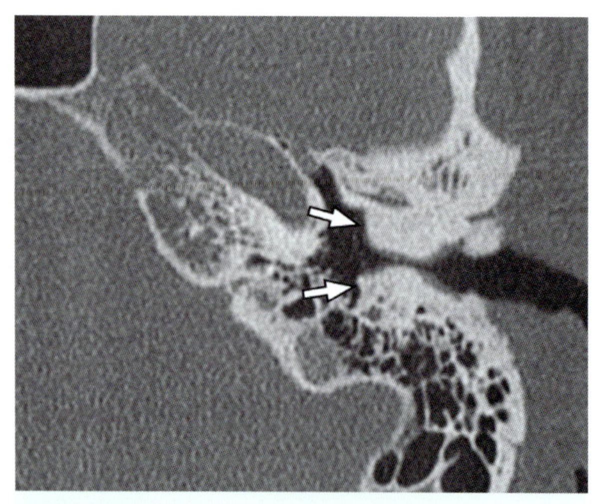

▲ 图 3-109 外耳道（EAC）外生骨疣

轴向骨窗 CT 图像显示 EAC 中间部分广基底无蒂的骨生长（箭）

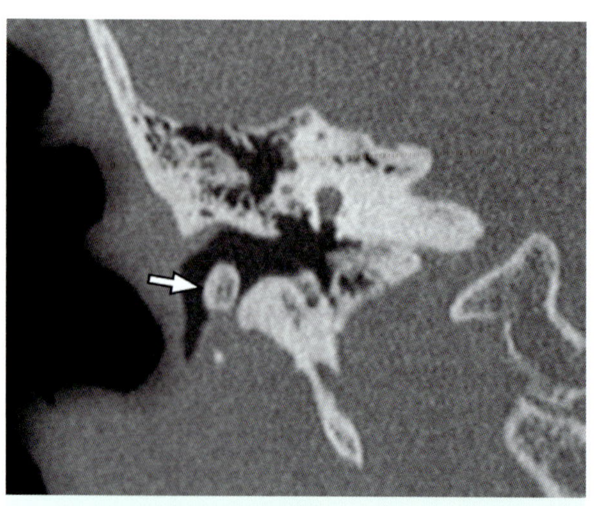

▲ 图 3-110 外耳道（EAC）骨瘤

冠状位骨窗 CT 图像显示在骨 - 软骨交界处附近的 EAC 外侧部分的单个带蒂的骨性病变（箭）

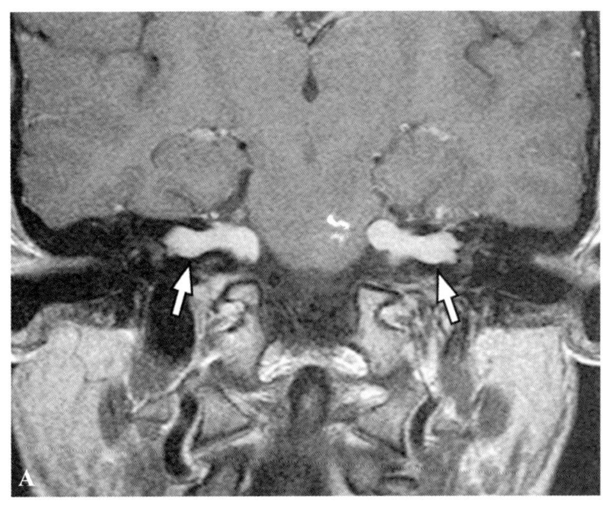

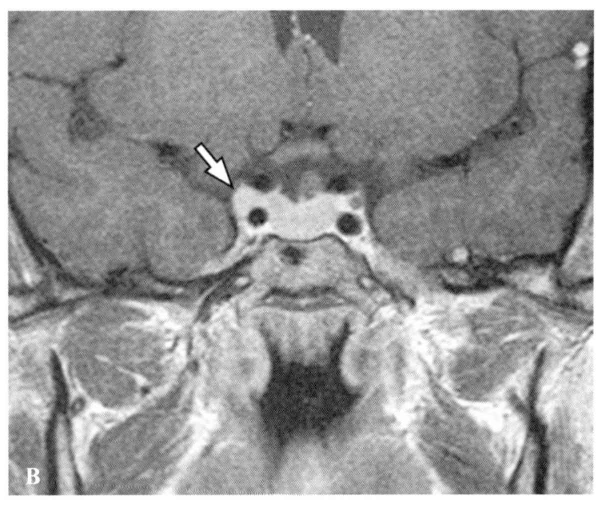

▲ 图 3-111 **2 型神经纤维瘤病的双侧前庭神经鞘瘤**

冠状位 T_1 增强 MRI 图像（A 和 B）；双侧内耳道内均匀强化的肿块提示前庭神经鞘瘤（A，箭）；此处为动眼神经神经鞘瘤（B，箭）和在延髓与颈髓交接区的室管膜瘤（未显示）

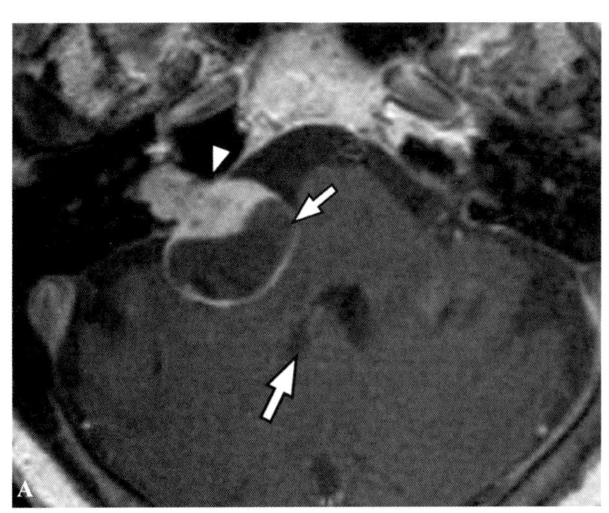

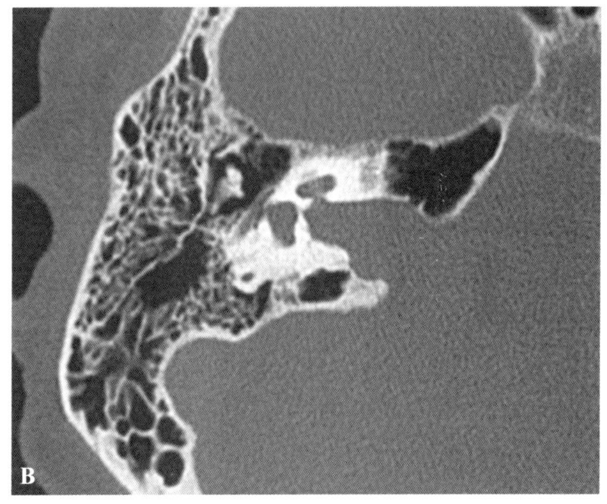

▲ 图 3-112 **伴有囊变的前庭神经鞘瘤**

A. 轴位 T_1 增强 MR 图像显示内耳道（IAC）和小脑脑桥角（CPA）的肿块，耳门扩大（箭头），周围有囊性改变（小箭）；注意脑干和小脑的占位效应；第四脑室受压（大箭）；B. 轴位骨窗 CT 图像显示肿物周围内耳道骨呈扇形扩张

在中耳和乳突区域[216]。胚胎型是头颈部最常见的亚型，在病变中多种亚型的混合并不常见[217]。

儿科患者通常出现在 5 岁之前。最常见的临床表现是慢性耳鸣或慢性中耳炎且治疗效果不佳，有时伴有外耳道或耳后肿块。脑神经麻痹为晚期表现。肿瘤通过软组织和骨的持续破坏、沿神经走行、血行及淋巴播散而扩散。

CT 上 RMS 表现为强化的肿块，伴颞骨和颅底骨质破坏（图 3-113）。血管并发症包括颈静脉压迫和侵犯。MRI 显示其软组织的特点并发现颅内受累和脑膜侵犯。肿瘤在 T_1 和 T_2WI 呈等信号，扩散受限，显著增强。鉴别诊断包括转移瘤、其他恶性肿瘤和 LCH。在婴儿中，应考虑与非典型畸胎样横纹肌样瘤（ATRT）鉴别。

RMS 是高度恶性的，预后不良。现在改良的治疗方案通常是联合放疗和化疗，存活率显著提高，5 年生存率为 41%（晚期疾病）~81%（非晚期疾病）[218,219]。根治性切除手术现在很少进行，因为没有证据表明

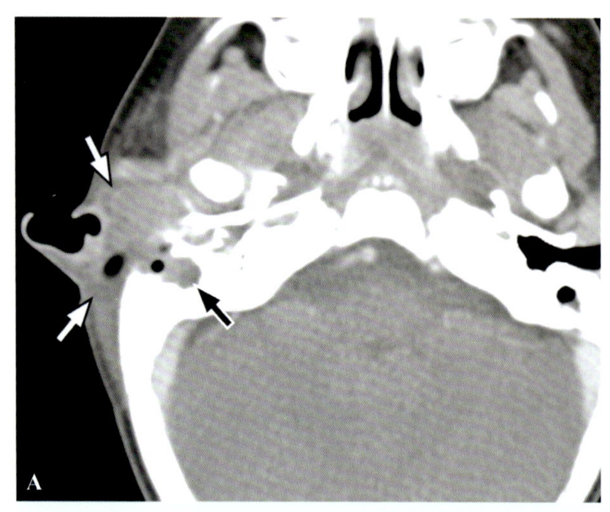

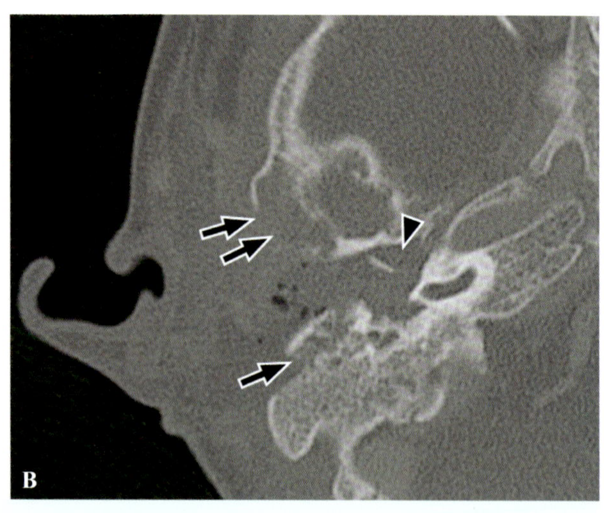

▲ 图 3-113 女，30 月龄，中耳和乳突横纹肌肉瘤

A. 轴位增强 CT 图像在软组织窗显示强化的软组织（箭）沿耳郭附近延伸到中耳和乳突；肿块内的灶性气体与近期活检手术有关；B. 轴位骨窗 CT 图像能更好地显示颞骨的乳突和鳞部的骨侵蚀（黑箭）；异常软组织填充中耳（箭头）；患者有 8 周的右耳脓性分泌物病史；她的父母发现一些灰色的组织从她的耳朵突出；外耳和中耳区活检显示胚胎型横纹肌肉瘤

颞骨切除术可增加生存率，但残疾和并发症的发生率较高[216]。

5. *转移瘤* 最常见的颞骨转移是白血病和神经母细胞瘤（图 3-102）。CT 显示溶解性、渗透性骨破坏，MRI 检测颅内侵犯。鉴别诊断包括横纹肌肉瘤等其他恶性肿瘤。临床表现和影像学表现也可同炎症反应，如融合性乳突炎或颞骨岩部感染。相反，LCH 倾向于产生快速的骨质边缘破坏。

6. *朗格汉斯细胞组织细胞增生症（LCH）* 据估计，15%～61% 的 LCH 患者有耳部受累。最常见的症状是药物治疗效果不佳的耳鸣[220, 221]。其他体征和症状包括乳突肿胀、耳膜息肉和耳周湿疹[222]。后壁骨痂的侵蚀发生于管壁皮肤下垂、中耳浸润、听骨链受累和外耳道阻塞。

CT 显示颞骨乳突、鳞部和（或）鼓室部有明显的边缘破坏或“穿孔”（图 3-114A），偶尔有岩部受累。尽管周围有广泛的骨质破坏，听小骨和骨迷路仍然相对保留。强化的软组织合并骨侵蚀，并且可向颅内硬膜外延伸。在 MRI 上，异常软组织在 T_2WI 呈等信号，在 T_1WI 呈混杂信号，并显著增强（图 3-114B）。病灶周围有时可见水肿[222]。

如前所述，转移瘤、RMS 和融合性乳突炎可具有相似的 MR 表现，但 CT 上边缘锐利的骨质破坏有助于提示 LCH 诊断。双侧颞骨病变亦提示 LCH，但也可见于转移瘤。

既往，治疗方案包括乳突切除术和放射治疗；目前，类固醇注射是首选治疗方案。对于多系统受累的 LCH，通常联合使用化学治疗、类固醇注射和免疫治疗[222]。

7. *其他肿瘤* 1 岁以内表现为明显强化的内耳道肿块最有可能是婴儿血管瘤（图 3-39B）。相应特征包括病变内存在血管流空征象，其他部位存在血管瘤，或 PHACES 合并同侧小脑发育不全。

在儿童中，副神经节瘤是极度罕见的，大多数病例为家族性。家族性肿瘤占所有副神经节瘤的 20%；在 25%～78% 的患儿中表现为多中心肿瘤[223, 224]。在头颈部，尽管缺乏血管球细胞，副神经节瘤在以前被称为“血管球瘤”。中耳的这类肿瘤被称为鼓室球瘤。颈静脉孔区的为颈静脉球瘤。当部分颈静脉球延伸到中耳时，它被称为颈静脉鼓室球瘤。

副神经节瘤有局部浸润性，但生长缓慢，血供丰富。儿童患者通常存在耳部症状或鼓室后肿块。鼓室副神经节瘤的 CT 表现为耳蜗岬上或耳蜗旁有小圆形结节，无骨侵蚀[225, 226]。颈静脉球副神经节瘤以不规则骨质软化、脱钙为特征，周围骨呈“虫蚀”状。MRI 上这些病变明显强化。T_2WI 上的“胡椒盐征”是由高信号的肿瘤内的血管流空引起的。术前血管造影和栓塞有助于减少肿瘤切除术中的出

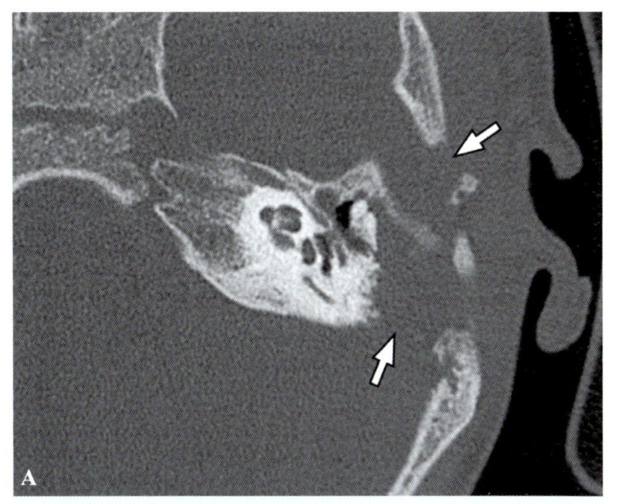

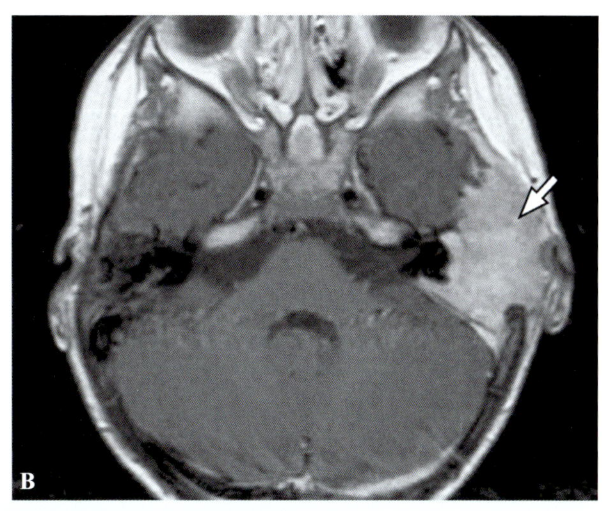

▲ 图 3-114　男，27 月龄，朗格汉斯细胞组织细胞增生症，左侧颞骨区域肿块

A. 轴位骨窗 CT 图像显示颞骨的乳突和鳞部有明显锐利的骨质边缘破坏（箭）；听小骨和听软骨囊相对完整；B. 轴位增强 T_1WI 显示软组织肿块（箭）明显强化

血量。

（六）创伤性疾病

颞骨损伤通常是由钝性头部损伤造成的。鼓膜和中耳不伴骨折的损伤主要发生在儿童，与铅笔、发夹和棉签等器械有关（图 3-115）[227]。

采用高分辨率 CT 骨算法来评估颞骨创伤。亚毫米级薄层轴位扫描和冠状位重建图像可显示大多数骨折、错位和畸形。参照岩部的长轴，骨折通常被归类为纵向或横向，尽管实际上大多数儿童骨折是斜位的。重要的参考因素是骨折是否破坏或侵犯听软骨囊[228]。

大多数颞骨骨折是纵向的，由中至重度的颞部或顶部撞击所致。骨折通常穿过岩鳞缝，延伸至听软骨囊前方（听软骨囊保留）。中耳受累导致鼓膜出血和听小骨损坏，导致传导性听力丧失（图 3-116）。15%～20% 患者有面神经受累。

横向骨折不常见，由于沿着前后轴的力量，通常从枕或额部撞击。骨折可能累及迷路（听软骨囊受损）和内耳道，引起 SNHL 和眩晕（图 3-117）。近 50% 的病例存在面神经受损；面神经麻痹通常是即刻发生且永久性的。迷路骨折愈合缓慢，常通过纤维连接愈合。迷路出血后，可致骨化性迷路炎。在骨化性迷路炎的急性期，MRI 显示内耳结构强化，而 CT 表现可正常。在中期纤维形成期，T_2WI MR 显示迷路中正常液性信号消失，并且 CT 表现可能仍然为正常。在晚期骨化阶段，CT 常显示耳蜗、前庭和或半规管内的异常骨质密度（图 3-117）[203]。

当脑组织疝入中耳、乳突、外耳道（脑膨出）或颈动脉损伤时，需进行紧急干预 / 手术。当听力丧失、面神经麻痹和脑脊液漏时也须进行手术。一般来说，儿童从颞骨创伤中康复，并发症比成人少，而且儿童面神经麻痹的发生率明显低于成人[227]。

六、颈部和上呼吸 / 上消化道

（一）胚胎与发育

1. 鳃器　头颈部结构起源于胚胎时期的鳃器，由鳃弓、鳃（或咽）囊、鳃裂（或沟）和鳃膜组成。在发育晚期体节期、第 4 孕周时鳃器出现，于第 6～7 周发育完成。

每个弓的裂、袋和膜位于其相应弓的尾端。每个弓有一个中央软骨核心，分化成骨、软骨或韧带结构。每一个弓也有一个肌肉成分，一个主动脉弓动脉和一个含脑神经纤维的神经元件。部分肌肉可能从其胚胎起源地迁移至远处，但它们仍然保留原始弓的神经供应[229, 230]。随着这些肌肉的迁徙，神经供应也随之产生，由此形成脑神经迂回的路径。鳃弓和咽囊的衍生物列在表 3-3 和表 3-4 中。

2. 胸腺　在第 6 孕周，胸腺原基从第三个小囊下降，沿胸腺咽管向内侧迁移，导管随后关闭。在

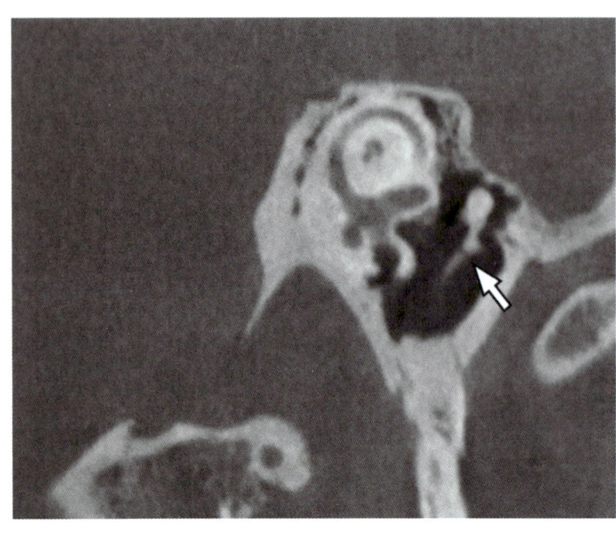

◀图 3-115 锤骨骨折

斜矢状位 CT 图像显示锤骨柄无移位性骨折（箭）；患者感觉耳里有异物，把手指插入耳朵里抠搅；随后发生急性疼痛和传导性听力损失

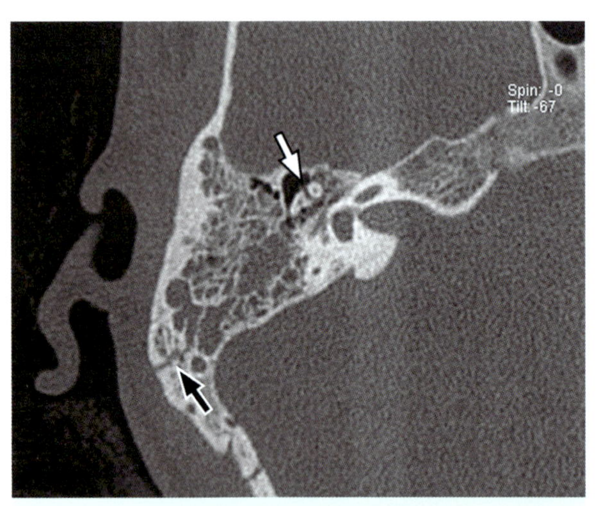

▲图 3-116 纵行颞骨骨折

轴位骨窗 CT 图像显示颞骨骨折（黑箭），骨折线平行于岩部长轴；锤骨头与砧骨体之间间隙增大提示锤砧骨脱位（白箭）；乳突小房和中耳有出血

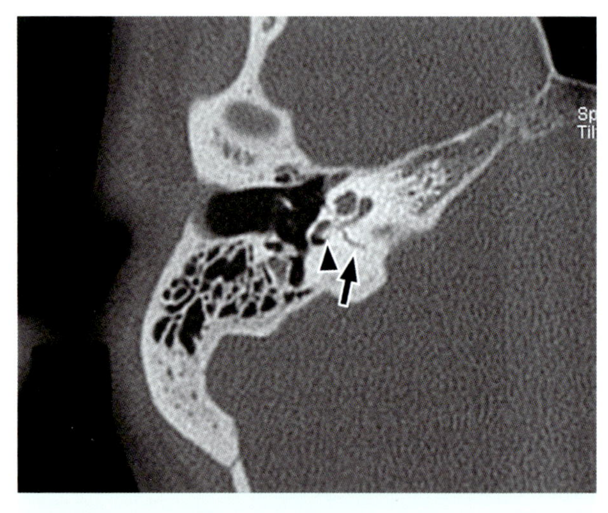

▲图 3-117 颞骨横向骨折

轴位骨窗 CT 图像显示骨折累及听软骨囊，骨折经耳蜗（箭）延伸至面神经膝状体及鼓室段，骨折线垂直于岩骨长轴；耳蜗底圈的钙化密度是由骨化性迷路炎（箭头）引起的

第 8 周开始时，发育中的胸腺在甲状腺下中线水平彼此接触，附着在心包上，并开始下降到上纵隔（最终位置）。最后，间充质细胞浸润胸腺，原始内皮细胞退化为 Hassall 小体 / 胸腺小体。

3. 甲状腺　在第 4 孕周，在第一和第二鳃囊之间的腹正中线，甲状腺原基局灶性内皮增厚，原基尾端的两个中位舌膨隆，产生前舌和后舌。这个起点最终在舌尖的前 2/3 和后 1/3 的交界处成为一个小的盲点，称为盲孔。

这个原基向下延伸，并在中位的两侧分为左右侧原基，最终成为与峡部相连的左、右甲状腺侧叶。甲状腺原基下降时，从周围的内胚层获得细胞，并经过细胞增生和成熟 [231]。同时，在第四咽囊的腹侧，滤泡旁 C 细胞（交替地归于第五到第六咽囊）定位为一个短暂的胚胎区域，被称为后鳃体，在颈部两侧的侧面。随后，后鳃体向内侧迁移，最终与环状软骨前降支合并形成最终的甲状腺 [232]。Zuckerkandl 结节（ZT）是位于甲状腺叶融合点后外侧边缘的突起 [233]。

在一段时间内，甲状腺仍然通过甲状舌管与它

表 3–3　鳃弓衍生物

鳃　弓	软骨衍生物	肌　肉	主动脉弓血管	脑神经
1	Meckel 软骨 • 下颌骨 • 蝶下颌韧带 • 前韧带 • 锤骨（头部，颈部） • 砧骨（体部，短突）	• 咀嚼肌（颞肌、咬肌、翼外肌、翼内侧肌） • 下颌舌骨肌 • 鼓膜张肌 • 腭帆张肌 • 二腹肌前腹 • 舌前 2/3	• 上颌动脉 • 颈总动脉	V_2 V_3
2	Reichert 软骨 • 锤骨（柄部） • 砧骨（长突） • 镫骨脚 • 茎突 • 茎突舌骨韧带 • 舌骨小角 • 舌骨上体	• 面部表情肌 • 镫骨肌 • 茎突舌骨肌 • 二腹肌后腹	• 镫骨动脉	VII
3	• 舌骨大角 • 舌骨下体	• 茎突咽肌 • 舌后 1/3	• 颈内动脉 • 颈总动脉	IX
4	• 甲状软骨 • 环状软骨 • 杓状软骨 • 小角（软骨） • 楔状骨	• 大多数咽缩肌 • 腭帆提肌 • 环甲肌	• 右锁骨下动脉（右） • 主动脉（左）	X（喉上支）
5/6		• 喉内所有肌肉（环甲肌除外）	• 肺动脉 • 动脉导管（左）	XI（颅根） X（喉返支）

表 3–4　咽囊衍生物

咽　囊	衍生物
1	• 中耳腔 • 咽鼓管 • 乳突气房
2	• 腭扁桃体 • 扁桃体上窝
3	• 下甲状旁腺 • 胸腺上皮部
4	• 上甲状旁腺 • 甲状旁腺或甲状腺 C 细胞

的起始部位（盲孔）相连。甲状舌管在第 7 周左右退化，此时甲状腺已到达第二和第三气管软骨（最终位置）。在几乎一半人群中，甲状舌管的下半部分以锥体叶的形式存在。

4. 舌　舌起源于第一鳃弓腹侧成对的侧舌膨隆，以及位于第一鳃弓和第二鳃弓之间的中位舌膨隆，称为奇结节，以及位于第二弓和第三弓之间的第二中位舌膨隆，称为联合突。盲孔在奇结节和联合突的交界处。舌体随着侧方舌隆突的扩大而生长，小部分由奇结节构成。舌根由联合突和一些来自第三和第四鳃弓的组织发育形成。

对于一般感觉的神经支配，舌的前 2/3 由舌神经、三叉神经分支支配，与第一弓起源的侧舌隆突相一致。舌的后 1/3（根）由脑神经 IX（第三弓）和 X（第四弓）支配。对于味觉而言，脑神经 VII（鼓索）和 IX 分别支配舌的前 2/3 和后 1/3 的味蕾。对于运动功能而言，舌的内、外在肌主要由脑神经 XII 支配，除舌腭肌外，其余均由脑神经 X 支配。

（二）正常解剖结构

1. 颈部的组成　颈部的范围上达下颌骨下缘，向外延伸至下颌骨和颞骨乳突，下界为锁骨和胸骨柄上缘，后至斜方肌的前缘。在两侧，颈部被胸锁乳突肌分为前、后三角，斜向横贯颈部。

颈前三角可进一步由舌骨和二腹肌后腹分开进入舌骨上和舌骨下腔。舌骨上腔室包含中线下三角，它从两侧的下颌三角被二腹肌前腹和口腔上方的舌骨肌和纤维中缝分开。功能上，舌骨上腔与口腔、口底、口咽和下咽有关。舌骨下腔侧方包含颈动脉三角，其与肌三角在肩胛舌骨肌上腹分开。颈动脉三角和肌三角的下部均被胸锁乳突肌的外侧边缘连接。

后三角可进一步由肩胛舌骨肌下腹和上锁骨下三角区分开。

表 3–5 列出了这些间隔和三角区的内容物。

2. 颈部的筋膜和分区　颈部筋膜主要分为颈浅筋膜（SCF）和颈深筋膜（DCF）两大类。较厚的 SCF 深部包括颈阔肌、面部表情肌和颈前静脉和颈外静脉的部分。更薄、更致密的 DCF 包绕颈部肌肉、咀嚼肌、咽肌和下颌骨。DCF 有 3 层，包括

表 3–5　颈部间隔中的内容物

间　隔	内容物
颏下三角	淋巴结 面动脉支 面静脉支
下颌下三角	下颌下腺浅部淋巴结 下颌后静脉前颜面静脉
颈动脉三角	颈总动脉颈内动脉 颈外动脉颈内静脉 第Ⅸ、第Ⅹ、第Ⅺ、第Ⅻ对脑神经 颈交感干 颈襻 淋巴结
肌三角	舌骨下肌群 • 肩胛舌骨肌上腹 • 胸骨舌骨肌 • 胸骨甲状肌 • 甲状舌骨肌 喉 下咽部 颈气管 颈食管 甲状腺 甲状旁腺 喉返神经 淋巴结（Ⅳ和Ⅵ组）
枕三角	颈横动脉和静脉 副神经 肩胛背神经 淋巴结（Ⅴ组）
锁骨下三角	锁骨下动脉 臂丛、主干 颈横动静脉 肩胛上动静脉 淋巴结

DCF 表面层（SLDCF）、中间层（MLDCF）和深层（DLDCF）。中间层本身由前气管层和内脏层组成。SCF 与皮肤和颈阔肌共同作用为一个单元，由结缔组织和肌纤维相互连接而成，构成浅表肌肉腱膜系统（SMAS）。SMAS 功能性地将浅表肌肉连接到皮肤表面，例如，将肌肉收缩的结果传递给皮肤。

筋膜层在颈部圈定了许多固定的间隙，其中大部分囊括了特定的解剖结构，有些是潜在的间隙。认识这些筋膜间隙，特别是舌骨上颈部，大大简化且有助于了解颈部交叉学科的研究。这些间隙的名称和内容物概括在表 3–6 中。

3. 颈部淋巴结　人体大约 40% 的淋巴结位于头部和颈部。淋巴结传统上是根据它们被发现的位置来命名的[235]。目前被广泛接受的是 2010 年美国癌症联合委员会（AJCC）基于成像方法的最新修订版分类。在这个体系中，有七个层级。ⅠA 组对应于颏下淋巴结。ⅠB 组对应于颌下淋巴结。Ⅱ、Ⅲ和Ⅳ组是颈静脉链从颅颈至颈尾的淋巴结。Ⅴ组是颈后三角区的脊髓附属淋巴结。Ⅵ组是颈总动脉内侧前间隙的淋巴结。在既往的 AJCC 系统中，存在第Ⅶ组淋巴结，表示低于胸骨上凹的淋巴结群。该分类体系不包括以下淋巴结，按位置命名分为腮腺、咽后（Rouvière 淋巴结）、面部和枕部。

头部和颈部的淋巴系统包括这些淋巴结，以及咽淋巴环（Waldeyer 环）中的黏膜相关的淋巴样组织。颈内静脉二腹肌（ⅡA 组）淋巴结是一个前哨淋巴结，接受来自扁桃体、咽、口和面部区的淋巴引流。因为这些区域经常受到感染或炎症的影响，尤其是在儿童中，与其他淋巴结相比，颈内静脉二腹肌淋巴结往往更大、更容易增生。咽淋巴环也是如此。

（三）先天性和发育异常

1. 鳃裂畸形　鳃裂畸形被认为是由于鳃器闭塞不完全或埋藏的上皮细胞残留所造成的[229, 236]。因此，鳃异常是根据它们的鳃裂或鳃囊起源分类的，其起源可以通过手术追踪瘘或窦道的过程来证实。发现存在第一、第二、第三和第四鳃裂畸形；第五和第六鳃裂畸形未见报道。

单纯鳃裂囊肿（BCC）无通道向内与咽部连通，或向外与皮肤表面连通。BCC 衬有外胚层起源的复层鳞状上皮，但很少见，也可见由鳃囊内胚层起源

表 3-6　筋膜腔隙的内容物和潜在的病理

筋膜间隙	内容物	病　理
茎突前咽旁间隙	腮腺深叶、小唾液腺、咽动脉升部、颌内动脉、翼静脉丛、脑神经 V_3 支、脂肪、结缔组织	腮腺深部肿瘤、小唾液腺肿瘤、血管畸形
茎突后咽旁间隙	颈内动脉、颈内静脉，第Ⅸ、第Ⅹ、第Ⅺ、第Ⅻ对脑神经，脂肪	副神经节瘤（儿童罕见）、神经鞘瘤、神经母细胞瘤、节细胞神经母细胞瘤、节细胞神经瘤、神经纤维瘤
扁桃体周围间隙（潜在间隙）	脂肪（其内侧的腭扁桃体）、（咽旁间隙）	脓肿、扁桃体肿瘤扩大、第二鳃异常、血管畸形、神经纤维瘤
咀嚼肌间隙	咬肌、翼外肌、翼内肌、颞肌、下颌支、脑神经 V_3 支、颌内动脉、脂肪	肌肉炎症、横纹肌肉瘤、其他肉瘤、硬纤维瘤、下颌骨病变、神经鞘膜瘤、血管畸形
颌下腺间隙（下颌下间隙的下部）	下颌下腺表面较大部分、二腹肌前腹、Ⅰ组淋巴结、面动脉、面静脉、脂肪	颌下腺病变、淋巴结病、血管畸形、神经鞘膜瘤
舌下间隙（下颌下间隙上部）	下颌下腺深部、Wharton 管、舌下腺管、舌动脉、舌静脉、舌神经（感觉 V_3 支和鼓索），第Ⅺ、第Ⅻ对脑神经，脂肪	舌下囊肿、皮样囊肿、血管畸形、神经鞘膜瘤
颈动脉鞘	颈内动脉、颈总动脉、颈内静脉，第Ⅸ、第Ⅹ、第Ⅺ、第Ⅻ对脑神经，交感神经链、Ⅱ、Ⅲ、Ⅳ组淋巴结、脂肪	动脉炎、动脉瘤、颈动脉夹层静脉血栓形成、神经鞘肿瘤副神经节瘤、淋巴结病
咽后间隙	咽部、咽后淋巴结的内侧和外侧咽后淋巴结、脂肪	淋巴结病、水肿、蜂窝织炎、脓肿、咽肿瘤延展、神经鞘膜瘤、血管畸形
危险间隙（潜在间隙）	脂肪（前咽后间隙）、（其后侧椎体间隙）、（咽旁间隙）	蜂窝织炎、脓肿
椎间隙	颈长肌、头长肌、膈神经、前纵韧带、颈椎和椎间盘、脂肪	颈长肌钙化肌腱炎、肉瘤、神经鞘膜瘤、血管畸形、蜂窝织炎、脓肿、脊椎及椎间盘疾病
椎周 / 椎旁间隙	前、中、后斜角肌，肩胛提肌，头夹肌，颈夹肌，鳃丛（根），椎动脉和静脉，脂肪	肌肉疾病、臂丛神经鞘膜瘤、肉瘤
后颈椎间隙	脂肪、第Ⅺ对脑神经、臂丛（主干、分支、弦）、淋巴结、肩胛背神经、胸长神经、颈丛皮神经	淋巴结病Ⅴ级，血管畸形，脂肪瘤，神经鞘膜瘤

的柱状上皮。当鳃裂和相应的鳃囊持续存在时，就会形成鳃瘘，导致形成由上皮细胞排列构成的连通咽腔和皮肤表面的通道。由于鳃裂和鳃囊位于其相应的弓的尾端，鳃瘘也位于鳃弓的尾端，在完全发育后由此衍生。这与 BCC 的形成也有关。鳃窦是仅向咽腔内部开放或仅对皮肤表面开放的通道（图 3-118），较鳃瘘更常见，也和 BCC 相关。

鳃瘘和鳃窦通常在出生后不久即被发现，因为有一个凹陷和或引流通道。囊肿出现较晚，通常表现为颈部肿块，可能在急性上呼吸道感染后出现肿大。总的来说，BCC 比鳃瘘和鳃窦更常见。罕见的双侧鳃裂畸形可能是家族性和（或）综合征性[237]。

在超声上 BCC 通常表现为圆形的无回声病灶，但如果合并炎症，则可能表现为混杂的回声信号（图 3-119A）。在 CT 上，单纯的 BCC 呈囊状，囊壁光滑。如伴随炎症则出现囊壁增厚、强化和周围水肿（图 3-119B 和图 3-121）。BCC 内容物可因含蛋白成分呈高密度。在 MRI 上，非炎症性囊肿在 T_1WI 呈低信号，T_2WI 呈高信号（图 3-120）。偶尔，炎症或蛋白成分导致 T_1 缩短，信号强度增加。

BCC 的鉴别诊断取决于位置。当怀疑 BCC 时，重要的是排除囊性或坏死性转移结节的可能性，例如，甲状腺原发性恶性肿瘤。

(1) 第一鳃裂畸形：在第一鳃裂畸形中，有 2/3

是囊肿，其余为鳃瘘或鳃窦的比例大致相当[238, 239]。在 1972 年，Work 将第一鳃裂畸形分为两类[240]。Work Ⅰ型是外耳道重复畸形，为耳郭前区的病变，其远端部分位于耳郭前或后部。通常与外耳道平行，在面神经外侧，也可能在腮腺内。若存在瘘管，则会开口于外耳道。Work Ⅱ型畸形是膜性外耳道和耳郭的重复畸形，为通常位于下颌角后方或下方的病变，而下颌角可能位于腮腺内面神经的内、外侧分支或两个分支之间。Ⅱ型瘘管亦开口于外耳道。第一鳃裂畸形最常起源于外耳道，很少有起源于中耳腔或鼻咽的病例。Work Ⅰ型和Ⅱ型第一鳃裂畸形与腮腺和面神经有关，但它们相对于这些结构的位置取决于胚胎发育的时间。

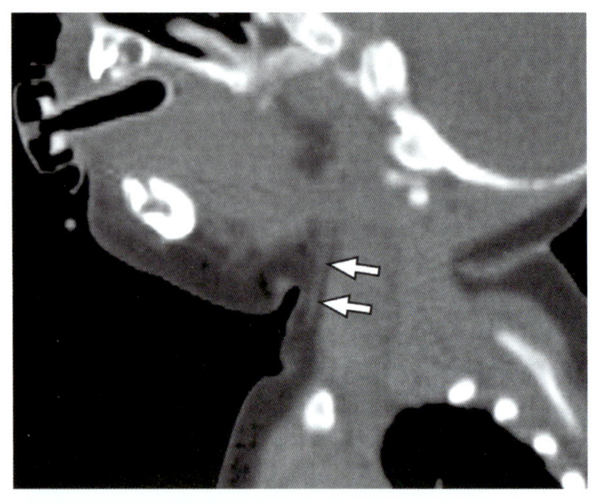

▲ 图 3-118 男，5 周龄，鳃窦

该患者出生至今可见下颈部出现"酒窝"；体格检查发现下颈部与胸锁乳突肌相邻的表面凹陷；矢状面 CT 图像显示一个薄的线形软组织通道（箭）横穿颈部，从凹陷向咽水平延伸到下颌下腺水平；无论是体格检查还是影像学检查，咽腔均未见明显的通道开口

在影像学上，第一鳃裂囊肿可见于腮腺内或其附近和（或）耳郭下缘（图 3-121）。如果看到向外耳道延伸的通道，那么诊断是明确的。如果仅看到腮腺内或腮腺旁囊肿，则鉴别诊断包括 LM、皮样囊肿、脓肿、非结核分枝杆菌感染所致淋巴结坏死（幼儿）、唾液腺囊肿和囊性毛母质瘤。

(2) 第二鳃裂畸形：最常见，占所有鳃裂畸形的 92% 以上。囊肿比鳃瘘或鳃窦更常见。瘘管和窦道的外端通常开口于胸锁乳突肌的前缘中、下 1/3 交界处。向内深入到颈阔肌，上升到颈动脉鞘的外侧，在颈外动脉和颈内动脉间从脑神经Ⅻ和Ⅸ中间通过，并向内开口于腭扁桃体窝。第二鳃裂囊肿可以发生在这个通路的任何地方。

Bailey 根据起病位置将第二 BCC 分为 4 种类型。Ⅰ型 BCC 深入颈阔肌和颈筋膜，并位于胸锁乳突肌前方（图 3-122）。Ⅱ型与颈动脉和颈静脉相邻，可能附着其上，是最常见的类型（图 3-119B 和图 3-120）。Ⅲ型在颈内动脉和颈外动脉之间延伸至咽侧壁。Ⅳ型位于咽侧壁，被认为是第二咽囊的

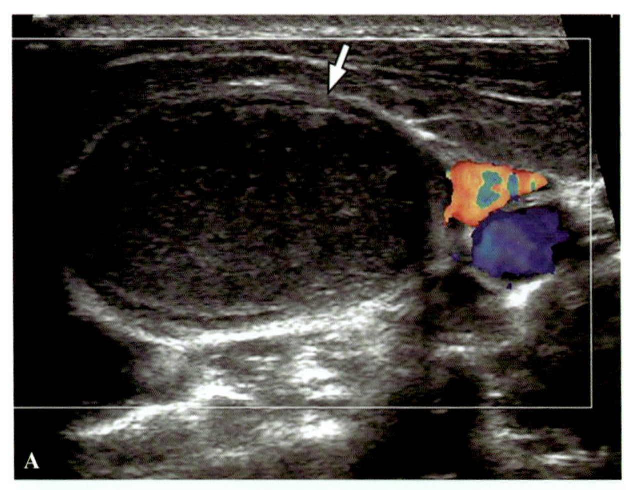

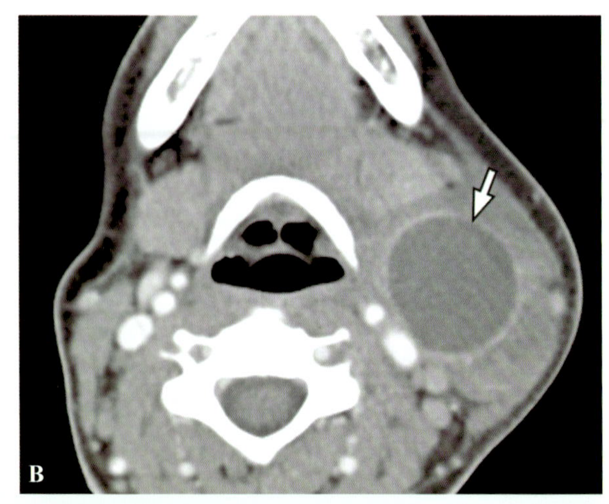

▲ 图 3-119 第二鳃裂囊肿伴炎症

A. 多普勒超声图像显示圆形囊性病变伴其内回声混杂和壁增厚（箭）；B. CT 增强扫描表现为囊性病变（箭），壁增厚，灶周水肿

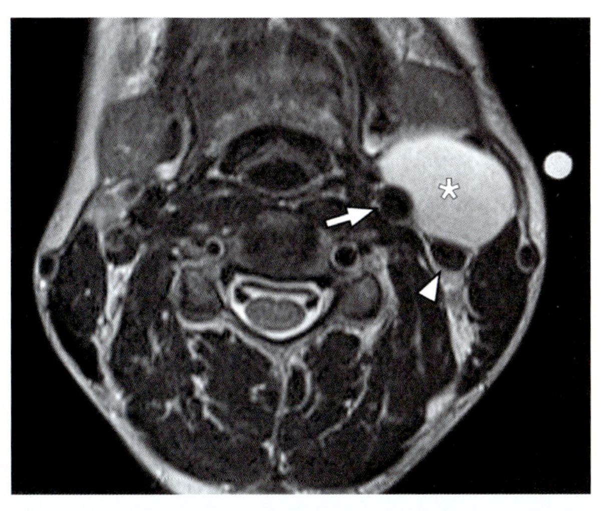

▲ 图 3-120 Bailey Ⅱ型鳃裂囊肿

轴位 T_2WI 的 MR 图像显示一均质高信号囊性病灶（星号）位于下颌下腺后方和胸锁乳突肌前方，邻近颈总动脉（箭）和颈内静脉（箭头），符合 BaileyⅡ型第二鳃裂囊肿的表现

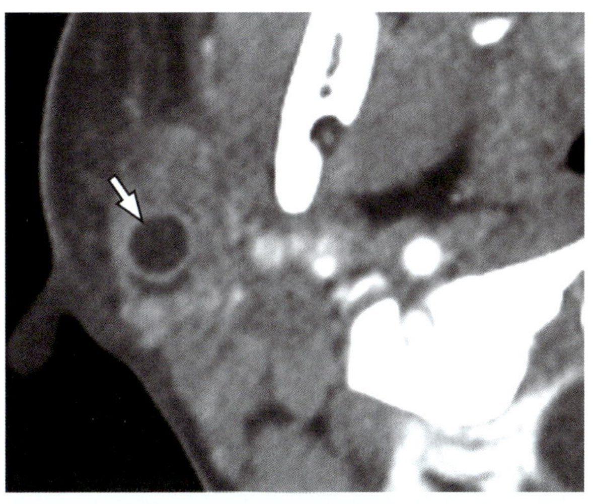

▲ 图 3-121 第一鳃裂囊肿合并感染

轴位增强 CT 图像显示一边界清楚伴边缘强化的囊性肿块（箭），位于右侧腮腺内；皮下脂肪浸润；经抗生素治疗后，切除病灶并确诊为第一鳃裂囊肿合并感染

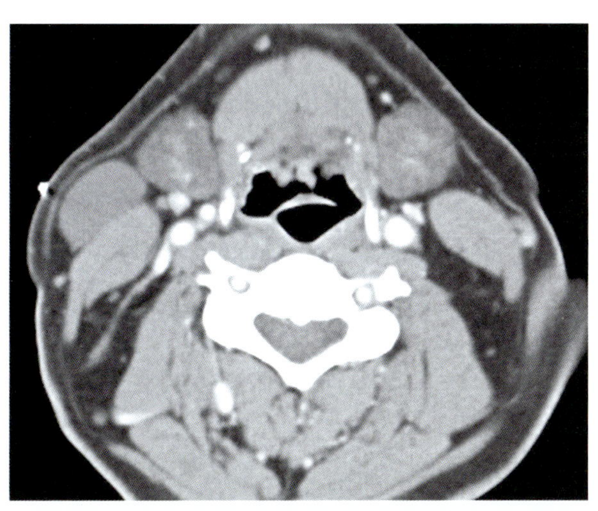

▲ 图 3-122 Bailey Ⅰ型第二鳃裂囊肿

轴位增强 CT 图像显示一含蛋白质成分的囊性病变深达颈阔肌，位于颈胸锁乳突肌的前侧面（在皮肤表面上有钡点标记）；患者随后进行活检

残留。

第二鳃裂囊肿经常在急性上呼吸道感染之后，由于囊肿壁中的淋巴组织受刺激后而出现。随着Ⅱ型囊肿增大，它向前推移下颌下腺，并向后深入至胸锁乳突肌。组织学上，囊肿以鳞状或立方上皮或纤毛柱状上皮排列，常伴有滤泡形成的淋巴细胞炎症（图 3-123）。

第二鳃裂囊肿的鉴别诊断包括淋巴管畸形、转移性或化脓性淋巴结肿大或脓肿、皮样或表皮样囊肿。在适当的部位，外部充满液体的喉膨出 / 囊状囊肿或旁中线区甲状舌管囊肿（TGDC）应考虑该诊断。

(3) 第三和第四鳃裂畸形：该病较罕见。第三鳃瘘的皮肤开口于胸锁乳突肌前缘，低于第二鳃瘘的开口。上达颈总动脉和颈内动脉的后部，并通过副神经，但低于舌咽神经，继续向内侧穿入甲状舌骨膜，并开口于上外侧梨状窦。

第四鳃瘘的皮肤开口位于第二和第三瘘管开口的下方。沿颈部上升，向内跨过副神经，继续内行于颈外动脉和颈内动脉之间，然后再次下降于颈总动脉后。在左侧，它盘旋于主动脉弓下方继续下行，转而向上、外侧经气管和喉返神经，最后开口于梨状窦 / 隐窝的顶端。在右侧，它盘旋于锁骨下动脉下方，然后向上到梨状窦 / 隐窝的顶端。在任意一侧，第四鳃瘘 / 窦的梨状窦 / 隐窝开口均位于第三鳃瘘管 / 窦道的下方。

文献报道第三或第四咽囊畸形几乎总是发生在左侧，患者表现为反复甲状腺炎或甲状腺周围颈部脓肿。第三或第四鳃裂囊肿少见。CT 增强扫描显示甲状腺周围有炎性改变和水肿，通常位于左侧（图 3-124A）。甲状腺叶本身可有炎性改变，呈

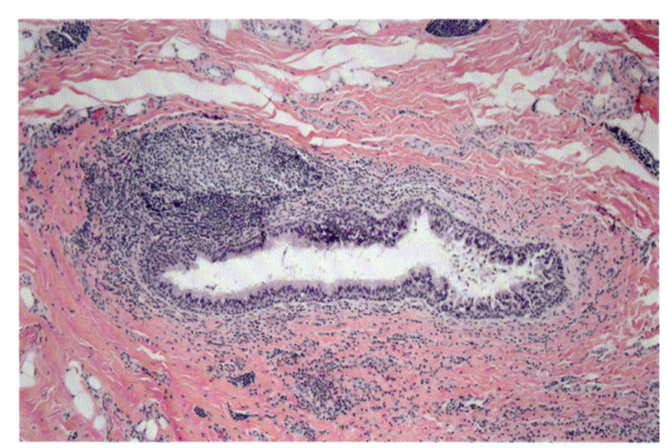

▲ **图 3-123 男，1 岁，右颈部切除的鳃裂囊肿**

囊肿内包含纤毛柱状上皮，周围有淋巴细胞炎症，内含淋巴滤泡（HE，×100）

边界模糊的低密度。可有甲状腺内或甲状腺周围脓肿。炎性改变和软组织增厚可向上延伸到同侧梨状窦周围。

儿童反复甲状腺周围颈部感染或甲状腺炎应考虑潜在的梨状隐窝窦道。钡剂咽部造影可显示起自梨状窦的窦道，但必须在炎性改变消失后进行，因为炎性改变可能会压迫和闭塞窦道，导致假阴性结果（图 3-124B）。最终，经咽镜直视下检查对最终确诊是有必要的，因为钡剂咽部造影不如直接的咽镜敏感。

2. 胸腺异常　是由胸腺原基向纵隔异常下降所致。下降可能是不完整的，胸腺组织可以沿着下降的路径被隔离，或者胸腺咽管可能不消失（图 3-125）。异位胸腺组织可通过上皮途径与咽部交通和（或）与纵隔中的原位胸腺相连。当部分胸腺咽管持续存在时，异位胸腺囊肿发生，并被称为胸腺咽囊肿。这些病变在左颈部更常见。

胸腺囊肿可以发生在任何地方，从下颌骨到胸骨，平行于胸锁乳突肌（图 3-126），与正常胸腺分开或通过纤维带连接到胸腺[243]。在影像学上，胸腺囊肿偏离中线，常与下梨状窦相邻，或仅位于甲状腺尾端。良性胸腺囊肿由鳞状上皮到柱状上皮排列，由多个胸腺淋巴样组织包围（图 3-127）。组织学检查需要区别于其他可能是囊性的胸腺病变，如囊性胸腺瘤、累及胸腺的霍奇金淋巴瘤、淋巴管畸形或畸胎瘤。

3. 甲状腺异常　甲状腺或甲状腺叶可缺如（分别为完全性或单侧甲状腺缺如），被认为是由于甲状腺原基的异常迁移或其在子宫内被母体的抗甲状腺抗体破坏所致[244, 245]。

异位甲状腺组织可能是由于甲状腺原基向舌的病理性上升、甲状腺原基到甲状腺床的不完全下降，或甲状舌管不完全退化导致其沿甲状舌管存在的任何部位残留。异位甲状腺与正常甲状腺床之间不存在联系。异位甲状腺最常见于舌盲孔附近，被称为舌侧甲状腺（图 3-128）。一旦发现异位甲状腺，

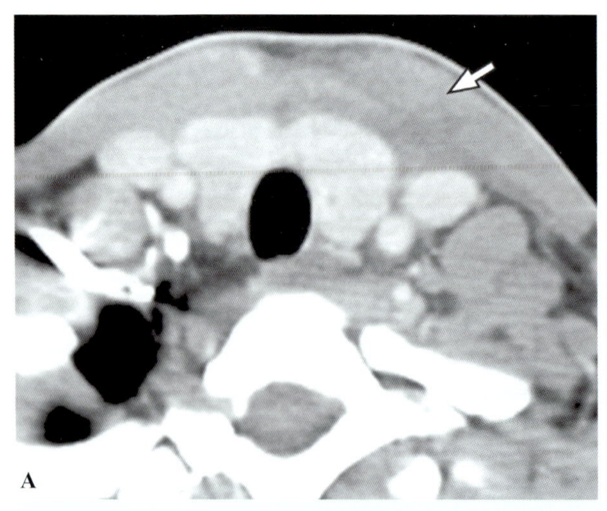

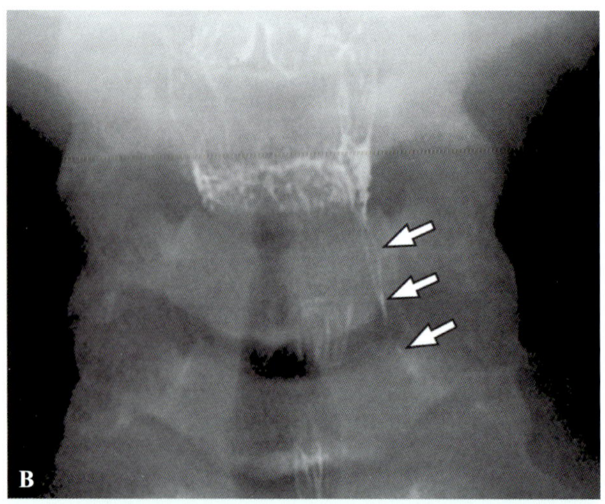

▲ **图 3-124 梨状隐窝瘘**

A. 轴位增强 CT 图像显示甲状腺左叶周围水肿和脂肪浸润，胸锁乳突肌也可见炎症和水肿（箭）；B. 急性感染后行钡剂咽部造影显示左侧梨状窦 / 隐窝顶端向下延伸的瘘管（箭）

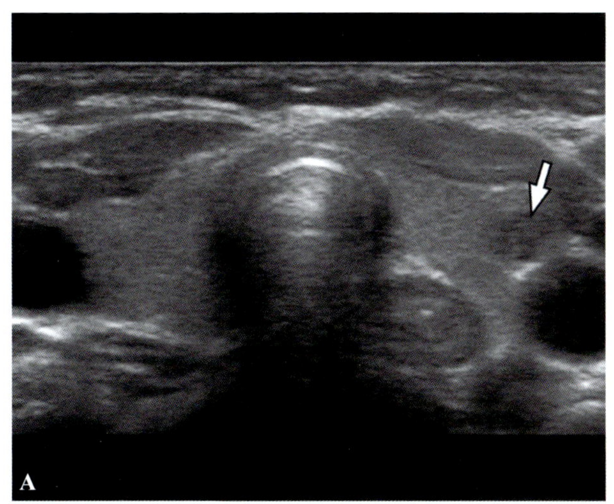

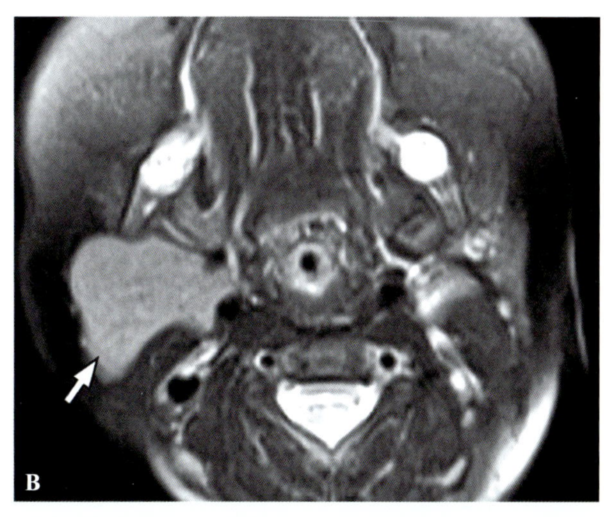

▲ 图 3-125 两例儿童异位胸腺

A. 横向灰阶超声图像显示该 3 岁的女孩在进行颈部皮样囊肿的检查中，意外发现甲状腺左叶中出现低回声区（箭）；活检病理提示为胸腺组织；B. 轴位 T_2WI 脂肪抑制 MR 图像显示一个特征性的三角形、中等信号的肿块（箭）位于下颌下腺后面、颈内动脉外侧和胸锁乳突肌腹侧，偶然发现于该 4 月龄女孩

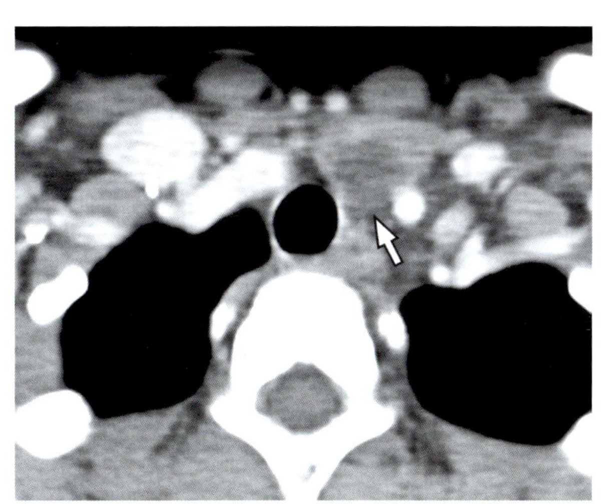

▲ 图 3-126 胸腺囊肿

轴位增强 CT 图像显示在胸腔入口水平，左侧胸锁乳突肌深部有一个囊性病变（箭）；手术切除甲状腺滤泡癌时，该病灶得以术中活检证实

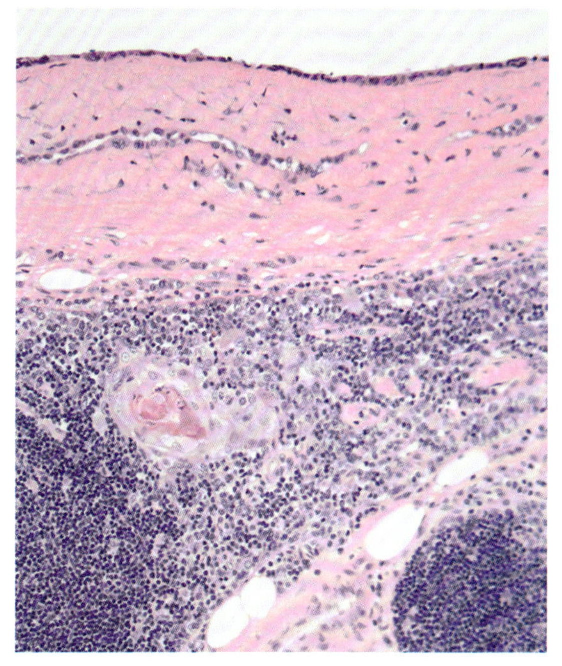

▲ 图 3-127 男，16 岁，胸腺囊肿显示一个薄的硬化纤维壁，包含上皮（HE，×200）

就应该经常检查甲状腺床是否存在于正常的甲状腺组织，在舌异位甲状腺 70%～80% 的病例中甲状腺床缺如正常甲状腺[246]。在这些情况下，如果切除异位组织，患者需要终身的甲状腺替代药物。只要无正常甲状腺显示，异位的甲状腺组织可以通过核医学，通常 ^{99m}Tc 高锝酸盐检测。需注意的是，虽然罕见，但异位甲状腺组织也可发生甲状腺病变如甲状腺肿、甲状腺炎和甲状腺癌。

4. 甲状舌管畸形 甲状舌管畸形（TGDC）占先天性颈部肿块的 70%[247]。被认为是因甲状舌管

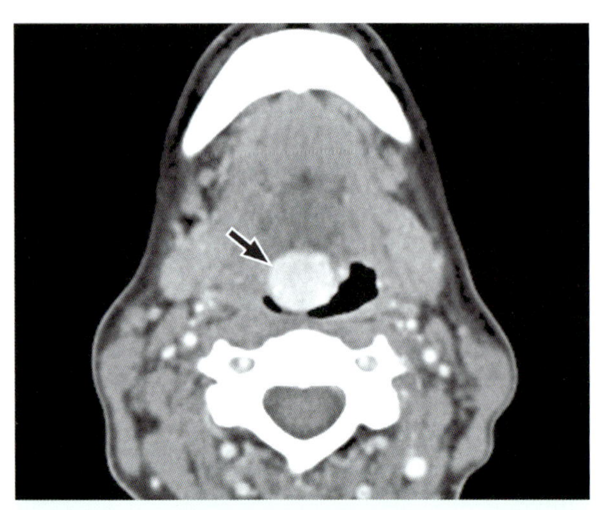

▲ 图 3-128 舌异位甲状腺

轴位增强 CT 图像显示舌根部见高密度并强化软组织肿块（箭）；其密度与甲状腺的密度相同；下颈部的图像显示原位甲状腺组织缺如（未显示）；这些发现被放射性核素 ^{123}I 扫描（未显示）证实

不完全退化，残留可分泌液体并形成囊肿的分泌性上皮细胞所致。因此，TGDC 可发生在甲状舌管的任何地方（图 3-129 和图 3-130）。甲状舌管与舌骨体的胚胎发育密切相关。在一些罕见病例中，甲状舌管甚至可以合并到舌骨。由于这种密切的关系，TGDC 常常位于舌骨附近（图 3-129 和图 3-131）。

儿科患者通常报道为在中线逐渐增大或因感染而急性增大的颈部肿物。甲状腺组织有时可在 TGDC 中发现，提示可能合并甲状腺病变如甲状腺恶性肿瘤（图 3-132），尽管这在儿童中很少见[247]。出现淋巴结钙化和（或）坏死高度提示肿瘤进展。

影像学上，舌骨上方的 TGDC 几乎总是位于中线，通常靠近舌骨，有时甚至导致骨重塑。在不常见的旁中线囊肿中，可见一“尾巴”样结构连向舌骨。舌骨下方的 TGDC 常位于中线旁，与带状肌密切相关（图 3-129 和图 3-133）。与 BCC 一样，TGDC 可能含有多种蛋白质成分，导致 CT 上密度和 MRI 上的强度高低不等，并且可以看到内部分隔。

中线区 TGDC 的鉴别诊断主要是皮样 / 表皮样囊肿。TGDC 伴感染可以类似于感染的 LM。舌内 TGDC 的鉴别诊断包括会厌囊肿和前肠重复囊肿，虽然后者通常累及涉及舌的前 1/3。

TGDC 的最终治疗是 Sistrunk 外科手术，切除舌骨体和 TGDC。与单纯切除囊肿时 50% 的复发率相比，Sistrunk 手术的复发率仅为 4%[248]。

5. 喉囊肿 又称喉膨出，由喉部尾端的梗阻和扩张引起。当它充满空气时，它被称为喉气囊肿（图 3-134）。当它充满液体时，它可以被称为黏膜囊肿。喉内型喉囊肿局限于喉内，由舌骨膜分隔。喉外型喉囊肿突出于甲状舌骨膜之外，因此它具有咽内和咽外成分。在影像学上，冠状位有助于辨认喉室和喉附属器官的扩张和延伸。

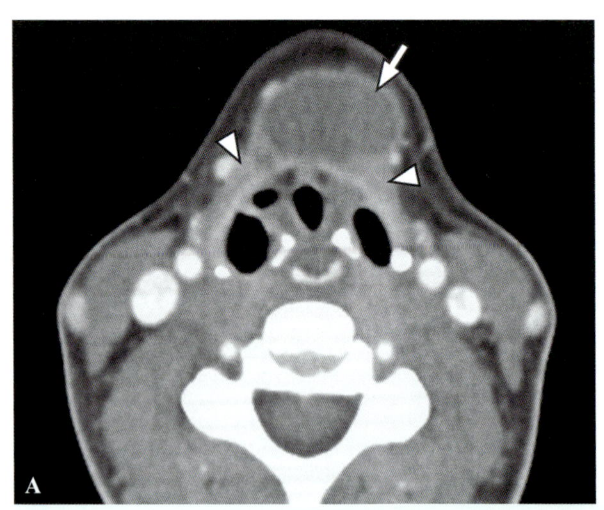

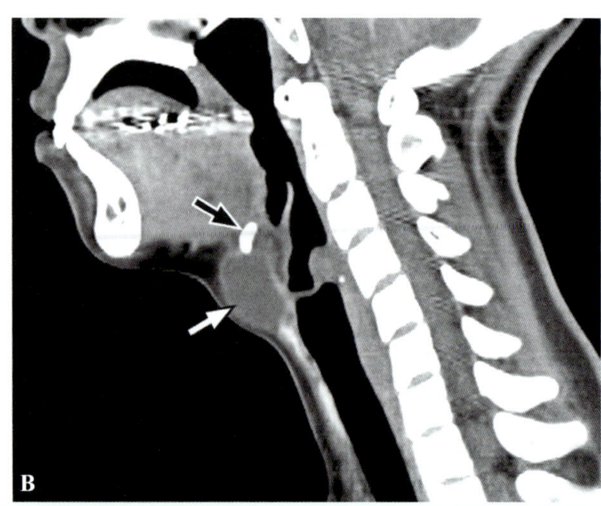

▲ 图 3-129 舌骨下甲舌囊肿

轴位（A）和矢状位重建（B）增强 CT 图像显示在颈中线前、舌骨下方（B，黑箭）一边界清楚的囊性病变（A 和 B，白箭），与带状肌（A，箭头）密切相关；该位置是甲状舌管囊肿的特征

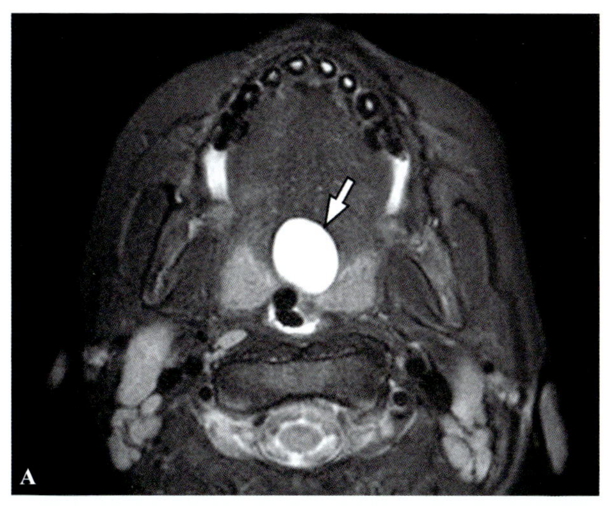

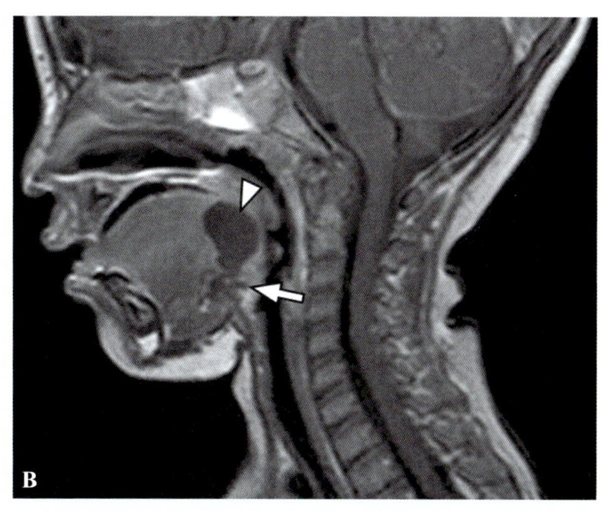

▲ 图 3-130 甲状舌管囊肿

A. 轴位 T_2WI 脂肪抑制 MR 图像显示在舌的中后侧盲孔区域有一个边界清楚、边缘光滑的囊性病变（箭）；B. 矢状位增强 T_1WI 证实了该病变的囊性成分（不强化，低信号；箭头），位于舌骨的正上方（箭）；该女孩，28 月龄时接受经口手术切除病变，术中可见厚黏液样物质

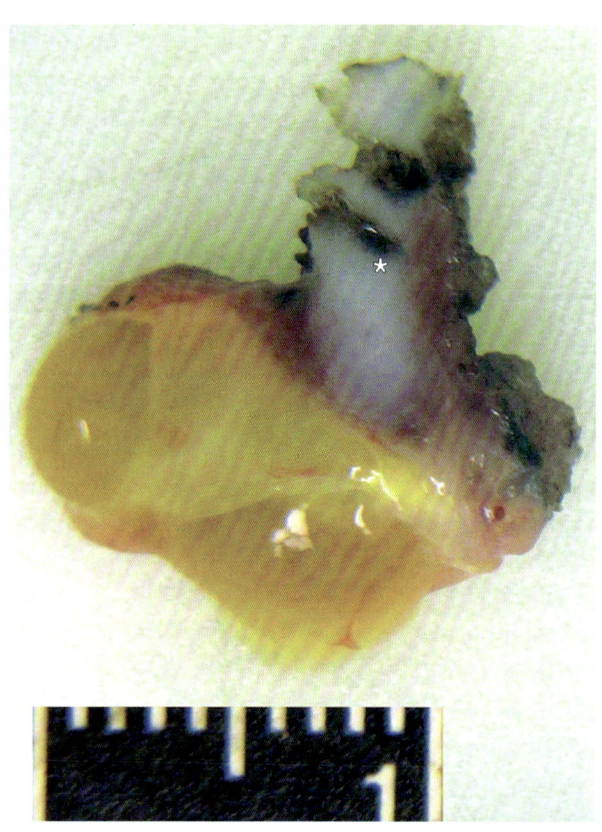

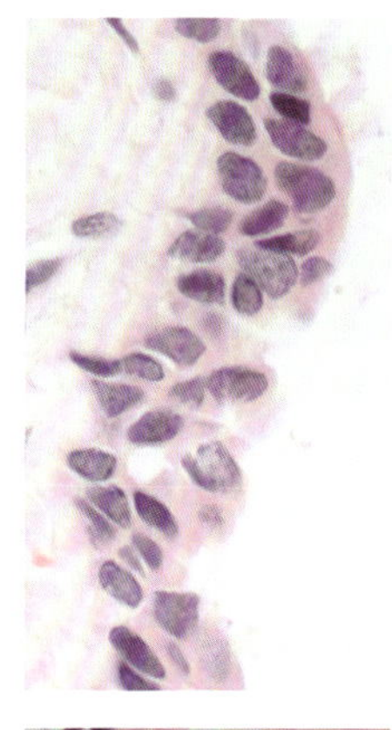

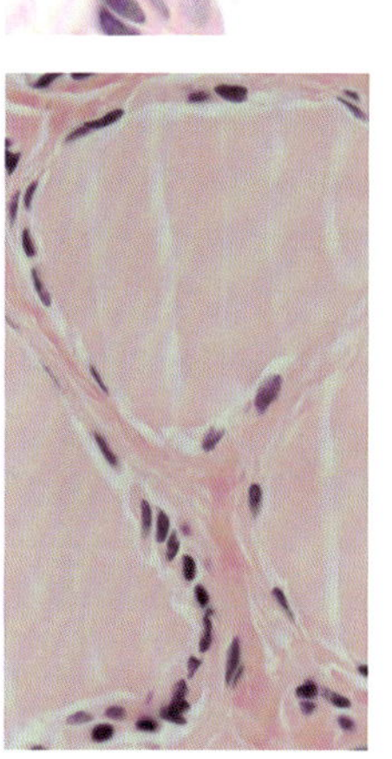

◀ 图 3-131 男，2 岁，甲状舌管囊肿

这个颈中部肿块大体（左）是由与舌骨（星号）相邻的充满黏液的囊肿构成；镜下，它由呼吸道柱状到非角化鳞状上皮（右上）排列，有异位甲状腺组织（右下，HE，×600）

6. 唾液腺异常 腮腺在第 6 孕周开始形成，其次是下颌下腺在第 7 孕周和舌下腺在第 8 孕周。小唾液腺发育较晚，在 9—12 孕周[249]。

唾液腺缺如是罕见的。它可能包括一个或多个腺体，单侧或双侧，与其他外胚层缺陷有关，并可作为综合征的一部分发生，例如，半侧颜面短小畸形、Treacher Collins 综合征和其他面部异常（图 3-135）。唾液腺缺如可在泪囊 - 耳郭 - 牙齿 - 手指

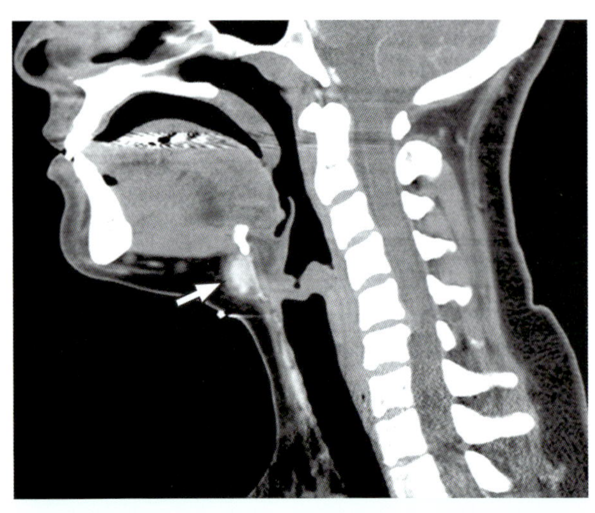

▲ 图 3-132 甲状舌管囊肿内的乳头状癌

矢状面 CT 表现为舌骨下囊性病变（箭）内的高密度和软组织强化；活检证实乳头状癌

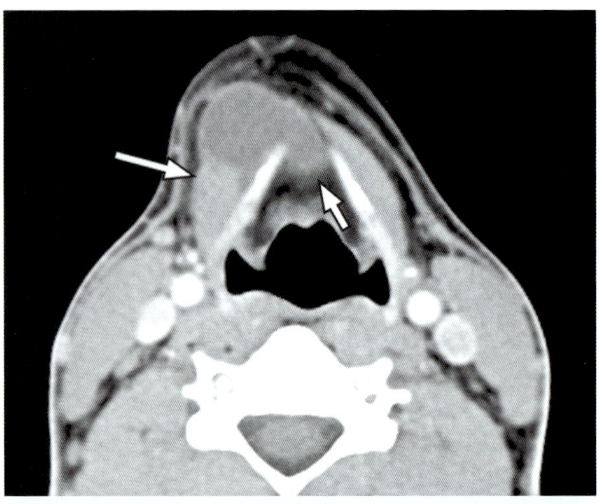

▲ 图 3-133 偏离中线的舌骨下甲状舌管囊肿

轴向对比增强的 CT 图像显示该病变有一个"尾巴"（短箭），指向位于甲状软骨层之间的喉中部；它与右肩带肌（长箭）关系密切

（LADD）综合征中发现，患者同时有泪腺系统发育异常、耳聋或耳异常、牙齿异常和手指异常。超声、CT 和 MRI 都可以用来评估唾液腺。

其他罕见的合并唾液腺发育异常的疾病包括多囊病、先天性唾液腺扩张、唾液腺导管发育不全和闭锁、下颌下腺导管闭锁、重复的腺体或导管和先天性腺内囊肿。表皮样 / 皮样囊肿（图 3-136）、血管瘤（图 3-137）和血管畸形可能发生在大唾液腺或其邻近部位（图 3-138）。

7. 舌和口腔异常 除了舌甲状腺以外的异位组织也偶见于舌和口腔。病例报道在这些区域可见神经胶质、呼吸、胃肠道、软骨和骨组织[250-254]。多毛的息肉也可累及口腔。

发育性囊肿发生在舌和口底，可分为前肠重复

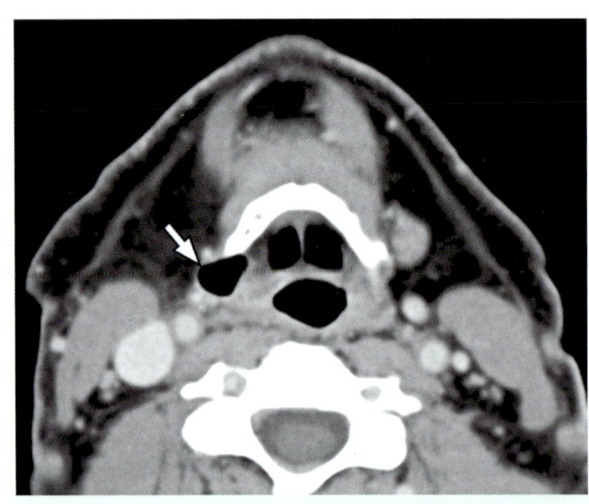

▲ 图 3-134 喉外型喉囊肿

轴位增强 CT 图像显示了一个充满气体的腔隙（箭），其内包括在甲状腺舌骨膜外侧突出的咽内外成分

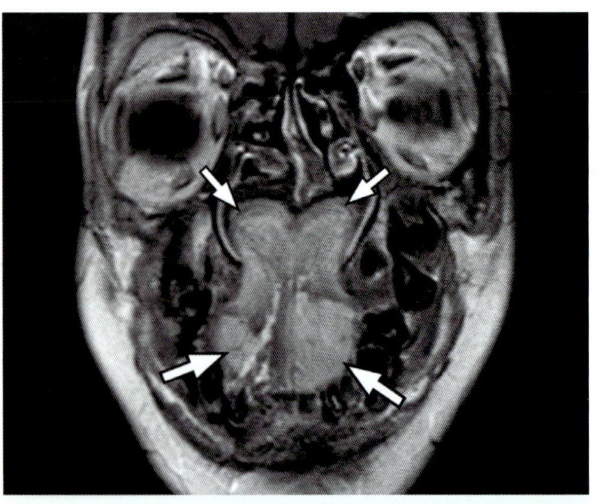

▲ 图 3-135 异位舌下 / 下颌下腺

冠状位 T_2WI 显示唾液腺肿块（大箭）在口底上方的唾液腺信号；不存在原位舌下或下颌下腺；患者还合并有腭裂，舌头（小箭）向鼻腔突出；这个 10 岁的男孩患有 Treacher Collins 综合征，颞骨异常见图 3-89

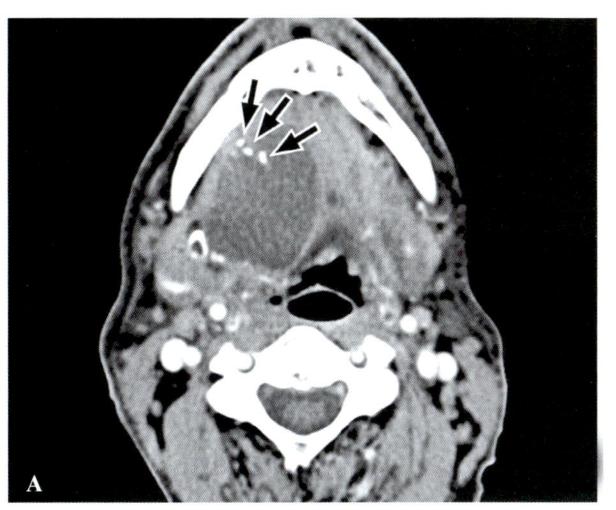
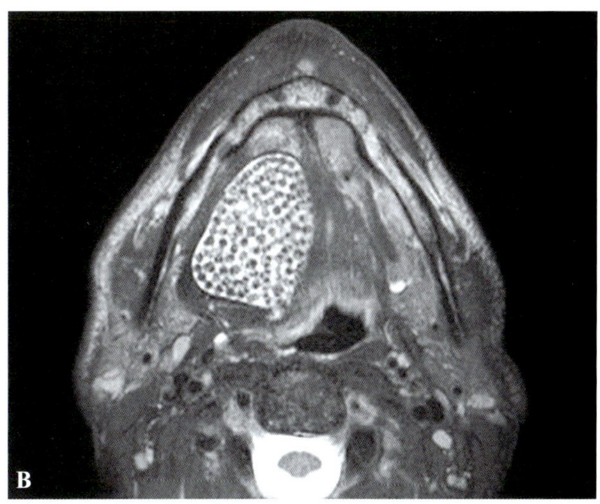

▲ 图 3-136 舌下间隙皮样囊肿

A. 轴位对比增强 CT 图像显示在口的右底部有边缘平滑、分叶状的肿块；它一般呈低密度，病灶内部有一些点状的更低密度；还存在一些钙化（箭）；B. 轴位 T_2WI 脂肪抑制 MR 图像清楚地描绘了这个肿块；病灶呈高信号，里面有许多小圆形结构；它使右侧颏舌肌向内侧移位，右侧舌骨肌向外侧移位；患者在右侧口底部出现无痛性肿块；他接受了手术切除这个病灶，结果发现一个包裹良好的肿块被致密的纤维组织包围；囊肿被打开后，释放出“多个小的、油腻的、黄色的”颗粒；病理学描述了一种“被局限的粉 - 褐色肿块，它被部分打开露出一个囊腔，里面有大量的黄褐色、圆形的黄色凝块”；最终诊断为伴纤维化、慢性炎症和混有局灶性破裂的囊壁组织细胞增生的皮样囊肿

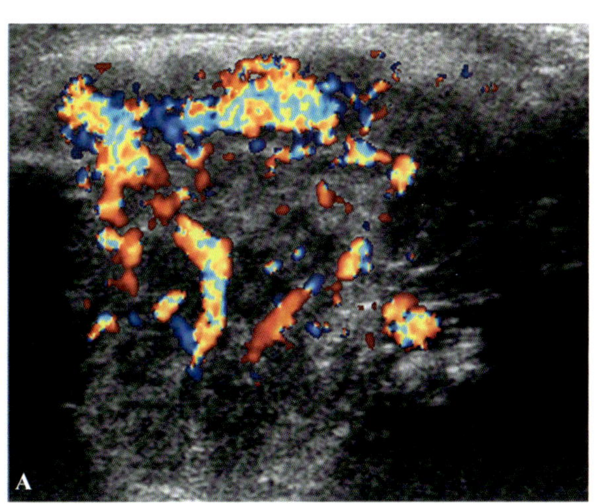
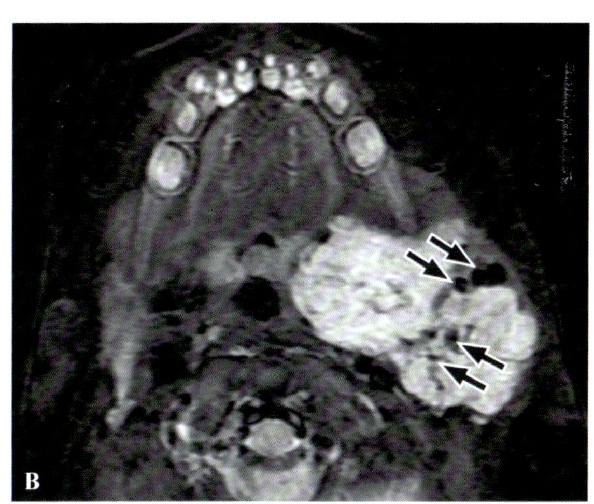
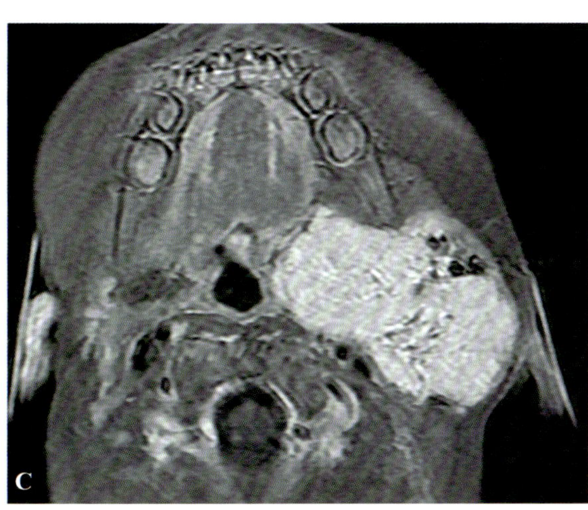

▲ 图 3-137 男，3 月龄，腮腺血管瘤，表现左耳郭肿块

A. 多普勒超声（US）图像显示一个实性的、富血管的肿块；B. 轴位 T_2WI 脂肪抑制 MR 图像显示一个界限清楚、分叶状、高信号的大肿块，其中包括左侧腮腺内的血管流空（箭）；轴位对比 T_1WI 脂肪抑制 MR 图像显示血管瘤均匀强化；这些是诊断婴儿增生性血管瘤 US 和 MR 的特征

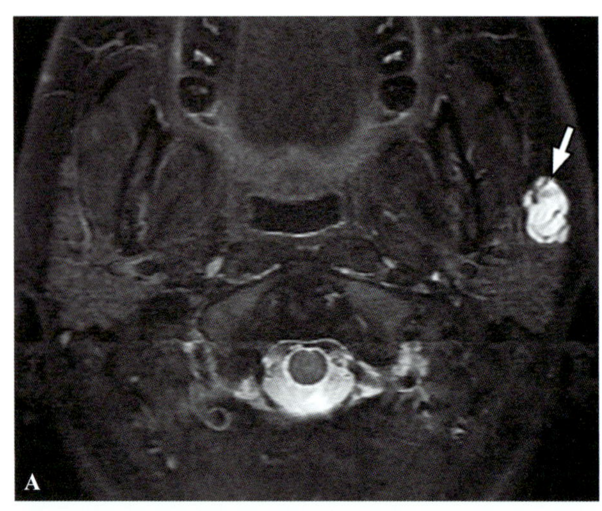

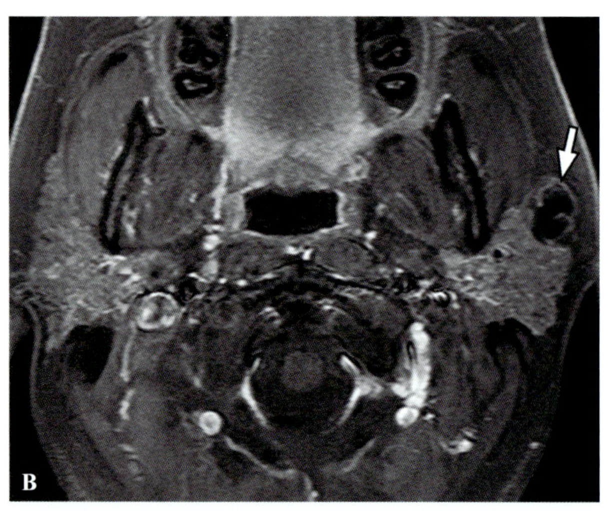

▲ 图 3-138　腮腺区淋巴管畸形

A. 轴位 T_1WI 脂肪抑制 MR 图像显示一个界限清楚的、有分隔的、高信号病变（箭），累及左侧腮腺浅部；鉴别诊断为淋巴管或静脉畸形；B. 轴位增强 T_1WI 脂肪抑制 MR 图像显示隔膜强化（箭），但病变其他成分均是囊性的，证实为淋巴管畸形

囊肿、胃肠道黏膜囊肿和绒毛膜囊肿等。大约 55% 的患者是无症状的，有偶然发现在影像学检查中发现的小囊肿测量小于 3cm。然而，较大的囊肿存在于舌、颈、口底或咽喉附近，有时伴有进食困难、打鼾或呼吸窘迫 [255]。鉴别诊断包括淋巴畸形、皮样囊肿和 TGDC。

先天性舌缺如是非常罕见的，通常与其他异常如肢体缺陷或小颌畸形有关。巨舌可以作为综合征的一部分发生，如 Beckwith-Wiedemann 综合征，或与内分泌紊乱、代谢紊乱、血管畸形、肿瘤或炎症相关。

8. Tornwaldt 囊肿　是一种良性发育性病变，发生在鼻咽的中线区，是由脊索与咽部内胚层之间的相互作用形成的。囊肿的内容物通常是蛋白质 [9]。4% 的尸检发现患者没有性别倾向。症状不常见，包括与咽鼓管阻塞或口臭有关的耳不适感和听力障碍，以及与压力下囊肿内容物渗漏或释放有关的口腔异味 [256]。

在 MR 成像中，Tornwaldt 囊肿表现为鼻咽壁后中线区一界限清楚、薄壁的囊性病变，T_1WI 上信号可变，T_2WI 上呈高信号，增强无强化。CT 表现为黏液样密度。

9. 淋巴管畸形　75% 的淋巴管畸形（LM）发生在头颈部 [257]，出生时就存在。隐匿性 LM 可能会因为并发感染或出血突然增大而出现。广泛的骨侵犯 LM 被称 Gorham- Stout 综合征。

LM 可以是大囊型、单囊型或多囊型，也可以是小囊型的。在 US 上，大囊型 LM 具有回声性隔膜，根据蛋白质或出血含量，囊肿内容物可能具有不同的回声。在 CT 上，LM 通常表现为低密度。内部间隔可能有多个（图 3-139）、较少或没有。LM 在 T_1 和 T_2WI 上的信号强度随蛋白 / 出血量的不同而不同。LM 中出血的发生并不罕见，它会导致血液分层和典型的液平面，这取决于出血的时长和含量。在 LM 附近有时出现扩张的静脉。出血和感染会导致 LM 突然增大。感染导致周围脂肪间隙模糊，造成 LM 边缘增厚和不规则。

LM 的鉴别诊断包括静脉畸形（VM）。然而，液 - 液平面不是未经治疗的 VM 的特征，VM 由于静脉血的存在而逐渐强化，静脉石是 VM 的特征，但这不是单纯型 LM 的单一特征，有时在影像上可以看到 LM 和 VM 的混合特征，尤其是在舌部。微囊型跨间隙 LM 有时与丛状神经纤维瘤（图 3-140）或 VM 类似。先天性大 LM 的鉴别诊断主要是原发性先天性畸胎瘤和囊性婴儿肌纤维瘤。在畸胎瘤中没有液 - 液平面，在 LM 中没有畸胎瘤特征性的实性强化成分、脂肪组织和钙化灶。根据位置，LM 的鉴别诊断可能包括舌下囊肿、前肠重复畸形囊肿、BCC、TGDC、淋巴结脓肿和皮样囊肿。

治疗方案包括手术、硬化治疗和观察随访。硬化剂治疗在大囊型 LM 患者中有越来越多的应用，

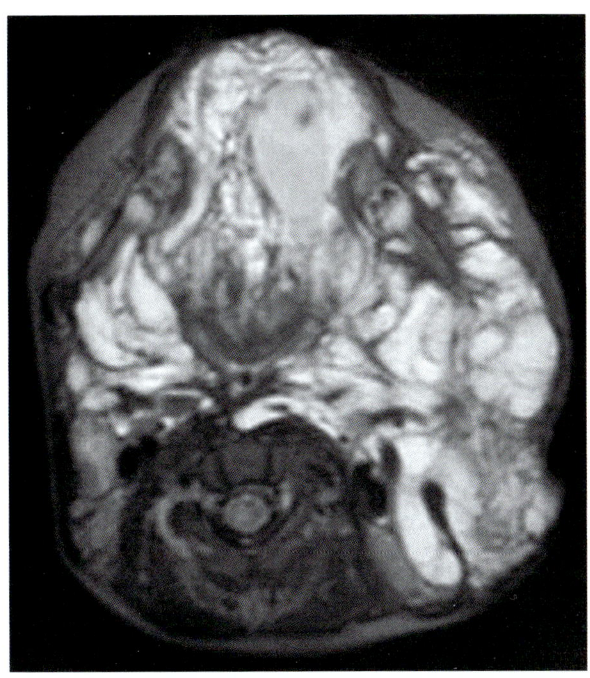

▲ 图 3-139 静脉淋巴管畸形累及头颈部多个间隙

轴位 T_2WI 脂肪抑制 MR 图像显示了一个分叶状、跨空间的肿块浸润在多个空间内，包括左腮腺区、左棘突旁区、双侧咀嚼肌区、左咽后区、舌区、口腔和口底；可见内部分隔；注意气道的占位效应

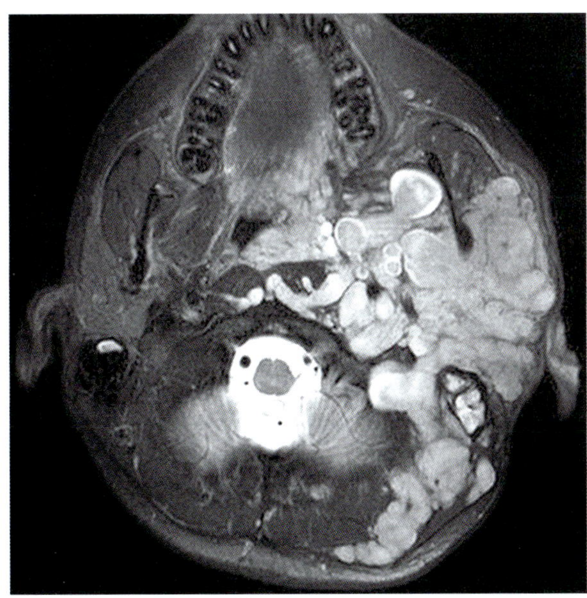

▲ 图 3-140 丛状神经纤维瘤

轴位 T_2WI 的脂肪抑制 MR 图像显示了一个多叶跨间隔肿块，范围包括左侧腮腺、左侧咀嚼肌、左咽旁、双侧咽后和左侧椎旁区；也有神经纤维瘤累及扁桃体组织；延伸到口底可以看到更多的组织（未显示）

但目前尚无共识。常用的硬化剂包括 OK-432（化脓性链球菌和青霉素的混合物）、博来霉素、多西环素、乙酸、乙醇和高渗盐水[257]。快速诊断和治疗对于累及气道等关键部位的 LM 来说至关重要。

10. *静脉畸形（VMs）*：是低流量的血管畸形，由畸形的内皮衬静脉通道组成。与 LMs 一样，这些病变在出生时就存在，并且通常随着患者的生长而生长，除非并发间歇性血栓静脉炎。VMs 表现为可按压的囊性肿块，随 Valsalva 动作或被动性体位变化而增大。浅表性 VMs 会导致皮肤颜色变蓝。VMs 的并发症包括疼痛和低级别凝血障碍。家族性和综合征性 VMs 发生在蓝色橡皮疱样痣综合征，有时伴颅内发育性静脉畸形和海绵状血管畸形。

超声显示，VMs 表现为可按压的囊性肿块，其内部回声是由于静脉血的存在。代表静脉石的圆形高回声灶是 VMs 的特征。对比增强 CT 和 MR 显示 VMs 呈囊性，并逐渐强化。静脉石有时在 CT 上可见，在 MR 上呈圆形信号空洞。VMs 的主要鉴别诊断是 LM。面部中线区 VMs 可能与颅骨膜窦相关。

VMs 治疗的选择是用乙醇进行经皮硬化治疗。然而，VMs 复发率高，需要多次治疗。

（四）感染和炎症性疾病

1. *腺样体肥大和腺样体扁桃体炎症* 腺样体肥大在生命的最初几年非常常见，然后从 8—10 岁到青少年时期自然消退（图 3–2）。在症状表现方面，腺样体相对于鼻咽腔的大小可能比实际的腺样体大小更重要[258]。这尤其适用于伴面中部发育不全和（或）面中部后缩的颅面疾病患者，如在颅缝早闭和 21 三体综合征中所见。腺样体残留囊肿常见于 MR 上，通常没有任何临床意义。这些囊肿是圆形或卵圆形的，常位于中线位置，但与中线区 Tornwaldt 囊肿不同。腺样体和扁桃体结石有时可见，在 CT 上表现为小的钙化斑。

急性腺样体扁桃体炎合并淋巴结炎，在 CT 上表现为腺样体、扁桃体和淋巴结明显肿大和强化，有时腺样体有明显的线状水肿，水肿的扁桃体出现条纹（图 3–141）。这种现象是链球菌咽喉感染和 EB 病毒感染的特征。川崎病可见到腺样体肥大和腺样体强化伴咽后水肿和颈部淋巴结肿大。扁桃体周围或扁桃体窝脓肿并发扁桃体炎表现为明显的单侧扁桃体肿大，CT 表现为低密度和不规则的周边

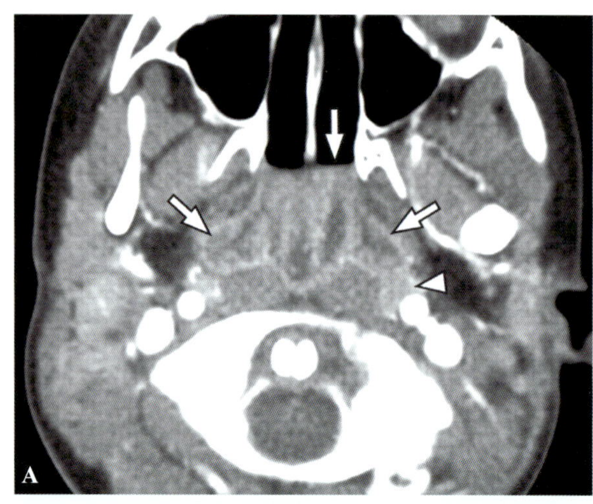

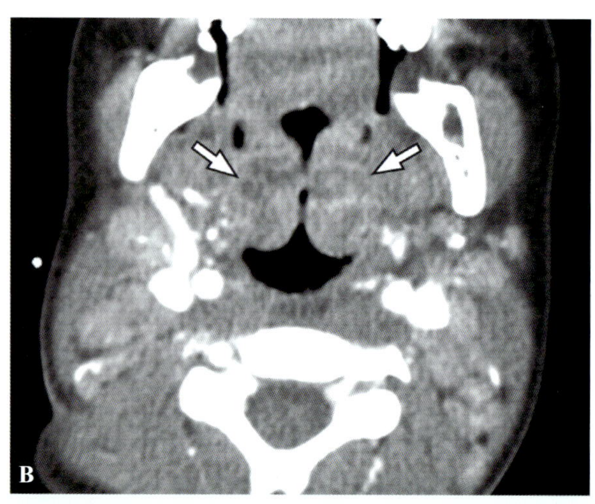

▲ 图 3-141 腺样体扁桃体炎

A. 轴位增强 CT 图像显示腺样体水肿和肿大（箭），并伴有线性强化的条状低密度区；左侧有一个轻度突出的强化 Rouvière 淋巴结（箭头）；B. 比图 3-141A 更靠近尾侧层面所获得轴位增强 CT 图像，显示腭扁桃体肿大（箭），表现出类似的线性高低密度交替；这些特征是由于细菌（如链球菌）或病毒（如 EB 病毒）感染而发生的腺样体扁桃体炎的证据；也有轻微的咽后水肿和颈部淋巴结炎

强化（图 3-142）。

淋巴瘤和癌在儿童扁桃体和腺样体中极为罕见。在有器官移植病史的患者中，移植后淋巴组织增生性疾病是一个考虑因素。青少年非对称性腺样体肥大可能是 EB 病毒相关鼻咽癌的一个特征。

2. 咽后间隙感染 咽后淋巴结引流鼻咽、口咽、鼻腔、鼻窦、中耳和椎前间隙的淋巴液[259]。由于儿童经常患感冒、鼻窦感染、咽炎和中耳炎，这些淋巴结在儿童中通常比较大，但在青少年期会逐渐萎缩。传播到咽后淋巴结的细菌感染（新型细菌或合并病毒感染）引起淋巴结肿大，并发展成淋巴结水肿和化脓性咽后淋巴结病。在这种情况下，反应性淋巴结发生液化坏死，但脓性物质仍被完整的结缔组织包绕，有时称为结内脓肿[259]。这在儿童早期并不罕见，通常累及 Rouvière 淋巴结（咽后外侧淋巴结）。

在 CT 上，增大的反应性淋巴结强化，而化脓性淋巴结呈现低密度，完整、增厚的淋巴结壁强化（图 3-143）。可能有相关的咽后水肿。治疗通常包括试验性静脉注射抗生素。如果患者临床表现不稳定，抗生素治疗效果不佳继续恶化，或者化脓性淋巴结大，手术引流可能是必要的[260]。从化脓性

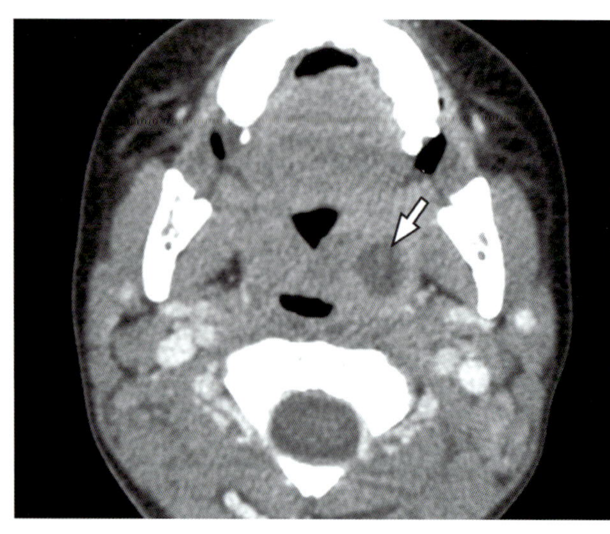

◀图 3-142 扁桃体周围脓肿

轴位增强 CT 图像显示在左侧肿大扁桃体区域的圆形低密度（箭）病灶；咽后水肿少；患者在 CT 前对静脉注射抗生素治疗无反应，于手术室行切开和引流的手术，从一个扁桃体周围脓肿引流脓液

咽后淋巴结到明显的咽后脓肿的进展并不总是能在CT上得到证实。然而，典型的椭圆形淋巴结结构丧失伴边缘不规则性有助于提示进展为可引流脓肿（图3-143B）。在CT和MRI上，咽后脓肿呈椭圆形或圆形结构，壁厚有强化。对气道的压迫影响应立即报告给照顾孩子的医生。同侧颈内动脉和颈内静脉也有移位和狭窄。放射科医师应该努力寻找主要的感染源。

咽后蜂窝织炎可导致一个化脓性咽后淋巴结破裂，释放脓性物质和感染产物进入咽后间隙。由邻近的筋膜间隙感染或直接外伤引起的咽后蜂窝织炎是不常见的。

并非所有咽后间隙的水肿都与间隙内的感染有关。咽后非感染性水肿也可能发生，与咽后间隙蜂窝织炎难以区分。非感染性水肿可见于包括放射后、颈长肌钙化性肌腱炎在内的多种情况（图3-144），IJV血栓形成，以及对邻近炎症过程的反应，如化脓性咽后淋巴结炎。

在X线片上的发现包括咽部/椎前软组织增厚，其不随呼吸相和气道的前移位而变化。如果没有近期创伤或手术史，气体的存在高度提示感染。可能存在斜颈，与肌肉痉挛或韧带炎性受累有关。

咽后间隙感染的并发症包括气道压迫、IJV血栓形成、颈动脉假性动脉瘤和破裂、感染向颅内和纵隔扩散[261]。蜂窝织炎可以用抗生素治疗[262]，但脓肿通常需要切开引流。

3. 颈部淋巴结病　颈部淋巴结炎是儿童的常见病，通常发生在扁桃体炎（图3-145）、咽炎或牙齿感染的情况下。急性双侧淋巴结炎通常与全身或局部病毒感染有关，而单侧淋巴结炎则更倾向于局部细菌感染。细菌病原体通常是金黄色葡萄球菌和A组链球菌[263]。在抗生素的治疗下，如果腺淋巴结炎持续存在，应考虑到不常见的原因，例如年长儿童的EB病毒感染、幼儿的非结核分枝杆菌感染或川崎病，以及肿瘤，如淋巴瘤。导致淋巴结肿大的其他不常见的疾病包括组织细胞增生症如Rosai Dorfman病（伴有大量淋巴结肿大的窦组织细胞增生症）和Kikuchi-Fujimoto病（组织细胞坏死性淋巴结炎）和Castleman病。

影像学能够显示淋巴结的大小、数目、位置和形态。在US上，淋巴结病表现为多个沿颈静脉行走的圆形或椭圆形低回声肿块。CT和MR检查可见结节强化。在细菌感染时，由于坏死，淋巴结在US上表现为低回声，CT上表现为低密度。在EB病毒感染中，淋巴结病变是双侧、圆形和异质性的，失去正常的脂肪成分，边界不清楚，表面有斑

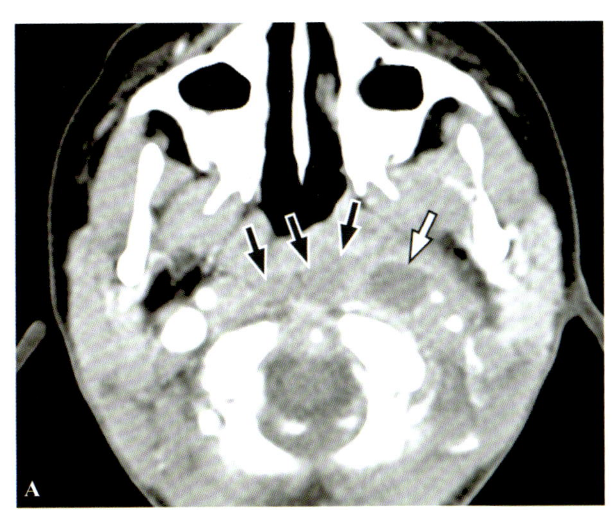

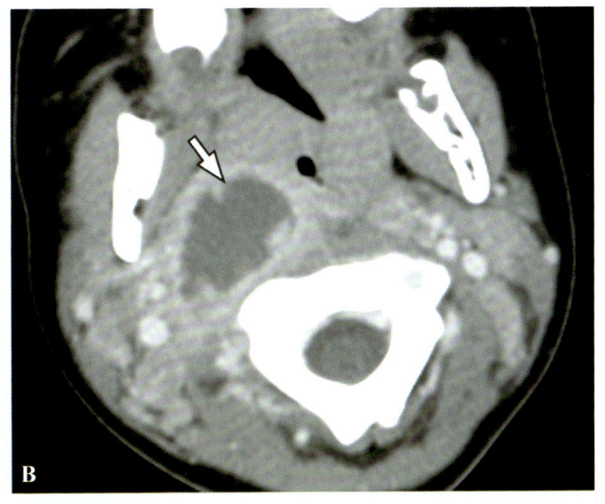

▲ 图3-143　两例咽后感染

A. Rouvière淋巴结的化脓性淋巴结炎，女，6岁，咽后水肿，表现为颈部僵直和链球菌咽拭培养阳性；轴位增强CT图像显示了左侧Rouvière淋巴结（白箭）的增大和低密度；外观可反映结节水肿或化脓；咽后间隙浸润的低密度液体与咽后水肿（黑箭）相一致；注意左颈内动脉和颈静脉狭窄和移位；B. 女，3岁，咽后脓肿，临床表现为咽喉痛，流口水；轴位增强CT表现为一大的、不规则的、边缘强化的右侧咽后脓肿（箭），伴有咽后水肿；肿块对气道的影响是由于脓肿和肿大腭扁桃体的共同作用

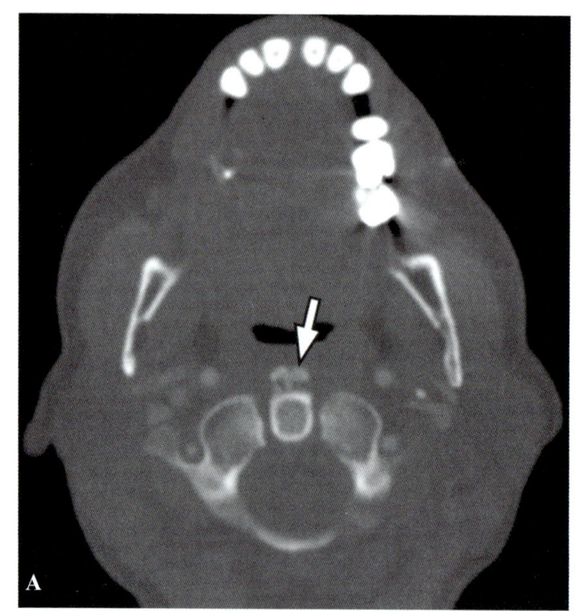

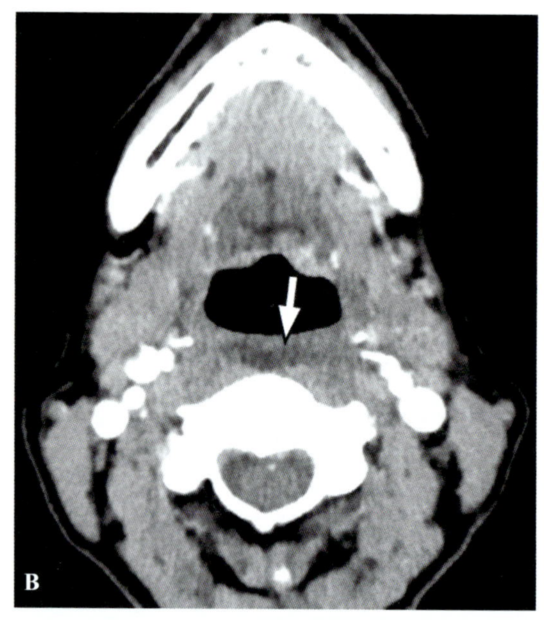

▲ **图 3-144 颈长肌钙化性肌腱炎**

轴位 CT 图像显示由于钙羟磷灰石晶体沉积，颈长肌上斜肌纤维上的钙化密度影（A，箭，骨窗）；这会引起炎性肌腱炎，导致咽后积液（B，箭，软组织窗）

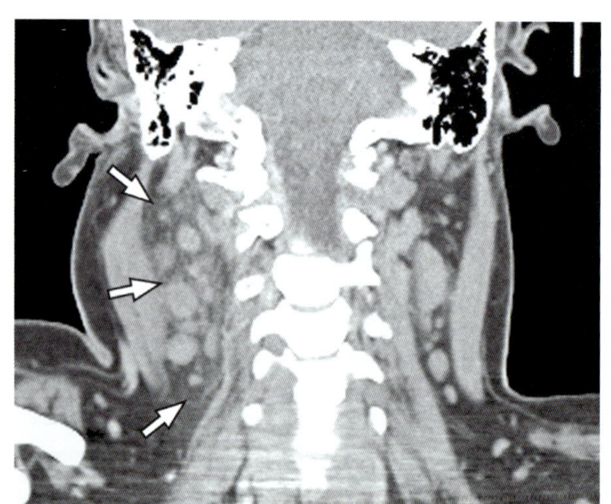

▲ **图 3-145 男，18 岁，颈部淋巴结炎，有心脏移植病史，在上呼吸道感染后出现发热和颈部压痛**

冠状位 CT 图像显示双侧颈部肿大的淋巴结，右颈部周围脂肪间隙模糊（箭）

点[264]。非结核性分枝杆菌（NTM）感染通常表现为 2—5 岁的健康儿童腮腺或下颌下腺区域颈部肿块的缓慢增大。表皮有特征性的紫罗兰色改变。影像学显示，在皮肤的皮下脂肪中，有一团状、坏死的结节状肿块（图 3-146C）。周围脂肪浸润通常是极少的[265]。NTM 淋巴结炎可影响其他颈淋巴结，包括咽后间隙的淋巴结（图 3-146A、B）。受影响的结节表现出明显的边缘强化，有时可见钙化。真菌感染、猫抓病、兔热病、结核病、治疗过的淋巴瘤和转移性疾病（如甲状腺乳头状癌）也会出现钙化和淋巴结坏死。在猫抓病中，肿大的淋巴结可能出现坏死。淋巴结病、唾液腺肿大和多发性腮腺囊肿可见于 AIDS 和自身免疫性疾病。

局部反应性淋巴结炎可能与 Lemierre 综合征相关。这种情况发生在其他健康的年轻患者中，其内厌氧菌口咽炎会导致同侧 IJV 的化脓性血栓性静脉炎（图 3-147）。常合并有肺和大关节的脓毒性栓塞的败血症。在某些病例中，初始感染发生在胸部而不是口咽部。病原体通常是革兰阴性梭形杆菌，尤其是坏死梭杆菌[266]。在 US，在 IJV 中可以看到回声闭塞性血栓，不可按压。在 CT 上，闭塞静脉通常增大，与正常血管相比显示不对称性强化。血管壁可能由于血管扩张而强化。周围软组织水肿常见。

4. 坏死性筋膜炎　坏死性蜂窝织炎或筋膜炎是一种侵袭性感染，通常是由健康儿童感染化脓性链球菌引起的。感染可单发，也可是多病原、金黄色葡萄球菌（包括耐药菌株）单独或与链球菌和（或）其他病原体结合在一起的。预防接种的感染途径通

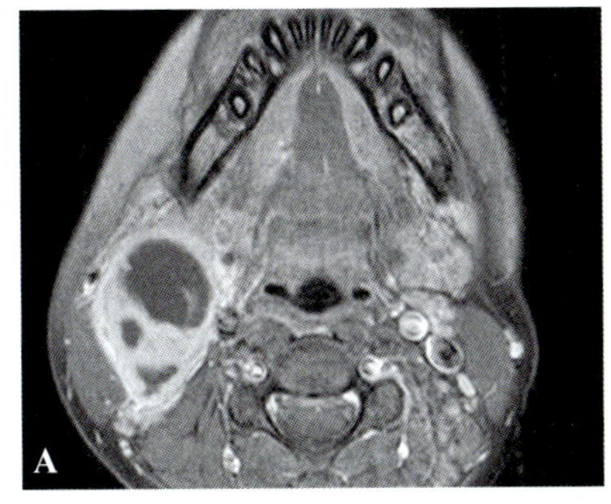
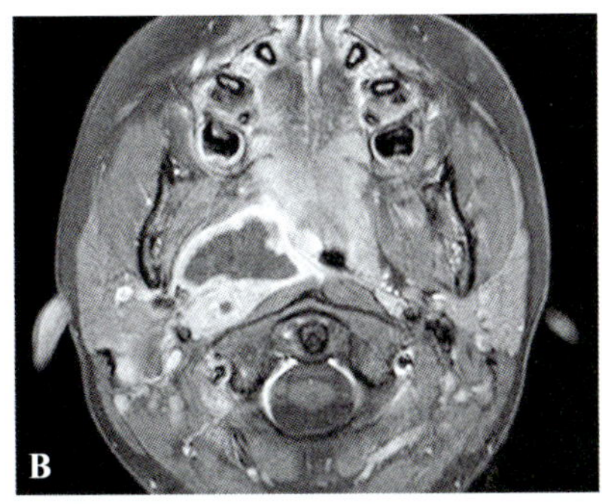
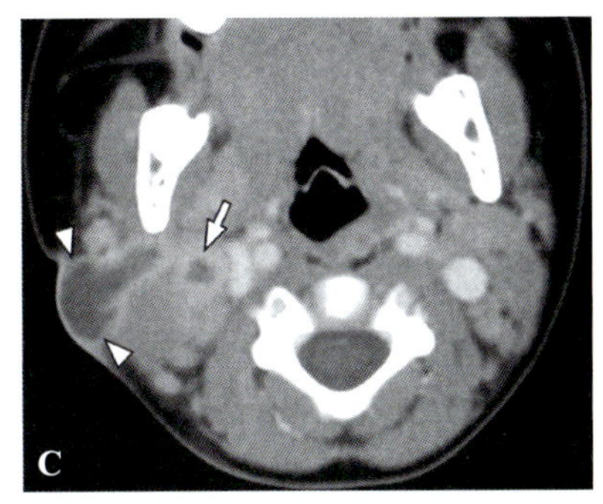

▲ 图 3-146 两例不同鸟 - 胞内分枝杆菌复合组（MAI）感染患儿的淋巴结病

A 和 B. 男，11 岁，右颈淋巴结肿大，对阿莫西林治疗没有反应；轴位增强 T_1WI 脂肪抑制 MR 图像显示在右Ⅱ组颈阔肌区（A）和右咽后区（Rouvière 淋巴结；B）明显增大的坏死淋巴结，伴增厚的边缘强化；C. 女，17 月龄，颈部肿块和紫罗兰色皮肤；轴位增强 CT 图像显示Ⅱ组坏死肿大的淋巴结（箭），坏死物质挤压皮下脂肪（箭头）和皮肤；注意周围缺少脂肪浸润

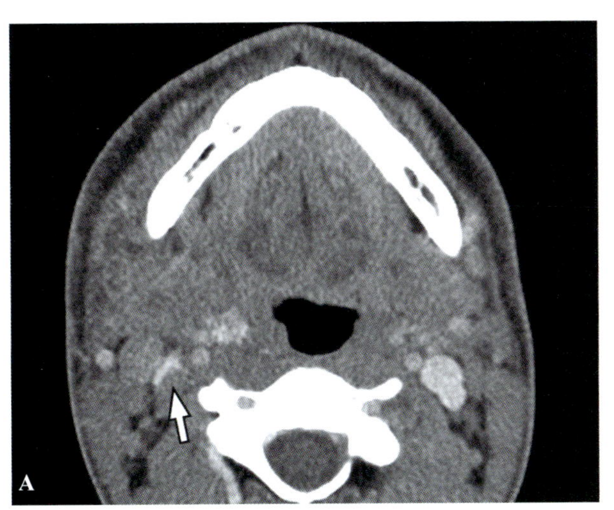
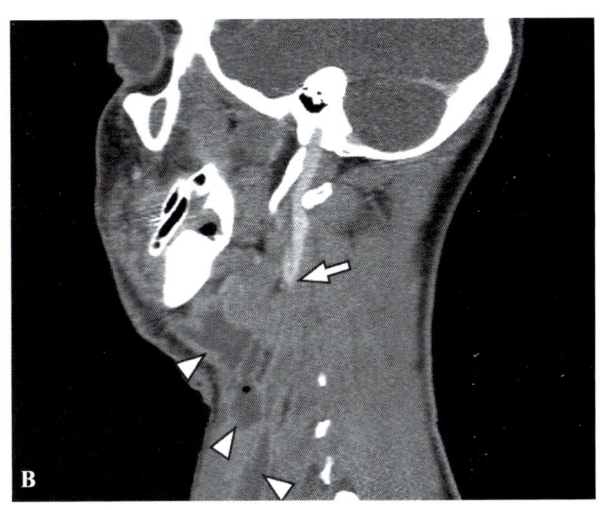

▲ 图 3-147 Lemierre 综合征合并由牙齿感染导致的颈部脓肿

A. 轴位增强 CT 图像显示右侧颈内静脉（IJV）部分闭塞性血栓（箭）；注意广泛的右面部肿胀和水肿；B. 矢状位增强 CT 图像显示血栓性 IJV（箭）；这个患者有多个颈部脓肿（箭头），这是在拔牙后败血症的并发症；Lemierre 综合征包括颈部感染、静脉血栓形成和脓毒性肺栓塞（未显示）

常是皮肤病变，如湿疹或水痘。

在增强 CT 上，颈部有广泛的软组织增厚，筋膜间隔间的皮下脂肪和脂肪浸润，颈部肌肉组织边界模糊。有时会出现水肿，但没有分隔的脓肿。这些孩子通常是有传染性的。鉴别诊断包括由多种非感染性因素包括静脉血栓 / 阻塞在内所致的水肿。

治疗包括适当的静脉注射抗生素，并可能需要迅速和积极的外科清创。

5. 甲状腺炎　在儿童和青少年中，桥本甲状腺炎，又称慢性淋巴细胞甲状腺炎，是甲状腺肿最常见的病因，几乎所有的儿科甲状腺炎病例都是由桥本甲状腺炎引起的。这些患者大部分最初甲状腺功能正常[268]，但这种疾病会导致甲状腺功能减退。事实上，桥本甲状腺炎是青少年甲状腺功能减退最常见的原因。这是一种自身免疫性的炎症过程，在女孩中更为常见，5 岁之前很少见，在青春期早期到中期达到顶峰。受影响的儿科患者通常无症状，或偶然发现无痛性颈部肿块。

在 CT 上，甲状腺呈不均匀的弥漫性肿大。在超声上，薄壁组织通常表现为粗糙的低回声和血管增多。微结节表型（低回声结节 1～6mm，周围有回声间隔）被认为是桥本甲状腺炎的高预测性特征

（图 3–148）[270, 271]。镜下，甲状腺呈弥漫性淋巴浆细胞样炎症，伴生发中心形成（图 3–149）。桥本甲状腺炎患者患甲状腺恶性肿瘤的风险增加，包括乳头状癌、滤泡癌和淋巴瘤。因此，如果在超声上看到一个离散的结节或肿块，必须进行组织取样以排除进展的恶性肿瘤。

感染性甲状腺炎很少见[263]；当感染确实发生时，应考虑诸如梨状窦瘘和甲舌管残留的易感条件。感染性甲状腺炎发生在左叶较右叶更常见，可能与这些易感条件的胚胎解剖因素有关[272]。

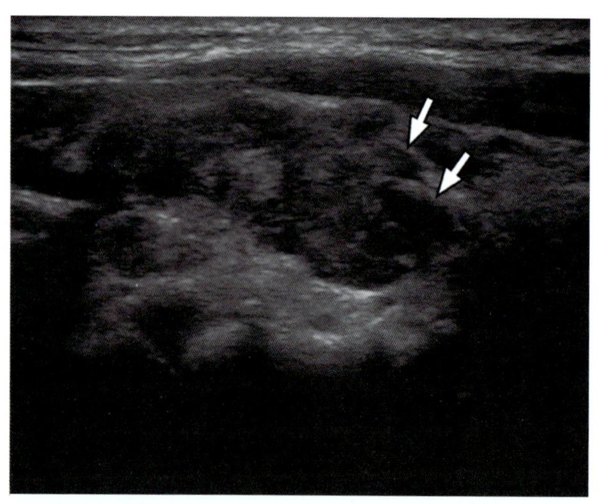

▲ **图 3–148 女，16 岁，桥本甲状腺炎**

甲状腺纵向灰阶超声图像显示在一个小的腺体中有多个低回声结节，呈粗糙的低回声；可见一些回声间隔（箭）

感染的甲状腺在分界不清的超声上低回声区和 CT 上低密度区呈异质性（图 3–150）。局灶性圆形低回声 / 无回声（US）或低密度（CT）区域提示脓肿。甲状腺周围水肿、浸润，可见反应性淋巴结增大。急性化脓性甲状腺炎发作后应行钡餐造影检查以排除梨状隐窝窦瘘（图 3–124B）。必须注意的是，与直接咽镜检查相比，该检查的灵敏度为 50%，因此假阴性结果是可能的[272]。

6. 唾液腺感染与炎症

(1) 急性细菌和病毒感染：大多数唾液腺的细菌感染起源于口腔，病情危急时，个体唾液腺流动减少。危险因素包括脱水、涎石症、既往接受辐射或肿瘤，从而引起唾液腺导管阻塞。免疫缺陷状态，如 HIV 感染、营养不良和囊性纤维化也易引发急性唾液腺炎。在儿童中，异物和植物种子阻碍导管是不常见的。总的来说，下颌下腺感染的上行播散比腮腺更少，因为 Wharton 管的开口更小，下颌下腺和舌下腺的唾液更厚更黏稠，含有溶菌酶和 IgA 抗体等抗菌成分。下颌下区唾液腺炎通常与涎石症有关。唾液腺导管炎是发生在 Stensen 或 Wharton 管的炎症。由于下游阻塞，导管经常扩张。

新生儿化脓性腮腺炎（NSP）是一种罕见的疾病[273]。Stensen 管的化脓性分泌物培养通常为金黄色葡萄球菌。早产儿患 NSP 的风险增加，可能是由于他们脱水的风险增加。超声有助于评估潜在的脓肿形成。CT 显示腺体肿大，其内密度不均、广泛

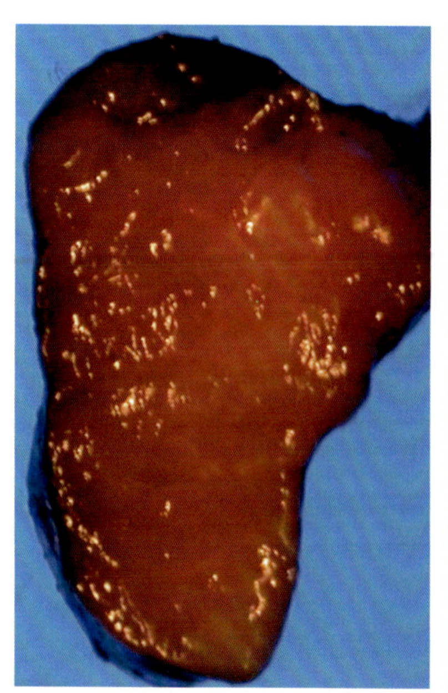

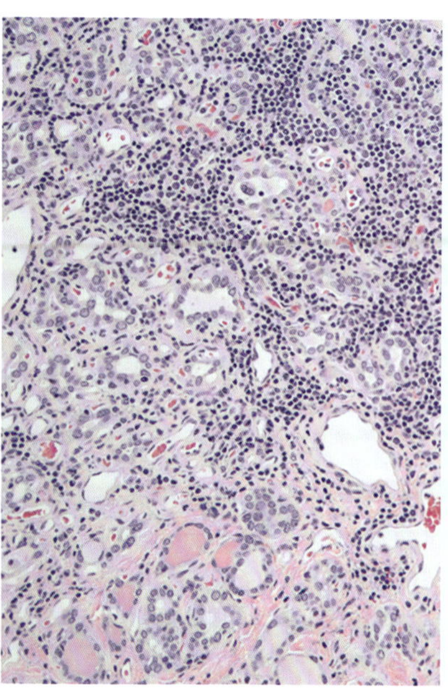

◀ **图 3–149 女，16 岁，桥本甲状腺炎**

抗甲状腺抗体（桥本甲状腺炎）患者甲状腺切除标本中的慢性淋巴细胞性甲状腺炎，大体标本特点是苍白、结节样和良好的纤维分隔（左）和显微镜下密集的淋巴细胞炎症（右，HE，×200）

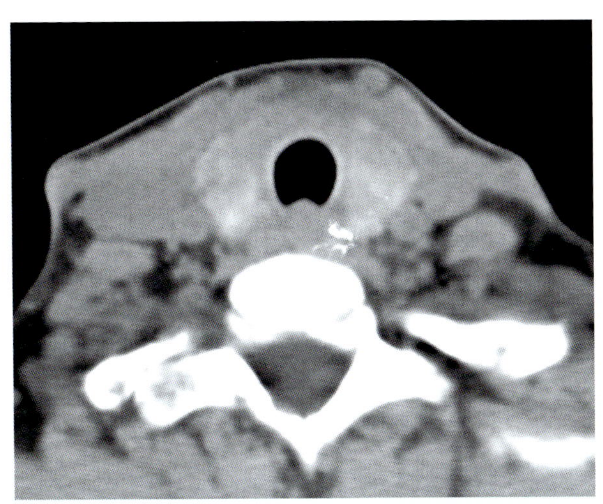

▲ 图 3-150　急性甲状腺炎

轴位 CT 图像显示甲状腺内分界不清的低密度区

强化[274]。病灶周围炎性脂肪浸润，增厚的颈阔肌深层局限性水肿，局部反应性淋巴结病变，偶见脓肿形成（图 3-151）。在儿童中，唾液腺结石最常发生在下颌下腺或 Wharton 管内。扩张的导管与强化的管壁提示唾液腺导管炎。在 MR 上，如果有明显的水肿，那么在 T_2WI 上感染的腺体可能是相对高信号的；如果主要是炎性细胞浸润，则可能是低信号的。在抗生素治疗无效的情况下，手术引流是必要的。

在引起唾液腺炎的病毒体中，流行性腮腺炎病毒最常见，通常与腮腺炎有关。引起腮腺炎的其他病毒体包括柯萨奇病毒、副流感病毒、A 型流感病毒及巨细胞病毒等疱疹病毒（图 3-152）。

(2) 慢性炎症：唾液腺的慢性炎症可由反复的细菌感染、既往接受辐射和自身免疫性疾病（如干燥综合征）引起。对于慢性唾液腺炎，受影响的患儿可能会出现急性炎症反复发作，这些急性炎症以静止期间隔，缓慢进展的腺体肿大以急性炎症期间隔，或缓慢进展的腺体无痛性肿大表现为类似肿瘤形成过程。在影像学上，受累的腺体包含许多导管扩张的小囊肿。

(3) 涎石症：大多数结石发生在下颌下腺和 Wharton 管（80%～90%），并且是单发的（图 3-153）。2/3 的慢性唾液腺炎患者至少有一处结石。并非所有的结石都是不透射线的；约 20% 的下颌下腺结石和 40% 的腮腺结石在普通 X 线片上不易被发现[275]。导管狭窄是涎石形成的结果。狭窄和涎石均可导致唾液流出受阻和随后的细菌性唾液腺炎、腺体萎缩和或唾液腺囊肿形成。CT 是鉴别结石的一种手段。非钙化的结石可能必须通过唾液腺管造影或超声诊断。

在 Wharton 和 Stensen 管远端的结石可以通过经口入路打开导管移除，但导管近端结石则需要手术切除腺体及其导管。

(4) 干燥综合征：在干燥综合征中，自体免疫淋巴细胞介导破坏了外分泌腺。它主要影响大唾液

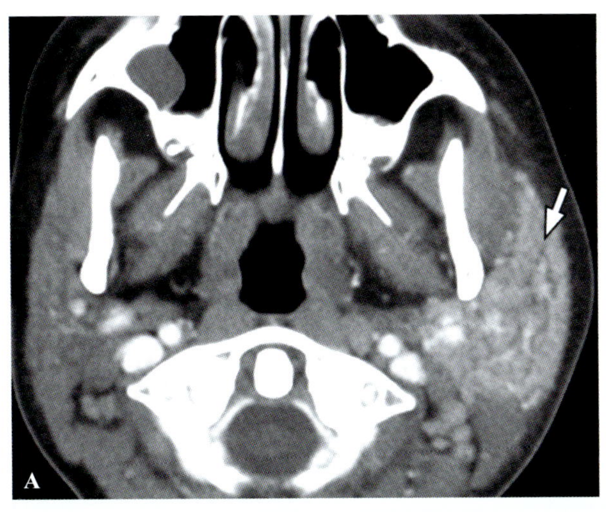

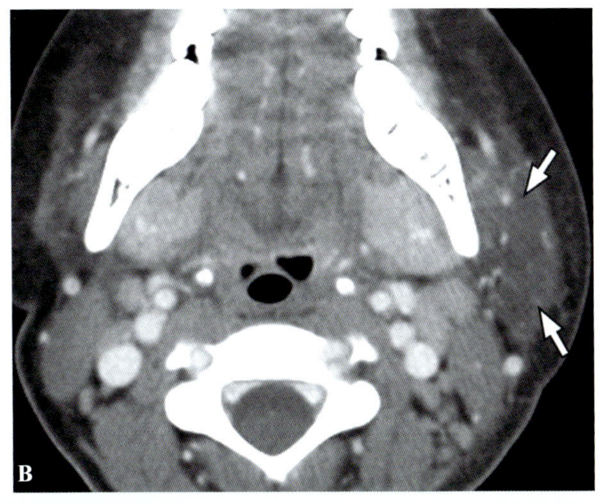

▲ 图 3-151　女，8 岁，急性腮腺炎，表现为急性面部疼痛和肿胀

A. 轴位增强 CT 图像显示左侧腮腺（箭）与正常右侧腺体相比增大和明显强化；B. 更靠近尾部层面的轴位增强 CT 图像显示水肿灶（箭）深入到颈阔肌和皮下脂肪浸润，与面部蜂窝织炎一致；这一发现是急性腮腺炎的特征

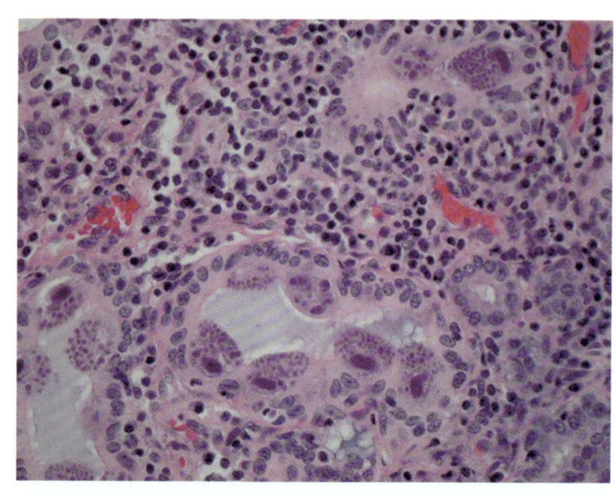

▲ 图 3-152 男，5 月龄，巨细胞病毒感染腮腺炎

巨细胞病毒感染唾液腺炎显示导管上皮细胞内红细胞核和细胞质包涵体，慢性淋巴浆细胞炎症（HE，×600）；患者表现为痉挛、生长发育迟滞和唾液分泌增多

腺，通常是腮腺，淋巴浸润产生一个局部肿块，称为良性淋巴上皮病变（BLEL）或 Godwin 肿瘤。典型 BLEL 呈实性肿块，但也可能有明显的囊性成分。受感染的干燥综合征患者罹患 NHL 的风险增加[276]。

干燥综合征在唾液腺管造影上有一个特征性的表现，称为“无叶果树”，即中央导管系统保持相对正常，而周围有许多斑点状的造影剂聚集在整个腺体中。在随后的病程中，周围造影剂的聚集可能更明显更大，被称为“桑树”（图 3-154）。随着腺体破坏的增加和感染的增加，中央导管开始扩张，脓肿可能在整个腺体中形成。

在 CT 和 MR 上，受累腺体肿大，起初在 CT 上密度较高，然后发展成小囊状的蜂窝样表现，最后形成不成熟的脂肪沉积。在 MR 上，增多的脂肪和唾液腺病灶在 T_1WI 序列上呈低信号，在 T_2WI 序列上呈高信号（图 3-155）[277]。BLEL 内很少见

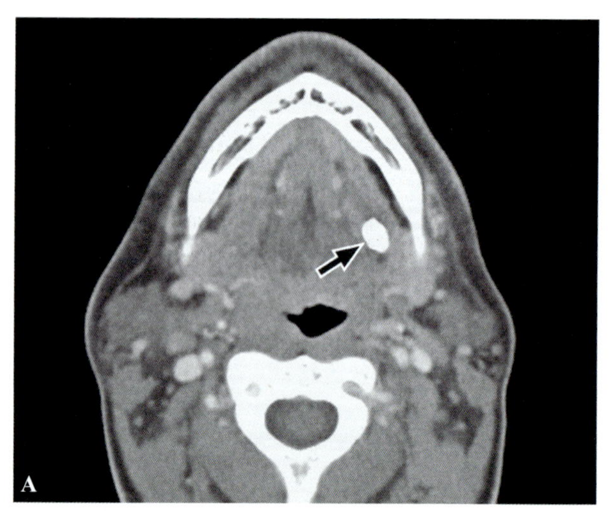

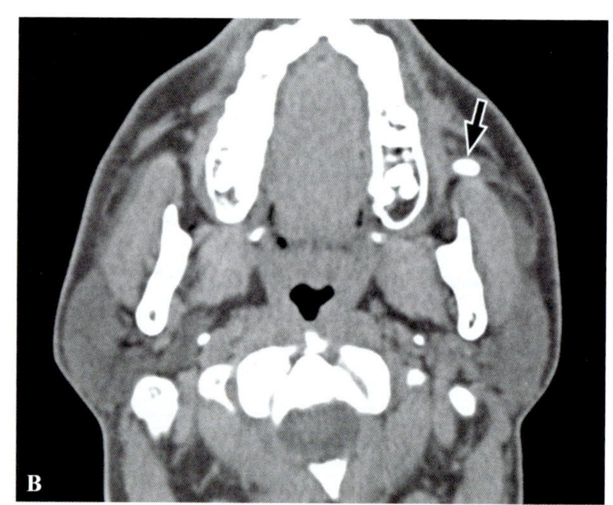

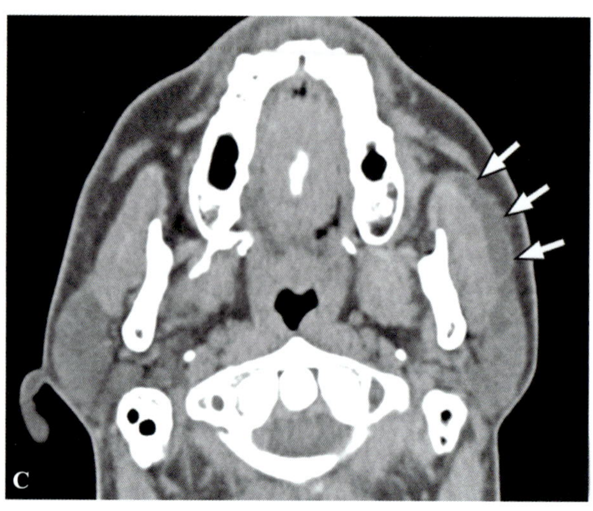

▲ 图 3-153 唾液腺结石

轴位 CT 图像显示，在两个不同的儿科患者中，左侧 Wharton 管有一块结石（A，箭），左侧 Stensen 管有一块结石（B，箭）；第二个患者可见结石附近的导管扩张（C，箭）

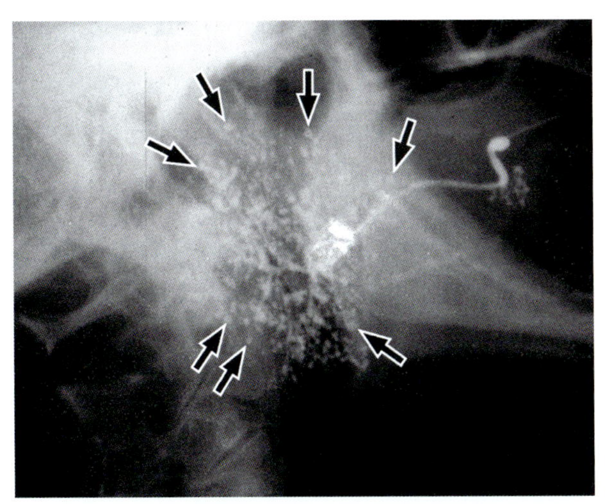

▲ 图 3-154　干燥性综合征伴腮腺炎的唾液腺管造影

中央导管在轮廓和口径上相对正常，但在周围有小的造影剂聚集（箭）

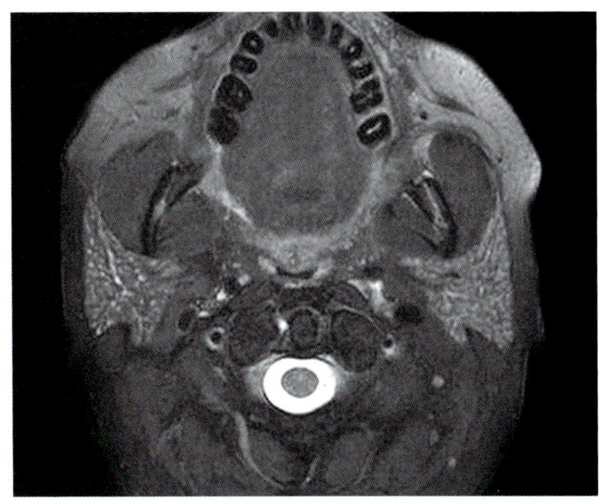

▲ 图 3-155　干燥综合征伴腮腺炎

轴位 T_2WI 脂肪抑制 MR 图像显示腮腺中有许多小的囊性区域；由于脂肪成分的变化，腺体信号很低；这种表现与儿童慢性复发性腮腺炎无法区分

弥漫性、双侧囊性改变，囊肿从几毫米到几厘米不等。这种外观可能很难与慢性复发性腮腺炎或 HIV 相关的淋巴上皮囊肿区分开来。在干燥综合征发生时，唾液腺内出现的任何实性成分都应引起注意，并应进一步检查排除淋巴瘤的可能性。

(5) 舌下囊肿：是一种与舌下腺相关的残留性囊肿，通常认为是由于腺体或导管的阻塞或外伤引起的，导致黏液外渗进入周围的软组织。当它停留在舌下间隙、下颌舌骨肌上方时，被称为单纯型舌下囊肿。如果一个单纯型舌下囊肿破裂，黏液样唾液流出并蔓延到下颌下间隙，或是在下颌舌骨肌的后缘，或是通过一个舌骨缺损（纽孔状），产生的假性囊肿被称为潜伏性或蛤蟆囊肿[278]。明确的治疗方法为手术切除下颌下腺。

在 CT 和 MR 上，在颏舌肌（单纯型舌下囊肿）外侧的舌下间隙或下颌舌骨肌外侧的下颌下间隙可见边缘平滑、壁薄、分叶的囊性肿块，有时可见一“尾巴”样结构，通向舌下间隙或舌下腺组织（潜伏性舌下囊肿）（图 3-156）。如果之前有过感染或出血，CT 上囊肿内容物可能变得比较致密，T_1WI 上囊肿内容物信号可能更高，壁可能较厚且强化。鉴别诊断视部位而定，包括真皮样囊肿、表皮样囊肿、囊性 / 坏死性 IB 淋巴结和淋巴管畸形。

（五）肿瘤与肿瘤样疾病

颈部肿块包括多种病因，包括先天性、血管性和肿瘤性。其中一些已经在前面的章节中讨论过。下面继续讨论其他突出的问题。

1. 颈纤维瘤病　有时被称为婴儿期假瘤或婴儿期胸锁乳突肌肿瘤，是一种少见的、良性的先天性胸锁乳突肌纤维性肿块。它是新生儿最常见的颈

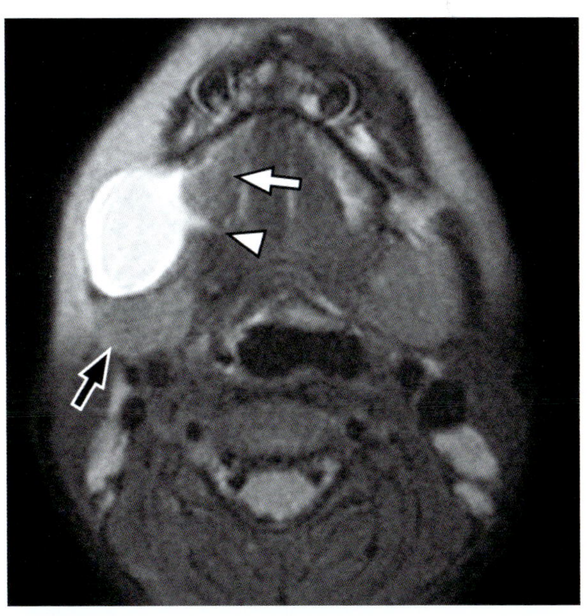

▲ 图 3-156　女，4 岁，颈部舌下囊肿（plunging ranula）

轴位 T_2WI 脂肪抑制 MR 图像显示在右侧下颌下间隙外侧的囊性肿块（白箭），压迫下颌下腺（黑箭）；可以看到一条“尾巴”通过舌骨缺损延伸到舌下间隙（白箭头），揭示它起源于舌下间隙

部肿块。患者通常在前颈部有斜颈和硬肿，发生在胸锁乳突肌远端 1/3 处，且在右侧（75%）更常见。两侧对称是罕见的[279]。肿块在出生时并不存在，通常在生命的最初 8 周就被发现。几周后可能会增大[280]。在组织病理学上，肿块由良性梭形成纤维细胞和胶原蛋白组成，并产生多核肌纤维（图 3-157）。颈纤维瘤病的确切发病机制尚不清楚，可能与出生时产伤有关，导致颈静脉流出受阻，随后出现水肿、肌纤维变性和纤维化。

诊断通常基于临床表现、年龄和个人史。影像学可以帮助区分该肿瘤与其他肿瘤，如 RMS。超声显示在胸锁乳突肌腹侧的范围内有一个实性肿块，或是肌肉的弥漫性增粗（图 3-158）。回声强度是多样的，可以增加、减少或类似于正常肌组织。在 CT 和 MR 中，虽然可能发生出血或钙化，但在胸锁乳突肌的范围内可以看到等密度 / 等信号的肿块。

大多数病例（80%）在两年内可以仅观察和非手术治疗，如物理治疗（如按摩和牵拉），但一些患者会逐渐恶化并出现面部和颅骨畸形。这些持续病变的患者可能需要肌腱切开术手术治疗[281-283]。

2. 皮肤囊肿、表皮样囊肿、畸胎瘤（畸胎样囊肿） 根据所使用的定义来命名，皮样囊肿、表皮样囊肿和畸胎瘤（畸胎样囊肿）的疾病谱可能重叠。表皮样囊肿是一种先天性病变，由鳞状上皮细胞和纤维壁组成。皮样囊肿除了皮肤附件外，还包括毛囊和皮脂腺。畸胎样囊肿是畸胎瘤的老式名称，由来自三个胚层的多种类型的组织组成[284]。所有三个病灶都可能含有干酪样角质成分，畸胎瘤可能具有明显的实性成分。

大多数头、颈部皮样囊肿和表皮样囊肿位于眶内，其次是口腔和鼻部。其余发生在颈部、头皮、

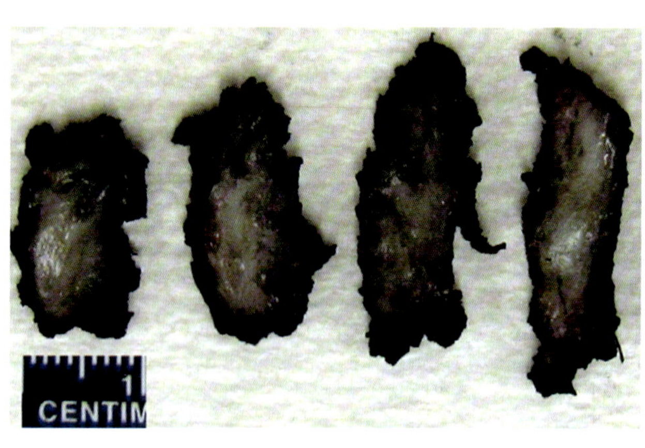

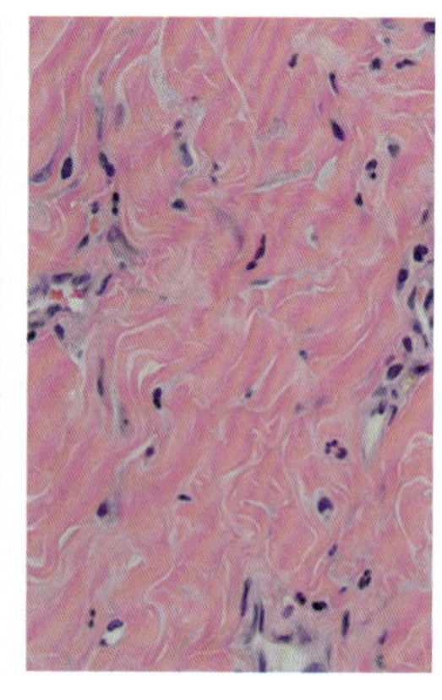

◀ **图 3-157 女，1 岁，颈纤维瘤病（婴儿期胸锁乳突肌肿瘤）**

左：病变切面呈灰白色纤维样结构；在切片前，将黑色油墨应用于切面上，以帮助镜下评估边缘状况；右：组织学检查可见致密胶原纤维组织（HE，×400）

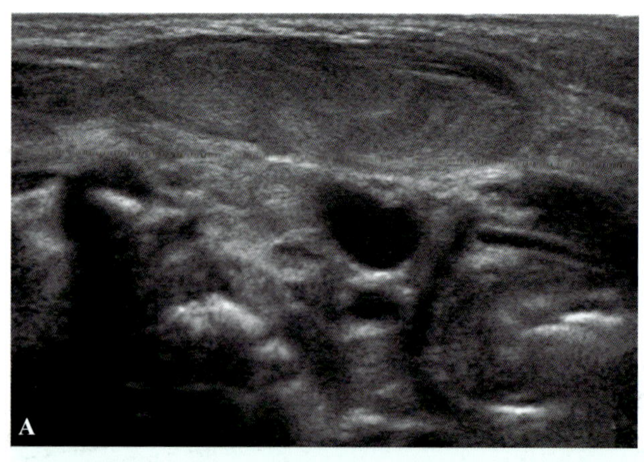

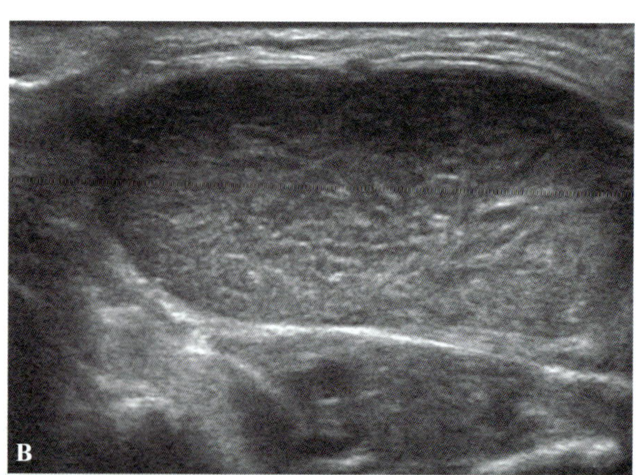

▲ **图 3-158 男，29 日龄，颈纤维瘤病，表现为左侧颈部肿胀和运动受限**

A. 超声图像显示右侧为不受影响的正常胸锁乳突肌；B. 超声图像显示在患侧（左）胸锁乳突肌处见一增厚的实性肿块；除肌肉增粗外，其回声强度和回声性质与正常右胸锁乳突肌相似

下唇和上腭，常位于中线区。影像学对于区分舌下间隙和下颌下间隙的皮样囊肿很重要，因为它们需要不同的手术方法（经口内和颈外）。

在超声上，皮样囊肿和表皮样囊肿表现为界限清楚的、薄壁有回声肿块（图 3-159A）。在 CT 上，它们表现为局限的、单房的、低密度肿块（图 3-159B）。当脂肪存在时，它通常被视为小的内部球体，与脂肪瘤形成鲜明对照，后者在整个病变过程中显示出均匀的脂肪密度。（表）皮样囊肿囊壁通常有强化。在 MR 上，由于囊肿内存在液体，表皮样囊肿在 T_1WI 序列上呈低信号，T_2WI 序列上呈高信号。皮样囊肿的不同的信号取决于脂肪的含量。大体上，切除的标本显示干酪样黄色物质（图 3-19），有时伴有附属的毛发。

畸胎瘤是最常见的先天性头颈部肿瘤[285]。该肿瘤的特征是在 US 或 MR 上显示一个囊、实性的胎儿颈部肿块，可有气道压迫。出生后，巨大肿块可能引起呼吸窘迫 / 阻塞和吞咽困难。畸胎瘤最常见于舌骨下颈部并累及甲状腺。

在影像学上，畸胎瘤常偏离中线，肿瘤周围覆盖着同侧甲状腺叶，或者同侧甲状腺可能很难看到。在 US、CT 和 MR，畸胎瘤似乎很好地局限于实性和囊性区域，含钙化灶或脂肪成分是其特征。增强实性成分有强化。其他不太常见的部位包括鼻咽和鼻窦、口腔和邻近颅底的区域。有时可见骨重塑和侵蚀。大体上，畸胎瘤内含有软胶状脑组织、橡胶样软骨结节、骨或牙齿的坚硬钙化区和其他成分（图 3-160）。显微镜下，混杂的组织类型混合在一起。恶性畸胎瘤和畸胎瘤转移在儿童中少见。

以囊性成分为主的畸胎瘤需鉴别于淋巴管畸形。周围甲状腺组织的推移及钙化和脂肪灶的存在是在 LM 中看不到的畸胎瘤特征。先天性横纹肌瘤、RMS、先天性血管瘤和婴儿纤维肉瘤是不常见的先天性实体瘤，缺乏畸胎瘤中常见的囊性改变。先天性畸胎瘤的手术切除通常是根治性方法。

3. *脂肪瘤* 脂肪瘤是被囊包裹的软的、可移动的脂肪包块。它们的大小随身体的生长成比例地增加。在影像学上，病灶在 CT 上呈均匀的脂肪密度（图 3-161A），在所有 MR 序列上均为脂肪信号（图 3-161B）。如果病变内可见强化的软组织影，则应怀疑为脂肪母细胞瘤。

4. *毛母质瘤 /Malherbe 钙化上皮瘤* 毛母质瘤（PMX）是毛囊基质细胞的良性肿瘤。约 50% 发生在 20 岁以下儿童，约 50% 发生在头颈部区域[286]。肿瘤通常表现为一个小的、硬的、生长缓慢的皮下结节，有时伴有上覆的皮肤变色或溃烂。很少出现多个 PMX。PMX 通常在未行影像检查前即被切除。有时需要进行影像学检查，或者 PMX 被认为是由于不相关的原因行影像学检查而偶然发现。

PMX 具有典型的影像学特点，通常表现为圆形或卵圆形的、界限清楚的皮下肿块，直径小于 1cm，位于耳前区、面部或头皮。钙化是常见的，

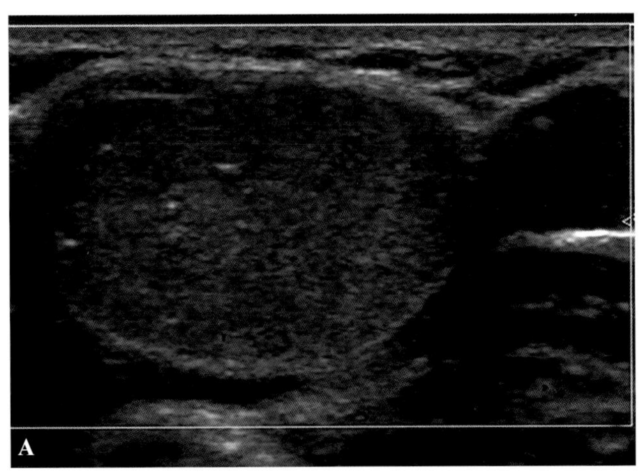

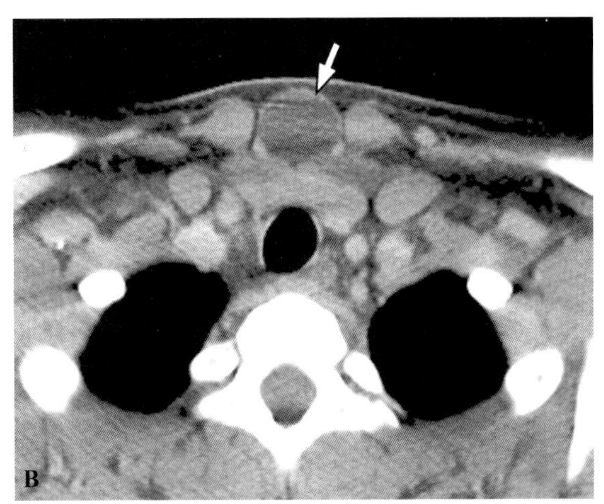

▲ 图 3-159 女，16 岁，前颈部皮样囊肿

A. 下颈部中线区横断面多普勒超声图像显示一肿块，其内部的回声灶可能代表钙化；在这个肿块内没有流体信号；B. 轴位增强 CT 图像显示一个圆形、薄壁、低密度的肿块（箭）

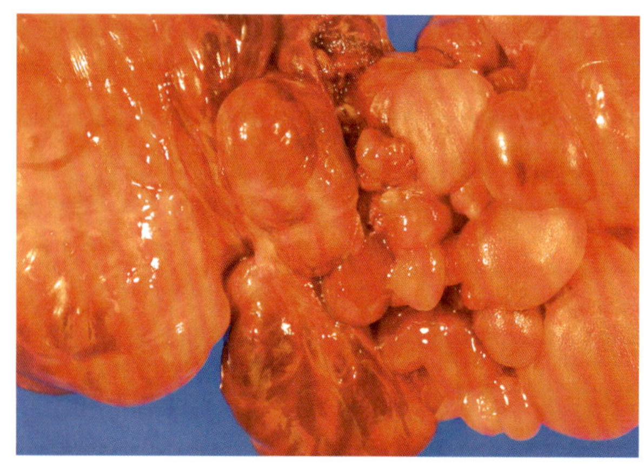

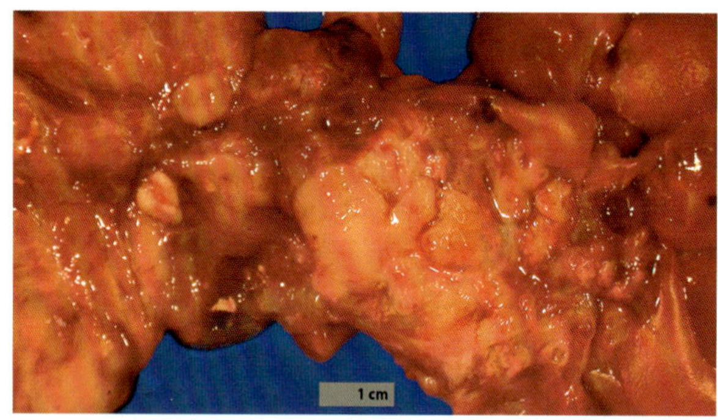

▲ 图 3-160 畸胎瘤

鼻咽和口咽巨大先天性畸胎瘤切除术后第一天；外表面有突出的结节（顶部），切面显示明显的异质性（底部），镜下证明其由脑组织、肠道组织、皮肤组织、呼吸道组织、软骨、肝脏组织和其他成分组成（未显示）

导致结节在超声上表现为强回声，伴后声声影，CT 上呈高密度（图 3-162），T_2WI 上呈低信号，在脂肪抑制的 T_1WI 上具有轻微的周边强化。这种表型几乎是 PMX 的确诊特征，虽然鉴别诊断可能包括血肿钙化或异物反应。不含钙化或囊性变异的 PMX 是罕见的，对于这些病变，鉴别诊断包括神经纤维瘤（实体病灶）或第一鳃裂囊肿（囊性病变，位于耳周）。

PMX 的治疗手段是手术完全切除。恶性 PMX 很少发生，通常见于成人。

5. 幼年黄色肉芽肿（JXG）：是一种良性的非 LCH 病变，主要影响儿童。虽然通常表现为不需要影像学检查的单发皮肤肿块，但发生在头、颈部区域较大或较深的肿块可以进行影像学参考。好发部位包括耳郭和外耳道的软组织，鼻额区和头皮。播散性疾病有时会发生。

在 CT 上，JXG 表现为边界清楚，强化明显的肿块，并造成严重骨皮质边缘破坏。在 MR 上，JXG 在 T_1WI 上相比灰质呈轻度高信号，T_2WI 上呈低信号，并均匀强化。

6. 横纹肌瘤　是一种罕见的良性间叶细胞肿瘤，起源于横纹肌，可分为心脏型和心外型。心外型横纹肌瘤（胎儿型和成人型）非常罕见，但当它们发生时，最常见的是在头部和颈部[287]。胎儿型倾向于发生在耳周软组织（图 3-163），幼年变异型对包括口咽和口腔在内的面部软组织或黏膜部位常

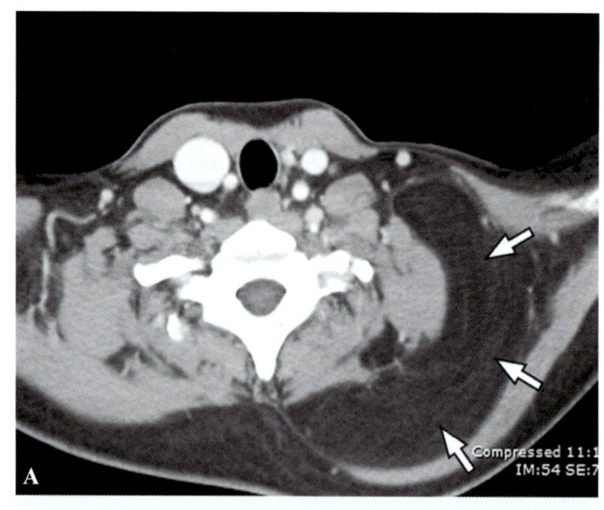

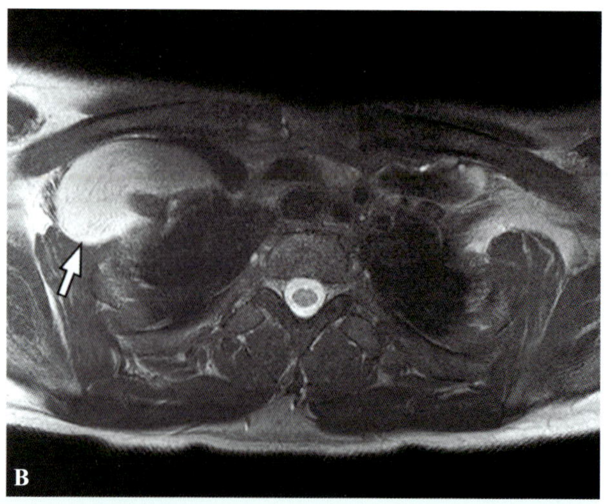

▲ 图 3-161 两例不同儿童的脂肪瘤

A. 轴位增强 CT 图像显示左侧椎旁区一脂肪密度肿块（箭）；B. 轴位 T_2WI 显示右锁骨上区的肿块（箭）与所有 MRI 脉冲序列上的脂肪具有相同的信号

有侵犯[288]。胎儿型横纹肌瘤有时在产前超声作为一个固体软组织肿块在头部和颈部区域被发现。鉴别诊断包括 RMS、畸胎瘤、血管瘤和婴儿纤维肉瘤。胎儿 MRI 可以用来确认实性肿块的性质，描绘其边缘，评估其颅内受累情况[289]。

7. 良性蝾螈瘤　良性蝾螈瘤（神经肌肉错构瘤、神经肌肉迷芽瘤）是一种罕见的肿瘤，表现为在大神经周围的多结节扩张性肿块[290]，由成熟的周围神经纤维、高分化的横纹肌纤维和数量可变的成纤维细胞混合而成。脑神经受累主要见于儿童，表现为进行性脑神经病变和占位效应。肿瘤在 CT 平扫上呈高密度；MR T_1WI 上呈低信号，T_2WI 呈中至

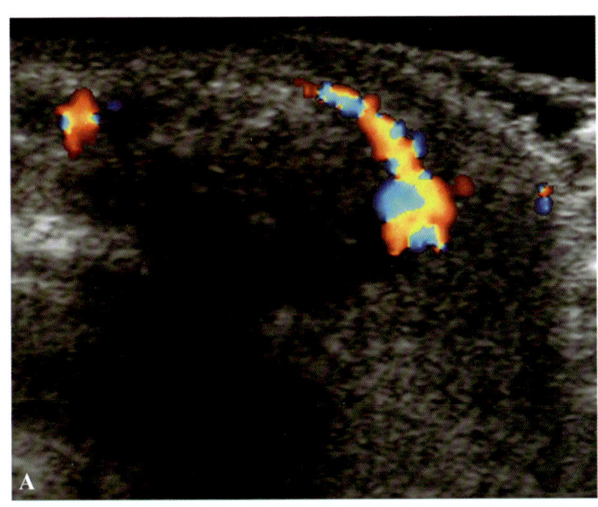

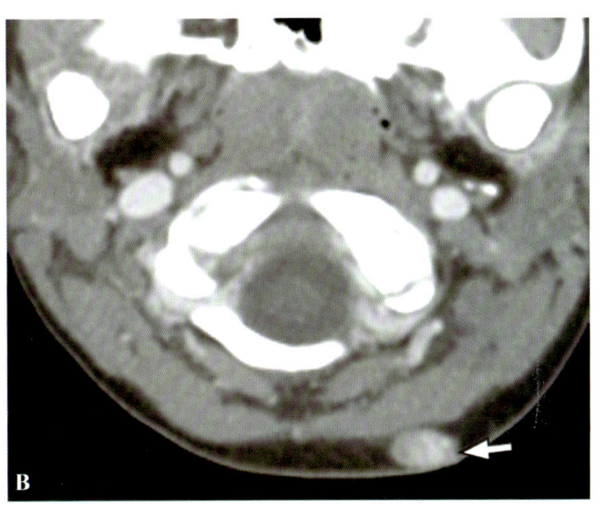

▲ 图 3-162　毛母质瘤

A. 多普勒超声检查后头皮结节显示严重钙化、少血流的病变，并伴有声影；B. 轴位增强 CT 显示皮下脂肪向表皮延伸的卵形致密块（箭）

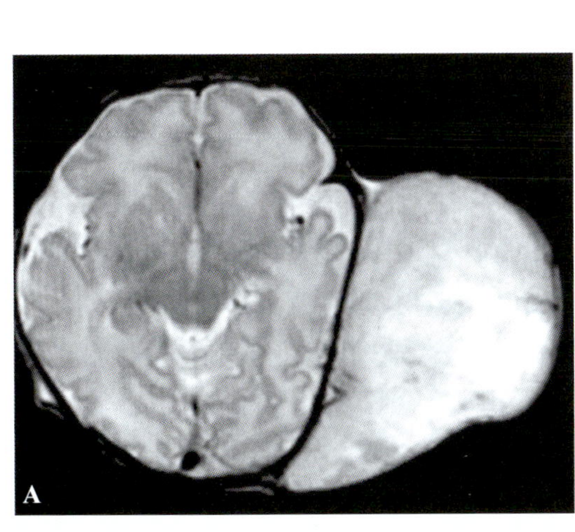

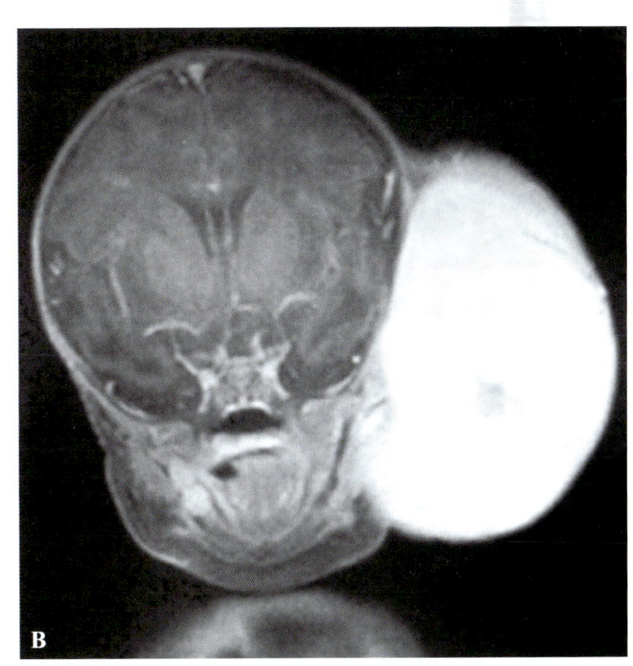

▲ 图 3-163　男，1 日龄，横纹肌瘤

轴位 T_2WI 和冠状和增强 T_1WI 显示左耳郭区域有一个大的、明确的、平滑的边缘肿块；它在 T_2WI 序列（A）上呈混杂高信号，并能很好地强化（B）

低信号。增强范围从轻度到高度（图 3-164）[291]。

8. 神经鞘膜瘤　良性神经鞘膜瘤包括神经纤维瘤和神经鞘瘤。从状神经纤维瘤（PNF）是 NF1 的特征。至少有 30% 的 NF1 患者会发展为一种 PNF[292]。受累的神经是扭曲的，看上去像“一袋虫子”。病变可分为：①浅表型，起源于皮肤和皮下神经；②移位型，可能引起疼痛；③侵袭型，由于其对组织结构的影响，导致功能受损。这 3 种情况都会导致严重的外表问题。该肿瘤有两个生长高峰期，第一个在儿童早期，第二个在青春期，均为体内激素明显变化时。由于激素的变化，怀孕也可能会刺激肿瘤活跃生长。

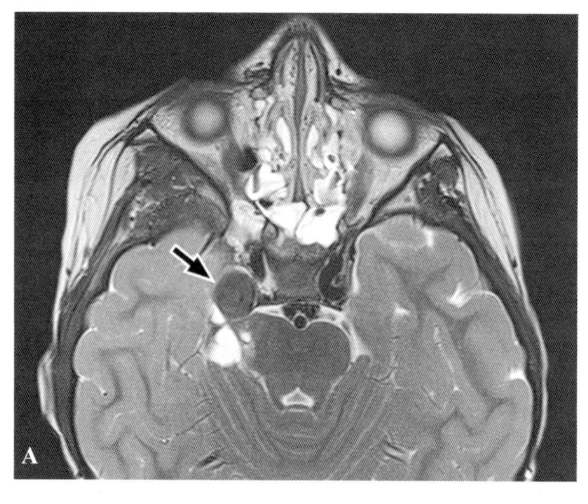

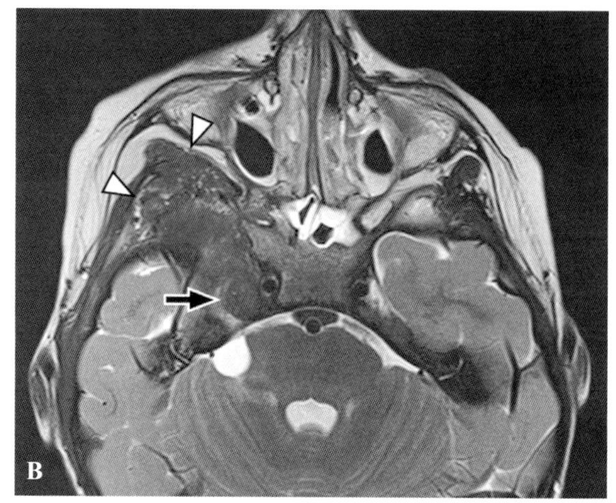

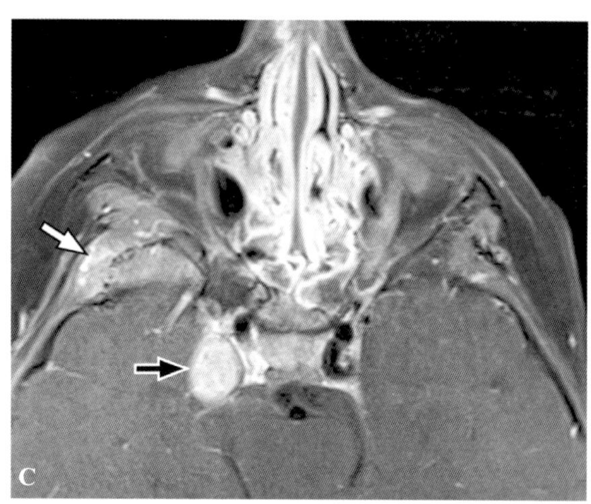

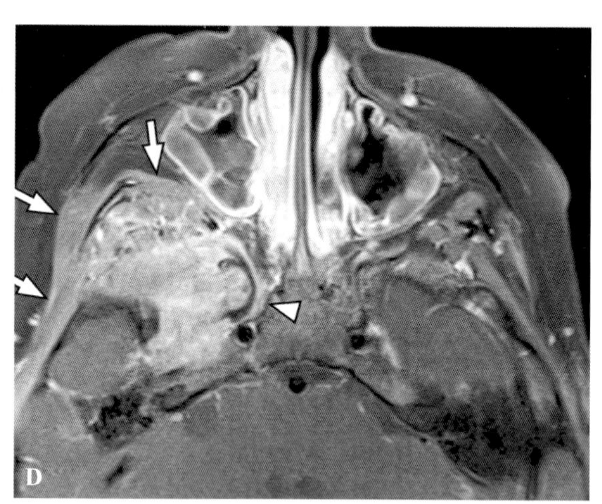

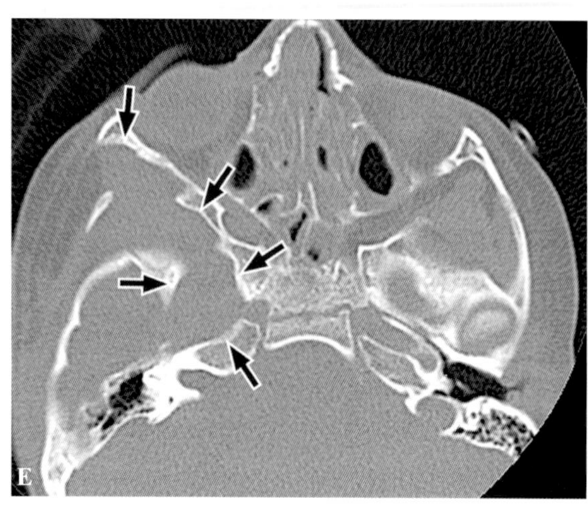

▲ 图 3-164　男，4 岁，良性蝾螈瘤

轴位 T_2WI（A 和 B）和增强 T_1 脂肪抑制 MR（C 和 D）图像显示了一个肿块，累及右侧三叉神经根区域，延伸到 Meckel 腔（A 至 C，黑箭）和咀嚼肌间隙（B，白箭头）；肿瘤在 T_2WI 上呈低信号，并明显强化；注意颞肌（C 和 D，白箭）和翼管（包含翼神经、三叉神经 V_2 支；D，箭头）也受累；E. 轴位骨窗 CT 图像显示边界清楚、皮质侵蚀和周围骨重构，大体无明显破坏（黑箭）

CT 和 MRI 表现为跨间隔、多分叶肿块，呈不规则强化，平扫多为等低密度（图 3–15）T_1WI–MR 上呈低信号，以及由于于纤维含量不同，T_2WI 上信号可变（图 3–140）。有恶化成恶性周围神经鞘瘤（MPNST）的风险（图 3–165）。MPNST 也可以新发。

与 NF2 相关的神经鞘瘤通常是双侧的，累及前庭神经，但其他脑神经也可能受到影响。它们在 T_2WI 序列上是高信号的，呈均匀强化，除非内部有囊性改变。当细胞成分增加时可以看到短 T_2 信号。

9. 淋巴瘤　霍奇金淋巴瘤（HL）起源于单核细胞 – 组织细胞系列的细胞，占所有恶性淋巴瘤的 25%。其余的被归类为非霍奇金淋巴瘤[293]。

HL 是头颈部较常见的淋巴瘤类型，多见于 10 岁以上的儿童和年轻人。在儿童中，发生 HL 的常见部位主要是淋巴结，结外受累很少见[168]。对应于肿大的淋巴结或淋巴结组，患者出现可触及无痛肿块（图 3–166）。该疾病通过淋巴管从一个淋巴结组扩散到另一个组。

另一方面，结外受累更常见于 NHL。高达 30% 的患者初始表现为颈淋巴结肿大，伴有结外疾病。NHL 在老年和免疫功能受损患者中更为常见。NHL 的发病率随着年龄增长稳步增加[294]。除了胃肠道，头颈部是结外受累的第二常见部位。受累的区域包括咽淋巴环（占 50% 以上）（图 3–167）、鼻窦、鼻腔、喉、口腔、唾液腺、甲状腺和眼眶[168]。肿瘤的快速生长更能提示 NHL 而不是 HL，常导致进行性占位效应和面部不对称、肿胀和由于结外疾病引起的疼痛。儿童 NHL 更易发生血行播散，因此比 HL 更常见骨髓和颅内转移。约 18% 的 NHL 患者有骨髓侵犯[295]。

Burkitt 淋巴瘤是一种侵袭性 B 细胞 NHL，在儿童中普遍存在，占儿童 NHL 的 40%[296]。它可根据地域分布不同和是否合并 EB 病毒感染分为 3 型，即散发型、地方型和免疫缺陷 /HIV 相关变异型。散发型的发病率较低，且不常与 EB 病毒相关（15%～20% 的儿童）。然而，在 95% 以上的病例中，地方型病例与 EB 病毒有关，主要见于赤道附近的非洲。免疫缺陷 /HIV 相关型中，30% EB 病毒是阳性的。非洲地方型的特点是发病平均年龄 7 岁，口腔、下颌和肾脏是共同受累部位。非地方型，散发的平均年龄为 11 岁，更常表现为腹部肿块。Burkitt 淋巴瘤是所有人类肿瘤中细胞增殖率最高的肿瘤之一，其倍增时间为 24～48h[297]，并且通常具有局限侵袭性生长模式。

当有淋巴结疾病时，无论是在 HL 还是 NHL，通常涉及多个淋巴结，可能是单侧或双侧的。病变淋巴结肿大可变，范围从几毫米到 10cm。颈上和颈下淋巴结常扩大，而颈上淋巴结的孤立累及则不常见。在淋巴瘤中很少见到坏死；儿童的坏死性淋巴结通常可归因于急性细菌性感染、亚急性肉芽肿感染或川崎病。然而，坏死的淋巴结如脓毒症、持续发热、对适当的抗生素治疗反应不佳，则应立即进行活检。

咽淋巴环的淋巴瘤经常表现为多发灶，可能导致气道阻塞。累及鼻咽部的淋巴瘤很少引起邻近颅底骨的侵蚀。甲状腺淋巴瘤倾向于向邻近的软组织（包括消化道）浸润，通常也有广泛的淋巴结疾病。桥本甲状腺炎患者患甲状腺淋巴瘤的风险增加。

CT、MRI 和 PET–CT 是辅助淋巴瘤分期的重要手段。CT 可用于评估骨受累和评估颈部淋巴结病变，而 MRI 可用于结外软组织病变，特别是如果存在跨间隔疾病或有颅内或椎管内转移时。^{18}F–FDG–PET 用于初始分期和随访。在 CT 上，受累结构相对肌肉是等密度的。在 MRI 上，在 T_1WI 上相对于肌肉是等信号的，在 T_2WI 上相对于肌肉表现为稍高信号，通常信号强度非常均匀，虽然这

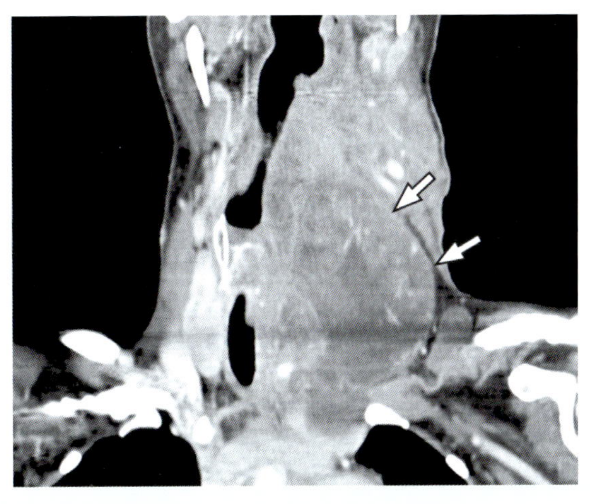

▲ 图 3–165　恶性周围神经鞘瘤

冠状位增强 CT 图像显示左颈部有一个巨大的跨间隔肿块；在中下颈部，有一个增厚的软组织强化灶（箭）；经活检证实，该区域已发生恶变

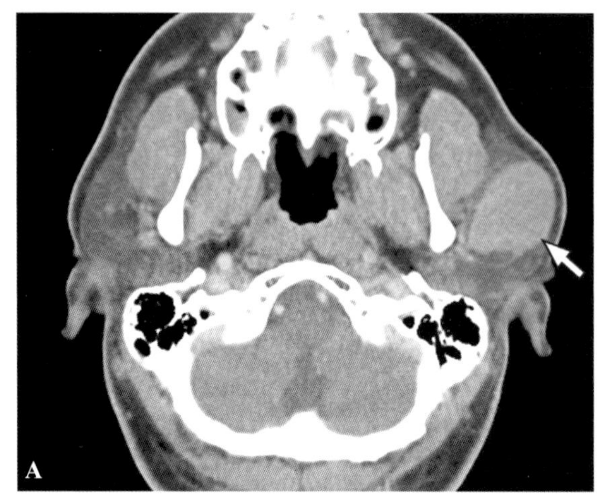

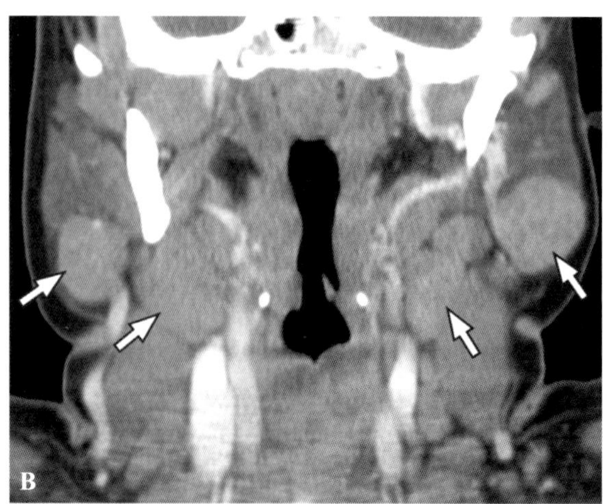

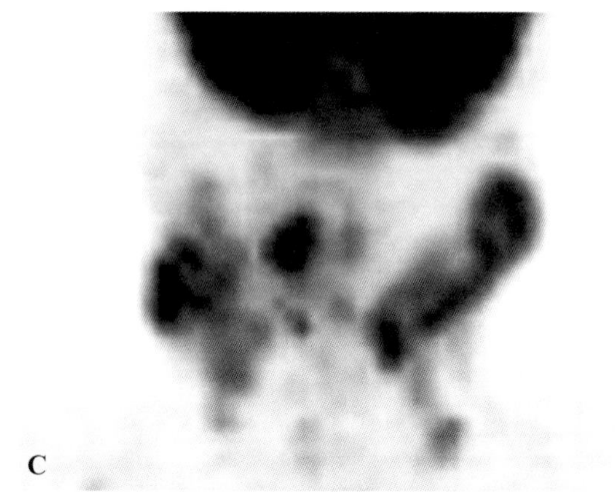

▲ 图 3-166 霍奇金淋巴瘤

A. 轴位增强 CT 图像显示左侧腮腺肿块（箭）是活检证实的霍奇金淋巴瘤累及淋巴结；B. 在不同的患者中冠状位增强 CT 图像显示广泛的颈部淋巴结病变（箭）；注意淋巴结轻度均匀强化，没有淋巴结坏死的依据；C. FDG PET（同 B 患者）在扩大的淋巴结中显示出强烈的摄取

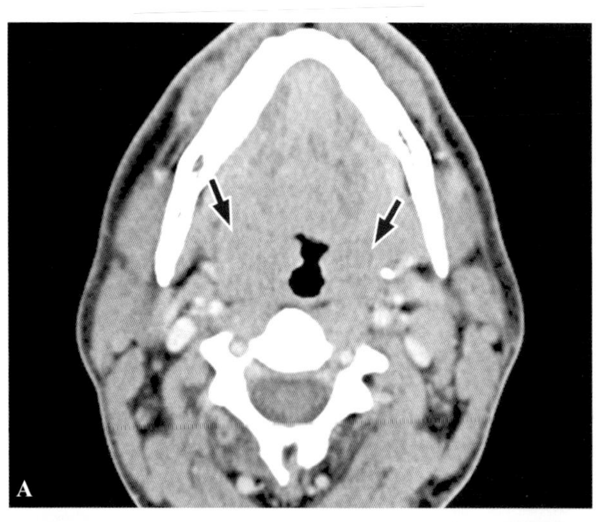

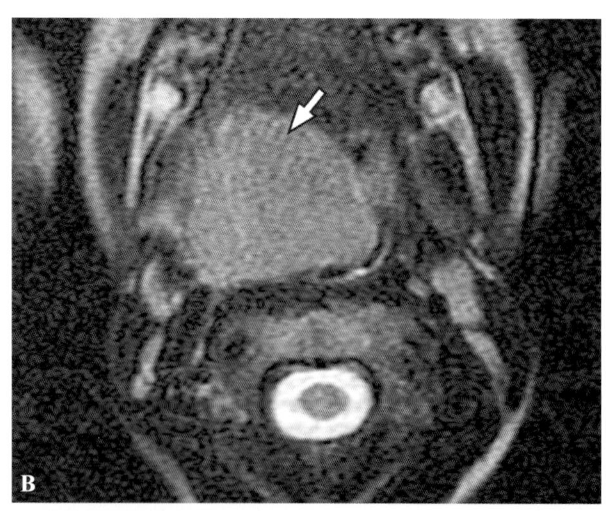

▲ 图 3-167 两例非霍奇金淋巴瘤

A. 轴位增强 CT 图像显示扁桃体（箭）增大；B. 轴位 T_2WI（另一患者）显示一累及右侧扁桃体（箭）的肿瘤，对口咽有占位效应，信号均匀，相对较低；活检提示 Burkitt 淋巴瘤

不是特异的，但是淋巴瘤的特征。坏死和钙化在未经治疗的淋巴瘤中很少见，但在治疗过的淋巴瘤中可以看到。

NHL 患儿及时化学治疗 5 年生存率为 70%。HL 早期诊断，化学治疗治愈率高于 90%。在诊断时疾病的进展程度是预测预后的关键因素 [164]。

10. 横纹肌肉瘤　RMS 是间叶细胞来源的恶性肿瘤，来源于分化为骨骼肌的细胞。RMS 是最常见的儿童软组织肉瘤和第二常见的头颈部恶性肿瘤[154]。10 岁以内 RMS 最常见的起源部位是咀嚼肌间隙（图 3-168）和眼眶（图 3-34）。10—20 岁最常见的部位是鼻腔鼻窦（图 3-35）。其他部位包括颞骨、腮腺区和鼻咽部。两个发病高峰年龄是 2—5 岁和 15—19 岁。RMS 与 NF1、Li-Fraumeni 综合征、双侧或遗传性视网膜母细胞瘤等综合征有关，也可能是辐射诱发的，作为第二原发性恶性肿瘤发生。

主要的组织学亚型有胚胎型（75%）、肺泡型（20%）和多形型（5%）。胚胎型是头颈部最常见的类型，也是幼儿最常见的类型（图 3-168）。肺泡型预后最差，在青少年中更常见。

临床症状和体征取决于肿瘤的位置，包括肿块、咀嚼困难、耳痛（咽鼓管梗阻）、眼球突出、鼻塞、鼻出血、气道阻塞（打鼾、阻塞性睡眠呼吸暂停）、淋巴结肿大和脑神经麻痹。

CT 可用来显示骨质破坏，并揭示强化软组织肿瘤的骨重塑和骨侵蚀，肿瘤边缘锐利或侵袭性骨破坏。MR 用于评估软组织特征。在 T_2WI 上，RMS 通常与皮质呈等信号，可以看到明显的信号强度范围。RMS 通常在增强图像上具有较低的扩散性和中等到显著的强化。在治疗前偶见肿瘤出血和坏死，在 MR 上观察是否存在脑膜周围变非常重要。例如，咀嚼肌间隙肿瘤可以直接通过卵圆孔扩散到硬膜外间隙。鼻腔鼻窦、鼻咽和眶内 RMS 可侵蚀蝶窦、筛骨或额骨，或通过到眶下裂扩散。肿瘤还可能导致海绵窦、硬膜外和硬脑膜，偶尔硬膜内扩散。^{18}F-FDG-PET 和 CT 可评估肿瘤转移到局部淋巴结和身体其他部位的情况。

RMS 的鉴别诊断取决于肿瘤的位置和影像学特征。淋巴瘤在眼眶、鼻窦、颞骨和鼻咽中与 RMS 无明显区别。鼻窦 RMS 需要与癌和尤因肉瘤鉴别，鼻咽 RMS 需要和鼻咽癌鉴别。在侧鼻腔及翼腭窝内，RMS 与青少年鼻咽血管纤维瘤表现相似；然而，RMS 不是血管性的，也不表现为纤维性，并且比青少年鼻咽血管纤维瘤更倾向于引起一种更具渗透性的蝶骨破坏模式。LCH、非典型畸胎样横纹肌样瘤、未成熟畸胎瘤和转移性疾病与颞骨 RMS 相似。尤因肉瘤和硬纤维瘤是咀嚼肌间隙肿块的鉴别诊断。

RMS 的预后取决于组织学和分子亚型、脑膜周围病变的存在和肿瘤的分期，并且最适用于局灶性病变，能够完全手术切除。治疗包括化学治疗、放射治疗及手术治疗。

在小儿头颈可见的其他肉瘤的种类很多，它包括但不限于先天性纤维肉瘤、尤因肉瘤、软骨肉瘤、骨肉瘤、上皮样肉瘤、滑膜肉瘤、隆突性皮肤纤维肉瘤、肺泡软组织肉瘤和血管肉瘤。

11. 甲状腺肿瘤和肿瘤样肿块　甲状腺结节在青春期前极为罕见[298-300]。在儿童中发现的比成人恶性程度更高[299, 301]。US 是甲状腺结节形态学评估的首选方式。CT 对结节大小、数量和特征的评价敏感性和准确性较低，例如，血供、边缘情况、实性或囊性成分及微钙化的存在。

良性甲状腺结节包括增生（多克隆和非肿瘤

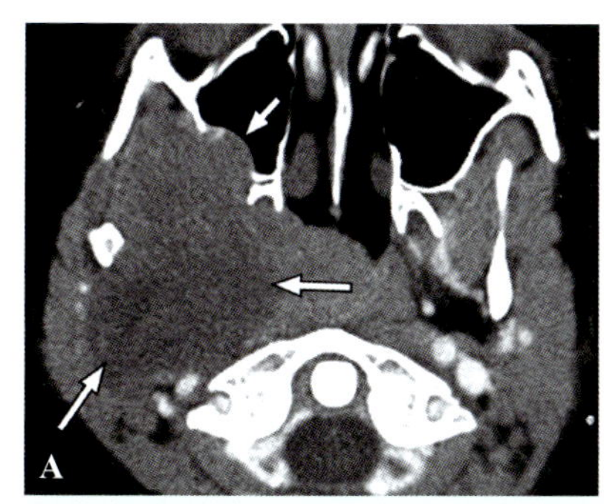

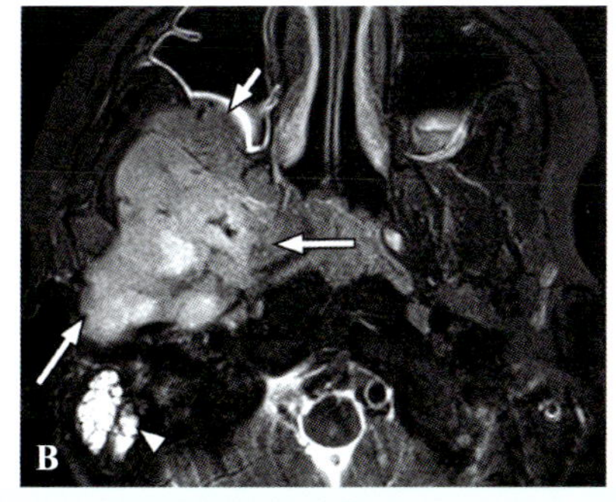

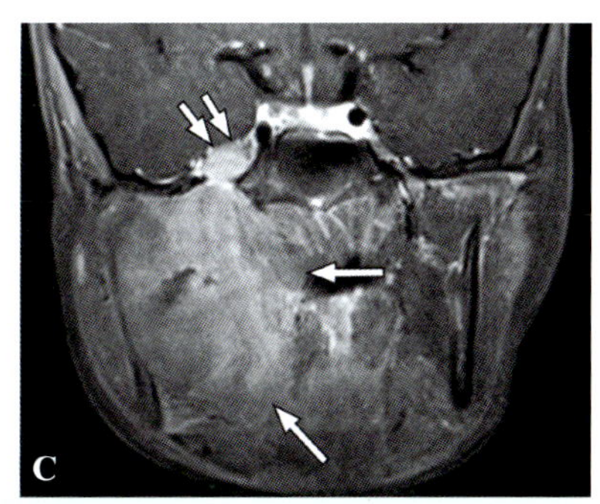

▲ 图 3-168　横纹肌肉瘤（胚胎型），累及咀嚼肌间隙

A. 轴位增强 CT 图像显示在右侧咀嚼肌间隙（长箭）中出现巨大肿块，伴有下颌骨移位和侵蚀；右上颌窦后壁（短箭）也有侵蚀；B. 轴位 T_2WI 脂肪抑制 MR 图像显示肿瘤（长箭）呈不均匀的中等信号；右上颌窦黏膜下浸润（短箭）；注意由于咽鼓管阻塞导致右侧乳突气房（箭头）内的液性信号；右侧颞下颌关节脱位；C. 冠状位增强 T_1WI 脂肪抑制 MR 图像显示肿瘤（长箭）通过卵圆孔（双箭）蔓延到硬膜外间隙并进入右侧海绵窦基底部，符合肿瘤的脑膜周围扩散

性）和腺瘤结节（滤泡腺瘤；单克隆和肿瘤性）（图 3-169）。虽然在实际情况中，它们并不总是可区分的，因为随着“肿瘤”定义的改变，现在人们普遍认为克隆性可能在非肿瘤进程中被观察到[302]。甲状腺结节也是结节性甲状腺肿和自身免疫性甲状腺疾病（如桥本甲状腺炎和 Graves 病）的特征。儿童多结节性甲状腺肿应引起对 DICER1 综合征的怀疑，尤其是在其他特征性病变如囊性肾瘤和肺囊肿存在的条件下[303]。

甲状腺癌多数为散发性，但也有一些与遗传性基因突变和遗传性癌症综合征有关，如多发内分泌肿瘤（MEN）2 型的甲状腺髓样癌，家族性腺瘤性息肉病（FAP）的乳头状癌和卵泡状癌[304]。低到中等水平的辐射暴露也可能增加乳头状癌和滤泡状癌的风险[305, 306]。有人建议，应考虑对辐射暴露水平增加的儿童进行常规定期的甲状腺超声检查[307, 308]。

在儿童时期，分化型甲状腺癌是最常见的甲状腺恶性肿瘤，90%～95% 是乳头状甲状腺癌，其余为滤泡状癌。髓质亚型在儿童中很少见。乳头状甲状腺癌是一种低级别的多灶性甲状腺癌（图 3-170 和图 3-171）。在 US 上，结节表现为低回声，并可能有微钙化和内部血管[310]。颈部淋巴结转移最多可在 50% 的病例中出现，主要发生在中央腔室和颈外链，可能有钙化、增生或囊性病变（图 3-172）。在 T_1WI MR 成像中，转移结节可能表现为高信号，反映胶质和甲状腺球蛋白含量[311]。血源性扩散到肺和骨骼是不常见的。预后良好，20 年生存率在 90% 以上。滤泡状甲状腺癌少见，级别较低。囊泡和血管侵犯是常见的特征，血行播散到肺和骨骼比淋巴结扩散更常见。预后差于甲状腺乳头状癌，5 年生存率为 90%。甲状腺髓样癌罕见，是所有 3 种亚型预后最差的。它可能表现为一个孤立性的肿块，或可

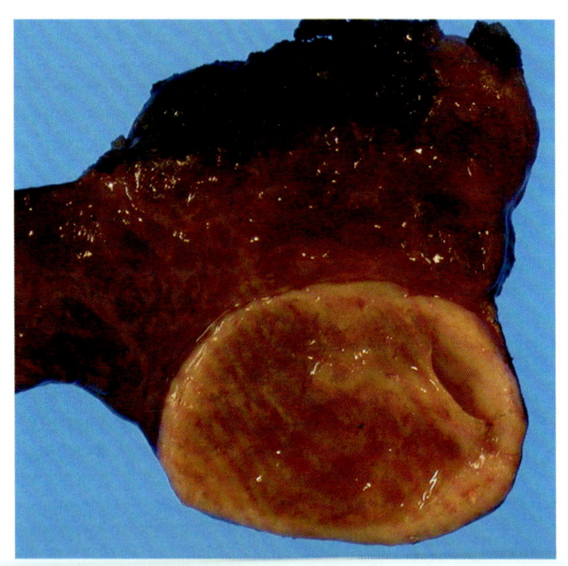

▲ **图 3-169　滤泡状腺瘤**

女，11 岁，Cowden 综合征，甲状腺切除标本显示一个 2cm 的界限清楚的滤泡状腺瘤，比周围的正常甲状腺组织显得更苍白

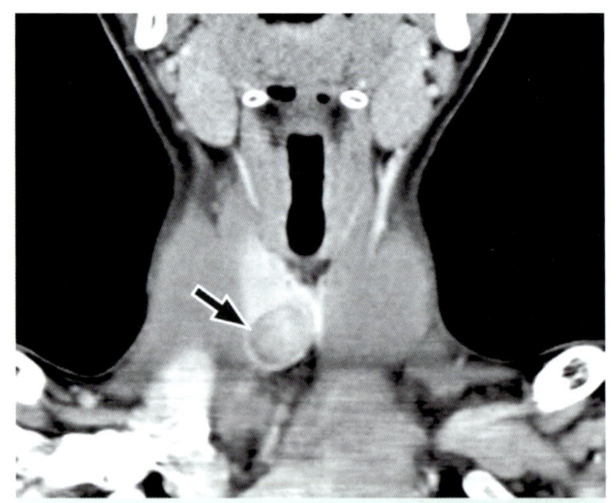

▲ **图 3-170　女，13 岁，乳头状甲状腺癌**

冠状位 CT 增强显示甲状腺右叶有异质性结节（箭）；随后的活检证实了乳头状甲状腺癌的诊断

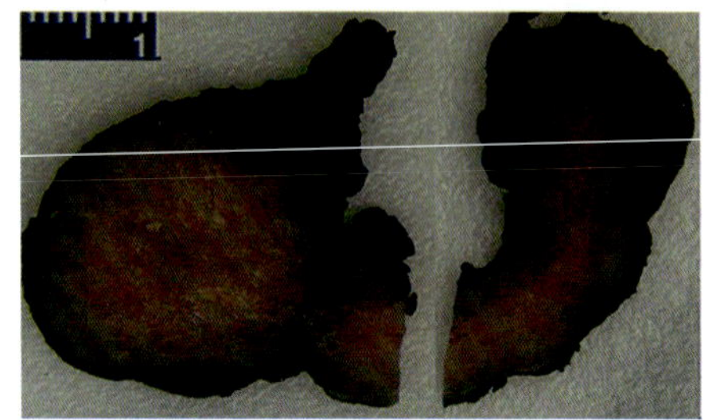

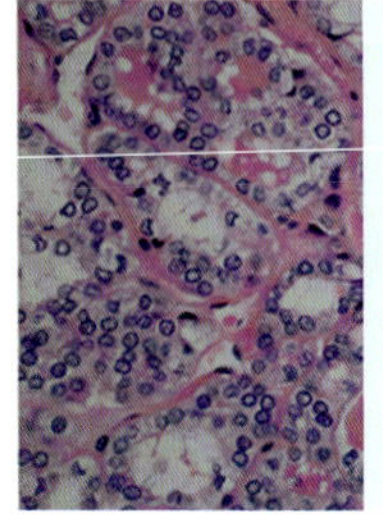

◀ **图 3-171　女，16 岁，甲状腺乳头状癌，弥漫性硬化性改变**

甲状腺左右叶和峡部表现为弥漫性浸润，呈灰白色，界限不清，白色纤维间隔界限不清（左）；显微镜下，肿瘤呈乳头状结构，细胞特征为细胞核增大、清晰、频繁重叠（右，HE，×600）

能侵犯邻近的软组织，转移到颈部淋巴结，或扩散到肺、骨骼和肝脏[312]。90%分泌降钙素，可作为跟踪疾病进展的标志物。髓质癌没有碘的浓聚，不能通过放射性碘显像来评估，但可以使用对神经内分泌组织的特异性（亲和）药物如 ^{131}I-MIBG 和 ^{111}In-奥曲肽。

儿童甲状腺孤立性结节通常用 ^{99m}Tc 或 ^{123}I 进行评估。摄取放射性碘（热结节）的结节不太可能是恶性的。然而，对于冷结节活检可能是必要的。抽吸在囊性结节上可行。

12. 唾液腺肿瘤 儿童期多形性腺瘤（良性混合性肿瘤）和黏液表皮样癌占唾液腺上皮肿瘤的绝大部分，通常发生在腮腺。成涎细胞瘤是一种罕见的先天性或婴儿期原发性腮腺肿瘤。非上皮性肿瘤包括血管瘤、淋巴瘤和神经源性肿瘤。在儿童中，非上皮肿瘤占多数，占所有病变的50%以上。总的来说，最常见的小儿唾液腺肿瘤是血管瘤，其次是多形性腺瘤和黏膜表皮样癌[313]。

血管瘤最常见于腮腺区(图3-137)。在MR上，它们呈分叶状且边界清楚，在 T_2WI 序列上呈稍高信号，有血管流空和明显强化。血管瘤退化期的特点是瘤体收缩、血管和强化减少，纤维脂肪基质增加。婴幼儿肿物扩大的非典型特征，如边界不清、缺乏血管流空、中度均匀强化应提示鉴别诊断，包括卡波西样血管内皮瘤和成涎细胞瘤。

多形性腺瘤中有80%以上发生在腮腺，其中90%以上累及浅叶(图3-173)。这些肿瘤生长缓慢，通常表现为孤立、界限清楚的肿块，具有明确的凸起边缘（图3-174）。在CT上，它们通常与周围的实质对比呈高密度，但可能是低密度或出现囊性变。在MR中，T_2WI 序列呈高信号。较大的肿瘤可能表现为坏死、陈旧性出血和囊性改变。由于有恶性变的风险，这些肿瘤通常通过腮腺手术切除。不常见的肿瘤部位包括下颌下腺和软腭内的小唾液腺组织。

虽然两种最常见的肿瘤都是良性的，35%的唾液腺肿瘤在儿童是恶性的，主要见于年龄较大的儿童和青少年[314]。与成人相比，这一比率要高得多。黏液表皮样癌是儿童最常见的恶性唾液腺肿瘤。低级别肿瘤与多形性腺瘤相似，具有清楚的平滑边缘（图3-175），但高级别病变的边缘浸润不清，肿瘤内囊变较少。在MR上，由于细胞分布致密，高级别肿瘤在 T_2WI 的MR图像上具有低到中等的信号。

完全手术切除是明确选择治疗方案，高级别的类型应接受辅助放射治疗。

（六）血管变异和畸形

1. 血管变异 硬脑膜静脉窦和IJV常常不对称，右侧通常表现更大。颈前静脉和颈外静脉也通常不对称或一侧可能缺如。翼状静脉丛也可能出现在一侧不对称突出，与咽旁肿块相似（图3-176）。颈总

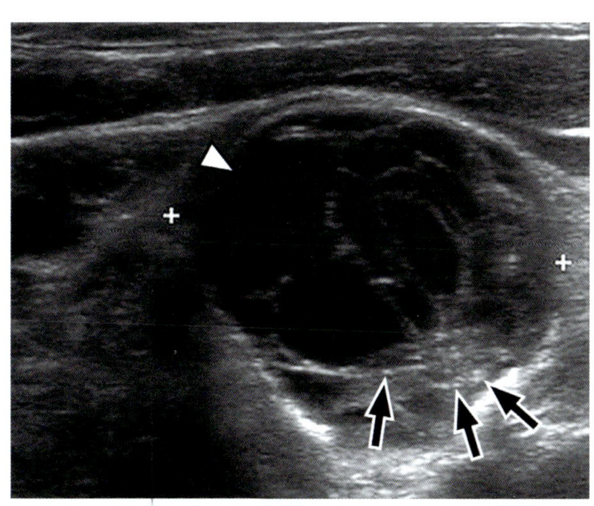

▲ 图 3-172 乳头状甲状腺癌淋巴结转移

灰阶超声图像显示肿大的Ⅳ级淋巴结，伴有囊性成分（箭头）和微钙化（箭）

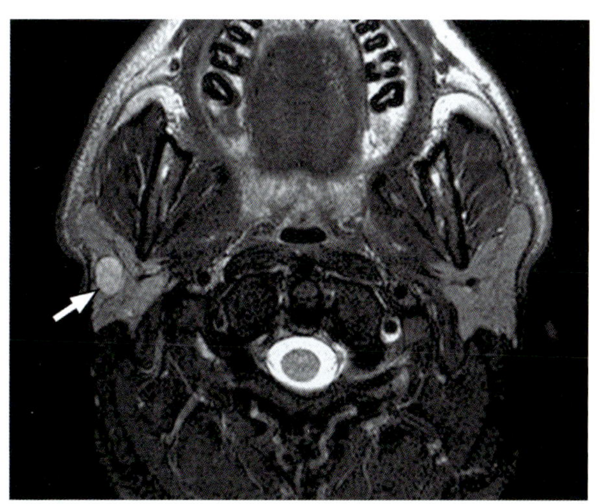

▲ 图 3-173 腮腺多形性腺瘤（良性混合性肿瘤）

轴位 T_2WI MR 图像显示在腮腺浅叶中有一个边界清楚的圆形肿块（箭）；它在 T_1WI 上为低信号，并明显强化（未显示）

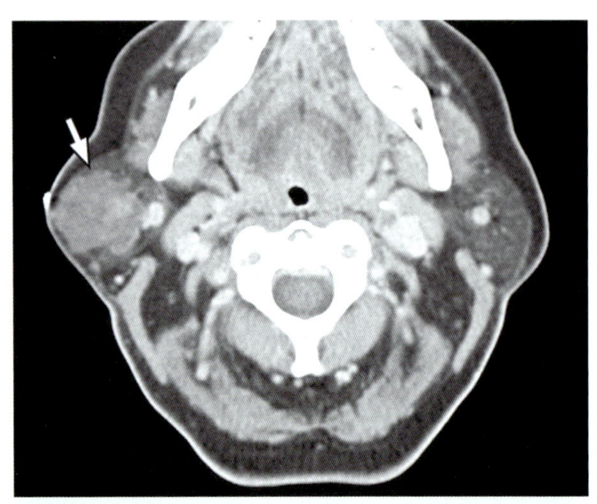

▲ 图 3-174 腮腺多形性腺瘤（良性混合性肿瘤）
轴位增强的 CT 图像显示了在右侧腮腺的浅叶中一边缘隆起的肿块（箭）

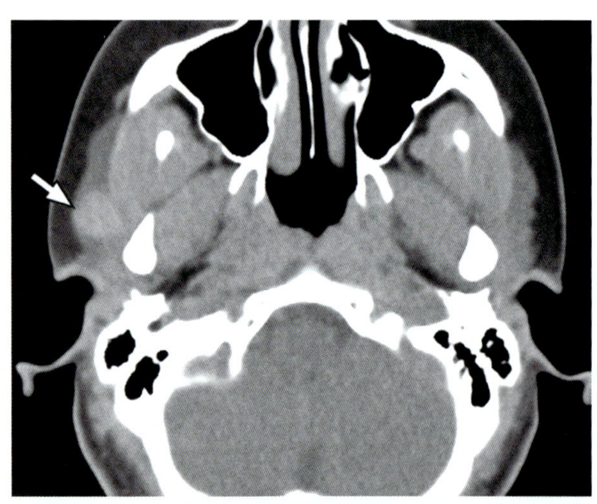

▲ 图 3-175 腮腺低级别黏液表皮样癌
轴位增强 CT 表现为近副腮腺的浅叶内圆形和强化结节（箭）；它的边缘略微模糊，但其他方面并无特别之处；影像学鉴别包括良性原发性腮腺肿瘤如多形性腺瘤和淋巴结肿大

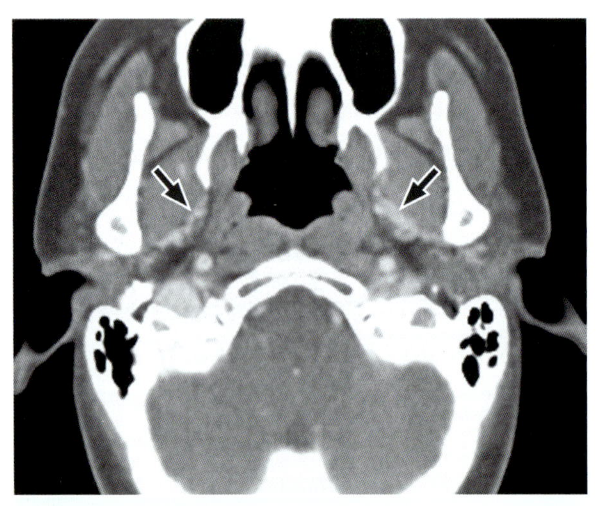

▲ 图 3-176 翼状静脉丛
轴位增强 CT 图像显示双侧翼状静脉丛（箭）；左边稍有突出；在明显不对称性的情况下，更突出的神经丛可能被误认为是病理表现

动脉和颈内动脉可以于咽后或与咽侧壁相连的位置在颈内行进。导致咽后黏膜下或咽旁肿物的搏动，内镜可观察到。

2. 血管畸形　根据 Mulliken 和 Glowacki 对血管病变的分类，血管畸形分为肿瘤、血管瘤和血管畸形，可能是高流量或低流量。高流量畸形包括动静脉畸形和动静脉瘘；低流量畸形包括静脉畸形和淋巴管畸形。在颈部，血管瘤（图 3-177）、静脉畸形和淋巴管畸形在儿童中常见。本章前面已经详细讨论了这些表现。

七、颌骨的各种肿块和肿瘤

各种牙源性和非牙源性病变影响儿童的上颌骨和下颌骨发育。纤维骨病变包括纤维结构不良（如前所述）、骨化性纤维瘤、巨细胞修复性肉芽肿（巨细胞病变）、ABC 和非骨化性纤维瘤。纤维性结构不良和骨化性纤维瘤（其中包括牙骨质骨化性纤维瘤和幼年性骨化性纤维瘤），最常发生在上颌骨，作为膨胀性病变，保留骨边缘，有时伴有基质钙化。

慢性下颌骨非细菌性骨髓炎不应被误认为是纤维结构不良或更恶性的病变如成骨肉瘤。它主要是单侧的，但有时可见双侧下颌骨膨胀和硬化，伴有层状骨膜反应（图 3-178）。伴有同侧咀嚼肌肿胀。在 CT 上表现为溶骨性破坏的局灶膨胀性病变，CT 或 MR 上有液 - 液平面是巨细胞病变（图 3-179）和 ABC 的特征。多个巨细胞病变是 Noonan 综合征等位基因变异的一个特征 [315]。在 CT 常见到的下颌骨多房纤维骨样密度也常发生在染色体显性遗传的巨颌症中（图 3-180）。这种情况会导致下颌骨的对称性膨胀，下颌骨在儿童早期发育，直到青春期

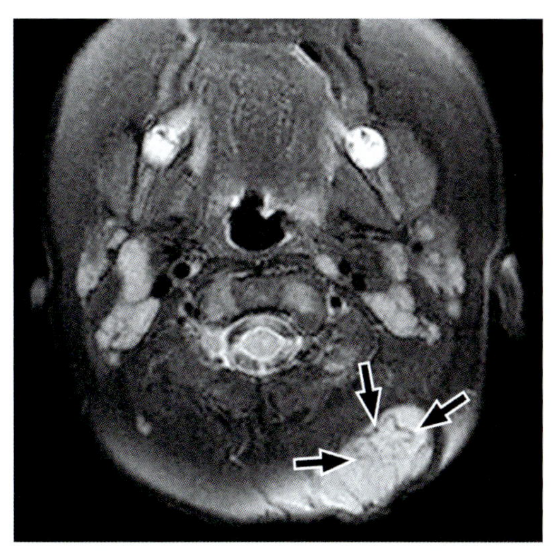

▲ **图 3-177 女，4 月龄，血管瘤**

患儿母亲在其 3 月龄时发现了颈部肿块；轴位 T_2WI 脂肪抑制 MR 图像显示，在 T_2WI 序列上，表层枕骨下区有一个 T_2 高信号的肿块，内部血管流空（箭）；肿块有强化（没有显示）；临床病史和影像学特征符合婴儿（而非先天性）血管瘤

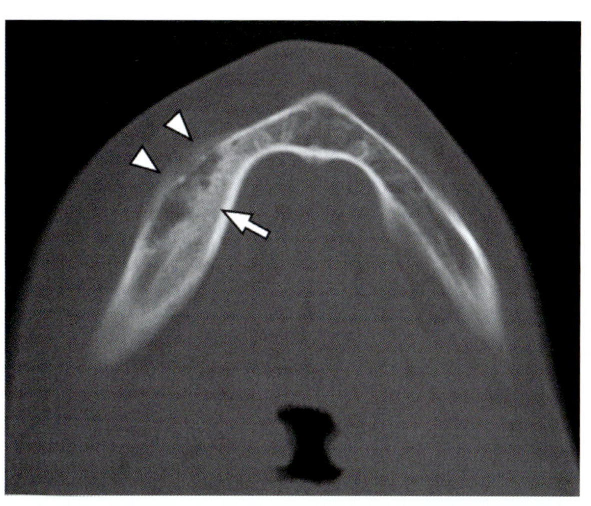

▲ **图 3-178 女，4 岁，慢性非细菌性骨髓炎（慢性硬化性骨髓炎），表现为缓慢进行性右下颌肿胀**

轴位骨窗 CT 图像显示右下颌骨膨胀、硬化（箭）；下颌骨颊侧缘有骨膜反应和不规则透亮影（箭头）

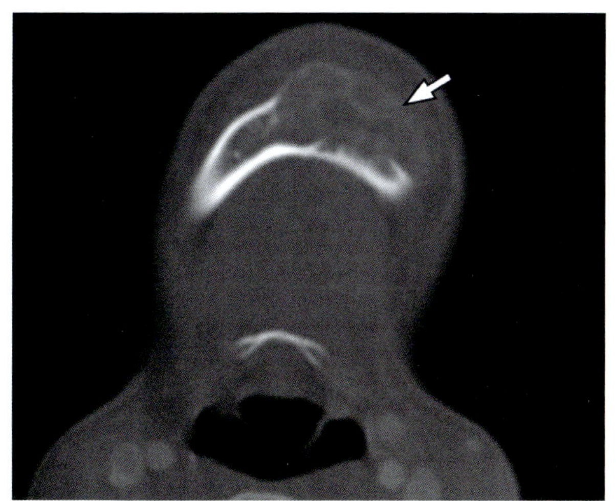

▲ **图 3-179 男，11 岁，巨细胞病变（巨细胞修复性肉芽肿），出现下颌骨肿块**

轴位骨窗 CT 图像显示累及下颌骨的多房、膨胀性病变（箭）；骨皮质边缘变薄，表明局部侵袭性的过程；病灶远离牙齿，符合非牙源性病变

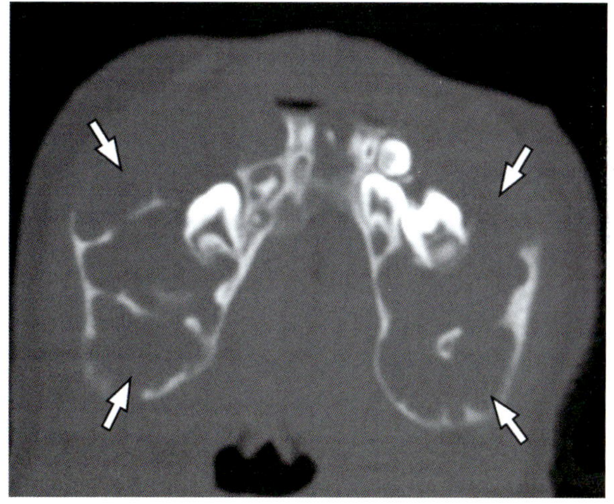

▲ **图 3-180 男，3 岁，巨颌症，临床表现为面部明显肿胀**

轴位骨窗 CT 图像显示了广泛的双侧下颌骨多房膨胀性病灶（箭），病变之间的受累骨呈线状；骨皮质在某些区域被侵蚀；上颌也有弥漫性浸润（未显示）；这种外形是典型的巨颌症表现，在青少年时期会逐渐退化

开始加速，随后退化。组织病理学上，病变与巨细胞修复性肉芽肿、实性变异型 ABC 和甲状旁腺功能亢进性棕色瘤无明显区别。已经证实了巨颌症与 *SH3BP2* 基因突变相关[316]。手术干预仅仅是为了功能或美观的原因，或者是为了消除引起气道阻塞的侵袭性病变[317]。

上颌骨和下颌骨的恶性肿瘤如鼻腔鼻窦部的描述，包括原发性肿瘤，如成骨肉瘤（图 3-181）和尤因肉瘤及转移性肿瘤，如神经母细胞瘤、白血病和转移性尤因肉瘤。

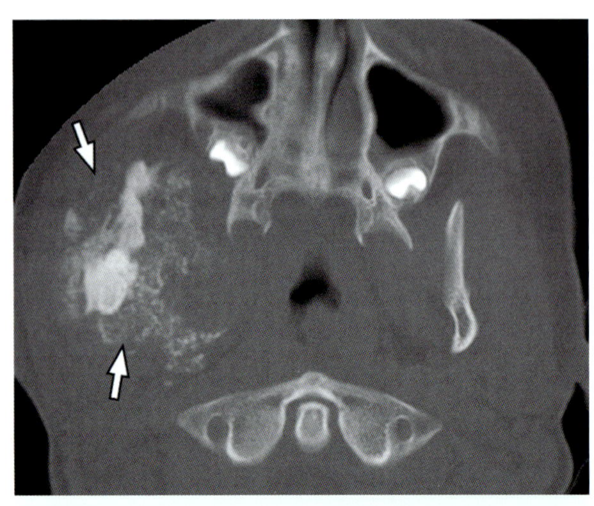

▲ **图 3-181　女，12 岁，骨肉瘤，其下颌骨肿块迅速增大**

轴位骨窗 CT 图像显示累及右侧下颌骨的一个巨大肿块；有侵袭性的骨膜新生骨形成伴软组织肿块累及咀嚼肌（箭）；该表现为骨肉瘤的特征

牙源性病变与齿列有关，来源于概括牙齿器官的成分，包括良性囊肿、肿瘤样病变、良性和恶性肿瘤。这些病变表现为面部不对称、肿胀、牙阻生、咬合不正或面部疼痛。牙源性囊肿表现为 CT 上边界清楚的可透射线病变。含牙囊肿与未萌出的牙冠有关（图 3-182）。角化性牙源性肿瘤（KOT）或牙源性角化囊肿是一种儿童肿瘤样病变。单个和多发性 KOT 是基底细胞痣综合征（Gorlin 综合征）的特征。在 CT 上，KOT 表现为在臼齿附近出现的界限清楚、膨胀、溶解性病变。在显微镜下，它是由鳞状上皮，波纹状轮廓和角质层薄层组成（图 3-183）。其他发生在儿童的牙源性肿瘤包括牙瘤、牙骨质母细胞瘤、腺瘤样牙源性肿瘤、成釉细胞纤维瘤、纤维性牙瘤和成釉细胞瘤。

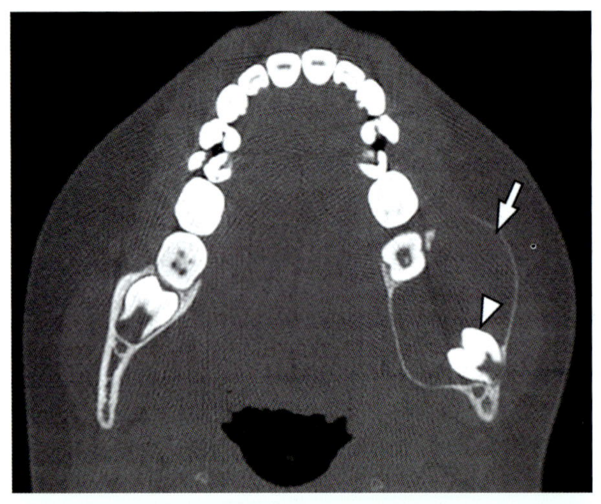

▲ **图 3-182　男，14 岁，含牙囊肿，表现为下颌骨无痛性肿胀**

轴位骨窗 CT 图像显示一个边界清楚、膨胀性透亮影（箭），围绕未萌出的左第三磨牙（箭头）牙冠；它与牙齿的关系表明这是牙源性病变；在这种情况下，囊肿与未萌出牙的牙冠的关联是含牙囊肿的特征性表现；然而，偶尔牙源性肿瘤，如成釉细胞瘤或成纤维细胞牙源性肿瘤可在 CT 上有相似的表现

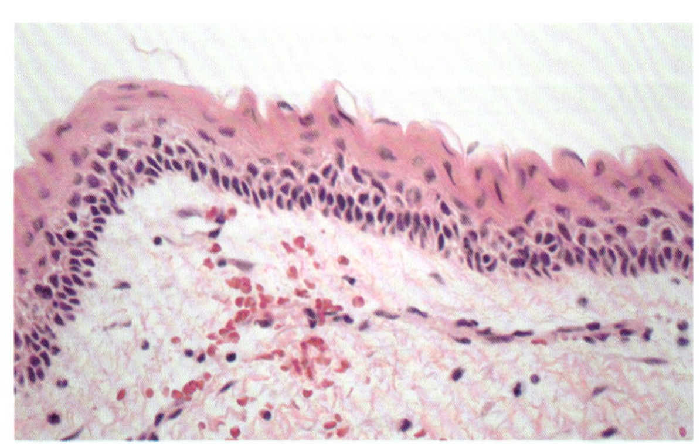

▲ **图 3-183　牙源性角化囊性瘤（牙源性角化囊肿）**

女，10 岁，表现为上颌肿块，既往有髓母细胞瘤病史，以及硬脑膜和大脑镰的广泛钙化，因此是基底细胞痣综合征的一个组成部分；显微镜检查显示复层鳞状上皮的特征性波纹状外观（HE，×600）

第4章 脊 髓
Spinal Cord

Benjamin T. Haverkamp　Peter Winningham　Winnie C. Chu　Lisa H. Hutchison　Paul G. Thacker　著

一、概　述

儿童脊柱会受到各种疾病影响，有很多都表现出非常严重的症状，比如感觉异常、瘫痪、感觉障碍、胃肠及膀胱功能障碍。及时、准确的治疗对阻止慢性疾病进展及降低死亡率起到至关重要的作用。

本章，首先讨论应用于评估婴幼儿及儿童脊柱成像的方式及技术；再讨论解剖学和胚胎学的概念，这对于理解先天性及后天性脊柱发育异常有着重要意义；除此之外，对正常变异可能引起的类似疾病进行了综述；讨论常见的感染性疾病、肿瘤、脊髓损伤、血管畸形及炎症反应等。重点放在对于鉴别诊断非常有用的医学影像表现上。最后，对每种疾病的治疗及预后都进行了简要的探讨。

二、成像技术

（一）X线

X线照相技术不足以评估脊髓及周围脑脊液，然而X线片是用于评估脊柱首选的初诊成像方法，特别是对持续性背痛或者创伤后的患儿。对于骨折患者来说，X线片比CT[1]和MRI显示更多的细节，MRI对于评估伴发潜在的脊髓损伤有意义[1]。在感染和肿瘤中可以观察到溶骨性改变和骨膜反应，需要进一步的断面成像来评估脊髓的占位效应或者椎管的侵入。在腰痛患儿中，扩大的椎管可能是脊髓肿瘤一个细微影像学征象（图4–1）。

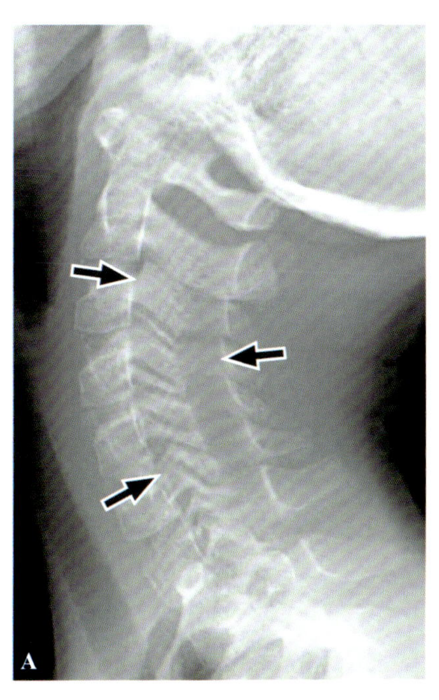

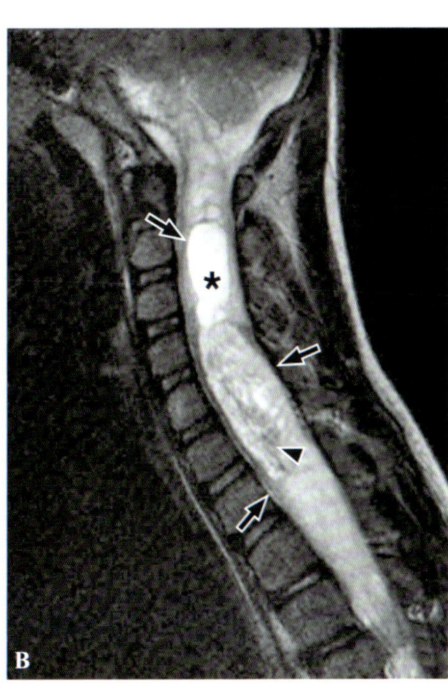

◀ **图4-1　女，9岁，星形细胞瘤，颈部疼痛2年**

A. 颈椎侧位X线片，显示椎管广泛增宽（箭）；颈椎椎体前后径减小；B. 矢状位 T_2 加权MR图像证实一大的脊髓内肿块（箭）使椎管扩张，从枕骨大孔延伸至 T_3；肿瘤（箭头）的实性部分表现为不均匀的低信号，病变上方为高信号的囊性病灶（星号）

通常，颈椎、胸椎和腰椎的 X 线片，至少要包括两个体位影像，即正位和侧位投影，特定的成像参数随着患者的年龄和体型而变化。虽然在 0—8 岁的儿童经常可以看到齿状突，但是这个年龄组患者在创伤后，齿状突出现的意义需要被重新考虑[2]。在一些创伤患者中，经常加做颈椎侧位或过屈过伸位 X 线片来评估韧带的不稳定性。增加腰椎斜位，可用以明确腰椎峡部裂，偶有用于评价神经孔扩张的情况。

（二）超声

超声检查（US）是一种成熟且易于操作的无创技术，可以用于新生儿及婴儿的脊髓评估[3-5]。由于椎弓根未完全骨化，且存在较多的软骨组织，婴儿有着极好的声窗，超声检查得以用于几乎所有的先天性脊柱异常[3]。事实上，新生儿的超声诊断价值接近于 MRI[3, 4]。然而，随着婴儿的年龄增长及后背部结构的渐进性骨化，脊髓的超声检查的价值变得非常有限[5]。

超声波检查是用 7～12MHz 的高频探头对婴儿脊柱进行检查。图像是通过横向和纵向的平面获得的；由于背部结构的骨化，6 月龄以上的婴儿仅能进行脊柱正中旁切面的扫查来获得脊髓的图像。为了准确地判断脊髓圆锥的位置，可以从第 12 根肋骨开始计数，以及通过腰骶交界的上方计数来确定椎体平面；对于一些不确定的病例，可在皮肤上进行标记来标示脊髓圆锥的尖端，再进一步进行 X 线检查。全景超声波检查可以用于评估整个腰骶椎管在单一的纵向图像上长达 60cm 的范围[6]。此外，动态影像能够显示马尾神经根的正常活动。彩色或者能量多普勒超声可用于评估软组织或椎管肿块的情况[3, 4]。虽然，目前很少文献报道其临床价值，但是三维（3D）超声检查可有效地评估椎管情况[6]。

（三）CT

CT 的价值是有效评估骨和椎旁软组织结构。特别是它能快速评估急性损伤比如创伤和感染。同其他的成像方式相比，CT 对于骨折诊断具有高灵敏性和特异性。但 CT 仅能在鞘内造影后描述椎管情况。

CT 的扫描参数，特别是 mAs，应根据患者的体重调节，以便尽可能保持低辐射剂量，减少电离辐射。典型的多排 CT 脊柱扫描技术，除了 3mm 的轴位标准 CT 图像外，还包括细准直器和高分辨率骨算法。常规进行矢状位和冠状位 CT 图像重建，因为它们在创伤后患者评估中很有价值（图 4–2）。少见额外应用静脉内和鞘内注射造影剂于特定的适应证中，例如，由于医疗器械（如起搏器）或骨科内置金属类复位钢钉有伪影，干扰目标区域观察，不能进行磁共振成像的脊髓病变儿童。

（四）MRI

MRI 是目前评估椎管内情况的首选方法。同其他技术相比，它提供了优良的软组织对比分辨率、安全且无电离辐射损伤。此外，通过相位对比电影成像（PCCI）评估脑脊髓脑脊液流动特性，以及通过标准 T_2 和短 T_1 反转恢复（STIR）序列评估骨髓水肿，可得到脊髓生理信息（图 4–2C）。

儿童行脊柱 MRI 的典型指征包括神经系统症状如乏力、感觉异常、胃肠道及膀胱功能障碍，提示脊髓肿块、脊髓损伤后、脊柱闭合不全、非典型脊柱侧弯及软脑膜转移等疾病的可能。关于完整的脊柱磁共振成像方案讨论超出了本章的范围；然而，简要技术条件和常见的成像序列如下所述。

由于小儿的脊髓体积小，呼吸和心脏运动相对增加，这样一来，使得高质量的脊髓成像具有挑战性。为了获得高质量的磁共振成像，需要利用更大的成像矩阵、薄层、零或小间隔来获得更小的视野。由于这些技术本质上降低了信噪比（SNR），因此需要更多的激励次数和更长的成像时间，3T MRI 可增加 SNR，以改善图像质量或缩短成像时间[7]。如果可能的话，应该使用多通道表面线圈。将线圈放置于感兴趣的区域，屏蔽线圈在视野之外的区域，这样有助于提高图像噪声。

常规脊柱 MRI 方案包括不含脂肪饱和技术的矢状位和轴位 T_1 和 T_2 加权序列。但是很多机构还是会选择矢状位、脂肪饱和 STIR 图像，主要是为了让水肿显示更加明显。对于严重脊柱侧弯的小儿患者，冠状和（或）重 T_2 加权各向同性图像在不同层面的重建是非常重要的。脱髓鞘疾病和肿瘤需要 T_1 钆增强序列扫描，至少包括典型的轴位和矢状位两个平面序列。

有报道称，新序列对某些病理过程的评估是有利的[8]。特别是，弥散加权成像（DWI）能够区分表皮样囊肿和蛛网膜囊肿[9]。作者证实在表皮样囊

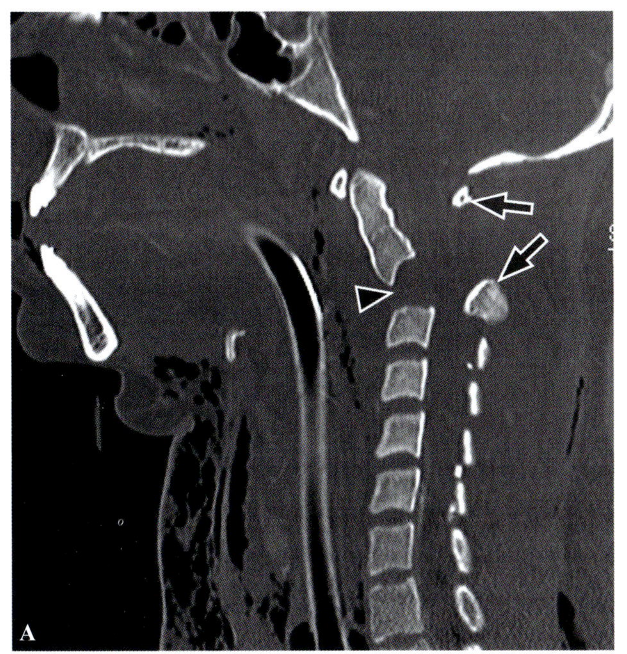

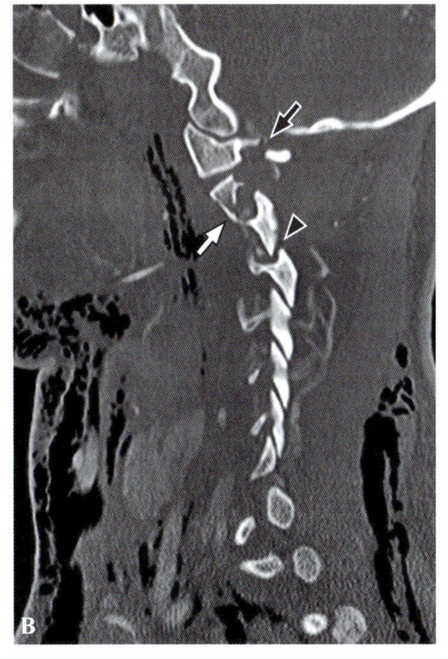

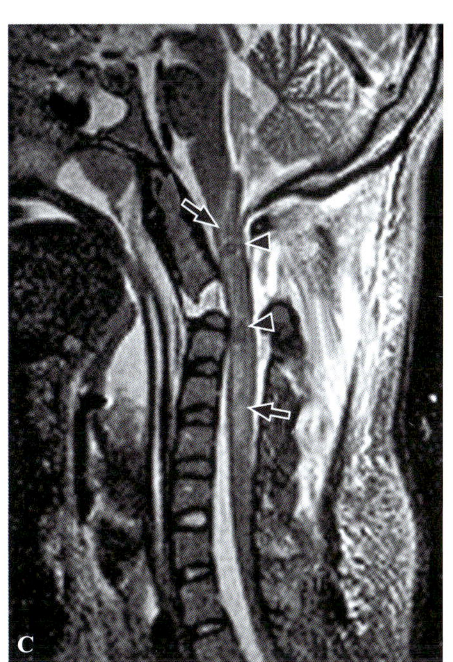

▲ 图 4-2 女，5 岁，全地形车意外事故，C_2 ～ C_3 椎间盘骨折

A. 矢状位骨窗 CT 图像显示 C_2～C_3 间隙有严重成角（箭头），伴 C_1～C_2 后部（箭）倾斜；并伴有弥漫性皮下气肿；B. A 外侧的另一矢状位骨窗 CT 图像显示脱位，C_2～C_3 关节突绞锁（箭头）；C_1（黑箭）后弓和 C_2 侧面椎体（白箭）的骨折部分可见；C. 矢状位 MR 图像明确了 C_2～C_3 间隙的脱位，C_2 成角和椎管严重狭窄；前纵韧带和后纵韧带的完全撕裂和 C_1～C_2 后部明显增宽；脑干 / 颈髓弥漫性水肿（箭）伴多个环状 T_2 低信号，很可能提示局灶性出血（箭头）

肿中水分子弥散受限，而蛛网膜囊肿是自由扩散的。最近，引入了一种新型 3D 快速自旋回波（FSE）序列。根据制造商不同，这些序列首字母缩写不同，包括 SPACE、FSE-XETA 和 VISTA[8]。这些成像序列的特征在于 FSE 读出中的翻转角调整，产生高分辨率的三维立体图像，这些图像可以被重建成多个平面成像。鉴于这些功能，这些序列已经在神经根撕脱、创伤后假性囊肿、脊柱侧弯和椎间盘突出的神经根压迫的评估中得到了充分应用[8]。弥散张量成像（DTI）也是最近在脊髓中提出的一种前沿技术。神经根撕脱可能以脊髓纤维与邻近神经根之间的不连续性为特征[8]。DTI 也被用于评估髓内肿瘤的纤维移位[10]。尽管如此，DTI 在小儿脊髓造影中的应用在很大程度上仍仅是实验性的，需要进一步的研究才能完全阐明其临床价值。最后，可以增加相位对比图像来评价脑脊液的流动特性[11]。这一序列尤其有助于评估 Chiari Ⅰ型畸形的小脑扁桃体下疝，该病变阻碍脑脊液流动，合并进展扩大的脊髓空洞症。

在 T_2 加权 MR 图像上，脊髓中央管偶尔表现为细管状的高信号[12]。脊髓圆锥终止于 L_2～L_3 椎间盘水平或上方，硬膜囊一般终止于 S_2 水平。在 T_1 和 T_2 加权 MR 成像中，终丝表现为从脊髓圆锥延伸的低张力索带，测值小于 2mm。

（五）其他成像方式

在儿科人群中，除上述以外其他成像方式的作用是有限的。脊髓造影术在儿童中已基本被 MRI 取代，除非存在 MRI 禁忌证。在这种情况下，CT 脊髓造影术可以用来评估脊髓。同样，用于诊断目的的常规血管造影术已经在很大程度上被 MR 和 CT 血管造影术所取代，用于评估脊柱和椎旁血管畸形。然而，当 MR 和 CT 血管造影结果不确定或施行介入治疗计划时，常规的血管造影是必要的。目前，核及核分子成像在脊髓的评估中作用是非常有限的。然而，随着正电子发射断层扫描与同步 CT 配准的增加，CT/PET 可能在脊髓疾病中发挥更大的作用，如肿瘤的评估和治疗效果评价[13]。

三、正常解剖和变异

（一）脊髓胚胎学

对正常胚胎学的认识有助于了解先天性脊柱病变的发展及其影像学表现。脊髓起源于神经板，然后形成神经褶，最终形成神经管。在发育中神经管的腹侧是脊索，最终形成椎体和椎间盘。神经管发育异常导致早期胚胎原肠胚形成（第 2—第 3 周）、初级神经胚形成（第 3—第 4 周）和次级神经胚形成（第 5—第 6 周）出现开放性缺陷[14]。如果间质迁移到发育中的神经管中，就会发生脊髓脂肪变性或脊髓脂肪囊肿[15]。脊髓纵裂发生在胚胎发育早期，可能是由于外胚层和内胚层之间的粘连而导致早期脊索的分裂[5]。

（二）软骨闭合

在外伤情况下，CT 图像评估中了解软骨闭合的知识是很重要的。有时可影响判断区分正常的发育过程和急性骨折。脊椎软骨闭合是从颅骨至尾骨，寰椎前、后弓闭合在 4 岁左右（2—13 岁）。C_2 齿状突软骨结合基底部通常在 9 岁左右融合[16]。

（三）正常解剖

超声检查是婴儿筛查首选的检查方式，原因是其准确性高、较 MRI 相比价格较低，以及不需要麻醉和无电离辐射。对于婴儿患者而言，可以使用枕骨下超声检查，来显示低回声的脑桥、延髓和脊髓[5]。由于过度生长的胶质碎片，脊髓的中心包含两条平行的回声线，围绕低回声中心[5]。脊髓圆锥，是脊髓最尾端的部分，位于 L_2～L_3 椎间盘水平或以上（图 4–3）。终丝是一个中线回声结构，从圆锥的顶端延伸到硬膜囊远端。被具有回声的神经根包围。脊髓的直径取决于其部位，在颈部和腰椎区域的直径最大，因为上肢和下肢的传出纤维和传入纤维的密度增加（图 4–4）。

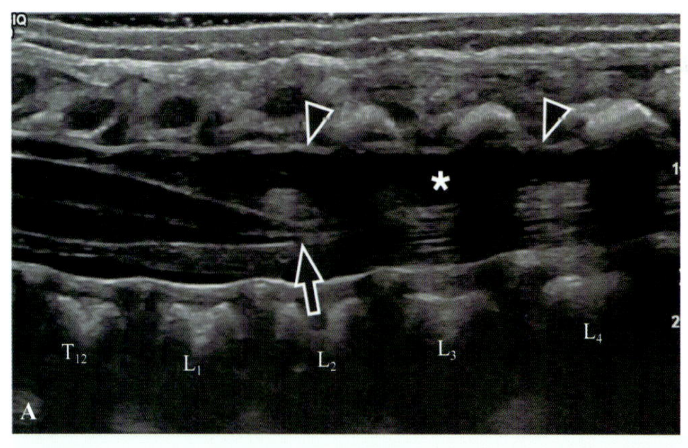

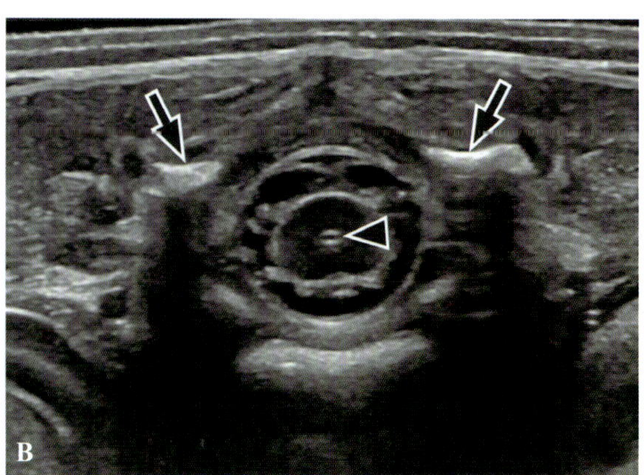

▲ 图 4-3 婴儿，1 日龄，VATER 综合征，正常腰椎超声

A. 腰椎纵向超声在 L_2 水平显示脊髓圆锥（箭）；另可见硬脊膜（箭头）和脑脊液（星号）；椎骨标记是从 T_{12}～L_4；B. 腰椎轴位超声显示正常中心混杂回声（箭头）、腹侧和背侧神经根及横突（箭）

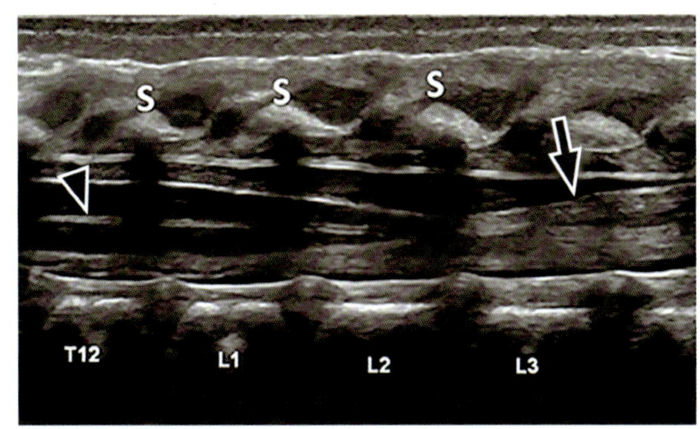

▲ 图 4-4　**男，3 月龄，深骼窝，正常矢状位超声**
纵向超声显示正常终丝突出（箭）和中央混杂回声（箭头）；还注意到部分腰椎已骨化（S），下方有声影，脊髓显示不清

（四）正常变异

除了前面提到的正常变异，终丝突出和中央回声混杂，必须意识到其他变异的存在，以免误诊。常见的变异包括下面将要提到的终丝囊肿、终丝突出、终室、马尾神经假瘤、假性窦道和圆锥临界低位。

终丝囊肿是新生儿声像图的常见征象，是位于脊髓圆锥下方的终丝内中线区椭圆形囊肿。不应与终室混淆（以下讨论），另外一个位于脊髓圆锥的不同的正常变异。超声检查发现 6 个月以前，终丝囊肿的发生频率与年龄成反比[17]。孤立地看，终丝囊肿与正常发育的过程有关。虽然在婴儿 US 中很常见，但在尸检中没有描述过终丝囊肿。由此引出问题，它们是否仅仅是假性囊肿，或是与新生儿椎管的正常解剖结构有关（图 4-5）。

终丝突出是一种有回声的线样中线结构，在马尾神经根之间，从圆锥尖端延伸到硬膜囊远端。

终室是位于紧靠脊髓圆锥上方的远端脊髓内一个囊性结构，被认为是胚胎形成和退化分化过程的残余，形成圆锥和尾骨的顶端[18]。

马尾神经假瘤发生在婴儿侧卧扫描时，是由神经根在椎管的相关部分聚集在一起引起的。通过婴儿俯卧位重新扫描可以很容易与真性肿块区别开来[4]。

假性窦道在许多婴儿中，被认为是一根从尾骨延伸到臀沟的纤维索（图 4-6）。如果凹陷在臀沟以上 2.5cm 处；如有色素沉着等皮肤红斑、毛发或皮赘等；或者有液体通过这个通道排出，则很可能为需要手术的真性窦道。如果没有这些临床特点，很有可能是假性窦道，特别是臀沟内的凹陷存在。

圆锥临界低位在 L_2～L_3 椎间隙与 L_3 椎体中份水平之间，在婴儿多见，临床随访评估已证实其与正常发育过程相关，所以包括 MRI 在内额外的检查是不必要的（图 4-7）[19]。但是，如果临床仍重视该问题，可以在 6 月龄时进行简单的超声随访检查。

四、儿科脊髓疾病谱系

（一）先天性和发育异常

脊柱和脊髓的先天性和发育异常统称为脊柱闭

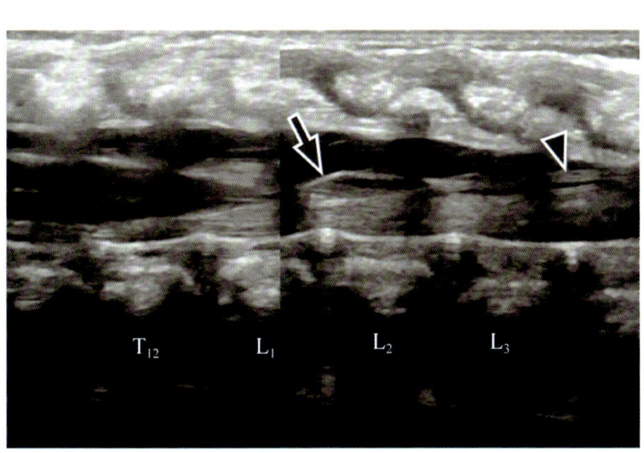

▲ 图 4-5　**女，1 月龄，终丝囊肿，臀沟畸形**
纵向超声声像图显示一边界清楚的中线区低回声椭圆形囊肿（箭）；注意正常的终丝（箭头）

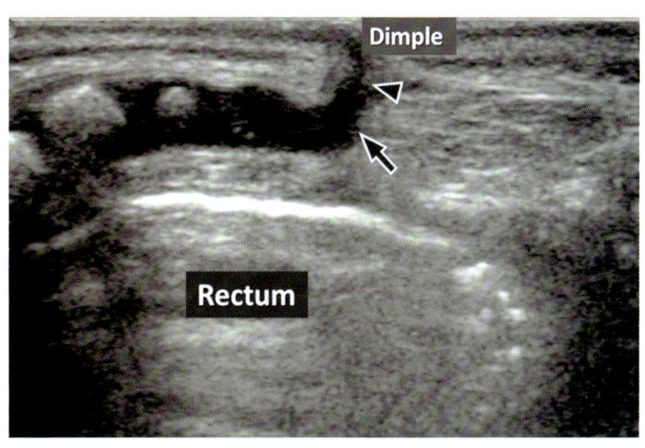

▲ 图 4-6　**男，3 周龄，假性窦道和畸形尾骨，表现为在臀沟顶部有一个深骶窝**
纵向超声显示尾骨（箭）的低回声向皮肤表面弯曲；假性窦道（箭头）从畸形尾骨到皮肤表面

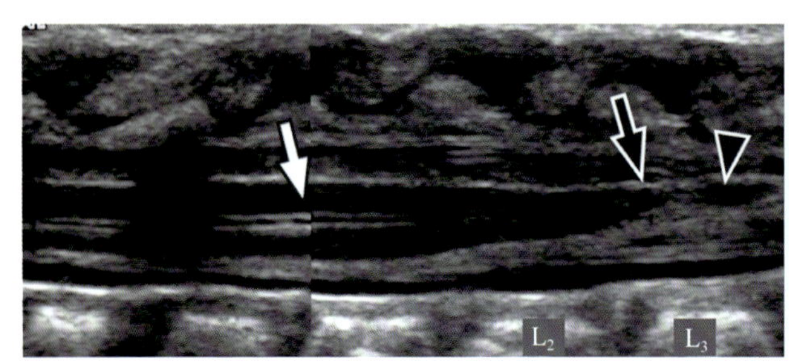

◀ 图 4-7 **男，新生儿，圆锥临界低位，臀沟可见一凹陷**

纵向超声显示正常的圆锥（黑箭）位于 L_3 顶部后方的 L_2～L_3 椎间隙下方；还有一个小的终丝囊肿（箭头）和终室（白箭）

合不全，这是一个宽泛的术语，涵盖了中线区间叶细胞和神经结构不完整或不融合的疾病谱系。

脊柱闭合不全是通过将病变分为开放性和闭合性缺损来进行分类的[14]。开放性脊柱闭合不全（OSD）在覆盖的皮肤上有缺陷，该处神经组织有或没有与其相连的蛛网膜下腔暴露于空气中。开放性实体包括脊髓脊膜突出和脊髓膨出。在同一组病例中，半脊髓脊膜突出和半脊髓膨出是非常罕见的，其中脊髓（脊膜）膨出影响脊髓纵裂中半侧脊髓[20, 21]。闭合性脊柱闭合不全（CSD）有完整的皮肤延伸穿过脊髓缺损部分，神经组织也被覆盖在内。形态学上，根据是否存在隆起的腰椎皮下肿块来再分类 CSD，在图 4-8 中包括了一种对脊柱闭合不全进行分类的方法。

1. 脊髓脊膜膨出和脊髓膨出　脊髓脊膜膨出和脊髓膨出都被归类为基板暴露于空气的开放性脊柱闭合不全，两者都是由于原始神经管的闭合性缺陷[15, 22]，而在皮肤外胚层没有脱离神经外胚层并保持在侧位的情况下，仍然存在着一段非神经的基板。

脊髓脊膜膨出比脊髓膨出常见得多。前者占 OSD 患者的 98.8% 以上[23]。既往引用的发病率是每 1000 个活产儿 0.6 例，但由于产前筛查和预防性产妇膳食叶酸补充，发病率目前正在下降。脊髓膨出仅占 OSD 的 1.2%，最常见于腰部或腰骶部。

影像学上，这两种情况的主要区别是神经板与皮肤表面的相对位置[14]。在脊髓脊膜膨出中，由于下方蛛网膜下腔的扩张和突出，神经板突出于皮肤表面（图 4-9）。在脊髓膨出中，腹侧蛛网膜下腔不突出，因此，基板与皮肤表面齐平（图 4-10）。虽然临床诊断通常是明显的，但 MRI 对于手术规划十分有价值，因为它能够显示病变和评估与其相关联的 Chiari Ⅱ 畸形发现，包括脑积水和脊髓积水。

2. Chiari Ⅱ 畸形　OSD 与 Arnold-Chiari Ⅱ 畸形之间存在着一定的联系，后者是一种复杂的先天性后脑畸形，其特征是小脑蚓部通过枕骨大孔突出、髓质延伸和扭结、颈髓和延髓向尾侧移位及枕大池的闭塞[24]。发病机制是由于 OSD 的脑脊液漏，导致缺乏适当扩张的胚胎脑室系统。发育中的神经管内的慢性脑脊液低压导致颅后窝发育不全，随后小脑和脑干通过枕骨大孔疝出[25]。最近的一项胎儿

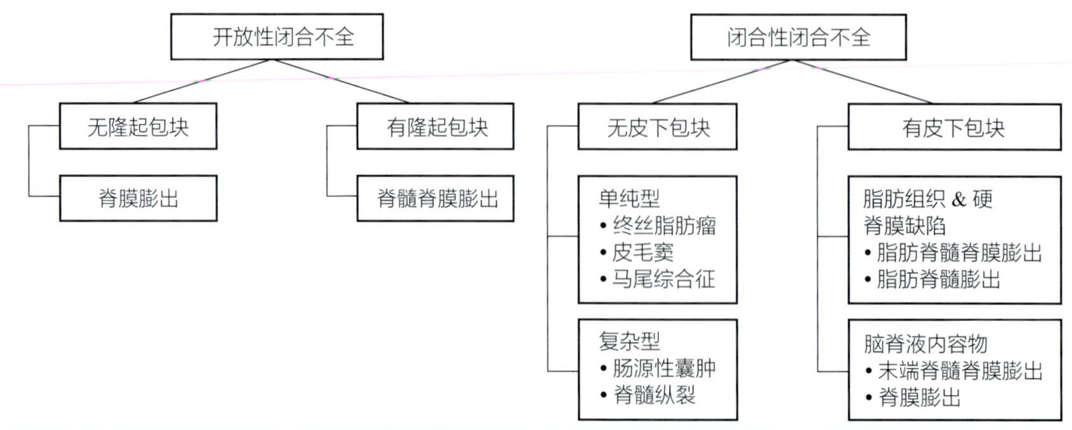

▲ 图 4-8 **脊柱闭合不全的临床放射学分类的流程**

第一步分为开放性和闭合性闭合不全；第二步分类是基于外在的骨缺损伴或不伴向外扩展的隆起包块

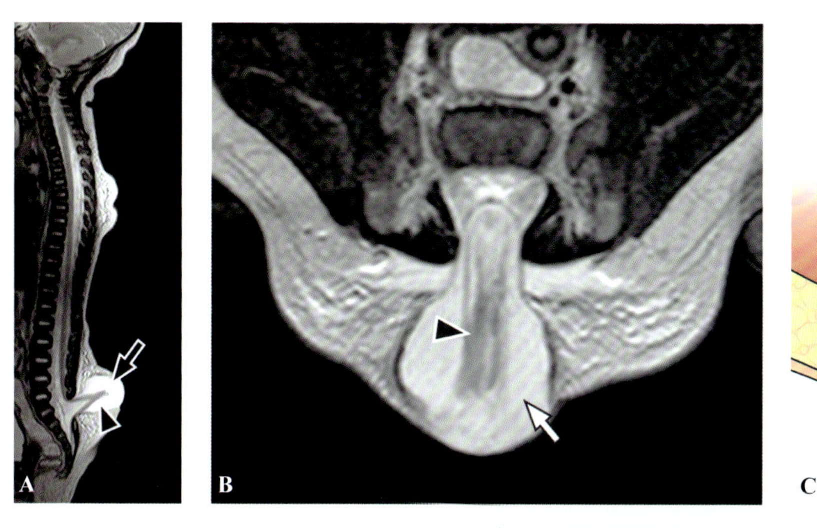

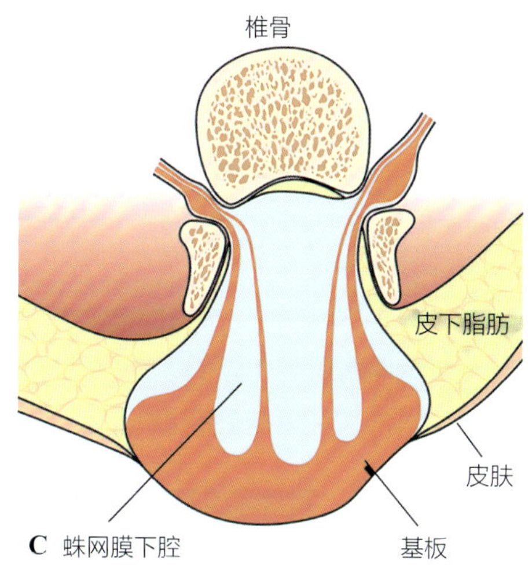

▲ 图 4-9　女，新生儿，脊髓脊膜膨出，开放性闭合不全

矢状位（A）和轴位（B）T_2 加权 MR 图像，以及轴位示意图（C）显示脊髓拴系穿过脊膜外翻部分作为终末尖端基板（箭头），暴露于空气中；蛛网膜下腔以黑 / 白箭标示

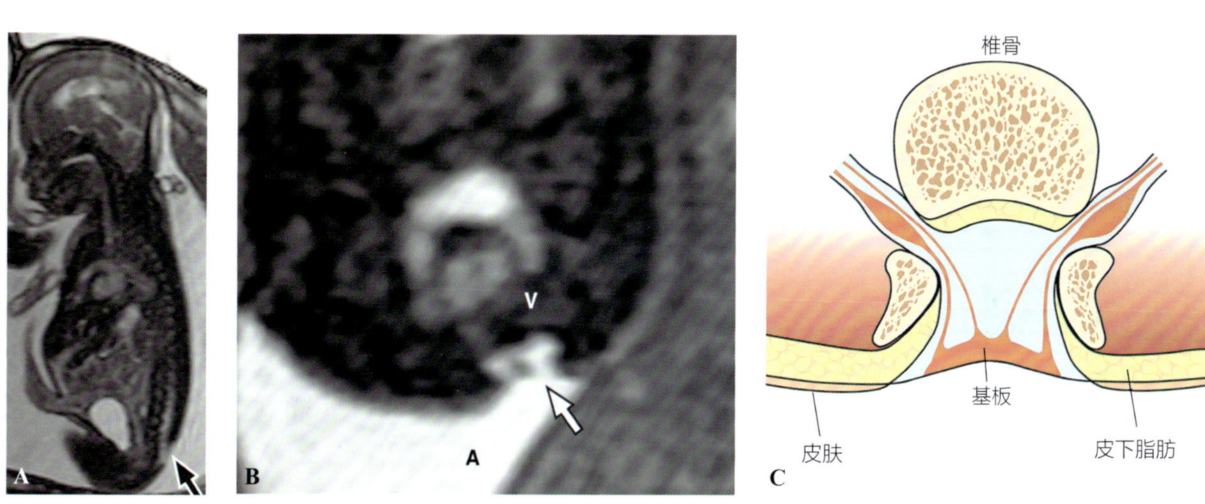

▲ 图 4-10　宫内胎儿的脊髓膨出

矢状面（A）和轴位（B）T_2 加权 MR 图像显示皮肤缺损（箭）和骶椎闭合不全；胎盘与皮肤表面齐平，无突出的蛛网膜下腔通过椎体（V）缺损暴露于羊水（A）；C. 脊髓膨出的轴位示意

MRI 研究表明，尾部脊髓拴系也在一部分 Chiari 畸形患者中起作用[26]。

传统上，儿童脊髓脊膜膨出和脊髓膨出应在出生后进行矫正手术，目的是覆盖暴露的基板以防止溃疡和感染，以及用脑室分流术治疗脑积水。最近，已经进行部分宫内手术，目的是防止脊髓结合部位的继发损害，如羊水暴露、直接创伤和基于“二次打击”学说的流体动力学压力改变[28]。胎儿手术的目标是逆转后脑疝（Chiari Ⅱ 畸形），减少由于脑积水引起的脑室 – 腹腔分流术的必要，并防止由于脊髓拴系引起的神经功能障碍[29]。

3. 脂肪脊髓膨出和脂肪脊髓脊膜膨出　脂肪脊髓膨出和脂肪脊髓脊膜膨出都是 CSD，以在完整的皮肤下方腰骶部皮下出现肿块为症状。脂肪脊髓膨出通常是脂肪脊髓脊膜膨出的两倍[23]。脂肪瘤与硬脊膜缺陷有关。这些异常约占所有脊髓脂肪瘤的 76% 和所有 CSD 的 16.4%。脂肪脊髓膨出和脂肪脊髓脊膜膨出是一种原发性神经胚基缺陷，是由皮肤外胚层和神经外胚层局部过早分离所致[30]。间叶细胞进入神经管形成脂肪（脂肪瘤）并阻止进一步的神经形成。脂肪瘤向后延伸通过脊柱缺损与皮下脂肪融合。

MRI 是首选的成像方式。区分脂肪脊髓膨出和脂肪脊髓脊膜膨出主要的 MR 成像特征是基板–脂肪瘤界面相对于椎管的位置。在脂肪脊髓膨出中，基板–脂肪瘤界面位于椎管内或边缘。皮下脂肪延伸到椎管并附着到脊髓（图 4–11）。在脂肪脊髓脊膜膨出中，由于蛛网膜下腔的突出部分穿过骨缺损，基板–脂肪瘤界面位于椎管外侧。皮下脂肪通过腰骶部缺损延伸至开放的神经板（图 4–12，图 4–13）。脊髓经常由于脂肪瘤旋转和不对称而致拴系，并且可能存在脊髓积水[31]。神经根的不均匀发育也可能导致脊髓拴系。

在这些儿童患者中，提倡早期手术治疗以防止神经功能障碍[32]。手术的目的包括全部或次全切除脂肪块，识别腰骶部筋膜缺损以松解系带，最终释

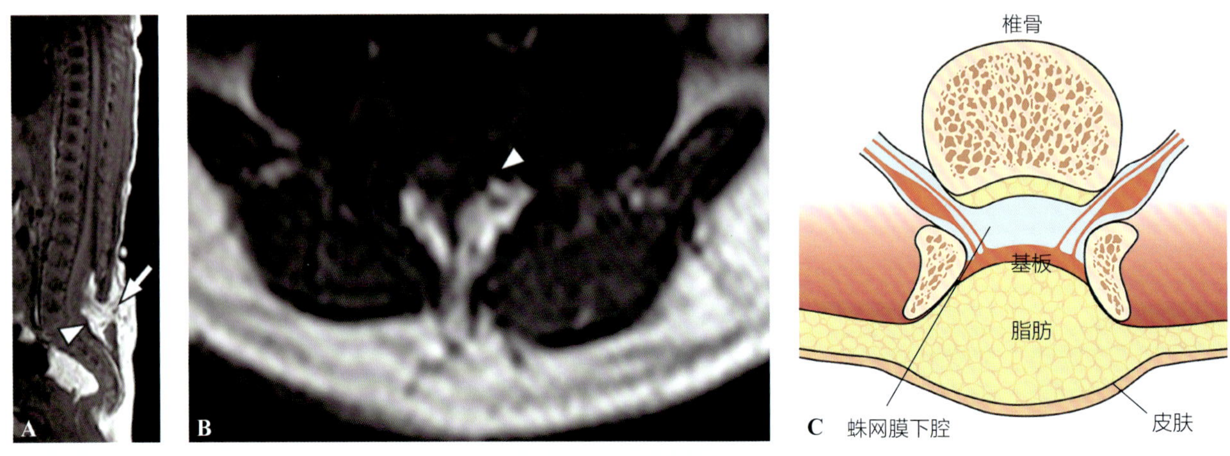

▲ **图 4–11　男，新生儿，脂肪脊髓膨出**

矢状位（A）和轴位（B）T_1 加权 MR 图像显示皮下脂肪瘤（箭）的存在与脂肪组织（箭头）通过闭合不全处延伸到椎管和附着到神经板；在 B 中，基板–脂肪瘤界面（箭头）位于椎管内，区别于脂肪脊髓脊膜膨出；还要注意上覆的皮肤是完整的；C. 脂肪脊髓膨出的轴位示意

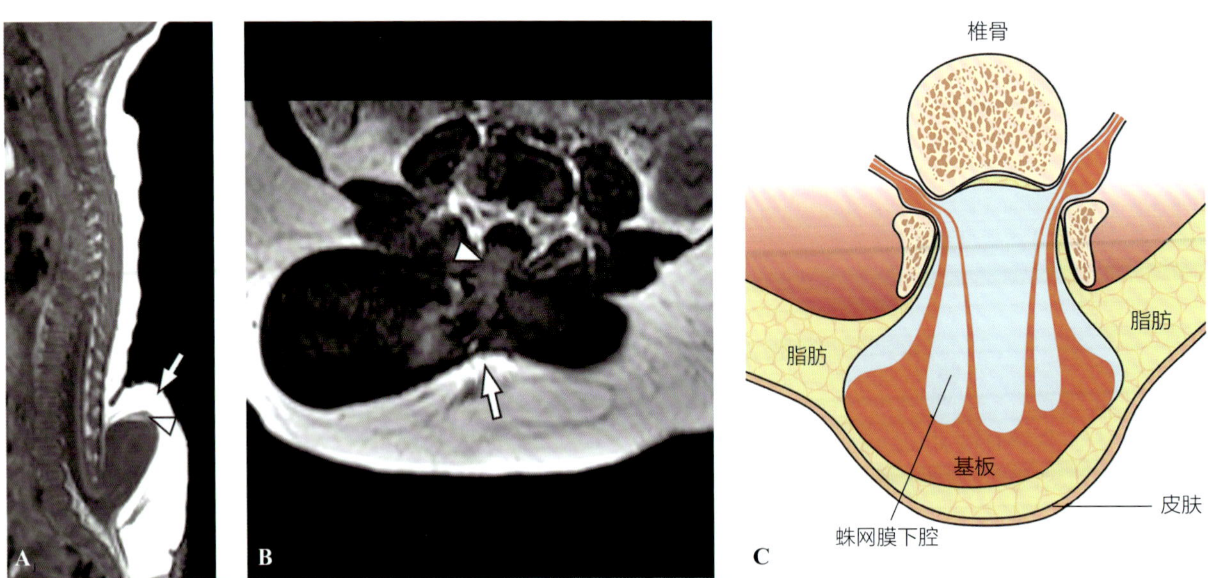

▲ **图 4–12　女，新生儿，脂肪脊髓脊膜膨出**

矢状位（A）和轴位（B）T_1 加权的 MR 图像显示脊髓拴系穿过脑膜外翻部位作为终末基板（箭头），其被包含在皮下脂肪瘤（箭）内；基板–脂肪瘤界面和蛛网膜下腔延伸到脊髓缺损外并被覆皮肤和皮下组织；C. 脂肪脊髓脊膜膨出的示意

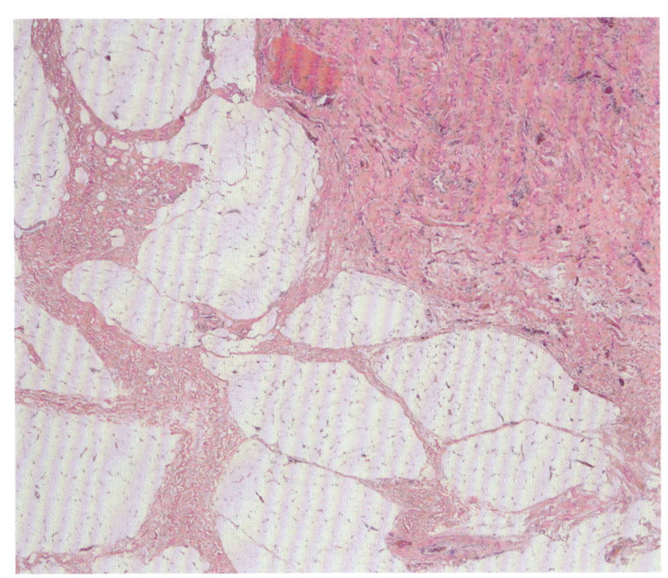

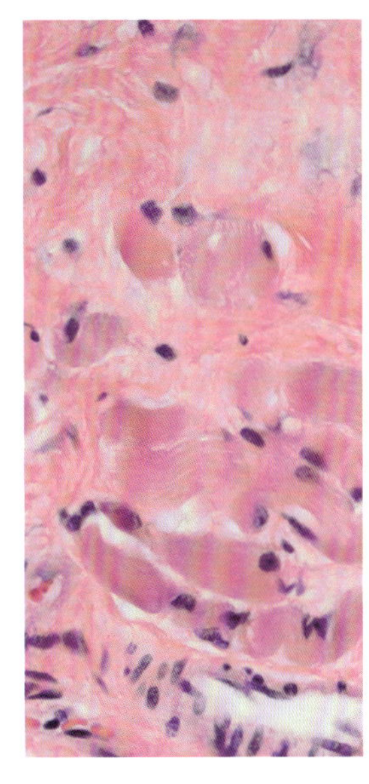

◀图 4-13 女，7月龄，脂肪脊髓脊膜膨出，脊髓拴系和腰椎真皮窦

这个混杂的肿块显示出丰富的脂肪和结节状聚集的混乱排列的纤维组织和骨骼肌（HE，×40，右；×600，左）

放终丝，保留神经组织，防止脊髓的再拴[33]。

4. 脊膜膨出 后位脊膜膨出被归入 CSD，不常见，病因也不明。一种假说认为是由于蛛网膜下腔脑脊液搏动引起脊膜通过脊髓缺损突出所致。大部分的脊膜膨出都发生在腰椎或骶椎，胸椎和颈椎病变很少被报道。在影像学上，典型的脊膜膨出有明显的特征，充满脑脊液的囊通过后位脊髓缺损疝出（图 4-14）。在囊内并没有神经组织，颈部脊膜膨出可能发生拴系。另外，神经根甚至是终丝可能巧妙地穿过膨出的脊膜[14]。因为后位脊膜膨出总是和其他隐匿性脊髓损伤联系在一起，应该对整个脊柱进行一个完整的 MRI 评估[34]。

前位脊膜膨出和骶内脊膜膨出都是没有皮下肿块的隐性脊柱闭合不全。前位脊膜膨出的位置在骶骨前，一般多见于尾骨缺如的患儿。它可能只在年长儿或者成人出现腰痛、尿失禁，或是便秘时才被发现[35]。骶内脊膜膨出是一种硬膜外的囊性病变，是由于在鞘囊尾端蛛网膜憩室穿过硬脊膜缺损形成的。区别于更加常见的神经束膜囊肿（Tarlov 囊肿），骶内脊膜膨出与退化的神经根没有任何联系，因此，骶孔是多余的。在局部受压后会引起骶部疼痛或者骶骨神经根功能紊乱。

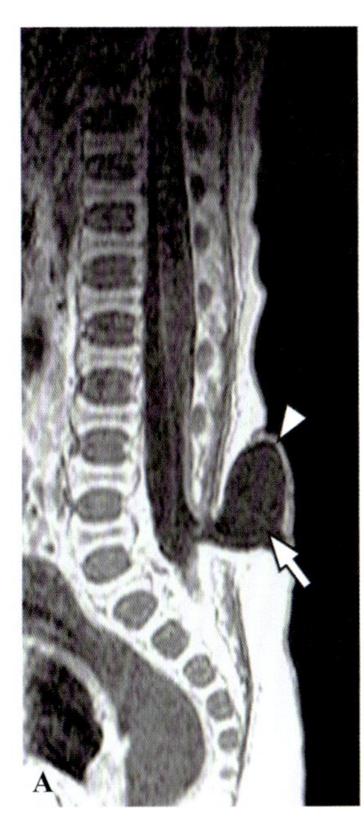

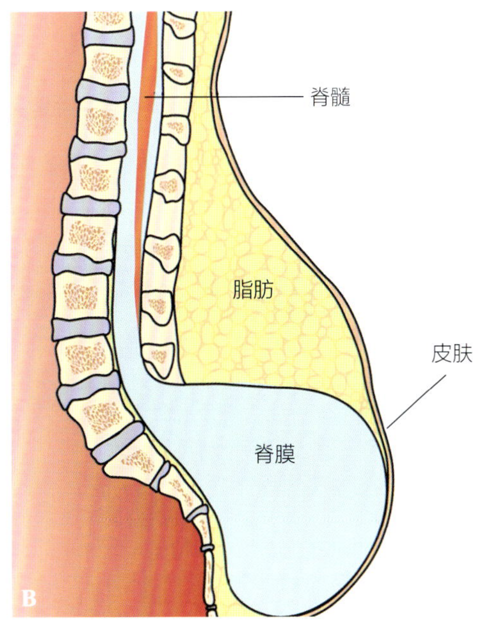

◀图 4-14 女，新生儿，脊膜膨出

矢状位 T_1 加权 MR 图像（A）和相应的示意图（B）显示脊膜膨出通过后部脊柱缺损形成充满脑脊液的囊（箭），不含神经内容物；覆盖皮肤（箭头）是完整的（由 In-one Kim, MD, Seoul National University Hospital, South Korea 提供）

后位脊膜膨出基本上都需要进行外科修复；前位和骶内脊膜膨出只有在出现症状时才会进行手术治疗。手术的目的是确定通过硬脊膜疝出的部位并结扎囊肿。结扎后，多数受影响的儿童症状会消退 [1]。

5. 末端脊髓囊样膨出（TMC） 是一种罕见的CSD。其主要特征是将远端脊髓挤压入椎管外间隙，其末端部分扩张成囊腔形成TMC。功能性圆锥位于TMC的喙部。TMC有几个相关的特征，每个案例各不相同。椎管内蛛网膜下腔可扩张并延伸到椎管外脂肪间隙，形成TMC周围脑膜膨出。可能发生不同程度的脊髓积水，通常发生于腰骶部。极少数情况下，脊髓积水可能很严重并与TMC联通。覆盖TMC的皮下脂肪的数量不同，从较正常皮肤稍厚的皮下脂肪到生长活跃的脂肪瘤 [36]。

TMC的发病机制尚不完全清楚，最可能与继发性神经胚形成异常和分化倒退有关 [36]。TMC可能是由于在未来囊性皮肤远端脊髓裂开前细胞凋亡的时间特异性停滞引起，从而保留囊肿内的胚胎成分。

MR成像的关键特征是“囊套囊”（图4-15）。囊内囊肿表现为一喇叭样充满脑脊液的脊髓囊样膨出，有时与椎管内部分脊髓的髓腔内积水（脊髓空洞症）相连续。囊壁外层是扩张的硬脊膜的脊髓外

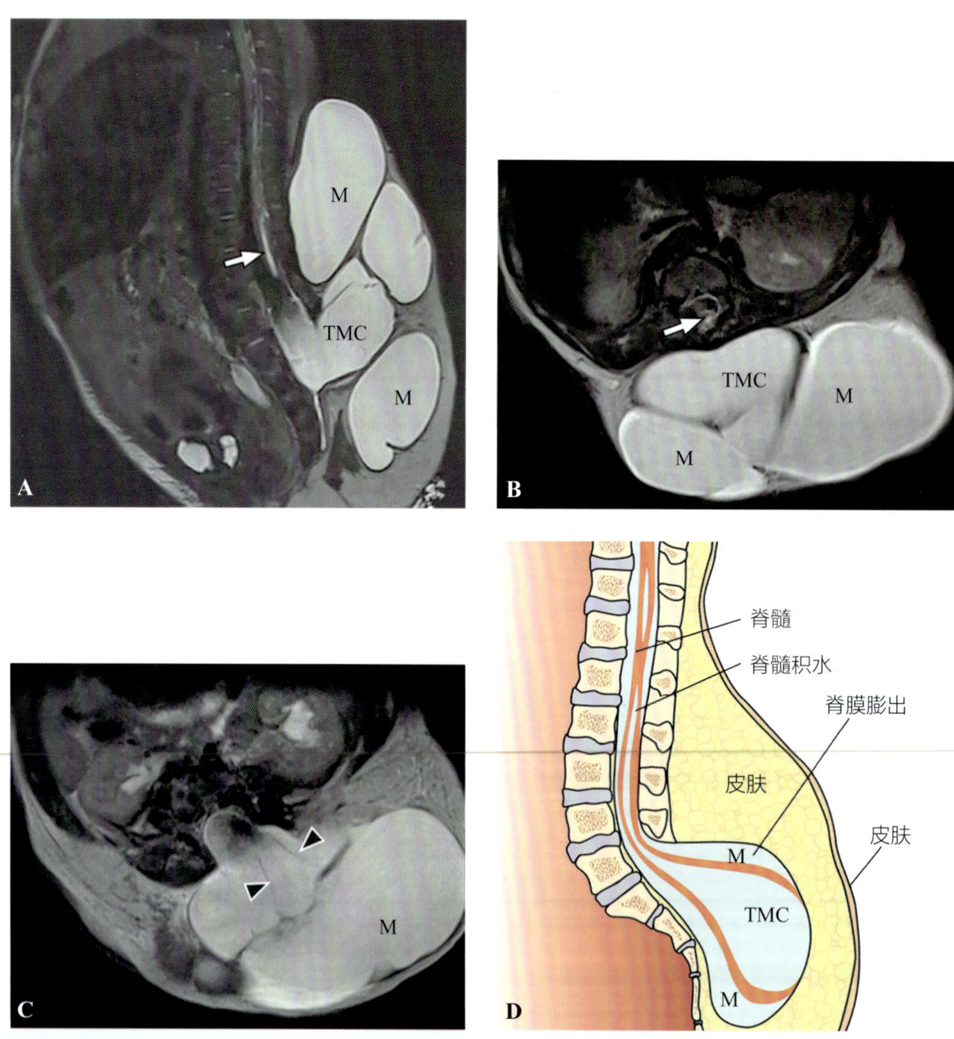

▲ 图 4-15 女，新生儿，末端脊髓囊样膨出

矢状位 T_2（A）和轴位（B，C）T_2 加权MR图像显示脊髓拴系内的脊髓积水（箭），其末端部分通过背侧脊柱缺陷部分突出一个巨大的充满脑脊液的囊肿，形成末端脊髓囊样膨出（TMC）；向脊柱外脂肪层蛛网膜下腔的邻近延伸，形成脊膜膨出（M）；马尾神经根（箭头）横贯TMC；巨大的囊性肿块被完整的皮肤覆盖（由 Sanjay Prabhu, MD, Boston Children's Hospital and Harvard Medical School, Boston, MA 提供）；D. TMC 的示意

延伸，其与脊髓蛛网膜下腔相连。脊髓拴系常存在。当存在脊柱侧弯时，矢状位各向同性3D重建MR图像可以在单个平面上显示整个脊髓，可以描绘脊髓囊样膨出和脊髓空洞症之间的连续性[37]。

TMC推荐早期外科手术修复，因为它在婴儿期快速膨胀，从而导致囊肿近端圆锥的拉伸损伤。手术目的是通过切除非功能性尾端囊肿壁来缩小肿块的大小，松解基板，最后将软脊膜－蛛网膜缝合来关闭脊髓空洞[38, 39]。中央管的尾端经过晚期室造口引流术持续开放至蛛网膜下腔，以避免脊髓积水空洞症的形成[40]。

6. 脊髓纵裂或者说分裂脊髓 是由于中线脊索融合失败导致形成两半脊髓[21]。这种畸形亚型依赖于原始的脊索发育的变异[21]。MR成像特征是通过确定含半脊髓的硬脊膜囊的数目及是否有骨软骨嵴或纤维分隔来区分亚型。

轴位MR图像最能显示脊髓的分裂及相关的脊髓积水、圆锥低位和硬膜内脂肪瘤[41]。在1型脊髓纵裂中，椎管由骨性或骨软骨性分隔（骨嵴）分成两半，每个硬脊膜囊都有一半脊髓。分为两半的脊髓通常在骨嵴下面融合形成一根单一的脊髓。脊髓积水常见于半脊髓和纵裂脊髓上方和（或）下方的正常脊髓内。大多数病例合并椎体分节畸形。骨的畸形，包括骨分隔，可通过CT进一步评估。在2型脊髓纵裂中，一个硬脊膜囊包含没有骨软骨嵴的两半脊髓（图4-16）。然而，纤维分隔可以在高分辨率轴位和冠状位MR图像上看到，是一个薄的低信号带。2型脊髓纵裂合并椎体畸形也很常见，但通常比1型脊髓纵裂更轻微。

因为残余缺损在手术前就存在，预防性脊髓松解术和脊髓纵裂修补术可以帮助改善临床预后。术后脊髓积水通常没有变化，但不会引发神经系统综合征[42]。

7. 脊髓拴系综合征和终丝脂肪瘤 脊髓拴系综合征不是一个单一疾病，而是一种涉及进行性神经系统退化的临床综合征，尤其是下肢运动和感觉功能障碍。其他合并的神经系统缺陷包括痉挛步态、肌肉萎缩、异常反射、尿失禁和骨畸形如脊柱侧弯。其发病机制与脊髓牵引有关。脊髓牵引可直接作用于椎管内的病变（表现为CSD）或继发于脊髓脊膜膨出手术修复术后皮肤瘢痕形成。当脊髓被拴系/拉长时，血液供应可能不足，从而导致神经细胞功能退化[43]。

MRI显示典型的脊髓圆锥低位（低于L_2～L_3椎间盘）和多种合并的脊柱及脊髓异常；最常见的包括终丝末端粘连、脊髓纵裂、硬膜内脂肪瘤和尾骨缺如（图4-17）[44]。在有或没有终丝脂肪瘤的情况下，圆锥可位于影像学“正常”位置[45]。脊髓积水预示着神经功能的退化。

脊髓松解术适用于病情恶化或有新发神经症状的患儿，手术目的是增加脊髓内的血流量。手术成功率取决于畸形性质和严重程度。一般而言，早期

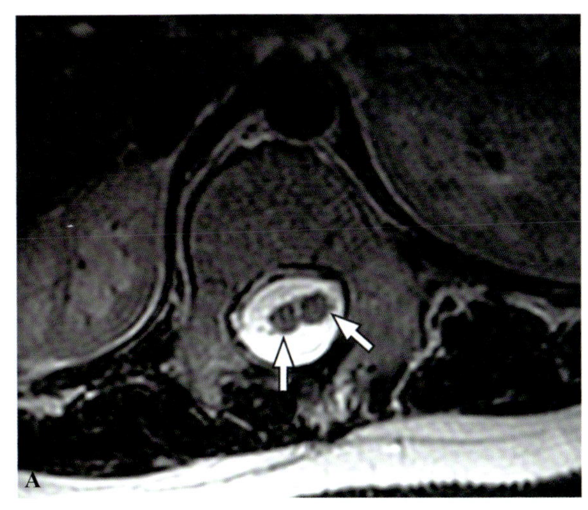

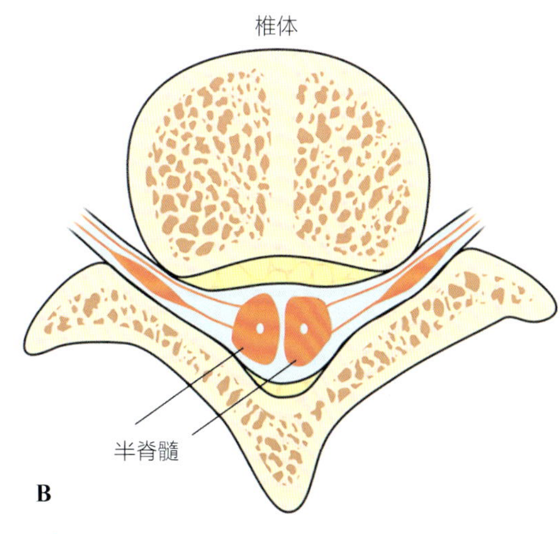

▲ 图4-16 男婴，脊髓纵裂

轴位T_2加权MR图像（A）和示意图（B）显示一个硬脊膜囊内的两半脊髓（箭）；未见骨性分隔或脊髓积水

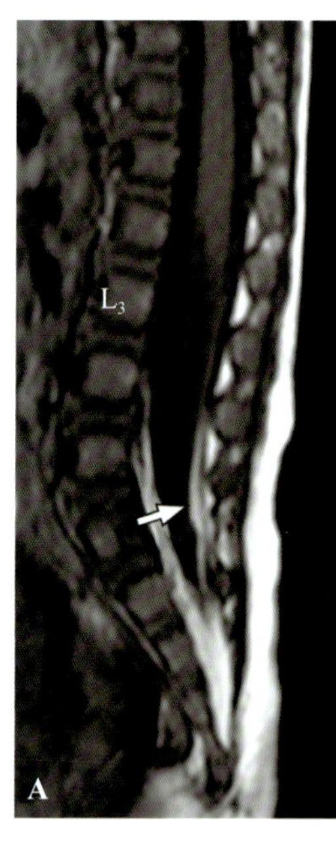

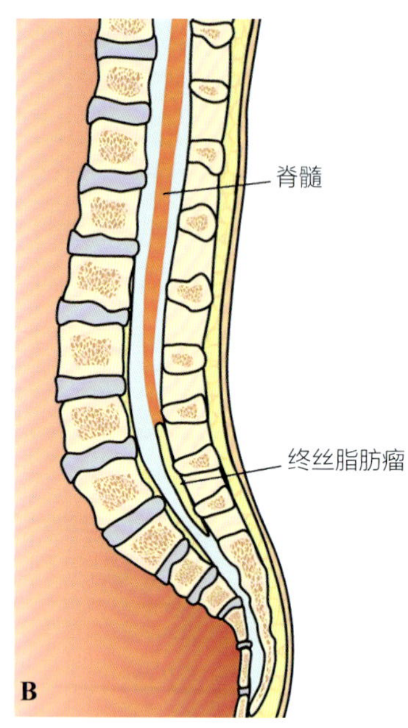

◀图 4-17 **男，3 月龄，终丝脂肪瘤**

矢状位 T_1 加权 MR 图像（A）和示意图（B）显示高信号脂肪贯穿终丝（箭）；脊髓位于 L_3 低位水平（引自 Lowe LH, Johanek AJ, Moore CW. Sonography of the neonatal spine: part 2, spinal disorders. *AJR Am J Roentgenol.* 2007;188:739-744）

手术干预与改善预后相关，如疼痛缓解和神经功能的稳定。脊髓松解术也可以阻止脊柱侧弯的进展[46]。

8. 皮毛窦　是一种常见的 CSD，约占病例总数的 25%，是一内衬上皮的窦道或瘘管，从皮肤表面向内延伸，可能与中枢神经系统及其脑脊膜层相连[23]。在 2500 例活胎中有 1 例皮毛窦，但确切发病率尚不清楚[47]。最常见发病部位是腰骶部，在中线臀沟上方凹陷或针尖样小口处，少见于中线外侧[48]。常见的皮肤红斑如毛痣、色素沉着斑或血管瘤。皮毛窦被认为是由于皮肤外胚层与神经管不完全分离引起。这导致形成有真皮结构的上皮组织内衬的窦道形成（图 4-18），这些都可以与中枢神经系统相连通。

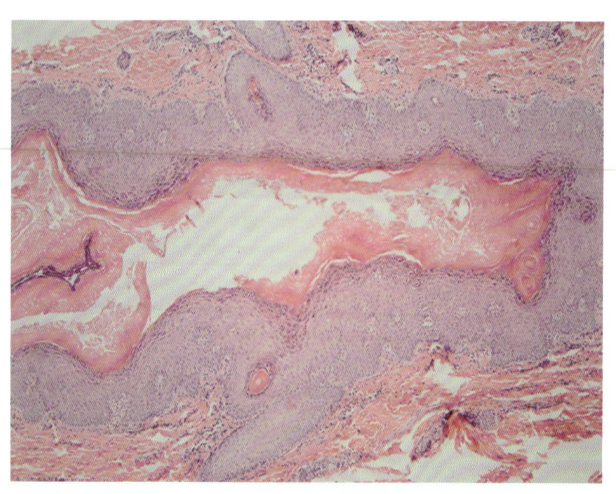

▲图 4-18 **女，1 岁，皮毛窦，有骶骨凹陷**

窦道内衬角化鳞状上皮排列伴皮肤附器（HE，×100）

在 MRI 上，皮毛窦的主要特征是在矢状面图像上斜向下的皮下脂肪的线性局灶低信号（图 4-19）。合并椎管内异常是常见的。皮毛窦可以与肥大或纤维瘤样和（或）脂肪的终丝相连[49]，并可能伴有一个低位脊髓圆锥和（或）椎管内脂肪瘤[50, 51]。也可能存在马尾水平的皮样囊肿（包含肿瘤），并且可能是由部分皮毛窦的包囊形成[52]。

新生儿腰椎 US 筛查有助于区分皮毛窦和尾骨窝[5]。在观察窦道与圆锥的关系方面，超声优于 MRI，理由是其对婴儿分辨率高，且没有新生儿 MRI 存在的呼吸伪影。但对于大于 4 月龄的患儿，声窗受脊柱后部骨质骨化的影响，超声的利用价值受限[53]。

未经治疗的与蛛网膜下腔相通的硬膜下窦道是细菌感染传播到中枢神经系统的途径，可导致脑膜炎，但较少有脓肿形成。因此，早期手术切除窦道来纠正相关发育异常是非常必要的[54]。

9. 硬膜内脂肪瘤　椎管内脂肪瘤是罕见的先天性和组织学良性肿瘤，在所有脊髓肿瘤中占比低于 1%[55]。在所有脊柱脂肪瘤中，24% 为硬膜内脂肪瘤[23]。硬膜内脂肪瘤在腰骶部的鞘膜囊最常见，临床上常伴有脊髓拴系综合征[56]。其可能单发或多发，并可致椎管扩大。在颈胸区，可能会产生隐匿性脊髓压迫体征。

硬膜内脂肪瘤被认为是原发性神经胚形成异常的一种，包括神经管与周围外胚层的过早分离。随后神经板持续开放，使间叶细胞增生进入室管膜内

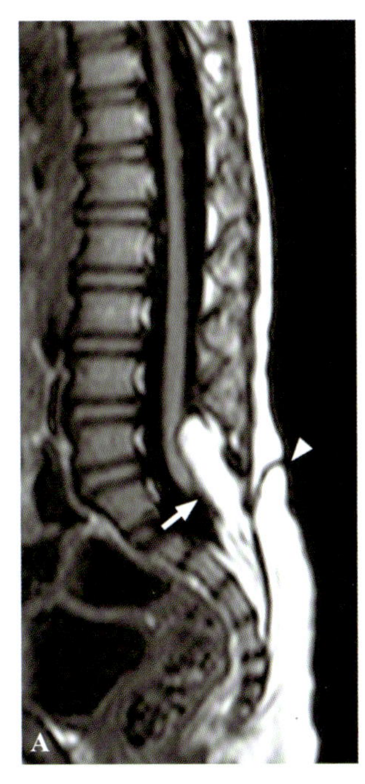

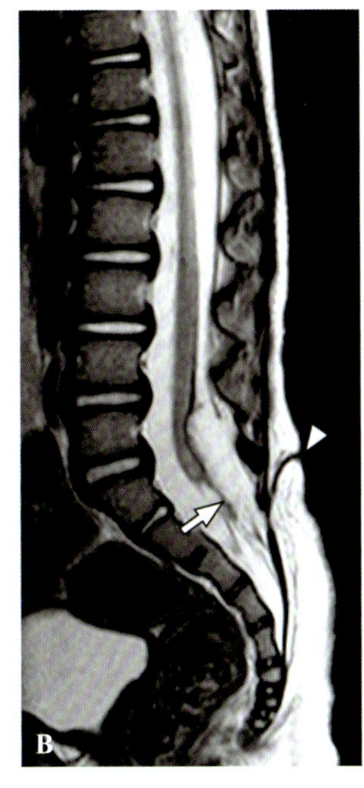

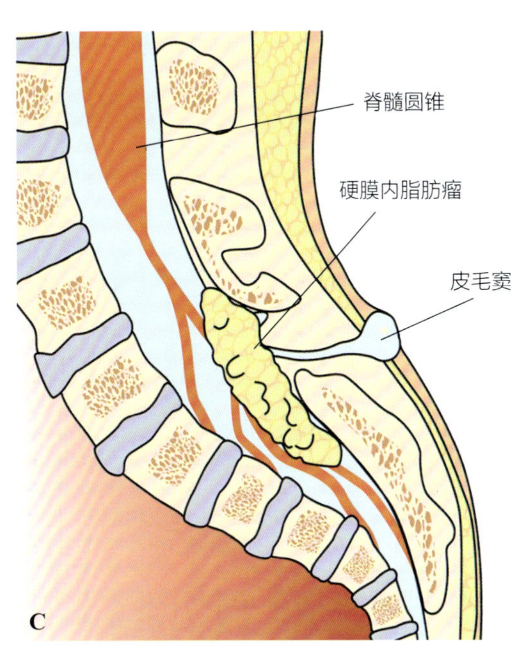

▲ **图 4-19 男，3 岁，皮毛窦和硬膜内脂肪瘤**

矢状位 T_1 加权 MR 图像（A）、矢状位 T_2 加权 MR 图像（B）和示意图（C）显示皮下脂肪内骶部低信号的皮毛窦（箭头）；脊髓拴系并附着于 T_1 高信号硬膜内脂肪瘤（箭）的前表面；从 L_5 延伸至 S_2

衬里，诱导其分化为脂肪组织 [15, 57]。硬膜内脂肪瘤诊断的关键影像学特征是，在包括脂肪抑制序列在内的所有 MR 序列上，病灶均符合脂肪信号（图 4-20）。在 CT 上与脂肪具有相同的衰减值，在超声上是有回声的。

手术切除对于所有有症状的患儿都是必需的，因为硬膜内脂肪瘤可能在圆锥和神经根上引起占位效应。手术目的是松解拴系神经元并减少病灶大小。在无症状的硬膜脂肪瘤患儿中是否手术是有争议的；但对于大的硬膜脂肪瘤患者，建议早期行减压手术，以防止随着患儿长大病灶增大而增加临床恶化风险 [58]。

10. 脊髓积水空洞症　是一种慢性脊髓退行性变，中央管逐渐扩张。在儿童中，其是进行性的，多合并 Chiari 畸形，可以出现任何年龄 [59]。它可能是特发性，也可能继发于脊髓肿瘤、出血、梗死或外伤。脊髓积水空洞症的病理生理学被认为与脑脊液流体动力学异常有关。一种理论认为，可能是由于蛛网膜下腔的压力增加；而最近的理论表明，它是膨胀脊髓内脑脊液的胞外积聚 [60, 61]。临床表现包括脊柱侧弯或弓形足等骨骼病变和感觉障碍 [62]。其他症状可能包括下脑神经麻痹、运动无力和肌肉萎缩 [62]。

虽然婴儿在脊椎超声检查中可以清楚地看到脊髓积水空洞症，但增强 MRI 可以完整地评估脑和脊髓，尤其是在制定手术计划时。MRI 主要表现为在一个或多个椎体上可见 T_2 高信号的中央管扩张（图 4-21）。当看到脊髓空洞时，必须仔细寻找其潜在原因，如 Chiari Ⅰ 畸形、脊髓肿瘤，或其他脊髓病变。尽管在单纯型脊髓积水空洞症的病例中不会看到强化，但在初步评估以寻找小的隐匿性肿瘤或血管畸形时经常会做增强检查。MRI 可用各向同性 3D 重 T_2 加权来重建整个脊髓，可使脊柱侧弯时的脊髓空洞的显示更清楚，还可用相位对比序列对 Chiari Ⅰ 型畸形做脑脊液流动的生理学评估 [60, 63, 64]。

脊髓积水空洞症的治疗方案取决于其病因。在 Chiari Ⅰ 型畸形伴中央管扩张的患儿中，可早期行伴或不伴硬膜成形术的颅后窝减压术，可使 70%～85% 的患者症状改善 [59, 65, 66]。脊髓肿瘤和血管病变可行减压或切除术。一些血管病变可以行导管栓塞，这将在本章后面更详细地讨论。

11. 神经肠源性囊肿　神经肠源性囊肿有与消

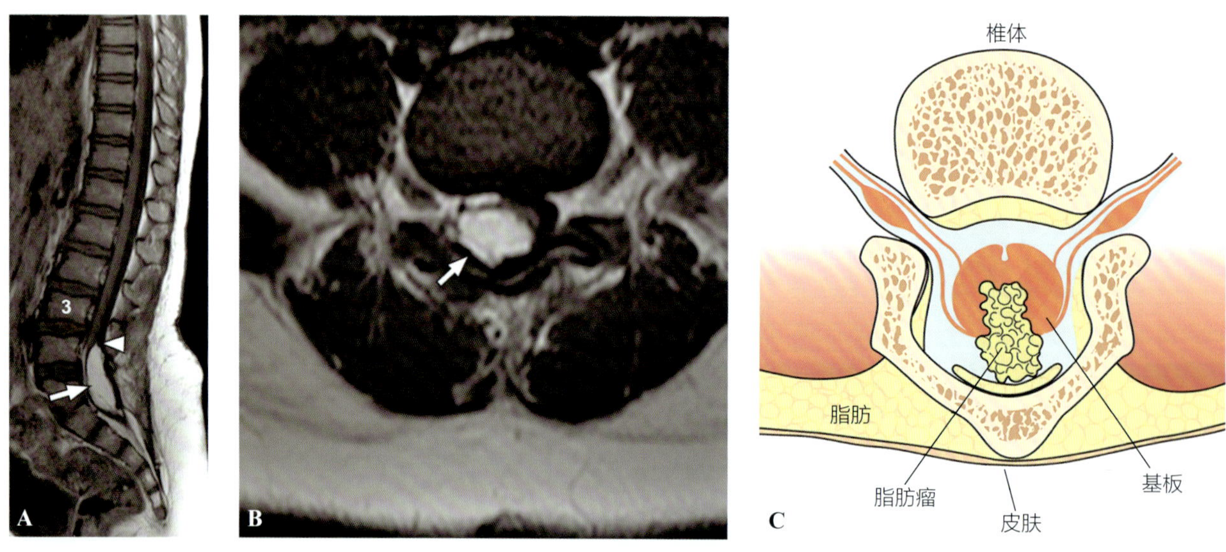

▲ 图 4-20　**男，2 岁，硬膜内脂肪瘤**

矢状面（A）和轴向（B）T_1 加权的 MR 图像识别拴在骶部脂肪瘤（箭）上的低位圆锥（箭头）；注意，脂肪瘤位于硬膜内并且在轴位 MR 图像上与皮下脂肪明显分开；椎管稍扩大，"3" 表示第 3 腰椎；C. 硬膜内脂肪瘤的轴位示意

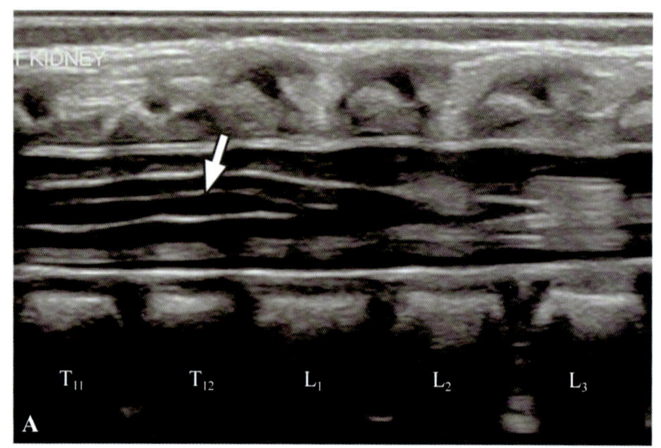

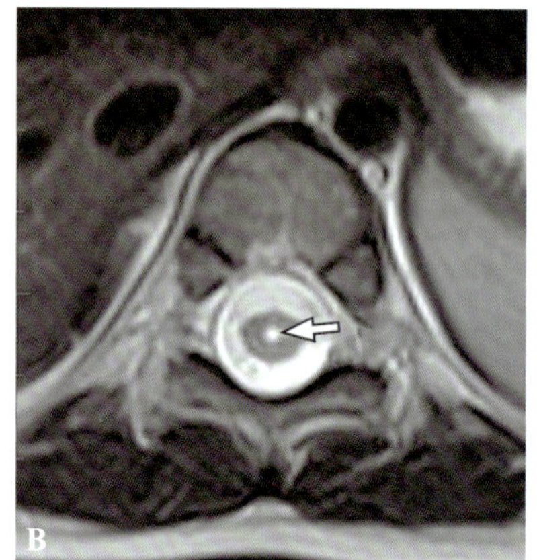

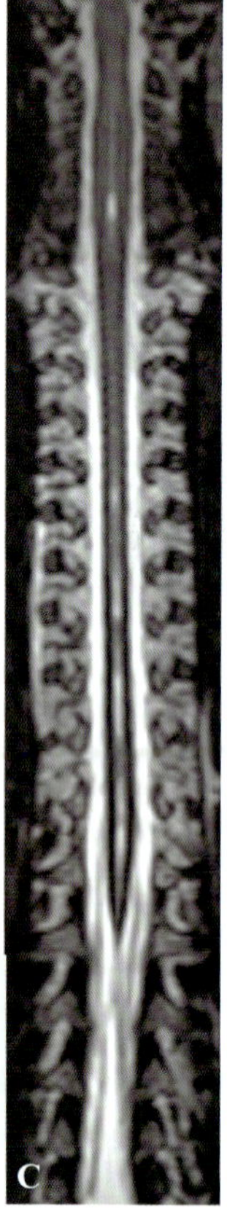

▲ 图 4-21　**男婴，脊髓积水空洞症，患有多种先天性畸形**

A. 纵向超声显示脊髓中央管（箭）呈低回声扩张，低位脊髓圆锥在 L_3 顶部；轴位 T_2（B）和各向同性 3D T_2 加权（C）MRI 冠状位重建脊髓确认胸腰椎中央管（箭），显示从下颈椎到胸椎脊髓的多个区域的脊髓积水空洞症

化道相似的黏蛋白分泌上皮排列（图 4-22）。它们可以沿着椎管在任何地方出现，通常位于脊髓颈胸区前部。腰骶水平较少见[67]。其发病机制与原条残留物的内胚层分化有关，这些残留物仍被滞留在分裂的脊索中。

神经肠源性囊肿可被视为椎管内的肠重复畸

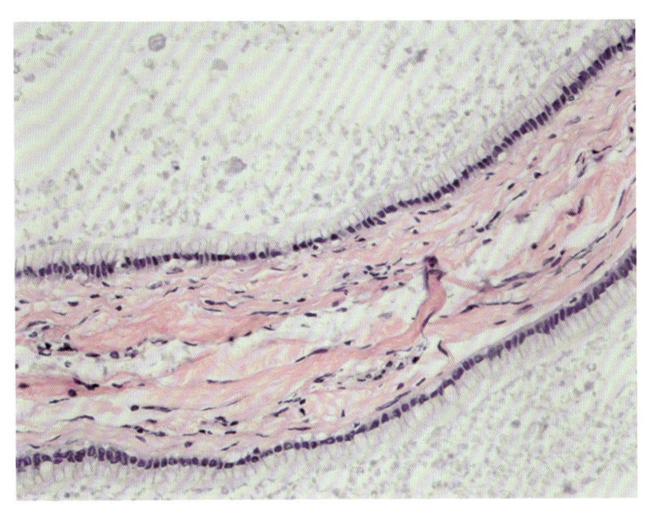

◀图 4-22　**男，9岁，神经肠源性囊肿**

来源于颈部硬膜内髓外肿块呈囊性，有隔膜，显示与胃幽门上皮类似的单层肠源性上皮内衬（HE，×200）

形。它们包括3种组织学类型。1型是最简单和最常见的形式，薄壁且具层状或假复层立方或柱状上皮。更复杂的形式是不常见，其特征是内含附加的中胚层结构，如平滑肌和脂肪（2型），有时有室管膜或神经胶质组织（3型）。神经肠源性囊肿可孤立存在或与脊柱缺陷或脊髓纵裂有关[68]。儿童最常见的表现是脊髓压迫[50]，通常在10岁前发现[69]，脑膜炎（症状类似脑膜炎）是新生儿和婴幼儿的发病特征[70]。

神经肠源性囊肿的主要影像学特征（图4-23）包括无强化的囊肿，因为其蛋白质含量可变，MRI上 T_1 呈等或稍高信号[71]。

神经肠源性囊肿的治疗是完全手术切除[71]。如果因为囊肿附着到重要结构，不可完全切除，可行囊肿壁开窗术。患儿总体预后取决于其相关异常，但可以保证患儿长期稳定存活[72]。

（二）感染性疾病

1. 病毒性脊髓炎　该病较罕见，但儿童急性脊髓病变时需要重点考虑。虽然许多病毒可能累及脊髓，如脊髓灰质炎病毒、肠道病毒71（引起手足口病）、虫媒病毒（如西尼罗病毒）、黄病毒、柯萨奇病毒、人免疫缺陷病毒（HIV）、日本脑炎病毒和埃可病毒，单一病毒感染罕见[73-75]。病毒性脊髓炎的病理生理学机制尚不清楚。它可能与原发性病毒感染或感染后脱髓鞘免疫应答有关[76]。

临床上，感染的患儿最常出现感觉障碍、双侧上肢和（或）下肢无力、无菌性脑膜炎、脑干脑炎、肌阵挛、震颤及膀胱和胃肠功能障碍[74]。可能发生

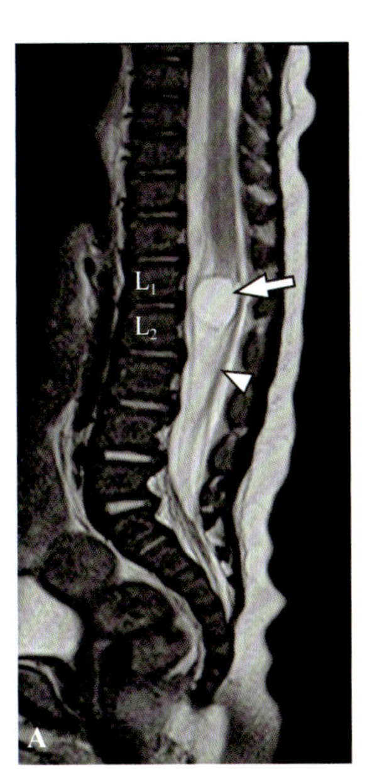

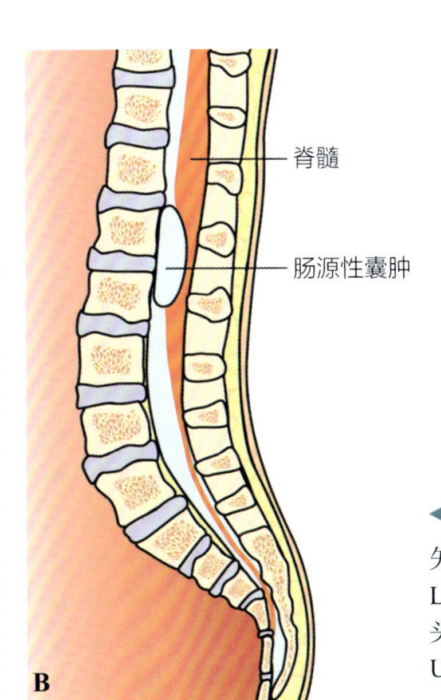

◀图 4-23　**男，2岁，神经肠源性囊肿**

矢状位 T_1 加权MR图像（A）和示意图（B）显示在 L_1～L_2 脊髓圆锥腹侧的硬膜内囊肿（箭）；正常的终丝（箭头）被囊肿推移（MR图像由Kim MD，Seoul National University Hospital，South Korea提供）

急性迟缓性麻痹，提示脊髓前角受累[76]。

儿童的初步检查应该包括对脑和全脊髓的 MRI 评估，以确定疾病的严重程度，排除瘫痪的外科因素，并缩小鉴别诊断范围[76]。脊髓病变为 T_2 高信号，强化形式多样。该病可以单发或多发，累及单侧或双侧，典型病变累及前索（图 4–24）[75–77]。脊髓软脑膜表面强化，神经根尤其是前根和马尾可见[75, 76]。当病变累及脊髓两侧时，其表型与横贯性脊髓炎一致[78]。脑部 MRI 有助于寻找其他病毒性病变并帮助排除其他疾病，如多发性硬化。

治疗病毒性脊髓炎主要依靠支持治疗。但是，当 PCR 确定某一特异性病毒感染时，可以使用甲泼尼龙或抗病毒药物治疗[74]。病毒性脊髓炎的预后各不相同。在一项对肠道病毒 71 型脊髓炎患儿的研究中，57% 例完全康复，43% 例残留轻微后遗症[76, 79]。双侧而不是单侧病变的儿童更容易持续发病，如臂或腿部无力[76]，以及有心肺衰竭的患者合并脑病变，更容易发生神经发育迟缓和永久致残[80]。

2. 细菌性脊髓炎　是由多种介质引起的，包括链球菌、金黄色葡萄球菌、肺炎支原体、结核分枝杆菌、立克次体和伯氏疏螺旋体（Lyme 病 / 神经 Lyme 病）[81]。颅内的临床表现如脑膜炎最常见，脊髓炎和脓肿偶有发生[82–84]。疾病来源于其他器官系统的血行传播，如皮肤、肺和胃肠道[85]。细菌性脊髓炎的发病机制可能是由于直接细菌感染和（或）继发性免疫介导，其中宿主产生攻击脊髓的抗体[83, 86]。

临床表现可能是渐进性或急性的，包括发热、上肢和（或）下肢无力、瘫痪和（或）感觉异常。还可能出现膀胱及肠道功能障碍、共济失调、体位不稳、背痛、呼吸困难、顽固性呕吐[83, 84, 87]。脓毒性脑膜炎、脑炎、卒中、神经根病和横贯性脊髓炎可见与支原体相关[86]。

MRI 是细菌性脊髓炎的首选成像方式。影像表现缺乏特异性，包括 T_2 高信号的脊髓肿胀，伴浅表脊髓和（或）神经根多种形式的强化（图 4–25）[82, 85, 87]。有环形强化的局灶性病变应考虑细菌性病因诊断[85]。胸髓病变、基底池强化、硬膜外和（或）脊髓脓肿可提示结核的诊断（图 4–26）[84]。神经 Lyme 病 / Lyme 病和结核也可伴有脑神经强化[88]。脊髓病变的鉴别诊断是非常困难的，但可以结合病史、临床和实验室资料缩小范围。

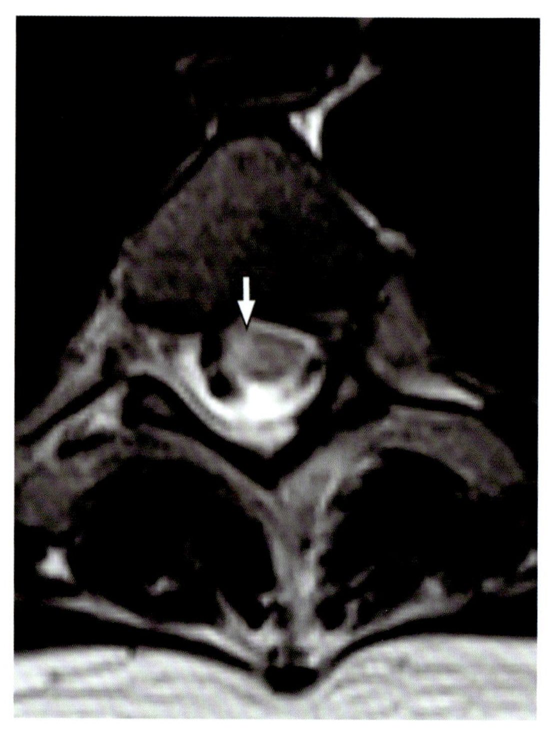

▲ **图 4–24　女，5 岁，病毒性脊髓炎，手臂无力和疼痛**

轴位 T_2 加权 MR 图像显示位于胸髓，单侧、主要在前侧的病变（箭）

治疗根据脊髓炎的病因进行，典型方案包括抗菌药物和甲泼尼龙治疗[85]。脊髓细菌性脓肿通常需使用抗生素；但在伴有硬膜外或软组织脓肿的情况下，需要手术引流[83–85]。预后取决于感染的严重程度。脊髓萎缩和空洞预示着永久致残[84]。

（三）肿瘤性疾病

脊柱肿瘤主要发生在中青年，在儿童中不常见。起源于脊柱的肿瘤仅占所有儿童肿瘤的 2%。症状通常不明显，最常见的表现为颈部或背部疼痛和反应迟钝[89]。具体的症状包括活动无力、步态改变、脊柱弯曲、肠道和膀胱功能障碍。急性损伤时，瘤周水肿可引起轻瘫或瘫痪。本章介绍椎管肿瘤的概况，并基于解剖位置详细地讨论髓内、髓外、硬膜下和硬膜外的病变[90]。

虽然椎管肿瘤的影像学特征常常是非特异性且有重叠的。但年龄与关键成像特点结合有助于缩小鉴别诊断范围。

虽然 X 线片可以显示脊柱的骨质破坏，但往往

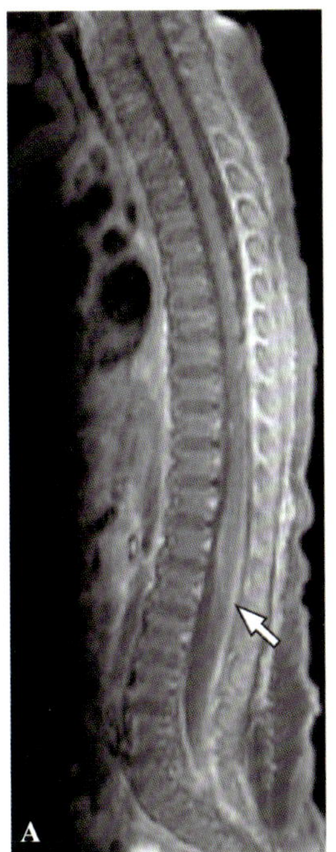
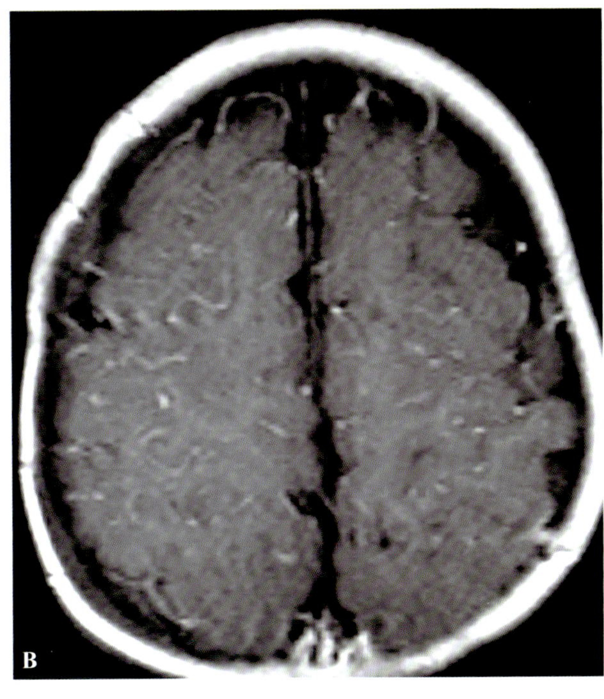

◀ **图 4-25 女，12 月龄，细菌性脑膜炎（链球菌），表现为手臂和腿部活动减少**

A. 矢状位 T_1 增强 MR 图像显示脊髓表面和马尾神经根（箭）强化；B. 脑部轴位 T_1 加权增强 MR 图像显示整个脑沟软脑膜强化，右侧较左侧明显

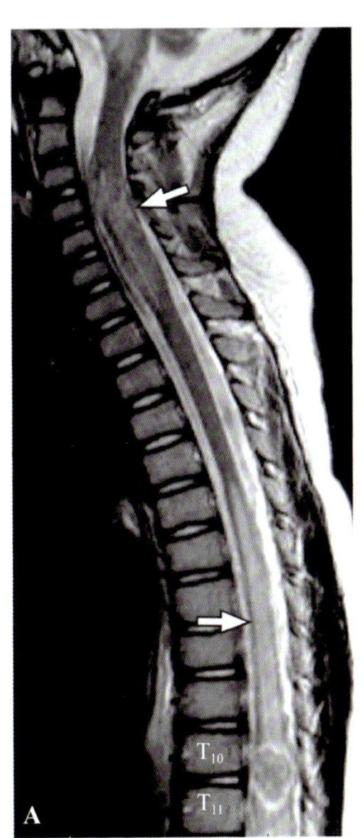

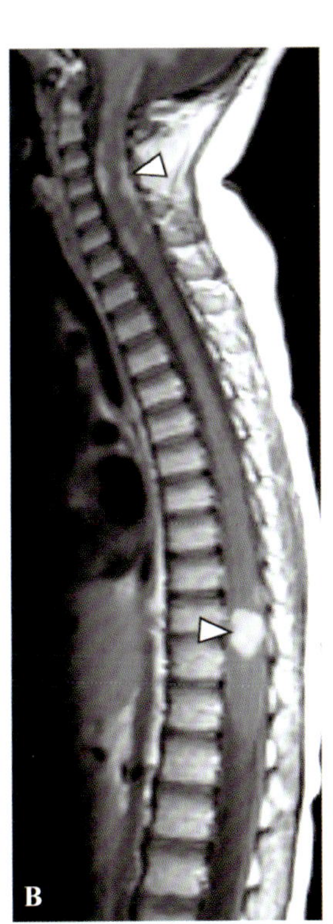
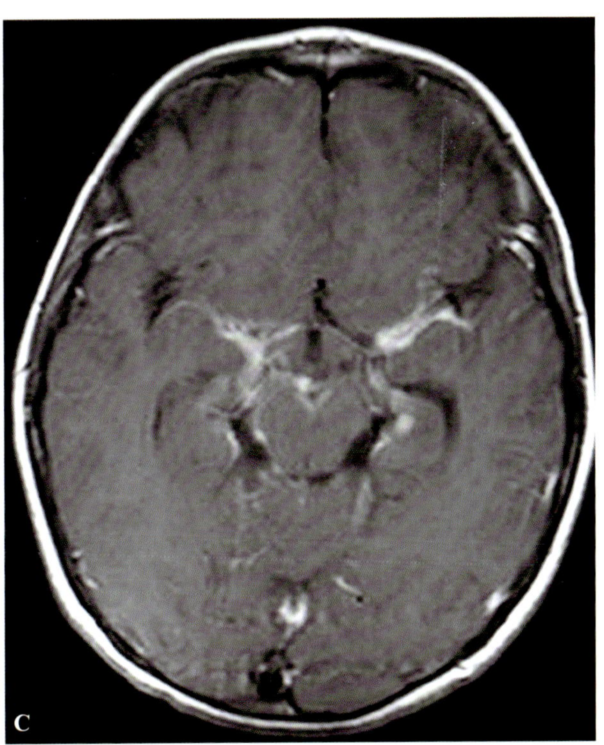

▲ **图 4-26 男，20 月龄，结核性脊髓炎，表现为惊厥和肌张力减退**

矢状位 T_2 加权（A）和 T_1 加权增强（B）MR 图像显示散在的脊髓水肿（箭），具有不同程度的强化（箭头）；注意 T_{10}～T_{11} 后方的病灶，考虑为发展中的脓肿；C. 脑部轴位 T_1 加权增强 MR 图像显示基底池广泛强化

是迟发性的，其对儿童脊髓肿瘤诊断和描绘的实用价值有限。CT 平扫有助于原发性骨质病变的影像学诊断，但不是评价脊髓的最佳成像方法。MRI 是诊断和描绘脊髓病变的最佳选择。

区别髓内（脊髓内）与髓外（脊髓外）、硬膜内（硬膜囊内）与硬膜外（硬膜囊外，可能为骨性）

病变是重要的，可以通过多平面 MRI 来显示。髓内病变表现为脊髓增粗，髓外病变至少在三个平面中的一个显示与脊髓有分离。术中超声可用于在手术暴露和切除中确定肿瘤的位置和边界。手术后 MRI 检查至少延迟到术后 12 周，因为手术改变使得术后早期扫描难以观察及诊断 [91]。

良性、非侵袭性脊柱肿瘤的治疗目标是完全切除实体瘤和相关管腔。如果肿瘤的任何部分浸润脊髓，手术成功率会减少。也可以使用辅助放射治疗和化学治疗，但当有脊髓浸润时往往预后不佳，恶性病变预后较差 [92]。

手术方法开始是以接近和去除肿瘤中心病变为目的的椎板切除术和脊髓切开术。当切除肿瘤周边结构时，为防止损伤脊髓健侧，可以使用电生理监测技术。肿瘤和相关联的脊髓管腔被切除到与正常脊髓相同的界面。

一般而言，术前神经系统缺陷可能在术后持续存在，但大多数肿瘤是在确定没有远期致残风险的前提下被切除。症状复发可再次手术。残留和复发的肿瘤沉积物通常多年保持静止或生长非常缓慢。在组织学上良性的小儿髓内胶质瘤完全切除瘤体是不可能的，最好避免辅助放射治疗，因为对未成熟的脊髓和脊柱有不良反应。

硬膜外肿瘤考虑手术治疗，取活检进行病理诊断，对进展性脊髓病变行脊髓减压，对脊柱不稳患者进行重建，还可以尝试根治性切除术。大部分儿童硬膜外病变对放射治疗或化学治疗有反应 [93]。

1. 髓内肿瘤　儿童髓内肿瘤最常见于颈胸段 [94]，生长缓慢，表现出非特异性症状。因此，诊断往往被延误。高达 67% 患儿出现背痛，通常是弥漫性的，卧床时加重，夜间疼痛明显 [95]。年幼患者可能会出现反应迟钝、脊柱疼痛、僵硬、肌肉痉挛、运动功能发展倒退和频繁跌倒 [95, 96]。年龄较大的患儿可能会出现步态紊乱和（或）进行性脊柱侧弯。肢体无力和感觉异常也是常见的 [96]。15% 患儿主要症状表现为颅内压升高和脑积水。影像学检查相关发现归纳在表 4–1 中。

(1) 星形细胞瘤：约有 60% 的儿童髓内肿瘤是星形细胞瘤，最常发生于颈髓 [92, 95]。脊髓星形细胞瘤无明显性别倾向，通常发生在 10 岁左右的儿童；在新生儿和婴幼儿中很少见到 [96]。它们可能会出现疼痛和运动功能障碍、步态紊乱、脊柱侧弯、斜颈（头倾斜），或者在生长发育上有明显缺陷。症状往往持久 [95, 96]。星形细胞瘤起源于星形胶质细胞，范围从良性（Ⅰ级）到恶性（Ⅳ级）[97]。

毛细胞型星形细胞瘤是疾病谱中最偏良性的（图 4–27），而高级别星形细胞瘤和多形性胶质母细胞瘤是其中恶性程度最高的 [95]。大体上，脊髓星形

表 4–1　儿童髓内肿瘤：主要影像特征、临床表现、治疗及其他评估

肿　瘤	主要影像特征	临床表现、治疗及其他评估
星形细胞瘤	颈部最常见	约 10 岁
	倾向于髓内偏心生长 ± 脊髓空洞	治疗——手术减压，± 化学治疗和放射治疗
室管膜瘤	颈部最常见 倾向于髓内中心生长	约 13.5 岁
	T_2 MRI 见含铁血黄素沉着信号	若为多发病灶，则考虑 NF2
	水滴样转移（脑脊液播散）	治疗——手术减压，± 化学治疗和放射治疗
神经节胶质瘤	与室管膜瘤类似	约 7 岁
		与 NF2 相关
		治疗——手术切除
血管网状细胞瘤	囊性病变伴强化壁结节	与 von Hippel–Lindau 病有关
	血管流空信号	治疗——外科手术

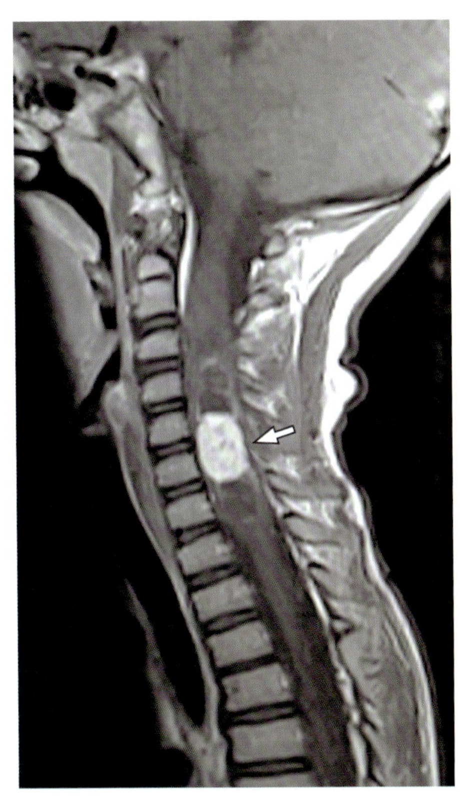

▲ **图 4-27　男，8 岁，星形细胞瘤，表现为上背部疼痛**

矢状位 T_1 加权 MR 增强图像显示髓内囊性肿块，中央大结节强化结节（箭），囊肿边缘轻度强化

细胞瘤可能是囊性、囊实性、实性或伴不同程度坏死。恶性星形细胞瘤可表现类似于脊髓血管畸形，因为瘤内血管增多和伴不同程度的瘤内出血。病灶大小由局灶性到弥漫性累及全脊髓不等。当疾病从髓颈交界处延伸到圆锥尖端时，病灶贯穿全段脊髓；在星形细胞瘤中，这种广泛病灶通常在 1 岁前出现（图 4-28 和图 4-29）[98]。星形细胞瘤可能与 1 型神经纤维瘤病（NF1）有关 [95]。

对比增强脊柱 MRI 对于识别与脊髓积水空洞症相关的小肿瘤和观察蛛网膜下腔播种转移非常重要。星形细胞瘤的主要影像学表现包括脊髓增粗、病灶位于脊髓偏心、T_1 低信号、T_2 不均匀的高信号和伴有强化壁结节的囊肿。病灶边缘强化亦常见（图 4-30）[94]。

髓内星形细胞瘤的治疗包括手术减压、化学治疗辅助最大安全切除，很少需要放射治疗 [99]。预后主要依据肿瘤分级，4 年生存率为 68%[98, 99]。

(2) 室管膜瘤：儿童高达 30% 的髓内肿瘤是室管膜瘤 [95]，常见于年长儿，13—14 岁，多见于女性 [92]。室管膜瘤起源于中央管的室管膜细胞，故通常位于脊髓中心。其可散发，但也可能与 2 型神经纤维瘤病（NF2）有关。发生在脊髓中央或终丝并

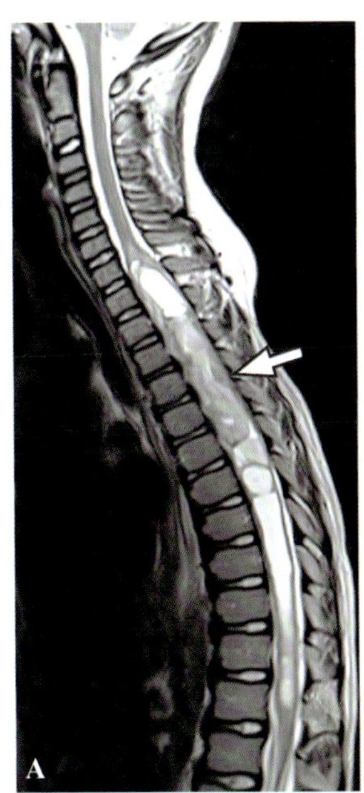

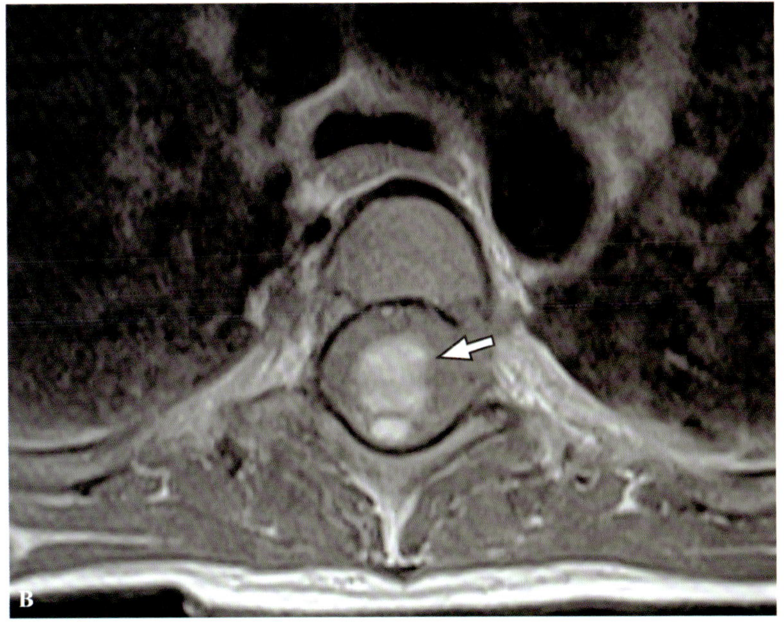

▲ **图 4-28　男，6 岁，星形细胞瘤，表现为疼痛和右臂活动减少**

A. 矢状位 T_2 加权 MR 图像显示颈髓内囊性肿块伴壁结节（箭）；注意在肿块上方有少量 T_2 高信号的脊髓水肿；B. 轴位 T_1WI 增强 MR 图像显示结节强化（箭）

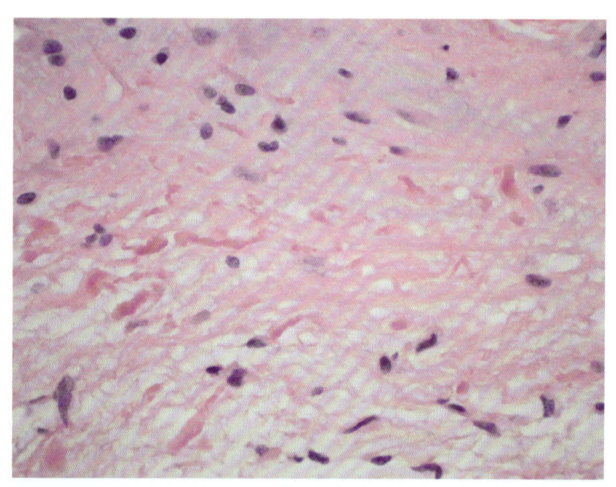

▲ **图 4-29　女，4 岁，毛细胞型星形细胞瘤，髓内肿块从中胸段延伸至脊髓圆锥**

细胞有圆形至细长的核，长发样嗜酸性细胞质（HE，×600）

常跳跃累及多个节段。与星形细胞瘤一样，累及全段脊髓也是可能的[100]。大体上，室管膜瘤边界非常清楚，典型表现为压迫相邻脊髓，而非浸润[95]。

室管膜瘤的各种组织学类型有细胞型、乳头状、透明细胞和伸展细胞型，最常见为细胞型室管膜瘤。黏液乳头状室管膜瘤是一种单独的低级别室管膜瘤，具有独特的组织学特征（图 4-31），仅发生于脊髓下段和终丝。

由于病变的物理特质和周围神经根的关系，黏液乳头状室管膜瘤外科治疗困难。当病变发生在马尾时，这种亚型可能合并蛛网膜下腔出血、背痛、下肢无力、麻痹和肠道及膀胱失禁等[101]。

室管膜瘤的特点是病变位于脊髓中央，脊髓增粗，边界清楚，T_1WI 呈等低信号，T_2WI 呈等高信号。强化方式不等。在 20% 的患者中，可见一关键

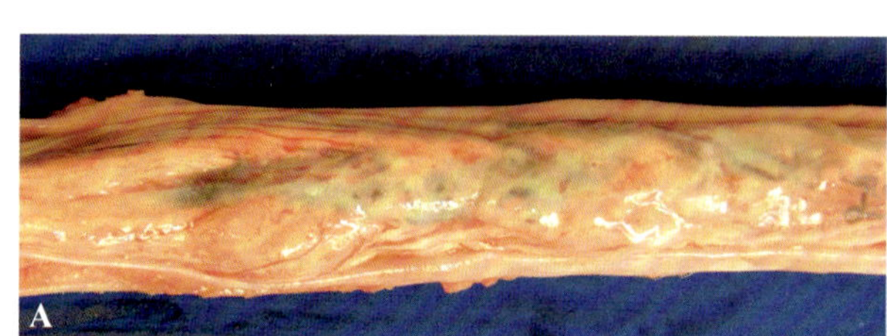

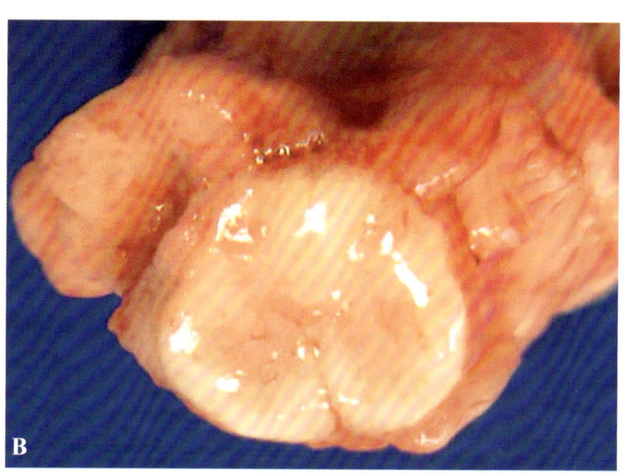

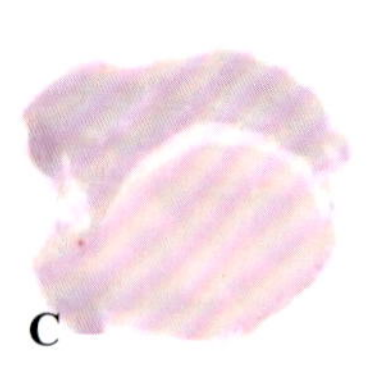

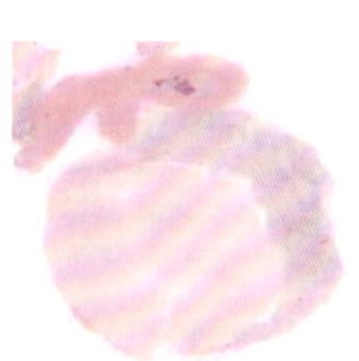

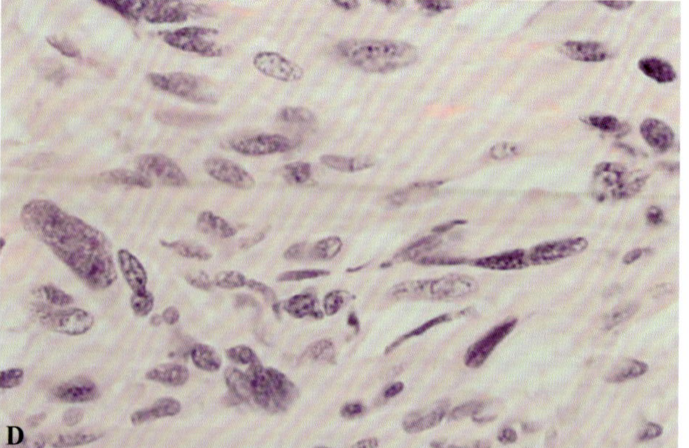

▲ **图 4-30　男，13 岁，胶质母细胞瘤伴软脑膜播散（尸检标本）**

A. 大体检查，软脑膜显示不透明度和结节性的区域；B. 横切面显示髓外硬膜内肿瘤；C. 镜下切片，HE，×1，证实高级别胶质细胞瘤多层面的软脑膜受侵犯；D：HE，×400

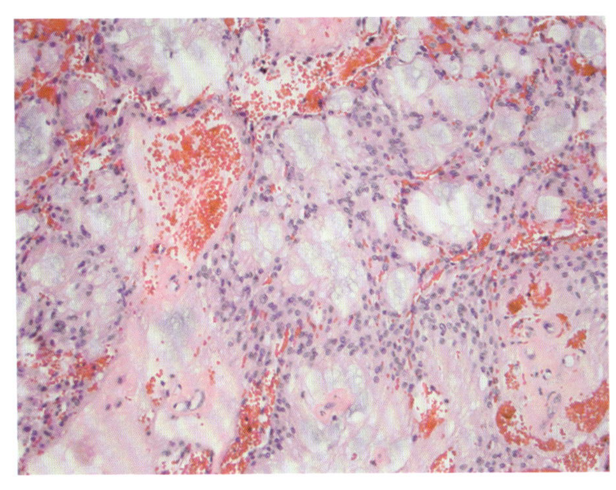

◀图 4-31 **男，16 岁，黏液乳头状室管膜瘤，由于腰部脊髓肿块，表现为慢性背痛**

显微图像显示突出的圆形肿瘤细胞排列在血管周围，蓝色黏液物质在肿瘤细胞和血管之间（HE，×200）

的影像特征——沿肿瘤边缘的 T_2 低信号环，被称为"帽征"[95]，提示沿着肿瘤头或尾端（上或下方），有继发于瘤内出血的含铁血黄素沉着（图 4-32 和图 4-33）[102, 103]。增强脊柱 MRI 有助于评估水滴样转移，这是室管膜瘤的常见特征[102, 103]。与之类似，头颅 MRI 可用于评估脑转移和由此产生的脑积水。多发室管膜瘤应考虑潜在的 NF2 可能[104]。

室管膜瘤的治疗很大程度上取决于肿瘤切除程度和分级。黏液乳头状室管膜瘤属于高级别病变，无法完全切除，据报道下段脊髓病变有较高的复发率，因此需要辅助化学治疗或放射治疗[105]。

(3) 神经节胶质瘤：占儿童髓内脊髓肿瘤的 15%[95]，平均发病年龄在 12 岁左右[94, 106]。肿瘤是由神经节细胞和神经胶质组成。神经节胶质瘤通常是低级别、生长缓慢的肿瘤，但切除后局部复发率高。组织学上，大的神经节样细胞（可能代表发育不良的神经元）分散在增生的胶质细胞之间（图 4-34）。其他表现包括嗜酸性颗粒小体、结缔组织增生的基质、钙化和淋巴浆细胞浸润[95]。

神经节胶质瘤可以是实性、囊性，内含钙化或出血。在所有序列上表现出不同的信号强度[107]。关键成像特征包括无灶周水肿的肿块，体积较大时可能有相邻骨侵蚀（图 4-35）[106]。其他有用的影像学特征有肿瘤长径长、呈斑片状强化、浅表脊髓

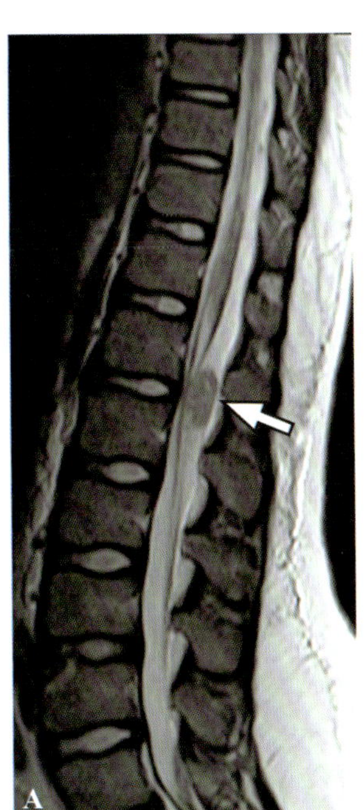

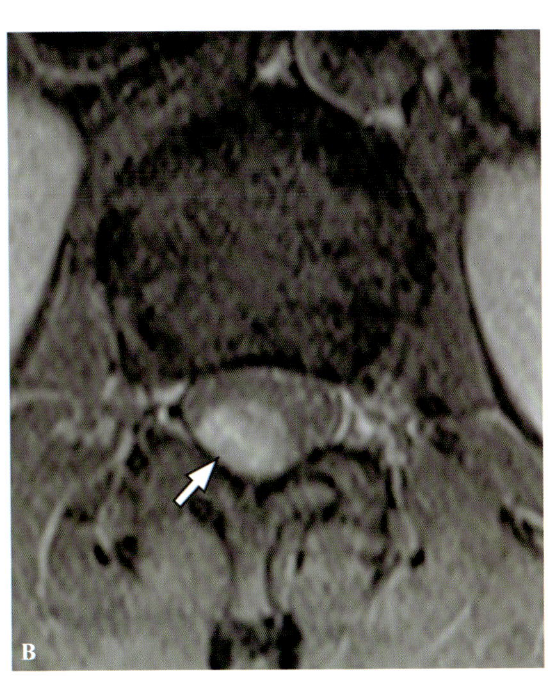

◀图 4-32 **男，11 岁，室管膜瘤，无法解释的精神状态改变**

A. 矢状位 T_2 加权 MR 图像显示 T_{12}～L_1 水平 T_2 等信号肿块（箭）向腹侧推移神经根；B. 轴位 T_1 加权 MR 增强图像显示肿块强化（箭）

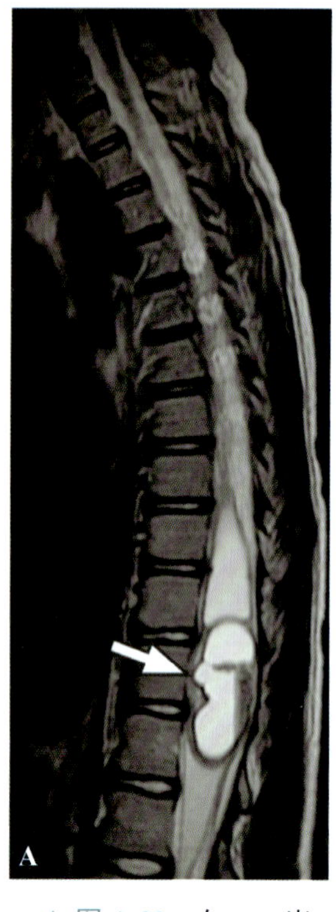

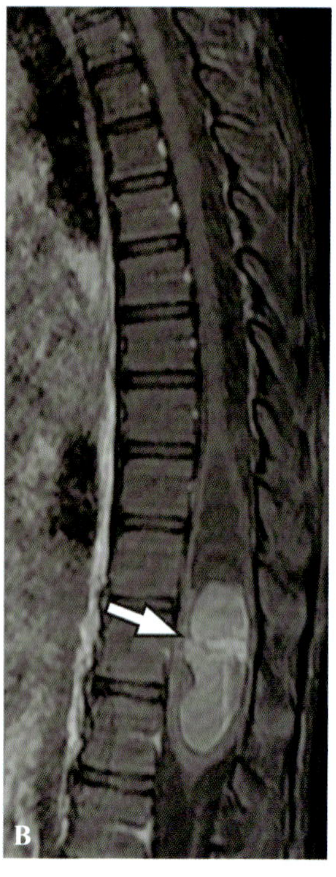

▲ 图 4-33 **女，11 岁，黏液乳头状室管膜瘤，背痛**

A. 矢状位 T_2 加权 MR 图像显示一高信号边界清楚的肿块（箭）位于脊髓圆锥下方，可见其内有因瘤内出血所致的液 - 液平面；B. 矢状位 T_1 加权 MR 图像显示肿块轻度不均匀强化（箭）

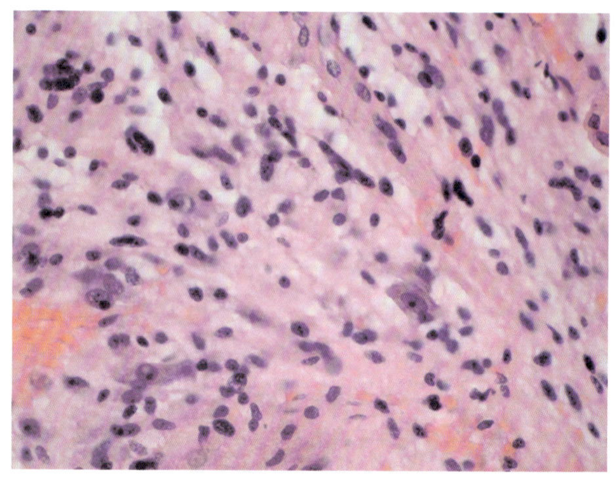

▲ 图 4-34 **男，15 岁，神经节胶质瘤，单侧腿部无力及萎缩 1 年**

脊髓圆锥的显微标本显示成熟的神经节细胞与肿瘤的神经胶质细胞混合（HE，×600）

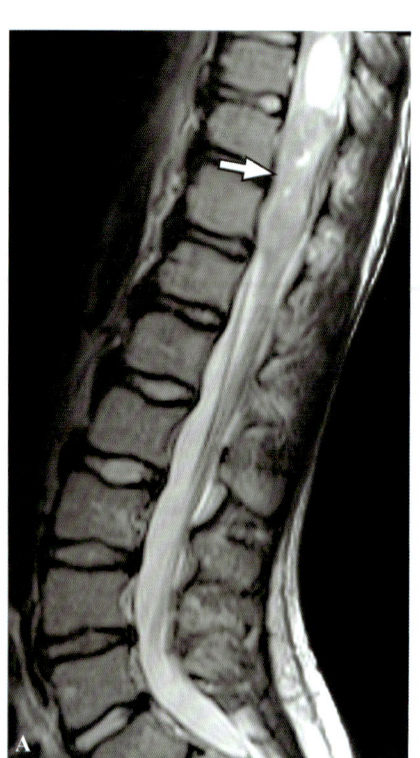

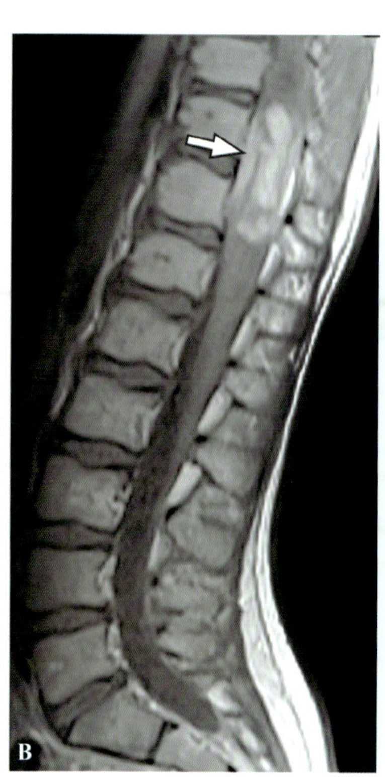

◀ 图 4-35 **男，11 岁，神经节胶质瘤，脊柱侧弯和瘙痒**

A. 矢状位 T_2 加权 MR 图像显示一位于 T_{10}～T_{11} 中心的不均匀病变（箭）；病变的上方有 T_2 高信号的囊性成分；B. 矢状位增强 T_1 加权 MR 图像显示病灶强化（箭）

强化和源于肿瘤的双重细胞成分在 T_1WI 上呈混杂信号[95]。考虑到该肿瘤的 MRI 表现与室管膜瘤类似，并且也可能合并 NF2，在儿童群体中无论何时都应把室管膜瘤纳入鉴别诊断中[106]。

脊髓神经节胶质瘤应行手术切除。手术完全切除的程度决定患者预后。5 年生存率为 83%[108, 109]。

(4) 血管网状细胞瘤：为良性、富含毛细血管的肿瘤，儿童罕见。有 75% 是髓内的，可以是软脑膜、软脑膜下或髓内 – 髓外同时受累[95, 110–112]。血管网状细胞瘤最常见于颈、胸段脊髓。von Hippel Lindau 病（VHL）也需考虑其中，可以通过筛查 VHL 基因突变来帮助诊断。在 1/3～1/2 的病例中，血管网状细胞瘤与 VHL 有关[95]。

血管网状细胞瘤的主要影像学特征包括毛细血管丰富的肿块，T_1 信号因囊液中蛋白质的含量不同而变化，T_2 高信号，壁结节强化方式不等，高达 50% 的患者伴发脊髓空洞。血管流空是由病变的供血动脉和引流静脉产生。常见瘤内出血和瘤周水肿[113]。

组织学上，血管网状细胞瘤由许多细小的血管通道及大量的基质细胞组成，这些细胞通常含有胞质空泡和其他脊髓肿瘤一样，显示清晰的细胞形态（图 4–36）。肿瘤的主要治疗手段是最大安全切除。因病变血供丰富，在某些情况下，伽马射线治疗和术前栓塞是被认为有用的[114–116]。血管网状细胞瘤复发率低于 25%，常见合并 VHL，且肿瘤主要为细胞变异而不是网状结构变异[117]。

脊髓血管网状细胞瘤的治疗包括化学治疗和手术切除[111, 112]。

2. 髓外硬膜下肿瘤　儿童髓外硬膜内肿瘤包括多种病变，最常见的是神经纤维瘤 / 神经鞘瘤、脑膜瘤和软脑膜转移瘤。影像学表现归纳在表 4–2 中。

(1) 神经鞘膜瘤（神经纤维瘤和神经鞘瘤）：所有类型的神经鞘膜瘤都可发生在硬膜下。两个主要的神经鞘膜瘤是神经纤维瘤和神经鞘瘤。这里主要介绍神经纤维瘤，因为它在儿童中更常见[118]。神经纤维瘤可来源于中间细胞或施万细胞和周围神经成纤维细胞的混合（图 4–37）。大多数脊髓神经纤维瘤来自髓外硬膜下。两种形态类型是梭形（由单个神经束产生）和丛状的（累及多个神经分支）。病变可以是单发、多发或弥漫性的。神经纤维瘤常见于儿童 NF1，也可以单独起病[119]。

神经纤维瘤 T_1 信号多变、T_2 呈高信号，增强

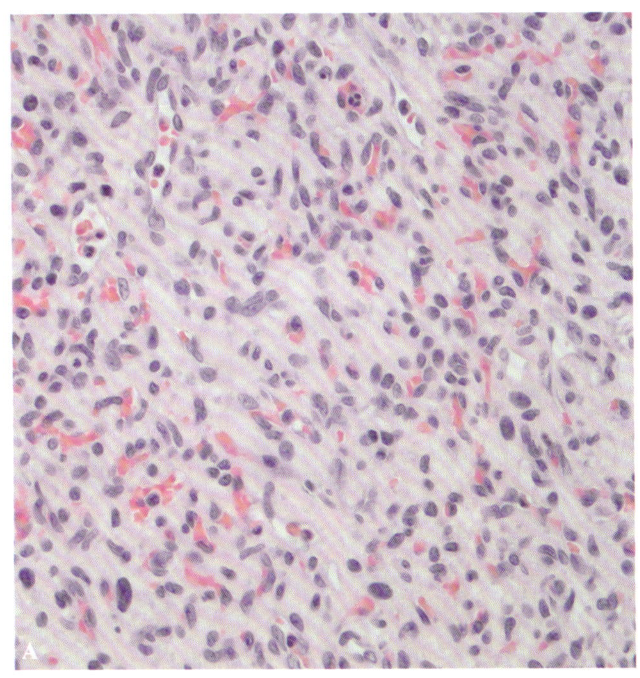

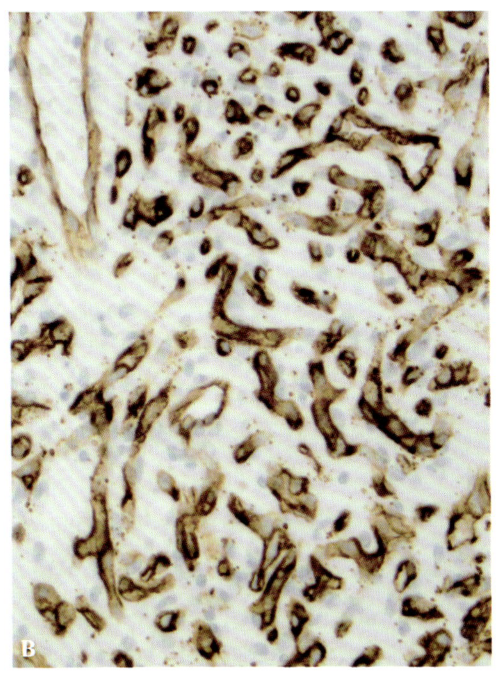

▲ 图 4–36　男，13 岁，血管网状细胞瘤，颈部疼痛

A. 镜下观察硬膜内肿块，由圆形均一的肿瘤细胞组成，细胞质丰富，血管网明显（HE，×400）；B. CD34 免疫标记，血管网显示明显（×400）

表 4-2 小儿髓外硬膜下肿瘤：主要影像特征、临床表现、治疗及其他评估

肿　瘤	主要影像特征	临床表现、治疗及其他评估
神经鞘膜瘤（神经纤维瘤、神经鞘瘤）	椎间孔扩大	与 NF1、NF2 相关联
	椎体后呈扇形	非手术治疗为主，很少手术
	靶征	
脊膜瘤	MRI 平扫：等信号	青少年
	增强：均匀强化	NF2，多发病灶
		治疗——手术切除
软脑膜转移瘤	腰骶部受累	常见髓母细胞瘤、室管膜瘤、高级别星形细胞瘤和非典型畸胎样 / 横纹肌样瘤
	病变大小和数目可变	治疗取决于原发肿瘤

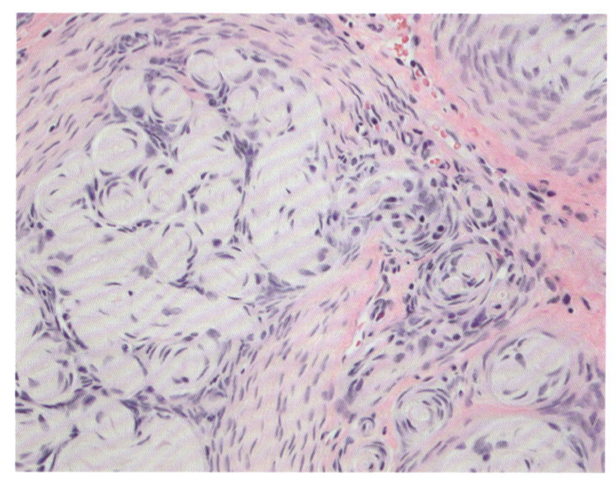

▲ 图 4-37　女，3 月龄，良性神经鞘膜瘤，腰部皮肤色素沉着，覆盖于硬膜外神经束延伸到髓外硬膜下肿块

良性神经鞘结构包括小体和脑膜上皮细胞分化，类似于和脊柱闭合不全有关的增生，该病变在错构瘤和肿瘤之间存在交界性（HE，×400）

后有强化。弥漫性神经纤维瘤可沿椎旁区域延伸，其主要影像学特征包括缓慢、无痛生长的椎间孔重塑和扩张，T_2 加权 MR 图像上呈靶征（中央低信号伴外周高信号）（图 4-38）。可见肋骨侵蚀，严重时甚至侵蚀肋骨长轴，称为“带状肋骨”。神经纤维瘤恶变为恶性周围神经鞘膜瘤是罕见的，但当病灶体积大，伴有骨质破坏或坏死时应考虑。

单发的神经纤维瘤通常采取手术切除治疗，预后良好。然而，儿童的神经纤维瘤病和丛状神经纤维瘤，只有当出现并发症如脊髓压迫时才采取治疗手段。在这种情况下，减压是有用的，可以保持脊柱功能[120]。

(2) 脊膜瘤：是起源于覆盖于脊髓上的硬脊膜的肿瘤，在儿童时期罕见[121]。其呈散发性，或常合并 NF2。在 NF2 患者中，脑 / 脊膜瘤可能发生在颅内、椎管内，或两者兼有。典型临床特点包括腿痛和乏力。脊膜瘤呈 T_1 等 / 低信号，T_2 高信号，增强后均匀强化（图 4-39）。低信号区可能是由于肿块内部钙化[122]。镜下通常由螺旋排列的圆形细胞组成（图 4-40）。肿瘤内可以看到沙砾样钙化。治疗包括手术切除。但次全切除方法目前存在争议。据文献报道，15 年生存率高达 90%[123]。

(3) 软脑膜转移瘤：脊膜转移到椎管最常见的途径是通过脑脊液呈水滴状转移，原发肿瘤为幕上和颅后窝肿瘤，如髓母细胞瘤、室管膜瘤和非典型畸胎样 / 横纹肌样瘤[124]。

脑脊液转移可以是单发、多发或弥漫性的，常见部位为脊髓和神经根。转移结节大小从 1～2mm 到 1～2cm，可能阻碍脑脊液流动或导致神经压迫。最常见的转移部位是腰骶部末端硬膜囊，其次是胸椎，再次为颈椎[121]。为防止假阳性 MRI 结果，新诊断的脑肿瘤有脑脊液扩散倾向的，应在手术前行脊髓 MRI 检查。如果术前未行 MRI 检查，术后应推迟 4～6 周，以区别于术后积液[125]。

镜下发现（图 4-41）软脑膜肿瘤扩散的治疗

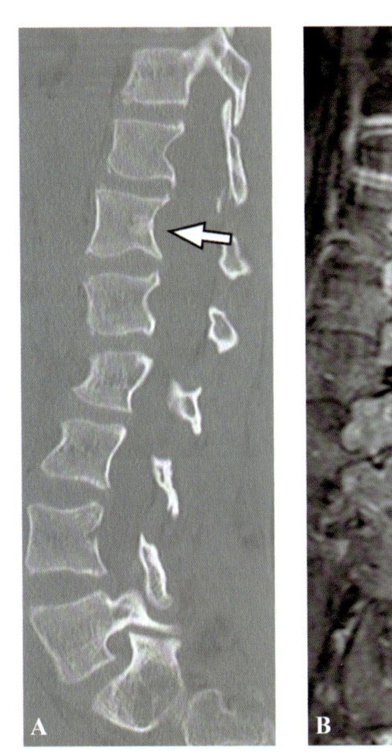
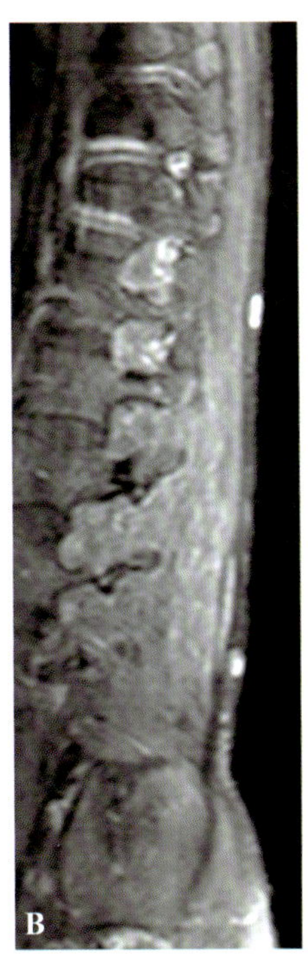
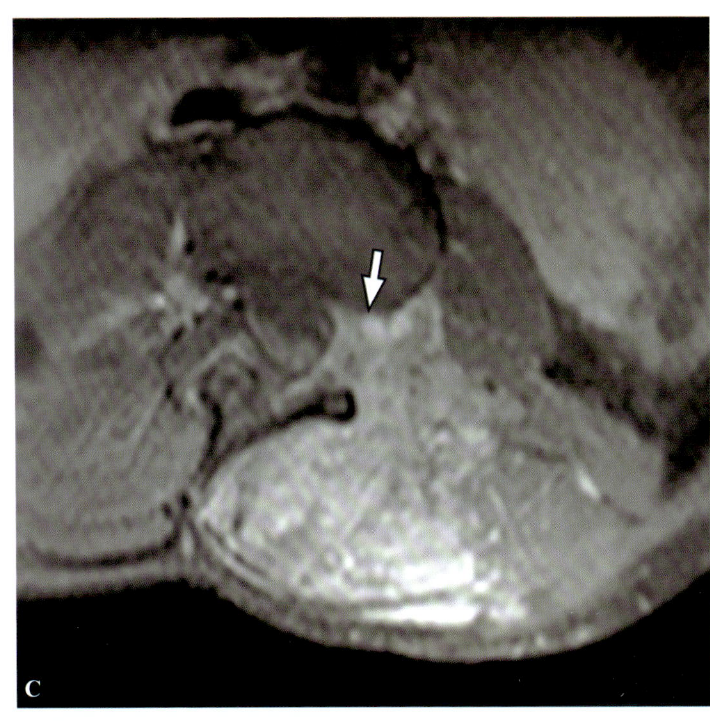

▲ 图 4-38 女，13 岁，丛状神经纤维瘤，1 型神经纤维瘤病和脊柱侧弯

A. 脊柱 CT 矢状位重建图像显示椎体后部呈扇形（箭）；矢状位（B）和轴位（C）T_1 脂肪抑制 MR 图像显示一强化的浸润性椎旁大肿块，致椎间孔增大（箭，C）

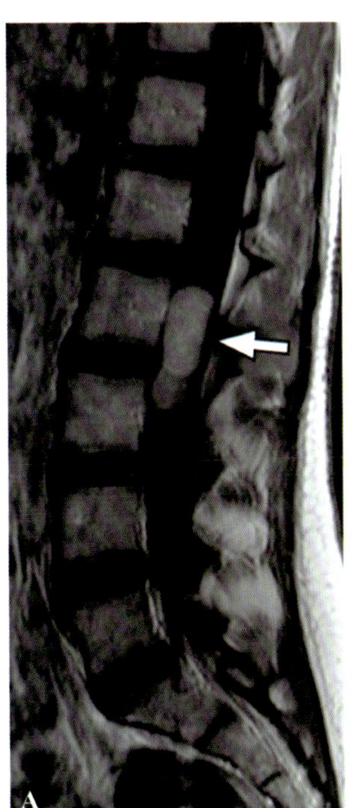
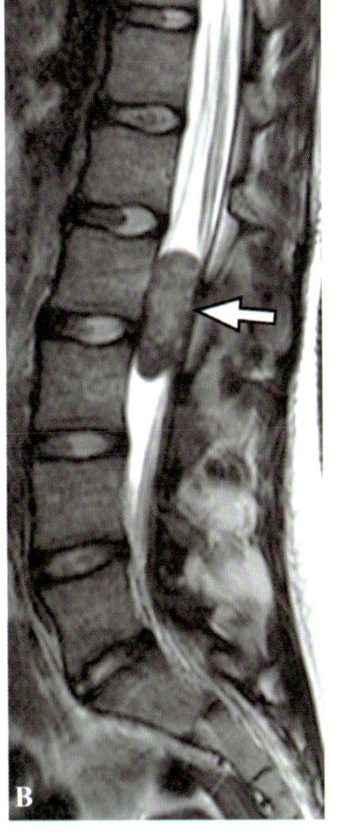

▲ 图 4-39 女，10 岁，脊膜瘤，腿部疼痛

矢状位 T_1WI（A）和 T_2WI（B）MR 图像显示 $L_2 \sim L_3$ 水平一边界清楚、明显强化的 T_1 和 T_2 均呈高信号肿块（箭）

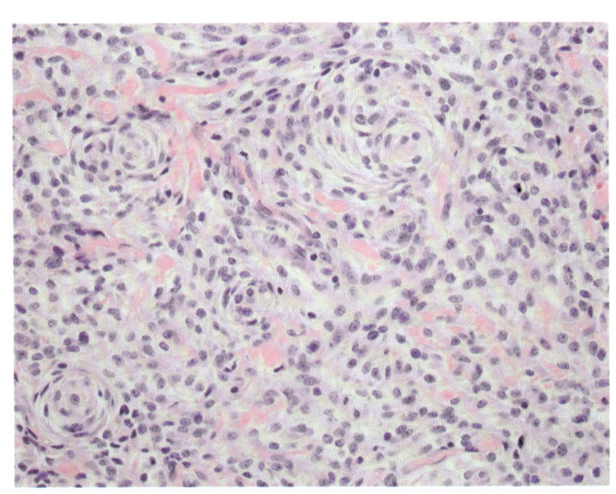

▲ 图 4-40 女，9 岁，脊膜瘤，因 $T_{12} \sim S_1$ 硬膜内肿块而出现严重背痛

显微镜检查显示特征性的圆形细胞呈螺旋状排列（HE，×400）

和预后取决于具体的原发病灶，讨论内容超出本章范围。

3. 硬膜外肿瘤　大多数儿童硬膜外肿瘤发生在椎旁软组织，并通过椎间孔侵入椎管，包括神经母细胞瘤和骶尾部畸胎瘤（SCT）。原发性骨病变，如动脉瘤样骨囊肿、淋巴瘤和尤因肉瘤，以及转移性病变也可能累及椎骨和椎管。影像学检查可确定脊柱受累的范围、神经元受压程度、脊柱失稳程度和骨质破坏[103, 126]。

(1) 成神经细胞的肿瘤（神经母细胞瘤、节细胞神经母细胞瘤和神经节细胞瘤）：成神经细胞的肿瘤，根据组织学观察的细胞分化程度，主要分为神经母细胞瘤、节细胞神经母细胞瘤和神经节细胞瘤。神经母细胞瘤是迄今为止最常见的颅外实性肿瘤，常见于1—5岁。神经母细胞瘤起源于沿交感神经链的神经母细胞，最常见于肾上腺或肾上腺附近。脊柱转移可为骨性或累及交感神经节，可以累及单或多层面，或延伸到硬膜外腔压迫脊髓。较大的病灶可能有出血和坏死。也可发生骨皮质、骨髓、肝脏、淋巴结和皮肤的转移。神经节细胞瘤是良性肿瘤，分化成熟，通常见于较大的儿童和成人。节细胞神经母细胞瘤分化程度介于中间，除结节型外，通常预后良好。节细胞神经母细胞瘤和神经节细胞瘤通常包裹良好，其影像学表现与神经母细胞瘤相似，虽然体积更小，但边界更清楚。原发病灶常见于椎旁区。

B超上主要影像学特征包括肾上腺或脊柱旁实性肿块，有血管包绕和点状灶性回声，提示有钙化。神经母细胞瘤的CT和MRI表现为肾上腺或椎旁软组织肿块。有或没有椎管内延伸，通常有包膜，不侵犯腹膜后血管。病变在CT上密度和强化方式不等。T_1加权MR图像与脊髓相比呈低/等信号，T_2加权MR图像上呈稍高信号，且增强后有不同的强化形式（图4-42）。T_1和T_2 MR序列上的低信号区提示钙化，为多发点状。T_2脂肪抑制MR序列有助于确定骨性病变的范围。肿块是否横跨中线对确定分期非常重要。2期不跨越中线，而3期跨中线[90]。

脊髓神经母细胞瘤采用椎板切除术和瘤体切除术治疗脊髓压迫。而软脑膜神经母细胞瘤常用化学治疗[127]。预后取决于多种因素，如分期、肿瘤分级、确诊年龄及各种实验室检查结果，这不属于本章的内容范围。

(2) 骶尾部畸胎瘤（SCT）：是源自三个胚层的肿瘤。包含广泛的组织类型，包括神经组织、鳞状上皮和肠道上皮细胞、皮肤附件、软骨、骨和牙齿（图4-43）。其可分为四种类型：1型为显露型，2型为内外混合型（大部分显露在外，小部分位于盆腔），3型为哑铃状内外混合型（大部分在盆腔内，小部分外露），4型为隐匿型（位于盆腔内）。这4种类型都可在宫内出现，或出生后合并硬膜外肿块，也可合并骶尾部骨质侵蚀。SCT可为囊性、囊

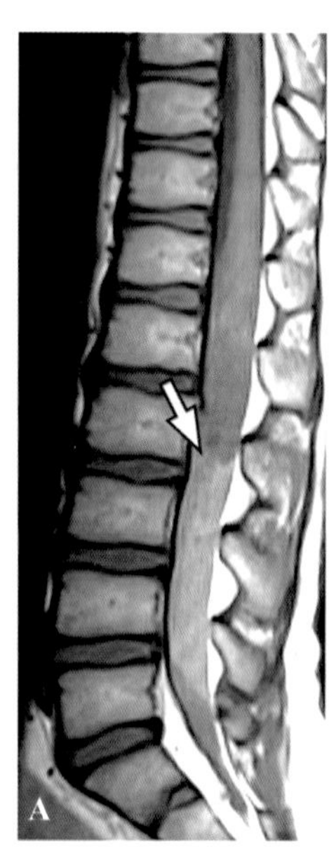

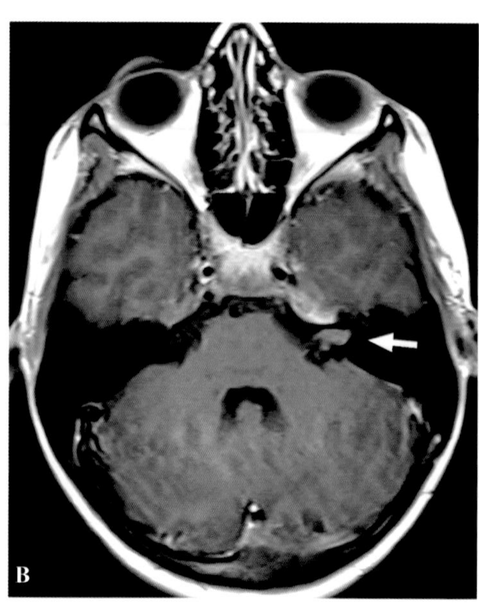

◀ 图4-41　女，9岁，软脑膜转移瘤，非典型横纹肌样畸胎瘤放射治疗后

A. 矢状位T_1增强MR图像显示强化的弥漫性实性组织（箭）充满末端硬膜囊；B. 脑部轴位T_1增强MR图像显示左侧桥小脑角的转移灶（箭）

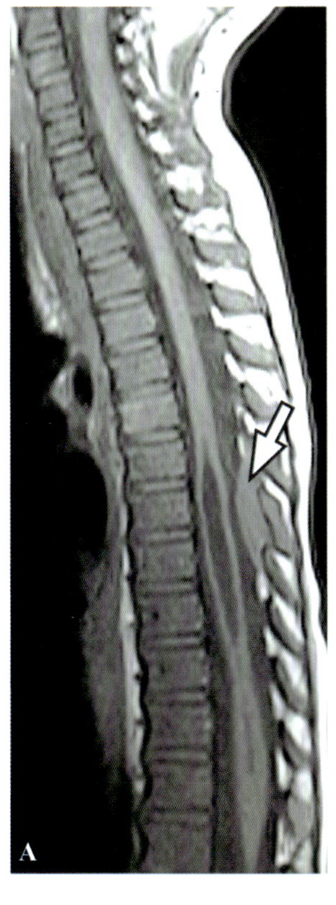

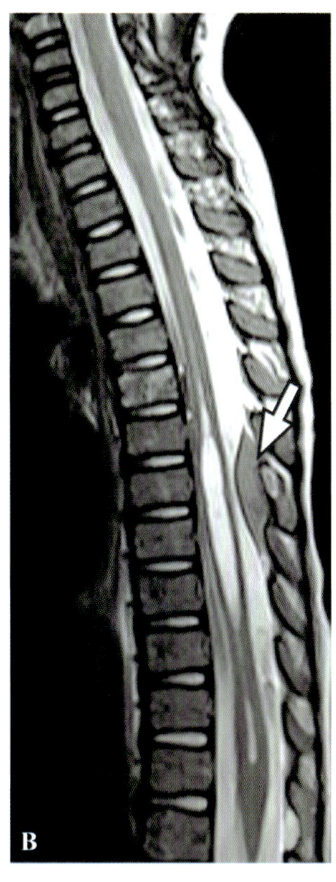

◀ 图 4-42 **男，2 岁，转移性神经母细胞瘤，腿部无力，呕吐和腹泻**

矢状位 T_1（A）和 T_2（B）增强 MR 图像显示在 T_5 椎体水平强化的硬膜外肿块（箭）；还可见 T_5～L_1 的脊髓空洞症，T_4 椎体异常信号由于骨髓转移引起；原发肿瘤来自肾上腺神经母细胞瘤（未显示）

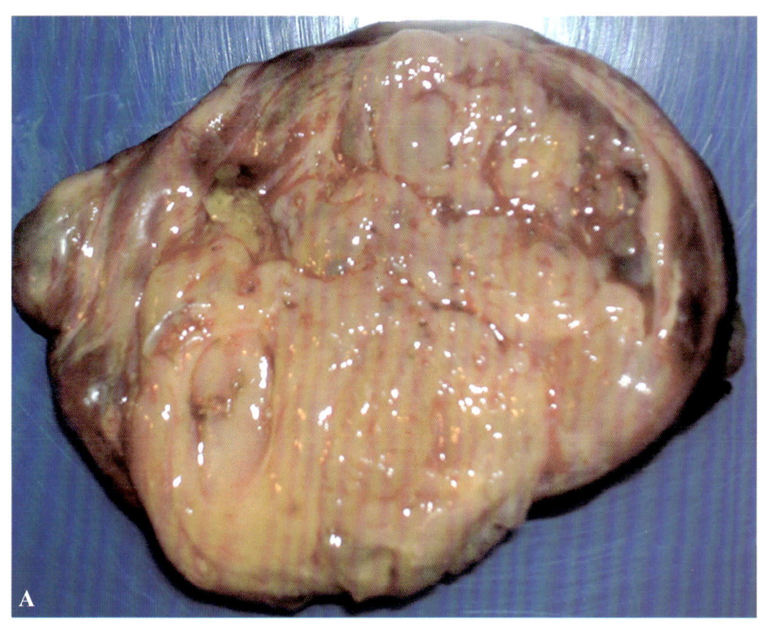

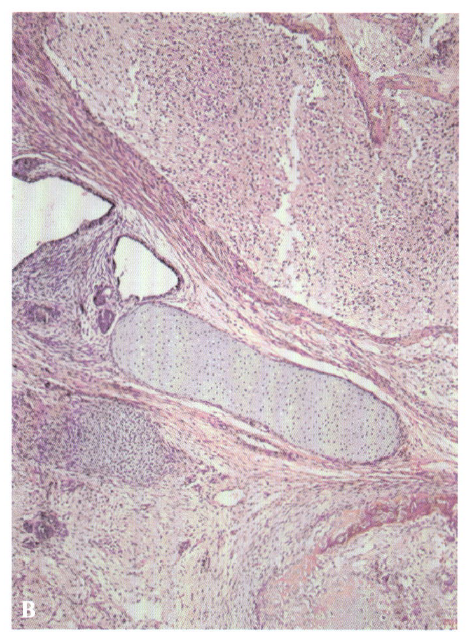

▲ 图 4-43 **女，10 岁，骶尾部畸胎瘤**

A. 大体标本上，肿块部分呈囊性，显示出不同颜色对应的区域；B. 镜下观，组织和器官结构紊乱包括软骨、骨、脑、上皮和基质成分（HE，×100）

实混合性或实性病变。婴儿期的 SCT 是良性的，除非含有卵黄囊瘤或混合其他恶性组织成分。

CT 可显示骶骨和尾骨的骨质破坏及病变内钙化。在 MRI 上，SCT 的囊性成分是 T_1 低信号和 T_2 高信号，出血成分信号取决于出血时间，实性成分在增强后强化（图 4-44）。SCT 的位置与臀沟的关系有助于区分该病变与CSD。具体而言，SCT通常延伸到臀沟以下，CSD通常延伸到臀沟之上[128]。

SCT的主要治疗包括完全手术切除。提示预后良好的物理和影像学特征有年龄小、女性、肿瘤主要成分为囊状和存在钙化，最重要的是，完全为显露型（1型）[129]。

(3) 淋巴瘤和白血病：淋巴瘤较少累及脊柱，更常见于其他网状内皮系统，如淋巴结。可累及单个或多个椎体，特别是非霍奇金型。可有弥漫性硬膜浸润或局灶性硬膜或脊髓肿块。白血病的硬膜外沉积在儿童比成人更易出现临床症状[130]。

淋巴瘤和白血病的硬膜外侵犯通常在MR平扫T_1WI呈等信号。增强后均匀强化。淋巴瘤或白血病肿块的主要影像学特征包括T_2WI低信号、缺乏骨改变和包绕血管而不闭塞（图4-45）[131]。淋巴瘤中常见单个椎体受累时椎体不变扁，但此表现在尤

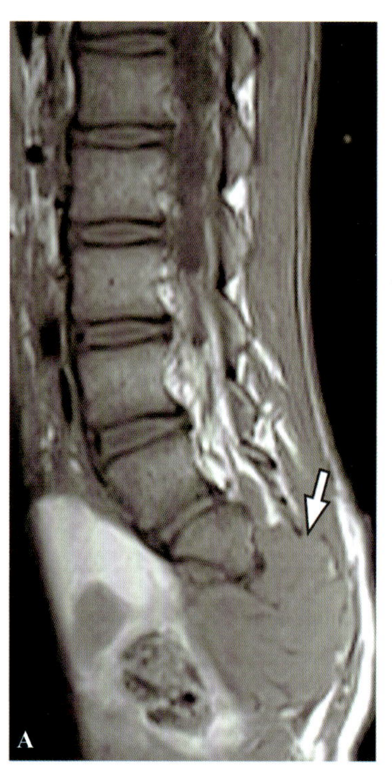

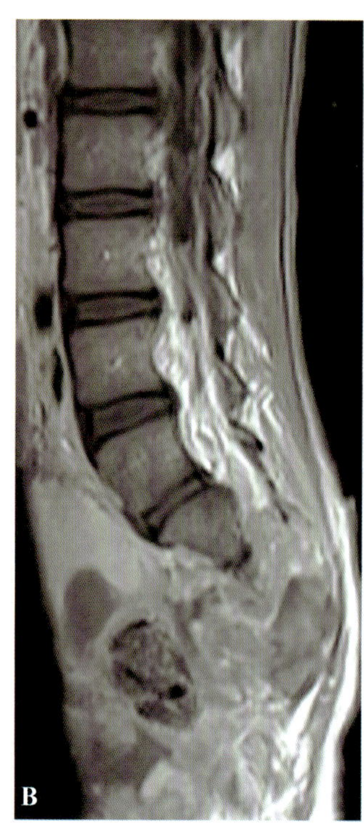

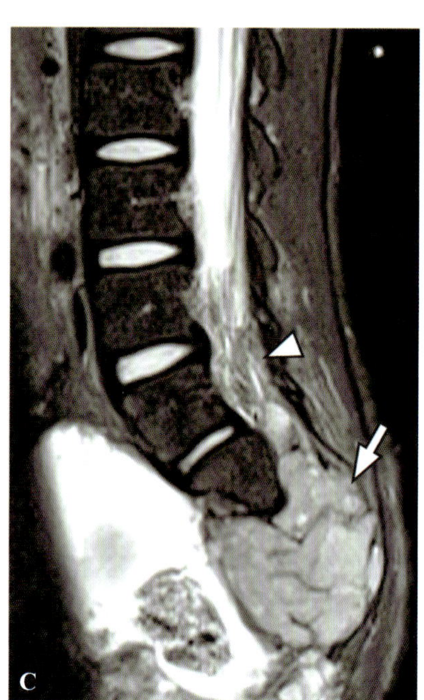

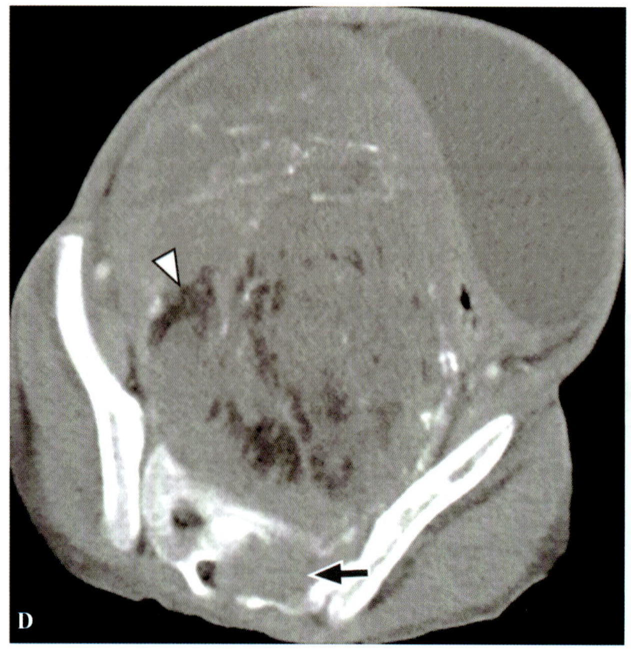

▲ 图4-44 女，新生儿，骶尾部畸胎瘤，先天性臀部肿块

矢状位T_1（A），增强T_1（B）和T_2（C）加权MR图像表现出一不均匀、混杂信号，强化不均的骶前肿块（箭），并延伸到硬膜囊末端（箭头）；D. 轴位增强CT图像证实骶骨破坏（箭）和骨盆肿块内的散在脂肪组织（箭头）；可见病灶内存在散在的斑片状钙化，骨窗CT图像（未显示）上显示更有优势

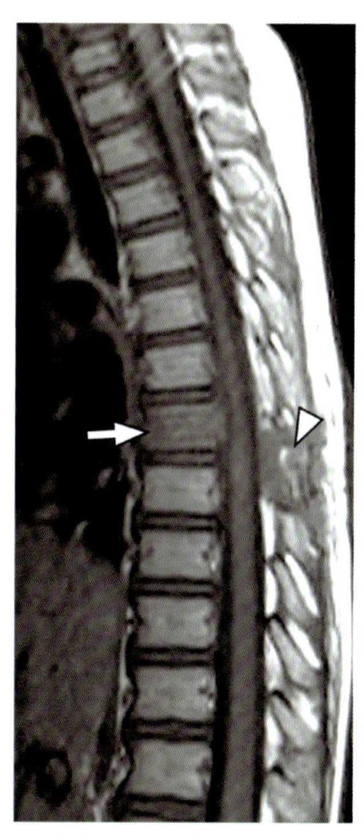

▲ 图 4-45　**男，5 岁，Burkitt 淋巴瘤，背部疼痛，感觉异常，尿潴留**

矢状位 T_1 加权 MR 图像显示 T_7 椎体低信号（箭）；注意后部结构和软组织的活检后改变（箭头）

因肉瘤中也可见到。因此，在儿童中，具有异常信号但椎体不变扁需要鉴别淋巴瘤与尤因肉瘤。

脊柱的白血病和淋巴瘤的治疗与身体其他部位一样。根据具体的分期，化学治疗和骨髓移植是治疗的主要方法。其预后取决于许多因素，包括病变的具体类型和分期，完整讨论超出了本章的范围[130]。

(4) 软脑膜黑色素沉着病（黑变病）：神经皮肤黑色素沉着病是由表皮和软脑膜内黑色素细胞增生引起的一种罕见的非家族性乳头状瘤病。它的特点是大的皮肤色素痣和软脑膜黑色素沉着。只有在没有皮肤表现的情况下才会出现软脑膜受累。在儿童群体中，软脑膜受累可出现颅内压升高和脑积水的征象。

最常见的表现是弥漫性软脑膜增厚、强化，类似软脑膜转移。虽然软脑膜转移性疾病比软脑膜黑变病更常见，但黑色素在平扫 T_1 加权 MR 图像上表现为高信号，需要考虑该病的诊断[132]。最近，Dandy-Walker 综合征已被认为发生在 10% 的神经皮肤黑变病患儿中[133]。这种关联可能是严重黑变病和预后较差的标志象征[134]。黑色素瘤恶变预示着预后不良，因为它对化学治疗和放射治疗无反应[135]。

(5) 硬脊膜外骨性病变：许多椎体骨异常可延伸到脊柱外侧并产生硬膜外占位效应。脊柱病变往往起源于后部结构或椎体。小儿常见后部结构病变包括骨样骨瘤、动脉瘤样骨囊肿和成骨细胞瘤。常见的儿童椎体肿块包括尤因肉瘤、淋巴瘤、朗格汉斯细胞组织细胞增生症和转移性疾病如神经母细胞瘤、白血病和原始神经外胚层肿瘤。

硬膜外骨性肿块的影像学表现取决于病变的具体类型。与大多数脊柱肿瘤不同，CT 在骨肿块和肿瘤的成像中发挥更大的作用，并与 MRI 互补。脊椎病变可分为累及后部结构的病变和累及椎体的病变。后部结构病变的影像学特征对具体的诊断非常有限。后部结构病变的影像学特征典型，可以引导特异性的诊断。

典型的骨样骨瘤表现为 CT 上骨瘤巢局灶性硬化，周围有透明的晕圈，核医学骨显像呈“双密度征”。在 MRI 上，周围水肿较明显，不易与其他侵袭性病变混淆。动脉瘤样骨囊肿具有典型的特征，表现为扩张性、多房性肿块，由于内部出血和碎屑而产生液－液平面（图 4-46）。成骨细胞瘤显示后部结构的膨胀性实性肿块（图 4-47）。与骨样骨瘤和动脉瘤样骨囊肿相比，成骨细胞瘤大多由实性强化组织组成，很少有囊性区域和液－液平面形成。

对椎体病变进一步进行鉴别诊断，可以从单个到多个平面病变区分。病变仅累及一个椎体没有明显椎体变扁的通常是尤因肉瘤或淋巴瘤。两组均为 T_1 低信号和 T_2 高信号，MRI 增强后强化。尤因肉瘤常见更多坏死（图 4-48）。类似特征可见淋巴瘤侵犯多个椎体[136]。虽然朗格汉斯细胞组织细胞增多症也可能仅存在单个椎体病变，但其主要影像学特征是椎体明显变扁（图 4-49）。多个椎体平面受累伴椎体轻度变扁的疾病鉴别诊断应考虑白血病与创伤。创伤通常通过临床病史来区分。

这组病变的治疗取决于此类病变的性质。后部结构骨样骨瘤采用放射治疗；动脉瘤样骨囊肿采用硬化治疗和手术联合，以及成骨细胞瘤采用手术切除和（或）化疗。椎体病变，包括白血病、淋巴瘤、朗格汉斯细胞组织细胞增生症、尤因肉瘤，一般采用化学治疗。单个椎体受累朗格汉斯细胞组织细胞

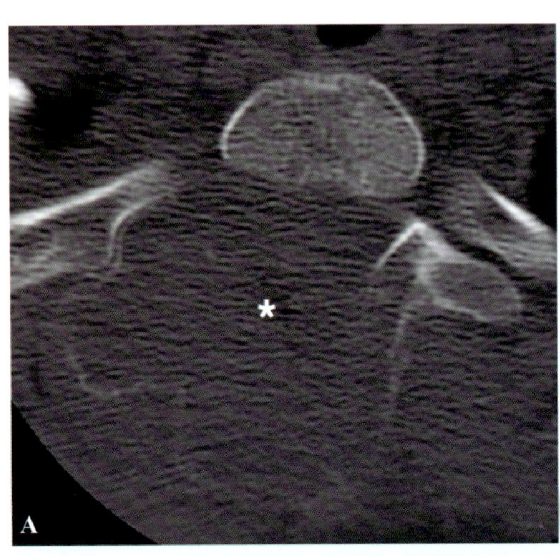

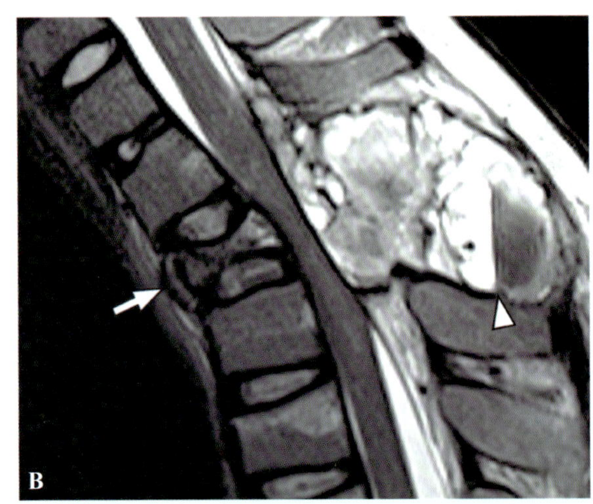

▲ 图 4-46　女，10 岁，动脉瘤样骨囊肿，背痛

A. 轴位骨窗 CT 图像显示 T_3 后部结构的膨胀性病变（星号）；B. 矢状位 T_2 加权 MR 图像证实了 T_3 后部结构的多房、膨胀性病变（箭头），伴液平和混杂信号；T_3 椎体压迫（箭）导致邻近脊髓受压

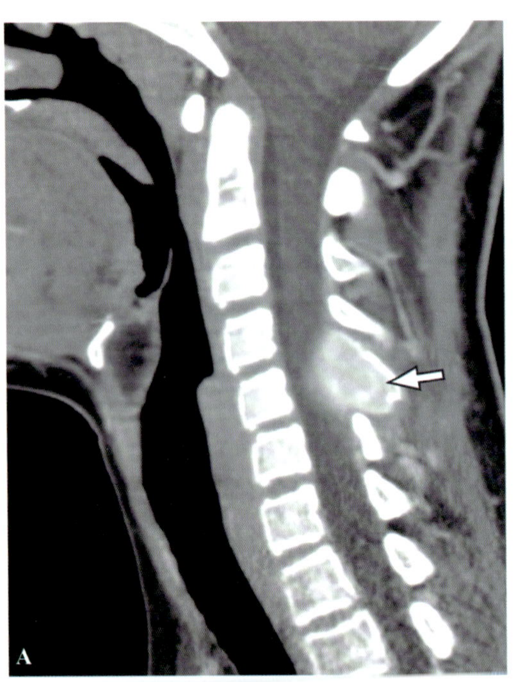

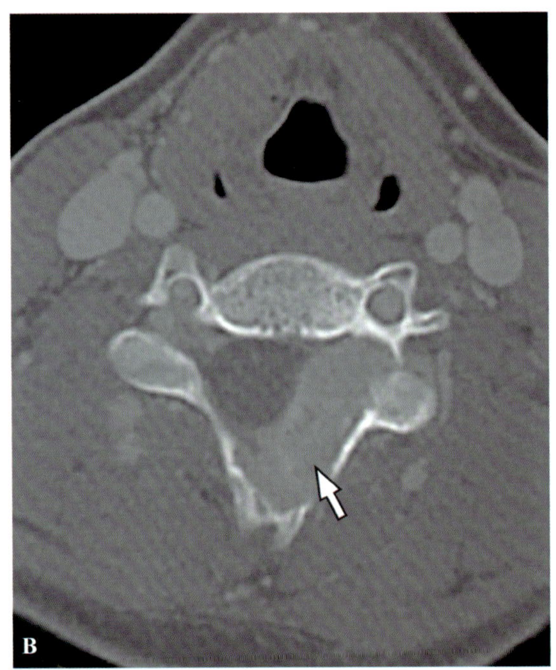

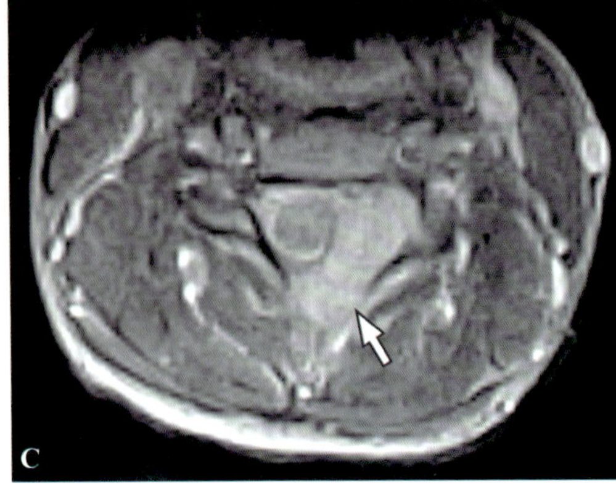

▲ 图 4-47　男，14 岁，成骨细胞瘤，左颈部疼痛和感觉异常

A. 矢状位 CT 重建图像显示一强化肿块（箭）；轴位骨窗 CT（B）和轴位增强 MR（C）图像证实了颈椎左侧后部结构的硬膜外病变（箭），同时脊髓受压向右移位

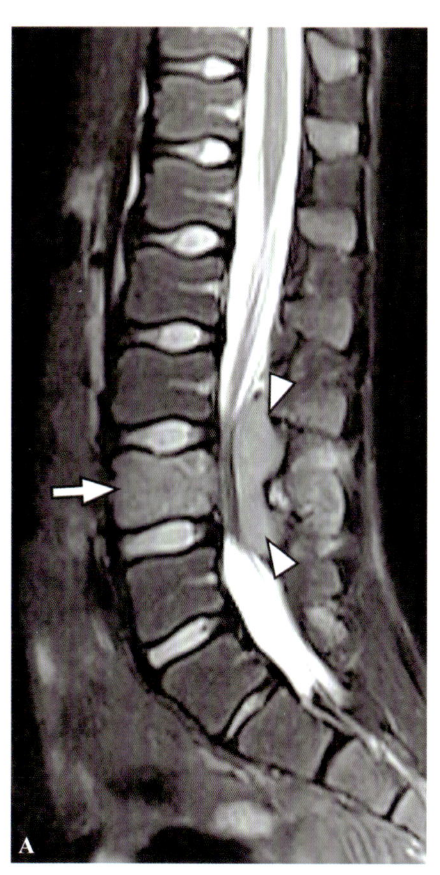

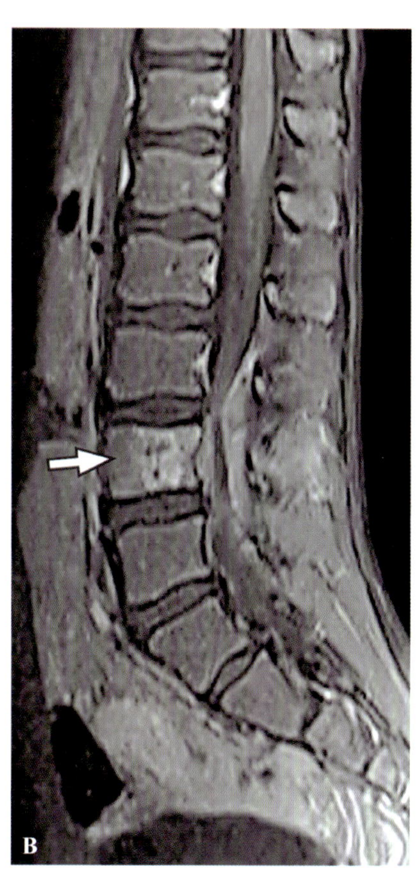

◀ 图 4-48 **女，6 岁，尤因肉瘤，背痛**

矢状位 T_2 加权（A）和矢状位增强抑脂 T_1 加权（B）MR 图像显示 T_2 高信号且 L_4 椎体强化（箭），合并后部硬膜外软组织肿块（箭头）压迫马尾神经；但没有椎体变扁

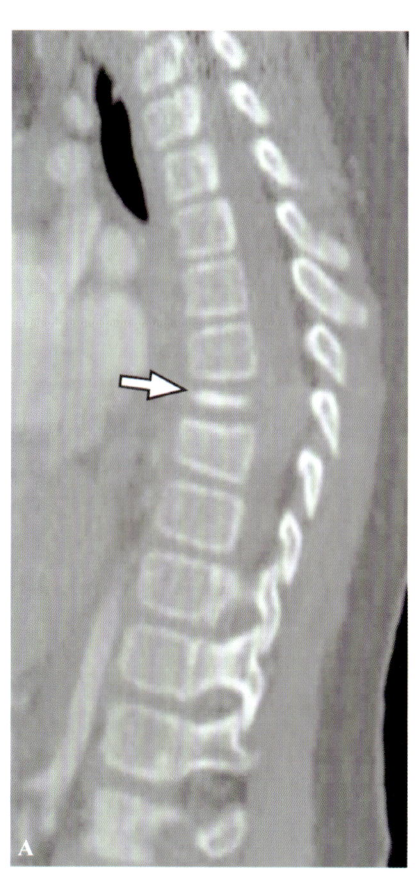

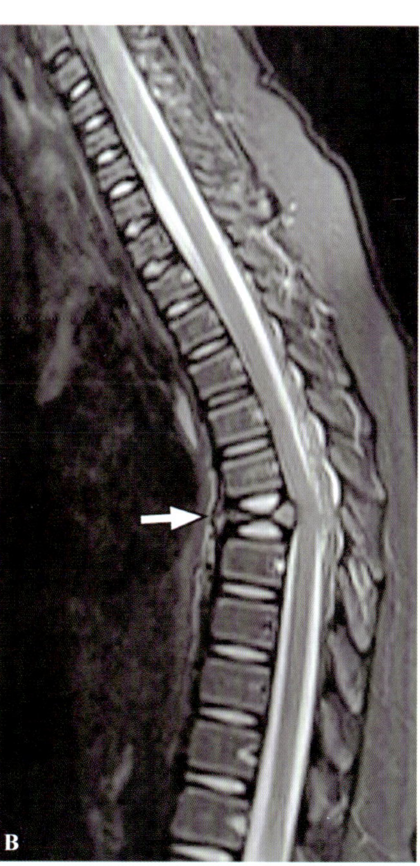

◀ 图 4-49 **女，7 岁，朗格汉斯细胞组织细胞增生症，背痛**

A. 骨窗 CT 矢状位重建图像显示由于椎体扁平 / 扁平椎（箭）而引起的局部胸椎后凸畸形；B. 矢状位 T_2 加权 MR 图像证实了脊柱后凸和椎体扁平（箭），椎体后部骨皮质向椎管内后凸造成了脊髓受压

增生症可以自愈，不需临床干预或仅需要微创治疗。预后取决于病变具体类型，充分讨论超出了本章的范围[137-139]。

（四）创伤性疾病

1. 产伤 大多数与生产过程有关的创伤涉及各种形式的颅内、外出血。脊髓损伤也可能发生在生产过程中，很少发生在宫内[140]。这些损伤可引起各种神经症状，MRI 评估为首选。除颅内出血外，最常见的分娩相关损伤包括臂丛神经（Erb 麻痹）和脊髓损伤。神经根撕脱可以通过 CT 脊髓造影来评估[141]，目前更常见的是用 MRI 检查。确定臂丛神经损伤位于节前或节后是非常重要的，因为两者的治疗手段不同。节后病变用神经移植或非手术治疗，而节前病变采用神经移位[142]。

Erb 麻痹患儿 MRI 检查的主要影像学表现包括典型的假性脊膜膨出和不为人知但普遍存在的斜角肌周围软组织肿胀[143]。其他脊髓损伤伴有脊髓水肿、肿胀及出血（图 4-50）。高场强 3T MRI 和新各向同性高分辨率重 T_2 加权 MRI 序列可以行 3D 后处理，使得对于病变的详细评估更容易[144]。在新生儿期以外，类似的神经根损伤的最常见原因是继发于汽车和全地形车交通事故造成的创伤（图 4-51）。

2. 无放射影像学异常的脊髓损伤 儿童创伤性损伤与成年人不同，因为其头部比例过大，颈部肌肉薄弱，韧带松弛和软骨结合未完全骨化[145]的这些差异，与成人相比，使儿童更容易出现韧带和上颈椎损伤。无放射影像学异常的脊髓损伤（SCIWORA），是一种几乎只发生的儿童的创伤性损害，当放射影像技术未发现异常和（或）MRI 发现韧带或脊髓损伤时即可诊断（图 4-52）。

尽管最近研究表明颈椎 CT 可清晰显示颈椎，但它并未检测到 17% 的 CT 正常的患者在 MRI 上存在的所有软组织损伤。SCIWORA 的主要影像学表现为放射学检查表现正常，但 MRI 显示 T_2 高信号的髓质水肿，在急性期或脊髓横断损伤时也可能出现中央低信号的出血。也可出现脊髓前部和（或）后部的软组织 T_2 高信号，因为韧带损伤可伴或不伴血肿和（或）软组织肿胀。当压缩性骨折可见到椎体内细微的信号改变[91, 145, 146]。

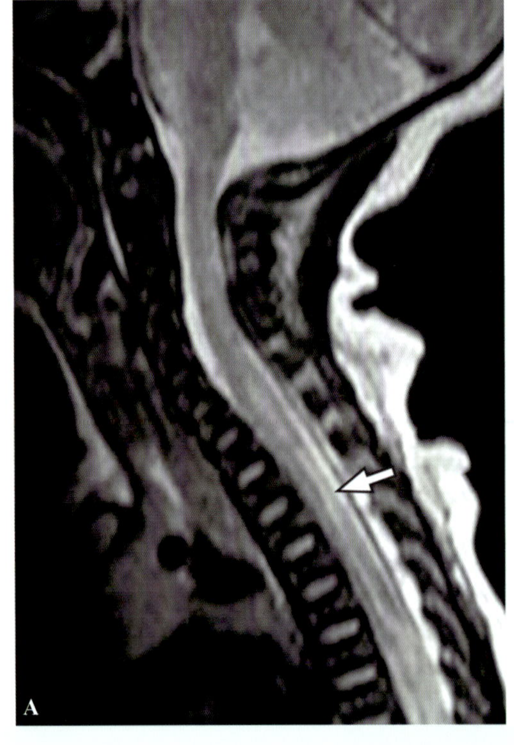

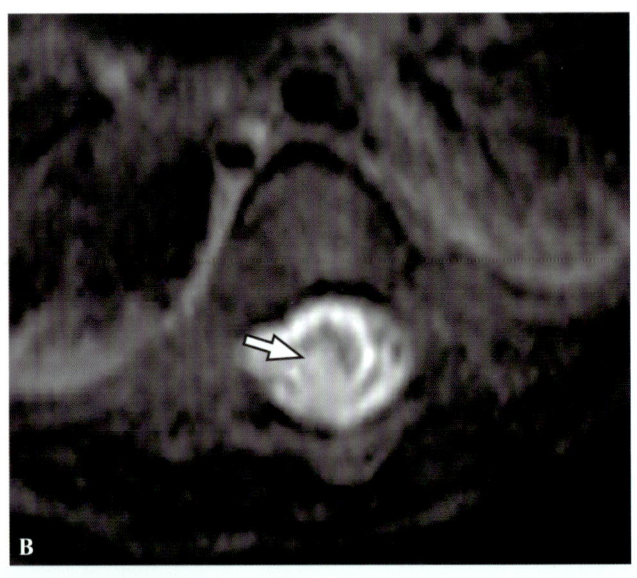

▲ 图 4-50 女，新生儿，脊髓损伤，难产后截瘫

矢状位（A）和轴位（B）T_2 加权 MR 图像显示因缺血和（或）梗死导致的下段颈椎和上段胸段脊髓的 T_2 高信号（箭）

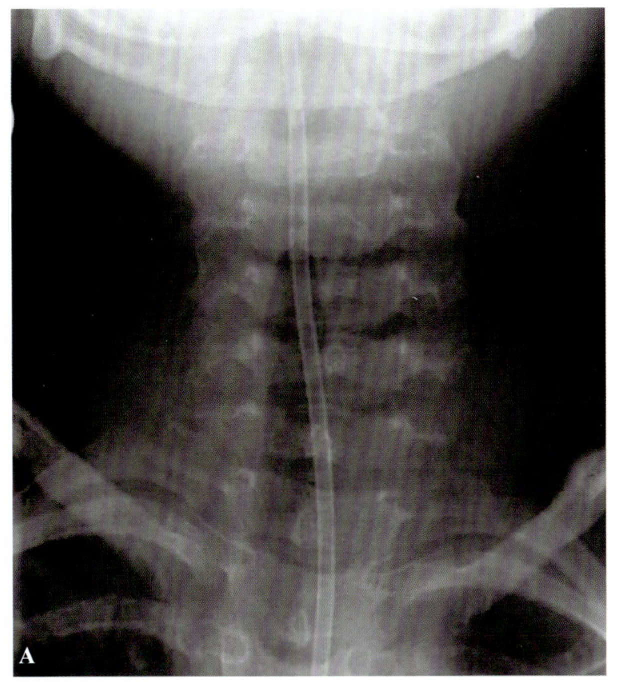

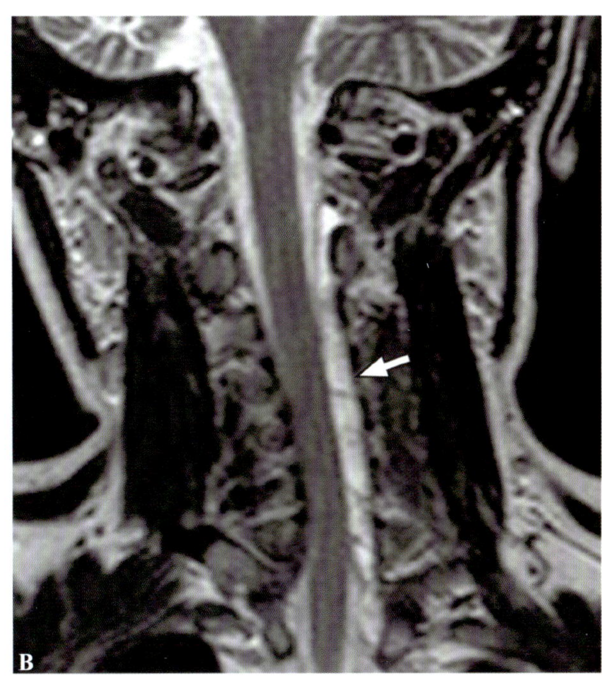

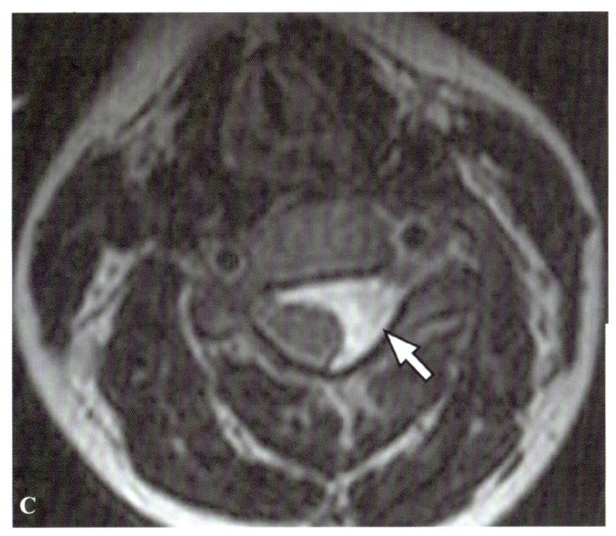

▲ 图 4-51 **男，5 岁，神经根撕脱，全地形车交通事故后出现左上肢无力**

A. 颈椎正位 X 线片显示颈椎左侧弯；胃管部分可见；冠状位（B）和轴位（C）T_2 加权 MR 图像证实由于 C_2～C_7 神经根撕脱及假性脊膜膨出，导致脊柱侧弯（箭），脊髓向右移位

SCIWORA 的治疗在多数情况下以支持治疗为主，包括创伤时脊柱固定。许多损伤需要手术固定。预后取决于症状的严重程度和 MRI 表现。脊髓横断和髓内出血预示着永久致残，且全段脊髓病变的患儿不能完全恢复功能[148]。

（五）血管疾病

1. 分类和术语　近年来对于血管畸形的组织病理学和发病机制已经有了更深入的了解。目前儿童血管畸形的亚专科医生已开始采用国际脉管性疾病研究学会（ISSVA）制定的新分类系统。最初由 Mulliken 和 Glowacki[149–151] 描述的分类系统也是有用的，因为它可以使任何器官系统的血管畸形分类与其组织学、临床表现、影像学表现及临床过程和治疗相一致[152, 153]。同样重要的是，新系统使用的标准化命名法，消除了既往易导致错误诊断或延误治疗的混淆和矛盾的术语[152, 153]。

ISSVA 系统的第一步是将病灶分为肿瘤和畸形[150]。由于细胞增生或有丝分裂失调，肿瘤体积会增大。相反，由各种异形血管组成的血管畸形，不发生有丝分裂，但由于内出血或炎症，病灶会随着儿童的生长成比例增大[152]。在此，作者讨论最常见的儿童脊髓血管畸形，包括血管瘤、静脉畸

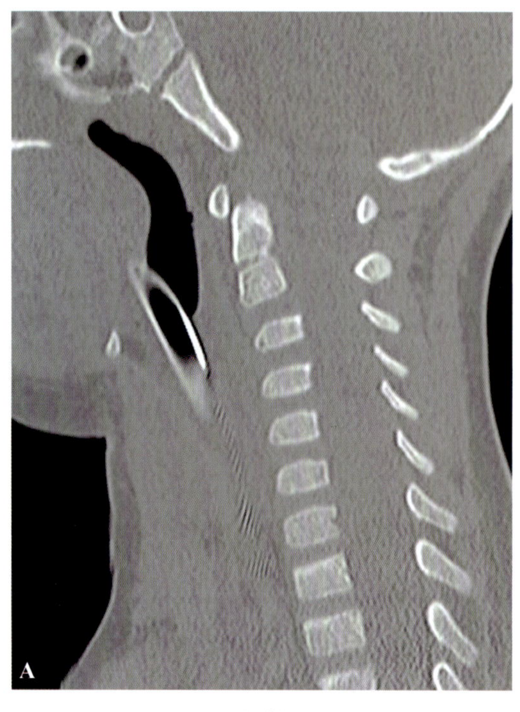

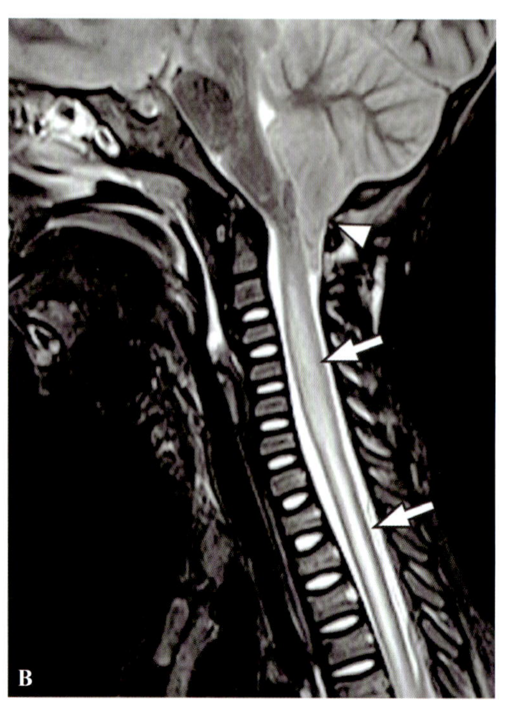

▲ 图 4-52 男，33 月龄，无放射影像学异常的脊髓损伤（SCIWORA），骑马摔倒后出现严重的手臂无力和呼吸困难

X 线片（未显示）正常；矢状位重建 CT 图像骨窗显示正常；可见气管插管；B. 矢状位 T_2 加权 MR 图像显示整个颈椎脊髓水肿（箭）；继发于弥漫性脑水肿的小脑扁桃体下疝（箭头），该患儿死亡

形、动静脉畸形（AVM）和动静脉瘘（AVF）。归纳总结当前的术语、主要成像特征和基本治疗方法见表 4-3。

表 4-3 血管畸形的分类和治疗

肿瘤类型	治　疗
婴儿血管瘤 先天性血管瘤 • RICH（快速消退型 CH） • NICH（不消退型 CH）	除非复杂，不需要治疗；抗血管生成药物（普萘洛尔、类固醇和长春新碱），肝脏受累罕见栓塞或肝移植治疗 RICH——与婴儿血管瘤相同 NICH——手术切除
血管畸形类型	**治　疗**
慢血流型 • 静脉性 • 淋巴管性	硬化治疗，尤其是大部分囊性病变 手术，尤其是大多数实性病变和硬化治疗后残余病灶
快血流型 • 动静脉畸形 • 动静脉瘘	在某些情况下，首选导管栓塞和手术切除，尤其是残余病灶

CH. 先天性血管瘤

2. 婴儿血管瘤和先天性血管瘤　正如本章所述，虽然血管瘤是肿瘤，但通常在血管畸形的主题下进行讨论，血管瘤是血管良性肿瘤。婴儿血管瘤是最常见的类型。婴儿血管瘤发生在 2 周—2 月龄；这与先天性血管瘤形成对比，婴儿血管瘤在出生后第 1 天即出现。可以根据起病时间区分婴儿血管瘤和先天性血管瘤，这两种类型的血管瘤都是经历一段快速生长期或增殖期，然后进入消退期，血管体积缩小，并嵌入多种残余的纤维脂肪组织中。婴儿血管瘤可逐渐消退，通常在 1 岁至青春期之间完全消退。先天性血管瘤在临床上分为快速消退型（RICH）和不消退型（NICH）[154]。

血管瘤在白人女性中最为常见，最多见于皮肤或肝脏内，可以是单发或多发[154, 155]。最近研究表明婴儿血管瘤组织病理学标志物是 GLUT1 或葡萄糖转运蛋白[156]。在儿童中，GLUT1 是婴儿血管瘤的标志物。有趣的是，它也存在于胎盘组织和周围神经细胞中。胎盘组织中存在 GLUT1，在经历剖宫产的婴儿中更为常见，说明血管瘤可能与子宫胎盘植入相关[157, 158]。血管瘤还可能发生在与其他器官异常区域相关的皮肤沿线及头颈部，提示肿块可能起源于神经嵴[157, 159]。

当婴儿血管瘤是多灶性且累及肝脏时，主要的鉴别诊断是神经母细胞瘤，因为两者都会引起皮肤和肝脏的多灶病变。检查尿儿茶酚胺，是区分这两种病变最简易的手段[160]。虽然大多数表皮及皮下血管瘤临床即可诊断，但在不确定病例或有症状的儿童患者中，影像学检查是非常有用的。症状取决于病变的数量和位置[152, 157]。下背部皮肤血管瘤可能并发潜在的脊髓病变，如脊髓拴系。它们可以单独出现或作为综合征的一部分发生，如SACRAL（脊柱闭合不全、肛门生殖器、皮肤、肾、血管瘤和腰骶）综合征。

婴儿血管瘤和先天性血管瘤（RICH 和 NICH）的成像特征有重叠，并且均可以是累及一个或多个器官系统的单发或多发病变。在超声检查中，血管瘤是实性的，通常是低回声肿块，在彩色频谱多普勒检查中可见丰富的动脉和静脉血流[152, 162]（图4-53）。在 MRI 上，血管瘤呈 T_1 低 T_2 高信号，内部可见流空血管影。增强 CT 和 MR 图像显示一个边界清楚、实性且明显强化的肿块[163]。退化的肿块具有异质性，包含逐渐增多的纤维脂肪组织。虽然血管瘤可以表现为外周强化模式，但它不具有特异的，在儿童不能作为诊断依据[154]。介入血管造影已被证实可用于治疗[164]。

婴儿血管瘤的微观特征取决于其发育阶段。在脊柱中，它们常常是脊柱闭合不全异常特征群的一部分（图4-54）。婴儿血管瘤和 RICH 的治疗手段取决于它们的症状、大小、数量和位置。保守观察直到血管瘤自行消退是首选的治疗方法。但是，如果阻塞或压迫重要结构，产生大量血液分流或血小板滞留，病变将会变得危险。治疗包括化学治疗（类固醇或长春新碱），少数情况下需要栓塞甚至器官移植[164, 165]。因为 NICH 不会自行消退，手术切除是必需的。虽然血管瘤的预后通常很好，但一些病变因肿块大小、数量和位置可能致残甚至导致死亡。

3. 血管畸形　分为慢血流型（静脉畸形和淋巴管畸形）和快血流型（动静脉畸形 / 动静脉瘘），取决于出现的畸形血管的类型[151, 165]。

(1) 慢血流型畸形：静脉畸形，以前被称为海绵状畸形、海绵状血管瘤，是脊髓中最常见的慢血流或低流量型畸形。它们由单层内皮静脉间隙构成，不含神经组织，在16%的患者为多发性的[167]。最常见于大脑，只有5%的 CNS 病变累及脊柱[168]。淋巴管和静脉畸形可从邻近软组织和（或）骨结构中的原发肿块直接蔓延压迫脊髓[153]。静脉畸形的潜在病因尚不清楚。可能与染色体3和8的常染色体显性突变相关，具有可变外显率。高达40%的病例有深静脉畸形，需采用放射治疗[168]。

在 MR 成像中，脊髓静脉畸形由于不同年龄的出血和血液成分不同而表现出内部不均匀的 T_1 和 T_2 信号，主要的影像特征是 T_2 低信号的含铁血黄素环，具有中度的周围水肿和轻度强化（图4-55）。一旦发现单发静脉畸形，需行整个脊髓和大脑的磁敏感加权序列，以寻找其他病灶[169]。与身体其他部位的静脉畸形类似，血管造影检查无法显示脊髓静脉畸形。

对于其他部位的症状性静脉畸形多采用硬化和（或）手术治疗[151, 163, 165]。但在脊髓中常由于病变的特殊位置而采取非手术治疗[167, 169]。病变内出血通常不会超过一次，在6%～23%有症状的脊髓静脉畸形中，手术治疗后有中度改善[170]。

(2) 快血流型畸形：快血流、高流量型畸形是动脉和静脉结构异常沟通的病变[151]。它们分为 AVM 和 AVF，AVM 有一个瘤巢（由小动脉和小静脉簇组成，没有中间毛细血管床），AVF 有直接的动静脉连接，没有瘤巢[163, 165, 171]。AVM 和 AVF 分别被认为是先天性和后天性的。根据病灶结节的形态，AVM 可根据瘤巢的形态进一步分为血管球型或不规则型[172]。血管球型动静脉畸形在儿童中更为常见，与具有疏松结构的 AVM 相比，其病灶结构更致密[173]。在儿童中，AVM 的发生率是 AVF 的两倍，并且可以贯穿全段脊髓。AVF 细分为脊髓型和硬膜型[172, 173]。前者是儿童中的常见类型，后者几乎是所有儿童 AVF 病变的组成部分。

AVM 和 AVF 具有多种临床症状，从急性麻痹到进行性脊髓病变，包括肠道和膀胱症状，乏力和感觉障碍。出血是儿童 AVM 常见表现，但不是 AVF 的。在超过50%的病例，AVM 的急性表现是由于出血[172, 174]。

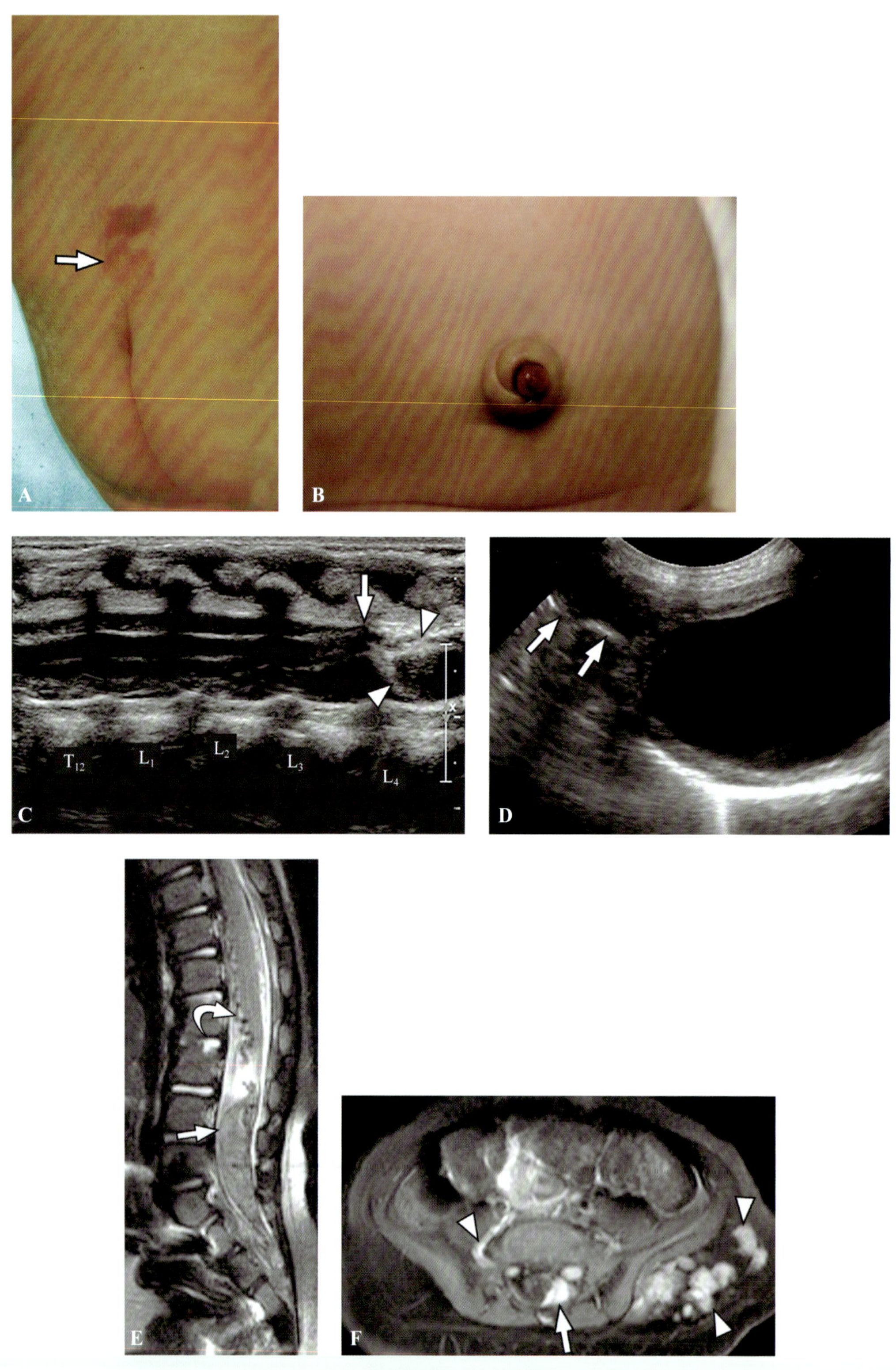

▲ **图 4-53 男，6 月龄，婴儿血管瘤，患有脊柱离断畸形、肛门闭锁、下背部血管瘤、脐尿管未闭和外阴性别不明（SACRAL 综合征）**

图像（A 和 B）显示了位于臀沟上方的血管瘤（箭）和脐部未闭的脐尿管；C. 纵向脊柱超声显示 L_4 水平脊髓圆锥低位（箭），连接至一回声光团（箭头）；D. 膀胱穹窿的纵向声像图证实脐尿管（箭）延伸到皮肤表面；脊柱矢状位 T_2 加权 MR 图像（E）和骨盆轴位 T_2 加权 MR 图像（F）显示 T_2 稍高信号的肿块（直箭），伴内部血管流空信号和显著强化；在软组织中另见数个血管瘤（箭头）和沿着脊髓前表面的许多的血管（弯箭）

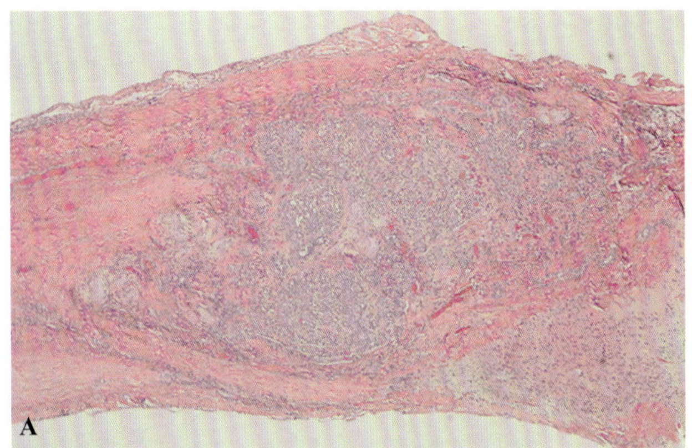

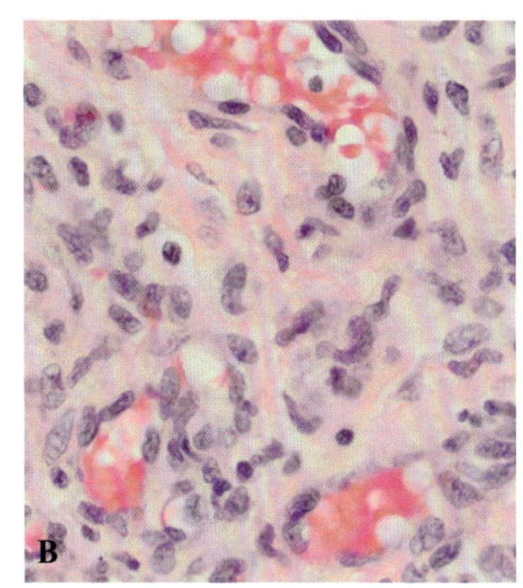

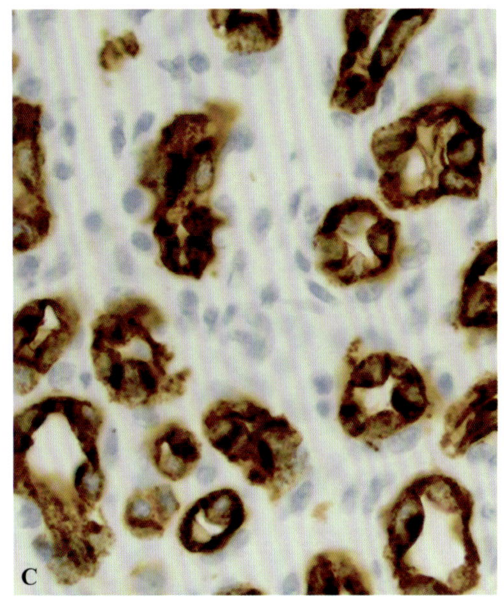

▲图4-54　男，4月龄，婴儿血管瘤，伴胸部后方中线区皮肤窦道和脊髓拴系

A. 血管瘤与神经鞘成分混合，包括小体分化和邻近脑组织紊乱排列（HE，×40）；B. 内皮细胞饱满、增生（HE，×400）；C. GLUT-1 染色阳性（×400），典型的婴儿血管瘤

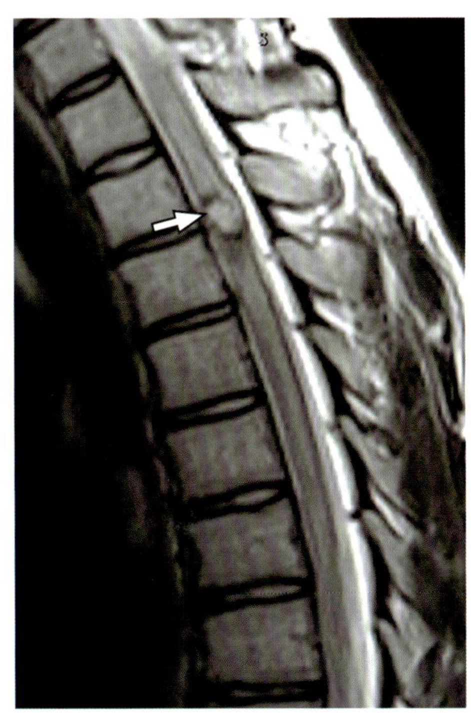

◀图4-55　男，16岁，静脉畸形，手臂疼痛、无力

矢状位 T_2 加权 MR 图像表现为胸髓内高信号病变（箭），伴含低信号的铁血黄素环；在病变的上方和下方均可见 T_2 高信号脊髓水肿

脊髓 AVM 和 AVF 的影像学表现基本一致。MR 成像和 MR 血管造影是首选的诊断方法，它没有辐射暴露且能够在多个层面显示脊髓[175]。CT 血管造影和 MRI 的主要影像学表现包括在脊髓内或脊髓表面的扭曲血管，伴有或不伴有相关瘤巢、脊髓水肿和（或）病灶强化（图 4–56）[14, 165]。磁共振血管造影的关键影像特征是早期静脉强化。基本上，血管造影是诊断、完整病变评估和治疗计划所必需的[176, 177]。

除了位于圆锥的病变可手术切除外，导管栓塞是全段脊髓 AVM 和 AVF 的首选治疗方案。但是，每个病变根据其大小、位置和脊髓受累范围的不同，都需制定一个特定的治疗方法[172, 174]。放射治疗和微创手术是其他治疗选择，可以单独使用或与血管内栓塞联合使用[178]。AVM 和 AVF 的预后取决于诊断时症状的严重程度，大部分病变结构在治疗后部分或全部持续存在[171, 174]。

（六）炎症性疾病

1. 横贯性脊髓炎　急性横贯性脊髓炎（ATM）是一种以对称性、突发性运动、感觉和自主神经紊乱为特征的神经系统疾病[179, 180]。该术语目前用于描述可引发上述临床症状的任何原因，过去，横贯性脊髓炎是仅用于特发性病例的术语。ATM 是指可引起急性脊髓炎症的一系列疾病，其中病毒性因素最常被归咎于此病，但很少被证实[180]。在多达 60% 的患者中，病因是不明确的。因此，横贯性脊髓炎分为特发性和疾病相关性[180, 181]。

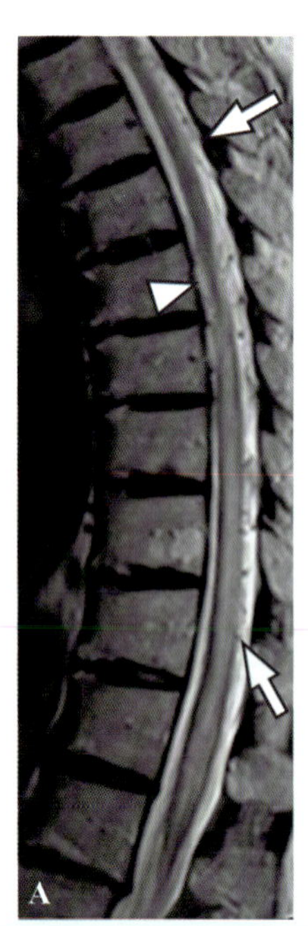

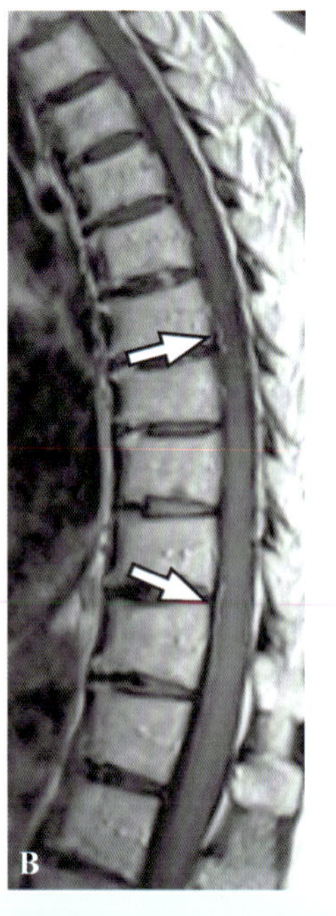

▲ **图 4–56　男，15 岁，动静脉瘘，背痛和急性下肢无力**

矢状位 T_2 加权（A）和增强 T_1 加权（B）MR 图像显示在整个脊髓中弥散分布的 T_2 高信号伴周围脑脊液内扭曲的血管结构（箭）；注意脊髓局限性狭窄（箭头），提示与先前的缺血有关的萎缩

所有年龄群体中，ATM 的发病率在每年 1.34/100 万～8/100 万。儿童 ATM 发病有两个高峰，3 岁以下幼儿有一个小高峰，5—17 岁有一个大高峰[181]。没有种族、地域或家族倾向，文献报道可能有性别优势[181]。最近有关儿童 ATM 的报道指出，10 岁以下儿童女性易患，男女比为 1 ∶ 1.2[180]。

儿童 ATM 通常在症状出现前 3 周出现轻微的前驱疾病。儿童常见的症状包括疼痛、运动障碍、麻木、共济失调步态、阴茎异常勃起、肠道或膀胱功能障碍[180]。几乎所有患儿都有带状分布的感觉障碍，表现为麻木或感觉异常。因为脊髓功能暂时停止或低于异常水平，最初常常表现为脊髓休克[180]。由于自主神经反射障碍，损伤水平以下的交感神经活动也减少，导致二便潴留[180]。在发病 4h～21d，通常会出现突发性症状高峰[180]。

横贯性脊髓炎联盟工作组建立了诊断特发性急性横贯性脊髓炎的纳入和排除标准[182]。排除标准如下，前期脊髓放射病史、结缔组织疾病、缺血、肿瘤、CNS 感染，以及脑部 MRI 提示多发性硬化。必须符合以下所有标准方可诊断特发性 ATM，包括感觉、运动或自主神经功能障碍、双侧体征和症状、明确的感觉水平、脊髓炎症表现为脑脊液细胞增多、MRI 上脊髓病变强化或 IgG 升高；最后，在 4h 和 21d 之间疾病进展达到顶峰[182]。符合排除标准之一的疾病相关性 ATM 患者需要符合所有纳入标准[182]。

影像学检查有助于排除占位性病变，并建立 ATM 或 ATM 类似疾病的诊断[179, 180]。增强 MRI 是首选方法[179]。主要 MRI 特征包括至少三个节段出现脊髓 T_2 高信号和 T_1 低信号的脊髓肿胀，并具有多种强化形式（图 4–57）[179, 180]。FLAIR 和 STIR 序列有助于分别抑制脑脊液和脂肪信号[179]。ATM 最常见发生于胸髓，通常是中心性，比多发性硬化的脊髓病变更对称[180]。有研究报道，儿童横贯性脊髓炎的

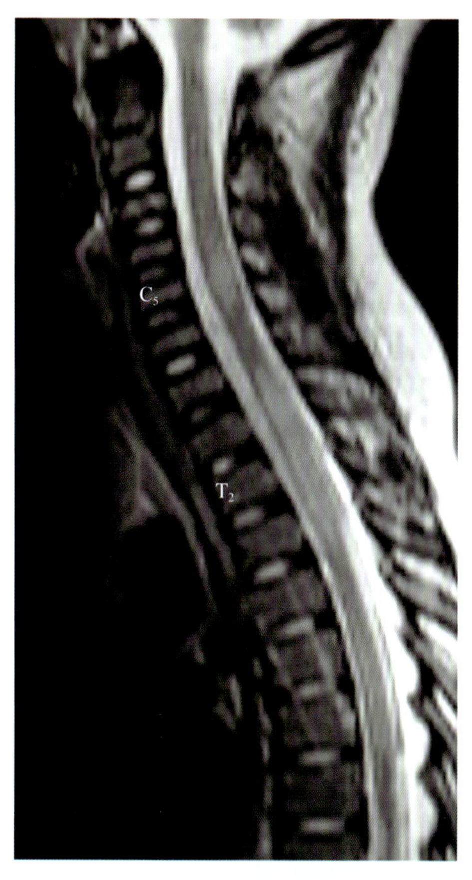

▲ **图 4-57 男，14 岁，横贯性脊髓炎，手臂疼痛无力**

矢状位 T_2 加权 MR 图像显示遍布脊髓分布的斑点状高信号；最严重的是 C_5～C_6 和 T_1～T_5 水平

平均长度为六个椎体节段，脑成像对于检测横贯性脊髓炎及其类似疾病如多发性硬化是很重要的 [179]。

ATM 的一线治疗是静脉注射甲泼尼龙 1 周，其次是口服皮质类固醇片剂 [180]。如果出现激素耐药症状恶化，随即开始进行血浆置换治疗 [180]。替代疗法包括静脉注射免疫球蛋白和环磷酰胺 [180]。儿童 ATM 的预后取决于各种因素，包括症状发作的速度、病情最严重时运动障碍的严重程度和是否需要辅助通气 [180]。在儿童患者中，有 33%～50% 的儿童可完全康复，而 10%～20% 患儿预后不良（行走困难和括约肌功能障碍）[180]。及时治疗可改善临床症状，包括儿童能独立行走的比例和 1 年内完全康复的比例 [183]。

2. 多发性硬化（MS）：是一种自体免疫介导的疾病，是累及脑和脊髓的炎性脱髓鞘病变 [184]。中青年最常见，也可见于 3%～5% 的儿童 [185, 186]。儿童 MS 与成人复发缓解型 MS 有相同的发作形式，但复发的次数较其要多 2～3 倍 [187]。MS 的诊断依据 McDonald 标准，它使用临床和辅助评估（实验室数据和中枢神经系统 MRI 检查结果）[188-190]。2010 年的 McDonald 标准修订通过更精确地建立空间多发性（DIS）和时间多发性（DIT）标准，使 MRI 在 MS 的诊断中发挥更重要的作用。具体地说，DIS 可以通过 MRI 显示至少 2～4 个位置的 T_2 高信号病变，即脑室周围、近皮质、幕下和脊髓 [188]。经修订的标准也允许通过 MRI 建立 DIT 标准，与最初的成像结果相比，无论何时发现新的 T_2 高信号病灶 [188]。更有甚者，DIT 标准在初始 MRI 平扫和增强检查时即可满足，不需要后续扫描 [191]。有作者建议，儿童需要附加的诊断标准，因为在初次脊髓增强 MRI 检查中，增加了 10% 的儿童患者满足 2010 年修订的 McDonald 标准中的 DIS 和 DIT 标准 [192]。

脑和脊髓的 MRI 对 MS 的诊断至关重要。脑 MRI 的关键成像特征包括 T_2 高信号，垂直于脑室边缘强化的白质病变可变化。这些卵圆形病变，称为“Dawson 手指征”，是炎症沿周围血管间隙蔓延形成 [193]。胼胝体交界面的病变也有类似特点。多发性硬化常累及脊髓，高达 25% 的患者仅出现脊髓病变 [194]。脊髓 MS 的主要 MRI 特征包括外周 T_2 高信号、强化病变，90% 超过两个椎体节段 [195]。MS 病变灰白质均可累及，边界清楚，56% 的病例是多灶性的，并且大多位于颈髓背外侧（图 4-58）[194, 196]。隐匿性脊髓病变是 MS 的一个独特影像学表现，因为在其他脊柱疾病中均未见类似表现，所以出现即可诊断。强化的脊髓 MS 斑片影鉴别诊断包括血管畸形、肿瘤、系统性红斑狼疮和结节病。这些疾病最好结合临床病史、脑脊液表现和脑部 MRI 来鉴别。

有几种方法已被批准用于治疗成人 MS。尽管没有一种是专门针对儿童的，但作者多采用和成人相同的治疗方法 [198]。治疗方案包括干扰素、类固醇、Ⅳ型免疫球蛋白、芬戈莫德、特立氟胺、米托蒽醌、那他珠单抗和环磷酰胺 [199, 200]。儿童 MS 的预后多变。1/3 的儿童在起病 2 年内进展出现早期认知功能障碍 [201, 202]，且运动功能障碍的进展要比成人更为持久 [203]。还可能发生脊髓萎缩，提示预后较差 [204]。

3. 急性播散性脑脊髓炎（ADEM）：是一种免疫介导的单相 CNS 脱髓鞘疾病，主要累及脑白质和脊髓[205, 206]。ADEM 较罕见，发病率约为每年 8/100 万[207]。常发生于病毒性疾病或疫苗接种之后，多见于青春期前的儿童，在 5—8 岁，出现感觉障碍[208]。相比之下，MS 具有多相性，多发生在青少年和中青年[209]。ADEM 其他不常见的脊髓症状类似于 ATM 和 MS，包括肢端疼痛和无力，感觉异常及胃肠或膀胱功能障碍。多达 10% 的 ADEM 病例最终可被重新归类为 MS[210]。

ADEM 的脑部 MRI 主要表现包括位于皮质下白质、丘脑和脑干的双侧不对称的 T_2 高信号病变。随着基底节灰质和脊髓（较少见）的受累，病变周围可出现多种强化方式（图 4-59）。弥散加权 MR

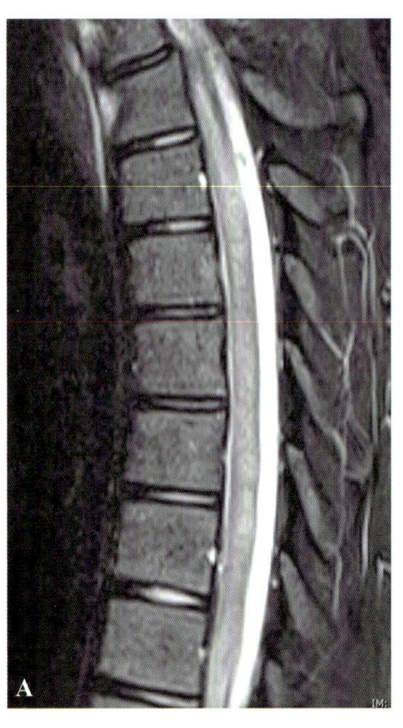

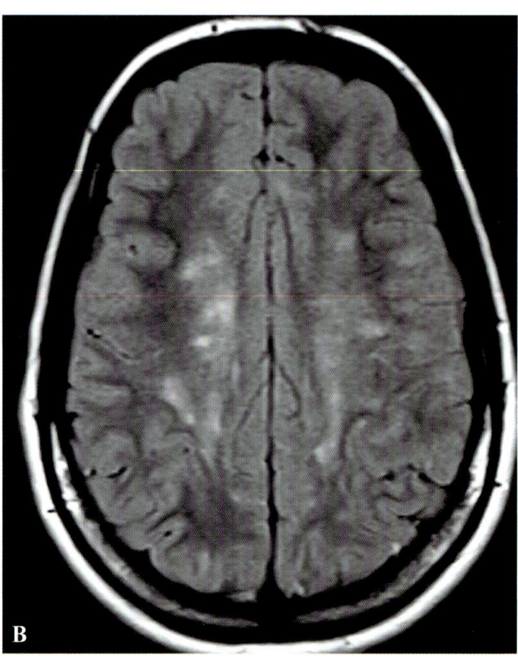

◀图 4-58　女，15 岁，多发性硬化，腿部疼痛无力

A. 矢状位 T_2 脂肪抑制 MR 图像显示整个胸髓弥漫分布的 T_2 高信号；B. 脑部轴位 FLAIR MR 图像显示多个高信号白质病灶，其中多数垂直于侧脑室，是多发性硬化的典型表现

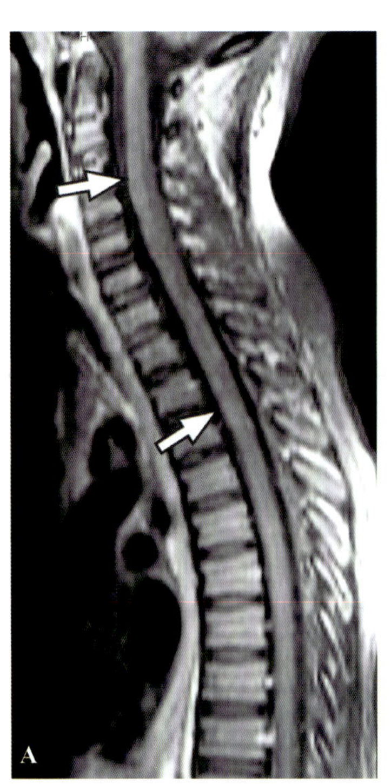

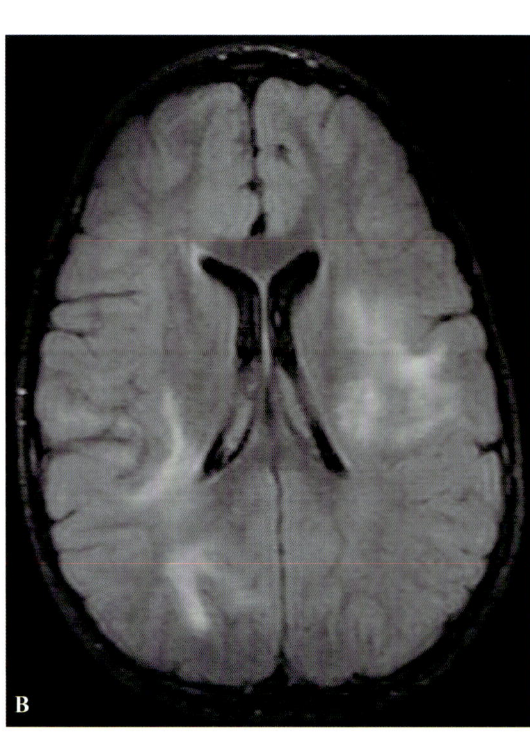

◀图 4-59　女，13 岁，急性播散性脑脊髓炎，伴精神状态改变和肢端无力

A. 矢状位增强 T_1 加权 MR 增强图像显示颈胸段脊髓腹侧有边界不清的片状强化影（箭）；B. 轴位 FLAIRMR 图像显示双侧白质高信号病变融合区；这些区域没有弥散受限或强化

图像典型表现为ADC值增高，提示血管源性水肿，通常是可逆的，而不是细胞毒性水肿。但在严重情况下，可能会发生弥散受限，特别是在病灶边缘，这与预后差有关[209, 211]。脊髓病变为T_2高信号，偶有强化，据报道可出现在27%患者中[212]。

ADEM的治疗包括甲泼尼龙、免疫球蛋白和环磷酰胺[208]。ADEM的预后通常很好，50%～60%的患者在1个月内完全康复。在高达30%的儿童中，癫痫是最常见的后遗症。10%～30%的儿童急性期出现呼吸衰竭可能会导致死亡。有些患者可能会复发，有10%～35%的患者会向多发性硬化进展[208]。

4. 视神经脊髓炎或Devic病 视神经脊髓炎（NMO）也称Devic疾病，是一种严重的脱髓鞘疾病，其特征是视神经炎和横贯性脊髓炎。最近证据表明，尽管NMO与MS在临床表现上相似，但其是体液免疫介导的，由此和MS区分[213]。NMO病程可能是单相或多相，后者在儿童中更常见。NMO-IgG的发现有助于完善诊断标准，但仍需要纵向的广泛性脊髓炎影像学诊断证据。

视神经脊髓炎主要影响成人的后30年；偶见于儿童发病[213, 214]。在儿童群体中，NMO占脱髓鞘疾病的3%～4%[214]。尽管在2岁的儿童中即有报道，儿童患者发病的中位年龄为10—14岁[214]。证据表明，NMO好发于女性，特别是在复发型病例中，一些报道表明，发病率较之高3～9倍[215]。NMO在北美黑人中最为常见[214]，儿童患者常有其他自身免疫性疾病如桥本甲状腺炎、系统性红斑狼疮和干燥综合征[215]。NMO的病因尚不完全清楚，但多与其他自身免疫性疾病共存。NMO-IgG自身抗体的发现提示B细胞介导的免疫过程[213]。该抗体靶向水通道蛋白通道，主要发现在星形胶质细胞上，研究表明，病灶接近血脑屏障可能导致脑损伤[215]。

视神经脊髓炎最常见的初始表现为视神经炎引起的眼部疼痛和（或）视觉丧失，或由于横贯性脊髓炎引起的肢端症状[214]。这些症状发作往往比伴有多发性硬化的视神经炎更严重，具有更大的视力损害[215]。NMO的脊髓炎表现为累及多个脊髓水平的完全横贯性脊髓炎[214]。根据位置，可能会导致下肢轻瘫、四肢轻瘫或括约肌功能障碍，并且其较多发性硬化中的脊髓炎表现更剧[214, 215]。NMO患儿中，脑损伤病例占68%[214]。在单相病程中，视神经炎和脊髓炎发作前后不超过1个月，症状一般严重[213]。多相病程在儿童中更常见，其特征是复发性视神经炎和横贯性脊髓炎的发作间隔数月或数年[214]。

NMO的诊断标准于2006年修订。绝对标准是患者必须同时有视神经炎和脊髓炎的病史，至少含以下3个支持标准中的两个，即MRI上受累脊髓病变超过3个节段，脑MRI排除多发性硬化，以及血清NMO-IgG自身抗体阳性[214, 215]。

主要MRI表现包括T_2高信号病变，其延伸超过三个或更多的椎体水平，最常累及颈髓和胸髓的中央灰质、脊髓肿胀和增强后强化[215]。脑部MRI被用来排除典型的多发性硬化。在所有患者中，55%～84%的患者最初脑MRI是正常的[215]。脑部病变在下丘脑和脑干中最常见，在60%的病例中是非特异性的[215]。儿童NMO脑MRI偶显示白质、基底节和下丘脑病变[213]。

儿童NMO的治疗基本上与成人相同[214]。静脉注射皮质类固醇是视神经炎和脊髓炎急性发作的一线治疗方法[213-215]。大部分患者在2周内出现缓解，随后可改为口服泼尼松片剂[215]。如果发生激素耐药症状恶化，随即开始行血浆置换[213-215]。为了预防远期复发，患者需长期服用免疫抑制药[215]。NMO患者的预后比多发性硬化要严重得多，单相NMO患者往往比复发患者有更好的远期预后[213]。单眼失明、行走困难和排尿困难是复发NMO的常见表现[213]。单相NMO的5年生存率为90%，55%患儿在第1年内复发[213]。患者亦可因上段颈髓炎引起的呼吸衰竭而死亡[213]。

5. 急性脱髓鞘性多发性神经根炎（Guillain-Barre综合征） Guillain-Barre综合征（GBS）是一种罕见的自身免疫性疾病。GBS病因未知，但通常被认为是感染后疾病，因为大多数患者有近期呼吸道或胃肠道感染的病史，特别是空肠弯曲杆菌感染[216]。在西方国家，其发病率为1/10万～2/10万人[217]。在临床上，患儿出现对称性、上行性无力/瘫痪，深部腱反射减弱及多种感觉症状。在急性发作期可能出现尿潴留[216]。超过半数患儿在病程的第1周出现脑脊液蛋白-细胞分离[218]，在第2周增加到75%[217]。症状平均进展10d，然后停滞1～2周，在此期间多数儿童行走困难，10%需要辅助呼吸[218]。在这个时间段之后，症状自发消退。

GBS 的影像学特征是马尾神经根强化，尤其是 95% 的病例腹侧神经根强化（图 4-60）[291]。最近，作者还注意到在 83% 的患者中出现脑神经强化，并主张常规进行脑 MRI 检查[220]。脑实质损害罕见。

治疗包括静脉注射免疫球蛋白和（或）血浆置换以去除有害抗体[221]。虽然大多数患者可完全恢复，但 20% 的患者仍留有严重残疾。5% 患者可因呼吸衰竭而死亡[217, 221]。

（七）遗传性多发性神经病（Charcot-Marie-Tooth 病）

遗传性感觉和运动性神经病通常被归咎于 Charcot-Marie-Tooth 病（CMT）[222]。根据临床、电生理和遗传特征可以将它们分为不同类型，但为了简单起见，本章中所有类型将以 CMT 的形式进行讨论[223, 224]。

CMT 是最常见的遗传性运动感觉神经病，估计每 2500 个人中有 1 人患病[225, 226]。潜在遗传因素是多种多样的，目前至少有 25 个基因与之相关联。这些基因突变涉及具有不同功能的蛋白质，包括轴浆运输、线粒体代谢和髓鞘致密化[226]。儿童患者典型发病在 20 岁前，其症状包括肢端感觉和运动功能障碍，如奔跑困难、后足对准畸形（弓形足）、深部腱反射减少和远端感觉障碍[226]。

虽然 CT 可以描述病变特点，但 CMT 的成像在很大程度上依赖于 MRI[227]。在晚期病例中，X 线片可以显示神经孔扩大，在一些类型的 CMT 诊断中，B 超对于评估周围神经根大小非常有用。关键影像学表现包括神经增粗，通常是 T_2 高信号，增强后强化，最常见于腰骶部（图 4-61）。报道显示可看到沿脊髓增粗的脑神经、周围神经和神经根[229]。平扫或增强中，神经肥大的鉴别诊断包括慢性炎症性脱髓鞘性多发性神经病，或 Guillain-Barre 综合征、1 型神经纤维瘤病、中枢神经系统结节病和转移性肿瘤如白血病、水滴样转移等。基于神经根增粗程度、增强后强化和神经的平滑或分叶形态可以缩小上述病种的诊断差异[229]。

目前尚无有效治疗 CMT 的方法。支持治疗以康复医学和手术干预形式为主，主要诊断软组织畸形和骨骼矫形。实验模型有助于识别治疗靶点，孕酮拮抗药、抗坏血酸、神经营养因子和姜黄素目前都有望成为该病的潜在治疗手段[226]。尽管 CMT 不影响人的生存寿命，但发病年龄越小，致残概率越大。

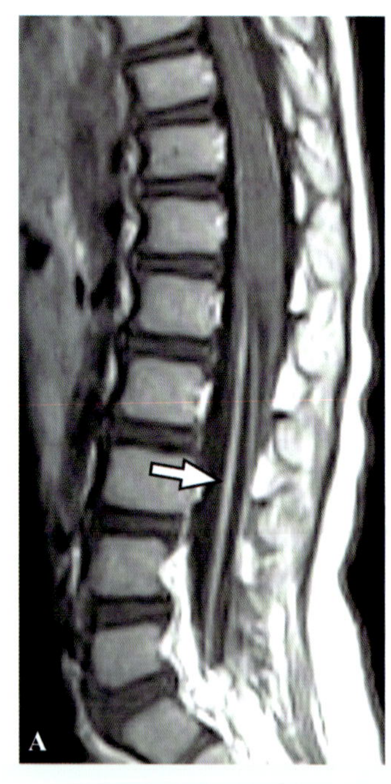

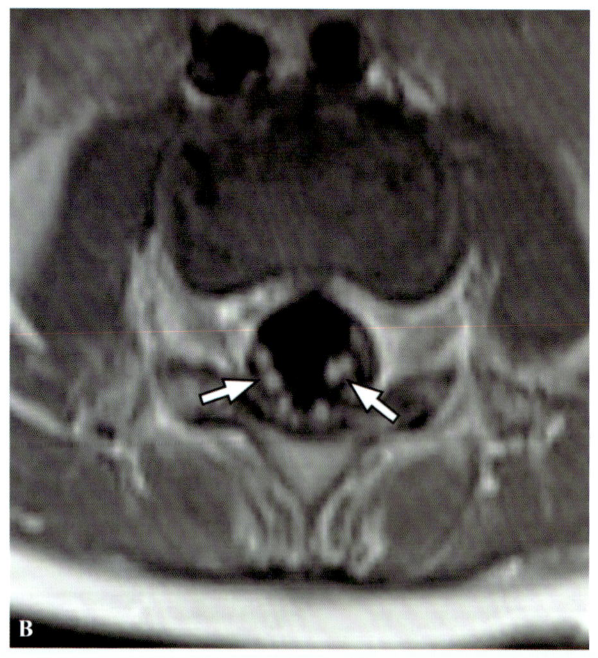

▲ **图 4-60 男，12 岁，急性脱髓鞘性多发性神经根炎（Guillain-Barre 综合征），表现为急性下肢无力和膀胱功能障碍**

矢状位（A）和轴位（B）增强 T_1 加权 MR 图像显示马尾神经根（箭）强化

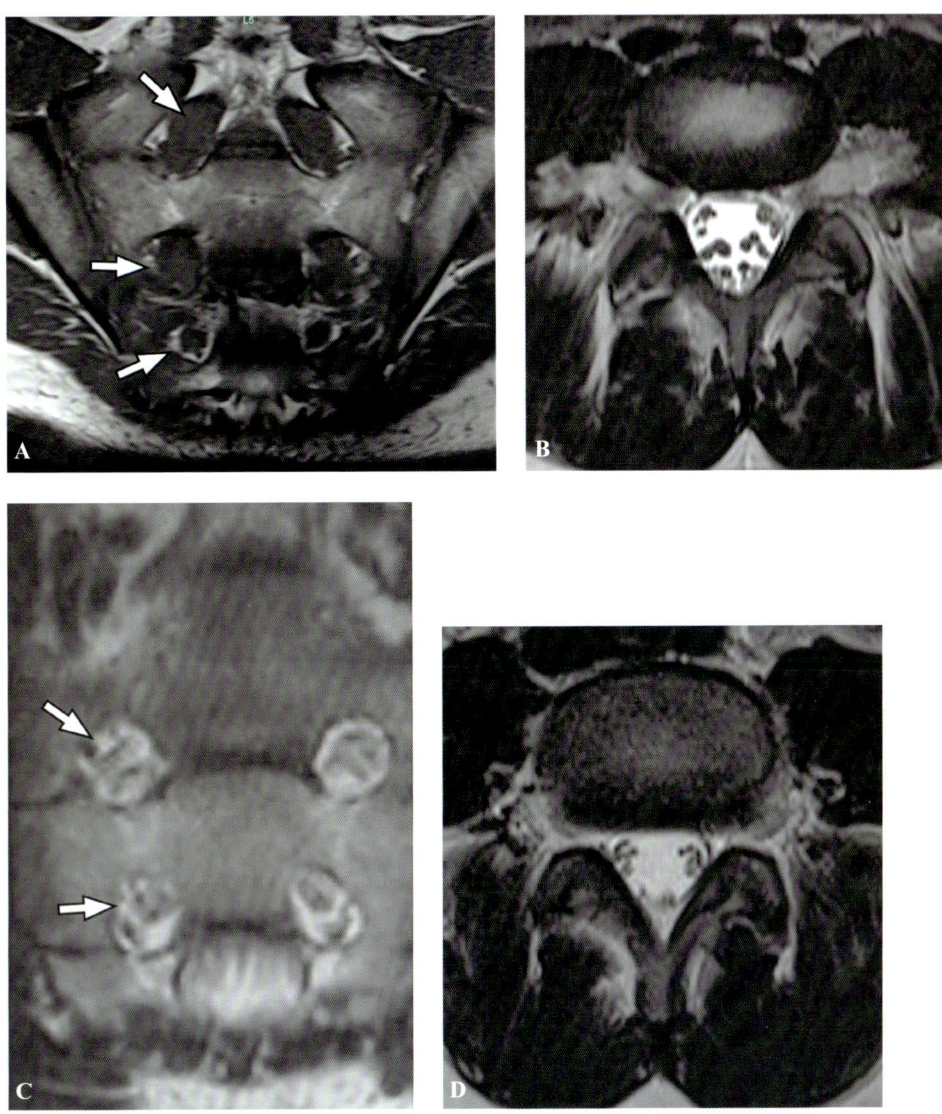

▲ 图 4-61 女，13 岁，Charcot-Marie-Tooth 病

A 和 B. 斜冠状位 T_1 和轴位 T_2 加权 MR 图像显示骶神经根在出口处增粗，充满骶神经孔（箭，A）和末端硬膜囊内增粗的马尾神经根（B）；C 和 D. 正常儿童类似图像主要表现为充满脂肪的骶神经孔（箭，C）和正常口径的马尾神经根（D）

第5章 脊 柱
Vertebral Column

Esperanza Pacheco-Jacome　Kevin R. Moore　Sara O. Vargas　L. Santiago Medina　著

一、概　述

影像学检查对儿科脊柱疾病的诊断不可或缺。正确选择影像学检查方法和技术，能缩小鉴别诊断范围，对患者预后非常重要。本章主要介绍目前常用的影像学检查方法，婴儿、儿童重要的脊柱疾病，同时对儿科先天性和获得性疾病累及脊柱者的特征性影像学表现和治疗进行介绍。

二、成像技术

（一）X 线

X 线片在脊柱检查中仍具有重要作用。X 线片能进行准确椎体定位（如胸椎、腰椎）和整体观察骨骼情况。直立位全脊柱正侧位 X 线片可评价畸形和节段性异常，必要时需要加拍局部图像。

颈椎检查一般需要正位、侧位和张口位的三方位投照，但 5 岁以下或不合作患儿很难进行开口位投照。胸椎检查至少需要正位、侧位和游泳位投照，以便详细评估颈胸交界处。腰椎检查至少需要正位、侧位及两侧斜位的四方位投照，准确的斜位图像能很好地显示椎弓峡部裂。脊柱侧弯 X 线片检查对手术计划制定非常重要，后前位投照能减少对患者的辐射剂量。

最新的低剂量投照技术，包括低剂量数字立体射线照相系统（EOS 骨科成像系统），可以在负重站立位或坐位时进行脊柱常规投照及三维重建，可以评估自然姿势下脊柱特征。这种新技术能减少 8～10 倍常规 X 线片的辐射剂量。同时可获得直立位三维重建图像。

（二）超声

新生儿期超声检查对于评价椎管内容物非常有用，本书第 4 章对此进行了介绍。然而，超声在评价脊柱骨性结构方面的作用非常有限。

（三）CT

对于无神经系统表现的急性创伤者，X 线片检查后可进行 CT 检查。CT 能够详细地评估脊柱的排列和完整性。对于颅颈交界区病变，如颅底凹陷症或复杂脊柱畸形，CT（多平面和三维重建）和 MRI 相结合，不仅可以详细评估骨性结构，还可以评估软组织以及包括脊髓在内的椎管内容物。

新型多排螺旋 CT（MDCT）拥有低剂量扫描技术，能够在数秒内完成长距离扫描，可减少镇静需求。采用 3mm 层厚的多平面重建可以获得最佳结果。三维重建很有价值，可以很好地显示所有解剖结构，并对病变进行准确定位。由于一些椎体畸形的高度复杂性，CT 表现应与 X 线片表现相结合来观察。此外，椎体计数最好从 C_1 或 C_2 开始，必须详细报告确切的参考水平，以避免无谓的混淆和错误风险，特别是在考虑手术干预的情况下。

（四）CT 脊髓造影

对于前期使用脊柱器械的患儿，由于 MRI 受磁敏感伪影的限制，此时需要 CT 脊髓造影来评估硬件和椎管内结构。配备钛金属的儿童，可首先尝试 MRI，因为此类金属装置比铁质硬件磁敏感伪影小。钛金属装置目前使用尚有限，但会越来越多。对复杂性脊膜膨出和脊柱畸形的患儿，CT 脊髓造影对手术计划制定非常重要，可确定脊柱、神经根和脊髓与脊膜膨出的确切关系。

（五）MRI

MRI 在评估脊柱和骨髓中起着重要作用。熟悉红骨髓向黄骨髓随年龄正常转化的过程，对理解正常骨髓形态和病理表现至关重要。T_1WI、T_2WI 和短时反转恢复序列（STIR）可用于鉴别正常骨髓与早期骨髓病变或水肿。增强前、后脂肪抑制 T_1WI 序列对比，可以进一步显示以骨髓为中心的病变的特征。对于囊性病变，需要鉴别皮样囊肿 / 表皮样囊肿与蛛网膜囊肿时，DWI 和 ADC 图很有帮助，通常皮样囊肿和(或)表皮样囊肿弥散受限更常见[3]。

（六）核医学

^{18}F-FDG-PET 在评估脊柱转移性疾病中能发挥重要作用。熟悉脊柱转移疾病和药物诱导的骨髓刺激的不同 PET 表现非常重要。转移性疾病常为局灶性、不对称分布，而骨髓刺激剂引起的骨髓变化多更弥漫且呈对称性。

脊柱 3D SPECT 骨显像对年长儿或青少年疑似椎弓峡部裂的非发热性背痛很有价值，当活动性断裂部位出现应力改变时，表现为局部放射性药物摄取增加。

三、脊柱胚胎学

脊柱的发育经历 3 个阶段：①膜成骨（软骨前）阶段；②软骨化阶段；③骨化阶段。

（一）膜成骨阶段

胚内中胚层（起源于原始神经外胚层）位于脊索（起源于原结的中胚层结构，位于原始外胚层和内胚层之间）和神经管的两侧，形成轴旁中胚层的纵柱。胚胎发育第 3 周末时，轴旁中胚层分化为体节，位于发育中的神经管和脊索的两侧[4]。体节共有 44 对，沿体轴头尾方向排列。第 1 对体节短暂出现，第 2～4 对体节形成基枕骨，其他体节形成中轴骨、相关的肌肉组织和邻近皮肤的真皮组织。

胚胎发育第 4 周时，细胞开始发生迁移。在每个体节水平，其背外侧形成生皮节，内侧形成生肌节，腹内侧形成生骨节。随后，生骨节（脊柱）在每个水平上沿三个不同的方向迁移，同时保持其节段性排列。腹内侧方向上，细胞迁移并围绕脊索形成膜状脊柱，将脊索与神经管、原肠分开。腹外侧方向上，细胞形成两个突，即肋突（腹侧突），随后形成胸廓肋骨；侧突，随后形成横突。背侧方向上，细胞形成神经管后部的椎弓[4-6]（图 5-1）。

胚胎发育约 24d 时，膜性椎体发生再分节。每个生骨节分化为头侧部（较疏松）和尾侧部（较致密）。在每个生骨节的中部出现一个水平的生骨节裂隙（von Ebner fissure），每个生骨节在此裂隙处

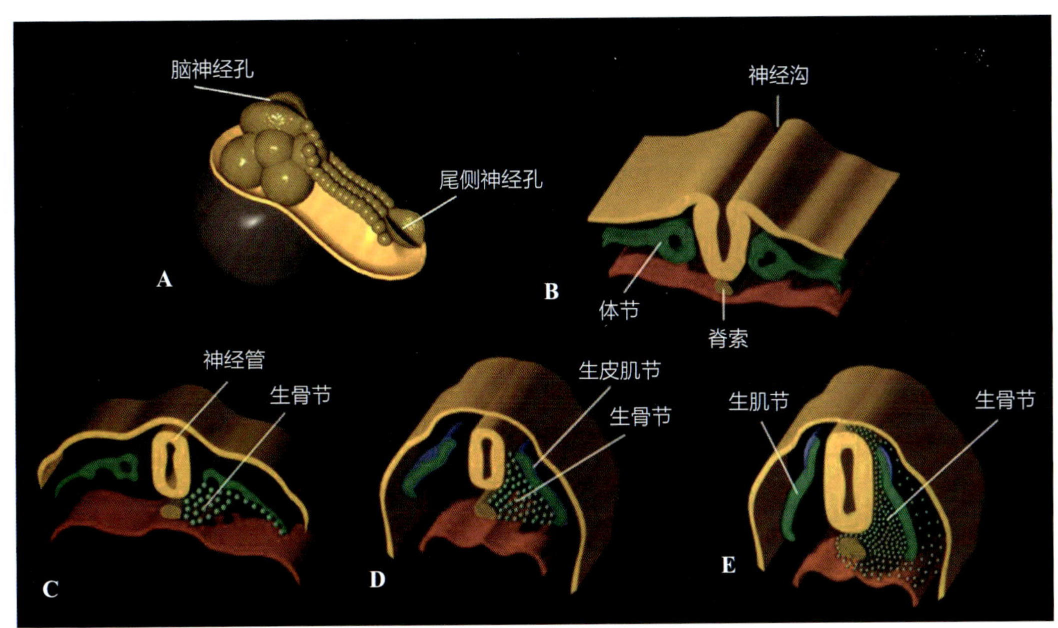

▲ 图 5-1　脊椎胚胎学

A. 发育中的神经管和脊索两侧的体节形成期间的胚胎的示意图；B. 体节形成和神经管闭合的冠状示意图；C～E. 生骨节向神经管和脊索移动的轴位示意；D 和 E. 从体节形成背外侧皮节和内侧肌节

分裂。每个生骨节的尾侧部与相邻生骨节的头侧部融合，形成软骨前椎体。在此期间，生骨节相对致密的尾侧部形成椎间盘。尾侧部的细胞向头侧移动到每个节段的中间部分，形成椎间盘的周边部分；围绕脊索的纤维环和椎骨中心的软骨生长板。体节之间的节间动脉此时进入形成中的椎体中心[5-7]。再分节的过程双侧对称发生，可能始于胸椎区域，向胚胎的两端发展（图 5-2）。

（二）软骨化阶段

胚胎发育第 6 周时，膜性椎体中出现软骨化中心。软骨化中心首先出现在颈胸椎水平，随后向下延伸到尾椎。每个椎体有两个软骨化中心，并在第 8 周末时融合形成一个软骨性椎体。神经弓及椎弓峡部（椎体两侧各一）的软骨化中心出现晚于椎体，最终彼此融合并与椎体融合。横突和棘突形成于椎弓软骨化中心的延伸。随着软骨化中心的形成和连接，脊索细胞和椎间组织被挤压到椎间盘间隙，随后脊索形成椎间盘的髓核[4,7]。

（三）骨化阶段

骨化开始于胚胎发育第 8 周，约 25 岁时结束。在胎儿期，有 3 个骨化中心出现在胚胎期结束前（第 8 周）：1 个形成椎体，可分为前部和后部；1 个形成椎弓峡部；1 个形成每一侧的椎弓。出生时，每个椎骨由 5 个以软骨连接的骨性部分构成，包括椎体、两侧神经弓和 2 个椎弓峡部骨化中心。骨化中心在同一水平上并非同时出现。在第 8 周时，后弓的骨化中心首先出现在颈椎，而椎体的骨化中心出现于下胸椎和上腰椎水平，之后迅速向头尾侧延伸（图 5-3）。出生后，每个椎骨各部在 3—5 岁时融合。在软骨性椎体弓连接处，椎弓与椎体连接，随着脊髓的生长而生长。

C_1、C_2 骨化方式与其他椎骨不同，其中 C_1 椎体的骨化中心形成 C_2 的齿突，并且 C_1 椎弓的骨化中心在前部融合成环状[4]。C_1 无椎体，C_1 和 C_2 之间无椎间盘[4]（图 5-4）。

C_1（寰椎）由 3 个骨化中心组成，包括前弓和两个神经弓。前弓骨化，20% 发生于新生儿期，80% 发生于 1 岁前。神经弓出现在胚胎发育第 7 周，3 岁时后部融合。后弓和前弓大约在 7 岁时融合（图 5-4）。

出生时，C_2（枢椎）有 4 个骨化中心，包括两个神经弓各 1 个，椎体 1 个，齿突 1 个。在胎儿期，齿突由 2 个骨化中心构成，并在第 7 个月时融合。骨端为二次骨化中心，位于齿突的尖端，在 12 岁时融合。3—6 岁时齿突与 C_2 椎体融合。齿突与椎体的交界被称为齿突下软骨联合，直到 11 岁时还可能见到，易被误认为骨折。神经弓在 2—3 岁时后部融合，在 3—6 岁时前部与齿突融合（图 5-5）。

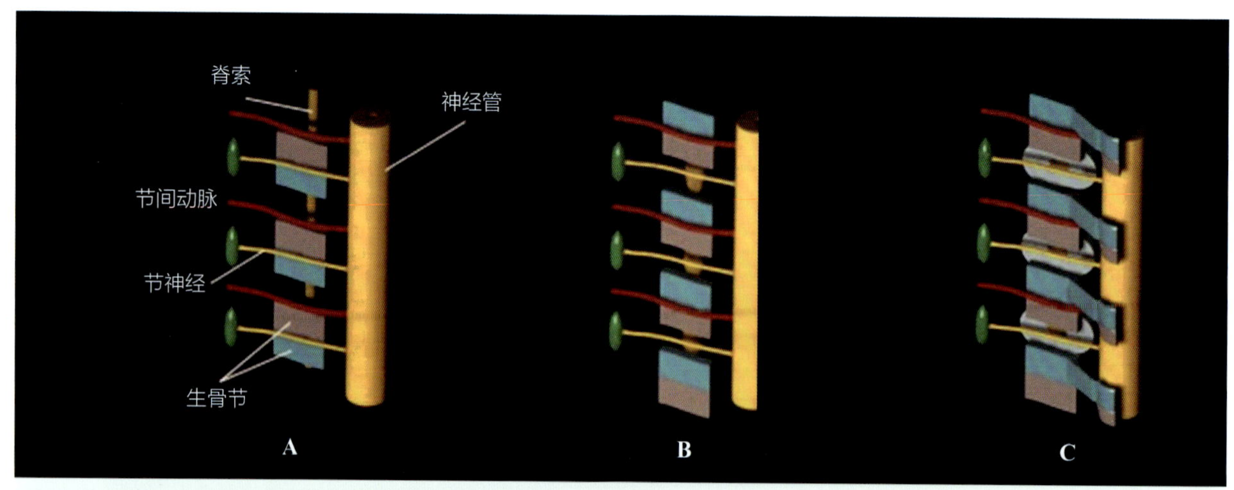

▲ **图 5-2　膜性椎体的再分节**

A-C. 生骨节节段分化为头部（粉红色）和尾部（蓝色）部分；在每个生骨节的中间部分出现分裂裂缝，生骨节裂缝；然后每个生骨节节段的尾部半部与下面的生骨节节段的头部半部融合，形成前软骨椎体中心；体节之间的节间动脉现在进入形成中的椎体中心；椎间盘形成于生骨节相对致密的尾部的喙侧面；来自生骨节尾部的细胞向颅侧移动到每个段的中间部分，形成椎间盘的外周部分，即围绕脊索的纤维环

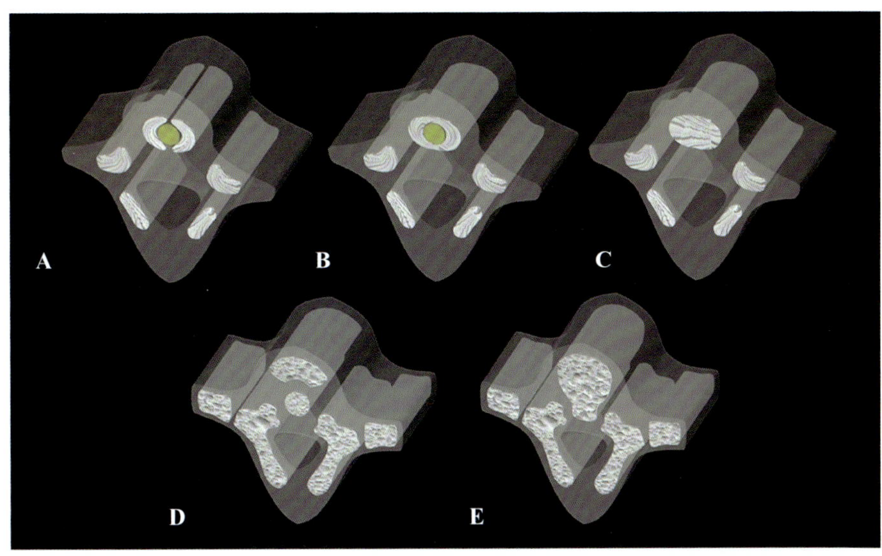

▲ 图 5-3　软骨化

A 和 B. 在第 6 周，每个膜性椎体中心出现两个软骨中心，并在第 8 周结束时融合，形成软骨椎体；与此同时，椎弓和峡部的软骨中心（每侧一个）相互融合并与中心融合；横突和棘突从椎弓软骨中心的延伸发展而来；C. 随着软骨中心的形成和连接，脊索细胞和椎间组织被挤压到椎间盘间隙中，脊索成为髓核；骨化；D. 在胚胎期结束时（8 周）出现三个中心：一个在中心（椎体），分为前部和后部，并且在发育中的椎骨的每一半都各可见一个峡部骨化中心和椎弓骨化中心；E. 出生时，每个椎骨由软骨连接的 5 个骨性部分组成

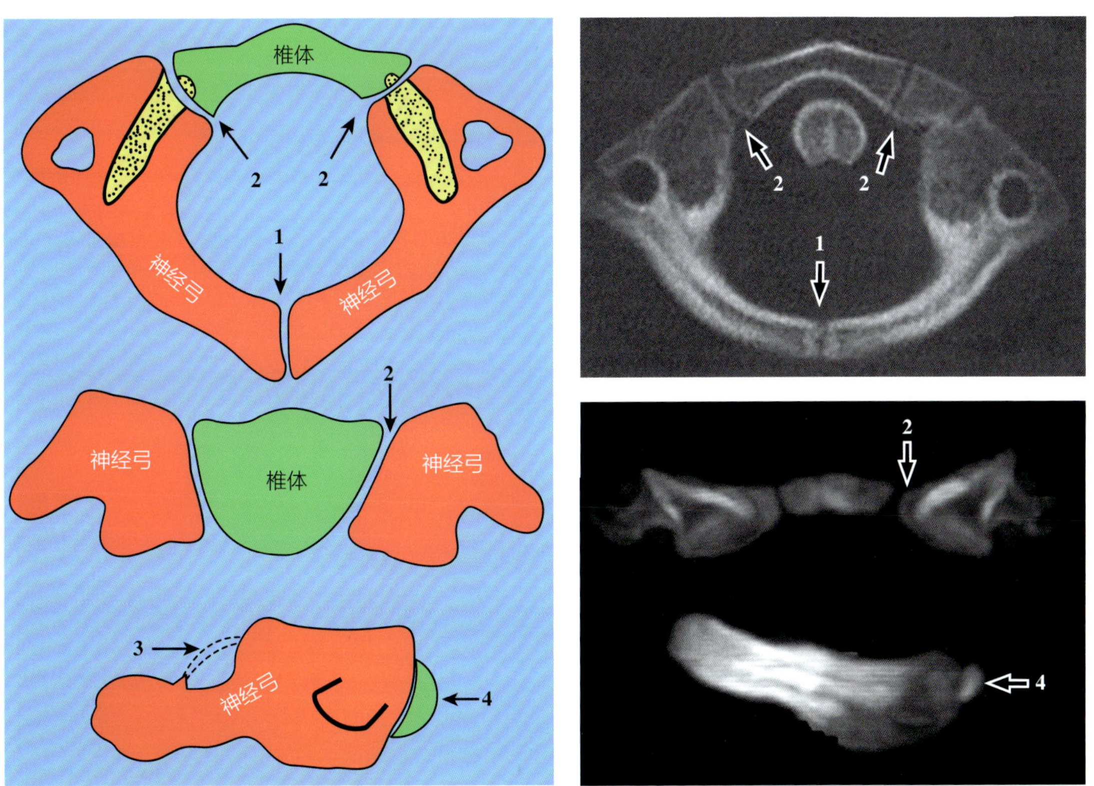

▲ 图 5-4　C_1 椎体伴骨化中心

在大多数人中，椎体在出生时没有骨化；成骨中心出现在生命的第一年；神经弓出现在妊娠第 7 周左右；1. 棘突的软骨融合发生在 3 岁左右；2. 神经弓的与椎体的软骨融合发生在 7 岁左右；3. 围绕上神经弓的韧带可能在之后发生骨化；4. C_1 的椎体（改编自 Bailey DK. The normal cervical spine in infants and children.*Radiology*. 1952;59:712-719）

青春期后，椎体出现多个二级骨化中心，包括棘突尖端、每个横突尖端以及每个椎体的上、下缘。大约 25 岁时，二级骨化中心与其余骨融合[4]（图 5-6）。

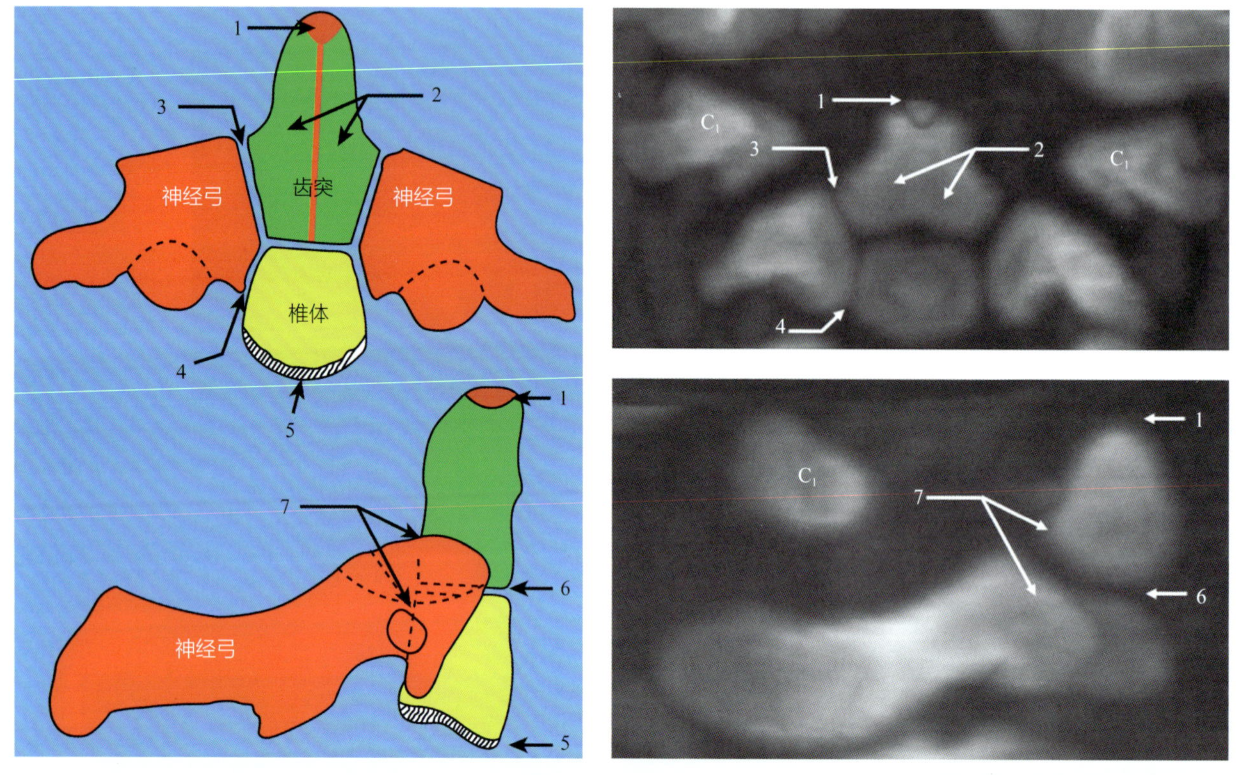

▲ 图 5-5　C_2 椎体伴骨化中心

1. 终末小骨出现在 3—6 岁，并在 12 岁时融合；2. 齿突，两个独立的骨化中心出现在胎龄第 5 个月时，并在胎龄第 7 个月时融合；3. 齿突和神经弓之间的软骨在 3—6 岁时融合；4. 神经弓和椎体在 3—6 岁时融合；5. 下部骨骺环在青春期时出现在 25 岁时发生融合；6. 齿突和椎体的融合发生在 3—6 岁；7. 椎体背侧面和齿突（改编自 Bailey DK. The normal cervical spine in infants and children. *Radiology*. 1952;59:712-719）

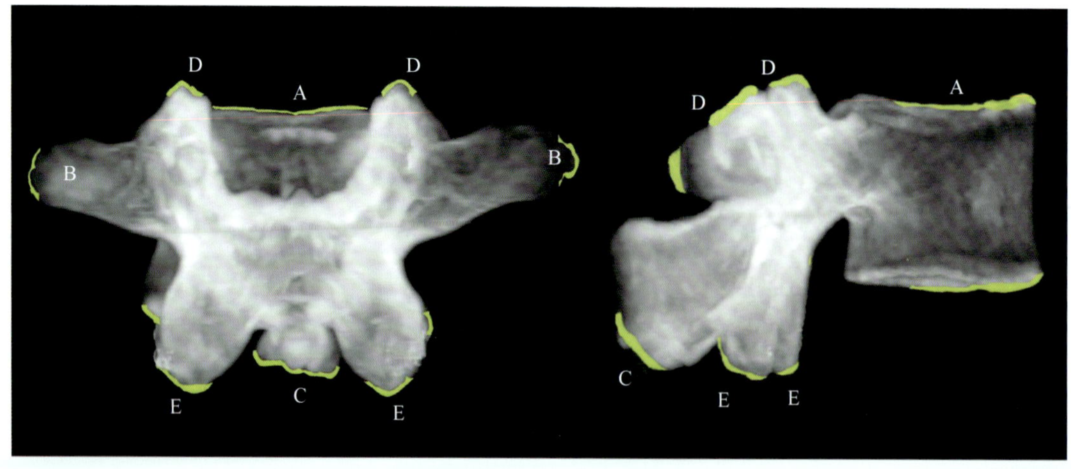

▲ 图 5-6　次级骨化中心

A. 环形骨化中心（又称环状骨突）可能在 7 岁时出现并在大约 25 岁时融合；横突（B），棘突（C），上（D）和下关节突的骨化中心（E）在 16 岁时出现，并在大约 25 岁时融合

四、脊柱解剖

如前所述，骨性椎骨起源于原始中胚层，其围绕神经管和脊索。通常，颈椎7个，胸椎12个，腰椎5个，骶椎5个，尾椎4个或5个。在儿童期和青春期，每个骶骨都会出现一个骨化中心。S_2骨化中心出现在5—10岁，S_3骨化中心出现在10—15岁，也可以迟至20岁时[10]。至成年期，骶骨成为一整块骨骼。

过渡性解剖结构，有时伴有椎体的多生或缺如，可发生于腰骶联合处（L_5骶化、S_1腰化）、颈椎、胸椎或腰椎，或肋骨（颈肋、第12肋缺如）。

C_1和C_2椎骨的形态与其他椎骨不同，需要单独讨论。C_1（寰椎）为第一椎骨，与C_2一起连接头颅和脊柱。前弓上的中央前结节，为颈长肌和前纵韧带附着处。前弓内侧有齿突凹，在此处C_1与齿突相关节。后弓是寰枕后膜的附着处。后弓上可见止于后结节（未发育棘突）的沟–孔状结构，其内走行椎动脉。侧块支撑头部的重量，其上关节面与枕髁相关节，可前后方向活动，其下关节面与C_2（枢椎）相关节，可旋转运动（图5–7）。

C_2（枢椎）有一个特殊的结构，即与C_1相关节的齿突。上关节面向外上轻度凸起。下关节面与其他颈椎关节方向相同。横突小，包含椎动脉孔。椎板厚，棘突粗大，末端分叉（图5–8和图5–9）。

胸椎和腰椎在形态上彼此类似，具有前块或椎体，后环或后弓，两个横突，两个上关节面和下关节面，以及单个后棘突。胸椎有额外的肋凹与肋骨相关节[11]（图5–10）。

约50%的新生儿，椎体在X线片上呈卵圆形，胸椎大致呈正方形。侧位X线片，椎骨呈“骨中骨”表现。早产儿也常呈此表现。新生儿的椎体内有1个融合的骨化中心，每个神经弓有1个骨化中心。新生儿椎体的前后裂隙可能与血管通道有关。前部

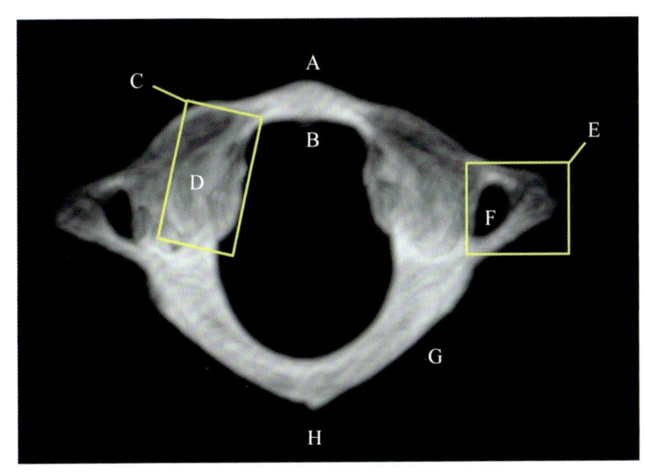

◀图5–7 C_1（寰椎）椎体解剖结构

A. C_1的前弓；B. 齿突的关节面；C. C_1的侧块；D. 上关节面；E. 横突；F. 椎间孔；G. 椎板；H. 后弓

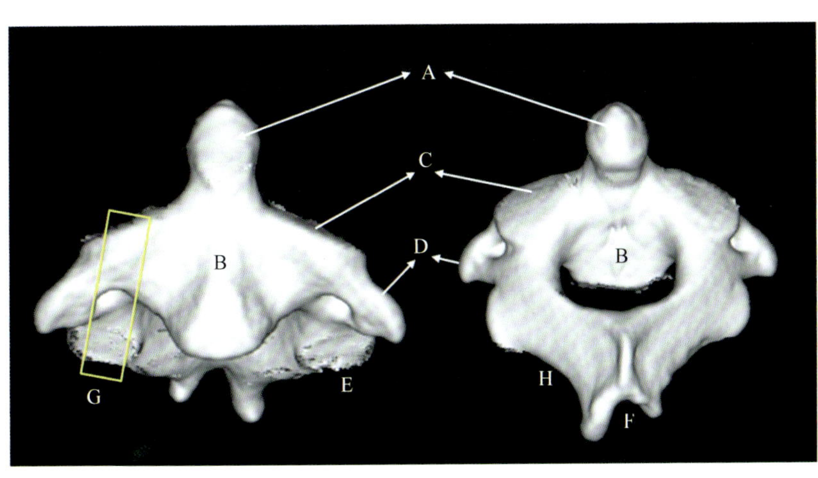

◀图5–8 C_2椎体解剖结构

A. 齿突（齿突）；B. 椎体；C. 上关节面；D. 横突；E. 下关节面；F. 棘突；G. 侧块；H. 椎板

裂隙可能在胸椎中持续一段时间，而后部裂隙可持续至成年期。两侧神经弓的交界处为软骨结构，X线片上可能被误认为脊柱裂。在新生儿胸椎、腰椎中可见正常的发育性裂隙，前者程度较轻。冠状裂隙，被认为与脊索残余或前、后骨化中心融合不完全有关。在男孩中更常见，并在几周或几个月内消失[10]（图 5-11）。椎骨的卵圆形结构大约可保持到2岁，随后椎骨变成矩形，由于边缘为不透光的软骨，致椎体边角圆钝。随儿童的发育，脊柱发生进一步变化，最终形成成年期形态。

颈椎椎体在上、下边缘形成皮质缘，横突增大。腰椎椎体出现上、下凹陷。大约6岁时，椎体环状

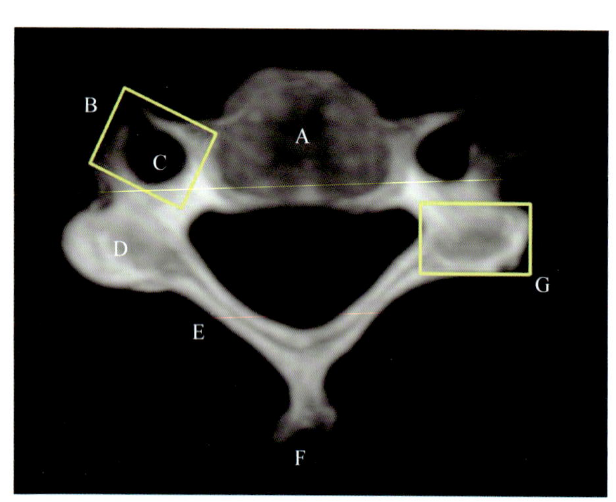

▲ 图 5-9 下颈椎解剖结构

A. 椎体；B. 横突；C. 椎间孔；D. 上关节面；E. 椎板；F. 棘突；G. 侧块

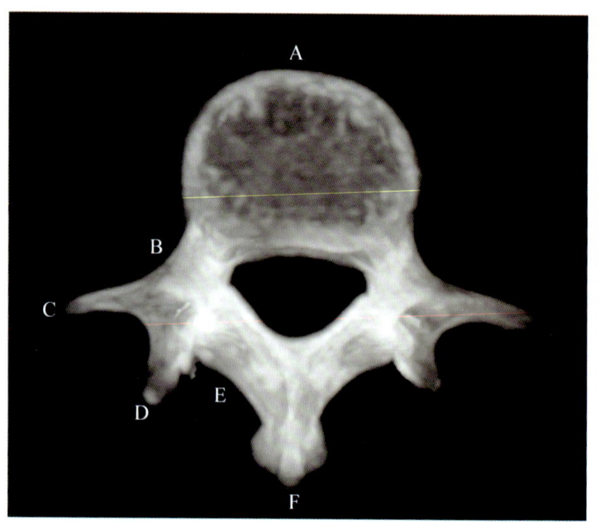

▲ 图 5-10 腰椎解剖结构

A. 椎体；B. 椎弓根；C. 横突；D. 关节突；E. 椎板；F. 棘突

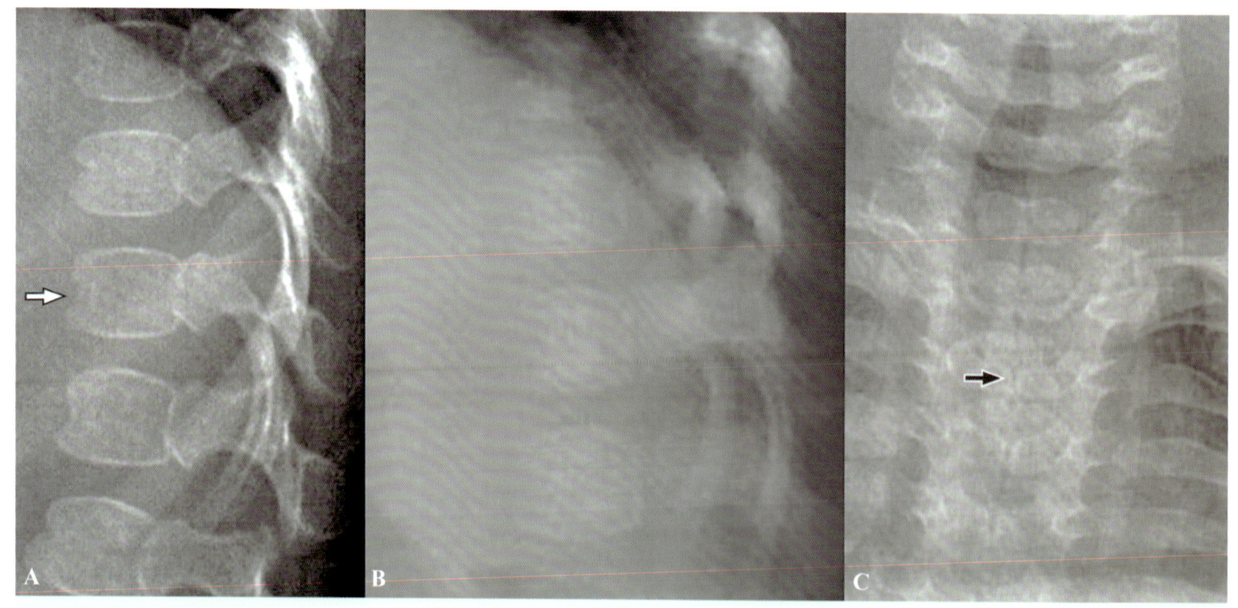

▲ 图 5-11 婴儿的椎骨形态

A. 新生儿椎体呈卵圆形，可见前血管裂隙（白箭）；B. 新生儿或早产儿的“骨中骨”椎体外观；C. 神经弓的正常软骨连接（黑箭），可能被误认为是脊柱裂

突开始出现在中段胸椎和上段腰椎中，在儿童后期较为明显，18 岁时与椎体融合。环状突位于椎体角部，呈“C”形，随椎体生长，可呈喙状表现[10, 12]（图 5-12）。

五、骨髓和椎间盘

MRI 是评估发育中的儿童脊柱骨髓的首选检查方法。在 MRI 检查 T_1WI 上，与椎间盘信号相比，新生儿骨髓呈显著低信号。椎体在 T_1WI 上，1 岁以前呈低 – 等信号，1—5 岁时呈等 – 高信号，年长儿呈较椎间盘高的信号。新生儿椎前血管通道在儿童期消失，而椎后血管通道可持续到成年期。6 月龄之前，椎体终板软骨呈高信号。2 岁以前，相对肌肉呈等信号，随后由于进一步骨化，软骨不能被很好地观察到。棘突最初为 T_1 低信号，6 个月后变为高信号。青少年期，在腰椎与压力相关的部位可出现骨髓脂肪沉积，为一种正常变异[13]（图 5-13）。

椎间盘由两个软骨关节板、纤维环及髓核组成。纤维环由连接两个椎体表面的薄层结缔组织构成。髓核为脊索残留，位于椎间盘中间。新生儿期，髓核呈卵圆形，纤维环和软骨终板较大。20 岁之前，髓核中出现一个前切迹，形成一个较厚的 C 形。此时，纤维环凸进明显变薄的软骨内[13]。

六、脊柱生长

侧位观察新生儿脊柱，颈椎、腰骶椎可见轻度前凸，胸椎轻度后凸。1 岁以内时，随着颈椎对头部支撑的增加，颈曲更明显；至 2 岁开始行走，腰椎前凸更明显。随儿童期生长，脊柱曲度愈加明显，最终在青春期后达到最终正常曲度[10, 12]。

新生儿期，颈椎占脊柱全长的 25%，胸椎占 50%，腰椎占 25%。至成年期，比例发生变化：颈椎占全长的 1/5～1/6，腰椎增加至近 1/3[12]。脊柱的纵向生长是由于椎体上、下区初级骨化中心的软骨增生，环形软骨不生长[14]。每个椎骨和整个脊柱的生长都受到承重的影响。脊柱平均总长度（不包括骶骨），出生时为 20cm；2 岁时为 45cm；青春期为 50cm；成年期为 75cm[10]。

七、解剖变异

脊柱解剖变异在儿童中非常常见，本部分主要介绍此内容。

C_1 侧块可以相对齿突向外移位达 6mm，被称为“假性 Jefferson 骨折”表现（图 5-14）。

假性半脱位是 C_2 相对 C_3 向前移位，同时 C_3 相对 C_4 也可以较小程度地向前移位。在一些严重的

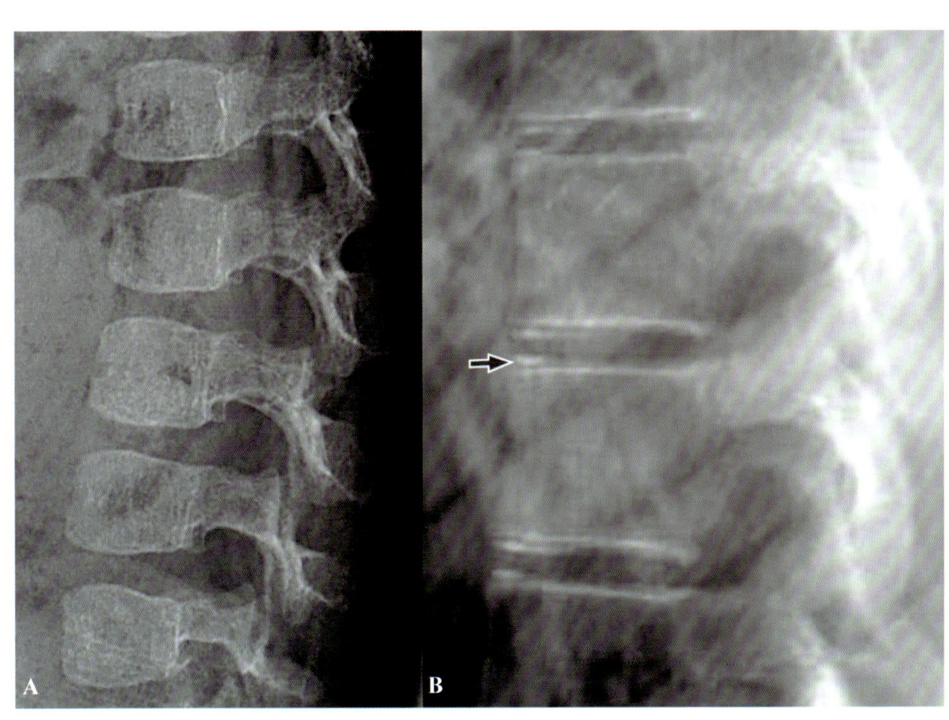

◀ **图 5-12　大龄儿童的椎体形态**

A. 与新生儿卵圆形的椎体相比（图 5-11A），2.5 岁儿童的椎体更像正方形；B. 14 岁男孩的方形椎体形态；在上终板和下终板上可见环状突起（箭）

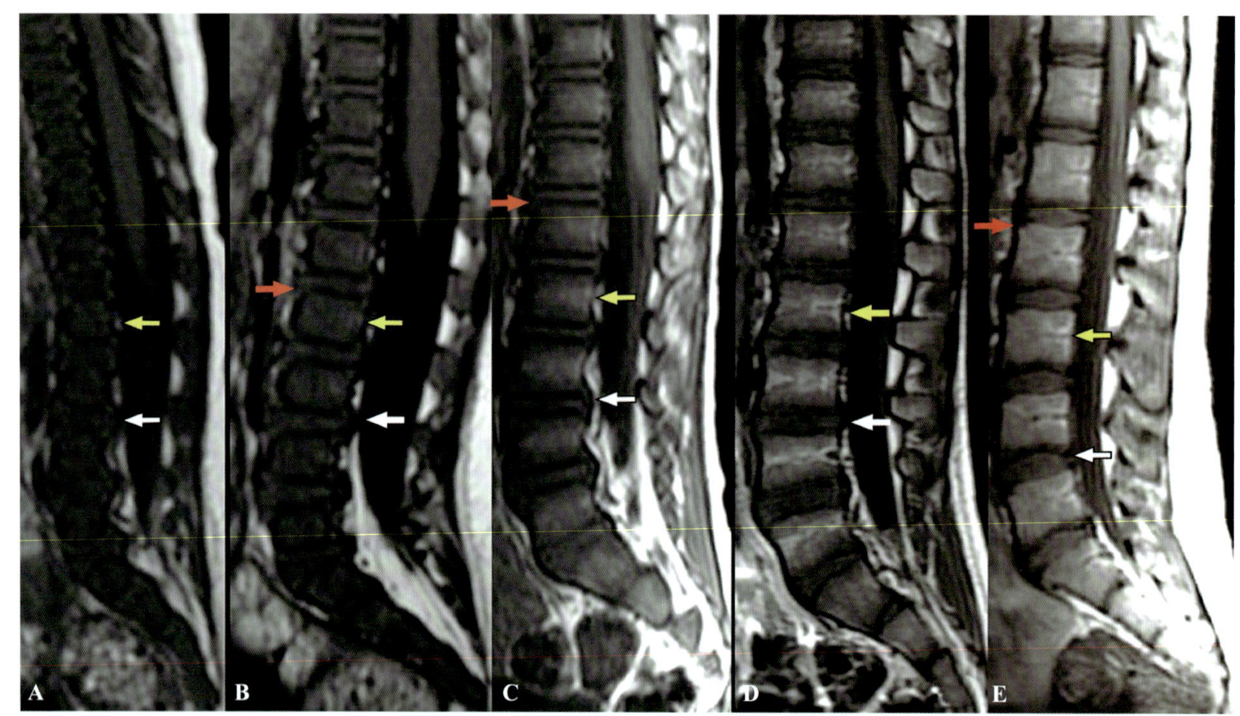

▲ 图 5-13 脊椎成熟

A. 新生儿：在 T_1 加权 MR 图像上骨髓呈低信号（黄箭），椎体呈椭圆形；注意呈稍高信号的椎体中心和软骨；椎间盘呈与肌肉相等的信号（白箭）；B. 8 月龄：更近似于矩形的椎体，较高的不均匀的 T_1 信号强度，特别是上下软骨骨化中心（红箭），早期脂肪转化（黄箭）；椎间盘保持等信号（白箭）；C. 3 岁：更近似方形的椎体逆转为低 T_1 信号，中央有脂肪沉积（黄箭）；上部和下部骨化中心呈更高信号（红箭）；椎间盘保持等信号（白箭）；D. 7 岁：椎体呈均匀 T_1 中等信号强度，具有脂肪骨髓的高信号中心（黄箭）；椎间盘是等信号（白箭）；E. 16 岁：方形椎骨，呈较高 T_1 信号的脂肪骨髓（黄箭），较低信号的骨化中心（红箭）和低信号强度的椎间盘（白箭）

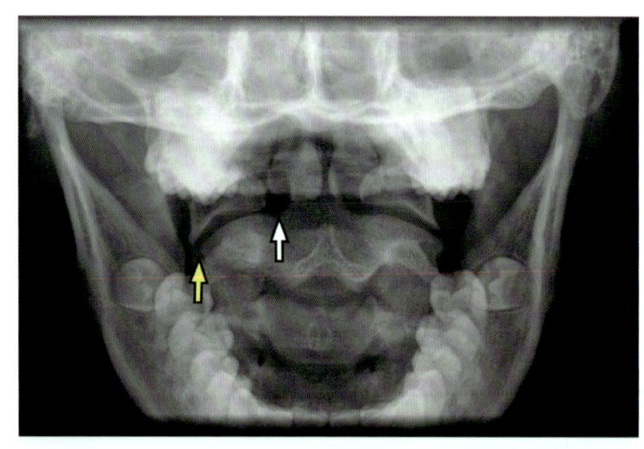

▲ 图 5-14 假性 Jefferson 骨折

张口正位 X 线片显示右侧 C_1 侧块与齿突间距离（白箭）加宽，C_1 右侧块轻微偏移（黄箭）

病例中，可类似真性创伤的表现。

颈椎中立位、前屈位、后伸位侧位 X 线片上，C_1 后弓前缘至 C_3 棘突前缘之间的连线有助于判断。正常情况下，C_1 后弓前缘和 C_2、C_3 棘突前缘应在前屈位、后伸位上与上述连线距离不超过 1mm。若沿齿突后缘绘线，与 C_3 上后角相交或接触，则不存在脱位 [15]（图 5-15）。

低龄儿韧带松弛可导致 C_{1-2} 棘突间距可发生变化，导致脊柱活动度大。然而，这种距离变化也可能在年长儿中出现。正常情况下，C_1～C_2 棘突间距可达 10mm，甚至 12mm[15]（图 5-16）。

在椎体形态自卵圆形向矩形转变过程中，有时可见椎体前缘呈楔形，以 C_3 最明显。这种楔形改变的主要原因可能与脊柱活动度大有关 [15]（图 5-17）。

正常骨化中心，如齿突骨端，有时在 8 岁时仍可见。椎体环状突及 C_1 椎弓未融合，可能与骨折混淆 [15]（图 5-18）。

椎缘骨为非创伤性髓核向椎骨内突出（Schmorl 结节），导致终板碎裂，碎片呈三角形与终板分离（图 5-19）。

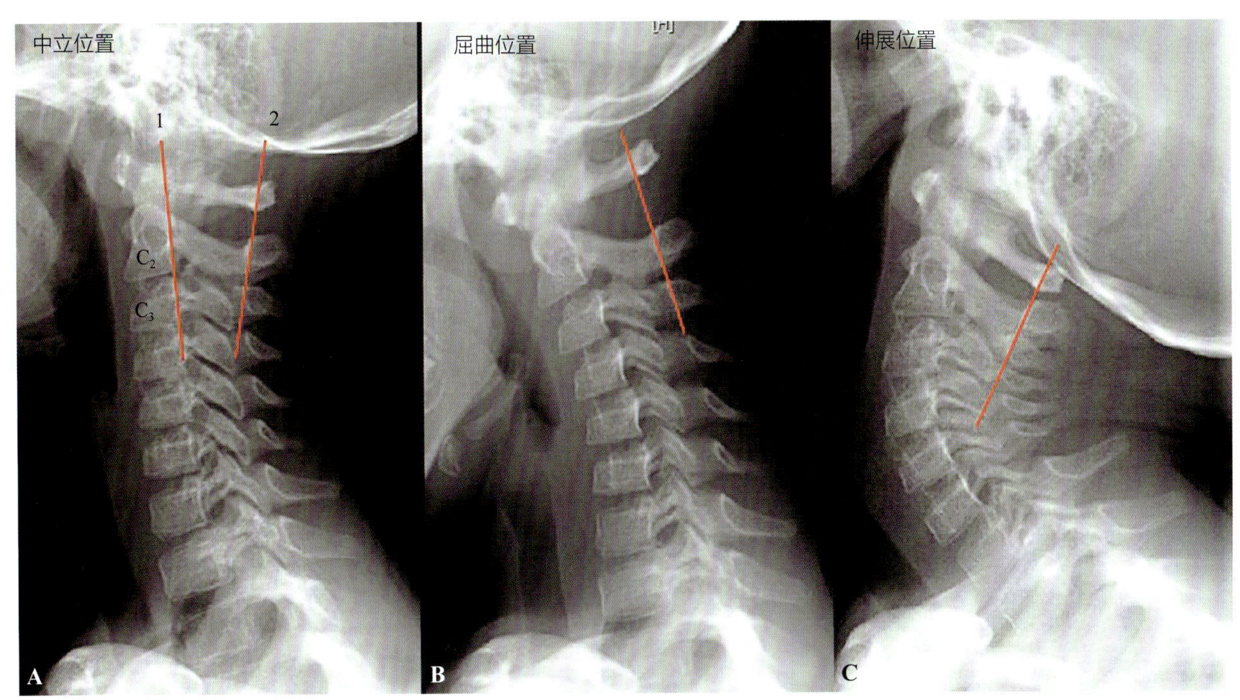

▲ 图 5-15 **假性脱位，颈后线**

A. 中立位置的颈椎侧位 X 线片显示 C_2 相对 C_3 向前部轻微前移；1. 沿齿突后部的线接触 C_3 的后上角；2. 颈后线与 C_1 后弓皮质前缘及 C_2 和 C_3 棘突相连；在屈曲位置（B）和伸展位置（C）的颈椎侧位 X 线片显示在动态视图上颈后线维持在 1mm 的距离内

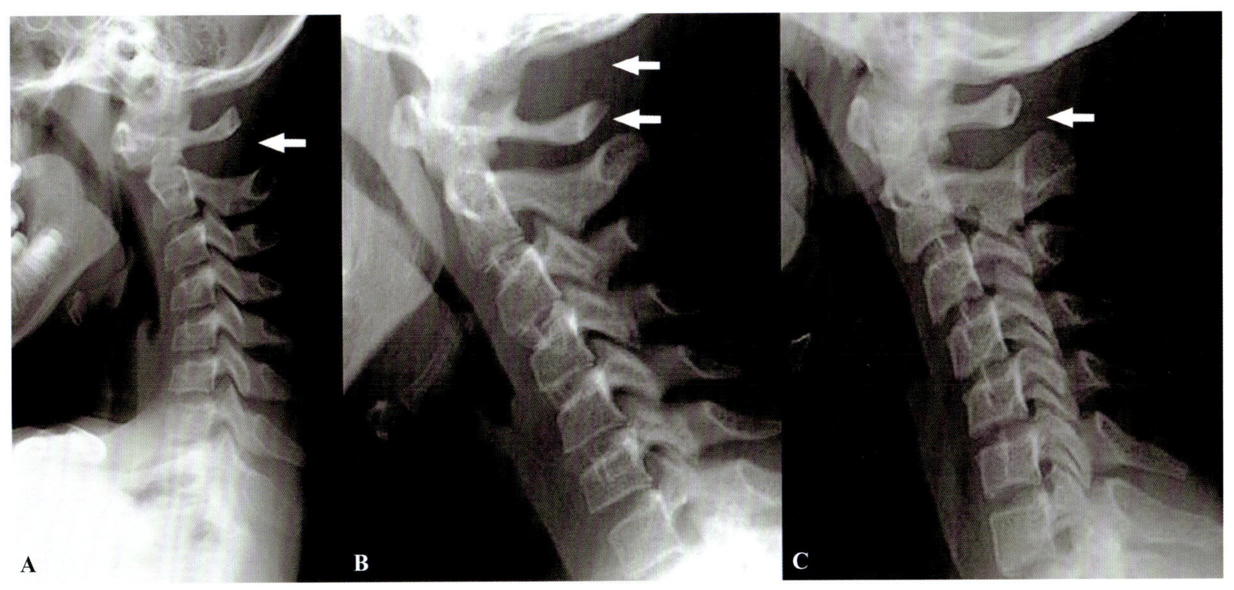

▲ 图 5-16 **C_1～C_2 棘突间距离**

来自三个不同儿科患者的颈椎侧位视图显示 C_1～C_2 棘突间距离的变化，这是由于 C_1 屈曲时动度过大；A. 增加的 C_1～C_2 棘突间距离（箭）；B. 减少的 C_1～C_2 棘突间距离（下箭）和增加的 C_1 枕骨距离（上箭）；C. C_1～C_2 棘突间平均距离（箭）

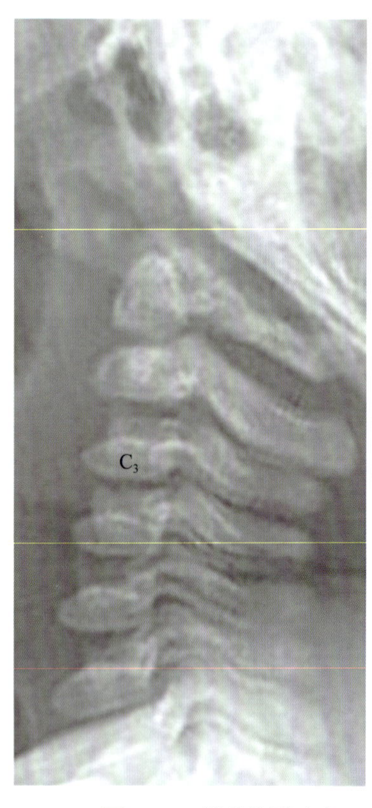

▲ 图 5-17　椎体楔形改变

女婴的侧位 X 线片显示多个椎体水平前部呈楔形；脊椎楔形改变在 C_3 水平最为明显

Schmorl 结节是在椎体终板中心发生髓核向椎骨内突出。多发 Schmorl 结节，特别是发生于胸椎时，可能与 Scheuermann 病有关[16]（图 5-20）。

八、先天性和发育性异常

（一）齿突缺如或发育不全

齿突缺如或发育不全是一种少见畸形，伴有齿突尖韧带和翼状韧带的发育不良，导致颈椎活动度大[17]（图 5-21 和图 5-22）。

（二）游离齿突

游离齿突是位于齿突上方的类圆形的副骨，发生原因不明，可能由于副骨（起源于前寰椎）未与枢椎（C_2）融合所致。另一种创伤理论，认为游离齿突形成可能与齿突尖端断裂后其血供受到影响有关。翼状韧带牵拉断裂碎片向头侧移位。游离齿突应注意与位于齿突顶端的正常的骨端骨化中心相鉴别，后者多于 3 岁出现，12 岁时与齿突融合[17]（图 5-23）。

（三）椎体软骨化或骨化异常

椎骨软骨和骨化中心的发育异常可导致多种发

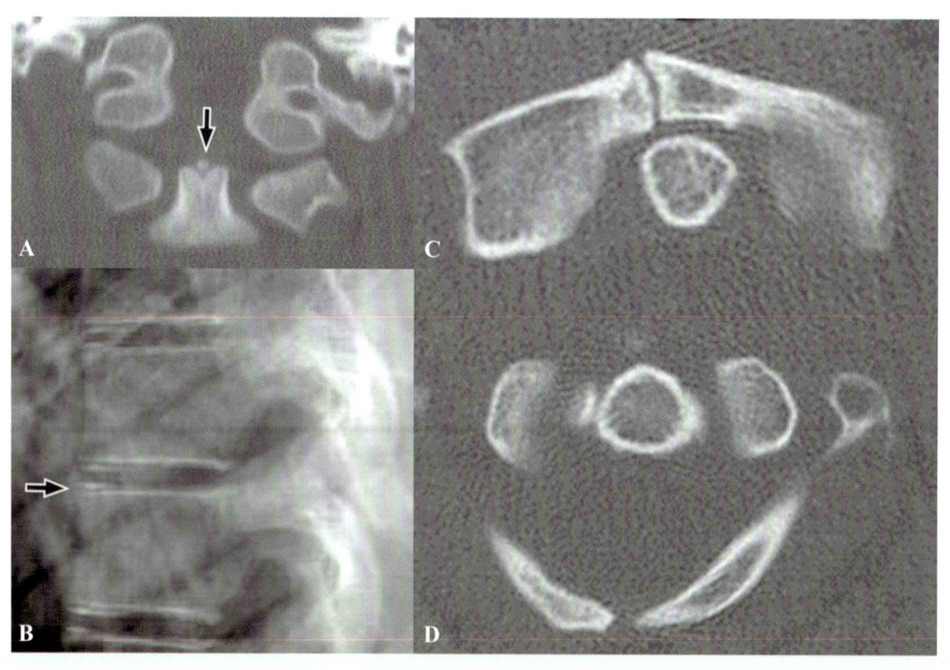

▲ 图 5-18　正常变异

A. 4 月龄男孩齿突尖端（箭）；B. 在 13 岁女孩的胸椎中看到的上下环状突（箭），次级骨化中心；C 和 D. 两名儿科患者的轴向 CT 图像显示 C_1 的前弓和后弓缺乏融合，不应与骨折相混淆

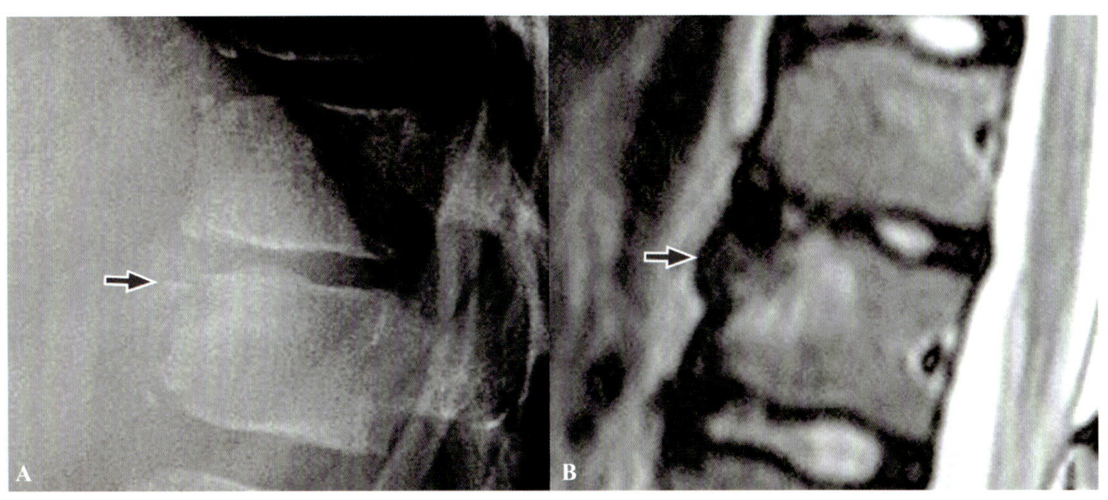

▲ 图 5-19 **男，14 岁，椎缘骨**

A. 腰椎侧位 X 线片显示 L_1 上终板前上缘的骨碎片（箭）；B. L_1 椎骨的矢状面 STIR MR 图像显示骨质不规整（箭）和骨髓水肿

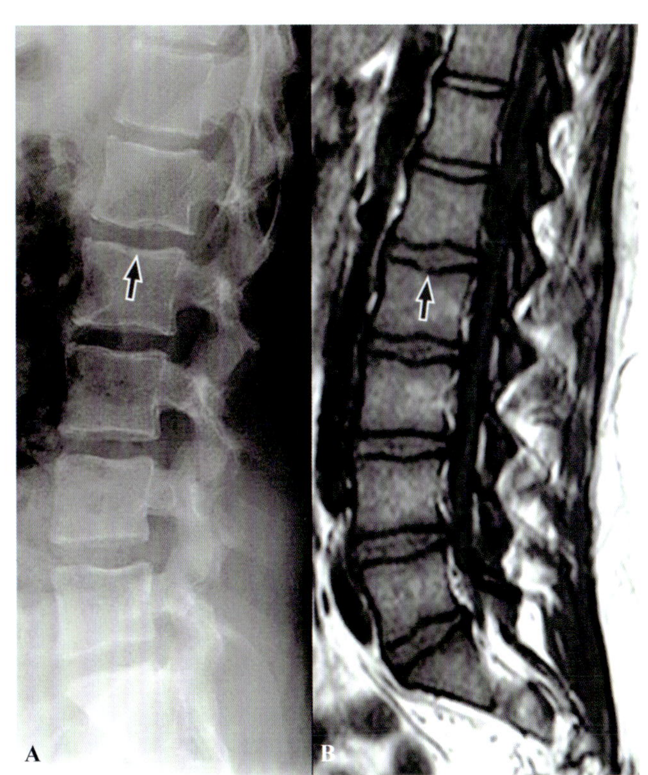

◀ 图 5-20 **男，青春期，Schmorl 结节**

腰椎侧位 X 线片（A）和矢状 T_1 加权 MR 腰椎图像（B）显示 Schmorl 结节伴终板中央凹陷（箭）

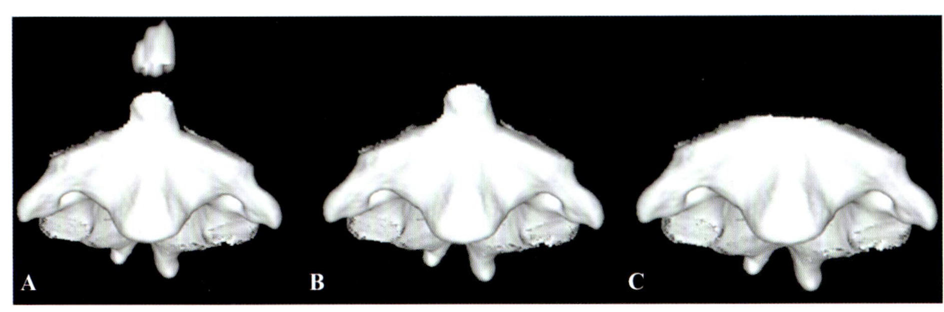

◀ 图 5-21 **齿突异常**

C_2 的 3D 重建图像模拟了齿突的异常；A. 游离齿突；B. 齿突发育不全；C. 齿突的缺失

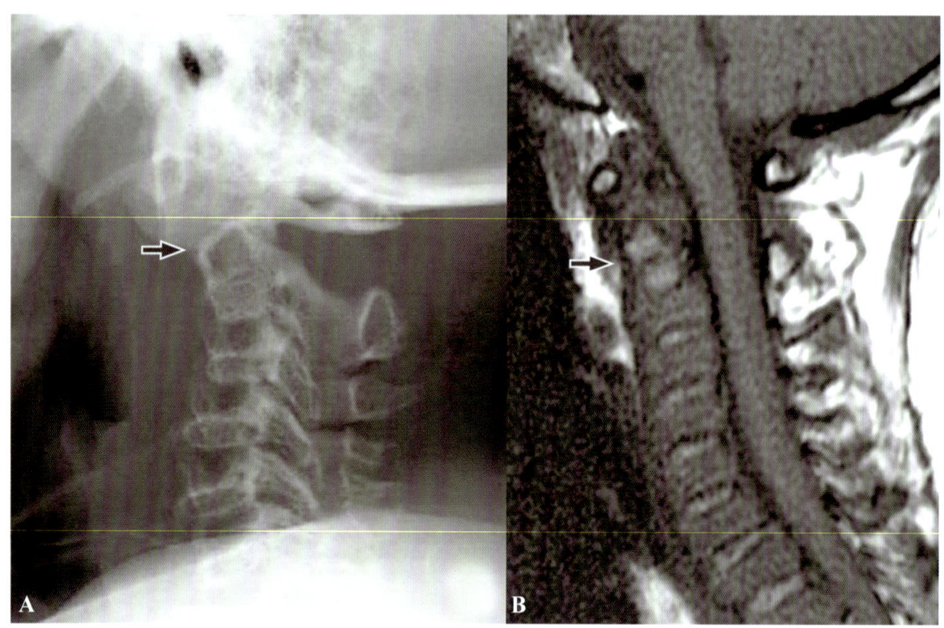

◀ 图 5-22 男，4 岁，Morquio 综合征（黏多糖贮积症Ⅳ型），畸形特征和身材矮小，其齿突发育不全

A. 侧位颈椎 X 线片显示齿突的发育不全（箭）；注意颈椎呈扁平椎；B. 颈椎的矢状位 T_1 加权 MR 图像显示了齿突的发育不全（箭），中央椎管狭窄和颈椎扁平椎

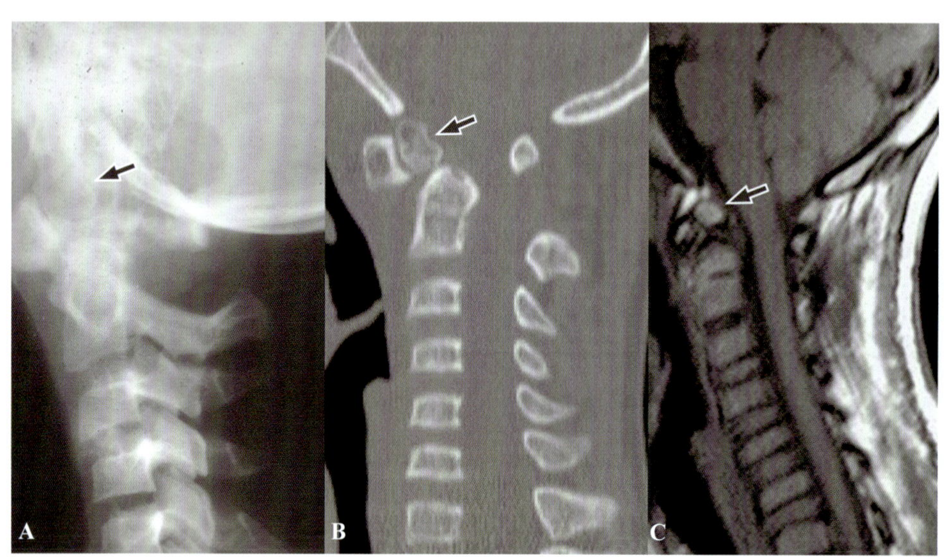

◀ 图 5-23 游离齿突，女，12 岁，成骨不全症

颈椎的（A）侧位 X 线照片，（B）矢状 CT 图像和（C）矢状 T_1 加权 MR 图像显示齿突上方的骨性碎片（箭），即游离齿突

育缺陷，这些缺陷可见于脊椎椎体或后部结构[10]（图 5-24）。

1. 椎体畸形

(1) 无椎体（不发育）：无椎体（椎体不发育）是一种少见畸形，被认为是由于供血不足而导致的椎体软骨化中心发育障碍。无椎体可单独发生，或为广泛性脊柱闭合不全的一部分。脊椎后部结构通常存在[19]。

(2) 半椎体：典型半椎体是一种相对常见的发育缺陷，由于相应的软骨化中心的发育障碍，导致半侧椎体和神经弓缺如。目前认为其发生与缺血性改变有关。典型偏侧性半椎体呈楔形结构，尖端朝向中线。半椎体可单发或多发，可单独发生，或为复杂性先天性脊柱畸形的一部分。腹侧或背侧半椎体，也可分别为右侧和左侧软骨化中心发育障碍所致[19, 20]。

(3) 矢状裂（蝴蝶椎）：矢状裂（蝴蝶椎）是由于椎体两侧骨化中心未融合，导致由矢状裂分离的两个半椎体。其发生被认为与外胚层和内胚层之间粘连，导致脊索分裂所致。椎体矢状裂相对常见，通常见于胸椎和腰椎。可合并椎间盘畸形、伴或不伴有脊膜膨出的前脊柱裂、脊髓纵裂、VACTERL 综合征和其他畸形[19, 21]（图 5-25）。

(4) 冠状裂：冠状裂是由于椎体腹侧和背侧骨化中心未融合，由软骨裂隙分开所致。多见于男性新生儿中，5 岁后很少见。冠状裂可孤立发生，无重要临床意义，或合并其他畸形，如斑点状软骨发育不良[19-22]。

2. 椎骨后部结构畸形　椎骨后部结构畸形为神

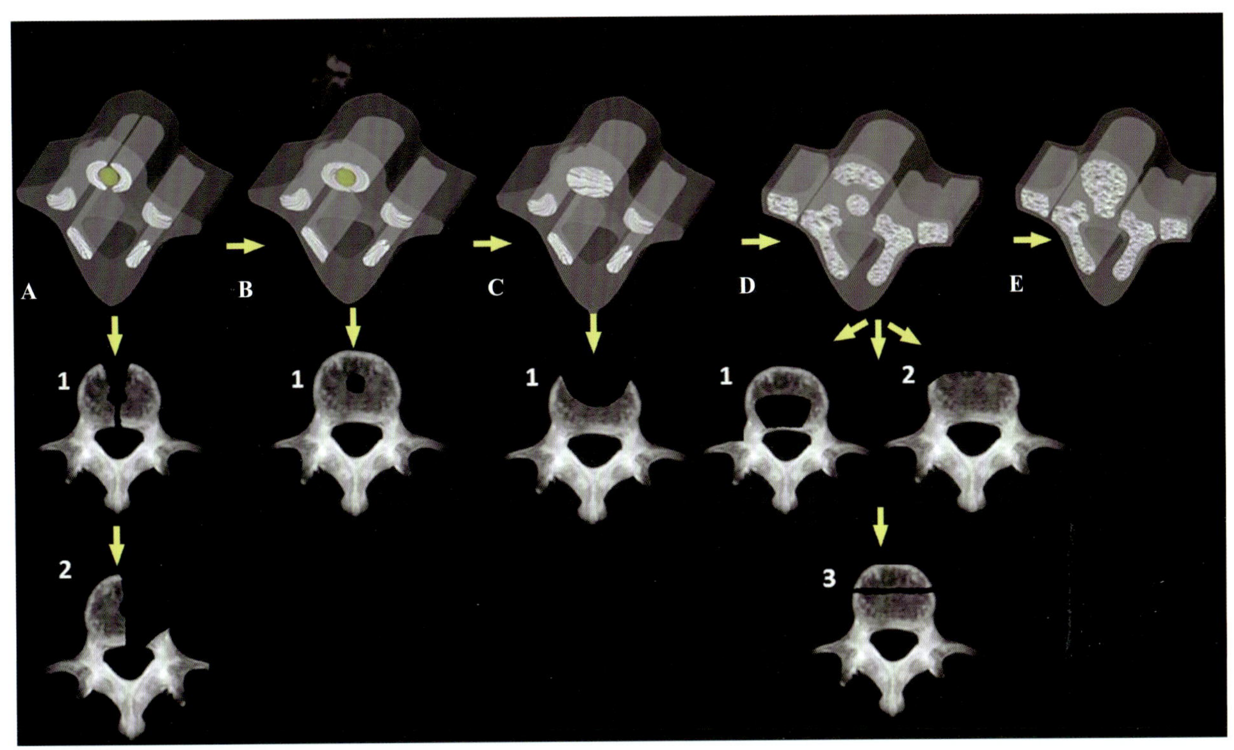

▲ 图 5-24　椎体的正常发育（上排）和异常（下排）

A. 两个软骨中心发展成椎体；A1. 矢状裂隙起源于这些中心中线的不融合；A2. 软骨中心的不融合和两个骨化中心之一未发育导致半椎体；B. 随着软骨中心的形成和连接，脊索细胞和椎间组织被挤压到椎间隙中，脊索成为椎间盘的髓核；B1. 脊索残余；C. 5 个骨化中心形成椎体；C1. 骨化中心的不发育：无椎体，没有椎体；D. 前后椎体骨化中心的发育；D1. 前部骨化中心未正常发育导致腹侧椎体发育不全；D2. 后部骨化中心的未发育导致背侧椎体发育不全；D3. 前后骨化中心融合失败导致冠状裂；E. 椎体骨化中心融合为一个完整的椎体

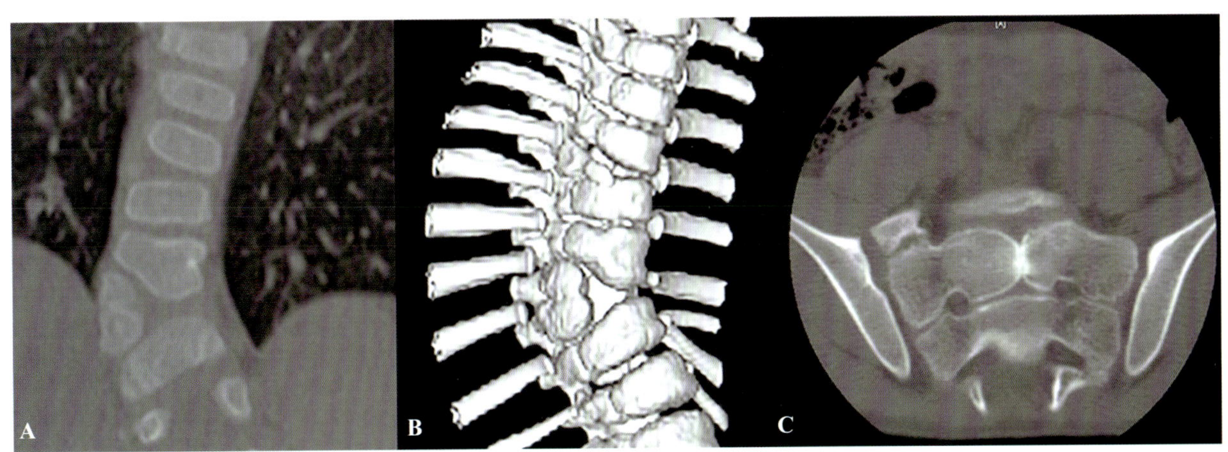

▲ 图 5-25　男，5 岁，脊柱侧弯，椎体骨化异常

A. 胸椎的冠状位 CT 图像显示多个右侧和左侧的融合半椎体和右侧脊柱侧弯；B. 冠状位 3D CT 图像显示多个半椎体；C. 冠状位 CT 图像显示蝴蝶形 S_2 椎骨

经弓骨化中心的发育异常所致，严重程度自轻度（隐性脊柱裂）至严重（完全缺失）[18, 19, 21]（图 5-26）。

(1) 隐性脊柱裂：隐性脊柱裂是最常见的神经弓异常，为后部的神经弓未融合所致。可以仅在单个椎骨发生，发生率由高至低，分别为 L_5、S_1、C_1、C_7、T_1 和胸椎下段。隐性脊柱裂以孤立性最常见，但也可伴有更复杂的畸形[4, 20]。

(2) 脊柱闭合不全：脊柱闭合不全为一组中枢神经系统先天性畸形，包括表面外胚层（皮肤）、神经外胚层（神经管）和骨性中胚层结构的发育畸形，可能累及多个和连续的椎骨节段，且合并其他间充质和神经系统畸形。膨出神经组织表面可无皮肤覆盖（开放性闭合不全），伴或不伴蛛网膜下腔膨出（分别称脊髓脊膜膨出或脊髓膨出）；或为皮肤和皮下组织覆盖（闭合性闭合不全），伴或不伴蛛网膜下腔膨出（分别称脂肪脊髓脊膜膨出或脂肪脊髓膨出）。更少见的情况下，膨出的脊膜囊仅包含蛛网膜下腔，而无神经成分（如脊膜膨出）[1, 20, 23]（图 5-27）。

九、节段异常

（一）完全性“阻滞椎”

这种先天性畸形是由于胎儿期分节障碍，导致两个或多个相邻椎骨部分或完全融合成一整块骨。可以累及一个或多个椎骨，不伴有或可伴有残存椎间盘。按发生率，阻滞椎由高到低依次可发生于腰椎、颈椎和胸椎。阻滞椎的形态异常，例如边缘凹陷、前后径变短，是由于融合部位的发育缺陷所致。在“阻滞椎”上、下水平可能存在相关的胚胎发生障碍，如半椎体或椎体缺如。

阻滞椎的后部结构也可以发生分节异常，且当融合发生时，常导致脊柱曲度变化，引起脊柱侧弯和脊柱后凸。阻滞椎可合并闭合不全[21-24]

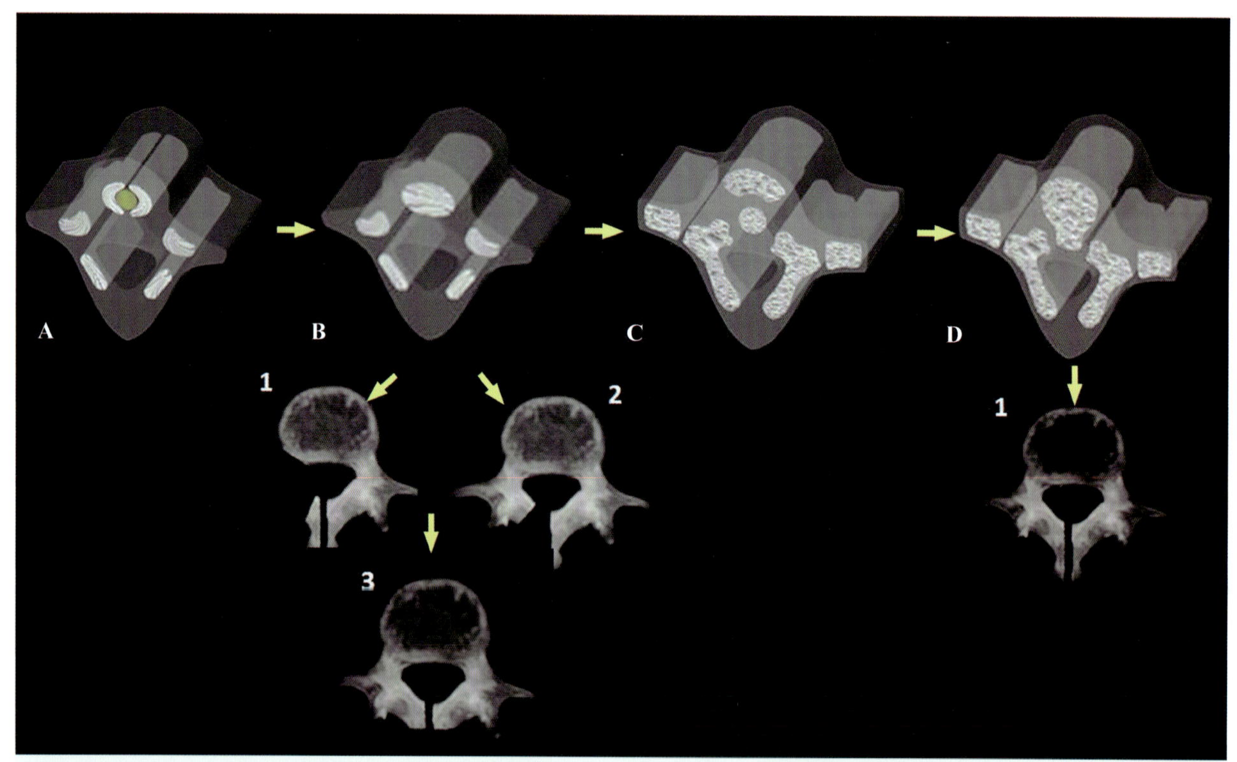

▲ 图 5-26 椎体后部结构的正常发育（上排）和异常（下排）

A. 在发育中的椎骨的每一侧有 3 个软骨中心，即椎体、椎弓和神经弓；B. 在椎体形成同时，椎弓和神经弓的软骨中心（每侧一对）彼此融合并与椎体融合；B1. 椎弓的软骨中心未能发育，缺乏椎弓；B2. 后弓软骨中心的不完全发育：椎板和棘突缺损；B3. 缺乏双侧后部神经弓的软骨中心，即没有后弓；C. 横突和棘突由椎弓软骨中心的延伸形成；D1. 后弓融合不完全，即脊柱裂

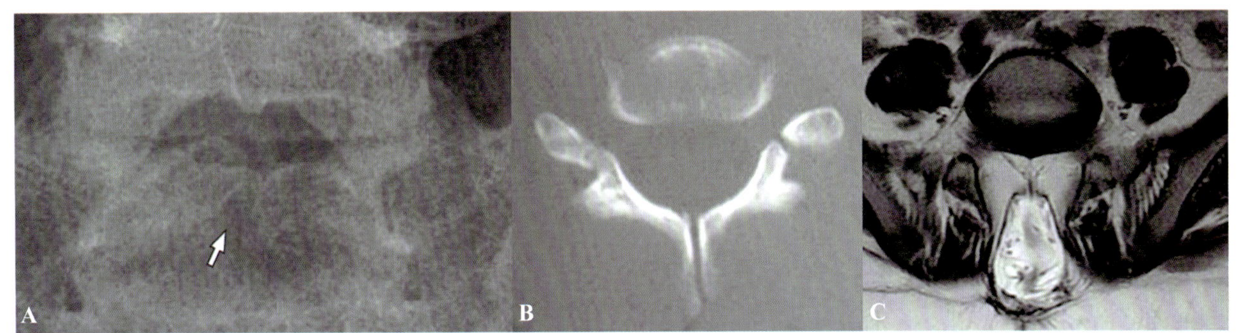

▲ **图 5-27 男，4 岁，Chiari Ⅱ型畸形和修复后的脊髓脊膜膨出，其椎体后部结构的骨化异常**

A. 腰椎前后位 X 线片显示 L_5 隐性脊柱裂有“对端扭曲”外观（箭）；B. 轴位 CT 图像显示 L_5 隐匿性脊柱裂；C. 轴位 T_2 加权 MR 图像显示修复后的脊髓脊膜膨出；注意缺乏椎体后部结构和椎弓根的垂直走行方向

（图 5-28）。

（二）Klippel-Feil 综合征（先天性短颈综合征）

Klippel-Feil 综合征是一种先天性分节异常，以两个或多个颈椎融合为特征。大多数受累患儿表现为短颈，活动受限，特别是旋转运动，还可见低发际线。可分为三种类型。Ⅰ型，颈椎和上胸椎广泛融合，常合并其他畸形。Ⅱ型，累及 1 个或 2 个椎间隙的局部融合，常发生于 C_2～C_3 或 C_5～C_6。Ⅲ型，除Ⅰ型或Ⅱ型表现外，还包括胸椎和腰椎畸形。

Klippel-Feil 综合征可伴发其他骨性发育畸形，如椎骨骨化畸形、颅底凹陷和高肩胛畸形。也可以合并神经系统和骨畸形，特别是 Chiari Ⅰ型畸形和脊髓纵裂。可合并包括肾不发育、肾盂积水、马蹄肾、肾盂输尿管重复畸形、异位肾和双侧肾小管扩张等肾脏畸形。也可以合并先天性心脏病（主动脉缩窄、房间隔缺损），传导性耳聋和肋骨融合[4, 25-27]（图 5-29）。

（三）高肩胛畸形

高肩胛畸形是由于胎儿期纤维性骨连接，导致肩胛骨向尾端移位障碍，肩椎骨与颈椎上横突形成关节。高肩胛畸形可合并 Klippel-Feil 综合征、脊柱裂、斜颈、脊柱侧后凸和局部肌肉萎缩。受累肩胛骨抬高，下角向外旋转。Rigault 将此畸形分为 3 级，包括 1 级，肩胛骨内上角低于 T_2，高于 T_4 横突；2 级，肩胛骨内上角位于 C_5 和 T_2 横突之间；3 级，肩胛骨内上角位于 C_5 横突以上[4, 20, 28]（图 5-30）。

（四）尾部退化综合征

尾部退化综合征是一种累及脊柱下段和（或）骶尾部的先天性畸形。除了椎骨和（或）骶骨之外，来自胚胎尾部细胞团的其他局部组织也可以受累。尾部细胞团是全能细胞，形成终丝、终室、脊髓圆锥、远端腰骶椎和尿直肠隔，尿直肠隔与泄殖腔结合形成泌尿生殖窦和肛门直肠。

约 20% 尾部退化综合征患儿，其母亲患有糖

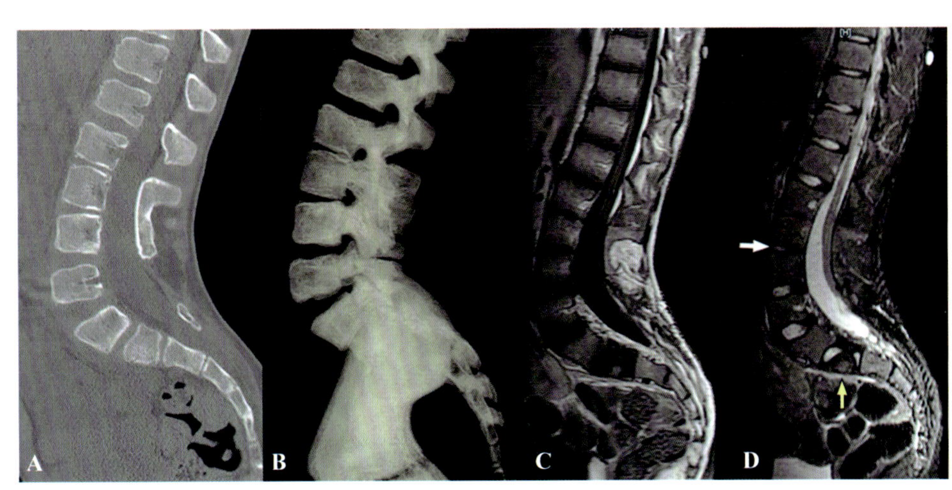

◀ **图 5-28 男，14 岁，背痛，脊柱分节异常**

腰椎的矢状位 CT 图像（A）和矢状位 3D CT 图像（B）显示 L_2、L_3、L_4 的“阻滞椎”外观和后部结构；腰椎的矢状位 T_1 加权 MR 图像（C）和矢状位 T_2 加权 MR 图像（D）显示残留的椎间盘（白箭）；偶然看到 S_2 的蝴蝶椎（黄箭）

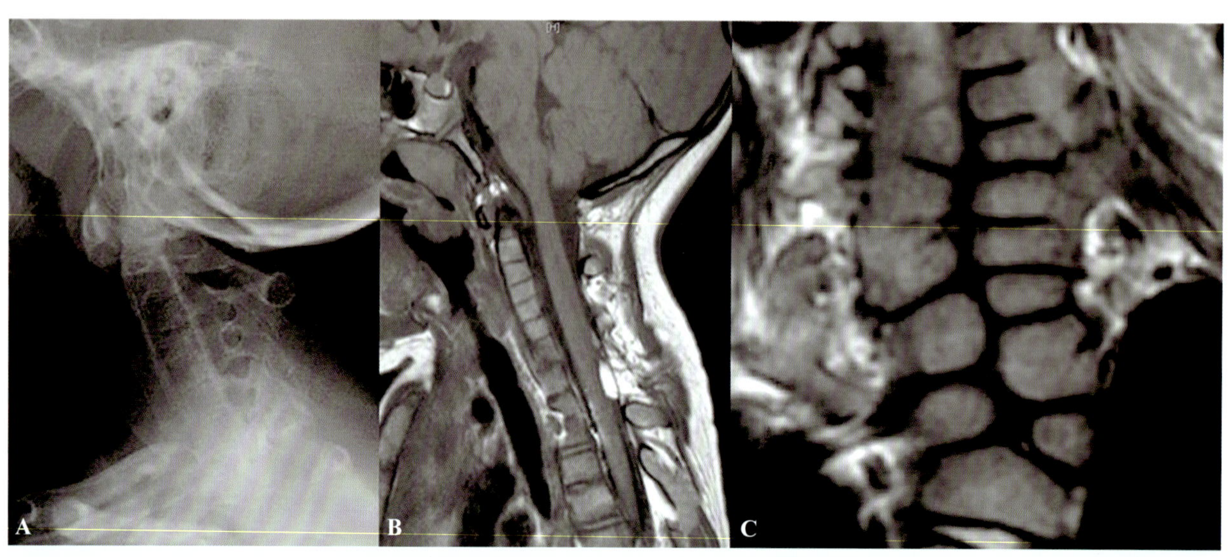

▲ 图 5-29　女，6 岁，**Klippel-Feil** 综合征，颈部活动受限

A. 颈椎侧位 X 线片显示颈椎和后部结构的融合；B. 颈部和上胸椎的矢状位 T_1 加权 MR 图像显示颈胸椎融合的椎骨；C. 冠状位 T_1 加权 MR 图像显示多个蝶形，半椎骨和阻滞椎骨

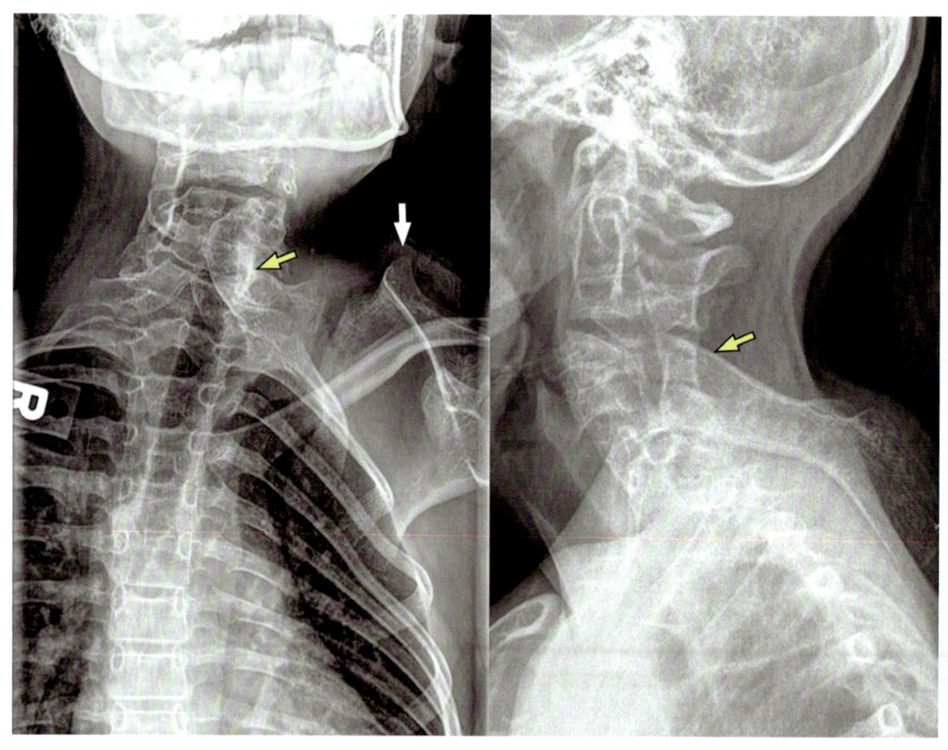

◀ 图 5-30　男，15 岁，高肩胛畸形，表现为斜颈和左肩活动受限

颈椎和上胸椎的正位和侧位 X 线片显示左侧肩胛骨抬高（白箭）；肩胛骨通过肩椎骨（黄箭）与颈椎中段融合，颈椎多节段性异常

尿病。可合并 OEIS 联合症（脐膨出、泄殖腔外翻、肛门闭锁和脊柱畸形）。约 10% 受累患儿合并 VACTERL 综合征（椎体畸形、肛门直肠畸形、心脏畸形、气管食管瘘、肾和肢体畸形）。

Pang 对腰骶部发育不全的分类包括以下几个方面。

Ⅰ型：骶椎和部分腰椎不发育。

Ⅱ型：完全性骶骨不发育。

Ⅲ型：部分性骶骨不发育，远端至 S_2（最常见）。

Ⅳ型：半侧骶骨（第二常见）。

Ⅴ型：尾骨不发育。

尾部退化综合征的 MRI 表现包括远端椎骨缺如，当脊髓远端位于 L_1 以上时呈“楔形”表现。当脊髓末端位于 L_1 以下时，可合并其他畸形，如脊髓拴系、脊髓纵裂、终丝脂肪瘤或增粗、脊髓积水和轻度骶骨发育不全。常合并泌尿生殖系统和胃肠道畸形[23, 29]（图 5-31）。

（五）脊髓纵裂

脊髓纵裂表现为脊髓完全性或部分性分裂，为胚胎期脊索的异常分裂所致。当 Kovalevsky 管持续存在（卵黄囊与羊膜腔的通道），或外胚层与内胚层间存在任何粘连时，则对脊索细胞发育形成障碍。脊索细胞或偏向一侧，或分裂以绕过障碍的两侧。

两侧半脊髓可以对称或不对称，且分裂长度不等，可分为两种类型：Ⅰ型（40%～70%），表现为两个单独的硬膜囊，由骨性或软骨性隔分隔，每个硬膜囊包含一侧半脊髓。Ⅱ型，表现为单个硬膜囊包含两个半脊髓，可为神经根或纤维索拴系。

脊髓纵裂可合并低位脊髓圆锥、终丝增粗、脊柱分节或骨化畸形、脊柱侧弯、高肩胛畸形、Klippel-Feil 综合征、Chiari 畸形、皮窦、脂肪脊髓脊膜膨出、累及一侧半脊髓的开放性闭合不全（半侧脊髓膨出或半侧脊髓脊膜膨出）、闭合性脊膜膨出、畸胎瘤和马蹄肾[23, 24, 30-31]（图 5-32）。

（六）Currarino 三联症

Currarino 三联症是一种少见综合征，最初由 Kennedy 于 1926 年和 Currarino 于 1981 年报道，其特征是肛门直肠畸形（肛门狭窄、肛门异位、肛门闭锁），骶尾骨缺损（弯刀状、逗号样或新月形）和骶前肿块，最常见为畸胎瘤或脊膜膨出。50% 受累患儿呈常染色体显性遗传[32, 33]（图 5-33）。已报道的几乎所有家族性和散发 Currarino 三联症患者中都存在 *MNX1* 基因突变。

（七）骶尾部畸胎瘤

骶尾部畸胎瘤是一种少见的先天性肿瘤，发生率为 1：40 000，更常见于女性。肿瘤起源于被认为来源于原结的多能细胞，含有三个胚层成分。骶尾部畸胎瘤可根据其在骨盆中的位置进行分类。Ⅰ型几乎完全位于骨盆外，仅有少部分位于骶前间隙

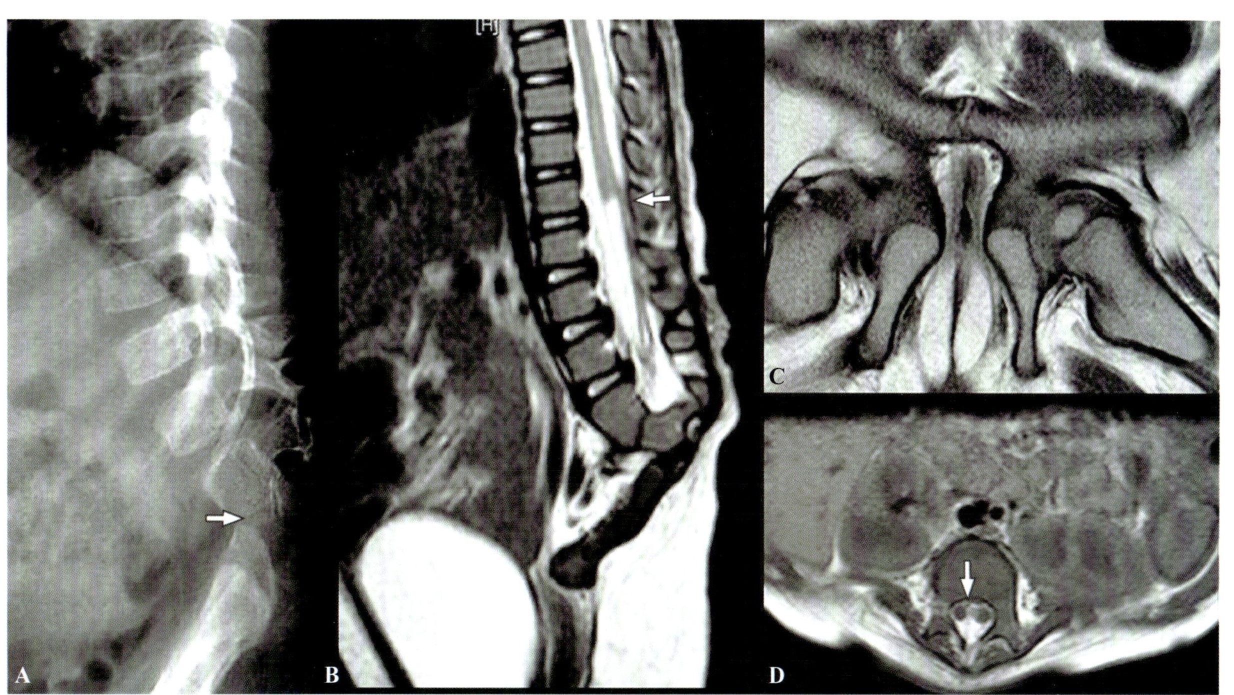

▲ **图 5-31　女，5 岁，尾部退化综合征（母亲有糖尿病病史），“臀部畸形”**

A. 腰骶部脊柱的侧位 X 线片显示腰椎 L_2 以远的腰椎及骶骨和尾骨的缺失（箭）段；B. 矢状 T_2 加权 MR 图像显示脊髓的特征性“楔形”形态（箭）；C. 骨盆的冠状位 T_1 加权 MR 图像显示由于缺失椎骨和缺乏耻骨而导致的髂骨融合；D. 轴位 T_1 加权 MR 图像显示分叉的脊髓，与尾部退化综合征相关的“脊髓纵裂”（箭）；另外，注意到左肾的冠状旋转

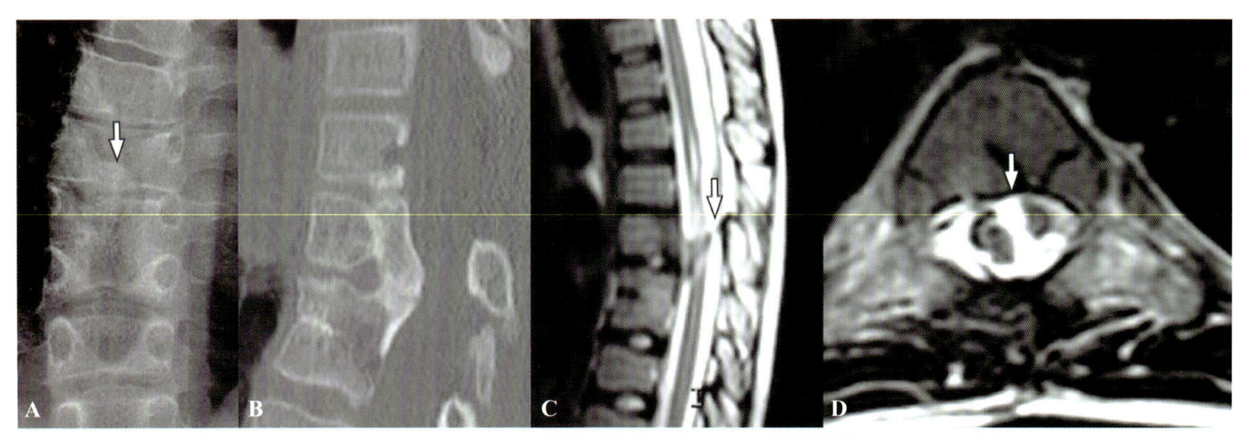

▲ 图 5-32 女，9 岁，脊髓纵裂，表现为感觉异常

A. 下胸椎正位锥形射线照片显示脊髓纵裂骨性分隔（箭）；B. 下胸椎的矢状面 CT 图像显示延伸到椎管中的脊髓纵裂骨性分隔及相邻椎骨伴发分节畸形；C. 矢状位 T_2 加权 MR 图像显示了脊髓纵裂骨性分隔延伸至椎管的后缘（箭）；D. 轴位 T_2 加权 MR 图像显示分开的脊髓，"脊髓纵裂"（箭）

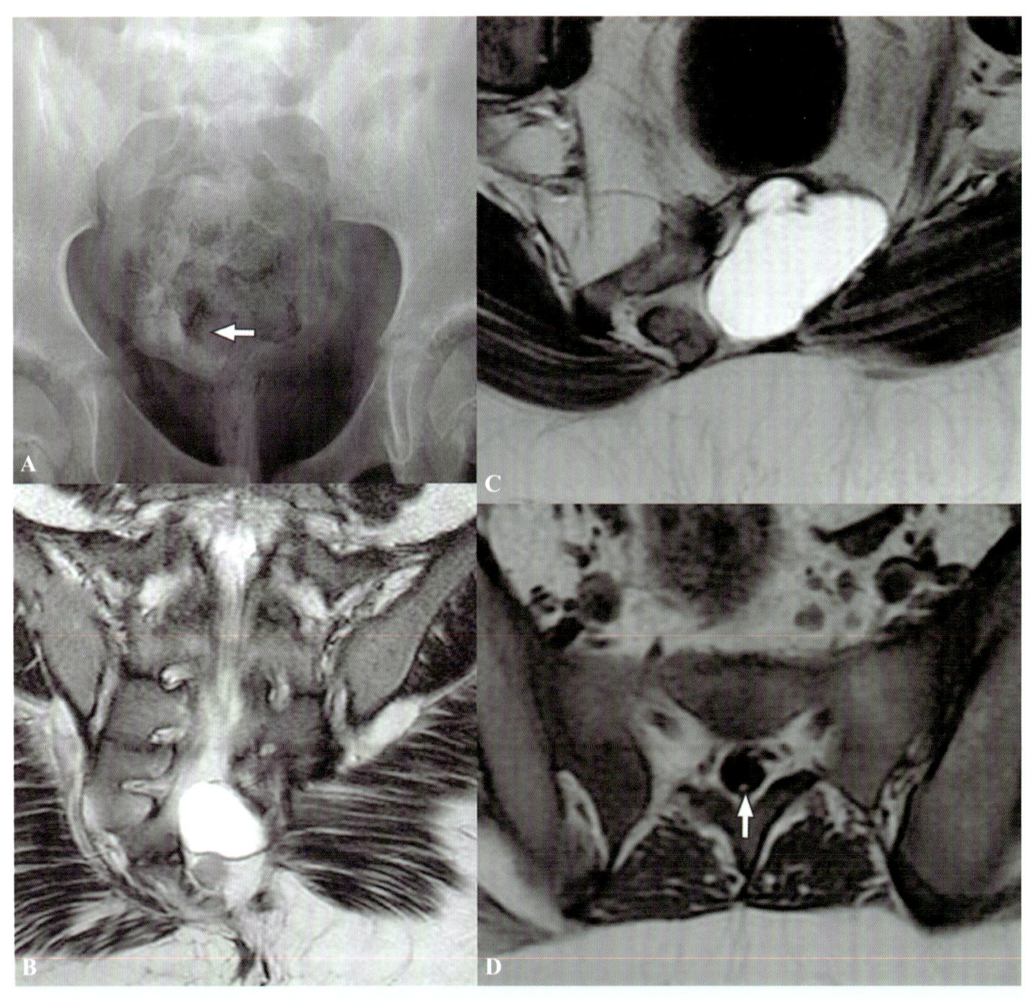

▲ 图 5-33 女，16 岁，Currarino 三联症和左侧骶部脊膜膨出症，表现为持续性便秘

A. 骨盆的正位 X 线片显示"弯刀骶骨"（箭）；冠状位 T_2 加权 MR 图像（B）和轴位 T_2 加权 MR 图像（C）显示下骶骨左侧脊膜膨出；D. 轴位 T_1 加权 MR 图像显示了终丝的脂肪浸润（箭）

（47%）。Ⅱ型同时位于骨盆外和骶前间隙（35%）。Ⅲ型大部分位于骨盆和腹部（8%）。Ⅳ型为骶前肿块（10%）[23, 32, 34]。

大多数骶尾部畸胎瘤为囊实性，仅5%为囊性。50%病例可见钙化。当合并骶尾骨缺损、肛门直肠狭窄、皮赘及泌尿生殖系统畸形时，提示家族性显性遗传[23, 32, 34]（图5-34）。

十、感染性疾病

（一）术语和传播途径

“感染性脊椎炎”泛指脊柱和周围软组织的感染，无特指的致病因素或发生部位。椎间盘炎是指椎间盘本身的感染。椎骨骨髓炎为椎骨骨性结构的化脓性感染或脓肿。硬膜下或硬膜外脓肿（积脓）为椎管内的化脓性感染，而椎旁脓肿是指以椎旁软组织为中心的化脓性感染。实际上，病变常同时累及多个部位。因此，准确描述所有累及区域，对于判断预后和制订治疗计划非常重要。

了解脊柱感染扩散的多种潜在途径至关重要，这些感染途径包括自邻近部位的直接播散（如褥疮溃疡至骶骨，椎间盘间隙至腰大肌），淋巴播散，血行播散和直接脑脊液播散（如脑膜炎）。血行播散是脊柱感染最重要的途径，动脉（椎体终板干骺端小动脉）和静脉（脊柱“Batson”静脉丛）都很重要。由于发育成熟程度不同，成人与儿童的解剖学特征存在差异，因此两者的传播途径不同。在成人中，脊椎炎通常始于椎体终板，之后播散至椎间盘间隙、椎旁软组织和硬膜外间隙。相反，在儿童中，穿过椎体终板的血管通道（成人中不存在），可导致椎间盘间隙的原发感染，继发累及椎板终板。

（二）化脓性脊柱炎

化脓性脊柱炎是指脓液形成的脊柱感染，通常由细菌引起，少部分由真菌导致。本病年龄分布呈双峰分布，发病高峰分别为儿童期和50—70岁。在儿童中，感染通常自椎间盘间隙开始，播散至邻近的椎骨和椎旁软组织和（或）硬膜外间隙。而在成人中，椎体的干骺端常为原发感染部位，继发扩散至椎间盘和邻近软组织。

脊柱炎临床诊断困难，特别是语前期的低龄儿；因此，在临床上需提高警惕。虽然腰椎比胸部或颈椎更常见，但所有脊柱节段均可受累。临床症状无特异性，容易与其他疾病混淆，特别是在幼儿中，包括拒绝行走（63%）、背痛（27%）、不能弯腰（50%）及正常腰椎前凸消失（40%）[36]。实验室检查和培养可为假阴性或无帮助[36]。

金黄色葡萄球菌是最常见的病原体，革兰阴性杆菌和其他少见病原体可见于免疫功能正常和免疫低下的患者（包括静脉注射药物滥用者）[37, 38]。在镰状细胞病中，需考虑到沙门菌。病原体检测可通

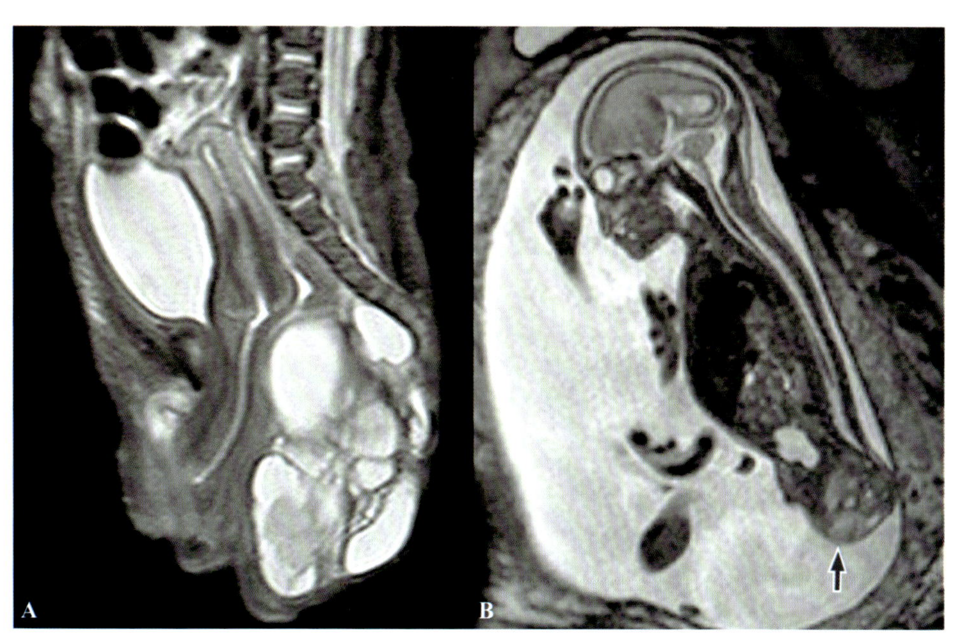

◀图5-34 两名不同患者的骶尾部畸胎瘤

A. 新生婴儿女孩有大的囊实性，主要位于外部的骶部肿块；一小部分肿块延伸到骶前，与Ⅰ型骶尾部畸胎瘤一致；B. 20周胎龄胎儿的MRI可见骶骨和骶前不均质肿块，与Ⅰ型骶尾部畸胎瘤一致（箭）

过血培养或直接组织取样进行（经皮或手术活检）。

化脓性椎骨骨髓炎的X线片特征性影像学表现包括骨缺损和椎体终板边缘不清，有时慢性惰性感染中可见硬化。椎间隙变窄，但在感染早期不明显。多层螺旋CT能比X线片更好地显示病变，但通常不用于初始筛查。胸部或腹部疼痛时，胸部或腹部CT，可能发现脊柱椎间盘炎，此时应常规进行脊柱CT检查。CT检查的主要目的为定位、活检和脊柱固定术前计划制订。增强MRI对于发现椎间盘炎最敏感。MRI还可以更好地评估邻近软组织和脊髓。骨髓水肿早期即可被发现；椎体塌陷通常出现较晚。骨髓水肿呈T_1低信号和T_2高信号，并且在STIR或脂肪抑制T_2WI最为显著（图5-35A和B）。增强检查，脂肪抑制T_1WI对于鉴别蜂窝织炎与脓肿很有帮助（图5-35C），也可显示沿脊髓或马尾硬膜内柔脊膜强化。

鉴别诊断包括肿瘤和非感染性脊柱关节病，临床表现可能有助于鉴别这些疾病。治疗采用病原体特异性抗生素治疗。手术减压和脊柱固定适用于脊髓压迫和（或）脊柱不稳定的儿童患者。

（三）结核性脊柱炎

结核性脊柱炎，为结核分枝杆菌感染，经血行或淋巴途径自肺部播散至脊髓后所引起。脊柱感染的原发部位位于椎体前部，并通过韧带下（前纵韧

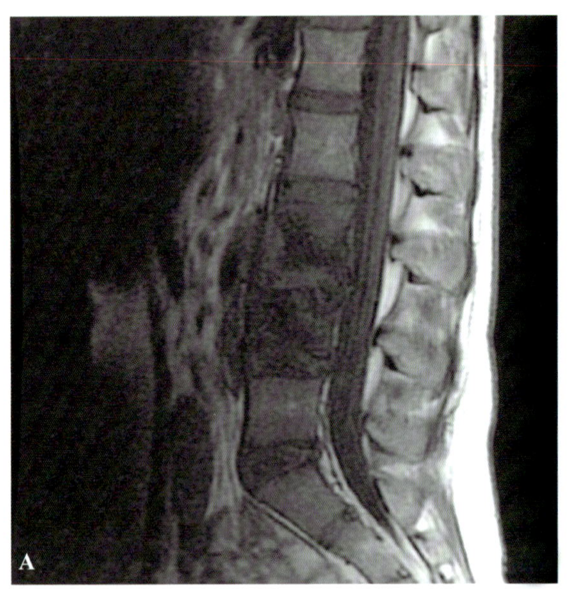

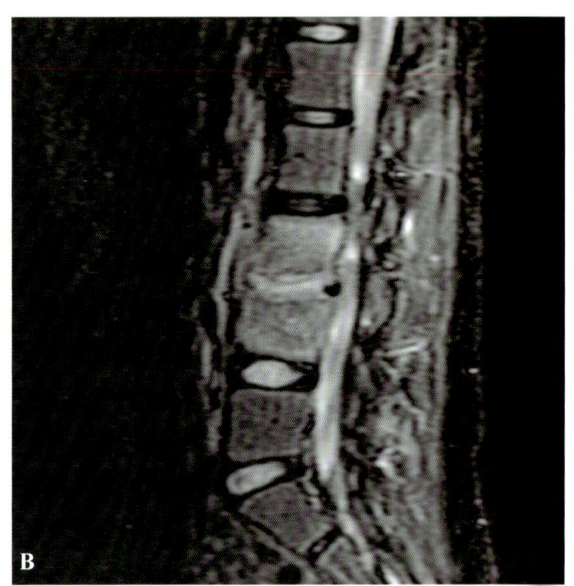

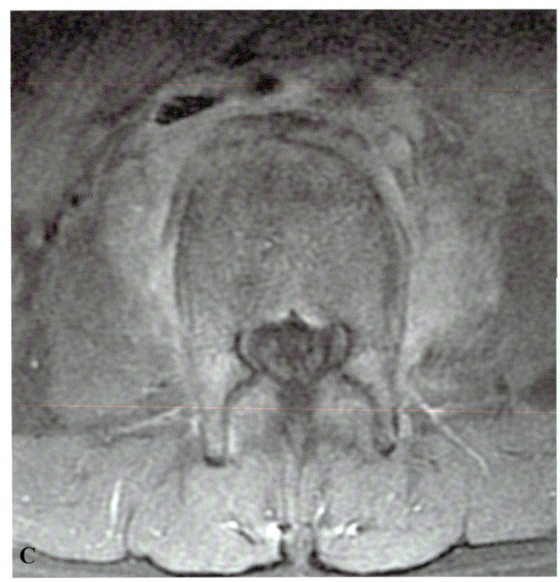

▲ 图5-35　男，5岁，金黄色葡萄球菌感染引起的化脓性脊椎炎，表现为背部疼痛

A. 矢状位T_1加权MR图像显示L_3和L_4椎骨弥漫性骨髓水肿，椎间盘高度降低，椎前软组织肿胀；B. 矢状面STIR MR图像证实L_3和L_4椎骨中的骨髓水肿，以及L_3/L_4椎间隙高度降低，内部有少量液体信号；C. 增强后压脂轴位T_1加权MR图像显示异常的骨髓增强和广泛的椎旁软组织增强，提示蜂窝织炎

带）播散至相邻的椎体[39]。累及椎间盘间隙相对少见（与化脓性椎间盘炎相比），系由于蛋白水解酶活性缺失所致。

临床表现通常包括背痛和不同程度的发热。由于硬膜外脓肿或急性成角后凸畸形，可压迫脊髓而发生截瘫。致畸性结核性脊柱炎是发展中国家引起截瘫的主要原因[40]。一般而言，本病临床发病比化脓性脊椎炎更为隐匿，临床和影像学表现与其他肉芽肿性脊柱感染相类似（如布鲁菌病、真菌感染），相对而言结核性脊柱炎导致神经系统损害更常见。结核性脊椎炎，在免疫功能低下患者合并其他感染时，发病率更高[41]。

影像学检查，与化脓性脊椎炎相比，结核性椎骨骨髓炎最常见于胸椎中段或胸腰椎。X线片可为首选检查方法，但由于在感染发生后几周内，X线常无阳性发现，因此X线片对早期感染价值不大。椎体崩塌伴后凸畸形为长期感染的典型X线片表现。终板破坏可能不明显，椎间盘间隙相对不受累者，强烈提示结核性脊柱炎的诊断。此外，常见椎旁钙化，有助于提示诊断。

与化脓性脊椎炎一样，脊柱多层螺旋CT检查能帮助指导活检和制定手术计划。同样可以提示感染性脊椎炎的骨并发症，如椎体塌陷和脊柱畸形。与化脓性脊柱炎一样，增强MRI能很好地显示脊柱和椎旁软组织感染情况。与化脓性感染不同，本病常见大的椎旁和硬膜外脓肿（常伴有钙化）。评估硬膜外脓肿或椎体崩塌和（或）半脱位导致的脊髓压迫至关重要。核医学骨扫描和镓扫描均可以显示感染区域的放射性示踪剂摄取增加，但是缺乏足够高的空间分辨率以辅助手术计划制定或排除脊髓压迫。WBC扫描可为假阴性，特别是慢性骨髓炎。因此，核素扫描在结核性脊柱炎的影像学评估中的作用有限。

本病主要与化脓性脊椎炎、硬膜外肿瘤相鉴别，少数需要与椎体分节异常导致的先天性脊柱后凸畸形相鉴别。通过外周血或直接组织取样（经皮或手术活检），进行结核分枝杆菌标本检测和药敏试验，有助于选择特异性抗分枝杆菌抗生素治疗。手术减压和手术固定用于脊髓受压和（或）脊柱不稳定的儿科患者。

（四）硬膜外积脓

硬膜外脊柱感染位于硬膜外腔者，最常见的病原体是金黄色葡萄球菌和结核分枝杆菌（取决于患者人群）。

影像学检查表现为骨性椎管内硬膜外液体密度/信号影，硬膜囊和脊髓不同程度的受压（图

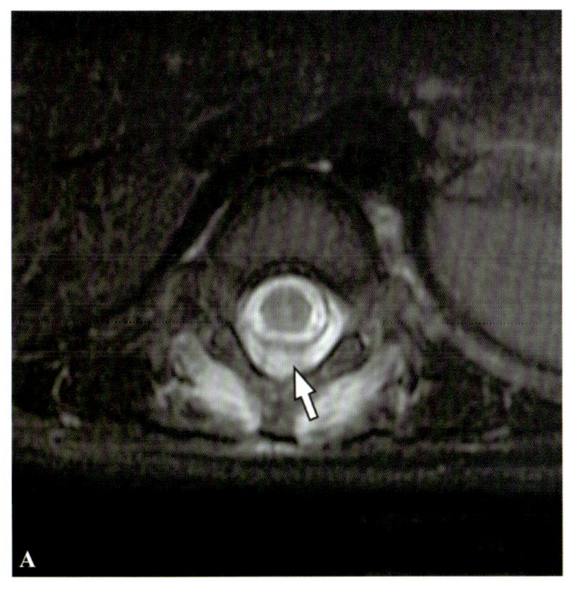

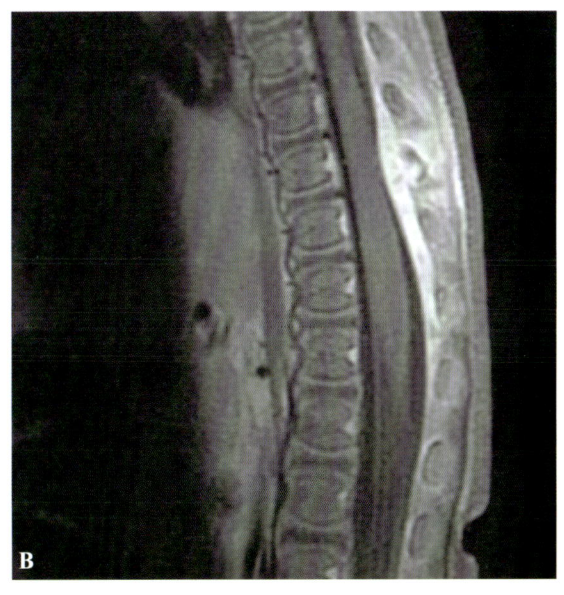

▲ 图 5-36 女，婴儿，硬膜外脓肿，发热

A. 轴位 T_2 加权脂肪抑制 MR 图像显示异常硬膜外 T_2 高信号（箭），使硬脊膜囊和脊髓向前移位；同时有异常水肿延伸到竖脊肌；B. 增强后矢状位 T_1 加权脂肪抑制 MR 图像证实了硬膜增厚和延伸到背部软组织中的不均匀强化

5-36A）。虽然有报道典型病变呈边缘强化，但多数硬膜外感染，由于含液区域较小，而呈更均匀增强（图 5-36B）。DWI 显示积脓扩散受限。本病常合并椎间盘炎和脊椎骨髓炎，但当脓肿为直接播散或血行播散至硬膜外间隙时，则并不常见。

鉴别诊断包括硬膜外肿瘤和血肿。在经皮或手术抽吸后，受累患儿多采用病原体特异性抗菌治疗。治疗的持续时间和程度取决于病原体类型、感染严重程度和共患病。

（五）脊柱旁脓肿

脊柱旁脓肿位于椎前或椎旁间隙，通常沿肌肉分布。最常见部位是髂内或邻近髂骨、腰大肌和竖脊肌处（图 5-37）。脊柱旁脓肿可单发或多发，单房或多房。与硬膜外脓肿一样，最常见的病原体是金黄色葡萄球菌和结核分枝杆菌（取决于患者人群）。对静脉注射药物滥用者，由其他部位感染血行播散所导致，以及创伤后的直接感染，也有可能发生，但儿科患者的椎旁脓肿常继发于椎间盘炎。椎旁脓肿的影像学特征与其他部位的脓肿相似。

尽管临床表现常具有确定性和特异性，本病还需要与原发性或转移性肿瘤，腹膜后血肿和髓外造血相鉴别。治疗与前述化脓性和结核性脊柱感染相类似。

十一、创伤性疾病

（一）颈椎损伤

儿童脊柱创伤相对较少。大多数发生于颈椎，特别是 9 岁以下的儿童。由于颈髓功能非常重要，此类损伤的死亡率很高。颈椎的解剖特点，使 9 岁以下儿童易于受到损伤，最常见部位是 C_2～C_3 水平。颈椎损伤的原因因年龄而异。在婴儿和 3 岁以下的儿童中，产伤、机动车事故、坠落和虐待是最常见的原因。3—10 岁时，坠落和汽车 - 行人事故更为常见。年长儿中，运动和机动车事故是最常见的原因。颈椎损伤的其他易感因素包括唐氏综合征和黏多糖贮积症等疾病[43]。

在评估儿科急性颈椎损伤时，由于敏感性低，X 线片的价值存在争议[44]。诊断颈椎损伤时，三方位投照 X 线片（前后位、侧位和开口位）较单纯侧位更为敏感。但由于颈椎损伤风险较低，且会增加总体辐射剂量，因此应限制儿童多方位 X 线片的应用。国家急症 X 线应用研究（NEXUS）将低风险颈椎损伤患者定义为脊柱柔韧、无压痛点，无精神状态改变，无神经功能缺陷，无醉酒样改变且无牵拉伤的患者。在急性创伤患者中，是否采用前屈位、后伸位投照存在争议。这些投照方位可能有助

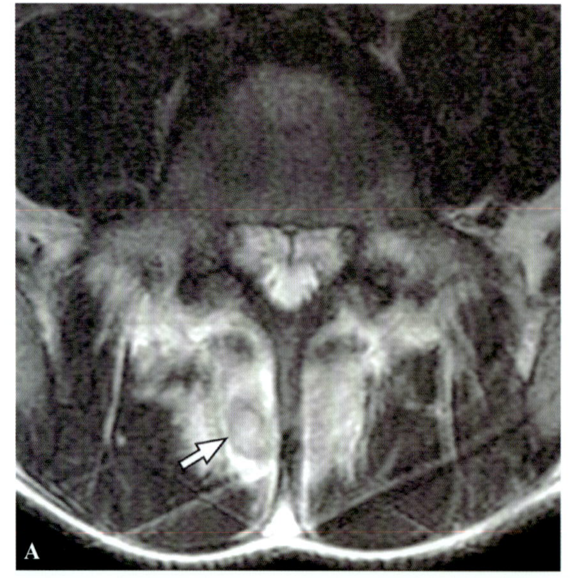

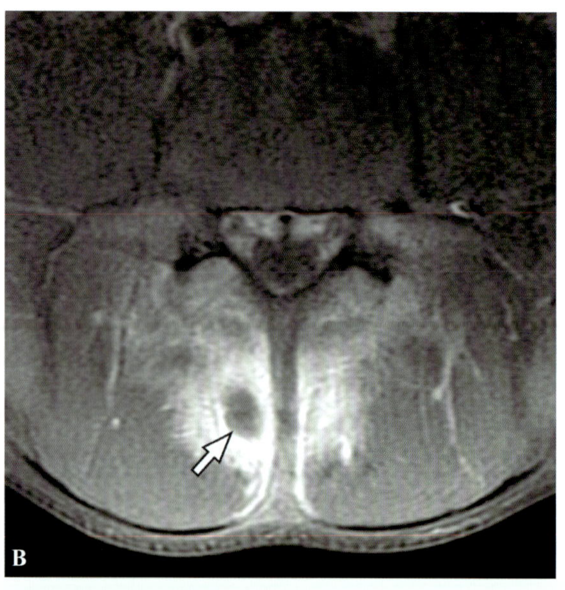

▲ 图 5-37　男，14 岁，脊柱旁脓肿，表现为发热和背部疼痛

A. 轴位 T_2 加权 MR 图像显示竖脊肌中的弥漫性水肿；右侧肌肉组织也可见圆形的高信号病灶（箭），伴有低信号的边缘，呈典型的脓肿表现；B. 增强轴位 T_1 加权脂肪抑制 MR 图像证实了明显强化的肌肉炎性改变所包围的中央低信号脓肿（箭）

于评估韧带损伤；然而，只能对清醒且能合作的患儿检查，这些患儿可听从指令，且需要在创伤团队的密切监督下进行。

MDCT 在诊断骨折和相关损伤方面，已被证明比 X 线片更具敏感性（98.5%）[44]。MDCT 扫描速度更快，并能提供更多的解剖细节，特别是多平面和 3D 重建。MDCT 在大多数创伤中心都可以进行，可以减少检查时间和镇静药物的使用。因此，MDCT 是目前评估急性颈椎创伤的首选检查方法，特别是在有精神状态改变和多系统创伤等因素导致的高度和中度损伤风险的儿科患者中[40, 47]。MDCT 对脊柱损伤的诊断具有非常高的敏感性（98.5%）[44]，阴性预测值高达 98.9%[48]。但当合并神经系统症状时（由于脊髓或神经损伤），MRI 在儿科急性脊髓损伤患者中仍具有重要作用。此外，对昏迷、插管或不合作的患儿，以及韧带或脊髓损伤而无放射学影像异常的患儿，MRI 也具有重要作用。

（二）正常颈椎测量

熟悉椎骨和韧带的解剖结构，以及正常脊柱测量值，是准确诊断颈椎损伤的基础，特别是颅颈交界处和上颈椎的损伤中尤其如此。

1. 椎前软组织　评估椎前软组织时，头部需要充分伸展，且气道处于吸气相。咽后壁至椎骨的距离，在 C_3 水平不应超过 6mm，C_4 水平不应超过 14mm。然而，Swischuk 发现咽部和气管壁的形态对评估颈部软组织更有用价值[15]。如果咽后壁位于气管后壁的后方，软组织多无异常。如果咽后壁笔直，或弯曲至与气管后壁相同的前－后位置时，则软组织可能增厚[15]。

2. 寰椎－齿突间距　寰椎－齿突间距为齿突前缘与 C_1 前弓的后下缘之间的距离，通常为 2～3mm，5% 儿童可达 5mm[15]（图 5–38）。

3. 颅底点－齿突间距　颅底点－齿突距离为斜坡尖端（颅底点）至齿突尖端的距离（图 5–39）可用于诊断寰枕关节脱位，其在任何年龄不应超过 12mm。但在 13 岁以下的患儿中，由于骨化中心存在诸多变异，特别是齿突，应用该测量值需要特别谨慎。

4. 颅底点－后轴线间距　颅底点－后轴线间距为沿齿突后缘向颅底画线，自颅底点至该线的距离（图 5–39），正常不超过 12mm。在儿童中，颅底点几乎总是位于该线前方，但不超过 12mm。该间距和颅底点－齿突间距能可靠地诊断寰枕关节脱位[16, 49]。

5. 斜坡线（Wachenheim 线）　斜坡线为沿斜坡向齿突方向的画线（图 5–39）。正常情况下，该线必须与齿突相交或相切。

6. BC/OA 长度比　BC/OA 长度比，为斜坡下缘（颅底点）至 C_1 后弓之间的距离，除以 C_1 前弓至枕大孔后缘（颅后点）的距离。如果该值大于 1，则可疑寰枕关节脱位（图 5–39）。

（三）颅颈交界处损伤

颅颈交界处损伤通常为致命性，多继发于突然减速，如高速机动车事故或高处坠落。与成人相比，儿童枕骨髁小，寰枕关节呈水平方向，韧带更松弛，头与体重比更大，这些儿童颅颈交界处的特殊解剖结构，使其更易发生损伤。低龄儿颈椎曲度的顶点位于上颈椎，因此更容易发生上颈椎过屈性损伤。随其生长发育至青少年时，曲度顶点转移至颈椎中段，致伤点也随之转移到颈椎中段[49]。

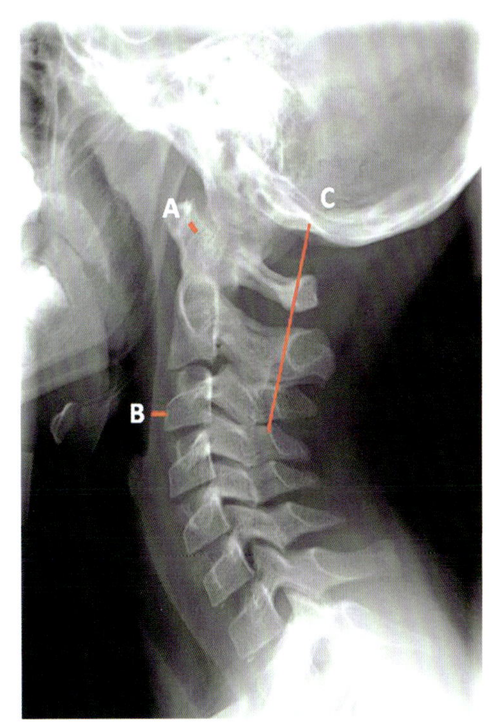

▲ **图 5–38　侧位 X 线片上的颈椎测量值**

A. 寰齿－齿突距离是 C_1 前弓的后缘与齿突的前缘之间的测量值；在儿童中，小于 5mm 是正常的；B. 从咽后壁到 C_3 椎骨的椎前软组织测量应不超过 6mm；C. 后颈线是沿着 C_1、C_2 和 C_3 棘突的前缘通过的线；这条线可能离 C_2 棘突的前部皮质不超过 1mm

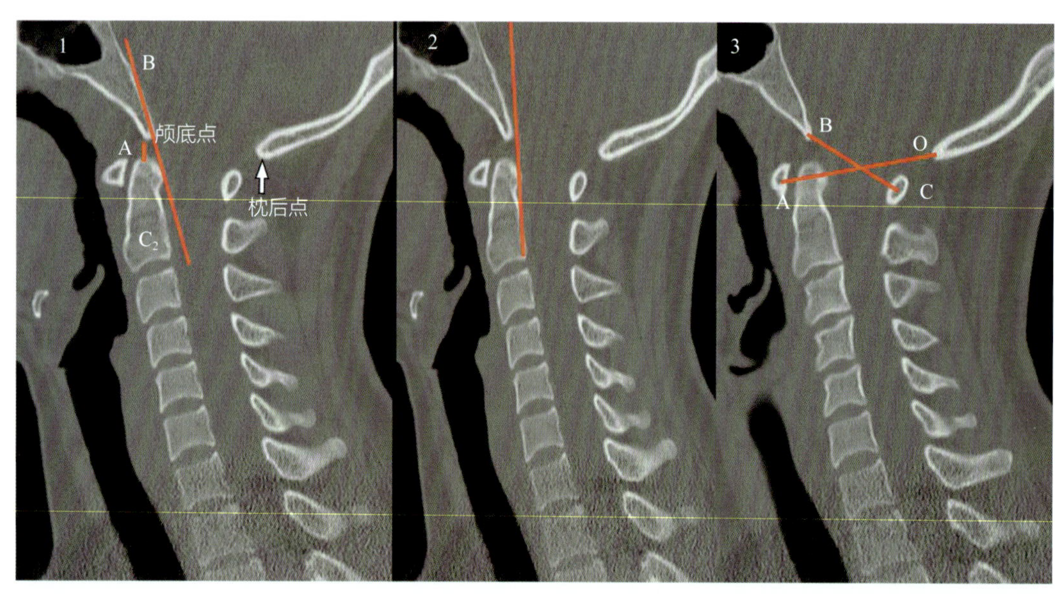

▲ 图 5-39 脊柱测量

1. A 为颅底点 – 齿突间距是从斜坡尖端到齿突的距离；任何年龄都不应超过 12mm；由于骨化中心有诸多变异，其在 13 岁以下的患者中的使用应谨慎；1. B 为斜坡线（Wachenheim 线）是沿着斜坡后缘绘制的线，其必须与齿突相交或相切；2. 颅底点 – 后轴线间距是沿着齿突的后缘向颅底平行画线；从颅底到这条线的距离必须为 12mm 或更小；3. BC/OA 长度比是颅底点与 C_1 后弓之间的距离除以从 C_1 的前弓到颅后点的距离；通常，此测量值不应大于 1

颅颈交界处由寰枢关节和寰枕关节构成。寰枢关节属于滑膜关节，允许 C_1 和 C_2 相对于彼此旋转[49]。关节由周围肌肉和一些韧带支持。前寰枢 – 枕韧带连接斜坡下部与 C_2 前缘和 C_1 前部。后寰枕韧带连接颅后点与 C_1 后弓。这些韧带可防止颅颈交界处的前后分离。覆膜是斜坡骨膜的延续，附着于 C_2 后部。尖韧带为连接枕大孔前缘与齿突尖的纤维索。成对的翼状韧带起自齿突尖两侧，止于枕髁内侧面，其作用为限制颅颈交界处向对侧过度旋转，并可将其稳定在冠状面中。翼状韧带由寰椎和枕骨组分构成。寰椎横韧带宽阔、坚韧，主要为胶原韧带，于齿突后方张于寰椎环。寰椎十字韧带是构成寰枢关节的一部分，由寰椎横韧带和纵束纤维组成，即上纵束较坚固，附着于枕大孔前缘；下纵束较弱，附着于枢椎后表面[11, 16]（图 5–40 和图 5–41）。

1. 寰枕关节牵拉伤　颅颈交界区牵拉伤最主要的表现为韧带性寰枕脱位、枕髁移位性骨折伴翼状韧带撕脱和覆膜断裂。定义上，这些损伤导致翼状韧带、覆膜损伤，且可能合并枕髁骨折。当韧带断裂合并枕髁骨折时，可能发生严重的寰枕关节脱位。由于脊髓和脑干损伤而导致心脏呼吸骤停，使这些损伤多为致命性的，幸存者可能四肢瘫痪。也可以合并神经、血管损伤（伴蛛网膜下腔出血）、血肿和轴索损伤。

影像学表现包括广泛软组织肿胀，伴有颅底

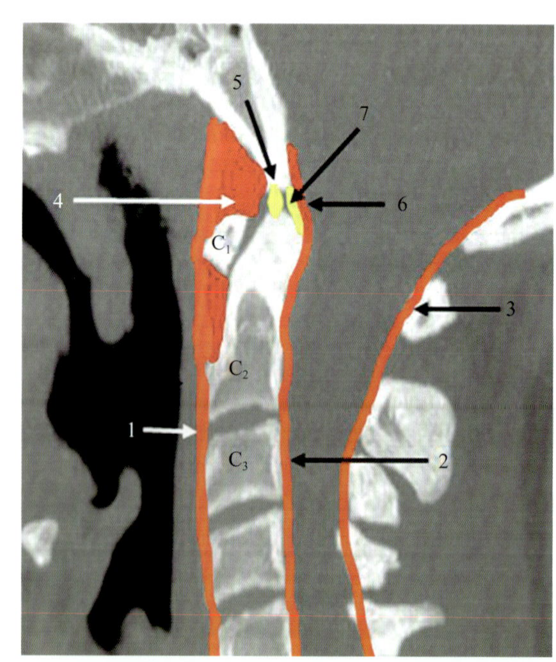

▲ 图 5-40 颅颈交界处的韧带和膜

1. 前纵韧带；2. 后纵韧带；3. 后寰枕韧带；4. 前寰枕膜；5. 根尖韧带；6. 覆膜；7. 十字韧带

点 - 后轴线间距异常（图 5-42）。13 岁以上患儿，齿突骨化完成后，测量颅底点 - 齿突间距对诊断有帮助。评价枕髁骨折以 CT 最佳。评价韧带和其他软组织损伤可以进行 MRI 检查[16, 49, 51-56]。

2. 寰枢关节损伤 寰枢关节损伤包括创伤性韧带断裂、齿突分离、旋转半脱位和 C_1～C_2 骨折。这些损伤继发于严重的拉伸力和牵引力，导致翼状韧带、横韧带、覆膜和关节囊损伤，可合并 I 型齿

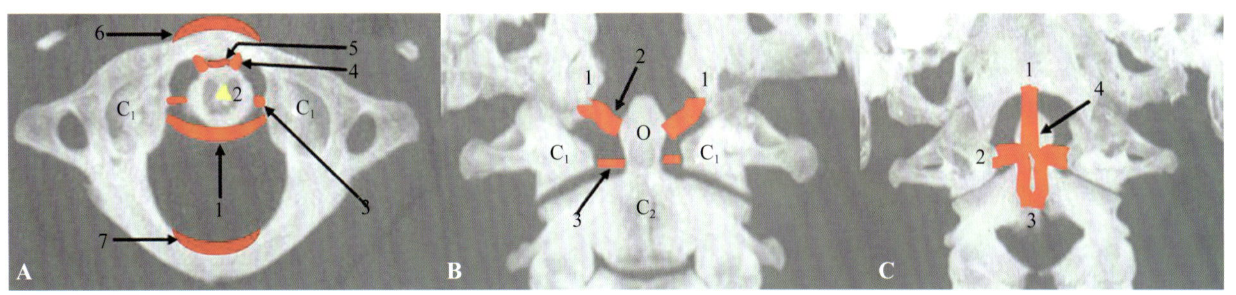

▲ 图 5-41 颅颈交界韧带

A. A1 为横韧带，A2 为尖韧带，A3 为韧带的枕部，A4 为翼状韧带的寰椎部分，A5 为前寰齿韧带，A6 为前寰枕膜，A7 为后寰枕膜；B. B1 为枕髁，B2 为从枕骨髁到齿突的翼状韧带，B3 为横韧带跨越齿突（O）后面的 C_1 侧块；C. 十字韧带，C1 为斜坡，C2 为 C1 的侧块，C3 为齿状体，C4 为十字韧带的附着点

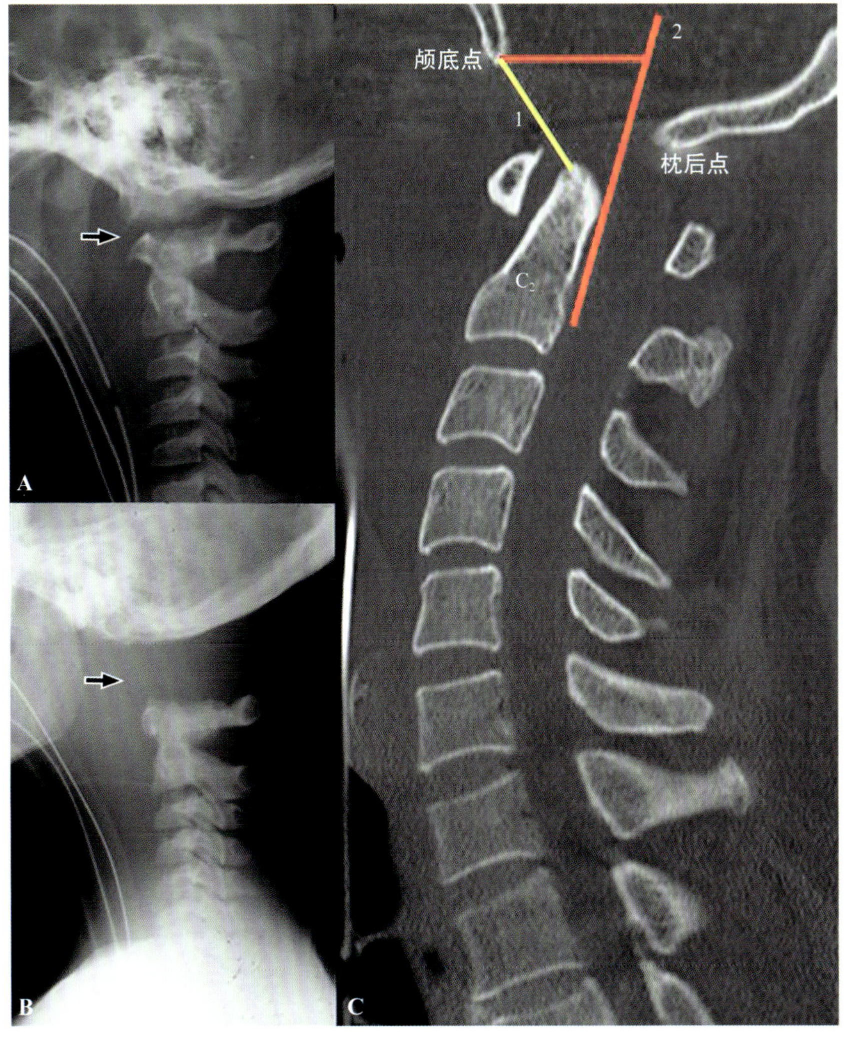

◀ 图 5-42 寰枕脱位 / 牵张损伤（三例儿童、高速机动车事故史）

A. 颈椎侧位 X 线片显示寰枕距离（箭）增加至 12mm 以上；B. 颈椎侧位 X 线片显示头颈部寰枕牵引损伤，以及相对于颈椎，头部的向前移位和上移位（箭）；C. 颈椎矢状面重建 CT 图像显示相对于上颈椎的颅底异常位置；一位寰枕脱位儿童，从颅底点到颅底点 - 后轴线（红线）有 12mm 以上的距离，从颅底到齿突的距离（黄线）超过 12mm；椎体前软组织有明显水肿

突骨折（齿状尖韧带附着部）。影像学检查显示软组织肿胀、C_1～C_2脱位或半脱位、C_1～C_2间隙增宽超过5mm、硬膜外血肿和脊髓损伤[16, 49, 51, 55, 56]（图5-43和图5-44）。

3. 寰椎骨折（Jefferson骨折） 寰椎骨折或Jefferson骨折是头部受垂直暴力，通过枕髁传递到寰椎侧块所致。骨折的稳定性取决于横韧带的完整性。横韧带断裂，可导致骨折不稳定。X线片显示齿突自寰椎侧块移位超过6mm。CT显示C_1环断裂成至少两部分，椎管前后径变短，从而继发脊髓损伤[16, 51, 55, 56]（图5-45）。

4. 寰枢椎旋转固定 C_1～C_2关节的旋转能力由于受到各种限制或固定，使颈椎旋转范围在50%左右。由于韧带松弛和C_1～C_2关节滑膜皱襞大等因素，儿童易患寰枢椎旋转固定（atlantoaxial rotatory fixation，AARF）。AARF可由创伤和感染导致（Grisel综合征），但大约1/3的患者无诱因。有报道AARF和一些疾病相关，如颅颈交界处畸形、唐氏综合征、马方综合征和黏多糖贮积症Ⅳ型。患者特征性临床表现为斜颈、颈痛，但不合并神经系统症状。

Fielding和Hawkins将AARF分为四型：Ⅰ型，最常见，不伴有C_1移位。Ⅱ型，C_1相对C_2前移3～5mm，提示横韧带损伤。Ⅲ型，C_1前移超过5mm，翼状韧带和横状韧带断裂。Ⅳ型，C_1后移位。X线片诊断AARF有困难。脊柱侧位X线片显示C_1后弓和侧块无重叠。前后位X线片显示齿突

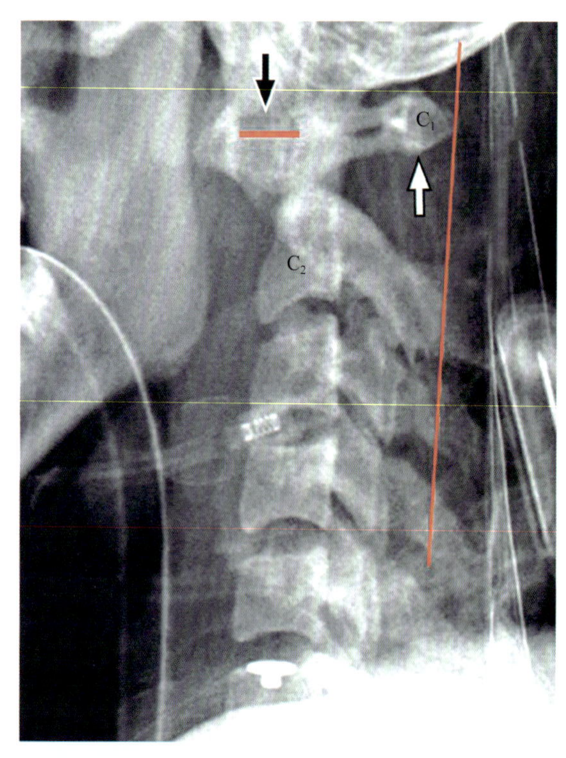

▲ **图5-43 寰枢椎损伤（男，14岁，一起机动车事故造成）**

颈椎横侧位X线片显示寰枢椎间距明显增加（黑箭、水平红线），后棘突线（垂直红线）错位，C_1向前移位（白箭），同时存在椎前软组织肿胀

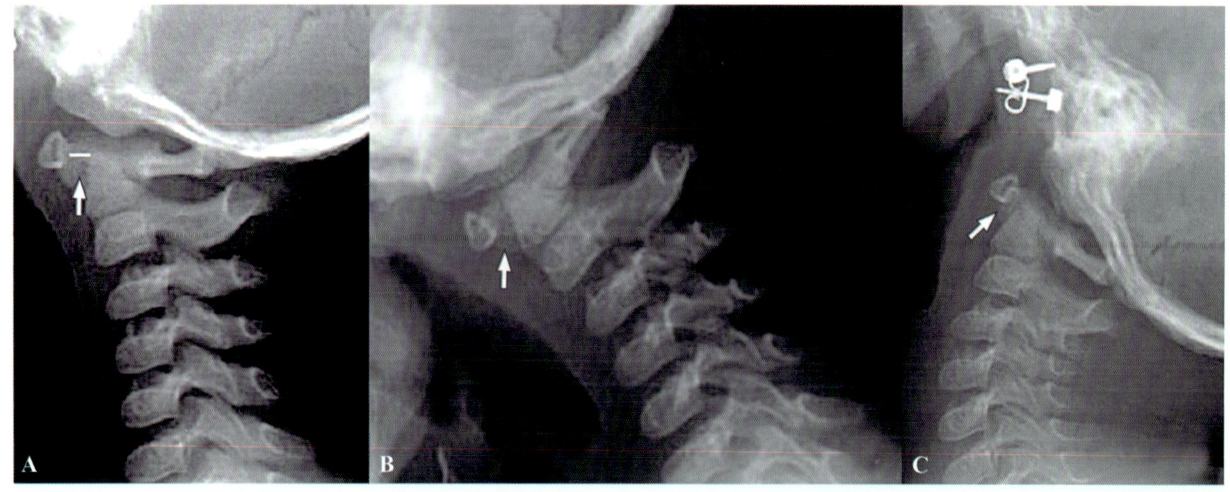

▲ **图5-44 寰枢椎半脱位（男，3岁，唐氏综合征）**

A. 颈椎侧位X线片显示C_1～C_2寰枢椎半脱位；C_1与C_2距离增宽（箭）；齿突呈锥体形状；B和C. 颈椎屈曲位（B）和伸展位（C）的侧位X线片显示C_1～C_2关节运动（箭），屈曲位关节间隙增宽而伸展位相对缩小

向 C_1 一侧侧块移位。动态 CT 能更准确地诊断固定和半脱位。先行静息位 CT 扫描，然后头部自主向两侧旋转，进行 CT 动态扫描。正常情况下，当头部转向两侧时，C_1 的侧块相对于 C_2 有向前移位[57]（图 5-46）。

5. 齿突骨折 齿突骨折是 C_2 最常见的损伤，可由多种原因导致。7 岁以下儿童，齿突骨折通常发生于齿突 – 椎体软骨结合处（图 5-47）。年长儿，该软骨联合已融合，骨折表现类似于成人期。Ⅰ型发生于齿突尖翼状韧带附着处。Ⅱ型最常见，为发生于齿突基底的横行骨折，可能伴发骨不连。Ⅲ型为 C_2 椎体的水平骨折（图 5-48）。

颈椎侧位 X 线片，发现椎前软组织水肿、齿突轻度前倾、合并软骨联合增宽时，提示齿突骨折可能。CT 多平面和三维重建图像和 MRI 可提高齿突骨折的诊断率和发现更多表征[16, 51, 55, 56]（图 5-49 和图 5-50）。

6. 创伤性脊椎滑脱症（Hangman 骨折） 创伤性脊椎滑脱症是一种过度拉伸力的损伤，通常导致经 C_2 峡部的垂直骨折，继而引起 C_2 相对 C_3 的前半脱位；

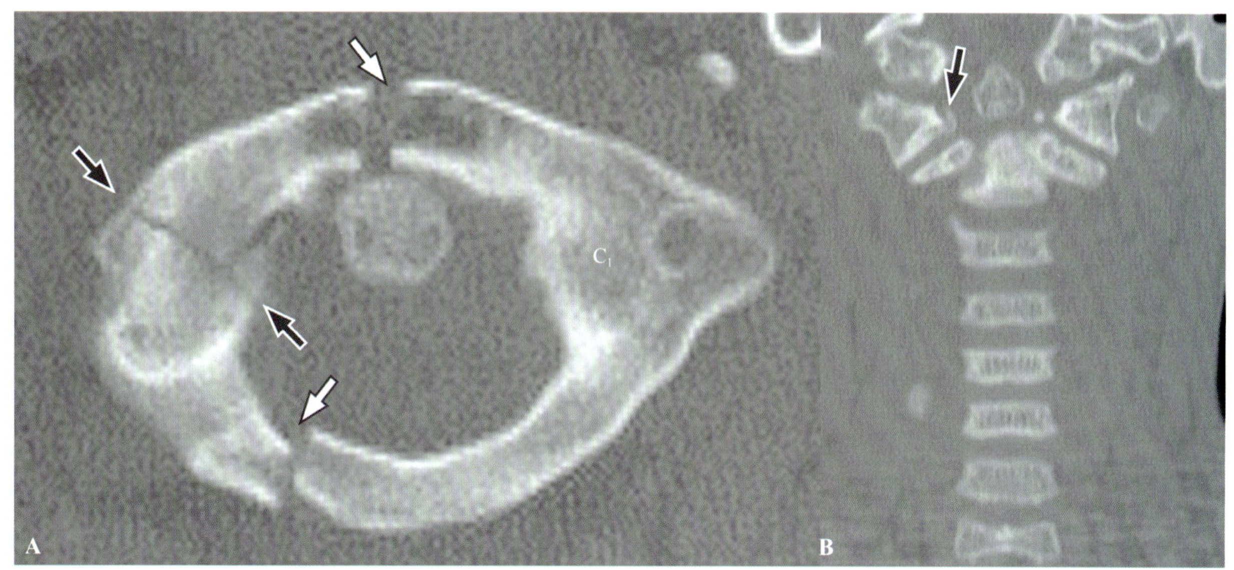

▲ 图 5-45 Jefferson 骨折（男，7 岁男孩，从三楼公寓阳台上摔下来，有多处骨损伤）

A. 轴位 CT 图像显示 C_1 椎体前后弓两处骨折（白箭）和右侧块撕脱骨折（黑箭）；B. 冠状位 CT 图像显示 C_1 右侧块撕脱骨折（箭）及下方颈椎多发性压缩骨折

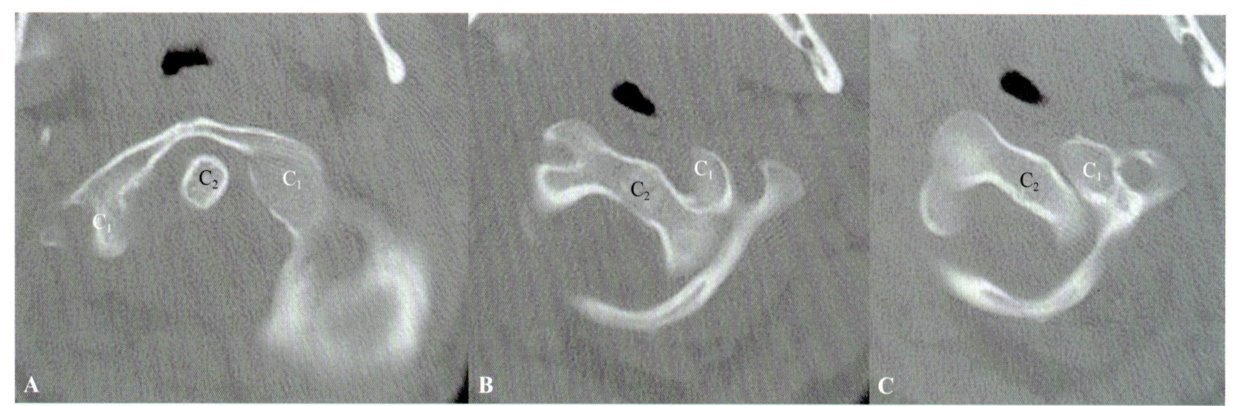

▲ 图 5-46 Ⅲ型寰枢椎旋转固定（女，8 岁，主诉斜颈）

A 至 C. 三个轴位 CT 图像（头部右、左旋转）显示，C_1 左侧块与后方固定的 C_2 椎体位置关系没有发生相对改变

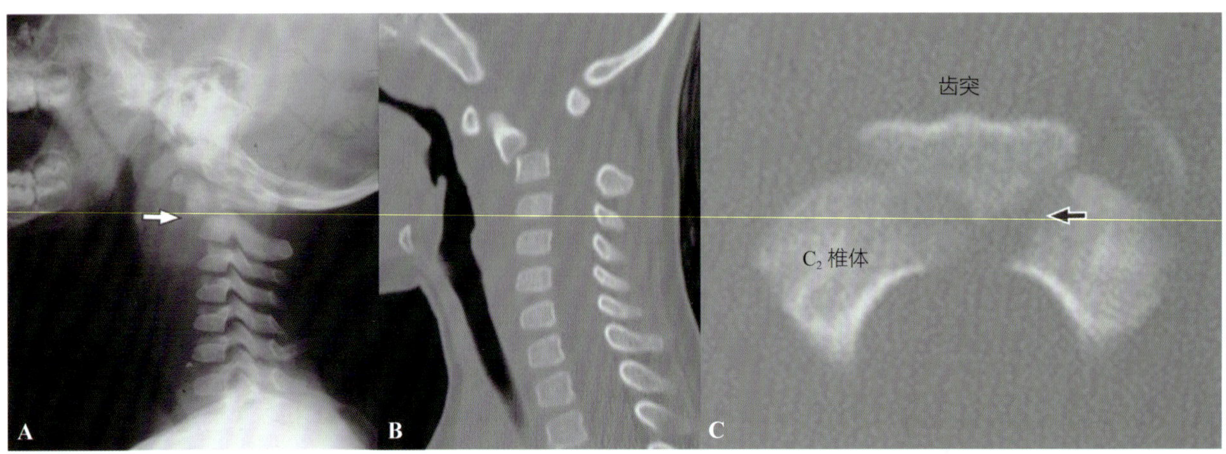

▲ 图 5-47　C_2 软骨断裂（3 岁男孩、闭合性颅脑损伤史）

A. 颈椎侧位 X 线片显示 C_2 椎体齿突前移位（箭）和软组织肿胀；B. 矢状面 CT 显示齿突成角和椎前软组织肿胀；C. 轴位 CT 图像显示在 C_2 软骨结合处的前移位骨折（箭）

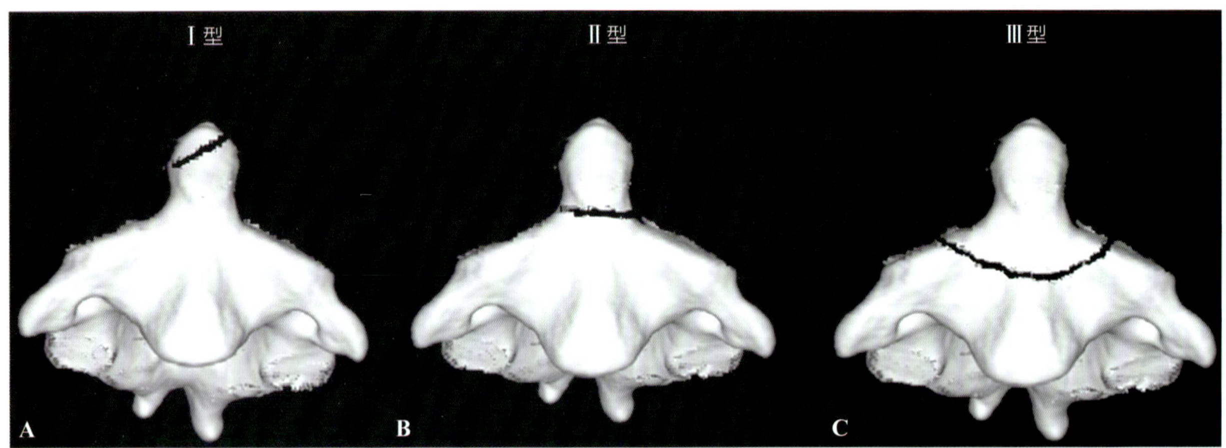

▲ 图 5-48　齿突骨折的类型

根据骨折平面的定位，C_2 的三维重建模型再现了 Anderson 和 DAlonzo 所描述的三种齿突骨折；A. Ⅰ型，齿突尖受累；B. Ⅱ型，齿突基底受累；C. Ⅲ型，C_2 椎体受累

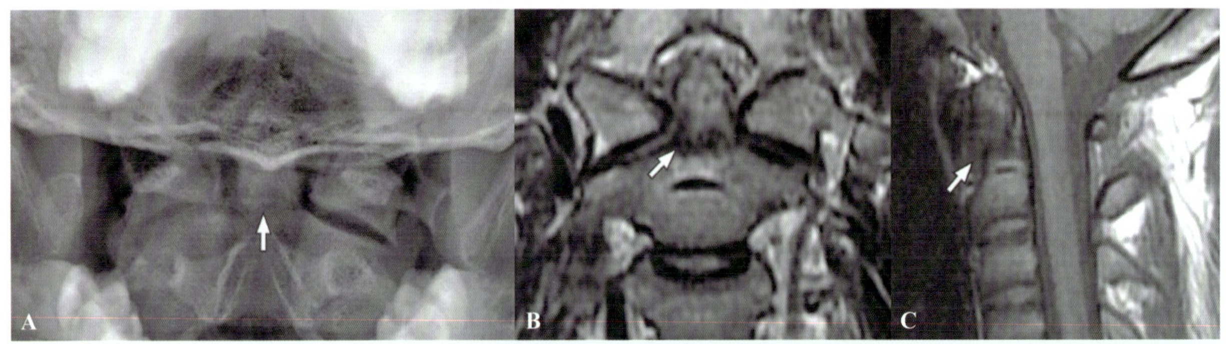

▲ 图 5-49　Ⅱ型齿突骨折（男，14 岁，有外伤史）

齿突正位 X 线片显示齿突基底部有横断骨折（箭）；冠状位短时反转恢复序列（STIR）（B）和矢状位 T_1 加权 MRI（C）显示低信号强度线（箭），提示齿突基底处骨折及邻近的骨髓水肿

不典型者表现为 C_2 椎体后部沿冠状位走行的骨折。X 线片显示峡部和 C_2 椎体后部的骨折线，C_2～C_3 椎间盘间隙增宽。CT 能更准确地显示损伤特征(图 5-51)。

儿童患者中，Hangman 骨折与先天性枢椎峡部裂有时难以鉴别。先天性枢椎峡部裂表现为断裂处边缘光滑，有硬化缘，同时伴有枢椎后弓及相邻椎弓发育不全，且患儿无外伤史[16, 51, 55, 56]（图 5-52）。

7. 低位颈椎过屈性损伤　颈椎过屈性损伤由前向压缩力和后向牵引力导致，多见于年长儿颈椎中段。相关椎体骨折伴有二次压缩或“泪滴样”骨折。“泪滴样”骨碎片为前纵韧带附着处的椎体下角撕脱所致（通常为环状突）。牵拉力可损伤椎骨后部、后纵韧带和棘韧带，使脊椎后部增宽，偶尔也导致椎间盘间隙后部增宽。椎体严重粉碎性骨折可引起椎管狭窄并压迫或横断脊髓，导致脊髓损伤。

过屈性损伤可能造成椎小关节损伤，可伴或不伴关节面骨折。影像学表现可能较为轻微，关节面分离成 V 形结构。严重病例，上方小关节面的后角位于下方小关节面前角上，被称为“关节绞锁”征。椎小关节损伤常合并脊髓综合征[16, 51, 55, 56]（图 5-53 至图 5-55）。

8. 低位颈椎过伸性损伤　此类损伤在儿童中很

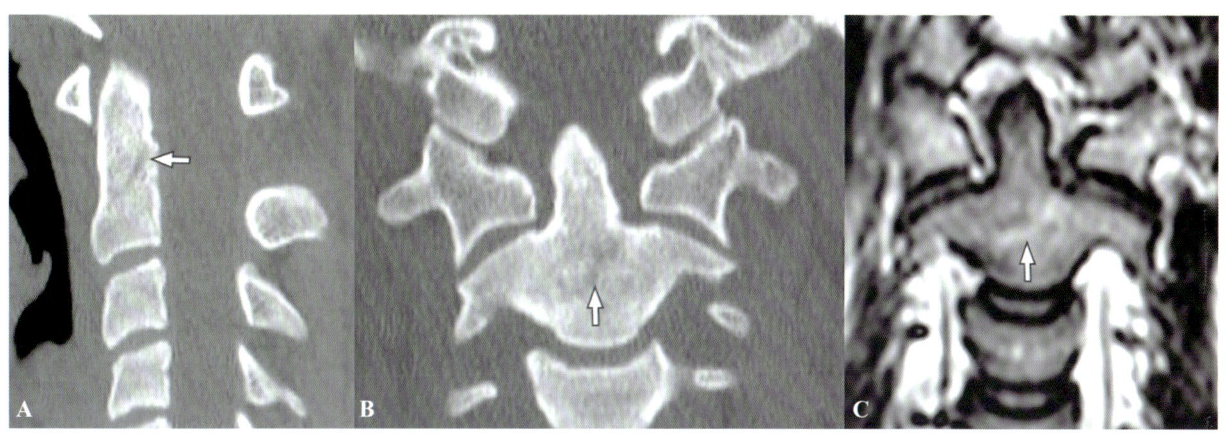

▲ 图 5-50　Ⅲ型齿突骨折（女，16 岁，机动车事故）

齿突的矢状位 CT 图像（A）和冠状位 CT 图像（B）显示齿状体内的骨折线（箭）；C. 冠状位快速自旋回波 T_2 加权 MR 图像显示沿骨折处骨髓水肿（箭）

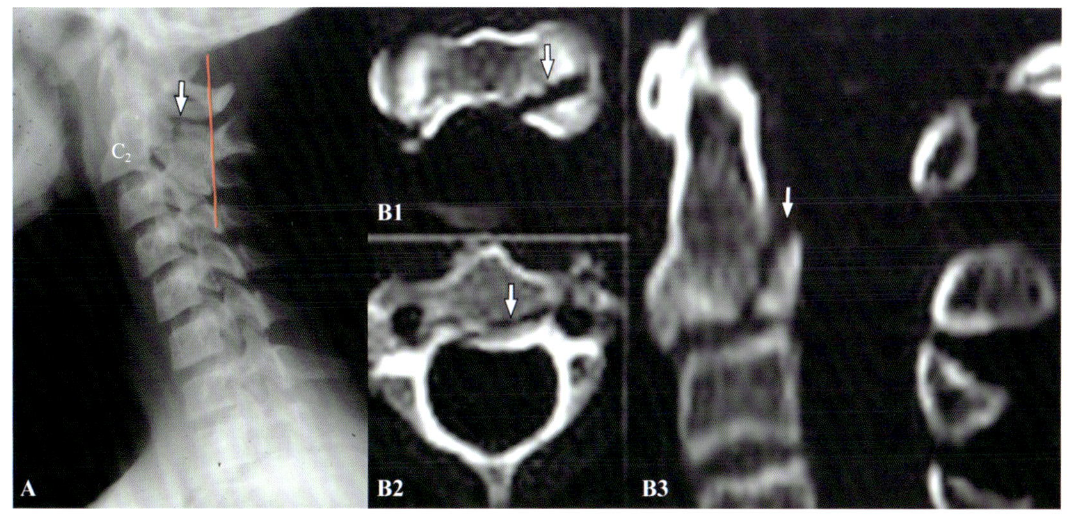

▲ 图 5-51　Hangman 骨折（女，17 岁，在车祸中撞到仪表板上，过伸性损伤）

A. 颈椎侧位 X 线片显示双侧 C_2 峡部的骨折（箭），C_2 相对于 C_3 向前轻度移位，C_2 后弓与颈后线（红线）偏离；B. 不典型 Hangman 骨折的轴位和矢状位 CT 图像，C_2 侧块骨折（B1）、椎体和椎孔骨折（B2）、椎体骨折（B3）（箭）

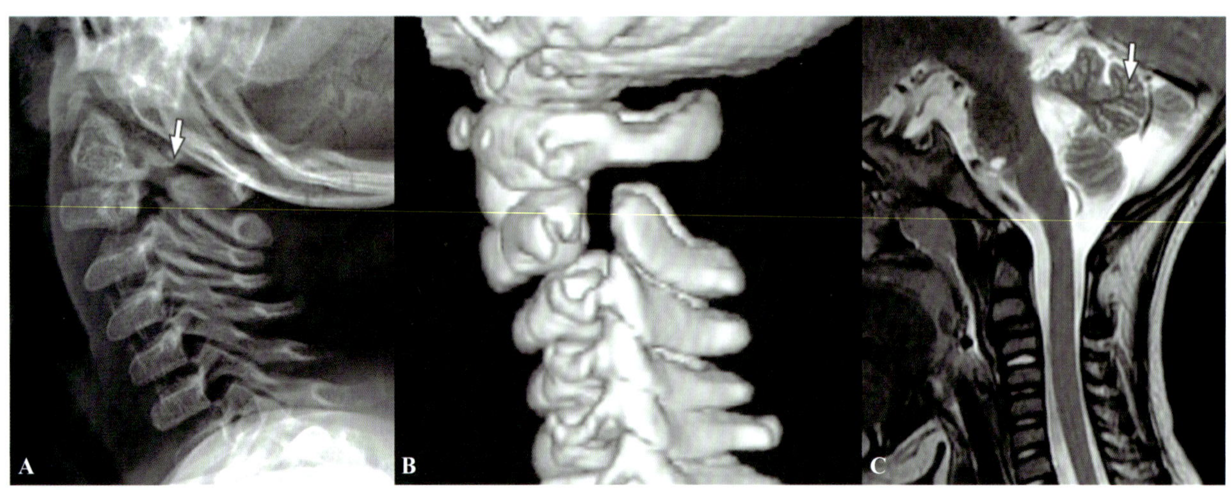

▲ 图 5-52 先天性 C_2 椎峡部缺损（女，2 岁，鹅卵石无脑回畸形，偶然发现）

A. 颈椎侧位 X 线片显示 C_2 椎弓峡部的先天性缺损（箭）；C_2 相对于 C_3、位置向前移，一个金字塔形的齿突，脊椎前软组织没有水肿表现；B. 3D CT 图像显示 C_2 椎弓峡部裂；C. 矢状位 T_2 加权 MRI 图像显示另一位无脑回畸形患儿的小脑体积缩小并有囊性改变（箭）

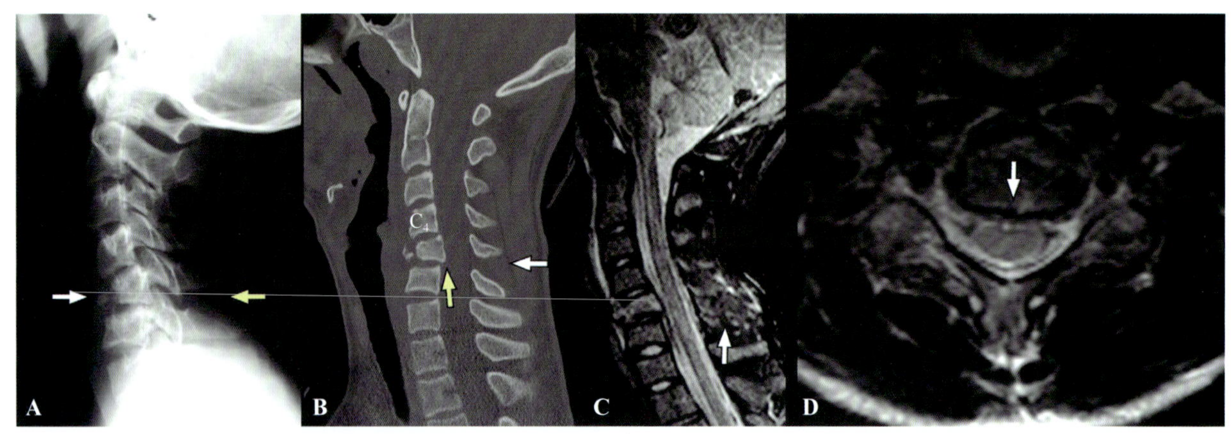

▲ 图 5-53 中、下颈椎的过度屈曲损伤（男，15 岁，主诉一次车祸后手臂麻木）

A. 颈椎侧位 X 线片显示 C_5 泪滴状骨折（白箭），伴 C_5 椎体向后方轻度移位进入椎管；C_5～C_6 椎间隙扩大（黄箭）提示韧带损伤；B. 矢状面 CT 图像显示 C_5 骨折、C_5 向后移位（黄箭），C_5～C_6 棘突间距加宽（"扇形"）（白箭）；C. 矢状位 STIR MR 图像显示脊髓受压和后韧带损伤（箭）；D. 轴位 T_2 加权 MR 图像显示 C_5 向后移位造成脊髓受压（箭）

少见，约占脊柱损伤的 3%[51]。过伸性损伤，椎体受后向压缩力和前向牵引力作用，导致终板前上部撕脱性骨折，椎间盘前间隙增宽，韧带损伤。

过屈性损伤与过伸性损伤，初次影像学评估必须通过 CT 多平面和三维重建图像；在某些情况下，MRI 可以更好地评估脊髓、韧带、椎间盘间隙、软组织和其他相关解剖结构[16, 51, 54-56]（图 5-56）。

（四）无放射影像学异常的脊髓损伤

无放射影像学异常的脊髓损伤（spinal cord injury without radiographic abnormality，SCIWORA），系由于儿童脊柱韧带松弛、活动度大，脊柱过伸时脊髓容易被牵拉，或直接受到撞击。另有学者认为是血管损伤后低灌注致使脊髓缺血，从而引起脊髓损伤。SCIWORA 在低龄儿中更常见。

SCIWORA 患儿的 X 线片或 CT 无异常表现。MRI 显示脊髓水肿或出血、韧带损伤、椎间盘异常和脊髓外出血。SCIWORA 损伤的预后取决于严重程度，单纯脊髓水肿可无或仅有轻微临床症

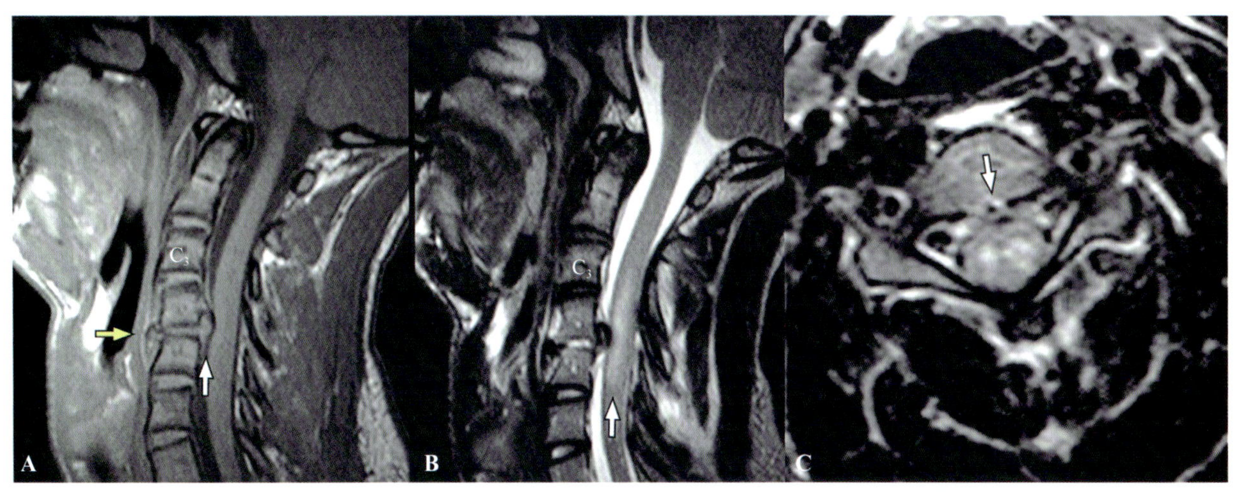

▲ 图 5-54 中、下颈椎过度屈曲伤（男，16 岁，机动车事故）

A. 颈椎矢状位 T_1 加权 MRI 图像显示 C_4～C_5 颈椎间隙前部缩小（黄箭）和后部扩大（白箭），伴急性椎间盘突出；B. 颈椎矢状位 T_2 加权 MRI 图像显示脊髓挫伤（箭）；C. 轴位 T_2 加权 MR 图像显示椎管狭窄和椎间盘突出，并造成脊髓水肿（箭）

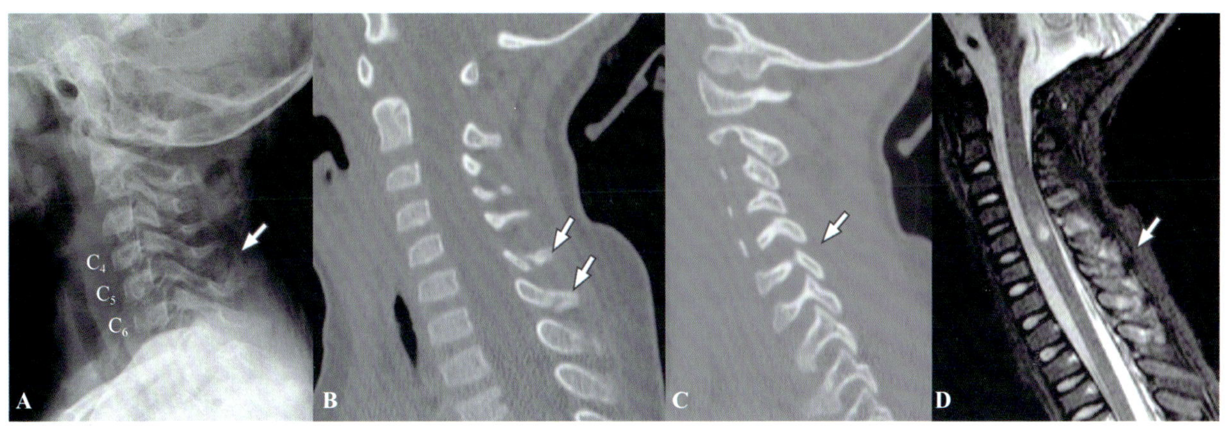

▲ 图 5-55 中、下颈椎过度屈曲伤（男，3 岁，机动车事故）

A. 颈椎侧位 X 线片显示 C_4 和 C_5 棘突间距变宽（箭）；B. 矢状面 CT 显示多处棘突骨折（箭）；C. 旁矢状位重建的 CT 图像显示 C_5～C_6 小关节增宽（箭）；D. 矢状位 STIR MR 图像显示韧带和棘突的信号异常（箭）和脊髓损伤

状，脊髓断裂或严重出血可导致患儿完全瘫痪[8, 55]（图 5-57）。

（五）胸腰椎损伤

胸腰椎损伤的表现随所受外力的变化而不同，这些外力包括屈曲、伸展、旋转和（或）剪切力。损伤部位多见于颈胸椎和胸腰椎的过渡区。

胸腰椎骨折主要有四种类型：压缩骨折、爆裂骨折、安全带损伤（Chance 骨折）和骨折脱位。

1. 压缩骨折 压缩骨折为前柱受压破坏，中柱作为支点不受累；严重损伤时，脊柱后柱可能部分受累[52]。压缩骨折，根据椎体压缩的百分比，可分为单纯性或严重性。胸腰椎压缩性骨折中，不足 50% 椎体受损或塌陷时，被称为单纯型或稳定型，超过 50% 椎体受损时，被认为是严重型或不稳定型（图 5-58）。

2. 爆裂骨折 爆裂骨折是由于同一椎骨的一个或两个终板受到轴向应力或过屈应力而导致前柱、中柱断裂[52]。腰椎、胸腰椎过渡区爆裂骨折不稳定，而由于胸廓肋骨的支撑，胸椎爆裂骨折较为稳定。由于脊髓血管损伤，此类脊柱损伤很容易造成神经损伤（图 5-59）。

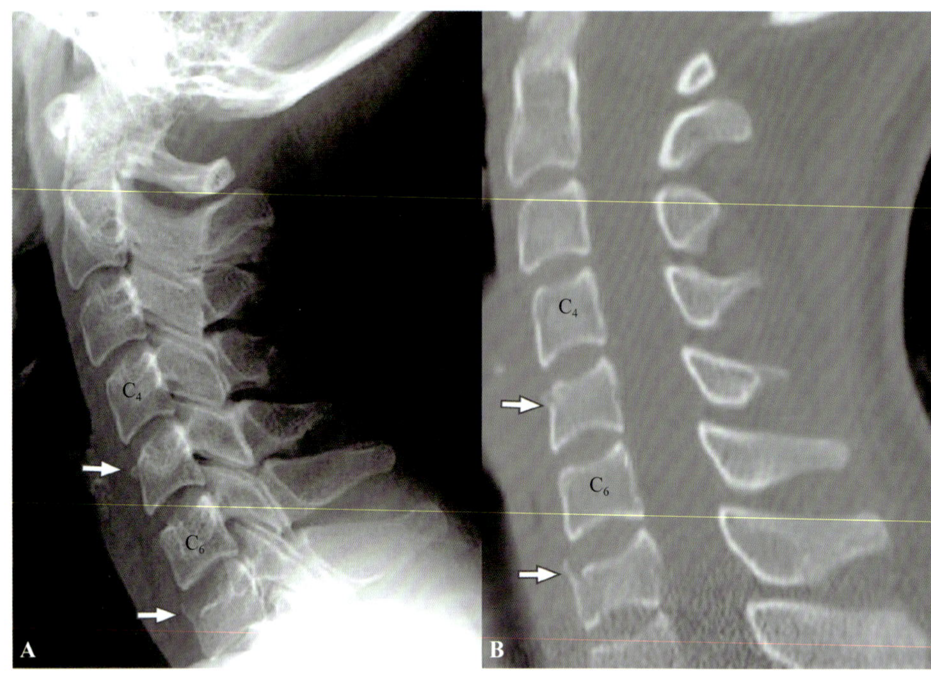

◀ **图 5-56 中、下颈椎过伸性损伤（女，2 岁，车祸、无安全带约束）**

A 和 B. 侧位 X 线片（A）和矢状位 CT 图像（B）显示在 C_5 和 C_7 椎体上端终板压缩性骨折和撕脱骨折（箭）；同时 C_6～C_7 椎间盘前间隙扩大和椎前软组织肿胀

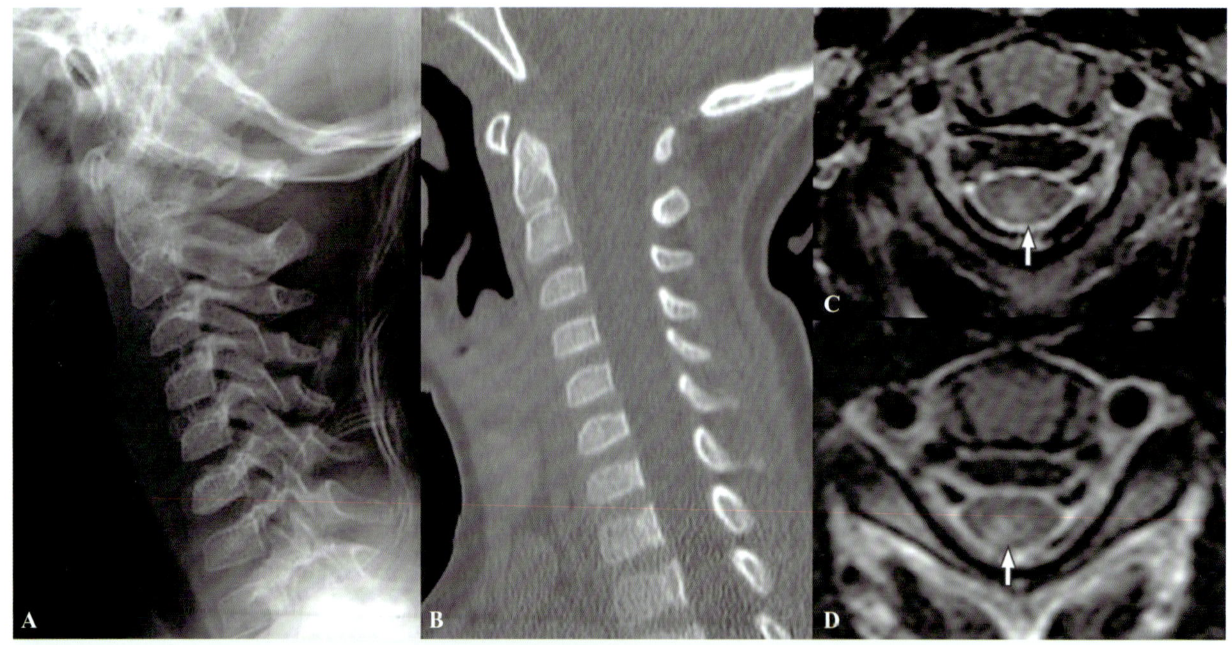

▲ **图 5-57 无放射影像学异常的脊髓损伤（SCIWORA）（男，2 岁，背部跌倒后出现上肢运动功能减退）**

A 和 B. 颈椎侧位 X 线片和矢状位 CT 显示无明显异常；C 和 D. 轴位 T_2 加权 MRI 图像显示脊髓异常高信号（箭），符合脊髓水肿和（或）挫伤表现

3. 安全带损伤（Chance 骨折） 安全带损伤骨折是由于以前柱为轴的屈曲牵拉张力，导致后柱和中柱的损伤 [52]。典型表现为横突与椎弓根水平分离。此外还可能发生棘突骨折分离，椎弓根、椎板和部分椎体的骨折，小关节面和椎间盘牵拉损伤，韧带断裂。此类骨折常不稳定，且合并其他骨骼和软组织损伤，如肌肉、血管和内脏损伤 [58]（图 5-60）。

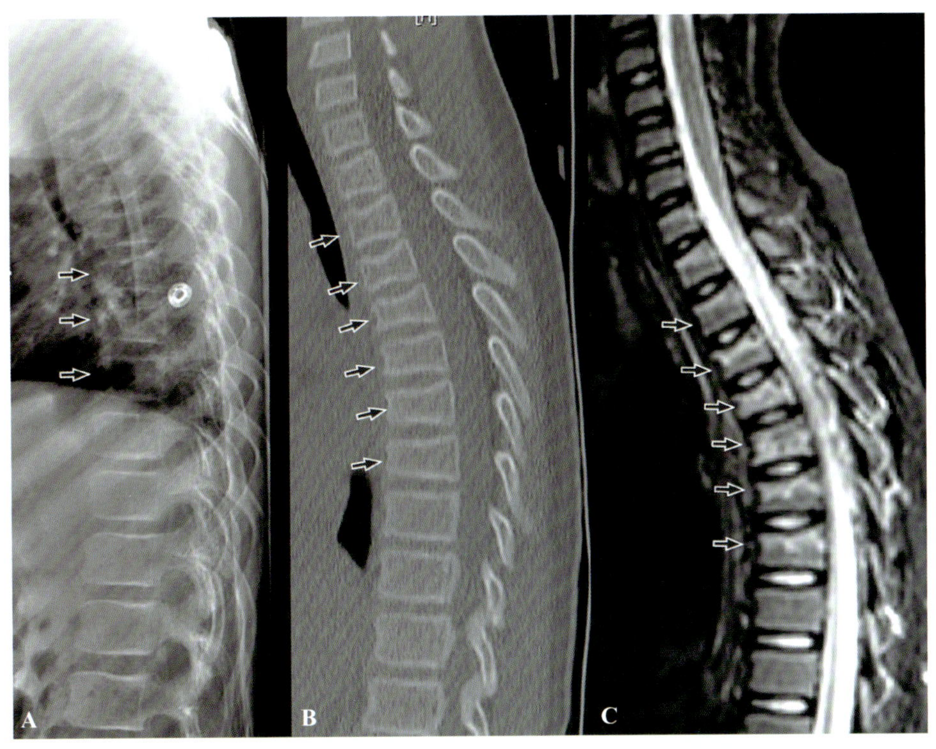

▲ 图 5-58 胸椎压缩性骨折（女，14 岁，从马身上摔下来）

A～C. 胸椎侧位 X 线片（A）、矢状位 CT 图像（B）和矢状 T_2 加权 MRI 图像（C）显示多节段压缩性骨折（箭），无椎管碎裂或折断；MRI 显示受累部位的骨髓水肿

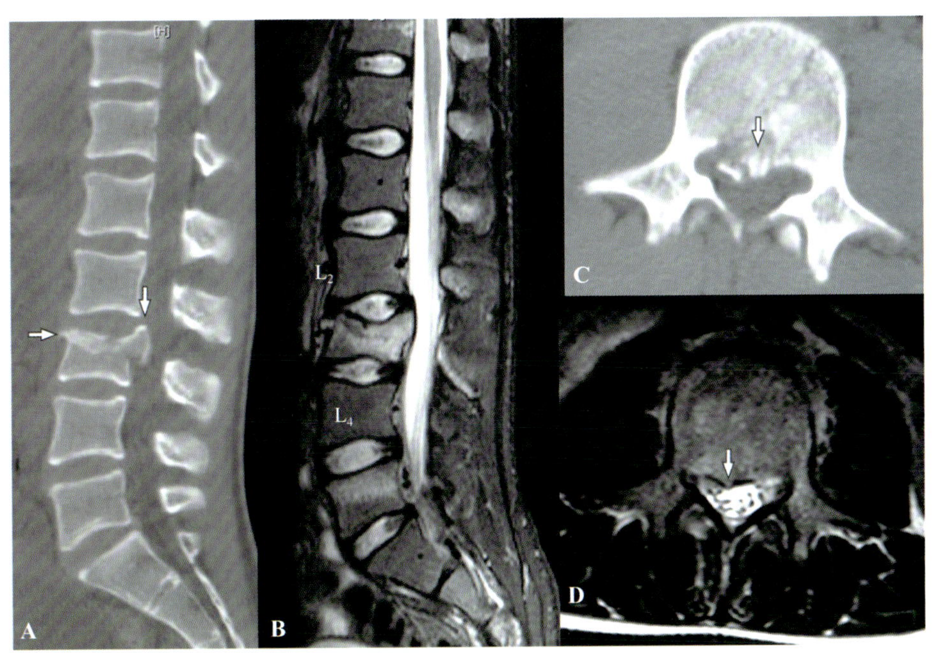

▲ 图 5-59 腰椎爆裂骨折（男，13 岁，车祸中受伤）

A. 腰椎矢状面 CT 图像显示 L_3 的粉碎性骨折（水平箭），一个骨片向后移位到椎管内（垂直箭）；B. 矢状位 STIR MR 图像显示 L_3 的骨髓水肿和变形，骨碎片向后移位进入椎管，后纵韧带被抬高，椎管变狭窄；此外，L_5 骨髓水肿；C. 在 L_3 水平的轴位 CT 图像显示骨碎片（箭）移位到椎管内；D. 轴位 T_2 加权 MR 图像显示移位的骨碎片（箭）在硬脊膜囊处呈占位效应

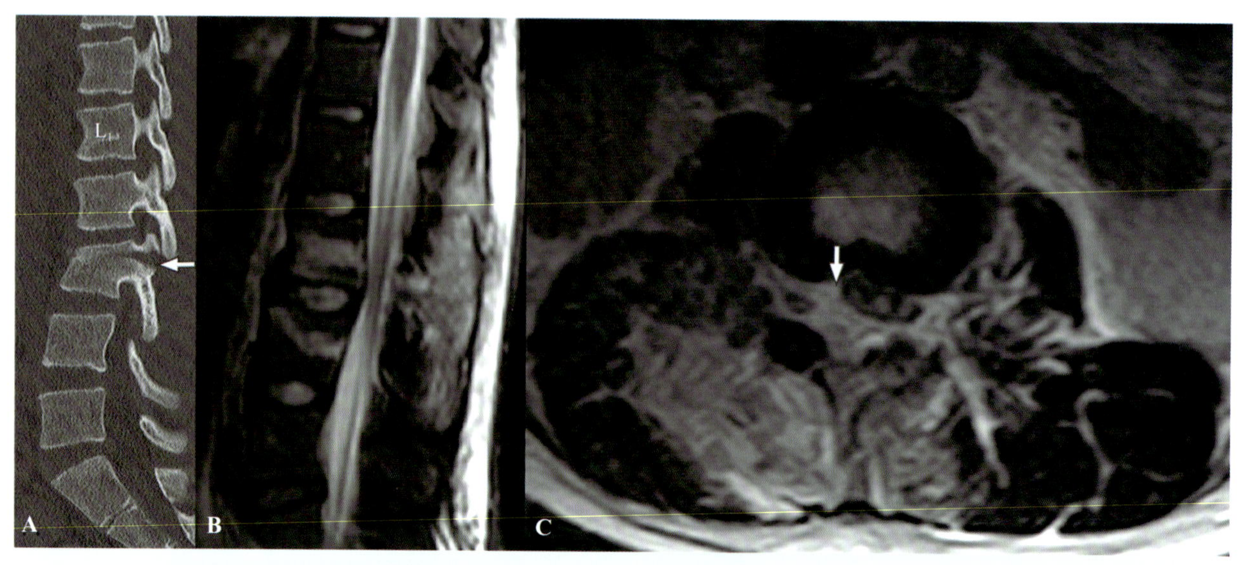

▲ **图 5-60 安全带损伤，屈曲牵张性骨折“安全带骨折”（女，9 岁，机动车事故）**

A. 腰椎矢状面 CT 图像显示 L_3 椎体峡部和椎体的横向骨折（箭）；B. 腰椎矢状面 T_2 加权 MR 图像显示脊髓水肿和椎旁肌广泛的软组织损伤；C. 在 L_2～L_3 水平，轴位 T_2 加权 MRI 图像显示广泛的椎旁肌损伤和伴有的硬膜外水肿 / 血肿，占位效应致硬脊膜囊 / 马尾移位（箭）

4. 骨折脱位　骨折脱位为胸腰椎的不稳定性损伤，前、中、后柱在压缩、牵张、旋转或剪切力作用下受损[52]。根据损伤机制，主要分为 3 种亚型：屈曲 – 旋转损伤、剪切损伤和屈曲 – 牵张损伤。骨折脱位特征性影像学表现为脊柱半脱位和脱位，可合并椎管狭窄，椎体骨碎片后移，关节突跳跃，椎间盘、肋骨和横突损伤。

5. 环状突骨折　环状突骨折可发生于任何椎体水平，常见于青少年（图 5-61）。影像学表现可能类似椎间盘突出，因此了解环状突骨折影像学表现很重要。孤立性环状突骨折多位于 L_4 水平[16]。

6. 椎弓峡部裂　椎弓峡部裂表现为椎弓上、下关节突之间的峡部骨缺损，通常发生于 L_4 和 L_5，可合并或不合并脊椎滑脱。儿科椎弓峡部裂通常是由于创伤所致，但包括峡部发育不良在内的先天畸形、肿瘤、感染和成骨不全等其他原因也可能致病[16, 19]（图 5-62）。

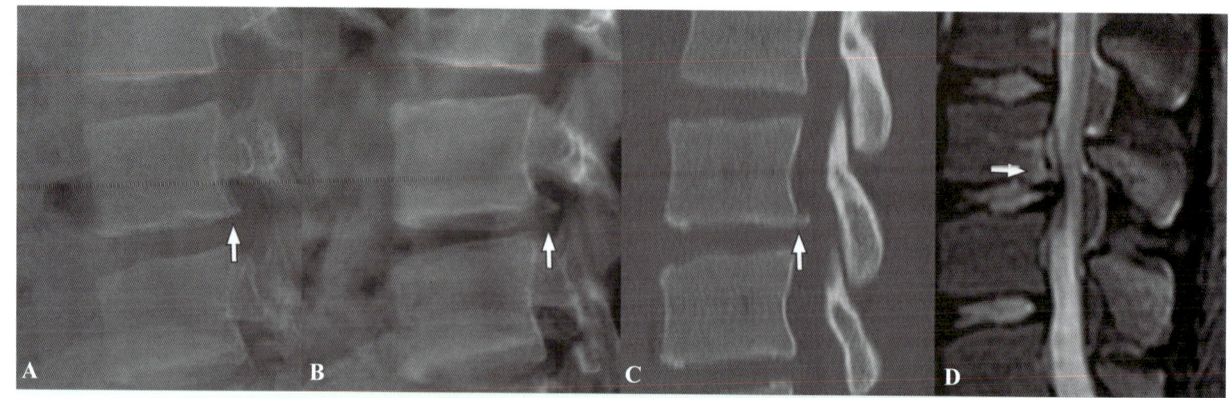

▲ **图 5-61 环状突骨折（男，5 岁，运动员，主诉逐渐加重的背部疼痛）**

A. 锥形投照 X 线片显示 L_3 后缘和下缘的轻微骨不规则（箭）；B. 3 个月后，侧面锥形投照 X 线片显示出明显的骨不规则（箭）；C. 矢状位 CT 图像显示环状突起的骨折（箭）；D. 矢状位 STIR MR 图像显示骨髓水肿（箭）、脊柱边角不规则、L_3～L_4 椎间盘突出、后纵韧带抬高

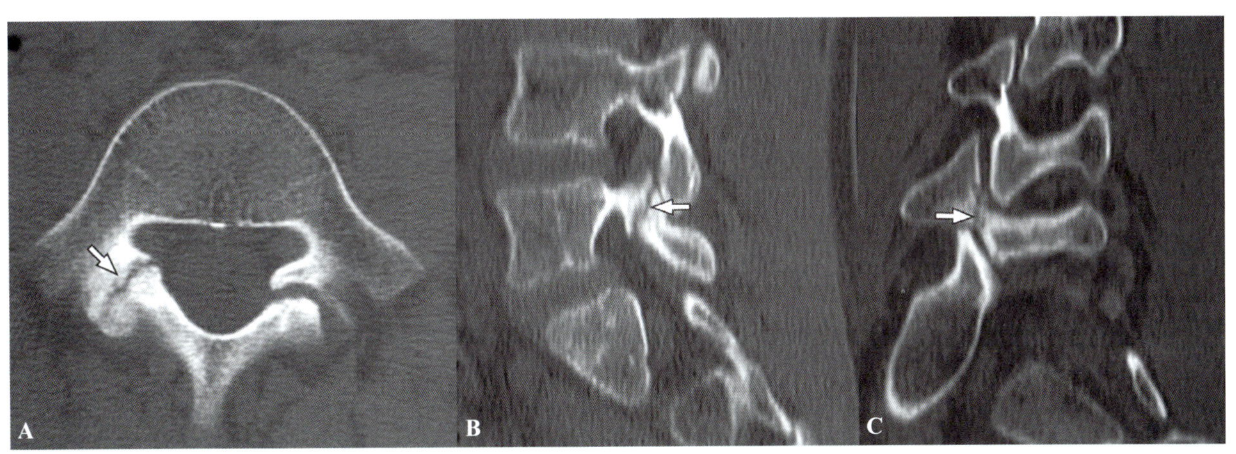

▲ 图 5-62　椎弓峡部裂（男，6 岁，主诉复发性背痛）

A. 轴位 CT 图像显示右侧 L_5 峡部缺损（箭）沿边缘伴有硬化改变；B 和 C. 矢状位（B）和旁矢状位（C）重建的 CT 图像也显示了缺损（箭）

十二、肿瘤性疾病

（一）脊柱良性肿瘤

1. 骨样骨瘤　骨样骨瘤是一种小的产生骨样组织的良性骨病变。累及椎骨时，最常见于椎骨后部结构，通常在 10—20 岁时发病。受累患儿可表现为痛性或无痛性脊柱侧弯。

X 线片上，骨样骨瘤典型表现为透亮区——“瘤巢”，周围围绕增生或肥厚皮质形成的致密边缘或晕。骨扫描对发现骨样骨瘤非常敏感。CT 表现为透亮瘤巢，周围围绕反应性骨硬化，有时在病变中心可见骨样组织形成的硬化点。MRI 对骨样骨瘤的评估有时因病灶较小而受到限制；然而，MRI 可提示不均匀骨髓信号、实质信号异常和周围软组织强化[59-61]（图 5-63）。

骨样骨瘤最显著的症状为夜间痛（由于前列腺素释放），可以采用阿司匹林、布洛芬或其他抗炎药治疗。药物治疗无效的患儿，可采用局部射频消融或手术切除。

2. 骨母细胞瘤　骨母细胞瘤是一种良性骨肿瘤，组织学上不能与骨样骨瘤鉴别，但比骨样骨瘤大（图 5-64）。对肿瘤大小的界定不尽相同，但通常情况下，大于 2cm 是鉴别骨母细胞瘤与骨样骨瘤的主观测量标准。脊柱的骨母细胞瘤通常发生于 10—30 岁，

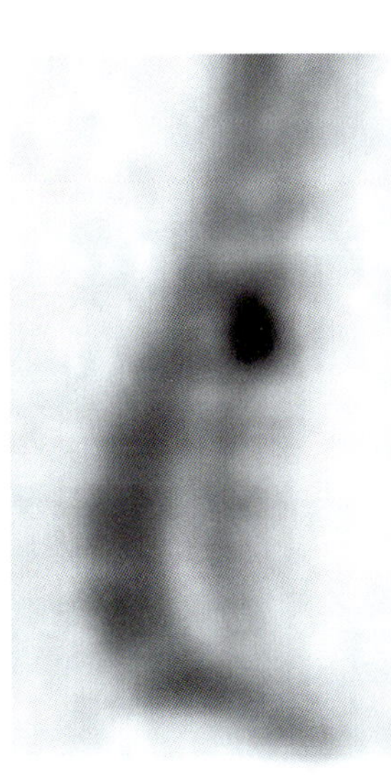

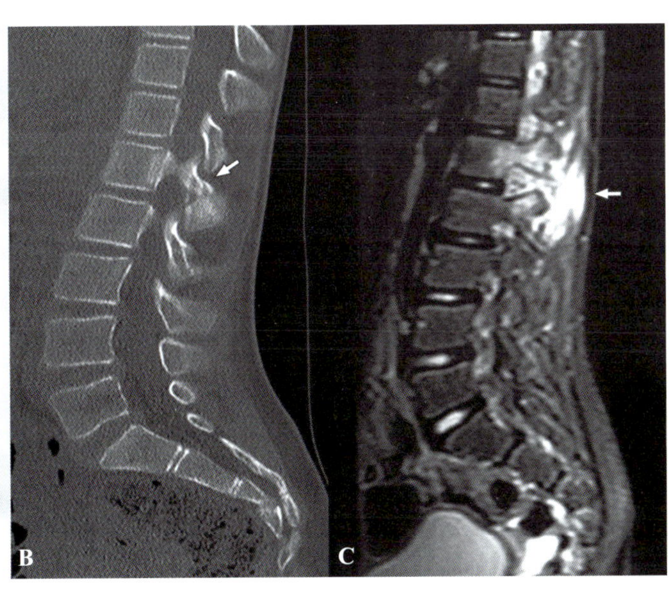

◀ 图 5-63　骨样骨瘤（男，5 岁，主诉白天反复出现背痛）

A. 矢状位 SPECT 骨扫描图像显示在上腰椎后柱的局灶性灌注增加；B. 矢状位 CT 表现在 L_1 后柱的硬化中心有透光病灶（箭），邻近骨继发了反应性硬化；C. 矢状位 STIR MRI 图像显示与骨样骨瘤相关的大量软组织和骨髓水肿（箭）

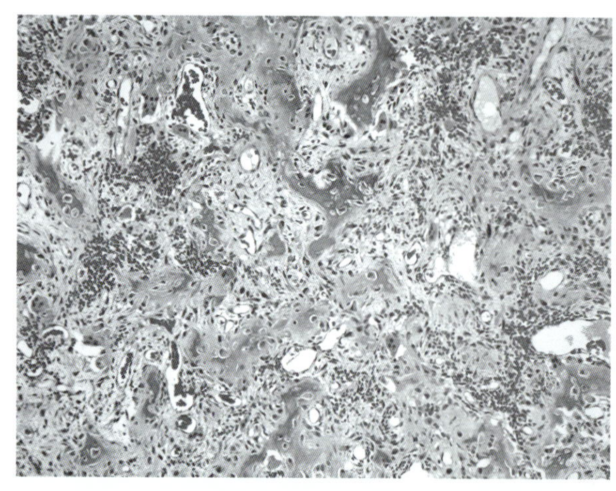

▲ **图 5-64 骨母细胞瘤（男，16 岁，T_{10} 椎骨）**
针状编织骨埋藏在富含血管的间质中（HE，×200）

可表现为痛性脊柱侧弯或骨折。病变多局限于后部结构，也可以延伸至椎体。

骨母细胞瘤有两种影像学表现：①类似骨样骨瘤的局灶性骨样瘤巢；或②囊性、膨胀性及侵袭性病灶，有时可伴有出血，类似动脉瘤样骨囊肿[59-61]（图 5-65）。

对手术可切除的肿瘤尽量采取手术切除。放射治疗或化学治疗存在争议，因为其有效性不确定，并可能会增加恶化风险。

3. 动脉瘤样骨囊肿　动脉瘤样骨囊肿是一种良性的骨肿瘤，其遗传学特征是位于染色体 17p 上 *USP6* 基因重排。约 75% 动脉瘤性骨囊肿位于胸椎下段和腰骶椎的后部结构，25% 位于颈椎。病变可延伸至椎体。通常发生于 20 岁以前，临床表现为痛性脊柱侧弯、椎骨膨胀和（或）压缩、神经根痛或因椎骨膨胀和出血而导致的脊髓压迫症状。

X 线片上，脊椎动脉瘤样骨囊肿典型表现为膨胀性溶骨性病变，边缘锐利，伴有薄的硬化缘。椎弓根缺失是大的动脉瘤性骨囊肿累及椎体的特征性 X 线片表现。CT 可以更好地显示内部液 - 液平面，以及皮质断裂和周围软组织延伸的情况。MRI 也可以清晰显示液 - 液平面，并可以显示神经根或脊髓受压等更多的信息[59-61]（图 5-66）。需要注意的是，骨病变中存在液 - 液平面并不是动脉瘤性骨囊肿的特有表现，同样可见于单纯性骨囊肿、软骨母细胞瘤、巨细胞瘤和毛细血管扩张性骨肉瘤等良恶性骨病变中。

当技术可行时，在没有骨折或神经受损的情况下，动脉瘤性骨囊肿的初步治疗可采用选择性动脉栓塞。选择性动脉栓塞可在手术前几天进行，以减少出血量。对于需要手术治疗的患儿，目前推荐的手术方法是病灶刮除术或切除术。

4. 脊椎静脉畸形（骨“血管瘤”）　所谓骨“血管瘤”是由良性薄壁血管构成的骨内肿块（图 5-67），最恰当的名称应该是静脉畸形，与真正的血管瘤并不相同，如上皮样血管瘤。通常发生在胸椎和腰椎的椎体，较少发生在颈椎和骶骨。最常见于中年人，但也可见于儿童。

X 线片和 CT 上，脊柱“血管瘤”表现为垂直排列的粗糙、增厚骨小梁，呈“灯芯绒”或“手风琴”样表现。典型病变在 MRI 检查 T_1WI、T_2WI 均呈高信号，无骨破坏。一些骨“血管瘤”可表现为可强化的肿块，伴有周围软组织异常，椎骨变形，向硬膜外间隙延伸[59-61]（图 5-68）。

脊椎“血管瘤”的治疗取决于临床症状。无症状，偶然发现的“血管瘤”，一般不需要治疗。当

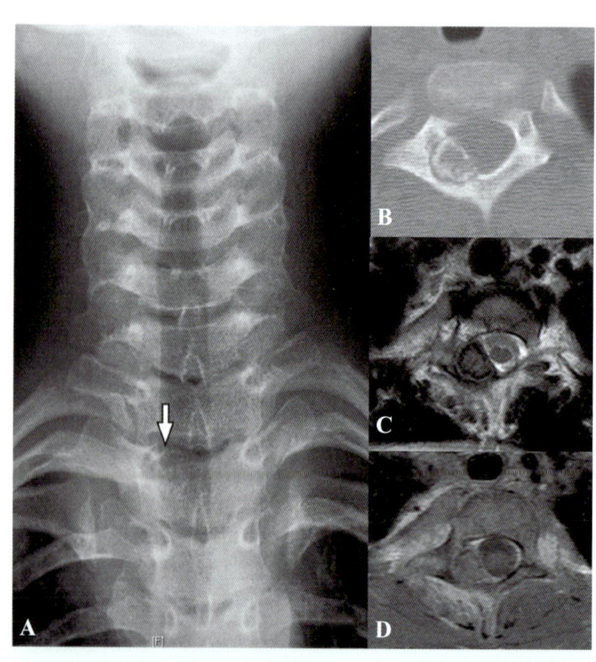

▲ **图 5-65 骨母细胞瘤（女，14 岁，主诉颈部疼痛）**
A. 颈椎的正位 X 线片示右侧 T_2 椎弓根不对称的透光（箭）；B. 在 T_2 水平的轴位 CT 图像显示右侧主要呈硬化改变的板状病变突入椎管，邻近骨反应性硬化；C. 轴位 T_2 加权 MRI 显示骨母细胞瘤对脊髓造成的占位效应，以及软组织水肿；D. 轴位 T_1 加权脂肪抑制序列 MRI 显示软组织、骨和骨母细胞瘤的弥漫性强化

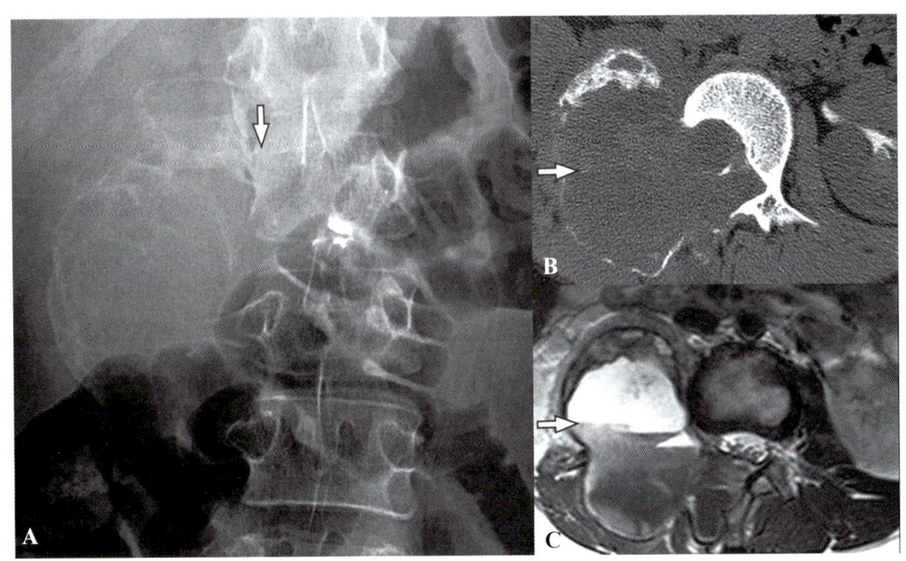

◀ **图 5-66 动脉瘤性骨囊肿（男，16岁，主诉为腰背痛伴脊柱侧弯畸形）**

A. 上腰椎正位锥形投照放射片显示右侧椎旁区有“蛋壳”样骨密度，右侧 L_2 椎弓根缺失（箭）；B 和 C. 轴位 CT 图像（B）和轴位 T_2 加权 MRI 图像（C）显示血－液水平面骨肿块（箭）向硬膜外扩展，以及肿块对硬膜囊的占位效应；动脉瘤样骨囊肿扩张使椎旁肌和下腔静脉移位

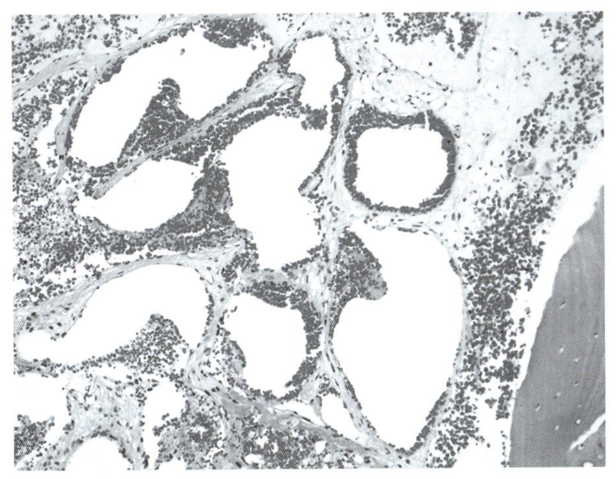

▲ **图 5-67 静脉畸形或骨“血管瘤”（男，11岁，T_8 椎体、出现脊髓受压症状）**

骨质内有许多类似于静脉、薄壁且充满血液的管道，构成一个被认为是静脉畸形的病变（HE，×200）

儿童出现疼痛、脊髓压迫症状时，目前推荐采用动脉栓塞术后行椎板切除术。有疼痛症状，但无脊髓压迫的患儿，动脉栓塞术为首选治疗方法。椎体成形术可用于改善疼痛，特别是对于出现压缩骨折，但不伴有神经功能缺陷的患儿。

（二）脊柱侵袭性和恶性肿瘤

1. 朗格汉斯组织细胞增生症　朗格汉斯组织细胞增生症（LCH），过去曾称组织细胞增生症 X、嗜酸性肉芽肿，由于组织学特征为受累组织中大量朗格汉斯细胞异常增殖和聚集形成肿块，目前采用朗格汉斯组织细胞增生症的命名[62]。虽然骨 LCH 并非恶性，但之所以在本部分介绍，是由于其影像学特征具有侵袭性和破坏性，需要和尤因肉瘤、神经母细胞瘤、造血系统肿瘤和血行转移瘤等相鉴

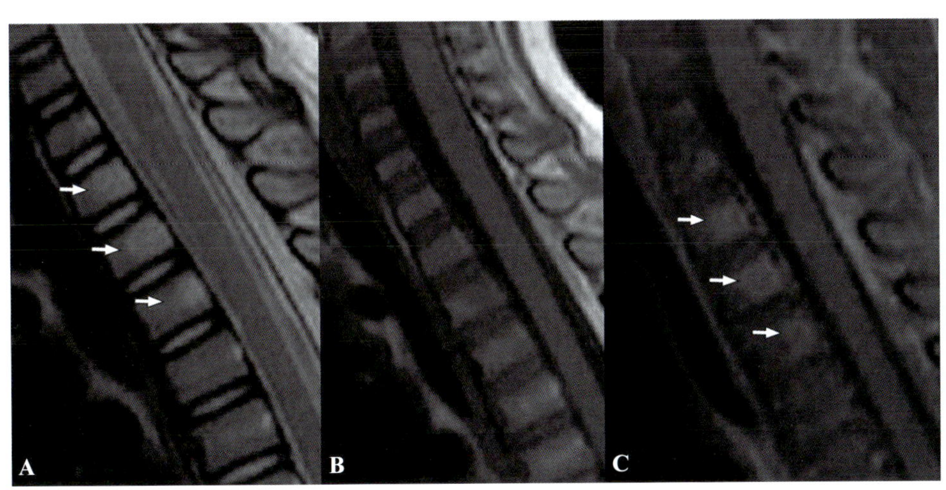

◀ **图 5-68 静脉畸形（骨“血管瘤”），女，3岁，主诉背痛**

A. 矢状位 T_2 加权 MRI 图像显示多个水平的下颈椎和上胸椎椎体的多灶性、高信号强度的圆形区域（箭）；B. 矢状位 T_1 加权 MRI 图像显示这些病变（A）呈低信号强度；C. 矢状位 T_1 增强压脂序列 MR 显示这些病变（箭）均匀强化

别。此外，影像上还需要与骨髓炎和巨细胞瘤相鉴别。LCH 可以累及任何骨，但大多数病变发生在颅骨（尤其是颅盖骨和颞骨）、骨盆、脊柱、下颌骨、肋骨和管状骨[62]。病灶可为单发或多发[63]。

脊柱 LCH，病变多发生于骨性结构，特别是椎体。胸椎最常见，腰椎和颈椎也可受累。临床表现包括下丘脑 / 垂体轴浸润（导致尿崩症）、颞骨破坏导致听力损失、眼眶病变导致眼球突出、皮肤结节、淋巴结肿大和肺部侵犯。LCH 的自然病程不一，骨病变(尤其是单发颅骨和脊柱病变)通常预后良好。一些侵袭性或多发性病变临床病程可能更严重[63]。

脊柱 LCH 的 X 线片典型表现为溶骨性病变，导致（常不对称）严重椎体塌陷（“扁平椎”）[62]（图 5-68A）或非特异性侵袭性破坏性病变。X 线片检查可用于病变筛查，评估治疗反应。CT 可以确定病变溶骨性特征，常合并椎体高度显著降低。MRI 表现为长 T_1、长 T_2 信号的破坏性病变（图 5-69B）。这些 MRI 信号特征是富细胞性肿瘤（“小圆蓝细胞”）的典型特征。增强检查，活动性 LCH 常表现为不均匀强化，慢性病变可无强化。绝大多数病变不累及椎间盘间隙。在 CT 和 MRI 上，软组织成分通常很少（图 5-69C），这有助于鉴别 LCH 与脊柱原发性恶性肿瘤。核素显像在 LCH 的影像学评估不作为常规检查。骨显像摄取表现不一，常有假阴性结果。

无全身性疾病或脊柱畸形时，脊柱 LCH 儿童患者，可给予非手术治疗并随访观察，或非甾体抗炎药治疗。广泛或严重病变可能需要积极的化学治

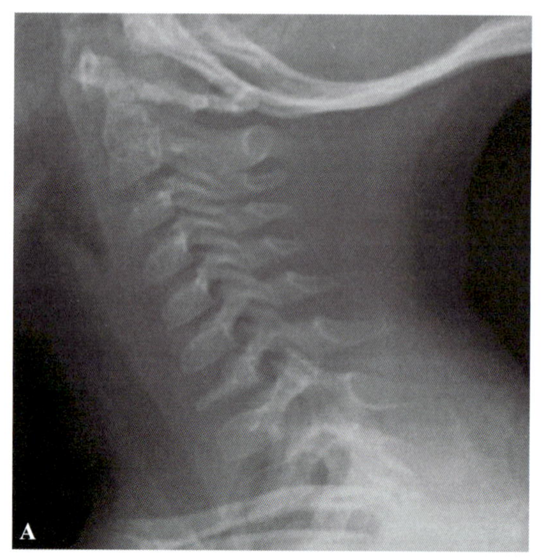

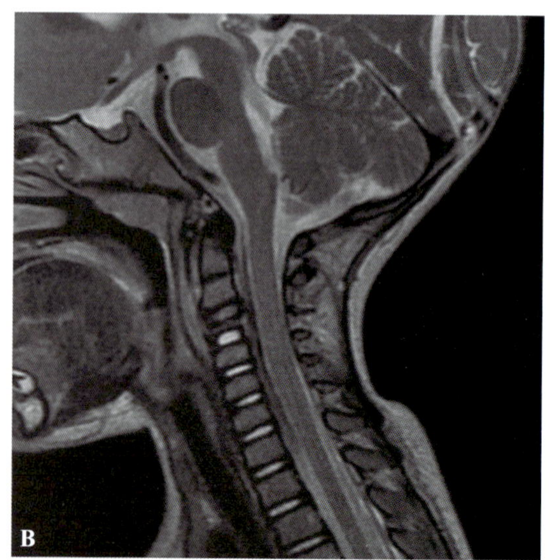

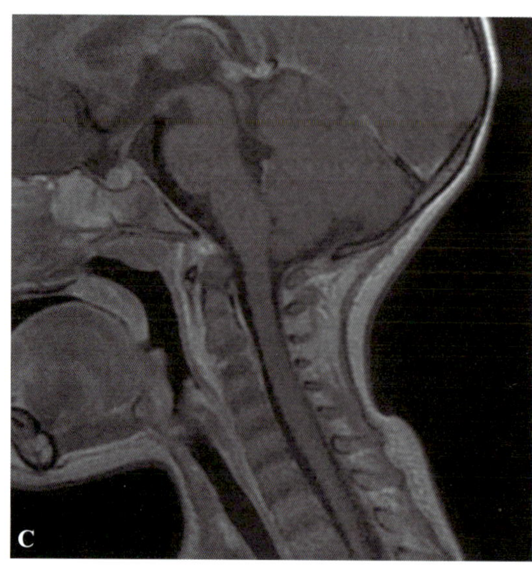

▲ 图 5-69 朗格汉斯组织细胞增生症（女，2 岁，颈部疼痛）

A. 颈椎侧位 X 线片示 C_7 椎骨的典型“扁平椎”畸形；B. 来自另一儿童的矢状位 T_2 加权 MR 图像示 C_3 典型的扁平椎畸形，C_2/C_3 和 C_3/C_4 椎间盘间隙不受累；C. 增强后矢状位 T_1 加权脂肪抑制 MR 图像（与 B 中相同的患者）示塌陷的 C_3 椎骨的病理性增强，以及小的椎前和硬膜外增强肿块

疗或手术干预[11]。与肿瘤破坏所致者不同，LCH扁平椎随病灶愈合，椎体高度可显著恢复[64]。

2. 尤因肉瘤 尤因肉瘤（原始神经外胚层肿瘤）是一种神经外胚层起源的“小圆形蓝细胞”肿瘤。尤因肉瘤主要发生在儿童和青年，约占所有儿童恶性肿瘤的3%。90%发生于20岁以前，发病高峰年龄为5—13岁[65]。尤因肉瘤是儿童期最常见的脊柱恶性肿瘤。[65]遗传学分析显示22号染色体上的EWS基因和11号染色体上的FLI1基因易位。约5%尤因肉瘤累及脊柱，其中骶骨最常见，其次是腰椎、胸椎和颈椎（罕见）[66, 67]。大多数患儿，椎体比椎弓更早受累，虽然一些病变起源于硬膜外或椎旁软组织内。肿瘤生长是通过皮质细小穿孔“渗透”，而不是皮质大片直接破坏，可沿周围神经播散。病例初诊时，尤因肉瘤常已转移至其他骨、局部软组织、淋巴结和肺。脊髓或周围神经受压/浸润可导致相应神经功能缺陷。部分患儿表现为发热、白细胞增多和红细胞沉降率升高，临床上类似骨髓炎。

X线片通常显示椎体或骶骨的渗透性溶骨性病变（图5-70A），通常伴有较大的软组织肿块。病

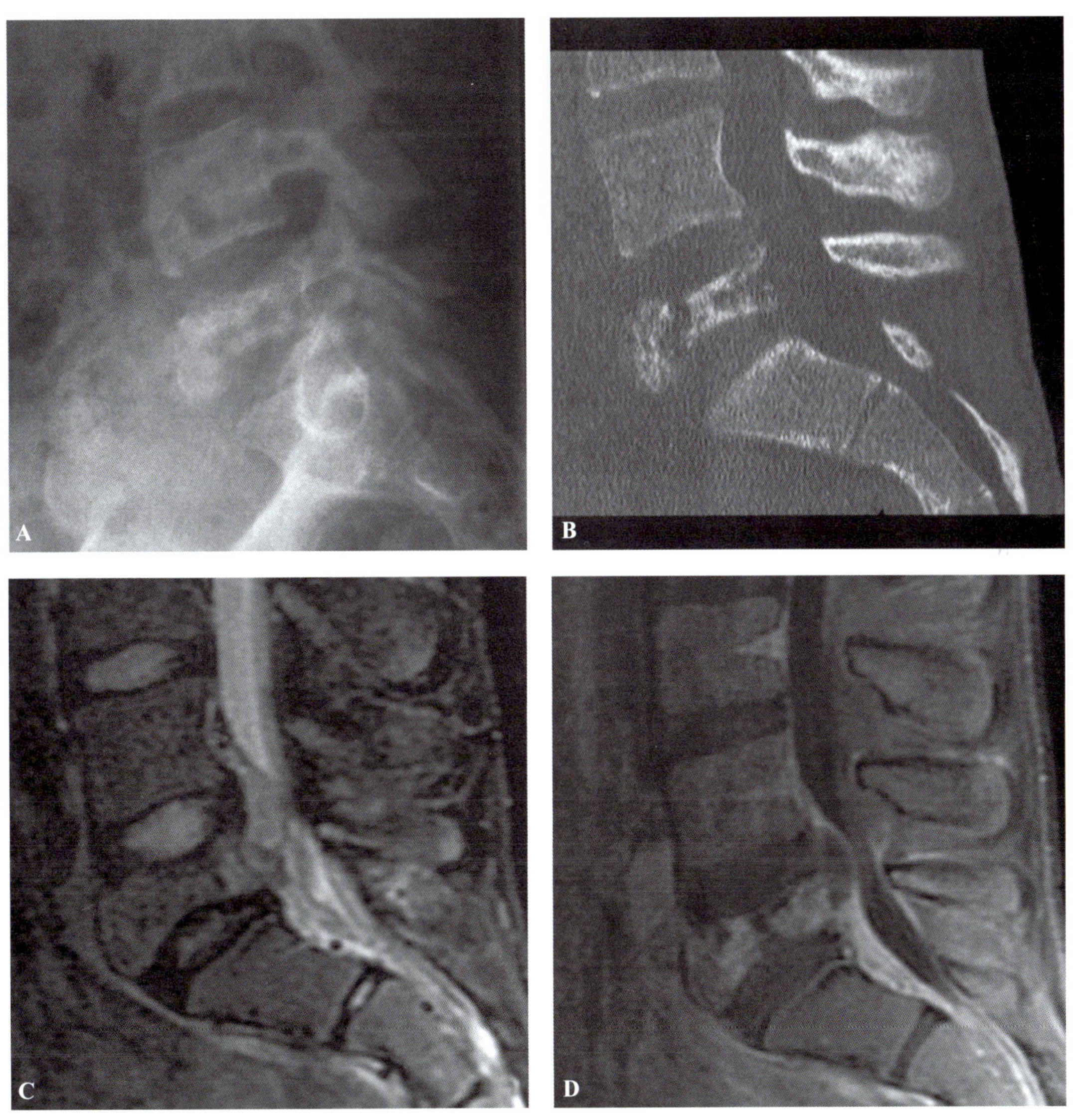

▲ 图5-70 尤因肉瘤（女，15岁，逐渐加重的背部疼痛）

A. 腰骶关节侧位X线片显示L_5椎体弥漫性病变，椎体高度明显下降；B. 矢状位CT图像证实L_5椎体穿透性骨破坏和病理性压缩性骨折；C. 矢状位STIR MR图像显示L_5椎体骨髓呈T_2稍高信号，这是富细胞肿瘤的典型表现，以及硬膜外软组织肿块扩张到椎管内；D. 矢状位T_1增强脂肪抑制序列MR图像显示病变椎体和硬膜外软组织肿块具有明显的不均匀强化

变通常以椎体为中心（而不是后部结构），虽然转移至后部结构相对常见[67]。骨改变呈渗透性，无大片骨皮质破坏，符合前述的肿瘤通过细小穿孔形成肿块的大体病理特点。肿瘤与正常组织之间的过渡区范围较大，肿瘤确切边缘很难确定。偶尔可见扁平椎，类似 LCH，但软组织肿块大的特点更倾向于尤因肉瘤，而不是 LCH。CT 可很好地显示渗透性、虫蚀样骨破坏的特点（图 5-70B）。一些病变有骨硬化表现，为宿主反应所致，而不是肿瘤基质。软组织肿块内无钙化可帮助尤因肉瘤与骨肉瘤鉴别。椎间盘间隙很少受累，有助于尤因肉瘤与脊椎椎间盘炎鉴别。

典型 MRI 表现为边界不清的软组织或骨肿块，T_1WI 显示肿瘤信号低于肌肉和椎间盘信号，T_2WI 和 STIR 呈中 - 高信号强度（图 5-70C）。遗憾的是，MRI 经常难以区分肿瘤和肿瘤周围水肿。中央坏死和不均匀强化为典型表现（图 5-70D）。PET 显像常显示原发肿瘤和转移瘤中 FDG 摄取增加。一般而言，MRI 是目前发现肿瘤表征和制定治疗计划最有价值的影像学检查方法。CT 的作用相对有限，可用于确定骨破坏的程度和评估软骨样或骨样组织（以帮助区分软骨肉瘤和骨肉瘤）。胸部 CT 可用于肺转移瘤的筛查和随访。

鉴别诊断主要包括 LCH、骨肉瘤、神经母细胞瘤和骨髓炎，其他有可能的鉴别诊断还包括脊索瘤、巨细胞瘤和软骨肉瘤，尽管它们在儿童的典型影像表现不同于尤因肉瘤。目前尤因肉瘤的治疗策略包括手术、化学治疗和放射治疗等多种方法。治疗效果取决于肿瘤的大小、范围、级别及远处转移[65, 68–70]。

3. 软骨肉瘤　成人中，软骨肉瘤是第二位常见的非淋巴增殖性原发性脊柱恶性肿瘤（排脊索瘤之后），发病峰值年龄为 50 岁[67]。在儿科中少见，占儿童原发性恶性骨肿瘤 10% 以下[71]。大多数脊柱软骨肉瘤为原发性，也可以为先前存在的病变（如骨软骨瘤）恶变。

在 X 线片上，软骨肉瘤可发生于椎体、后部结构，或同时累及。软组织肿块通常较大。在 X 线片和 CT 检查中，大多数肿瘤可见特征性软骨样基质（C 形、环状），为软骨肉瘤的特异性征象。除了软骨样基质，软骨肉瘤和脊索瘤可能有相似的影像表现。MRI 能较好地反映软组织肿块范围和局部结构受累情况。T_2WI 上肿瘤常为高信号，有助于鉴别软骨肉瘤与细胞更丰富的肿瘤，如尤因肉瘤。胸部 CT 用于对受累患儿进行肺转移筛查和随访。

软骨肉瘤常为低级别，长期存活率明显高于骨肉瘤。治疗通常包括化学治疗或手术，取决于肿瘤的程度、分级，以及转移瘤的存在与否。

4. 骨肉瘤　脊柱骨肉瘤少见（占脊椎肉瘤的 5%），成人患者一般在 30—40 岁发病[67]。儿童脊柱骨肉瘤很少见。原发性脊柱骨肉瘤最常见的部位是胸椎和腰椎[72]。典型表现是骨破坏和大的软组织肿块。

大多数骨肉瘤，X 线片和 CT 可见骨样基质，可与其他脊椎肉瘤如尤因肉瘤相鉴别。但值得注意的是毛细血管扩张型骨肉瘤可表现为溶骨性病变，无骨样基质。MRI 能较好地显示软组织肿块范围及其与周围重要结构的关系。脊椎骨肉瘤的 MRI 信号强度相对无特异性，尽管骨样基质可能在肿瘤肿块内表现为相对低信号灶。增强后常显著强化。毛细血管扩张型骨肉瘤影像可在囊性部分内发现液 - 液平面，类似动脉瘤样骨囊肿。胸部 CT 用于肺转移瘤的筛查和随访。

手术和化学治疗可用于脊椎骨肉瘤患儿的局部病灶和控制转移。不幸的是，总体预后非常差[73, 74]，长期生存者发生第二恶性肿瘤的风险增高。

5. 脊索瘤　脊索瘤是一种起源于脊索残余的恶性肿瘤（图 5-71），因此肿瘤中心常位于椎体后部。脊索瘤最常见于骶骨（50%），其次为斜坡（35%）和骶骨外椎骨（15%）。脊索瘤最常见于 40—60 岁，儿童发病率低于 5%[65, 75]。软组织肿块常比骨破坏范围大。大多数患者，因肿瘤生长缓慢，故症状发作缓慢。

与其他恶性脊柱肿瘤相比，脊索瘤的影像表现具有特征性（尽管与软骨肉瘤表现有交叠）。X 线片表现为不均匀破坏性病变，常伴有硬化或瘤内钙化。肿瘤软组织成分的大小在 X 线片上常被低估。CT 可以更好地显示溶骨性破坏性病变，软组织肿块比骨破坏大得多。脊索瘤的骨性边缘通常较为清晰。有时可见无定形瘤内钙化，需要与软骨样或骨样基质相鉴别。一般而言，瘤内钙化在 X 线片上没有 CT 明显。MRI 是显示肿瘤与脊髓及局部软组织

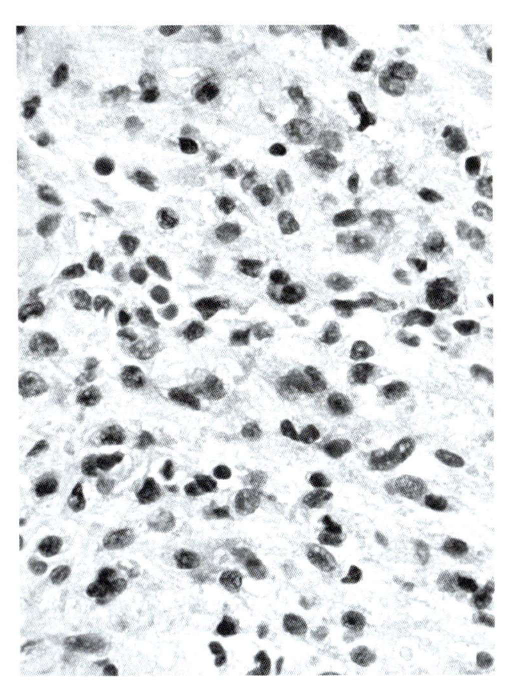
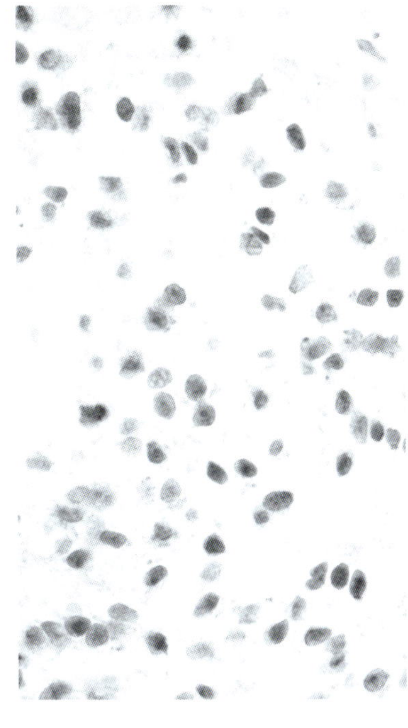

◀ **图 5-71 男，16 岁，颈椎脊索瘤**

细胞是圆形的，偶尔有气泡（有空泡的）粉红色细胞质（左侧，HE，×600）；脊索分化标志物 brachyury 的免疫染色，突出了肿瘤细胞核（右侧，×600）并获得了一种扩大的组织学疾病谱，包括类似小圆形蓝色细胞瘤的低分化脊索瘤

结构关系的最佳成像方式。MRI 常显示软组织肿块大，呈显著 T_2 高信号（图 5-72），相对 T_1 低信号，常呈不均匀强化。肿瘤可累及两个或多个椎体水平并延伸至椎间盘间隙。MRI 显示瘤内钙化不敏感。因此，MRI 联合 CT 或 X 线片，有助于鉴别脊索瘤和软骨肉瘤。鉴别诊断主要包括软骨肉瘤和良性脊索细胞瘤（显著 T_2 高信号），其他还需要考虑的肿瘤包括巨细胞瘤、转移瘤和浆细胞瘤。

尽管肿瘤生长缓慢，但由于肿瘤累及的局部结构，导致其很难彻底而完整的手术切除，因此儿童脊索瘤的预后较差。

6. 淋巴瘤　淋巴瘤是一大组淋巴网状内皮细胞肿瘤，除了典型部位，如淋巴结，还可以发生在骨（骨淋巴瘤）、硬膜外软组织（硬膜外淋巴瘤）、脑膜（淋巴瘤性软脑膜炎）、脊髓（髓内淋巴瘤）或周围神经（周围神经淋巴瘤）中[76]。

硬膜外淋巴瘤最常见于胸椎水平，而髓内淋巴瘤最易发生在颈椎水平。累及脊柱的病变，非霍奇金淋巴瘤比霍奇金淋巴瘤更常见。大多数脊柱淋巴瘤为 B 细胞起源。继发性脊柱淋巴瘤较原发性脊柱淋巴瘤更常见。儿童脊柱淋巴瘤最常见的临床表现是背痛，虽然一些患儿可能会出现神经压迫或全身症状。

由于起源部位和生长方式不同，脊柱淋巴瘤的影像学表现多种多样。X 线片的作用仅限于受累患儿背痛的初步评估。发现异常者，通常表现为非特异性肿瘤性骨破坏。少数患者可表现为硬化（“象牙椎”）或扁平椎，类似 LCH。多平面和三维重建

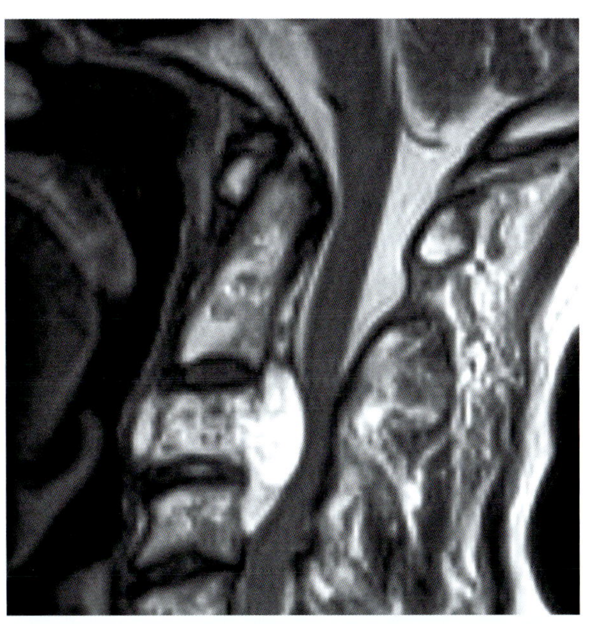

▲ **图 5-72 C_3 椎体脊索瘤（男，17 岁，颈部疼痛和脊髓病变）**

矢状面 T_2 加权 MR 图像显示 C_3 椎体有破坏性病变，伴软组织肿块，脊索瘤特征性的 T_2 高信号（灯泡征）；注意病灶中心位于椎体后部

CT 图像有助于判断骨破坏的程度，并可显示肿瘤跨越椎间盘间隙的延伸情况。MRI 是脊柱淋巴瘤最有用的成像方法，能最好地显示骨髓侵犯和软组织受累范围。相对肌肉，T_1WI 呈等信号，T_2WI 呈高信号。淋巴瘤 MRI 表现无特异性，很难与其他富细胞性肿瘤，如尤因肉瘤、原始神经外胚层肿瘤、LCH 等相鉴别。^{18}F-FDG PET 扫描用于分期、监测对治疗的反应和风险分级。

儿童脊柱淋巴瘤的预后较差。放射治疗是目前治疗的首选，能维持神经功能和延长生存期。遗憾的是，目前缺乏有关化学治疗效果的信息。

7. 转移瘤　脊柱转移瘤在儿童中比成人少见，最常见为神经母细胞瘤、造血系统肿瘤或原发性骨肿瘤。转移瘤通过邻近结构的直接蔓延、淋巴播散、血行播散、脑脊液循环，或以上多种途径，累及脊柱，其中最常见为血行播散。脊柱转移瘤的影像学特征与原发肿瘤的特征有关，虽然最常见的表现是非特异性的破坏性肿块。对原发肿瘤类型、部位和分期的认识有助于转移瘤的诊断。治疗方案根据原发肿瘤类型及转移的部位和范围而制定。

8. 神经源性肿瘤　神经源性肿瘤是起源于形成交感神经系统的原始神经嵴细胞的胚胎性肿瘤[77-79]。按照侵袭性由轻至重，包括神经节瘤（良性）、神经节神经母细胞瘤（良性多见）（图 5-73A）、神经母细胞瘤（恶性）（图 5-73B）。神经母细胞瘤主要见于婴幼儿（75% 不到 2 岁）。神经节瘤和神经节神经母细胞瘤多见于年长儿。约 40% 神经母细胞瘤起源于肾上腺。肾上腺外的原发性神经母细胞瘤最易累及椎旁神经节，导致前脊柱旁软组织肿块。

X 线片上，脊柱旁肿块（有时伴脊柱侧弯）具有特征性，但即使较大肿块，有时在 X 线片上也很难清晰显示。大多数神经母细胞瘤发生钙化，因此发现肿瘤钙化有助于诊断。CT 能更好地发现脊柱旁的强化肿块，并显示其范围，并可发现肺和骨转移情况。与肾母细胞瘤相比，神经母细胞瘤更倾向于包埋周围血管，而不是推挤移位。神经节瘤和神经节神经母细胞瘤通常表现为对邻近骨的侵蚀而不是直接破坏。肿瘤可侵蚀或重塑肋骨，导致肋骨展开、受累神经孔扩大。相反，神经母细胞瘤更易导致局部骨破坏（虽然也可以通过相对呈正常表现的神经孔延伸）。MRI 是评估神经源性肿瘤的最有价值的影像学检查，因其可以最好地显示软组织肿块大小，与局部结构的关系，骨髓受累及通过一个或多个水平神经孔延伸的情况。MRI 上，与肌肉相比，神经母细胞瘤常表现为 T_2 稍高信号，这种表现反映了其富细胞性肿瘤具有相对高的核胞质比率（“小圆蓝细胞肿瘤”）的组织学特征，增强后呈不均匀强化。

与大多数脊柱肿瘤不同，核素显像在神经母细

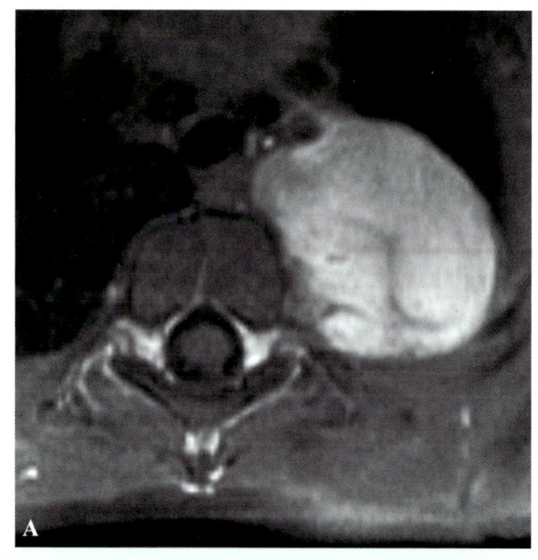

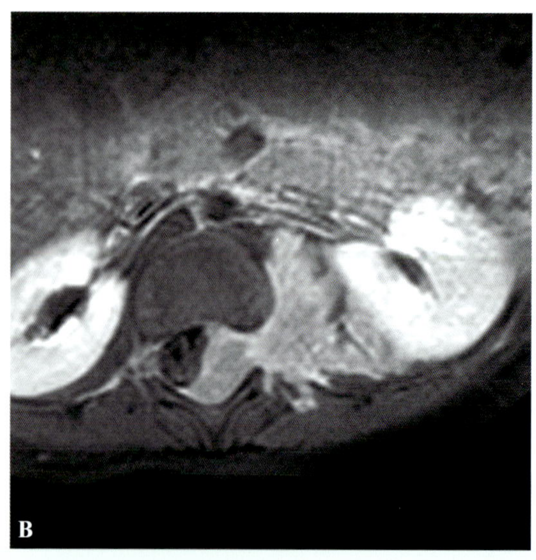

▲ 图 5-73　男，6 岁（A）和女，7 月龄（B）的神经源性肿瘤

A. 神经节神经母细胞瘤；轴位增强 T_1 加权脂肪抑制序列 MR 图像显示胸椎旁肿块强化、不伴椎间孔扩大；B. 神经母细胞瘤；轴位增强 T_1 加权脂肪抑制序列 MR 图像显示椎管旁肿瘤，伴有椎间孔扩大和硬膜囊移位

胞瘤的初诊和治疗监测中都有明确作用。间碘苄胍（^{123}I-MIBG），一种可被交感儿茶酚胺能细胞摄取的放射性示踪剂，有助于肿瘤分期和治疗后监测，但需要强调的是多达10%的神经母细胞瘤不积聚MIBG[80]。儿童患者的鉴别诊断包括尤因肉瘤、神经鞘瘤和淋巴瘤。肾上腺原发性肿瘤可有类似肾母细胞瘤的征象，尽管后者典型的表现为以肾脏为中心的肿瘤，"爪征"反映肿瘤边缘为正常肾组织包绕，且肿瘤钙化少见。

神经母细胞瘤的预后取决于发病年龄、分期、肿瘤组织学和遗传因素[78, 79]。1岁以下的患者预后常比年龄较大的患儿好。尤其是仅有肝、骨髓和皮肤转移者（4S期）的患者，肿瘤可能自发消退。手术切除是目前治疗神经节瘤的首选方法。手术联合化疗通常用于神经节神经母细胞瘤和神经母细胞瘤。

9. 周围神经鞘瘤　周围神经鞘瘤包括神经纤维瘤（局限性、弥漫性和丛状）、神经鞘瘤和恶性周围神经鞘瘤。临床上，此类肿瘤均可单发或多发，可伴有综合征性疾病（1型神经纤维瘤病和2型神经纤维瘤病）。

(1) 神经纤维瘤：神经纤维瘤是一种良性肿瘤，包含成纤维细胞、施万细胞、黏液样物质和周围神经纤维。虽然施万细胞是肿瘤细胞，但神经纤维特征性混合于肿瘤内，有助于病理上与神经鞘瘤鉴别。大约90%神经纤维瘤为散发。神经纤维瘤可为局限性、弥漫性或丛状。丛状神经纤维瘤是1型神经纤维瘤病的病理特征。孤立性神经纤维瘤很少发生恶变（成为恶性周围神经鞘瘤），但在1型神经纤维瘤病中，近10%丛状神经纤维瘤可发生恶变。深部神经纤维瘤有高度恶变风险。神经纤维瘤可发生于全身各部位。发生于脊柱周围者，可位于椎旁硬膜外、硬膜内/髓外或跨间隙。一些局限性神经纤维瘤，起源神经可能非常小，以至肿瘤和脊柱或主要周围神经没有明确的关系。

评估1型神经纤维瘤病的脊柱表现时，X线片的主要作用是评估脊柱侧弯、脊柱后凸和骨重塑，对直接显示神经纤维瘤价值有限。CT可表现为圆形或梭形（局限性神经纤维瘤）或界限不清的浸润性生长的（丛状神经纤维瘤）软组织肿块，强化程度不一，但多为轻度强化。CT很难准确界定丛状神经纤维瘤的边缘。MRI对于确诊和制订治疗计划最有用，特别是丛状神经纤维瘤。T_1WI上肿瘤信号强度类似脊髓和神经根。T_2WI表现为特征性"靶征"——周围高信号和中心低-等信号（图5-74）。在脂肪和肌肉组织"相对黑"的背景下，STIR序列是显示肿瘤的最佳序列。与神经鞘瘤和实性肌肉骨骼肿瘤相比，NF在给药后通常会增强，但通常只是轻微的增强。鉴别诊断包括神经鞘瘤、恶性周围神经鞘瘤、神经根鞘周围囊肿和慢性免疫性脱髓鞘性多发性神经病。

大多数神经纤维瘤病的治疗原则为观察随访，但为了美容目的或为了减轻功能损伤，一些患者可能需要手术切除。此外，一些神经纤维瘤可能需要手术活检来确定有无发生恶变。

(2) 神经鞘瘤：神经鞘瘤是由施万细胞构成的肿瘤。大多数肿瘤位于硬膜内/髓外，少数完全位于硬膜外，或同时累及硬膜内外（"哑铃状"肿瘤）。多发性神经鞘瘤是2型神经纤维瘤病的特征性表现，但散发性神经鞘瘤更常见。

X线片对神经鞘瘤的评估价值有限，但可显示局部骨重塑。CT通常表现为界限清楚的肿块，增强后呈显著强化。与神经纤维瘤相比，神经鞘瘤强化程度更高，囊变更常见。较大的神经鞘瘤常导致

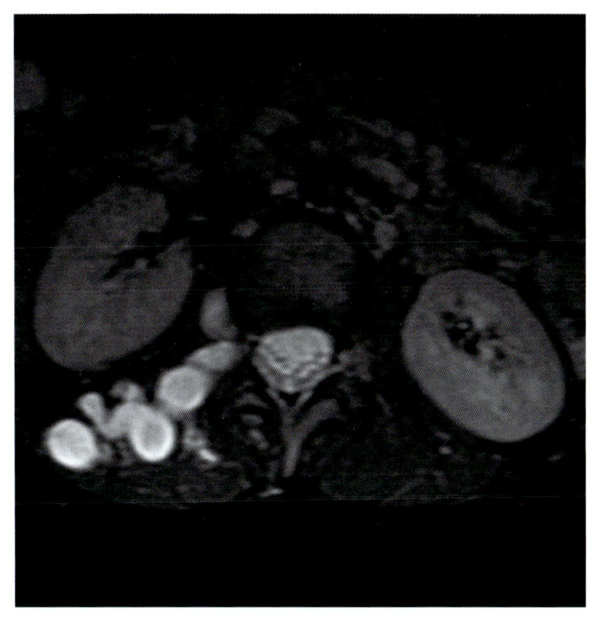

▲ **图5-74　女，5岁，丛状神经纤维瘤病**

轴位STIR MR图像显示椎旁丛状神经纤维瘤病（NF1）来自腰丛，伴典型的"靶征"

邻近骨重塑，界限清晰，边缘锐利。MRI 对发现及显示肿瘤的特征，及其与周围骨和软组织的关系最有价值。神经鞘瘤在 T_1WI 呈等 – 低信号，在 T_2WI 呈高信号。囊变呈液体信号特征。少数情况下，神经鞘瘤可出现类似“靶征”的影像学表现。鉴别诊断包括神经纤维瘤病、恶性周围神经鞘瘤、黏液乳头状室管膜瘤、神经根鞘周围囊肿和软脑膜癌病。

目前神经鞘瘤的首选治疗方法是尽可能完全切除肿瘤。

(3) 恶性周围神经鞘瘤：恶性周围神经鞘瘤为自发性或由神经纤维瘤（特别是丛状神经纤维瘤）恶变形成的软组织肉瘤。肿瘤可散发或合并 1 型神经纤维瘤病，在 1 型神经纤维瘤病中出现临床表现要早于一般人群。肿瘤最常见起源部位为臂丛、腰骶丛或坐骨神经。

X 线片对肿瘤评价作用有限。CT 和 MRI 典型表现为巨大浸润性肿块，伴有出血倾向。肿瘤边缘通常欠清晰（与良性神经纤维瘤相比），呈显著强化。局部软组织浸润或骨破坏有助于恶性肿瘤的发现，但需要注意的是恶性周围神经鞘瘤也可表现为相对较小的、圆形的、非侵袭性病变，影像学表现与良性神经纤维瘤难以鉴别。此时，活检是唯一的确诊方式。恶性周围神经鞘瘤作为一种代谢活跃肿瘤，通常呈 FDG 摄取增高，有助于与良性神经纤维瘤相鉴别。鉴别诊断包括神经鞘瘤、神经纤维瘤和其他软组织肉瘤。

手术和化学治疗在恶性周围神经鞘瘤治疗中起重要作用。

10. 其他脊柱旁肿瘤 其他易侵犯脊柱旁软组织的儿童恶性肿瘤包括肾外恶性横纹肌样瘤、软组织肌上皮瘤、肾外肾母细胞瘤。这些肿瘤通常为实性，影像学表现无特异性，需要组织活检以明确诊断。

十三、脊柱发育不良综合征

儿童中，3 种主要累及脊柱的骨发育不良综合征为脊椎骨骺发育不良、软骨发育不全和 21 三体综合征。本书第 21 章（骨骼肌肉正常生长、正常发育和先天性疾病）讨论了软骨发育不全和 21 三体综合征。本章讨论脊椎骨骺发育不良。

脊椎骨骺发育不良

脊椎骨骺发育不良性侏儒症的特征是躯干相对于四肢不成比例的缩短。骨骺畸形具有特征性，可作为确诊依据。本病由Ⅱ型胶原病引起 [81]，包括先天型（常染色体显性遗传）和晚发型（X 连锁隐性遗传）两种类型。尽管骨畸形的发病率很高，但患者预期寿命正常 [82]。

X 线片可帮助确诊，表现为骨骺缺失或骨骺骨化不良、扁平或不规则畸形。骨骺受累程度相同，导致扁平椎。胸廓呈钟形，肋骨展开。脊柱影像学改变呈发育不良特征，但无特异性。对本病患者的颈椎评估非常重要，因为齿突发育不全伴寰枢椎不稳可能会导致脊髓受压。CT 有助于更好地确定骨异常，特别是颅颈交界处，这一部位在受累低龄儿中用 X 线片很难观察。MRI 可以发现本病骨外病变。此外，MRI 还能观察脊髓，以发现脊髓压迫或脊髓空洞积水情况。MRI 还能很好地显示脊柱未骨化部分情况，这些改变在 X 线片或 CT 上难于被发现。鉴别诊断包括黏多糖贮积症（特别是Ⅳ型）、软骨发育不全和致死性骨发育不良。

十四、其他疾病

（一）脊柱侧弯

青少年型特发性脊柱侧弯占儿童特发性脊柱侧弯的 89%，是儿童中最常见类型 [83]。大于 40° 的严重侧弯发病率为 1/1000[84]。10°～40° 的脊柱侧弯发病率为 2%～3%[84]。幼年型特发性脊柱侧弯发病年龄一般在 4—10 岁，婴儿型脊柱侧弯发病年龄为 0—3 岁，前者较后者发病率高 [85]。

椎体分节障碍可导致先天性脊柱侧弯 [86]，其中最常见的脊椎畸形为半椎体。但最严重的脊柱侧弯，为一侧椎体未分节阻滞椎，对侧半椎体所致 [86]。神经肌肉疾病中，由于潜在的疾病不同，受累患儿脊柱侧弯发生率为 25%～100%[87]。

脊柱侧弯的影像学评估应首先进行高质量后前位投照，患者以站立位或尽可能直立位，投照范围包括颈胸交界处至下骶尾部区域（图 5-75）。脊柱侧弯和其他慢性脊柱疾病患儿，由于过度 X 线片随访所导致的电离辐射暴露，被报道有增加乳腺癌发病率及死亡率的可能 [88]。研究还表明，以后前位投

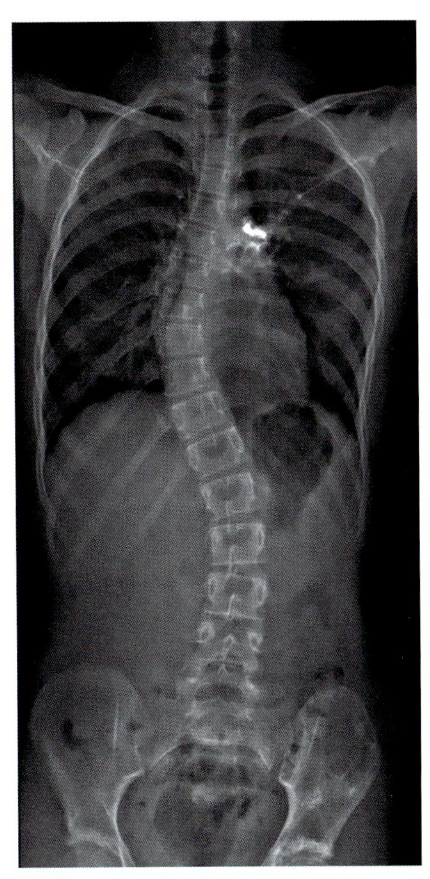

▲ 图 5-75 **脊柱侧弯（女，14 岁，进行性脊椎畸形及疼痛）**

胸腰椎正位 X 线片显示“S”形胸腰段脊柱侧弯畸形；胸椎以 T_7 椎体水平为中心右侧弯，以 L_2 椎体水平为中心代偿性左侧弯

照代替前后位投照，可减少乳腺和甲状腺 3～7 倍的辐射剂量[89, 90]。新型低辐射剂量数字立体放射成像系统（EOS 成像）可以进一步减少总体辐射剂量。

既往一些研究表明，婴儿型或青少年型脊柱侧弯患者的神经轴异常的发病率升高：婴儿型为 22%，青少年型为 26%[91, 92]。这些神经轴异常包括 Chiari Ⅰ型畸形、脊髓空洞、脊髓拴系、骨样骨瘤和脑干肿瘤。发现潜在的神经轴病变对于脊柱侧弯畸形预后非常重要。例如，合并脊柱侧弯和脊髓空洞症的 Chiari Ⅰ型畸形患者，其减压术有助于脊柱侧弯程度的稳定或改善[93]。脊柱内固定治疗脊柱侧弯畸形，但未治疗脊髓空洞症者，可能导致神经功能进行性恶化[94, 95]。

目前，所有婴儿型和青少年型脊柱侧弯均推荐进行 MRI，特别是可能存在椎体分节畸形者。全脊柱 MRI 可排除椎管或脊髓的潜在病变。全脊柱成像对于避免漏诊脊髓空洞积水症、脊髓纵裂和肿瘤等非常重要。检查时需要进行多平面 T_1WI、T_2WI 扫描，以三平面扫描最理想，至少要包括轴位和矢状位。发现脊髓空洞或脊髓空洞积水症，则必须进行增强检查以排除潜在的肿瘤。

MRI 的其他适应证包括神经系统异常、局部或伤残性背痛、严重或快速进展的脊柱侧弯[96, 97]。脊柱左旋侧弯作为潜在病变的危险因素目前存在争议。一项大型研究表明，仅此参数不是潜在神经轴异常的重要指标[98]。

Cobb 角是脊柱侧弯最准确的测量参数。这个角度是通过测量脊柱侧弯正位 X 线片的上端椎体上终板与下端椎体下终板在角度上的差异来评估的。上、下端椎是指在站立位或直立位 X 线片中向水平线倾斜度最大的椎体。大多数研究表明，Cobb 角增加 5° 及以上者，符合特发性脊柱侧弯的特征[99-102]。在分节异常导致的脊柱侧弯中，Cobb 角测量有困难。使用 Risser 分级确定骨骼成熟度对于预测脊柱侧弯加重的风险很重要。Risser 0 级（髂嵴骨骺未出现）和 1 级（25% 的骨骺出现），特发性脊柱侧弯加重的风险为 60%～70%[103]。Risser 3 级（75% 的骨骺出现）或更高时，侧弯加重的风险则降到 10%[103] 以下。

脊柱侧弯治疗需要解决潜在的病因，如颅颈减压术治疗 Chiari Ⅰ型畸形。对于特发性脊柱侧弯，需要根据严重程度，选择支架放置或手术矫正。

（二）Scheuermann 病

Scheuermann 病，在第 25 章（内分泌疾病、代谢紊乱和关节病引起的肌肉骨骼障碍）讨论，是儿童脊柱后凸最常见的原因。Scheuermann 病的诊断要点包括异常脊柱后凸（通常大于 40°）伴有椎体终板不规则、连续 3 个以上椎体前部楔形变和多发施莫尔结节（图 5-76）。

Scheuermann 病最常见于胸椎，少数累及胸腰椎交界部，腰椎少见，颈椎最少见。少数受累患儿同时存在脊柱侧弯。Scheuermann 病通常在青春期发病，但可能直到成年才被发现。病因学和遗传学尚不清楚，但部分患者似乎有遗传因素[104]。一些受累患儿可能于脊柱负荷量大的运动，如体操、骑自行车或举重后发病[105]。典型的体征和症状是脊

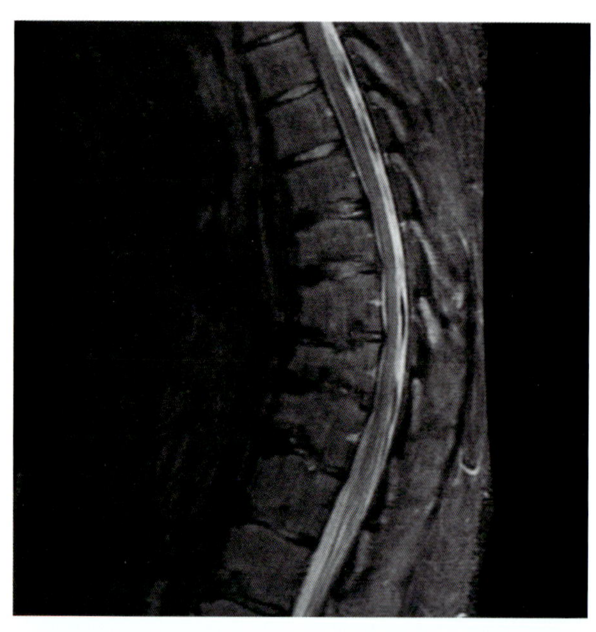

▲ **图 5-76　Scheuermann 病（马技骑手，17 岁，主诉背部疼痛）**

矢状位 STIR MR 图像显示脊柱后凸、多个椎体前部呈楔形改变、多个终板不规则伴 Schmorl 结节

柱后凸和运动后加重的背痛。

尽管舒尔曼病典型晚期表现可以很容易确诊，但早期诊断具有挑战性。X 线片可用于大多数患者的初步诊断。虽然在 CT 上，椎体终板不规则表现比 X 线片更显著，但 CT 主要是用于手术前评估。MRI 可用于诊断 Scheuermann 病的并发症，包括椎弓根、峡部应力性骨折或椎间盘突出症。主要的鉴别诊断包括体位性脊柱后凸、外伤性前部楔形变压缩骨折、先天性脊柱后凸伴分节畸形、神经肌肉疾病、脊柱发育不良和感染性脊柱炎。

物理治疗和控制疼痛是儿童 Scheuermann 病的主要治疗手段，支架和手术适用于严重或加重的骨畸形。

第二篇

儿童胸部影像学

PEDIATRIC THORACIC RADIOLOGY

第6章 肺
Lung

Bernard F. Laya Behrang Amini Evan J. Zucker Tracy Kilborn Sara O. Vargas Edward Y. Lee 著

一、概 述

作为呼吸系统的主要器官，肺在将氧气从大气输送进入血液及将二氧化碳从血液中释放到大气这个气体交换的过程中担当重要作用。这个过程是通过肺部复杂的组织结构完成，使其在肺泡水平得以进行气体交换。肺部发育早在生命的第4周就开始了，但其成熟和发展一直持续到青春期早期。在正常发育过程中，任何损害或干扰都可能导致各种形式的先天和发育的畸形。对于已经发育完全的肺的损伤可能导致短暂的或长期的后遗症。这些损伤病因可能是感染性的、炎症的、肿瘤的、创伤性的和特发性的。

医学影像不仅使肺部的解剖学和肺功能得以可视化，同时也提高了对儿科人群中各种先天性和获得性肺部疾病的检测和诊断。在此过程中，影像技术帮助我们提高了对这些异常的病因、发病、时间和病程的认识和理解，并对肺部疾病的治疗和管理产生了影响。在这一章中，将讨论利用影像技术评价儿科患者的肺部及正常解剖。此外，还对影响婴儿和儿童的各种先天性和获得性疾病进行了综述，包括临床特征、典型影像学表现、相关病理发现和目前的治疗方法。

二、影像技术

（一）X线

胸部X线片是儿科患者最常进行的放射学检查。在解释影像报告之前，对胸部X线片的技术质量进行评估是很重要的。在此过程中，应特别注意适当的患者体位、自主呼吸的影响和X线暴露。在大多数临床适应证中，一个胸部正位像就足够了，但是侧位像可能有助于显示儿科患者纵隔和肺基底部的异常（图6–1）。其他的图像如水平线束侧位观或侧卧位图等在评估胸腔积液、气胸和异物时有意义。

在新生儿和2岁以下的儿童中，正位X线片一般是仰卧前后位（AP）获得。对于幼童来说，除非患者年龄大到可以配合完成直立后前位（PA），一般都采用直立前后位（AP）。心脏纵隔的宽度在仰卧位和AP投影两个体位上，均被夸大了。对正位X线片旋转的程度进行关注是非常重要的，因为它可引起两肺透亮不对称，从而形成病理性肺组织透亮度增高的假象（图6–2）。在呼气相所摄的胸部X线片会导致肺血管的聚集，这可能会被误认为肺水肿、肺不张、实变、甚至淋巴结病（图6–2）。如果在横膈上方可见第8或第9后肋，吸气量就足够了。如果胸椎、椎间盘和肺血管在心脏的阴影中隐约可见说明曝光是充分的。最后，应该特别注意伪影（如早产儿保温箱孔、皮肤褶皱、绷带和饰品），这可能会被误认为是异常。

必须清楚地了解新生儿、儿童和青少年时期正常胸部X线片的变化。在新生儿，由于前后位投照径增宽，其胸部更像呈三角形外形。透过心影常常可以看到空气支气管征，但当在更外围的肺野观察到此征象时，应该认为是病理性的。胸腺大小多变，在婴儿期会产生明显的前纵隔阴影，其特征是“帆”状或呈与肋间隙相交的波浪状边缘[1]。通过系统地观察所有的胸部器官和系统来识别异常的放射学征象是很重要的。虽然有些胸部X线表现在特定条件下是可以确定诊断的，但在大多数情况下，诊

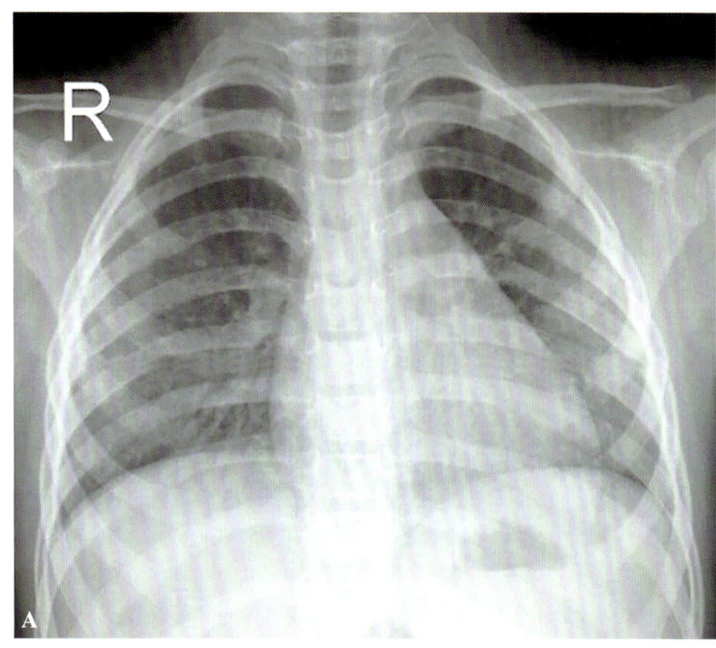

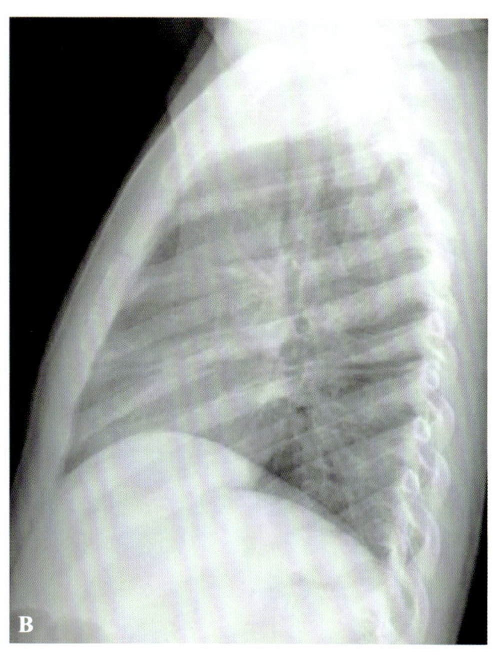

▲ 图 6-1　**男，2 岁，标准胸部 X 线片**

正位 X 线片（A）和侧位 X 线片（B）展示了射线照相技术的要求；正位 X 线片上锁骨是等距离的；透过心脏影隐约可见胸椎椎体和大血管说明曝光充分；在膈上至少可显示 8～9 根后肋骨说明吸气充分

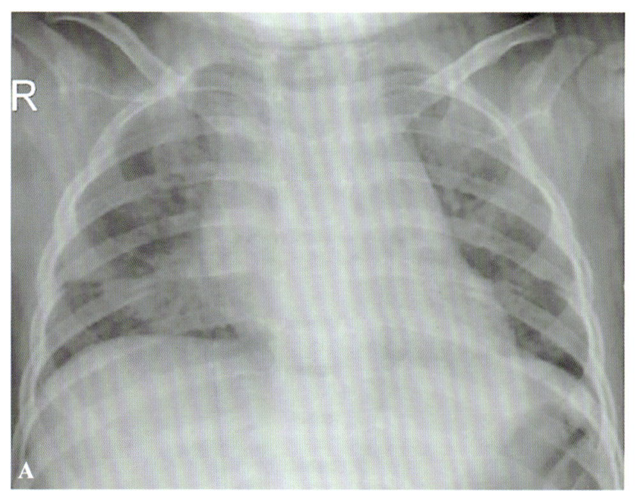

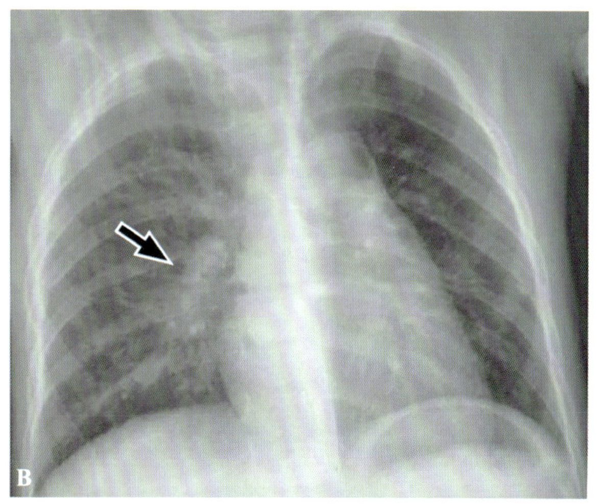

▲ 图 6-2　**呼吸运动和拍摄技术对胸部 X 线片的影响**

A. 呼气相正位胸部 X 线片显示血管聚集，常被误认为是呼吸道疾病或肺水肿；B. 患者向右侧旋转的正位 X 线片显示肺密度不对称，左侧透亮度高；肺门（箭）在旋转侧显得更加突出，可被误认为肿大肺门淋巴结

断过程取决于将胸部 X 线表现与临床情况相关联。在某些情况下，诊断只有根据观察到的放射学征象和临床特征在随访观察中得到确认。

（二）超声

在小儿胸部的评价中，超声主要用于评价胸腔积液，区分单纯性和复杂性胸腔积液。超声的重大改进包括使用高分辨率探头、组织谐波成像、彩色血流技术和全景影像，以助于提高空间分辨率、组织穿透性和对病变特征的描述。此外，儿童胸部有未发育成熟的肋软骨和胸骨软骨及较薄的皮下脂肪组织，这增加了超声在儿童胸部疾病评估中的适用性。超声具有实时扫描、无镇静、不需要特殊准备、无辐射暴露等优点。超声可应用于胸腔穿刺术、胸廓切开术和超声图像引导下引流[2]。由于它的可携带性，可以在床边进行超声检查，幼儿甚至可以在父母怀里进行扫描检查，减少焦虑，提高合作，这是获得理想图像所必需的。

胸部超声所使用的最佳探头频率随患者年龄、解剖位置和计划方案的不同而不同。新生儿和小婴儿使用高频线阵探头检查为佳，但是年龄较大的儿童和青少年需要较低频率的探头。为了能在肋骨之间，在膈下，或者从胸骨上切迹进行超声检查，需要更小的扇形，矢量，或弧形阵列探头[3-5]。实时聚焦超声检查在评估各种胸腔疾病中很有价值，包括胸部 X 线片为阴性的浅表病灶、膈病变、胸膜积液的定性和定量及对纵隔的评估。

肺是含气的器官，通常吸收大部分的声波并形成反射。在肺不张或肺实变中，超声波束可以被传导，成像显示的是不均匀的低回声，类似于肝脏（称为肺肝样变）。在实变的肺中，呈线状分支分布的多个亮点代表支气管内的空气，这被称为超声支气管充气征（图 6–3）。在坏死性或阻塞性肺炎的支气管内，包裹的液体或黏液样物质产生低回声的分支结构，即超声液体支气管征。从肺炎实变到形成肺脓肿很容易通过超声进行评估。

虽然 CT 目前是一种可替代的成像方式，但也可以用超声进行肿瘤肿块和各种非肿瘤肺畸形的评估，包括先天性肺部气道畸形（CPAM）和肺隔离症（PS）[3-6]。彩色血流图有助于显示病变的血管分布，以及病变内和邻近血管内的血流模式（图 6–4）。超声下在肺表面的 B 线或彗星扫尾征被认为是间质肺疾病中小叶间隔的增厚。这些与儿童肺纤维化的 CT 表现一致[7-9]。

（三）CT

计算机断层扫描（CT）是一种评估婴儿和儿童的各种先天性和获得性肺疾病的有价值的成像方式。CT 目前被用于评价间质性肺疾病、先天性肺畸形、原发性和继发性肿瘤，以及创伤性损伤。除此以外，CT 常用于评估广泛的肺部感染及其并发症。特别是目前可用的多排 CT（MDCT），具有更快的扫描速度，减少了运动伪影的产生，从而可在短时间内对胸部进行高度详细的评估，降低了镇静率，获得更佳的血管内增强效果及更好的图像质量（图 6–5）。多平面重建和各种 3D 渲染技术进一步增强了这一优势[10, 11]（图 6–6）。

近年来，快速的 MDCT 扫描技术大大降低了镇静使用率，但许多 5 岁以下的儿童仍然需要服用镇静药。新生儿和婴儿可以在正常睡眠期间或喂食

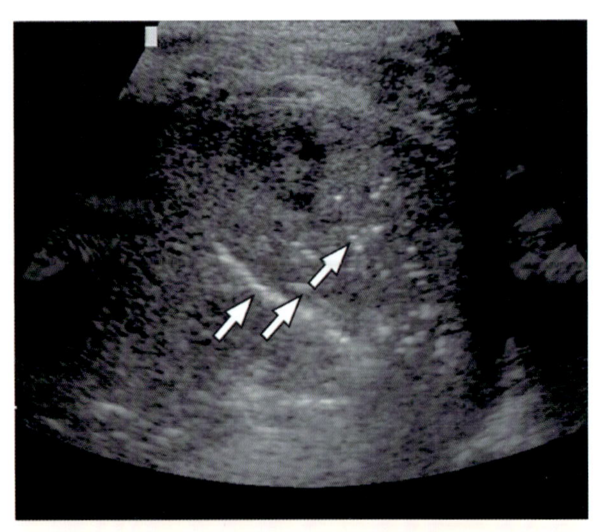

▲ 图 6–3 男，4 岁，左下叶肺炎

灰阶超声图像显示实变肺与正常肝实质的回声相似，称为“肝化”；呈线状和分支状分布的强回声影（箭）为超声支气管充气征

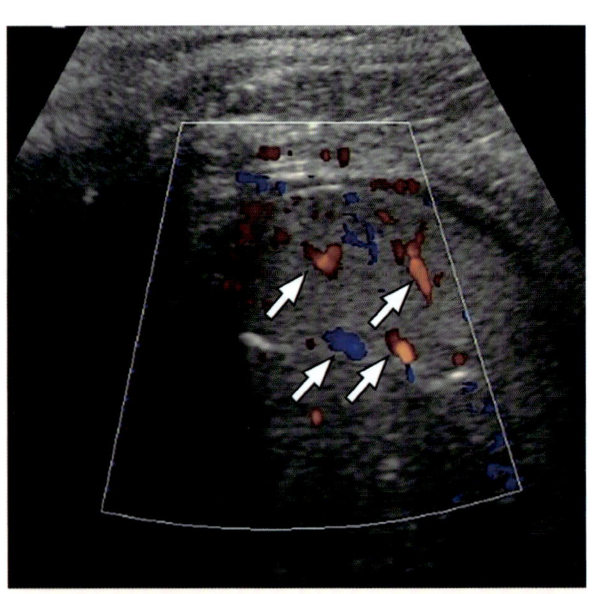

▲ 图 6–4 女，3 岁，右下肺炎

彩色多普勒超声显示肺实变区内肺血管影（箭）

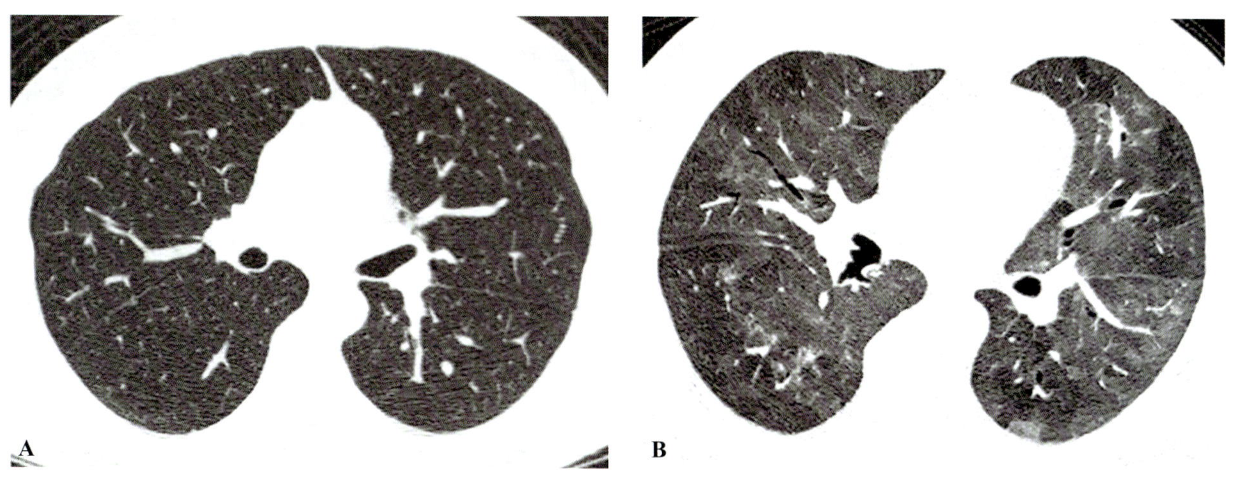

▲ 图 6-5　正常肺实质及弥漫性磨玻璃影的 CT 表现

A. 肺的轴位 CT 图像显示通气良好的肺实质；也可见双侧正常的主支气管；B. 肺部 CT 表现为弥漫性磨玻璃影，胸部 X 线片未显示

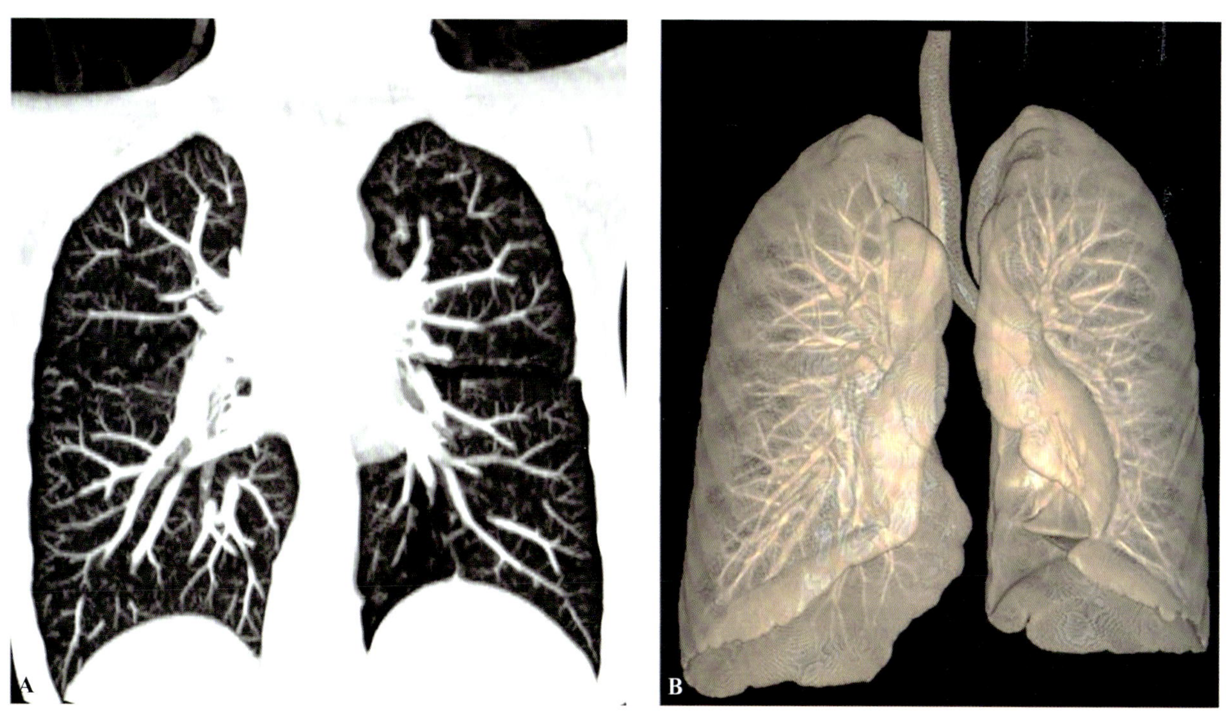

▲ 图 6-6　CT 图像重建

A. 冠状位肺窗的最大密度投影重建 CT 图像强化了肺实质与肺动脉血管之间的对比；B. 气道及双肺的 3D 外表面渲染重建 CT 图像

后适当固定进行扫描 [12]。对于大多数伴有异常血管的先天性畸形和肿瘤建议静脉应用非离子型造影剂，常规剂量为 1～2ml/kg，最大剂量为 100ml[10]。造影剂可以通过手动或机械注射来进行，这取决于留置针的大小、位置和稳定性。机械注射造影剂是首选的，因为它可提供具有重复性和更均匀的对比增强 [11]。

使用较窄准直器（＜ 1mm）的胸部 MDCT 提

供的数据具有各向同性分辨率，这将提供具有更多细节的肺部、气道、纵隔和血管的图像。高分辨率CT（HRCT）是一种胸部CT技术，每10或20mm间隔采集，从而获得整个胸部的1mm非连续扫描。通常不需要静脉增强，但是高分辨CT图像上可以显示最佳肺实质细节。HRCT对需要反复CT随访复查的弥漫性肺疾病和慢性肺疾病的检出和定性具有重要价值，例如肺间质性疾病、慢性浸润性肺病和全身疾病所致的肺损害等[12-14]。充分吸气相和呼气相获得的胸部CT有助于评估气体捕获征，在儿童提示小气道疾病；然而由于其总辐射剂量增加，应谨慎使用[12]。

目前的计算机软件可用于对肺结节和肿块进行定性和评估，通过基于CT密度测量的计算机辅助诊断，可以自动或半自动地进行[15]。目前可以通过应用先进的成像技术获得定量测量参数，用于功能性胸部成像。通过肺活量监测，可以获得以下测量值：肺密度、肺容积、气道管腔面积、气道壁厚度和气道壁面积[16]。双能CT单次扫描获得肺灌注成像和通气扫描是诊断肺栓塞和各种气道疾病的另一种先进功能成像[17]。

虽然CT是评估儿童各种肺部疾病的一种有价值的影像学方法，但CT是医学诊断影像辐射暴露增加的主要来源，这一问题对儿童尤为重要，因为儿童比成人对辐射更敏感[18]。因此，重要的是要确保每一项CT检查在临床上都是合理的，并应根据ALARA原则（可以获得有效图像的最低剂量）确保有意识地努力减少不必要的高剂量辐射暴露。在设定管电压（kV）和管电流与时间（mAs）的乘积时，应根据身体尺寸适应方案考虑患者的体重或尺寸[14, 19]。表6-1和表6-2显示了用于常规容积胸部CT检查和HRCT的推荐kV和mAs；放射科医师仍有责任进一步优化扫描参数，并确保方案适合每个儿童患者的个体化需要。其他CT参数，包括准直、视野、倾斜角度、重建间隔、扫描时间和曝光系数等都应进行优化。此外，特殊的过滤器（出现在更先进的CT扫描仪中）、自动电流调制选项、迭代剂量重建和避免多相CT检查都有助于减轻儿童患者的辐射负担。

表6-1　推荐用于儿童常规容积性胸部CT的影像协议指南

体　重	kV	有效 mAs	旋转时间（s）
＜9kg	80	100	0.5
10～15kg	100	70	0.5
16～25kg	100	80	0.5
26～35kg	100	95	0.5
36～45kg	100	110	0.5

表6-2　推荐的儿童系列胸部HRCT影像协议指南

体　重	kV	mAs	旋转时间（s）
＜15kg	100	50	0.5
16～25kg	100	60	0.5
26～35kg	100	70	0.5
36～45kg	100	80	0.5

（四）MRI

磁共振成像（MRI）作为一种可靠的器官系统横断面成像，已成为一种公认的无创成像方式。然而，由于肺固有的低质子密度、磁敏感性导致的大量信号丢失和大量运动伪影，肺的MRI与其他器官的成像有很大的不同。由于肺内几乎没有信号，在MRI上可以清楚地看到含有大量液体或质子的病变（图6-7和图6-8）。这种特性在无信号的病变中不太有用，例如充满空气的大疱、肺气肿和其他囊性结构[20]。心脏和呼吸的运动伪影是导致难以获得可重复的和可诊断的肺部MRI图像的原因，但是在现有快速成像技术结合心电门控和呼吸门控的帮助下，近年来对病理性肺部病变的研究日益深入[20, 21]。

肺部疾病包括肺泡浸润或渗出性病变如肺炎和肺水肿均能在MRI中被准确地描述[22, 23]（图6-8）。不幸的是，早期和细微的间质性肺疾病在MRI中是不容易看到的，CT仍然是这个疾病的最佳选择。先天畸形例如肺隔离症伴异常供血血管，可以很容易地被MR血管造影术所诊断，但是MR对没有异常血管的肺畸形的混合病变诊断困难。关于MRI对原发性肺肿瘤评价的文献很少，但在儿科人群中，已经利用MRI可靠地诊断出5mm和更大的肺转移瘤[20, 24]。

将功能研究与高时空分辨率的形态学评估相结合，但不存在电离辐射的风险是MRI的主要优势。对肺部的功能性磁共振成像研究包括对灌注、

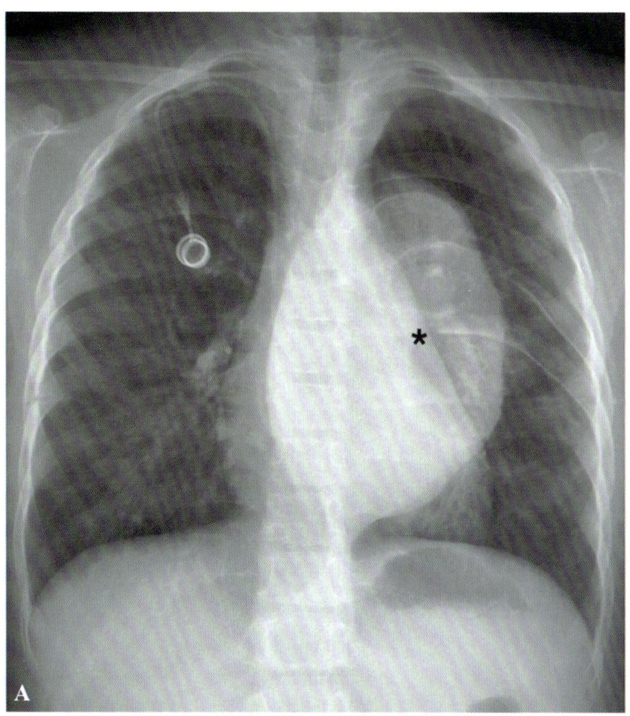
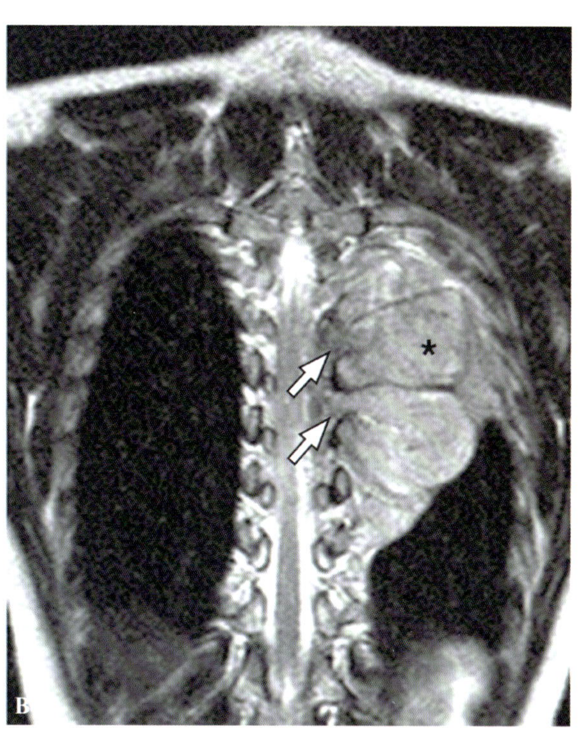

▲ 图 6-7 男，5 岁，神经源性肿瘤的胸部 MRI，临床表现为胸痛

A. 正位胸部 X 线片显示脊椎左侧一个大肿块(星号)，可能位于纵隔；B. 冠状位 T_2W MR 图像证实其为神经源性后纵隔肿块（星号）与左侧胸神经根（箭）相连

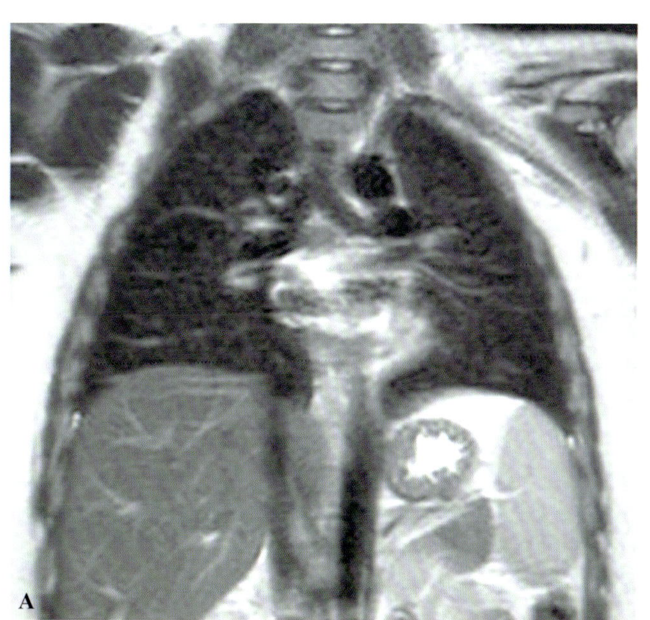
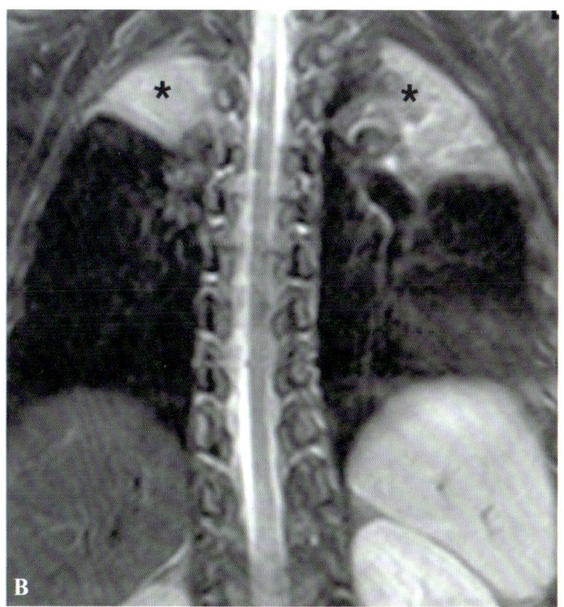

▲ 图 6-8 正常和异常的胸部 MRI 表现

A. 冠状位 T_2W MR 图像显示正常肺组织无信号；B. 疑似肺结核患儿冠状位 T_2W MR 图像示双上肺实变（星号），病灶明显是因为周围正常的肺组织无信号

血流、通气、气体交换，以及呼吸运动和力学的测量。磁共振灌注成像，可以在有或无对比增强的情况下单独进行，也可以和通气成像一起来获得 MR 的通气 / 灌注成像[16, 24, 25]。氧增强成像评估肺泡水平的氧气输送，有助于评估多种肺部疾病[24]。目前在一些具有极化功能的成像中心正在开展吸入超极化惰性气体 ^{3}He 和 ^{129}Xe 的 MRI，它能提供肺结构和功能的测量[16, 24, 25]。

（五）核医学

目前，在儿科患者中广泛使用了诸如闪烁照相法和正电子发射断层成像（PET）和 PET/CT 等核医学研究。闪烁法可用于成像和量化肺通气（V）和灌注（Q），肺栓塞仍然是这种检查的一个重要适应证。V/Q 闪烁照相法在儿童的其他适应证包括定量评价先天性心脏病儿童的区域肺灌注，评价小儿支气管或肺实质疾病的肺容积和通气，以及识别小儿患者发育性或获得性肺疾病的通气与灌注比例失调[26, 27]。

用于肺灌注扫描的放射性药物是 ^{99m}Tc 标记的大颗粒白蛋白（^{99m}Tc-MAA），颗粒大小为 20～100μm。在肺内的 ^{99m}Tc-MAA 的分布反映了局部的血流量及差异化分布，并可对肺灌注进行定量评估。这些粒子的生物半衰期为几个小时，对正常的肺功能没有生理上的影响。在成人中，注射颗粒的平均数量是 50 万，但在儿童中，颗粒的数量应该根据年龄或体重进行调整，以使用尽可能少的颗粒数量[28]。对于通气部分的检查，放射标记的雾化颗粒，如 ^{99m}Tc 标记的二乙烯三胺五乙酸（DTPA），是最常用的放射性药物，因为它能快速地通过肾脏清除，从而降低了辐射负担[29]。由于雾化吸入的 DTPA 在气道中持续存在，可以获得多次投照的图像，但是不能进行动态通气检查[30]（图 6–9）。氙气（^{133}Xe）是一种惰性气体，也可以用于肺通气成像。^{133}Xe 气体可以成功用于无法完全配合的患者，如婴儿，以及用气管内管（ETT）插管的患者。^{133}Xe 的通气扫描通常是在灌注检查前进行的，因为 ^{99m}Tc 下行扩散会严重降低图像质量。氙气检查的优点是能够获得单次呼吸、平衡和洗脱图像，从而更好地评估通气状况，提高诊断阻塞性肺病的敏感性[27, 29]。

在 ^{18}F–FDG 广泛用于几乎所有恶性肿瘤的诊断、分期、随访和评估治疗反应的情况下，PET 和 PET/CT 的临床引入改变了核医学和分子肿瘤学成像的临床实践。FDG PET 通常不能检测小（< 1cm）的肺肿瘤或肺转移瘤，但许多儿童原发性恶性肺肿瘤已被证明是嗜 FDG 的。对于大多数的儿童肺部病变，FDG PET 通常不是主要的诊断工具，但对于分期和治疗后的随访是有用的[26]。

三、正常解剖和正常变异

（一）正常肺发育

肺的发育早在胚胎期的 3 周就开始了，并一直持续到出生后到成年早期。人类肺在出生前的生长

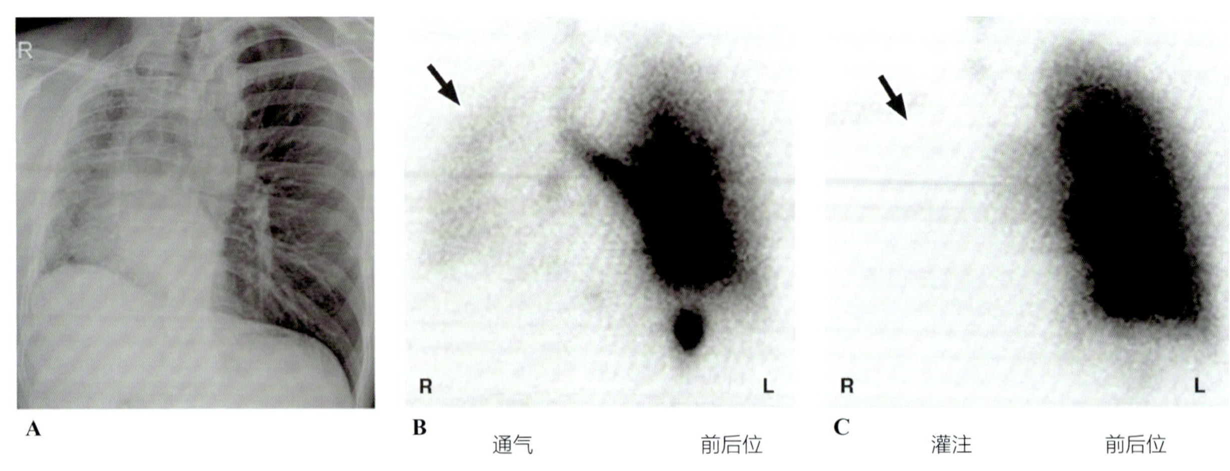

▲ 图 6–9 女，7 岁，患有先天性肺静脉叶综合征，肺通气灌注核扫描

A. 正位胸部 X 线片示右肺容积减少；B. ^{99m}Tc DTPA 气溶胶通气扫描显示左肺正常通气，右肺的通气量很小（箭）；C. ^{99m}Tc MAA 灌注扫描显示左肺正常灌注，右肺完全无灌注（箭）

和发育历来分为五个阶段，即胚胎期（宫内 0—6 周），假腺期（宫内 6—16 周），小管期（宫内 16—28 周），囊泡期（宫内 28—34 周）和肺泡期（宫内 36 周到生后 2 年）。

在胚胎期 3—4 周时，肺的发育是由原始前肠腹侧壁形成的喉气管沟。在第 5 周左右，气管延伸为左、右主支气管，随后形成肺叶和肺段支气管。在假腺期，气道进一步分支，在这个阶段结束时，已经形成了气管树的所有非呼吸部分包括传导气道和终末细支气管。早期肺实质、呼吸性细支气管、肺泡管和原始肺泡的形成是小管期或称腺泡期的特征。在这一阶段，Ⅰ型和Ⅱ型肺泡上皮细胞开始分化，在 24 周结束时，肺泡表面活性物质已经可以被检测到。在妊娠 28～36 周，随着腺泡管的进一步扩张和真正肺泡的早期发育，气道的分化几乎完成。肺发育的肺泡期从妊娠 36 周一直持续到 2 岁，但大多数肺泡化都是在分娩后 5～6 个月内发生的。肺泡的增殖在出生后至少持续到 2—3 岁，而肺泡的大小和表面积的增加一直持续到青春期后 [31-33]。

（二）叶、裂和变异

肺一般呈半圆锥体。它们都被包含在它们各自的胸膜腔内，并被纵隔胸膜和纵隔的结构分开。每个肺都被它的根部和肺韧带连接到心脏和气管上，但其在胸腔里是自由的。每一个肺的范围都是从颈部底端锁骨上方最顶端的肺尖，到位于相应膈面上的最下部的肺底。两肺在前部经由纵隔面相隔，在后部经由肋椎沟相邻。右肺通常比左肺宽，但没有左肺长，因为右膈面的顶较高。右肺有三个肺叶，左边有两个，偶尔有例外（图 6-10）。

叶间裂是由肺外表面延伸至内部和肺门区域的凹陷。肺被延伸至肺裂中的脏胸膜覆盖，使邻近的肺叶分开。右斜裂由后方的 T_4 下缘水平延伸至前面第 6 肋骨软骨连接部。只有右肺有水平裂，起于腋中线水平的斜裂，水平走行至第 4 肋软骨水平。右斜裂将右上叶和中叶与右下肺叶分开，水平裂将右上叶和中叶分开（图 6-11）。左斜裂起源于后方的 T_3 水平，并沿着第六肋骨延伸至前方。左斜裂将左肺分为上叶和下叶（图 6-12）。

即使在健康的个体中，也会发生叶间裂的解剖变异。不完全或间断的肺裂通常伴有肺叶之间肺实质的融合。有很大比例的人有肺裂变异和不同程度

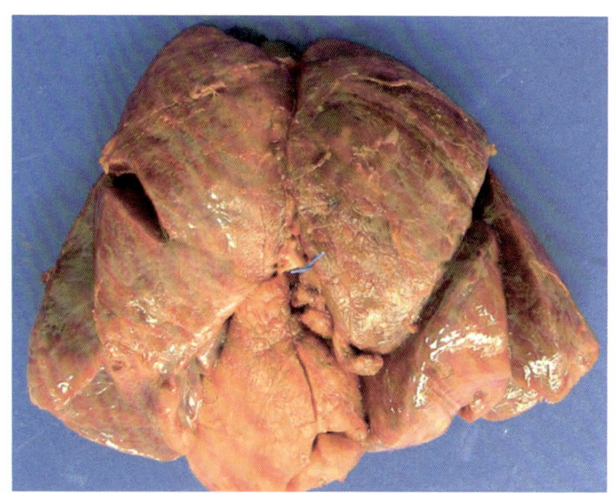

▲ 图 6-10 男，3 月龄，患内脏异位综合征（无脾综合征），示异常的三叶左肺

在图中，由于早先行复杂型先天性心脏病的外科手术，心肺表现出纤维粘连

相邻的肺叶融合 [34, 35]。副裂有时会出现，形成副叶或段。有时，这样的肺裂在胸部 X 线片上可以看到线状的阴影。例如，在内侧基底段的副段间裂形成的心叶（图 6-13），奇叶是由奇静脉弓压迫右上叶产生凹陷所形成的（图 6-14），左水平裂也是一种正常变异 [36-38]。

（三）支气管肺段（肺解剖单位）

支气管肺段是肺的解剖单位。该解剖单位有其自身的支气管（三级支气管）、肺动脉、静脉和淋巴系统。支气管肺段可以被单独移除而不干扰相邻段的功能。1943 年，Jackson 和 Huber [39] 首先提出了一个简单一致的支气管肺段命名法则。1949 年，英国胸科学会成立了一个委员会，负责明确支气管肺段的解剖结构和建立标准命名 [40]。随后在 1989 年，最新出版的肺段解剖学名词命名基本上与 Jackson 和 Huber 的命名相似，但上叶的数序命名略有不同。

右上叶支气管分为三段支气管，分别为尖段、前段和后段。中叶支气管产生两个节段支气管分别为外侧段和内侧段的支气管。右下叶的第一个支气管分支是供应背段的背段支气管。右下叶支气管的其余部分分为四个基底段支气管，供应 4 个基底段，即内基底段、前基底段、外基底段和后基底段（图 6-11）。

左上叶支气管分叉为上、下干。上干供应前段和尖后段，下干供应舌段，并分成上、下舌段。舌

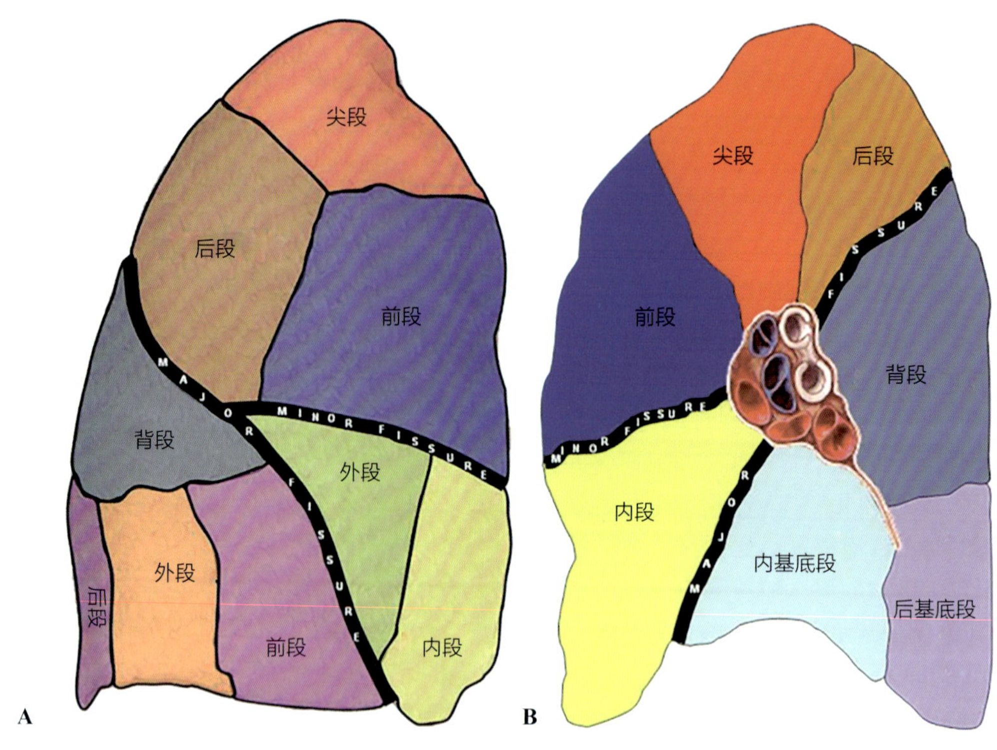

▲ 图 6-11 右肺（A）外侧面和（B）内侧面的示意图示大小肺裂、肺叶和支气管肺段

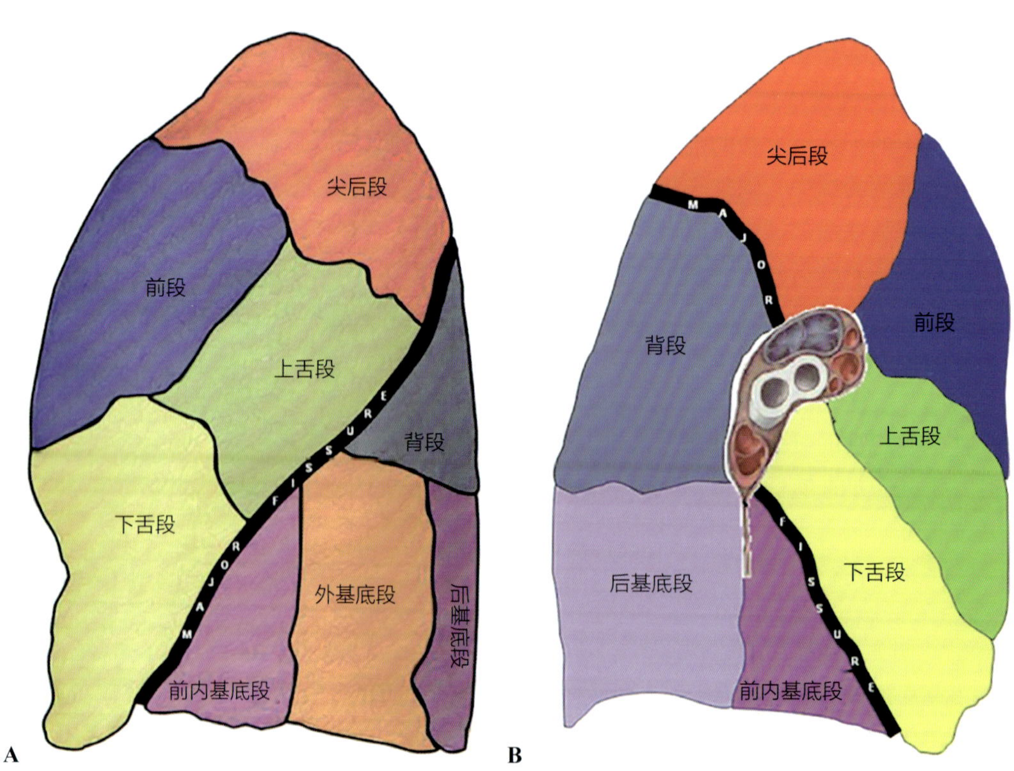

▲ 图 6-12 左肺（A）外侧面和（B）内侧面的示意图示斜裂、肺叶和支气管肺段

叶在左上叶的前下方，被认为是相当于中叶。左下支气管的第一支供应背段，左下叶支气管的其余部分则分成前内侧基底段、外基底段和后基底段的支气管并供应相应的肺段。由于亚段支气管肺单元有共干的支气管分支（左上叶尖后段和左下叶前内侧基底段），左肺共有 8 个肺段（右肺则有 10 个肺段）（图 6-12）。

每一个支气管肺段都呈金字塔形，其基底部在胸膜表面，顶端指向肺的中心。每一段都被由胸膜延伸而来的结缔组织覆盖。段支气管一般位于每段的中间，并分出 2～3 个亚段的支气管分支。亚段支气管会进一步分支直到它到达肺小叶，肺小叶是肺的生理单位。肺段的肺动脉分支也出现在肺段的中间，就位于它伴行段支气管的后面。肺淋巴引流与肺段动脉和支气管伴行，进入亚段和段淋巴

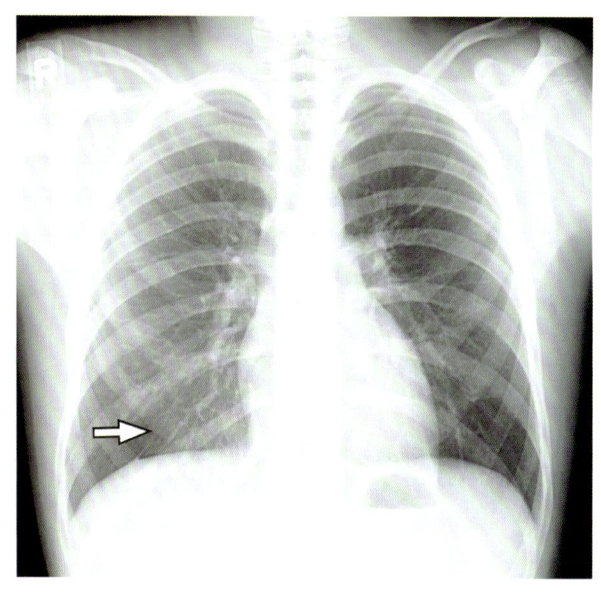

▲ 图 6-13　正位胸部 X 线片显示右肺下叶段间副裂（箭）

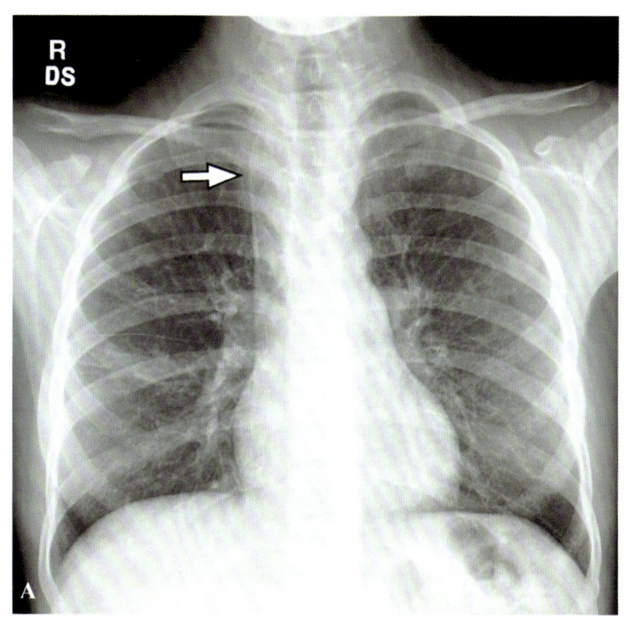

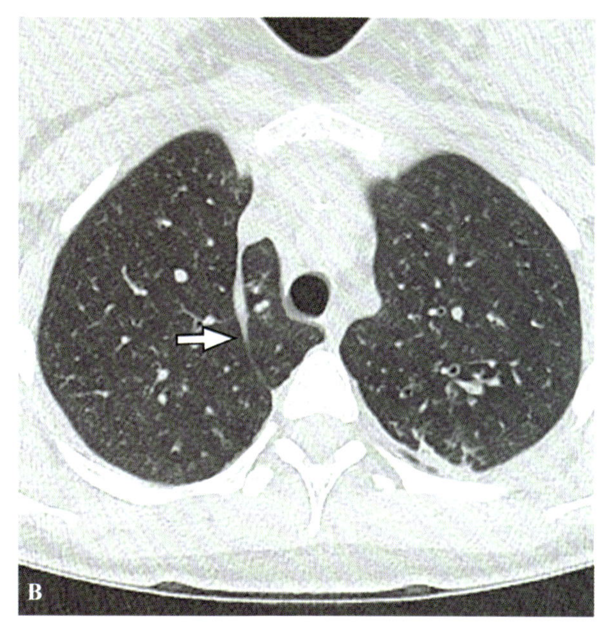

▲ 图 6-14　奇裂

正位胸部 X 线片（A）和轴位 CT 图像（B）示奇裂（箭），为发育变异

结。一个主肺段静脉引流相应的支气管肺段，其走行沿着肺段间的交界面，勾勒出每一个肺段的轮廓[36]。

（四）肺小叶（肺的生理单位）

次级肺小叶是指肺结构中最小的基本单位。它是由结缔组织隔膜来划分的，它可以被认为是一个微型的肺，包括气道、肺动脉、静脉、淋巴管和间质。它的大小不一致，直径为 1～2.5cm，并且呈不规则的多面形[41, 42]。次级肺小叶的主要成分是小叶间隔和小叶间隔结构，小叶中央区和小叶实质。小叶间隔是胸膜表面向内部延伸的纤维结缔组织[42, 43]。肺静脉和淋巴管的分支位于小叶间隔内。当小叶间隔不能清晰可见时，可以通过识别间隔中肺静脉的分支来推断它们的位置。肺小叶中央区包含供应肺

小叶的小叶细支气管或终末前细支气管。它分成了更小的终末细支气管和呼吸性细支气管。小叶的中央部分也包含了供应小叶的小叶内动脉和细支气管分支，以及淋巴管和支撑结缔组织（图 6–15）。

薄层的 HRCT 所示位于小叶中心的线性、分支或点状的不透亮影代表了小叶内动脉或它的分支。在 CT 上不容易看到小叶内细支气管，它们是否可见取决于细支气管管壁的厚度而不是细支气管的直径。小叶间隔内的脉管系统由结缔组织间质网支撑[42, 43]（图 6–16）。每个次级肺小叶通常由 3～24 个大小不一的肺腺泡组成。每个腺泡的大小为 6～10mm，是大部分气体交换的场所。腺泡包括呼吸细支气管（初级和二级），肺泡管和肺泡囊。呼吸细支气管是终末细支气管的远端延续，在其壁上随远端分支增多肺泡亦逐渐增多。最后一个传导结构是肺泡管，完全由肺泡组成。肺泡管末端是肺泡囊，由相邻肺泡聚合成的球状聚合体[45–47]。

四、肺疾病谱

（一）先天性发育异常

先天性肺畸形包括血管、实质和（或）支气管发育异常，估计年发病率为 30～42 例 /10 万[11]。它们可以在产前、婴儿期或儿童期，甚至在成年后被发现。随着产前影像评估的最新进展，无症状的先天性肺畸形的检出率在不断增加，但也有许多表

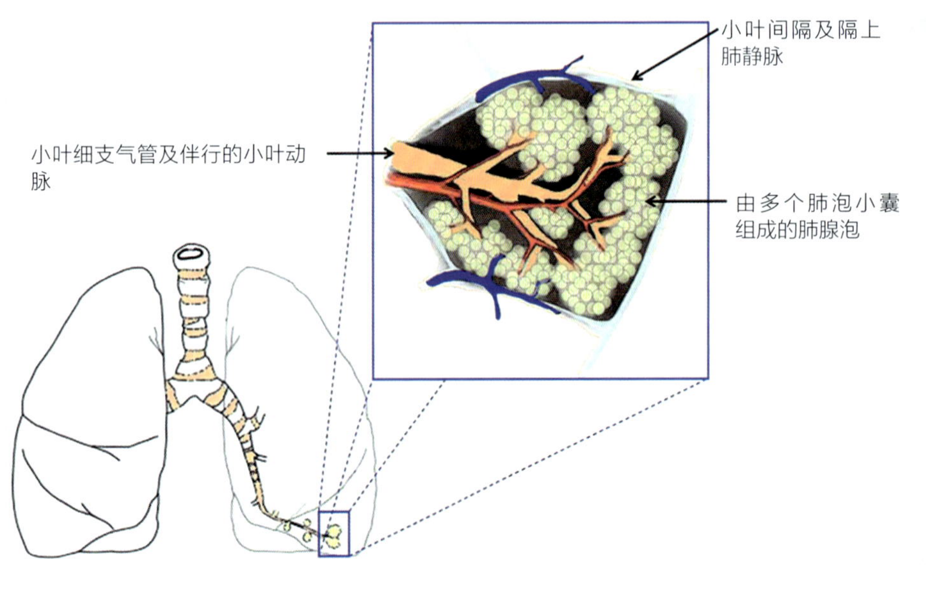

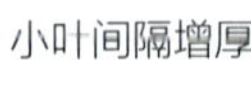

◀ 图 6–15 肺和次级肺小叶（内插图）及其组成成分的图解描述

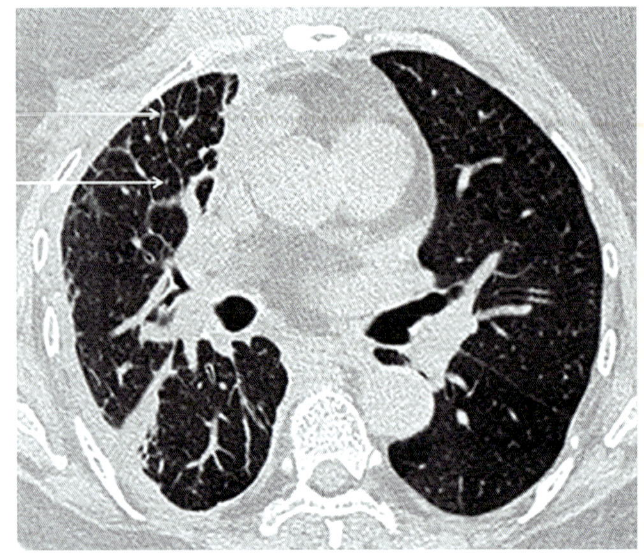

◀ 图 6–16 **HRCT 图像显示右肺异常，单个肺小叶被增厚的小叶间隔包围**

小叶中央部分的点状结构，代表小叶动脉；请注意，在正常的 CT 图像上，例如将左肺作为对比，小叶间隔很难见到

现为急性呼吸窘迫或较大儿童的反复感染。

目前有4种主要的关于先天性肺畸形形成的假定理论：①前肠的出芽、分化和分离缺陷；②气道阻塞；③血管异常；④基因的原因。这些机制可能单独作用或协同作用。在妊娠24～36d的气管支气管树发育早期，原始前肠的出芽、分化和分离缺陷被认为是导致先天性肺畸形最常见的原因[48-50]。另一种可能的病因是气道阻塞伴肺发育异常改变[51]，其中病理表现的疾病谱系取决于气道阻塞的程度、时间、位置和程度。血管异常也经常被认为是先天性肺异常的一个潜在原因，包括与肺发育不全相关的肺动脉缺如[50]。最近，还涉及一些潜在的遗传机制，特别是那些与气道发育相关的信号通路受损的机制[53]。鉴于先天性肺畸形的多样性，病因可能是多因素的，说明四种假设理论可能均有涉及[55]。

根据胚胎学、形态学或放射学表现，有几种方法可以对先天性肺畸形进行分类。有些畸形是以单一成分为主的畸形或异常，如先天性肺气肿（CLE，实质异常）、动静脉畸形（AVM，血管异常）、前肠重复囊肿（前肠异常）和支气管闭锁（气道异常），但也可能涉及两个或多个受累程度不同的成分参与其中（图6-17）。肺隔离症是复杂畸形的例子，它包括肺和血管的异常。

影像学评价对这些先天性肺畸形的及时准确诊断起着至关重要的作用。产前和产后影像技术的进展也提高了我们对这些先天性肺畸形的病因、发病、时机和病程的认识[11]。由于在产前检查中常规使用超声，先天性肺畸形越来越多地被产前超声所发现。近年来，胎儿磁共振成像技术的进步也在宫内检测和了解这些胎儿畸形方面发挥了作用。在产后，胸部X线片对筛查有症状或无症状的患者有很大帮助，但CT、MR成像等先进的影像学检查方法可用于先天性肺畸形的确认和进一步定性。

1. 支气管闭锁　支气管闭锁，又称支气管黏液囊肿，是一种以亚段支气管、段支气管或叶支气管狭窄或闭塞为特征，伴支气管周围肺气肿的先天性

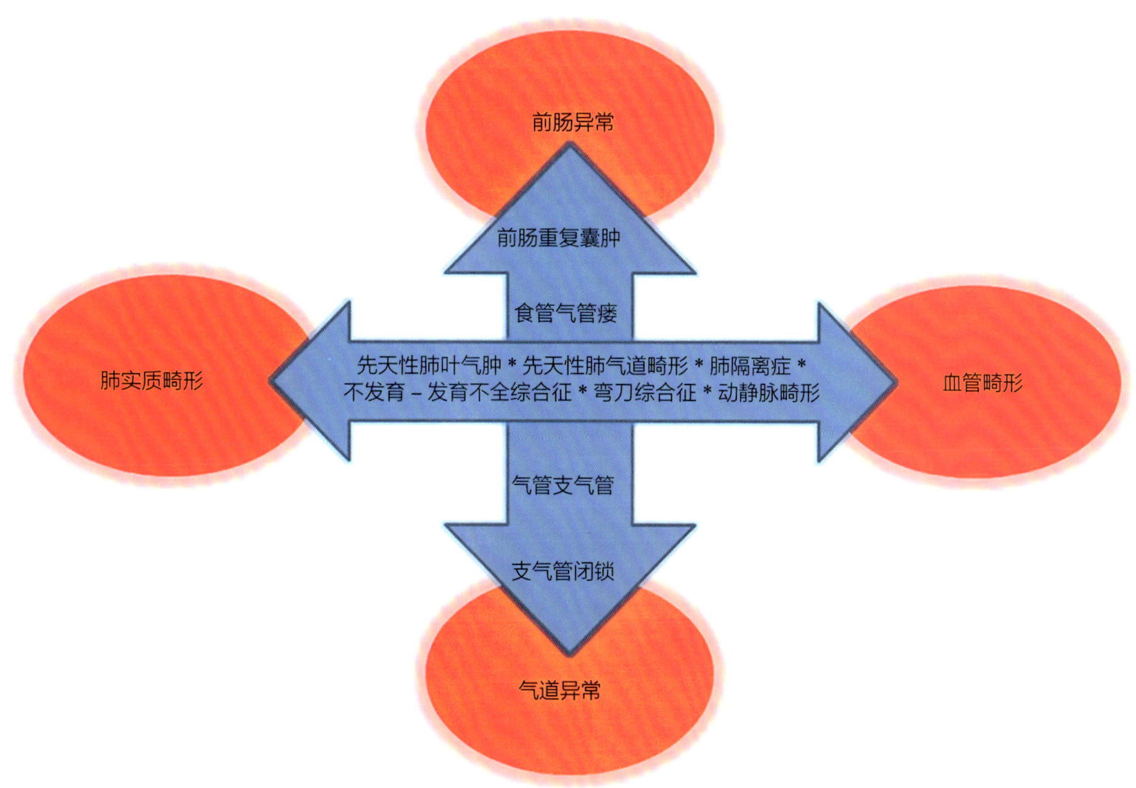

▲ 图6-17　先天性肺畸形谱系图

这些畸形影响4个组成部分，即肺、前肠、血管和气道异常（红圈）；畸形仅影响一种组织，如先天性肺叶气肿（CLE）、先天性肺气道畸形（CPAM）、不发育－发育不全综合征（AHC）或动静脉畸形（AVM）

肺损害。基于在支气管狭窄的远端有黏液积聚这个原因，也可以称为“黏液囊肿”[58, 59]。上叶支气管受累较多，中、下叶支气管受累较少[60, 61]。支气管闭锁的确切原因尚不清楚，但据推测是由于宫内缺血导致局部支气管中断所致[62, 63]。肺叶内PS、CPAM和CLE[又称先天性肺叶过度膨胀（CLO）]的患者容易伴发支气管闭锁，再次证实了这类先天性肺畸形的病因可能存在联系[52, 63, 64]。支气管闭锁常常是在产后影像学检查偶然发现的，因为它是典型的无症状。然而，患此病的儿童可能会出现反复感染或呼吸功能受损[51, 52, 63, 64]。

支气管闭锁在产前超声通常表现为椭圆形、管状或分支结构的回声增强，MR表现为T_2加权图像呈均匀高信号。在胸部X线片上，通常位于上叶的尖段或尖后段，表现为圆形或椭圆形不透明区，代表扩张支气管内的阻滞的黏液（“黏液囊肿”）。MDCT结合二维和三维重建可以准确显示扩张的圆形、椭圆形或管状支气管黏液囊肿，典型的表现为邻近肺门区域血管减少的高透亮区（图6–18）。周围高透亮区的产生是由于Kohn肺泡间孔、细支气管和肺泡之间的Lambert孔和细支气管之间通道的侧支通气所形成的“空气捕获”，发育不良的畸形部分也参与其中[11, 65, 66]。

目前，关于支气管闭锁的治疗有很大的争议。某些观点认为，即使是在无症状的患者中，因为增加了感染的风险，处置方法通常选择手术切除[67]。还有观点认为应该采取保守治疗，并进行常规的胸部X线随访，仅对严重或反复感染或保守治疗无效的患者行外科手术。如果需要手术，应首选进行微创胸腔镜手术，并在可能的情况下进行局部切除[63]。

2. 支气管源性囊肿　支气管源性囊肿是胎儿期26～40d气道发育过程中气管支气管树出芽异常引起的发育异常。这种异位或多生芽随后分化成一个盲端，通常充满黏液[68]（图6–19）。这些囊肿是前肠重复囊肿的一种，其包括支气管源性囊肿、肠源性囊肿和神经管原肠囊肿。大约70%的支气管源性囊肿位于纵隔内的隆突下，肺门或右侧气管旁，但也可以在肺实质内，特别是在下叶肺（14%）。当在肺实质内的时候，它们更可能被认为是先天的或后天的黏液囊肿/隔离症，而不是前肠重复囊肿。支气管源性囊肿也偶见于颈部、心包或腹腔内[61, 69–71]。这些囊肿可能包含有液体、气体或两者均有。大多数支气管源性囊肿是偶然发现的。如果病变对邻近的食管和气道造成占位效应，患儿通常表现出胸痛，吞咽困难和呼吸窘迫的症状。纵隔支气管囊肿通常不与支气管树相通，但肺内支气管囊肿往往与支气管相通，这可能是易反复感染的原因。合并感染的支气管囊肿多见于年龄较大的儿童[11, 72]。

支气管源性囊肿的典型X线表现为位于中纵隔

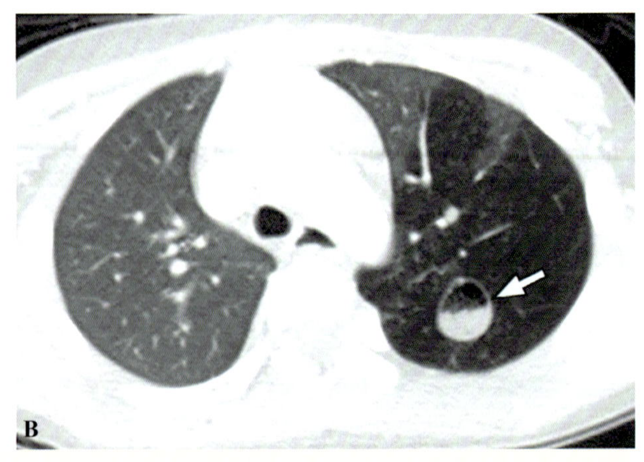

▲ **图6–18　男，7岁，支气管闭锁，表现为反复肺炎**

A. X线片显示左上叶的模糊不透明影（箭）；B. 抗生素治疗后，CT轴位肺窗图像显示左上叶圆形病灶（箭）伴气–液平面，周围透亮度增高

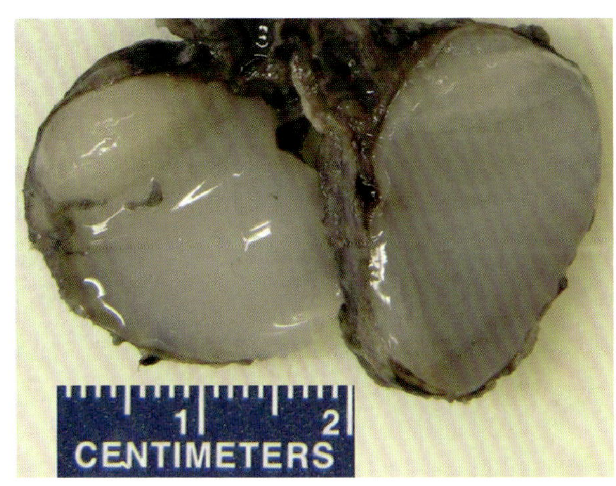

▲ 图 6-19　**男，12 岁，支气管源性囊肿**

切面显示苍白黏液堆积；显微镜检查（未显示）证实存在呼吸道黏膜，偶见壁软骨板

内的圆形或椭圆形、边界清晰、无钙化的肿块。如果充满空气它可以是透亮的，或可以见气 - 液平面[61, 70, 71]（图 6–20）。在超声上呈低回声，提示内部含有液体。在 CT 上，支气管囊肿通常表现为界限清楚的液体密度病变，但由于可能含有黏液物质产生的蛋白质碎片或先前有出血，其密度可能高于水密度（图 6–21）[60]。在 MRI 上，支气管囊肿在 T_2 加权图像上表现为高信号，而 T_1 加权图像信号随囊肿内容物的不同而变化[73]。通常情况下，造影剂注射后在 CT 或 MR 图像上可能会出现轻微的囊壁、强化，但不会出现囊内容物强化[55]。偶尔还可见到囊内的分隔[55, 71]。存在气 - 液平面、囊壁增厚及周围炎症改变提示存在支气管源性囊肿感染[71, 74]。

目前对支气管囊肿的适当处理是完全或部分手术切除，尤其是反复感染的小儿患者。经皮或经支气管穿刺针抽吸术虽然不是治的方法，但可以减少肿块的占位效应，并可能有助于在随后的切除手术中减少切口的大小[11, 61, 75]。

3. 先天性肺气道畸形（CPAM）　CPAM 是最常见的先天性肺部畸形，发生率为 1 ∶（25 000～35 000）活产，占胎儿胸肺病变的 30%～47%[51, 57, 76, 77]。CPAM 也被称为先天性囊性腺瘤样畸形（CCAM），是包含先天性囊性和非囊性肺肿块的一组病变，其特征是远端气道样结构增生和正常肺泡形成受抑制，导致大体病理呈囊性表现[78, 79]（图 6–22）。它们通常发生于单侧并且局限于单个肺叶（95%），偶尔累及双侧[80]。在大多数 CPAM 中，血液供应来自肺动脉，静脉回流进入肺静脉。病变可以与邻近的气道相通，但是这种沟通是不正常的[59, 61]。

受累的儿童患者通常在新生儿期至 2 岁之间出现呼吸困难或合并感染，还可由产前影像学检查发现。鉴于 CPAM 样改变与支气管闭锁密切相关，推测的宫内气道阻塞的病因已逐渐被广泛接受[53, 64, 81]。CPAM 的闭锁支气管与近端气管支气管树相连续，CPAM 没有体循环动脉血供；然而，CPAM 样肺实质改变可在肺隔离症（PS）中看到，其与 CPAM 的区别在于 PS 有体循环动脉血供的存在。"混合病变"将在本章的"肺隔离症"一节中进一步讨论。

最近由 Stocker 提出的 CPAM 分类法由五种类型组成[78]，这是对他原来的 CCAM 分类的扩展，

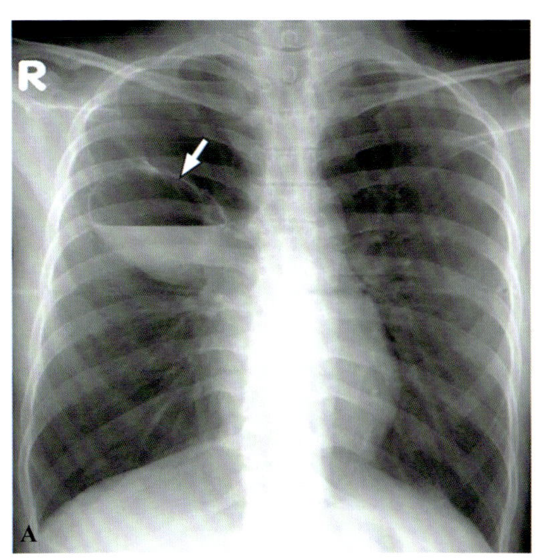

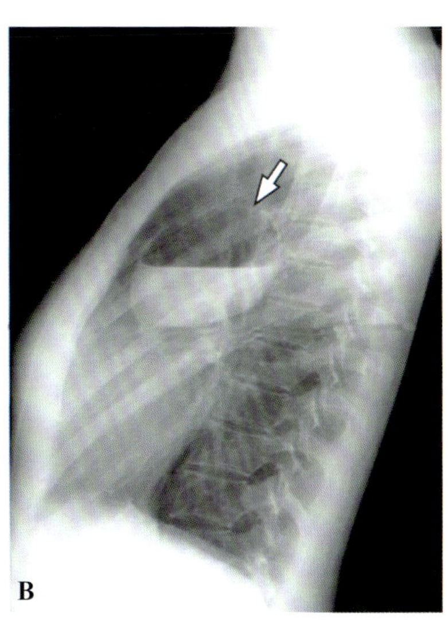

◀ 图 6-20　**男，8 岁，患支气管源性囊肿，表现为持续的咳嗽和胸痛**

正位（A）和侧位（B）胸部 X 线片可见右肺上叶椭圆形、界限清楚、壁薄的病变（箭），并伴有气 - 液平面

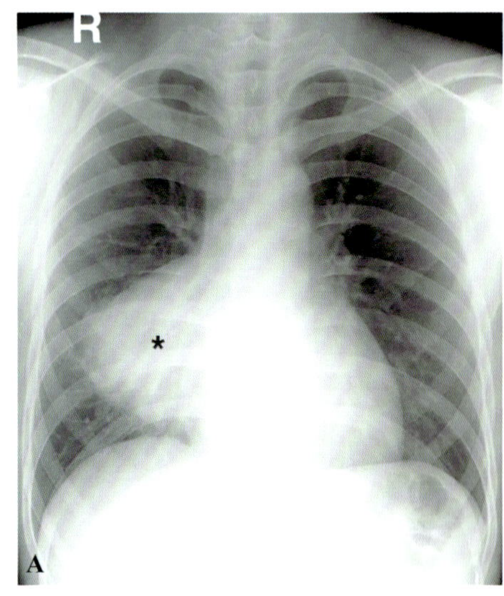

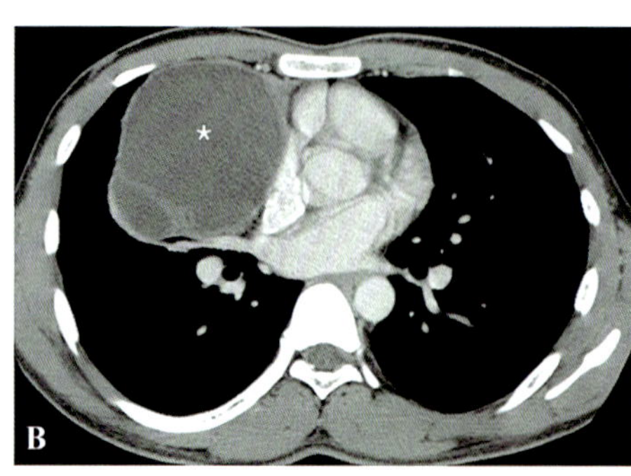

◀ 图 6-21 **男，9 岁，患支气管源性囊肿，表现为胸痛和呼吸短促**

A. 正位胸部 X 线片显示邻近右心缘可见一个大的圆形软组织肿块影（星号）；B. CT 轴位增强图像显示一个大的、圆形的、界限清楚的、充满液体、壁菲薄的肿块（星号），被证实是一个支气管源性囊肿

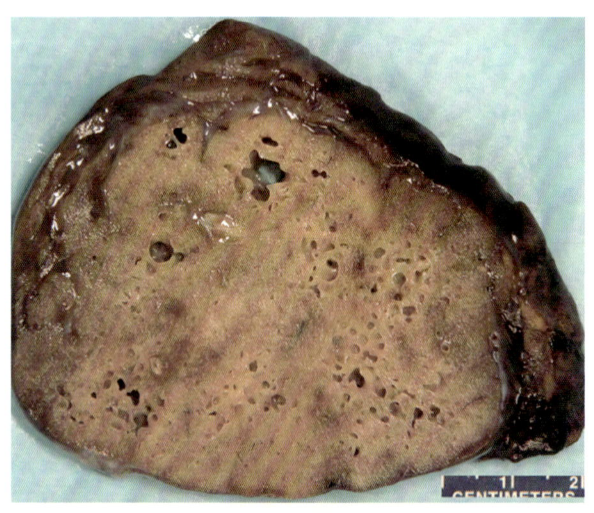

▲ 图 6-22 **女，1 月龄，先天性肺气道畸形，切除的左上叶肺，其临床表现为呼吸困难**

切面可见大小不等的“囊肿”，这实际是异常气道样管状结构

主要是基于囊肿的大小和其与不同节段支气管树与气腔的组织学相似性来分类的。CPAM 0 型的特征是气管或支气管腺泡不发育或发育不良，累及所有肺叶，因此很难存活。1 型 CPAM 的特点是单个或多个囊肿（＞ 2cm），类似于支气管或细支气管。2 型 CPAM 的特征是单个或多个囊肿（≤ 2cm），类似于细支气管。3 型 CPAM 主要为实体性“腺瘤样”组织，囊肿小(＜ 0.5cm），类似细支气管和肺泡管。4 型 CPAM 的特点是大的充满气体的囊肿与远端腺泡相似 [11, 55, 78, 82]。0 型 CPAM（腺泡发育不良）在组织学和生物学上与其他类型有很大的区别。在实践中，1～4 型 CPAM 可能很难从大体病理和组织学上相互区别开来。

CPAM 1～4 型的影像学特征取决于囊肿的成分、大小和囊肿数量，囊肿实际上是由畸形的薄壁气道样管状结构所组成。胸部 X 线片典型表现通常为不同大小的多个充满空气的薄壁囊肿。出生时，这些囊肿是充满液体的，但当随后囊肿充气后，可能会出现气 - 液平面 [33, 75]。一些病变在 X 线片上并不明显，CT 或 MRI 可以更准确地识别和显示肺部畸形。也可看到病变的实性成分。0 型 CPAM 很难存活，通常未获得影像。1 型 CPAM 表现为 1 或 2 个主要的＞ 2cm 的囊肿，在其中有一些较小的囊肿。2 型 CPAM 常表现为多囊性肿块，囊肿直径不超过 2cm。3 型 CPAM 在影像学上表现为实性，因为其囊肿很微小只有通过组织学检查才能确诊（图 6–23）。4 型 CPAM 常表现为巨大囊肿伴肺叶膨胀，有时伴有气胸，引起占位效应和纵隔移位。以囊性成分为主的胸膜肺母细胞瘤（PPB）表现类似于 CPAM 的 1 型和 4 型 [83, 84]。儿童 CPAM 感染后，可以见到充满液体、含气液平的囊肿及增厚囊壁的强化 [4, 11, 55]（图 6–24）。

在存在感染的 CPAM 中，超声引导下穿刺引流可减轻肿块占位效应，或加强抗感染治疗的疗效，将外科切除手术延迟至肺炎消退后 [4]。肺叶切除术或肺段切除术是目前治疗有症状的 CPAM 患者的一种选择 [75, 85, 86]。对于无症状的婴儿和儿童，何时

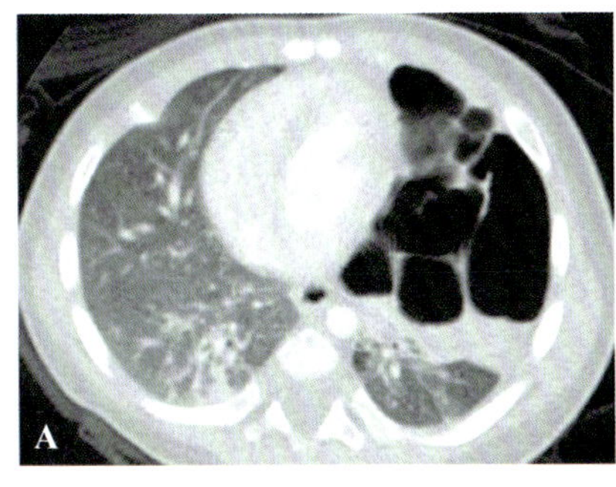

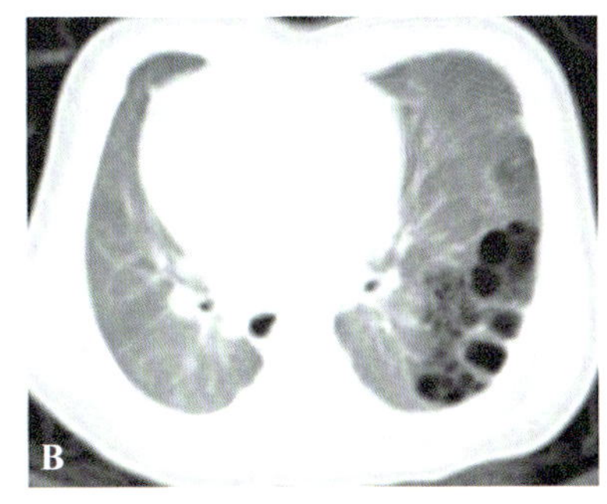

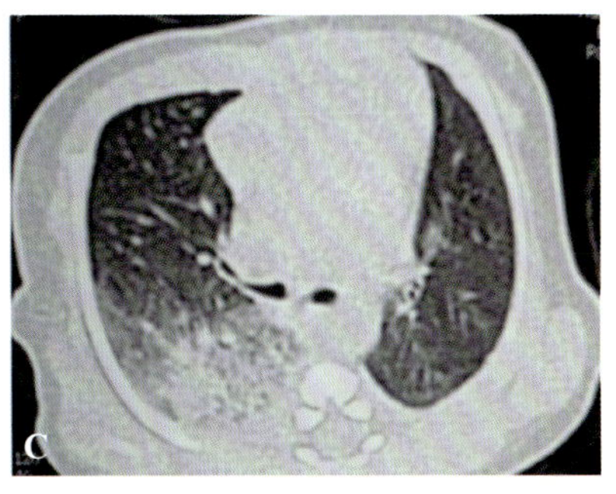

▲ 图 6-23　不同类型先天性肺气道畸形病变在 CT 上的表现

A. 轴位 CT 肺窗显示左下叶多发、大的（＞ 2cm）囊性病变，与 1 型 CPAM 相符合；B. 轴位 CT 肺窗显示左下肺叶后基段多发小的（≤ 2cm）、充气的囊性病变，与 2 型 CPAM 相符合；C. 轴位 CT 肺窗显示右下肺不透亮区，其中局部呈微小囊性改变，在随后的持续随访检查中该表现一直存在，后来被证明是 3 型 CPAM

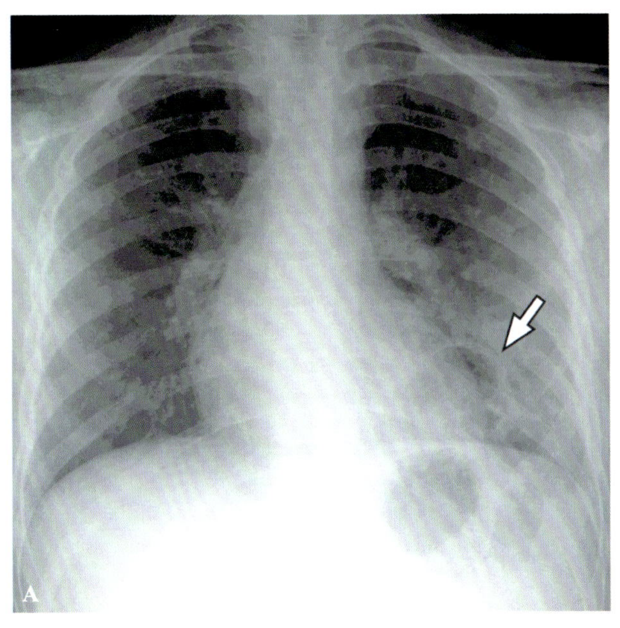

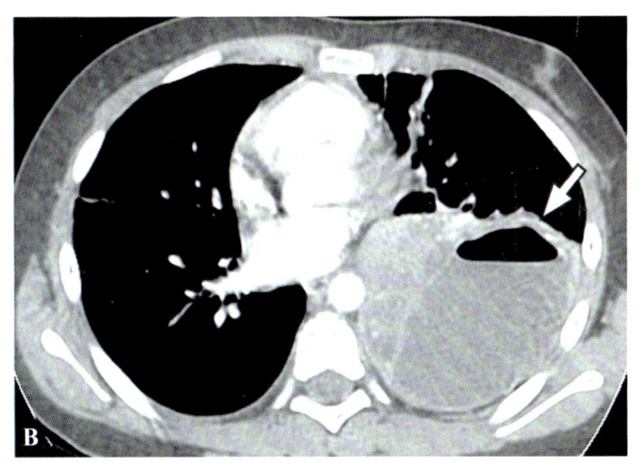

▲ 图 6-24　男，8 岁，患 1 型先天性肺气道畸形合并感染，表现为咳嗽多痰，高热，反复肺部感染

A. 正位胸部 X 线片显示左肺下叶囊性结构（箭），邻近的肺实质呈模糊的不透光改变；B. 与胸部 X 线片（A）间隔数天的轴位增强 CT 显示左肺下叶一个巨大的囊性病变（箭），内有气 – 液平面、囊壁厚，其内可见分隔

进行手术尚未达成共识[4]。行切除术的重要指征包括反复感染、存在并发症，以及难以鉴别的 CPAM 和 PPB[84]。由于 PPB 通常是家族性的，已知与 *DICER1* 基因突变相关，家族史和（或）基因检测可能有助于制定手术决策。

4. 先天性肺叶气肿（CLE）　CLE，也称为先天性肺叶过度膨胀（CLO）或婴儿肺叶气肿，是由肺泡过度扩张引起的一种进行性肺叶异常过度膨胀[14, 61, 87, 88]（图 6–25）。它可能与内在和（或）外在的支气管阻塞，或与支气管壁解剖和结构的固有缺陷相关[14, 61, 87, 88]。CLE 新生儿的发病率是 1 ：（20 000～30 000）。

CLE 根据肺泡数目分为两种不同的组织学类型：少肺泡型和多肺泡型。少肺泡型的肺泡数小于应有的肺泡数目，且肺泡明显扩张，而多肺泡型的肺泡数目较应有肺泡数目多 3～5 倍。多肺泡型 CLE，肺叶的过度膨胀是由于正常充气的气腔数目增加造成的[90]。少肺泡型 CLE 的小儿患者通常在

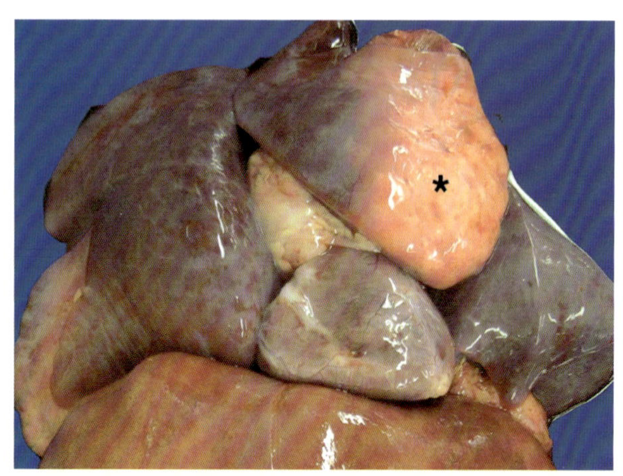

▲ **图 6-25　男，12 月龄，多发先天性畸形，尸检发现先天性肺叶气肿**

受累的左上叶苍白、过度膨胀（星号）

出生后的 6 个月内出现呼吸窘迫，这是由于受累的过度充气的肺叶对邻近肺组织和纵隔组织的占位效应和推挤所引起 [14, 61, 72]。

CLE 的胸部 X 线片最初表现为胎肺液体潴留所致肺部不透亮区。当液体被吸收并被空气取代时，肺叶的过度膨胀会对邻近的肺和纵隔组织产生占位效应（图 6-26）。在 CT 上，可见过度膨胀的肺段内肺血管稀少，邻近结构和纵隔移位 [14, 61, 72]（图 6-27）。左上叶是最常受累的（42%），其次是右中叶（35%）和右上叶（21%）[51, 56, 76, 80, 91]。CLE 很少出现双肺或多部位病灶 [92]。对 CLE 的影像学特征有一个清晰的认识是非常重要的，因为它可能会与气胸、先天性或后天性肺囊肿相混淆。

CLE 的治疗方法取决于患儿的临床表现。无症状的儿童或只有轻微症状的患儿可以在持续的随访下进行非手术治疗，一些研究显示其病变会逐渐减小。对于有症状的患儿，开胸或胸腔镜下肺叶切除术是目前的治疗方法 [86, 88, 93, 94]。

5. 肺隔离症（包括“混合病变”）　肺隔离症（PS）的特点是无功能的肺实质，其与气管支气管树不连通，从体循环获得血液供应。肺隔离症被认为是由于原始前肠的异常发育引起，常与支气管闭锁有关 [52]。解剖学上，可分为叶内型（75%）和叶外型（25%）肺隔离症 [33, 56, 59, 61, 95]。

叶内型 PS 位于脏层胸膜内，与相邻肺紧密相连，通常发生在肺下叶后基底段。供血动脉来源于腹主动脉或胸主动脉，引流静脉通常通过同侧下肺静脉进入左心房（图 6-28 和图 6-29）。叶内型肺隔离症通过 Kohn 孔与邻近肺组织连通，可致感染；由于支气管引流不畅使治疗不彻底或恢复缓慢 [33, 56, 59, 61, 95]。临床上，叶内型肺隔离症在青少年和成人中，通常表现为反复发作的肺炎 [75]。

叶外型 PS 在婴儿中最常见。它被自己的胸膜包围，通常位于左肺下叶附近。供血动脉是来源于胸主动脉或腹主动脉，引流静脉通常是通过体循环

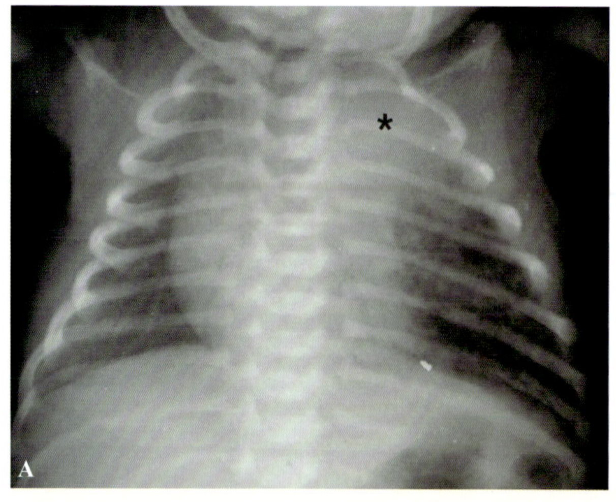

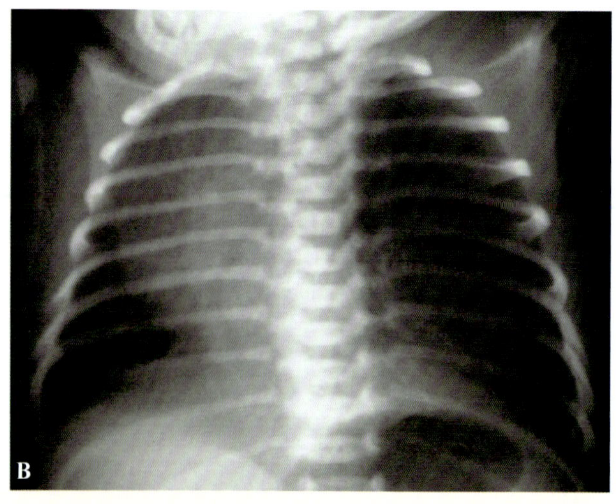

▲ **图 6-26　新生儿，无发热，患先天性肺叶气肿，呼吸急促**

A. 正位胸部 X 线片显示左上叶无特异性的不透光区（星号）；B. 5 天后复查的胸部正位 X 线片显示不透光区被过度透光区替代，心影 - 纵隔向右侧移位

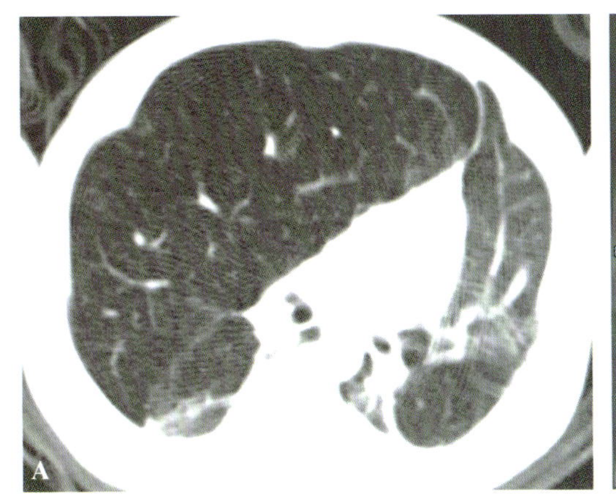
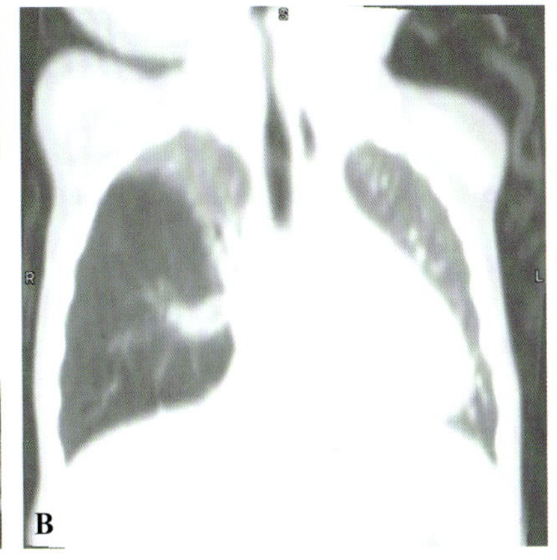

◀ **图 6-27　新生儿，先天性肺叶肺气肿，表现为呼吸窘迫**

A. 轴位 CT 肺窗显示右肺中叶过度充气，纵隔向左移位，过度通气的肺部肺血管稀少；B. 另一新生儿的冠状位重建胸部 CT 显示右肺中叶明显过度充气，伴肺血管稀少

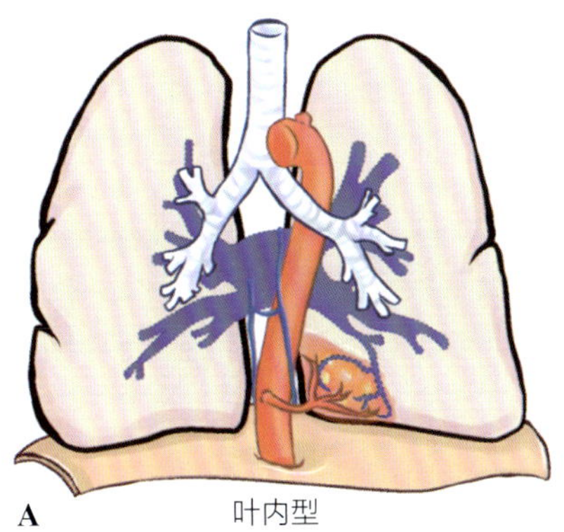

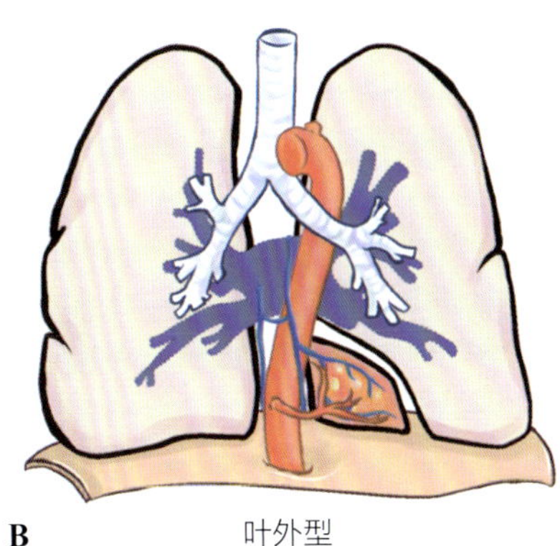

◀ **图 6-28　两种肺隔离症的图示**

A. 叶内型肺隔离症，主要局限于下叶，与邻近的肺叶紧密相连，通常有来源于肺静脉的静脉引流，没有单独的胸膜覆盖；B. 叶外型肺隔离症，由独立的胸膜覆盖的副叶，并有回流至体循环静脉的异常静脉引流系统

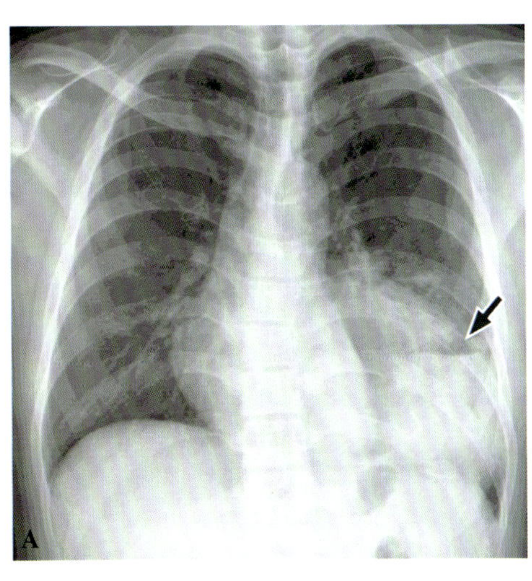
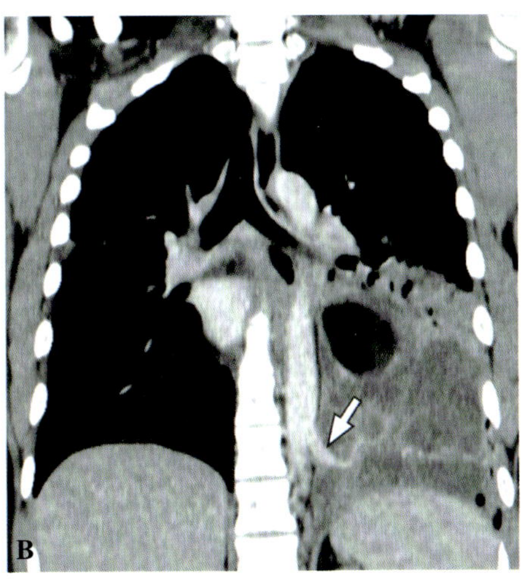

◀ **图 6-29　女，5 岁，叶内型肺隔离症，表现为发热伴咳嗽多痰**

A. 正位胸部 X 线片显示左下叶不透亮区（箭），伴气-液平面；B. 冠状位重建 CT 表现为混杂的囊实性病变；其异常动脉血供（箭）来源于胸主动脉

静脉（图 6-28，图 6-30，图 6-31）。隔离的肺叶可能导致大量的动静脉分流，导致高输出性心力衰竭[33]。77.4% 的病灶位于膈肌和肺下叶之间，而 9.7% 位于膈下[33, 96, 97]。叶外型肺隔离症通常与其他先天性畸形有关，包括先天性膈缺损、胸壁和椎体畸形、后肠重复畸形和先天性心脏病[33, 72]。叶外型肺隔离症通常在婴儿早期就表现为慢性咳嗽和呼吸窘迫[75]。

大多数叶内型和叶外型肺隔离症表现出与典型的 CPAM 的相同的实质发育不良。“混合病变”一词已被用于描述这种现象，这被认为是由在 CPAM 和 PS 中常见的支气管闭锁所引起的[33, 54, 97–99]

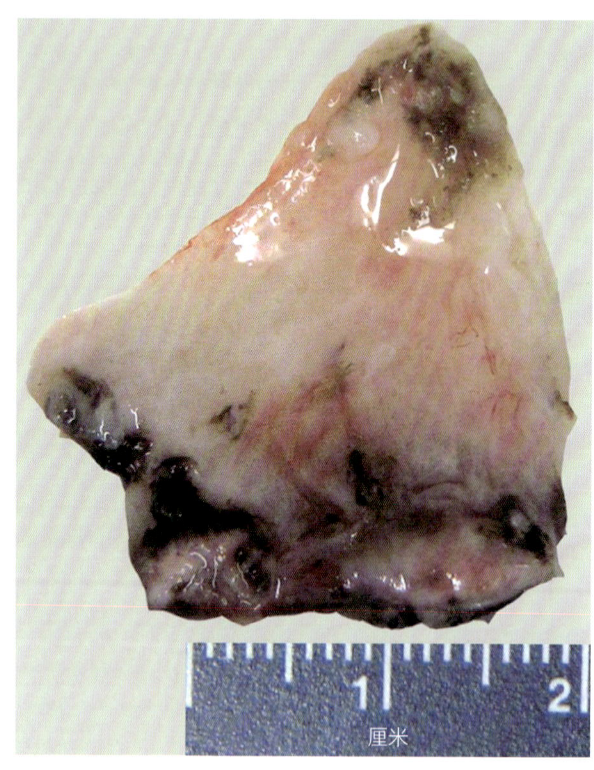

▲ 图 6-30 **男，11 月龄，叶外型肺隔离症病灶**

切除的肺部病灶有其自身光滑的胸膜包裹；“肺门”处可见到大面积苍白的黏液积聚，从而导致临床诊断为支气管囊肿，但是病理检查显示周围肺组织呈现类似 CPAM 样改变，证实了叶外型肺隔离症的诊断

（图 6-32）。通常情况下，与真正的 CPAM 相比，这种具有类似于 CPAM 肺实质发育不全的 PS 具有更好的预后，真正的 CPAM 缺乏体循环供血血管[100, 101]。

根据类型不同，肺隔离症的影像学表现多样，还可出现其他先天畸形，如先天性肺气道畸形（CPAM）样发育不良（混杂病变），以及合并感染的影像学表现。胸部 X 线片通常表现为软组织密度，尤其是在肺底。囊性区域，不论其内含有气体还是伴气液平的液体，均可见（图 6-29，图 6-32）。超声上，PS 通常表现为均匀的圆形、椭圆形或三角形的肿块回声，最常见于肺底，邻近膈。它有体循环供血血管，在超声多普勒上可以更好地显示[57, 100, 101]。多排螺旋 CT 三维重建显示不均匀强化的实性肺实质肿块，或复杂的囊性病变，有时其内伴气 – 液平面，病变通常位于肺下叶，虽然也有报道病变位于膈下与腹部。CT 能准确地显示出其来源于胸主动脉或是腹主动脉的异常动脉血供，以及其静脉引流。也可用 CT 来评估伴发的先天性病变[14, 54, 61]（图 6-29，图 6-31 和图 6-32）。MRI 可以确定病灶的成分，如实体、囊性、出血性或含黏液成分。尽管在混合病变中可以看到大小不同的囊

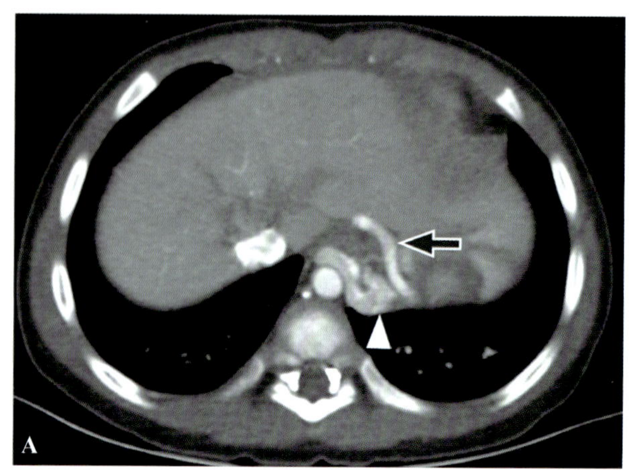

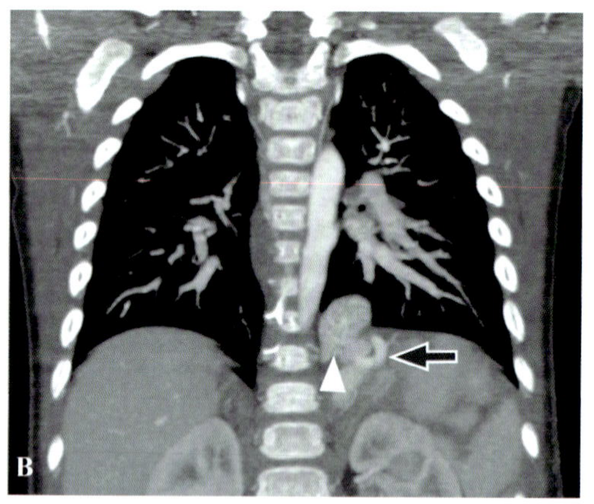

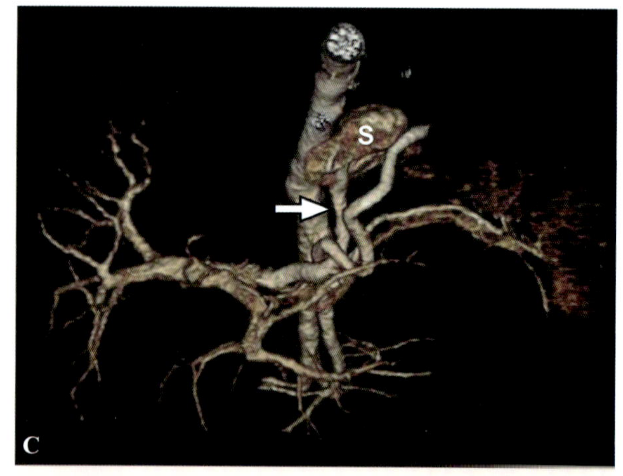

▲ 图 6-31 **新生儿，叶外型肺隔离症**

经静脉注入造影剂后的轴位 CT（A）和冠状位 CT 图像（B）显示一个边界清楚的强化病灶（白箭头），位于左侧膈肌上方的左下叶内侧基底段，其内可见明显的动脉供血（黑箭）；三维重建 CT（C）显示此叶外型肺隔离症的供血动脉（箭）起源于腹主动脉的分支

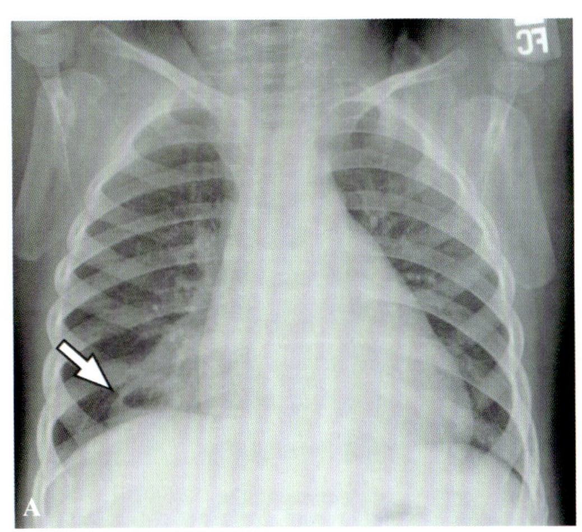

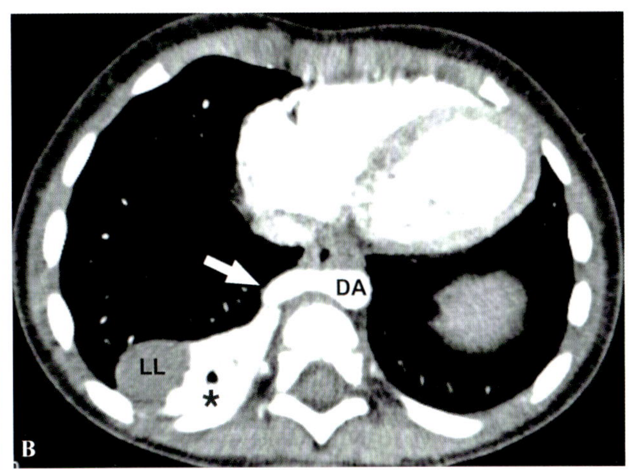

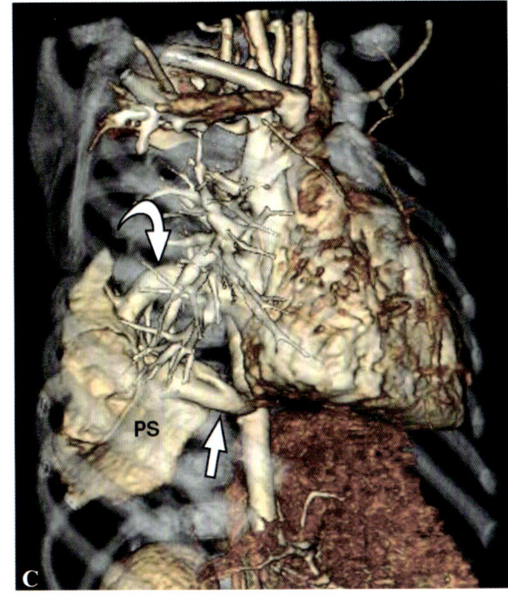

▲ 图 6-32　女，22 月龄，产前被诊断出局灶性肺损害，患有混合性先天性肺损害，其包含肺隔离症与支气管囊肿

A. 胸部正位 X 线片显示右肺下叶近膈肌处透亮与不透亮的局部病变（箭）；B. 轴位胸部增强 CT 显示局部病灶明显强化（星号），异常的供血动脉（箭）起源于降主动脉（DA），与该局灶强化病灶相邻部位可见一椭圆形的低密度病灶，后经病理证实为支气管囊肿；C. 三维容积重建 CT 显示肺隔离症（PS）病灶，其有来源于降主动脉的异常供血动脉（直箭），异常的静脉引流至右下肺静脉（弯箭）

性病变，但 PS 表现为肺下叶的高 T_2 信号影[57, 77, 80]。影像学上需与 PS 相鉴别的三个主要诊断是 CPAM、先天性肺气肿（CLE）及膈疝。

目前对 PS 的治疗是手术切除，特别是对于那些反复感染的患者。由于存在一个主要的供血动脉为病灶供血，某些 PS 患儿已采用栓塞供血动脉的方法进行治疗，据报道成功率很高[11, 55, 102, 103]。

（二）感染性疾病

肺炎或下呼吸道感染是儿童疾病发病率与死亡率的最常见原因。全世界每年 5 岁以下儿童患肺炎的病例超过 1.56 亿例[104]，约有 1/3 的儿童在出生后第一年内患肺炎[105]。发达国家儿童下呼吸道感染的死亡率较低，但在发展中国家却是主要的死亡原因[106]。在幼儿中，肺部感染可能很严重，其占 5 岁以下所有儿童死亡的 1/5。肺部感染引起的儿童死亡，70% 发生在非洲和东南亚[107]。

通常明确儿童肺炎的基础病因是困难的，但患儿年龄有助于明确病因。由于母亲抗体的保护，新生儿病毒性肺炎罕见。B 族链球菌和革兰阴性肠杆菌是引起新生儿（出生至 20 天）肺炎最常见原因，是分娩过程中垂直传播获得。肺炎链球菌是引起 3 周～3 月龄的患儿感染的最常见的病原体，但是在 4 月龄以上及学龄前期患儿，病毒感染是社区获得性肺炎最常见的病原体。对于学龄期儿童，肺炎链球菌的感染增加，但病毒感染仍是最常见的原因[108, 109]。学龄前期、学龄期及青少年在每年任何时候均可患细菌性肺炎[110]（见表 6-3）。其他引起肺炎的病原体包括支原体、分枝杆菌、真菌、原

表 6-3 儿科人群社区获得性肺炎的常见病因

出生—3 周	3 周—3 月龄	4 月龄—5 岁	5—15 岁
大肠埃希菌 B 族链球菌 单增李斯特菌	呼吸道病毒 沙眼衣原体 百日咳杆菌 肺炎链球菌	呼吸道病毒 肺炎衣原体 肺炎支原体 金黄色葡萄球菌 肺炎链球菌	呼吸道病毒 肺炎衣原体 肺炎支原体 肺炎链球菌 金黄色葡萄球菌

虫和寄生虫。两种或以上的病原体的混合感染也可发生。

不巧的是，临床症状和体征是没有特异性的，一些儿童可出现非呼吸道症状。在儿童中体格检查也比成人更不可靠。痰培养在儿童中是不可靠的，在婴儿中几乎不可能获得样本[108]。鼻咽与咽拭子培养结果与下呼吸道感染病原菌相关性较差[112]。

1. 病毒感染　病毒是引起儿童下呼吸道感染的常见原因，不同的取样方法、检测技术及不同地域可显著影响每种病毒检测的观测结果[113, 114]。在发达国家，婴幼儿和学龄前期儿童每年平均经历 6～10 次病毒感染，学龄期与青少年每年发病 3～5 次[115]。

外周气道疾病与毛细支气管炎是病毒引起下呼吸道感染常用术语。感染的气溶胶吸入鼻咽部和上呼吸道后，向小气道和肺泡迁移。导致纤毛上皮细胞、杯状细胞、支气管黏液腺炎症坏死，引起支气管和细支气管水肿，通常可累及支气管周围组织与肺小叶间隔。在所有病毒引起的下呼吸道感染疾病中都可见到这些大体的及镜下的病理改变[116, 117]。气道的反应包括气道收缩与黏液分泌增加，可以引起小气道狭窄从而导致周围的肺不张[118]。感染的患儿常表现为咳嗽、鼻炎与喘息，甚至出现需住院治疗的严重呼吸困难。

(1) RNA 病毒

①呼吸道合胞病毒：呼吸道合胞体病毒（RSV）是一种有包膜，不分节段的负链 RNA 病毒，属于副黏液病毒科。是引起婴幼儿下呼吸道感染最常见的病毒[119]。RSV 可引起任何年龄段儿童的感染或复发感染，到 2 岁时，大多数感染 RSV 儿童表现为细支气管炎。感染起始于在鼻咽部病毒的复制，扩散至小细支气管上皮细胞，引起水肿，黏液分泌增加，最终引起上皮细胞的坏死和再生。从而导致小气道阻塞、空气滞留和气道阻力增加。其诊断依据患者的病史与体格检查，患儿常表现为咳嗽、鼻炎与喘息[120]。3 月龄以下儿童，早产儿（妊娠不足 35 周）和未修复的心脏病或慢性肺疾病的患儿，患严重 RSV 感染的风险增加[120, 121]。有更严重疾病的患儿通常表现打鼾、鼻翼扇动和肋间隙凹陷。

②人类偏肺病毒：人类偏肺病毒（hMPV）是最近发现的一个副黏液病毒科家族成员，是一种多形、有包膜的单链 RNA 病毒[122, 123]。早期报道表明在 10% 的儿童中发现 hMPV，大多数儿童在 5 岁前有感染的血清学证据[122, 124]。hMPV 感染患儿的平均年龄（为 12～36 月龄）比 RSV 感染患儿（主要为婴儿，12 月龄以下）大[125]。与 hMPV 感染相关的临床疾病与 RSV 和其他病毒感染的疾病相类似，表现为从轻度的上呼吸道感染至细支气管炎与支气管肺炎[122-124, 126]。有时，hMPV 也可能导致重症疾病，需在重症监护室（ICU）治疗。hMPV 常与其他病原体混合感染已被报道。与其他呼吸道病毒一样，hMPV 可能引起继发性细菌感染[122-124, 126]。

③副流感病毒：人类副流感病毒（HPIV）是有包膜、中等大小的 RNA 病毒。HPIV 分为 4 型。HPIV-1～3 的亚型或基因型是婴幼儿、免疫低下者、慢性疾病者和老年人下呼吸道感染的主要病因。每种亚型在不同的患者中都会引起一些特异的临床疾病。其与各种类型的上呼吸道与下呼吸道疾病相关，包括喉炎、细支气管炎和肺炎。免疫功能减退的患儿易患严重甚至致命的下呼吸道感染[127]。营养不良、居住环境拥挤、维生素 A 缺乏、母乳喂养不足和环境因素等被认为是这些感染的易感因素[127, 128]。

④麻疹：麻疹是一种单链 RNA 包膜病毒，可引起急性疾病，感染患儿特征表现为发热、咳嗽、结膜炎、流涕和红色斑丘疹。其他临床表现为神经系统并发症、中耳炎、喉炎及支气管肺炎（5%～15%）。严重呼吸衰竭或神经系统并发症发

生在年幼（小于5岁）和免疫功能减退的患儿。因疫苗的接种，这些年来这种疾病的发病率已显著减少，但仍可出现暴发流行。虽然可采用血清检测，但由于内科医师在培训期间没有见过麻疹，在非暴发流行的情况下诊断麻疹有一定难度，在鉴别诊断中也不容易想到[129, 130]。

(2) DNA 病毒

①腺病毒：腺病毒感染较少发生，但是是儿童急性呼吸道疾病的重要病因。大多数感染是轻微的，与其他病毒感染不易区别，但一些感染可导致严重的后遗症，甚至危及生命[131, 132]。腺病毒感染可呈地方性或者流行性。其在6月龄—5岁患儿的感染率最高。在人类中已经发现几种血清型，其中1、2、3、5、7和21型常见于下呼吸道感染[132]。既往身体健康与免疫低下的人群中，腺病毒可以感染其他器官而不是呼吸系统[133]。当腺病毒侵及下呼吸道时，可引起坏死性支气管炎、毛细支气管炎和支气管肺炎。其可以出现广泛细支气管闭塞和支气管扩张的后遗症。腺病毒感染占下呼吸道疾病住院患儿的2%～7%[134]。

②巨细胞病毒：巨细胞病毒（CMV）是人类疱疹病毒家族中最大和最复杂的病毒。婴幼儿、儿童是其重要的感染源，可以通过人与人之间的直接或间接的密切接触传播[135]。在免疫健全的个体中，感染的严重程度要低于免疫低下的患者。CMV 肺炎是器官和骨髓移植（BMT）后最常见的肺部并发症之一。大约1/3的感染者随后发展为CMV肺炎，其发病平均时间为移植术后的50～60d[136, 137]（图6–33）。

③水痘带状疱疹病毒：可以引起水痘的水痘带状疱疹病毒也属于疱疹病毒家族。水痘病毒感染是一种极易传染的良性自限性疾病。同样的病毒在复发时也会引起带状疱疹。其感染一般较轻，但免疫功能减退的个体和新生儿发生并发症的风险较高。严重的并发症包括继发性细菌性皮肤和软组织感染、脑炎、凝血功能障碍和肺炎。在发达国家，水

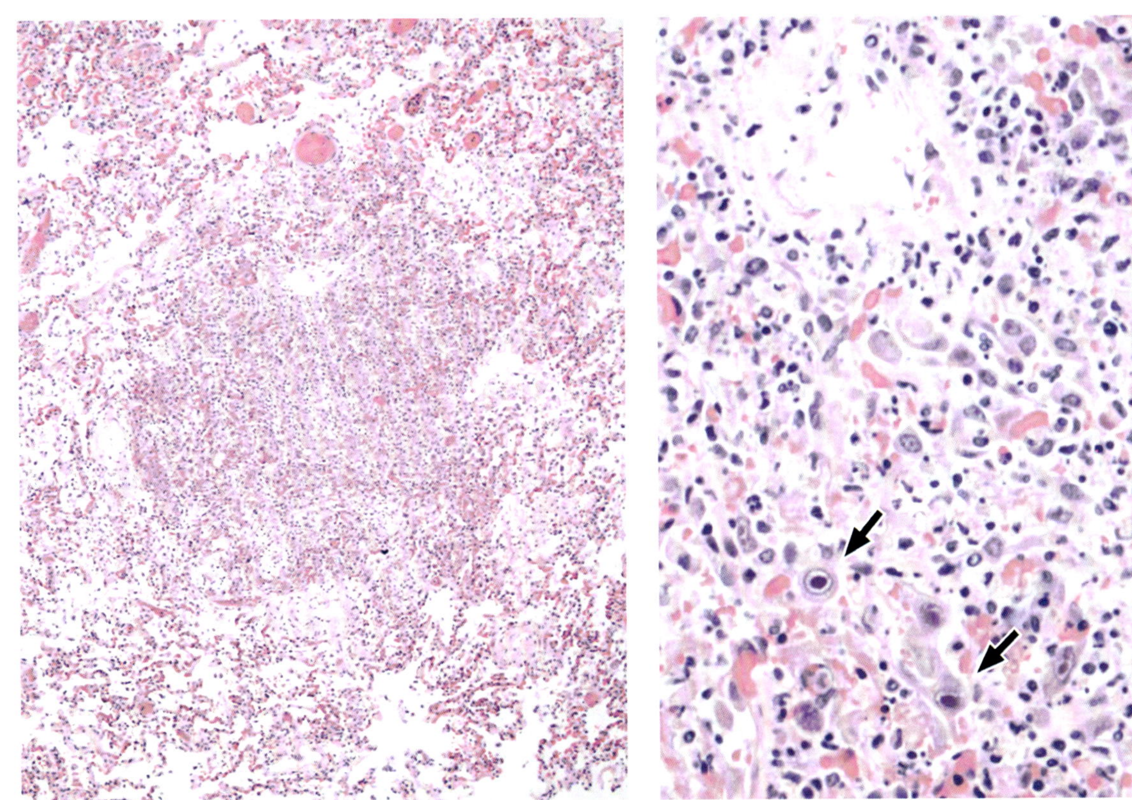

▲ 图 6–33 巨细胞病毒肺炎

巨细胞病毒常通过形成富含纤维蛋白的实性的散在结节来破坏肺泡组织（左图，HE，×200）；具有诊断价值的特征性病毒包涵体（右图，HE，×600）

痘感染住院率相当高，特别是在儿童中[138]。在成人中，累及下呼吸道的水痘感染是一种更为严重的并发症，但免疫功能受损的儿童也有很高的风险，除了出现水疱皮疹外，还会出现咳嗽、发热、呼吸困难和胸痛[139]。

④人类免疫缺陷病毒：人类免疫缺陷病毒（HIV）是一种缓慢复制的反转录病毒，会导致发生获得性免疫缺陷综合征（AIDS）。HIV 能损害或破坏人体免疫系统中的重要细胞，如辅助 T 细胞、巨噬细胞及树突状细胞，使它们无法对抗感染或某些肿瘤。在所报道的 HIV 感染者中儿童约占 2%。大多数儿童通过他们的母亲垂直传播而感染，而且大多数在生命早期发展为 AIDS[140]。儿童 HIV 的其他原因还包括性传播、使用违禁药物和输血，特别是在不发达国家。呼吸系统疾病是这些儿童发病的重要原因，也是 50% 患者死亡的主要原因[141, 142]。CD4 细胞计数不低于 200 的 HIV 感染者易患支气管感染和细菌性肺炎，而 CD4 细胞计数低于 200 的患者则易患机会性感染如耶氏肺孢子虫[143]。HIV/AIDS 患儿对结核分枝杆菌和胞内禽分枝杆菌的易感性也增加[144]。本章分别讨论这些特异性感染。

⑤其他病毒：据报道，其他病毒可引起严重的感染，而导致呼吸衰竭，甚至死亡。2003 年由冠状病毒 A（SARS-CoV）引起的严重急性呼吸综合征（SARS）在 29 个国家暴发，发现 8000 余例病患。SARS 以流感样症状为前驱表现，随后出现咳嗽、呼吸困难，甚至可能出现急性呼吸窘迫[145]。大流行的流感病毒包括起源于亚洲的甲型 H_5N_1[146]（禽流感病毒）及源于猪的流感病毒甲型 H_1N_1，它于 2009 年首次在墨西哥被报道[147]，已经传播到世界许多地方。最近，中东呼吸综合征冠状病毒（MERS-CoV），一种类似于 SARS 的病毒，于 2012 年首次在沙特阿拉伯被发现，已经蔓延至中东及欧洲等地区。

(3) 病毒性肺部感染的影像学表现：胸部 X 线片可能表现正常，尤其是轻度病毒感染。常见病毒性感染最典型的胸部表现为支气管周增厚或呈袖套状、过度充气及亚段肺不张（图 6-34）。双侧支气管周增厚或袖套样表现从肺门起呈放射状分布。由于细支气管壁的水肿和黏液堵塞导致远端气道的狭窄，从而导致气体潴留和肺段过度充气及亚段肺不张[108, 110, 115, 117]。然而，这些表现都是非特异性的，因为它们也可以见于非病毒性的下呼吸道感染，包括细菌性肺炎和反应性小气道疾病，如哮喘[149, 150]。

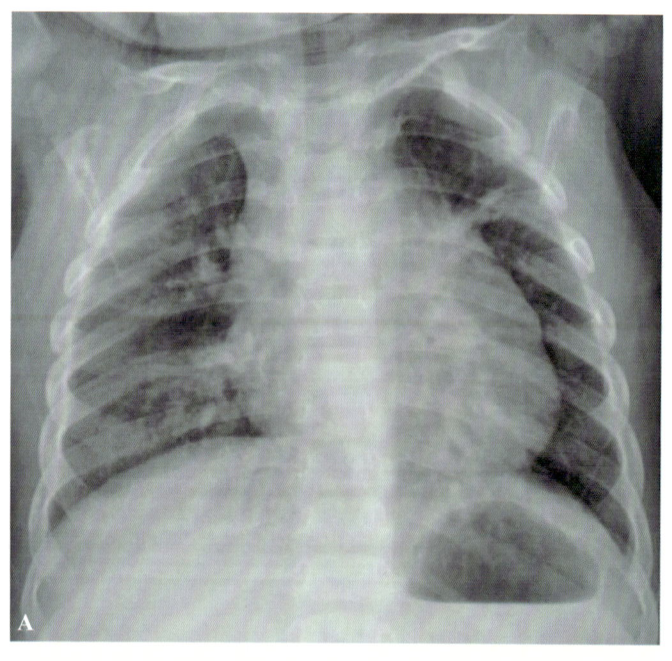

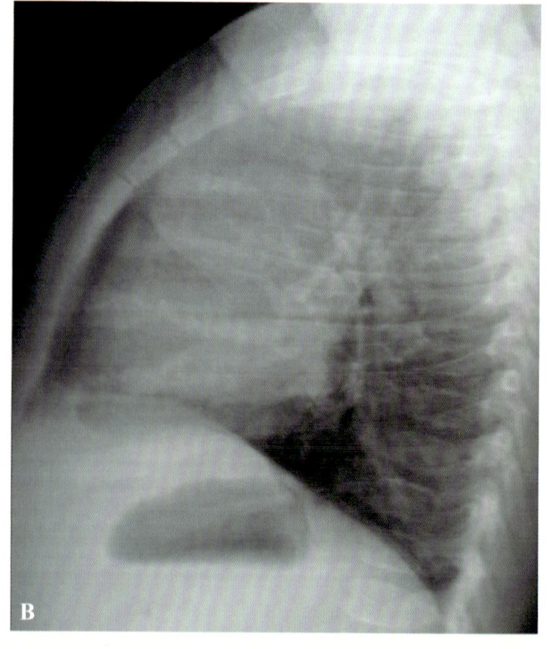

▲ **图 6-34 女，6 月龄，病毒性肺部感染的典型影像学表现，临床表现为咳嗽、流涕和低热**

胸部正位 X 线片（A）和侧位 X 线片（B）示过度通气，支气管周围间质纹理增加，特别是肺门旁及亚段肺不张

其他研究支持这一观点，即病毒感染常与细菌性肺炎的影像学表现类似[111, 117]。在最近的一项研究显示，病毒性肺炎的主要影像学表现为双侧斑片状实变影，间质影明显、弥散性实变影及较少见的大叶性肺实变[151]（图6-35）。这也见于流行性和暴发性病毒感染，包括甲型H_5N_1和甲型H_1N_1流感，其最初的影像学表现为局灶性或弥漫性间质模糊影，但迅速进展为双肺实变[147, 152]。在水痘和巨细胞病毒感染中，磨玻璃影或弥漫性结节影可进展为大片肺实质病变，这种表现可以在肺底和肺门周围见到（图6-36）。5岁女孩水痘肺炎胸部正位X线片呈弥漫性结节模糊影，右上叶和右肺门周围可见斑片状肺实质病变。水痘肺炎病灶多能完全清除，但在急性期后患儿肺部可出现点状钙化灶[153]。在病毒性肺炎的诊治中很少需要行CT检查，但其检查结果能反映基于病毒毒力的潜在的病理过程。CT表现包括小叶间隔增厚、支气管及细支气管增厚、磨玻璃影、小结节和实变影[119]。

肺部疾病在HIV感染的儿童中很常见，肺部影像学表现可以反映慢性肺部疾病的变化[154]。HIV/AIDS儿童对其他病毒、细菌、真菌、原虫和机会性感染的易感性增加，影像学多表现为肺叶或节段性肺实变[140]。据报道，高达90%的HIV/AIDS患者胸部X线片异常，表现为典型的弥漫性双侧间质纹理强化而无胸腔积液。随着病情进展，可能发生肺泡透亮度下降。HRCT可用于评估胸部X线片正常而有症状的患儿的病情[155]。在艾滋病患者中可见到结核分枝杆菌和胞内分枝杆菌感染，其影像学表现与免疫功能正常的感染者类似[142]。本章分别讨论了结核分枝杆菌和非结核分枝杆菌感染的影像学表现，以及HIV/AIDS儿童最常见的机会性肺部感染——耶氏肺孢子虫的影像学表现。

(4) 病毒性肺部感染的治疗：在大多数情况下，对病毒性感染所致毛细支气管炎或下呼吸道感染主要是支持治疗，特别注意补充水分、供氧及清理呼吸道分泌物。通过支持治疗大多数患儿能顺利康复。对于日龄不足60d和症状严重的患儿，住院治疗更好[120]。虽然对于合并细菌感染的患儿证实需立即使用抗生素，但对毛细支气管炎的抗病毒治疗尚未完全确定。关于吸入支气管扩张药、肾上腺素和糖皮质激素的作用已有报道，但它们的使用仍然存在争议[156-159]。对于HIV/AIDS患者，在儿童中相关死亡的发病率一直在下降。疫苗对感染艾滋病病毒的儿童效果较差，但它们仍具有保护作用。将抗反转录病毒药物治疗与预防性使用复方新诺明相结合，可降低HIV相关肺炎的发生率和严重程度，并极大地改善了HIV感染儿童的预后[107, 160, 161]。

2. 细菌感染　细菌性肺炎多为下行感染，细菌通过口咽部到气道，然后到肺泡。通过血行性感染较少见，而直接从胸壁或胸外部位蔓延导致的感染更罕见。细菌激发肺泡炎性渗出，使动脉血管充血、扩张[152, 162]（图6-37）。典型的影像学表现是呈肺叶或节段性分布，其与进行X线片检查时病情进展的程度有关[108, 112, 163]。细菌感染的患儿在

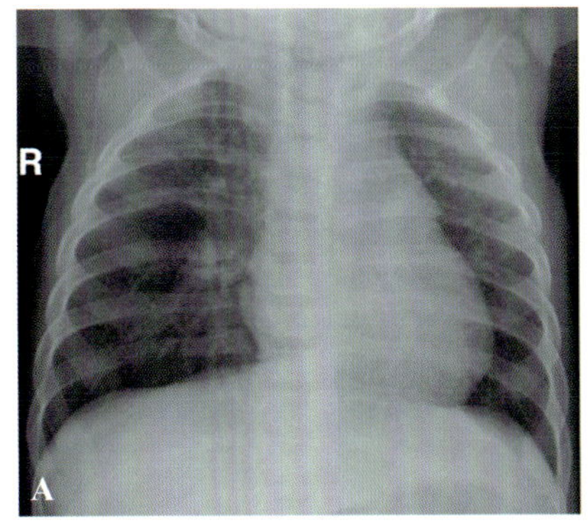

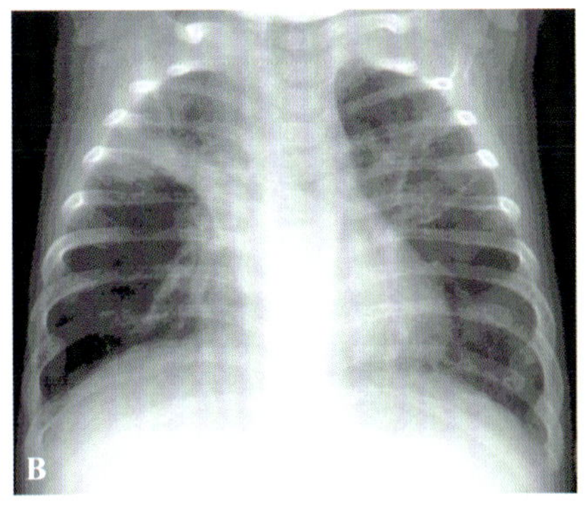

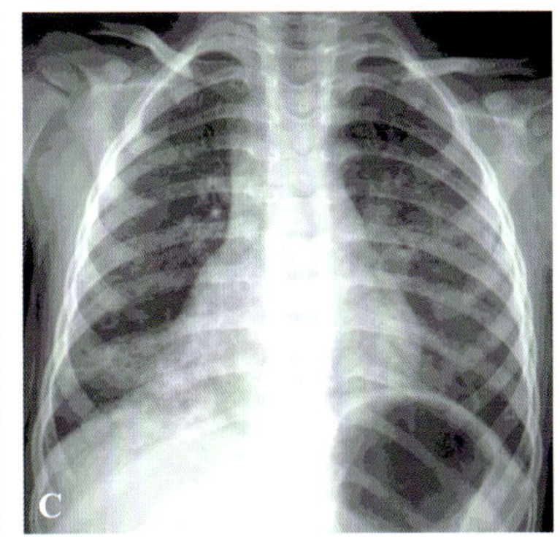

▲ 图6-35　病毒性肺部感染的影像学表现

A. 男，10月龄，呼吸道合胞病毒感染的正位胸部X线片示双肺过度通气而无实变病灶；B. 7月龄女孩麻疹感染胸部正位X线片示过度通气和多发性亚段肺不张；C. 男，2岁，副流感病毒感染的胸部正位X线片示典型的支气管周围增厚，多发性斑片状模糊影，尤其是在双肺下叶和右中叶

胸部 X 线片上极有可能表现为肺实质透亮度减低，但在病毒性和细菌性肺炎中都可见到间质纹理强化[150, 164]。如果感染蔓延至胸膜腔，可伴有胸腔积液。支气管肺炎，是一种典型下行性感染肺炎，其特点是细支气管周围炎症蔓延至邻近的实质，形成斑片状结节和实变（图 6-38）[152]。

肺部对感染的反应模式受年龄的影响，而不是病原微生物。肺叶和肺泡透亮度下降在大龄儿童中更常见，且多是由于细菌感染所致，而肺间质模糊影见于所有年龄组儿童，因此与致病微生物种类无关[149]。葡萄球菌感染通常发生在婴儿早期，嗜血杆菌感染通常在 6—12 月龄，肺炎链球菌感染更常见于 1—3 岁。

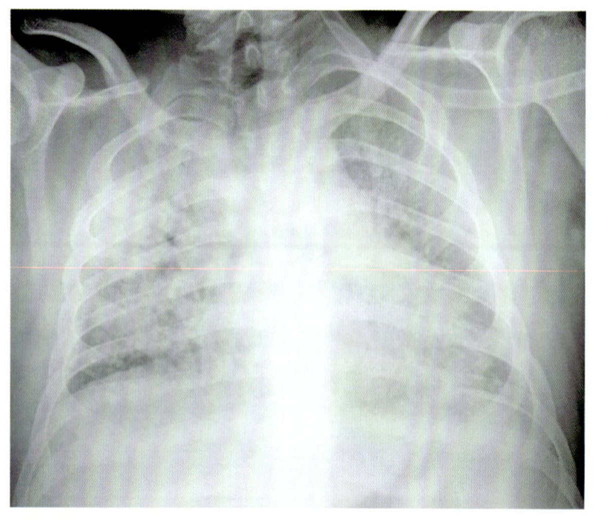

▲ 图 6-36 5 岁女童，水痘肺炎

正位胸部 X 线片显示右上叶和右肺门周围区域有弥漫的结节影及节段性含气斑片影

(1) 肺炎链球菌：细菌性肺炎最常见的原因是肺炎链球菌或称肺炎球菌，它是一种革兰阳性、厌氧性和以多糖荚膜为特征的细胞外病原体[163, 165]。这种免疫原性荚膜是肺炎球菌的主要毒力因子[166]。儿童，特别是 2 岁以下的儿童，对多糖抗原缺乏特异性的免疫应答反应，使他们易受肺炎球菌感染和定植[167, 168]。肺炎球菌肺炎是世界儿童发病率和死亡率的主要原因，每年导致 800 000 例 5 岁以下儿童死亡。除肺炎外，它还可引起脑膜炎和脓毒血症[169]。感染常开始表现为前驱症状，如咳嗽、鼻炎或呕吐，在一至几天内发展，随后出现高热[163]。典型的胸部影像学表现为肺实质透亮度减低形成密度均匀的斑片影，累及部分或整个肺段，有时为整个肺叶（图 6-39）。病变一般不累及气道，气道保持开放，因此不影响肺容积并可见到支气管充气征[163, 166, 170]。这种表现在 85% 的病例中可见到[170]。肺炎相关胸腔积液在肺炎球菌肺炎中很常见。有时在诊断时可

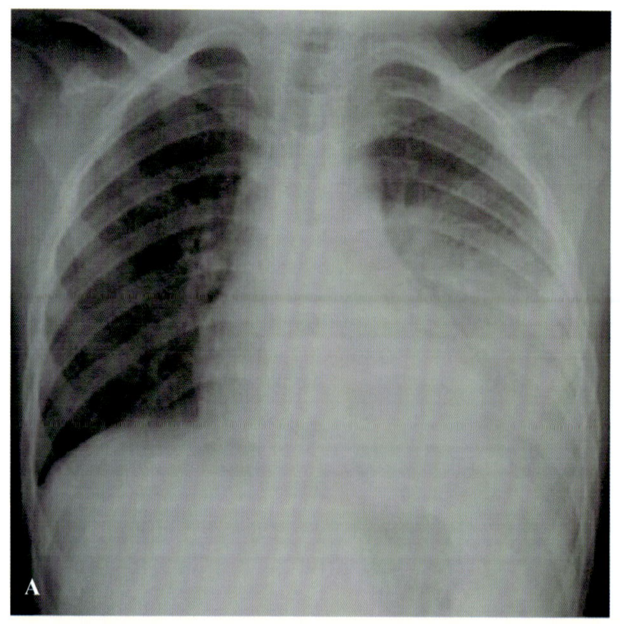

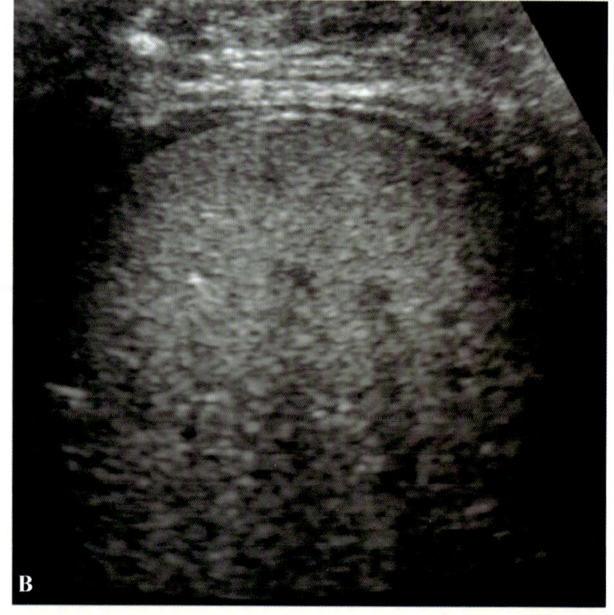

▲ 图 6-37 男，3 岁，大叶性细菌性肺炎

A. 正位胸部 X 线片显示左肺下叶实变影；B. 聚焦超声显示左肺下叶实变的均匀回声与肝脏类似，称“肝脏化”的肺

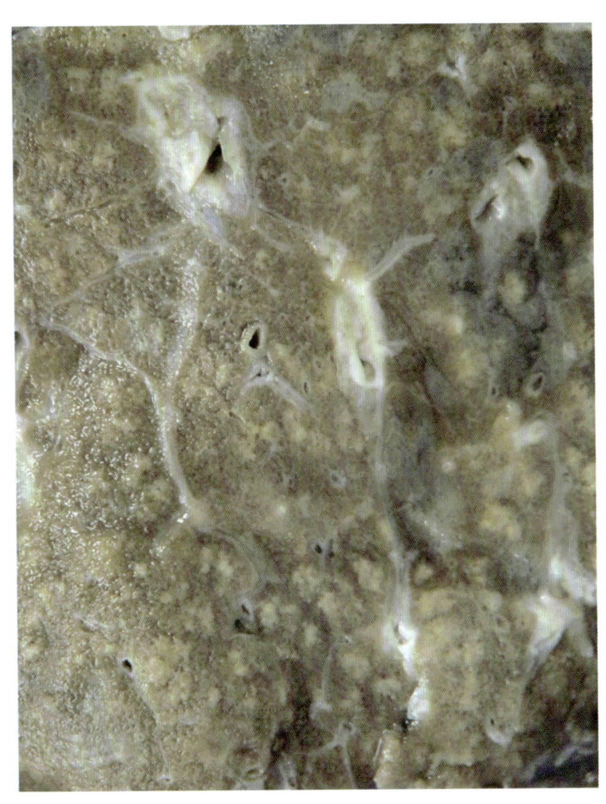

▲ 图 6-38 **肺移植患者，16 岁，死于细菌性支气管肺炎**

苍白的小花状多灶性区域反映了中性粒细胞浸润，突出显示了疾病的解剖结构，即累及终末气道及周围数量不等的肺泡

有不伴局灶性肺实变的肺间质纹理强化[163]。

球形肺炎是儿童社区获得性肺炎的一种影像学表现。肺炎链球菌是最常见的病原体，可见于 90% 的病例，但肺炎克雷伯菌及流感嗜血杆菌也与此相关。在免疫功能受损的患者中，可能是由真菌和分枝杆菌感染所引起。90% 的球形肺炎见于 12 岁以下的患儿，这是由于患儿肺泡小，隔膜紧密排列，以及尚未完全发育的气道网络（Kohn 气孔和朗伯通道）[171, 172]。大龄儿童不易患球形肺炎，是因为他们有更发达的侧支气道和更大的肺泡。当年长儿出现圆形模糊病灶时，必须考虑到非典型微生物、免疫缺陷、基础疾病和其他罕见的病因，如原发性恶性肿瘤[171]。典型的球形肺炎影像表现为一个孤立的、界限清楚的、密度均匀、直径大于 3cm（1～12cm）的球形病变[171, 172]。病变好发于下叶后段，通常位于胸膜、肺门或肺间裂周围（图 6-40）。有时会出现卫星病变，多达 20% 的病例可见到支气管充气征[171, 172]。钙化、空洞、淋巴结肿大或胸腔积液并不常见[171, 172]。

(2) 化脓性链球菌：化脓性链球菌（A 组链球菌）是一种球形革兰阳性菌，可引起广泛的综合征，从局灶性疾病如咽炎到侵袭性疾病，如菌血症、肺炎、坏死性筋膜炎和链球菌中毒性休克综合征[173]。

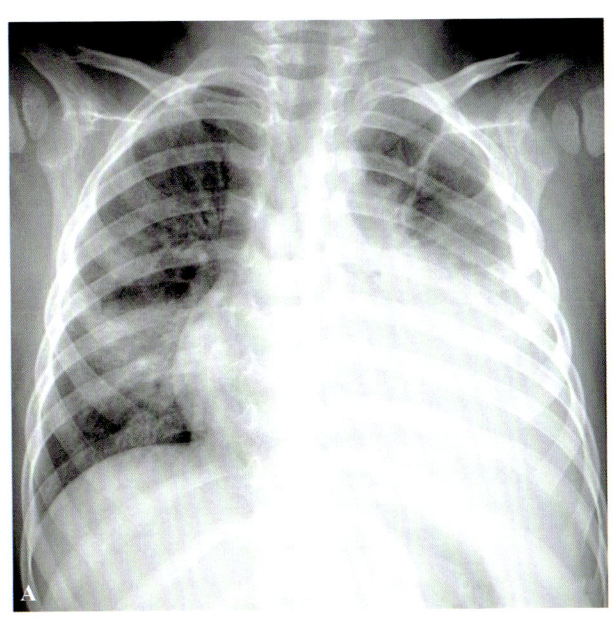

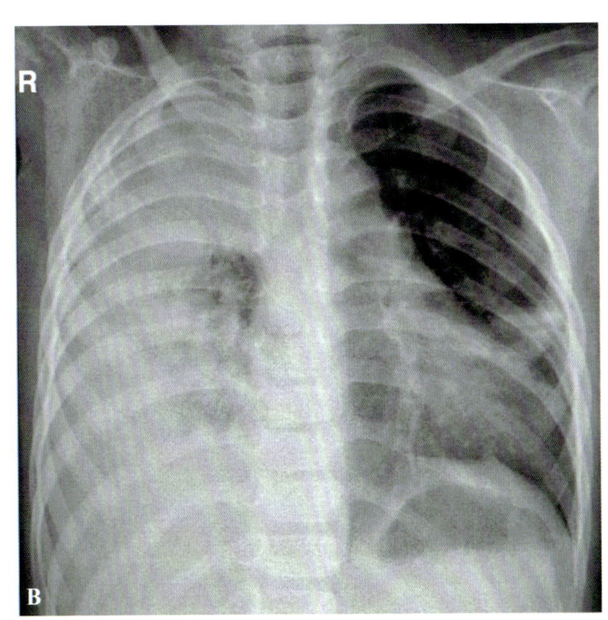

▲ 图 6-39 **2 例肺炎链球菌肺炎**

A. 正位胸部 X 线片示左下叶和舌叶致密实变影及右下叶局部病灶，也可见左侧胸腔积液；B. 正位胸部 X 线片显示右侧胸腔内因实变及渗出病灶而几乎完全不透光；同时可见左中、下肺野斑片状模糊影

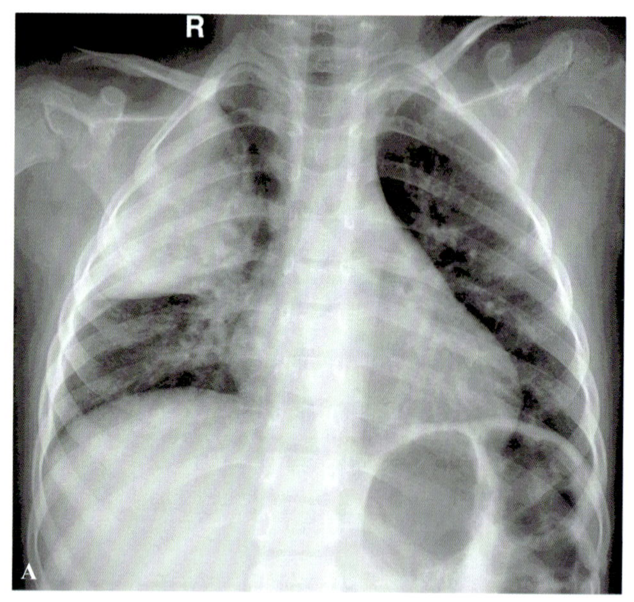

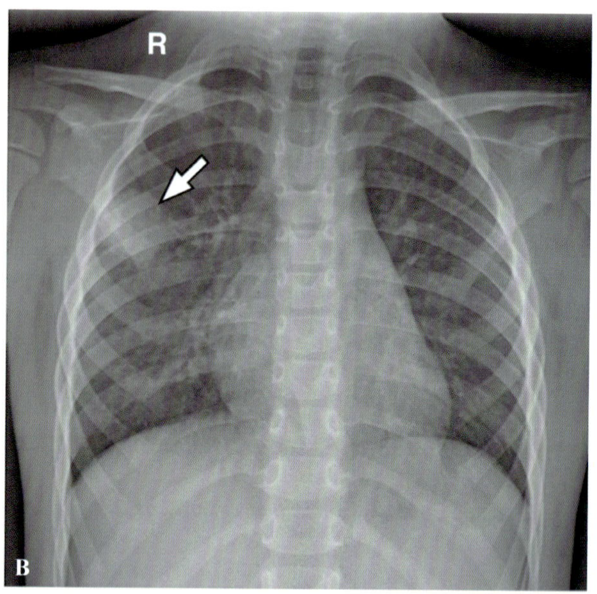

▲ 图 6-40　**两例球形肺炎**

A. 女，4 岁，表现为咳嗽、发热和右侧胸痛，正位胸部 X 线片示右上叶靠近胸膜处致密的球形模糊影；B. 男，5 岁，表现为咳嗽、发热，胸部 X 线片示右肺上叶的圆形模糊影（箭），与球形肺炎表现一致

在新生儿中，B 组链球菌是脓毒症的主要病因，包括肺炎和脑膜炎。如对化脓性链球菌感染（咽喉部感染）治疗不当，其可导致严重的感染后后遗症，如急性风湿热可导致风湿性心脏病。在发展中国家，链球菌感染后后遗症的花费很大，但在发达国家相对较少[174]。

化脓性肺炎的 X 线表现为肺实质斑片影或致密实变影。好发于下肺，累及肺段或肺叶。虽然通常是单侧发病，但也可累及双肺。复杂性肺炎可发展为坏死性肺炎和肺脓肿（图 6-41）。肺炎相关胸腔积液和脓胸在新生儿和儿童中尤其常见。这些新生儿脓胸可能是致命性的[175, 176]。它的影像学表现类似于肺炎链球菌和葡萄球菌肺炎，但很少见到肺大疱。

(3) 金黄色葡萄球菌：金黄色葡萄球菌是革兰阳性、过氧化氢酶阳性球菌。这是一种不常见，但也是一种社区获得性肺炎的病因，主要感染 1 岁以下的婴儿。它可以作为合并感染发生，特别是在免疫功能减退的患者中。金黄色葡萄球菌可通过气管支气管树（原发性疾病）或血源播散直接侵入肺（继发性疾病）。大多数社区获得性（CA）葡萄球菌感染是由耐甲氧西林金黄色葡萄球菌（MRSA）引起的[177]。葡萄球菌肺炎的一种致病方式被认为与金黄色葡萄球菌杀白细胞毒素（Panton-Valentine leukocidin，PVL）有关，它能引起肺泡出血和小叶间隔坏死。这种类型的肺炎可在几天内从流感样疾病迅速进展为严重肺炎，伴有高热、低血压、心动过速、发绀、咯血和白细胞减少症，并具有较高的死亡率（图 6-42）。继发于败血症或血行播散的葡萄球菌肺炎有时被称为脓毒性栓塞。在这些儿科患者中，感染来源于远处组织，通常来源于皮肤、软组织和骨骼[179, 180]。

儿童金黄色葡萄球菌肺炎呈典型的支气管肺炎表现。最初可能呈节段性分布，但可累及整个肺叶。多数是单侧发病，且并发症的发生率较高[181]，尤其是胸腔积液和脓胸，可发生在 90% 以上的儿童中[182, 183]（图 6-43）。肺膨出是晚期并发症，除了破裂可能导致气胸，对预后无意义。在年幼儿童金黄色葡萄球菌也可表现为球形肺炎。当其为通过血行途径感染获得时，其特征表现为双侧多发的肺结节肿块和（或）空洞。

(4) 流感嗜血杆菌：流感嗜血杆菌为革兰阴性、杆状细菌。在婴幼儿中，它引起菌血症、肺炎、蜂窝织炎、会厌炎和脑膜炎。由于广泛接种该类疫苗，儿童嗜血杆菌感染显著减少。

流感嗜血杆菌肺炎影像学表现无特异性。它可以表现为支气管肺炎、实变、网格状改变合并肺实

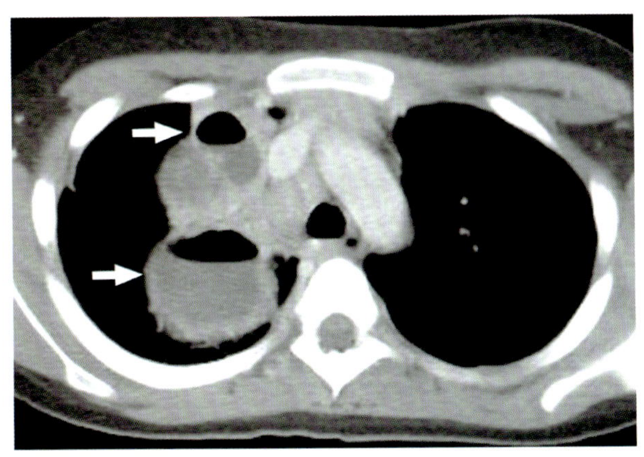

▲ 图 6-41　**男，12 岁，化脓性链球菌脓肿，表现为咳嗽、发热、胸痛**

轴位增强 CT 图像显示右肺上叶含气液平面的囊性低密度肿块（箭），与肺脓肿表现一致

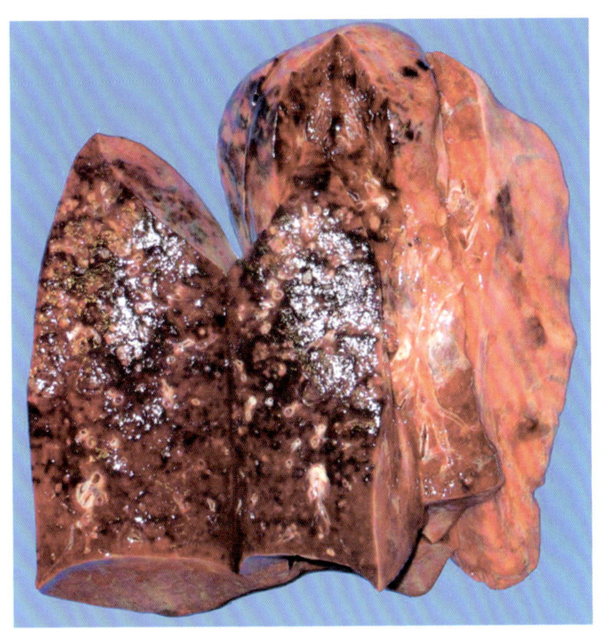

▲ 图 6-42　**男，15 岁，既往健康，感染耐甲氧西林金黄色葡萄球菌所致的葡萄球菌肺炎**

在尸检中，肺部可见广泛的苍白区，即晚期坏死性支气管肺炎；也可见暗褐色出血

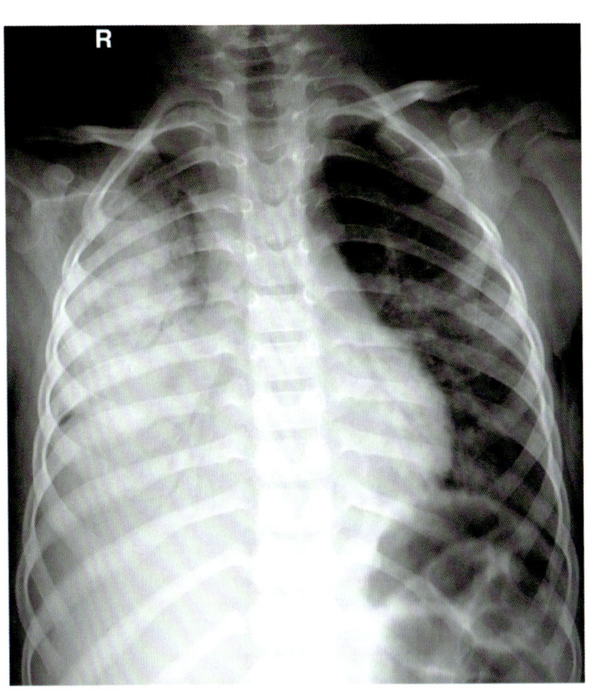

▲ 图 6-43　**男，3 岁，患耐甲氧西林金黄色葡萄球菌肺炎**

正位胸部 X 线片示右肺致密实变影伴支气管充气征

变或不同的组合形式（图 6-44）。节段性或肺叶性模糊斑片影多发生在单侧肺，可合并有胸腔积脓[184]。

(5) 百日咳鲍特菌：百日咳是由革兰阴性、需氧性、荚膜球杆菌的百日咳鲍特菌及其相关病原引起的一种高度传染性的呼吸道细菌感染性疾病。它主要感染婴幼儿的上呼吸道，起初表现为轻度上呼吸道疾病（卡他期），进展为以吸气性痉咳常伴呕吐为特征的咳嗽（阵发性发作期），并在数周后结束（恢复期）[185]。肺炎（百日咳杆菌或继发细菌感染）是其一种常见的并发症。未治疗的患者在咳嗽开始后 3 周或更长时间内可能具有传染性。免疫接种可以预防百日咳的传播。

典型的影像学表现包括肺门条片状间质纹理强化，常伴有单侧肺门腺病，表现为"绒毛心"外观[153]（图 6-45）。由于主要为气道疾病，影像学表现可与病毒性呼吸道感染类似。

(6) 铜绿假单胞菌：铜绿假单胞菌是革兰阴性，需氧棒状细菌，是医院内严重肺部感染的常见病原，尤其是在 ICU 内[168]。除了肺外，它还可以感染其他系统，包括肾脏和尿路、中枢神经系统、皮肤、骨骼和关节、眼睛和耳朵；也可引起菌血症和败毒症，特别是在免疫功能低下的儿科患者中。患囊性纤维化（CF）的儿童对假单胞菌高度易感，甚至早在学龄前就出现定植和感染[186]。常见的影像学通常表现为支气管肺炎，由双肺多灶性实变影组成。肺部可有小脓肿和空洞性坏死形成。在 CT 上，假单胞菌感染通常表现为多灶性实变合并结节样改变，一些患者表现树出芽征[187]（图 6-46）。

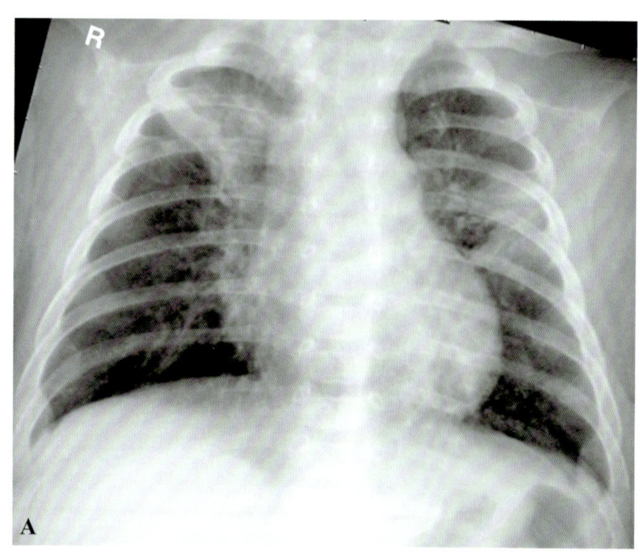

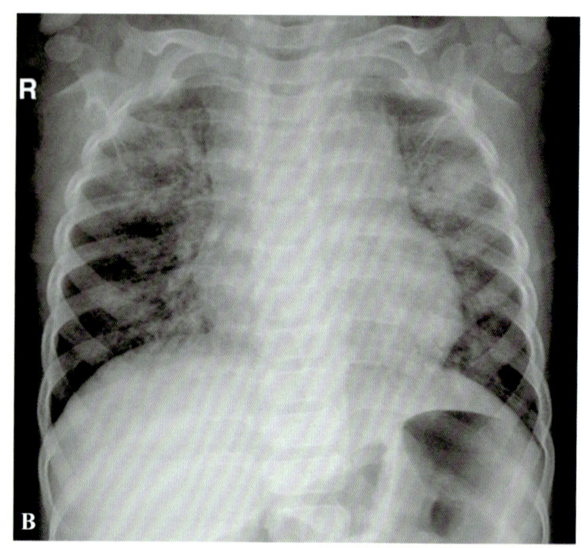

▲ 图 6-44 **2 例流感嗜血杆菌肺炎患儿**

8 月龄男孩（A）和 15 月龄女孩（B）的正位胸部 X 线片表现无特异性，为间质纹理强化伴多灶性实变影

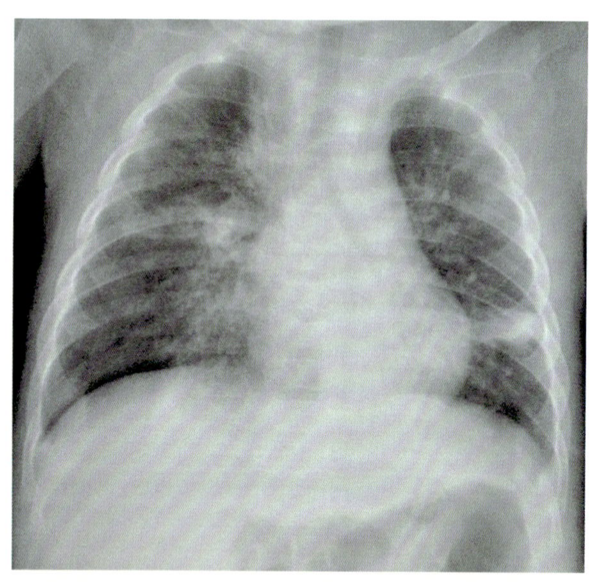

▲ 图 6-45 **男，18 月龄，患百日咳肺炎，表现为百日咳**

正位胸部 X 线片示肺门周围密集的条纹模糊影，称为“茸毛心”外观

(7) 嗜肺军团菌：嗜肺军团菌是一种需氧、多形、有鞭毛的革兰阴性细菌，是两种临床综合征的病原体，即庞蒂亚克热病（Pontiac fever）和军团病（Legionnaires disease），两者统称为军团菌病（legionellosis）。庞蒂亚克热通常是一种自限性流感样疾病，而军团病是引起严重细菌性肺炎的常见病原。军团病的危险因素包括高龄、患潜在慢性疾病及免疫抑制。军团菌引起的肺部感染在儿童中较少见[188]。

最初的 X 线片表现可以正常，但很快进展为界限不清的局灶性斑片影。它可以是一侧的单病灶，但是可以形成多病灶并融合成片，伴或不伴胸腔积液[168]。（图 6–47）。也可表现为多发空洞性肺结节影，但较少见[189]。

3. 细菌样微生物感染

(1) 肺炎衣原体：沙眼衣原体是人类一种重要的细胞内致病菌[190]。生殖道衣原体感染被认为是世界上最常见的性传播疾病，而且育龄期妇女的高患病率导致了新生儿在分娩期间的暴露。胎儿通过产道分娩而导致新生儿期发生感染。婴儿通常在3—6 周龄时表现出呼吸道症状及偶发的肺出血。婴儿有干咳而无发热或中毒症状时需考虑沙眼衣原体感染。这些儿科患者常伴有结膜炎和外周血嗜酸性粒细胞增多症[109]。在 1989 年肺炎衣原体作为人类肺炎病原体而被报道，它现已成为继肺炎链球菌和肺炎支原体后第三种常见的社区获得性肺炎病原体。它感染学龄儿童、青少年和成年人。这种非典型肺炎的临床特征表现为干咳，白细胞计数正常或轻度升高，但可能发生严重的疾病[191]。

肺炎衣原体感染患儿的 X 线表现与病毒性感染

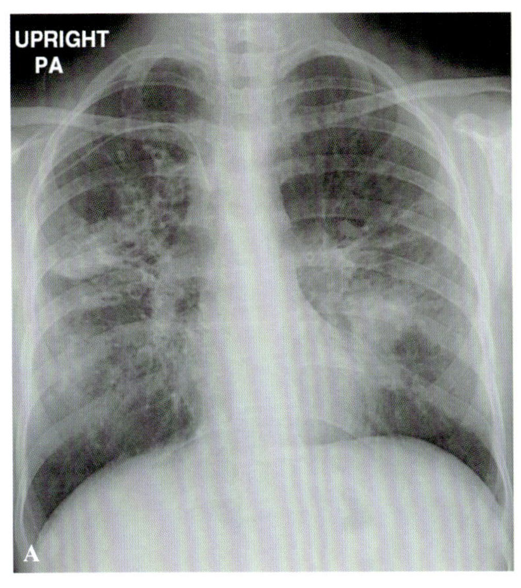

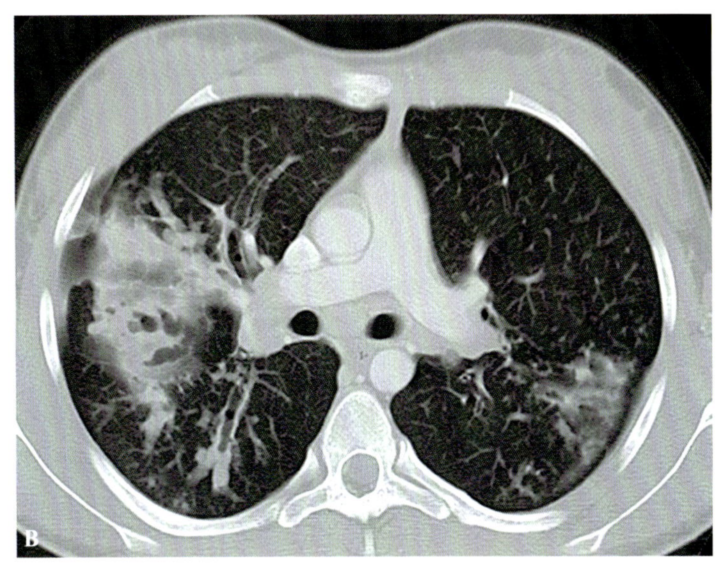

▲ 图 6-46 男，7 岁，患囊性纤维化，感染假单胞菌

A. 正位胸部 X 线片显示弥漫性支气管扩张，与患者已知的囊性纤维化病史一致；此外，还可见双侧多灶性肺实变；B. 轴位 CT 显示多灶性实变影伴慢性肺改变，包括由于囊性纤维化所致的管状支气管扩张

相似，无特异性。大多数胸部 X 线片显示为双侧过度充气和弥漫性间质纹理增强，还可伴有间质和网结状模糊影及肺不张和支气管肺炎。肺实变和胸腔积液不常见[192]（图 6-48）。

(2) 肺炎支原体：肺炎支原体是一种常见的普遍存在的微生物，是一种可治疗的社区获得性肺炎的病原体。感染后直接损伤细支气管黏膜，随后支气管周围组织和小叶间隔出现水肿伴炎症细胞浸

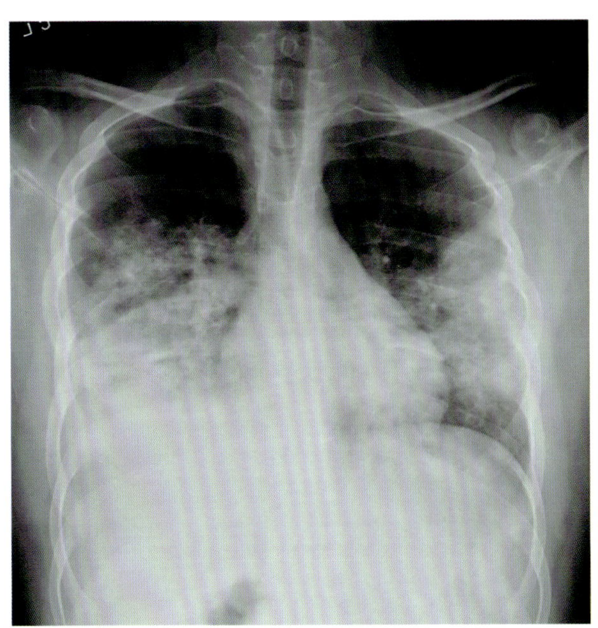

▲ 图 6-47 女，15 岁，患军团菌肺炎，表现为咳嗽和发热

正位胸部 X 线片显示多处斑片影融合成片伴右侧胸腔积液

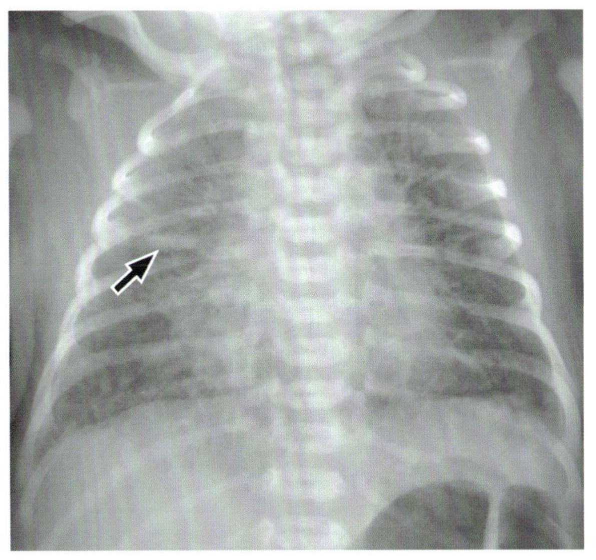

▲ 图 6-48 男，1 周龄，衣原体感染，表现为结膜炎

正位胸部 X 线片显示双侧弥漫性间质纹理模糊、粗糙并伴过度充气；在右侧水平裂间隙（箭）可见少量胸腔积液（病例由 Louis Allan B. Serrano, MD, De La Salle University Medical Center, Manila, Philippines 提供）

润[155]。临床表现包括气管支气管炎、肺炎、咽炎和中耳炎。与典型的细菌性肺炎相比，肺炎支原体肺炎的症状较轻[153]。支原体感染，被称为“非典型肺炎”，占普通人群肺炎的30%，在3—14岁儿童中发病率最高。它占所有门诊肺炎病例的35%，在需要住院治疗的肺炎中占3%～18%[193]。

肺炎支原体肺炎的影像学表现多样，典型的表现介于典型的病毒性肺炎和细菌性肺炎之间[112, 193, 194]。可表现为局灶性、节段性、广泛的网结状影、结节影或融合的斑片状实变影[168, 195]。在Hsieh和同事的研究中，最常见的表现为双侧支气管周围和血管周围的间质模糊影[193]（图6-49）。由于影像学表现无特异性，故临床和实验室检查对诊断支原体肺炎必不可少[112, 161, 194, 195]。据报道，需要住院治疗的支原体肺炎患儿应用HRCT随访的概率增高，其表现为闭塞性细支气管炎的特征，包括空气潴留、马赛克灌注征、支气管壁增厚和支气管扩张[196]。

(3) 细菌和细菌样肺部感染的治疗：细菌和细菌样肺部感染患者的治疗措施应基于其诊断依据，包括患儿年龄、临床和流行病学因素，如果有任何肺部并发症，最终还需结合其影像学表现。针对病原体立即使用抗生素，要么行经验治疗，要么最好根据培养结果或其他实验室检查结果指导治疗。若低龄儿童出现中毒症状，则需要住院和静脉注射抗生素。门诊患者表现为社区获得性肺炎的症状时，有助于确定治疗方法[109]。

4. 分枝杆菌感染　结核病，由结核分枝杆菌所引起，是全球性的一个重大健康问题，它依然产生巨大的经济负担。在2013年，估计有900万人患肺结核（13%的患者合并HIV），150万人死于该病[197]。大多数病例发生在东南亚、非洲和西太平洋地区。大约有3.5%的新诊断结核病例和20.5%的之前接受过治疗的肺结核患者患有多重耐药结核病。在2013年，15岁以下儿童中估计新增结核病患者550 000例，结核病死亡患者80 000例[197]。

吸入的结核分枝杆菌在肺泡内定植，引起炎症反应；它也会蔓延到附近纵隔和肺门淋巴结。在一个相对健康的儿童，感染被完整的免疫系统所控制，细菌处于潜伏状态，感染进入潜伏期，儿童对结核菌素皮肤试验（TST）或定量试验有反应，但没有临床证据表明其患有肺结核[198]。肺部原发感染病灶[高恩（Ghon）病灶]、感染的淋巴结和相关的淋巴管炎形成原发综合征（Ranke complex）。如果宿主不能控制感染，疾病发生进展，可导致原发性进行性肺结核发生。该疾病进展的危险因素包括营养不良、免疫抑制包括HIV

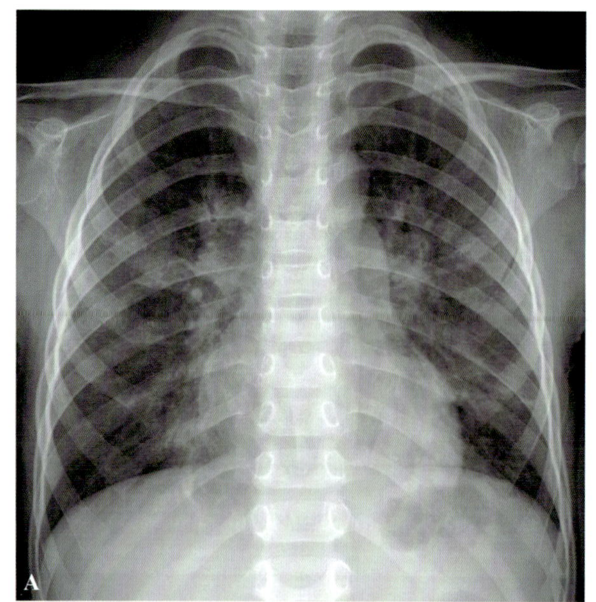

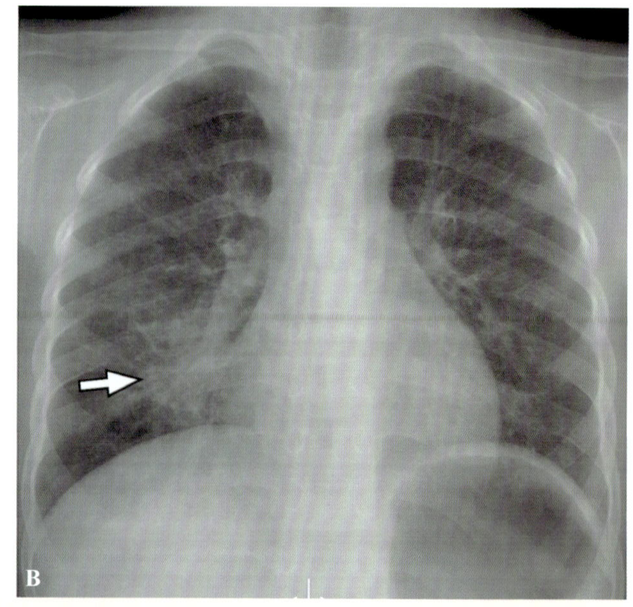

▲ 图6-49　两名不同儿童肺炎支原体感染的不同X线表现

A. 女，7岁正位胸部X线片示在肺门周围广泛的间质纹理增厚及亚段肺不张和过度通气；B. 男，9岁正位胸部X线片示右下肺斑片状模糊影（箭）

感染及低龄（小于5岁）。

原发型肺结核进展的主要表现在胸腔内的肺、淋巴结、胸膜间隙或邻近结构；也可以通过血行播散至身体远处的其他部位。从痰液或较少采用的肺泡灌洗液、细针抽吸及活检采集样本，用于实验室确诊该病。抗酸杆菌染色、微生物培养和分子检测都有助于诊断该病。Xpert MTB/RIF是一种快速分子诊断试验，已被世界卫生组织（WHO）认可用于结核分枝杆菌检测和鉴定利福平耐药性[200]。

肺门、气管旁、隆突下或纵隔区淋巴结肿大，伴有或不伴有肺实质疾病（Ghon病灶），被认为是原发性结核感染的影像学标志。原发病灶（Ghon灶）通常随着时间推移而钙化（图6-50）。这些钙化灶可能太小，在影像学上未显示。淋巴结受累大多数是以右侧为主，但它也可以表现为在左侧或双侧。在原发性进行性肺结核中，淋巴结肿大和水肿可能导致邻近支气管受压，并可导致该受累肺段过度充气或肺不张。尽管很难确定肿大的淋巴结，但应结合胸部正侧位X线片以更好地显示淋巴结（图6-51）。CT对淋巴结病变的检出具有较高的敏感性，其特征表现包括：中心低密度区伴周围环状强化，以及淋巴结周围低密度脂肪的衬托。淋巴结内钙化灶检出比例占15%；还可以显示肿大淋巴结强化影的“幽灵征”[203]（图6-52）。

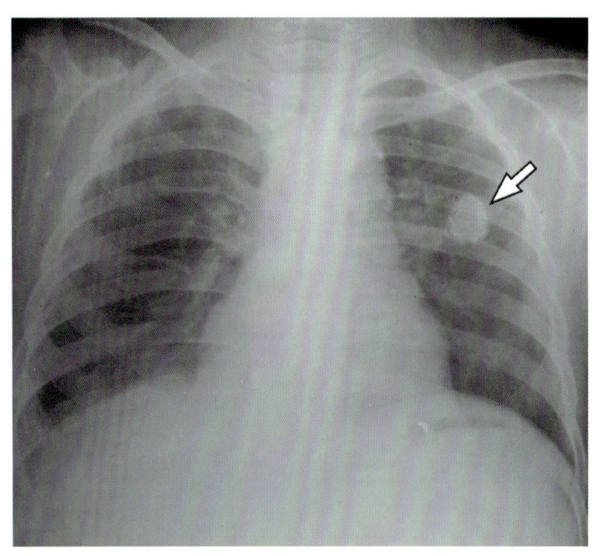

▲ 图6-50　**女，8岁，钙化的结核原发感染灶**

学校要求检查的正位胸部X线片示左肺上叶钙化的结核原发感染灶（箭）；患者皮肤结核菌素试验阳性

尽管原发性进行性肺结核影像学可表现为斑片状影、线性影、结节影及肿块样影，但最常见的表现为肺实质均匀实变影。在实变影内可见到干酪样

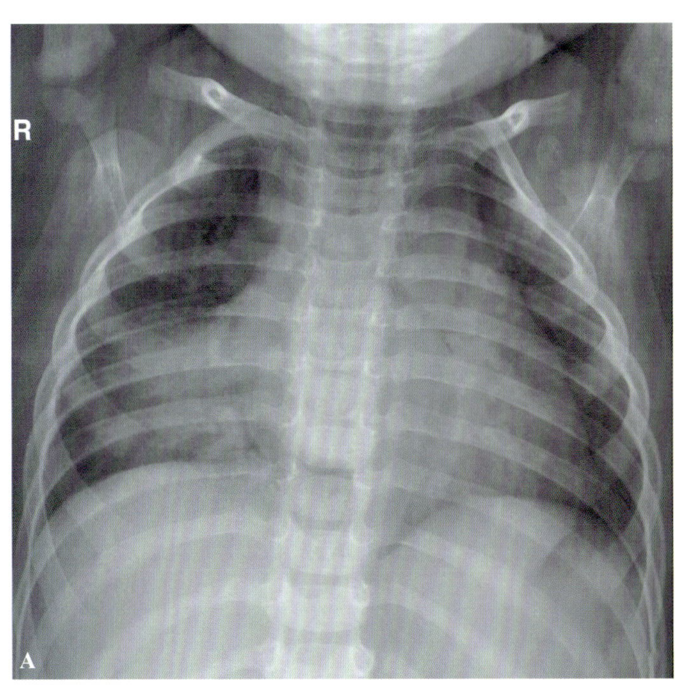

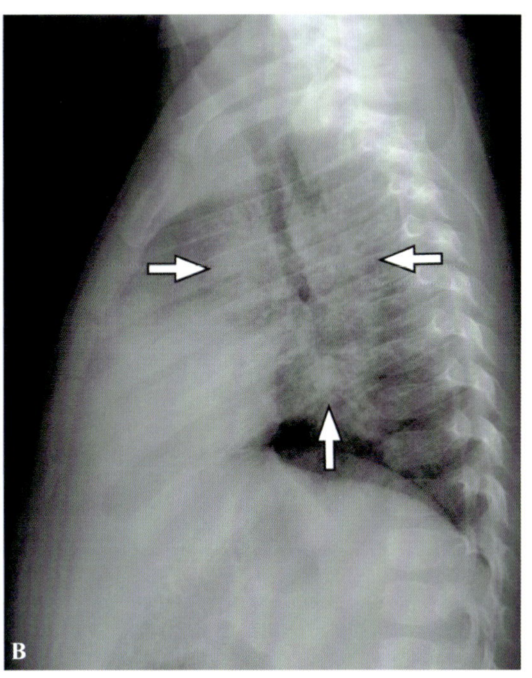

▲ 图6-51　**女，2岁，感染原发性结核（TB），其母亲患有活动性肺结核**

正位胸部X线片（A）和侧位X线片（B）示右中叶实变伴明显淋巴结肿大（箭），侧位X线片显示最佳

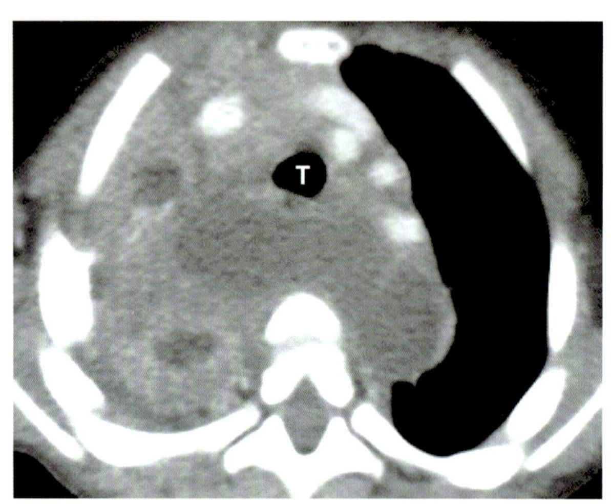

▲ 图 6-52　男，4 岁，进展性淋巴结结核，表现为发热和呼吸窘迫

轴位增强 CT 可见广泛肿大的淋巴结，并沿气管和上纵隔分布，呈干酪样坏死；气管（T）由于右侧淋巴结肿大而向左上方移位

坏死、液化或钙化病灶，并可进一步进展导致广泛的肺损伤（图 6-53）。支气管肺炎实变是由肺实质空洞或干酪化淋巴结破裂导致其通过支气管播散至支气管树内。影像学表现为大片不规则的斑片状浸润影，通常累及一侧肺的多个肺叶。CT 上呈边界不清的结节或花环样结节影，直径 2～10mm 的小叶中央型或分支状小叶中央型斑片影类似于“树发芽”征表现 [203]（图 6-54）。

血行（粟粒样）播散，通常见于年幼儿和免疫力低下的患者，可以累及至身体的任何器官。粟粒性肺结核在肺部 X 线表现为结节性间质肉芽肿，分布于两肺，大小通常为 1～2mm。对于诊断粟粒性肺结核 CT 比胸部 X 线片更敏感 [202]（图 6-55）。先天性结核即通过胎盘途径或经产道从母亲传给胎儿的结核感染，影像学通常表现为粟粒型结核。

结核性胸腔积液与慢性结核性脓胸可被看作是并发症，可伴或不伴胸膜钙化 [207]。心包炎和心包积液也可被认为并发症。CT 断层扫描是确定诊断和评估后遗症的敏感影像工具，包括缩窄性心包炎 [208]。

原发后肺结核、复发型肺结核或成人型肺结核常见于 10 岁以上儿童及成人。典型的影像学表现为双侧边界不清的实质致密影，主要累及上叶尖段（图 6-56）。通常伴有结节性和线性纤维化。这可能与相邻的纵隔和支气管血管结构扭曲变形有关。空腔伴气 - 液平面，胸腔积液，支气管扩张，甚至空腔内曲霉菌定植均可见到 [207]。很少发生拉斯姆森动脉瘤（Rasmussen aneurysm），这是一种由于外周肺动脉分支被邻近的结核性空洞病变侵蚀所形成的假性动脉瘤 [208]。

抗结核治疗是治疗结核病的基础。最常用的药物包括异烟肼、利福平、乙胺丁醇和吡嗪酰胺。根据年龄、健康状况、可能的耐药性、器官受累情况和疾病的分型，治疗至少 6～9 个月。血行播散至身体各部位的感染则需要更长时间，更积极的治疗。按疗程治疗对于避免耐药菌株的产生至关重

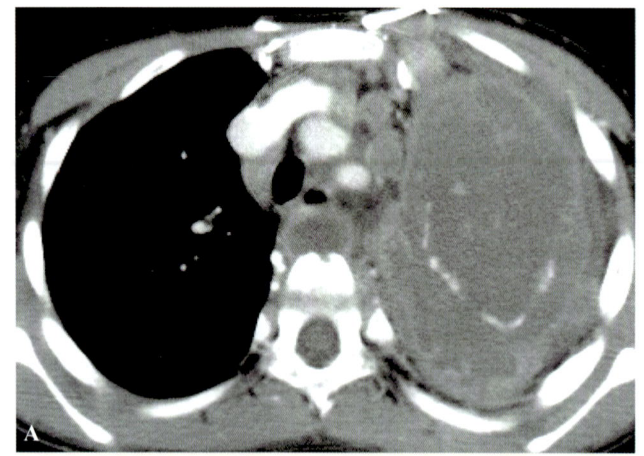

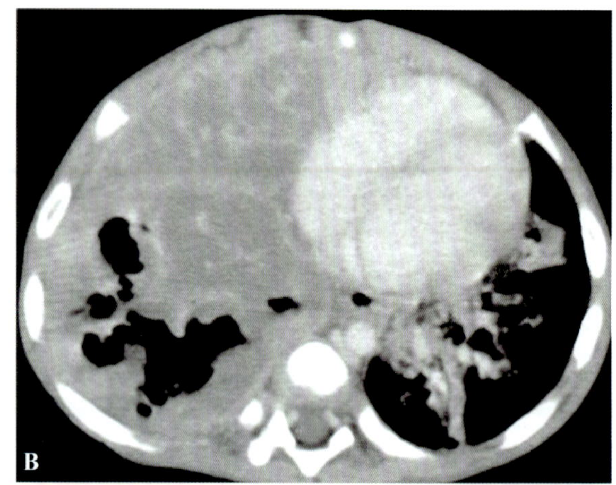

▲ 图 6-53　两名原发性进展性肺结核患儿

A. 轴位增强 CT 图像显示左上叶肺实变内伴坏死及钙化；B. 另一位患儿轴位 CT 增强扫描图像示右肺广泛病变伴坏死和空洞形成

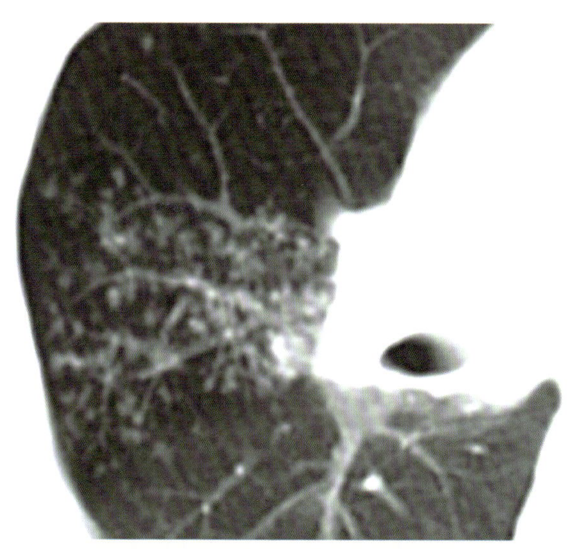

▲ 图 6-54　**结核（TB）感染的树发芽征**

轴位 CT 肺窗图像显示不同大小的肺结节呈分支状排列，类似于“树发芽”表现，这说明了 TB 在支气管肺炎中的播散形式

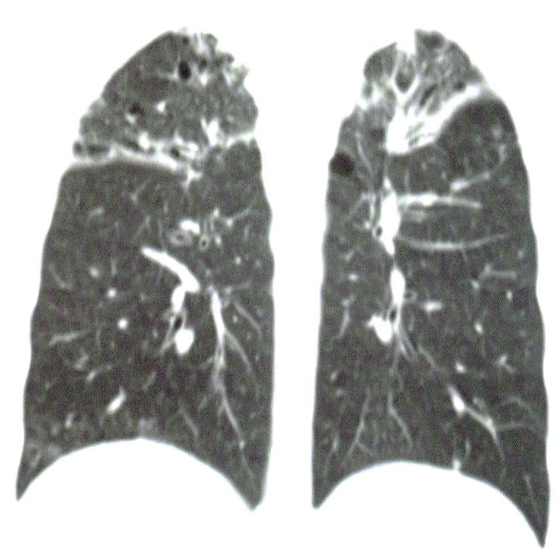

▲ 图 6-56　**女，13 岁，复发型肺结核（TB）或成人型肺结核，临床表现为慢性咳嗽**

冠状位重建 CT 图像肺窗显示双侧肺尖纤维化伴结节和空洞形成

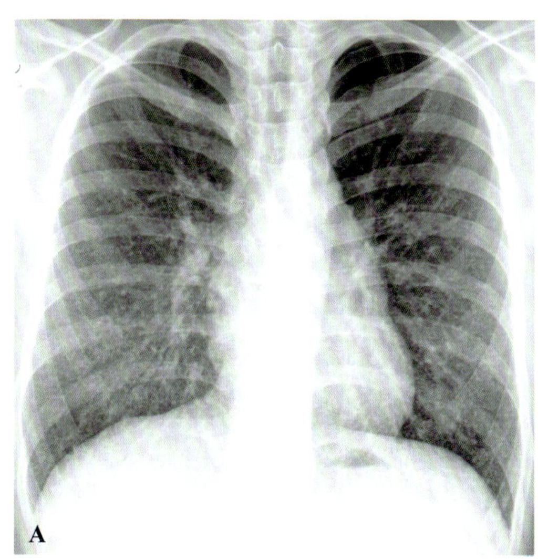

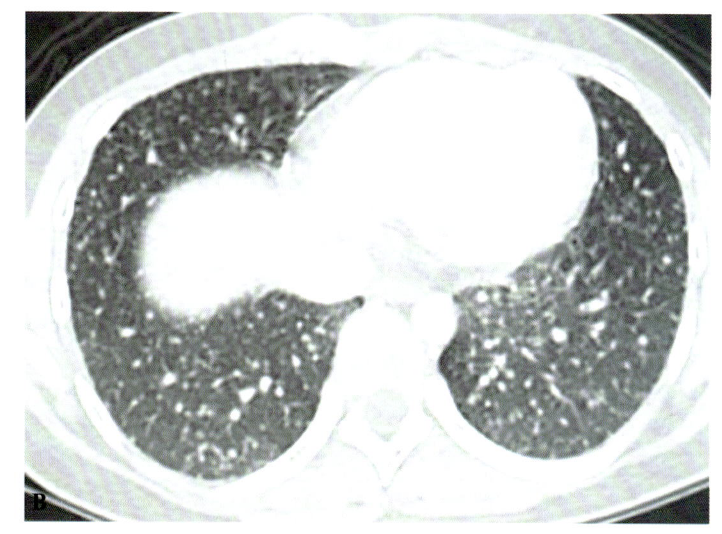

▲ 图 6-55　**结核感染粟粒型**

正位胸部 X 线片（A）和轴位 CT 肺窗图像（B）显示双肺中大小（1～2mm）一致，密度、分布均匀的小结节影，与播散性结核感染表现一致

要，因为耐药菌株危害更大，更难治疗。由卫生保健工作者督促服药的直接观察疗法（DOT）有助于提高患者依从性。

5. 非结核分枝杆菌感染　非结核分枝杆菌（NTM）是不属于结核分枝杆菌的分枝杆菌属的其他种类。这些人类机会性致病菌在环境中广泛存在，并已从水、土壤、食品及家畜和野生动物中分离检出。它可以通过摄入或吸入水、颗粒物质或气溶胶传播，也可通过创伤传播。禽类分枝杆菌、胞内分枝杆菌和脓肿分枝杆菌是从儿童中分离出的最常见病原体。NTM 可能在免疫功能正常的儿童中引起感染，但在免疫功能低下的儿童和囊性纤维化（CF）患者中的感染更为明显[210]。感染 NTM 的患者最常表现为以下 4 种临床综合征之一：①淋巴结肿大；②皮肤和软组织感染；③肺部疾病（特别是潜在的肺疾病）；④免疫功能低下儿童的播散性疾病。

肺部疾病的临床表现较多，包括慢性或反复咳嗽、痰多、呼吸困难、咯血、胸痛、喘息、肺部可闻及干湿啰音与喘鸣音。发热、疲劳、乏力和体重减轻等症状在免疫缺陷患者中更常见[211]。诊断 NTM 感染需结合临床表现、影像学和实验室检查。

纵隔和肺门淋巴结肿大是儿童 NTM 最常见的影像学表现，这与结核分枝杆菌感染相似（图 6-57）。随着疾病的进展，以全身症状为标志，肺部异常的表现也逐渐增多[212, 213]。肺部异常表现包括多发结节及实变，也可见空洞形成。HRCT 能更好地显示多部位的支气管扩张。在 NTM 类过敏样肺炎（热桶肺）中，其影像学表现类似于过敏性肺炎[214]。

对于符合 NTM 肺部疾病的临床表现和微生物学标准的儿童患者，通常需要抗分枝杆菌治疗。但在开始治疗之前，必须考虑到抗菌治疗的潜在风险和益处。建议对于肺部分离出的临床上有重要意义的 NTM 菌株进行分型鉴定和药敏试验。然而，有必要在分型鉴定确定之前开始经验性治疗，特别是在不能排除结核分枝杆菌感染的情况下。

6. 真菌感染

(1) 曲霉菌病：曲霉属为普遍存在的腐生霉菌，广泛存在于腐烂的物质中。虽然其种类多达 900 多种，但感染人的 90% 以上为烟曲霉菌。其感染途径包括皮肤、胃肠道和鼻咽部，但呼吸道是最常见的感染部位。呼吸道感染表现为：①反复暴露于曲霉菌抗原的过敏性疾病（鼻窦炎、哮喘及肺泡炎）；②宿主体内菌丝生长的腐生菌感染所致变态反应性支气管肺曲霉病（ABPA）；③坏死组织和气道空洞（曲菌球）的定植；④侵袭性疾病，通常是急性和进展快的重症疾病[215]。这 4 种类型为曲霉菌感染的典型模式，但并不可能总是如此典型。

当 ABPA 发生在慢性呼吸系统疾病患者（如哮喘和囊性纤维化 CF）时，其真菌生长于黏稠的分泌物中，导致的免疫反应加重了呼吸道症状。长期黏膜定植引起免疫球蛋白 G（IgG）和免疫球蛋白 E（IgE）水平升高，而导致反复支气管痉挛。在影像学检查中，ABPA 的特征是近端支气管的黏液嵌塞，像指套状影，胸部 X 线片中多见于上叶。这种影像学图像称为“指套征”（图 6-58）。CT 中表现为中央气道黏液嵌塞和节段或亚段气道扩张[215]。

曲霉肿或足菌肿（真菌球）是生长在原有空腔内（如扩张的支气管或肺炎后形成的空洞）的菌丝缠绕形成的。曲霉肿典型的表现为空洞内的圆形软组织肿块，形成“空气-新月”征。真菌球可以随患者的体位在空腔中移动[215]（图 6-59）。

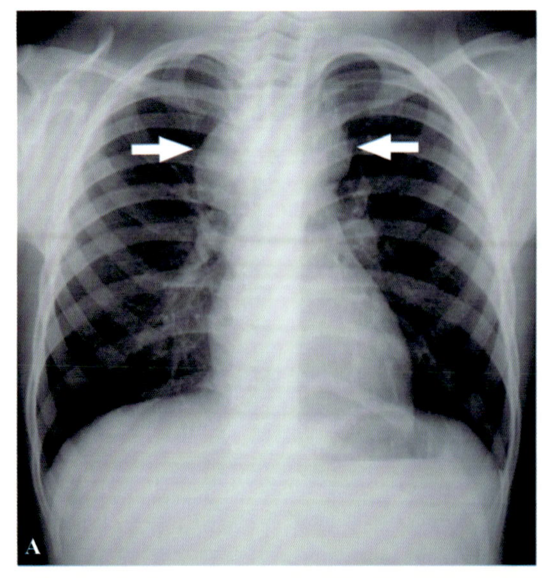

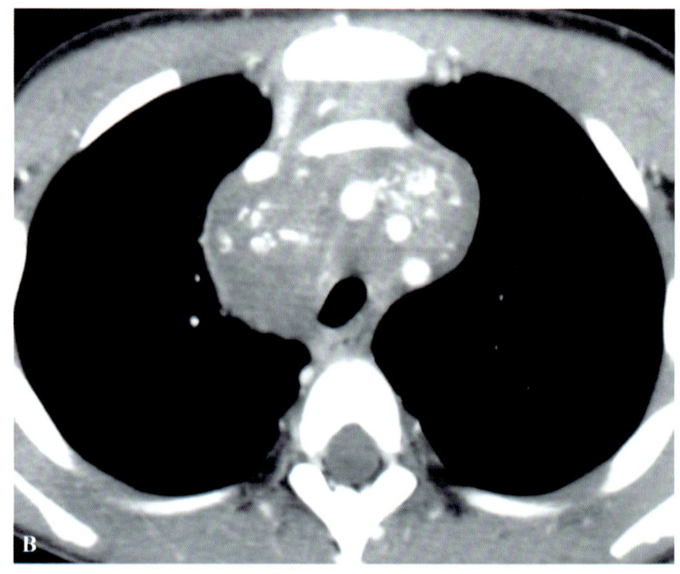

▲ **图 6-57 男，10 岁，感染非结核分枝杆菌，表现颈部淋巴结明显肿大**

A. 正位胸部 X 线片显示纵隔增宽（箭），气管轻度偏向左侧；B. 轴位增强 CT 图像证实肿块为淋巴结伴斑点状钙化

侵袭性疾病发生于免疫功能低下患者，通常发生于中性粒细胞减少症和艾滋病患者。它可以仅表现为局限性脓肿（图 6-60），也可发展为有侵袭性、快速播散及破坏性大的高死亡率疾病[216]。其可导致广泛的多器官受累，包括肺、脑、眼和皮肤病变。在肺部，其特征表现是菌丝栓塞大、中型动脉，引起肺出血、动脉血栓形成和梗死[217]。侵袭性肺曲霉病的影像学表现最无特异性，表现为多发

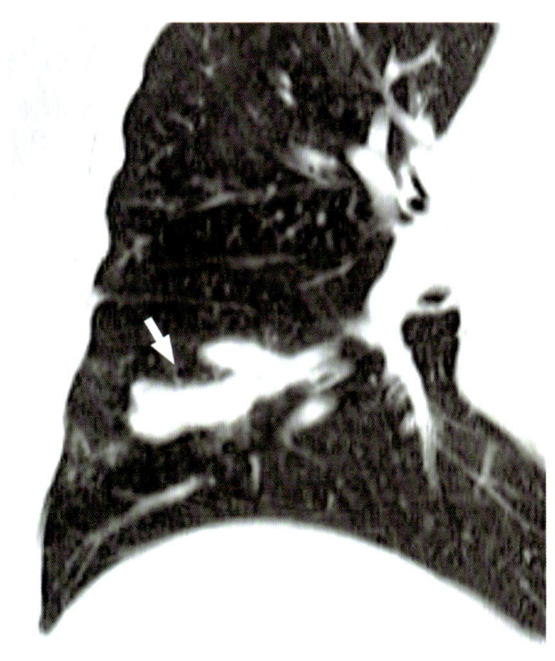

▲ 图 6-58 男，12 岁，哮喘，患 ABPA 病
冠状位重建 CT 肺窗图像显示黏液嵌塞（箭），导致形成支气管黏液嵌塞，即“指套征”

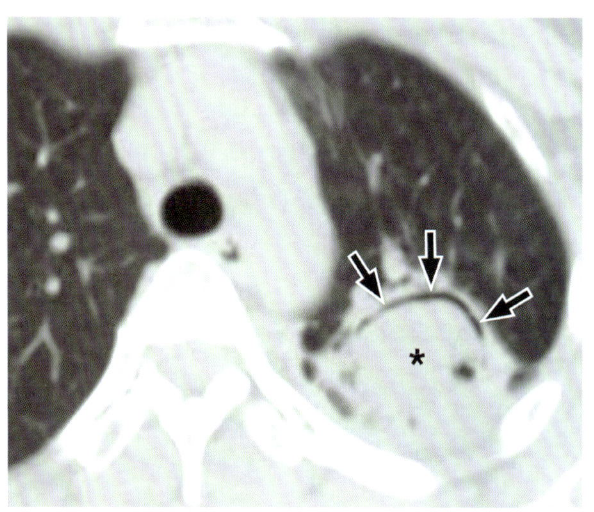

▲ 图 6-59 男，10 岁，肺部的曲霉肿（真菌球）
轴位 CT 肺窗图像显示空洞内圆形软组织肿块（星号），形成“空气－新月”征（箭），为曲霉肿的典型征象

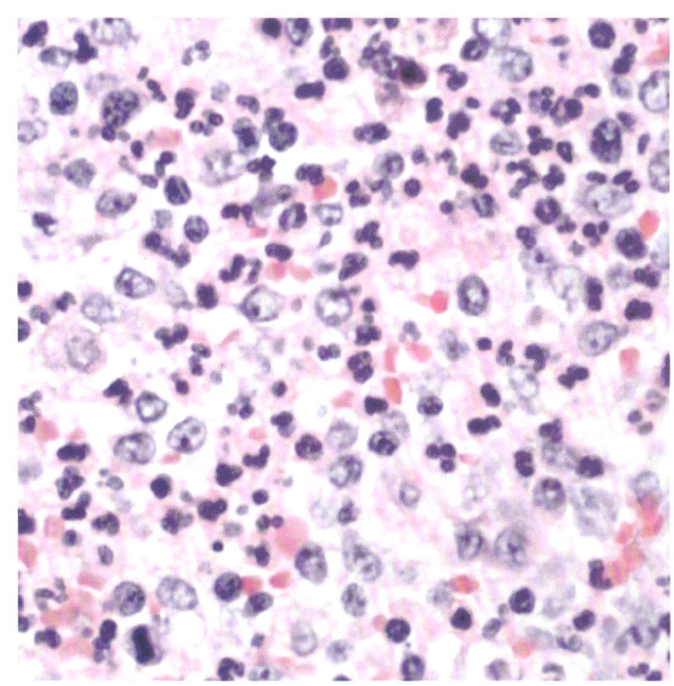

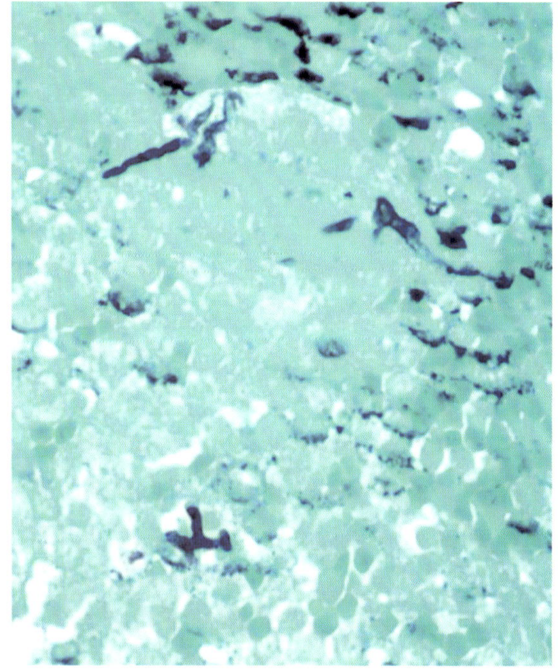

▲ 图 6-60 女，12 岁，急性髓细胞性白血病并发曲霉菌导致的肺脓肿
脓腔内主要含有中性粒细胞和巨噬细胞（左；HE，×600）及分支隔膜孢菌丝（右；Grocott 六胺银染色，×600）

结节或实变区[218]。但胸膜楔形病变和空洞可提示曲霉菌肺炎。典型的 CT 表现为“晕轮征”，它指肺结节或肿块周围环绕磨玻璃样密度影，代表肺出血[144, 215, 218]（图 6–61）。

曲霉菌病的治疗是依据其疾病的表现形式。若免疫缺陷患者高度怀疑侵袭性曲霉病时，应经验性给予抗真菌药物治疗。对于病情进展的 ABPA 使用糖皮质激素可降低血清 IgE 的水平。对咯血严重的曲霉肿患者可行外科手术治疗。

(2) 组织胞浆菌病 / 网状内皮细胞真菌病：荚膜组织胞浆菌是一种引起组织胞浆菌病的双形态真菌。它存在于土壤中，主要见于美国中部地区，特别是俄亥俄和密西西比州河谷、中美洲、南美洲北部和部分亚洲地区[219]。吸入病菌后，孢子在肺泡内生长，引起强烈的组织反应，形成肉芽肿，其可能发生钙化。感染也可能蔓延至肺门或纵隔淋巴结[220]。组织胞浆菌病通常是一种无症状、自限性疾病，很少需要治疗，除非年幼或免疫功能不全的儿童发生感染。

该病分为急性、慢性和播散性三个阶段。急性肺组织胞浆菌病是一种自限性疾病，通常发生在暴露后 12～14d。其症状无特异性，包括发热、头痛、咳嗽、胸痛，有时伴有结节性 / 多形性红斑。慢性肺组织胞浆菌病发生在慢性肺疾病患者中，其表现与肺结核类似。播散性疾病多发生于免疫力低下的儿童，它是一种典型的暴发性疾病，累及多个器官，伴或不伴肺部损伤[219]。活检可见该微生物呈小圆形，其上可见窄基底的出芽。为明确病原，需检测抗原、组织胞浆特异性抗体和（或）分子标志物。特征性的影像学表现也有助于诊断。

影像学表现与结核分枝杆菌及其临床分期相似。急性组织胞浆菌病常表现为伴或不伴同侧肺门淋巴结病变的局灶性实变。肺结节即组织胞浆菌瘤，可在疾病痊愈后发生，但如有大量接种物的暴露，可能发生广泛的实变或弥漫性结节影伴钙化。在有钙化肺结节的患者可见到钙化的纵隔和肺门淋巴结（图 6–62）。慢性组织胞浆菌病影像学表现为肺上叶纤维空洞，而与原发后性肺结核难以区分。播散性疾病可呈粟粒样或弥漫网结样表现，可进展为弥漫性肺实质斑片影[220]（图 6–63）。

纵隔组织胞浆菌病可加重肺部疾病。它可以表现为肿大分叶的纵隔淋巴结形成的肉芽肿，并对周围结构造成占位效应、引起相关症状，也可能来源于纵隔纤维化，虽然这较少发生，但可逐渐压迫周围组织结构[221]。

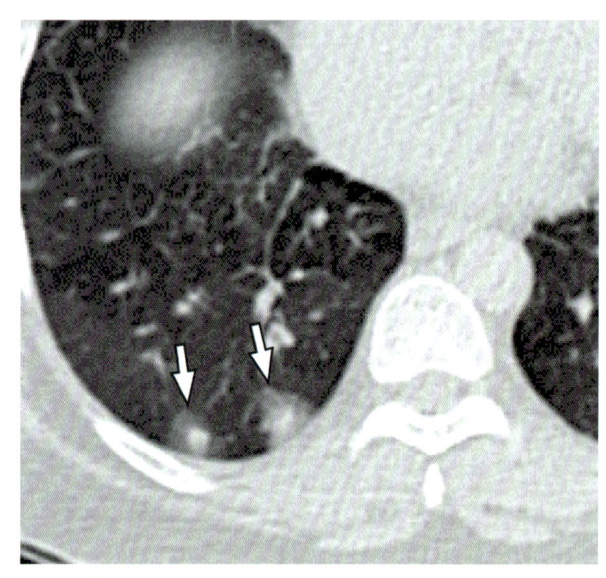

▲ **图 6–61 女，7 岁，白血病合并侵袭性肺曲霉菌病**
轴位肺窗 CT 表现为肺结节（箭）伴典型的“晕征”，即肺结节伴周围磨玻璃影，表示周围有出血

对于免疫功能正常的宿主，大多数急性组织胞浆菌病不需要特殊治疗而可以自行缓解。全身性抗真菌治疗（两性霉素 B、伊曲康唑、酮康唑或氟康唑）用于更严重的疾病，尤其是慢性肺组织胞浆菌病、播散性组织胞浆菌病，或免疫功能低下患儿的任何疾病表现。特异性抗真菌药、剂量和给药时间的选择随病情和疾病的表现形式不同而不同。

(3) 球孢子菌病：球孢子菌病是由粗球孢子菌和波氏球孢子菌这两种截然不同但形态相同的土壤真菌所引起的，其感染后的表现相同。它是美国某些地区特有的疾病，包括加利福尼亚州（圣华金河谷）、亚利桑那州、内华达州、新墨西哥州、犹他州和德克萨斯州，以及墨西哥、中美洲和南美洲。

人通过吸入孢子而发生感染，临床常表现为自限性或亚急性社区获得性肺炎[222]。一些感染的儿童患者可发展为有症状的疾病，包括轻度流感样疾病、肺炎，极少数出现呼吸衰竭。大多数患者表现密集发热、关节痛、结节性红斑或多形红斑和胸痛，通常称为圣华金河谷热或沙漠风湿病。除了肺炎，纵隔炎也是儿童常见的表现，且住院时间更

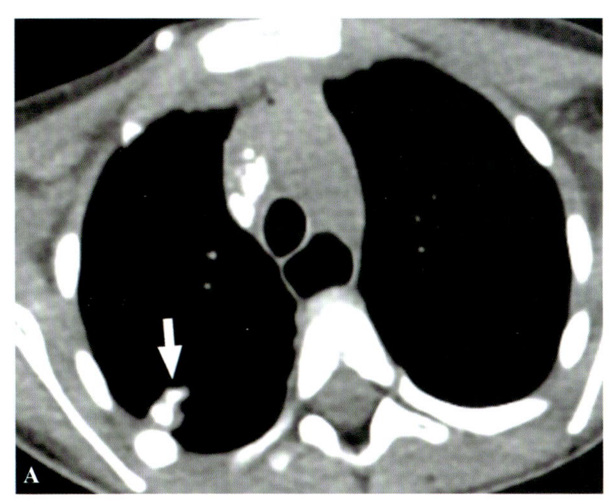

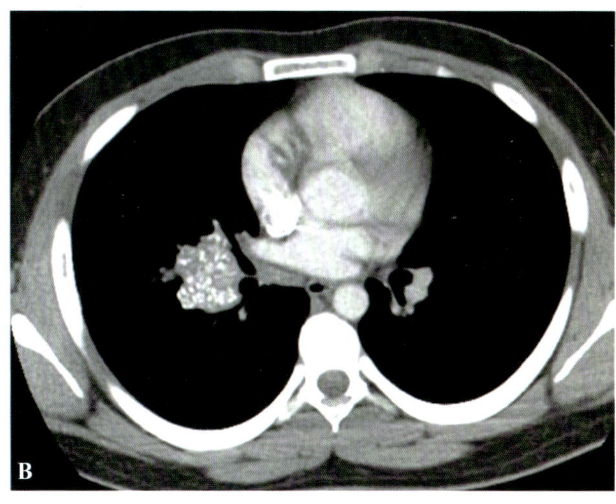

▲ 图 6-62 男，4 岁，感染组织胞浆菌病

轴位增强 CT 图像（A）和（B）示右肺上叶（箭）钙化的肺结节，以及气管前和右肺门区钙化的淋巴结（由 Beth Kline-Fath, MD, Cincinnati Children's Hospital Medical Center, Cincinnati, OH 提供）

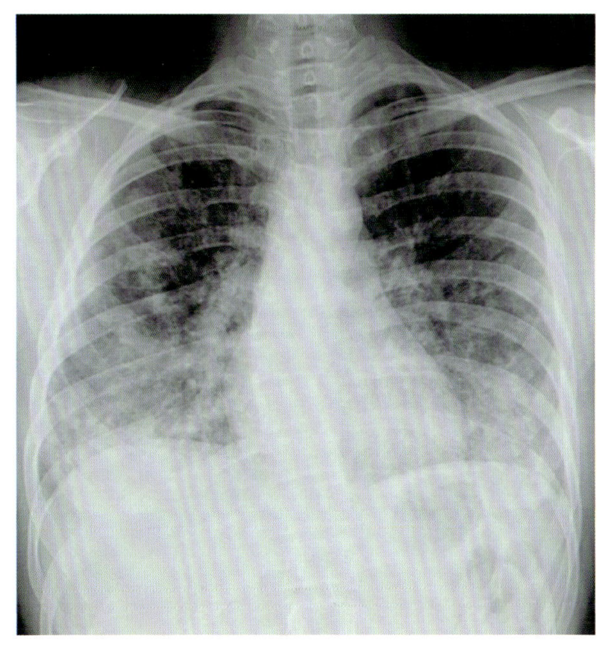

▲ 图 6-63 女，15 岁，播散性组织胞浆菌感染

正位胸部 X 线片显示双肺出现多个结节性模糊影；治疗后，患儿预后好，无后遗症（由 Elizabeth H. Ey，MD，Dayton Children's Hospital Medical Center，Dayton，OH 提供）

长[223]。播散性感染可累及身体的任何器官，可见于少数儿童，尤其是免疫功能不全的儿童。

感染患儿的 X 线可显示肺结节或实变，伴纵隔或肺门淋巴结肿大。在免疫功能健全的患儿中，大部分病变可自愈。但是，持续性的肺损伤最终可退化为薄壁空洞。随着感染在支气管内播散及双侧弥漫性肺炎的进展，局部淋巴结病变可侵犯邻近的支气管。在年幼患儿中，可见双肺弥漫性结节模糊影伴局部更严重的肺实变[224]（图 6-64）。这种类似的影像学表现也可见于 TB 和组织胞浆菌病。

球孢子菌病的治疗，包括明确感染程度和影响疾病严重程度的宿主因素。大多数被感染的患儿无症状，或者表现为自限性症状仅需要支持性治疗。无并发症危险因素而有症状的患儿仅需定期复诊评估，明确疾病进展呈自限性改变。由于免疫抑制或其他先前存在的因素影响，导致患儿广泛感染或有发生并发症的高风险时，则需要多种治疗措施，包括抗真菌药物治疗、外科清创术，或两种方案相结合。唑类，主要是氟康唑和伊曲康唑，是可用于大多数慢性肺部或播散性球孢子菌病的抗真菌药物[220]。

(4) 耶氏肺孢子虫：根据核酸及生化检测分析，耶氏肺孢子虫（以前被分类为卡氏肺孢子虫）被认为是一种真菌。这些微生物通常存在于健康个体的肺部和曾暴露于该微生物中的大多数儿童的肺部[225]。在免疫受损的患者中这是一种重要的人类机会性致病菌，是白血病化学治疗患儿在采用肺孢子虫感染预防之前最常见的死亡原因[226]。也是 HIV/AIDS 儿童最常见的机会性肺部感染病原，发

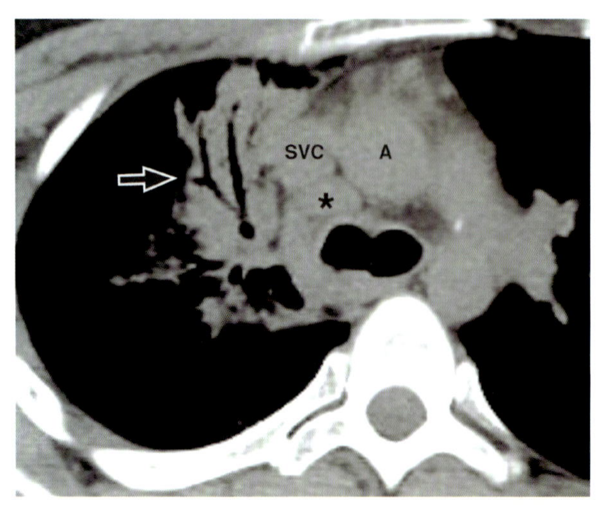

▲ 图 6-64　**男，17 岁，到墨西哥北部旅游后感染球孢子菌病，表现为咳嗽、胸痛**

轴位 CT 图像显示右肺上叶实变伴支气管充气征（箭）和纵隔淋巴结肿大（星号）；A 表示主动脉；SVC 表示上腔静脉

生率高达 50%[144]。

一旦吸入，耶氏肺孢子虫以摄食形式附着于肺泡上，引起感染。多种宿主免疫缺陷可引起病原体不受控制的大量复制，从而导致疾病的发生。耶氏肺孢子虫肺炎常表现为亚急性无痛性进展，症状包括劳累性呼吸困难、发热、干咳、胸部不适和体重减轻。严重的患儿可能有发绀、鼻翼扇动和肋间隙凹陷。

在早期或病情较轻的患儿中，胸部 X 线可表现为正常[227]，但大多数耶氏肺孢子虫肺炎患儿的胸部 X 线片不正常[228]。影像学表现多样，但典型的影像学表现为从肺门周围延伸而来的弥漫性双侧间质或结节性模糊影，伴过度充气（图 6-65）。可进展为广泛的肺泡模糊影伴支气管充气征[228]。也可以见到空洞性结节和囊肿，气胸和（或）纵隔气肿是常见的并发症。胸腔积液和胸腔内淋巴结肿大少见。

典型的 HRCT 表现为在小叶间隔增厚的背景上伴斑片状或弥漫性磨玻璃影，称为“碎石路”征。与胸部 X 线片相比，CT 可更好表现出实变、空洞、中央小叶模糊影和结节影[142, 144]。囊性改变可能与预防性雾化吸入喷他脒和甲氧苄啶有关[228]。仅 CT 检查正常不能排除耶氏肺孢子虫的感染。镓扫描对检测耶氏肺孢子虫感染灵敏度高，但特异性低且不稳定。

肺孢子虫肺炎的典型表现为嗜酸性肺泡内渗出物，类似于肺泡蛋白沉积症；特殊染色显示其内圆形酵母状病原体（图 6-66）。可通过支气管肺泡灌洗或活检获取渗出液和诊断病原体。少数受感染患儿（5%）表现为肉芽肿性炎症而非典型的渗出性改变。

虽然被归类为真菌性肺炎，但耶氏肺孢子虫对抗真菌治疗无效。复方磺胺甲噁唑（复方新诺明）

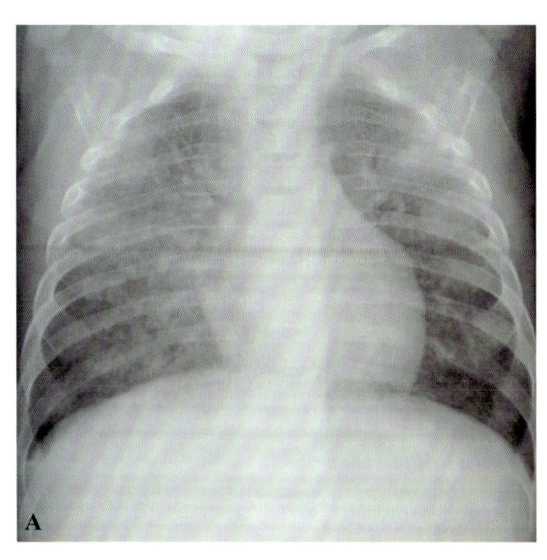

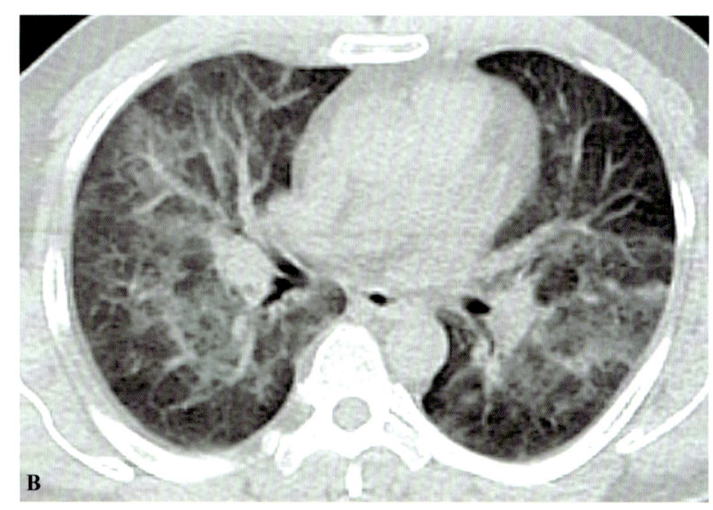

▲ 图 6-65　**男，2 岁，原发性免疫缺陷伴耶氏肺孢子虫感染**

A. 正位胸部 X 线片显示从肺门周围延伸至双侧肺部的弥漫性间质结节性模糊影及过度充气影；B. 轴向 CT 图像显示以小叶间隔增厚为背景的斑片状磨玻璃影

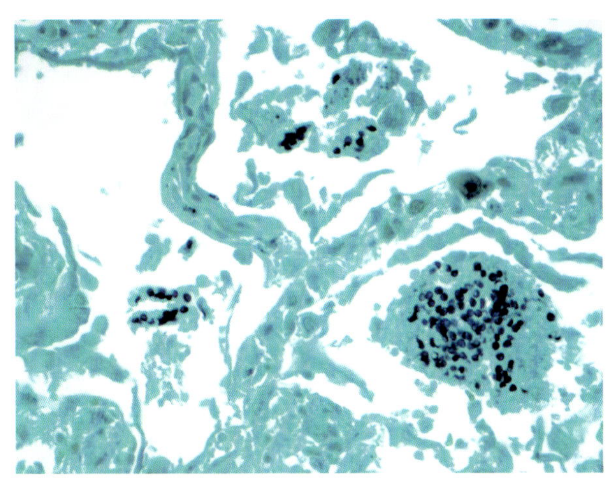

▲ 图 6-66　耶氏肺孢子虫感染

格罗科特 – 乌洛托品染色突出圆形酵母状病原体，常呈现为崩塌或干瘪样；病原体位于肺泡内蛋白质渗出物内（×600）

是推荐的治疗药物。对于 HIV 感染合并重度耶氏肺孢子虫肺炎的患者可用皮质类固醇作为初始辅助治疗[226]。自从开始预防性治疗，耶氏肺孢子虫肺炎发生率明显下降，但也会出现例外的病例。骨髓抑制是复方磺胺甲噁唑最重要的不良反应，也是化学治疗患儿选择其他替代预防药物最常见的原因。对于使用复方磺胺甲噁唑或氨苯砜发生骨髓抑制的儿科患儿应该雾化吸入喷他脒和阿托伐醌作为替代的预防性用药[229]。

(5) 念珠菌病：念珠菌是世界范围内真菌感染最常见的原因。很多念珠菌对宿主（包括人类）无害，然而，当免疫系统受到损害时，它们可以成为机会性致病菌。白色念珠菌是最常见的分离到的菌种，但也包括其他种类，如热带念珠菌、近平滑念珠菌、葡萄牙念珠菌[230]。念珠菌肺炎可能是由于经口腔或上呼吸道吸入菌群（下行性肺炎）或通过远处播散性感染（血源性肺炎）所引起。血源性念珠菌肺炎多见于慢性消耗性疾病的患者和免疫功能低下的患者[218, 231]。

下行性感染念珠菌肺炎最常见的症状为发热、呼吸急促、呼吸困难和胸痛。血源性感染念珠菌肺炎通常表现为症候群中的一部分，它取决于所累及的其他器官。由于没有特征性的临床或放射学表现，故诊断该病较困难。此外，痰或呼吸道样本中的念珠菌有时可能与污染有关。明确念珠菌肺炎的诊断需要肺部受侵犯的组织病理学依据[231]。

没有明确的影像学表现能够区别下行性或血源性念珠菌肺炎。许多受感染的患儿胸部 X 线片正常，当胸部 X 线片表现异常时，多为双侧间质或多灶性肺实质斑片模糊影。血源性念珠菌肺炎中以粟粒样表现常见[232]。还可见空洞性肿块和渗出性胸腔积液。CT 表现无特异性，随疾病的病理类型和疾病分期不同而不同。常见表现为粟粒样改变伴多个结节，直径 3～30mm，或边界清晰，或伴有其他实质病变，如实变、树发芽征、磨玻璃影[233]（图 6-67）。有时，结节状病灶周围可见 CT 晕轮征[218]。

应用两性霉素 B 或氟康唑抗真菌治疗可用于治疗念珠菌肺炎。然而，由于许多肺部念珠菌感染继发于血行播散，应该考虑治疗远处原发灶或真菌血症[233]。

7. 寄生虫感染

(1) 肺吸虫病：肺吸虫病是一种寄生虫感染，也称肺并殖吸虫病，由吸虫、卫氏并殖吸虫或其他种类引起。为东亚、东南亚、拉丁美洲和非洲所特有。常通过进食生的、不熟的淡水蟹或小龙虾，摄入肺吸虫囊蚴而发生感染。囊蚴在小肠中寄居，然后穿透腹膜腔、膈及胸膜腔，最终进入肺实质，并在肺部发育成熟，引起疾病发生。囊蚴也可迁徙至其他组织，称为肺外肺吸虫病，但较少发生。儿童肺吸虫病可能无症

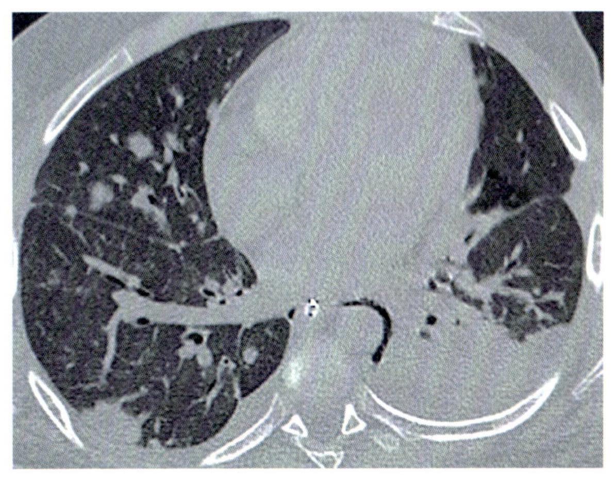

▲ 图 6-67　女，4 岁，免疫抑制后感染播散性念珠菌病

轴位 CT 图像显示双肺可见多个大小不等小结节影，与播散性念珠菌感染相一致。也可见左下肺实变（由 Elizabeth H. Ey,MD, Dayton Children's Hospital Medical Center, Dayton, OH 提供）

状，但典型的表现症状包括慢性咳嗽伴有铁锈样棕色痰、咯血、胸膜炎和发热[234–236]。

影像学表现与其疾病分期一致。幼虫穿透胸膜腔，可见胸腔积液或气胸。一旦寄生虫进入肺部，可见到斑片状实变影或结节周围伴磨玻璃影，表示渗出性或出血性肺炎。这些结节和模糊影可以形成空洞。许多结节沿肺外表面呈线性排列，这可能与蠕虫的迁移轨迹相对应。在晚期，0.5～1.5cm 的蠕虫囊肿在实变消散后更明显，可表现为孤立性或多发性结节或充气囊肿，这取决于囊肿的内容物和是否与气道沟通。囊肿内高密度的新月形影为附着于囊壁的蠕虫[235–237]（图 6–68）。

吡喹酮和三氯苯咪唑是世界卫生组织所推荐的治疗肺吸虫病的驱虫药物。健康饮食习惯的推广和教育，对疾病的预防和传播也非常重要[234]。

(2) 棘球绦虫感染：棘球蚴病是人类的一种寄生虫感染，是由细粒棘球绦虫狗绦虫的幼虫感染引起，又称包虫病，好发于世界上饲养绵羊和牛的国家[238]。终宿主为犬科动物（常为狗），中间宿主常为放牧动物（绵羊和牛）。作为中间宿主的人类通过摄入污染的水或蔬菜而感染发病。当成年绦虫的卵被摄入后，胚胎被释放出来并沿宿主的胃肠黏膜迁徙，进入门静脉和淋巴系统，然后到达身体的各个部位发育成包虫囊，每年增加 2～3cm[239]。囊肿壁包括 3 层，即最外面的囊周层、中间层状膜层，外囊和最里面的生发层及内囊[238, 239]。肺部是儿童最常见的感染部位，也是成人第二常见的感染部位。大多数感染患儿无症状，但常见症状包括咳嗽、胸痛、咯血和呕吐[239, 240]。常规胸部 X 线片上偶然看到的异常有助于诊断。最常见的影像学表现为致密、界限分明的圆形不透明影，类似于支气管源性囊肿或新生物。当囊肿生长并侵蚀邻近的细支气管时，内囊和周壁之间的空气形成新月形或“反新月影”征。如果空气继续进入囊腔，可以看到内囊包膜漂浮于囊周腔隙的主体内，形成典型的“睡莲”征外观（图 6–69）。感染的囊肿密度更高、壁厚且有气–液平面，囊周有肺炎改变，类似于典型的肺脓肿[240]。

该疾病基于病理的分类包括：Ⅰ型包虫囊肿为边界清楚的圆形或椭圆形囊性肿块，在超声检查呈无回声，在 CT 上密度接近于水。Ⅱ型包虫囊肿在母体囊肿内有多个子囊肿和（或）基质，伴或不伴囊肿壁钙化。Ⅲ型包虫囊肿为钙化的、无活性的退化囊肿[238, 242]。

棘球蚴感染的基本医疗处置是抗寄生虫药的使

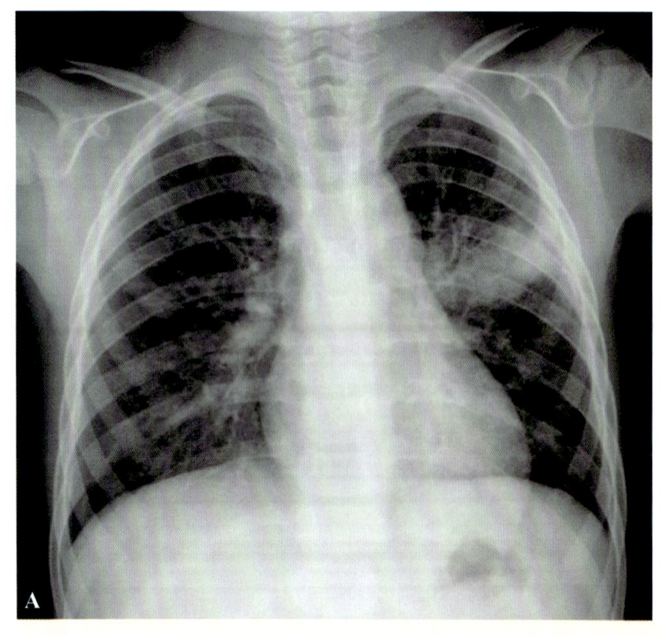

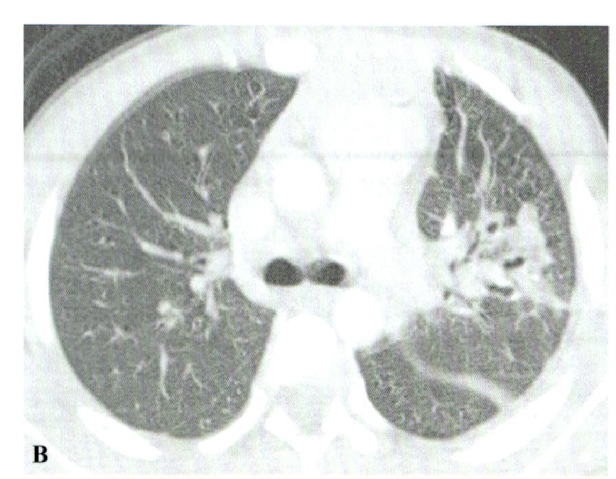

▲ 图 6–68 男，4 岁，肺部肺吸虫病感染

A. 正位胸部 X 线片显示左上叶可见一个非特异性的斑片状模糊影；B. 轴位肺窗 CT 图像证实其为肺实变伴轻度支气管扩张（由 Kay Pacharn, MD, Siriraj Hospital, Bangkok, Thailand 提供）

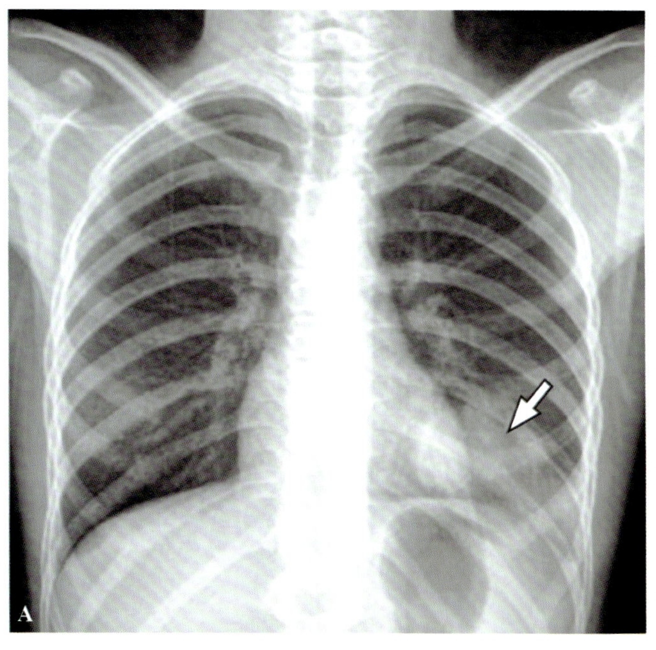

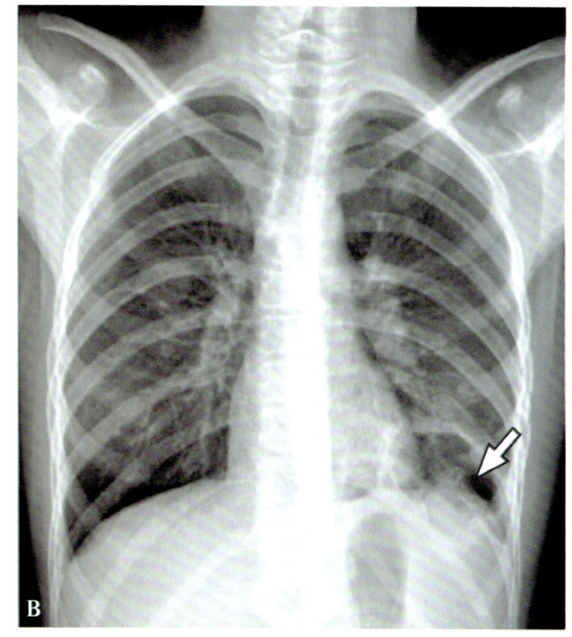

▲图 6-69　女，12 岁，由棘球蚴感染所致的棘球蚴病，表现为发热和左侧胸痛

A. 正位胸部 X 线片示左肺底部圆形模糊影（箭）；B. 一周后复查胸部 X 线片示囊性病变内的膜状阴影（箭），符合"睡莲征"（由 Ali Yikilmaz，MD, Istanbul Medeniyet University Medical School, Goztepe Research and Training Hospital, Istanbul, Turkey 提供）

用，如大剂量苯并咪唑（甲苯达唑和阿苯达唑）。静脉注射两性霉素 B 可作为儿科患者对苯并咪唑耐药或不耐受的替代药物。

8. 肺部的感染并发症　肺部感染所致肺实质并发症包括坏死性肺炎、肺脓肿、肺膨出、肺坏疽和支气管扩张等一系列异常。影像学，尤其是 CT，在识别这些肺实质并发症及严重程度上已被证明具有高度准确性。

(1) 坏死性肺炎：坏死性肺炎或空洞性坏死是重症大叶性肺炎的并发症，其特征是原有的肺组织坏死和液化形成多个空腔。常见于肺炎链球菌感染[243]，但也见于曲霉菌和军团菌感染的儿童患者[244]。感染引起的炎症导致肺泡毛细血管血栓性闭塞，而出现缺血或梗死。所累及的肺组织坏死或液化，形成充满液体或充满空气的空腔。相邻的脏层胸膜非常脆弱，容易破裂，导致形成支气管胸膜瘘[245]。相对 X 线片，CT 诊断坏死性肺炎敏感性更高。CT 示肺实变伴肺实质强化减弱，肺胸膜边缘不清，多个边界无强化的薄壁空洞（图 6-70）。超声上可显示肺实变内坏死性肺炎的相似表现[244-246]。坏死性肺炎提示病情重，病程长，但在儿童患者中通常不需要行外科手术[243, 245]。

(2) 肺脓肿：肺脓肿为含有脓性物质的空洞，发生在由吸入或血源播散所致预先存在的肺部感染的部位[247]。胸部 X 线片和 CT 等影像学可显示在肺部感染区内的厚壁的局限性坏死区，常常伴有气 - 液平面，通常约 2cm 或更大（图 6-71）。静脉使用抗生素和体位引流（物理治疗）为首选治疗方法。7 岁以下儿童的肺脓肿通常不能自发地排出，并且对药物治疗效果差。在这些患儿中，可能需要手术或经皮穿刺引流[248]。

(3) 肺膨出：肺膨出为一种无分隔的薄壁囊肿，发生于肺部，由急性肺炎、梗死或其他肺损伤导致组织坏死后吸收所产生。常为金黄色葡萄球菌感染的后遗症（图 6-72）[152]。

(4) 肺坏疽：肺坏疽是严重肺部感染合并肺实质失活的罕见并发症（图 6-73）。它有很多种名字，包括自发性截断、大面积肺隔离和自发性肺叶切除。大多数由克雷伯菌、金黄色葡萄球菌、流感嗜血杆菌、肺炎球菌和假单胞菌引起。也可见于结核病、曲霉菌病和毛霉菌病。若累及整个肺叶可导致脓胸。然而，当肺实质内部分发生坏死时可形成空

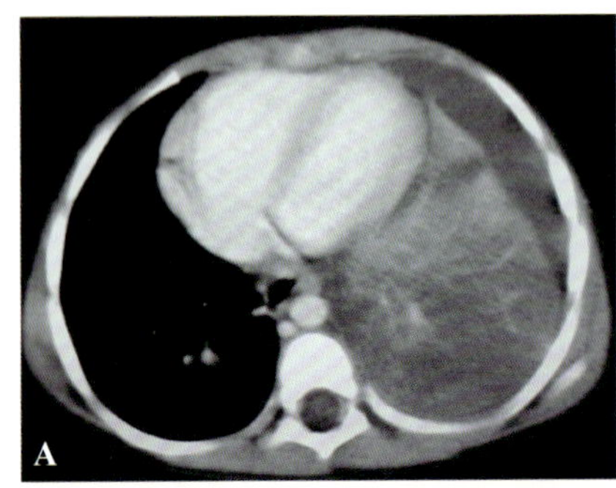

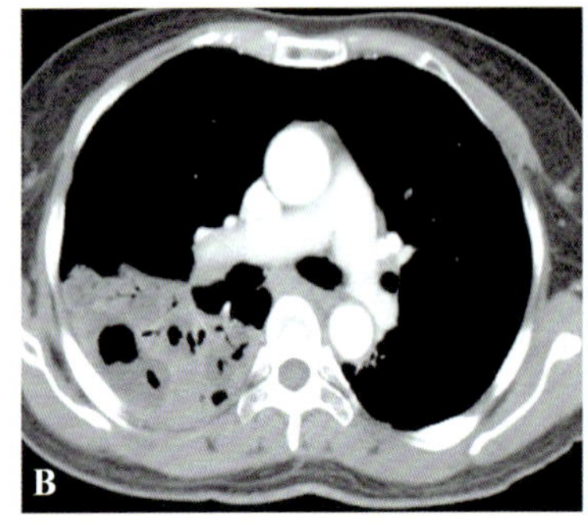

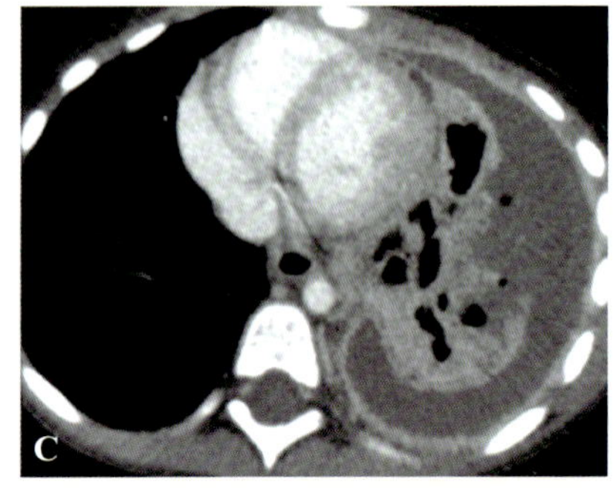

▲ 图 6-70 **3 例儿童坏死性肺炎的 CT 表现**

A. 轴位增强 CT 图像显示左下叶实变，后部灌注减少；也可见中等量的胸腔积液；B. 轴位增强 CT 图像显示肺缺血进展，伴多发的充满液体和气体的腔隙；C. 轴位 CT 增强扫描显示实变的左肺空洞性坏死伴支气管胸膜瘘；胸腔积液伴胸膜表面增强，也称为“分裂胸膜”征象，提示胸膜下积脓

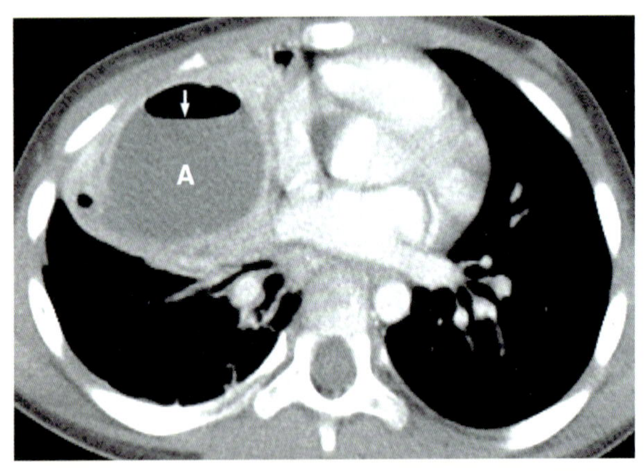

▲ 图 6-71 **男，5 岁，患肺脓肿，表现为咳嗽和高热**

轴位增强 CT 图像显示右肺可见一个大脓肿（A），伴气 - 液平面（箭）和不规则的厚壁

腔，可见坏疽性肺组织漂浮其中。当失去活性的肺组织与存活肺组织分离时可见“新月征”[249]。

(5) 支气管扩张：支气管扩张是肺炎所致肺实质损伤最常见、长期的后遗症[218, 247]。支气管管径永久性异常扩张与支气管壁的损伤有关（图 6–74）。在 HRCT 上可明确显示，诊断的主要特征包括：支气管的内径比其伴行的肺动脉宽，支气管向外围走行逐渐变细的征象消失，在肺外带 1～2cm 的区域可见支气管[115], [250]（图 6–75）。

（三）肿瘤性疾病

原发性肺肿瘤在儿童中相对少见，炎症或反应性肿块比恶性肿瘤发生率高 10 倍[251]。在累及儿童肺部的肿瘤中，转移瘤的数目比原发性肺肿瘤多 5～11 倍[251, 252]。原发性肺部肿瘤中，恶性更多见，

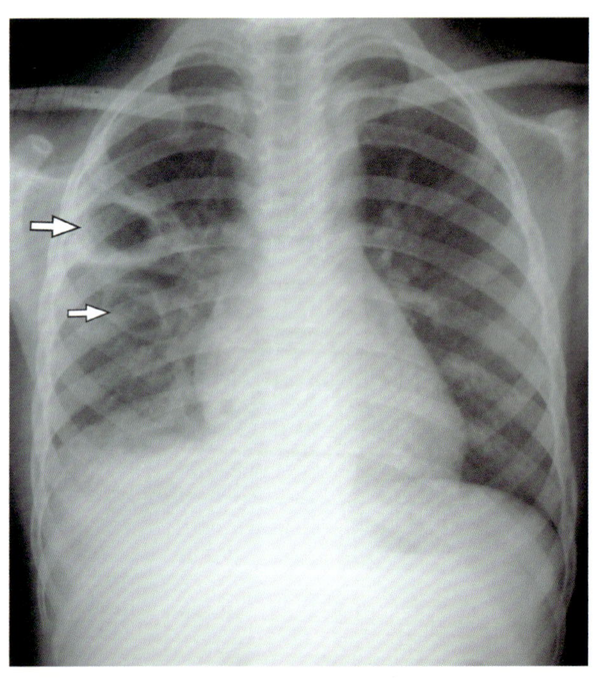

▲ 图 6-72 **女，7 岁，金黄色葡萄球菌感染形成感染后肺膨出**

正位胸部 X 线片示两个含气空腔（箭），其内无分隔；上面的空腔边界稍厚，下面的空腔边界极薄

恶性与良性肿瘤的比例约为 3 : 1[253]。

肺部恶性肿瘤的低发病率常导致较少怀疑婴儿和儿童患有潜在肿瘤。这可能会导致延误获得正确的诊断和开始恰当的治疗。在儿童中，当患儿的临床表现和胸部 X 线片检查结果不一致和（或）患儿临床表现为肺炎，但抗生素治疗无效，并胸部 X 线发现异常时，应考虑肺部肿瘤的可能[252]。此外，患有某些遗传综合征和家族性疾病的患儿更易患肺

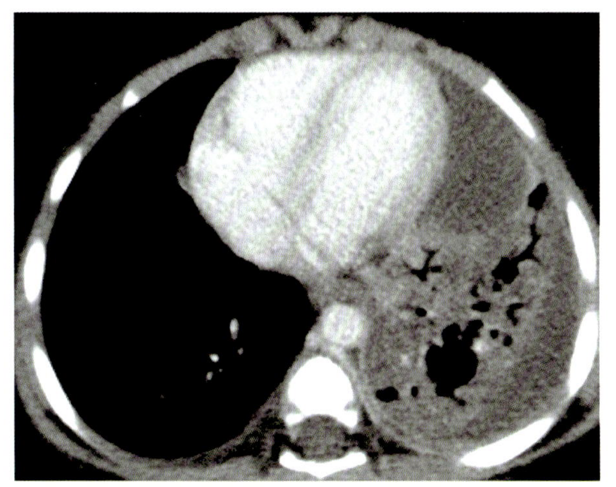

▲ 图 6-73　男，2 岁，肺部坏疽

轴位增强 CT 图像显示左肺实变，无强化，而是充满空气和液体；可见脏胸膜的完整性被破坏

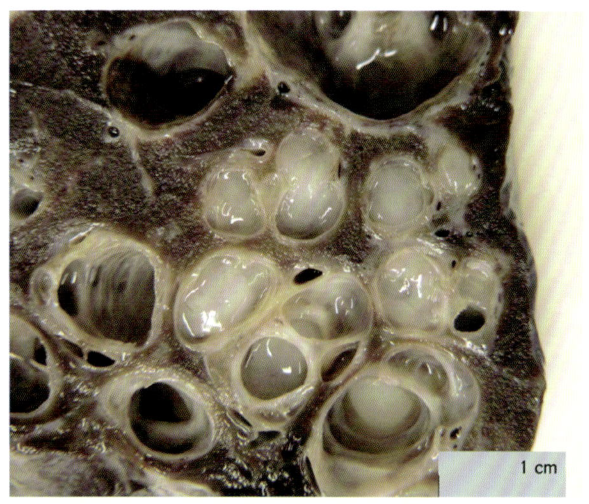

▲ 图 6-74　女，10 岁，严重支气管扩张

切除的部分右肺可见气道明显扩张

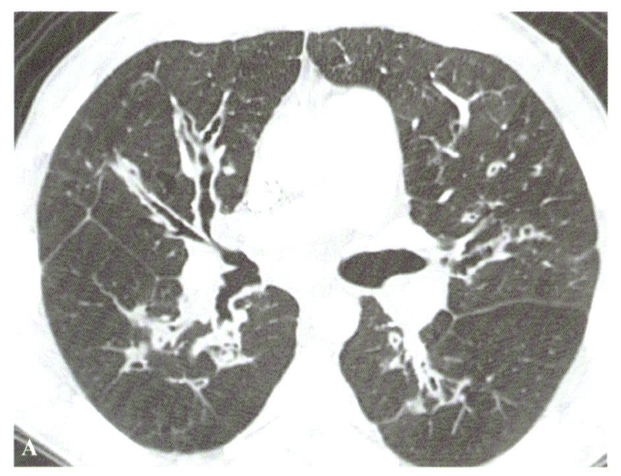

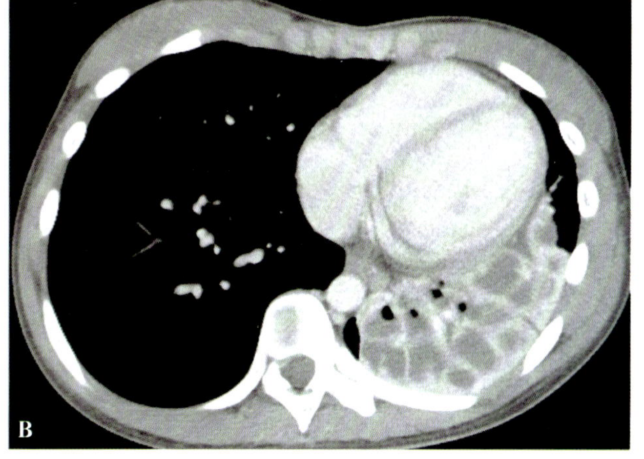

▲ 图 6-75　两例儿童支气管扩张症

A. 轴位肺窗 CT 示厚壁扩张的支气管直径比伴行的肺动脉宽，呈管状支气管扩张；B. 另一名患儿轴位 CT 增强扫描示左下叶远端扩张支气管扩张的支气管呈囊状，壁厚、充满分泌物

部肿瘤。

1. 良性原发性肿瘤　肺良性原发性肿瘤占肺肿瘤的 1%～5%[254]；但是它们可以在影像学上表现出更具侵袭性。熟悉这些病变对怀疑患有原发性肺肿瘤的儿童进行最佳治疗是非常重要的。儿童中肺部最常见的两种良性原发性肿瘤是硬化性肺泡细胞瘤和肺错构瘤。

(1) 硬化性肺泡细胞瘤：硬化性肺泡细胞瘤，又称为硬化性血管瘤，是一种罕见的肺泡上皮细胞来源的良性肺部肿瘤。目前归类为腺瘤，因为它表现为一种罕见淋巴结转移的良性病变，基本呈良性病变的特征[255]。女性与男性患者的比例为 5 ∶ 1。虽然硬化性肺泡细胞瘤多见于中年人，也可发生在青少年中[256]。大多数患儿无症状，多在检查时偶然发现病变。有症状患者的典型临床症状包括咯血、咳嗽和胸痛。

胸部 X 线片上硬化性肺泡细胞瘤的典型表现为边缘清晰的小孤立性结节（图 6-76A）[258]。大约 4% 的病例表现为多发性肺结节[257]。在一些病例中，表现为空气新月征（月牙形透亮影），与免疫功能

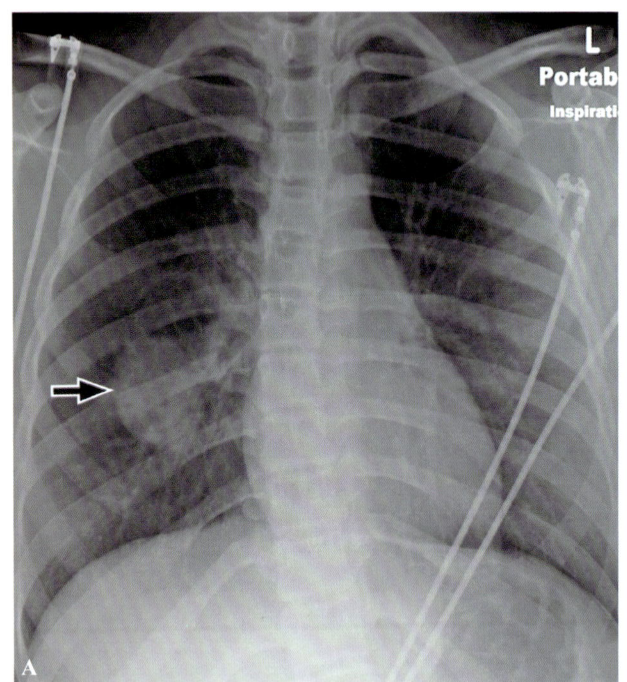

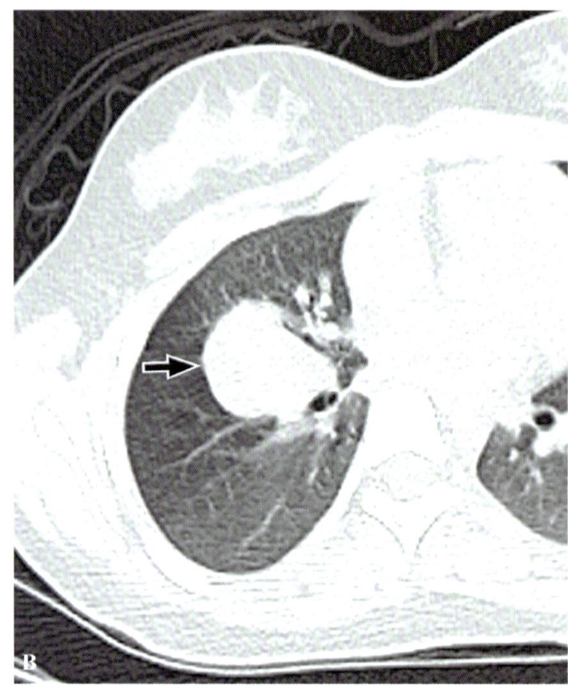

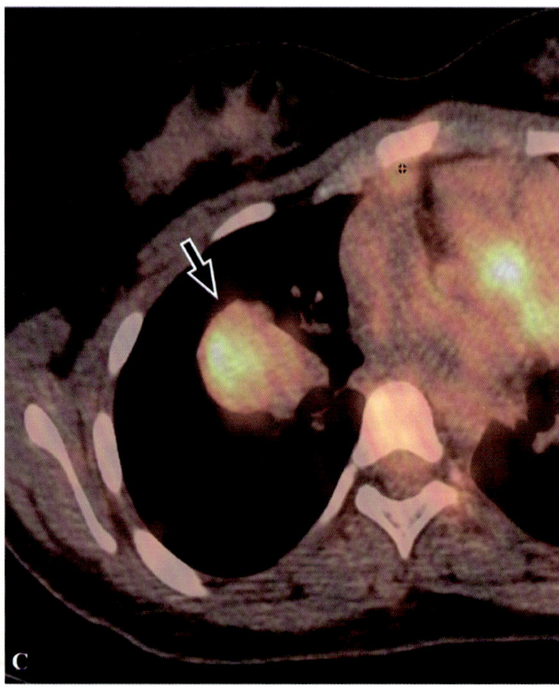

▲ 图 6-76 女，11 岁，患硬化性肺泡细胞瘤，偶然发现孤立性肺结节

A. 正位胸部 X 线片示右中肺野见一边界清楚的肿块（箭）；B. 轴位肺窗 CT 显示跨上叶和中叶的边界清晰的肿块影（箭）；C. ^{18}F-FDG -PET 显示一个 FDG 浓聚灶（箭），SUV_{max} = 5.2

低下的患儿出现的侵袭性肺曲霉菌病表现相似。新月形透亮影被认为是肿瘤周围出血并经气道清除后的残留气体[259]。CT 表现可以反映胸部 X 线片中边界清楚的肺部病变情况（图 6-76B）。病灶内可出现低密度囊变区和局部钙化灶。增强后可见明显强化[258]。肺硬化性血管瘤的局部浸润或淋巴结转移在儿童人群中尤为罕见[257]。硬化性肺泡细胞瘤的 MRI 表现不一。病灶可以在 T_1 和 T_2 加权像上都呈高信号，可明显强化或由于潜在的出血和囊变而显示为不均匀强化（图 6-77）[260]。大多数病灶在 ^{18}F-FDG-PET 上为高代谢性（图 6-76C），并且由于其与 FDG 的高亲和力可能被误认为恶性肿瘤[261]。

目前采用的治疗方法是手术切除，一般预后良好。

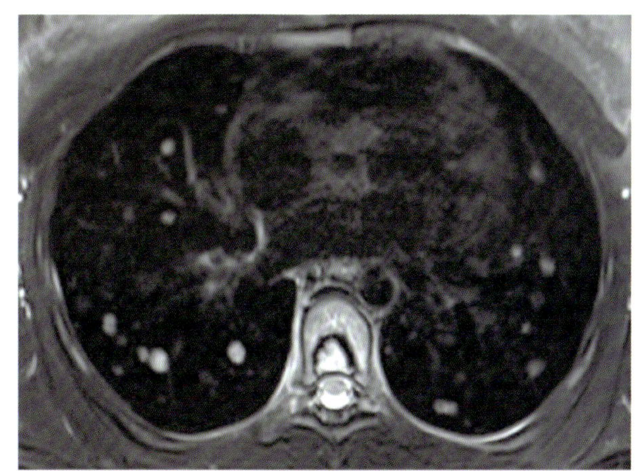

▲ 图 6-77　**女，17 岁，患硬化性肺泡细胞瘤，表现为呼吸短促**

横断面 T_2WI 显示双肺多发边界清晰的小结节影，呈高信号

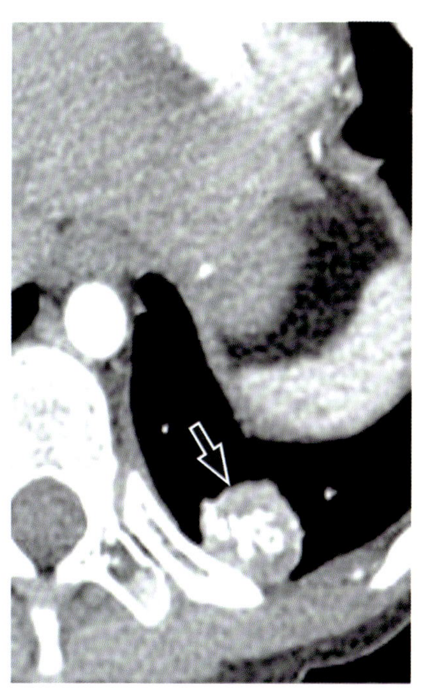

▲ 图 6-78　**男，3 岁，患肺错构瘤，偶然发现肺部结节**

轴位增强 CT 显示左下肺具有特征性爆米花样钙化的圆形肺部病灶（箭）

(2) 肺错构瘤：肺错构瘤是由不同比例的软骨、脂肪、结缔组织和平滑肌组成的良性肿瘤。它们是成人中最常见的良性肺肿瘤，但也可以发生在儿童中[263]。这些病变生长缓慢，通常不会引起症状，常在影像检查中偶然发现。

肺错构瘤典型的胸部 X 线表现为边界清楚、圆形或椭圆形结节，常呈分叶状并位于肺外周部。较大的病灶可表现为具有特征性的爆米花样钙化[263]。CT 通常表现为边界清楚并有分叶的病灶，并且能够更好地显示病变的脂肪和钙化成分（图 6-78）。脂肪和爆米花样钙化的存在（在 CT 上分别约 50% 的病例和 5%～15% 的病例可见）可高度提示肺错构瘤[264]；然而，当这些成分都不显示时，准确诊断就变得具有挑战性。在 MRI 上，肺错构瘤在 T_1WI 上表现为等信号，在 T_2WI 上为高信号。增强后，肺错构瘤内部分隔可见明显强化。当存在钙化时，可以在所有 MRI 序列上表现为低信号灶；然而，在 MRI 上可能不易发现脂肪组织[266]。虽然大多数肺错构瘤与 FDG 亲和力不高，但已有报道称发现假阳性病例[267]。

对于缺乏特征性影像表现的肺错构瘤，确诊可依靠经胸穿刺针吸活检病理评估。

2. 恶性原发性肿瘤　儿科患者中肺部恶性肿瘤大多数为转移瘤，在这个年龄段的所有恶性肿瘤中仅有少数是肺和气道的原发性肿瘤[251-253]。早期准确的诊断非常重要，以免病变进展至晚期。

(1) 胸膜肺母细胞瘤：胸膜肺母细胞瘤（PPB）是一种具有潜在侵袭性的原发性恶性肺肿瘤。PPB 包括囊性（Ⅰ型）、囊实性（Ⅱ型）和实性（Ⅲ型）等一系列肺部肿瘤性病变。实性成分越多，越具有侵袭性，预后越差。PPB 是 *DICER1* 突变遗传性综合征的一种表现，这类儿童及其家庭成员易患 PPB、囊性肾瘤、甲状腺多发结节、Sertoli-Leydig 细胞瘤、胚胎性横纹肌肉瘤和鼻部软骨间叶性错构瘤[268]。据推测，PPB 内的良性上皮细胞，由于 microRNA 调节因子 *DICER1* 的缺失，导致间质 - 上皮相互作用失调，从而诱导肿瘤生长[268]。

Ⅰ型 PPB 的儿童患者可能无症状，或有伴或不伴气胸的呼吸窘迫[62]。患有Ⅱ型和Ⅲ型 PPB 的婴儿和儿童常伴有呼吸困难、发热、咳嗽和胸腹部疼痛。PPB 诊断的平均年龄为 3 岁，并且在这 3 种类型中有所不同[269]。Ⅰ型 PPB 患儿的平均年龄为 10 月龄，而Ⅲ型 PPB 的患者的平均年龄为 44 月龄。大约 25% 的受累患儿具有家族性癌症综合征的特征。

PPB 的典型 X 线表现是有或没有明显囊变的肺部肿块（图 6-79A）。肿瘤好发于右肺，具体原因不明[20]。囊性 PPB 可与 CPAM（先天性肺气道畸形）具有相似的 X 线影像表现。没有明显囊变的较大实性病变在 X 线片上表现为一侧胸腔完全致密影，伴纵隔向对侧移位。Ⅱ型 PPB 也可出现胸腔积液和气胸[268]。在 CT 上，Ⅰ型 PPB 表现为肺部数量不等的囊性病变（图 6-79B），其直径通常在 2～9cm[268]。肿块对邻近结构的占位效应可导致肺叶扩张，有时伴随纵隔移位。Ⅱ型 PPB 具有实性成分和含气囊腔，囊内伴有或不伴有气 - 液平面[271]。病灶内出血或感染可占据囊腔，使囊肿更呈实性表现[272]。大的病变可伴有胸腔积液和纵隔移位[271]。Ⅲ型 PPB 是实性病变，不均匀强化，伴有或不伴有胸腔积液，肺不张和纵隔移位[271, 273]。PPB 的 MRI 表现基于其含有的囊性和实性成分，后者表现为不均匀强化区域[273]。Ⅲ型 PPB 的 ^{18}F-FDG-PET 表现为不均匀的，外周为主的 FDG 浓聚（图 6-80）[273]。同一患者可出现多种 PPB，这将难以区分其为转移或肿瘤复发。

目前其治疗方法取决于 PPB 的类型。对于小的Ⅰ型 PPB 的儿科患者，手术切除就足够了。较大的含实性成分的 PPB，新辅助化学治疗可以帮助减少肿瘤大小，并增加完全切除瘤体的机会。一些Ⅱ型和Ⅲ型 PPB 的儿科患者可见转移灶，转移灶多位于脑部，这些患儿需要接受化学治疗。在病理学上，Ⅰ型 PPB 是一种多囊性肿块，纤维间隔很薄，内衬良性立方上皮细胞。隔膜可能含有富细胞基质及上皮下的良性软骨结节，类似于“形成层”。在Ⅱ型和Ⅲ型 PPB 中，恶性成分常含有与间变性胚胎型横纹肌肉瘤相似的区域。其他成分还包括类似于纤维肉瘤和软骨肉瘤的区域。此外，也可看到如神经母细胞瘤等罕见的成分。

(2) 类癌肿瘤：肺原发性神经内分泌肿瘤包括典型和非典型的类癌、大细胞神经内分泌癌和小细胞癌。典型和非典型的类癌为神经内分泌肿瘤的中低危类型。典型类癌的特征是每 2mm^2（10 个高倍视野）少于 2 个有丝分裂，无坏死，而非典型类癌每 2mm^2 有 2～10 个有丝分裂和（或）坏死灶。

大部分类癌发生于肺的大气道内[275]。儿童的

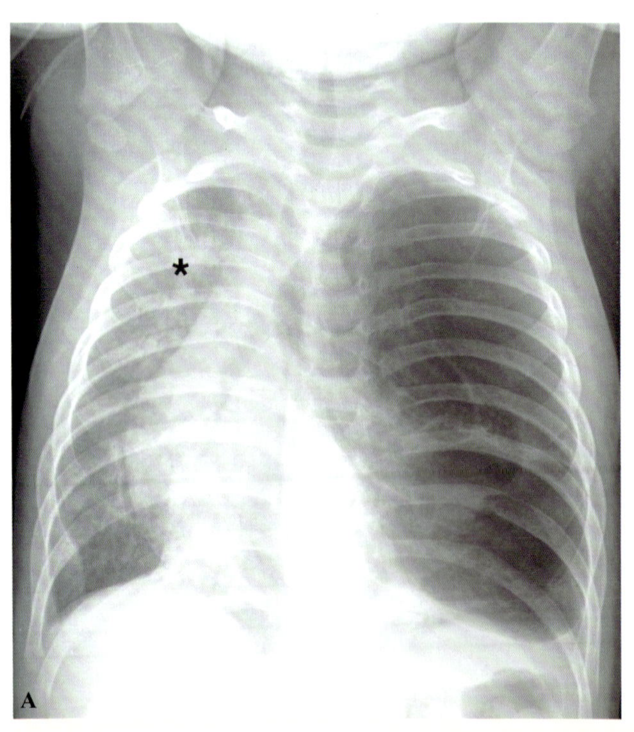

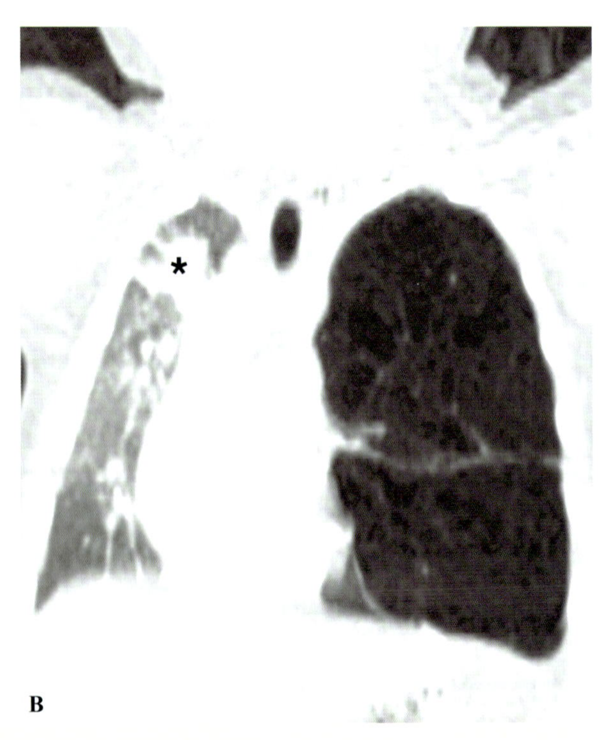

▲ 图 6-79 男，9 月龄，患Ⅰ型胸膜肺母细胞瘤

A. 胸部正位 X 线片显示左侧胸部巨大囊性病变，伴有左侧少量胸腔积液，纵隔右移和右肺压缩性肺不张（星号）；B. 冠状面重建肺窗 CT 图像示左胸部巨大囊性病变，纵隔右移和右肺压缩性肺不张（星号）

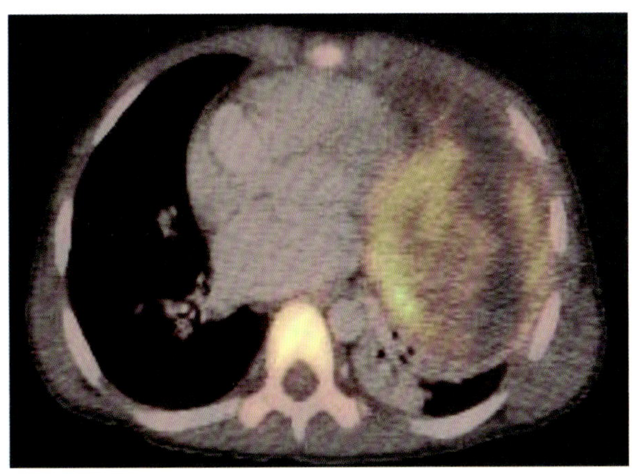

▲ 图 6-80 女，3 岁，患Ⅲ型胸膜肺母细胞瘤

^{18}F-FDG-PET 图像显示左侧胸部一外围有明显 FDG 浓聚的病灶

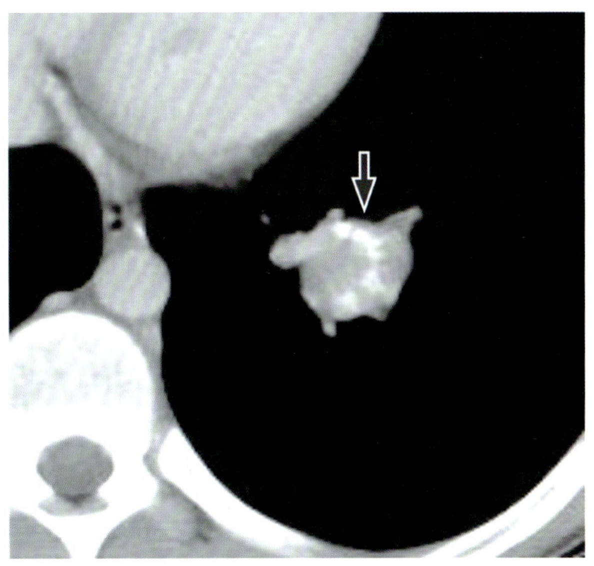

▲ 图 6-81 男，14 岁，患类癌，临床表现为发热、咳嗽

轴位 CT 平扫显示位于左肺下叶的圆形肿块（箭），内部可见钙化；手术后病理诊断为典型类癌

平均发病年龄为 12 岁，男女比例为 1.4 ∶ 1[276]。与中央支气管病变相比，外周病灶很少有临床症状。类癌综合征，包括潮红、腹泻、心力衰竭和支气管痉挛，在儿童肺类癌患者中很罕见[276]。

X 线片显示圆形或卵圆形的阴影，边界清楚[275]。非球形肺类癌肿瘤的走行与最近的主支气管或肺动脉分支的走行方向平行[275]。在 CT 上，肺类癌表现为软组织密度肿块，边界清楚或呈分叶状（图 6-81）。中央型类癌的内部钙化比周围型多见。静脉注射造影剂后，类癌通常明显强化[275]。

肺类癌目前的治疗方法为完全手术切除，术后超过 90% 的患儿可有 10 年生存率[274]。

(3) 炎性肌纤维母细胞瘤：炎性肌纤维母细胞瘤（IMT）被认为是一种克隆性肿瘤，从疾病分类上来说，现已从原发性炎性病变中分离出来（“炎性假瘤”和“浆细胞肉芽肿”）。它是一种惰性肿瘤，有复发的可能，偶有转移[277]。好发于儿童、青少年和年轻人。在儿科年龄组中，诊断的平均年龄为 9 岁。IMT 首先在肺部被描述，但很快发现可发生在身体其他部位，特别是头颈部、纵隔、腹部和骨盆（肠系膜、网膜和软组织）[278]。在肺内，肿瘤通常是孤立的，偶尔多发[279, 280]。大约 12% 的 IMT 表现为支气管内病变[281]。大约 50% 的患者无症状[279-282]。支气管内病变比实质内病变的症状更明显，包括发热、咳嗽、胸痛、咯血和肺炎[279-282]。也可能出现由肿瘤细胞因子引起的血沉增高、血小板增多、贫血和高球蛋白血症。

胸部 X 线片典型表现为孤立的，边界清楚的病变，通常位于下叶[279]（图 6-82A）。典型的 CT 表现为具有分叶状、密度不均匀及边缘清楚的病灶（图 6-82B）。钙化的比例和强化的程度是多样的。已有报道其钙化可呈无定形，混合，细斑点状或致密状[279, 283]。在 MRI 上（图 6-82C-E），IMT 在 T_1 加权像上通常呈低至中等信号，T_2 加权像上呈高信号[279, 284]。1 例报告显示 IMT 均匀延迟强化[284]。由于存在炎性细胞，^{18}F-FDG-PET 可以显示这些病变中放射性浓聚的区域[285]。

当前的治疗方法是手术切除，如果切除干净，通常可以治愈。显微镜检查显示肌纤维母细胞梭形肿瘤细胞的增殖，混合有富含浆细胞和淋巴细胞的炎性细胞（图 6-83）[277]。在遗传学上，肿瘤可以包含 *ALK* 基因的重排（多种组合中的任何一种）或较少见的 *ROS1* 或 *PDGFRβ* 基因重排[277]。

(4) 淋巴瘤（包括移植后淋巴组织增生性疾病）：没有纵隔受累的肺部原发淋巴瘤非常罕见，现仅有 3 例报道[286-290]。肺淋巴瘤更常见的表现是肺外霍奇金淋巴瘤和非霍奇金淋巴瘤（分别为 HL 和 NHL）和移植后淋巴组织增生性疾病（PTLD）。PTLD 是

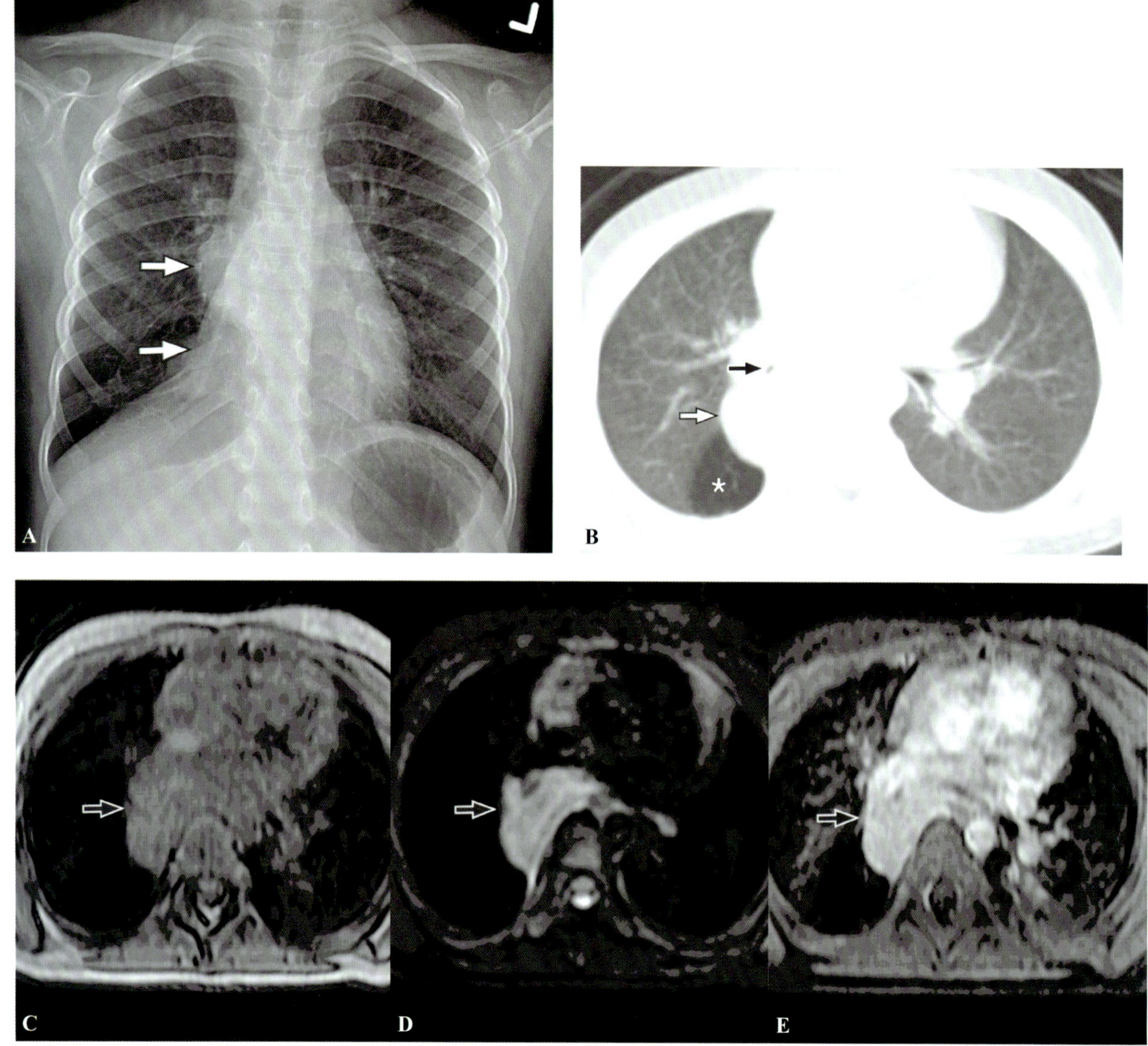

▲ 图 6-82 女，5 岁，患炎性肌纤维母细胞瘤（IMT），临床表现为咳嗽，抗生素治疗无效

A. 胸部正位 X 线片显示邻近纵隔的右肺下叶有两个肿块影（箭）；B. 轴位肺窗 CT 图像显示两个肿块中较高的一个（白箭），其导致右肺下叶支气管的狭窄（黑箭）和右肺下叶空气滞留（星号）；C-E. 三个轴位 MRI 图像显示在 T_1 加权像（C）上呈中等信号的肿块（箭），在 T_2 加权像（D）上呈高信号，T_1 加权像上可见对比增强（E）

儿童实体器官移植中最常见的恶性并发症，在儿童肾移植受者中有 2% 可发生，而小儿肺或肠道移植受者中有 20% 可发生 [291-293]。目前，病理生理学和病因尚不明确。然而，EB 病毒感染和移植相关的免疫抑制与其有明确关联 [291]。在肺或心肺移植后，PTLD 的胸部受累最为常见 [294]。

在 HL、NHL 和 PTLD 患儿中，在疾病过程的某个时间点，肺实质病变的发生率为 13%，而三组之间的发生率没有统计学差异 [295]。HD 和 NHL 的肺淋巴瘤的 3 种主要影像学类型是结节肿块型、支气管血管淋巴管型和肺炎肺泡型 [296]。儿童淋巴组织增生性疾病（HL、NHL 和 PTLD）在肺内的典型影像学表现为单发或多发结节，可见于 90% 的患儿（图 6-84），也可表现为肺部肿块，见于 39% 的患儿 [295]。小儿淋巴组织增生性疾病的其他胸部表现为间质性疾病（9%）、肺泡疾病（9%）、空洞（9%）和胸膜肿块（9%）[295]。除了上述特征外，9% 的患者可以看到胸腔积液，大多数受累患者至少有两种

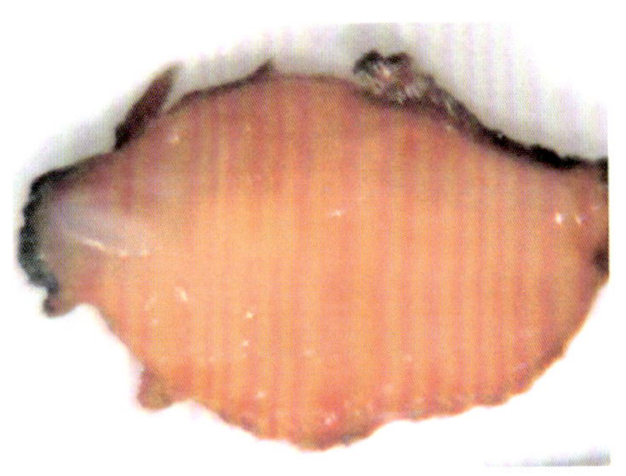
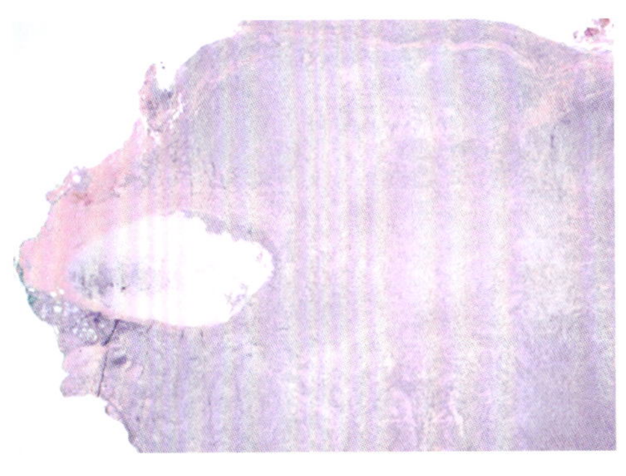
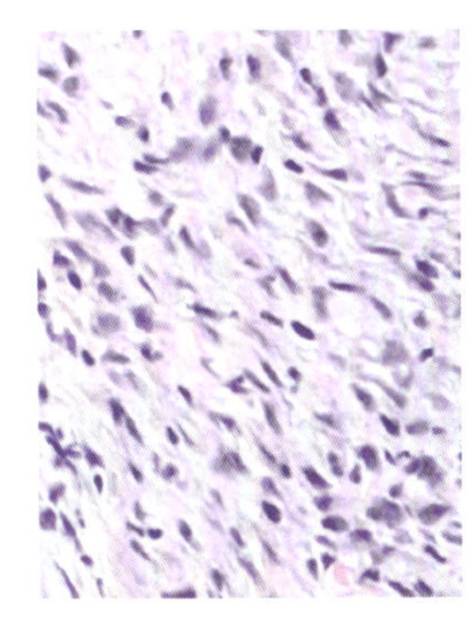

▲ 图 6-83 男，10 岁，从中间段支气管切除的炎性肌纤维母细胞瘤

大体观（左）和显微镜下（中间；HE，×20），肿瘤位于支气管壁，包绕并破坏支气管软骨；高倍放大显示梭形（肌）成纤维细胞（右；HE，×600）

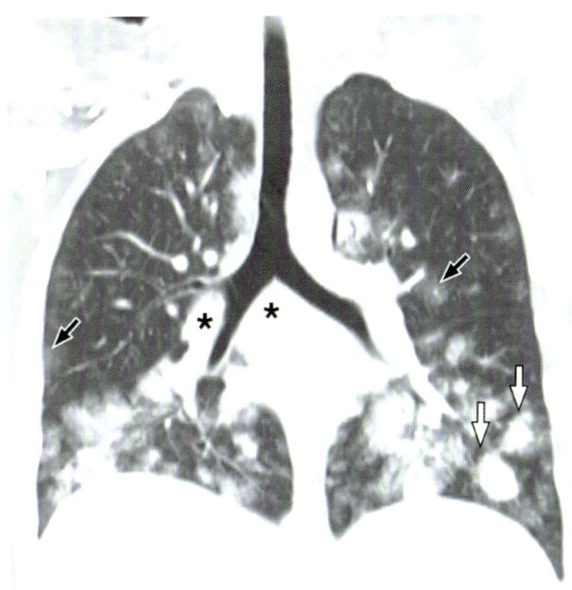

▲ 图 6-84 女，14 岁，患免疫缺陷和 EB 病毒感染相关的淋巴组织增生性疾病

冠状面重建肺窗 CT 图像显示多个磨玻璃状（黑箭）和融合状（白箭）的肺结节及纵隔和肺门淋巴结肿大（星号）

上述肺部表现。

近年来，单纯化学治疗或化学治疗与放射治疗的联合治疗使 HL 成为最可治愈的癌症之一[289]。与成人 NHL 相比，几乎所有的儿童 NHL 病例都是高度恶性的；但儿童的预后更好[290]。由于儿童 NHL 被认为是弥散性疾病，所以不尝试用手术或放射治疗来治疗分散的各个病灶。

3. 继发性肿瘤（转移性疾病） 肺转移瘤比原发性肺部恶性肿瘤多 5～11 倍，约占儿科人群实质肿瘤的 80%[251, 252]。小儿肺转移最常见的来源是肾母细胞瘤（31%）、骨肉瘤（20%）和尤因肉瘤（9%）。在儿科人群中，肉瘤占整个肺转移瘤的 47%[252]。

在胸部 X 线片或 CT 上，肺转移灶呈单个（图 6-85）或多个边界清晰的结节影（图 6-86），通常位于肺外周部并且好发于双肺下叶[297]。网状或粟粒样分布很少见，但可在经淋巴管扩散的患者中见到[297]。空洞和气胸很少见，但在肾母细胞瘤、霍奇金淋巴瘤和骨肉瘤的肺转移中相对多见[297]。来自骨肉瘤（图 6-86A）或滑膜肉瘤的转移灶可伴有类似原发病灶的内部矿化（钙化）。

除了控制原发性肿瘤外，肺转移瘤的手术切除（转移瘤切除术）可能会提高患有广泛实体瘤患儿的生存率[298]。

（四）创伤性疾病

创伤是 1 岁以上儿童死亡的主要原因[299]。1—14 岁儿童中 45% 以上的死亡是创伤造成的[300-302]。儿童胸部受伤发生率低于成人，但仍是儿科创伤患者发病和死亡的重要原因。儿童如果存在胸部创伤，说明外伤较重[12]。在儿童中，胸部钝器损伤是穿透性损伤的 6 倍多[303]。

儿童胸部创伤的常见原因包括机动车碰撞、跌倒、行人与机动车事故、自行车事故、游乐场事故、虐待儿童和枪伤[299, 304-308]。创伤的机制通常决定损伤的类型，但小儿胸部创伤损伤模式通常与成人观察到的不同。儿童胸壁顺应性较高被认为是导致其特有的损伤模式和预后的原因[309]。肺损伤、血胸、气胸、纵隔损伤和肋骨骨折可以单独或联合

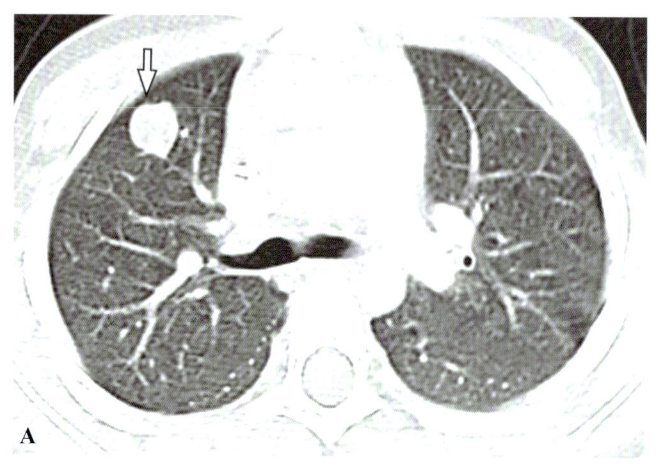

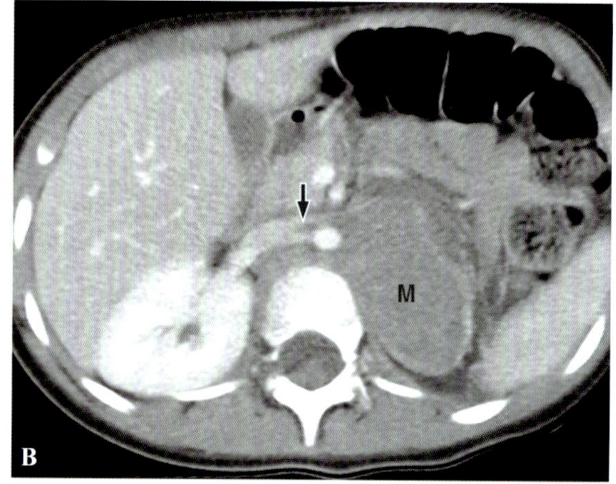

▲ 图 6-85 女，3 岁，患有肾母细胞瘤，孤立性肺转移瘤

A. 轴位 CT 肺窗显示右上肺孤立结节（箭）；B. 腹部轴位 CT 增强图像显示左肾原发性肿块（M）并向左肾静脉内（箭）延伸

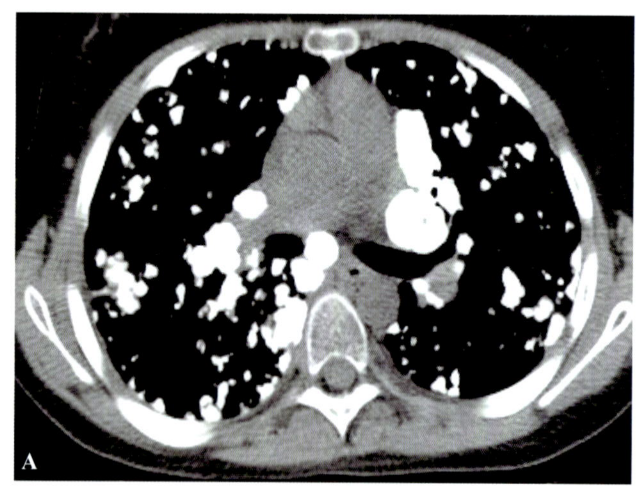

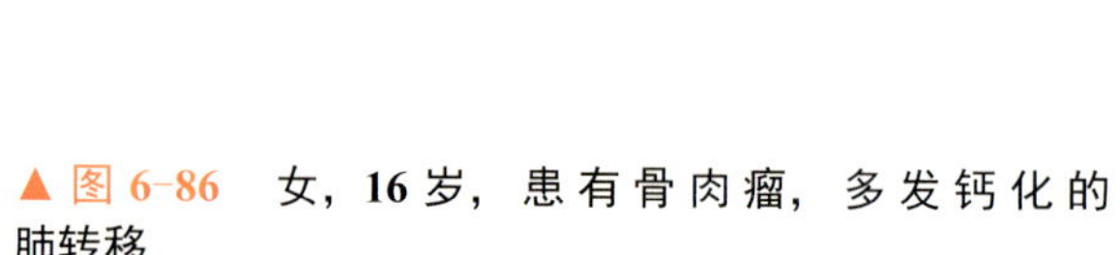

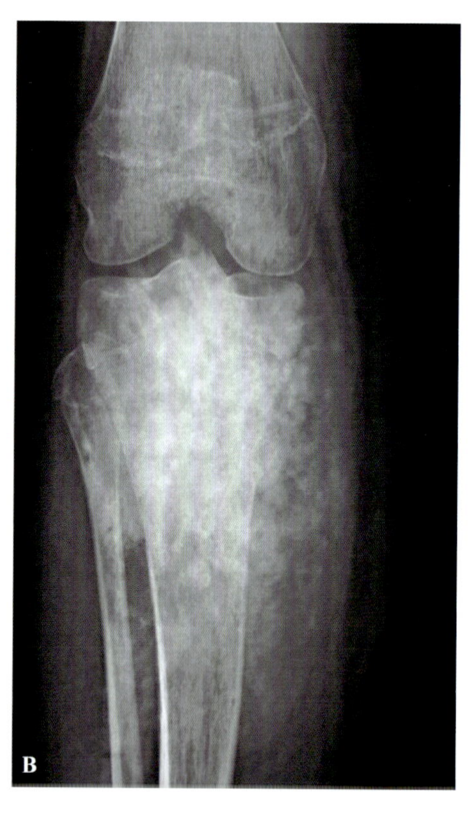

▲ 图 6-86 女，16 岁，患有骨肉瘤，多发钙化的肺转移

A. 轴位 CT 平扫图像显示骨肉瘤肺转移的多个钙化结节；B. 右膝正位 X 线片显示右侧胫骨近端伴有大量骨膜新生骨和钙化的巨大肿块

出现[302]。也可合并头部、腹部和其他器官的损伤。

影像评估在儿童胸部创伤的最初处理中起着重要作用，有助于迅速诊断并治疗。胸部 X 线仍然是初始筛查中最重要的影像检查方法；然而，微小的变化可能在胸部 X 线片上难以察觉。此外，由于儿童创伤的复杂性导致的放射拍照技术受限和伪影，限制了其发现真实病情的能力[303]。CT 是目前有症状的小儿胸部创伤或多发伤重要的影像检查，因为 CT 可提供更详细的胸部结构评价，它比胸部 X 线片更加容易发现损伤[12, 307]。

1. 肺挫伤　肺挫伤是儿童最常见的创伤性胸部损伤，通常与机动车撞击，冲击伤或钝器伤相关[302, 309]。死亡率为 15%～20%[310, 311]。儿童胸腔的伸缩性较大，允许在创伤时肋骨受压，将能量转至肺实质。这种对肺的创伤可引起肺泡出血、间质水肿和实变。与成人相比，儿童肋骨骨折较少见[302, 308, 312–314]。

肺挫伤的临床过程随着损伤的程度和范围的不同而变化。大约20%的患儿并发肺炎，可导致呼吸衰竭。还需注意呼吸功能不全，急性呼吸窘迫综合征，以及呼吸功能和影像学异常的长期变化[302, 315–317]。

肺挫伤的影像学表现差异很大。胸部X线片通常表现为外周边界不清的实变区，常常没有肋骨骨折或胸壁瘀伤[308]（图6–87）。挫伤可以是融合的或广泛的，单发或多发的，单侧或双侧的[302]。挫伤可直接发生在撞击部位或以对冲伤形式发生对侧胸部[308]。它们通常在损伤后6小时内较明显，但可能在首次胸部X线片上不易发现[308, 311]。在胸部CT上，表现为边界不清的局灶性或弥漫性磨玻璃影或无空气支气管影的实变区[12, 299, 318, 319]（图6–88）。这些不按肺段分布的阴影通常不累及胸膜下肺组织，常称为“胸膜下保留”征[12, 319]。在大多数情况下，挫伤一般在7天内吸收[308, 320]。有时候，它们很难与吸入性肺炎区分开来，这可能发生在损伤时，插管过程中或评估阶段[302]。吸入性肺炎通常是局部节段性的分布，而挫伤是非节段、分散分布。

目前肺挫伤主要处理是吸氧和对胸壁损伤镇痛等支持治疗。

2. 肺裂伤　肺部撕裂伤是肺实质的撕裂，是由胸部损伤时的压缩破裂，剪切，肋骨穿透或肺部粘连剪切引起的[299, 231]。在儿童胸部创伤中并不常见，死亡率较高（＞40%）[308, 311, 322]。当肺实质深部发生裂伤时，可形成含血液（血肿）或空气（肺气囊）的空腔。根据大小和程度，外周撕裂可能导致气胸甚至支气管胸膜瘘[311]。

肺撕裂伤常常是隐匿性的，在初始X线片上可能并不明显，特别是合并肺挫伤的情况下[299, 308, 321]（图6–89A）。在CT上，裂伤通常表现为肺实质内线状气体样低密度透光区（图6–89B）。它们可在CT重建图像中有较好的显示[299, 321]。从裂伤发展而来的肺血肿在胸部X线片上表现为圆形的软组织密度影，站立位中可以看到液平面[14]。

尽管继发性并发症，如出血、气胸或支气管胸膜瘘需要特殊处理，但肺裂伤本身发病率低并且通常在没有干预的情况下愈合[299]。

3. 创伤性肺膨出　创伤性肺膨出是由于钝性胸部创伤所致的肺实质内形成的空腔[323]。有人认为，它们是由施加于有顺应性的儿童胸部的力量导致的最远端气道和间质的膨胀和破裂[324]。肺膨出通常比肺挫伤有更广泛的肺组织破坏和损伤。受影响的儿童可无症状，或非特异性症状，包括创伤后咯

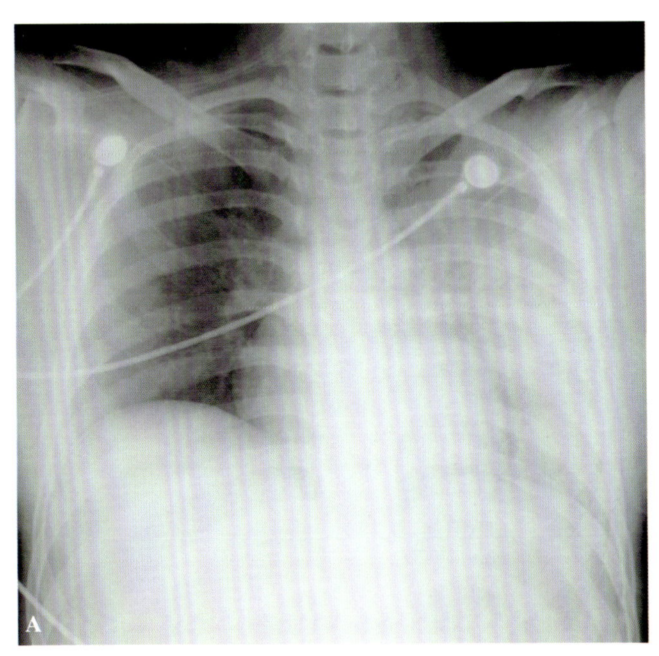

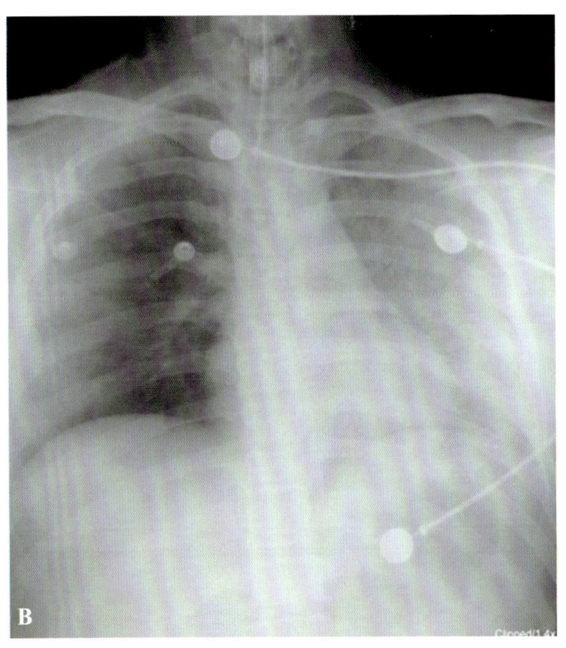

▲ 图6–87　男，12岁，车祸伤肺挫伤

A. 入院时胸部正位X线片显示左胸部大片状阴影，邻近肋骨未见骨折；B. 48h后复查胸部X线片显示肺挫伤部分吸收

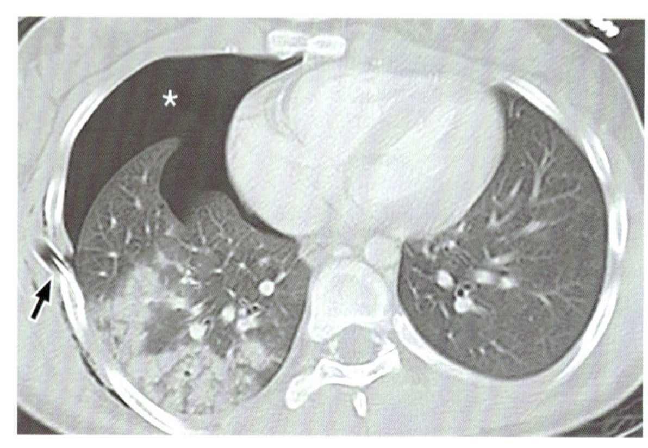

▲ **图 6-88 女，16 岁，车祸伤，肺挫伤伴气胸**

轴位肺窗 CT 图像显示符合肺挫伤的右肺下叶斑片状致密影；可见为气胸（星号）减压所置的胸部引流管影（箭）（病例由 Elizabeth H. Ey, MD, Dayton Children's Hospital Medical Center, Dayton, OH 提供）

血、胸痛、呼吸困难、咳嗽及轻度发热等[325, 326]。

肺膨出通常表现为肺内散在的圆形或椭圆形无明显囊壁的含气囊腔[323]（图 6–90）。它们大小不等，单个或多个，可以在整个肺的任何部位见到，但倾向位于中心位置。肺膨出周围常常伴有肺挫伤，这使得它们更难被发现。小的肺膨出通常在 X 线上较隐匿[299]。据报道，CT 显示囊肿的敏感度为 96%，优于胸部 X 线片[323]。

肺膨出通常会在几周到几个月内吸收[311, 325, 326]。二次感染少见，不建议常规使用预防性抗生素治疗。如果肺膨出伴有难以吸收的气胸，则应考虑支气管胸膜瘘的诊断[311]。

（五）血管炎、炎症，血管和其他疾病

1. 肉芽肿性多血管炎 肉芽肿性多血管炎（GPA），以前称为 Wegener 肉芽肿，是一种全身系统性血管炎，表现为上呼吸道、下呼吸道和肾脏不同程度受累的典型三联征[327, 328]。在肺部，GPA 的特征是坏死性肉芽肿性炎症，往往伴有坏死性血管炎[329–334]。儿童中相对少见，发病率约为 1/100 万[330, 331]。在大多数临床确诊病例中，可见 GPA 累及肺部（受累儿童的 74%～87%）[331, 335]，其症状包括咳嗽、呼吸困难和（或）咯血伴胸膜炎性胸痛、发热、关节痛、皮疹或溃疡[333]。血清抗中性粒细胞胞质抗体（ANCA）阳性在临床诊断中，具有近 99% 的阳性预测值[330, 331, 333]。

小儿 GPA 的影像诊断很难，因为在儿科人群中没有大规模的研究。弥漫性间质改变和肺泡实变是据报道的小部分受累儿童中最常见的胸部影像学表现[336]。肺结节或肿块是 HRCT 中最常见的异常表现（90%），通常发生在双侧。结节直径通常超过 5mm，没有好发区域，偶尔出现空洞（占 17%），有吸收趋势，并可在随访检查时重新出现在相同或其他部位[331, 333, 336, 337]。部分实性结节周围磨玻璃样阴影表示出血可能（图 6–91）。这种“晕征”也见于富血运转移，淋巴组织增殖性疾病和侵及血管的曲霉病感染。GPA 患者也可以看到“反晕征”，即中心区域的磨玻璃影（出血）被代表机化性肺炎

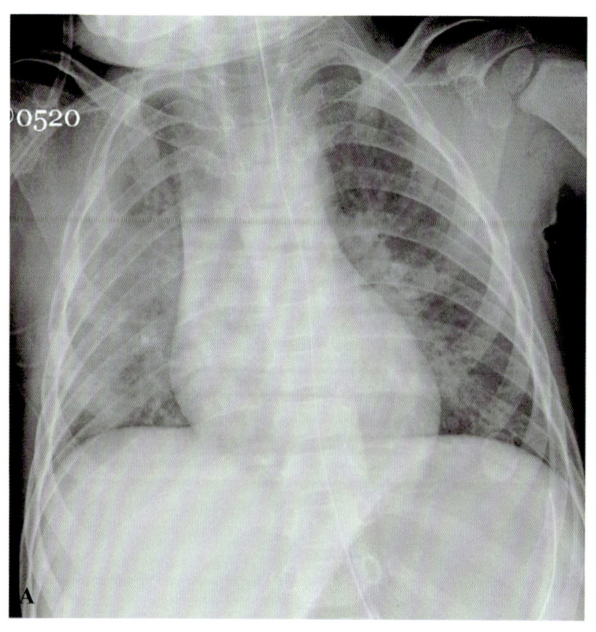

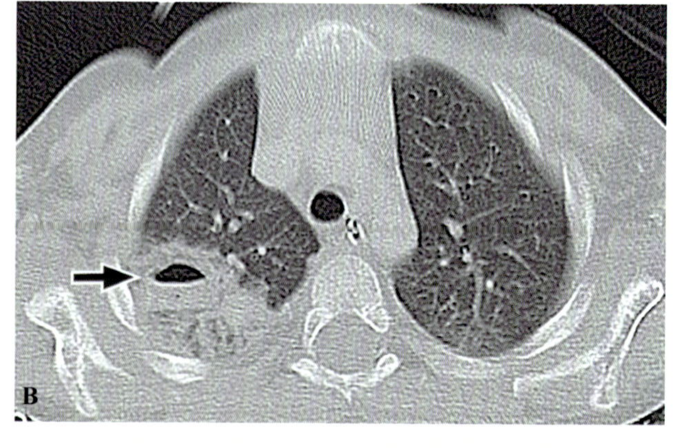

▲ **图 6-89 女，3 岁，汽车撞击伤，肺裂伤**

A. 正位胸部 X 线片显示右肺非特异性阴影；B. 轴位 CT 图像显示含有气 – 液平面的肺裂伤，周围伴有肺挫伤和出血（箭）（由 Elizabeth H. Ey, MD, Dayton Children's Hospital Medical Center, Dayton, OH 提供）

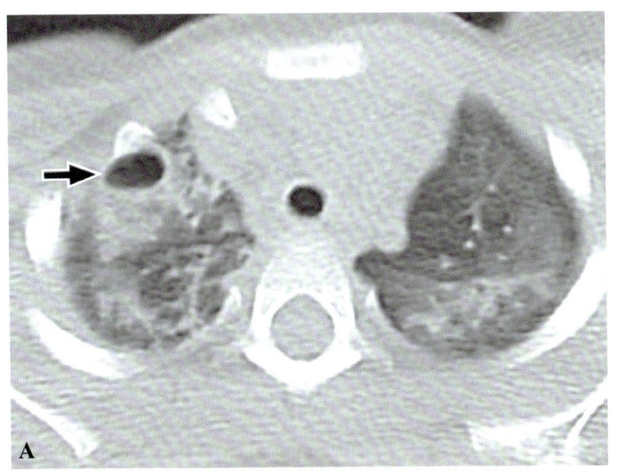

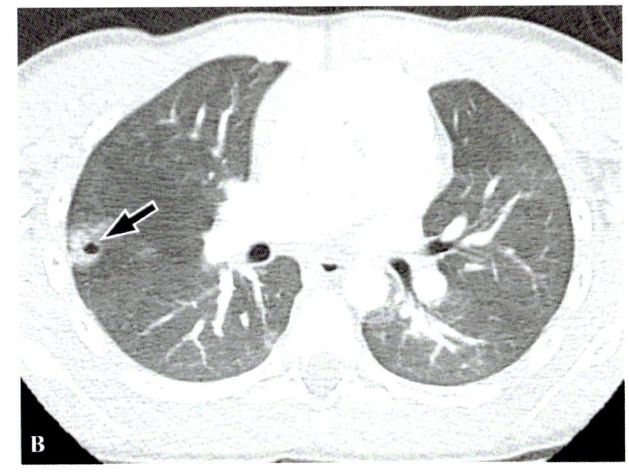

▲ 图 6-90　两名创伤后肺膨出患者

A. 女，3 岁，从拖拉机上掉落，胸部轴位 CT 图像显示含气囊腔（箭），薄壁，周围伴有肺挫伤（由 Bradley Maxfield，MD，Children's Hospital of Wisconsin，Milwaukee，WI 提供）；B. 男，12 岁，轴位肺窗 CT 图像也显示与创伤性肺膨出相一致的表现（箭）（由 Aaron Betts，MD, Cincinnati, OH 提供）

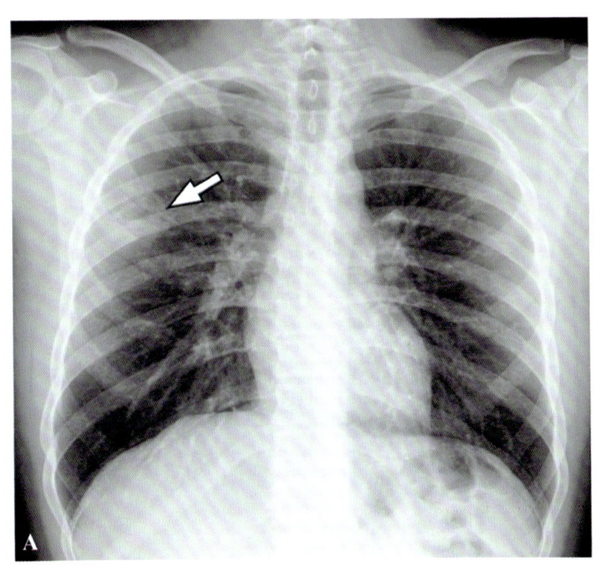

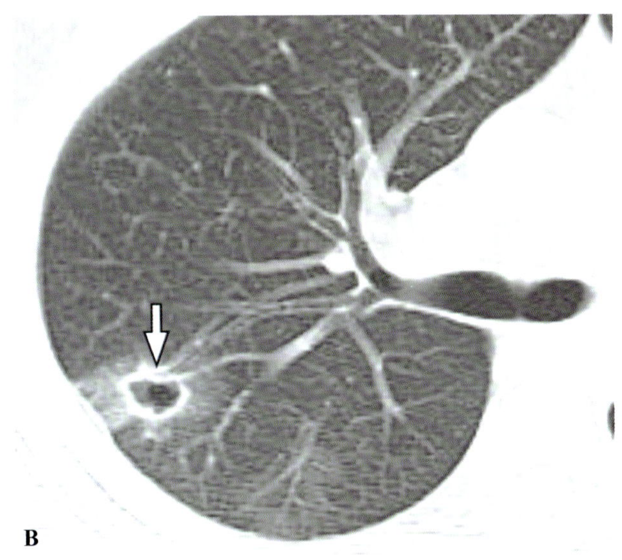

▲ 图 6-91　女，7 岁，肉芽肿性多血管炎，表现为慢性咳嗽，气短和胸痛

A. 正位胸部 X 线片显示右上叶小空洞性病变（箭）；B. 同一位患者的轴位肺窗 CT 图像显示由代表出血的磨玻璃阴影环绕的空洞结节（箭）（晕征）

的实性环包围[337]。其他 CT 常见表现为斑片状磨玻璃影（52%）和实变（45%）。此外，大约 3% 的受累患者发生由呼吸道肉芽肿性炎症引起的支气管狭窄[331, 333, 336]。环磷酰胺和皮质类固醇是儿科患者 GPA 治疗的主要方法。在难治性病例中，生物治疗如利妥昔单抗和抗肿瘤坏死因子抑制剂的使用越来越多[330, 338]。

2. Churg-Strauss 综合征　Churg-Strauss 综合征（CSS）也称为变应性肉芽肿性血管炎，是一种影响中小血管的未知病因的原发性系统性血管炎[393, 340]。受影响的儿科患者通常有哮喘、过敏性鼻炎和血液嗜酸性粒细胞增多[328, 332, 339, 340]。在儿童中，心脏和肺部症状比成人更常见[340, 341]。

70% 的 CSS 患者胸部 X 线片有异常表现[328]。最常见的影像学表现为双肺斑片状阴影或实变区，没有明确的肺叶分布，还可见肺结节。实变区主要在外周并且持续时间较短[323, 334, 342]。双侧多灶性游走性实变影或磨玻璃影是在HRCT上的典型表现[328, 332]（图6-92）。CT也可能表现为小叶间隔增厚，支气管壁增厚，结节和过度充气[328, 332, 337, 343]。此外，10%～50%的患者可见单侧或双侧胸腔积液，可能由合并的心肌病所致心力衰竭引起，或嗜酸性粒细胞性胸膜炎引起[342]。偶尔见弥漫性肺出血[337]。

虽然细胞毒药物包括环磷酰胺和血浆置换被用于有预后不良因素的患者，但CSS的治疗主要依赖于皮质激素[40, 334, 344]。

3. Goodpasture综合征　Goodpasture综合征（肺出血肾炎综合征）在儿童时期是一种罕见的肺－肾综合征，其发病率和死亡率很高[345, 346]。该综合征由肺部出血、急进性肾小球肾炎和抗肾小球基底膜抗体（抗GBM）组成，该抗体可游离于循环系统中或固定于肾脏[345]。

儿科急性起病患者的胸部X线片显示双侧肺泡弥漫性阴影，与肺出血表现相符[345, 447]（图6-93）。

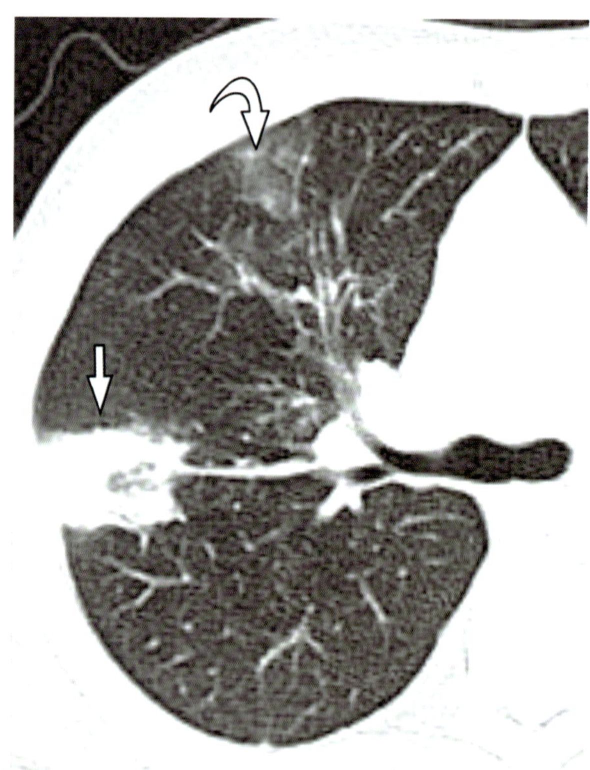

▲图6-92　女，6岁，Churg-Strauss综合征，表现为哮喘、鼻窦炎、不适感、荨麻疹和嗜酸性粒细胞增多

轴位肺窗CT图像显示主要为周边斑片状实变区（直箭）和磨玻璃样阴影（弯箭），无空洞

CT常常显示双侧磨玻璃影和实变[337, 348]。由于反复出现肺部出血，CT随访时可见网结影[349]。

皮质类固醇、环磷酰胺等免疫抑制药和血浆置换是儿童Goodpasture综合征患者的标准治疗方案[343, 350]。在循环抗GBM抗体消失后，需要进行慢性血液透析的患者可进行肾移植[345]。

4. 镰状细胞病　镰状细胞病（SCD）是血红蛋白（Hb）的β珠蛋白链遗传异常导致溶血性贫血的疾病。最常见的SCD类型是镰状细胞性贫血。其他类型的SCD由Hb S与Hb C或β地中海贫血的组合引起。这种疾病在非洲、中东、地中海国家和印度较流行。由于移民，现在在美国、加勒比和欧洲也可见。

SCD的根本异常是β珠蛋白链第六个密码子处的核苷酸置换，其中疏水缬氨酸残基取代了在低氧条件下易于聚合的正常亲水谷氨酸。由此产生的异常Hb S破坏红细胞（RBC）膜，使红细胞寿命由120d显著缩短至12d。红细胞也变得脱水，僵硬，异常粘连，并形成“镰状细胞”。这些变形的细胞容易黏附在血管内皮中，阻碍血流，引起血管阻塞，导致缺血、梗死，以及局部器官和组织的缺血再灌注损伤。虽然SCD从根本上说是一种血液疾病，但其影响全身，从婴儿期直到成年[351–353]。通过评估全血细胞计数，外周血细胞形态，结合血

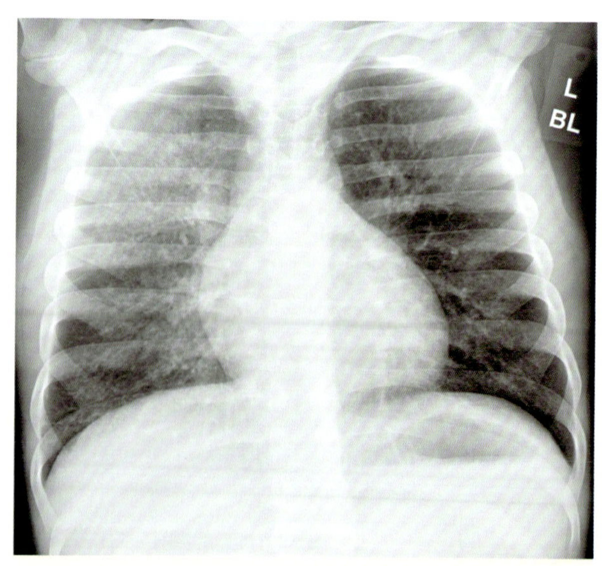

▲图6-93　男，4岁，Goodpasture综合征，表现有咯血和肾小球肾炎

正位胸部X线片显示右肺模糊阴影，与肺出血表现相符

红蛋白分离技术，家庭谱系研究和遗传测试等进行诊断。

患者在生命的头几个月里无症状，因为他们仍然有胎儿血红蛋白，这阻止了 Hb S 的聚合，并且通常持续约 3 个月。儿童 SCD 的常见临床表现为贫血，黄疸，反复性血管闭塞危象和由于功能性无脾造成的肺炎链球菌等有荚膜细菌的感染[351, 352]。肺部并发症如肺炎和急性胸部综合征（ACS）是 SCD 中最常见的死亡和住院原因。

ACS 被定义为 SCD 患儿伴有发热，胸痛，白细胞增多和胸部 X 线片上新发肺部阴影的一类肺部疾病[354]。对 ACS 的病因有几种假设，但这些病因在临床和影像学上难以区分。最初的病因学考虑为感染[351, 354]，但有其他报道称潜在原因包括梗死（由于微血管闭塞），灌注不足和脂肪栓塞[351, 352, 355]。随着目前多学科治疗和干预措施的大幅进展，在发达国家，几乎所有出生时伴有 SCD 的儿童可存活到成年（＞95%）[353, 356]。

ACS 的胸部 X 线表现为节段性，一叶或多叶实变的新病灶，伴或不伴胸腔积液（图 6–94）。在症状原因不明的儿童中下叶病变迅速出现并在治疗后迅速消退。在有明确病因（通常为肺炎）的患者中，患者的影像异常持续时间较长，直到治疗后 4 天才有改善[355, 357]。应注意胸部 X 线片正常并不能排除初发 ACS[351, 355]。HRCT 经常显示不呈叶段分布的磨玻璃阴影，呈散在分布或马赛克样。此外，血管闭塞可能会减少血管纹理和瘢痕形成。在年长的 SCD 患儿中，慢性肺间质改变可表现为小叶间隔增厚，实质条带，胸膜凹陷，次级肺小叶扩张，牵拉性支气管扩张和结构扭曲。尽管如此，重要的是要注意，ACS 的严重程度与影像学表现的程度之间没有显著的相关性[351, 358, 359]。

SCD 患者的其他肺外胸腔内表现包括心脏扩大和 H 形胸椎椎体。在脊柱中，骨髓增生和镰状细胞形成导致局部缺血，反复的微梗死和偶尔的感染。这导致骨骼变脆弱并且椎间盘侵入椎体终板。影像学检查显示骨质疏松，椎体皮质变薄，椎体呈光滑的双凹畸形，称为“鱼嘴”或 H 形椎骨（图 6–95）。也可因椎体塌陷或楔入导致脊柱后凸[360, 361]。

过去 40 年来，由于采用各种干预措施，SCD 患者生存率明显改善，包括新生儿筛查，预防性使用青霉素，针对 B 型流感嗜血杆菌和肺炎链球菌的免疫接种，诊断和支持治疗的进步，以及增加使用改善疾病的治疗方法，如羟基脲，慢性输血和干细胞移植[352, 353]。

5. 类脂性肺炎　儿童的类脂性肺炎（外源性类脂

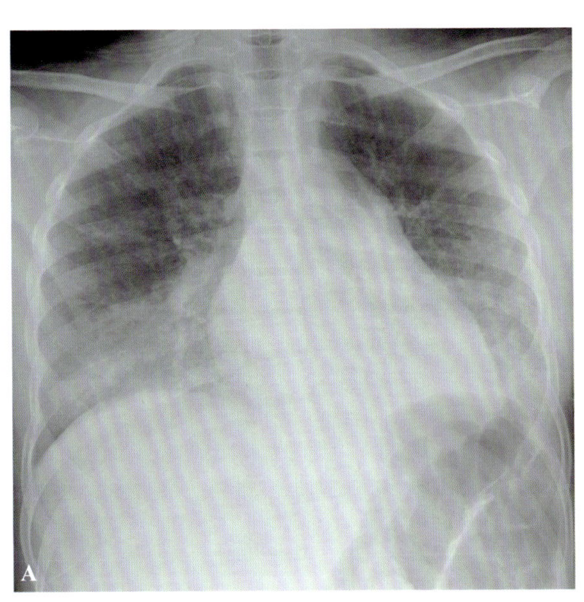

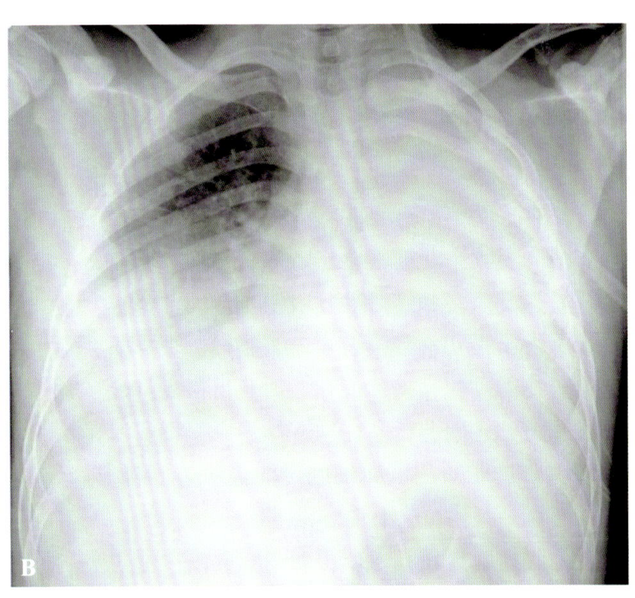

▲ 图 6–94　**镰状细胞病（SCD）和急性胸部综合征（ACS）**

A. 6 岁 SCD 患者的正位胸部 X 线片显示双下肺阴影，心影扩大；B. 另一例合并 ACS 的 SCD 患儿的正位 X 线片显示右中下叶阴影，左胸完全不透光可能与潜在的实变和胸腔积液相关（由 Elizabeth H. Ey, MD, Dayton Children's Hospital Medical Center, Dayton, OH 提供）

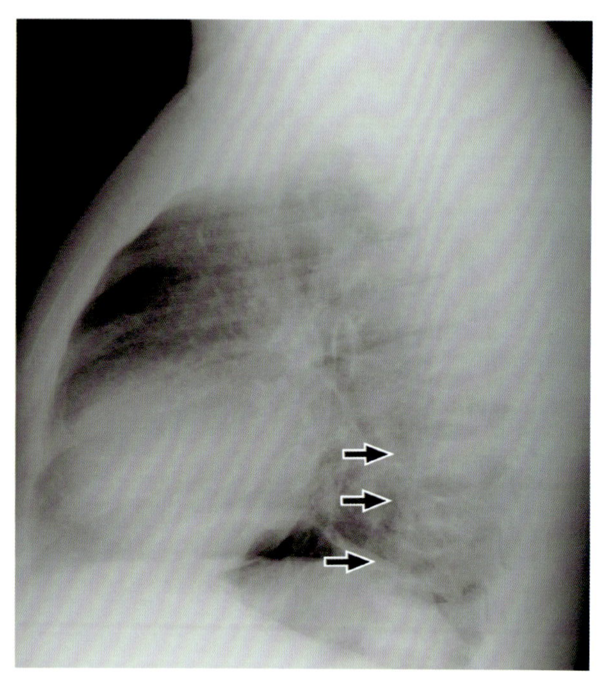

▲ **图 6-95 女，17 岁，镰状细胞病**

侧位 X 线片显示 H 形胸椎椎体（箭）

性肺炎）是由于吸入矿物油、植物油或动物油引起的。对脂肪及油类的暴露与喂养，洗澡，清洗口腔或鼻腔等各种习惯，以及治疗性干预有关。油性物质抑制咳嗽反射和纤毛运动，因此它们很容易进入肺内。如果有其他情况，如腭裂、胃食管反流、贲门失弛缓症、麻醉、昏迷和强制摄入药物等，可增加这种并发症[362, 363]。矿物油仅触发轻度炎症反应，但动物油倾向于在肺部引起更严重的炎症反应[364]。在成年人中，症状通常轻微，很少进展为呼吸衰竭，但儿童通常会导致急性、较严重而广泛的吸入性肺炎。

因为受累患儿通常会出现非特异性症状，如咳嗽、发热、痰多和进行性呼吸困难。因此诊断相对困难。由于最初常常没有考虑类脂性肺炎，直到对抗菌药物的反应很差，或在之后获得摄入油脂的病史时才考虑，因此诊断往往被推迟。支气管肺泡灌洗液中富含脂质的巨噬细胞可能提示类脂性肺炎，但其在许多其他情况下也可见。

类脂性肺炎在吸入或摄入 30min 内可通过放射检查检出，24h 内大部分患者可见肺部阴影。典型的表现是双侧磨玻璃影或呈节段性、肺叶分布的实变影，主要累及中下叶[366]。也曾有报道双侧肺门旁弥漫性模糊影[363, 367]。CT 被认为是诊断类脂性肺炎的影像学方法[368]。主要表现为双下肺后基底部的实变影，常伴有含脂肪的区域，脂肪的 CT 值为 -30～-150HU（图 6-96）。在受累的儿童中，CT 还可表现为磨玻璃影和铺路石征[364, 366-369]。据报道还可见肺间质增厚，伴有或不伴有受累肺的体积减小，结节状或不规则肿块样病变，空洞和胸腔积液[362, 363]。在一些受累的儿童中，由于合并有炎症，因此脂肪密度不明显[366]。

治疗类脂性肺炎的主要措施包括避免继续接触致病因素，治疗任何潜在感染，并提供支持治疗。有报道称系统性使用皮质类固醇可减缓炎症反应，但并未常规使用[370, 371]。

（六）新生儿特有的肺部疾病

肺部疾病引起的呼吸窘迫在新生儿早期很常见，在新生儿中高达 7%[93, 372]。新生儿的肺部异常一般可分为内科疾病和外科疾病。本章重点介绍五种最常见的新生儿肺部内科疾病，包括透明膜病（HMD）、新生儿暂时性呼吸急促（TTN）、胎粪吸入综合征（MAS）、新生儿肺炎和间质性肺气肿（PIE）。表 6-4 总结了这些新生儿肺部疾病的典型影像特征，但由于不同疾病间影像表现有部分重叠，因此与临床有关的产前和围生期病史，胎龄和当前临床状况对于提供准确的诊断非常重要。

1. 透明膜疾病（HMD） HMD 也被称为呼吸窘迫综合征或表面活性物质缺乏症，仍然是新生儿呼

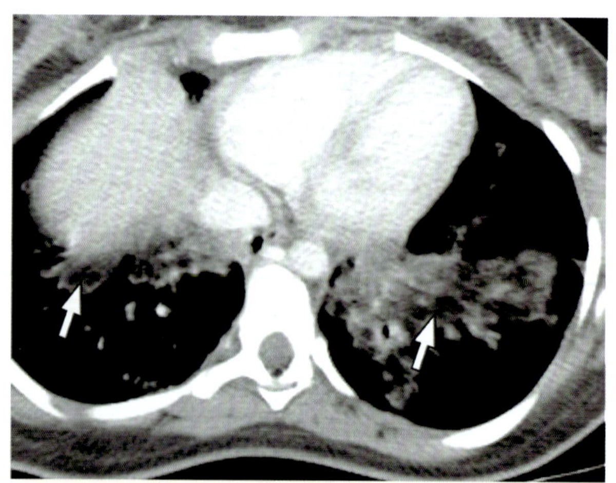

▲ **图 6-96 女，15 岁，类脂性肺炎，曾服用矿物类泻药治疗便秘**

轴位增强 CT 图像显示双肺下叶含有脂肪密度的实变影（箭）；根据病史和 CT 结果，诊断为类脂性肺炎

表 6-4 新生儿特有的肺部疾病的临床和影像学特征总结

疾病名称	临床表现	危险因素	影像学表现
透明膜病（HMD）也被称为表面活性物质缺乏症（SDD）或呼吸窘迫综合征（RDS）	出生数分钟内出现呻吟、鼻扇动、三凹征、呼吸急促和发绀	• 早产儿 • 母亲糖尿病（DM） • 多胎妊娠 • 剖宫产 • 围生期窒息	• 肺容量减少 • 对称性弥漫性网状颗粒状肺部阴影伴空气支气管征 • 通常在出生后不久即可发现，但在出生后 12 ～ 24h 内最严重 • 可能会类似新生儿肺炎，胎粪吸入综合征和肺间质性肺气肿（PIE）
新生儿暂时性呼吸急促也称为胎儿肺液残留或湿肺综合征（TTN）	• 婴儿最初正常，然后变得呼吸急促 • 临床症状通常在 1 或 2d 内快速改善	• 剖宫产 • 难产 • 肌张力低和安静的婴儿 • 在怀孕 38 周之前分娩 • 出生体重低 • 巨大儿 • 母亲有糖尿病或哮喘	• 肺过度充气，弥漫性肺门周围和间质纹理突出 • 胸腔或叶间裂少许积液 • 一过性的心脏稍扩大 • 通常在 1d 或 2d 内影像学迅速改善
胎粪吸入综合征（MAS）	• 胎粪污染的羊水	• 过期产儿 • 小于胎龄儿 • 宫内窘迫和（或）低氧血症 • 母亲高血压、糖尿病、呼吸系统疾病和心血管疾病	• 双肺过度通气伴散在和不对称斑片状阴影 • 表现可多变，通常无法与新生儿肺炎区分开来 • 可发展为 PIE、纵隔气肿和气胸，为使用呼吸机支持的并发症 • 肺出血和胸腔积液也可能发生
新生儿肺炎	• 发病早：出生后 48h ～ 1 周 • 迟发性：生后 3 周	• 早产儿 • 胎膜早破时间长 • 母亲感染，特别是绒毛膜羊膜炎 • 有创机械通气	• 典型的双侧，多灶性斑片状阴影伴或不伴胸腔积液 • 可能会类似 TTN、MAS 或 HMD
肺间质性肺气肿（PIE）	• 与正压通气和复苏的治疗相关 • 可能自发性	早产儿比足月儿更容易发生	• 粗糙，非分支状的线状或囊状透亮影，沿着从肺门到周围的支气管血管鞘走行 • 通常是弥漫性和双侧性的，也可能是单侧或单叶的分布 • CT：囊肿内的线状和点状结构 • 可能与支气管肺发育不良，先天性肺叶气肿或先天性肺气道畸形相似 • 可伴发纵隔气肿，气胸和皮下气肿

吸窘迫最重要的原因之一。HMD 是一种由肺部不成熟和表面活性物质缺乏引起的疾病，这是一种Ⅱ型肺泡上皮细胞产生的脂蛋白复合物，可降低表面张力并防止肺泡塌陷。表面活性剂缺乏导致一系列病变，其中包括含纤维蛋白和细胞碎片的透明膜的形成；肺顺应性异常和肺不张，从而导致气体交换不良[373]。值得注意的是，透明膜不是表面活性物质缺乏所特有的，可因与急性呼吸窘迫综合征有关的众多因素而发生。

早产是发生 HMD 的最重要的风险因素，其发生率与胎龄和体重呈负相关。HMD 在胎龄不足 28 周的婴儿中有 60%～80% 的概率发生，在 32—36 周出生的婴儿中发病率为 15%～30%[31, 373-375]。虽然它可能出现在 36 周以上或足月的新生儿，但这种情况并不常见，应该考虑其他诊断[374]。受累的男性几乎是女性的两倍，HMD 在白人中比在黑人中更常见。其他危险因素包括孕产妇糖尿病，多胎妊娠，剖宫产和有围生期窒息的婴儿[31, 373-375]。

受累的婴儿通常在出生后几分钟内出现症状，伴有呻吟、鼻扇动、三凹征、呼吸急促和发绀。顺应性下降的肺及相关的缺氧和酸中毒可能导致持续的肺动脉高压和通过未闭的动脉导管进行左向右分流[31, 373, 376]。新生儿治疗的进展显著改善了早产儿HMD的预后。需要持续通气的早产儿HMD是发生支气管肺发育不良（BPD）的重要危险因素[31, 377]。BPD，足月儿的先天性表面活性物质功能障碍及基因突变导致的其他弥漫性肺疾病，将在本章弥漫性肺疾病中讨论。

典型的HMD影像表现为肺容积小，对称弥漫性网状颗粒状肺部阴影和支气管充气征（图6–97）。然而，影像学表现取决于表面活性物质不足的严重程度（图6–98）。这些影像学检查结果通常在出生

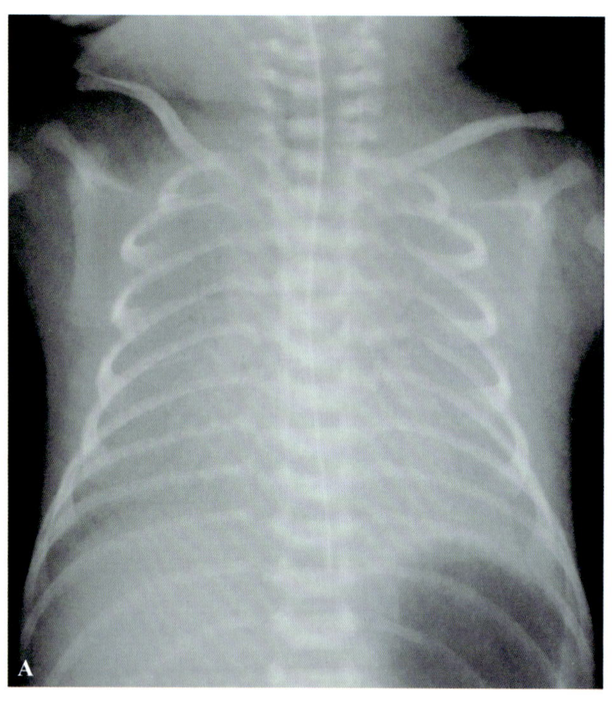

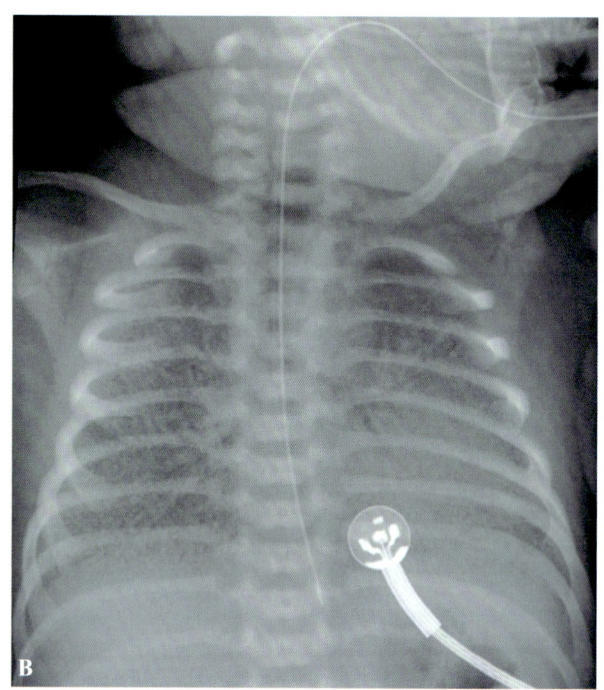

▲ 图 6–97 两个早产儿肺透明膜病（**HMD**）或表面活性物质缺乏症（**SDD**）

一名31周的早产儿（A）和一名35周的早产儿（B）的正位胸部X线片均显示典型的HMD或SDD的影像表现，包括通气度减低，网状颗粒状影和支气管充气征；在31周的早产儿（A）中肺部阴影程度更加显著

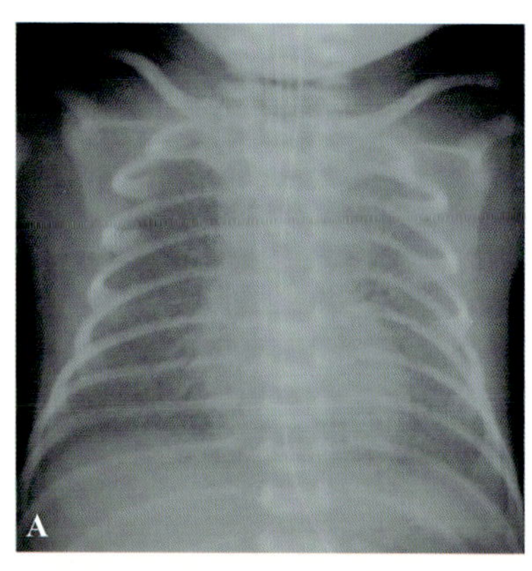

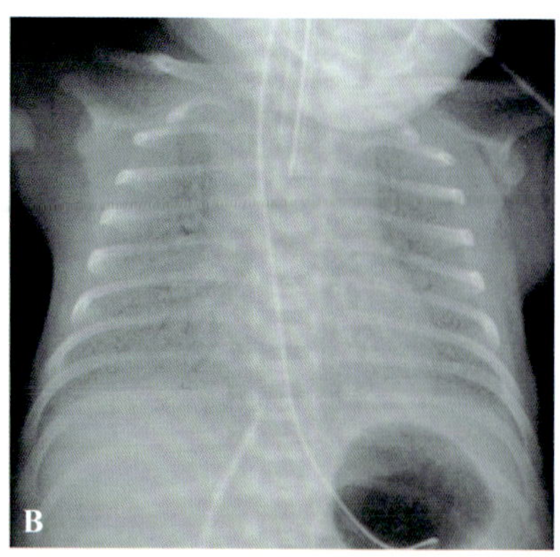

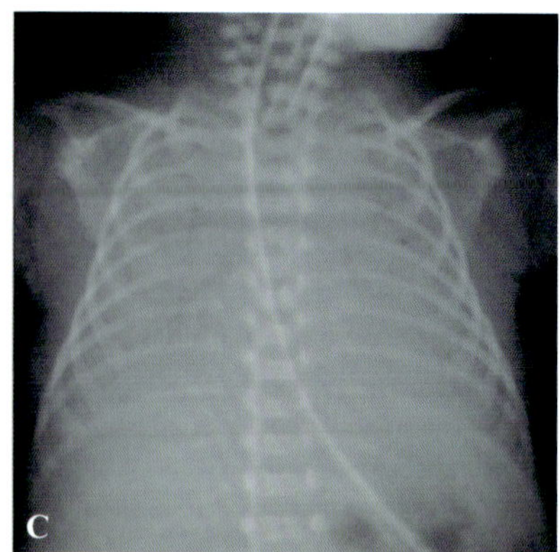

▲ 图 6–98 **3** 例透明膜病或表面活性物质缺乏症早产儿气管插管和表面活性物质治疗后

A. 由于使用表面活性物质治疗，正位胸部X线片显示肺通气有改善，但左上肺仍有亚段肺叶膨胀不全；B. 正位胸部X线片显示多个肺泡单元明显扩张，使支气管充气征更明显；C. 尽管使用表面活性物质治疗，正位胸部X线片仍显示肺部阴影，这可能提示潜在的肺水肿，动脉导管未闭，合并感染，甚至出血

后不久即可发现，但有时在生后的12～24h才达到最严重程度[373]。在病变早期，肺部显示细磨玻璃影，随着病情的进展可显示为更广泛的肺部阴影伴支气管充气征，甚至完全白化并伴有心脏边界模糊消失[375]。

在已经插管并且进行辅助通气的新生儿中可能看不到肺的充气不足。人造表面活性物质的应用也使得HMD在影像上产生了一些显著变化。通常，通过气管插管（ETT）给予的表面活性物质不是均匀分布在整个肺部。因此，常常可以看到部分肺部通气有改善而其他部分肺部仍可见模糊的网状颗粒状阴影。这可能与其他新生儿肺部疾病如新生儿肺炎或胎粪吸入综合征表现相似，应注意区分不要混淆。由于表面活性物质的作用使多个肺泡单元扩张，它也可能产生类似间质性肺气肿（PIE）甚至气胸的X线表现，但对临床结果没有影响[31, 373, 378]。在出现临床症状或杂音之前，HMD合并的通过未闭的动脉导管的左向右分流可在影像学上识别。肺水肿的发展预示着它的发生，表现为弥漫性肺部阴影伴心影扩大。对HMD出现的弥漫性肺部阴影其他考虑因素包括呼吸机支持减少导致的通气不足，合并感染以及不常见的弥漫性肺出血。大多数早产儿HMD可以存活但需要持续通气支持，并最终发展为慢性BPD（或称为慢性肺疾病）（图6–99）。

近年来，延迟分娩和产前给可能会早产的母亲使用糖皮质激素大大降低了HMD的发病率。表面活性物质替代疗法和更先进的通气支持策略也改善了这些新生儿和婴儿的早期治疗和生存[31, 373, 378]。

2. 新生儿暂时性呼吸急促（TTN） TTN也被称为胎儿肺液残留或湿肺综合征。这是由胎儿肺液清除延迟引起的良性一过性改变。在正常情况下，胎儿肺液通过气管支气管系统，间质淋巴管和毛细血管在出生时或出生后不久从肺部清除[373]。目前，TTN被认为是新生足月儿最常见的呼吸窘迫原因[372]。TTN的主要危险因素是通过剖宫产进行分娩，因为在剖宫产过程中没有和经产道分娩一样的清除新生儿肺液的机制。其他危险因素包括急性分娩的婴儿，肌张力低下和安静的婴儿[373, 379]，妊娠38周前分娩，男性，低出生体重，巨大儿和妊娠糖尿病、哮喘等孕产妇疾病[372]。一般情况下，受影响的婴儿出生时正常，但在接下来的几个小时内变得呼吸急促。尽管有轻微至中度的呼吸窘迫症状，但通常氧饱和度正常。有些婴儿需要供氧，需要入住新生儿病房几天[380]。有报道称TTN可能与儿童后期哮喘的发展有关，尤其是在男性中[381, 382]。

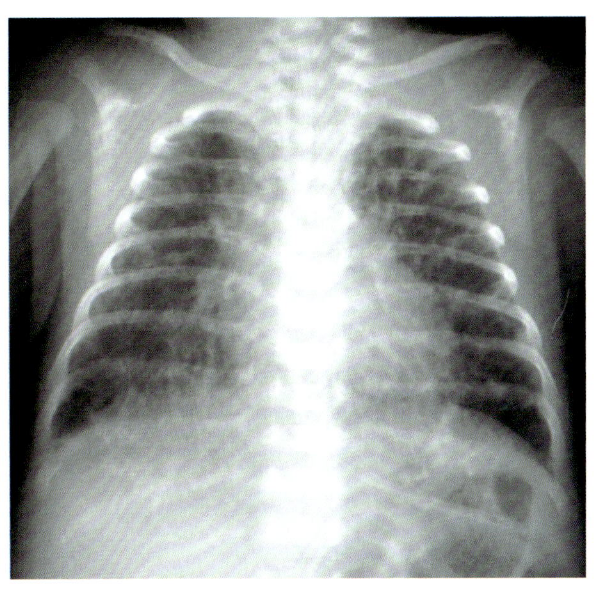

▲ 图6–99 **28周的早产男婴，现2月龄，患慢性肺疾病或称支气管肺发育不良**

正位胸部X线片显示肺过度通气，双侧可见粗大网状影，呈弥漫性囊泡状外观

通常，TTN的影像表现是广泛的肺门旁间质纹理增强伴肺通气度增加（图6–100）。然而，其影像学表现多变，可与HMD、肺水肿、胎粪吸入或新生儿肺炎的表现相似[373, 375]。在这种情况下，临床病史将发挥重要作用。常常可见少量的胸腔积液和叶间裂积液，并且在某些病例中，存在一过性的心脏稍扩大。TTN的一个重要标志是通常在1或2天内临床和影像有较大的改善[372, 375]。

TTN是一种良性、自限性疾病，受累婴儿几乎总是能够完全康复。一些受累婴儿在出生后的几个小时内可能需要氧疗或其他形式的呼吸支持以帮助恢复。

3. 胎粪吸入综合征 胎粪吸入综合征（MAS）是围生期吸入胎粪导致缺氧和胎儿窘迫的结果。胎粪为在出生后24h内排出的胎儿结肠内容物，并且在34周之前很少在羊水中发现。MAS通常发生于过期产儿（据报道平均孕龄为290d或比预产期延迟10d）或小于胎龄儿或宫内窘迫导致低氧血症。其他危险因素包括孕妇高血压、糖尿病和心血管

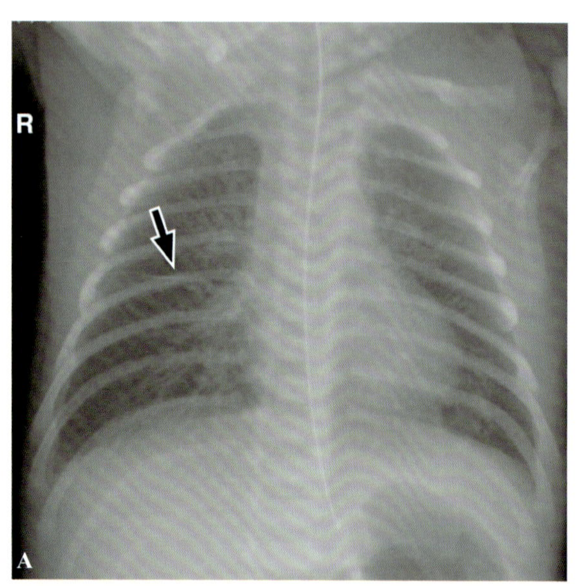

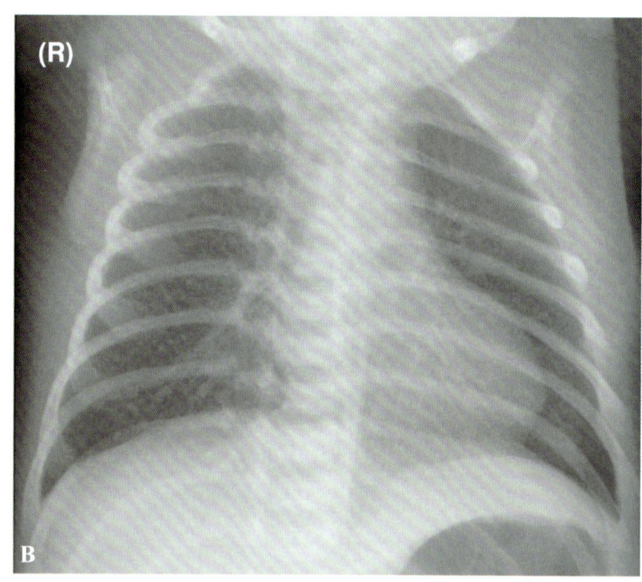

▲ 图 6-100 **新生儿暂时性呼吸急促（TTN），剖宫产足月新生儿**

A. 在分娩当天获得的正位胸部 X 线片显示肺通气度增加、肺门旁间质纹理增强和少量的水平叶间裂积液（箭）；B. 3d 后的正位胸部 X 线片显示肺野清晰

疾病 [373, 383]。

MAS 通过声带下气道中存在胎粪来诊断（图 6-101）。在 5%～30% 的活产儿中有羊水胎粪污染，出生时伴有胎粪污染的新生儿中有 2%～10% 发生 MAS[372]。吸入的胎粪通过堵塞中小气道导致阻塞，引起化学炎症反应、肺血管收缩和继发性表面活性物质缺乏，从而导致肺损伤 [355, 383, 384]。胎粪也增加了新生儿出现合并细菌感染和持续性肺动脉高压的风险（PPHN）。由于一些受累严重的患者其辅助通气时间过长，可能会出现气漏并最终导致 BPD[372, 373]。

MAS 的影像表现取决于误吸的严重程度。典型的影像学表现包括肺过度充气，双侧弥漫性、不对称性肺门旁斑片影（图 6-102 和图 6-103）。由于疾病表现的多样性，这些阴影可以有各种形式，并且通常不能将其与新生儿肺炎区分开来。正压通气支持治疗常常可并发气漏，包括间质性肺气肿（PIE）、纵隔气肿和气胸，但并不总是发生。也可出现胸腔积液和肺出血 [373, 375, 383]。

由于改善了过期产母亲的产科处置并加强了胎儿监测 [38, 385]，MAS 的发病率持续下降。大多数患 MAS 的婴儿在 2～3d 内恢复并且只需要支持治疗。严重 MAS 的治疗包括高频通气，予外源性表面活性物质，吸入一氧化二氮，液体通气和降低肺动脉高压的药物治疗。由于要考虑新生儿肺炎的发生，因此常常使用抗生素 [372, 373, 383]。在对常规治疗无效的部分新生儿病例中，可使用体外膜肺氧合治疗（ECMO）[372, 386]。

4. 新生儿肺炎　新生儿肺炎是指在生后 28d 内发生的引起呼吸窘迫的下呼吸道感染。早发性新生

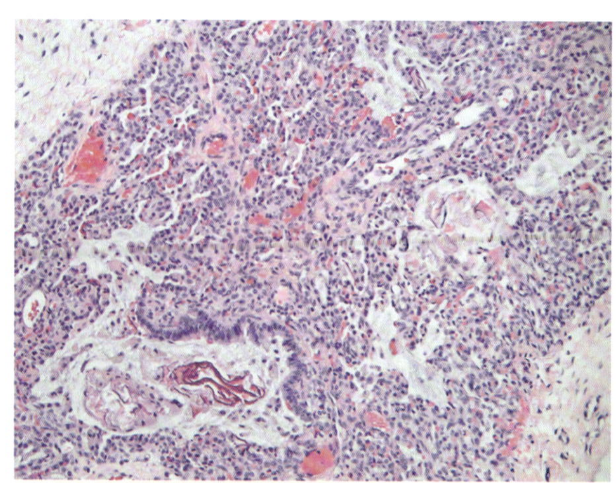

▲ 图 6-101 **婴儿，12 日龄，胎粪吸入综合征，呼吸窘迫，并有羊水胎粪污染史**

肺活检显示远端气道及气腔内有大量无核碎屑和其他羊膜碎片（HE，×400）

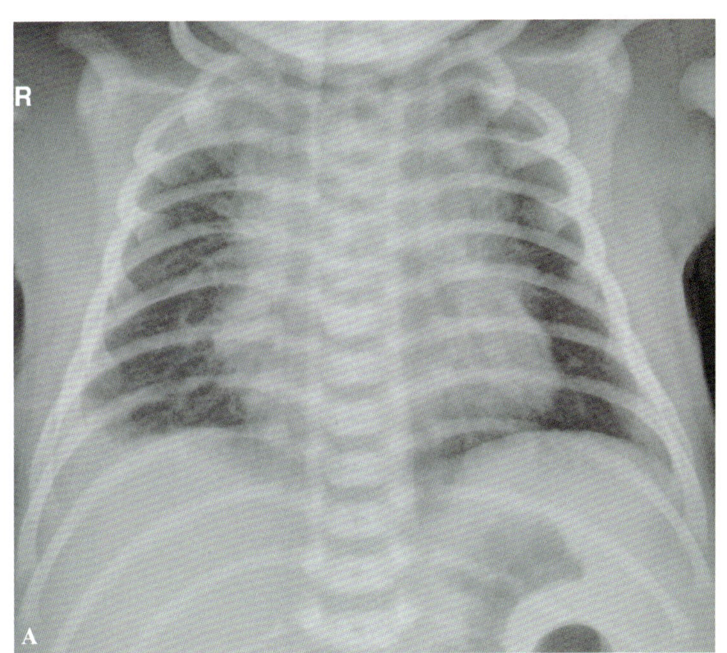

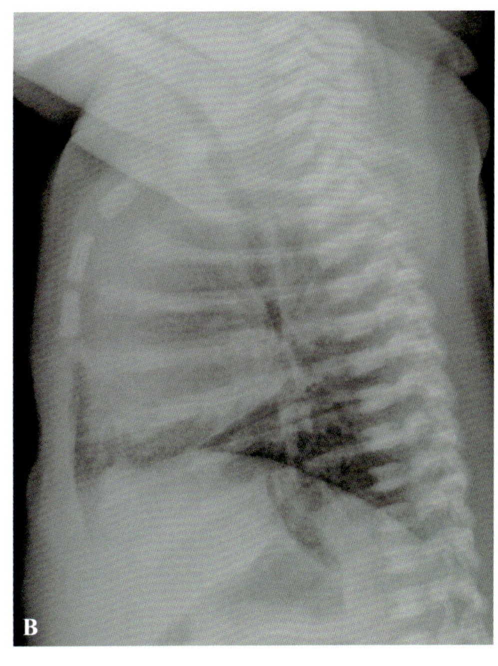

▲ 图 6-102 胎龄 42 周（过期产）新生儿，胎粪吸入

胸部 X 线片的正位（A）和侧位（B）片显示双肺通气度增加、弥漫性肺门旁阴影；右侧少量胸腔积液

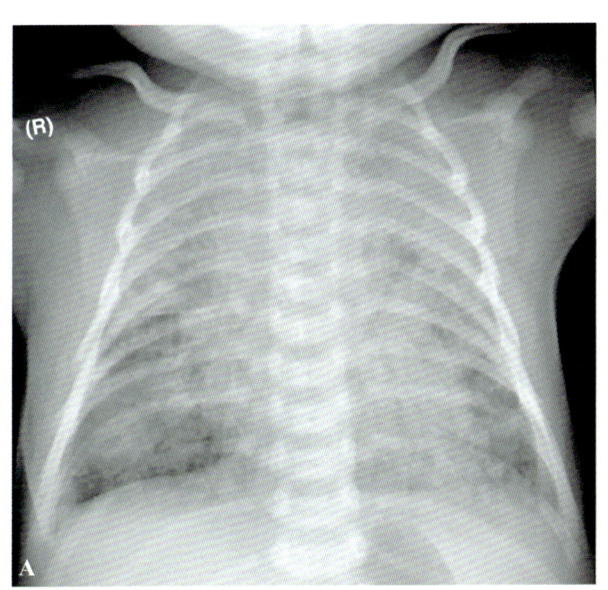

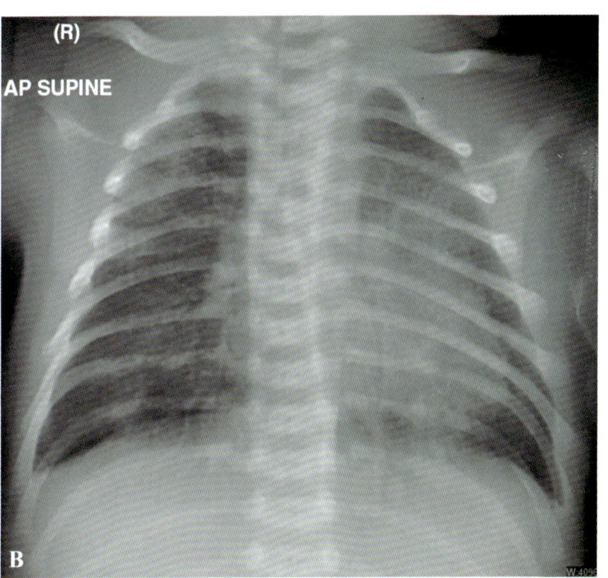

▲ 图 6-103 胎龄 41 周婴儿胎粪吸入治疗前后情况

A. 正位胸部 X 线片显示通气度增加及双肺多发粗糙斑片状阴影；B. 在适当处理和治疗后 10d 的胸部 X 线片显示肺部阴影明显减少，但仍有通气度增加和间质增厚

儿肺炎出现在生后 48h～1 周，而迟发性新生儿肺炎发生在接下来的 3 周内[387]。这是新生儿败血症最常见的原因，如果发生败血症，其发病率和死亡率很高。新生儿肺炎可以在子宫内，生产过程中或刚出生后就获得。主要危险因素是早产，胎膜早破时间长，母体感染和有创机械通气[2, 3]。出生时的体重和发病年龄均与肺炎的死亡风险密切相关[388, 389]。细菌感染是最常见的原因，包括 B 组链

球菌、肺炎链球菌、金黄色葡萄球菌、李斯特菌和大肠埃希菌。一些病毒包括疱疹，以及非典型微生物如衣原体，也与新生儿肺炎有关。诊断取决于从临床和影像学检查发现的高度怀疑程度[372–387]。

新生儿肺炎常常是一种全身性疾病，典型的影像表现为双侧多灶斑片状阴影伴或不伴胸腔积液（图 6–104）。这种影像表现是非特异性的，并与其他新生儿肺部疾病难以鉴别。它可类似 TTN 的肺门周围间质增厚或 MAS 的肺门旁斑片状阴影。新生儿肺炎也可能表现为与 HMD 类似的满肺网状颗粒状影。然而，胸腔积液的存在更常见于肺炎，而不是 HMD[372, 373, 375]。

抗生素治疗是新生儿肺炎治疗的主要手段。支持性治疗如给氧，保温，预防低血糖，肠外营养或鼻胃管喂养通常是必需的[387, 388]。在妊娠晚期筛查 B 组链球菌感染并治疗感染者可降低相关肺炎的发病率[390]。

5. 肺间质性肺气肿　肺间质性肺气肿（PIE）是气漏的一种形式，气体进入肺间质周围空隙所致。虽然这种情况与正压通气和复苏的治疗有关，但它也可以自发发生。PIE 可以被分为持续几天的急性一过性过程，或者是持久性的。可以是双侧弥漫性的，或者局限于一个肺叶或肺段[391]。PIE 在早产儿中比足月儿常见，因为相较足月儿，早产儿肺间质比较松散，压力较低，气体容易进入并积聚。如果气管插管的尖端位置异常，进入某一个主支气管，则可能会发生单侧 PIE[392]。尽管 PIE 可以单独发生，但常与其他气漏并发症共存，包括气胸、纵隔积气、心包积气、皮下气肿，甚至气腹[375]。

在影像上，PIE 表现为沿支气管血管鞘从肺门到肺周围的粗大非分支线状或囊状透亮影[375]。这些透亮影与典型的空气支气管征的分支状走行不同，有时在肺外周更宽。虽然它可以是单侧发生或局限于单叶，但它通常呈双侧弥漫分布（图 6–105）。PIE 有时可能与 BPD 的肺部表现混淆，但这两者可以通过病史和与既往检查对比来区分。PIE 可能会一直存在并形成局限性的薄壁囊腔，这可能会对相邻结构产生占位效应。在某些情况下，PIE 的影像学表现可能与 CLE 或 CPAM 相似[31, 375, 391, 393]。在 CT 上，囊肿内可见软组织密度的线状和点状结构，这是间质内气体包围的支气管血管束[31, 394]。PIE 可伴发纵隔积气、气胸、皮下气肿和其他形式的气漏（图 6–106）。病理检查显示沿着支气管血管束、小叶间隔和胸膜分布的增宽间隙（图 6–107）。

PIE 的治疗取决于疾病的严重程度。临床表现较轻的患者可通过侧卧体位，选择性支气管插管，选择性支气管阻塞，类固醇，表面活性物质和胸腔穿刺等进行保守治疗。病情较严重的新生儿的治疗包括选择高频通气，ECMO，胸膜切开术和肺叶切除术[391]。

（七）弥漫性肺病

小儿弥漫性肺病是一组罕见的、各异的疾病，与严重的慢性疾病甚至死亡相关。临床表现为呼吸困难、急促、啰音和低氧血症。弥漫性肺病一般称为儿童间质性肺病（chILD）。然而，前一个术语被认为更适合，因为这些疾病实际上可能影响除肺间

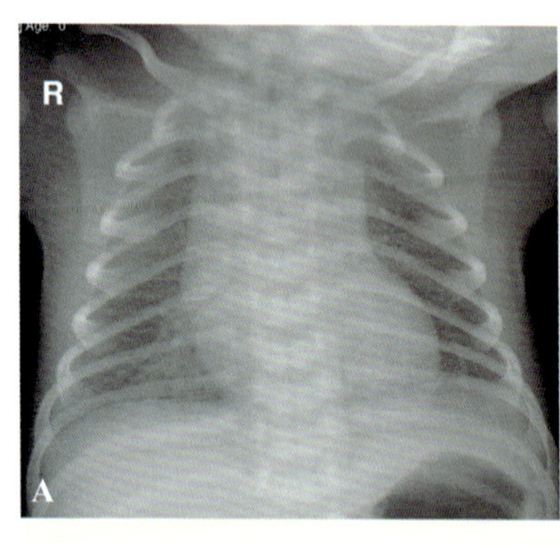

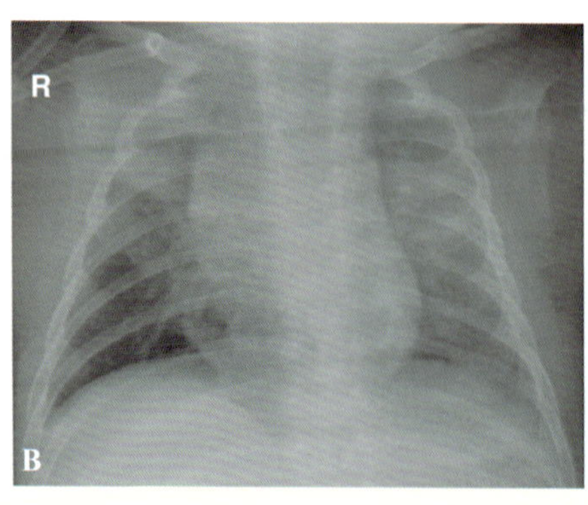

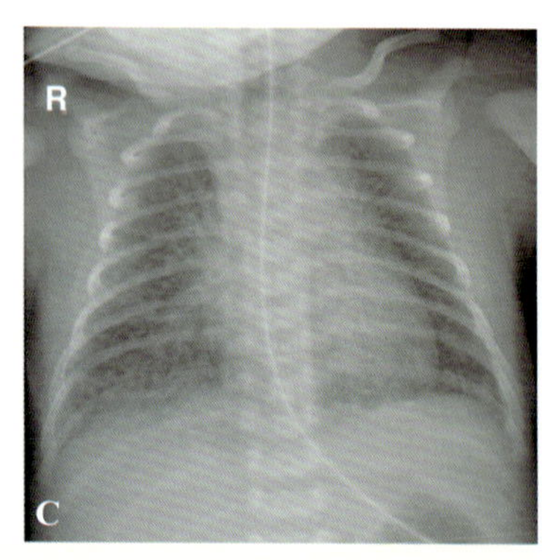

▲ 图 6–104　3 例新生儿肺炎的胸部 X 线检查表现

胸部 X 线片显示右下肺叶（A）有轻微的局灶性阴影（A），双肺多发阴影（B）和弥漫性间质病变（C）

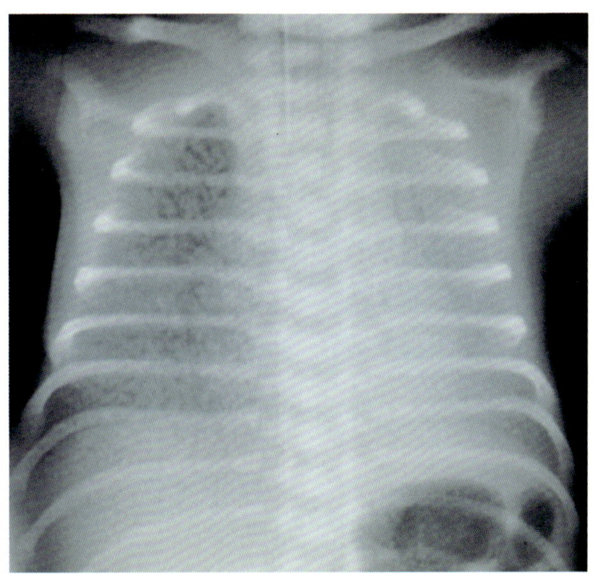

▲ 图 6-105　**具有早产史的 2 周龄进行辅助通气的新生儿，单侧肺间质性肺气肿（PIE）**

胸部正位 X 线片显示右肺非分支状线样透亮影，考虑 PIE

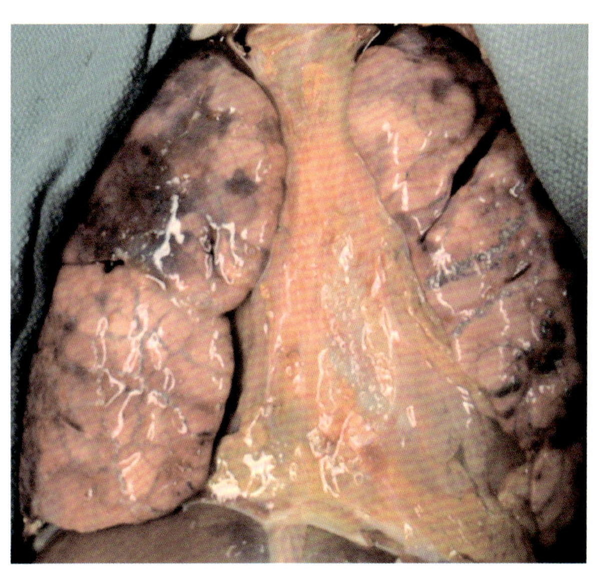

▲ 图 6-107　**男，15 岁，因坏死性细菌性肺炎行正压通气导致的肺间质性肺气肿**

在胸膜表面，由于空气使小叶间隔变宽，肺的小叶结构更加突出；纵隔软组织内亦见小气泡影

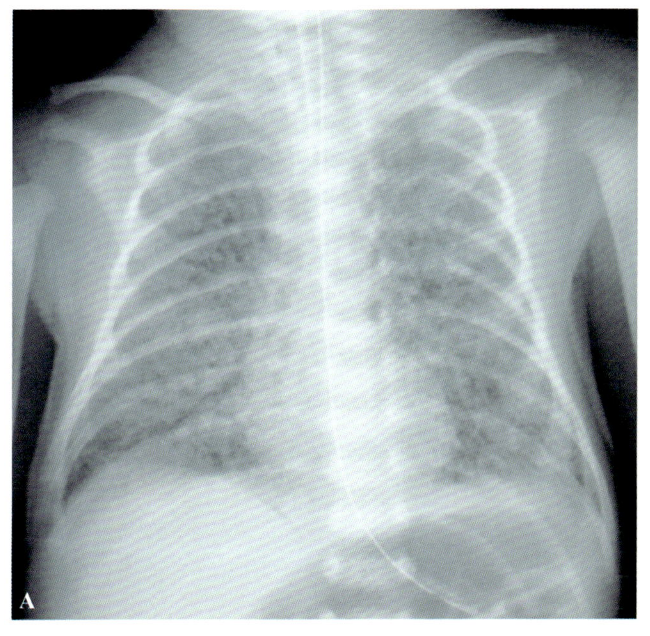

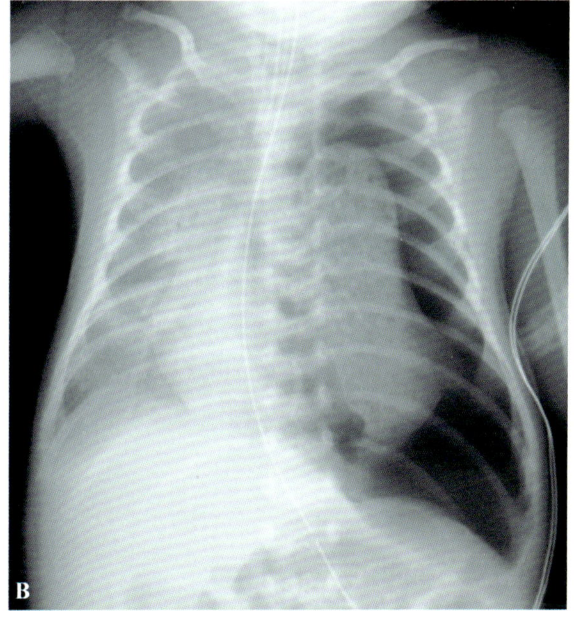

▲ 图 6-106　**机械通气的早产男婴，肺间质性肺气肿（PIE）和后遗症**

A. 正位胸部 X 线片显示与 PIE 相符的双肺粗糙的非分支的线性和囊性透亮影；B. 24h 后随访的正位 X 线片显示左侧大量气胸，纵隔心影向右移位

质以外的肺泡、血管、淋巴管和胸膜间隙。正如修订的 chILD 分类方案（表 6-5）所定义的，一些弥漫性肺病主要或仅在婴儿期发生，而其他弥漫性肺病可能发生在任何年龄段 [395-401]。

1. 婴幼儿特有的弥漫性肺病

(1) 弥漫性肺发育障碍：这种类型的 3 种主要疾

表 6-5　婴幼儿间质性肺疾病的分类系统

弥漫性肺发育障碍 腺泡发育不良 先天性肺泡发育不良 肺泡毛细血管发育不良伴肺静脉排列异常
肺泡生长异常 产前：继发性肺发育不良 产后：慢性肺病 • 早产相关慢性肺病（支气管肺发育不良） • 足月儿慢性肺病 相关的染色体或基因异常 • 21 三体综合征 • 其他（例如，细丝蛋白 A 突变） 相关的先天性心脏病
表面活性物质功能障碍 / 相关异常 表面活性物质功能障碍疾病 • *SpB* 基因突变（肺泡蛋白沉积症和变异型） • *SpC* 基因突变（婴儿期慢性肺炎；肺泡蛋白沉积症、弥漫性间质性肺炎和非特异性间质性肺炎） • 腺苷三磷酸结合盒转运蛋白 A3 基因突变（肺泡蛋白沉积症；婴儿期慢性肺炎、弥漫性间质性肺炎和非特异性间质性肺炎） • 先天性粒细胞巨噬细胞集落刺激因子受体缺陷（肺泡蛋白沉积症的组织学形态） • 甲状腺转录因子 -1 基因突变 • 其他：组织学改变符合表面活性物质功能障碍，未被识别的遗传疾病 赖氨酸尿蛋白不耐受症（肺泡蛋白沉积症的组织学形态）
病因未知或知之甚少的特殊类型 婴儿神经内分泌细胞增生症 肺间质糖原累积症 • 主要的 • 与其他肺部疾病相关，特别是肺泡生长不良

（修改自 Lee EY, Cleveland RH, Langston C. Interstitial lung disease in infants and children: new classification system with emphasis on clinical, imaging, and pathologic correlation. In: Cleveland RH, ed. *Imaging in Pediatric Pulmonology*. New York: Springer; 2011）

病是腺泡发育不良、先天性肺泡发育不良（CAD）和肺泡毛细血管发育不良伴肺静脉排列异常（ACD/MPV）[395-401]。它们被认为是由早期产前肺发育的异常引起的，其特征在于肺泡气体交换的严重功能障碍。

腺泡发育不良的肺体积小，只含有气道结构，缺乏肺泡且不易存活（图 6-108）。先天性肺泡发育不良的肺泡间隔弥漫性扩大，有点类似于“肺间质糖原贮积症”（PIG），并且令人联想到肺泡毛细血管发育不良但不伴肺静脉排列异常。ACD/MPV 临床上表现为严重的肺动脉高压，伴有新生儿呼吸衰竭。组织学上可见，大静脉走行于肺动脉和气道附近的异常位置（图 6-109）。肺泡间隔增厚，毛细血管与肺泡上皮缺乏紧密连接。其他肺部异常可能包括肺动脉中层增厚，肺小叶发育不良，有时伴有肺泡增大和毛细血管密度降低，以及明显的局部或弥

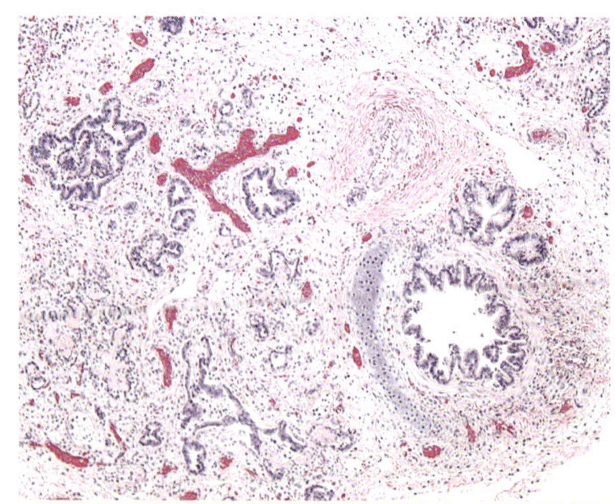

▲ 图 6-108　腺泡发育不良

肺体积小伴出生时呼吸衰竭的 2 天大足月男婴，尸体解剖的组织学检查显示缺乏肺泡（HE，×100）

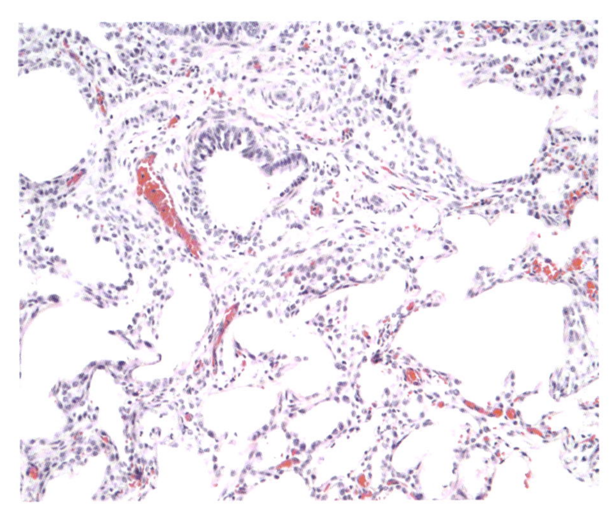

▲ 图 6-109 肺泡毛细血管发育不良伴肺静脉排列异常（ACD/MPV）

女，2 周，呼吸衰竭，肺活检标本显示一大静脉与支气管血管束并行，肺动脉高压明显，肺泡间隔增宽（HE，×200）

漫性淋巴管扩张。*FOXF1* 基因突变和 16q24.1 微缺失与 ACD/MPV 的一些病例有关，而对于腺泡发育不良或 CAD 没有已知的遗传因素 [399–400, 402–406]。相关的肺外先天性异常（心血管、胃肠、泌尿生殖系统）可见于超过 80% 的 ACD/MPV 患者，并且可以帮助诊断。弥漫性肺发育障碍的患儿通常在足月时发生进行性呼吸窘迫和发绀 [399]。

由于这类疾病的罕见和严重性，通常只能进行便携式胸部 X 线片检查，提供非特异性甚至正常的表现。随着疾病的进展，X 线片显示双肺进行性弥漫性阴影和通气度减低，类似表面活性物质缺乏综合征或先天性表面活性物质代谢紊乱的表现。呼吸机支持可能会增加肺容量。约 50% 患儿的可发生气漏，如纵隔积气或气胸，可能与气压损伤有关 [395–400, 407–410]。

即使给予弥漫性肺发育障碍患儿积极的支持治疗，但通常仍会导致其在生后前两个月内因迅速恶化的呼吸衰竭而死亡。唯一可行的治疗方法是肺移植，但是受累患儿通常无法存活至接受肺移植治疗。由于 10% 的 ACD/MPV 病例是可遗传的，因此可向患儿家庭成员提供遗传咨询 [395–400, 402–411]。

(2) 肺泡生长异常：肺泡生长异常的特征在于肺泡形成缺陷，肺泡腔增大，肺泡间隔缺乏和小叶简化。虽然由肺发育异常导致，但它们并不像弥漫性肺发育障碍那样按预定发病，而是由于合并产前或产后相关事件或合并染色体异常或合并先天性心脏病而发生。日常最常见的是与早产相关的慢性肺疾病（也称为 BPD）（图 6–110）。肺泡生长异常是婴儿弥漫性肺病的最常见形式，约占 43%[395–401]。患儿有不同程度的进行性呼吸窘迫症 [399]。

虽然 X 线和 CT 表现一般是多样的，但某些肺泡生长异常表现出独特的影像表现。例如，早产儿慢性新生儿肺病的胸部 X 线片特征性地表现为粗糙网状阴影，囊性透亮影和肺泡间隔纤维化及过度充气导致的肺通气不均。小的胸膜下囊肿是患有唐氏或 Turner 综合征的婴儿的典型表现（图 6–111）。在 X 连锁的细丝蛋白 A（*FLNA*）基因突变的患者中，胸部影像显示严重的过度充气，肺实质透亮度增加和所有肺小叶外周肺血管减少，以及中央肺动脉增宽和肺不张 [31, 395–400, 402, 412–416]（图 6–112）。

有时可能会见到一些肺外表现，如脑室周围灰质异位症，骨骼发育不良，关节松弛，动脉导管未闭和进行性主动脉根部扩张 [399]。

在儿科肺泡生长异常患者中，肺活检可能有助于明确诊断，因为许多患者也有斑片型肺间质糖原累积症（PIG）（详见下文），其可能对类固醇治疗有反应。使用伤害最小的呼吸支持是降低与早产相关的慢性肺病严重程度和发病率的主要方法。由于会发生特别严重的呼吸衰退，*FLNA* 突变的患儿可能需要肺移植 [31, 395–400, 402, 411–418]。

(3) 表面活性物质功能障碍：遗传性表面活性物质功能障碍的特征在于正常表面活性物质代谢所需的基因发生突变。这些基因包括表面活性蛋白 B（SpB）的 SFTPB，表面活性蛋白 C（SpC）的 SFTPC，以及涉及表面活性物质处理的 ABCA3 蛋白的 ATP 结合盒亚家族 A 成员 3（ABCA3）。此外，还包括罕见遗传疾病，如甲状腺转录因子 -1（TTF1）基因（NKX2–1）突变（“脑 – 肺 – 甲状腺综合征”），赖氨酸尿蛋白不耐受症和导致表面活性物质代谢受损的 GM–CSF 受体突变 [395–400, 419–438]。

虽然很少见，但遗传性表面活性物质代谢紊乱是足月新生儿无法解释的呼吸窘迫综合征的常见原因。临床表现包括呼吸衰竭，持续性呼吸急促和低氧血症 [399]。相比之下，获得性表面活性物质代谢紊乱大多发生在年长儿和成人，例如导致肺泡蛋白沉积症（PAP）的抗 GM–CSF 自身抗体的产生。

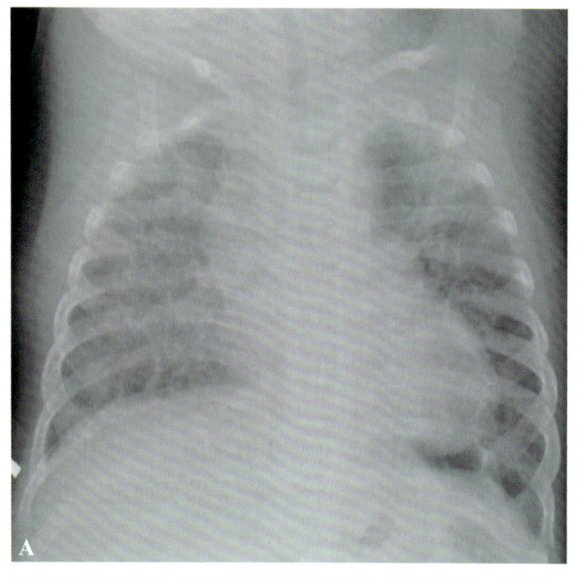

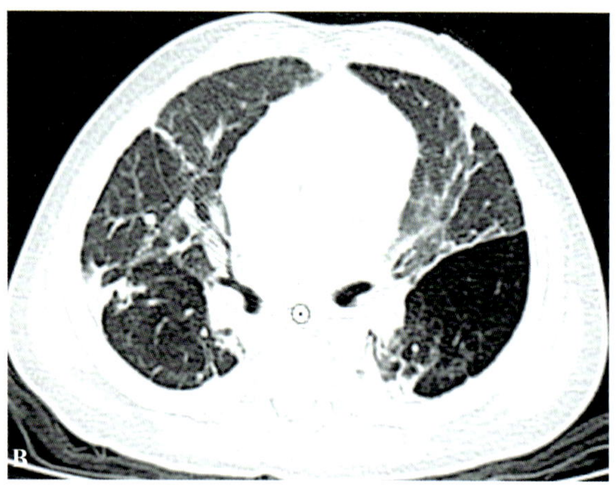

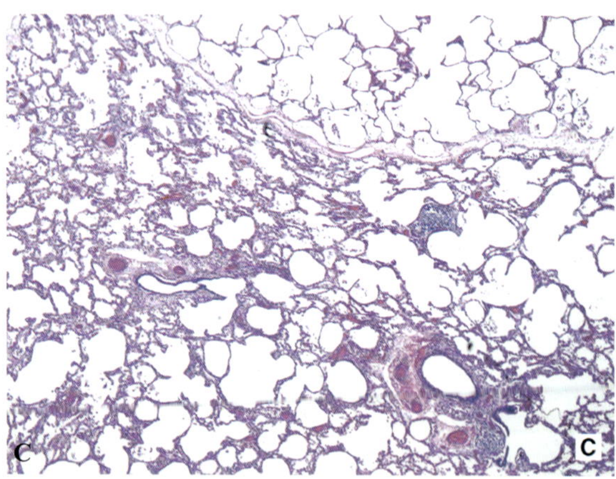

▲ 图 6-110 慢性肺部疾病或支气管肺发育不良

A. 长期气管插管的 24 周出生的 4 月龄男孩，正位胸部 X 线片显示肺过度充气，弥漫性肺间质纹理粗糙和左下肺为主的局部透亮度增加；B. 轴位肺窗 CT 图像显示明显的双侧“肺气肿样”改变，结构扭曲，线样纹理粗糙和轻度斑片状磨玻璃影；C. 出生于 25 周胎龄的 4 月龄大的男孩（不同患者）的显微照片；肺泡大小不规则，间隔不同程度变厚，气道轻度扩张、增厚、发炎（HE，×40）

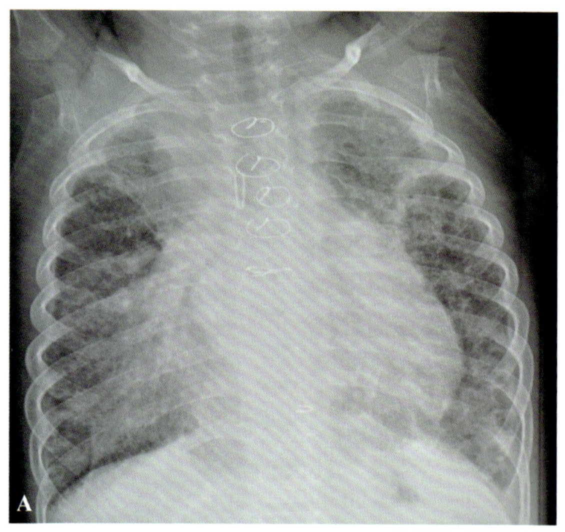

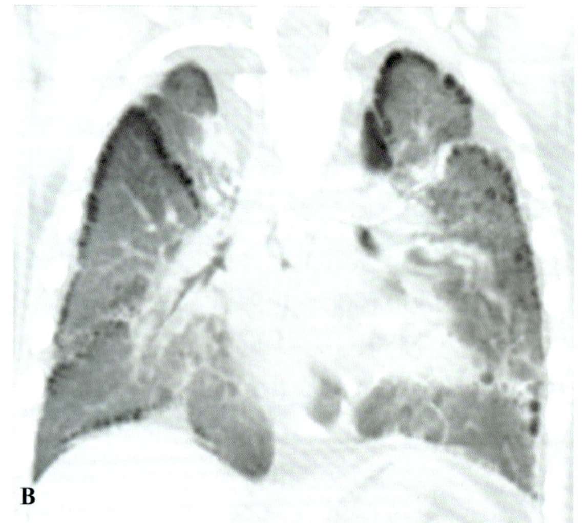

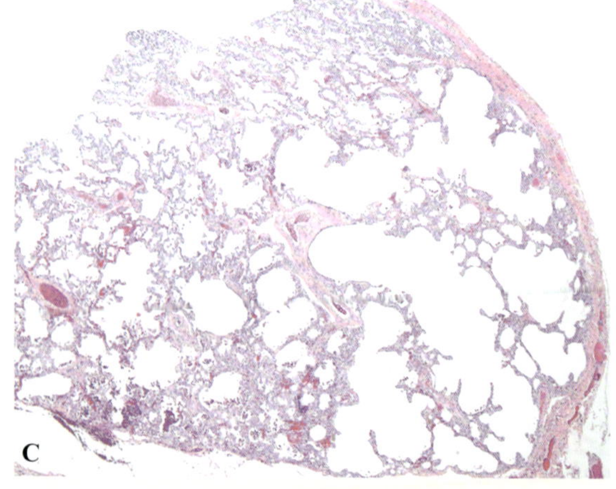

▲ 图 6-111 男，1 岁，患有伴共同房室管缺损的唐氏综合征（21 三体综合征）

胸部正位 X 线片（A）和冠状位重建肺窗 CT 图像（B）显示多个特征性胸膜下囊肿；C. 来自肺活检标本的显微照片证实了类似于大肺泡的多个胸膜下“囊肿”（HE，×40）

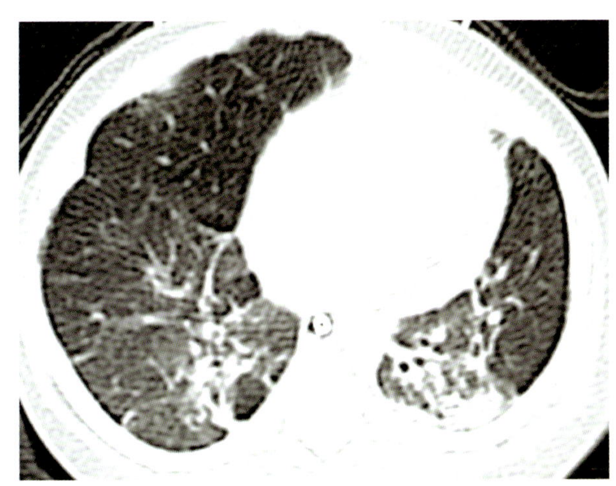

▲ 图 6-112　**男，7 月龄，细丝蛋白 A（FLNA）突变**
轴位肺窗 CT 图像显示类似于全小叶型肺气肿的多叶透亮度明显增高伴血管纹理稀疏；还可见双肺后部肺不张

患有表面活性物质功能障碍的儿科患者的胸部 X 线片显示弥漫性或斑片状的模糊颗粒样阴影，类似于早产儿呼吸窘迫综合征所见（图 6-113A 和图 6-114A）。CT 显示弥漫性磨玻璃影或实变影和小叶间隔增厚（图 6-113B 和图 6-114B）。可有 PAP 典型的碎石路征的表现（详见下文）。随着患者年龄增长，磨玻璃影常常消退，出现肺实质的薄壁囊腔，随着时间的推移其尺寸和数量逐渐增加（图 6-115）。在存活至婴儿期之后的患者中通常观察到骨骼异常，例如漏斗胸；这种关联被认为与慢性限制性肺病对胸壁生长的影响有关 [395-400, 419-438]。

组织学上，遗传性表面活性物质功能障碍表现出不同程度的肺泡蛋白沉积症，2 型肺泡上皮增生，肺泡内巨噬细胞和纤维化，常伴有肺泡生长异常（图 6-114C）。表面活性物质突变的基因检测有助于确诊，但在没有组织学结果支持的情况下很少被认为有决定性意义，因为许多突变具有未知的临床意义。长期呼吸机支持是治疗的主要方法，可辅以皮质类固醇和预防肺部感染。较严重时可选择肺移植。针对特定表面活性物质基因突变靶向治疗的开发是一个积极研究的领域 [395-400, 411, 419-438]。

(4) 未知或病因不明婴儿神经内分泌细胞增生症的特殊情况

①婴儿神经内分泌细胞增生症：婴儿神经内分泌细胞增生症（NEHI）是最近发现的病因不明的一类疾病。在病理学上，该病症的特征在于外周气道上皮中肺神经内分泌细胞（PNEC）的数量异常增加。PNEC 参与胎儿肺部发育和氧气感应，但通常在新生儿期后显著消退 [395-400, 402, 411, 439-446]。NEHI 患者通常为足月新生儿，其在 3 月龄时表现出持续性呼吸急促、三凹征、低氧血症和啰音，特别是缺乏明显的咳嗽或喘鸣。

胸部 X 线片显示不同程度增多的肺门周围阴影和肺过度充气，类似毛细支气管炎或反应性气道疾病（图 6-116A）。CT 特征性表现为至少累及 4 个

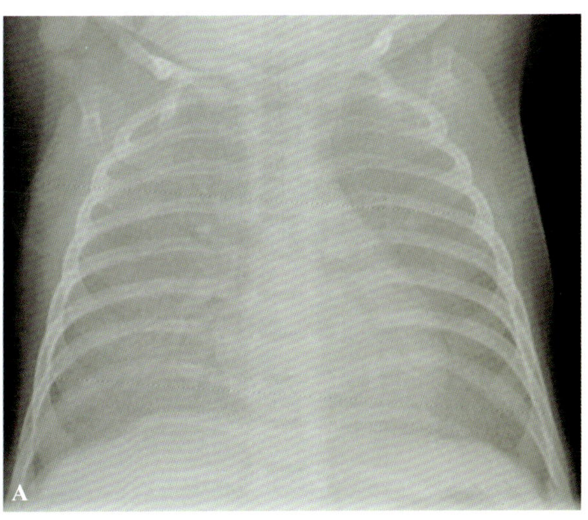

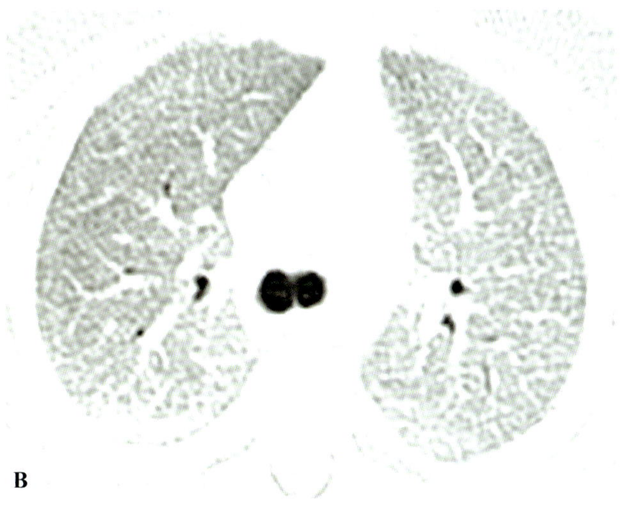

▲ 图 6-113　**出生后出现呼吸窘迫的足月男婴的表面活性蛋白 B（SpB）缺乏症**
A. 正位胸部 X 线片显示双肺弥漫性颗粒状阴影，类似于早产儿呼吸窘迫综合征所见；B. 轴位肺窗 CT 图像显示双肺对称弥漫性磨玻璃样阴影和小叶间隔增厚

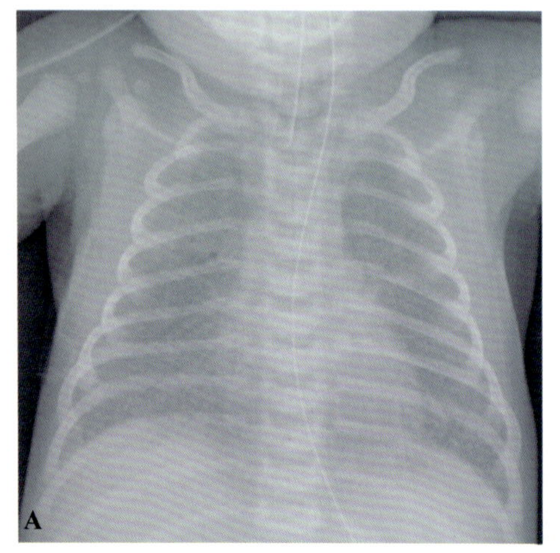
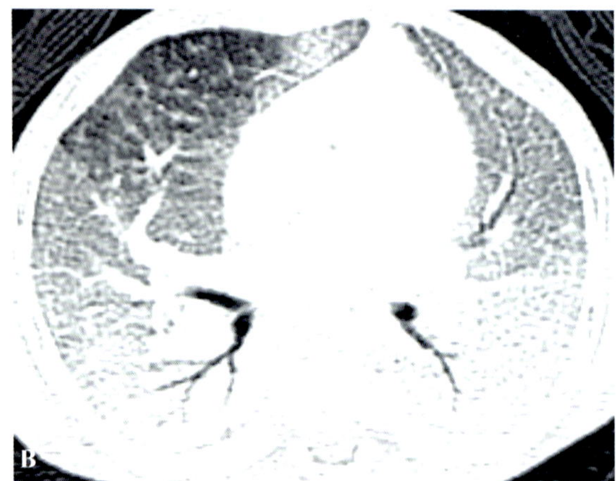
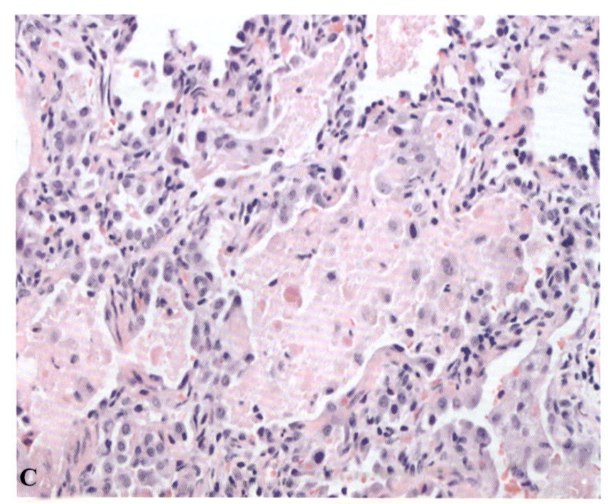

▲ 图 6-114 女，2 月龄，呈逐渐恶化的呼吸窘迫和肺动脉高压，ATP 结合盒转运蛋白 A3（ABCA3）缺乏症

A. 正位胸部 X 线片显示两肺弥漫性颗粒状阴影，注意气管内插管和鼻胃管；B. 轴位肺窗 CT 图像显示双肺弥漫性磨玻璃样阴影和小叶间隔增厚，双肺后部可见空气支气管影；C. 患有终身呼吸窘迫和 ABCA3 基因中已知突变的 6 月龄大患者（不同患者）的显微照片显示表面活性物质功能障碍的典型特征，包括多处肺泡内蛋白质沉积区和显著的 2 型肺泡上皮细胞（HE，×400）

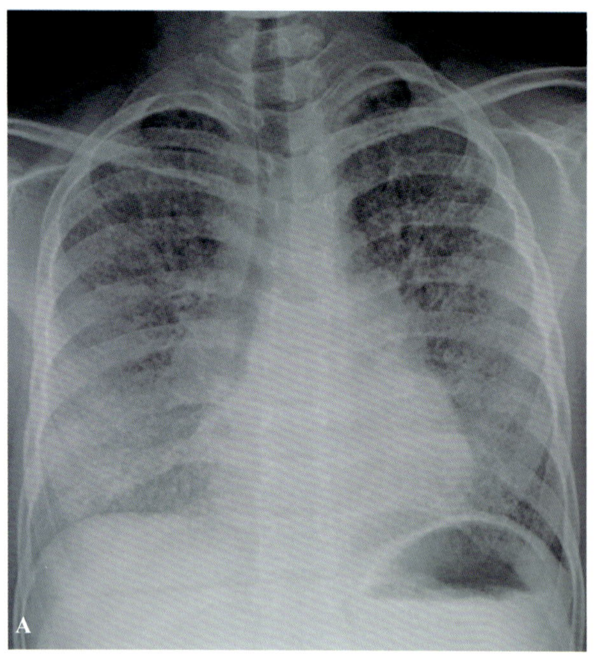
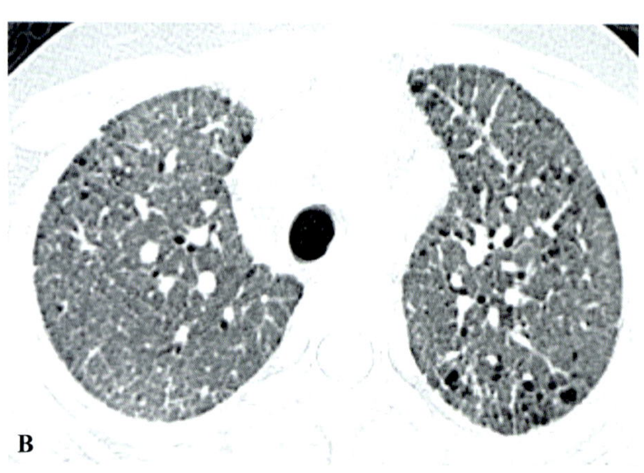

▲ 图 6-115 女，12 岁，患 ATP 结合盒转运蛋白 A3（ABCA3）缺陷

A. 正位胸部 X 线片显示两肺间质增厚和多处小囊性改变；B. 轴位肺窗 CT 图像更好地显示双肺多个小囊性病变及轻度间隔增厚

肺叶的空气潴留和马赛克征，以及纵隔旁地图样磨玻璃影，特别是在右中叶和舌叶（图 6-116B）。事实上据报道，由有经验的儿科胸部放射医师评价 HRCT 检查时，诊断的敏感性和特异性为 78%～83% 和 100%[396, 397, 399]。因此，特征性的 CT 表现与相应的临床病史相结合可能会减少为确诊所需进行的肺活检[395–400, 402, 411, 439–446]。活组织检查显示近乎正常的肺组织伴有类似于病毒性损伤后可见的不同程度的细微的慢性气道改变。铃蟾肽的免疫染色突出显示神经内分泌细胞的数量增加。

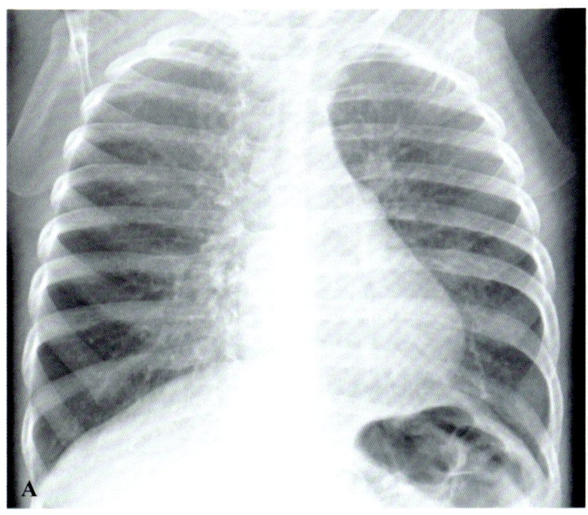

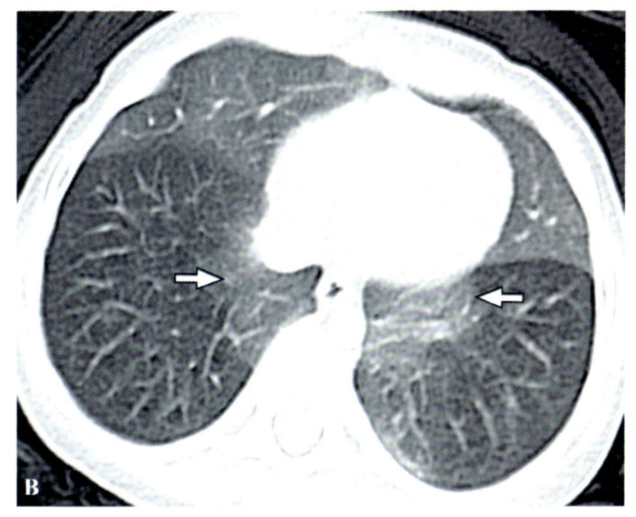

▲ 图 6-116　**女，5月龄，呈持续性呼吸急促和低氧血症，患有婴儿神经内分泌细胞增生（NEHI）**

A. 正位胸部 X 线片显示双侧纵隔旁阴影和肺过度充气；B. 轴位肺窗 CT 图像显示右肺中叶，舌叶和双侧纵隔旁（箭）的地图样磨玻璃影

NEHI 的治疗主要是支持治疗，旨在确保充足的氧合，预防感染和维持营养摄入。受累患儿可能有持续性症状，需要延长氧疗时间。但是，一般预后良好，没有报道因该疾病直接导致的死亡或进展为呼吸衰竭[395–400, 402, 411, 439–446]。

②肺间质糖原贮积症（PIG）：PIG 是一种病因未知的疾病，可能是肺部生长和发育紊乱造成的。它的组织病理学特征是未成熟的肺泡间隔间充质细胞聚积，其细胞质内含有丰富的糖原（图 6–117）。

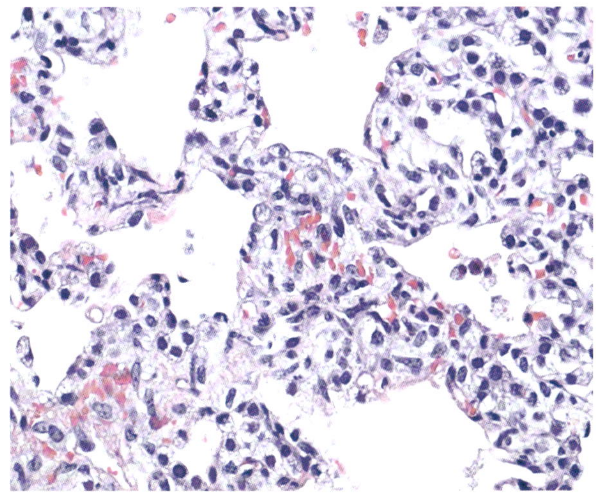

▲ 图 6-117　**肺间质糖原贮积症（PIG）**

显微照片显示了肺泡间隔的扩张，其内有富含糖原的间质细胞，是此类疾病的典型特征（HE，×600）

有两种亚型，较常见的“斑片型”，常与肺泡生长异常共存；罕见的“弥漫型”，与肺泡生长障碍无关[395–400, 402, 411, 412, 447–452]。受累患儿通常在生后几小时内伴有呼吸急促和低氧血症，最迟不超过出生后 6 个月[399]。

PIG 儿科患者的胸部 X 线片显示随着时间推移肺过度充气加重。弥漫性细小间质纹理进展为粗大的间质或肺泡阴影。CT 检查可能发现肺过度充气 / 透亮度增加，肺部结构扭曲变形，磨玻璃影（弥漫性，节段性或亚段性），小叶间隔增厚和网状改变，常位于胸膜下。斑片型 PIG，与弥散型不同，CT 可能显示多个小的，分散的囊性病变（图 6–118）。实际上，这些囊腔可能归因于伴发的肺泡生长异常，而不是 PIG 疾病本身[394–400, 402, 411, 412, 447–452]。

小儿 PIG 患者通常需要供氧，并可能从类固醇治疗中获益，因其被认为可加速肺成熟。虽然过度充气可能会持续数年，但预后良好，未见死于 PIG 的报道。当合并肺泡生长异常或肺动脉高压时预后不佳[395–400, 402, 411, 412, 447–452]。

2. 其他儿童弥漫性肺病

(1) 肺泡蛋白沉着症：PAP 是一种罕见的疾病，其特征是肺泡内脂蛋白表面活性物质的异常积聚，阻碍了正常的气体交换。如前所述，其先天性 PAP 通常更严重并且可以在遗传性表面活性物质缺乏症中看到。获得性 PAP 往往发生在年长的儿童和成年

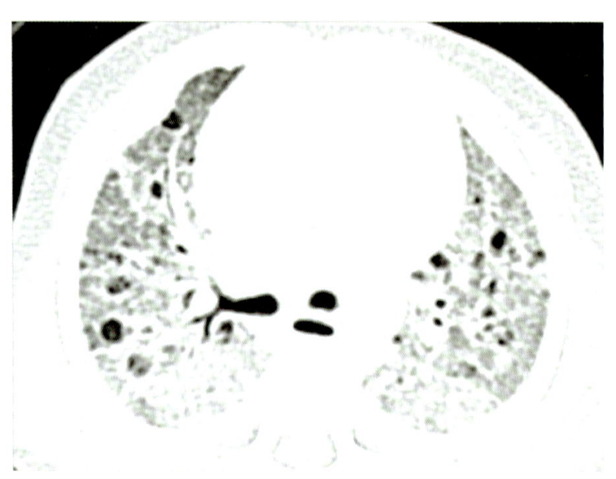

▲ 图 6-118 女，5 周龄，足月儿，肺间质糖原贮积症（PIG），临床表现为呼吸急促和低氧血症

轴位肺窗 CT 图像显示弥漫性磨玻璃影，间质增厚，以及双肺小而多的肺小叶囊状透亮病变

人身上。它通常是由抗粒细胞巨噬细胞集落刺激因子（GM-CSF）的自身抗体引起的，但也可以在许多损害肺泡巨噬细胞依赖性表面活性物质清除的过程中出现 [395–398, 402, 453–459]。最近发现的儿科病因是 MonoMAC 综合征（*GATA2* 突变）[460]。也与单核细胞减少症，淋巴细胞减少症，分枝杆菌 / 真菌感染，骨髓增生异常和髓样白血病有关 [460]。PAP 患儿通常伴有慢性进行性呼吸困难和干咳。由于症状不典型，甚至在 30% 的病例中缺乏症状，所以 PAP 的诊断可能会被延迟或漏诊 [395, 461, 462]。

不同原因引起的 PAP 具有相似的影像表现。胸部 X 线片通常显示双肺对称阴影，自肺门向外周延伸（图 6-119A）。与典型的细菌性肺炎相比，其阴影没有那么密实。CT 特征性地表现为铺路石征（图 6-119B），伴有双侧磨玻璃影，以及叶间或叶内小叶间隔呈多边形均匀增厚 [395–398, 402, 453–459]。

PAP 的确诊可以通过支气管镜检查进行支气管肺泡灌洗或经支气管（或必要时手术）活检。获得性 PAP 可采用反复全肺灌洗治疗。雾化 GM-CSF 治疗也可用于自身免疫性疾病。获得性 PAP 通常预后良好，而先天性 PAP 在没有肺移植的情况下通常是致命的 [395–398, 402, 453–459, 461, 462]。

(2) 朗格汉斯细胞组织细胞增生症：朗格汉斯细胞组织细胞增生症（LCH）的特征为大树突状细胞（朗格汉斯细胞）的克隆增殖。儿童肺 LCH 单独发生较少见，常累及多个系统。与成人相反，它与吸烟无关。LCH 通常影响 1—15 岁的儿童，每年发生率为 1/200 000[395, 397, 398]。临床症状非特异性，如咳嗽和呼吸困难 [395, 397, 398]。

LCH 早期的胸部 X 线片主要表现为位于上肺的模糊网织结节影。晚期表现为肺纤维化所致的肺

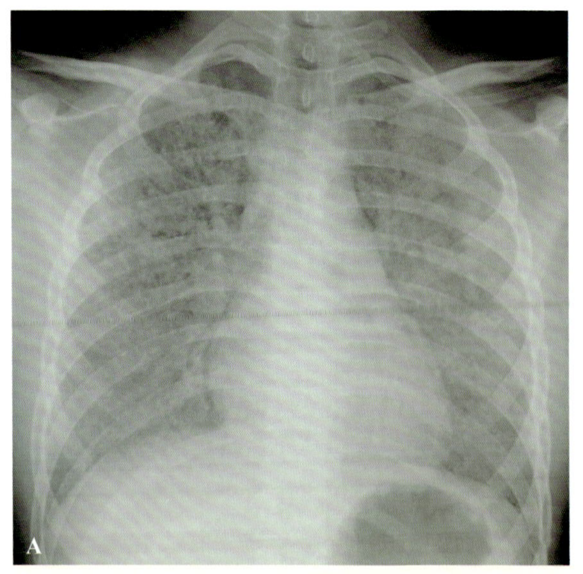

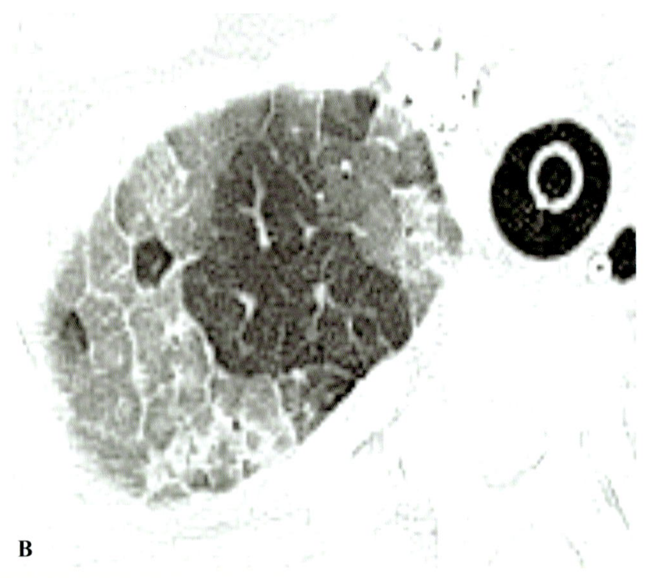

▲ 图 6-119 男，17 岁，肺泡蛋白沉积症（PAP），呼吸衰竭

A. 正位胸部 X 线片显示双肺弥漫性对称性阴影和间质增厚；B. 轴位肺窗 CT 图像显示铺路石征，其特征为磨玻璃样阴影和呈多边形的平滑增厚的叶间及叶内小叶间隔，另可见气管内插管和鼻胃管

结构扭曲和蜂窝样改变（图 6-120A）。HRCT 是首选影像检查，可显示双肺小叶中心和细支气管周围小于 5mm 的典型小结节影。在大约 1/3 的患者中，结节经由空洞化发展为不规则的薄壁囊腔（图 6-120B），可破裂并引起自发性气胸 [337, 395, 397, 398]。与成人不同，儿童肺 LCH 很少出现肺底近肋膈角处回避现象 [463, 464]。LCH 胸部影像诊断的其他征象包括胸腺增大，胸腺内钙化，空洞和囊肿形成 [398]（图 6-121）。

LCH 采用多种联合化学治疗方案进行治疗。即使治疗成功，由于细胞因子的作用，仍可发生肺纤维化 [397, 398, 465]。

(3) 肺淋巴管扩张症和淋巴管瘤病：肺淋巴管扩张症和淋巴管瘤病是肺淋巴管的罕见异常，淋巴管通常用于清除肺液和蛋白质。在肺淋巴管扩张症中，肺间质和胸膜下间隙中的淋巴管异常扩张。它可以是先天性的（伴随一些相关的遗传综合征）或后天性的（由于肺部淋巴管或静脉阻塞）。在肺淋巴管瘤病中，有复杂的淋巴管道增生，随后出现淋巴管扩张。这两种疾病都可仅累及肺部或同时累及其他胸部和（或）胸外部位 [395–398, 412, 466–472]。先天性淋巴管扩张症的患儿通常在出生时出现明显的呼吸窘迫，呼吸急促和发绀。年龄较大的幸存儿童经常出现反复咳嗽、喘鸣、用力呼吸和啰音，有时导致充血性心力衰竭 [395]。

有典型呼吸窘迫症状的患儿的胸部 X 线片显示与表面活性物质缺乏症相似的双肺弥漫性阴影。CT 显示斑片状磨玻璃样阴影，弥漫性平滑增厚的小叶间隔和支气管血管周围间质和胸腔积液（通常为乳糜胸）（图 6-122）。在幸存的新生儿或婴幼儿晚期发病的儿童，典型表现为更明显的过度充气，弥漫性阴影较少，小叶间隔增厚不太明显。MRI 显示肺间质和胸腔积液的 T_2 高信号。肺淋巴管扩张症和淋巴管瘤病的肺部表现相似。然而，淋巴管瘤病多见于儿童后期，并且更可能累及肺外部位，伴有纵隔软组织水肿和溶骨性改变 [395–398, 412, 466–472]。

先天性淋巴管扩张症患儿可因伴有胸腔积液的严重肺发育不全而死产或在出生后数小时内死亡。短期幸存者不可避免地需要胸腔引流和机械通气。长期幸存者存在不同程度的呼吸功能损坏，需采取家庭补氧，液体限制，饮食措施和对症支持治疗 [395–398, 412, 466–473]。

(4) 闭塞性毛细支气管炎：闭塞性毛细支气管炎（BO）的特征是由成纤维细胞对损伤的修复反应引起的小气道管腔变窄，通常由于病毒感染如腺病毒或流感引起。其他病因包括肺移植患者慢性移植排斥反应，移植物抗宿主病和 Stevens-Johnson 综合征（重症多形红斑）。Swyer-James-Macleod 综合征是 BO 的一种类型，主要累及一侧肺，从初始感染后到有症状的需几个月至数年。不幸的是，文献

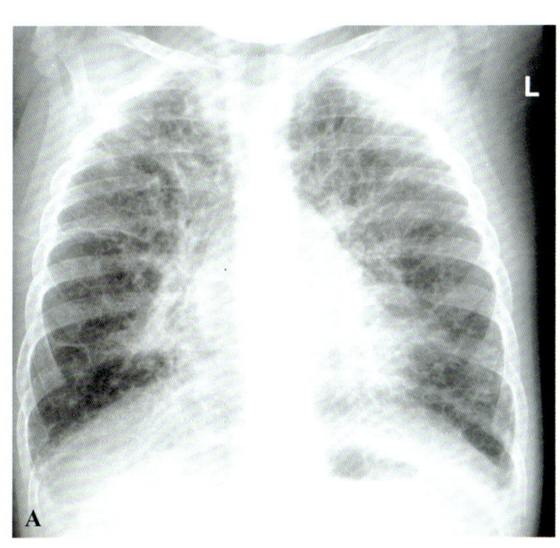

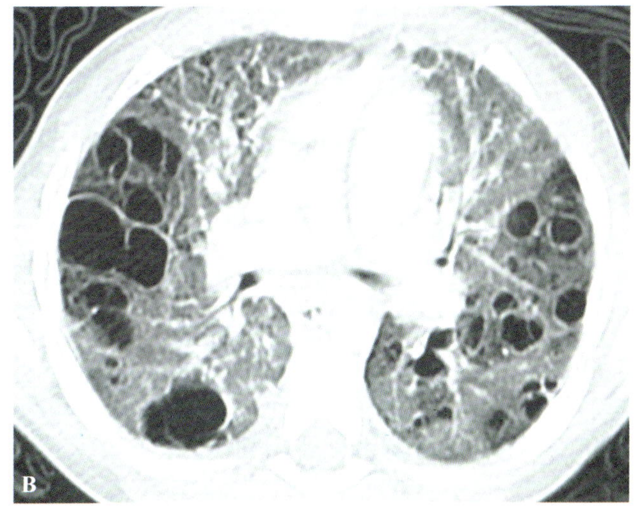

▲ 图 6-120 男，3 岁，朗格汉斯细胞组织细胞增生症（LCH）

A. 正位胸部 X 线片显示肺纤维化，其特征为肺结构扭曲和蜂窝状改变，以及肺囊状改变区和小肺结节；也可看到过度充气；B. 轴位肺窗 CT 图像显示多个不同大小的薄壁囊泡和几个小肺结节

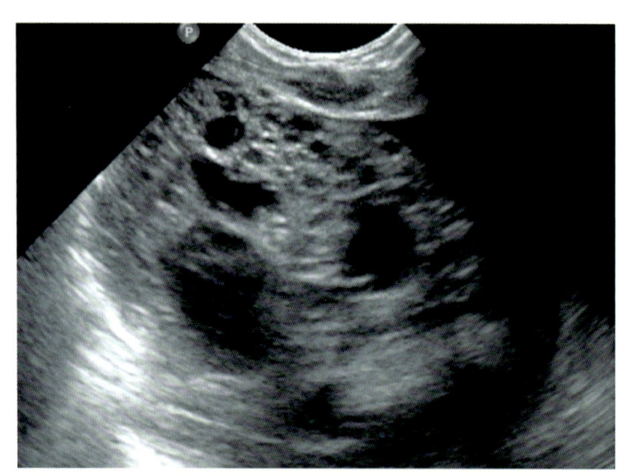

▲ **图 6-121　女，1 周龄，朗格汉斯细胞组织细胞增生症**

胸腺超声显示不同大小的多个囊腔

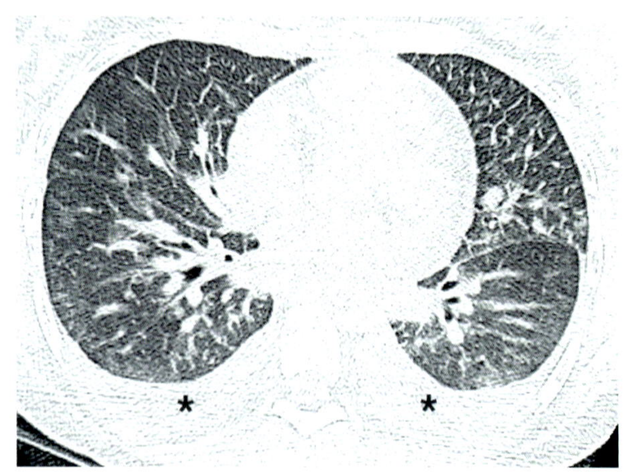

▲ **图 6-122　女，16 岁，肺淋巴管扩张症**

轴位肺窗 CT 图像显示斑片状磨玻璃样阴影，弥漫性小叶间隔，以及支气管血管周围间质光滑增厚；还可见双侧胸腔积液（星号）

中关于 BO 的术语不统一，通常导致混淆。BO 的临床表现可被称为 BO 综合征 [395-398, 412, 474-479]。感染后型的患儿出现急性发热和咳嗽，类似于病毒性细支气管炎发作，随后在最初的肺损伤后出现持续至少 2 个月的呼吸困难，呼吸急促，喘息和低氧血症 [395-398, 412, 474-479]。

BO 的胸部 X 线片最常见为过度充气，但总体上无特异性，有时表现为正常。CT 检查表现为空气潴留（呼气时更显著），肺透亮度增加，马赛克征，支气管扩张，支气管壁增厚和肺血管纹理减少（图 6-123）。BO 的 Swyer-James-Macleod 变异型典型放射学表现为患侧的肺部透亮度增加，灌注相对减少，体积正常或减少；CT 在一半病例中可发现双侧异常。肺透亮度增加并肺血管纹理减少对中 / 重度非移植 BO 具有高度特异性，结合临床病史和提示持续的阻塞性通气功能障碍的肺功能检查（PFT）结果可明确诊断 [395-398, 412, 474-479]。

影像随访有助于区分通常可治愈的病毒性细支气管炎与 BO；几个月后，在典型的病毒性细支气管炎中影像表现正常，但在 BO 中病变持续或更差。皮质类固醇和阿奇霉素对肺移植相关的 BO 有一定的疗效 [395-398, 412, 474-481]。

(5) 过敏性肺炎：过敏性肺炎（也称为外源性变应性肺泡炎）是对吸入性抗原如鸟类、真菌或粉尘发生的异常肺部炎症反应所致。急性型表现为流感样症状，如高热、干咳和呼吸困难。亚急性和慢性型无发热，表现为无痛性咳嗽，劳力性呼吸困难，不同程度的厌食，疲劳及不适，症状与暴露持续时间有关 [395-398, 402, 466, 482-486]。

急性和亚急性变态反应所共有的胸部影像学异常表现为弥漫性间质性小结节影和中下肺斑片状阴影，可类似于肺水肿或肺炎的表现（图 6-124A）。然而，40% 的 X 线检查是正常的，只有在 CT 上才可以看到潜在的异常表现。HRCT 可显示小的（1～3mm）边缘模糊的小叶中心结节影（反映毛细支气管炎），磨玻璃样阴影（反映肺泡炎）和空气潴留（图 6-124B）。上肺相对少见。慢性型的特征

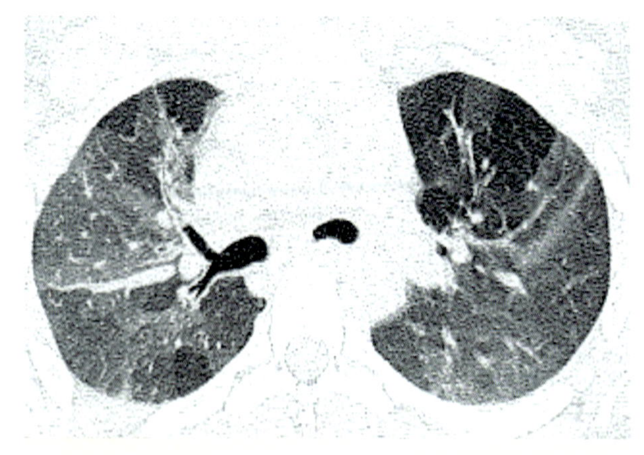

▲ **图 6-123　女，17 岁，闭塞性细支气管炎（BO），移植物抗宿主病**

轴位肺窗 CT 图像显示双侧斑片状磨玻璃阴影，其中马赛克征表明有潜在的空气潴留

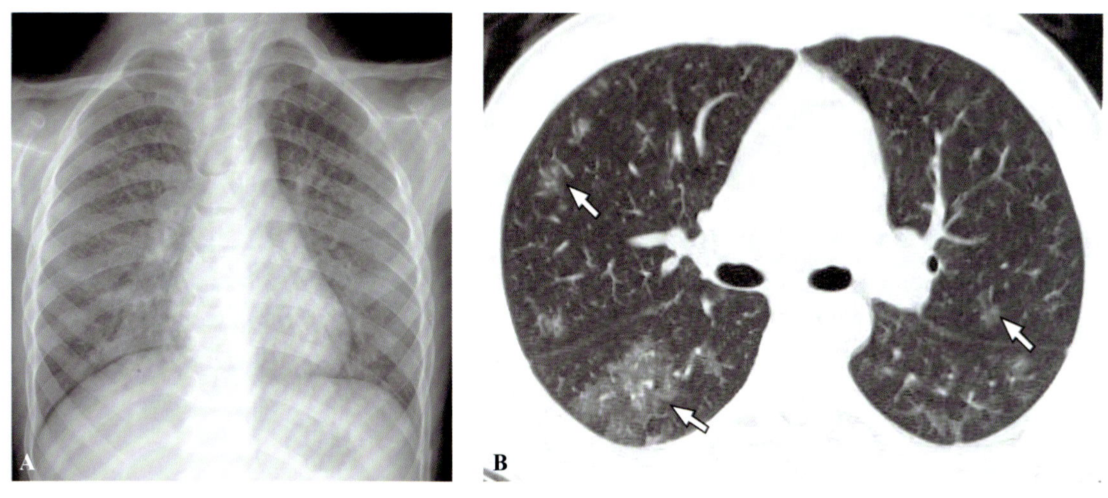

▲ 图 6-124　男，4 岁，急性过敏性肺炎

A. 正位胸部 X 线片显示主要在中下肺区的弥漫性和斑片状阴影；B. 轴位肺窗 CT 图像显示两肺小的边界不清的小叶中心结节和斑片状磨玻璃样影（箭）

在于肺体积缩小和纤维化表现，呈不规则的网状、蜂窝状改变和肺结构的扭曲；可在胸部 X 线片或 CT 上显现[395–398, 402, 466, 482–486]（图 6–125）。亚急性 / 慢性型可以进行组织活检，典型地表现为肺泡间隔轻度淋巴细胞浸润及轻度的慢性气道炎症，通常伴有小而不成形的间质肉芽肿，有时还伴有纤维化（图 6–126）。

当前的治疗方法首先是避免暴露于潜在刺激性抗原。急性型的患儿通常在停止接触抗原后 24h 内恢复正常，急性和亚急性型的影像学表现最终消退。相反，慢性型典型的纤维化改变持续存在，甚至可能会有进展。在这种情况下，皮质类固醇有助于缓解症状，但不会影响远期预后[395–398, 402, 466, 482–486]。

(6) 弥漫性肺出血性疾病：弥漫性肺出血性疾病根据毛细血管炎的存在与否进行细分，毛细血管炎是间质毛细血管网的炎性破坏。伴有毛细血管炎的疾病包括特发性肺毛细血管炎，GPA（以前称为 Wegener 肉芽肿），显微镜下多血管炎，Goodpasture 综合征，特发性肺 – 肾综合征，狼疮和药物引起的毛细血管炎。不伴有毛细血管炎的疾病包括特发性

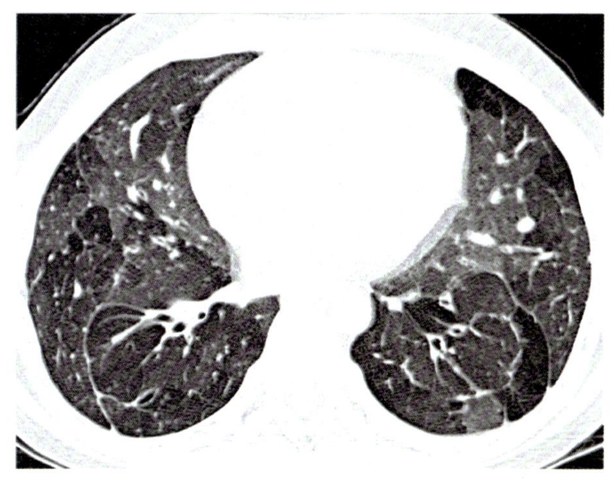

▲ 图 6–125　男，9 岁，慢性过敏性肺炎

轴位肺窗 CT 图像显示不规则的网状阴影和肺结构扭曲，以及双肺的过度充气区

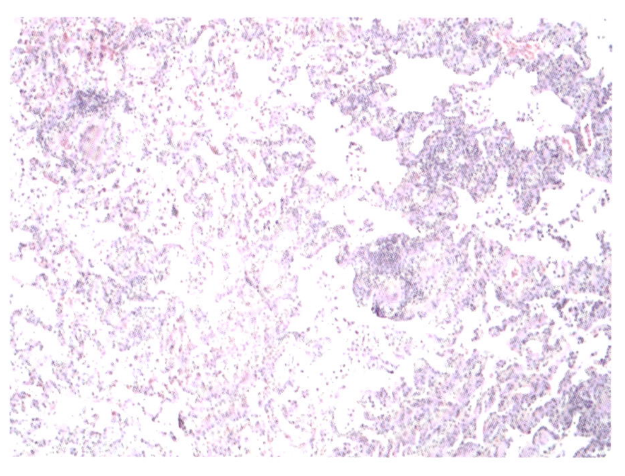

▲ 图 6–126　过敏性肺炎

女，3 岁，鸟胞内分枝杆菌相关变态反应（“热浴盆肺”）的肺活检显示过敏性肺炎区，其特征在于稀疏淋巴细胞性肺炎和以气道为中心形成的不良肉芽肿（HE，×100）

肺含铁血黄素沉着症，婴儿期急性特发性肺出血，Heiner 综合征（由食物过敏引起的肺病，通常为牛奶），凝血障碍和肺血管疾病如肺 AVM 和肺静脉闭塞性疾病（PVOD）。许多肺出血性疾病患儿伴有缺铁性贫血，而不只是单纯的咯血，咯血可重到危及生命，也可轻至仅见痰中带血。伴有毛细血管炎的疾病往往伴有血清 ANCA 阳性和肾脏疾病[393, 395–398]。

急性弥漫性肺出血的典型影像表现为双侧对称性蝴蝶状或蝙蝠翼状阴影。但也可能是不对称的或单侧的（图 6–127A）。高敏感性 HRCT 在急性期可显示斑片状磨玻璃影和（或）实变影（图 6–127B）。反复组织出血可能导致小叶间隔增厚，结节影，甚至表现为铺路石征。另外，可出现极小的胸膜下或肺实质囊泡影。小叶中心模糊影提示毛细血管炎，但并非特异性的[395–398, 487–491]。

最后，影像学不能可靠地区分肺出血的各种原因。肺活检可以有助于诊断；然而，活组织检查样本中没有毛细血管炎并不能排除已治愈的毛细血管炎或未采集到标本的可能性。因此，紧密联合血清学和其他检查结果可有助于确定是否需要强化免疫抑制治疗。影像上的异常改变通常会因适当的治疗而消退[395–398, 487–492]。

(7) 非特异性间质性肺炎：非特异性间质性肺炎（NSIP）的特征在于独特的组织病理学表现，病灶为时期一致、分布均匀的间质淋巴细胞浆细胞性炎症和不同程度的纤维化。它可以是特发性，家族性或继发于各种疾病，如自身免疫性结缔组织病和胶原性血管疾病，遗传性表面活性物质紊乱和过敏性肺炎[395–398, 402, 490–496]。常见的临床表现包括呼吸困难，咳嗽和限制性通气功能障碍[497]。

NSIP 在 HRCT 上显示最佳。典型的影像学表现主要包括磨玻璃影和以肺外周明显的细线状影。随着时间的推移，可发展为肺体积缩小（特别是下叶），牵拉性支气管扩张和蜂窝状改变[395–398, 402, 493–497]（图 6–128）。

免疫抑制药治疗对与 NSIP 有关的疾病有一定的效果。如果有潜在的纤维化，CT 表现可持续存在。疾病进行性加重的患儿可能需要肺移植[395–398, 402, 493–497]。

(8) 结缔组织病和胶原性血管疾病：这类异质性风湿病，如系统性红斑狼疮（SLE）和类风湿关节炎（RA），以慢性炎症为特征，并被认为具有自身免疫性疾病的基础。虽然这些疾病的临床症状，体格检查和血清学结果各不相同，但它们在组织病理学中与 NSIP（最常见）有共同之处。还可伴有血管病变 / 血管炎，胸膜炎，肺淋巴样增生和慢性机化性肺炎（详述如下）[395–398, 402, 493–496, 498–500]。接受免疫抑制治疗患儿出现并发症的肺部表现为另一个重要类别。

影像不能可靠地区分出各种结缔组织病，因为它们同 NSIP 有相似的影像表现（如前所述）。其他发现，如硬皮病伴食管扩张，可协助做出诊断。与

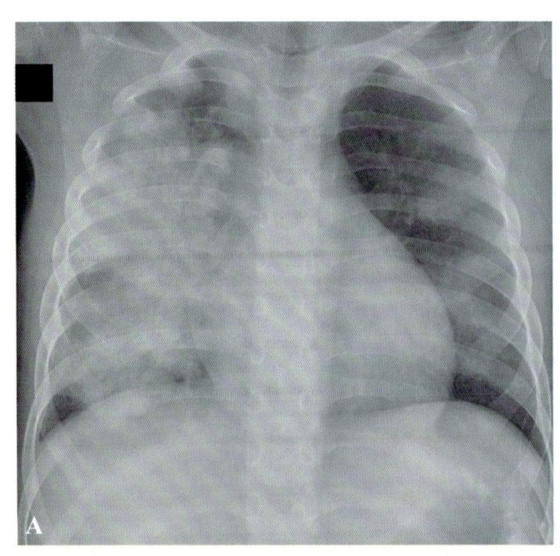

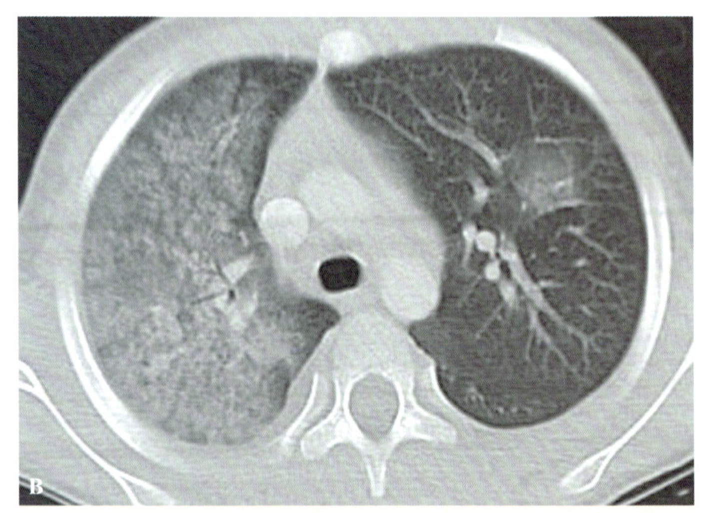

▲ 图 6–127 男，4 岁，肺出血，肉芽肿病和多血管炎

A. 正位胸部 X 线片显示右侧较左侧明显的弥漫性阴影；B. 轴位肺窗 CT 图像证实右肺弥漫性磨玻璃样阴影多于左肺

成年 SLE 不同，儿童倾向于伴有肺出血和血管炎，而不是间质性肺病 [395–398, 402, 493–496, 498–500]（图 6–129）。

对于大多数疾病，可选择免疫抑制疗法。影像学表现可能随临床改善而消退；但是，纤维化是不可逆转的。正在进行的研究侧重于炎症途径中特定基因的靶向治疗 [395–398, 402, 493–496, 498–500]。

(9) 机化性肺炎：在组织学水平上，机化性肺炎的特征是在肺泡和远端气道（包括细支气管和肺泡管）中组织的纤维化。当为特发性时，它被称为隐源性机化性肺炎（COP）。机化性肺炎可能继发于刺激肺部修复反应的疾病，如感染性肺炎的愈合，药物反应，吸入性损伤，自身免疫性疾病和 BMT。目前，闭塞性细支气管炎合并机化性肺炎（BOOP）的名称已经过时，因为它可能与一种独特的疾病 BO（前面已经描述过）混淆 [395–398, 501–503]。患有机化性肺炎的儿童通常伴有亚急性呼吸困难、咳嗽和发热，症状多样 [504]。

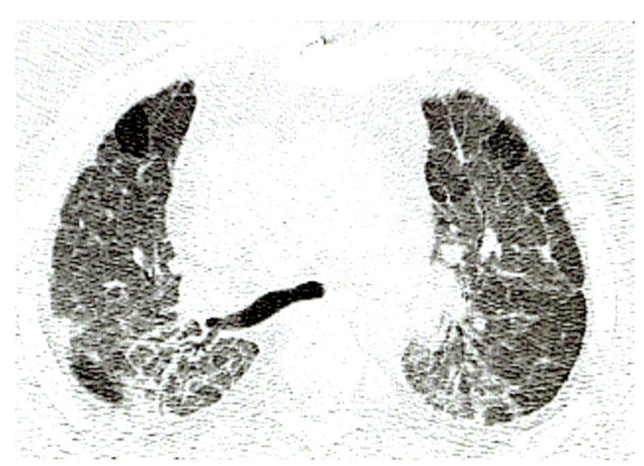

▲ 图 6–128　**男，17 岁，非特异性间质性肺炎（NSIP）**
轴位肺窗 CT 图像显示磨玻璃影和线状影，合并轻度支气管扩张

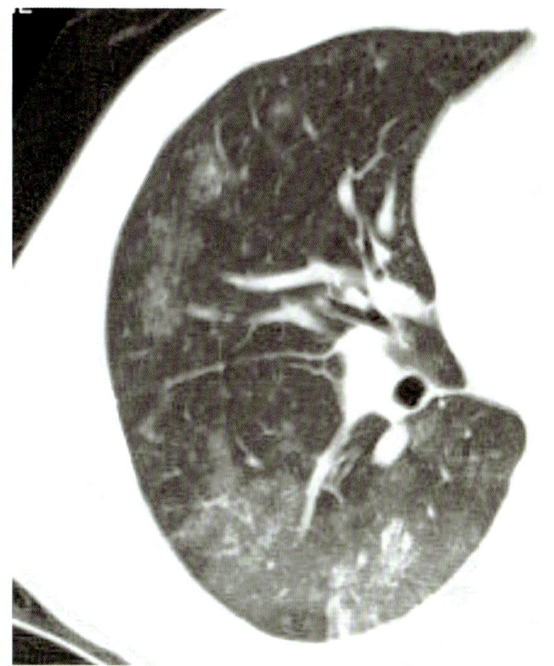

▲ 图 6–129　**女，16 岁，患有硬皮病，肺出血**
轴位肺窗 CT 图像显示代表出血成分的斑片状阴影

机化性肺炎没有特征性的影像学表现，CT 通常可显示外周的斑片状实变影，常常伴有内部支气管充气征和轻度支气管扩张（图 6–130）。磨玻璃影可围绕着实变区。其他发现可能包括环状征或反晕征（中心磨玻璃样影被实变部分环绕），沿支气管血管分布的肺小结节影，小叶间隔增厚，线状和带状胸膜下阴影，以及进行性纤维化 [395–398, 501–503]。

无论基础病因如何，皮质类固醇都是目前治疗大多数机化性肺炎的首选治疗方法。据报道，治愈率高达 80%。反映炎症的影像学表现随治疗消退，而纤维化仍然存在或甚至有进展 [395–398, 477, 501–503]。

(10) 肺嗜酸性粒细胞浸润症（PIE）：存在多种嗜酸性粒细胞性肺病，其特征在于病理学可见外周或组织内嗜酸性粒细胞增多，以及间质和肺泡内见嗜酸性粒细胞。主要有 3 种亚型，即已知原因的嗜酸性粒细胞增多症，原因不明的嗜酸性粒细胞增多症和嗜酸性粒细胞性血管炎。已知病因的疾病包括 ABPA（图 6–131），支气管中心肉芽肿病（BG），药

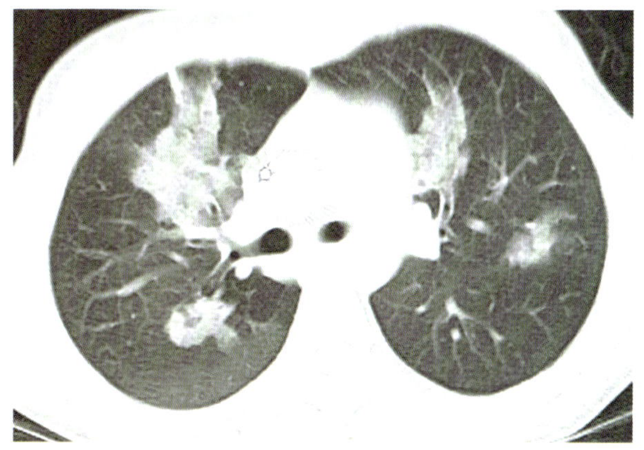

▲ 图 6–130　**男，7 岁，隐源性机化性肺炎（COP）**
轴位肺窗 CT 图像显示双肺多发磨玻璃影和实变区，部分伴细小的空气支气管征

物反应，以及真菌和寄生虫感染。不明原因的疾病包括急性嗜酸性粒细胞性肺炎（AEP）（图 6-132），慢性嗜酸性粒细胞性肺炎（CEP）（图 6-133 和图 6-134），单纯肺嗜酸性粒细胞增多症（SPE 或 Loffler 综合征）和特发性嗜酸性粒细胞增多症（IHS）。原发性嗜酸性粒细胞血管炎是过敏性血管炎和肉芽肿病（CSS）[395-398, 505-508]。AEP 表现为急性发热性疾病和低氧血症，在青少年中比儿童更常见。CEP 表现为慢性进行性呼吸系统症状和全身症状，相较小儿，更常见于年龄较大的儿童或成人哮喘患者[395]。

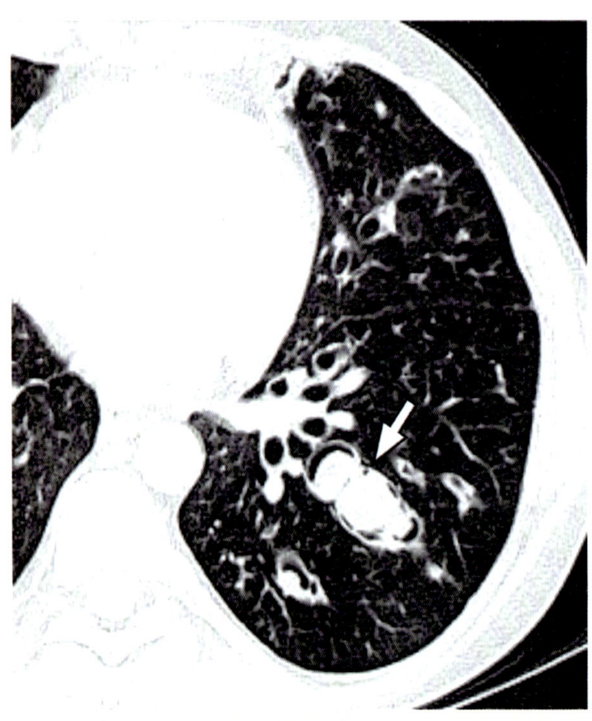

▲ 图 6-131 男，13 岁，已知患有囊性肺纤维化，ABPA（变应性支气管肺曲霉菌病）

轴位肺窗 CT 图像显示扩张支气管内黏液嵌塞，称为“指套”征（箭）；同时伴有左肺其他部位的支气管扩张性改变

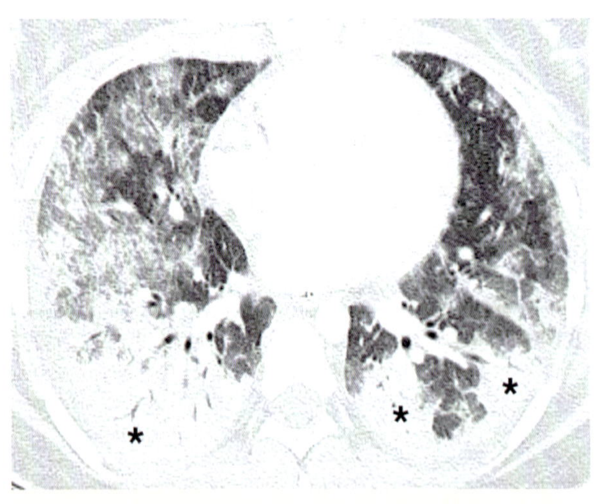

▲ 图 6-132 女，15 岁，急性嗜酸性粒细胞性肺炎，临床表现为发热和低氧血症性呼吸衰竭

支气管肺泡灌洗液中嗜酸性粒细胞的数量显著升高；轴位肺窗 CT 图像显示双侧斑片状磨玻璃阴影，伴有实变区（星号）和一些小结节影

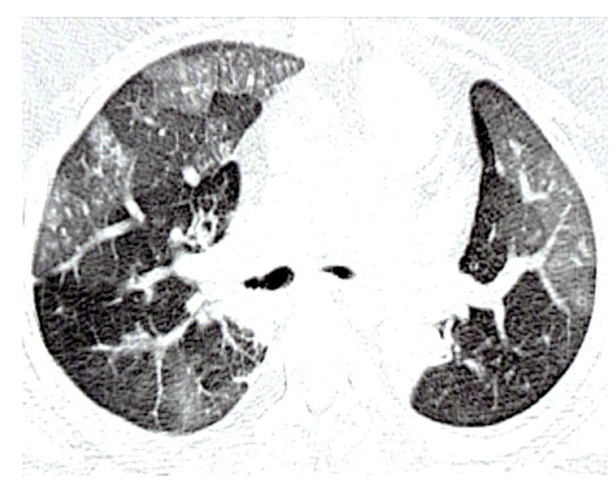

▲ 图 6-133 男，10 岁，慢性嗜酸性粒细胞性肺炎，患哮喘，临床表现为干咳、气短和不适

支气管肺泡灌洗液和外周血中嗜酸性粒细胞数量增加；轴位肺窗 CT 图像显示外周磨玻璃影和实变影，称为“照相底片”征或“反”肺水肿征

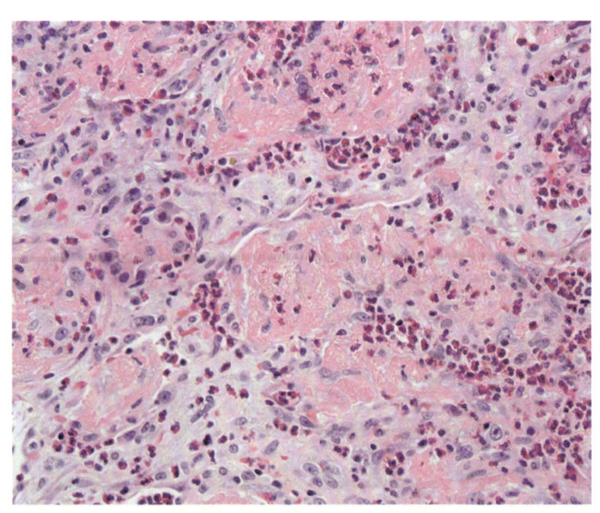

▲ 图 6-134 嗜酸性粒细胞性肺炎

显微照片显示肺泡间隔内有大量嗜酸性粒细胞，以及富含纤维蛋白的未分化渗出物（HE，×400）

嗜酸性粒细胞肺病的影像学特征通常是非诊断性的，由非特异性间质和（或）肺泡阴影组成。然而，某些影像表现是特定疾病的特征。例如，AEP的X线片显示双侧网状影，可伴有实变和胸腔积液。CT表现为双侧斑片状磨玻璃影，常伴有肺实变，小叶间隔增厚和（或）边界不清的结节影（图6-132）。这些特征与更常见的疾病如肺水肿和急性呼吸窘迫综合征（ARDS）相似，可能导致延误诊断。当存在外周嗜酸性粒细胞增多时，外周肺实变而肺中心区正常（"照相底片"征或"反"肺水肿征）的影像特征对CEP或药物诱导的PIE的诊断具有高度特异性（图6-133和图6-134）。SPE和IHS可特征性地显示具有磨玻璃晕的肺结节。ABPA显示中心性支气管扩张；可能会并发大气道的黏液嵌塞，形成所谓的"指套"征（图6-131）。BG显示局灶性结节和肿块或肺叶不张和实变。Churg-Strauss的表现包括小叶间隔增厚，小叶中心结节，胸膜下实变和支气管壁增厚[395-398, 505-508]。

尽管影像可能无法进行定性诊断，但可协助肺活检时的定位。皮质类固醇是最有效的治疗方法，通常会产生快速全面的临床效果。与AEP不同，CEP一旦停用类固醇就可能复发。特定的嗜酸性粒细胞疾病的治疗应根据潜在的病因学制定，如用于寄生虫诱导的嗜酸性粒细胞肺病的抗寄生虫药[395-398, 505-508]。

(11) 贮积病：溶酶体贮积症是由遗传代谢紊乱所引起的溶酶体功能受损。在Gaucher病和Niemann-Pick病中，含脂质的泡沫状巨噬细胞（分别为Gaucher细胞或Niemann-Pick细胞）在组织中累积并可能浸润肺，引起呼吸道症状（图6-135）。Gaucher病是最常见的溶酶体贮积症。Gaucher病的肺部受累症状非常罕见，如果受累，其在病程中也发生较晚；它在Ⅲ型神经病变中更为常见[396-398, 509-512]。

Gaucher病肺部受累的影像学检查不具特异性。胸部X线片可能显示网状结节影。CT可显示磨玻璃影，实变，支气管壁增厚，间质增厚，淋巴结肿大和胸腺肿大。Niemann-Pick病的肺部受累倾向于由下至上的方向进展。弥漫性间质增厚是B型的典型特征（图6-136），而铺路石征是C_2型的特征[396-398, 509-512]。

美国食品药品监督管理局（FDA）批准的靶向

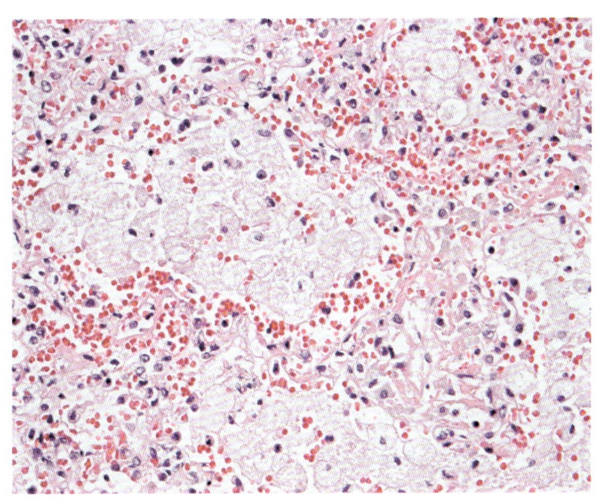

▲ **图6-135 Niemann-Pick病**

显微照片显示填充于肺泡腔的巨噬细胞（HE，×400）

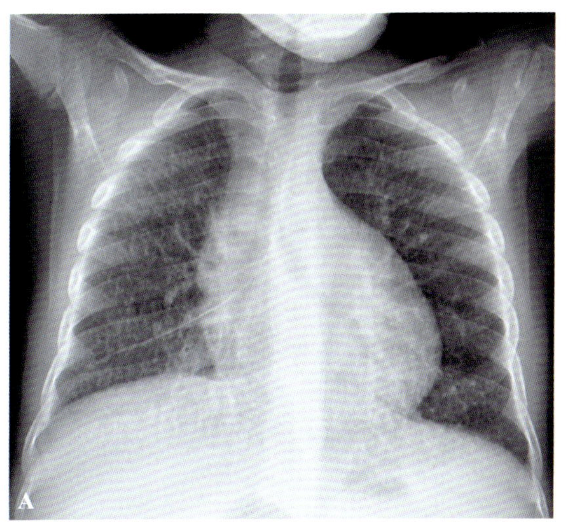

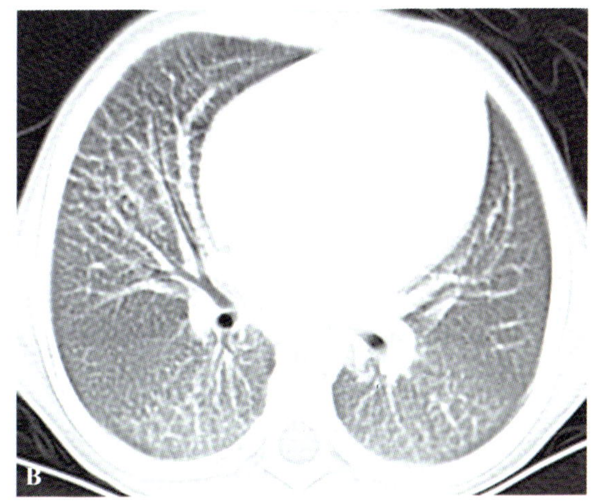

▲ **图6-136 男，14岁，Niemann-Pick病**

正位胸部X线片（A）和轴位肺窗CT图像（B）显示双肺弥漫性间质增厚

酶替代疗法可用于几种溶酶体贮积病的治疗。尽管一般达不到完全正常化，但治疗后肺部 Gaucher 病的影像学表现逐渐改善。目前建议每 2 年通过胸部 X 线监测 Gaucher 病肺部受累情况 [396–398, 509–512]。

(12) 慢性肉芽肿疾病：慢性肉芽肿疾病（CGD）是一种罕见的遗传性免疫缺陷疾病，是由于编码吞噬细胞烟酰胺腺嘌呤二核苷酸磷酸（NADPH）亚基的四个基因之一发生突变。该突变导致吞噬细胞 NADPH 氧化酶活性的功能失调，导致对抗细胞内过氧化氢酶阳性细菌及真菌感染的机制受损。这种疾病在美国出生的 200 000～250 000 名儿童中约有 1 人发生，男女比例为 3 ∶ 1[395–397, 513–515]。CGD 通常在男孩中以 X 连锁方式遗传，而在女孩中可能是常染色体隐性遗传或 X 连锁（偏斜莱昂化作用）。受累儿童通常在 2 岁时出现反复感染；肺部受累最为常见，其次是皮肤和胃肠道，然后是肝脏和骨骼 [395–397, 513–515]。

儿科 CGD 患者的影像表现多样。急性期可表现为磨玻璃样阴影，实变，树芽征和散在的小叶中心结节和（或）粟粒样结节（图 6–137 和图 6–138）。慢性期表现为空气潴留、小叶间隔增厚、支气管扩张、脓肿形成、囊肿、纤维化和蜂窝状改变。纵隔和（或）肺门淋巴结肿大、胸膜增厚、脓胸、肋骨或椎骨骨髓炎及胸壁受累也很常见 [395–397, 513–515]（图 6–137B）。

CGD 有多种治疗方法，包括亲脂性抗生素，抗真菌药，干扰素 γ，脓肿引流，手术切除和干细胞移植。预防性抗生素治疗有效。通过改良的疗法，CGD 患儿现在可以存活到成年 [395–397, 513–515]。

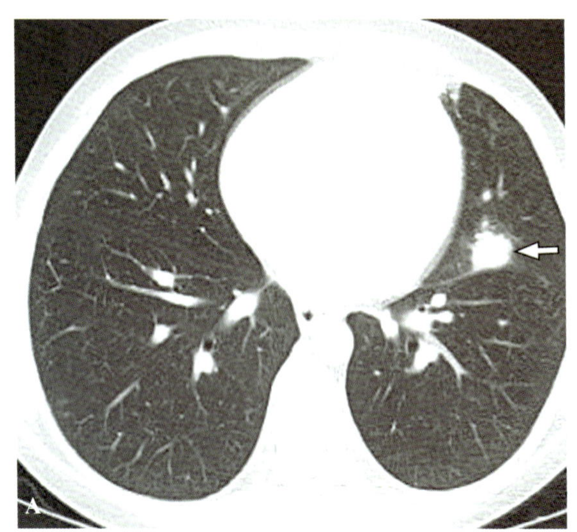

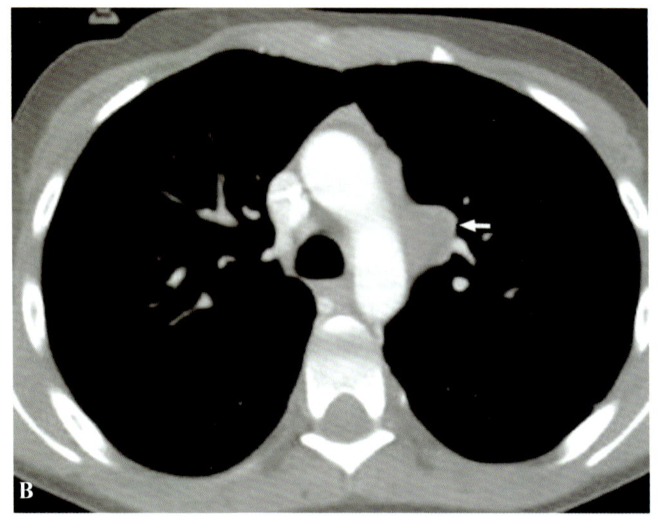

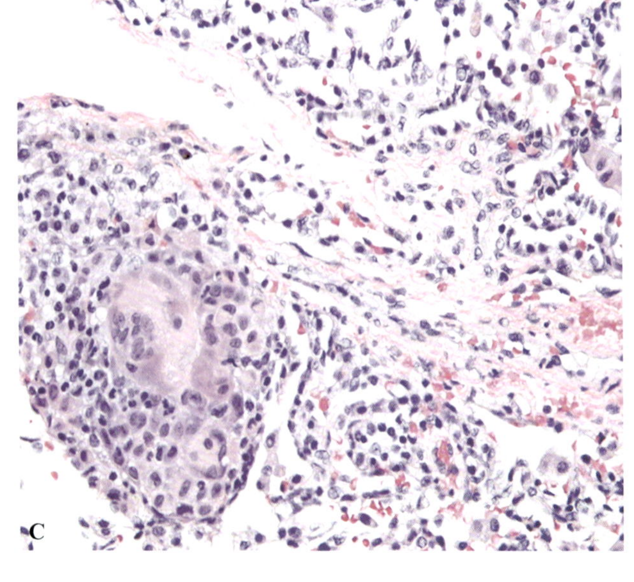

▲ 图 6–137 男，17 岁，慢性肉芽肿病（CGD）

A. 轴位肺窗 CT 图像显示左肺舌叶邻近斜裂的不规则实变影（箭），周围可见磨玻璃影；B. 轴位增强 CT 图像显示血管前纵隔淋巴结肿大（箭）；C. 一名患有 CGD 和多种真菌感染史的 3 岁男孩（不同患者）的显微照片显示一个小肉芽肿结节（HE，×400）

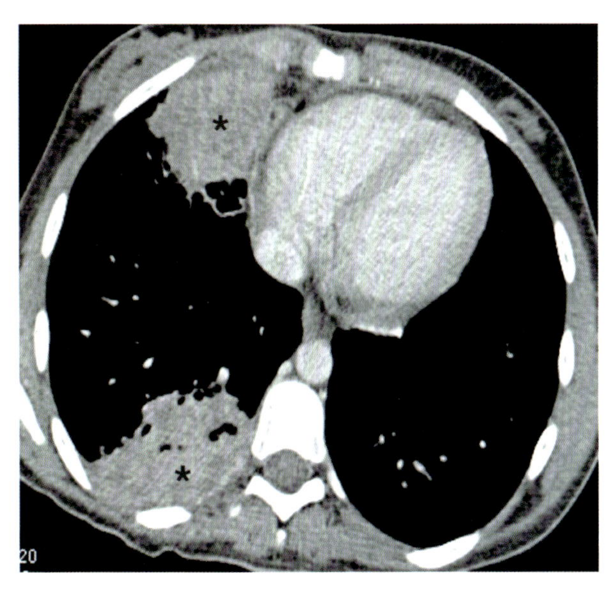

▲ 图 6-138　女，16 岁，慢性肉芽肿疾病
轴位增强 CT 图像显示实变区（星号）

(13) 囊性纤维化：常染色体隐性遗传，CF 是儿童中最常见的导致慢性肺部疾病的遗传性疾病，白人活产婴儿中的发生率为 1/2500[395, 507, 516–518]。它是由囊性纤维化跨膜调节因子（CFTR）的基因突变引起的。受累患儿多有欧洲血统，并在婴儿期出现慢性复发性肺部感染或非肺部表现，如胎粪性肠梗阻，生长迟缓或吸收不良。可通过汗液测试和（或）直接基因测试明确诊断 [39, 507, 516–518]。

CF 早期的胸部影像表现可能是正常的，或者表现为轻度至中度的空气潴留和（或）支气管扩张。后期主要表现包括上叶支气管扩张，支气管壁增厚，小叶中心的树芽征，以及伴空气潴留的黏液堵塞。黏液嵌塞可形成类似于 ABPA 中观察到的指套征。由于慢性 / 复发性感染，纵隔和肺门淋巴结可增大。CT 比 PFT（肺功能成像）更敏感，可以发现轻度或局限性肺疾病（图 6–139）。虽然处于研究阶段，但胸部 X 线片和 CT 评分系统可用于评估 CF 的范围和严重程度，可用作临床研究的替代终点 [395, 516–518]。目前 MRI 已被充分证明可用于评估儿科患者 CF。随着最近开发的高分辨率和快速成像序列，无电离辐射的 MRI 可能在需要经常重复性影像评估的 CF 的儿科患者中发挥重要作用。

迄今为止，CF 的治疗主要集中在治疗和预防患儿的后遗症。标准疗法包括口服阿奇霉素，吸入

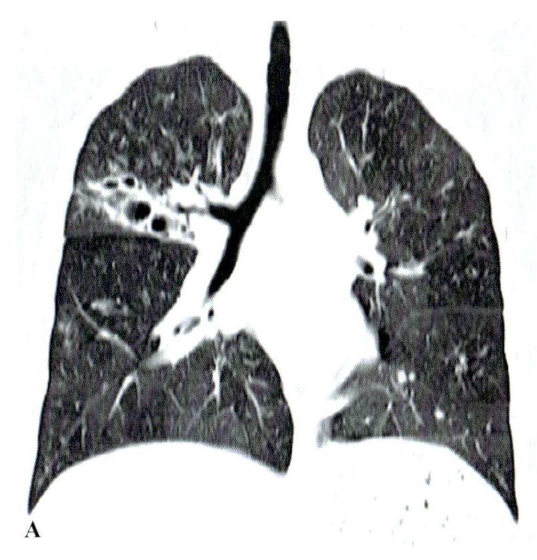

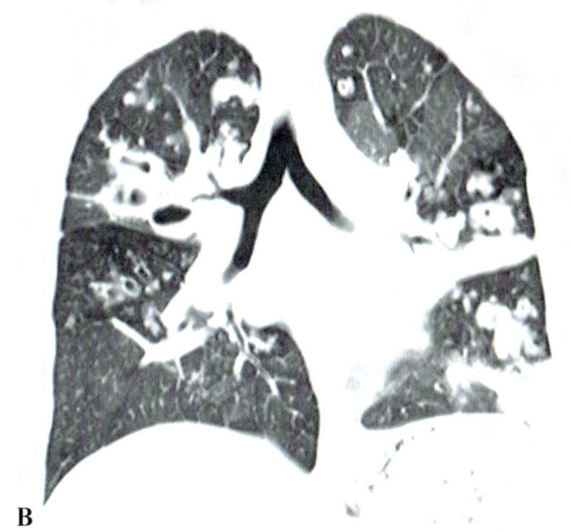

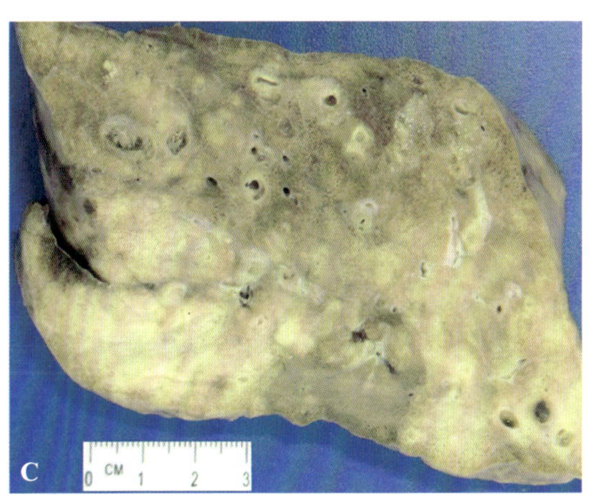

▲ 图 6-139　女，17 岁，囊性纤维化
A. 冠状位重建 CT 图像显示上叶明显的支气管扩张性改变；B. 为评估新的发热、咳嗽和呼吸窘迫，冠状位重建 CT 随访显示新的肺结节和由于合并假单胞菌感染引起的多处实变区；C. 另一患者在肺移植时切除的肺组织显示支气管扩张和黏液脓性气道分泌物，以及对应于急性和慢性肺炎的肺实变和苍白区

妥布霉素和根据需要添加抗生素，具体取决于感染的类型和耐药模式。高渗盐水和阿尔法链道酶（Pulmozyme）也是有效且常规使用的，其功能是分解浓稠的分泌物。此外，2012 年，FDA 已批准将新型小分子药物 Ivacaftor（Kalydeco）用于至少有一种 *G551D* 突变的 CF 患者[519]。尽管取得了这些进展，但通常最终仍需肺移植。

(14) 不动纤毛综合征：也称为原发性纤毛运动障碍（PCD），不动纤毛综合征是一种常染色体隐性遗传疾病，其特征在于纤毛功能受损，导致慢性肺、鼻窦和中耳疾病。患病率为 1/12 000～1/60 000。在随机挑选的患者样本中，50% 的病例可出现内脏反位[335, 520–523]。受累患儿通常在儿童早期患有慢性呼吸道感染，最终发展为慢性支气管炎，鼻－鼻窦炎，中耳炎和男性不育症。在半数 PCD 病例中，可出现内脏反位，支气管扩张和鼻窦炎的三联征，称为 Kartagener 综合征[337, 520–523]。8% 的受累患者出现多脾和漏斗胸[337]。

胸部 X 线片和 CT 显示与急性感染相对应的局部实变区。其他常见的表现包括支气管壁增厚，黏液堵塞，支气管扩张，磨玻璃影和空气潴留。还可见呈树芽征分布的小结节影。与 CF 病灶多位于上肺不同，PCD 倾向于累及中叶，舌叶和下叶。事实上，小儿中叶支气管扩张强烈提示不动纤毛综合征[337, 520–522]（图 6–140）。

具有明显结构性纤毛异常的 PCD 患者可通过电子显微镜检查来自鼻咽或气道的纤毛组织来诊断。纤毛功能障碍已知的异常基因位点，进行检测是一个新兴领域。PCD 目前没有特殊的治疗方法。治疗主要集中在控制感染，改善或维持肺功能，促进黏液清除，以及预防慢性肺损伤[523]。

3. 类弥漫性肺病　这些疾病与弥漫性肺疾病具有相似的临床表现，但在概念与治疗方面截然不同。它们从本质来说主要是血管性的疾病，通常最好行 CT 血管造影进行评估[395]。肺水肿和肺动脉高压（PAH）血管病变是该类疾病的主要表现。

(1) 心源性和非心源性肺水肿：由于心源性或非心源性原因导致肺组织内液体过多而引起肺水肿（图 6–141）。受累患儿因肺水肿的严重程度不同而出现不同程度的呼吸困难，缺氧和多汗症[395]。

影像学表现反映疾病的严重程度，首先是肺血管重新分布（仅适用于站立位），其次是肺间质水肿，然后是肺泡水肿。在轻症中，X 线片显示血管再分布，血管和支气管壁的模糊，叶间裂增厚及 Kerley B 线（小叶间隔增厚，邻近胸膜的非分支状细线）（图 6–141）。重症的 X 线片显示肺泡阴影和空气支气管征，边界不清。CT 显示磨玻璃影，叶间裂增厚，小叶间隔增厚，并常有胸腔积液（图 6–142）。心源性

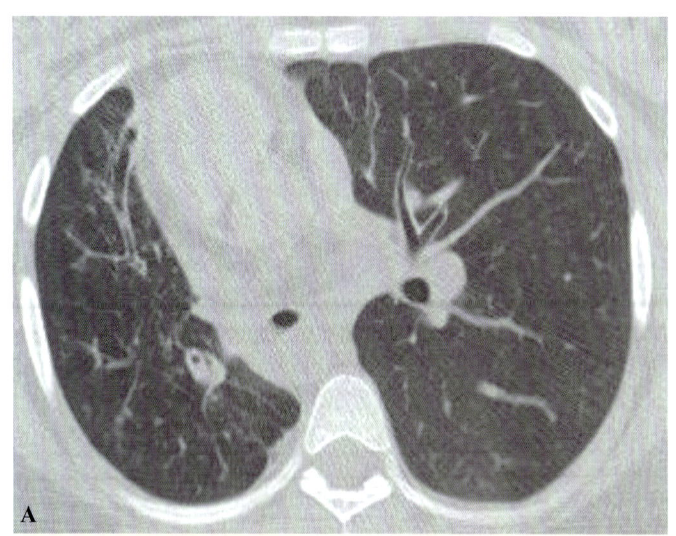

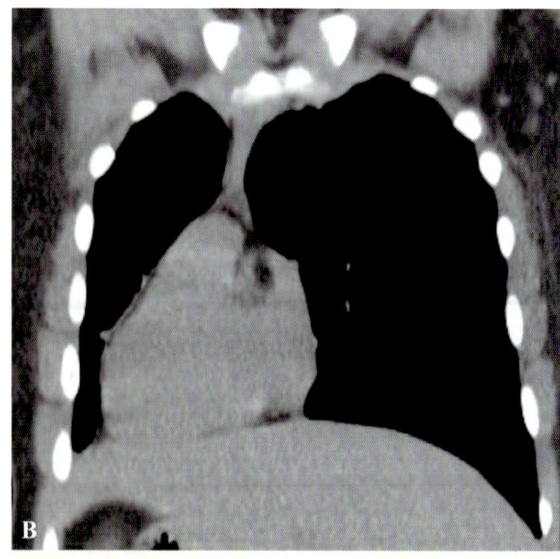

▲ 图 6–140　男，7 岁，不动纤毛综合征

A. 轴位肺窗 CT 图像显示支气管扩张，支气管壁增厚，以及体积小的右肺内的黏液堵塞；左肺充气过度，轻度马赛克磨玻璃影提示空气潴留；B. 冠状重建的 CT 图像显示有左侧肝脏，右侧胃和心尖朝右的内脏反位

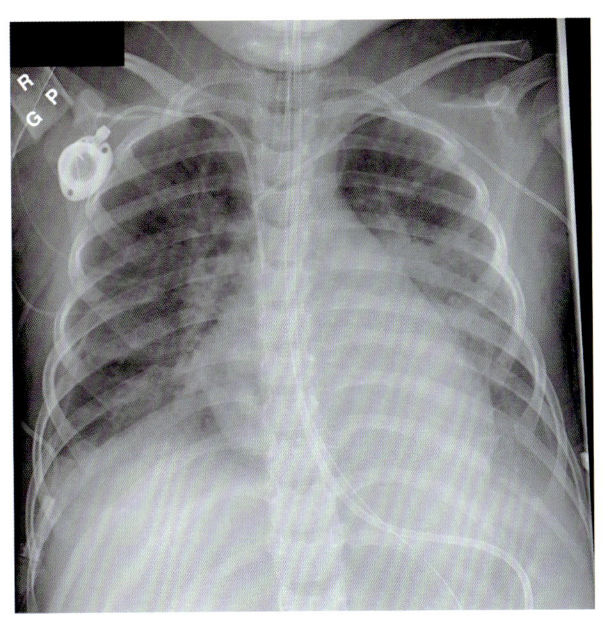

▲ 图 6-141　**男，6 岁，肺水肿，肾衰竭**

正位胸部 X 线片显示心脏扩大，双侧胸腔积液，肺血管影模糊不清，与间质水肿一致；心影后阴影，左侧较右侧明显，考虑合并肺不张或实变。另可见支持治疗所用连线和插管

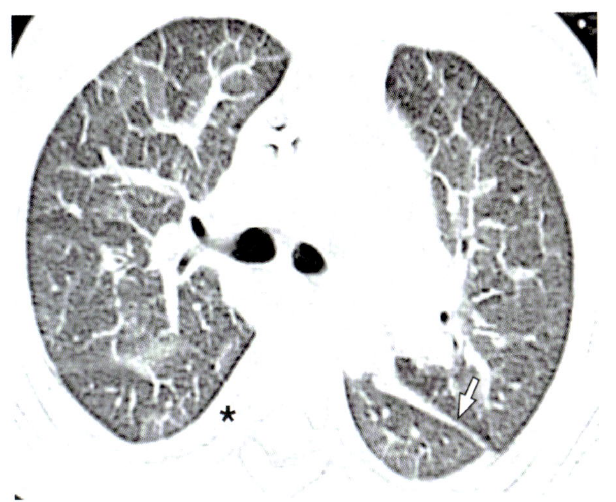

▲ 图 6-142　**女，6 岁，肺水肿，车祸致头部受伤**

轴位肺窗 CT 图像显示双侧磨玻璃影，小叶间隔光滑增厚，叶间裂增厚（箭）和胸腔积液（星号）

肺水肿常伴有左心房和心室扩大[395]。

肺水肿的明确治疗取决于潜在原因。常使用对症支持治疗，如利尿药、辅助供氧和必要的机械通气。在神经源性肺水肿中，治疗潜在的脑损伤有助于预防继发性损伤，但尚未被证实可改善肺功能[524]。

(2) 肺动脉高压血管病变：PAH 定义为静息时平均肺动脉压超过 25mmHg 或运动时超过 30mmHg，伴有肺血管阻力增加。它可能是特发性的或与肺实质性疾病相关，如血栓栓塞性疾病、肝脏疾病、肺静脉疾病和（或）左向右分流等心脏疾病[395]。只有 10% 的 PAH 病例发生于儿童，女性与男性比例为 2 ∶ 1。如果不是特发性或家族性，则通常继发于先天性心脏病。患儿常有呼吸困难，胸痛，疲劳和晕厥。运动会进一步加剧症状[525]。

PAH 的影像学表现包括中央肺动脉增大，周围肺动脉突然缩小或变窄，支气管动脉扩张（图 6–143A）。可出现反映不同程度肺灌注改变的马赛克征（图 6–143B）。这种表现可能与间质性肺病相混淆；然而，诸如右心室和心房扩大，右心室肥厚等其他特征，以及相关的临床病史有助于明确 PAH 的诊断[395]。

PAH 的治疗根据功能障碍的严重程度而制定。常规药物治疗包括钙通道阻滞药和前列腺素类似物。较新的内皮素拮抗药和西地那非等磷酸二酯酶 V 抑制药似乎有效，并且越来越多地被使用[525]。

（八）导管和管道

住院的儿童，特别是新生儿重症监护病房（NICU）和儿科重症监护病房（PICU）的住院儿童，经常需要植入各种导管或管道进行多种医疗干预和治疗。这类导管包括用于补充液体，给予营养和静脉内药物治疗所需的静脉导管，以及用于实验室取样和动脉氧气或血压监测的动脉导管。其他经常见到的还包括用于辅助通气的气管插管和用于营养支持或胃肠减压的消化道置管等其他非血管内导管。

胸部和（或）腹部 X 线片的重要目的之一是确认这些管道和导管的位置。应适当注意拍摄技术，以准确识别这些导管和管道的整体状况。早期识别错位对于避免严重并发症至关重要。因此，了解适应证，导管的正确位置，以及导管置入后可能出现的并发症非常重要。

1. 脐动脉导管　脐动脉导管的放置用于采集血气或实验室样本进行分析，动脉血氧水平或持续血压监测，换血疗法，心脏导管插入术和药物输注[526]。

导管通过两条脐动脉中的一条，进入髂内动脉，通过髂总动脉并进入腹主动脉[526, 527]（图 6–144）。根据导管尖端相对于内脏动脉的确切位置，最佳位置可以是“高”或“低”位，高位时导

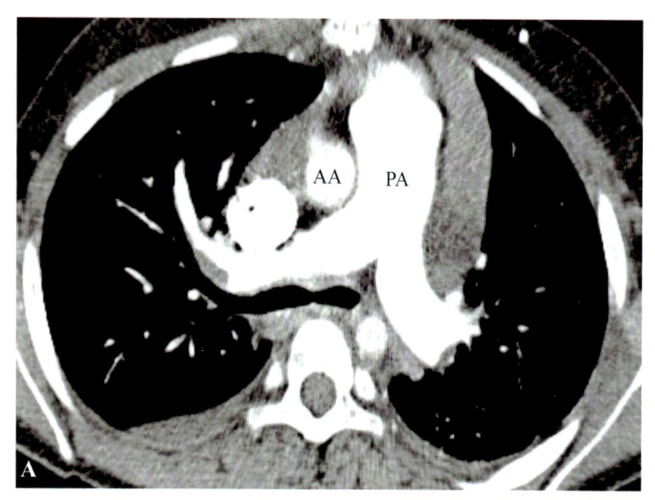

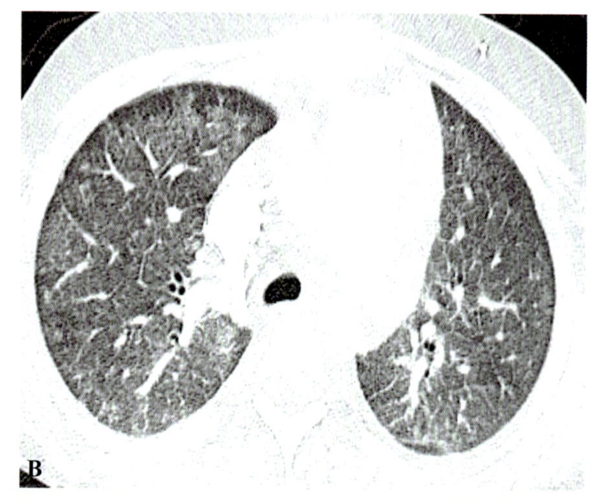

▲ 图 6-143 **女，12 岁，肺动脉高压，呼吸困难和胸痛**

A. 轴位增强 CT 图像显示中央肺动脉（PA）的扩张，比邻近的升主动脉（AA）粗；B. 轴位肺窗 CT 图像显示由于肺灌注异常引起的马赛克征

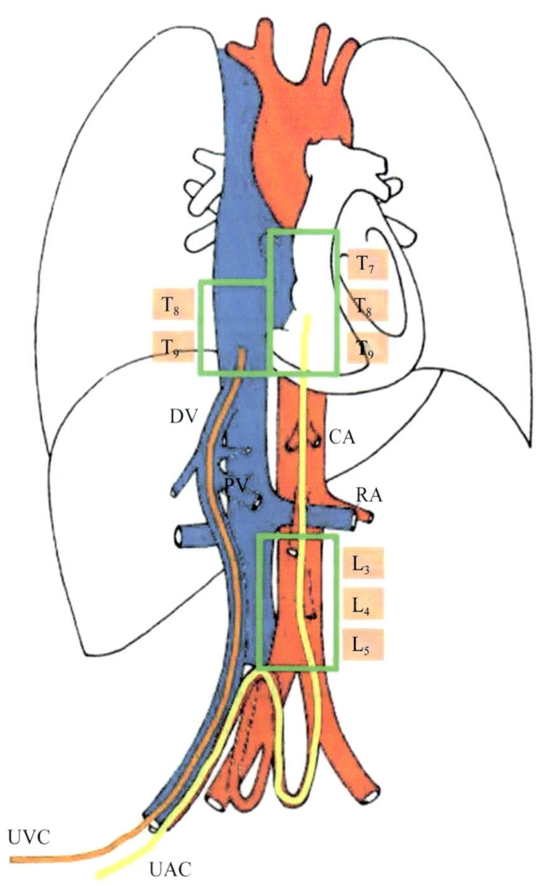

▲ 图 6-144 **脐动脉导管（UAC）和脐静脉导管（UVC）正常行程和理想终点（绿框）的图示**

CA. 腹腔动脉；DV. 静脉导管；PV. 门静脉；RA. 肾动脉

管尖端位于 T_7～T_9 椎体间（图 6-145A），在腹腔干上方，而低位时导管尖端位于 L_3～L_5 椎体间，在肾动脉下方（图 6-145B）[375, 526]。在正位 X 线片上，当导管进入脐动脉并进入髂内动脉时，可看到一个特征性的下弯，然后当导管进入并升入到主动脉时可见一向上的弯曲。在侧位 X 线片上，导管在盆腔区域呈典型的下弯曲线，然后向上进入主动脉，位于椎体正前方（图 6-145C）。大多数新生儿科医师喜欢高位，因为并发症的发生率相对减少[526, 528]。

脐动脉导管可能错位于锁骨下动脉，腹腔干，臀下动脉和肾动脉。并发症可能包括颅内出血，血管痉挛或动脉血栓形成导致的缺血和其他灌注异常，动脉损伤和感染。导管也可能碎裂或破裂导致泄漏和外渗。有报道称与 UAC 置入相关的坏死性小肠结肠炎发生率高位为 3.9%，低位为 2.9%[528]。

2. 脐静脉导管　脐静脉导管（UVC）置入的常见指征包括输注高渗液体和液体复苏，药物或营养成分输注，中心静脉压力监测和换血疗法。低出生体重婴儿的增多，更积极的治疗，以及肝素使用的增加，都使其使用量不断增加。

导管的路径是从脐静脉到门静脉左支，然后通过静脉导管到达肝中或肝左静脉，并进入下腔静脉（IVC）[526, 527]。UVC 的最佳尖端位置在 T_8～T_9 椎体水平处（图 6-144）[526, 529]，下腔静脉与右心房的交界处。在正位 X 线片上，在进入到下腔静脉前，导

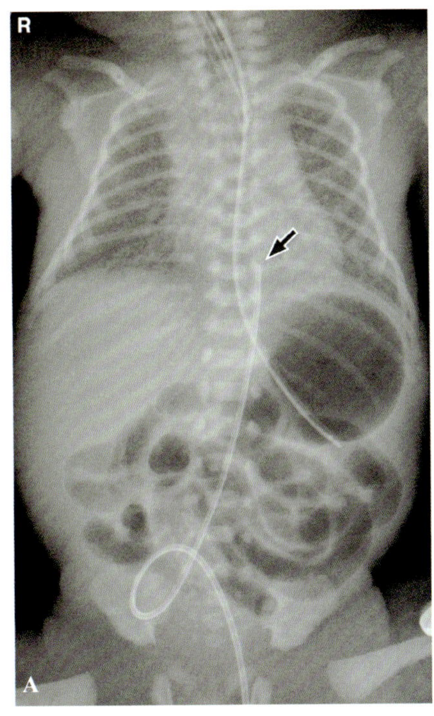

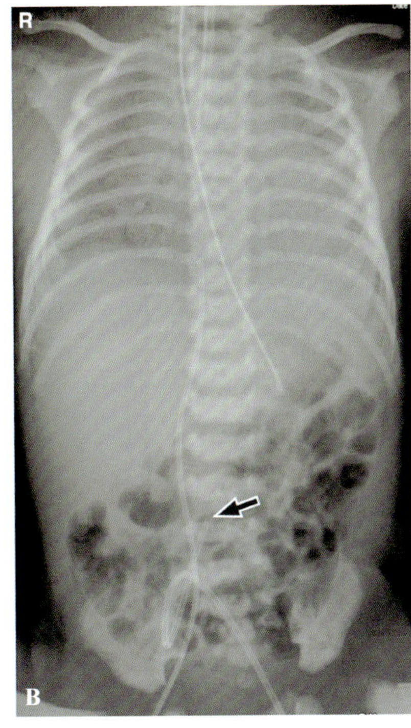

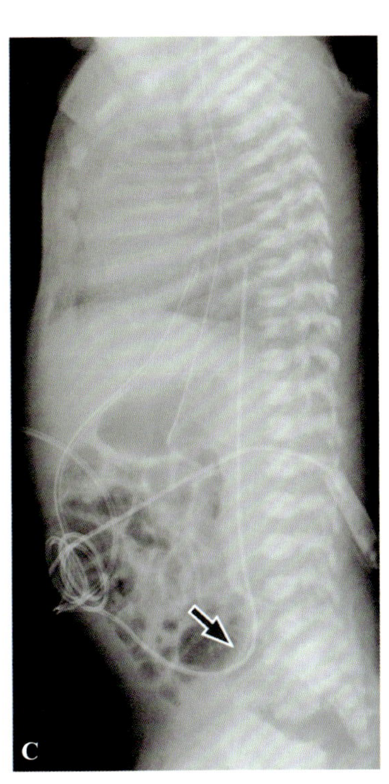

▲ 图 6-145　脐动脉导管（UAC）的 X 线表现

A. 正位 X 线片显示“高”位 UAC 导管尖端位于 T_9 椎体水平（箭）；B. 另一名新生儿的正位 X 线片，“低”位 UAC 导管尖端位于 L_4 椎体水平处（箭）；注意该患者还有一条脐静脉导管；C. 侧位 X 线片显示 UAC 在升入主动脉前的特征性骨盆内弯曲影

管在脐静脉内向头侧运行，当它通过门静脉进入肝脏时稍向右弯曲，然后在进入静脉导管并进入肝静脉时向左微弯曲（图 6-146A）。在侧位 X 线片中，脐静脉导管向前上行进入脐静脉，然后后弯，穿过肝脏并上升到下腔静脉（图 6-146B）。

机械性并发症或闭塞是 UVC 置入的常见并发症，发生率为 41%[530]。导管可能在肝实质内错位（图 6-147A），这可能导致门静脉血栓形成和潜在的门静脉高压[526]，肝内血肿[529]，甚至导管损伤肝实质[531]。导管也可错位至肠系膜上静脉、脾静脉，偶尔导管可错位至心脏或肺部（图 6-147B），导致肺部渗漏、出血、水肿甚至梗死[532, 533]。UVC 相关性感染并不少见，最常见的病原体是葡萄球菌。

3. 中心静脉导管　当需要建立持续静脉通道，但没有可用的外周静脉通路或无法再使用 UVC 时，可使用中心静脉导管。这些导管可用于补液，营养和药物治疗。

虽然外科医师以前一直在通过经皮穿刺或切口放置这些导管，但放射科医师在超声或透视指导下插管的频率正在增加。最常见的部位是颈内静脉、锁骨下静脉、股静脉、面静脉和颈外静脉。由心脏上方进入的导管，其尖端的最佳位置位于上腔静脉（SVC）和右心房的交界处[526, 534]（图 6-148），对于股静脉导管，尖端的理想位置在下腔静脉（IVC）和右心房交界处[526]。应仔细评估气胸，尤其是多次尝试插管失败后。对于在透视引导下放置导管的无症状患者，可以不必要检查术后胸部 X 线片。

在插入过程中甚至手术后，可能在放置部位出现出血并形成血肿。还可并发气胸，尤其是锁骨下静脉插管时。其他并发症包括错位[536]（图 6-149），移位，渗漏和导管堵塞[537]。与颈内静脉或锁骨下静脉的入径相比，隐静脉发生静脉血栓的可能性更高。较小的儿童，具有固有高凝状态的患者（如脱水和败血症）以及导管错位时发生血栓形成的风险较高。导管相关性感染最常见的病原体是葡萄球菌和真菌[526]。然而，感染率与导管插入部位之间并无显著相关性，并且股静脉插管感染的风险与颈内静脉插管相似[538, 539]。

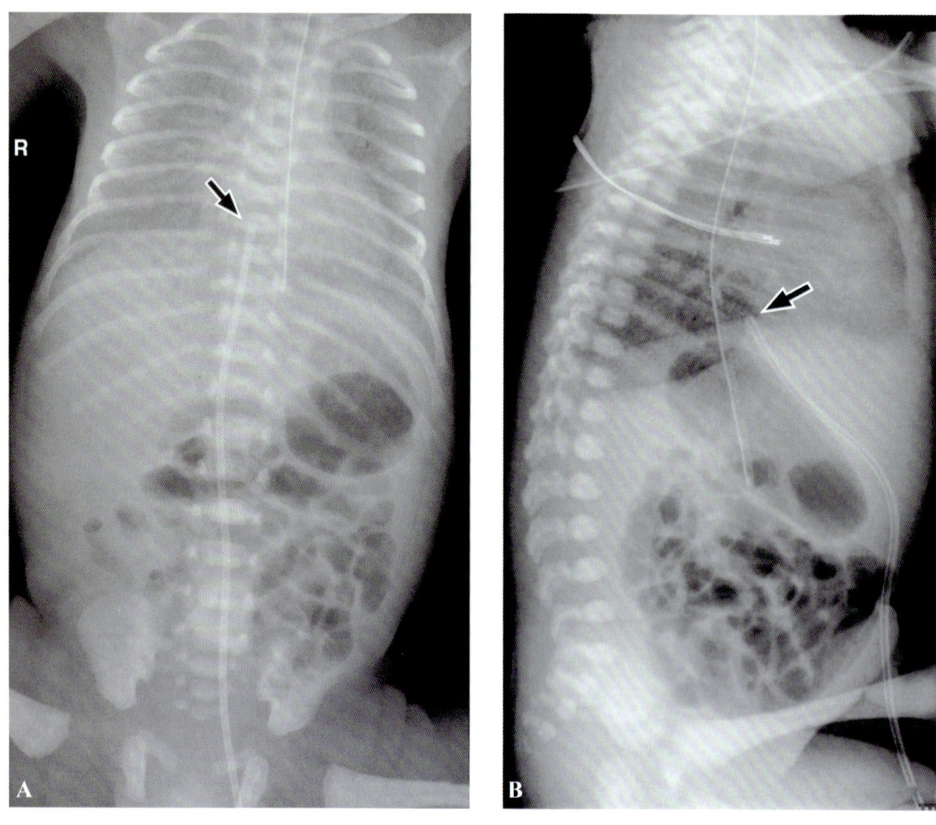

▲ 图 6-146　脐静脉导管（UVC）的 X 线片表现

A. 正位 X 线片显示 UVC 导管尖端（箭）位于下腔静脉和右心房交界处，在 T_7 椎体水平上升到下腔静脉（IVC）；B. 在侧位 X 线片上，UVC 在脐静脉内向前上升，并当其上升到 IVC（箭）时向后走行

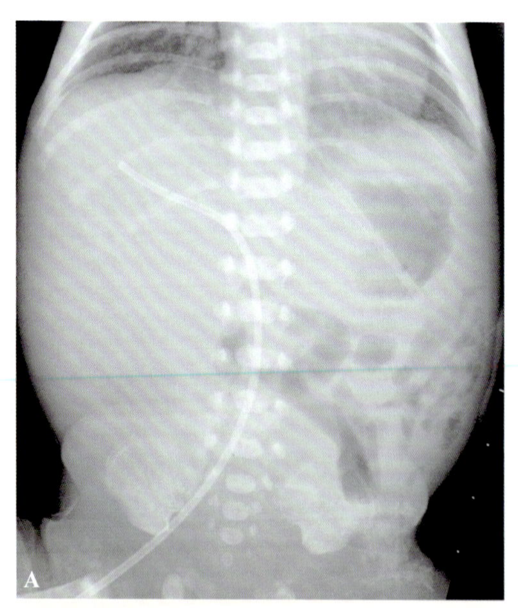

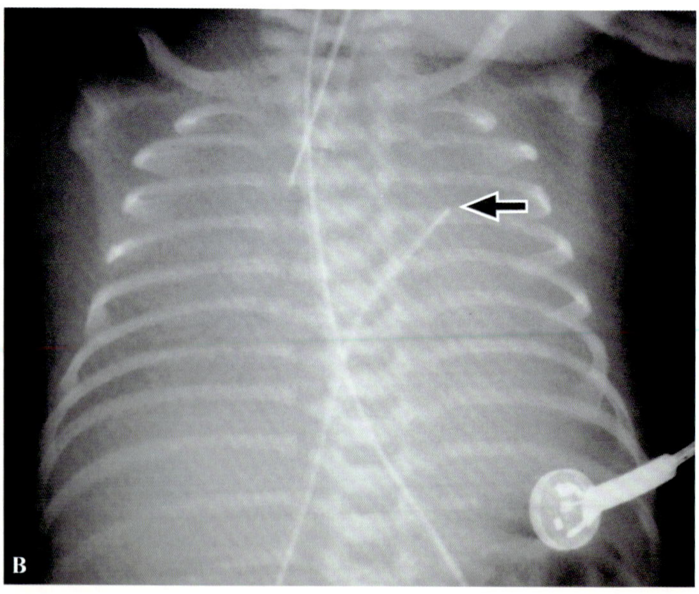

▲ 图 6-147　错位的脐静脉导管（UVC）

A. 在正位 X 线片上可见 UVC 沿着肝右叶走行，尖端可能在门静脉右支内；B. 在正位 X 线片上，患有表面活性物质缺乏症或透明膜病的新生儿，UVC 在左胸的位置很高；尖端（箭）可能位于左肺动脉

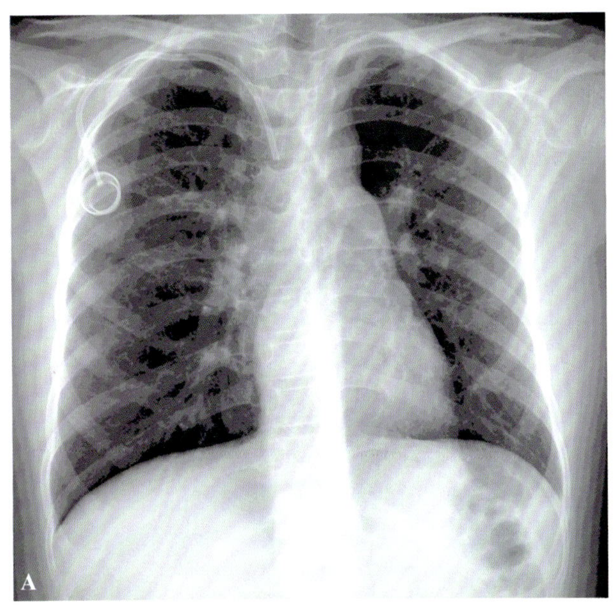

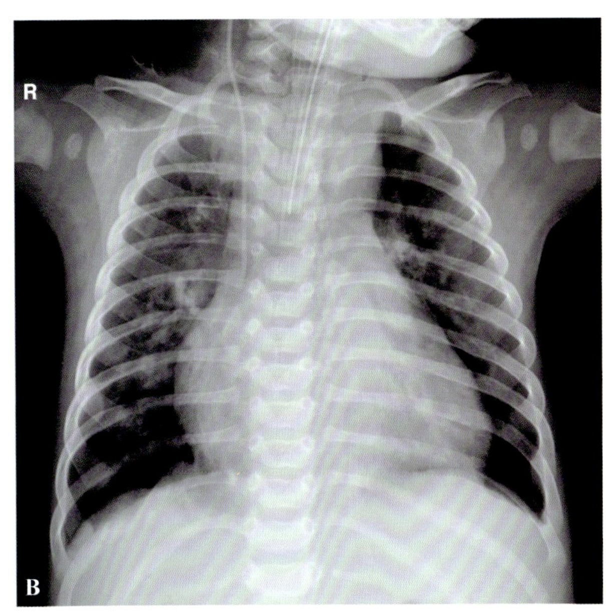

▲ 图 6-148 正确的中心静脉导管置管

A. 一名患有白血病的 10 岁男孩的正位胸部 X 线片，显示右锁骨下静脉内静脉导管，其尖端位于上腔静脉（SVC）内；B. 一名患有先天性心脏病的 7 岁女孩的正位胸部 X 线片显示右侧颈内静脉导管，其尖端位于 SVC 和右心房交界处。注意该患儿还有气管插管影

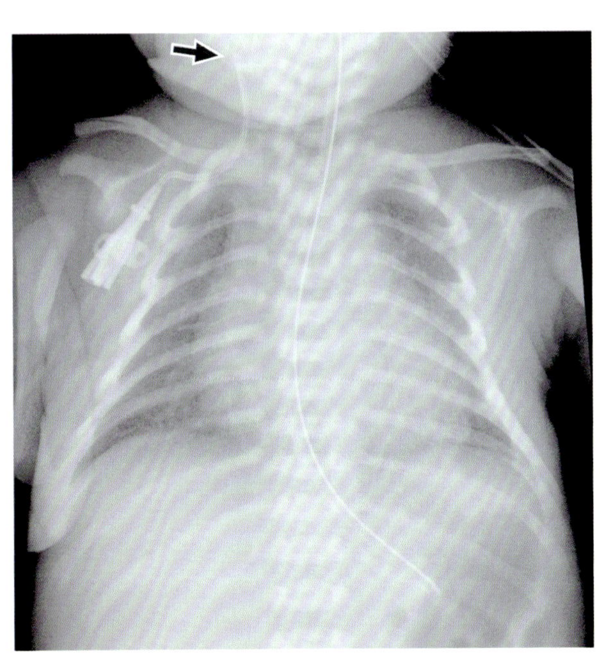

▲ 图 6-149 错位的中心静脉导管

正位胸部 X 线片显示经右侧锁骨下静脉放置的导管，其尖端（箭）朝上方指向右侧颈内静脉

4. 外周静脉穿刺中心静脉置管 如果需要较长时间的静脉通路（比传统的外周静脉通路时间长），则可进行外周静脉穿刺中心静脉置管（PICC），其应用越来越多。上肢入路首选静脉是贵要静脉和头静脉。导管通过外周静脉引入并前行至最终位置，如果从上肢（图 6-150）放置，则终点在 SVC 和右心房交界处，当从下肢放置时，则在 IVC 和右心房交界处。

手臂位置的变化影响 PICC 的尖端位置，手臂的移动会导致 PICC 管尖端位置平均 2.2 个肋间隙的变动。与胳膊伸直并外展 90° 时相比，肘部弯曲和手臂内收引起尖端向胸部深处移动。所选择入路的偏侧，部位和静脉不会显著影响其移动范围 [540]。

外周静脉的初始穿刺的引导可以通过直接观察或通过超声进行，有时使用透视观察导管进入的最终位置。具有高级静脉通路入路技术的护士可以插入这些导管，其安全性和成功率更高，术后并发症发生率更低 [541]。然而，没有透视引导的儿科 PICC 放置，86% 需要进一步的导管操作并且需要反复拍摄胸部 X 线片以确认位置 [542]。放射科医师凭借其成像技术，可在透视引导下插入 PICC 导管。并发症主要与插管时的局部创伤有关。PICC 置管会出现泄漏和撕裂的机械损伤，以及常规中心静脉导管置管中会发生的血栓形成和感染等 [526, 543]。

5. 体外膜肺氧合 ECMO 是一种治疗对呼吸机

或药物治疗无反应的急性，严重但可逆的呼吸和心力衰竭较成熟的方式。通过右侧颈内静脉放置并延伸到右心房的静脉导管将氧饱和不足的血液移出。

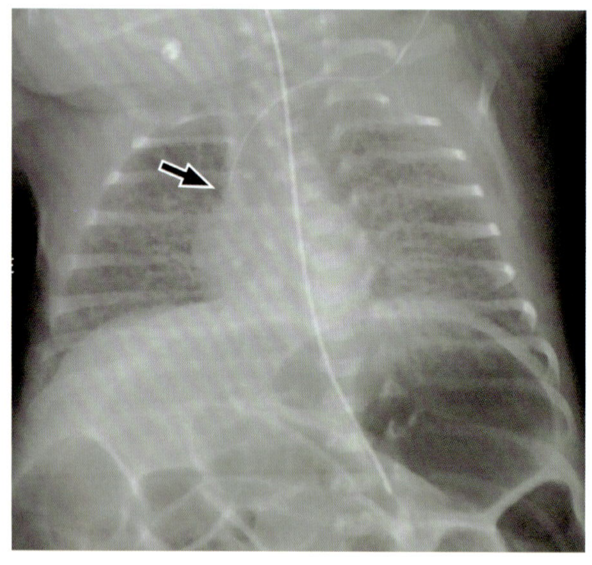

▲ 图 6-150 外周静脉穿刺中心静脉置管（PICC）的正确放置位置

通过左上肢插入 PICC 导管的早产儿的胸部 X 线片显示导管尖端（箭）位于上腔静脉和右心房的交界处

该血液通过膜式氧合器，再将氧合的血液通过经右颈总动脉放置并延伸至主动脉弓水平的动脉插管回输（静脉 – 动脉法）。还有一种单管、双腔的静脉 – 静脉法，可避免右颈总动脉的插管[544]。

新生儿 ECMO 治疗最常见的疾病有 MAS、先天性膈疝、PPHN、呼吸窘迫综合征、败血症、肺炎和气漏综合征。MAS 具有最高的存活率（94%），而行 ECMO 治疗的先天性膈疝存活率仅为 52%。在年龄较大的儿童中，进行此种旁路支持最常见的疾病为病毒性肺炎、细菌性肺炎、ARDS 和吸入性肺炎，其存活率很高[545]。

对于较常用的静脉 – 动脉体外膜肺氧合，胸部 X 线片通常显示为右颈部两个大的导管。靠外侧的静脉导管位于右侧颈内静脉内，其远侧的尖端位于右心房内，可以通过一不透射线的小珠识别（图 6-151）。靠内侧的导管位于右颈总动脉内。值得注意的是，在接受 ECMO 治疗的患者的胸部 X 线片上可以看到不同程度的肺部阴影，这可能不能准确说明患者的临床状态[546]。

ECMO 最常见的并发症是颅内、肺或消化道出血。这主要是由于患者在进行旁路支持时给予的抗

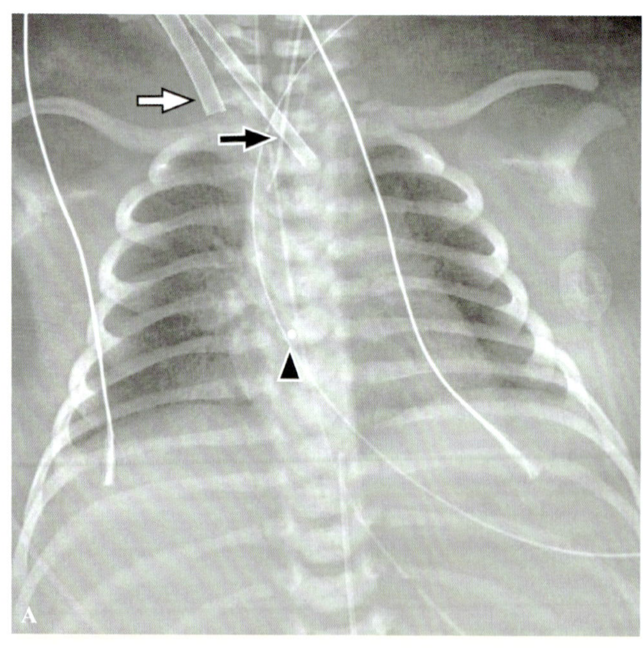

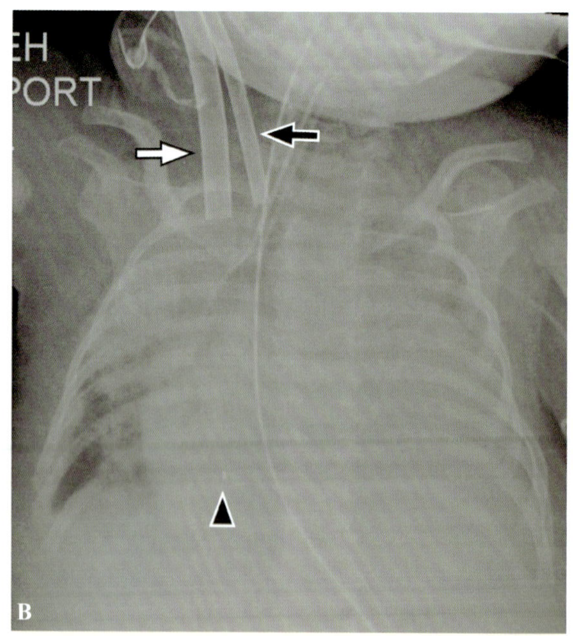

▲ 图 6-151 静脉 – 动脉法体外膜肺氧合（ECMO）

来自进行 ECMO 治疗的两名不同儿科患者（A 和 B）的正位胸部 X 线片，显示右颈部的右颈内静脉（白箭）和右颈总动脉（黑箭）内的插管；右心房中的不透射线小珠（箭头）表示静脉导管的尖端（由 Beth Kline-Fath, MD, Cincinnati Children's Hospital Medical Center, Cincinnati, OH 提供）

凝血药所致。其他并发症与插入导管时引起的血管创伤有关，如主动脉夹层和假性动脉瘤形成，以及血栓栓塞、梗死和上腔静脉综合征 [526, 547]。

6. 气管插管　ETT 经常被置入于需要呼吸机支持的住院儿科患者中，特别是在 NICU 和 PICU。ETT 插入导管的直径和深度取决于患者的大小和年龄。

胸部 X 线片可以发现 ETT 不透射线的条状影，该条状影终止于导管远端斜面的最远端点。用于评估 ETT 的胸部 X 线片应包括下颌骨，以便准确评估导管的位置。在绝大多数患者中，尖端的理想位置位于气管中段，大约位于锁骨下缘和隆凸之间的中点 [534]。在新生儿中，据报道，其最佳位置在隆凸上方 0.2～2cm 处 [527, 548]（图 6-152A）。ETT 位置随新生儿头部运动而变化，ETT 尖端随着头部的弯曲而向下移动，并且随着头部的伸展和侧向旋转而向上移动 [527]。

气管插管的常见并发症包括错位，最常见于右主支气管（图 6-152B），因为其与左主支气管相比更为陡直。错位导管有潜在的危险，因为它们可能导致肺不张和选择性肺膨胀。与成人相比，儿童更容易发生错位，在 PICU 患者中有 15.5% 发生错位 [536]。此外，有 25% 的经放射学证实位置不对的 ETT，在重新放置后可继续存在错位 [549]。长时间气管插管也会导致声门下狭窄和肉芽肿形成 [527]。

7. 胃肠道置管　儿童中鼻胃管或口胃管的放置主要用于减压扩张的胃，有时用于喂养。放置十二指肠管主要用于营养支持的输注，特别是在慢性病患者中。

通常会通过拍摄 X 线片确认肠营养管的位置。十二指肠管的理想位置在十二指肠空肠交界或 Trietz 韧带近端约 1cm 处 [527]。如果鼻胃管或口胃管尖端位于胃内，有时通过听诊确认位置。然而，用传统方法检查胃肠道置管的位置并不能发现位于呼吸道内的错位 [550]，因此明确这些导管的位置时需要影像学检查。

胃肠道置管错位在 PICU[536] 中特别常见，经常在 X 线检查中发现。有时会在食管和胃食管连接处发现导管，这会导致发生胃食管反流。它可以在口

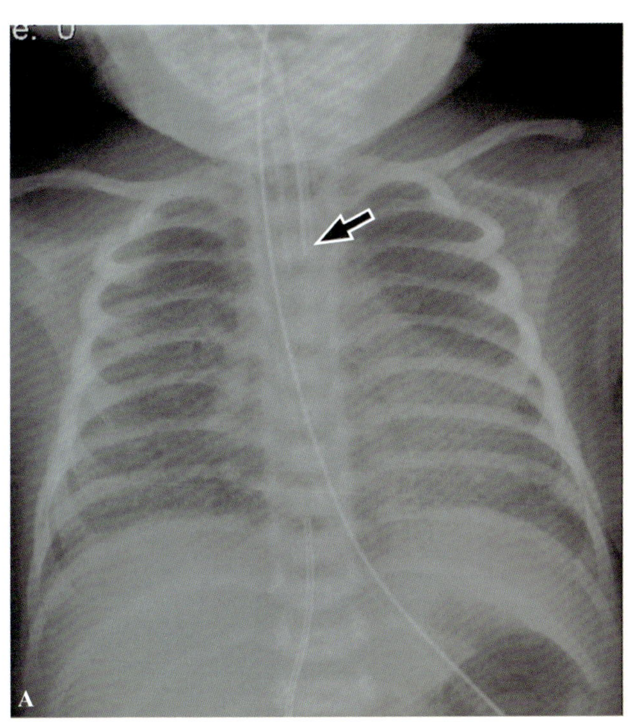

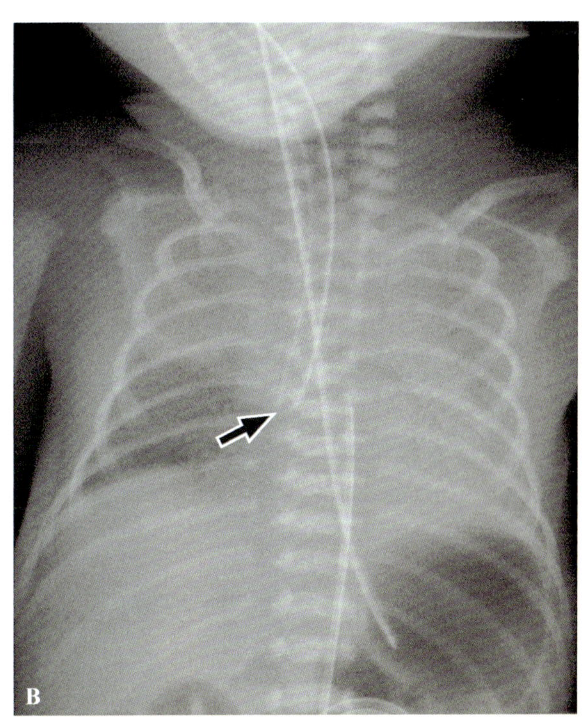

▲ 图 6-152　两名新生儿的气管插管（ETT）

A. 患有表面活性物质缺乏症或透明膜病的新生儿的正位胸部 X 线片显示具有特征性不透射线条纹影的 ETT，位置适当，其尖端位于胸部气管中段（箭）；B. 另一位新生儿的胸部 X 线片显示 ETT 导管位置不正确，其尖端位于中间段支气管（箭），引起右肺上叶肺不张；还可见左肺体积缩小伴肺不张

咽部区域甚至在食管内打圈（图 6-153）。偶尔会见到无意中将导管插入气管，支气管甚至肺部，这会导致一定程度的发病率和可能的死亡率。错位的管道也会导致穿孔，引发严重的并发症。因此，及时识别和立即重新复位错位的胃肠道导管对儿科患者的最佳治疗至关重要。

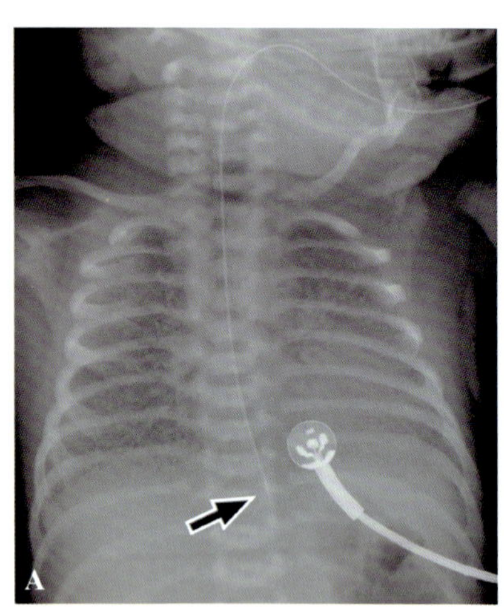
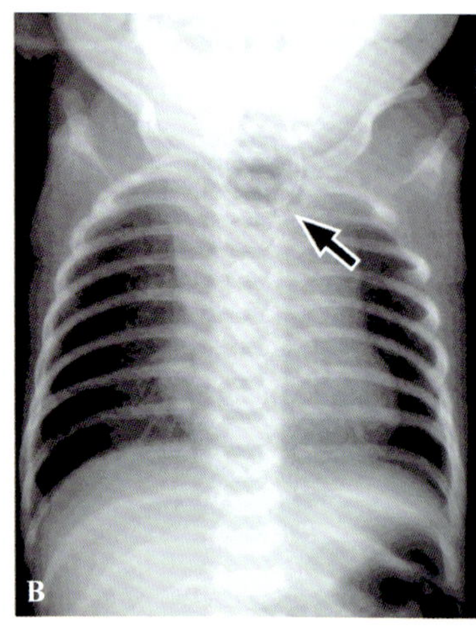
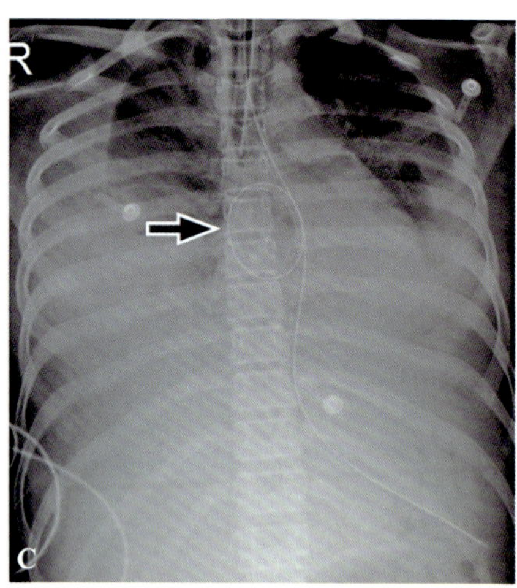

▲ 图 6-153 **胸部 X 线片上错位的口胃管（OGT）**

A. 正位胸部 X 线片显示 OGT 尖端（箭）位于食管远端，不能起到胃减压的目的；B. 正位胸部 X 线片显示胃肠道导管（箭）在近段食管打圈反折，最初被误认为是食管闭锁；C. 一名患有重症肺炎的 12 岁男孩的正位胸部 X 线片显示胃肠道导管在食管中段呈环状打圈（箭）

第7章 胸 膜
Pleura

Rama S. Ayyala Shunsuke Nosaka Khalid Khashoggi Janina M. Patsch
Zaleha Abdul Manaf Edward Y. Lee 著

一、概 述

在儿童中，多种病理疾病可影响胸膜和胸膜腔，影像学在确定病因、位置和范围方面起着至关重要的作用。在儿童患者，胸膜病变可能很细微，往往需要结合多种影像学检查仔细研究。本章概述目前可用以评估儿童胸膜病变的影像学方法（表7–1）及胸膜正常解剖结构。此外，本章还将对婴幼儿常见的胸膜病变进行概述，部分病例还有相关的影像学表现和病理特征。

二、影像技术

（一）X线

因为实用、价格低廉、操作方便等优点，标准胸部X线片通常是评估儿童胸膜病变的首选影像检查方法。常规检查包括婴幼儿前后位胸部X线片（AP）及大龄儿童的后前位胸部X线片（PA）。最佳胸部X线片应以患者站立的姿势、深吸气后屏气曝光拍摄。然而，由于患者的年龄和身体状况，可能只能以仰卧位拍片。在AP或PA摄片中若发现可疑异常，如怀疑胸腔积液的不透光影，或评估气胸（图7–1）时，可以加做侧卧位胸部X线片进一步评估。尽管胸部X线片是评估胸膜病变首选成像方法，为明确诊断及进一步对胸部X线片结果进行定性，可能需要更多的影像学检查。

（二）超声

超声（US）是一种无创检查小儿胸膜的常用方法，相对容易操作，同时还具有实时成像的优势。此外，超声移动操作方便，不需要镇静药或静脉注射造影剂进行对比增强，其独特之处在于儿童避免了电离辐射的潜在有害影响。然而，正确

表7–1 不同影像技术评估胸膜病变的优缺点

	优 点	缺 点
X线	• 操作简便 • 方便购买 • 价格低廉	• 受患者体位所限 • 难以区分胸膜和肺实质病变
超声	• 无电离辐射 • 不需要照影剂 • 操作简便 • 很好显示单纯及复杂性积液	• 与操作人员技术相关
CT	• 显示胸膜病变侵及邻近结构范围 • 静脉增强有助于区别胸膜和肺实质	• 电离辐射 • 可能需要静脉注射造影剂 • 幼儿需要镇静以确保检查质量
MRI	• 无电离辐射 • 显示胸膜病变及其与邻近结构的关系	• 可能需要静脉注射造影剂 • 幼儿需要镇静以确保检查质量 • 检查时间较长

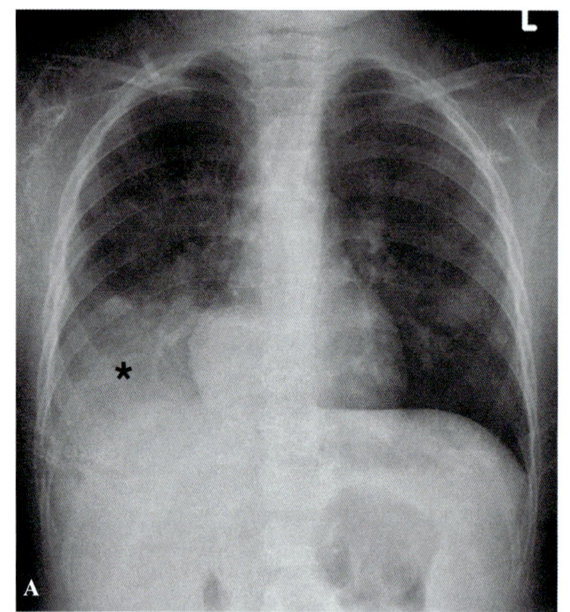

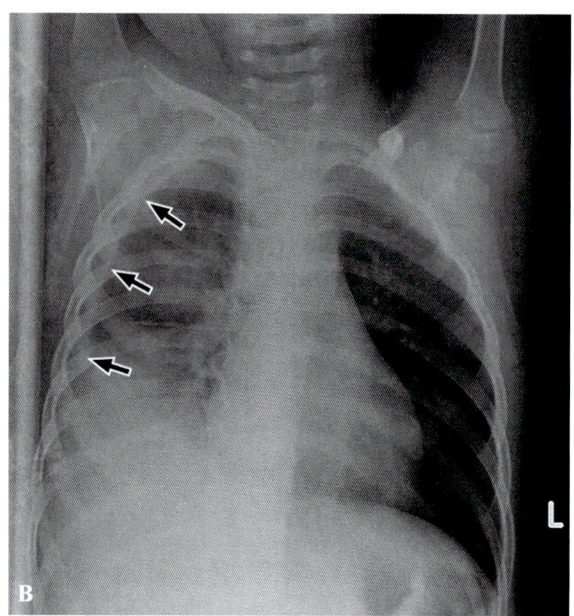

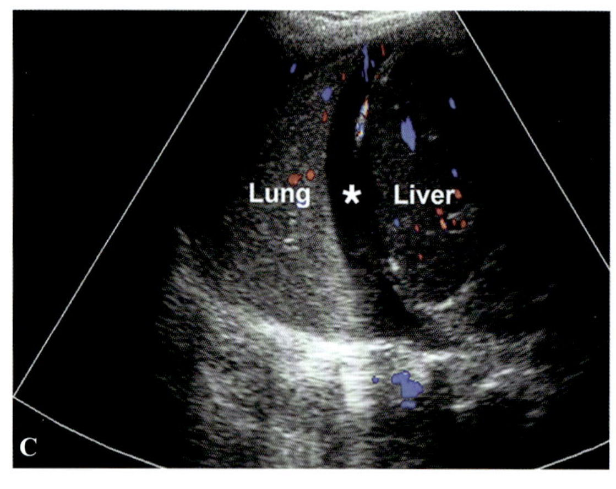

▲ 图 7-1　男，11 岁，肺炎合并胸腔积液

A. 正位胸部 X 线片显示右肺下野不透光区，最可能提示实变（星号）；但不能除外胸腔积液；B. 随后的右侧卧位胸部 X 线片证实胸腔积液（箭）；C. 超声图像显示横膈上方、肝脏和肺之间的无回声液区（星号）

的操作技术是获取对患儿诊断有价值的 US 信息的关键。

影响超声成像质量的 3 个主要技术因素，包括正确的超声探头选择、合适的患者体位及最佳成像方法[1]。为了对儿童胸膜病变进行最佳评估，应使用弧形或线阵换能器（7.5～15.0MHz）。实时灰阶超声是用于显示大多数胸膜病变的标准成像方法。然而，彩色多普勒成像可以提供额外的诊断信息，尤其是在鉴别血管和非血管性胸膜病变方面。

胸膜病变的超声评估通常在患者仰卧位进行，影像常通过前或侧面获取，也可以在患者直立位时以后入路方式进行，这样能更好显示后胸膜的病变及小范围的分层积液。

目前，超声常用于评价胸部 X 线片上一侧胸腔不透光的儿童患者，以便将胸腔积液及其下方的肺实质病变相区别[2]。当发现胸腔积液时，超声还有助于评估胸腔积液的量，并鉴别单纯性及复杂性胸腔积液（图 7-2）[3]。最后，超声可以作为胸腔引流或胸腔穿刺术中的一种引导工具。

（三）CT

与 X 线片和超声相结合，CT 是一种有效的影像学检查方法，有助于进一步评估 X 线片及超声难以显示的胸膜异常征象。CT 是显示复杂解剖的最佳影像学方法，除肺实质、纵隔和胸壁外，还可评估胸膜腔。然而，为了减少儿童的电离辐射暴露，CT 检查应用于那些难以定性或需要更多信息指导正确治疗的疑难患儿病例。CT 的另一个优点是能够使用静脉造影剂来显示胸腔积液或病变。例如，增强 CT 显示强化的增厚胸膜，提示脓胸，从而有助于与肺脓肿区别（图 7-3）。CT 能最好地显示胸

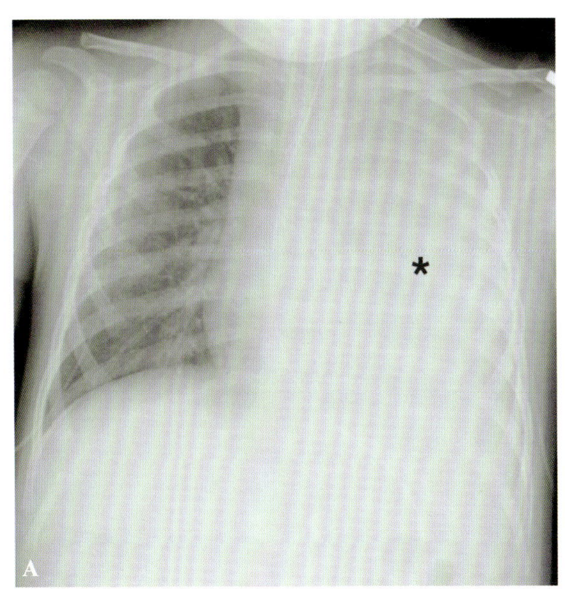

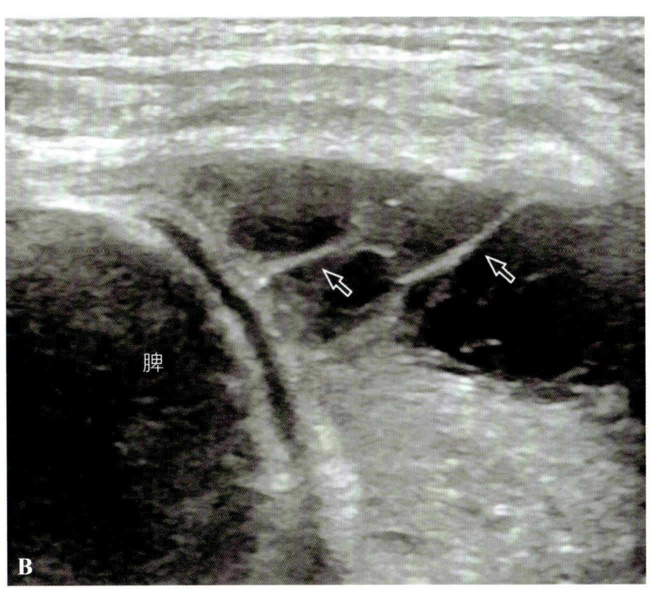

▲ 图 7-2　**女，20 月龄，胸腔积液**

A. 正位胸部 X 线片显示左侧整个胸腔大片致密影（星号），纵隔移位至对侧（右侧）；B. 超声图像提示复杂性胸腔积液并伴有多个内部分隔（箭）

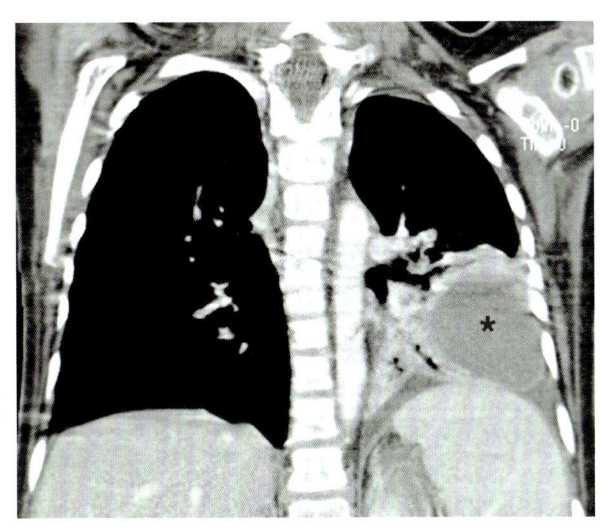

▲ 图 7-3　**男，33 月龄，肺炎合并肺脓肿**

增强后冠状位重建 CT 图像显示左肺下叶一圆形低密度液体积聚（星号），周边环状强化提示肺脓肿

腔积液或气胸，尤其是少量的积液或气胸。然而，CT 并不能像超声那样很好地显示复杂胸腔积液中的分隔和碎屑。最后，CT 是诊断原发性和转移性胸膜肿瘤的首选方法，可以及时诊断并指导治疗（图 7-4）。CT 不仅可以显示原发肿块的特点，还能显示病变范围及其他病变。

（四）磁共振成像

磁共振成像（MRI）是评价胸膜异常的一种很好的影像学方法，尤其是对儿童患者来说，MRI 具有绝佳的软组织分辨力且无电离辐射。然而，MRI 可能不如 CT 那么普及，因此获取 MRI 图像较难。另外，考虑到 MRI 序列多，检查耗时长，因此，可能需要对幼儿镇静以获取最佳的诊断图像。目前，MRI 是评估胸膜的保留影像学检查方式，主要用于其他影像学检查后，还需要进一步明确胸膜病变特征时。MRI 上的不同信号特征有助于诊断胸膜疾病及鉴别良恶性胸膜病变。然而，最终确诊往往还是依赖组织学检查（图 7-5）。MRI 评估胸膜病变主要包括 T_1 和 T_2 加权成像及增强后轴位和冠状位 T_1 加权图像。矢状位图像有助于评估胸骨或脊柱旁的胸膜病变。

三、正常解剖

胸膜是连续的表层上皮，覆盖胸腔和肺。脏胸膜被覆于肺的表面，壁胸膜贴附于胸壁内面、膈及纵隔表面，脏胸膜与壁胸膜在肺根处相互移行。脏胸膜内陷入肺叶间裂，如有副裂，也内陷入副裂（图 7-6）。健康儿童的胸膜厚度一般为 0.2～0.4mm，

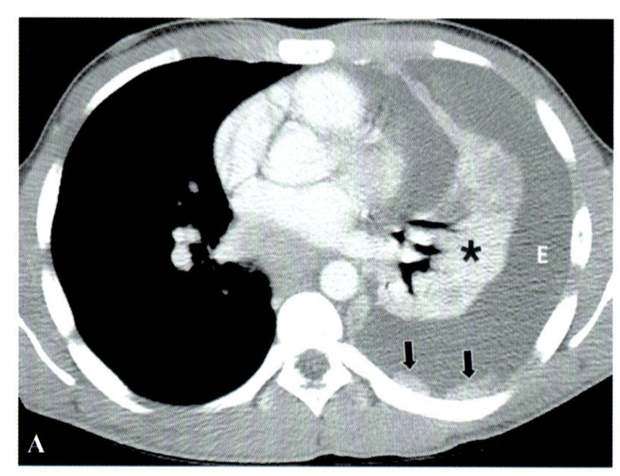

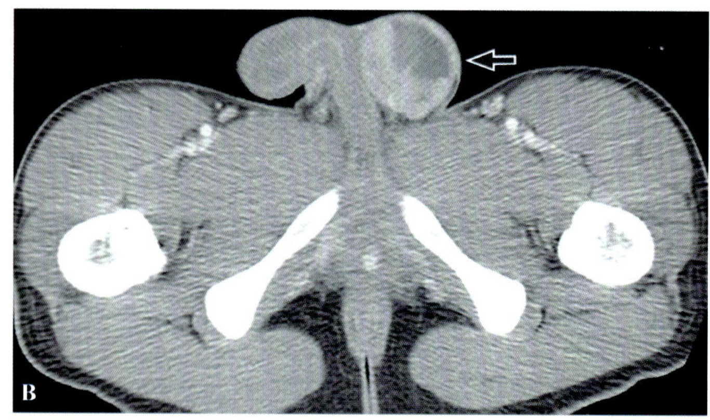

▲ 图 7-4 **男，16 岁，睾丸癌胸膜转移**

A. CT 轴位增强图像显示多发的强化胸膜肿块（箭）并伴有邻近胸腔积液（E）及左肺下叶实变（星号）；B. 骨盆下份 CT 轴位增强图像显示不均匀强化的左侧睾丸肿块（箭）

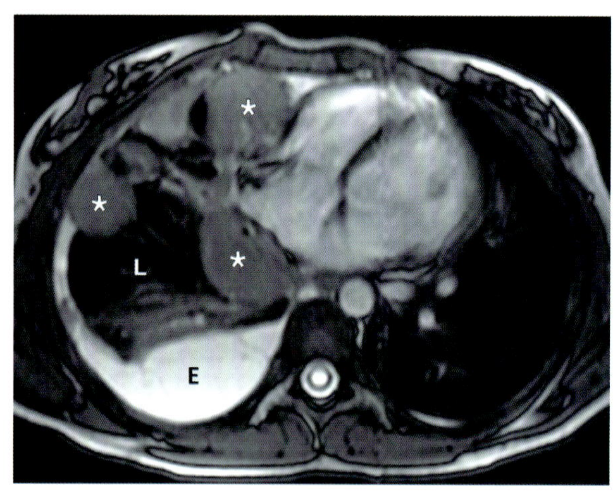

▲ 图 7-5 **男，15 岁，滑膜细胞肉瘤伴胸膜转移**

MR 轴位 T_2WI 显示右侧胸腔多发低信号胸膜肿块（星号）（L. 肺；E. 胸腔积液）

胸膜腔内有 4～18ml 的生理性积液，厚 5～10μm[3]。脏胸膜和壁胸膜有血管和淋巴管，脏胸膜由支气管动脉供血，壁胸膜由体动脉供血，包括膈动脉和肋间动脉。脏胸膜静脉引流至肺静脉，壁胸膜静脉引流至肋间静脉和膈静脉。

胸膜腔是一个潜在的空间，内含少量的生理性胸腔积液。只有壁胸膜的淋巴管通过 8～10μm 微孔与胸膜腔沟通，这些孔会渗出液体进入胸膜腔（图 7-7）。胸膜腔积液通常被纵隔淋巴结吸收，引流至胸导管并最终进入全身静脉系统。正常的生理性积液均匀分布于胸膜腔内，以减少正常呼吸肺挤压胸壁时脏壁两层胸膜之间的摩擦[4]。只有当胸膜和胸膜腔发生病变时，才能通过影像学检查显示。

四、胸膜疾病

（一）气胸

气胸是指胸膜腔内存在气体。尽管发生气胸的病因多样，但大致可分为自发性的（即原发性）或医源性（即继发性）气胸。自发性气胸可发生在健康的儿童中，这种气胸可能是由于先前存在的肺泡自发破裂（通常位于肺尖）（图 7-8），或是肺部疾病如哮喘或囊性纤维化所导致。继发性或医源性气胸可能是近期医疗干预所致，如肺活检、胸腔穿刺术或机械通气等，也可继发于伴或不伴肋骨骨折的钝性或穿透性创伤（图 7-9）。气体不仅可以从外部伤口进入胸膜腔，还可继发于肺部、食道或气管支气管损伤。

自发性气胸的发病率为每 100 000 名女童 1.2～6 例，每 100 000 名男童 7.4～18 例，发病年龄多为 14—15.9 岁[5]。自发性气胸患儿一般为身高较高、身材瘦弱和体重指数低的男孩[6]。患儿通常表现为突然发作的呼吸困难及单侧胸痛。在胸部创伤病例中，1/3 的胸部损伤合并气胸。创伤性气胸的不良后果之一是张力性气胸，其发生原因是胸膜缺损所致单向瓣膜的作用，使空气只流入胸膜腔而不流出。胸膜腔内空气的增加和积聚对邻近结构产生占位效应，导致纵隔向对侧移位，并可能导致心脏和

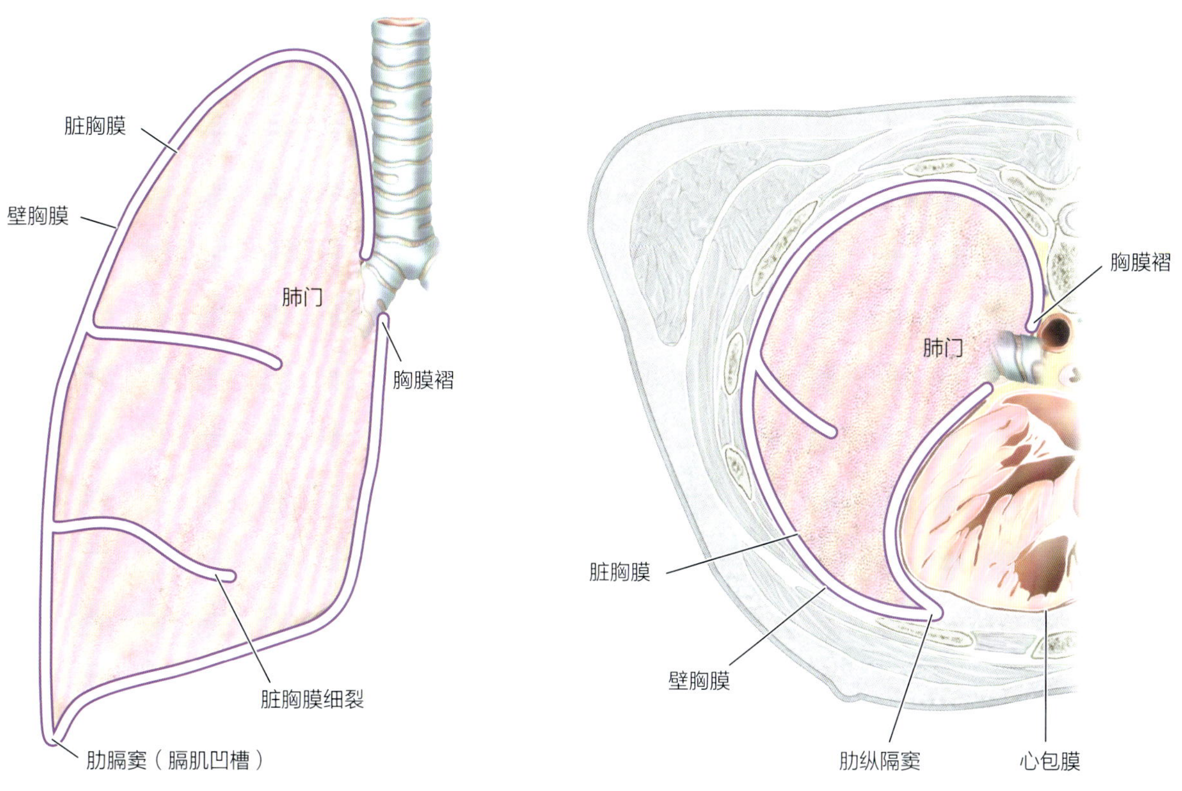

▲ 图 7-6　**正常胸膜解剖**

壁胸膜贴附于胸壁，脏胸膜贴附于肺，并内陷入不同肺叶间裂中；壁胸膜和脏胸膜相连续（胸膜反射），并形成潜在的胸膜间隙

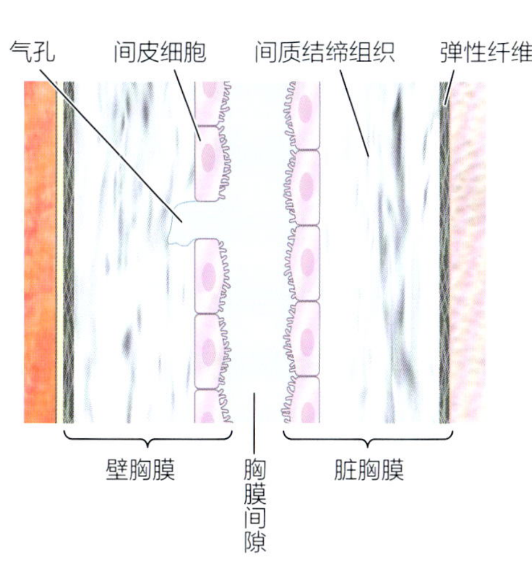

▲ 图 7-7　**正常胸膜解剖**

壁胸膜的淋巴管分泌大部分的胸腔积液，通过孔道渗入胸膜腔；间皮细胞分泌润滑胸膜腔的表面活性样物质

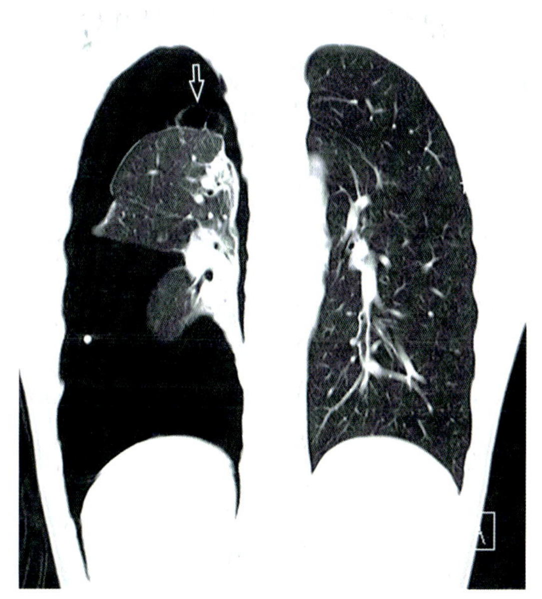

▲ 图 7-8　**男，15 岁，自发性气胸，临床表现为急性呼吸困难及右侧胸痛**

CT 冠状位重建肺窗图像提示右侧大量气胸并右肺塌陷，应注意右肺尖处小疱（箭），极有可能是造成自发性气胸的原因

大血管的血管损伤（图 7-10）[5]。张力性气胸的体格检查可发现颈静脉怒张及气道向对侧移位。

立位 AP 或 PA 胸部 X 线片是评估临床疑诊气胸患儿的首要成像方法。在正位胸部 X 线片上，气胸通常表现为透光区，肺塌陷及胸膜腔的显示（图 7-11）。当气胸局限于肺底时，透亮区局限于膈上方的肺下野（图 7-12）。当胸膜腔内同时有空气和液体时被称为液气胸，在立位胸部 X 线片上可以看到气液之间的分界面，表现为一条横贯半侧胸腔的

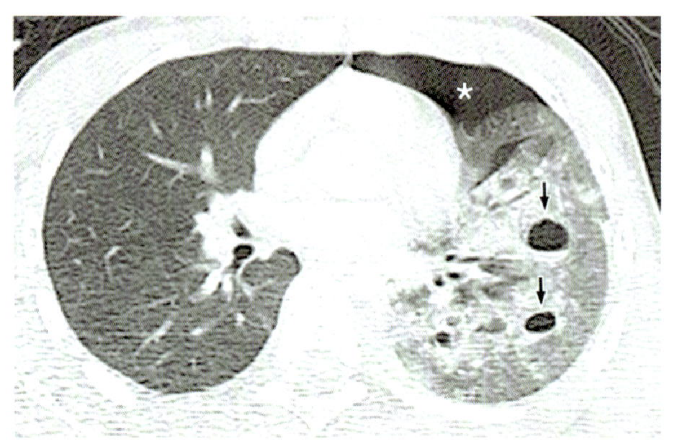

▲ 图 7-9 男，8 岁，机动车事故后创伤性气胸

CT 轴位肺窗图像显示左侧气胸（星号）；左肺密度增高提示肺挫伤伴肺气囊内（箭）液体（出血）

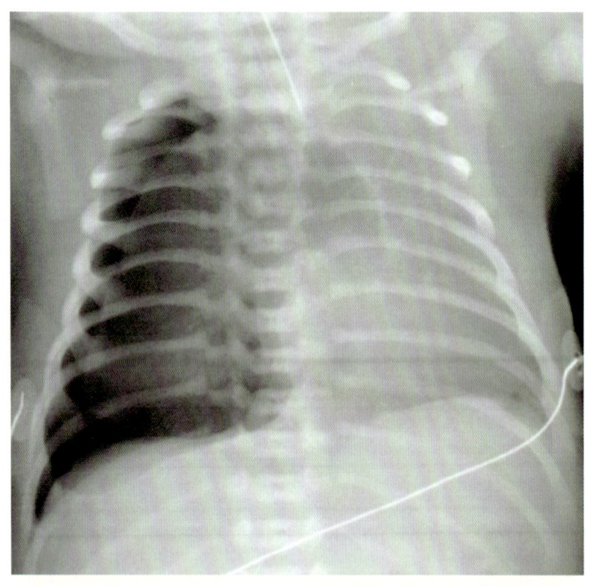

▲ 图 7-10 男，新生儿，张力性气胸，临床表现为氧饱和度低及右肺呼吸音消失

正位胸部 X 线片显示右侧大量气胸，纵隔移位至对侧，右膈低平，以上特征性 X 线片表现提示张力性气胸

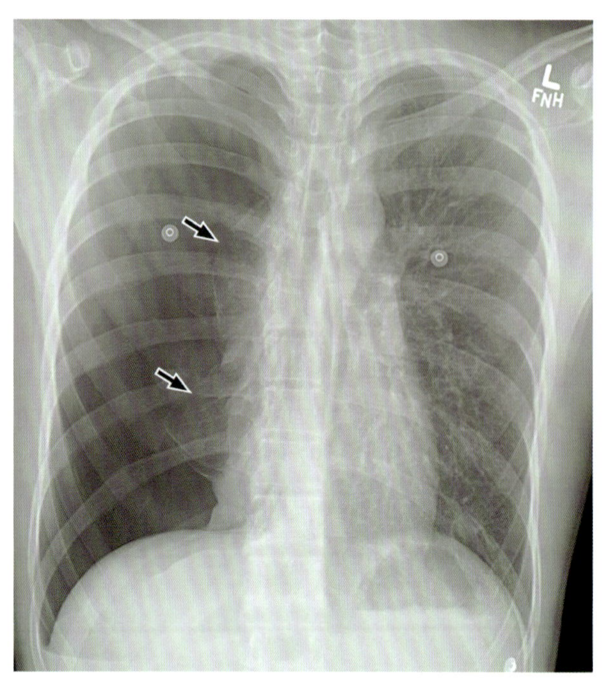

▲ 图 7-11 男，16 岁，气胸，临床表现为急性呼吸困难及右侧胸痛

正位胸部 X 线片显示右侧大量气胸伴右肺塌陷；由于胸膜腔中大量积气，胸膜线（箭）明显可见

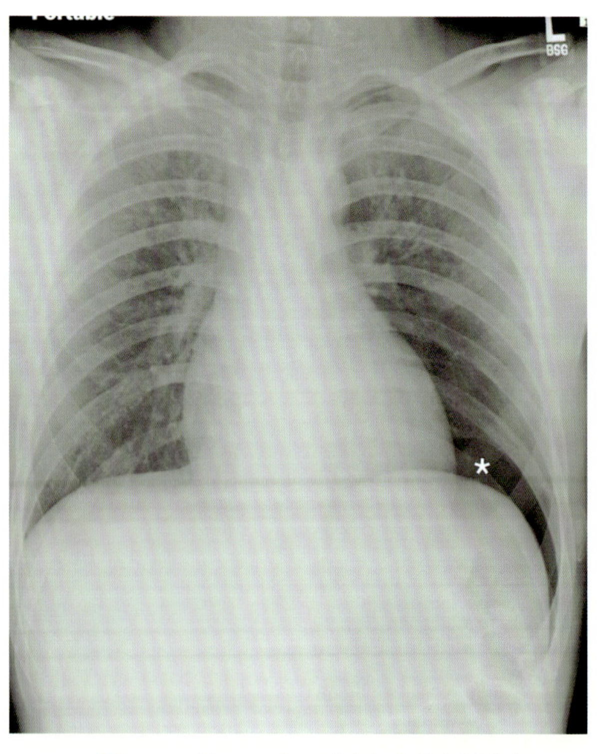

▲ 图 7-12 男，14 岁，肺底气胸伴左侧胸痛

正位胸部 X 线片显示左肺底透光度增高（星号），提示空气流动到肺底间隙（肺与膈之间的胸膜间隙）

水平线（图 7-13）。对于无法站立的重症患儿，可以仰卧位拍摄胸部 X 线片，但降低了评估气胸的灵敏度。然而，由于气体上升到不局限的位置，在仰卧位胸部 X 线片上气胸可表现为胸腔整体透光度增高，并无明显胸膜线显示，特别是在新生儿和婴儿中（图 7-14）。初始评估通常不需要拍摄侧位胸部 X 线片；然而，对于诊断困难，尤其是胸腔内少量游离积气的病例，侧位胸部 X 线片可能有用。在重病患者中，可以拍摄仰卧水平投照侧位 X 线片或侧卧位 X 线片。

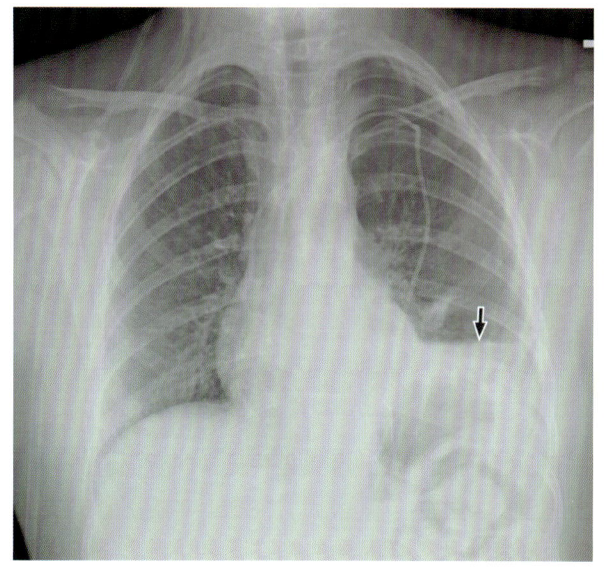

▲ 图 7-13 女，9 岁，液气胸

正位胸部 X 线片显示左侧胸腔内提示液平的水平线（箭）；另外该患儿还合并左侧中量气胸

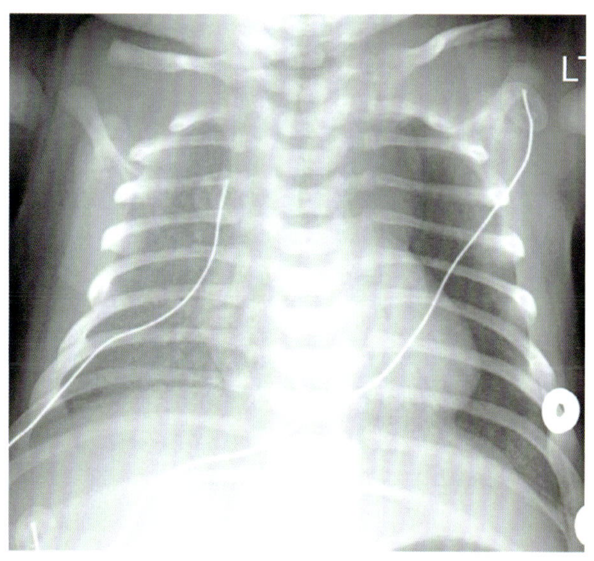

▲ 图 7-14 女，新生儿，正位气胸，临床表现为呼吸窘迫

仰卧位正位胸部 X 线片显示左侧胸腔透光度增高，为气体位于胸腔前部所致；右胸轻度弥漫性密度增高继发于胎粪吸入

超声通常不用于对气胸的评估。然而，超声检查中可能偶然发现气胸，因此，认识气胸的超声表现十分重要。健康的儿科患者在正常呼吸期间，会有脏胸膜的回声表面在壁胸膜上滑动，称为“肺滑动”征。当空气进入胸膜腔时，交界面被遮蔽，因此，无法看到正常的滑动（图 7-15）。可用 M 型超声或能量多普勒进一步评估，提高气胸诊断的灵敏度[7]。总的来说，超声诊断气胸的灵敏度为 86%～98%，特异性为 97%～100%[8]。

CT 是目前诊断气胸的影像学金标准。对自发原发性气胸或复发性气胸患儿，CT 检查可以评估潜在的病因，如胸膜下肺泡或肺大疱[9-11]。这些病变通常位于肺尖（图 7-8 和图 7-16）；因此，在怀疑有胸膜下肺疱或肺大疱的情况下，为减少辐射剂量，可以只进行肺尖的 CT 扫描[9]。此外，若治疗后仍持续存在气胸，应怀疑可能存在支气管胸膜瘘，并用 CT 进行最优评价（图 7-17）。最后，CT 还可以帮助评估创伤性气胸的其他损伤。

目前，还没有针对儿童气胸患者的治疗指南。

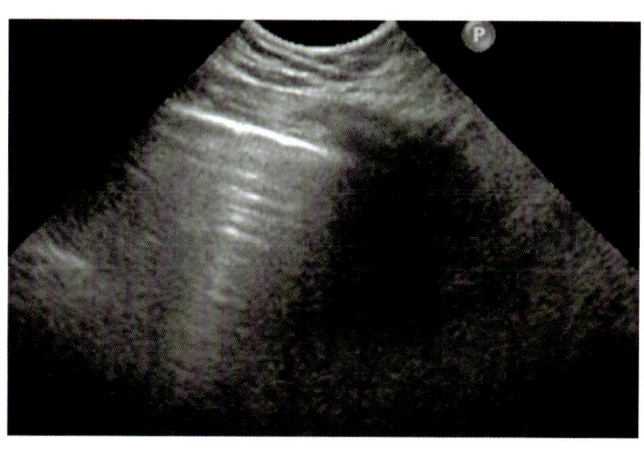

▲ 图 7-15 超声检测气胸

胸腔右下部轴位超声图像显示一名危重患儿因气压伤引起的医源性气胸（引自 Baez JC, Sodhi KS, Restrepo R, et al. Sonographic evaluation of congenital and acquired thoracic disorders in pediatric patients. *Ultrasound Clin*. 2013, 8（3）:265-284, 经许可，Harriet J. Paltiel 编辑）

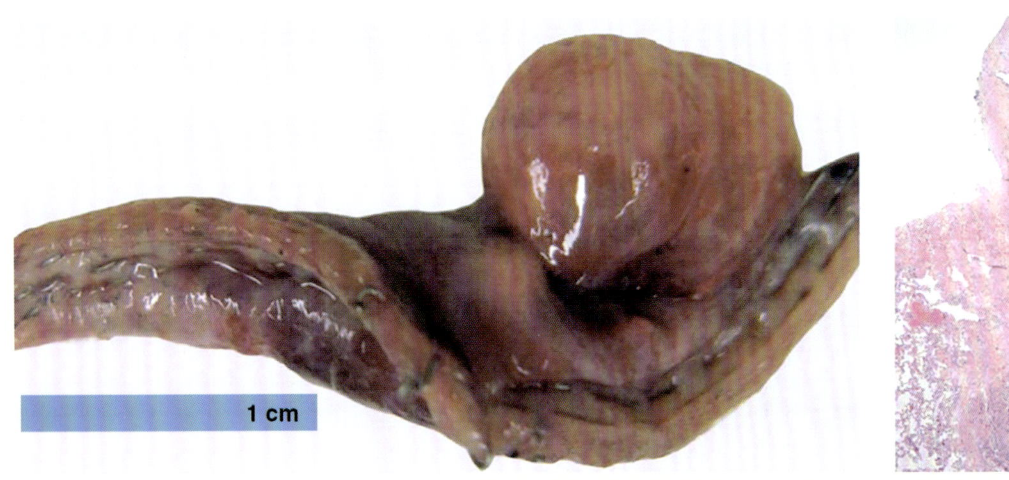

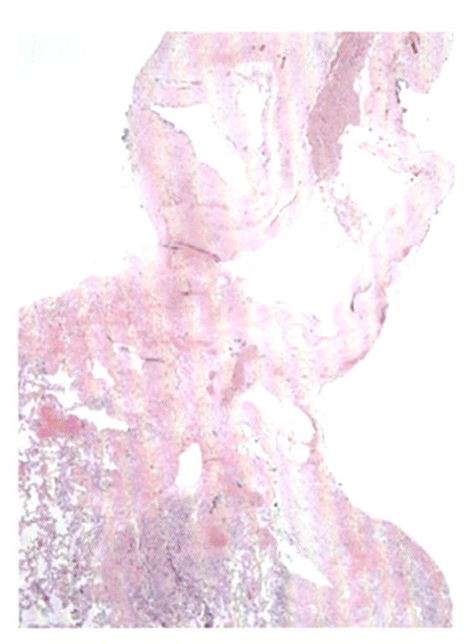

▲ 图 7-16 **男，16 岁，复发性自发性气胸肺尖小疱**

切除标本显示胸膜表面（左）有囊状突起；显微镜下可见胸膜和胸膜下较大的空腔（右，HE 染色，原始放大倍数，×40）

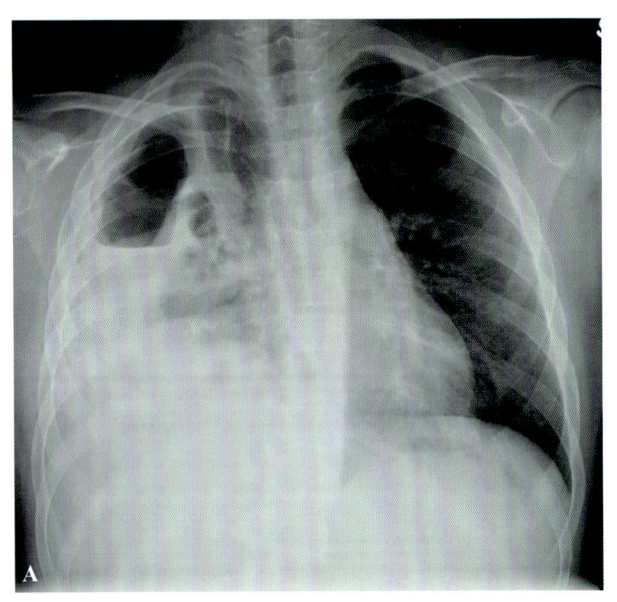

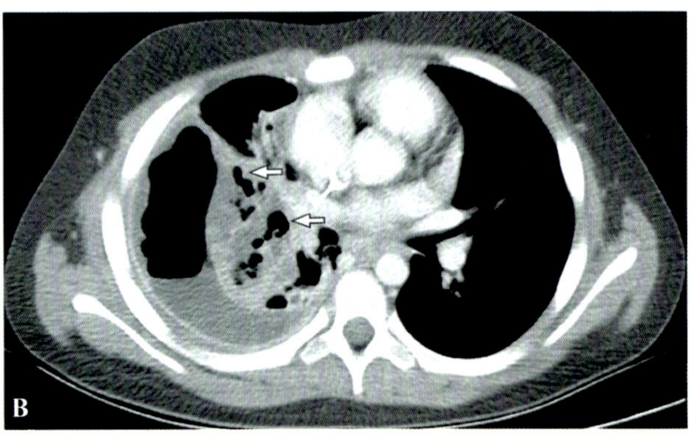

▲ 图 7-17 **女，12 岁，肺炎合并支气管胸膜瘘**

A. 正位胸部 X 线片显示右侧大量液气胸及邻近肺实变；B. 轴位增强 CT 显示右侧液气胸合并肺内多发空洞（箭）及肺实变，提示坏死；在坏死基础上伴有胸膜腔内空气积聚，目前提示支气管胸膜瘘的可能

然而，对于无症状的气胸患儿，观察是一线治疗，尤其是少量气胸的患儿。对于有症状的中到大量气胸的患儿，需要立即采取积极的干预措施。给氧可以促进气胸的吸收。简单抽吸或置入胸腔引流管的直接治疗可迅速减压。对于张力性气胸，应该立即在锁骨中线的第 2 肋间隙采用大口径针或穿刺管针减压。不论何种气胸，均建议在出院前复查胸部 X 线片，以明确气胸是否吸收，尤其是对于接受胸腔导管或针管穿刺减压的气胸患儿。

（二）胸腔积液

由于胸膜的正常淋巴系统功能障碍，液体可以在脏胸膜和壁胸膜之间的潜在间隙积聚。胸腔积液产生的原因是淋巴液产生过量或重吸收减少（图 7-18）。胸腔积液的 3 种主要病因包括感染性、炎性和肿瘤性。胸腔积液可以分为漏出液或渗出液。在儿科人群中，漏出液常见于影响淋巴系统正常功

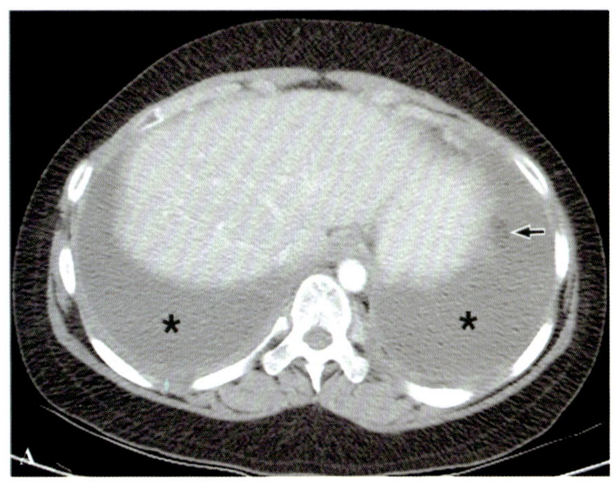

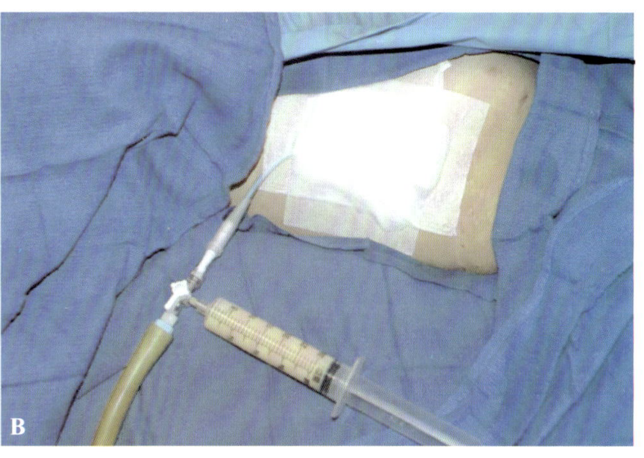

▲ 图 7-18　**女，16 岁，乳糜状胸腔积液，系统性红斑狼疮**

A. CT 轴位增强图像显示双侧胸腔积液（星号）；局部低密度病灶（箭），与脂肪 CT 值一致；B. 引流胸腔积液检查证实为双侧乳糜胸

能的全身性疾病。典型的病因包括心力衰竭、肾病综合征和肝硬化。渗出液是由局部感染或病理过程引起的胸腔积液增多所致。渗出性胸腔积液见于肺炎、肺部炎性疾病及肿瘤。儿童胸腔积液最常见的病因是肺部及胸膜感染[12]。少量胸腔积液可无症状；然而，较大量的胸腔积液可导致胸痛和呼吸困难。

胸部 X 线片通常是评价儿童胸腔积液的首选影像学方法。根据患儿体位、积液量及是否存在分隔的不同，胸部 X 线片征象也会有所不同。站立 AP 位或 PA 侧 X 线位片通常表现为肋膈角变钝，侧卧位时由于液体自由流动上述征象会发生变化（图 7-19）。在仰卧位时，胸腔积液向后流动，造成半侧胸腔弥漫性透光度减低。以胸膜为基底的凸镜样

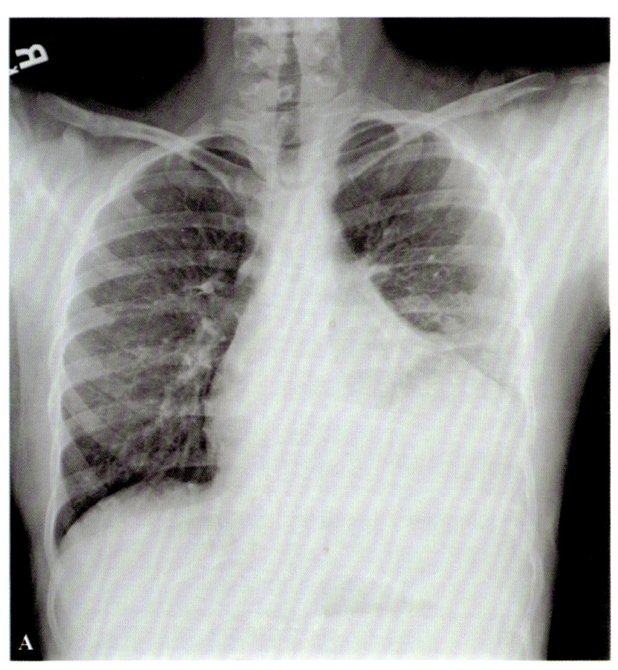

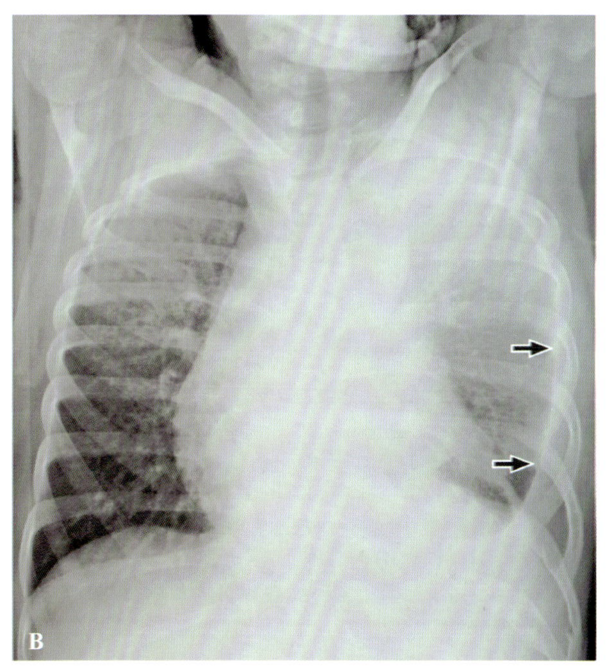

▲ 图 7-19　**男，10 岁，肺炎伴胸腔积液**

A. 站立位正位胸部 X 线片显示左侧肺底不透光区，左肋膈角不显影，提示胸腔积液；B. 左侧卧位胸部 X 线片证实胸腔积液（箭）

不透光区，不随患者体位改变而变化，则提示包裹性胸腔积液。

超声是目前诊断和定性胸腔积液的最佳影像学方法。在超声上胸腔积液可以分为单纯性及复杂性。单纯性胸腔积液的特征是自由流动、均匀一致的无回声液体（图 7-1）。复杂性胸腔积液超声表现各异，包括有或没有分隔的低回声液体(图 7-20 和图 7-21)。CT 或 MRI 可以检测少量的胸腔积液，还可以评估胸腔内是否有其他相关异常（图 7-4 和图 7-5）。

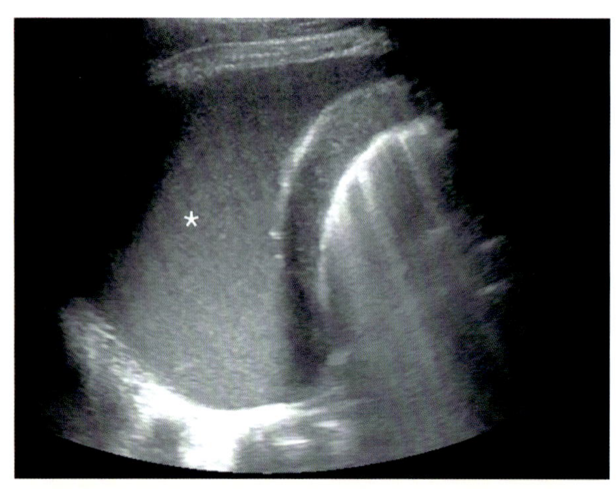

▲ 图 7-20 女，5 岁，肺炎合并复杂性胸腔积液

超声灰阶图像显示左侧胸腔积液（星号）内的低回声

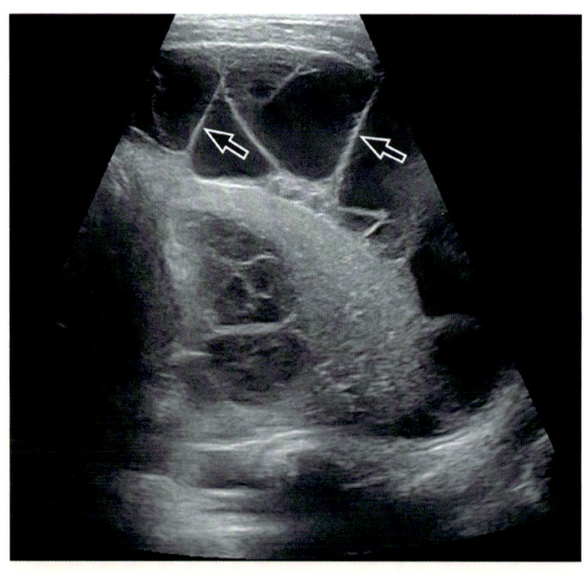

▲ 图 7-21 男，6 岁，肺炎合并复杂性胸腔积液

超声灰阶图像显示胸腔积液内多处分隔（箭），并伴有无回声液体

少量胸腔积液的无症状患儿可保守治疗。中到大量胸腔积液患儿，尤其是有症状的患儿，治疗方法是胸腔穿刺术，既可治疗也有助于诊断。儿童胸腔穿刺术的适应证包括呼吸困难、纵隔移位、胸膜炎性胸痛和潜在的肺疾病。本章稍后将讨论肺炎并发的胸腔积液及包裹性积液的治疗。

（三）肺炎旁胸腔积液及脓胸

肺炎旁胸腔积液是由于肺部感染所导致的胸膜腔内液体积聚。这些积液可能是自由流动的或局灶性的，也称为脓胸。细菌性肺炎是导致儿童胸腔积液的常见原因，最常见的致病菌是肺炎链球菌和金黄色葡萄球菌。

肺炎旁胸腔积液有 3 个主要进展阶段，即渗出、纤维脓性和机化。由于炎症病变导致自由流动的液体分泌进入胸膜腔形成渗出性积液。随着感染的进展，纤维蛋白开始在胸腔积液中积聚。在早期纤维脓性阶段，纤维蛋白导致胸腔积液变稠，形成分隔和脓腔。到晚期纤维脓性阶段，脓液在胸膜腔内积聚。在机化阶段，胸腔积液表面形成厚脓痂，限制肺的膨胀从而损害呼吸功能，并导致胸膜腔容易发生复发性感染。

在肺炎旁胸腔积液的患儿胸部 X 线片上，若胸腔积液随患者体位改变变化不大，多为复杂性胸腔积液。US 是检查肺炎并发的胸腔积液最好的成像方式，其典型表现包括低回声、分层碎屑及内部分隔。脓胸表现为纤维包裹的复杂性胸腔积液（图 7-22）。CT 不是肺炎旁胸腔积液的常规检查，报道发现肺炎旁胸腔积液的 CT 特征并不能帮助放射科医师准确地预测脓胸[13]。但 CT 可用于评估其他异常，如肺部脓肿或支气管胸膜瘘（图 7-3 和图 7-17）。在 CT 上，脓胸表现为以胸膜为基底的局灶性积液，其胸膜壁增厚强化，被称为“胸膜分裂征”（图 7-23）。这一征象有助于鉴别肺脓肿，肺脓肿位于肺实质内，可以有气 – 液分层（图 7-3）。CT 也可以显示肺炎旁胸腔积液中的分隔，但不如 US 那么敏感。若肺炎旁胸腔积液或脓胸中存在气体，且患者无近期治疗史，则提示支气管胸膜瘘存在的可能（图 7-17）。

单纯性及复杂性肺炎旁胸腔积液的治疗不同。单纯性积液可以通过胸腔穿刺术或经皮胸腔置管来治疗。儿童患肺炎旁复杂性胸腔积液或脓胸的治疗手段目前尚有争议。治疗方案包括胸腔导管引流术，可注入或不注入纤溶剂。侵入性治疗方案包括视频辅助胸腔镜（VATS）或开胸手术。支气管胸膜瘘等并发症可以通过经皮胸腔造瘘管减压治疗。若保守治疗失败，可采用 VATS 或开胸手术修补瘘管。

随访影像学检查包括胸部 X 线片，可在肺炎旁胸腔积液或脓胸治疗后 4～6 周后拍摄，以评估积液的吸收减少。如治疗成功，患儿胸部 X 线片通常在 3～6 个月后恢复到正常。然而，若患儿在治疗后仍有症状，则需要进一步行 US 或 CT 检查来帮助评估可能的并发症。

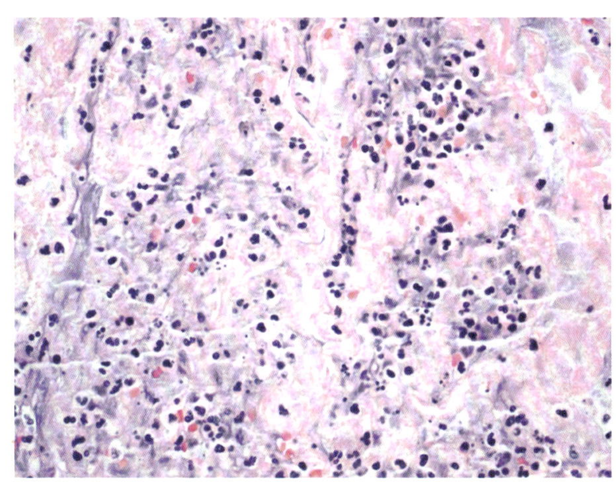

▲ 图 7-22　女，3 岁，肺炎伴脓胸

胸膜剥脱标本显示纤维脓性物质，包括中性粒细胞、细胞碎片及纤维蛋白（HE，×600）

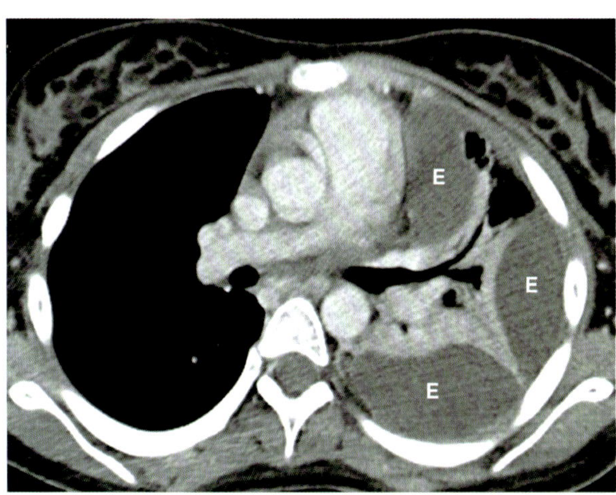

▲ 图 7-23　女，14 岁，脓胸

CT 轴位增强图像显示左侧包裹性脓胸（E），胸膜增强，胸膜分裂征阳性

（四）胸膜肿瘤

一般来说，原发性胸膜肿瘤在儿童中是罕见的，而继发性肿瘤，无论是转移性肿瘤还是直接浸润性肿瘤，则较常见（表 7-2）。已报道的小儿良性原发性胸膜肿瘤包括脂肪瘤、肌纤维瘤及钙化性纤维肿瘤。恶性原发胸膜肿瘤包括促结缔组织增生性小圆细胞肿瘤、孤立性纤维性肿瘤及间皮瘤。在儿童中转移到胸膜的最常见肿瘤是神经母细胞瘤(图 7-24)、淋巴瘤、肾母细胞瘤、横纹肌肉瘤和其他肉瘤。

原发性胸膜肿瘤与继发（转移）肿瘤的治疗不同。原发性肿瘤通常采用手术切除，并常结合化学治疗。继发性胸膜肿瘤的治疗主要是针对原发肿瘤；但在有症状的患儿中可能需要部分或完全切除转移性胸膜肿瘤。

1. 原发性胸膜肿瘤

(1) 良性原发性胸膜肿瘤：在儿童中，胸膜脂肪瘤是一种罕见的良性肿瘤，通常在影像学检查中偶然发现。胸壁脂肪瘤常突出至胸膜腔，罕有症状。胸膜脂肪瘤的典型超声表现为高回声病灶，且边界清楚[14]。CT 表现为与邻近皮下脂肪类似的低密度病变，可确诊脂肪瘤（图 7-25）。病变通常与胸壁关系密切，并延伸到胸膜腔。MRI 脂肪抑制技术有助于对胸膜脂肪瘤的定性及诊断（表 7-2）。

婴儿肌纤维瘤 / 肌纤维瘤病是一种由成熟及未成熟的肌成纤维细胞组成的良性肿瘤，具有血管外皮细胞瘤样血管；该病罕见，可以孤立存在，也可

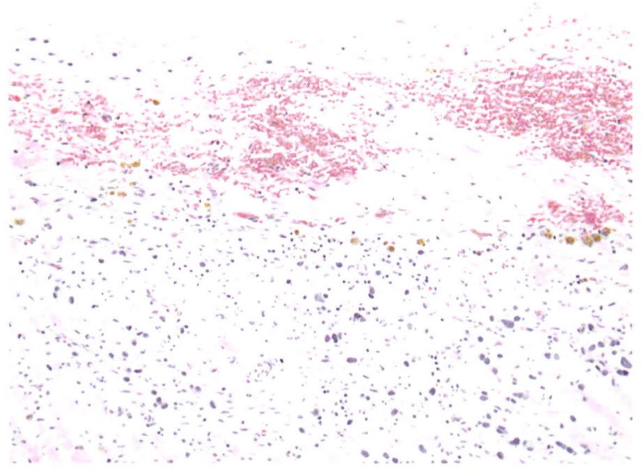

▲ 图 7-24　女，7 岁，神经母细胞瘤侵犯胸膜

肿瘤浸润胸膜，伴有含铁血黄素沉着和纤维化（HE，×200）

表 7–2　儿童胸膜肿瘤

原发胸膜肿瘤 • 良性原发胸膜肿瘤 　– 脂肪瘤 　– 血管瘤 / 淋巴管畸形 　– 婴儿肌纤维瘤病 　– 孤立的纤维性肿瘤 • 恶性原发性胸膜肿瘤 　– 促结缔组织增生性小圆细胞瘤 　– 间皮瘤 　– 尤因肉瘤 　– 胸膜肺母细胞瘤 继发性恶性胸膜肿瘤 • 转移瘤 　– 神经母细胞瘤 　– 淋巴瘤 　– 肾母细胞瘤 　– 肉瘤

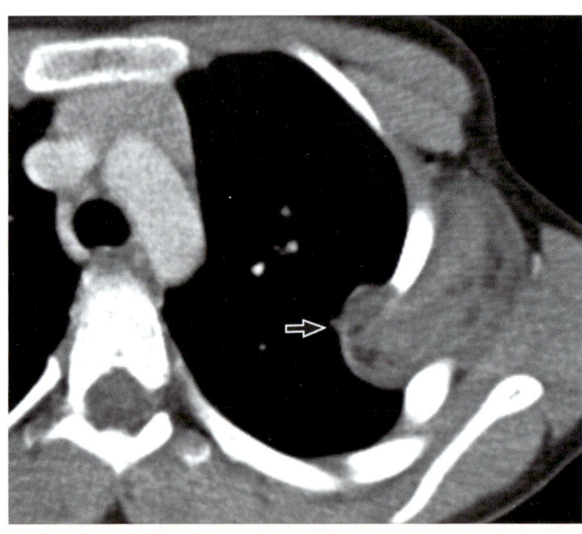

▲ 图 7–25　男，7 岁，脂肪瘤

CT 轴位增强图像显示左侧胸壁肿块（箭）延伸到胸膜腔；肿块内低密度区 CT 值提示脂肪

多发。婴儿肌纤维瘤病可累及皮肤、肌肉、骨骼和内脏等多个部位。肺部及胸膜受累罕见。婴儿肌纤维瘤病的超声表现多样，没有特征性的影像学表现。在 CT 上，病灶常表现为与邻近肌肉一致的等密度，并伴有周边强化。病变 MR 与超声类似，表现多样；但病灶中心常表现为特征性 T_1 低信号及 T_2 高信号，增强后出现边缘强化。

(2) 恶性原发性胸膜肿瘤：促结缔组织增生性小圆细胞肿瘤是一种罕见的恶性肿瘤，最常表现为腹腔内的单发或多发肿块。但其罕见发生于胸膜，通常发生于 10—30 岁男性。若胸膜受累，患儿可能出现胸痛和呼吸系统症状。如果病灶位于椎管旁的胸膜，则可出现脊柱侧凸。促结缔组织增生性小圆细胞肿瘤影像学表现多为较大的肿块，不均匀强化，可伴有胸腔积液及邻近骨质破坏（图 7–26）。

间皮瘤常见于成人，10—20 岁青少年罕见发生。胸膜间皮瘤好发于男性，且预后差。

2. 继发性恶性胸膜肿瘤　恶性肿瘤侵犯胸膜主要是通过邻近肺、纵隔或胸壁病变的直接侵犯（图 7–27）或血行转移。在儿科患者中，转移性胸膜肿瘤通常起源于神经母细胞瘤、淋巴瘤（图 7–28）、肾母细胞瘤、滑膜肉瘤及其他肉瘤。从胸壁直接侵犯胸膜的肿瘤包括尤因肉瘤（Askin 瘤）（图 7–29）、恶性周围神经鞘瘤及其他肉瘤。

在胸部 X 线片上，转移性胸膜瘤最常见的表现是胸腔积液。有时，很难区分胸膜肿瘤及其下方的

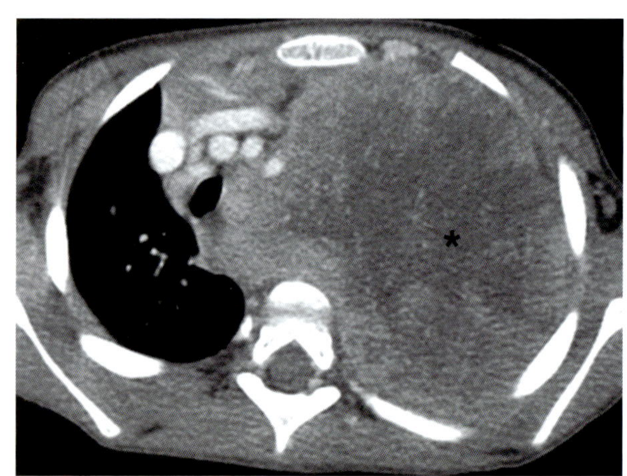

▲ 图 7–26　男，5 岁，促结缔组织增生性小圆细胞肿瘤，临床表现为胸痛及体重减轻

CT 轴位增强图像显示左侧胸腔巨大不均匀强化肿块（星号），引起纵隔向对侧移位并越过中线

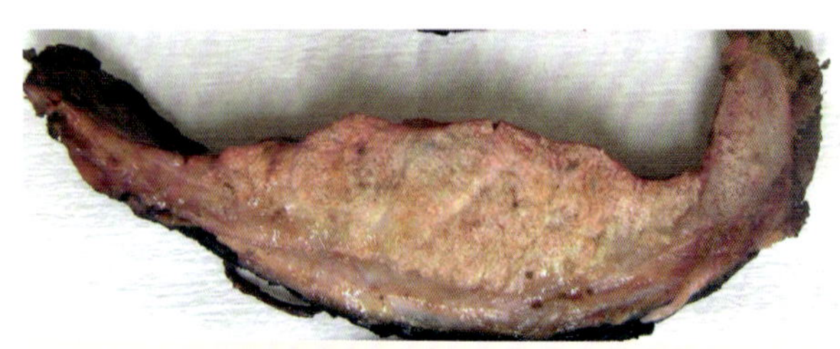

▲ 图 7–27　女，4 岁，尤因肉瘤

病灶侵犯肋骨及周围软组织，延伸至胸膜（上面）

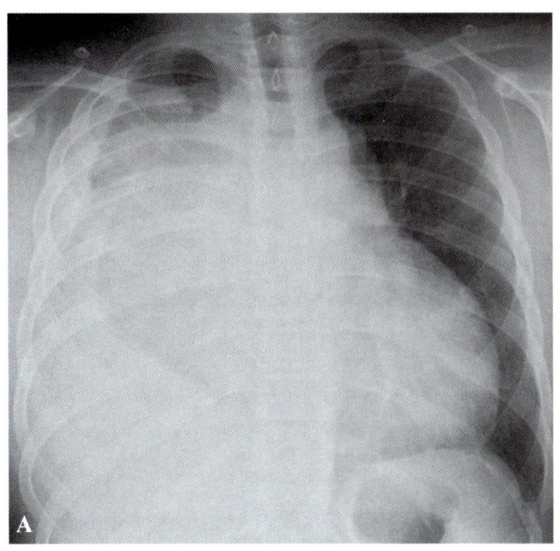

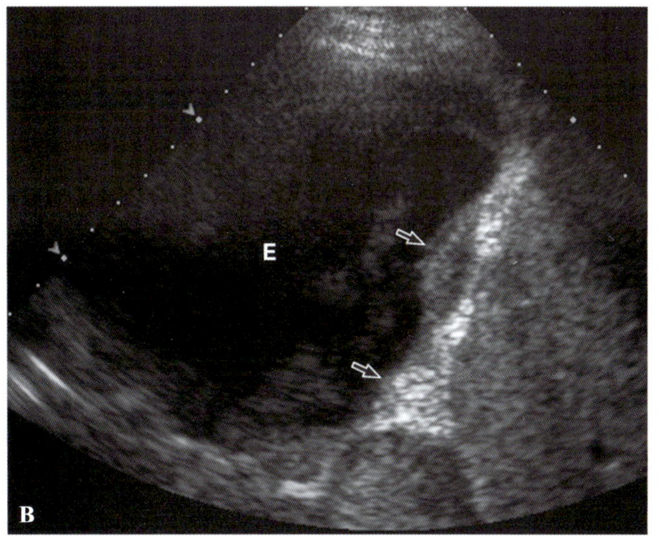

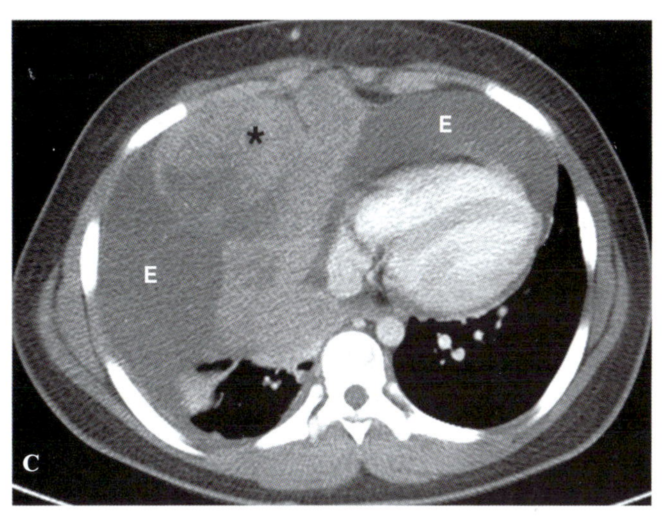

▲ 图 7-28 男，15 岁，淋巴瘤，伴恶性胸腔积液，临床表现为进行性加重的呼吸困难

A. 正位胸部 X 线片显示右侧大量胸腔积液伴下方透光度减低；B. 超声图像证实胸腔积液（E），内部低回声，以及以胸膜为基底的软组织肿块（箭）；C. CT 轴位增强图像显示右侧胸腔内较大的不均质肿块（星号）及胸腔积液（E）（译者注：原文似有误，已修改）

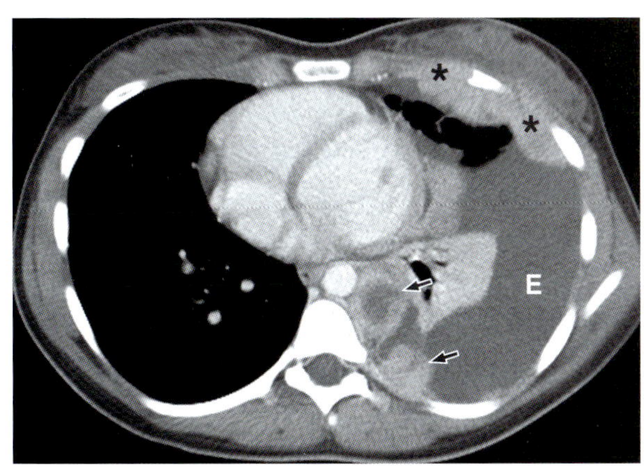

▲ 图 7-29 女，14 岁，尤因肉瘤（Askin 瘤）胸膜扩散

CT 轴位增强图像显示以胸膜为基底不均匀的强化肿块（箭）及左侧大量胸腔积液（E）；前部胸膜肿块（星号）侵犯前胸壁

胸腔积液（图 7-28A）。超声有助于鉴别胸腔积液并评估肿块（图 7-28B）。CT 和 MRI 都可以用来诊断恶性胸膜肿瘤并评估邻近结构受累的范围和程度，但增强 MRI 评估膈及胸壁受累的诊断能力优于 CT[17]。一项研究发现，MR T_2WI 中胸膜肿块相对于肋间肌群的高信号对诊断胸膜恶性肿瘤的敏感性为 91%，特异性为 80%[16]。此外，增强 T_1WI 对诊断胸膜恶性肿瘤的敏感性为 93%，特异性为 73%[16]。提示胸膜恶性肿瘤的 MRI 征象包括胸膜结节、胸膜厚度大于 10mm、纵隔或外周胸膜受累、胸壁及（或）膈肌侵犯[16]。综合 MRI 影像特征对诊断胸膜恶性肿瘤的敏感性为 96%，特异性为 80%[17]。尽管以上 MRI 影像特征有助于诊断，但由于原发性和转移性胸膜肿瘤的影像学表现可以相似，因此最终确诊仍依赖于病理活检，而活检标本可在影像引导下获得。

第8章 气 道
Airway

Evan J. Zucker Supika Kritsaneepaiboon Omolola M. Atalabi Ricardo Restrepo
Yumin Zhong Sally A. Vogel Edward Y. Lee 著

一、概 述

气道疾病在儿童人群中很常见，影像学检查对诊断评价必不可少。由于许多疾病可能危及生命，因此早期识别和准确诊断至关重要。急性气道阻塞的患儿常表现为喘鸣、气喘和呼吸窘迫。由于婴幼儿气道较小，且易塌陷，因此比成年患者更容易出现症状[1]。慢性气道阻塞可能表现为复发性肺部感染或阻塞性睡眠呼吸暂停（OSA）[2]。

本章概述儿科呼吸道疾病。首先，讨论目前用于评估儿科气道的各种成像技术，回顾儿童呼吸道的正常解剖，最后，讨论临床工作中最重要的一些儿童气道疾病，重点阐述其病理生理机制、临床特点、影像学评估及治疗方法。

二、成像技术

（一）X线

在可能出现气道疾病的患儿中，影像评估通常从颈部和（或）胸部的正位和侧位X线片开始（图8-1至图8-5）。相对便宜并广泛使用的X线检查是首选，可以帮助排除异物吸入和其他呼吸系统疾病[1, 2]。

气道用高千伏电压（kV）技术进行前后位拍摄，紧贴颈部并选择性过滤，消除颈椎[3]（表8-1）过度的骨阴影。正确定位对于侧位X线片至关重要，拍摄应在吸气时，并保持颈部中度伸展。旋转、屈曲或呼气都可能导致读片错误[1, 2]（图8-4）。然而，在实际工作中因为婴儿的活动和哭泣很难做到检查完美。为了帮助解决这个问题，有多种固定装置可供4岁以下儿童使用。安抚奶嘴也有帮助。值得注意的是，不要将怀疑气道梗阻的患儿强行摆成他们不愿接受的体位，这可能导致急性呼吸失代偿，甚至危及生命。

胸部X线片应在安静的吸气末拍摄。对婴幼儿来说，仰卧前后位胸部X线片更容易拍摄，与站立AP位或PA位相比，其放大率相似，同样具有诊断价值。通常不需要拍摄侧位X线片。对于能合作儿童（一般4岁以上），应拍摄站立或坐位PA及侧位X线片（图8-5和图8-6）。对于年龄较大可以合作的儿童，可以借助呼气相X线片进一步评估气管支气管异物的间接征象，即空气潴留征（图8-7），年龄较小且不合作的患儿则可以采用技术难度较小的侧卧位X线片进行评估（图8-8）。为减少辐射应

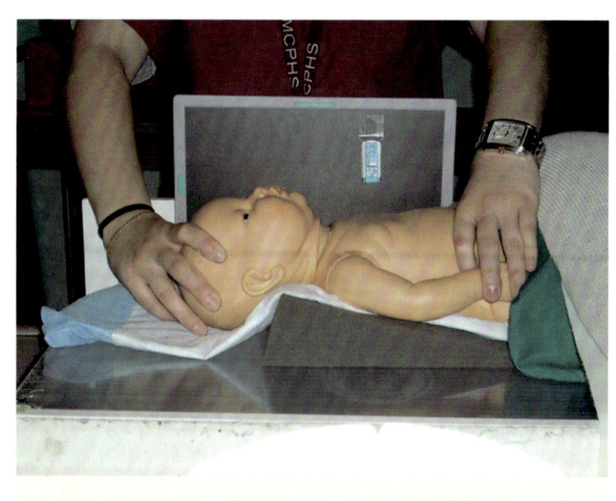

▲ 图8-1 婴儿侧位X线片拍摄的体位

侧位X线片应在颈部伸直深吸气时拍摄；放射技师在拍片时，可以固定患者以达到最佳颈部位置

表 8-1 颈部软组织放射成像技术

年 龄	体 位	kVp	mAs	AEC	Grid	SID	FSS
0—3 月龄	正位	60	1.5	关	无	40″	小
3—12 月龄	正位	60	2	关	无	40″	小
1—3 岁	正位	65	2	关	无	40″	小
3—6 岁	正位	65	5	开	有	40″	小
6—10 岁	正位	70	5	开	有	40″	小
＞10 岁	正位	75	8	开	有	40″	小
年 龄	体 位	kVp	mAs	AEC	Grid	SID	FSS
0—3 月龄	侧位	60	4	关	无	72″	小
3—12 月龄	侧位	60	5	关	无	72″	小
1—3 岁	侧位	65	6	关	无	72″	小
3—6 岁	侧位	65	6.5	关	无	72″	小
6—10 岁	侧位	70	7	关	无	72″	小
＞10 岁	侧位	75	15	关	有	72″	大

kVp. 千伏电压；mAs. 电流；AEC. 自动曝光控制；Grid. 滤线栅；SID. 图像受体距离源；FSS. 焦点尺寸

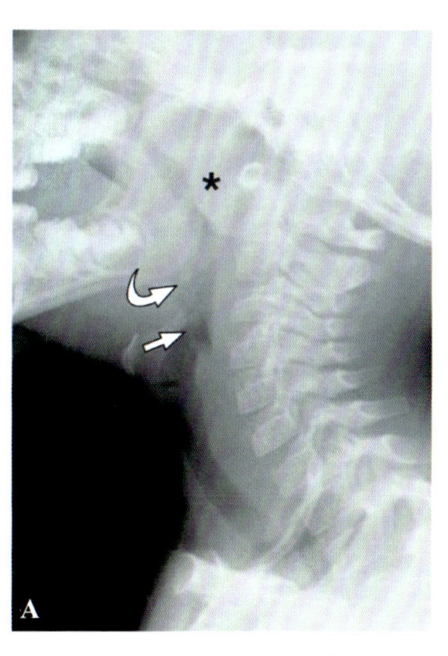

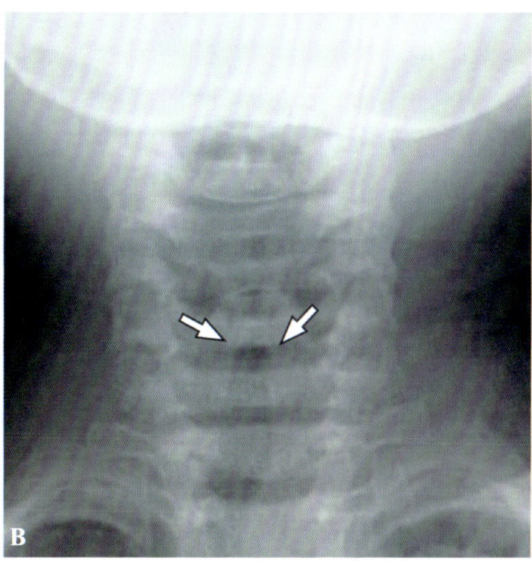

◀ 图 8-2 侧位和前后位气道 X 线片

A. 侧位 X 线片显示正常程度的口咽扩张，“小指头大小”的会厌（弯箭）和薄的杓会厌皱襞折返（直箭）；腺样体（星号）一定程度的增大；B. 前后位气道 X 线片显示正常对称的声门“肩膀”（箭）

将性腺屏蔽。

（二）超声

超声没有电离辐射，不需要镇静，并可以在多层面进行实时评估，总的来说是一种理想的儿科影像学检查方式，尽管如此，超声在评估气道方面的作用有限。超声有助于评估颈部肿块，能鉴别囊性和实性肿块。多普勒超声还能评估病变血供，以及血管和脉管插管的通畅性。

超声虽不能广泛应用于气道评估，但相关操作技术如下述。患者仰卧位，肩下垫枕头，头部伸展，颈部屈曲（“嗅闻”体位）。线阵高频探头最适合于显示表浅的气道结构（距离皮肤 2～3cm），可获取横切面的图像（图 8-9）。弧形低频探头有助于显示下颌下区及声门上区结构的矢状切面和旁矢状

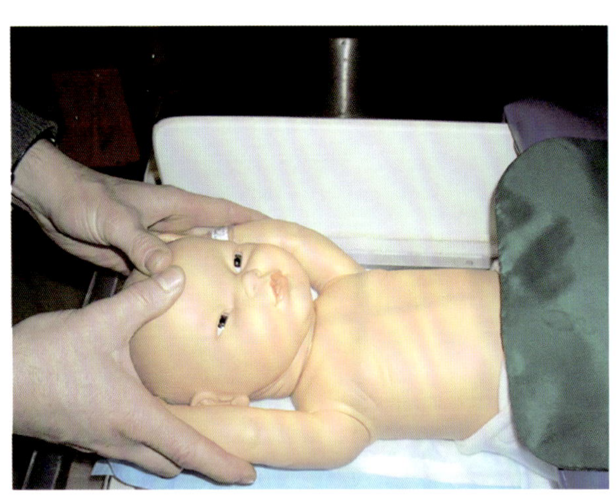

▲ 图 8-3　标准前后位胸部 X 线片

放射技师在拍摄胸部 X 线片时，可以固定孩子以达到最佳的胸部位置；注意下腹部的铅板

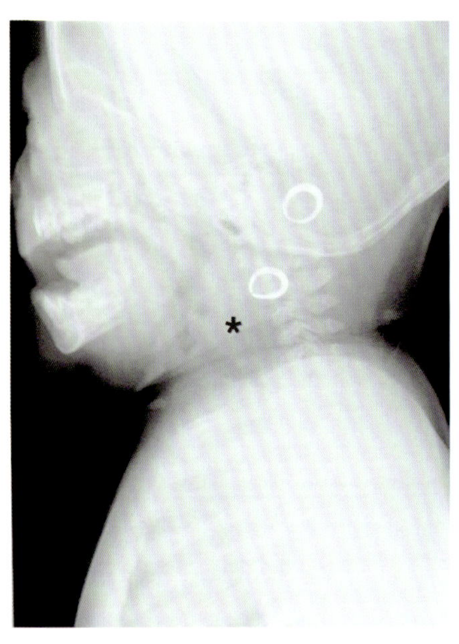

▲ 图 8-4　耳环和手指重叠影，拍摄时呼气相颈部伸展不够，导致侧位 X 线片图像质量欠佳

呼气时增宽的咽后壁软组织（星号）可能误认为咽后壁脓肿

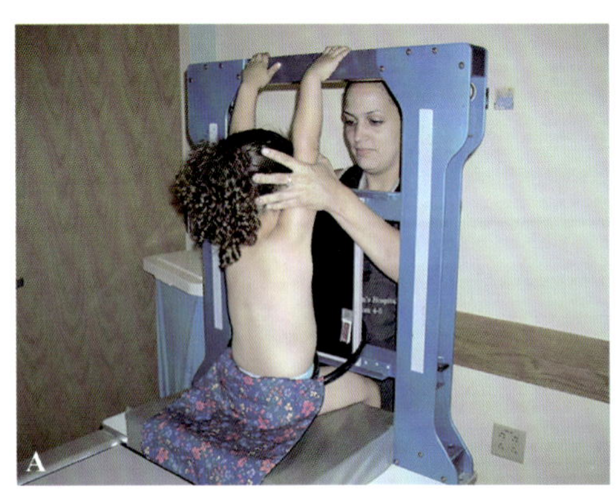

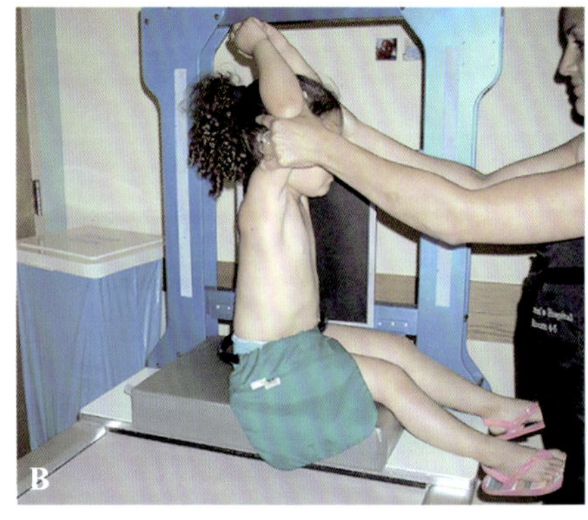

◀ 图 8-5　年龄较大能配合儿童的立位胸部 X 线片

立位后前位（A）和侧位（B）胸部 X 线片可以通过抬高手臂的坐位来拍摄

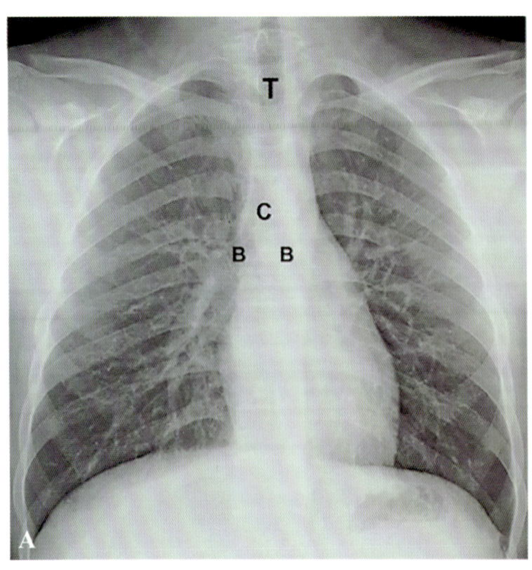

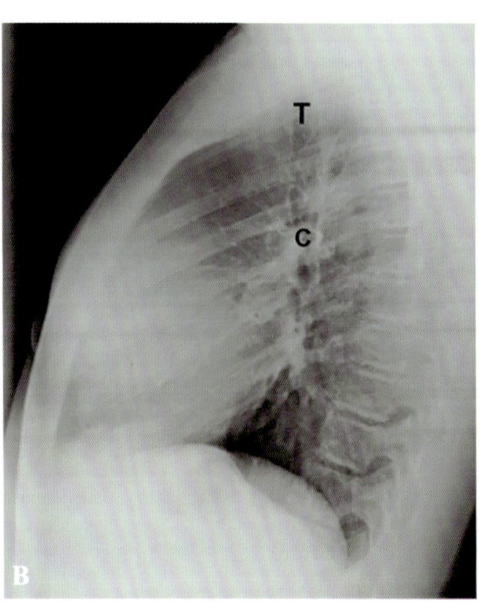

◀ 图 8-6　大龄儿童的正常胸部 X 线片

A. 后前位胸部 X 线片显示气管（T），气管隆嵴（C）及双侧主支气管（B）；B. 侧位胸部 X 线片显示气管（T）和气管隆突（C）

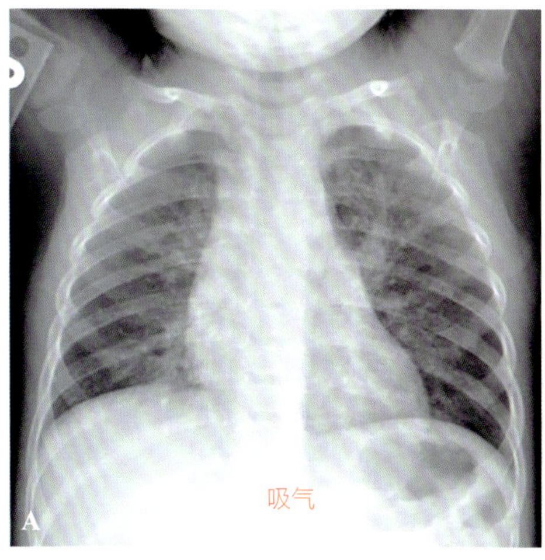

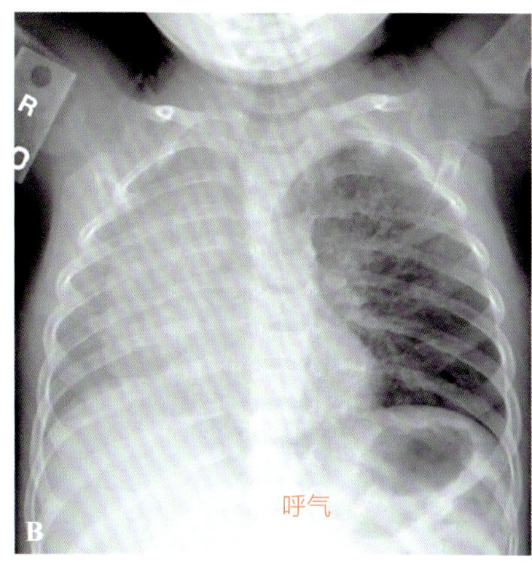

◀ 图 8-7　女，5 岁，吸气末及呼气末胸部 X 线片

这名患儿随后通过支气管镜被诊断为左主支气管内透光的异物；A. 吸气末正位胸部 X 线片显示双侧肺野对称；B. 呼气末正位胸部 X 线片显示右肺体积减小，另外左肺过度充气提示由于左主支气管梗阻所导致的空气滞留

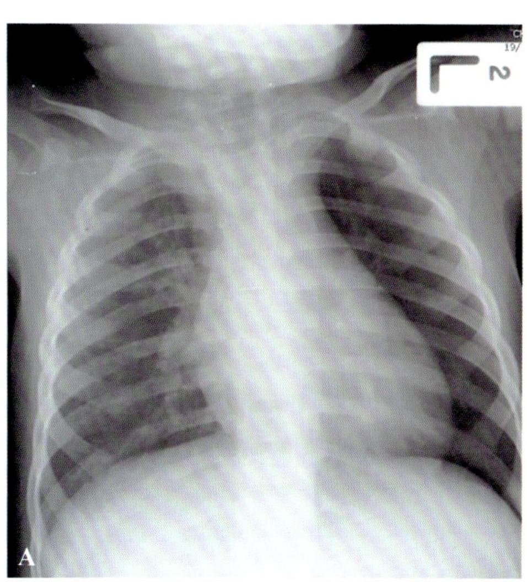

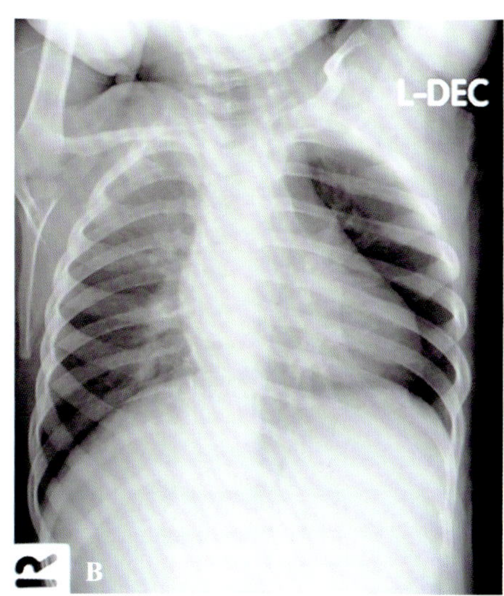

◀ 图 8-8　侧卧位胸部 X 线片的价值

女，2 岁，在玩哥哥的塑料积木玩具后，突发急性喘息和咳嗽；随后的支气管镜检查诊断左主支气管腔内透光的异物；A. 正位胸部 X 线片显示左肺较右肺透光度轻度增高；B. 左侧卧位 X 线片显示左肺持续性气肿

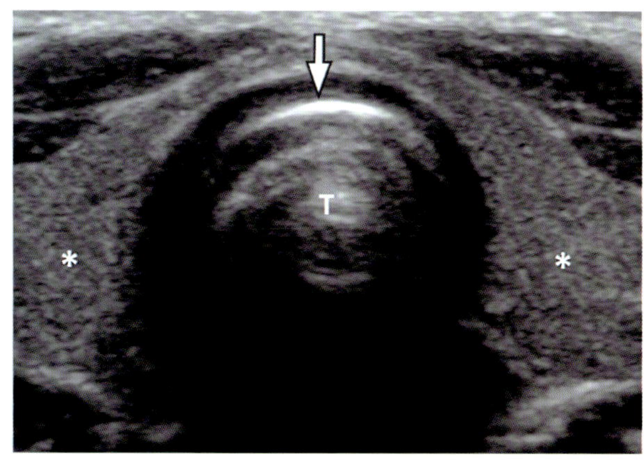

▲ 图 8-9　正常气管超声图

患者仰卧位时气管（T）内空气显示回声增强（箭）伴后方声影；在气管的两侧可以看到正常的甲状腺（星号）

切面图像。超声检查是对体格检查及直接可视化检查如喉镜检查的补充，也可为经皮气管切开术等操作提供影像引导[4, 5]。

（三）气道透视

气道透视有助于评估喉软化症和气管软化症（图 8-10）等动态异常。操作过程中可能结合吞钡试验。可以从正、侧、斜位上安全、快速、无创地评估从鼻咽到主支气管的整个气道。按照可合理达到的尽量低辐射剂量（ALARA）原则，应尽量采用减少辐射剂量的技术，如脉冲荧光检查，并采用踏板限制曝光时间。但对于不合作的婴幼儿及体型较大的儿童，其诊断价值有限[1, 2]。

动态睡眠气道透视法有助于评估 OSA 等情况。患者在连续生命体征及脉搏血氧仪监测的情况下镇静。当有气道阻塞的迹象发生时，在特定的解剖部位

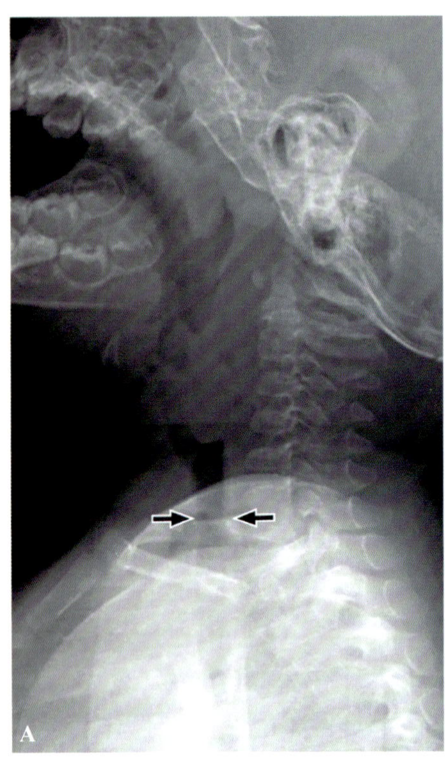

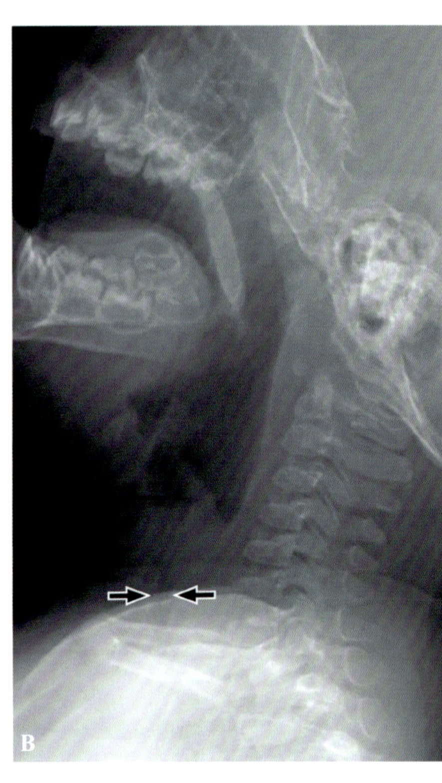

◀ **图 8-10 女，4 岁，气管软化症，临床表现为慢性咳嗽和反复肺部感染**

支气管镜检查确诊气管软化症；A. 吸气末气道透视侧位 X 线片显示气管通畅（箭）；B. 呼气末气道透视侧位 X 线片显示气管（箭）明显塌陷（> 75%），提示气管软化

进行 10～20s 的仰卧侧位透视评估，并分析其与临床发现的相关性。通常评估的位置包括舌底水平的口咽部、咽下部及胸内气管。向下牵拉双臂有助于清晰显示颈部，而高举手臂过头则能最大限度地显示胸腔内气管。为控制辐射，透视时间应不超过 2min[6]。

（四）CT

多平面 2D 和 3D 重建的多排螺旋电子计算机断层扫描（MDCT）目前是评估儿童气道的无创性金标准（图 8-11）。MDCT 能精确反映解剖细节，扫描快速，因此通常不需要镇静和插管来实现诊断成像。新的技术包括配对吸气 - 呼气 MDCT、MDC 电影及四维（4D）MDCT 动态气道评估[7-9]。然而，由于对辐射暴露，尤其是儿童辐射风险的关注逐渐增加，CT 的使用也受到一定的限制[10]。

大气道成像的具体参数取决于 CT 扫描仪的类型。但是，一般来说 16 排及以上的 MDCT 可以用以下参数来实现最佳成像，包括 16-MDCT 扫描仪采用 0.75mm 的准直器直径，32-MDCT 采用 0.625mm 的准直器直径，64-MDCT 扫描仪采用 0.6mm 的准直器直径；高速模式及 1.0～1.5 的螺距。根据年龄或体重调整毫安（mA），尽可能低的 kV，基于解剖的实时自动曝光控制有助于减少辐射暴露。充满气体的大气道与邻近纵隔软组织间天然的对比也使得低剂量扫描成为可能。波士顿儿童医院建议的管电流及电压参数见表 8-2。除了传统的冠状位和矢状位重建，也可常规在气管和支气管长轴上进行曲面重建，以便更精确测量气管和支气管[1, 2, 7, 11]（图 8-11D）。

（五）MRI

磁共振成像（MRI）对比分辨率极佳，且没有电离辐射。但是扫描时间过长，可能需要镇静以防止患者运动。以目前的扫描技术，颈部及上气道 MRI 扫描通常需要 30～60min（图 8-12）。静脉注射钆造影剂有助于评估可能导致上气道梗阻的肿瘤或感染。

除静态 MRI 的解剖评估外，新兴的 MRI 电影技术利用快速梯度回波序列，可以对 OSA 及腭咽功能不全等疾病进行动态气道评估[2, 12-17]。研究可以在 1.5 或 3.0 特斯拉（T）MRI 设备上进行。患者注射镇静药后摆放于头颈血管线圈中。年龄较小的患儿，可以完整显示从上鼻腔到气管隆嵴的气道。年龄较大的患儿，气管下端可能在视野之外。在 3D 定位后，获取矢状位及轴位 T_1 自旋回波（SE）序列 [相关参数为重复时间（ms）/ 回波时间（ms）

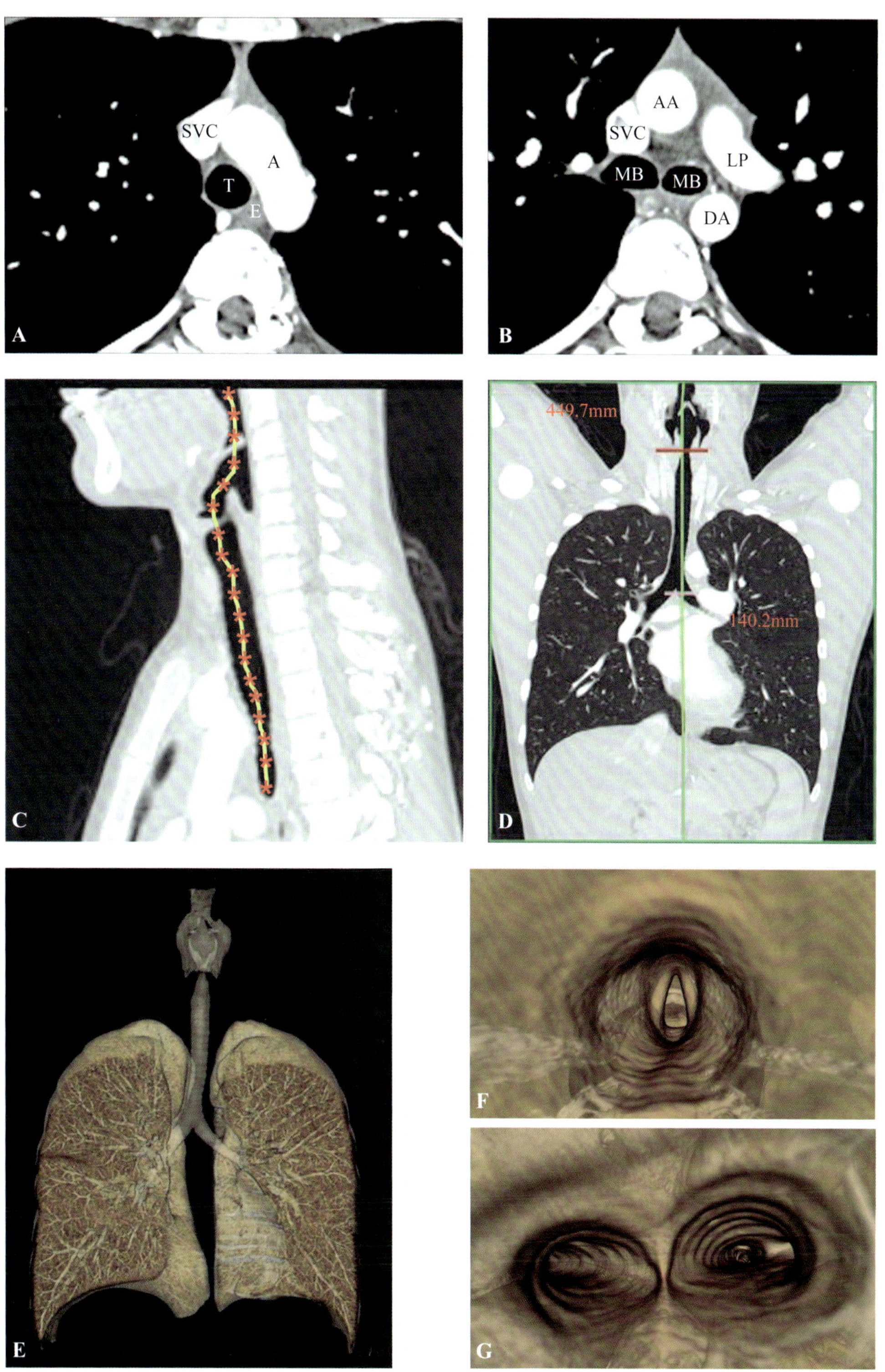

▲ 图 8-11 女，6 岁，正常大气道

A. 主动脉弓水平 CT 轴位增强图像显示吸气末正常圆形通畅的气管（T）（A. 主动脉弓；SVC. 上腔静脉；E. 食管）；B. CT 轴位增强图像显示正常的双侧主支气管（MB）（AA. 升主动脉；DA. 降主动脉；SVC. 上腔静脉；LP. 肺动脉左主干）；C. 大气道的矢状位肺窗重建 CT 图像，气道中心的参考线（黄线及红色星号）用于重建冠状曲面 CT 图像；D. 冠状位曲面重建 CT 图像显示了整个气管；E. 正常气道的 3D 外部容积再现 CT 图像（即，模拟支气管造影）；F. 声门水平气道的 3D 内部容积再现 CT 图像（即，模拟支气管镜），显示声门轻度开放；G. 气管隆嵴水平气道的 3D 内部容积再现 CT 图像，显示双侧主支气管通畅

表 8-2　根据患儿体重所得中央气道 MDCT 管电流和电压

体重（kg）	管电流（mAs）Insp./Exp.	kV
＜10	40/20	80
10～14	50/25	80
15～24	60/30	80
25～34	70/35	80
35～44	80/40	80
45～54	90/40	90
55～70	100～120/40	100～120

不同体重患者呼气末 MDCT 检查的管电流和电压，在吸气末 MDCT 检查中，mAs 应减少 50%，最大值为 40mA，同时保持 kV 的水平；Insp. 吸气；Exp. 呼气；mA. 毫安；kV. 千伏电压；MDCT. 多排螺旋 CT（引自 Lee EY, Boiselle PM. Tracheobronchomalacia in infants and children:multidetector CT evaluation. *Radiology*. 2009;252:7–22）

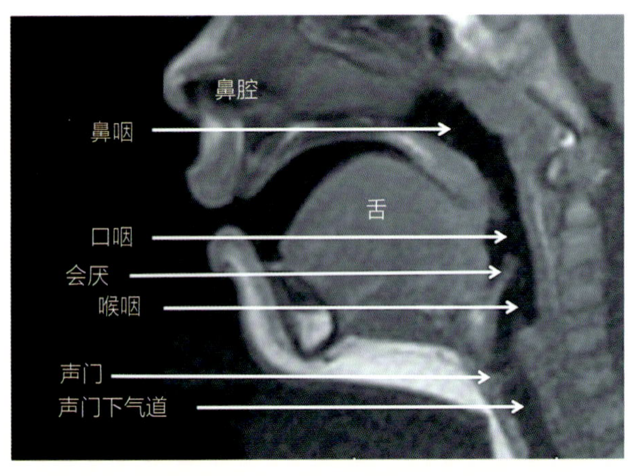

▲ 图 8-12　上气道的正常解剖

MR 矢状位 T_1WI 显示上气道的正常解剖

400/ 最小，视野 22cm，层厚 4mm，层间距 1mm，矩阵 256×192，两次采集]，以及矢状位及轴位快速 SE 反转恢复（IR）序列（相关参数为 5000/34，回波链长度 12，视野 22cm，层厚 6mm，层间 2mm，矩阵 256×192，两次采集）。电影序列在正中矢状位及舌部中端轴位扫描，采用快速梯度回波序列（相关参数为 8200/3600，翻转角 80°，层厚 12mm）在 1～2min 内连续采集 128 张图像，并用电影模式播放[2, 16]。

三、正常解剖和变异

气道包括鼻、鼻旁窦、咽（鼻咽、口咽、喉咽）、喉、气管、主支气管、外周支气管及细支气管。鼻咽位于鼻腔后部，软腭上方（图 8-12）。口咽位于软腭和会厌尖端之间。咽下部（喉咽）以会厌尖端和环状软骨为界。喉部以环状软骨和舌根部为界，包括甲状腺和环状软骨、双杓状软骨和会厌软骨[18]。声门上喉部包括会厌、杓会厌皱襞和假声带，延伸至喉室。声门喉部从喉室延伸至声带的下缘。最后，舌下喉部延伸至环状软骨的下边缘，声门下喉部和上气管。

气管，是一种软骨性及膜状管道，范围从相当于 C_6 水平的喉部延伸至 T_5 的上缘（图 8-13）。在那里气管分为左右主支气管。右主支气管分为右肺上叶支气管及中间支气管，后者进一步分为右肺中叶及下叶支气管（图 8-13，图 8-14）。左主支气管分为左肺上叶及下叶支气管。右肺上叶支气管分为 3 个段支气管（尖、前和后），右肺中叶支气管分为 2 个段支气管（外侧和内侧），右肺下叶支气管分为 5 个段支气管（背、内基、前基、侧基和后基）。左肺上叶支气管分为 4 个段支气管（尖后，前，上舌

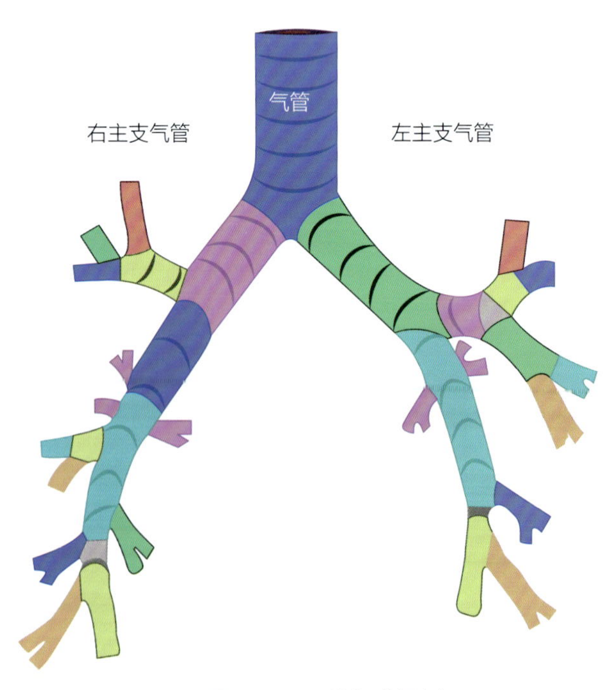

▲ 图 8-13　正常气道解剖

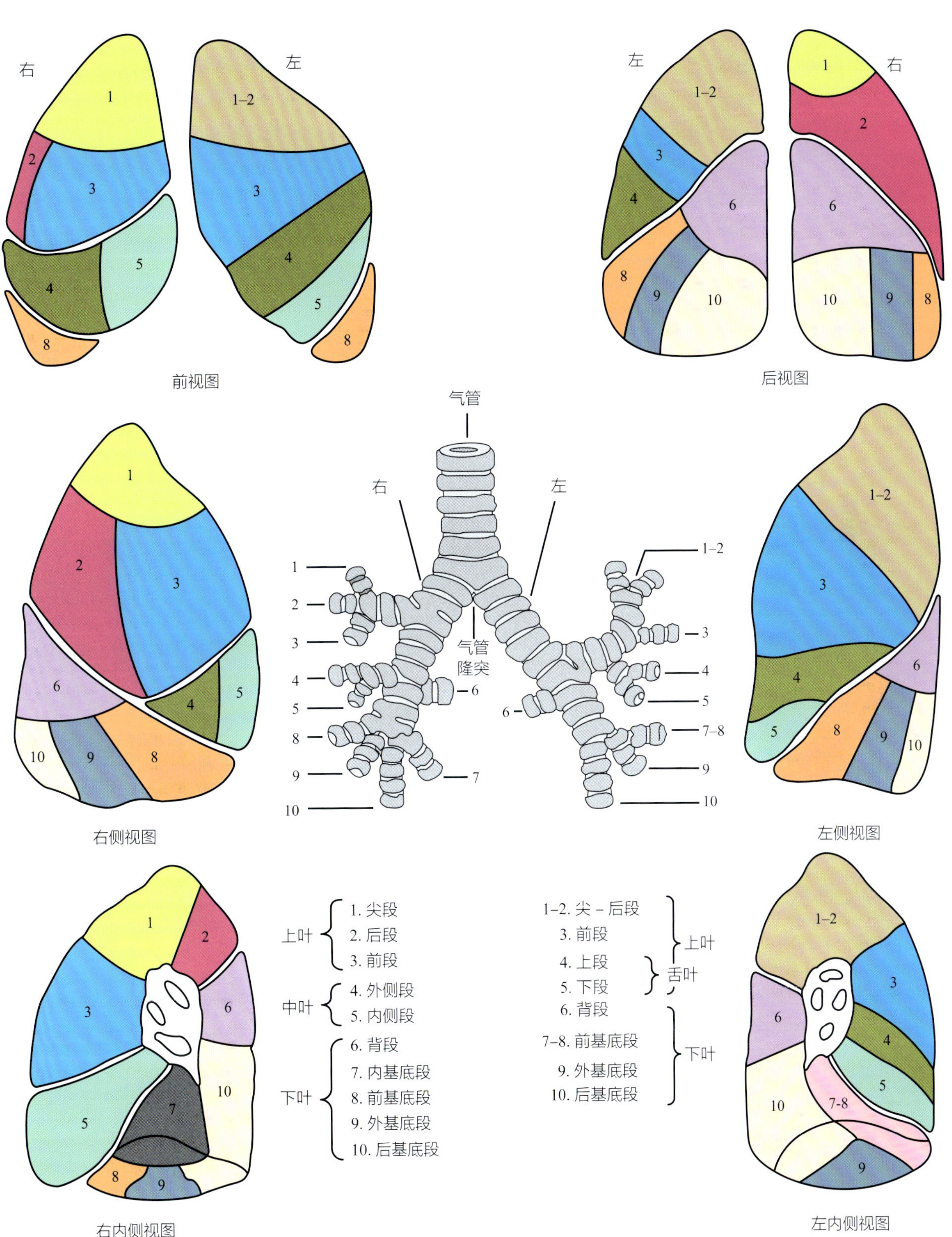
右
左
1
1–2
2
3
3
4
4
5
5
8
8
前视图
左
右
1–2
1
2
3
4
6
6
8
9
10
10
9
8
后视图
气管
右
左
气管
隆突
右侧视图
左侧视图
右内侧视图
左内侧视图
上叶
1. 尖段
2. 后段
3. 前段
中叶
4. 外侧段
5. 内侧段
下叶
6. 背段
7. 内基底段
8. 前基底段
9. 外基底段
10. 后基底段
1–2. 尖－后段
3. 前段
上叶
4. 上段
5. 下段
舌叶
6. 背段
7–8. 前基底段
9. 外基底段
10. 后基底段
下叶

▲ 图 8-14 正常肺叶解剖

和下舌），左肺下叶支气管分为4个段支气管（上、前内基、外基和后基）（图8-13和图8-14）。气道存在许多正常解剖变异。

对上气道的初步评估中，最有用的是侧位颈部X线片。一般的检查可以识别以下结构，包括鼻咽、腺样体、硬腭、软腭、悬雍垂、口咽、舌、下颌骨、舌根部、会厌、会厌软骨、杓会厌皱襞、梨状窦、喉室、真假声带、声门下喉部及气管上段（图8-2）。

5岁及以下的儿童，气管侧偏是正常的，不应误认为是病理状态（图8-15）。这种现象，往往发生在胸廓入口或稍上方水平主动脉弓的对侧，可能是由于相对于儿童较短的颈部和胸廓来说，气管长度相对较长[1,19]。其他常见的正常变异包括气管向前膨出，呼气及颈部屈曲时咽后壁软组织增厚，类似于咽后壁脓肿[20]（图8-4）。

四、儿童气道疾病

（一）先天性和发育异常

1. 后鼻孔闭锁/狭窄　后鼻孔闭锁是鼻咽的一种先天性梗阻，其特点是后鼻孔的狭窄和闭合，翼状板和鼻腔侧壁向中间靠拢[2,21]。后鼻孔闭锁是新生儿鼻部梗阻最常见的病因，发病率为1/5000～1/9000，女性发生率为男性的两倍，单侧较双侧多见。以前认为骨性梗阻是后鼻孔最常见的原因（90%）（图8-16），其余10%为膜性梗阻（图8-17），最近的数据提示70%的病例为骨/膜性混合，30%为单纯骨性异常[21]。单侧后鼻孔闭锁可能无症状，后期可能出现鼻塞、鼻漏或感染。经鼻胃肠管不能插入应怀疑后鼻孔闭锁的可能性。由于新生儿只能用鼻呼吸，因此双侧后鼻孔闭锁可引起严重的呼吸窘迫[2]。高达50%的患者可

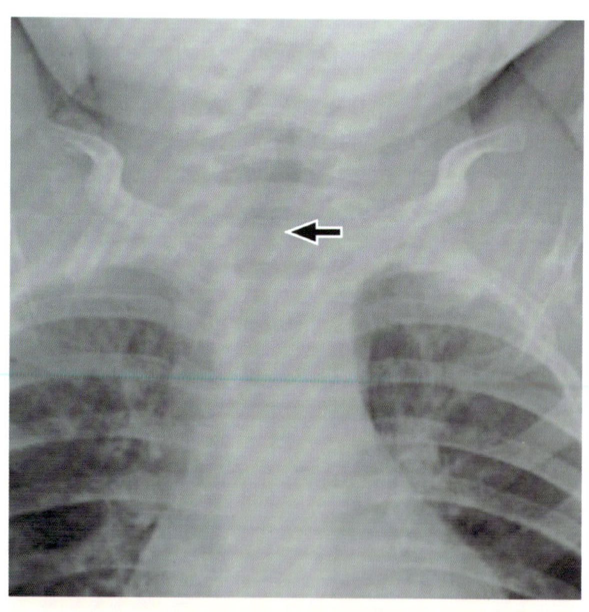

▲ 图8-15　男，11月龄，发热及咳嗽，正位胸部X线片显示正常的气管偏移（或屈曲）

锥形X线片显示在胸廓入口水平气管的正常偏曲（箭），偏向右侧

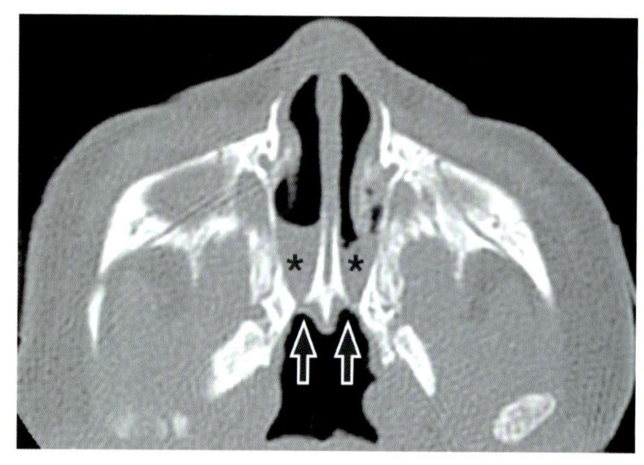

▲ 图8-16　男，新生儿，骨性后鼻孔闭锁，临床表现为呼吸窘迫及鼻胃管通过困难

面部骨骼的轴位骨窗CT图像显示双侧菱形犁骨（箭）导致双侧后鼻孔骨性闭塞；鼻道下方可见分泌物聚集（星号）

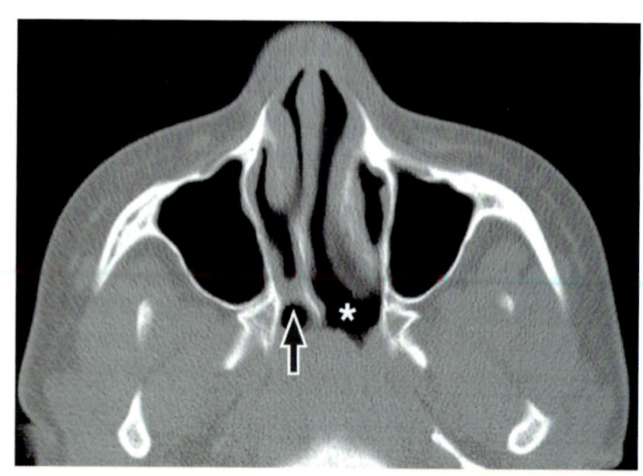

▲ 图8-17　女，新生儿，膜性后鼻孔闭锁，临床表现为呼吸窘迫

面部骨骼的横断面CT骨窗图像显示右侧后鼻孔内软组织密度影（箭）所致后鼻孔狭窄，提示右侧膜性后鼻孔闭锁；左侧后鼻孔（星号）是正常通畅的

能伴发其他异常，如眼缺损、心脏缺陷、智力发育迟缓及CHARGE（眼缺损、心脏缺陷、后鼻孔闭锁、生长及智力发育迟缓、生殖器发育不全、耳发育异常及耳聋）、Crouzon、Pfeiffer、Antley-Bixler、Marshall-Smith、Schinzel-Giedion及Treacher Collins等综合征[2, 21, 23]。

CT能最好地显示解剖异常（图8-16）[2, 24]。2岁以下的患儿特征性表现是后鼻孔的宽度小于0.34cm，上颌骨后部向内弯曲，犁骨融合或增厚及后鼻孔处骨性或软组织隔[2, 25]。后鼻孔狭窄根据其狭窄的程度表现可能与闭锁相似，CT也是最好的检查方式[2]。CT仿真内镜是一种3D后处理技术，每次检查后需大约10min进行图像重建，但无额外辐射，有助于诊断及术前评估[26]。向鼻孔滴注1～3滴稀释的非离子造影剂，能更好地显示后鼻孔与鼻咽部的交通[27]。

后鼻孔闭锁/狭窄需要手术治疗，可以在隔上造孔以创造一个永久的开放性气道[2]。手术方式多样，包括经鼻穿刺、经腭切除、支架置入、内镜切除及后鼻孔切除等[2, 21]。然而，目前还没有明确的证据支持的最好手术方式[22]。单侧鼻孔闭锁手术可以等到6—9岁当面中部接近成人大小时进行。但双侧鼻孔闭锁需要立即干预以重建和开放气道[2]。复杂病例采用CT导航系统，可能有助于诊断。像丝裂霉素C和激光这样的辅助手段没有确切疗效[21]。最终手术成功与否取决于闭锁的类型、采用的手术方法、支架类型和放置的时间，以及是否合并其他异常。

2. 先天性鼻梨状孔狭窄　先天性鼻梨状孔狭窄（CNPAS）是导致新生儿上气道阻塞的罕见病因，是由于上颌骨内侧突的过度生长造成的[2]。患儿可能出现呼吸窘迫、阵发性呼吸暂停、周期性发绀或急性气道完全阻塞[28, 29]。特征性表现为5号（F）导管或内镜不能通过鼻腔[28]。在临床上，CNPAS与双侧鼻孔闭锁无法鉴别[2]。该病可能是中枢神经系统（CNS）畸形如前脑无裂畸形的一部分，多达75%的病例仅有一颗上颌中切牙[2, 25, 28, 29]。其他相关异常包括染色体异常及垂体激素缺陷[2, 28, 29]。

CT是首选影像学检查方式，扫描层面与硬腭和眶顶部平行，轴位连续薄层（1.5～2mm）扫描。多平面2D重建有助于诊断，但不是必须。特征性表现是鼻孔内软组织密度影，上颌骨鼻突过度生长并向内侧移位，梨状孔变小（图8-18）。狭窄的梨状孔以鼻骨为上界，上颌骨的鼻突为外侧缘，下界为水平突，对足月儿来说，宽度小于11mm应考虑此诊断[2, 28, 30, 31]。MR有助于评估患儿是否合并颅内异常[32]。

症状轻微的患儿可以采用保守治疗，包括加湿、局部鼻血管收缩药、放置鼻支架及口咽气道导管。严重病例可能需要手术治疗[2, 28, 29, 32]。一般来说，治疗后预后良好。

3. 腺样体和腭扁桃体增大　正常情况下起免疫保护作用的腺样体和腭扁桃体的病理性增大是儿科患者上气道阻塞的常见原因。腺样体位于鼻咽顶部，蝶窦的下方及斜坡的前方，由淋巴样组织聚集而成，出生时尚未形成，在婴儿期迅速生长。它们在2岁时达最大，7～12mm，在青春期逐渐减小。腭扁桃体与之类似，是位于舌腭弓和咽腭弓之间的淋巴组织团块。由慢性炎症或既往感染引起的腺样体及腭扁桃体肥大可能导致鼻咽或口咽梗阻。可能的后遗症包括由肺通气不足所致的慢性低氧血症和高碳酸血症及OSA[2, 14, 33-37]。

影像学评估从X线片开始。在上气道侧位X线片上腺样体达硬腭水平则认为腺样体肥大（图8-19）。更为客观的方法是计算腺样体-鼻咽部比

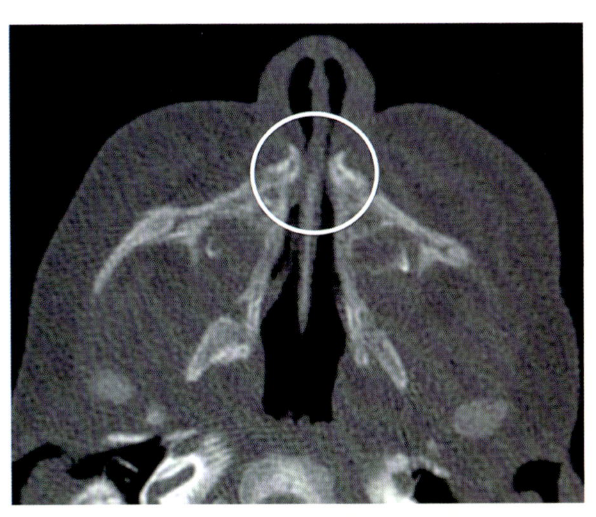

▲图8-18　女，新生儿，先天性梨状孔狭窄，临床表现为喂养时呼吸困难

新生女婴，面部骨骼的轴位CT骨窗图像显示由于前部上颌骨向内生长导致的鼻道前端明显狭窄（圆圈区域）

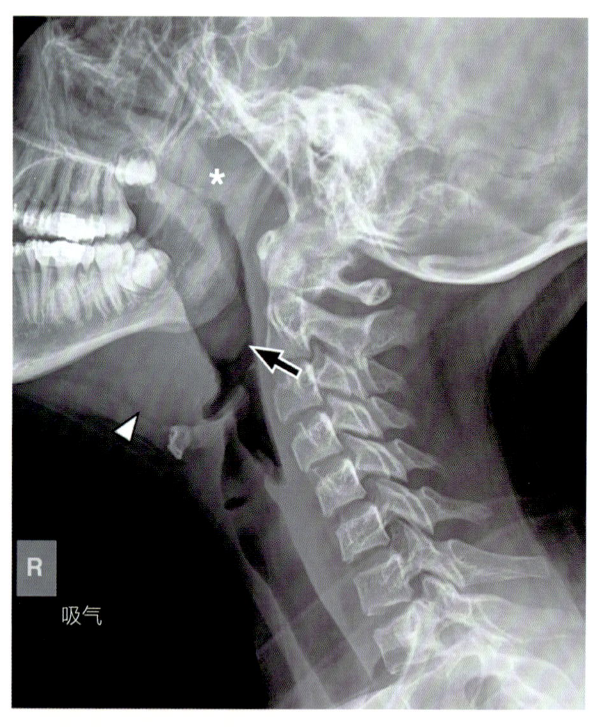

▲ 图 8-19 **女，12 岁，腺样体、腭及舌扁桃体肥大，临床表现为进行性加重的张口呼吸及打鼾**

上气道侧位 X 线片显示腺样体（星号）中度突出导致鼻咽狭窄；同时还伴有舌扁桃体（箭头）及腭扁桃体（箭）显著增大

值或用腺样体除以鼻咽部大小。此值大于 0.8 提示腺样体肥大[2, 38, 39]。当扁桃体影明显突出并延伸到咽下时，则认为腭扁桃体肿大。颈部侧位 X 线片上的扁桃体 – 咽部（T/P）比值，或扁桃体宽度除以咽腔深度，被用于筛查疑似 OSA 的患儿[2, 40]。既往会拍摄患儿在镇静时的透视视频，用于动态气道评估[2, 41]。最近 MRI 电影也开始用于测量扁桃体和腺样体的体积及动态气道评估[2, 14, 42]。

腺样体和扁桃体的现症感染（伴有相关增大）采用抗生素治疗。慢性增大，尤其是合并呼吸障碍或 OSA 者，可能需要采用腺样体切除术和（或）扁桃体切除术。手术还有助于减轻相关的复发性鼻窦炎或耳部感染[2]。

4. 巨舌　巨舌是指慢性无痛性舌增大，静息时舌突出于牙齿或牙槽嵴之外。巨舌与急性舌炎不同，后者的特点是疼痛及舌的迅速增大[2, 43]。病因包括甲状腺功能减退、特发性增生及各种综合征，包括黏多糖病、Down 综合征及 Beckwith-Wiedeman 综合征[2, 44, 45]。相对性巨舌是一种变异型，是指由于下颌小（小颌畸形）而舌相对较大。临床症状包括呼吸作响、流涎、吞咽困难及言语困难。尤其需要关注的是可能发生上气道阻塞[2, 45, 46]。

睡眠时透视可用于评估患儿的进行性呼吸窘迫。睡眠时可能看到增大的舌向后脱出导致后咽部梗阻[2, 41]。CT 和 MRI 的断层成像也有助于评估舌，并排除潜在肿块[2, 47]（图 8-20）。

系统性疾病导致的巨舌症可以采用药物治疗。否则，需要采取舌缩小切除术治疗有症状的患者，预防可能出现的气道阻塞、语言及畸齿矫正的问题。急性上气道梗阻需要立即干预，如气管切开术[2, 47]。

5. 喉软化症　喉软化症是一种良性的，通常为一过性的疾病，其特点为由于喉软骨及肌肉的不成熟而导致咽部软组织异常松弛。这些异常会引起吸气时会厌、杓状软骨和杓会厌皱襞塌陷，导致上气道部分阻塞。喉软化是最常见的先天性喉异常，也是喘鸣婴儿出现症状性气道梗阻最常见的病因，静息时加重，活动后改善[2, 48–50]。

气道透视特征性表现为会厌向下向后弯曲，杓会厌皱襞向前突起，引起上气道狭窄并最终堵塞上气道（图 8-21）。气道透视检查虽然诊断具有相对特异性，但其敏感性较差。因此，在气道透视检查结果正常的情况下，如果仍怀疑患者有喉软化症，应当采用喉镜进一步检查[2, 51, 52]。

大多数喉软骨软化症为自限性，不需要干预，在 1 岁前能自行缓解[2]。喉软化合并喂养困难的患

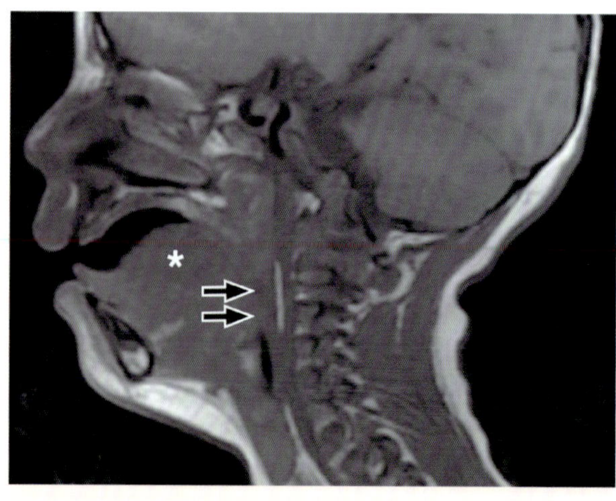

▲ 图 8-20 **男，4 岁，唐氏综合征及呼吸窘迫**

MR 矢状位 T_2WI 显示舌较大（星号），内部信号未见异常；可见舌下垂或称舌后坠（箭）

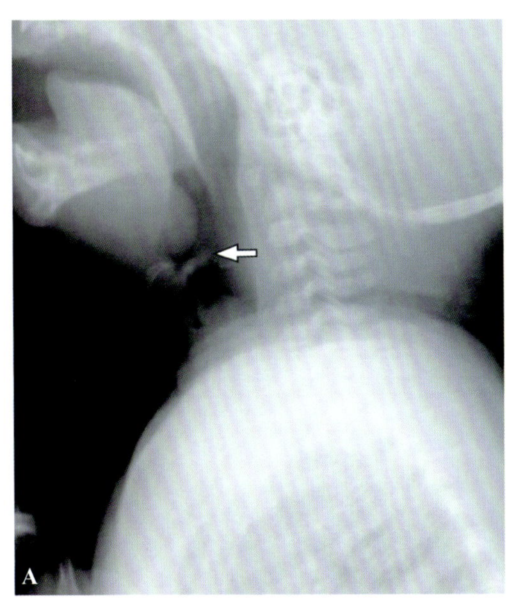
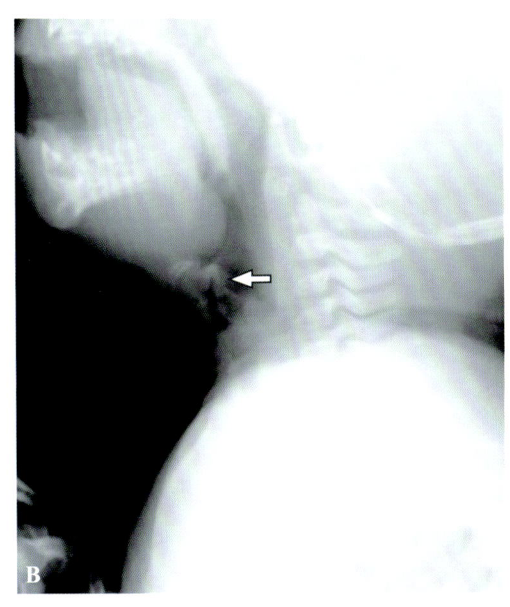

▲ 图 8-21 婴儿，2 月龄，喉软化，临床表现为喘鸣

A. 上气道侧位 X 线片提示会厌（箭）位置正常；B. 上气道侧位 X 线片显示会厌（箭）松弛，向后向下移位，并阻塞气道（引自 Laya BF, Lee EY. Congenital causes of upper airway obstruction in pediatric patients: updated imaging techniques and review of imaging findings. *Sem Roentgenol*.2012;47(2):147–158，由 Khristine Grace C. Pulido, MD, Manila,Philippines 提供）

儿可以给予抗酸药[53]。症状持续需要外科手术干预，以预防气道梗阻甚至猝死等并发症。目前的手术治疗包括声门上成形术、杓状会厌皱襞切除术、会厌固定术及气管造口术[2, 54]。

6. 气管发育不全 先天性气管发育不全是一种罕见且通常致命的疾病。虽然发病机制尚不确定，但通常被假设为胚胎发育时近端前肠出芽时气管和食道分离失败的结果[55]。发病率为 1/5 万男 / 女约为 2 ∶ 1[56]。从 1900 年 Payne 最早报道以来，文献报道病例超过 150 例[56, 57]。其中超过 50% 的患儿为早产儿，超过半数的孕妇会出现羊水过多[56, 58]。50%～94% 的病例会合并先天性畸形。患儿通常表现为急性发绀、严重的呼吸窘迫、气体交换不足、哭声弱及气管插管失败[56]。

解剖上，通常在喉部以下气管为盲端，通过远端食管瘘进行气体交换[59]。按照 Floyd 等的描述[60]，共分为 3 型（图 8-22）。在 Ⅰ 型中，近端气管是闭锁的，较短的远端气管通过气管食管瘘（TEF）与食管相通。Ⅱ 型最常见，发生率 60%。气管几乎或完全缺失。双侧的主支气管连接形成中线部位的气管隆嵴，这是最常与食管形成瘘管的位置。在 Ⅲ 型中，气管及隆嵴均缺失，主支气管从远端食管的不同位置发出[55, 56, 59, 60]。

胸部 X 线片一般不能诊断气管发育不全，但可能表现为柱形气管影缺失，气管分叉处位置异常低，气管插管 / 食管插管位置异常靠后，以及远端食管、胃和近端小肠管充气扩张（图 8-23）。既往曾采用钡剂评估支气管食管瘘，但因其可能导致气道损害，目前都尽量避免行该检查[55, 59, 61]。可以选择 CT 及多平面重建（MPR）显示整个闭锁段及食管瘘的精确位置[55, 59]。

目前的治疗方案较少。如产前经胎儿超声和 MRI 确诊，且远端气管通畅，产时宫外气管造口术可能有疗效。到目前为止，采用食管或合成材料重建上气道的手术并不能保证长期生存[62]。

7. 气管性支气管 过去，气管性支气管被严格定义为右肺上叶支气管起源于气管（也称为“猪型支气管”或猪支气管，因为与猪的支气管形态相似）。但是现在气管性支气管包括一系列起源于气管或主支气管的上叶支气管异常。根据气管造影和支气管镜检查，右侧及左侧气管性支气管发生率分别为 0.1%～0.2% 和 0.3%～1%[1, 7, 63, 64]。气管性支气管通常是单发及偶发的，但报道的相关畸形包括唐氏综合征、肋骨异常、TEF、VATER（椎体缺损、

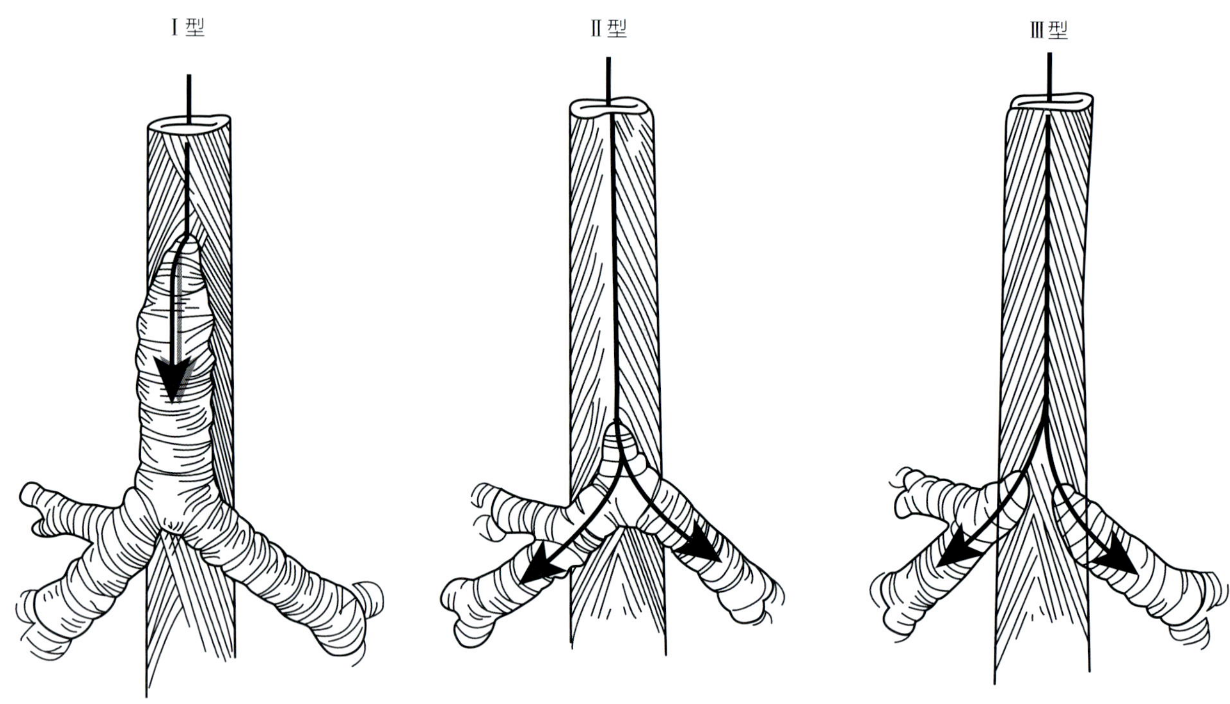

▲ 图 8-22 先天性气管发育不全 3 种分型图解

先天性气管发育不全Ⅰ型，近端气管闭锁，残留的远端短气管通过气管食管瘘与食管相通；先天性气管发育不全Ⅱ型，气管几乎或完全缺如；两边的主支气管连接形成中线处的气管隆嵴，该处最常与食道形成瘘；先天性气管发育不全Ⅲ型，气管及隆嵴均缺如；主支气管直接从远端食道不同位置分别发出

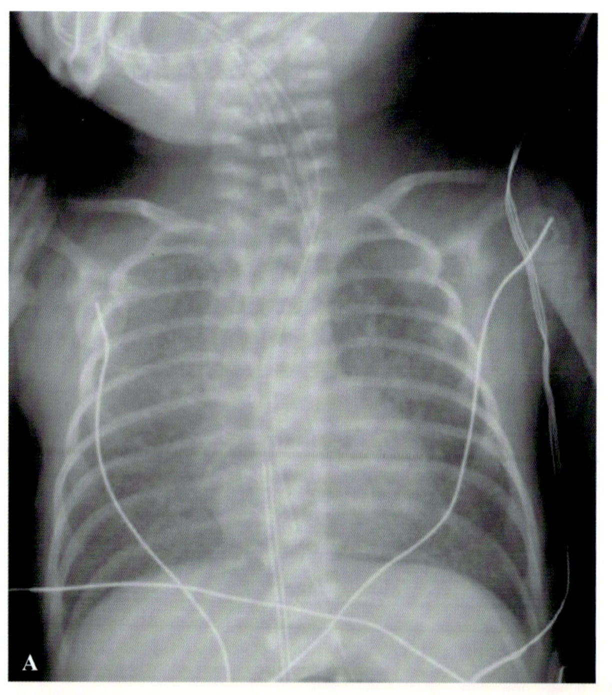

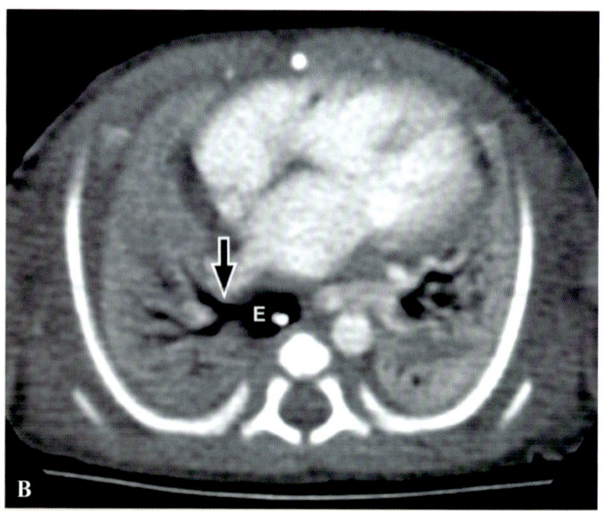

▲ 图 8-23 男，3 日龄，气管发育不全，合并多发先天性畸形，包括 DiGeorge 综合征、法洛四联症、右位主动脉弓和肺动脉离断，临床表现为严重呼吸窘迫

A. 正位胸部 X 线片显示柱状气管影缺失；B. 增强 CT 轴位图像显示气管缺如，右主支气管（箭）直接起源于扩张的食管（E），注意食道内的鼻胃管（由 Jonathan R. Dillman, MD, MSc, Cincinnati Children's Hospital Medical Center, Cincinnati, OH 提供）

肛门闭锁、气管食管瘘、食管闭锁、肾缺损及桡骨发育不良）综合征、部分性肺静脉异位引流、先天性肺气肿及肺囊性畸形[63–65]。患儿通常无症状，但可能出现反复肺炎、肺不张或空气滞留、持续咳嗽、喘鸣、急性呼吸窘迫或咯血[63, 64]。典型表现是气管插管后发生右肺上叶不张，因为气管内插管阻塞了未被发现的异常支气管[25, 26]。

一个“真正的气管性支气管”发自气管，一般距离气管隆嵴小于 2cm，最多不超过 6cm，常见于右侧[1, 7, 63, 64]。如果段支气管无异常，仍然供应相应（上）肺叶，而气管性支气管额外存在，则称为额外型；否则，称为异位型。额外的支气管的盲端称为气管憩室。额外支气管供应的充气或支气管扩张的肺叶称为顶副叶或气管叶[64]。

胸部 X 线片可显示出异常的充气支气管。但 CT 是诊断的首选方式。新的后处理技术，如 3D 气道重建和 CT 仿真支气管镜（CTVB）有助于诊断[1, 66, 67]（图 8–24）。

无症状的患者不需要治疗。然而，有症状的患者建议手术切除气管性支气管[7]。另外，术前识别气管性支气管有助于优化气道管理，这对于接受复杂手术的危重患者尤其重要[66, 68]。

8. 气管憩室　气管憩室是一种罕见的畸形，以气管肌局灶性薄弱导致气管后外侧壁向外膨出为特征。先天性由异常的额外气管分支引起，后天性继发于慢性咳嗽或阻塞性肺疾病患者气管内管腔压力增加。多数患儿无症状。但大的憩室可能留存残渣并引起反复肺部感染。临床症状还包括异物感、颈部肿胀及吞咽困难[1, 69–73]。Mounier–Kuhn 综合征（巨气管支气管）可合并多发气管憩室。

CT 多平面 2D 和 3D 重建能准确地显示气管和憩室之间的直接连接，而支气管镜可能很难发现[1, 69–73]（图 8–25）。憩室通常发生在右侧，这可能与食管和主动脉弓位于左侧，从而防止憩室形成有关[72, 73]。先天性憩室通常开口小而窄，位于声带下方 4～5cm 处，而后天性憩室开口较大且较宽[1, 69–73]。

无症状的气管憩室只需要保守治疗，包括使用抗生素、祛痰药和物理治疗[72]。有症状的患儿需要手术切除。预后通常很好。

9. 食管支气管或食管肺　食管支气管和食管肺是罕见的先天性支气管肺前肠畸形（BPFM），是指

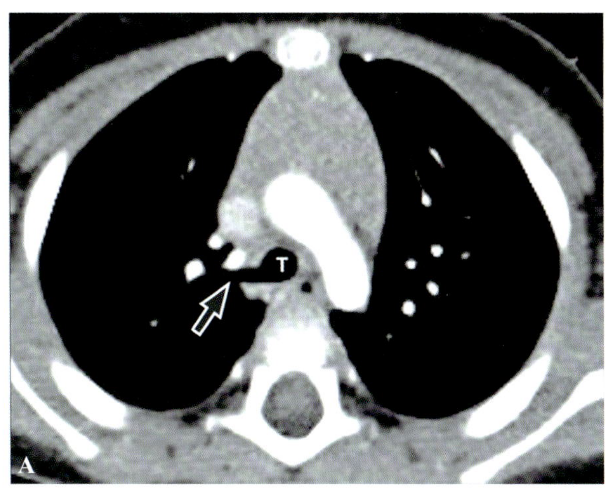

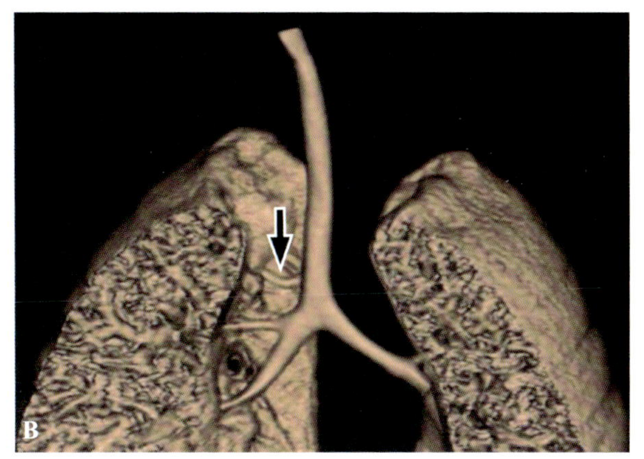

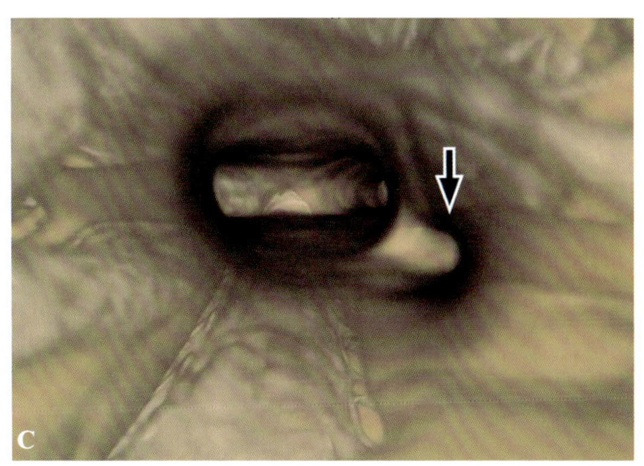

▲ **图 8–24　男，11 月龄，气管性支气管，表现为反复右肺上叶不张和感染**

随后经支气管镜检查证实气管右侧壁异常发出支气管；A. 轴位 CT 增强扫描软组织窗图像显示异常的右肺上叶支气管（箭），气管性支气管直接从气管（T）的侧壁发出；B. 大气道和肺的 3D 外部容积再现 CT 图像证实了气管性支气管（箭）的起源和走行；C. 3D 内部容积再现 CT 图像显示气管性支气管的开口（箭）位于气管隆嵴上方

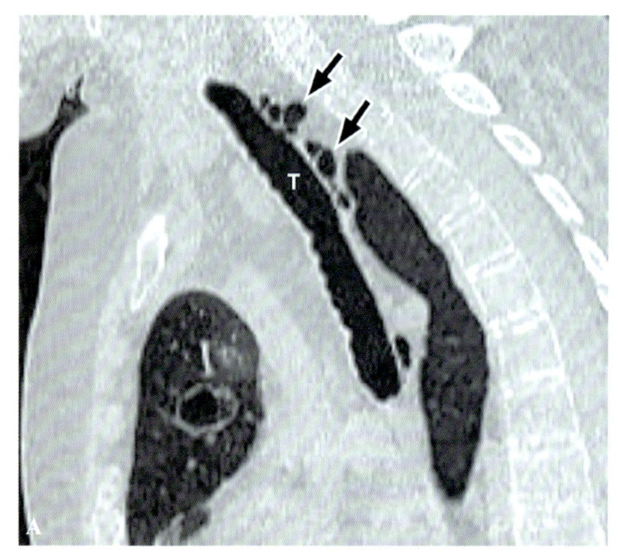

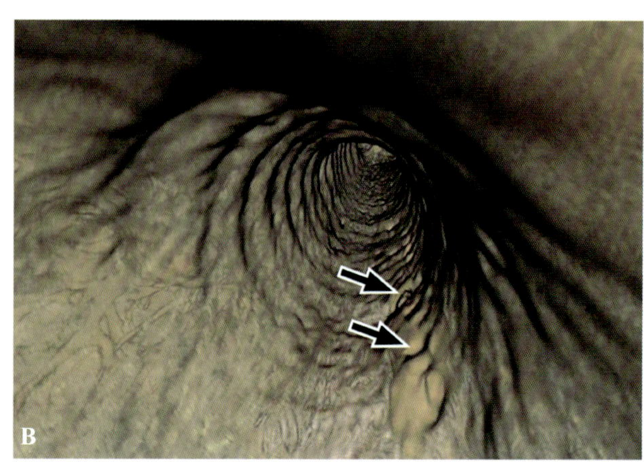

▲ 图 8-25 **男，13 岁，气管憩室，临床表现为慢性咳嗽和反复肺部感染**

A. 矢状位最小密度投影 CT 图像显示气管后外侧壁多发囊性突起（箭），符合气管憩室；（T. 气管）；B. 3D 内部容积再现 CT 图像证实了多个气管憩室的开口（箭）

支气管直接起源于食管。该病属于交通性支气管肺前肠畸形（CBPFM）系列疾病，CBPFM 是指呼吸道和胃肠道相互交通[76]。食管支气管是指肺叶支气管起源于食管，通常供应右肺下叶内基节段。而食管肺是指主支气管起源于食管，供应一侧肺。两种畸形都更常见于右侧[1, 75-77]。

文献中仅有 20 例食管肺的报道，且没有性别差异，而食管支气管的女 / 男为 1.5 ： 1。文献报道的并发症包括食道闭锁、食道远端 TEF、十二指肠狭窄、环形胰腺、肛门闭锁、脊椎异常、性分化异常及先天性心脏病[75-77]。如果在新生儿期没有在检查中偶然发现的话，患儿通常会在出生后 8 个月内出现反复肺部感染[76, 77]。根据畸形的严重程度，患儿可以无症状，严重者可以发生暴发性呼吸衰竭。文献中报道食管支气管诊断时最大年龄为 27 岁[76]。

影像学评估从胸部 X 线片开始，可能表现为异常支气管供应的肺或肺叶实变或塌陷。钡剂食管造影能够显示支气管和食管之间的直接连接（图 8-26A）。CT 多平面 2D 及 3D 重建可以确诊该病，并为外科手术提供精确的解剖和血管路线图（图 8-26B）。食管支气管和食管肺必须与叶外型肺隔离症鉴别。鉴别特征包括血供来自肺循环（而叶外型肺隔离症由体循环供血），食管起源的支气管，及食管肺全肺受累（而叶外型肺隔离症为节段分布）[1, 75-77]。

治疗方案是切除反复感染损坏的肺或肺叶，并修补与食管间的交通。但如果在新生儿期诊断，肺部损害尚未发生，那么支气管再植术可能有效[75]。在支气管重建之前，对异常肺组织的选择性通气有助于确定其是否还存在功能性氧合能力[78]。

10. 先天性气管狭窄　先天性气管狭窄（CTS）是一种罕见的疾病，其特征是局灶性或弥漫性的完全性气管软骨环，气管膜部的缺如或缺损，这会导致恒定的气管狭窄[1, 7, 9]。大多数患者会并发心血管异常，左肺动脉吊带最常见[1, 79]。孤立的 CTS 并不常见，发生率为 10%～25%[80]。患儿通常在 1 岁内出现双相喘鸣、喘息及反复肺炎[7]。

Cantrell 和 Guild 最先进行分类，分为 3 种解剖亚型（图 8-27）。Ⅰ型为弥漫性发育不全，全气管受累，支气管和远端气道正常；Ⅱ型为漏斗状狭窄，气道逐渐变细，声门下正常而气管末端隆突狭窄；Ⅲ型是节段性狭窄，通常累及一小段气道，2～5cm[80, 81]。各类型所占大概比例分别为 30%、20% 和 50%[7]。后来，AntónPacheco 等提出了一种功能性分类，即根据症状的轻、中、重，以及是否有合并畸形来分类[80, 82]。

初始的影像学检查如胸部 X 线片及透视可以显示气管狭窄。但目前的成像方式及后处理技术，如 MDCT 的 2D 和 3D 重建，可以显示狭窄的确切位置和程度，以及合并的其他先天性异常[7, 9]（图8-28和图8-29）。CTVB可以提供与实际支气管镜相同的图像，但儿童患者仍需要进行两者的直接比较和对照研究。MRI一般不用于气管成像，但能显示合并的异常，如血管畸形[80]。

既往CTS主要采用保守治疗。目前对有症状的儿科患者来说，应尽可能选择手术矫正，这可以显著提高患儿的生存率。短节段气管狭窄（≤5cm）首选气管节段性切除及端端吻合。长节段狭窄（>5cm），过去常选用补片或自体气管修复[80, 82]。但近来认为“滑动性气管成形术”这一较新的手术方法更有优势，这种方法避免了缝合处的过度牵拉和张力，从而减少了再狭窄和肉芽组织形成的风险[80, 82]。

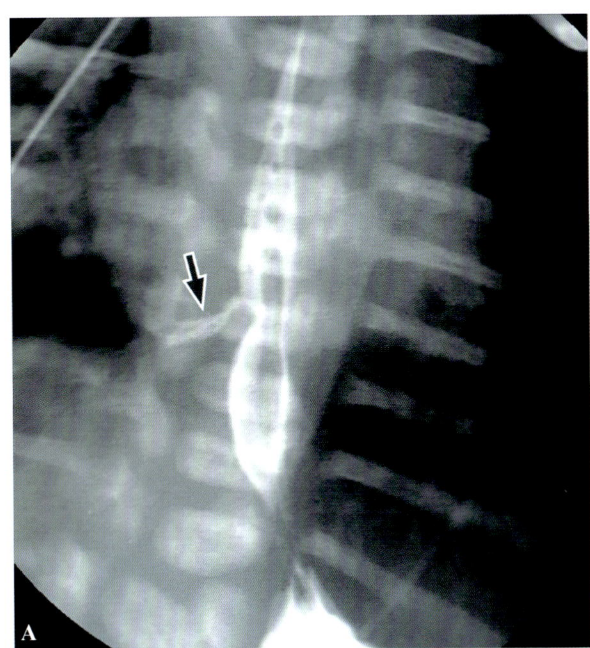

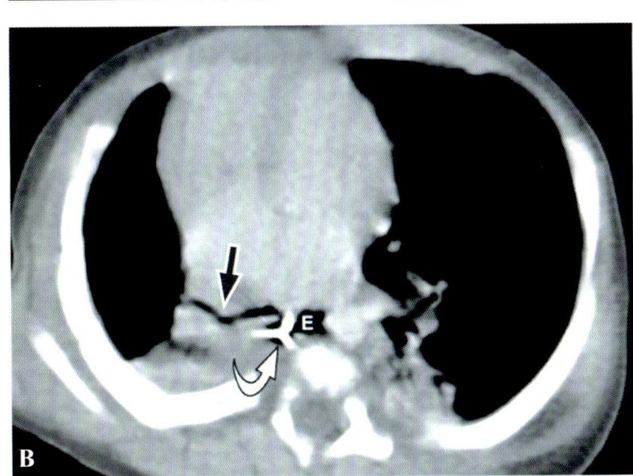

▲ 图8-26 男，1月龄，食管支气管，表现为呼吸窘迫及进食困难

A. 食管造影显示右肺下叶内侧支气管内含钡（箭），其直接起源于远端食管，符合食管支气管；B. CT增强轴位图像显示右肺下叶支气管（直箭）起源于食管（E），注意食管内鼻胃管（弯箭）的条状金属伪影；同时，右肺下叶后段肺因误吸而实变

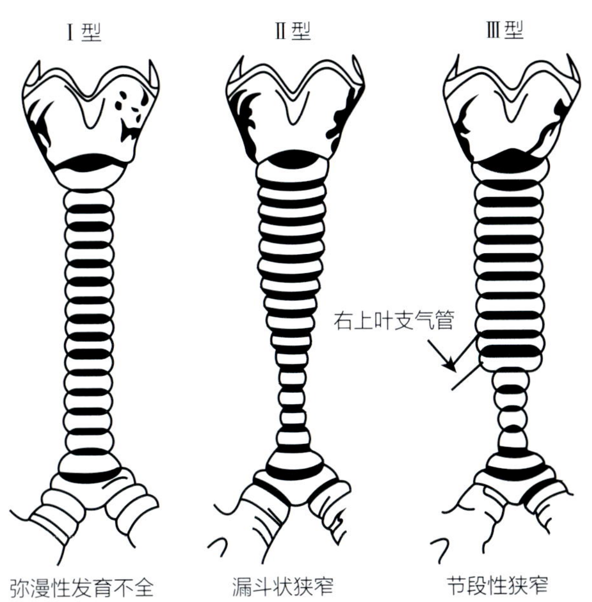

▲ 图8-27 先天性气管狭窄3种分型图解

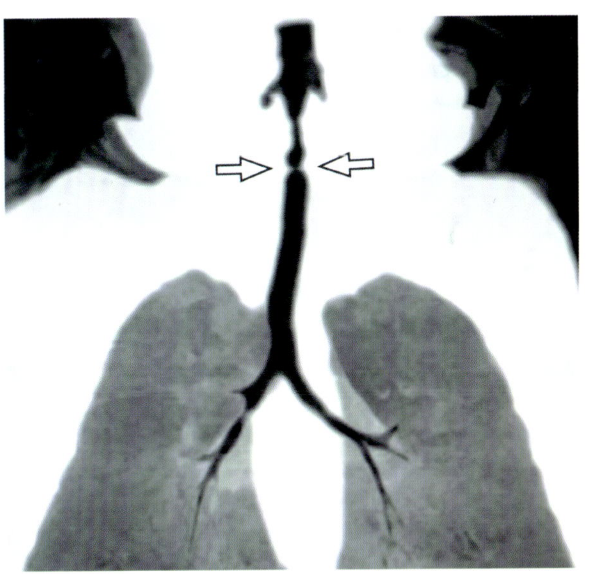

▲ 图8-28 女，新生儿，先天性近端气管狭窄，表现为严重呼吸窘迫

冠状位最小密度投影CT图像显示在声门下区域明显的先天性狭窄（箭）；后经支气管镜检查确诊为先天性气管狭窄

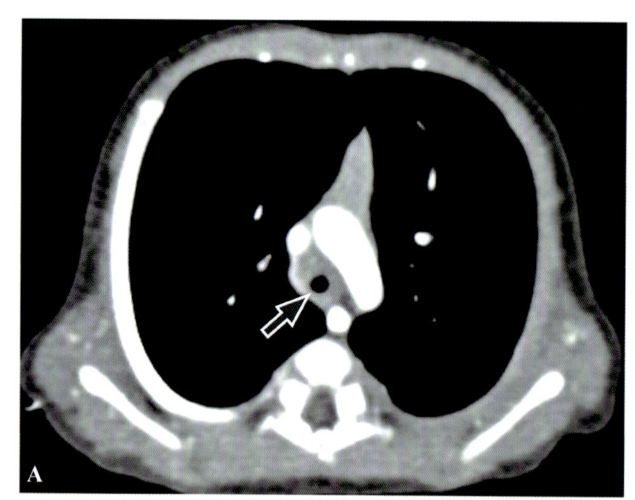

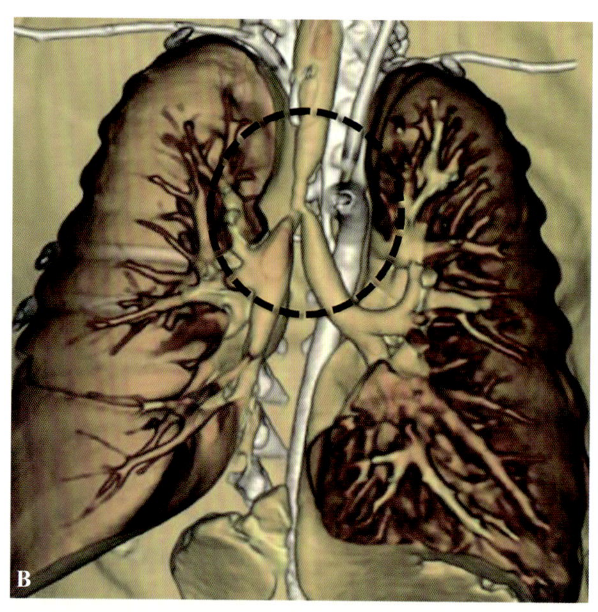

▲ 图 8-29 男，新生儿，先天性远端气管狭窄，临床表现为喘鸣及血氧饱和度下降

支气管镜检查及手术确诊远端气管、气管隆嵴和近端主支气管先天性狭窄；A. 轴位 CT 增强图像显示在主动脉弓水平狭窄的气管（箭），气管没有外部压迫；B. 3D 外部容积再现 CT 图像显示远端气管、气管隆嵴和双侧主支气管的先天性狭窄（圈）

（二）感染性疾病

1. 喉炎 喉炎是一种非常常见的急性儿童气道疾病，其特点是弥漫性喉部和气管炎症，并有明显的声门下喉部肿胀和狭窄[83]。病毒性喉炎（喉气管炎）是一种病毒直接引起的炎症，应区别于痉挛性喉炎，后者是对病毒感染的过敏性炎症反应[84]。但是这些不同亚型的喉炎的表现非常相似，都发生在 6 岁以下的儿童（7—36 月龄为发病高峰）有类似的基础病原体（典型的为副流感病毒 1）和症状（吸气喘鸣、犬吠样咳嗽及声嘶）。男与女患病比率为 1.5 ∶ 1。喉炎在中秋时节最易发生，在夏天最不常见[85]。

临床诊断喉炎一般不需要影像学诊断。但若合并复杂病理的时候，则可能需要行影像学检查。在单发喉炎的患儿中，有 1/2 颈部 X 线片是正常的[84]。颈部 AP 位 X 线片上的典型表现为“尖顶”征，即声门下气道没有正常的“肩”缘，并逐渐缩小至声门[84, 86, 87]（图 8-30）。颈部侧位 X 线片的特点是声门下气道的正常锐利边缘消失[84]。另外，在吸气时（与恒定的梗阻相反），下咽部和咽喉扩张，颈部气管狭窄；这些改变在呼气时减弱甚至消失[83, 84]。通常不需要进一步的影像学检查，但反复喉炎可能需要做其他影像学检查以排除潜在的病变[88]。

治疗是根据临床的严重程度来制定，可以根据 Westley 喉炎评分进行分类[85, 89, 90]。一线治疗是单剂量的糖皮质激素，可以减少入院次数及急诊就诊时间。中重度患儿可以采用雾化或 L- 肾上腺素减

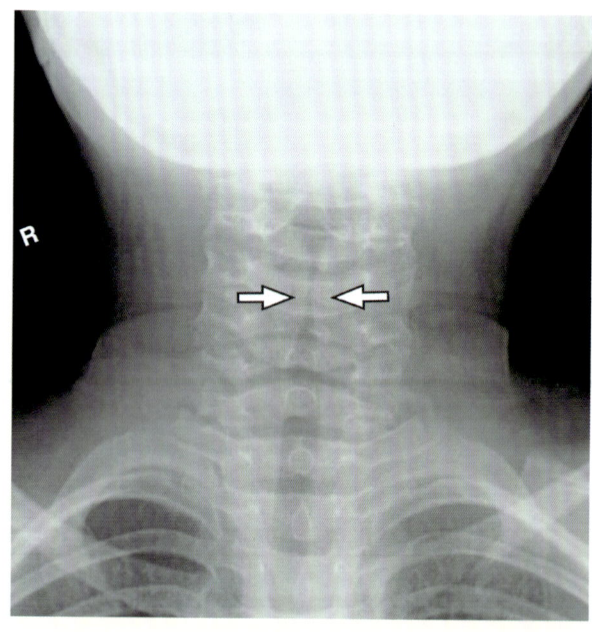

▲ 图 8-30 男，5 岁，喉炎，表现为“犬吠样咳嗽”

正位 X 线片显示声门下对称性狭窄（箭），正常的“肩”影消失

轻症状。氦氧混合气体疗效尚不确定，而湿润的空气并没有确切证据证明有用[90]。

2. 细菌性气管炎　细菌性气管炎，也称为膜性喉气管支气管炎，膜性喉炎或渗出性气管炎，是一种罕见的、危及生命的感染性疾病，是由于稠厚黏附的气管膜引起的急性呼吸道梗阻。该疾病见于6月龄—14岁的儿童，发病高峰在3—8岁。发病前常有急性上呼吸道病毒感染，最常发生在秋冬季[91]。过去最常见的致病菌是金黄色葡萄球菌，但目前已经发现了多种细菌，包括流感嗜血杆菌、脓毒链球菌、肺炎链球菌、卡他利亚菌和卡他哈瑞菌[92]。典型的症状是咳嗽和喘鸣，其次是声嘶、发热和气促。吞咽痛和流涎不常见。疑似喉炎患者药物治疗效果不佳或无反应，临床上应怀疑细菌性气管炎[91]。

颈部和胸部X线片的表现包括声门下气管狭窄，邻近气管轮廓不规则和气管膜（特征性线形）[93, 94]（图8-31）。气管膜可部分或完全与气管分离，与气管异物相似[93]。在侧位X线片上可见气管前壁不规则，被称为“烛滴”征[91]。在极少数情况下，膜性喉炎可能出现纵隔积气[94, 95]。

为预防气道受压，气管插管或建立外科气道通常是必要的[91, 92]。鼻咽镜检查后，应进行喉镜和支气管镜检查，不仅用于确诊，还有助于治疗，包括清除黏液脓性分泌物并采样培养。同时给予静脉注射（IV）广谱抗生素，待培养结果出来后再调整用药[92]。皮质类固醇可以辅助使用，有助于减轻气道水肿[91]。

3. 会厌炎　会厌炎，又称细菌性喉炎及声门上喉炎，是一种罕见的可能危及生命的细菌感染，感染主要累及会厌及杓会厌皱襞、杓状软骨和声门上喉部等邻近结构，并可能导致急性呼吸道梗阻。过去，最常见的潜在致病菌是b型流感嗜血杆菌（Hib）。随着Hib疫苗的出现，发病率从1987年的每10万儿童41例下降到1997年的每10万儿童1.3例[96]。与此同时，目前也认识到多种致病原，包括链球菌、葡萄球菌、假单胞菌、病毒和念珠菌及非感染性因素，如血管神经源性水肿和腐蚀性物质摄入[49, 84]。过去，会厌炎主要发生在2—5岁的儿童，现在似乎更常见于年龄较大的儿童，1998—2002年发病的平均年龄为11.6岁。典型的症状表现为“4D”（流涎、吞咽困难、呼吸困难、言语障碍）、高热及

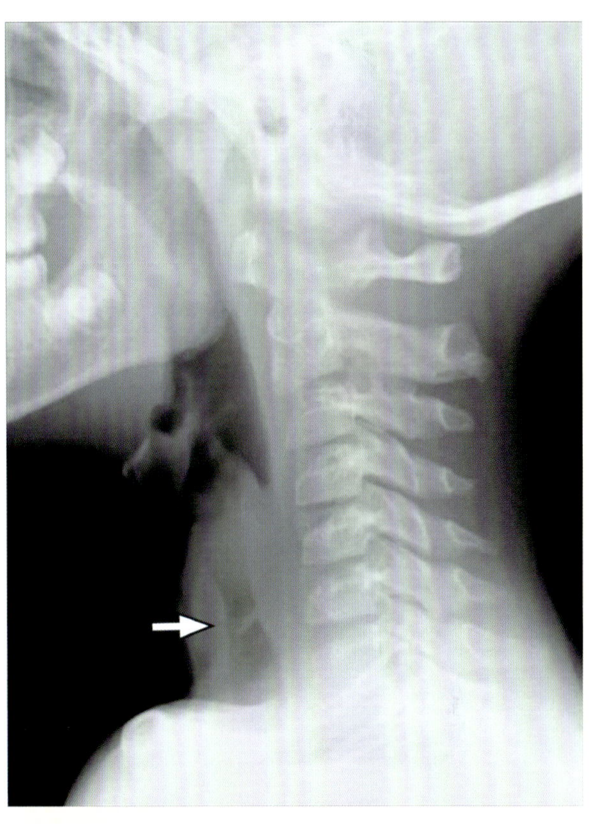

▲图8-31　**男，7岁，细菌性气管炎，表现为发热、咳嗽及呼吸窘迫**

侧位X线片显示气管不规则狭窄（箭）及腔内线样影，经支气管镜证实是气管膜

易激惹。后Hib时期患者的症状可能不同，表现为低热、病毒感染前驱症状及犬吠样喉炎[46, 96]。

单纯X线片（不结合透视）通常足以诊断[52]。典型的侧位X线片可以显示会厌及杓会厌皱襞增厚[49, 84]（图8-32）。肿胀的会厌在气道上的压迹被称为“拇指”征[97, 98]（图8-33）。为了更好地将会厌炎与其他相似的临床疾病相鉴别，应该测量会厌后方的杓会厌皱襞，会厌炎时这个位置的平均厚度为5.1mm，而急性喉炎患儿为1.5mm，正常对照组为1.7mm[99]。在颈部正位X线片上，由于炎症，声门和声门下气道可能呈尖顶或漏斗状结构[49]。会厌还有一种正常的解剖变异，表现为会厌的均匀增厚并呈马蹄形外观，可能合并气管软化症；但与会厌炎不同的是，杓会厌皱襞的厚度是正常[84]。

对成人患者的最新研究表明，还有其他的影像学方法可以评估会厌炎。在颈部侧位X线片上不能显示会厌谷（会厌谷征）有助于准确诊断[100]。病

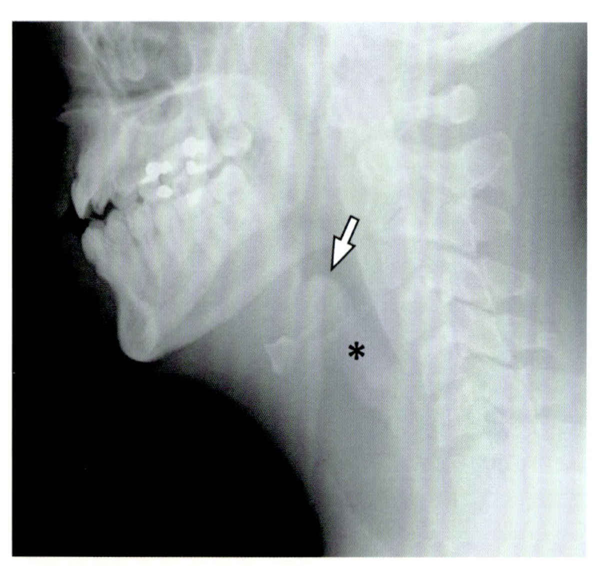

▲ **图 8-32 女，6 岁，会厌炎，临床表现为呼吸窘迫、颈部强直和发热**

侧位 X 线片显示明显增大的会厌（箭）和明显增厚的杓会厌皱襞（星号）

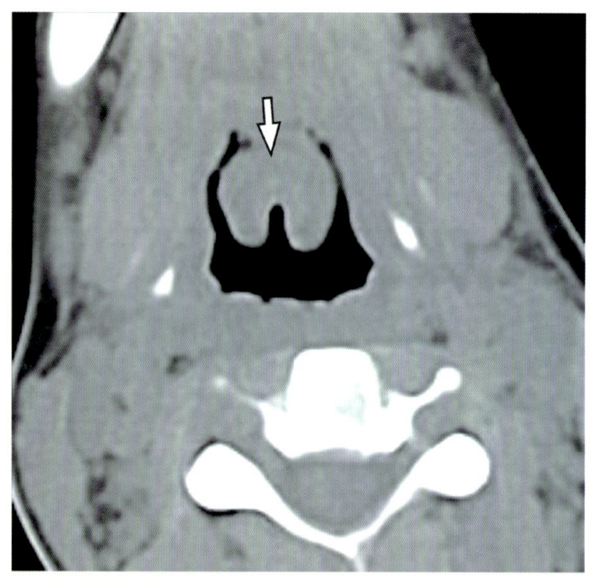

▲ **图 8-33 男，5 岁，会厌炎，临床表现为发热、流涎和颈部疼痛**

CT 轴位图像显示明显增大的会厌（箭）

情不稳定不能行放射线检查的患者可以采用床旁超声检查，提示字母 P 征，即由舌骨及其声影、会厌前间隙及甲状舌骨膜水平的肿胀会厌围成的形状[101]。超声 AP 位测量会厌直径也有助于鉴别会厌炎患者及正常对照者[102]。

在评估疑似会厌炎的过程中，应注意尽量减少患者的焦虑及对气道的过度处理，让患儿保持舒适体位，以防止急性呼吸窘迫。喉镜检查应在麻醉下进行，并行声门上病原培养及气管内插管。可以给予对产 β- 内酰胺酶病原菌有效的广谱抗生素，并根据培养结果调整用药。使用抗生素的时间取决于临床状况，但症状通常在 1～2d 内好转[96]。

4. 结核　结核（TB）是由结核分枝杆菌引起的传染病，通常导致持续感染[1]。尽管随着诊断和治疗手段的进步使结核的发病率降低，但它仍然是世界范围内因传染病死亡的首要原因，儿童占感染患者的 10%～20%。人类免疫缺陷病毒（HIV）是主要的风险因素[103]。TB 影响气道主要通过受感染后肿大的纵隔和（或）肺门淋巴结对气管支气管产生外源性压迫或少见的椎旁病变（Pott 病）[1, 104]。然而，气道直接受累也是可能的，在活动性结核的患儿中约 43% 存在气道直接受累。气道梗阻的原因可能为干酪样坏死、黏液栓及较大的肉芽肿形成，后者罕见。黏膜炎和水肿可引起气管支气管狭窄。疾病晚期可能发生支气管纤维化狭窄[105]。疾病最常累及远端气管和近端主支气管[7]。气道疾病进展还可形成瘘管[1]。

儿童原发性结核的特征影像学表现为淋巴结肿大，可能伴有肺实质病变[106, 107]。X 线片可显示外源性气道受压或内在气道受累。但 2D 和 3D 重建的 MDCT 显示得更清楚（图 8-34 和图 8-35A）。此外，CT 还能显示典型的肺实质受累，如“树芽”结节征、空气支气管征及 TB 的肺外表现（图 8-35B）[1]。结核淋巴结典型的 CT 表现为中央呈低密度，边缘强化或钙化[108]。气道受累的特点是气管支气管增厚和狭窄[7]。

早期抗结核治疗对防止气道受累和支气管纤维狭窄是最重要的[7]。对已经有支气管内膜受累的患儿，治疗策略包括类固醇、支气管镜扩张及支气管内支架置入，但成功率低、复发频繁且并发症较多。对于晚期纤维狭窄的患者，需要手术治疗，单纯狭窄的病例可采用切除术后支气管吻合，更复杂病例采用毁损肺切除术及支气管成形术[104]。

5. 组织胞浆菌病（纤维性纵隔炎）　组织胞浆菌病是一种由胞浆菌引起的感染，通常通过呼吸道传染[109]。在美国，最常见于东南部、中大西洋及

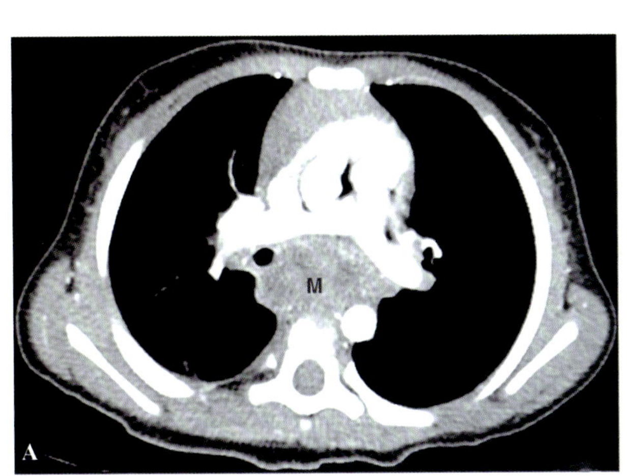

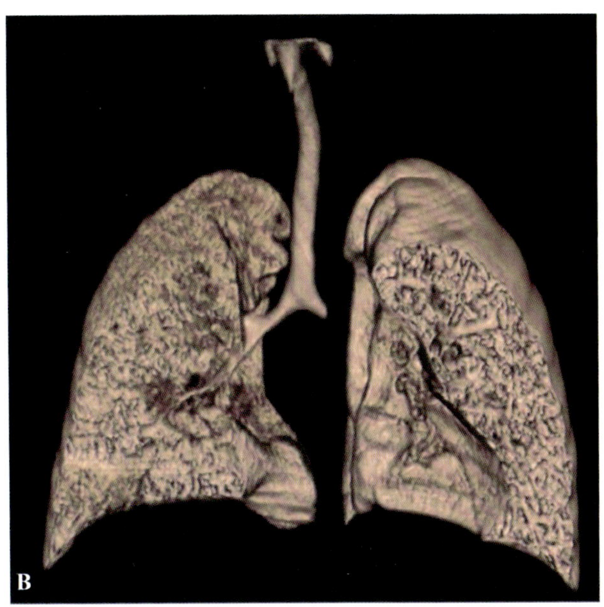

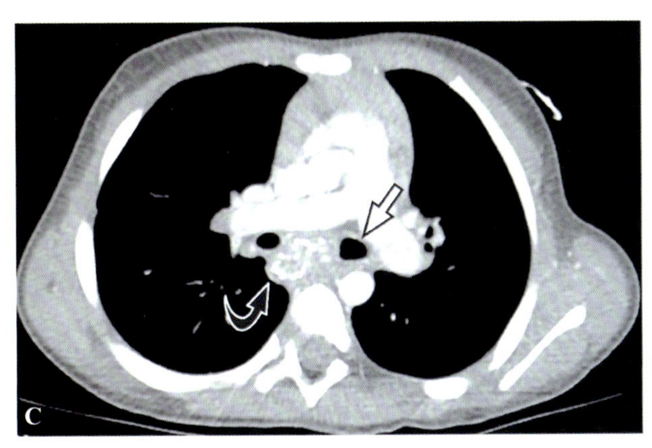

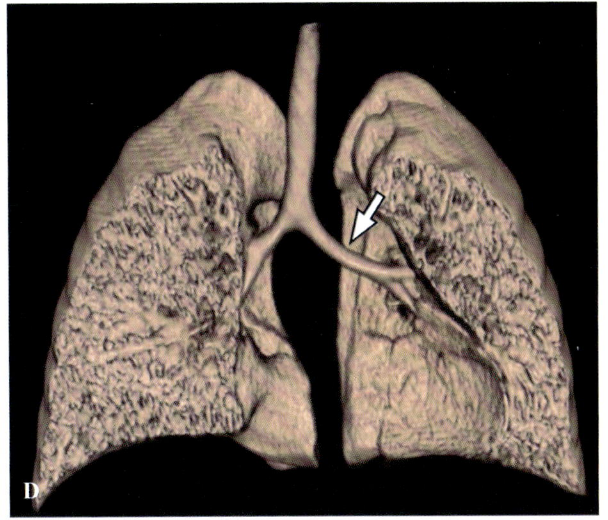

▲ 图 8-34　**男，1 岁，TB 感染并导致左主支气管梗阻，临床表现为呼吸窘迫、咳嗽、发热及胸部 X 线片异常**

A. CT 轴位增强图像显示不均匀强化的隆突下团块（M）压迫左主支气管致其完全梗阻；B. 3D 外部容积再现 CT 图像显示左主支气管梗阻；C. 治疗后 1 年 CT 轴位增强图像显示左主支气管梗阻缓解（直箭）；之前的隆突下团块（弯箭）已经缩小，并部分钙化；D. 治疗后 1 年 3D 外部容积再现 CT 图像显示左主支气管（箭）通畅（引自 Lee EY, Greenberg SB, Boiselle PM. Multidetector computed tomography of pediatric large airway diseases: state-of-the-art. *Radiol Clin North Am*.869-894）

中部各州（俄亥俄河谷地区）[1]。在鸽子或鸡饲养者中、常见蝙蝠的地方（洞穴）及旧的拆迁地点，组织胞浆菌病更常见[65]。大多数病例具有自限性，且无症状。如果出现症状，通常是轻微非特异性的，如发热、咳嗽和身体不适[109, 110]。晚期肺部感染和弥散性疾病更常见于感染 HIV 的婴儿和儿童患者[109, 111]。组织胞浆菌病不常见的表现为纤维性纵隔炎（也称为硬化性纵隔炎或纵隔纤维化），其特点是在纵隔中出现异常增殖的致密非细胞胶原及纤维组织[7, 112-114]。

急性肺组织胞浆菌病的影像学表现为肺门或纵隔淋巴结增大及肺实变[109]。但 CT 能更清楚地显示并评估气道和血管受累。MRI 可能是一个有用的辅助手段。典型的 CT 表现为肺结节（1～3cm），纵隔和（或）肺门淋巴增大伴钙化[1]（图 8-36）。纵隔肉芽肿罕见，其特征为淋巴结呈分叶状团块，

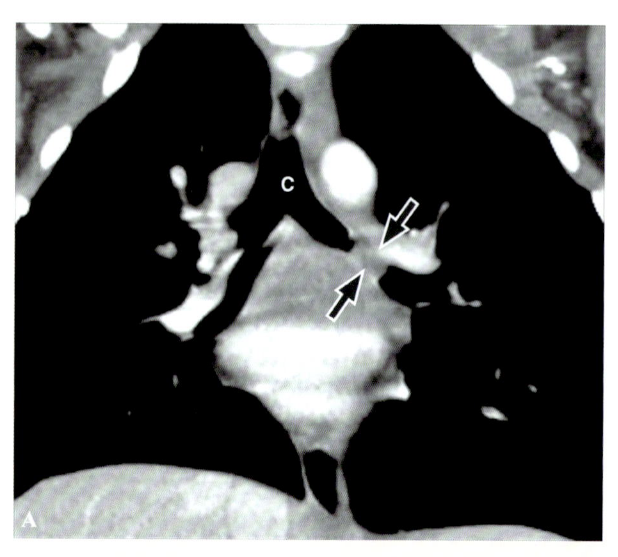

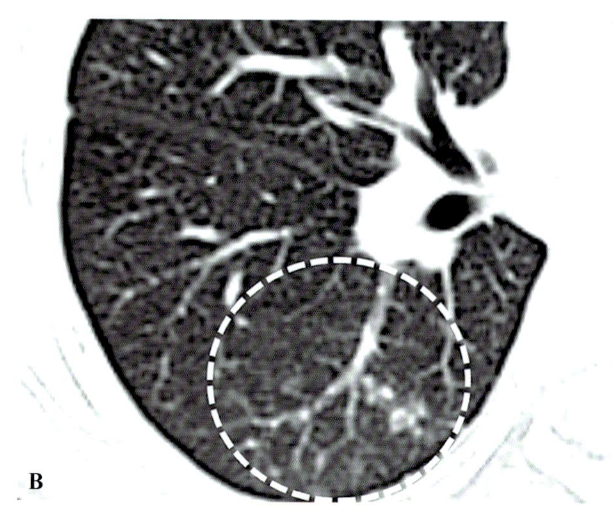

▲ 图 8-35 女，4 岁，结核感染，因支气管内膜结核而呼吸窘迫

在支气管镜检查中细菌培养确诊支气管内膜结核；A. CT 增强冠状位图像显示左主支气管内的明显增强的腔内病变（箭）；（C. 气管隆嵴）；B. CT 轴位肺窗图像表现为“树芽”结节征（圈），提示典型的肺结核感染

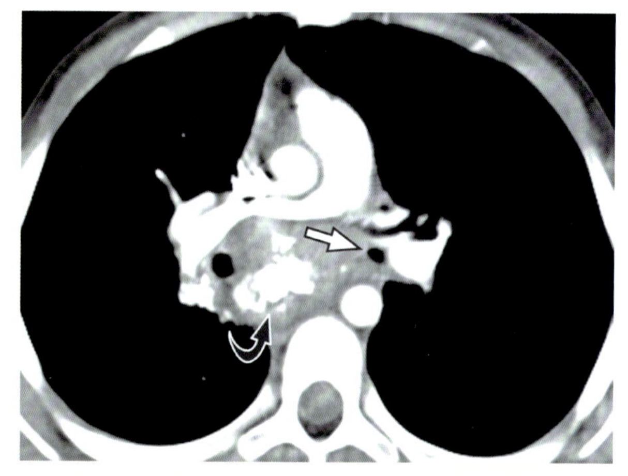

▲ 图 8-36 女，9 岁，组织胞浆菌感染引起的纤维性纵隔炎，临床表现为咳嗽及呼吸困难 1 月

CT 轴位增强扫描图像显示不均匀强化并部分钙化的隆嵴下团块（弯箭）压迫致左主支气管狭窄（直箭）[经许可重印自 Lee EY, Greenberg SB,Boiselle PM. Multidetector computed tomography of pediatric large airway diseases:state-of-the-art. *Radiol Clin North Am*. 2011; 49（5）: 869-893]

增大至数厘米，被一薄壁外囊包绕，外囊可发生钙化[109, 110]。

组织胞浆菌病的患者若出现纤维性纵隔炎，最常见的表现是灶性软组织肿块，通常位于右侧气管旁、隆嵴下或肺门区域；63% 伴钙化。不伴钙化并侵犯所有纵隔分区的弥漫性纵隔纤维化通常不是感染源性的，而提示特发性纤维化，如纵隔纤维化[7]。在 MRI 上，纤维性纵隔炎的受累组织通常表现为混杂 T_1 信号及增强强化，T_2 信号多样。但 T_2 低信号有助于鉴别诊断，因为恶性肿瘤通常 T_2 高信号[113]。MRI 图像也可以显示胸腔内（如心包炎时的心脏肥大）及胸腔外（如器官增大、中枢神经系统受累）的组织胞浆菌病[65]。

抗真菌药是治疗的主要手段。两性霉素 B 脱氧胆酸盐因在儿童中有良好的耐受性而作为治疗首选。急性、无并发症的患儿可能不需要治疗，而播散性的患儿需要至少 4～6 周的治疗[109]。纤维性纵隔炎还需要使用糖皮质激素。后期可能需要对气道和(或)受累血管行手术矫正[7]。侵入性较小的方法，如球囊血管成形术和支架置入等也已经成功应用于纵隔纤维化的成人患者，以治疗血管并发症[115, 116]。

（三）肿瘤性疾病

1. 良性肿瘤

(1) 声门下血管瘤：声门下血管瘤是儿科患者最常见的良性大气道肿瘤之一，另一种是复发性喉气管乳头状瘤病[1, 7]。总的来说，这是一种罕见的疾病，占先天性喉异常的 1.5%。因为声门下血管瘤可导致急性气道损伤，及早发现很必要，如果不治疗，死亡率为 50%[117, 118]。患儿常见于低出生体重、早产、多胎产的白种人和女性。随着肿瘤的增大，临床症状通常于6—12周时出现[117]。症状包括吸气时或双相喘鸣、呼吸窘迫和进食困难，并可能被误诊为相对良性的病变，如喉炎[1, 118]，也可能出现咯血[7]。

颈部正位X线片的典型影像学表现是在声门下气道的不对称狭窄[119]（图8–37A）。但这种不对称的狭窄不是只有血管瘤可见，囊肿、肉芽肿、乳头状瘤等其他占位也可见。此外，许多舌下血管瘤的患者可表现为对称性的声门下气道狭窄。颈部侧位X线片通常作用不大[120]。CT表现为圆形、边界清楚且明显强化的软组织肿块，通常见于声门下气管的后外侧[121]（图8–37B）。在MRI中，病变在T_1上呈等信号，T_2呈高信号，增强后明显强化[122]。近年来也开始使用超声诊断，表现为声门下气道后外侧的低回声实性肿块，彩色多普勒提示血管丰富。

许多治疗策略已被尝试治疗声门下血管瘤，包括体外放射治疗、气管切开术、手术切除、硬化治疗、全身类固醇、冷冻治疗、镭注射、激光消融和干扰素治疗[118]。激光治疗是目前最好的治疗选择(较小的病灶首选）[1, 7, 118]。最新研究表明，普萘洛尔可作为某些声门下血管瘤的辅助治疗甚至是唯一治疗，但目前其用于治疗皮肤血管瘤的证据较充分[117, 118]。

(2) 复发性呼吸道乳头瘤病：幼年性或复发性呼吸道乳头瘤病（RRP）是一种罕见多发性喉部或气管病变，发病年龄通常在4岁前[7]。是由宫内或分娩过程中产道的人类乳头瘤病毒（HPV）6型和11型感染所致[1, 7, 124]。在美国发病率约为4.3/10 000。本病也有成人型，但儿童型侵袭性更大[124]。患儿常表现为喘鸣和声音变化[7]。

CT优于其他影像学检查，其能显示多发性管腔内乳头瘤病变[1, 7, 125]（图8–38）。喉腔最容易受累[1]（图8–39）。5%的患儿中可发生肺部受累，表现为多发实性和（或）囊性结节[1, 7, 125, 126]。病变罕见发生鳞状细胞癌恶变，恶变更常见于有吸烟史或放射治疗史的患者中。如随访影像学检查发现肿块突然迅速增大，应该引起高度关注[127]。在2–[^{18}F]–氟–2–脱氧–D–葡萄糖（^{18}F–FDG）–正电子发射断层成像（PET）中[127]，RRP摄取增加很可能提示恶性病灶[128]。

对RRP患儿来说，药物治疗的目的是预防疾病的进展，而侵入性治疗的目的是消除存在的病灶。抗病毒和细胞毒性药物可用于减缓乳头瘤的生长[1, 7]。一些研究中采用抗反流药物来缓解病情，他们认为咽喉反流可引起酸性黏膜损伤或炎症，从而导致RRP[124]。切除腔内病变的手术方法包括电烙、冷冻疗法和二氧化碳激光[1, 7]。光动力疗法也有可能有效。有学者认为HPV疫苗可以降低RRP的发生率，但还需要进一步的流行病学研究证实[124]。

2. 恶性肿瘤

(1) 类癌：类癌虽然罕见，但仍是儿童患者中最常见的大气道恶性肿瘤[7]。一般人群中支气管类癌的发生率为每年3～5/100万，占肺癌患者的1%～2%[129]。类癌可以产生激素和神经胺，如肾上腺皮质激素（促肾上腺皮质激素）、胃泌素、胰岛素、血管活性肠肽、生长抑素、缓激肽、血清素和组胺[7, 130]。患儿可出现咳嗽、喘息、气道梗阻症状（肺不张、阻塞性肺炎和呼吸困难），血供丰富时还会出现咯血[7, 130]（图8–40A）。由于肿瘤中血清素

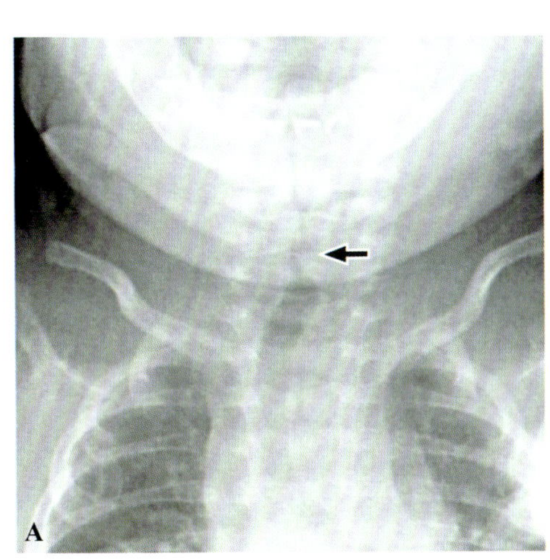

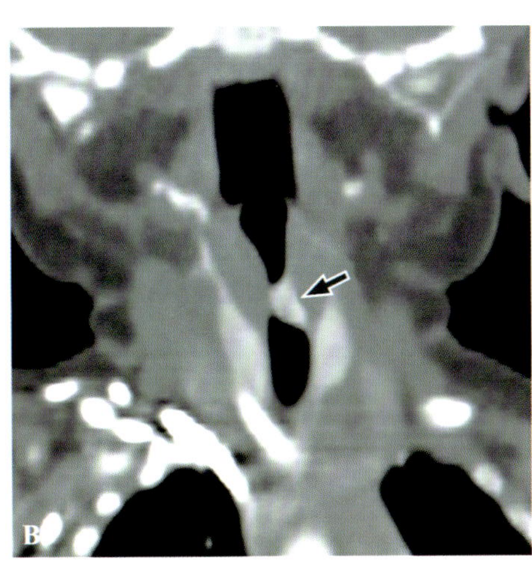

◀ **图8–37　女，1月龄，声门下血管瘤，临床表现为进行性加重的双相喘鸣**

A. 正位X线片显示声门下气道不对称变窄（箭）；B. CT冠状位增强图像显示了声门下血管瘤（箭）的位置、范围，以及气道狭窄的程度

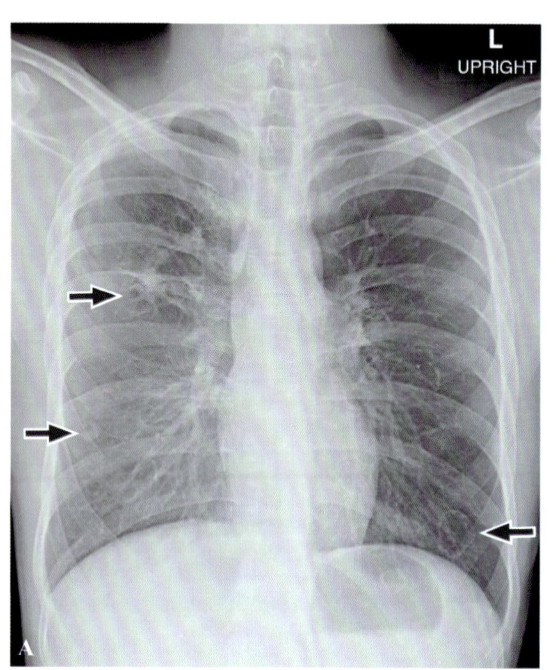

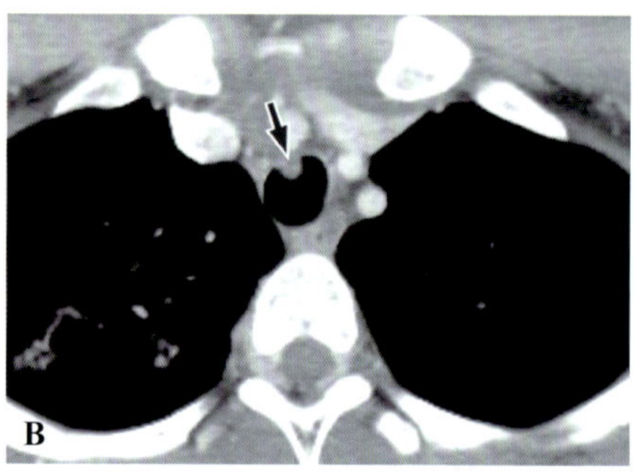

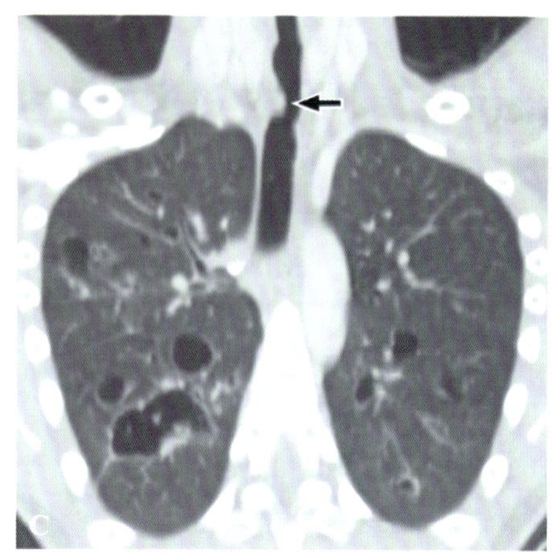

▲ 图 8-38 男，16 岁，复发性呼吸道乳头状瘤病，临床表现为声音嘶哑

A. 正位胸部 X 线片显示双肺多发空洞病变（箭）；B. CT 轴位增强图像显示气管内病变，气管乳头状瘤（箭）位于气管腔内；C. CT 冠状位重建肺窗图像显示气管内病变（箭）；双肺的多发空洞病变也可见显示

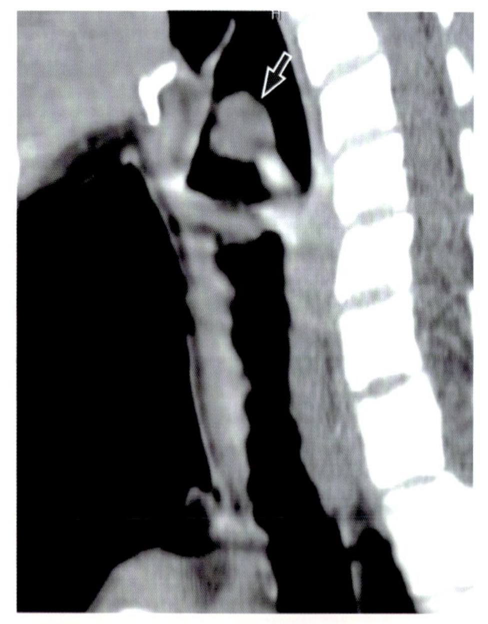

▲ 图 8-39 女，7 岁，喉乳头状瘤病，呼吸窘迫

CT 矢状位重建图像显示较大的喉乳头状瘤（箭）（由 Hector Hugo Robledo, MD, Hospital de Niños de la Santísima Trinidad de Córdoba, Córdoba, Argentina 提供）

的产生而导致潮红和腹泻症状的典型"类癌综合征"在支气管类癌中很少见，在儿童中更为少见 [129, 130]。

气道内的类癌 CT 上显示最好，尤其是在多平面 2D 和 3D 重建图像上 [7]（图 8-40）。肿瘤的特点是圆形、椭圆形或息肉样的支气管内结节或肿块 [1]。由于肿瘤的"球阀"效应，可能继发远端过度通气 [131]。增强表现可变，从轻度到显著强化均有可能。30% 的支气管类癌可出现弥漫性或点状钙化 [1, 7]。肿瘤最常发生在主支气管或叶支气管内，但 15% 的病例发生在段支气管或肺周围组织 [1, 7]。由于大多数支气管类癌具有生长抑素受体，因此，采用 [^{111}In-DTPA-D-Phe^{1}]- 奥曲肽生长抑素受体显像有助于肿瘤检测和疾病监测 [130, 132]。

手术切除是最常用的治疗支气管类癌的方法，能尽可能多地保护肺实质。内镜和激光消融治疗通常是不够，因为即使是小的病灶也可能存在支气管壁浸润（"冰山现象"），而且这两种方法也不能评估淋巴结转移 [129]。奥曲肽可能对治疗有一定益处 [130]。

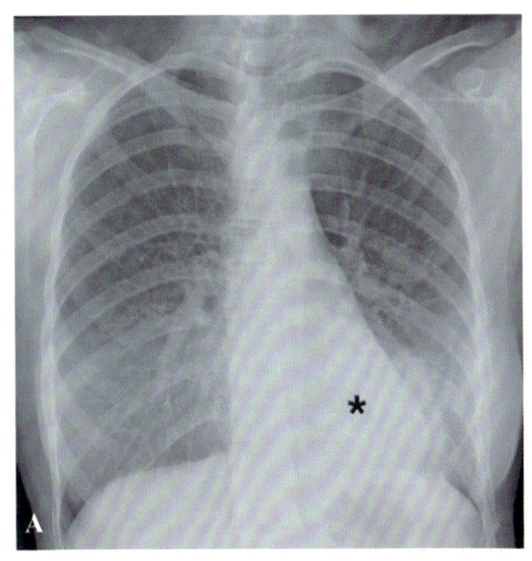

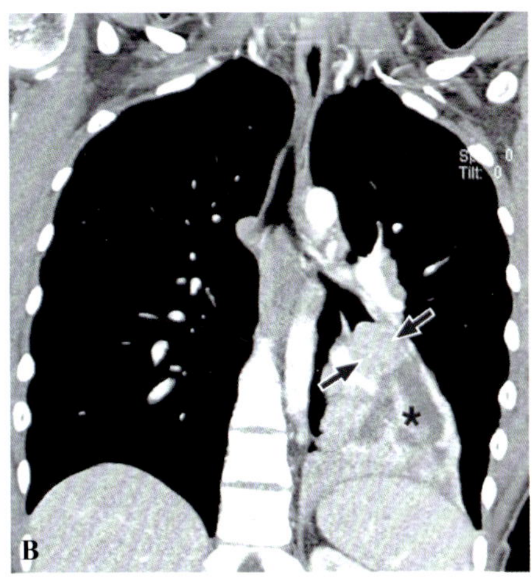

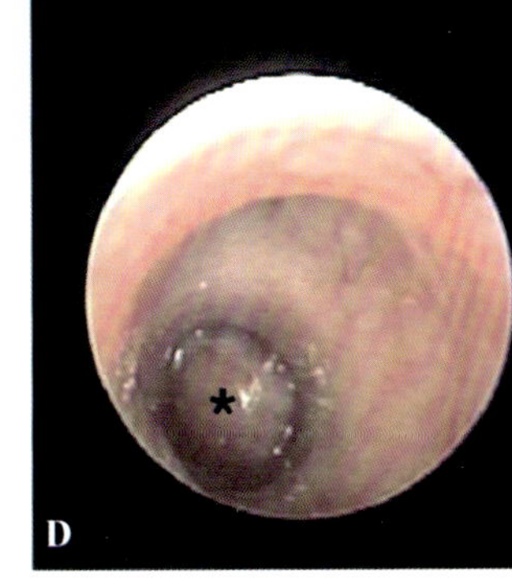

◀ **图 8-40　女，16 岁，支气管类癌，表现为 3 年来反复左肺下叶肺炎**

手术病理证实了支气管类癌的诊断；A. 正位胸部 X 线片提示左下肺密度增高影（星号）；B. CT 冠状位增强图像显示在左肺下叶支气管腔内的强化肿块（箭），有阻塞性支气管扩张和黏液栓（星号）；C. CT 3D 内部容积再现图像显示支气管腔内肿块所致的左肺下叶支气管阻塞（星号）；D. 常规支气管镜发现（星号）与 3D 模拟支气管镜（40C）相似（支气管镜图像由 Robert Shamberger, MD, Boston Children's Hospital and Harvard Medical School, Boston, MA 提供）

(2) 黏液表皮样瘤：黏液表皮样瘤是儿童人群中第二大常见的原发性恶性气道肿瘤 [1, 7]。它占恶性原发性儿童肺部肿瘤的 10%，占原发性肺癌的 0.1%～0.2%[133, 134]。黏液表皮样瘤起源于大气道的小涎腺，最常累及主支气管及近端叶支气管，左右均可发生 [1, 7, 133]。肿瘤通常表现为外生型腔内肿块（无蒂、位于支气管壁的宽基底息肉状，或有蒂病灶）。上覆完整的呼吸道上皮 [7, 135]。根据细胞分化及有丝分裂，可以分为两种组织学亚型（低级别及高级别）；在儿童中，低级别型最为常见 [1, 7, 136]（图 8-41A、B）。临床表现包括咳嗽、咯血、支气管炎、喘息、发热和胸痛，杵状指少见 [135]。

影像学表现为气管腔内或支气管腔内孤立的肺结节或肿块，肿块伴阻塞性肺炎或肺不张或肿块伴远端空洞性病变（图 8-41C）。CT 比其他影像学检查能更敏感地发现病灶，典型表现为边界清晰、类圆形或分叶状腔内肿块，大小为 1～4cm，沿气道生长 [7, 137, 138]（图 8-41D）。高级别黏液表皮样瘤具有侵袭性的特征，如大尺寸（＞5cm），边界不规则及对邻近纵隔或肺组织的浸润 [1]。黏液表皮样瘤一般广泛轻度强化，大约 1/2 病例合并点状钙化 [1, 137]。原发肿块周围可能发现新月形空气影，提示受累的残余扩张支气管 [137]。CT 还能提示肿瘤相关的阻塞后肺炎、亚节段性肺不张、气道塌陷、远端支气管扩张及黏液栓 [93, 94]。虽然病变在 ^{18}F-FDG-PET 上表现多样，但高摄取可能提示高级别肿瘤 [136]（图 8-41E）。PET 可能有助于判断转移及分期 [133]。

完整的手术切除及一期吻合或套管切除术是目前的治疗手段 [1]。和类癌的冰川样表型类似，黏液表皮样瘤也不能采用内镜下切除 [134]。最近的研究表明，黏液表皮样瘤的发生机制中可能存在特定的染色体相互易位，因此靶向化学治疗药物也许能用于治疗 [135]。

（四）创伤性疾病

1. 获得性气管支气管狭窄　获得性气管支气管狭窄通常发生在有气道器械操作或手术的患儿中，最常见的是在长期气管插管或气管切开插管术后 [1, 7]。10%～15% 长期插管的患者会发生良性气管狭窄 [9]。插管引起压力性缺血，会导致气管坏死，继发纤维化，最终导致气管狭窄 [1, 7]。大多数狭窄

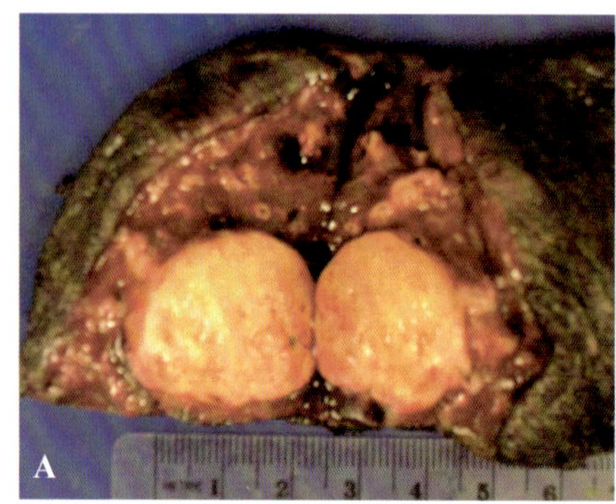
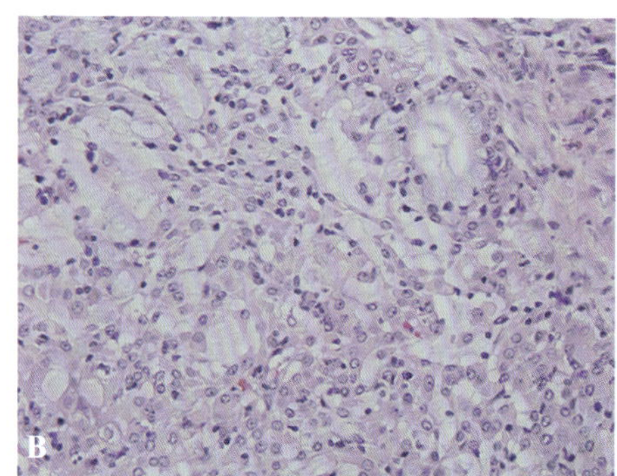
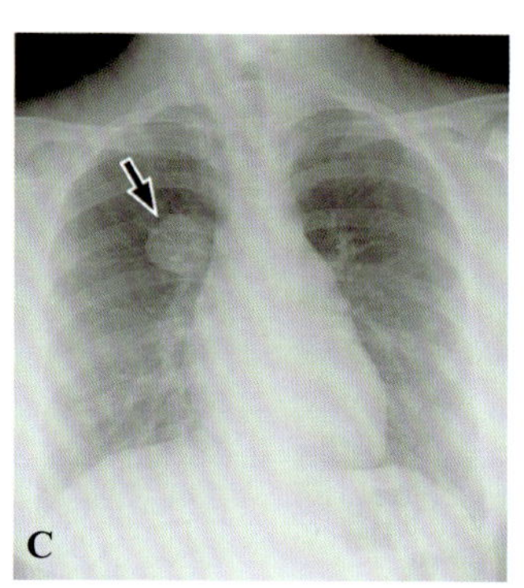
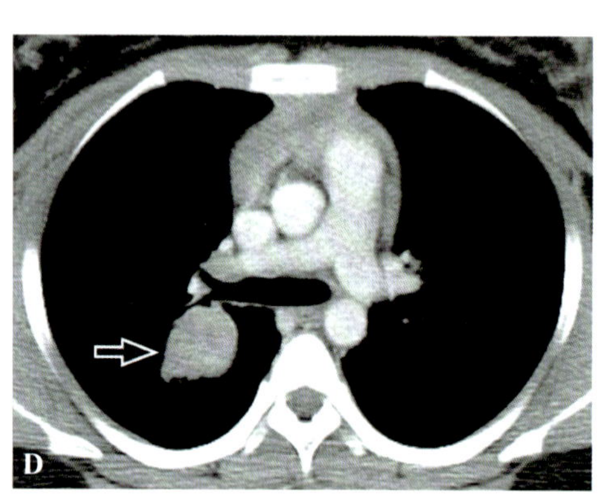
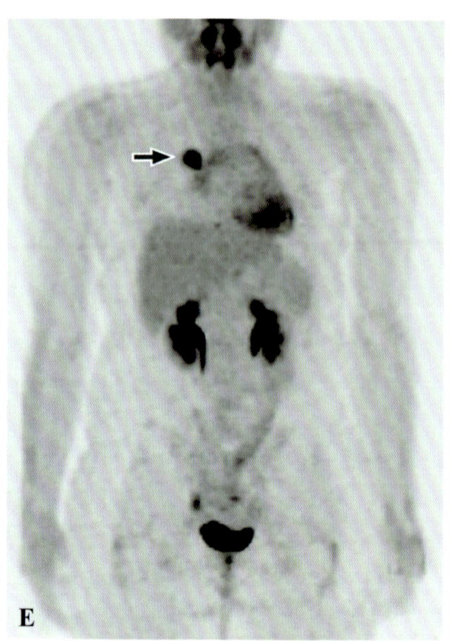

▲ 图 8-41 女，15 岁，黏液表皮样瘤，临床表现为发热、咳嗽、一次轻微咯血发作及流感样症状，持续数天

A. 肿瘤结节边界清楚（此处切开）切开后表面为黄褐色闪亮的黏液，内有大量的微小囊肿；B. 支气管低级别黏液表皮样瘤由鳞状、间皮及产生黏液的上皮混合组成(HE，×40)；C. 后前位胸部 X 线片显示位于右上肺叶内带的边界清晰圆形灶(箭)，没有钙化或纵隔淋巴结肿大；D. CT 轴位增强图像显示右肺上叶后段的软组织肿块（箭），边界清晰光滑，无明显强化；E. ^{18}F-FDG-PET 最大密度投影提示肺部肿块（箭）^{18}F-FDG 摄取明显增加，没有确切转移灶；脑、心肌及泌尿生殖系统有正常的 ^{18}F-FDG 强摄取）(经允许重印有 Lee EY, et al. Mucoepidermoid carcinoma of bronchus in a pediatric patients: ^{18}F-FDG-PET findings. *Pediatr Radiol*. 2007;37:1278-1282）

发生在气管内气囊或气管造瘘口水平[1, 7, 9]。获得性支气管狭窄常发生于有肺移植病史的患儿，通常在手术吻合部位[1, 7, 139, 140]。

MDCT 2D 和 3D 重建可以精确定位和显示获得性狭窄，是首选的成像方法[1, 7]（图 8-42）。与轴位图像相比，冠状面曲面重建和模拟支气管镜的显示更清楚，提高了诊断的准确性[7, 140]。典型的 CT 表现为局灶性近端气管狭窄，因内膜增生而导致的偏心或同心性软组织增厚[7]。以支气管镜检查为金标准，MDCT 检测插管后狭窄的敏感性和特异性分别为 92% 和 100%[7, 141]。

目前，多种方法可用于治疗获得性气管支气管狭窄。在可能的情况下，尤其是儿童患者，更倾向于采用侵入性较小的方法，如球囊血管成形术。其他治疗方法包括使用扩张器、激光、手术和（或）植入假体材料[142, 143]。对于支架术后狭窄的患者，可行 MDCT 检测相关并发症，如支架断裂或移位[144]。

2. 气管支气管的损伤　气管支气管损伤在儿童中不常见，在穿透性或钝性胸外伤的患者中发生率低于 1%[1, 145, 146]。但是，它不应被忽视，由于 25% 的病例诊断延误，其死亡率接近 30%[1, 145, 147]。气管中断通常发生在气管隆嵴上方（图 8-43）。支气管

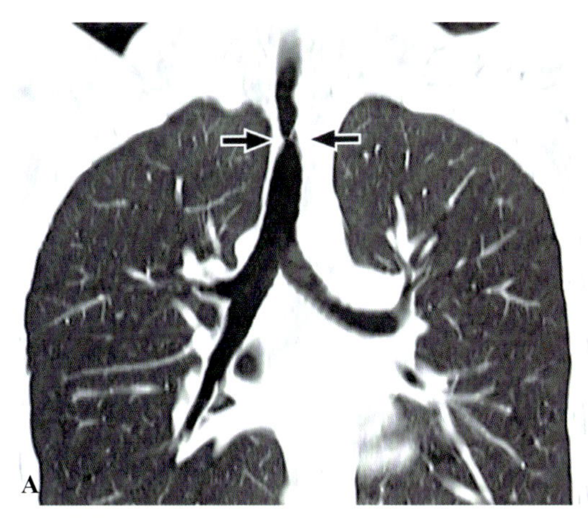

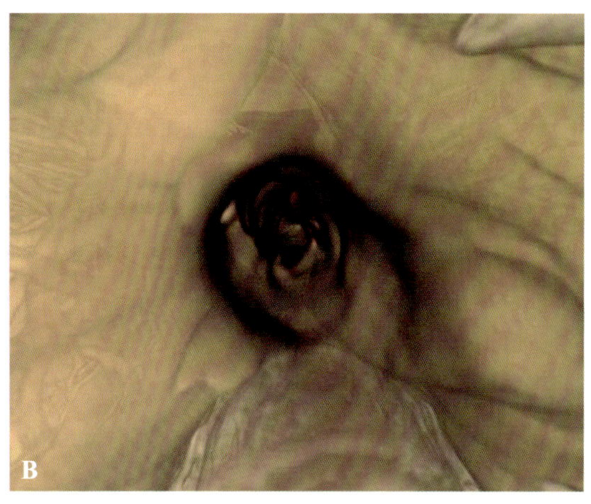

▲ 图 8-42　**男，15 岁，获得性气管狭窄，长期气管插管病史**

患者随后接受了支气管镜检查，证实了气管狭窄；A. CT 冠状位重建肺窗图像显示位于胸廓入口平面的气管不规则增厚和狭窄（箭），此处为之前气管内气囊放置处；B. 3D 内部容积再现图像显示气管不规则狭窄

损伤一般发生在隆突周围 2.5cm 内，最常影响右主支气管近端 [1, 145-156]。

在影像学上，尽管胸部和（或）纵隔的气性管道显示正常，仍可能表现为持续的、广泛的气胸和（或）纵隔积气，并延伸到颈部和胸壁的皮下组织内 [1, 145-156]。损伤的支气管可能扩张 [145]。如果完全撕脱，同侧肺会向下塌陷，仅靠血管结构附着在肺门上，这一征象被称为“肺塌陷”征 [1, 145-156]。其他可疑的征象包括气管内导管的位置异常和肋骨骨折，尤其是第 1 到第 3 前肋 [1, 145-149]。MDCT 2D 和 3D 重建能精确定位气道中断的位置，较 X 线片优势大，尤其是有助于术前评估 [1, 145, 155]。

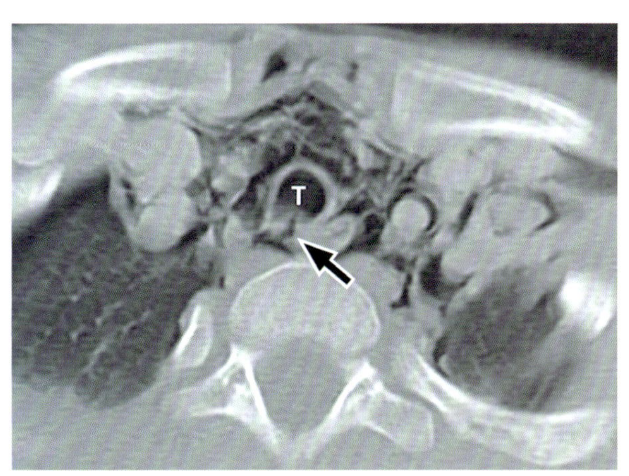

▲ 图 8-43　**女，13 岁，创伤性气管撕裂，患儿在车祸后出现急性胸痛和严重呼吸困难**

CT 轴位肺窗图像显示在胸廓入口层面气管后壁局部连续性中断（箭）；可见广泛的纵隔气肿（T. 气管）

治疗方法因损伤的严重程度及部位而不同 [1]。如果撕裂小于气管支气管树周长的 33%，可采用保守治疗，胸腔导管插入术有助于全肺复张及肺气漏的早期恢复。跨气管撕裂处的气管插管或在撕裂处的气管造口术也可能有治疗作用 [156]。其他患者需要手术修复，以防止瘢痕形成及感染 [1, 156]。手术方式包括一期吻合术及临时气管切开或插管术后再植术 [1, 147, 148, 150, 153]。除非有严重的肺部挫伤，否则不需要行肺切除术 [156]。

（五）反应性气道疾病（哮喘）

哮喘，或反应性气道疾病，以小气道狭窄和气流阻力异常升高为特征。是由于内部或外部诱因引起的支气管平滑肌收缩、支气管壁炎症、支气管痉挛和黏液分泌增加所导致的 [157]。哮喘是儿童最常见的慢性病，也是住院的主要原因。少数种族、社会经济地位较低和异常的糖脂代谢也可能是危险因素，但由于多重变量混杂，并不能得出准确的判断 [158, 159]。典型的临床表现是急性发作的喘息、咳嗽和呼吸困难 [157]。

影像学检查结果因气道阻塞程度不同而不同。由于呼气相气体潴留所导致的肺过度通气，典型的表现是肺气肿、膈肌低平，胸骨后间隙增大及外周肺纹理稀疏。其他可能的表现包括支气管壁增厚和支气管袖套征，通常是在肺门周围，及支气管扩张

（图 8-44A）。如果有严重的气道狭窄或黏液堵塞，可能会出现局灶性肺不张 [157]。高分辨率计算机断层扫描（HRCT）能显示解剖学细节及空气潴留征（图 8-44B、C）。然而，CT 表现与哮喘严重程度不一定相关。核医学肺通气显像能提供更多的局部气流动力学的相关数据，但在临床实践中却很少用到 [160]。超极化氦 -3（HP ^{3}He）MRI 的研究表明，该检查在保证空间分辨率的同时，有希望检测到哮喘的通气障碍 [160, 161]。

多种药物可用于治疗哮喘，包括短效及长效的 β 受体激动药，吸入糖皮质激素、白三烯受体拮抗药及抗 IgE 疗法，通常联合用药以减少支气管收缩和炎症。应该根据症状的严重程度制定不同的治疗方案。治疗依从性是最重要的，有助于预防急性加重而导致的急诊就诊、住院治疗和（或）气管内插管 [159]。

（六）阻塞性睡眠呼吸暂停

阻塞性睡眠呼吸暂停（OSA）是指在睡眠过程中，尽管试图呼吸，但仍有短暂的上呼吸道阻塞。OSA 很常见，仅在美国就有 3% 的儿童或 200 万儿童罹患此病，最常见的原因是腺样体和腭扁桃体肿大。然而，任何潜在增加气道阻力的因素都能增加 OSA 的风险，包括肥胖、颅面畸形、先天性综合征（唐氏综合征、软骨发育不全和黏多糖病）及既往手术史 [6, 162]。舌扁桃体肿大是肥胖和（或）唐氏综合征患儿发生睡眠呼吸暂停的原因之一，在有腭扁桃体及腺样体切除术史的患者中更为常见 [163]。症状可能包括打鼾、日间极度嗜睡（在成人中更常见）、多动症、注意缺陷障碍、听力减退、身体虚弱和生长发育迟滞 [14, 162]。尽管夜间多导睡眠图技术可能不尽相同，但它是诊断阻塞性呼吸暂停的金标准，定义为至少两个呼吸周期持续用力呼吸但气流减少大于 90%[162]。

X 线、CT 和 MRI 可以排除其他外在气道压迫或内在狭窄的病因。此外，动态技术也可准确评估 OSA。动态睡眠透视有助于在饱和度下降期间发现气道阻塞的位置 [6, 164]。最近也可使用 Cine MRI 技术用于评估 [12–16]（图 8-45）。与正常对照相比，OSA 患者的气道直径变化更大，包括鼻咽、口咽和下咽部。

OSA 患者由于扁桃体及腺样体增大，腺样体扁桃体切除术通常是有效的。合并颅面畸形的患儿手术方法各异。侵入性较小的方法包括持续气道正压（CPAP）、双水平气道正压通气（BiPAP）、夜间氧补充（暂时治疗）和正畸上颌扩张，后者能增加上颌骨的宽度并减少鼻部阻力 [162]。

（七）气管支气管软化症

在气管支气管软化症（TBM）中，气管或支气管因气道壁软化、支撑软骨的弱化，以及支撑肌肉的张力减低而发生呼气时塌陷 [1, 2, 7, 11, 165–170]。有两种类型，即原发性（先天性）和继发性（获得性）。原发性 TBM 主要是由于早产、先天性 TEF 及先天性

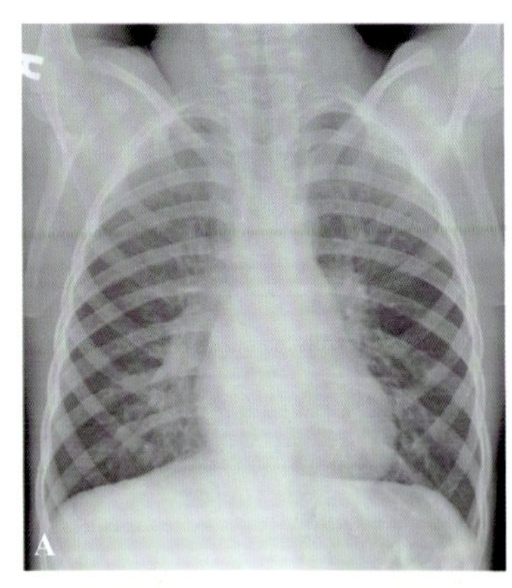

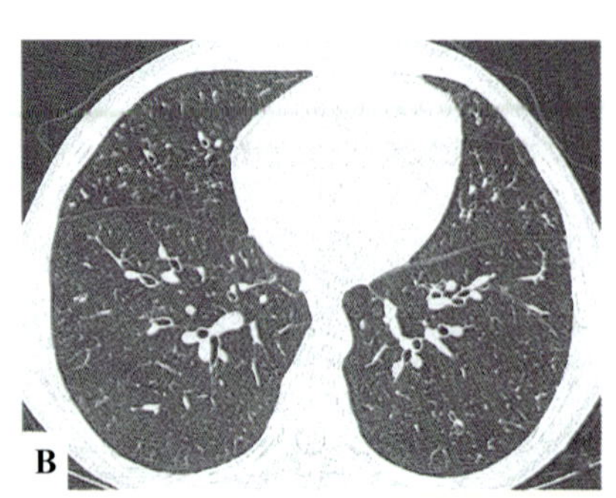

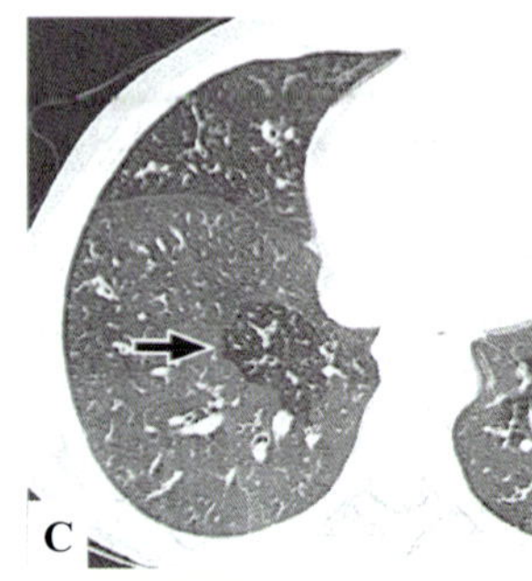

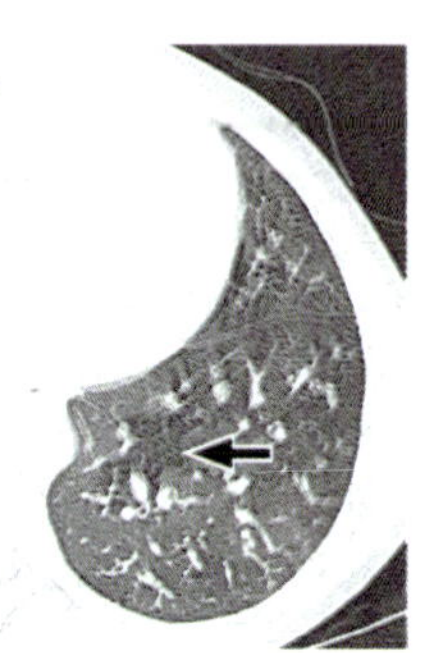

▲ 图 8-44　男，5 岁，急性哮喘，临床表现为喘息、咳嗽和呼吸困难

A. 正位胸部 X 线片提示过度通气，膈低平，还能显示支气管壁增厚及袖套征；B. 吸气末 CT 轴位肺窗图像显示支气管壁轻度增厚；C. 呼气末 CT 轴位肺窗图像显示双肺空气潴留（箭）

软骨异常。继发性 TBM 则继发于既往插管、感染、手术和纵隔血管畸形的外部压迫[1, 7, 11, 165]。与 TBM 相关的异常包括心血管缺陷、支气管肺发育不良、胃食管反流及神经系统疾病[165]。症状包括喘息、咳嗽、喘鸣、呼吸困难、发绀及反复呼吸道感染，症状在哭泣或用力呼气时加重[2]。由于临床表现为不典型，TBM 可能被忽视[1, 7, 11, 165]。

TBM 的诊断标准是在呼气时气道塌陷＞ 50%。这一标准最初是基于硬质支气管镜检查，现在也用于影像学方法的评估。过去，TBM 主要通过胸部 X 线片和气道透视（图 8-10）进行评估。但目前的首选是 MDCT 的 2D 和 3D 重建。CT 能提供精确的解剖细节，准确定位气管软化，并描述其严重程度和范围，还能进行定量测量（图 8-46）。CT 也有助于评估潜在的病因及合并的相关异常。此外，在 TBM 儿童中常见的空气潴留，CT 也能显示[170]。吸气－

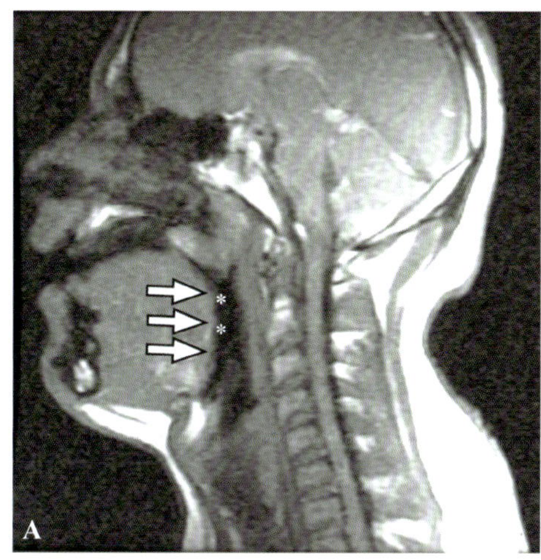

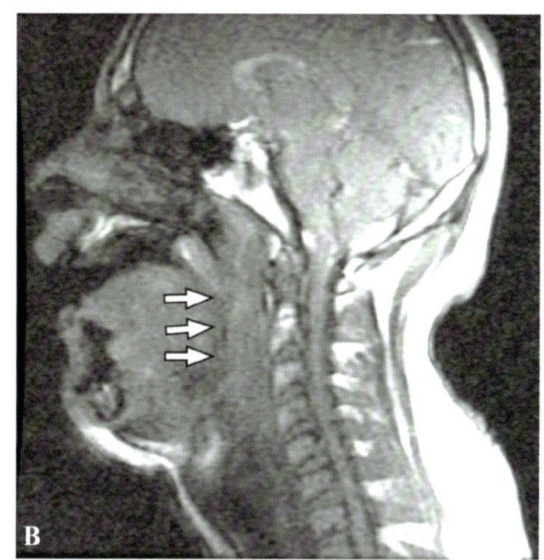

▲ 图 8-45 阻塞性睡眠呼吸暂停患者的舌下垂

A. MRI 矢状位电影睡眠研究图像显示了舌后缘（箭）与咽部（星号）的间隔；B. 血氧饱和度下降时的 MRI 矢状位电影睡眠研究图像显示舌后坠（箭），阻塞咽腔 [经允许重印自 Laya BF, Lee EY. Congenital causes of upper airway obstruction in pediatric patients: updated imaging techniques and review of imaging findings. *Sem Roentgenol*. 2012;47(2):147–158. 由 Lane F. Donnelly, MD, Orlando, FL 提供]

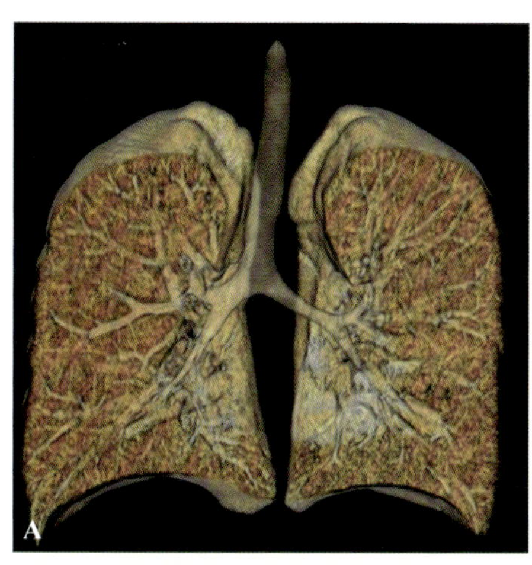

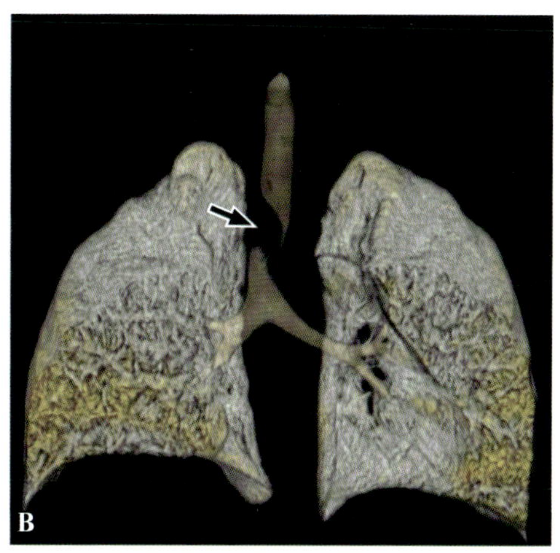

▲ 图 8-46 **男，11 岁，气管软化症，有反复呼吸窘迫和肺炎病史**

随后支气管镜证实诊断为灶性重度气管软化；A. 吸气末 3D 外部容积再现 CT 图像显示气管和双侧主支气管通畅。肺部充气良好；B. 呼气末 3D 外部容积再现 CT 图像显示中远端气管几乎完全塌陷（箭），符合气管软化症的诊断；注意与吸气末（A）相比，整体肺容量减少

呼气对比 MDCT 最常用于评估可疑的 TBM。为了减少辐射剂量，在呼气时，管电流可以减少 50%，同样可以保持其诊断效能。更新的技术包括 64-MDCT 电影成像及 320-MDCT 四维成像，可以进行实时动态四维气道评估 [1, 2, 7, 11, 165-170]。

随着年龄的增长，气管软骨会逐渐变硬加强化，因此，原发性 TBM 通常随着年龄的增长而逐渐改善，轻到中度患儿甚至能在 1—2 岁前自行缓解 [1, 2 ,11, 165]。支持性治疗包括采用抗生素治疗相关呼吸道感染、加湿氧疗及肺部理疗。保守措施无效的患儿，可以采用进一步的治疗，包括 CPAP、气管切开、气道支架、气管成形术或主动脉固定术 [1, 2, 11, 165]。

（八）异物吸入

异物吸入是儿科患者发生急性呼吸窘迫的一种常见的、可能危及生命的情况。常见于6月龄—3岁儿童，因为这个年龄阶段的儿童喜欢将异物放入口中，但由于缺少臼齿而缺乏咀嚼某些食物的能力，而且他们的吞咽功能尚不协调 [1, 7, 171]。可食用的和不可食用的食品都能被误吸，其中花生最常见 [172]。异物通常卡在右主支气管内，因为它较左主支气管大，在直立体位时与气管走行方向一致。通常情况下，患儿会表现为急性哽咽后出现咳嗽、喘息及喘鸣，但也可能无症状 [1, 7]。

胸部 X 线片是一线影像学检查方法。X 线片表现可能包括可识别的、不透射线的异物；单侧肺气肿、过度通气，或患侧的局部空气潴留；双侧肺气肿或过度通气；局灶性肺部疾病，如肺炎和（或）肺不张及胸腔积液；皮下气肿；气胸；或纵隔移位 [171, 173-175]（图 8-47 至图 8-49）。除了标准的正位和侧位 X 线片，既往还采用用力呼气或双侧卧位 X 线片，以更好地评估异物吸入的间接征象，即空气潴留征（图 8-7 和图 8-8）。然而，最近的一项研究表明，双侧卧位的图像会增加假阳性诊断，但不会增加真阳性诊断。呼气相 X 线片能轻度提高真阳性诊断，且不增加假阳性诊断；但是，由于检查技术的局限性，并且可能经常需要重复拍片，因此，过多的辐射暴露限制了以上这些检查手段的常规应用 [84, 173]。

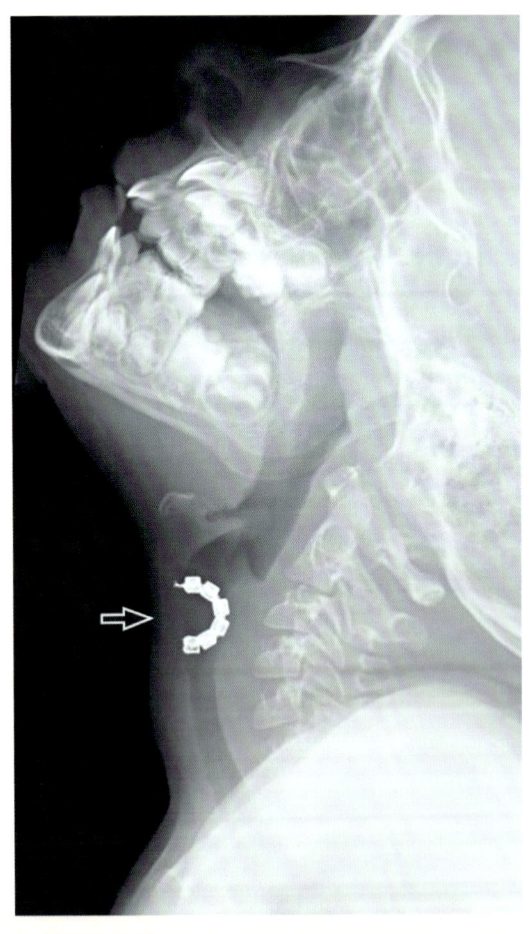

▲ 图 8-47 **女，4 岁，吸入不透射线异物，临床表现为吞咽耳环后急性呼吸窘迫**

气道侧位 X 线片显示不透射线的耳环（箭）卡在近端气管内，略低于声门水平

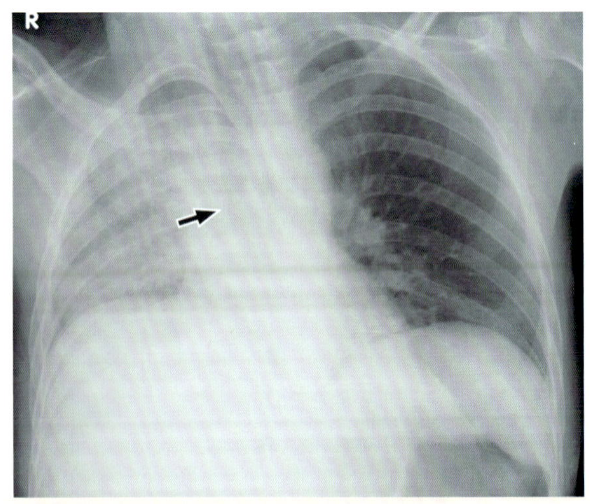

▲ 图 8-48 **男，3 岁，吸入非不透射线异物，临床表现为食用热狗后出现急性呼吸窘迫**

正位胸部 X 线片显示近右主支气管的骤然截断（箭），右肺容积减少，肺不张；患者随后接受了支气管镜检查，证实了吸入的热狗碎片卡在近端右主支气管

应该注意的是，只有10%的呼吸道异物是不透射线的，并且可以在胸部X线片上检测到[7, 128, 173]（图8–49A）。另外，胸部X线检测异物吸入的敏感性和特异性分别为68%～74%和45%～67%[1, 7, 126, 176]。因此，如果临床高度怀疑异物，但X线片结果阴性或可疑时，应采用支气管镜检查或CT进一步评估[1, 7, 177, 178]。尽管CT的准确率接近100%，但其有辐射暴露的问题[1, 7]。由于吸入异物的材质不同，可能表现为腔内不同密度的团块影。其他征象（和胸部X线片相似）包括阻塞性空气潴留、肺不张和实变[1, 7, 9]。CT还有助于诊断支气管镜检查后的疑似异物残留[7, 176]。3D CT模拟支气管镜重建有助于确定是否需要行支气管镜检查，并对异物进行精确定位[179]。

一般来说，硬性支气管镜检取出异物是治疗的首选[171, 175]。由于首次支气管镜检查后可能会有异物残留，因此临床上有可能再次行支气管镜。对于不能经支气管镜取出的外周异物，可选择的辅助治疗方法包括皮质类固醇、支气管扩张药、体位引流术和叩击法（有节奏的叩击）来帮助异物排出[175, 180]。

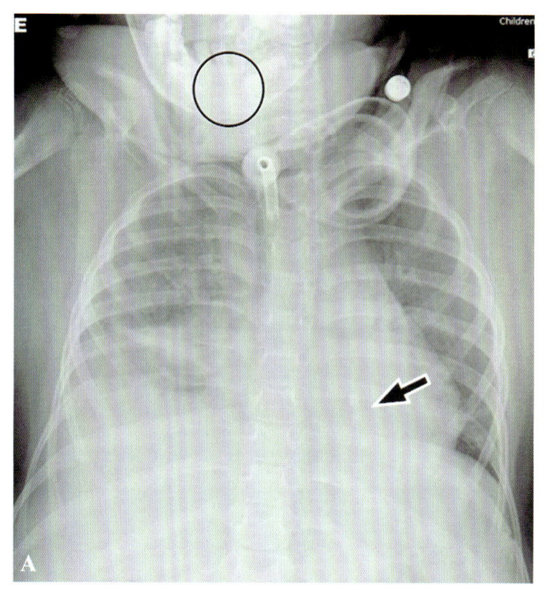

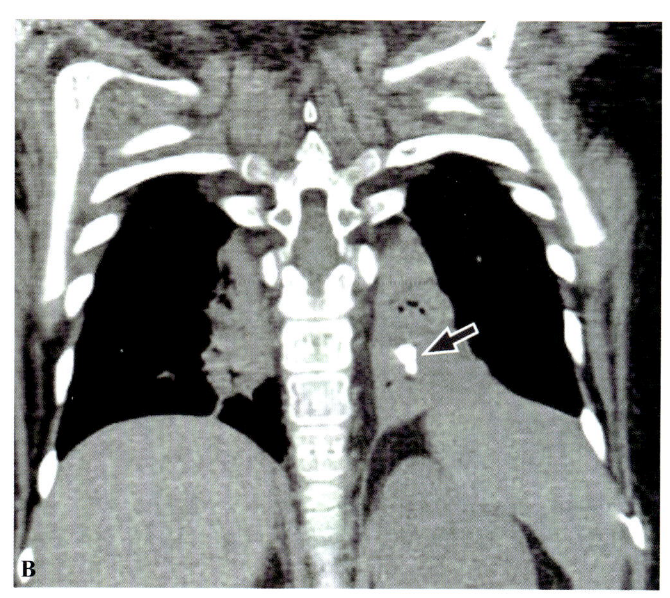

▲ 图8–49 **男，6岁，误吸牙齿，脑瘫，气管切开，临床表现为急性呼吸窘迫和血氧饱和度下降**

患者随后接受了支气管镜检查，取出了被吸入的牙齿；A. 正位胸部X线片显示左肺下野上方有两个方形的不透射线影（箭）；注意缺了两个下齿（圈）；B. CT非增强冠状位重建图像显示吸入的牙齿及周围肺组织实变（箭）

第9章　心　脏

Heart

Lorna P. Browne　Edward Y. Lee　Oleksandr Kondrachuk　Marielle V. Fortier
Zhu Ming　Cynthia K. Rigsby　著

一、概　述

近年来，临床见到的儿童先天性和获得性心脏病的类型越来越多。这主要是因为随着外科技术和治疗手段的进步，更多的先天性心脏病患儿的生存时间得以延长。

放射影像学一直是诊断评估疑似或确诊的儿童先天性心脏病的首选方法。然而，诊断技术条件本身的复杂性仍然是许多放射科医师面临的挑战。

本章的目的是通过逐步学习心脏解剖和诊断，加强对儿童先天性和获得性心脏病的理解，使放射科年轻的住院医师或经验丰富的专家能加以应用。首先讨论目前可用于评估小儿心脏疾病的各种影像技术，接着会回顾心脏正常解剖结构，包括体循环及肺动静脉血管。本章讨论分段诊断法的优点。最后，围绕病理生理学、临床特征、影像学评价和治疗方案，讨论各种常见的小儿心脏疾病。

二、成像技术

目前有几种影像学检查方法可用于婴幼儿和儿童疑似患有先天性或获得性心脏疾病的评估，包括X线、超声心动图、计算机断层扫描（CT）和磁共振成像（MRI），每一种都有其独特的优势和缺点。

（一）X线

胸部X线成像有助于对疑似患有心脏疾病的婴幼儿或儿童进行初步评估，但它的诊断作用已被其他成像技术所取代。当然，很多先天性心脏病，如法洛四联症（TOF）、大动脉转位（TGA）、心上型完全性肺静脉异位引流（TAPVR）和Ebstein畸形（三尖瓣下移畸形），都具有典型的X线表现[1]。因为胸部X线摄影可用于评估心脏大小和脉管系统，目前经常被用来筛选疑似患有心脏疾病的患儿。同时，它也可用于已确诊心脏疾病的患儿，通过评估肺循环发现有无肺静脉淤血及患者对治疗的反应。

（二）超声心动图

超声心动图在评价心内结构方面具有良好的时间和空间分辨力，是其余方法不可比拟的。这常常是疑似心脏疾病的新生儿在拍摄胸部X线片前首要进行的检查。超声心动图的局限性包括在年长或骨骼畸形患儿中声窗差，以及无法充分显现心外的动静脉脉管系统[2]。一般来说，心脏超声是儿童心脏科医师而不是儿童放射科医师的职责。因此，这一章的大部分内容都是介绍其他（非超声）类成像模式在儿童先天性和获得性心脏疾病中的评价作用。

（三）CT

以前，由于小儿心脏计算机断层扫描血管造影（CTA）采集时间相对较长且辐射剂量较高，限制了其在儿科心脏成像中的应用。然而，随着心电门控技术、超高速机架旋转时间、双源技术/容积扫描、可变的定位线（更快的心率选取更高的定位线）及辐射剂量调节的出现及发展，已经实现了低剂量（1～3mSv或更低）CTA在儿童心脏检查中的应用，且通常不需要镇静或屏气[2]。尽管婴幼儿和较小的儿童通常心率较快（>100/min），但β受体拮抗药和血管舒张药一般不常规使用。小儿心脏CTA的常见应用包括对冠状动脉畸形、肺静脉畸形、肺动脉狭窄/闭锁、主肺侧支动脉（MAPCA）和主动脉根部扩张/夹层的评估[2]。

（四）MRI

小儿先天性心脏畸形的心脏MRI评估可以细分为心血管形态学评估，心室功能的定量评估和血流动力学的量化评估。针对不同的评估目的都有各自对应的MRI序列[3]。

心血管形态学的评估使用静态自旋回波“黑血”序列（T_1/T_2）或电影梯度回波“亮血”序列[2D稳态自由进动序列（SSFP）]。自旋回波黑血技术可提供心外胸腔内血管的一个静态轮廓。电影梯度回波成像可通过采集多帧图像动态评估整个心动周期内胸部血管的情况，这可更准确地描述整个心动周期中伴有狭窄或动脉瘤的血管的直径变化[3, 4]。冠状动脉的评估采用一个只在短时间内产生高分辨率图像的特定的序列（3D SSFP），这个序列在每个心动周期中心脏相对静止的时期（通常在低心率的心脏舒张末期和高心率的收缩末期）采集。由于这是一个需时较长的序列，常需采集5min或更长时间，图像采集期间使用呼吸门控可使呼吸运动伪影最小化。这项技术是在每次膈小范围偏移时进行图像采集。最后，对比增强3D磁共振血管造影（MRA）也可利用时间分辨技术进行胸部和腹部脉管系统形态学的评估。这些快速采集技术可区分增强时的肺动脉及体动脉时相[5]。

评估心室功能一般使用2D SSFP电影序列，它经过优化后可使心肌血池很好地被区分开。与超声类似，在各个层面上采集图像，包括一个双室层面（斜冠位显示右/左心房和对应心室），四室层面（包括双心房和双心室的斜轴位）和一个短轴层面[斜矢状位显示右心室（RV）和左心室（LV）]（图9-1）。根据疾病的不同，还可能采集其他层面，如左右流出道层面和主动脉根部层面（图9-2）图像。

心室容积是通过使用专门的后处理软件，在舒张末期和收缩末期，将从短轴位或四腔心层面上获得的心室体积相加来计算的。室壁运动异常可以通过一个心动周期中的动态模型图像来显示。在静脉注射钆后立即采集，首过灌注扫描能显示有延迟灌注或没有灌注的部分心肌，分别与心肌缺血或梗死相关[4, 5]。使用如腺苷或多巴酚丁胺（加压灌注）这类的激动药，可以显示在静息状态下没有显示的首过灌注减少。通常首选腺苷，因为它给药方便，起效快，并且半衰期短。然而，与成人不同，加压灌注在儿科通常只用于临床上疑似有高风险心肌缺血的患儿，如冠状动脉受累的川崎病或疑似有冠状动脉病变的心脏移植患儿。注射钆剂约10min后，心肌活力相关序列可以显示心肌纤维化区域的延迟强化（图9-3）。

血流动力学评估是使用电影相位对比序列来进行的（图9-4）。血流动力学序列用于评估经过主动脉和主动脉瓣的每搏量和反流分数。另外，也可用来测量体循环分流至肺循环的体积，称为Qp

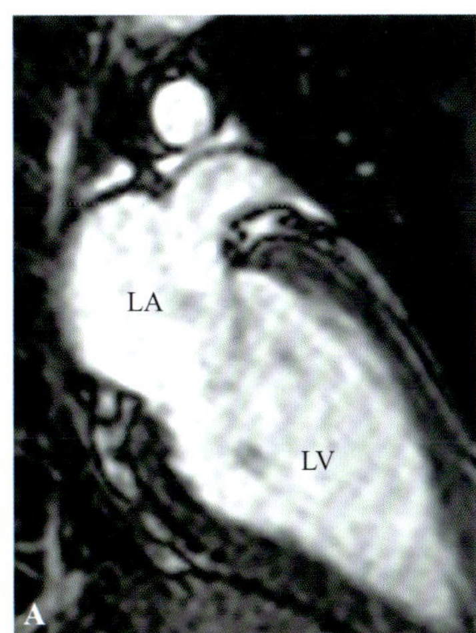

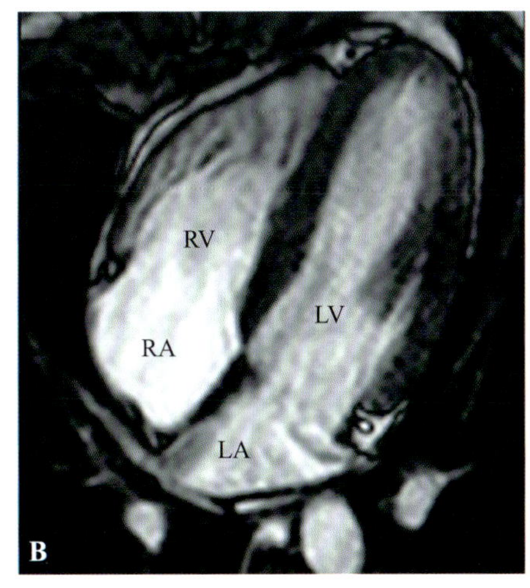

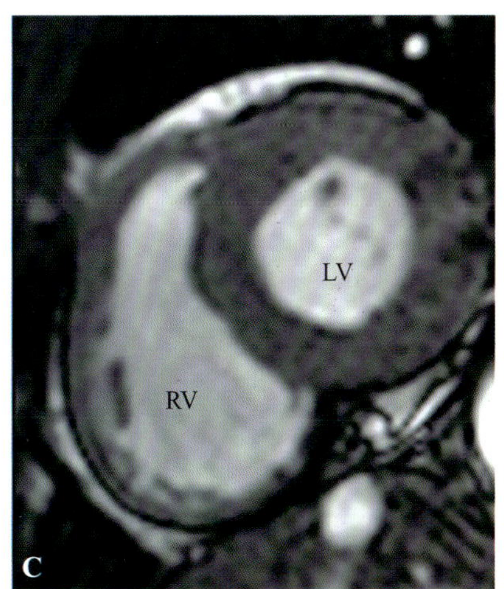

▲ 图9-1 标准心脏磁共振成像层面

亮血磁共振成像（A）双腔、（B）四腔和（C）短轴图像；LA.左心房；LV.左心室；RA.右心房；RV.右心室

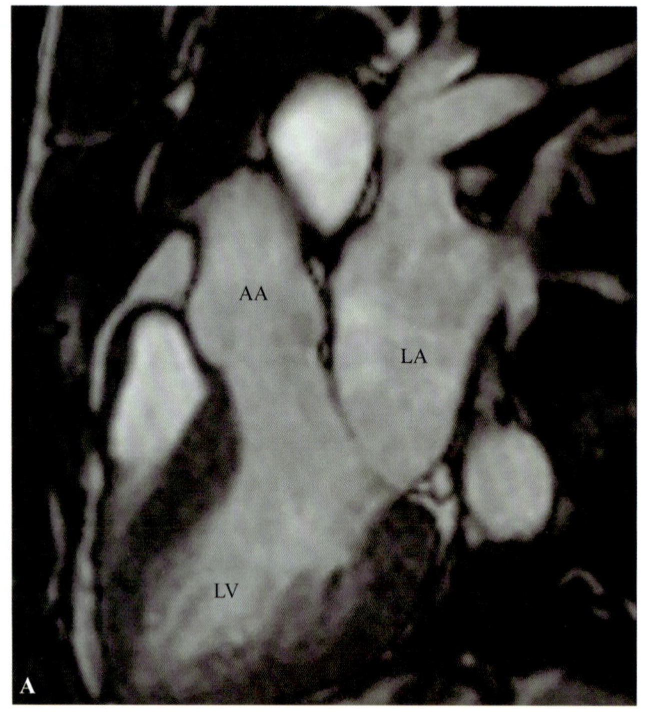

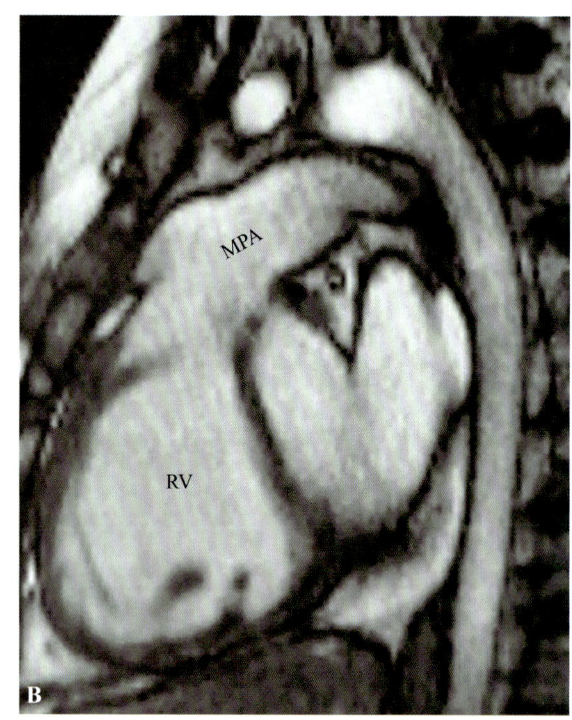

▲ 图 9-2 流出道心脏磁共振成像层面

（A）左心室流出道 / 三腔心层面、（B）右心室流出道层面的亮血磁共振成像；AA. 升主动脉；LA. 左心房；LV. 左心室；MPA. 肺动脉主干；RV. 右心室

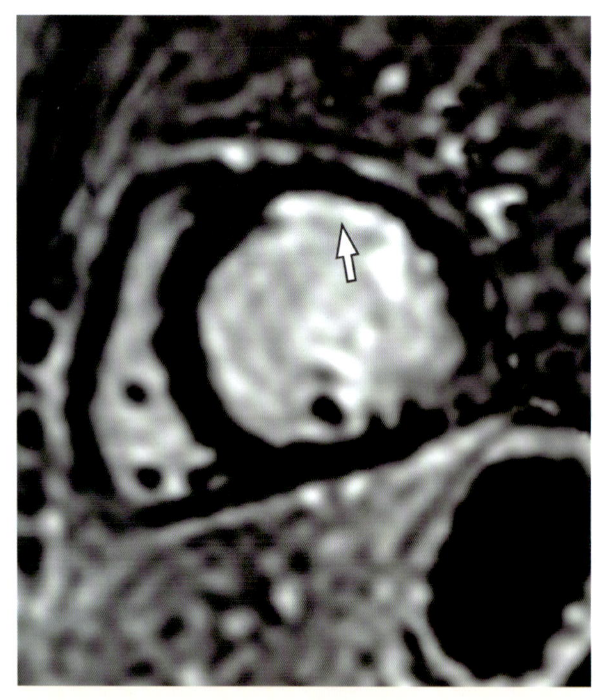

▲ 图 9-3 心肌壁延迟强化

相敏反转恢复磁共振成像短轴层面显示左心室前外侧壁的心内膜下增强区域（箭）

与 Qs 比值（Qp ∶ Qs），其中 Qp 是肺血流量，Qs 是体循环血流量[4, 5]。Qp 与 Qs 比值是评估房间隔缺损和其他左向右分流疾病的一个重要的量化指标。狭窄段的压力梯度可以使用改良伯努利方程（$4 \times V^2 = \Delta P$，其中 ΔP 是压力梯度，以 mmHg 为单位，V 是由电影相位对比测量的流速峰值，单位是 m/s）。

整个心脏 MRI 检查，包括形态学评估、心室功能和血流动力学分析，预计需要 60～90min；因此，患儿通常需要全身麻醉或镇静。

三、正常解剖

对正常心脏解剖结构的清晰认识是理解先天性心脏畸形和异常图像的基础。

在新生儿期和婴儿早期，正常的小儿心脏在胸部 X 线片中最多占据约 60% 的心胸比，在随后的童年期和青春期降至约 50%。用 CT 或 MRI 这类的横断面成像技术来评估正常和复杂的心血管解剖

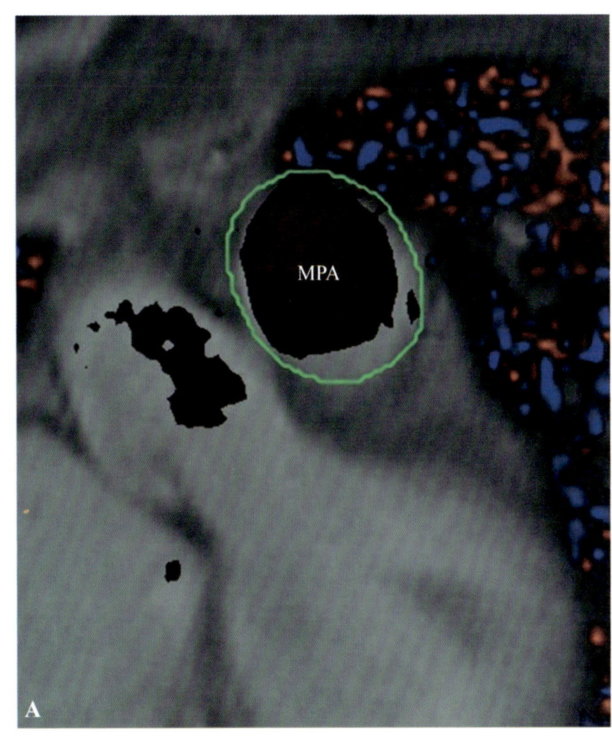

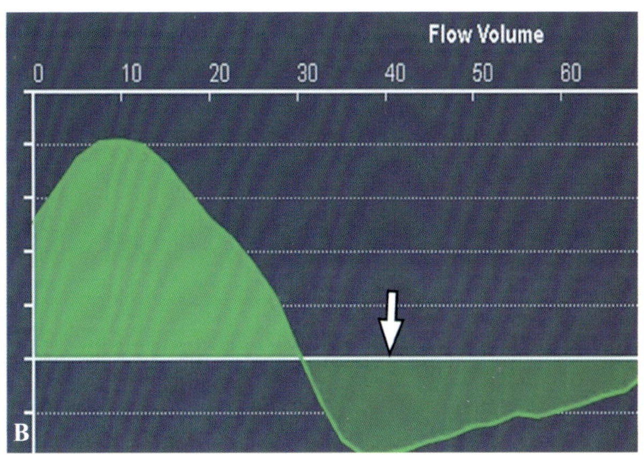

▲ 图 9-4 相位对比血管造影进行血流量定量

肺动脉主干（MPA）水平的相位对比显示约 40% 的肺反流分数（A 图的绿色圆圈和 B 图的箭）

结构时，建议采用一种可以加强理解的节段分析法[6]。这种方法通过一系列步骤评估心腔和大血管的位置，以及他们的连接关系，采用这种方法，读片者就像一个红细胞，从体静脉进入心脏，并最终到达体动脉。

第一步是对内脏位置的评估。需要确定肝脏和下腔静脉（IVC）位于右侧而脾脏和胃位于左侧。心脏位置由心尖的位置确定，心尖通常指向左下方，称为左位心。中位心指心脏位置更偏向中线。右位心指心脏位于右侧胸部且心尖指向右侧。右旋心，心脏因为占位效应或肺体积减小而右偏，但心尖仍指向左侧。

下一步是对体静脉解剖的评估，包括确定单根上腔静脉（SVC）位于右侧，左右的无名静脉位置正常，以及位于肾脏上方的 IVC 存在。常见的体静脉异常包括双 SVC 畸形（通常没有左侧无名静脉），及 IVC 的中断并与奇静脉相连。

接下来是对心房位置评估。它包括根据心房的形态和静脉的流入来确定是右心房还是左心房，而不是根据其在胸腔的位置决定。接受肝上 IVC 回流并有着宽大心耳附着的心房为右心房。SVC 的引流较肝上 IVC 变异大，因此，通常不用 SVC 来确定心房。附着有长窄心耳的心房为左心房，通常接收四条肺静脉的血流。

心室形态的确定是由胚胎心脏发育期心室循环的类型及房室瓣（AVV）的类型决定的。RV 的心隔和游离壁上有一些突出的小梁形成，其中一个特别突出的小梁称为节制索（图 9-5）。节制索从心室游离壁一直到室间隔并且与心尖部相对接近。节制索易于在胸部的 CT 轴位和心脏 MRI 四腔心图上辨认，是辨认心室形态的可靠标志。三尖瓣伴随着 RV。通常情况下，三尖瓣比二尖瓣稍靠近心尖。三尖瓣有三个瓣叶，包括三尖瓣隔叶（附着于室间隔）、前叶和后叶。LV 有二尖瓣，其游离壁通常（前外侧和后内侧）有两个乳头肌。但这些乳头肌外观变化较大，通过节制索辨认心室更加准确。如果 RV 位于 LV 的右前方，则存在正常心室的右襻（D-loop）。如含节制索的心室位于左后方，会形成心室转位或形成左襻（L-loop）。这个在后面的大动脉转位（TGA）章节会更详细地阐述。

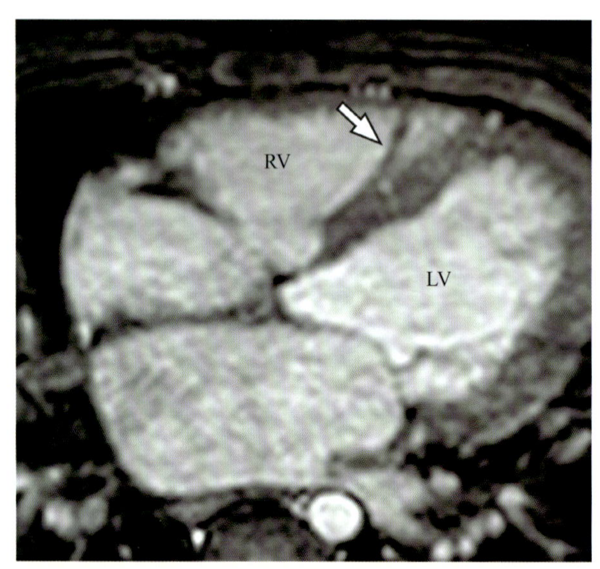

▲ 图 9-5 节制索

在四腔心层面的亮血磁共振图像显示节制索（箭）在右心室内从游离壁延伸到室间隔；LV. 左心室；RV. 右心室

对大动脉的评估从评估圆锥（漏斗部）开始。圆锥是心脏漏斗周围的肌袖，通常位于肺动脉瓣下方。它形成了室间隔的突出部分。另外，它将肺动脉瓣与房室（AV）和主动脉瓣隔开。它的存在及缺损，或发育异常在复杂畸形的形成过程中起到主要作用，如法洛四联症（TOF）、主动脉弓离断（TGA）和右心室双出口（DORV）。

下一步是评估大血管位置和心室动脉连接。通常，左心室连接主动脉，右心室连接到肺动脉主干（MPA）。如果这种正常的连接存在，则心室大动脉的连接为协调的。如果左心室连接到肺动脉，右心室连接到主动脉，则为不协调。大动脉的正常连接使得主动脉瓣环位于肺动脉瓣环的右后侧（称为大血管正位）。大血管反位是指尽管心室大血管连接关系协调（即 LV →主动脉，RV → MPA），但主动脉瓣环位于肺动脉瓣的左后侧。若心室大动脉连接不协调（即 LV → MPA，RV →主动脉），这种大血管被称为转位。在这种情况下，主动脉瓣环可以在肺动脉瓣的右前侧（D- 型转位）或左前侧（L- 型转位）。

在心脏节段解剖评估完成后，则可以评估房间隔和室间隔有无缺损，大血管有无狭窄或其他畸形。

使用上述节段分析法了解心脏解剖结构有助于正确识别和分类心脏畸形[6]。

（一）心房

心房是接收体静脉和肺静脉血流的心腔。右心房构成了正位胸部 X 线片心脏轮廓的右界。它从两条腔静脉和由冠状窦来的冠状静脉接收全身静脉血。然后右心房通过三尖瓣将血液排入右心室。右心房内有光滑的后壁和肌肉组织构成的前壁，被新月形的肌肉嵴隔开。下腔静脉口前缘为腔静脉瓣，冠状窦后缘为冠状窦瓣。下腔静脉口和冠状窦口均位于心房的下界。上腔静脉口是无瓣的，但是心脏起搏器窦房（SA）结恰好位于上腔静脉窦口的后方。

在侧位胸部 X 线片上左心房形成心脏的后界。左心房正好位于隆突和左主支气管下方。左心房与隆突及左主支气管的相对位置，解释了为什么在严重左心房增大时，胸部 X 线正位片上隆突分叉增大且左主支气管被抬高。左心房通常接受至少四条肺静脉的血流并通过二尖瓣将血液排至左心室。华法林嵴是一种正常肌性嵴样凸起，将左上肺静脉与左心耳分开，不应误认为是三房心[7]。

（二）房间隔

房间隔不仅分开左右心房，也有一小部分分隔右心房和左心室，被称为 AV 隔。AV 隔的重要性在于它代表了 Koch 三角的其中一个界限，Koch 三角常作为房室结的解剖标志。除了窦房结外，房室结也构成心脏的传导系统的一部分。沿着房间隔的中部有一个小凹陷被称为卵圆窝 / 卵圆孔，代表继发孔的残留，在出生后不久关闭[7]。

（三）心室

右心室形成胸部 X 线正位片上心脏轮廓下界的大部分。通常，右心室在左心室的右前方。右心室可以分为流入道、小梁和流出道。流入道与三尖瓣相关并有腱索附着。小梁部分包含突出的肌束，从游离壁穿过室腔到室间隔，此外还包括节制索。其他重要的肌束包括壁束和隔束。壁束分隔了三尖瓣和肺动脉瓣。隔束是 Y 形的，与顶端小梁融合，发出节制索（图 9-5），并止于三尖瓣乳头肌。这三条肌肉带形成一个圆形环被称为室上嵴，其将心室的小梁部分与出口部分分开。右心室的流出道即圆锥动脉（“圆锥”或漏斗），隔开肺动脉瓣和三尖瓣。

左心室在胸部 X 线正位片构成心脏的左界。左心室隔膜和游离壁的肌束既以螺旋形式排列也交叉排列。所以，心脏收缩导致肌束扭曲收缩，从左心室将血液“挤出”。左心室也分为流入道、小梁和流出道。左心室的流入道部分很短并有二尖瓣腱索附着。小梁部分包含前外侧和后内侧乳头肌和细小的顶端小梁。流出道部分很长，并且没有圆锥漏斗肌肉环（如图在右心室流出道所示），所以主动脉瓣和二尖瓣通常情况下是纤维连续的。

将左心室划分为四个部分可用于评估心肌功能和灌注缺陷。这一四分法将左心室看作一个圆形结构，将其分为间部（室间隔）、前部（上壁）、下部（下壁）和侧部（中间游离壁）。这些象限重叠的部分称为前间壁、前外侧壁、下间壁和下侧壁[7]。

（四）室间隔

室间隔的分区与心室腔相似。隔膜入口部分以三尖瓣附着处为边界，隔膜出口部分位于室上嵴上方，小梁隔膜在入口和出口部分之间。当试图定位室间隔缺损（VSD）时，这种划分是很有用的。出口隔膜的附加部分被称为膜部，它是室间隔上非常小的一部分，位于肺动脉瓣环和三尖瓣环下部之间。房室束（又称希氏束或HIS束）贯穿膜部并且是连接房室结和心室心肌传导系统间唯一的正常通路[7]。

（五）冠状动脉

左右主冠状动脉（RCA和LCA）起源于左侧和右侧主动脉窦的中心，位于主动脉根部的两侧，并面向肺动脉瓣[8]（图9-6）。第三主动脉窦，又称为无名冠状窦，位于其他两个主动脉窦的后方。右侧和左侧冠状动脉在主动脉瓣环与窦管连接处的中间位置从各自的主动脉窦发出。右冠状动脉（RCA）在右侧房室沟走行，并通过圆锥支和多个边缘支供应右心室游离壁。左冠状动脉很快分成左前降支（LAD）和回旋支。LAD动脉在前室间沟内行进，它通常供应左心室心肌游离壁，通过隔支供应前室间隔。回旋支动脉在左侧房室沟内走行，它终止于供应左心室侧壁和部分前外侧乳头肌的钝缘支[8]。

供应室间隔下部、左心室游离壁下部和AV结发出后降支（PDA）的冠状动脉被认为是优势冠状动脉。在约70%的个体，RCA发出PDA（右冠优势）。在约10%的个体，回旋支发出分支到右心室后表面[左回旋（LCX）优势]；而在剩下的20%个体中，

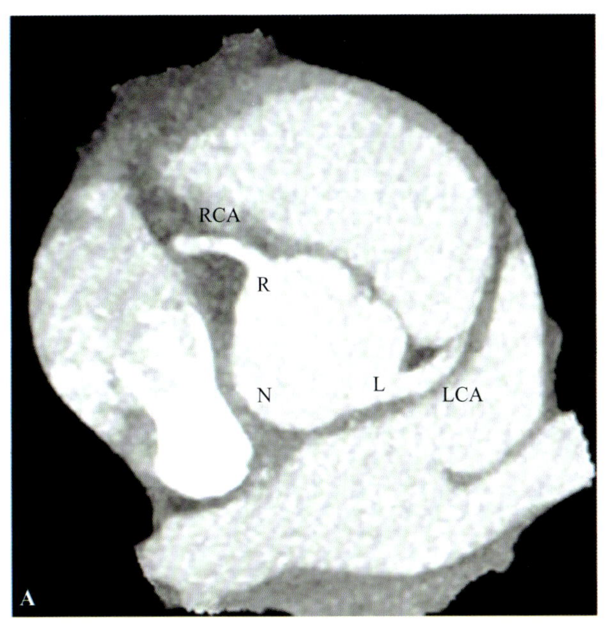

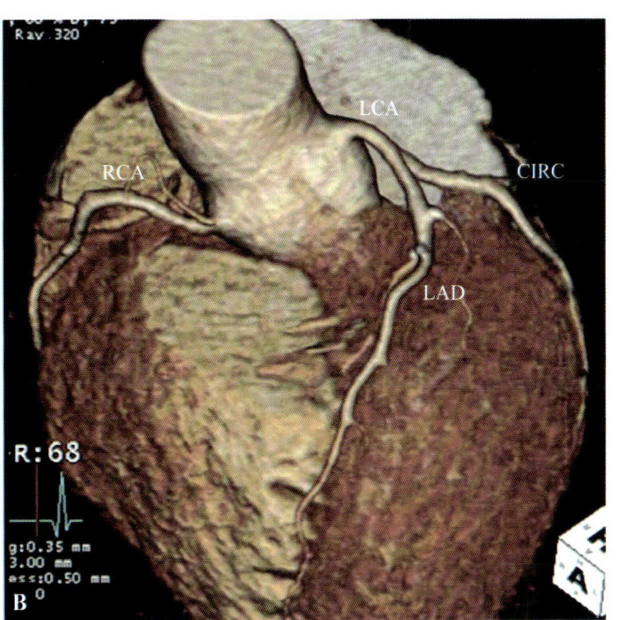

▲ 图9-6　正常冠状动脉

A. CT轴位最大密度投影（MIP）图像显示从右侧（R）和左侧（L）主动脉窦正常起源的右冠状动脉（RCA）和左冠状动脉（LCA）（N. 非冠状窦）；B. CT三维容积再现成像显示正常的RCA、LCA、左前降支冠状动脉（LAD）和左回旋支冠状动脉（CIRC）的走行

PDA 由右冠状动脉和 LCX 共同发出的分支供应（均衡优势）[8]。

四、先天性心脏畸形

（一）间隔缺损

1. 房间隔缺损 房间隔缺损（ASD）是指房间隔（原发孔和继发孔）闭合失败或接受腔静脉的心房部分发育不良（静脉窦缺损）。ASD 有 3 种主要类型，即原发孔、继发孔和静脉窦缺损[9]（图 9-7）。

房间隔由原发隔构成。它起源于原始共同心房的顶端并朝向位于原始心房和心室之间的心内膜垫生长。原发隔和心内膜垫之间的缺口被称为原发孔。随着原发隔和心内膜垫分别融合形成房间隔和房室瓣，缺口逐渐缩小。如果原发隔和心内膜垫不能完全融合，即形成原发孔 ASD（占 ASD 的 10%～15%），这是位于房室瓣（二尖瓣和三尖瓣）附近的 ASD。它通常与房室瓣（AVV）发育不良有关[9]。

继发孔来源于原发隔上逐渐合拢的小孔。继发孔一般由原发隔折叠形成的组织瓣膜部分覆盖。出生后不久继发孔关闭，这个折叠（继发隔）通常与其余的房间隔完全融合，关闭继发孔。继发孔未闭称为卵圆孔未闭或继发孔 ASD，占所有 ASD 的 80%（图 9-8）[9]。

静脉窦位于右房的后方，由原始主静脉进入原始心房形成[10]。静脉窦缺损（占所有 ASD 的 5%～10%）是由于房间隔位置异常或 SVC/IVC 错位导致腔静脉骑跨覆盖房间隔而形成的。因此，静脉窦缺损实际上是房间隔上方或下方的缺损，而不是像原发孔或继发孔缺损那样真正在隔膜内的缺损。上腔静脉窦缺损位于 SVC 与房间隔交汇处，比下静脉窦型更为常见。房间隔和腔静脉之间产生压力差导致左心房的肺静脉血液被吸入压力更低的右心房。另外，至少有 85% 的上腔静脉窦缺损患儿伴有部分肺静脉异位引流，右肺上叶静脉进入 SVC（图 9-9）。

所有 ASD 均导致从左向右分流，并引发相关并发症。小型的继发孔缺损可能会在 2 年内自发关闭。其余 ASD 或 2 岁以上的继发孔未闭患者几乎不可能自行闭合。未经处理的大型 ASD 会导致肺血流量增加，右心房、右心室增大及肺动脉高压[9]。

在胸部 X 线片上，随着分流大小的不同，表现为不同程度的心脏扩大及肺淤血，后者主要表现为中心肺血管扩张及肺水肿。目前，心脏门控 CTA 偶尔用于评估经胸壁封堵闭合继发孔 ASD 的可能性。成功的封堵术需要有 5mm 的组织边缘，将 ASD 和以下结构分隔，即主动脉瓣环、SVC 口、IVC 口、右上肺静脉口及房室瓣。心脏 MRI 可以评估 ASD

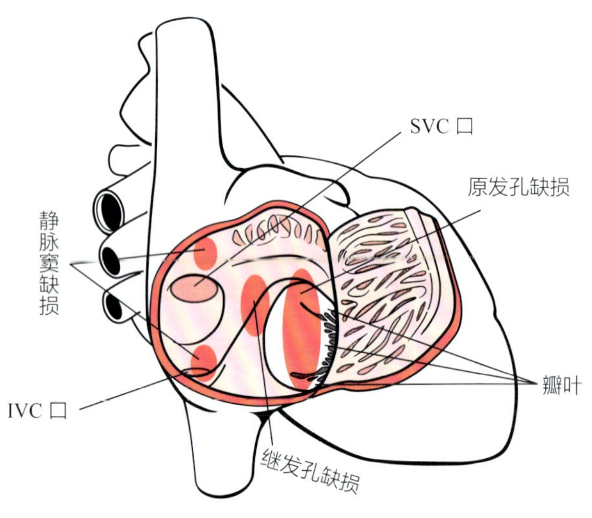

▲ 图 9-7 三种类型的房间隔缺损位置图

ASD 1：原发孔型房间隔缺损；ASD 2：继发孔型房间隔缺损；ASD 3：静脉窦上 / 下型房间隔缺损

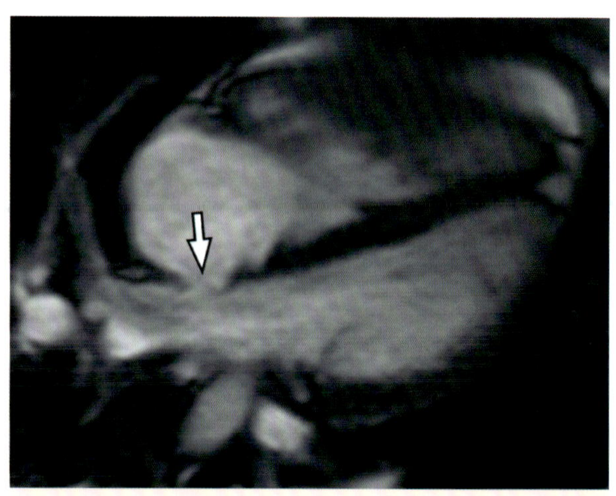

▲ 图 9-8 继发孔型房间隔缺损

在四腔心层面的亮血磁共振图像显示继发孔型房间隔缺损（箭）

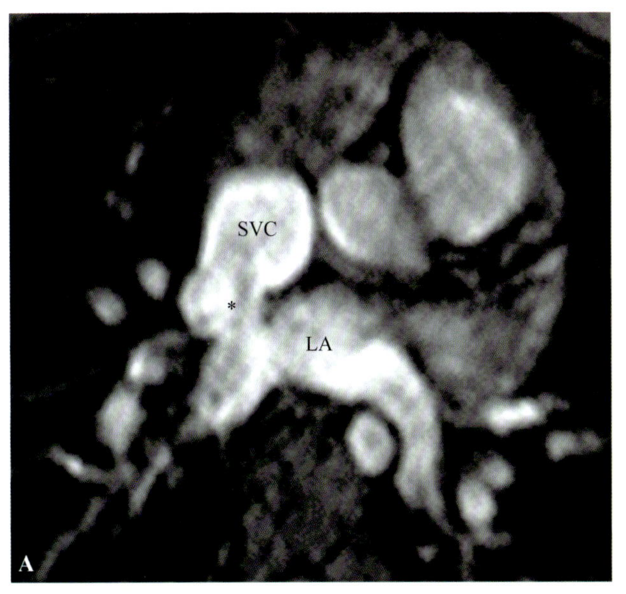

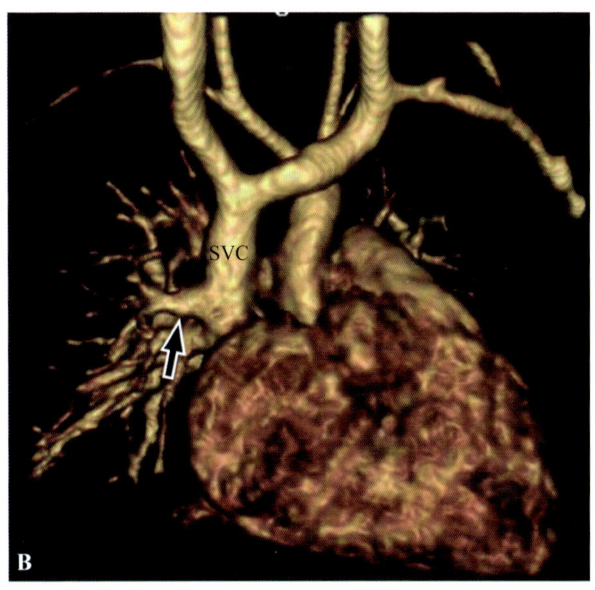

▲ 图 9-9 静脉窦型缺损

A. 轴位亮血 MRI 显示上型静脉窦缺损（星号）在上腔静脉（SVC）后壁与左前房（LA）之间；B. 三维容积再现成像 MRI 显示从右肺上叶到 SVC 的部分性肺静脉异位引流（箭）

的存在和位置，原发孔缺损靠近三尖瓣和二尖瓣，继发孔缺损在房间隔中部，静脉窦缺损在心房腔连接处的后部。MRI 还能提供继发孔 ASD 缺损组织大小的相关信息，这有助于判断患者能否接受经胸壁封堵术。除了评估右心室功能之外，通过比较 RV 和 MPA 中的每搏量及 LV 和主动脉中的每搏量，心脏 MRI 还可以量化分流量或 Qp ： Qs（肺循环中血流量体积与体循环血流量体积之比）。此外，鉴于静脉窦缺损总是与肺静脉异位引流相关，心脏 MRI 能很好地评估肺静脉。

继发孔缺损闭合术是通过手术使用心包 /Gore-Tex 补片，或对某些患者使用经胸壁微创封堵术 [11]。原发孔手术闭合主要是放置补片。静脉窦缺损的修补手术取决于肺静脉异常引流的位置。肺静脉异位引流至 SVC 时常采用上腔静脉与右心耳吻合（Warden 法）。这个方法是将 SVC 缝合在高于异常肺静脉连接的位置，并将 SVC 的近端与右心耳吻合 [10]。异常的肺静脉和 SVC 的末端通过静脉窦缺损引流至左心房，以此来关闭缺损。如果肺静脉异常引流到右心房或 SVC/ 右心房连接处，则使用补片闭合静脉窦缺损 [12]。

2. 房室隔缺损 两个心内膜垫位于原始心房和心室之间。它们通常在房间隔和室间隔处融合形成二尖瓣、三尖瓣和房室交叉 [13]。房室隔缺损（AVSD）是由于心内膜垫的融合失败，形成具有共有房室瓣（AVV）缺损的房室间隔，而不是单独的二尖瓣和三尖瓣开口 [14]。这种共有的 AVV 通常有 5～6 个瓣叶和复杂的腱索附着。通常，主动脉瓣位于三尖瓣和二尖瓣之间。然而，当存在共有 AVV 时，主动脉瓣位置变高，导致左心室流出道延长和狭窄。

如果 AVV 位于心室的中心，则被称为平衡型房室隔缺损并导致明显的左向右分流。当共有 AVV 更偏向于某一个心室的位置时，会导致不平衡型房室隔缺损。这会影响心室发育并导致单心室的发生。例如，如果 AVV 偏向右心室更多，那么左心室不发育，会导致左心发育不全。该位置的 AVV 会由于主动脉移位所导致的左心室流出道狭窄而更严重。这在本章的单心室部分有更详细的讨论。

AVSD 导致明显的左向右分流。因此，在新生儿早期即出现临床症状，表现为呼吸窘迫、呻吟和先天性心力衰竭。AVSD 通常合并唐氏综合征及心房和内脏位置异常 [15]。

胸部 X 线片显示全心扩大（图 9-10），有时伴有右心房上界呈水平，严重的肺充血和肺水肿 [1]。CT 在 AVSD 评估中通常不起作用。心脏 MRI 通常

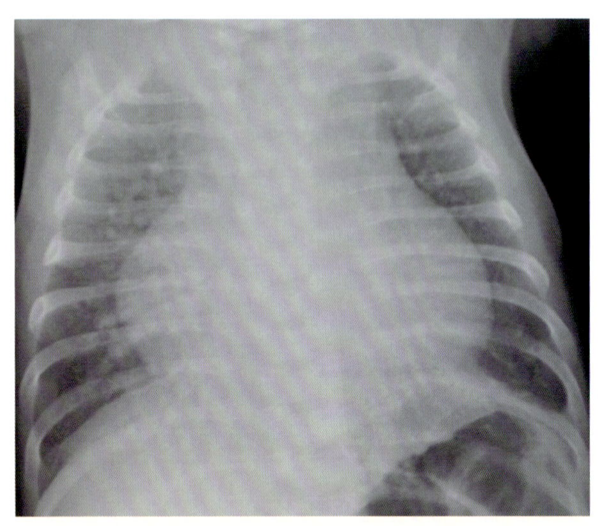

▲ 图 9-10 平衡型房室间隔缺损

正位胸部 X 线片显示肺血增多和全心球样扩大

用于靠超声诊断不完全的复杂病例中。在这种情况下，心脏 MRI 可以量化分流量和 AVV 反流，显示复杂的心内解剖，并确定心室大小和功能，这可能有助于术前确定治疗方案（图 9-11）。

手术矫正平衡型 AVSD 可以通过一个或两个补片闭合原发孔 ASD 和流入道 VSD，然后重新建立分开的房室瓣[15, 16]。手术矫正不平衡型缺损取决于生理类型，并在本章的单心室部分讨论。

3. 室间隔缺损（VSD） VSD 是存在于室间隔中的孔洞。它们能作为独立的缺损或者作为更复杂的先天性心脏畸形的一部分出现，如圆锥动脉干畸形（TOF、TGA、DORV）或 AVSD。VSD 是继二叶型主动脉瓣后第二常见的先天性心脏病[17]。

室间隔最早在胚胎第 4 周末时出现，为靠近心尖的肌肉嵴。然后，随着右心室和左心室的扩大逐渐增大，最终与心球（原始心室流出道）融合。通常认为室间隔的流入道部分来自心内膜垫。室间隔的膜部最后形成，来源于从心内膜垫内形成的纤维瓣叶。心内膜垫与肌部室间隔的融合假说目前尚不清楚，但是，肌间隔、膜间隔和流入道间隔的最终融合大约发生在妊娠第 8 周。

基于室间隔缺损胚胎发育的理论，VSD 主要有 4 种类型，包括流入道、肌部、膜周部和干下型[17]（图 9-12）。流入道型 VSD 从 AVV 的纤维环延伸，且常与心内膜垫缺损相关。肌部缺损可能出现在整个室间隔的肌肉部位。小型肌部 VSD 通常能自发闭合，而较大的 VSD 通常需要手术治疗。有时，隔膜的肌部可能有无数的 VSD，导致所谓的瑞士

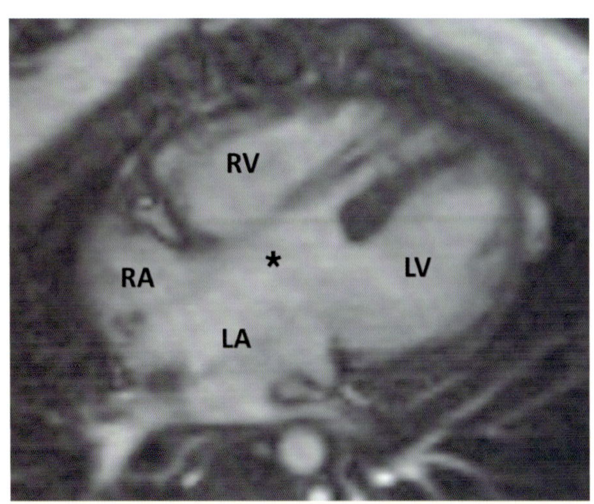

▲ 图 9-11 平衡型房室隔缺损

四腔心层面亮血磁共振成像显示大的房室间隔缺损（星号）；LA. 左心房；LV. 左心室；RA. 右心房；RV. 右心室

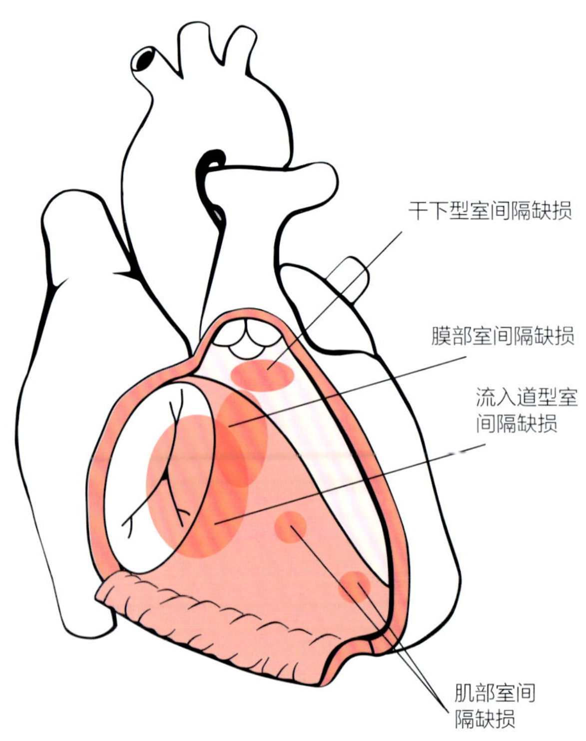

▲ 图 9-12 四种类型室间隔缺损

示意图包括干下型（动脉下的）、膜部（膜周的）、房室管畸形（流入道型）和肌部（肌部的）

奶酪样室间隔。膜周 VSD 是需要手术干预的最常见类型，其特征是室间隔的膜部缺损。干下型或对位不良型 VSD 出现在主动脉瓣尖的正下方。膜周和干下型 VSD 通常称为流出道 VSD，与如 TOF 和 TGA 这样的圆锥动脉干畸形相关[17]。

临床表现取决于缺损的大小，以及是否合并其他心脏畸形。小型孤立性 VSD 通常不需要治疗，常在童年期自发闭合，而缺损较大的患儿可能无法存活，表现出充血性心力衰竭的体征。慢性左向右分流可能造成肺动脉高压并导致逆向分流，称为艾森曼格综合征（Eisenmenger 综合征）[18]。

VSD 的胸 X 线片外观取决于 VSD 的大小，可表现为心脏正常到严重扩大，从正常肺血管容量到严重肺充血和肺水肿（图 9–13）。尽管 CT 偶尔能发现 VSD，但它在评估 VSD 方面不起作用（图 9–14）。心脏 MRI 通常用于评估超声无法完全评估的复杂病例（图 9–15）。在这些情况下，心脏 MRI 可以量化分流量，描绘相关心内或瓣膜畸形，并确定心室的大小和功能，用于制订术前方案。

手术闭合主要用于治疗不太可能自发关闭或有显著左向右分流的 VSD，通常采用合成材料补片修补[18]。有报道膜周部 VSD 在经胸壁微创封堵治疗后或早或晚都会发生心脏传导阻滞，可能继发于邻近房室结的损伤，因此经胸壁封堵治疗较少被用于治疗 VSD。偶有采用封堵器经胸壁封堵肌部 VSD[19]。

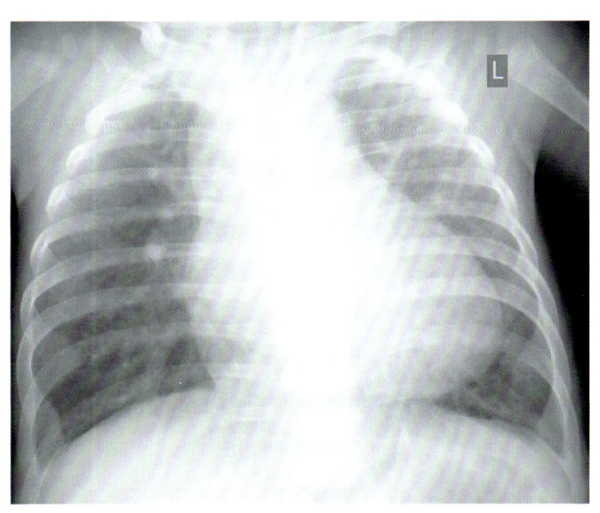

▲ 图 9–13　室间隔缺损

正位胸部 X 线片显示肺血增多和心脏扩大

（二）房室瓣狭窄和关闭不全

1. 二尖瓣狭窄　先天性二尖瓣狭窄非常罕见，通常与其他左心病变相关，包括左心发育不全综合征（HLHS）和主动脉瓣狭窄 / 闭锁。不对称先天性二尖瓣狭窄称为降落伞型二尖瓣，这可能与单个乳头肌与腱索融合有关，造成二尖瓣不平衡的外观[7]。在年轻患者中最常见的获得性二尖瓣狭窄的原因是风湿性心脏病（图 9–16）。轻度狭窄患者通常无症状，而患有更严重疾病的患者发展为肺静脉淤血。

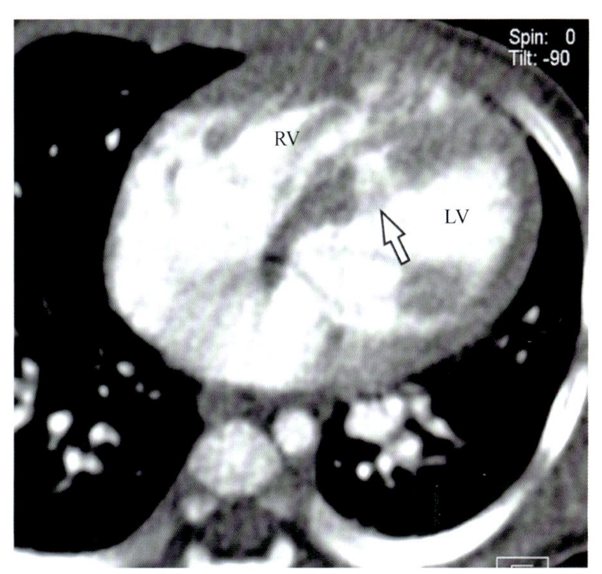

▲ 图 9–14　室间隔缺损

CT 轴位增强显示大型肌部 VSD（箭），部分被右心室肌束覆盖；LV. 左心室；RV. 右心室

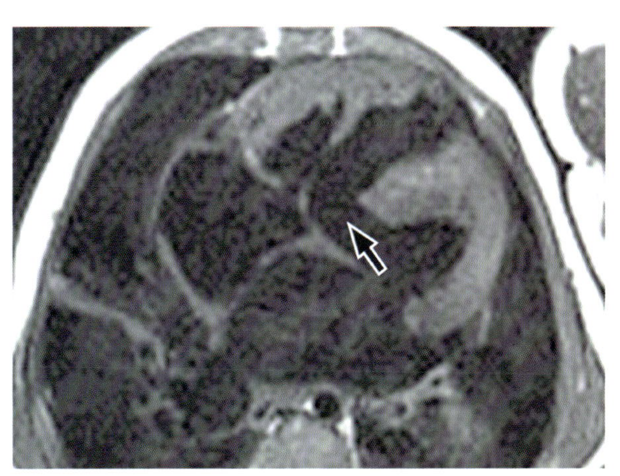

▲ 图 9–15　膜周部室间隔缺损

女，2 月龄，右心室双出口，黑血磁共振成像显示膜周室间隔缺损（箭），向肌部延伸

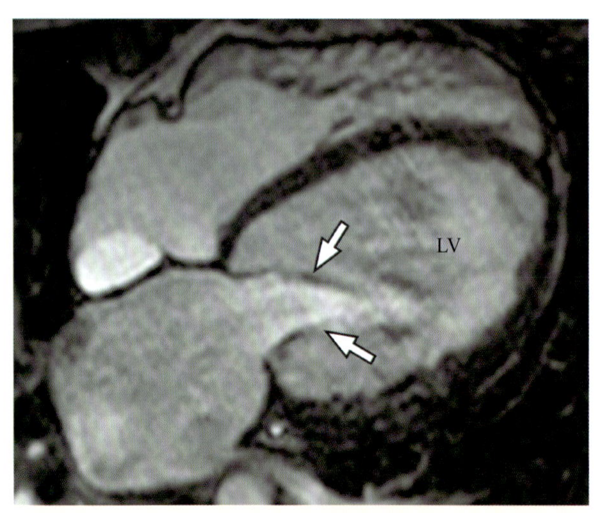

▲ 图 9-16 二尖瓣狭窄

轴位亮血磁共振成像显示狭窄的二尖瓣叶（箭）尖端产生的湍流射血；LV. 左心室

胸部 X 线片可能正常或表现为肺淤血及间质水肿，这取决于潜在堵塞的程度。心脏 MRI 和 CTA 目前通常不用于评估二尖瓣狭窄。

先天性二尖瓣狭窄的手术修复包括瓣膜成形术和后续的瓣膜置换术。

2. 二尖瓣关闭不全 先天性二尖瓣关闭不全很少见，通常合并发生二尖瓣缺损，结缔组织疾病如马方综合征，或继发于心室功能障碍、外伤或心肌梗死 [7]。通常认为二尖瓣脱垂是由于二尖瓣黏液基质 / 胶原结构的遗传性畸形所致 [20]。临床上，症状取决于疾病的严重程度。病情严重的婴儿和儿童通常在 3 岁以下时表现出肺淤血的症状。

胸部 X 线片可能会显示左主支气管的抬高，隆突分叉增大，以及侧位 X 线片上后方心影扩大，这与左心房扩大有关。虽然超声是评估二尖瓣关闭不全主要的方法，心脏 MRI 常常用于评估患者的整体心血管和并发的结缔组织疾病，如马方综合征。二尖瓣关闭不全可见在心室收缩期间由瓣叶引起的反流射血，通常导致左心房扩大（图 9-17）。二尖瓣脱垂在左心室流出道 / 三腔心层面最好观察，能显示在心脏收缩期二尖瓣前叶脱垂进入心房，及射入左心房的反流（图 9-18）。

二尖瓣缺损通常可以一期手术修复或补片修补。瓣叶冗长的重度二尖瓣脱垂可采用环形瓣修补。重度二尖瓣关闭不全或保守手术治疗失败的患儿偶可采用二尖瓣置换术。

3. 三尖瓣狭窄 先天性三尖瓣狭窄通常合并其他右心畸形，如右心室发育不良和右心室流出道

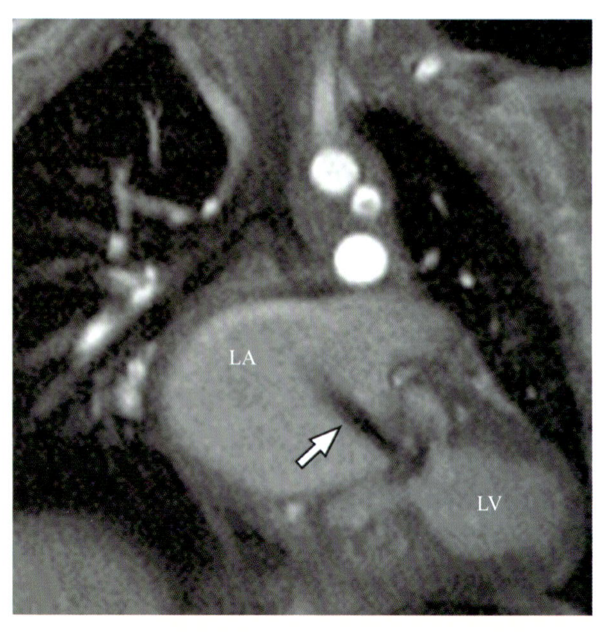

▲ 图 9-17 二尖瓣关闭不全

两腔心层面相位对比磁共振成像显示二尖瓣反流射血（箭）进入扩大的左心房（LA）；LV. 左心室

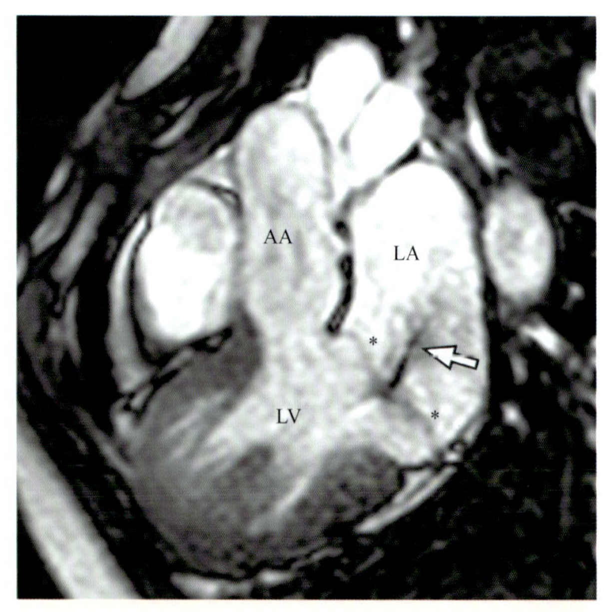

▲ 图 9-18 二尖瓣脱垂

左心室流出道层面亮血磁共振图像显示二尖瓣叶（星号）脱垂至左心房（LA），伴有明显的反流射血（箭）；AA. 升主动脉；LV. 左心室

（RVOT）梗阻/肺动脉闭锁（图9–19）。孤立的三尖瓣狭窄是非常罕见的。三尖瓣狭窄的影像学表现和手术方式与三尖瓣闭锁相似[7]。

4. 三尖瓣关闭不全 原发性三尖瓣发育不良导致的三尖瓣关闭不全在Ebstein畸形和TGA是最常见的。但继发性三尖瓣关闭不全可见于任何导致右心室容量超负荷的先天性或获得性心脏病，是由于三尖瓣环状扭曲和扩张引起[7]。临床上，患儿可表现为不同程度的右心衰竭征象，这取决于反流的严重程度。

胸部X线片可能显示右心房扩大导致右心突出。心脏MRI和CT主要是用于确定导致右心功能不全的三尖瓣关闭不全继发原因（图9–20）。

5. Ebstein畸形 Ebstein畸形是三尖瓣的一种相对罕见且孤立的异常，表现为三尖瓣隔瓣和后瓣异位，超过三尖瓣环进入右心室[21, 22]（图9–21）。在三尖瓣环和移位的瓣叶之间的右心室“心房化”（图9–22）。三尖瓣通常显著发育不良并关闭不全。在大多数情况下，还合并ASD或卵圆孔未闭[21, 22]。

大多数患儿表现为发绀。发绀在新生儿期是最严重的，因为功能欠缺的小RV可能无法在生后立即产生足够的压力去克服肺血管高阻力。通常在第6周左右，肺血管阻力下降后，发绀会自行缓解，直到青春期由于三尖瓣关闭不全加重而重新出现。

胸部X线片一般表现为右心中到重度扩大，肺血减少[1, 22]（图9–23），超声可用于初始诊断。MRI在右心室容积、三尖瓣形态/反流和相关心房或心室分流的术前和术后评估中作用越来越大。

手术修补包括三尖瓣折叠术、瓣环成形术或三尖瓣置换术。在新生儿时期，如果发绀严重，可能需要采用姑息改良性Blalock–Taussig（BT）分流术以增加肺动脉血供[22]。

（三）复杂的单心室连接

复杂的单心室连接是一种先天性畸形，是指房室瓣（AVV）进入单一心室腔。包括左心发育不良综合征（HLHS）、三尖瓣闭锁、左心室双入口和不平衡型AVSD。在这些情况下，没有AVV的另一个心室是发育不良或闭锁的。AVV单元的组成可以是一个共同的AVV、正常外观的二尖瓣和三尖瓣，或仅有一个二尖瓣或三尖瓣。没有AVV的发育不良的第二心室腔则通过VSD连接到主心室。

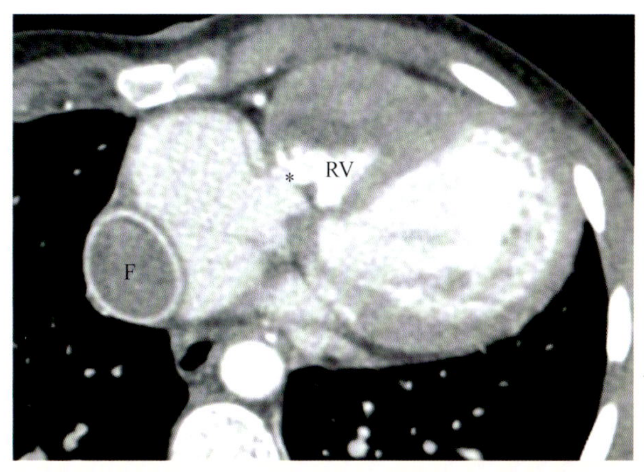

▲ 图9–19 三尖瓣狭窄

CT轴位增强图像显示三尖瓣增厚，瓣环狭窄（星号），右心室（RV）发育不良；还能看到心外Fontan（F）分流

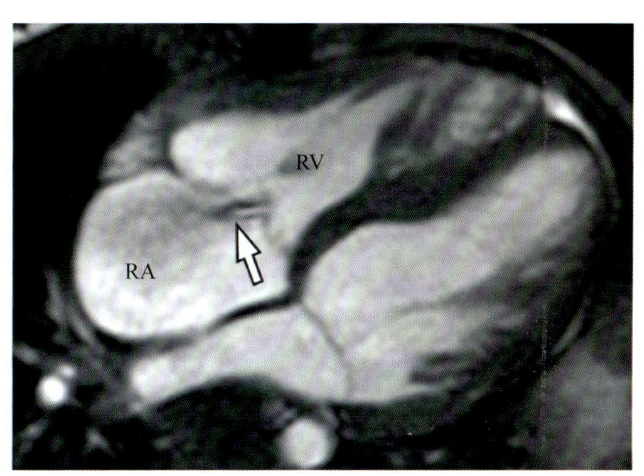

▲ 图9–20 三尖瓣反流

轴位亮血磁共振成像四腔心层面显示三尖瓣反流（箭），右心房（RA）增大；RV. 右心室

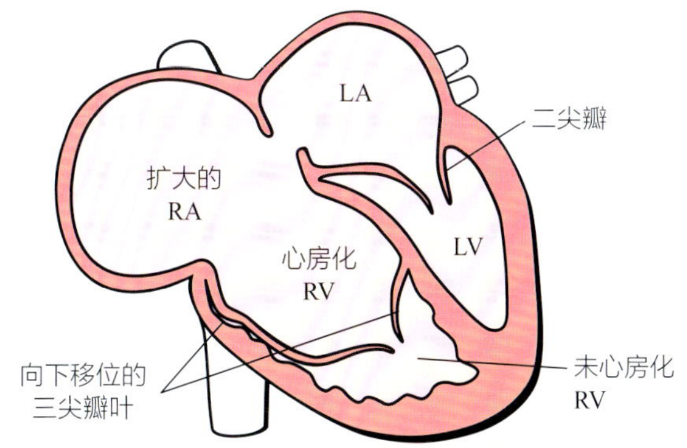

▲ 图9–21 Ebstein畸形解剖示意图

三尖瓣向下移位并与室间隔粘连；位于三尖瓣上方的部分右心室“心房化”；LA. 左心房；RA. 右心房；LV. 左心室；RV. 右心室

1. 左心发育不良综合征 HLHS 是最常见的单心室畸形。HLHS 先天性左侧结构较小，包括狭窄 / 闭锁的二尖瓣、小 LV、狭窄 / 闭锁的主动脉瓣、小升主动脉，以及管状发育不良的主动脉弓和主动脉缩窄（图 9–24 和图 9–25）[23]。如果有严重的主动脉狭窄 / 闭锁，升主动脉和主动脉弓的血液可能表现为从动脉导管中逆流，而不是从主动脉瓣顺流通过。在这种情况下，冠状动脉也依赖于逆行血流，

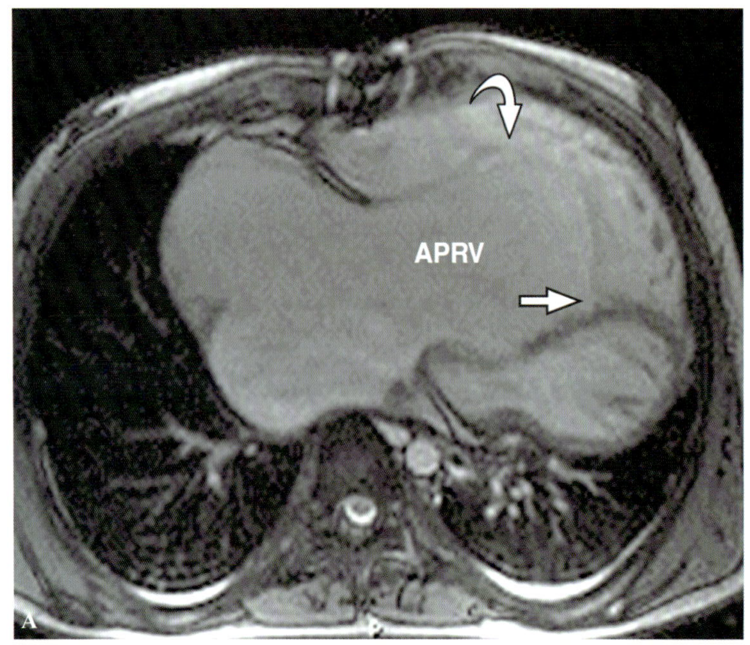

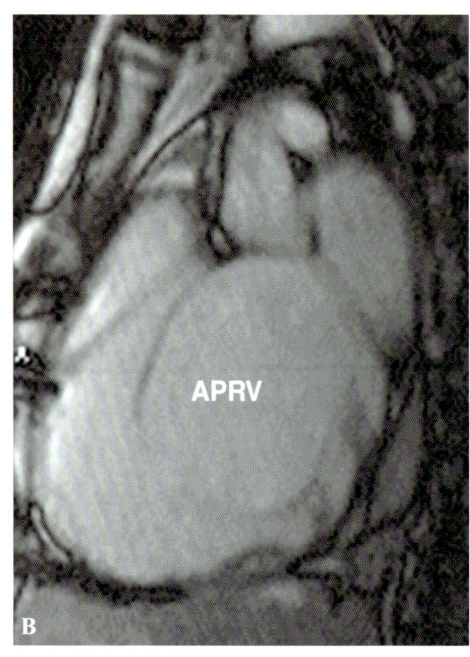

▲ 图 9–22 Ebstein 畸形

亮血磁共振成像四腔心层面（A）及左心室流出道层面（B）提示隔瓣向下移位（直箭）；前瓣（弯箭）较大，呈船帆样，导致部分右心室心房化（APRV）

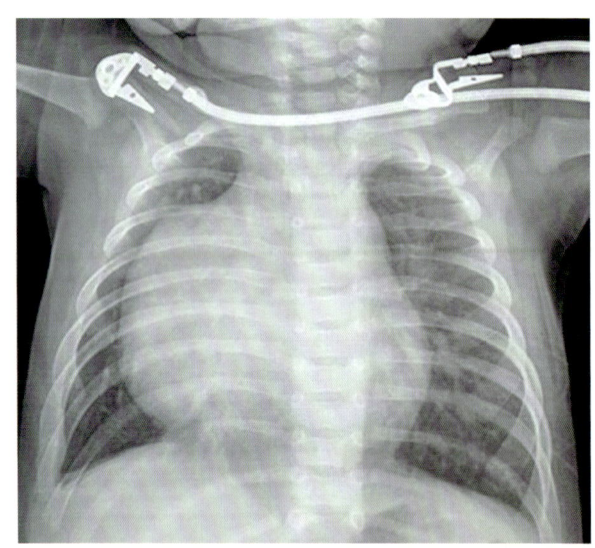

▲ 图 9–23 Ebstein 畸形

正位胸部 X 线片提示右心缘扩大

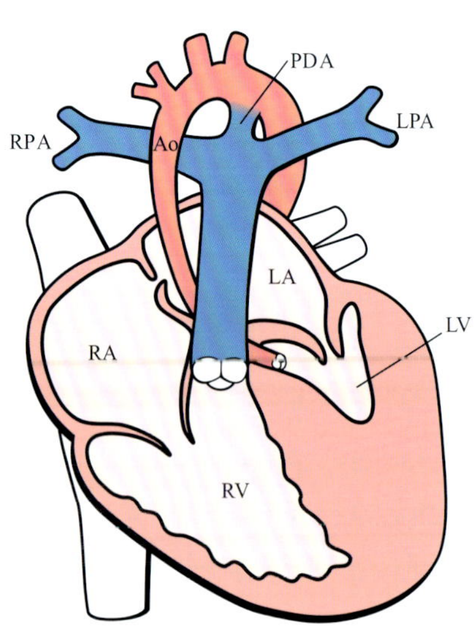

▲ 图 9–24 主动脉闭锁伴左心发育不良

左心室（LV）发育不良伴心肌肥厚；升主动脉（Ao）发育不良；LA. 左心房；LPA. 左肺动脉；RA. 右心房；RPA. 右肺动脉；RV. 右心室

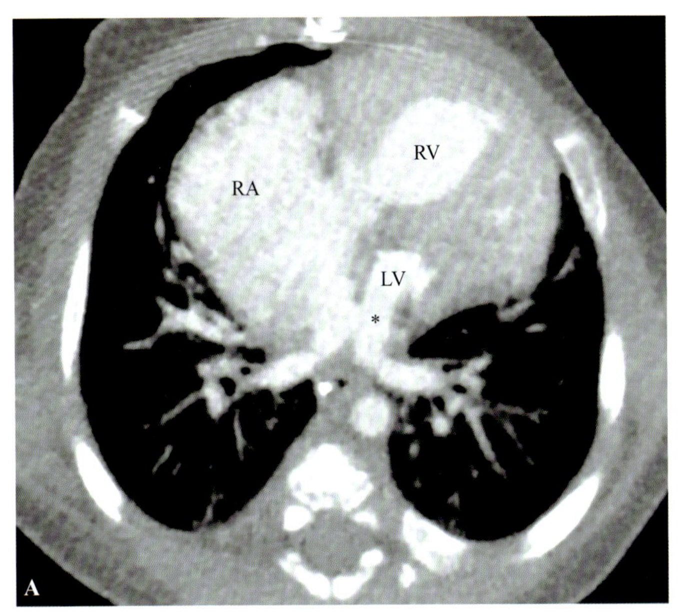

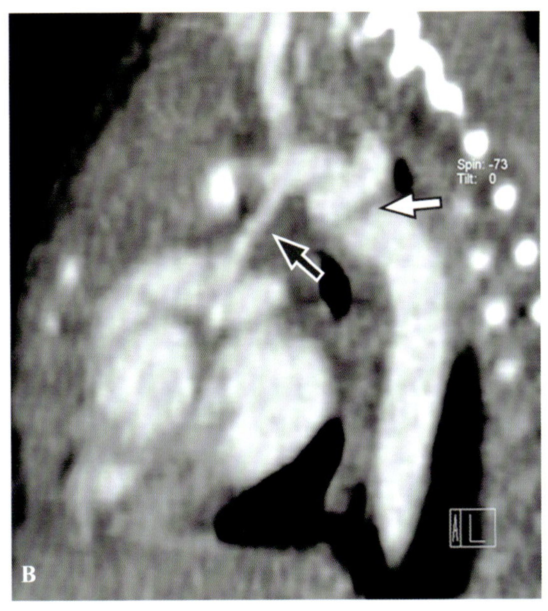

▲ 图 9-25 左心发育不良综合征

A. CT 轴位增强图像显示二尖瓣环狭窄（星号），左心室（LV）发育不良；RA. 右心房；RV. 右心室；B. CT 矢状位重建图像提示升主动脉管状发育不良（黑箭）及主动脉峡部缩窄（白箭）

从而导致慢性心肌灌注不足。大多数氧合肺静脉血从右心 ASD 进入肺动脉，并通过动脉导管进入体循环[23, 24]。由于存在扩大的动脉导管，降主动脉通常是正常大小。临床表现出现在生后最初几周，恰好与导管闭合时间相吻合。根据左侧梗阻的程度不同，临床表现为生长发育迟滞、末梢循环低灌注、心力衰竭及代谢性酸中毒[7, 23]。

在胸部 X 线片上，心脏大小可以正常或增加，主动脉结缩小（图 9-26）。另外，通常存在肺淤血，如果存在限制性 ASD 则肺淤血更严重。超声通常用于 HLHS 术前评估，能清楚地显示心内解剖。一旦确诊，患儿通常不需要进行其他影像学检查，应立即接受修复手术。

心脏 MRI 术前评估 HLHS 的作用有限。但是，它可以为左侧梗阻较轻及左心室较大患儿提供有用的信息，这些患儿采用双心室修复术而非单心室姑息术通常是有效的。在这些情况下，可以使用心脏 MRI 评估左心室舒张末期容积（LVEDV）和筛查心内膜弹力纤维增生，后者可用于预测预后。双心室修复失败的预测因子包括小 LV（LVEDV/ 体表面积介于 15～20ml/m^2），伴有收缩期右向左分流的大 VSD，严重的二尖瓣环发育不良及主动脉瓣发育不良[25]。患儿使用 CTA 或 MRA 的其他适应证还有主动脉弓评估，包括评估主动脉缩窄和管状主动脉弓发育不良。

双心室修复主要用于最轻型 HLHS 及主动脉和二尖瓣狭窄最轻的患儿[25]。双心室修复包括利用

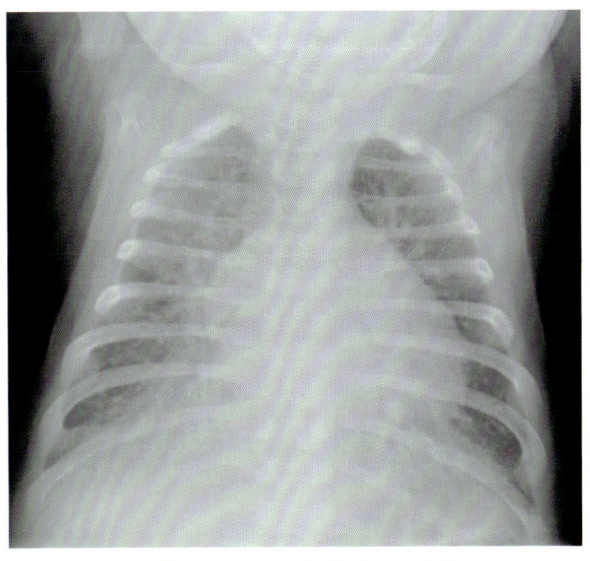

▲ 图 9-26 左心发育不良综合征

女，1 日龄，正位胸部 X 线片显示肺血增多，心脏扩大；主动脉结显示不清

MPA 重建升主动脉、RV–PA 通道及修补房间隔和室间隔缺损。

大多数 HLHS 患者的 LV 太小，难以起到体循环心室的作用。因此，可以进行分期单心室修复手术[23, 24]，使 RV 起到体循环心室的作用。这个复杂的分期手术分 3 个阶段进行，称为 Norwood Ⅰ、Glenn 分流术（也称为上腔静脉肺动脉吻合术 /Norwood Ⅱ）及 Fontan 分流术（也称为 Norwood Ⅲ / 全腔静脉肺动脉吻合术）[23, 24]。

第一阶段称为 Norwood Ⅰ术，在出生后立即进行（图 9–27 和图 9–28；表 9–1）。这个步骤将 MPA 重塑为升主动脉，使其能够维持全身动脉供应。MPA 被切除并与右、左肺动脉分离。接着采用 MPA 来加强发育不良的升主动脉和近端主动脉弓(Damus–Kaye–Stansel 手术)。由于 MPA 已被切除，肺动脉供血必须重建。可以采用从右锁骨下动脉到右肺动脉（RPA）的改良 BT 分流术（图 9–28）或改良 Sano 分流术（RV）来聚集肺动脉分支（图 9–29）[23, 24]。

修复的第二阶段是双向 Glenn 分流，通常在 6—9 月龄进行。它包括将 SVC 与肺动脉吻合并取下改良 BT/Sano 分流器（图 9–30 和图 9–31）。Glenn 分流后，所有来自头部和手臂的静脉血直接返回肺动脉分支，而不进入心脏。

Fontan 分流是单心室修复手术的最后阶段。通常在 18 月龄—4 岁进行，主要是将 IVC 和 RPA

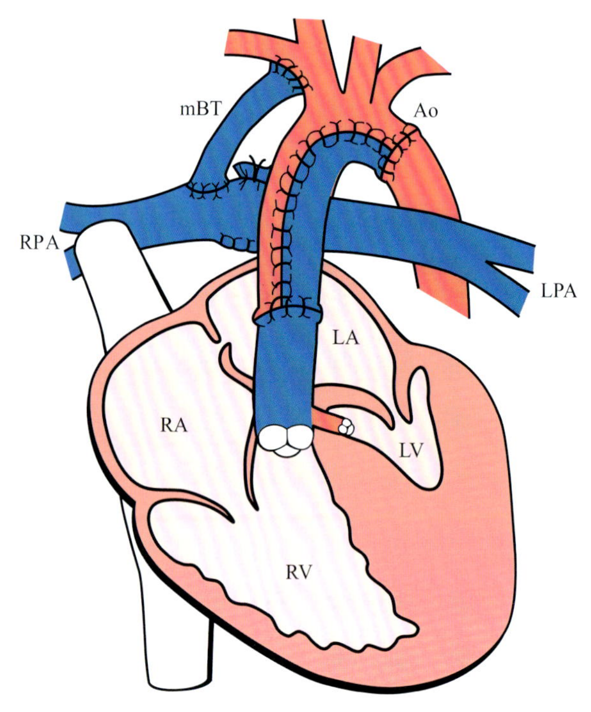

▲ 图 9–27 **Norwood I 期手术示意图**

从肺动脉分叉处横断，远端缝合；肺循环血流由改良 Blalock–Taussig 分流（mBT 分流）提供。主动脉弓用补片加强，与近端主肺动脉连接；同时行房间隔切开术，使肺静脉血流不会受阻，可以到达右心房和右心室；LA. 左心房；LPA. 左肺动脉；LV. 左心室；RA. 右心房；RPA. 右肺动脉；RV. 右心室

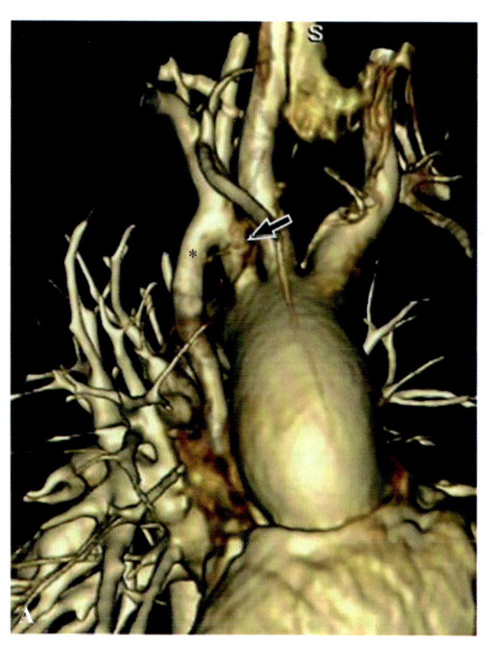

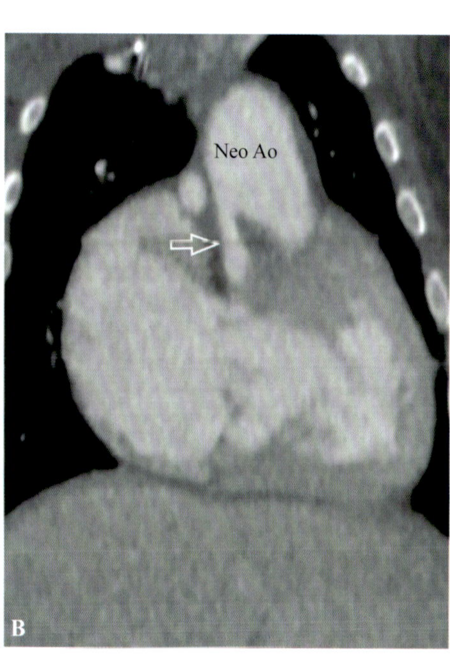

◀ 图 9–28 **Norwood 手术**

A. CT 三维容积再现图像（A）显示 I 期 / 改良 Blalock–Taussig 分流（星号）连接右侧锁骨下动脉（箭）和右肺动脉；B. CT 冠状位重建增强图像显示升主动脉发育不良（箭），通过 Damus–Kaye–Stansel 吻合术与主肺动脉吻合，形成新的主动脉（Neo Ao）

表 9-1　治疗先天性心血管异常的部分外科手术简要介绍

手术方式	先天性心脏异常	描　述
Norwood Ⅰ	左心发育不良综合征	三期修复手术的第一阶段，在出生后不久施行，利用主肺动脉（MPA）加强发育不良的升主动脉，改良 Blalock–Taussig（BT）分流或 Sano 分流以增加肺血流量
改良 BT 分流 Sano 分流	• 肺动脉闭锁 / 严重肺动脉狭窄包括法洛四联症 • 左心发育不良综合征 • 三尖瓣闭锁	• 改良 BT 分流术：将锁骨下动脉（通常为右锁骨下动脉）连接至肺动脉 [一般为右肺动脉(RPA)] • Sano 分流：从右心室（RV）分流到肺动脉分支
Glenn 分流	单心室形态包括左心发育不全综合征、三尖瓣闭锁、不平衡型房室（AV）管缺损	单心室姑息手术的第二阶段，在 3—6 月龄进行，远端上腔静脉（SVC）从右心房切除，并连接到 RPA（同时，改良 BT 或 Sano 分流器被取下）
Fontan 分流	单心室形态包括左心发育不全综合征、三尖瓣闭锁、不平衡型 AV 管缺损	单心室姑息手术最后阶段，在 18 月龄—4 岁进行，下腔静脉（IVC）从右心房切除并连接到 RPA（Glenn 分流器仍然保留），完成所有腔静脉吻合
法洛四联症修复术	法洛四联症	修补室间隔缺损（VSD）、右心室流出道（RVOT）和肺动脉瓣梗阻
单源化手术	肺动脉闭锁伴主肺侧支动脉（MAPCA）	MAPCA 与主动脉 / 体动脉供血中被分离，并与肺动脉中央支吻合
Jatene“动脉转换”手术	D 型大动脉转位（D–TGA）	主动脉和 MPA 在高于瓣膜水平切除，转移至正确的解剖位置，伴冠状动脉再植；出生后不久施行
Mustard 或 Senning 动脉转换	D 型大动脉转位（D–TGA）	体静脉和肺静脉回流分别分流到左右心房；现在由动脉交换术取代
冠状动脉去顶术	异常起源于对侧冠状窦的左冠状动脉 / 右冠状动脉伴壁内的心房内通路	将异常的窦口拉长，通过切除介入中间的主动脉壁，将新口置于适当的窦口位置
Warden 手术	• 上静脉窦缺损 • 右上叶部分肺静脉异位引流至 SVC	SVC 从右上叶肺静脉（RULPV）的下面分开，RULPV 和下 SVC 被移至左心房，并关闭静脉窦缺损，而上 SVC 与右心耳吻合
Ross 手术	主动脉瓣狭窄	主动脉瓣置换术，使用患者自身的肺动脉瓣（自体移植）和放置肺动脉瓣同种移植物
Konno 手术	主动脉瓣狭窄伴左心室流出道受阻	主动脉瓣置换术和使用补片扩大左心室流出道
David 手术	主动脉根部动脉瘤扩张	主动脉瓣保留，置换主动脉根部
Rastelli 手术	• D–TGA/ 右心室双出口，伴肺动脉闭锁 / 狭窄和 VSD	LV 血液通过 VSD 流向主动脉，在 RV 到肺动脉之间放置带瓣膜的心外分流器

注：心内外科分流器被称为 baffles；心外分流器被称为 conduits

的下表面连接。Glenn 分流器留在原位，这样在 Fontan 手术后，所有 SVC 和 IVC 血液均不进入心脏直接返回肺动脉分支（全腔静脉肺动脉吻合术）（图 9–32）。目前有两种类型的 Fontan 分流方式：外侧通路及心外管道（图 9–33）。在外侧通路的 Fontan 术中，心房内分流器被放置在右心房的外侧，将 IVC 与 RPA 的下表面连接起来。在心外管道的 Fontan 术中，在腔静脉心房交界的下缘离断 IVC。然后，在心外通过分流器将 IVC 和 RPA 的下表面连接起来[23, 24]。

以前，心内导管术被认为是评估 Glenn 和 Fontan 术后肺循环、体循环和单心室适应性的标准。然而，

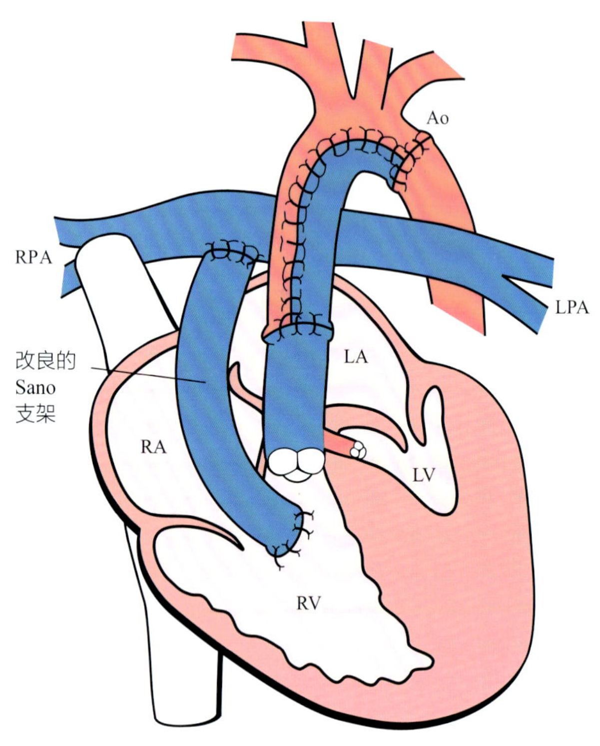

▲ 图 9-29 **I 期缓解左心发育不良综合征的 Sano 改良法**

Gore-Tex 管移植连接右心室和肺动脉，提供肺血流量，并在 Norwood Ⅰ期手术中取代改良的 Blalock-Taussig 分流器；改良 Sano 法较 Norwood Ⅰ期手术能提高体循环舒张压，并改善冠状动脉灌注；Ao. 主动脉；LA. 左心房；LPA. 左肺动脉；LV. 左心室；RA. 右心房；RPA. 右肺动脉；RV. 右心室

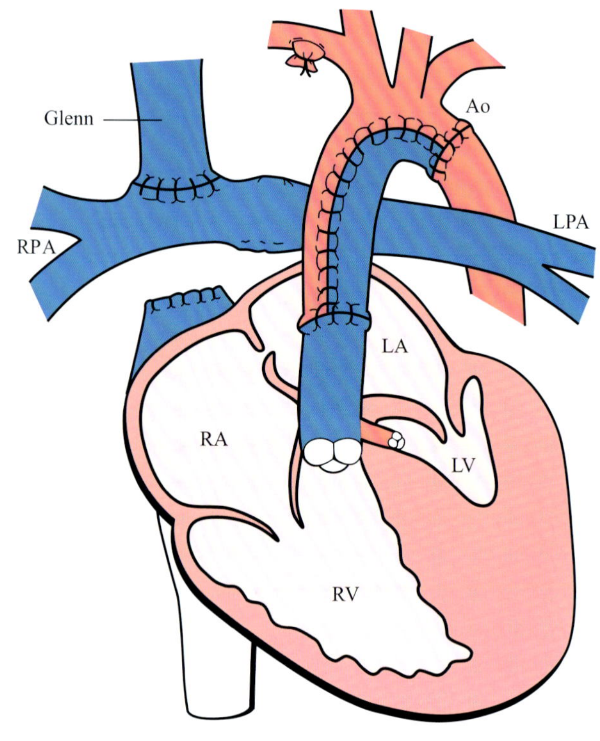

▲ 图 9-30 **双向 Glenn 分流器**

将 SVC 与心脏离断，端 - 侧吻合到右肺动脉（RPA）的末端，后者与左肺动脉（LPA）相通；主肺动脉已经从心脏中分离并缝合；Ao. 主动脉；Glenn. Glenn 分流；LA. 左心房；LV. 左心室；RA. 右心房；RV. 右心室

近年来，心脏 MRI 在 Glenn 和 Fontan 术前评估中起到重要的作用。它已被证实是非侵入性并能成功评估单心室的功能、心肌及心内膜纤维化、肺动脉的大小，以及体循环的适应性。这些信息对于筛选不需要经胸壁介入操作或姑息术前不需要进行血流动力学方法评估的患儿很有价值[26, 27]。

Fontan 术后，通常伴有全身静脉淤滞，这会增加血栓栓塞的风险，并易于形成广泛的静脉侧支血管。除静脉侧支循环外，主 – 肺动脉之间也可以形成侧支血管，会增加前负荷及单心室功能不全的风险。Fontan 术后的心脏 MRI 评估包括评估心室功能、体静脉、肺静脉和肺动脉，以提供阻塞或血栓形成的证据。另外，还应监测有无静脉转流或主 – 肺动脉侧支血管形成。

2. 三尖瓣闭锁　三尖瓣疾病相对较少。三尖瓣闭锁是右心房和右心室之间完全失去正常的连接。常合并卵圆孔未闭或 ASD，以保证在心房层面必要的右向左分流。右心室常发育不良，而且通常合并 VSD 沟通体循环和肺循环。还易合并肺动脉狭窄或闭锁，大动脉也可能转位或异位[29, 30]。

临床上，大多数患儿在出生后不久出现发绀、心力衰竭和较明显的心脏杂音[30]。如没有肺循环阻塞，胸部 X 线检查可能正常，但若合并肺动脉血流阻塞，则会发展为心脏增大，右心缘扩大（指右心房扩大），以及肺血减少。

超声检查是诊断的主要方法。在胸部 X 线片上（图 9-34），常能看到心脏大小正常，肺血减少及 MPA 段凹陷。但若并发较大的 VSD 时，可表现为肺血正常或心脏增大。在 CTA 或心脏 MRI 上，通常能显示闭锁的三尖瓣增厚或右侧房室沟脂肪沉积增加，以及严重的右心室发育不良。CTA 和心脏 MRI 通常用于手术治疗前后的评估。

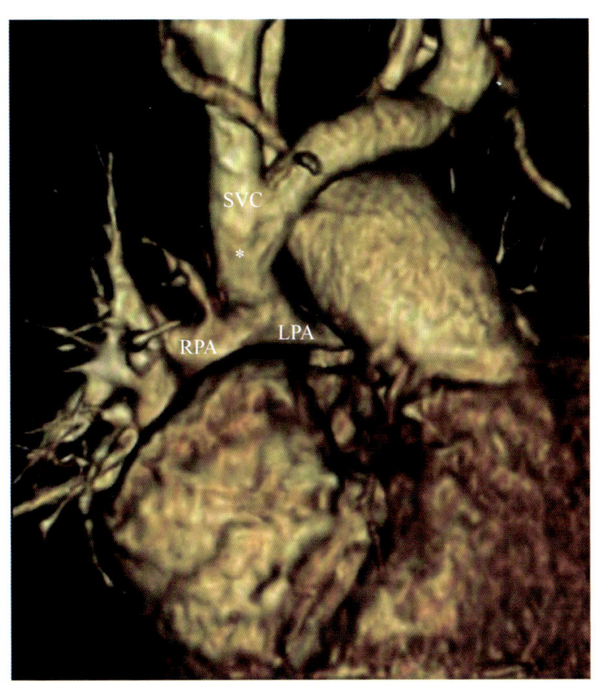

▲ 图 9-31 双向 Glenn 手术

CT 三维容积再现图像显示Ⅱ期 /Glenn 分流；Glenn 分流（星号）位于上腔静脉（SVC）和右肺动脉（RPA）之间；LPA. 左肺动脉

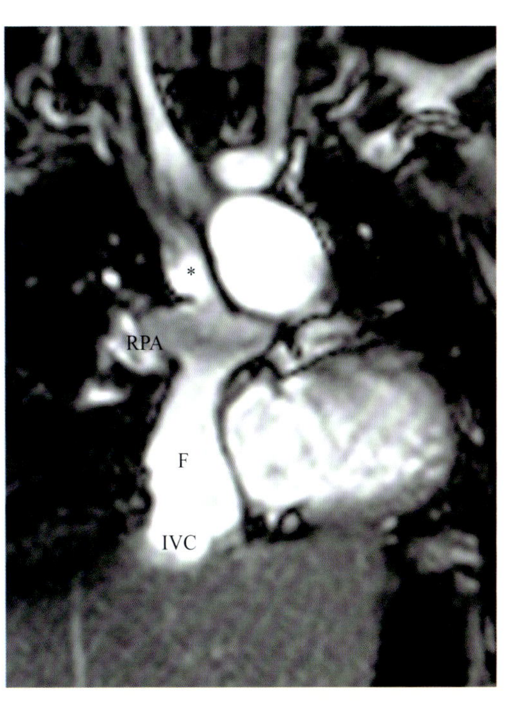

▲ 图 9-32 Fontan 手术

斜冠状亮血磁共振成像显示 Fontan（F）分流在下腔静脉（IVC）和已经放置 Glenn 分流器（星号）的右肺动脉（RPA）之间

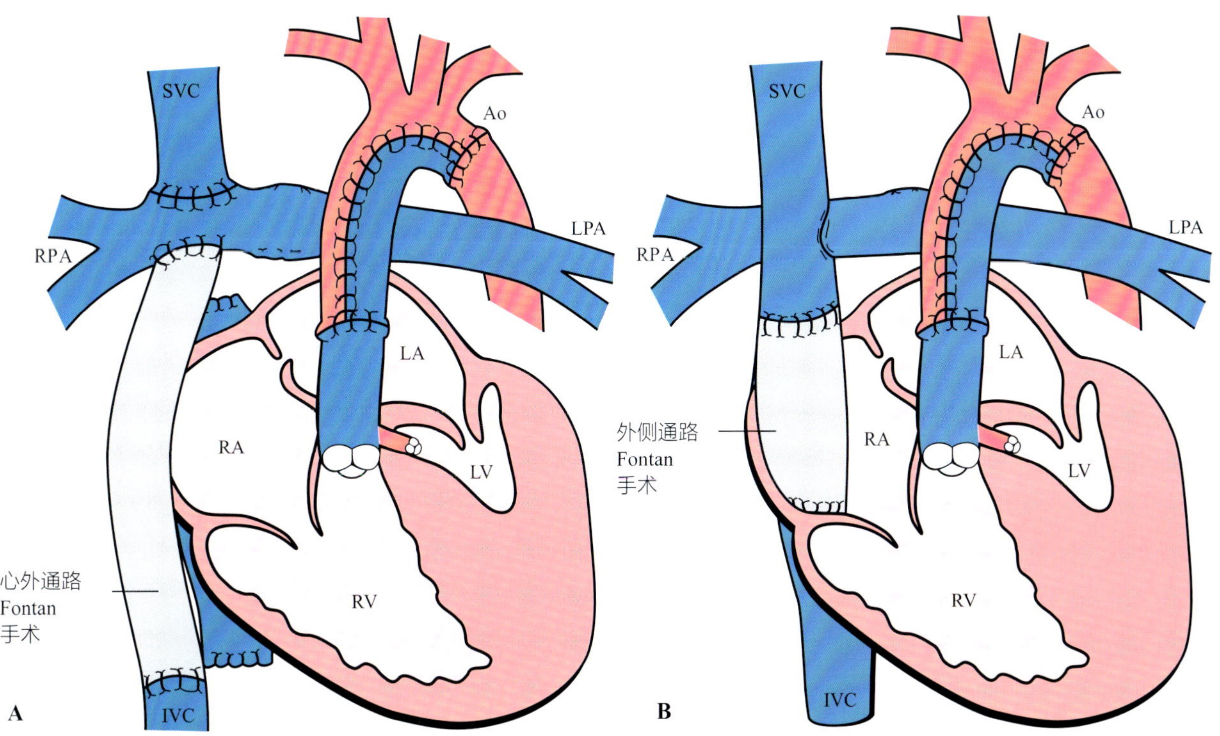

▲ 图 9-33 心外通路 Fontan（A）和外侧通路 Fontan（B）手术

下腔静脉（IVC）和右肺动脉（RPA）通过放置（A）心外分流器和（B）外侧通路导管连接到右心房；两者都放置了双向 Glenn 分流器（图 9-30；上腔静脉（SVC）与 RPA 的端 - 侧吻合；Ao. 主动脉；LA. 左心房；LPA. 左肺动脉；LV. 左心室；RA. 右心房；RV. 右心室

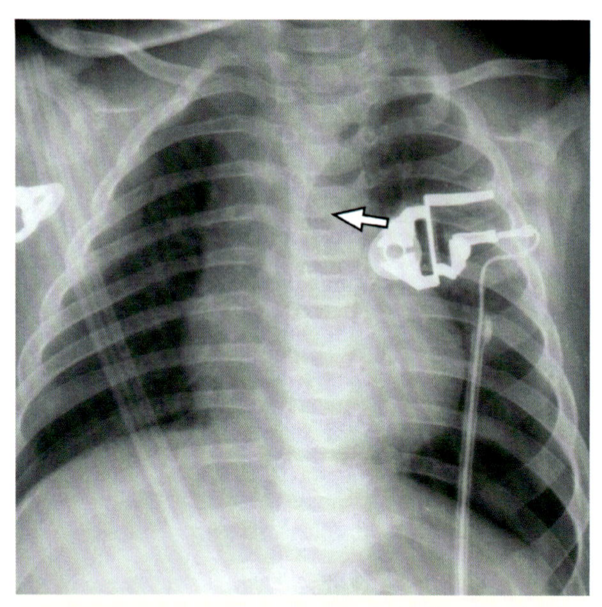

▲ 图 9-34 三尖瓣闭锁

发绀婴儿正位胸部 X 线片显示肺血轻度增多，心脏大小正常，主肺动脉处凹陷（箭）

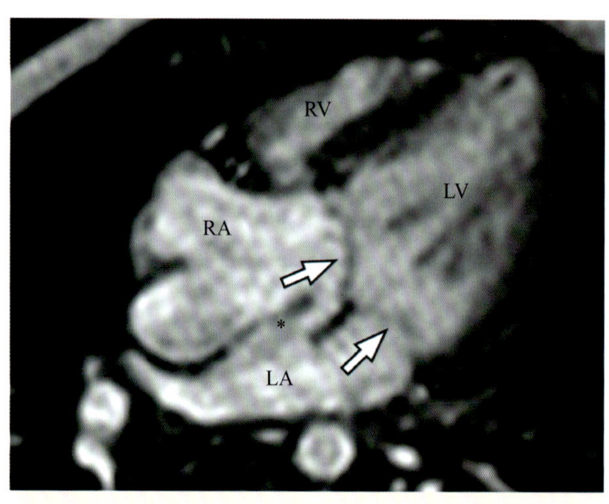

▲ 图 9-35 左心室双入口

四腔心层面轴位亮血磁共振成像显示两侧房室瓣（箭）都排空到左心室（LV），右心室（RV）闭锁；右心房（RA）和左心房（LA）也通过继发孔型房间隔缺损（星号）相连

手术治疗包括建立肺动脉血供，在新生儿期可以通过改良 BT 分流术（从右锁骨下动脉到 RPA）实现。随后，在婴儿期肺血管阻力下降后，取下 BT 分流器，可进行 Glenn 分流术 / 上腔静脉肺动脉吻合术（从 SVC 到 RPA）。与 HLHS 类似，Fontan 分流 / 全腔静脉肺动脉吻合术需在 18 月龄—4 岁进行，术后所有 SVC 和 IVC 血液均直接返回肺动脉，而不进入心脏 [30]。

3. 左心室双入口　左心室双入口是一种复杂的单心室连接，包括起主导作用的 LV，两个 AVV 和通过一个小的 VSD（称为球室孔）与左心室交通的始基右心室残留 [31]。患者通常心房和内脏位置正常，但心室循环可能异常。两个 AVV 都进入左心室（图 9-35）。大动脉通常会出现异位，左心室发出肺动脉，而右心室发出主动脉，因此这些患者发生主动脉瓣下狭窄、HLHS、主动脉弓离断（IAA）和主动脉缩窄的风险增加。协调或不协调的心室大动脉连接都可能导致肺部流出道梗阻 [31]。临床表现为在新生儿期出现发绀和充血性心力衰竭。

胸部 X 线片通常表现为心脏增大，主动脉瓣下狭窄的患者还会有肺血增加。超声可充分显示心内解剖。如果需要，可行心脏 MRI 显示两个 AVV 排空进入具有左心室形态的主要心室腔中。始基心腔（rudimentary chamber）的可通过节制索的存在被确定为形态学 RV。心脏 MRI 也可以显示流出道的关系、流出道狭窄、球室孔的大小及大动脉解剖结构。CTA 可能会更好地显示主动脉缩窄 / 离断患者的主动脉弓畸形。

左心室双入口的患者通常会接受单心室分期修复手术。对于严重主动脉瓣下狭窄和主动脉发育不良的患者，在出生后不久即进行 Norwood 型手术（类似于 HLHS），随后进行 Glenn 和 Fontan 分流术。

4. 不平衡型房室隔缺损　AVSD 是由于心内膜垫融合失败，从而导致房室隔缺损及共用 AVV，而不是二尖瓣和三尖瓣分别开口及附着于相应位置 [32]。如果这个共用AVV的位置导致一个心室接受大部分 AV 血流，而另一个心室发育不全，则为不平衡型 AVSD。占优势的 RV 和发育不全的 LV 最为常见，与 HLHS 的生理学特征相似（图 9-36）[32, 33]。而左心室优势和右心室发育不全则与三尖瓣闭锁的生理功能相似。不平衡的房室隔缺损可合并唐氏综合征及内脏异位，也可作为单发畸形存在 [32, 33]。患儿通常表现为发绀、心脏杂音和心力衰竭。HLHS 样 AVSD 患儿可能出现代谢性酸中毒及周围循环缺血 [33, 34]。

胸部 X 线片表现为心脏扩大、肺水肿及内脏异位。超声用于初始诊断，MRI 用于诊断不确切的病

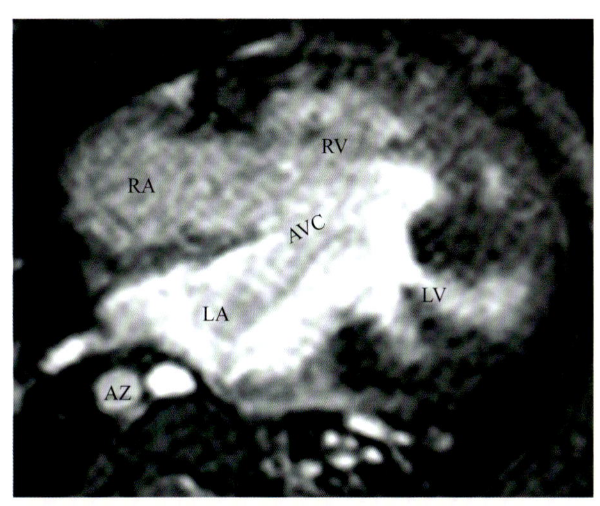

▲ **图 9-36 女，2 月龄，不平衡型房室管缺损，内脏异位**

四腔心层面亮血磁共振成像显示位于右心室（RV）上方大的房室隔缺损（AVC）（即右侧优势），导致左心室（LV）发育不全；还可见 IVC 的奇静脉延续（AZ）；LA. 左心房；RA. 右心房

例，如可能采用双心室修复手术的不严重左侧梗阻及左心室较大的患者。在这些情况下，心脏 MRI 可以准确测量 LVEDV，筛查心内膜弹力纤维组织增生，并评估左心室流出道梗阻，可能有助于预测双心室修复手术的可行性[25]。在内脏异位中，CTA 或 MRA 能准确显示全身和肺部复杂的静脉畸形。此外，CTA 或 MRI 也可以评估上腹部伴发的脾脏和胃肠转位的畸形。

手术方法取决于不平衡缺损的形态。对轻度异常且双心室大小合适的病例可采用双心室修复，对类似 HLHS 形态的患者，可采用三期修复手术（Norwood、Glenn、Fontan），对类似三尖瓣闭锁形态的患者，则先采用改良 BT 分流术，随后行 Glenn 和 Fontan 分流术[34]。

（四）圆锥动脉干畸形

心脏的圆锥动脉干区域包括心室流出道、主肺动脉瓣，以及室间隔的出口部分（圆锥和膜部）。该区域的胚胎前体是远端心球和动脉干。圆锥动脉干畸形包括 TOF、室间隔完整的肺动脉闭锁、大血管转位、DORV、永存动脉干，甚至是 IAA（IAA 将会在本章的主动脉弓畸形部分一起讨论）。DiGeorge 综合征（染色体 22q11.2 缺失）在圆锥动脉干畸形的患儿中发病率高[35]。

1. 法洛四联症　TOF 是由于圆锥（漏斗部）形成缺陷所致[36, 37]。在 TOF 中，圆锥异常地向前上移位，使 RVOT 缩窄，导致右心室肥大。圆锥本应形成的 VSD 上部缺损导致出口型 VSD，且主动脉骑跨 VSD（图 9-37 和图 9-38）。RVOT 的狭窄会导致肺动脉瓣的一系列异常，从轻度发育不良到肺动脉闭锁。肺动脉瓣缺如也可能发生在 TOF 中，稍后这将在本章单独讨论。RVOT/ 肺动脉瓣狭窄的程度不同会导致肺动脉分支的解剖学变化。在大多数情况下，肺动脉是正常或者轻微缩小的。但是，肺动脉瓣闭锁可能合并复杂的肺动脉分支。肺动脉分支可以彼此连接（汇合），并且只由未闭的动脉导管或主肺侧支动脉（MAPCA）供血[38, 39]。没有汇合的肺动脉分支可以由多个 MAPCA 供血。MAPCA 也可以直接供应每个肺段，而不通过肺动脉分支。

临床表现取决于肺动脉狭窄的严重程度。严重肺动脉狭窄患者于新生儿早期发生发绀且生长发育迟滞。狭窄程度较轻的患儿在用力时可能发生缺氧

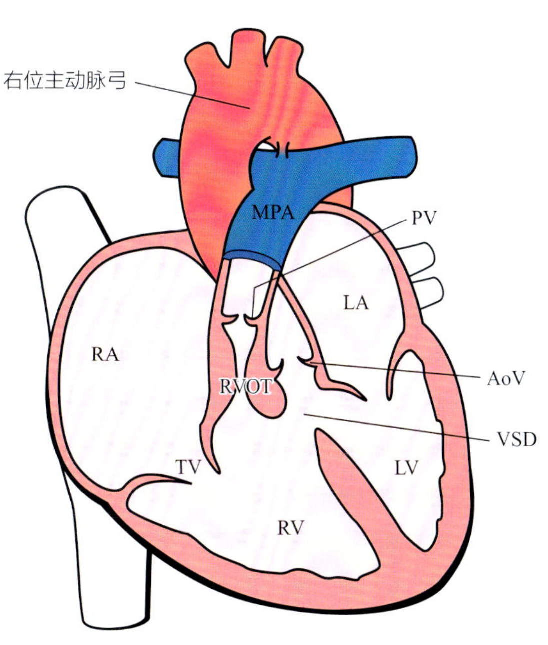

▲ **图 9-37 伴右心室流出道（RVOT）和肺动脉瓣狭窄的法洛四联症解剖示意**

可以通过室间隔缺损（VSD）看到主动脉瓣（AoV）；RVOT 狭窄在肺动脉瓣下区域，发育不良的肺动脉瓣（PV），肺动脉发育不全；右位主动脉（Ao）弓在约 25% 的患者中存在；LA. 左心房；LV. 左心室；MPA. 主肺动脉；RA. 右心房；TV. 三尖瓣；RV. 右心室

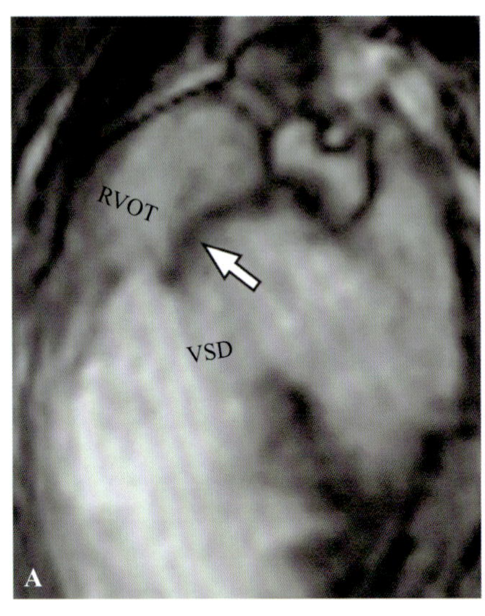

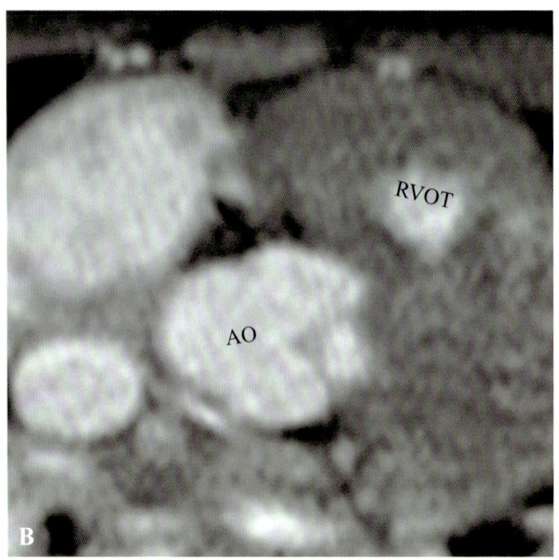

◀ 图 9-38 法洛四联症

亮血 MRI（A）在右心室流出道（RVOT）层面显示前部排列不齐的圆锥（箭），导致 RVOT 狭窄和出口型室间隔缺损（VSD）；轴位亮血 MRI（B）显示狭窄的 RVOT 和主动脉（Ao）骑跨

发作。在发作时，患儿会下蹲，本能地试图增加体循环血管阻力以减少从 VSD 的右向左分流，并增加肺部血供 [37]。8%～23% 的 TOF 患者合并有 DiGeorge 综合征 [35]。

TOF 常见的胸部 X 线片表现（图 9-39）为心影增大、心尖抬高、形成靴型外观（称为“靴型心”）、右侧主动脉弓（20%）和肺血减少（通常发生在术前）[36, 37]。肺动脉闭锁患者的 MPA 影不能显示，若合并多个较大 MAPCA 时可表现为外周肺血增多（图 9-40 和图 9-41）[38, 39]。通常超声能在术前评估 TOF 的心内解剖结构。肺动脉闭锁时复杂的肺动脉分支不能用超声充分评估时，可采用术前 CTA 和 MRA 检查。不论何种 MAPCA，术前评估肺动脉分支的解剖、起源及走行对于手术方案的制定都至关重要。CTA 有助于评估肺实质，能显示每个肺段及过度灌注区域（磨玻璃样密度）及相

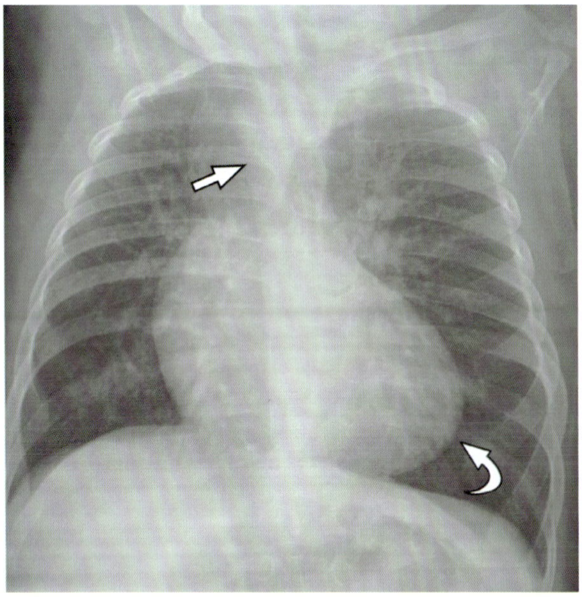

▲ 图 9-39 女，2 日龄，法洛四联症

正位胸部 X 线片显示心脏增大，心尖抬高（弯箭）；还有右位主动脉弓（直箭）

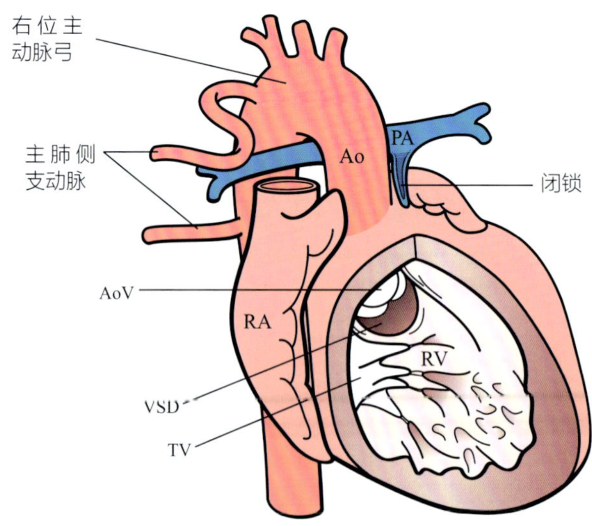

▲ 图 9-40 右室切面的法洛四联症伴肺动脉闭锁示意图

右心室流出道（RVOT）/ 肺动脉瓣闭锁和发育不全的肺动脉（PA）分支；通过室间隔缺损（VSD）可见主动脉瓣（AoV）；三尖瓣（TV）是正常的；在邻近区域可见两个主肺侧支动脉；右位主动脉（Ao）弓可见于约 25% 的患者；RA. 右心房；RV. 右心室

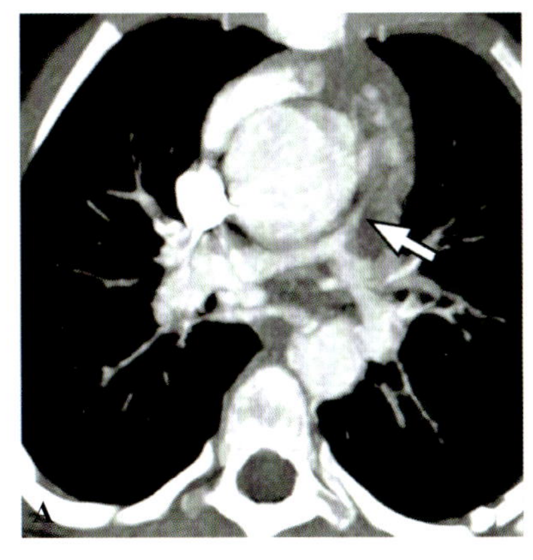
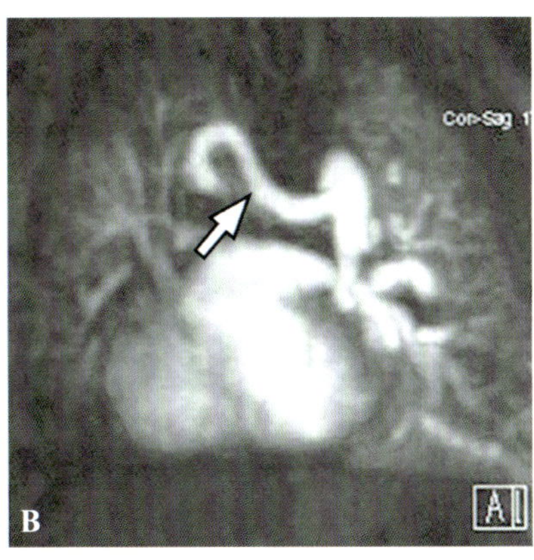

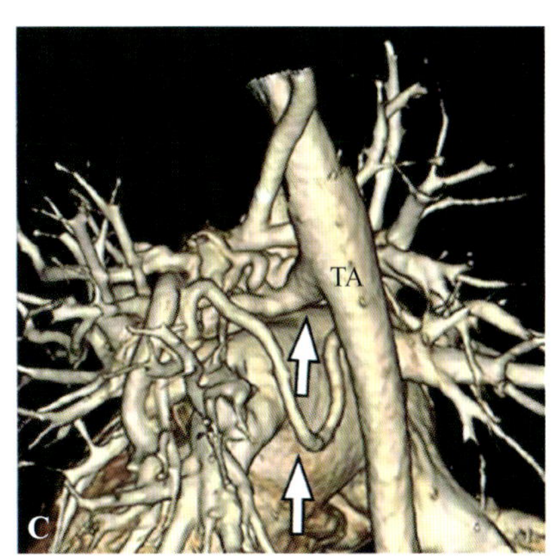

▲ 图 9-41 法洛四联症伴肺动脉闭锁和多个主肺侧支动脉

A. CT 轴位增强图像显示肺动脉闭锁（箭）；B. 冠状位磁共振血管造影成像显示从胸段降主动脉到右肺大的主肺侧支动脉（箭）；C. 三维容积再现 CT 图像显示由胸主动脉（TA）发出的多个肺侧支动脉（箭）

对低灌注区域（肺血稀疏，相对透亮）。对于评估 MAPCA 来说，MRA 受其空间分辨率的限制，只有直径大于 0.5mm 的血管才能确切显示。在术前 CTA/ 心脏 MRI 评估 TOF 时较少遇见的畸形包括冠状动脉畸形、肺静脉异位引流和 ASD。但是，对大多数 TOF 病例来说，MRI 主要用于术后随访检查（见下文）。

自 Lillehei 于 1954 年提出 TOF 的完整修补术以来，该术式几乎没有变化[40]。使用补片闭合 VSD，切除 RVOT 中肥厚的心肌及肺动脉瓣狭窄的部分，然后采用跨环心包补片或合成材料重建 RVOT。对于较严重的肺动脉狭窄，可以在右心室和肺动脉之间放置同种肺动脉瓣膜移植物或含有人工瓣膜的分流器。在出生后的最初几个月中 TOF 完整修补术通常作为首要手术方式进行[41]。

然而，若合并较小的肺动脉分支，可以在 TOF 完整修补术之前先行改良 BT 分流术（从右锁骨下动脉嫁接到 RPA），以促进新生患儿的肺动脉生长。对于合并肺动脉闭锁、不连通的肺动脉分支和 MAPCA 的 TOF 患者，除重建 RVOT 之外还可采用单源化手术。在单源化手术中，将 MAPCA 从体循环动脉分离并与肺动脉分支吻合[39, 42]。多余的 MAPCA 可结扎或堵塞。狭窄的 MAPCA 可能需要扩张[42]。

TOF 修补术后的远期预后较好，但几乎所有患者都有一定程度的术后肺动脉反流。肺动脉反流的长期结果包括右心室容积超负荷和右心室功能下降[36, 41]。大多数患者最终需要在某个时间点进行肺动脉瓣修复或置换术，以便能减少右心室过重的容量负荷。心脏 MRI 已经被作为评估右心室容量和功能，及肺动脉瓣反流分数的金标准，为肺动脉瓣置换的时机选择提供重要参数[38, 43]。

2. 法洛四联症伴肺动脉瓣缺如　TOF 伴肺动脉瓣缺如是一种罕见的四联症亚型。在这种情况下，成熟肺动脉瓣膜组织的缺如导致严重的肺动脉反流及肺动脉分支的动脉瘤样扩张（图 9-42）[44]。除 TOF 中通常出现的右心室扩张外，动脉瘤样扩张的肺动脉分支常造成左右主支气管严重狭窄，导致严重呼吸系统症状。

胸部 X 线片表现为双侧肺动脉分支近端明显扩张，相对正常的外周肺血及伴心尖上抬的心脏增大，呈现典型的 TOF 的靴形心。右主动脉弓可能存在。CTA 可用于评估肺动脉分支大小，支气管狭窄及并发的空气滞留或肺不张（图 9-43）。心脏 MRI 提供右心室功能和大小的相关信息、肺动脉反流程度和肺动脉分支的大小。然而，心脏 MRI 在显示支气管狭窄方面不如 CT。

肺动脉瓣缺如的 TOF 手术修复除 RVOT 重建外，还可行肺动脉折叠或环缩术。但是，患儿常有难治性呼吸困难。

3. 室间隔完整的肺动脉闭锁　室间隔完整的肺动脉闭锁是指右心室流出道完全梗阻，并伴有不同程度的右心室及三尖瓣发育不全。它具有类似 Ebstein 样的特征，并且常有明显的三尖瓣反流[45]。由于肺动脉闭锁，在心房水平有完全的右向左分

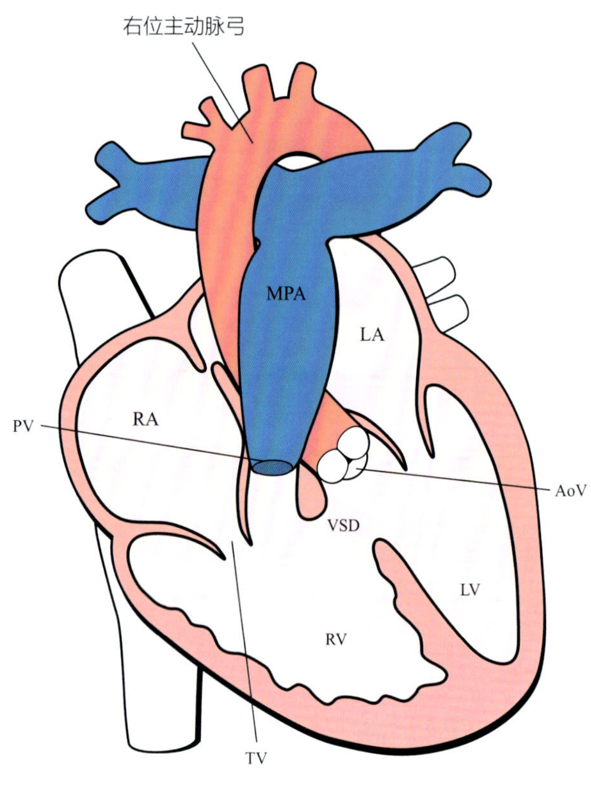

▲ 图 9-42 肺动脉瓣缺如的法洛四联症示意

右心室流出道（RVOT）狭窄和严重的肺动脉瓣膜发育不全 / 缺如；缺如或明显无作用的肺动脉瓣叶产生肺动脉反流，导致肺动脉显著扩张；通过室间隔缺损（VSD）可见主动脉瓣（AoV）；三尖瓣（TV）是正常的；大约 25% 的患者存在右位主动脉（Ao）弓；LA. 左心房；LV. 左心室；MPA. 主肺动脉；PV. 肺动脉瓣；RA. 右心房；RV. 右心室

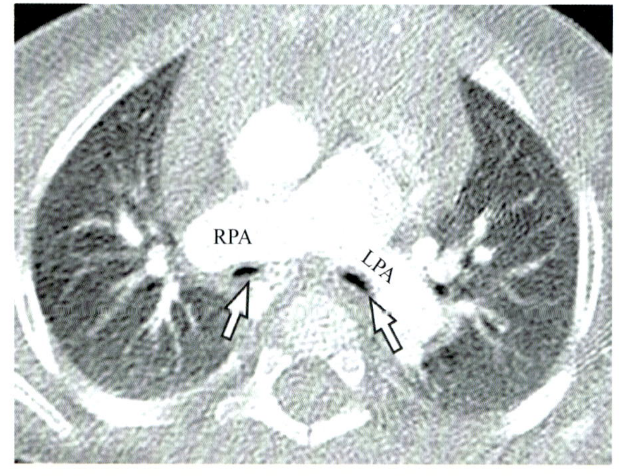

▲ 图 9-43 法洛四联症伴肺动脉瓣缺如

CT 轴位肺窗图像显示扩张的右肺动脉（RPA）和左肺动脉（LPA）压迫右侧和左侧主支气管（箭）

流。血液到肺动脉完全依赖于动脉导管，所以必须使用前列腺素防止动脉导管闭合。

在肺动脉闭锁而室间隔完整的患儿中，可能有复杂的肺动脉分支解剖。通常肺动脉分支可以彼此连接（交通），并由左侧动脉导管供血[46]。没有相互沟通的肺动脉分支由双侧动脉导管或由主要主 - 肺动脉侧支血管供血。

在胸部 X 线片中，心脏可能轻度增大，肺血减少。超声可充分显示心内解剖及动脉导管依赖性肺动脉循环的存在，CTA 和 MRA 可用于显示肺动脉分支异常的解剖，迂曲动脉导管，或罕见的 MAPCA 病例。

4. 大动脉转位 TGA 顾名思义是指心室动脉连接不协调，如升主动脉由右心室发出，而 MPA 由左心室发出。有两种类型的 TGA，D-TGA 和 L-TGA（图 9-44 和图 9-45）。在这两种类型的 TGA 中，右心室连接到主动脉，左心室连接到肺动脉，这两种 TGA 的区别在于心室的排列。在 D-TGA 中，存在正常的心室右襻（即右心室在右前方，左心室位于左后方）。血流方向是由右心房到右心室到主动脉，左心房到左心室到 MPA。在 L-TGA 中，存在心室

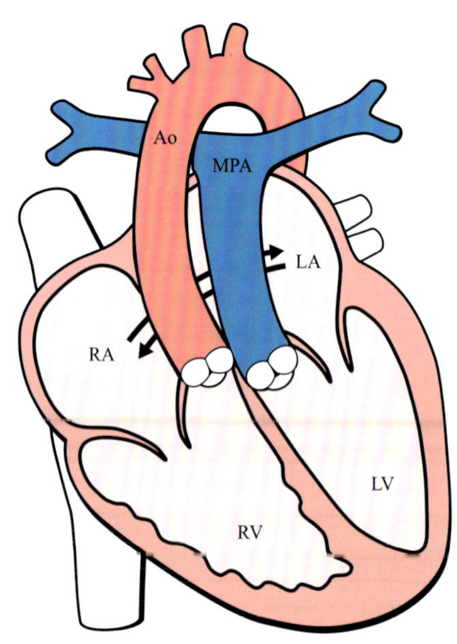

▲ 图 9-44 D 型大动脉转位图解

主动脉（Ao）起源于右心室（RV），肺动脉（MPA）起源于左心室（LV）；主动脉（Ao）位于肺动脉的右前侧（未显示）；心室处于正常位置；LA. 左心房；RA. 右心房

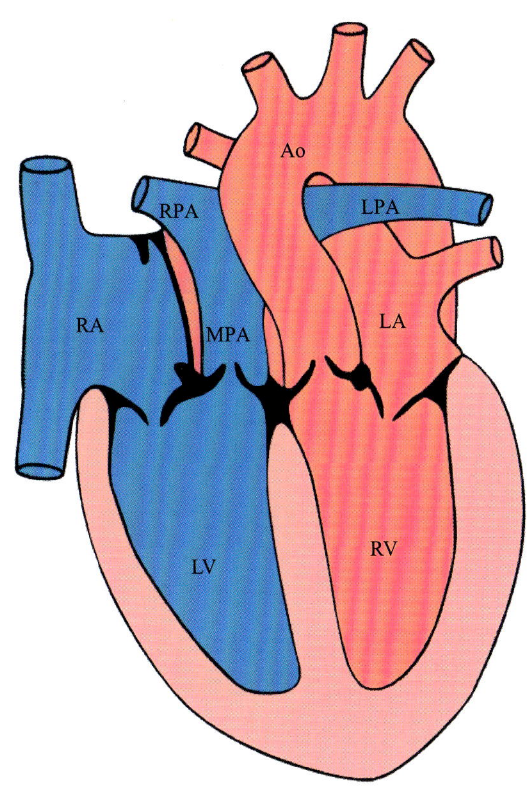

▲ 图 9-45 **L 型大动脉转位图解**

主动脉和肺动脉是转位的，肺动脉前部在主动脉左侧；右心室（RV）和左心室（LV）的位置也被交换（转位）；主动脉（Ao）来自 RV，肺动脉（MPA）来自 LV；在 L-TGA 中，通过心脏的循环是符合生理或“先天性矫正”的，因为既有心室大动脉的不一致，也有房室位置的不一致；LA. 左心房；LPA. 左肺动脉；RA. 右心房；RPA. 右肺动脉

左襻，导致心室位置的转换。心房和静脉系统保持正常位置。在 L-TGA 中，右心房连接到左心室到 MPA，以及左心房连接到右心室到主动脉。

D-TGA 中的心室动脉连接导致体循环和肺循环完全分离。如果不合并心房或心室水平分流，则需要在生命的前几个小时内进行干预，治疗方法一般是房间隔造口术，用以维持生命[30]。在 L-TGA 中，心脏位置的转换除了心室之外还有大动脉，实际上重建了体循环及肺循环正常的血液流动，可以适应生活，往往不需要手术矫正。由于肺血流通过右心室到达全身动脉，L-TGA 被描述为“生理性矫正”。然而，由于右心室是体循环心室，所以大多数患者在成年后会发生器质性右心功能不全[47]。

TGA 在新生儿期的 X 线特征包括心影扩大，由于大血管的前后位置重新排列，因此在前后位投照片上大血管呈相对狭窄的外观（图 9-46）。CT 和 MRI 在术前很少使用，因为大多数情况下超声可以清晰地显示心内解剖结构。偶尔，心脏门控 CTA 或心脏 MRI 可能用于评估超声无法完全评估的复杂冠状动脉解剖结构（图 9-47）。

D-TGA 需要在出生后的数天内进行矫正手术。最好的手术方案是 Jatene “动脉转位术”（图 9-48）。此术式中，升主动脉和 MPA 在其瓣膜上方横断，并移至正常的解剖位置，将肺动脉分叉放置在升主动脉前方（LeCompte 术）。冠状动脉从自体主动脉根部移植到新的主动脉根位置。如果有隔膜缺损，则采取修补。在动脉交换术后，许多患者会在右心室至新 MPA 吻合处发生吻合口狭窄、肺动脉分支狭窄及新主动脉根部扩张。动脉转位术后晚期冠状动脉闭塞的发生率为 8%～10%，虽然不常见但可能导致猝死。术后常规应用心脏 MRI 评估动脉转位术后的这些并发症[43]。

5. 右心室双出口 DORV 是肺动脉和主动脉均起源于右心室，并合并 VSD 的疾病（图 9-49）。该病形态学变化较大，主要取决于大动脉的关系是正常或异常，VSD 接近 MPA 或主动脉，以及是否存在肺动脉下 / 主动脉下狭窄[48, 49]。

DORV 最常见的表现是大动脉并行排列，合并

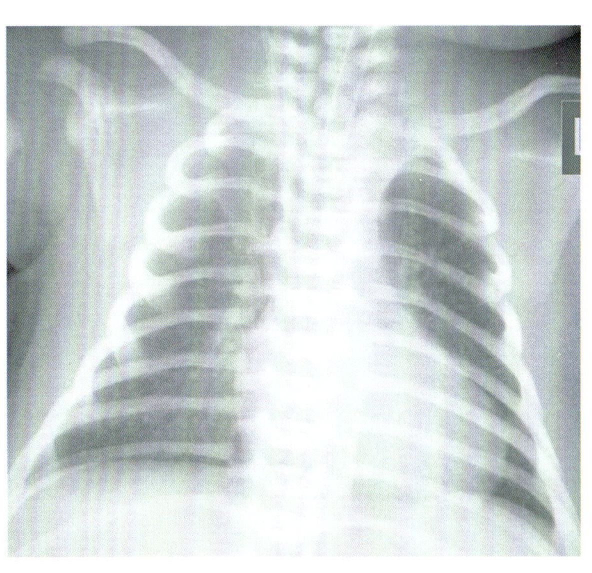

▲ 图 9-46 **D 型大动脉转位**

正位胸部 X 线片显示鸡蛋样心脏轮廓，上纵隔狭窄，肺血增加，心脏轻度扩大

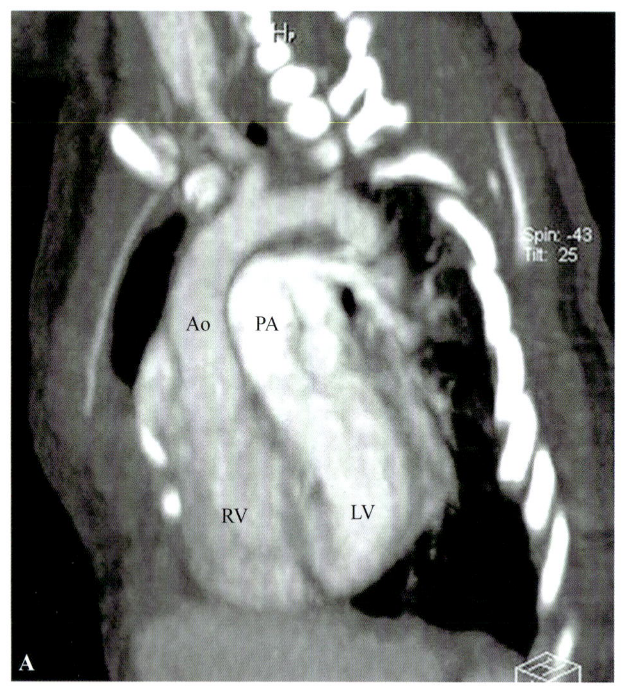

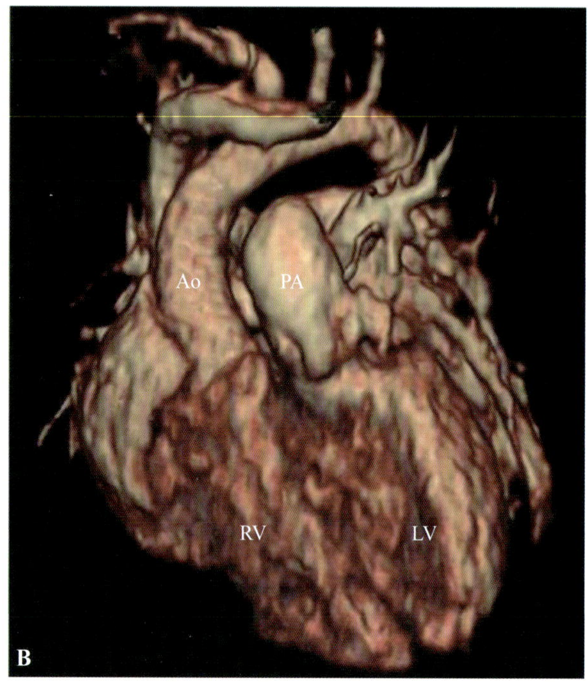

▲ 图 9-47 **D 型大动脉转位**

CT 斜矢状位最大密度投影成像（MIP）（A）和三维容积再现图像（B）显示主动脉（Ao）来自右心室（RV），肺动脉（PA）来自左心室（LV）；主动脉（Ao）位于肺动脉（PA）的前方；心室位置是正常的

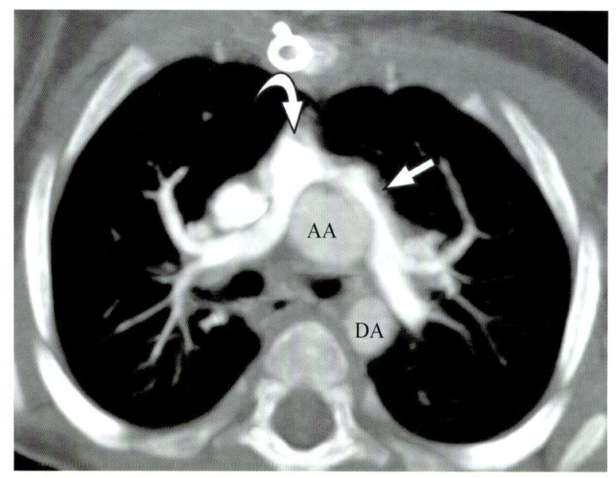

▲ 图 9-48 **动脉矫正术后 D 型大动脉转位**

CT 轴位增强最大密度投影图像显示 LeCompte 术后主肺动脉（弯箭）位于升主动脉前面；狭窄（直箭）的左肺动脉和扩张的升主动脉（AA）；DA. 降主动脉

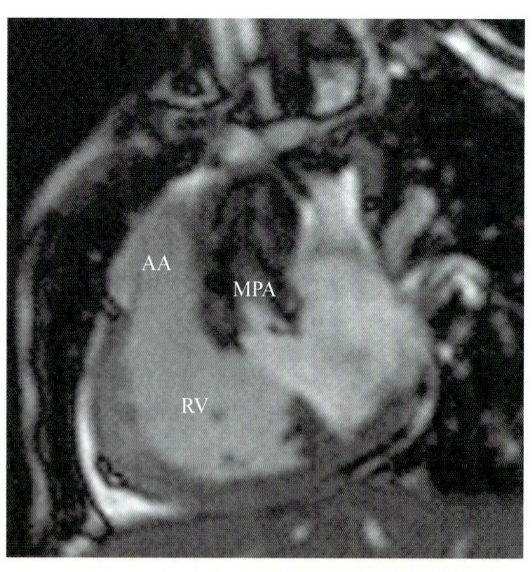

▲ 图 9-49 **右心室双出口和内脏反位**

斜位亮血磁共振成像显示两条主肺动脉（MPA）和升主动脉（AA）都起源于右心室（RV）

主动脉下 VSD 及肺动脉下狭窄。在这种 DORV 中，更多的血液会流经主动脉而不是肺动脉，导致 TOF 样生理机制。其他形式 DORV 包括大血管并行排列合并肺动脉下 VSD，分流血液更多地通过 MPA。这就是所谓的 Taussig-Bing 异常，其生理机制类似于 D-TGA，即左心室的血液流入 MPA，右心室的血液流入主动脉。对于合并肺动脉下狭窄的患者，

心室流出也主要经过主动脉，会导致右心室肥大，与 TOF 生理机制相似。

由于右心室肥大，胸部 X 线片通常类似 TOF，显示心脏增大及心尖上抬。由于大血管并行排列，纵隔轮廓可能增宽。主动脉弓可能位于右侧。如果有肺动脉狭窄，则肺血减少。合并肺动脉下 VSD 的 DORV 通常导致肺淤血。新生儿期可选择超声充分显示心脏解剖结构，而 CT 和 MRI 主要用于不能确定 VSD 是否离主动脉太远而无法使用分流闭合术的患儿。在这些情况下，MRI 可能有助于术前制定复杂的修复计划。在大多数情况下，与 TGA 和 TOF 类似，MRI 主要用于术后监测[43]。CTA 可用于评估肺动脉的大小，但一般不用于评估心内结构。

手术修复取决于 DORV 的类型，但通常包括使用合成材料创建一个心室内通道 / 分流，将左心室流出血液经过 VSD 引入主动脉。如果存在严重肺动脉狭窄，可以放置 RV–PA 分流器[50]。

6. 永存动脉干　永存动脉干是一种不常见的圆锥动脉畸形，是起源于正常心室的单个动脉干（图 9–50）。胚胎学上，这种畸形被认为是动脉导管分离失败的结果。由于室间隔流出道也从动脉干中产生，因此也会导致流出道 VSD[51]。共同的动脉干横跨于 VSD（类似于 TOF、TGA 和 DORV）。动脉干瓣膜通常发育不良，导致动脉干狭窄或反流。冠状动脉通常异常，单一冠状动脉及肌壁间走行冠脉较为常见。肺动脉起源于冠状动脉远端的主干。患儿通常在婴儿期出现发绀、生长发育迟滞和心力衰竭。

根据肺动脉的分支方式不同，永存动脉干有 4 种亚型[30, 51, 52]（图 9–51），有 Collett 和 Edwards 分类和 Van Praagh 分类。Collett 和 Edwards 分类Ⅰ型的特征是从共同动脉干产生的单个肺动脉干分叉成左、右肺动脉分支。这对应于 van Praagh 分类中的 A1 型。Ⅱ型从共同动脉干的后外侧分别发出的肺动脉。Ⅲ型与Ⅱ型类似，但肺动脉分支起源于共同动脉干的前外侧。Ⅱ型和Ⅲ型对应于 van Praagh 分类中的 A2 型。在Ⅳ型中，肺动脉分支起源于降主动脉。但是，Ⅳ型是一个有争议的类型，因为很多人都认为它是伴有 MAPCA 的一种肺动脉闭锁[51, 52]。

胸部 X 线片通常显示心脏扩大、右位主动脉弓

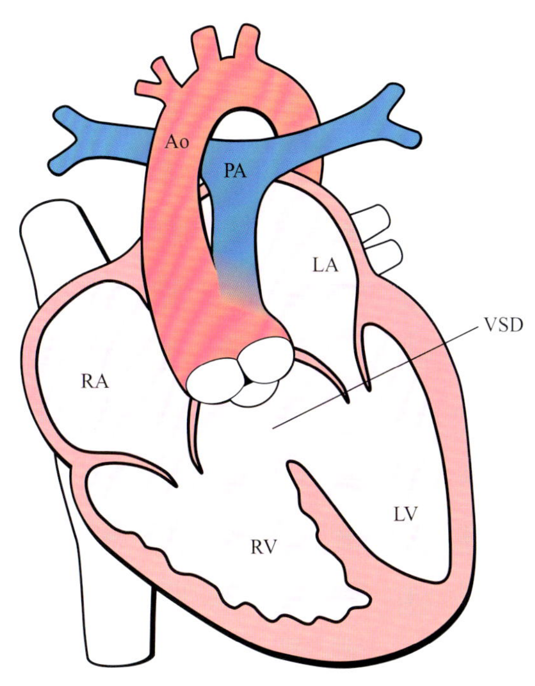

▲ 图 9–50　永存动脉干（1 型）示意

心脏仅发出一根动脉，其升部供应主动脉、冠状动脉和肺动脉；Ao. 主动脉；LA. 左心房；LV. 左心室；PA. 肺动脉；RA. 右心房；RV. 右心室；VSD. 室间隔缺损

（50%）及肺淤血（图 9–52）。超声通常作为初步诊断。心脏 MRI 或 CT 通常用于超声不能确切显示的复杂肺动脉解剖病例或疑诊肺动脉狭窄的病例（图 9–53）。CTA 有助于显示异常走行的冠脉。

手术治疗包括补片修补 VSD，切除共同动脉干发出的肺动脉，并采用 RV–PA 分流器重建 RVOT[53]。术后，动脉干瓣（即新主动脉瓣）可能反流并致左心室扩大。RV–PA 分流器会钙化和狭窄，引起右心室肥大，最终导致青春期或成人期需要行肺动脉瓣置换术。心脏 MRI 主要用于动脉干修补术后定期评估主动脉瓣反流，RV–PA 狭窄及双心室的大小和功能及冠状动脉解剖。

（五）主动脉畸形

1. 主动脉瓣狭窄　主动脉瓣狭窄的特征是主动脉瓣开口处狭窄。它分为 3 种类型，即瓣膜型、主动脉瓣上型和瓣下型。儿童最常见的主动脉瓣狭窄类型是由于二叶主动脉瓣导致的瓣膜型[54]。通常，主动脉瓣由三个瓣叶组成，并起源于三个主动脉窦。当其中两个瓣叶自发融合时，为二叶式主动脉瓣。二叶式主动脉瓣通常与主动脉缩窄和 Turner 综

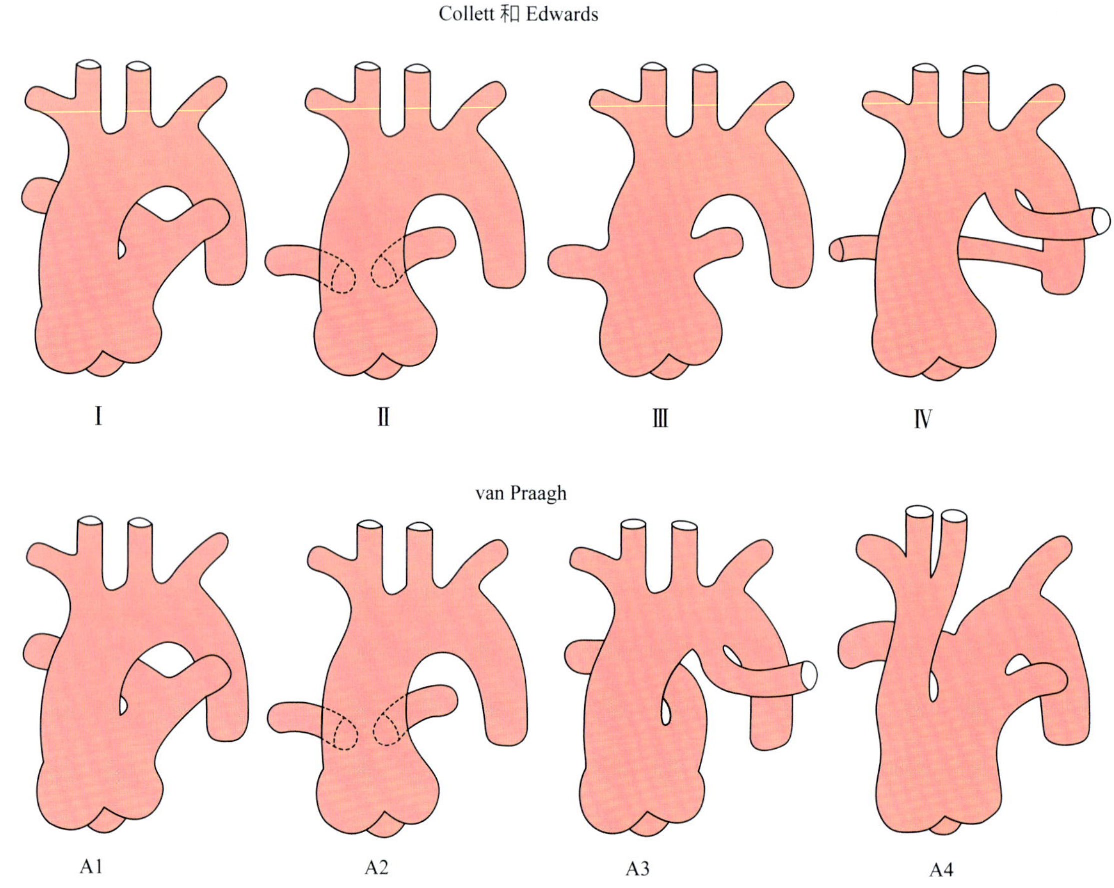

▲ 图 9-51 **永存动脉干 Collett 和 Edwards 分类及 van Praagh 分类示意**

Collett 和 Edwards 分类Ⅰ型和 van Praagh 分类 A1 型是相同的；Ⅱ型（肺动脉从动脉干后壁分离）和Ⅲ型（肺动脉从动脉干的侧壁分离），被分为 A2 型；A3 型代表其中一条肺动脉闭锁，伴有侧支血管流向肺；A4 型是主干与中断的主动脉弓相连

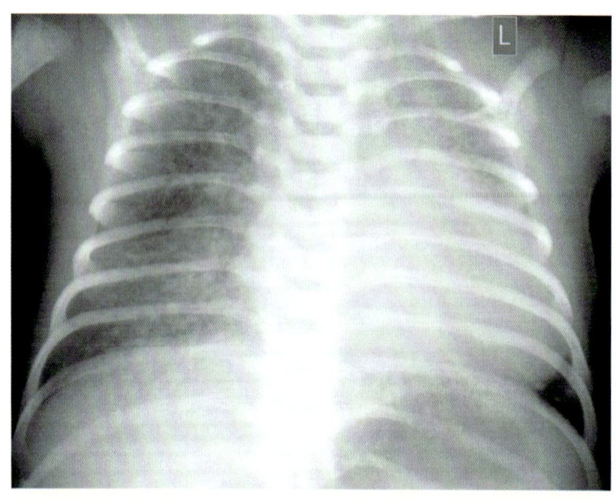

▲ 图 9-52 **永存动脉干**

正位胸部 X 线片显示肺血增加，心脏明显增大及右位主动脉弓

合征相关。儿科患者主动脉瓣狭窄不太常见的继发性原因是风湿性心脏病 [55]。

瓣上型主动脉瓣狭窄发生在窦管结合部的主动脉瓣水平以上。这在 Williams 综合征患者身上可见（由 17q11.23 染色体物质缺失引起），并与矮妖精貌、肺动脉狭窄和主动脉缩窄相关（图 9-54）[55]。瓣下型主动脉狭窄可在圆锥动脉畸形和导致左心室肥大的疾病中见到 [55]。

主动脉瓣狭窄的临床表现因其狭窄的程度和并发症不同而异。危重主动脉瓣狭窄在新生儿期即呈现出体征，即外周循环缺血、代谢性酸中毒和肺部超负荷。但是，大多数单发主动脉瓣狭窄的患儿是在体检中发现心脏杂音而偶然诊断的。这些患者在青春期或成年之前可能没有症状。获得性风湿性主

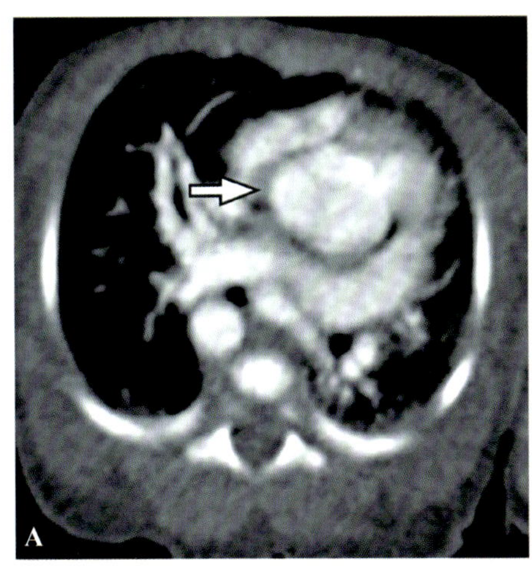
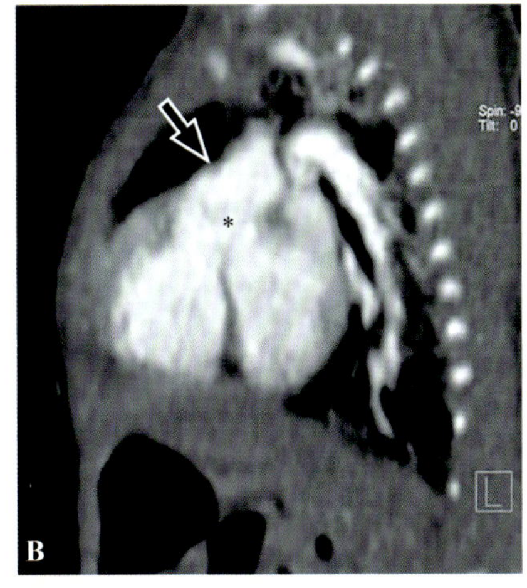
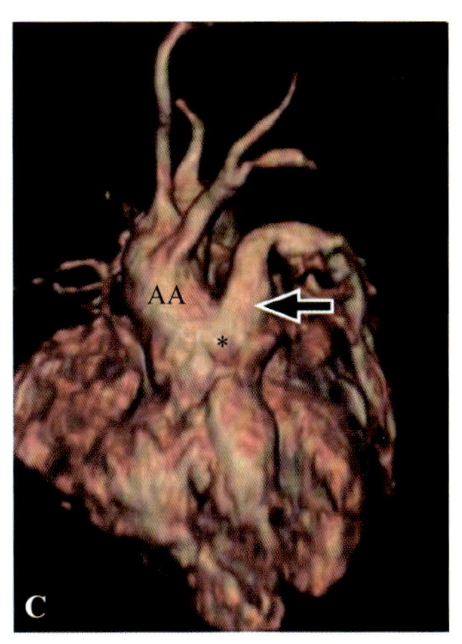

▲ 图 9-53 Ⅰ/A1 型永存动脉干

A. CT 轴位增强图像显示动脉干瓣膜（箭）；B. CT 矢状位重建增强图像显示动脉干瓣膜（箭）下的室间隔缺损（星号）；C. CT 三维容积再现图像显示起源于动脉干根部（星号）的主肺动脉（箭）；AA. 升主动脉

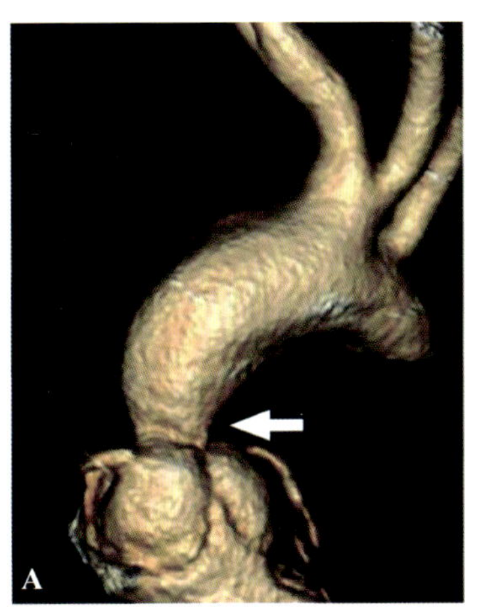
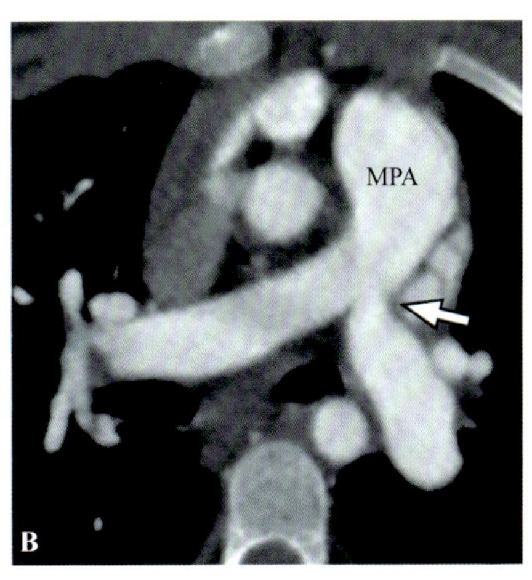

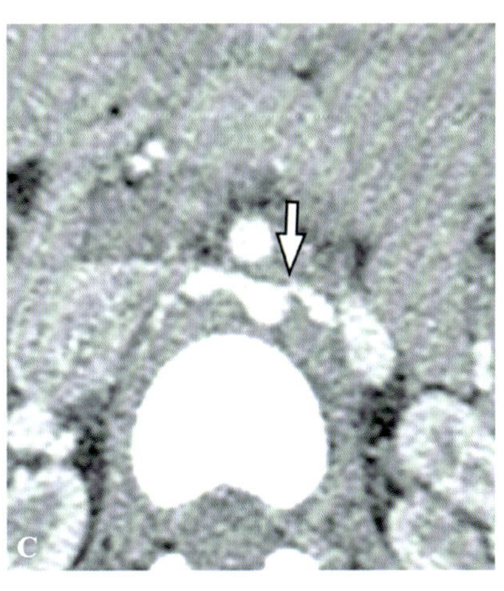

▲ 图 9-54 **Williams 综合征**

A. CT 三维容积再现图像显示窦管连接处（箭）的主动脉瓣上狭窄；B. CT 轴位增强图像显示轻度狭窄的左肺动脉（箭）；MPA. 主肺动脉；C. CT 肾动脉水平的轴位增强图像显示主动脉中部狭窄和左肾动脉狭窄（箭）

动脉瓣狭窄的患者通常在童年期不会出现症状，而是在 60 岁之后出现[54]。

严重的主动脉瓣狭窄胸部 X 线片可能异常，包括心脏增大及升主动脉扩张。严重主动脉瓣狭窄的新生儿可能出现肺淤血。主动脉瓣狭窄的诊断主要是通过超声，当声窗较差或怀疑主动脉缩窄时可以结合其他的影像学手段诊断。

在心脏 MRI 上，当主动脉瓣的三个瓣在一个平面时，有时描述为“梅赛德斯”（Mercedes）征，因为它类似于梅赛德斯 – 奔驰汽车的标志。患有二叶式主动脉瓣的患者，瓣膜中呈现一种像椭圆形的开口，类似于“鱼口”（图 9-55）。目前认为通过狭窄瓣膜的高速湍流是主动脉瓣狭窄患者发生主动脉扩张的原因（图 9-56）。显著扩张可能会增加主动脉夹层的风险。CTA 和 MRA 可用于筛查主动脉缩窄（见下文）。心脏 MRI 可以量化主动脉瓣狭窄和主动脉瓣关闭不全的程度，关闭不全可能是由于狭窄的瓣叶对合不全造成的，并评估继发性左心室扩张和肥大。

目前的治疗选择包括经皮球囊扩张术、主动脉

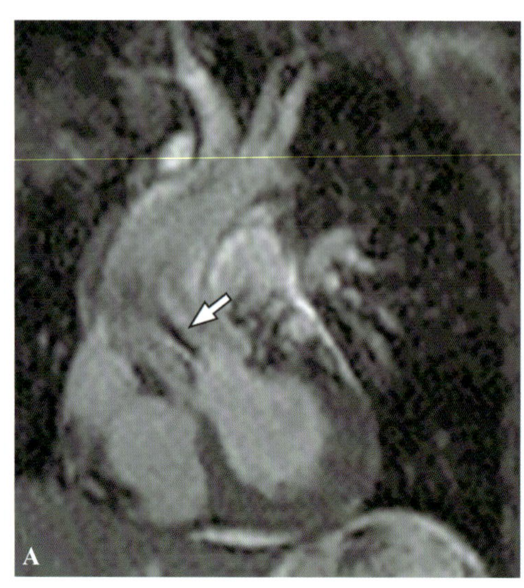

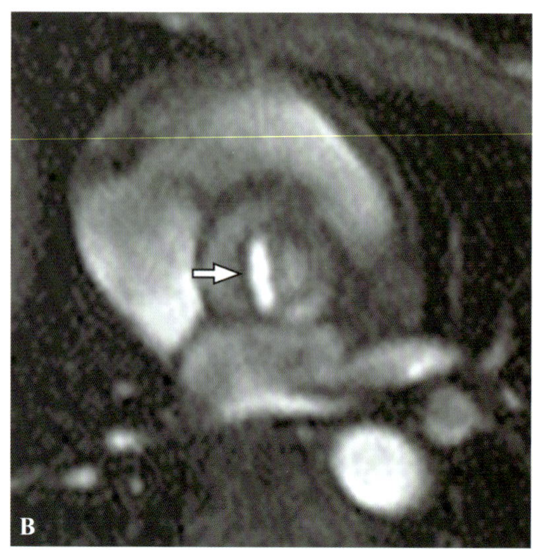

◀ 图 9-55 主动脉瓣狭窄伴二叶式主动脉瓣

A. 左心室流出道斜冠状位 MRI 电影显示心脏收缩期从主动脉瓣叶向下延伸到升主动脉的湍流（箭）；B. 斜轴位相位对比增强 MRI 显示主动脉瓣开口减小（箭）

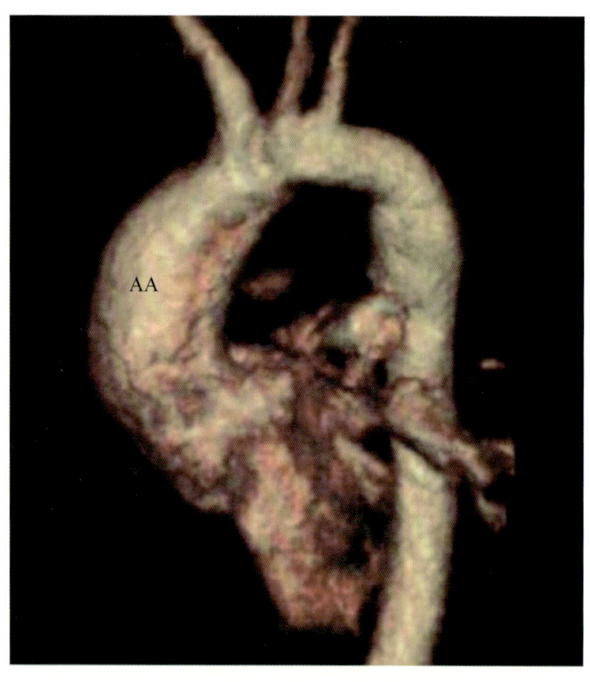

▲ 图 9-56 主动脉瓣狭窄

钆剂增强三维磁共振血管造影的三维容积再现图像显示扩张的升主动脉（AA）

瓣切开术、人工瓣膜置换术或 Ross 手术，其中 Ross 手术是用自体肺动脉瓣膜替换狭窄的主动脉瓣。

2. 主动脉瓣关闭不全　主动脉瓣关闭不全是由于主动脉瓣叶对合不全而导致血液通过主动脉瓣时反流引起的。导致儿童易患主动脉瓣关闭不全的原因包括二叶式主动脉瓣，导致主动脉根部扩张的疾病如结缔组织疾病（Ehlers-Danlos、Marfan 和 Loeys-Dietz 综合征），大动脉炎等炎症及包括 TGA 在内的圆锥动脉畸形[54, 55]。临床上，大多数主动脉瓣关闭不全没有症状，除了体检时查出的杂音和异常脉搏搏动（称为水冲脉）。

胸部 X 线片可能表现为以左心室扩大为主的心脏增大。升主动脉可能扩张。单独的 CT 检查对诊断主动脉瓣关闭不全帮助不大。MRI 有助于评估主动脉反流分数（通过主动脉瓣返回的部分血液量相对于通过瓣膜喷射的血液总量）。MRI 也有助于全面评估扩张的主动脉及心室大小和功能（图 9-57）。

目前对主动脉瓣关闭不全的治疗包括在稳定和无症状的患儿中使用血管扩张药，对有症状的患儿使用主动脉瓣置换术，尤其是左心室射血分数低于 50% 的患儿。

3. 主动脉缩窄　主动脉缩窄占先天性心脏病的 5%～10%（图 9-58）。根据缩窄段相对峡部的位置，可分为导管前、邻近导管和导管后型，峡部位于动脉导管处[56, 57]。邻近导管处是最常见的形式，位于峡部，刚好在左锁骨下动脉起始处的远端。已经提出的关于主动脉缩窄的胚胎发育理论主要有两个，分别是导管理论和血流动力学理论。导管理论假设主动脉缩窄是由于平滑肌导管细胞迁移导致主动脉管腔收缩和狭窄。血流动力学理论认为由于动脉导管血流增加引起胎儿主动脉弓血流减少，从而导致主动脉弓发育不全和缩窄[56, 57]。

在胸部 X 线片中，由于被动淤血导致肺血正常或增加。更严重的缩窄可能合并左心室肥大及扩

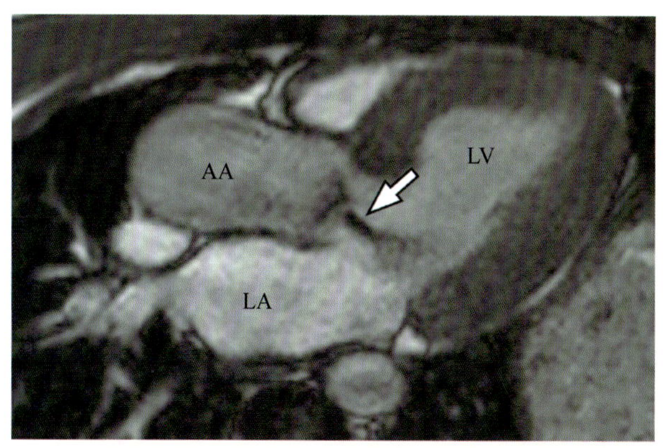

▲ 图 9-57 主动脉瓣关闭不全

在左心室流出道层面亮血磁性共振成像显示了患儿的主动脉瓣关闭不全射血（箭），伴主动脉根部和升主动脉（AA）扩张和轻度左心室肥厚；LA. 左心房；LV. 左心室

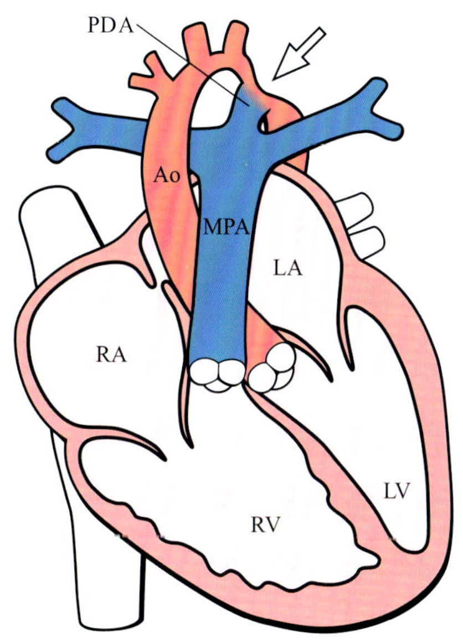

▲ 图 9-58 主动脉缩窄图解

主动脉在左锁骨下动脉的远端变窄（箭）；动脉导管或动脉韧带（未在图中显示）通常位于缩窄区域远端；Ao. 主动脉；LA. 左心房；LV. 左心室；MPA. 主肺动脉；PDA. 动脉导管未闭；RA. 右心房；RV. 右心室

张。如果远端主动脉弓发育不全，主动脉结可能很小。主动脉峡部不连续缩窄的患者可能出现“三指”征（图 9-59）。这个标志是由主动脉弓和左锁骨下动脉的狭窄前扩张部分，缩窄部位的凹陷和降主动脉狭窄后扩张部分组成。当缩窄导致肋间动脉慢性扩张时，血液通过与乳内动脉的连接反流到降主动脉，可以看到第 4～第 8 肋骨后外侧面的肋骨压迹。

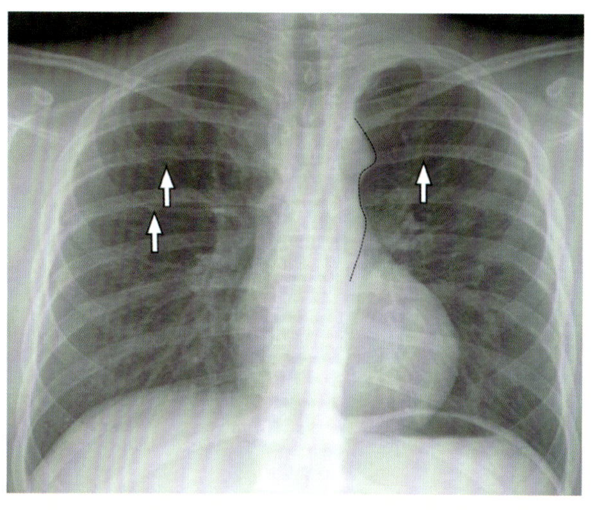

▲ 图 9-59 主动脉缩窄

正位胸部 X 线片显示“三指”征（虚线），向左扩大的心脏边缘代表左心室扩张伴双侧肋骨压迹（箭）

肋骨凹痕通常是双侧的，但若锁骨下动脉异常起自缩窄段之后则可能表现为单侧压迹，较为罕见。在这种情况下，异常锁骨下动脉的对侧血管会发出侧支血管。

超声可以为大多数声窗足够的婴幼儿及青少年患儿提供充分的数据用于制定手术方案。在声窗较差或缩窄不典型或复杂的情况下，超声无法充分显示缩窄部分，CTA 和心脏 MRI 可以提供更多信息。CTA 和 MRA 可以评估整个主动脉的形态学并显示侧支血管（图 9-60）[56]。相位对比 MR 序列可以量化降主动脉的侧支血流，并评估狭窄区域的压力梯度。当穿过缩窄部分的压力梯度超过 20mmHg 时，缩窄显著。相反，假性缩窄的特点是主动脉弓弯曲导致湍流血流，但没有血流动力学显著的压力梯度变化或侧支血流（图 9-61）。

主动脉缩窄的外科手术包括在新生儿、婴幼儿和年幼患儿切除缩窄段并行扩大的端端吻合。在不能通过这种方式修复的患者，可以切除缩窄段并放置移植物修补。经皮矫正手术包括单独的球囊血管成形术或球囊血管成形术结合支架放置术。一般来说，主动脉弓解剖复杂或长段弓发育不全的婴儿通常采用手术修复，而成年患者、短节段狭窄或再狭窄的患者采用经皮治疗[58]。

手术修复和球囊血管成形术 / 支架术后的并发症包括再缩窄、夹层和动脉瘤形成。在婴儿期进行

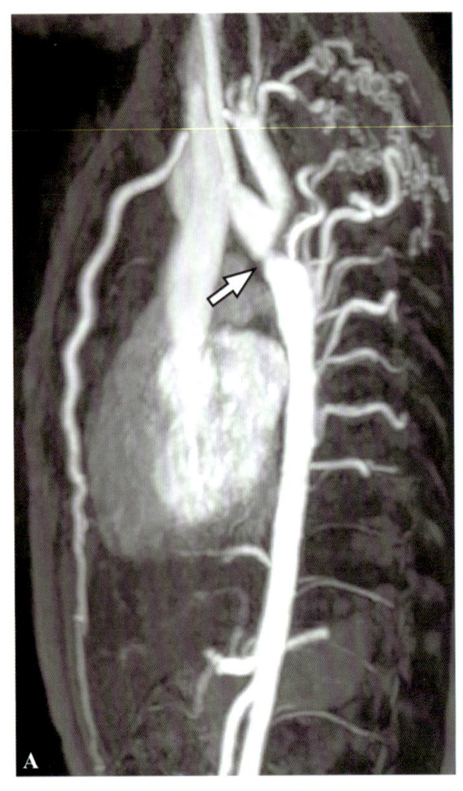

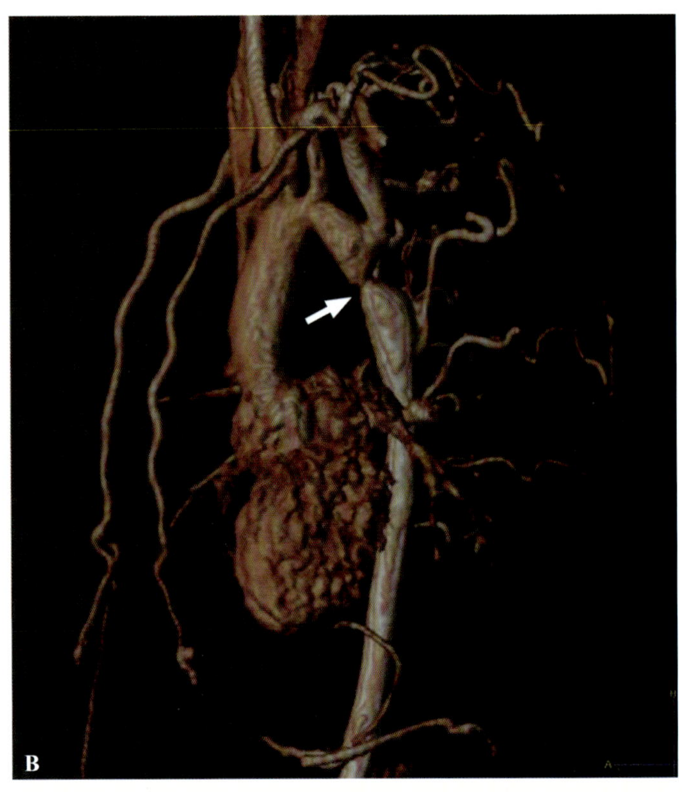

▲ 图 9-60 主动脉缩窄

CT 增强矢状位重建最大密度投影成像（A）和三维容积再现 CT 图像（B）显示管旁区缩窄（箭）和扩大的肋间侧支血管

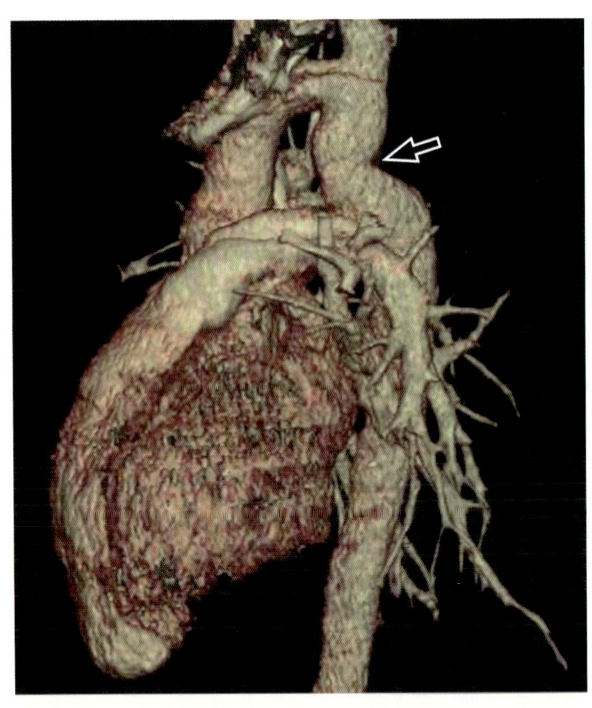

▲ 图 9-61 主动脉的假性缩窄

三维容积成像 CT 图像显示无梗阻的主动脉弓扭曲（箭）

手术修复的患儿，缩窄复发更常见。锁骨下皮瓣修复术后动脉瘤形成最常见，有报道发生率为 27%，且通常发生在修复皮瓣的对侧[58]。

通常采用超声对缩窄修复或支架置入术后的患儿常规随访，但对于超声有可疑征象的患儿，CT 和心脏 MRI 可以用来评估并发症，如再狭窄或假性动脉瘤形成。

4. 主动脉弓离断（IAA） IAA 是一种相对罕见的疾病，是指升主动脉和降主动脉之间缺乏连续性。根据胸部主动脉弓发生中断的位置 IAA 有三种类型[59]。在 A 型中，中断位于左锁骨下动脉的远端。B 型是最常见的类型，是指中断发生在左颈总动脉和左锁骨下动脉之间。C 型是最少见的类型，是指中断发生在右侧头臂动脉和左颈总动脉之间。三种 IAA 中的任何一种类型，都可能合并迷走右 / 左锁骨下动脉。主动脉离断常合并较大 VSD 及大动脉导管（称为“导管弓”）。动脉导管是降主动脉的主要动脉供应。50%～80% 的患者可能存在左心室的瓣下区域发育不全。

IAA 的典型临床表现是在新生儿期出现嗜睡、喂养困难、下肢瘀斑和下肢脉搏搏动减少。约 50% 的 IAA 患儿患有 DiGeorge 综合征 [35]。

IAA 胸部 X 线片可能表现为心脏扩大和肺血增多（图 9-62）。在 DiGeorge 综合征中，胸腺通常缺如。通常用超声来初步诊断，但 CTA 和 MRA 的应用逐渐增加，主要用于显示主动脉解剖，导管弓和可能存在的侧支血管（图 9-63）。心脏 MRI 可用于评估主动脉下的解剖 [59]。

主动脉弓的外科重建术通常是指侧 – 侧吻合术，必要时可行主动脉扩大术。如果主动脉下区域的大小合适，可以一期行补片修补 VSD。如果存在主动脉下狭窄，修复术较为复杂，可能需要行 Ross–Konno 手术，或在严重主动脉下梗阻病例中采用 VSD 闭合和 RV–PA 分流的 Norwood Ⅰ手术（Rastelli 手术）[59, 60]。

心脏 MRI 常规用于 Ross–Konno 和 Norwood–Rastelli 手术患者的术后监测，可以评估新主动脉根部扩张、新主动脉瓣反流、RV–PA 分流器狭窄、双心室大小和功能及冠状动脉缺血（Ross–Konno 术后）。

（六）冠状动脉畸形

冠状动脉的畸形包括起源异常、走行异常和异常冠脉瘘。

1. 冠状动脉起源或走行异常　左、右冠状动脉主干通常分别起源于左右主动脉窦的中心。冠状动

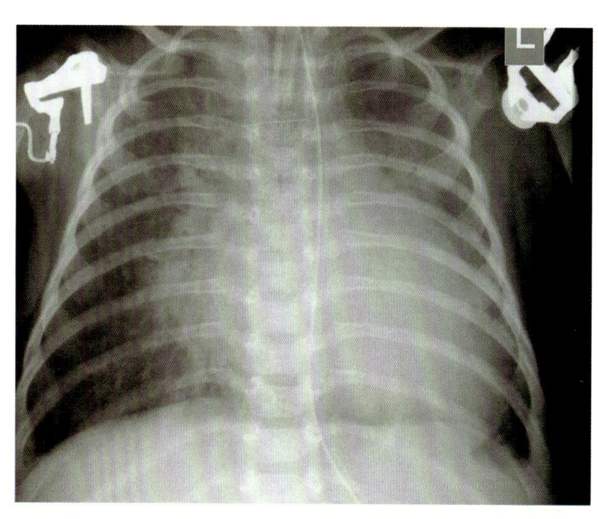

▲ 图 9-62　主动脉弓离断

新生儿正位胸部 X 线片显示肺血增加，心脏显著增大；气管插管和鼻饲管存在

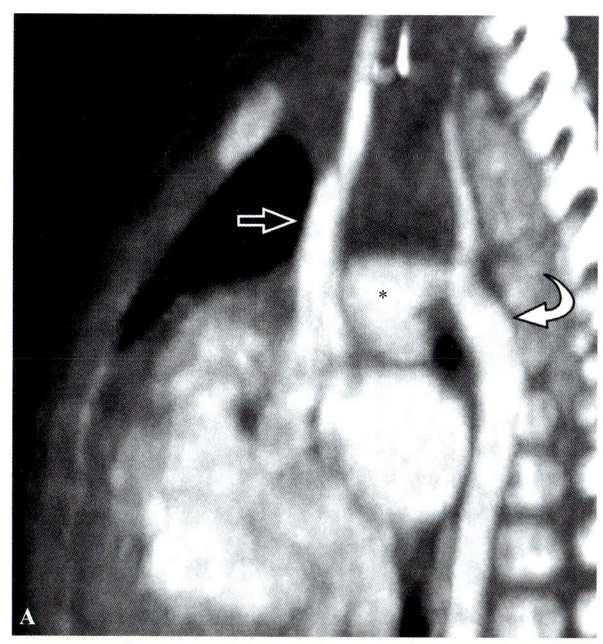

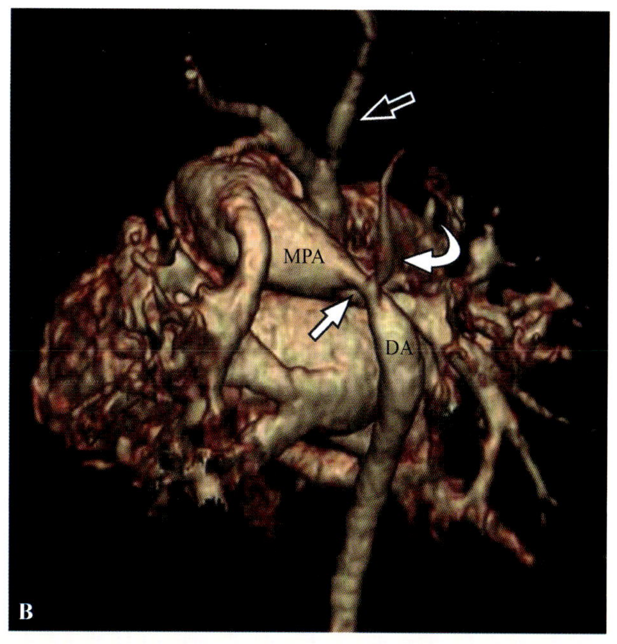

▲ 图 9-63　主动脉弓离断

A. CT 斜矢状位增强图像显示升主动脉（直箭）和降主动脉（弯箭）之间连续性中断；降主动脉的血液由增大未闭的动脉导管（星号）供应；B. CT 三维容积再现图像显示了主动脉弓在右颈总动脉（黑箭）和右锁骨下动脉（弯箭）之间的中断；降主动脉的血液通过未闭的动脉导管供应（白箭）；DA. 降主动脉；MPA. 主肺动脉

脉起源的异常包括：①单独起源左侧主动脉窦的LAD和LCX，伴有左冠状动脉主干（LMCA）缺如；②起源于左侧主动脉窦上方或下方异常发出的过高/低的RCA或LMCA；③起源于右侧主动脉窦的LMCA；④起源于左侧主动脉窦的RCA；⑤起源于左侧或右侧主动脉窦的单个冠状动脉口，导致产生单个冠状动脉，然后再分为LMCA和RCA；⑥LMCA起源于MPA[LCA起源于肺动脉（ALCAPA）][61, 62]。

LAD和LCX分别起源且伴有LMCA缺如，发生率约1%，常合并二叶式主动脉瓣。起源于窦上方或下方过高/低的异常RCA或LMCA，偶尔有临床表现[63]。从右侧主动脉窦异常起源的LMCA和左侧主动脉窦异常起源的RCA被认为是相对常见的，患病率为0.1%～0.3%[64]。

当RCA从左侧主动脉窦发出时，可以是单独发出，或与LMCA同口发出（单冠状动脉口），RCA可能有不同的路线到达右侧房室沟的正常位置。它可以刚好穿过室间隔（经中隔），位于肺动脉前方（肺动脉前），主动脉背侧（主动脉后），或主动脉和肺动脉主干之间（动脉间）到达右侧房室沟[61]。

经中隔、肺动脉前和动脉后的走行临床意义不大。但动脉间RCA其近端可能在主动脉根部的血管壁内（动脉间和壁内）走行。青少年和年轻人患这类畸形偶见晕厥、胸痛及猝死[61, 64]。

从左侧主动脉窦异常起源的RCA是否进行手术治疗尚有争议，因为此类畸形患者常无症状，尸检研究也发现该病与的猝死发生率相对较低[62, 64]。有症状的患儿应采用手术治疗。

与异常起源的RCA类似，当LMCA从单独或共同窦口（单冠状动脉口）起源于右侧主动脉窦时，LMCA可能经不同走行至正常的前室间隔沟。它可以刚好穿过室间隔（经中隔），位于肺动脉前方（肺动脉前），主动脉背侧（主动脉后），或主动脉和肺动脉主干之间（动脉间）到达心肌区域[61]。与异常RCA相似，经中隔、肺动脉前和主动脉后临床意义不大，但跨室间隔时通路偶尔较窄。但是，右侧主动脉窦异常起源的LMCA若为动脉间及壁内走行，则与缺血和猝死的风险密切相关，因此所有病例都应进行去顶或转位手术矫正[61, 62, 64]。

冠状动脉起源或走行异常患儿的胸部X线检查通常是正常的。冠状动脉畸形的术前确诊可能需要心脏CTA或MRI（图9-64和图9-65）。除了显示冠状动脉解剖结构外，心脏MRI压力灌注和延迟钆剂增强成像可用于分别显示LMCA供血心肌的缺血或梗死。

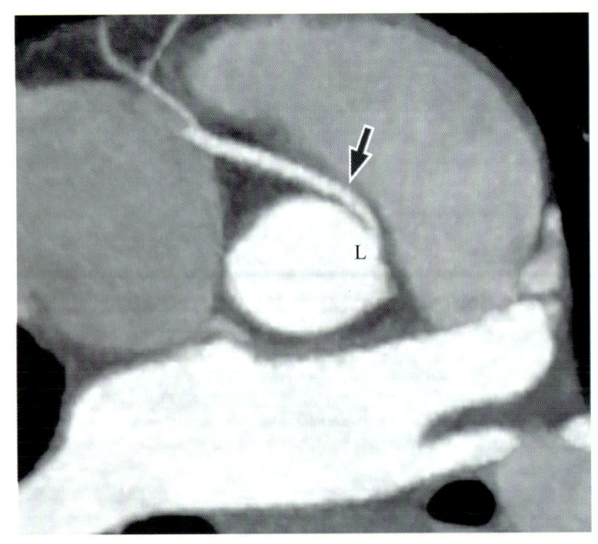

▲ 图9-64 从左侧主动脉窦异常起源的右冠状动脉

CT轴位增强最大密度投影图像显示自左主动脉窦（L）异常起源的右冠状动脉（箭），伴动脉间及近端壁内走行

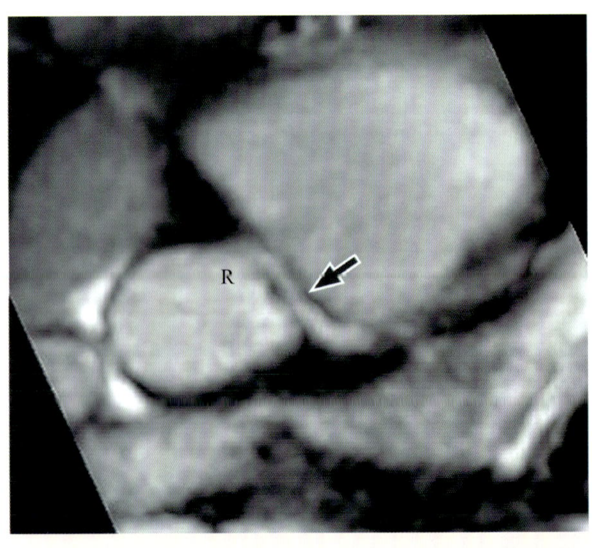

▲ 图9-65 从右侧主动脉窦异常起源的左冠状动脉

轴位亮血磁共振成像显示自右主动脉窦（R）异常起源的左冠状动脉（箭），伴动脉间及近端壁内走行

从对侧主动脉窦异常起源的 RCA 或 LMCA 外科修复首选去顶术[65]。去顶手术是指切除主动脉腔和壁间冠状动脉之间的主动脉壁，并将开口移到正确的冠状动脉窦。如果去顶术可能影响冠状动脉间联合，可以行异常冠状动脉和正常的主动脉窦间的再植手术。

2. 左冠状动脉异常起源于肺动脉（ALCAPA）ALCAPA 是一种罕见的先天性心血管畸形。大多数 ALCAPA 病例出生 6—8 周时出现心力衰竭和肺血管阻力下降[66]。在生后第 6 周，肺部血管阻力仍然很高；因此，来自 MPA 的血液倾向于流入压力较低的 LCA 而不是压力较高的肺循环。但是，当肺部血管阻力下降时，冠状动脉盗血现象会导致左冠状动脉血液流入当前压力较低的肺循环。从正常 RCA 至左侧冠状动脉循环之间形成侧支血管，约 15% 的患者会发生广泛的侧支循环，从而使临床症状表现延迟，罕见病例成年期发病[66]。

胸部 X 线片通常表现为心脏扩大和心肌缺血引起的肺水肿。超声最常用于该诊断。其他手段（CT/MRI/ 心导管术）用于更具挑战的病例。由于儿童心脏体积小而且通常儿童体质很脆弱，CT 检查要优于 MRI，因为成像速度更快，空间分辨率更高。LMCA 通常异常起源于肺动脉主干的后窦靠近左侧主动脉窦（图 9-66 和图 9-67）。左心室常增大，左心室的收缩功能可能下降（图 9-66B）。

目前，针对有症状的 ALCAPA 患儿主要有两种手术治疗方案。最常见的一种是将 LMCA 从肺动脉分离并重新植入升主动脉[67]。不太常见的手术方法

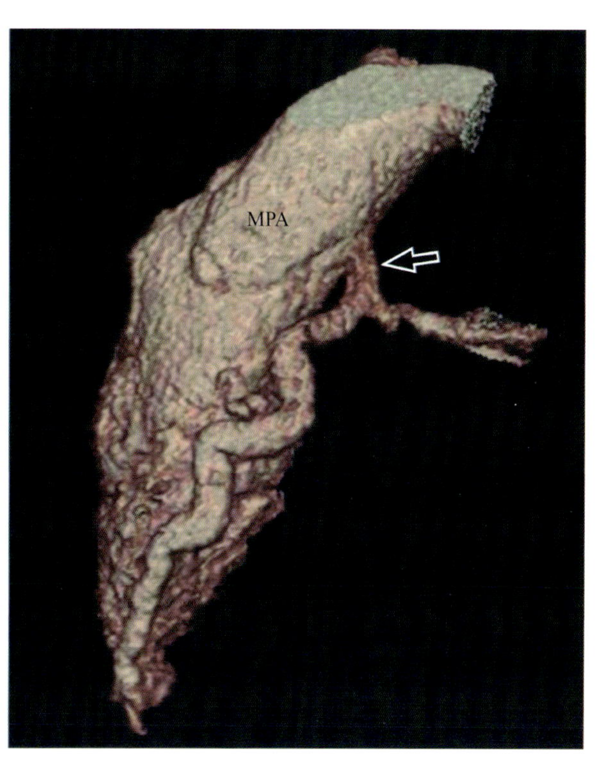

▲ 图 9-67 从肺动脉异常起源的左冠状动脉（晚期表现）

三维容积再现 CT 成像显示从主肺动脉（MPA）异常起源的左冠状动脉（箭）

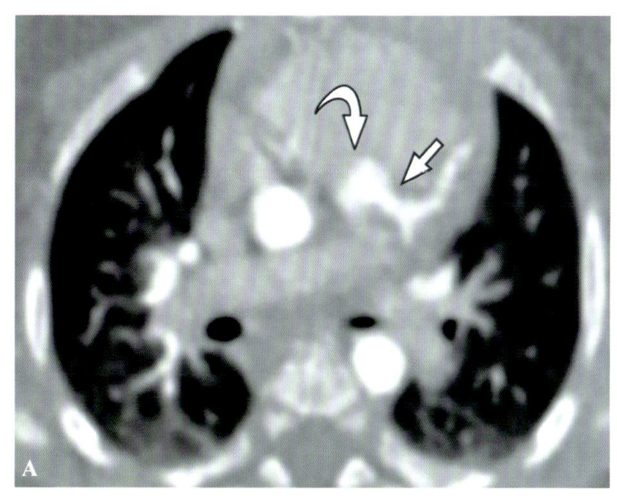

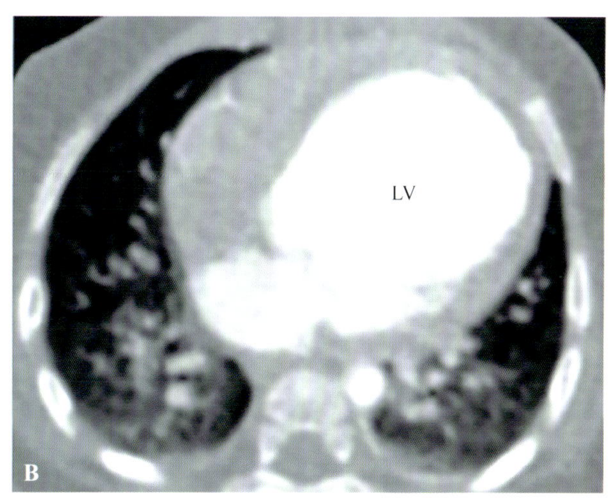

▲ 图 9-66 从肺动脉异常起源的左冠状动脉

轴位增强 CT 成像（A 和 B）显示异常起源于肺动脉的左冠状动脉（直箭）；从左冠状动脉来的造影剂充满主肺动脉（弯箭）（冠状动脉盗血现象），并有明显的左心室球形扩张（LV）

是从主动脉建立一条通路到异常的 LMCA，然后再关闭 LMCA 和肺动脉之间的连接[68]。

3. 冠状动脉瘘　冠状动脉瘘是冠状动脉主要分支之一和心室之间存在异常连接或冠状动脉和体 / 肺循环的任何部分之间存在连接（如冠状动脉 – 肺动脉瘘）[61, 69]。

冠状动脉瘘通过瘘管建立心肌血管床旁路。大多数冠状动脉瘘很小且临床表现不明显。然而，大的瘘管（＞3 倍正常冠状动脉的大小）可能会导致体检中发现心脏杂音、心律失常或心肌缺血[69]。

胸部 X 线片通常是正常的，合并较大的左向右分流时可能表现为心脏扩大和肺水肿。CTA 和心脏 MRI 均可对大的瘘管连接进行精细显示。MRI 通常用于较大的病变，评估分流分数有助于确定是否需要进行封堵。CTA 空间分辨率高，因此更适用于小的病变。

较小的偶然发现的冠状动脉瘘可能不需要治疗，只有较大的左向右分流需进行干预。分流可选择经皮闭合装置 / 线圈的心导管手术或直接手术结扎[69]。

（七）异常静脉连接

异常静脉连接可以分为体静脉或肺静脉异位引流。这些异位引流是由于胚胎时期静脉发育异常所致。

1. 体静脉异常　体静脉系统源于复杂的主静脉系统的发育及退化，约在胚胎第 4 周末形成[70]（图 9–68）。在妊娠第 4 周末，胎儿早期心脏有两个静脉窦角。这些静脉窦角接收成对的总主静脉回流，随后流入双侧前后主静脉。左侧总主静脉远端和左后主静脉退化，留下左侧静脉窦形成冠状窦。左前主静脉与右前主静脉吻合，两者都称为无名静脉，与右侧总主静脉形成 SVC[70]。

血液最初通过成对的后主静脉回流入心脏。然而，下主静脉和上主静脉这两个静脉丛随之出现，并与后主静脉吻合。IVC 的肝内部分从肝内卵黄静脉形成。肾静脉和 IVC 的肾和肾上部分由上主静脉、下主静脉和后主静脉吻合形成。IVC 的肾下部分由右上主静脉形成。后主静脉和左上主静脉退化。右下主静脉成为奇静脉，左下主静脉成为半奇静脉[70]（图 9–69）。

常见的体静脉畸形起因于一个或多个主静脉、下主静脉或上主静脉的异常持续残留或消退。虽然大多数体静脉异常是单发的，体静脉异位引流通常被视为内脏异位这一类疾病的一部分。

当左总主静脉退化失败时，左侧 SVC 产生，左

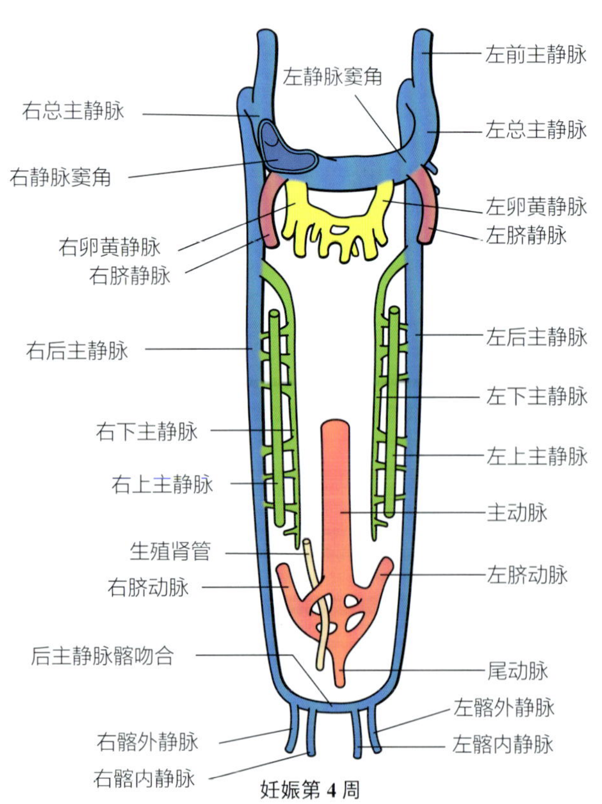

妊娠第 4 周

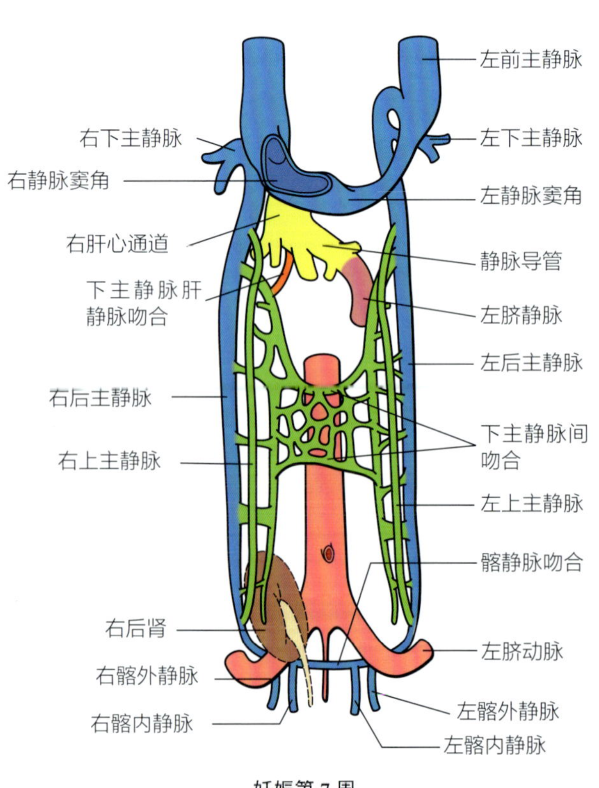

妊娠第 7 周

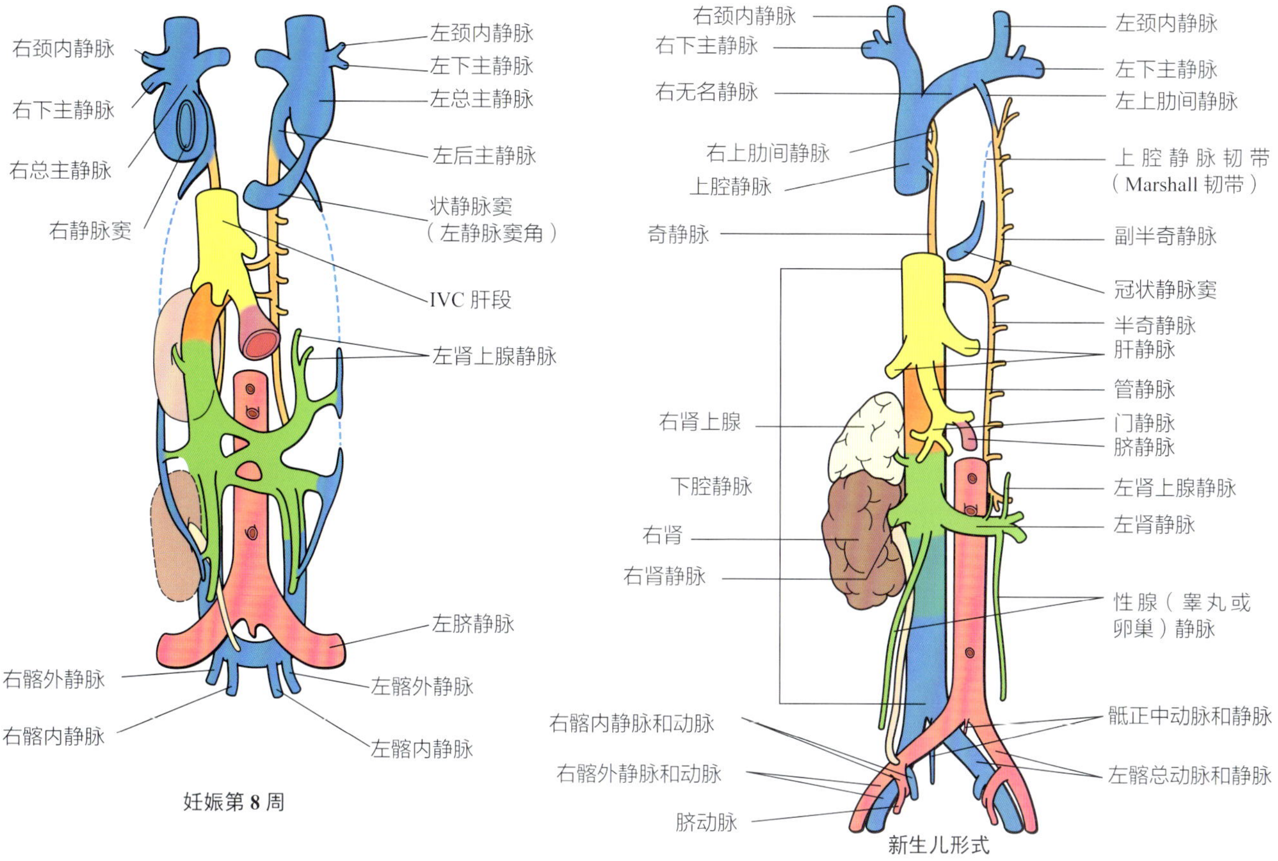

右颈内静脉
右下主静脉
右总主静脉
右静脉窦
左颈内静脉
左下主静脉
左总主静脉
左后主静脉
状静脉窦
（左静脉窦角）
IVC 肝段
左肾上腺静脉
左脐静脉
右髂外静脉
左髂外静脉
右髂内静脉
左髂内静脉
妊娠第 8 周

右颈内静脉
右下主静脉
右无名静脉
右上肋间静脉
上腔静脉
奇静脉
右肾上腺
下腔静脉
右肾
右肾静脉
右髂内静脉和动脉
右髂外静脉和动脉
脐动脉
左颈内静脉
左下主静脉
左上肋间静脉
上 腔 静 脉 韧 带
（Marshall 韧带）
副半奇静脉
冠状静脉窦
半奇静脉
肝静脉
管静脉
门静脉
脐静脉
左肾上腺静脉
左肾静脉
性 腺（ 睾 丸 或
卵巢）静脉
骶正中动脉和静脉
左髂总动脉和静脉
新生儿形式

▲ 图 9-68　体静脉胚胎学

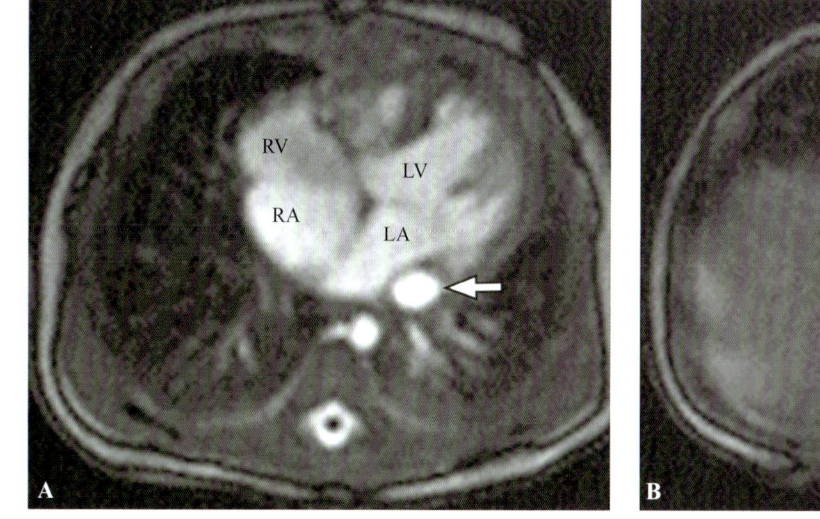

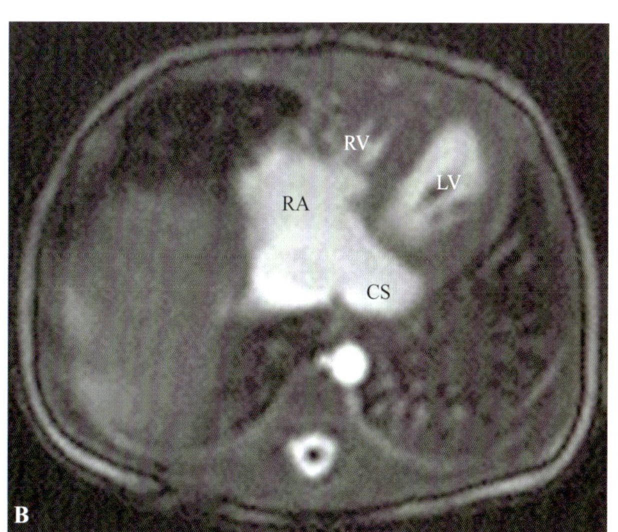

▲ 图 9-69　永存左侧上腔静脉

轴位亮血磁共振成像（A 和 B）显示永存左侧上腔静脉（箭）通过扩张的冠状窦（CS）将血排入右心房（RA）；LA. 左心房；LV. 左心室；RV. 右心室

侧 SVC 通过冠状静脉窦流向右心房（图 9–69）。通常合并左无名静脉直接汇入左侧 SVC，而不是跨过纵隔到右侧 SVC。多数左 SVC 会合并右侧 SVC 正常或偏小[70]。

左 IVC 由持续存在的左上主静脉产生。在大多数情况下，右上主静脉退化，导致左侧 IVC 在肾静脉水平穿过中线然后正常进入肝脏。当右侧和左侧上主静脉均未消退时，重复 IVC 产生[70]。

肾上 IVC 的中断是由于上主静脉与肝内的卵黄静脉吻合失败造成的。在这种情况下，血液通过右上主静脉和下主静脉系统分流进入奇静脉。奇静脉引流腹内静脉，通过奇静脉弓回流到 SVC。汇合的肝静脉正常回流到右心房形成肝上 IVC[70]。

体静脉异常通常是没有临床症状，只偶然于横截面成像时发现。除非存在合并的心脏或内脏异位，胸部放射影像是正常的。2D 和 3D 重建的 CTA 和 MRA 可以很好地显示静脉异常及侧支静脉通路的建立。

除非存在阻塞或异常引流，体静脉异常一般不常规应用手术矫正，但若体静脉通路存在，则可能对其他手术有影响，如腔静脉滤过器置入术或心导管术[70]。

2. 肺静脉异常　肺静脉引流的胚胎发育比体静脉更简单。妊娠第 5—7 周，肺静脉从左心房向外生长，与每个肺芽中生发的血管丛吻合[71]。

(1) 部分性肺静脉异位引流：在部分性肺静脉异位引流（PAPVR）中，一条或多条肺静脉回流至体静脉而不是左心房（图 9–70）。最常见的 PAPVR 的类型是右肺上叶的肺静脉异常引流到 SVC（图 9–71）。这种类型的异常引流多合并静脉窦间隔缺损。左肺上叶肺静脉与左无名静脉的连接也是相对常见的 PAPVR 类型。上述异常通常在患儿因为其他原因检查时偶然发现[71]。左肺上叶肺静脉连接左无名静脉通常不会导致大的左向右分流。弯刀综合征与 PAPVR 有关，从右肺到 IVC，这将会在后面的大血管章节（第 10 章）讨论。

如果没有大的左到右的分流，PAPVR 的胸部 X 线片通常是正常的，如果有相关的静脉窦间隔缺损，可能表现为心脏扩大和肺血增多。2D 和 3D 重建的 CTA 和 MRA 很容易显示肺静脉的异常解剖结构。心脏 MRI 也可以量化分流分数，这有助于确定是否有必要进行手术矫正。

当1条以上肺静脉异常或有大的左到右分流（＞1.5 ∶ 1）时可以进行手术。异常肺静脉通常从其体静脉连接处切除，并通过分流器或直接吻合重新连接到左心房[71]。

(2) 完全性肺静脉异位引流：完全性肺静脉异位引流（TAPVR），全部的肺静脉回流异常，连接到体静脉或门静脉系统。为了能适应生活，ASD 必须存在。TAPVR 通常被视为内脏异位畸形的一部分。

有 4 种类型的 TAPVR，包括心上型、心内型、心下型和混合型[71]（图 9–72）。

在心上型 TAPVR，右肺静脉（RPV）在靠近左心耳的地方连接左肺静脉（LPV）。汇合后形成垂直静脉升部，在左侧纵隔上行并流入左无名静脉，血液通过 SVC 回流到右心。为了适应生存必须有一个 ASD 存在。异常的肺静脉经常在没有狭窄（无阻塞）的情况下流入左无名静脉。但是，在左主支气管水平可能会发生阻塞。如果存在阻塞，患儿在出生后不久即出现发绀和心力衰竭。如果没有阻塞，患儿可能在儿童期或青春期后出现症状。

对于较大儿童的胸部 X 线片，左侧扩张的无名静脉和 SVC 可以表现为一个加宽突出的上纵隔轮廓和扩大的心脏轮廓一起形成类似雪人的外观（图 9–73）[71]。由于阻塞而发生发绀和心力衰竭的小龄患儿，也可以见到肺静脉淤血。CTA 和 MRA 能清晰显示受阻或无阻碍的异常肺静脉，如果没有堵塞静脉流动，大的左向右分流会导致右心扩大。

在心下型 TAPVR，LPV 和 RPV 通常在靠近它们正常引流的位置在左心房后方连接。但汇合后的静脉并不会进入左心房，而是连接垂直静脉降部，穿过膈并进入腹部静脉，通常是门静脉或肝静脉。垂直静脉降部通常在其膈裂孔处受阻，引起明显的肺静脉淤血[71]。心下型 TAPVR 的患儿也存在发绀和呼吸窘迫。

胸部 X 线片显示明显的小叶间隔增厚，心脏大小正常，可能会误诊为肺实质疾病（图 9–74A）。CTA 和 MRA 能证实垂直静脉的心下通路、阻塞程度和上游肺静脉扩张（图 9–74B）。对疑诊心下型 TAPVR 的婴儿进行 CTA 或 MRA 时，扫描应包括肝脏，以充分评估腹腔内静脉通路。

心内型 TAPVR 的肺静脉血通过冠状静脉窦异常排入右心房[71]。这种类型的肺静脉异位引流通

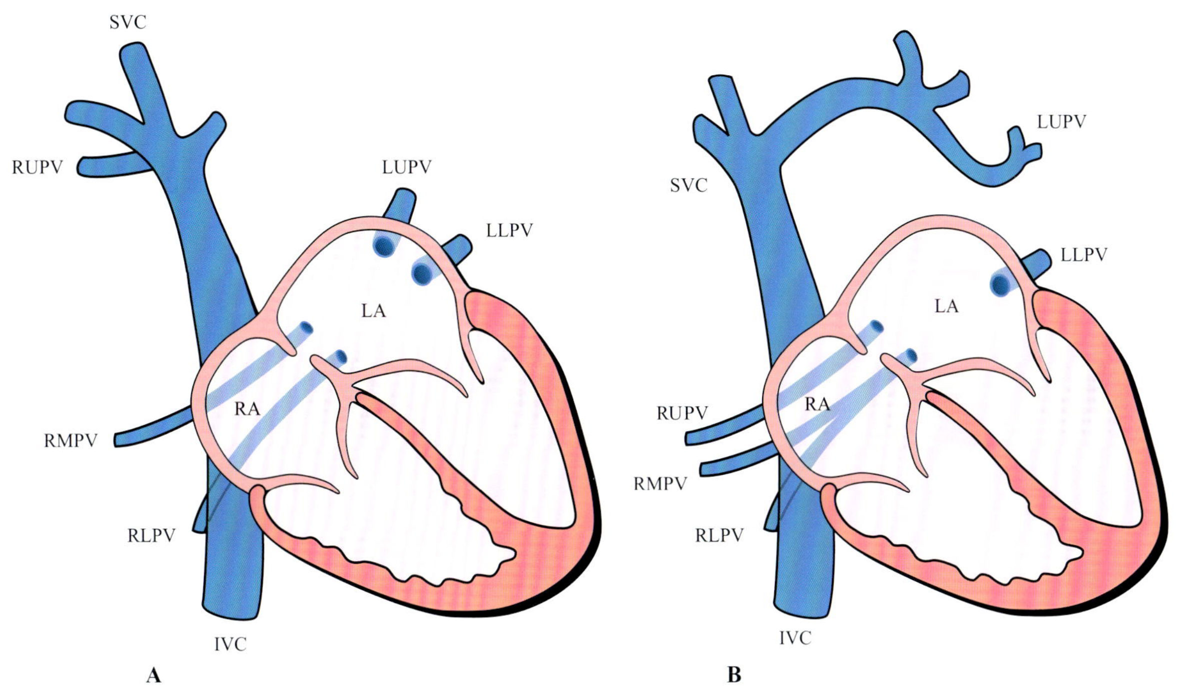

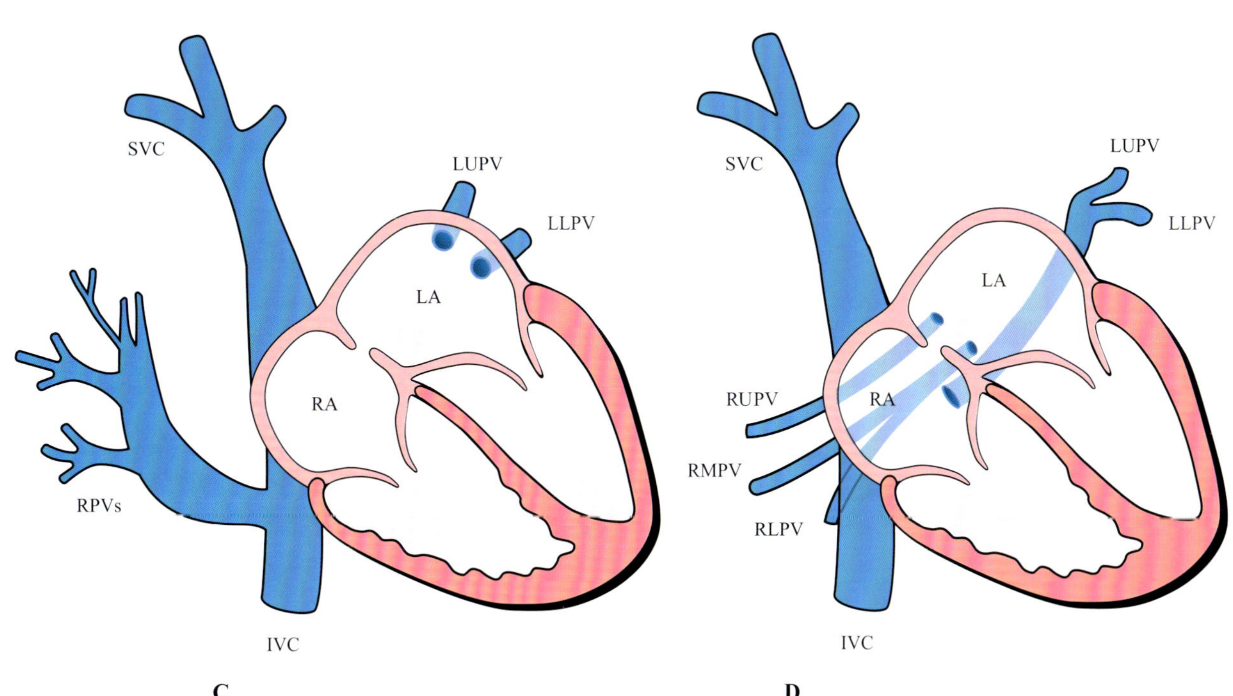

▲ 图 9-70 几种不同类型的部分性肺静脉异位引流示意

A. 右上肺静脉（RUPV）的血液流入上腔静脉（SVC）；B. 左上肺静脉（LUPV）的血液通过垂直静脉流入无名静脉；C. 右肺静脉（RPV）向下腔静脉（IVC）引流，即弯刀综合征；D. 左上肺静脉（LUPV）和左下肺静脉（LLPV）引流至冠状窦；IVC. 下腔静脉；LA. 左心房；LPV. 左肺静脉；RA. 右心房；RLPV. 右下肺静脉；RMPV. 右中肺静脉

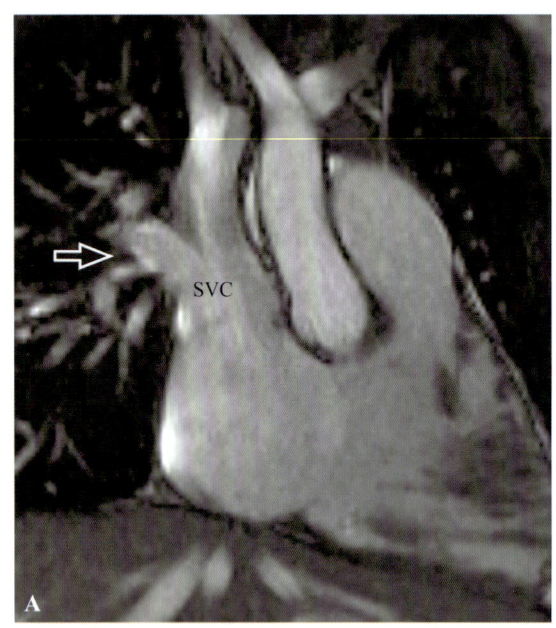

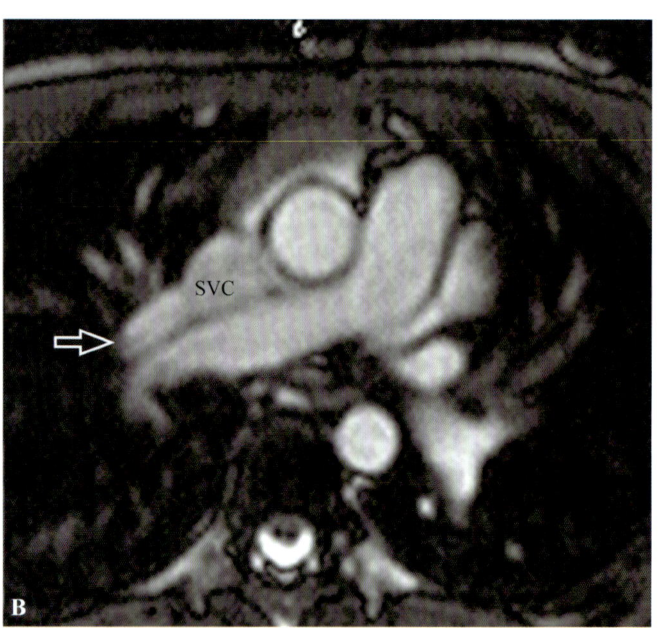

▲ 图 9-71 右上叶部分性肺静脉异位引流

斜冠状位（A）和轴位（B）亮血磁共振成像显示右上肺静脉（箭）异常引流至上腔静脉（SVC）

常可以通过超声很好地评估，很少需要行 CTA 或 MRA。

在混合型 TAPVR 中，肺静脉的回流是心内、心上或心下型连接的组合。

TAPVR 的外科修复包括关闭 ASD，结扎垂直静脉，并创建肺静脉与左心房或左心耳的新吻合。最常见的术后并发症是吻合口肺静脉梗阻[72]。无缝合修复是于 1998 年推出的方法，对异常肺静脉的插入进行最少缝合，因此术后肺静脉狭窄发生率减少[72]。

（八）三房心

三房心是一种先天性畸形，是指心脏有三个心房。通常发生在左心房（左侧三房心），这是由于总肺静脉未能合并[73]。多余的左心房接收所有的肺静脉并位于左主心房后方。这两个心腔通过房间隔上的数个小分隔相交通。两腔之间存在不同程度的阻塞 / 连通。有时，两个左心房之间没有交通。与心上型 TAPVR 相似，多余的左心房接收所有肺静脉回流，并直接或间接地通过垂直静脉与左无名静脉连接后进入左无名静脉[73, 74]。大多数患儿在出生后几年内出现生长发育迟滞，或由于潜在的肺部疾病经常出现呼吸道症状。

胸部 X 线片能显示肺淤血和左心房扩大，其特点是正位 X 线片上隆突分叉增大及左主支气管抬高，侧位 X 线片上后心缘凸出（图 9-75）[73, 74]。

在多种情况下，超声可以识别多数病例中连接肺静脉的多余左心房及房间隔阻塞。当超声诊断不明确时，CTA 和心脏 MRI 可以辅助诊断。CTA 和心脏 MRI 可以显示肺静脉的走行和两个左心房之间阻塞的程度（图 9-76）。CT 还可以显示由静脉淤血水肿引起的肺实质磨玻璃影。

目前三心房的治疗主要是手术切除两个左心房之间的隔。

（九）心脏位置异常、心房和内脏位置异常

术语“位置”指的是身体内器官的位置。正常位置称为内脏正位。器官左 / 右排列表现的直接镜像被称为内脏反位。位置排列紊乱，既不是正位也不是反位，被称为内脏异位[75]。不定位、左侧异构和多脾综合征，或右侧异构和无脾综合征是内脏异位的同义词，并且经常可互换使用。总的来说，与内脏正位和内脏反位不同，内脏异位常合并复杂的、有时不常见的心血管异常[76, 77]。

内脏位置在胚胎发育的第 4～7 周就确定了，且依赖于纤毛的正常功能。在胚胎期此时干扰正常的纤毛运动可能会导致位置异常[77]。

1. 内脏反位　在全内脏反位中，身体左右轴的全部器官系统的位置完全颠倒。在这种情况下，心

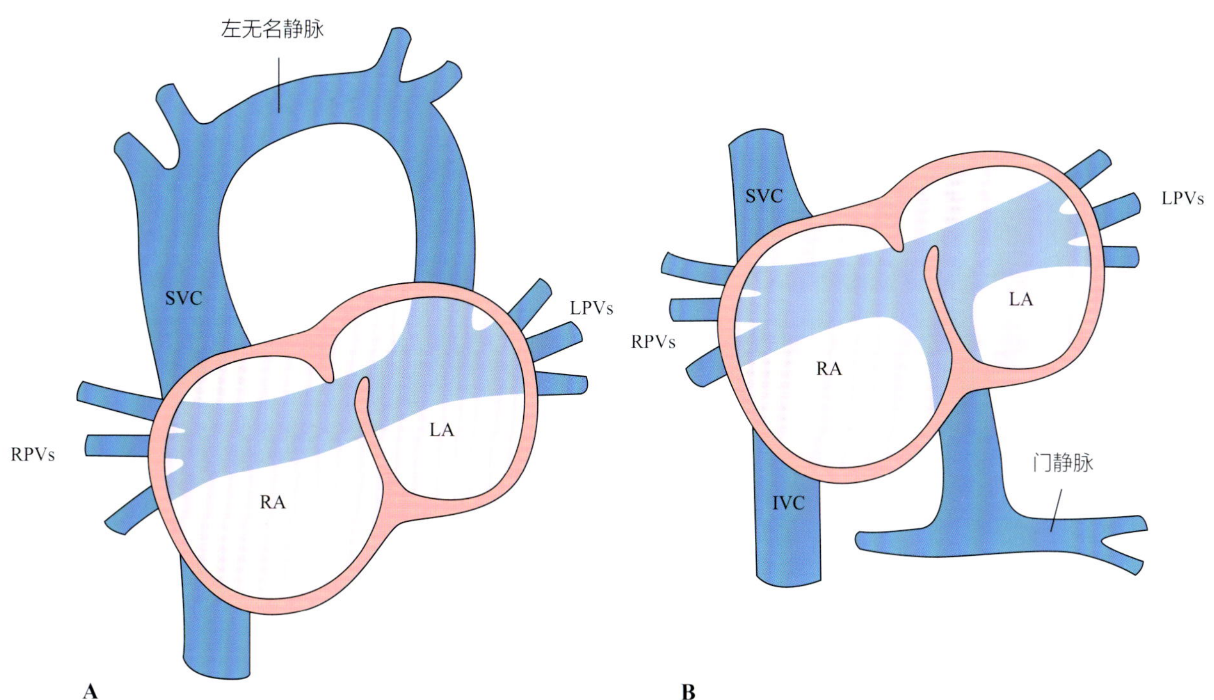

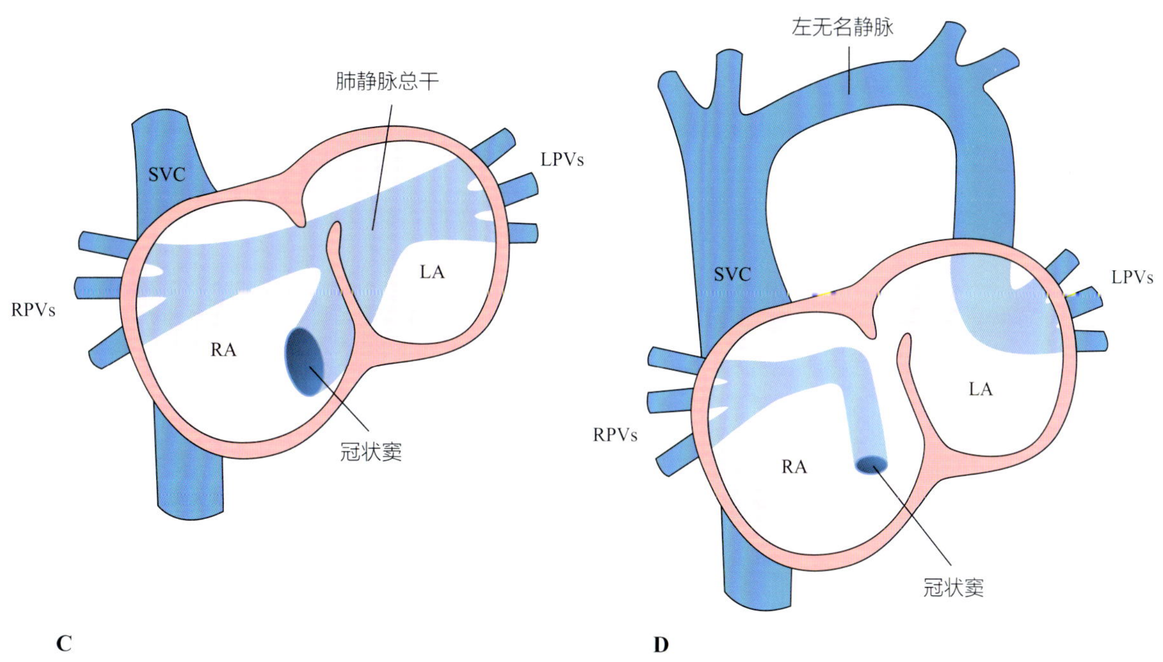

▲ 图 9-72 几种不同类型的完全性肺静脉异位引流图解

对于每种类型，都有一个心房交通使血液能够到达心脏的左侧；A. 心上型：RPV 和 LPV 汇入左心房后方，并通过上升的垂直静脉连接到无名静脉，后者流入上腔静脉（SVC）；B. 心下型：肺静脉的汇流通过下降的垂直静脉排入门静脉系统；C. 心内型：RPV 和 LPV 连接冠状窦；D. 混合型：该图描绘了 LPV 通过上升的垂直静脉流向无名静脉的心上型肺静脉异位引流和 RPV 流向冠状窦的心内型肺静脉异位引流；LA. 左心房；LPV. 左肺静脉；RA. 右心房；RPV. 右肺静脉

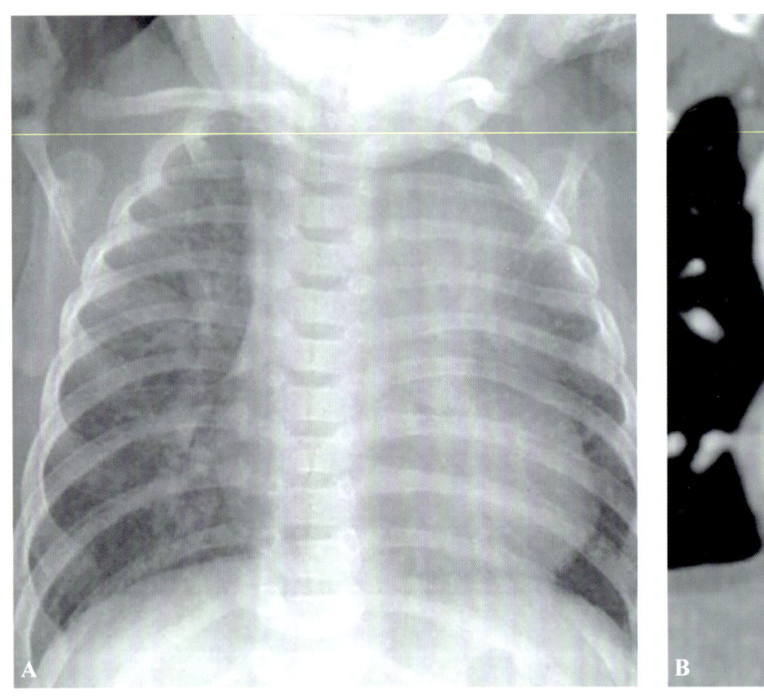

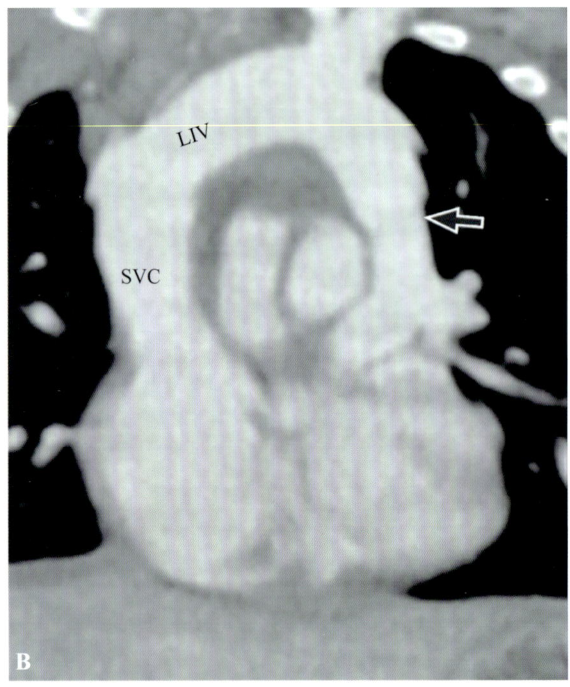

▲ 图 9-73 心上型完全性肺静脉异位引流

正位胸部 X 线片（A）显示心脏增大和上纵隔轮廓扩大；这些表现称为雪人征，是指心脏的外形和上纵隔边界类似雪人；B. CT 冠状位重建增强图像显示完全性肺静脉异位引流（箭）进入左无名静脉（LIV）；SVC. 上腔静脉

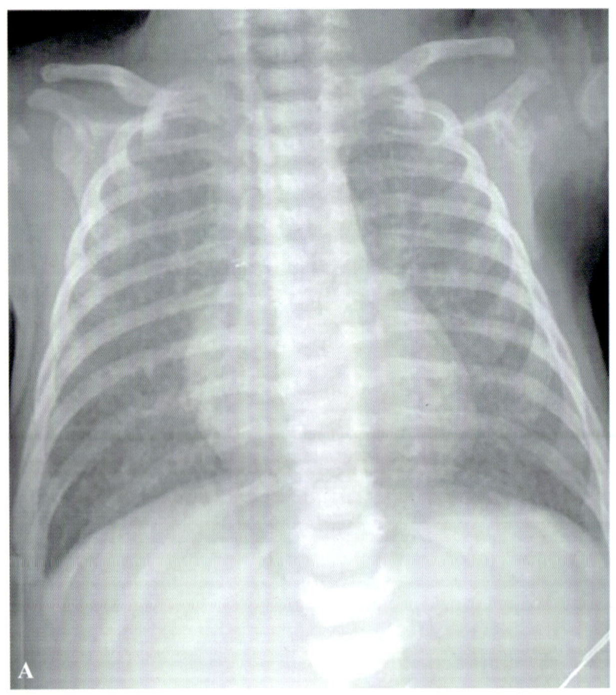

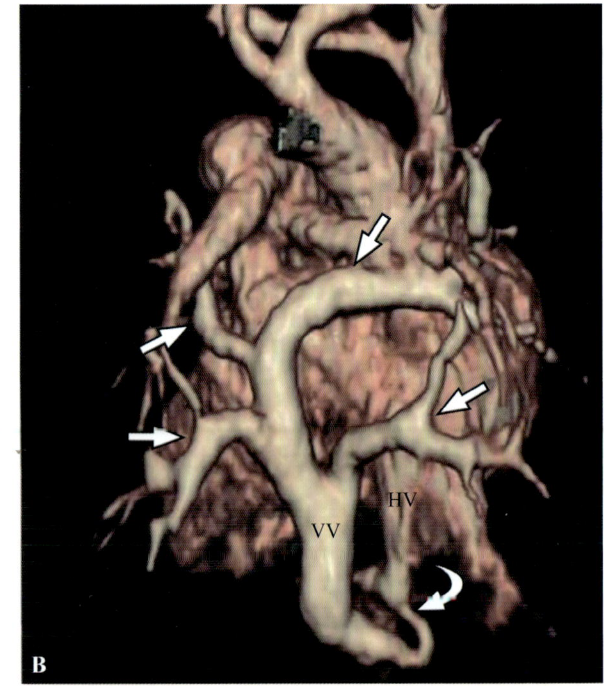

▲ 图 9-74 心下型完全性肺静脉异位引流

A. 正位胸部 X 线片显示伴间质水肿的正常大小的心脏；B. 三维容积再现 CT 成像显示了心下型完全肺静脉异位引流；所有肺静脉（直箭）都汇合为一条肺静脉；垂直静脉（VV）下行进入左肝静脉（HV）；还有 VV 在进入左肝静脉时明显的狭窄（弯箭）

尖、胃和脾位于右侧，肝脏和IVC位于左侧。内脏反位、伴有慢性鼻窦炎的鼻腔多发息肉和支气管扩张被称为Kartagener综合征，由不动纤毛引起[76, 77]。Kartagener综合征的典型表现是反复感染和与支气管扩张有关的化脓性咳嗽。

胸部X线片显示心尖指向右侧（右位心）和右侧胃泡。在Kartagener综合征的情况下，也可以见到下叶支气管扩张和支气管周围增厚。CT通常显示左支气管树呈右肺支气管分支模式、右支气管树呈左肺支气管分支模式、支气管扩张、支气管周围增厚和外周黏液堵塞（图9–77）。MRI通常不用于对内脏反位的评估，但由于其他原因行MRI检查时可以偶然发现该病。

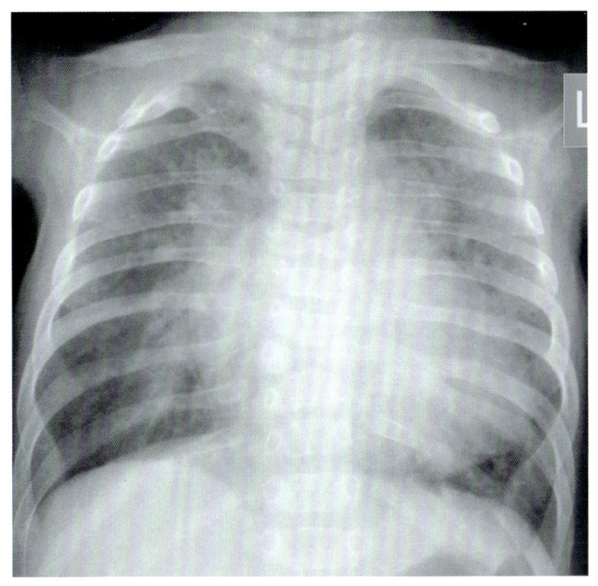

▲ 图 9–75 三房心

正位胸部X线片显示肺淤血和心脏增大

没有Kartagener病的内脏反位患儿具有正常的预期寿命，通常不需要进行治疗或手术[76, 77]。大多数患有Kartagener综合征的儿童由于其反复感染而需进行治疗。

2. 左侧异构 异构是指镜像排列。在左侧异构中，气管支气管树、肺段解剖和心耳均表现出双边左侧排列。患者肝脏一般处于中线位置，多个小脾脏在右上象限（多脾）（图9–78）。因为这个原因，左侧异构通常被称为多脾综合征[78, 79]。心内畸形很常见，包括房间隔、室间隔缺损和平衡型AVSD。体静脉和肺静脉异常也常见于左侧异构，包括左侧SVC、连接奇静脉的IVC离断和TAPVR或PAPVR[8, 79]。此外，GI异常包括旋转异常（40%～90%）和胆道闭锁（10%～20%）[80, 81]。根据肺静脉异位回流或心内畸形异常的程度不同，临床可表现为出生后不久出现发绀和心力衰竭。

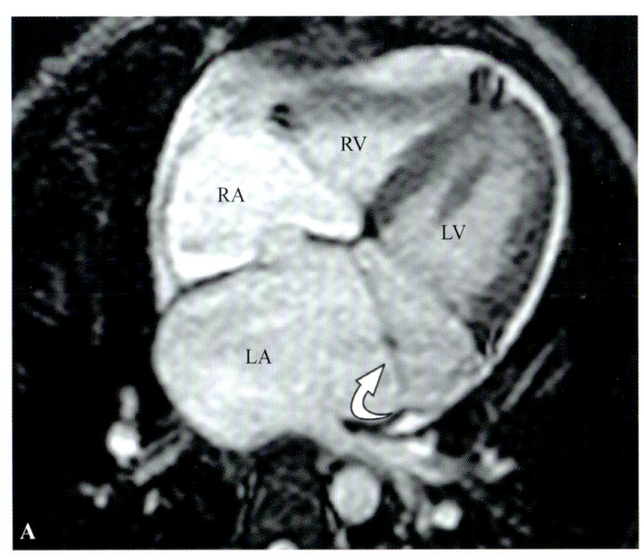

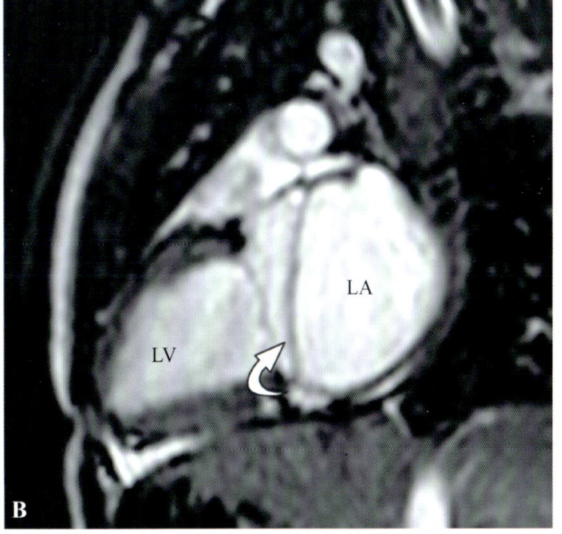

▲ 图 9–76 三房心

亮血磁共振成像四腔心层面（A）和两腔心层面（B）显示左心房（弯箭）隔膜阻塞，伴左心房（LA）扩大；LV. 左心室；RA. 右心房；RV. 右心室

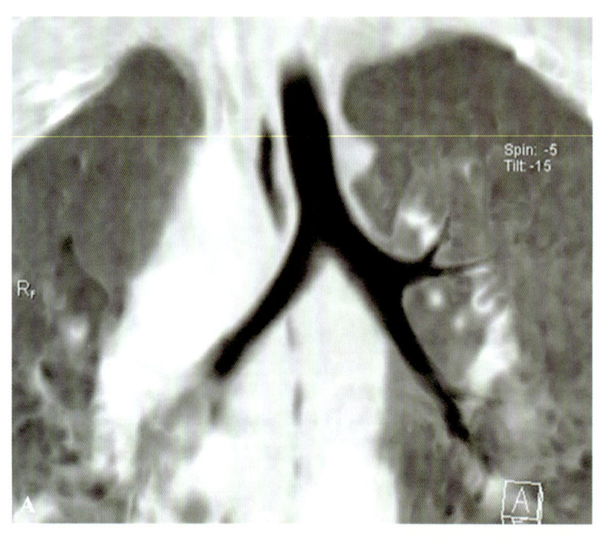

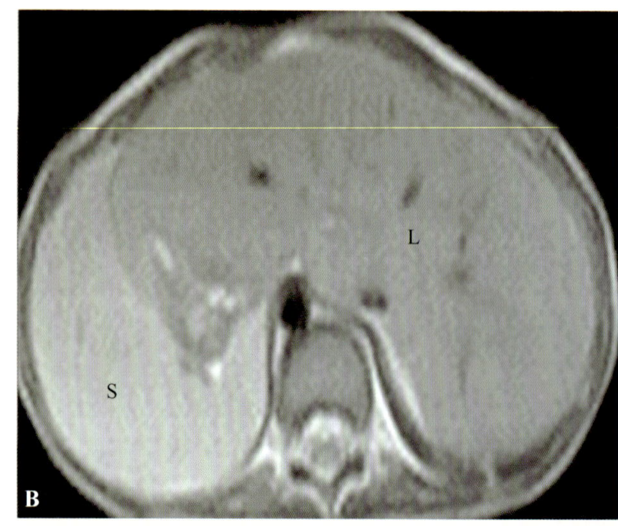

▲ 图 9-77 内脏反位

A. 冠状位最小密度投影（MinIP）CT 图像显示左肺支气管树的右侧分支和右肺支气管树左侧分支；B. 轴位 MRI 显示腹部肝脏（L）在左侧和脾脏（S）在右侧

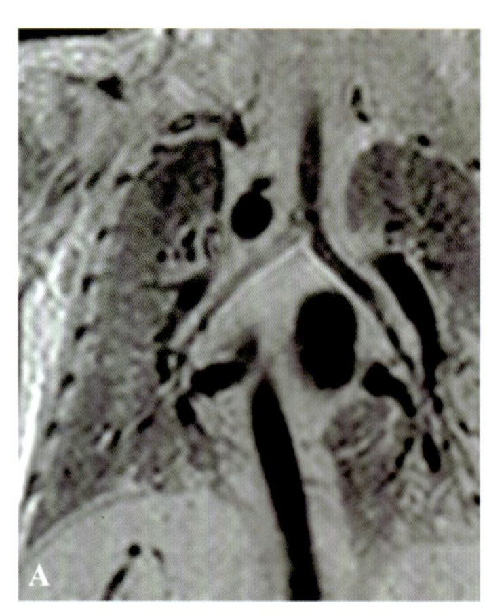

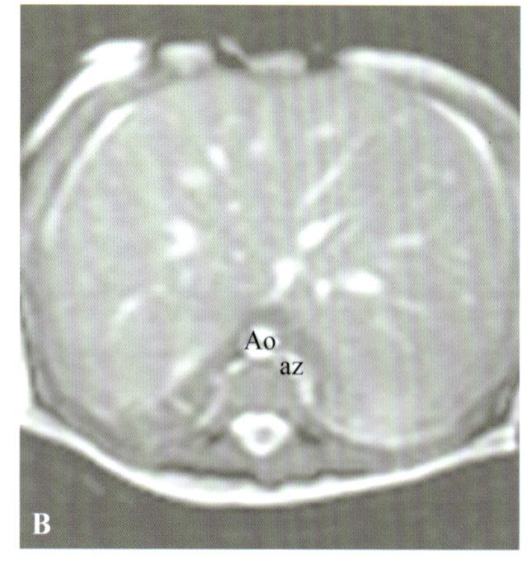

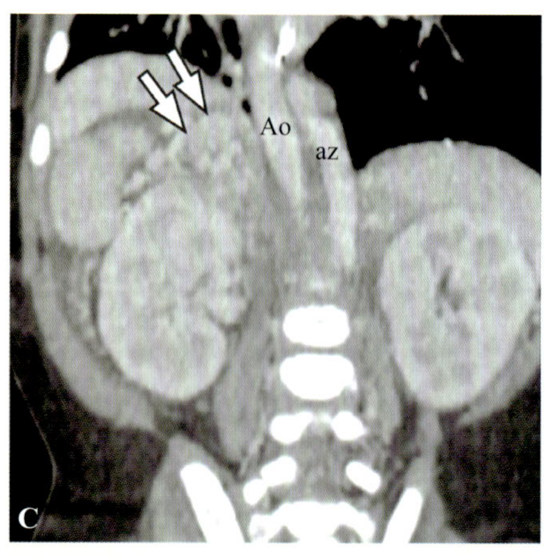

▲ 图 9-78 左侧异构

A. 斜冠状位黑血 MRI 显示双肺均为左支气管分支；B. 轴位亮血 MRI 显示下腔静脉（IVC）的奇静脉（az）延续和中位肝脏；C. CT 增强冠状位重建图像显示右侧多脾（箭）和 IVC 的奇静脉延续；Ao. 主动脉

胸部 X 线片可显示心血管畸形导致的心脏扩大和肺淤血。CTA 可详细显示肺静脉异位引流及体静脉异常的解剖结构。心脏 MRI 可以评估心室功能和大小，以判断患者能否接受双心室修复手术，并显示心外体循环和肺循环血管的整个走行。心脏 CTA 和 MRI 都能显示气管支气管树的异构现象，即在伴行肺动脉下方走行的双侧左支气管（动脉下支气管），并且双侧心耳形态均为左心耳（长指状投影）。上消化道造影可能提示肠旋转不良，疑似胆道闭锁的病例行腹部超声可以发现正常胆囊缺如。

复杂的外科修复包括建立正常肺静脉引流，对复杂心脏畸形进行双心室或单心室修复。此外，尽管存在多个小的脾脏，患儿可能免疫功能低下并需要预防性使用抗生素。

3. 右侧异构　在右侧异构中，存在镜像外观，即双侧气管支气管树均呈右支气管分支表现、三叶肺（右肺和左肺都有中叶）和双侧右心耳形态 [78, 79]。

患儿通常没有可识别的脾脏组织（“无脾”）和

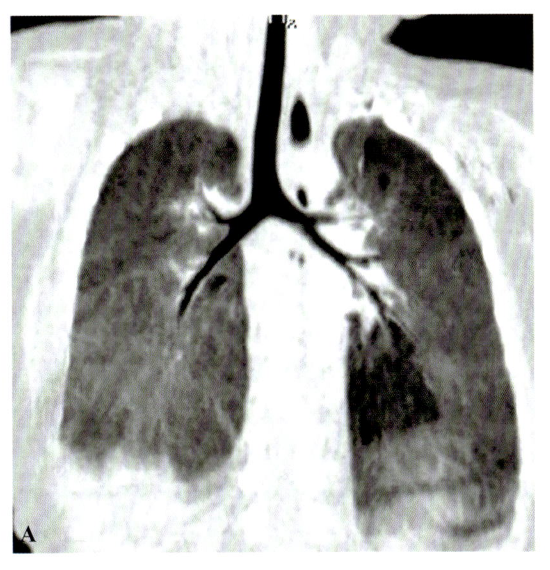

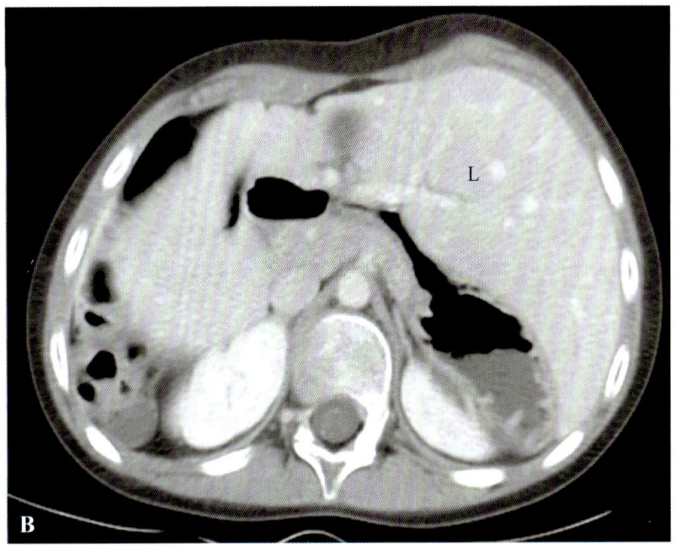

▲ 图 9-79 右侧异构

A. 斜冠状位最小密度投影（MinIP）CT 图像显示气管支气管树的双侧均呈右支气管分支；B. CT 轴位增强图像显示左侧肝脏（L）和无脾

中位肝脏（图 9-79）。复杂心内畸形通常存在，包括 AVSD 和 DORV。体静脉和肺静脉异常在左侧异构中更常见。GI 旋转不良的比例为 40%～90%。患儿通常在出生后不久出现发绀或心力衰竭。

胸部 X 线片可能显示心脏扩大及复杂先天性心脏畸形导致的肺淤血。胃泡可以位于左侧或右侧。肝脏轮廓在中线。CTA 可能有助于评估相关的心血管异常，包括主动脉发育不全 / 闭锁，肺动脉闭锁或 MAPCA。心脏 MRI 可用于显示双侧心室大小，评估是否能接受双心室修复手术[25]。CTA 和心脏 MRI 均能显示气管支气管树的异构，即在双侧肺动脉分支上方走行的双侧右支气管（动脉上支气管）和双侧右心耳（短而广基）。通常需要行上消化道造影评估有无合并的肠旋转不良。通常需要进行双心室修复或分期单心室姑息术矫正心脏畸形。

4. 内脏不定位 儿科患者偶尔会表现出混合特征，因此，不能简单划分到正位或反位，右侧或左侧异构，这些都可以简称为内脏不定位[75, 79]。

（十）先天性心包畸形

先天性心包缺如 先天性心包缺如极为罕见，心包可以部分缺如或完全缺如。左侧心包部分缺如是最常见的形式[82]。患儿通常是无症状，偶有胸痛。

心包部分缺如的患者胸部 X 线检查通常是正常的，但对于完全缺如的患者，心脏轮廓通常向右旋转，主动脉结和 MPA 通常不突出，心下缘和左侧膈面之间的肺组织可见[82]。CTA 和 MRI 能直接显示心包及心包脂肪缺如，肺组织可能凸出到本应该由心包脂肪填充的空间中[82]。

大多数先天性心包缺如的患儿不需要治疗。手术治疗主要针对相关并发症，例如疝、左心耳或部分左心室心肌绞窄[82]。

五、获得性心脏病

（一）心肌病

心肌病是心肌最常见的疾病。根据病因、临床表现和自然病程，心肌病可以分为不同类型。肥厚型心肌病、扩张型心肌病、限制型心肌病、心律失常性右心室发育不良（ARVD）和左心室致密化不全是儿科人群中五种主要的心肌病，并将在本节中讨论[83]。

1. 肥厚型心肌病 肥厚型心肌病（特发性肥厚型心肌病）是指在没有心源性或全身性能导致左心室肥厚的病因的情况下发生的左心室增厚，心源性或全身性能致左心室肥厚的原因包括主动脉瓣狭窄、主动脉缩窄或系统性高血压[83, 84]。左心室壁不对称增厚，主要累及左心室节段如左心室心尖、左心室游离壁，或室间隔的基底部分（图 9-80）。组织学变化可能包括心肌细胞排列紊乱，斑片状的纤维化和细胞外基质扩张[83]。有许多基因突变与肥厚型心肌病相关（包括β-肌球蛋白重链和肌球蛋白结合蛋白C），为常染色体显性遗传[83, 84]。

临床上，肥厚型心肌病的患儿可能出现心肌缺血或运动中的快速型室性心律失常。症状的严重程度与左心室梗阻程度和纤维化程度表现出良好的一致性。

大多数肥厚型心肌病患儿最初检查的胸部X线片表现为正常的心脏外观，但随着年龄的增长，心脏扩大可能会变得明显。超声是用于鉴别肥厚型心肌病的主要成像方法。CTA通常在肥厚型心肌病中没有诊断价值。疑似或基因阳性的肥厚型心肌病患儿推荐使用心脏MRI进一步评估。心脏MRI在评估肥厚型心肌病中有许多有价值的应用，包括评估左心室心肌形态、左心室大小和功能、左心室心肌质量及量化左心室梗阻的严重程度；评估可能会加重左心室流出道梗阻的二尖瓣收缩期的前向运动，并通过心肌延迟强化评估纤维化（图9-80C）[83]。患儿可以通过MRI检查随访以评估疾病的进展或治疗后的反应。此外，MRI可用于筛查家庭成员有无肥厚型心肌病，并筛查疑诊病例有无导致左心室肥厚的其他原因，如主动脉狭窄和缩窄。

药物治疗通常包括用于治疗心力衰竭的多种药物（包括β受体拮抗药、ACEI和血管紧张素受体拮抗药）。高危患儿预防性植入心律转复除颤器，可以通过电除颤避免危及生命的室性心律失常并恢复窦性心律[83, 84]。室间隔部分切除术可用于解除左心室流出道的梗阻[84]。

2. 扩张型心肌病　扩张型心肌病的特征为功能不全和扩张的左心室。虽然在大多数情况下病因不明，感染、炎症、缺血、中毒和遗传因素都与儿科人群中扩张型心肌病的发病有关[83]。虽然没有找到共同基因，家族性扩张型心肌病一般是常染色体显

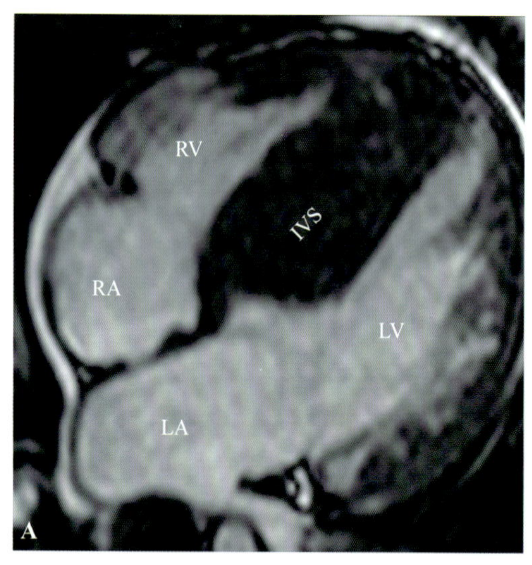

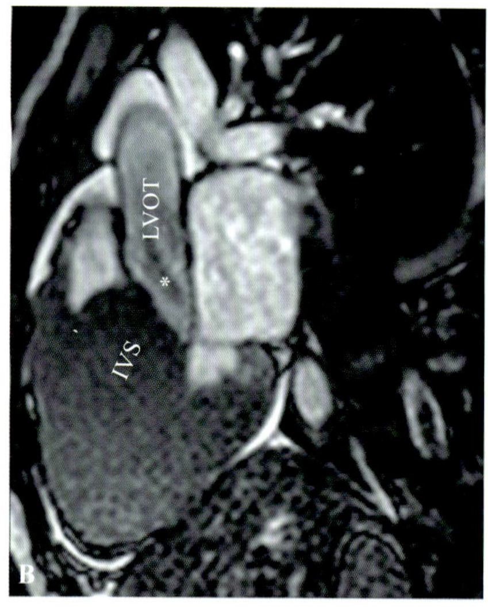

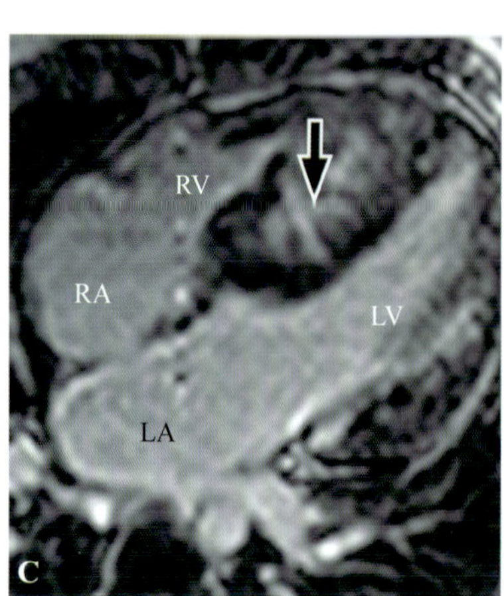

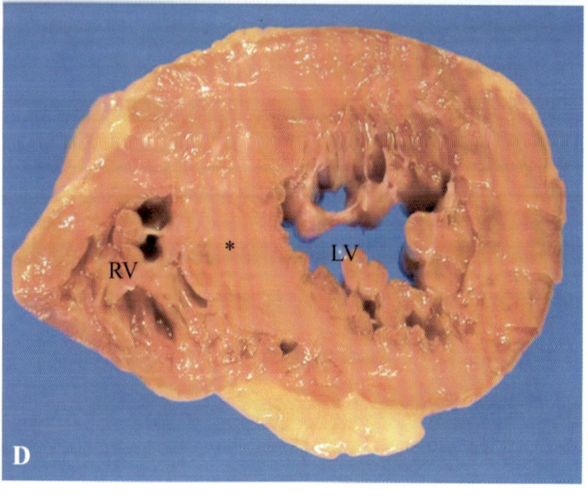

◀ 图9-80　肥厚型心肌病

A. 亮血磁共振（MR）成像四腔心层面显示室间隔（IVS）明显肥厚；B. 在MRI左心室流出道（LVOT）层面显示收缩期二尖瓣前叶（星号）前移，几乎完全阻塞左心室流出道；C. MRI四腔心层面心肌延迟增强显示中层心肌（箭）延迟强化；D. 12岁肥厚型心肌病男性患儿的体外标本显示严重的左心室肥厚，室间隔（星号）最明显；LA. 左心房；LV. 左心室；RA. 右心房；RV. 右心室

性遗传，在男性偶尔是X连锁遗传。在细胞水平上，其特征为心肌细胞减少和再生能力下降，以及细胞外基质中交联性差的胶原蛋白增加[83]。这些改变能导致心肌壁变薄、心室扩张和纤维化。

临床上，患儿会表现为心力衰竭的症状和体征，严重程度取决于心肌功能恶化的程度。偶尔，炎性因素如病毒感染等可能会诱发心肌炎。

在胸部X线片上，通常伴不同程度的肺水肿，心脏中重度扩大。心脏MRI可以准确量化左心室大小和功能（图9-81），钆剂延迟增强技术能评估纤维化的体积。通常会出现左心室心肌变薄，可能存在左心室动脉瘤。心脏MRI可用于监测药物治疗后的反应并指导预后。目前，CTA在评估儿科人群的扩张型心肌病中没有诊断价值。

改善心肌功能和减少左心室后负荷是治疗的主要原则。如果短期内无法生存或患者对药物治疗无反应可以考虑心脏移植。心功能严重受损的患儿在接受心脏移植前可安装左心室辅助装置[83]。

3. 限制型心肌病　限制型心肌病是儿科人群中最常见的心肌病，其特征是左心室和右心室充盈受限，导致心室舒张容量降低[83, 85]。心室收缩功能（即射血分数）通常是正常的，心肌壁正常或轻度肥厚。病因包括特发性（最常见）、浸润性病变和心内膜病变，包括心内膜弹性纤维增生症（图9-82）、心内膜纤维化（常见于热带地区）、贮积症、色素沉着症和嗜酸性粒细胞增多症[85]。病理生理学假说认为，心肌硬度增加、顺应性降低及心肌舒张能力降低将最终导致心室压力升高[85]。临床上，多数患儿有劳力性呼吸困难，导致初诊时经常误诊为气道变应性疾病。

胸部X线片通常表现为心脏扩大和不同程度的肺水肿。超声通常用于初步诊断，可以显示血流动力学和心室形态的改变。但通常需要行心脏MRI以鉴别限制型心肌病和缩窄性心包疾病；这两种疾病均表现为心室狭长及心房扩张（图9-83）。限制型心肌病的MRI表现中，心肌改变较为明显，包括心肌肥厚，心肌的T_2改变提示水肿，心肌或心内膜的延迟强化提示浸润性病变，室间隔及房间隔运动正常[86]。限制型心肌病的心包通常是正常的。在缩窄性心包炎中，通常存在心包增厚或积液，以及在吸气时室间隔的反向运动[86]。

限制型心肌病的治疗较为困难，除了标准的抗心力衰竭治疗外，还应针对潜在病因进行治疗，例如针对铁负荷过重的静脉放血术，以及针对心内膜弹性纤维增生症的心内膜剥离术[83-85]。严重病例可以考虑心脏起搏、左心室辅助装置或心脏移植[87]。

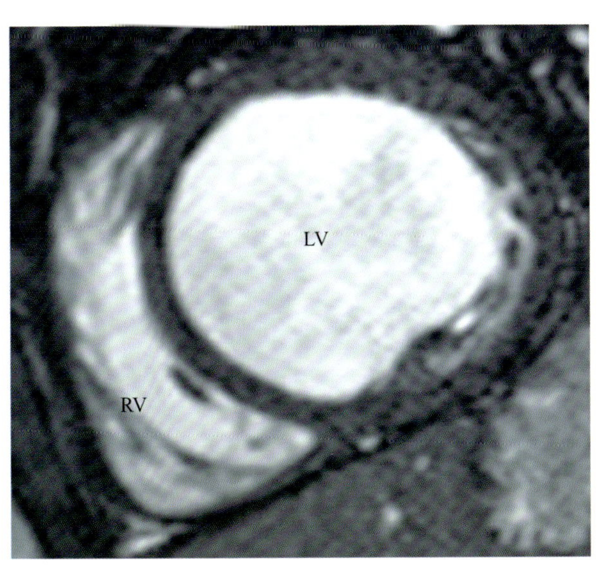

▲ 图9-81　扩张型心肌病

短轴平面亮血磁共振图像显示严重扩张的左心室（LV）；RV. 右心室

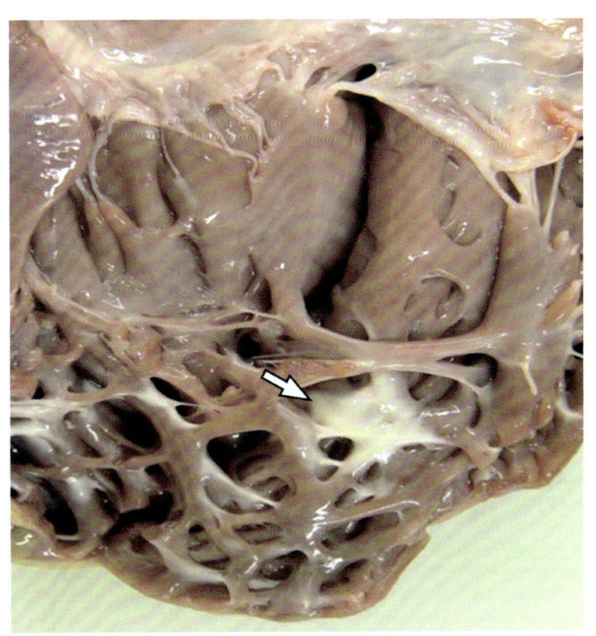

▲ 图9-82　心内膜弹性纤维组织增生症

心脏大体标本显示局部心内膜弹性纤维组织增生症，表现为左心室心内膜白色纤维增厚的斑块（箭）

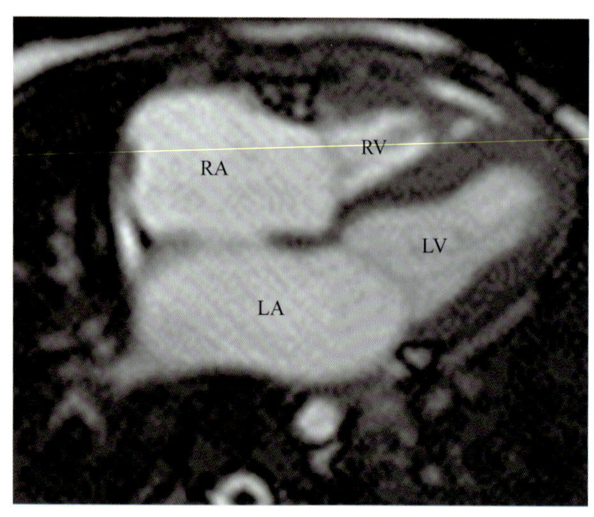

▲ 图 9-83 限制型心肌病

轴位亮血磁共振图像显示相对较小的右心室（RV）和左心室（LV），伴有扩张的右心房（RA）和左心房（LA）

4. 致心律失常性右心室发育不良 ARVD 是基因遗传性心肌病，是指右心室的结构异常，包括右心室心肌进行性的纤维脂肪沉积。已经有数个基因证实与 ARVD 的常染色体显性遗传相关。ARVD 的诊断基于主要和次要标准的组合，将家族史与 ECG、超声和 MRI 结合使用[88]。临床上，患儿常有室性心动过速，可能危及生命。有报道在青少年和年轻人中，ARVD 与意外突发心脏死亡事件相关性高达 10%[88]。

在 X 线检查中，ARVD 通常是隐匿的，直到进展期由于左右心室扩张，出现心脏扩大的表现。心脏 MRI 常用于监测患者 ARVD 的变化，包括右心室功能不全、右心室容积指数升高、右心室壁运动异常、脂肪沉积及右心室心肌的延迟强化（代表纤维化）[88, 89]。由于右心室游离壁较薄弱，因此很难发现青少年和年轻人右心室的纤维脂肪变化[90]（图 9-84）。另外，作为一种进行性疾病，在早期肉眼可见的改变可能不明显，通常需要进行一系列 MRI 检查[89]。目前，CT 对 ARVD 的诊断没有作用。

有 ARVD 病史的患儿若有持续性室性心动过速或近期突发心脏猝死事件，则可能需要放置植入式自动心律转复除颤器。通常还需要给予抗心律失常药和消融疗法，以控制心律失常。

5. 左心室致密化不全 左心室致密化不全是一种相对罕见的心肌病，可发生在任何年龄。它的特点是左心室心肌的心内膜下层深部小梁形成（“致密化不全”）。心外膜下层正常致密化。这是一种先天性异常，可能是由于宫内心肌致密化受阻所导致的[91, 92]。

左心室致密化不全的患儿通常在青春期或成年早期出现室性心律失常或心力衰竭，从而接受治疗，但临床症状也可能出现在新生儿和婴儿期。

超声根据心肌层致密化与非致密化比率提供初步诊断评估。心脏 MRI 诊断标准包括在舒张期非致密化心肌与致密化心肌的比率大于 2.3[91] 或小梁心肌质量超过心肌总质量的 20%。心脏 MRI 是首选的诊断工具，因其诊断灵敏度和特异性较好，并且可以定位受累区域（图 9-85）。小梁非致密化心肌延迟强化的程度与疾病严重程度相关，有助于对危险程度分级[92]。

治疗方案取决于疾病的严重程度，包括心力衰

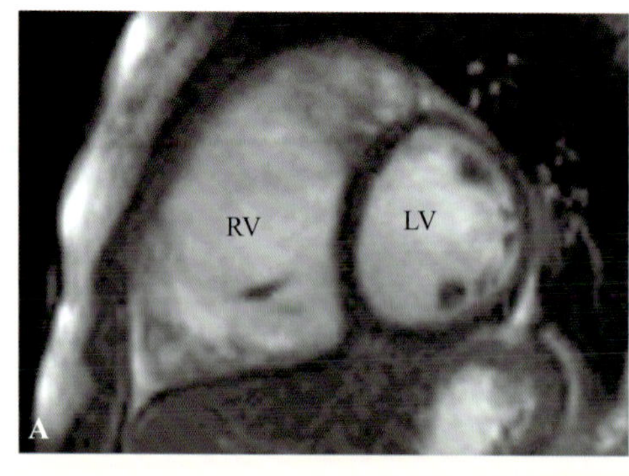

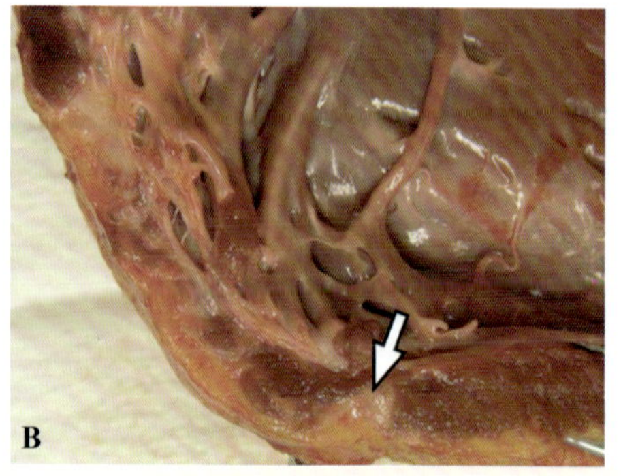

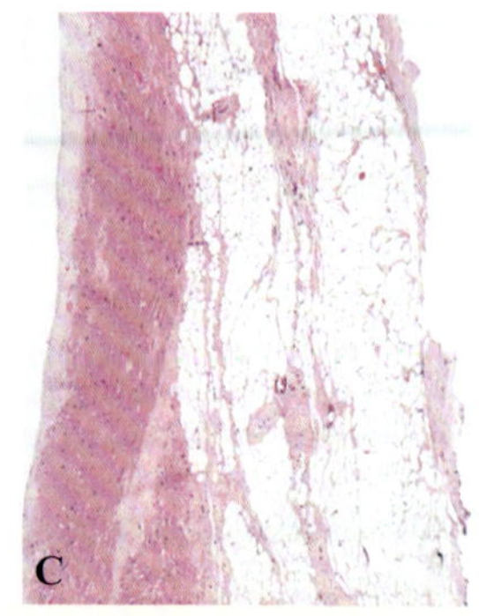

▲ 图 9-84 青春期早期的心律失常性右心室发育不良（ARVD）

A. 短轴平面亮血磁共振图像显示扩张的右心室（RV）；值得注意的是，MR 图像上没有显示任何脂肪或纤维组织；LV. 左心室；B 和 C. 15 岁男性 ARVD 患儿的心脏体外标本；右心室壁较薄，主要由黄色脂肪（箭）组成，显微镜下只看到少量混合的肌细胞（右，HE，×40）

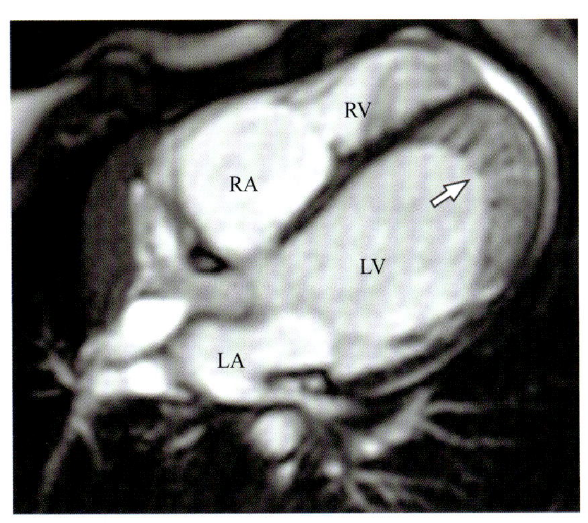

▲ **图 9-85 男，3 岁，左心室致密化不全**

四腔心层面亮血磁共振成像显示在扩张左心室心尖部异常增厚的非致密心肌层（箭）；LA. 左心房；LV. 左心室；RA. 右心房；RV. 右心室

竭治疗、抗心律失常药及植入式自动心律转复除颤器和心脏移植。

（二）动脉病变

1. 马方综合征　马方综合征是一种遗传性结缔组织疾病，由编码原纤蛋白 1（*FBN1*，在 15q21.1）的基因缺陷引起[55]。马方综合征的患病率约为 1/4000[55]。肌肉骨骼的表现包括高身材、漏斗胸或鸡胸、脊柱侧弯和蜘蛛指（细长蜘蛛样指）。心脏表现包括二尖瓣脱垂和反流、主动脉根部扩张、动脉瘤，并有动脉夹层和破裂的风险。其他表现包括自发性气胸、眼内晶状体脱位和椎管内硬脑膜扩张[55]。

胸部 X 线片通常表现为胸部畸形和脊柱侧弯。也可能表现为主动脉根部或胸主动脉扩张。心脏 MRI 用于筛查心血管疾病并发症，包括二尖瓣和主动脉瓣反流及主动脉扩张。临床上，升主动脉在窦管交界处扩张最常见，在主动脉窦水平以上失去正常压痕[55]。除了 MRI 外，CTA 可用于评估马方综合征患者的主动脉根部扩张（图 9-86），主要用于怀疑主动脉夹层的急诊情况。

药物治疗包括氯沙坦，一种阻断血管平滑肌上血管紧张素受体的药物，对于马方综合征患者，可预防血管收缩并减少主动脉根部扩张。当主动脉直径达到 5.0cm 时，建议手术修复主动脉根部。主动脉直径快速生长超过 0.5cm/ 年，有直径小于 5.0cm 主动脉夹层家族史，或明显主动反流也是手术适应证。一旦主动脉直径达到 6.0cm，主动脉夹层和破裂的风险会增加 4 倍。

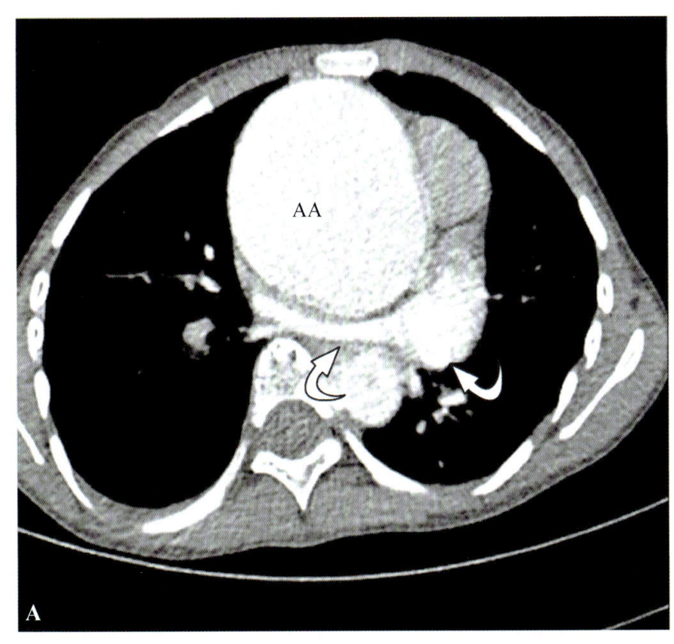

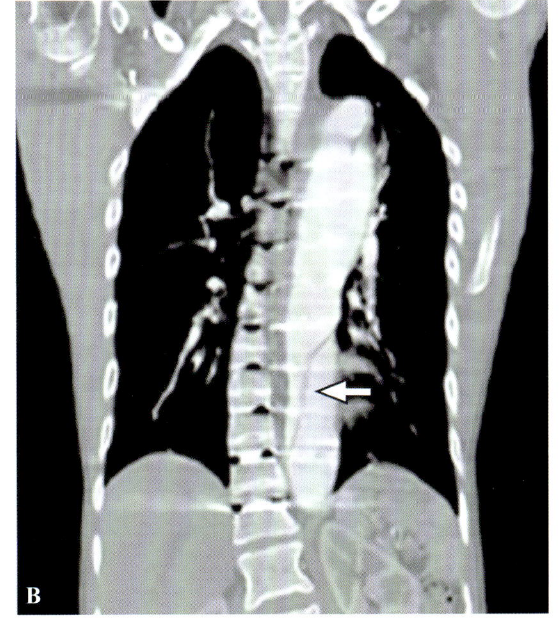

▲ **图 9-86 马方综合征**

A. CT 轴位增强图像显示近端升主动脉（AA）明显扩张压迫邻近的肺动脉（弯箭）；B. 另一位马方综合征患儿的 CT 冠状位重建增强图像显示扩张的胸段降主动脉夹层（箭）

2. Loeys-Dietz 综合征　Loeys-Dietz 综合征是近期发现的结缔组织疾病，可能由新生突变或常染色体显性遗传方式遗传。是由于编码转化生长因子 β 受体 1 型或 2 型（*TGFBR1* 或 *TGFBR2*）的基因突变造成的[55, 95]。这种动脉病变有类似马方综合征的心血管、肌肉骨骼及眼部表现。然而，它更具侵袭性，发病早于马方综合征，并伴有更严重的动脉瘤形成。动脉夹层和破裂的风险增加[95]。肌肉骨骼表现也更严重，除脊柱侧弯和胸廓畸形外，患者出现椎体不稳定，导致半脱位和颅缝早闭。悬雍垂裂和眼距增宽是临床特征[95]。

Loeys-Dietz 综合征的胸部 X 线片可能显示主动脉扩张、脊柱侧弯和胸廓畸形。心脏 MRI 用于随访评估患者二尖瓣脱垂和反流、主动脉扩张和反流及动脉瘤。Loeys-Dietz 综合征的患儿表现出明显的颅外椎体动脉迂曲，迂曲程度与动脉并发症的严重程度相关（图 9-87）。椎动脉迂曲最初被认为是 Loeys-Dietz 综合征的病理学临床。然而，它也可以发生于其他动脉病变患者，包括马方综合征，但血管迂曲在 Loeys-Dietz 综合征患者中最为明显。其他动脉的迂曲也经常出现（图 9-87）。

已经证实 β 受体拮抗药和氯沙坦可降低 Loeys-Dietz 综合征患者的主动脉扩张率[55]。具有严重全身临床症状和突出颅面特征的患儿发生更严重主动脉病变的可能性大，因此应该进行动脉瘤的早期手术或介入治疗。一旦主动脉直径超过年龄的第 99 百分位数，主动脉瓣环达到 1.8～2.0cm，建议手术治疗以减少破裂的风险[94]。尽管有干预措施，Loeys-Dietz 综合征患者的自然病程一般是在平均年龄 26.1 岁时死于并发症[95]。

3. Ehlers-Danlos 综合征　Ehlers-Danlos 综合征包括一组遗传性疾病，是由胶原蛋白合成缺陷所致的常染色体隐性遗传疾病[55]。由于每种类型的胶原蛋白缺陷不同，因此临床表现各异。关节松弛、易瘀伤和皮肤弹性过度是此病的特征。在所有的 Ehlers-Danlos 综合征中，Ⅳ型 Ehlers-Danlos 综合征常伴严重的动脉病变，如动脉瘤、动脉夹层和破裂，可能造成严重后果。大多数Ⅳ型 Ehlers-Danlos 综合征患者有一个特征性面部外观，即薄唇、浅鼻唇沟和大眼[55]。肌肉骨骼表现包括先天性髋关节发育不良、关节脱位和马蹄足。

胸部 X 线片常表现为主动脉根部或胸主动脉扩张和脊柱侧弯。心脏 MRI 用于随访评估主动脉根部和（或）升主动脉扩张的程度。CTA 最常用于在急性胸痛的情况下评估主动脉夹层。

为了降低 Ehlers-Danlos 综合征患儿主动脉夹层和破裂风险，建议在主动脉根部达 5cm 时进行手术修复[55]。

4. 细丝蛋白 A 突变　细丝蛋白 A 突变是由于 FLNA（编码细丝蛋白 A）基因突变所致的一种 X 连锁疾病。患者表现与 Ehlers-Danlos 相似，伴有主动脉扩张、心脏瓣膜发育不良，以及关节过度活动[96]。细丝蛋白 A 突变的突出特征包括侧脑室旁灰质异位和弥漫性肺部疾病，这在其他动脉病变中未曾见到[97]。

（三）心脏肿瘤

儿科人群的心脏肿瘤非常罕见，据报道发病率

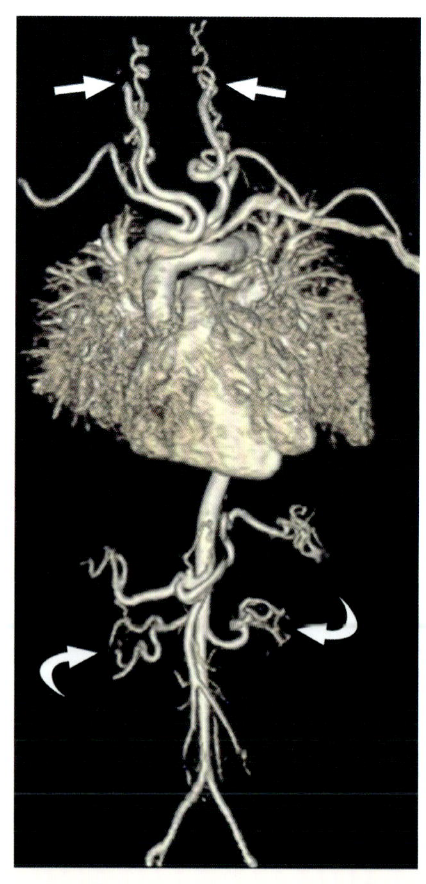

▲ 图 9-87　**Loeys-Dietz 综合征**

磁共振血管造影的三维容积再现图像显示螺旋状颅外椎动脉（直箭）和明显弯曲的锁骨下动脉、肝动脉、脾动脉和双侧肾动脉（弯箭）

约为 0.002%[98]。儿童中发现的绝大多数（＞ 90%）心脏肿瘤是良性。然而，由于它们存在的位置，可能造成严重的并发症，包括梗阻、心律失常和栓塞现象[99]。另外，它们可能是某些综合征的特征病变。

对于心脏肿瘤的评估，MRI 是超声初步评估后首选的成像方式。MRI 可用于识别心脏肿瘤大小、数量和位置。虽然 MRI 可以通过 T_1、T_2、灌注和延迟增强 MRI 显示心脏肿瘤的特质，但其进行组织学诊断的敏感性和特异性较差[98]。CTA 一般不用于儿童心脏肿瘤的诊断。

1. 良性心脏肿瘤

(1) 心脏横纹肌瘤：心脏横纹肌瘤是最常见的原发性小儿心脏肿瘤。它占所有儿科心脏肿瘤 45%～75%，通常在宫内或新生儿期即诊断[98]。心脏横纹肌瘤由大的空泡化肌细胞组成（图 9–88）。它们与软组织横纹肌瘤不同，后者主要影响骨骼肌。心脏横纹肌瘤被另外归类为错构瘤或良性肿瘤。50%～70% 的心脏横纹肌瘤患者伴结节性硬化症[98]。

心脏横纹肌瘤患儿的临床表现与肿块的大小、数量和位置有关。附着于心肌的大的外生型横纹肌

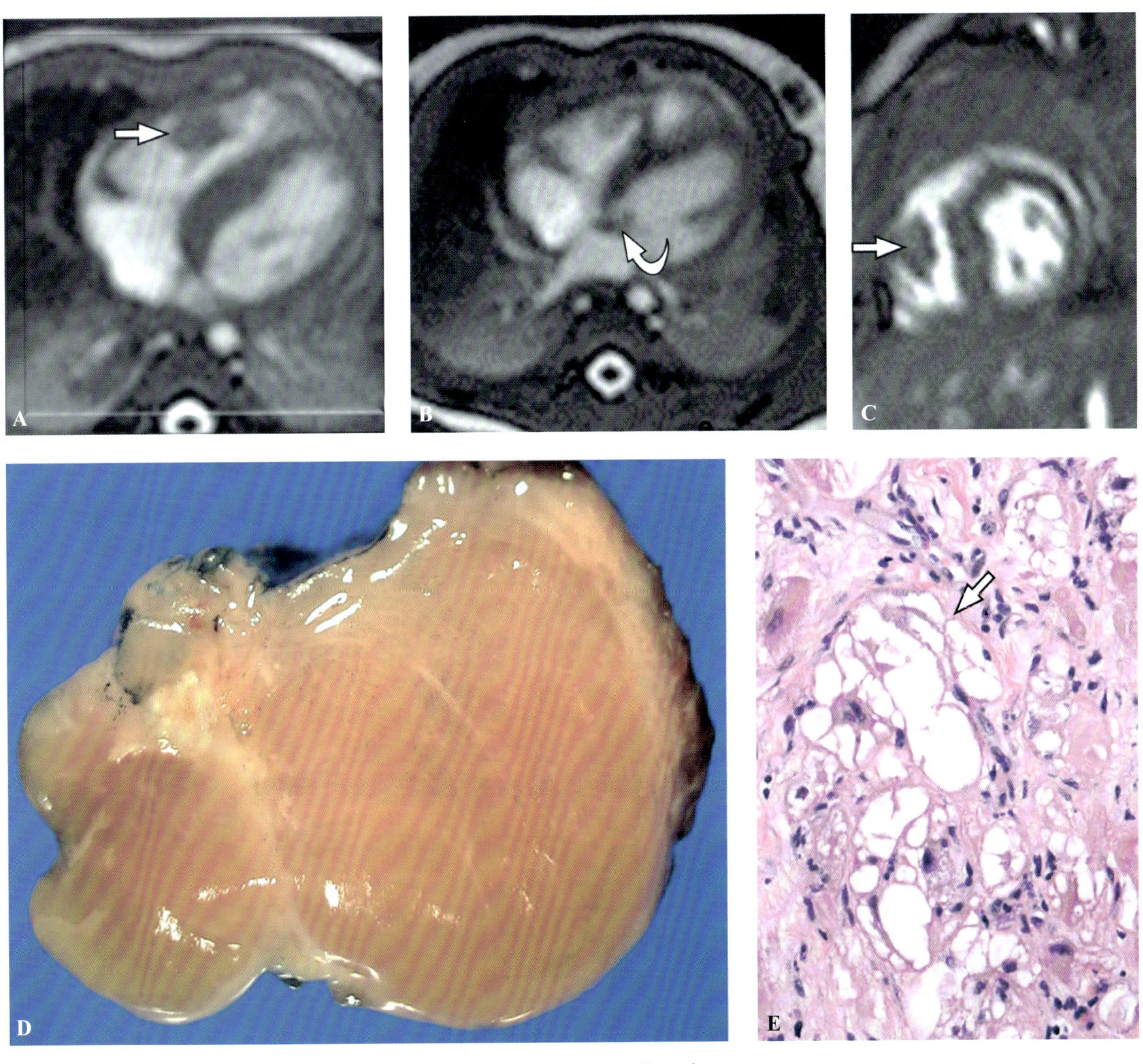

▲ 图 9–88 心脏横纹肌瘤

A至C. 亮血磁共振图像四腔心层面（A 和 B）和短轴层面（C）显示右心室（RV）中的横纹肌瘤（直箭）和二尖瓣前叶的底部（弯箭）；D 和 E. 从新生儿右心室切除的心脏横纹肌瘤显示切面均匀苍白（D）；显微镜检查显示空泡化的细胞质（箭）（E）（HE，×400）

瘤可能阻塞心室腔（腔内横纹肌瘤）或房室瓣、肺动脉瓣或主动脉瓣。广泛累及心肌的多个小横纹肌瘤可能与心肌功能减弱有关[98]。

大的阻塞性心脏横纹肌瘤，胸部 X 线片可能显示心脏扩大和肺淤血。在超声上，心脏横纹肌瘤呈典型的强回声。在心脏 MRI 上，病变信号均匀，显示出相对于周围的正常心肌轻度升高的 T_2 信号。肿块通常界限清楚，并且多累及心室心肌（图 9–88）[99]。

大多数横纹肌瘤会在 1 岁左右自发消退。因此，手术切除适用于那些心脏横纹肌瘤持续存在并引起血流动力学改变或危及生命的心律失常的患者[98]。

(2) 心脏纤维瘤：心脏纤维瘤是第二常见的儿童原发性心脏肿瘤。它最常见于左心室游离壁、室间隔或左心室心尖部。肿瘤位于壁内，是由成纤维细胞和富含胶原蛋白和弹性纤维的细胞外基质组成。心脏纤维瘤通常在新生儿期被发现[98]。临床表现取决于肿瘤的大小和数量，与横纹肌瘤相似，较大的病变可能阻碍心室流入、流出或瓣膜功能[98]。

根据病变大小和心室功能障碍的程度不同，心脏纤维瘤的胸部 X 线片可能表现为心脏轻中度扩大和肺水肿。在心脏 MRI 上，纤维瘤是为数不多具有相对特定增强模式的心脏肿瘤之一。由于纤维的存在，病变通常表现出首过灌注减少和明显的延迟增强。在其他 MR 序列上，纤维瘤与周围心肌的信号相似（图 9–89）。

与横纹肌瘤不同，心脏纤维瘤通常不会自行退化[98]。大多数纤维瘤可以进行全部或次全切除，广泛受累导致心功能严重下降的患儿可以进行心脏移植[98]。

(3) 心脏黏液瘤：心脏黏液瘤最常见于成人，偶发于儿童。它是第三种最常见的儿童原发性心脏肿瘤[98]。通常心脏黏液瘤好单发于心房（左>右）。常有蒂，通常附着在房间隔的卵圆孔处。它通常是活动的并且可能会损害正常的 AVV 功能，导致反流或狭窄。在组织学上，心脏黏液瘤由黏液样基质中的细胞链 / 索构成（图 9–90）。心脏黏液瘤与多种综合征和内分泌异常相关，包括 Carney 综合征，其特征是心脏和其他部位的黏液瘤，皮肤色素沉着和内分泌功能过度活跃[98]。

年龄较大的心脏黏液瘤患者通常表现为三联症，即全身性疾病、心内梗阻和栓塞。但是，儿童心脏黏液瘤患者的临床表现通常是非特异性的，可能会延误诊断。肿瘤组织导致的外周栓塞常见，可能发生在冠状动脉、颈动脉和肺动脉，并且可导致血栓形成、梗死和卒中。黏液瘤切除术数年后延迟发生的外周动脉瘤可能是由于之前肿瘤所致的栓塞[7, 98]。

胸部 X 线片可能正常或表现为心房扩大和肺水肿。心脏 MRI 典型表现为带蒂肿块附着于房间隔

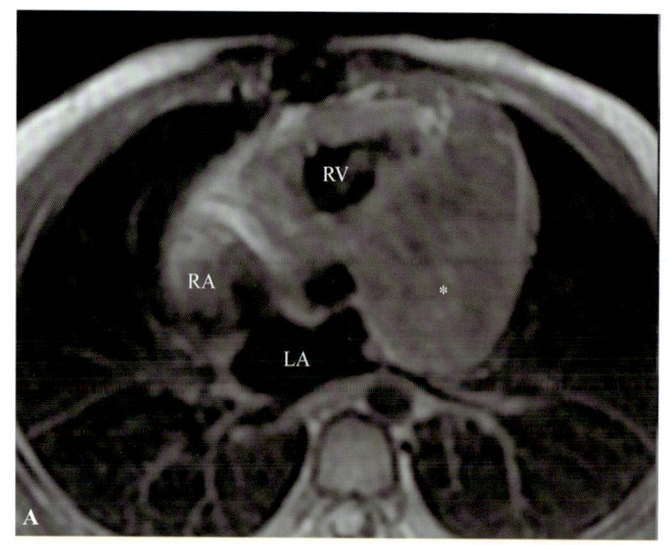

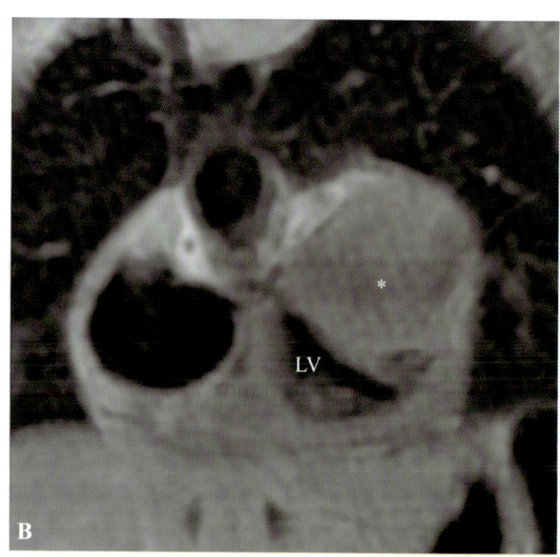

▲ 图 9–89 心脏纤维瘤

黑血磁共振成像斜轴位（A）和斜冠状位（B）显示信号均匀的左心室肿块（星号），其与被压迫的左心室（LV）心肌具有相似的信号强度；RA. 右心房；RV. 右心室；LA. 左心房

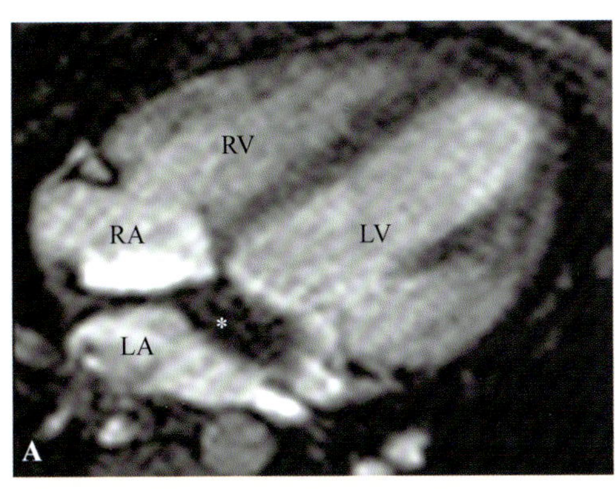

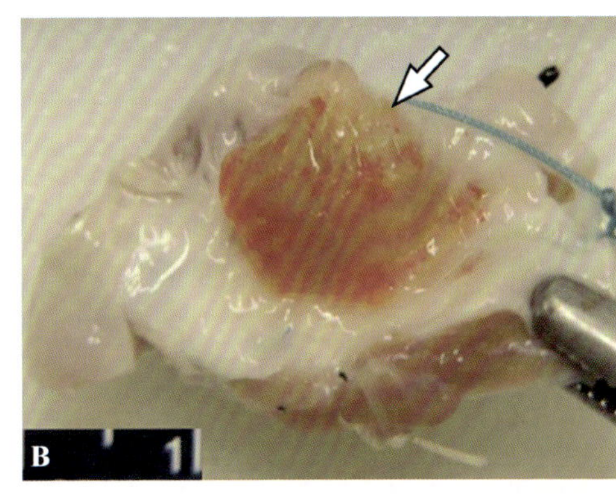

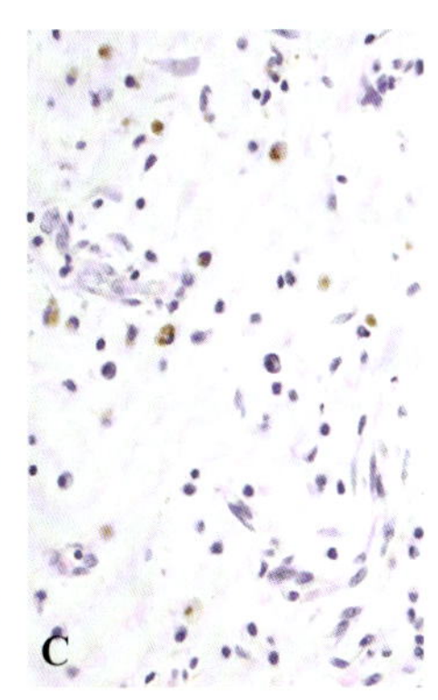

▲ 图 9-90 **A. 心脏黏液瘤轴位亮血磁共振图像（A）显示左心房（星号）中在房间隔的卵圆孔区域的低信号肿块；LA. 左心房；LV. 左心室；RA. 右心房；RV. 右心室；B 和 C. 心脏黏液瘤（箭）的大体标本（B），其突出于左心房心内膜表面；显微图像（C）显示淡蓝色黏液样基质，其中包含散在的炎症细胞、黏液瘤细胞、含铁血黄素巨噬细胞和小血管（HE，×400）**

（图 9-90）。心脏黏液瘤在 MRI T_2WI 上通常是高信号，钆注射后不均匀强化[98]。

目前对心脏黏液瘤的治疗是手术切除，包括切除部分房间隔。手术切除后，患者需要监测疾病复发和外周动脉瘤的存在。复发率约为 5%[98]。

(4) 心脏畸胎瘤：心脏畸胎瘤是一种罕见的原发性心脏肿瘤，通常位于心包内，是一个可能导致 SVC 严重阻塞的大肿瘤[7]（图 9-91）。组织学上，心脏畸胎瘤由 3 个胚层组成（中胚层、内胚层和外胚层），成分多样，通常含有脂肪或钙化组织。

胸部 X 线片通常表现为心脏扩大，有或没有钙化。若合并梗阻还可见肺血增多。心脏 CTA 或 MRI 除了显示肿瘤的实性 / 囊性成分之外，还能显示脂肪和钙化，通常由此即可诊断[99]。常见伴随的心包积液。

心脏畸胎瘤常采用手术切除和心包积液减压术，长期生存率较好[7, 98]。

(5) 心脏血管瘤：心脏血管瘤几乎都是单发，可发生于心脏内任何地方。许多组织学类型的血管瘤均可累及心脏。心脏血管瘤的临床进程取决于病变的大小和组织学的不同[98]。

胸部 X 线片可能正常或显示心脏扩大。在心脏 MRI 上，心脏血管瘤通常表现出与血管肉瘤类似的首过灌注序列的明显增强[99]。患儿可能出现非出血性心包积液（图 9-92）。

采用 β 受体拮抗药治疗后先天性心脏血管瘤可能减小，若不消退则可能需要手术干预[98]。

2. 恶性心脏肿瘤

(1) 原发性恶性心脏肿瘤：原发性恶性心脏肿瘤在原发性小儿心脏肿瘤中少于 7%。包括血管肉

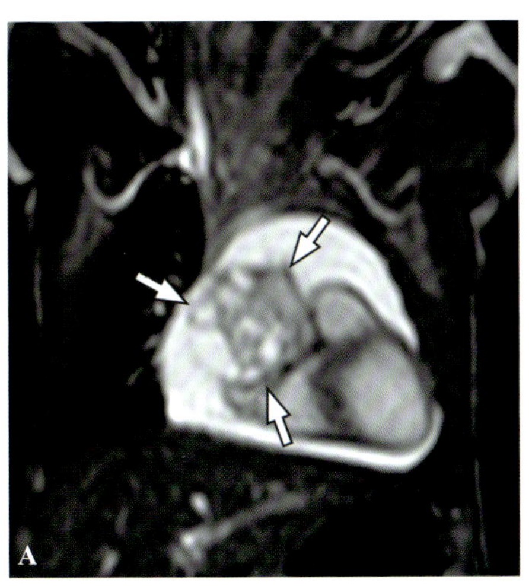

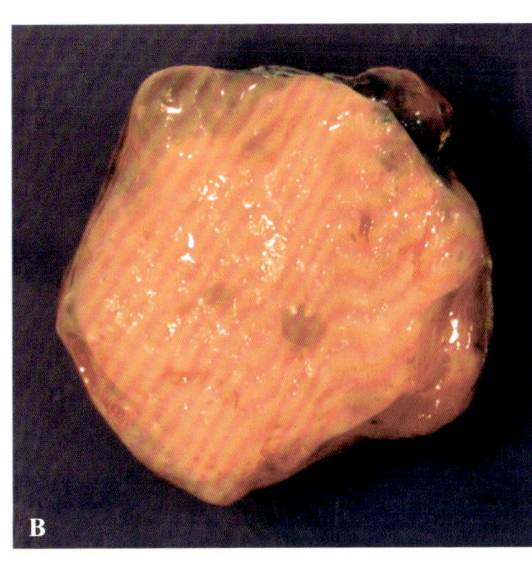

◀ 图 9-91 **女，4 周龄，心包畸胎瘤**

A. 冠状位 MRI T_2WI 显示位于右心房附近心包的较大不均匀肿块（箭）；大量心包积液；B. 心包畸胎瘤大体标本，部分囊性，约 4cm

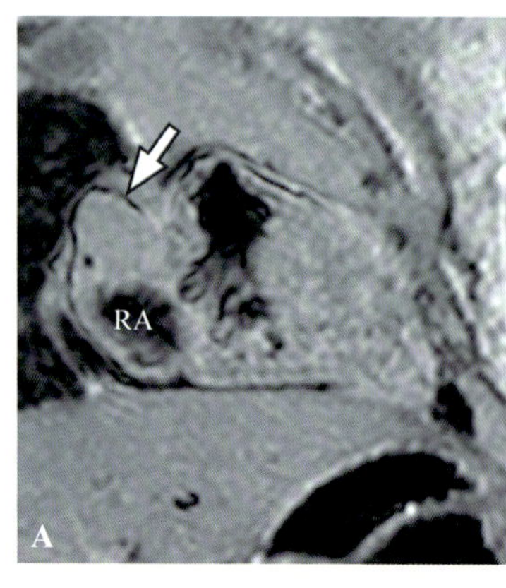

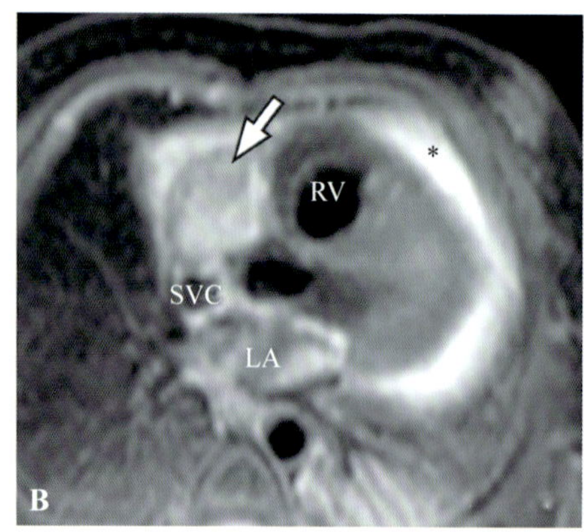

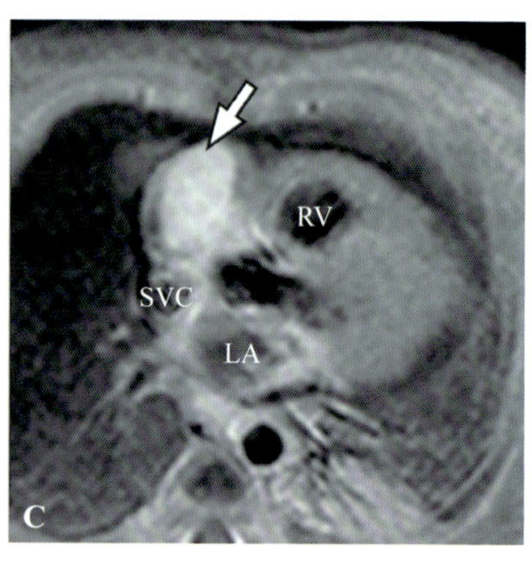

▲ 图 9-92 心脏血管瘤

A. 斜冠状位黑血 MRI T_1WI 显示邻近右心耳的肿块（箭）；B. 轴位脂肪抑制黑血 MRI T_2WI 显示 T_2 高信号肿块（箭）和中量心包积液（星号）；C. 轴位增强 MRI T_1WI 显示中等均匀增强的肿块（箭）；LA. 左心房；RA. 右心房；RV. 右心室；SVC. 上腔静脉

瘤、纤维肉瘤和横纹肌肉瘤。其中，血管肉瘤是最常见的原发性恶性心脏肿瘤，最常见累及右心房和心包膜[7]。原发性恶性心脏肿瘤的典型临床表现包括右侧心力衰竭、心脏压塞和 SVC 阻塞。

胸部 X 线片通常表现为心脏扩大和肺水肿，也可能表现为肺转移性疾病。在心脏 MRI 和 CT 上，原发性恶性心脏肿瘤血管丰富，在首过灌注序列上血管强化明显，增强效应类似于血管瘤（图 9–93）。可能并发出血和心包积液[99]。

由于心肌受累，手术切除难度较大，患儿通常预后较差。此外，大多数患者在确诊时已经有肺部、肝脏或中枢神经系统的转移病灶[7]。

(2) 继发性恶性心脏肿瘤：儿童继发性恶性心脏肿瘤最常见的是从下腔静脉直接扩散来的肾母细胞瘤、神经母细胞瘤或肾上腺皮质癌。非霍奇金淋巴瘤也是可能导致心内转移的常见小儿恶性肿瘤之一。继发性心脏恶性肿瘤可能导致心包积液、充血性心力衰竭、栓塞和心律失常。治疗和预后取决于组织学类型和心脏受累的范围。

（四）川崎病

川崎病是一种导致中小型动脉炎的全身炎症反应性疾病。它会导致血管动脉瘤和狭窄形成。川崎病可引起冠状动脉瘤，也经常累及腋动脉、锁骨下动脉和髂动脉[100]。川崎病有时被称为皮肤黏膜淋

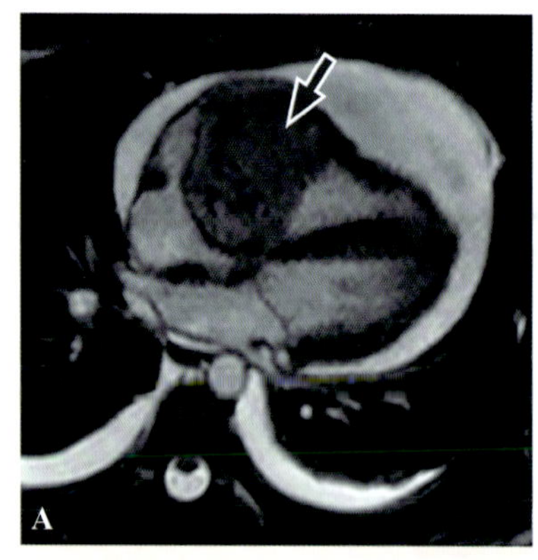

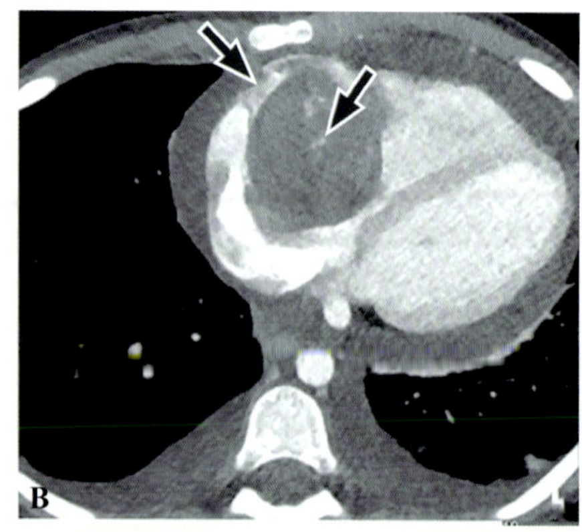

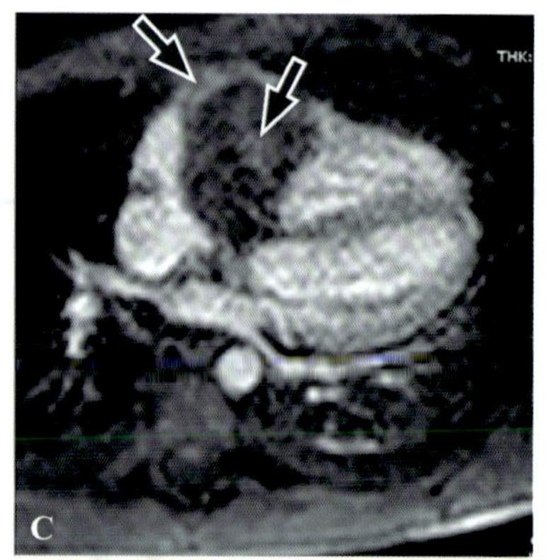

▲ 图 9-93 原发性心脏血管肉瘤

A. 斜轴位亮血 MRI 显示位于右房室交界处堵塞三尖瓣流入道的肿块（箭）；还伴有大量心包积液（出血性）和双侧胸腔积液；B. CT 增强轴位图像显示肿块内部高密度区（箭）；C. 轴位灌注 MRI 显示肿块周边和中心部分（箭）早期强化，与 CT 上高密度区域对应（图 9–93B）

巴结综合征，因为它也会引起淋巴结肿大和舌头及皮肤的炎症变化。目前川崎综合征的病因不清。亚洲血统、男性和低龄患儿患病率较高[100]。发病年龄通常在5岁前，典型症状有高热和淋巴结肿大。体检可能会发现草莓舌（红肿的外观）及手掌和脚底的剥脱性皮疹。

超声可用于筛查川崎病患儿是否存在冠状动脉受累。一般在起病的第7天可以看到冠状动脉扩张，但高峰期通常在第4周。如果超声可见冠状动脉异常，心脏CTA或MRI可进一步评估。心脏CTA和MRI可以评估冠状动脉的动脉瘤、狭窄和血栓形成（图9–94）。另外，心脏CTA和MRA可以评估其他胸部或腹部动脉受累情况。心脏MRI也可用于评估疾病活动和对治疗的反应。持续性肌壁水肿，MRI强化提示炎症反应，而缺血性后遗症（灌注减少和瘢痕）可以通过心肌首过灌注和延迟增强来评估[101]。

药物治疗包括抗炎药物、免疫调节药和γ球蛋白[100, 102]。治疗反应不一，据报道，病初10d内接受治疗和没有冠状动脉受累的患儿疗效最好[102]。严重冠状动脉狭窄的病例偶可采用冠状动脉旁路移植术（CABG），极少数情况下，心室衰竭的患者需要心脏移植[100, 102]。

（五）心肌炎

心肌炎是心肌的炎症，不包括由于梗死导致的炎症。多数病例与病毒性疾病相关，包括腺病毒、肠道病毒、细小病毒和柯萨奇病毒。但没有哪种病毒感染已被证实，所以原因仍然是特发性的[103–105]。心肌炎的临床表现取决于儿童的年龄和心肌功能受损的严重程度。通常症状包括胸痛、心律失常或充血性心力衰竭，发作前有上呼吸道感染和肠胃炎病史。

胸部X线片可能显示心脏扩大和肺淤血。肌钙蛋白水平、心电图和超声是主要的诊断手段。心肌活检仍然是诊断的金标准，但心脏MRI在诊断心肌炎和预测预后方面发挥着越来越重要的作用（图9–95）。T_2WI上水肿存在代表心肌炎症的范围，可能是可逆的。相反，延迟强化上若有大面积纤维化/瘢痕代表不可逆的心肌损伤，并可能进展为扩张型心肌病[103, 104]。

心肌炎的药物治疗通常为支持治疗，包括使用抗心律失常药或心力衰竭治疗。没用证据表明抗病毒药和免疫抑制药可以影响预后，一般不常规使用[103]。在严重的情况或进展为扩张型心肌病时偶可采用心脏起搏、心室辅助装置和心脏移植。

（六）心包疾病

心包炎 脏壁两层心包膜包围心脏、肺动脉和近端升主动脉。急性心包炎是一种心包炎症性疾病，由各种病因引起，包括感染性、自身免疫性（幼年特发性关节炎和系统性红斑狼疮）、代谢性

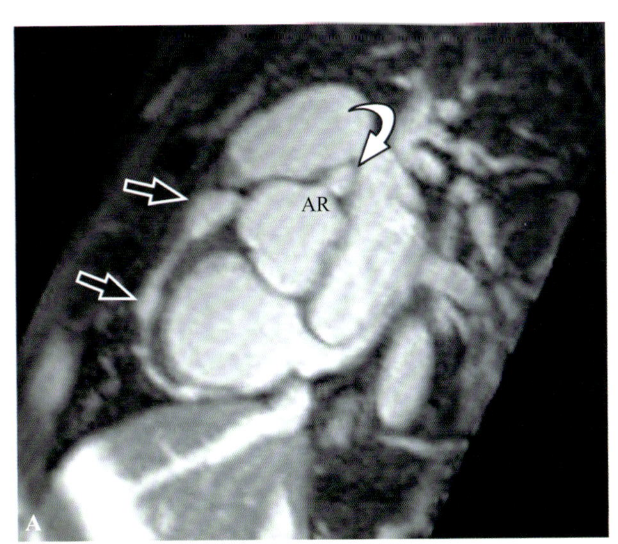

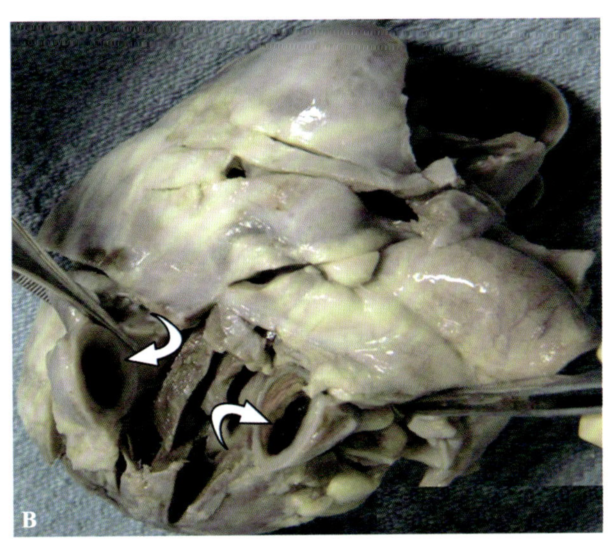

▲ 图9–94 川崎病

A. 斜矢状位三维稳态自由进动（冠状动脉序列）MRI显示右冠状动脉的串珠样外观（箭）和起源于主动脉根部（AR）的左冠状动脉动脉瘤（弯箭）；B. 男，15月龄，川崎病，大体标本显示冠状动脉瘤内的大血栓形成（弯箭）

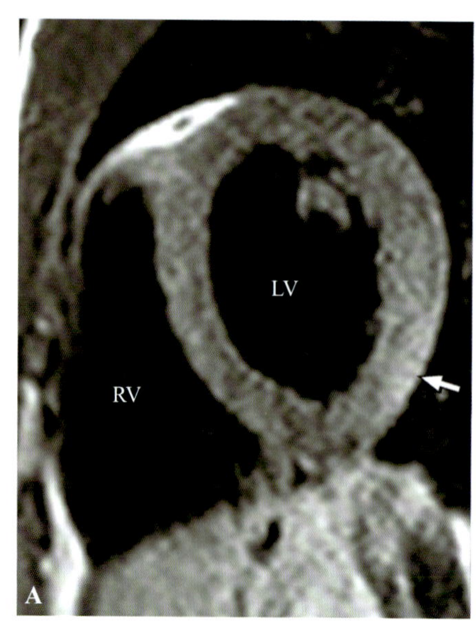

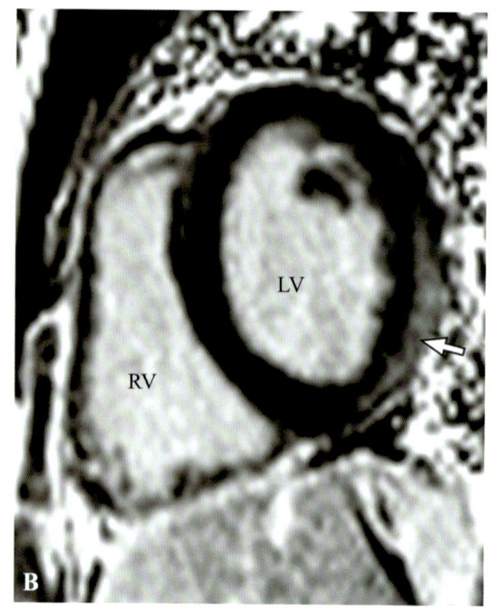

◀图 9-95 心肌炎

A. 短轴平面中的黑血 MRI T_2WI 显示左心室（LV）游离壁心外膜 T_2 信号增高（箭）；B. 心肌延迟增强序列 MRI 显示与图 9-95A 相同区域（箭）的心外膜延迟强化；RV. 右心室

（尿毒症）、恶性肿瘤和医源性（继发于药物和心脏手术）[106]。在儿科群体中，病毒感染，包括柯萨奇病毒、腺病毒和埃可病毒，是心包炎最常见的原因。过去，结核（TB）是心包炎的常见原因。但是，现在除免疫抑制的患儿和结核流行区域外，已经很少见到[107]。

如果心包积液迅速积聚并阻碍心脏充盈，急性心包炎可并发心脏压塞[108]。缩窄性心包炎起源于慢性心肌炎，导致心包增厚粘连，阻碍心室充盈[108]。

临床上，大多数心包炎患儿临床表现为急性吸气性胸痛。患儿通常有病毒感染前驱症状或近期肠胃炎的病史。在听诊时，在前胸壁可能会听到搔刮声（Hammond 音），心音可能因心包积液而变得低钝。心电图可以显示 ST 段抬高或 T 波倒置[106]。

胸部 X 线片可能正常或球形心脏增大，导致三角形外观，有时被称为“烧瓶”心（图 9-96）[106, 108, 109]。超声通常用于诊断。在某些情况下，如果超声诊断不确切可以行心脏 MRI。心脏 MRI 也用于区分限制性心肌病和缩窄性心包炎，两者都会导致心室形态狭长、心房重度扩大及体静脉扩张。MRI 上缩窄性心包炎的鉴别要点包括心包增厚（心包厚度大于 5mm）、心包积液、心肌黏附于炎性心包（在功能序列或心肌标记后明显）和室间隔矛盾运动[86, 108]。

心包炎的治疗主要是识别和治疗根本病因。病毒感染起病的患儿，治疗的主要手段是非甾体抗炎药[104]。关于类固醇的使用是有争议的，因为在免疫功能低下时存在再感染的潜在风险。对非甾体抗炎药治疗无效的患者采用秋水仙碱可能有一定的疗效[106]。对于有严重心包积液存在心脏压塞风险的患儿通常需要采用心包穿刺术。对其他治疗都没有反应的严重病例，可能需要进行心包开窗或心包剥脱术[106]。

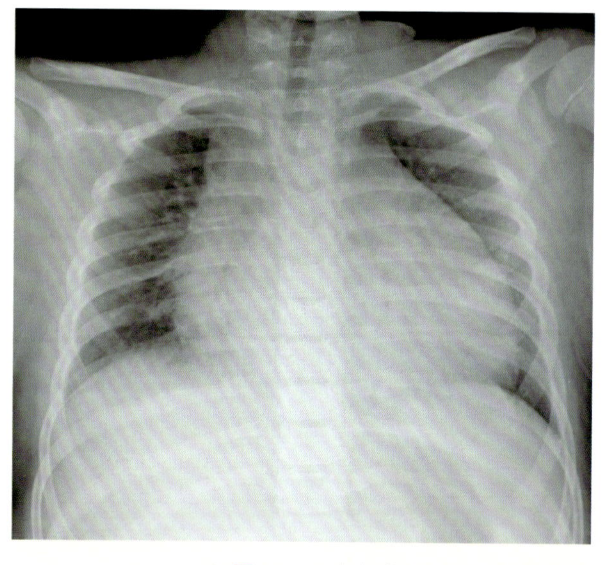

▲图 9-96 心包炎

青春期男孩正位胸部 X 线片显示大量心包积液及心脏球形增大，提示心包炎可能；在直立正位胸部 X 线片上的心脏轮廓类似烧瓶样外观；烧瓶征或烧瓶样外观是指大量心包积液患者直立正位胸部 X 线片上的心脏轮廓

第10章 大血管
Great Vessels

Monica Epelman Pilar Garcia-Pena Eric J. Chong Barboza Magdalena Gormsen
Fatma Hamza Makame Edward Y. Lee 著

一、概 述

先天性和后天性胸部血管异常涉及胸主动脉及其分支动脉、肺动脉、胸部体循环静脉和肺静脉。这些血管异常的影像学评估通常需要结合X线片、超声（超声心动图）、CT血管造影（CTA）、磁共振成像（MRI）、磁共振血管造影（MRA）和经导管血管造影（CA）。近年来，多排CT（MDCT）和MRI技术的进步极大地促进了儿童血管畸形的无创诊断。在上述两种成像模式中，应用多平面（2D）和三维可视化技术可为交互式解释、治疗计划及术后血管内评估提供多方面的解剖显示[1-6]。

在当今的临床环境中，不仅需要对经济有效的方法有清楚的认识和理解，还需要恰当的利用成像方式。成像方法选择应基于潜在的血管异常类型、每种成像方式的优势、局限性及总体性能。在本章中，介绍了评估婴儿和儿童大血管的最新成像技术，并对正常解剖进行了回顾。此外，还讨论了常见的先天性和后天性胸部血管异常的临床特点、影像学表现和治疗方法。

二、成像技术

（一）X线

胸部X线片检查很容易获得，它是一种快速且廉价的方法，可获取临床疑似胸部血管异常的婴幼儿的初步诊断信息。胸部X线片通过评估肺血管化的大小和程度，以及心腔的大小，提供了心血管系统结构和功能方面有价值的信息。胸部X线片辐射照射剂量低（0.02～0.04mSv），虽然它很少能做出确切的心血管异常的诊断，但它可以指导早期治疗和选择更进一步的影像检查，并且在某些情况下可以作为常规筛查方法。

胸部X线检查通常包括胸部的正位X线片及侧位X线片。对新生儿而言，通常将胸部X线片与腹部-骨盆X线片（所谓的婴儿图）结合，以明确所有支持设备（包括初始评估期间的置管等）的位置是否恰当。考虑到不同程度的吸气，随后的胸部X线片应至少延伸至中腹部，是否包括骨盆取决于设备的类型。这些X线片是由医疗团队自行决定是否拍摄，其不仅能评估心血管状态，而且还能评估支持设备，因为这些设备可能会导致医源性并发症。此外，支持设备的路径可以为患者的血管解剖结构提供信息，并为评估先天性血管畸形提供依据（表10-1）。

（二）超声和超声心动图

超声（US）和经胸超声心动图（ECHO）通常是用于评估临床怀疑患有胸部血管异常的婴幼儿的第二种诊断技术。血管超声用于显示外周血管系统，ECHO用于心脏、冠状动脉、肺血管、胸主动脉和胸内体循环静脉。US和ECHO比其他成像方式具有优势，因为它们可以在不暴露于辐射或潜在的肾毒性造影剂的情况下，对形态、功能和血流进行无创评估。通过多平面的实时灰阶超声图像和电影回放可显示心脏、主动脉、中央肺动脉和静脉，以及胸内中央体循环静脉系统，描绘心脏解剖和血管分支的各个部分。另外，可以通过多普勒技术获得诸如方向和速度等血流特性。然而，US和ECHO受限于声阻抗、操作者技术，另外显示外周血管节段的能力也受到限制，包括肺动脉、肺静脉和主动脉上的分支动脉[3-5]。

表 10-1 支持设备异常走行提示血管异常或先天性心脏病

设 备	异 常
气管插管	如果向左偏离，可能提示右主动脉弓
脐静脉置管	如果上升到脊柱的左侧，可能提示左侧或双侧下腔静脉 可见于内脏异位
脐动脉置管	如果上升到右侧胸部，可能提示右主动脉弓 如果上升到左侧胸部，但是越过脊柱到右侧，可能提示右主动脉弓伴主动脉弯曲走行
经外周静脉穿刺中心静脉置管	如果沿纵隔左侧下降→左侧上腔静脉进入至冠状窦 如果上升到脊柱的左侧→左侧或双侧下腔静脉
胃肠道置管	如果终止于右上腹部→右侧胃→内脏异位

（三）CT

目前，在无镇静和心电门控的情况下，通常采用多层螺旋 CT 技术对大血管病变进行评估。由于固有的辐射风险，CT 运用于儿童患者时应当谨慎。当存在高度镇静或全身麻醉风险时，需要同时评估非心血管结构特别是气道和肺部时，需要紧急成像时，或需要更高的空间分辨率时，通常使用 CT 来评估婴幼儿纵隔血管畸形。CT 的其他优点包括临床应用广泛和检查时间较短。

随着最新一代 CT 扫描仪的使用，儿童患者纵隔血管成像时采集时间少于 2s 是可行的。另一方面，标准的 MRI 检查目前在 30～45min 完成。选用特定的 MRI 序列可将总体检查时间缩短至 10～15min，但在大多数情况下，不能完全避免对呼吸配合不好的婴幼儿进行镇静或全身麻醉处理。

在 CT 成像之前进行详尽的准备可产生高质量的 CT 数据集，以准确评估大血管，患者从而可以获得最佳的治疗。为了优化光子传输并使噪声的不利影响最小化，目标区域需要定位于机架的中心位置。如果可能的话，所有外部金属物体和具有金属部件的支持设备（如鼻饲管）应尽可能从待扫描区域中移除。因为当使用低剂量参数时，不透 X 线的物质的存在会导致条纹伪影的产生，还会加重噪声的影响。同样地，在进行胸部 CT 扫描时，需将上肢抬高到头顶上方、视野之外，而在头部和颈部 CT 扫描时，需将上肢放置在患者体部旁边。

由于儿童患者对辐射敏感，其 CT 检查参数满足一个检查时相即可（即单相血管造影扫描）。这种 CT 检查需遵循 ALARA 原则，通常采用尽可能低的电压（对于大多数 60kg 以下的儿童患者而言，80kVp 通常已足够）和基于体重的尽可能低的毫安值。此外，在较低的管电压（80kVp）下，使用碘化造影材料效率更高，扫描血管结构时衰减更大，这是因为 80kVp 更接近碘的 k 边（33.2keV）[7, 8]。

当使用 CTA 进行纵隔血管成像时，高浓度碘造影剂（300～370mg 碘 /ml）需根据体重（2ml/kg，不超过 5ml/kg 或总计 100ml）进行注射，可通过高压注射器实现基于体重的最高注射速率（例如，设定为 200～250psi 的压力极限）[3-5]。目前使用的注射速率因患者的体重和静脉注射途径不同而有所不同，如婴儿注入速率约为 1.0ml/s。对于年龄较大、体型接近成人的儿童，造影剂注射速率在 3～5ml/s。较大静脉的首选注射部位是肘前位置，以适应 CTA 高流速静脉造影剂给药的需要。在新生儿和幼儿，也可以考虑前臂、手或足静脉。在这种情况下，使用可进行压力注射的、外周插入的中心导管是更理想和更安全的选择[4]。根据血流动力学和解剖学数据，静脉注射造影剂应在右上肢静脉进行，这样可以避免左上肢静脉注射时可能发生的[9]（表 10-2）高浓度造影剂穿过主动脉弓而产生的条纹伪影。一开始，应使用生理盐水对外周静脉通路进行测试性注射，其流速类似于 CTA 检查时造影剂注射速率。如果试验性注射时平稳，则随后可以进行造影剂注射，注射造影剂后立即进行生理盐水冲刷，可使静脉内的造影剂尽可能多地到达目标扫描区域。

CT 扫描应采用自动跟踪技术，因为该技术允许使用较低的造影剂总量，并可优化 CT 扫描

表 10-2　根据解剖学推荐的静脉置管部位

研究类型	静脉注射导管的最佳部位	第二选择	其他可能部位
左主动脉弓的胸部 CTA/MRA	右肘前	足	最后选择：左肘前
右主动脉弓的胸部 CTA/MRA	左肘前	足	最后选择：右肘前
腹部 / 骨盆 CTA/MRA	右或左肘前	最后选择：足	
右上肢 CTA/MRA	左肘前	足	最后选择：右肘前
左上肢 CTA/MRA	右肘前	足	最后选择：左肘前
双上肢 CTA/MRA	足		
双下肢 CTA/MRA	右或左肘前		

时精确定时这一问题。将感兴趣区域（ROI）置于待评估的血管中，当达到预定的增强阈值（如 90～150HU）时，将自动触发 CT 成像。一般来说，应该使用最小的覆盖范围和最短的扫描时间（快速机架旋转时间、高螺距和容积 CT 技术）。如果可能的话，应针对特定的临床问题选择覆盖范围，另外应避免或限制照射放射敏感器官如甲状腺。纵隔血管 CTA 通常是在屏住呼吸或静息呼吸下采集。

一旦获得轴位 CT 数据集，就可将其重建成 3mm 或 5mm 厚的轴位 CT 图像用于常规观察，并且可以重建为至少 1.5mm 厚并 50% 重叠的轴位 CT 图像以更好地进行 3D 显示[3-5, 11]（表 10-3）。3D 可视化技术的使用为复杂的纵隔血管异常提供了全面的多投影解剖显示，用于交互式解释、治疗计划的制定、术后和血管内评估[1-5]。容积再现（VR）和最大强度投影（MIP）图像目前可用，且在临床上有助于：①描述问题血管与邻近结构之间的空间关系；②对血管狭窄和程度的分级；③将所发现的影像结果传送给临床医师和家庭[1]。使用交互式 3D 工作站不仅有利于血管结构的评估，而且有助于克服使用低剂量方案可能出现的噪声[4-6]。

（四）MRI

MRI 被越来越多地用于评估大血管，尤其是在儿童中。然而，它并不是首选的成像方式。MRI 通常作为传统 CA 的一种非侵入性的替代手段，其可对 US 或 ECHO 起到补充性的作用。当评估中心血管结构如大血管时，目前主要使用以下 3 种类型的 MRI 技术，包括 ECG 门控“黑血”MR 成像；静态和电影“白血”MR 成像及 3D 增强血管造影磁共振成像。

黑血磁共振成像是指心血管结构显示为低信号。它主要用于描述解剖学和形态学，并可使空间关系可视化，特别是血管结构和相邻中心气道的关系[5, 12, 13]。过去，黑血成像采用自旋回波序列；如今，这些技术已经被快速自旋回波（FSE）和涡轮自旋回波（TSE）技术所取代[14]。这些 MRI 序列在舒张末期心电图门控下，采用或不采用双反转恢复技术采集，以使血液信号无效。它们也可以在任何所需的平面上获得，包括斜矢状位。应注意缓慢流动的血液和当钆存在时，这些情况可能会干扰流动血液信号，使得在序列上可能显得很亮，并可能导致伪影的产生，从而引起误解。因此，只有在进行黑血成像之后，才应该使用钆造影剂[14]。血管炎患者评估血管壁增厚时，通常采用注射造影剂前后的 T_1 加权梯度回波序列来代替黑血 MR 图像[15]。

亮血或白血 MR 成像可由静态图像和（或）电影图像组成。静态白血图像通常采用稳态自由进动（SSFP）技术获得；可以在 30s 以内获得整个胸部的完整图像，这为用于描绘解剖学结构且采集更加耗时的黑血 MR 成像序列提供了有用的辅助。电影白血 MR 成像通常用于评估心脏功能，通常用梯度回波序列或平衡 SSFP 脉冲序列获得。这些 MRI 序列提供电影图像，允许在整个心动周期内在多个帧中观察心脏或瓣膜运动，从而可以评估心脏功能、计算心室容量。SSFP 脉冲序列在血液池和心肌界面之间具有高信噪比和高对比度噪声比[11-14, 16]。

血管造影技术包括时间飞跃 MRA、多相（动脉和静脉）3D T_1 加权对比增强 MRA 和时间分辨

MRA。对比增强采集通常在冠状面上进行，取决于所需的解剖覆盖范围和屏气持续时间。时间分辨MRA可用于描述可靠的首过成像，这与造影剂注射时间和采集时间无关，从而可清楚地描述右旋和左旋相，并可观察疾病的血流动力学情况、评估侧支循环。多平面重建、最大强度投影、容积再现和仿真内镜是进一步解释图像的有用的辅助手段（表10–3）[5, 6, 12, 13, 16–18]。

速度编码成像的相位对比成像是血管造影MR图像获取的一种有用的辅助手段。它作为一种非侵入性的方法可用来精确地量化速度、流量和相关的压力梯度。通过这种技术可以评估肺血流（Qp）和全身血流量（Qs），并用于计算肺－全身流量比（Qp ∶ Qs）并确定分流分数。Qp ∶ Qs > 1.5 通常表示可能需要干预的显著的左向右分流。

（五）核医学

核医学研究主要用于评估成人患者的心肌灌注，也可应用于儿童胸部。虽然肺通气 / 灌注显像常用于成人肺栓塞的诊断，但其主要用于小儿先天性心脏病鉴别和区域肺灌注的量化。在灌注扫描过程中，可以通过显示放射示踪剂在其他器官（通常是大脑和肾脏）的毛细血管床内的积累来证明存在右向左分流。

（六）导管血管造影术

经导管血管造影仍是儿童和成人患者血管成像的金标准。然而，它是侵入性的检查，并使儿童患

表 10–3　心血管前沿可视化技术

	显　示	使用原则	优　点	缺　点
多平面重建	2D	• 结构细节 • 定量分析	• 冠状位、矢状位和斜位投影的数据集“切片” • 实时多平面展示 • 简化图像判读	• 空间感知有限
曲面重建	2D	• 结构细节 • 中心线显示 • 简化 MPR	• 单一解剖显示 • 纵向横截面解剖显示	• 依赖于操作者
透明重建	2D	• 结构概述	• 轴位、冠状位、矢状位和斜位投影的数据集“切片” • 实时多平面展示 • 类射线样显示	• 随层厚增加，结构细节丢失
最大强度投影	2D	• 结构概述 • 血管造影显示	• 轴位、冠状位、矢状位和斜位的数据集“切片” • 实时多平面展示 • 改进对小口径血管和增强不佳血管的显示 • 交流影像发现	• 由于层厚增加导致解剖结构重叠（血管、骨、内脏） • 高密度结构（骨、钙、支架、线圈）显示欠佳 • 由于层厚增加使结构的细节显示欠佳 • 支架内腔的显示欠佳
最小强度投影	2D	• 结构概述 • 气道 • 肺内空气潴留 • 软组织内气体	• 轴位、冠状位、矢状位和斜位的数据集“切片” • 实时多平面展示 • 描绘低密度结构 • 交流影像发现	• 解剖重叠 • 由于层厚增加，结构细节的显示不佳
体积渲染	3D	• 结构概述 • 血管造影显示	• 轴位、冠状位、矢状位和斜位的数据集“切片” • 实时多平面展示 • 描述结构关系 • 准确的空间结构显示 • 交流影像发现	• 取决于不透明度传输函数 • 解剖重叠 • 由于层厚增加，结构细节的显示不佳

2D. 二维；3D. 三维；[经允许，引自 Hellinger JC，Pena A，Poon M，et al。Pediatric computed tomographic angiography：imaging the cardiovascular system gently.*Radiol Clin North Am*.2010；48（2）：439–467]

者暴露于辐射中，且含碘造影剂具有肾毒性作用。经导管血管造影时通常也需要患者镇静或全身麻醉。在临床中，导管造影主要用于介入治疗。在极少数情况下，当其他非侵入性成像无法完全解决的情况下，它被用于解决形态学、血流或功能相关的问题[4, 5]。

三、正常解剖

（一）主动脉

正常胸主动脉可分为主动脉根部、升主动脉、主动脉弓和降主动脉四大节段。主动脉根部是起源于左心室的主动脉段。主动脉根部包括主动脉瓣环、主动脉瓣尖和主动脉窦，包括右、左和无冠状动脉窦，它们作为瓣叶附着物和冠状动脉开口区。升主动脉从窦管交界延伸到主动脉弓的第一分支（通常是头臂动脉或无名动脉）。在正常个体中，窦管交界的特征是其可由主动脉瓣附着的腰部鉴别。主动脉弓从头臂动脉的起点延伸到动脉导管或动脉导管韧带的插入点。主动脉弓是头颈主要动脉的起点。从前到后，这些动脉包括头臂动脉、左颈总动脉和左锁骨下动脉。常见的正常变异包括头臂动脉和左颈总动脉的共干，以及左椎动脉于左颈总动脉和左锁骨下动脉之间直接起源于主动脉弓。降主动脉起于主动脉峡部，其特征是动脉导管或动脉导管韧带的位置[21]。降主动脉在主动脉裂孔处进一步细分为胸段和腹段[15, 22, 23]。

2010年，ACCF/AHA指南中公布了用于测量的标准化、可重复的主动脉标志物[15]。公布的指南指出，外径测量应与血管的纵轴或血流方向垂直（图10-1）。值得注意的是，在心脏病学相关的文献中，主动脉峡部被认为是动脉导管韧带嵌入的地方[15, 21]。然而，在放射学文献中，几个作者认为主动脉峡部代表主动脉弓远端从左锁骨下动脉延伸到动脉导管韧带嵌入的部位[22, 24–26]。在2008年，Kaiser等[27]采用对比增强MR血管造影图像，建立了年龄在2—20岁的儿童和青少年与身体发育有关的胸主动脉尺寸的正常值。这些作者提供了一个Excel文件，可以计算百分位数和z分数，并在标准曲线上以图解的形式展示了计算值。这些数据特别适用于儿童患者，可用于儿童人群中主动脉异常的诊断、治疗计划制定和随访。对于新生儿和婴幼儿，由于其体表面积< $0.5m^2$，因此，缺乏对比增强MR血管造影的规范数据，Madan和他的同事[28]建议对此类患者使用基于ECHO的z分数。

（二）肺动脉

肺动脉主干（MPA）起源于椎动脉干分化后的胚胎发生的第4周。从右心室流出道起源，它将脱氧血液转运到肺部进行氧合，这是肺动脉的独特功能。MPA沿着心包内的方向向上和向后走行，然后，MPA在升主动脉的前方和左侧通过，然后由第六咽

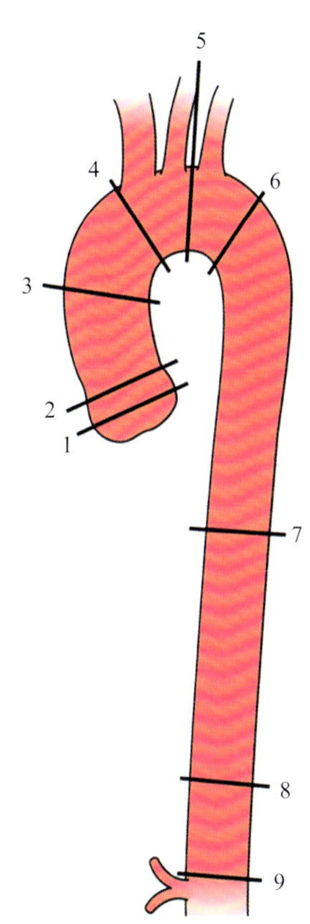

▲ 图10-1 正常主动脉分段与标准主动脉内径

位置：1. 主动脉窦；2. 窦管结；3. 升主动脉中部；4. 近端主动脉弓；5. 主动脉弓中部；6. 近端下行胸主动脉（从峡部开始）；7. 降主动脉中部；8. 膈肌裂孔的主动脉；9. 腹腔干起源处的腹主动脉；（基于Hiratzka LF，Bakris GL，Beckman JA等. 2010年ACCF/AHA/AATS/ACR/ASA/SCA/SCAI/SIR/STS/SVM胸主动脉疾病患者诊断和治疗指南：执行摘要；美国心脏学会基金会/美国心脏协会实践指南工作组，美国胸外科学会，美国放射学会，美国卒中协会，心血管麻醉医师协会，心血管造影和介入学会，介入放射学会，胸外科医生协会和血管医学学会的报告. *Catheter Cardiovasc Interv*.2010;76[2]: E43-E86）

弓引出左右肺动脉。左肺动脉（LPA）较右肺动脉稍短，且略小于右肺动脉（RPA）。动脉导管或其残余物动脉导管韧带向后上方走行，终止于主动脉弓的左锁骨下动脉起源以远的下方。RPA 和 LPA 沿支气管向下走至亚段水平，与相邻支气管的走行和管径一致[22, 29–31]。

肺动脉与中央气道的关系对于胸廓位置的评估具有重要意义。这种关系与心房偏侧性之间存在良好的一致性，这是确定位置的最重要因素之一。在多平面（2D）和 3D 重建中可很好地显示肺动脉和中央支气管之间的关系。确定右侧动脉上支气管，意味着右主支气管的第一分支高于 RPA 水平，左侧动脉下支气管，则意味着左主支气管的第一分支低于 LPA 水平，这被认为是胸部内脏正位的预测指标[29]。

（三）肺静脉

在大多数情况下，有 4 条单独的肺静脉，每侧肺有 2 条。然而，肺静脉引流的数量和分支具有很大的变异性，右侧的变异明显多于左侧的变异。在大约 25% 的病例中可以看到最常见的变异，即右侧存在一条额外的第三肺静脉，独立引流右肺中叶[32–34]。

（四）上腔静脉

上腔静脉（SVC）是头颈部和双侧上肢静脉的主要引流途径。SVC 由左右头臂静脉汇合形成。SVC 向下引流入右心房。

（五）下腔静脉

肝脏水平以上的下腔静脉（IVC）是胸腔内较短的静脉，它将身体的下半部血液引流到右心房。在接受肝静脉后，它在 T_8 水平穿过膈。影像证实 IVC 引流到右心房是确定心房正位的重要线索，因为 IVC 引流到其他地方是不常见的[33, 34]。

四、大血管异常疾病谱

（一）先天性大血管异常

1. 主动脉

(1) 颈主动脉弓：颈主动脉弓（CAA）是一种罕见的血管异常，其中主动脉弓位于锁骨上方（图 10–2）。临床上，它可能表现为同侧锁骨上窝的搏动性病变。这种血管异常被认为是由于胚胎第三弓的持续存在与第四弓的退化所引起的。CAA 与染色体 22q11 缺失有关[5, 22, 37]。

(2) 左主动脉弓伴迷走右锁骨下动脉：左主动脉弓伴迷走右锁骨下动脉是主动脉弓异常中最常见的一型。在这种血管异常中，主动脉弓依次发出右颈总动脉、左颈总动脉、左锁骨下动脉和迷走右锁骨下动脉，迷走右锁骨下动脉沿食管后方走行。由于气管和食管没有完全被血管和（或）韧带所包围，因此这种血管异常不形成血管环。在以前的文献中，这种变异的存在导致老年患者出现所谓的吞咽困难。在这些病例中，迷走右锁骨下动脉轮廓光滑，在整个胸内段其内径几乎相等，但呈逐渐变细的趋势[37–39]（图 10–3）。

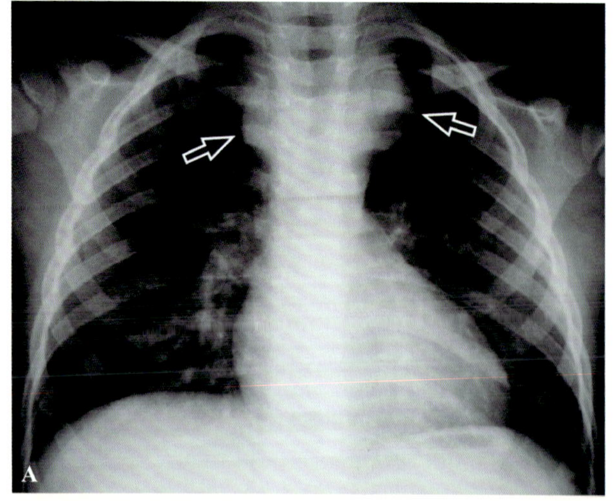

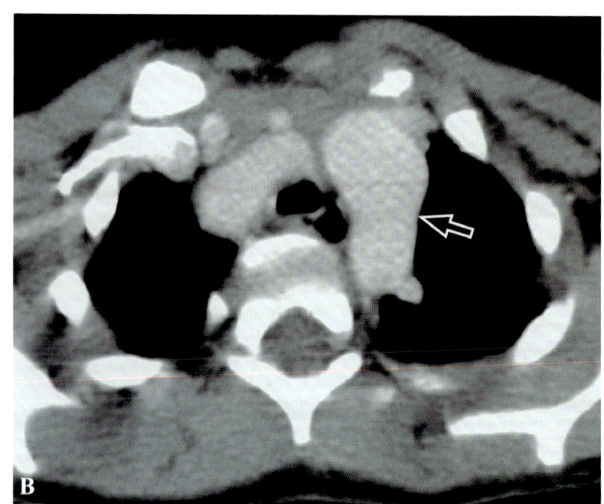

▲ 图 10–2　女，3 岁，颈主动脉弓，伴有搏动的左上胸部肿块

A. 正位胸部 X 线片显示上纵隔病变（箭）；B. 轴位增强 CT 图像显示位于锁骨上区域的左主动脉弓（箭）

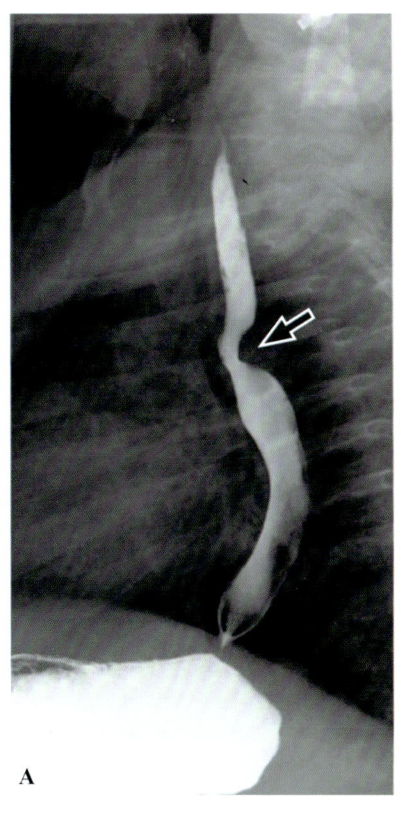

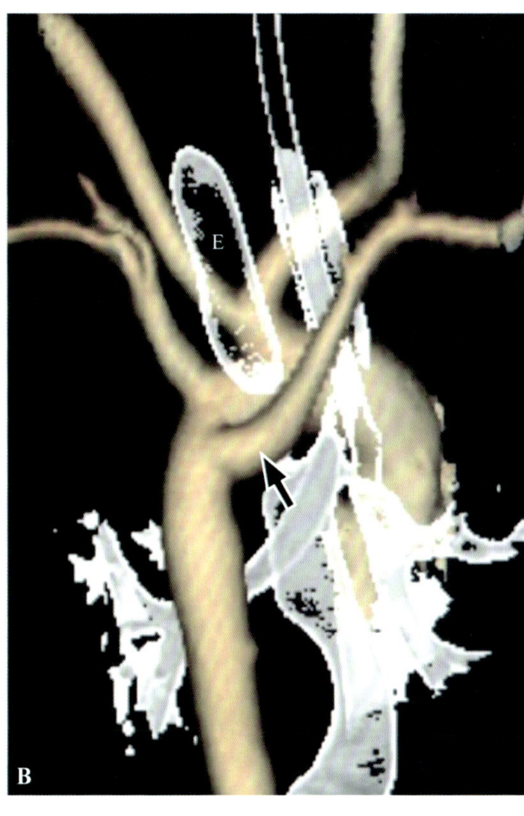

◀**图 10-3　男，2 月龄，出现间歇性喘鸣，左主动脉弓与迷走右锁骨下动脉**

A. 食管造影的侧位 X 线片显示了含钡食管后方的占位效应（箭）；B. 3D 体积渲染的 CT 图像显示迷走的右锁骨下动脉（箭），其管径平滑且没有 Kommerell 憩室或气道压迫的征象；然而，仍可看到食管（E）受压

2. 血管环　血管环是由胚胎期主动脉弓发育异常所引起的一系列先天性纵隔血管异常，由于这些血管畸形，气管和食管完全被血管或其闭锁部分包围，可能导致气道或食管受压。形成血管环的血管可包括主动脉弓、主动脉弓分支血管、肺动脉分支动脉，以及动脉导管或动脉导管韧带[38, 39]。

受累儿童可能无临床症状，而且这种异常可能是在成年时偶然发现的。另外，所产生的气道压迫可能会产生明显的呼吸症状，如伴随着进食而出现的明显的喘鸣、发绀发作、甚至呼吸停止，特别是在新生儿和幼儿[38, 40, 41, 43–46]。据报道，主动脉弓畸形与染色体 22q11 缺失有关[5, 37]。此外，在主动脉弓异常且并无相关心内缺陷的患者中，有 25% 的患者存在染色体 22q11 缺失。

在过去，食管钡餐造影曾经是 20 世纪 30 年代早期评估血管环的主要成像方式。然而，CA 成为 20 世纪 60 年代的参考标准。目前，CT 和 MRI 在很大程度上取代了上述方式，因为它们能以非侵入性的方式诊断血管环，并且具有更高的灵敏度（接近 100%）。

目前，有症状的血管环需要通过手术治疗，可减轻儿童人群中气道和食管的受压（表 10–4）。

(1) 双主动脉弓变异：双主动脉弓（DAA）是左、右胚胎第四弓持续存在的结果（图 10–4），它是最常见的有症状的血管环。DAA 很少与先天性心脏病同时存在；如果同时存在，通常是法洛四联症。

在大多数 DAA 中，两个弓仍然未闭合；在某

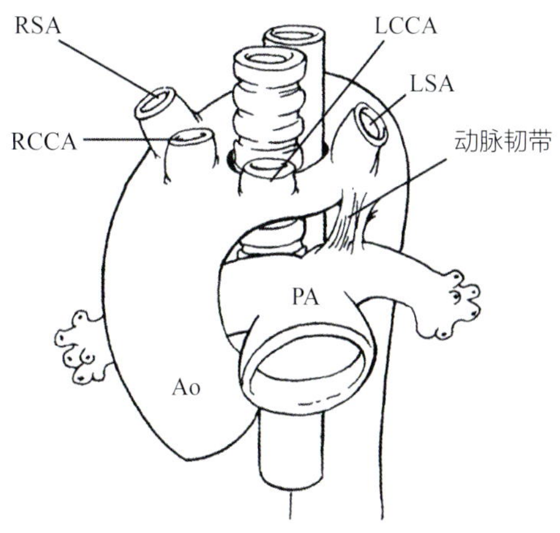

▲ **图 10–4　双主动脉弓**

Ao. 升主动脉；LCCA. 左颈总动脉；LSA. 左锁骨下动脉；PA. 肺动脉；RCCA. 右颈总动脉；RSA. 右锁骨下动脉

表 10-4 有症状血管环的手术治疗

右主动脉弓伴迷走左锁骨下动脉	手术分离左侧动脉导管韧带 左侧胸廓切开术入路
双主动脉弓	手术分离较小的主动脉弓及动脉韧带 较小主动脉弓一侧行胸廓切开术
左旋主动脉弓	手术分离右侧的动脉导管韧带 右侧或中线胸廓切开术入路

些情况下，任何一个弓都可能存在一个闭锁（狭窄）段，闭锁段更常见于左弓，其特征在于闭锁段位于左锁骨下动脉分出之后。因此，在大多数情况下，右弓占主导地位。通常，右弓的位置高于左弓，在冠状位图像上显示最好。在这些情况下，降主动脉在左侧更为常见[38]。而两个弓为共同优势弓且大小相等，或右弓闭锁而左弓为优势弓这种情况不常见。当双弓都未闭且大小相似，每个弓各自发出相对对称的四根弓上血管（双侧颈动脉和锁骨下动脉），这是诊断这一纵隔血管异常的重要影像线索（四血管征）。然而，在右弓占主导地位的情况下，其分支模式与右主动脉弓镜像分支的分支模式可能难以区分。在这种情况下，唯一的诊断线索将是降主动脉位于与右弓相对的左侧[5, 38, 39]（图 10-5 和图 10-6）。

外科治疗血管环是有症状 DAA 儿童患者的首选治疗方法。当考虑外科手术时，应认识到，动脉导管韧带或在某些情况下可能存在的动脉导管未闭，除了处理一个弓之外，动脉导管也应该被分开。如果没有，一旦弓被分开，韧带可能仍然形成血管环，而临床症状不会得到改善[38, 39]。

(2) 左旋主动脉弓：在这种罕见的主动脉血管异常中，主动脉弓在左侧，主动脉弓环绕着气管，沿着食管后部延伸到脊椎右侧，导致降主动脉近端

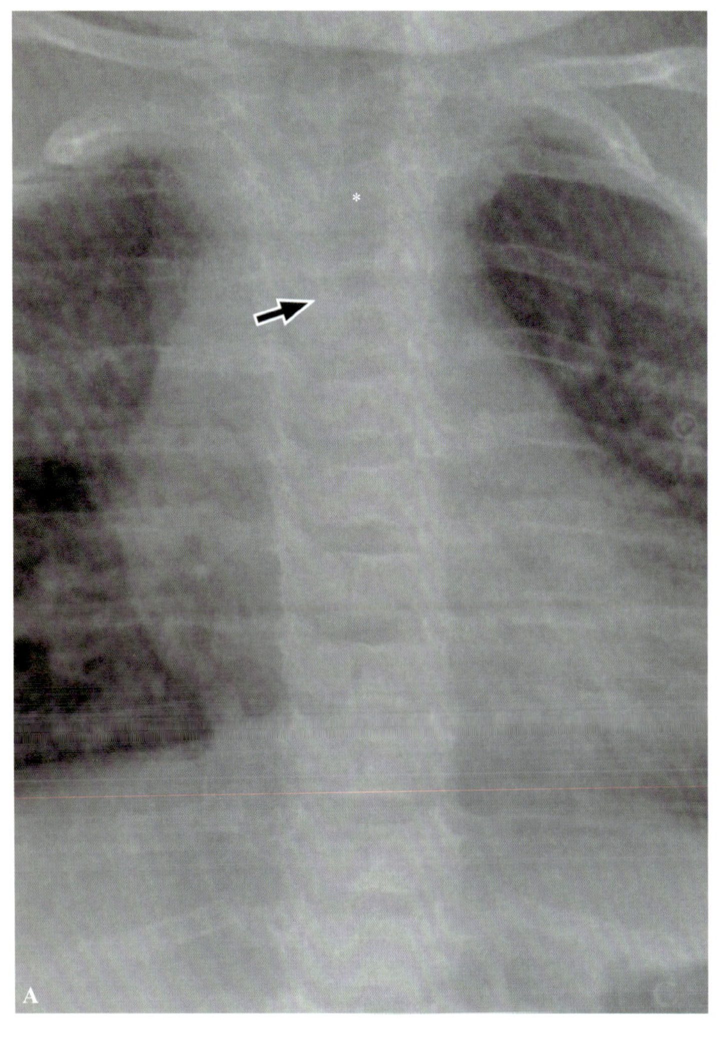

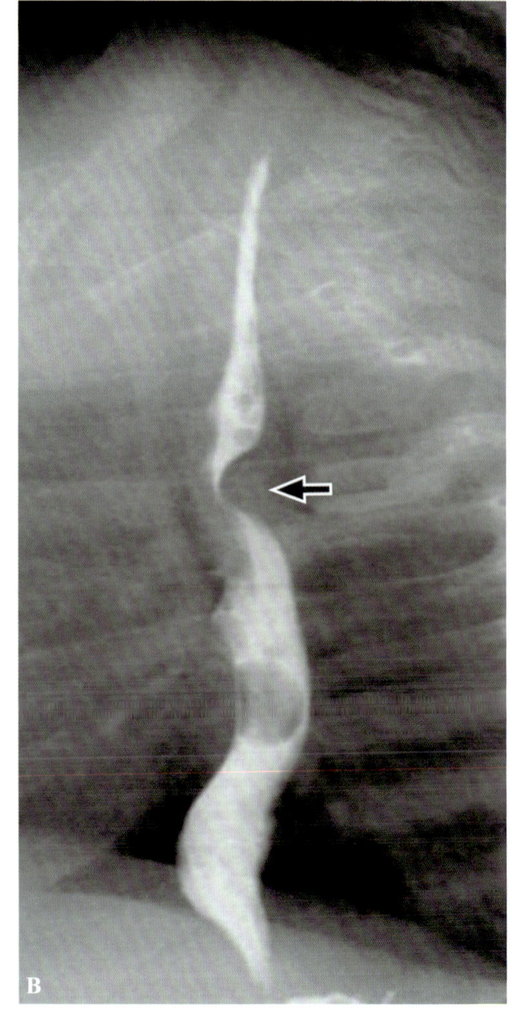

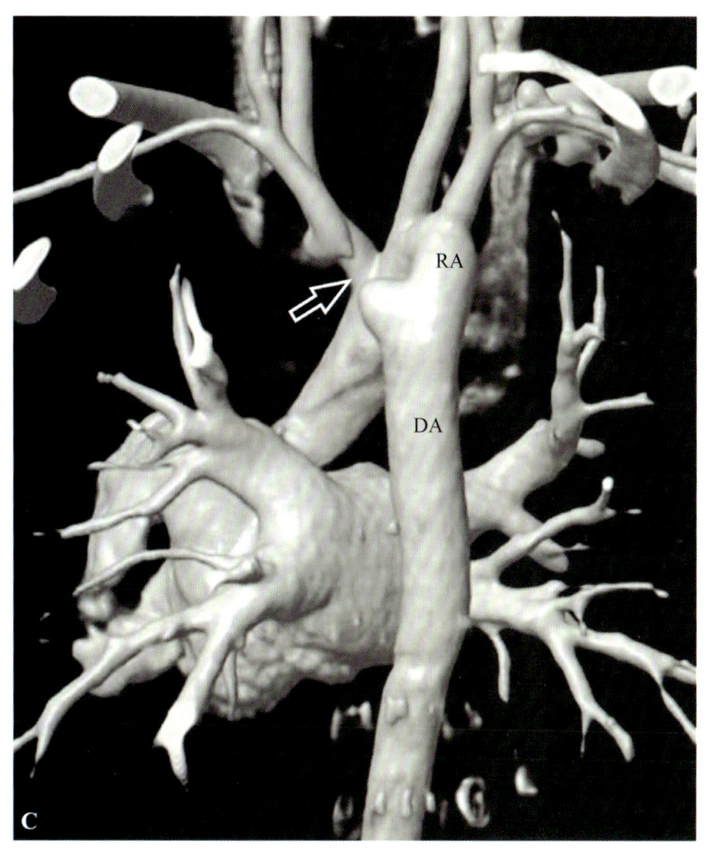

▲ 图 10-5 女，2岁，复发性肺部感染病史和胸部X线片异常，双主动脉弓，右弓优势，较小的左弓中有闭锁段

A. 正位胸部X线片显示气管（星号）向左轻微偏离，气管右侧壁有压痕（箭），提示右侧主动脉弓；B. 侧位食管造影图像显示狭窄食管后缘的压痕（箭）；C. 3D体积渲染CT图像的后视图显示具有右侧优势弓（RA）的双主动脉弓和具有闭锁段（箭）的较小左弓；降主动脉（DA）3D体积渲染的CT图像有助于评估主动脉弓的偏侧优势和位置

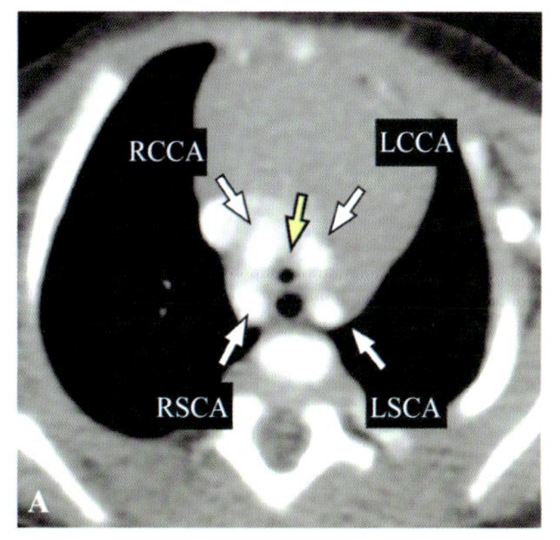

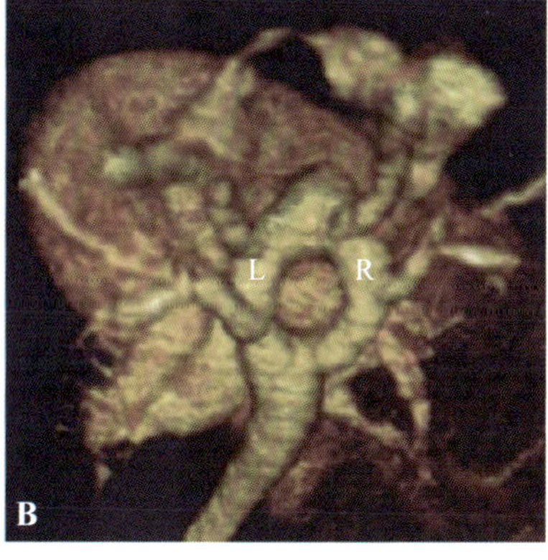

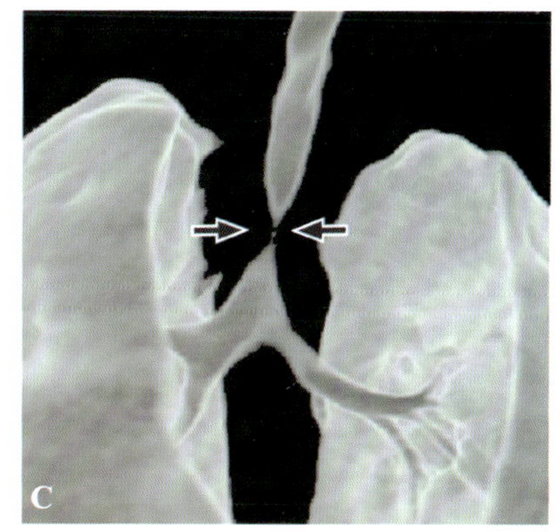

▲ 图 10-6 男，18月龄，表现出逐渐恶化的喘鸣，双主动脉弓

A. 轴位增强CT图像显示对称起源的四个弓上血管（白箭），也称为“四血管”征，分别起源于两个主动脉弓（RCCA. 右颈总动脉；RSCA. 右锁骨下动脉；LCCA. 左颈总动脉；LSCA. 左锁骨下动脉）；两个主动脉弓的大小几乎相等，并围绕狭窄的气管（黄箭）；B. 3D体积渲染CT图像的上视图更好地展示了双主动脉弓的特征性血管解剖结构；在这种情况下，右（R）和左（L）主动脉弓优势均等，形成完整的血管环；C. 3D体积渲染的CT图像显示双主动脉弓水平的明显的气管受压征象（箭）

位于主动脉弓的另一侧右侧。右侧动脉导管韧带或右侧动脉导管常形成血管环。因此，与大多数情况不同的是，需要右侧入路的开胸方法来分割血管环，当然也可以选用中线入路。这种主动脉血管异常可能与迷走右锁骨下动脉同时存在。在这种情况下，迷走的锁骨下动脉并不走行于食管后方，它是起源于降主动脉的最后一个分支，从水平走行变为垂直走行。

(3) 右位主动脉弓变异：右位主动脉弓异常的三种主要类型可能与血管环有关。

①右位主动脉弓迷走左侧锁骨下动脉伴Kommerell 憩室。

②右位主动脉弓伴左侧降主动脉（右旋主动脉弓）(图 10-7)。

③右位主动脉弓伴镜像分支和左食管后动脉导管或动脉导管韧带（图 10-8）。

(4) 右位主动脉弓迷走左侧锁骨下动脉伴Kommerell 憩室：在儿童中，这是继 DAA 之后第二常见的症状性血管环（图 10-9）。然而，它通常是无症状的，偶然被发现的。按序排列，这一异常主动脉弓的分支模式为左颈总动脉、右颈总动脉、右锁骨下动脉和左迷走锁骨下动脉。后者起源于Kommerell 憩室，它是发自未闭的动脉导管的左迷走锁骨下动脉的胚胎来源所致。因此，一般来说，应该认识到 Kommerell 憩室通常与同侧动脉导管韧带并存，但这在现代成像技术中无法显示。这种动脉韧带连接肺动脉与主动脉憩室，从而构成一个血管环。

(5) 右位主动脉弓伴左侧降主动脉（右旋主动脉弓）：在这种主动脉血管异常中，主动脉弓在右侧，而降主动脉在左侧（图 10-7 和图 10-10）。与左位的动脉导管或动脉导管韧带构成血管环，这是第三种最常见的血管环[37-39]。右侧主动脉弓在气管和食管后方走行，形成所谓的右旋主动脉弓结构，然后发生急转弯。降主动脉沿着脊柱的左侧向下延伸。这与右位主动脉弓不一样，其降主动脉在越过右主支气管后，在右侧逐渐下降一段距离，然后逐渐向左移，最后到达主动脉裂孔。

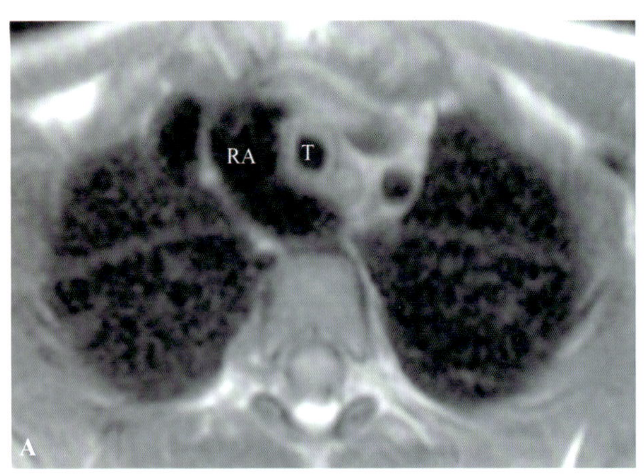

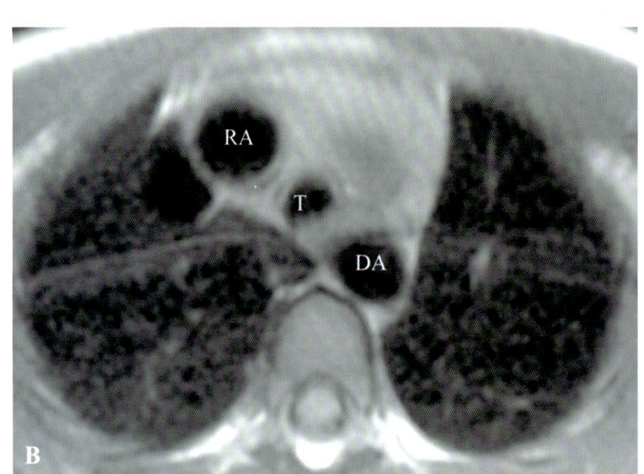

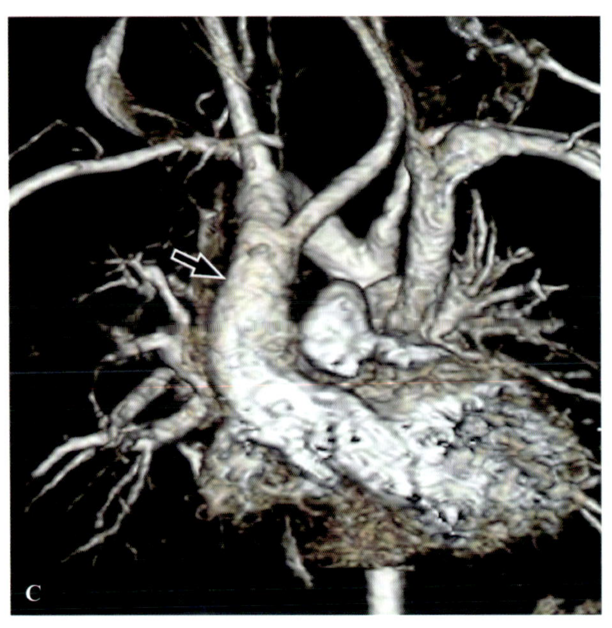

▲ **图 10-7 男，5 岁，在钡餐检查中出现吞咽困难和异常食管压迹，回旋主动脉弓**

在右侧主动脉弓（A）和更下方（B）水平的轴位双反转恢复 MR 图像显示右主动脉弓（RA）和位于脊柱左侧的回旋主动脉的下行部分（DA），表明有血管环；T. 气管；C. 3D 体积渲染的 CT 图像显示从右到左弯曲的回旋主动脉（箭）

(6) 右位主动脉弓伴镜像分支和左食管后动脉导管或动脉导管韧带：右主动脉弓伴镜像分支和左食管后动脉导管或动脉导管韧带是一种罕见的主动脉血管异常。它是唯一一种具有镜像分支的右位主动脉弓，构成血管环（图 10–11），分支顺序如下：头臂动脉（左颈总动脉和左锁骨下动脉）形成第一支，其次是右颈总动脉和右锁骨下动脉。左侧动脉导管未闭或从主动脉弓憩室突出处的动脉导管韧带构成了血管环。不应将这种主动脉血管异常与右主动脉弓镜像分支混淆（图 10–11），后者与法洛四联症患者相关。在后者，导管或韧带通常位于右侧，并且不形成完整的血管环。

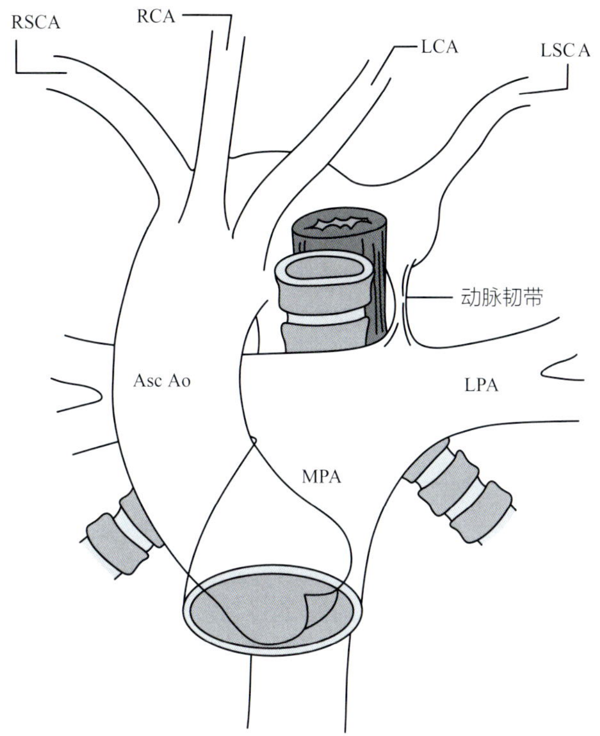

▲ **图 10–8　伴有迷走左锁骨下动脉的右主动脉弓**

Asc Ao. 升主动脉；LCA. 左颈总动脉；LPA. 左肺动脉；LSCA. 左锁骨下动脉；MPA. 主肺动脉；RCA. 右颈总动脉；RSCA. 右锁骨下动脉

3. 肺动脉

(1) 肺不发育、发育不全和发育不良：肺发育不充分可分为 3 大类：①以肺、支气管和肺动脉缺如为特征的肺不发育（图 10–12）；②支气管残留，肺和肺动脉缺如，定义为肺发育不全；③肺发育不良是指有残留的支气管树和肺动脉，以及数量不等的肺实质[47–50]。肺不发育可能是单发的，也可能是染色体 22q11 缺失和 Goldenhar 等综合征的一部分，也可能是一个综合征的一部分，如 VACTLL 综合征（椎体缺损、肛门闭锁、心脏缺陷、气管食管瘘、肾异常和肢体异常）[49, 51]。

肺部不发育或发育不全的潜在病因尚不明确，遗传、致畸和机械因素可能都有影响。考虑到肺发育不全与同侧放射状缺损或半侧颜面短小畸形之间的共同关联，据推测，在某些情况下，这可能是由于第一胚胎弓和第二胚胎弓发育异常或血液供应异常所致[52]。另一方面，肺发育不良常常没有确切的原因[47]。

在胸部正位 X 线片上，受影响的一侧胸部通常小且不透射线，同时伴同侧纵隔移位和膈升高，其与肺体积减小有关（图 10–12A）。正常的对侧肺

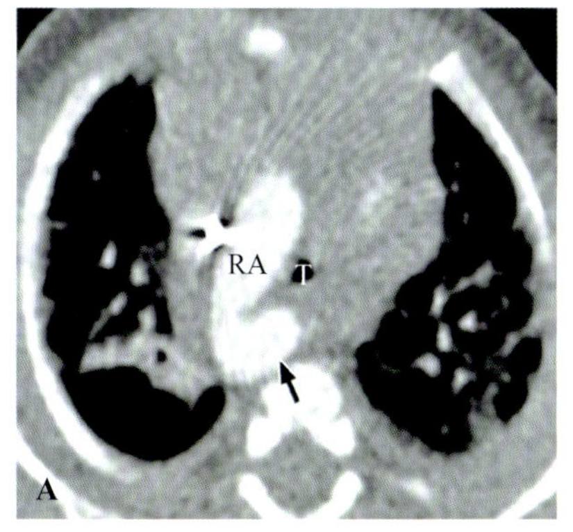

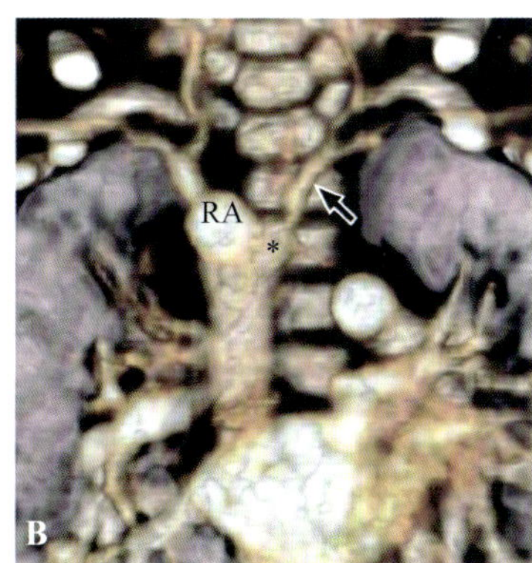

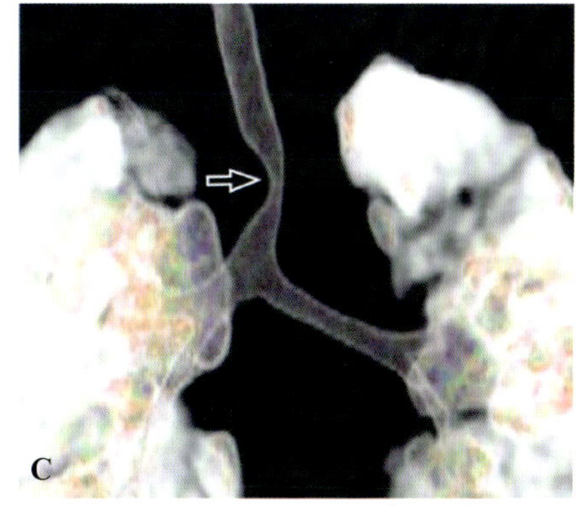

▲ **图 10–9　女，5 月龄，出现逐渐加重的喘鸣，右主动脉弓，发自 Kommerell 憩室的迷走左锁骨下动脉**

A. 轴位增强 CT 图像显示右主动脉弓（RA）与 Kommerell 憩室（箭）；气管（T）受压也可见；B. 3D 体积渲染的 CT 图像显示异常起源于 Kommerell 憩室（星号）的左锁骨下动脉（箭）；Kommerell 憩室（星号）的管径大于锁骨下动脉（箭），因为它是动脉导管的残余，其在胎儿生命期间曾运送大部分的体循环血流；动脉韧带的闭锁部分完成环的结构，但目前的 CT 技术不可见；RA. 右主动脉弓；C. 气道和肺的冠状位外表面体积渲染 CT 图像显示，由于潜在的血管环压迫，气管变窄（箭）

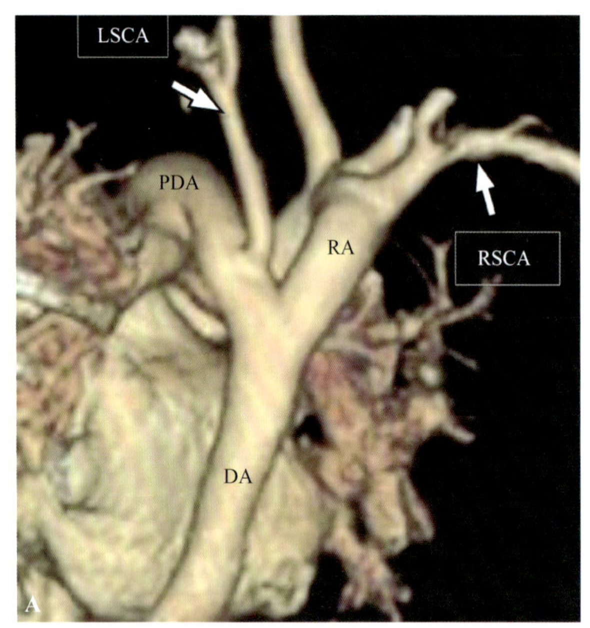

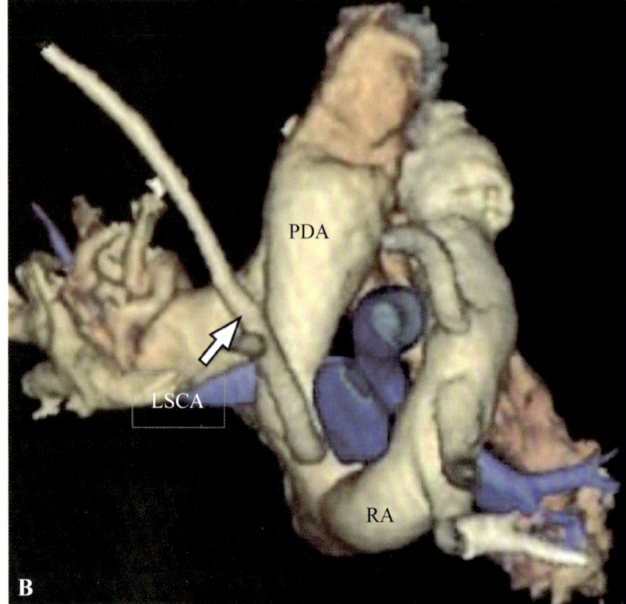

▲ 图 10-10 **男，3 月龄，逐渐加重的呼吸窘迫，其右侧主动脉弓伴有左侧下行主动脉（右旋主动脉弓）**

3D 体积渲染 CT 图像的后视图（A）和颅视图（B）显示右侧主动脉弓（RA）；其与一个明显的动脉导管未闭（PDA）完成血管环；注意迷走的左锁骨下动脉（LSCA）起源于 PDA（RSCA. 右锁骨下动脉）

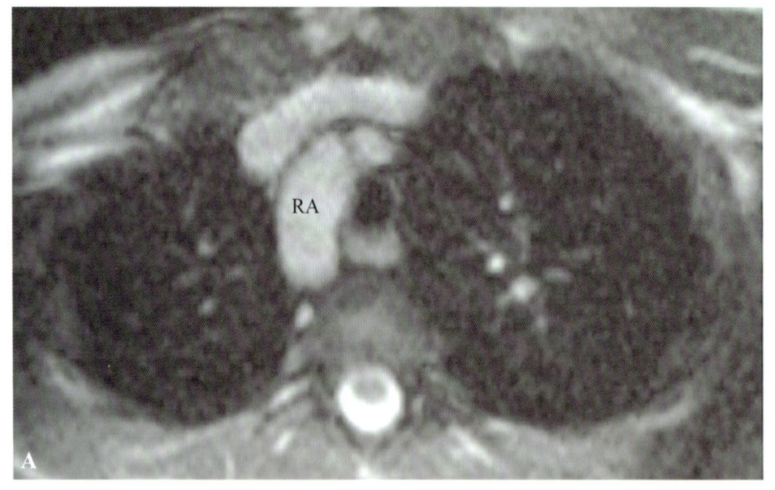

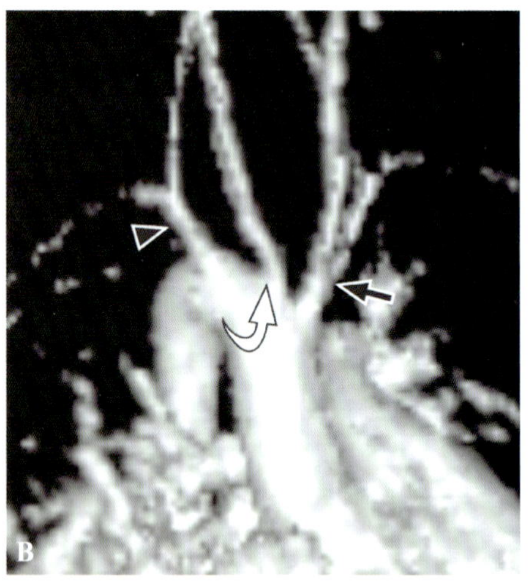

▲ 图 10-11 **男，5 岁，右位主动脉弓伴镜像分支，为评估肺炎行胸部 X 线片，发现异常**

轴位白血（A）和冠状位 3D 体积渲染（B）MR 图像显示具有镜像分支的右主动脉弓（RA）；第一个分支，等同于左颈总动脉和左锁骨下动脉的共同主干（直箭）的无名动脉，然后是右颈总动脉（弯箭）和右锁骨下动脉（箭头）

表现出代偿性过度充气和疝过中线，侧位上表现为胸骨后方透亮带。偶尔可见椎体分节异常和肋骨异常[47, 50]。CT 可用于描述异常血管和邻近气道之间的解剖和空间关系。此外，多平面和三维重建的 CT 图像可以更好地描述支气管残端和（或）残留的支气管树[47, 50, 53]，从而区分肺不发育、肺发育不全和严重肺发育不良（图 10-12）。

小儿肺不发育、发育不全或发育不良的预后取决于肺发育不充分的程度和并发畸形的类型[47]，右侧肺不发育的预后比左侧肺不发育的患者差，这是由于气道和心血管结构的改变更明显，以及与前者共存的心血管异常的发生率增加[49]。最常见的相关

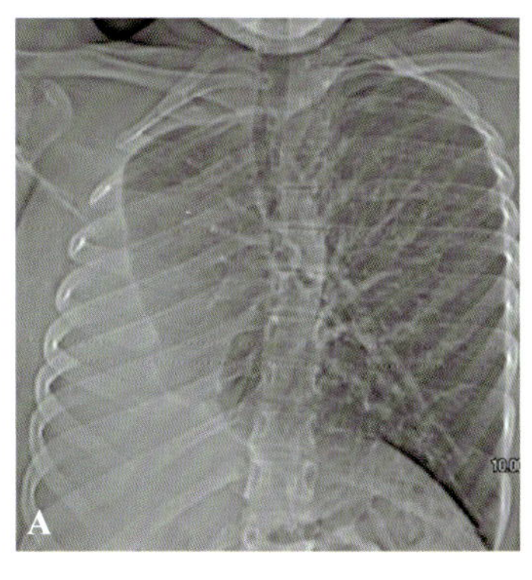
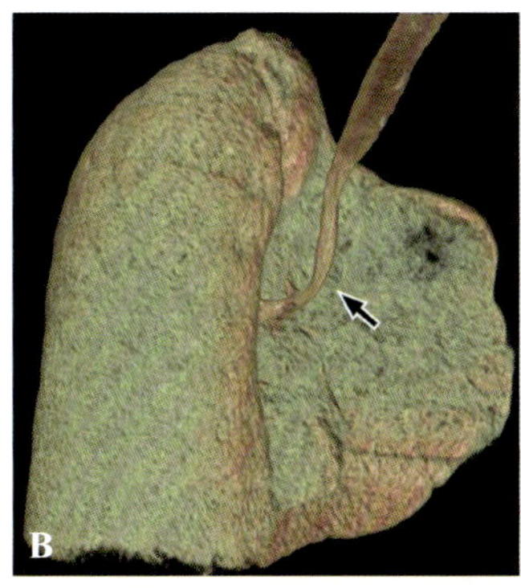
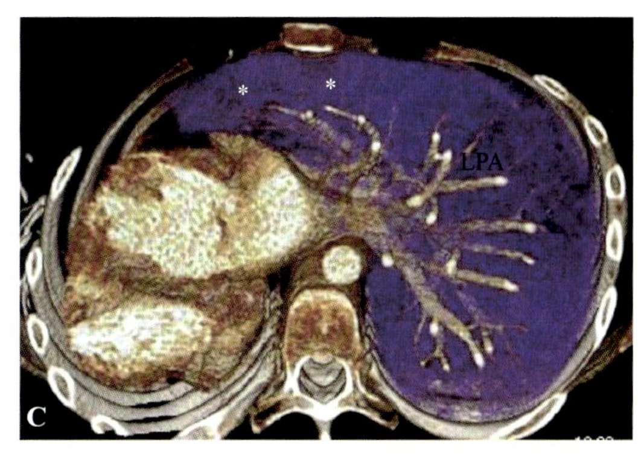

▲ 图 10-12 女，15 岁，哮喘恶化，肺不发育

A. 冠状位 CT 定位像显示左肺显著的过度充气，向前延伸穿过中线，疝入右侧；心脏向右半胸移位；B. 冠状位后视图中央气道和肺部的 3D 体积渲染 CT 图像显示右支气管和肺的完全不发育；可以看到正常的左主支气管（箭）；C. 轴位 3D 体积渲染 CT 图像还显示心脏的右移和左肺的代偿性过度扩张，特别是左上叶（星号），其疝入到右半胸

异常包括心脏和胃肠系统，其次是骨骼、血管、颅面和泌尿生殖系统异常[47, 49, 53, 54]。

目前治疗的目的旨在改善与先天性畸形相关的呼吸状态和症状，建议在冬季对有明显肺部缺陷的儿童进行定期免疫接种和流感疫苗接种。对于 2 岁以内的婴儿，一些作者主张在呼吸道合胞病毒流行季节使用帕利珠单抗进行预防性治疗[49]。在极少数情况下，当合并的心血管异常导致严重的呼吸道损害时，可能需要进行手术。

(2) 肺动脉吊带（迷走左肺动脉）：肺动脉吊带（PAS）是由左肺动脉（LPA）异常起源于右肺动脉（RPA）后部导致的（图 10-13）。异常的 LPA 在右主支气管上方走行，然后在气管和食管之间从右向左走行直到到达左肺门。当它形成时，它在远端气管周围形成一个吊环[5, 43, 47, 50, 55, 56]（图 10-14 和图 10-15）。这种类型的血管环是由左侧动脉导管韧带将主肺动脉或右肺动脉与左侧降主动脉连接形成的，从而形成完整的血管环。它包围气管，但食管不受累[5, 47]。据推测，PAS 是由于近端左侧第六弓退化异常，而通过胚胎气管旁血管与右侧第六鳃弓的二次连接所导致的[5, 50, 55, 56]。PAS 在婴儿期最常见的表现为呼吸道症状，如喘鸣、呼吸暂停、喘息、反复发作的肺炎和（或）低氧血症。症状出现的时间和严重程度主要取决于伴随的气道异常的严重程度，合并的急性上呼吸道感染可能会使这种异常加重。心血管、胃肠道和包括肺发育不全、不发育、发育不良及弯刀综合征的右肺异常可能与 PAS 共存。

目前公认 PAS 有两种主要类型。在 Ⅰ 型 PAS 中，隆突通常位于 T_4～T_5 水平。在绝大多数 Ⅰ 型病例中，气道基本上是正常的，伴或不伴气管支气管。在这些情况下，异常的 LPA 可以外在压迫远端

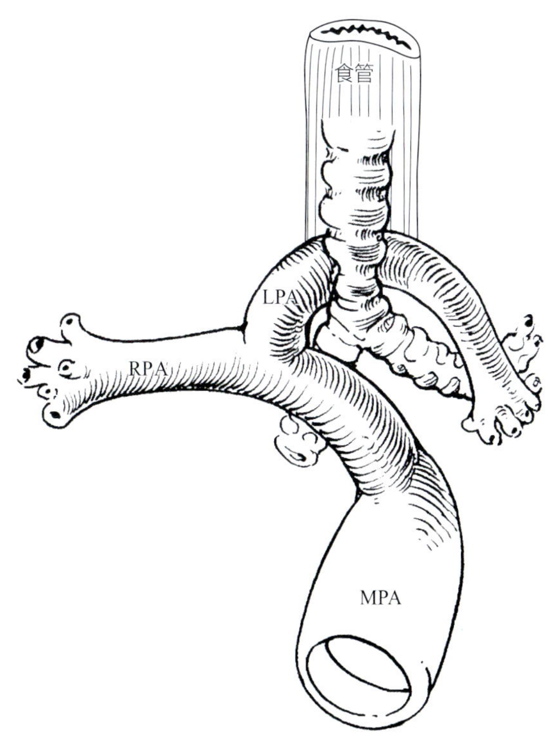

▲ 图 10-13 肺动脉吊带

左肺动脉（LPA）起源于右肺动脉（RPA），并且在进入左肺门前在气管和食管之间行进；MPA. 主肺动脉

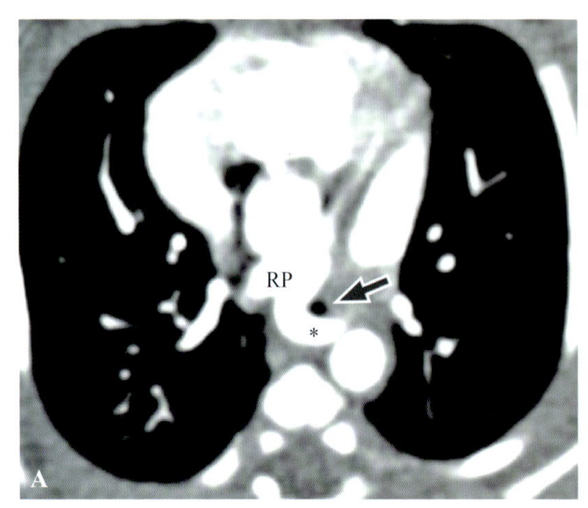

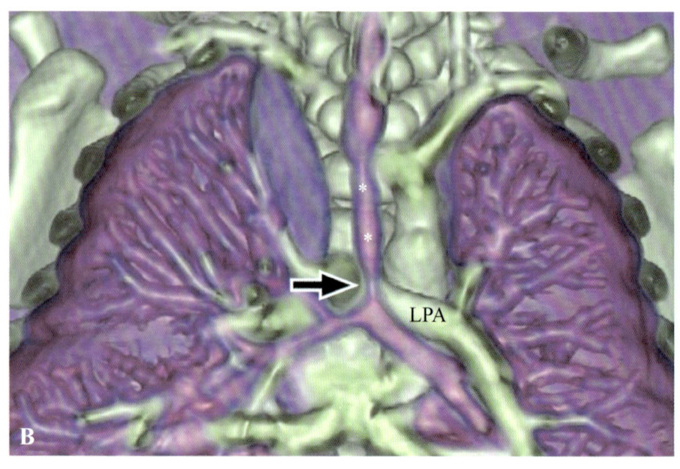

▲ 图 10-14 男，2 日龄，严重呼吸窘迫，肺动脉吊带

A. 轴位增强 CT 图像显示左肺动脉（星号）起源于近端右肺动脉（RP），其在圆形气管后方穿过（箭）以供养左肺；B. 冠状位 3D 体积渲染的 CT 图像显示在左肺动脉（LPA）的异常走行处可见严重的远端气管狭窄（箭）；远端气管（星号）呈具有完整气管环的长段狭窄；还可见 T 形隆突

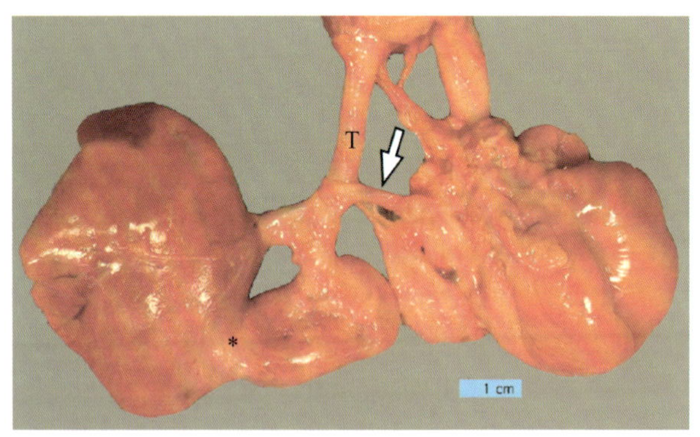

▲ 图 10-15 女，3 日龄，死于气管闭锁（完全远端环）和肺发育不良的并发症，肺动脉吊带

左肺动脉（箭）从扩张的肺动脉干分支出来并且在狭窄的气管（T）之后延伸；在该病例中，右肺附着于左肺下叶（“马蹄肺”）（星号）

气管的后壁和右主支气管的侧面。气管支气管软化症可能在搏动血管邻近的区域发生，随后可能会发生右肺不张或空气潴留 [47, 56, 57]。Ⅱ型 PAS 的特征是气管隆嵴位于更下方的 T_6 水平。Ⅱ型 PAS 通常伴有长节段气管狭窄，有完整的软骨环和支气管分支异常，包括倒 T 形隆嵴和右侧桥支气管 [50, 56, 58]。

PAS 影像表现主要取决于 PAS 的类型和共存异常的存在。在Ⅰ型 PAS 中，可以在胸部正位 X 线片上看到由于部分阻塞和右主支气管软化而导致明显的右肺过度充气或肺不张。在某些情况下，可以观察到右侧气管支气管。在Ⅱ型 PAS 中，可能存在双侧肺过度充气，特别是在有长段气管狭窄的病例中。在这种情况下，在胸部 X 线片上气管可能狭窄或难以分辨，并且隆突可能位置较低且呈水平状。这种影像学检查结果应怀疑存在Ⅱ型 PAS[57, 59]。有时，在胸部侧位 X 线片和食管造影侧位 X 线片上，气管中部和食管之间可能存在一个小的、圆形的软组织密度，这与这两种结构之间异常走行的 LPA 存在相一致。这在两种类型的 PAS 中都可以看到 [50, 57, 59]。

目前，具有 3D 重建的 CTA 和 MRI 是评估 PAS 的两种主要的非侵入性成像方式，因为这两种成像方式获得的 3D 重建图像都能准确地描述异常 LPA 的存在、起源、大小和整个行程。然而，CT 优于 MRI，因为它能更好地显示与 PAS 相关的大气道和肺部异常。吸气 / 呼气双相或动态 4D 气道 CT 成像技术可以准确地显示大气道异常如狭窄或软化的存在、程度和长度，以及在 PAS 患儿中经常出现的肺内空气潴留 [2, 5, 50]。

无症状 PAS 儿童患者可进行临床随访。在一些非常轻微的病例中，有病例报道称可自发改善。有症状的Ⅰ型 PAS 儿童患者可能因 LPA 再植入和动脉导管未闭或动脉导管韧带的切除而得到好转。在有症状的Ⅱ型 PAS 患者中，如果长段大气道狭窄未得到妥善解决（通常通过进行滑动气管成形术），单独 LPA 再植入或单独前移位可能不会改善呼吸道

症状 [50, 56, 57]。

(3) 肺动脉近端中断：肺动脉近端中断的特征是肺动脉不连续，其中中断部位包括 RPA 或 LPA 的近端 [47, 57, 60, 61]。肺动脉的远端、肺门部分和肺内血管网仍然是连续的。中断的近端肺动脉的特征是位于主动脉弓的对侧，在右侧更常见。近端 LPA 的中断是不常见的，并经常与先天性心脏病有关，通常是法洛四联症和内脏异位。这种血管畸形在报道的 40% 的病例中为单发。虽然有些患此病的无症状儿童可能是偶然被发现的，但另一些受累患儿可能会出现反复肺部感染、咯血和肺动脉高压相关的症状 [47, 57, 58]。

一些作者喜欢用“肺动脉导管起源”一词来描述这种血管异常，因为该术语可以更深入地解释这种病变的胚胎学，并更好地说明其病理生理学特征 [62, 63]。这种畸形是由于近端第六主动脉弓的异常退化造成的。这导致近端肺动脉的“缺失”和肺门肺动脉与远端第六弓的持续连接，最终成为动脉导管。在近端肺动脉中断的情况下，供应同侧肺且受到影响的肺门肺动脉通过动脉导管（动脉导管来自右侧无名动脉的基部或偶尔起源自迷走右锁骨下动脉）的血液供应而继续发育 [47, 57, 61]。动脉导管逐渐关闭导致肺门肺动脉和肺的血供不足，受累肺的灌注取决于侧支体循环血管，主要是主肺动脉和支气管动脉，还有肋间胸膜穿支、内乳动脉、锁骨下动脉和无名动脉 [47, 55, 62–64]。

在胸部 X 线片上，受累肺和肺门通常比未受累的一侧小。其他的胸部影像学表现包括同侧纵隔移位、同侧肋间隙狭窄，以及较少见的肋骨切迹，其见于有明显肋间侧支循环的病例中 [47, 58, 64]。在 CT 上，肺动脉中断的特征是在其在 MPA 起源后 1cm 内中断（图 10–16）。还可以观察到锯齿状胸膜增厚和胸膜下实质条带。这一发现是由于胸膜体循环侧支血管与肺动脉外周分支直接吻合的结果。在高分辨率 CT，可能存在网状阴影、间隔增厚、胸膜下实变、微小囊性肺改变和胸膜增厚。在患病儿童中，气道分支和肺叶分离异常并不少见。其他骨表现可能包括不对称的胸廓和脊柱侧弯 [47, 50, 55, 57, 58, 60, 61, 64]。

早期准确诊断这种血管异常是很重要的，因为早期手术可以给受累肺提供足够的血液供应，从而改善肺和肺动脉的生长。在可能的情况下，可以通过使用插入移植物或直接吻合来实现血流重建。对于被认为不适合干预的迟发型大龄儿童，需要进行监测。患有反复咯血或肺动脉高压的受累儿童患者可能需要对大的体循环侧支循环血管进行弹簧圈栓塞治疗。

(4) 肺动静脉畸形：肺动静脉畸形（AVM）是一种低阻力、高流量的血管畸形，肺动脉和肺静脉直接连接，没有毛细血管网连接。绕过毛细血管网的这种血管异常有两个重要的生理后果。首先，直接沟通导致右向左分流，并可能导致低氧血症。其次，通过肺 AVM 的血液绕过了正常肺毛细血管床的过滤功能，从而使受累儿童患者易发生栓塞，最终导致卒中或脑脓肿。

肺动静脉畸形可为先天性或后天性。获得性肺 AVM 通常见于既往存在双向腔肺分流、肝肺综合征、创伤或感染如血吸虫病、肺结核或放线菌病的儿童患者 [47, 58, 67]。在先天性病例中，肺 AVM 可能为散发病例，尽管在 30%～50% 患者的家庭成员中有先天性出血性毛细血管扩张症（HHT）（也称为 Rendu Osler Weber 综合征）。HHT 是一种常染色体显性遗传血管疾病，其通过采用所谓的 Curacao 标准进行临床诊断 [68]。HHT 的确诊需存在下述的至少三种情况：①自发性、反复鼻出血；②在典型部位（即嘴唇、口腔、手指、鼻子）发生多发性皮肤黏膜毛细血管扩张症；③内脏受累，包括但不限于胃肠毛细血管扩张症和肺、肝、脑、脊髓 AVM；④一级亲属患有 HHT 的家族史。如果只符合两个标准，则认为可能是该疾病；如果只符合一个或不符合任何标准，则不太可能判定为这种疾病 [67–70]。由于受累者的每一个后代都有 50% 的遗传风险，所以 HHT 患者的家庭成员应该筛查肺动静脉畸形。

小的肺动静脉畸形可能无症状，尤其是在儿童。然而，较大或多个肺 AVM 可发生直接的右向左分流，绕过肺毛细血管床，并导致大脑的反常栓塞，可能表现为一过性脑缺血发作、中风或脑脓肿。此外，这些较大的肺 AVM 可能导致运动不耐受，并且在严重的情况下，会出现发绀和杵状指 [72]。临床上，这些受累儿童患者可能出现劳力性呼吸困难、发绀、胸痛、心悸和咯血。

在胸部 X 线片上，肺 AVM 可能表现为界限清楚的波形或分叶状的不透亮影。有时，可以看到朝

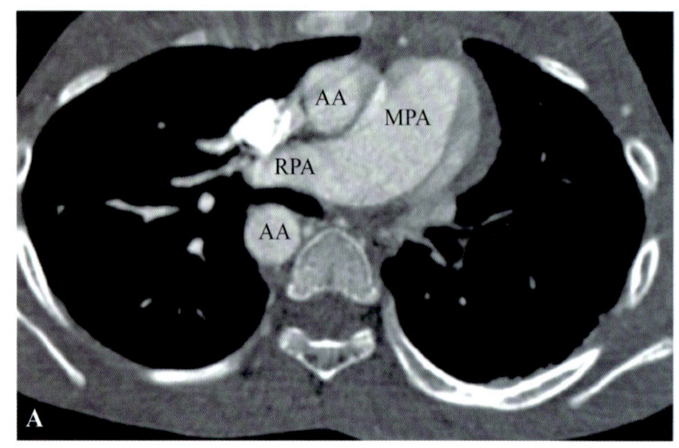

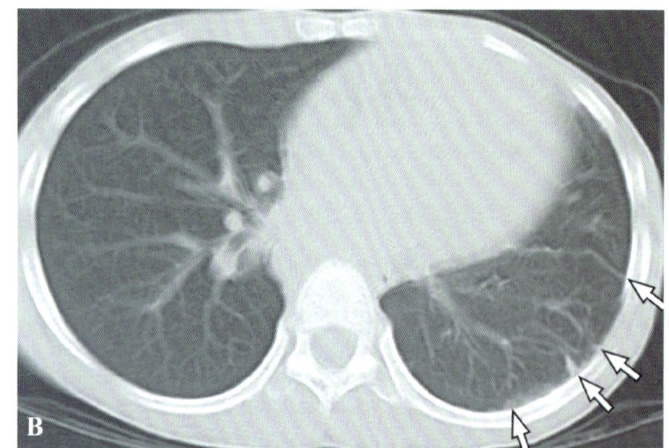

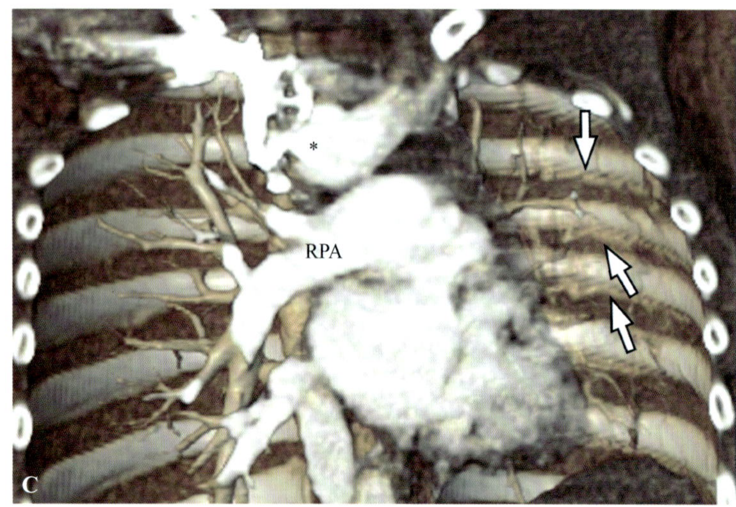

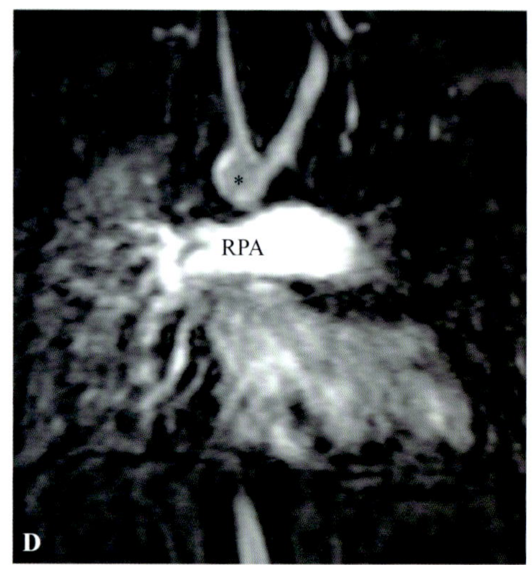

▲ 图 10-16 女，10 岁，出现反复咳嗽和呼吸急促，左肺动脉近端中断

A. 轴位增强 CT 图像显示没有左肺动脉；肺血流从主肺动脉（MPA）到右肺动脉（RPA）；主动脉弓（AA）位于右侧；B. 轴位肺窗 CT 图像显示左肺较小，有非常轻微的纵隔移位和锯齿状胸膜增厚（箭），反映了胸膜体循环侧支血管与肺动脉外周分支直接吻合；C. 3D 体积渲染的 CT 图像显示正常的右肺动脉（RPA）树枝状分支和左肺血管分布不良；明显的左肋间动脉（箭）为左肺提供侧支血流；注意右位主动脉弓（星号）；D. 肺动脉期的冠状位 MRA 图像显示左肺几乎没有增强；RPA. 右肺动脉；右位主动脉弓（星号）

向肺门的曲线状阴影，其代表供血动脉或引流静脉。大多数肺动静脉畸形位于肺下叶。不幸的是，小的肺部 AVM 易被正常结构所遮蔽，如心脏后区或肺门区，在胸部 X 线片上容易被忽略。对于这些小型肺 AVM，通常需要使用横断面成像研究（例如 CTA 或 MRA）进行进一步评估。

传统上，肺动脉血管造影可以评价肺 AVM。然而，近年来，MDCT 的 CTA 技术已成为用于全面评估肺 AVM 的首选成像方式和技术（图 10-17 和图 10-18）。在 CTA 上，肺动静脉畸形可表现为单或多个、单侧或双侧、简单或复杂。简单的肺动静脉畸形通过一个单一的供血动脉接受血液供应，而复杂的 AVM 通过两个或两个以上的动脉从至少两个不同节段的肺动脉接受血液供应，并与至少两个引流静脉连接。CTA 三维重建在小儿 AVM 的介入治疗前和治疗后评价中起着重要作用，因为其能详细地描述肺 AVM 的数量、大小、范围和血管结构。这使栓塞治疗可以做出最佳计划，而这是在处理复杂病变时最重要的因素[47, 72]。最近，MRA 也可用于肺 AVM 的评估[70, 73]。鉴于受累患者存在反常栓塞的风险，尤应注意 IV 置入和高压注射器的连接，以确保在 CTA 和 MRA 成像期间造影剂注射时无气泡[72]。

关于儿童肺部 AVM 的治疗，目前还没有针对

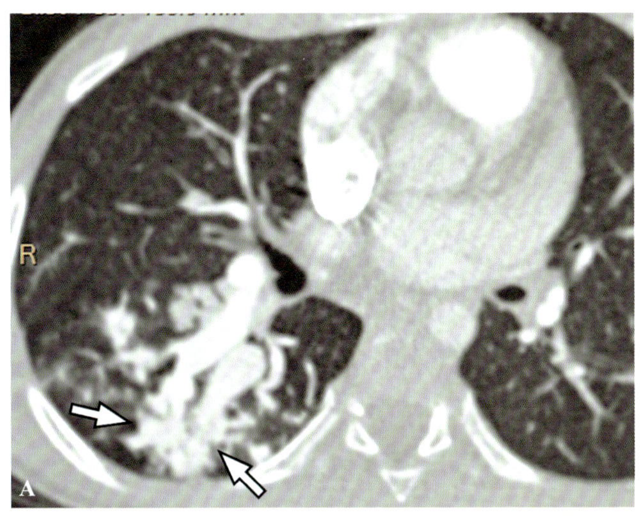

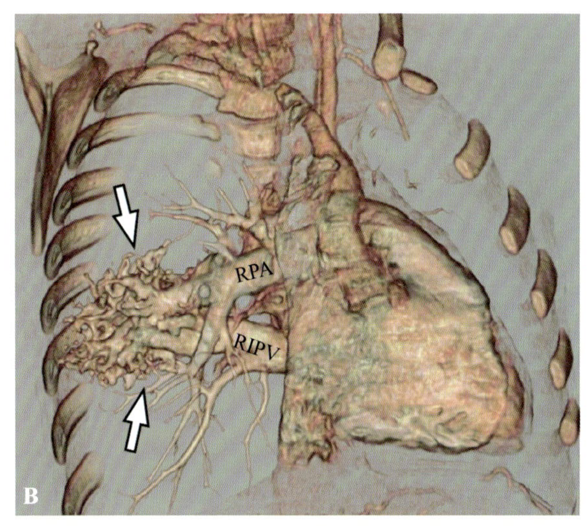

▲ 图 10-17　女，8 岁，肺动静脉畸形（AVM），该女孩有遗传性出血性毛细血管扩张症的家族史和与肺内分流有关的显示异常气泡的超声心动图

A. 轴位 CT 图像显示右下叶背段的巨大肺 AVM（箭）；B. 斜冠状位 3D 容积再现 CT 图像显示巨大的肺 AVM（箭），其具有来自右主肺动脉（RPA）的滋养动脉和引流入扩大的右下肺静脉（RIPV）的引流静脉

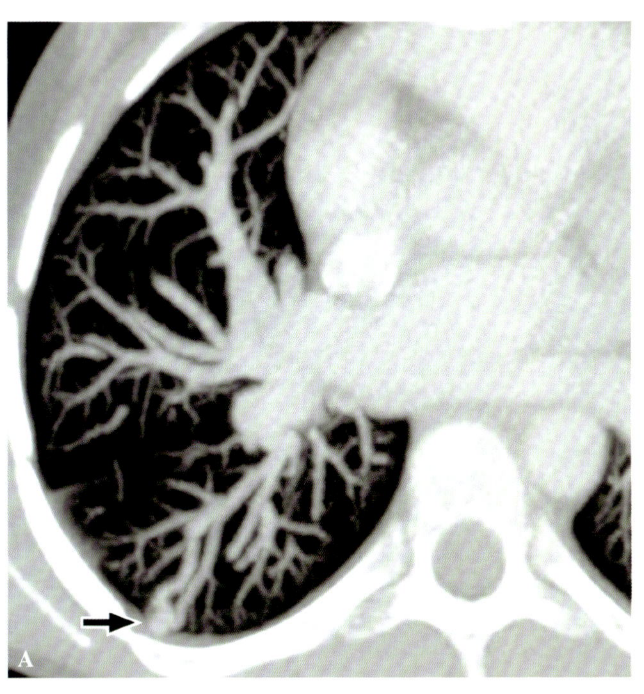

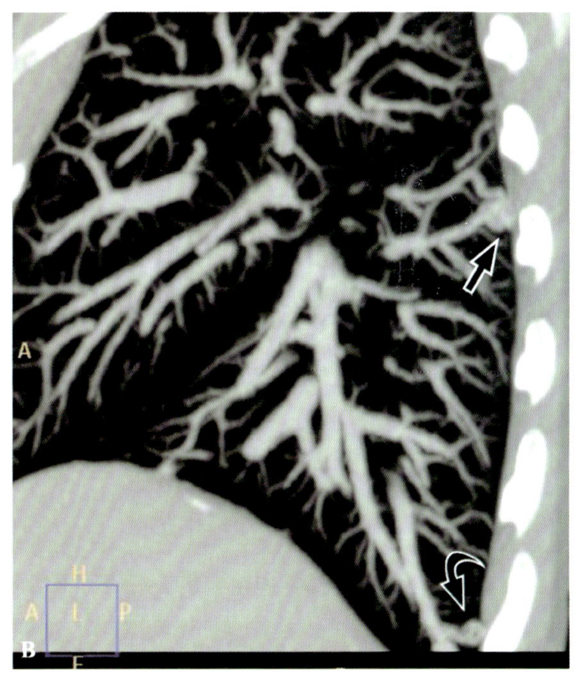

▲ 图 10-18　女，14 岁，遗传性出血性毛细血管扩张症，多发性肺动静脉畸形

轴位（A）和矢状位（B）最大密度投影 CT 图像显示右下叶背段的小的肺动静脉畸形（AVM）（直箭）；在肋膈沟区域可见另外一个肺 AVM（弯箭）

什么样的患者需要治疗的具体标准，特别是当患者无症状且年龄在 12 岁以下时[74, 75]。这是因为未成熟、发育中的肺可能会面临经肺动脉侧支再灌注的高风险，而这种情况更难治疗。尽管如此，一些研究显示了儿童肺动脉 AVM 治疗的有效性和安全性[67]，一般认为，CT 检查发现的供血动脉直径

不小于3mm的有症状的肺动静脉畸形应予以治疗[50, 72]。然而，据报道，供血动脉直径小于3mm的患者也可出现有症状的反常栓塞。因此，许多HHT中心目前正在治疗供血动脉直径小于3mm的肺AVM[67, 76]。目前对肺动静脉畸形的治疗是经静脉经导管栓塞治疗，可以使用各种材料进行栓塞治疗，包括纤维钢圈、纤维铂金嵌套线圈、纤维微线圈、亲水性线圈和自膨式镍钛合金栓，此外，对于患有肺AVM的儿童，建议在进行牙科和外科治疗之前应预防性地使用抗生素，以减少反常栓塞发作和发生脓肿的风险。

(5) 肺动脉高压：肺动脉高压（PAH）发生于许多临床条件下（图10–19）。最新的临床分类于2013年在法国尼斯举行的第五届世界研讨会上确立（表10–5），并取代了Dana Point分类。与成人PAH不同，儿童PAH通常是特发性的或与先天性心脏病（CHD）、慢性肺疾病或血液系统疾病（包括镰状细胞病）有关。PAH的潜在病理特征包括肺门动脉的扩张和粥样硬化。较小的肺内动脉通常表现为不同程度的向心性肥大（图10–20）。偶尔会伴随肺静脉

表10–5　肺动脉高压的分类*

1. 肺动脉高压	1.1　特发性PAH	
	1.2　遗传性PAH	1.2.1　BMPR2 1.2.2　ALK–1, ENG, ***SMAD9, CAV1, KCNK3*** 1.2.3　未知
	1.3　药物和毒素引起的	
	1.4　相关因素	1.4.1　结缔组织病 1.4.2　HIV感染 1.4.3　门脉高压症 1.4.4　先天性心脏病 1.4.5　血吸虫病
	1′　肺静脉闭塞性疾病和（或）肺毛细血管血管瘤病	
	1″　***新生儿持续性肺动脉高压（PPHN）***	
2. 左心疾病引起的肺动脉高压	2.1　左心室收缩功能障碍	
	2.2　左心室舒张功能障碍	
	2.3　瓣膜病	
	2.4　***先天性/后天性左心流入/流出道梗阻和先天性心肌病***	
3. 肺部疾病和（或）缺氧引起的肺动脉高压	3.1　慢性阻塞性肺病	
	3.2　间质性肺病	
	3.3　其他同时具有限制性和阻塞性改变的肺部疾病	
	3.4　睡眠呼吸紊乱	
	3.5　肺泡通气不足	
	3.6　长期暴露于高海拔地区	
	3.7　发育性肺疾病	
4. 慢性血栓栓塞性肺动脉高压		
5. 具有多因素机制，原因不明的肺动脉高压	5.1　血液系统疾病：***慢性溶血性贫血***，骨髓增生性疾病，脾切除术	
	5.2　系统性疾病：结节病，肺组织细胞增多症，淋巴管平滑肌瘤病	
	5.3　代谢紊乱：糖原贮积病，戈谢病，甲状腺疾病	
	5.4　其他：肿瘤梗阻，纤维化纵隔炎，慢性肾衰竭，***节段性PH***	

BMPR2. 骨形态发生蛋白受体Ⅱ型；CAV1. 微囊蛋白1；ENG. 内皮素；HIV. 人类免疫缺陷病毒；PAH. 肺动脉高压；

*. 第五届世界肺动脉高压研讨会，2013年2月在法国尼斯举行；对以前Dana Point分类的主要修改显示为斜体 [引自Simonneau G, Gatzoulis MA, Adatia I, et al. Updated clinical classification of pulmonary hypertension. *J Am Coll Cardiol.* 2013; 62(25suppl): D34–D41]

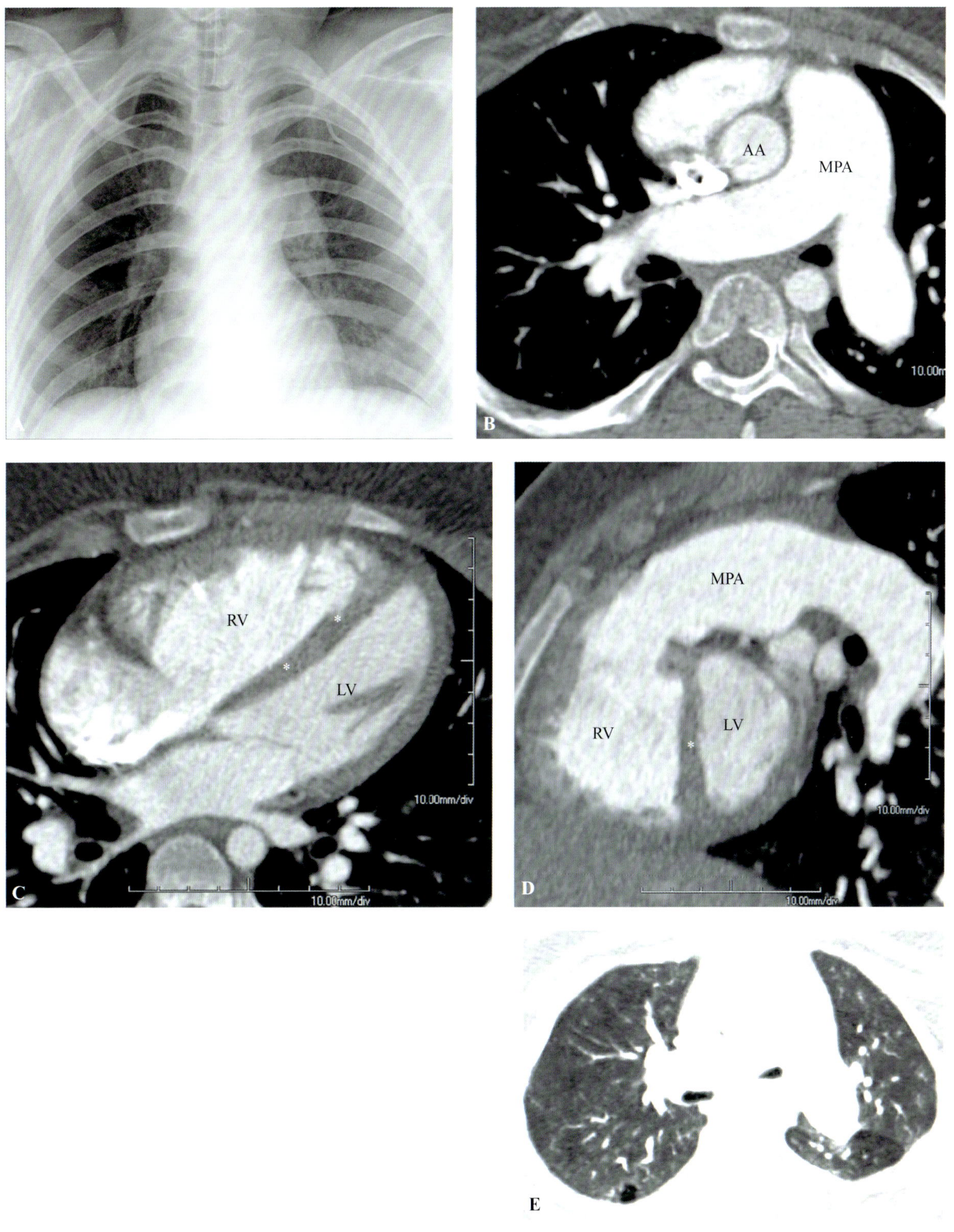

▲ 图 10-19　女，15 岁，疲劳逐渐加重，肺动脉高压

A. 正位胸部 X 线片显示肺动脉高压的特征性影像学表现，增大的主肺动脉，右肺动脉和左肺动脉，伴外周血管细小；B. 轴位增强 CT 图像显示中央肺动脉扩大，周围血管突然变细中断；注意，在同一水平主肺动脉（MPA）的横径超过升主动脉（AA），这一发现符合肺动脉高压；C 和 D. 轴位增强（C）和短轴重建增强（D）CT 图像显示具有右心室肥大的右心室（RV）增大；室间隔（星号）变平，在短轴重建的 CT 图像上显示左心室（LV）呈 D 形改变，这一发现可能表明肺动脉压升高；注意由于长期肺动脉压升高引起的右心室肥厚；E. 轴位肺窗 CT 图像显示马赛克灌注改变

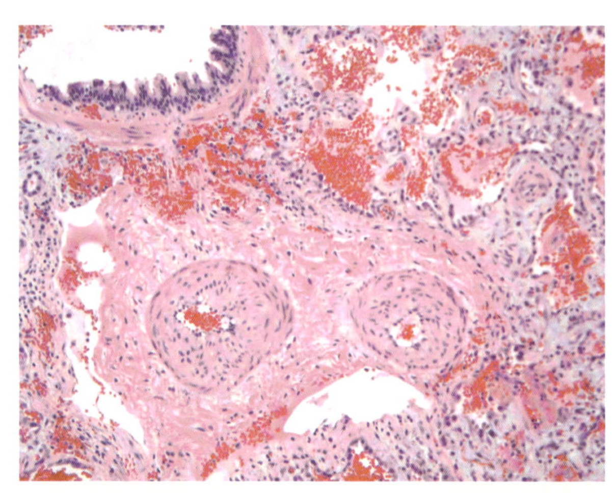

▲ **图 10-20 女，11 岁，肺动脉高压，其疲劳迅速发展为心力衰竭**

活组织检查显示动脉中层明显增厚（HE，×200）；最终，确定了 EIF2AK4 基因突变，为其他特发性疾病提供了解释

高压，这表明 PAH 是由静脉阻塞性疾病引起的。虽然 PAH 的症状通常在发病时很隐匿并且无特异性，但受累儿童可能会出现体力下降、生长迟缓、避免剧烈活动或发绀。

如果所有肺段的血流量相等且肺血管阻力增加，年龄超过 3 月龄的儿童的右心导管插入后测得的平均肺动脉压大于 25mmHg 则被定义为 PAH[77-83]。超声（ECHO）是一种广泛使用的、非侵入性的、可重复的且相对便宜的方法，可通过使用三尖瓣反流速度峰值测量收缩期肺动脉压力来筛查 PAH。对于中度 PAH 的检测，ECHO 的敏感性为 79%～100%，其特异性为 68%～98%[82]。ECHO 还可用于评估心脏解剖、左心室收缩和舒张功能障碍、射血分数异常、瓣膜异常和心内分流。

不管潜在病因，PAH 在 CT 上的表现包括：①扩大的中央肺动脉，扩张的 MPA 直径超过同水平的升主动脉的直径；②肺动脉远端逐渐变细；③右心室肥厚；④右心室和心房扩张伴室间隔扁平和右心室扩大后左心室后移[82, 85]（图 10-19）。此外，CT 还可以显示常与 PAH 相关的弥漫性肺疾病。这种肺部疾病经常表现为马赛克征象，其特点是在密度增加区出现动脉直径增加，而密度下降区则出现血管直径减少（肺血减少）[82]。

除 CT 外，MRI 能为 PAH 患儿提供额外的功能信息，还能量化分流情况[84]。MRI 可以直接评估右心室容积和形态，间隔和三尖瓣运动，以及射血分数，这些都对 PAH 患儿预后有意义[82, 84]。

在怀疑患有 PAH 的婴儿和儿童中，应检查脑钠肽（BNP）水平。BNP 是一种检测心室功能障碍的血清标志物，是监测儿科 PAH 疾病严重程度和进展的重要标志物[79, 86]。目前儿科 PAH 治疗的主要手段包括通气策略（目的是增加肺容积）、单用或联合使用肺血管扩张药，包括钙通道阻滞药、前列环素类似物、内皮素受体拮抗药及 5 型磷酸二酯酶抑制药，如西地那非和他达拉非。对于肺动脉高压恶化的儿童，房间隔造口术可作为初步的处理方法，另外这种手术也可在肺移植前使用[78]。值得注意的是，FDA 最近发布了一项强烈警告，禁止儿童患者长期使用西地那非治疗 PAH[83, 87]。伴下游阻塞（如肺静脉狭窄）的 PAH，如果在梗阻解除前使用血管扩张药可能导致致命的肺水肿[79, 82, 85, 88]。非侵入性和灵敏度高的影像学研究，如三维重建 CTA，可用来评估 PAH 患者的肺静脉通畅程度[89]。

4. 肺静脉

(1) 肺静脉狭窄：肺静脉狭窄（PVS）是指大的（肺外）肺静脉狭窄（图 10-21）。它可能单独发病（图 10-22），或可能继发于介入治疗或心血管外科手术（图 10-23）。在儿童患者中，异常肺静脉再植入手术后常继发 PVS，而在成人，PVS 常继发于房颤射频消融之后。先天性 PVS 的形成被认为是由于肌纤维母细胞样细胞无限制的增殖和基质沉积，导致肺静脉管腔狭窄[50, 58, 90-92]。在这种情况下，“原发性”肺静脉狭窄一词更合适。越来越多的证据表明，这种疾病不是静态的，而是逐渐加重的，甚至有可能不会在出生时发病。

PVS 与早产和其他形式的 CHD 密切相关，其与它们共同发生的概率为 30%～80%[58, 91]。因此，对所有的 CHD 患者应进行肺静脉超声心动图检查，特别是有研究证实，在以往肺静脉血流正常的情况下，可能会出现 PVS 恶化[93, 94]。PVS 也可能单独发生，在这些情况下，它通常发展迅速。

大多数 PVS 病例在婴儿期有呼吸困难加重和反复肺炎的病史。随着疾病的进展，肺动脉高压发展并变得日益突出。咯血可能成为一个关键的问题，特别是年长患儿[91]。因此，对于年轻的不明原因的

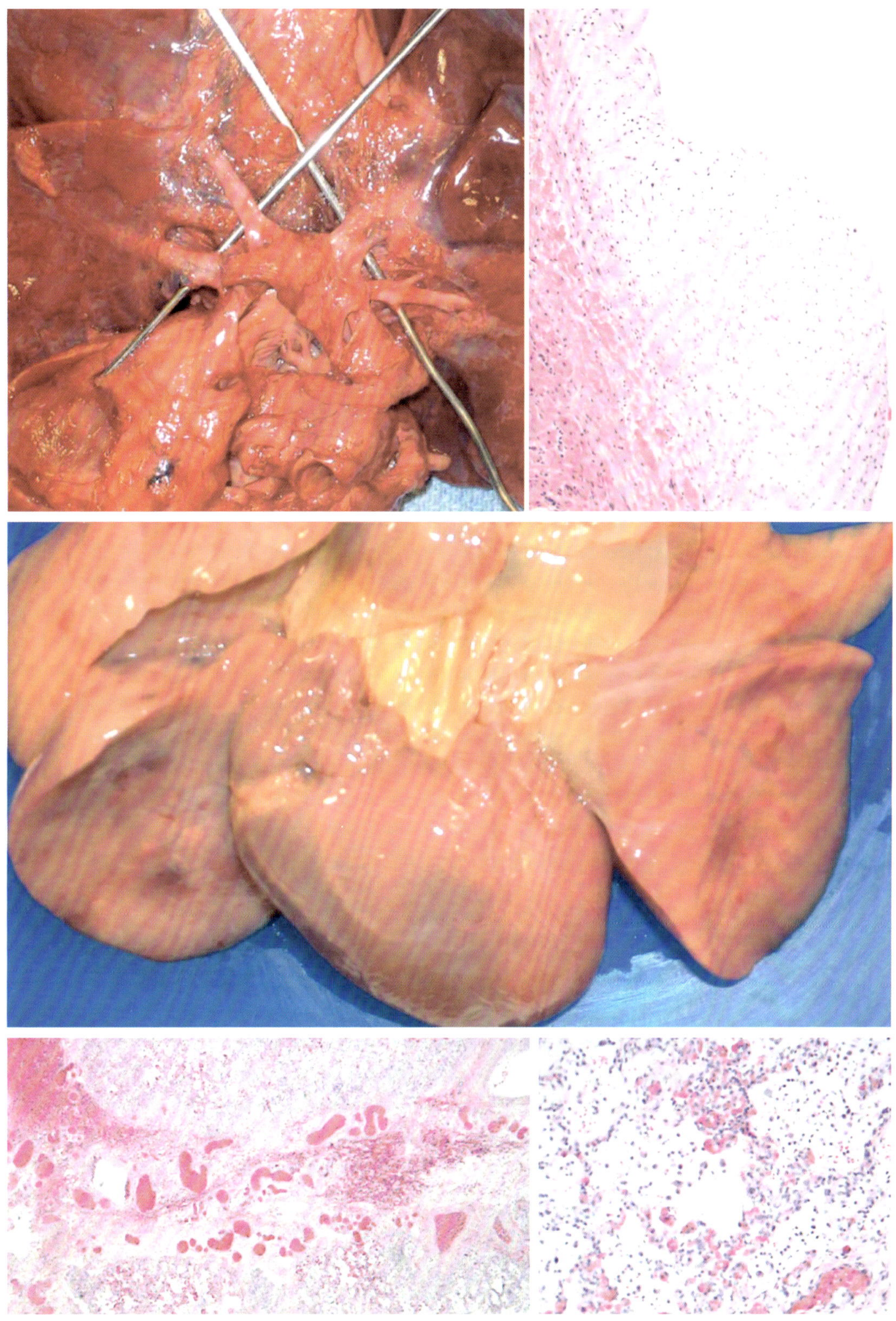

▲ 图 10-21 女，10 月龄，由于内脏移位综合征，在复杂的先天性心脏病修复后死于肺静脉狭窄

肺静脉狭窄影响管腔但不影响外在（左上）静脉直径；在显微镜下，所有 4 个静脉均显示纤维黏液样内膜增生（右上，HE，×200）；在肺的外表面上，由于慢性静脉阻塞，存在反映肺毛细血管血管瘤样病灶的豹状斑点（中间）；静脉高压变化在显微镜检查中很明显；小叶间隔扩张伴有厚壁和重复的静脉通道（左下，HE，×40），以及肺毛细血管血管瘤样病灶的斑片状肺泡间隔增厚（右下，HE，×200）

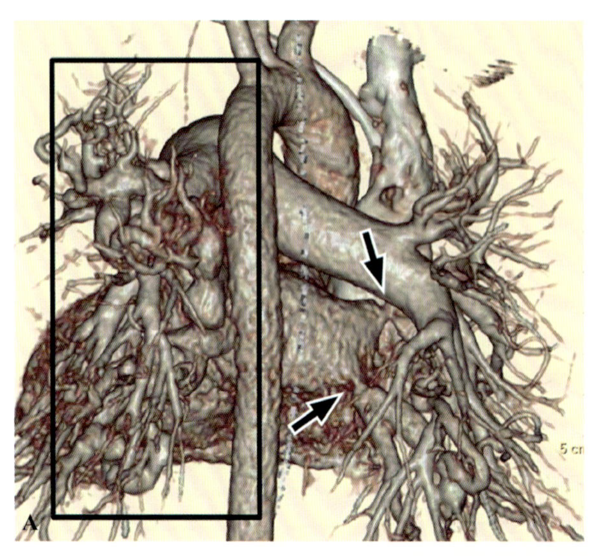

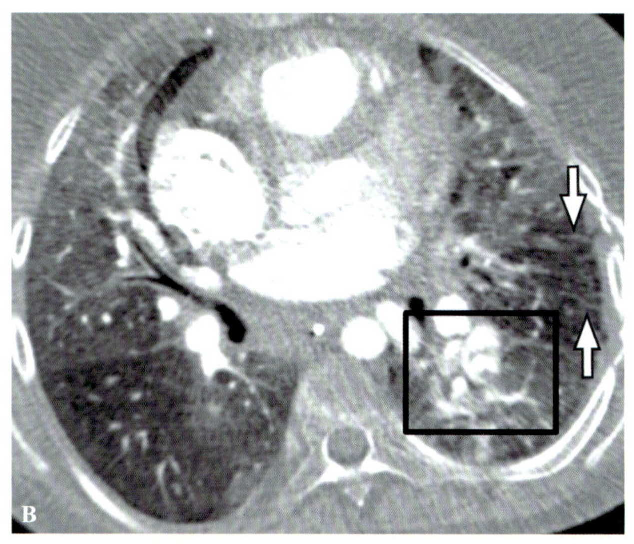

▲ 图 10-22 女，10 岁，肺静脉狭窄

A. 斜位 3D 体积渲染 CT 后视图显示至少达中度的右上、下肺静脉狭窄（箭）；左上肺静脉在心房插入时完全闭塞；左上和左下肺静脉（方框）的代偿性静脉曲张增大，可能由于血流改向而共同引流；B. 轴位增强 CT 图像显示平滑的小叶间隔增厚（箭）和与肺动脉高压相关的马赛克灌注模式；另可见左下肺静脉的代偿性静脉曲张增大（方框）

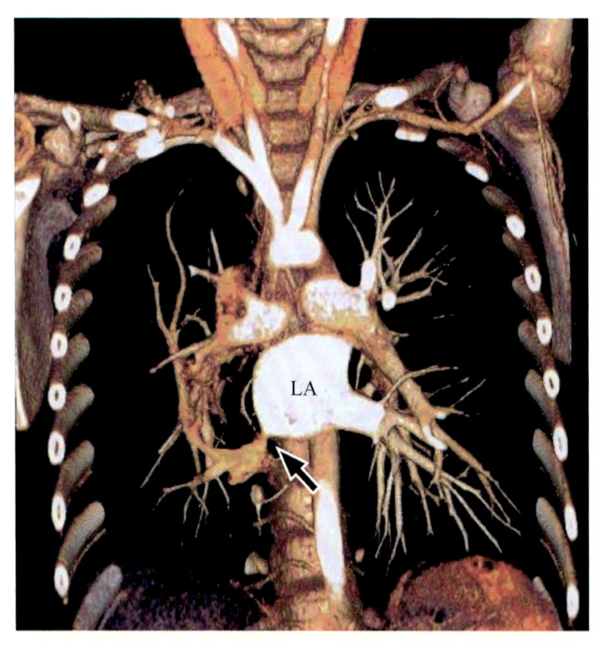

▲ 图 10-23 女，6 岁，弯刀静脉再植入后肺静脉狭窄

冠状位三维容积 CT 图像显示心房插入点重新植入的弯刀静脉的严重狭窄（箭）；LA. 左心房

肺动脉高压患者，所有的肺静脉都应该进行全面的评估，以确定是否存在 PVS 的征兆。通常，诊断的年龄和症状的严重程度取决于涉及的肺静脉数量和每一个肺静脉阻塞的严重程度[91, 95]。布林霍尔特等发现在有 3 或 4 条静脉受累的 PVS 患者中死亡率接近 85%，如果仅累及 1 或 2 条静脉，则死亡率为 0。

在患有 PVS 的婴幼儿中，ECHO 通常是首选的影像检查方法，通常所有肺静脉均可见到。血流速度大于 1.6m/s 的湍流的彩色多普勒血流显像可能预示血流动力学明显障碍[96]。在胸部 X 线片上，PVS 的表现包括片状、网状阴影和增厚的小叶间隔，反映了患病侧肺内静脉引流受损。在严重病例中，影像学表现可能与肺静脉闭锁不易分辨，这些表现包括平滑的间隔增厚、网状阴影、斑片状磨玻璃样小叶中心阴影、光滑或结节样胸膜增厚。

在 CT 上，PVS 表现为肺静脉增厚和变窄，通常累及肺静脉 – 左心房交界区。然而，异常可能会逐渐扩展到更多的中央和周边节段，导致长节段狭窄，特别是在进展性病例中[47, 58, 98]。对于 CT 评价 PVS，建议常规采集 3D 容积 CT 图像以准确评估中央 PVS，因为 3D 容积 CT 图像可以很好地显示 PVS 中出现的异常狭窄，可提高诊断准确性和诊断一致性[89]。此外，还可以看到受累的肺静脉和左心房邻近的软组织，这些软组织代表增生的肌纤维母细胞。在 CT 肺窗图像上，可能存在一种弥漫性、多灶性的马赛克样密度改变区。通常，如预期的那样，考虑到马赛克样改变的潜在血管病因，能在低密度区观察到肺少血改变[99]。这与在小气道疾病中观察到的改变不同，其血管结构不受影响[99]。也可能存在与血管充血相关的增大的纵隔淋巴结[100]。

在MRI上，PVS患儿可能有类似表现。尽管CT可提供更好的空间分辨率，然而MRI可以提供更多的生理信息，通过量化受累和无受累肺组织的肺静脉和动脉血流，可以很容易地评估狭窄的临床意义[92]。尽管目前还没有常规用于PVS的评估，但在V/Q扫描中，PVS可能表现为放射性示踪剂斑片状分布，但没有在CT上可见的散在节段或亚节段的病变。这可能与下游阻力增加影响白蛋白大颗粒的流动，但不影响CTA或肺血管造影中造影剂的高压注入有关[97, 100]。

球囊血管成形术可用于治疗PVS，支架植入通常仅被认为是肺移植前的最后一种治疗方式[91]。PVS儿童患者应特别小心，因为术前植入支架可能会使后续手术操作复杂化并受到限制。为了减少静脉创伤以避免任何刺激导致再生狭窄，引入了新的外科静脉成形技术，但在原发和继发儿童PVS中均存在较高的再狭窄率。因此，在这种患者群体中，需要继续进行无创性影像学的随访。严重病例可能需要肺移植或联合心肺移植[91, 101]。

(2) 肺静脉曲张：肺静脉曲张是一种相对罕见的血管异常，表现为肺静脉段的局灶性动脉瘤样扩张。肺静脉曲张不应与肺AVM混淆[102, 103]。与肺AVM不同，肺静脉曲张不会导致右向左分流。肺静脉曲张可能是先天的或后天的，后者见于有潜在心脏疾病导致肺静脉高压的儿童患者，如中央型肺静脉狭窄、二尖瓣疾病和主动脉缩窄[103]。在大多数情况下，无症状儿童患者中偶然可发现肺静脉曲张，并且在纠正潜在的异常后其会消失。静脉曲张可以是血栓形成的发源地，受累儿童患者可能因为破裂和血栓栓塞等并发症而出现症状[47, 50, 58]。

在胸部X线片上，肺静脉曲张可能表现为与心脏轮廓接近的边界清楚的肺或纵隔病变，应与儿童患者中引起占位性改变的其他病因区分开来，如先天性肺部异常、球形肺炎或肿瘤。CT三维重建对这些血管病变的诊断尤其有用。肺静脉曲张的影像特征包括：①肺静脉和静脉曲张相邻近，伴随两种结构的同时增强；②静脉曲张引流入左心房，没有体循环和肺循环之间分流的证据；③与其余正常肺静脉相比，静脉曲张排空延迟；④曲张肺静脉的中央部分迂曲；⑤缺乏与肺动脉相连续的供血动脉[47, 58, 104]。一些作者主张使用可以显示病变内血流方向和血流模式的影像检查手段，如US、MR或常规血管造影，以区分肺静脉曲张和肺AVM[102, 103, 105]。

对于肺静脉曲张的治疗，手术切除仅适用于有症状的儿童患者，或在诸如破裂或血栓栓塞等并发症的情况下[47, 105]。

(3) 部分肺静脉回流异常（包括弯刀综合征）：部分肺静脉回流异常（PAPVR）是由于一条或几条但不是全部肺静脉未能汇入左心房而导致的。异常静脉引流入体循环静脉，最终导致左向右分流。PAPVR通常是单发，右侧更常见。右肺静脉的发生率是左肺静脉的两倍。右侧肺静脉多异常引流入SVC（图10-24）、右心房（图10-25）和IVC，而左肺静脉异常多引流至左侧头臂静脉（图10-26）和冠状窦。

在患有PAPVR的儿科患者中，肺部引流至全身的血流量随着两者间异常连接静脉数量成比例地增加，也随着相关的房间隔缺损（ASD）（通常是静脉窦缺损，在约50%的PAPVR患者中可见）成比例地增加[106]。静脉窦缺损是静脉窦间隔缺损所

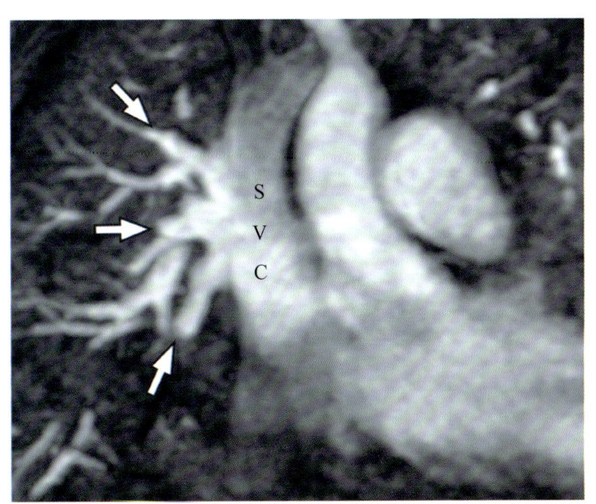

▲ **图10-24 男，9岁，右侧部分肺静脉异常回流，超声心动图示右肺静脉显示不佳，右心室扩张和静脉窦型房间隔缺损等异常**

冠状位最大强度投影MRA图像显示至少有三条右侧的肺静脉（箭）异位引流到右上腔静脉（SVC）的部分异常肺静脉回流

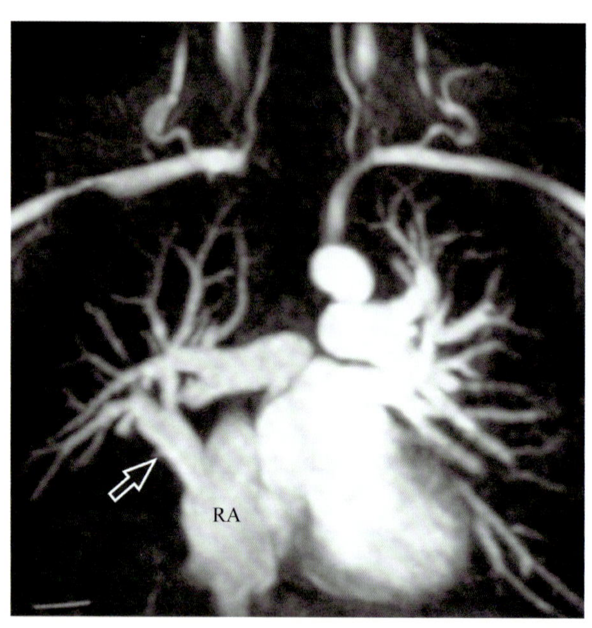

▲ **图 10-25 男，8 岁，在学校锻炼后出现持续性呼吸困难，右侧部分肺静脉异位回流**

冠状位最大强度投影 MRA 图像显示右肺静脉（箭）引流入右心房（RA）

引起的，导致右肺静脉与 SVC 或右心房后部异常连接。由于容量负荷过重，右心腔和肺脉管结构经常扩大。然而，在单纯的 PAPVR 中，肺动脉高压和右心衰竭很少发生，其他类型的 PAPVR 有时取决于合并的 ASD 或 PFO。

最常见的 PAPVR 类型包括右上肺静脉异常回流到 SVC，伴有或不伴有相关的静脉窦缺损，然后是左上肺静脉异常回流入左无名静脉。与完全异常的肺静脉回流不同，在 PAPVR 中，很少见引流受阻，大多数患儿症状轻微或无症状 [5, 60, 107, 108]。

弯刀综合征、肺发育不全综合征或先天性肺叶静脉综合征是 PAPVR 的一种形式，其中肺静脉异常引流右肺的一部分或整个肺，通常进入 IVC，表现为右下肺新月形阴影（图 10-27）。异常静脉可引流入肝静脉、门静脉、奇静脉、冠状窦或右心房，常与弯刀（土耳其刀）相似，因此称为“弯刀综合征”。弯刀综合征几乎都发生在右侧，并且通常与发育不全的 RPA 和由右旋心脏引起的不同程

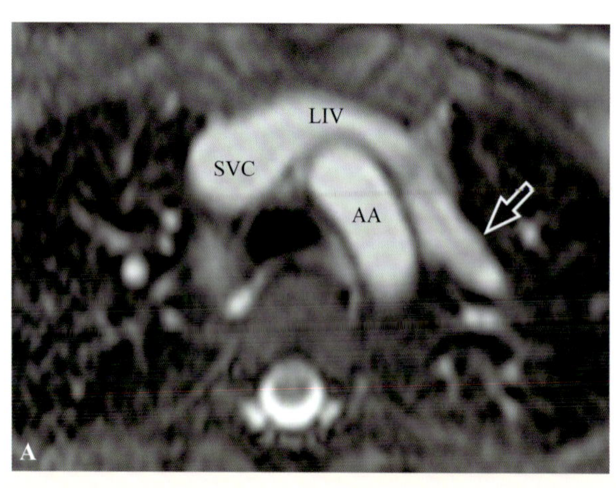

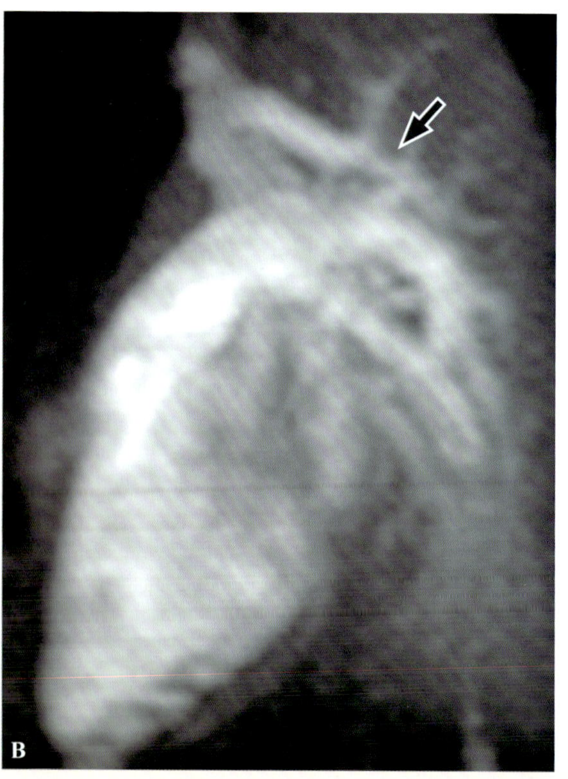

▲ **图 10-26 男，14 岁，左上叶部分异常肺静脉回流，为评估肺炎行胸部 X 线检查结果示上纵隔增宽**

轴位白血 MR 图像（A）和矢状位最大强度投影 MR 图像（B）显示引流入左无名静脉（LIV）的异常左上肺静脉（箭）；AA. 主动脉弓；SVC. 上腔静脉

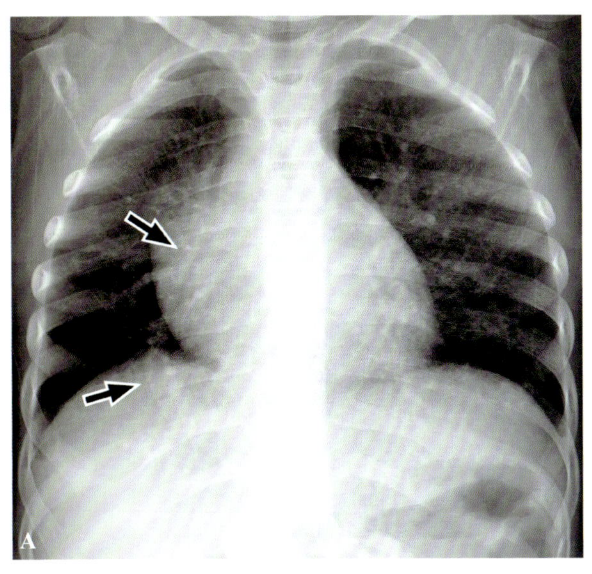

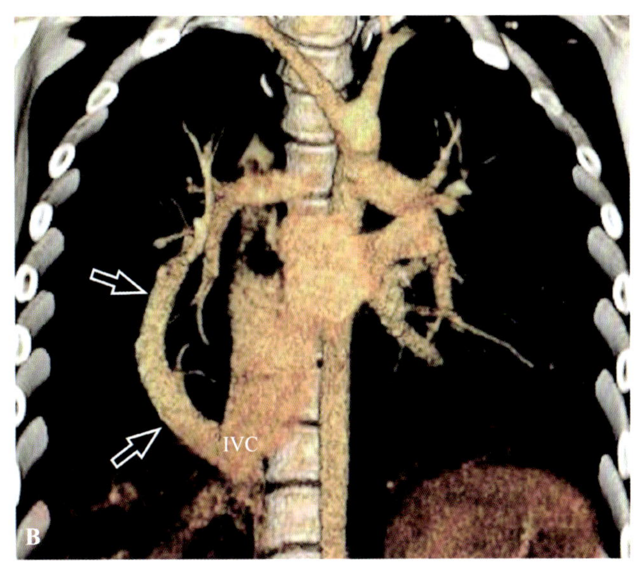

▲ 图 10-27　女，6 岁，弯刀综合征，表现为发热和咳嗽

A. 正位胸部 X 线片显示弯刀静脉（箭）和轻度心脏右旋，与肺部发育不全综合征相符；B. 冠状位三维容积再现 CT 图像显示大部分发育不良的右肺通过弯刀静脉（箭）引流入下腔静脉（IVC）的肺静脉异常引流

度的右肺发育不全相关。大约 25% 的受累儿童伴有先天性心脏病，最常见的是静脉窦型 ASD。女性多发是这一综合征的典型特征，常见的相关异常包括支气管囊肿、马蹄肺、肺隔离症、副横膈、右旋心，以及部分右肺异常的动脉血供，多来自于降主动脉[47, 50, 60, 109]。

PAPVR 的血流动力学后果取决于异常肺静脉的数量和大小，以及分流的持续时间。当分流明显时，通过右心的流量增加，相应地肺血流量也增加。随后可能发展为肺动脉高压和右心衰竭。虽然儿童 PAPVR 通常无症状，但由于其常合并其他 CHD，PAPVR 偶尔可能在检查过程中得到诊断。同样地，由于偶然发现心脏杂音，当进行影像学检查时可发现 PAPVR[47, 58]。对于弯刀综合征的婴儿，常出现呼吸系统的并发症。肺功能测试可显示肺体积和通气减少，表明持续性肺发育不全，这是严重程度的标志，也是心脏缺陷和肺动脉高压严重程度的标志。另一方面，弯刀综合征也可能在年长患者中偶然发现。

PAPVR 的影像学表现与异常连接的部位和有无梗阻有关。在胸部 X 线片上，可以看到不同程度的肺血增加。如果分流足够严重且持续时间足够长，则可观察到轻度至中度右心肥大。横断面成像特别是心脏 MRI 是准确描述异常静脉连接的首选成像方式。MRI 还可以通过量化肺血流 – 全身血流比，即 Qp ∶ Qs，以提供进一步的生理信息，而 Qp ∶ Qs 对于确定是否需要进行手术修复是必要的[50, 95]。CT 和 MRI 还可以提供有关术后肺静脉阻塞或狭窄的准确信息。

在弯刀综合征儿童患者中，胸部 X 线片可见代表弯刀静脉典型的位于右下胸部垂直走行的曲线样阴影，且可能与胸部正位 X 线片上的右肺发育不全有关[107, 110, 111]。目前，CT 和 MR 是证实和显示小儿弯刀综合征相关发现的最佳成像方式。据报道，三维成像特别适用于术前评估异常弯刀静脉的整体结构[58, 60]。考虑到弯刀综合征患者常合并肺实质异常改变、肺分叶异常和支气管异常分支，CT 可以特别好地评估该综合征[58, 60]。同侧下肺静脉的缺失是横断面影像诊断弯刀综合征的重要征象。

根据 Alsoufi 等的经验，当 PAPVR 患者对药物治疗无效或存在连续大的左向右分流（Qp ∶ Qs > 2 ∶ 1）时，建议手术治疗。手术常预后良好，与时间相关的发病率低。相对地，弯刀综合征处理复杂，术后肺静脉阻塞及右肺灌注异常减低的发生率高。外科修复弯刀综合征的适应证存在争议，当存在右心室容积负荷时通常推荐外科修复，并且通常在对 ASD 修复时同时进行。当单条异常引流静脉未产生右心室容量负荷时，不认为手术是必需的。手术的类型由异常连接的位置决定，并且通常是将异常静脉重新连接到左心房，可以通过直接吻合术更多情况下则是利用隔板。在弯刀综合征中，对侧支动脉进行闭塞也是必要的[111, 112]。

5. 上腔静脉　左上腔静脉及双上腔静脉：在一般人群中，永存左 SVC 的发生率为 0.3%；然而，在先天性心脏病患者中的发生率可能高达 4.4%[5, 113-116]。在中东地区的后代中，这些异常的发生率较高（13.5%）[117]。胚胎学上，永存左侧 SVC 是由左前主静脉退化失败引起的。右前和总主静脉同时存在，则产生双侧 SVC，可以伴或不伴与头臂静脉相连接的桥静脉（图 10-28）。在大多数情况下，永存左侧 SVC 通过扩张的冠状窦流入右心房。然而，在某些情况下，它可能流入左心房并导致右向左分流[115, 116]。

与左侧 SVC 相关的异常包括间隔缺损（室性和房室性）、法洛四联症、右心室双出口、内脏异位和二尖瓣异常[5, 113, 116]。常见的心外疾病包括

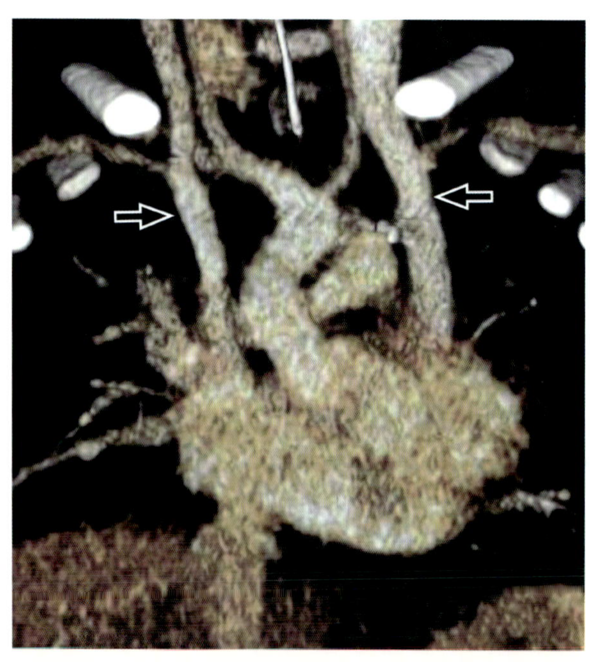

▲ **图 10-28　女，10 月龄，先天性心脏病，双上腔静脉**

冠状位 3D 体积渲染 CT 图像显示双侧上腔静脉（箭）；从左上肢注射造影剂，显示左侧上腔静脉引流至扩张的冠状窦（未示出）；没有看到连接左上腔静脉和右上腔静脉的桥接静脉

VACTERL 联合征（椎体缺损、肛门闭锁、心脏缺陷、气管－食管瘘、肾脏异常和肢体异常）、21 三体、22q11 缺失、CHARGE 综合征和特纳综合征[114]。

SVC 异常的识别至关重要，因为根据其是否有桥接到右侧 SVC 的无名静脉，可以从根本上改变用于心肺分流术的静脉插管这一技术和其他手术技术[113, 116, 118]。因此，积极研究心脏外科手术中的这些异常是特别重要的。此外，当通过左侧的 SVC 和冠状窦进入右心房时，导管穿过右心室到肺动脉的可能性很小，因为血流方向是不顺的。此外，据报道左侧 SVC 患者的冠状窦导管插入术与胸痛、胸廓塌陷和心肌缺血样的心电图改变相关[117]。

提示左侧 SVC 存在的影像学依据包括存在冠状窦扩大和左无名静脉缺失[5, 114]。如果存在桥接静脉，则构成所谓的双 SVC，SVC 和 IVC 的常规直接置管足以提供适当的静脉回流。如果没有桥接静脉，则需要采取其他更复杂的方法来确保良好的静脉回流[118]。同样，如果需要腔静脉肺动脉吻合术（双向 Glenn）并且不存在桥接静脉时，则需要双侧双向 Glenn 手术[113, 116]。

6. 下腔静脉　下腔静脉中断伴奇静脉延续：据报道，下腔静脉中断伴奇静脉或半奇静脉延续的发生率为 0.15%～1.3%[113, 119]。这种血管异常通常与复杂的 CHD、右或左异构和异常的肺静脉连接有关[113, 119]。这种静脉血管异常的诊断很重要，因为它可能会导致介入或外科手术过程中出现技术困难。报道的并发症包括双侧复发下肢深静脉血栓、病态窦房结综合征和心房颤动[119-121]（图 10-29）。

（二）获得性大血管异常

1. 感染性疾病（包括真菌性主动脉瘤）　真菌性主动脉瘤是指任何感染性病因引起的动脉扩张，而不论大小或病因。真菌性主动脉瘤占所有主动脉瘤的 3%[122, 123]，在儿童患者中少见[124]（图 10-30）。儿童人群的病因包括脐动脉插管、纵隔炎、结核性主动脉旁淋巴结炎、先前的主动脉或纵隔手术、细菌性心内膜炎和远处部位感染的血行播散。感染机制包括邻近感染结构的直接传播，例如可能发生在纵隔炎、感染性心包炎、脓胸、椎旁脓肿、败血症栓子栓塞主动脉血管滋养血管、内膜损伤的细菌播散和外伤时直接细菌种植[122, 123, 125-127]。金黄色葡萄球菌、沙门菌和肠球菌是三种最常见的致病微

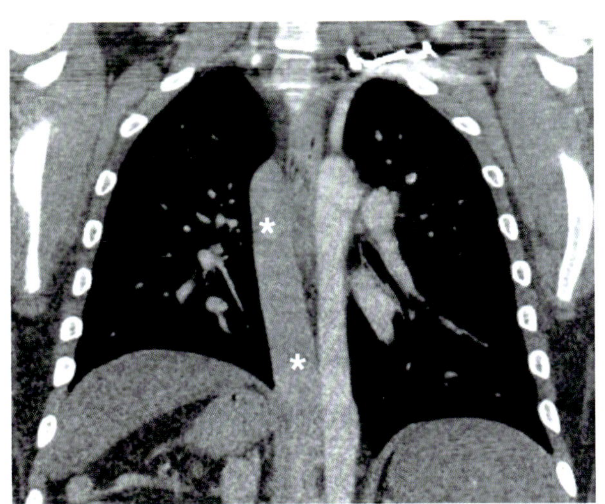

▲ **图 10-29 女，15 岁，下腔静脉中断伴奇静脉延续**

冠状位重建的 CT 图像显示该患者有明显的奇静脉（星号），其下腔静脉中断伴奇静脉延续，这在儿科内脏异位患者中并非罕见

生物[122, 123, 125]。

在影像学研究中，大多数真菌性主动脉瘤呈囊状，表现为形态不规则、壁增厚。在感染的早期阶段，可以看到主动脉周围的液体和周围软组织的脂肪堆积。囊性动脉瘤的快速进展或形状的改变高度提示合并感染。在后期阶段，偶尔会看到真菌性主动脉瘤壁内积气[122, 123, 125]。除了结局评估或关于推荐的治疗方法或首选的外科技术的结论等方面的研究外，关于儿童真菌性主动脉瘤修复的文献报道很少。

2. 创伤性疾病 急性创伤性主动脉损伤（包括夹层动脉瘤和假性动脉瘤）：创伤是 1 岁以上儿童患者死亡的主要原因。尽管创伤性血管损伤在该人群中相对罕见，但其有着显著的发病率和死亡率。胸主动脉损伤的机制是剧烈减速，引起主动脉的运

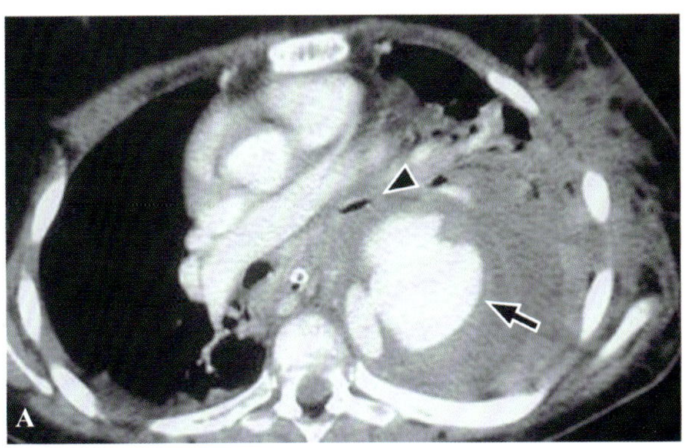

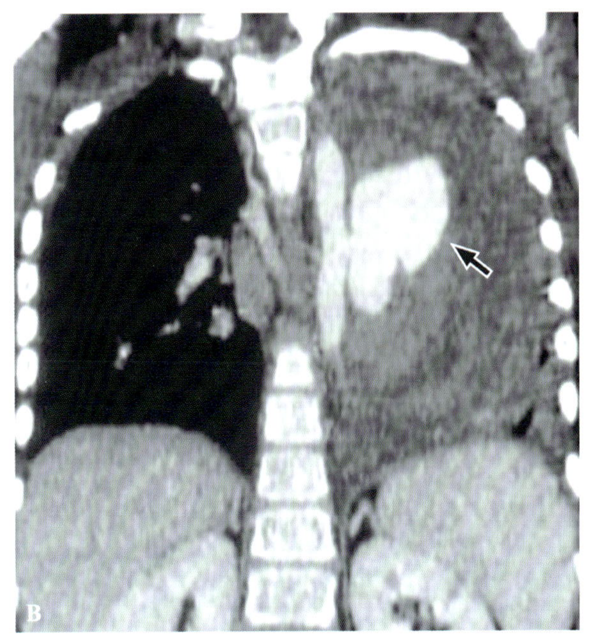

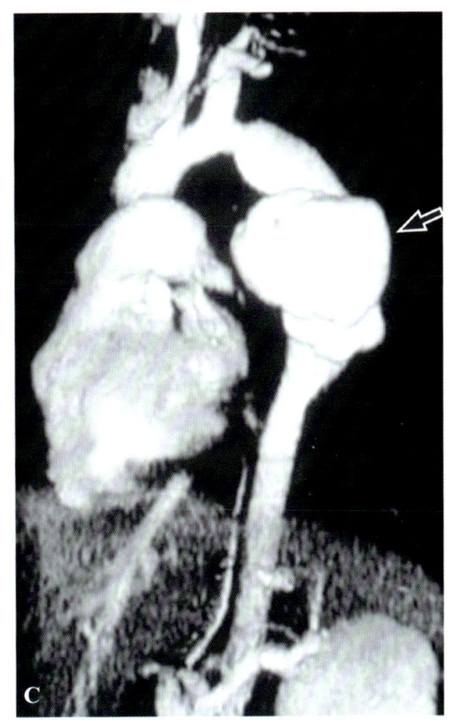

▶ **图 10-30 男，8 岁，真菌性主动脉瘤，表现为发热、肺炎和呼吸窘迫加重**

胸部 X 线片（未示出）显示左半胸的完全不透亮，随后行 CT 用于进一步评估；轴位（A）和冠状位重建（B）CT 图像显示左胸中部主动脉轮廓不规则，伴有局灶性动脉瘤扩张，不规则轮廓（箭）对左主支气管（箭头）施加压迫；还可见主动脉周围左肺实质密度的不均匀增加，考虑为合并的肺炎；C. 体积渲染的 3D CT 图像显示了真菌性主动脉瘤的位置，范围和整个形状（箭）

动和相对静止部位的剪切力，通常是动脉导管韧带、主动脉根部和膈肌裂孔[128]，在临床中主动脉峡部是最常见的损伤部位（图 10-31）。在尸检中，有 20%～25% 的病例有升主动脉损伤；然而，80% 的损伤是致命的，导致心包积血和填塞、主动脉瓣破裂或冠状动脉夹层[129]。

在全国性的儿童血管损伤流行病学研究中[130]，40% 的儿童胸部血管性创伤是穿透性血管损伤，通常由枪械或刺伤所致。将近 50% 的儿科患者因穿透性创伤致胸内血管损伤而无法存活。

最常见的创伤性主动脉损伤是横向撕裂，从内膜撕裂到完全横断，取决于主动脉壁受累层数。部分撕裂导致不全性破裂，通常仅涉及主动脉内侧两层结构，而完全横断，因为出血其通常是致命的，通常涉及主动脉所有三层结构[128]。CTA 技术是评价创伤性主动脉损伤的最重要的成像方式和技术，它对外伤性主动脉损伤的检查灵敏度和阴性预测值接近 100%[128, 131]。

主动脉周围纵隔血肿是主动脉损伤的间接征象，其可能是由主动脉滋养血管的出血、血胸和心包积血引起的[132, 133]。

主动脉创伤的直接征象包括假性动脉瘤形成，内膜瓣，轮廓不规则，附壁血栓，主动脉内径突然改变，以及罕见的造影剂直接外渗，尤其是位于血

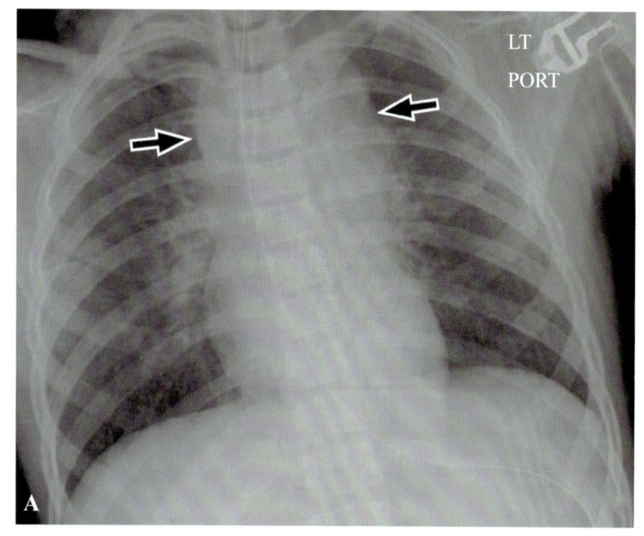

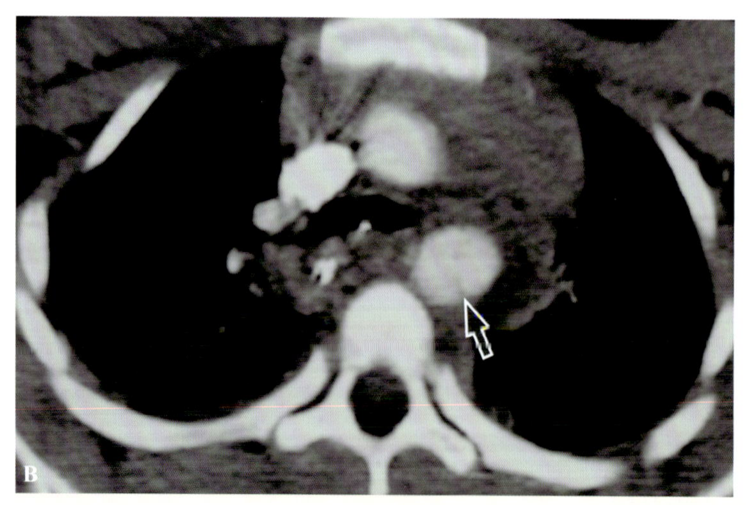

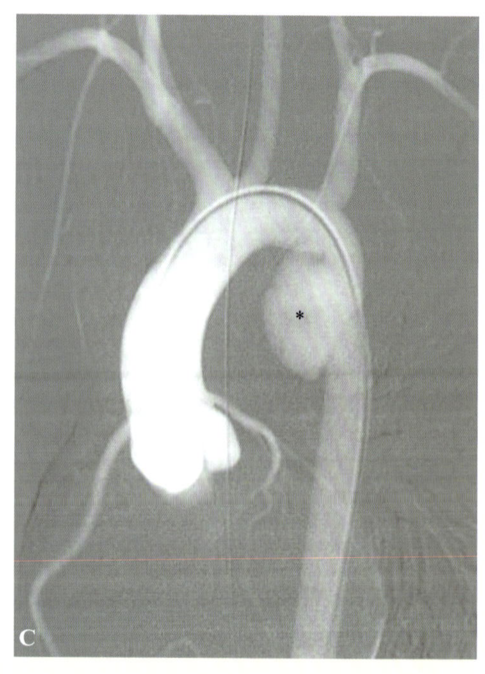

▲ 图 10-31 **男，15 岁，机动车事故后急性创伤性主动脉损伤**

A. 正位胸部 X 线片显示纵隔增宽（箭）；气管稍微偏向右侧；B. 轴位增强 CT 图像显示在主动脉峡部的典型位置处的创伤性主动脉损伤（主动脉夹层）；注意内膜瓣（箭）和周围纵隔血肿；C. 血管造影显示所形成的假性动脉瘤（星号）

管旁区[128, 131-134]。创伤性假性动脉瘤表现为起源于峡部的圆形凸起，具有向前凸起的不规则的边缘。这些特征表明存在外膜所包裹的动脉破裂，导致局部隆起，这是由于血液通过内膜和中膜的撕裂处而引起局部隆起。撕裂的内膜可能表现为穿过假性动脉瘤基底部的封盖。发现管旁的假性动脉瘤几乎总是表明存在主动脉损伤。

主动脉内膜撕裂必须与正常的动脉导管憩室或动脉导管隆起区分开来，这是在主动脉峡部动脉导管韧带处的胚胎性残余，表现为沿主动脉弓峡前内侧的一个局灶性隆起[135, 136]。这是一种常见的变异，很容易被误认为是创伤后假性动脉瘤，也可能发生在主动脉峡部。动脉导管隆起具有光滑的轮廓且表现为钝角，而裂口通常有不规则的轮廓和更尖锐的角度。多平面、MIP、VR 和虚拟 3D 血管造影可以帮助确定此类不规则结构的精确解剖，因为它们能够将血管的平面重建显示[5, 134]。

一种特殊类型的创伤性主动脉损伤和并发症是主动脉食管瘘，可导致致命性出血。据报道，婴儿在摄入纽扣电池后出现这种情况。主动脉食管瘘是由机械压力、电流产生的腐蚀性羟基离子及碱性物质泄漏造成的腐蚀性损伤共同作用的结果[137]。如果怀疑食管出现电池，应拍胸部 X 线片加以证实；必须立即行内镜取出，因为在摄入后 5h 内就会出现穿孔[137]。

根据损伤的类型，外伤性主动脉损伤的治疗可以包括内科、经皮或手术方法。一般来说，外科修复仍然是主要的治疗方法，尽管近年来，在许多创伤中心使用经皮血管内支架置入术作为手术的替代方案被广泛应用。然而，鉴于长期随访数据的缺乏，后一种选择值得商榷[128, 138]。

3. 血管疾病

(1) 多发性大动脉炎：儿童血管炎是一组罕见的多系统疾病，其特征是在血管壁中存在炎症。如果不进行治疗，这种情况可能会导致血管狭窄引起组织缺血、血管闭塞、动脉瘤或血管破裂[139, 140]。儿童血管炎可能继发于感染、恶性肿瘤、药物或辐射照射，也可能继发于其他风湿性疾病，如系统性红斑狼疮或青少年皮肤肌炎[141]。儿童血管炎的分类主要依据受累血管的大小及肉芽肿的有无[142]。

大动脉炎是一种大中型血管肉芽肿性血管炎，主要影响主动脉及其主要分支和肺动脉。这种情况好发于女性，其病因目前尚不清楚，但它被认为是 T 细胞介导的自身免疫过程，其导致从外膜血管滋养管向内延伸的全动脉炎。早期诊断很困难，因为临床表现往往是无特异性。最常见的表现为高血压、头痛、头晕、腹痛、下肢跛行、发热和体重减轻[139-141, 143]。

临床上，大动脉炎分为两期，第一期为早期、全身性、“无脉搏”前期，第二期为晚期、闭塞性、“无脉搏”期。在早期“无脉搏”阶段，全身系统症状常见，包括乏力、发热、盗汗和体重减轻。在体检中，近 90% 的患者患有高血压，在受累血管中可能检测到杂音或血管搏动减弱。大动脉炎在慢性期的症状取决于受累的血管，一旦出现血管闭塞或高度狭窄，就出现缺血症状。根据受累血管区，受影响的儿童患者可能表现为高血压、缺血性心脏病、腹痛、血尿或蛋白尿[122, 123, 125, 141]。

横断面成像，最好是 MR 血管造影，可用于评估大动脉炎，因为 MRI 可以显示强化的增厚的血管壁，这一发现与疾病活动密切相关，这在临床上难以充分评估[144]（图 10-32 和图 10-33）。MIP 和 3D 容积再现重建在描述受累血管的狭窄程度或动脉瘤样扩张程度上特别有帮助。此外，在 MR T_2 加权图像上，偶见管壁水肿，表现为高信号的同心圆[123, 125]。与 CT 比较，MRI 的局限性包括其对血管分支的描述不佳，可能误诊为血管闭塞，对晚期大动脉炎中可能发生的钙化显示欠佳，对较小血管评估的敏感性相对较低及在每个平面扫描区域较有限[125, 145, 146]。

类固醇是儿童大动脉炎的主要治疗手段。替代治疗方法适用于那些对 3 个月类固醇治疗无效或在减少类固醇用量时疾病复燃的患者。替代药物包括甲氨蝶呤、环磷酰胺和麦考酚酯[147]。咪唑硫嘌呤和英夫利昔也可用于儿童[140, 141]。儿童患有以下任一种情况时应考虑血管重建术：①继发于显著主动脉缩窄或肾血管疾病的高血压；②外周肢体缺血；③脑缺血；④主动脉瘤或动脉瘤，或主动脉瓣关闭不全[147]。

(2) Ehlers-Danlos 综合征：Ehlers-Danlos 综合征是一种遗传性结缔组织疾病，其特征是关节和皮肤过度伸展、多发瘀伤、血管脆弱和伤口愈合不良。目前，发现了 6 种类型的 Ehlers-Danlos 综合征。血管型，以前称为Ⅳ型，是Ⅱ型胶原的常染色

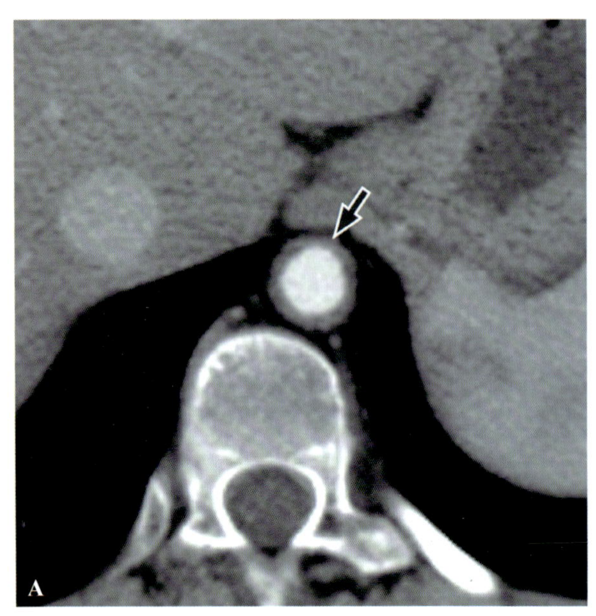

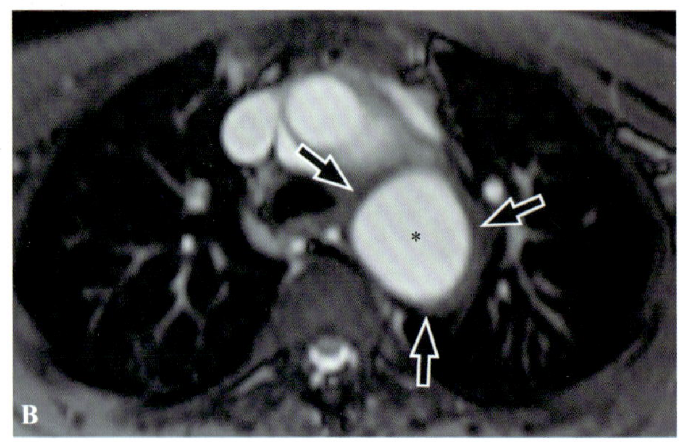

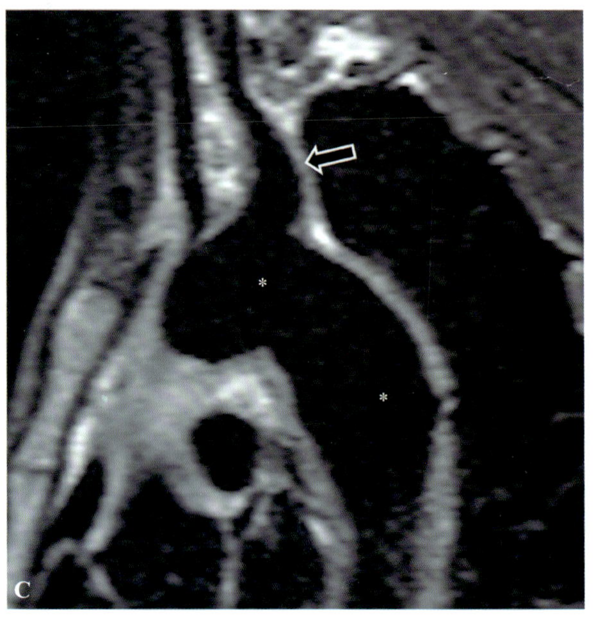

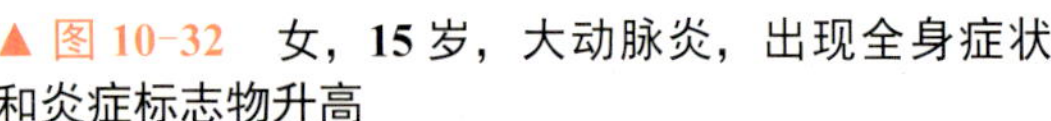

▲ 图 10-32 **女，15 岁，大动脉炎，出现全身症状和炎症标志物升高**

A. 轴位增强 CT 图像显示弥漫性增厚的腹主动脉（箭）；B. 轴位白血 MR 图像显示扩大的降主动脉（星号），具有弥漫性增厚的壁（箭）；C. 斜矢状位黑血 MR 图像显示主动脉弓和降主动脉的梭形动脉瘤扩张（星号）；近端左锁骨下动脉也观察到扩张和壁增厚（箭）

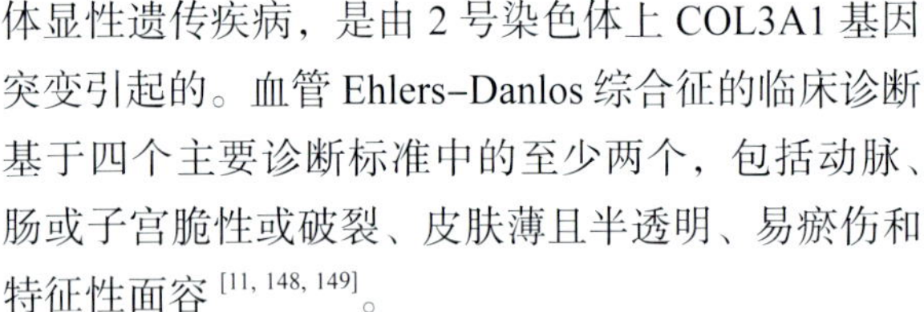

体显性遗传疾病，是由 2 号染色体上 COL3A1 基因突变引起的。血管 Ehlers-Danlos 综合征的临床诊断基于四个主要诊断标准中的至少两个，包括动脉、肠或子宫脆性或破裂、皮肤薄且半透明、易瘀伤和特征性面容 [11, 148, 149]。

Ehlers-Danlos 综合征中血管疾病最常见的发生部位包括腹部内脏动脉、髂动脉和胸腹主动脉。在受累的半数患者中，可能会看到不止一个部位发病 [148-150]。这些儿童患者的主动脉瘤呈梭状，随着时间的推移，它们可能会进展或生成新的动脉瘤。这些主动脉瘤存在自发性破裂的风险，并且夹层可能会导致血管损伤和梗死。因此，应对这些患者进行常规监测以评估扩张程度。由于出现相关并发症的风险较高，这些患者通常应避免使用 CA 和内镜检查 [149, 150]。Ehlers-Danlos 综合征患者的血管疾病可以通过 CT 或 MR 血管造影进行评估，具体取决于当地医生的专业知识和偏好（图 10-34）。

正在进行的一项临床试验拟明确 β 受体拮抗药与血管舒张药是否可作为预防措施用于这些患者 [150]。传统上，Ehlers-Danlos 综合征的治疗方法是保守治疗，手术则是为了治疗危及生命的相关并发症。然而，最近有人提出，动脉瘤的选择性手术治疗可能与良好的预后相关，不应直到出现破裂或夹层等并发症发生时才选择手术治疗 [149]。

(3) 马方综合征：马方综合征是一种常染色体显性遗传性结缔组织病，表现为完全外显但表达多样。绝大多数病例是由位于 15 号染色体上的原纤蛋白 1（FBN1）基因的突变引起的 [151]。在没有 FBN1 的情况下，基质金属蛋白酶更快地降解弹性蛋白，并且发生平滑肌细胞与内侧基质成分的分离。马方综合征的诊断依靠临床诊断，它是基于经修订的 Ghent 疾病分类标准而诊断。

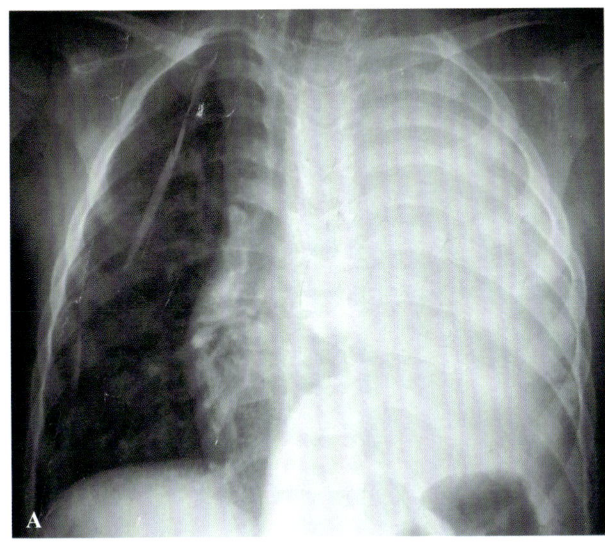

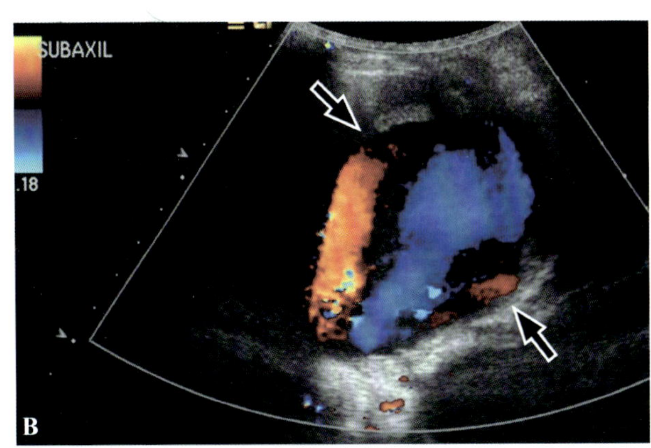

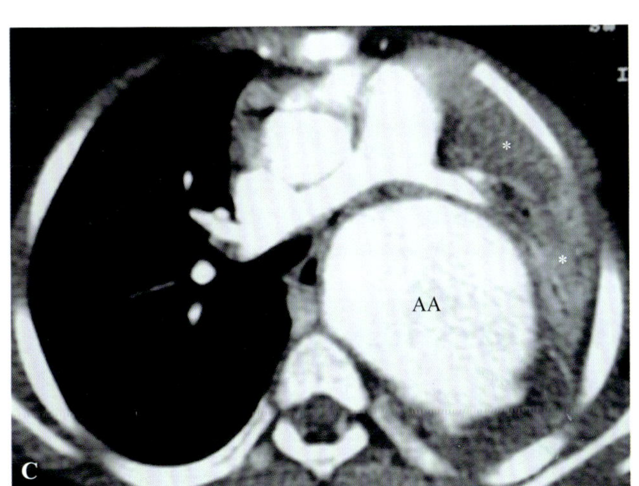

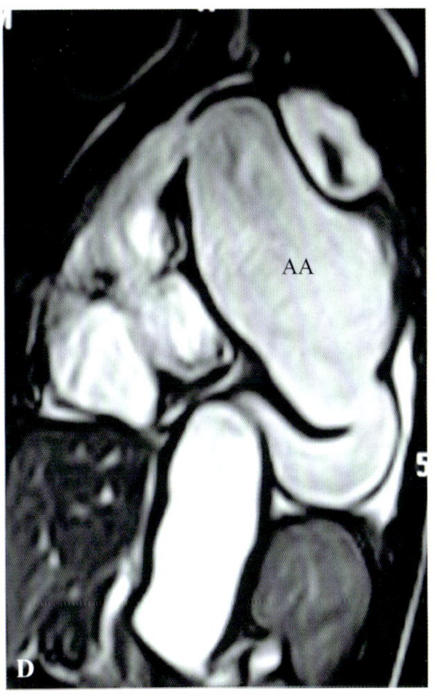

▲ 图 10-33 女，5 岁，大动脉炎，表现为 6 个月不明原因的低热

A. 正位胸部 X 线片显示左半胸完全不透亮，气管轻微偏向右侧；B. 多普勒超声图像显示具有内部血流的低回声病变（箭）；C. 轴位增强 CT 图像显示主动脉瘤（AA）；还可见左肺不张（星号）和左侧少量胸腔积液；D. 矢状位白血 MR 图像显示弯曲、冗长，明显扩张的主动脉（AA）

该病的主要临床特征包括晶状体异位和主动脉根部动脉瘤[153, 154]（图 10-35）。心血管并发症是马方综合征发病和早期死亡的主要原因，包括主动脉瓣、二尖瓣和三尖瓣受累。马方综合征的特征是通常在成年早期出现主动脉根部的进展性动脉瘤样扩张（图 10-36），在 Valsalva 窦水平最明显，最终导致致命的主动脉破裂或夹层[153]。心肌受累已得到很好地认识，受累儿童患者可能同时出现与瓣膜异常无关的收缩和舒张功能障碍[151, 154, 155]。

当扩张主动脉根部 / 升主动脉外径大于 5cm 时，建议对受累患者进行外科修复[15]。

(4) 1 型神经纤维瘤病：NF1 型是一种常染色体显性遗传神经皮肤综合征，由 17 号染色体上的肿瘤抑制基因（NF1）突变引起，该基因编码神经纤维瘤蛋白[156, 157]。NF1 的特征在于存在多发的色素沉着斑点（咖啡牛奶斑）和神经纤维瘤。NF1 的诊

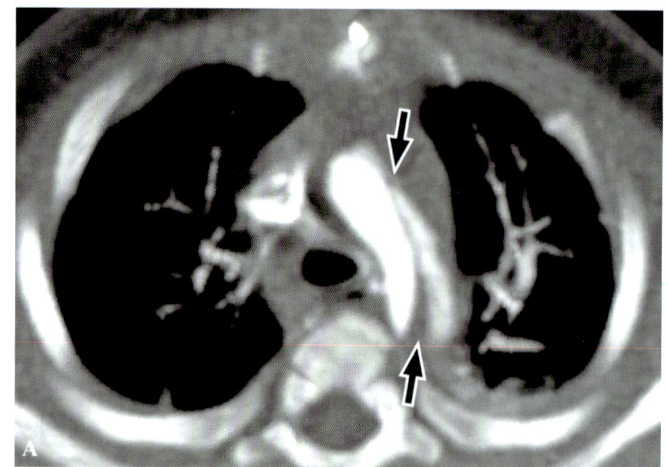

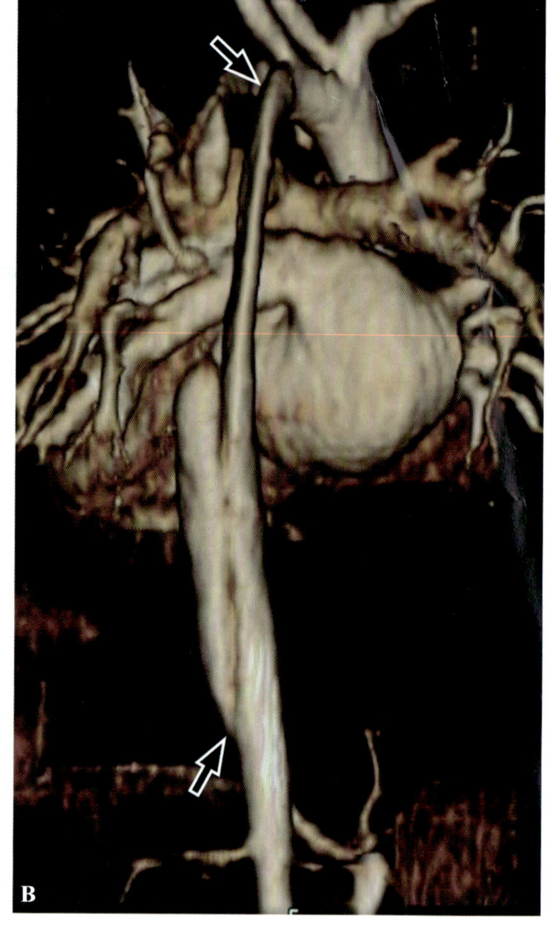

▲ 图 10-34 男，4 月龄，Ehlers-Danlos 综合征，主动脉夹层

A. 轴位增强 CT 图像显示主动脉夹层（箭）；B. 3D 体积渲染 CT 图像的后视图更好地显示了主动脉夹层的全长（箭）

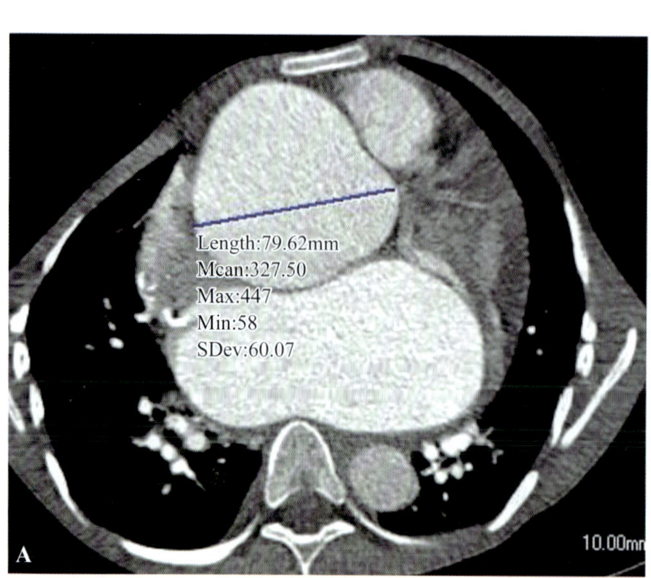

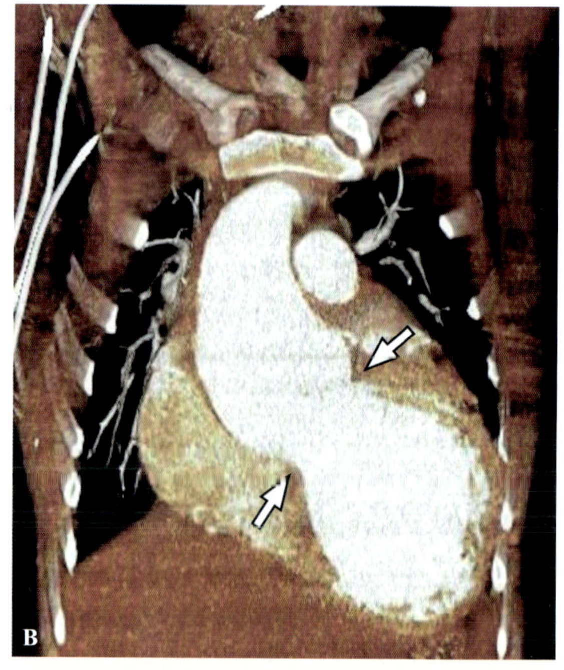

▲ 图 10-35 男，16 岁，马方综合征，主动脉瘤

轴位增强（A）和冠状位 3D 容积再现增强（B）CT 图像显示呈梨形的主动脉根部（箭），动脉瘤扩张高达 7.9cm

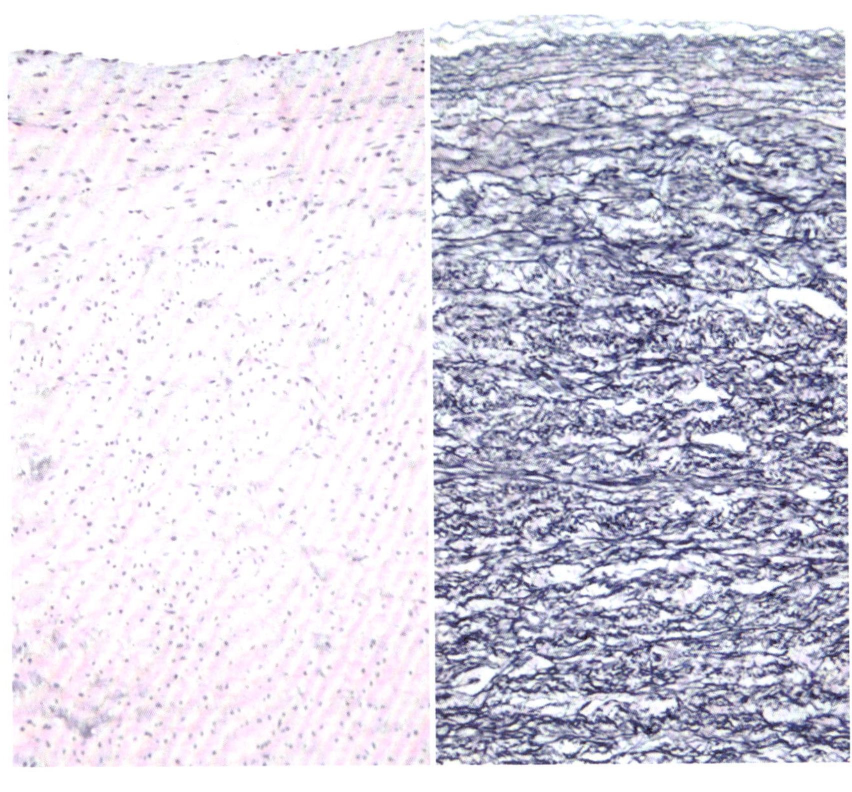

◀ **图 10-36 男，1 岁，马方综合征引起的主动脉根部动脉瘤**

显微镜检查显示主动脉节段（左，HE，×200）失去通常有组织结构的平行的弹性层（右，弹性染色，×200）

断依据美国国立卫生研究院（NIH）诊断标准[158]，并且至少需要 2 个以下特征：①咖啡牛奶斑；②腋下雀斑；③虹膜错构瘤；④神经纤维瘤；⑤视通路胶质瘤；⑥特征性骨病变；⑦与 NF1 相关的一级家属家族史[157]。

NF1 也与心血管异常有关，包括 CHD、血管病变（特别是中间主动脉综合征）和高血压。肺动脉狭窄是最常见的 CHD，其次是主动脉缩窄[159]。NF1 患儿高血压的潜在病因包括肾动脉狭窄和嗜铬细胞瘤。NF1 中发生的血管病变最常累及腹主动脉及其分支，尤其是肾动脉[160, 161]（图 10-37）。NF1 肾病的组织学特征是动脉发育不良。虽然有神经纤维瘤侵犯肾动脉的可能性，但这与 NF1 的基础血管病变无关[162]。像肌纤维发育不良（FMD），NF1 累及实质以外疾病的主要特征包括血管狭窄、血管呈串珠样改变和动脉瘤；然而，肾动脉开口处狭窄和中间主动脉综合征在 NF1 中较其在 FMD 中更常见[160]。肾实质动脉疾病在 NF1 中较其在 FMD 中更少见[163]。

在诊断时，应进行全面的心脏检查和血压测量。如果检测到杂音，应行超声心动图检查，并将患儿转诊给心脏病专家[157, 164, 165]。此外，建议每年对患儿进行高血压的血压监测。如果异常，应将这些儿童患者转诊给肾病专家，并应检查尿儿茶酚胺及肾脏超声多普勒[165]。CTA 或 MRA 可更详细地用于评估血管[166]。

对病变的治疗可以通过内科、血管内或外科干预来完成，但这些干预的可行性取决于病变的类型及其解剖分布[160]。

4. 血栓栓塞性综合征

(1) 肺血栓栓塞症：在过去，肺血栓栓塞或肺栓塞（PE）在儿童人群中被认为是相对罕见的。然而，最近的研究表明，在临床怀疑 PE 且行肺 CTA 检查的儿童中，PE 的发生率为 14%～15.5%[167–171]。PE 最常见的症状是胸痛、呼吸困难和咳嗽。咯血很少见于儿童患者。在儿童人群中发现与 PE 相关的五个独立的危险因素，包括废用、高凝状态、过量的雌激素状态、留置中心静脉管及既往 PE 和（或）深静脉血栓形成[167–169]。

在美国的大多数儿科机构中，CT 肺血管造影是诊断和评估 PE 的首选成像方式。在这种情况下，应在儿童人群中采取策略以减少辐射剂量[170]，如降低管电压和电流。与成人一样，儿童的 PE 多影响肺叶和肺段动脉。然而，在多达 80% 的病例中，这

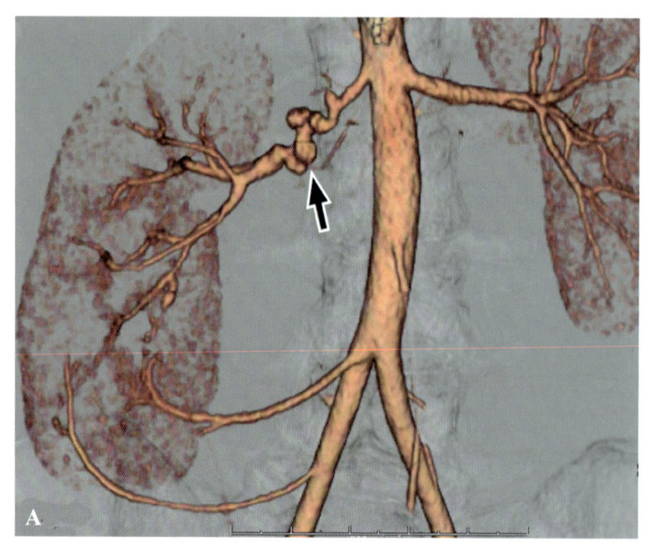
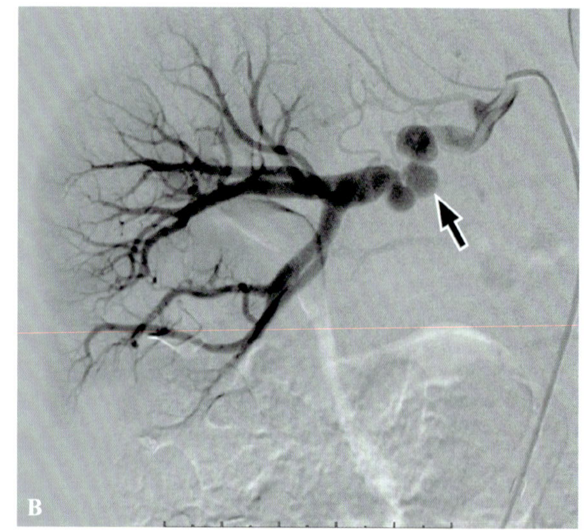

▲ 图 10-37 女，17 岁，1 型神经纤维瘤病，肾动脉异常

A. 冠状位 3D 体积渲染的 CT 图像显示右肾的双重供血，右肾主动脉来自主动脉，供应右上肾和右中肾，两个副肾动脉来自右髂总动脉供应右肾下部；右肾主动脉主干显示多个葡萄状动脉瘤和串珠状外观（箭）；B. 数字减影血管造影图像确认了 CT 的发现（箭）

些动脉的亚段分支可能无法很好地显现[171]。PE 表现为完全或部分肺动脉充盈缺损，它们既可位于血管的中央，也可位于偏心位置，但与血管壁形成锐角。如果完全闭塞，动脉的直径通常比伴随的支气管的直径大[172, 173]。虽然会使放射科医生耗费更长时间读片，但多平面重建技术的使用有助于提高其诊断信心，以辅助儿童 PE 的诊断[173]（图 10-38）。

在所有肺实质和胸膜异常中，楔形外周实变与 PE 的存在高度相关，并且与其血管分布区相同[174]。一旦卡顿在肺动脉内，PE 可能完全溶解或最终再通。在 PAH 中，组织学证实的血栓再通提示 PE 是其主要原因。当 PE 导致肺梗死时，大体病理和微观病理可看到楔形、以胸膜为基底的出血区域（图 10-39）。根据梗死的阶段，受累肺组织可能经历了凝固性坏死或从外围机化 / 再吸收，最终形成纤维瘢痕。

PE 的主要治疗方法是抗凝血治疗，溶栓治疗仅

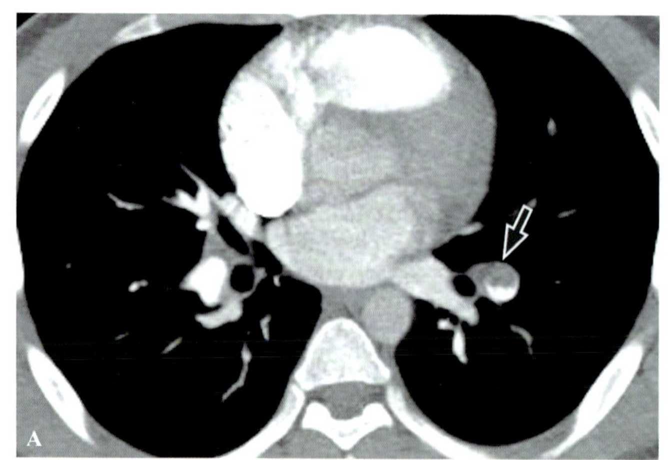
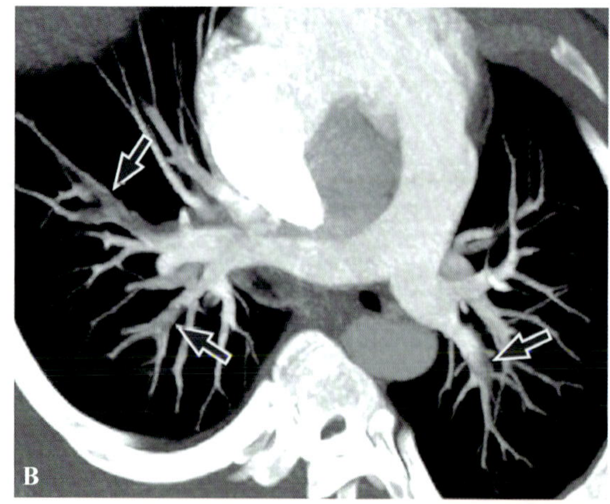

▲ 图 10-38 女，17 岁，口服避孕药使用时出现呼吸短促和腿部肿胀，肺栓塞

A. 轴位增强 CT 图像显示左下肺动脉的偏心充盈缺损（箭）；注意与相邻支气管相比，动脉相对较大；B. 斜轴位最大强度投影重建 CT 图像显示右下及左下肺动脉分支的腔内充盈缺损（箭），与肺栓塞表现一致

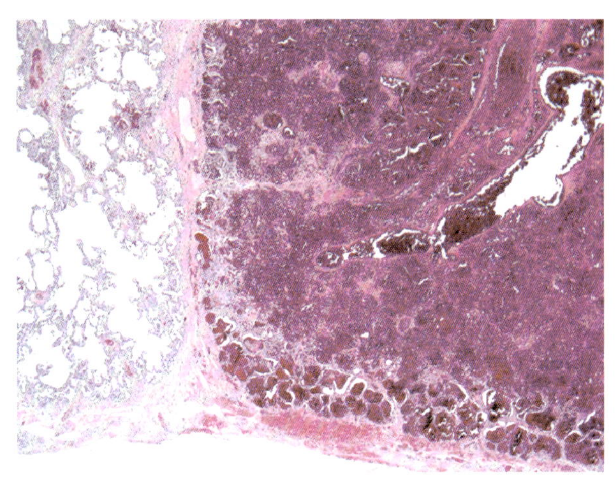

▲ 图 10-39 **女，13 岁，患囊性纤维化，在进行肺移植时，在供体肺组织中发现的肺梗死**

受累组织延伸至胸膜并显示大量出血（由于未阻塞的支气管动脉循环）进入呈凝固性坏死的区域（HE，×40）

限于血流动力学不稳定的儿科患者。鞍形栓塞时，可能需要进行外科肺动脉血栓取出术。

(2) Paget-Schroetter 疾病：运动诱导的血栓形成，也被称为 Paget-Schroetter 综合征，其特征是腋下－锁骨下静脉血栓的形成，通常发生在年轻的、健康的个体中（图 10-40）。在剧烈的上肢持续运动后（如摔跤、举重、俯卧撑、划船、体操和游泳），或在完成诸如绘画等重复性的举高过头顶的活动后，常常会发生上肢受累。这种情况被认为是血管内皮微损伤的结果，在这些活动中，当手臂后举、过度外展和伸展时，凝血级联被激活。受累儿童患者通常症状较重，表现为蓝色、沉重、疼痛、肿胀的上肢[175-178]。

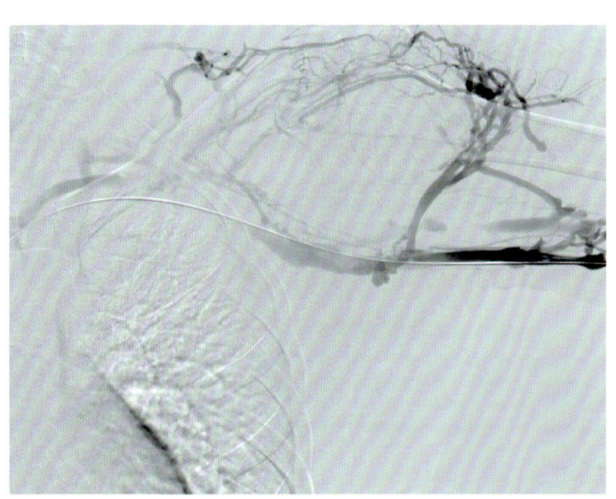

▲ 图 10-40 **男，17 岁，Paget-Schroetter 综合征，网球运动员，左锁骨下静脉血栓形成**

静脉造影图像显示左侧中央锁骨下静脉的闭塞性血栓形成，伴有多个侧支

为了评估 Paget-Schroetter 综合征，在胸部 X 线片上应排除纵隔肿块或任何骨异常（如颈肋）。超声多普勒是首选的成像方式。在血流中断或波形平坦时，可以推断出在过度外展过程中存在静脉明显受压，同时在频谱上显示传输的心脏和呼吸动力学丧失[179]。对侧肢体也应进行评估。如果也可见明显的动脉或静脉压迫，则可以推断出解剖学易感性。在中立和给予刺激的情况下，即手臂处于休息位和“投降姿势”时，CT 和 MR 静脉造影可以在揭示血管解剖结构以及血管外压迫的其他原因上有帮助[180]。使用这些方法的缺点是需要双倍剂量的造影剂和第二次额外扫描，这使研究所需的时间和 CT 的辐射剂量加倍。

目前治疗 Paget-Schroetter 综合征的目的是防止静脉出现不可逆的纤维化，静脉纤维化可能会导致慢性水肿和明显的残疾。根据目前的治疗经验，治疗包括抗凝治疗、溶栓治疗和随后的手术减压[175-178]。

5. 特发性疾病

(1) 肌纤维发育不良：肌纤维发育不良（FMD）是一种特发性、非炎性、非粥样硬化性血管病变，导致中等大小动脉的纤维发育不良性狭窄[181]。FMD 是儿童患者肾动脉狭窄的最常见原因。FMD 的 3 种主要组织学类型是内膜型、中膜型和中膜旁 / 外膜下型。内膜型是儿童最常见的类型，与卒中密切相关[160, 181, 182]。一般来说，中膜型是最常见的类型，通常影响年轻的成年女性，并在常规血管造影上表现为经典的“串珠”样改变[183]。FMD 的累及实质外的疾病最常见的表现为累及主要或节段性肾动脉的局灶性狭窄、串珠状改变和动脉瘤[160, 166]（图 10-41）。实质内疾病会导致微小动脉瘤，还会导致叶间、弓形或小叶内动脉狭窄和扭曲[160]。FMD 患者也应评估颈动脉和颅内是否受累。

肌纤维发育不良（FMD），1 型神经纤维瘤病（NF1）和中间主动脉综合征（MAS）的血管造影及组织学特征相重叠，并且在某些情况下可能无法区分。中间主动脉综合征和肠系膜动脉和肾动脉狭窄在三个疾病中均可见到[160]。如果存在其他临床特征，可为临床医师区分这些疾病提供线索。在没有特征性症状的患者中，虽然一些病例可能是由于未知的潜在病理过程所致，但病因通常认为是FMD[160, 184]。

肾血管成形术被认为是FMD的首选治疗方法。约10%的病例会再次出现狭窄[185]。

(2) 中间主动脉综合征：中间主动脉综合征（MAS）是一种病因不明的发育不良过程，导致胸腹主动脉中段狭窄（图10-42）。其特征是高血压、股动脉搏动减弱或消失。MAS常累及内脏动脉分支，如肾和肠系膜上动脉。“中间主动脉综合征”一词也适用于获得性主动脉狭窄，可见于其他血管疾病如NF1和大动脉炎[186]。

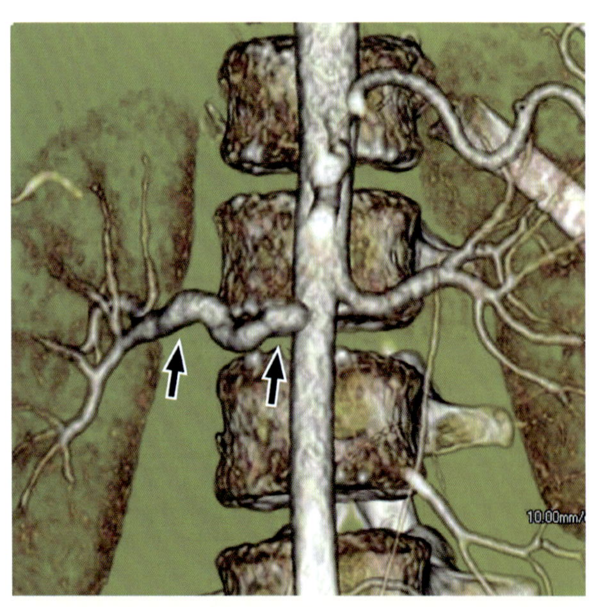

▲ 图 10-41 女，15岁，肌纤维发育不良，患有严重高血压，肾动脉异常

体积渲染的3D CT图像显示右肾主动脉的肾实质外部分的串珠状轮廓（箭）

临床上，MAS的特征是系统性高血压、狭窄近端和远端的血压发生变化、腹部绞痛和下肢跛行。MAS的主动脉狭窄可以是弥漫性或节段性，并且可以累及远端胸主动脉和腹主动脉的任何部分；肾脏间的主动脉是最常见的受累部位[186, 187]。在60%的病例中并发肾动脉狭窄，而在30%的病例中可见肠系膜动脉狭窄[187]。

通过假体或自体静脉移植的主动脉血管重建术可以长期缓解高血压及其有害的影响[188]。

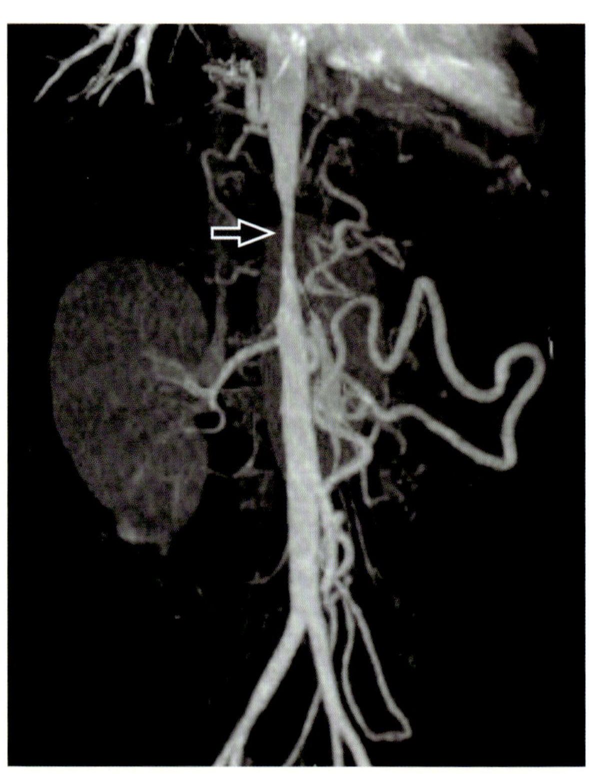

▲ 图 10-42 男，4岁，高血压，中间主动脉综合征

右前斜最大强度投影CT图像显示重度腹主动脉缩窄（箭），涉及腹主动脉上段，从腹腔干以上刚好到肾动脉上方约5cm的长度，伴有腹腔动脉起源的血管闭塞和重度肠系膜上动脉开口处狭窄；肠系膜动脉血流依赖于侧支血管

第11章 纵 隔
Mediastinum

Paul G. Thacker　Kushaljit S. Sodhi　I. Nimala A. Gooneratne　Claudio Fonda　Pierluigi Ciet　Edward Y. Lee　著

一、概 述

纵隔代表胸腔内的间隙，其前缘为胸骨、后缘为脊柱，侧面为胸膜壁层，上至胸廓入口，下至膈。为儿童胸部肿块的最好发部位[1, 2]。除了各种正常变异之外，很多疾病也会波及纵隔，包括先天性血管性和非血管性异常、传染性和炎症性疾病及良恶性肿瘤等[1, 2]。此外，对于儿童而言，外伤往往也会影响纵隔的结构。

因此，放射科医师对目前各种成像技术知识的更新是很有必要的，以便对纵隔的正常解剖和病理演变过程作出最佳的评估。此外，放射科医师还应该认识正常变异及先天性和后天畸形的特征性影像学表现。这一章节对儿童纵隔进行了全面的总结，包括目前的影像检查技术、正常纵隔解剖，以及发生在婴儿和儿童的各种纵隔疾病。

二、成像技术

了解可用于纵隔的各种成像方式、其优缺点，以及评估纵隔疾病最合适的检查方法，这对于制定准确的、更加节省经济成本的影像检查计划来说是至关重要的。总的来说，对于纵隔异常的成像有4个主要目标：①识别纵隔病变；②表征已确定的病理学改变；③提供简要且准确的鉴别诊断；④为进一步的影像学检查方法的选择和患者处置制定经济有效的策略。

目前对于纵隔疾病评估可供选择的影像检查方法包括X线、超声、CT、MRI及核医学。

（一）X线

对于婴儿和儿童纵隔评估的首选诊断方法是胸部正位、侧位X线片。相对于其他检查方法而言，胸部X线片应用更为广泛，因为其成本低且容易采集图像。然而，X线片一个不得不考虑的缺点就是电离辐射，特别是儿童这一群体更容易受到电离辐射的潜在危害。胸部X线片的视野通常从颈根部至上腹部，根据患者的年龄及体重调整技术参数。在年龄小患儿及体弱者，只摄仰卧位X线片即可。如果需要的情况下可以加拍侧位X线片。然而，如果条件允许的话，站立位的正侧位胸部X线片对于儿童纵隔疾病的诊断来说是最理想的X线检查方法。

（二）超声

对于纵隔来讲，由于声窗不太理想，超声检查在5岁以上的年龄较大的儿童的应用受到限制。相反，在婴儿或年龄较小儿童，超声的应用可能仅次于X线检查。因为它具有应用范围较广、可移动性、实时评估纵隔的能力及无电离辐射的优势。

纵隔疾病的超声检查，应随着患儿年龄变化而选择最佳的探头。为了获得足够的组织穿透力，对于新生儿和婴儿，一般应用5～10MHz的线阵探头，而较大儿童及青少年则需要2～4MHz或者4～7MHz的扇形或线阵探头[3]。探头的位置取决于患儿的年龄及病变的位置，可能会置于胸骨上、胸骨、胸骨旁、肋间隙或剑突下[3]。对于年龄较小儿童，未骨化的胸骨及肋软骨为探查纵隔提供了足够的声窗[1]。在体位的选择上一般会采用仰卧位，俯卧位有时也很有价值。超声对于纵隔囊性及实性病变的评估和特征描述是很有帮助的。

（三）CT

由于 CT 具有高空间分辨率、多层面重建及三维重建的特点，使其在儿童纵隔的评估中起到了至关重要的作用，特别是对纵隔肿块方面尤其重要。CT 对于纵隔肿块的大小、定位、性质及邻近脏器关系等方面的特征描述具有很高的诊断准确性[1, 4]。此外，在诊断原发性病灶之外，CT 还为 82% 的病例提供了额外的诊断信息，在 65% 的病例中影响了临床的处理[1, 4, 5]。

对于纵隔 CT 检查的参数设置必须遵循 ALARA 原则，即应用可达到诊断要求的最低射线剂量。考虑到不同年龄阶段患儿的差异，CT 参数设置也可以基于体重或者身体周长。现在大多数 CT 扫描仪应用薄层扫描（＜1mm）及快速扫描（＜1s）模式。对于儿童纵隔肿块的 CT 检查如果不用增强扫描的话通常是没有意义的，不会为我们提供更多的诊断信息。由于儿童纵隔内脂肪少，缺乏对比，静脉内注射造影剂的增强扫描对肿块特征的描述显然比非增强扫描更为有优势。如果可能的话，优先选择高压注射技术，这将会提供更加均匀的对比增强图像。然而这往往取决于病变类型、位置及静脉通路稳定性。一些后处理技术，比如 2D 多平面重建及 3D 重建对于显示纵隔血管、中央气道异常和纵隔肿块相关畸形的特征，是大有益处的。

（四）MRI

由于 MRI 具有很高的组织分辨率及无电离辐射，所以其相对于其他检查方法更加适合应用于纵隔疾病的检查。但也有几点很重要的不利条件必须要考虑，包括价格昂贵、对运动伪影敏感，对年龄较小患儿需要镇静，对肺组织的空间分辨率有限[1, 6–14]。MRI 在评价胸腺肿瘤对邻近纵隔及胸壁的侵犯，以及对胸廓内淋巴管畸形、具有高蛋白质成分的前肠重复囊肿和脊柱内的神经源性肿瘤的特征描述具有优势[1]。

对纵隔病变评估时 MRI 参数在一定程度上取决于扫描仪类型和一般使用偏好。但是应遵循一些常规原则和序列。通常推荐使用 8 通道的心脏线圈。除了新生儿可以被紧裹，年龄较小儿童（介于 6—8 岁）常需要镇静。MRI 的一些特定序列也是很有帮助的，比如轴位的快速恢复快速自旋 T_2 加权脂肪抑制序列、冠状位快速恢复快速自旋 T_2 加权脂肪抑制序列、轴位 T_1 或双反转恢复序列、冠状位钆增强 3D 血管造影梯度自旋回波序列、轴位和冠状位钆增强 T_1 加权脂肪抑制序列。对于快速恢复快速自旋 T_2 加权序列，推荐使用屏气或呼吸触发从而减少运动伪影。同样地，最理想的是应用心电门控和屏气的双反转恢复序列。

（五）核医学

以往儿童纵隔的核医学成像主要局限在应用正电子发射断层成像（PET）的 PET–CT 和 ^{67}Ga 的 MIBG 成像应用于淋巴瘤的诊断。

尽管目前 PET–CT 还不是所有纵隔肿块评估的一线检查，但近年来已经成为淋巴瘤患者的分期、对治疗反应和治疗后评估的一种接近一线的检查方式[1, 15–24]。

值得一提的是，对鉴别有活性的肿瘤及瘢痕和坏死 / 失活的残存组织、在正常大小的淋巴结中发现肿瘤及发现结外区域的病灶，PET 优于其他影像检查技术[1]。通常患者在给予 2– 氟 –2– 脱氧(^{18}F)–D– 葡萄糖（^{18}FDG）之前需要禁食至少 6h。根据各单位偏好而选择静脉内或口服给药方式。另外，同时进行的 CT 扫描即可作为能进行诊断的图像，亦可在极低辐射水平仅作解剖定位。尽管 PET–CT 主要应用于淋巴瘤，将来也会用于其他纵隔疾病，特别是恶性肿瘤或转移瘤。

一种类似于去甲肾上腺素的胍乙啶类似物，MIBG，当以放射性同位素 ^{123}I 存记时，被嗜铬细胞所吸收，对异常交感神经肾上腺组织的成像有帮助。对儿童来讲，MIBG 主要用于评估疑似或已知的交感神经链肿瘤如神经母细胞瘤。MIBG 对于神经母细胞瘤具有较高的检出率（＞90%）。患者需要服用 3～10mCi 的放射性碘化的 MIBG，在注射 24～48h 后获得全身平面成像[25]。

三、正常解剖和变异

（一）胸腺

胸腺是位于心包和大血管前的被包裹的器官，分两叶。它作为一种重要的免疫系统器官，其主要功能是促进 T 细胞的成熟。其形态随年龄不同而变化，这可能导致不谨慎的放射科医师将正常的胸腺误认为是异常的肿块。这在接受化学治疗的淋巴瘤患者中尤其麻烦，因为在治疗过程中胸腺常内缩消失，而治疗中止时胸腺又反弹出来，类似肿瘤复发。此外，异位的胸腺组织及胸腺的变异也会使诊断陷入困境（图 11–1 和图 11–2）。两种最常见的胸腺变异为胸腺向上延伸至颈部下方（图 11–3），以及向后延伸至上腔静脉或主动脉弓后面（图 11–4）。正常胸腺与胸腺异位部分之间的连接，以及没有对邻近纵隔结构组织产生占位效应，是有助于确定异位的正常胸腺的两个有利线索。

在胸部 X 线片上，胸腺的外形因患者年龄而异

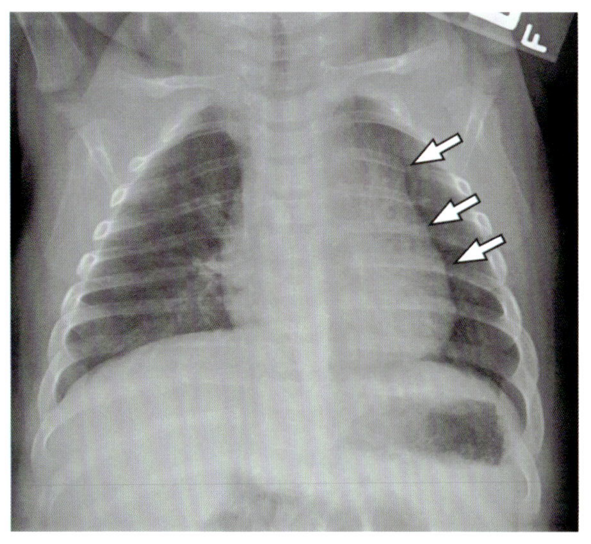

▲ 图 11–1 女，2 月龄，胸部正位 X 线片显示正常胸腺

正位 X 线片显示了胸腺左侧边缘起伏的轮廓（箭）；为正常的胸腺插入邻近的肋间隙所形成，被称为所谓的“胸腺帆”征，不要把它误认为肿块

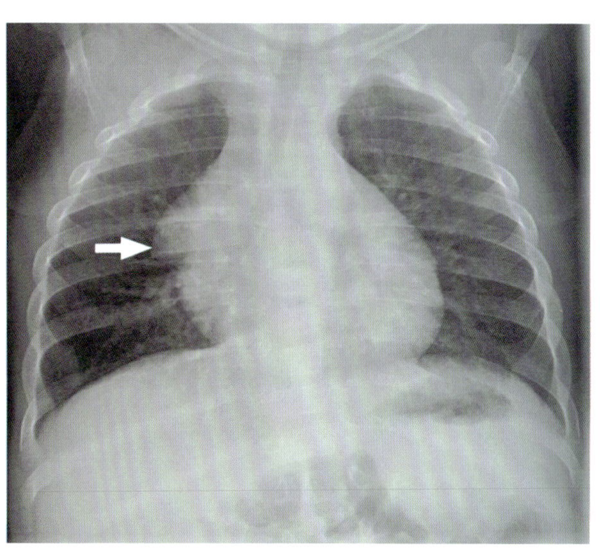

▲ 图 11–2 男，3 月龄，胸部正位 X 线片显示正常胸腺

正位 X 线片显示正常胸腺向侧面延伸的三角形的“胸腺帆”征（箭）；但不要与因纵隔积气而形成的“大三角帆”征相混淆（图 11–50）

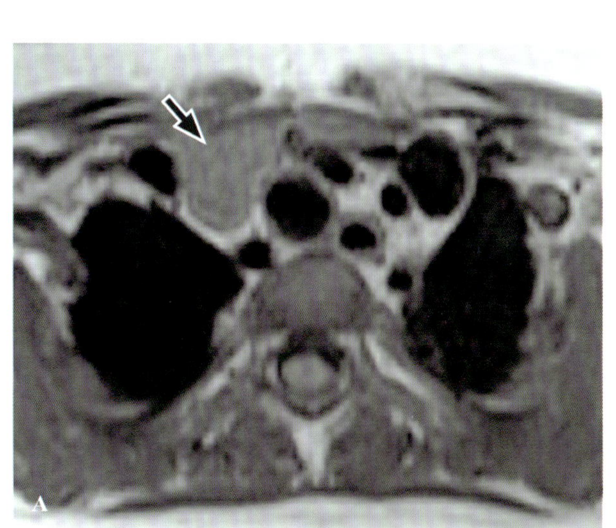

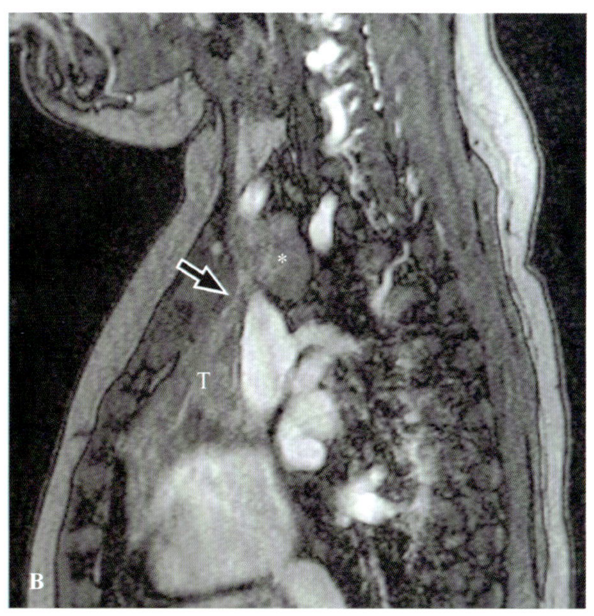

▲ 图 11–3 男，5 岁，因胸壁不对称行胸部 MRI 检查

A. T_1 MRI 轴位图像显示在胸廓入口处软组织肿块样结构（箭）；B. 矢状位 T_1 MRI 增强图像显示胸腺的异位部分（星号），其与正常胸腺有连接（T），与胸腺向上延伸表现一致

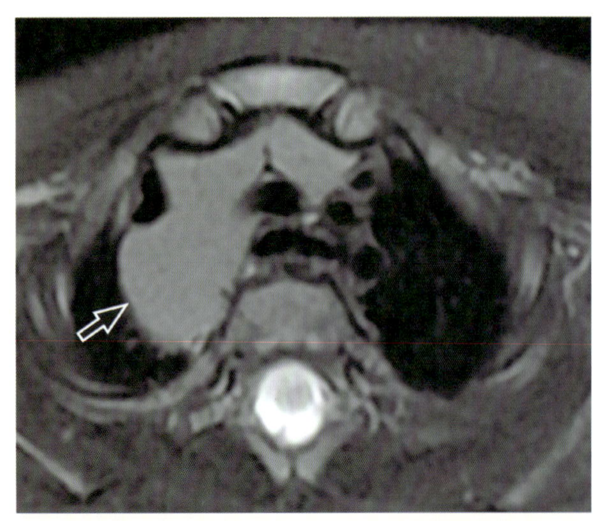

▲ **图 11-4 男，3 月龄，疑为纵隔肿块行 MRI 检查**
横断位 T_2MRI 显示向后延伸的正常胸腺（箭）

（图 11-5）。在婴儿期胸腺形状通常是具有凸出外缘的四边形。在 5 岁左右，胸腺在形状上变得更像三角形，边缘变直。在 15 岁左右，三角形的胸腺的边缘开始变得更凸，随着时间的推移进入成年期胸腺慢慢地消失。在 5 岁以后，任何具有向外凸出边缘的肿块样表现，都应怀疑为异常的胸腺肿块。但是，一些应激解除相关的胸腺反弹也应考虑在内，比如化学治疗的终止、近期手术或者气管插管（图 11-6）。

如果在回顾最初 X 线片后仍然存在疑问，那么在 5 岁以下儿童可用超声来证实是否为正常的胸腺。在超声上，正常胸腺表现为具有比较平滑边缘的边界清楚的前纵隔器官，与底层结构紧密相连（图 11-7）。胸腺较为柔软，心脏以及血管的搏动都可以使其变形。胸腺的回声一致，其最接近于肝脏的回声，有强回声的隔膜散布于腺体内。

通常情况下，正常胸腺评估不需要 CT 或 MRI 检查。但因其他适应证进行这些影像检查时，常常可见正常的胸腺。所以了解正常胸腺 CT 和 MRI 的表现也是很重要的。在 CT 及 MRI 上胸腺的大体结构类似于超声表现，具有平滑边缘的均质腺体组织，与周围结构一致。周围解剖结构无受压及移位征象。在 CT 上，正常胸腺的密度均匀与胸壁肌肉类似（图 11-5）。在 MRI 上，正常胸腺的 T_1 信号强度略高于邻近胸肌（图 11-3），在 T_2 及脂肪抑制图像上其低于或等于脂肪信号（图 11-4）。

（二）淋巴结

淋巴结是椭圆形、豆状或圆形的软组织结构，沿着淋巴链走行，纤维囊包裹着内部多个小梁结构，以支持和包裹淋巴组织。淋巴结分布贯穿整个纵隔。为了精确定位，美国胸科协会将其分为 4 个区域，包括上纵隔区、主动脉区、下纵隔区和 N_1 区，共 14 个节点[26]。

与成人不同，目前儿童正常纵隔淋巴结的大小

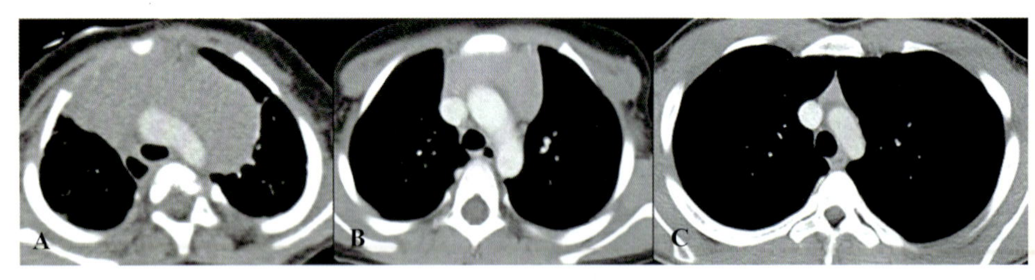

◀ **图 11-5 CT 横断面显示不同年龄段的正常胸腺**
6 月龄（A），5 岁（B），17 岁（C）

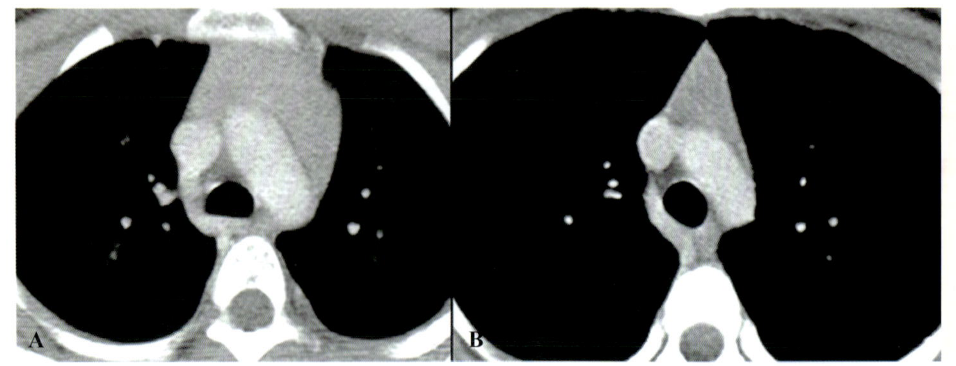

◀ **图 11-6 女，10 岁，化疗后胸腺反弹**
A. 上胸部层面横断位 CT 增强扫描显示四边形的，平滑的均匀密度的胸腺，符合胸腺反弹表现；B. 同一个患者横断位 CT 增强扫描随访图像显示胸腺回复到三角形形状和正常的大小

并没有确定的标准[27]。一般说来，在青春期之前，纵隔正常淋巴结在影像学检查上不应该看到，特别是胸部X线片。然而，随着越来越多的儿童接受先进的横断面成像技术，空间分辨率不断提高，所以在没有疾病的情况下也可以看到纵隔较小的淋巴结。因此，目前在影像学上观察到的任何纵隔淋巴结都应引起注意，任何导致淋巴结肿大的潜在原因都应被排除[28]。

（三）奇静脉食管隐窝

奇静脉食管隐窝（AER）为右下肺的内侧边缘向纵隔凸出的一个腔隙，在奇静脉弓水平下方至主动脉裂孔及右侧膈面水平[29]。

在正位胸部X线片上，AER表现为一个与胸椎重叠的垂直走行的阴影。在横断位成像上，AER表现为充气肺组织的局灶性突出，在脊柱前走行一段距离，并在前方和内侧与食管、左心房和奇静脉相毗邻（图11-8）。在成人中，它通常是凸到左边的（右凹）[29]。然而，在儿童中表现出多种形态，从右凸到平直、右凹都可出现。多种畸形可影响AER，包括发育畸形如前肠重复囊肿、食管疾病尤其是炎症、血管畸形、淋巴结病变和神经源性肿瘤[29]。

（四）纵隔腔

纵隔的分区是基于侧位胸部X线片，将其分为3个区域，即前、中、后纵隔（图11-9）。这些间隔分区很重要，因为纵隔病变的定位通常是影像评估的第一步。它还能极大程度地帮助鉴别诊断和决定随后应采取哪种成像方法来达到确诊疾病[1]。目前，国际胸腺恶性肿瘤研究组（ITMIG）提出了基于横断面CT的纵隔3个区域划分方式[30]。即血管前区、内脏区及脊柱旁区，这3个分区与侧位X线片的分区相似。在本章，作者参考了经典的分类系统，因为就作者的意图来说，这两种分类法基本上是可以互相替代的。

前纵隔为一个双凸镜形间隙，其前界为胸骨、后界为心包。通常情况下，认识到哪个正常的结构位于哪个特定的纵隔区域，这对于疾病的鉴别诊断很有帮助。前纵隔的正常结构包括胸腺、淋巴组织。中纵隔为最大的纵隔腔，它位于心包前缘和椎体前缘之后1cm之间的区域。其上缘为胸廓入口，下缘为膈。中纵隔的正常结构包括心脏、大血管、气管、食管及淋巴结。后纵隔区域前缘为脊柱椎体

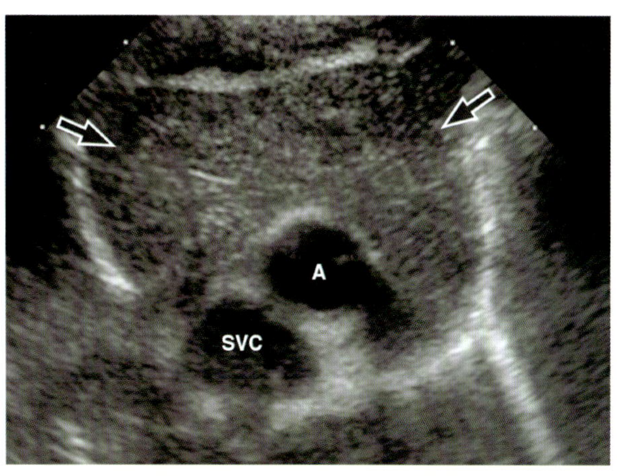

▲ 图11-7　女，6周龄，正常胸腺

正常胸腺（箭）位于纵隔血管之前，表现为均匀的线性及点状回声；未见邻近主动脉（A）或上腔静脉（SVC）存在占位效应

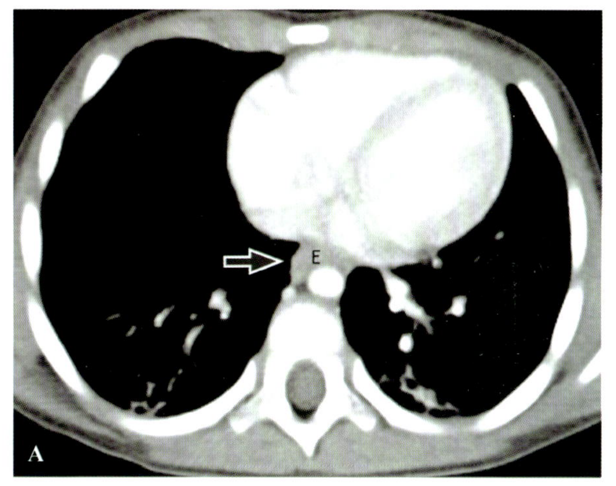

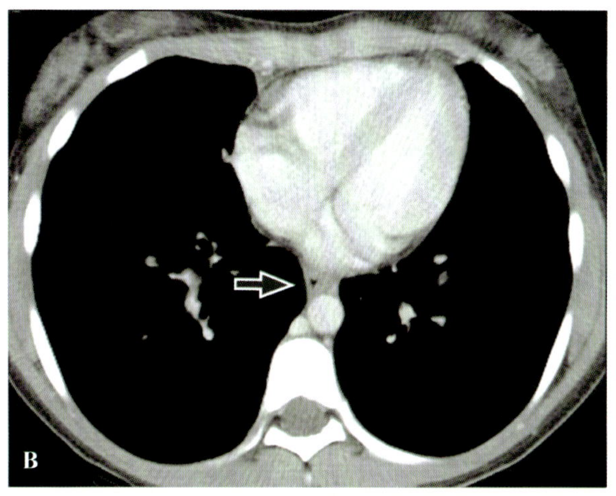

▲ 图11-8　两个不同儿科患者的奇静脉食管隐窝（AER）

A. 女，4岁，横断面CT增强图像显示AER（箭）的向侧面凸出的形状，是由于食管（E）凸入AER引起；B. 女，11岁，横断面CT增强图像显示AER（箭）平直的边缘

前缘之后 1cm 的假想线，后缘为后部脊柱旁沟，上缘为胸廓，下缘为横膈的中后部。后纵隔的正常结构主要由副交感神经和交感神经链和脊柱的骨结构组成（表 11–1）。

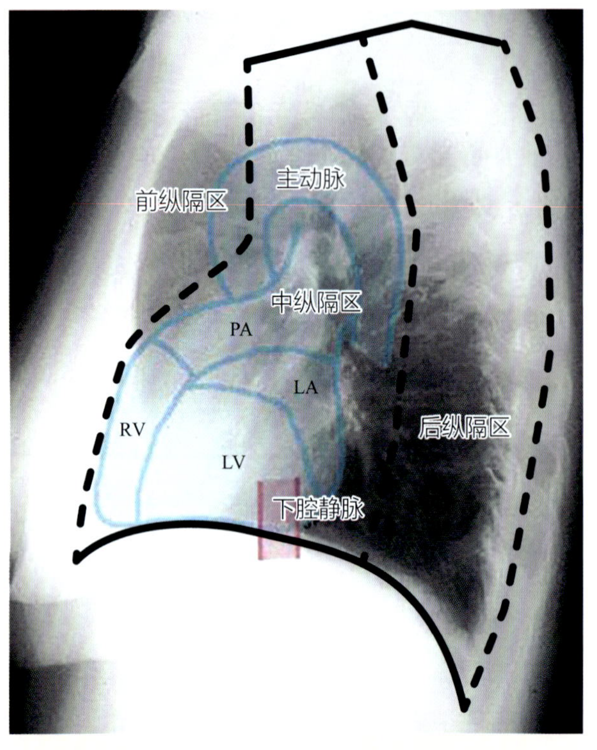

▲ 图 11–9 侧位胸部 X 线片显示纵隔的三个分区

PA. 肺动脉；RV. 右心室；LV. 左心室；LA. 左心房

四、纵隔疾病谱

（一）前纵隔病变

1. 胸腺增生 也被称为胸腺反弹，在一段时期的药物治疗或危重疾病引起的萎缩期后胸腺的增大。化学治疗患者 90% 会引起胸腺萎缩 [2]，而在疾病消退或药物治疗终止后，胸腺体积会缓慢恢复，甚至总体积可能超过其标准值。影像可以清楚地显示这种退化和随后的再生长。

在胸部 X 线片上，应激过程中胸腺显著缩小或完全消失。一旦疾病或服药停止，胸腺会反弹，甚至出现分叶状的或凸出的轮廓而使人误认为胸腺病变。同样地，横断面成像显示胸腺增生也很有优势（图 11–6）。增生的胸腺在 CT 和 MRI 上表现为均匀的软组织密度或信号，有助于区别于其他疾病。在 PET 成像上胸腺反弹较为常见，应该与一直存在的或复发的肿瘤区别开来。除了在同时进行的 CT 上显示的均匀软组织密度，PET 显示的均匀而非肿块样局部摄取是对胸腺反弹的又一支持。另外，反弹的胸腺不会有超过 4 的标准吸收值（SUV）[2]。

表 11–1 儿童非血管性纵隔肿块疾病

前纵隔	中纵隔	后纵隔
胸腺增生	先天性前肠重复囊肿 • 支气管囊肿 • 食管重复囊肿 • 神经管源性肠囊肿	原始神经母细胞肿瘤 • 神经母细胞瘤 • 节细胞神经母细胞瘤 • 星形胶质细胞瘤
淋巴瘤 • 霍奇金淋巴瘤 • 非霍奇金淋巴瘤	淋巴结病 • 传染性淋巴结病 • 肿瘤性淋巴结病 • 巨淋巴结增生症	外周神经鞘膜瘤 • 神经纤维瘤 • 神经鞘瘤
胸腺囊肿	—	—
胸腺瘤 • 侵袭性 • 非侵袭性	—	—
胸腺癌	—	—
生殖细胞瘤	—	—
胸腺脂肪瘤和脂肪瘤	—	—
淋巴管畸形	—	—

除了需与一些特殊疾病鉴别之外，胸腺增生不需要特殊的治疗及随访。

2. 淋巴瘤（霍奇金和非霍奇金淋巴瘤）　淋巴瘤为儿童前纵隔最常见肿瘤，由淋巴细胞异常增殖引起[1, 2]。淋巴瘤为儿童第三常见恶性肿瘤，仅次于白血病及神经系统肿瘤。习惯上，淋巴瘤又被分成以 R-S 细胞及其变异型为组织学特征的霍奇金淋巴瘤（HL）（图 11-10）和由于淋巴细胞的克隆增殖而致的非霍奇金淋巴瘤（NHL）（表 11-2）。

表 11-2　发生在儿童纵隔的淋巴瘤

T 细胞淋巴白血病 / 淋巴瘤
经典型霍奇金淋巴瘤
原发纵隔大 B 细胞淋巴瘤
间变性大细胞淋巴瘤
B 细胞淋巴瘤，不可归类的，具有以下特点 弥漫性大 B 细胞淋巴瘤和经典型霍奇金淋巴瘤之间的中间型淋巴瘤
其他成熟型 B 细胞淋巴瘤

儿童霍奇金淋巴瘤一般发生在 10 岁以后，男性比女性多发，男女发病比例约为 2∶1[31]。分为经典霍奇金淋巴瘤及结节性淋巴细胞为主的霍奇金淋巴瘤。在经典霍奇金淋巴瘤，R-S 细胞及其变异型为典型的恶性肿瘤细胞（图 11-10），他们存在于富含良性淋巴细胞和不同程度纤维化的炎性细胞背景中。结节硬化型亚型最常显示为明显的散在的纤维束，为儿童纵隔中最常见的亚型。结节性淋巴细胞为主型的霍奇金淋巴瘤在儿童较为罕见[32]。通常霍奇金淋巴瘤患者预后较好，治愈率达到 90%[2, 31]。大多数患儿表现为胸痛与不适，这可能与纵隔增大的淋巴结对邻近气道及血管结构造成的压迫有关。然而，有一些患儿也会出现无症状的颈部和腋下淋巴结肿大。还有一些其他症状体征包括发热、盗汗及不明原因体重下降。这些全身症状被称为 B 症状，它可以影响疾病的分期。基于 Ann Arbor 分期分类，霍奇金淋巴瘤与非霍奇金淋巴瘤（下述）都分为四期（表 11-3）[33]。

非霍奇金淋巴瘤比霍奇金淋巴瘤更为常见，典型病例发病年龄一般在 20 岁之前，但一般儿童发病年龄通常都小于 5 岁[1, 6, 31]。与霍奇金淋巴瘤相同的是男孩较为常见，男女比例为 3∶1[31]。儿童中常见 4 个亚型：①淋巴母细胞性淋巴瘤（最常见的是 T 细胞表型）（图 11-11）；②伯基特淋巴瘤；③弥漫大 B 细胞淋巴瘤（图 11-12）；④间变性大细胞淋巴瘤。T 细胞淋巴母细胞淋巴瘤的患儿通常表现为纵隔的肿块。相反，伯基特淋巴瘤通常出现在腹部，最常见的是回肠末端周围。弥漫性大 B 细胞淋巴瘤表现多样，可以侵犯纵隔，通常导致结节性纤维化[31, 34]。纵隔非霍奇金淋巴瘤的临床症状通常与是否压迫和阻碍邻近气道和血管结构有关。

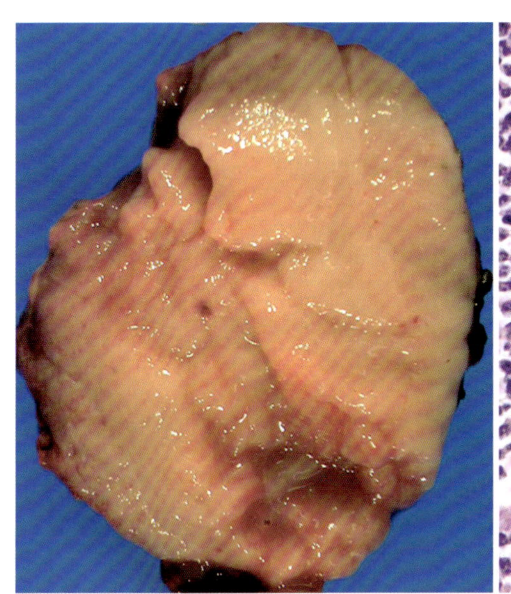
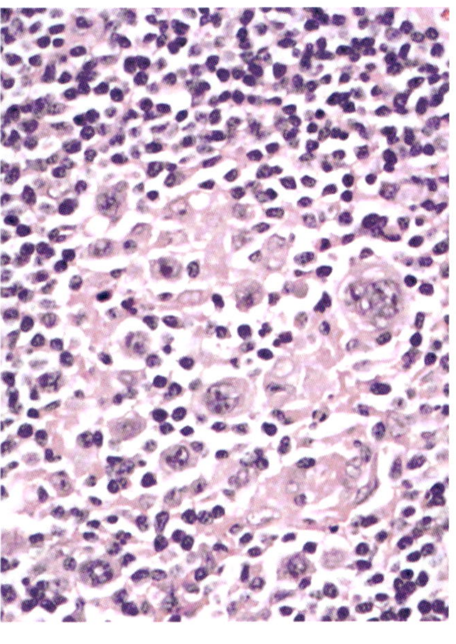

◀ **图 11-10　女，13 岁，纵隔霍奇金淋巴瘤，肿块切面呈肉质感（左）**
显微镜下，大的不典型细胞（Reed-Sternberg，R-S 细胞）存在于混杂的炎症细胞背景下（右：HE，×600）

表 11-3　Ann Arbor 霍奇金及非霍奇金淋巴瘤的分期标准

Ⅰ期	累及单一淋巴结区域或单一的淋巴外器官
Ⅱ期	膈同侧两个或多个淋巴结区域受累或单个结外器官局部受累伴膈同侧局部淋巴结受累
Ⅲ期	膈双侧淋巴结区受累（Ⅲ），可伴随结外蔓延及相邻淋巴结区域受累（Ⅲ E），或脾脏受累（Ⅲ S）或两者均有受累（Ⅲ E,S）
Ⅳ期	弥漫性累及一个或多个结外组织或器官，伴或不伴有邻近淋巴结受累 A. 无 B 症状 B. 发热、夜间盗汗、在过去 6 个月体重下降超过 10%

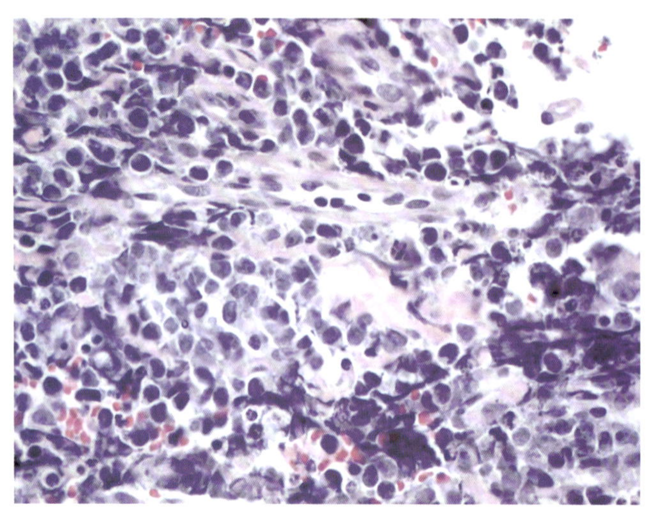

▲ **图 11-11　男，7 岁，表现为纵隔肿块的淋巴瘤（T 细胞表型）**

单一的小而圆的细胞（HE，×600）；流式细胞术（未显示）证实为 T 细胞表型

儿童淋巴瘤的影像特征基于其潜在的组织学。对于霍奇金淋巴瘤，胸部 X 线表现是多种多样的，从完全正常或仅有微小的纵隔淋巴结肿大到前纵隔较大的肿块都可能（图 11-13A）。在胸部 X 线检查后，通常会进行胸部 CT 增强检查（图 11-13B）。在这里，CT 的目的是用于确认前纵隔肿块的存在及对周围结构的影响，这有助于疾病的分期（表 11-3）。影像表现上受累淋巴结可以从最常见于血管及气管旁的单一小淋巴结到推挤邻近纵隔结构的大的或成团分布、分叶状的肿块[2, 31]。霍奇金淋巴瘤在 MRI 上可以显示为不同的信号特征，尽管通常情况下受累淋巴结在 T_2WI 显示为高信号、T_1WI 为等信号。

在过去的几年里，PET 和 PET/CT 逐渐转

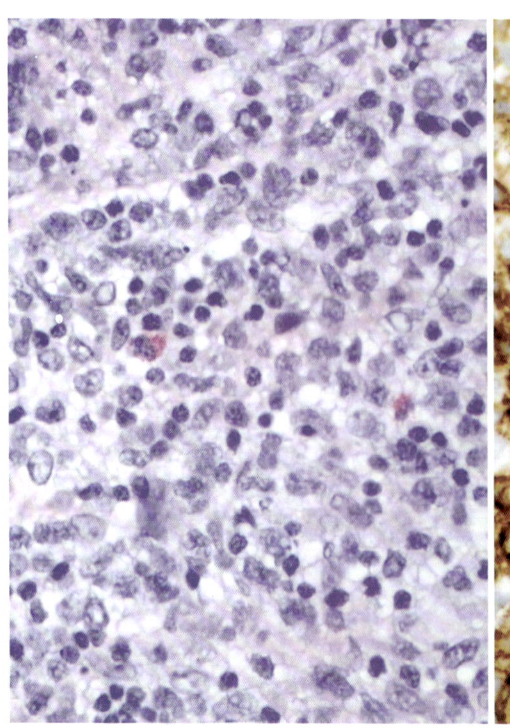

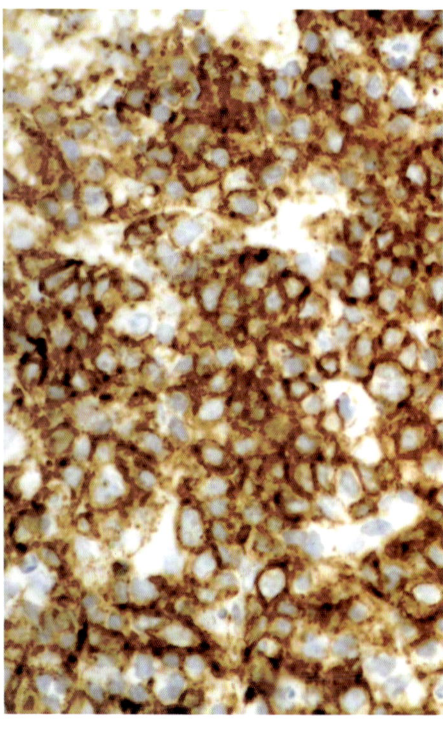

◀ **图 11-12　男，17 岁，纵隔弥漫性大 B 细胞淋巴瘤**

具有不规则核轮廓的大细胞（左：HE），B 细胞标记物 CD20 的免疫组化表达（右：×600）

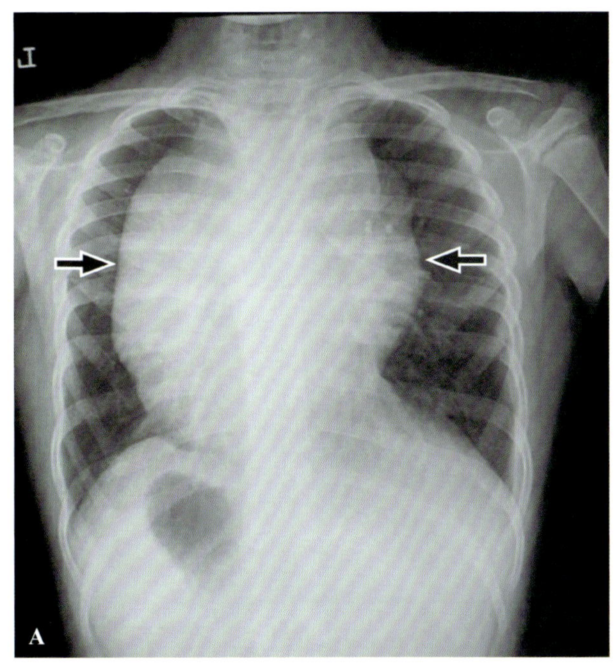

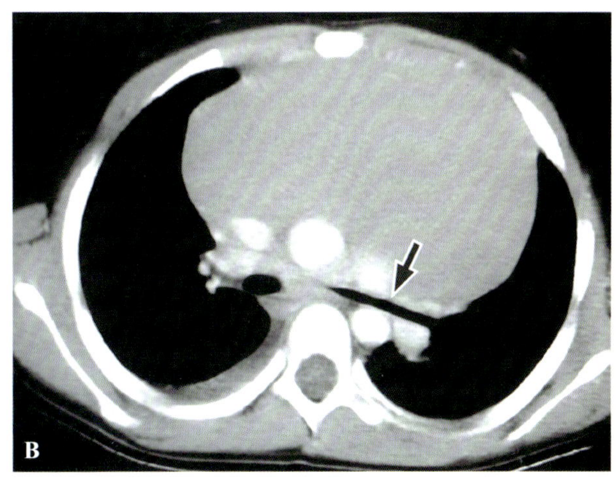

▲ 图 11-13 **男，7 岁，霍奇金淋巴瘤，临床症状发热，体重减轻，胸痛**

A. 胸部正位 X 线片显示增大、边缘光滑的纵隔肿块（箭），可以清晰地看到肿块后部肺门和脊柱；B. 轴位 CT 增强显示了均质的界限清楚的前纵隔肿块；主动脉及肺动脉向后移位；左主支气管（箭）延长、受压迫及变窄；还可以看到少量的右侧胸腔积液

为前沿的淋巴结成像，因为它除了能提供传统的解剖学信息之外还可以提供一些有用的生理学信息。活跃的淋巴瘤显示了与纵隔血池相比显著增高的 FDG 活性（图 11–14）。而在先前疾病区域中的纤维化及坏死组织并没有表现出 FDG 活性。

与 HL 不同，NHL 的部位更为多变，常见部位包括腹部、胸部及头颈部。胸部受累一般发生于 50% 的病例中[2, 31]。在胸部 X 线片上，胸部 NHL 表现为巨大的具有凸出边界的前纵隔肿块，常常使纵隔血管和气管等纵隔结构移位（图 11–15A）。CT 和 MRI 上也可以看见不连续的或者大的成团的纵隔淋巴结肿大。增强扫描后 NHL 显示不均匀强化（图 11–15B）或由于局部坏死而产生的中心不规则非强化区。相邻的肺门及隆突下淋巴链经常受累。同时可见在霍奇金淋巴瘤中不常见的以胸膜为基底的肿块及胸腔积液。与霍奇金淋巴瘤一样，PET 同样可以用于 NHL 的分期、疾病活性及治疗反应的评估。特别有意义的是，PET 具有能够区分有活性的肿瘤和瘢痕，以及在看上去正常的淋巴结中发现疾病的能力。

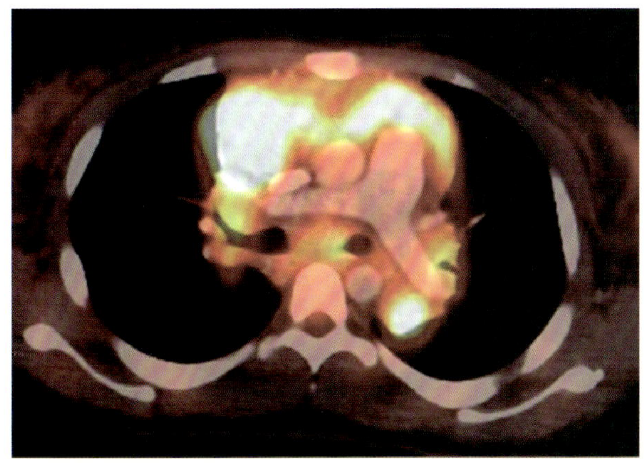

▲ 图 11-14 **女，16 岁，PET/CT 诊断为霍奇金淋巴瘤**

轴位 PET/CT 融合图像显示在前纵隔淋巴结病变中 FDG 的较高的浓聚，SUV 值为 13.3

霍奇金淋巴瘤和非霍奇金淋巴瘤的治疗主要依赖化学治疗，有时候同时进行放射治疗。治疗后，可以在原来病灶的部位见到粗大的钙化灶（图 11–16）。相对而言，儿童霍奇金淋巴瘤的治愈率可达到 90%，高于非霍奇金淋巴瘤的治愈率（80%）[31, 35]。对于非霍奇金淋巴瘤，也会采取骨髓移植作为其治疗方案。

3. 胸腺囊肿　胸腺囊肿为比较少见的前纵隔充

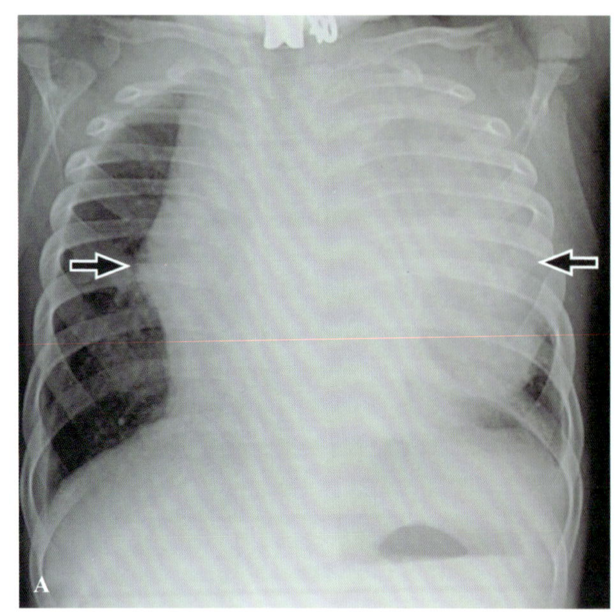

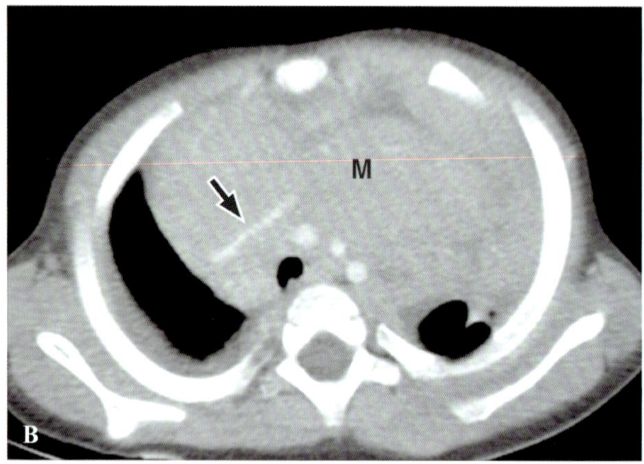

▲ 图 11-15 男，4 岁，非霍奇金淋巴瘤，表现为面部肿胀及呼吸窘迫

A. 胸部正位 X 线片显示前纵隔巨大的肿块（箭）几乎占据了整个左侧胸廓；B. 相应的轴位 CT 增强图像显示较大的不均匀软组织密度肿块（M）几乎占据了整个胸部，其中心位于前纵隔；上腔静脉（箭）受压并向后移位，气管向后向右移位；有少量右侧胸腔积液

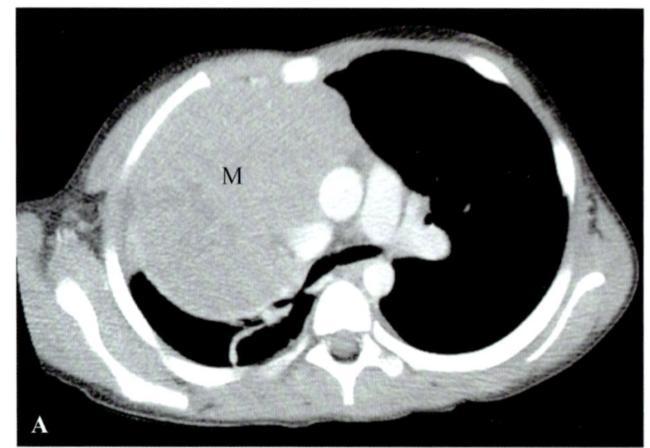

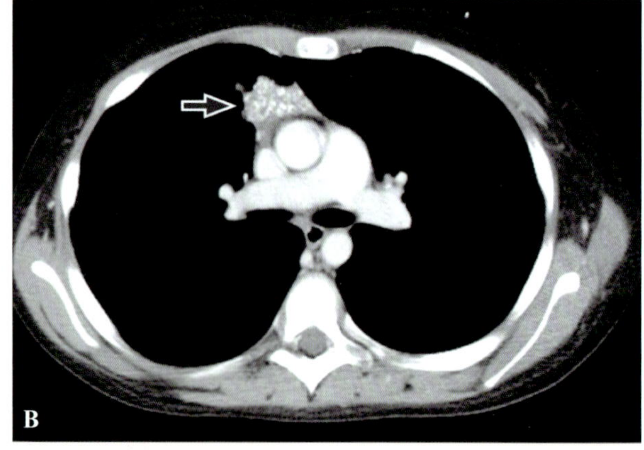

▲ 图 11-16 男，12 岁，霍奇金淋巴瘤治疗后钙化

A. 治疗前轴位 CT 增强图像显示前纵隔不均匀密度的肿块（M）；B. 治疗后轴位 CT 增强图像示先前病灶部位存在粗糙的钙化（箭）

满液体的肿块，通常表现为胸腺咽管的残余。在人类免疫缺陷病毒和朗格汉斯细胞组织细胞增生症的患者中可出现胸腺囊肿，但是非常罕见[31, 36, 37]。胸腺囊肿通常位于颈部舌骨下外侧，与颈动脉鞘密切相连，然而也可以出现在从梨状隐窝到上纵隔的任何部位。当胸腺囊肿较大时会引起患儿出现呼吸窘迫或吞咽困难的症状。

在胸部 X 线片上，胸腺囊肿通常会被正常胸腺所遮盖。在婴儿及较小儿童，应用超声可以看到充满液体的球形薄壁包块。还可见多个隔膜分隔成的小腔。胸腺囊肿在 CT 上通常表现为前纵隔内具有光滑壁的不强化囊性包块（图 11-17）。MRI 的信号特征根据其内部成分不同而异，如单纯液体或含蛋白质成分及出血性液体等。由于其是一种较为普通的前纵隔囊性肿块，在儿科患者中通常需要与以下几种疾病相鉴别，如淋巴管畸形、鳃裂囊肿、甲状

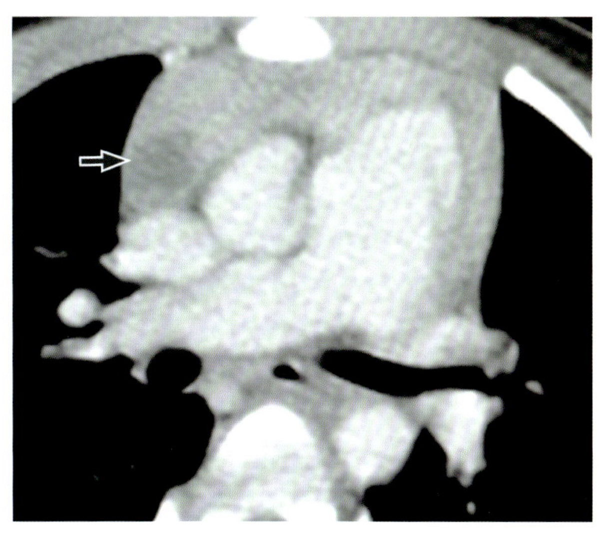

▲图 11-17　女，2岁，肺炎复发复查 CT 检查时偶然发现胸腺囊肿

轴位 CT 增强图像显示胸腺内低密度病灶（箭）

舌管囊肿、前肠重复囊肿、畸胎瘤及皮样囊肿。霍奇金淋巴瘤、胸腺瘤、朗格汉斯细胞组织细胞增生症或其他儿科肿瘤的囊性变也应该考虑在内。

外科手术切除为胸腺囊肿的主要治疗方式，特别是对有症状的儿科患者，而且手术后预后极好。

4. 胸腺瘤　胸腺瘤是罕见的儿童前纵隔肿瘤，起源于胸腺上皮细胞[1, 31]。在儿童前纵隔肿瘤中仅占 1%～2%。胸腺瘤分为两种类型，即侵袭性和非侵袭性。这种划分主要是基于大体病理改变，非侵袭性胸腺瘤边缘清晰而无浸润周围纤维包膜的征象（图 11-18）。然而，虽然很少或局部的侵袭可能不容易确定，但在手术前应该能很容易地识别严重的侵袭，并且这种侵袭情况需要在手术前进行影像评估。很多患儿的临床症状并非由肿块本身引起，而是由于自身免疫或者副肿瘤情况而导致的，如重症肌无力、低丙球蛋白血症和纯红细胞再生障碍。目前为止，有 15%～30% 的胸腺瘤患者合并重症肌无力[31, 36, 38, 39]。

在胸部 X 线片，胸腺瘤通常表现为边缘光滑的前纵隔肿块，偶尔可见有细小钙化的外包膜。而侵袭性胸腺瘤，边缘不规则，与肺组织、胸壁交界处模糊，可见胸膜结节。在 CT 上，胸腺瘤表现为边缘清晰的软组织密度肿块，球型或分叶状，增强扫描显示为轻度均匀强化（图 11-19），中心低密度的囊变坏死区不强化。而侵袭性胸腺瘤则表现为向纵隔外扩展并且侵犯相邻胸膜或胸壁（图 11-20）。此外，这些病变可能合并有胸膜的转移病灶，这对于治疗预后和手术方式选择很重要。MRI 对于胸腺瘤的诊断与 CT 相比，并没有太大的优势，胸腺瘤通常显示为 T_2WI 高信号[2]。

大多数胸腺瘤需要放射治疗和（或）化学治疗，如果可切除，所有胸腺瘤都应该手术切除。

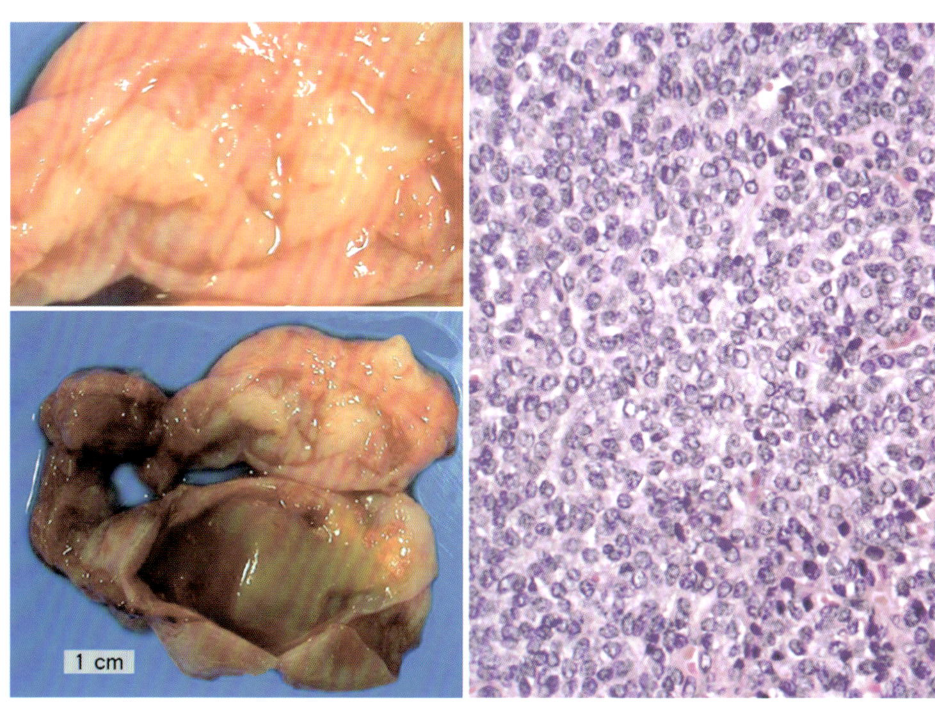

◀图 11-18　女，14岁，前纵隔胸腺瘤一个大囊肿的成分（左上、左下）

显微镜下可见密集排列单一细胞的实性区，其间可见散在分布的淋巴细胞（右：HE，×600）

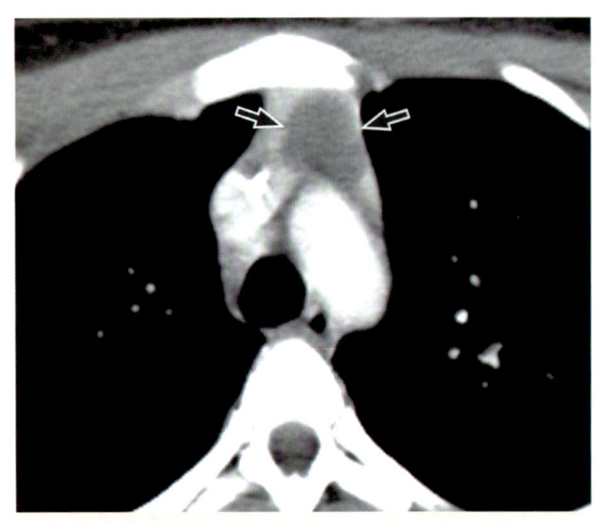

▲ 图 11-19 女，12 岁，表现为重症肌无力

轴位 CT 增强图像显示胸腺内无强化的低密度肿块（箭）；外科手术后病理证实为胸腺瘤

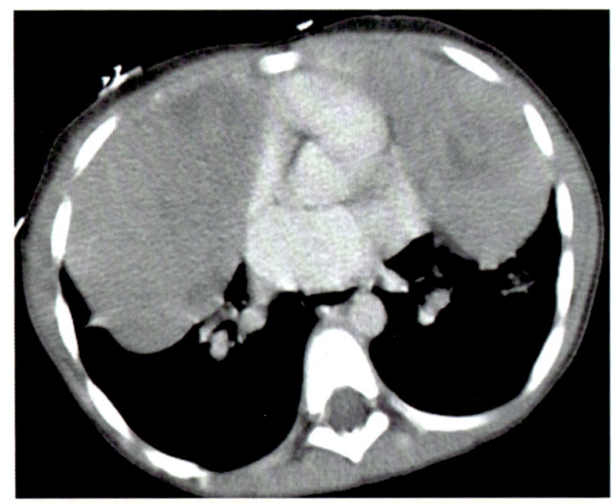

▲ 图 11-20 男，5 岁，侵袭性胸腺瘤

轴位 CT 增强图像示较大的、密度不均的前纵隔肿块，向周围扩展至两侧胸廓并压迫心脏；外科手术切除证实为侵袭性胸腺瘤

5. 胸腺癌 胸腺癌为具有明显组织学恶性行为的胸腺侵袭性上皮细胞瘤[31]。通常发生于 50—60 岁人群。然而也可少见于儿童。因此，熟悉儿童胸腺癌的成像特点也是非常必要的。患儿通常表现为非特异性的全身症状如夜间盗汗、体重减轻、胸部疼痛和疲劳。与胸腺瘤不同的是，胸腺癌很少合并有重症肌无力[40, 41]。转移性疾病及向周围组织的侵犯通常预示着胸腺癌的不良预后。

胸部 X 线上胸腺癌表现为较大的边界不清的前纵隔肿块。CT 和 MRI 对病变的范围和特征的描述更有优势，通常表现为弥漫的不均匀强化及向邻近的纵隔组织及胸壁的侵犯（图 11-21）。单从影像表现上来看很难与侵袭性胸腺瘤区分开来。然而，远处转移及淋巴结肿大更多见于胸腺癌。

鉴于其常于首次检查就可见远处转移，常预示不良预后，儿童患者胸腺癌在治疗上会采取联合新辅助化学治疗、外科手术与手术后放射治疗的治疗方式[31, 42]。

6. 生殖细胞瘤 前纵隔生殖细胞瘤通常位于胸腺内或附近，位居儿童纵隔肿瘤第三位，占所有儿童纵隔肿瘤的 6%～18%[1, 6, 43]。这些病灶是由于异位的原始生殖细胞而形成[2]。新生儿和青春期前儿童的纵隔生殖细胞肿瘤的流行病学与青春期后的儿童不同。在婴幼儿，畸胎瘤（先天性畸胎瘤）和卵黄囊瘤最为常见，在先天性畸胎瘤中，未成熟的神经上皮细胞被认为是良性的，只有卵黄囊瘤成分的存在才会产生恶性的可能。在青春期后期的儿童中，纵隔生殖细胞瘤实际上只发生于男性，可见精原细胞瘤（图 11-22）和非精原细胞瘤［胚胎癌、卵黄囊瘤、成熟 / 未成熟畸胎瘤（图 11-23）、绒毛膜癌及体细胞型恶性成分］。当怀疑恶性纵隔生殖细胞肿瘤时，需对患者的生殖腺行影像学检查以排除患原发性腺肿瘤的可能性[2]。原发的纵隔生殖细胞来源的肿瘤的预后差于性腺来源或其他性腺外来

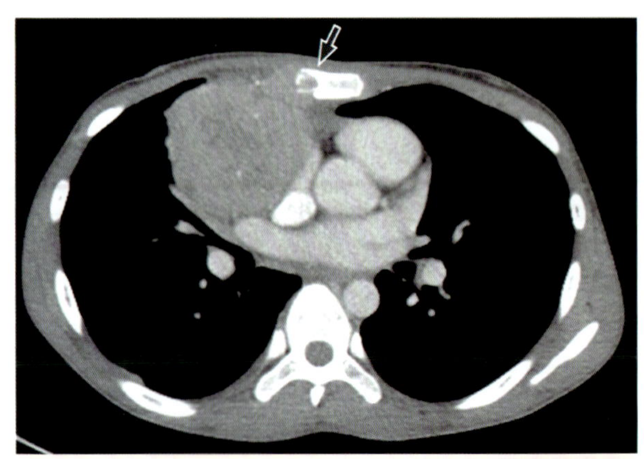

▲ 图 11-21 女，6 岁，胸腺癌，临床症状为前胸壁疼痛及呼吸急促

轴位 CT 增强图像示前纵隔不均匀强化肿块，并向前胸壁侵犯、邻近的胸骨破坏（箭）

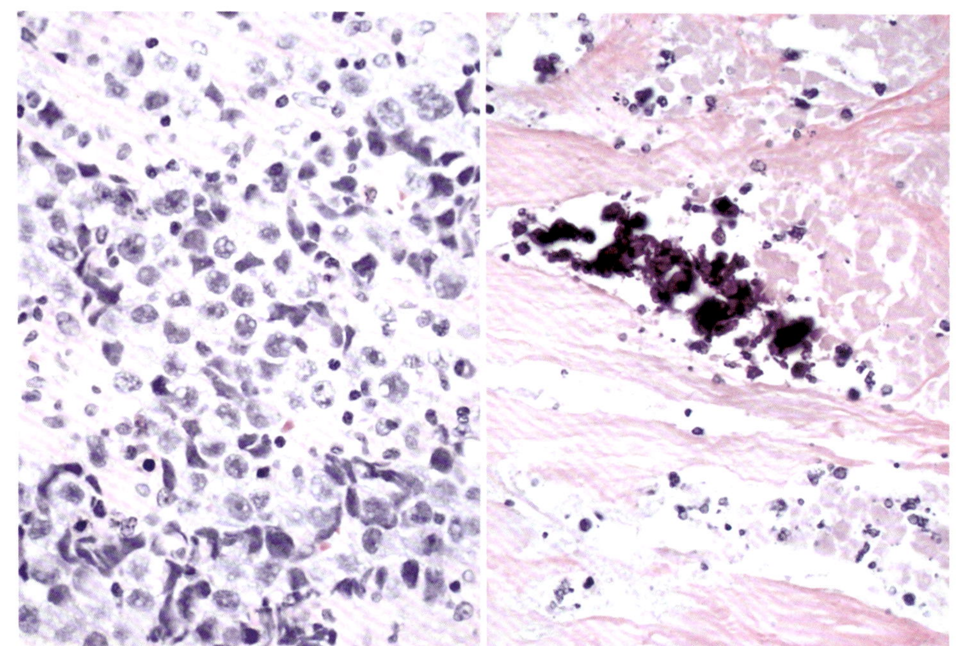

◀图 11-22 男，19岁，纵隔肿瘤穿刺活检诊断为精原细胞瘤

细胞呈圆形，核仁明显伴散在的淋巴细胞（左）；治疗后切除物可见坏死细胞、嗜碱性钙化及纤维化（右，HE，×600）

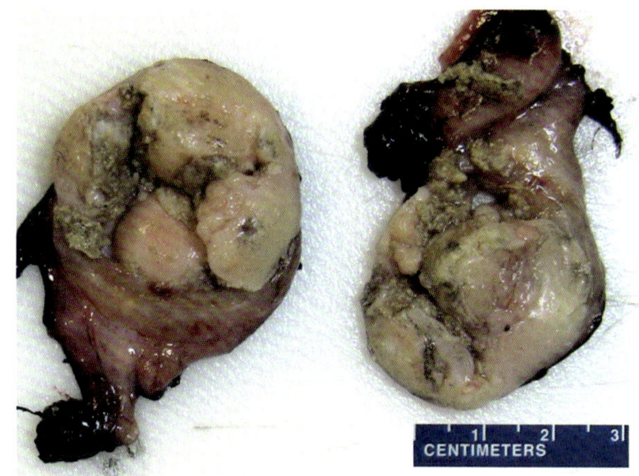

▲图 11-23 男，5岁，纵隔成熟畸胎瘤

切开的纵隔成熟畸胎瘤的手术标本，表现为部分囊性，其内含脂肪成分

源的预后。总的来说，畸胎瘤为儿童纵隔生殖细胞来源肿瘤最为常见的一种，约占60%[2]。

在胸部X线片上，生殖细胞瘤表现为大的、圆形的边界清楚的前纵隔肿块（图 11-24）。约有25%的畸胎瘤可发生钙化（图 11-24A）[2]，偶尔在胸部X线片可见，呈肿块内曲线状高密度影。应用X线进行初步诊断后，CT或MRI可帮助最终诊断，这两种成像方式都能够很好地证明其为前纵隔混合囊实性肿块（图 11-24 至图 11-26）。脂肪、液体和钙化成分为所有年龄段患儿畸胎瘤的标志性成分[1, 2, 44-47]。横断面成像上的另一个有用的特征是存在强化的实性部分，这在不成熟畸胎瘤中比成熟畸胎瘤更常见[2]。恶性生殖细胞肿瘤像其他侵袭性的纵隔病变一样，更容易侵犯周围相邻组织，包括肺、胸膜、心包和胸壁，而良性畸胎瘤更容易对邻近解剖结构造成压迫移位[2]。在少见的情况下，畸胎瘤会破入纵隔并伴有肺内支气管的受累，从而导致阻塞性肺炎（图 11-26）。

治疗和预后很大程度上取决于纵隔生殖细胞瘤的组织学分型，一般为手术治疗。外科手术完整切除的成熟型畸胎瘤具有良好的预后，相反，恶性生殖细胞瘤往往预后较差，需要增加额外的化学治疗和放射治疗[2]。

7. 胸腺脂肪瘤和脂肪瘤　胸腺脂肪瘤是一种不常见的前纵隔肿块，主要由脂肪组成，并有散在的胸腺组织。同样地，脂肪瘤为充满脂肪的有完整包膜的肿块，其成分与皮下脂肪相同，可以发生在身体的任何部位，包括纵隔。由于肿块较为柔软，以上两种疾病的患儿通常没有临床症状。

在胸部X线片上，胸腺脂肪瘤表现为大的、边缘锐利的前纵隔肿块，在1/2以上病例中显示为与周围软组织相比更低的密度[2]。在CT和MRI上，胸腺脂肪瘤边界清楚、内部呈旋涡样表现，这是由于内部脂肪密度/信号组织与无强化的软组织相互交织所致。

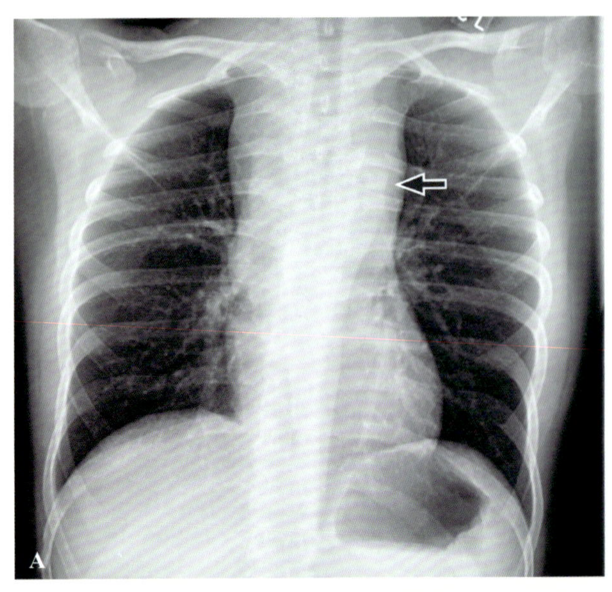

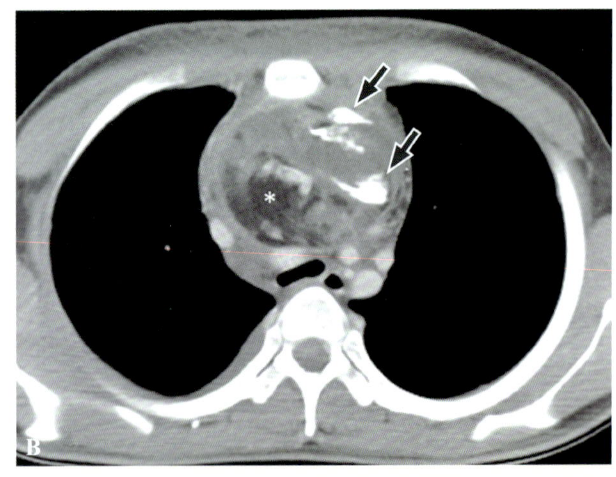

▲ 图 11-24 女，9 岁，气促、胸痛，纵隔成熟型畸胎瘤

A. 胸部正位 X 线片示上纵隔增宽，边缘突出，考虑有肿块性病变；在左侧第 4 后肋间隙和第 5 后肋间隙可见聚集的钙化灶（箭）；B. 轴位 CT 增强扫描示纵隔畸胎瘤内的复杂成分，包括局部钙化（箭），脂肪（星号）和软组织成分

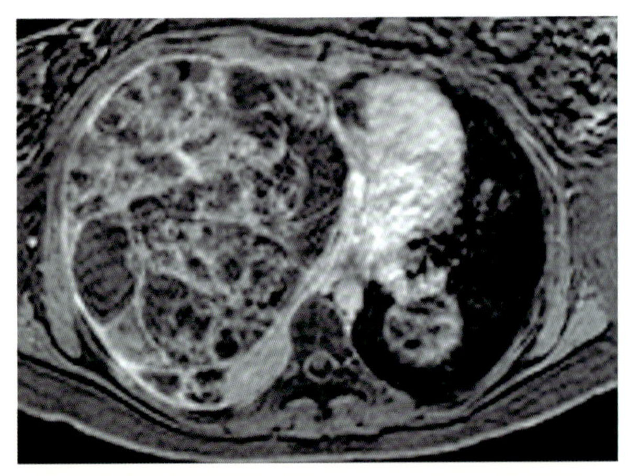

▲ 图 11-25 女，13 岁，纵隔恶性畸胎瘤

轴位 T_1 增强脂肪抑制 MRI 示较大的混杂信号的前纵隔肿块，占据了整个右侧胸腔并使心脏向左侧推移

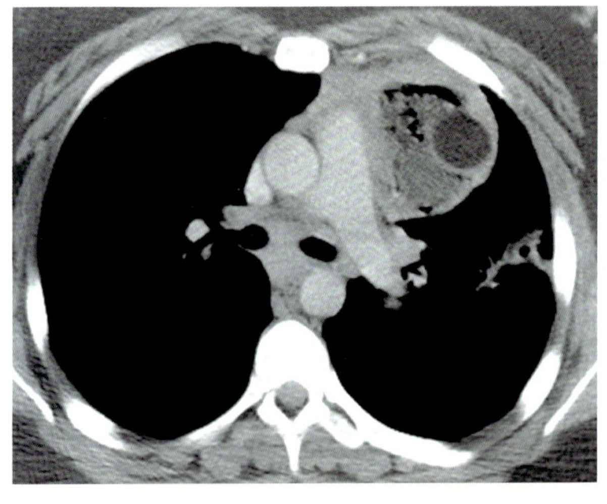

▲ 图 11-26 女，16 岁，畸胎瘤破裂

轴位 CT 增强图像示前纵隔密度不均的病灶，可见大量脂肪密度影，并可见不规则的气体密度，表示畸胎瘤破裂

同样地，根据它们的大小和位置，与周围软组织相比，脂肪瘤表现为透亮区。进一步行横断面成像（CT 或 MRI）可以确定肿块内的脂肪成分（图 11-27）。

一旦影像学检查确诊后，脂肪瘤或胸腺脂肪瘤都不需要任何治疗或检查。但是，如果肿块巨大而压迫邻近组织从而造成呼吸道或血管受压，则需要外科手术切除。

8. 淋巴管畸形（LM） 在胚胎学上，LM 是由于淋巴系统的先天性畸形产生的富含淋巴液的囊肿或多囊的肿块。在组织学上，肿块是由被覆不同厚度平滑肌组织的多种畸形的淋巴管道组成。LM 通常伴有大量的纤维结缔组织 [48]。LM 可以发生在身体的任何部位，但最常见于颈部、颜面部、腋下、纵隔、骶前区及腹膜后。胸廓内的 LM 比较少见，约占所有 LM 的 1%[49]。

一般发生于 2 岁以内，患儿通常在体格检查时发现病变 [48]，病灶随患儿长大而逐渐增大。一般可无明显症状，但是也可由于病灶对气管和纵隔内血管的浸润和压迫而产生呼吸困难症状。

胸廓内的淋巴管畸形可发生于纵隔的任一分区，但前纵隔较为常见。在胸部 X 线片上表现为前纵隔的增宽，伴有或不伴有清晰的边界（图 11–28A）。

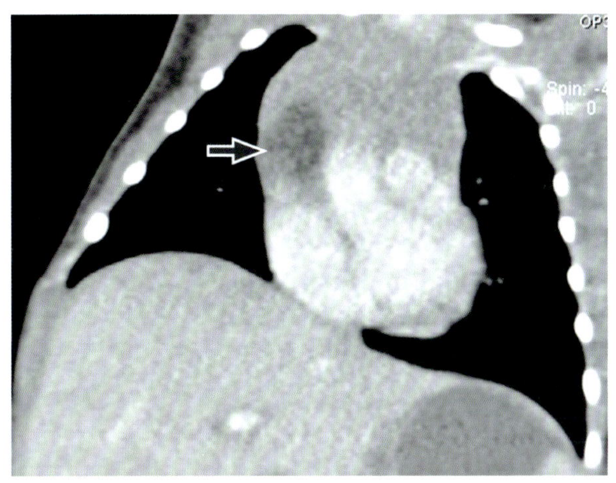

▲ 图 11–27 女，1 日龄，胸腺脂肪瘤
冠状位 CT 增强图像示右侧胸腺下部边界清楚的脂肪团块（箭）

横断面成像对这种病灶的全面评估和准确定性是很有必要的。不管采用何种断层成像，如 US、CT 或 MRI，淋巴管畸形表现为多房囊性、跨空间生长的肿块，具有不同厚度的内部分隔和囊壁（图 11–28B）。然而，在所有的成像模式中，MRI 因其软组织对比度和分辨率更有优势而成为首选影像学检查。

在 MRI 上，LM 表现为 T_2 加权呈高信号的囊内成分，囊壁和囊内分隔呈不同程度强化（图 11–29）。由于出血和感染而使囊内液体成分更为复杂，使其内部呈不同程度的强化 [2]。LM 常常通过纵隔向周围组织延伸而压迫和包裹气管及大血管，也可见 LM 延伸至远端肺间隙。

LM 的治疗方式包括外科手术切除和硬化治疗，硬化治疗一般用于大囊型 LM。由于其具有浸润性的特征而使外科手术切除较为困难，甚至某些情况下不可能切除。所以，外科手术前行 MRI 检查对 LM 的准确定性及对受累或包绕的正常的邻近结构的描述是很重要的。

（二）中纵隔病变

1. 先天性前肠重复囊肿 前肠重复囊肿是胚胎时期前肠发育畸形引起的一类先天性异常。主要有 3 种类型，即支气管源性、食管源性及神经肠源性囊肿。前肠重复囊肿为常见的儿童中纵隔肿块，约

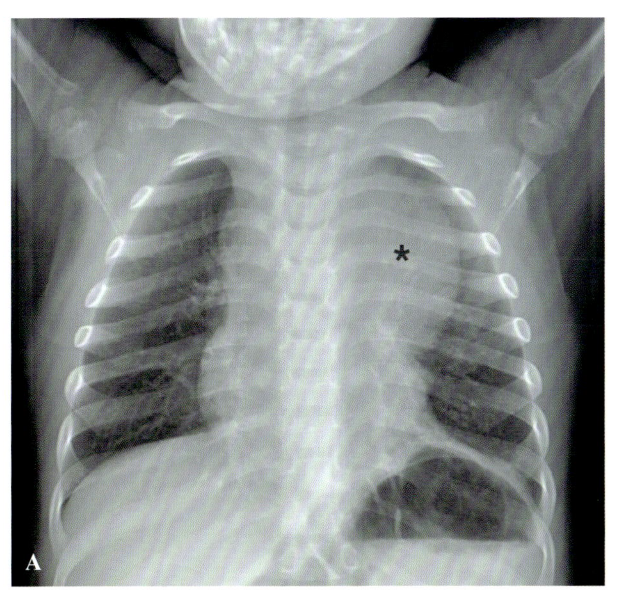

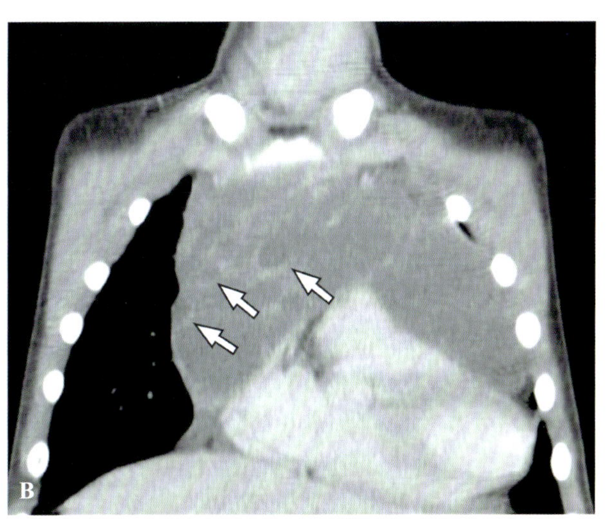

▲ 图 11–28 女，4 岁，呼吸窘迫，纵隔淋巴管畸形
A. 胸部正位 X 线片示边缘光滑、清楚的纵隔肿块（星号）；肺门和脊柱显示较清楚，证明肿块位于前纵隔；B. 冠状位 CT 增强图像示前纵隔边界清楚的肿块伴中央不强化的水样密度；在这例大囊型淋巴管畸形可见模糊的、薄的强化的内部分隔（箭）

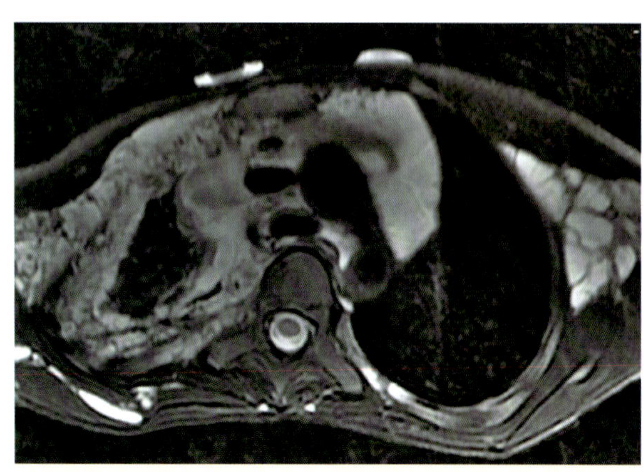

▲ **图 11-29 女，10 岁，胸壁及纵隔广泛淋巴管畸形**

MRI 横断面 T_2 加权脂肪抑制图像示多囊型肿块占据右侧胸腔，以及向前纵隔侵犯；也可见部分病灶位于双侧侧胸壁及右侧后胸壁

占 11%[1, 6, 44, 50]。对于 3 种分类的鉴别主要是基于组织学特征，支气管源性囊肿显示为呼吸道黏膜及软骨，食管重复囊肿有鳞状上皮，神经肠源性囊肿有神经成分和胃肠道上皮细胞。在组织结构上，这些病灶通常显示为混杂的特征，因此“前肠重复囊肿”这一命名可能更合适。几乎没有什么成像特征可以精确地对这些病变进行分类，只有少数例外，比如当神经肠源性囊肿伴随椎裂时。

支气管源性囊肿是由于在妊娠早期腹侧前肠发育过程中肺芽的异常发育而引起。可发生在气管及食管的任何部位，但较为常见的是隆突下和右侧气管旁区（图 11-30）[2]。20% 病例可发生于器官实质内[2]。大多数患儿无明显临床症状，如病灶较大压迫邻近气道组织则会引起呼吸困难症状。

食管源性囊肿是由于胚胎前肠后部的畸形发育而引起的。可以位于沿食管走行的任何部位，甚至肺内，但较为常见的是在邻近食管的上 1/3（图 11-31）。患儿通常表现为吞咽困难[2]。

神经肠源性囊肿是由于胃肠道与原神经嵴完全分离失败而引起的，表现为脊索裂隙综合征的一种变异。大多数神经肠源性囊肿都位于后纵隔，并可延伸至或与邻近脊髓相连（图 11-32）。在这种情况下，神经肠源性囊肿通常合并邻近椎体先天性缺陷，通过该缺陷部位，囊肿与脊髓沟通，患儿通常会出现疼痛而进行影像学评估[2]。

在胸部 X 线片上，这 3 种类型的前肠重复囊肿均表现为边缘光滑，椭圆形或圆形的中纵隔肿块（图 11-30）。神经肠源性囊肿一般合并邻近椎体的异常（图 11-32A）。病灶定位一般对最终的组织病理学的诊断有一定的帮助，但是鉴于病变部位与囊内上皮成分在这三种类型中有重叠，这种诊断也是不确定的。

在横断位影像上，前肠重复囊肿为边界清晰的无强化的囊性病变（图 11-30 至图 11-32）。大约有一半病灶在 CT 上表现为单一的液体密度（0HU）（图 11-30B）、在 T_2 加权成像表现为均一高信号（图 11-32B）[2]。然而，囊内蛋白质含量增加或合并出血及感染等会使其内部成分更为复杂，从而在 CT 上出现高密度、在 MRI 的 T_1 加权图像上出现高信

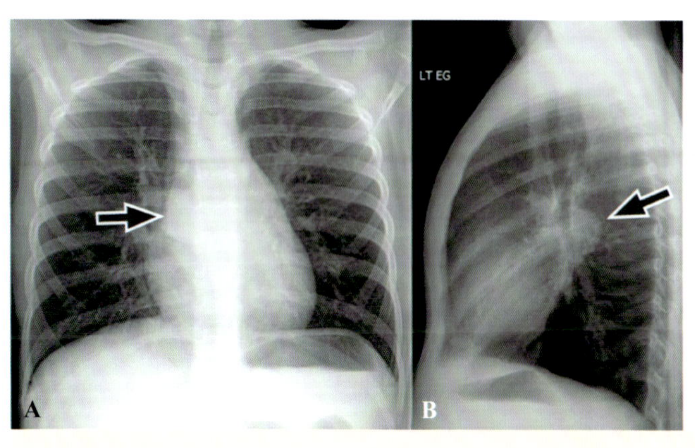

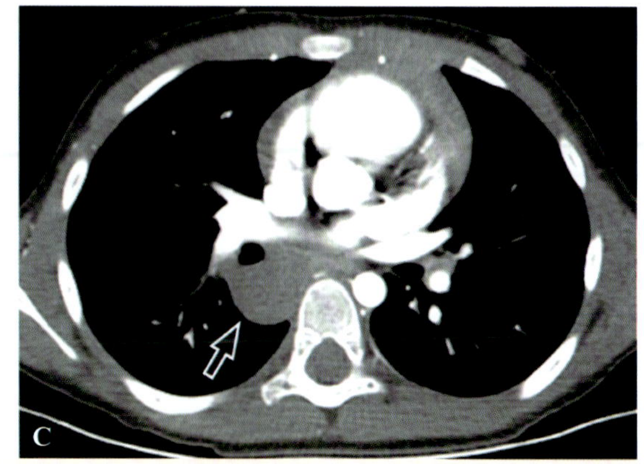

▲ **图 11-30 女，5 岁，由于支气管源性囊肿导致呼吸困难**

A. 胸部正位 X 线片示脊柱右缘边缘光滑的肿块（箭），覆盖了心脏的右上部；B. 胸部侧位 X 线片显示肿块（箭）位于中纵隔，隆突下方；C. 轴位 CT 增强图像显示中纵隔肿块（箭），呈边缘光滑的水样密度，与单纯前肠重复囊肿表现一致，病理证实为支气管源性囊肿

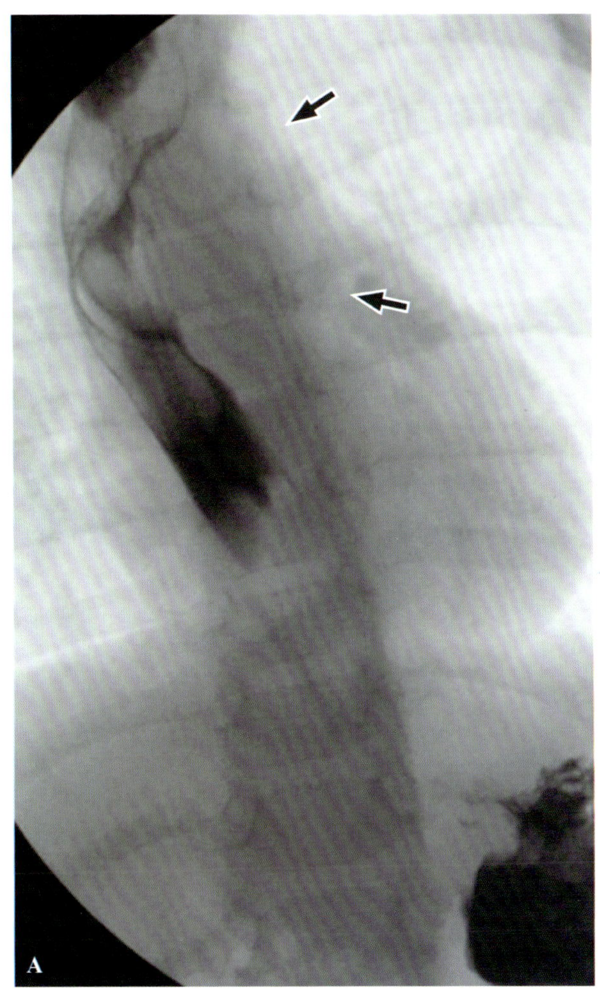

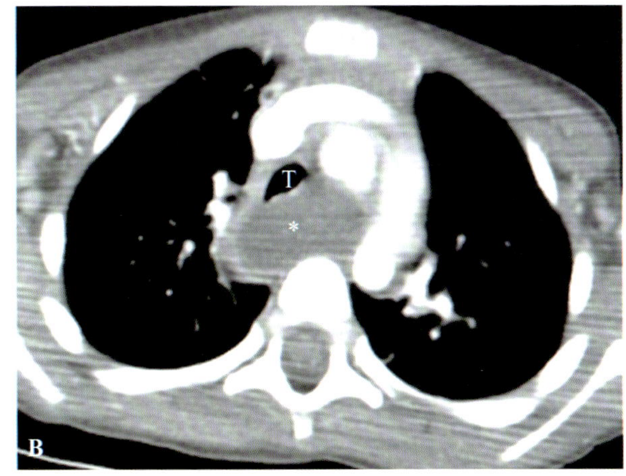

▲ **图 11-31　男，3 岁，由于食管重复囊肿导致吞咽困难**

A. 食管造影示边缘光滑的软组织密度影（箭）与纵隔影重叠，边缘外凸；食管受压向右侧弯曲，食管左侧可见扇形压迹；B. 相应的轴位 CT 增强图像显示在中纵隔内的椭圆形水样密度影（星号），气管（T）向右向前推移；食管边界不清，可能是由于食管重复囊肿引起的压迫而萎瘪所致

号。而前肠重复囊肿的这种 CT 高密度及 T_1 加权 MRI 高信号的表现会与有相同影像表现的纵隔实体肿瘤相混淆。在这种情况下，T_2 加权 MRI 是很有帮助的，因为复杂的前肠重复囊肿在 MRI T_2 加权图像上显示为高信号，证实了病变的囊性本质。而且由于感染，除了在 CT 上密度增高、MRI 的 T_2 高信号，前肠重复囊肿壁会更不规则、会更厚且会出现强化。

对于这 3 种类型的前肠重复囊肿，外科手术切除是目前的主要治疗方式，特别是对有症状的儿科患者。此外，利用超声内镜引导下的吸引术已在一些机构被用于术前确诊该病，且被认为是安全的[51]。然而，这项操作也不是没有并发症的，比如感染等，而且也还没有作为常规检查应用于所有机构[52]。

2. 淋巴结病　虽然淋巴结病可以发生在纵隔的任一区域，但无论是儿童还是成人，其常见部位都为中纵隔。绝大多数的儿童疾病中纵隔淋巴结肿大在本质上是反应性的，最常见的是由于感染性疾病引起，如结核（图 11-33）和组织胞浆菌病等肉芽肿疾病[1, 6, 31, 44, 53]。另外，中纵隔淋巴结也会出现肿瘤的生长，以淋巴瘤最为常见。在本章前面已经介绍了淋巴瘤，在这一部分不再阐述。

最近有一种特征性的发生在儿童中线区如头、颈、纵隔部位的原发性肿瘤，被称为睾丸核蛋白（NUT）癌。这种肿瘤较为少见但高度恶性，以累及 NUT 基因的染色体重排为主要特征性表现。BRD4 基因为常见的易位伴侣，形成 BRDS-NUT 融合致癌基因（图 11-34）[54, 55]。第二位较为常见的引起中纵隔淋巴结肿大的原因为原发性肿瘤的远处转移，如 Wilms 瘤、睾丸肿瘤和肉瘤（图 11-35 和图 11-36）[2]。

虽然对中纵隔淋巴结肿大的检测不那么敏感，特别是在只有轻微增大的情况下，但是在常规的影像学上可以看到淋巴结的肿大，所以在每个病例中都应该对淋巴结进行评估。中纵隔淋巴结肿大通常表现为圆形或分叶状的软组织密度影，常见部位为隆突下及肺门区域（图 11-33A）。淋巴结钙化可见于肉芽肿性疾病，还可见于成骨性转移病灶如骨肉瘤及治疗后的淋巴瘤。

大多数的淋巴结病都是通过 CT 或 MRI 检测到的。在 CT 或 MRI 上都表现为均匀的边界清楚的软组织包块（图 11-33B）。坏死区域表现为 CT 低密

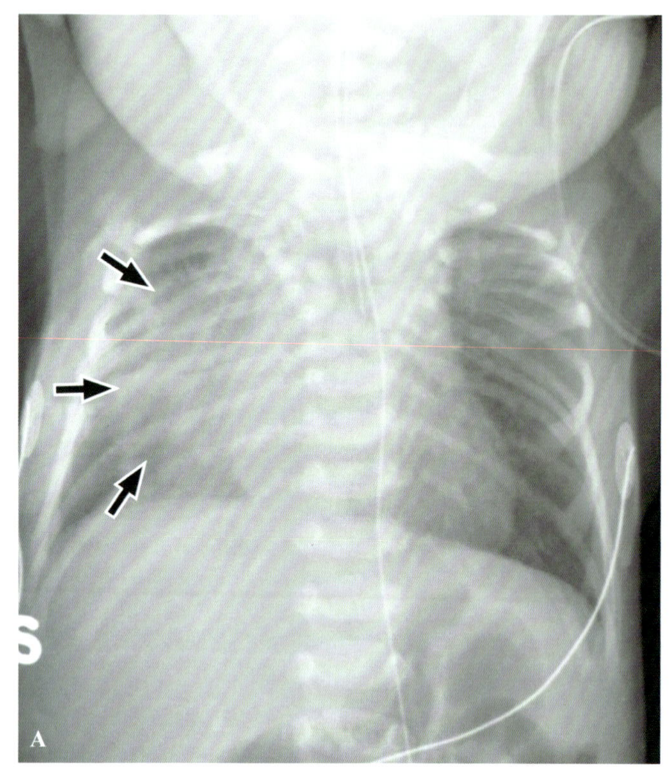

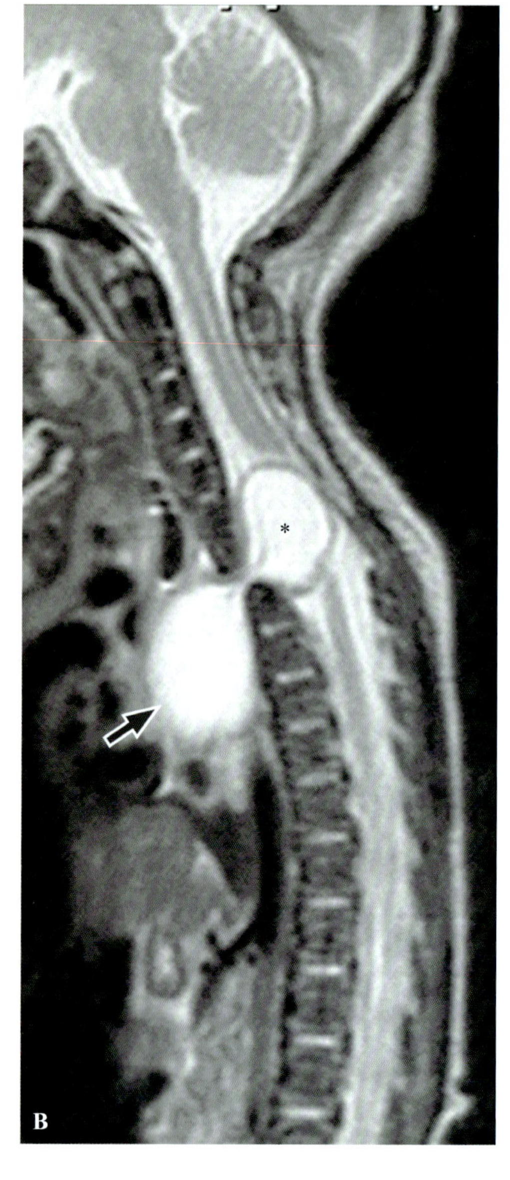

▲ 图 11-32 男，5 日龄，神经肠源性囊肿

A. 胸部正位 X 线片示上段胸椎多节段的畸形，并可见椎体呈外展改变并伴有肋间隙变窄、上胸壁畸形，右侧胸腔呈模糊不透亮改变（箭）；B. 胸椎的 MRI 矢状位 T_2 加权成像示边界清楚的后纵隔囊性肿块（箭），通过胸椎缺陷处部位向脊髓内延伸而形成一大的椎管内结构（星号），椎管扩大，脊髓显著受压

度及 MRI 不均匀信号（图 11-33B），增强扫描后坏死区不强化。钙化区域表现为 CT 高密度、MRI 低信号。钙化和坏死提示儿童先前有肉芽肿性感染的可能性，尤其是结核病。

Castleman 病，即巨大淋巴结增生症，为一种由于非肿瘤性疾病引起的独特的中纵隔淋巴结病。受累淋巴结沿着右侧支气管旁及肺门分布。Castleman 病代表一种非克隆淋巴结增生，并且认为与以下疾病有关，包括人类疱疹病毒 8、人类免疫缺陷病毒感染、淋巴瘤、副肿瘤性天疱疮、浆细胞病及 POEMS（多发性周围神经病、器官肿大、内分泌障碍、M 蛋白血症和皮肤病变）。Castleman 病较常见于 20—40 岁人群，儿童人群少见 [56-58]。在儿童容易被误为肿瘤和（或）反应性淋巴结肿大。然而，与之前提到的病变不同的是，Castleman 病在 CT、MRI 上表现为强化的增大的淋巴结，Castleman 病中看到的这种特征性表现在其他病变中并不常见。而这种特征性表现的唯一例外是浆细胞变异型，与 Castleman 疾病的透明血管变异型相比，其表现为较轻度的强化 [58]。而且有高达 10% 的病例可见钙化，在 CT 及 X 线上更容易显示。很少见到 CT 显示中央低密度的病例 [58]。

中纵隔非淋巴瘤的淋巴结病的治疗方式是基于潜在的病因学。对反应性或感染性疾病，除了以前治疗过的结核残留钙化性淋巴结病外，通常还需要确认所感染的微生物和对潜在微生物的治疗。对于

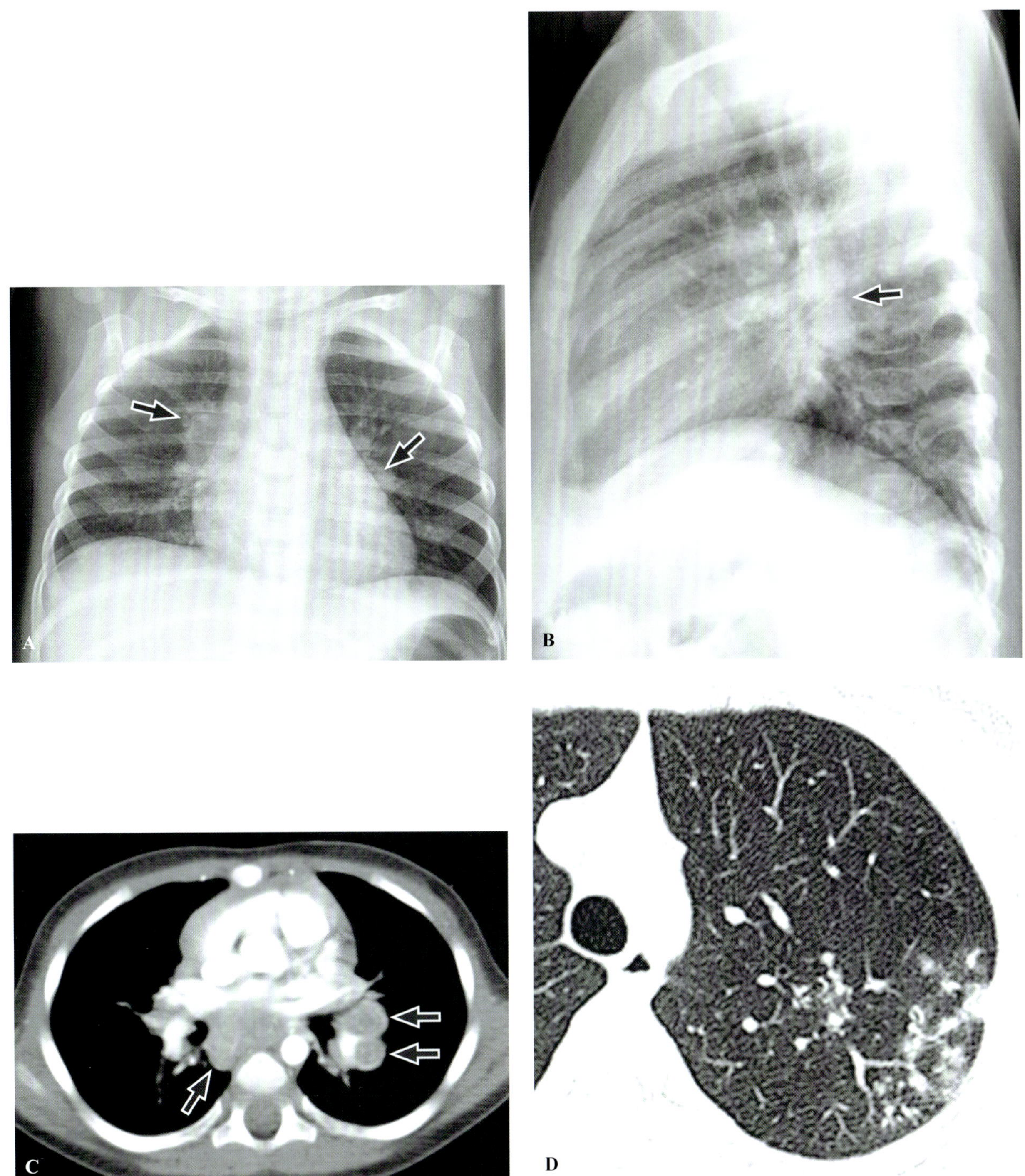

▲ 图 11-33　男，2 岁，由肺结核引起的中纵隔淋巴结病

正侧位胸部 X 线片（A、B）示中纵隔及两侧肺门区多个分叶状的软组织密度影（箭）；C. 轴位 CT 增强图像示在肺门、右侧气管旁、隆突下多个边界清楚的，圆形和卵圆形低密度淋巴结（箭），呈轻度强化，与肺结核淋巴结改变一致，患儿最终诊断为肺结核；D. 轴位 CT 肺窗显示了另一肺结核患儿的左肺后外侧树芽状模糊影

肿瘤性的淋巴结病通常会选择外科手术切除及新辅助化疗。Castleman 病的治疗要取决于组织病理学的分型。单中心的透明血管型 Castleman 病单纯手术切除即可治愈。相反，多中心的 Castleman 病往往需要化学治疗、类固醇、抗病毒药或广泛的抗增殖治疗方案[58]。

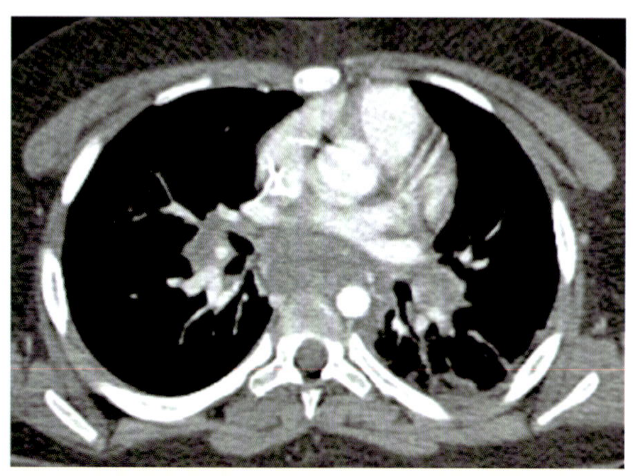

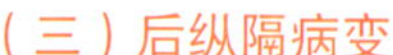

▲ **图 11-34　男，18 岁，中纵隔的 NUT 中线癌**

轴位 CT 增强图像示浸润性生长的不均匀强化的软组织肿块包绕中纵隔组织，压迫左心房后部并向侧面延伸包绕双侧肺门

（三）后纵隔病变

1. 原始神经母细胞肿瘤　后纵隔肿瘤占所有小儿纵隔肿瘤的 34%，有 88%～90% 为神经母细胞起源[1, 2, 31]。在儿童患病群体中绝大多数是神经母细胞瘤（图 11-38），其余为节细胞神经母细胞瘤（图 11-39）和神经节细胞瘤。这 3 种肿瘤为同一类肿瘤性疾病，神经节细胞瘤为细胞分化最高的肿瘤，而神经母细胞瘤为细胞分化最差的恶性程度最高的肿瘤。单纯的影像学表现不能够将 3 种类型完全区分开来，唯一的例外是在原始神经母细胞肿瘤中发现一个孤立的结节可以帮助提示为结节亚型的节细胞神经母细胞瘤。然而，影像学在确认及描述肿块本身及累及的范围中具有重要的作用。

神经母细胞瘤多发生于 5 岁以下儿童，发生于纵隔内占 10%～16%[31]。纵隔内的病灶一般发生于年龄较大儿童，以及多为成熟型 / 良性的亚型（图 11-40）。患儿一般临床表现包括易怒、发热、贫血、体重减轻等全身症状[2]。神经母细胞瘤一些较少见但很典型的症状包括斜视眼阵挛综合征、Horner 综合征（由于肿瘤压迫颈部及胸部交感神经链）、横贯性脊髓病（由于肿瘤压迫脊髓）、难治性腹泻（由于肿瘤分泌血管活性肠肽）、高血压（由分泌的儿茶酚胺引起）。然而，有些患儿是无症状的，特别是神经节细胞瘤，通常是在偶然的影像学检查中发现的。一旦发现则需要进行尿液检查，76% 的神经母细胞瘤患者尿液内的儿茶酚胺呈阳性[31, 59]。

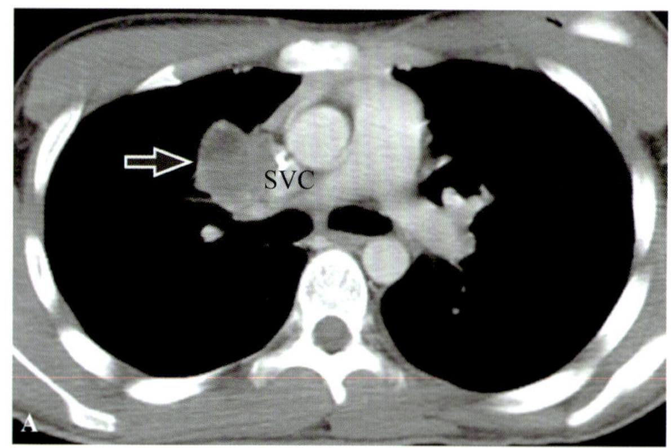

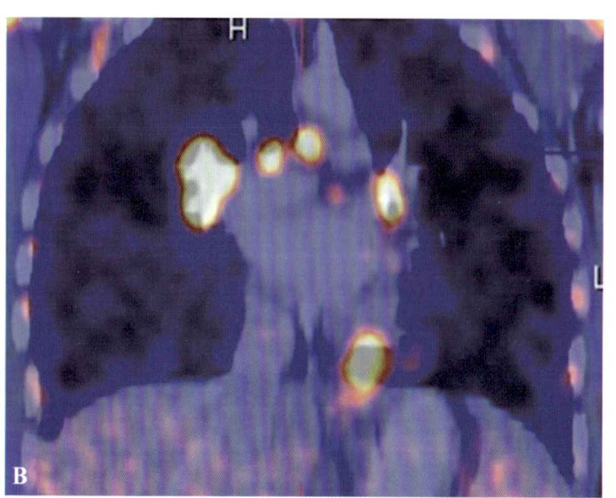

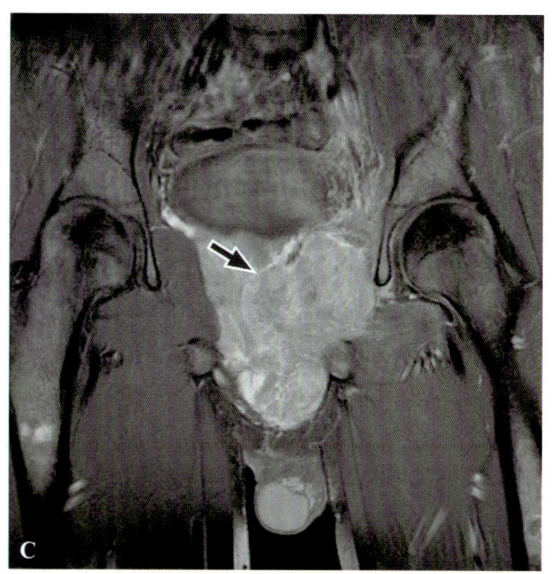

▲ **图 11-35　男，13 岁，盆腔横纹肌肉瘤转移**

A. 轴位 CT 增强扫描示右前纵隔区压迫上腔静脉（SVC）、呈相对低密度的分叶状肿块（箭）；B. 相应的冠状位融合 PET/CT 图像示发生了纵隔淋巴结转移的盆腔横纹肌肉瘤患者的多个纵隔区域出现 FDG 浓聚；C. 冠状位增强的 T_1 加权脂肪饱和骨盆 MR 图像显示大的不均匀强化的下盆腔肿块（箭）；右侧股骨近端骨髓内部分可见的小点状强化，代表骨转移

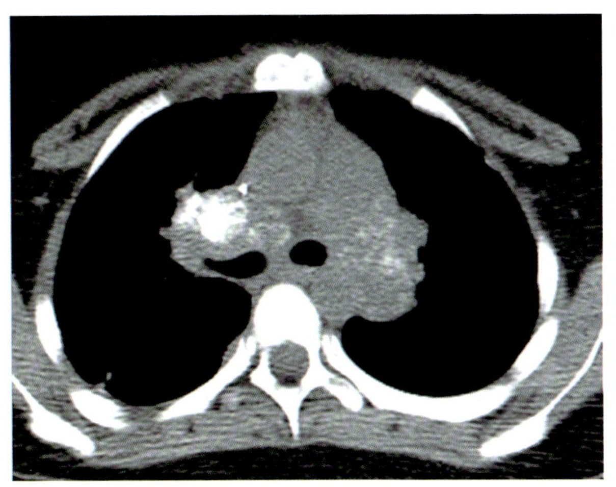

▲ 图 11-36 女，13 岁，左股骨骨肉瘤转移

轴位胸部 CT 平扫图像示右主支气管前聚集成团的钙化淋巴结；另外在左主支气管旁可见不规则软组织密度影并模糊的钙化灶

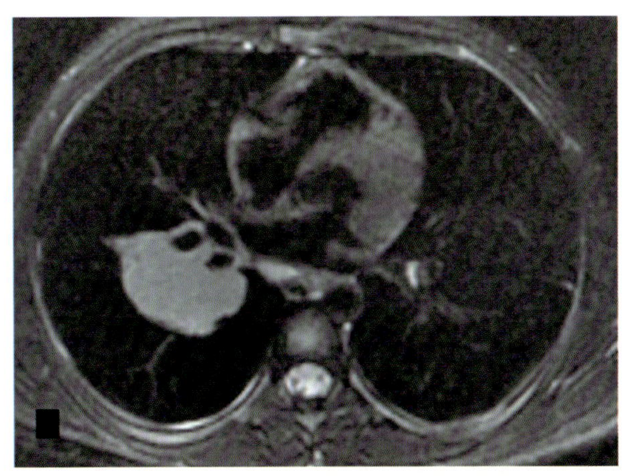

▲ 图 11-37 女，15 岁，Castleman 病

轴位 T_2 脂肪抑制 MRI 示右肺门区边界清楚的、T_2 均匀高信号团块

胸部 X 线片可见后纵隔椎旁边界清楚的软组织密度肿块（图 11-38A）。约 30% 病例存在瘤内钙化 [2]。此外，还可看到邻近的椎体和肋骨的浸润，以及肋间隙增宽，高度提示神经源性肿瘤 [1, 6, 44, 45, 53]。经胸部 X 线片显示后，CT、MRI 通常被用来进一步描述肿瘤的特征和范围。

神经母细胞瘤 CT 显示为椎旁边界清楚的梭形肿块伴点状及线状钙化（图 11-38B）。CT 上可见其包绕血管及向邻近的神经孔延伸，这一征象在 MRI 上表现更为明显（图 11-38C）。鉴于这一事实，MRI 是评估肿瘤局部蔓延和发现其在椎管内生长的更有优势的影像诊断方法。神经母细胞瘤 MRI 表现为 T_1 加权低信号 T_2 加权高信号的边界清楚的肿块。增强后，由于肿块内部富血供特征而呈现快速均匀强化。神经母细胞瘤转移有 4 个常见位置，即骨（皮质、髓质）、局部及远处淋巴结转移、肝脏及皮肤。骨转移到椎体和胸壁呈溶骨性的改变。肝脏的转移表现为单一或多个肝内转移灶或肝脏弥漫性肿大。神经母细胞瘤皮肤转移仅见于婴儿，表现为典型的皮肤蓝斑。

核医学对神经母细胞瘤诊断和治疗评估方面非常有帮助，尤其是 MIBG 显像。在 MIBG 上，胸部的神经母细胞瘤显示为在后纵隔脊柱旁的放射物质异常摄取区（图 11-38D）。还可发现转移性病灶，因此可应用 MIGB 成像寻找转移灶。一般来讲，MIBG 显像应该在手术或者是医疗干预之前进行，有助于对治疗及预后的评估。无论神经母细胞瘤是否 MIBG 阳性，治疗前进行成像很重要。如果最初是阳性的，神经母细胞瘤肿块也可经化学治疗后转为阴性。然而，在复发或无反应的神经母细胞瘤的病例中，在后续随访中发现 MIBG 阳性肿瘤转变为无嗜 MIBG 活性，这是预后差的一种征象，表明肿块产生了一种更为原始和侵袭性的变异。

对于良性的神经母细胞性肿瘤如神经节细胞瘤和大多数的节细胞神经母细胞瘤来说，手术切除疗效较好。神经母细胞瘤的治疗依赖于化学治疗联合手术切除。对于“组织型良好”的肿瘤其预后通常很好，相反“不良的组织型”的神经母细胞瘤具有较差的预后，特别是有远处转移时。有一种例外情况是 4S 期神经母细胞瘤患者，其有孤立的皮肤、肝脏和（或）骨髓的转移灶。小于 1 岁是诊断 4S 期的一个条件，而 4S 期具有极佳的预后。

2. 周围神经鞘膜瘤　对于儿童来说，周围神经鞘膜瘤（PNST）比神经母细胞肿瘤少见。最为常见的两种 PNST 为神经纤维瘤和神经鞘瘤 [2, 31, 62, 64]。胸廓内的病灶，通常起源于上纵隔和后纵隔的肋间神经，由梭形细胞、胶原蛋白和不同程度的黏液样细胞外基质组成 [31]。丛状的神经纤维瘤事实上是 1 型神经纤维瘤病的特征性表现。特别是那些深部的丛状神经纤维瘤，可能会生成 / 退化为恶性的外周神经鞘瘤（MPNST），它表现出细胞多形性，细胞

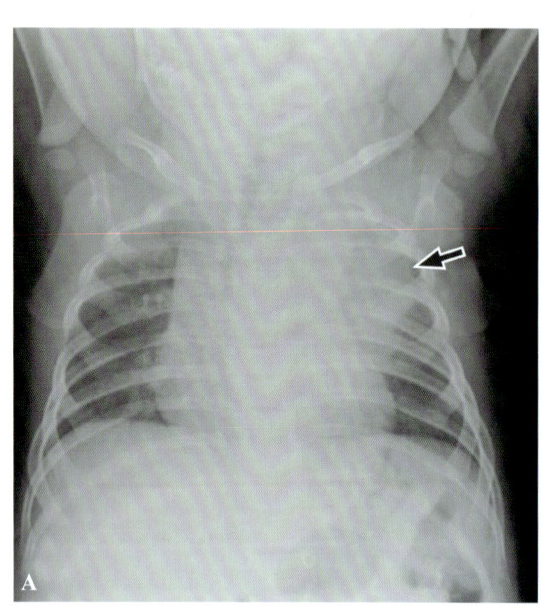

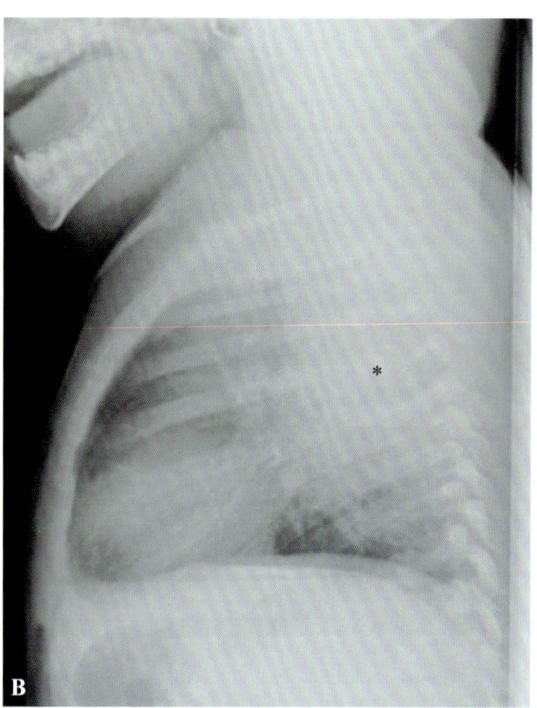

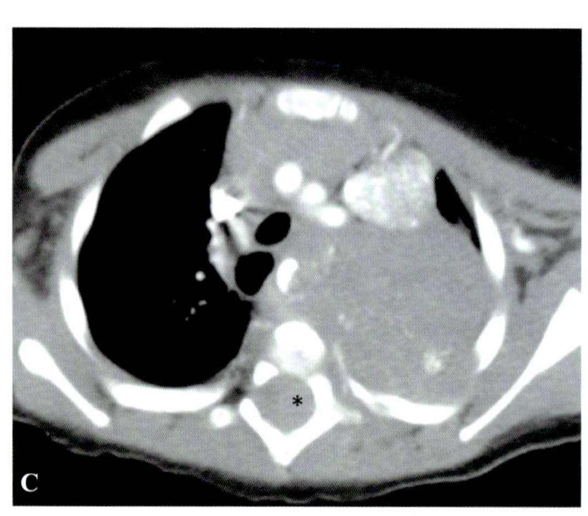

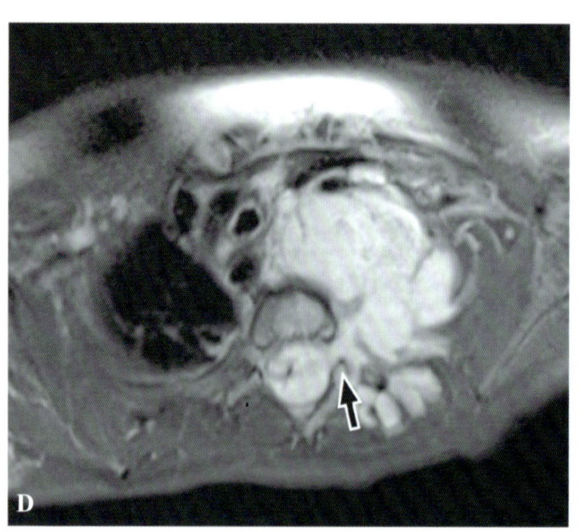

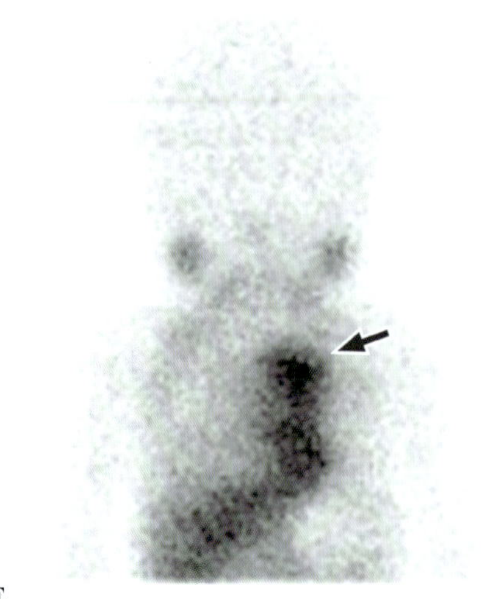

▲ 图 11-38 男，1 岁，胸部神经母细胞瘤，临床表现为体重减轻

A 和 B. 胸部正侧位 X 线示左侧后纵隔一巨大的不透 X 线包块（A 箭，B 星号）；正位 X 线片示左侧脊柱边缘模糊；左上肋间隙增宽，左侧肋骨内侧变薄；C. 轴位 CT 增强扫描示左后纵隔较大的软组织密度肿块伴内部无定型钙化；大血管、气管及充气的食管向右移位；椎管内可见软组织密度影充填（星号）疑为椎管内的侵犯；D. MRI 轴位增强 T_1 脂肪抑制图像示较大的浸润性生长的后纵隔肿块，压迫和推移邻近纵隔组织；MRI 较 CT 更清晰地显示了肿块通过邻近的神经孔（箭）向相邻椎管内侵犯；E. 头、胸部的平面 MIBG 图像显示胸部神经母细胞瘤的弥漫性放射性示踪剂摄取（箭）

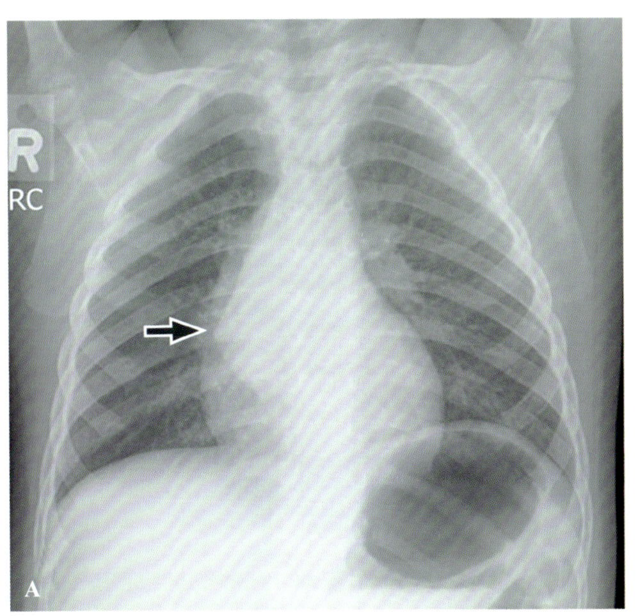

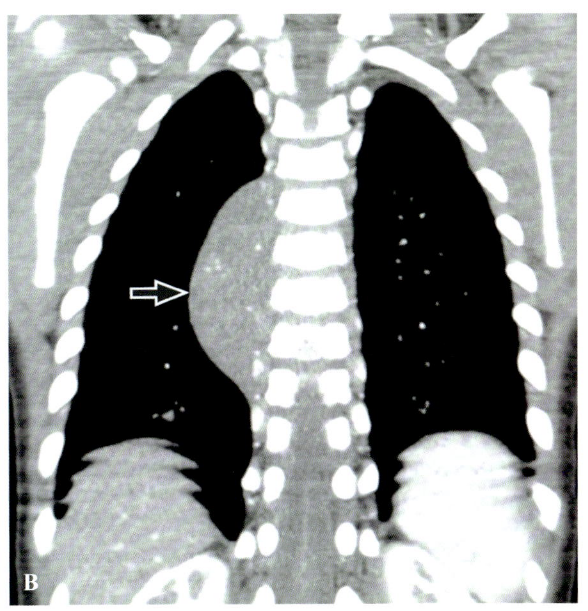

▲ 图 11-39 男，6 岁，胸部节细胞神经母细胞瘤，临床表现为胸痛

A. 胸部正位 X 线片示右侧椎旁边界清楚、梭形的软组织肿块（箭）；B. 冠状位 CT 增强图像示后纵隔肿块（箭），轻度强化伴点状钙化

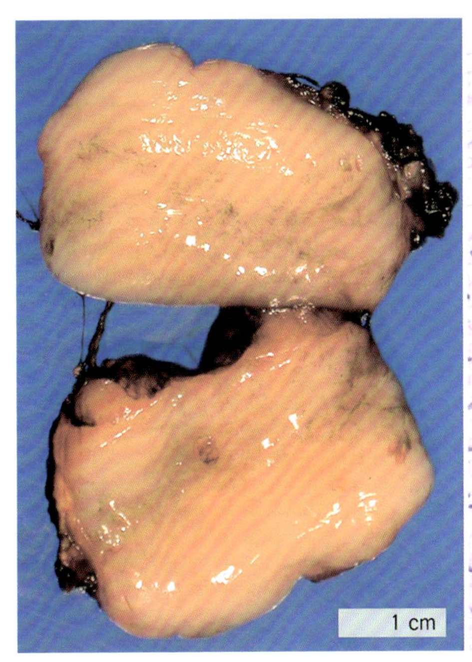

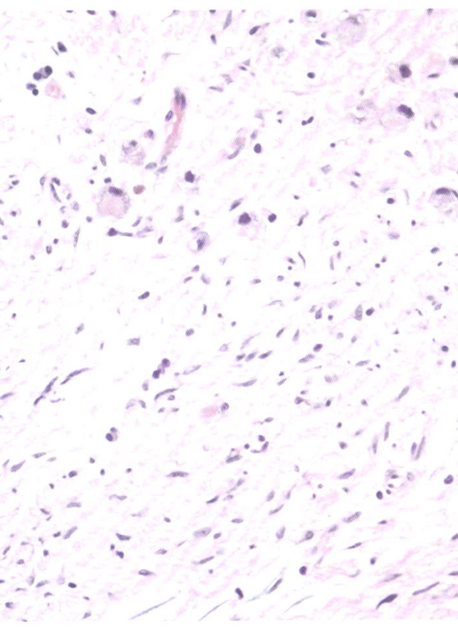

◀ 图 11-40 男，5 岁，胸部脊柱旁区神经节细胞瘤

肿块呈均匀的棕褐色（左）；显微镜下，丰富的施万细胞基质内混合成熟的神经节细胞（右：HE，×400）；缺乏神经母细胞瘤和节细胞神经母细胞瘤特征性的原始神经母细胞的瘤巢

密度增加，有时还会在组织学上出现坏死和有丝分裂（图 11-41）。恶性外周神经鞘瘤（MPNST）也可能是新发生的，偶尔发生于先前存在的神经鞘瘤中[2]。

在影像表现中，良性的 PNST 表现为在椎旁后纵隔区域边界清楚的圆形或椭圆形的病灶[62]。这些肿瘤通常局限于单个或相邻两个椎间隙，与交感神经链肿瘤不一样，后者可以发生在几个椎体水平（图 11-42）。在 CT 上，PNST 通常表现为沿着相应肋间神经方向延伸的均匀或不均匀密度的软组织肿块（图 11-42B）。与神经母细胞瘤一样，可以见到钙化、神经孔扩大和椎管内延伸。从之前描述

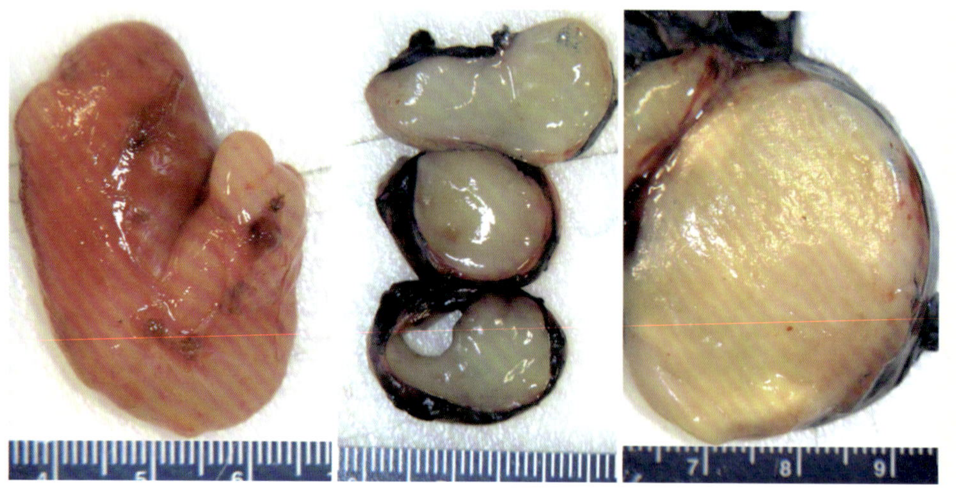

◀图 11-41 **女，17 岁，1 型神经纤维瘤病，低级别恶性的外周神经鞘瘤起源于纵隔丛状神经纤维瘤**

未切开的标本（左）呈丛状神经纤维瘤的“蠕虫袋”样外观；剖面表现为软的、凝胶状（中），黄色区域疑为坏死区（右）；显微镜检查（未显示）显示细胞增多、核异型及偶见有丝分裂，诊断为恶性病变

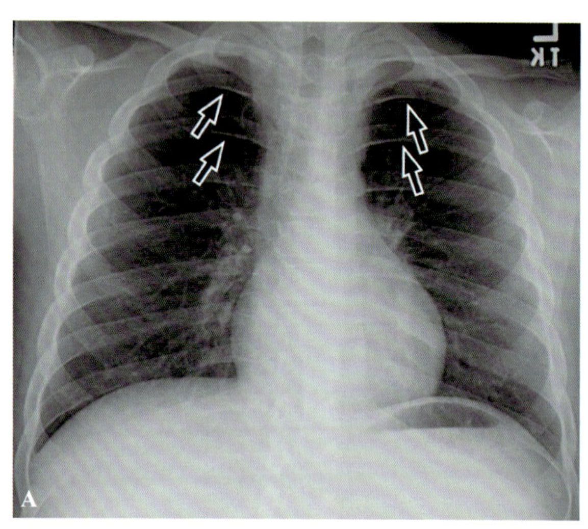

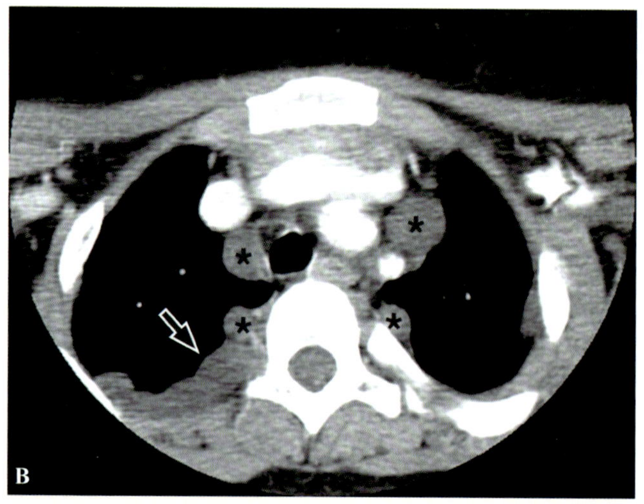

▲图 11-42 **男，15 岁，由于多发性神经纤维瘤导致上纵隔增宽**

A. 胸部正位 X 线片示上纵隔增宽并侧缘呈分叶状；上部胸廓双侧肋间隙增宽及肋骨下缘轻微的骨质侵蚀（箭）；B. 轴位 CT 增强扫描示多个边界清楚的软组织肿块（星号），右后方较大肿块（箭）沿着肋间隙生长；患者为多发性纵隔神经纤维瘤

的 CT 表现可推知，MRI 上可表现为均匀增高的 T_2 加权信号，也可表现为不均匀的信号（图 11-43）。CT 和 MRI 增强后可见外周强化模式。对于丛状神经纤维瘤，可见呈靶样的外周强化模式，这是该疾病的特征性改变，具有确诊意义。

MPNST 与良性病变相比，在影像学上呈现出更具有侵袭性的表现，如向椎管内延伸和由于病灶内部的囊变及脂肪成分导致的密度减低和不均匀强化[2]。然而，对于良性 PNST 与恶性 PNST 的最主要的影像鉴别点为局部浸润、骨质破坏、快速增长及胸腔积液（图 11-44）[2]。另外，FDG-PET 图像有助于鉴别 1 型神经纤维瘤病 MPNST 与良性神经纤维瘤病，因前者具有较高的 SUV 值[65]。

对于有症状的 PNST 和影像检查提示恶性征象者，一般治疗依赖于手术切除。然而，对于小的病变，除了影像随访之外没有必要进行直接干预。

（四）感染性疾病

1. 急性纵隔炎　急性纵隔感染是一种危及生命的病情进展迅速的感染性疾病，可累及单一或多个纵隔腔，通常由邻近区域蔓延、术后感染或创伤后引起[66]。上纵隔的感染通常是颈部感染的并发症或由胸锁骨髓炎直接蔓延导致（图 11-45）[31, 67-69]。

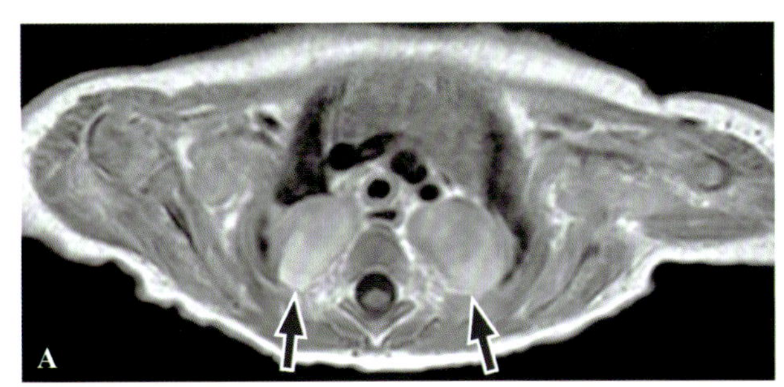
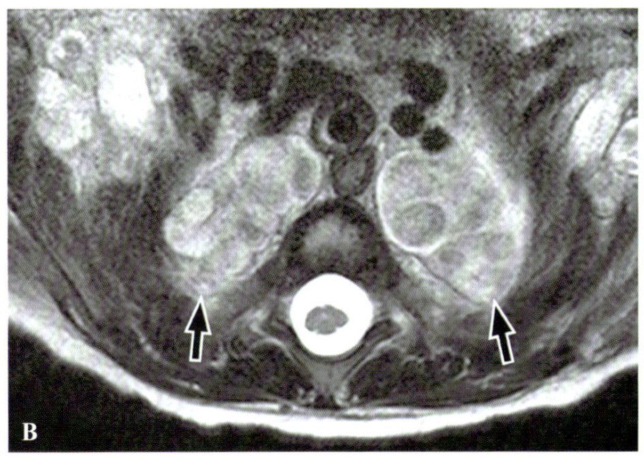

▲ **图 11-43　男，2岁，神经纤维瘤病**

A. 轴位 T_1 加权增强 MRI 示两个椭圆形的、边界清楚的后纵隔肿块（箭），其内部斑片状强化；影像表现与该神经纤维瘤病患者的神经纤维瘤的表现一致；值得注意的是，两个腋窝中都存在部分可见的神经纤维瘤；B. 轴位 T_2 加权 MRI 示双侧后纵隔 / 脊柱旁肿块（箭）具有呈"靶"样的特征性表现

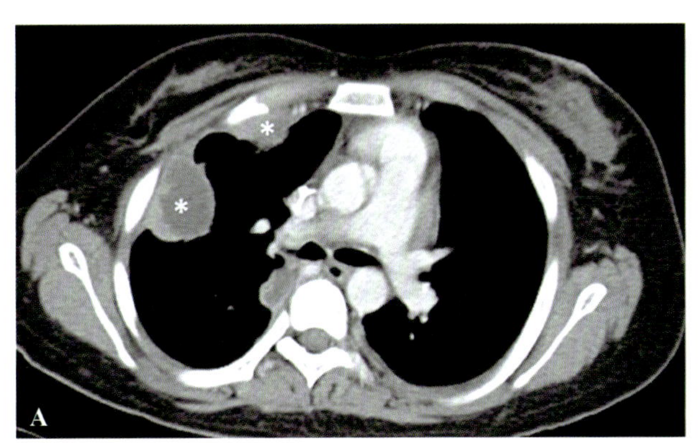
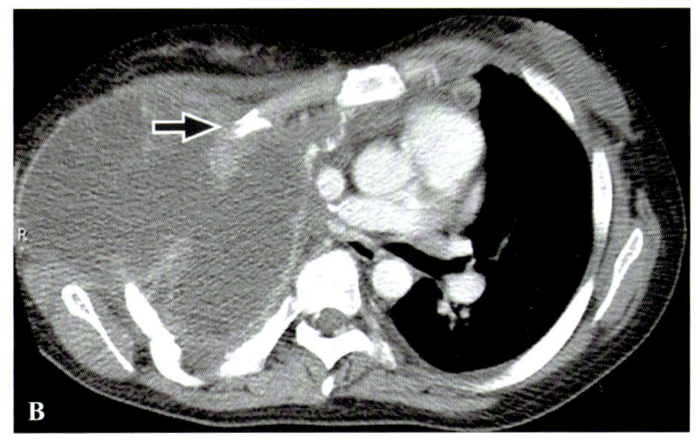

▲ **图 11-44　女，19岁，恶性外周神经鞘瘤**

A. 首次轴位 CT 增强图像示右侧胸壁前外侧及中后侧多发的密度不均的结节状病灶（星号）；B. 轴位 CT 增强随访示右侧胸壁肿块逐渐增大，相邻胸壁和肋骨浸润（箭）

就像上纵隔的感染一样，后纵隔的感染通常也是由于邻近的椎体骨髓炎蔓延导致[31]。相比之下，前、中纵隔的感染有很多潜在病因，如术后感染、仪器放置不当、外伤后导致，包括虐待儿童和异物导致的食管破裂等。患儿通常表现为显著升高的感染 / 炎性标志物指标、发热和疼痛。

尽管胸部 X 线的诊断是非特异性的，但其通常也是最先应用的检查方式，可以发现受累儿童出现纵隔正常轮廓的消失、纵隔增宽及气管狭窄。胸部 X 线片很少见到纵隔气体，但其出现应考虑潜在的纵隔炎。CT 增强扫描为目前能够准确全面评价纵隔炎的一种检查方法。主要表现为纵隔局限性积液和积气。另外还可见纵隔增宽、淋巴结肿大、胸膜和心包积液及纵隔脂肪的密度增高[66]。

急性纵隔炎情况较为危急，应立即予以静脉注射抗生素和手术冲洗，以避免导致患者伤病加重和死亡。持续的纵隔冲洗及负压引流也是很有效的治疗方法[31, 70, 71]。

2. 纤维性纵隔炎　纤维性纵隔炎是由非细胞胶原蛋白和纤维组织增生引起，在儿童较为少见[31, 72, 73]。纤维性纵隔炎的潜在病因是多种多样的，包括自身免疫性疾病的后遗症、放射治疗、药物治疗及感染后遗症，如肺结核、组织胞浆菌病。受累患儿通常表现为与纵隔结构狭窄有关的症状。呼吸窘迫通常是由气管支气管狭窄引起的，而食管狭窄的患者可能出现吞咽困难。此外，可能出现由于上腔静脉阻塞引起的面部和颈部肿胀。

在胸部 X 线片上，纤维性纵隔炎通常表现为纵隔增宽，伴有相关的气管旁或隆突下肿块。有时可见钙化，特别是在肉芽肿性疾病中。在横断面成像

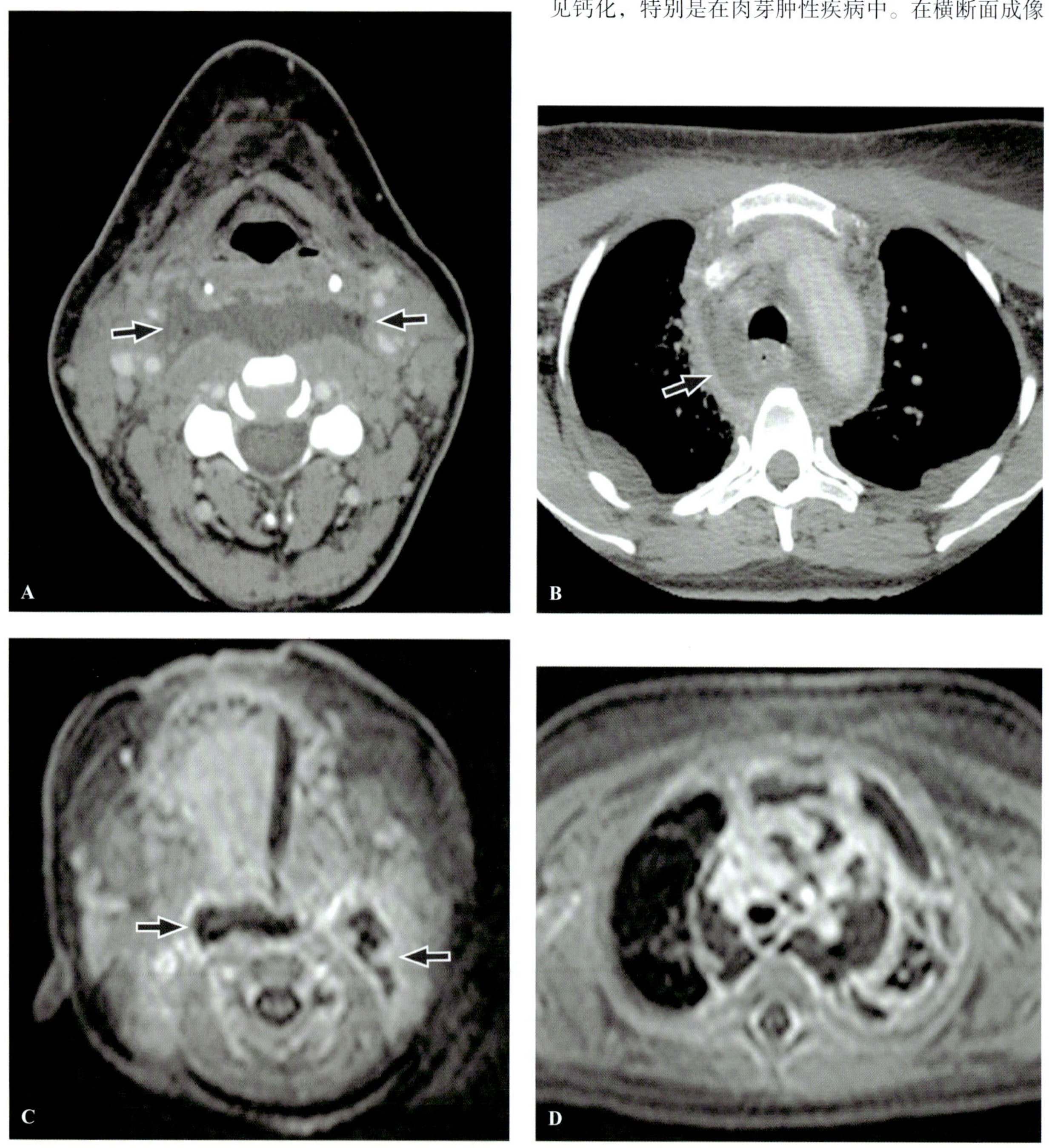

▲ 图 11-45　两个急性纵隔炎的儿童患者

A. 男，13 岁，轴位 CT 增强图像示不规则的、边缘强化的咽后积液（箭），其内可见微小的气腔；B. 与 A 为同一患者的 CT 增强图像示液体（箭）延伸至纵隔腔，几乎环绕在食管和气管附近并与主动脉的内侧边缘相邻；可见外周强化和邻近的炎症改变；C. 女，2 岁，轴位 T_1 脂肪抑制增强 MRI 示外周不规则强化的咽后壁积液（箭）；与炎症性水肿相一致，可见邻近皮下软组织广泛的不规则强化；D. 与 C 同一患者的轴位 T_1 脂肪抑制增强 MRI 示咽后壁积液内见多房分隔且分隔较厚；影像表现与急性纵隔炎是一致的，是由咽后脓肿直接蔓延引起的多房性纵隔脓肿

中，特别是CT，纤维性纵隔炎被分为局限性和弥漫性（图11–46）[31, 74]。局限性纤维性纵隔炎表现为在气管旁、隆突下或肺门区域的软组织肿块，其中63%病灶可见钙化[31, 74]。弥漫性纤维性纵隔炎在CT表现为浸润性的软组织病灶，可以侵犯多个纵隔腔，包绕并使纵隔结构变窄。钙化通常不会出现在弥散性纤维性纵隔炎中。

纤维性纵隔炎的治疗目前比较有争议。药物治疗方法包括全身的抗真菌及皮质类固醇类治疗。外科治疗可以在局限性及弥漫性纤维性纵隔炎中应用。当弥漫性纤维性纵隔炎引起大血管和气道狭窄时，外科手术的应用就很有必要了。

（五）创伤性疾病

1. 纵隔气肿　纵隔气肿在儿童较为常见，特别是婴幼儿，为纵隔内可见异常气体[75, 76]。病因可能为医源性的、自发性的、外伤性的。医源性的原因包括手术有关的、机械通气与相关的气压创伤，以及血管内导管置入或心导管插入。通过强力吸气和Valsalva动作，肺泡内的压力会突然增加而导致破裂，气体沿着支气管血管溢出而形成自发性纵隔气肿[31]。最后，纵隔气肿可能由创伤引起，如穿透性创伤、异物引起的食管破裂、与剧烈呕吐（如Boerhaave综合征）相关的食管的局灶性撕裂或破裂[76]。

患者的临床表现通常取决于潜在的病因。然而，患者的典型表现为胸痛、胸骨后压迫、吞咽困难和呼吸困难，特别是自发性纵隔气肿。

胸部X线为发现并评价纵隔气肿的首选检查手段（图11–47至图11–49）。胸部X线表现取决于纵隔内气体量。当气体量较少时，纵隔气肿多表现为在心脏左缘局限性的线样透亮区。如果在主动脉周围，可见沿着主动脉弓或降主动脉边缘的线样的透亮影，将这些组织的边缘勾勒出来。所谓的横膈连续征是由心包和膈之间的气体影形成，导致膈在下胸部呈一连续显示的结构。随着气肿体积的增加，气体可勾画出纵隔两侧结构的边缘，并可沿筋膜向上进入颈部或向下进入腹部，导致气腹。中度纵隔气肿可见典型的“大三角帆”征，是由于纵隔气肿使胸腺上抬与下部纵隔结构分开，呈大三角帆外形（图11–50）。

根据潜在的病因，除了胸部X线片以外，还需要额外的影像学检查。例如，在食管穿孔时，可能需要荧光食管造影术来确定食管穿孔的范围和位置。对于贯通伤，除了食管造影外，CT可用来显示纵隔重要结构的损伤。如胸部X线一样，CT可显示纵隔内不同程度的气体密度影，其可勾勒出纵隔组织结构的边缘（图11–51）。

对患儿纵隔气肿的治疗通常是针对病因的治疗。对食管穿孔或破裂，治疗包括外科手术、内镜覆膜支架放置。在食管穿孔较小的情况下可放置鼻胃管，避免经口摄取。在自发性纵隔积气中，仅需

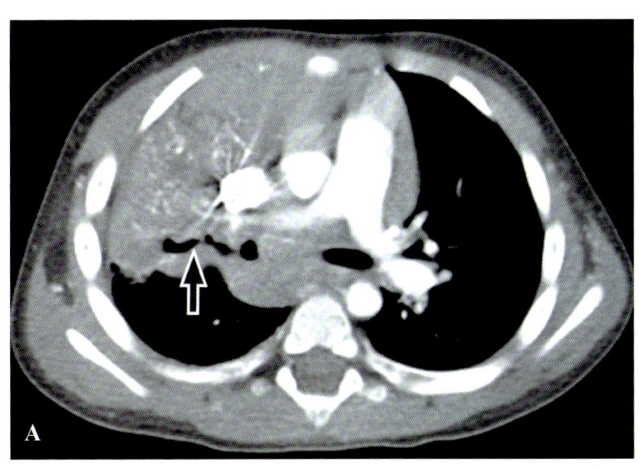

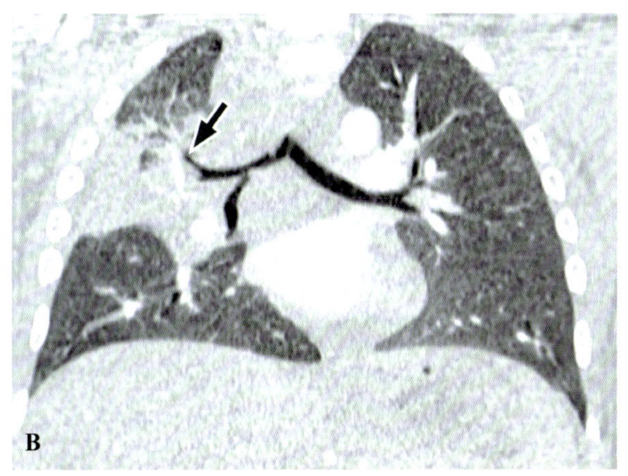

▲ 图11–46　女，7岁，肺结核，纤维性纵隔炎

A. 轴位CT增强示右前纵隔延伸至中纵隔隆突下可见较大的浸润性生长的软组织肿块伴内部无定形的钙化；在患有纤维性纵隔炎的该患者中，右侧中叶支气管（箭）部分可见、并且由于收缩和变窄导致轮廓不规则；B. 相应的冠状位CT肺窗示浸润性的软组织肿块围绕着隆突周围、双侧主支气管、中间支气管和右中叶支气管（箭），并且向上回缩、伴有多发局部狭窄区

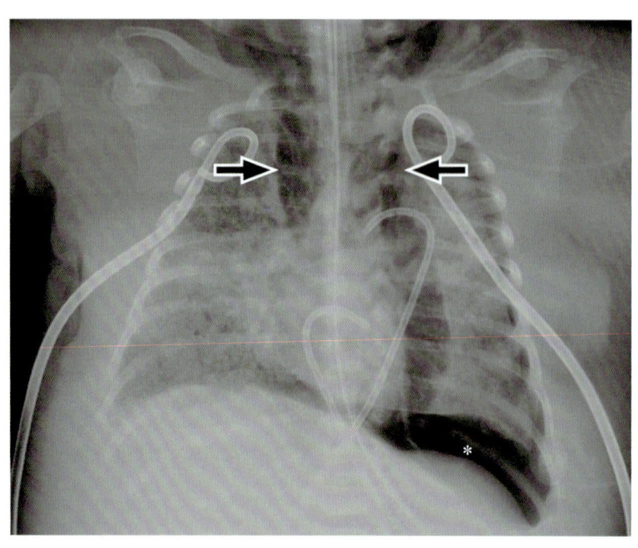

◀图 11-47 **女，1 周龄，纵隔气肿**

胸部正位 X 线片示气体（箭）填充在纵隔内并沿着左心缘向颈部延伸；左侧中度气胸（星号）及肺部弥漫性模糊影；另可见气管内插管、鼻胃管、双侧胸部导管

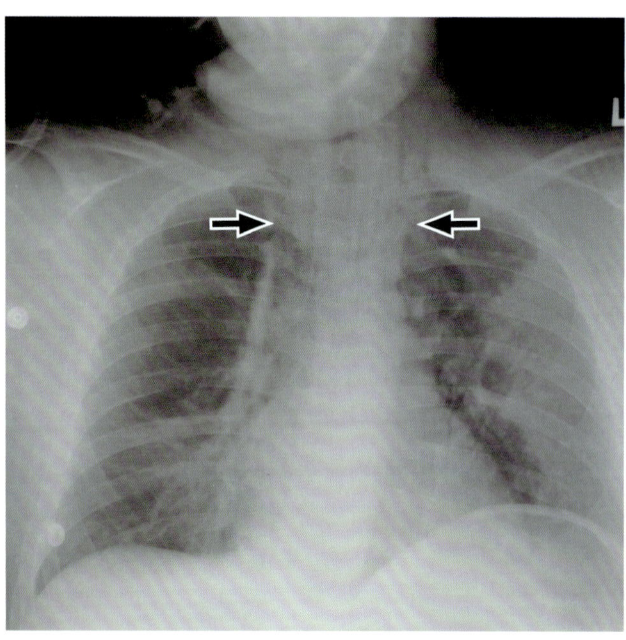

◀图 11-48 **男，17 岁，哮喘，急性胸痛**

胸部正位 X 线片示弥漫性、自发的纵隔气肿（箭），气体蔓延至颈根部

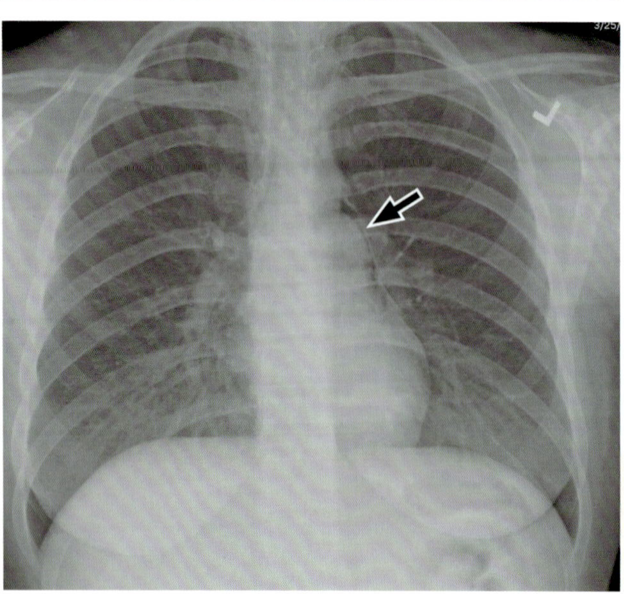

◀图 11-49 **女，16 岁，左侧胸痛，纵隔气肿**

胸部正位 X 线片示少量的纵隔气肿呈线样的透亮区（箭）沿着左肺门的侧缘走行

要支持性治疗。非常罕见的大的自发性纵隔气肿，张力性气肿则需要及时减压。

2. 纵隔出血和血肿　在儿科人群中，纵隔腔出血通常是由钝力创伤所致相关静脉破裂引起[31]。在较大的出血情况下，潜在的病因通常是由于直径较大的静脉或动脉血管破裂导致，而这种破裂由手术或导管放置有关的医源性疾病及穿透伤引起。有时潜在的疾病，如血友病可能会导致自发性出血，以及新生儿中出现罕见的因维生素 K 缺乏而导致的胸腺内出血[31, 77]。纵隔出血的患儿通常表现为由于压迫气道及纵隔内血管组织而引起的呼吸困难。

在胸部 X 线片上，纵隔出血表现为非特异性的纵隔增宽和主动脉边缘模糊，随着出血量增加可导致气管或食管的移位（图 11–52）。从纵隔延伸至左肺尖的不透 X 线影，被称为“肺尖帽”征，这可能是暗示纵隔出血的一个有用征象。

横断面成像对于纵隔出血的诊断敏感性较高，常在胸部 X 线片检查后进行。CT 是迄今为止最广泛使用的用于诊断纵隔出血的横断面成像方式，纵隔出血显示为边界清楚的纵隔液体积聚，且液体密度大于 20HU（图 11–52C）。偶尔，血管造影也可见出血的活动区。纵隔出血的 MRI 表现取决于出血的时间，但是一般在急性期表现为 T_1 加权高信号。超声的使用较少，但在新生儿可能会有用处，表现为胸腺的局限性或弥漫性增大，并且在出血区胸腺回声不均匀。

纵隔出血的治疗包括对少量出血的支持性治疗，对较大量或有症状的出血则采取紧急手术探查。

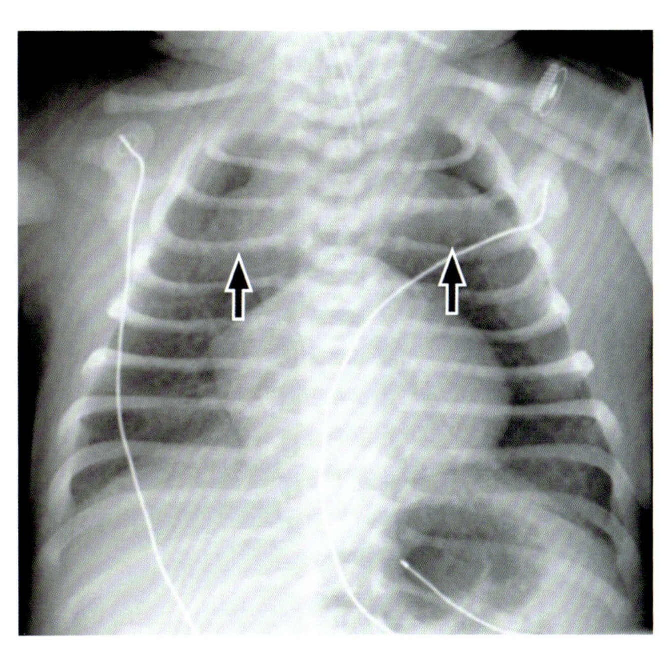

◀图 11–50　**男，早产儿，2 日龄，急性呼吸窘迫**

胸部正位 X 线片示“大三角帆”征，即胸腺被气体影（即纵隔气肿）勾画出来，胸腺的两侧叶（箭）向外上掀起，呈三角帆改变

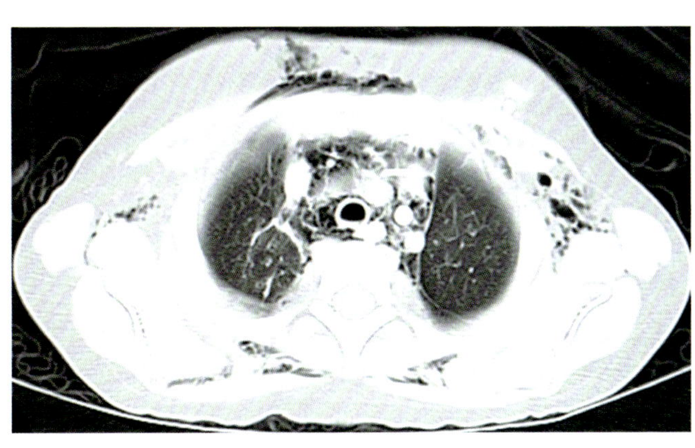

◀图 11–51　**男，8 岁，外伤后纵隔气肿**

轴位 CT 肺窗示弥漫性纵隔气肿，围绕气管、食管及大血管；并且存在广泛的皮下气肿

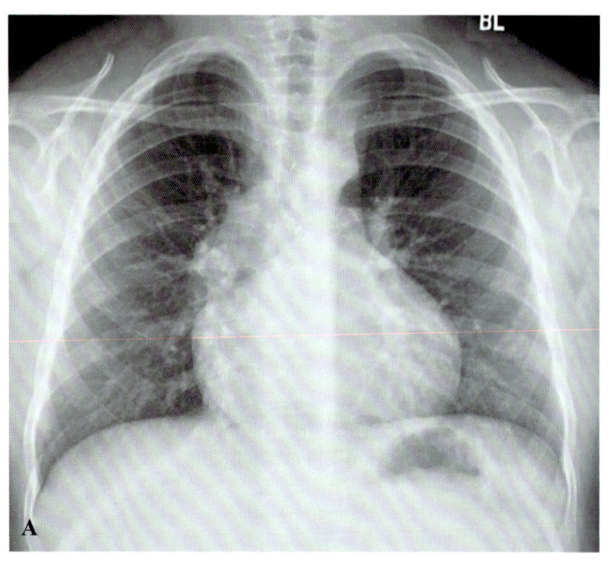

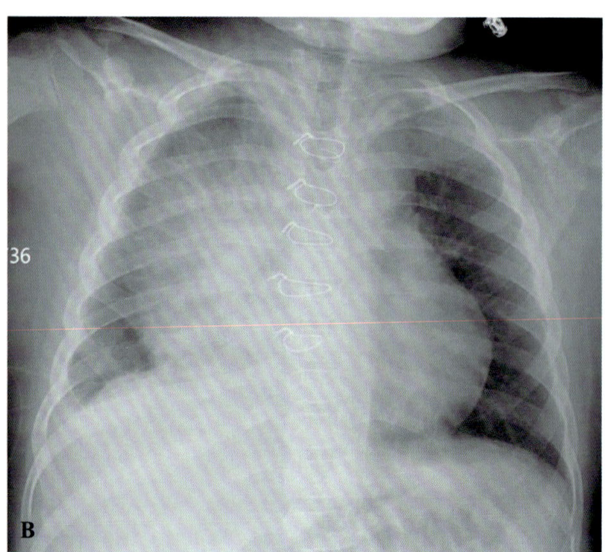

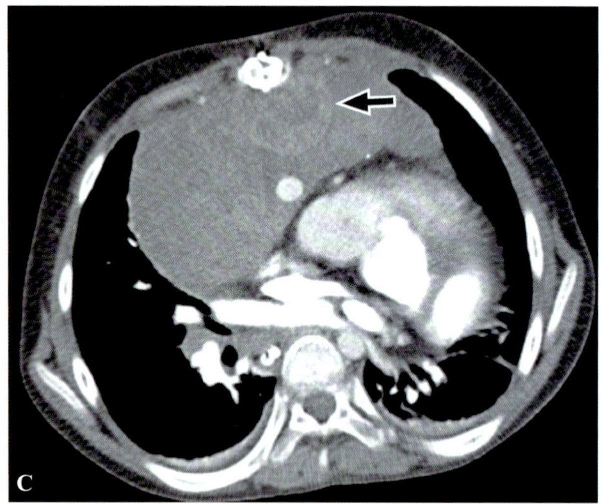

▲ 图 11-52　女，6 岁，心脏移植手术后纵隔血肿

A 和 B. 手术前（A）手术后（B）胸部正位 X 线片示胸骨切开和心脏移植术后的改变，术后片（B）示上纵隔弥漫性增宽和外凸；C. 相应的轴位增强 CT 图像显示大的不均质的肿块样影，并伴有不规则的衰减增高区（箭），与该患者发生的术后纵隔血肿内血液降解产物相一致

第 12 章　胸　壁

Chest Wall

Dawn R. Engelkemier　Peter G. Kruk　John Naheedy　Yeun–Chung Chang　Pilar Dies–Suarez　Edward Y. Lee　著

一、概　述

儿童胸壁疾病较为常见，病变可以发生在胸壁的各层结构，病变包括先天畸形和发育异常、感染性疾病、肿瘤性疾病、外伤及血管异常等。儿童与成人胸壁疾病虽有所重叠，但仍有许多病变是儿童特有的。在小儿胸壁疾病的诊断、鉴别及治疗中，影像学具有重要的作用（表 12–1）。本章节对影像技术在儿科胸壁疾病中的应用进行了综述，并对胸壁的正常解剖及变异进行了简要的讨论，本章还对儿童胸壁疾病谱进行分类与介绍，并着重分析了疾病的临床症状、影像特征及治疗选择。

二、成像技术

当前，多种模式的成像技术应用于儿童胸壁病变的诊断中，其各自优势和缺点将在本节进行讨论并总结于表 12–2 中。

（一）X 线

在进行临床评估后，儿童胸壁疾病的患者常首选胸部 X 线检查。X 线摄影技术因其快捷、简便、经济而易于推广实施[1]。常规胸部 X 线片评估中包含两种摄影体位。在婴儿中，患儿取卧位以获得前后位 X 线片，侧位胸部 X 线片采用交叉侧位技术获得。当小儿能在扶持下坐立时（约 1 岁），则能够获取标准的后前位和侧位 X 线片。而在青少年、成年和较大患者成像时则会运用滤线栅。

除了标准胸部 X 线片外，用于检查肋骨的斜位胸部 X 线片也有利于胸壁病变的检出。在成像前于感兴趣区放置不透射线的标记，将有利于找出胸部 X 线片征象与患者症状间的关联（图 12–1）。患者取直立位以获取投射于膈上的肋骨图像，取卧位以获得膈下的肋骨图像。成像可能包括 45° 右前斜位投照以显示左前方肋骨，左前斜 45° 投照以显示右前肋骨，左后倾斜 30° ～45° 投照以显示左侧腋窝边缘，以及右后 30° ～45° 倾斜投照以显示右侧腋窝边缘。

某些小儿胸壁病变具有特征性的 X 线摄影特点，并且 X 线检查可能是具有诊断价值的。在其他病例中，X 线检查可提供有价值的信息，如判断病变主要是骨还是软组织来源，并且可以指导下一步的影像评估。

（二）超声

超声检查（US）是 X 线检查之后另一种影像学检查，可用于疾病的进一步评估和定性，或者可将其作为浅表病变的首选检查，特别是那些可见或可触及的病变。超声检查具有许多优势，特别在儿科中，可以在床边进行检查并提供实时动态信息，同时不需要镇静及建立静脉通路。而且，可以避免患者暴露于潜在电离辐射的伤害中。

因此超声检查更适用于儿童和临床工作。患者的体位对于声窗的优化及患者的舒适度至关重要，以利于最大限度地减少患儿的运动[2–5]。解剖感兴趣区及患儿的年龄和身体尺寸决定了探头的选择。通常使用弧形或线性阵列探头。弧形探头提供了广阔的视野。线性探头在较浅的部位具有更高的分辨率。高频（7.5～15MHz）探头虽较低频探头穿透力弱，但因其高分辨率更适用于儿童胸部病变的检查。应用适合组织解剖结构的探头可以提高浅表病灶的检出。

表 12-1　小儿胸壁病变的实践评估

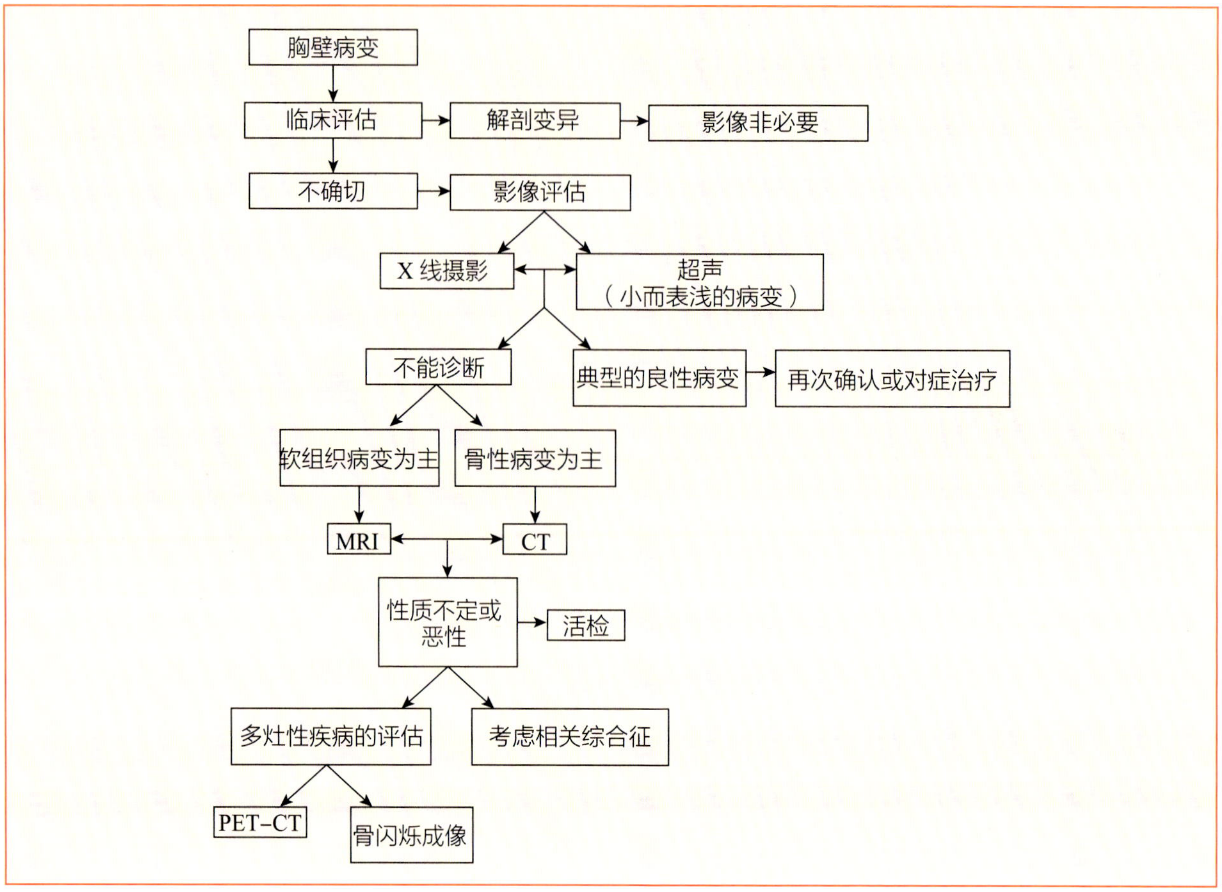

胸壁病变 → 临床评估
临床评估 → 解剖变异 → 影像非必要
临床评估 → 不确切 → 影像评估
影像评估 → X 线摄影 ↔ 超声（小而表浅的病变）
→ 不能诊断；典型的良性病变 → 再次确认或对症治疗
不能诊断 → 软组织病变为主 → MRI；骨性病变为主 → CT
MRI ↔ CT → 性质不定或恶性 → 活检
性质不定或恶性 → 多灶性疾病的评估；考虑相关综合征
多灶性疾病的评估 → PET-CT；骨闪烁成像

引自 Karmazyn B, Davis MM, Davey MS, et al. Imaging evaluation of chest wall tumors in children. *Acad Radiol*. 1998;5(9):642–654

表 12-2　影像检查在儿童胸壁疾病评估的优缺点

检查技术	优　点	缺　点
X 线检查	快速 方便 廉价	辐射 对软组织评估有限
超声	无辐射 动态 便捷	检查视野及深度受限 依赖于操作者技术水平
CT	快速 对肺部及骨病变的评估良好	辐射 幼儿需镇静
MRI	良好的软组织分辨率 无辐射	检查时间过长 需要镇静 易受伪影影响

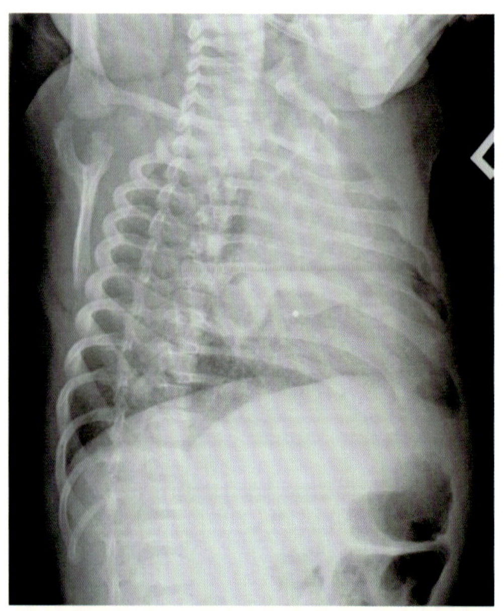

▲ 图 12-1　斜位肋骨 X 线片，将不透 X 线的标记物放置在可触及肿块的区域

超声可以检出胸壁各层病变的位置和范围。灰阶或彩色多普勒成像可用于评估囊性、实性或血管结构。一些良性病变具有典型超声征象，因而不需要进一步的检查。

（三）CT

当X线片和（或）US诊断证据不充分时，计算机断层扫描（CT）是一种有价值的非侵入性诊断工具，特别是在评估含有骨性结构的病变时。术前计划时CT检查是必要的，可以同时评估肺实质[1]。多排螺旋CT（MDCT）采集速度快、空间分辨率高和图像质量优，能对图像进行多平面和三维（3D）重建，从多个角度对病变进行评估。近年来，CT快速扫描技术的发展使得镇静药的需求减少。而对于婴儿、年龄小于5岁或者不能配合、不能按要求进行屏气的儿童仍需服用镇静药[6]。口服水合氯醛或静脉注射戊巴比妥通常用于中度（有意识）镇静[7]。经过训练的操作者在镇静前的评估、监测以及心肺支持对安全实施镇静、采集图像至关重要[8]。

按照“可合理达到的尽量低”（ALARA）原则，儿科患者CT检查在保证图像诊断质量的前提下应尽可能减低辐射剂量[1]。对于某些疾病，如漏斗胸或肋骨病变，将扫描野限定于解剖感兴趣区将可以减少射线辐射。具体参数的设定取决于使用的多排CT机型和操作规程；然而，大体上管电流和千伏峰值的设定应根据患者体重进行调整[6]。多排CT检查时，应采用快速的进床速度、薄的探测器准直、薄的重建厚度以获得高质量的多平面和3D重建图像[9]（表12-3）。重建时应使用骨和软组织算法，平扫适用于骨性病变的评估和钙化的鉴别，静脉造影通常用于评估软组织病变[1]。

表12-3　胸部病变CT扫描参数

扫描部位（覆盖范围）	胸骨上切迹至膈下
扫描设置	见本书表6-1
探测器准值	16排：约0.75mm 64排及以上：约0.6mm
层厚	1～1.5
静脉造影剂类型	非离子型：280～320mg碘/ml
静脉造影剂总量	1～2ml/kg（最多100ml）
造影剂注射速率	人工注射：快速注射（约1ml/s） 高压注射器推注： 22号：1.5～2.5ml/s 20号：3～4ml/s
开始扫描时间	开始注射造影剂后30～40s开始扫描
重建（常规）	5mm×5mm
窗宽（W）窗位（L）	纵隔窗：400W和40L 肺窗：1250W和500L 骨窗：1500W和300L
重建（三维图像）	3mm×2mm或3mm×3mm
图像后处理	多平面重建（MRA） 容积再现（VR）

（四）MRI

当X线片、超声和CT仍不足以诊断时，那么需进行磁共振成像（MRI）检查。MRI具有良好的软组织分辨率，同时无任何辐射，对检出潜在的脊柱病变特别有帮助。婴儿及5岁以下的儿童通常需要镇静。

应根据患者和临床的需要而选择具体的技术。5岁以下的婴幼儿通常使用多通道心脏线圈，表面相控阵线圈用于大龄儿童和青少年。呼吸触发（RT）和屏气（BH）技术可以减少呼吸运动产生的伪影。俯卧位适用于前胸壁病变的检查，以减少感兴趣区呼吸运动伪影[10]。使用流动补偿和预饱和技术以减少血管搏动伪影。

胸壁肿块的常规成像序列包括设置BH或RT技术的轴位和冠状位的T_2脂肪抑制（FS）FRFSE序列，其次是轴位T_1 FSE序列。矢状面反转恢复（IR）序列应用于脊柱旁病变的评估。弥散加权序列（DWI）用于软组织病变的定性。

动态3D MR血管和增强T_1WI FS序列能提供软组织肿块和血管异常的血流信息。

（五）核医学

核医学较少应用于小儿胸壁病变的评估，常在其他影像检查不能明确时进行。放射性药物剂量应尽可能低；必须在合理时间内获得诊断信息最大化与辐射剂量最小化之间的平衡。采集时间的延长对患儿的运动更加敏感。通过将长时间动态的检查分为连续静态的图像采集，使得患儿在采集间期静躺时间减少，患儿可以在图像采集间隙活动[11]。

儿童给药量是以成人参考给药量为基础，按照

形，在学龄期儿童中发病率为 1.3%～2.6%，男女比例为 5 : 1[21-23]。漏斗胸特征为胸骨下端显著凹陷，畸形常偏向右侧，胸廓前后（AP）径减小[24]（表 12-4）。其病因尚未明确，可能与肋软骨发育异常有关[25]。畸形常在出生时或出生第一年内被发现，青春期加重，成年后稳定。通常伴有骨肌系统异常，尤其脊柱侧弯较为常见。常合并先天性心脏病、成骨不全、肌营养不良及各种疾病综合征，包括先天性胸肌缺失（Poland）综合征、小颌畸形（Pierre Robin）综合征、特纳（Turner）综合征，先天性结缔组织发育不全（Ehlers-Danlos）综合征及梨状腹（prune belly）综合征等[26]。2/3 的马方综合征（Marfan syndrome）患者患有漏斗胸；这些情况下，畸形形成较迟，而进展更加迅速[27]。

表 12-4　常见小儿胸壁病变的主要征象

病　变	分　级	关键征象
漏斗胸	先天性 / 发育性	• 胸骨凹陷 • 胸廓前后径减小 • 相关综合征
脂肪瘤	软组织良性肿瘤	CT 上均匀脂肪密度和 MRI 上均匀脂肪信号
骨软骨瘤	骨良性肿瘤	• 干骺端位置 • 骨皮髓质与母体骨相连续 • 软骨帽
尤因肉瘤	恶性肿瘤	• 肋骨常见 • 骨质破坏伴骨膜反应和较大软组织肿块 • 不均匀强化
横纹肌肉瘤	软组织恶性肿瘤	• 软组织肿块剧烈疼痛 • 骨质破坏 • 不均匀强化
肋骨骨折	外伤	• 由于骨膜反应，在愈合过程中可能表现出更具侵袭性 • 不明原因外伤史，怀疑儿童受虐待
静脉畸形	血管畸形	• 低流速 • 柔软的 • 可挤压 • 静脉石 • 逐渐增强
淋巴管畸形	脉管畸形	• 低流速 • 有弹性的 • 不可挤压 • 有液液平面的分隔囊性结构 • 管壁轻度强化
血管瘤	血管肿瘤	• 高流量血管通道 • 典型快进快出模式

漏斗胸体检时容易发现，但畸形的严重程度及相关异常需要影像评估。常规检查包括正侧位胸部 X 线片和 CT。正位 X 线片可以显示心脏向左移位及旋转，因此导致右侧肺门血管变得更明显，右心界轮廓因腹侧软组织凹陷也变得更明显，这与右肺中叶实变表现相似[28]。侧位 X 线片可以显示胸骨凹陷及胸廓前后径的狭窄程度。（图 12-5）胸廓指数或 Haller 指数通过计算胸部最大横径与前后径之比计算得出[29]。胸廓指数常在 CT 中使用，但是，胸部正侧位 X 线片中的胸廓指数已被证明与畸形程度有显著相关性[30, 31]。由于电离辐射日渐受到人们的关注，目前提倡单独进行 X 线摄影检查，或减少 CT 扫描范围，或进行 MRI 胸部扫描。平衡梯度回波序列在胸部磁共振快速扫描中的应用减少了术前评估时患者的电离辐射[32]（图 12-6）。

结构压迫、心肺损伤、外观畸形是漏斗胸的手术指征[33]。正常平均胸廓指数约在 2.56；当胸廓指数大于 3.24 时通常需要手术矫正[29]。Nuss 手术（微创漏斗胸矫正术）中钢板植入以支撑胸骨和前胸壁，常需要联合进行侵入性肋软骨切除及胸骨操作 [即 Ravitch（胸骨反转术、胸骨上举术）改良手术]。最近的 Meta 分析表明 Nuss 手术较 Ravitch 改良手术在切除畸形肋软骨后，对患儿肺功能的改善更为明显，这表明后者在儿科中可能是不必要的[34]。

(2) 鸡胸：与漏斗胸相反，鸡胸是由于胸骨向前隆起导致胸廓前后径增大的疾病。为第二常见的先天性胸廓畸形，学龄期儿童发病率约为 0.6%，男女比例为 4 : 1[21-23]。胸骨体软骨变异合并胸骨体向前突出最为常见，胸骨体软骨畸形伴胸骨柄突起较为少见，可能与胸骨体凹陷导致的混合性缺陷有关。与漏斗胸类似，鸡胸的发病机制尚不清楚。大多数病例是孤立且无症状的，只有出现外观畸形时，患者才会就诊[35, 36]。偶尔，畸形导致疼痛、反复损伤、运动耐力下降及肺功能检查异常[37]。鸡胸与脊柱侧弯、先天性心脏病、马方综合征及努南（Noonan）综合征相关[26]。

与漏斗胸类似，鸡胸常在体格检查中发现；但是，凸向前的隆起部位可能引起潜在病灶的检出。后前位和侧位 X 线片通常足以完成鸡胸的诊断与术

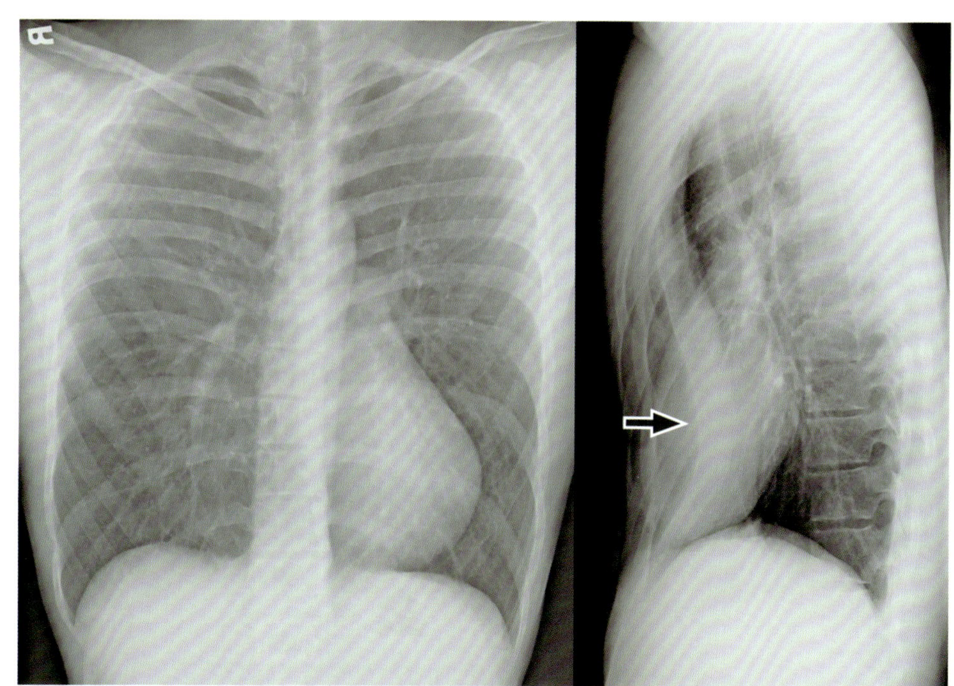

◀ **图 12-5　男，10 岁，漏斗胸**

胸部后前位（左侧）和侧位（右侧）X 线片显示胸骨向后凹陷（箭），胸廓前后径缩小，纵隔结构向左移位

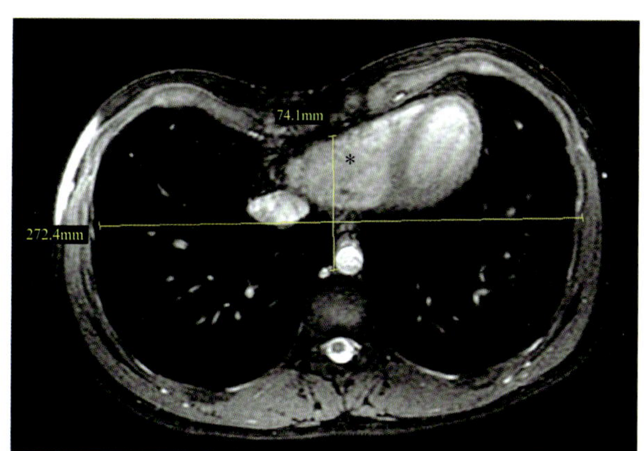

▲ **图 12-6　男，16 岁，漏斗胸，伴胸部不对称**

轴位 2D 平衡梯度回波 T_2 加权脂肪抑制 MR 图像显示下胸骨向右倾斜和凹陷压迫右心房（星号）；心脏略微偏向左侧；Haller 指数为 3.7（272.4/74.1）

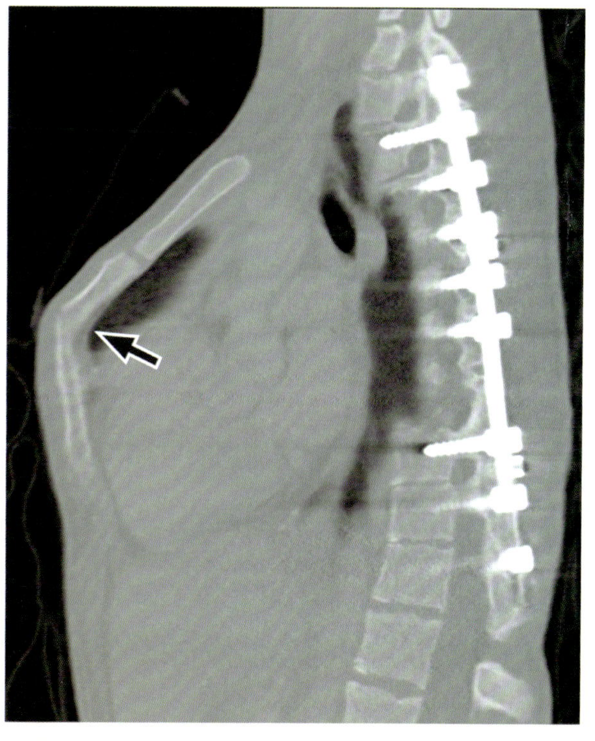

▲ **图 12-7　男，10 岁，鸡胸，患 1 型神经纤维瘤病，脊柱侧弯矫正固定**

矢状位 CT 示胸骨前凸（箭），胸廓前后径增加

前评估。CT 或 MRI 则适用于伴有混合性缺陷或严重结构旋转患者的手术评估（图 12-7）。

以往手术通过切除异常肋软骨达到治疗的目的，但是，采用背带的非手术治疗已被证明是可行的，并建议作为大多数具有典型肋软骨胸骨柄畸形患儿的一线治疗。

2. 肋骨畸形

(1) 显著突出：肋骨或肋软骨显著突出是最常见的解剖学变异之一，可引起触摸到的前胸壁“包块”[19]（图 12-8）。体格检查病因不明时，用 BB 标记相关部位的胸部 X 线片检查通常可以做出病因学的诊断。超声也可提供充分的诊断依据，特别是对于软骨病变。如进行 CT 检查，3D 重建图像可以

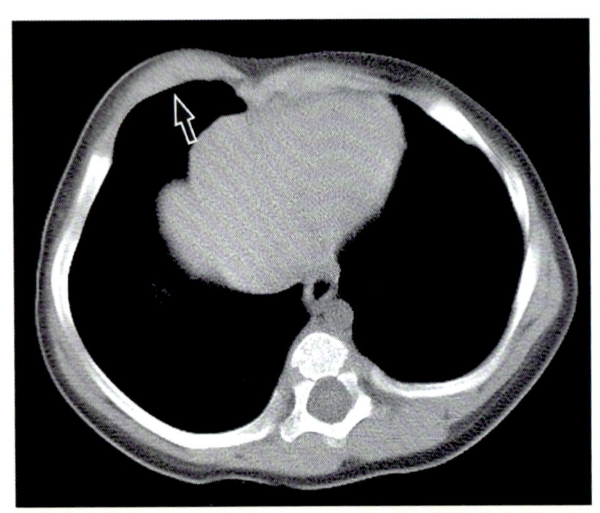

▲ **图 12-8 男，6 月龄，明显突出的胸壁"包块"**

轴位 CT 示右前第 7 肋软骨（箭）不对称突起，解释了包块原因

清楚显示包块突出的轮廓。

(2) 分裂和融合畸形：可见或可触摸到的异常病变可促使肋骨分裂和融合畸形的检出，或者它们在偶然的影像检查中发现（图 12-9）。

(3) 叉状肋：叉状肋形容肋骨或肋软骨前部分叉，常见于右上肋骨。常无症状，多偶然发现[39]。叉状肋常是某一综合征的症状之一，有报道称在 82 例基底细胞痣综合征（Gorlin 综合征）患者中 26% 伴有叉状肋[40]。当伴有其他部位畸形时，应进行全面的临床评估。X 线片无法诊断时，CT 和 MRI 有助于诊断（图 12-10）。

(4) 胸内肋：胸内肋是一种罕见的畸形，是由于异常或多出的肋骨穿行于胸腔所致。多见于右侧，起源于胸部后第 3～8 肋骨或椎体，并于胸膜外走行，向下延伸至膈。肋骨可能与膈胸膜和胸内脂肪存在纤维连接[41, 42]。大多数患儿无临床症状，X 线摄影可以诊断；但带状阴影常与肺静脉影、胸膜钙化影或异物影很像[43]（图 12-11）。在这些情况下，2D 或 3D 重建的 MDCT 可以提高相应的诊断。多数无症状的患儿不需要治疗。

(5) 颈肋：颈肋是起源于第 7 颈椎横突斜向上的一个额外的肋骨。报道的发病率高达 1%，绝大多数（90%）是无症状的[44, 45]。X 线摄影可以诊断（图 12-12）。可能与先天性颈椎融合畸形相关[46]。大的颈肋，以及与第 1 胸肋融合的颈肋更容易引起神经源性或血管性的胸廓出口综合征[47]。在有症状的患者中，横断面成像或血管造影可以识别出血管性胸廓出口综合征的并发症，如动脉瘤或锁骨下血管血栓形成。胸廓出口综合征的治疗通常需要切除颈肋及第 1 胸肋[47]。

3. 锁骨颅骨发育不全　锁骨颅骨发育不全或发育异常是一种罕见的常染色体显性遗传性疾病，导

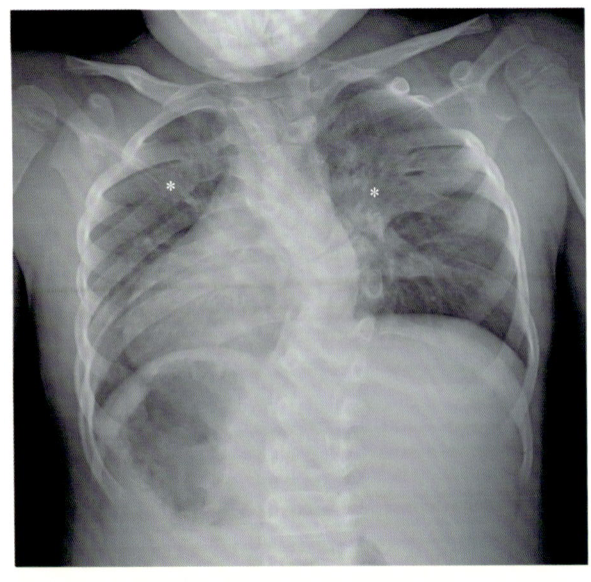

▲ **图 12-9 男，4 岁，肋骨融合**

胸部 X 线片示复杂的脊柱侧弯，伴有多个胸椎畸形和双侧后肋融合（星号）

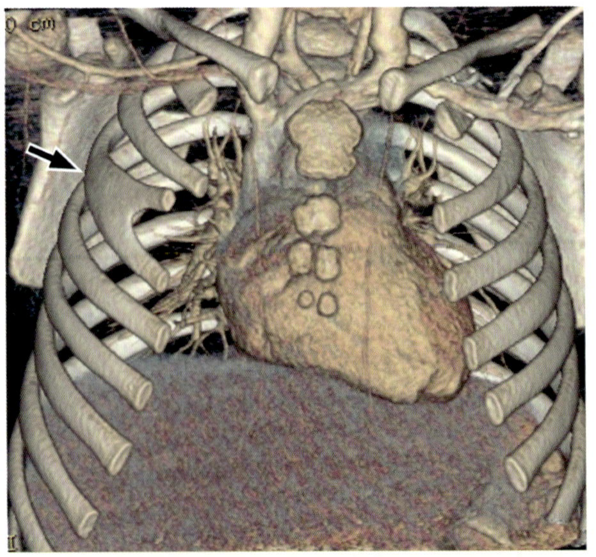

▲ **图 12-10 男，2 岁，叉状肋致胸部包块样改变**

3D 重建 CT 图像显示右侧第 3 肋叉状肋（箭），解释了包块原因

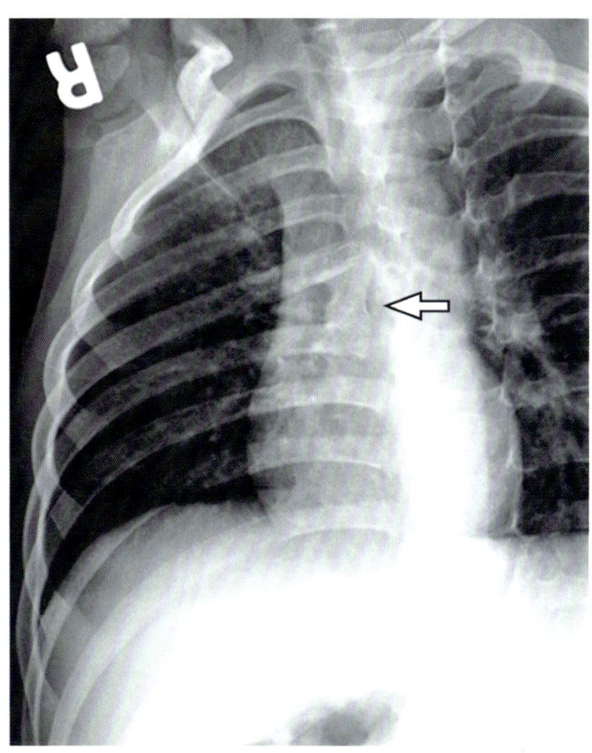

▲ 图 12-11 **男孩，3岁，胸内肋**

肋骨斜位X线片示右后方自第5后肋至第6后肋垂直走行的连接性骨性结构（箭）

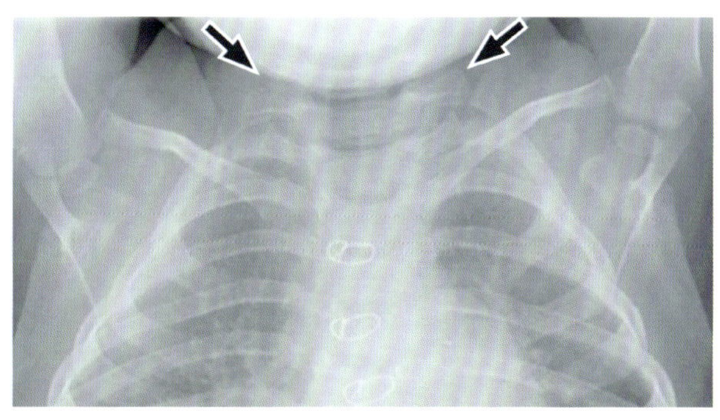

▲ 图 12-12 **女，2岁，颈肋，之前行胸骨切开术以修复动脉干**

胸部X线片显示双侧颈肋（箭）与C_7的横突形成关节

致中线结构如锁骨、颅骨、脊柱和骨盆骨化延迟。控制成骨细胞和软骨细胞分化的第6号染色体p21上的RUNX2基因在多数病例中可见表达，但其表型不一[48]。

该疾病在出生时即可诊断，然而，多数患者无临床症状，导致其诊断推迟，或偶然发现。锁骨肩峰端发育不全或缺失是该疾病的典型体征，导致肩关节内收活动度增大。颅骨表现为缝间骨、颅缝不闭合或延迟闭合、恒牙萌出延迟或不萌出。骨骼表现多样，包括椎弓缺陷、髂骨翼狭窄、耻骨联合缺失或发育不良、指骨远端锥形改变、掌指骨近远端骨骺形成[49]。

可以通过颅骨、胸部和骨盆的X线片进行诊断（图12-13）。某些病例需要基因分析加以证实。必要时，需要改善牙列，并可能进行多次正畸手术[50]。

4. Poland综合征 Poland综合征是一种罕见的先天性畸形，包括胸小肌和胸大肌肋胸部分缺如，大多发生在右侧。本病以男性多见。病因多认为是中胚层外侧板中断和胚胎血供异常导致同侧锁骨下动脉或其分支发育不良[51]。其表型多样，可能累及同侧乳房、乳晕、肋骨、肋软骨和汗腺。特征性病变包括同侧手指并指与短指畸形。

胸壁发育不良导致胸部X线片中胸腔相对透亮度增加（图12-14A）。CT和MRI常用于诊断，可以显示缺陷的程度，并有助于手术评估（图12-14B）。

进行重建手术可为内脏器官提供足够的保护和（或）改善外观[37]。过往，在矫形中常使用假体和手术皮瓣，近来，微创脂肪移植（脂肪模塑）技术已成功用于治疗[52]。

（二）感染性疾病

胸壁感染在儿童胸壁病变中相对少见。常累及肋骨和胸骨。胸壁感染可表现为蜂窝织炎、筋膜炎、肌炎、骨髓炎、关节炎或脓肿。其中，骨髓炎最常见于婴幼儿，通常是由于细菌感染引起的血行播散或直接感染导致。以金黄色葡萄球菌、结核分枝杆菌、假单胞菌、放线菌和诺卡菌最为常见[53]。曲霉菌和念珠菌等真菌感染多见于免疫功能低下的患儿。感染典型症状表现为疼痛和发热、局部水肿、红斑及白细胞增多症。

1. 化脓性细菌性骨髓炎 化脓性骨髓炎在影像中常呈侵袭性表现，与多种病变相似，包括肿瘤；相关的临床表现有助于做出诊断（表12-5）。常规活检中，可见死骨形成，其作为新骨骨架（“死骨”），同时伴有不同程度的骨髓纤维化、浆细胞和嗜中性粒细胞浸润。

X线片和CT可显示局部骨质减少、骨皮质边界不规则、骨膜反应和邻近软组织肿胀。病变于7～10d后才在X线片有明显征象。超声可显示骨

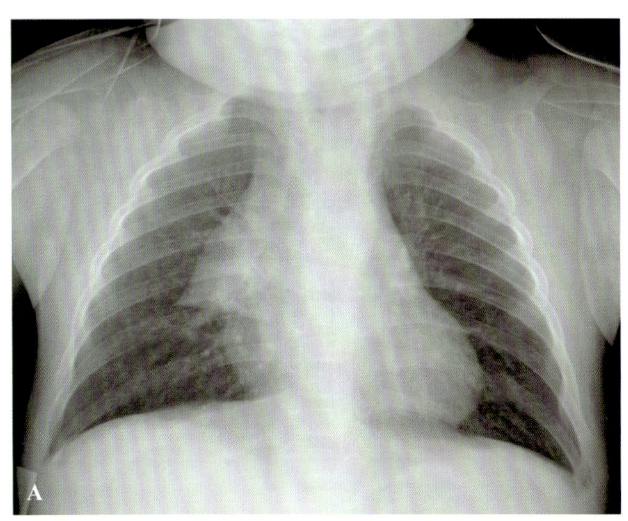
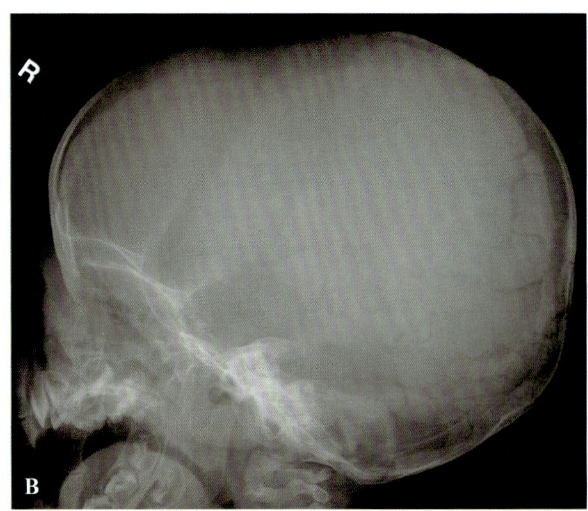

▲ 图 12-13　男，3 岁，锁骨颅骨发育不全

A. 胸部 X 线片示双侧锁骨缺如；B. 头颅侧位 X 线片示颅缝开放、巨大囟门、多发缝间骨和鼻窦发育不良

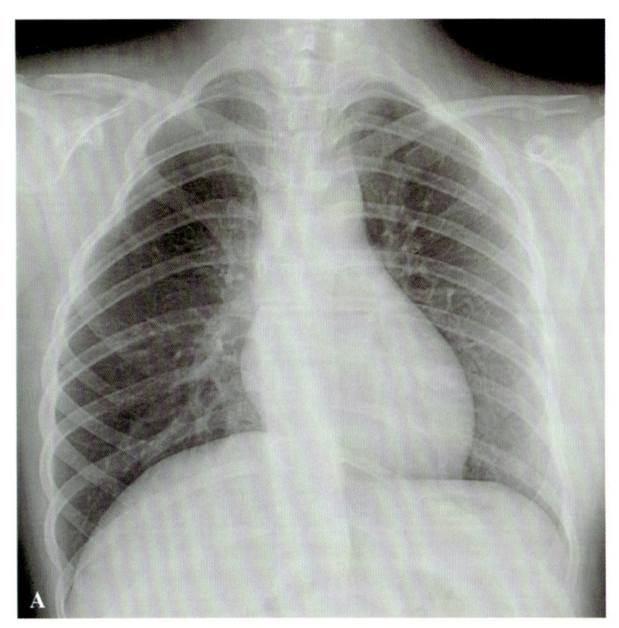
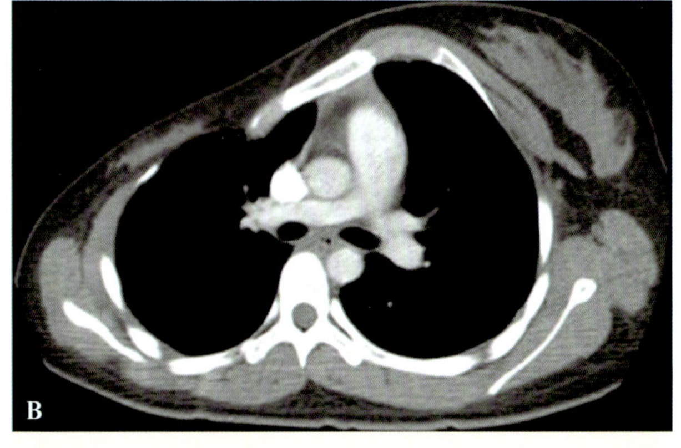

▲ 图 12-14　女，15 岁，Poland 综合征，胸部畸形

A. 正位胸部 X 线片示右侧胸腔弥漫性透亮度增加；B. 轴位增强 CT 示右侧胸肌缺失，乳房组织严重萎缩

皮质边界不规则、骨周围及关节内液体。超声征象中相应软组织改变包括皮下回声增强、正常软组织结构缺失、皮下水肿的网状无回声区 [54, 55]。超声能用于浅表脓肿的识别，以及进行超声引导下脓肿的引流，脓肿在超声下表现为低回声或无回声区伴后方回声增强及周边充血。CT 及 MRI 可以更好地评估深部感染。而 CT 能更好地显示骨质侵蚀，MRI 能更好地显示骨髓炎早期改变。异常骨髓水肿表现为 T_2WI 高信号，T_1WI 低信号。静脉增强可明确脓肿部位（图 12-15）。骨显像对早期病变敏感，但缺乏解剖细节的显示。

可通过静脉注射抗生素和局部脓液引流进行治疗。

2. 结核病　胸壁感染在儿童结核中相对少见，然而，对于不能确诊的胸壁病变患儿，尤其在结核病流行地区，应予以考虑。胸壁结核潜在感染因

表 12–5　儿童侵袭性胸壁疾病鉴别诊断

病　因	疾　病
感染	细菌及真菌性骨髓炎
软组织良性肿瘤	丛状神经纤维瘤
良性骨肿瘤	骨母细胞瘤、骨纤维结构不良、朗格汉斯细胞组织细胞增生症
恶性骨肿瘤	尤因肉瘤 / 原始神经外胚层瘤，骨肉瘤和浆细胞瘤
转移	神经母细胞瘤，横纹肌肉瘤，白血病和淋巴瘤
外伤	良性骨性病变中亚急性愈合期的病理性骨折
血管畸形	卡波西样血管内皮瘤

素包括肺结核或胸膜结核的直接播散、胸壁淋巴结炎直接扩散、皮肤感染和血行播散。结核杆菌感染通常比化脓性细菌感染更隐蔽。软组织钙化、脓肿、骨质破坏及骨痂形成常提示结核病变[56, 57]（图 12–16）。

3. 放线菌病　免疫力缺陷的患儿，放线菌病可导致慢性肉芽肿形成，约 15% 的病例中胸廓受到影响[58]。胸壁感染通常由肺部疾病引起。超过 50% 病原培养为阴性；必须进行活检加以诊断[59]。

4. 脓胸　胸腔积脓很少直接扩散到胸壁的软组织中，通常位于前方，导致胸壁积脓（图 12–17）。大多由结核分枝杆菌和放线菌感染所致[60]。

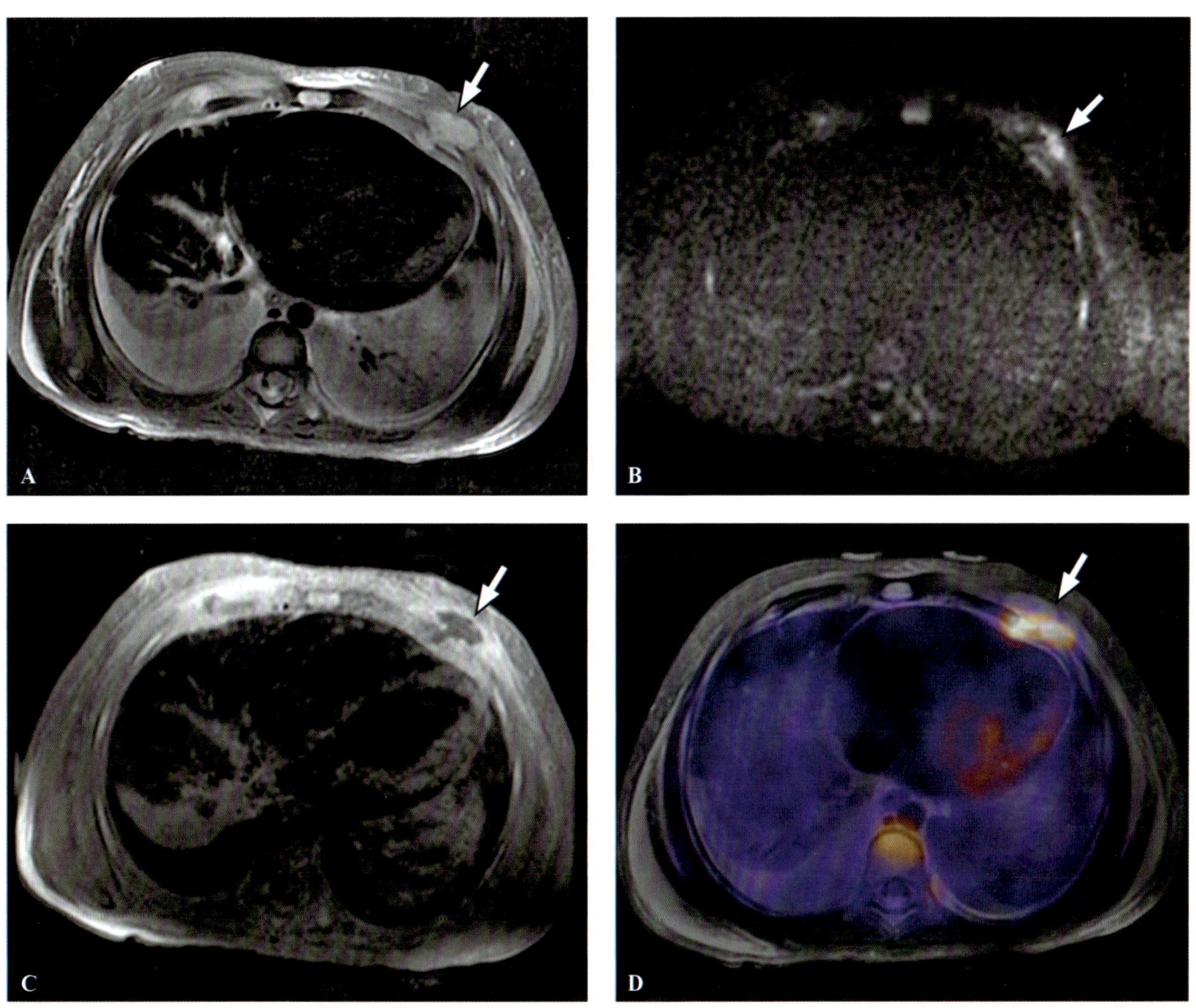

▲ 图 12–15　男，10 岁，患白血病及播散性感染，金黄色葡萄球菌脓肿及骨髓炎形成

轴位 T_2WI 成像（A），T_1WI 增强后脂肪抑制成像（C），DWI（B）和 PET–MR 融合成像（D）显示局灶性病变（箭），呈 T_2 高信号，边缘强化，扩散受限及左前第 6 肋软骨交界处的代谢亢进，相邻肋骨和软组织异常信号；右侧较小病灶；异常的脊柱骨髓信号与白血病受累有关

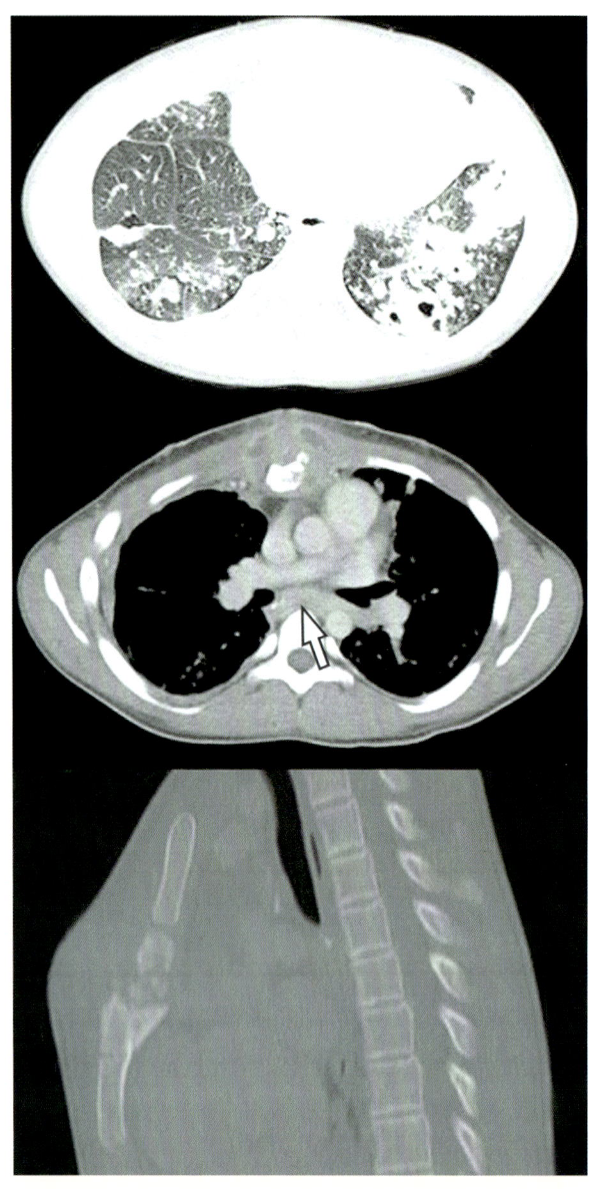

▲ 图 12-16　男，15 岁，肺结核伴胸骨骨髓炎、脓肿形成

轴位增强肺窗 CT 图像（上）显示结节状和树芽样阴影，伴有空洞形成；轴位增强软组织窗 CT 图像（中）显示部分隆突下淋巴结钙化（箭）和胸骨破坏，周围软组织增厚和积液；矢状位骨窗 CT 图像（下）清楚地显示胸骨骨质破坏与邻近骨质硬化和皮质增厚

五、肿瘤性病变

（一）良性肿瘤

1. 软组织肿瘤

(1) 脂肪瘤：脂肪瘤由成熟脂肪组织增生形成，最常见于上背部、颈部、四肢和腹部[61]。除局部肿

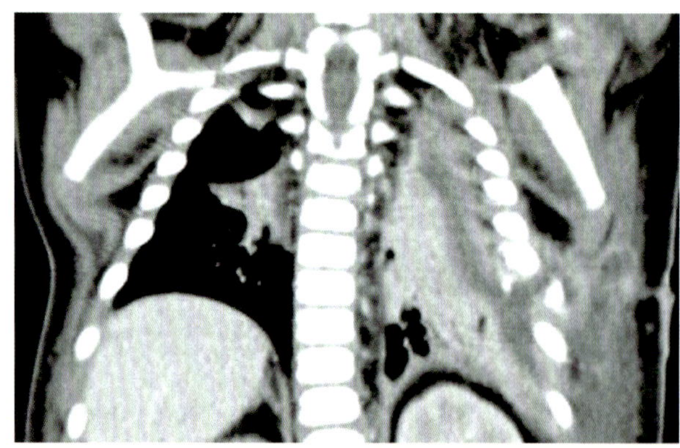

▲ 图 12-17　女，1 岁，胸壁积脓，既往有胃肠瘘和脓胸病史

CT 冠状位增强软组织窗显示左侧胸腔积液伴胸膜增厚强化；积液自第 8 肋间隙扩散至左侧胸壁皮下组织；左侧肺不张；胸腔积液培养提示多重感染

块外，无其他症状。大体上，脂肪瘤质地柔软、呈黄色、分叶状、具有包膜。显微镜下，它们由成熟的脂肪组织和不同含量的突出的纤维隔膜组成（图 12-18）。遗传学上，很大比例是由于 12 号染色体长臂上的 HMGA2 基因失调导致。

X 线片可显示无骨质侵袭的脂肪密度肿块（表 12-4）。超声显示无血管结构的实质回声，边界清楚或边界欠清[55]。CT 上呈均匀脂肪密度（-100HU）（图 12-19）。MRI 提示与皮下脂肪一样的信号，脂肪抑制技术可用于诊断。多见皮下和肌间脂肪瘤多见薄的纤维包膜，而肌内脂肪瘤多无包膜，呈浸润性[62]。可见薄的分隔。强化不明显或无强化。脂肪坏死可以导致密度不均，导致难以与脂肪肉瘤鉴别，常需要活检证实[63]。

有症状的病变可以进行手术切除。新的外科手术如经腋窝入路皮下内镜切除脂肪瘤可以将手术瘢痕最小化[64]。

(2) 脂肪母细胞瘤 / 脂肪母细胞瘤病：与脂肪瘤相比，脂肪母细胞瘤含有数目不等的未成熟脂肪细胞（脂肪母细胞），具有黏液样细胞外间质及丰富的血管间隔。黏液样变使得大体标本呈光泽的凝胶样外观。然而，脂肪母细胞分化程度的不同使得脂肪母细胞瘤与脂肪瘤无论在肉眼观还是镜下都难以鉴别（图 12-20）。“脂肪母细胞瘤病”特指弥漫型脂肪母细胞瘤。其特征为含 PLAG1 基因的染色体重排。脂肪母细胞瘤好发于婴幼儿四肢及躯干，呈

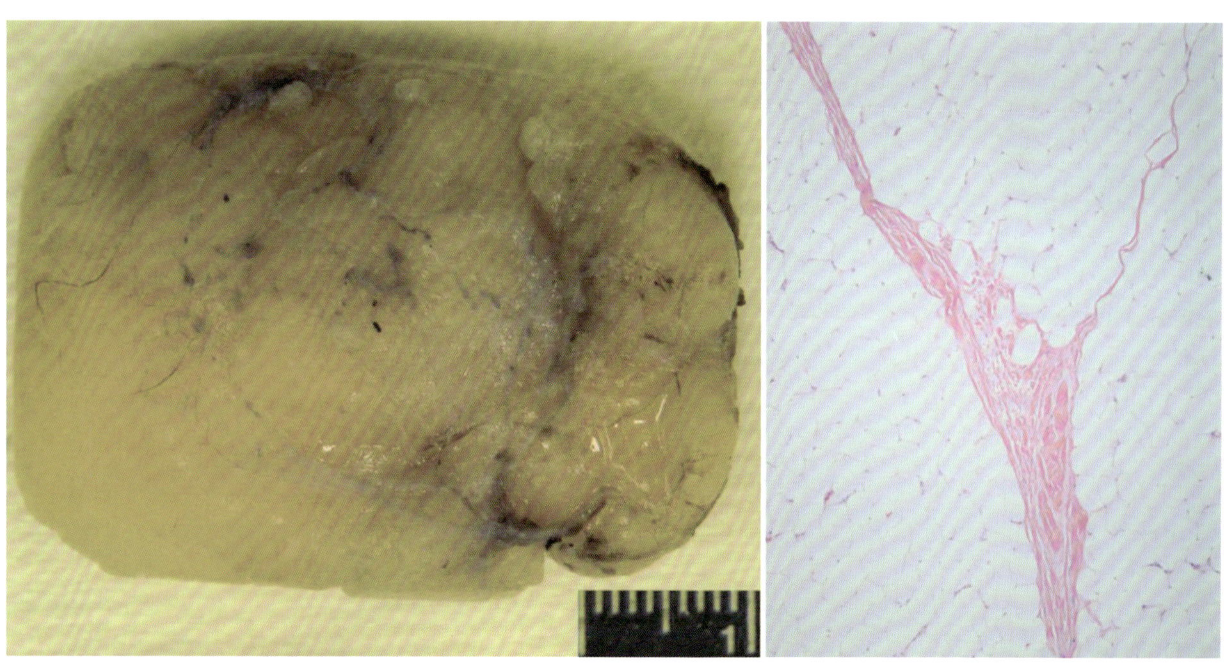

▲ 图 12-18　**女，13 岁，脂肪瘤**

从胸部皮下切除直径 4cm 病灶，该病灶主要由淡黄色分叶状脂肪组织（左）组成；在显微镜下，脂肪组织内含有成熟成纤维细胞构成的细小隔膜（右，HE，×100）

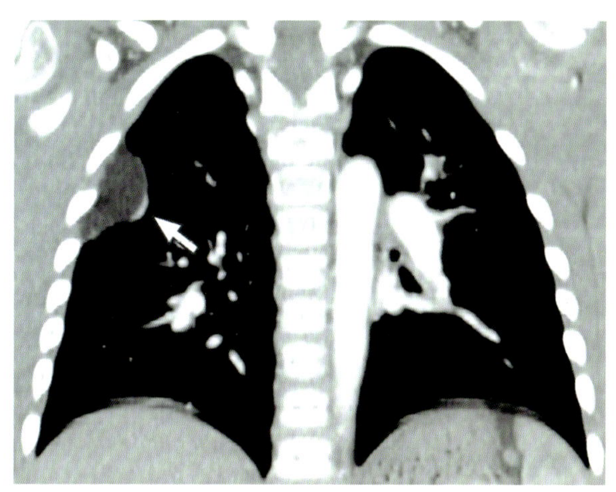

▲ 图 12-19　**男，4 岁，右侧胸部不适**

增强 CT 冠状位显示沿右侧胸部且延伸至第 4、第 5 肋间隙生长的界限清楚、密度均匀的脂肪包块（箭）

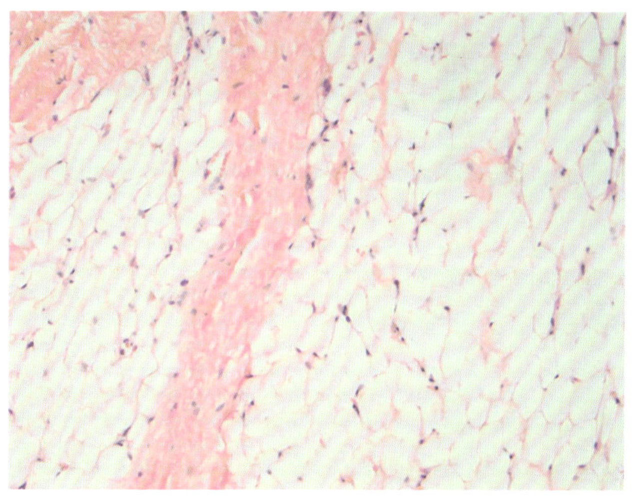

▲ 图 12-20　**男，5 岁，脂肪母细胞瘤**

长期存在于胸壁、腋窝和臂丛的弥漫性脂肪浸润（脂肪母细胞瘤）；其特点为“成熟”脂肪母细胞瘤中脂肪组织，纤维间隔明显，仅有少量成脂肪细胞存在（HE，×200）

无痛性包块[62]，切除后易复发。

影像学可反映病灶内脂肪含量。X 线片可显示脂肪和软组织密度肿块。在 CT 和 MRI 上，脂质与非脂质成分混杂，偶呈不强化的囊性成分和强化的软组织成分相混合[66]（图 12-21）。

明确诊断脂肪母细胞瘤需要活检及病理评估。

(3) 韧带样型纤维瘤病：纤维瘤病是指成纤维细胞或肌成纤维细胞的增生性病变，浸润周围组织，切除不完全时会复发。韧带样型纤维瘤病（硬纤维瘤）是最常见的纤维瘤病，在婴儿或幼儿中表现为

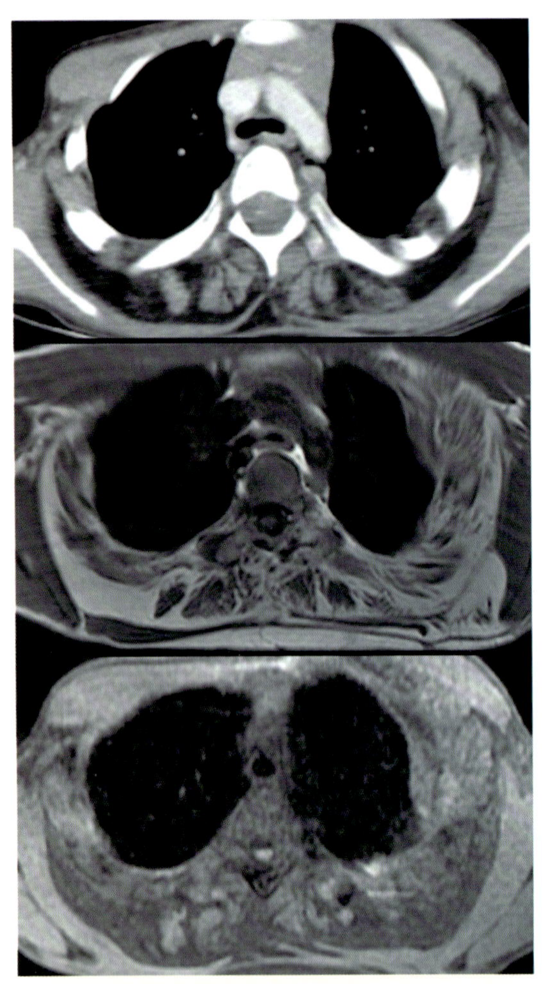

▲ **图 12-21　女，12 岁，脂肪母细胞瘤，表现为后胸壁畸形**

轴位增强 CT 图像（上）、MR T_1WI（中）和 MR T_1WI 脂肪抑制（下）显示椎旁肌肉组织、腋窝及双侧肋间脂肪为主的病变

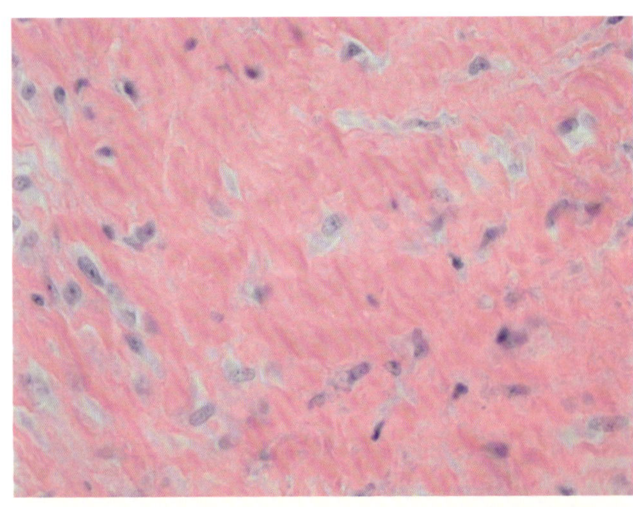

▲ **图 12-22　男，19 岁，韧带样纤维瘤病，既往有胸壁肿块和骨髓移植病史**

细针活检显示成纤维细胞细胞核丰满，包埋于周围纤维性胶原间质中（HE，×400）；β 联蛋白核染色阳性（未显示）有助于确诊

无痛肿块，多见于男性。发生在深部或浅部软组织，常见于躯干或四肢。发生于胸部的硬纤维瘤通常是孤立性病变，而发生于腹腔内的硬纤维瘤常与 Gardner 综合征相关联。年龄越小，肿瘤越大，复发概率越高[67, 68]。肉眼观，硬纤维瘤质硬，灰白色，边界清楚，无被膜。镜下表现为束状或片状肥厚的功能活跃的成纤维细胞[68]（图 12-22）。

X 线片中可见非特异性的软组织肿块，常伴有邻近骨质侵蚀破坏和变形（图 12-23A）。增强 CT 中硬纤维瘤较骨骼肌强化明显。MRI 中表现为均匀的等或长 T_1 信号，T_2 信号多变。富含胶质的部位在磁共振 T_2WI 上表现为曲线样低信号区（图 12-23B）。增强后中等到明显强化[69]。浸润型和界限清楚的肿块均可见于儿童患者[70]。

疾病处理方式复杂。手术切除是传统的治疗方法。辅助性全身放化疗适用于快速生长的有症状的病变。由于病损与是否治疗相关，观察等待可能是恰当的初始处置手段。最新研究显示，与接受手术切除或全身治疗相比，患儿持续观察一段时间其无事件生存期并无显著差别[71]。

(4) 肌纤维瘤 / 肌纤维瘤病：肌纤维瘤是成纤维细胞和肌成纤维细胞增生性病变，通常在 2 岁以前出现，呈质硬瘤状结节。虽然罕见，但它是婴儿期最常见的纤维性肿瘤。分为 3 型，即单发肌纤维瘤、软组织多发肌纤维瘤及合并内脏受累的多发肌纤维瘤。单发和多发肌纤维瘤（肌纤维瘤病）多发生在头部和颈部，其次是躯干和四肢。纤维瘤的大小和数量可能会增加、退化甚至消失。非内脏病变可见于皮肤、皮下组织、肌肉或骨骼中，预后良好；然而，有报道显示累及内脏的死亡率高达 70%，累及肺、胃肠道和心脏最为常见[68, 72, 73]。肉眼观，肌纤维瘤 / 肌纤维瘤病呈白色肿块，且边界清楚。镜下可见成纤维细胞束呈旋涡样排列。典型特征是血管壁受累（图 12-24）。

X 线片上可显示多个软组织肿块，伴有狭窄过渡区的溶骨性病变，偶可见扁平椎。肿块可钙化和骨化。超声及 MRI 上典型表现为中央出血、囊变及坏死所致的“靶”征[70]（图 12-25）。MRI 对病变诊断最佳，但病

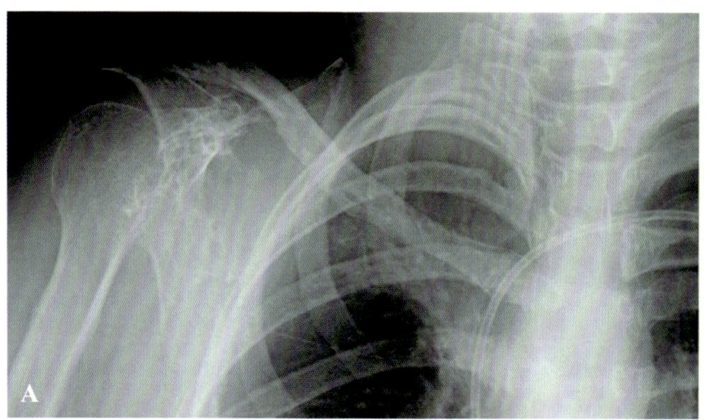

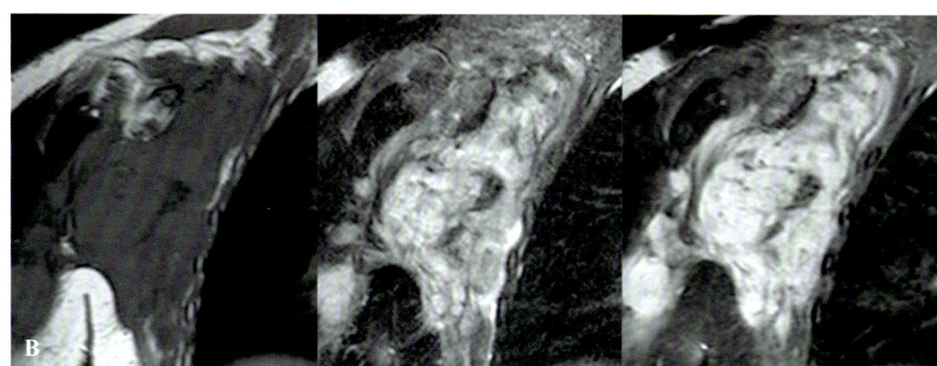

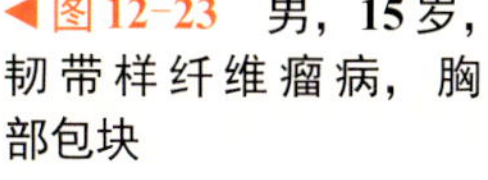

◀图 12-23 男，15岁，韧带样纤维瘤病，胸部包块

A. 正位X线片显示右侧肩胛骨多处溶骨性病变；B. MRI 冠状位 T_1WI（左），T_1WI 增强后压脂（中）和 T_2WI 脂肪抑制（右）像显示右侧腋窝肿块强化，长 T_2 信号；其内短 T_2 信号、强化不明显的区域代表富含胶原蛋白区

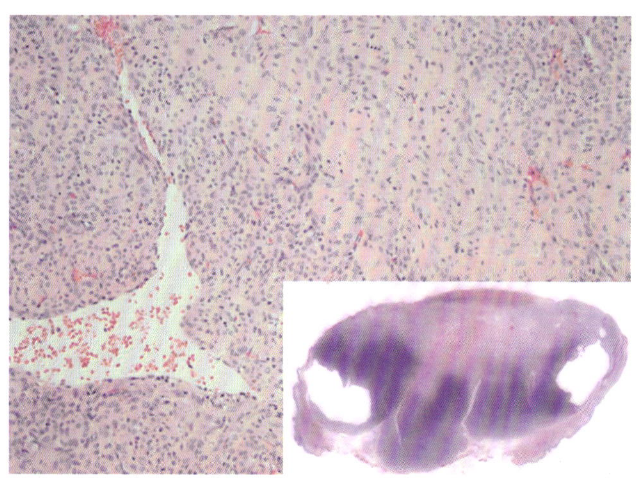

▲图 12-24 男，2周龄，婴儿肌纤维瘤/肌纤维瘤病

这个突起的、表面皮肤溃烂、4.5cm 大小的包块，临床怀疑是血管病变，从左侧腹部切除该病变后，病理检查证实是肌纤维瘤；肉眼下偶尔可见较大的血管穿行，（插图，HE，×1）；镜下部分区域可见梭形细胞及圆细胞（壁细胞或血管球状细胞）与平滑肌细胞分化构成的实性区域，其间有大小不等的血管壁成分（HE，×200）

变征象通常不典型。

条件允许时，手术切除是最佳治疗方案。当病变累及范围局限时，应当继续观察等待。针对多中心的肿瘤或那些不适合手术切除的危及生命的肿瘤治疗时，通常使用长春新碱和甲氨蝶呤进行化学治疗[72]。最近在血小板衍生生长因子 B 和它的调节蛋白之一——NOTCH3 中发现了基因突变，这可能是将来治疗的发展方向[73]。

(5) 婴儿纤维性错构瘤：婴儿纤维性错构瘤（婴儿皮下纤维瘤）是在婴幼儿时期发病，由成熟的纤维组织、脂肪组织及不成熟的间质组织组成的罕见肿瘤，男性多发（图 12-26）。多为肩胛带皮下无痛性、活动性包块；可发生局部浸润。病变初期尽管迅速生长但无症状[74]。并未发现相关基因变异，也没有已知的综合征或家族性疾病与之相关[68]。

X 线片表现为非特异性软组织肿块，常见局部组织移位、骨质侵蚀及钙化。超声表现为不均匀回声。CT 和 MRI 对肿块的大小范围显示更加清晰。MR T_1WI 及 T_2WI 图像上呈高信号脂肪影混杂着线性或弧形等至低信号纤维组织影[70]（图 12-27）。

明确诊断需进行组织学检查，治疗以局部组织切除为主，有 12%～15% 的病例复发[74]。

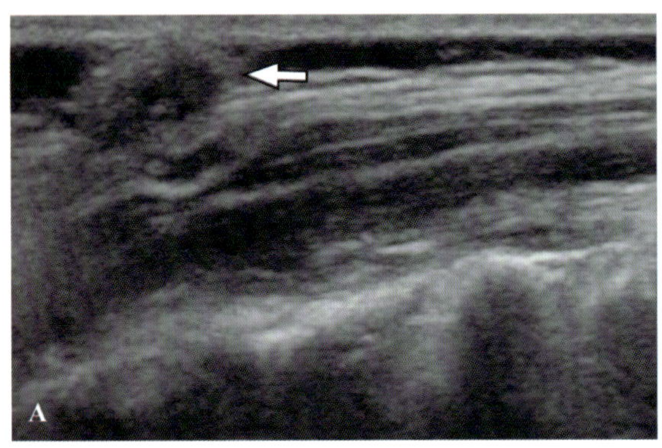

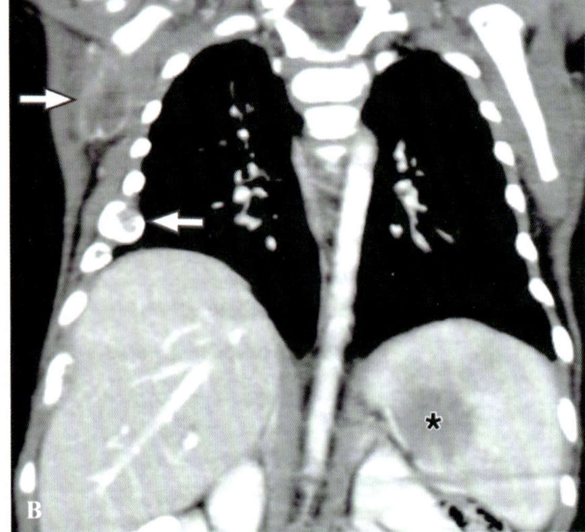

▲ 图 12-25 男，5 岁，侧胸壁肌纤维瘤病

A. 超声示轻度不均匀、低回声肿块（箭）延伸至皮下脂肪及肋骨表面；B. 增强 CT 冠状位示右侧胸壁、肋骨（箭）及脾脏（星号）多发病变

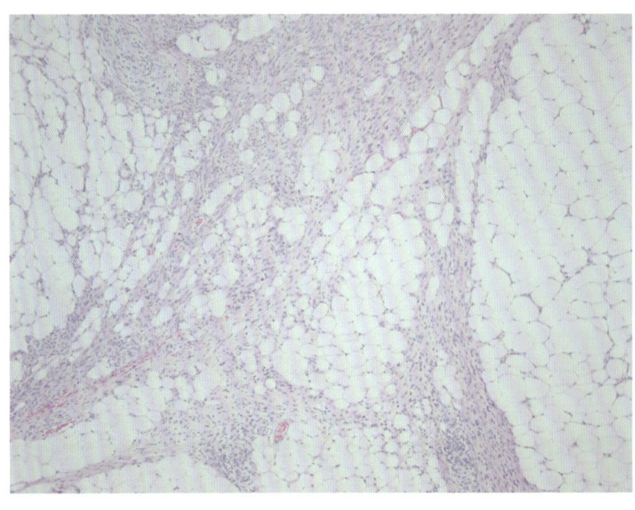

▲ 图 12-26 男，11 月龄，婴儿纤维性错构瘤

大小 5cm 的肩部肿块，表现为典型的三种组织学成分；成熟脂肪组织由纤维组织和原始间充质细胞聚集形成的黏液样基质分隔（HE，×100）

(6) 神经纤维瘤：神经纤维瘤是儿科中最常见的外周神经鞘瘤。偶见孤立病灶，多发病灶与 1 型神经纤维瘤病（NF1）密切相关。病灶常见于胸腔、肋间及脊柱旁。可能形成疼痛、可触及的包块，可增多、增大但很少发生恶变。

X 线片中，继发征象如肋骨变薄、张开、底面压迹或神经根孔扩张明显。神经纤维瘤在超声中表现为分界清楚、低回声、伴或不伴后方回声增强；CT 上呈低密度软组织肿块影；MRI 表现为与肌肉信号相似的等 T_1 信号，T_2 呈高信号，不均匀强化（图 12-28）。T_2 及增强后 T_1 序列中心出现低信号的靶环样表现是其特征性表现 [75]。肿块周围脂肪包绕，即“脂肪分离”征提示该肿瘤为神经鞘起源的肿瘤。

与典型神经纤维瘤相比，其内丛状神经纤维

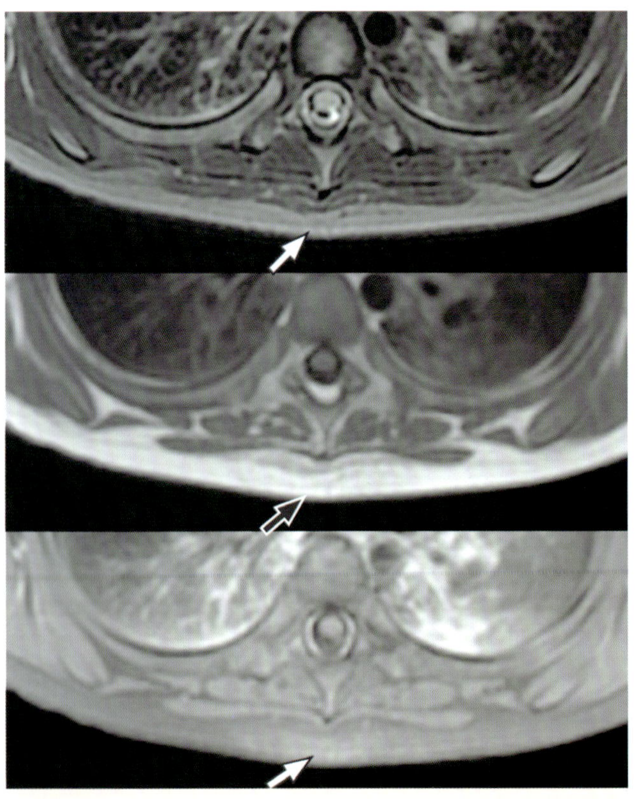

▲ 图 12-27 男，3 月龄，婴儿纤维性错构瘤伴结节性硬化

MRI 轴位 T_2WI 脂肪抑制（上），T_1WI（中），及增强后 T_1WI 脂肪抑制（下）图像示皮下性质不明的细小不均匀异常信号伴轻度强化（箭）

瘤组织疏松，且分布较广，被认为是 NF1 的病理特征。约 5% 的患者，呈局部浸润恶变的可能性升高，影像学特征与典型神经纤维瘤类似，但会出现沿神经走行的更加紊乱、扭曲的表现，并且边界不清、信号不均匀[75]（图 12–29）。肿瘤肉眼观呈哑铃状，或蠕虫袋状，这是由于神经纤维瘤生长导致原先存在的神经被撑开所致（图 12–30）。镜下，神经纤维瘤的细胞具有椭圆形或纺锤形细胞核，胞浆不清，周围可见胶原蛋白、黏液样物质和散在肥大细胞。

有症状的病变治疗以手术切除为主。对于增大或出现症状的丛状病变应予以切除，但是，完全切除较为困难[76]。

2. 骨肿瘤

(1) 骨母细胞瘤：骨母细胞瘤是罕见的骨质生成肿瘤，其组织学类似于骨样骨瘤，但外观变化较大并具有较大的直径（＞1.5～2cm）[77, 78]。好发于脊

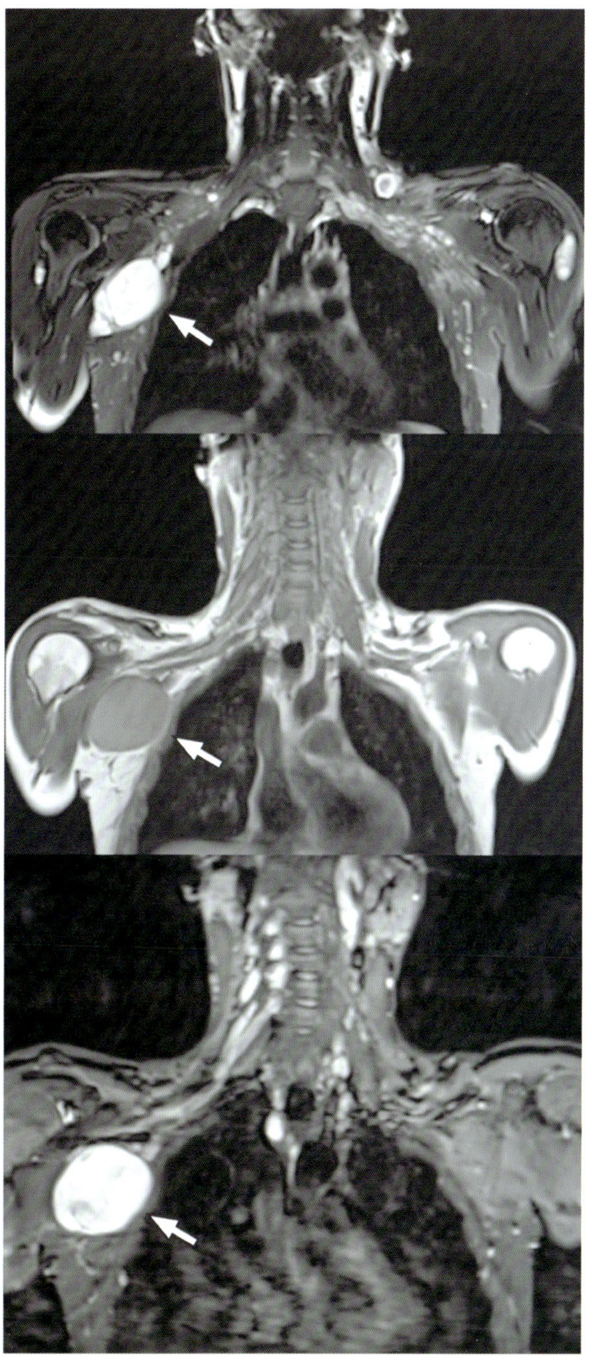

▲ 图 12–28 男，14 岁，1 型神经纤维瘤病

冠状位 T_2WI 脂肪抑制（上），T_1WI（中），增强后 T_1WI 脂肪抑制（下）示右侧腋窝一神经纤维瘤，T_2WI 高信号、T_1WI 低信号，增强后可见强化，增强前 T_1WI 序列上呈“脂肪分离”征，增强后 T_1WI 呈靶征；同时颈部见多个较小的神经纤维瘤

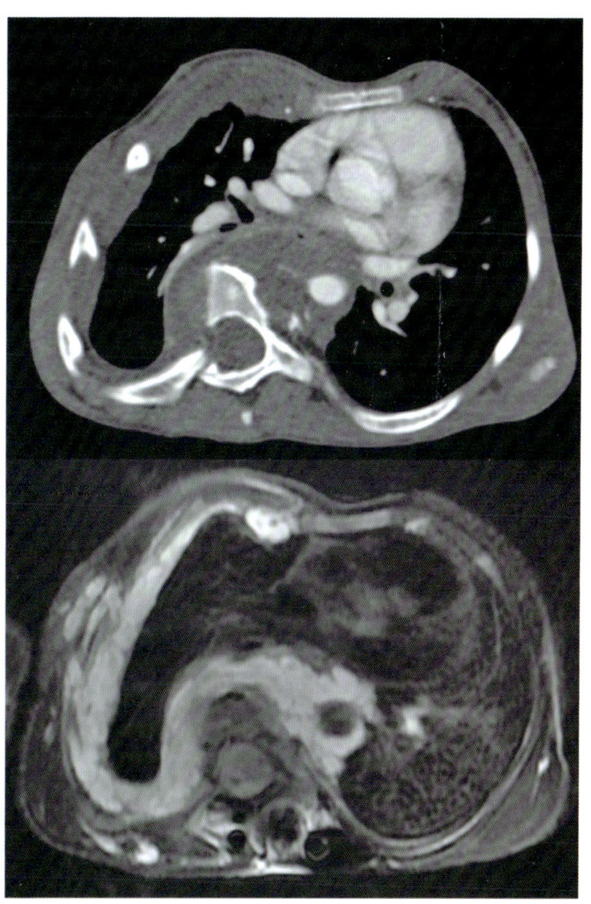

▲ 图 12–29 男，5 岁，1 型神经纤维瘤病，丛状神经纤维瘤

轴位增强 CT（上），轴位 MR STIR（下）图像示肿块推移主动脉并沿脊柱、肋骨延伸；在增强 CT 上呈低密度，MRI 上呈长 T_2 信号

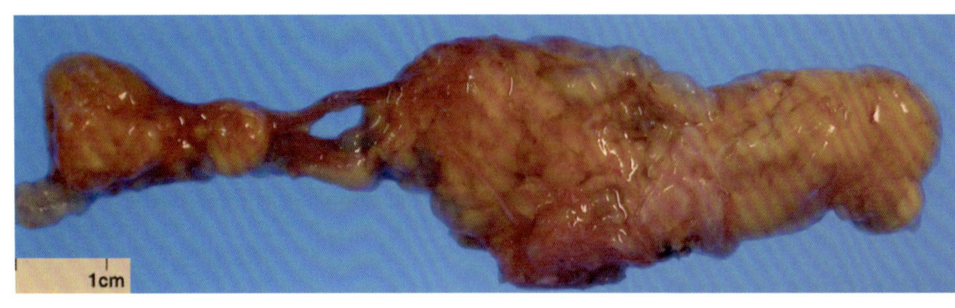

◀图 12-30　女，15 岁，1 型神经纤维瘤病，丛状神经纤维瘤

肿块突出于胸壁，具有丛状外观，沿原有神经生长

柱的后部，导致脊柱侧弯。患病儿童临床无症状，或常诉隐痛和肿胀。

影像上，骨母细胞瘤可能类似于骨样骨瘤，表现为中央溶骨伴周围硬化，或是溶骨性膨胀，类似于动脉瘤样骨囊肿（ABC），或呈侵袭性，类似于恶性肿瘤。CT 能有效评估病变范围及骨样基质(图 12-31)。在 MR 上呈低到等 T_1 信号、等到高 T_2 信号，增强后强化并伴有明显周围水肿[77, 79]。骨显像表现为局部摄取量明显增加。

切除后骨母细胞瘤因含有丰富的血管，通常呈红色，且边界清楚。镜下，数不清的矿化骨样基质小病灶被肥大的成骨细胞包裹（图 12-32）。

传统治疗方式包括外科切除，然而，CT 引导射频消融术等微创技术被证明是可行的[80]。

(2) 内生软骨瘤：内生软骨瘤是起病于髓腔内的透明软骨肿瘤。是儿童中第二常见的良性骨肿瘤，通常发病于 10—20 岁，常无症状[81]。发生在胸腔内时，肋软骨交界区最常受累[82]。多发性软骨瘤发生于 Ollier 综合征，并且与 Maffucci 综合征伴发的静脉畸形有关。大多数内生软骨瘤中存在 IDH1 和 IDH2 基因的杂合子体细胞突变，尤其在综合征患者中[83, 84]。内生软骨瘤恶变罕见。

X 线片显示溶骨病变伴骨内膜扇形改变、轻度膨胀和软骨基质部分钙化[86]（图 12-33）。在 MRI 上，软骨瘤通常在 T_1WI 呈低到等信号，在 T_2WI 呈高信号，增强表现为多种强化方式。T_2WI 上呈低信号的病灶为软骨样基质钙化造成。影像上难以与低级别软骨肉瘤相鉴别；两者在骨显像中摄取量均明显增加[87]。

具有典型影像学特征但无症状的病变不需要治疗。而对于需要明确诊断，特别是有症状

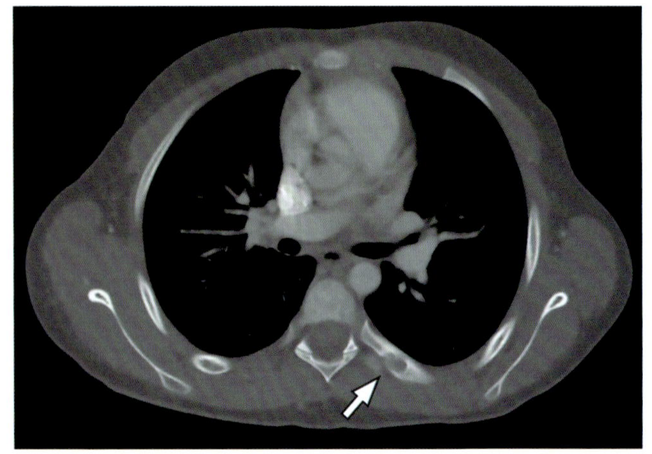

▲图 12-31　女，8 岁，骨母细胞瘤，背部疼痛

CT 轴位增强骨窗示轻度膨胀溶骨性病变（箭），伴左肋骨后内侧周围骨硬化

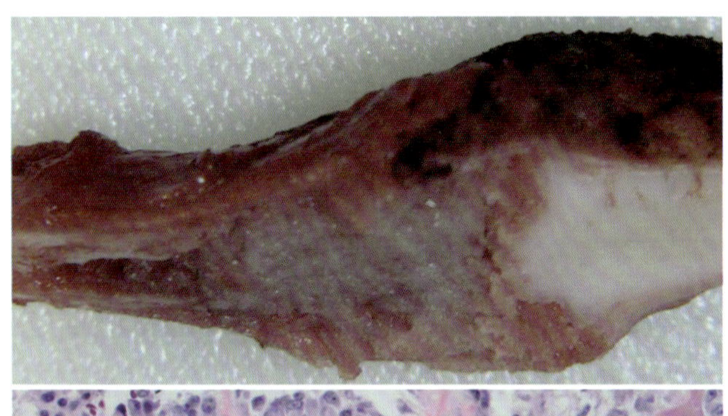

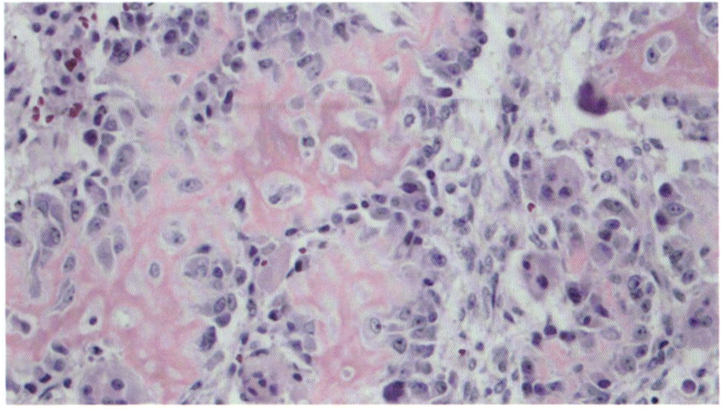

▲图 12-32　女，16 岁，肋骨包块，骨母细胞瘤

整块切除的标本中可见一 1.5cm，柔软、沙砾样、均匀苍白的膨胀性病灶（上）；镜下可见，大量成骨细胞和散在多核巨细胞内衬于粉红色编织骨区（下，HE，×400）

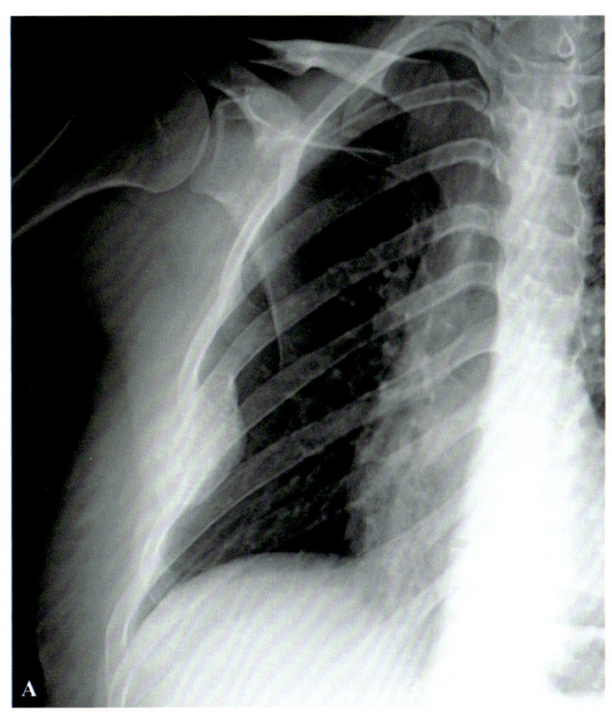
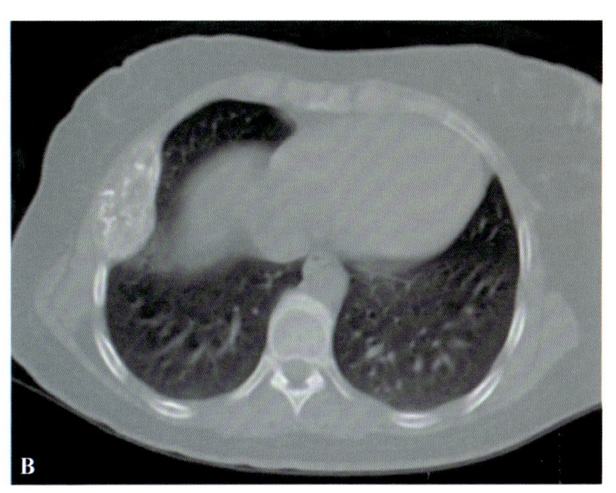

▲ 图 12-33 男，17 岁，右侧胸部不适，软骨瘤

A. 肋骨 X 线片显示右前外侧第 5 肋骨膨胀性病变，伴有软骨样基质；B. 轴位骨窗 CT 图像更清晰地显示了软骨样基质

的儿科患者，可以进行手术切除。切除的标本呈分界清楚、质硬的乳白色组织，局部伴有沙砾样钙化。镜下可见，软骨细胞嵌入骨化程度不同的透明软骨基质中[85]。

(3) 骨软骨瘤：骨软骨瘤是正常的骨组织的外生性改变，伴有软骨帽，是儿科人群中最常见的良性胸壁肿瘤，好发于男性，多发生于 2—10 岁，肿块常缓慢无痛性生长[77]，直至骨骼发育成熟。典型病变发生于干骺端，而在胸壁上病变最常见于肋软骨连接处[82]。压迫周围组织或受到外伤时可出现症状。骨软骨瘤恶变率极低，大多转变为软骨肉瘤，在所有单发病灶中不到 1%，在骨骼发育不成熟的患者中较少见。肉瘤变在中轴病变和多发遗传性外生骨疣综合征中更常见[88]。

X 线片通常可以诊断出与受累骨骼连续的带蒂或无柄的骨性病变（表 12-4）。CT 和 MRI 可用于确认皮髓质连续性，制定有症状病变的手术方式，以及评估是否存在恶变（图 12-35）。MRI 可清楚显示 T_2 高信号的软骨帽结构。在儿童中，当出现软骨帽呈不规则状、增厚超

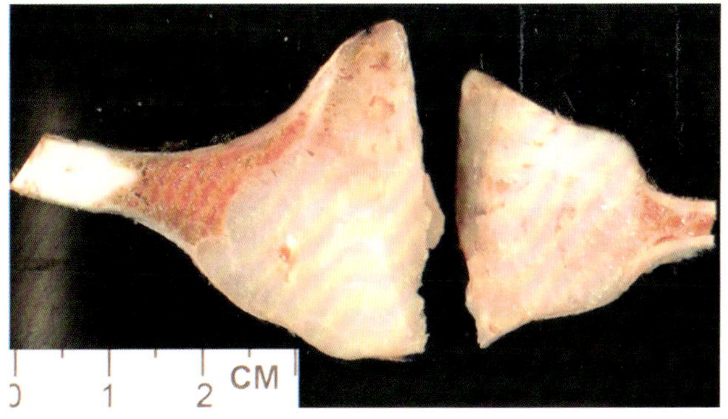

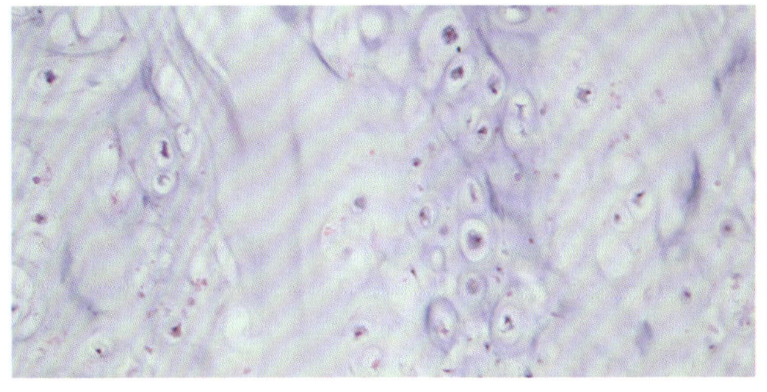

▲ 图 12-34 女，15 岁，软骨瘤

第 5 前肋膨胀，伴模糊分叶状、白色、界限清楚的肿块（上）；显微镜检查显示透明基质中存在软骨细胞（下，HE，×200）

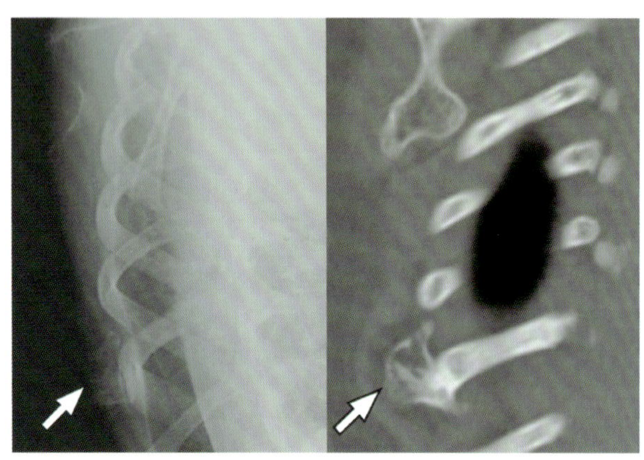

▲ 图 12-35 女，14 岁，骨软骨瘤，伴有疼痛及可触及的背部肿块
侧位 X 线片（左）和增强 CT（右）显示一生长于右侧第 8 后肋的外生菜花样病灶（箭），邻近骨皮质及髓质仍连续

过 3cm、伴有软组织肿块、进行性疼痛加重及骨骼成熟后仍继续生长时，应考虑肿瘤恶变[71, 81, 88]。

镜下，骨软骨瘤表现为软骨膜和软骨有组织的排列，伴有生长区及骨存在。治疗以切除症状性或具有相关影像特征的病变为主。对于综合征病变建议进行密切的临床与影像随访[88]。

(4) 动脉瘤样骨囊肿：动脉瘤样骨囊肿为一膨胀性生长的薄壁、充满血液的病灶。原发性动脉瘤样骨囊肿中 USP6 基因的克隆染色体重排的发现，结束了其是否为真正肿瘤的争议。“继发性动脉瘤样骨囊肿”发生在肋软骨连接处，是骨病变的一个单独的类型，其是否具有相同的病理改变目前尚不清楚。在 20 岁以下患者中表现为疼痛和肿胀。

X 线片上呈偏心性、溶骨性及膨胀性的干骺端病变，伴有狭窄的过渡区。横断面影像中，多发囊腔内见薄壁分隔及液 – 液平面为特征性改变（图 12-36A、B）。MRI 上表现为周围水肿并间隔强化。骨显像显示摄取增加[90]。

虽然影像学特征性改变具有高度提示作用，但进行确切治疗前仍需进行病理检查，以排除毛细血管扩张型骨肉瘤。病理诊断在于找到散布于单核成纤维样细胞间的充血囊腔，及其间散在的巨细胞和数量不等的含铁血黄素（图 12-37）。由于其病理特征与其他良恶性肿瘤有所重叠，相关 X 线片检查是必要的。当囊性成分较少或没有时，可称为“实性变异型动脉瘤样骨囊肿”。

治疗方式包括刮除病变并植骨或整体切除[91]。其局部复发率高达 20%。其他治疗方式，如冷冻治疗、硬化治疗、放射性核素消融及栓塞已被证明是可行的[92]。

(5) 骨纤维结构不良：骨纤维结构不良是一种良性的纤维骨性病变，可发生于单骨或多骨。在儿童及成人可见，股骨、颌面骨多发[93]。肋骨是胸壁中最常见的受累部位，尤其是外侧缘及后缘。偶见

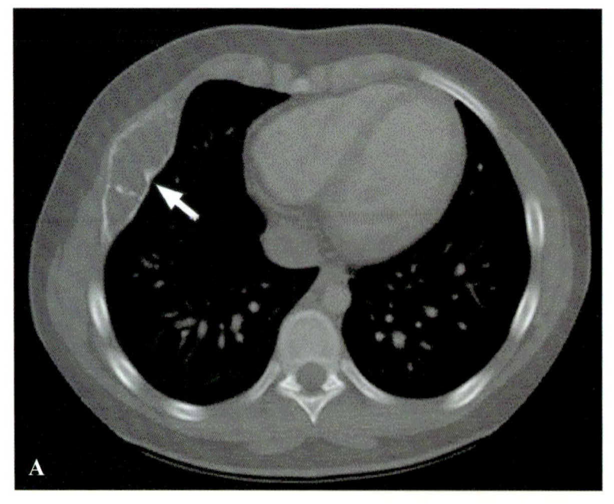

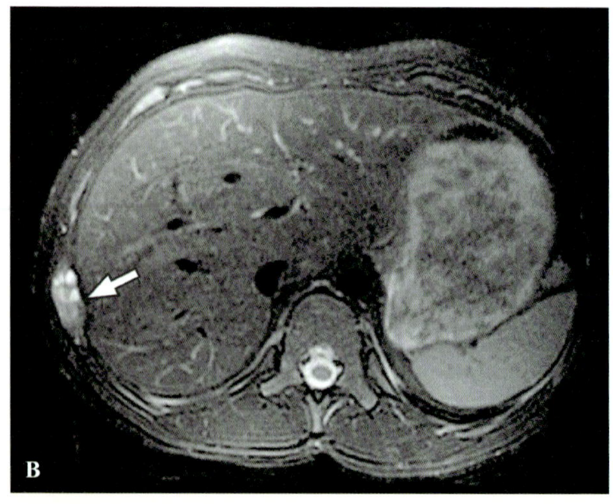

▲ 图 12-36 2 名儿童动脉瘤样骨囊肿患者
A. 男，3 岁，胸部可触及肿块，轴位 CT 骨窗图像示右第 5 前肋膨胀性溶骨性改变（箭），皮质变薄，其间见骨性分隔，但无明显基质；B. 男，12 岁，轴位 T_2 脂肪抑制像示右侧第 9 肋见边界清楚的膨胀性病变（箭），可见液 – 液平面

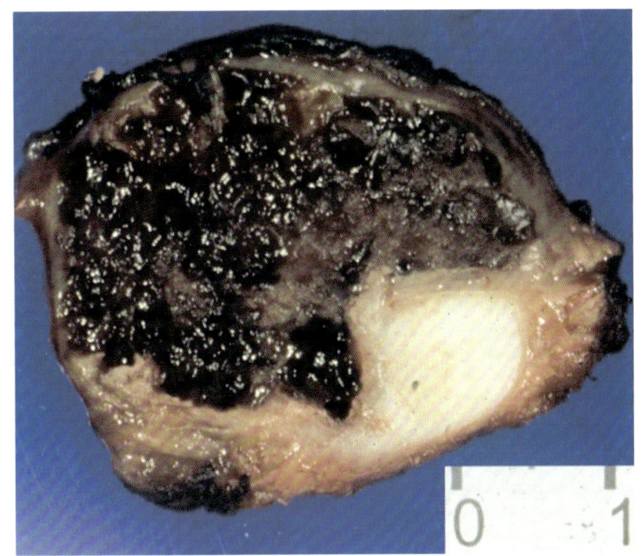

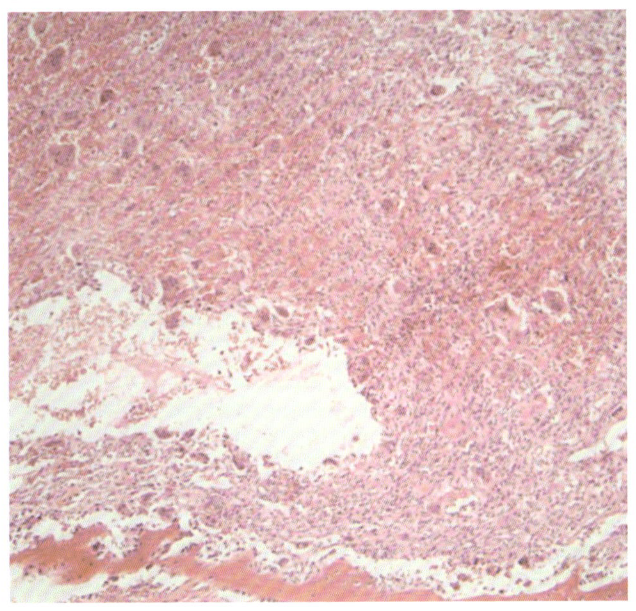

▲ 图 12-37　**男，12 岁，动脉瘤样骨囊肿**

受累肋骨横截面示骨质膨胀，骨质变薄破坏，充血腔内见血凝块（上）；镜下，病灶由单核细胞、巨细胞、血液和充血间隙组成（下，HE，×100）

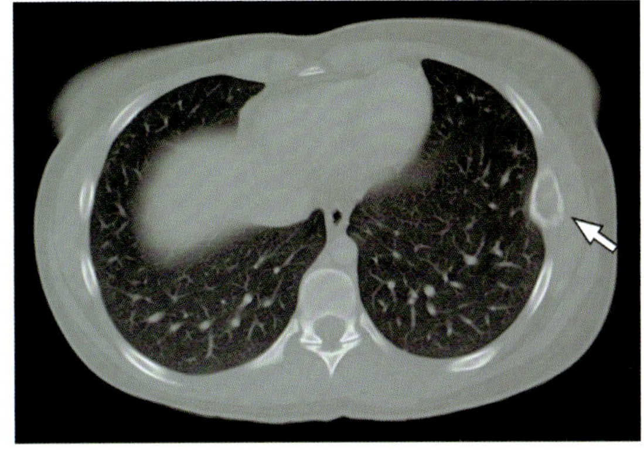

▲ 图 12-38　**女，15 岁，纤维结构不良，左外侧胸部疼痛**

轴位 CT 骨窗示：左侧第 7 肋外侧轻微膨胀性病灶（箭），内见细小钙化

疼痛、病理性骨折和外观畸形。多发性纤维结构不良与多种综合征相关。McCune-Albright 综合征以纤维结构不良、咖啡牛奶斑、内分泌功能障碍三联征为特点。Mazabraud 综合征较为罕见，患者同时见肌肉黏液瘤和多发骨纤维结构不良[82]。

X 线片可见膨胀性、髓内病变，可见磨玻璃样改变及硬化边。另可见局灶性透亮区或硬化区。当 X 线片上病变显示不清时，那么这时则需要行 CT 检查（图 12-38 和图 12-39A、B）。MRI 可见边界清楚的髓内病变，在 T_1WI 上与骨骼肌信号类似呈等信号，T_2WI 上呈不均匀的高信号，增强见多种强化方式。MRI 上低信号环对应 X 线片中的硬化边[77]。

大多数患者不需要进行治疗，影像随访时变化不大。骨刮除并植骨可固定异常骨骼，并减少骨折风险。骨切除用于持续症状性病变或特征不确定的病变[94]。切除的标本可见膨胀性淡棕色病灶。镜检下可见淡染成纤维细胞中嵌入骨板（图 12-40）。遗传上以 GNAS 基因的激活突变为特点[93]。

(6) 朗格汉斯细胞组织细胞增生症：朗格汉斯细胞组织细胞增生症（LCH）是一种骨髓来源的朗格汉斯细胞增生性疾病，临床多表现为疼痛性包块。见于任何年龄组，多发生在 20 岁前。通常，LCH 可划分为单部位型（嗜酸性肉芽肿），单系统多灶型（Hand-Schüller-Christian 综合征）和多系统多灶型（Letterer-Siwe 病）。颅骨、股骨、下颌骨、骨盆、肋骨和脊柱常受累。病变局限于骨骼时，预后较好；病灶可自愈，或仅需要少许治疗[95]。

临床怀疑骨 LCH 的患者，首先需进行病变部位的 X 线检查。LCH 形式多样，从早期骨膜炎所致的渗出到愈合阶段楔形的边界清楚的溶骨性病变（图 12-41A）。发生在肋骨时，多为溶骨性病变，伴有较大软组织包块形成，这往往引起对疾病进展的担忧。脊柱典型征象为扁平椎伴相邻椎间盘的椎板未受累。CT 用于评估

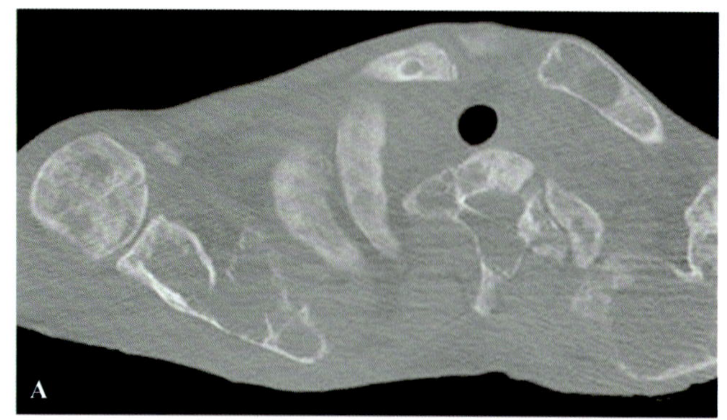

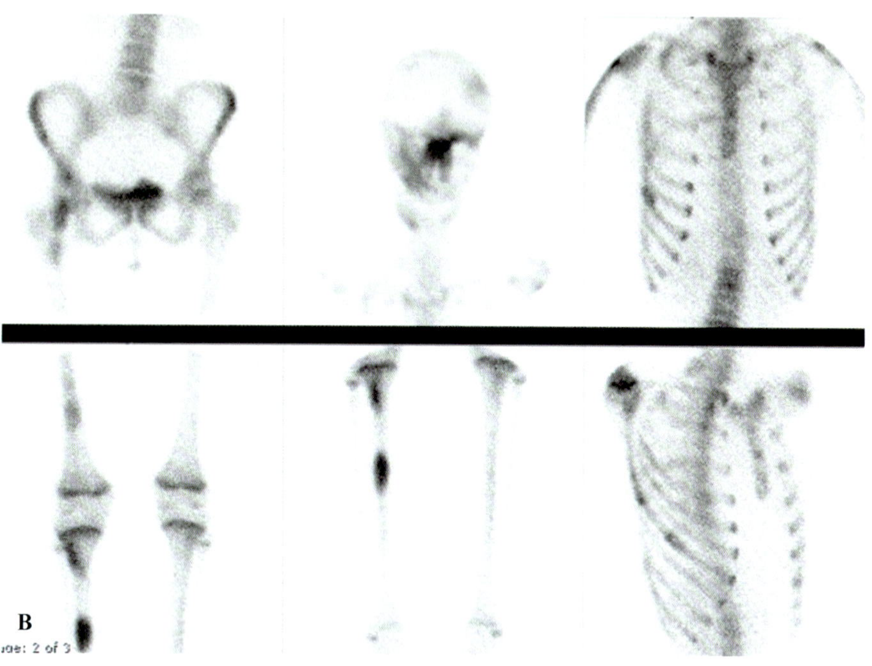

◀ 图 12-39 两名多发性骨纤维结构不良患儿

A. 男，17 岁，McCune-Albright 综合征，轴位 CT 图像可见磨玻璃样基质及多发溶骨性病灶；B. 女，18 岁，McCune-Albright 综合征，MDP 骨显像示颅面骨、肋骨、腰椎、右肱骨、右股骨和右胫骨多处纤维结构不良病灶的骨代谢增加

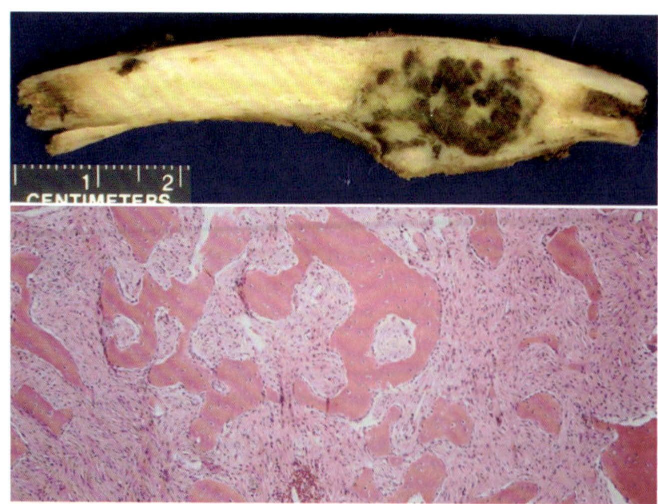

▲ 图 12-40 男，17 岁，多发性骨纤维结构不良

肋骨骨质膨胀，皮质变薄，其间见棕褐色局灶性血块（上）；镜下见小的骨岛埋藏于纤维组织背景中（下，HE，×100）

胸内扩张及肺部受累情况。病变处于活动期时，在 MRI 上呈 T_1 低信号，T_2 高信号，增强后强化。病灶存在时间较长或经治疗后，在 T_1WI 和 T_2WI 上均信号下降，伴有周围髓质减少及软组织水肿[77, 96]。

病理检查可见特征性的朗格汉斯细胞（图 12-42）。鉴于朗格汉斯细胞免疫组化检查的实用性及易检性，已不再进行 Birbeck 颗粒的电镜检查。大多数 LCH 中 BRAF 基因突变的这一发现，刷新了人们对 LCH 病理学的认识，至少在一部分患者当中，提示其为一种肿瘤性疾病[97]。

通常，骨骼检查与骨显像可用于评估骨质受累程度，而 MR 全身冠状位 STIR 及 T_1 序列对病变显示更加敏感[98, 99]。PET-CT 也可作为替代或互补的检查项目，但其辐射问题令人担

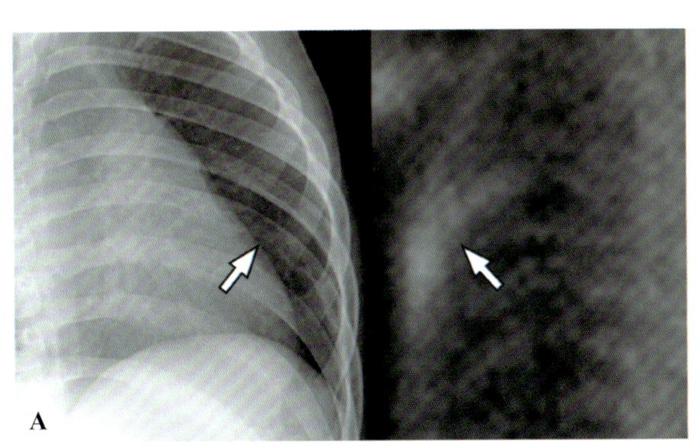

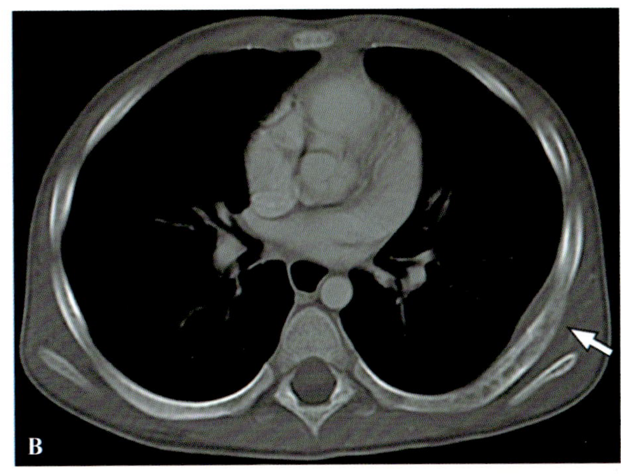

▲ 图 12-41 **男，3 岁，LCH，咳嗽、发热**

A. 胸部 X 线片（左）示：左第 7 后肋不规则及膨胀性改变，伴多处溶骨性破坏及轻度骨膜反应（箭）；后视骨显像示（右）：同一区域显像剂摄取增加（箭）；B. CT 轴位骨窗示：LCH 骨病灶旁胸膜轻度增厚（箭）；肺实质未见受累

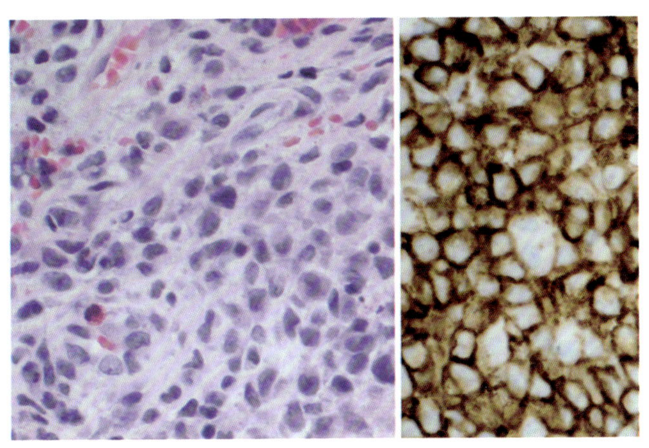

▲ 图 12-42 **男，5 岁，LCH 肋骨受累**

镜检下可见朗格汉斯细胞特征性结构，核大，常凹陷或褶皱，有丰富嗜酸性胞质；图中示混杂的嗜酸性粒细胞（左，HE，×600）；CD1a 免疫染色强阳性可确诊（右，×600）

忧。治疗方式取决于疾病的程度，从保守治疗到全身化学治疗、皮质类固醇和干细胞移植。[100]

(7) 软骨间叶性错构瘤：软骨间叶性错构瘤（也称为婴儿胸壁错构瘤或胸壁间叶错构瘤）是真性肿瘤还是罕见的正常骨组织的过度生长，目前仍存在争议。患儿常因胸壁畸形就诊。可造成严重的占位效应和心肺损伤。病理可见软骨小叶、未成熟间充质细胞、成纤维细胞样区和骨性成分，常伴有软骨骨化（图 12-43）。成纤维细胞样区可见巨细胞和囊肿，与动脉瘤样骨囊肿很相似。

X 线显示胸膜外软组织肿块，原发受累肋骨膨胀伴局部破坏，相邻肋骨畸形（图 12-44A）。常见肺实质受压，纵隔移位。X 线片中大部分病灶及 CT 中几乎所有的病变均可发现钙化。CT 和 MRI 可确定其肋骨起源、病变范围和占位效应（图 12-44B）。软骨间叶错构瘤在 MRI 上信号混杂，主要为中等 T_1 和高 T_2 信号。增强可见实性成分强化。常可见出血腔。T_1 低信号区可能是钙化所致，而出血可能导致局部高 T_1 信号 [101]。

影像学特征具有提示性，但通常需要活检明确诊断。肿块常在 1 岁内停止生长，有自愈倾向。对于无症状的患儿只需继续观察。对有症状的及外观严重畸形的患儿，手术切除并胸壁重建是有效的治疗方式 [102]。

（二）恶性肿瘤

恶性肿瘤常表现为疼痛性胸壁扩大，这与骨质破坏、胸膜受累相关。常呈侵袭性改变，影像上无特征性表现，需进行病理检查加以诊断。该处肿瘤通常进行骨显像检查以评估是否为转移性病变；全身 MRI 和 PET-CT 在儿童恶性肿瘤病变初期和治疗后随访中应用更加广泛 [103]。

1. 软组织肿瘤

(1) 横纹肌肉瘤：横纹肌肉瘤是起源于原始间充质横纹肌母细胞的高级别肿瘤。是最常见的儿童软组织肉瘤，在胸壁中仅次于尤因肉瘤 [17]。男性发病率高于女性。临床表现为巨

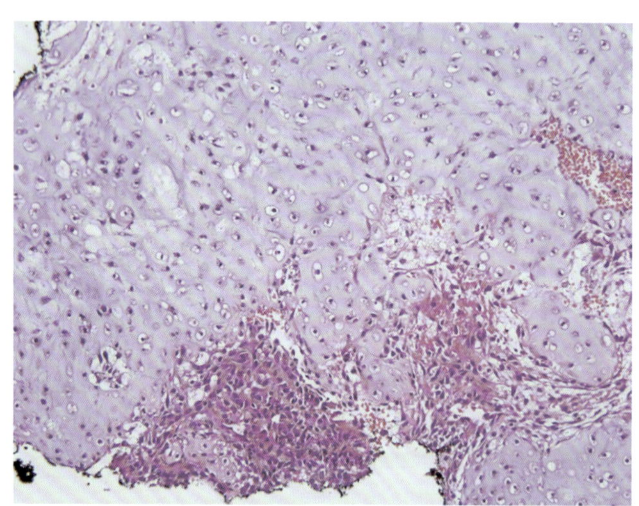

▲ 图 12-43 男，4 月龄，软骨间叶性错构瘤（也称为婴儿胸壁错构瘤或胸壁间叶错构瘤）

这个涉及两个肋骨的大型先天性肿块显示出与未成熟间充质细胞融合的黏液样软骨的特征区域（HE，×600）；在其他地方，可见动脉瘤样骨囊肿样区域

大疼痛性肿块[104]。预后受组织结构、肿瘤的部位和大小、淋巴结转移，以及患者的年龄等影响。横纹肌肉瘤分为三型（胚胎型、腺泡型和多形性），其中胸壁中最常见的为腺泡型，多见于青春期[103]。

X 线片可见侵蚀骨质的非特异性的软组织包块（图 12–45A）。超声呈混杂成分的软组织包块回声，伴有血流信号增加。CT 对肺和骨转移具有诊断价值。MRI 可显示病变范围，病变呈等 T_1、中到高 T_2 信号，增强后明显强化，无特异性[105]（图 12–45B）。

常规治疗以手术切除和化学治疗为主，放射治疗常用于肿瘤的局部控制[103]。

(2) 恶性周围神经鞘膜瘤：恶性周围神经鞘膜瘤（MPNST）偶有发生或伴发于 NF1 中的丛状神经纤维瘤。恶性病变常有症状，当病变生长迅速并进行性疼痛时需高度怀疑该病[75]。胸部肋间神经常受侵犯。

MPNST 的影像学表现与其良性病变类似。X 线片中表现为软组织肿块伴肋间隙增宽，骨质破坏。CT 可见沿周围神经生长的密度不均的软组织肿块（图 12–46A）。肿瘤因坏死、出血，在 MRI 上表现为混杂信号。在 T_1WI 图像上呈等到高信号，T_2WI 呈高信号，增强后常呈不均匀强化。良性神经鞘膜瘤中靶征和脂肪分离征在 MPNST 中少见[106]。影像上直径大于 5cm、血供丰富、增强后强化、信号不均匀、有坏死、边界不清浸润生长的非丛状性病灶，以及周围水肿提示是恶性病变[75, 107, 108]。FDG–PET 可用于周围神经鞘膜瘤恶变的筛查[109]（图 12–46B）。

常规治疗以大范围手术切除联合放化疗为主[76]。

(3) 滑膜肉瘤：滑膜肉瘤起源于原始间充质细胞，其特点在于特殊的染色体易位，t（X；18）（p11；q11）导致 18 号染色体上的 SS18 基因与 X 染色体的 SSX 基因融合。是第二常见的小儿软组织肉瘤[110]，通常在 10—20 岁发病。患儿常表现为缓慢生长的疼痛性包块。肿瘤大多发生在近大关节的四肢区，也可能发生于任意部位的软组织中，偶见于内脏，如肺、心和肾脏中。肿瘤较大（尤其是超过 10cm）、肿瘤深度增加、浸润范围、肿瘤级别及肿瘤所在部

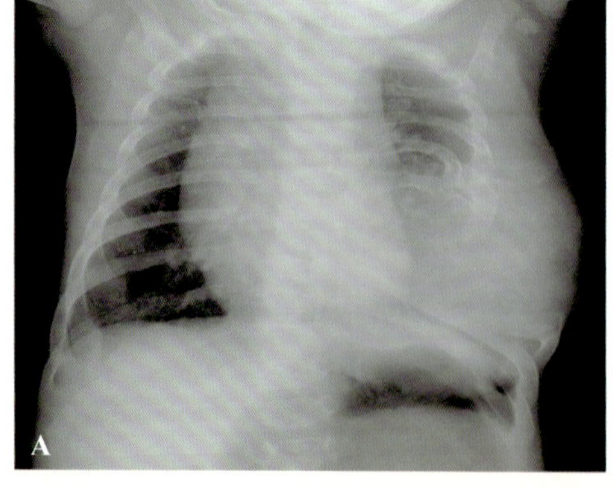

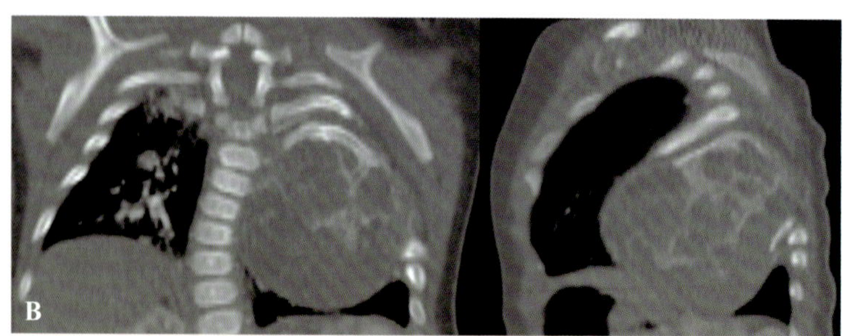

▲ 图 12-44 男，3 岁，软骨间叶性错构瘤（也称为婴儿胸壁错构瘤或胸壁间叶错构瘤），可触及的胸部肿块

A. 正位 X 线片示左侧胸部巨大肿块，变形、推移、侵蚀第 6～第 8 肋；B. CT 骨窗冠状位及矢状位证实起源于肋骨，边界清楚、部分钙化的软组织肿块；同时可见脊柱侧弯

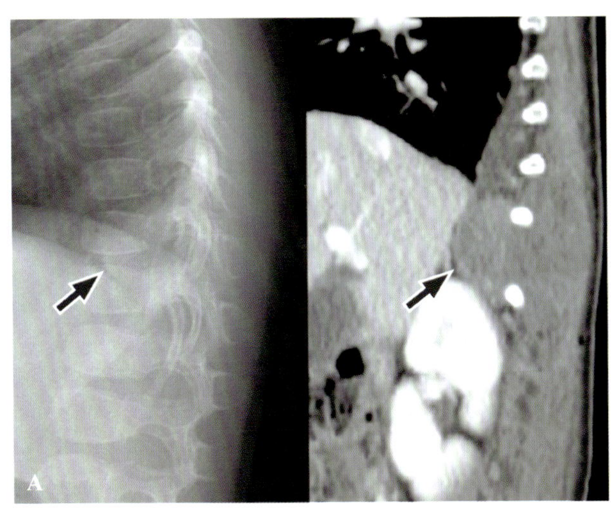
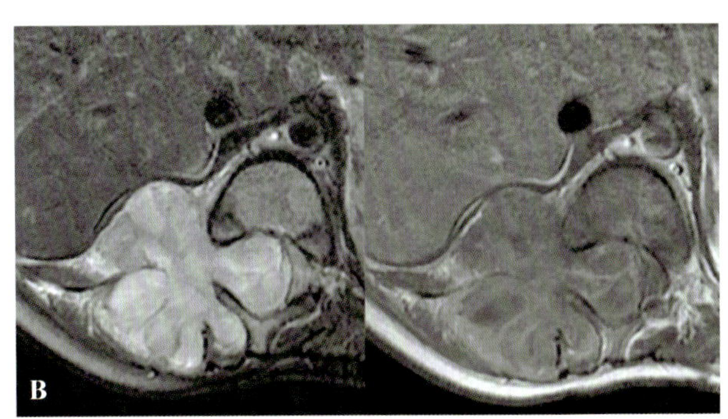

▲ 图 12-45 女，2 岁，横纹肌肉瘤，背部疼痛性包块

A. 侧位胸部 X 线片（左）示后肋膈角见异常软组织密度影（箭）；矢状位增强 CT（右）示强化不均匀的椎旁肿块（箭）穿过胸壁并撑开右后第 11、12 肋；B. MRI 轴位增强后 T_2WI 脂肪抑制图像（左）及增强后 T_1WI 图像（右）示横穿 T_{11}～T_{12} 椎间孔至脊髓中央管的混杂信号病变，呈长 T_2 信号，不规则强化

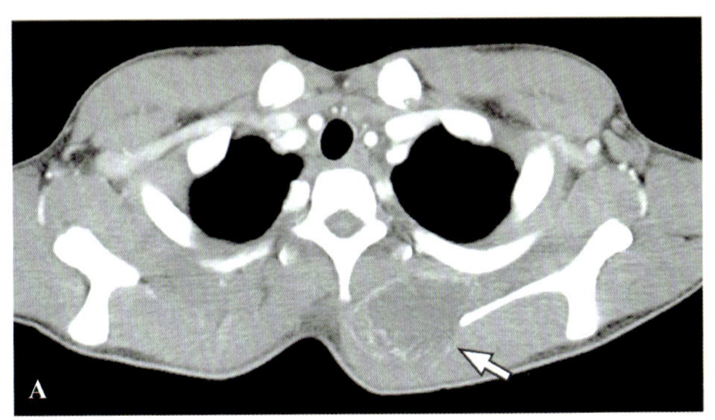
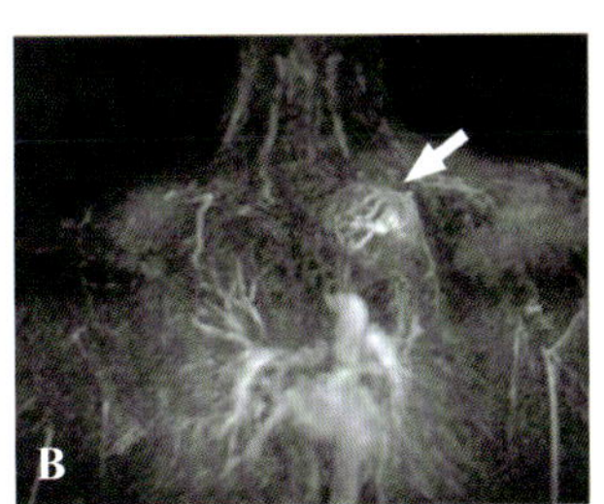
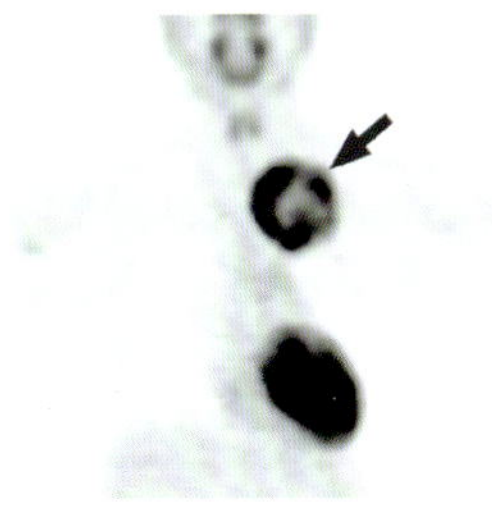

▲ 图 12-46 男，17 岁，恶性周围神经鞘膜瘤，肩部新生肿块

A. 轴位增强 CT 示左侧椎旁一边界不清的低密度软组织肿块（箭），周围不均匀强化；B. 冠状位 TRICKS MR 图像（左）及 FDG-PET 图像（右）可见明显的早期强化及高摄取像（箭）；FDG-PET 图像中央低摄取对应肿瘤坏死区

位是预后的不良因素[111, 112]。镜下可见，原始梭形细胞的短束。可见透明基质和钙化。基于上皮分化方向的单相型和多相型对预后无影响。

X 线及 CT 可显示伴或不伴钙化的软组织肿块。MRI 上，肿瘤边界清楚 T_1WI 和 T_2WI 图像上呈明显的液体信号特征。增强检查可用于与其他良性囊性病变鉴别，如腱鞘囊肿或陈旧血肿。

手术切除是主要的治疗方法，随后进行化学治疗[111]，可伴或不伴放疗。

(4) 婴儿纤维肉瘤：纤维肉瘤是梭形细胞的恶性肿瘤。婴儿纤维肉瘤（先天性纤维肉瘤）不同于成人型纤维肉瘤。其特点是 t（12:15）染色体易位，导致 ETV6 和 NTRK3 基因融合[68, 103]。婴儿纤维肉瘤常表现为婴儿期巨大孤立性肿块，多见于男性。转移性病灶罕见，预后良好[103]。成人型纤维肉瘤发病较晚，通常在 10 岁之后。镜下可见致密的梭形细胞束（图 12-47）。分裂相常见，并且可能见到坏死和钙化。

影像上，肿瘤呈侵袭性，但不均匀的软组织肿块、伴有骨质破坏和畸形的表现没有特异性[70]。可见钙化或骨化。肿瘤在 T_1WI 上与肌肉信号大致相等，T_2WI 上信号多变，增强后不均匀强化（图 12-48）。肿瘤生长迅速常导致出血坏死[108]。

化学治疗和手术是主要的治疗方式[103]，年龄

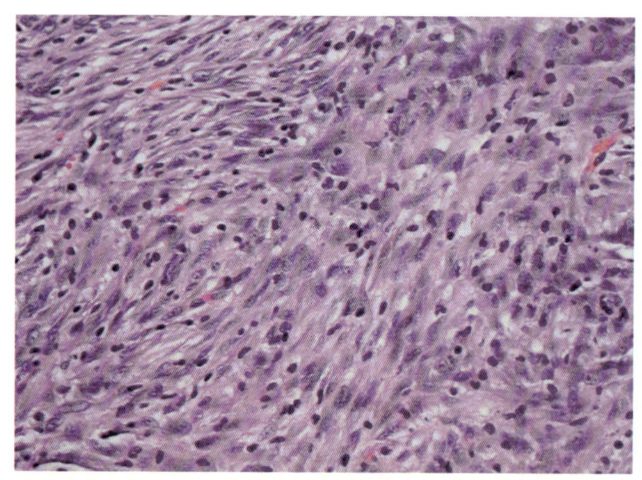

▲ 图 12-47 女，6 月龄，婴儿纤维肉瘤
组织学上显示，这个 6cm 的大腿肿块显示出密集的梭形细胞呈束状排列（HE，×400）

较大者可加入放射治疗[103]。

(5) 软骨肉瘤：软骨肉瘤是第三常见的原发骨恶性肿瘤，儿童罕见。其特点在于软骨基质构成的肿瘤细胞，呈浸润性[81]。临床上通常表现为可触及的疼痛性肿块。在胸壁常起源于上 5 肋的前部肋软骨交界处，或起源于胸骨[108, 113]。病变可能为原发灶，或起源于已存在的内生软骨瘤或骨软骨瘤。

X 线表现难以鉴别软骨肉瘤与良性软骨病变，软骨肉瘤可能更具侵袭性，呈边界不清的肿块影，伴有骨皮质破坏。CT 对软骨基质钙化及相关骨质破坏显示更清（图 12-49）。MRI 可用于骨髓受侵犯程度和骨外生长程度的评估，在 T_1WI 上与肌肉信号类似，T_2WI 上呈高信号并伴有钙化暗区，增强后呈不均匀强化[108]。

诊断需要病理证实存在肿瘤浸润[81]。治疗方式以手术切除为主[76]。

2. 骨肿瘤

(1) 尤因肉瘤 / 原始神经外胚层肿瘤：尤因肉瘤 / 原始神经外胚层肿瘤（EWS/PNET）是儿童最常见的胸壁恶性肿瘤。这种肿瘤先前被称为原始神经外胚层肿瘤（PNET）、Askin 瘤、经典骨尤因肉瘤、骨外尤因肉瘤，这是因为它们具有相似的遗传特性与生物学特性。EWS/PNET 由神经嵴起源的小圆蓝染细胞组成（图 12-50）。EWS/PNET 是几种不同肿瘤类型中的一种，它们最常见的共同特征在于染色体易位，涉及 22 号染色体长臂上的 EWSR1 基因[115]。多见于男性，常在 10—20 岁出现，肿块生长迅速，并且有疼痛。临床表现可类似于骨髓炎，可有发热及白细胞增多[116]。在胸壁，肋骨是最常见的原发部位，约占 50%[117]。总体上，6%~11% 的原发肿瘤可侵犯胸壁[118, 119]。

病变可呈溶骨型、硬化型或混合型骨质破

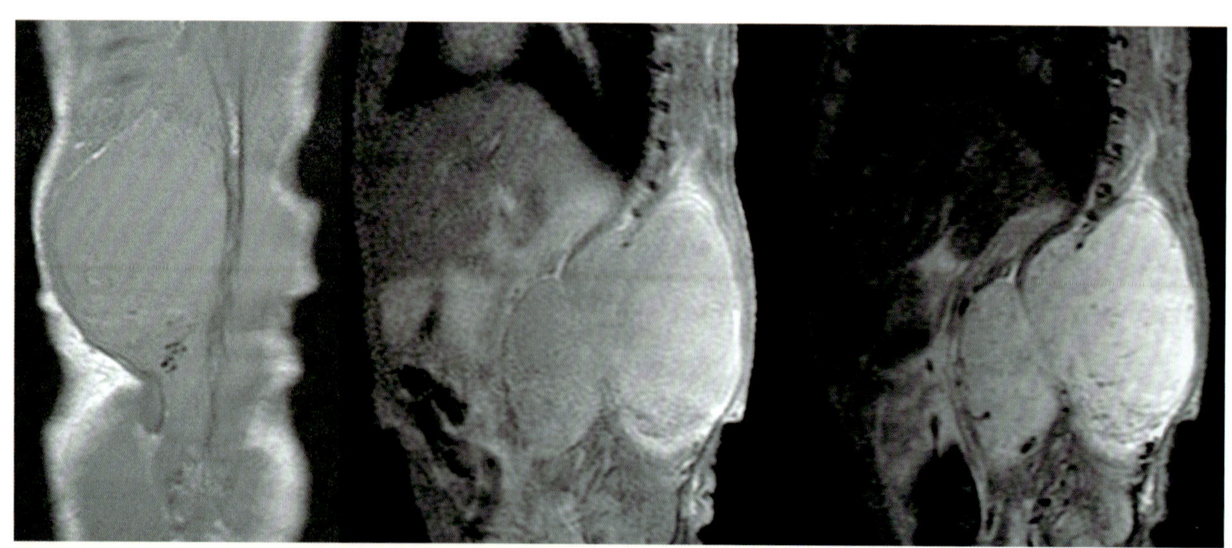

▲ 图 12-48 男，新生儿，婴儿纤维肉瘤
MR 冠状位 T_1WI（左）示椎旁与肌肉等信号的延伸至后下胸壁的肿块；在 MR 矢状位 STIR 图像上呈高信号（中），增强后 T_1WI 脂肪抑制像上呈弥漫性的不均匀强化（右）；矢状位 MR 图像显示肿块向腰肌生长

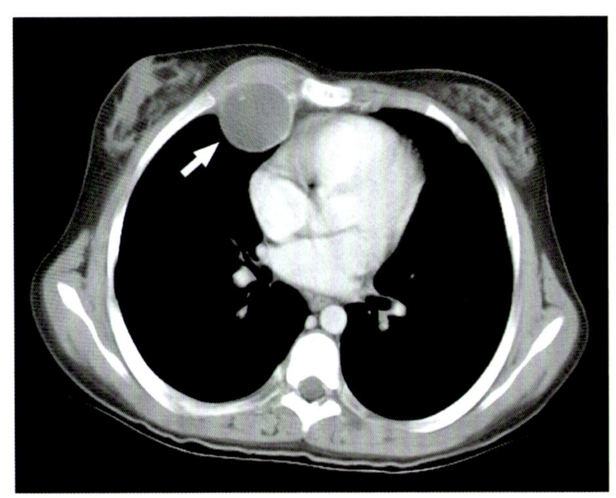

▲ 图 12-49 女，11 岁，软骨肉瘤，右侧前胸壁可触及的疼痛性肿块

轴位 CT 可见起源于右侧肋软骨前的低密度肿块（箭），伴局灶性的细小钙化

坏。X 线上通常呈骨质破坏、侵蚀性膨胀的浸润性表现，可见典型层状改变，骨膜反应和巨大的软组织肿块（图 12-51A）（表 12-4）[120]。超声易显示软组织肿块，但在显示骨皮质受累程度方面不如 CT 可靠。CT 对确认早期肺转移具有优势。软组织特征、骨髓侵犯及相邻结构的受累情况可在 MRI 上清楚显示。肿块在 T_1WI 上较肌肉信号高，T_2WI 上呈不均匀高信号。增强后软组织及受累骨髓强化不均匀。

骨外 EWS/PNET 易发生在年龄稍大患者的椎旁和肋间[121]。X 线和 CT 上典型表现为界限清楚，无钙化的软组织肿块，伴有骨质破坏[122]。在 MRI 上，肿瘤在 T_1WI 上呈低到中等信号，T_2WI 上呈不均匀高信号，增强后强化不均匀[121]。

常规治疗以手术和新辅助化学治疗为主。放射

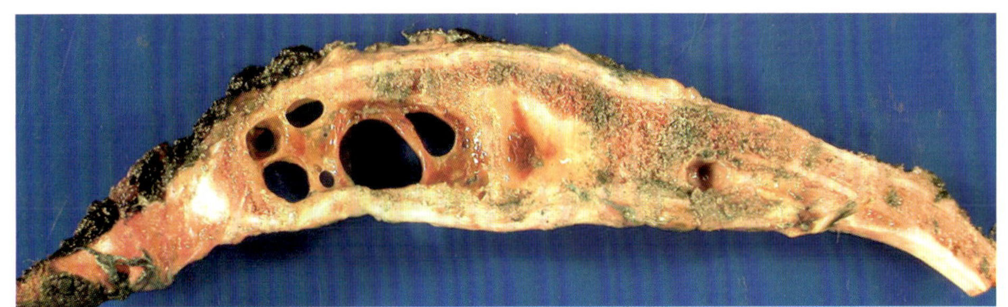

▲ 图 12-50 男，11 岁，尤因肉瘤 / 原始神经外胚层肿瘤

化学治疗后切除的第 10 肋及周围软组织标本（如图所示），广泛的囊变和纤维化为治疗后改变；显微镜下未发现残留的肿瘤细胞（未显示）

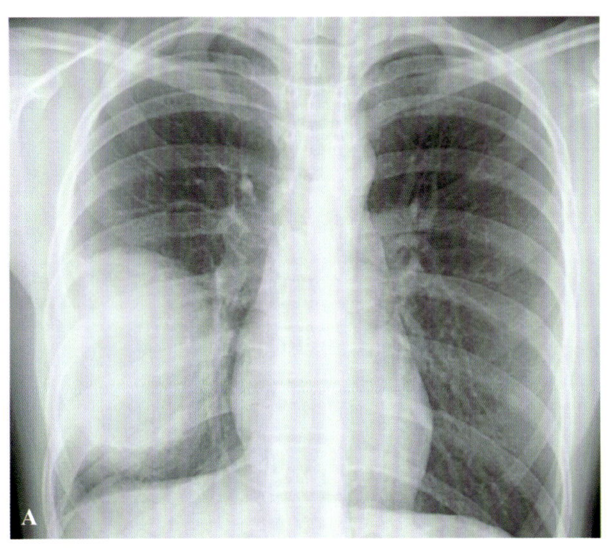

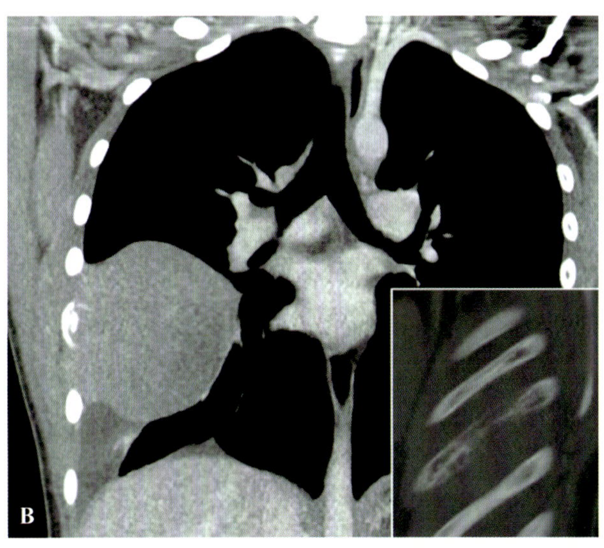

▲ 图 12-51 男，15 岁，尤因肉瘤，右腋下疼痛

A. 正位 X 线片可见右侧胸部巨大肿块，相邻胸膜增厚，及第 6 肋外侧虫蚀样改变；B. 冠状位增强 CT 示肿块不均匀增强，侵犯第 5～第 7 肋间胸壁；右侧第 6 肋（插图）示骨质破坏伴骨膜反应

治疗可用于转移性病灶的局部控制。总体上，疾病无事件生存率为33%～75%[123]。

(2) 骨肉瘤：骨肉瘤是骨的高级别肿瘤。是儿童和青少年中最常见的原发恶性骨肿瘤，但仅有1%的骨肉瘤发生在胸壁和脊柱[103]。肋骨（尤其是肋软骨连接处）、肩胛骨、锁骨是胸壁骨肉瘤中最常见的原发部位[76]。多发于男性可能为新发，也可能在先前放射治疗或先前病变部位出现。伴有视网膜母细胞瘤和Li-Fraumeni综合征的患者，患骨肉瘤的风险增加。儿童中，大多数骨肉瘤是高级别的[77]。临床症状以疼痛多见。胸壁病变较四肢病变更易导致肺及淋巴结转移[108]。肿瘤负荷和对术前化疗的组织学反应（如坏死）是影响预后的因素[77]。

影像表现为骨质破坏，伴基质钙化及软组织肿块形成[113]。四肢骨肉瘤中典型针刺样骨膜反应在胸壁骨肉瘤中不常见[108]。CT对骨质受累显示较好，而MRI对骨髓以及软组织成分显示更佳（图12-52）。相关软组织肿块在T_1WI和T_2WI序列中呈高信号，增强后强化不均匀。低信号区代表钙化灶。PET上表现为FDG高摄取[108]。

肉眼上，骨肉瘤典型表现为骨髓腔内棕褐色伴有局灶性出血灶和坏死灶的肿块，穿破骨质进入软组织。镜下，可见肿瘤由不同比例骨母细胞型、软骨母细胞型和成纤维细胞型恶性细胞组成。结合X线片，组织学检查检出的"瘤骨"对于骨肉瘤有诊断价值（图12-53）。

骨肉瘤的治疗方式包括手术切除和化学治疗，而对放射治疗不敏感[103]。

(3) 浆细胞瘤：浆细胞瘤是单克隆浆细胞局部增殖性病变。多见于男性，可表现为缓慢生长的疼痛性包块。病变常复发，并在全身性疾病（多发性骨髓瘤）前10年发生。中轴骨，尤其是椎骨，最常受累[124]。压迫脊髓时可导致神经功能缺损[125]。最近报道称，儿童肾脏及肝肠移植者中出现浆细胞瘤样移植后淋巴增生综合征[126]。

典型X线表现为界限清楚的溶骨性病变，伴软组织肿块，进展期患者可出现明显的骨质侵蚀和膨胀性改变。可呈"泡沫状改变"。MRI上呈低T_1和高T_2信号，增强后均匀增强[125]（图12-54）。

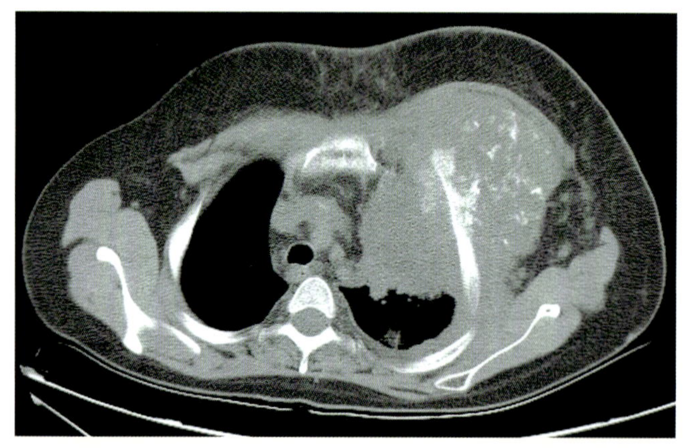

▲ 图12-52 **男，15岁，骨肉瘤，临床表现为疼痛并进行性增大的胸壁包块**

轴位CT平扫示起源于左侧肋骨的巨大肿块，伴肿块内多处钙化

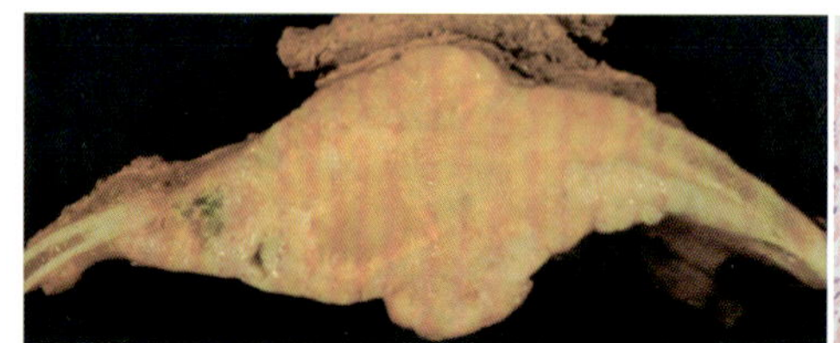
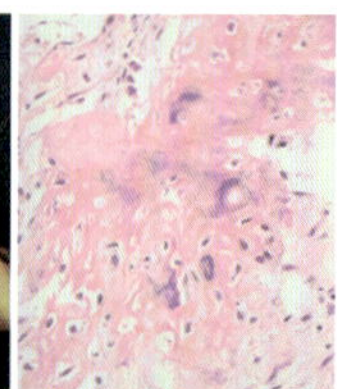

▲ 图12-53 **女，15岁，骨肉瘤**

肿瘤致第5肋膨胀，破坏骨质，并进入软组织；切除的标本可见坚硬、局部发白、有光泽的切面（左）；镜下（右），肿瘤可见骨样胞外基质中大量不典型的恶性细胞，诊断为骨肉瘤（HE，×400）

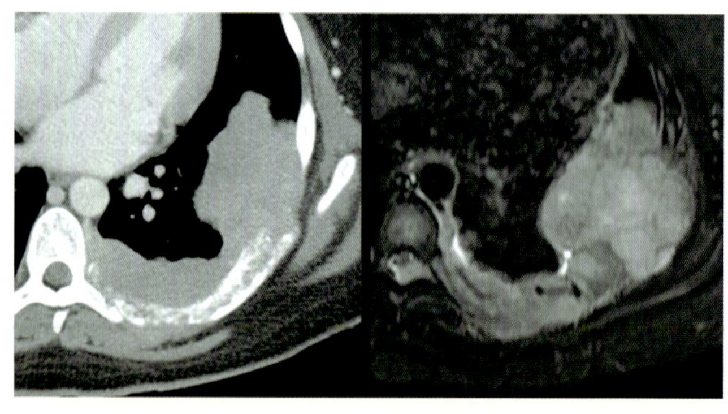

▲ 图12-54 **男，16岁，浆细胞瘤，临床表现为胸痛**

轴位增强CT示（左）肿块不均匀强化，伴相邻第7肋后外侧侵蚀破坏；MRI STIR图像（右）显示不均匀长T_2信号

治疗以放射治疗为主[76]。PTLD相关性病变可能需要化学治疗、类固醇激素治疗及减少免疫抑制治疗[126]。

3. 转移瘤　胸壁肿瘤如来源于神经母细胞瘤、横纹肌肉瘤、淋巴瘤和白血病的转移瘤较原发性恶性肿瘤发生率更高[127]。尽管影像学表现无特征性，但在已明确诊断为恶性疾病的患儿中，发现局灶性胸部病变应引起关注，应考虑为转移性病灶。胸壁受累可由直接浸润或血行播散造成。转移性病变表现为典型溶骨性改变，伴骨质破坏、骨膜反应。一般采用姑息性治疗。

神经母细胞瘤是起源于肾上腺或交感神经链中的神经嵴细胞（图 12–55）。是最常见的儿童恶性肿瘤之一，常在 5 岁前发病，表现为肿块及疼痛[128]。根据患者的年龄、组织学和肿瘤遗传学，肿瘤生物学行为及预后非常多变[103]。钙化在 X 线和 CT 上常见。MR 有助于评估椎间孔和椎管侵犯情况。肿瘤在 T_2 上呈高信号，增强后强化。间碘苯甲胍（MIBG）扫描可用于转移瘤的检查及治疗后反应的评估。治疗包括从观察到积极的手术治疗、化学治疗、放射治疗、干细胞移植[103]。

约 14% 的横纹肌肉瘤患儿在确诊时已经发生转移，肺和骨是常见转移部位（图 12–56）。胸部 CT、骨显像、骨髓穿刺活检常用于新发疾病的诊断，MRI 可用于显示在骨显现中不明显的骨髓转移[129]。

骨病变在急性淋巴细胞白血病中最常见[128]。累及胸壁时可出现骨痛，多发溶骨、骨质破坏性病变伴骨膜反应。MRI 有助于显示更细微的弥漫性骨髓改变。

淋巴瘤偶有通过纵隔直接侵犯胸壁[28]（图 12–57）。软组织原发性节外淋巴瘤及骨原发性淋巴瘤侵犯胸壁较少见。软组织病变可能出现浅表组织的缺失或局部异常强化的软组织肿块。受累骨质可表现为浸润性破坏。骨髓受累程度在 MRI 上显示更清，表现为异常的低 T_1 信号[130]。

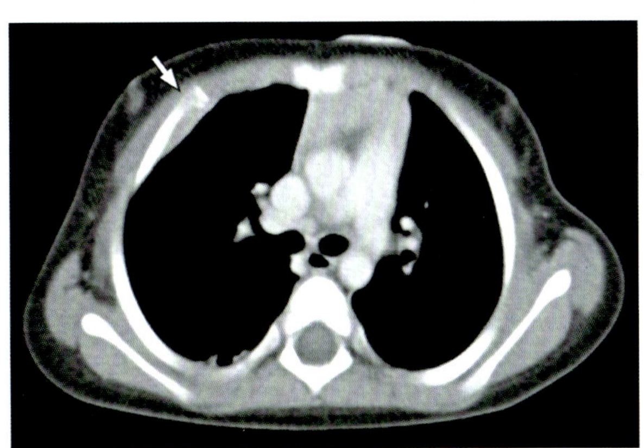

▲ 图 12–55　男，4 岁，神经母细胞瘤转移，原发于肾上腺神经母细胞瘤

轴位增强 CT 示界限不清的软组织肿块包绕右侧第 3 前肋，伴骨质破坏（箭）

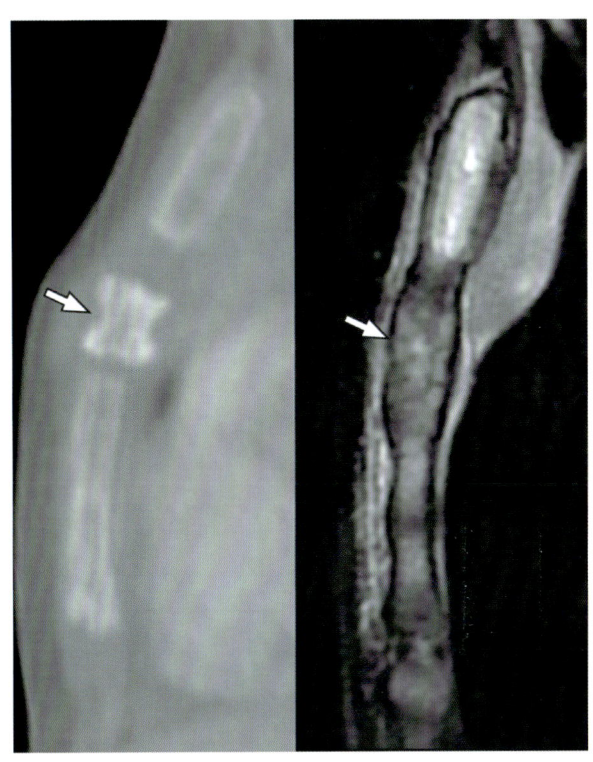

▲ 图 12–56　男，4 岁，转移性横纹肌肉瘤，临床表现为咳嗽、发热、贫血

矢状位骨窗 CT（左）示胸骨转移（箭），显示胸骨中段硬化和不规则的形态改变；矢状位 T_2WI 脂肪抑制像（右）显示相应胸骨不规则异常低信号（箭）

（三）创伤性病变

1. 外伤　外伤不适后在体检或影像检查时应考虑存在侵袭性病变。既往外伤史可提供明确的证

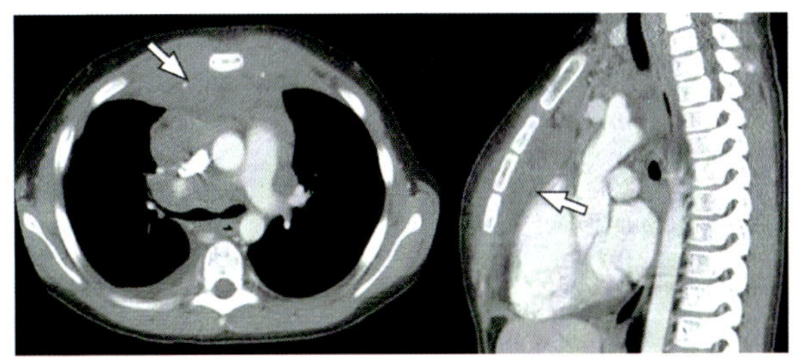

▲ 图 12–57　男，11 岁，淋巴瘤，胸壁肿胀

轴位（左）、矢状位（右）增强 CT 示纵隔肿块（箭）直接浸润侵犯前胸壁

据，然而，在某些患者中，也可无外伤史。

血肿在X线片中呈软组织肿块。超声检查中，急性期血肿呈边界不清、内部无血流的高回声信号，亚急性期血肿边界更清晰，可见中央低回声和声晕，慢性期血肿呈边界清楚的无回声区（图12-58A）。CT显示急性期高密度区。除非无明确外伤史，否则不必进行MRI检查。在MRI中血肿信号多变，但在GRE序列中T_1高信号T_2低信号具有特征性[62]（图12-58B）。

机械性损伤可导致脂肪坏死；然而，既往外伤史常不明确[131]。在新生儿期，可由缺氧、体温过低导致[132]。由此导致的出血和纤维化可形成表浅可触及的肿块[131]。CT上呈高密度皮下结节影[132]。当未见真正的团块影时，MRI可用于显示局限于皮下脂肪的特征性线性异常信号（高T_2或低T_1或T_2信号）[131]。

由于胸壁弹性较好，儿童肋骨及胸骨骨折较少发生。X线片上示急性期移位性骨折和愈合性骨折，无位移的骨折往往具有隐匿性。频发或不寻常的麻木常使患者前往体检或进行X线检查；相关既往病史及疾病的演变可指导诊断。CT对急性无位移骨折显示更佳，然而，由于辐射问题其通常应用于伴有肺实质或心血管损伤的严重创伤儿童的评估中（图12-59）。MRI上可以看到骨折线低信号影伴骨髓水肿，但不常见。超声中可见骨皮质中断伴血肿形成。骨折的治疗是支持性治疗。少数患者，多发连续性肋骨骨折常导致连枷胸，需要辅助通气。

2. 非意外性骨折　故意伤害骨折影像学表现与意外性骨折相同，临床病史和骨折部位可协助诊断，非重大创伤导致的肋骨骨折在儿童中少见，应高度警惕（表12-4）。对于各种年龄段的多发骨折，对诊断故意伤害具有中度特异性。干骺端边角骨折、后内侧肋骨骨折、胸骨、肩胛骨和棘突骨折对诊断故意伤害具有高度特异性[133, 134]（图12-60A和B）。

临床怀疑受虐待的患者首选骨X线检查，可能需要进行后续骨骼检查以确诊。^{99}Tc-MDP骨显像可作为骨检查的辅助手段。近来，^{18}F-NaF-PET在2岁以下的儿童骨折检查中较X线检查灵敏度更高。然而，典型干骺端骨折的检测因其存在生理性摄取骺板，骨显像检查受到限制。因此，X线检查仍是必要的[14]。

（四）血管性病变

血管性病变，包块血管畸形和肿瘤，是儿童软组织肿块最常见的原因[62]。通常，浅表性病变可通过超声进行评估，超声可鉴别高流速与低流速的病变。对于更深和更加弥漫的病灶，断面成像，尤其是MRI，可用于进一步的评估。重T_2成像序列对血管畸形累及范围显示更清楚[135]。

1. 血管畸形　血管畸形具有正常细胞更新的发育异常性病变。虽不总是肉眼可见，但出生时便存

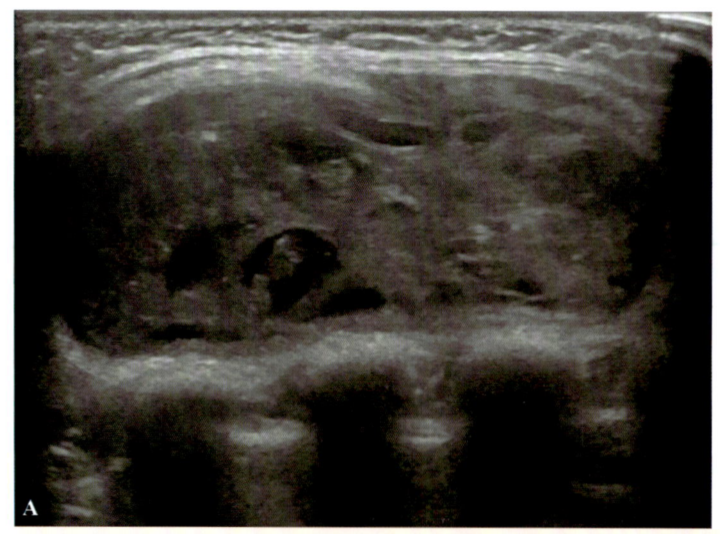
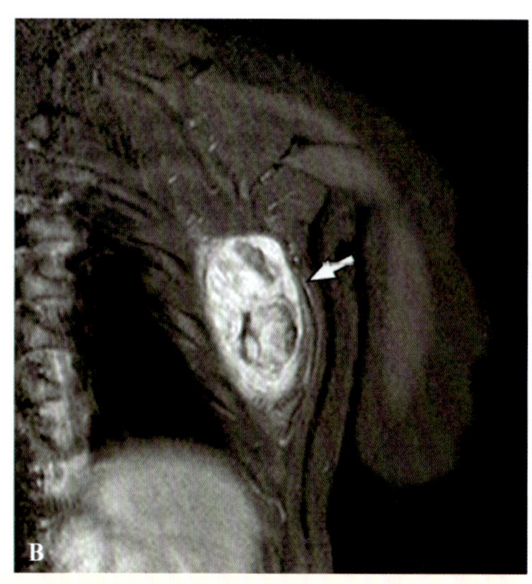

▲ 图12-58　男，4岁，车祸伤致胸壁血肿

A. 超声示稍高回声肿块，伴囊性小空腔，与钝性损伤后肋骨上血肿形成一致；B. MR冠状位T_2脂肪抑制像示高信号的圆形病灶（箭），伴含铁血黄素形成的低信号区

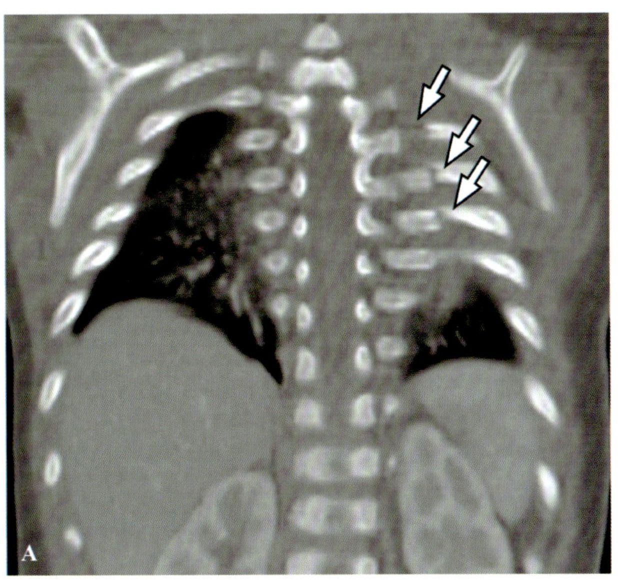

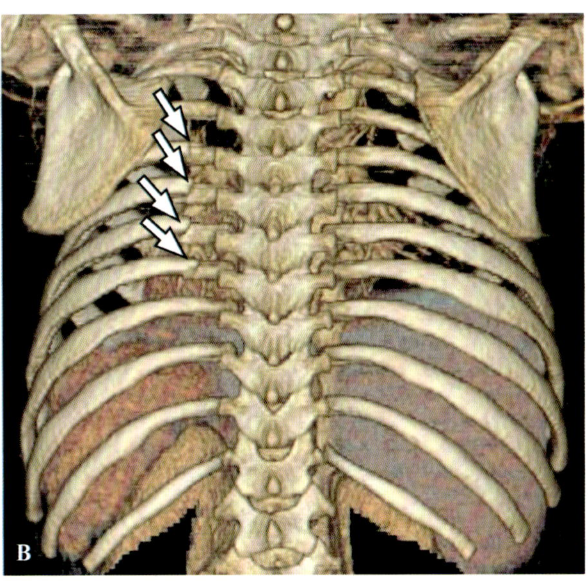

▲ 图 12-59 男，5 岁，车祸后创伤性肋骨骨折

CT 冠状位骨窗（A）及后视图 3D VR 重建图示第 5～第 8 后肋近端骨折（箭）

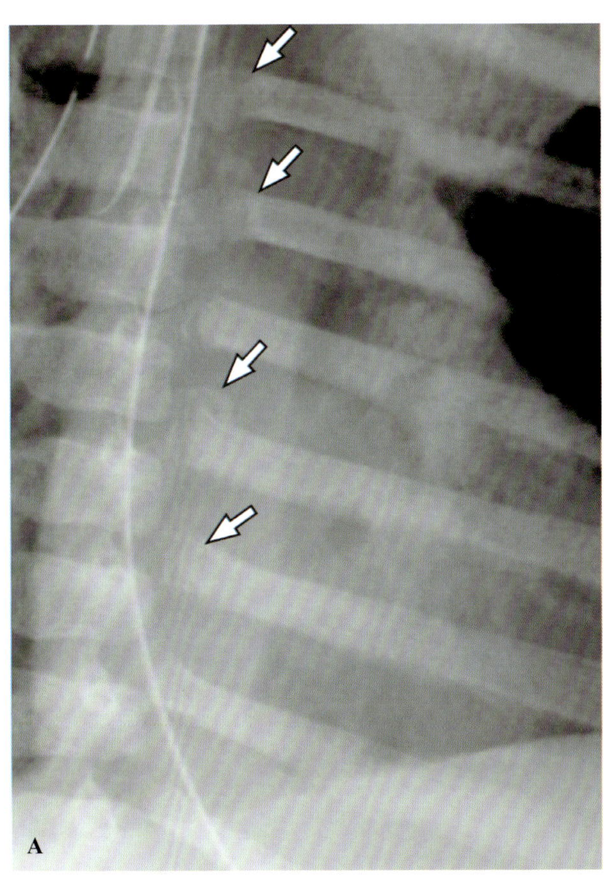

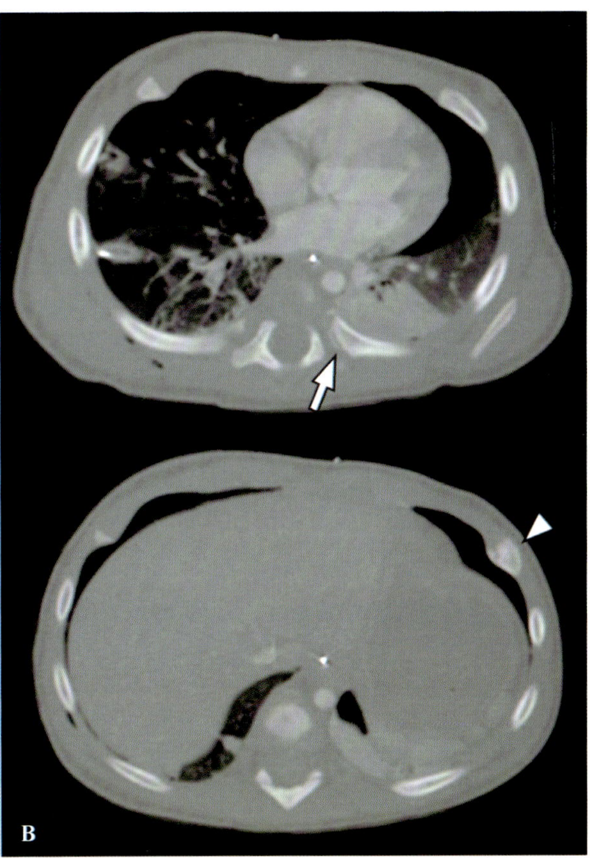

▲ 图 12-60 男，9 月龄，非意外性肋骨骨折

A. 肋骨 X 线片示左后肋多处肋骨骨折（箭）愈合伴骨膜反应；B. 轴位骨窗 CT 示：左后内侧肋骨骨折（箭），可见左前肋软骨连接处呈慢性改变的骨折（箭头）及肺挫伤和肺不张

在，具有随儿童生长而生长的特征。外伤、感染、激素的应用可导致其快速生长[136]。尚未发现其发病与性别相关。跨部位生长是其典型特征，可导致骨骼和软组织过度生长及严重畸形。血管畸形可分为高流量（如动静脉畸形和动静脉瘘）和低流量畸形（如静脉畸形和淋巴畸形）。其类型的判断对指导合适的诊疗具有重要意义。儿童胸壁血管瘤多为典型的低流量畸形。

(1) 静脉畸形：静脉畸形（VM）由发育不良、薄壁、迂曲的毛细静脉组成，与生理性静脉相通。是中枢神经系统外最常见的血管畸形。皮肤可见浅蓝色病灶（图 12–61A）。除合并血栓形成，病灶通常质地柔软，可被压缩。大的和（或）深的静脉畸形与局灶性血管内凝血障碍（LIC）相关，可导致出血和血栓形成引发疼痛[137]。绝大多数 VM 呈散发和单发性。皮肤多灶性静脉畸形可能与蓝色橡皮奶头痣综合征（BRBNS）中内脏血管瘤相关[138]。

X 线片上，VM 呈软组织肿块，有时可见静脉石（表 12–4）。在超声中呈混合回声伴海绵状无回声的血管间隙，通常可被压缩[139]。多普勒检查可显示缓慢的静脉血流或无血流，回声阴影与静脉石相关。静脉畸形的静脉石在 CT 中可更好地显示(图 12–62A）。MRI 上呈分叶状、具有分隔的高 T_2 信号区，伴边界清晰的静脉石低信号区，增强后呈缓慢渐进性强化，无流空信号影[140]（图 12–62B）。

VM 病理检查通常可见充血腔隙，常伴有血栓

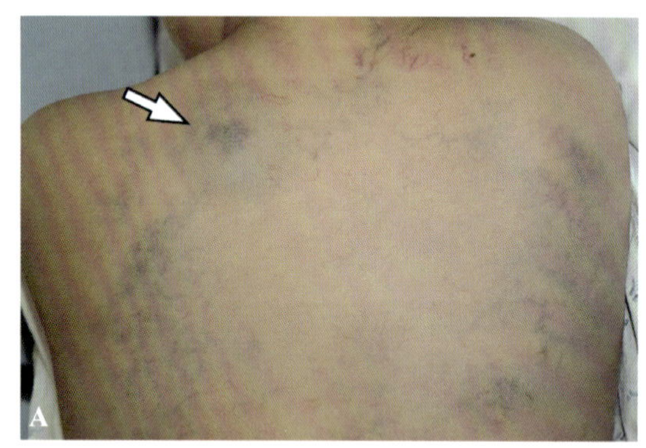

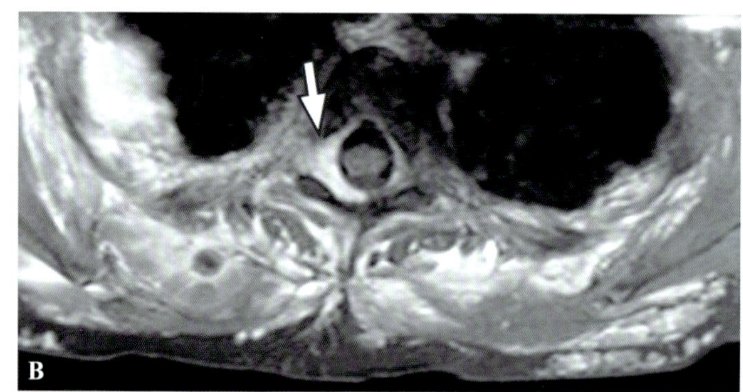

▲ 图 12–61　男，9 岁，静脉畸形（VM）

A. 照片可见上背部蓝色软组织肿块（箭），同时可见多发扩张的浅表静脉；B. 同一患者轴位增强后 T_1WI 脂肪抑制像示左后胸壁分叶状强化灶，侵犯皮下组织并延伸至肌肉内；同时，可见更多的浸润性 VM 侵入两侧后部胸壁的更深部位，延伸至右侧椎间孔（箭）

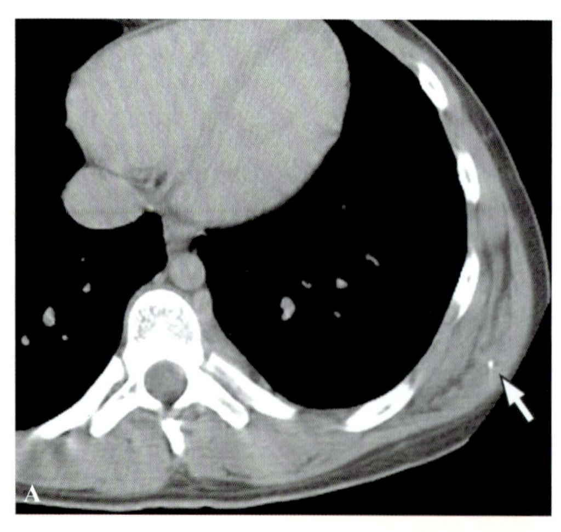

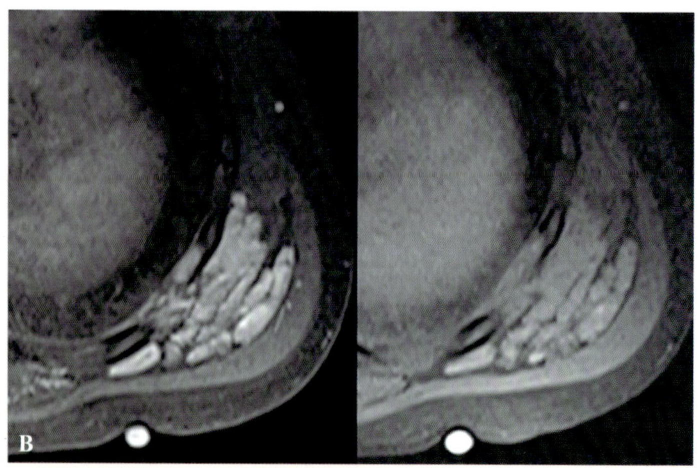

▲ 图 12–62　女，17 岁，静脉畸形，左背部疼痛肿胀

A. 轴位 CT 示左后侧胸壁分叶状软组织肿块，与相邻骨骼密度相同，可见小的静脉石（箭）；B. 轴位 T_2WI 脂肪抑制像（左）和增强后轴位 T_1WI 脂肪抑制像（右）示分叶状的高 T_2 信号和强化灶

和静脉石（图 12-63）。硬化治疗，通常用乙醇或泡沫填充剂，已经成为治疗症状性病变的首选方法[141]。低分子肝素可用于治疗 LIC，并防止重症 LIC 进展为弥散性血管内凝血[137]。

(2) 淋巴管畸形：淋巴管畸形（LM）有内皮细胞内衬，乳糜填充的分隔状淋巴囊组成，是第二常见的血管畸形。好发于腋窝、胸部和颈部区域[28]。LM 与引流淋巴管缺乏联系，因此通常呈橡胶状，并且压之不缩小。特纳综合征、努南综合征及 13、18、21 三体综合征与 LM 相关。

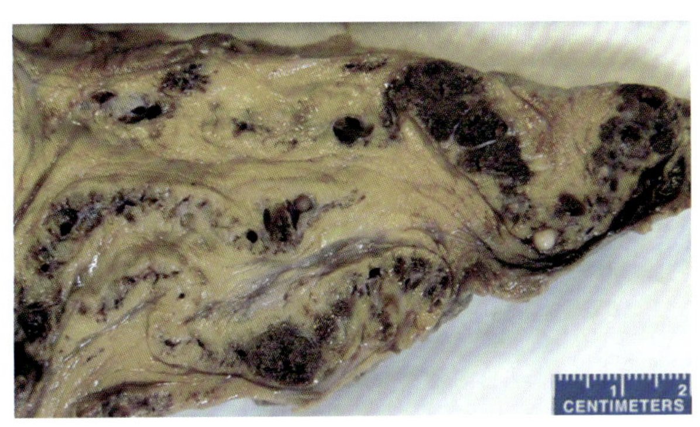

▲ 图 12-63 静脉畸形

胸壁先天性静脉畸形，27 岁时经硬化治疗和栓塞治疗后切除；肉眼下，可见纤维脂肪组织中大量血栓和静脉石

LM 影像学表现取决于微囊或巨囊成分的比例。微囊病灶与实体软组织肿块相似。MRI 上可见 T_2 呈高信号的浸润灶。巨囊病灶表现为分散的囊肿，超声上内部无血流，可见由血液或蛋白质成分形成的低回声和液 – 液平面（表 12-4）。MRI 示囊腔呈分隔状，囊壁强化，而内部无强化[28]（图 12-64）。

引流后再灌注是其典型特征，除非进行手术或硬化治疗。其中，硬化治疗已成为症状性病变的首选。

2. 血管肿瘤

(1) 婴儿血管瘤：血管瘤是由内皮细胞异常增殖形成的良性高灌注血管肿瘤（表 12-4），是儿童时期最常见的软组织肿瘤，白种人婴儿中约 10% 可发病[143]。多见于出生时或出生后数月（图 12-65A）。临床可通过外观和其典型生长方式进行诊断，其生长特点，包括出生后最初几月内的早期生长期、生长平台期和数年内的自发退化期。

多数病灶不需要影像学检查；偶有当病变范围或深部病变临床不能确定时需要进行。超声是一线影像检查方式，通常表现为与邻近肌肉相比低回声或等回声均匀的软组织肿块，邻近肌肉可见高速动脉血流和静脉血流（图 12-65B）。血管密度大于 5/cm²、最大收缩期多普勒位移大于 2kHz 时，特异

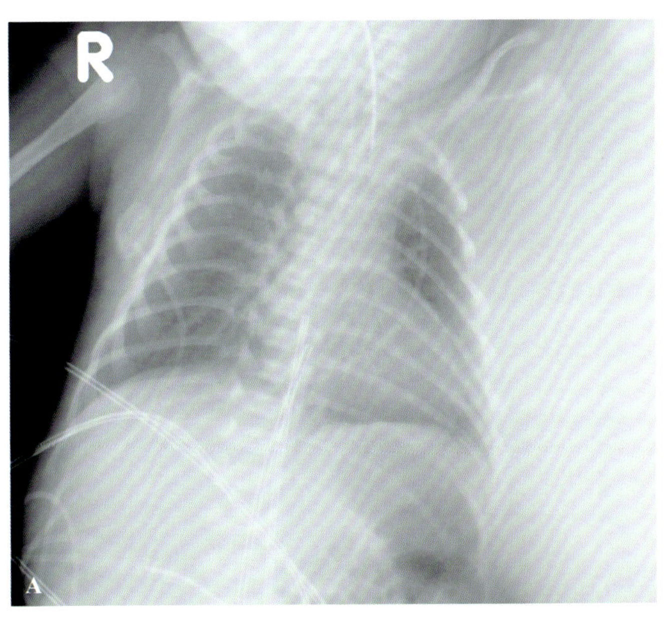

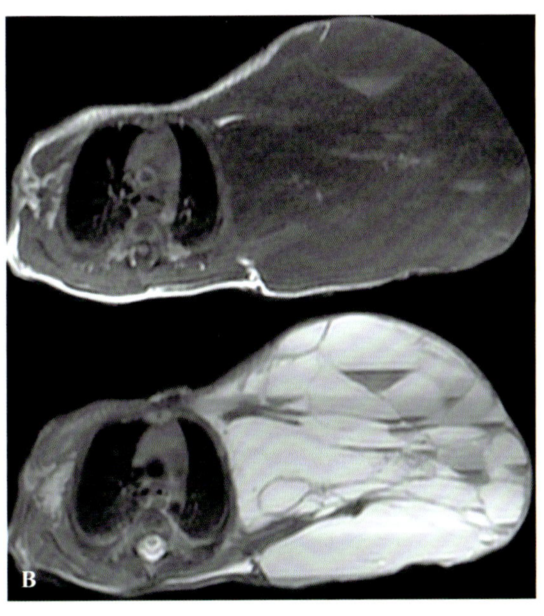

▲ 图 12-64 男，新生儿，淋巴管畸形，临床可见腋窝肿块

A. 胸部 X 线片可见沿胸壁生长的巨大软组织肿块；B. 轴位 T_1WI（上）和 T_2WI 脂肪抑制像（下）示左侧胸壁巨大的肿块，由多个囊性病变组成，其内可见液 – 液平面；囊性结构内高 T_1 低 T_2 信号代表血液或蛋白质成分

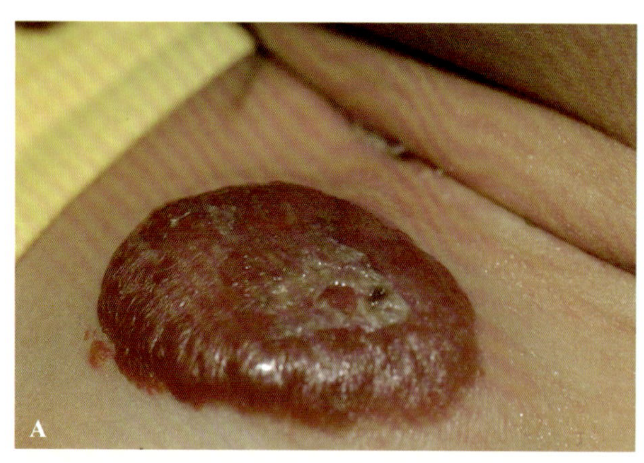

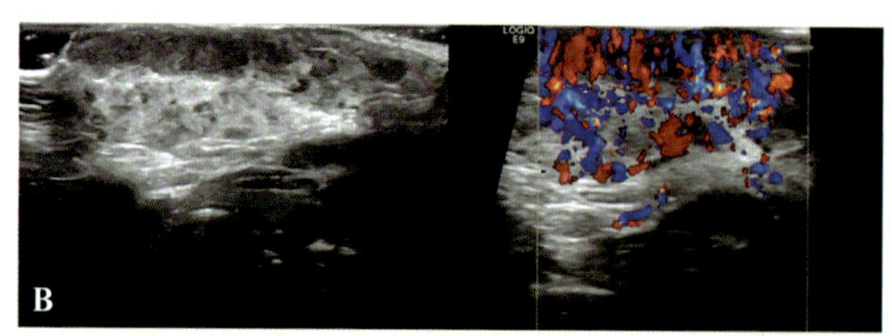

▲ 图 12-65 男，2 周龄，婴儿血管瘤

A. 照片可见典型的浅表婴儿血管瘤，突出于皮肤，红色，"草莓样" 的病灶；B. 超声灰阶图像（左）显示不均匀的浅表软组织肿块，伴多个血管腔；彩色多普勒（右）示肿块血管密集

性为 98%[144]。动脉血流在消退期病灶中很难判断，因此这导致其与少血流病变难以区分。血管瘤可通过瘤体实性成分与动静脉畸形相鉴别[139]。CT 可见界限清晰的软组织肿块，增强后呈弥漫性明显强化。MRI 上，血管瘤表现为边界清楚的分叶状肿块，T_1WI 上呈中到低信号，T_2WI 上呈高信号，增强后动脉期弥漫性强化伴流空信号。纤维脂肪沉积在消退期产生，相应结构在 T_1 上呈不均匀高信号，T_2 信号减低，强化减弱[142]。

婴儿血管瘤镜下形态取决于所在的病理阶段。在早期病变中，血管紧密堆积，细胞丰满且增殖能力强（图 12-66）。在晚期病变中，血管间隙增宽，具有扁平无活性的内皮细胞。婴儿血管瘤通常可自发消退，不需要治疗。但是，当血管瘤由于生长位置，尺寸较大，对相邻结构造成损害或造成血管动力学改变而出现症状时，则首选普萘洛尔进行治疗[145]。

(2) 卡波西样血管内皮瘤：卡波西样血管内皮瘤（KHE）是一种罕见的侵袭性肿瘤，由迂曲血管组成的，具有恶变倾向。KHE 在年幼儿童中表现为蓝红色的皮肤病变，呈进展性。病变累及浅表和深层软组织，内脏受累少见。区域淋巴结转移罕见，无远处转移报道。约 50% 患者出现 Kasabach-Merritt 现象（KMP），即严重血小板减少和消耗性凝血。大体上，病变边界不清，血性切面。镜检下可见丰满的血管细胞密集，伴狭窄腔隙（图 12-67）。D2-40 免疫染色阳性具有特征性，反应淋巴细胞分化程度[147]。

KHE 与血管瘤和其他高流量血管病变的影像学

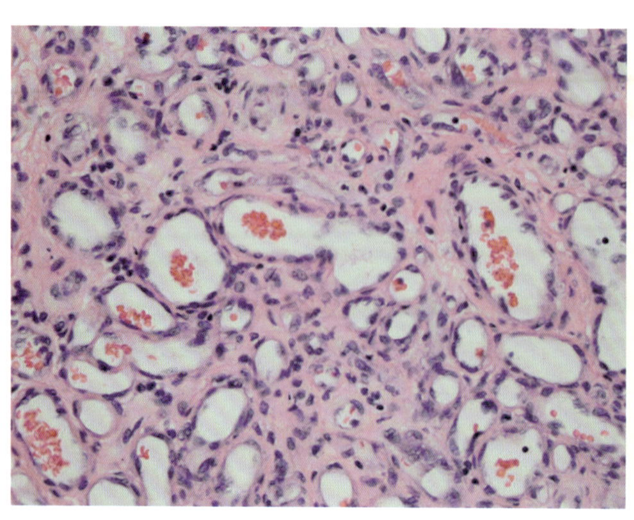

◀ 图 12-66 女，4 岁，婴儿血管瘤

婴儿血管瘤仍处于增殖细胞期，显示内皮细胞排列在密集的血管壁上（HE，×400）

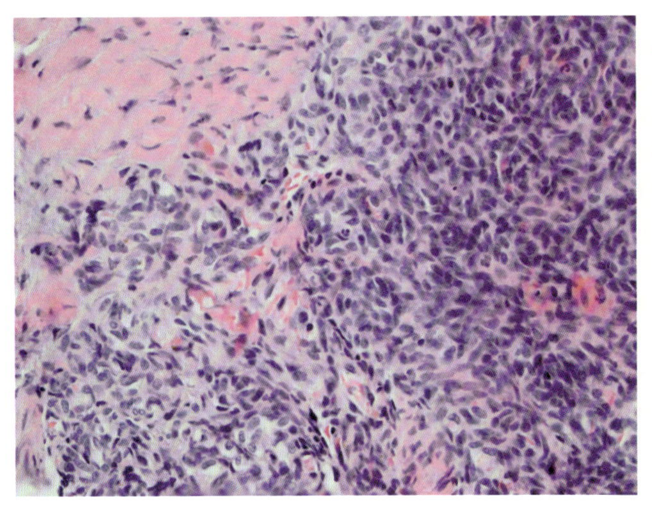

◀图 12-67 女，6月龄，卡波西样血管内皮瘤

密集堆积的梭形细胞，在肩胛部卡波西型血管内皮瘤中形成散在的血管腔间隙；偶尔可见棕黄色含铁血黄素颗粒（HE，×400）

表现类似，但其更具浸润性，表现为边界不清，灶周脂肪沉积，骨质破坏或重构[142]。X线和CT上表现为无特异性的软组织肿块影，超声可见不均匀的高回声肿块影，伴高阻动脉波形（图12-68A）。MRI是评估疾病范围的首选成像方式。浸润灶典型征象为高 T_2 低 T_1 信号，明显强化，扩张的流空血管影，以及被覆皮肤增厚[148]（图12-68B）。

KHE可自发部分消退，但完全消退少见。手术切除是治疗金标准，通常不可能完全切除。最近达成的共识是提倡口服泼尼松龙作为有症状或进行性生长的且没有KMP的KHE的一线治疗；对于伴有KMP的KHE，建议联合静脉注射长春新碱[148]。

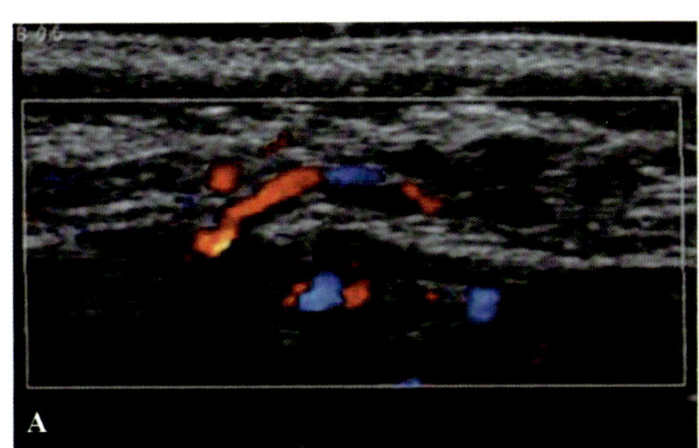

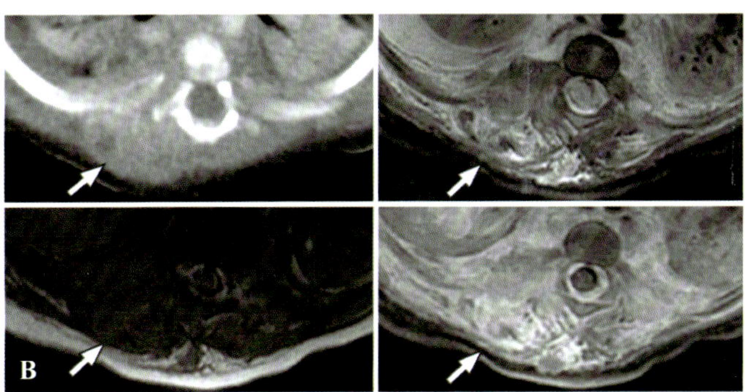

▲图 12-68 女，2月龄，卡波西样血管内皮瘤，伴血小板减少

A. 彩超提示病变界限不清，伴无回声的血管腔有明显的血流；B. 轴位增强CT（左上）示右侧椎体旁肿块界限不清，不均匀强化；轴位 T_1WI（左下），T_2WI 脂肪抑制（右上），增强后 T_1WI 脂肪抑制（右下）MR图像显示在肿胀的椎旁肌肉内的不规则，界限不清的病灶（箭），呈长 T_2 信号，可见强化，其间可见低信号流空腔隙

第13章 膈

Diaphragm

Mark C. Liszewski　Pedro Daltro　Celia Ferrari　Gloria Soto Giordani　Fred E. Avni　Edward Y. Lee　著

一、概　述

膈是一种肌肉纤维结构，分隔胸腔和腹腔，并且是参与呼吸功能的重要结构。在儿科人群中，一些重要的病理情况会影响膈，包括先天性和发育性异常、肿瘤和外伤。本章将介绍膈的影像学技术、小儿膈的正常解剖结构及膈的疾病谱。

二、成像技术

可以单独或综合使用几种目前可用的成像方法来有效评估婴儿和儿童的膈。每种成像方法的作用在很大程度上取决于疾病的病理情况。以下将讨论目前用于评估膈的各种成像技术。

（一）X线

胸部X线摄影通常作为评估膈的首选检查方法。在可能的情况下，同时采用正位和侧位胸部X线片完整地评估患儿的膈。通常情况下，膈的上方为毗邻充气的肺，下方在胸部正位X线片上由腹部脏器勾画出来（图13–1）[1]。膈位置由摄片时的呼吸相决定。在吸气末成像时，右半膈的顶端通常大约在第6前肋水平[2]，左侧膈顶部大约比右侧低一个肋间隙[1]。但是，正常膈的位置变化很大[3]。在侧位X线片上，可以看到整个半球形的右半膈，而左前半膈被上纵隔所遮盖（图13–2）[1]。

虽然X线片不能提供膈的详细信息，但间接X线征象可能提示膈的病理情况，并可指导医生选择合适的影像学检查方法进行进一步的评估。例如，在先天性膈疝（CDH）时，尽管膈缺损不能在透视下显示，但胸腔内会显示疝入的腹部脏器。同样地，膈持续性抬高可提示诊断膈麻痹，但其他方式（如超声和X线透视可进行动态评估）通常可明确诊断。

（二）超声

超声由于无电离辐射且能动态显像，在膈评估中是一种有用的无创成像方法。弯曲或线性阵列超声探头通常用于膈的评估。更高频率的超声探头（7.5～15.0MHz）提供更高分辨率的图像，但组织穿透力较低。因此，高频探头通常是评估皮下脂肪含量少的婴幼儿膈的最佳工具，但对于声学窗口较小的大龄儿童可能不太有用。较低频率的超声探头（＜5MHz）产生较低分辨率的图像，但可提供更好的软组织穿透力，更适合皮下脂肪含量较多的较大儿童。

膈是镜面反射物，在超声上呈线性回声结构（图13–3）。每侧膈可以在轴位、矢状位和（或）斜位上单独成像，在声窗条件好的婴幼儿，可在横向剑突视野下同时观察两侧膈[1]。超声在评估膈麻痹方面特别有用，因为它可以实时动态观察。使用M型成像可准确量化这种运动[5, 6]。高空间分辨率和便携性使超声在评估膈疝[7]和膈膨升方面特别有用[5, 8]。超声也对一些疾病如晚发先天性膈疝[9]和创伤性膈破裂[10, 11]有帮助，尽管多模态方法常常用于这些疾病的诊断。此外，超声可能会用于评估膈肿瘤，如果没有额外的横断面影像评估，将肿块定位到膈而不是邻近的腹部器官往往很困难[12, 13]。

（三）透视

在超声使用之前，X线透视检查是用于评估膈运动的主要成像技术，特别是在儿科领域。在某些情况下，当超声不可用或成像不理想时，X线透视

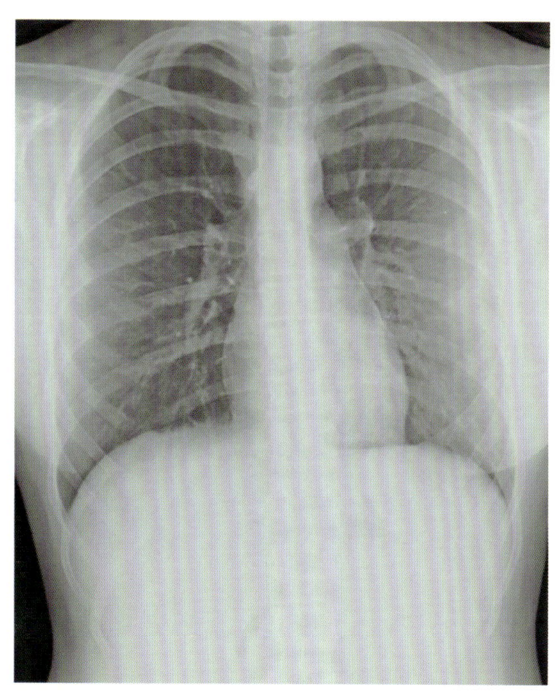

▲ 图 13-1 女，13 岁，后前位胸部 X 线片

注意膈上部紧邻肺，下部在胸部正位 X 线片上由腹部脏器勾画出来

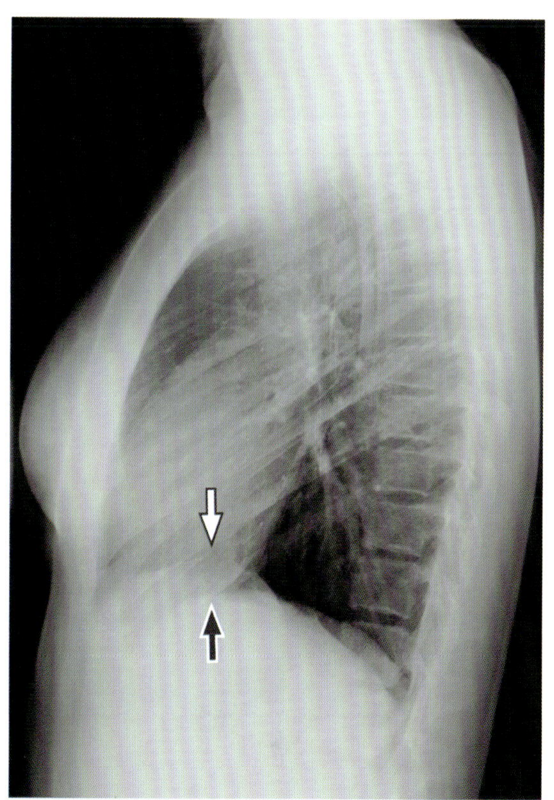

▲ 图 13-2 女，13 岁，正常胸部 X 线片

半球形的右半膈（白箭）能全部被看到，而左半膈前部（黑箭）被其上方的纵隔遮挡

检查可以成为评估膈运动的有用工具。婴儿和儿童可在安静呼吸、深呼吸、咳嗽时行正位和（或）侧位成像。与所有利用电离辐射的技术一样，应严格遵守 ALARA（尽可能低的）辐射剂量管理原则[14]。可减少 X 线透视总辐射剂量的方法包括：①对小患者（＜ 18kg 和＜ 4 岁）成像时去除防散射栅格，②尽可能使用最大视野（即最小电子放大倍数），③准直于目标区域[14]。当一侧膈没有运动或矛盾运动提示膈麻痹。当吸气时运动滞后，随后延迟向下运动，可提示膈膨升，但与膈麻痹鉴别困难。

（四）CT 及 MRI

由于其卓越的密度分辨率和多平面成像能力，计算机断层扫描（CT），特别是多排 CT（MDCT）和磁共振成像（MRI）都是用于评估膈的重要手段[1, 8, 15]。此外，可以通过采用快速梯度回波(GRE）脉冲序列[16]或利用稳态采集序列（FIESTA；GE 医疗系统）来评估膈运动[17]。MRI 的优异软组织分辨率，使得膈可在所有序列中显示，表现为信号强度低于其他骨骼肌的薄肌层（图 13-4）[1]。

CT 和 MR 可用于评估膈的病理情况。例如，CT 和 MRI 有助于膈肿瘤的诊断和治疗，尽管定位于膈而不是邻近腹部器官可能较为困难[12, 13]。CT 可用于诊断创伤性膈损伤[10]。绝大多数先天性膈疝

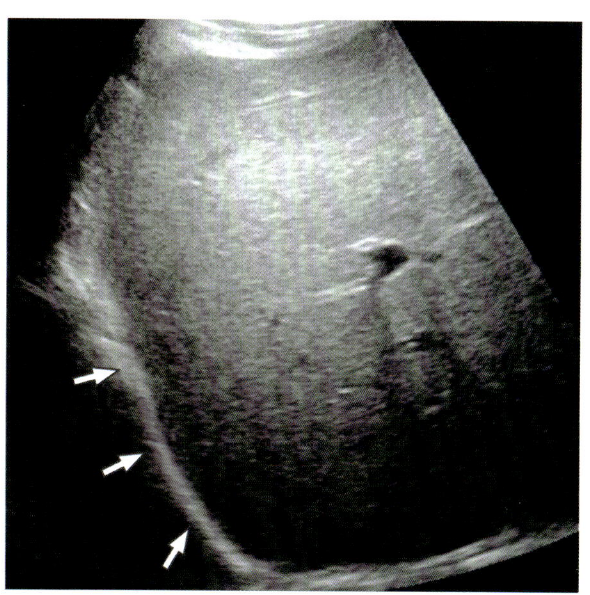

▲ 图 13-3 女，6 岁，正常的右侧膈

矢状位超声图像显示正常膈呈镜面反射，并表现为连续的圆顶形线性回声结构（箭）

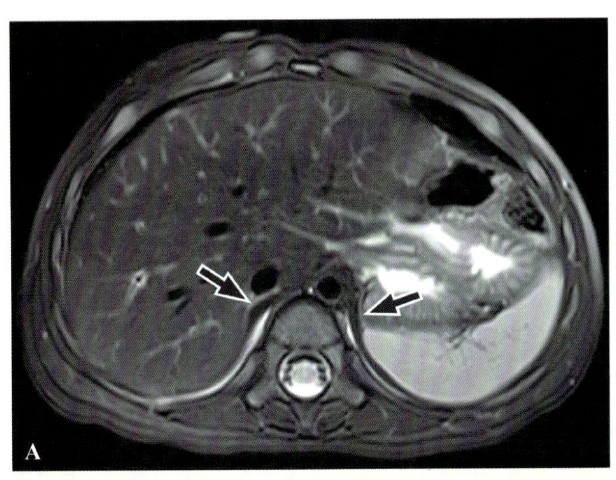

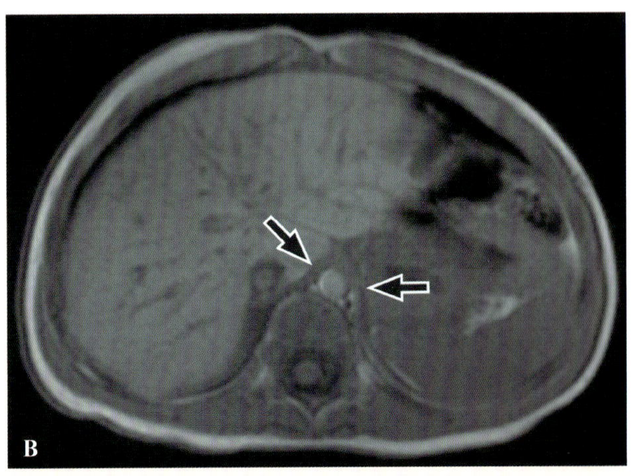

▲ 图 13-4 男，12 月龄，MRI 显示正常膈

膈被视为一层薄的肌肉，其信号强度在 T_2 加权脂肪抑制 MR 图像上（A，箭）和 T_1 加权 MR 图像（B，箭）上低于其他骨骼肌

是由产前超声和 MRI 诊断，产后 X 线片进行诊断和评估，但在某些特定情况下，CT 或 MRI 可提供有关疝内容物的重要信息，特别是在晚发病例或表现不清楚的情况下 [1, 8, 9]。

三、正常解剖及发育

膈在妊娠第 4 周开始发育 [7]。双侧胸膜腹膜与水平膈、食管系膜和体侧壁肌肉组织融合形成膈 [18]。膈中膜形成中心韧带，这是膈的中心纤维部分（图 13-5）。大部分膈的肌肉部分来自胸腹膜，周边部分来自外侧体壁，中线部分包括膈脚，由食管背侧系膜形成 [1]。胸膜腹膜与外侧体壁肌纤维发生融合的每侧膈的后外侧交界区保留了纤维性腰肋三角区 [7]。

成熟膈的特征在于前外侧肌纤维（起源于胸骨和肋骨），以及后内侧纤维（起源于上 3 个腰椎的右侧面和上两个腰椎的左侧面）作为膈脚 [1, 18]。正常膈中的 3 个主要开口是主动脉裂孔、食管裂孔和腔静脉裂孔。主动脉裂孔位于 T_{12} 水平，包含主动脉、胸导管、奇静脉和半奇静脉 [18]。食管裂孔处于 T_{10} 水平并且包含食管、迷走神经、交感神经和胃左血管食管支 [18]。下腔静脉裂孔位于 T_8～T_9 水平，包含下腔静脉和右膈神经的分支 [18]。

膈前份在横断面成像上具有可变的外观，这取决于中心韧带的中间小叶相对于剑突的位置 [19]。熟悉膈形态的正常变异至关重要，特别是在评估 Morgagni 疝时 [19]。之前已经描述了前侧膈的三种正常结构（图 13-6）[1, 18, 19]。在Ⅰ型中，中心韧带的中间小叶位于剑突上方，前侧部分存在后方凹陷，前部和前外侧纤维之间存在连续性（图 13-6A 和 B）。在Ⅱ型中，中心韧带的中间小叶位于剑突下方，前侧膈在中线处不连续，前纤维与侧纤维成一定角度（图 13-6C 和 D）。在Ⅲ型中，中心韧带的中间小叶和剑突处于同一水平，导致前侧膈在轴向图像上显得宽而有角，边缘不清（因为它在轴向图像的平面

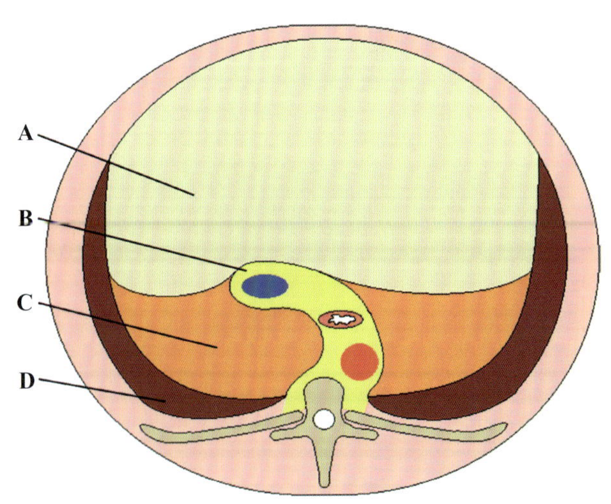

▲ 图 13-5 膈的胚胎学

膈由膈膜（A）、食管背侧系膜（B）、胸腹膜（C）和侧体壁（D）的肌肉组织融合形成

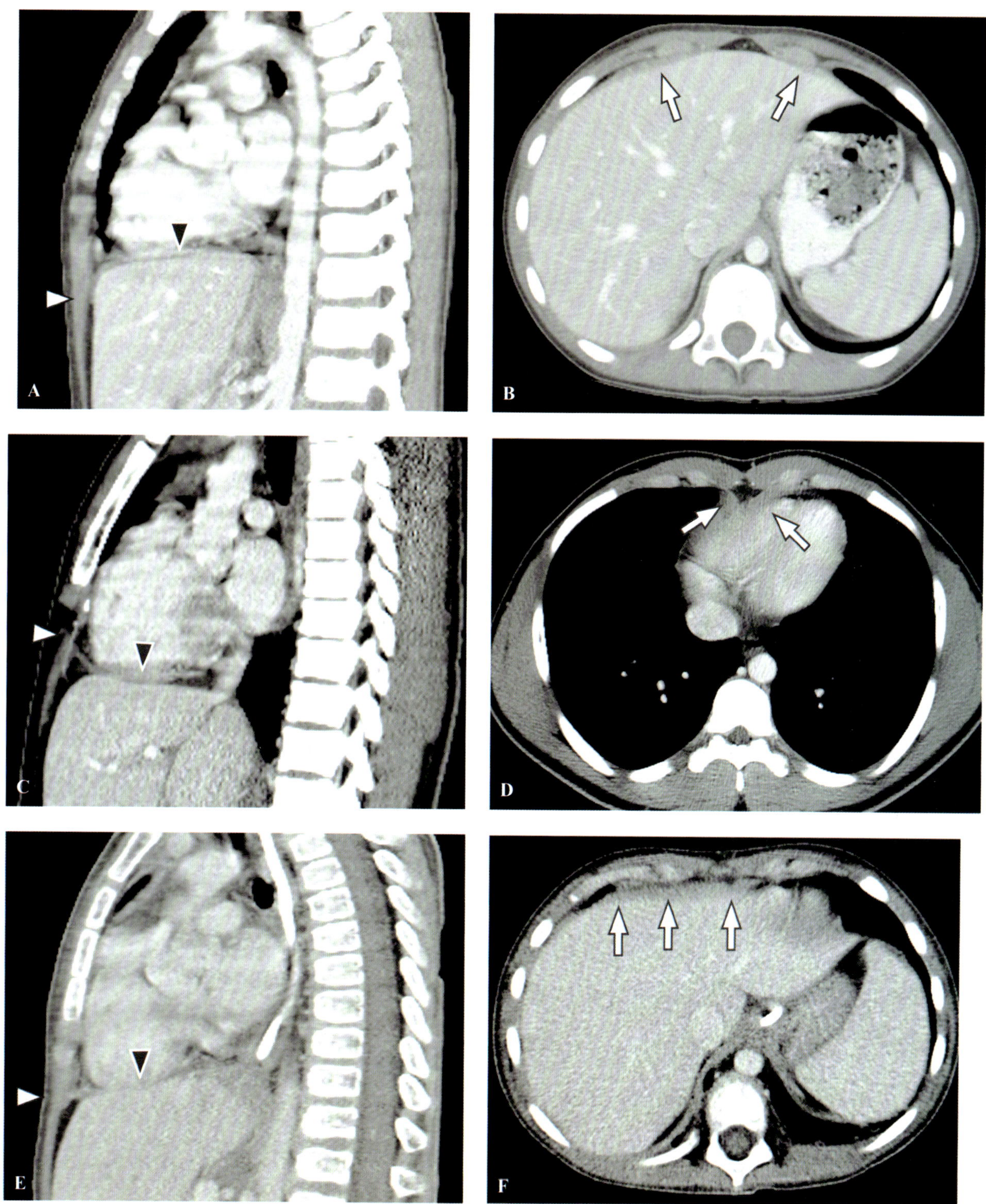

▲ 图 13-6 前侧膈有三种形式

Ⅰ型，矢状位（A）和轴位（B）增强 CT 图像显示中心韧带（黑箭头）在剑突（白箭头）上方，前部和前外侧纤维（箭）相连续；Ⅱ型，矢状位（C）和轴位（D）增强 CT 图像显示中心韧带（黑箭头）位于剑突（白箭头）下方，与中线处的前侧膈（箭）不连续；Ⅲ型，矢状位（E）和轴位（F）增强 CT 图像显示中心韧带（黑箭头）和剑突（白箭头）在同一横断面，前侧膈边缘不清楚（箭）

上走行)(图 13-6E 和 F)。M. Elon Gale 描述了每种结构的发生率，发现 I 型占 48%、Ⅱ型占 28%、Ⅲ型占 11%[19]。

熟悉膈脚的正常表现非常重要，可避免潜在疾病的延迟诊断及误诊。由于膈脚横径并未随着年龄的增加而改变，所以在儿童中，膈脚相对较大[20]。这可能导致儿童正常的膈脚中出现更多结节样的表现，这不应该被误认为是病理性的(图 13-7)。

四、膈疾病谱

(一)先天性和发育性异常

膈的三种主要先天性异常包括膈疝、膈膨升和膈重复畸形(表 13-1)。这些情况会以不同的频率出现，熟悉这些异常情况对避免混淆和误诊至关重要。

1. 膈疝　膈疝可以是膈肌组织缺陷的结果，比如在先天性膈疝中，或是由于胃在食管裂孔中突出所引起的，如食管裂孔疝。先天性膈疝是严重的先天性异常，发病率和死亡率高，并且与其他畸形、综合征和染色体异常相关[7]。先天性膈疝发生率约为 1/4000[21]，传统上根据部位进行分类。穿过 Bochdalek 孔的后外侧膈疝[即 Bochdalek hernias (BH)]是最常见的类型，约占所有先天性膈疝的 90%(图 13-8)[22]。通过 Morgagni 孔的胸骨旁疝(即 Morgagni hernias)是第二常见的类型，占先天性膈疝的 9%～12%(图 13-9 和图 13-10)[7]。

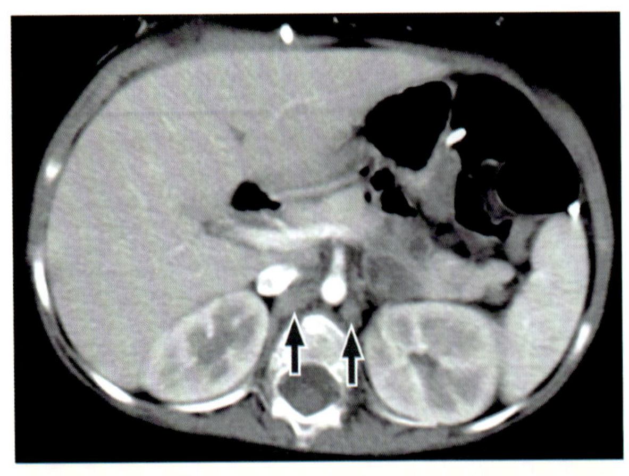

▲ 图 13-7　女，28 月龄，正常的膈
轴位增强 CT 图像显示双侧膈脚呈结节状外观(箭)

表 13-1　膈先天异常

膈先天异常
膈疝 　后外侧膈疝 　胸骨旁疝 　食管裂孔疝
膈膨升 　完全膨出 　部分膨出
膈重复畸形

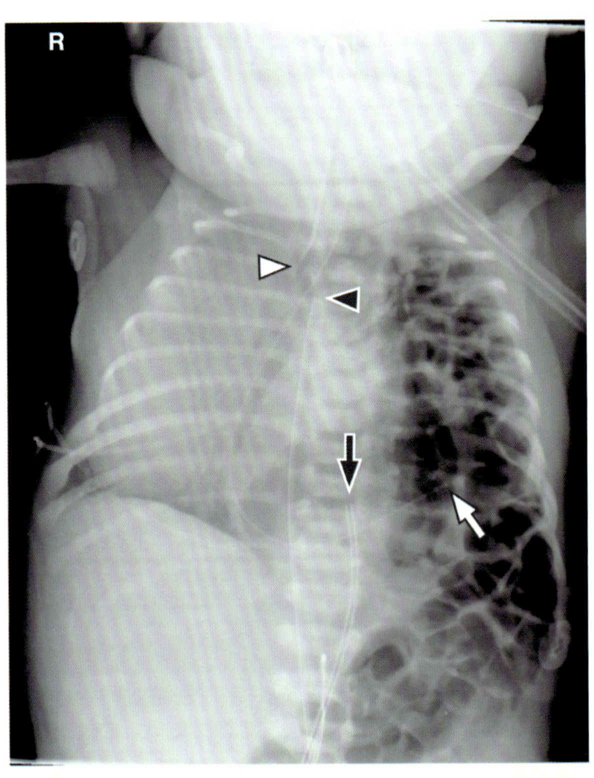

▲ 图 13-8　女，新生儿，左 Bochdalek 先天性膈疝
胸部正位和上腹部 X 线片显示肠管疝入左侧胸腔并致纵隔向右侧移位；鼻胃管在通过食管时偏向右侧，并且尖端(白箭)位于左胸部，可能在胸腔胃内；由于肝脏疝入，脐静脉导管(黑箭)偏向左侧；脐动脉导管(黑箭头)和气管导管(白箭头)偏向右侧

最近的分类方案提出了膈疝和膈膨升的新类别和定义，分类的依据是基于大小、位置、存在或不存在“囊”或分隔膜，以及其他解剖因素等[23]。表型诊断精度的提高可为更好地关联基因型与表型奠定基础，了解更多 CDH 的遗传因素。然而，新分类方案中涉及的许多详细参数可通过手术和尸检时的大体检查确定而不是通过 X 线检查，迄今为止，该分类方案尚未被放射学界广泛采用。传统的

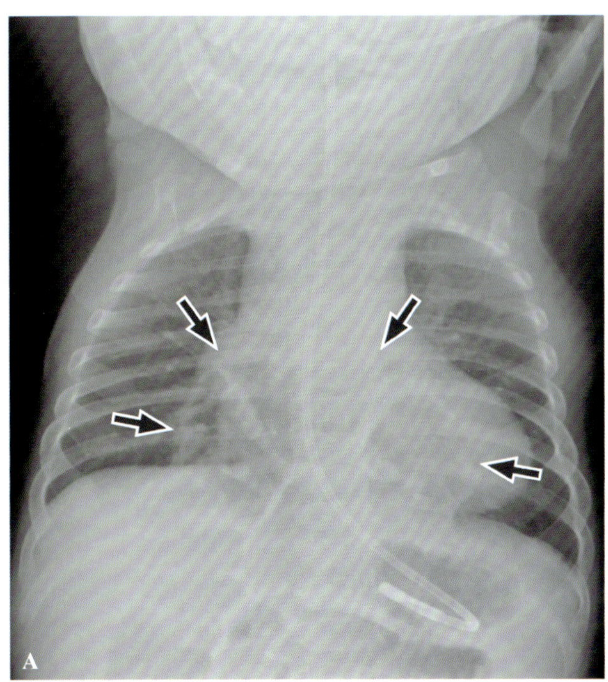

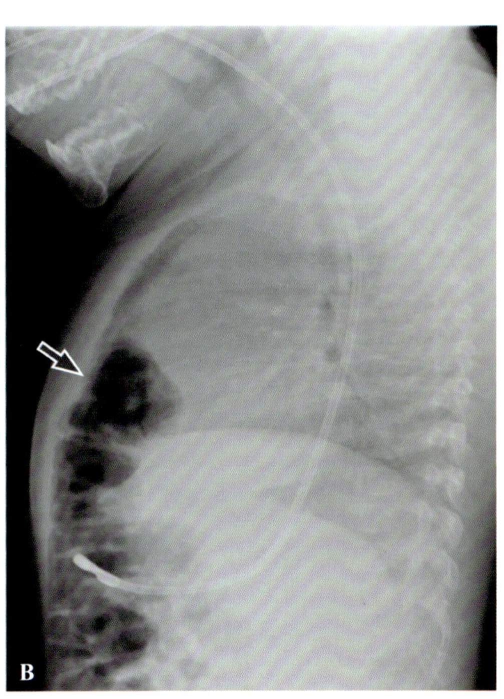

▲ 图 13-9 **女，5 月龄，体重增长困难，并患有房间隔缺损和 Morgagni 疝**

A. 胸部正位 X 线片显示胸腔内肠襻（箭）；B. 胸部侧位 X 线片显示疝入的肠襻（箭）位于前胸部

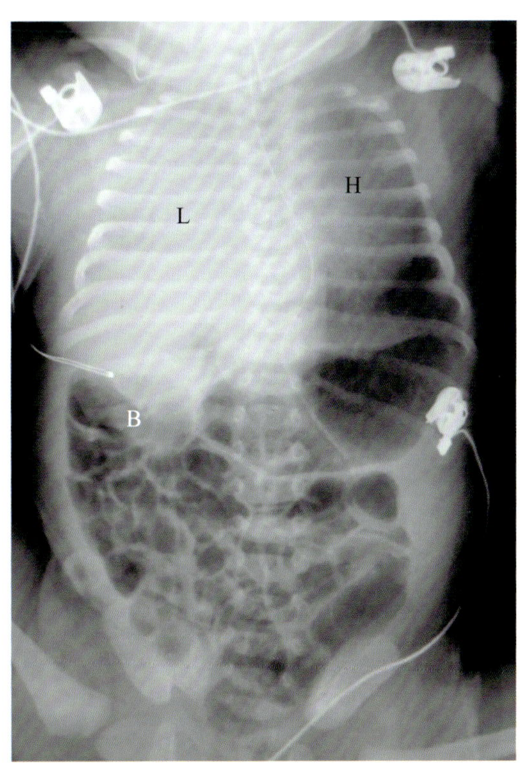

▲ 图 13-10 **新生女婴产前诊断为右侧 Morgagni 疝，患有严重的围生期呼吸窘迫**

正位胸部和腹部 X 线片显示右侧胸腔完全闭塞，因为肝脏（L）完全疝入导致；心脏（H）向左移位及鼻胃管移位；右上腹有肠管（B），而无肝影

"Bochdalek" 和 "Morgagni" 疝的分类的局限性已得到认可。因此，下面的分类只能被用来作为解释的一种参考。

(1) 后外侧膈疝（Bochdalek Hernia，BH）：目前对后外侧膈疝的发病机制知之甚少。有人提出，这种情况的出现主要是在妊娠大约 8 周时，膈和胸腹膜褶皱与侧体壁的肌肉组织融合失败所致的，尽管最近的研究表明，在胸腹皱褶发育期间，这种缺陷可能发生在更早的时候 [24]。因为后外侧膈疝（BH）与心脏、肺和其他器官系统的其他畸形有关，据推测，胸膜腹膜折叠发展中的缺陷是由于破坏了触发多个器官系统的间充质分化的共同信号传导途径，导致胚胎整体异常，其中先天性膈疝是几种表现之一 [25]。这导致了如下假设，即在先天性膈疝患者中观察到的膈肌缺损和肺发育不全均来自单一的"间充质细胞打击"，而不是单纯的因果关系 [7]。大约 80% 的后外侧膈疝位于左侧，双侧疝发生率很低 [7]。高达 15% 的病例可能存在疝囊 [7]。

先天性膈疝经常在产前检查时得到诊断。一般而言，先天性膈疝患者的生存率为 70%，但染色体和遗传综合征患者、器官畸形患者和严重的单纯性先天性膈疝患者的生存率较低 [26]。出生后诊断的患者生存率高于产前诊断的患者，反映了产前诊断患者的情况更严重[27]。超声和MRI可以评估胎儿先天性膈疝的严重程度，并在出生前提供重要的预后信息。胎儿超声测量的参数包括肺头比、是否存在肝疝。在胎儿MRI上测量的参数包括总肺容量和肝疝百分比。这些参数有助于评估疾病的严重程度及预测死亡率[26]。由于MRI较超声组织分辨率更佳，MRI参数在预测生存率方面比超声更准确，因此胎儿MRI被更广泛地运用（图13–11）[28–30]。

胸部X线片是新生儿后外侧膈疝首选影像检查方法。胸部X线片的早期表现为一侧胸腔的致密影伴有向纵隔对侧移位。如果肠襻疝入胸腔，随着婴儿吞咽空气，后续胸部X线片会显示胸腔内有含气的肠道（图13–8）。如果大量肠襻疝入胸腔，腹部X线片可能显示腹腔内肠襻减少[31]。如果腹腔内器官疝入胸腔，后续胸部X线片仍会持续呈致密影像。鼻胃管（NGT）和脐静脉导管（UVC）位置有助于确定疝内容物和占位效应的程度（图13–8）。

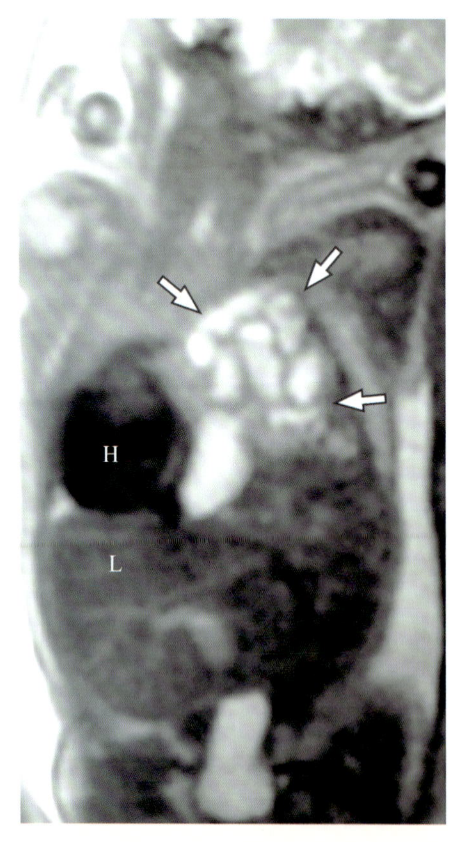

▲ 图 13–11　产前诊断为先天性膈疝

冠状位 T_2 加权MR图像显示位于左侧胸腔的肠襻（箭），与左侧先天性膈疝一致；H. 心脏；L. 肝脏

当NGT通过食管时，由于占位效应，它会偏离疝的一侧。如果胃疝入胸腔，NGT的尖端将位于胸腔内。在肝疝的情况下，UVC的位置通常会改变。脐动脉导管的位置也可以改变，但由于主动脉位于腹膜后和后纵隔内，后外侧膈疝对它们的影响通常比UVC和NGT小[7]。胸部X线片上这些征象的确定对于诊断先天性膈疝至关重要，特定的征象并不能预测整体的预后[32]。超声有助于在手术前确定实体器官的位置（图13–12）。

尽管通常CT和MRI不是必需的，但在极少数情况下，它们可被用作复杂病例的重要诊断手段，可用于相关畸形的诊断[1]。CT扫描时，口服造影剂应谨慎使用，因为它可引起胸腔内占位效应突然加重，导致纵隔移位加重、呼吸功能受损加重[7]。

在对没有进行手术修复的患者进行尸体解剖时，先天性膈疝的病理特征得到很好的显示（图13–13）。向下反折胸骨可检查胸壁上的所有横膈附着处。覆盖在向上疝出的腹部器官上的隔膜可见，也可能未见。通常情况下，肺很小，特别是膈疝的同侧肺（图13–14）；纵隔被推向对侧；疝入的肝脏等内脏器官可能使膈肌缺口的轮廓得到呈现（图13–15）。

在过去的几十年，先天性膈疝治疗策略的理念已经从紧急外科修复转向初始医疗管理，随后进行选择性修复。研究表明，优先治疗肺发育不全和肺

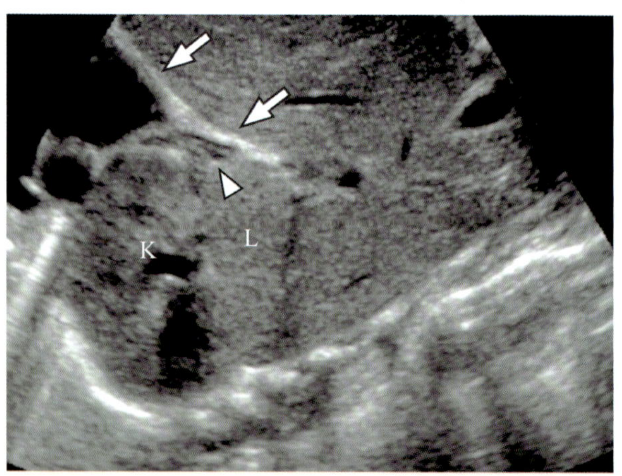

▲ 图 13–12　新生女婴产前诊断为右侧膈疝，患有呼吸窘迫

右侧膈的矢状位超声图像（箭）显示后部膈中断；右肾（K）、肾上腺（箭头）和肝脏（L）的一部分通过膈缺损疝入

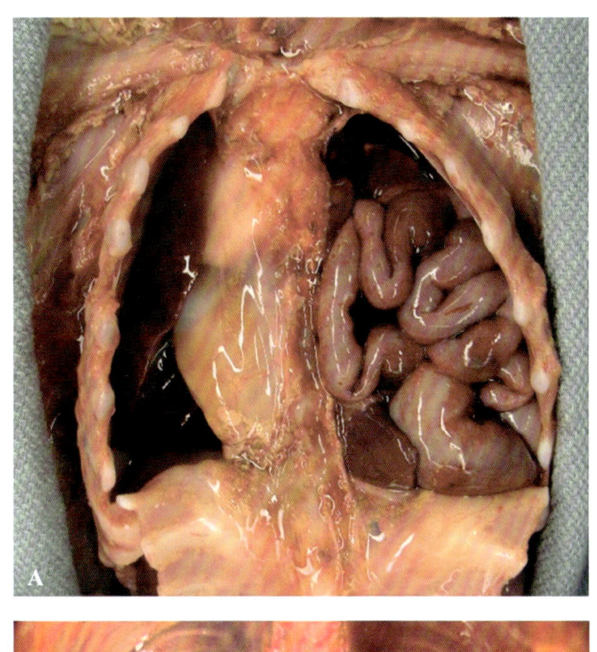
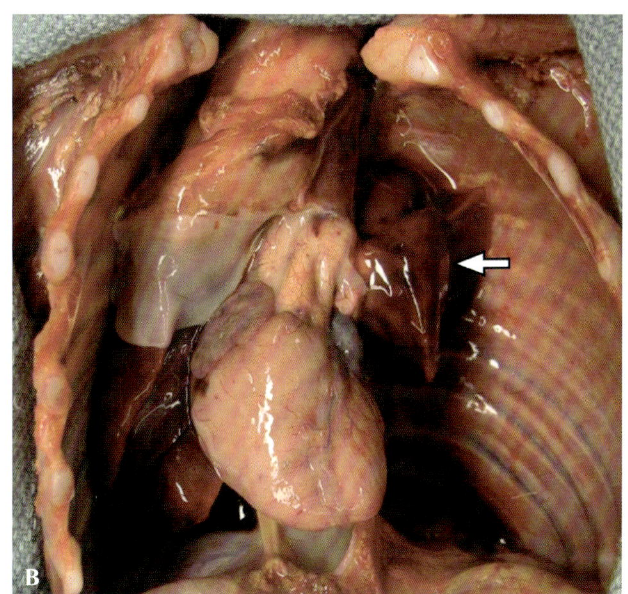
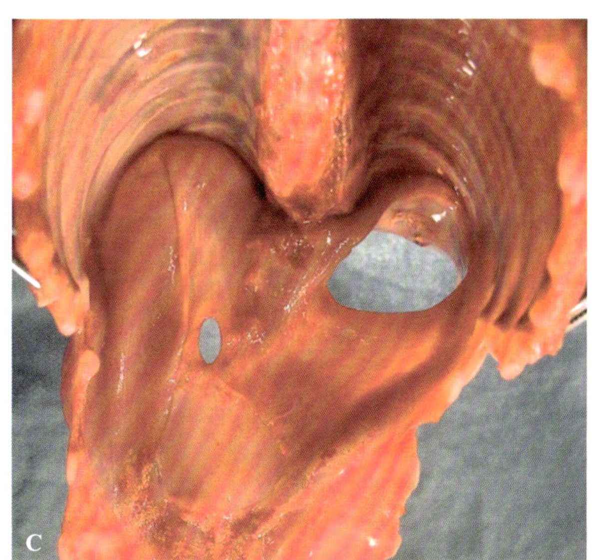
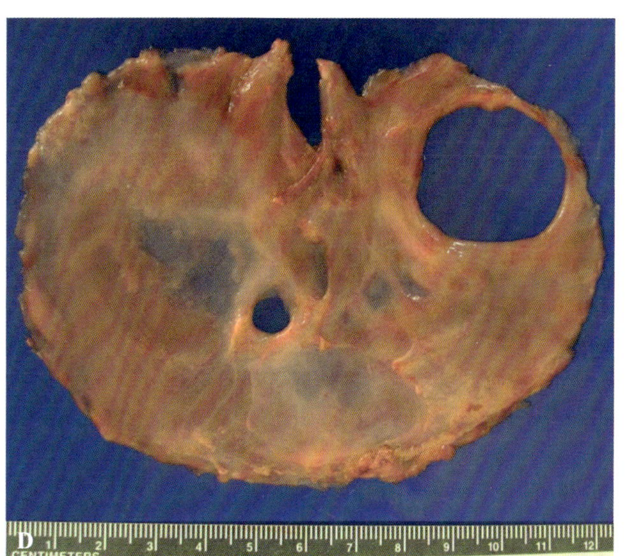

▲ 图 13-13　男，2 日龄，大的后外侧膈疝（**Bochdalek hernia**）

A. 从胸骨下面观，可显示纵隔右移和疝入的腹部器官，包括肠、胰腺和脾脏；B. 在去除疝入的内脏之后，能更好地看到肺发育不良，并以左侧（箭）更为严重；在取出内脏之前（C）和之后（D），从膈上表面看，可见大的后外侧缺损（图片由 Harry P. W. Kozakewich, mD, Boston Children's Hospital and Harvard medical School, Boston, MA 提供）

动脉高压后再进行疝修补术，患者的治疗效果会得到改善[33-35]。该治疗侧重于血流动力学和通气支持，采用高碳酸血症、体外膜氧合、高频振荡通气和吸入一氧化氮以纠正代谢异常[36]。一旦情况改善，采用经腹途径进行手术修复[37]，或者在更稳定的患者中，可采用胸腔镜方法[1]。疝入的腹部脏器重新复位到腹部，后外侧膈缺损封闭（图 13-16）。当缺损小时使用不可吸收的缝线，但当缺损大于 5cm 时，可以使用修复补片[38]（图 13-17）。偶尔会使用分离的腹壁肌瓣[39]。

修复后，术后气胸是一个常见的并发症（图 13-18）。即使气胸较大，应避免快速抽气，这是因为新生儿的纵隔是可移动的，快速抽气可导致纵隔旋转并致下腔静脉发生扭转及阻塞[7]。因此，气胸可采用缓慢吸收，在连续的胸部 X 线片上可看到胸腔积液替代了空气。先前修复过的先天性膈疝的患儿术后胸部 X 线片的其他表现包括肺发育不良、肺血管减少和持续纵隔移位（图 13-19）。3%～22%

的病例可出现膈疝复发[40]，并可在胸部X线片、超声、透视造影检查、CT和（或）MRI上观察到（图13-20）。补片修复后复发和感染风险最高（图13-21）[1]。修复的膈肌发育不良和活动能力下降，可用M型超声进行评估[41]。肺显像可显示同

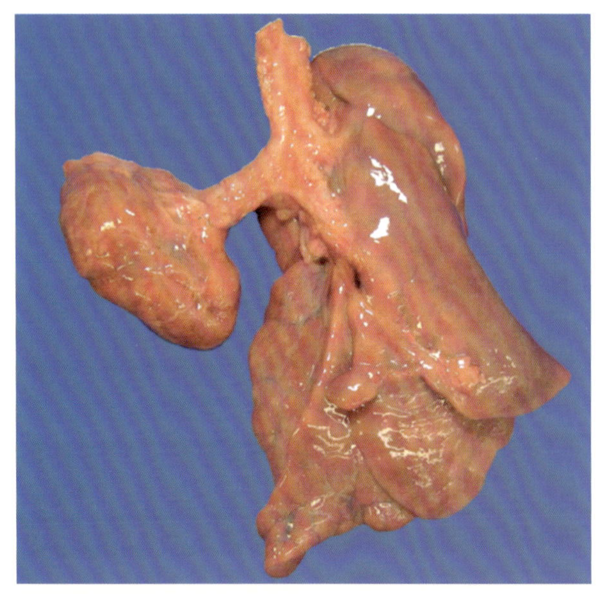

▲ 图 13-14　女，7 周龄，肺发育不全，同时伴有多发先天性异常

在左侧有一先天性膈缺损，左肺（后部观）明显小于右肺

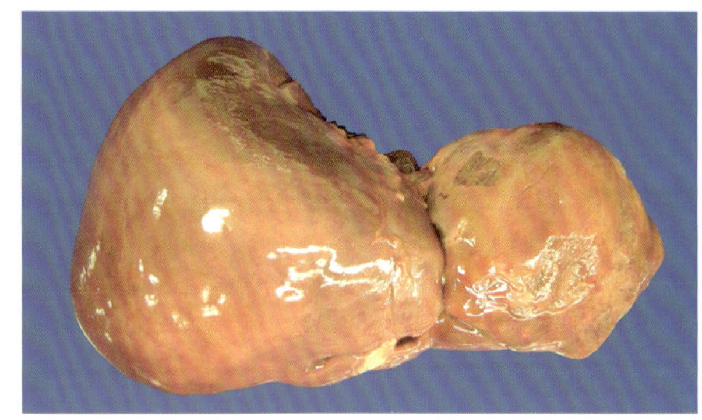

▲ 图 13-15　女，5 周龄，有手术修复先天性膈疝的病史

肝脏有纤维粘连和异常扇形外轮廓

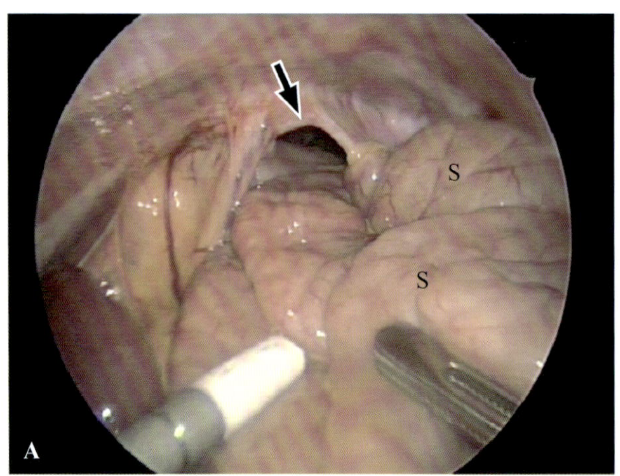

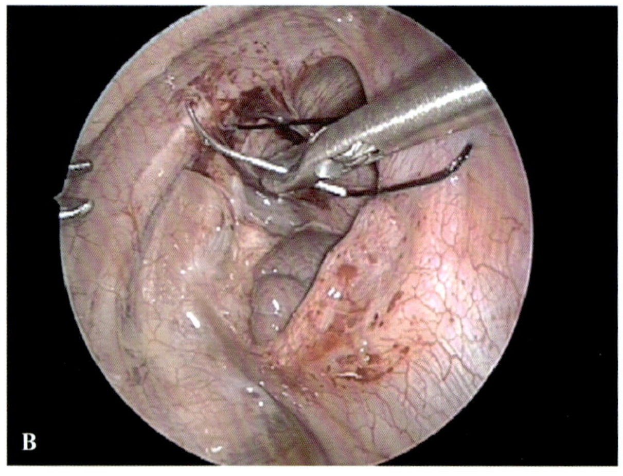

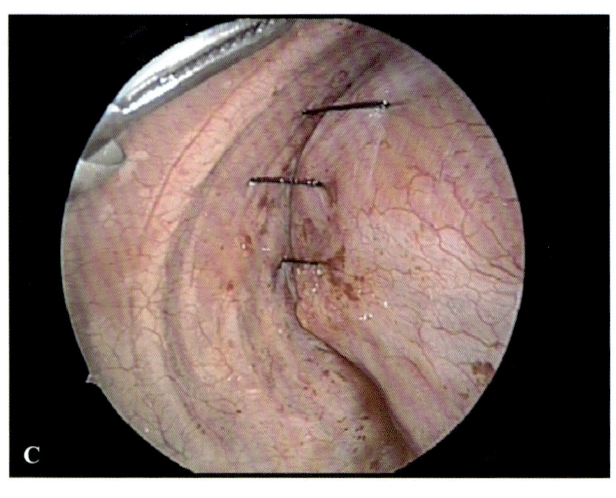

▲ 图 13-16　胸腔镜 Bochdalek 先天性膈疝（CDH）修补术

A. 胸腔镜图像显示通过左 Bochdalek CDH（箭）疝入的小肠襻（S）；B. 使用不可吸收的缝合线对左侧 Bochdalek CDH 进行胸腔镜修补；C. 左 Bochdalek CDH 完全关闭（由 Craig Lillehei,MD, Boston Children's Hospital and Harvard medical School, Boston, MA 提供）

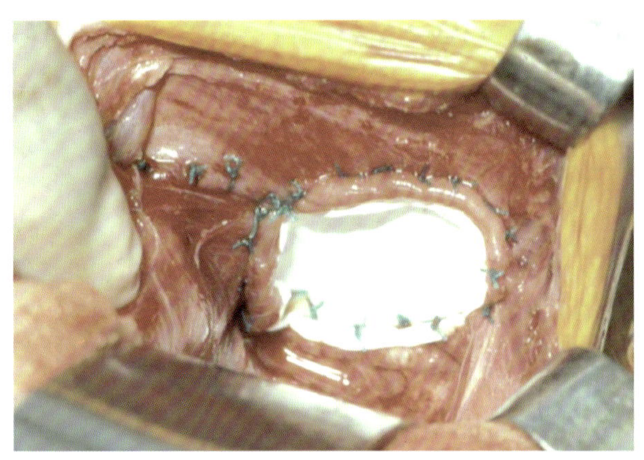

▲ 图 13-17　**使用假体补片手术闭合左侧 Bochdalek 先天性膈疝**

（图片由 Craig Lillehei, MD, Boston Children's Hospital and Harvard medical School, Boston, MA 提供）

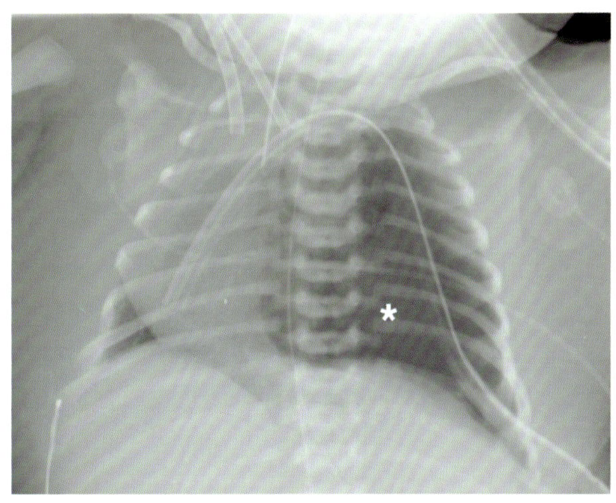

▲ 图 13-18　**女，6 日龄，用 Gore Tex 补片修复左侧先天性膈疝**

胸部 X 线片显示大的左侧气胸（星号），伴有持续性纵隔右侧移位，这使得气胸可以缓慢吸收，以防止发生纵隔扭转的风险

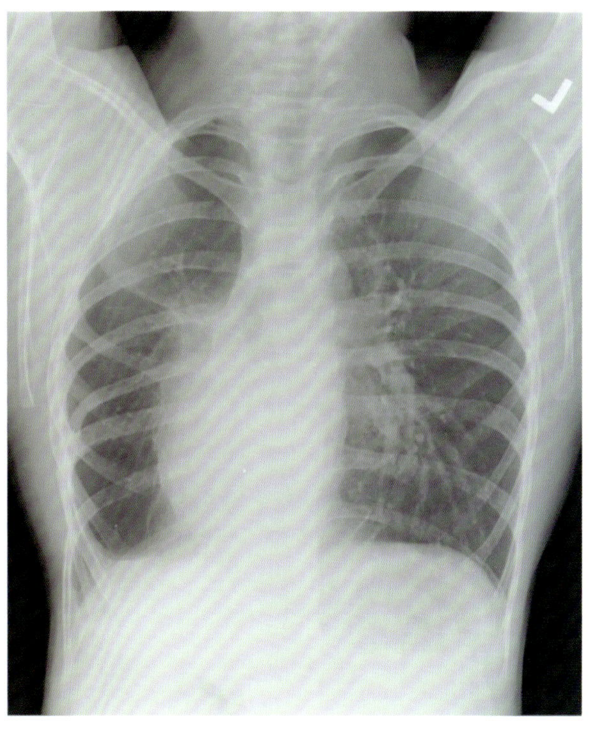

▲ 图 13-19　**女，9 岁，新生儿期行右侧先天性膈疝（CDH）修复，在 CDH 修复后出现慢性改变**

正位胸部 X 线片显示右肺发育不良导致纵隔向右慢性移位和右肺血管分布减少；同时还注意到右侧胸膜增厚和轻度脊柱侧弯

侧肺内灌注下降（图 13-22）[42]。之前存在先天性膈疝的患儿中约有 46% 发生长期肌肉骨骼病变，包括漏斗胸、鸡胸和脊柱侧弯 [43]。

(2) 胸骨旁疝（Morgagni hernias，MH）：正常情况下横膈和侧胸壁在内乳动脉穿过横膈处发生融合，如未能融合时则易形成疝，这种疝即 MH[7]。MH 占 CDH 的 9%～12%，发生于右侧占 90%，最常见的是单侧 [7]。MH 通常有疝囊 [7]。14% 的病例合并 21 三体综合征，58% 的病例合并先天性心脏病 [7, 44]。一种类似的胸骨旁疝可能是 Cantrell 五联症中的一部分，其他还包括脐疝、胸骨下裂、心脏畸形、心脏异位和心包缺损（图 13-23）。很罕见的是，右侧先天性膈疝患者可以伴有肝肺融合，这种情况下右肺与疝入肝实质之间会形成致密的连接 [45-47]。

与 BH 不同，大多数 MH 见于大一些的儿童或成人 [1]。可在胸部 X 线片中偶然发现，在前胸部可见疝入的肠襻（最常见的是结肠）（图 13-9）。它们也可能表现为肠梗阻 [1]。当腹内实质器官通过缺损疝入胸腔时，胸部 X 线片上可表现为类似局灶性膈膨升、肿块、淋巴结病或前肠重复囊肿（图 13-24），而超声、CT 或 MRI 通常有助于更好的显示病变 [1, 7]。在极少数患有肝肺融合的先天性膈疝患者中，胸部 X 线片可能显示右半胸密度增高，而无典型先天性膈疝中可能出现的纵隔向左移位。在这种情况下，右肺和疝入的肝实质之间紧密的连接可防止纵隔移位。在评估肝肺融合时，多平面二维和三维重建的 CT 或 MRI 有助于在手术修复

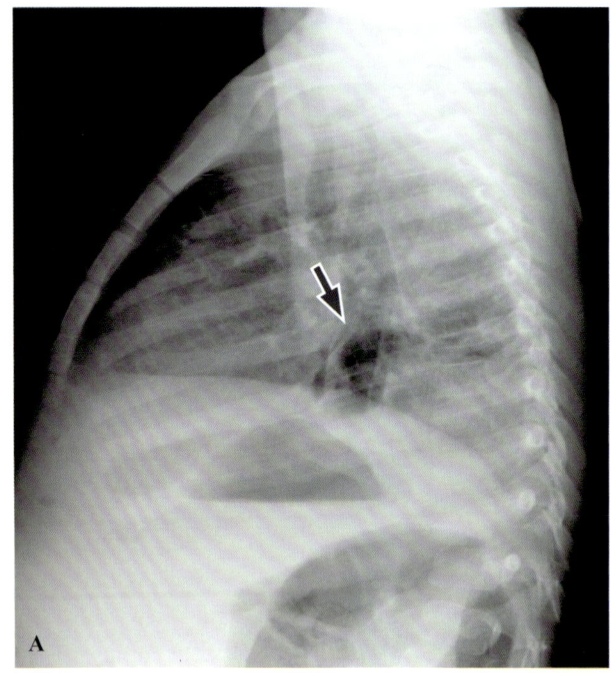

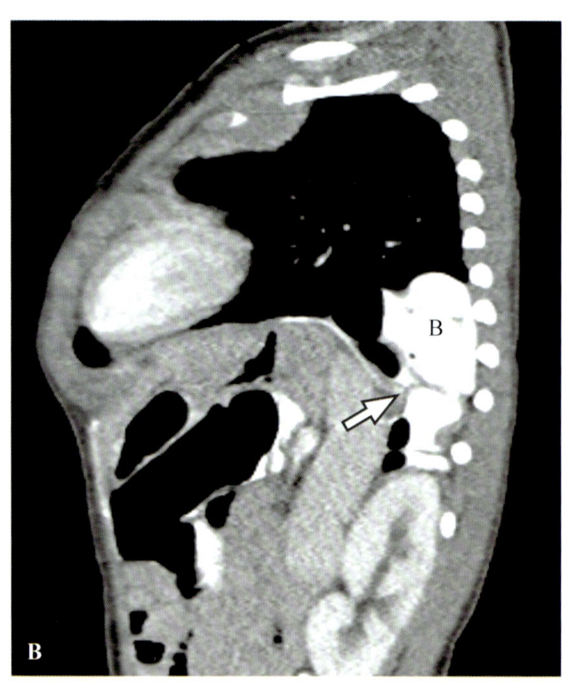

▲ 图 13-20　男，19 月龄，新生儿期行左侧先天性膈疝修补术，出现复发性疝

A. 胸部侧位 X 线片显示胸内肠襻（黑箭）；B. 通过口服造影剂获得的矢状位增强 CT 图像显示致密膈补片后方一膈缺损（白箭），肠襻（B）疝入后胸腔

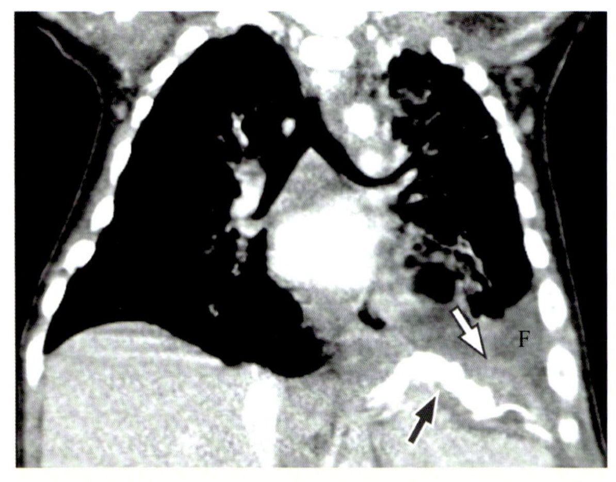

▲ 图 13-21　女，6 月龄，在新生儿期行左侧先天性膈疝修补，出现发热和白细胞计数升高

冠状位增强 CT 图像显示致密左侧膈补片（黑箭）邻近的混杂液体密度（F）和软组织密度（白箭）；随后的引流证实邻近补片存在感染性液体积聚

前显示精确的解剖结构 [48, 49]（图 13-25）。由于与 MH 有关的肠绞窄风险很高，因此即使在无症状的儿科患者中也推荐手术修复。大多数 MH 可以使用腹腔镜辅助的方法进行修复 [50]。

(3) 迟发型先天性膈疝：先天性膈疝可以更晚发现，估计延迟诊断的发生率为 2.6%～45.5%[52]。通常不能明确这些病例的膈缺损是先天性的还是后天性的。有人假设这些缺损可能是先天性的，但在产前和新生儿时期被肝脏或脾脏等实体器官暂时阻塞 [51, 52]。迟发型先天性膈疝的患者与新生儿先天性膈疝的患者在人口统计学上相似 [52]，这也支持这一理论。

可以观察到两个迟发型先天性膈疝的患者群体。第一个群体由出现呼吸道症状的年龄较大的婴儿组成，第二个群体由伴有消化道症状的年龄较大的儿童组成 [53, 54]。当患先天性膈疝的幼儿出现呼吸道症状时，常为 B 组链球菌（GBS）肺炎。GBS 肺炎与迟发型先天性膈疝之间的因果关系尚不清楚，但在这些病例中，肺实变可能使疝入的肠襻变模糊 [55]。年龄较大的儿童诊断为先天性膈疝时，患儿多是由于肠梗阻而经常出现反复呕吐和腹痛。

迟发型先天性膈疝的患者的影像学表现是多变的。研究表明，对于迟发型先天性膈疝的患者，初次胸部 X 线片常常漏诊或征象不明显 [51]。如果疝仅包含实质器官，胸部 X 线片上的表现可能会类似肺炎、胸腔积液或前肠囊肿。如果充气肠襻疝入胸

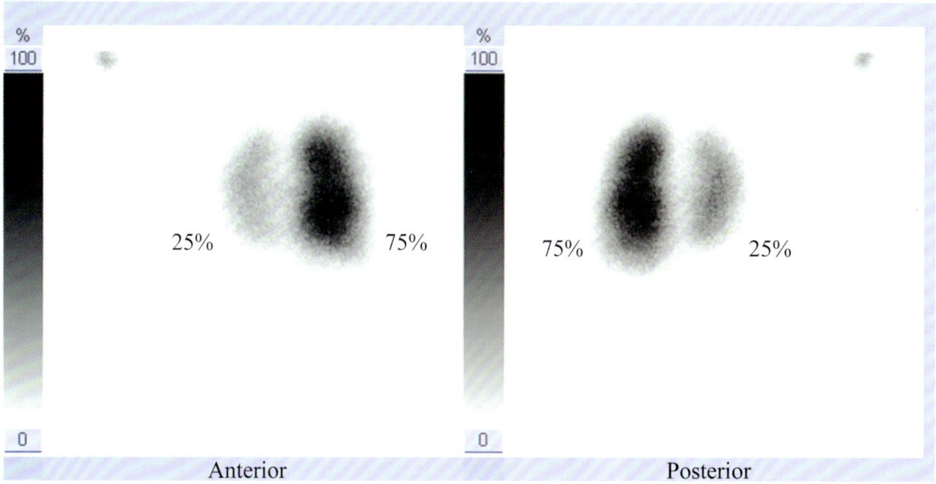

Anterior　　Posterior

25%　75%　75%　25%

◀ 图 13-22　男，3 岁，右侧先天性膈疝，新生儿期行疝修复术

^{99m}Tc 大颗粒白蛋白肺灌注研究的前位及后位投影显示两肺灌注的差异，左侧 75% 的肺灌注和右侧 25% 的肺灌注

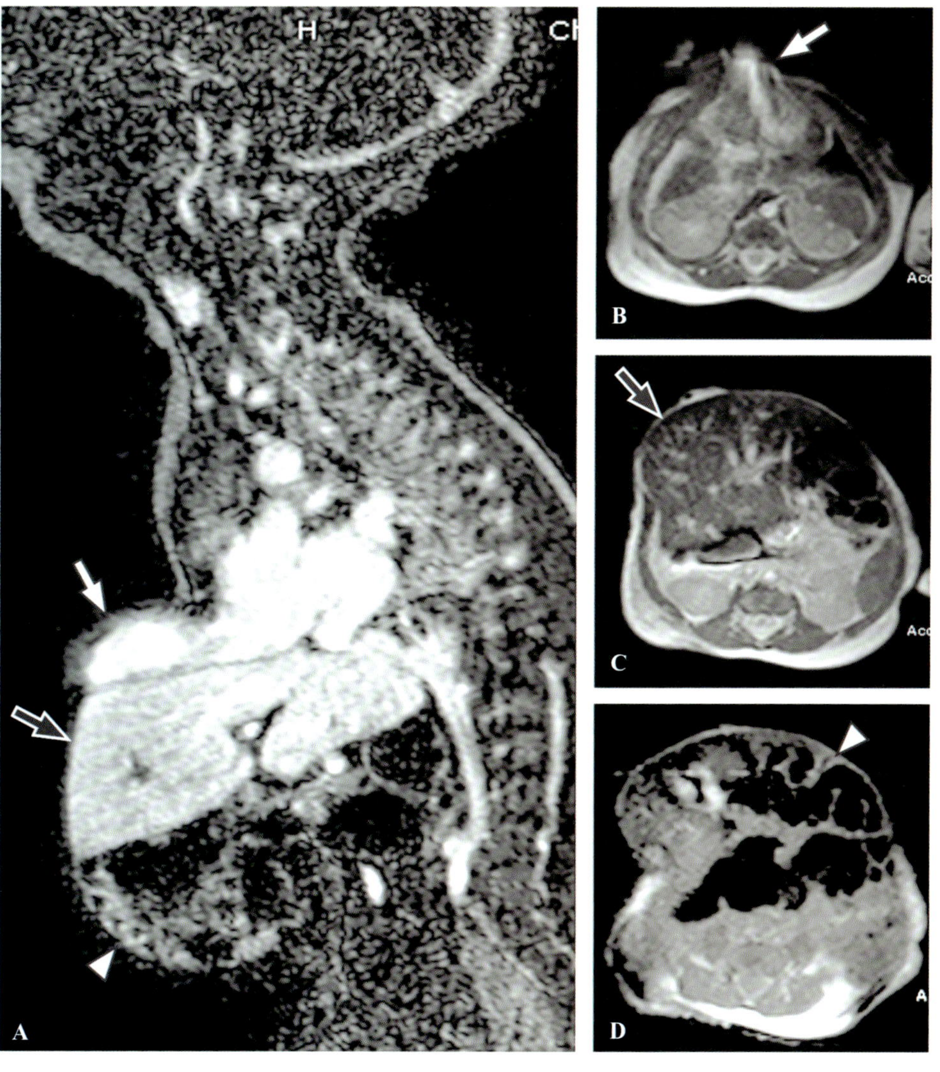

◀ 图 13-23　女，2 日龄，患有 Cantrell 五联症

矢状位增强 T_1 加权（A）和连续轴位增强 T_2 加权（B-D）MR 图像显示异位心（白箭）和包含肝脏（黑箭）和肠（箭头）的巨大脐疝

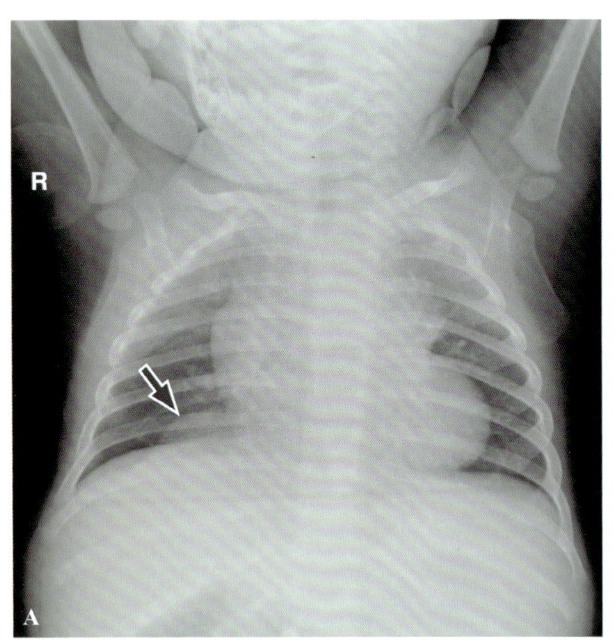

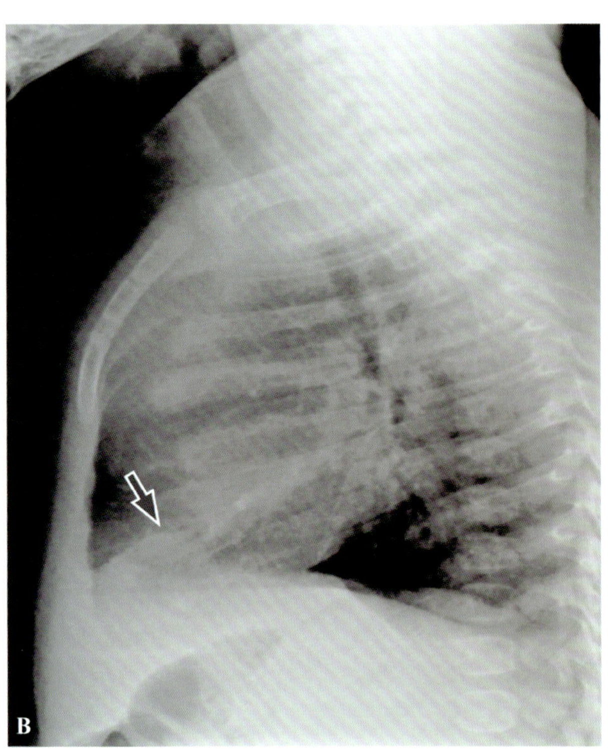

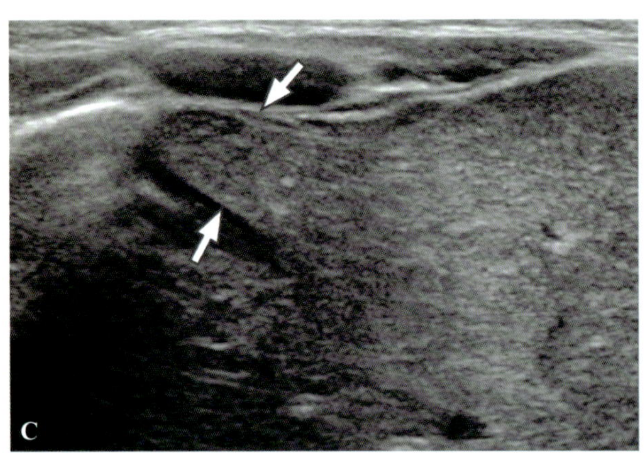

▲ 图 13-24 **男，25 日龄，发热，胸部 X 线片诊断为 Morgagni 疝**

正位（A）和侧位（B）胸部 X 线片显示前内侧右下胸腔内的圆拱形软组织密度（黑箭）；随后的超声图像（C）显示了圆拱形的肝右叶（白箭）突到胸部，且被被膜覆盖

腔，表现可能会出现类似气胸或肺气肿的表现。如果误诊为气胸，可能会发生因插入气胸引流管而导致消化道穿孔的并发症。因此，当先天性膈疝的诊断存在疑问时，超声、上消化道造影、CT 和（或）MRI 常常有助于确诊和定性（图 13-26）[9]。

(4) 食管裂孔疝：先天性膈疝是腹腔内脏通过膈异常缺口疝入胸腔，与先天性膈疝不同，当胃部分突出于食管裂孔时会发生食管裂孔疝。有 3 种类型的食管裂孔疝，即滑动型食管裂孔疝、食管旁疝和先天性短食管[7]。在滑动型食管裂孔疝中，食管和胃的上部通过裂孔自由移动，因此，胃食管连接处和一部分胃位于胸腔内。在食管旁疝中，胃食管连接处保持在膈下的正常位置，而一部分胃通过裂孔疝入胸腔。食管旁疝患者的胃脾韧带和胃结肠韧带常常缺如，增加了胃扭转和结肠疝等严重并发症的风险[56]。在先天性短食管中，患者胃固定在胸腔内。

在胸部 X 线片上常常偶发食管裂孔疝，表现为实质性或含气的心脏后方肿块影（图 13-27A）。在先天性短食管的情况下，X 线片可能显示胸腔占位性病变，病变内显示鼻胃管可能提示该病的诊断[7]。上消化道造影是评估受累儿童所有三种类型食管裂孔疝的最有效检查方法（图 13-27B）[1]。食管裂孔疝可能导致 X 线片上鼻肠管位置改变（图 13-28A）。尽管食管裂孔疝很少需要横断面成像，但在 CT 或 MRI 上很容易显示出食管裂孔疝（图 13-28B）。

滑动型食管裂孔疝的手术修复通常使用腹腔镜

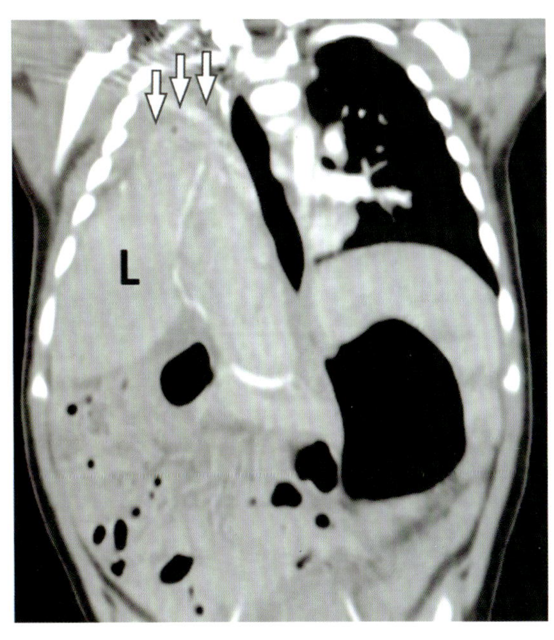

▲ 图 13-25　女，新生儿，右侧先天性膈疝和肝肺融合

冠状位增强 CT 图像显示右侧膈疝，肝脏（L）大部分疝入，但未见明显的纵隔向对侧左侧胸腔移位，这是由于右肺和疝入的肝实质之间存在紧密的粘连（箭）

手术，胃底折叠术常用于控制胃食管反流。考虑到胃扭转和结肠疝的风险，手术修复对于食管旁疝病例尤其重要。在食管旁疝修补术中，需要将疝入的内脏还纳到腹部，切除疝囊，并扎紧食管裂孔[57]。

2. 膈膨升　膈膨升指的是膈全部或部分异常升高的情况。膈膨升的发生可能是由于膈肌缺乏肌纤维，只有纤维组织、胸膜和腹膜，或者是由于所有或部分膈的局灶性运动障碍[58]。由于肌肉梗死或膈神经功能障碍，膈膨升可以是先天性的或获得性的[58]。据报道，它与小儿麻痹症、带状疱疹、白喉、铅中毒和婴儿骨皮质增生有关。先天性和后天性原因导致的膈膨升，表现均为膈肌薄弱的部分向上突入胸腔。部分性膈膨升最常见于右半膈的前内侧，并且内容物为肝脏[59]。完全性膈膨升发生在左侧的频率更高，男性更为常见[1]。

部分性膈膨升常常于胸部 X 线片上偶然发现（图 13–29）。部分性膈膨升的最常见的表现是右膈前内侧的局灶性隆起。在有症状的患者中可以进一步行超声、CT 或 MRI 影像学检查，并且可以观察

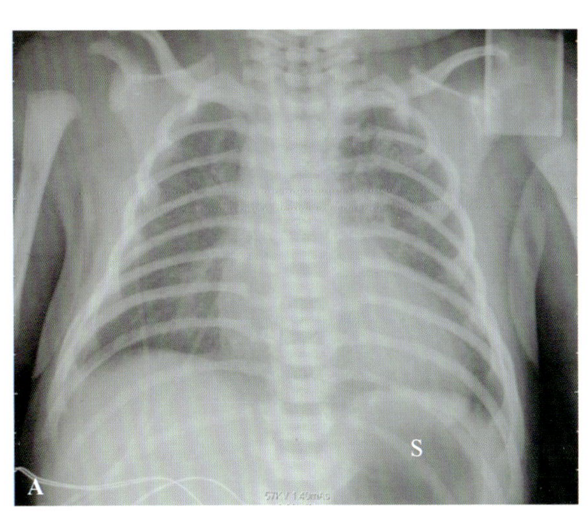

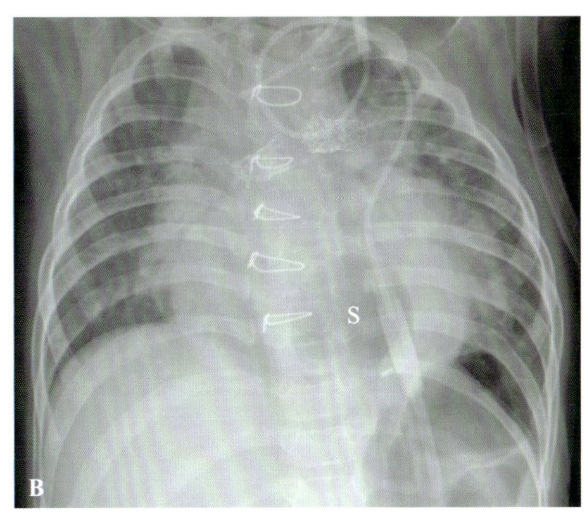

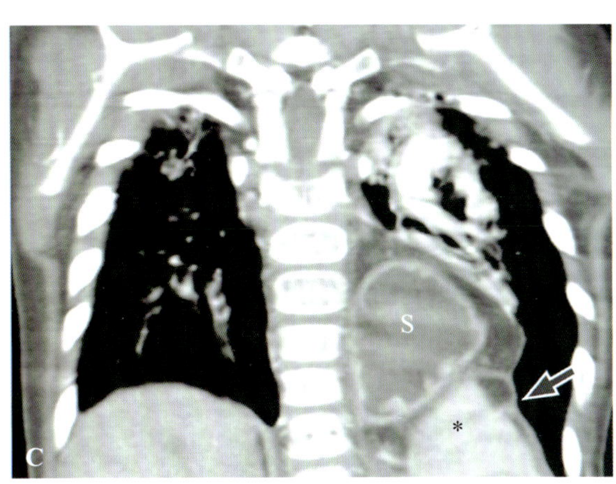

▲ 图 13-26　男，2 岁，因左心发育不全综合征接受 Norwood 系列手术

A. 新生儿的初始胸部 X 线片可见完整的膈；胃泡（S）在左上腹部清晰可见；B. 在 2 岁 Fontan 手术时，胸部 X 线片显示左心后区透亮影，对应于疝入的胃（S）；C. 冠状位增强 CT 图像显示后胸部左侧膈（箭）的中断，其中胃（S）和脾（星号）疝入左侧胸腔

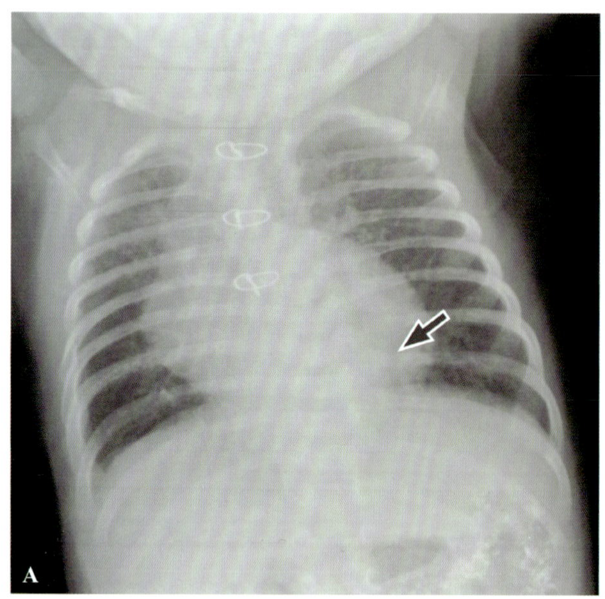

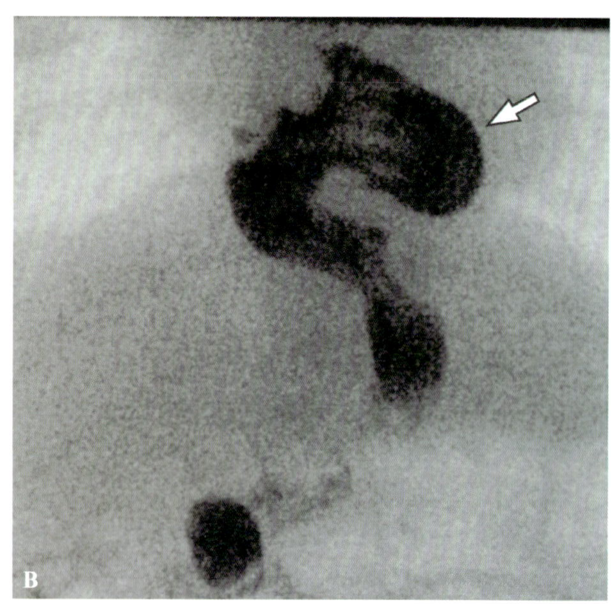

▲ 图 13-27 女，33 日龄，完全性心内膜垫缺损和法洛四联症伴裂孔疝

A. 正位胸部 X 线片显示椎旁异常密度（黑箭）；B. 上消化道造影显示滑动性食管裂孔疝（白箭），胃食管连接位于膈上方

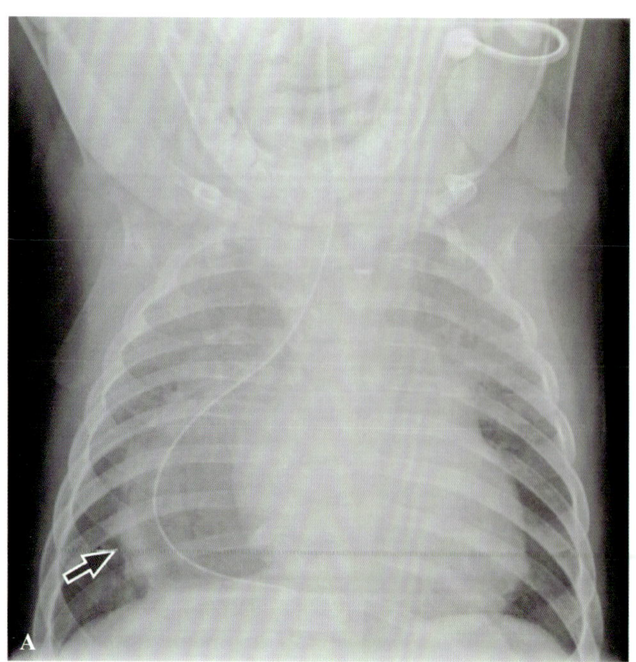

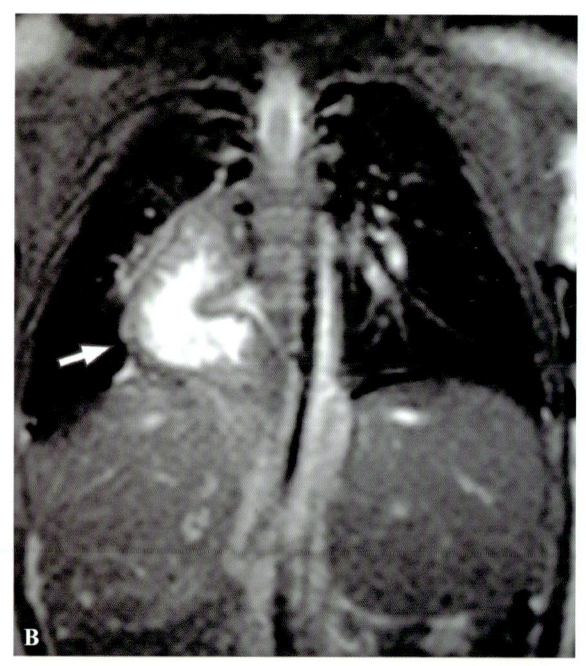

▲ 图 13-28 女，8 月龄，右侧食管裂孔疝

A. 正位胸部 X 线片显示右侧胸腔内含有鼻胃管的巨大含气食管裂孔疝（黑箭）；B. 冠状位 T_2 加权 MR 图像显示右侧胸腔内巨大食管裂孔疝（白箭）

到覆盖在一片扇形区域上的薄膜[1, 58]。通常放射学检查和大体病理检查都不能区分部分性膈膨升和有包膜的先天性膈疝，因为两者都衬有薄的包膜[1, 23]。完全性膈膨升在胸部 X 线片中表现为膈肌升高。使用超声、CT 和（或）MRI 检查可显示薄的不能运动的膈肌。由于完全性膈膨升与膈麻痹具有相同的影像学表现，所以通常不可能通过 X 线鉴别两者[1]。

部分性膈膨升通常是无症状的，不需要随访或

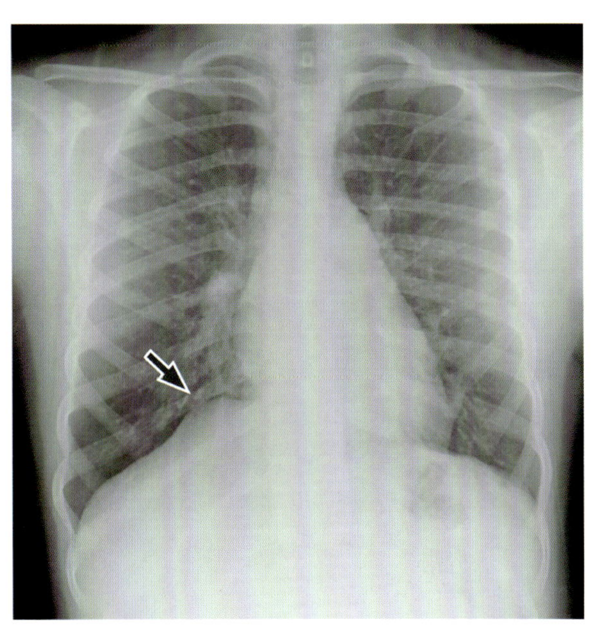

▲ 图 13-29 女，8 岁，膈膨升

正位胸部 X 线片显示右侧膈偶然发现的局部膈膨升（箭）

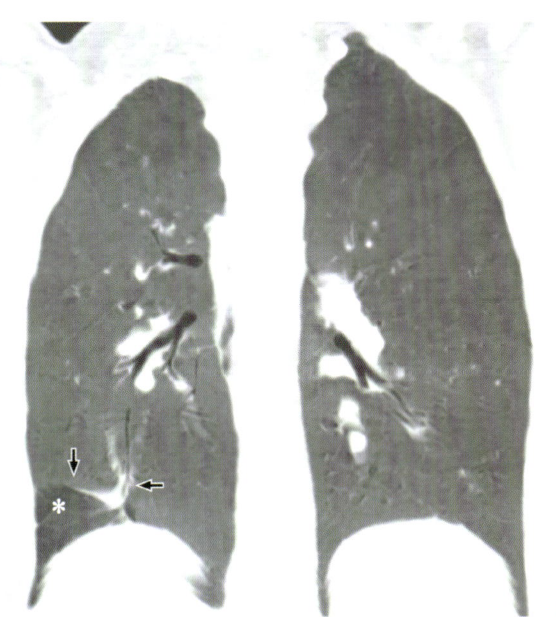

▲ 图 13-30 男，14 岁，肺发育不良综合征和膈重复畸形

冠状位肺窗 CT 图像采用最小密度投影技术，显示右肺基底部斜行线性密度，接近右膈顶，对应于重复的膈（垂直箭）；重复膈外侧的肺内透亮影提示肺气肿（星号）；支气管穿过重复的膈（水平箭）

治疗。有症状的部分性膈膨升和完全性膈膨升可以通过膈肌折叠术或膈神经刺激来治疗[8]。

3. 膈重复畸形（副膈） 膈重复畸形是一种非常罕见的先天性疾病，为与膈平行的附属纤维肌膜。副膈有浆膜内衬，位于膈的上方，后方与胸壁融合，前方和膈融合，中间留下一个开口（或中央裂隙）[1]。副膈几乎全部位于右侧，可合并肺叶不发育 - 发育不全综合征、叶外型肺隔离症和一侧单肺静脉[60, 61]。这种畸形理论上是由于膈尾部迁移与支气管系统发育不同步造成的[60, 62]。穿过中央裂隙的血管和支气管结构可能被包埋，导致患者呼吸困难。

影像学表现取决于中央裂隙水平处空气潴留程度。如果中心裂隙狭窄，进入副膈和真正膈之间的肺会出现活动受限和肺不张的表现。这导致胸部 X 线片和 CT 上出现肿块样的表现。如果中心裂隙大，肺运动不受限，则副膈表现为高于膈的新月形带状影（图 13-30）。CT 通常表现为，在肺血管和支气管从内侧通过中央裂隙时两者相互聚集，并且副膈上下的肺组织充气程度不一[60, 61]。

膈重复畸形通常采用保守治疗。患有严重呼吸困难的患者可采用手术切除[60]。

（二）膈良性及恶性肿瘤

膈原发恶性肿瘤在儿童中非常罕见，1968—2005 年文献报道仅有 41 例（表 13-2）。78% 的原发性小儿膈肿瘤是恶性的，最常见的是横纹肌肉瘤[12, 63]。其他恶性肿瘤包括未分化肉瘤、骨外尤因肉瘤和原发性生殖细胞肿瘤（图 13-31）[13, 63]。良性膈肿瘤包括神经纤维瘤、脂肪瘤、肌纤维母细胞性肿瘤和血管瘤。膈的良性囊性病变包括支气管囊肿、包虫囊肿和间皮囊肿（图 13-32）[1, 64]。

表 13-2 儿童膈原发肿瘤

恶性膈肿瘤
横纹肌肉瘤
未分化的肉瘤
骨外尤因肉瘤
原发性生殖细胞肿瘤
良性膈肿瘤
神经纤维瘤
脂肪瘤
肌成纤维细胞瘤
血管瘤

膈的原发性肿瘤在男性和女性中发病率相当，右侧和左侧发生率相同[12]。患者更多表现为“胸部相关症状”而非“腹部相关症状”[12]。也可能发生邻近脏器肿瘤膈受累及膈转移瘤（图 13-33）[1]。

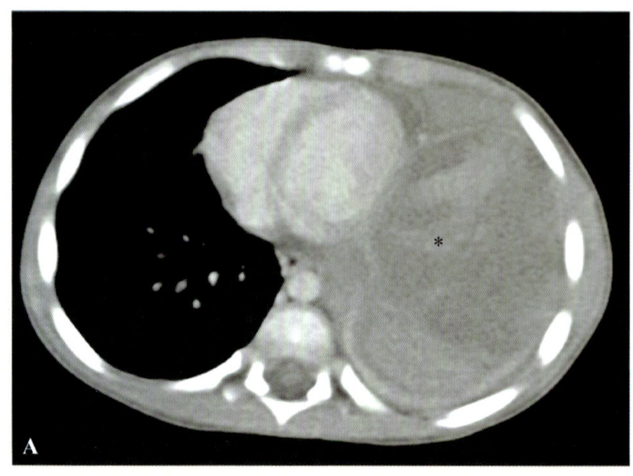

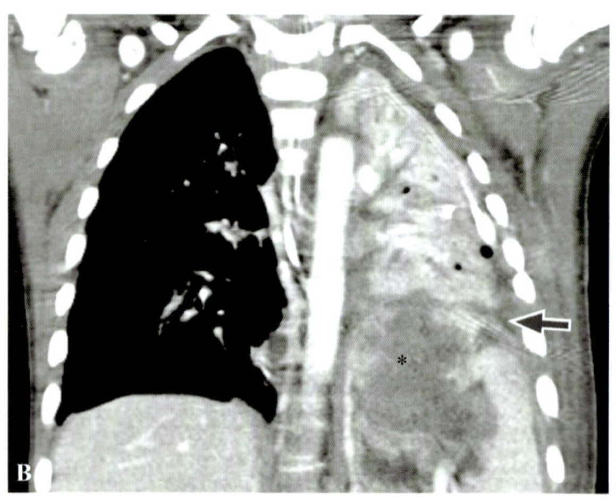

▲ 图 13-31 **男，4 岁，有 2 个月的呼吸困难和胸痛加重病史**

A. 轴位增强 CT 图像显示巨大的实质性非均质肿块（星号）占据左侧胸腔大部分；B. 肿瘤减瘤术后冠状位增强 CT 图像更清楚地显示了经组织学证实的膈起源（箭）的残留生殖细胞瘤（星号）

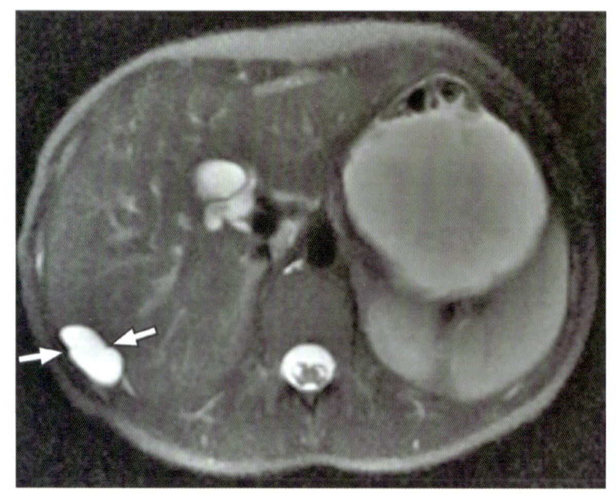

▲ 图 13-32 **女，14 岁，偶然发现膈间皮囊肿**

轴位 T_2 加权 MR 图像显示膈和肝右叶之间的双叶形高信号病变（箭）

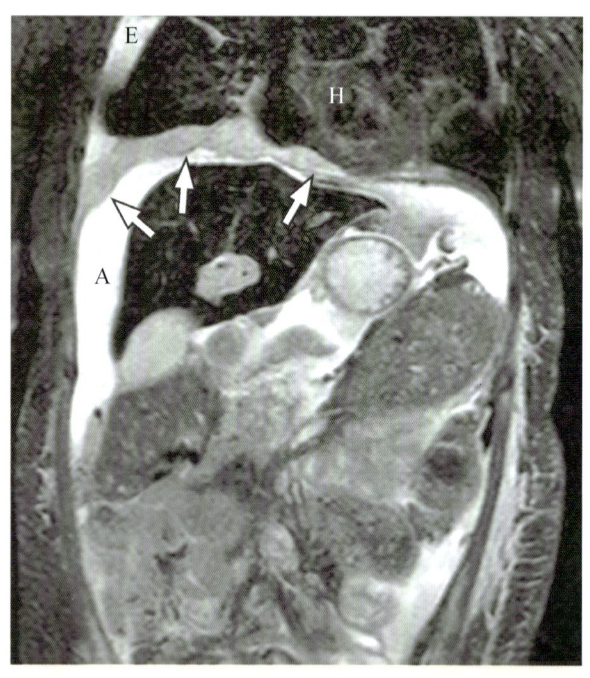

▲ 图 13-33 **女，9 岁，膈转移性腹膜后横纹肌肉瘤**

冠状位 FSE T_2 加权 MR 图像显示心脏（H）下方跨中线处的膈（箭）的增厚和结节样改变；另外存在腹水（A）和右侧胸腔积液（E）

膈肿瘤成像时最大的挑战是确定它们是否来源于膈。多模态成像通常是必需的，包括 X 线、超声、CT 和 MRI。即使采用多模态成像，误诊也很常见，有报道称，只有 33% 的小儿膈肿瘤被正确诊断为膈起源 [12]。识别“爪”征、注意器官移位及识别与胸壁的钝角边缘有助于对这些病变进行正确诊断和定性。

恶性膈肿瘤的治疗遵循与所有恶性肿瘤相同的原则。活检和分期之后，针对病变组织病理学和累及范围进行治疗。治疗通常包括手术切除和化学治疗，通常加用放射治疗 [13]。化疗敏感的生殖细胞肿瘤只需要化学治疗 [13]。

（三）膈创伤性病变

1. 创伤性膈破裂　创伤性膈破裂在儿童中非常罕见。在对一大型儿科创伤中心的 20 500 名患者的回顾性研究中，只有 0.07% 的患者证实为创伤性膈破裂 [11]。膈破裂可能由于钝性或穿透性创伤引起。

膈破裂常与其他几种损伤相关，包括肝、脾和肾裂伤、骨折、大血管撕裂、肠穿孔和（或）闭合性头部损伤[11]。孤立性膈损伤可发生，并且在儿童中更多见[65]。研究表明创伤性膈破裂在左侧更为常见，肝脏被认为可以保护右膈免受损伤[1, 65]，尽管也有其他人发现右侧和左侧膈破裂的发生率相似[11]。如果诊断延误，可能会发生肠疝和肠绞窄等危及生命的并发症[1]。

胸部X线片在大多数病例中可提示创伤性膈破裂[66]，尽管单独使用胸部X线片常常无法明确诊断[67]。胸部X线片上的间接征象包括单侧膈抬高、膈平滑的边缘发生变形和纵隔向对侧移位[1]。在胸部X线片上的典型征象为可以看到穿过膈缺损的胸腔内肠襻（又名“颈圈”征）或穿过膈的鼻胃管[1, 68]。CT检查在左侧外伤性膈破裂诊断的灵敏度和特异度分别为78%和100%，在右侧外伤性膈破裂诊断的灵敏度和特异度分别为50%和100%[69]。CT上的发现可能包括膈小叶的不规则和增厚、疝入的腹部器官和（或）“CT颈圈”征（图13-34和图13-35）[68]。

治疗外伤性膈破裂的方法为手术。如果缺损很小，则用缝合处理，但如果缺损较大，则可能需要补片。

2. 创伤性膈麻痹　创伤性膈麻痹是由于膈神经损伤引起的。儿童膈神经损伤的最常见原因是产伤和开胸手术[6]，还有更罕见的原因，包括莱姆病、西尼罗河病毒和纵隔或颈部肿瘤等[1, 70]。报道的新生儿膈麻痹发生率为0.03%～0.5%，胸部手术后的患病率为0.5%～1.5%[71]。婴儿膈麻痹引起的呼吸症状往往比成人更显著，这是因为婴儿的肋间肌肉较薄弱，使得通气几乎完全依赖于膈肌运动，并且婴儿的纵隔更易移位[72]。解剖结构的差异也会使婴儿的膈运动的效率更低，包括胸廓呈圆形、肋骨呈水平走行及肋骨的顺应性更大[72]。当出现原因不明的难以脱离机械通气、不明原因的呼吸窘迫、呼吸时胸部和上腹部运动不对称、反复发作的肺炎、反复肺不张和（或）呼吸急促时，应考虑膈麻痹[6, 73]。

创伤性膈麻痹的影像学评估通常以胸部X线片开始，可表现为持续性膈抬高（图13-36A）。以往，透视是实时评估膈运动的金标准。但由于超声的便携性、无电离辐射及能够显示整个膈，超声在很大程度上取代了透视在膈麻痹的使用[5, 6]。使用M型超声可对膈运动进行精确定量，在吸气过程中正常的膈移动超过4mm，两侧膈之间的差异小于50%（图13-36B）[5, 6]。利用快速GRE脉冲序列技术[16]和稳态采集序列（FIESTA；GE医疗系统）的MR成像[17]也可用于评估膈运动。

膈麻痹的初始治疗通常是支持性的。如果功能无法恢复，受累患者通常需要进行折叠术。已证明折叠术可以减少长时间通气所带来的并发症，因为它可以提早拔管[73]。

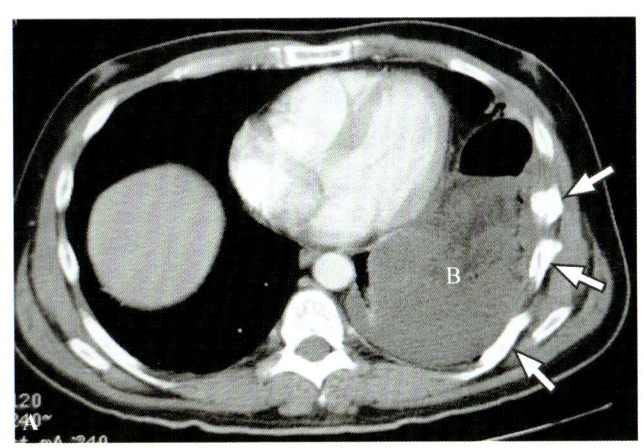

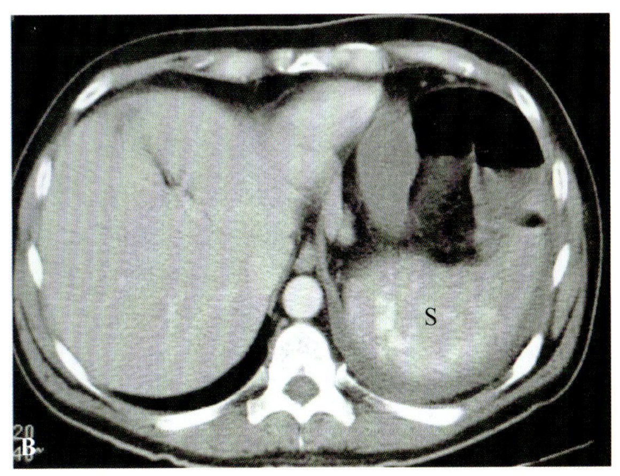

▲图13-34　男，17岁，膈破裂的延迟表现，有几年前从梯子上摔下并且胸痛加重的病史

A和B. 轴位增强CT图像显示肠（B）和胃（S）通过膈中的创伤性缺损处疝入左半胸腔；还观察到左侧三个连续肋骨的局灶性皮质增厚和畸形（箭），与损伤时发生的骨折愈合有关

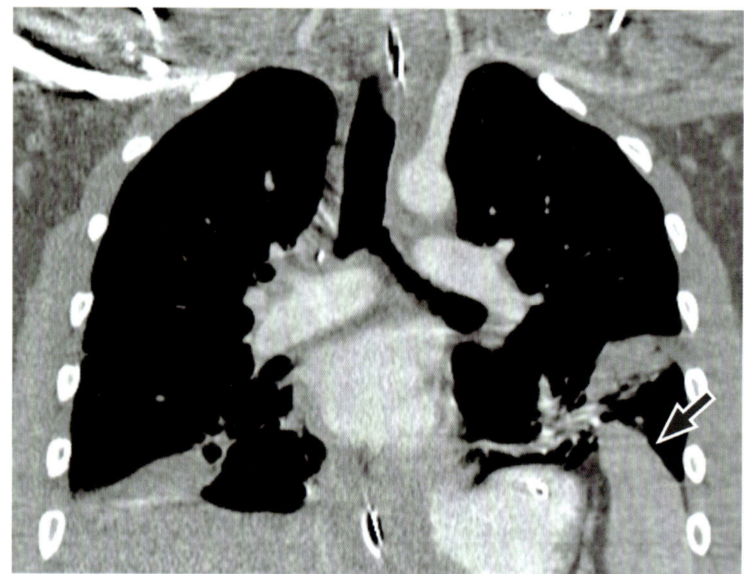

◀图 13-35 **男，19 岁，车祸后左下胸痛**

冠状位增强 CT 图像显示左侧创伤性膈破裂，左侧下半胸腔有脾脏疝入（箭）

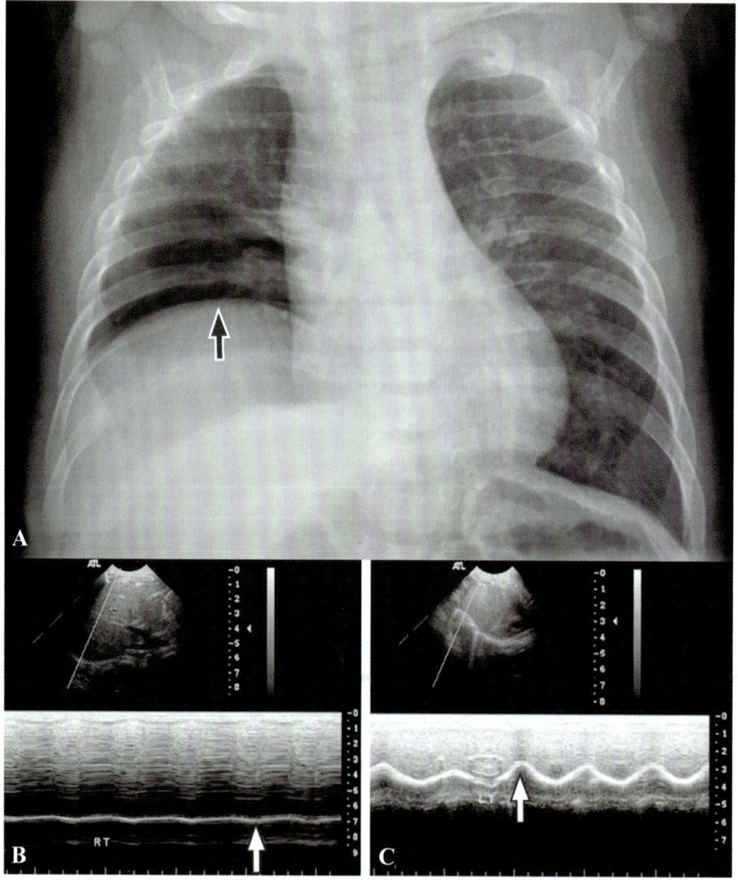

◀图 13-36 **女，2 岁，围生期臂丛神经损伤**

A. 胸部正位 X 线片显示右侧膈明显抬高（箭）；B. 使用 M 型超声的右侧膈的超声图像显示平坦的膈曲线（箭），表明膈麻痹；C. 同一患者的正常左侧膈的超声图像显示膈的正常运动（箭）

第三篇

儿童腹盆部影像学

PEDIATRIC ABDOMINOPELVIC RADIOLOGY

第 14 章 肝脏、胆管及胆囊
Liver, Bile Ducts, and Gallbladder

Andrew T. Trout Daniel B. Wallihan Alexander J. Towbin Daniel J. Podberesky 著

一、概 述

影像在评估儿童肝脏及胆道系统疾病方面起着至关重要的作用。影像研究不仅提供解剖学和形态学的信息，而且能表现出组织学特点和评估肝胆功能。在这个章节，将讨论最常使用的影像学检查方式，包括最先进的技术。首先阐述肝脏疾病，随后为胆道及胆囊疾病。讨论了这些系统的正常解剖，因为正确认识解剖对于准确解释影像学表现和与临床医师有效沟通至关重要。随后回顾了儿童肝胆疾病中常见的及不常见但重要的影像学表现。

二、影像学技术

（一）X 线

X 线片在初步评估肝胆系统疾病中几乎没有价值。X 线片发现的异常表现（如右上腹钙化或气体）能够提示潜在的肝脏或胆道异常，可能需要进一步检查。

（二）超声

肝脏和胆道系统由于其在腹腔内的位置、肝实质的相对均匀性、肝实质与血管和胆道结构之间的回声差异，非常适合通过超声检查进行评估。因此，超声检查为肝脏和胆道疾病首选的检查方式。超声检查可以提供基本解剖信息，尤其适合对肝脏脉管系统进行实时评估。超声弹性成像，包括声脉冲辐射力成像（ARFI），是无创评估肝脏硬度的新技术（图 14–1）。

（三）CT 和 MRI

计算机断层扫描（CT）和磁共振成像（MRI）能够提供高分辨的肝脏及胆管树解剖影像。超声检查发现异常后多采用 CT 和 MRI 检查。一般情况下，

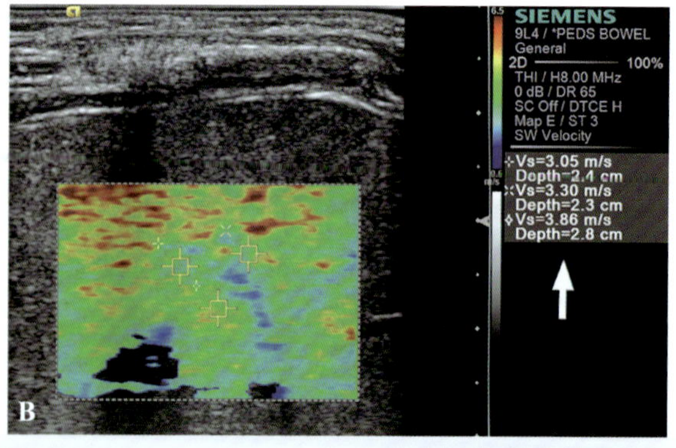

▲ 图 14–1 肝脏超声辐射力脉冲成像（ARFI）

ARFI 是一种通过测量剪切波速来评估组织硬度的无创方法；彩色图（弹性图）显示了基于横波速度的组织硬度的相对差异；感兴趣区需要测量横波速度；A. 男，8 周，肝内胆管少，Ishak 分级 1 级肝纤维化；横波速度（箭）正常，范围 1.38～1.65m/s；B. 男；8 周，肝外胆道闭锁，Ishak 分级 6 级肝纤维化；横波速度（箭）明显提高，3.05～3.86m/s（由 Jonathan R. Dillman，MD，MSc，Cincinnati Children's Hospital Medical Center，Cincinnati，OH 提供）

由于 MRI 无电离辐射并具有较好的软组织分辨率，所以在儿童人群中更受青睐。此外，先进的 MR 技术，包括弥散加权成像、化学位移成像、光谱成像、弹性成像和肝胆管特异性成像造影剂的使用，可以评估特定组织的影像学特征。然而，CT 检查在急症中发挥特殊重要作用。

（四）核医学

利用亚氨基二醋酸（HIDA）派生物的肝胆闪烁显像是核医学中评估肝胆系统的主要研究方法。HIDA 可以动态评估肝功能，评估胆道系统的完整性及功能。硫胶体成像很少用于儿童肝脏评估。氟代脱氧葡萄糖正电子发射断层成像（^{18}F-FDG-PET）虽然不是主要的检查方式，但是在评估肝脏原发性和继发性肿瘤中起着重要的作用。

（五）介入诊断成像

当无创性影像学检查（超声或 MRI）发现异常时，需要额外评估或操作干预时，血管造影术和经皮肝穿胆管造影术可被应用于儿童。这些技术在肝移植中具有重要的价值。

三、正常解剖

正常肝脏解剖及血管变异

了解肝脏的解剖分段对精确描述儿童肝脏影像十分重要，常用于指导外科手术及治疗方案。肝中静脉将肝脏分为肝左叶及肝右叶。基于 Anglo-Saxon 或 Couinaud 系统将肝左右叶分为 4 个部分或 8 个段（图 14-2）。这种分段方法是以典型的血管和胆管分界为基础，决定肝分段的平面。最典型的标准脉管系统模式如下。

门静脉：门静脉主支在肝门水平分为左右两支，并分别供应对应的肝叶。门静脉右支随后又分成前后段支。

肝动脉：肝总动脉为腹腔干的一个分支，分为胃十二指肠动脉和肝固有动脉。在肝门区，肝固有动脉分出肝左、右动脉并提供对应肝叶血供。

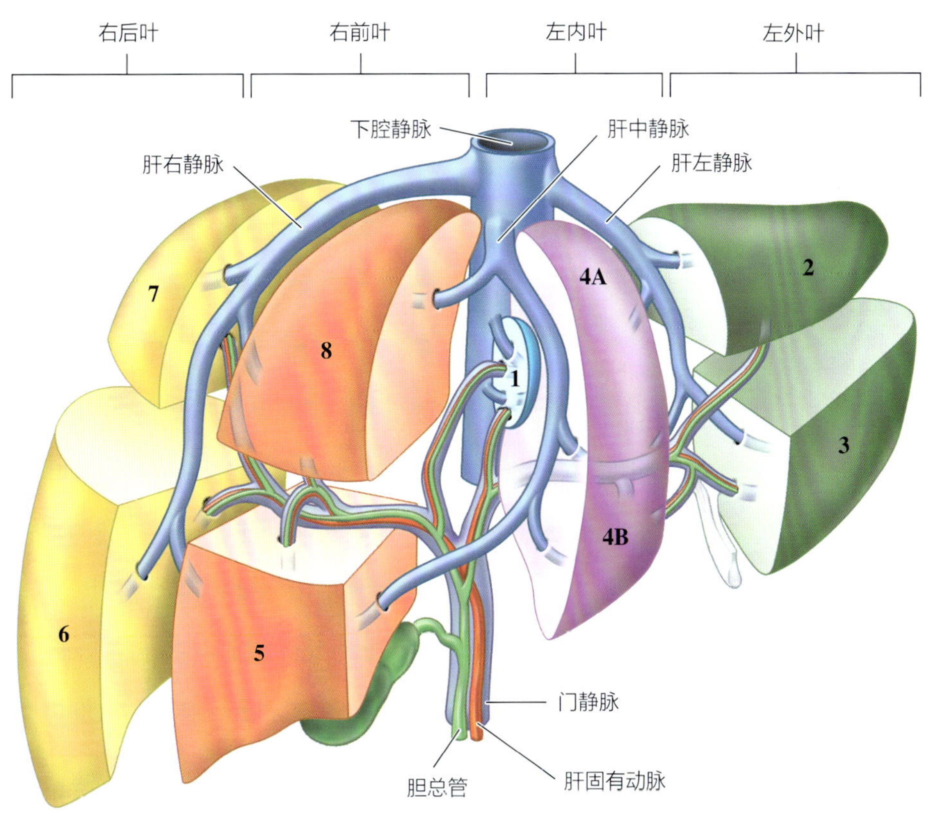

▲ 图 14-2 肝断面和肝节段解剖

依据 Anglo-Saxon 系统，肝脏由三支肝静脉分为 4 个部分（右叶分为前后部分，左叶分为内外部分）；依据 Couinaud 系统血管及胆管的分布将肝脏分为 8 段；门静脉从水平面分割肝脏，三支肝静脉从垂直面分割肝脏

肝静脉：肝左静脉、肝中静脉及肝右静脉将肝内大部分血液回流至下腔静脉（IVC）。一般肝左静脉及肝中静脉共干后汇入下腔静脉。尾状叶有多个单独的肝短静脉直接回流至下腔静脉。

这 3 个血管系统的正常变异比较多见。在肝脏疾病诊疗中，由于其对治疗计划的影响，识别及描述正常变异十分重要。正常变异已经在文献中详细的描述及分类[1-5]。

四、肝脏异常分类

（一）先天性及发育性异常

十二指肠前门静脉、Abernethy 畸形，以及其他先天性门体静脉分流　门静脉的发育涉及成对的胚胎卵黄静脉之间相互连接吻合支的选择性退化过程（图 14-3）。门静脉接受内脏血流，并在十二指肠第二部分的后部进入肝门。这一发育过程的异常，可以导致门静脉位置及引流异常。最常见的门静脉发

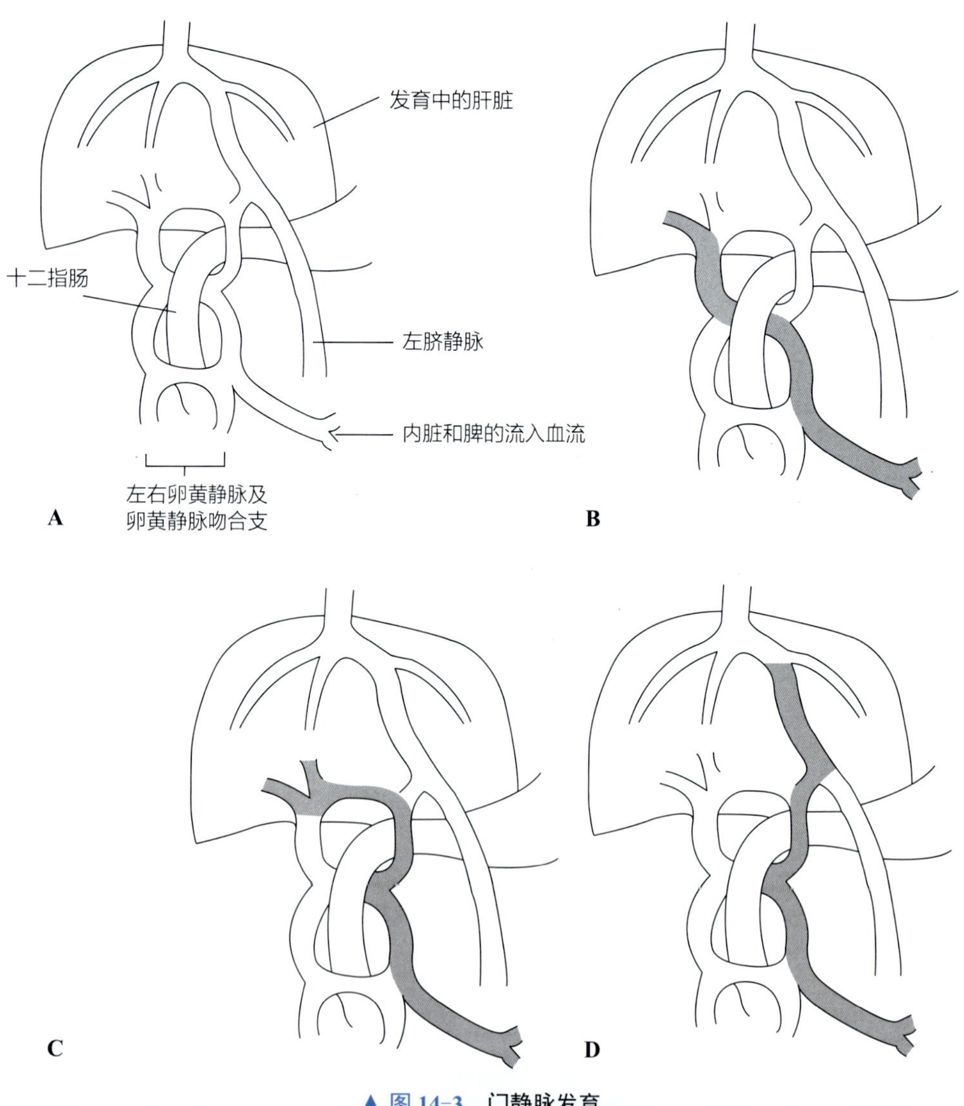

▲ 图 14-3　门静脉发育

A. 门静脉的发育是基于胚胎性卵黄静脉吻合支的选择性退化；B. 随着正常的发育，门静脉接收了大量内脏血流，经行十二指肠第二部分后部（灰色部分）；C. 十二指肠前门静脉的发生是基于卵黄静脉吻合支的异常退化，以致门静脉经行十二指肠第二部分前方（灰色部分）；D. 在 Abernethy 畸形中，卵黄静脉吻合支的异常退化导致门静脉的缺乏或细小，伴有内脏血流流入的门体静脉分流（灰色部分）；典型地分流引流入下腔静脉、奇静脉系统，或基于已存在胚胎性吻合支的右心房；（引自 Esscher t. Preduodenal portal vein—a cause of intestinal obstruction? J Pediatr Surg. 1980；15[5]：609-612；stringer md. the clinical anatomy of congenital portosystemic venous shunts. *Clin Anat*. 2008；21[2]：147-157）

育异常为十二指肠前门静脉和 Abernethy 畸形。

(1) 十二指肠前门静脉：十二指肠前门静脉接受来自正常脾静脉（SV）及肠系膜上静脉（SMV）的血液回流。十二指肠前门静脉走行于十二指肠第二部分前方而非正常走行于十二指肠第二部分后部。十二指肠前门静脉影像学与临床意义不仅仅与静脉本身有关，而是与相关的发育异常有关。这些异常包括位置异常（包括内脏异位综合征）、肠旋转不良、十二指肠蹼、胆道闭锁、十二指肠前胆总管（CBD）、环形胰腺及先天性心脏病 [6-7]。唐氏综合征可以伴发十二指肠前门静脉 [8]。十二指肠前门静脉可于产前或产后被诊断，但大多于儿童期被诊断 [6]。临床可表现为不完全性十二指肠梗阻。重要的是，观察到的梗阻通常与伴发的异常（如十二指肠蹼）有关，而与门静脉位置异常无关 [7]。

异位的十二指肠前门静脉位于十二指肠第二部分后部（图 14–4），可以通过超声检查、CT 及 MR 明确诊断。异位的门静脉可以于十二指肠前壁形成压迹，在上消化道透视检查中可以被发现。但是十二指肠不全梗阻的后遗症与伴发的异常有关，如十二指肠蹼，常见于十二指肠第一部分扩张（所谓巨帽征）[7]。

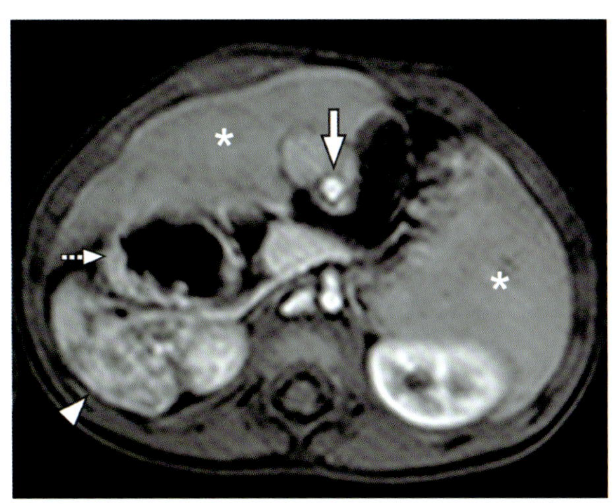

▲ **图 14-4 女，19 月龄，患有内脏异位综合征及十二指肠前门静脉**

轴位 T_1WI 脂肪抑制增强检查门静脉早期，肝脏位于左侧（星号），胃位于右侧（虚箭），右上腹多脾（箭头），符合内脏异位综合征（多脾）；门静脉主干（箭）于十二指肠前部走行，符合十二指肠前门静脉；胰腺发育不全，下腔静脉与奇静脉延续（由 Jonathan r. dillman，MD，MSc，Cincinnati Children's Hospital Medical Center，Cincinnati，OH 提供）

(2) Abernethy 畸形及其他先天性门体分流："Abernethy 畸形"多用于表述任何肝外门体分流合并与之相关的门静脉异常。先天性肝外门体分流（CEPS）是一个更适当广泛的术语，具体分类见表 14–1[9]。真性 Abernethy 畸形与内脏静脉系统和门静脉系统之间的分流有关，这些分流是在异常的卵黄静脉发育过程中产生的。分流一般汇入下腔静脉、奇静脉及右心房 [10, 11]。虽然结果是相同的，但通过肾静脉或髂静脉形成的门体静脉分流可能有不同的起源 [11]。

CEPS 结果使肝代谢的化合物进入体循环系统。患儿可有多种临床表现，从无临床症状到轻微肝功能受损、高氨血症 / 肝性脑病、肺动脉高压和（或）肝肺综合征 [10]。CEPS 可在产前被诊断，但亦可在成年后仍未被诊断。

CEPS 可以伴发其他血管畸形，包含下腔静脉畸形疾病谱。另外，Ⅰ型 Abernethy 畸形可伴发心脏、脾、胆管及泌尿生殖系统的先天性异常 [10, 12]。肝血管血流的异常易致局灶肝畸形形成；再生结节、结节性再生增生、肝局灶性结节增生（FNH）、肝腺瘤、肝细胞癌（HCC）及肝母细胞瘤在 CEPS 患者中均被报道过 [10, 12, 13]。

肝外门体分流的主要影像学表现为肝门区缺乏或仅有细小的门静脉，并可以发现侧支静脉连接内脏 / 门静脉与体静脉系统（图 14–5）。多伴发肝动脉扩张。超声、CT、MRI 及血管造影可以发现这些异常表现。CT 及 MRI 可显示上述全部血管解剖，并可提供更宽视野以便识别分流及相关异常。CEPS

表 14–1 先天性肝外门体静脉分流分型

先天性肝外门体静脉分流
• Abernethy畸形，Ⅰ型：门静脉及肝内门静脉分支完全缺如（端侧分流）
Ⅰa 型：SMV 与 SV 没有汇成共同血管注入 IVC
Ⅰb 型：SMV 与 SV 汇成共同血管注入 IVC
• Abernethy 畸形，Ⅱ型：肝外门静脉发育不全伴有部分性内脏血流分流（侧侧分流）
• 其他先天性门体静脉分流

IVC. 下腔静脉；SMV. 肠系膜上静脉；SV. 脾静脉

［引自 Morgan G，Superina R. Congenital absence of the portal vein: two cases and a proposed classification system for portasystemic vascular anomalies. J Pediatr Surg. 1994；29（9）：1239–1241）］

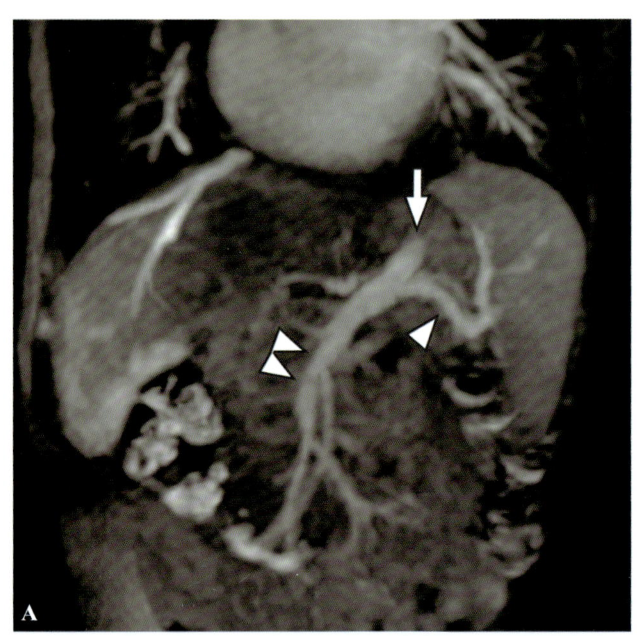

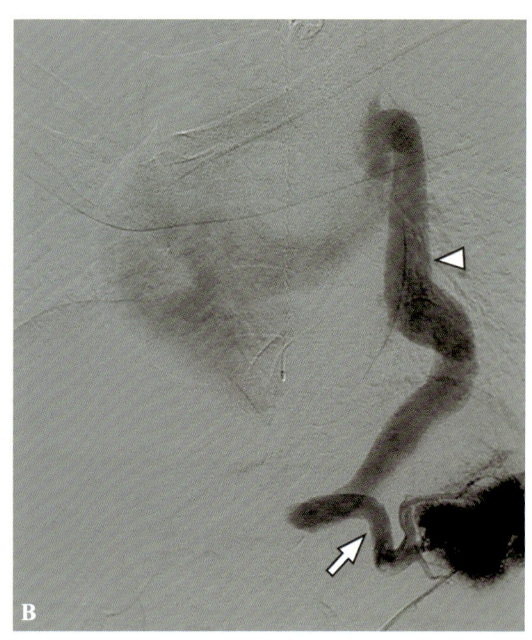

▲ 图 14-5 男，2 岁，Abernethy 畸形

A. MR 增强 T_1WI 最大密度投影（MIP）图像显示肠系膜上静脉（双箭头）和脾静脉（单箭头）汇合后部分引流入右心房（箭）；无正常门静脉主干；B. 左前斜脾门静脉造影术，脾脏血管丰富，造影剂填充脾静脉，并见大分枝（箭头）汇入右心房；无正常门静脉主干

很难与获得性门体静脉分流区分。门静脉或内脏静脉高压的影像学表现包括腹水、脾大和胃食管静脉曲张，因分流两侧压力差低，这些表现很少见于 CEPS[12, 13]。门静脉海绵样变性也提示存在获得性门体静脉分流。

先天性门体静脉分流的治疗依赖于识别肝内门静脉分支。任何可识别的门静脉血流，可阶段性阻断门体静脉分流，经旁路通过门静脉系统[14, 15]。血管造影术，包括直接分流探查，被认为是评估先天性门体静脉分流的首选影像学检查方法，尽管最终仍然需要穿刺活检[12, 14]。在 CEPS 患者中，影像学检查在筛查、诊断及随访肝脏占位性病变时发挥重要作用。超声检查可用来筛查及随访已知病灶，然而 MRI 可最好地识别病灶特征。值得注意的是，应谨慎诊断基于动态增强特征的具体病变，因为缺乏门静脉血流对强化的影响而不能很好地表征其特征。应用肝细胞特异性造影剂时肝细胞期强化方式可能不受血流改变的影响。

（二）感染性及炎症性病变

1. 感染性病变　儿童肝脏感染性病变包括病毒性肝炎、化脓性（细菌性）及阿米巴脓肿、寄生虫病（如包虫病及血吸虫病）、真菌感染及其他肉芽肿性病变（如结核病、猫抓病）。

新生儿期以外的病毒性肝炎多由甲型、乙型及丙型肝炎病毒导致，但在儿童期大量其他病毒亦可以感染肝脏，如柯萨奇病毒、风疹病毒、EB 病毒、水痘带状疱疹病毒、单纯性疱疹病毒、腺病毒及巨细胞病毒。病毒性肝炎常为临床诊断。超声检查可表现为肝大，实质回声不均匀，出现“星空”现象（肝实质回声弥漫减低，门静脉壁回声相对增加）（图 14-6），胆囊壁增厚（图 14-7），以及肝门周围淋巴结增大。慢性病毒性肝炎增加了发生肝硬化及其他并发症的风险，如门静脉高压及恶性肿瘤。超声检查经常用于筛查这些并发症。

化脓性（细菌性）肝脓肿可以继发于逆行性胆囊炎、血行播散或者邻近器官的直接传播。免疫功能低下的儿童患化脓性肝脓肿的风险增加。大肠埃希菌是最常见的致病菌[16]。直径小于 5cm 脓肿一般单独使用抗生素治疗，然而较大的脓肿需要抗生素治疗及经皮穿刺引流相结合[16]。在超声检查中，化脓性脓肿多表现为肝内局灶性病变伴有多种回声，后方回声增强，缺乏内部多普勒血流；常呈多房性表现（图 14–8）。CT 及 MR 增强检查肝脓肿多为界限清楚、分叶状、多分隔的低密度 / 液体信号病变，伴有环形强化及病灶周围水肿（图 14–8）。

阿米巴肝脓肿致病菌为溶组织阿米巴，是最常见的肠外阿米巴病，大约有 8.5% 的病例发生[16]。感染多继发于摄入受污染的水和食物。抗阿米巴治疗本病十分有效，很少需要经皮穿刺引流[16]。在超声检查中，阿米巴肝脓肿多位于周边，低回声病变伴后方回声增强，无内部多普勒血流。CT 增强检查时，阿米巴肝脓肿多表现为单房的、均匀的液体密度包块伴环形强化及周围低密度水肿环（图 14–9）。

儿童肝脏真菌感染多见于免疫功能低下的儿童，通常是中性粒细胞减少患儿，以及淋巴瘤 / 白血病的患儿。假丝酵母菌、曲霉菌、组织胞浆菌、隐球菌、球孢子菌、诺卡菌及毛霉菌都是病原体。一些真菌微脓肿的 B 超表现被描述为“环内环”型（中心低回声伴周围强回声环），靶征（中心强回声伴周围低回声环），弥漫性均匀低回声灶，最后，

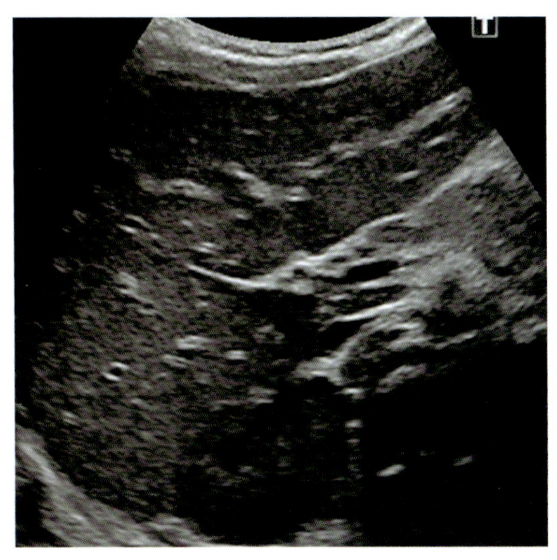

▲ 图 14–6 男，16 岁，骨髓移植后病毒性肝炎

横轴位灰阶超声图像显示“星空”征，肝实质回声弥漫减低，门静脉壁回声相对增加

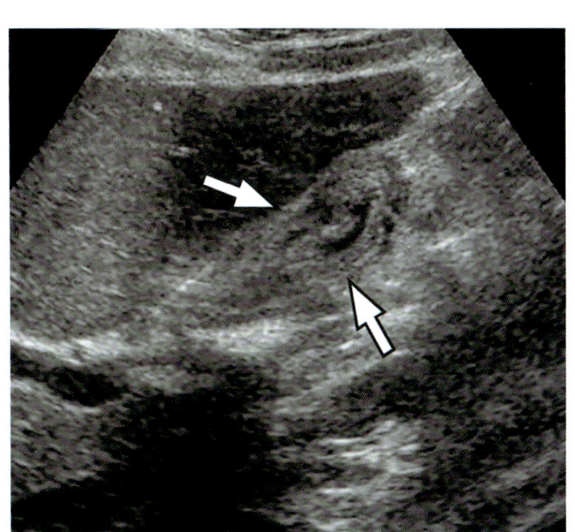

▲ 图 14–7 女，17 岁，EB 病毒肝炎

横轴位灰阶超声图像显示胆囊壁弥漫增厚（箭），虽然不具有特异性，但这一异常表现多见于病毒性肝炎患儿

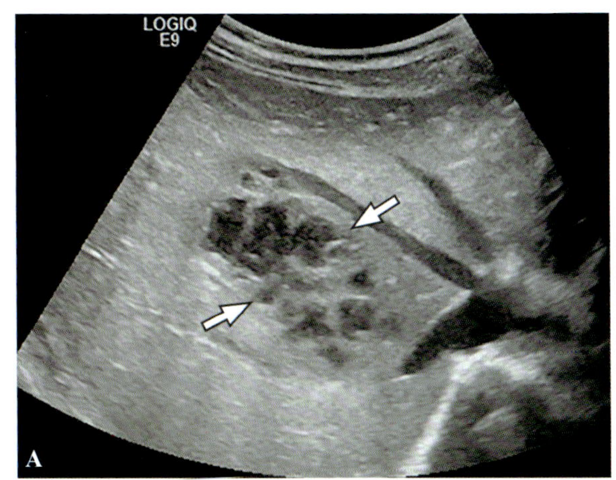

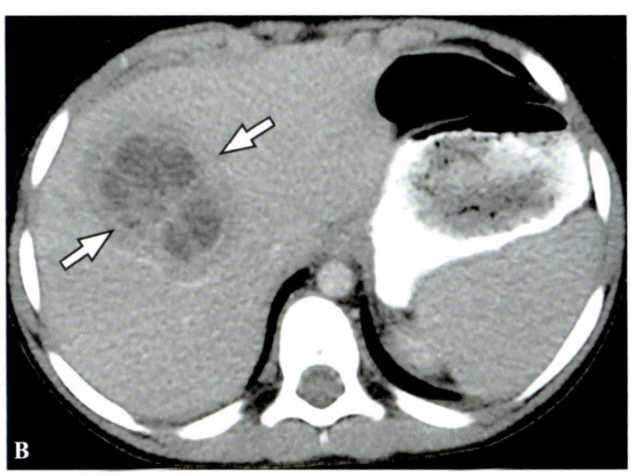

▲ 图 14–8 男，9 岁，化脓性肝脓肿，表现为发热及右上腹部异常疼痛

A. 轴位灰阶超声图像显示肝右叶混杂回声病变（箭），位于肝右静脉及肝中静脉间；B. 轴位增强 CT 图像显示低密度为主包块（箭）伴周围水肿，符合肝脓肿

钙化，局灶性高回声出现在愈合阶段（图 14-10）。CT 上，无论有无静脉造影剂，真菌微脓肿灶表现为遍布肝内的多发低密度灶（图 14-11）。MR 上，真菌微脓肿灶表现为肝内多发小病灶，T_1WI 呈低信号，T_2WI 呈高信号，静脉造影剂团注后呈不均匀强化。

包虫病、血吸虫病、结核病、猫抓病、内脏幼虫移行症及肝脏 HIV 感染十分罕见。读者将直接看到一些关于儿童肝脏感染少见病因优秀影像综述[16-18]。

2. 炎症性病变

(1) 新生儿肝炎：新生儿肝炎指临床表现为结合性高胆红素血症，与新生儿潜在的肝脏疾病有关[19]。不一定存在肝炎症状，但经常是肝炎。导致潜在肝脏疾病的原因很多，包括感染性（如弓形体病、风疹、巨细胞病毒感染及疱疹）、代谢性（如 α-1- 抗胰蛋白酶缺乏）、肿瘤性、血管源性（如 Budd-Chiari 综合征）、中毒性 [如全胃肠外营养（TPN）导致胆汁淤积，药物相关]、免疫性（如妊娠期同种免疫性肝病 / 新生儿血色素沉着病）、结构性（如胆总管囊肿）及特发性。

影像学检查在新生儿肝炎中的作用并不一定要明确肝炎的确切病因，而是要确认诊断，排除肝外胆道闭锁，识别结构异常。超声检查为首选影像检查方式。在超声检查中，肝脏外观可能正常，也可

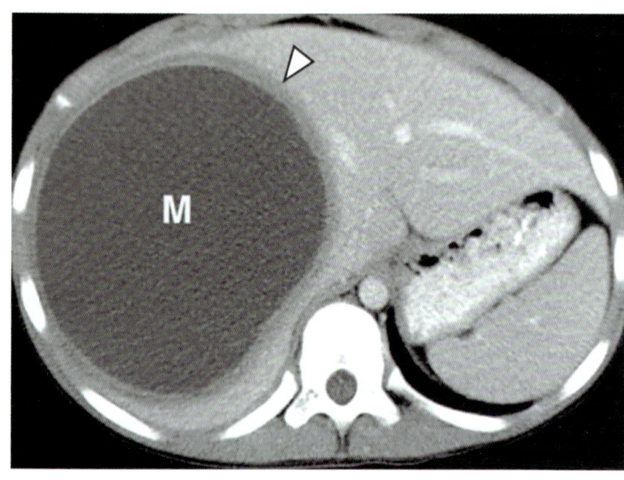

◀图 14-9　阿米巴脓肿

轴位增强 CT 图像显示肝右叶巨大低密度肿块，伴周围环形低密度水肿带（箭头）（经允许引自 Siegel mJ. *Pediatric Body CT*. Philadelphia，PA：lippincott Williams & Wilkins；2007）

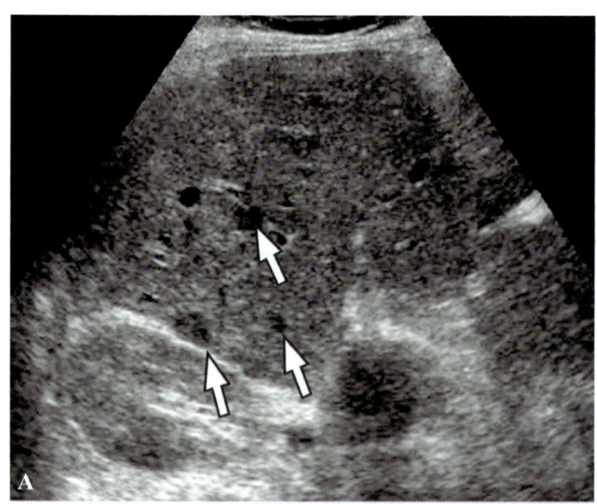

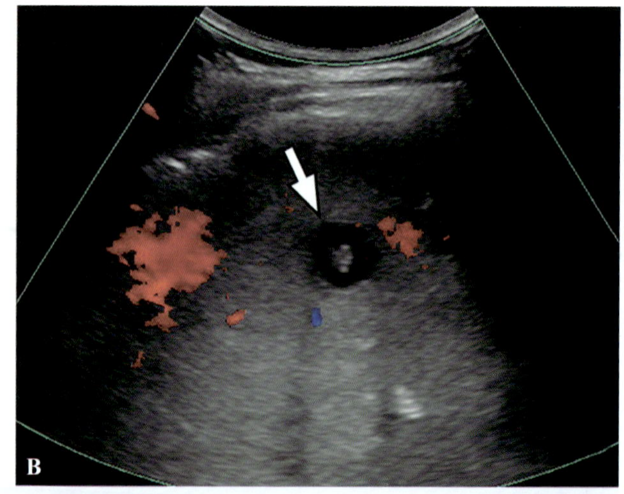

▲图 14-10　两位患儿，患肝假丝酵母菌感染微脓肿

A. 15 岁男孩心脏移植后慢性免疫功能不全；横轴位灰阶超声图像显示肝内多发均匀低回声小病灶（箭），符合假丝酵母菌感染微脓肿；B. 10 岁男孩患急性白血病及念珠菌血症；横轴位彩色多普勒检查显示肝内病变呈靶征（箭），中心高回声并周围低回声表现

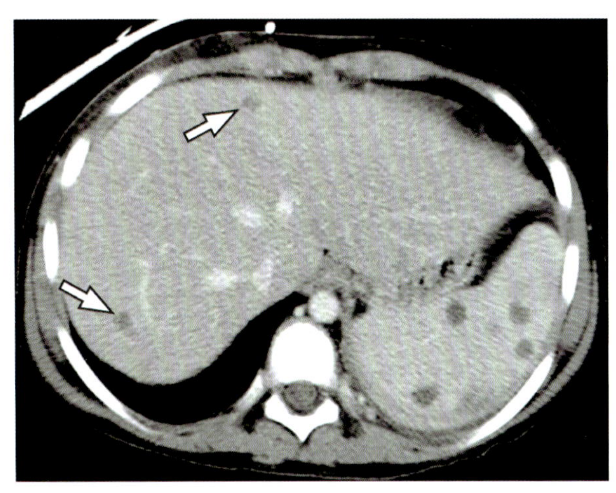

▲ **图 14-11 男，11 岁，免疫功能不全，患有肝真菌感染微小脓肿**

轴位增强 CT 图像显示肝内 2 个低密度小病灶（箭），脾内多发低密度小病灶，符合真菌性微脓肿

能表现为肝大及肝实质回声增强。发现胆道闭锁的征象是十分重要的，因为这种情况需要紧急外科手术干预。

磁共振胆胰管成像（MRCP）和肝胆动态显像可用于评估新生儿肝炎。MRCP 显示肝外胆管的敏感性及特异性分别是 90% 及 77%，特别应用于排除胆道闭锁[20]。肝胆动态显像技术应用 ^{99m}Tc 标记的亚氨二乙酸（IDA）类化合物，符合新生儿肝炎的影像学特征包括肝细胞摄取延迟及识别肠道动力的放射性示踪剂清除情况。延迟期图像在 4～6h 及 24h 采集，以确定肠道内是否存在排泄出的示踪剂（图 14-12）。肝胆动态显像术用单光子发射计算机断层显像（SPECT）准确度达 91.3%[21]。最终，通常需要肝活检以区分新生儿肝炎与胆道闭锁。

(2) 自身免疫性肝炎：自身免疫性肝炎是罕见的肝脏慢性炎症性疾病，可以导致肝硬化。肝硬化发病高峰期为 10—30 岁[22]。在儿童，多与自身免疫性胆管炎共同发生。致病原因尚不明确，但被认为是与遗传、免疫及环境多种因素有关。

一般认为影像学检查对诊断自身免疫性肝炎作用不大，但对排除肝脏存在的其他潜在的导致类似临床表现的病理学改变有着重要的意义。超声表现为非特异性不均匀回声增高（图 14-13），CT 及 MR 增强表现为肝实质不均匀强化。当病程进展至肝硬化时，肝硬化的典型表现和并发症可通过横断面影像观察。MR 弹性成像及超声弹性成像可能很快在无创性探测纤维化进程方面发挥重要作用，从而减少经皮肝穿刺活检（图 14-14）。

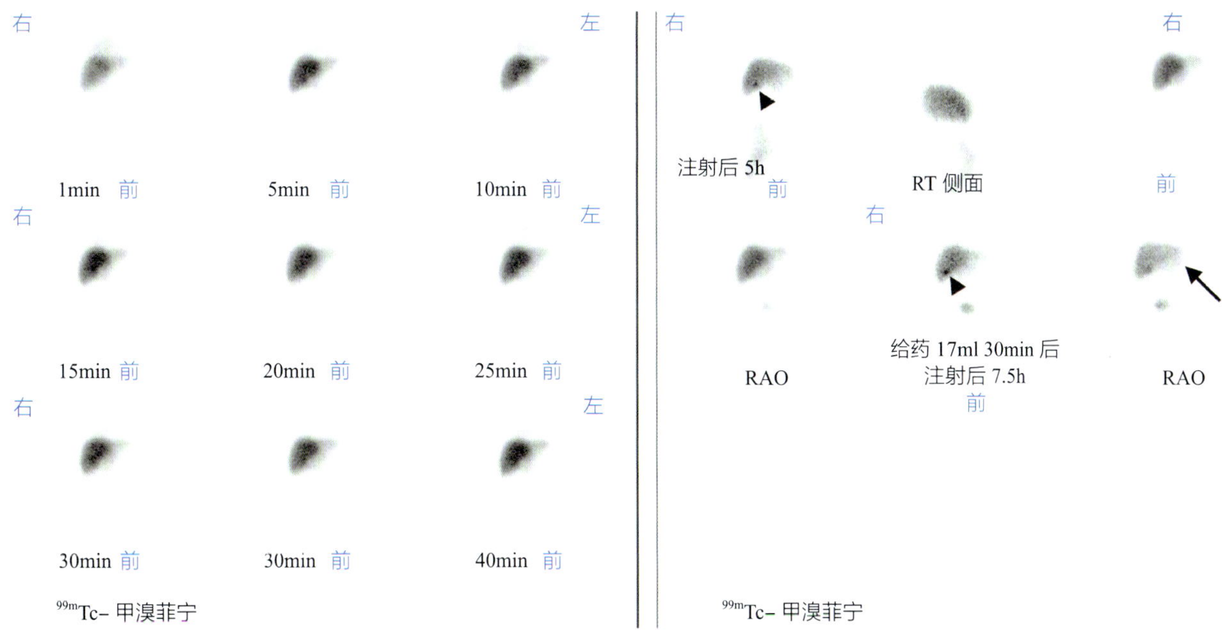

▲ **图 14-12 男，6 周龄，患新生儿肝炎**

用 ^{99m}Tc- 甲溴菲宁行肝胆扫描，显示肝内示踪剂清除延迟，胆囊内有示踪剂浓集（箭头）；注射药物后 7.5h 肠内有示踪剂浓集（箭），可以排除胆道闭锁可能；注射药物后 5h 随尿液排出的示踪剂可见于患儿的尿布

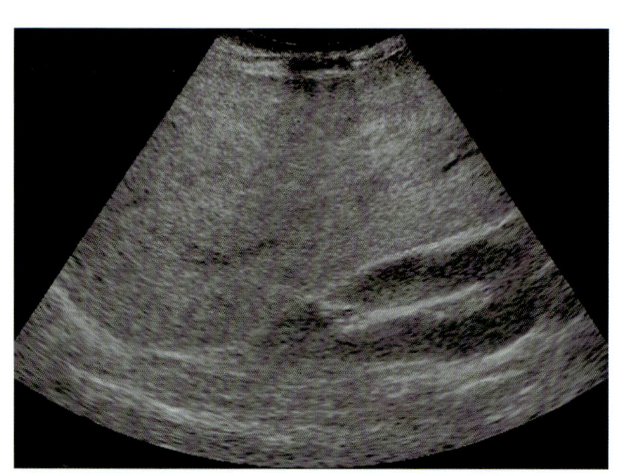

▲ **图 14-13　女，11 岁，自身免疫性肝炎**

纵向灰阶超声图像显示非特异性肝实质回声增强；正常门静脉结构未见显示

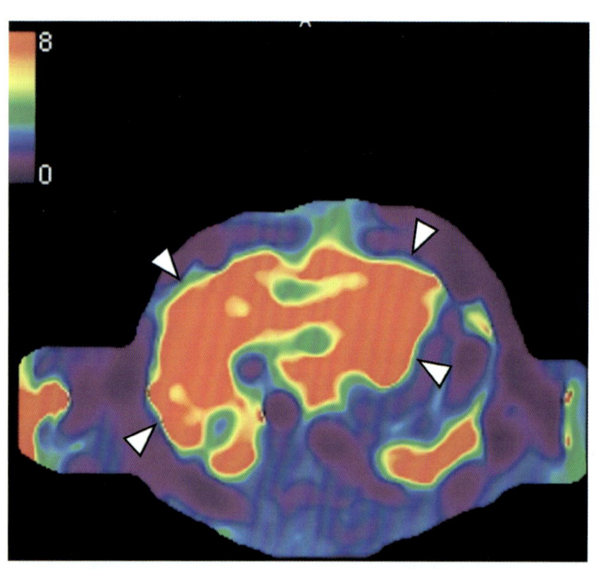

▲ **图 14-14　女，12 岁，自身免疫性肝炎**

MR 弹性成像显示肝脏（箭头）硬度显著提高（红色及橘色区域）；平均肝硬度为 7.8Pa

（三）肿瘤性病变

肝脏是儿童第三位常见的腹部实性肿块的原发部位，仅次于肾脏及肾上腺[23]。2/3 的儿童肝脏原发性肿瘤是恶性的；肝母细胞瘤、肝细胞癌及肝未分化胚胎肉瘤最常见[24-26]。1/3 的儿童肝脏原发性肿瘤是良性的，最常见的是婴儿型肝血管瘤、FNH 及间叶性错构瘤[23, 24, 26, 27]。

1. 原发良性肿瘤

(1) 婴儿型肝血管瘤：婴儿型肝血管瘤（IHHs），有时不恰当地被称为血管内皮瘤，是婴儿期最常见的肿瘤，在儿童肝脏肿瘤中居第三位[23, 28, 29]。IHHs 是真性肿瘤，是由毛细血管大小的内衬内皮的血管网组成，不同于误称为成人"血管瘤"，实为静脉畸形。大多数 IHHs 是无症状的[30]。少见的并发症包括高输出性充血性心力衰竭、消耗性凝血病（Kasabach-Merritt 综合征）、黄疸、肝衰竭、出血、腹腔间隔室综合征及甲状腺功能减退[24, 28]。

IHHs 依据分布可分类为局灶性、多灶性或弥漫性（图 14-15 至图 14-17）。局灶性 IHHs 具有许多与皮肤快速退化的先天性血管瘤（RICH）相同的特征。与生后几周内出现的多灶性及弥漫性 IHHs 不同，局灶性 IHHs 于产前即可发现并为先天性病变。在生后 12～14 个月，局灶性 IHHs 未进行治疗也会消退[31]。多灶性及弥漫性 IHHs 多与婴儿皮肤血管瘤相关。与婴儿皮肤血管瘤相似，多灶性及弥漫性 IHHs 出现于生后几周，一年内迅速生长，然后缓慢退化[29]。

影像学检查可用于区分 IHHs 的亚型，并识别有症状病例出现的后遗症。一般，局灶性及多灶性 IHHs 表现为边界清晰的球形肝脏肿块（图 14-15 和图 14-16）。弥漫性 IHHs 显示病变全部或几乎全部替代肝实质（图 14-17）[31, 32]。50% 的肿块可见钙化[24]。如有供血动脉扩张（腹腔干和肝动脉）、腹主动脉下段变细、门静脉增大、早期肝静脉引流显影，以及充血性心力衰竭的后遗症（如心脏增大和肺水肿）则可看见盗血和分流表现[24, 31]。

在超声检查中，IHHs 可表现为低回声或因中心出血、坏死及钙化而呈混杂回声（图 14-15）[24]。弥漫性 IHHs 可表现为肝脏不均匀增大[24]。多普勒探查多表现为肿块血供丰富伴多种频谱波形[24]。IHHs 在平扫 CT 中表现为低密度。平扫 MR 上，肿块于 T_1WI 呈低信号，T_2WI 呈高信号（图 14-15）[24, 31]。内部信号混杂，包括 T_1WI 高信号提示出血坏死。IHHs 内部及周边流空信号表明供血动脉的高血流。增强 CT 及 MR 的特征性表现为动脉期病变周围连续性或非连续性强化，门静脉期逐渐向中心填充，延迟期填充更多（图 14-15 至图 14-17）。小的肿块一般均匀强化，而大的肿块因中心出血及坏死不能完全强化[24]。少数报道称，应

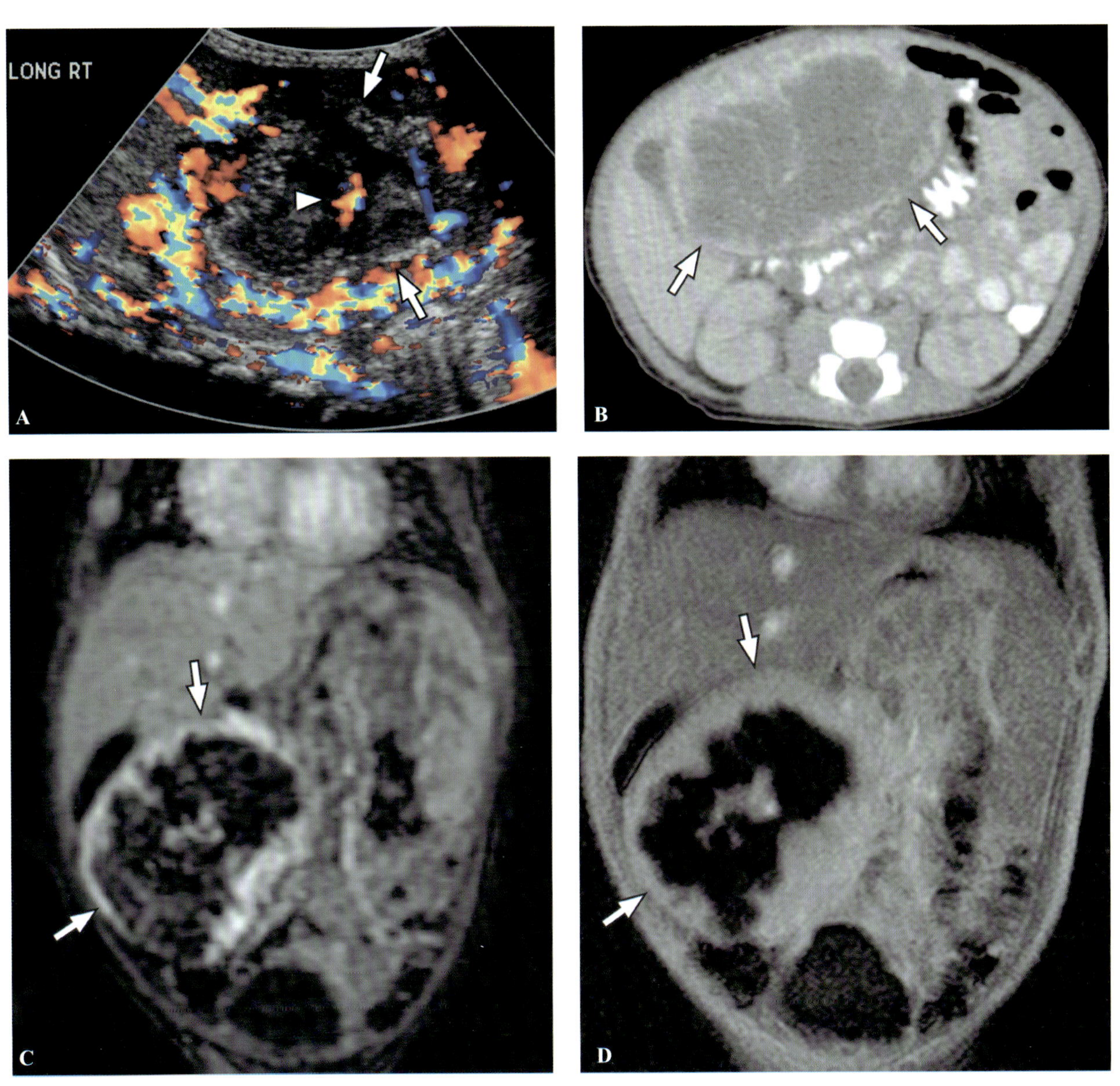

▲ 图 14-15 男，1 月龄，巨大婴儿肝血管瘤

A. 彩色多普勒超声显示混杂回声团块（箭），伴周围血流明显增多及肿块内部血流轻度增多（箭头）；B. 腹部轴位增强 CT 图像显示巨大不均匀肿块（箭）伴有周边不规则结节状强化；C. 冠状位 T_1WI 脂肪抑制增强图像，动脉期（C）及门静脉后期（D）显示肿块边缘呈结节状强化，延迟后显示部分填充

用肝细胞特异性造影剂观察 IHHs，显示肿块在肝细胞期摄取造影剂的表现不同[33]。

IHHs 为良性肿瘤，预后良好。无症状的患儿可通过超声检查随访，证实消退[31]。有症状的患儿可以通过药物治疗（如普萘洛尔）以加快消退[31]。极少数的复杂病例需行肝动脉栓塞、肝脏部分切除术或者肝移植[31]。

(2) 局灶性结节增生：局灶性结节增生（FNH）占儿童肝脏肿瘤的 2%[34]。这种肿瘤样细胞的增殖既可偶然发生，又在儿童恶性肿瘤长期存活者中发生率增加（如神经母细胞瘤、白血病）[34-40]。散发 FNH 一般是孤立发生，多灶 FNH 多见于肿瘤后幸存者[34]。FNH 的诱因很可能是局部血流异常。大体及显微镜下 FNH 表现类似于局灶性肝硬化，由纤维带及结节状聚集的肝细胞组成，并伴有胆管增生。与儿童恶性肿瘤治疗后发生的 FNH 相比，散发 FNH 的病灶一般较大并多伴有典型的中心星形瘢痕（图 14-18）[34]。

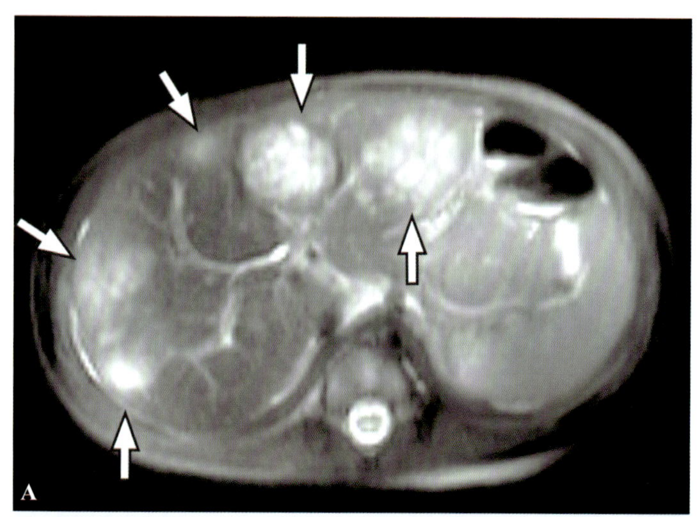

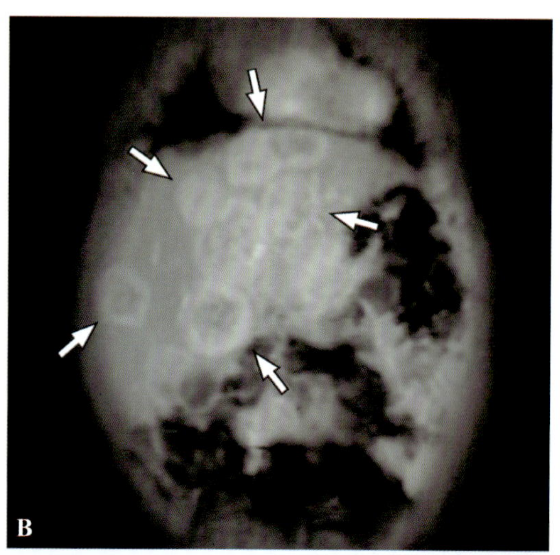

▲ 图 14-16 女，8 月龄，多灶性婴儿型肝血管瘤

A. 轴位 T_2WI 脂肪抑制图像显示肝内多发分叶状高信号肿块（箭）；B. 冠状位增强 T_1WI 脂肪抑制 MR 图像显示所有肿块边缘性强化（箭），一些肿块中心可见造影剂

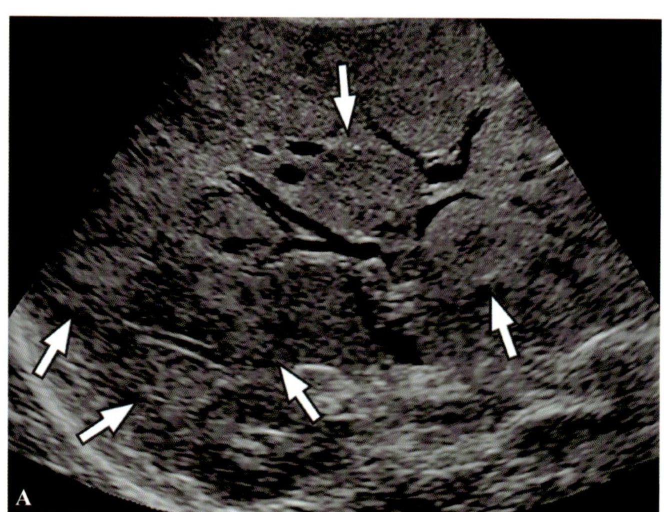

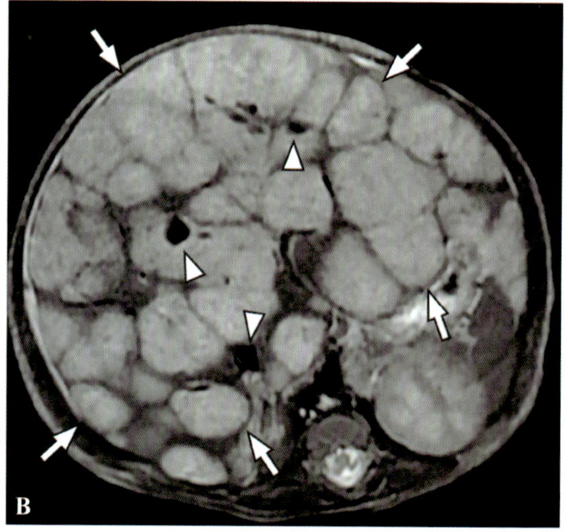

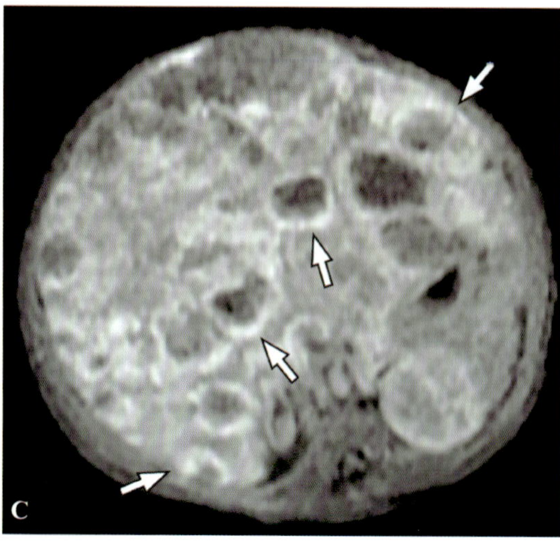

◀ 图 14-17 男，3 月龄，弥漫性婴儿型肝血管瘤

A. 轴位灰阶超声图像显示肝脏增大并可见多发等 - 稍高回声团块（箭）；B. 轴位 T_2WI 图像显示肝内多发 T_2WI 高信号团块（箭），几乎没有正常肝实质存在；可见较大流空血管(箭头)，提示血管扩张；C. 冠状位增强 T_1WI 脂肪抑制图像显示门静脉早期肝内多发肿块伴边缘强化（箭）

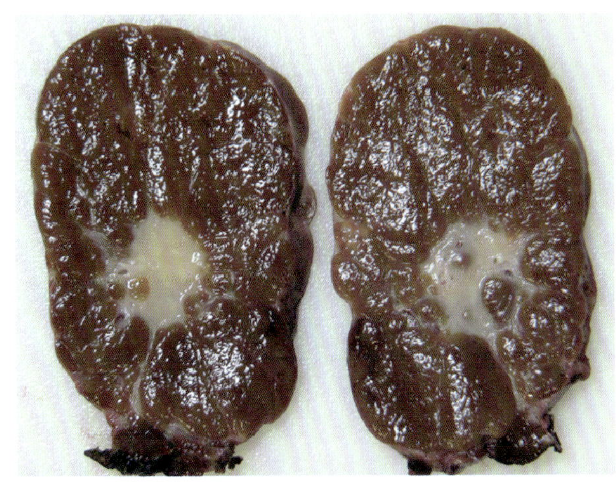

▲ 图 14-18　青春期健康女孩，局灶性结节增生，7cm 肿块，中心白色的纤维性瘢痕为其特征性改变

在超声检查中，FNH 一般为均匀的，回声表现多样（图 14-19）[24]。中心瘢痕如能显影，与肝实质相比表现为高回声。多普勒显示其内部血流呈动脉波形，可以与肝（肝细胞）腺瘤相鉴别[24]。平扫 CT 上，FNH 与正常肝实质相比一般表现为等或稍低密度，中心瘢痕表现为稍低密度。MR 上，FNH 一般于 T_1WI 呈等 – 稍低信号，于 T_2WI 呈等 – 稍高信号（图 14-19）。中心瘢痕于 T_1WI 呈低信号，T_2WI 呈稍高信号。这与纤维板层性肝细胞癌（FLH）的中心瘢痕不同，其于 T_2WI 上呈稍低信号。

CT 及 MR 上，FNH 的强化特征为早期明显的动脉期强化，门静脉期及延迟期强化程度与肝实质相同（图 14-19）。中心瘢痕于延迟期可见强化（FLH

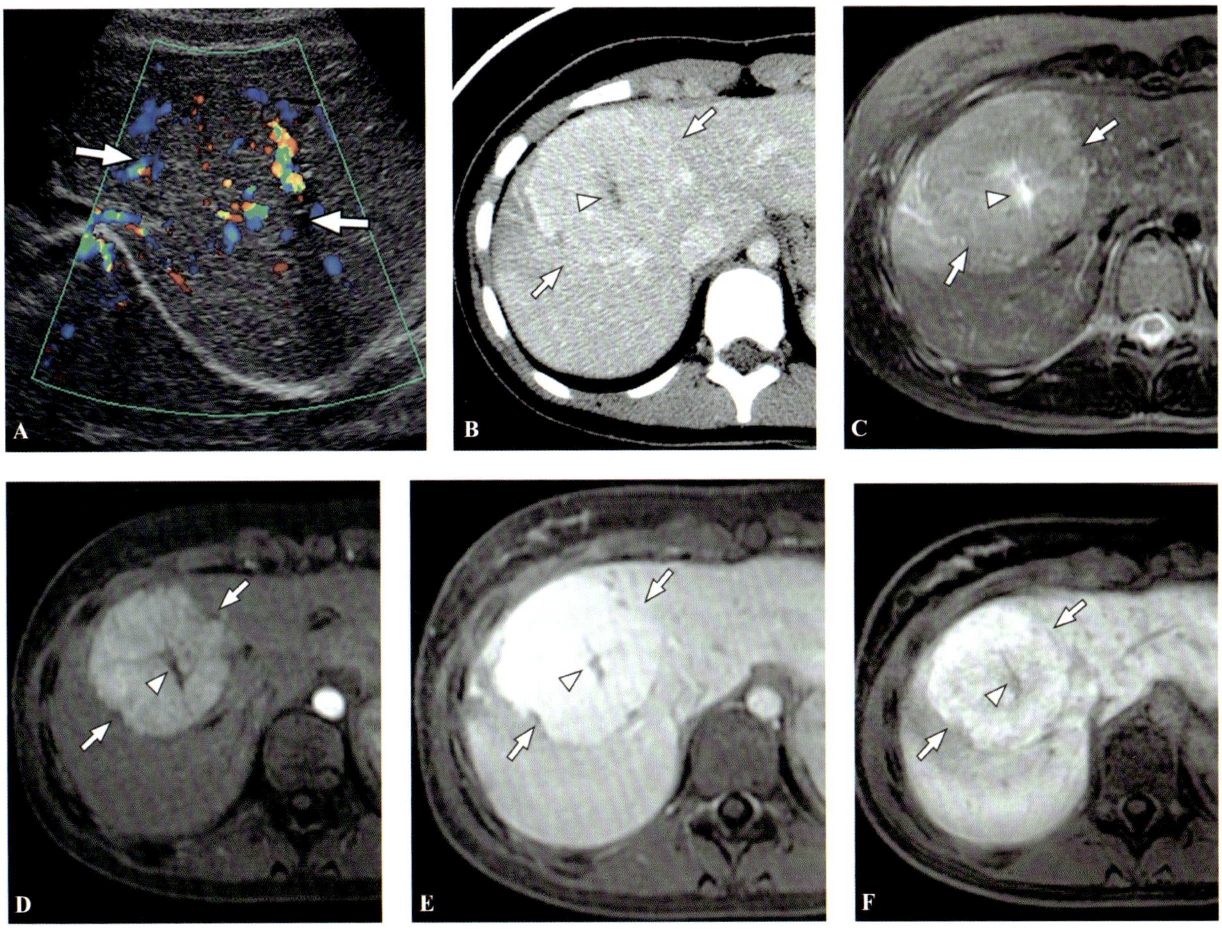

▲ 图 14-19　女，15 岁，局灶性结节增生（FNH）

A. 纵切位彩色多普勒超声显示肝右叶轻度高回声团块（箭）；肿块内可见血管呈“辐轮”征；B. 轴位增强 CT 图像显示相对于肝实质，肿块（箭）呈轻度强化；肿块中心可见低密度瘢痕（箭头），未见明显强化；C. 轴位 T_2WI 脂肪抑制图像显示与正常肝实质相比，肿块（箭）呈高信号；中心瘢痕（箭头）也呈高信号；应用肝细胞特异性造影剂行增强检查，轴位增强脂肪抑制 MR 图像，肝动脉期（D）门静脉期（E）肝细胞期（F）显示，于肝动脉期及门静脉期肿块（箭）与正常肝实质相比呈明显强化，于肝细胞期依然保留造影剂；中心瘢痕（箭头）未见明显强化

中心瘢痕未见明显强化）。肝细胞特异性造影剂可以特异性诊断 FNH，因其是少数可在肝细胞期保留造影剂而显影的（图 14–19）[33]。在肝细胞期中心瘢痕不摄取造影剂，与周围病变相比呈低信号[33]。较大的 FNH 在 CT 及 MR 检查中可以出现动静脉分流，包括病灶内及周围扩张的肝动脉分支、肝静脉早期显影。

无症状的肿块不需要随访。对有症状的病变可以进行外科切除及肝动脉栓塞。

(3) 间叶性错构瘤：间叶性错构瘤是第二常见的小儿肝脏良性肿瘤，占所有肝脏肿物的 5%～8%[41]。80% 于 2 岁前诊断，95% 于 5 岁前诊断[24, 41]；部分在宫内已被发现。患儿一般表现为迅速增大的、无痛性腹部包块[42]。如果肿块压迫邻近结构，则会出现腹水、黄疸及充血性心力衰竭[41]。甲胎蛋白（AFP）水平可轻度升高，但是对于间叶性错构瘤并没有特异性实验室检查指标[24]。

影像学特征取决于肿物的组成。病变的外观可以从以囊性成分为主到实性成分为主，80%～85% 的肿块肉眼可见囊性成分[24, 42]。这类病变往往体积大，平均直径为 16cm，与肝左叶相比，肿块更倾向来源于肝右叶[41, 42]。如果在产前超声检查中发现病变，间叶性错构瘤多表现为无回声或低回声，可伴有胎盘增厚，多囊性扩张或间充质干细胞绒毛增生[41]。产后超声检查，间叶性错构瘤的囊性部分表现为无回声肿块，其内伴有强回声分隔。囊内可见较低回声表明黏液基质的存在[24]。肿块的实性成分较肝实质多表现为高回声。多普勒超声检查显示其内仅见少量血流。

在 CT 检查中，间叶性错构瘤一般表现为复杂性囊性肿块，囊性成分与水密度类似（10～20HU）（图 14–20）[24]。平扫 CT 上，肿瘤的间质成分与正常肝实质相比常呈低密度，与囊性成分相比呈高密度。钙化少见。静脉注射造影剂后，囊内分隔及间质成分可见强化（图 14–20）。MR 上，肿物的囊性成分于 T_1WI 呈低信号，T_2WI 呈高信号（图 14–20）。囊性成分信号可变，尤其是 T_1WI 图像，这取决于囊内蛋白含量[24]。肿物的实性成分于 T_1WI 及 T_2WI 上多呈低信号，反映其为纤维组织[24]，注射造影剂后可见强化（图 14–20）。

组织学上，间叶性错构瘤是原始星形间叶细胞散于黏液基质中，并混合有肝细胞、胆管结构及造血细胞岛。囊肿较常见（图 14–21）[41, 42]。周期性克隆细胞遗传学异常，尤其在 t（11；19）染色体易位，反映了肿瘤生物学。间叶性错构瘤的自然病程是在生后几个月迅速增大，然后稳定或过渡到缓慢增长阶段[24]。可能出现自发性退化，但是由于存在发生“恶变”为非分化型胚胎肉瘤的风险，而不建议观察[24, 41]。外科手术切除被认为是最可靠的治疗方式。

(4) 肝腺瘤：肝（肝细胞）腺瘤在儿童群体中并不常见。常发生于口服避孕药的年轻女性和肥胖患者中。此外，肝腺瘤还可能与肝血流改变和全身性疾病有关，如范可尼贫血（与雄激素治疗有关）、糖原贮积病Ⅰ型及Ⅲ型、半乳糖血症、家族性糖尿病、家族性腺瘤性息肉病[24]。超过 9 个肝腺瘤的患者被认为患有肝腺瘤病，它可以是单叶的、巨大的或多灶的[45]。肝腺瘤多无症状。然而，肿瘤破裂发生率为 10%～35%，表现为急性疼痛、腹腔内出血或低血容量休克[24, 25]。

肝腺瘤由肝细胞组成，无门静脉或正常胆管（图 14–22），由肝动脉供血。最近的研究基于基因突变（HNF–1α 突变或 β– 连环蛋白突变）的存在与否或是组织学检查中是否存在炎症对肝腺瘤进行分型。炎症性肝腺瘤是最常见的亚型（40%～50%），多见于口服避孕药和肥胖症的患者中[46]。慢性贫血和全身性炎症性综合征（发热、白细胞增多和血清 C– 反应蛋白升高）[46]。HNF–1α 突变型肝腺瘤（30%～35%）仅发生于女孩，多有口服避孕药史[46]。脂肪变性很常见，50% 是多灶性的[46]。该突变可促进脂肪生成和病变细胞内脂质积累，影像上较明显。β 联蛋白突变型肝腺瘤（10%～15%）更常发生于男孩，与雄性激素使用、糖原贮积病及家族性腺瘤性息肉病相关[46]。未分类的腺瘤没有特异性相关。

一般情况下，肝腺瘤在超声检查中表现为边界清楚的肿块，其回声特点取决于病灶内脂质、出血及糖原的数量及邻近肝脏的回声（图 14–23）[24]。平扫 CT 上，肝腺瘤表现为边界清楚、均匀的低密度病变（图 14–23）。病变内出血可表现为高密度（图 14–24）。钙化不常见（5%～15%）[24]。增强检查后，肝腺瘤动脉期强化，在延迟期影像学上表现多变。MR 上，肝腺瘤的典型表现是 T_1WI 不均匀

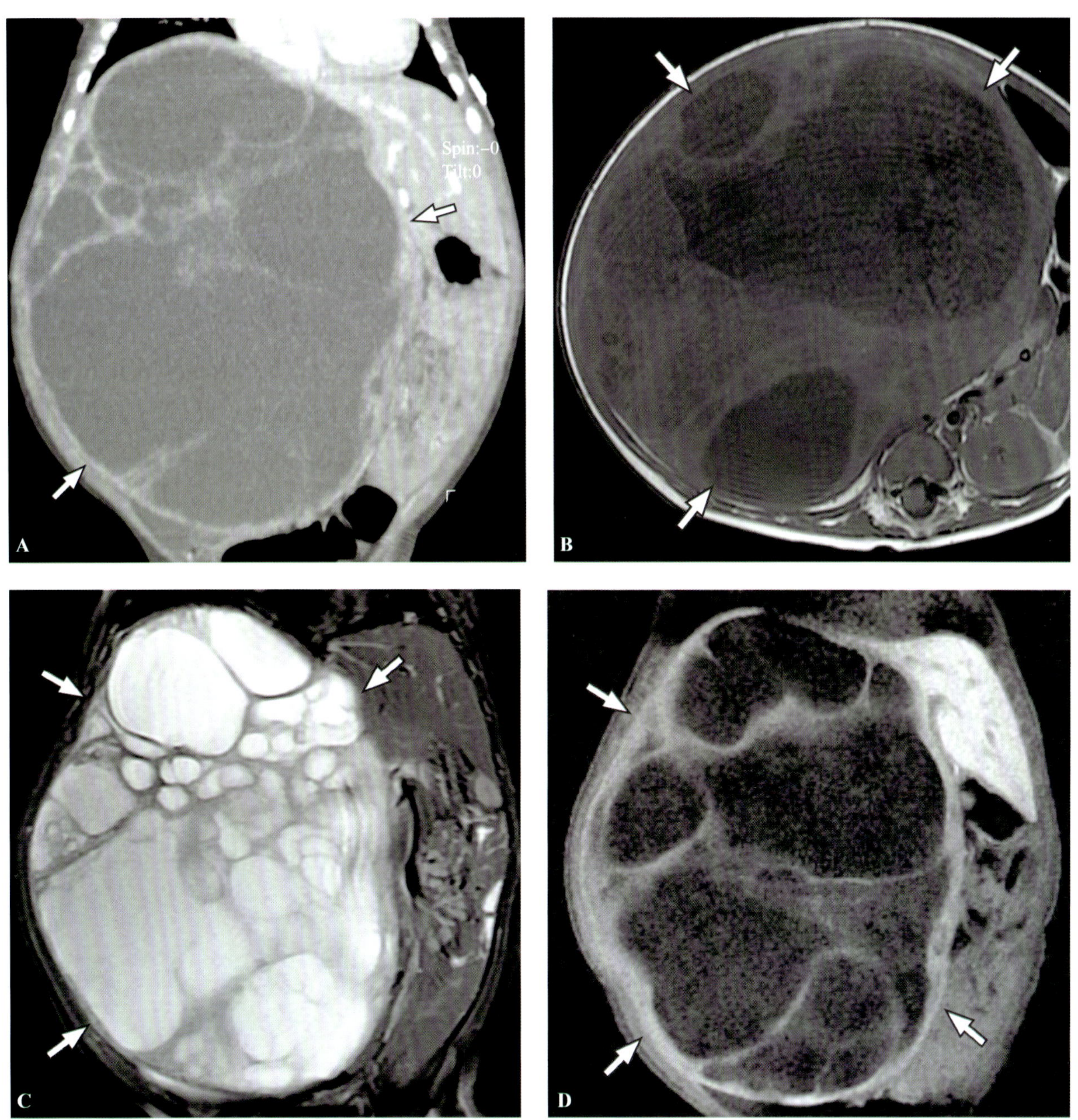

▲ 图 14-20 男，8 月龄，巨大间叶性错构瘤

A. 腹部冠状位增强 CT 图像显示肝右叶巨大多分隔囊性肿块（箭）；肿物大体为液体密度，伴有分隔强化；B. 轴位 T_1WI 图像显示肝内巨大多分隔囊性肿块（箭），囊性成分较分隔及肝实质呈低信号；C. 冠状位 T_2WI 脂肪抑制图像显示肿块的囊性成分与肝实质比呈高信号，分隔呈等 - 低信号；D. 应用肝细胞特异性造影剂行增强检查，冠状位增强 T_1WI 脂肪抑制图像显示肝细胞期巨大囊性肿块分隔及边缘强化（箭）

高信号，T_2WI 稍高信号，在 T_1WI 梯度反相回波序列（反相位）图像中信号减低（图 14-23）。增强检查后，肝腺瘤典型表现为动脉期强化，反映其肝动脉供血特点，在肝细胞期未摄取肝细胞特异性造影剂（图 14-23）。在 T_1WI 梯度反相回波序列（反相位）图像中信号减低见于 HNF-1α 突变型肝腺瘤（图 14-23），β 联蛋白突变型肝腺瘤于肝细胞期摄取造影剂，虽然少于正常肝细胞。影像学的特征性表现并不能很好地区分 β 联蛋白突变型肝腺瘤和未分类的肝腺瘤；然而，有一些证据表明，MR 可区分炎症性肝腺瘤亚型和 HNF-1α 突变肝腺瘤亚型[46]。

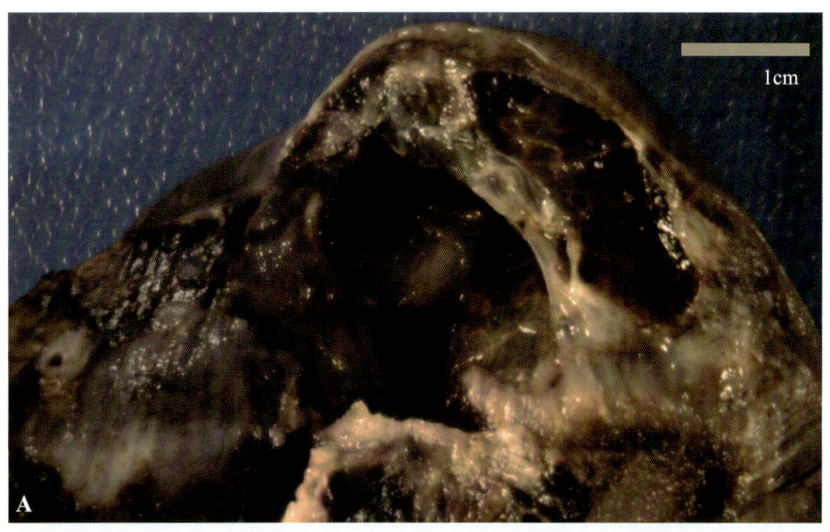

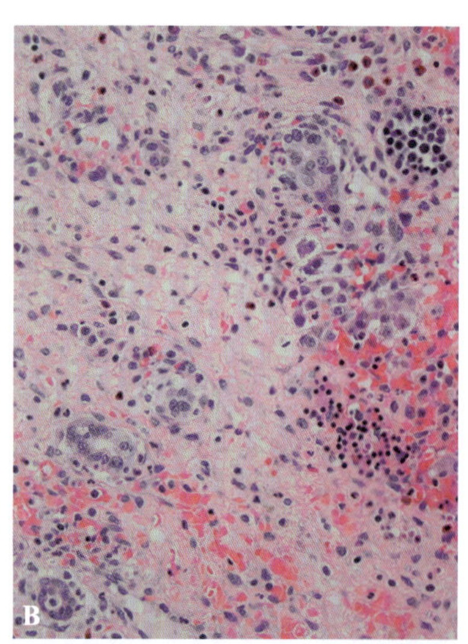

▲ **图 14-21　男，3 月龄，肝间叶性错构瘤**

A. 间叶性细胞瘤的切面表现为不均匀的囊实性组织；B. 显微镜下，纤维基质组织包括少量肝细胞，胆小管上皮细胞及髓外造血（HE，×400）

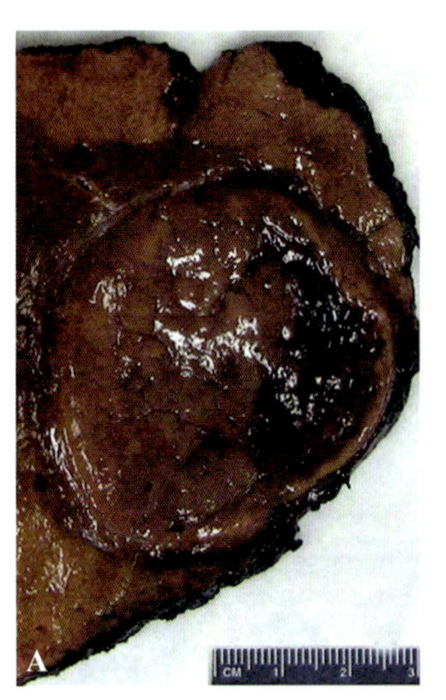

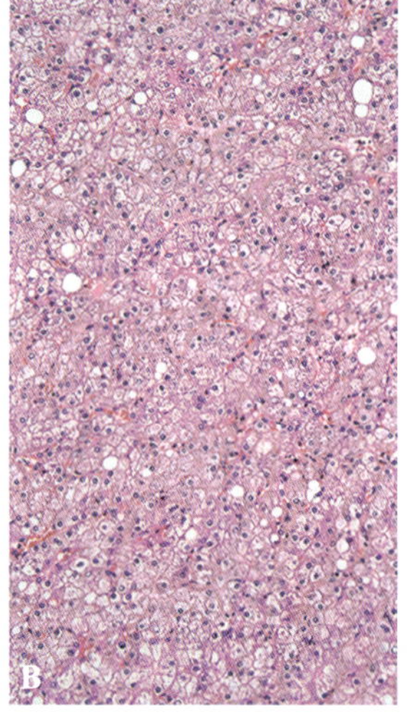

◀ **图 14-22　男，18 岁，糖原贮积症Ⅰ型，发现肝腺瘤**

A. 肝腺瘤的切面表现为边界清楚的肿块，其软化区域与坏死对应；B. 显微镜下，肿块由肝细胞组成，与周围肝脏几乎相同，但缺乏汇管区的腺泡结构（HE，×200）

肝腺瘤的两大主要并发症是出血和恶变成肝细胞癌（图 14-24）。这些并发症的风险取决于亚型的不同。炎症性肝腺瘤最容易出血，出血的风险随肿瘤体积的增大而增加[46]。HNF-1α 突变肝腺瘤是侵袭性最小的，出血或恶变的风险最小。β 联蛋白突变型肝腺瘤恶变为肝细胞癌的风险最高。增加恶变可能性的危险因素包括男性、糖原贮积病、使用合成代谢类固醇、β 联蛋白亚型和病灶直径大于 5cm[46]。

肝腺瘤首先需停止激素治疗（如口服避孕药）[24]。直径大于 5cm 的病灶和增大而不能消退的病灶通常手术切除。射频消融已被用于治疗小的肝腺瘤[47]。根据肝腺瘤的大小、位置和数目，可能会实施原位肝移植手术[45]。

2. 恶性肿瘤

(1) 肝转移：转移瘤是儿童最常见的侵犯肝脏的恶性肿瘤，最常见的是神经母细胞瘤和 Wilms 瘤。转移灶可以是单发或多发的，其影像学上的表现是多样的。MR 上，若使用肝细胞特异性造影剂，由于病变中没有正常功能的肝细胞，转移灶在肝细胞期不摄取造影剂（图 14-25）。肝脏转移瘤也常在弥散加权成像上表现为弥散受限（图 14-25）。虽然不常见，淋巴瘤也可累及小儿肝脏（图 14-26）。

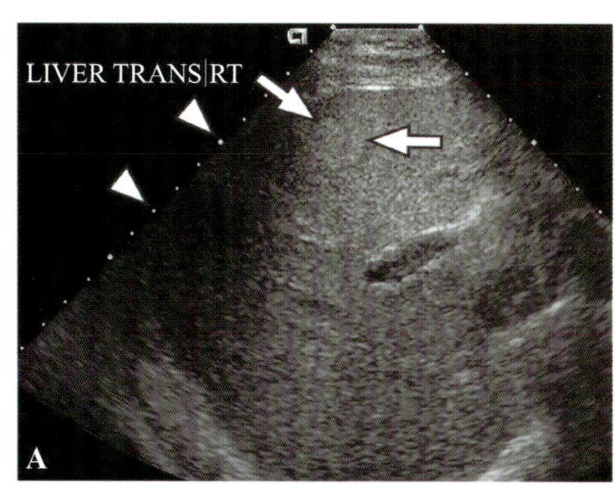

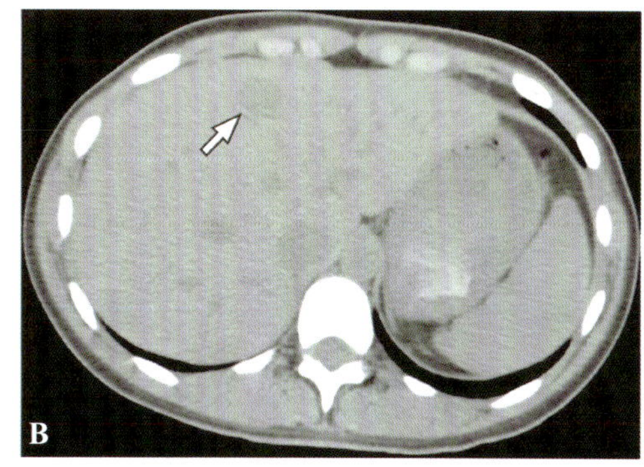

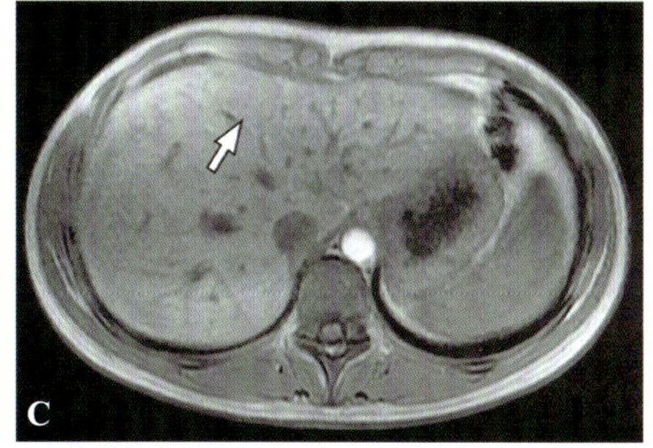

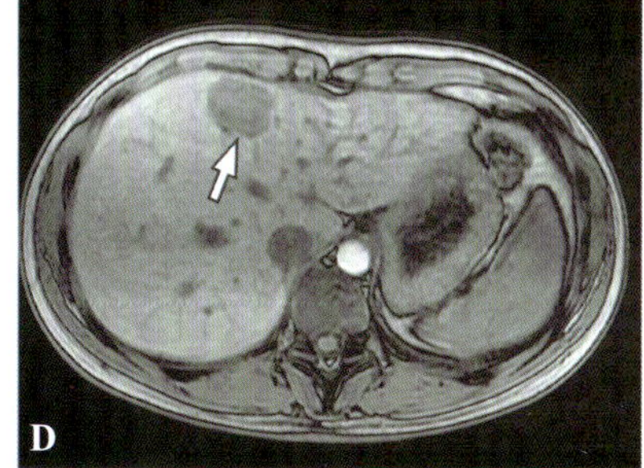

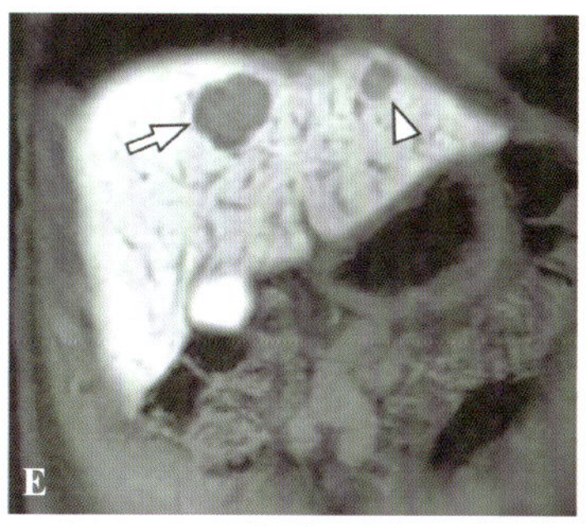

▲ 图 14-23　女，17 岁，肝腺瘤

A. 轴位灰阶超声图像显示肝左叶中部高回声病变（箭）；B. 轴位平扫 CT 图像显示病变呈低密度（箭）；轴位 T_1WI 梯度回波序列同相位（C）及反相位（D）图像显示病变于反相位上信号减低（箭），提示存在细胞内脂质；使用肝细胞特异性造影剂后（E），肝细胞期显示病变（箭）与周围正常强化肝细胞相比较呈低信号，并且发现了其他 20 余病灶（箭头）

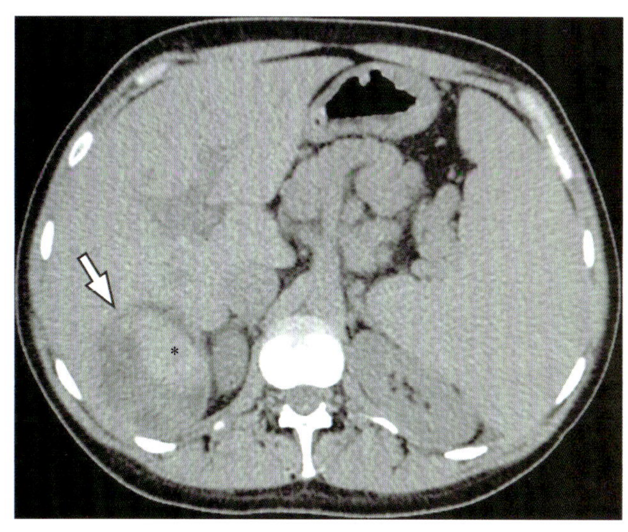

◀ 图 14-24　女，22 岁，患先天性心脏病、门静脉高压及急性腹痛

患者被诊断为肝腺瘤破裂；腹部轴位平扫 CT 图像显示肝右叶后段不均匀的肿块（箭）；病变内出血呈混杂密度，急性出血（星号）表现为局灶性高密度

(2) 肝母细胞瘤：肝母细胞瘤是儿童最常见的原发性肝恶性肿瘤，占儿童肝肿瘤的 65%～80%[27, 48, 49]。中位年龄为 18 月龄[48]，90%～95% 的病例在 4 岁之前诊断[26, 48]。肝母细胞瘤的危险因素包括男性、遗传性综合征（结肠家族性腺瘤性息肉病、Beckwith-Wiedemann 综合征、偏身肥大及 18 三体综合征）、低出生体重和早产[25, 50, 51]。儿童肝母细胞瘤患者，6.4% 患有相关的先天性异常[50]。患儿常可触及明显的腹部肿块，有时出现非特异性神经性厌食症和体重减轻[25, 27]。很少情况下，患儿出现性早熟 / 男性化，这是由于分泌人体绒毛膜促性腺激素（β-HCG）[27] 所致。90% 的患儿血清 AFP 升高；不表达 AFP 的肿瘤预后差[25, 26]。

在组织学上，肝母细胞瘤分为两种类型，上皮

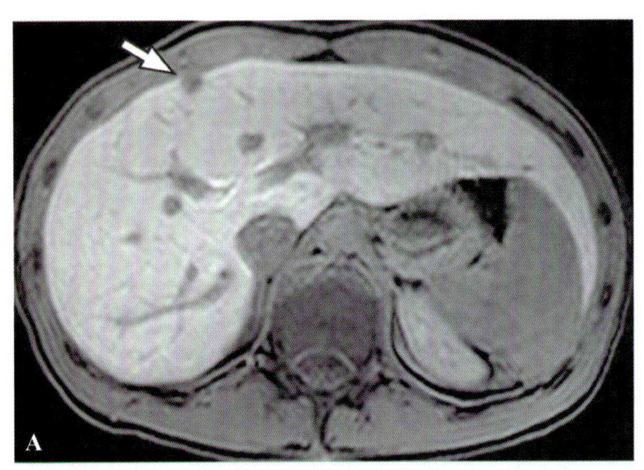
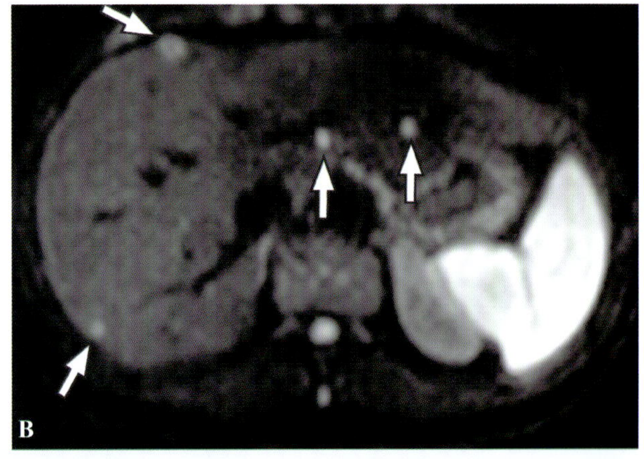

▲ 图 14-25 男，15 岁，患鼻咽癌伴转移

A. 使用肝细胞特异性造影剂行增强检查，轴位 T_1WI 脂肪抑制 MR 图像于肝细胞期显示出肝右叶前段低信号的转移灶（箭）；B. 轴位弥散加权 MR 图像显示出其他的转移性病变，表现为高信号（箭）；该患者仅在增强后肝细胞期及弥散加权成像上可见几处转移灶（由 Jonathan R. Dillman，MD，MSc，Cincinnati Children's Hospital Medical Center，Cincinnati，OH 提供）

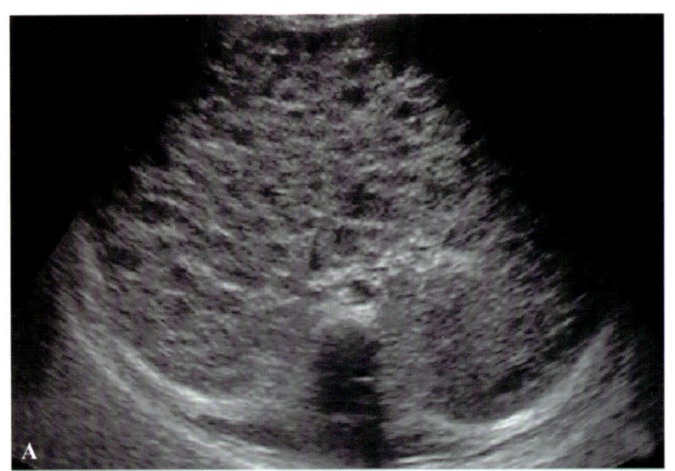
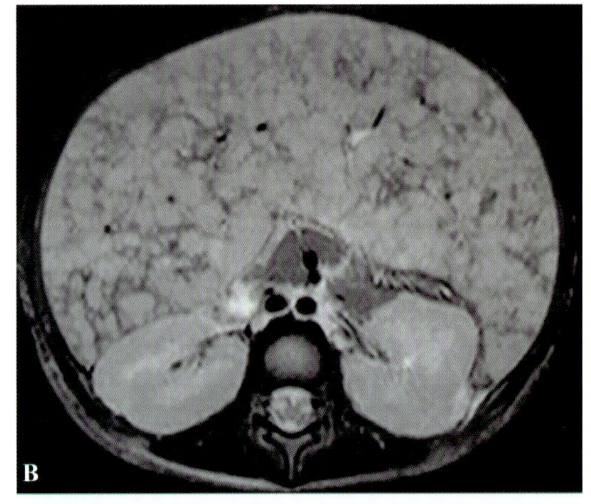

▲ 图 14-26 女，3 岁，患大 B 细胞淋巴瘤

A. 轴位灰阶超声图像显示肝大，伴有多发低回声病变；B. 轴位 T_2WI 图像显示肝大，其原因是弥漫多发高信号结节；在增强检查中双肾亦可见多发肿物；肝活检证实淋巴瘤（由 Jonathan R. Dillman，MD，MSc，Cincinnati Children's Hospital Medical Center，Cincinnati，OH 提供）

型和混合型[25]。上皮型肝母细胞瘤是最常见的，由类似胚胎期或胎儿期的原始肝细胞组成（图 14-27）。当间质成分如骨、软骨或脂肪组织混合时，则为混合型。一般而言，肿瘤行为学与肝细胞分化程度有关，最“成熟”的肿瘤（纯胎型）预后较好，小细胞未分化型预后较差。

影像学检查在肝母细胞瘤中的作用是确诊、分期和协助手术计划。应注意肝脏分段和血管解剖，因其决定疾病的分期和可切除性。所有病例均应行胸部 CT 检查，因为肺是最常见的转移部位[52]。

在超声检查中，肝母细胞瘤的表现多样。肿瘤与肝实质相比常呈混杂高回声（图 14-28）[52]。可以确定有无钙化和坏死[52]。彩色多普勒有助于评估血管结构的位置和受累程度。在平扫 CT 上，肝母细胞瘤与正常的背景肝脏相比，通常表现为一个边界清楚的低密度肿块[25]。约 50% 病变可见钙化，细小的钙化多发生于上皮型肝母细胞瘤，粗大的钙化多发生于混合性间质 - 上皮肿瘤[25, 52]。肝母细

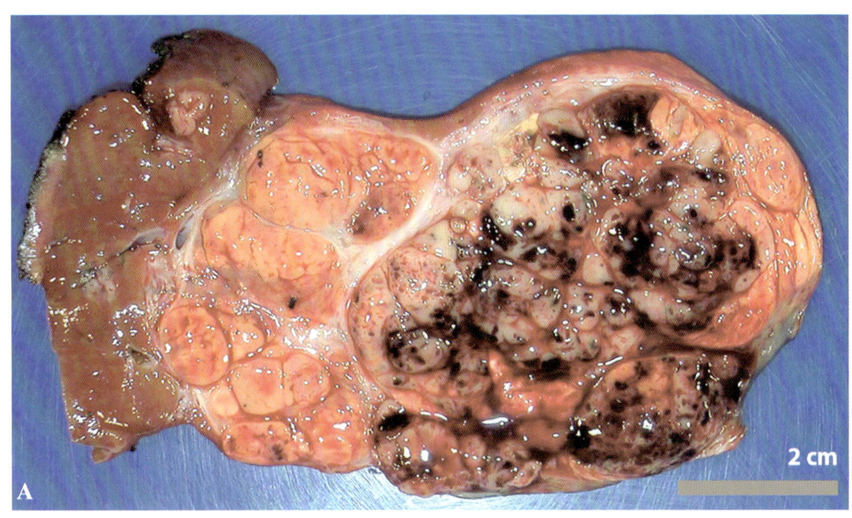

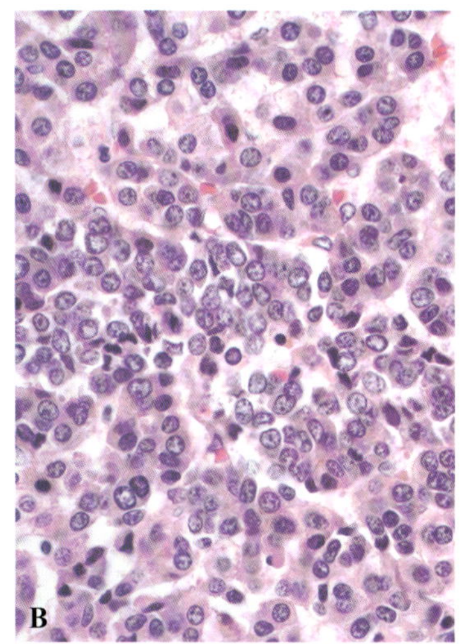

▲ 图 14-27 女，4 岁，肝母细胞瘤

A. 肝母细胞瘤的切面显示多发结节、颜色混杂；B. 显微镜下，可见上皮成分（胎儿性和胚胎性），未见间质成分，这就是“上皮型”肝母细胞瘤（HE，×600）

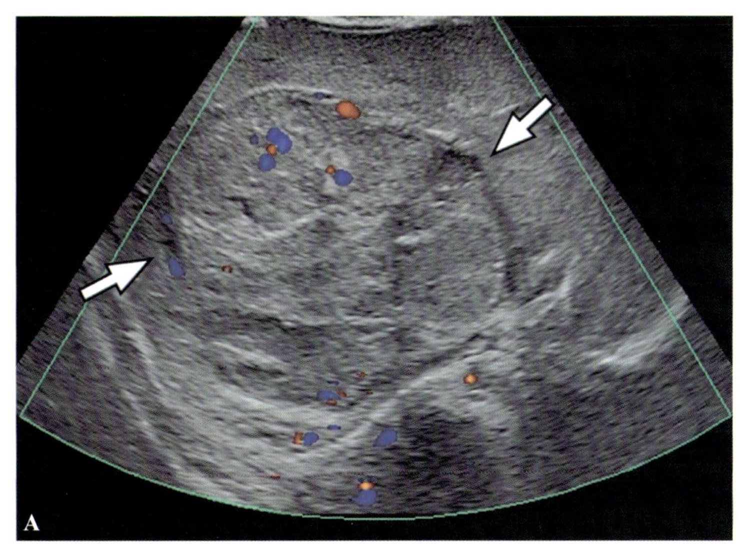

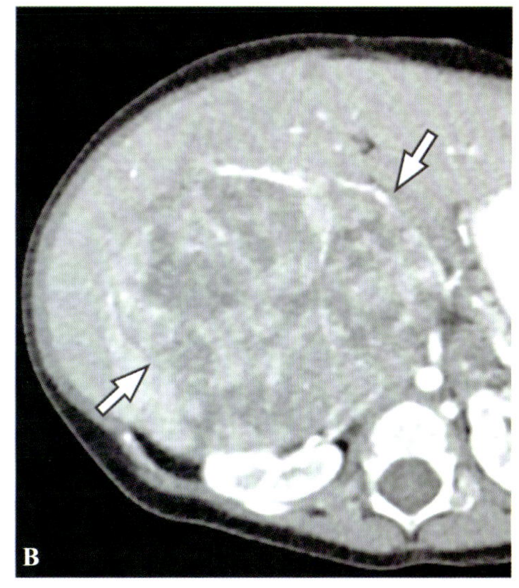

▲ 图 14-28 男，15 月龄，肝母细胞瘤

A. 轴位彩色多普勒超声图像显示肝内不均匀回声肿块伴内部血流（箭）；B. 轴位增强 CT 图像于肝动脉期显示肝右叶下部不均匀强化的肿块（箭），相对于正常肝脏呈明显强化；肿物压迫右肾

胞瘤的 MR 表现取决于其组织学亚型。上皮型肿瘤通常在 T_1WI 图像上表现为均匀性低信号，在 T_2WI 上表现为高信号 [52]。混合性上皮 - 间质肿瘤多为不均匀的，因为内部存在钙化、软骨和纤维间隔（图 14-29）[52]。

静脉注射造影剂后，早期在 CT 和 MR 图像上可以看到边缘和间隔强化（图 14-28），在延迟期肿瘤相对于背景肝脏强化程度减低（图 14-29）[25, 52]。应注意肝脏脉管系统和 IVC，以排除压迫或瘤栓。若使用肝细胞特异性造影剂行增强检查，肝细胞期的肝母细胞瘤影像学表现多样 [33]。肿瘤大部分呈现摄取减少，肿瘤少部分则显示不同程度的摄取造影剂 [35]。可以发现肝内卫星灶。

最常用的分期系统是治疗前疾病范围系统（PRETEXT）。在此系统中原始肿瘤分期反映了为完整切除肿瘤需要切除的肝切片数目，PRETEXT 数目

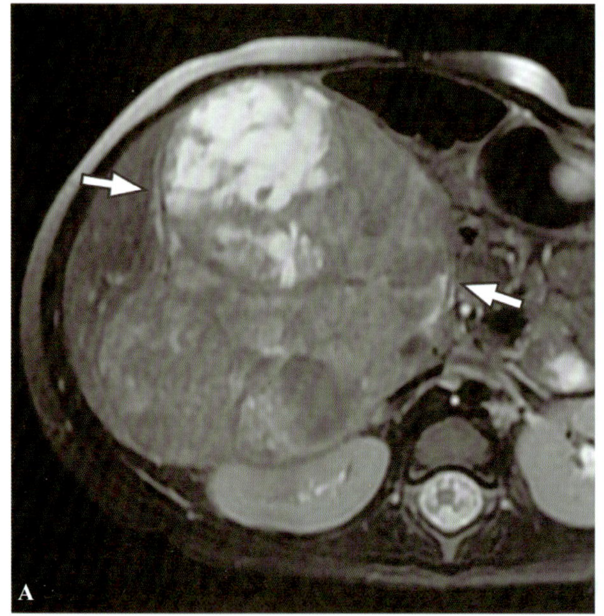

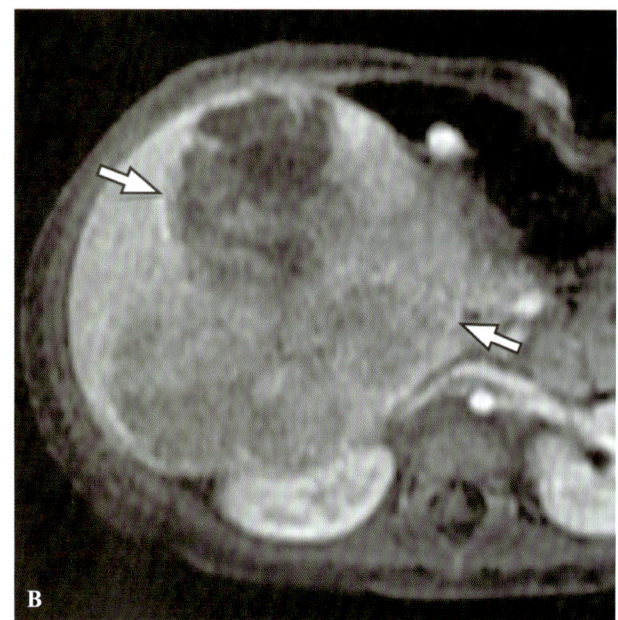

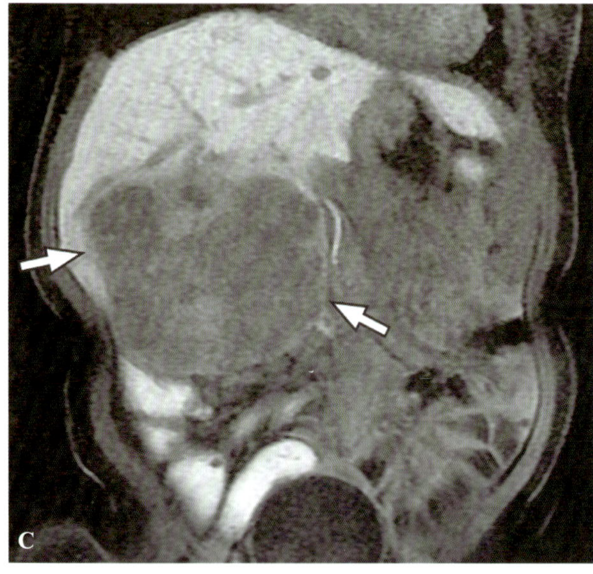

▲ **图 14-29 男，9 月龄，早产，肝母细胞瘤**

A. 轴位 T_2WI 脂肪抑制图像显示右叶下部的不均匀高信号肿块（箭）；肿块呈囊实性，对右肾有压迫效应；B. 轴位脂肪抑制 T_1WI 增强门静脉静脉期；C. 冠状位脂肪抑制 T_1WI 增强肝细胞期 MR 图像，显示肝右叶下部的巨大肿块（箭）；门静脉期的肿块呈不均匀强化，肝细胞期与正常肝实质相比肿块呈低信号

通过减去 4 个连续无肿瘤的肝脏切片数目而获得[53, 54]。除了描述肿瘤的解剖范围外，PRETEXT 分期系统还包括判断是否累及 IVC 或肝静脉、门静脉、肝外疾病和远处转移[53]。

儿童肝母细胞瘤治疗包括手术切除或新辅助化学治疗后手术治疗[55]。患者接受顺铂为主的化学治疗后行手术完全切除，5 年生存率为 80%～90%[56]。10%～20% 的肿瘤是不可手术切除的，应在行新辅助化学治疗后实施肝移植[56]。总体生存率为 82%～100%[56]。

(3) 肝细胞癌：HCC 是第二常见的小儿原发性肝脏恶性肿瘤，占肝恶性肿瘤的 25% 以下[25]。HCC 一般发生在年龄较大的儿童和青少年（> 10 岁）[48]。在儿童时期发生 HCC 的已知的危险因素包括肝硬化、慢性乙型或丙型肝炎病毒感染、Ⅰ型糖原贮积病、酪氨酸血症、血色素沉着病、α_1- 抗胰蛋白酶缺乏、自身免疫性肝炎、原发性硬化性胆管炎（PSC）、胆道闭锁、家族性胆汁淤积性黄疸、Wilson 病、Alagille 综合征、神经纤维瘤病、共济失调 - 毛细血管扩张症及范科尼贫血[25, 26, 48]。然而，仅 30%～50% 的患儿既往存在肝病[25, 57]。HCC 患儿通常表现为腹部较大肿块和血清 AFP 水平升高[25, 58]。

与肝母细胞瘤一样，影像学检查在 HCC 的作用是确诊、分期和辅助肿瘤手术计划。一般而言，HCC 原发肿瘤的生长模式有 3 种，即单发肿块、多结节性肿块和弥漫浸润性肿块[6]。在诊断时，25%～50% 的患者即有转移性病变，最常见于肺部[58, 59]。

在超声检查中，小 HCC 常是低回声病变[25]。在平扫 CT 上，典型表现为低密度。在 MRI 上，病变常在 T_1WI 上表现为低至等信号，在 T_2WI 上表现为稍高信号。然而，大的病灶可以表现为均匀或不均匀的病变，这取决于内部的宏观和微观的脂肪、出血和（或）坏死的存在[25]。

HCC 由肝动脉供血，因此动脉期明显强化[25, 58]。在门静脉期，HCC 表现多变[25, 58]。应用肝细胞特异性造影剂，HCC 在肝细胞期通常表现为摄取减少，尽管分化良好的 HCC 相对于背景肝脏可能表现为高信号[33]。必须仔细注意肝血管系统，以排除肿瘤侵犯（图 14-30）。

肝癌患儿预后差，生存率为 10%～30%[25, 59]。生存率很大程度上取决于肿瘤的可切除性，但 2/3 的患者在被诊断时病变就表现为不可切除[25]。HCC 相对耐药[25]，30%～50% 的患儿表现出一定的反应[57, 60]。替代治疗包括射频消融术、经动脉化疗栓塞、^{90}Y 放射性栓塞及肝移植治疗。儿童肝癌肝移植后 5 年生存率为 63%～83%[61, 62]。

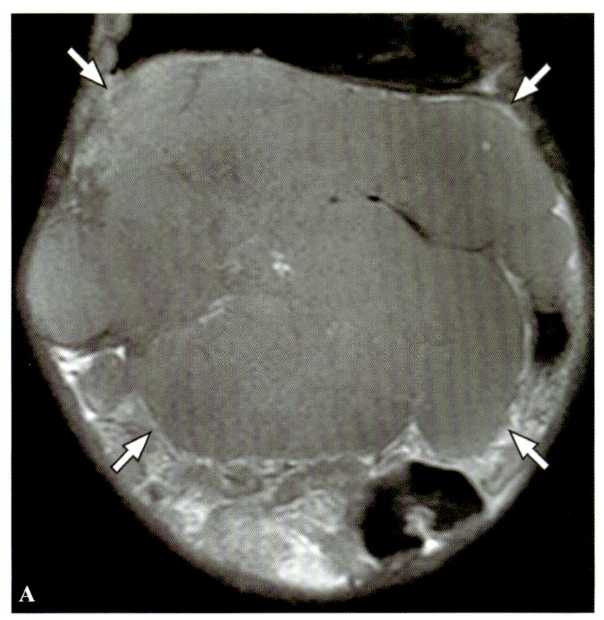

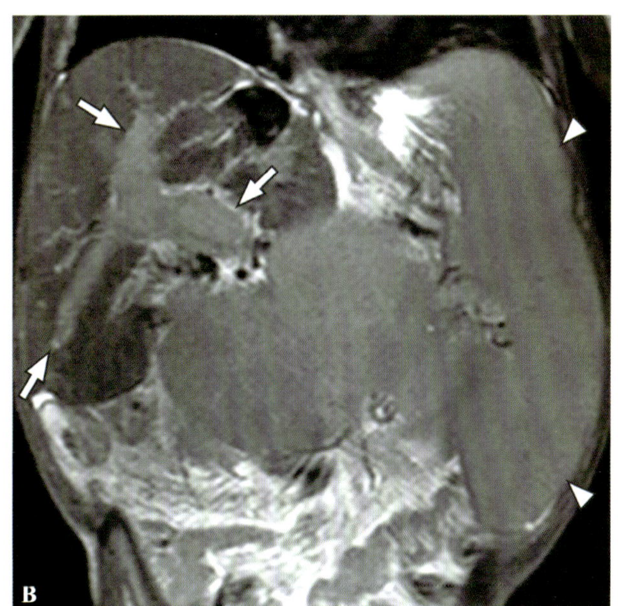

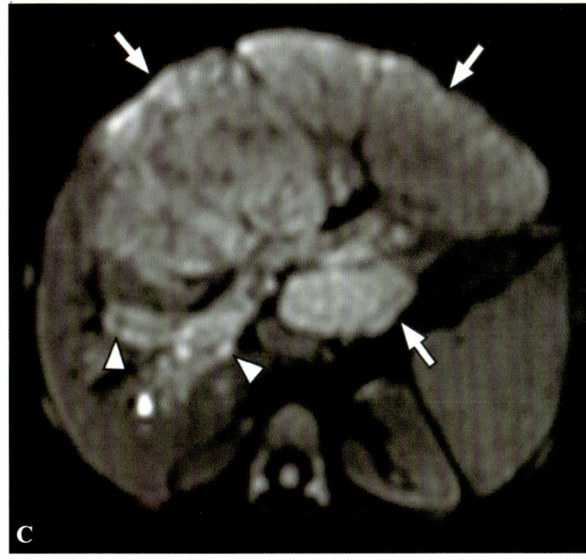

▲ 图 14-30 女，5 岁，患 Alagille 综合征，肝细胞癌伴门静脉瘤栓

A. 冠状位 T_2WI 脂肪抑制图像显示巨大的稍高信号肿块（箭）占据肝脏的整个左叶；B. 较后层面图像显示瘤栓（箭）填充门静脉主干及其分支；瘤栓与原发性肿块具有相同的信号强度；由于慢性肝病和门静脉高压脾脏增大（箭头）；C. 轴位弥散加权图像显示，原发性肿块（箭）和肿瘤血栓（箭头）都限制（阻碍）水的扩散

(4) 纤维板层肝细胞癌：纤维板层肝细胞癌（FLH）是一种罕见的（占原发性肝恶性肿瘤 0.85%）肝细胞癌，具有独特的临床、影像学和组织学特征。这类肿瘤在青少年和年轻人中更为常见，其发病高峰在 25 岁左右[63]。儿童 FLH 患者通常表现为腹部肿块，偶尔伴有男子乳房发育或黄疸[25]。大多数患儿没有潜在的肝病[64]。血清 AFP 通常不升高，但血清维生素 B_{12}，不饱和维生素 B_{12} 结合能力和血清神经降压肽升高[64-66]。纤维板层肝细胞癌最常表现为孤立性肿块，多见于肝左叶[64]。在 33%～60% 的病变中，中心可见星状或不定形瘢痕[25, 63, 66]（图 14-31）。淋巴结转移很常见。

在超声检查中，FLH 通常表现为一个孤立的、边界清楚的不均匀回声肿块（图 14-32）[25, 66]。如果有中央瘢痕，则表现为高回声。在平扫 CT 上，FLH 呈不均匀低密度，边缘呈分叶状[63, 66]。钙化可见于 35%～68% 的肿瘤中，通常位于中心，较小，数量少于 3 个[63]。在 MR 上，FLH 通常在 T_1WI 表现为低信号，在 T_2WI 上表现为稍高信号[25]。如果存在中央瘢痕，在所有序列上都呈低信号，与 FNH 不同，FNH 于 T_2WI 上中央瘢痕呈高信号（图 14-32）[63]。在 80% 的病例中，动脉期 FLH 呈明显强化[63]。在门静脉期，FLH 的强化表现多变。中央瘢痕在延迟期未见明显强化，可进一步与 FNH 鉴别[25, 63, 66]。可以发现肝内卫星灶。

目前认为 FLH 和 HCC 的预后无明显差异[63, 65]。FLH 患者的 5 年生存率为 45%[65]。手术切除是治疗的主要手段，也是唯一的治愈机会。无法切除的患儿 5 年生存率为 0[63]。病变多灶性分布、血管受累、肿瘤直径大于 5cm、血清 AFP 高于 2000μg/ml、切缘阳性及淋巴结阳性都预示结果较差[63, 67]。手术切除后复发率高（36%～100%）[65]。FLH 的复发部位包括肝脏、局部淋巴结、腹膜和肺[67]。对复发疾病进行积极的外科治疗和药物治疗可以帮助患者延长生存期[65]。

(5) 未分化胚胎性肉瘤：肝脏未分化胚胎性肉瘤是一种罕见的肝脏恶性肿瘤，由恶性间质细胞组成，通常具有多形性和奇异性[68, 69]。胚胎性肉瘤是

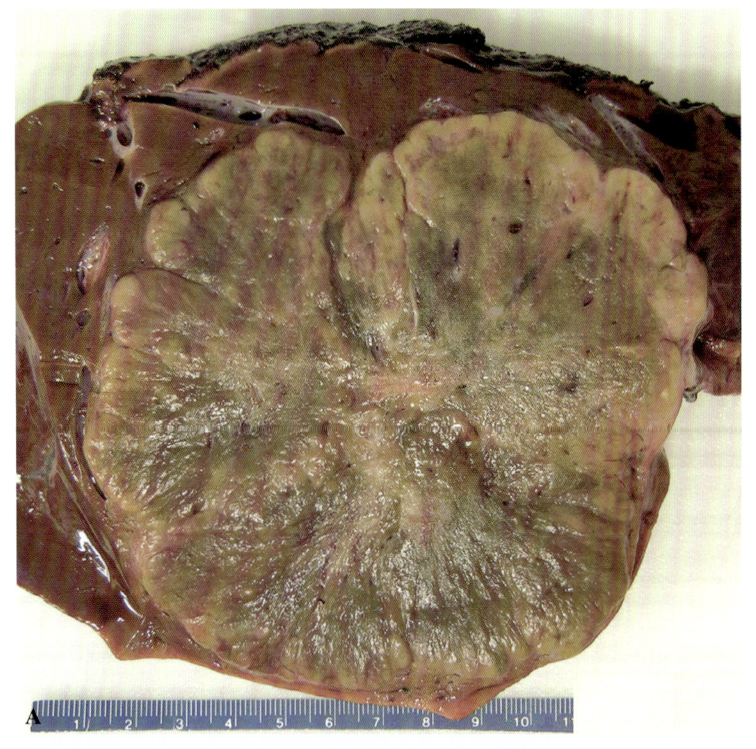

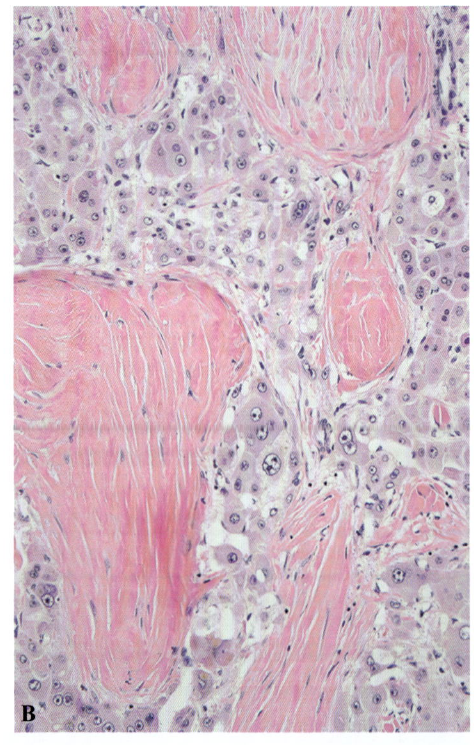

▲ 图 14-31 纤维板层肝细胞癌

A. 切面显示实性、分叶状肿块更加灰白，突出于肝脏周围；B. 显微镜下，肿瘤细胞增大含有较大核仁，大量的粉红色细胞质和丰富的短纤维带（“板层纤维”）（HE，×200）

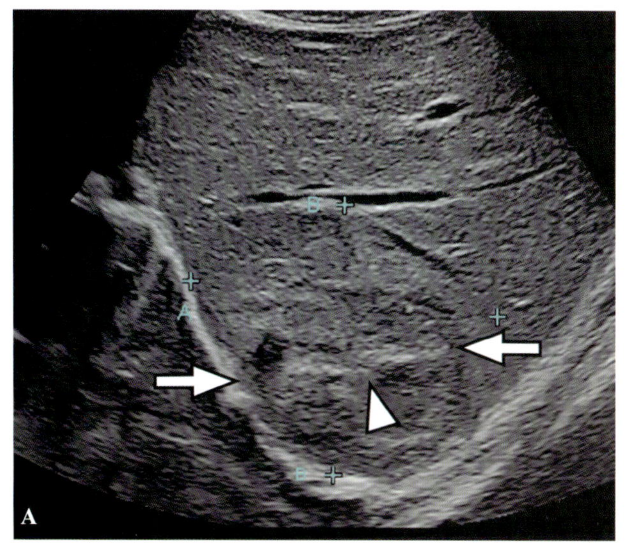
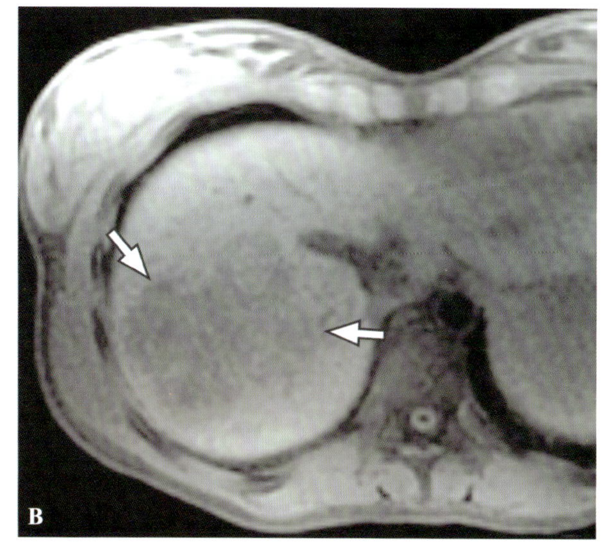
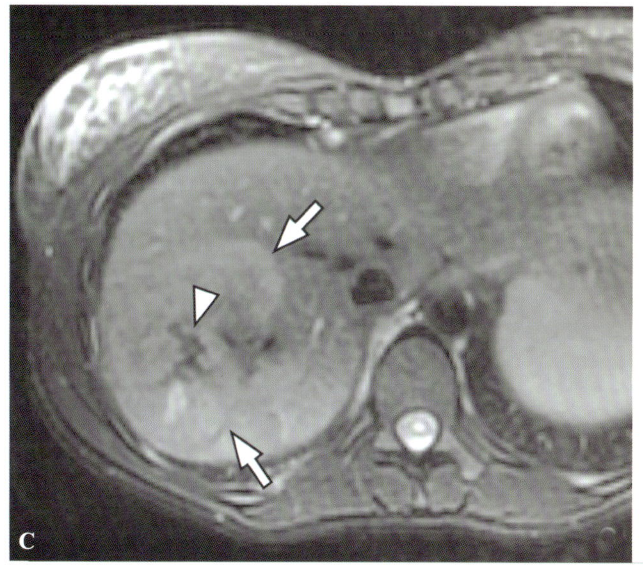
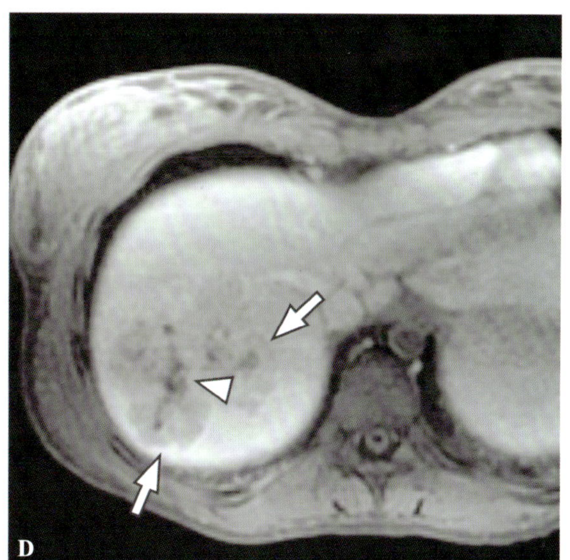
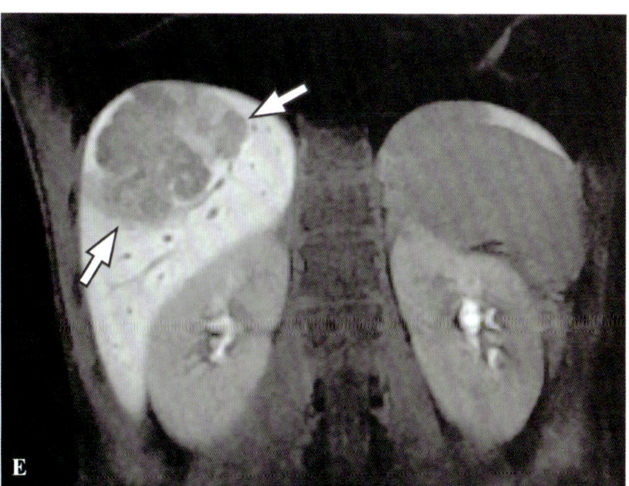

▲ 图 14-32　女，17 岁，纤维板层肝细胞癌

A. 纵向灰阶超声图像显示肝右叶后部 8.8 × 7.5cm 等回声肿块（箭）；可见中央瘢痕（箭头）；B. 轴位脂肪抑制 T_1WI 图像显示肝顶部低信号肿块（箭）；C. 轴位脂肪抑制 T_2WI 图像显示肿块（箭）呈稍高信号，伴中央星状瘢痕（箭头），与肿物和背景肝脏相比呈低信号（与局灶性结节增生中呈高信号的瘢痕对比鉴别）；D. 轴位增强 T_1WI 脂肪抑制图像显示门静脉期相对于背景肝脏，肿块（箭）呈低信号；中央星状瘢痕（箭头）未见强化；E. 冠状位增强 T_1WI 脂肪抑制图像显示肝细胞期肿块（箭）内不摄取造影剂

第三位最常见的原发性肝恶性肿瘤（9%～13%），5—10 岁患者的发生率最高[69, 70]。患儿通常表现为腹部肿块、腹痛、恶心和（或）厌食[68, 71]。见于肝右叶[68]。如果有转移，通常转移至肺、胸膜和腹膜[25]。在遗传学上，许多胚胎性肉瘤包含了染色体易位 t（15；19）（q13；q13.4），这也可见于肝脏间叶性错构瘤，偶尔可能与胚胎肉瘤共存[43, 44]。

在超声检查中，胚胎性肉瘤与背景肝脏相比通常表现为实性，呈等至高回声（图 14–33）[25, 68, 71]。小的无回声或低回声区与坏死、出血和囊变相对应[25]。在 CT 和 MR 上，胚胎性肉瘤通常表现为囊实性肿块，常伴有内部碎片和出血，在 CT 上表现为高密度，在 T_1WI 上信号增高[25, 68, 71]（图 14–34）。在 MR 上可观察到血肿分层的液平面（图 14–34）；钙化罕见[25]。在 MRI 上，周围的纤维假包膜在 T_1WI 和

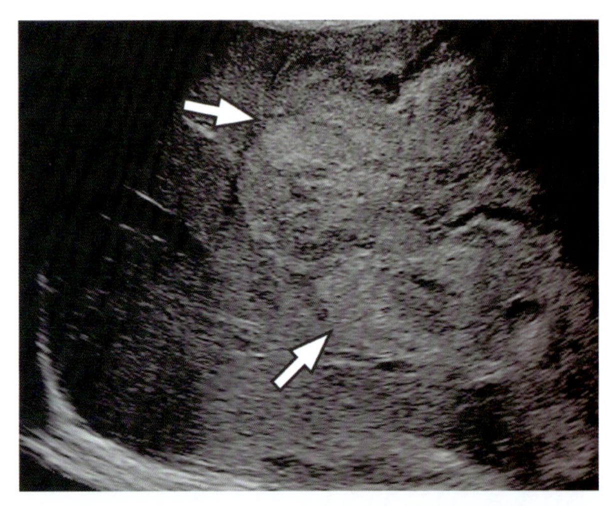

▲ 图 14–33　女，12 岁，肝脏未分化胚胎肉瘤

肝脏的纵向灰阶超声图像显示巨大分叶状的稍高回声实性肿块（箭）

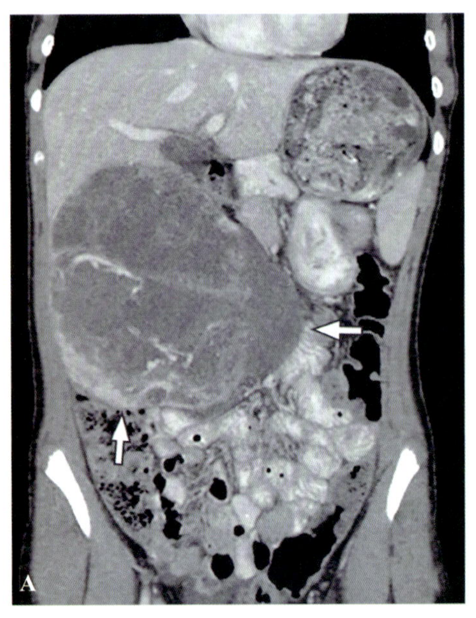

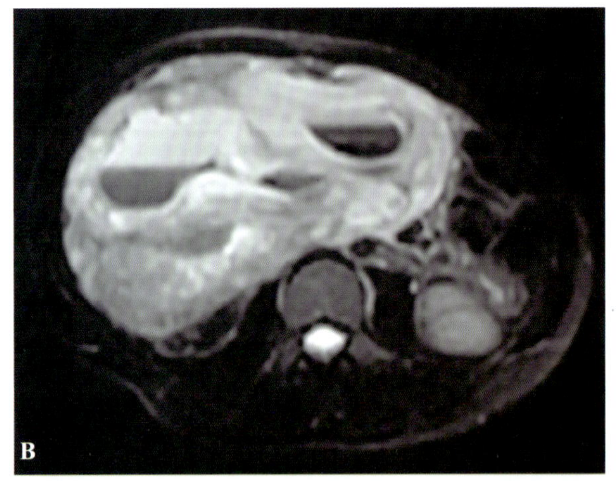

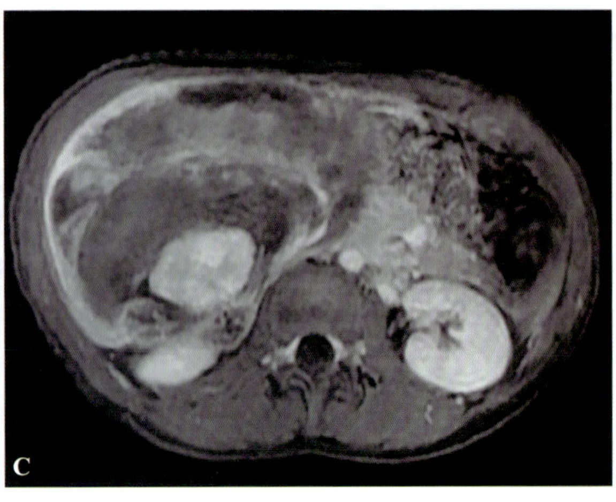

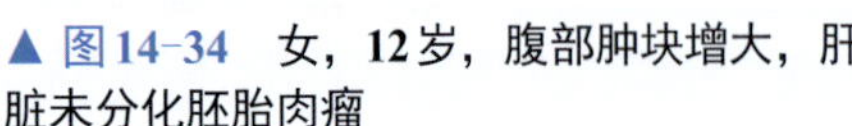

▲ 图 14–34　女，12 岁，腹部肿块增大，肝脏未分化胚胎肉瘤

A. 冠状位增强 CT 图像显示肝右叶下部巨大肿块（箭）伴边缘结节性强化；B. 轴位脂肪抑制 T_2WI 图像显示该肿块主要呈高信号，由于内部出血而呈现多个液平面；C. 轴位脂肪抑制 T_1WI 增强图像显示边缘强化及局部结节性强化

T_2WI 图像上均为低信号 [25]。在静脉注射造影剂后，胚胎性肉瘤在动脉期未见明显强化。病灶的周围和病灶内实性结节增强后常表现为不均匀强化 [25, 68, 71]（图 14–34）。若使用肝细胞特异性造影剂，肝细胞期显示胚胎性肉瘤与肝实质相比呈低信号 [33]。

尽管这类肿瘤的预后一直不佳，但胚胎性肉瘤现在被认为是有可能治愈的，通常采用新辅助化学治疗来治疗，然后进行手术切除或移植 [25, 68, 72, 73]。

（四）创伤性疾病

创伤是全世界儿童的首要死亡原因，在美国每年有超过 50 万患儿入院和 2 万患儿死亡 [74, 75]。腹部是仅次于头部的第二大受伤部位。儿童创伤性腹部损伤的风险更大，这是由于肋骨未完全骨化、胸腹壁肌肉不发达、相对于身体内脏器官比例较大，以及用于缓冲的腹部脂肪较少 [76]。

肝脏是儿童腹部外伤中最常见的损伤器官 [77]。肝右叶损伤较肝左叶多见，钝性损伤比穿透性损伤更常见。医源性肝损伤也可能发生，多与经皮穿刺、腹腔镜手术或开放手术有关。其他内脏器官的损伤以及骨折，都可能与肝脏损伤并发。疑似肝外伤应行体格检查或实验室检查，包括腹胀、腹壁瘀斑、肠鸣音消失、疼痛、呕吐、血细胞比容降低和肝酶升高。

小儿急性腹部创伤患者的影像学检查一般是超声和（或）CT。超声检查可以迅速进行，并可进行床旁检查。虽然最近对外伤患儿腹部超声的分析显示敏感性为 80%、特异性为 96%，但其他研究显示，多达 1/3 的实体器官损伤可能被超声忽略 [78, 79]。在儿科机构，“聚焦腹部超音波检查”（FAST）用于评估创伤患者上腹部和盆腔存在的腹腔积血的证据。

在血流动力学稳定的创伤患儿中，CT 仍是首选的影像学方式。静脉注射碘造影剂后行增强检查是至关重要的，因为可以更容易地发现实质器官的撕裂、血肿和活动性出血。一般不需要行多期影像学检查来评估肝损伤。对于因创伤行腹部 CT 检查时口服造影剂仍存有争议，而且目前在多个大型的Ⅰ级儿科创伤中心不推荐口服造影剂，主要是因为担心患者诊治的延迟 [79]。

1. 外伤性肝损伤的类型　CT 检测到的肝损伤类型包括撕裂伤、挫伤 / 血肿和血管损伤。撕裂伤表现为肝实质内线样低密度影和分支缺乏。血肿的位置可以是实质内和（或）包膜下。血管损伤可表现为假性动脉瘤、活动性出血或地图样密度减低区表明血供阻断。假性动脉瘤和活动性出血都表现为局灶性高密度（典型表现类似于动脉血池的密度）。假性动脉瘤通常为独立的边界清楚的病灶，然而活动性外渗则表现出形态不规则，边界不清，伴发血肿。是否存在腹腔内和（或）腹膜后出血取决于肝包膜是否受到破坏，或者肝裸区是否受到损伤（与腹膜后间隙相通）。门静脉周围低密度是儿科创伤 CT 检查中经常遇到的，被认为是补后液致门静脉周围淋巴管扩张 [79]。

2. 外伤性肝损伤的分级　使用最广泛的肝外伤损伤分级标准是引自美国创伤外科协会（AAST）[80]。根据包膜下血肿大小、实质损伤深度、肝包膜完整性、血管蒂和近肝静脉的情况，分为 6 个等级（表 14–2）。图 14–35 至图 14–39 所示儿童创伤性肝损伤不同等级的病例。肝外伤后可能出现的并发症，可利用影像学监测，包括胆汁瘤（图 14–40）、梗死、假性动脉瘤和动静脉瘘。

表 14–2　美国创伤外科协会肝损伤表（1994 年修订）

分　级	损伤描述
Ⅰ	包膜下血肿 < 10% 表面面积或肝实质撕裂伤深度 < 1cm；包膜撕裂
Ⅱ	包膜下血肿 10%～50% 表面面积或肝实质血肿直径 < 10cm 或撕裂伤长度 < 10cm，包膜撕裂涉及实质深度 1～3cm
Ⅲ	包膜下血肿 > 50% 表面面积或包膜下或肝实质血肿破裂或肝实质血肿 > 10cm 或增大或撕裂伤 > 3cm 实质深度
Ⅳ	撕裂伤或实质破坏累及 25%～75% 肝叶或 1～3 肝段
Ⅴ	肝实质破坏累及 > 75% 肝叶或 > 3 肝段（一个肝叶内）或近肝静脉损伤（肝后 IVC/ 中央主要肝静脉）
Ⅵ	肝断裂

（引自 http：//www.aast.org/Library/TraumaTools/InjuryScorig Scalesaspx#liver. Ref. 80）

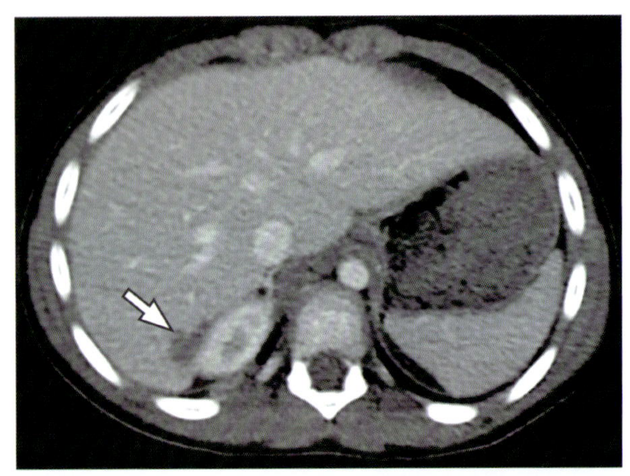

▲ 图 14-35 女，6 岁，步行时被机动车撞倒

轴位增强 CT 图像显示肝局部包膜下低密度，符合血肿（箭），包膜下血肿不到表面面积的 10%，符合 I 级损伤

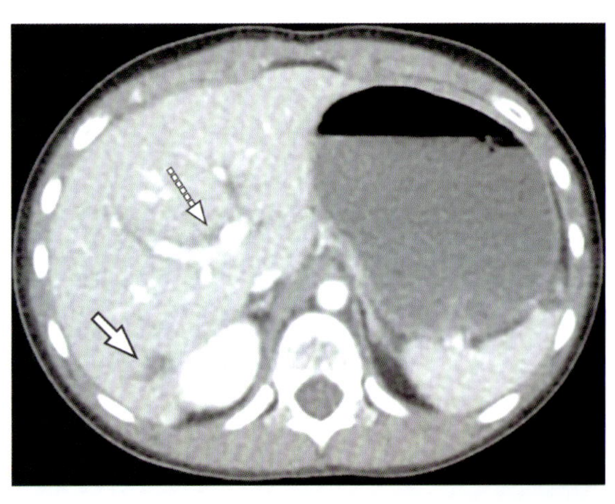

▲ 图 14-36 女，9 岁，被机动车撞倒

轴位增强 CT 图像显示肝实质小片状撕裂伤（实箭），撕裂伤长度小于 10cm，涉及实质深度 1～3cm，符合 Ⅱ 级损伤；注意到门静脉周围水肿（虚箭），因液体复苏在外伤患者十分常见

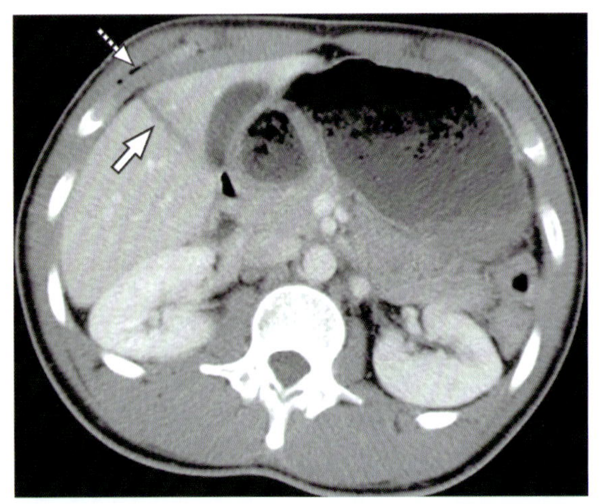

▲ 图 14-37 男，17 岁，右上腹部外伤

轴位增强 CT 图像显示，肝内可见线样低密度累及包膜，并实质内延伸大于 3cm（实箭），考虑撕裂伤；前腹壁的气体密度影（虚箭）也是创伤造成的；符合 Ⅲ 级损伤

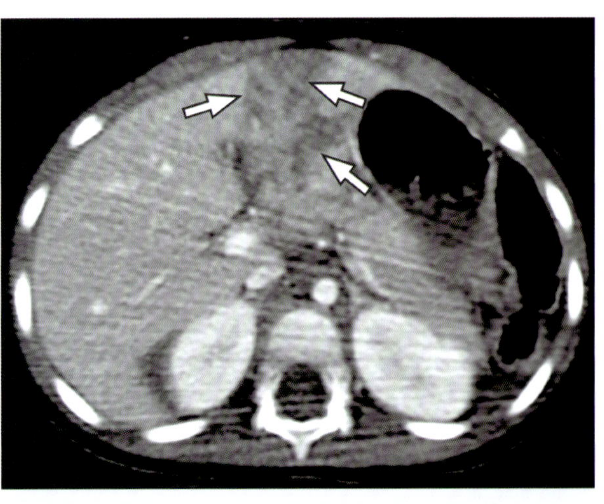

▲ 图 14-38 女，3 岁，因汽车事故而被弹出汽车

轴位增强 CT 图像显示复合的撕裂伤 / 实质血肿（箭），累及大部分肝左叶，符合Ⅳ级损伤；广泛的条纹伪影是由于孩子的左臂不能改变位置

3. 与非意外伤害有关的肝损伤（儿童虐待） 与儿童虐待有关的肝损伤值得特别重视。在儿童虐待伤中，腹部损伤是仅次于头部损伤的第二大死因，死亡率为 13%～30%[81, 82]。肝损伤是受虐儿童最常见的腹腔内损伤[81, 83]。对怀疑被虐待儿童何时行腹部 CT 检查的指征仍存在争议。文献提示，怀疑被虐儿童若肝脏转氨酶水平＞ 80U/L，应行 CT 检查[84]。另有学者建议，若怀疑被虐的儿童肠鸣音消失或减弱，肝脏转氨酶水平大于正常水平的两倍或多次体检或实验室检查异常时，应行 CT 扫描[82]。儿童受虐致肝损伤的 CT 表现与其他形式的钝性损伤相类似[81]，但是肝左叶创伤伴随靠脊柱挤压损伤其他迹象，如胰腺和十二指肠（血肿或穿孔）损伤，应怀疑儿童受虐待的可能（图 14-41）。

（五）肝硬化和门静脉高压

1. 肝硬化 肝硬化是慢性肝病的结果，其特点是进行性纤维化和再生结节[85]。在儿童中，最常见的慢性肝病病因是肝炎、遗传 / 代谢性疾病和胆道

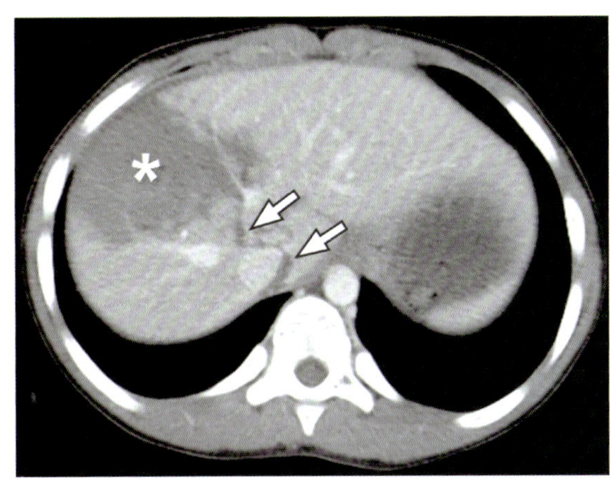

▲ 图 14-39　女，10 岁，骑自行车时车把戳伤

轴位增强 CT 图像显示肝右叶（星号）巨大的实质血肿，并可见撕裂伤（箭）延伸至下腔静脉和肝左静脉，符合Ⅴ级损伤

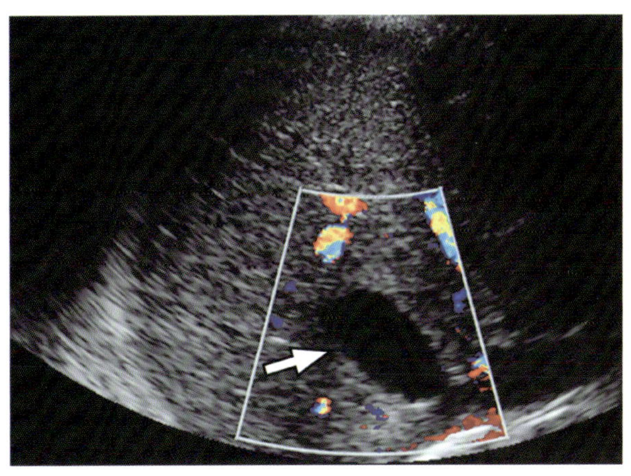

▲ 图 14-40　男，16 岁，机动车事故

外伤 5 周后，患者持续性右上腹部疼痛；轴位彩色多普勒超声图像显示肝右后叶内边界清楚的无回声区，无血流信号（箭），随后被排干，确定为胆汁瘤

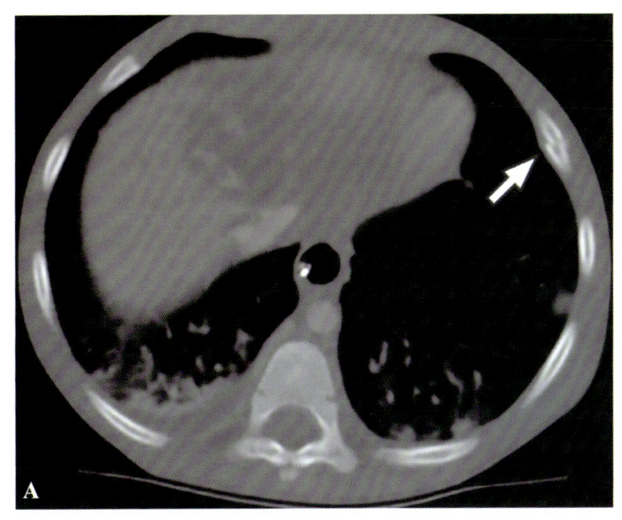

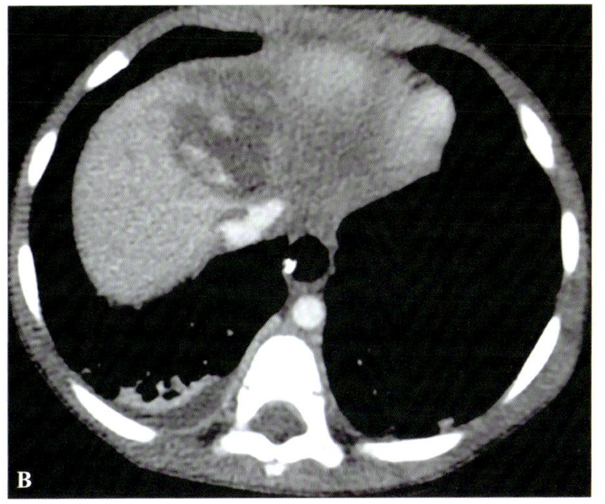

▲ 图 14-41　男，1 岁，多次受虐待伤害

骨窗（A）和软组织窗（B）的轴位增强 CT 图像显示Ⅴ级肝损伤（肝实质血肿 / 撕裂伤延伸至下腔静脉和肝静脉）及左侧第 8 肋骨折（箭）

疾病（表 14-3）[86, 87]。引起儿童肝硬化的具体疾病将在后续章节中详细介绍。

肝硬化形态学表现特征包括超声检查肝实质回声不均匀增粗，肝实质和表面结节，肝右叶小伴肝左叶及尾状叶增大，以及肝裂增宽（图 14-42 和图 14-43）[85]。MR 检查 T_2WI 可见网状或带状高信号区域，在使用传统钆造影剂显示延迟增强或使用肝细胞特异性造影剂与正常肝实质相比强化程度减低。肝硬化的并发症，包括肝细胞癌和门静脉高压后遗症（见下文），影像学检查亦可发现。

传统意义上，肝活检被认为是肝硬化诊断和分期的黄金指标。然而，活检是一个不完善的标准。经皮穿刺活检具有侵入性并且有疼痛、出血、气胸，很少发生死亡的危险。儿童在接受肝脏活检时，通常还需要深度镇静或全身麻醉和住院，增加了花费和风险[85, 88]。肝脏活检仅对肝脏的一小部分进行取样，因此容易被误检[85]。活检的其他局限性包括对肝实质纤维化主观分级系统、观察者间高度

表 14-3　儿童慢性肝病的病因

肝炎 感染（乙肝病毒，丙肝病毒） 自身免疫性 药物导致
遗传 / 代谢性疾病 非酒精性脂肪肝（NAFLD）/ 非酒精性脂肪性肝炎（NASH） 囊性纤维化 Wilson 病 糖原贮积病（见表 14-5） α_1- 抗胰蛋白酶缺乏症 酪氨酸血症 家族性进行性肝内胆汁淤积综合征 妊娠期同种免疫性肝脏疾病 / 新生儿血色沉着病
胆道疾病 胆道闭锁 Alagille 综合征 原发性硬化性胆管炎

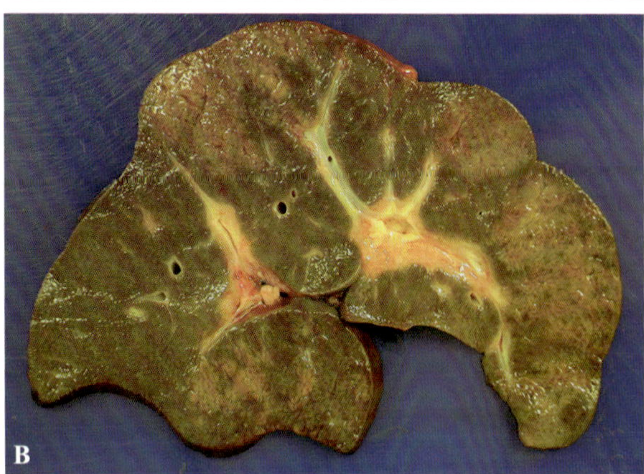

▲ 图 14-42　男，10 岁，α_1- 抗胰蛋白酶缺乏症导致肝硬化

A. 手术标本示大结节样外表面；B. 切面显示微观和宏观变化

的可变性以及患者接受度差[88]。

有许多非侵入性的方法量化肝纤维化。最有前景的技术是 MRI 和超声剪切波弹性成像。这些技术测量了剪切波在肝脏中的传播速度以量化肝脏的硬度（图 14-1、图 14-14 和图 14-43）[86, 88-90]。由组织弹性成像获得的硬度测量是可重复的，并与组织学上肝纤维化程度有关[91-93]。其他非侵入性评估肝纤维化的 MRI 技术包括弥散加权成像、磁化传递成像和波谱成像，但这些尚未在儿科患者中广泛应用。

2. 门静脉高压　门静脉高压症定义为门静脉血压高于 10mmHg[94]。患儿常在体格检查或影像学检查发现脾大和（或）门静脉系统侧支血管形成时被诊断出来[95]。并发症可能危及生命，包括静脉曲张出血、腹水、肝肺综合征、门静脉性肺动脉高压和肝性脑病[95]。门静脉高压在病因学上可以是肝硬化导致或非肝硬化导致。门静脉高压症的非肝硬化病因本质上是血管性的，根据血管阻力增加的部位分为肝前型、肝内型或肝后型（表 14-4）。肝内型病

表 14-4　儿童非肝硬化门静脉高压的原因

肝前型原因 • 门静脉血栓 • 脾来源病因： – 脾静脉血栓 – 浸润性脾病变（如戈谢病、淋巴瘤）
肝内型原因 • 窦前型： – 特发性 – 先天性肝纤维化 – 炎性病变： » 原发性胆汁性肝硬化 » 原发性硬化性胆管炎 – 紫癜肝病 – 骨髓增生性疾病早期 • 窦型： – 维生素 A 中毒 – 肝结节性再生性增生 • 窦后型： – 肝静脉闭塞性疾病 – 肝静脉血栓 / 狭窄
肝后型原因 • 静脉： – 下腔静脉狭窄 / 网 • 心脏： – 缩窄性心包炎 – 三尖瓣反流 – 右侧心力衰竭

改编自 Sarin SK，Kumar A. Noncirrhotic portal hypertension. *Clin Liver Dis*. 2006；10（3）：627–651，x

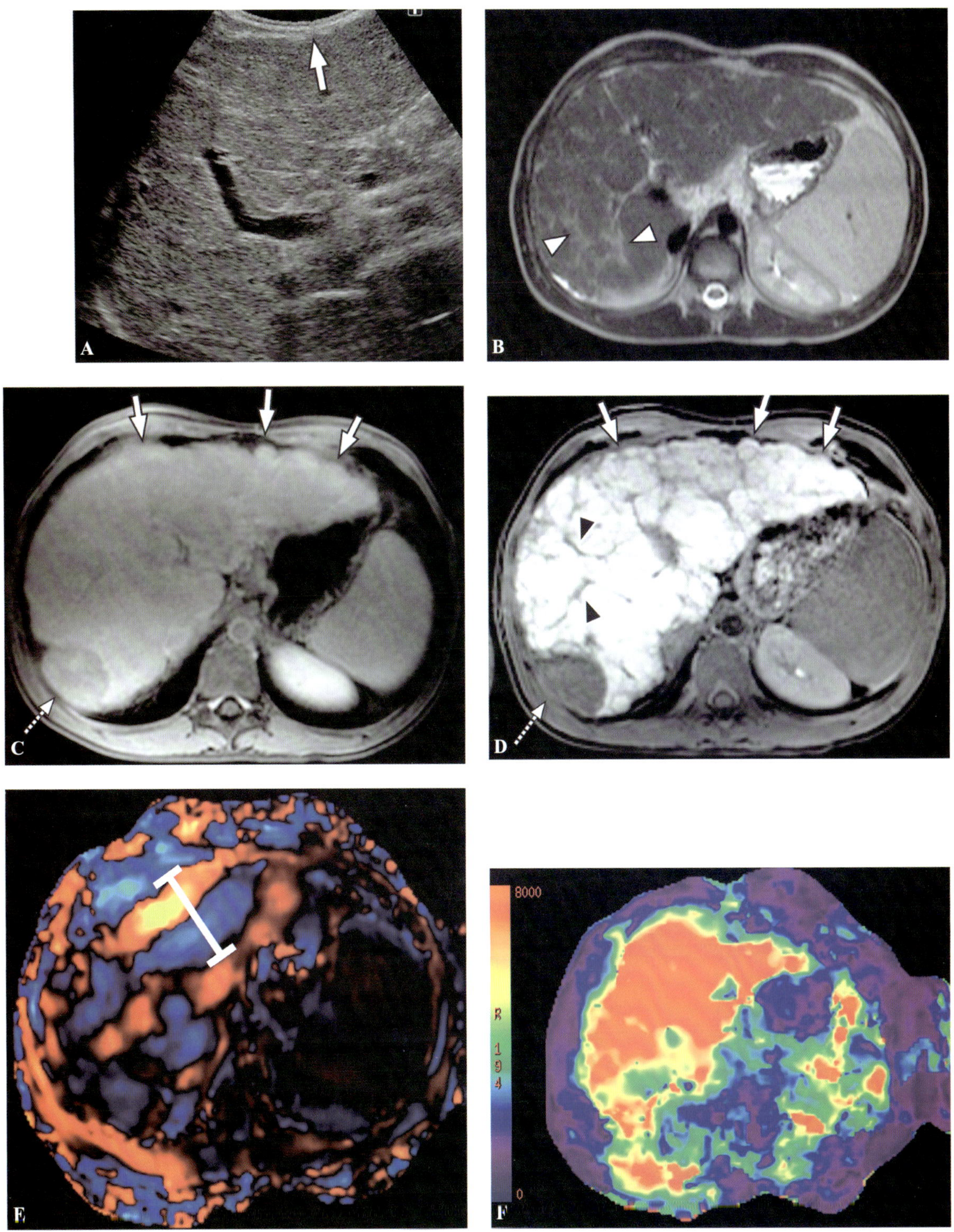

▲ 图 14-43　男，11 岁，α_1- 抗胰蛋白酶缺乏症导致肝硬化

A. 轴位灰阶超声检查显示肝脏呈粗糙不均匀回声，肝表面有轻微的结节（箭）；B. 轴位 T_2WI 图像显示肝脏边缘呈浅分叶状，并可见带状区域性高信号（箭头），考虑纤维化；C. 门静脉期，轴位增强 T_1WI 脂肪抑制图像显示不均匀强化和肝脏结节状外观；肝右叶后段病变（虚箭）于增强后强化程度低于背景肝实质；根据以上影像学特征，考虑为肝腺瘤；D. 肝细胞期，轴位增强 T_1WI 脂肪抑制图像显示带状纤维化成分（箭头）未见明显强化；肝腺瘤（虚箭）无造影剂存留；E. MR 弹性成像轴位彩色波图像显示剪切波（线）变宽，剪切波速度增加，刚度增加；F. 基于剪切波图像的轴位弹性成像（标度 0～8kpa；0= 紫色，8= 红色）显示肝脏明显变硬，平均硬度为 7.7kPa

因可进一步细分为窦前型、窦型或窦后型[94]。

超声通常是评估儿童门静脉高压的首选成像方式，因为它可以评估解剖学和血流动力学。在超声灰阶成像中，根据疾病的潜在原因和肝硬化的存在，肝脏回声表现多样。脾常肿大，可能存在腹水。如果病情较重，门静脉通常会扩张。侧支血管（静脉曲张）通常会涉及食管胃及周围组织、肠系膜/大网膜和腹壁。附脐静脉可以重新开放，在镰状韧带的位置可见。在多普勒超声中，门静脉波形随门静脉高压的严重程度而变化。在疾病的早期，门静脉的流速可能是正常的或轻微降低。随着门静脉高压加重，血液流速继续下降，直到疾病晚期，血流逆转（图 14-44）。门静脉高压症的形态学表现，如脾大和门静脉系统侧支血管形成，在超声、CT 和 MRI 上表现相似（图 14-45）。

门静脉高压的治疗取决于其病因和具体症状。静脉曲张出血采用内镜结扎或硬化治疗[95]。尽管肝性脑病是一种可能的并发症，但建立门体静脉系

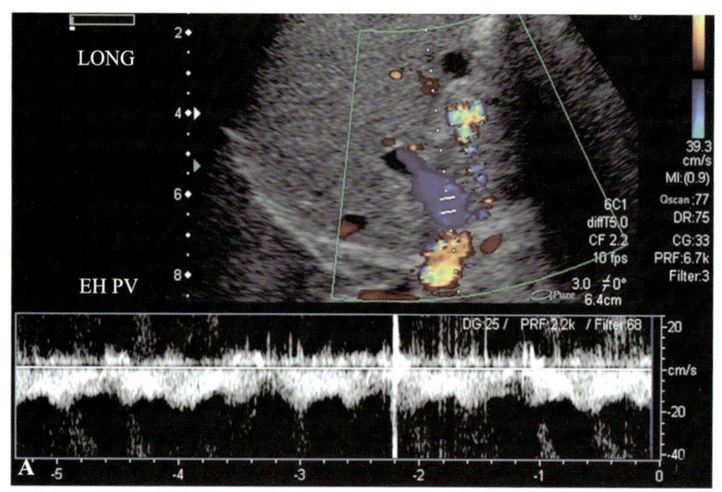

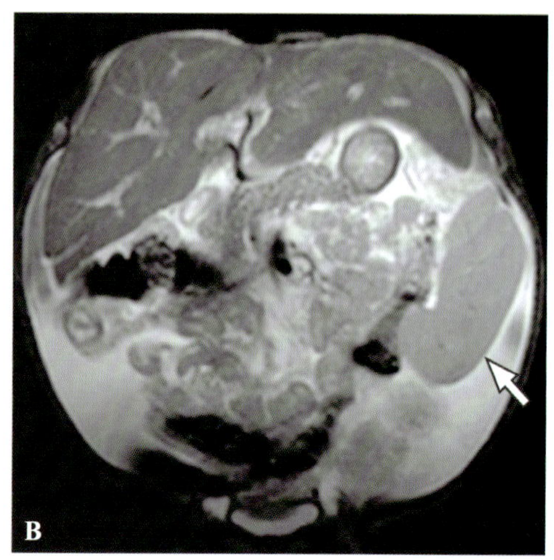

▲ 图 14-44 男，11 月龄，胆道闭锁和门静脉高压病史

A. 彩色和光谱多普勒纵向超声图像显示出肝内搏动和反向的门静脉血流；B. 冠状 T_2WI 显示明显的腹水和脾大（箭）

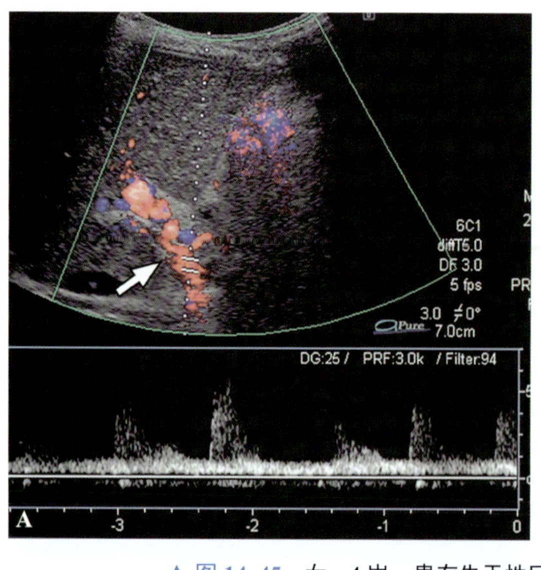

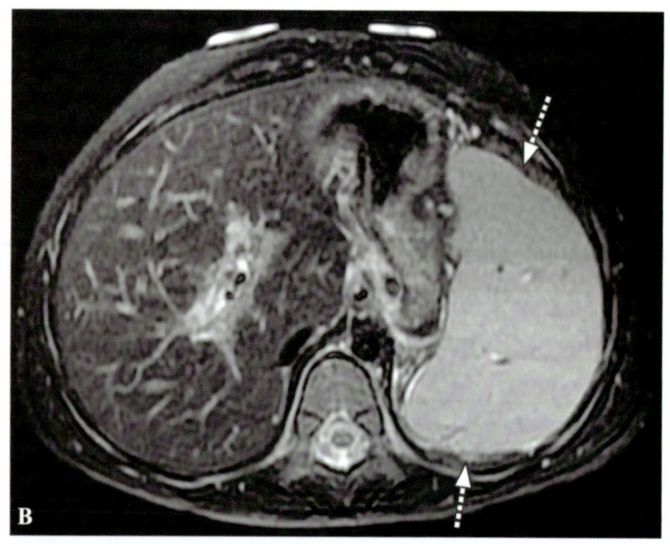

▲ 图 14-45 女，4 岁，患有先天性巨细胞病毒感染、慢性门静脉血栓形成和门静脉高压

A. 肝脏彩色多普勒超声图像显示，肝门区一团血管团取代了门静脉主干（箭），考虑海绵样变性；这些血管内血液流速降低；B. 轴位脂肪抑制 T_2WI 图像显示脾大，肝门区域没有正常门静脉结构（虚箭）

统分流可以减少门静脉系统内的压力和降低静脉曲张出血的风险。在终末期肝病和门静脉高压症患者中，可以采用肝移植。

（六）肝外门静脉阻塞

肝外门静脉阻塞（通常是由于门静脉血栓形成引起的）在西方国家是门静脉高压第二常见的原因。在大多数儿科患者中，肝外门静脉阻塞的原因尚不清楚[94]。当病因确定时，先天性和感染性病因是最常见的，脐静脉置管逐渐被认为是一个促发因素。肝外门静脉阻塞的临床表现是多样的，这取决于阻塞发生的紧急程度。最常见的症状是门静脉高压，包括脾大和长期闭塞导致的贫血。可以出现腹水和呕血[94]。近 1/3 在青春期前出现肝外门静脉阻塞患儿会出现生长迟缓[94]。

超声检查是影像学诊断的主要手段，因为它能同时对解剖和血流进行评估。在急性梗阻中，阻塞门静脉的血栓与肝实质相比呈无回声或低回声。在慢性梗阻中，门静脉主干可能不能明确显影。相反，一些呈海绵样的侧支血管可能会出现（图 14–45 和图 14–46）。往往会发现门静脉高压的并发症（前面描述过）（图 14–45 和图 14–46）。在 CT 和 MRI 上，肝脏可能具有特征性的形态学改变，外形呈圆形反映了中央肥厚和周围萎缩（图 14–45）[97]。在门静脉期获得的增强图像可以显示门静脉血栓形成和门静脉周围侧支形成（即所谓的海绵状）（图 14–46）。肿瘤血栓（如果存在），可以通过鉴别肝肿瘤、门静脉扩张和内部多普勒血管分布 / 增强后强化来区分。

门静脉主干阻塞的儿童，外科手术分流是常规的治疗方法，尽管血管成形术和支架置入术已尝试过[98]。最常见的外科分流术是将肠系膜上静脉与门静脉左支吻合起来的 Rex 分流术，因为这可以最大限度地降低门静脉性脑病的风险[96]。

（七）非酒精性脂肪肝病

非酒精性脂肪肝病（NAFLD）是美国儿童慢性肝病最常见的病因，发病率达 9.6%[88]。在男孩、年长儿和肥胖儿中更常见[99]。患儿最常见的症状是腹痛、易怒和疲劳[99]。从病理上看，肝脏大体呈金黄色外观，这是由于细胞内脂质沉积（图 14–47），组织学变化从简单的脂肪变性到脂肪肝炎（NASH）再到明显的肝硬化[88]。

超声对脂肪变性的显示包括肝脏呈高回声（与相邻的右肾相比），门静脉三联征的可见度降低，声波穿透性差以及膈肌的可视性差（图 14–48）。在 CT 检查中，肝脏在平扫时相对于脾脏呈低密度（正常情况下，肝脏的 CT 值比脾脏的 CT 值高

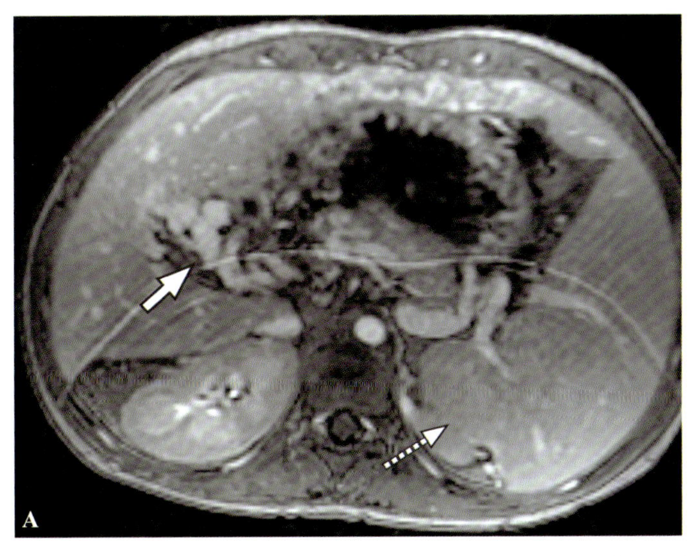

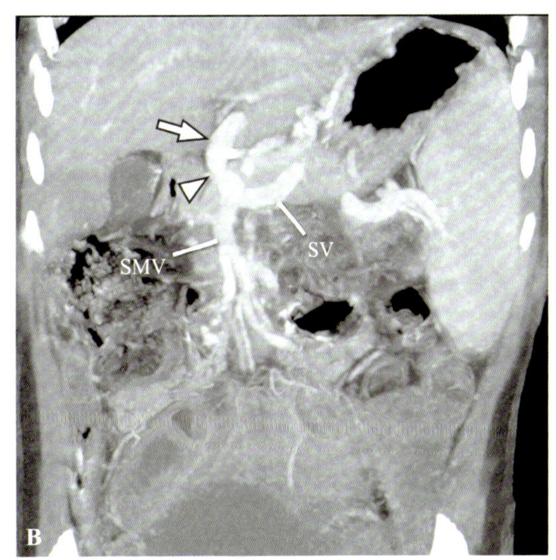

▲ 图 14–46　女，8 岁，患有慢性门静脉血栓形成及门静脉主干海绵样变性

A. 在使用血池造影剂后，轴位 T_1WI 图像显示肝门区有多支迂曲血管（实箭），未发现正常的门静脉；脾脏弥漫性增大（虚箭）；B. 冠状面最大密度投影（MIP）增强 CT 图像显示无正常门静脉；从肠系膜上静脉（SMV）和脾静脉（SV）向门静脉左支延伸的结构（箭）代表外科手术形成的 Rex 分流；在分流起点（箭头）出现轻度狭窄

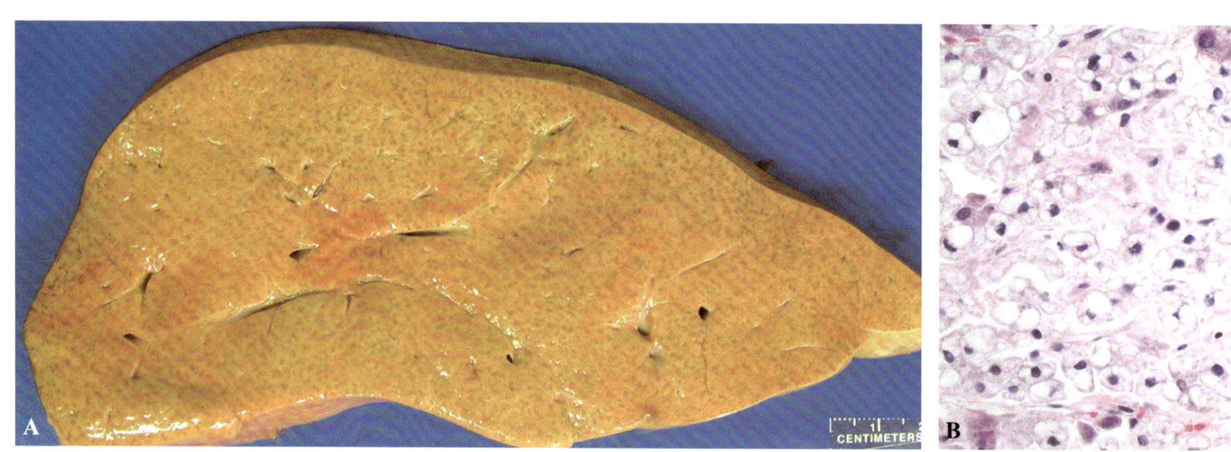

▲ **图 14-47 男，18 岁，肝脂肪变性，患有免疫失调，多发内分泌疾病，X 链（IPEX）综合征**

A. 手术标本显示肝脂肪变性或细胞内脂肪堆积，使肝脏切面呈现出一种灰黄色、油腻的外观；B. 显微镜下，脂滴填充肝细胞胞质（HE，×600）

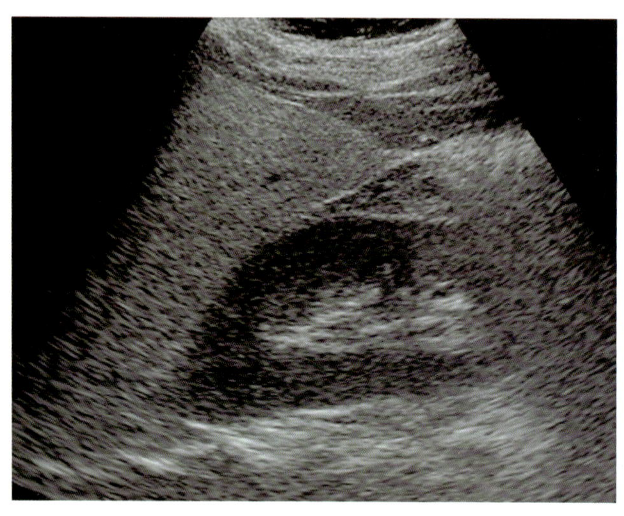

◀ **图 14-48 女，15 岁，非酒精性脂肪肝**

纵向灰阶超声图像显示肝实质相对于右肾呈弥漫性高回声；未见门静脉三征

8～10HU)(图 14-49)。在静脉注射造影剂后，门静脉期时若脾脏 CT 值比肝的 CT 值高 35HU，认为肝脏出现脂肪变性。

最近，基于 MRI 的肝脏脂肪定量方法包括 MR 波谱成像和化学位移成像，已被临床应用[100]。在这两种技术中，MR 波谱被认为是金标准，因为它是将肝实质分离成水和脂肪成分的最直接的方法[101, 102]。相对于化学移位成像，MR 波谱学还有其他几个优点，包括它能在整个动态范围内量化脂肪，在脂肪定量上有更高的灵敏度和特异性，以及它能检测出炎性反应[100]。尽管波谱有这些优点，化学位移成像由于其易于实施、易于解释和快速成像，在大多数中心都选择使用该技术（图 14-49）[88]。有多种方法可以用于化学位移成像，但每种方法都依赖于脂肪和水的质子进动频率之间的差异来量化脂肪含量[100]。质子密度脂肪分离因其可定量、可重复性、方便使用和相对广泛性而受到一些人的青睐[88]。

（八）肝铁沉积障碍

儿童肝脏铁过度沉积是由于铁过度吸收或反复输血。铁过量吸收可以发生在宫内，由于妊娠期同种免疫肝病（新生儿血色素沉着症，出现在婴儿期），也可以由于遗传性肠道摄取失调而缓慢积累（原发性血色病，通常出现在成年时期）。虽然是两种机制，但肝脏影像学表现相似，继发表现两者不同。在新生儿血色素沉着症中，铁沉积发生在肝脏、心脏和胰腺（图 14-50）。在继发性血色素沉着症患儿中，铁首先沉积在网状内皮系统中包括肝脏、脾脏、骨髓和淋巴结（图 14-51）。随着铁沉积

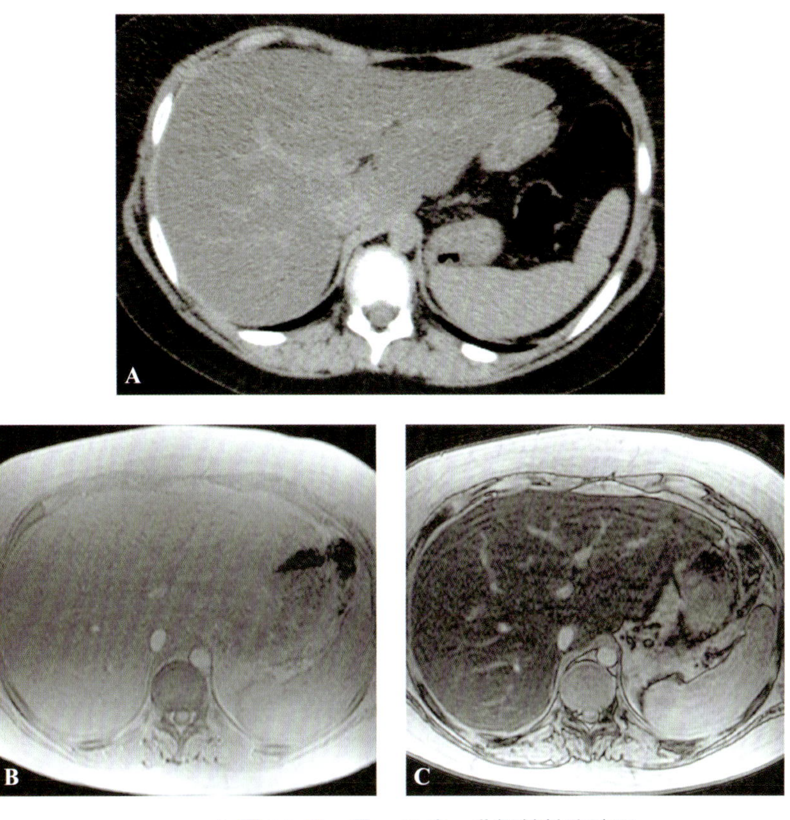

▲ **图 14-49　男，12 岁，非酒精性脂肪肝**

A. 轴位平扫 CT 图像显示肝实质与脾脏相比呈弥漫性低密度；由于肝实质存在弥漫性脂肪浸润，肝血管相对于肝实质呈高密度；当感兴趣区被放置在肝脏和脾脏时，肝脏的 CT 值为 20HU，脾脏的 CT 值为 44HU；腹部轴位同相位（B）和反相位（C）T_1WI 梯度回波图像显示于反相位图像上肝实质弥漫性信号减低；计算出的脂肪含量为 27.6%

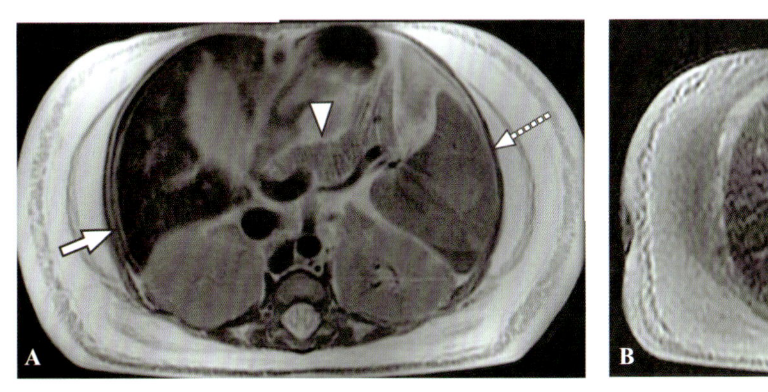

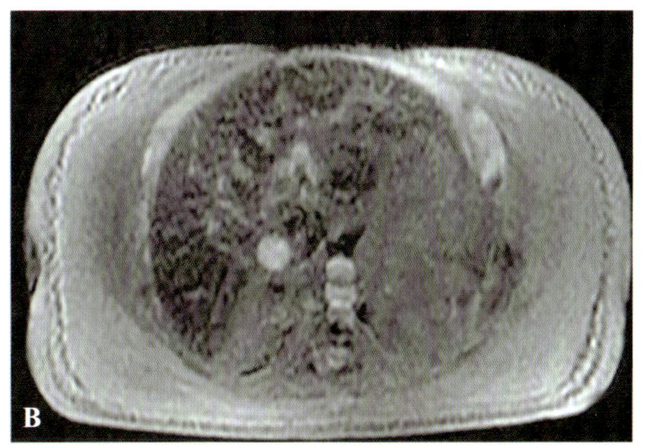

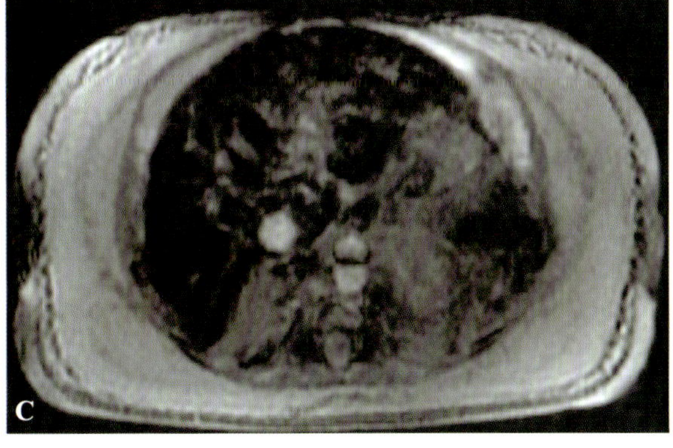

▲ **图 14-50　女，新生儿，新生儿血色素沉着症**

A. 轴位 T_2WI 图像显示肝（实箭）、脾（虚箭）和胰腺（箭头）信号强度弥漫性减低；肾实质的信号也低于预期；有明显的腹壁水肿；B. 轴位 T_1WI 梯度回波 MR 图像回波时间为 4.5ms，显示整个肝脏呈低信号；随着回波时间增加到 14ms（C），肝脏实质信号逐渐缺失

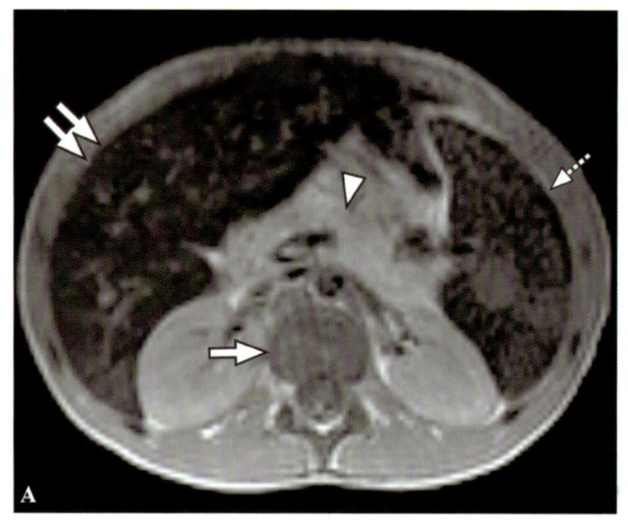

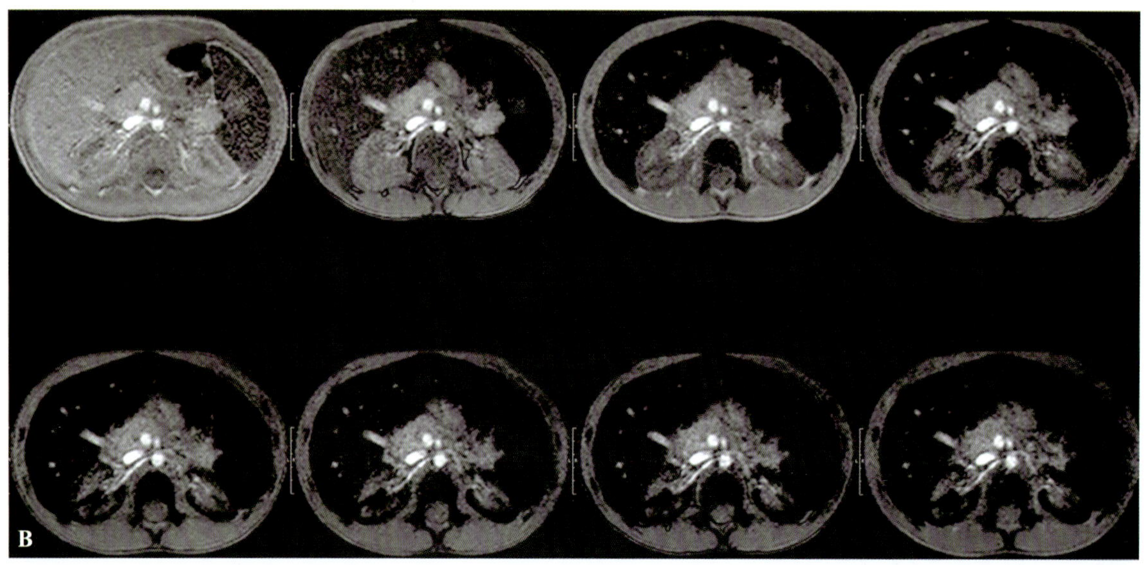

▲ **图 14-51 男，7 岁，镰状细胞贫血和多次输血史，导致继发性血色素沉着症**

A. 腹部 T_1WI 快速自旋回波 MR 图像显示肝脏（双箭）、脾脏（虚箭）及骨髓（箭）弥漫性低信号；注意，胰腺（箭头）呈正常的信号强度；B. 轴位梯度回波 MR 图像，随着回波时间逐渐延长，肝脏、脾脏、骨髓和肾皮质（左至右、上至下）信号逐渐缺失；计算肝脏铁浓度为 11 661μg/g 肝脏干重

的增加，也会沉积在胰腺和心脏。

若行 CT 检查，肝脏表现为高密度。随着疾病进展，肝脏体积减小，肝硬化的表现也会明显。MRI 上，因为回波时间增加（TE in ms）（图 14-50 和图 14-51），组织信号强度降低，从而识别铁沉积[88]。这在肝脏上表现最明显。在标准 T_1WI 梯度回波同反相位成像（首先获得反相位图像）中，与反相位图像相比，在同相位图像中铁沉积表现为信号缺失。

有两种主要的 MRI 方法来测定肝铁含量：信号强度比和弛豫时间[103, 104]。已开发出在线计算器用以帮助放射科医师利用信号强度比来估计肝脏铁的含量（http：//radio.univ-rennes1.fr/Sources/EN/HemoCalc15.html）。虽然这种方法被广泛使用，但需要铁含量很高（> 350μmol/g）和多次屏气[103, 104]。弛豫时间方式测量比较复杂，操作更为复杂，但局限性小。利用这些方法，分别计算 T_2^*（ms）和 R_2^*（1/ms）或 T_2（ms）和 R_2（1/ms）值，随着肝铁含量的增加分别减小和增大。提供这种技术的厂商越来越多。

（九）糖原贮积症

糖原贮积症是由于遗传性酶缺乏导致糖原合成、贮存或降解障碍[105, 106]。肝糖原贮积症有多种类型（表 14–5），取决于受影响的酶和特异性突变[107]。虽然这类疾病主要影响肝脏和骨骼肌，有一些也可以影响心脏、中枢神经系统和（或）肾脏[107]。

在横断面影像中，肝脏表现是多样的，包括超声显示高回声、肝大、脂肪变性、肝纤维化、肝硬化、门静脉高压，以及肝腺瘤或肝癌的发生（图 14–52）。

随着规定食物和全肠外营养在内的饮食疗法的出现，患有糖原贮积症的患儿可以活到成年[105]。超声检查经常用于儿科患者的跟踪随访。如果散发病灶经超声发现，可以通过使用肝细胞特异性造影剂的 MR 成像进一步确诊。

（十）肝酪氨酸血症

遗传性高酪氨酸血症是一组与酪氨酸降解途径异常有关的遗传性疾病。基于不同的酶缺乏，分为三种亚型。虽然罕见（约 1 : 10 万），Ⅰ型遗传性高酪氨酸血症是最常见的[108]。酪氨酸血症是一种

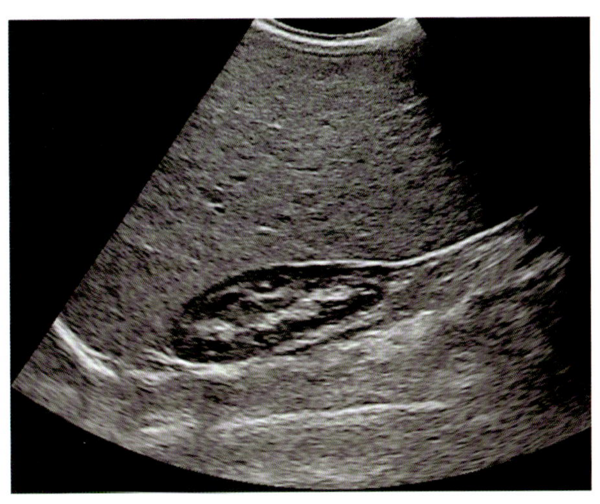

▲ 图 14–52　女，7 岁，患糖原贮积症Ⅲ型

右上腹部纵向超声图像显示肝大，肝回声弥漫性增高；肝脏延伸到右肾下极下方

表 14–5　糖原贮积症亚型

糖原贮积症分型	酶缺陷	对肝脏的影响[107]
0（无糖原生成病）	糖原合成酶	• 肝脏大小正常 • 少量糖原并中度脂肪变性
Ⅰ（Von Gierke 病）	葡萄糖 –6– 磷酸酶	• 肝大 • 糖原核和脂肪变性 • 肝纤维化 • 肝腺瘤 • 肝细胞癌
Ⅱ（Pompe 病）	酸性 α– 葡萄糖苷酶	• 肝大取决于疾病的临床发作 • 肝细胞扩张微小空泡形成
Ⅲ（Cori 病或 Forbes 病）	糖原脱支酶	• 肝大 • 肝脏症状随着年龄的增长而改善 • 肝腺瘤约占 25% • 肝细胞扩张、糖原化细胞核、镶嵌型肝细胞、门静脉周纤维化、微结节性肝硬化
Ⅳ（Anderson 病）	甘糖分酯酶	• 肝脾大 • 门静脉高压 • 肝硬化
Ⅴ（McArdle 病）	肌肉肝糖磷酸酶	无
Ⅵ（Hers 病）	肝脏肝糖磷酸酶	• 肝大 • 易影响门静脉周围肝细胞
Ⅶ（Tarui 病）	肌肉磷酸果糖激酶	未知
Ⅸ	磷酸激酶	• 肝大 • 肝酶升高 • 肝硬化
Ⅺ（Fanconi–Bickel 综合征）	葡萄糖转运酶	• 肝大 • 脂肪变性
Ⅻ（醛缩酶 A 缺乏）	醛缩酶 A	无

自体隐性遗传模式，与乙酰乙酸水解酶的有效性有关。Ⅰ型酪氨酸血症的临床表现是双相性的[108]。急性期，患儿表现为肝衰竭和神经危象。若患者能在急性期存活下来，慢性期后遗症包括肝功能障碍，包括肝硬化和肾功能不全[108]。遗传性高酪氨酸血症的患儿患肝细胞肿瘤（腺瘤和癌）的风险增加，更有可能在年轻时发展成肿瘤[108]。超声、血清 AFP，有时 MRI 用于筛查恶性肿瘤（图 14-53）。

尼替西农用于治疗遗传性酪氨酸血症，减轻延缓急性期的许多症状，并减少短期和中期向 HCC 发展的风险[108]。患儿多执行低酪氨酸、低苯基丙氨酸饮食[109]。

（十一）肝静脉阻塞性疾病

肝静脉阻塞病（VOD），也称为肝窦阻塞综合征，是造血干细胞移植（HSCT）或骨髓移植（BMT）后最初 3 周内最常见的肝病原因[110]。发病率为 10%～60%，这被认为是在细胞减少时由肝脏微血管系统（血窦和小静脉）的破坏造成的[110, 111]。VOD 表现为腹水、黄疸、疼痛性肝大。在严重的病例中，症状包括广泛血管炎和多器官衰竭。VOD 也可能是其他原因造成的，包括某些药物和放疗。

对现代影像学诊断 VOD 能力的评估研究较少。通过前几代 CT 和超声设备，VOD 在影像学上能否得到可靠诊断结果不一[111-113]。最新的一项研究发于 2001 年，发现临床诊断标准优于超声诊断[113]。

超声是主要成像手段，因为它可以评估肝的脉管系统。VOD 的表现包括脾大、胆囊壁增厚、肝静脉狭窄、腹水、脐旁静脉再通、肝回声增强、门静脉周围回声增强（图 14-54）[110, 111]。多普勒超声表现包括门静脉血流减少或反转，肝动脉阻力指数增加，肝静脉呈单相血流（图 14-54）[110]。CT 和 MRI 表现包括肝脾大、门静脉周围水肿、腹水、门静脉增宽、肝静脉狭窄或消失（图 14-55）[110]。

如果 VOD 的诊断有疑问，可以通过肝活检进行确诊。VOD 患者的总体预后取决于疾病的严重程度，病死率从轻微病例的 9% 到严重病例的几乎 100%。

（十二）肝紫斑病

肝紫斑病是一种罕见的良性病变，其特征是肝内大小不一的囊性、充满血液的空腔病灶[114, 115]。紫斑的发病机制尚不明确。在成人中，它与慢性消耗性疾病（如结节病、恶性肿瘤及艾滋病）、药物（如类固醇、口服避孕药）、移植（如肾、心脏）及毒素暴露有关[114]。在儿童，本病常发生于慢性疾病如囊性纤维化、营养不良、范科尼贫血、肾上腺肿瘤、马方综合征和肌管性肌病中[116]。在 20%～50%

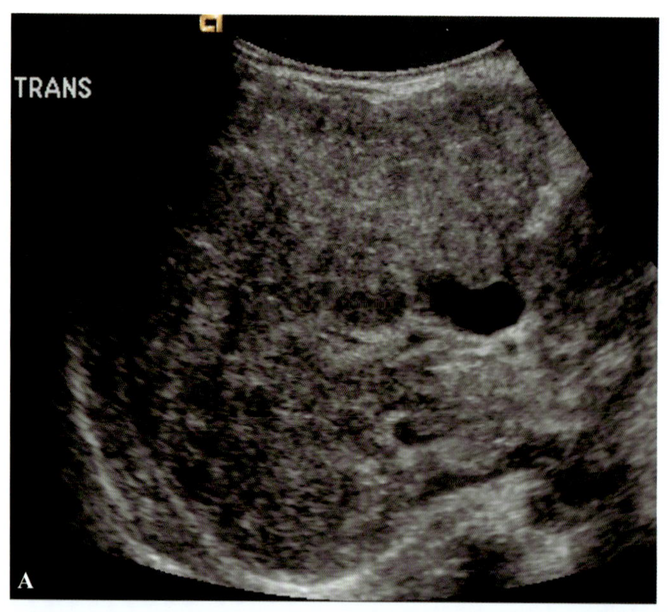

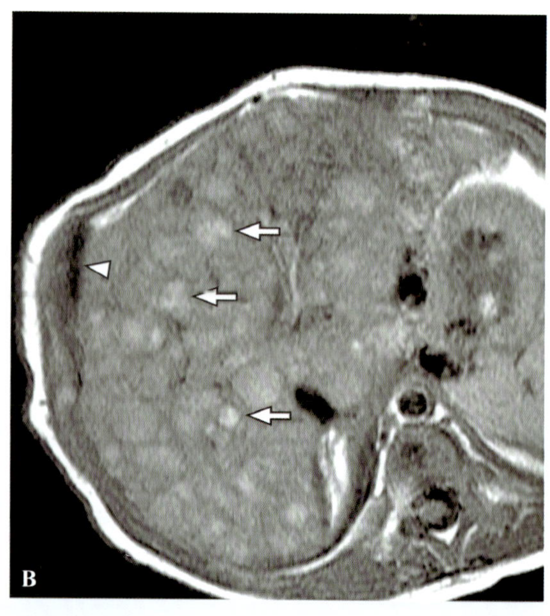

▲ **图 14-53　男，12 月龄，酪氨酸血症而致肝硬化**

A. 轴位灰阶超声图像显示出肝实质回声不均匀增粗，部分原因在于再生结节的存在；肝脏边缘呈结节状；B. 轴位 T_1WI 图像显示肝内多发结节，其中很多呈高信号（箭）；肝周可见少量腹水（箭头）

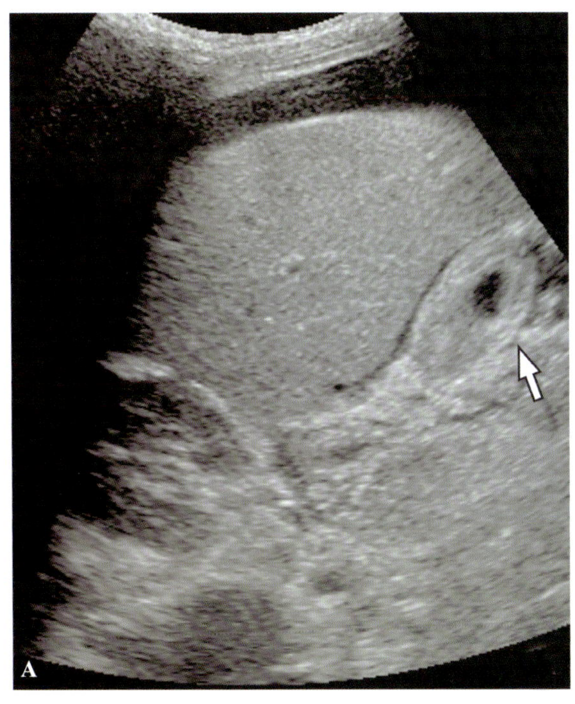

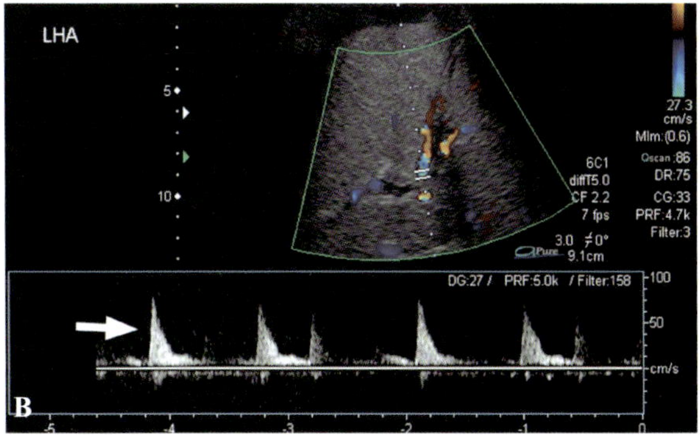

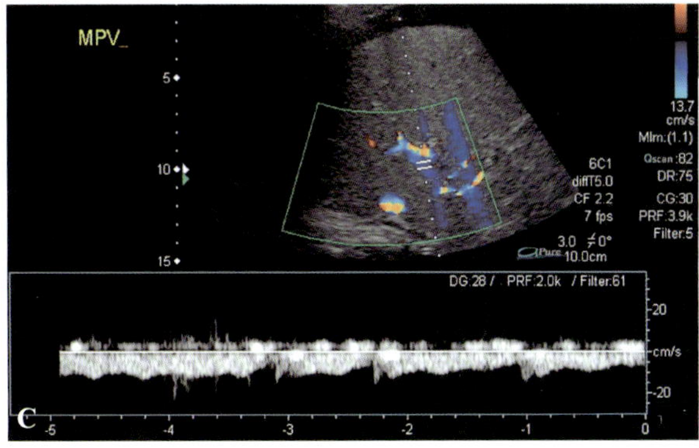

▲ 图 14-54 **男，3 岁，神经母细胞瘤Ⅳ期并接受骨髓移植治疗，现在有肝静脉阻塞病**

A. 右上腹轴位灰阶超声图像显示肝脏弥漫性回声增强，中等量腹水，胆囊壁增厚（箭）；B. 彩色多普勒横轴位超声图像显示肝动脉高阻力波形（箭）；在舒张期中有明显的收缩期上升、快速下降和最小血流量；C. 经肝门的彩色多普勒纵向超声图像显示，门静脉主干内背离肝的（反向）血流

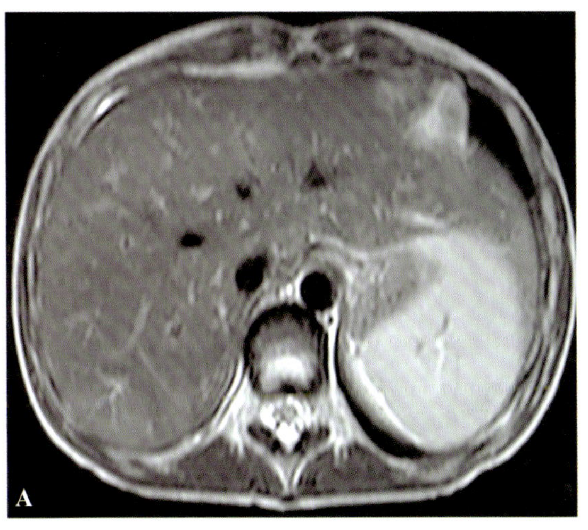

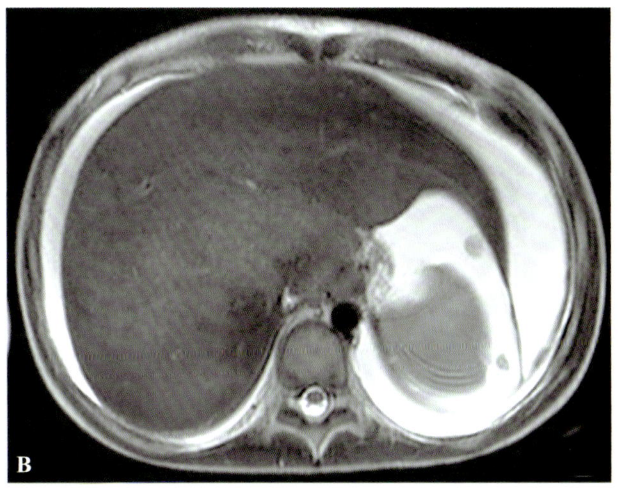

▲ 图 14-55 **女，13 岁，患克罗恩病，经活检证实药物引起的肝静脉闭塞**

A. 诊断克罗恩病时行轴位 T_2WI 单次快速自旋回波 MR 图像显示肝脏正常；B. 6 个月后，肝脏出现弥漫性增大和实质信号不均匀；肝静脉消失；有大量的腹水

的患者中，没有发现与之相关的病程[114]。

在超声检查中，肝紫斑病表现为多个边界清晰的低回声病变[117]。较大的病变可以显示后部回声增强。在多普勒超声中，可见病变周围和内部的血管影像。在平扫 CT 上，与背景肝脏相比，紫斑病变呈低密度。在 MRI 上，肝紫斑病的信号特征因病变血液含量而改变[118]。最常见的表现为囊性，表现为 T_1WI 低信号和 T_2WI 高信号（图 14–56）[115]。在增强后的影像上，肝紫斑病表现为动脉期强化，并在门静脉期呈渐进性强化（图 14–56）[114]。如果紫癜腔有血栓形成的，就有可能看不到强化[114]。

对肝紫斑病没有特殊治疗。如果可能的话去除病因。出现如肝衰竭、胆汁淤积、门静脉高压或肝破裂伴腹腔出血等并发症时，应予以处理。

（十三）原位肝移植及并发症

对小儿肝移植，其并发症及移植肝脏影像学的讨论超出了本章的范围。读者参考了关于儿童肝移植的临床和影像学方面的专门评论[119, 120]。

简而言之，小儿肝移植的常见适应证包括弥漫性肝实质病变、暴发性肝衰竭和不可切除的肝肿瘤。许多具体指征将在本章的其他章节中有所叙述。儿童同种异体肝移植的类型包括全肝移植、减体积肝移植、劈离式移植和活体肝移植。除了全肝移植，肝脏典型的解剖结构都发生了改变。

在移植前阶段，影像学可以用来评估供体和受体的解剖结构和脉管系统。在移植后，超声是主要的手段，允许对移植器官、其脉管系统（包括吻合支）和潜在的并发症进行评估。超声发现的异常可通过 CT、MRI、闪烁显像或血管造影进一步评估[120, 122, 123]。

五、胆系疾病

（一）正常解剖与常见变异

肝内胆道与门静脉相伴行，并与肝脏解剖分段相一致。按照正常解剖，肝右前管及肝右后管汇合成右肝管，引流肝 5～8 段。左肝管由肝 2、3、4 段引流的细小分支组成。大多数情况下，引流尾状叶（1 段）的胆管同时汇入肝左右管。肝左右管于肝门区汇合成肝总管，而后胆囊管与肝总管汇合成胆总管（图 14–57）。胆总管末端常与主胰管汇合，于十二指肠壁内形成 Vater 壶腹，开口于十二指肠大乳头（图 14–58）。

识别胆道系统的解剖变异对于外科诊疗有重要意义。胆管变异在先前章节中已被详细讨论过[125]，根据文中描述，最常见的变异（19%）是肝右后管汇合至左肝管（图 14–59）[124]。在非侵袭性的影像学检查中，MRCP 观察胆系异常引流模式的敏感度和特异度最高[126]。

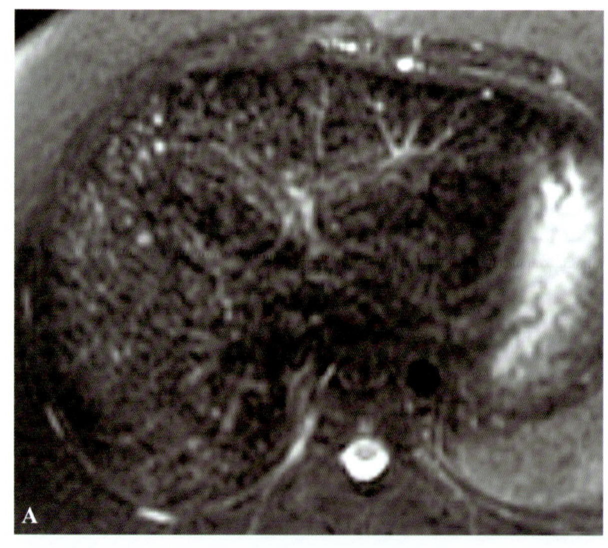

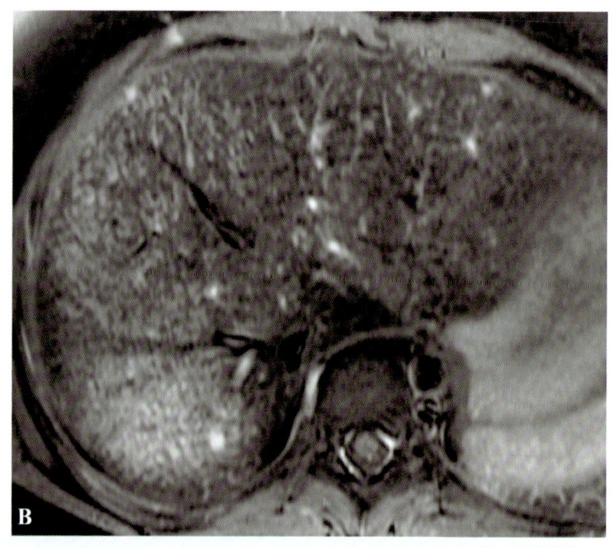

▲ 图 14–56　女，13 岁，患范科尼贫血和紫癜性肝炎

A. 轴位脂肪抑制 T_2WI 图像显示肝内多发细小 T_2 高信号影；B. 轴位增强脂肪抑制 T_1WI 图像显示病变可见强化；由于铁沉积作用，肝脏在两个序列上呈弥漫低信号

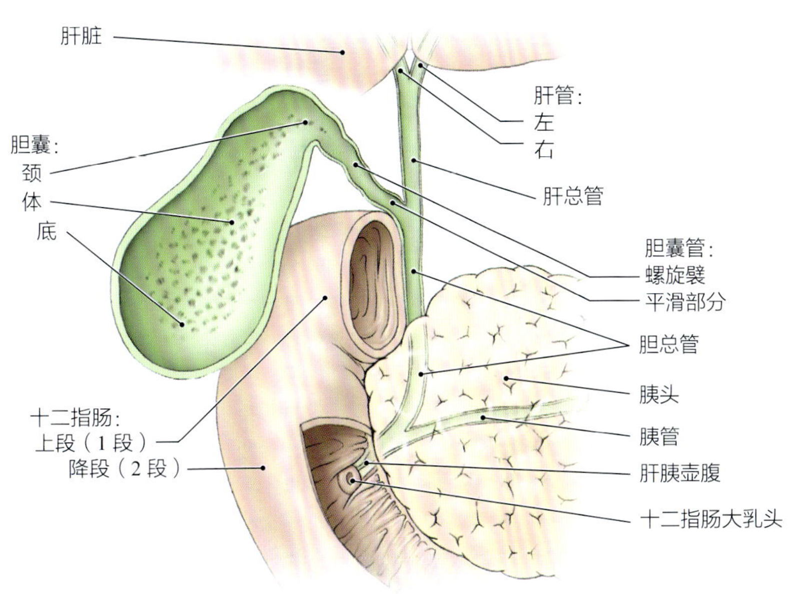

▲ 图 14-57 正常胆道解剖

右肝管和左肝管的联合形成肝总管；然后胆囊管与肝总管连接，形成胆总管；胆总管的尾部通常与主胰管（胰管）连接，并在十二指肠大乳头处流入十二指肠

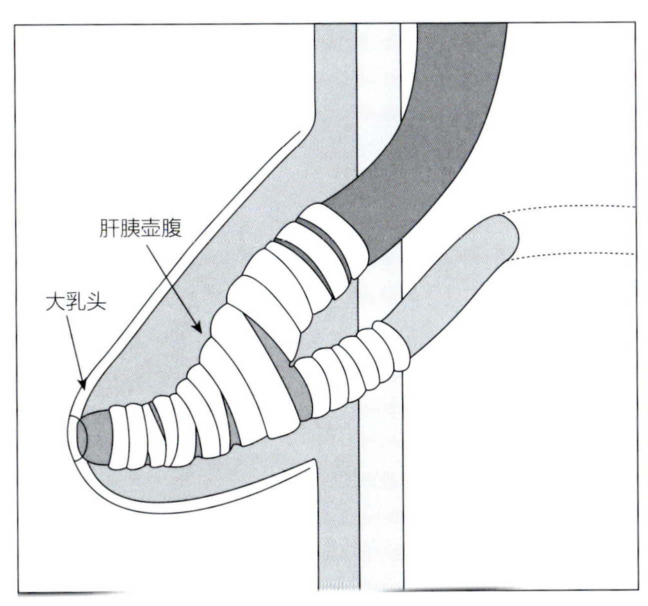

◀ 图 14-58 肝胰壶腹解剖

壶腹部为胆总管与胰管汇合连接处，为罗马人所命名；Oddi 括约肌的肌纤维围绕肝胰壶腹，胆总管与胰管的远端位于十二指肠壁内

（二）先天性发育异常

肝脏发育过程十分复杂，在先前章节中已详细描述[127, 128]。认识肝内及肝外胆道的不同起源、胆管板的概念对于放射科医师十分重要。

肝脏起源于前肠的囊状突起，这个憩室头侧（肝脏部分）形成肝实质和肝内胆管，而尾侧（囊性部分）形成肝外胆管、胆囊和腹侧胰腺。肝内胆管的发育过程与门静脉分支周围的肝细胞前体细胞（成肝细胞）鞘进行性发育有关，即所谓的胆管板。胆管板的发育不良导致 Caroli 病、先天性肝纤维化、

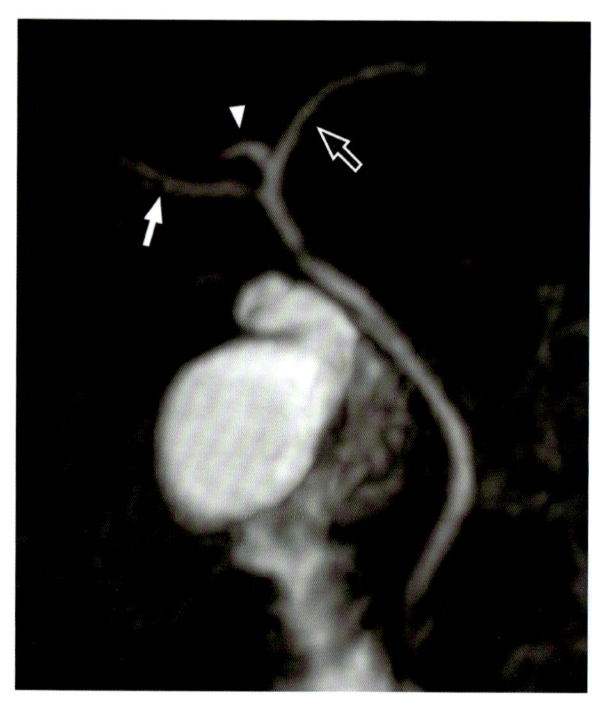

◀ **图 14-59　男，7 岁，胆道解剖变异**
MRCP 的最大密度投影 MIP 技术显示肝右后管（箭头）汇入到左肝管（黑箭），而后与肝右前管（白箭）汇合形成肝总管

胆道错构瘤和多囊性肝病。胆囊管发育不良导致胆总管畸形、胰胆管汇合异常和胆囊畸形。

1. 胆总管畸形与胰胆管汇合异常　胆总管囊肿是一种少见疾病，表现为肝内或肝外胆道囊状扩张。本病可发生于任何年龄，但通常见于 10 岁之前。典型临床表现包括腹痛、黄疸和可触及的腹部包块，但有三联症者不足 20%。

目前临床沿用最多的分类标准是 Todani 等提出的分类法（图 14-60）[129]。Ⅰ型胆总管囊肿表现为胆总管囊状或梭形扩张，是最常见的一种亚型（图 14-61）。关于胆总管囊肿的发生，最被大众认可的是胆胰管汇合异常（pancreaticobiliary maljunction，PBM）的相关学说[130]。胆胰管汇合异常为胆总管及胰管于十二指肠壁外汇合，形成一个异常长总通道。这个长的总通道可能使胰酶反流至胆道系统，导致胆管壁薄弱致管腔扩张。

超声是诊断胆总管异常（图 14-61）的初步筛查手段，并用于随访明确的胆总管囊肿。MRCP 可显示胆总管畸形的全程、囊肿与胆道的交通，特别是出现多发囊肿或巨大囊肿造成正常解剖结构变形时（图 14-61）。MRCP 同时也是明确胆胰管汇合异常（PBM）的最佳无创性的影像学检查方法。胆总管和胰管在十二指肠壁外汇合时应考虑 PBM（图 14-62）。儿童的胆总管长度没有标准。

胆总管畸形的并发症包括结石、脓肿和胰腺炎及胆道炎形成。大的囊肿可能发生破裂，继而引发胆汁性腹膜炎。胆总管囊肿和胆胰管汇合异常是胆管上皮癌的相关危险因素。胆总管畸形的相应治疗方案取决于其类型，包括囊肿切除及肝移植[131, 132]。

2. 胆囊畸形

(1) 胆囊异位：胆囊常规位于肝脏底面，平行于肝裂。位置异常包括肝内（图 14-63）、左侧、横向、前面、后面及肝表面[133]。胆囊异位可以是偶然发现，也可能因为胆囊排空能力差、胆汁淤积而诱发胆石症、胆囊炎。胆囊异位可能有外科指征。

超声是胆囊成像的首选检查手段，可以明确胆囊位置。MRI 或 CT 在某些病例中有诊断意义，特别是胆囊远离其正常位置时。

(2) 胆囊发育不良：胆囊发育不良是指胆囊和胆囊管完全或部分发育失败，可表现为发育不全、闭锁或缺如。胆囊缺如是一种罕见疾病（0.02%），常为散发病例，也可合并胃肠道、心血管和泌尿生殖系统的异常，表明其具有遗传倾向[134, 135]。孤立性胆囊发育不良的患儿可无临床症状，或表现为非特异性的胆道系统症状，包括右上腹疼痛、黄疸、恶性和脂肪食物不耐受。最直接的确诊依据是

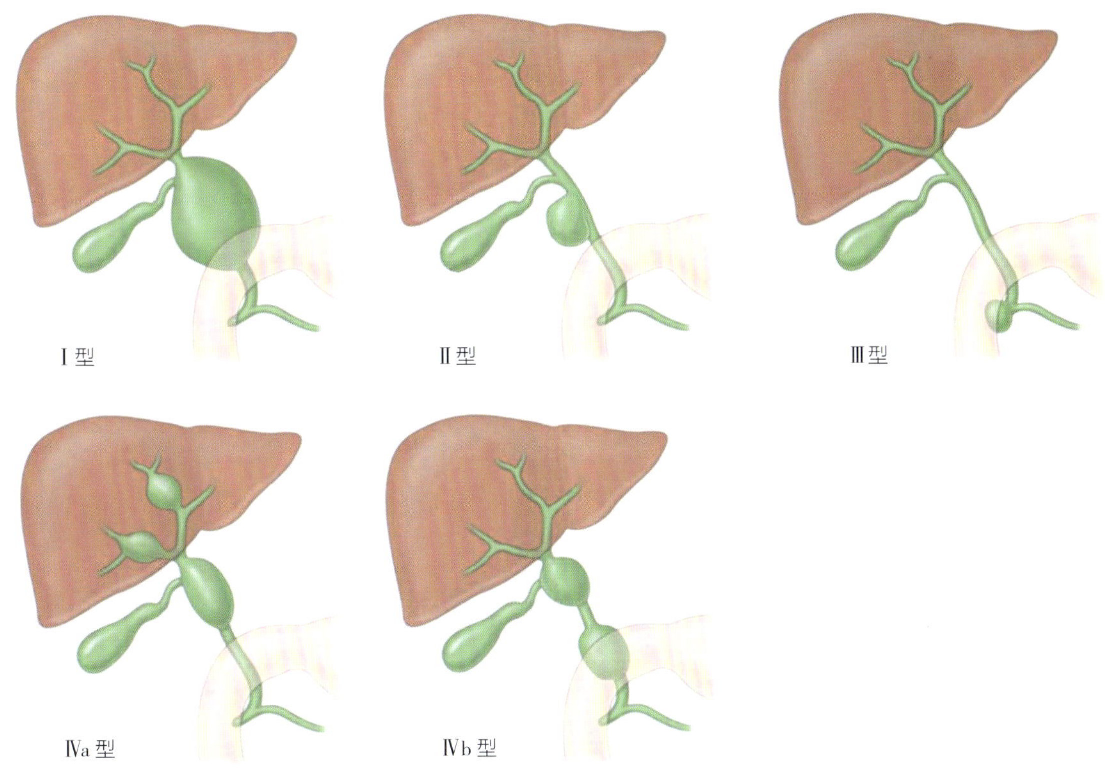

▲ 图 14-60 胆总管囊肿的 Todani 分型

Ⅰ型为肝外胆管扩张，包括 3 型：Ⅰa 型，整个肝外胆管弥漫性扩张，未累及肝内胆管；Ⅰb 型，肝外胆管局限性扩张；Ⅰc 型，胆总管节段性扩张；Ⅱ型，胆总管憩室，憩室为偏心性且与胆总管存在细窄的连通；Ⅲ型，也称为胆总管囊肿，胆总管末端局限性扩张，常于十二指肠腔内形成突起；Ⅳ型，胆管树的多发节段性扩张，包括两型：Ⅳa 型，肝内外胆管多发囊肿；Ⅳb 型，肝外胆管多发囊肿；Ⅴ型，Caroli 病，被认为是胆管板畸形而非胆总管畸形

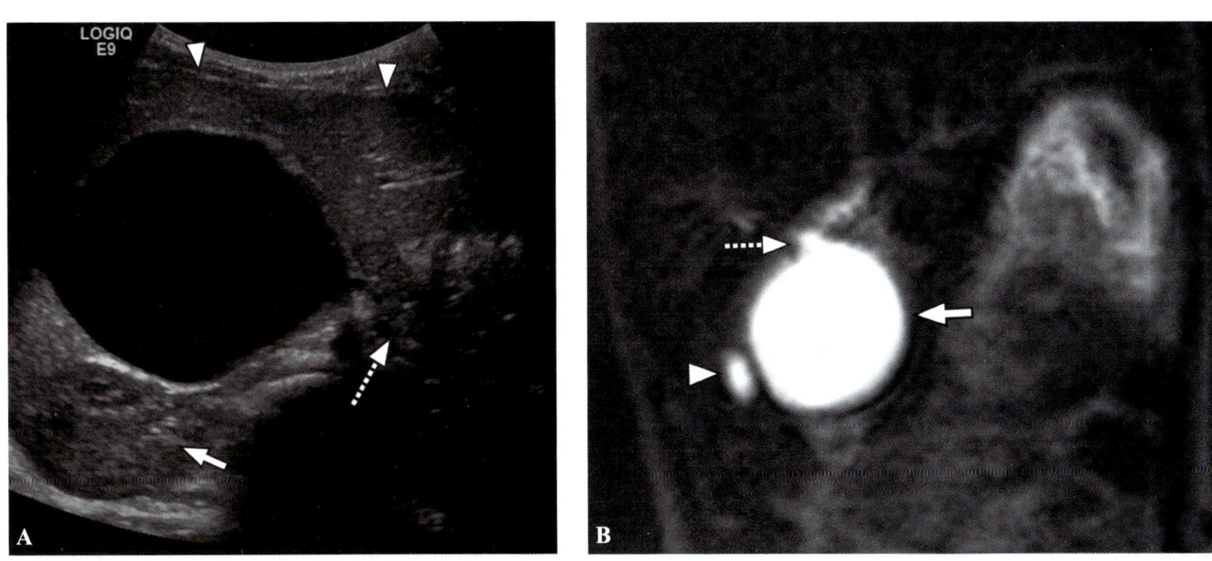

▲ 图 14-61 女，5 岁，Ⅰ型胆总管囊肿

A. 超声横切面扫查显示右上腹肝门区巨大囊性包块；病变紧邻肝组织（箭头），且足够大以致胰腺（虚箭）和右肾（实箭）明显受压；超声不易显示胆管树之间的沟通；B. 单次激发磁共振胰胆管成像显示整个肝外胆管弥漫性扩张（实箭），与Ⅰa 型表现相一致；大的囊肿可使解剖位置发生变化，这个病例中胆囊（箭头）异位；肝总管（虚箭）与病变相连证实了本病的诊断

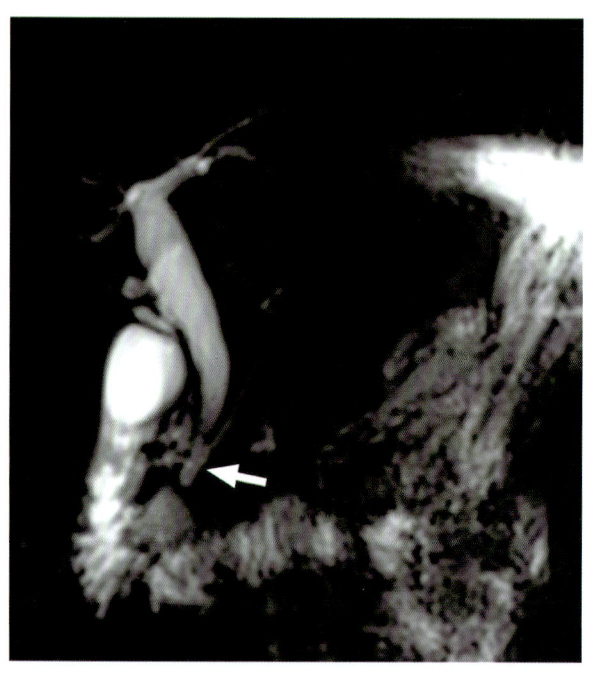

▲ 图 14-62 女，17 岁，Ⅰ型胆总管囊肿

冠状位重 T_2WI 图像显示肝外胆管全程弥漫性扩张，胆胰管汇合异常伴长段共有的通道（由 Jonathan R. Dillman，MD，MSc，Cincinnati Children's Hospital Medical Center，Cincinnati，OH 提供）

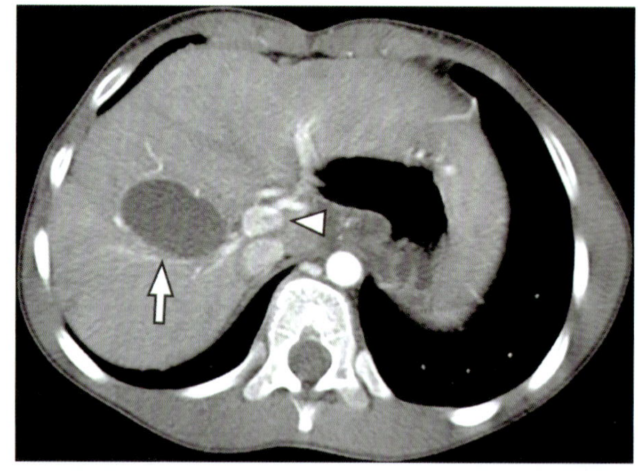

▲ 图 14-63 女，8 岁，Ⅰ型 Abernethy 畸形 肝内胆囊

轴位 CT 增强图像显示胆囊（箭）完全被肝实质包绕，而非位于肝脏底面；该患儿行门体分流术，于下腔静脉前方可见部分管道显影（箭头）（由 Jonathan R. Dillman，MD，MSc，Cincinnati Children's Hospital Medical Center，Cincinnati，OH 提供）

MRCP 检查未见胆囊显影。对于具有临床症状的胆囊发育不良，治疗包括予以平滑肌弛缓药、十二指肠大乳头括约肌切开术，而非外科切除胆囊，因此准确的术前诊断尤为重要[136]。

(3) 胆囊重复畸形和分隔：胆囊重复畸形（图 14-64）是由异常隔膜或囊部持续外翻所致的一种少见疾病[137]。本病发病率约为 1/4000[138]。每个胆囊都有其各自的胆囊管单独排泌，形成 Y 形管道汇入胆总管。胆囊分隔认为与胆囊重复畸形是同样疾病谱，发生于胆囊空泡化异常时期。本质上，这种胆囊是由一个胆囊管引流，可包含一个或多个隔膜分腔（图 14-65）[139]。

重复胆囊或胆囊分隔的患儿可无症状，也可出现胆石症或胆囊炎的症状。超声可明确重复胆囊或胆囊分隔、胆囊结石。MRCP 能更好地显示胆囊的结构，可通过胆囊管的数目来鉴别重复胆囊和胆囊分隔。用以除外一些其他类似疾病，包括胆总管囊肿、胆囊憩室、倒圆锥形帽（胆囊底部褶皱）及肠重复畸形。具有临床症状的患儿常行胆囊切除术，对于胆囊重复畸形者需将两个胆囊均切除[140]。

3. 胆管板畸形 胆管板畸形包括 Caroli 病、先

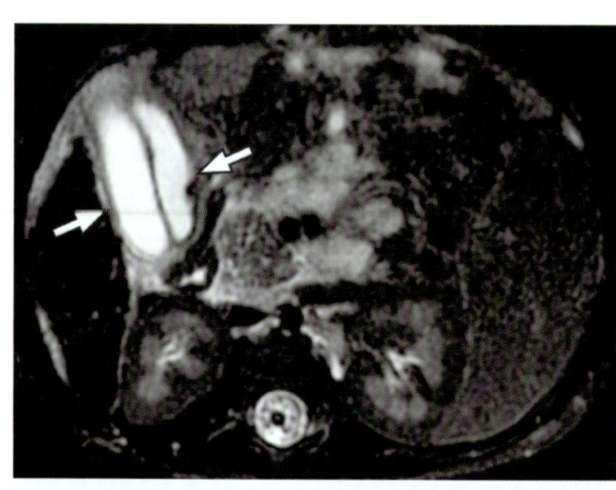

▲ 图 14-64 男，4 岁，胆囊重复畸形

轴位 T_2WI 脂肪抑制 MR 图像显示胆囊窝区两个狭长的囊性结构（箭）；两个囊腔互不相通，分别通过各自的胆囊管引流至胆总管（此图未显示）

天性肝纤维化和胆道错构瘤，属于胆管板发育障碍的一系列异常。胆管板存在于胚胎胎儿时期，由肝细胞和胆管衍生出来。很多种类型的胆管板畸形都是初级纤毛相关的基因突变即纤毛病所致[141]。因肾脏具有相类似的发病过程，胆管板畸形常合并肾脏多囊性病变。这一大类纤毛病共同的发病机制致肝肾疾病之间，以及胆管板畸形的部分亚型之间存在较频繁的表型重叠。除了胆道错构瘤，大多数的胆管板畸形均易诱发胆管炎和胆管癌[142, 143]。

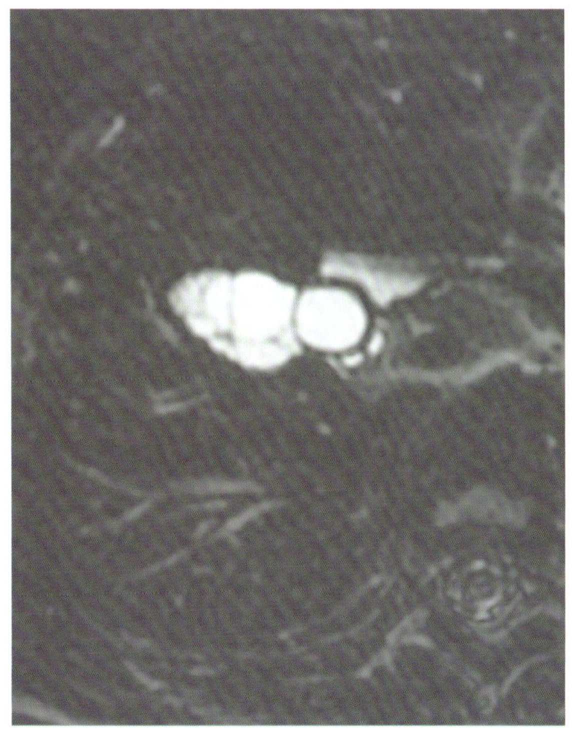

▲ 图 14-65 男，9 岁，多分隔胆囊
轴位 MRCP 图像显示胆囊窝区多房囊性结构，表示胆囊腔内多发分隔，形成多发大小不等的囊腔

(1) Caroli 病：先前被归类为胆总管囊肿的一个亚型（即 V 型），现认为 Caroli 病是累及较大肝内胆管的一种胆管板畸形[144]。Caroli 病中，肝内胆管扩张可以是节段性的、肝叶分布的或是弥漫性的。肝外胆管由于其不同的胚胎起源，通常不会受累。

典型的影像学征象在超声、增强 CT 及 MRI 上均可显示，即“中心点”征，代表门静脉分支完全被局部扩张的胆管包绕（图 14-66）。当 Caroli 病合并先天性肝纤维化时，称之为 Caroli 综合征（图 14-67）[145]。

(2) 先天性肝纤维化：先天性肝纤维化是一种胆管板畸形，肝叶内胆管受累而导致胆管发育不良和门静脉周围纤维化扩大[144]。周围肝实质是正常的，以此与继发性肝硬化相鉴别[146]。先天性肝硬化最常合并常染色体隐性遗传性多囊肾（ARPKD），但也可见于其他纤毛病中。肝、肾疾病具有典型反向严重性的特点，在围生期 / 新生儿期 / 婴儿期肾脏病变严重而肝脏病变相对较轻。在青春期，儿童则以肝脏受累为主，伴随不同的症状，有时发现在青春期[144]。

先天性肝纤维化的四个临床表现类型为门静脉高压（最常见）、胆管炎、门静脉高压及胆管炎混

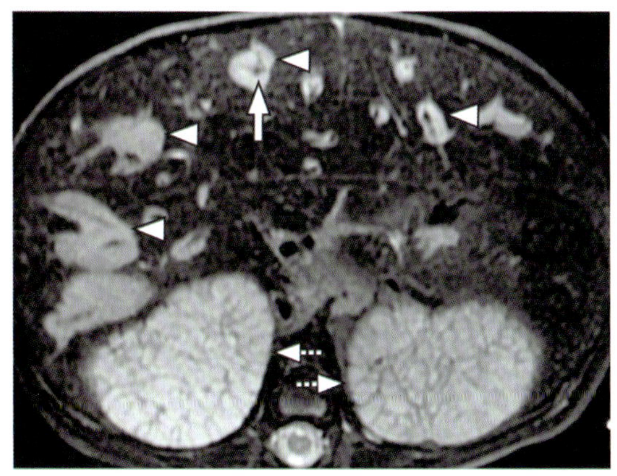

▲ 图 14-66 女，3 岁，Caroli 病
轴位 T_2WI 脂肪抑制 MR 图像显示扩张的肝内胆管（箭头）包绕门静脉分支，呈“中心点”征（实箭）；增大的肾脏被无数小囊所替代（虚箭），符合常染色体隐性遗传性多囊肾表现

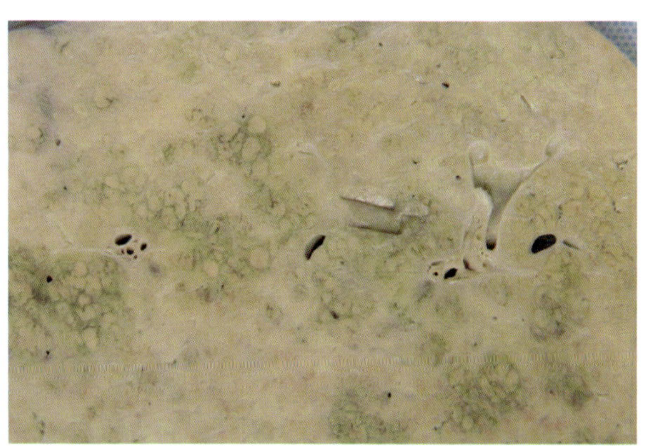

▲ 图 14-67 女，22 岁，Caroli 综合征
肝脏标本显示纤维带和绿色的胆汁淤积（先天性肝纤维化）及扩张的胆管结构（Caroli 病），两者共存称为 Caroli 综合征

合型及潜在状态[142]。肝脏合成功能常被保留，且随着时间推移基本上很少恶化[142, 143]。

先天性肝纤维化患儿不具备肝硬化的典型影像学表现。门静脉周围增厚，于超声表现为门静脉周围回声增强，或于 MRI 表现为门静脉周围组织长 T_1 长 T_2 信号改变（图 14-68）[144]。可以看到门静脉高压的后遗症及肝内胆管不规则扩张，即 Caroli 病[142, 144]。

(3) 胆道错构瘤：胆道错构瘤，也称 von Meyenburg 复合体，是小叶间胆管的胆管板畸形。尽管这是一种发育异常，但很少在儿科患者中进行诊断。胆道错构瘤几乎无症状，常为偶然发现。

超声上，胆道错构瘤为多发，通常为直径小于 1cm 的囊性病灶，有时可见到彗星尾征。增强 CT 的典型表现为肝内多发散在圆形低密度影。MRI 上，病变表现为 T_1WI 低信号和 T_2WI 高信号，对比增强后无强化（图 14-69）[147, 148]。很少情况下，病变为实性增化结节。

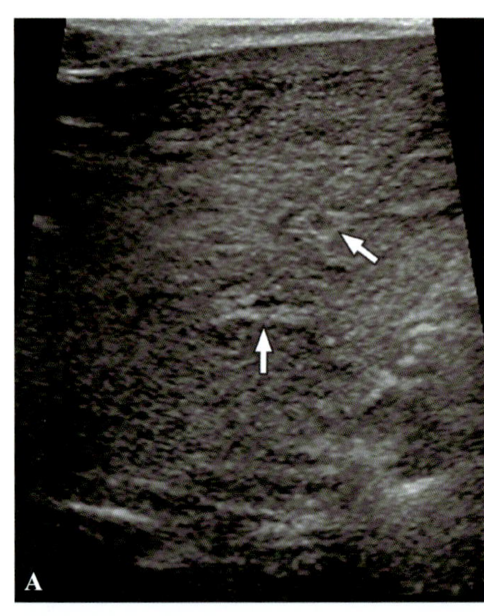

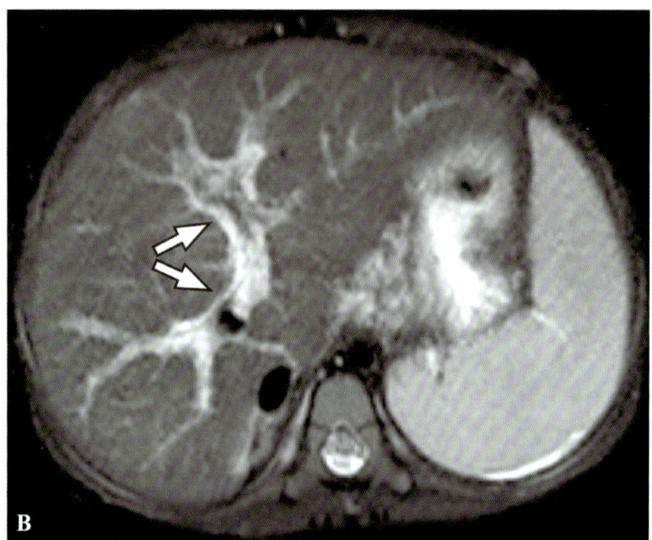

▲ 图 14-68 男，1 岁，先天性肝纤维化

A. 超声显示肝实质颗粒增粗，门静脉周围回声增强（箭）；B. 4 个月后 MR 图像，轴位脂肪抑制 T_2WI 显示门静脉周围 T_2 信号增高（箭），代表肝纤维化；同时可见门静脉高压继发的脾大、脾周积液

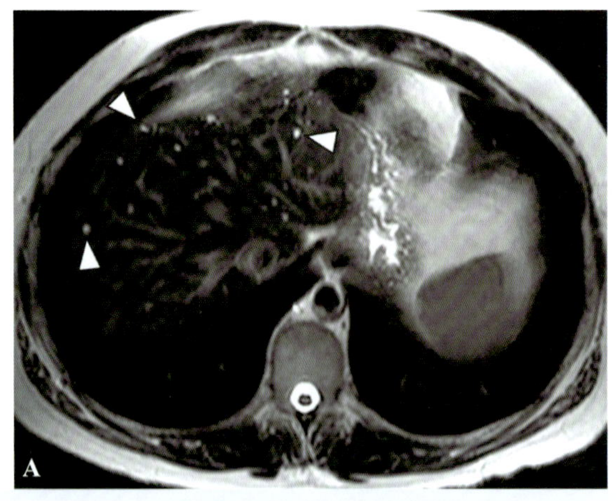

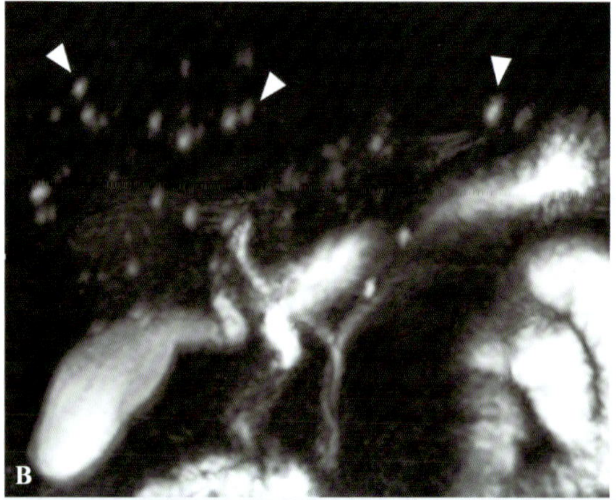

▲ 图 14-69 男，25 岁，胆道错构瘤

A. 轴位 T_2WI 图像；B. MRCP 冠状位最大密度投影图像；显示出许多分散在整个肝脏的微小高信号病灶（箭头）（由 Jonathan R. Dillman, MD, MSc, Cincinnati Children's Hospital Medical Center, Cincinnati, OH 提供）

4. 新生儿胆汁淤积　在新生儿胆汁淤积患者中，影像学常与肝脏活检联合应用。其中，胆道闭锁需行外科手术干预，应与其他导致新生儿胆汁淤积的疾病相鉴别，如新生儿肝炎（前文讨论过）和 Alagille 综合征（表 14-6）。

利用 ^{99m}Tc 标记 IDA 衍生物的肝胆闪烁显像可用于评估新生儿胆汁淤积患者。通常，放射性示踪剂迅速从血池中消失，肝脏摄取均匀，在注射后 5min 达到最大活性。随后，示踪剂被排泄到胆道系统，在 60min 内在胆囊和十二指肠内可见示踪剂。适当的方案对于鉴别新生儿胆汁淤积病因十分重要。患儿于检查前 5d 预服用苯巴比妥以刺激肝细胞活性，且必须经 24h 获得延迟显像，区分无示踪剂（胆道闭锁）或放射性示踪剂延迟排泄到肠内（如新生儿肝炎、Alagille 综合征）[149]。

(1) 胆道闭锁：胆道闭锁是新生儿胆汁淤积的最常见原因，也是儿科肝移植最常见的原因 [150]。这种闭塞性胆管病变是由于尚未明确的产前和围生期炎症引起，导致慢性胆汁淤积和胆汁性肝硬化 [151]。在大多数婴儿，闭塞过程既累及中央肝内胆管又累及肝门水平的肝外胆管。大多数病例是孤立存在（90%），其余与综合征相关，如内脏异位 [152]。

典型临床表现为黄疸、陶土样粪便，以及出生时或出生后不久出现的深色尿。Kasai 肝门肠吻合术是胆道闭锁的首选手术术式。Kasai 手术包括切除中央纤维化胆管、行 Roux-en-Y 型空肠肝门吻合，60%～70% 患者可以恢复胆汁流通（图 14-70）[153]。最终患儿需要肝移植。

在疑似胆道闭锁的初步评估中，常应用超声成像和肝胆闪烁显像。典型的超声表现为门静脉右支前壁强回声增厚三角形索带，是胆管纤维化残余，位于分叉处或刚好超出分叉处（图 14-71）。据报道这种征象对于胆道闭锁具有高度特异性，但敏感性为 60%～85%[154-156]。胆道闭锁的其他征象包括胆总管未显影、肝动脉扩张、胆囊缺如或胆囊小且伴有形态异常、囊壁增厚。值得注意的是，正常形态的胆囊并不能完全除外胆道闭锁，而且在高达 25% 的患者中可见到 [155, 157]。

表 14-6　新生儿胆汁淤积原因

梗阻性 / 胆道疾病
• 胆道闭锁
• 胆囊管畸形
• 囊性纤维化
• 胆总管结石
• Alagille 综合征
• 新生儿硬化性胆管炎
• 肿瘤
• 自发性胆总管穿孔
肝细胞性疾病
• 新生儿肝炎
• 感染（如 TORCH 感染、败血症）
• 代谢性（如 α_1- 抗胰蛋白酶缺乏）
• 染色体病
• 中毒（如肠外营养、药物）
• 内分泌病
• 血管性（如充血性心力衰竭）

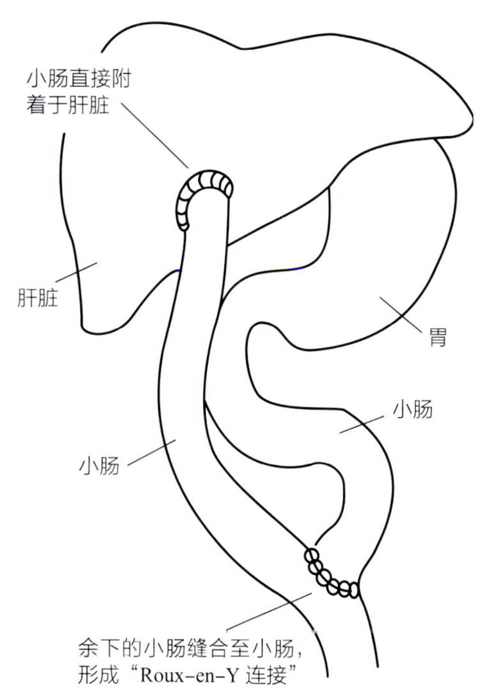

▲ **图 14-70　Kasai 肝门肠吻合术图解**

手术的目的是恢复肝脏胆汁流出中，将近端空肠分开，形成一个 Roux-en-Y 分支，将其抬起并与肝门吻合；然后通过将近端空肠与 Roux 分支下游的更远端空肠吻合来恢复肠道连续性

肝胆闪烁显影对于胆道闭锁有极高的（接近100%）的诊断敏感性（图 14-72）[149]。肝细胞摄取放射性示踪剂可正常或延迟，诊断取决于无放射性示踪剂排泄到肠道。MRCP 更多地被用以诊断胆道闭锁，虽然目前没有显示较其他检查具有更高的诊断准确性[21, 158]。

超声和 MRI 目前是随访 Kasai 肝门肠吻合术后患儿的首选影像学检查。预示 Kasai 失败的重要

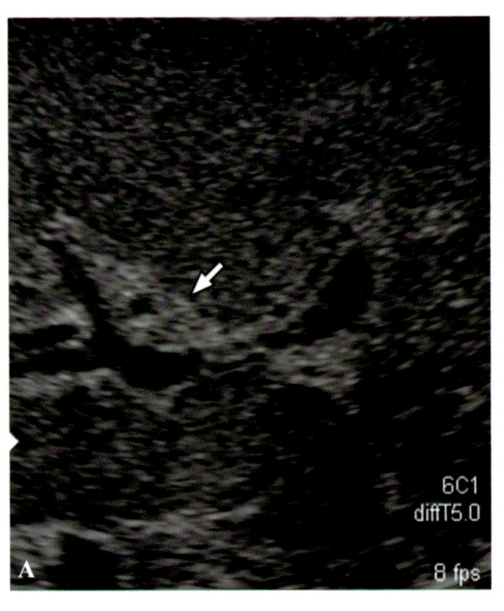

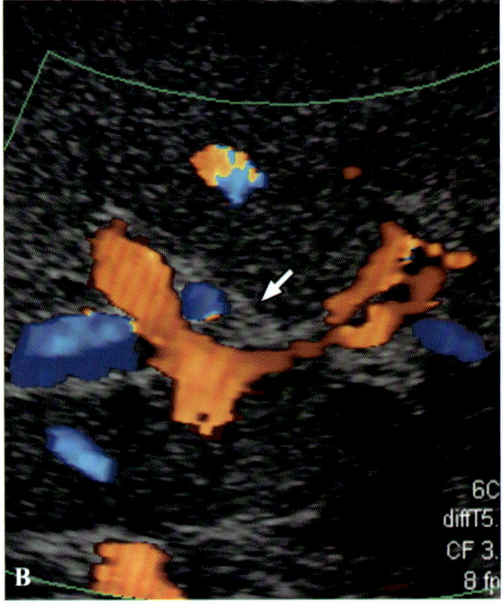

◀ **图 14-71　女，6 月龄，胆道闭锁**

A. 超声灰阶图像；B. 彩色多普勒图像；显示肝门水平门静脉分叉（箭）前方回声增强，胆总管未见显影，呈“三角”征

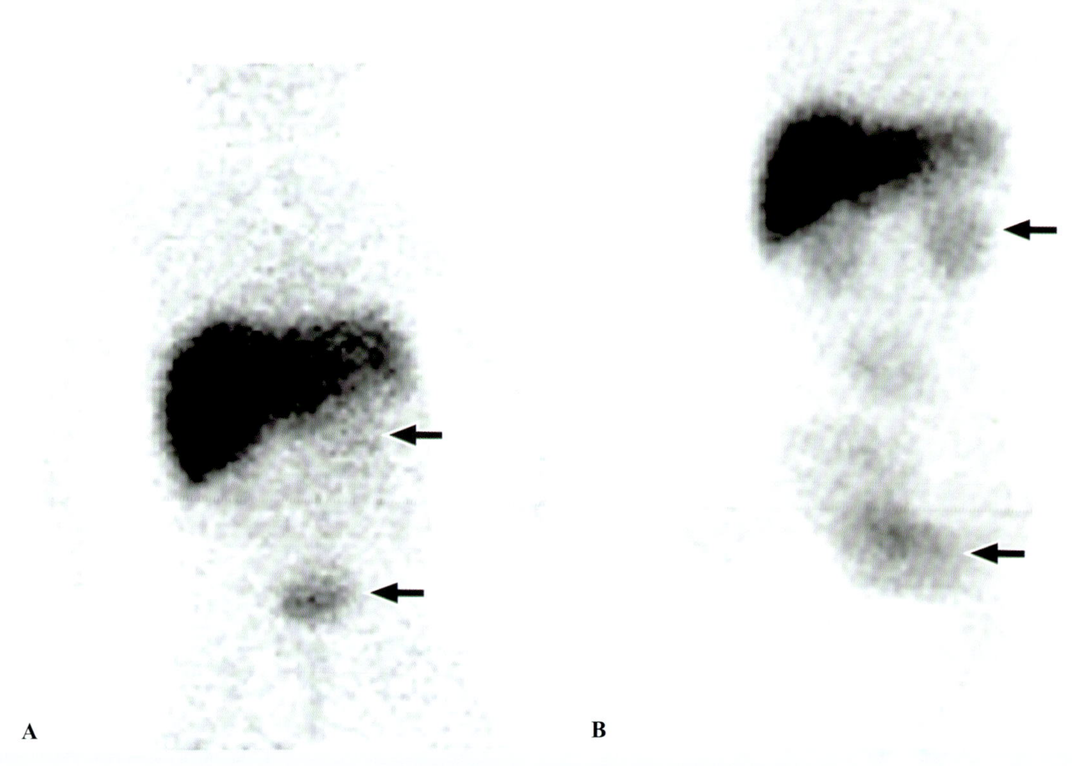

▲ **图 14-72　男，2 周龄，胆道闭锁**

A. 利用 ^{99m}Tc 标记 HIDA 的 4h 扫描显示肝脏出现明显的放射性浓集（延迟廓清），且于泌尿生殖系统出现微弱的放射性活性（箭），胃肠道区未见放射性示踪剂；B. 24h 延迟扫描图像，显示肝脏具有持续的放射性浓集，而胃肠道仍未见放射性示踪剂；再次于患儿泌尿生殖系统及尿布中见到放射性浓集（箭）

表现包括反复胆道梗阻、上行性胆管炎和最终导致肝硬化的进行性肝损害。胆管扩张也作为一个并发症，表现为节段性或弥漫性，呈串珠样改变（图 14-73）[159]。当出现脓肿，其他局灶肝实质异常，或沿着胆管路径出现明显强化提示胆管肝炎（图 14-74）[160, 161]。胆汁湖常存在，代表由胆管损伤引起胆汁假性囊肿形成[162]。随着肝硬化的逐步进展，可能出现再生结节，需与肝肿瘤相鉴别（腺瘤、肝癌），后期 Kasai 患儿处于危险中[163, 164]。

(2) Alagille 综合征：Alagille 综合征，也称为肝动脉发育不良，是一种常染色体显性遗传病。肝内胆管匮乏导致慢性胆汁淤积，可能进展为胆汁性肝硬化。本病因遗传因素伴发多系统发育异常，最严重的是累及心血管系统（如法洛四联症）。

对于疑似 Alagille 综合征的患儿行肝脏成像的主要原因是须排除手术可纠正的胆汁淤积的病因，如胆道闭锁。在疾病的早期阶段，超声检查可能没有特异性，常表现正常。随着病情进展，肝大、肝硬化的表现逐渐明显，受累的儿童患肝细胞肿瘤的风险增加。在肝胆闪烁扫描中，放射性示踪剂可排泄至肠道内，可能延迟但一定存在，继以排除胆道闭锁[165, 166]。术中胆管造影和肝活检也可有助于确诊。随着时间延迟，Alagille 综合征的患儿可能出现特征性的中央巨大再生组织 / 结节。这些假性病变应与肝细胞肿瘤相鉴别。

治疗包括改善胆汁流量和减少皮肤瘙痒的内科治疗，以及心血管异常的手术矫正治疗。

（三）获得性胆道及胆囊异常

1. 胆结石和胆总管结石 儿童最常见的两种胆道结石类型是胆色素结石和胆固醇结石。含胆红素钙的胆色素结石最常见于新生儿和有潜在异常致胆红素升高的儿童，如溶血性贫血（遗传性球形红细胞增多症）或慢性肠外营养[167]。胆固醇结石（图 14-75）是由胆汁中胆固醇过度饱和引起，更常见于青少年，特别是肥胖儿[168]。

在儿童期，胆结石较胆总管结石（结石在胆管内）更为常见。大多数胆总管结石病是胆石症的并发症。少见的是，结石主要在肝内或肝外胆管内形成，与先天性或获得性疾病所致胆汁淤积有关。无并发症的胆石症表现出胆绞痛（由结石引起胆管暂时性梗阻导致的疼痛）、恶心、呕吐和脂肪不耐受。胆总管结石病也表现出相同的特点，但梗阻性黄疸更容易发生[169]。当结石堵塞肝胰壶腹区或十二指肠大乳头处导管时，胆总管结石病可以合并胆管炎

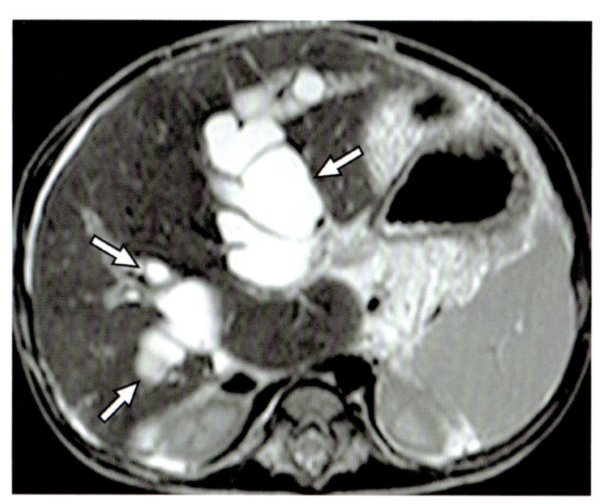

▲ 图 14-73 女，11 月龄，因胆道闭锁行 Kasai 术后

轴位 T_2WI 图像显示胆管多发显著的囊状扩张（箭）；合并胆汁淤积是导致上行性胆管炎的危险因素之一（由 Jonathan R. Dillman，MD，MSc，CincinnatiChildren's Hospital Medical Center，Cincinnati，OH 提供）

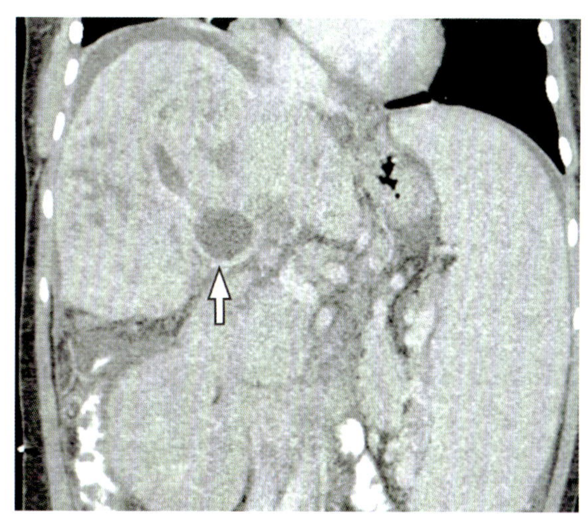

▲ 图 14-74 女，11 岁，因胆道闭锁行 Kasai 术失败患儿

Kasai 肝门肠吻合术后 11 年，冠状位 CT 重建图像显示肝实质硬化、萎缩并伴有门静脉高压表现，包括脾大、腹水；门静脉吻合术（箭）区可见中心胆管扩张，肝内可见多发不规则低密度影；胆汁淤积可能导致上行性胆管炎，同时伴有发热和白细胞增高

或胰腺炎。

胆色素结石钙化明显，可于X线片上显影（图14–76）。其他类型多为可透X线的结石。超声是评估胆石症的首选影像学检查方法，敏感度达98%[170]。结石可移动并具有回声。大的结石伴有后方声影，在多普勒显像中见闪烁伪像（图14–77）。结石可填满囊腔或管腔，呈壁–回声–阴影的典型表现（图14–78）。由于肠气遮挡，超声对于显示胆总管结石的可靠性不高，特别是位于肝胰壶腹部的结石。当胆囊结石的患儿出现胆总管扩张（婴儿的大于2.5mm，年长儿的大于4mm），应高度怀疑胆总管结石是胆囊结石的继发改变（图14–79）[171]。CT及MRI检查对于单纯性胆结石的诊断没有过多的价值。当怀疑胆总管结石或胆囊炎时，行CT及MRI检查有效。MRCP显示肝外胆管内的结石有一定效果，于重T_2WI序列表现为腔内低信号

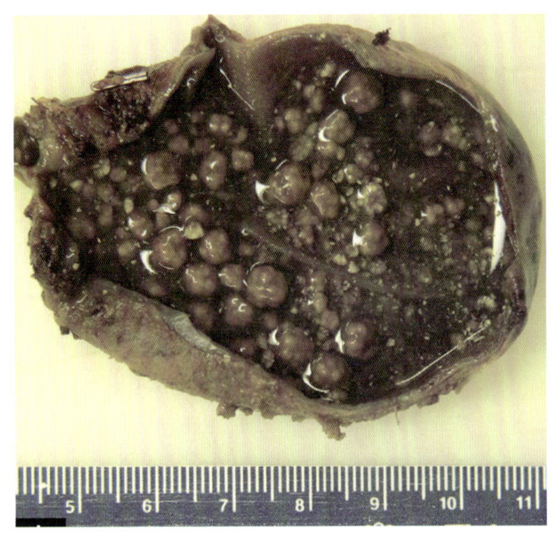

▲ 图 14–75 儿童胆结石

胆囊腔剖开后可见多发黄色、圆凸形结石，是胆固醇结石的特征表现

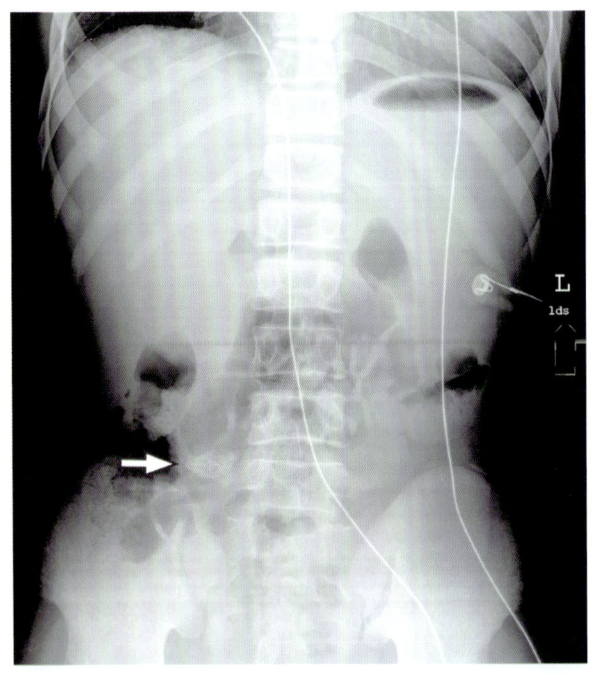

▲ 图 14–76 男，16岁，胆石症

立位腹部X线片显示胆囊底部多发致密影（箭）

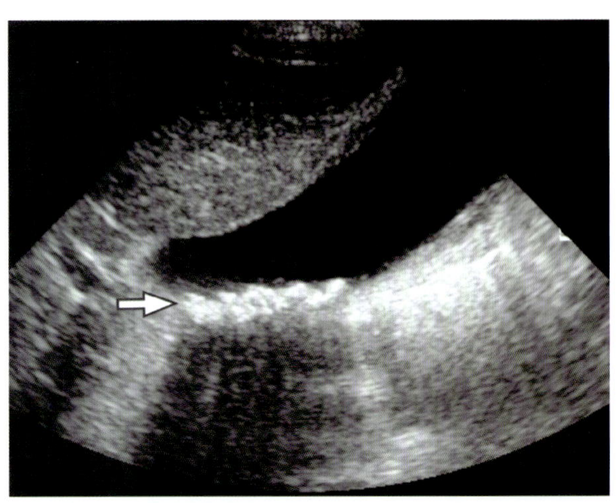

▲ 图 14–77 男，16岁，胆石症

经胆囊的灰阶超声图像显示胆囊腔内多发强回声（箭），伴后方声影；没有胆囊壁增厚及胆囊周围积液等提示急性胆囊炎的征象

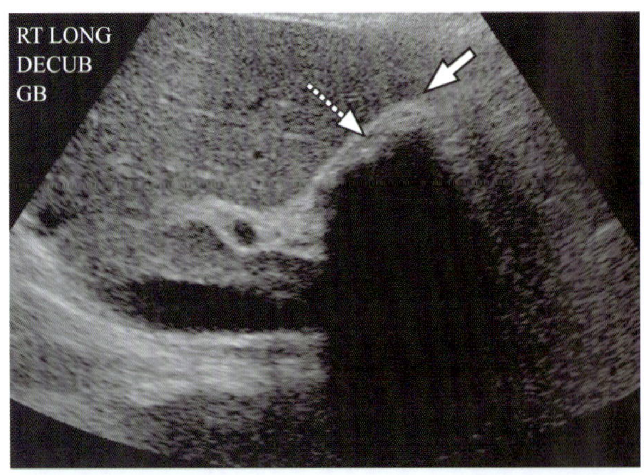

▲ 图 14–78 女，13岁，胆石症

纵轴灰阶超声图像胆囊腔几乎完全被结石填满，呈典型壁–回声–声影的表现；除了胆囊前壁（箭），胆囊整个被结石的声影所掩盖（虚箭）

（图 14–80）[172]。

胆结石患儿出现临床症状，是胆囊切除术的指征。合并胆总管结石时，需依靠内镜逆行胰胆管造影术（ERCP）进行清扫及括约肌切开术。

2. 急性胆囊炎　急性胆囊炎可能起因于结石或非结石性原因。急性结石性胆囊炎中，因单发或多发结石阻塞胆囊管，胆囊发生炎症。需要紧急外科手术干预的急性结石性胆囊炎发作仅见于一小部分胆结石患者[173]。然而，研究表明胆结石的患儿可能发生反复轻微或亚临床状态的急性胆囊炎[174]。这一点被很多有症状的胆结石并接受胆囊切除术的慢性胆囊炎患儿的病理表现所支持。

非结石性胆囊炎在儿童中较成人更为常见，占所有病例的 30%～50%[175]。在急性非结石性胆囊炎中，胆囊炎症不伴有胆石症。刺激因子被认为至少一部分与胆汁淤滞伴细菌过度生长相关，通常发生在患有全身性疾病的患者中，例如败血症、肺炎、烧伤和病毒感染。急性胆囊炎的临床表现包括右上腹疼痛、恶心、呕吐、发热和黄疸。在全身性疾病的患儿中，其临床表现不明显，导致延误诊断，增加了发病率和死亡率[176]；影像学检查对于这组患者中具有特殊的诊断价值。

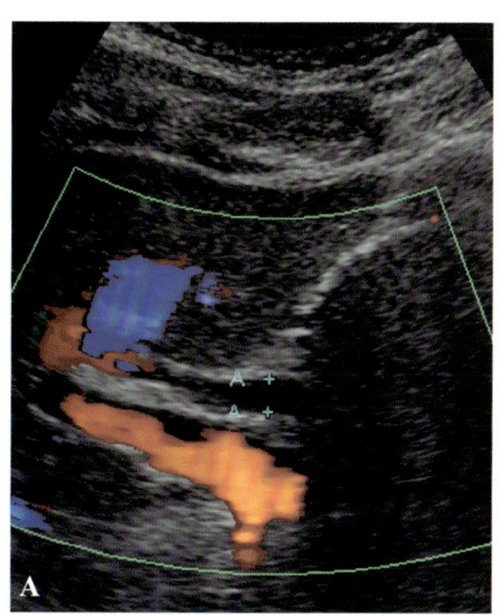
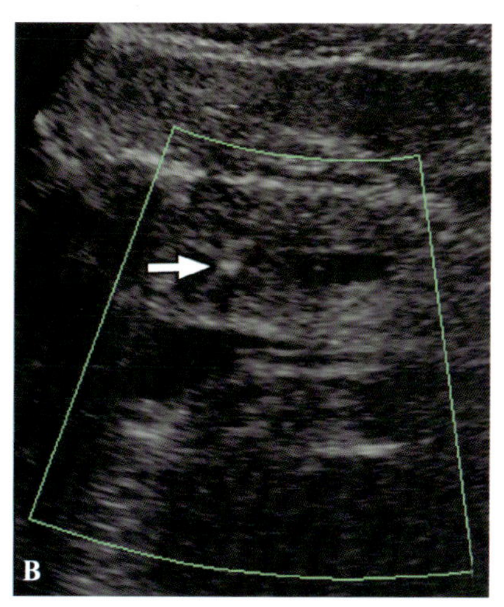
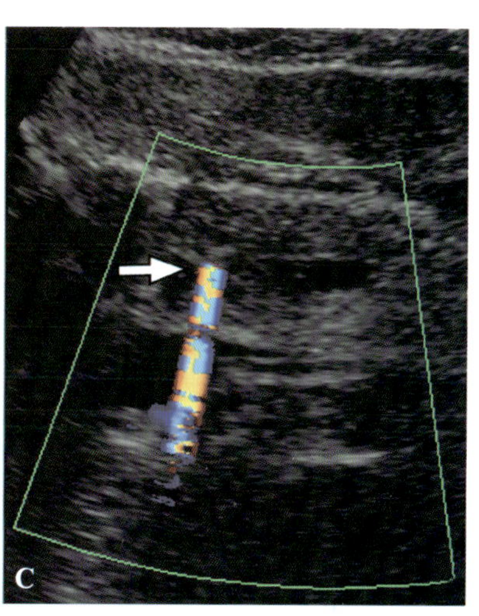

▲ 图 14–79　男，16 岁，胆总管结石病

A. 纵轴超声图像，显示胆总管扩张（光标），管径约 7mm；胰头水平胆总管远端可见一 4mm 的强回声团伴有后方声影（B 图箭），于彩色多普勒呈闪烁伪像（C 图箭）

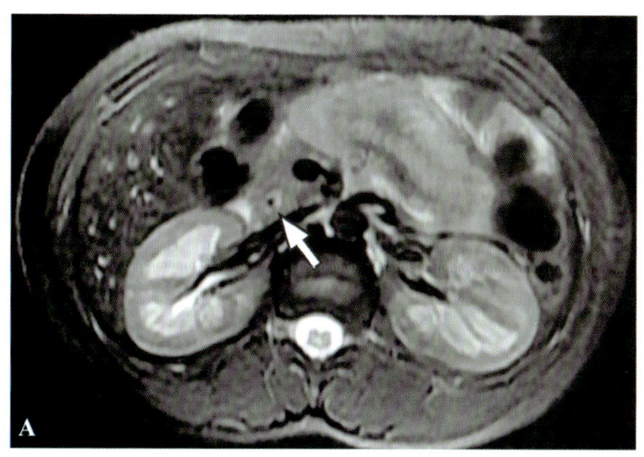
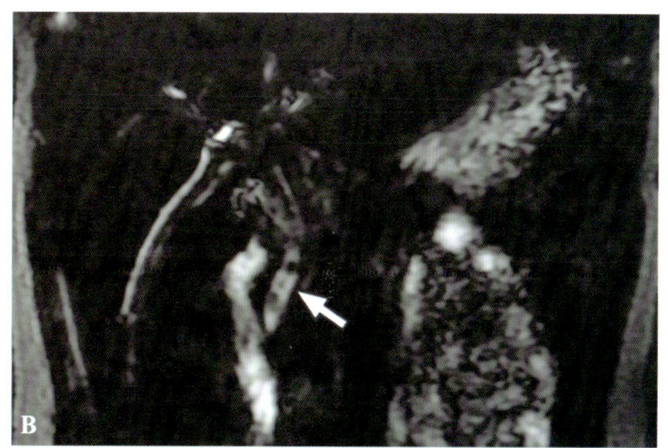

▲ 图 14–80　女，17 岁，胆总管结石病

A. 轴位 T_2WI 脂肪抑制图像，显示胰头内远端胆总管内低信号充盈缺损（箭），双肾皮质弥漫性低信号代表铁沉积，这与患儿镰状细胞病（贫血）有关；B. 冠状位 MRCP 图像，显示胆总管远端轻度扩张，其内可见多发低信号结石（箭）

超声和闪烁显影是评估急性胆囊炎的主要检查方法。超声表现包括胆结石、胆囊壁厚（> 3mm）、充血、胆囊周围积液、胆囊增大和声像图上的 Murphy 征（图 14-81）。在没有其他征象的情况下，胆囊壁增厚并非特异性表现，可能出现在低蛋白血症、腹水和导致全身性静脉高压的疾病中[177]。据报道肝胆闪烁显像是诊断急性胆囊炎最为准确的影像学方法，敏感度达 96%，特异度达 90%[178]。动态显像通常进行 60min，行 2～4h 的延迟成像或吗啡增强后 30min 的补充成像。早期成像、延迟成像或吗啡增强图像上均未见胆囊显影，提示急性胆囊管阻塞和急性胆囊炎（图 14-82）。虽然 CT 及 MRI

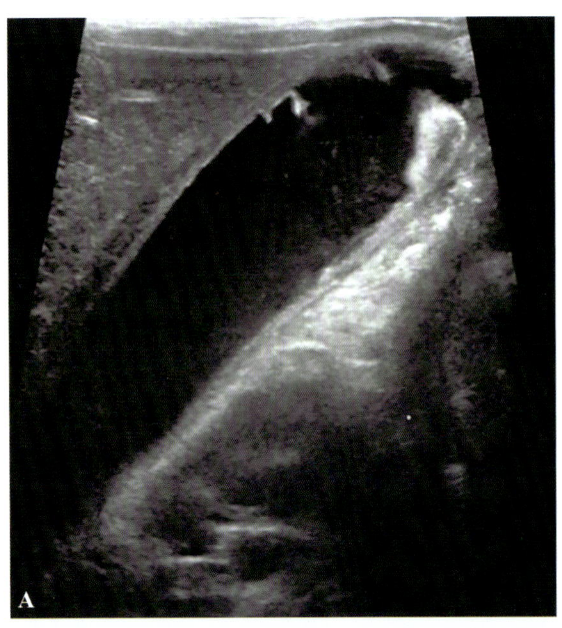

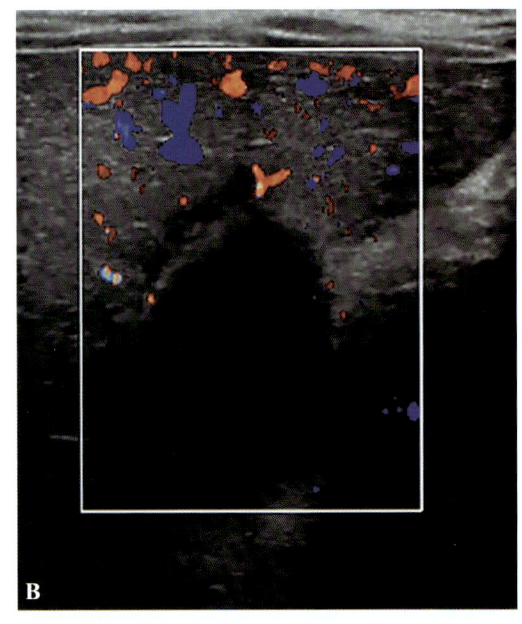

▲ 图 14-81　女，6 岁，病理证实的急性非结石性胆囊炎

A. 纵轴灰阶超声图像显示胆囊壁增厚、胆囊周围积液 / 水肿、囊腔内残渣；可明确无伴有声影的结石；B. 横断面多普勒超声成像显示邻近肝实质有充血的表现

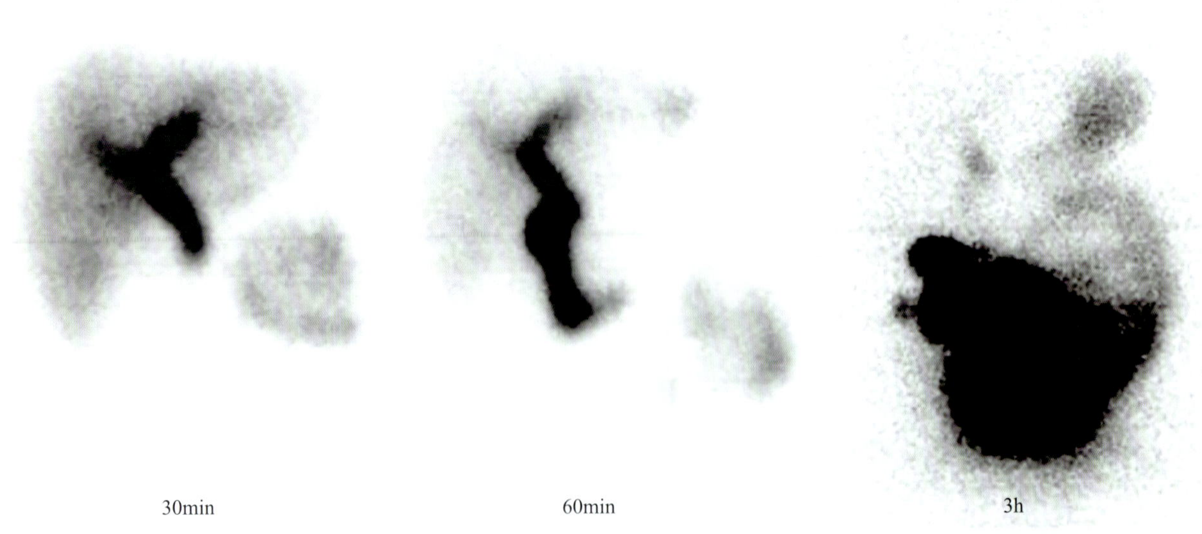

▲ 图 14-82　女，13 岁，右上腹痛，急性结石性胆囊炎

利用 ^{99m}Tc 标记 HIDA 扫描显示胆管树存在放射性浓集，随着时间延迟，肠管内放射性显影越来越浓；60min 后未见胆囊显影，3h 后仍未见胆囊放射性浓集，提示急性胆囊炎

可用于腹痛待查，但并非急性胆囊炎的首选影像学方法，其表现与超声相似。它们可以发现延迟出现的并发症，如脓肿形成或胆囊破裂。

一些机构提出治疗初期行非手术疗法（如抗生素治疗、经皮胆囊切开术），在“冷却”期行手术治疗。胆囊穿孔很少见，因其并发症可危及生命，需行急诊手术。

3. 功能性胆道疾病　功能性胆道疾病是无胆道结石的情况下出现胆道症状（疼痛、恶心及呕吐）的疾病的总称。功能性胆道疾病包括胆道运动功能失调、胆囊管综合征、胆囊和胆囊管痉挛。这类疾病目前成为儿童期胆囊切除的主要原因，仍属于排除性诊断[179]。胆囊收缩素（CCK）刺激的肝胆闪烁显像是成人的主要检查方法。在连续输注 CCK 的 60min 期间胆囊射出分数低于 39% 者为异常，表明存在功能性胆道疾病[180]。CCK 刺激的肝胆闪烁显像可以推广到儿童群体，但是儿童胆囊射出分数的标准尚未确立（图 14-83）。

4. 感染性胆管炎　胆道的感染可能来自细菌、病毒或寄生虫。在西方国家，细菌感染是感染性胆管炎最常见的原因。细菌性胆管炎最常发生于胆汁淤积或梗阻条件下，此时胆汁的抗菌性减低。儿童胆汁淤积 / 梗阻易诱发胆管炎，包括胆总管结石、先天性胆道异常、炎性病变（如原发性硬化性胆管炎）和术后狭窄。Charcot 三联症是细菌性胆管炎最典型的综合征，包括发热、右上腹痛和黄疸，约占患儿的 70%[181]。

细菌性胆管炎的影像学表现包括弥漫性、中心性或局灶性肝内胆管扩张。超声或 MRI 是显示碎片、脓液和结石的最佳成像手段。胆管炎症于超声上可表现为胆管壁增厚、胆管周围回声增强或减弱，MRI 上表现为胆管周围 T_2 高信号，且伴有异常胆管壁的强化。超声、CT 和 MRI 上也可见沿胆道分布的肝实质脓肿。MRI 也可显示在无明确脓肿形成时，实质内异常的 T_2 信号增加或不均匀强化。在重症病例中可见胆道积气。

胆管炎的早期识别和治疗十分必要，若发展为败血症可危及生命。治疗包括抗生素疗法和缓解胆道梗阻，经皮穿肝或通过内镜（如 ERCP）手术治疗。

5. 原发性硬化性胆管炎　原发性硬化性胆管炎（PSC）是一种慢性胆汁淤积的疾病，以肝内外胆道进行性炎症和纤维化为特点，导致管腔消失。PSC 病因不明，被认为是自身免疫的原因[182]。约 25% 的患者同时发生 PSC 和自免性肝炎[183]。发展为 PSC 最常见的高危因素（60%~80%）为炎性肠病，主要为溃疡性结肠炎和克罗恩病[182]。PSC 临床表现多种多样，儿童期通常无症状或症状不明确，如疲乏、瘙痒、右上腹疼痛、直接胆红素增高或发热。PSC 的常见并发症为胆道梗阻引起的反复发作的胆管炎。虽然在儿童中非常少见，但可能发展为胆管上皮癌。

PSC 累及胆管的方式多样，因此影像学表现的范围较为宽泛。同时累及肝内外胆管是最常见的形式（40%）。单独肝内胆管受累占 15%，单独肝

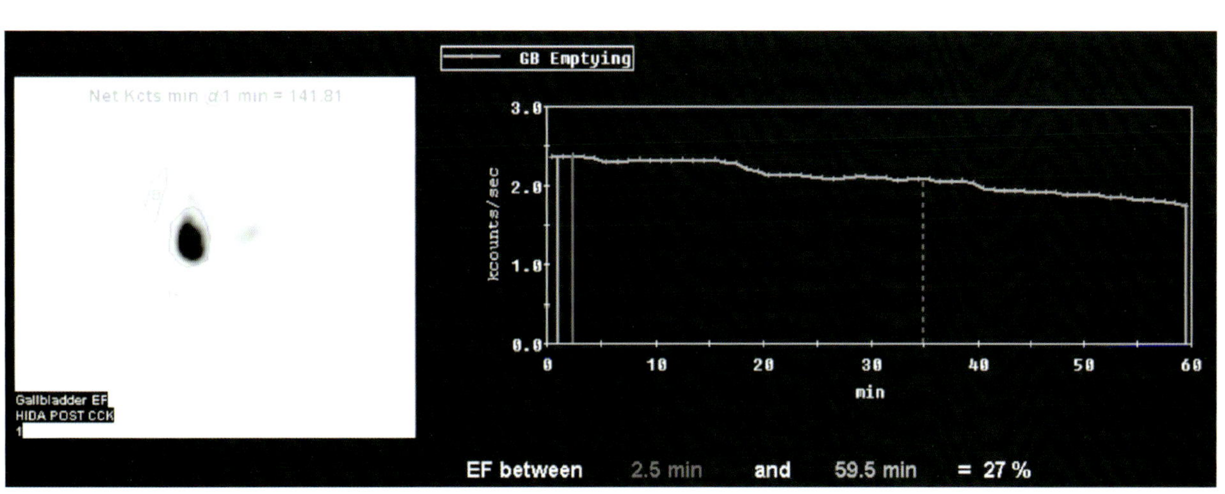

▲ 图 14-83　女，13 岁，慢性腹痛

利用 ^{99m}Tc 标记 HIDA 扫描，输注 CCK 的动态图像显示 60min 后胆囊射出分数为 27%，低于 39% 提示胆囊运动障碍

外胆管受累占 10%。高达 35% 的患儿患有小胆管 PSC[184]。特点是单独侵犯周边肝内胆管，在影像学上显示不佳。

超声和 CT 可显示不规则扩张的肝内胆管。MRCP 是诊断 PSC 的主要无创性影像学检查方法，可提供肝内外胆道的高分辨图像，优于 ERCP，可在无胰腺炎风险的情况下观察阻塞的肝内胆管。典型表现为弥漫性或节段性肝内胆管“串珠样”改变（图 14–84）。有时可见孤立、“漂浮”的外周胆管。增强图像最常见的表现是胆管壁增厚和明显强化。有时胆管壁严重受损可呈现憩室样改变。在长期疾病中，肝实质可能出现胆汁性肝硬化（图 14–84）。

治疗旨在减轻临床症状并减缓疾病进展。措施包括抗生素治疗和免疫抑制治疗，这通常是无效的。球囊扩张、支架置入狭窄处和经皮引流可改善症状并延缓肝移植。肝移植仍然是进展期 PSC 的最终治疗方法，虽然该疾病中约 37% 的病例可能复发[185]。

6. 胆囊积水　胆囊积水，或胆囊黏液囊肿，是以无胆结石的情况下胆囊显著的过度充盈为特征，是引起儿童腹痛的少见原因。已提出许多发病机制，大多数由胆汁盐 / 固体颗粒、解剖学狭窄和外源性压迫导致胆囊管间断梗阻。本病可发生于任何年龄，最常报道于婴儿和幼儿。众所周知胆囊积水与川崎病有关系，也可见于其他疾病，如传染性肝炎、结节性多发性动脉炎、全身性链球菌感染和葡萄球菌感染。

超声是评估本病的最佳手段，典型表现为显著膨胀、充满液体、不伴有胆结石的胆囊，胆囊壁增厚或者胆囊周围炎症（图 14–85）。婴幼儿正常胆囊的最大长径小于 3.6cm，而年长儿的径线可增大到 7cm。同样地，正常胆囊的最大宽径范围为婴幼儿的 1.3cm 到年长儿的 2.5cm[186]。

治疗包括任何潜在的全身性疾病、静脉输液和支持性护理，因为过度膨胀常是暂时性的。

7. 胆囊息肉和增生性疾病　胆囊息肉样病变在儿童中并不常见。组织学上，大多数病变是胆固醇性息肉，但息肉也可能是腺瘤性、增生性或炎性的[187]。在不同的组织学类型中，只有腺瘤性息肉是真正的肿瘤。胆囊息肉通常在临床上无症状，且在腹部超声检查中偶然发现。在超声检查中，息肉表现为附着于胆囊壁（非移动）的具有强回声的带蒂或无蒂病变，不伴有后方声影（图 14–86）。由于这类病变通常被认为是良性的，因此对于小息肉没有特定的治疗方法。大的息肉（≥ 10mm）常需胆囊切除术，因为腺瘤性息肉存在恶变的风险[188]。

胆固醇贮积症和腺肌瘤病被认为是胆囊增生性病，两者都具有黏膜异常，伴增生特点。胆固醇贮积症是黏膜层巨噬细胞中胆固醇的异常积累。腺肌瘤病是由黏膜增生引起的胆囊壁内陷（Rokitansky–Aschoff 窦），其可使胆汁盐存留[189]。这两种病最

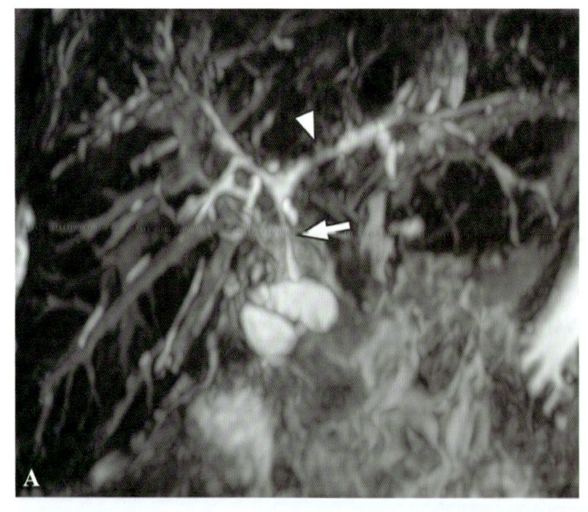

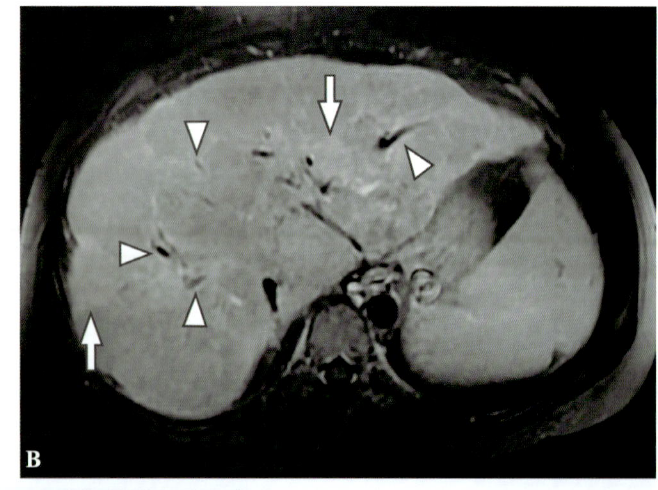

▲ 图 14–84　女，15 岁，原发性硬化性胆管炎

A. 冠状位最大密度投影 MRCP 图像显示胆管多发狭窄、管腔不规则，于胆总管（箭）和左肝管（箭头）最好观察；B. 轴位增强 T_1WI 脂肪抑制图像显示增厚胆管壁的异常强化（箭头）；还可见实质纤维化，具有囊状萎缩和实质延迟强化的斑片区域（箭）

常应用超声明确诊断。胆固醇贮积症可表现为不伴有后方声影的具有强回声的胆囊息肉。可见彗星尾（环向下）征和闪烁伪像（图 14–87）。息肉大小常为 1～10mm，小的息肉有时很难辨别[188]。腺肌瘤病表现为胆囊壁局灶性或弥漫性增厚，有时受累部位伴有小的壁内憩室（图 14–88）。与胆固醇贮积症相似，残留的胆汁盐可能表现出多重反射伪影[190]。当出现症状时（如右上腹疼痛），可行胆囊切除术。

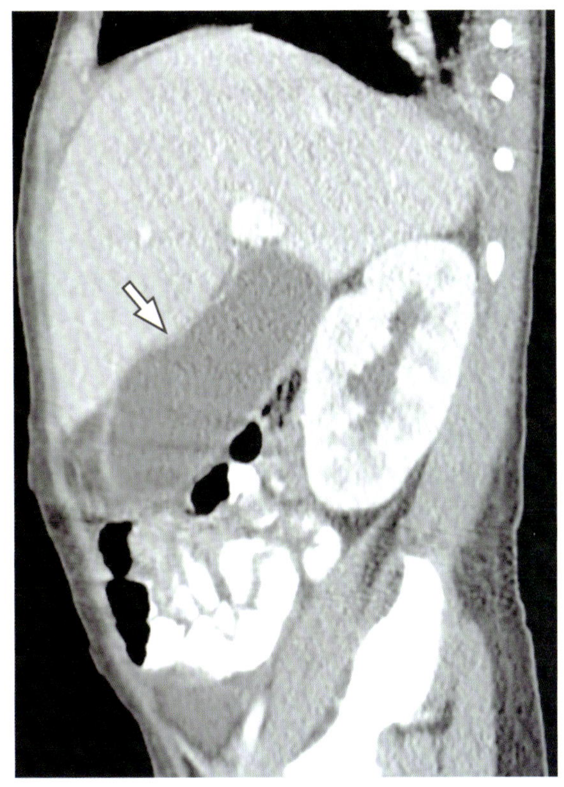

▲ 图 14–85　男，5 岁，川崎病，胆囊积水

矢状位增强 CT 图像显示显著增大的胆囊（箭），其大小与邻近肾脏相近；无胆囊壁增厚或是胆囊周围积液

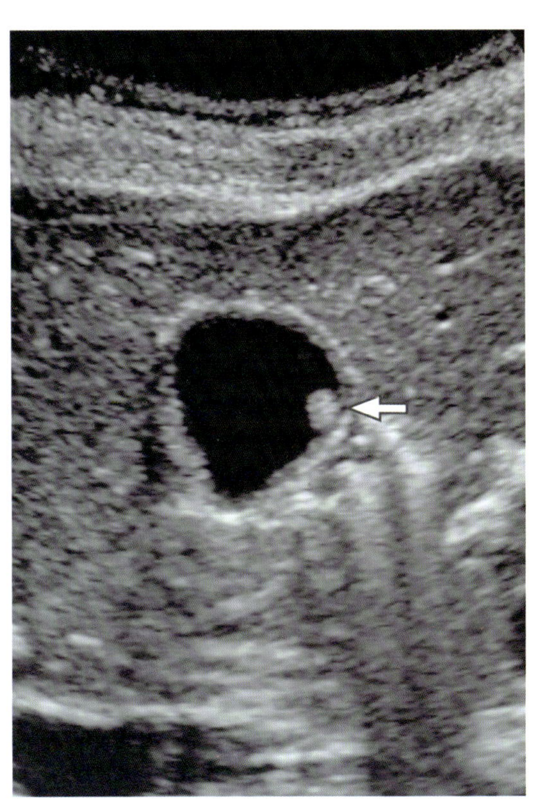

▲ 图 14–86　男，18 岁，胆囊息肉

右侧卧位横断面灰阶超声图像显示胆囊腔内附着于黏膜的稍高回声（箭），不伴有后方声影

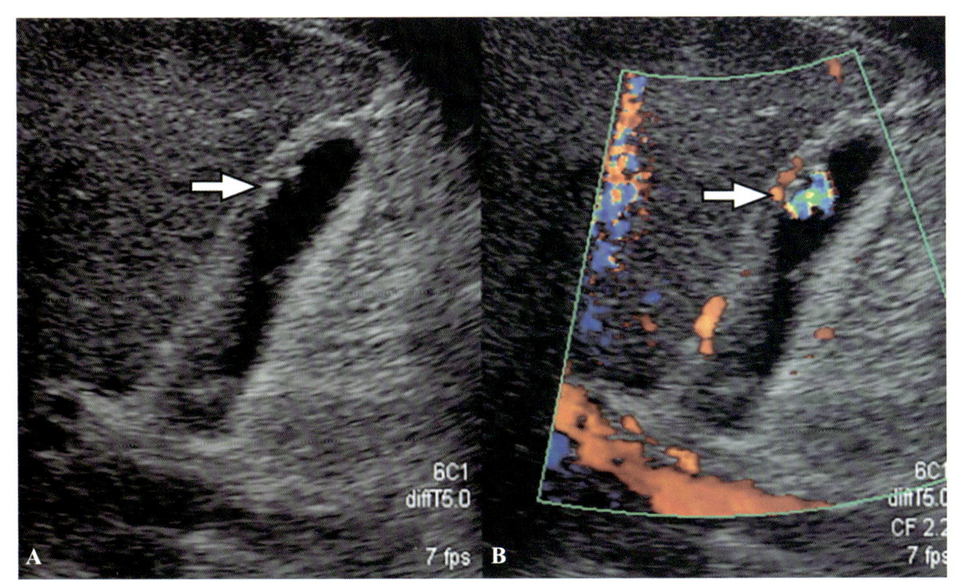

◀ 图 14–87　男，19 岁，胆固醇贮积症

A. 纵向灰阶超声图像显示胆囊底部黏膜层的小回声灶（箭）；存在所谓的"彗星尾"多重反射伪影；B. 彩色多普勒超声显示出这个病灶形成的闪烁伪像（箭）

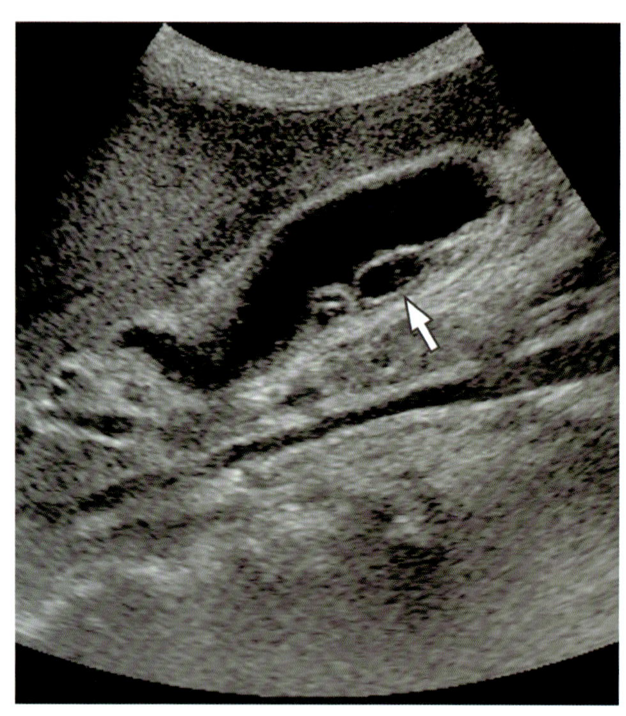

◀ **图 14-88 男，15 岁，胆囊腺肌瘤病**
纵向灰阶超声图像显示胆囊壁局限性增厚，伴有壁内囊腔（箭）

（四）肿瘤性病变

1. 胆道横纹肌肉瘤　横纹肌肉瘤（RMS）是儿童胆道最常见的恶性肿瘤，但这类肿瘤非常罕见，占所有儿童 RMS 的 1% 以下[191, 192]。大多数患者为 1—4 岁，黄疸、腹胀和发热是最常见的症状[193]。大多数病例发生于 CBD，但肿瘤可起源于胆道的任何结构，包括胆囊。胚胎组织学亚型是典型的。诊断时已有 30% 出现转移，累及淋巴结、肝、肺或骨[25, 194, 195]。

原发性肿瘤常在超声上表现为以肝门为中心的不均质肿块，伴有继发性肝内胆管扩张。在肿块内常可见囊变坏死区。CT 上，肿块常为低密度，伴有不同的强化。MRI 上，RMS 常表现为 T_1WI 低信号、T_2WI 不均匀高信号并呈不均匀强化（图 14-89）。MRCP 可以更好地显示肿块所在的内部胆管[196]。影像学有助于确定肿瘤局部扩展并识别远处转移。

典型的治疗手段包括手术切除和化学治疗。

2. 胆管癌和胆囊腺癌　胆管癌（图 14-90）很少发生在 25 岁以下。这类肿瘤可见于许多胆道疾病的后期阶段，最常见的是 PSC 和胆总管囊肿。有报道称，本病与 PBM、胆总管结石、反复发作的胆管炎和胆管闭锁 Kasai 术后有一定的关联[197]。儿童发病者的影像学表现尚未被特异性地描述，但应与成人相类似，表现为肝门区梗阻、周围实质肿块伴有延迟强化。胆囊腺癌在儿童中更为少见，在成人中与某些良性胆囊疾病有关，主要是胆石症[198]。

（五）外伤性病变

钝性伤和医源性创伤　在钝性腹部创伤中，胆道损伤很少发生。最常见的损伤部位是胆囊，其次是肝外胆管和肝内胆管[199]。这些结构的损伤可能由于拉伸 / 剪切或压力而产生，特别是在解剖固定部位，如肝管汇合处及胆总管胰内段。潜在的胆道损伤包括挫伤、穿孔 / 撕裂、完全撕脱[200]。

CT 是评估急性创伤的首选成像方式，但对除最严重的胆道损伤以外的其他情况评估效果有限。胆囊挫伤可表现为胆囊壁增厚、边界不清。虽然不是特异性的，胆囊萎陷且伴有胆囊周围积液应怀疑胆囊穿孔可能。因为胆囊自由漂浮、移位，完全撕脱极为罕见。肝内外胆道损伤可表现为肝撕裂伤所致的局灶性肝包膜下积液或肝内积液。

胆道损伤也可以是医源性的，最常见于胆囊切除术（如无意中夹剪异常胆管或热损伤）。

胆管损伤 / 胆汁漏的其他潜在医源性原因包括肝部分切除术、肝移植（活体供体和受体）、经皮胆管介入术和 ERCP。

胆汁漏包含肝内或肝外漏（胆汁瘤），或表现为游离的腹腔漏。在解剖学成像中，胆汁瘤表现

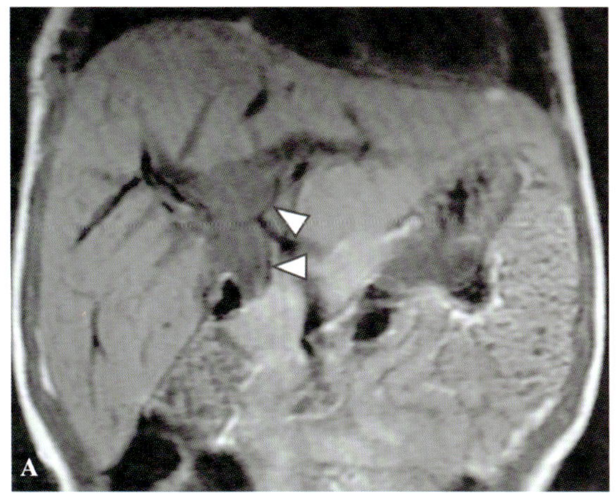

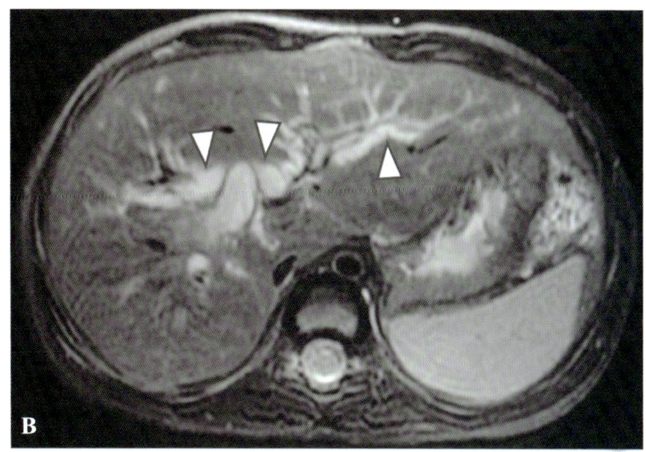

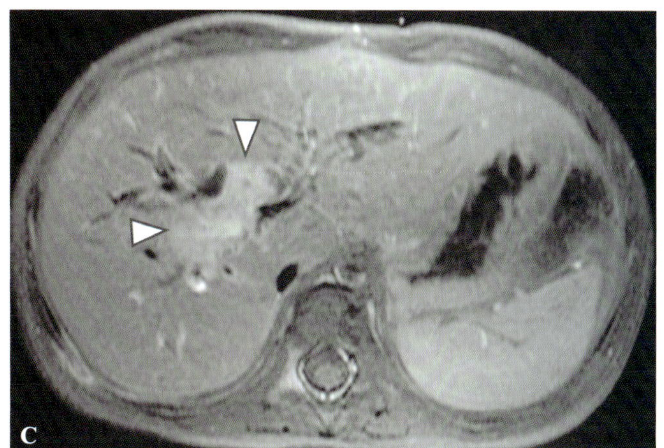

▲ 图 14-89 **男，3 岁，胆道横纹肌肉瘤**

A. 冠状位 T_1WI 显示低信号软组织影以胆总管为中心扩展（箭头）；B. 轴位 T_2WI 脂肪抑制图像显示肿物以上水平肝内胆管扩张（箭头）；C. 轴位增强 T_1WI 脂肪抑制图像显示胆管内肿块呈明显不均匀强化（箭头），扩张的胆管显示为低信号

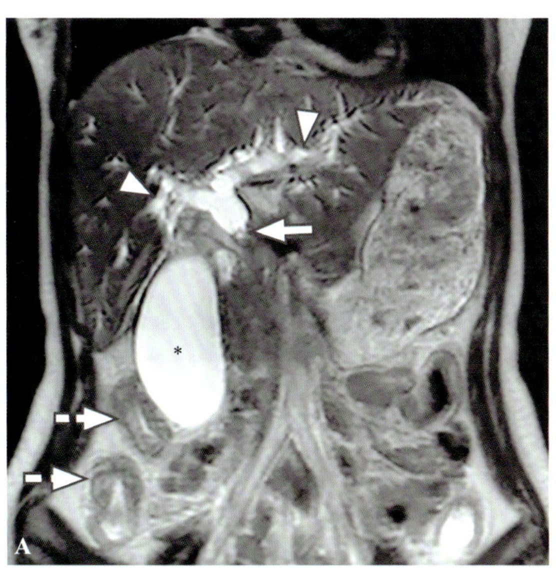

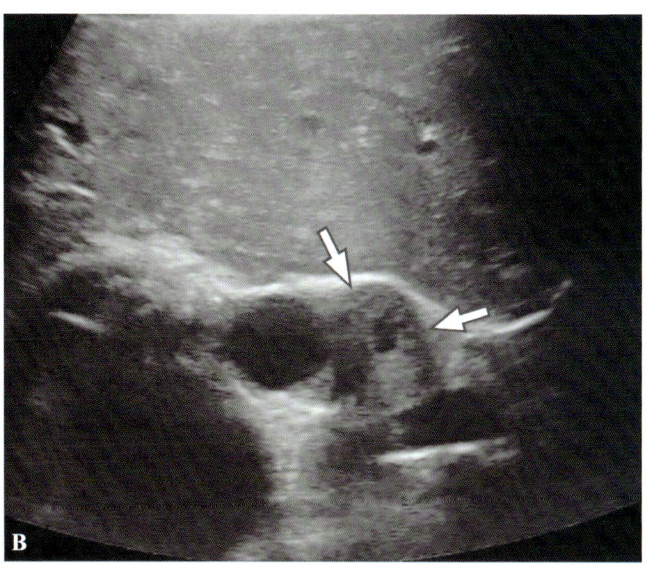

▲ 图 14-90 **女，17 岁，溃疡性结肠炎，胆总管癌**

A. 冠状位 T_2WI 显示肝内胆管和肝总管（箭头）扩张，于胆总管（实箭）水平突然截断，提示为梗阻性肿瘤；胆囊（星号）因梗阻而增大；因溃疡性结肠炎而显示出结肠壁增厚（虚箭）；B. 横断面灰阶超声图像显示胆总管管壁明显增厚（箭）（由 Jonathan R. Dillman，MD，MSc，Cincinnati Children's Hospital Medical Center，Cincinnati，OH 提供）

为局灶性肝内或肝外液体聚集。游离的腹腔胆汁漏表现为腹腔内非特异性的游离液体。利用肝细胞特异性造影剂行肝胆闪烁显像及 MRI 检查，可通过鉴别胆汁排泄放射性示踪剂或造影剂的异常浓集来定位并确认游离胆汁的来源（图 14–91）。MRI 具有潜在优势，能够直接定位胆汁漏的来源（图 14–92）[201–203]。胆道损伤的慢性后遗症包括胆汁聚集后引起重复感染、胆道进一步狭窄。MRCP 可对胆道狭窄做出评估[204]。

胆道损伤的治疗取决于损伤的部位和严重程度。出现腹膜炎迹象表明应立即行剖腹手术。胆囊穿孔和撕脱需行胆囊切除术。肝外胆道损伤需外科手术治疗，经皮胆道引流或经 ERCP 放置支架治疗。

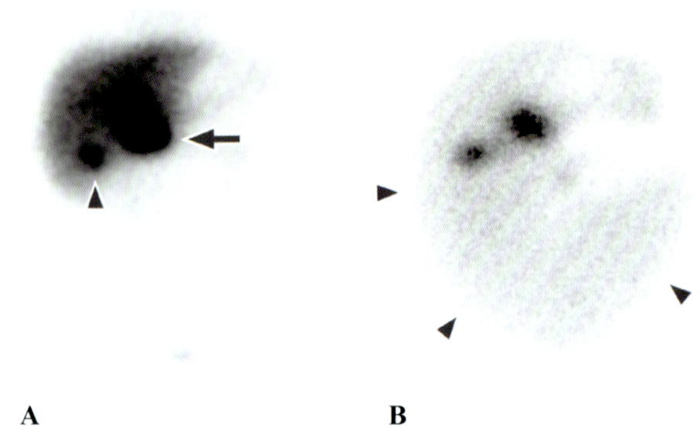

▲ 图 14–91　男，10 周龄，胆汁漏

A. 利用 ^{99m}Tc 标记 HIDA 扫描，注射示踪剂 20min 后获取图像显示正常肝脏和胆囊的放射性浓集（箭头），并可见肝门区出现明显浓集（箭）；B. 在注射后 75min，在腹腔内显示弥漫性放射浓集（箭头），符合胆总管自发性穿孔而致胆汁漏的表现

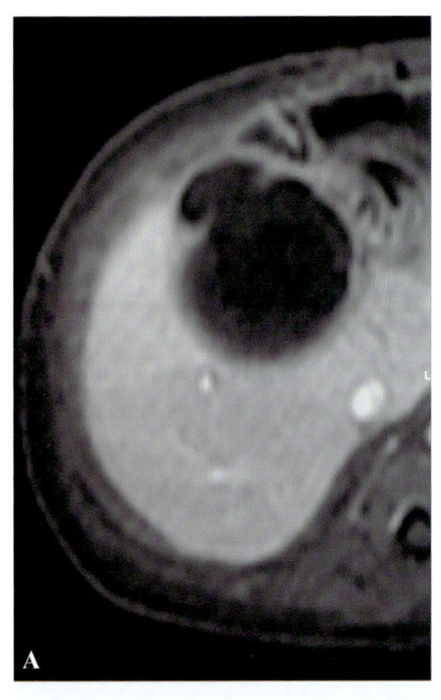
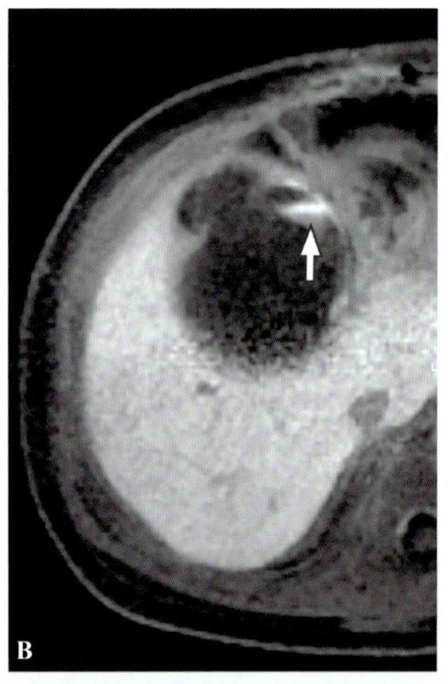
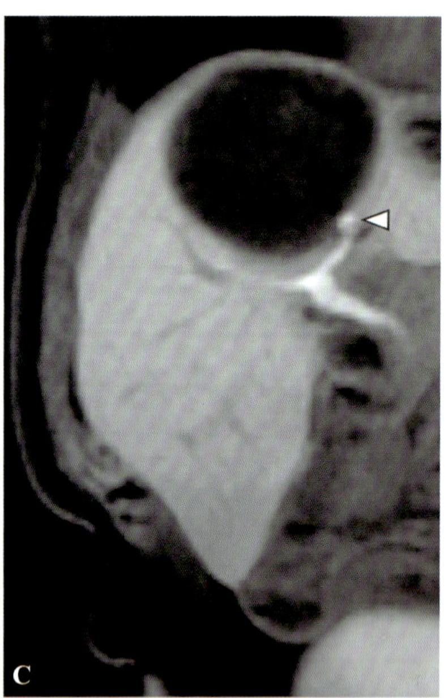

▲ 图 14–92　男，14 月龄，胆汁瘤，肝左叶切除术后

增强脂肪抑制 T_1WI 图像（A. 轴位门静脉期；B. 轴位肝细胞期；C. 冠状位肝细胞期），利用肝细胞特异性造影剂显示出手术切口边缘的低信号积液，可见造影剂经胆道系统外渗（箭），进入上述包裹性积液；左肝管近端（箭头）为胆瘘的来源

第 15 章　脾、胰腺和肾上腺
Spleen, Pancreas, and Adrenal Glands

Ethan A. Smith　Jonathan R. Dillman　Sara O. Vargas　Peter J. Strouse　著

一、概　述

对儿童来说，发生于脾、胰腺及肾上腺的疾病较胃肠道、肝胆系统、泌尿生殖系统少见，但尽管如此仍是儿科诊断的一个重要组成部分。影像学在评估脾、胰腺及肾上腺的病变中扮演着重要的角色，包括发育性、感染性、炎症性、肿瘤性病变。本章节主要介绍脾、胰腺和肾上腺的正常解剖，并描述发生于各个脏器的常见疾病和一些选择性的罕见疾病的病理过程。

二、脾

（一）成像技术

1. X 线　脾的 X 线摄影价值有限，X 线摄影可在怀疑或者确诊脾大时用以评估脾脏大小。患有镰状细胞病的儿童因脾梗死而行自体脾切除术，则表现为正常脾脏影像缺失。X 线摄影可以显示镰状细胞病及肉芽肿病的脾脏钙化，如组织胞浆菌病和肺结核。

2. 超声　超声是一种优秀的非侵袭性、无电离辐射的脾脏评估方法。脾脏通常很容易显像，因为它位于左上腹部的表浅位置。超声可提供脾脏大小、位置和血管的详细信息，利用多普勒超声可对脾动脉和静脉进行评估。正常脾脏呈新月形，呈均匀回声，通常稍高于正常肝脏回声[1]（图 15–1）。在使用高频探头时，脾脏可能呈粒状或网状表现，这分别对应红髓和白髓区域，在病理上不应混淆[2]。

实性和囊性局灶性脾脏病变及其相关的血供情况也可以用超声进行评估。钙化可表现为局灶性高回声并伴随伪像 [闪烁伪像和（或）后方声影]。与脾脏相邻的结构也可以看到，例如在门静脉高压下出现的脾周异常门体侧支血管。

3. CT　计算机断层扫描（CT）是评价小儿脾损伤最常用的影像学方法。CT 也可用于诊断儿童脾脏的肿瘤性病变和疑似的感染性病变。在平扫 CT 上，正常脾脏表现为均匀的软组织密度。在静脉注射碘造影剂后，脾脏通常在增强图像的早（动脉）期呈不均匀强化，呈弧形、条状或局灶性强化[3]。这种不均匀强化模式的病因学尚不明确，尽管有些人将这种现象归因于血液流经脾脏的不同速率，而血液流经脾脏时，则是由红髓和白髓交替进行的[3]。在增强晚期，正常脾实质表现为均匀强化[4]。

4. MRI　与 CT 类似，MRI 可对脾脏和脾脏的病理学进行详细的评估。正常脾脏在 T_2WI 上为均匀的高信号，在弥散加权成像中也表现为高信号。与 CT 一样，在动态增强图像上，正常脾脏在早期表现为不均匀强化，延迟表现更为均匀[3, 4]（图 15–2）。

MRI 的不同脉冲序列的组织对比可用以详细评估局灶性脾脏病变，包括实性肿块、囊性病变和血管异常。静脉注射含钆造影剂前后获得的脉冲序列通常是有意义的。此外，MRI 可用于评估弥漫性脾脏病变的进展，如继发性血色素沉着导致的铁沉积。最后，动态对比增强 MRI（DCE–MRI）很好地显示了门静脉高压时的脾动脉和静脉，包括动脉瘤、血栓和脾周门体侧支血管。

5. 核医学　多种核医学技术可用于脾脏成像。正常情况下，具有功能的脾脏组织可以被放射标记受损红细胞识别，这种红细胞可以被滤过并储存在脾脏内。放射性标记的硫胶体也聚集在正常

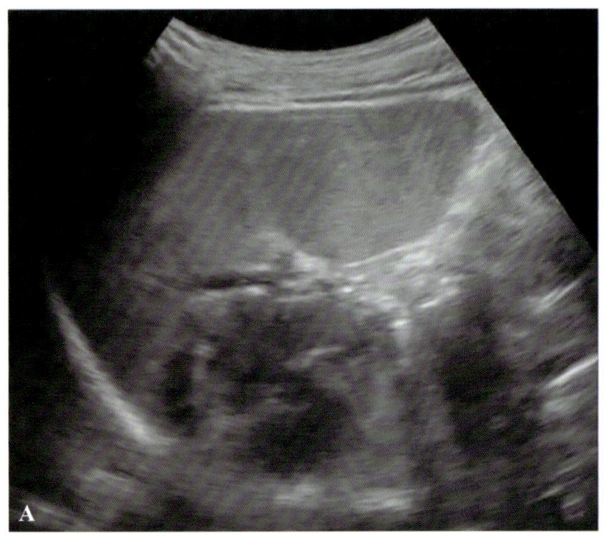

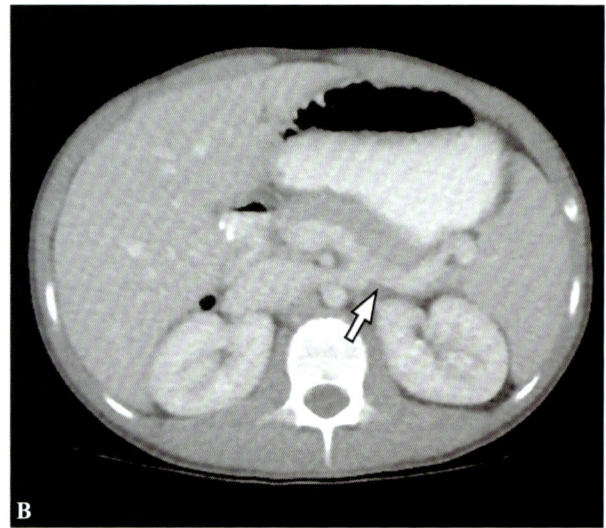

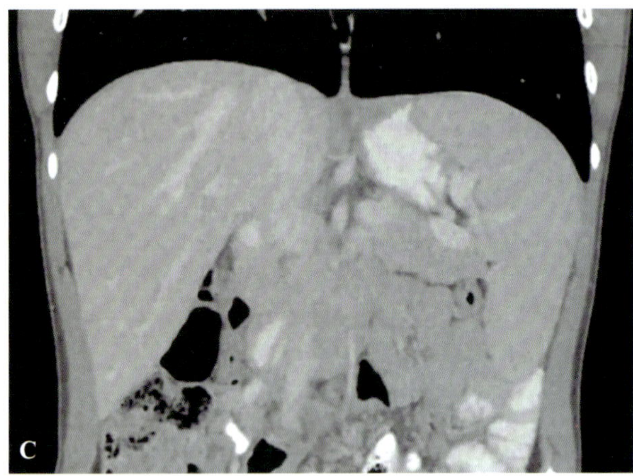

▲ 图 15-1 正常脾

A. 女，18 月龄，左上腹纵向超声图像显示了正常的、均匀回声的脾脏；B 和 C. 男，13 岁，慢性腹痛；轴位和冠状位的增强 CT 图像显示正常脾脏，注意沿胰腺后方走行的脾静脉（箭）

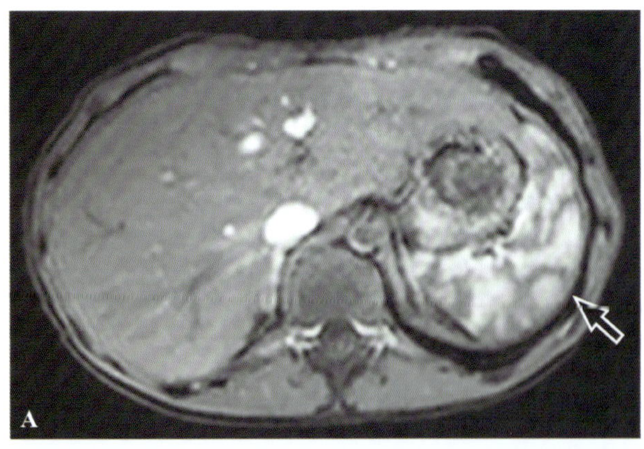

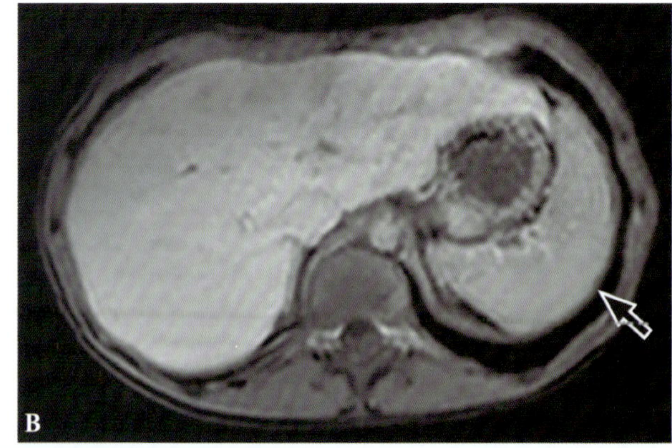

▲ 图 15-2 女，12 岁，肝脏占位，脾脏正常强化模式

A. 轴位 3DT$_1$ 加权 SPGR 增强动脉早期显示脾脏呈条纹状表现；B. 轴位 3DSPGR 增强延迟期显示脾脏强化均匀（箭）

的肝脏和脾脏内。在儿科肿瘤患者，经常与 CT 联合进行的 ^{18}F- 氟脱氧葡萄糖正电子发射断层成像（^{18}F-FDG-PET）已被证实在淋巴瘤和其他血液系统恶性肿瘤中，评估脾脏的局灶转移及弥漫浸润均具有一定的意义[5]。

（二）正常解剖

脾脏是人体最大的淋巴器官，也是胎儿发育过程中主要的造血器官[6]。脾脏含有两种主要的组织成分，即红髓和白髓。脾脏的红髓作为受损的造血成分（主要是红细胞）的过滤器，在免疫反应中也起着重要作用[7]。白髓是淋巴系统的重要组成部分[7]。脾脏是由背侧中肠左侧的间充质细胞衍生而来的[7]。间充质细胞增大，形成血管，随后融合成为脾脏的小梁和包膜，之后由体腔上皮发育而来的腹膜内侧面覆盖[6]。个别间叶组织的融合导致了脾裂隙和有时可见的脾分叶状外观[6]。脾脏最终位于左上腹是由胃的旋转决定的，脾脏位于胃的后方、胰尾的前方[6]。脾脏依靠前方的脾胃韧带、内侧的脾肾韧带和脾胰韧带与周围组织相连[6]。

脾脏的血供来自于脾动脉，脾动脉是腹腔动脉的一个分支。脾动脉在脾门附近形成分支。脾脏回流的静脉是脾静脉，脾静脉沿着胰腺的下后方走行，然后与肠系膜上静脉汇合形成门静脉主干。

脾脏随着年龄的增长而增大，直至青春期。图表描述了男性和女性儿童在不同年龄段的正常脾脏大小[8]。

（三）先天异常

1\. 内脏异位综合征（无脾和多脾）　无脾症和多脾症是内脏异位综合征（也就是心房不定位）复杂疾病中的一部分，也与因各种器官系统、血管结构和心腔的左右异构所引起的多种心脏和其他内脏先天性异常有关[7, 9]。脾脏在内脏异位综合征中几乎全都受累。

影像学表现主要是根据存在异常的类型。脾脏可能缺失（无脾症），可能为多个（多脾症），或呈明显分叶状，或为单个脾脏位于右上腹[10]。在多脾症中，多个脾脏通常位于右上腹[10]（图 15-3）。先天性心脏病在内脏异位综合征患者中很常见。重要的是，伴有多脾症的内脏异位患儿中，先天性心脏病的发生率为 50%～90%，而在无脾症患者中，先天性心脏病的发生率为 99%～100%[11]。无脾症伴发的先天性心脏病往往更为复杂，通常与肺静脉回流异常有关。其他与伴有多脾症的内脏异位相关的先天性异常包括下腔静脉中断、短胰和十二指肠前门静脉[10, 12]。

2\. 副脾　副脾或额外脾，有时也称为脾脏，是一种常见的正常变异，发生率 10%～30%[6, 9, 13, 14]。副脾通常位于脾门附近，但也可以沿着脾的支持韧带、脾血管走行分布，甚至是位于胰腺内（最常为胰尾部）或胃壁内[9]。

在影像学上，副脾常为单发，也可为多发。副脾的大小不同，但直径通常在 1cm 左右[9]。它们通常是光滑的，圆形或椭圆形的，具有与脾脏相同的回声、CT 值和 MR 信号特征[13]。副脾一般无临床意义，但在某些不常见的情况除外。例如，在遗

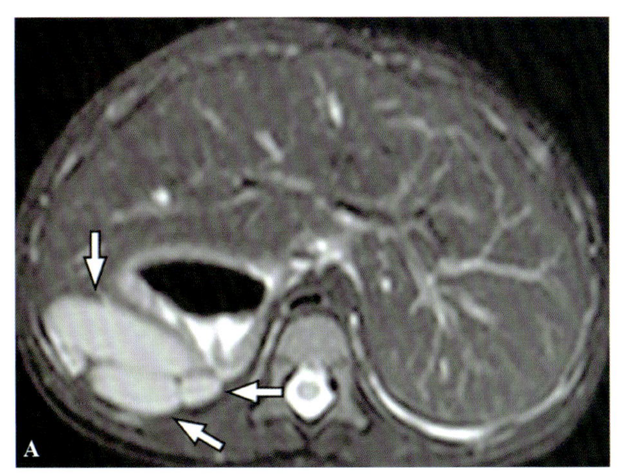

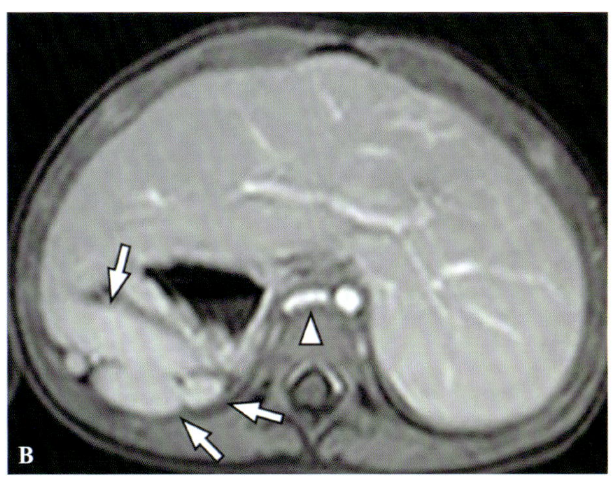

▲ 图 15-3　男，6 月龄，内脏异位综合征合并复杂性先天性心脏病，多脾症患儿

A. 轴位 T_2 加权脂肪抑制快速自旋回波 MR 图像显示右上腹的多个脾脏影像（箭），注意中位肝；B. 轴位增强 T_1 加权脂抑制 MR 图像再次显示右上腹的多个脾脏影像（箭）；位于膈脚后的大血管结构为扩张的奇静脉（箭头），这是由于下腔静脉的肝段缺失（中断）所致；注意充气的胃泡位于右腹部

传性球形红细胞增多症中，脾切除术中若遗留下副脾，则手术可能无效[14]。胰腺内副脾可能导致误诊，因为胰腺内部的脾组织可能与胰腺肿瘤相混淆。

3. 游走脾　正常的脾胃韧带和脾肾韧带将脾脏固定于左上腹的正常解剖位置，如果韧带发育不全，会导致脾脏附着异常延长[9, 13, 14]。最终导致脾脏的可移动性，它在腹腔内的位置发生变化，可能与肿块混淆。游走脾脏在儿童和年轻女性中最为常见[9]。临床上，游走脾可能偶然发现，尽管在某些情况下，由于慢性或间歇性脾脏扭转导致缺血、偶尔梗死，游走脾也可能出现症状。由于胃扭转或肿块引起的胃出口阻塞症状也有报道[15]。

X 线片可能显示左上腹正常脾脏影像的缺失。超声、CT 和 MRI 可显示异位脾脏，而正常解剖位置的脾脏影像缺失（图 15–4）。

游走脾伴有扭转的情况下，临床表现为急性或慢性腹痛[16]。提示扭转的影像学征象包括扭曲或旋转的脾脏血管、脾梗死时脾实质无强化或无多普勒血流信号、邻近的反应性炎性改变[9]。治疗包括利用手术固定脾脏（脾固定术）或脾切除术[16]。

4. 先天性脾囊肿　先天性脾囊肿也称为上皮性囊肿，相对少见，其与更为常见的脾脏假性囊肿在影像学上无法鉴别。只有通过组织学检查，发现上皮层成分以明确先天性脾囊肿或上皮囊肿（图 15–5）。

先天性脾囊肿表现为典型的单纯囊肿的影像学特征。在超声上，表现为边界清晰的均匀无回声区，而在 CT 上显示为液体密度。在 MRI 上，先天

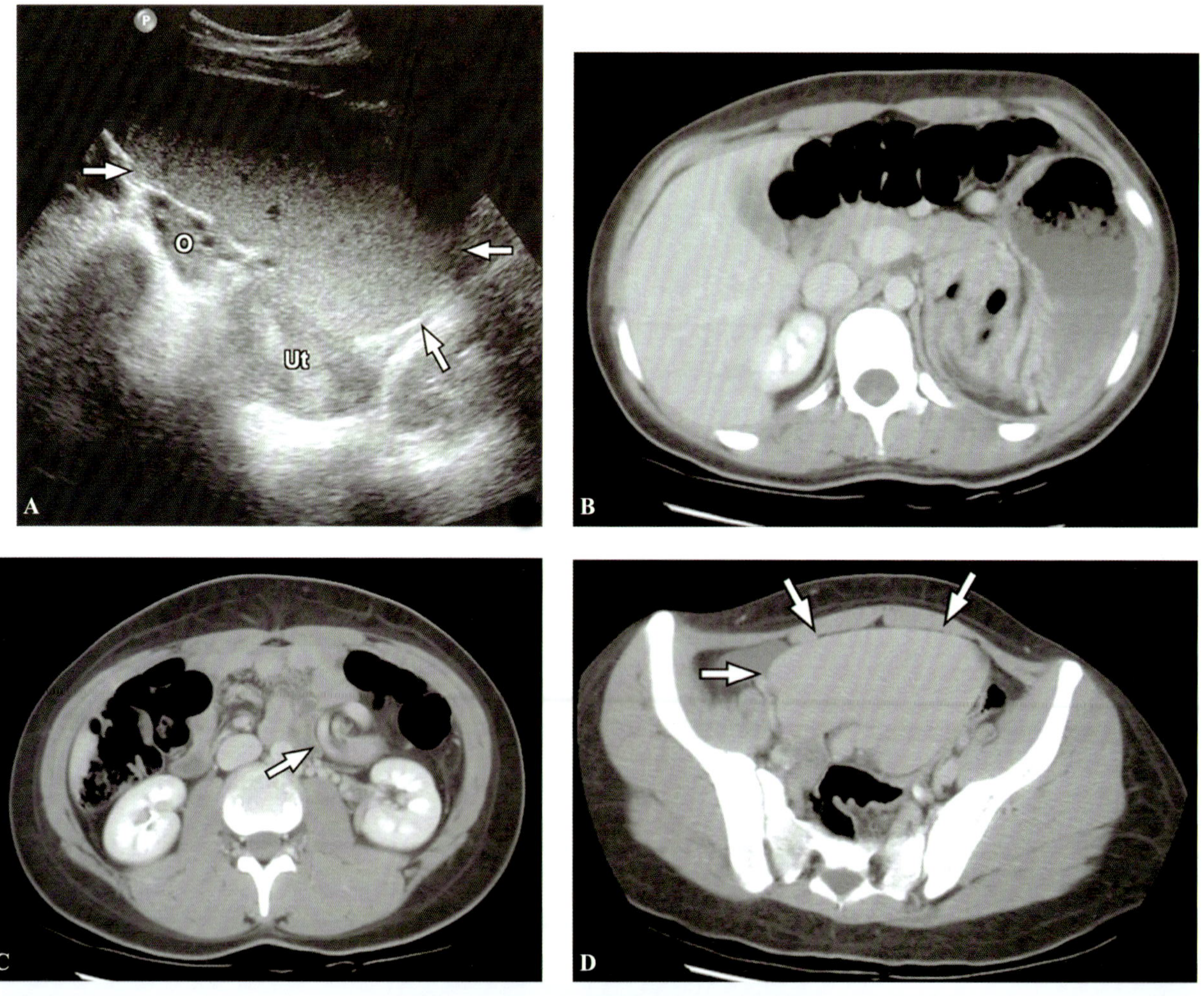

▲ 图 15–4　女，15 岁，游走脾，突发腹痛

A. 纵向超声图像显示在盆腔正常子宫（Ut）和卵巢（O）附近一个均匀的软组织结构（箭）；B. 轴位增强 CT 图像显示左上腹正常脾脏影像缺失，可见位于左中腹的旋转的脾动脉和静脉（图 C 箭），而脾脏位于盆腔中部（图 D 箭）

性脾囊肿在 T_1WI 上为均匀低信号，在 T_2WI 上为高信号（图 15-6）。有时病变内可能出现薄壁分隔或碎片 [1]。静脉注射造影剂后囊肿无强化。临床上，先天性脾囊肿通常无临床意义，一般不需要治疗或切除。脾脏内囊性病变的鉴别诊断包括脾脏假性囊肿（通常是创伤后）、感染性囊性病变和淋巴管畸形 [4]。

（四）感染性和炎症性疾病

1. 真菌感染　脾脏的真菌感染几乎只发生在免疫缺陷的儿童中 [17]。念珠菌是最常见的种类，其次是曲霉菌和隐球菌 [18, 19]。临床表现通常是非特异性的，根据患者的免疫状况而出现不同的感染症状和体征。细菌性脓肿较大、单发，与其相反，真菌感染通常表现为多个小（1cm 或更小）的脾脏病变，常称为微小脓肿 [18, 20]。

在超声检查中，真菌的微小脓肿典型表现为低回声，可能呈靶征或“牛眼”征的表现（图 15-7）[17]。平扫 CT 上这些病变很难显现，在静脉注射造影剂后，病变相对于脾脏常表现为多发低密度影 [19]。MRI 可能是检测小脓肿最敏感的方法 [20]。在平扫 T_1WI 上，病变可能不明显，但在 T_2WI 上表现为典型的高信号。静脉注射钆增强造影剂后，病变强化程度低于邻近脾实质 [20]。感染的患儿常伴有肝内病变。

脾脏钙化可能是亚急性或既往感染的一种表现，包括既往感染的流行性荚膜组织胞浆菌病。组织胞浆菌病在美国是最常见的全身性真菌感染 [21]。皮炎芽生菌和球孢子菌是美国其他常见的地方性真菌病原体 [22]。急性脾脏浸润在免疫能力强的儿童中很少见，但可表现为脾大、脾内多发低回声或低密度病变，并伴有全身症状（图 15-8）。钙化是最

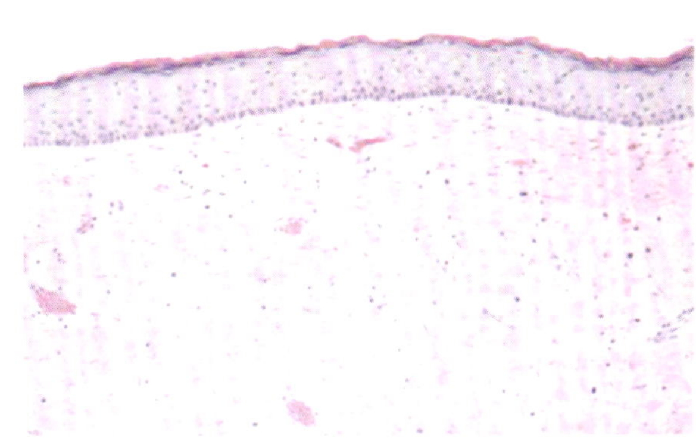
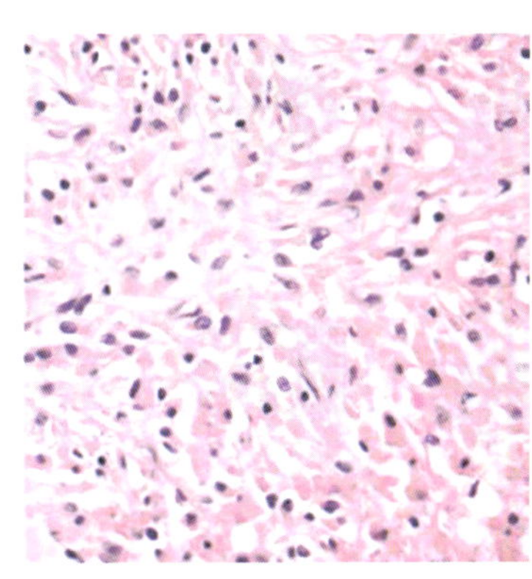

◀ 图 15-5　两种不同的脾脏囊肿切片标本

先天性脾囊肿的囊壁为上皮细胞（左，HE，×200）；创伤后脾囊肿囊壁为纤维，经常伴有明显的含铁血黄素沉着（右，HE，×600）

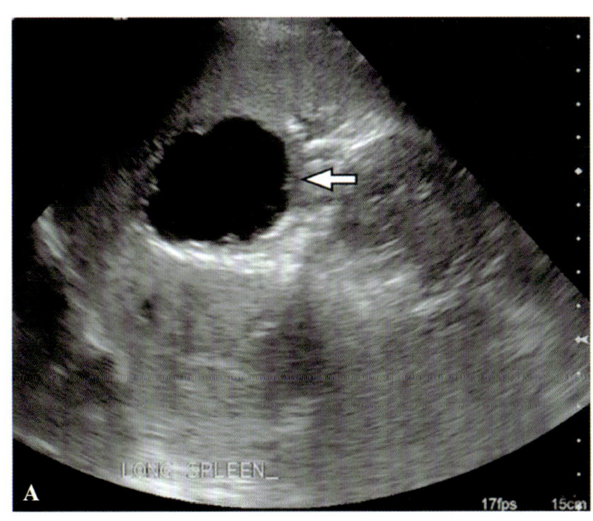

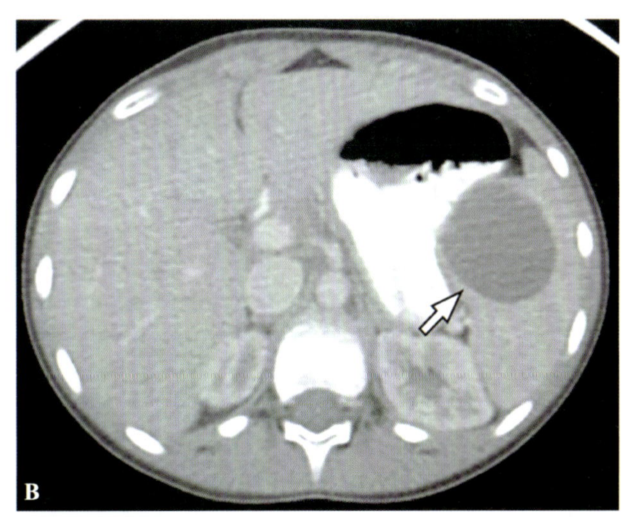

▲ 图 15-6　女，11 岁，先天性脾囊肿，腹痛

A. 脾脏纵向超声图像显示脾脏中部一个无回声的圆形病变（箭）；囊肿壁略不规则；B. 轴位增强 CT 图像显示脾脏内局灶液体密度病变（箭），符合囊肿表现

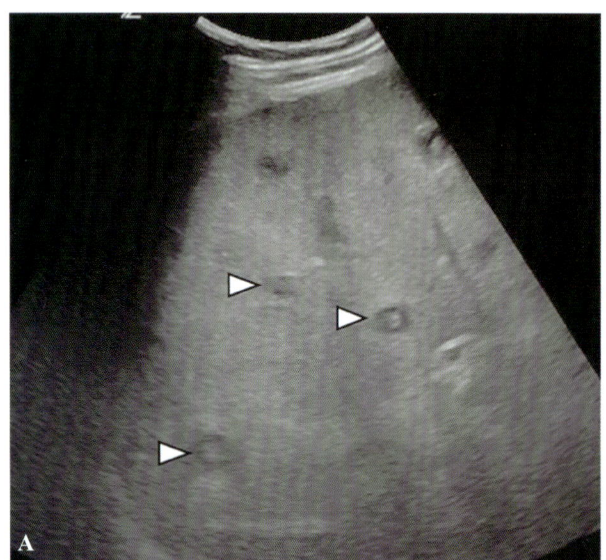

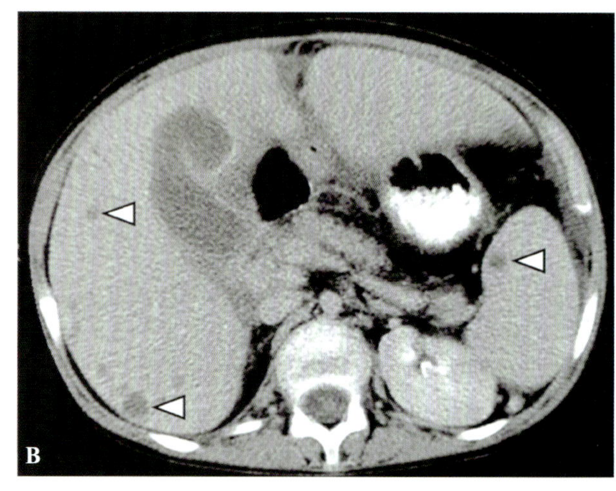

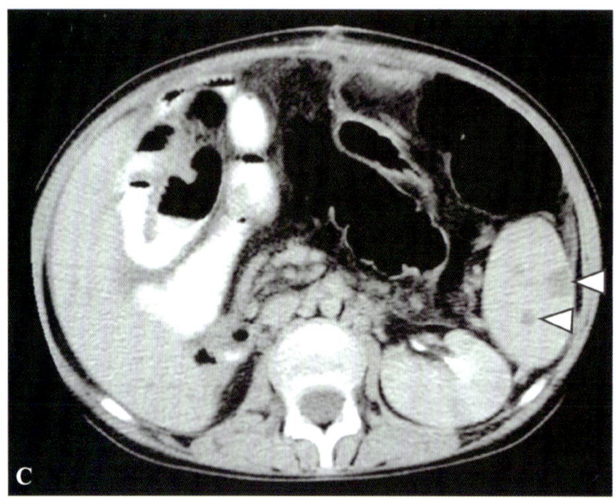

▲ 图 15-7 男，5 岁，急性白血病治疗，真菌性脾微小脓肿

A. 脾脏纵向超声图像显示脾脏内多个小的低回声脓肿（箭头），部分呈靶征或“牛眼”征的表现；B 和 C. 轴位增强 CT 图像显示脾脏和肝脏多发低密度病变（箭头）；穿刺活检证实为白色念珠菌感染

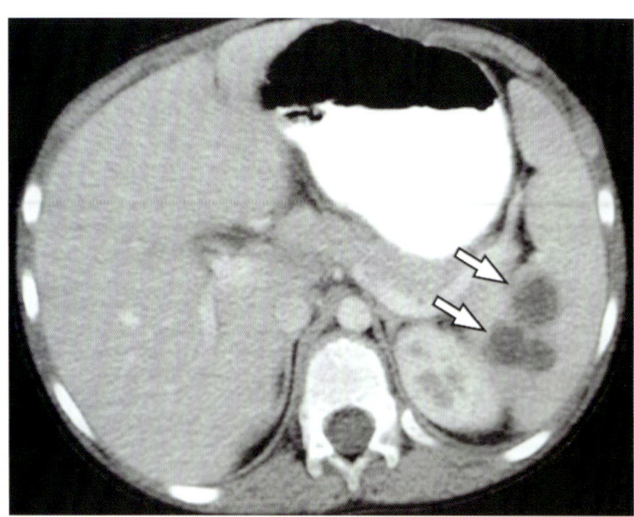

◀ 图 15-8 男，16 岁，芽生菌感染

轴位增强 CT 图像显示脾脏内多发低密度病变（箭）；根据骨组织的活检和病原菌培养，患儿被证实为急性芽生菌病

常见的既往感染的表现形式，常为点状、多发（图 15–9）。有时，腹部 X 线片可显示钙化灶，在超声上表现为强回声灶或在 CT 上表现为圆形、点状的高密度灶。

2. 细菌感染 脾脏细菌感染最常见于脓肿形成。大部分脾脓肿是源于血行性播散。其他不常见的病因包括穿透伤、邻近器官的直接蔓延或脾脏梗死后的重复感染[18, 19]。临床上，患儿表现出感染症状，包括发热和腹痛，常局限于左上腹。

X 线片在评估疑似脾脓肿时是没有价值的。由于无电离辐射和非侵袭性，超声检查是儿童的首选诊断方法。超声典型表现为低回声或无回声的病灶，这取决于内容物成分。病变可能有不规则的壁或分隔。多普勒常显示由于炎症反应所致的周围充血。如果需要，CT 或 MRI 检查可显示一个复杂的囊性病变，CT 上表现为稍低密度，MRI 上表现为 T_2WI 的高信号。静脉注射造影剂后，常呈不规则厚壁的环形强化，中心无强化[19]。气体可能显示，且最易在 CT 上显示[18]。MRI 上，弥散加权成像的高 b 值图像有助于显示病灶内扩散受限，提示为脓肿。

治疗包括抗生素治疗，可行影像学引导下的经皮引流术。很少病例需行手术切除[18]。

另一种相对常见的感染脾脏的细菌是巴尔通杆菌，它是“猫抓病”的病原体。患者临床上出现发热和淋巴结肿大，偶尔脾大或可能出现多个微小脓肿，在超声上表现为低回声，CT 上为低密度，T_2WI 上为高信号[18]。

3. 分枝杆菌 分枝杆菌属，最常见的是芽孢杆菌和结核分枝杆菌，也能感染脾脏。与真菌感染类似，脾脏急性感染很少发生在免疫能力强的宿主中，但可在免疫缺陷儿童中看到播散性病变，影像学表现为非特异性脾大或多发脾脏微小病灶。邻近的淋巴结也可能增大，在 CT 上表现出相对较低的密度[18]。

4. 棘球蚴感染 在发达国家很少发生棘球绦虫感染，但在世界范围内仍是一种常见的病原体[23]。狗和类似的食肉动物是终宿主。人类通过饮用含有寄生虫粪便污染的水而继发感染。一旦摄入，寄生虫通过十二指肠黏膜吸收并进入门静脉。大多数棘球蚴虫感染累及肝脏，但也会扩散到其他器官系统，通常继发于肝脏病灶的破裂[18]。脾脏受累相对少见，据报道其发生率为 0.9%～8%[23]。

最常见的影像学表现是单发囊性病变，伴有或不伴有囊壁钙化。偶尔分离的囊肿层可能表现为囊肿内漂浮的膜。较小的“子囊”也可能位于原发病灶附近[18, 23]。

（五）肿瘤性病变

脾脏肿瘤，无论是良性还是恶性，在儿童中都很罕见，根据来源可分为血液淋巴来源肿瘤、非血液淋巴来源肿瘤和肿瘤样病变[24]。淋巴系肿瘤起源于白髓，是最常见的脾脏肿瘤。血管源性肿瘤，如血管肉瘤起源于红髓，少见[24]（表 15–1）。

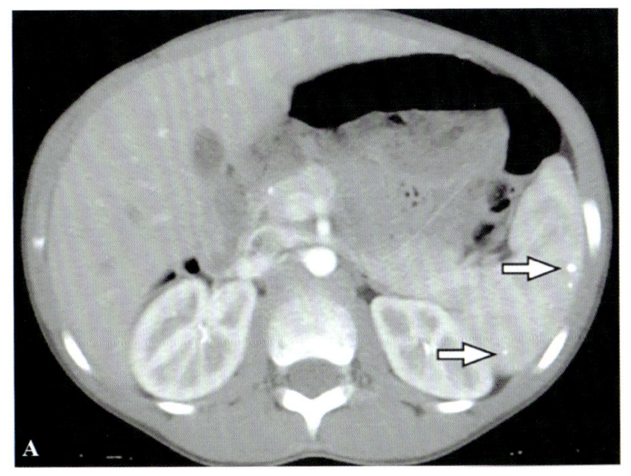

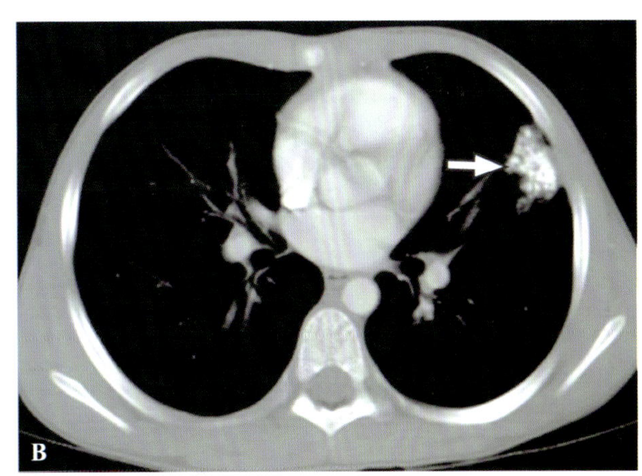

▲ 图 15–9 男，14 岁，既往感染组织胞浆菌，脾脏钙化

A. 轴位增强 CT 图像显示脾脏内多发点状钙化（箭）；B. 轴位增强 CT 图像显示了（左肺）舌段分叶状结节伴大片显著的钙化（箭）

表 15-1 儿童脾脏肿瘤

良性 错构瘤
恶性 血管肉瘤 淋巴瘤 白血病 转移瘤

1. 良性肿瘤

错构瘤：脾脏错构瘤是罕见的良性病变，由类似红髓的组织增生组成。错构瘤可发生在任何年龄，没有性别差异。脾脏错构瘤的发生存在遗传因素，容易合并其他部位错构瘤，最常见的是结节性硬化症[24]。大多数脾错构瘤无症状，偶然发现。有时，大的错构瘤在体格检查时可触及，导致占位效应。病理上，脾脏错构瘤为边界清楚的结节，其组织学特征为排列紊乱的红髓，通常伴有纤维化，马氏小体不受影响（图 15-10）。

超声通常是评估疑似或确诊的脾错构瘤的主要影像学方法。这些病变局限，通常是圆形的肿块，相对于邻近正常脾脏表现为均匀等回声或高回声[24]。有时病变是不均匀的，其内有囊变区甚至伴有钙化[24]。在多普勒超声检查中，错构瘤的血流信号较邻近脾脏丰富[25]。脾错构瘤在 CT 上可能难以鉴别，因为在平扫和增强后的图像上，病变通常与邻近正常脾脏相比呈等密度或稍低密度。提示脾错构瘤的唯一线索可能是脾脏轮廓的局限性改变。在 MRI 上，病变在 T_1WI 上的信号强度可能与正常脾脏相似，但在 T_2WI 上表现为不均匀等或稍高信号（图 15-11）。

2. 恶性肿瘤

(1) 血管肉瘤：血管肉瘤是一种罕见的、具有侵袭性的恶性肿瘤，可起源于脾。这类肿瘤最常见于成人，好发于 60—70 岁；然而在小儿患者，包括青少年中也有报道[26, 27]。患儿典型表现为非特异性的左上腹疼痛和脾大。诊断时常发现转移[28]。治疗以手术切除肿瘤及术后化疗为主。预后一般较差，6 个月以上存活率只有 20%[26]。

超声、CT 和 MRI 均显示具有侵袭性的脾脏肿块，常伴有明显的脾大[28]。在超声检查中，肿块常不均匀，囊变区反映坏死和内部出血[24]。CT 可显示多发不均匀、富血供肿块占据脾脏。也可伴有出血和钙化[24, 28]。在 MRI 上，这些病变在 T_1WI 和 T_2WI 上通常是不均匀的，静脉给药后呈不均匀强化[28]。

(2) 淋巴瘤：脾脏是人体最大的淋巴器官，霍奇金淋巴瘤和非霍奇金淋巴瘤均可累及脾脏。35% 的儿童在诊断霍奇金淋巴瘤时已出现脾脏侵犯[29]。因此，脾切除术后对脾脏进行病理评估被用以最初的诊断分期[30]。非霍奇金淋巴瘤很少累及脾脏，但某些亚型常侵犯脾脏[29]。目前的影像学技术已经避免了通过腹部手术来进行分期，但在诊断和随访中，明确腹部病变的范围仍然是放射科医师评估的关键部分。

在影像学上，脾淋巴瘤有四种表现形式，包括弥漫浸润、小结节（粟粒型）、多发结节和实性肿块（图 15-12）[28]。弥漫性浸润在影像学上仅表现为脾大。淋巴瘤结节和肿块在超声上常为低回

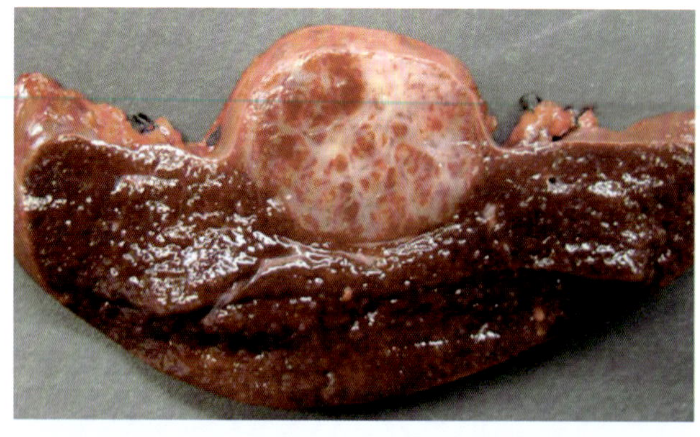
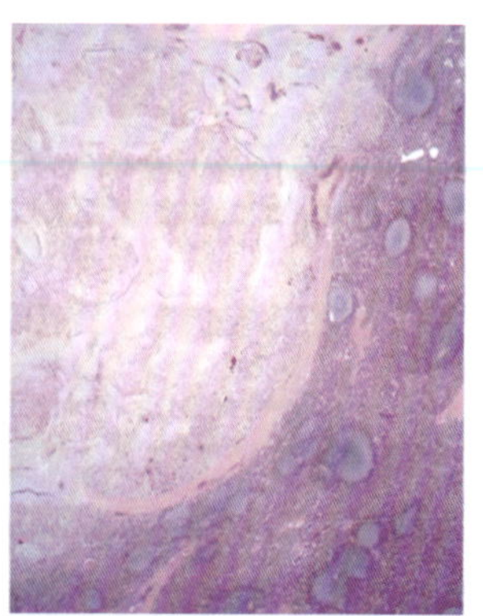
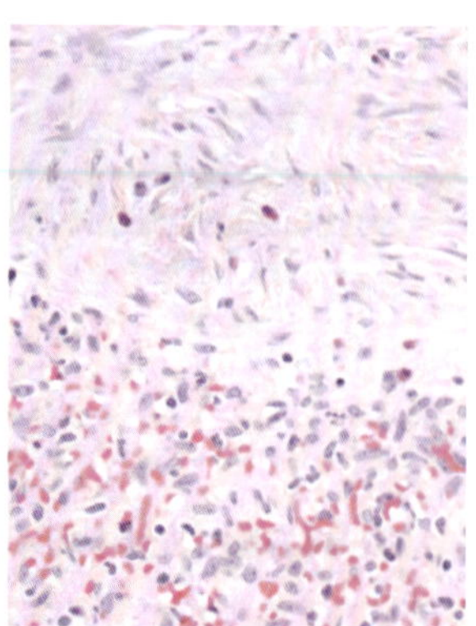

▲ 图 15-10 男，9 岁，3.5cm 的脾错构瘤位于被膜下

病变边界清晰，向包膜外突出；切面显示红色为主，中间可见白色凝胶状的纤维束（左）；镜下显示肿瘤比相邻脾实质苍白（中，HE，×20），它是由密集的血管沟组成，类似于血窦，贯穿于浅蓝色的纤维黏液组织中（右，HE，×400）

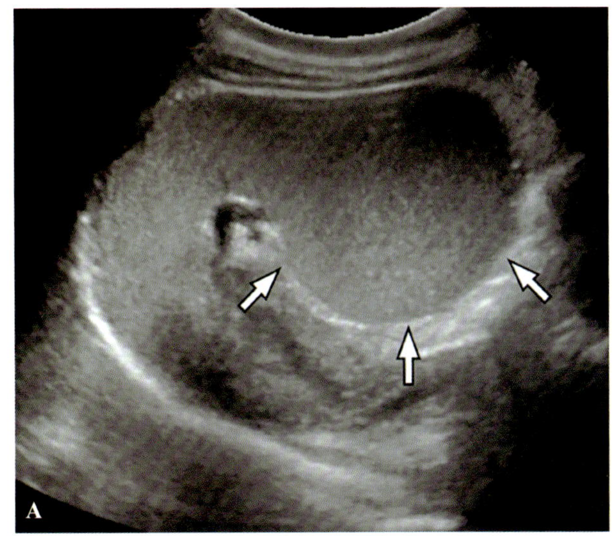

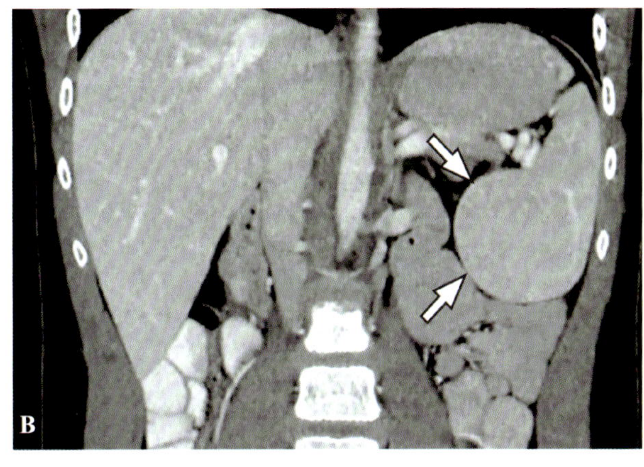

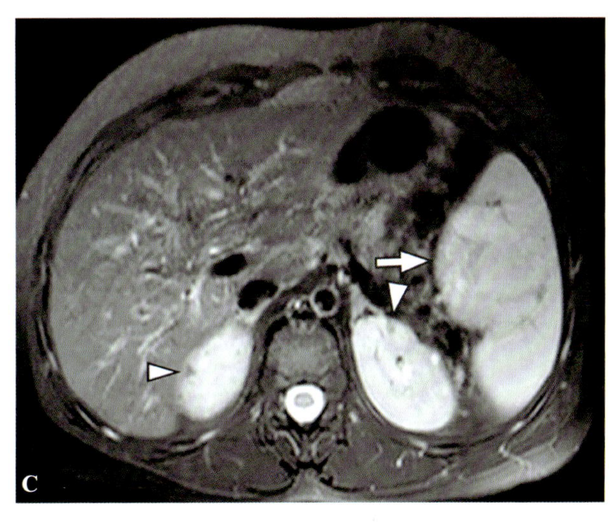

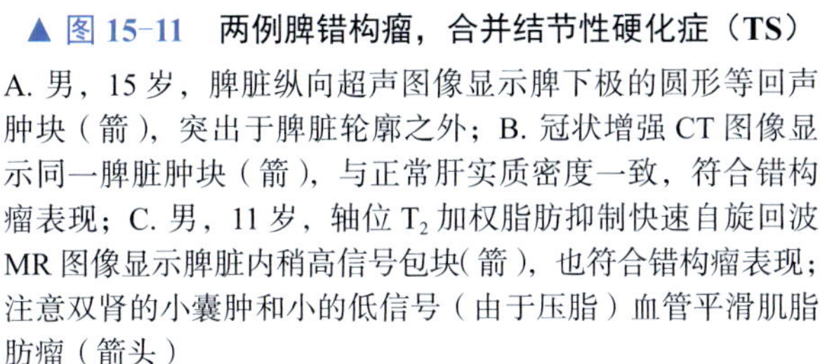

▲ **图 15-11　两例脾错构瘤，合并结节性硬化症（TS）**

A. 男，15 岁，脾脏纵向超声图像显示脾下极的圆形等回声肿块（箭），突出于脾脏轮廓之外；B. 冠状增强 CT 图像显示同一脾脏肿块（箭），与正常肝实质密度一致，符合错构瘤表现；C. 男，11 岁，轴位 T_2 加权脂肪抑制快速自旋回波 MR 图像显示脾脏内稍高信号包块(箭)，也符合错构瘤表现；注意双肾的小囊肿和小的低信号（由于压脂）血管平滑肌脂肪瘤（箭头）

声，在增强 CT 上较正常脾脏密度低 [28]，但超声和 CT 的敏感性不是最优。因此，^{18}F-FDG-PET/CT 和 MRI 已成为评估脾淋巴瘤的重要影像手段。尽管电离辐射是一个缺点，尤其是在儿科患者中，然而 ^{18}F-FDG-PET/CT 的敏感性和特异性都很好，淋巴瘤表现为局灶性代谢活动增加。在 MRI 上，仅 T_2WI 被认为具有较高的特异性，但敏感性较低。弥散加权成像有助于诊断，但价值有限，可能因正常脾脏的信号强度较高，而高信号的淋巴瘤不太明显 [31]。然而，DCE-MRI 的应用显示出评估脾脏受累的优势 [31]。在 DCE-MRI 中，淋巴瘤表现为增强早期的局灶性低信号区域 [31]。

(3) 白血病：小儿白血病脾脏浸润的最常见表现是脾脏弥漫性肿大。其他比较常见的表现是免疫损害引起的感染，如前所述。有报道称病理性脾破裂是白血病的一种表现形式，或者确诊的白血病患者的并发症。

(4) 转移瘤：脾转移瘤相对少见，在所有癌症患者中占 2%～9%，儿童比成人少得多 [28, 33]。转移到脾脏的肿瘤往往是侵袭性更强的恶性肿瘤，如肉瘤或伴有广泛转移的晚期肿瘤。一般而言，脾转移瘤表现为脾内局灶性病变，一般超声呈低回声、对比增强 CT 呈低密度。在 MRI 上，病变常在 T_1WI 上表现为等至高信号，在 T_2WI 上表现为多种信号强度，静脉注射钆造影剂后表现为相对低程度的强化 [28]（图 15-13）。腹腔内也常出现其他部位的转移。

（六）创伤性疾病

在钝性创伤中，脾脏是儿童和成人最常损伤的腹部实质脏器 [34, 35]。脾脏位于左上腹及其富血供的特点，致使其在胸腹部钝性外伤中容易受伤。对比增强 CT 是诊断脾脏创伤的主要影像学方法 [34, 36]。偶尔可能考虑行超声检查，但已被证实对儿童的诊断敏感性较低 [36, 37]。有报道使用对比增强超声评估小儿脾外伤，但这项技术在美国尚未广泛应用 [38]。

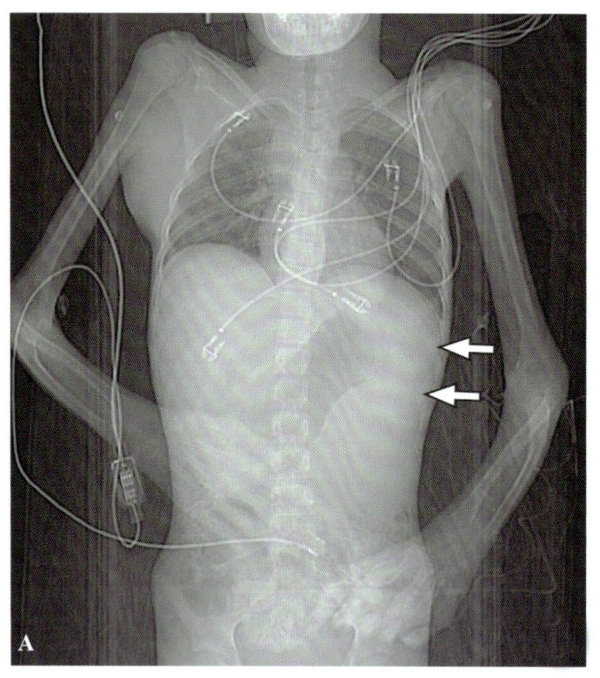

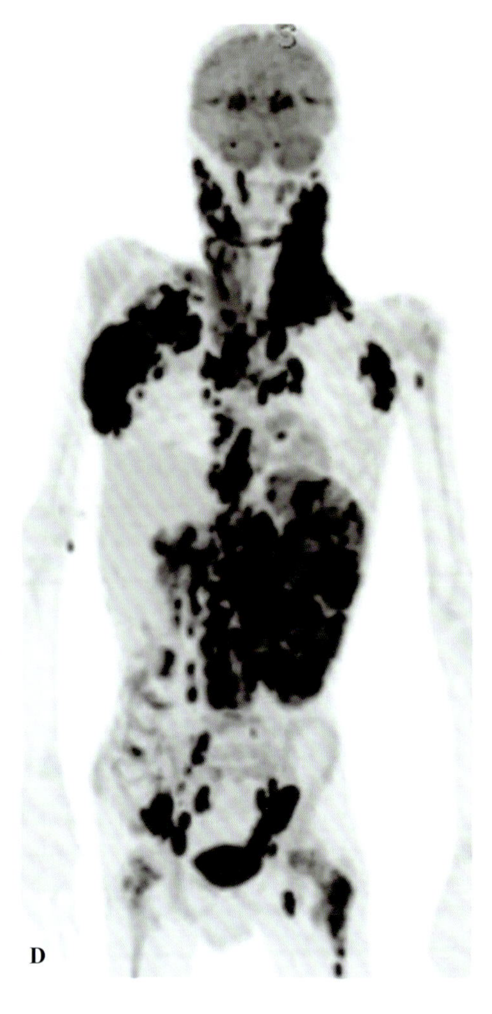

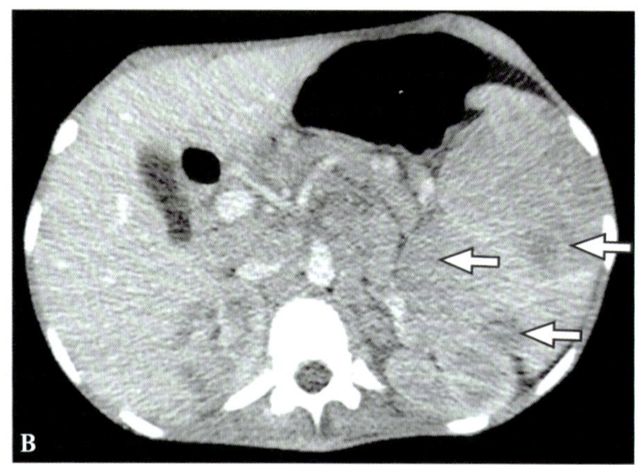

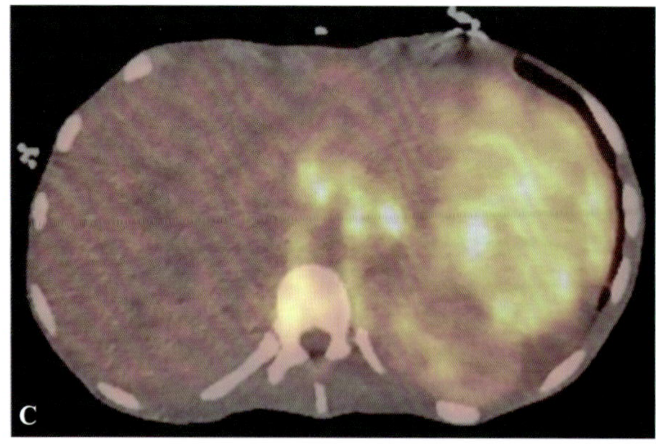

▲ 图 15-12　男，13 岁，霍奇金淋巴瘤复发，累及脾脏

A. CT 定位像显示左上腹软组织密度（箭），符合脾脏肿大；胃向中间移位；由于患者的健康状况，他无法抬起手臂进行扫描；B. 轴位对比增强 CT 图像显示脾大和多个低密度包块（箭）；伴有多发上腹部和腹膜后淋巴结肿大；C. 融合 ^{18}F-FDG-PET/CT 图像显示脾脏和多个淋巴结内放射示踪剂摄取明显；D. ^{18}F-FDG-PET/CT 的最大密度投影图像显示，颈部、胸部、腹部淋巴结、骨骼和整个脾脏中广泛存在 FDG 摄取

核医学和磁共振在疑似小儿脾脏创伤的检查中不占主要地位。血管造影可用于治疗，但一般不再用于诊断。

1. 脾脏创伤的类型　脾脏钝性创伤的特殊类型包括脾包膜下和脾周血肿、撕裂伤、挫伤、梗死和血管损伤。尽管大多数的脾脏损伤都伴有腹腔积液（常为血液）或血肿，但高达 25% 的脾脏创伤患儿的腹部其他部位没有积液或积血[39]。

包膜下血肿指的是发生在脾脏包膜内的实质外出血。在 CT 上，包膜下血肿表现为沿着脾脏边缘的凸透镜形或新月形的积血，对邻近脾实质存在占位效应[34]。血液的 CT 值多变，这取决于创伤后的成像时间，在急性创伤时，血肿 CT 值（35～80HU）高于纯液体。脾包膜外的脾周血肿显示脾周围积血，提示脾包膜破裂。

脾撕裂伤表现为贯穿脾实质的不连续的线样、束状或星状低密度区[34]（图 15-14）。如果存在活动性出血，可能有高密度的碘造影剂聚集在裂隙内

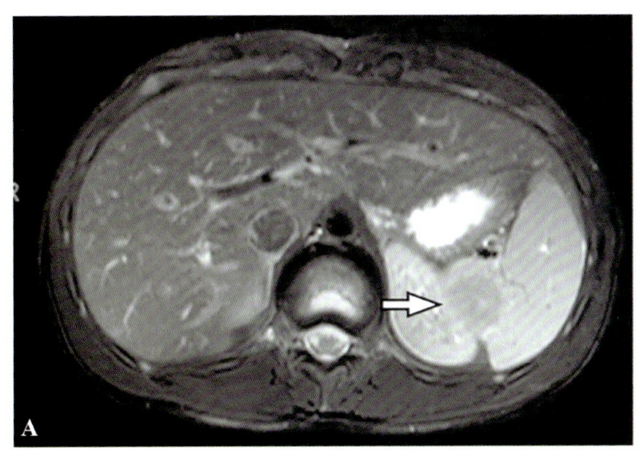

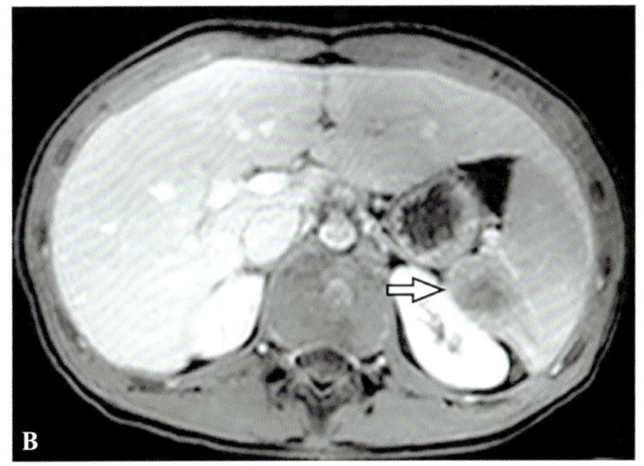

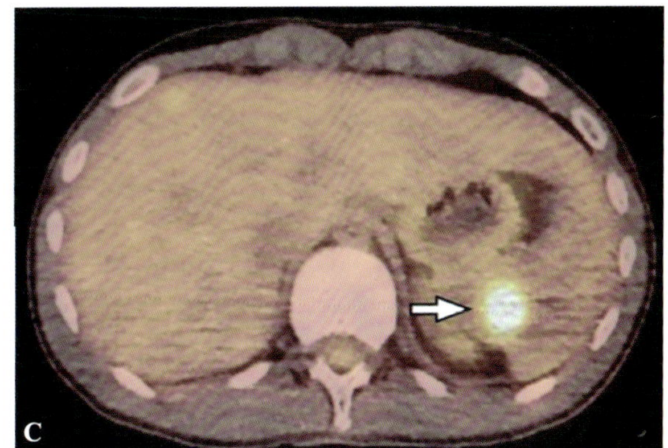

▲ 图 15-13　男，15 岁，鼻咽癌脾转移

轴位 T_2 加权脂肪抑制快速自旋回波（A）和轴位增强 3D T_1 加权 SPGR MR（B）图像显示在脾后部局灶性病变（箭），活检证实为转移；C. 融合 ^{18}F-FDG-PET/CT 图像显示脾内相同的病变（箭）出现高代谢

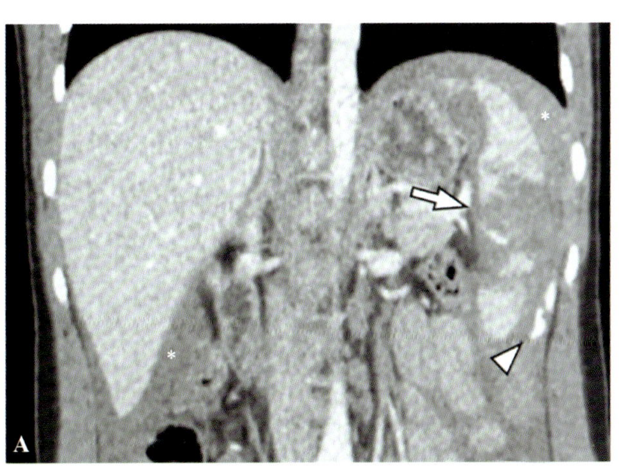

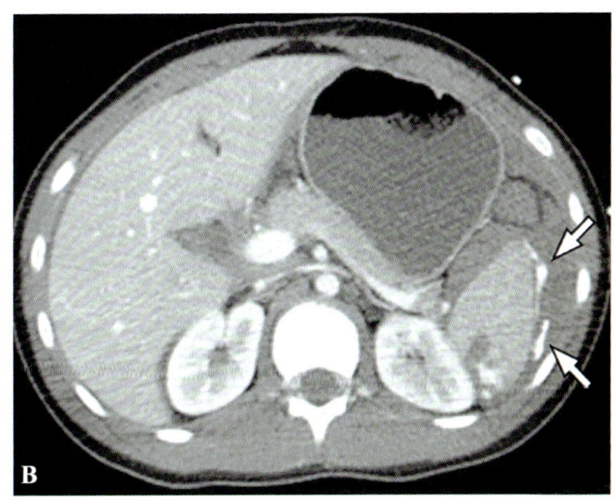

▲ 图 15-14　两例不同的儿童脾脏创伤

A. 女，9 岁，腹部钝伤；冠状位增强 CT 图像显示脾脏内低密度裂隙，为广泛的脾撕裂伤（箭）；注意，高密度的游离液体为腹腔积血（星号）和少量的造影剂外渗（箭头）；B. 男，13 岁，车祸；轴位增强 CT 图像显示脾脏撕裂、脾周血肿、造影剂外渗（箭）

或附近，提示血液和造影剂外渗。撕裂伤会中断脾脏的血供，导致脾梗死（血运阻断）。梗死区域在对比增强的 CT 上的典型征象为低密度的地图样区域（图 15–15）。

寻找其他的相关损伤也是很重要的。在成年人中，35% 的脾损伤患者在 CT 上有其他部位的腹部损伤，80% 的患者有腹外损伤，包括肋骨骨折和腹壁损伤[34]。

2. 脾脏创伤的分级　脾损伤分级可以使临床医师对儿科创伤患者的损伤程度有一个标准化的参考，并越来越多地被用于指导儿科脾钝性创伤的非手术治疗[34]。常用的脾创伤严重程度分级系统是由美国外科协会（AAST）制定，考虑到损伤类型、损伤数目、损伤程度和伴随的梗死，严重性分为等级 1～5（1= 最轻；5= 最严重）[40]。

3. 脾脏创伤的并发症　非手术治疗是血流动力学稳定的儿童钝性脾外伤的标准治疗方法[41]。虽然少见，但仍有少数患者可能出现迟发性并发症，包括血管损伤合并假性动脉瘤形成、创伤后积液感染和假性囊肿形成。

假性动脉瘤，或受累的血管破裂，是动脉壁损伤的结果。脾动脉假性动脉瘤在小儿脾损伤中发生率高达 5%[42]。尽管少见，这些病变在临床上意义重大，因为存在小的破裂风险而导致有致命性出血。在超声检查中，脾动脉假性动脉瘤主要表现为圆形的低回声或无回声的囊性结构，常位于脾门附近。彩色多普勒超声依据形成的不同血栓而呈现不同类型的内部血流信号。多普勒超声有时可以显示彩色信号的交替模式，被称为“阴阳”征。频谱多普勒可利用采集到的进出假性动脉瘤瘤颈的血流进行诊断。在 CT 和 MRI 上，病变表现出明显强化，在密度或信号强度上与邻近增强的血管结构相似。

由于血液成分液化降解，在钝性脾外伤后出现脾周及脾内积液者较为常见。有时，这些积液可能出现感染而形成脓肿，其影像学特征与其他部位的脓肿相似，包括脓肿壁不规则强化、内部气体和周围的炎症改变。如前所述，脾脏假性囊肿可能是创伤的结果。这类病变缺乏上皮内衬，区别于上皮性或先天性脾囊肿。影像学特征在超声、CT 和 MRI 上与其他良性囊性病变难以区分。大的假性囊肿可能需要经皮引流[4]。

（七）血管畸形

血管畸形可发生在脾脏内，可能是孤立存在的，也可能与潜在的综合征有关，如 Klippel–Trenaunay 综合征[43]（图 15–16）。脾脏血管畸形的影像学特征与其他部位的病变相似。在超声检查中，血流缓慢的血管畸形常为边界清楚、无回声或低回声的病变，可能伴有分叶或分隔。内部的多普勒血流变化取决于病变主要是静脉还是淋巴管。在 CT 上，病变的增强取决于其确切的组织学成分（静脉和淋巴管）及对比增强的期相。

MRI 是显示脾脏血管畸形的首选成像方式。病变在 T_2WI 上常表现为高信号，T_1WI 上信号强度多变（图 15–17）。对于静脉畸形，静脉石在 T_2WI 上表现为圆形的低信号充盈缺损，在梯度回波序列上亦呈圆形的低信号。大多数静脉畸形出现强化，特别是延迟后的增强图像。大多数的淋巴管畸形常表现为薄壁及内部分隔的均匀强化。若既往伴有出血

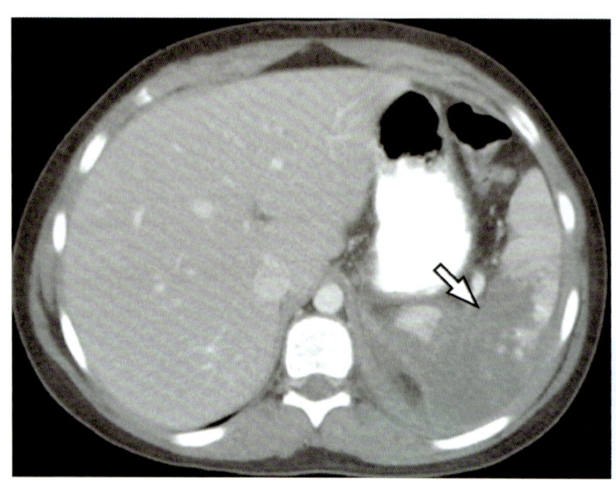

◀ **图 15–15　女，12 岁，滑雪事故后的脾脏创伤**
轴位增强 CT 图像显示大范围的脾撕裂伤（箭），部分脾实质的血供阻断

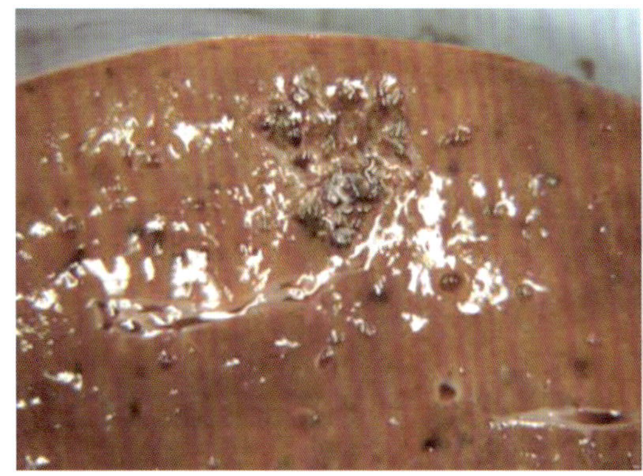
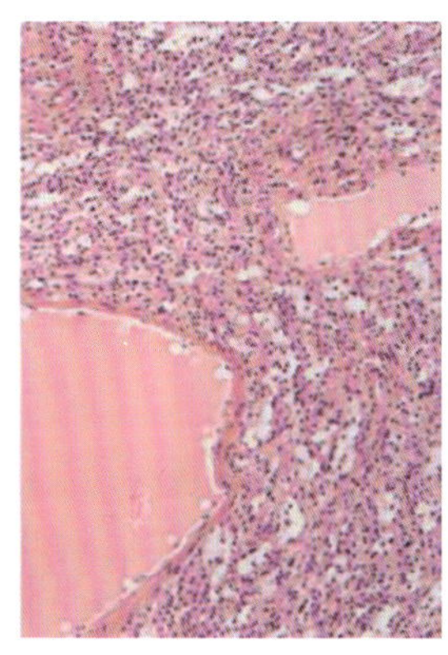

◀ **图 15-16 女，10 岁，患有 Klippel-Trenaunay 综合征和门静脉高压**

脾脏切面显示许多小囊状结构（左），显微镜下证实是淋巴间隙（HE，×200）

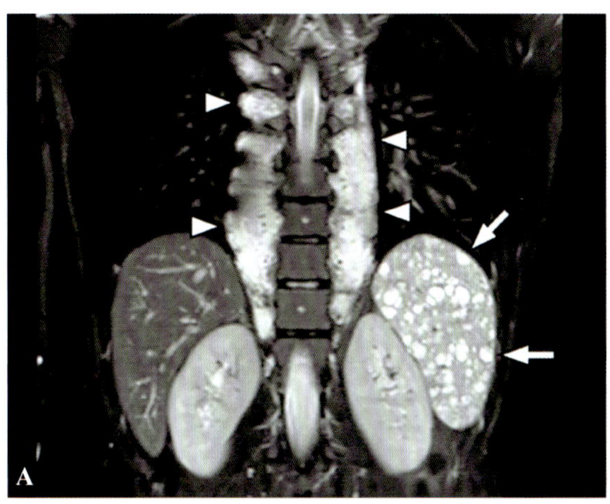

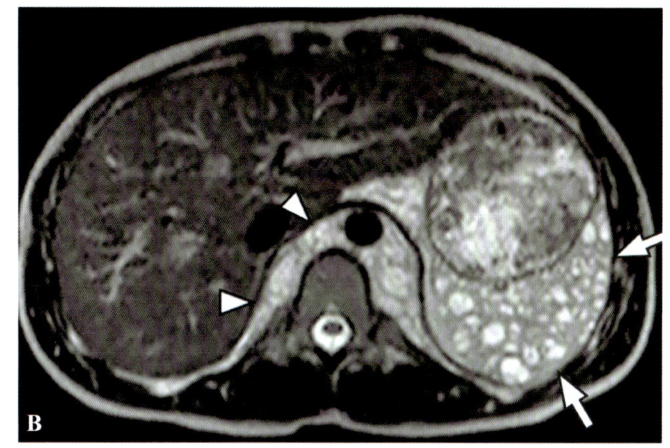

▲ **图 15-17 女，17 岁，大面积脾静脉淋巴管畸形**

冠状位压脂图像（A）和轴位 T_2 加权快速自旋回波 MR（B）图像显示脾脏内有多个高信号病变（箭）；在延迟增强的图像（未显示），病变表现为强化，提示为静脉成分；注意在双侧脊柱旁和膈脚后区伴随的广泛的静脉淋巴管畸形（箭头）

或感染，可能会出现薄壁的钙化，最容易在 CT 上看到，但也可能在 X 线片、超声和 MRI 上看到 [24]。

（八）脾大

脾脏在整个儿童期会随着年龄的增长而增大。小儿脾脏长度的正常值是根据年龄和性别评定的 [8]。脾大常定义为脾的长度大于患者年龄和性别的平均预期长度的 2 个标准差（图 15-18）。脾大的原因有多种，包括门静脉高压（如肝硬化或慢性门静脉阻塞）、浸润型脾大、肿瘤、脾功能亢进、感染（如单核细胞增多症）及先天性疾病 [4]。

（九）血红蛋白病

脾脏的红髓过滤受损或异常的红细胞，将其从血液循环中移除，并循环利用其成分形成新的红细胞。因此，一些影响红细胞的先天性疾病会影响脾脏。这些疾病包括先天性血红蛋白病，如镰状细胞病和遗传性球形红细胞增多症。

1. 镰状细胞病　镰状细胞病是一种常染色体隐性疾病，导致血红蛋白分子（HbS）异常，在缺氧状态下容易发生聚合。这种聚合导致了红细胞的形态异常，限制了红细胞的变形能力，造成血管闭塞 [44]。镰状细胞病以两种不同的方式影响脾脏。首先，脾脏必须发挥功能，清除异常的红细胞，这些红细胞会聚集并充满红髓。在年轻患者中，脾脏的这种相对功能亢进会导致贫血和血小板减少，被称为“脾隔离”综合征 [44]。其次，脾脏作为最终器官，很少或没有侧支血流，因此易发生血管闭塞和梗死。

镰状细胞病脾脏浸润影像学表现不尽相同。急性脾隔离症时，脾脏弥漫性肿大。随着时间的推移，脾梗死的表现可以多样。梗死区一般在 CT 或 MRI 上表现为呈楔形或地图样的低强化区 [4]，余下的正常脾脏偶尔可表现为肿块样改变 [45]（图 15-19

和图 15-20）。脾梗死的最终结果是一个小的钙化的脾脏，或者完全梗死的情况下，脾脏不显影。

血红蛋白病患者常接受多次输血。多次输血可导致铁沉积在网状内皮系统中，出现继发性血色素沉着。铁沉积的最佳影像学评估方法是 MRI，较长 TE 时间会产生磁敏感伪影和更大的信号损失。实

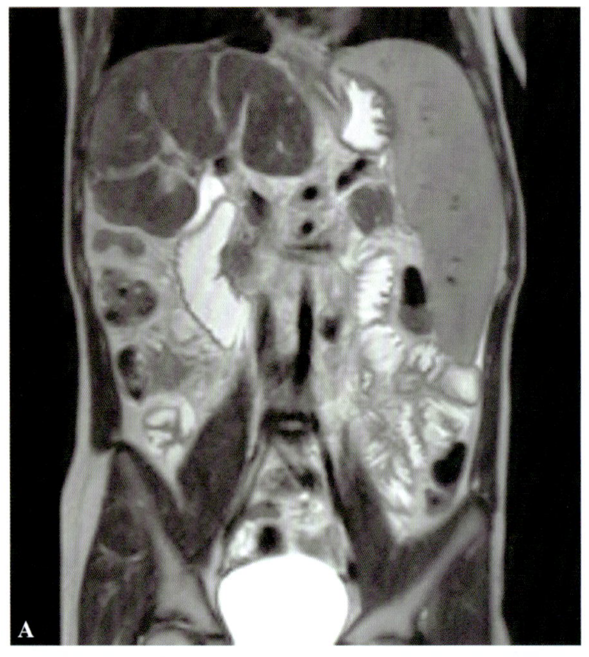

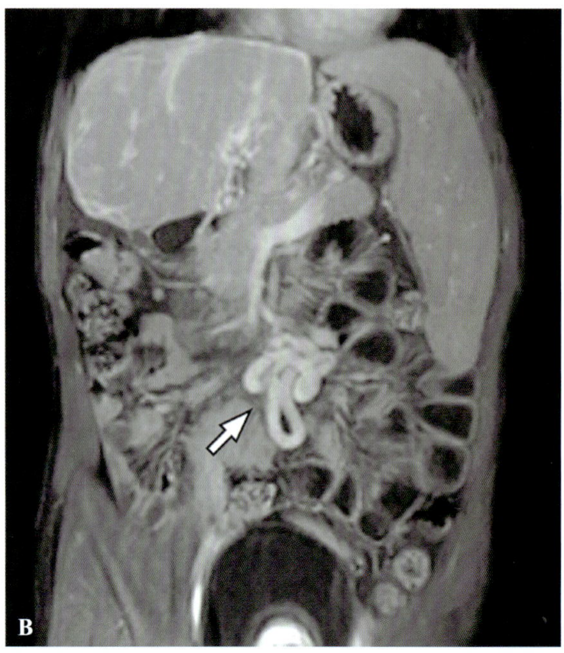

▲ 图 15-18 男，6 岁，曾患胆道闭锁并行 **Kasai** 肝门肠吻合术，因门静脉高压引起脾大

A. 冠状位 T_2WI 显示脾大和萎缩、结节状的肝脏，证实为肝硬化；B. 冠状位 T_1WI 3D 快速梯度回波序列增强图像显示，继发于门静脉高压的脾大和中腹部多发侧支静脉（箭）

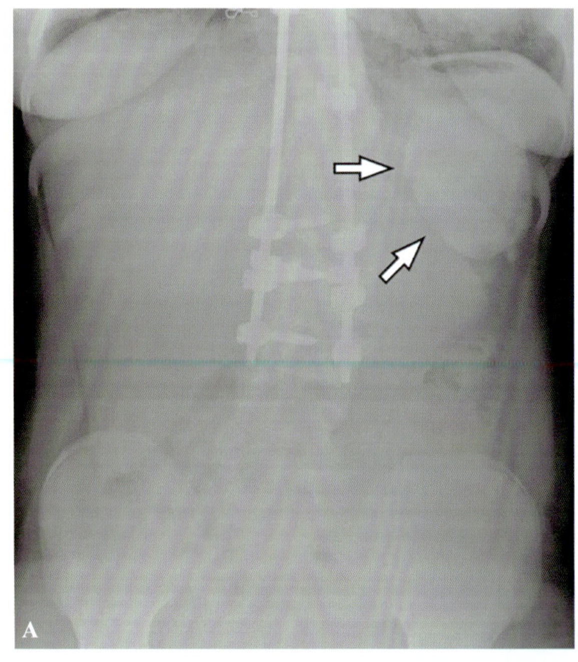

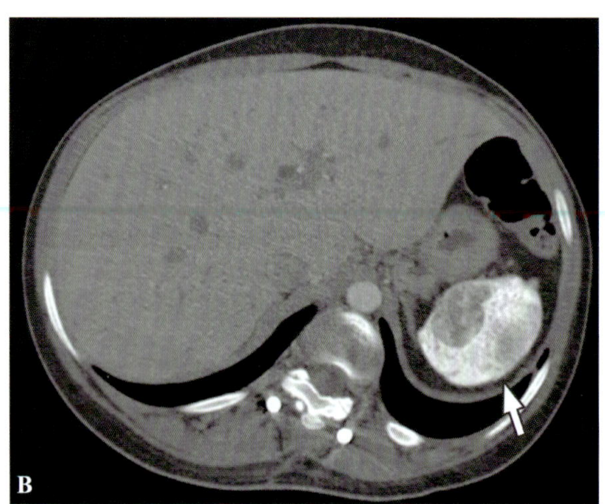

▲ 图 15-19 女，18 岁，镰状细胞病

A. 腹部 X 线片显示左上腹不透 X 线阴影（箭），代表大量钙化的脾脏；B. 同一患者的轴位 CT 平扫显示一个小的伴有广泛钙化的脾脏（箭），残留很少一部分未钙化的岛状脾组织

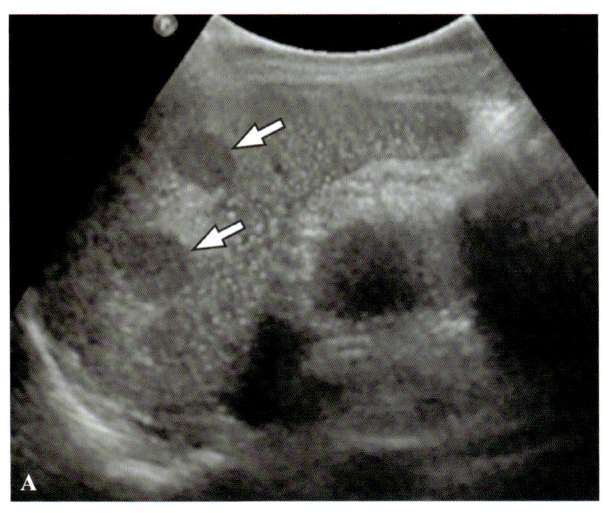
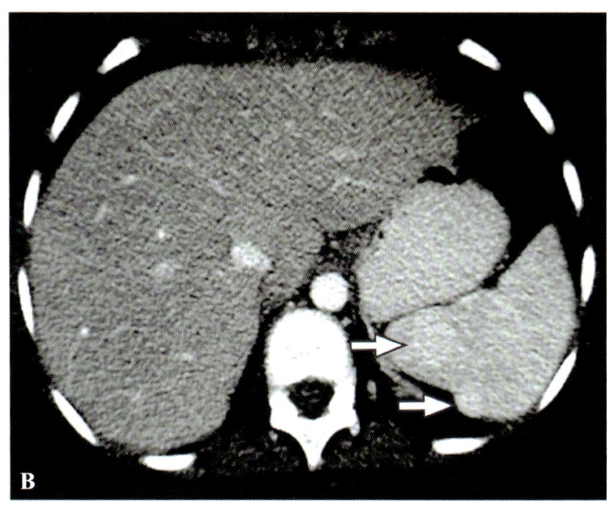

▲ 图 15-20 女，14 岁，镰状细胞病

A. 纵向超声图像显示脾脏内圆形低回声病变（箭）；B. 轴位 CT 增强显示圆形更高密度影（箭），类似于脾内局灶性包块；超声与 CT 均可以显示出镰状细胞病残留的脾脏实质

质内铁的多少可以用 T_2^*（或 R_2^*）值进行量化。继发性血色素病最常累及的器官包括肝脏、脾脏、胰腺和骨髓。

2. 遗传性球形红细胞增多症 遗传性球形红细胞增多症是一种常见的红细胞遗传性疾病，红细胞呈异常球形，表面积减少并缺乏细胞变形的能力，都是由于表面蛋白表达异常和正常的细胞膜磷脂链中断而造成[46]。患儿临床表现为不同程度的贫血、脾大，原因是异常红细胞隔离在脾脏内且巨噬细胞吞噬异常红细胞膜。

遗传性球形红细胞增多症最常见的影像学表现是脾大，可为轻度至重度。儿童也可能由于红细胞周转率增加而患胆结石[47]（图 15-21）。

治疗常为支持疗法，需密切监测贫血，必要时进行输血。在某些病例中，可以进行脾切除术以防止红细胞隔离[46]。偶尔，可行部分脾切除术或部分脾栓塞术，以降低将来发生无脾相关感染性并发症的风险。脾脏切除标本通常较大，并可看到膨大的红髓（图 15-22）。

三、胰 腺

（一）成像技术

1. X 线 正常胰腺在 X 线片上不可见。有时，X 线片可见慢性胰腺炎胰腺钙化，或巨大胰腺肿块，或假性囊肿所致占位表现。

2. 超声 由于位于腹膜后及来自充气的胃和肠襻的伪影，部分胰腺很难应用超声来观察。然而，在十二指肠旁可较容易观察到胰头和钩突。在适当不同程度的加压下，通常可以观察到整个胰腺，特别是在儿童。胰腺实质回声、局灶性病变和胰管扩

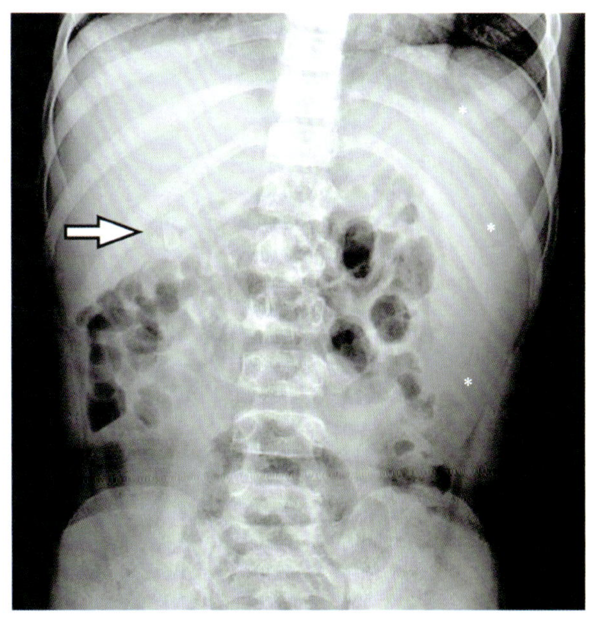

▲ 图 15-21 遗传性球形红细胞增多症

16 岁患儿仰卧位腹部 X 线片，显示脾大（星号）和钙化的胆结石（箭）

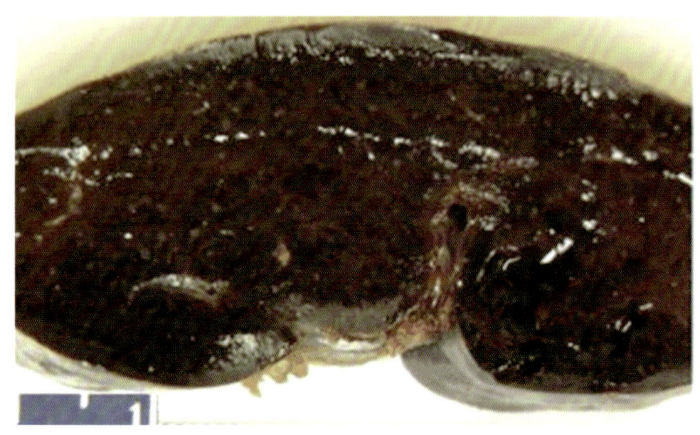

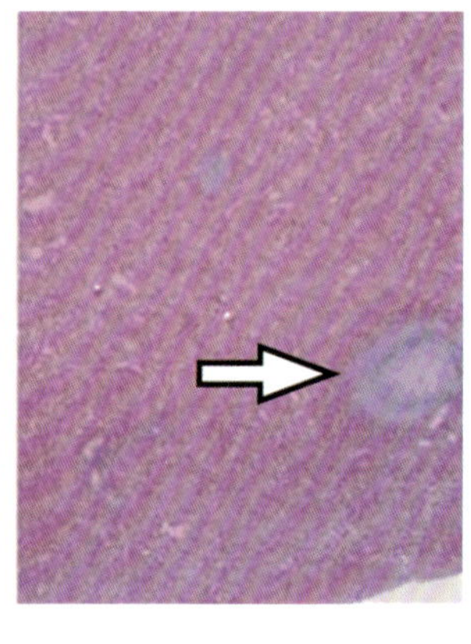

◀ **图 15-22 男，9 岁，遗传性球形红细胞增多症，脾隔离综合征**

脾脏较大（235g，与预期的 70g 相比），伴有扩大的红髓（左）；显微镜下，红细胞充满红髓，白髓的马氏小体（箭）比较稀疏（右）（HE，×100）

张均可通过超声检查评估。

3. CT　对比增强 CT 是在疑似胰腺创伤和胰腺急症（如急性坏死性胰腺炎）时的主要成像方式。在慢性胰腺炎或胰管梗阻的情况下，CT 也能显示胰腺萎缩、实质钙化和胰管扩张。在疑似胰腺肿块的情况下，CT 可以评估肿块的大小、与邻近结构的关系，并发现任何局部或远处腹部转移扩散。由于 CT 较 MR 的对比分辨力低，评估胰管的详细解剖比较困难。

4. MRI　MRI 具有极佳的对比分辨率，可细致评估胰腺实质和胰管系统。T_2WI 序列，特别是应用脂肪饱和技术时，可以显示胰腺炎症、胰周水肿/积液和各种囊性病变。静脉注射钆造影剂后的多期相增强成像可以评估胰腺实质的增强，也可以显示局灶性胰腺病变的特点。

磁共振胰胆管造影（MRCP）可以用来评估胰管系统的解剖结构。MRCP 应用加权 T_2WI 脉冲序列，利用含液体结构的固有长 T_2 弛豫时间成像，这些结构包括胆管和胰管[48]。存在多种 2D 和 3D MRCP 技术；然而，3D 技术在目前 MRCP 扫描方案中最常用。对于胰管的特异性成像，有学者提倡应用促胰液素，这种激素会增加胰液的产生和分泌，以便扩张导管，使解剖结构更加明显；然而，最近这种技术的效用受到了质疑[49]。

5. 核医学　核医学在评估小儿胰腺异常方面的作用有限。疑似神经内分泌肿瘤的患者，生长抑素受体（奥曲肽）闪烁显像可特征性显示肿瘤并评估其转移性病变。在胰腺恶性肿瘤中，^{18}F-FDG-PET/CT 可能在疾病分期和监测中发挥作用。

（二）正常解剖

胰腺同时具有内分泌和外分泌功能，其主要的内分泌功能是控制葡萄糖的动态平衡，主要的外分泌功能是协助消化食物[50]。胰腺内分泌功能是由五种不同细胞类型组成的功能单位完成，称为“胰岛”[50]。这 5 种细胞类型包括 β 细胞，产生胰岛素；α 细胞，产生胰高血糖素；δ 细胞，产生生长抑素；PP 细胞，产生胰多肽；ε 细胞，产生生长素释放肽[51]。这些内分泌激素通过血液分泌到体内。胰腺外分泌功能在腺泡细胞中进行，腺泡细胞产生淀粉酶和脂肪酶，通过胰管分泌到小肠[52]。

在发育过程中，胰腺起源于十二指肠两侧的两个独立的结构，称为背侧芽和腹侧芽，两者都是由十二指肠内胚层形成的[52]。在胚胎发育的第 6 周左右，腹侧芽逆时针旋转到十二指肠的后部，与背芽融合，背侧芽和腹侧芽的导管也融合在一起[51, 52]。融合的导管扩展到整个胰腺，成为主胰管（Wirsung 管）[51]。先前背侧芽管的一小部分残余称为副胰管（Santorini 管）。最终胰腺保留了这两个导管，主胰管（Wirsung）和较小的副胰管（Santorini）（图 15-23）。主胰管通过大乳头或肝胰壶腹汇入十二指肠，而副胰管通过小乳头汇入十二指肠。

在解剖学上，胰腺是位于腹膜后的一个狭长的、分叶状的脏器。胰腺在出生第一年生长迅速，而后减慢；因此，与年长儿或成人相比，婴幼儿的胰腺相对于身体的尺寸比例更大[52]。胰头和后突的三角状钩突位于中线右侧，与十二指肠的 C 环紧密相贴[53]。胰尾位于中线左侧，靠近脾门，位于形成脾肾韧带的腹膜层内[53]。胰腺附于结缔组织内，但没有真正的包膜。胰腺的供血动脉来自腹腔干和肠系膜上动脉，包括胰十二指肠动脉和脾动脉的分支[53]。胰腺的引流静脉为脾静脉和其他较小的分支，最终汇入门静脉[53]。

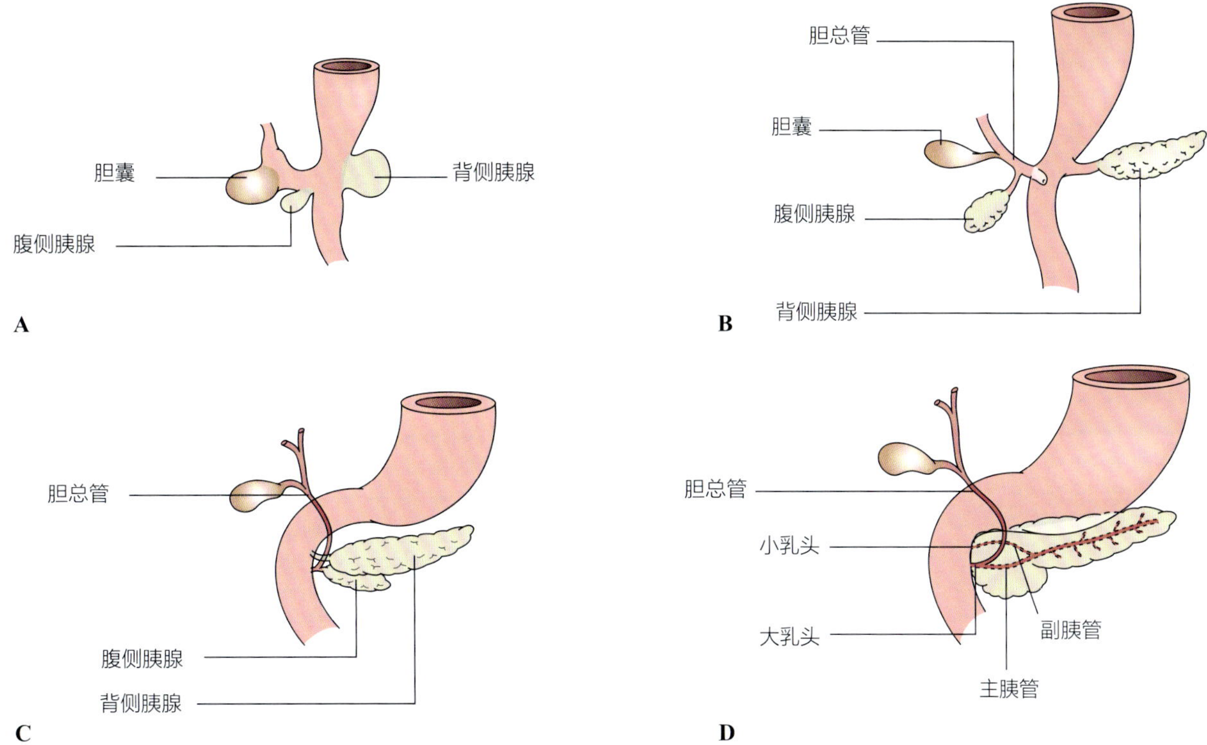

▲ 图 15-23 胰腺正常发育

胰腺由独立的腹侧和背侧芽发育而成，位于十二指肠的两侧（A 和 B）；在胚胎发育第 6 周，腹侧芽围绕十二指肠逆时针旋转，与背侧芽（C）融合；随后，腹侧和背侧的导管融合，形成主胰管（Wirsung）正常的结构，主胰管来自于胚胎期腹管和背管的组成部分，胚胎期背侧管的中间部分形成副胰管（Santorini）（D）

超声检查中，正常胰腺回声均匀，相对于肝脏回声略高[52]。在 CT 上，腺体密度均匀，CT 值与肝脏相似，经静脉注射碘造影剂后呈均匀增强。实质的强化峰值常出现在动脉晚期。在 MRI 上，胰腺于 T_1WI 序列上较肝脏信号更高[52]，T_2WI 序列上与肝脏相比呈均匀等信号，静脉注射钆造影剂后可见强化。在常规序列上，正常主胰管可显影或不显影。如果显影，主胰管直径 1～2mm，直径不应大于 2.5～3mm[52]。

（三）先天异常

1. 胰腺缺如　胰腺发育完全失败时，导致胰腺缺如。这是一种非常罕见的先天性异常，通常无法存活[54]。更常见的是部分胰腺发育不全，也称为胰腺发育不全。在这种情况下，表现为背侧芽或腹侧芽发育失败；背侧芽发育不全更常见[54]。最常见的影像学表现为十二指肠附近的一个凸出的、圆形的胰头，胰体和胰尾缺失[54]。部分性胰腺缺如与伴多脾症的内脏异位综合征相关（图 15-24）[54]。

2. 异位胰腺　异位胰腺组织是指正常胰腺组织位于异常位置上，在解剖学上与正常胰腺分离。最常见的是异位于胃，其次是十二指肠和空肠[55]（图 15-25）。尸检证实的发病率为 2%～14%[55, 56]。异位胰腺更常见于成人，但在各个年龄段也均有报道。病变通常体积小的且无症状，很少引起并发症，如胃出口或肠梗阻、胰腺炎或假性囊肿[57]。

异位胰腺很难在幼时表现出来。在年长儿和年轻人中，病变通常很小，常小于 1cm[55]。有时异位胰腺可在上消化道造影中表现为黏膜层小的充盈缺损，通常发生胃窦及幽门区[55]。这些病变可能很难用断层成像显示，包括超声、CT 和 MRI。CT 表现为圆形或卵圆形、呈锯齿状边缘的肿块，与正常胰腺具有相似的 CT 值和相同的强化程度[56, 57]。

3. 环状胰腺　当腹侧胰芽不能正常旋转时，就会产生环状胰腺，留下一部分胰腺组织，环绕十二

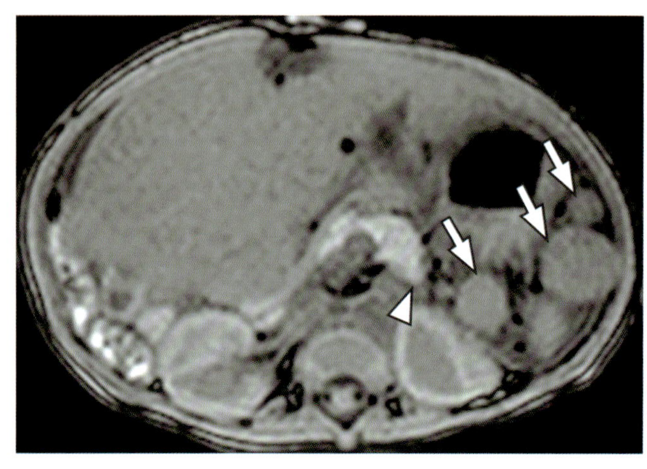

◀ **图 15-24　男，6 月龄，部分胰腺发育不全，伴多脾症的内脏异位综合征**

轴位 T_1WI 脂肪抑制 MR 图像显示正常胰腺的高信号截断，胰腺体部远端和尾部（箭头）缺失；注意左上腹的多脾（箭）

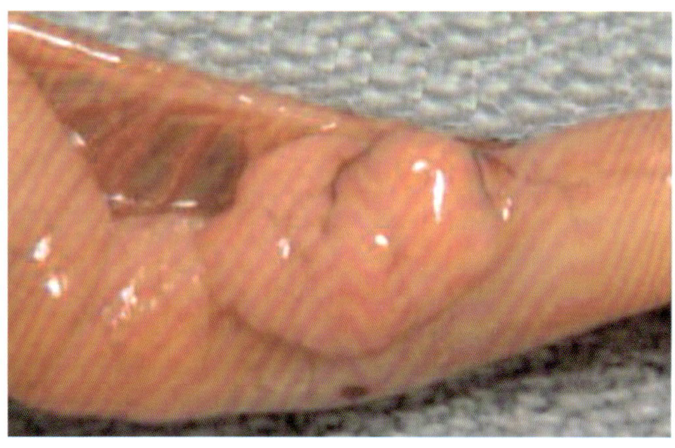

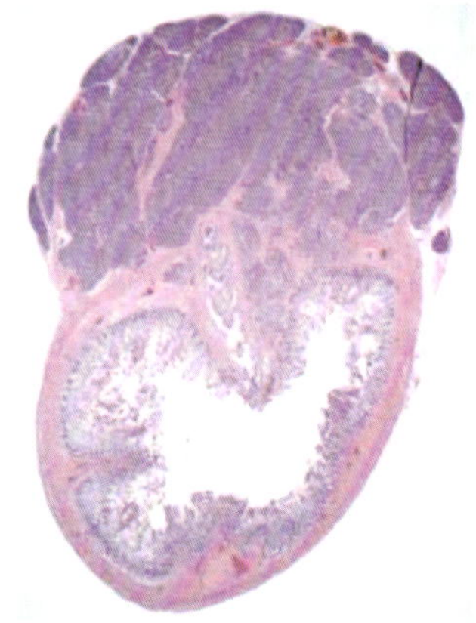

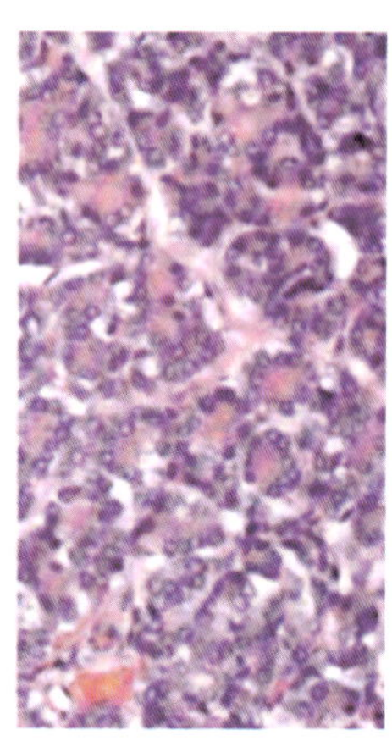

▲ **图 15-25　因复杂性先天性心脏病死亡的 2 周大女孩进行尸检，发现空肠浆膜表面的异位胰腺结节（左）**

显微镜下，肿物延伸到肠壁，由管状结构连接（中，HE，×20），并包含发育良好的胰腺腺泡和内分泌组织（右，HE，×600）

指肠第二段，引起不同程度的十二指肠梗阻[54, 58]（图 15-26）。也有一定程度的十二指肠内部狭窄[59]。环状胰腺的发生率为 1/1000[58, 59]。患者在所有年龄都可能出现临床症状，根据患者的年龄和十二指肠梗阻的程度而有不同的表现。新生儿和婴儿常出现非胆汁性呕吐，且喂养不耐受[58, 60]。这些患儿也可能伴发先天畸形。相比之下，年长儿和成人典型表现为腹痛，不太可能伴先天畸形[58]。环状胰腺的治疗通常是在十二指肠狭窄部分建立手术旁路[58]。

对患儿的影像学评估常从 X 线片开始，可能表现正常，也可能显示不同程度的近端梗阻，胃和十二指肠球部扩张（所谓的双泡征），与十二指肠闭锁表现相似[54]。在婴儿和幼儿中，可行上消化道造影，表现为十二指肠第二段局限性狭窄（图 15-27）。十二指肠可能完全性或不完全性梗阻。超声、

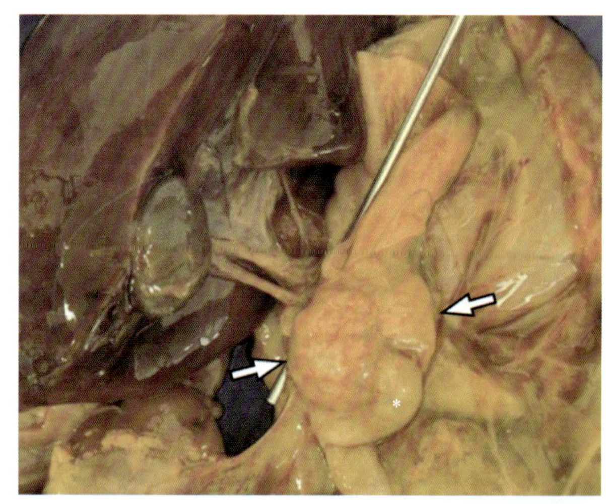

▲ **图 15-26　因先天性心脏病死亡的 9 月龄男孩，环状胰腺**

尸检照片显示，粉红色分叶状的胰腺组织（箭）完全包绕着十二指肠（星号）

CT 和 MRI 均可显示类似的表现，出现不同程度的十二指肠梗阻和胰头增大，在十二指肠第二段周围的软组织与胰腺表现相同[54]。

4. 胰腺分裂 胰腺分裂是一种相对常见的胰管系统先天性畸形，发生率达 4%～14%[54]。胰腺分裂是由于背侧胰芽和腹侧胰芽的异常融合造成的，胚胎期的背侧导管持续存在，不与腹侧导管融合形成正常的主胰管（Wirsung），汇入大乳头（Vater 壶腹）。然而，背侧导管和腹侧导管保持分离，其结果是大部分胰腺外分泌液是通过背侧导管（Santorini）分泌，通过小乳头排出，位于 Vater 壶腹近端[54]。胰腺分裂可以是完全的，导管完全分离，或者是不完全分裂，导管部分融合[61]。本病的临床意义在于伴发胰腺炎的发病率有所增加，有时发生于儿童期，尤其是完全性胰腺分裂的儿童[61]。

胰腺分裂常不能被超声检测到。对比增强 CT 有时可以显示主胰管，并显示异常的导管引流。MRI，尤其是高分辨率 3D MRCP，是显示胰管解剖的最佳成像手段[52]（图 15-28）。横断面影像也可显示伴发的急性或慢性胰腺炎。内镜逆行胰胆管造影术（ERCP）也可很容易显示胰腺导管解剖，尽管这种成像技术有创，并可导致与操作相关的急性胰腺炎。

（四）感染和炎症性疾病

1. 急性胰腺炎 急性胰腺炎是胰腺发生的急性、可逆性的炎症[62]。临床上，急性胰腺炎患者出现急性剧烈腹痛或背痛、胰酶升高[63]。虽然急性胰腺炎在儿童患者中较成人少见，但其在儿童中的发

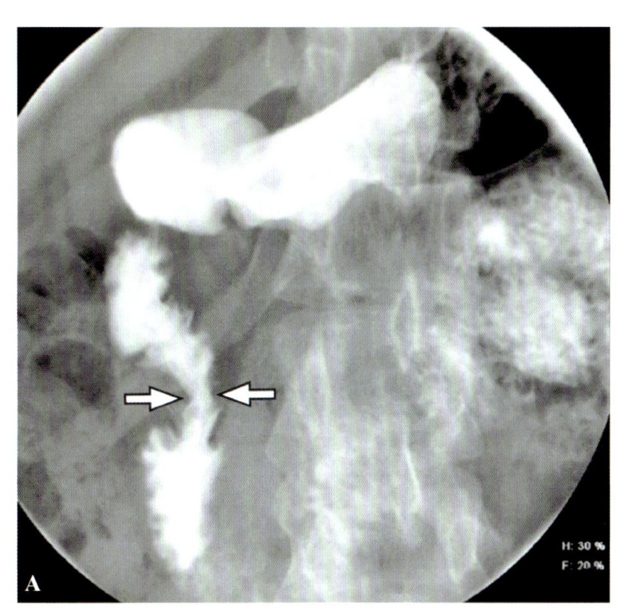

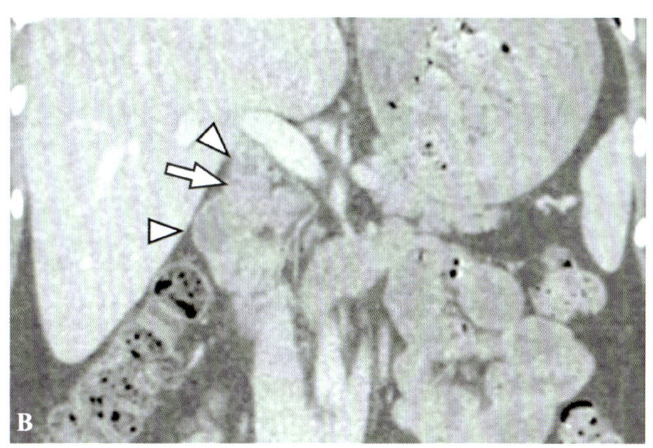

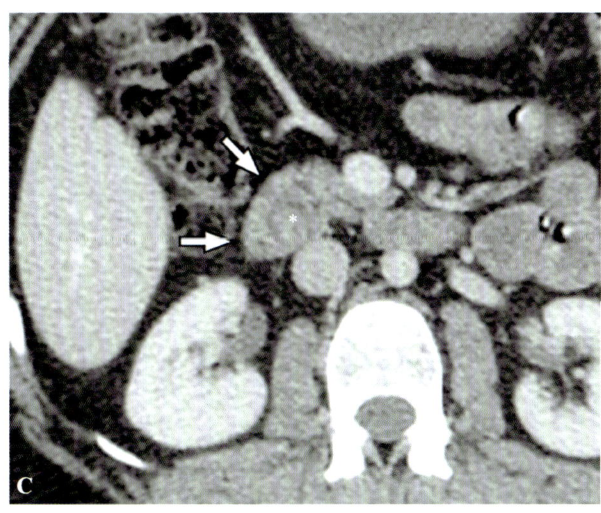

▲ **图 15-27 女，19 岁，慢性腹痛患者，发现有环状胰腺**

A. 上消化道造影显示十二指肠第二段的局限性狭窄（箭）；冠状位（B）和轴位增强（C）CT 图像显示十二指肠第二段（箭头）周围边界不清的胰腺软组织（箭）；十二指肠肠腔（星号）

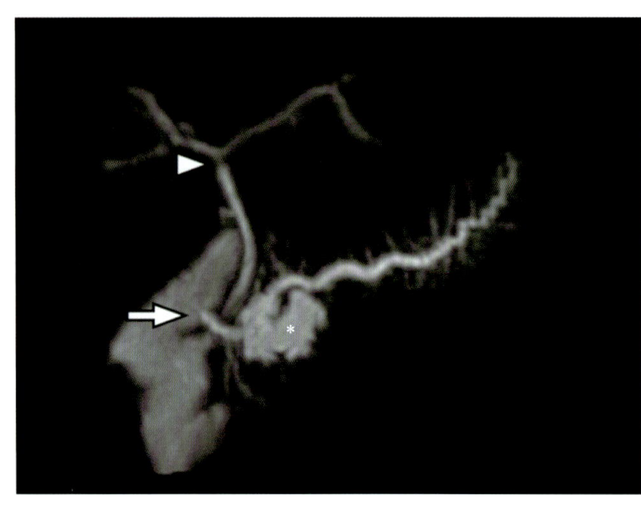

◀图 15-28 女，17 岁，胰腺炎复发
冠状位 MRCP 最大密度投影图像显示主胰管引流至小乳头（箭），与胆总管分离；并可见胰腺炎后形成的一个小的假性囊肿（星号）；由于邻近走行的血管，有伪影（箭头）掩盖了近段肝总管

病率在过去几十年显著增加[62, 64]。有报道称儿童急性胰腺炎的发生率为（2～13）/100 000，死亡率高达 4%[64]。

儿童急性胰腺炎的病因往往与成人不同。然而，在成人中，大多数胰腺炎都与胆石症或酗酒有关，急性创伤、先天性异常和遗传因素在儿童中更为重要。遗传性胰腺炎与胰蛋白酶基因的编码缺陷有关[62]。其他病因包括药物、内分泌异常和自身免疫性胰腺炎[64]。年幼儿急性胰腺炎的一个重要原因不应被忽视，就是非意外性创伤，腹部遭受损伤可导致胰管损伤和胰腺炎[65]。

对于急性胰腺炎，因临床和实验室检查常可明确诊断，一般不需要影像学检查。然而，影像学检查常用以评估疑似的相关并发症或明确反复发生胰腺炎的潜在解剖原因。对于急性胰腺炎，超声可能表现为胰腺弥漫性或局灶性肿大，腺体的回声不同，从相较于肝脏的高回声到低回声均存在可能[63]。主胰管可能扩张，直径超过 2.5～3mm[63]。儿童急性胰腺炎的 CT 表现与成人相似，包括胰腺弥漫性或局灶性肿大、邻近组织的炎性改变、水肿或积液（图 15-29）。胰腺在增强后可表现为密度不均，实质无强化则提示胰腺坏死。在急性期通常不行 MRI 和 MRCP。如果行 MR 检查，因实质水肿，于 T_2WI 序列上胰腺常肿大且呈高信号，并且根据有无坏死而呈不同的强化表现（图 15-30）[63]。胰周炎性改变、水肿和积液也常见于 T_2WI（图 15-31）。MRCP 可用于显示胰腺导管解剖，排除胆总管结石（和胰管结石）、导管断裂或胰腺分裂，所有这些都可能是诱发病因[63]。

2. 慢性胰腺炎　慢性胰腺炎通常发生在急性胰腺炎反复发作的情况下，导致胰腺不可逆的损害，外分泌和内分泌功能均有不同程度的丧失[66]。在儿童中，慢性胰腺炎最常见的病因是遗传性的，包括遗传性胰腺炎和囊性纤维化（CF），但许多病例仍属于特发性的[66, 67]。儿童慢性胰腺炎常伴发严重疾病，许多患儿发展为糖尿病和其他内分泌异常，需要补充消化酶。反复发作的腹痛也是病情严重的一个原因。在重症病例中，一些患者为控制症状，在有或没有异源性胰腺移植的情况下，需行完全性或部分性胰腺切除术[68]。

慢性胰腺炎的影像学特征包括胰腺萎缩、腺体内或胰管内的钙化、主胰管和侧支胰管扩张（图 15-32）[63, 67]。偶尔，在 X 线片上可见钙化。超声、CT 和 MRI 均能很好显示慢性胰腺炎的影像学特征，除了 MRI 对钙化的显示能力有限[63]。MRCP 可无创性评估胰腺导管系统，亦对特发性慢性胰腺炎有诊断价值，可以评估是否存在充盈缺损（如胰管结石）、狭窄和导管解剖变异（图 15-33）[67]。

3. 胰腺炎并发症　胰腺炎并发症在儿童中比较少见，约 5% 小儿会发生[69]。急性和迟发性并发症均可能出现。常见的并发症包括假性囊肿形成、胰腺坏死、出血、血管异常、胰腺内分泌和外分泌功能障碍（图 15-34 和图 15-35）。

胰腺假性囊肿在儿童中相对少见，但在严重急性胰腺炎或胰腺外伤的情况下可以发生。假性囊肿是指没有真正的上皮内衬的局限性积液。假性囊肿

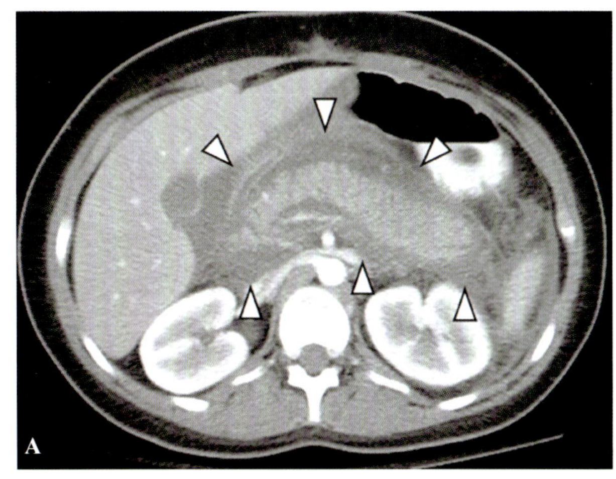

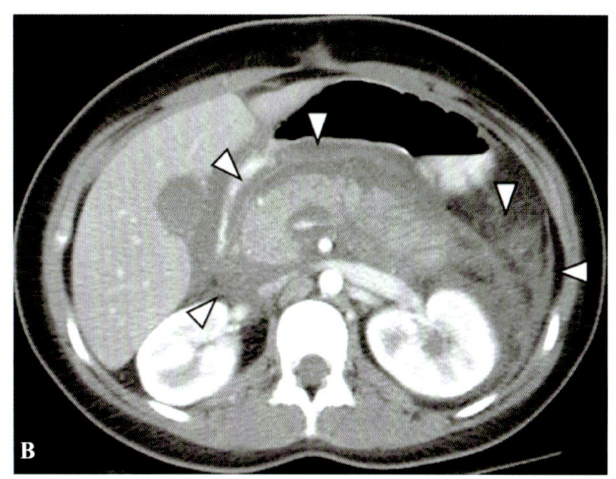

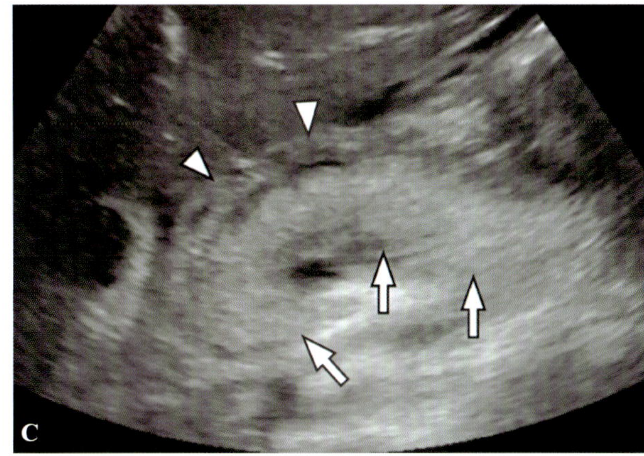

▲ 图 15-29　女，13 岁，急性胰腺炎，腹痛，血清淀粉酶和脂肪酶升高

由于 1 型糖尿病和高三酰甘油血症控制不佳，患儿胰腺炎反复发作；A 和 B. 轴位增强 CT 图像均显示胰腺弥漫性肿大，伴有胰周积液和炎性渗出（箭头）；注意，整个腺体均匀强化，证实没有坏死；C. 1 年后，患者急性胰腺炎复发，胰腺的轴位灰阶超声图像显示弥漫性肿大、实质回声增强（箭）；在胰腺和十二指肠（箭头）之间可见积液和炎性改变

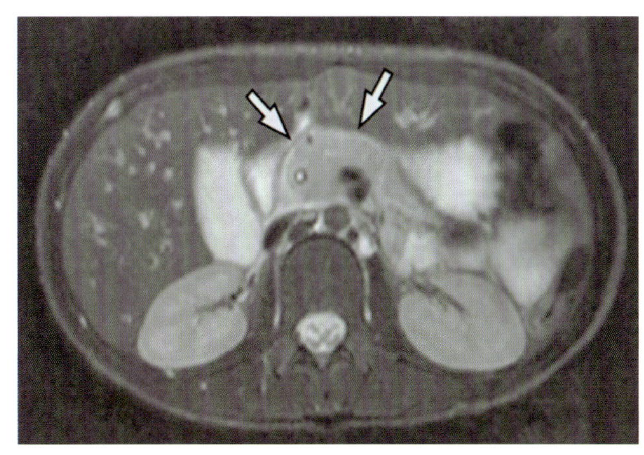

◀ 图 15-30　女，15 岁，急性胰腺炎

轴位 T_2WI 压脂快速自旋回波图像显示胰腺弥漫性增大，伴有实质 T_2WI 高信号，提示实质水肿（箭）；正常情况下，胰腺在 T_2WI 上的信号强度应与肝脏相近

发生于急性胰腺炎，是由于胰腺实质或胰腺导管本身的损伤所致[69]。在超声检查中，假性囊肿表现为大小不等、边界清晰的低回声或无回声囊性病变。假性囊肿可以是单房的，也可以包含多个分隔[52]。在 CT 上，假性囊肿表现为边界清楚的低密度影；分隔在 CT 上很难分辨。在 MRI 上，假性囊肿通常在 T_1WI 上表现为低信号，在 T_2WI 上表现为高信号，尽管信号特征可能因囊内液体的复杂性而异。MRI 检查容易显示分隔。

假性囊肿的治疗因其大小和部位而异。一般来说，治疗包括引流、内镜或经皮手术。有些病灶可能符合囊肿胃吻合引流术，即假性囊肿与胃相连，以便引流和防止再积聚。

胰腺坏死可发生在重症急性胰腺炎患者中，并

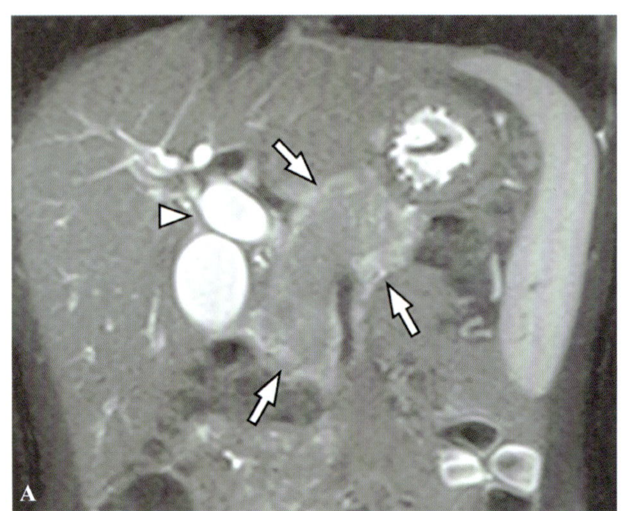

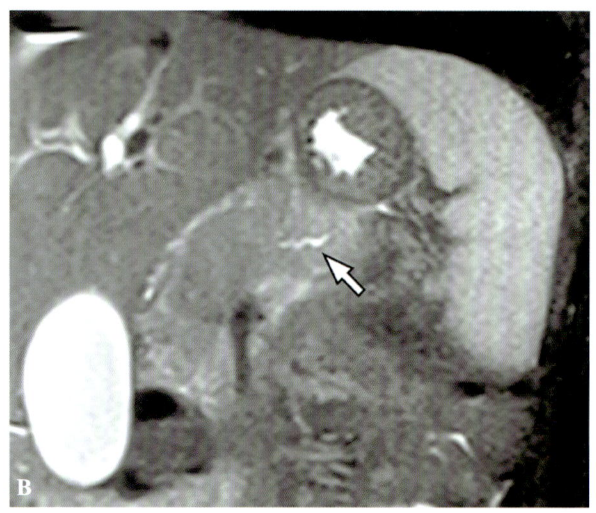

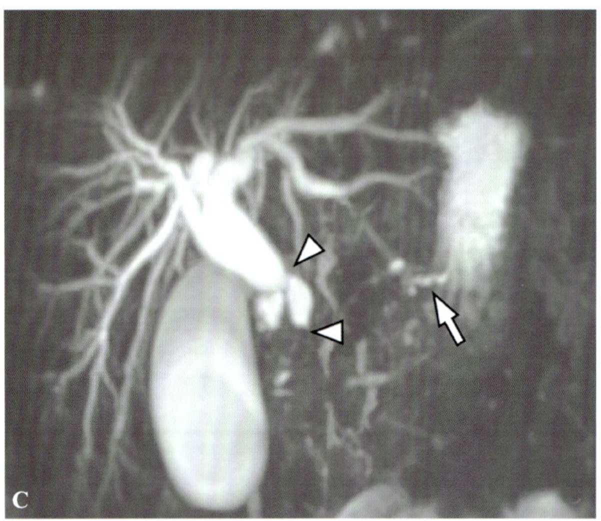

▲ 图 15-31　男，12 岁，自身免疫性胰腺炎伴胆道狭窄

A. 冠状位 T_2WI 快速自旋回波图像显示胰腺增大（箭），边缘呈高信号，证实为自身免疫性胰腺炎；由于伴有胆道狭窄，胆总管也显示扩张（箭头）；B. 冠状位 T_2WI 快速自旋回波图像显示远端胰管扩张（箭）；C. 斜冠状位 MRCP 最大强度投影图像显示出胆总管的两处狭窄（箭头）和胰管远端扩张（箭）

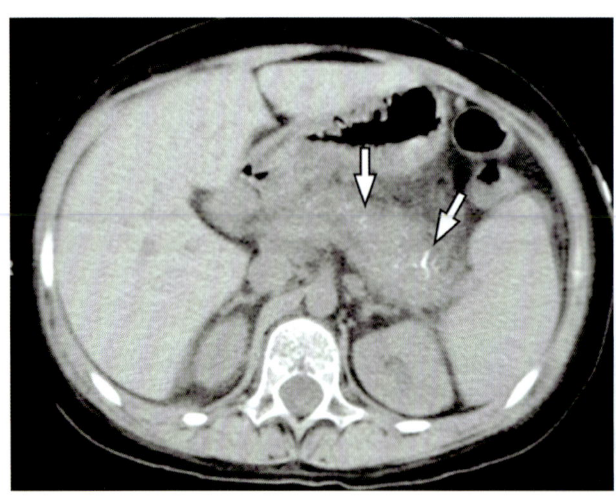

◀ 图 15-32　女，8 岁，慢性胰腺炎，同时患有线粒体疾病和严重发育迟缓

轴位平扫 CT 图像显示慢性胰腺炎导致的胰腺实质散在钙化斑（箭）；由于急性胰腺炎反复发作，胰体和胰尾部增大伴周围脂肪密度增高

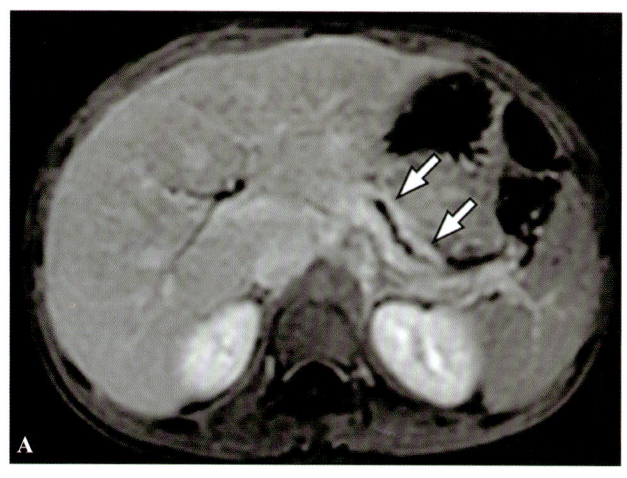

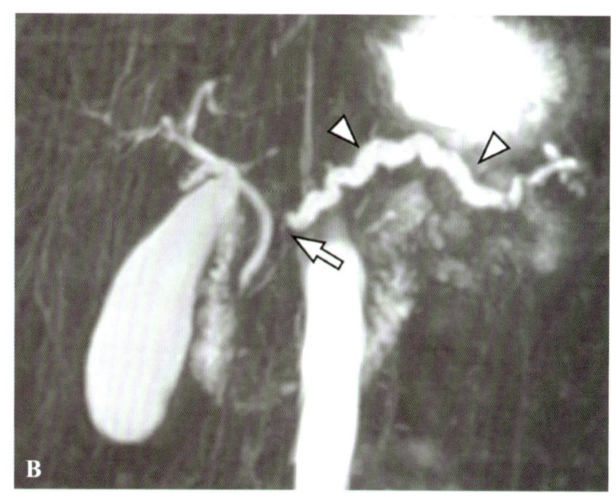

▲ 图 15-33　女，9 岁，慢性胰腺炎、胰管狭窄

A. 轴位 T_1WI 增强 3D SPGR 图像显示胰腺实质萎缩和胰管扩张（箭）；B. MRCP 最大密度投影图像显示胰管扩张（箭头），突然管径变细（箭）

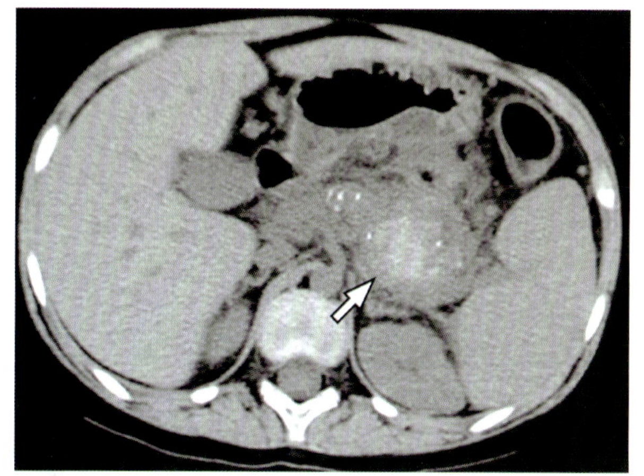

▲ 图 15-34　男，10 岁，急性出血性胰腺炎，慢性胰腺炎病史，与细胞色素 C 氧化酶失活有关

轴位平扫 CT 图像显示胰体尾部肿大，并伴有实质散在钙化；胰体尾部的局灶性高密度（箭）代表出血

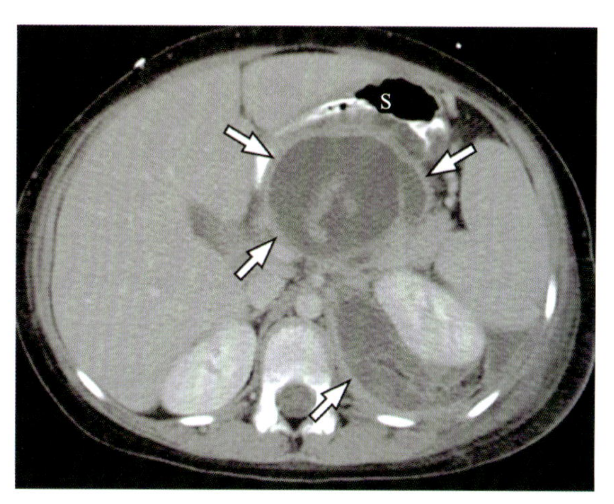

▲ 图 15-35　女，12 岁，急性胰腺炎迁延伴假性囊肿形成

轴位增强 CT 显示胰周多处积液（箭）；小网膜囊积液向前推移胃（S），而左肾周积液向前推移左肾

呈局限性或弥漫性。胰腺坏死在儿童中很少见，估计 1% 的急性胰腺炎病例中发生 [70]。在影像学上，胰腺坏死表现为增强 CT 或 MRI 上腺体内的无强化区。胰腺坏死预后差、并发症发生率高，如假性囊肿形成和胰腺功能障碍 [70, 71]。

急性胰腺炎也可发生血管并发症，包括血栓形成、假性动脉瘤形成和出血 [72]。最常受累的血管包括脾动脉和静脉，它们紧靠胰腺 [72]。胰十二指肠动脉及其胰腺分支也容易与胰酶接触而受到损伤。在影像学上，血栓表现为多普勒超声血流缺失，增强 CT、MRI 上表现为无强化区。胰酶对血管壁的损伤导致出血和假性动脉瘤的形成。胰腺炎相关性假性动脉瘤在彩色多普勒超声上表现为胰腺附近的无回声或低回声的囊性结构，其内可见血流。增强 CT 和 MR 显示受累血管的局限性动脉瘤样扩张、血管壁受累导致血管内造影剂外渗。

（五）肿瘤疾病

儿童胰腺肿瘤见表 15-2。

表 15-2 儿童胰腺肿瘤

良性
实性假乳头状瘤（SPN）
胰腺囊性肿瘤
恶性
胰母细胞瘤
腺癌
神经内分泌肿瘤
淋巴瘤
白血病
转移瘤

1. 良性肿瘤

(1) 实性假乳头状瘤：实性假乳头状瘤（SPN），又称实性乳头状上皮性肿瘤（SPEN），是一种低度恶性的原发性胰腺肿瘤[73]。虽然不常见，但近来研究表明 SPN 可能是儿童最常见的原发性胰腺肿瘤[74,75]。这种肿瘤好发于青少年和年轻女性[52]。患儿常出现非特异性腹痛，实验室指标正常[76]。虽然胰头是常见部位，但是 SPN 可发生于胰腺的任何位置[77]。肝转移已有病例报道，但很少见[77]。在解剖学上可行的情况下，手术切除是治疗的首选。

某些征象高度提示 SPN。首先，年轻女性发现胰腺孤立实性肿物，无论其影像学表现如何，SPN 是最有可能的诊断。这类肿瘤最常见的影像学表现是相对较大的、边界清楚的胰腺肿块。在超声检查中，肿瘤通常为实性，但可能同时具有实性和囊性成分[74]。肿块通常被假包膜包绕，可通过超声、CT 或 MRI 观察到[76,77]。在 CT 上，病变主要呈低密度，可能伴发出血而导致内部密度不均匀（图 15-36）。30% 可能出现钙化[76]。在 MRI 上，肿块在 T_1WI 上主要呈不均匀低至等信号，在 T_2WI 上呈高信号[77]。在静脉注射钆造影剂后，假包膜可能较肿瘤其他部分显示出早期的明显强化[77]。病理检查显示实性和假乳头状结构，其内排列着含粉红色细胞质的圆形和卵圆形细胞（图 15-37）。免疫组化染色常显示 α-1 抗胰蛋白酶的表达，上皮和（或）神经内分泌标志物表达不同。β- 连环蛋白（外显子 3）的基因突变在大多数 SPN 中都可以看到[73]。

(2) 浆液性和黏液性囊性胰腺肿瘤：胰腺囊性肿瘤在儿童中非常罕见，包括浆液性囊腺瘤和黏液性囊腺瘤[78]。浆液性囊腺瘤是良性的，在影像学上表现为小病灶，通常小于 2cm，伴多发囊性小房[78]。另一方面，黏液性囊腺瘤可能为良性或恶性，这类肿瘤在影像学上常表现为较大肿瘤，呈多房性或单房性液体密度的囊性结构[78]。

2. 恶性肿瘤

(1) 胰母细胞瘤：胰母细胞瘤是一种罕见的儿童肿瘤，但是儿童 10 岁内最常见的原发性胰腺恶性肿瘤，平均发病年龄 4.5 岁[79,80]。男性发病率稍高，与 Beckwith-Wiedemann 综合征相关[52,79,80]。最常见的临床表现是可触及的腹部肿块，尽管有些患者腹部症状不明显[80]。血清甲胎蛋白（AFP）水平可能升高[79]。胰母细胞瘤在诊断时往往较大[79]。胰头部和尾部受累比率相等。组织学上，胰腺母细

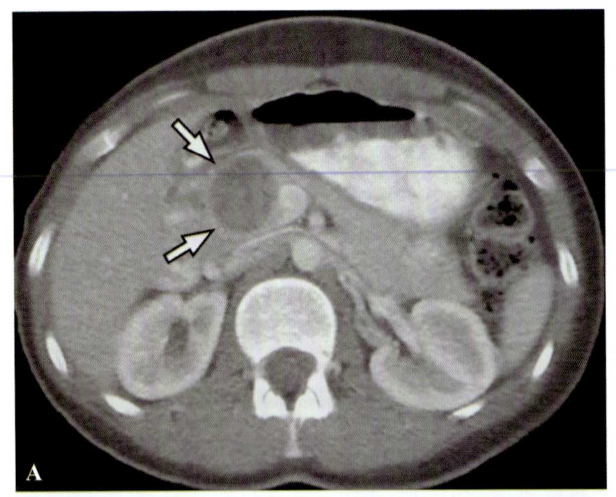

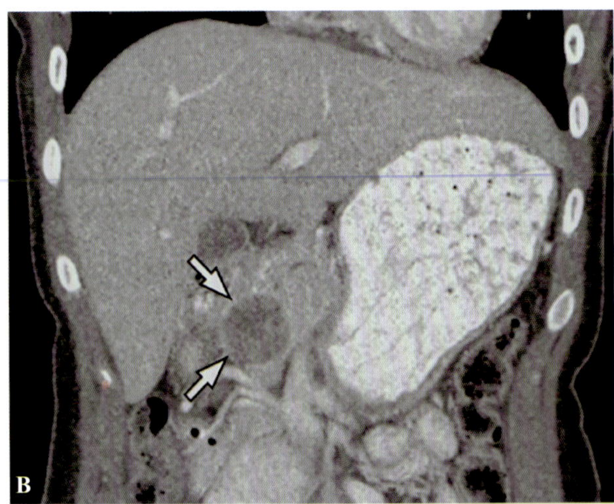

▲ **图 15-36 女，16 岁，胰腺实性假乳头状瘤，腹痛**

轴位（A）和冠状位（B）增强 CT 显示胰头部边界清楚、稍不均匀的低密度为主肿块（箭）；注意肝内胆管无扩张

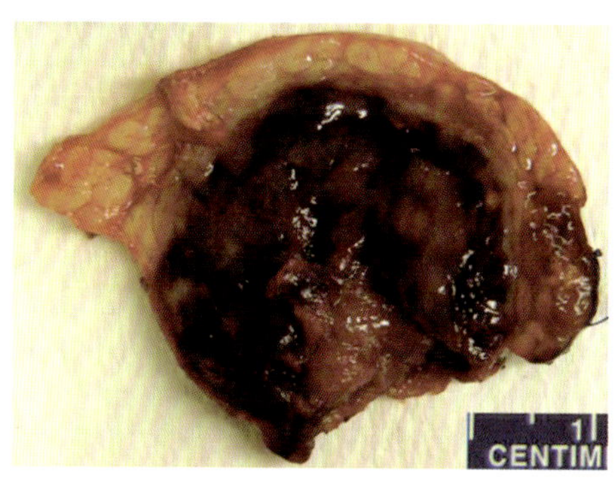

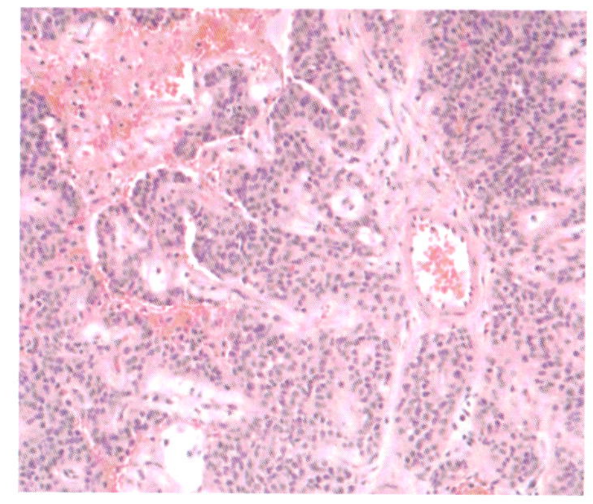

▲ **图 15-37 女，10 岁，胰体部实性假乳头状瘤**

径线约 4cm，显示黄色分叶状的胰腺组织部分包绕着红色的实性肿瘤（上）；显微镜下，单一的圆形细胞内排列着假乳头状结构；中心纤维血管性的结构周围呈辐射状分布，呈玫瑰形花饰（下，HE，×200）

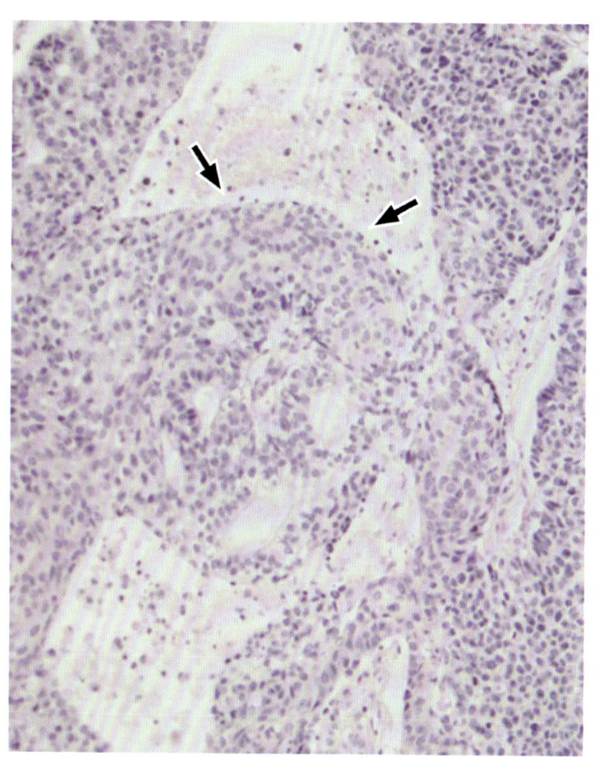

▲ **图 15-38 女，6 月龄，胰母细胞瘤**

原始肿瘤细胞显示实性部分和腺泡的增长模式，常伴随着鳞状上皮化生（箭）（HE，×200）

胞瘤有各种各样的原始细胞，它们可能表现出向原始腺细胞、鳞状窝、内分泌细胞、导管结构和细胞间质分化的区域，有点像胚胎发育中的胰腺（图 15-38）。胰母细胞瘤的治疗通常包括手术切除和化学治疗。预后取决于疾病的分期和可治愈性。在一个大样本的欧洲研究中，1 期的 5 年生存率为 75%，而 3 期和 4 期的 5 年无生存率降至 53%[79]。

胰母细胞瘤的典型影像学表现是一个大的、分叶的肿块，通常会取代胰腺全部或部分，肿瘤也可以自胰腺呈外生性生长（图 15-39）[52]。肿瘤可引起主胰管扩张[52]。常伴有钙化。典型的超声表现是不均匀肿块伴中央低回声区[52, 80]。在 CT 和 MRI 上，肿块呈轻度强化，分叶状，因中央坏死而强化程度减低[80]。在 T_2WI 上，肿块常呈高信号，在 T_1WI 上，肿块呈低或等信号[52, 80]。根据肿瘤的大小通常对邻近结构产生占位效应。周围淋巴结可增大，反映的是肿瘤的扩散[52]。远处转移最常见的部位为肝脏和肺[79]。

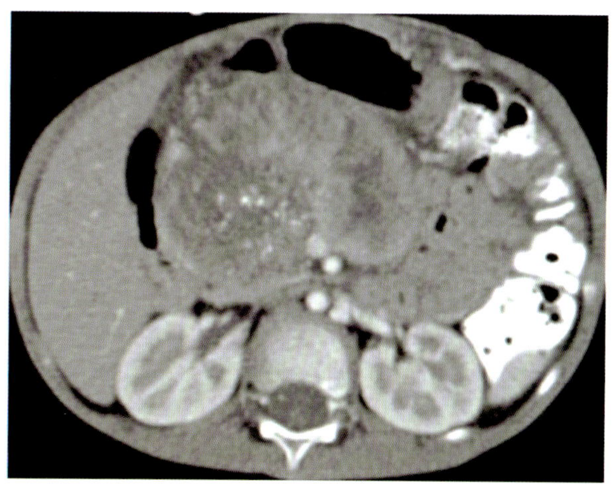

▲ **图 15-39 男，2 岁，胰母细胞瘤**

轴位增强 CT 显示一个大的、不均匀的肿块，伴有散在钙化（由 Sudha Anupindi，MD，Children's Hospital of Philadelphia，Philadelphia，PA 提供）

(2) 腺癌：胰腺癌起源于胰腺导管或腺泡，在儿童中非常罕见[52]。这类肿瘤发生于儿童时，最好发于青少年和年轻人[81]。患者常表现为腹痛和厌食症，可能有阻塞性黄疸。肿瘤常位于胰头部，在CT和MRI上表现为一个小的低强化肿块[52]。超声可表现为局灶性低回声肿块，伴有胆道扩张和胰管扩张[52]。如果可行的话，一般采用手术切除。预后非常差，5年生存率低于5%[80]。

(3) 神经内分泌肿瘤：胰岛细胞瘤，或神经内分泌肿瘤，起源于胰腺的内分泌细胞[80]。这类肿瘤在儿童中很少见，占儿童恶性胰腺肿瘤的20%[52]。这类肿瘤与von Hippel-Lindau、结节性硬化症和多发性内分泌肿瘤1型（MEN-1型）有关[80]。神经内分泌肿瘤可分为功能性或非功能性肿瘤，这取决于它们分泌激素的能力[52, 78]。功能性肿瘤常表现为与激素分泌过多相关的临床症状。儿童最常见的两种功能性神经内分泌肿瘤是胰岛素瘤和胃泌素瘤[80]。

由于临床症状与激素活动有关，功能性神经内分泌肿瘤往往于早期发现，因此肿瘤常表现体积较小。组织学上，肿瘤细胞一般是圆形的、均匀的；他们的排列可能会有各种各样的结构模式（图15-40）。只有当肿瘤侵犯邻近器官或转移到区域淋巴结或其他部位时，才被认为是恶性肿瘤。

典型的影像学表现为小的（< 3cm）边界清楚的胰腺肿块[78]。由于缺乏激素症状，非功能性肿瘤表现延迟，发现时可能更大[80]。大多数胰岛素瘤位于胰体或胰尾部，而胃泌素瘤和非功能性肿瘤往往位于胰头部[80]。在超声检查中，肿瘤主要呈低回声[52]。常行CT或MRI检查，常表现为小的明显强化肿块（图15-41）。MRI上，肿瘤于T_1WI呈低信号，于T_2WI呈均匀高信号[52]。动脉期明显强化有助于发现这类肿瘤，因此MRI优于CT，由于它可以显示多期相动态强化图像。转移性病变可能发生在肝脏和邻近的胰周淋巴结。核医学也可能在诊断中发挥作用，利用放射性标记奥曲肽行闪烁成像，激素活动性肿瘤显示生长抑素受体摄取增加（图15-42）。

(4) 淋巴瘤和白血病：最常见的是，淋巴瘤累及胰腺周围淋巴结，直接蔓延到胰腺或胰腺实质扭曲，所有这些都是在广泛的腹部疾病的背景下发生

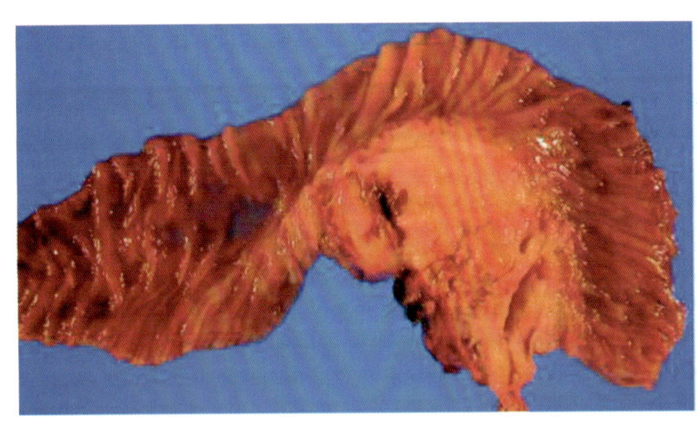

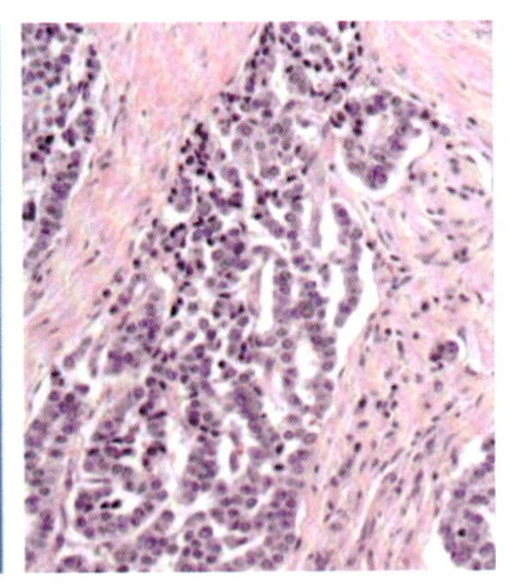

◀**图15-40 女，17岁，表现为胰腺炎**

胰腺神经内分泌肿瘤，浸润十二指肠壁（左）；显微镜下，圆形正常细胞巢类似于胰岛细胞，表现为管状腺泡样结构（右，HE，×400）；转移性淋巴结（未显示）证实为恶性

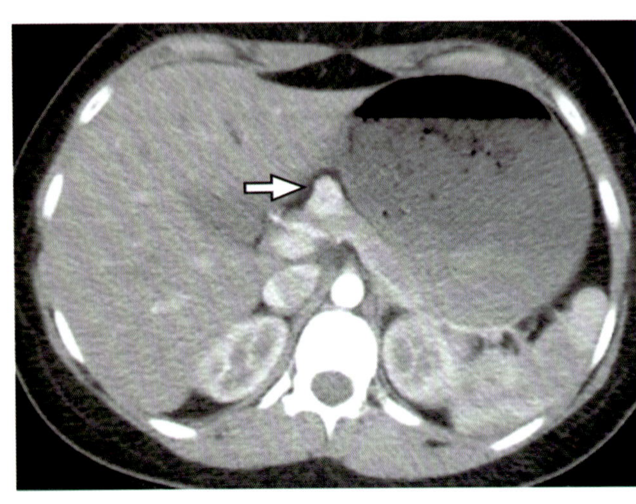

◀**图15-41 女，16岁，低血糖，胰岛素瘤**

轴位增强CT显示一个圆形、明显强化的胰腺肿块（箭）

的[80]。非霍奇金淋巴瘤很少原发于胰腺内。大（B）细胞淋巴瘤和散发性 Burkitt 淋巴瘤是胰腺受累的最常见两种亚型[80]。典型的影像学表现包括多发均匀的胰腺肿块，在超声上常表现为低回声，CT 和 MRI 上相较于胰腺实质表现为强化减低[83]。胰周淋巴结常增大。很少情况下，白血病表现为类似多发胰腺肿块或胰腺实质弥漫性浸润（图 15-43）。

(5) 转移瘤：胰腺转移瘤发生在侵袭性肿瘤（如横纹肌肉瘤）或腹部其他部位广泛转移性疾病。胰腺受累可能是由于腹内大的肿瘤（如神经母细胞瘤）的直接蔓延或血行转移[84]。一般来说，转移性疾病在超声表现为多个低回声肿块，或在增强 CT 或 MRI 表现为多个低强化肿块（图 15-44）。

（六）累及胰腺的综合征

1. 囊性纤维化 胰腺功能不全在囊性纤维化中非常常见，85%～90% 的患者在 1 岁时发病[85]。胰腺功能异常是这些患者发病的重要原因，导致患者吸收不良、营养不良及生长不良[86]。在这些患者中，胰腺外分泌功能障碍是由于上皮氯离子转运蛋白异常所致，进而导致胰腺分泌物增稠、浓缩，最终导致胰管阻塞和随后不可逆的胰腺实质损伤[87]。少数患者由于进行性胰腺纤维化、萎缩和脂肪组织替代而最终发展为内分泌功能障碍[87]。

与囊性纤维化相关的胰腺功能障碍患者的 X 线片除了可显示囊性纤维化的其他表现，如肺和肠道相关的异常，余无异常表现[87]。偶尔，胰腺实质钙

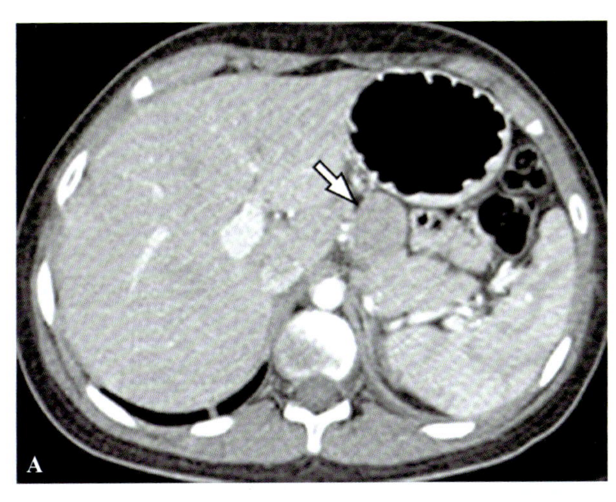

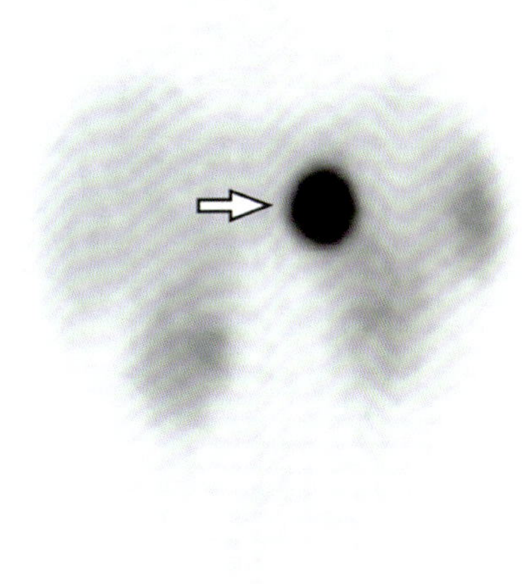

▲ 图 15-42 男，14 岁，胰腺神经内分泌肿瘤复发，严重胃炎，血清胃泌素水平明显升高

A. 轴位增强 CT 显示胰体部一个圆形的、不均匀强化的肿块（箭）；B. ^{111}In- 奥曲肽扫描图像显示肿块内的局灶性放射示踪剂摄取（箭）；手术切除证实肿块为胃泌素瘤（由 William h. McAlister，MD，St. Louis Children's Hospital，St. Louis，MO 提供）

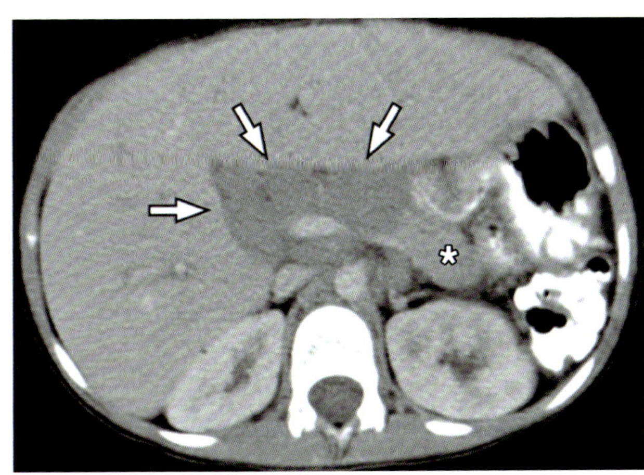

◀ 图 15-43 男，6 岁，患有幼年型髓单核粒细胞白血病，累及胰腺

轴位增强 CT 图像显示分叶状低密度肿块（箭）占据了胰头和胰颈；胰体和胰尾部分（星号）正常

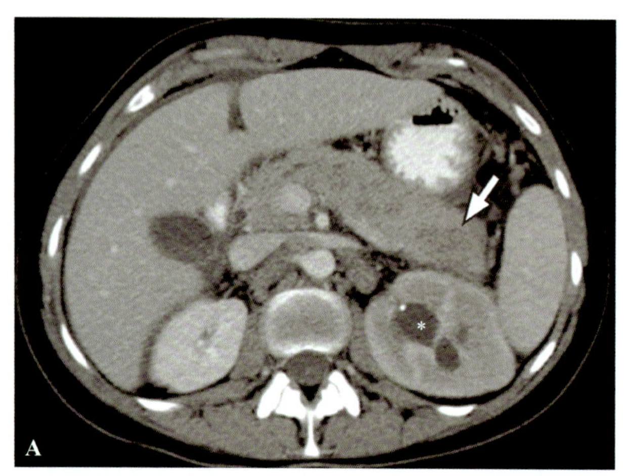

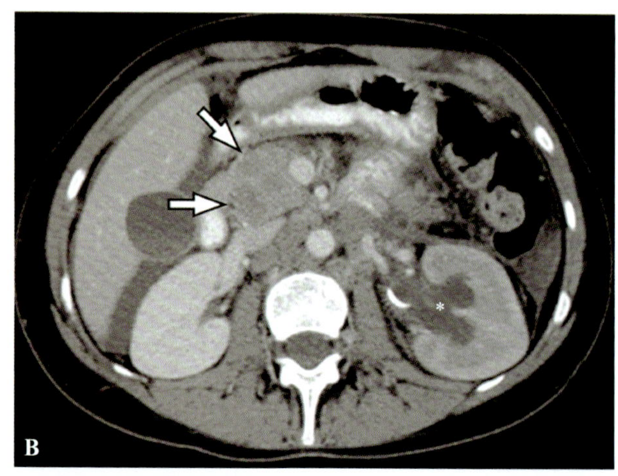

▲ 图 15-44 女，17 岁，进展期腺泡横纹肌肉瘤的胰腺转移

A 和 B. 轴位增强 CT 图像显示胰腺弥漫性增大，胰腺内多个低密度肿块（箭），为转移灶；左肾被阻塞（星号）并需要输尿管支架，因腹膜后有一个巨大的转移性肿块（未显示）

化可在 X 线片上显示。超声、CT 和 MRI 在内的横断面图像常表现为继发性胰腺实质被脂肪替代和纤维化[86]。超声检查显示胰腺体积小，呈弥漫性改变，回声与邻近腹膜后脂肪相似[87]。CT 和 MRI 可显示胰腺弥漫性脂肪浸润和胰腺萎缩，有时与邻近腹膜后脂肪无法区分。胰腺囊肿也可能出现，被认为是继发于扩张的小导管分支，而分支扩张继发于梗阻[86]。囊性纤维化胰腺囊肿是一种罕见的表现，胰腺实质被无数 1～3mm 囊肿所取代[86]。

2. Shwachman-Diamond 综合征 Shwachman-Diamond 综合征最早于 1964 年被描述为胰腺发育不全和继发于骨髓功能障碍的血液学异常的综合征[88]。患者临床表现为胰腺外分泌功能障碍、贫血、血小板减少和各种骨骼、心脏、肝脏和免疫方面的表现。这种情况以常染色体隐性遗传，胰腺外分泌功能障碍是由于缺乏腺泡细胞所致[89]。在影像学上，胰腺表现为不同程度的脂肪替代（图 15-45）[90]。在受累最严重的患者中，胰腺完全被脂肪所取代，与邻近的腹膜后脂肪无法区分。

3. von Hippel-Lindau 病 von Hippel-Lindau 病（VHL）是一种发生于 VHL 肿瘤抑制基因异常的遗传多系统癌症综合征[91]。患儿表现为多发囊肿、良性肿瘤与累及中枢神经系统和腹腔脏器的恶性肿瘤[91]。VHL 病患者表现为各种各样的胰腺异常，最常见的是良性胰腺囊肿和浆液性囊腺瘤（图 15-46）[92, 93]。恶性病变也可发生，包括神经内分泌肿瘤和腺癌[92]。

4. 血色素沉着症 在原发性血色素沉着所致铁过载患者中由于磁敏感伪影，过量的铁在 MRI 上表现为胰腺信号异常，特别是在回波时间增加的梯度回波序列上。新生儿血色病发生在围生期，伴有严重的肝病和继发性铁沉积，被认为是妊娠期同种免疫性肝病的结果，是导致宫内肝衰竭的原因之一[94]。在这些患者中，MRI 显示铁沉积，类似于原发性血色素沉着症，累及肝脏和胰腺。胰腺在梯度回波和 T_2WI 序列上的呈弥漫性低信号，随着回波时间的增

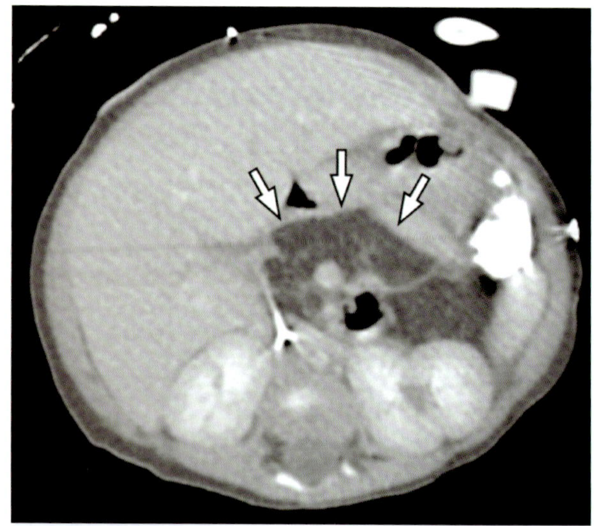

▲ 图 15-45 男，1 岁，Shwachman-Diamond 综合征，胰腺脂肪浸润

轴位增强 CT 显示胰腺内仅剩少量软组织，大部分腺体完全被脂肪所取代（箭）

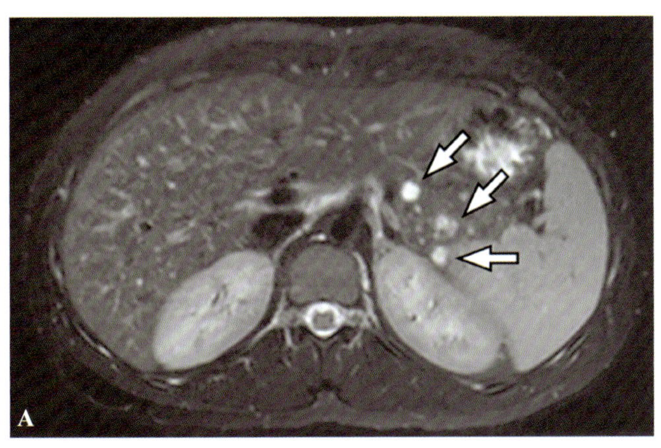

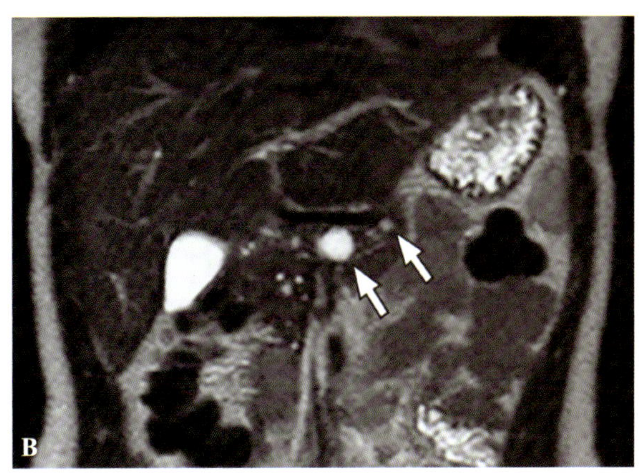

▲ **图 15-46　女，12 岁，von Hippel–Lindau，胰腺囊肿**

轴位 T_2WI 脂肪抑制（A）和冠状位 T_2WI 快速自旋回波（B）图像显示整个胰腺内多个小的高信号囊性病变（箭）

加，胰腺表现出更大的信号丢失[95]。新生儿血色病通常是致命的，除非采用螯合疗法、大剂量静脉注射免疫球蛋白治疗以及某些情况下进行肝移植[94]。

（七）创伤性疾病

虽然胰腺损伤在腹部钝性创伤中相对较少，但胰腺仍是仅次于肝脏、脾脏和肾脏的第四大腹部实性器官[96]。在一个大样本的研究中，2% 急性创伤患者中存在胰腺损伤[96]。另有报道称，在所有儿科创伤的住院患者中，胰腺损伤的发生率为 0.3%～0.7%[97]。典型的损伤机制包括上腹部的钝性损伤，压迫腹壁和腰椎之间的胰腺[97]。这类损伤就是所谓的车把伤，当一个孩子向前摔倒时，中上腹部撞到自行车的车把。胰腺损伤的另一个重要机制是非意外性创伤（虐待儿童）。据估计，在所有儿童创伤后胰腺炎的病例中，很大一部分是继发于儿童期虐待[65]。

急性腹部外伤的影像学评估主要进行增强 CT 检查。超声也可在特定情况下进行。MRI，尤其是 MRCP，常用于评估胰腺损伤的并发症，如导管断裂。胰腺损伤可为挫伤、撕裂伤，甚至是胰腺完全横断。AAST 分级系统是基于胰腺挫伤或撕裂伤的范围，以及胰管和壶腹部的受累程度[98]。在 CT 上，胰腺挫伤常表现为胰腺局灶性或弥漫性肿大、实质水肿、胰腺周围水肿 / 积液；而胰腺撕裂上表现为增强的胰腺实质内的低密度线样裂隙。当胰腺实质完全断裂并伴随主胰管断裂时发生胰腺横断（图

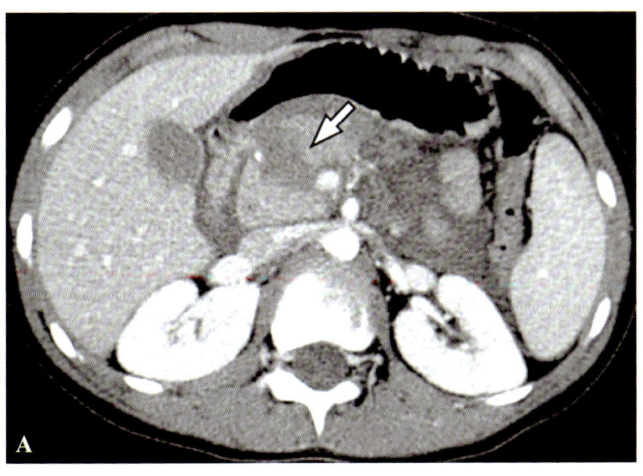

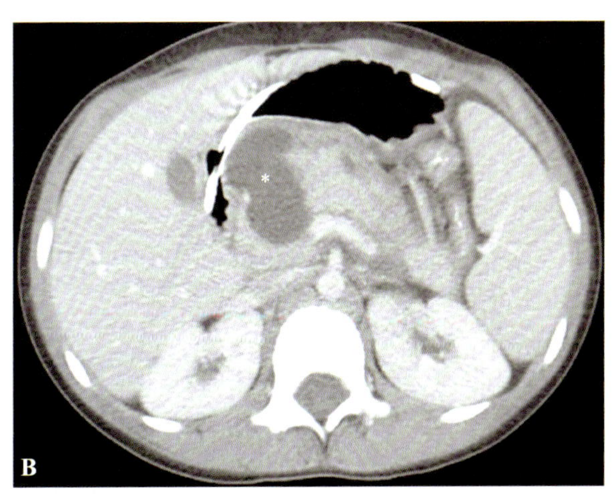

▲ **图 15-47　男，8 岁，在自行车事故后的胰腺损伤**

A. 轴位增强 CT 显示胰颈部低密度裂缝（箭），符合胰腺横断；邻近见游离液体和炎性渗出；B. 在受伤 1 周后的轴位增强 CT 表现，由于主胰管破裂，先前胰腺损伤部位有胰液聚集（星号）

15–47)。在急性创伤时，胰周积液常见[99]。胰腺损伤也与其他腹部脏器损伤有关（图 15–48）[99]。

主胰管完整性的评估对胰腺创伤患者的治疗和预后至关重要。胰管断裂可导致各种并发症，包括急性和慢性胰腺炎、假性囊肿形成和胰腺功能障碍。应用 MRCP 对胰管进行无创性评估。MRCP 可显示在胰腺损伤部位胰管的不连续性。在更多的慢性病例中，损伤远端的胰腺实质可能出现萎缩。ERCP 评估可疑性胰管损伤的应用越发增多，可直接评估胰管的完整性及干预的可行性，比如胰管支架的放置[96, 97]。

胰腺创伤的处理通常是保守的，主要针对与创伤相关并发症的治疗。急诊手术可用于休克或已知胰管损伤或其他腹部损伤[100]。创伤后假性囊肿可能需要经皮或手术引流其内的积液。

四、肾上腺

（一）成像技术

1. X 线　与脾脏和胰腺一样，X 线检查一般不用于评估肾上腺。肾上腺钙化可见于肾上腺陈旧性出血或既往感染、某些肾上腺肿瘤和罕见的系统性疾病（Wolman 病）。

2. 超声　在新生儿中，超声有助于评估肾上腺，因为它们的体积相对较大，而且当使用线性高频换能器时，超声的空间分辨率很好（图 15–49）。先天性肾上腺异常、肾上腺出血、肾上腺肿块均可通过超声得到良好的显示。在年长儿和青少年中，正常肾上腺更加难以显示；然而，肾上腺肿块和肾上腺区的其他病变仍可通过超声进行评估。

3. CT　CT 可很好地显示所有年龄段儿童的肾上腺。儿童缺乏明显的腹部脂肪，有时会限制肾上腺的独立显示，但总的来说，两侧肾上腺都可以显示，肾上腺区的肿块也可以被排除。CT 可明确显示肾上腺钙化和脂肪 / 脂质，这在某些肾上腺肿瘤的诊断中可能很重要。

4. MRI　MRI 是评价所有年龄儿童肾上腺的一种很好的方法。虽然 MRI 的空间分辨率一般低于 CT，但良好的对比分辨率和利用各种脉冲序列来显示特定组织的能力使 MRI 成为评价肾上腺肿块的理想方法，这是儿童肾上腺影像学最常见的指征。

5. 核医学　核医学在肾上腺显像中起着重要的作用，尤其是在某些肾上腺肿瘤的检查和分期中。^{131}I– 碘苄基胍（MIBG）可被正常肾上腺组织和具有肾上腺素能活性的肿瘤摄取，如嗜铬细胞瘤和神经母细胞瘤。MIBG 扫描广泛应用于交感神经起源的肾上腺肿瘤的初步诊断、分期和随访，因为这些肿瘤常显示出明显的 ^{131}I–MIBG 摄取。

（二）正常解剖和发育

肾上腺是成对的腹膜后器官，分别位于两侧肾

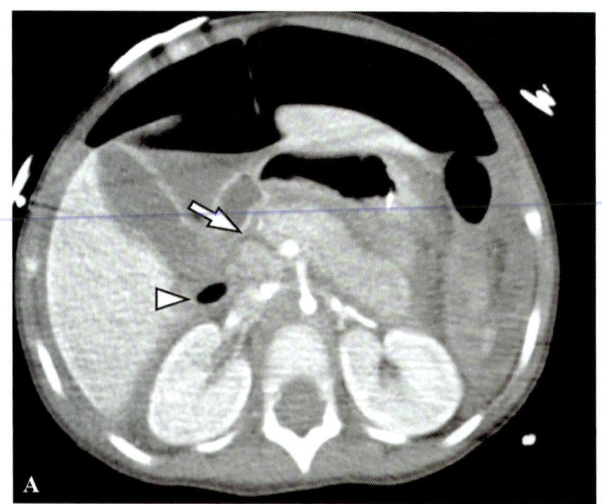

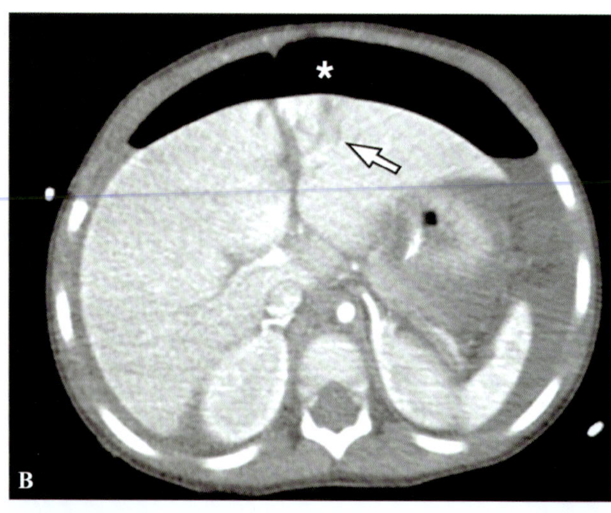

▲ 图 15–48　**男，18 月龄，非意外创伤造成的胰腺、十二指肠和肝脏损伤**

A. 轴位增强 CT 图像显示胰腺内的低密度裂隙（箭），符合胰腺横断；由于局灶性外伤性十二指肠穿孔，腹膜后有少量的气体（箭头）；B. 轴位增强 CT 图像显示肝左叶撕裂（箭）；腹腔内游离气体（星号）来自于伴发的肠道损伤

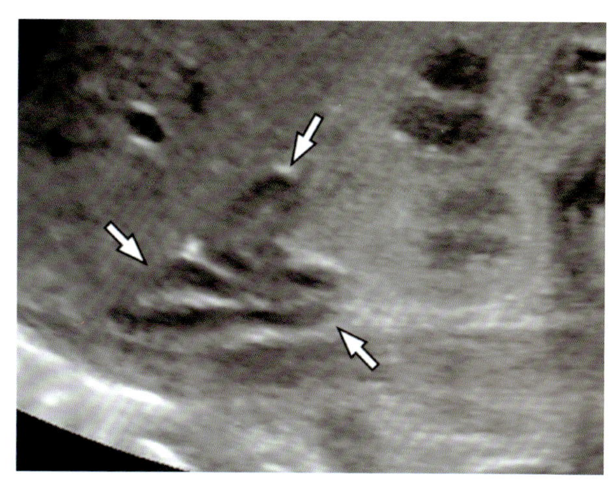

▲ **图 15-49 正常新生儿肾上腺超声**

纵向灰阶超声图像显示肾脏上方的正常肾上腺（箭），呈倒 Y 形；皮质是低回声，而髓质是稍高回声

脏的上方。右侧肾上腺位于肝脏、下腔静脉和右膈脚之间[101]。左侧肾上腺位于左膈脚外侧，上方紧邻胰尾部[101]。肾上腺在影像学上通常呈倒 Y 形或 V 形，体部位于上面、内侧和外侧肢位于前、下。肾上腺的动脉供血来源于肾上腺下动脉（肾动脉的分支）、肾上腺中动脉（直接来自主动脉的分支）和肾上腺上动脉（膈下动脉的分支）[102]。静脉引流是通过肾上腺静脉；右肾上腺静脉汇入下腔静脉，而左肾上腺静脉汇入左肾静脉[102]。

每个肾上腺有两个不同的功能单位，外部皮质和内部髓质[102]，各自产生于不同的胚胎结构。肾上腺皮质在胚胎第 5 周由泌尿生殖嵴的体部中胚层发育而来，这时腹壁的间皮细胞增殖形成原始的肾上腺皮质[101]。另一方面，当胚胎第 7 周邻近交感神经节的神经嵴细胞（由于染色模式不同而称为嗜铬细胞）迁移到肾上腺皮质时，髓质就会发育[101]。细胞逐渐进入肾上腺皮质，沿着中央静脉移动，定位在腺体内部的中心位置，这一过程持续到大约怀孕 18 周[101, 102]。出生时，肾上腺相对体长是成人的 10～20 倍[101]。

（三）先天异常

1. 肾上腺缺如或异位肾上腺　肾上腺缺如是非常罕见的。患儿通常在出生时就表现出严重的肾上腺功能不全。另一方面，异位肾上腺或副肾上腺相对比较常见，很可能是发育过程中脱落的肾上腺组织碎片形成的[101]。这些所谓的肾上腺残余常位于腹腔干附近，但也见于腹腔内的实质器官、腹膜后、阔韧带甚至是睾丸[101]。根据发育阶段的不同，肾上腺残余可能只含有皮质，也可能同时含有皮质和髓质[101, 102]。50% 的新生儿可以有异位肾上腺组织，但在成人中很少发现，表明大多数异位肾上腺会出现萎缩[101]。

在影像学上，这些残余通常是小的软组织结节，3～5mm。超声上常为低回声，CT 上常为软组织密度。肾上腺残余在 MRI 上可能有不同的表现，在 T_1WI 上较其他实质器官常呈等信号，而在 T_2WI 上则表现为轻度至中度高信号，呈弥漫性、均匀性强化[103]。虽然临床意义不大，但肾上腺残余有时会被误认为是实性恶性肿瘤（例如在睾丸中），如果受到 ACTH 或其他激素因素的刺激，也会发生肥大[101, 102]。

2. 线性肾上腺　肾脏和肾上腺虽然在解剖学密切相关，但它们有不同的胚胎发生和发育途径。然而，如果肾脏没有发育或异位发育，同侧肾上腺常为线状或盘状（图 15-50）[101]。这被认为是由于缺乏正常肾脏对肾上腺的外在压力，使得肾上腺呈狭长的线形，而非正常 Y 或 V 形[101, 102]。影像学上，肾上腺可能比平时长，呈单一的线性结构甚至是轻微的卵形。在肾缺如的新生儿的超声检查中，狭长的线性肾上腺不应被误诊为肾脏[104]。

3. 马蹄形肾上腺　马蹄形肾上腺是一种罕见的

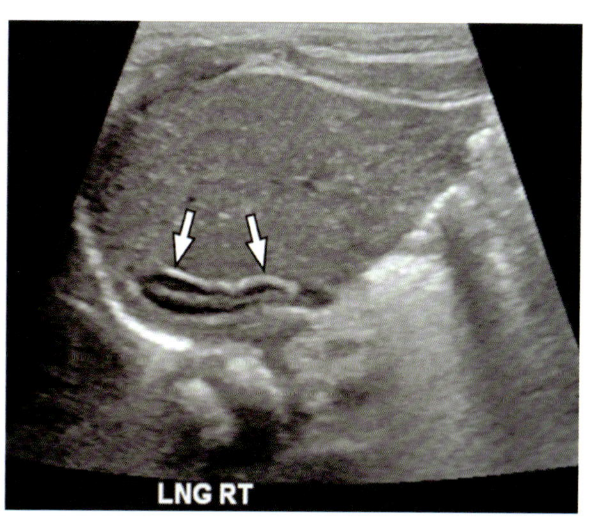

▲ **图 15-50 女，新生儿，右肾缺如，狭长肾上腺**

纵向灰阶超声图像显示右肾上腺区线样、狭长的结构为正常的右肾上腺（箭）；右肾未见显示

先天性异常，为肾上腺在中线区融合。病因尚不明确，但所提出的发病机制包括正常情况下分离腺体的体腔上皮中间层的破坏、单一异常中线原始腺体伴发其他中线缺陷及偏侧缺陷（如异位综合征）[105, 106]。影像学表现为左、右肾上腺于主动脉前方的中线区发生融合（图 15–51 和图 15–52）[105, 106]。马蹄形肾上腺伴发多种先天畸形，包括中枢神经系统缺陷和异位综合征[105]。

4. Wolman 病　Wolman 病是一种罕见的常染色体隐性遗传病，溶酶体酶脂肪酶的缺失导致胆固醇酯和三酰甘油的过度沉积（图 15–53）[107, 108]。临床上，患儿出现肝大、发育不良和胃肠道症状[107]。这种疾病是致命的，通常仅存活数月。影像学表现为肾上腺的弥漫性钙化，尽管有报道称罕见病例中未出现肾上腺钙化。肾上腺通常会增大。肝大也可能比较明显。肾上腺钙化的鉴别诊断包括既往肾上腺出血、肉芽肿病、Addison 病或与肿瘤有关的钙化（图 15–54）[108]。

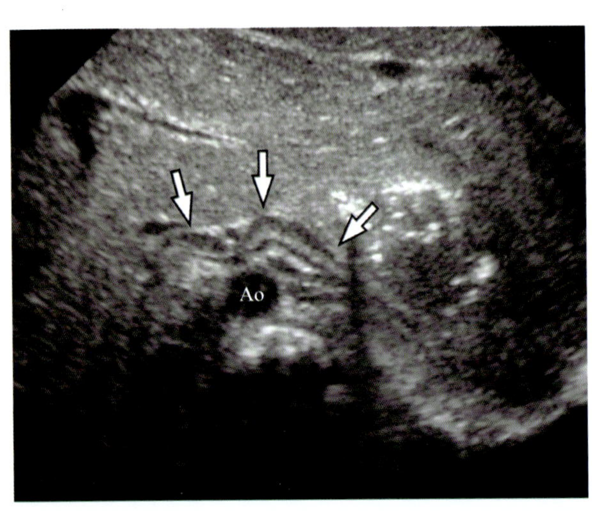

▲ 图 15–51　新生儿，马蹄形肾上腺

中线区横断超声图像显示肾上腺组织（箭）延伸到脊线前方的中线区（Ao. 主动脉）

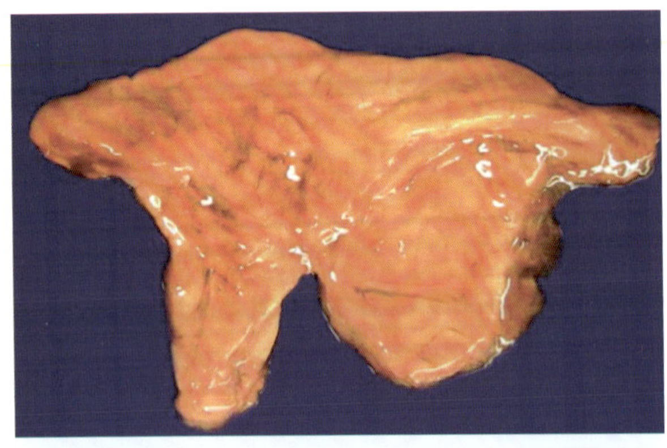

▲ 图 15–52　男，13 月龄，患有异位综合征（无脾综合征），尸检发现肾上腺融合（马蹄形）

（四）感染性疾病

1. 肉芽肿性感染　结核虽然罕见，但却是世界范围内肾上腺功能减退的最常见的感染性原因[109]。影像学发现取决于感染的慢性过程。在早期，超声、CT 和 MRI 可显示肾上腺弥漫性增大，有时在 CT 和 MRI 上可见中央坏死区，表现为液体密度区或 T_1WI 低信号区、T_2WI 高信号区伴周边环形强化。在感染后期，肾上腺可能萎缩，通常伴有钙化[109]。

播散性组织胞浆菌病通常见于免疫功能低下的患者，也可累及肾上腺，并可能导致肾上腺功能减退。急性发作时，肾上腺增大伴 CT 和 MRI 外周强化。不同程度的钙化和肾上腺萎缩可能取决于疾病的慢性程度[109]。

2. 脓肿　肾上腺脓肿很少见，最常见于既往肾上腺出血的新生儿[109]。如果新生儿肾上腺出血未

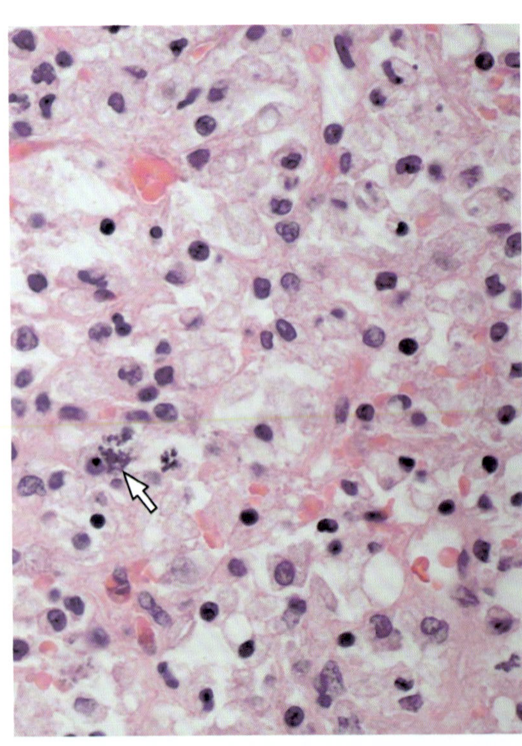

▲ 图 15–53　男，9 日龄，拟诊 Wolman 病，死亡

肾上腺皮质细胞内脂质积聚和局灶性钙化（箭）（HE，×600）

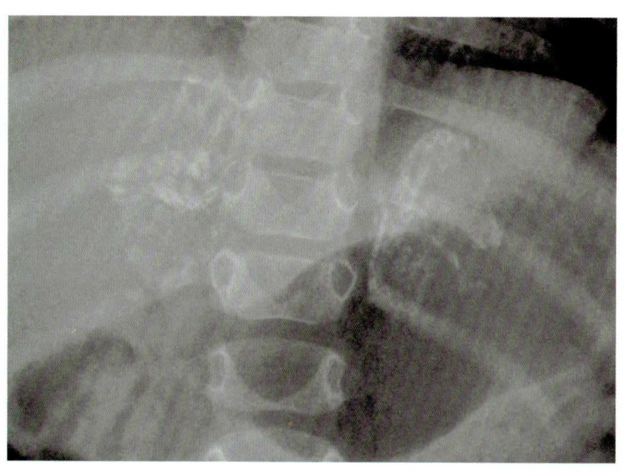

▲ **图 15-54 男，6 月龄，双侧肾上腺钙化**

腹部 X 线片显示双侧对称性肾上腺钙化；被认为是既往肾上腺出血；其他肾上腺钙化的病因，包括 Wolman 病，也可能表现类似（由 Christopher Anton, MD, Cincinnati Children's Hospital Medical Center, Cincinnati, OH 提供）

能消退且患儿临床出现感染的迹象，应考虑到脓肿。影像学表现类似于身体其他部位的脓肿。超声显示局灶性的积液，常伴有不规则厚壁。静脉注射造影剂后，CT 和 MRI 显示积液周围呈环形强化。在 MRI 上，由于水扩散受限，脓肿在弥散加权成像上常表现为高信号。

3. 其他感染　很少情况下，先天性和新生儿单纯性疱疹病毒累及肾上腺。影像学偶尔可见非特异性肾上腺钙化。肝内也可发现钙化。一般而言，患儿同时具有感染其他器官系统的证据，有助于诊断[110]。

在免疫功能受损的患者中，有报道称 Jirovecii 肺孢子菌（以前称 Carinii 肺囊虫）感染可累及肾上腺。最常见的影像学表现是非特异性肾上腺钙化。腹部其他部位也有钙化，包括肝、脾、肾和淋巴结[109]。

（五）肿瘤性疾病

儿童肾上腺肿瘤见表 15-3。

下面主要介绍几种原发肿瘤。

1. 肾上腺皮质肿瘤　肾上腺皮质肿瘤是原发性肾上腺肿瘤，顾名思义，起源于肾上腺皮质。病变可根据恶性潜能分为良性腺瘤、恶性肾上腺皮质癌和不确定潜在恶性的肾上腺皮质肿瘤。肾上腺皮质肿瘤在儿童中少见，全世界发病率为 0.3/100 万～3/100 万，最常见于 5 岁以下的女孩[111-113]。这类肿瘤在某些综合征中发病率增高，包括 Beckwith-Wiedemann 综合征和 Li-Fraumeni 综合征[111]。良性

表 15-3　儿童肾上腺肿瘤

儿童肾上腺肿瘤
肾上腺皮质肿瘤 良性腺瘤 肾上腺皮质癌 不确定潜在恶性的肾上腺皮质肿瘤
神经源性肿瘤 神经母细胞瘤 神经节母细胞瘤 神经节细胞瘤
嗜铬细胞瘤
畸胎瘤
转移瘤

和恶性肾上腺皮质肿瘤通常都是激素活性的，大多数患者有肾上腺激素分泌过量的临床表现，如库欣综合征，女孩男性化或男孩性早熟[111, 113]。除了直接的淋巴血管浸润或转移外，没有单一的病理标准能可靠区分良性（肾上腺皮质腺瘤）和恶性（肾上腺皮质癌）肿瘤。有助于预估良恶性的病理学特征包括肿瘤大小、有丝分裂活性及有无坏死[114]。

X 线片对可疑肾上腺皮质肿瘤的评估价值不大。很少情况下，肾上腺钙化或较大肾上腺软组织肿块导致的占位效应可以显示出来。超声可显示不同大小和回声的圆形或椭圆形的实性肿块，良性和恶性肾上腺肿块可能是均匀的或不均匀的，取决于内部出血和坏死（恶性病变较腺瘤更多为不均匀的）。肿块的大小范围可以从很小到非常大[111]。恶性肾上腺皮质肿瘤常侵犯邻近结构，如肝脏和下腔静脉。MRI 是最有价值的成像手段，可进一步显示肿块与其邻近结构的关系，以及明确肿块本身的特点（图 15-55）。良恶性肾上腺皮质肿瘤的特征有明显的重叠性。MRI 可显示肾上腺区软组织肿块，常在 T_1WI 上呈等信号，T_2WI 上呈相对高信号[111]。静脉注射造影剂后，至少部分肿块可见强化。CT 也可用于评估儿童肾上腺肿块，明确与邻近结构的关系，以及血管侵犯或包埋（图 15-56）。CT 对钙化的显示优于 MRI。明确脂肪成分和评估造影剂“廓清”用以区分良恶性，这在成人肾上腺肿块中已有报道，但在儿童中尚未得到证实[111]。

综上所述，虽然较小的病变更有可能是良性的，但用影像学鉴别良性和非转移性恶性肾上腺皮质肿瘤或许是不可能的（图 15-57）。然而，由于这类肿瘤具有激素活性，它们几乎都经外科手术切除。完

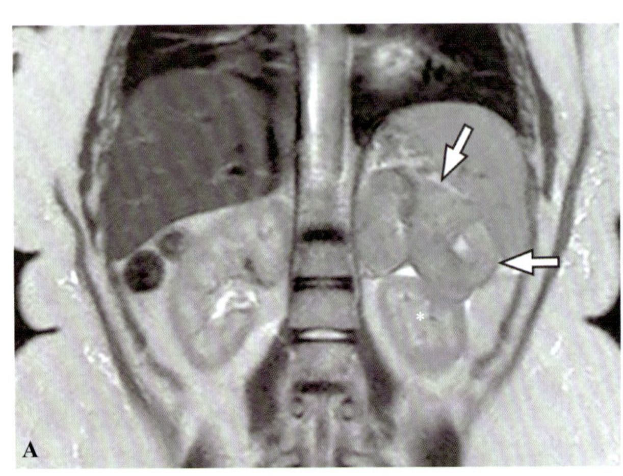

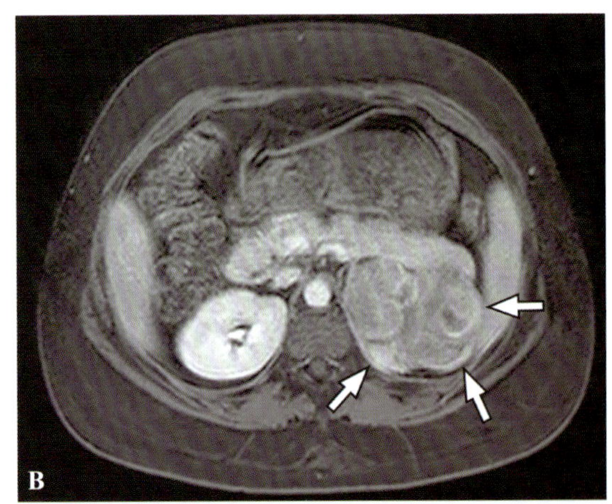

▲ 图 15-55 女，13 岁，肾上腺皮质癌，体重迅速增加，库欣综合征

A. 冠状位 T_2WI 单次激发快速自旋回波 MR 图像显示左肾上腺区不均匀肿块（箭），对左肾有占位效应（星号）；邻近有少量液体；B. 轴位 T_1WI 增强 3D SPGR 脂肪抑制 MR 图像显示左肾上腺肿块不均匀强化（箭）

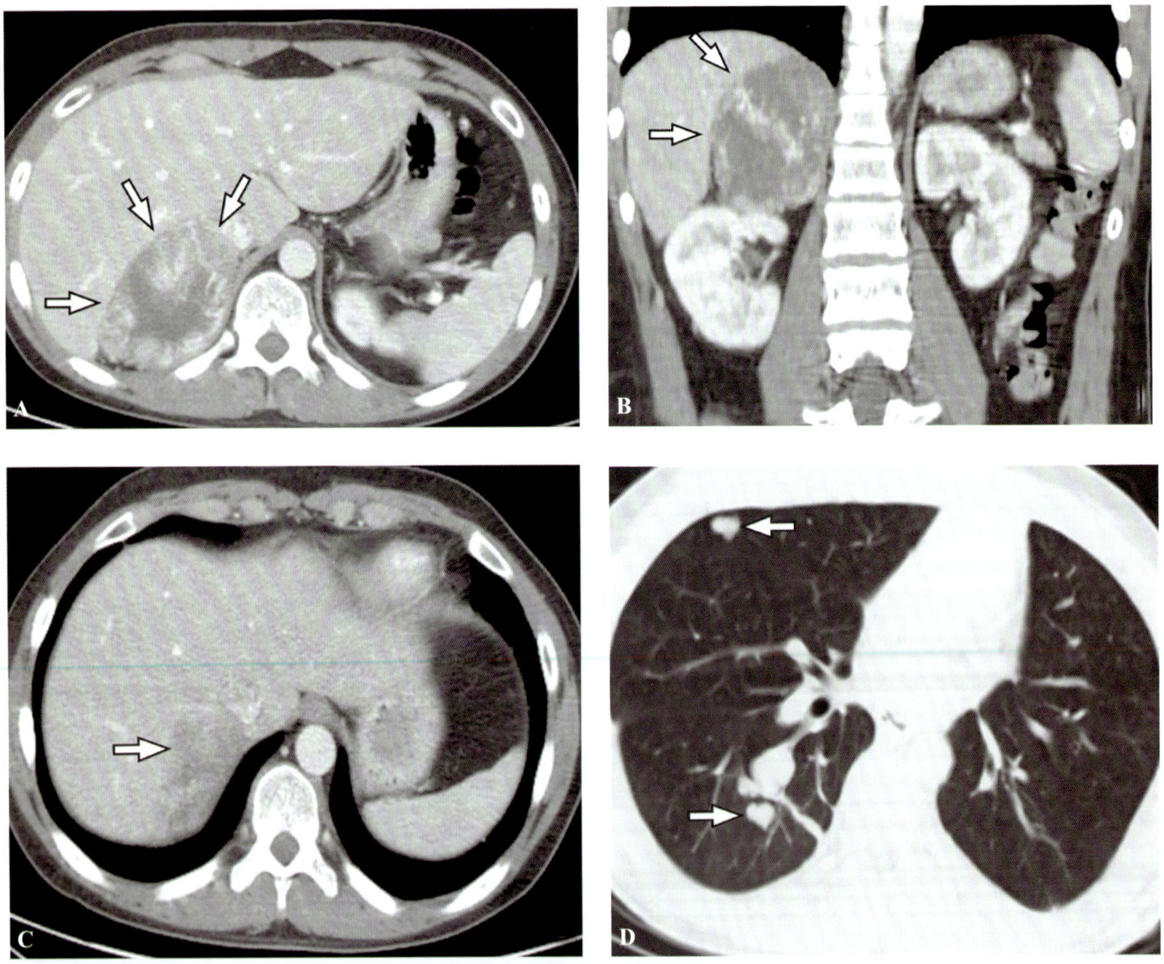

▲ 图 15-56 男，18 岁，患有库欣综合征的肾上腺皮质癌

轴位（A）和冠状位（B）增强 CT 图像显示不均匀的右肾上腺肿块（箭），中心区域无强化，提示坏死；C. 较高层面的 CT 图像显示肿块直接侵犯肝脏（箭）；D. 轴位肺窗 CT 图像显示肺转移（箭）

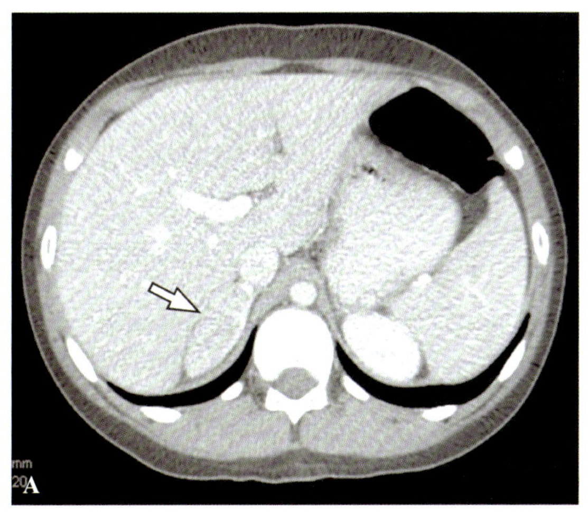

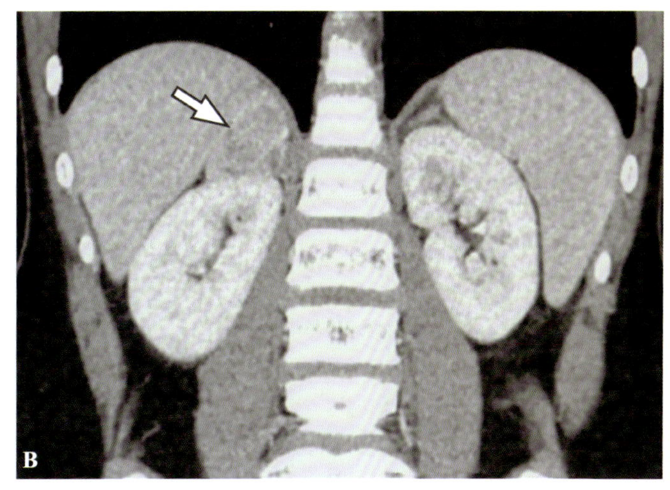

▲ 图 15-57　**男，15 岁，患有库欣综合征的肾上腺腺瘤**

轴位（A）和冠状位（B）增强 CT 图像显示边界清楚的、不均匀的右肾上腺肿块（箭），手术切除后组织病理学证实可能是腺瘤

全手术切除是首选治疗方法。对恶性肾上腺皮质肿瘤，行胸部 CT 检查以评估肺转移。巨大肿瘤、手术切除后残留和转移性恶性肿瘤的儿童预后较差[113]。

2. 神经源性肿瘤　成神经细胞肿瘤（神经母细胞瘤、神经节母细胞瘤和神经节细胞瘤）是儿童肾上腺最常见的神经源性肿瘤。它们由不同分化的神经上皮细胞和不同比例的成熟施万间质组成。这类肿瘤是儿童最常见的颅外实性肿瘤[115]。这些肿瘤的潜在恶性取决于细胞的分化程度[112]。分化程度最低的，也是恶性度最高的肿瘤是神经母细胞瘤。相反，神经节母细胞瘤表现出中度恶性，而神经节细胞瘤则是分化最成熟的，生物学行为和影像学特征常为良性。

3. 神经母细胞瘤　神经母细胞瘤是神经嵴细胞的未分化、最具侵袭性的恶性肿瘤，是儿童最常见的颅外实性恶性肿瘤，约占儿童恶性肿瘤的 8%[112, 116, 117]。神经母细胞瘤也是婴儿期最常见的恶性肿瘤[112, 118]。肿瘤最常起源于肾上腺髓质（30%～40% 的病例），但也可起源于任何部位的交感神经链，包括胸部[115, 117]。重要的预后因素包括组织学分级（包括诊断年龄）和初始阶段；有“良好的组织学”和较低的疾病分期的年轻患者预后倾向最好[112]。利用肿瘤扩增癌基因 N-MYC、DNA 倍性和染色体 1p 和 11q 异常的基因检测来确定治疗和预测预后[115]。约 50% 的患儿在诊断时就已发现转移[108]。最常见的转移部位包括局部淋巴结、肝脏和骨骼。

神经母细胞瘤有不同的分期系统，包括经典的国际神经母细胞瘤分期系统（INSS）和近来的国际神经母细胞瘤风险组（INRG）分期系统[113]。根据原发肿瘤的可切除性、肿瘤是否跨越中线、局部淋巴结的状况和是否存在转移性疾病，INSS 分为 1～4 期[119]。INRG 分期系统是基于原发肿瘤的部位、邻近重要结构的可切除性以及是否存在转移性疾病而分期[120]。这两种系统都可以描述神经母细胞瘤一种独特的变异，它发生在伴有局限性转移的年轻患者中，称为 4S 期（INSS）或 MS 期（INRG）[119, 120]。

神经母细胞瘤的临床表现多种多样，包括无症状性腹部肿块、非特异性腹痛，以及与肿瘤向椎管内延伸有关的各种神经表现。斜视性眼阵挛肌阵挛综合征是一种副肿瘤现象，偶有发生于神经母细胞瘤，包括不自主的眼球运动和共济失调[121]。儿童出现斜视性眼阵挛肌阵挛应立即进行影像学检查以明确有无隐匿性神经母细胞瘤[121]。神经母细胞瘤的实验室检查常包括尿儿茶酚胺的升高[117]。组织学上，神经母细胞瘤显示原始神经母细胞巢中含有不同数量的神经纤维网。施万间质存在于少数肿瘤中（图 15-58）。分级考虑的因素包括患者年龄与成神经细胞分化程度（未分化、低分化或分化）和“有丝分裂 - 核分裂指数”[122]。

神经母细胞瘤的影像学表现各不相同，取决于肿瘤的大小和部位。最常见的表现是腹膜后实性肿块（图 15-59）。神经母细胞瘤有包绕血管的倾

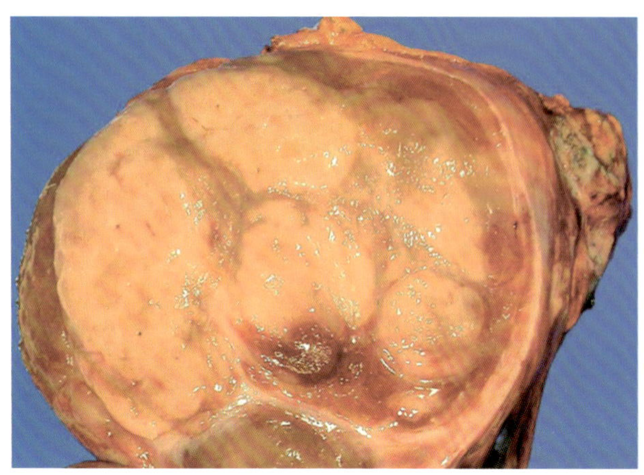

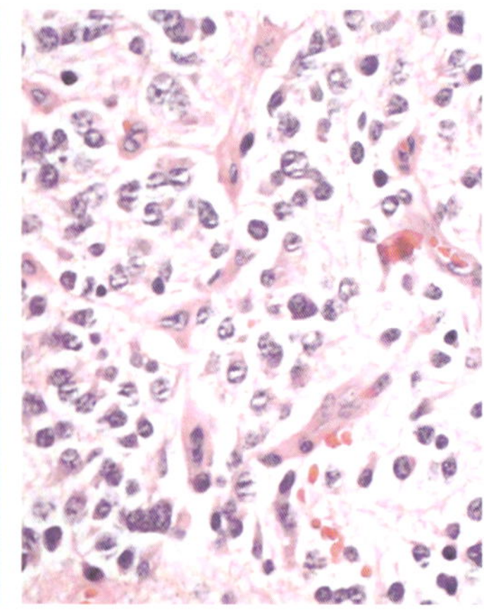

◀ **图 15-58 男，12 岁，肾上腺神经母细胞瘤**

切面可见坚硬的钙化（左）；显微镜下，原始神经母细胞巢位于一个粉红色的纤维组织（“神经毡”），由肿瘤细胞的神经炎性突起组成（右，HE，×600）

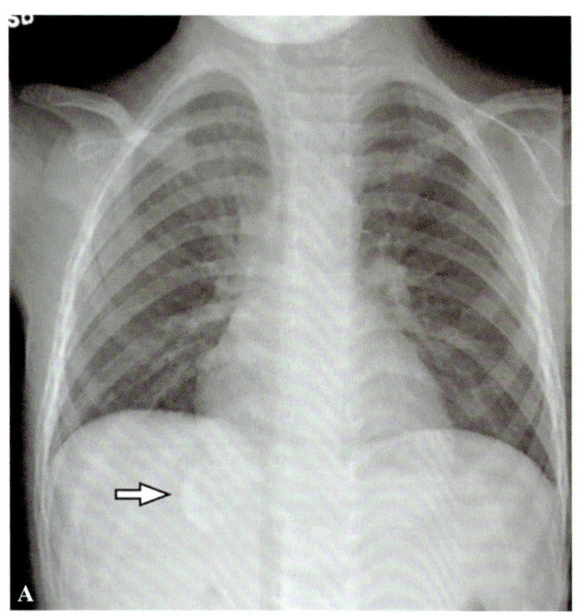

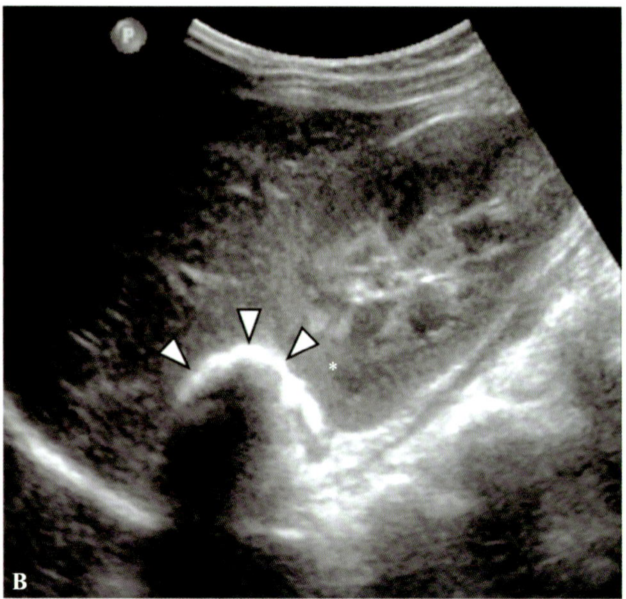

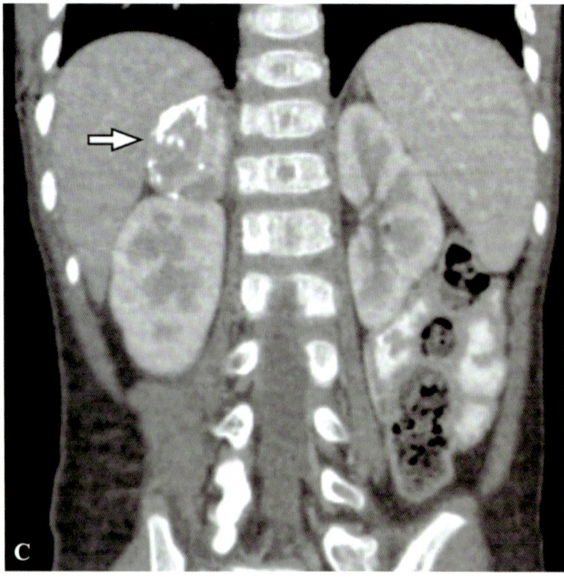

▲ **图 15-59 女，3 岁，偶然发现神经母细胞瘤**

A. 胸部 X 线片在评估肺炎时，显示右肾上腺区钙化性肿块（箭）；B. 随后行纵向灰阶超声检查，显示钙化性肿块（箭头）伴后方声影；注意右肾上极的占位效应（星号）；C. 冠状面增强 CT 图像显示与超声相似的征象，在右肾上方不均匀的、伴钙化的肿块（箭）；正常右侧肾上腺未见显示；肿瘤经手术切除，组织病理学证实为神经母细胞瘤

向，而不侵犯或阻断血管结构。腹膜后神经母细胞瘤的典型影像表现为包绕腹主动脉的肿瘤，并推移主动脉远离脊柱（图 15-60）。多达 50% 的肿瘤有明显的钙化，这有助于在影像学上鉴别神经母细胞瘤和淋巴瘤。超声检查通常是存在儿童腹部肿块的情况下首先进行的影像学检查，显示不均匀的实性肿块，伴有对邻近结构（通常为同侧肾）的占位效应 [112, 115]。钙化呈可见斑点状或粗糙回声，伴或不伴后方声影。

对可疑神经母细胞瘤的综合性评估仍需 CT 或 MRI 成像。CT 能很好地显示原发肿瘤及其与邻近结构的关系，包括对腹主动脉等邻近血管的包裹。CT 也易显示出肿瘤内的钙化。MRI 在神经母细胞瘤的早期分期和随访中也起着重要作用。神经母细胞瘤表现为实性肿块，在 T_1WI 上常呈等－低信号，在 T_2WI 上呈不均匀高信号，并在静脉注射钆造影剂后显示出不同程度的强化 [123]。与 CT 相比，钙化在 MRI 上较难显示，但在 T_2WI 和梯度回波序列上可表现为低信号灶 [123]。在弥散加权成像上，肿块通常呈高信号，因其细胞密集而表现为扩散受限 [124]。MRI 在显示肿瘤椎管内延伸方面优于 CT[123]。MRI 的另一个优点是对骨髓的良好显示，这可能有助于发现骨转移。因此，全身 MRI 在评估神经母细胞瘤骨转移中起着越来越重要的作用 [125, 126]。

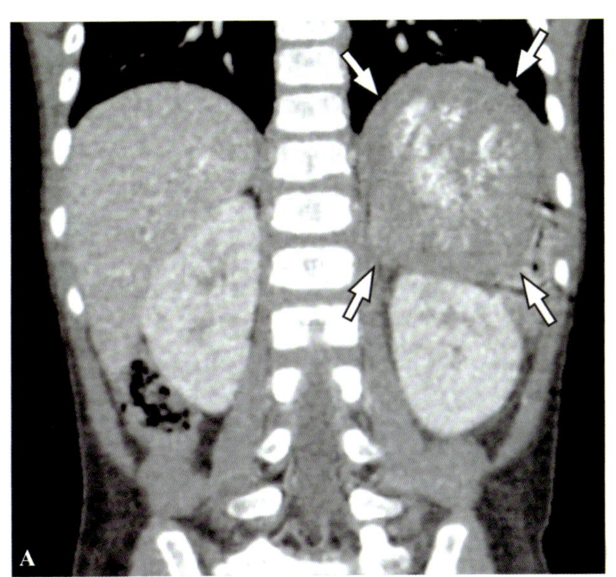

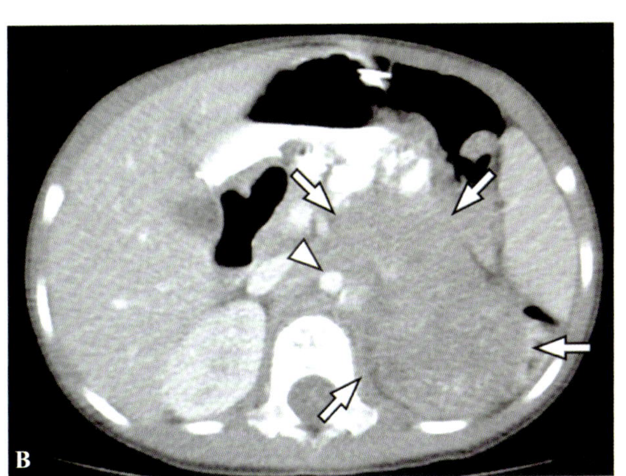

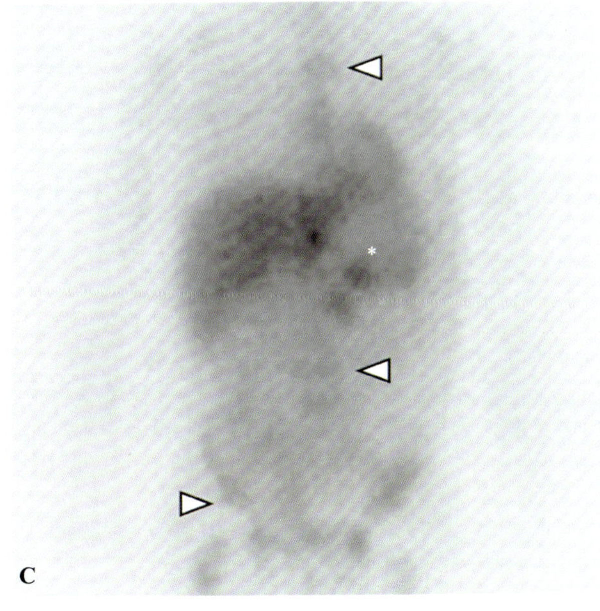

▲ 图 15-60 女，5 岁，神经母细胞瘤

冠状位（A）和轴位（B）增强 CT 图像显示左肾上方的腹膜后肿块（箭）包裹推移邻近的血管结构，并将主动脉从脊柱“抬起”（箭头），这是腹膜后神经母细胞瘤的典型表现；肿块内有斑点状钙化，并对左肾产生占位效应；C. ^{131}I- 碘苄基胍（MIBG）扫描显示原发肿块（星号）内放射性示踪剂摄取增加。脊柱和其他骨结构，包括骨盆和股骨近端的摄取，表明为转移性病灶（箭头）

核医学在神经母细胞瘤成像中也起着重要的作用，包括早期分期和随访。MIBG 闪烁显像可用于表现原发肿瘤的特点，并对转移进行全身评估。MIBG 显像的正常分布包括鼻黏膜、唾液腺、心肌、肝、肠道和尿道[118]。MIBG 的任何额外摄取，包括在骨结构的摄取，都与原发肿瘤或转移性病变表现一致（图 15-60）[115, 118]。^{18}F-FDG-PET/CT 在神经母细胞瘤的影像学中也有一定的应用价值，虽然 MIBG 具有更高的敏感性和特异性，尤其是对骨转移性病变的评价[118]。^{18}F-FDG-PET/CT 可能在 MIBG 阴性或 MIBG 弱阳性的肿瘤中起作用[117]。

两种重要的神经母细胞瘤变异型是先天性神经母细胞瘤和 4S 期肿瘤。先天性或新生儿神经母细胞瘤可在婴儿早期发现，甚至可能在产前就被发现（图 15-61）。这类肿瘤的侵袭性弱，甚至可能自发消退[127]。少见情况下，患儿表现出大量的肝转移，可能出现呼吸衰竭[128]。4S 期肿瘤是指患儿小于 1 岁，有原发肿瘤及其他病灶局限于肝脏、皮肤或骨髓，但不伴有远处骨转移[112]。先天性神经母细胞瘤和 4S 期患儿预后良好。

神经母细胞瘤的治疗一般为切除任何可手术切除的病灶，然后行化学治疗。弥漫性骨髓浸润的患儿需行骨髓移植。靶向治疗，如 ^{131}I-MIBG 治疗，也被采用[129]。预后和生存率取决于疾病的分期和肿瘤的遗传特征，先天性和 1 期的预后良好，高危疾病的长期生存率仅为 30%～40%[118]。

4. 神经节母细胞瘤和神经节细胞瘤　神经节母细胞瘤和神经节细胞瘤是“良好的组织学”类型的肿瘤，但神经节母细胞瘤的结节性亚型除外，可能是分化不良的。与神经母细胞瘤相似，这类肿瘤起源于原始神经嵴细胞；然而又不同于神经母细胞瘤，神经母细胞瘤主要含有原始神经母细胞，只含有少量的施万间质，神经节母细胞瘤和神经节细胞瘤是富含基质的肿瘤，施万间质占优势（＞ 50%）；神经母细胞和（或）神经节细胞以不同的形式混合在一起[122]。

混合型神经节母细胞瘤比神经节细胞瘤分化差，并且它含有神经母细胞巢。这类肿瘤的临床表

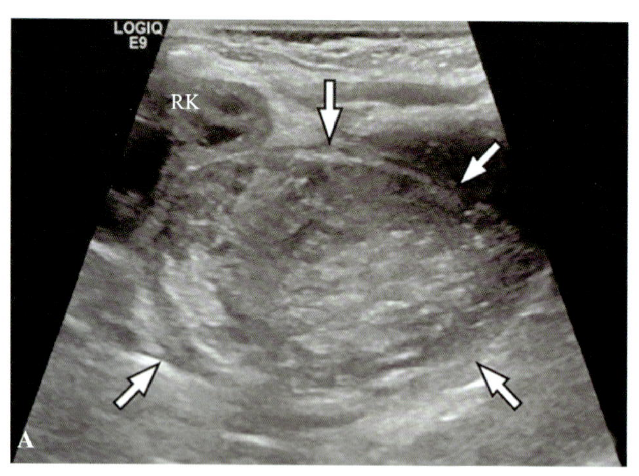

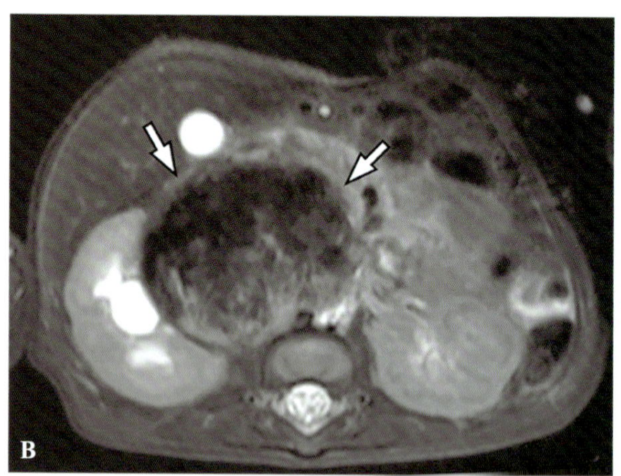

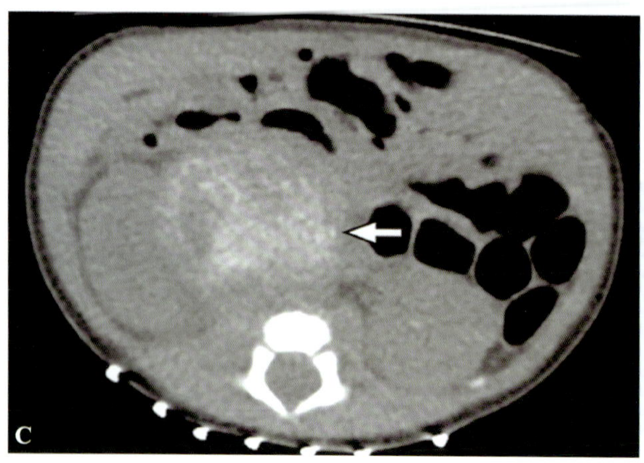

▲ 图 15-61　男，1 岁，先天性神经母细胞瘤

A. 经后入路获得的横向灰阶超声图像显示右肾（RK）旁肿块（箭），右肾集合系统梗阻性扩张；肿块包含多个回声灶，代表钙化；B. 轴位 T_2WI 脂肪抑制 MR 图像显示腹膜后较大肿块（箭）毗邻右肾，伴有肾集合系统的梗阻性扩张；肿块内低信号是由广泛钙化所致；C. 经皮穿刺活检的轴位平扫 CT 图像，显示肿块内广泛高密度的钙化（箭）

现、检查和分期与神经母细胞瘤相似[128]。神经节母细胞瘤的影像学特征与神经母细胞瘤相似，这两类肿瘤通常不能通过常规成像技术可靠地鉴别（图 15-62）。应特别注意神经节母细胞瘤的结节型，其区别在于在富含间质的肿瘤内存有局灶基质贫乏的神经母细胞瘤的结节。这种亚型在概念上被认为是一种复合性肿瘤，其预后和治疗是基于神经母细胞"克隆"的组织学和遗传学特征，因此预后可能比更常见的混合性神经节母细胞瘤差[122]。

神经节细胞瘤代表疾病谱的良性一端，由发育成熟或"成熟中"的神经母细胞（神经节细胞）单独或聚集在丰富的施万基质内（图 15-63）。无论是因为治疗还是自发性的，一些神经母细胞瘤和神经节母细胞瘤都可能发展成神经节细胞瘤[124, 128]。神经节细胞瘤通常发生于年长儿，平均年龄为 7 岁[128]。与神经母细胞瘤和神经节母细胞瘤相比，神经节细胞瘤更多位于后纵隔；仅约 20% 的肿瘤位于肾上腺（图 15-64）[128]。通常，神经节细胞瘤和神经节母细胞瘤都是无症状的，多是由于其他原因在影像学上偶然被发现。典型的 CT 表现为边界清楚的均匀软组织肿块，40%～60% 的肿瘤有细小或斑点状钙化[128]。MRI 上，这些病灶在 T_1WI 上常为低信号，T_2WI 上信号不均匀，被认为反映了成熟的基质成分[128]。静脉注射钆造影剂后可见多种形式的强化。

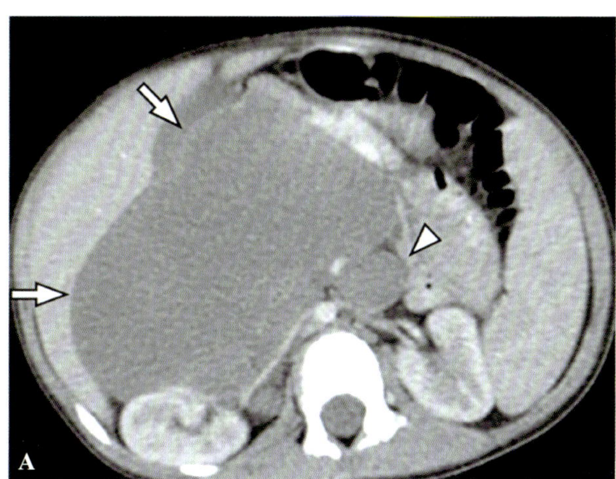

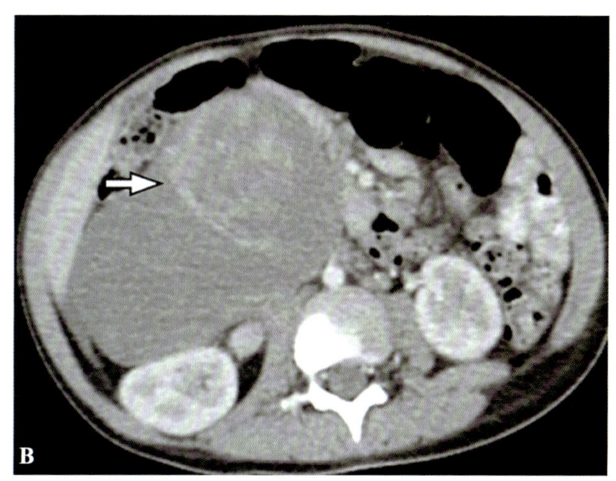

▲ 图 15-62　男，4 岁，神经节母细胞瘤

A 和 B. 轴位增强 CT 图像显示右肾上方的较大肿块（箭）；肿块大部分为均匀低密度，但部分区域表现为不均匀强化（箭，B）；腹膜后淋巴结肿大，在组织病理学上证实含肿瘤细胞（箭头）；肿块对肝脏、右肾、右肾动脉、肠道和肠系膜产生实质性的占位效应

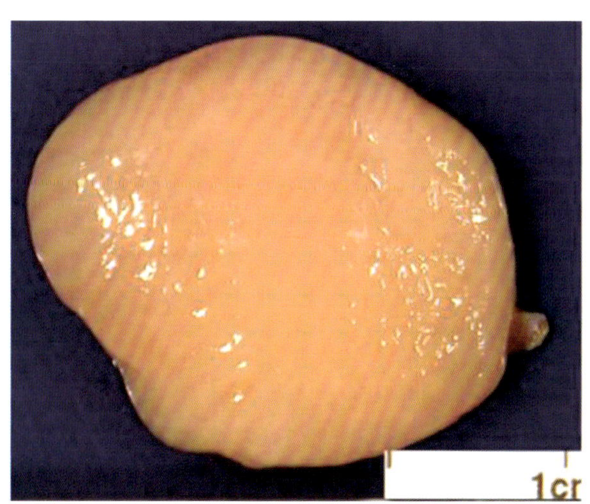

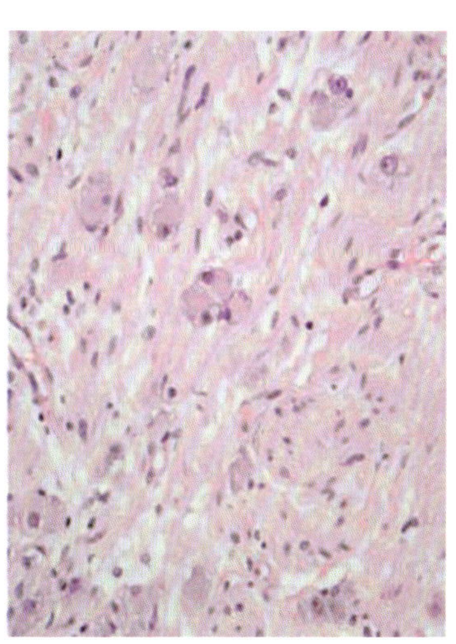

◀ 图 15-63　女，11 岁，偶然发现肾上腺附近的神经节细胞瘤

大体标本示肿瘤呈苍白色，质地坚实、均匀（左）；在显微镜下，神经节细胞在由纺锤形施万细胞组成的丰富间质中呈单簇状排列（右，HE，×400）

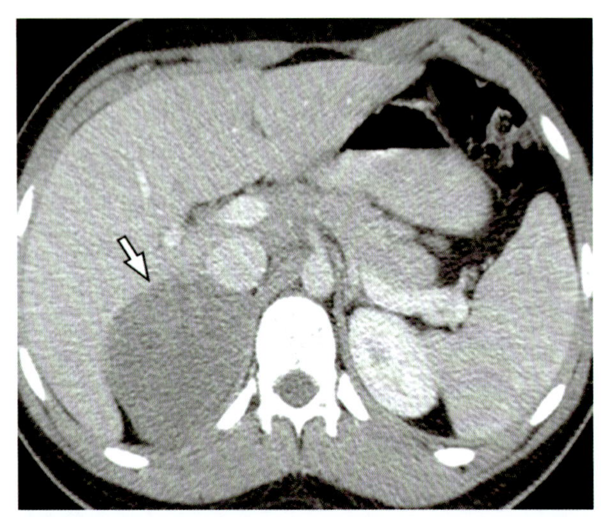

▲ **图 15-64 男，15 岁，腹痛待查，行 CT 检查，意外发现神经节细胞瘤**

轴位增强 CT 图像显示右肾上腺包块大部分较均匀（箭），手术切除后组织学证实为神经节细胞瘤

神经节细胞瘤可聚集 MIBG，其放射活性于近 60% 的肿瘤中可见 [128]。这类肿瘤的治疗包括手术切除或观察。

5. 嗜铬细胞瘤　嗜铬细胞瘤是一种罕见的肿瘤，起源于神经嵴细胞，最常见于肾上腺髓质 [112]。当这类肿瘤发生于肾上腺外时，被称为副神经节瘤。多达 20% 的嗜铬细胞瘤发生在儿童，患某些癌症易感综合征的儿童发病率增加，其中包括多发性内分泌瘤病 2 型（MEN-2）、von Hippel-Lindau 病、Carney-Stratakis 综合征、卡尼三联症和其他家族性副神经节瘤 - 嗜铬细胞瘤综合征 [130]。患儿的平均诊断年龄为 11 岁 [130]。尽管有些肿瘤代谢不活跃，但这类肿瘤大多数都合成和分泌儿茶酚胺，可能导致高血压。[130]。具有激素活性肿瘤的患儿血浆或尿液中的肾上腺素升高 [130]。一般采用手术切除治疗。

嗜铬细胞瘤最常见的影像学表现是肾上腺肿块。肿块可能取代肾上腺的全部或部分，并根据肿块的大小，可能导致同侧肾脏移位。超声常显示非特异性的肾上腺实性肿块。增强 CT 或 MRI 常显示明显强化的肿块（图 15-65）[131]。MRI 上，嗜铬细胞瘤在 T_2WI 上表现出明显高信号，尽管这种征象并不是始终存在 [112, 130]。MIBG 闪烁显像可明确诊断神经嵴起源的肿瘤，但不具有特异性，因为其他副神经节瘤和神经母细胞瘤也可以摄取 MIBG（图 15-66）。利用生长抑素受体类似物（如 ^{111}In-奥曲肽）进行的放射性显像敏感性低于 MIBG，但特异性较高 [132]。

6. 畸胎瘤　畸胎瘤是儿童腹膜后肿瘤中第三常见的肿瘤，具有两个发病高峰，出现在 6 月龄和青春期晚期 [133]。这些病变可发生在肾上腺区或肾上腺附近，很少位于肾上腺内 [133]。组织学上，这类肿瘤由三个生殖细胞层的成分组成。先天性 / 婴儿期畸胎瘤，甚至那些含有未成熟神经上皮组织的畸胎瘤，被视为良性肿瘤，除非它们确实含有恶性成分，如卵黄囊瘤。畸胎瘤通常无症状，在影像学上

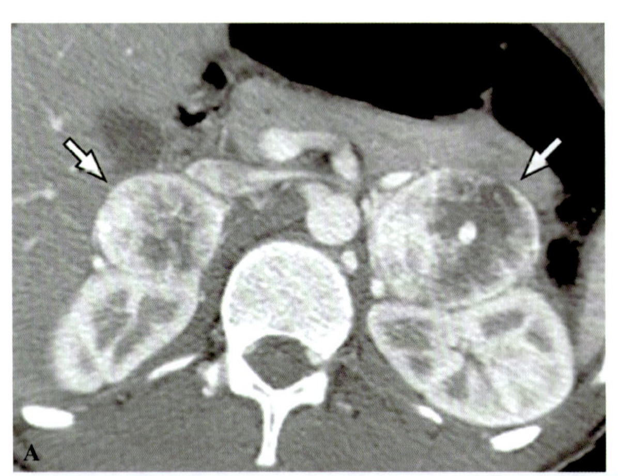

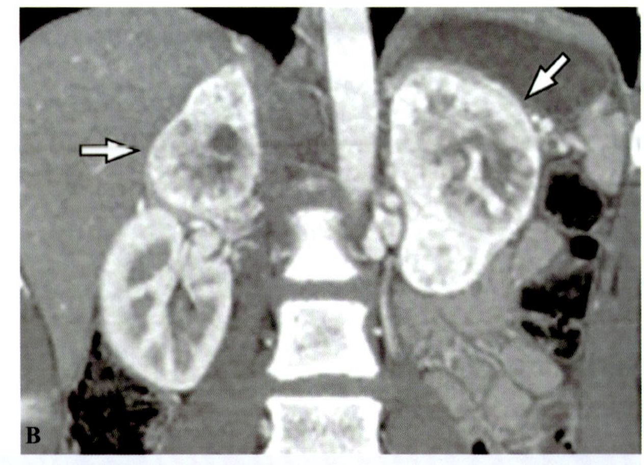

▲ **图 15-65 男，15 岁，双侧嗜铬细胞瘤，高血压危象**

轴位（A）和冠状位（B）增强 CT 图像显示双侧肾上腺肿块（箭）明显强化，中心可见无强化区，可能是坏死；手术切除证实两个肿块均为嗜铬细胞瘤，患者随后被诊断为 von Hippel-Lindau 病

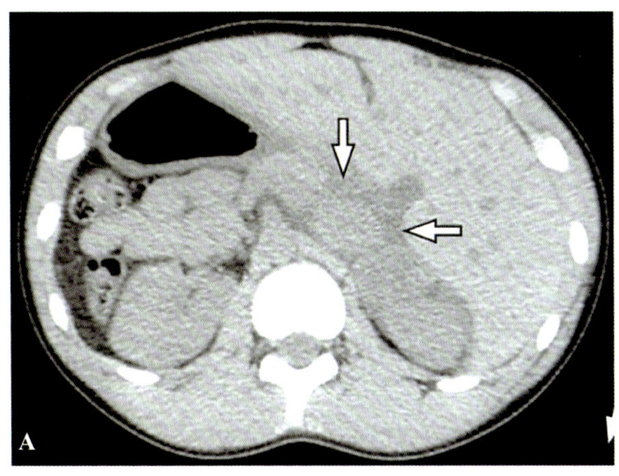

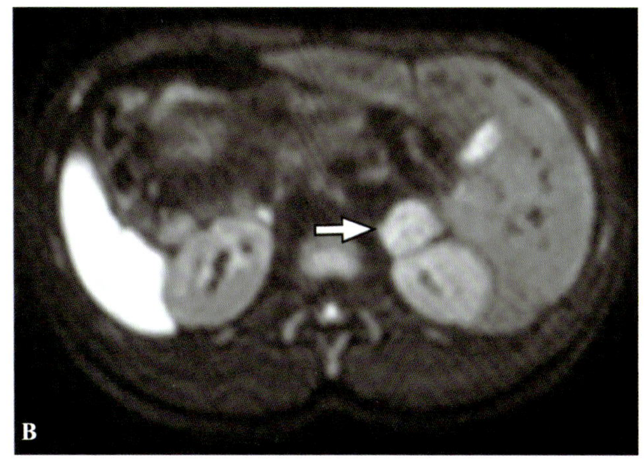

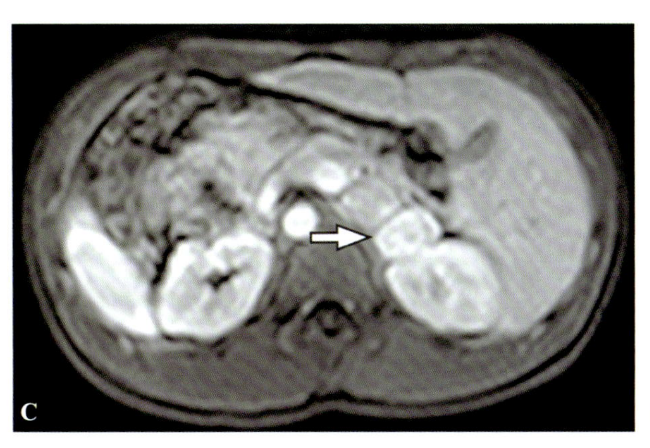

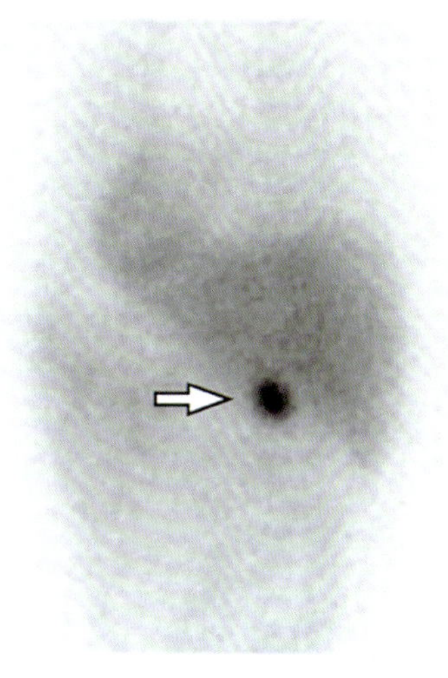

▲ 图 15-66 **男，17 岁，乘坐过山车后腹痛，发现单侧嗜铬细胞瘤**

本患者还患有完全性内脏转位；A. 出现临床表现的当天行轴位平扫 CT，显示左侧肾上腺区高密度液体（箭），符合出血 / 血肿表现；两周后进行的轴位弥散加权（B）和轴位 T_1WI 脂肪抑制（C）MR 图像显示左侧肾上腺肿块（箭）扩散受限并明显强化；D. 注射 ^{123}I-MIBG 后的平面闪烁显像显示肿块内的高摄取（箭）；手术切除后证实为嗜铬细胞瘤

多为偶然发现。这类肿瘤在超声上可能表现出非特异性的、不均匀的回声，混有囊性和实性成分[133]。CT 和 MRI 很容易地显示出肾上腺肿块内肉眼可见的脂肪和钙化，高度提示成熟性畸胎瘤（图 15-67）[134]。含有脂肪的肾上腺病变的鉴别诊断包括肾上腺髓脂瘤，这在儿童中是非常罕见的。血管平滑肌脂肪瘤也可发生于肾上腺。对于来自肾上腺的成熟畸胎瘤，治疗是手术切除。

7. 转移瘤　肾上腺转移瘤在儿童中不常见，但可发生在侵袭性恶性肿瘤，如横纹肌肉瘤。影像学常表现为不均匀的肾上腺肿块，而且常有证据表明其他部位存在广泛转移。

（六）肾上腺出血

肾上腺出血是指源自肾上腺本身的出血，可以是创伤性的，也可以是非创伤性的。肾上腺出血的各种原因列于表 15-4。

在腹部钝性损伤中，肾上腺损伤是罕见的，约占儿童损伤的 1%，而且几乎同时伴有其他腹部实质脏器损伤[135]。外伤性肾上腺出血通常是单侧的，最常见于右肾上腺（图 15-68）[136]。在超声检查中，外伤性肾上腺出血表现为肾上腺区的非特异性液体，常掩盖正常肾上腺。CT 是腹部钝性损伤的首选影像学方法。在增强 CT 上，受损的肾上腺会有不同的表现。肾上腺呈相对低密度（较强化的肝和脾），虽然出血本身在急性期通常是高密度[137]。腺体内出血可能是局灶性或弥漫性的，可能改变肾上腺的正常形态，受累肾上腺呈椭圆形或圆形，可能掩盖肾上腺单侧肢体或多个肢体[136]。MRI 不常用

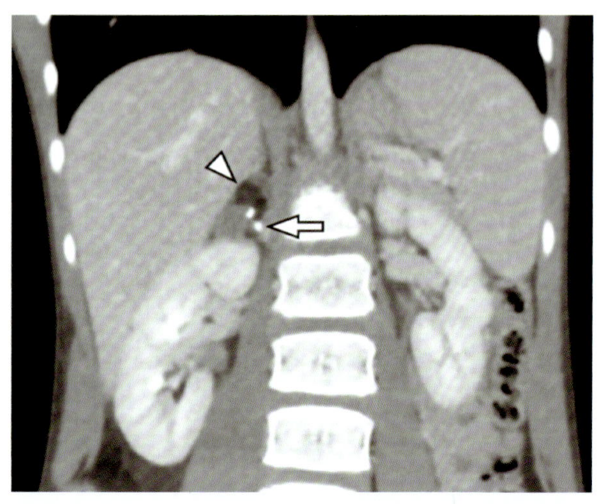

▲ 图 15-67　男，12 岁，肾上腺畸胎瘤，偶然发现

冠状位增强 CT 图像显示右肾上腺肿块（箭）伴有钙化，中心区密度极低，为脂肪成分（箭头）

表 15-4　儿童肾上腺出血原因

儿童肾上腺出血原因
新生儿压力 分娩困难或延长 脓毒症 缺氧 体外膜式氧合（ECMO）
生理性压力 脓毒症 烧伤 低血压 手术
凝血病
药物（抗凝血药）
肿瘤 良性肿瘤 恶性肿瘤 转移瘤
创伤
特发性

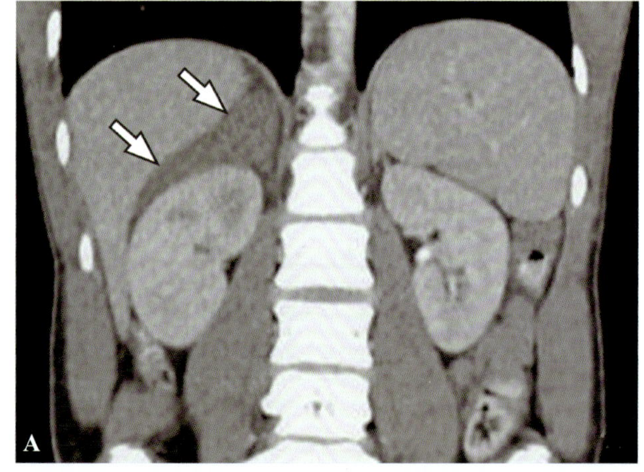

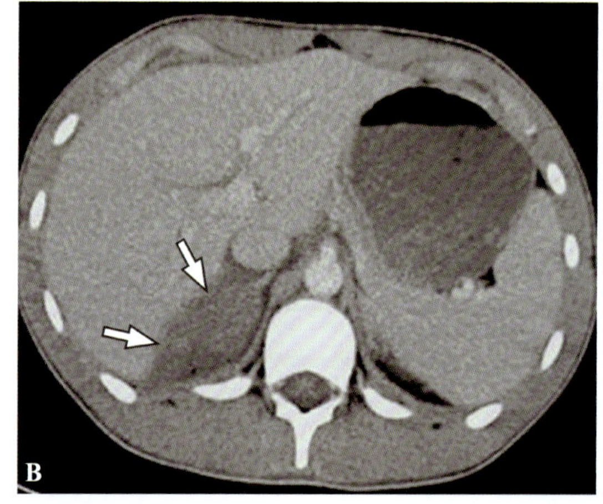

▲ 图 15-68　男，14 岁，外伤性肾上腺出血

冠状位（A）与轴位（B）增强 CT 图像显示右侧肾上腺区的三角形高密度液体（箭），伴有邻近的脂肪模糊，符合急性肾上腺出血

于评估急性创伤，但可显示腺体形态异常和出血引起的 T_1WI 信号增加。

更常见的是，肾上腺出血发生于非创伤的情况下。肾上腺容易出血，因为它具有独特的血供，包含三条肾上腺动脉，这些动脉分支形成数十个细小的穿支。腺体由相对较少的静脉引流，造成腺体内血液的相对滞留。生理性应激使肾上腺血流量增加，加重肾上腺内血液的相对储备，导致血管损伤和出血[137]。

在儿科实际影像检查中，临床最常遇见的肾上腺出血，是新生儿期在无相关指征行腹部超声检查时偶然发现可疑的肾上腺出血。出血是新生儿最常见的肾上腺肿块样病变，于右肾上腺更为常见[137]。新生儿肾上腺体积较大，加上出生时的生理应激，易发生肾上腺出血。出血在具有潜在疾病的新生儿中更常见，如需要呼吸支持的新生儿。出血本身通常很少或无临床意义，尽管在罕见情况下，可在临床上表现为可触及的包块、黄疸及贫血，甚至是低血容量休克[137]。更常见的是，放射科医师的任务是区分出血与不常见的肾上腺肿块，如先天性神经母细胞瘤。最初的超声常显示低回声、不均匀肿块，可能大到足以取代肾脏[137]。很少行 CT 和 MRI 检查，但可以显示出典型出血的肿块或积液。如有需要，可行超声检查连续随访，用以评估几周后血液产物降解和血肿消退的情况[137]。尿儿茶酚胺在出血时为阴性。

（七）肾上腺囊性病变

肾上腺良性囊性病变在儿童中非常罕见。在既往肾上腺出血的情况下可能出现假性囊肿[138]。影像学特征是典型的囊肿特点，与其他部位囊肿一致。在无出血或感染并发症的情况下，超声上典型表现为均匀薄壁的无回声结构。增强 CT 显示肾上腺内的低密度病变，伴有薄壁的均匀强化。MRI 可以显示囊肿的内容物，多期增强成像可证实囊肿内无中心强化（图 15-69）。钙化、囊肿壁不规则、分隔和强化应考虑到其他诊断，包括复杂性假性囊肿，甚至肾上腺肿瘤[131]。影像学的重要性在于鉴别非肿瘤性囊肿和囊性肿瘤，例如囊性神经母细胞瘤。

（八）先天性肾上腺增生

先天性肾上腺增生（CAH）是由肾上腺皮质合成皮质醇所需的五种酶中至少一种酶缺陷所引起的常染色体隐性遗传病[139]。最常见的酶缺乏是 21-羟化酶[140]。酶功能的异常会导致某些肾上腺激素的缺乏和其他激素的过度分泌，通常是雄激素。病情较轻时，受累患儿仍能制造皮质醇。然而，为了产生足够的皮质醇，肾上腺的过度刺激会导致雄激素过量，使女婴出现不明确的外生殖器[140]。在更严重的情况下，皮质醇水平较低，其他肾上腺激素如醛固酮也不足，导致盐的消耗[140]。最典型的情况是每 15 000～16 000 例活产儿中有 1 例死亡[139, 140]，而某些族裔群体的发生率则有所上升[139]。

CAH 的诊断依靠临床和实验室检查，尽管研究表明大多数患者在影像学上表现与 CAH 相关的异常[141]。超声、CT 和 MRI 可显示肾上腺弥漫性增大。在男性患者中，睾丸内肾上腺皮质残存的发生率增加，超声可显示睾丸内的低回声灶[141]。有趣的是，在成人 CAH 患者中，良性肾上腺肿瘤的发生率增加，尤其是髓脂瘤[141, 142]。

CAH 的治疗通常是药物治疗，并辅以适当的激素替代疗法。在罕见患者中，双侧肾上腺切除术用以稳定外源性激素治疗期间的激素水平[139]。

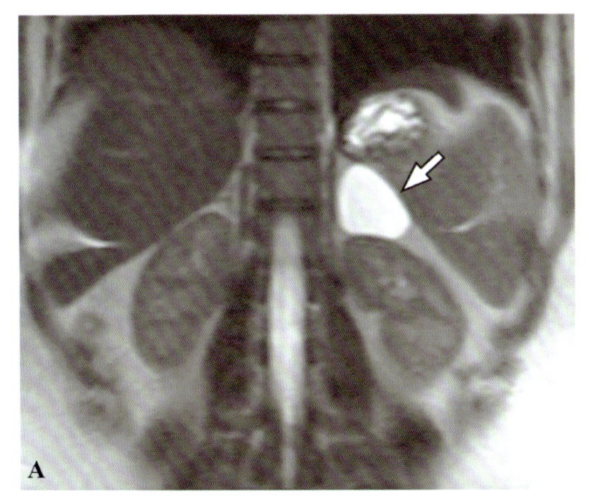

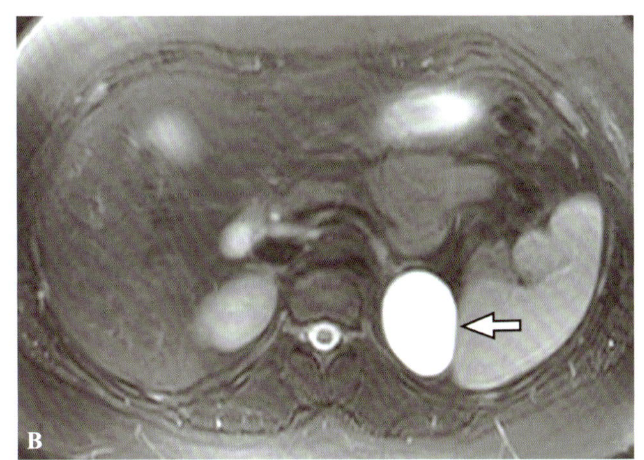

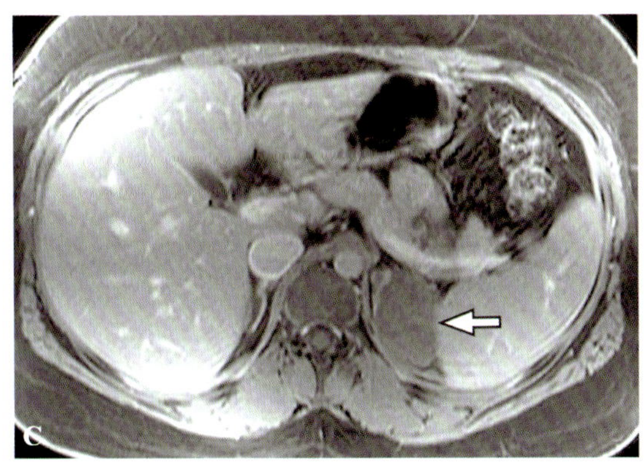

▲ 图 15-69 男，17 岁，男孩，偶然发现左肾上腺囊肿

A. 冠状位单发快速自旋回波 MR 图像显示，左肾上腺边界清楚的三角形囊性病变（箭），呈均匀的 T_2WI 高信号；B. 轴位 T_2WI 脂肪抑制快速自旋回波 MR 图像再次显示相似的均匀高信号病变（箭）；C. 轴位 T_1WI 增强 3D-SPGR 脂肪抑制 MR 图像显示内部无强化或壁增厚，符合单纯性囊肿（箭）

第 16 章 胃肠道

Gastrointestinal Tract

Sudha A. Anupindi Andria M. Powers Suma Kannabiran Jonathan R. Dillman
Michael S. Gee Asef Khwaja 著

一、概　述

小儿胃肠功能障碍包括从食管到直肠广泛的疾病谱。对这些结构的成像可提供解剖和功能信息，有助于患儿先天性和获得性胃肠道疾病的诊断。本章回顾了目前现有的用于评估小儿胃肠道的影像学检查方法。此外，本章还讨论了在临床工作中可能遇到的各种儿童胃肠道疾病，包括先天性、感染性、炎症性病变和肿瘤，聚焦关键的临床和影像学特征，以及对各类疾病的治疗，并提供了适当的鉴别诊断。

二、影像学技术

（一）X 线

胸部和（或）腹部（包括骨盆）的 X 线检查是最简单、最经济、使用最广泛的影像检查方法，在患儿表现为与消化道有关的体征和症状时，如吞咽困难、胸痛、腹痛或便秘。虽然 X 线检查敏感性较低，在某些情况下该检查具有特异性。

腹部 X 线检查应该选择合适的准直和相应的技术条件（如管电流、管电压、暴露时间）以能够清楚地显示肠道气体、腹腔内游离气体（当存在时）和内脏。在进行腹部 X 线检查时通常会获得两种体位图像（小儿通常为仰卧位和侧卧位）。侧卧位、卧位和立位腹部 X 线检查有助于评估肠道内气 – 液平面及腹腔内游离气体，这在仰卧位时很容易被忽略。侧卧位 X 线检查在重症患儿不耐受卧位或立位投照时很有帮助，当出现腹腔内游离气体时，通常是在肝脏前缘、腹腔前侧积聚。

腹部 X 线检查对于评估肠梗阻特别有帮助，有助于定位梗阻部位是上消化道或下消化道。术后 X 线检查可评估各种并发症，同时也为手术的实施提供线索（在缺乏某些临床资料的情况下）。在怀疑或已知摄入异物的情况下，胸部和（或）腹部的 X 线检查可进一步显示摄入物体的特征（如果为不透光性），确定其在胃肠道中的位置和潜在的并发症，并指导治疗。

（二）透视

与计算机断层扫描（CT）和磁共振成像（MRI）相比，透视因其功能性、实用性和相对较低的费用仍被广泛用于评估儿童胃肠道疾病。胃肠道的透视检查需要给予肠内造影剂，儿童常用的造影剂包括钡剂、水溶性碘造影剂和空气。钡剂可用于评估大多数疾病，而水溶性碘造影剂（如碘海醇，一种通常用于 CT 检查静脉注射的低渗碘造影剂，或碘酰胺葡甲胺）通常用于儿童急性创伤或近期术后考虑肠穿孔的病例。稀释的高渗碘造影剂如泛影葡胺和泛影酸钠目前应用较少，仅限定应用于需要治疗性清除的病例（例如患有囊性纤维化和远端肠梗阻的青少年患儿）。高渗性造影剂有可能导致液体性质转变和电解质紊乱，因此应谨慎使用。口服高渗造影剂如发生误吸也可导致患儿严重的肺部并发症（如化学性肺炎或肺水肿），应尽量避免。可考虑使用低渗碘造影剂替代。

一般来说，低剂量透视检查应始终按照“尽可能低剂量”（ALARA）原则。这包括：①使用脉冲透视；②最大化准直；③最小化放大率；④尽量使图像增强器靠近患者；⑤在能解决手上特殊临床问题的情况下尽可能缩短透视时间；⑥最大限度地减少真正的射线曝光量，并替代使用能满足多种条件下充分评估疾病的最后图像捕捉技术[1]。目前使用透视检查系统最后图像捕捉技术也可用来抓取多个图像和记录动态过程，例如胃肠道运动。

1. 食管造影　食管造影是评估喉咽部至胃近端（包括胃食管连接部）水平的食管解剖和活动性的一项重要成像方式。在儿童中进行食管造影的典型临床适应证包括疑似或已知的血管环和索带、气管食管瘘、吞咽困难和异物。本研究也常用于评估食管术后改变，最常见的是食管闭锁修复术后。

食管造影是让患者通过使用杯子、注射器或瓶子口服造影剂并在侧位，斜位和仰卧位获取透视图像来进行的。当高度怀疑 N（也称为 H）型食管闭锁时，可以通过直接透视情况下将一根鼻饲管放入胃中，再逐渐将管拉回同时注入造影剂进行食管造影[2]。然而，应注意不要向食管内注射造影剂过多或过于用力，否则可能会发生气管误吸，此时会被误认为是 N 型食管闭锁。准确测量狭窄区域非常重要，包括狭窄长度和最小管腔直径。偶尔，在年龄较大的儿童中，吞咽钡片可有助于估计食管管腔的大小。

2. 上消化道造影与小肠钡餐检查　在食管造影之后，胃和十二指肠常作为同一检查的一部分，被称为上消化道造影。上消化道造影可通过胃管或鼻饲管将造影剂输送至胃内，从而评估胃和十二指肠。儿童上消化道造影典型的临床适应证包括：①呕吐，包括可疑旋转不良伴扭转、胃出口阻塞和十二指肠或近端空肠梗阻；②在放置胃管之前评估上消化道解剖结构；③评估胃排空情况及是否存在胃食管反流，尽管其他检查方式可能对此更加敏感。

常见上消化道造影方式包括：①显示食管的仰卧位和左侧卧位；②显示胃的仰卧位和斜位；③显示远端胃和十二指肠的右侧卧位。侧位像用于明确十二指肠第 2～4 部分在腹膜后、脊柱前方的正常走行。最后，将儿童仰卧以确定十二指肠空肠连接部（DJJ）的位置，该位置通常位于脊柱的左侧，十二指肠球部水平。

近年来，虽然小肠钡餐检查（SBFT）很大程度上被 CT 和 MRI（肠道断层扫描）所取代，特别是在评估已知或可疑炎性肠病（IBD）方面，但该技术在儿科检查中仍然很有帮助。SBFT 适用的典型临床适应证包括评估梗阻、喂养困难、蠕动障碍 / 小肠通过时间、息肉病综合征和可疑吸收不良综合征。这项检查需要儿童口服造影剂，或通过胃造瘘管、鼻饲管给药。然后获取造影剂通过小肠直到近端结肠的多幅图像（通常间隔时间为 30～60min）。点加压透视图像对于一些儿童可能有帮助，特别是并发小肠息肉或克罗恩病患儿。在一些情况下，对于住院患儿，明显延迟的床旁 X 线摄影在评估蠕动障碍 / 小肠排空时间和梗阻时可提供其他有价值的信息。

3. 造影剂灌肠　对儿童进行造影剂灌肠的典型临床适应证包括：①评估梗阻，包括新生儿远端胃肠道梗阻和坏死性小肠结肠炎；②治疗性清除结肠内排泄物；③回肠 – 结肠型肠套叠复位术。在大多数儿童通常采用单造影剂，很少采用双重对比。当怀疑结肠息肉（例如症状性幼年息肉）时，评估方法包括造影剂灌肠、CT 和（或）结肠镜检查[3]。在怀疑新生儿远端胃肠道梗阻时，由于有肠穿孔的风险因此首选水溶性碘造影剂（如碘酞酸酯葡甲胺）。许多医疗机构首选空气来鉴别和治疗回肠结肠型肠套叠[4]。

造影剂灌肠开始时儿童应取左侧卧位，导管头部位置应位于直肠下段。造影剂在重力作用下进入结肠。透视成像通常可获得沿结肠至盲肠和阑尾水平的侧卧位、仰卧位和斜位的直肠图像。造影剂回流至末端回肠可见于部分患儿，并且可以帮助评估远端小肠。点加压图像有助于进一步鉴别病灶的特征。

4. 其他特殊透视检查　瘘管造影检查和造瘘研究在评估复杂的胃肠道解剖结构（如泄殖腔和肛门直肠各种畸形）需要仔细研究儿童内、外科病史，以决定成像方法的准确应用。该检查通常作为外科医生在确定手术方案之前的指导性检查方法。因此，放射科医师和外科医师在检查之前的沟通很有必要。该检查需要使用水溶性碘造影剂如碘酞酸盐葡甲胺。当怀疑存在瘘管时（如直肠和泌尿生殖道之间），由于增加了图像细节，实际的 X 线照射(除了捕获的图像之外）可提供额外有价值的信息。

（三）超声

超声是评估肥厚性幽门狭窄（HPS）、阑尾炎和回肠结肠型肠套叠的首选影像学检查方法。也有越来越多的文献支持使用该检查来评估已知或可疑炎性肠病的患儿，与 CT 和 MRI 相比，它具有许多优点，包括成本较低、不需要镇静 / 全身麻醉，以及没有电离辐射（特别是与 CT 相比）[5, 6]。

线性高频（9～18MHz）传感器能提供儿童胃肠道的高分辨率灰阶图像。电影、全景、彩色和能量多普勒技术对评估儿童胃肠道也很重要。当对较大的儿童进行影像检查或肠襻位于前腹壁后方时，可以使用低频可弯曲传感器来改善图像。分级压缩技术可以通过转移 / 消除叠加的肠襻，使异常的肠管接近传感器来改善大、小肠和阑尾显像[7]；肠道异常部分（例如发炎的阑尾，克罗恩病中的末端回肠炎）不需要按压，病变即可充分显示。

系统性扫描方案有助于肠道疾病（如肠套叠或肠道炎性疾病）的评估。当怀疑胃十二指肠异常时，应嘱患者喝水以充盈胃和十二指肠来改善图像[5, 8]。超声静脉微气泡造影剂已被证明在儿童使用时是安全的；然而，在美国，目前对比增强超声的使用有一定限制性[9]。

（四）CT

儿童腹盆腔胃肠道的 CT 典型临床指征包括：急性肠道和肠系膜损伤、肠梗阻、累及肠道的肿瘤、肠道术后并发症及疑似或已知的肠道感染 / 炎症。多数医疗机构使用静脉和口服造影剂，除非有明确的禁忌证。阳性（高密度）口服造影剂除紧急性创伤外适用于大多数疾病。在急性肠梗阻时，儿童可能无法耐受口服造影剂，但这并非主要问题，因梗阻肠管可表现为扩张积液。CT 小肠造影（CTE）需要中性（接近水的密度）口服造影剂，使肠壁 / 黏膜对比后呈现高密度。儿童 CTE 技术已在不同类型刊物上被多次报道[10, 11]。

通常使用螺旋技术进行儿童腹盆腔 CT 扫描，获得一个各向同性的数据集，再进行二维多平面重组（以及 3D 重组）。与透视类似，儿童 CT 检查应严格遵守尽可能低剂量原则。包括尽可能使用最低管电流（mA）和管电压（kVp）。CT 技术的最新进展，包括管电流调制和迭代图像重建技术，在维持图像质量的同时大幅降低 CT 剂量[12]。多个出版物证实在特殊病例中，CT 结肠造影（包括结肠充气和静脉造影）可以安全地评估儿童结肠息肉和肿块[3]。

（五）MRI

胃肠道 MRI 或 MR 肠道造影（MRE）已成为评估儿童已知或可疑炎性肠病的主要成像方法。MRE 也可用于其他适应证，如息肉、肿瘤，以及炎性肠病以外的其他炎性病变进程[13]。与 CTE 类似，MRE 需要患儿饮用大量双相（T_1 加权低信号 /T_2 加权高信号）口服造影剂并接受静脉造影（钆螯合物）。用于肠道扫描的 MRI 脉冲序列包括单次快速自旋回波、平衡稳态自由进动和增强后 T_1 加权 3D 梯度回波序列[13]。

MRE 较 CTE 的优点包括无电离辐射和良好的软组织分辨率。较 CTE 和超声的缺点包括扫描时间长，由于患者运动、呼吸和肠蠕动造成的伪影及常规需要镇静或全身麻醉。多种技术可以减少呼吸和运动有关的伪影，包括呼吸触发（或导航门控）和放射状填充 k 空间[14]。解痉药（如胰高血糖素）可减少肠蠕动[15]。最近，MRI 作为 CT 的替代方法也被用于对可疑阑尾炎病变进行检查，尤其是超声无法诊断或不确定的情况下。MRI 诊断阑尾炎可以使用或不使用静脉造影剂，该检查具有较高的敏感性和特异性。

（六）核医学

目前多种核医学方法可以用来评估儿童胃肠道疾病。放射性物质的剂量应根据患儿的情况（如体重）进行调整，并符合现行的检查原则。与透视和 CT 类似，可合理达到的尽量低原则应该是在保证诊断质量前提下尽量减少患者受到的辐射。

1. 放射性核素唾液显像　放射性核素唾液显像显示唾液自口腔流至胃的过程，可用来评估气道（肺）的吸入情况。该检查可有效评估口腔内容物吸入过程并能为口服钡剂透视检查提供补充信息[17]。该检查需儿童仰卧位，取少量水（或盐水）混合 ^{99m}Tc 标记的硫胶体滴入口腔。约 1h 后对颈部、胸部和上腹部进行投照。在肺、支气管或气管内发现异常放射性物质，考虑为吸入表现。

2. 胃食管反流闪烁显像　闪烁扫描检测胃食管反流的敏感性较上消化道造影更高。该检查是将 ^{99m}Tc 标记的硫胶体输送至胃内。放射性同位素与母乳、婴儿食品或其他膳食混合摄入。30min 后行胸部、上腹部仰卧位投照。在预期的食管位置发现任何放射性物质可确诊为胃食管反流并可计数[18, 19]。

3. 胃排空闪烁显像 闪烁扫描被认为是评估胃排空的金标准[20]。胃排空闪烁扫描技术在各地是不同的。几小时禁食期之后，使患儿摄入混合了 ^{99m}Tc 标记的硫胶体的液体或固体膳食。90～120min 后对上腹部进行左前斜位投照。采用计算机程序量化胃排空过程，包括生成胃局部时间 – 放射活性曲线，以及计算胃排空半时间（50% 的放射性同位素自胃排出时间）[20]。

4. 梅克尔扫描 高锝酸盐闪烁扫描（梅克尔扫描）可用来评估儿童可疑梅克尔憩室造成的无法解释的胃肠道出血。梅克尔憩室为卵黄管残留所形成，胃黏膜的存在引起 ^{99m}Tc 高锝酸盐积聚。发现梅克尔憩室的同时可显示胃黏膜结构，且通常位于右下腹、局部放射性增加。静脉注射放射性核素 30～60min 后行仰卧位投照。获取动态和静态（包括侧位投照）图像。单光子发射计算机断层扫描可用以区分真正的梅克尔憩室和伪影。高锝酸盐闪烁扫描诊断梅克尔憩室的敏感性约 85%[21]。

5. 胃肠道出血扫描 胃肠道出血扫描可用于评估儿童下腹部胃肠道活动性出血。取患儿一小部分血液用 ^{99m}Tc 标记并重新注射到患儿体内。重新注射标记后的血红细胞，第一分钟内行动态灌注检查，在随后的 30～60min 每隔几分钟投照获取静态图像。阳性结果表现为自活动性出血区域扩散的异常放射性浓聚，以此可确定病变肠管。若首次成像未显示异常且胃肠道继续出血，延迟成像可于再次注射后 24h 进行[19]。该检查有助于快速定位出血区域，引导内镜医师或血管造影者明确诊断和治疗。

三、正常解剖

（一）食管

食管为起源于前肠的肌性管道，自第 7 颈椎延伸至第 10～11 胸椎水平。上 1/3 包含横纹肌，由迷走神经支配；下 2/3 包含平滑肌，由内脏神经丛支配。食管通常具有光滑的黏膜，无外层浆膜层。包含两种食管括约肌（分为上段和下段）；下段括约肌在婴儿时期往往是不成熟的，可导致胃食管反流。降主动脉和左主支气管对食管具有轻微的占位效应，可在食管造影中观察到。食管的血供包括甲状腺下动脉、支气管动脉、胃左动脉、左侧膈动脉分支以及胸主动脉的食管分支。回流静脉包括食管周围静脉和黏膜下静脉丛。

（二）胃

胃起源于前肠，由 5 个主要组成部分，即贲门、胃底、胃体、胃窦和幽门。贲门占胃组织的一小部分，位于胃食管交界处。胃底是胃的近端部分，位于左膈肌下方，与脾相邻。胃体占胃组织的大部分，与胃小弯（上方）和胃大弯（下方）相毗邻。胃远端部分包括胃窦和幽门；幽门类似括约肌，打开可使胃排空，关闭可以防止小肠内容物反流入胃。胃由四个主要韧带固定：胃膈韧带、胃肝韧带、胃脾韧带和胃结肠韧带。胃的主要血供包括胃左动脉、胃右动脉、胃十二指肠动脉和脾动脉。主要的静脉回流是通过胃左（冠状静脉）、胃右和胃网膜静脉，回流入门静脉。在婴儿期，胃可呈水平位，而在大龄儿童中，可呈 J 形。突出的皱褶使胃易于在上消化道 CT 和 MRI 检查中被识别。

（三）小肠

小肠由十二指肠、空肠和回肠组成。小肠由出生时的 200cm 生长至成年时大约 600cm（19.8ft）[19]。十二指肠的长度很短，来源于前肠和中肠。十二指肠呈典型的 C 形，由四部分组成。第一部分为十二指肠球部，自幽门延伸至胆囊水平。第二部分为降部位于胰头的外侧，主要包括引流胰胆管的壶腹部。第三部分为水平部位于脊柱前方，从右向左穿行。而第四部分为升部延伸至十二指肠空肠连接部，此处由十二指肠悬韧带（Treitz 韧带）固定。十二指肠的降部到升部位于腹膜后。十二指肠的主要血供包括胃十二指肠动脉和胰十二指肠动脉。

空肠占小肠的 40%，其余部分为远端回肠。空肠最常位于左上腹，但在部分儿童中，也可能位于右上腹（只要 Treitz 韧带位置正常即可）。空肠具有明显的环形褶皱，即所谓环状襞，通常在超声、小肠钡餐检查、CT 和 MRI 中表现为羽毛状。在 CT 和 MRI 检查中，空肠比回肠更易显影。回肠主要位于下腹部和盆腔，末端回肠位于右下腹。正常回肠相对无特征。小肠的主要血供为肠系膜上动脉（SMA）。肠系膜动脉分支吻合形成复杂的血管弓，最终以直小血管终止。小肠静脉回流至门静脉系统（肠系膜上静脉）。

(四)结肠

结肠起源于中肠和后肠，可分为多个部分包括盲肠、升结肠、横结肠、降结肠和乙状结肠。结肠由出生时的30～40cm生长至成年时的大约150cm[19]。盲肠位于结肠的最近端，常位于右下腹，婴儿期可移动。阑尾起源于盲肠，长短不一，为一盲端。三条纵行平滑肌束（结肠带）从盲肠延伸至乙状结肠并形成囊状突起，称为结肠袋。多个内衬腹膜脂肪并包含血管的囊袋沿结肠分布，称为肠脂垂。结肠有两个90° 弯曲，称为曲部，肝曲位于右上腹，脾曲位于左上腹。结肠的升部和降部位于腹膜后，而阑尾、盲肠、横结肠和乙状结肠位于腹膜内，并有肠系膜。结肠的血供包括肠系膜上动脉（SMA）的右和中结肠分支以及由肠系膜下动脉（IMA）发出的左结肠动脉。静脉回流至门静脉系统（肠系膜上和下静脉）。

(五)直肠

直肠呈垂直走行，直肠乙状结肠连接部约位于骶骨岬水平。直肠之后为肛管，距肛门约4cm[22]。齿状线位于肛管内，这个锯齿状分界线标志着从柱状上皮到鳞状上皮的转变[23]。远端直肠和肛管位于腹膜外，邻近坐骨直肠窝[22]。直肠的血供包括肠系膜上动脉发出的直肠上动脉，以及髂内动脉发出的直肠中动脉。齿状线以上静脉回流至门静脉系统，而齿状线以下静脉回流至体静脉[22]。

四、胃肠道疾病

(一)先天性和发育异常

1. 食管

(1) 食管闭锁和气管食管瘘：食管闭锁属于前肠发育异常系列疾病的一种，可单独发生或与气管食管瘘（TEF）并发。据报道，食管闭锁的发生率约占新生儿的1/3500，男性略多[24]。目前确切病因尚不清楚，但被认为是原始前肠在分化成食管和气管过程中形成和分离异常所致[19]，可能与血管的损伤有关。气管食管瘘包括四种类型，最常见的是近段食管闭锁，远端食管与气管之间有瘘管连接，约占85%（表16–1）。食管闭锁/气管食管瘘有时合并其他异常，如迪乔治（DiGeorge）综合征或为VACTERL联合畸形（脊椎、肛门直肠、心脏、气管食管、肾脏和肢体异常）的一部分。

产前影像根据羊水过多和胃部不显影可提示食管闭锁，但是有部分患儿初次发现于新生儿期。出生后症状包括分泌物排泌困难、反流、窒息、呼吸窘迫和复发性肺炎，尤其是H型或N型气管食管瘘。X线通常显示近端食管为一扩张的充气盲端。此外，可以看到鼻饲管在近端食管囊袋中卷曲。肠道内含气证实气管食管瘘的存在（图16–1）。通过鼻胃管将少量的造影剂注入近端食管中，可证实食管闭锁。还有助于确定近端气管食管瘘的存在。此外，食管造影可鉴别疑似H型或N型气管食管瘘（图16–2）。

表16–1 气管食管瘘的分类

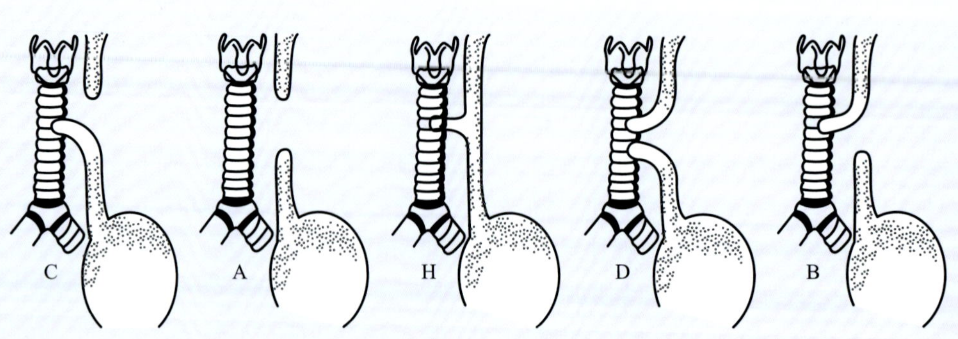

气管食管瘘（TEF）的五种类型；C型，食管闭锁合并远端气管食管瘘是气管食管瘘最常见的类型，约占80%以上；A型是指食管闭锁无TEF瘘，发生率约为6%；H型（或N型）为单纯气管食管瘘无食管闭锁（约4%）；D型指食管闭锁同时伴近端和远端气管食管瘘（约1%），B型表示食管闭锁伴单一近端瘘管（1%～5%）

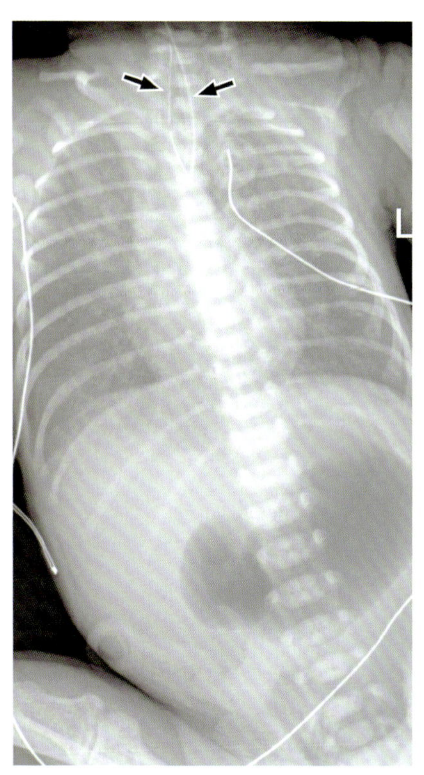

▲ 图 16-1　男，新生儿，胸腹联合 X 线片

鼻饲管（箭）盘绕在食管囊内，提示食管闭锁；胃内含气表明存在气管食管瘘（TEF）

目前的治疗方法是外科手术，多数患儿行一期食管吻合术和气管食管瘘切除术。长间隙型食管闭锁的儿童可能需要胃造瘘。预后取决于闭锁食管的长度和其他并存的先天性异常 [25]。常见吻合口狭窄，食管造影可予以显示。

(2) 食管重复囊肿：食管重复囊肿是继回肠重复囊肿后第二最常见的胃肠道重复畸形 [26]。囊肿最常位于食管的中下段 [26]，并含有前肠衍生组织。食管重复畸形通常是囊性的，表现为在食管壁内或邻近的圆形或球形（较少为管状）病变 [27]。组织学上病变常具有肌壁，多种类型上皮细胞呈线状排列 [28]。患儿常无症状多偶然发现，但部分患儿可出现吞咽困难或其他症状，包括胸痛和呼吸窘迫。

X 线检查中，食管重复囊肿难以显示或仅表现为中纵隔或后纵隔肿块。食管造影可显示壁内肿块或外部肿块对食管造成的占位效应，病变很少与食管管腔相通。超声检查中，食管重复囊肿表现为散在的囊性包块伴囊壁分层 [19]。CT 上病变呈局限性、均匀的、近似水样密度，增强后缺乏与食管壁相关强化（图 16-3）[27]。MRI 检查，病变通常为薄壁，于 T_1 加权序列呈低信号，于 T_2 加权序列呈高

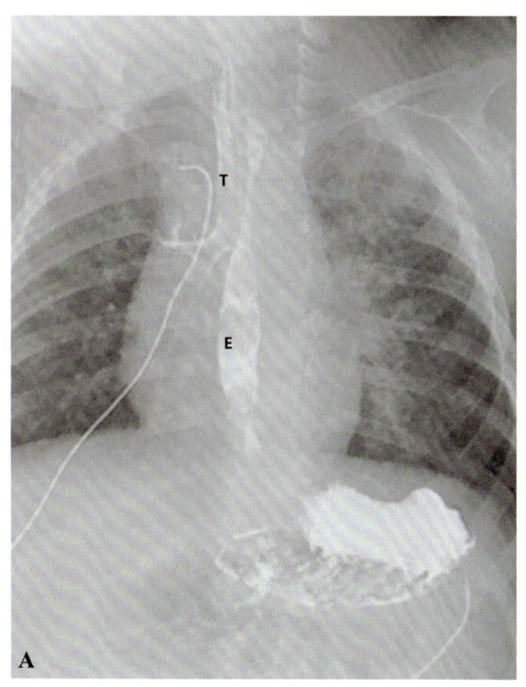

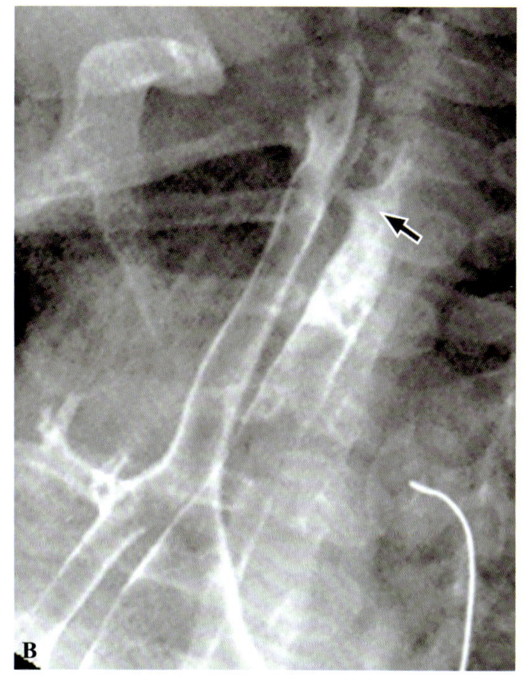

▲ 图 16-2　女，新生儿，食管造影显示气管食管瘘

A. 食管造影正位 X 线片显示钡剂填充食管（E），远端气管（T）和右支气管；B. 放大图像更好地显示了食管与气管之间的线样 H（或 N）型沟通（箭），并充满造影剂

信号，并发症除外。治疗上尤其对于有症状者行手术切除。

2. 胃

(1) 无胃 / 小胃畸形：胃完全性缺失，称为无胃畸形，是极其罕见的[27]。常与其他畸形伴发，包括内脏异位综合征。X 线可以显示扩张充气的食管，胃泡可见或不可见。小胃畸形是一种罕见的发育畸形，胃短小，通常为管状畸形（图 16–4）。对于小胃畸形患儿，上消化道造影有时显示为一个小的、位于中线区的胃以及继发于胃容量不足的食管扩张（图 16–5）。患儿胃食管反流常见且严重。

(2) 胃重复囊肿：胃重复囊肿罕见，发生率占消化道重复畸形 10% 以下[19]。女孩更为常见，多数病变沿胃大弯分布[27]。胃重复畸形通常无症状，部分患儿若病变较大或邻近胃出口时，可能会出现梗阻症状。少数情况下，胃重复畸形与异位胰腺组织有关，可导致胰腺炎，与其他液性病变类似，如胰腺假性囊肿[29]。

X 线检查可显示胃内或胃周肿块样的软组织密度病变。这些病变更有可能被超声检出，由于黏膜回声减低，肌肉呈低回声[19, 27]，从而表现为局限性的无回声或复杂回声的囊性包块伴囊壁分层。CT 检查胃重复囊肿表现为与胃壁关系密切、边界清晰、均匀的低密度肿块，增强后无强化。MRI 检查病变常为薄壁，于 T_1 加权序列呈低信号，于 T_2 加权序列呈高信号，复杂囊肿除外（图 16–6）[19]。

目前的治疗方法是手术切除，尤其对于有症状的病变。

(3) 胃扭转：胃扭转指胃异常扭曲，可分为器官轴型（沿胃的长轴）或肠系膜轴型（沿胃的短轴）。胃扭转可以是自发的（与由韧带缺失或松弛造成胃固定不全有关），也可继发于食管裂孔疝、先天性膈疝 / 膈膨升或游走脾[30]。器官轴型胃扭转发生于胃大弯多于胃小弯（图 16–7）[19]。肠系膜轴型胃扭转时，幽门和胃窦位置高于近端胃组织。胃扭转可为急性或慢性[19]。急性胃扭转患儿表现为腹痛和胃出口梗阻，包括持续性呕吐。慢性胃扭转可能表现为间歇性腹痛或呕吐。若扭转持续则会造成缺血。

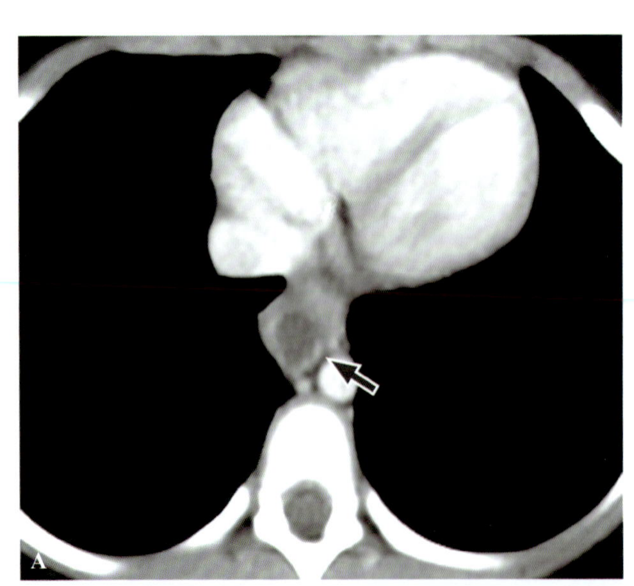

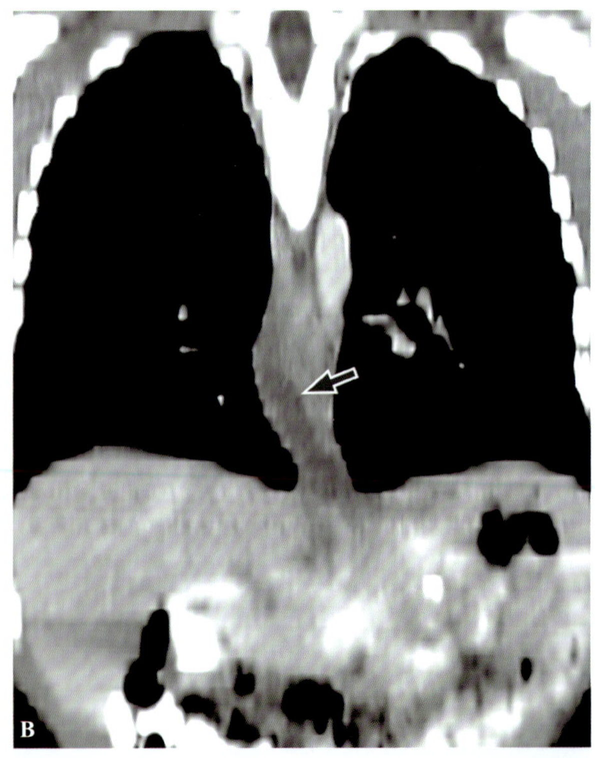

▲ 图 16–3　女，4 月龄，食管重复囊肿

A. 轴位增强 CT 图像显示邻近食管壁、边界清晰的管状液体密度病变（箭）；B. 冠状重组 CT 图像显示细长的低密度结构（箭），手术证实为食管重复囊肿

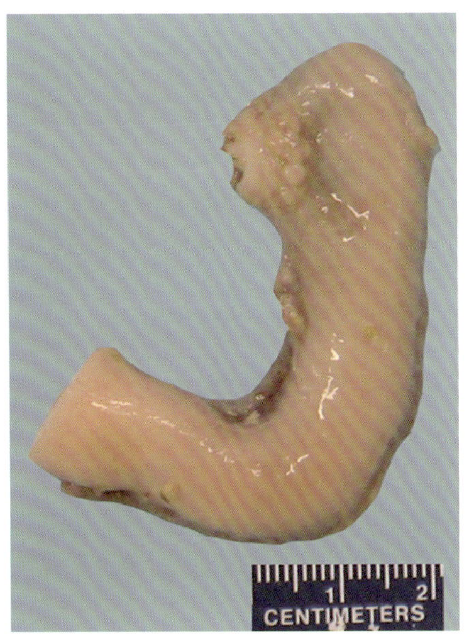

▲ **图 16-4 女，5 周龄，小胃畸形**

严重的小胃畸形伴多种先天性畸形，胃窦部明显变窄，呈“管状胃”特征

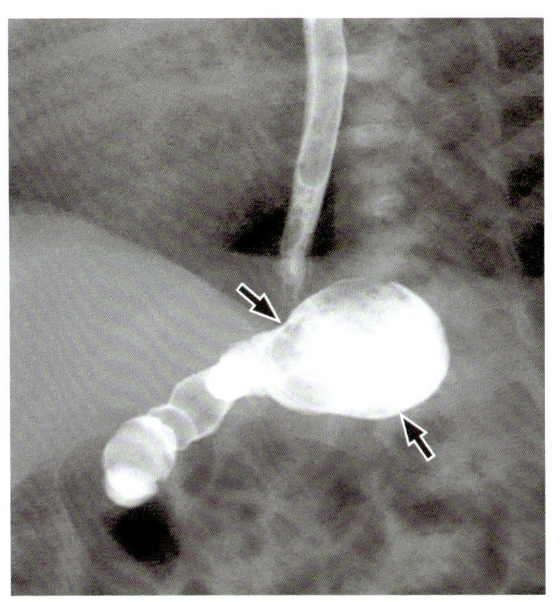

▲ **图 16-5 男，新生儿，小胃畸形**

上消化道造影显示异常的小胃呈管状（箭）

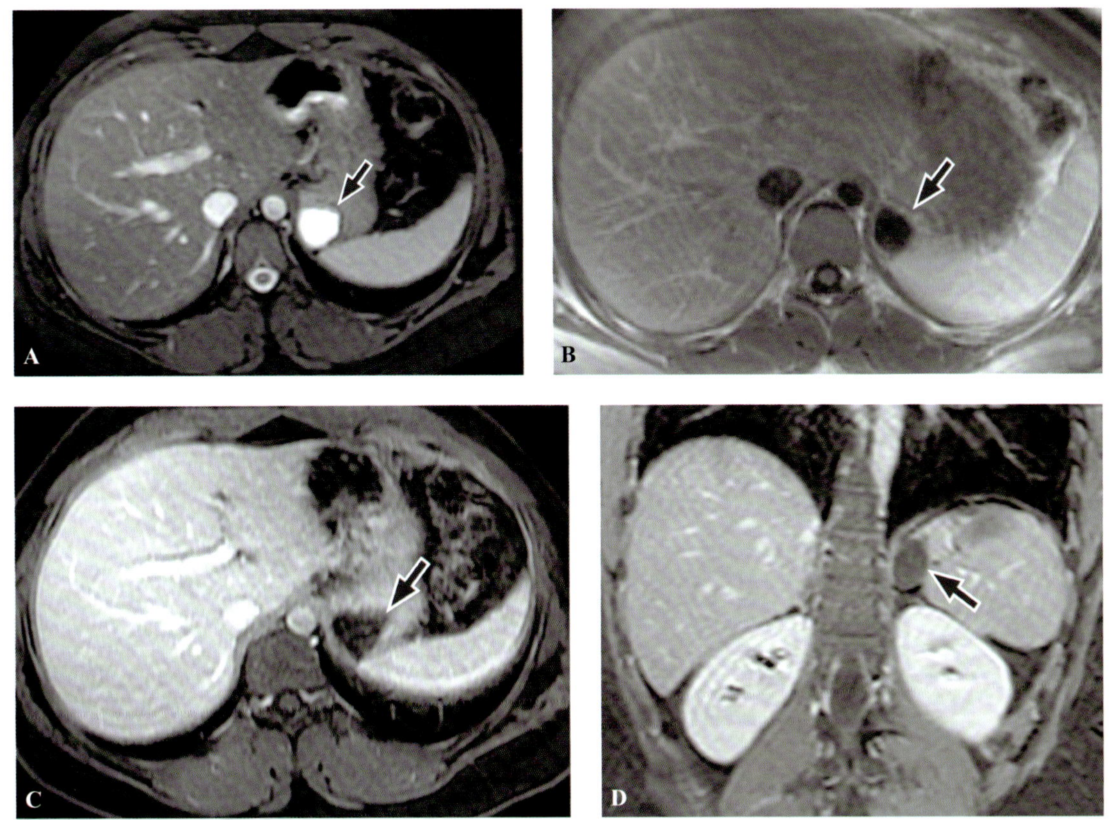

▲ **图 16-6 青少年，腹痛，偶然发现胃重复囊肿**

A. 轴位 T_2 加权 MR 图像示左上腹沿胃后壁走行的边界清晰的圆形高信号囊性包块（箭）；B. 轴位 T_1 加权 MR 图像示病变（箭）呈低信号；C 和 D. 轴位和冠状位增强 T_1 加权脂肪抑制 MR 图像显示同一病变（箭）无强化，具有一薄壁

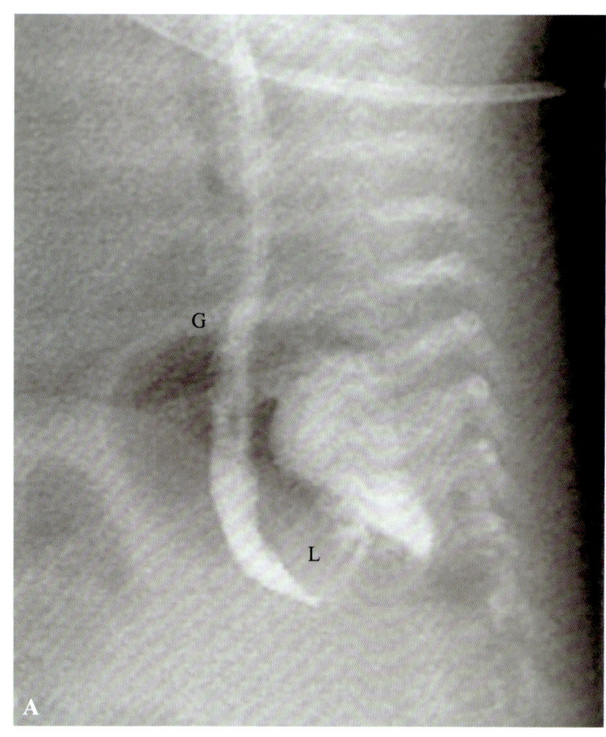

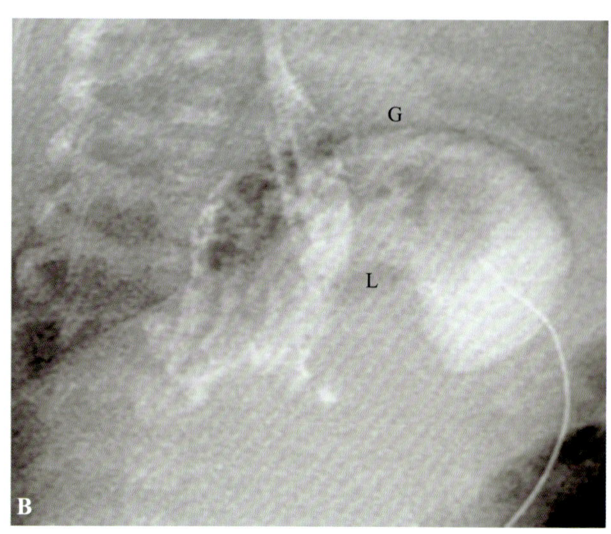

▲ 图 16-7 新生儿，男，7 日龄（A）和女，17 日龄（B），器官轴型胃扭转

A. 上消化道造影右侧位图像显示食管和扩张的胃内钡剂填充，胃大弯（G）位于胃小弯（L）上方；B. 上消化道造影左侧位图像显示食管和扩张的胃内钡剂填充，胃大弯（G）高于胃小弯（L）

X 线可明确诊断，表现为严重的胃扩张，远端肠管内很少或无气体[19]。其他症状包括胃形态异常，胃内两个气 – 液平面（网膜轴型），胃体向上突出（器官轴型）或可见幽门位置位于或高于胃底部（网膜轴型）。上消化道造影可明确诊断，包括明确胃扭转的类型[30]。

目前对于胃扭转的治疗方法为胃固定术。

(4) 胃窦蹼（胃窦隔膜）：胃窦隔膜是造成部分胃出口梗阻和胃食管反流的一个原因[27]。该结构为一薄的隔膜或胃窦内环状线样薄膜，通常距幽门 2cm 以内，由黏膜和黏膜下层组成[19]。X 线检查可以发现近端胃扩张。上消化道造影显示一线样环形充盈缺损位于远端胃内（图 16-8）。此隔膜可被造影剂掩盖，因此了解早期和详细的胃部成像是关键，有症状的胃窦隔膜需行胃窦成形术，或隔膜切除伴或不伴幽门成形术。

(5) 食管裂孔疝：当部分胃组织通过横膈裂孔突入胸腔时即诊断为食管裂孔疝。食管裂孔疝可分为滑动型（Ⅰ型），胃食管交界处位于膈上方；或食管旁型（Ⅱ型），胃食管交界处位于膈下方，但一部分胃组织疝入胸腔。Ⅲ型食管裂孔疝同时具有

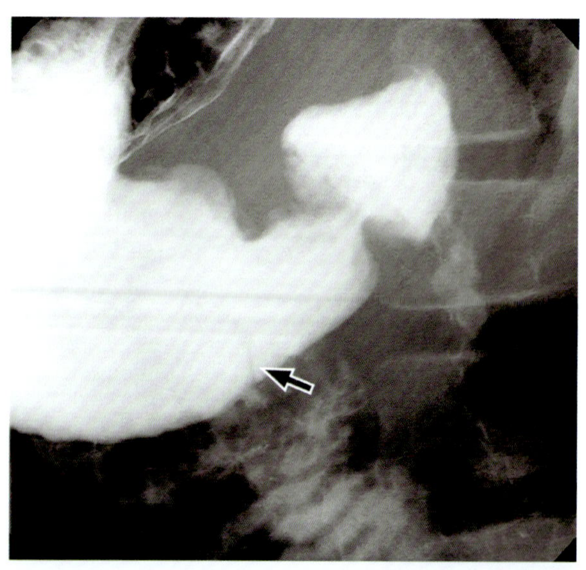

▲ 图 16-8 男，4 岁，胃窦隔膜

上消化道造影点片显示胃窦部的线性充盈缺损（箭），代表隔膜

滑动型和食管旁型特点，而Ⅳ型的诊断则是其他腹部脏器疝入胸腔。滑动型食管裂孔疝是最常见的，占 95% 以上 [31]。本病是由于膈裂孔的扩大和膈食管膜的薄弱造成的 [31]。当出现症状时，滑动型食管裂孔疝往往伴有胃食管反流。食管旁型食管裂孔疝可表现为呕吐、吞咽困难和更严重的并发症，如胃梗阻或扭转 [32]。

X 线检查通常是正常的，或仅仅在后纵隔中观察到胃泡或气 – 液平面 [31]。透视成像（上消化道造影或食管造影）可以确定胃食管交界处和胃的位置，并确定食管裂孔疝的类型（图 16–9）[31]。

对滑动型和食管旁型食管裂孔疝的治疗方法为

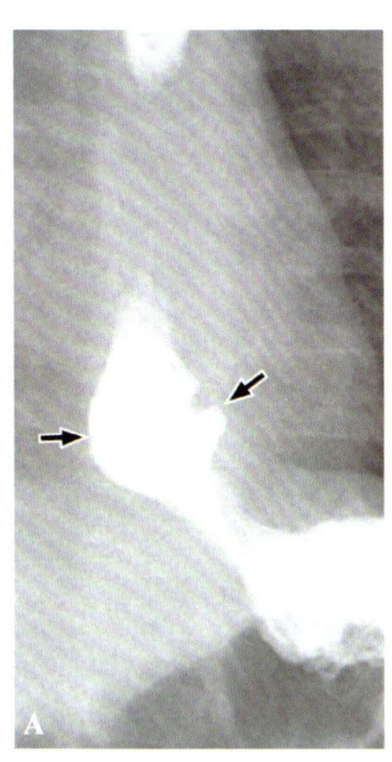

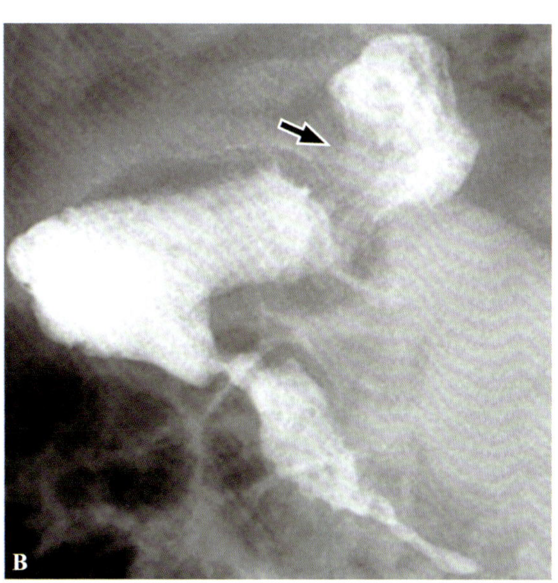

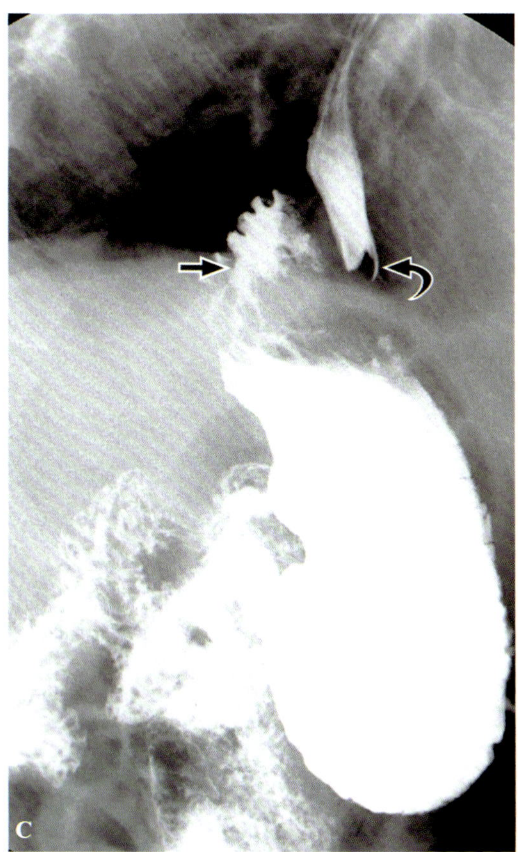

▲图 16–9　**男，9 月龄，食管裂孔疝，反复呕吐（A 和 B）；女，6 岁，反复呕吐，食管旁型食管裂孔疝（C）**

A. 上消化道造影正位图像显示胃疝至膈上方（箭），为滑动型食管裂孔疝；B. 同一婴儿的侧位图像显示食管裂孔疝内造影剂显示出的胃襞（箭），位于膈上方；C. 上消化道造影图像显示胃食管连接部的正常位置（弯黑箭）和一部分胃组织（箭）疝入邻近远端食管的胸腔内

外科手术，包括 Nissen 胃底折叠术（一种用胃底部分或完全包绕食管末端，以重新建立胃食管括约肌功能的手术[33]）。Nissen 胃底折叠术后的影像学检查应显示食管末端（被包绕的位置）的平滑狭窄的范围（2～3cm），胃底应位于横膈下方。了解 Nissen 胃底折叠术的并发症非常重要，包括包绕过紧造成食管梗阻、包绕处移至横膈上方和包绕处松脱[33]（图 16-10）。

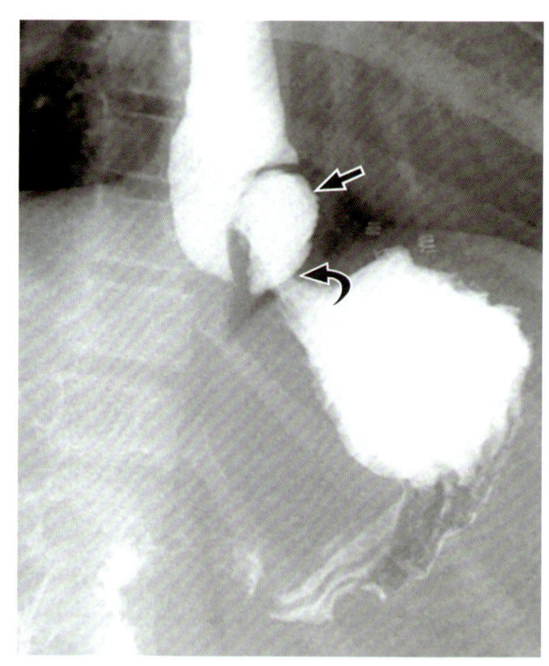

▲ 图 16-10 男，7 岁，行 Nissen 胃底折叠术

上消化道造影正位图像显示 Nissen 胃底折叠术，其中部分包绕结构内造影剂填充（直箭）；胃近端（弯箭）和被包绕结构位于膈上方

3. 小肠

(1) 十二指肠和其他小肠闭锁：小肠闭锁是新生儿肠梗阻的常见原因，其临床和影像学表现根据位置不同而有所不同。十二指肠闭锁是由于宫内肠管再通障碍引起的，最长见于壶腹部前方，并且经常与其他畸形伴发[34]，包括 21 三体综合征和 VACTERL 综合征（包括食管闭锁）。同时也可能伴发旋转不良和环状胰腺。胎儿影像学检查（超声和 MRI）基于羊水过多和扩张、充满液体的胃和十二指肠（“双泡”征）表现可提示十二指肠闭锁（图 16-11）。患儿生后早期即出现呕吐和明显的胃扩

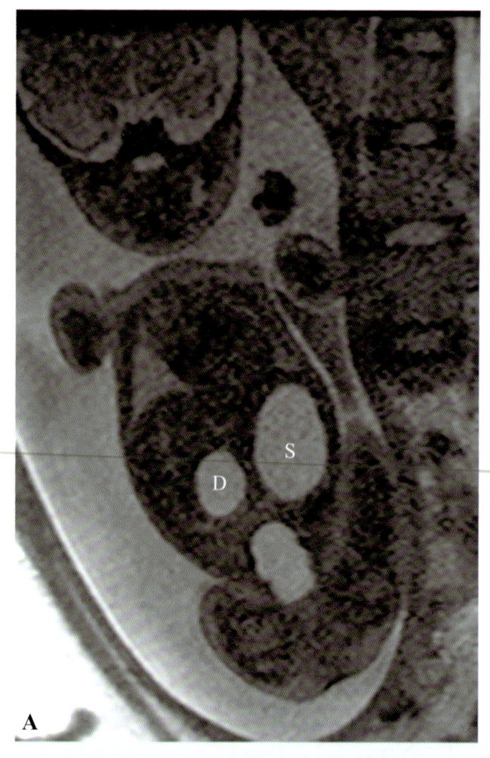

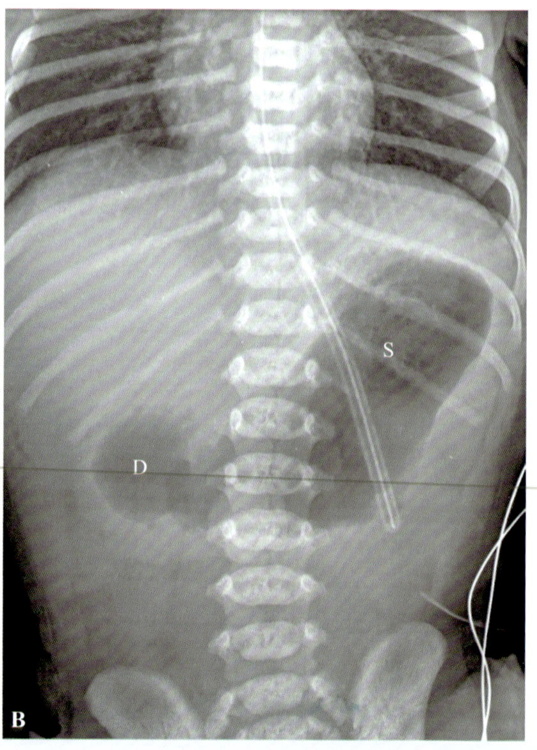

▲ 图 16-11 女，新生儿，十二指肠闭锁

A. 胎儿 MR 液体敏感图像示胎儿上腹部两个充满液体的结构分别代表扩张的胃（S）和十二指肠球部（D）；B. 出生后腹部 X 线片示胃（S）和十二指肠球部（D）的扩张积气，呈典型双泡征表现，远端肠管内无气体

张。X 线显示近端胃肠道梗阻，由于胃和十二指肠扩张积气而表现为典型的“双泡”征；远端肠道内无气体，但少数情况下气体可经由胰管进入远端肠管。如有必要，上消化道造影可明确诊断。治疗方法为外科手术，最常见十二指肠造瘘术。

空肠和回肠闭锁是新生儿肠梗阻的另一原因，较十二指肠闭锁更常见[19]。这种肠道闭锁可能是由于宫内血运中断造成的，并且与囊性纤维化有关。多发及遗传性肠道闭锁少见[35]。空肠闭锁最常发生于近端，而回肠闭锁最常发生于远端。空肠和回肠可同时伴发其他先天性畸形，但不合并 21 三体综合征。患儿典型表现为呕吐（可能为胆汁）和腹胀。病理检查显示一处或多处小肠肠管的缺失（图 16–12）。

X 线检查时空肠闭锁表现为胃肠道近端梗阻（少数肠襻扩张）（图 16–13），回肠闭锁表现为胃肠道远端梗阻（大量肠襻扩张）（图 16–14）[34]。胃、十二指肠和近端空肠的扩张积气，“三泡”征是近端空肠闭锁的典型表现[34]（图 16–13）。上消化道造影可用于确诊可疑空肠闭锁（图 16–13）。怀疑回肠闭锁时，通常行造影剂灌肠检查。回肠闭锁的影像学表现包括失用性细小结肠和闭锁远端无扩张的小肠襻[34]（图 16–14）。

所有的肠道闭锁均行外科手术治疗，具体的手术方案取决于病变肠段的位置、肠道闭锁的数量，

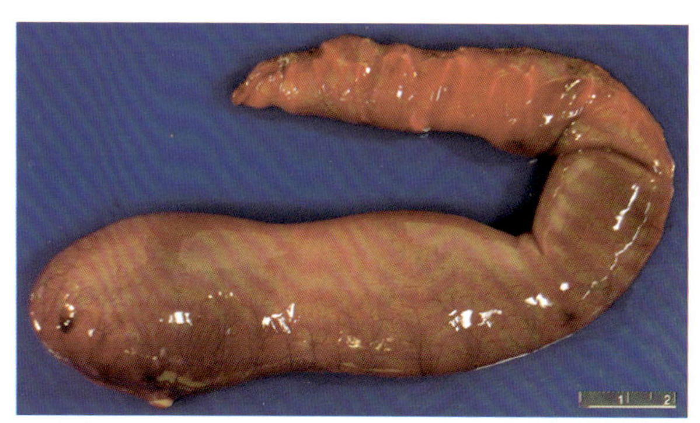

▲ 图 16–12　女，1 日龄，回肠闭锁，出生后腹胀和胆汁性呕吐

切除部分为邻近盲端扩张最严重肠段（左下）

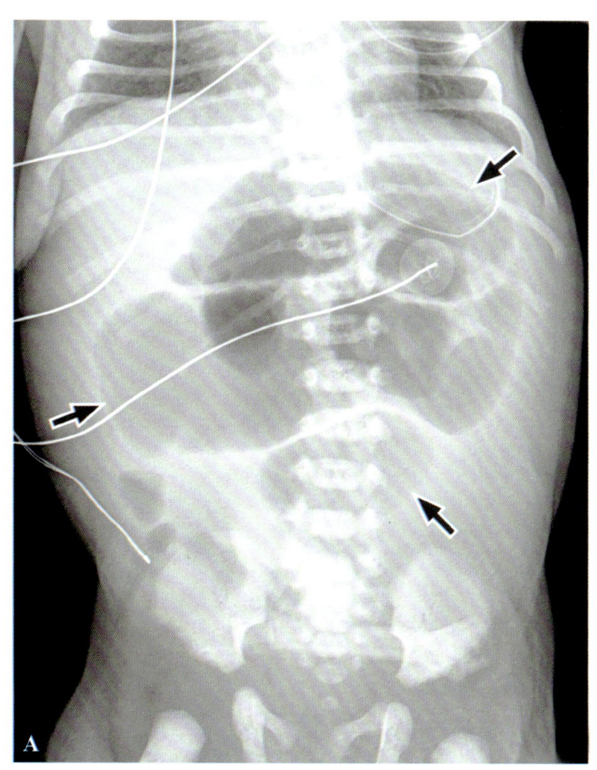

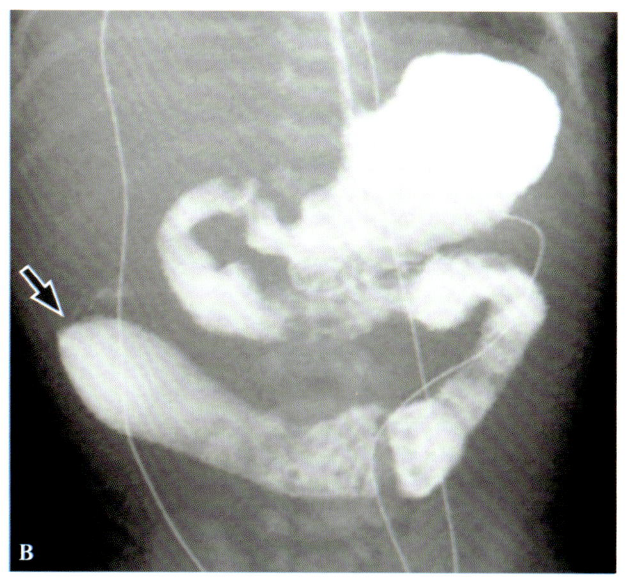

▲ 图 16–13　女，新生儿，胆汁性呕吐和空肠闭锁

A. 腹部 X 线片显示多个上腹部充气扩张肠襻（箭），提示胃肠道近端梗阻；B. 同一患儿的上消化道造影图像示在闭锁部位造影剂突然中断（箭）

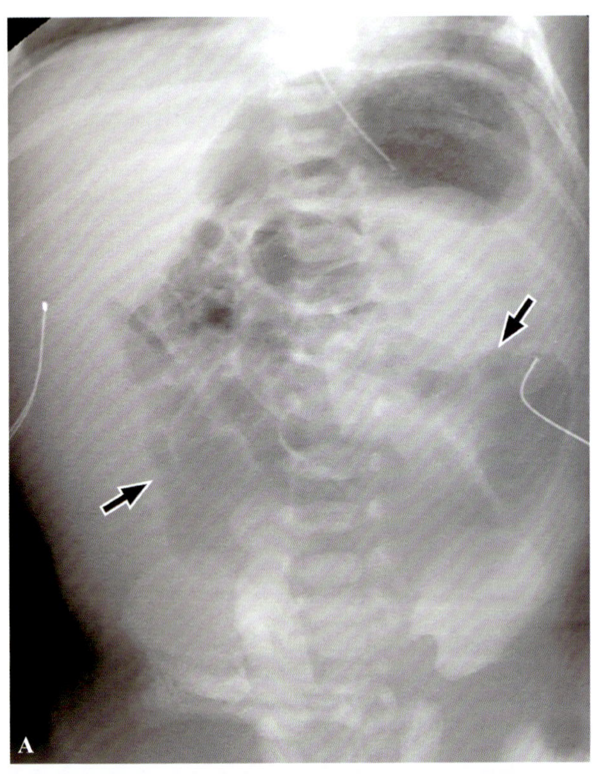

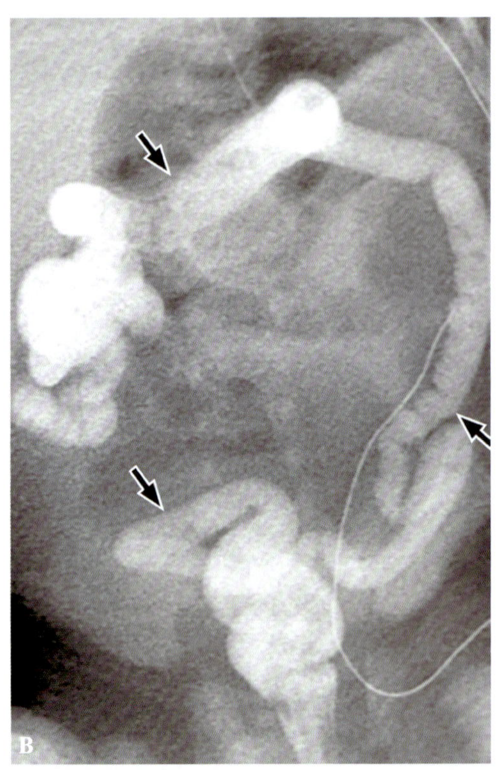

▲ 图 16-14 女，新生儿，胆汁性呕吐和回肠闭锁

A. 腹部 X 线片示大量充气扩张的肠襻（箭），提示胃肠道远端梗阻；B. 造影剂灌肠图像示弥漫性不透光的细小结肠（箭）；造影剂无法回流至扩张的肠襻，术中发现回肠远端闭锁

以及其他合并的畸形，如旋转不良。

(2) 十二指肠狭窄和隔膜：先天性十二指肠狭窄是引起部分近端小肠梗阻的原因，被认为是由于宫内肠管再通障碍所致。与十二指肠闭锁类似，该病可与其他先天性畸形伴发，包括 21 三体综合征。约 1/3 十二指肠狭窄患儿可伴发环状胰腺或肠旋转不良[19]。临床表现为由于部分小肠梗阻所引起的体征和症状，或与轻微狭窄有关的异常。

X 线表现类似于十二指肠闭锁，但是十二指肠远端通常可见气体（图 16-15）。上消化道造影显示扩张的胃和近端十二指肠内造影剂填充，造影剂最终通过十二指肠狭窄处进入远端肠管[27]。十二指肠隔膜为十二指肠内一层薄的隔膜伴中央孔，当周围充满造影剂时，表现为充盈缺损或“风筒”征（图 16-16）。

有症状的十二指肠狭窄和隔膜通常采取手术治疗。

(3) 肠旋转不良和中肠扭转：肠旋转不良是指

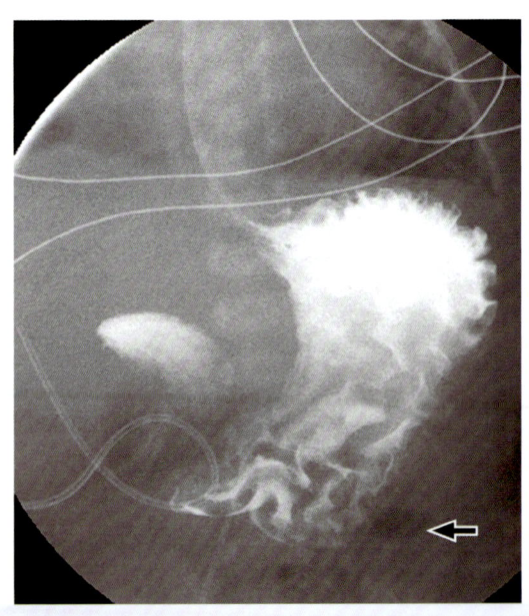

▲ 图 16-15 男，10 日龄，十二指肠狭窄，临床表现为呕吐

上消化道造影示胃和十二指肠近端显影不清，十二指肠近端变窄且造影剂通向远端肠管受阻；远端肠管内有气体（箭），可除外十二指肠闭锁

胎儿在宫内肠旋转异常合并肠系膜索带和肠系膜固定异常，导致肠扭转和随后出现的小肠缺血、梗死。多种畸形与肠旋转不良有关，包括染色体异常。在无肠扭转的情况下，旋转不良通常是无症状的，而新生儿出现肠扭转时由于小肠近端梗阻，患儿通常表现为胆汁性呕吐[19, 36]。患有肠旋转不良的大龄儿童可因急性梗阻出现突发性腹痛和呕吐[19]，或因肠管间歇性扭转或松弛出现较缓和的间歇性症状。

X 线检查可表现正常，偶尔也可显示小肠近端梗阻。仔细观察肠管内气体可发现空肠和近端结肠的异常位置。上消化道造影是一种评估肠旋转不良的诊断方法。正位 X 线片可显示十二指肠空肠连接部（Treitz 韧带）的异常位置，正常应位于十二指肠球水平及左椎弓根的外侧（图 16–17）。当伴发中肠扭转时，十二指肠近端扩张并突然中断，类似十二指肠闭锁。十二指肠也可呈螺旋样表现（图 16–18）。应加照侧位 X 线片以证实十二指肠走行异常，是由于十二指肠缺乏适当的腹膜后固定。当上消化道造影无法确诊时，记录盲肠的位置可以用来评估小肠肠系膜的长度。

超声可用于诊断儿童肠旋转不良。正常十二指肠应走行于腹膜后，在腹主动脉和肠系膜上动脉近端之间通过[37]。超声也可评估肠系膜上动脉与肠系膜上静脉之间的关系；肠旋转不良合并肠扭转时可见到这些血管的异常旋转（“旋涡”征）（图 16–18）。CT 通常不用于评估可疑的肠旋转不良或中肠扭转，但偶尔也可用于诊断腹痛儿童。在偶然情况下，对非紧急适应证的患儿进行 CT 检查也会发现肠旋转不良。

肠旋转不良的手术治疗采取 Ladd 术式，包括松解肠扭转（如果存在），将肠管置于非扭转状态以宽松小肠系膜，切除先天性索带（Ladd），以及阑尾切除术。

(4) 胎粪性肠梗阻：胎粪性肠梗阻是由于黏稠的、顽固性胎粪异常阻塞所引起的新生儿远端小肠梗阻。该疾病约占新生儿肠梗阻的 20%，并且几乎均由潜在的囊性纤维化所致[34]。15%～20% 伴有囊性纤维化的患儿出现了胎粪性肠梗阻。在宫内，胎粪性肠梗阻可引起肠穿孔合并胎粪性腹膜炎，继而

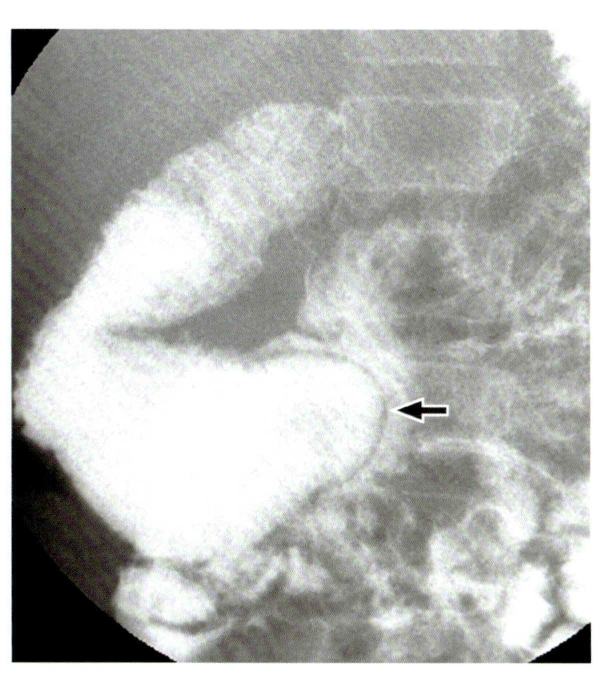

▲ 图 16–16　女，5 岁，十二指肠隔膜，临床表现为呕吐

上消化道造影图像示钡剂填充于扩张的十二指肠近中段；在十二指肠的第三部分存在一薄的线样充盈缺损或隔膜（箭）

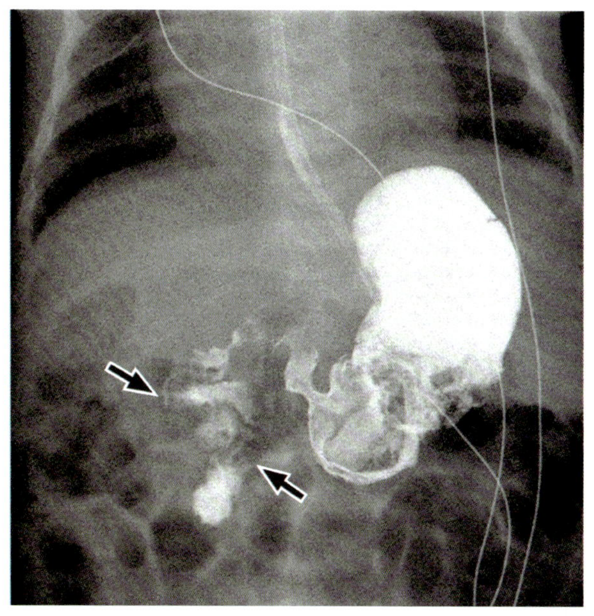

▲ 图 16–17　女，新生儿，肠旋转不良，间歇性呕吐

上消化道造影正位 X 线片示十二指肠空肠结合部位置异常，位于脊柱右侧；近端小肠（箭）位于右上腹的脊柱右侧

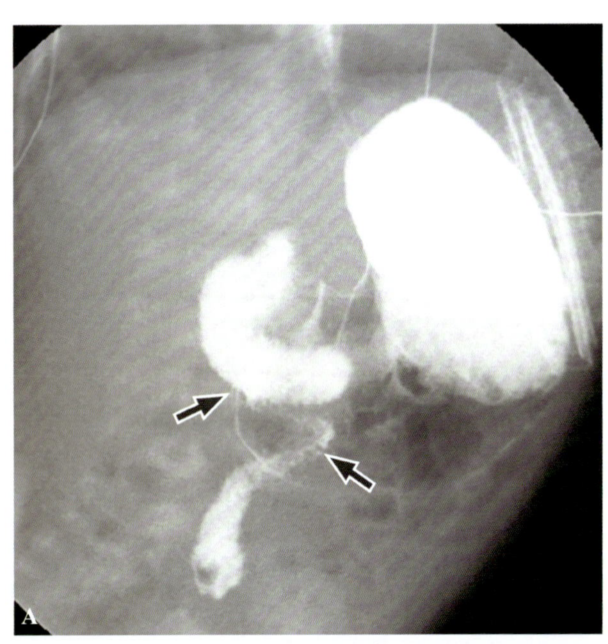

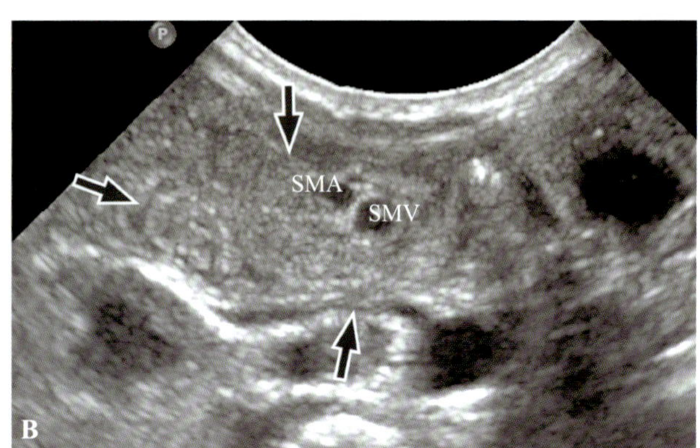

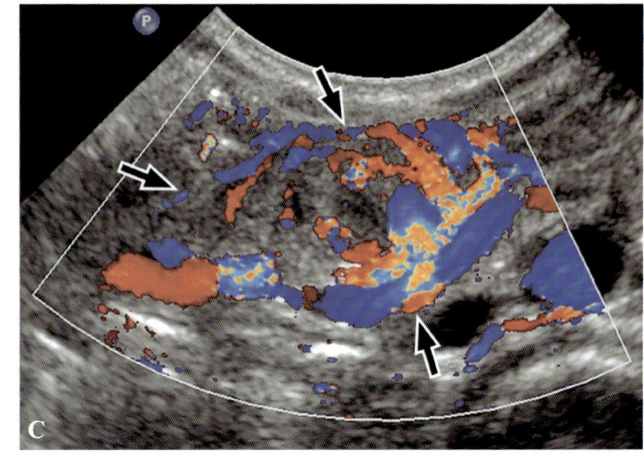

▲ 图 16-18 女，婴儿，肠旋转不良伴中肠扭转，胆汁性呕吐

A. 上消化道造影图像示十二指肠空肠结合部位置异常，十二指肠和近端空肠（箭）造影剂填充，并以肠系膜上动脉为轴心呈螺旋样表现；梗阻的十二指肠近旋转肠管处轻度扩张；B. 超声横断面灰阶图像示围绕肠系膜根部周围的典型的肠道来源于软组织肿块（箭）；肠系膜上动脉与肠系膜上静脉关系异常，肠系膜上动脉位于肠系膜上静脉的右侧；C. 彩色多普勒横断面超声图像示旋涡征，或者肠管和血管（箭）以肠系膜上动脉为轴心旋转

导致腹膜钙化和胎粪假囊肿形成[19]。患儿通常表现为胎粪无法排出及肠梗阻症状，包括呕吐和腹胀。

X 线片通常显示多个扩张的肠襻，与远端消化道梗阻表现一致[38]。右下腹小肠襻内存留的胎粪可呈“肥皂泡”征。如果产前发生穿孔可发现腹膜钙化，偶尔也可见到较大的假性囊肿所引起的占位效应。胎粪性肠梗阻时造影剂灌肠表现包括结肠管径细小（小结肠），以及由于胎粪造成的远端小肠内大量充盈缺损[19]（图 16-19）。在部分患儿中，造影剂也有可能进入位于梗阻附近扩张的小肠襻内。造影剂灌肠检查不应用于复杂性胎粪性肠梗阻（如急性穿孔），因为此种情况需要紧急手术[19]。除了 X 线外，超声也可用于诊断胎粪性假性囊肿，通常表现为局限性圆形或卵圆形囊性病变伴钙化产生的强回声边缘[19]。病变可位于整个腹腔，也可位于腹股沟管和男性阴囊内（图 16-20）。

单纯和非复杂的胎粪性肠梗阻通常可行保守治疗，采用水溶性造影剂灌肠，以及液体和电解质监测和替换[39]。当非手术治疗失败时可采取手术治疗，如肠造瘘和减压术、切除和造口或切除和吻合术。

(5) 小肠重复囊肿：小肠重复囊肿大多累及末端回肠，与肠腔不相通。与胃肠道其他部位的重复囊肿一样，小肠重复囊肿具有肌壁组织，并排列多种类型上皮细胞。病变通常位于受累小肠段的肠系膜对侧[28]。小肠重复畸形通常是无症状的，但患儿可能会出现腹痛或因囊肿的占位效应，甚至肠套叠而出现梗阻性症状。症状也可能是由于异位的黏膜组织（如胃黏膜），引起消化道出血。

大多数小肠重复囊肿不能通过 X 线检查发

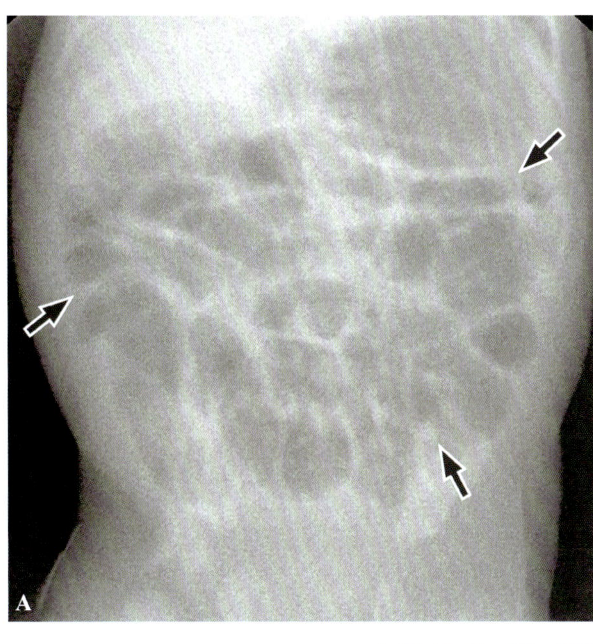
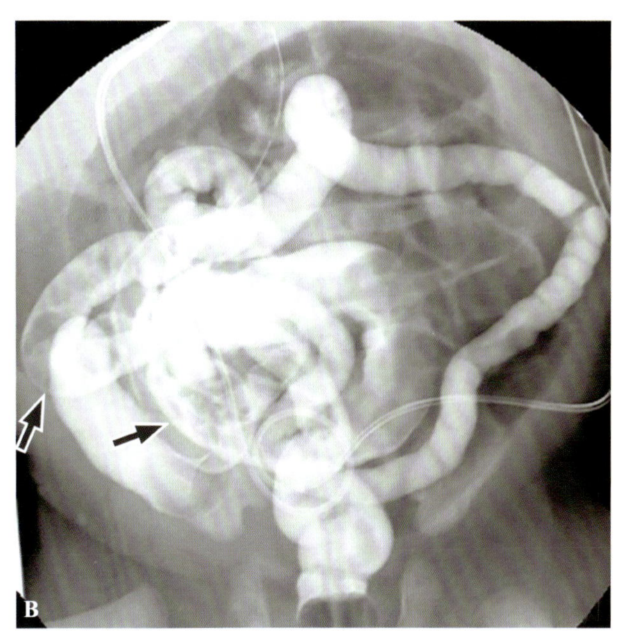

▲ 图 16-19 男，新生儿，胎粪性肠梗阻，腹胀

A. 腹部 X 线片示远端阻塞，多发扩张充气的肠襻（箭）；鉴别诊断包括回肠闭锁、胎粪性肠梗阻、左侧结肠功能不全（胎粪阻塞综合征）和先天性巨结肠（Hirschsprung 病）；B. 水溶性造影剂灌肠示弥漫性细小结肠显影模糊，造影剂回流入远端回肠；在近端结肠和远端回肠可见多发充盈缺损（箭），即胎粪颗粒

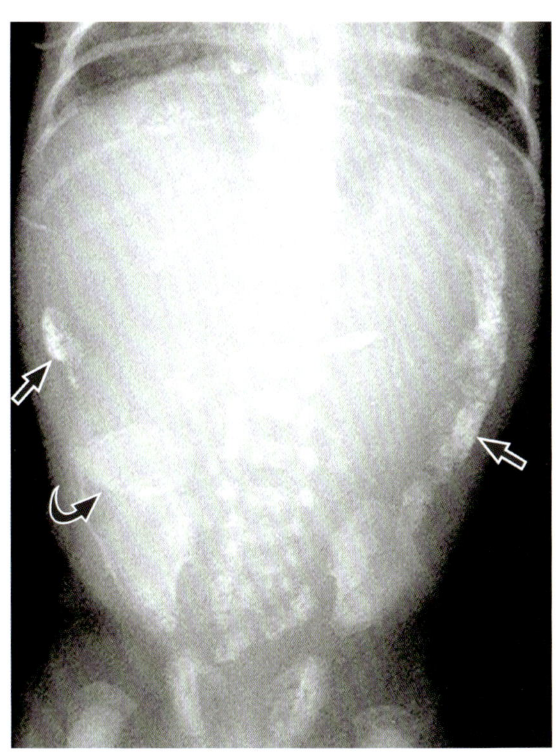

▲ 图 16-20 女，新生儿，胎粪性腹膜炎

腹部 X 线片示腹部和盆腔多发钙化（直箭），沿腹膜和肠系膜表面分布；右下腹卵圆形高密度肿块（弯箭）提示胎粪假性囊肿

现，但大的囊肿可表现为类似软组织肿块的占位效应（图 16-21）。因病变的占位效应或继发肠套叠，透视检查显示与肠腔外肿块相符的肠管轮廓异常，或少见发生的梗阻。肠重复囊肿最常见于断面成像中，在超声中表现为与肠壁 / 肠系膜相关的圆形 / 卵圆形囊性包块。由于肌肉呈低回声，黏膜呈高回声，囊壁在超声图像中呈分层表现。在 CT 和 MRI 中，肠重复囊肿表现为与肠壁 / 肠系膜相关的边界清晰、无强化的囊肿（图 16-21）。如果伴发出血或感染，病变表现复杂（壁厚、CT 上密度高于水、MRI 于 T_1 加权序列信号增高、T_2 加权序列信号减低）。

目前的治疗方法是手术切除，尤其对于有症状者。

(6) 梅克尔憩室：是卵黄管的残留，起自回肠远端的对系膜缘（图 16-22）[19]。该残留可能持续未闭或与脐部纤维性连接。大多数梅克尔憩室无症状；然而，有症状时，大多数患儿因憩室内异位的胃黏膜或胰腺而出现无痛性消化道出血。由于腔内梗阻导致憩室炎的临床和影像学表现与阑尾炎类似。因憩室翻转突入至回肠腔内形成肠套叠或于脐

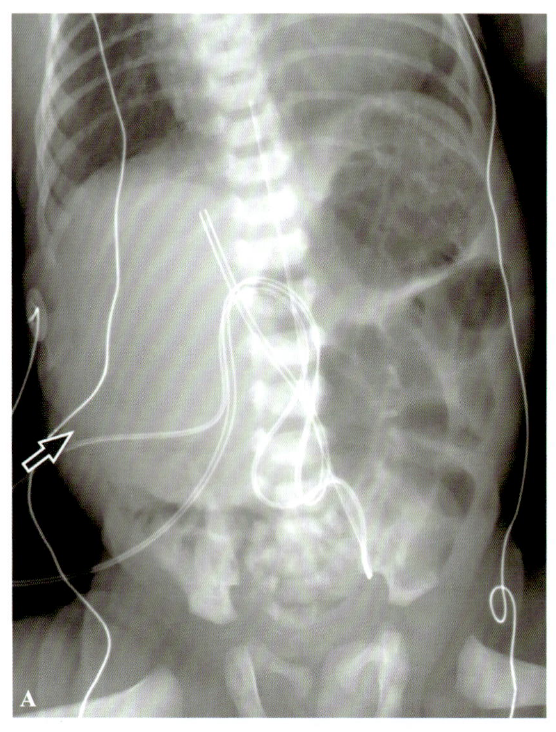

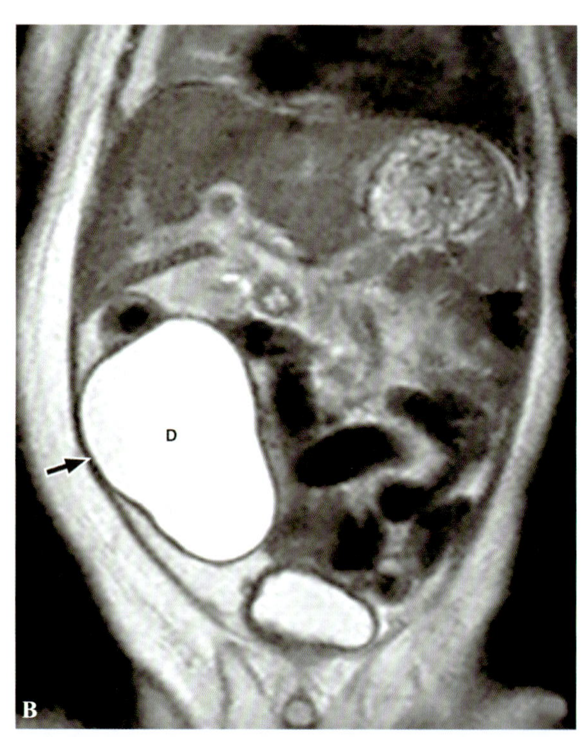

▲ 图 16-21 男，新生儿，肠重复囊肿，胆汁性呕吐

A. 腹部 X 线片显示右侧缺乏肠道气体（箭），并对充气肠襻有占位效应；B. 冠状位 T_2 加权 MR 图像显示与肠襻相关的大的高信号薄壁囊肿（D），证实为小肠重复囊肿

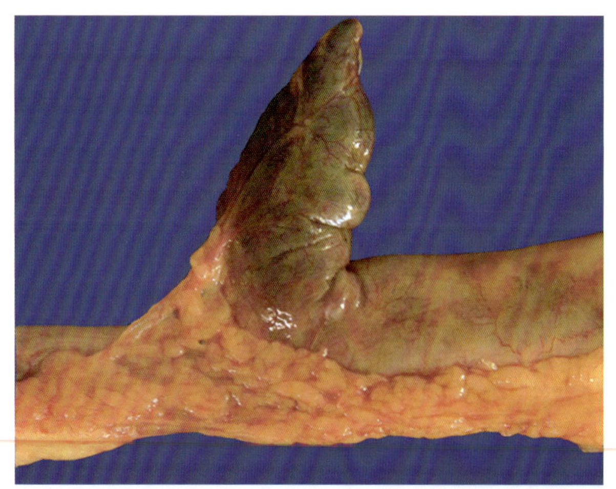

▲ 图 16-22 男，16 岁，梅克尔憩室

病史包括腹部疼痛，图示为梅克尔憩室来自回肠对系膜缘

周连接处小肠扭转导致小肠梗阻。

通常梅克尔憩室无法于 X 线检查被发现，但可见肠梗阻等相关并发症。也可看到伴发的肠结石。在透视检查中，梅克尔憩室呈囊袋样改变，位于远端回肠对系膜缘[21]。在超声、CT 和 MRI 中，梅克尔憩室表现可类似于阑尾。这些检查还可鉴别憩室相关性炎症（憩室炎）和肠梗阻。用于诊断梅克尔憩室的常规影像学检查是梅克尔扫描（^{99m}Tc- 高锝酸盐闪烁扫描）。当梅克尔憩室有胃黏膜时，位于右中下腹部的憩室通常与胃同时出现局部放射性示踪剂活性增加（图 16-23）。梅克尔扫描对于诊断包含胃黏膜的梅克尔憩室的敏感性约 90% 以上，特异性约 95%[21]。

梅克尔憩室的治疗方法是手术切除。

(7) 小肠淋巴管扩张症：先天性小肠淋巴管扩张症是一种原发性淋巴管扩张，与先天性肠淋巴引流梗阻和扩张有关。患儿表现为软组织水肿、蛋白丢失性肠病、腹水、胸腔积液和体重增长缓慢[40]。全小肠钡剂造影、CT 和 MRI 显示空肠和回肠呈壁结节 / 褶皱状增厚，反映了淋巴管堵塞和渗漏[41]（图 16-24）。治疗主要为低脂饮食，并补充中链三酰甘油[40]。

4. 结肠

(1) 结肠闭锁：结肠闭锁是最少见的肠道闭锁，可与其他先天性畸形伴发，包括先天性巨结肠

（Hirschsprung 病）。在 15%～20% 的病例中存在其他部位肠道闭锁[19]。结肠闭锁与空肠和回肠闭锁一样，被认为是由于宫内血供中断所造成。患儿特别是新生儿通常表现为下消化道梗阻症状，包括呕吐、腹胀和无胎粪排出。

X 线检查通常显示为消化道远端梗阻，伴有大量扩张的肠襻[42]。造影剂灌肠显示闭锁处结肠管径细小，可位于全部结肠的任何位置，此处造影剂突然中断，无腔内充盈缺损（图 16–25）。

结肠闭锁需要外科手术干预，通常包括初期引流术。

(2) 结肠重复囊肿：大肠重复囊肿比小肠重复囊肿更少见，可分为阑尾型、结肠型或结肠直肠管状型[28]。近端结肠（盲肠）为常见位置。结肠重

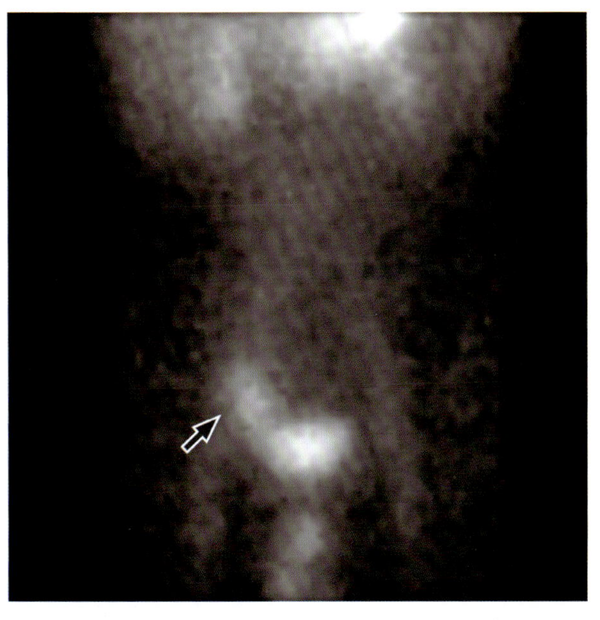

▲ 图 16–23　男，5 岁，梅克尔憩室，胃肠道出血

^{99m}Tc– 高锝酸盐闪烁扫描（梅克尔扫描）显示右下腹放射性示踪剂异常摄取（箭），代表梅克尔憩室内异位的胃黏膜

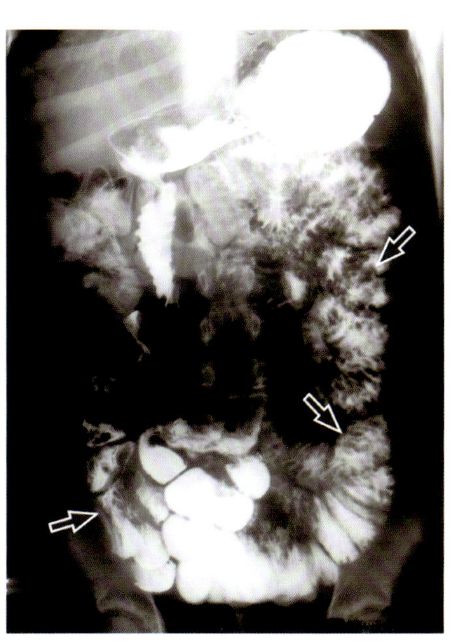

▲ 图 16–24　女，10 岁，小肠淋巴管扩张症，表现为发育迟缓和蛋白丢失性肠病

全小肠钡剂造影示十二指肠和小肠弥漫性结节状皱褶增厚（箭）

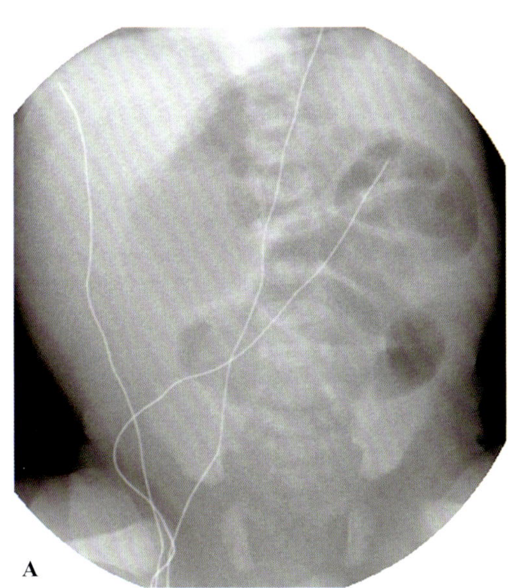

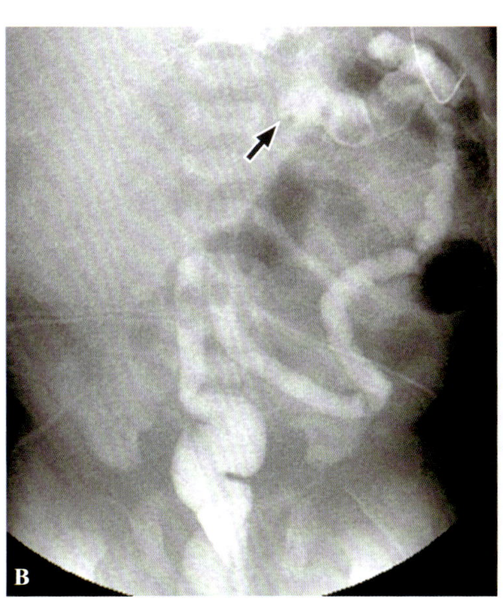

◀ 图 16–25　男，新生儿，结肠闭锁，腹胀

A. 腹部 X 线片示远端肠管梗阻，多发扩张充气肠襻；B. 造影剂灌肠示直肠和部分结肠显影，结肠管径细小；造影剂无法回流入远端横结肠（箭），此处为结肠闭锁部位

复畸形通常无症状，也可表现为由于囊肿引发肠套叠、占位效应所导致的肠梗阻，或异位胃黏膜引起的消化道出血。结肠直肠管状重复畸形是管状结构，邻近受累结肠，与真正的结肠管腔相通或不相通（图 16–26）。结肠直肠管状重复畸形末端可为一盲端，也可单独开口于会阴肛门附近，或者通过瘘管会合于泌尿生殖道 [43]。

在超声检查中，结肠重复囊肿与结肠壁关系密切，与其他位置的胃肠道重复囊肿类似，囊壁具有分层表现（图 16–27）。CT 和 MRI 显示为靠近结肠的边界清晰无强化的囊性肿块；重复囊肿与真正的结肠管腔之间相通或不相通（图 16–27）。此外，与其他部位的重复囊肿一样，因伴发出血或感染病变表现复杂。造影剂灌肠显示肠外肿块的占位效应，病变若与结肠管腔相通可显影。

治疗有症状的结肠重复囊肿患儿需采取手术切除。

(3) 胎粪性栓塞综合征（也称为左边小结肠综合征或结肠功能不全）：新生儿远端结肠功能性梗阻有多种名称，包括胎粪性栓塞综合征，可能由于结肠蠕动障碍所致 [38]。该病被认为是由于肠蠕动功能减低和结肠水分异常重吸收造成的 [19]。胎粪性栓塞综合征的特殊表现为细小的降结肠伴胎粪滞留。婴

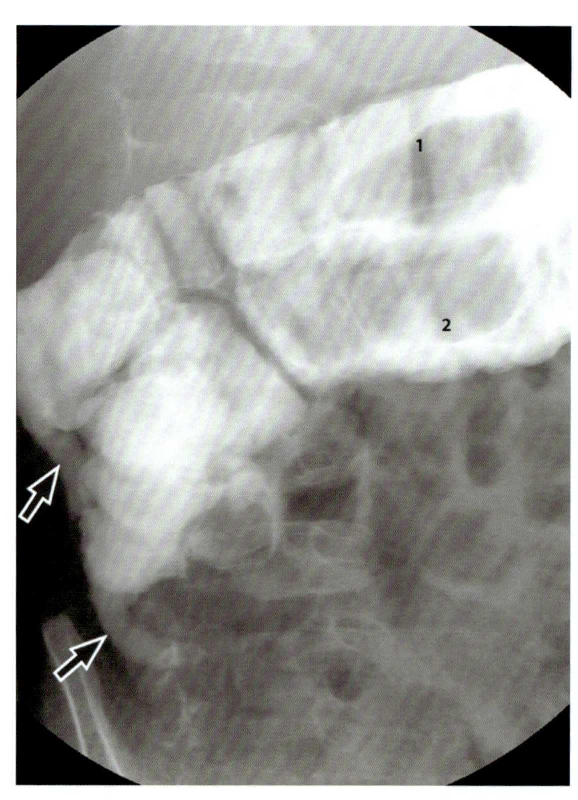

▲ 图 16–26　女，10 月龄，因局部结肠重复畸形引起肠套叠

造影剂灌肠显示局部结肠重复畸形，两个独立横结肠（标记 1 和 2）和两个独立阑尾显影（箭）；该患儿同时存在重复的膀胱（未显示）

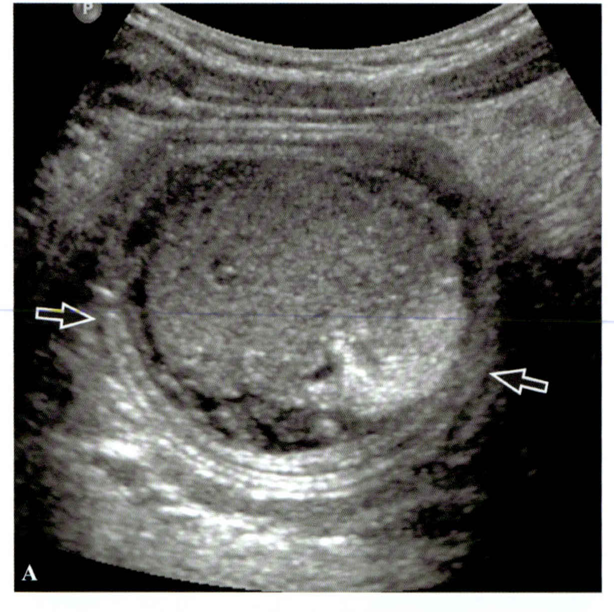

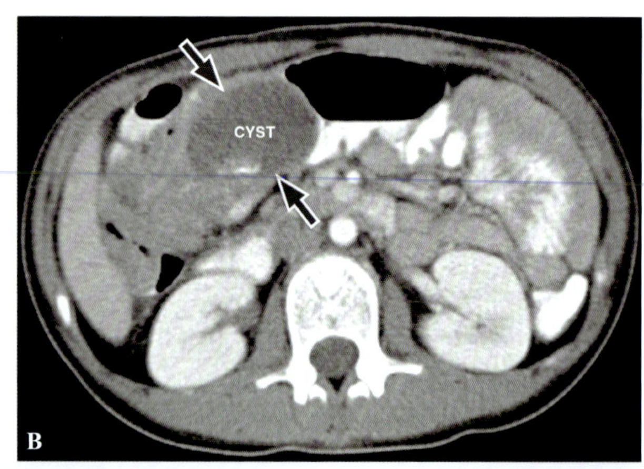

▲ 图 16–27　女，9 岁，因结肠重复囊肿引起肠套叠

A. 横断面超声图像示位于右上腹与结肠相关的一个复杂的低回声的“肿块”（箭）；注意囊壁分层的“肠道标记”，类似于肠壁；B. 轴位增强 CT 图像示一个圆形低密度肿块（囊肿）与横结肠（箭）关系密切，间歇性引发近端肠套叠

儿的母亲患糖尿病和出生时体重过低婴儿的患病风险增大。患儿典型表现为远端肠管梗阻症状，包括呕吐和腹胀[38]。

X线片显示胃肠道远端梗阻伴多发扩张肠襻。造影剂灌肠检查显示远端结肠（降段和乙状结肠段）管径较细小，并且可见胎粪阻塞的肠腔充盈缺损表现（图16-28）。水溶性造影剂灌肠可以同时用于诊断和治疗。

通常在解除梗阻以后行直肠组织活检，以排除先天性巨结肠[44]。

(4) Hirschsprung病（先天性巨结肠）：先天性巨结肠患儿结肠神经节细胞缺失，部分缺失更多见。迷走神经嵴细胞的异常迁移导致壁内神经节细胞缺乏（从齿状线向近端延伸，长度可变）和功能性肠梗阻（图16-29）[19]。先天性巨结肠伴发多种先天性异常和综合征，包括21三体综合征。患儿

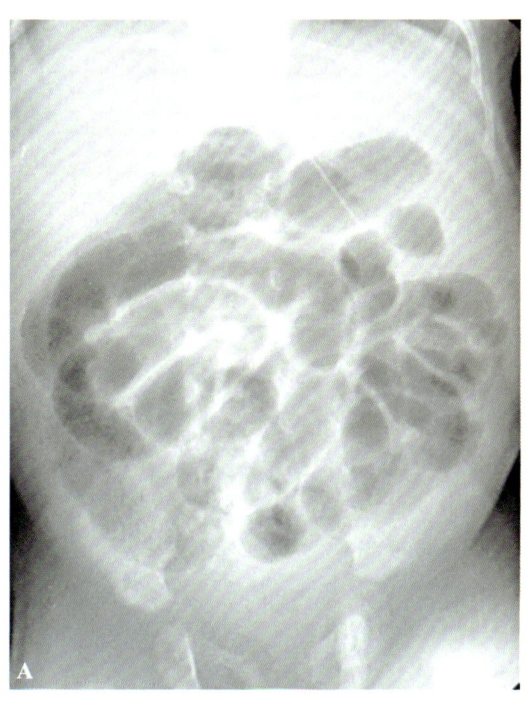

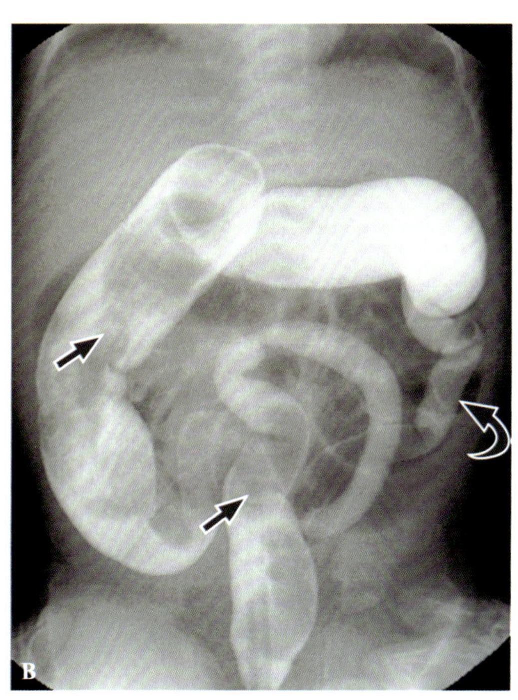

▲ **图16-28　女，2岁，新生儿，胎粪性栓塞综合征（结肠功能不全），胎粪排出延迟**

A. 腹部X线示多发充气扩张肠襻，远端肠梗阻；B. 造影剂灌肠结肠显影，造影剂回流入远端小肠襻；降结肠和乙状结肠的管径减小（弯箭），直肠和部分结肠肠腔内充盈缺损表示胎粪梗阻（直箭）

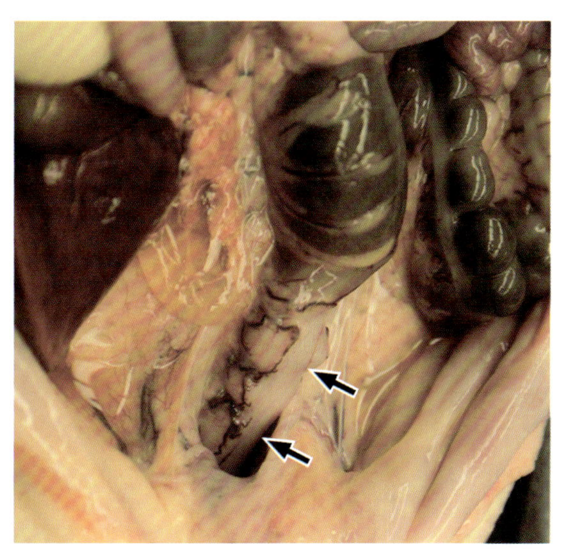

◀ **图16-29　女，5月龄，活检确诊为先天性巨结肠，伴发21三体综合征和先天性心脏病**

直肠（箭）狭窄苍白；近端乙状结肠扩张；显微镜下，距直肠远端6cm缺乏神经节细胞（未显示）

通常伴有远端肠梗阻症状，包括呕吐和腹胀。严重慢性便秘的大龄儿童也可能存在先天性巨结肠。

新生儿 X 线检查显示消化道远端梗阻，伴有多个扩张肠襻和气 – 液平面 [38]。当怀疑先天性巨结肠时，造影剂灌肠通常是首选的影像学检查方法。小心将灌肠导管放置于最远端的直肠内以便评估整个直肠。首先进行侧位透视检查，以评估直肠管径，并与乙状结肠比较。在先天性巨结肠中，远端无神经节结肠段变窄，近端正常肠管扩张（直肠 / 乙状结肠指数＜ 1）；明显的“移行区”支持先天性巨结肠的诊断（图 16–30）。异常结肠段肠壁不规则，呈“锯齿”样表现。全结肠型无神经节细胞症可累及小肠，结肠表现正常或弥漫性管径减小（即弥漫性细小结肠）。慢性便秘的较大年龄患儿，X 线检查通常显示结肠内大量粪便，伴或不伴结肠扩张。

先天性巨结肠确诊依靠直肠活检，治疗方法为手术切除无神经节细胞的结肠。

(5) 巨膀胱 – 细小结肠 – 肠蠕动不良综合征：巨膀胱 – 细小结肠 – 肠蠕动不良（MMIH）综合征或 Berdon 综合征是一种罕见的综合征，包括功能性肠梗阻、膀胱明显扩大、细小结肠和肠旋转不良 [45, 46]。该病好发于女孩，并且与梨状腹综合征具有一些类似的影像学特点 [47]。患儿临床表现为功能性肠梗阻、肠鸣音减弱和腹胀 [45]。

新生儿 X 线检查显示扩张的小肠襻，上消化道造影显示肠旋转不良。全小肠钡剂造影检查显示肠管弥漫性扩张，小肠襻显著蠕动性减低，造影剂进入结肠延迟。造影剂灌肠显示弥漫性细小结肠伴盲肠位置异常。新生儿超声显示膀胱显著扩张，可伴有输尿管积水 [45]。根据巨大膀胱及扩张的小肠襻等产前影像表现可怀疑巨膀胱 – 细小结肠 – 肠蠕动不良综合征（图 16–31）。

该病通常预后不良，已知的治疗方法包括全肠外营养和肠道移植 [47]。

5. 直肠

(1) 肛门直肠畸形：肛门直肠畸形表现为累及直肠和肛门的一系列先天性异常，包括无肛、肛门闭锁和狭窄，以及直肠闭锁。肛门直肠畸形男性患儿常常合并直肠尿道瘘，女性患儿可合并直肠阴道瘘，并可与其他畸形伴发，最典型的是 VACTERL 综合征。临床可见散发性和遗传性病例 [48]。Currarino 综合征包括肛门直肠畸形、骶前肿物（畸胎瘤或骶前脊膜膨出）和骶骨畸形，为常染色体显性遗传病 [49]。除直肠闭锁外大多数肛门直肠畸形出生时即可明确，表现为远端肠梗阻。临床上在尿道或阴道内发现粪便可明确瘘管存在。肛门直肠畸形根据与提肛肌的关系分为高位、中间位和低位 [19]。Levitt 和 Pena 根据患儿的性别和特殊异常建立了一个独立的分类系统，以提供更好的预后和治疗信息 [50]。

影像学检查在肛门直肠畸形中的作用是显示

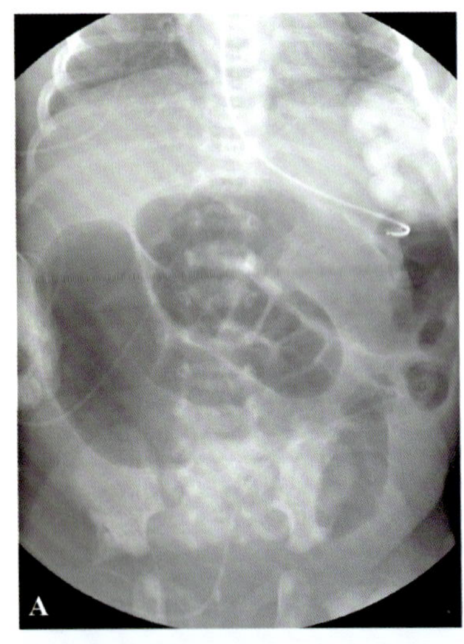

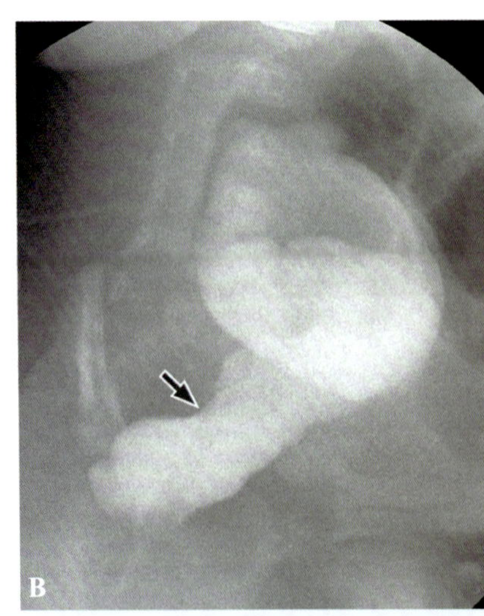

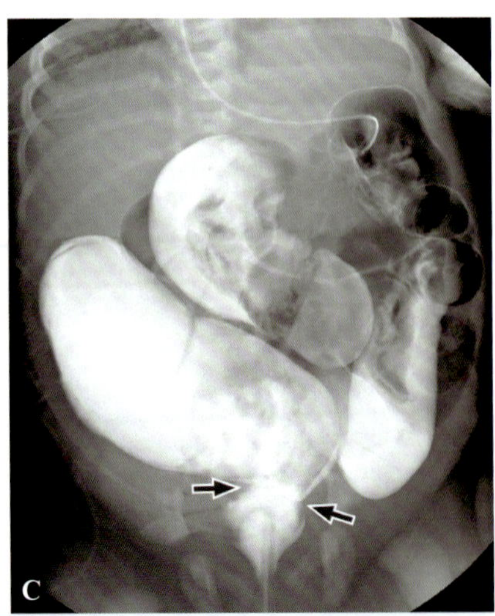

▲ 图 16–30 女，新生儿，先天性巨结肠，腹胀

A. 腹部 X 线片示多发充气扩张肠襻，远端肠梗阻；B. 造影剂灌肠侧位图像显示异常的直肠乙状结肠指数（＜ 0.9），乙状结肠管径大于直肠；邻近直肠乙状结肠交界处存在一个“移行区”（箭）；C. 正位图像证实了“移行区”（箭）的位置

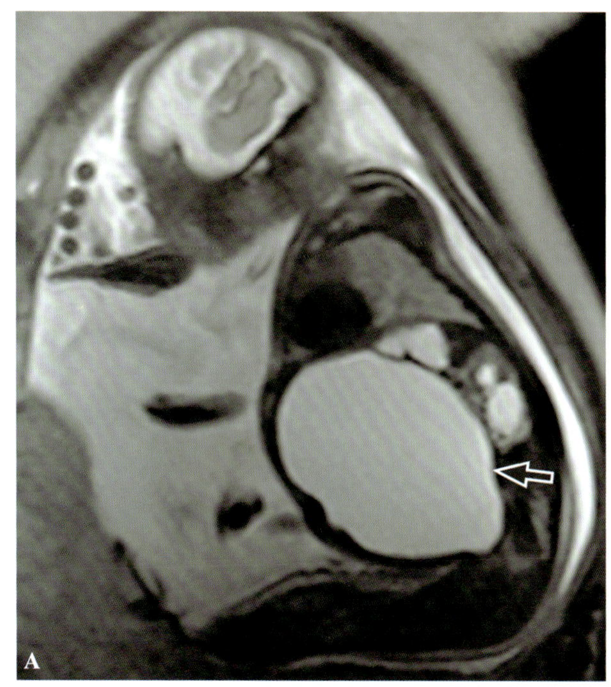

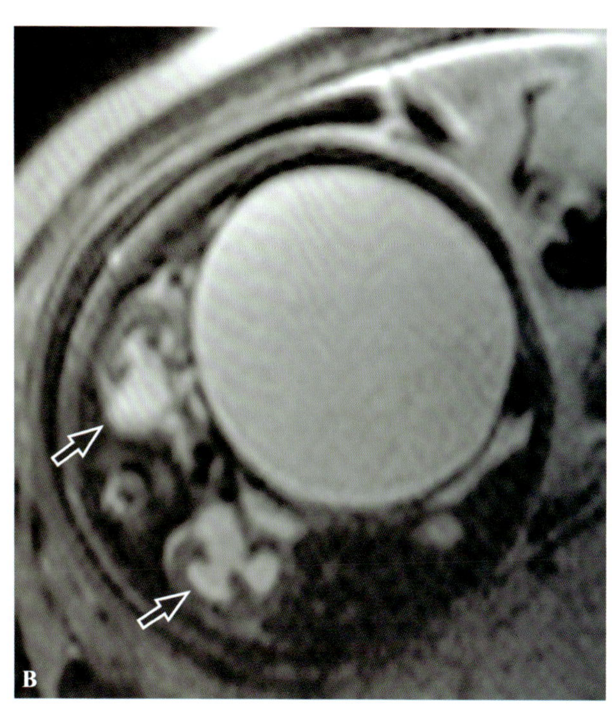

▲ 图 16-31　女，胎儿，巨膀胱 - 细小结肠 - 肠蠕动不良综合征

A. 妊娠中期的胎儿矢状位 T_2 加权 MR 图像显示膀胱显著扩张，或巨膀胱（箭）；B. 轴位 T_2 加权 MR 图像显示巨膀胱和双侧肾盂肾盏扩张（箭）

相关的解剖结构、发现瘘管并识别伴发的先天畸形。影像学检查也有助于手术方案的制定和预后的评估。肛门直肠畸形的影像学表现取决于确切的畸形不同而表现各异[48]。腹部 X 线可显示远端肠梗阻及常见的骶骨畸形（图 16–32）。患儿侧卧水平位成像，以评估无肛患儿直肠下段和皮肤表面之间的距离。排泄性膀胱尿道造影和加压结肠造影可用来发现和显示瘘管（图 16–33）[51]。经肛门路径超声检查也可评估远端直肠，特别是无肛患儿。目前，MRI 正在越来越多地应用于术前和术后显示盆底肌肉组织、寻找瘘管并确定伴发的畸形[48]（图 16–33）。

肛门直肠畸形的治疗为手术治疗，最常见的是后矢状入路肛门直肠成形术（PSARP 手术），可根据患者具体情况而改变，MRI 引导下直肠拖出也曾被报道过。

(2) 泄殖腔外翻：泄殖腔外翻是膀胱外翻 - 尿道上裂畸形中最严重的一种，为罕见的先天性畸形。它是因胚胎发育中泄殖腔阶段，脐下水平中线结构融合失败引起的。泄殖腔外翻也被称为 OEIS 综合征（脐膨出 - 外翻 - 脊柱缺陷综合征），因为四种特征常同时发生，包括脐膨出、膀胱和直肠外

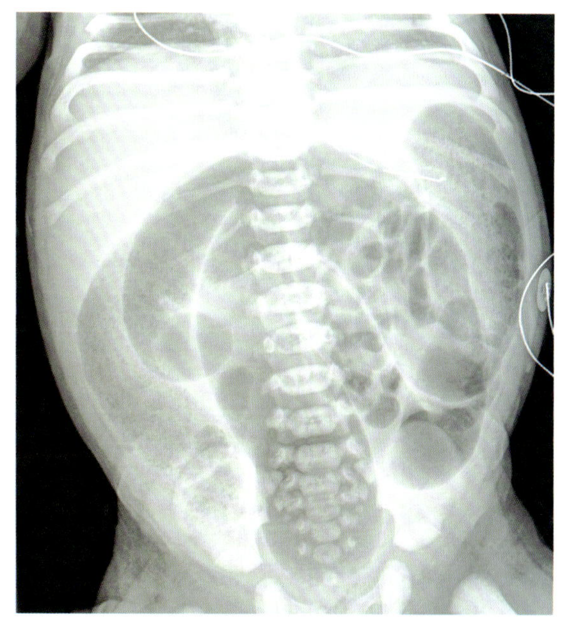

▲ 图 16-32　女，新生儿，无肛

腹部 X 线片图像示多发扩张充气肠襻达直肠水平；骶骨正常

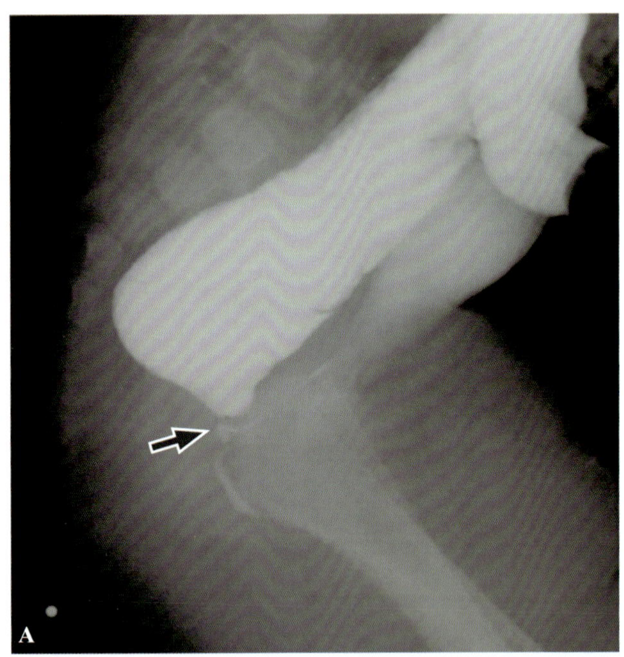

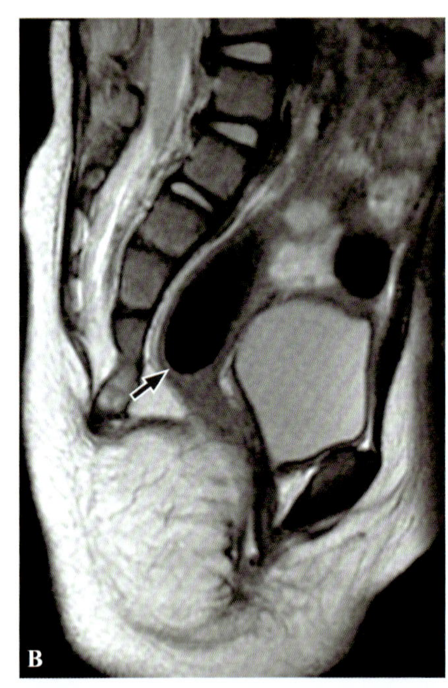

▲ 图 16-33 女，婴儿，肛门直肠畸形

A. 结肠造影侧位图像示远端结肠和近端直肠显影伴造影剂突然中断；BB 标志了肛门的预期位置；在直肠和后尿道之间有一个瘘管（箭），后尿道显影，造影剂流入膀胱；B. 相关的 MR 矢状位 T_2 加权图像显示了低信号突然中断，直肠积气（箭）和远端等信号软组织影

翻、肛门闭锁和脊柱缺陷，患儿腹腔内许多结构暴露。另外，耻骨联合分离、脊柱畸形、脊柱侧弯、脊柱后凸、畸形足和肾脏异位也经常发生。

目前，对泄殖腔外翻的诊断可以通过产前超声或 MRI 检查，通常显示向前开口于膀胱和肠道，有时也向后开口于脊柱。出生后经查体确诊。

目前对泄殖腔外翻的治疗方法为手术修复，重点是分离尿道和肠道、连接两个半膀胱、结肠拖出术或结肠造瘘、男性睾丸切除术和腹壁缺损修复。

（二）感染性疾病

1. 食管 食管感染性疾病或食管炎最常见于免疫功能低下的患儿，如患有先天性或获得性免疫缺陷病。目前，内镜检查 [食管胃十二指肠镜检查（EGD）] 的同时进行活检已经在很大程度上取代了食管造影作为诊断感染性食管炎的首选方法。如果可能的话，应采用双重造影剂造影技术来提高黏膜细节显影。

(1) 病毒性食管炎

① 巨细胞病毒：巨细胞病毒（CMV）是免疫低下患儿常见的机会性病原体，胃肠道受累一般为食管和结肠。巨细胞病毒性食管炎患儿可伴有耳痛[52]。虽然 EGD 是首选的诊断方法，但食管造影可发现巨大（有时超过 1cm）浅表的中远段食管溃疡，为 CMV 感染的特点。治疗的方法包括恢复免疫功能和应用抗病毒药[52]。

② 人类免疫缺陷病毒：与人类免疫缺陷病毒（HIV）有关的食管溃疡很常见，通常可归因于巨细胞病毒、单纯疱疹病毒（HSV）、白色念珠菌和分枝杆菌感染[53]。不能归因于其他原因的食管溃疡被称为 HIV 相关或特发性巨大溃疡。患者常表现为吞咽疼痛、吞咽困难和胸骨后疼痛，偶尔伴呕血。通过影像很难区分 HIV 相关性溃疡与 CMV 相关性溃疡，但与由 CMV 引起的“穿凿”样溃疡相比，特发性病变通常更大，边缘突出。这些病变通常发生在食管中远段。在某些情况下，HIV 相关性溃疡的治疗方法可能包括皮质类固醇联合沙利度胺[54]。

③ 单纯疱疹病毒：单纯疱疹病毒性食管炎也多见于免疫功能低下的患儿[55]。临床症状包括吞咽疼痛和胸骨后疼痛。食管造影通常显示为许多微小的浅表性溃疡，溃疡也可表现为点状或线样。严重的

单纯疱疹病毒性食管炎可类似于念珠菌性食管炎。治疗方法包括应用抗病毒药物，如阿昔洛韦[56]。

(2) 真菌性食管炎：白色念珠菌是引起急性食管炎最常见的病因。口咽念珠菌病和免疫抑制药是常见的致病因素。患儿通常伴有吞咽疼痛和吞咽困难，部分患儿 EGD 常发现咽部白色斑块伴有充血和溃疡。严重感染时食管造影表现为食管粗糙，是由于纵向融合的斑块，假膜和溃疡造成的（图 16–34）。治疗方法包括抗真菌药，如制霉菌素和氟康唑。其他药物，如两性霉素，用于免疫功能不全并耐药的真菌患者[57]。

2. 胃

(1) 胃炎：胃炎是指胃壁炎症的非特异性术语（图 16–35）。在儿童，可因感染（如幽门螺杆菌）、化学摄入、嗜酸性粒细胞疾病、肥厚性胃病、严重压力或慢性病如克罗恩病和慢性肉芽肿性疾病引起。

(2) 消化性溃疡：消化性溃疡是指胃或十二指肠黏膜保护机制被破坏导致的溃疡。这些溃疡在儿童可为原发性（幽门螺杆菌感染）或继发性（例如压力、化学摄入或胃泌素分泌性肿瘤引起）[58]。消化性溃疡可影响胃或十二指肠。年幼患儿的典型临床症状包括难以进食和呕吐，而年龄较大的患儿可能因黏膜穿孔而出现胃肠道出血或腹膜炎[58]。目前使用 EGD 诊断消化性溃疡。

上消化道造影可以显示较大的胃和十二指肠

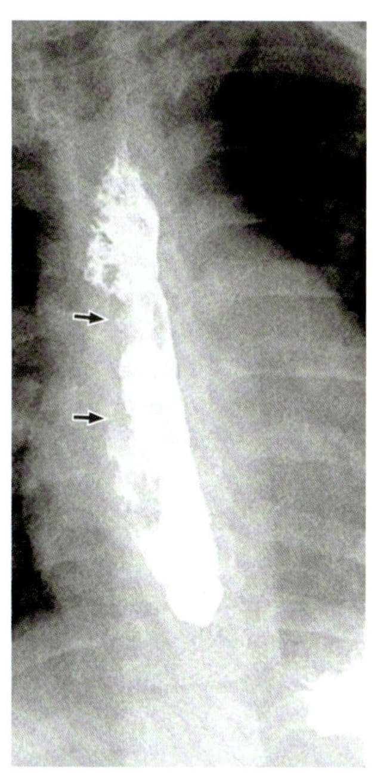

▲ **图 16–34 男，9 岁，念珠菌性食管炎，伴 HIV 感染，吞咽困难**

食管造影正位图像示多个较大的不规则的连续充盈缺损（箭），符合斑块状病变和溃疡

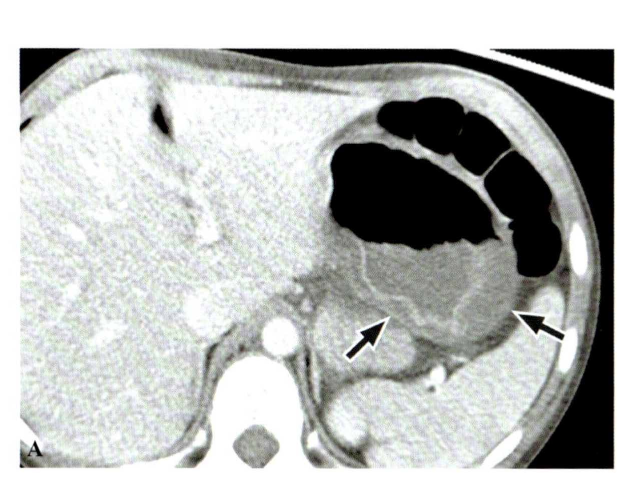

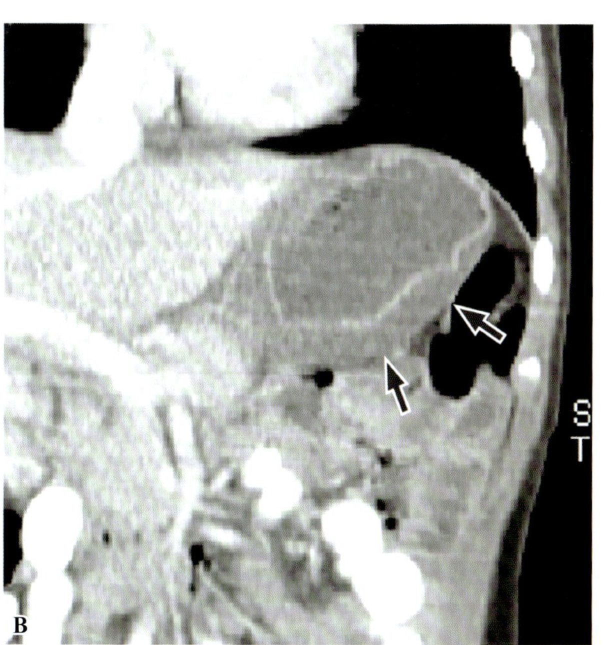

▲ **图 16–35 男，6 岁，腹痛和呕吐；内镜显示严重胃炎**

A. 轴位增强 CT 图像示近端胃壁（箭）显著增厚和黏膜下水肿；B. 增强 CT 冠状重组图像表现相似（箭）

溃疡，但这种检查，特别是如果使用单造影剂技术时对小溃疡的敏感性差。在 CT 上有时会发现大的溃疡，表现为胃或十二指肠壁溃疡，邻近肠壁增厚及胃或十二指肠周围炎症（图 16–36 和图 16–37）。溃疡穿孔可在查体时表现为周围性腹膜炎的症状，同时 CT 上可见气腹（图 16–37）[59, 60]。

感染性消化性溃疡的治疗方法包括使用抗菌药根除幽门螺杆菌和使用质子泵抑制药或组胺受体拮抗药减少胃酸产生[58]。

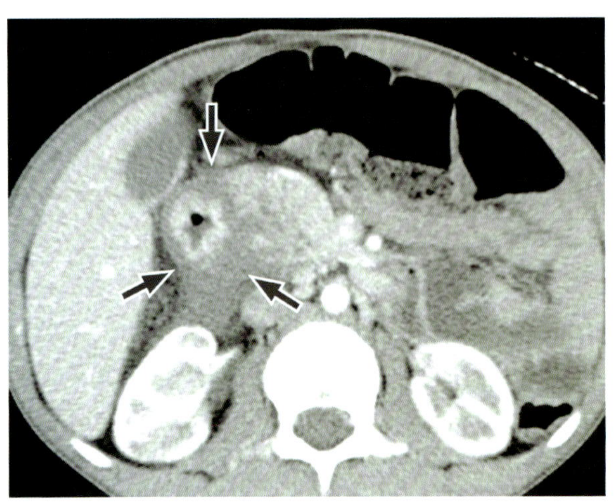

▲ 图 16–36 男，17 岁，腹痛，内镜确诊十二指肠消化性溃疡

轴位增强 CT 图像显示了十二指肠壁增厚、明显强化和周围显著的炎性渗出（箭）

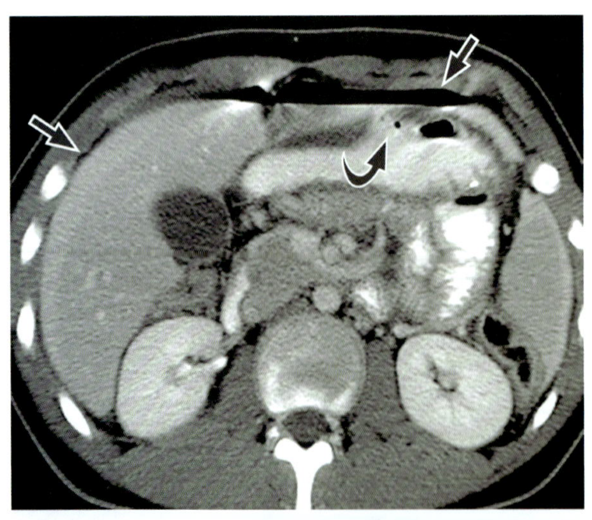

▲ 图 16–37 男，14 岁，急性腹痛和保护性体位

轴位增强 CT 图像示气腹（直箭）和口服造影剂外渗；胃前部有一个开口，提示一个较大的溃疡（弯箭），经手术证实

3. 小肠

(1) 病毒感染：感染性胃肠炎常由病毒引起。在美国，引起小儿胃肠炎的病毒通常是轮状病毒、诺如病毒和腺病毒[61, 62]。病毒性胃肠炎常伴有呕吐，其次是水样腹泻，另外，健康的儿童呈自限性，可保守治疗[63]。影像学检查一般是非必需的，因为儿童感染性腹泻通常是临床诊断。然而，部分患儿症状不典型，类似于其他病症，可能需要进行影像学检查进行鉴别，如阑尾炎。

可能提示病毒性胃肠炎的 X 线表现包括非梗阻性肠管扩张、结肠内无粪便、多个气 – 液平面及罕见的肠壁积气症[64]（图 16–38）。超声和 CT 可显示非特异性小肠壁增厚、肠管扩张积液[65, 66]及腹腔内淋巴结病[62]。

目前儿童病毒性胃肠炎的治疗方法为支持疗法包括口服补液。

(2) 细菌感染：在发达国家，细菌性病原体引起的肠炎占感染性腹泻的 2%～10%。在美国引起细菌性肠炎的最常见病原体包括志贺菌、沙门菌、大

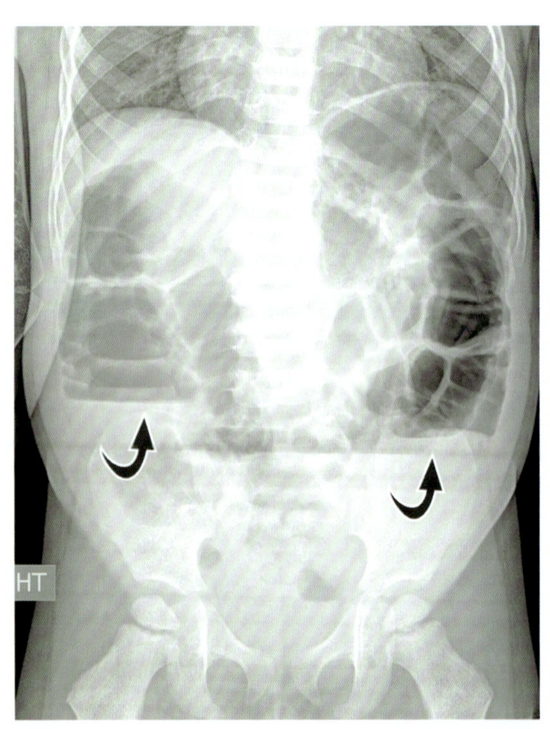

▲ 图 16–38 男，4 岁，病毒性肠胃炎，呕吐和腹泻

立位腹部 X 线片示多发轻度充气扩张的肠襻和气 – 液平面（弯箭）

肠埃希菌和弯曲杆菌[66]。发展中国家常见的致病菌包括小肠结肠炎耶尔森菌（Yersinia enterocolitica）和弧菌属（Vibrio）。细菌性肠炎的症状与病毒性胃肠炎的症状相似，但血性腹泻、高热和寒战更多与大肠埃希菌等细菌性病原体感染有关[66]。

X线检查发现细菌性肠炎最常累及远端小肠[65,67]。超声检查可显示非特异性肠壁增厚、充血和无回声积液。CT常表现为小肠肠壁增厚、管腔变窄和周围脂肪炎性浸润（图16-39）。

治疗包括抗生素治疗，以及体液和电解质管理。

(3) 分枝杆菌感染：在儿童中，腹部分枝杆菌感染并不常见，尤其是健康儿童。它可能由牛分枝杆菌（由于摄入未经高温消毒的奶制品感染）或结核分枝杆菌（由于摄入感染的痰）引起。腹膜结核（TB）是一种罕见的结核分枝杆菌感染的肺外表现，常为原发肺内病灶经淋巴途径播散所致。结核累及腹部表现为继发于腹水的腹胀、疼痛、发热和体重减轻[68]。

肠道结核感染可有不同的影像学表现，包括溃疡型、增生型和混合型。其中，溃疡型最为常见，表现为表浅溃疡。增生型的特征是肠壁增厚和纤维化。超声可以显示肠壁增厚、肠系膜增厚和淋巴结肿大。受累淋巴结出现中央低回声区，提示干酪样坏死[69]。小肠钡剂造影可用于证实小肠和近端结肠受累，包括伴发的狭窄（图16-40）。小肠钡剂造影表现包括升结肠缩短、盲肠变形、回肠增厚伴回盲部扭曲[70,71]。也可观察到肠道狭窄和扩张的区域[70,71]。在CT检查中，肠道结核感染的常见表现包括远端小肠壁增厚和右下腹肠系膜淋巴结异常，包括肿大、钙化或中心低密度（图16-40）。总体而言，肠结核的影像表现与克罗恩病很相似。

肠道结核的治疗旨在根除感染。

(4) 寄生虫感染：在发达国家，最常见的两种小肠寄生虫包括原生动物贾第鞭毛虫和隐孢子虫。传播途径通常为受污染的食物和水经粪－口传播[64]。在发展中国家，常见的肠道寄生虫，也被称为蠕虫，包括线虫（蛔虫病，如蛔虫、钩虫和蛲虫）和扁形虫（如血吸虫和绦虫）。据估计，蠕虫感染高达世界人口的1/3，最多见于儿童和青少年[72]。

根据疾病的病程，肠道寄生虫病患儿的小肠透视检查表现为液体潴留致造影剂稀释、黏膜皱褶增厚和造影剂异常通过时间，加速或延迟等[73-75]。此外，特殊的寄生虫与特定的影像学表现有关。例

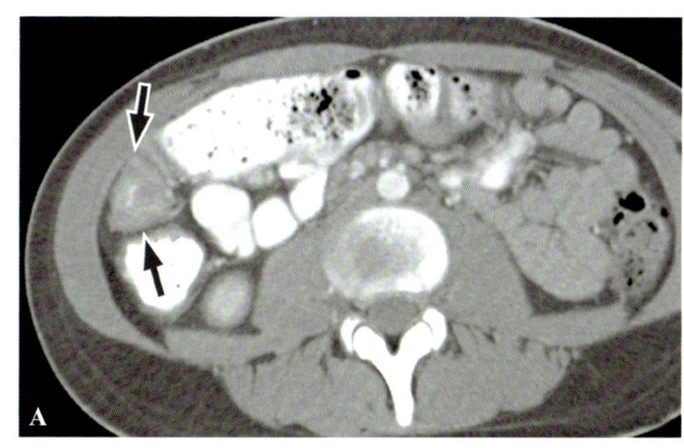

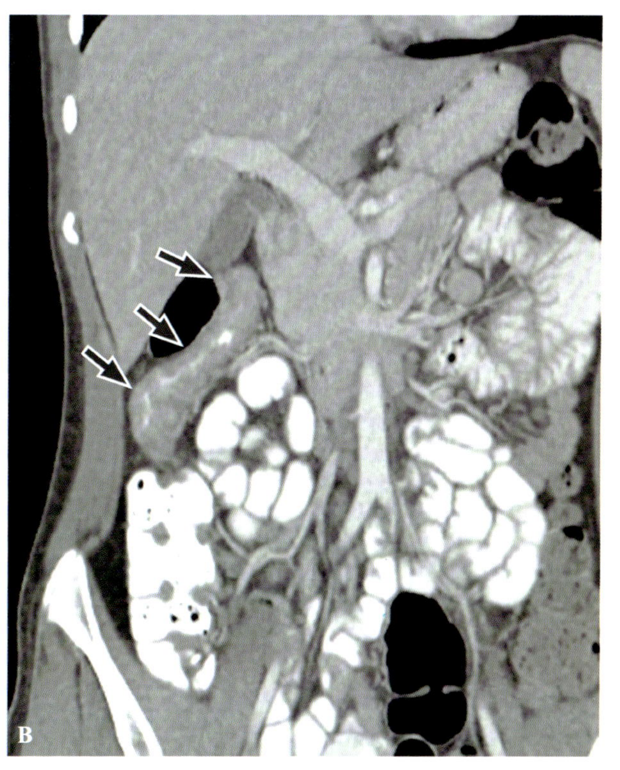

▲ **图16-39 女，16岁，沙门菌肠炎，腹痛**

A. 轴位增强CT图像示远端小肠肠壁显著（箭）；升结肠壁轻度增厚；B. 增强CT冠状位重组图像示表现相似，包括管腔狭窄（箭）；小肠的其余部分是正常的

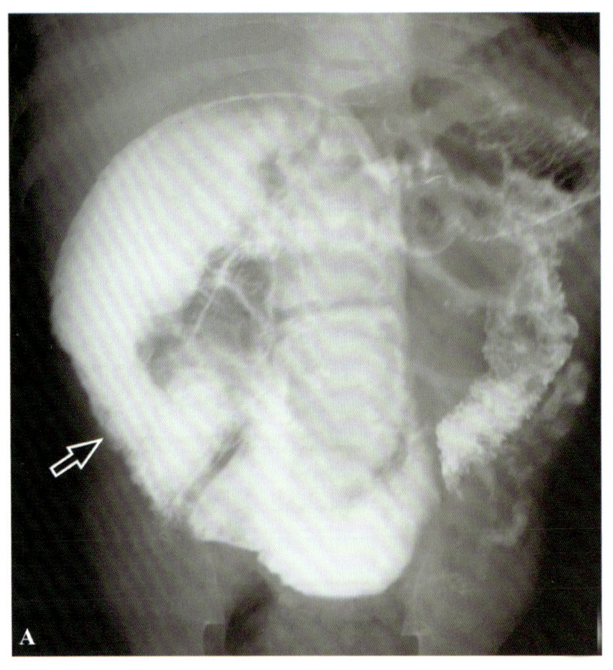

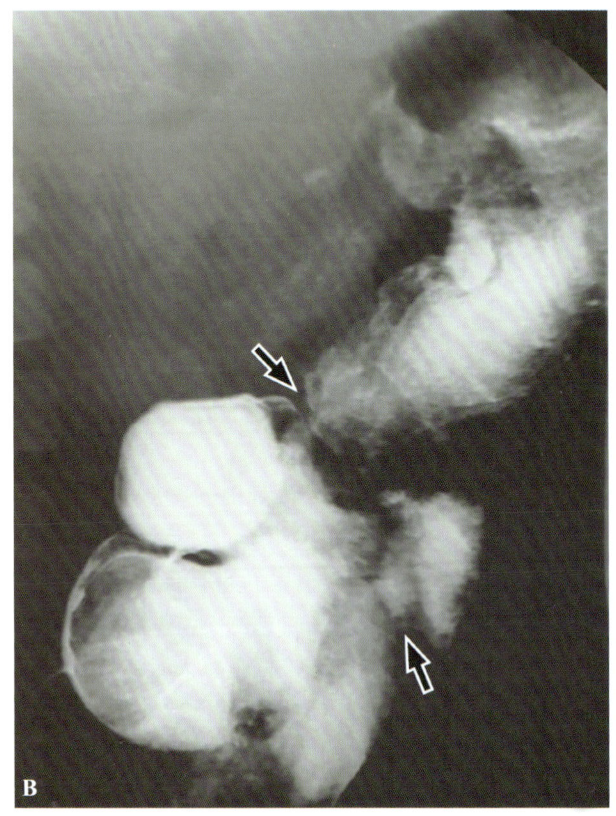

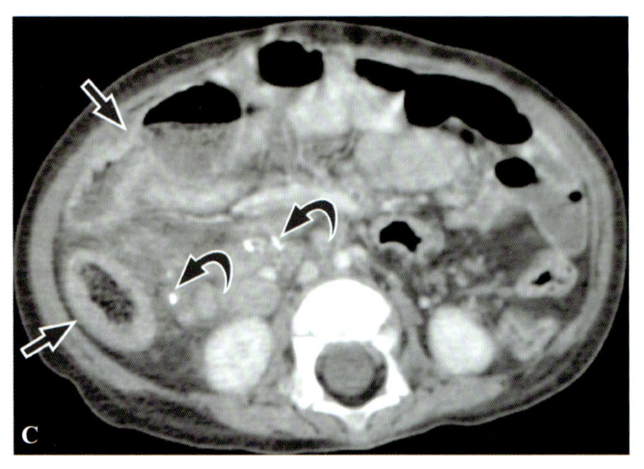

▲ **图 16-40　男，12 月龄，发育迟缓和腹泻；确诊小肠结核感染**

A. SBFT 图像显示远端回肠显著变形、肠壁不规则性和肠管扩张，失去正常褶皱（箭）；B. 透视点片图像显示两个回肠结构（箭）；C. 轴位增强 CT 图像显示肠系膜淋巴结钙化（弯箭），回肠壁明显增厚和邻近肠系膜模糊及回肠襻滞留（直箭）

如，贾第鞭毛虫引起十二指肠和空肠黏膜皱褶增厚，通过时间缩短，以及造影剂的稀释[76]。在蛔虫感染中，造影剂可勾画出寄生虫轮廓（图 16-41）。活蠕虫也可摄入造影剂，同时可以观察到它们的消化道[76]。蚓状蠕虫还可以在超声中看到，其发现依赖于蠕虫的方位、周围的组织、部分蠕虫影像，以及蠕虫是否存活。使用低频传感器，蠕虫表现为两条平行的回声线，由无回声区域隔开，代表蠕虫含有液体的消化道。当使用高频传感器时，蠕虫表现为四条平行线和三条相间的无回声区域[77]。某些病例在实时成像过程中可以看到蠕虫摄入液体。

治疗方法包括针对消灭特定寄生虫的抗蠕虫药。

4. 结肠

(1) 病毒和细菌感染：引起感染性结肠炎的病原体通常与感染小肠的相同。很少需要通过影像学检查进行诊断。然而，患病时，通常表现为结肠非特异性炎症，如结肠壁增厚、黏膜下层水肿，以及结肠周围血管及脂肪模糊明显（图 16-42）。

① 难辨梭菌感染：假膜性结肠炎多由于难辨

梭菌及其产生的毒素引起，多为抗生素治疗后所导致。其他导致假膜性结肠炎的病原体，包括产气荚膜梭菌和金黄色葡萄球菌。患儿通常会出现发热、血性腹泻、腹部绞痛和抗生素使用后的结肠黏膜炎。极少数的假膜性结肠炎在没有使用抗生素的情况下发生[70, 71]。

超声（图16–43）和典型CT表现为全结肠炎、弥漫性结肠壁增厚和黏膜下水肿（CT呈低密度）。增厚水肿的结肠袋表现为“风琴”征（图16–44和图16–45）。增强后图像显示黏膜明显强化。

治疗方法包括用抗生素治疗以根除难辨梭菌，如口服甲硝唑或口服万古霉素。

② 中性粒细胞减少性结肠炎（盲肠炎）：中性粒细胞减少性结肠炎，或盲肠炎，是一种坏死性结

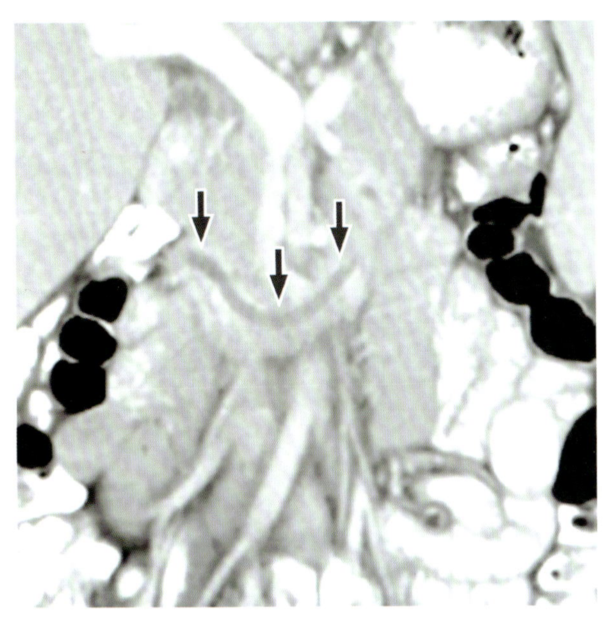

▲ 图16–41 男，16岁，蛔虫感染，腹泻

增强CT冠状位图像示十二指肠内弧形低密度充盈缺损（箭），代表蠕虫

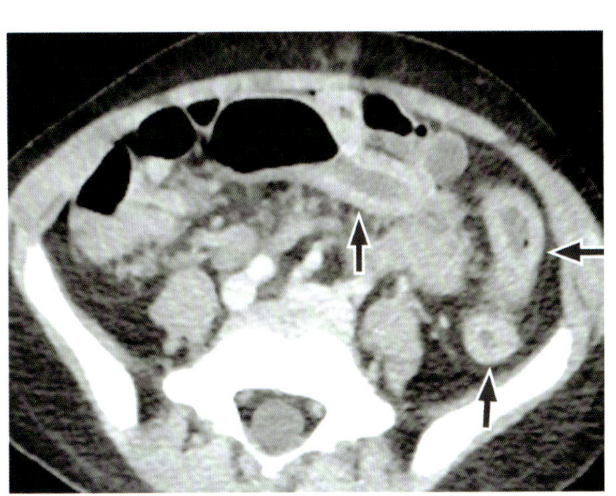

▲ 图16–42 女，5岁，免疫抑制，腹泻和活检证实巨细胞病毒感染

增强CT轴位图像示降结肠和乙状结肠（箭）壁增厚，以及邻近轻微的炎症改变

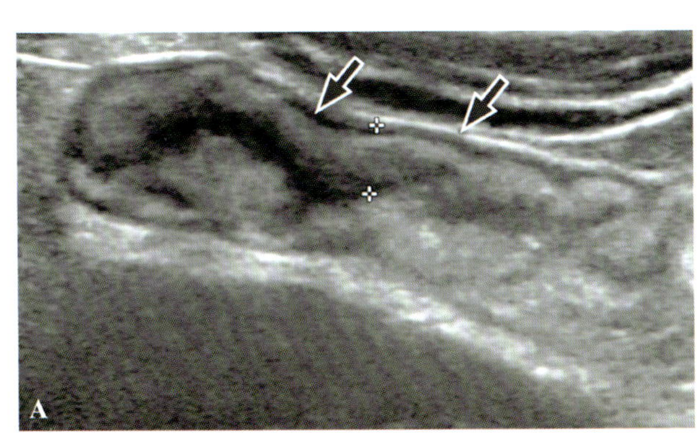

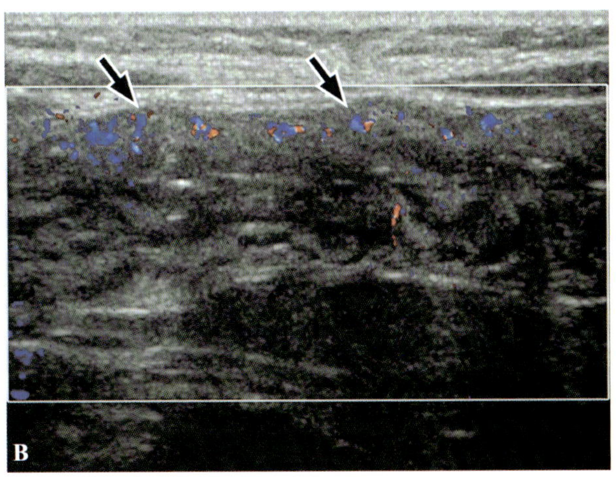

▲ 图16–43 女，3岁，大肠埃希菌感染性结肠炎，新发血便和腹部绞痛两天

A. 高分辨灰阶超声图像示横结肠肠壁明显增厚（箭），包括黏膜下水肿；B. 彩色多普勒超声图像证实肠壁充血（箭）

肠炎，主要见于患有造血系统恶性肿瘤的儿童，也见于其他癌症接受化学治疗的患儿。与中性粒细胞减少有关，主要累及盲肠。临床表现有时会被误认为是小儿阑尾炎，症状包括腹痛、发热、恶心、腹泻和腹胀[71, 78]。也可发生肠穿孔引起腹膜炎[71, 78]。

X 线检查显示右下腹部局限性肠梗阻或肠壁增厚[79]。超声和 CT 可显示盲肠和升结肠（可能有末端回肠）肠壁增厚，伴邻近炎性改变和积液（图 16-46）[79, 80]。也可以见到积气和气腹。

单纯性中性粒细胞减少性结肠炎的治疗包括抗

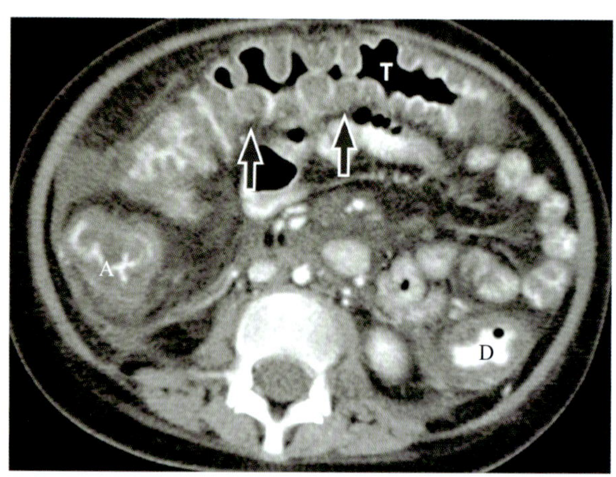

▲ **图 16-44 女，7 岁，难辨梭菌结肠炎，腹痛和腹泻**

增强 CT 轴位图像示升结肠（A）、横结肠（T）和降结肠（D）肠壁明显增厚，以及邻近的炎症和积液；横结肠结肠袋明显增厚，包括黏膜下水肿，形成典型的“风琴”征（箭）；腹部 X 线片可见“拇指印”。

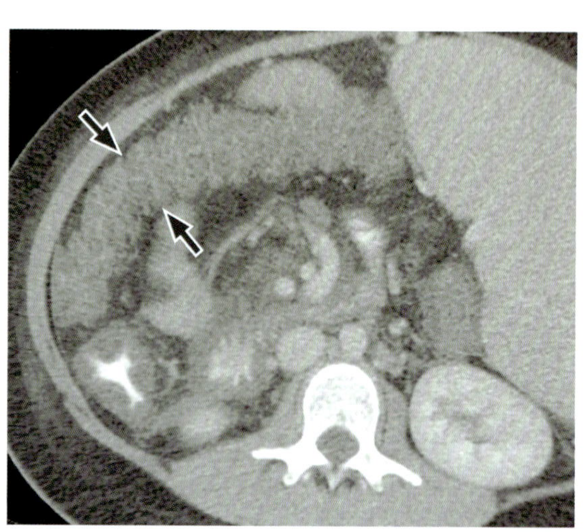

▲ **图 16-45 女，14 岁，急性淋巴细胞白血病，难辨梭菌感染**

增强 CT 轴位图像示结肠肠壁增厚和由黏膜下水肿造成的肠壁密度减低；肠腔变窄（箭）；白血病患者相应的脾大

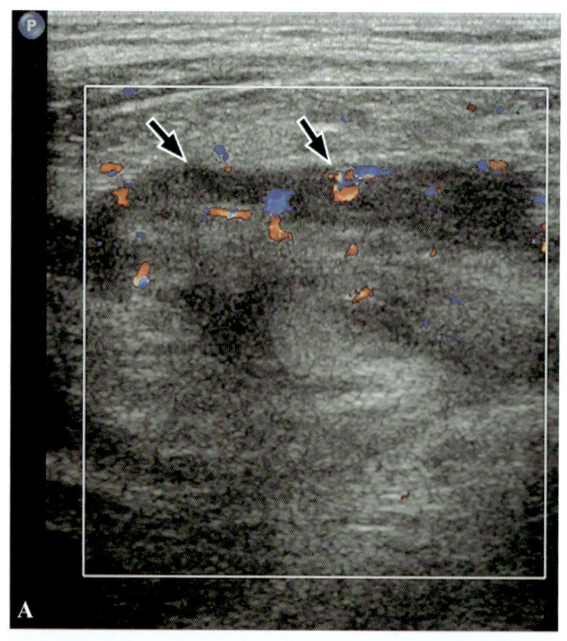

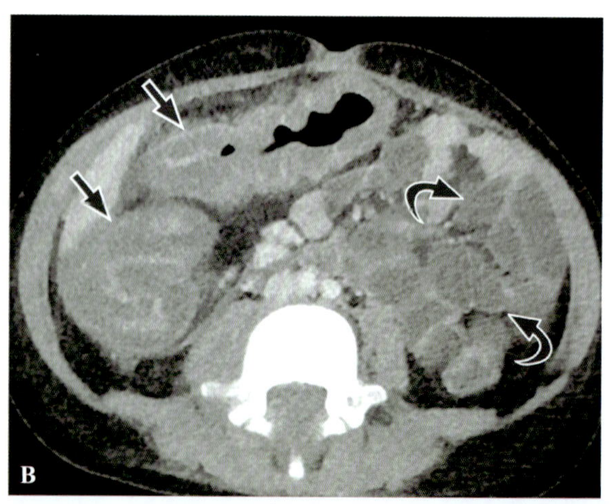

▲ **图 16-46 男，8 岁，中性粒细胞减少性结肠炎（盲肠炎），急性淋巴细胞白血病干细胞移植后**

A. 彩色多普勒超声图像示盲肠壁增厚充血（箭）；B. 轴位增强 CT 图像示升结肠和结肠肝区（直箭）肠壁明显增厚（包括黏膜下水肿）；左侧腹部可见正常的积液肠管（弯箭）

生素治疗，而复杂的病例可能需要外科治疗[80]。

③直肠周围和肛周脓肿：在许多情况下，直肠周围和肛周脓肿被认为是由莫尔加尼隐窝感染（隐窝炎）引起的。在儿童中，本病通常是克罗恩病伴肛周疾病的一种并发症，发生率占该病所有患者 14% 以上[81]。在婴幼儿中，皮肤感染最初为蜂窝织炎，后发展为局灶性脓肿（图 16-47）。脓肿可表现为肛周 / 直肠疼痛或流脓。查体常表现异常，表现为克罗恩病患儿肛周皮肤炎症和皮赘。

超声（常规和经直肠入路）和 MRI 都可以用来确诊直肠周围和肛周脓肿。MRI 有助于确定脓肿的确切位置和范围，包括与肛门内外括约肌和肛提肌之间的关系[82]。另外，MRI 也可用于指导治疗和手术方案的制订（图 16-48）[82]。由于超声的实时性可指导引流。

在脓肿很小时，可以单独使用抗生素治疗，但较大的积液性脓肿需要影像学引导或手术干预[83]。

（三）炎性疾病

1. 青少年系统性硬化症　青少年系统性硬化症（JSS）或硬皮病是一种罕见的病因不明的结缔组织病，累及皮肤、皮下组织和内脏器官。JSS 是影响儿童最严重的风湿病之一。患儿的食管蠕动常常受

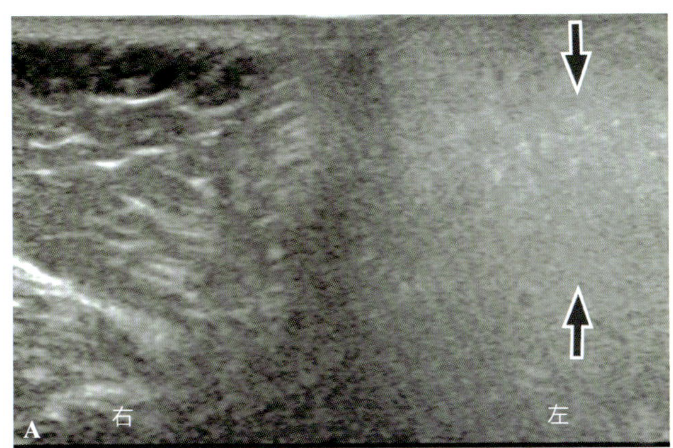

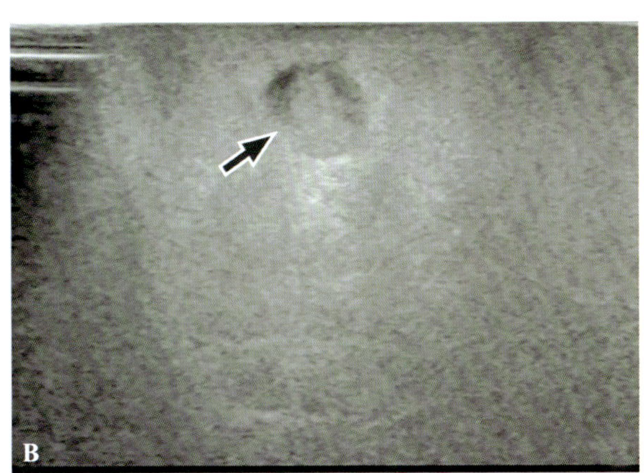

▲图 16-47　女，6 月龄，蜂窝织炎和臀部脓肿

A. 双侧臀部的灰阶超声图像示左侧（箭）弥散性软组织炎症，组织回声增强和分层界面消失；B. 浅表软组织中见一个小的积液灶（箭），证实为脓肿

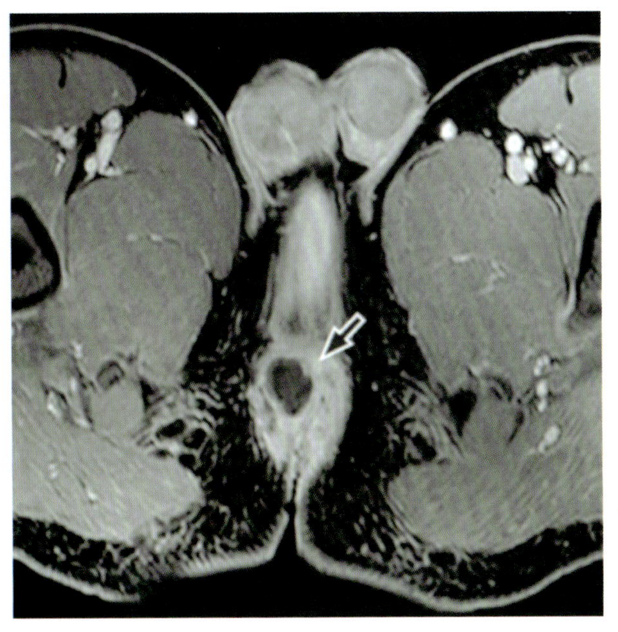

◀图 16-48　男，15 岁，克罗恩病累及肛周

轴位增强 T_1 加权脂肪抑制 MR 图像示肛周脓肿伴边缘强化（箭）；由于感染导致肛周皮肤强化

损（75%～90% 的患儿受累）。运动障碍也会累及胃、小肠、结肠和肛门直肠区，导致发病率升高。食管受累患儿可无症状，并可观察到其他风湿病的表现。食管造影可显示下段食管扩张和食管运动功能受损[85]（图 16–49）。SBFT 显示小肠扩张、蠕动减少，由于小肠褶皱积聚而出现“边缘掩盖”征象（图 16–49）。该病治疗采取免疫系统的抑制和调节。

2. 梅内特里耶病（胃）Menetrier 病　也称低蛋白性肥厚性胃病，是一种罕见的获得性疾病，以胃皱襞增大伴蛋白质丢失为特点[86]。本病发生于儿童常伴随着病毒感染。临床表现可包括由低蛋白血症引起的软组织水肿、胃梗阻，以及在某些情况下 IgE 水平升高[87]。内镜检查是最佳的检查方法，显示增大盘曲的皱襞（图 16–50）。这些皱襞在上消化道造影和 CT 上也可见，并且累及胃的近端和（或）远端部分（图 16–50）[88]。组织学显示主细胞和壁细胞特征性减少和囊性区域延伸到肌层黏膜和黏膜下层。与成年人不同，本病在儿童中通常是自限性的，可以在数周或数月内自愈。

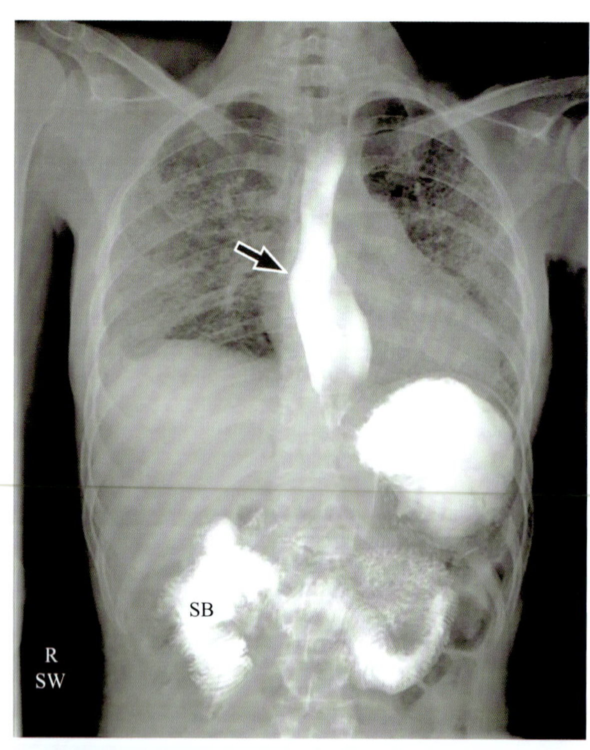

▲ **图 16–49　女，16 岁，系统性硬化症（硬皮病）**

上消化道造影图像示扩张的食管（巨食管）（箭）；近端小肠襻褶皱增加（SB）；由于间质性肺疾病，肺内见广泛斑片影

3. 炎性肠病

(1) 克罗恩病：是一种多节段性炎性疾病，可累及整个胃肠道。通常起病隐匿。患儿通常表现为腹痛、腹泻、体重减轻和血便[89]。此外，还可能出现病因不明的贫血、成长缓慢、各种皮肤异常，以及肛周疼痛 / 流脓导致瘘或脓肿形成。急性的表现可以类似于阑尾炎。根据实验室检查、影像学表现和内镜活检可以明确诊断。远端小肠和结直肠受累是儿童最常见的。

影像学检查用于确定克罗恩病的存在、范围及并发症，如阻塞狭窄和瘘管。腹部 X 线检查通常是非特异性和不敏感的。SBFT 的特殊表现是肠管的“鹅卵石表现”，其对应改变为大量线样和横向溃疡及多余周围黏膜（假息肉）的存在（图 16–51 和图 16–52）。其他表现包括肠壁增厚、管腔狭窄、穿透性病变（瘘管和窦道），“跳跃性病变”和受累肠段蠕动减少。TI 的加压图像特别有价值，可显示继发于肠壁水肿和（或）纤维化的明显的管腔狭窄（“线绳”征）（图 16–53）。在内镜检查中可以看到的口疮溃疡往往是隐匿性的。

目前，CTE 和 MRE 在很大程度上取代了 SBFT 和常规 CT 检查，以评估可疑或已知的克罗恩病，特别是对于儿童患者。横断面小肠造影的主要优点是能够使肠腔（包括异常狭窄和扩张）和肠壁（包括厚度和增强后强化）可视化，以及检测多种肠外异常对肠系膜、胆囊、胰胆管树和骶髂关节的累及。与 CTE 一样，MRE 可用于诊断和随访儿童克罗恩病，具有较好的对比分辨率，无电离辐射，并且可行多期增强扫描和电影成像[90]。CTE 和 MRE 提示活动性炎症的表现包括肠壁增厚，对比增强后明显强化以及肠系膜淤滞和充血（图 16–54 和图 16–55）。MRE 描述肠管变窄（狭窄）方面优于 CT；T_2 加权磁共振成像肠壁呈低信号，随着时间的推移强化明显可提示狭窄主要由于纤维化引起[13]。然而，在许多情况下纤维化可与炎症共存，使其难以检测和完全鉴别。CTE 和 MRE 可容易地检测腹腔内脓肿、蜂窝织炎和瘘管（一种贯穿肠壁的并发症类型）（图 16–56），而 MRE 在检测和观察肛周病变特点方面较好（图 16–48）。

在许多儿童肠道超声所见与 CTE 和 MRE 上的发现相同（图 16–57）。根据对肠壁厚度和多普勒信

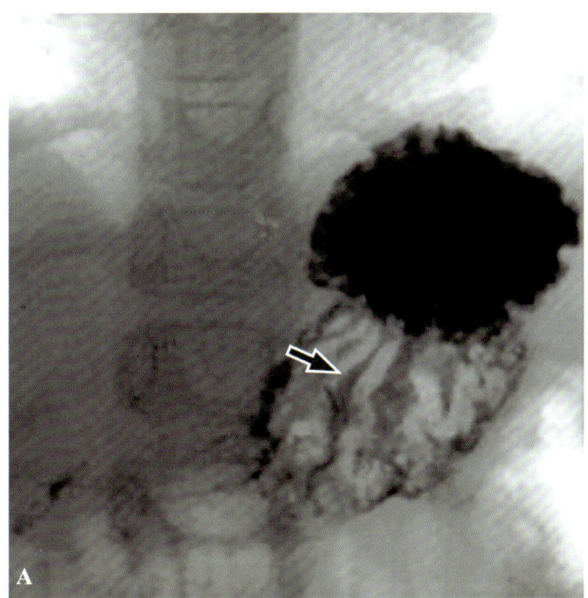

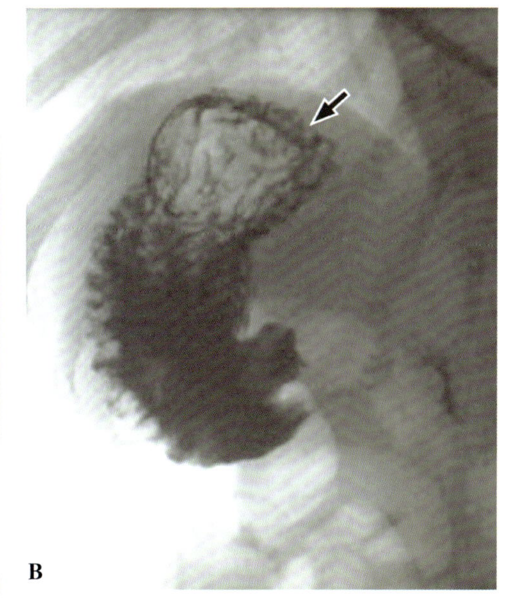

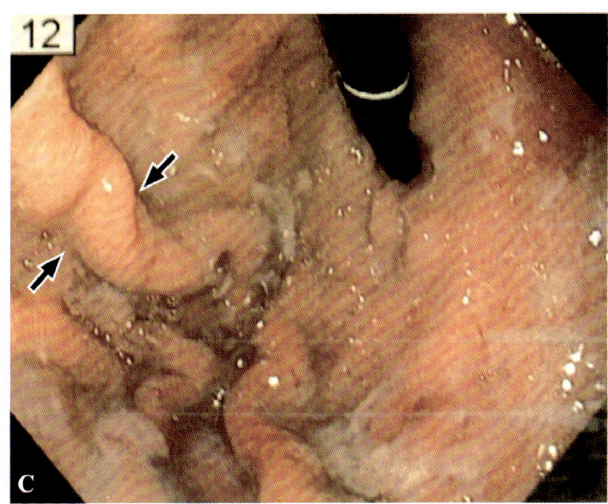

▲ 图 16-50　男，7 岁，再生障碍性贫血和病毒性肝炎，CT 显示胃壁增厚

A 和 B. 上消化道造影图像示胃皱襞（箭）增厚；C. 不同的儿童患有双下肢水肿和蛋白质丢失性肠病；内镜照片示明显的皱襞增厚（箭），为 Menetrier 病的特征

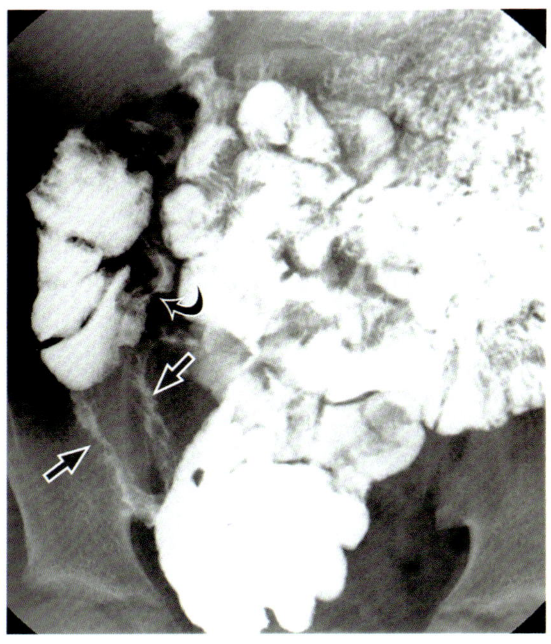

◀ 图 16-51　男，14 岁，克罗恩病

SBFT 示溃疡、黏膜不规则和肠腔狭窄，伴一长段回肠肠襻分离（直箭），包括末端回肠（弯箭）

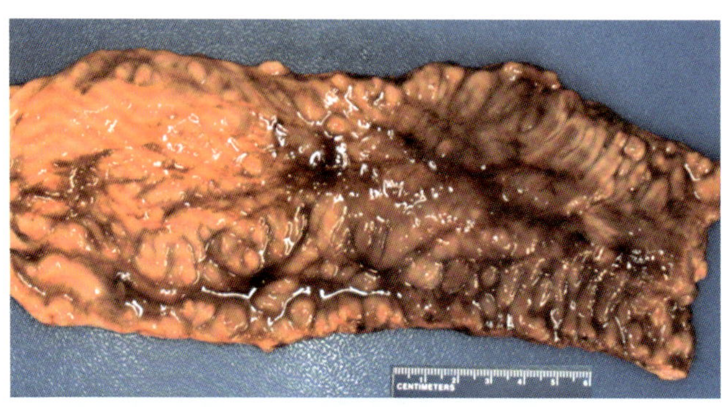

▲ 图 16-52 **女，16 岁，克罗恩病**

剖开的结肠显示黏膜表面深红色伴假息肉

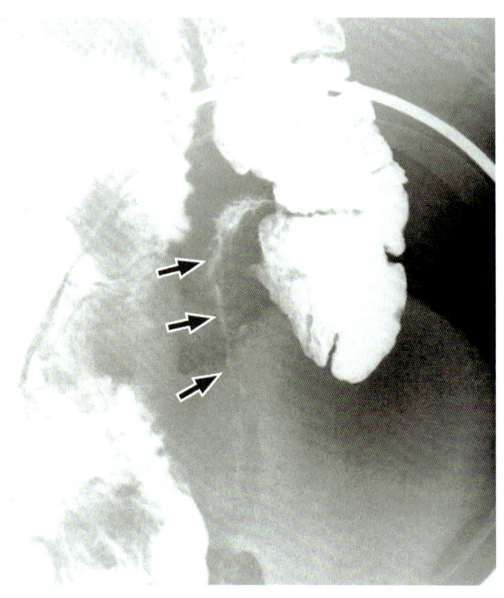

◀ 图 16-53 **男，16 岁，克罗恩病**

患儿俯卧位 SBFT 显示末端回肠严重的肠腔狭窄（箭），呈典型的“线样”征

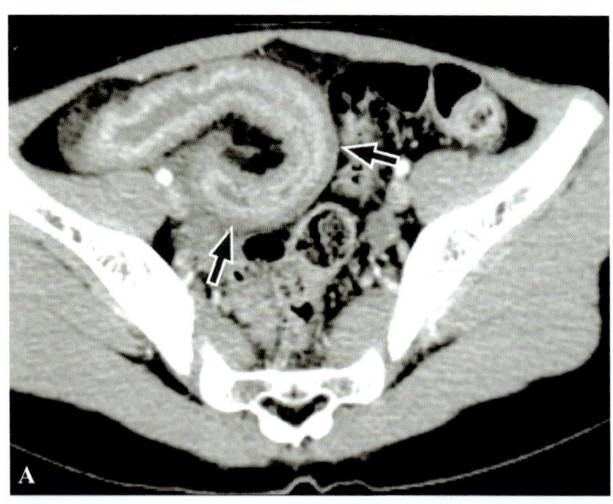

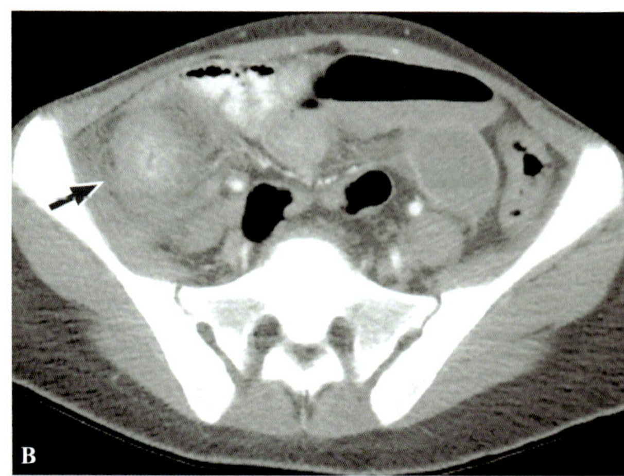

▲ 图 16-54 **两名患有克罗恩病的不同青少年的 CT 小肠造影图像**

A. 轴位增强 CT 图像示一长段回肠肠壁增厚、分层和黏膜强化（箭），提示活动性炎症；B. 轴位增强 CT 图像示回肠肠壁增厚、黏膜强化、严重的肠腔狭窄及显著的肠周炎性改变（箭），提示活动性炎症；小肠扩张积液是由于部分梗阻狭窄造成的

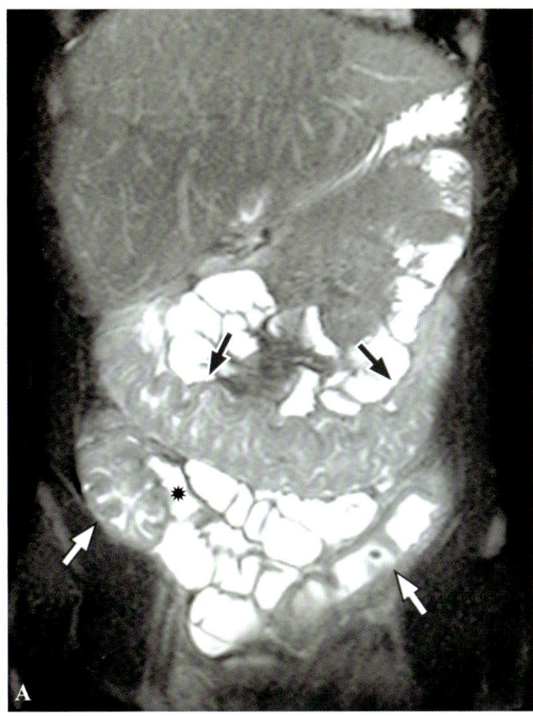

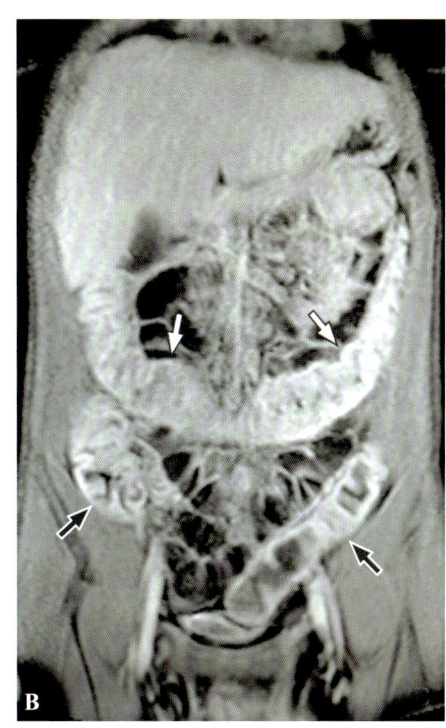

▲ 图 16-55　男，12 岁，近期诊断为克罗恩结肠炎

A. 冠状位 T_2 加权单次激发快速自旋回波图像示弥散性肠壁增厚（箭）；末端回肠内小结节（星号）；B. 冠状位增强 T_1 加权脂肪抑制 MR 图像示同一节段肠管明显强化（箭），提示活动性炎症

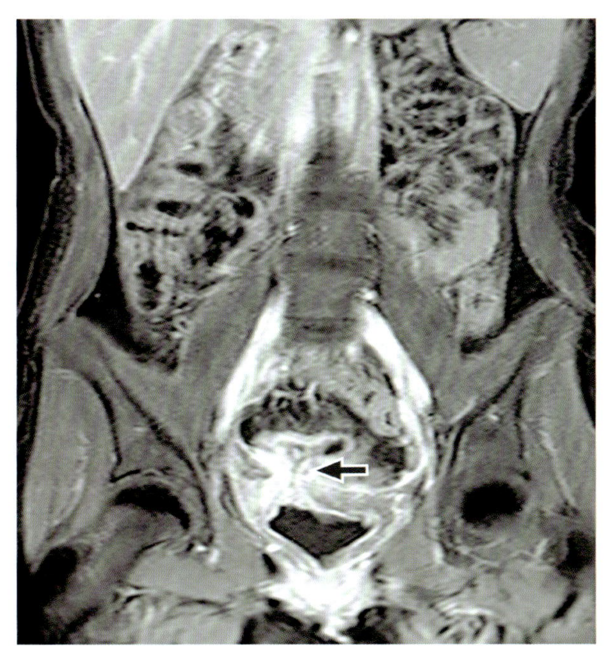

◀ 图 16-56　女，15 岁，腹痛和反复尿路感染

由于活动性克罗恩病，MR 冠状位增强 T_1 加权脂肪抑制图像示远端回肠肠壁增厚、强化；由于存在回肠膀胱瘘（箭），回肠和膀胱穹窿之间有一呈带状强化的管道；膀胱穹窿部异常增厚和强化

号随时间变化的评估，随访患儿局灶性 TI 病，超声提供了一种低成本、无电离辐射及耐受性良好的方法 [89, 90]。治疗方法首选一线治疗方案，包括免疫调节药和生物疗法；特别是在急性情况下也可以使用皮质类固醇。根据脓肿的大小，可能需要抗生素治疗和（或）经皮引流。持续性、有症状的狭窄和

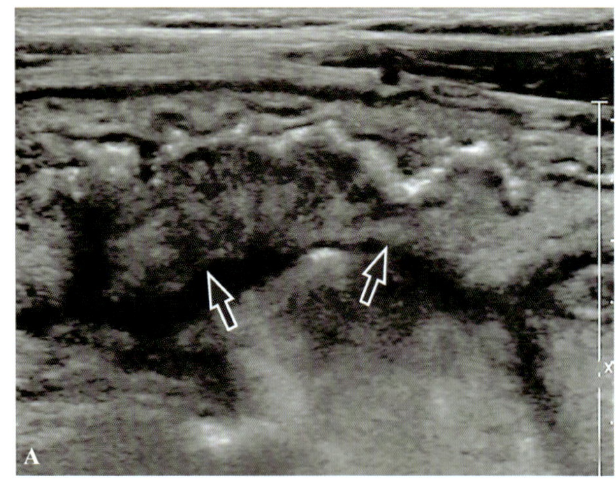

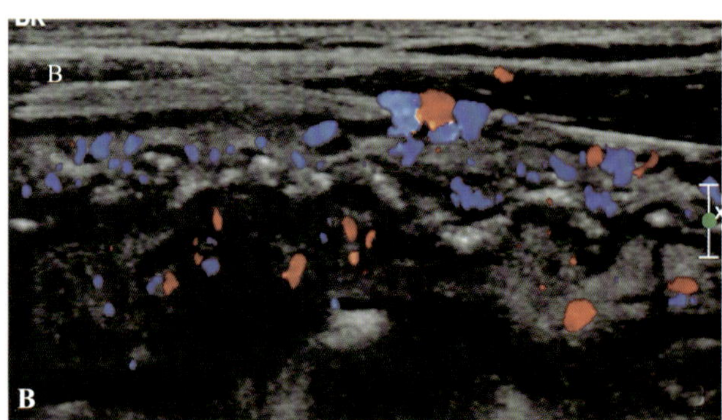

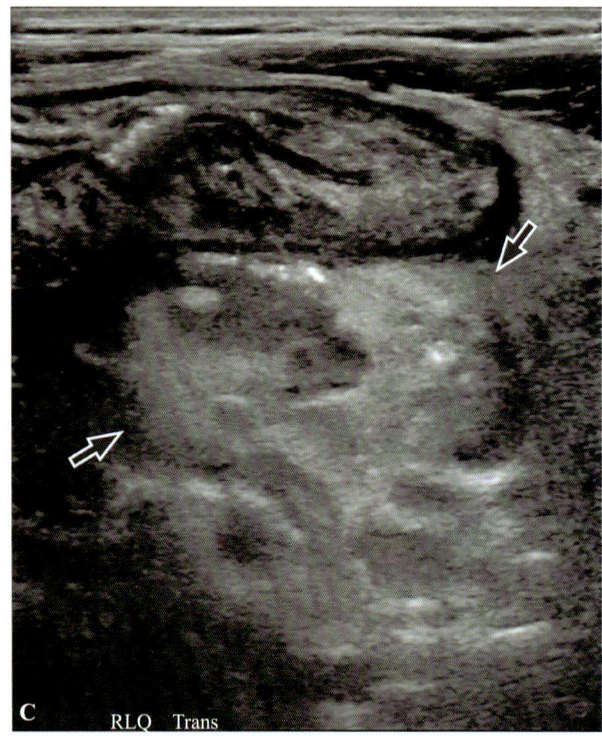

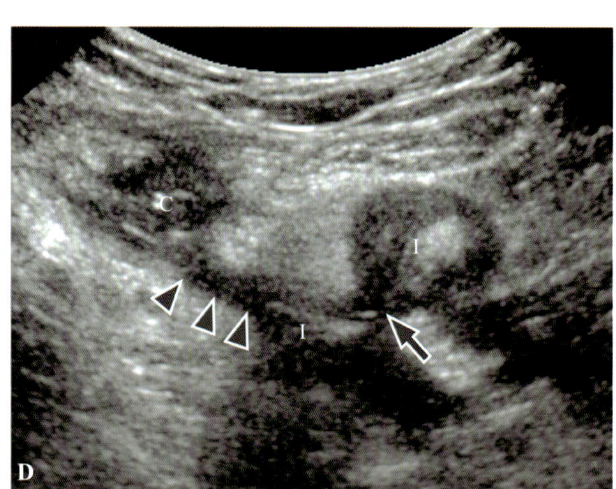

▲ 图 16-57 两个不同的克罗恩病患儿的超声图像

A-C. 14 岁，女孩：灰阶图（A）和彩色多普勒（B）超声图像示回肠末端肠壁明显增厚、分层减少（箭）和充血，提示活动性炎症；另一灰阶（C）超声图像示肠壁增厚、感染的肠系膜（箭）回波增强；D. 15 岁，男孩，使用扇形探头获得的灰阶超声图像示回肠和盲肠之间的低回声瘘管（箭头）盲肠（C）远端回肠（I）；其他瘘管起自回肠（箭）

穿透性并发症最终可能需要手术治疗。

(2) 溃疡性结肠炎：溃疡性结肠炎（UC）是一种炎症性疾病，主要为结肠受累，直肠也同样可受累，多见于年龄较大的儿童和年轻人 [91]。患儿通常表现为腹泻和腹痛。与克罗恩病相似，溃疡性结肠炎可伴发多种肠外表现，包括葡萄膜炎、关节炎、骶髂关节炎和硬化性胆管炎 [92]。溃疡性结肠炎具有潜在转变为结肠癌的风险，大部分发生在成年期 [91]。

腹部 X 线检查通常是正常的，部分患儿也可出现结肠肠壁增厚或呈袋状表现。造影剂灌肠可显示颗粒状溃疡。随着时间的推移，结肠可呈“铅管”样表现，由于黏膜下纤维化导致外观无特征性表现（图 16-58）。内镜检查和实验室检查最常用于评估该疾病，根据肠壁增厚和对比增强表现，超声、CTE 和 MRE 可评估结肠的活动性炎症。在炎症活动期也可观察到结肠周围血管增多（图 16–59）。超声和MRI也可用于评估硬化性胆管炎的胆管情况[6, 13]（图 16–60）。

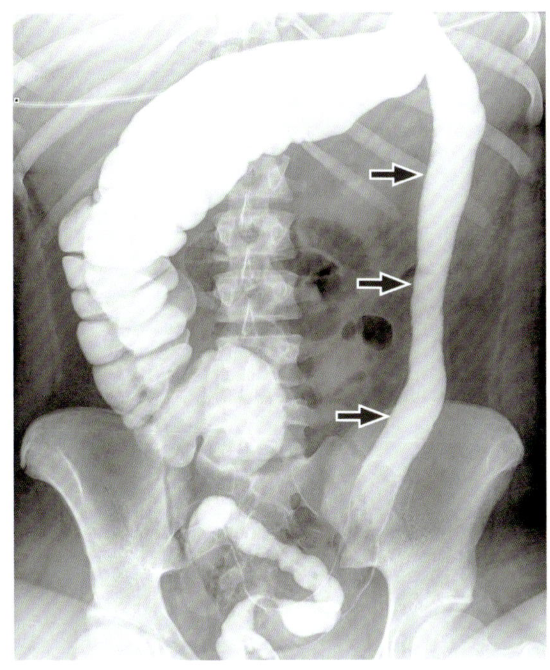

▲ 图 16–58 女，青少年，长期溃疡性结肠炎
水溶性造影剂灌肠示降结肠狭窄和结肠袋消失（箭），呈铅管样表现

患儿最初通常采取抗炎或免疫抑制药治疗。长期患病（因结肠癌风险）出现耐药性或发生并发症（如中毒性巨结肠或暴发性血栓）的患儿需要手术治疗，通常采用直肠结肠切除术（图 16–61）。

4. 过敏性紫癜 过敏性紫癜是一种累及儿童的最常见全身性小血管炎。发病原因可能包括前驱感染或某些药物作用（如万古霉素和非甾体抗炎药）[93]。过敏性紫癜通常由于紫癜、关节痛 / 关节炎及胃肠道受累引起的腹痛就诊。多数情况下，胃肠道症状（腹痛和呕吐）先于皮肤病变出现[93]。过敏性紫癜也可能发生肾小球肾炎引起的血尿。

超声是评估儿童 HSP 最有用的成像方式。HSP 的显著特征包括肠壁增厚（由于感染或肠壁内出血所致）、充血、蠕动减弱、多发肠套叠（有时持续存在）和由于梗阻引起的偶发性肠腔扩张（图 16–62）[93, 94]。罕见的 HSP 并发症包括严重胃肠道出血、肠坏死和穿孔。可见肾影增大、回声增强和（或）皮髓质分界不清。通常是保守治疗和支持治疗。因为此病多是自限性的。当出现更严重疾

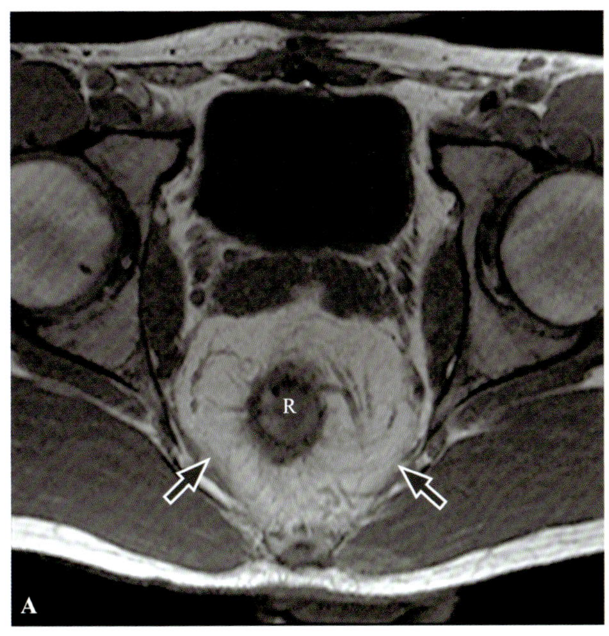

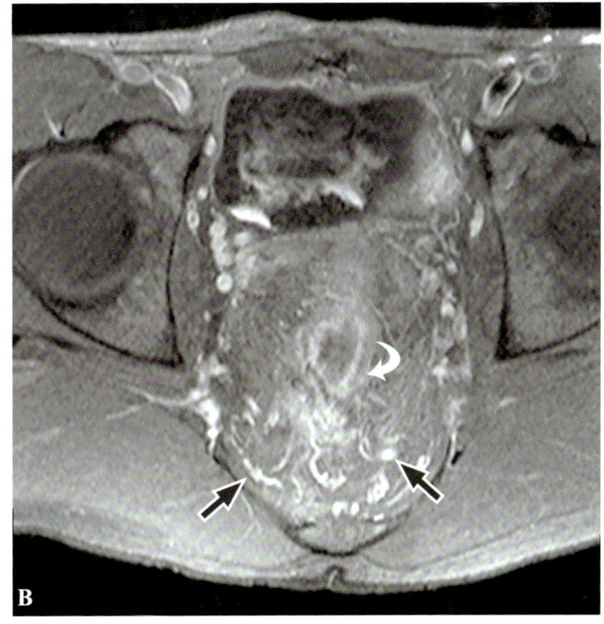

▲ 图 16–59 男，18 岁，长期患有溃疡性结肠炎
A. T_1 加权 MR 图像示直肠周围纤维脂肪明显增生（箭）；直肠壁增厚导致直肠管腔狭窄（R）；B. MR 轴位增强 T_1 加权脂肪抑制图像示直肠黏膜（弯箭）强化和直肠周围血管充血（直箭），提示活动期感染性病变

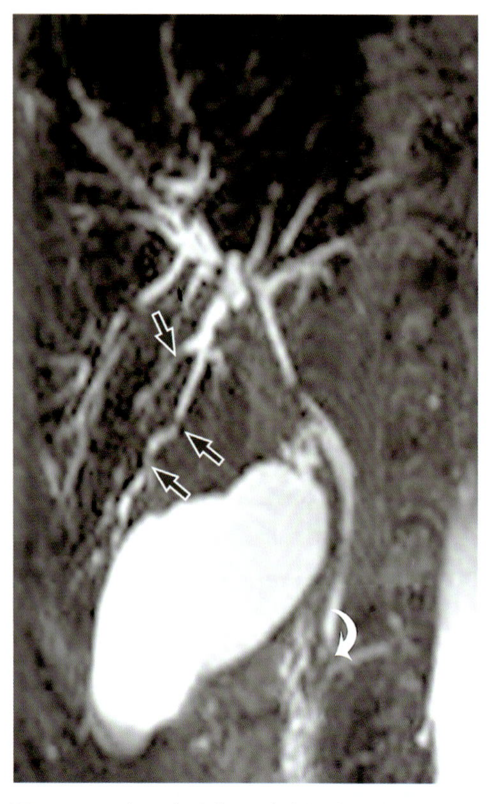

▲ 图 16-60　女，青少年，溃疡性结肠炎和硬化性胆管炎患者

磁共振胰胆管成像（MRCP）3D 最大密度投影（MIP）T_2WI 图像示肝内、外胆管（弯箭）多个区域内（直箭）狭窄

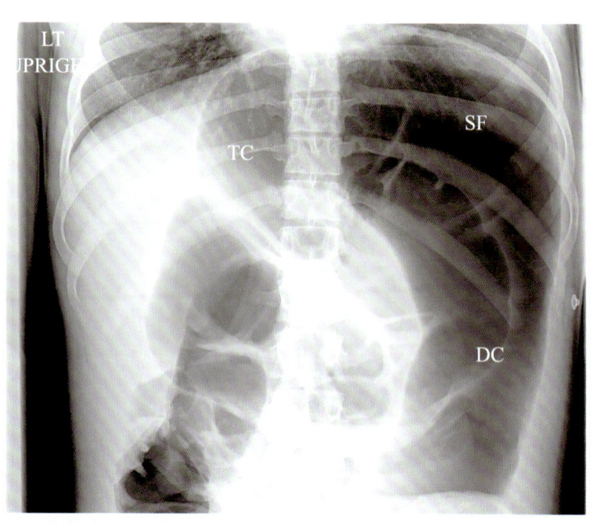

▲ 图 16-61　男，17 岁，溃疡性结肠炎导致中毒性巨结肠

腹部 X 线片示大肠明显扩张，降结肠（DC）、结肠脾曲（SF）和横结肠（TC）大部分受累；该患者随后出现结肠穿孔需进行手术治疗

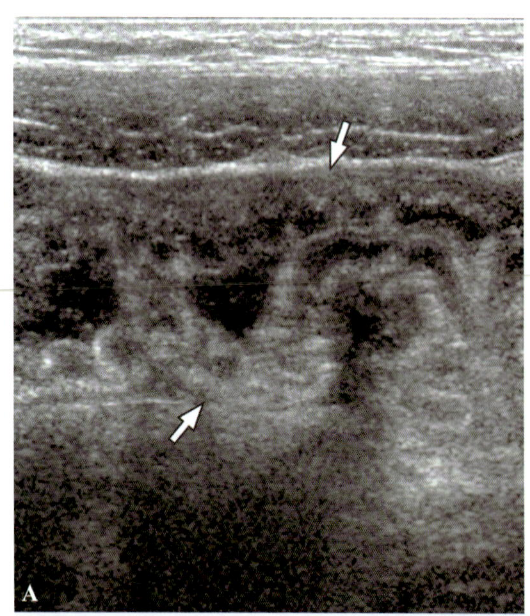

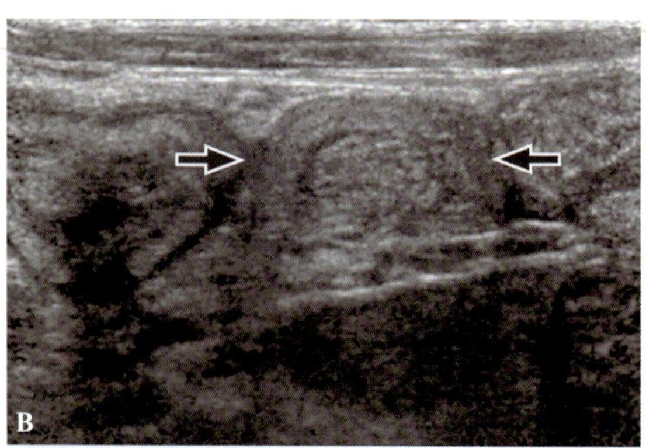

▲ 图 16-62　女，7 岁，过敏性紫癜导致腹痛

A. 灰阶超声图像示小肠壁增厚（箭）；B. 横轴面超声图像示小肠肠套叠（箭），常见于各种过敏性紫癜

病证据时，如持续的肾脏损伤，可以使用皮质类固醇和其他免疫抑制药[94]。

5. 乳糜泻　乳糜泻（或非热带口炎性腹泻）是由小麦、黑麦和大麦中的麸质所引发的免疫介导性疾病[95]。儿童受累年龄通常为9—24月龄，这时食用含有麸质的食物可导致腹泻、厌食、体重减轻和呕吐[96]。血清学检测对2岁以上儿童诊断的敏感性和特异性较高[95]。小肠近端活检标本组织学表现为小肠绒毛消失、隐窝长度缩短[95]。年龄较大的儿童可出现非特异性症状，包括反复性腹痛、恶心、腹泻和便秘[95]。

小肠造影（SBFT）检查可显示造影剂排空延迟和小肠扩张积液，造影剂呈雨雾状表现（图16-63）。此外，还可观察到空肠正常的羽状皱褶消失，而回肠可能有更明显的皱褶（小肠皱褶的反转）。多发小肠肠套叠也可能出现。

乳糜泻的最初治疗是改变饮食结构。在某些病例中，顽固性乳糜泻可以用皮质类固醇治疗[97]。成年后，乳糜泻患者罹患淋巴瘤的风险增加。

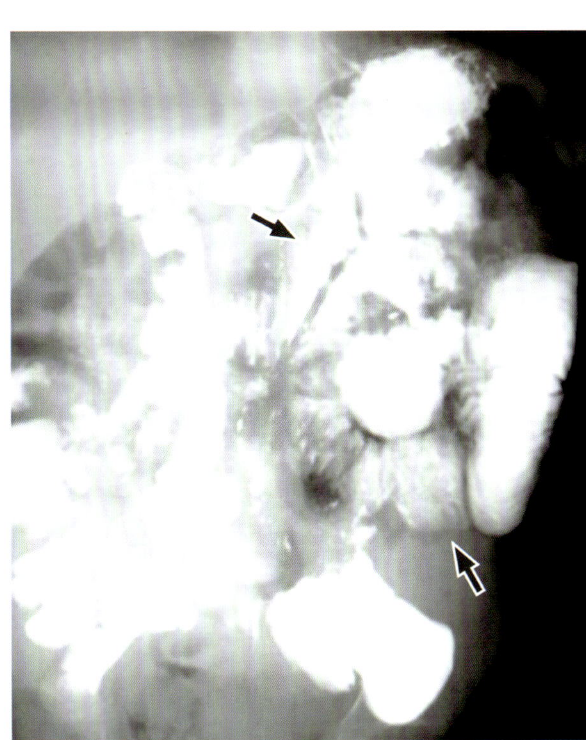

▲ **图16-63　女，5岁，乳糜泻导致间断性胃胀气、腹胀及腹泻**

小肠造影（SBFT）图像示空肠扩张（箭），并呈雨雾状表现；钡剂存在轻度的絮凝，这是由于肠腔内液体吸收不良导致的

6. 阑尾炎　急性阑尾炎是2岁及以上儿童最常见的无创伤性外科疾病[98]。阑尾炎是由于阑尾粪石、不常见肿瘤或异物阻塞阑尾腔所致[99]。阑尾炎患儿临床表现为脐周疼痛、迁延至右下腹部，并可出现厌食、恶心和发热等非特异性症状。特别是年幼儿穿孔率较高，使临床诊断更具挑战性[98]。肉芽肿性阑尾炎较罕见，可能是由于阑尾穿孔、感染（如分枝杆菌属）和克罗恩病所致[100, 101]。

无并发症的急性阑尾炎腹部X线检查可以正常。部分儿童右下腹部可见不透X线的阑尾粪石[98, 102]。存在迟发症状或阑尾穿孔时，可见小肠梗阻或阻塞表现。超声是评估儿童疑似急性阑尾炎的首选影像学检查方法。阑尾炎特征表现包括阑尾不可压缩、管壁增厚、横径大于6mm。另外，还可存在一个或多个阑尾粪石（图16-64）。

超声多普勒可显示阑尾或阑尾周围充血，阑尾周围脂肪可能增厚和回声增强（图16-64）[104-106]。如果超声不能显示阑尾，而临床持续怀疑阑尾炎存在，可行CT或MRI检查，以进一步评估阑尾炎和其他引起右下腹疼痛的原因[103]。

CT对诊断阑尾炎具有较高的敏感性和特异性。发炎的阑尾在CT上显示为周围存在炎性改变的管状结构，如脂肪间隙模糊、游离液体和盲肠壁增厚（图16-65）。阑尾壁的局部缺损、阑尾周围渗出、脓肿的形成和阑尾结构显示不清伴右下腹蜂窝织炎等表现均可提示阑尾穿孔[106]。越来越多的文献表明MRI在应用于儿童和成人时，仅仅扫描基础序列，其检测阑尾炎及其并发症的敏感性和特异性也与CT相当，甚至用简化的序列（图16-66）。MRI的缺点包括检查用时较长、为防止低龄儿童运动而需要镇静和可获得性有限[16]。

急性非穿孔性阑尾炎患儿通常需要抗生素静脉治疗和紧急阑尾切除术治疗。在穿孔性阑尾炎中，阑尾切除术后还应持续静脉注射抗生素治疗数周至数月时间。儿童阑尾周围脓肿可能需要影像引导下抽液或经皮（或经直肠）放置引流导管[107]。

7. 嗜酸细胞性疾病　嗜酸细胞性胃肠疾病（EGID）罕见，并且是逐渐被认识的慢性炎症性疾病，组织学检查特征性表现为胃肠道嗜酸性粒细胞浓集。这些疾病可分为嗜酸细胞性食管炎、嗜酸细

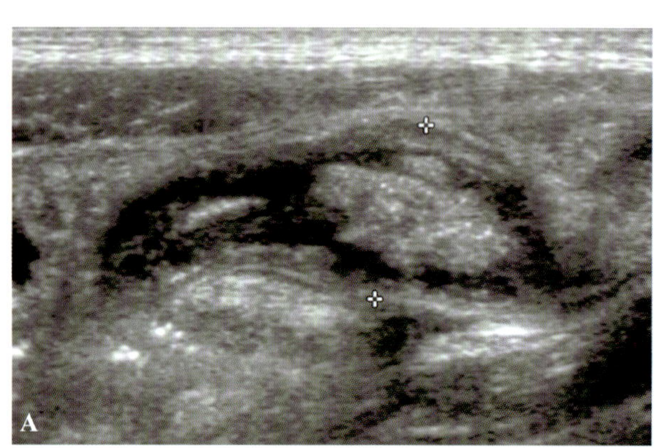

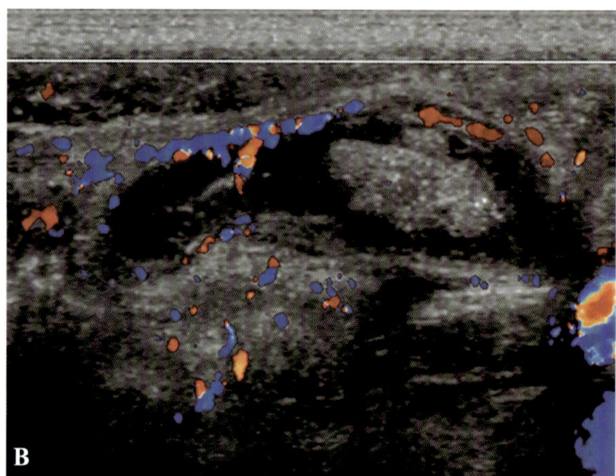

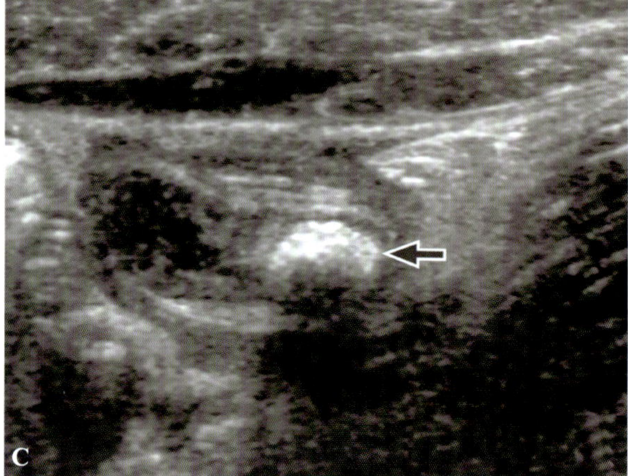

▲ 图 16-64 男，6 岁，急性阑尾炎导致右下腹痛、呕吐及发热

A. 灰阶超声图像示阑尾异常扩张并填充较多肠内容物，阑尾壁增厚且不规则（在测量尺之间）；B. 彩色多普勒超声示扩张的阑尾及阑尾周围充血；C. 另一灰阶超声图像示阑尾腔内的阑尾粪石（箭）呈回声增强且后方伴声影的团块

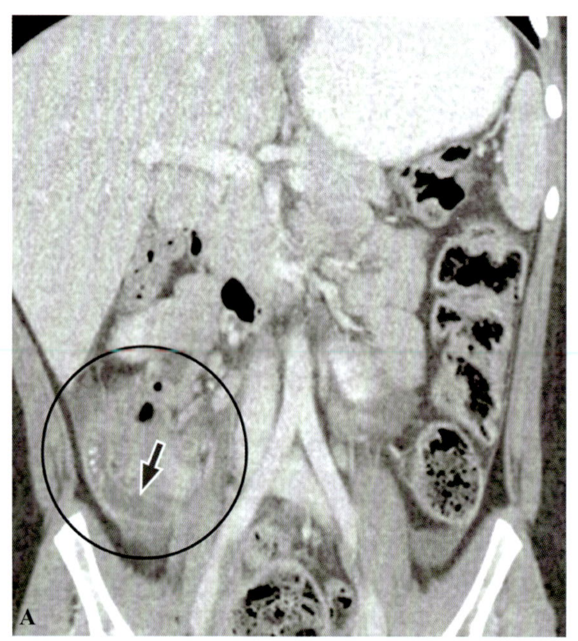

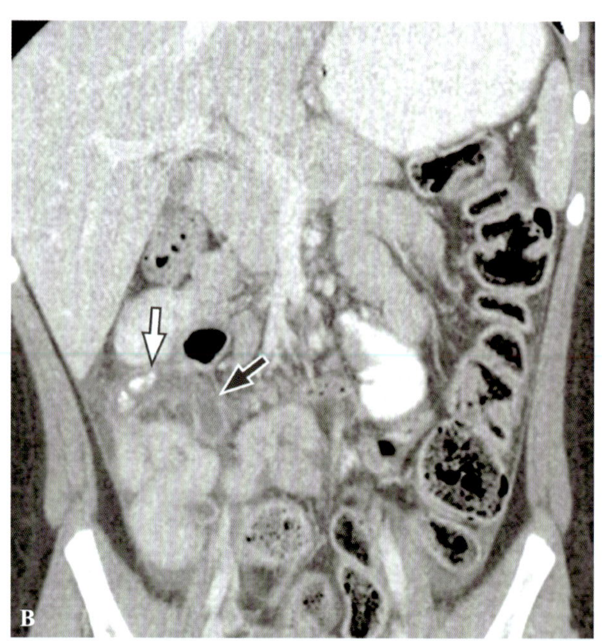

▲ 图 16-65 男，15 岁，单纯性急性阑尾炎

A 和 B. 冠状位增强 CT 图像示阑尾（黑箭）充盈扩张伴周围脂肪模糊（黑色圆圈）和阑尾粪石（白箭）；这些都是急性阑尾炎的典型表现

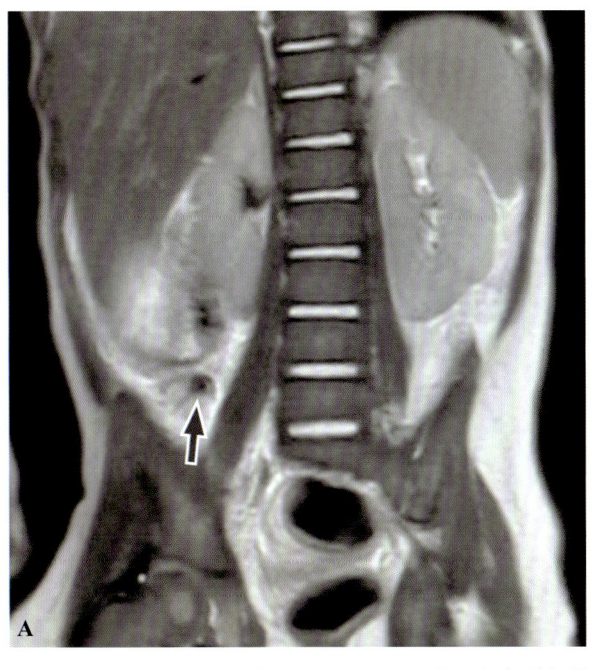

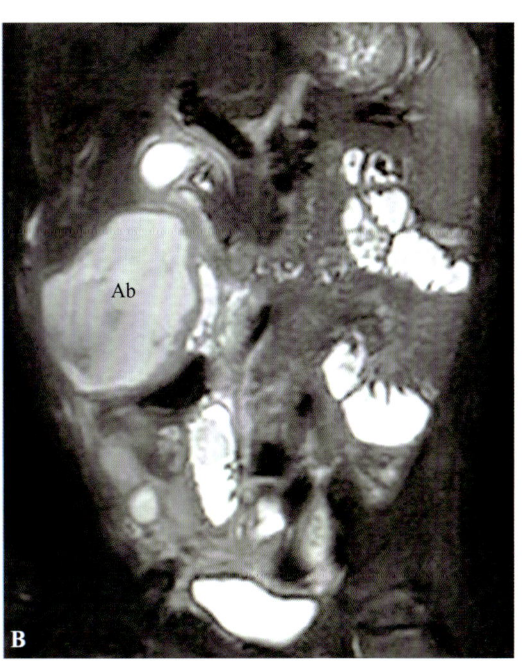

▲ 图 16-66 男，2 岁，复杂型急性阑尾炎，包括阑尾周围脓肿形成

A. 未经镇静获得的冠状位 T_1WI 单次快速自旋回波 MR 图像示盲肠后方扩张的阑尾，以及低信号的阑尾粪石（箭）；B. 急性阑尾炎穿孔所致脓肿于冠状位 T_2WI 脂肪抑制 MR 图像示右上腹充满高信号液体的厚壁包块（Ab）

胞性胃肠炎和嗜酸细胞性结肠炎[108]。嗜酸细胞性食管炎最为常见，受累儿童可能会出现吞咽困难、胸痛、呕吐、喂养困难及食物嵌塞。患有嗜酸细胞性胃肠炎的儿童可能会出现腹痛、腹泻、血便且生长发育障碍。嗜酸细胞性结肠炎是最罕见的 EGID，与嗜酸细胞性胃肠炎症状相似，均表现为腹泻和体重减轻。嗜酸细胞性食管炎诊断困难，常被误诊为胃食管反流症。值得注意的是，胃食管反流症也可以引起食管壁嗜酸细胞增多。患有 EGID 的儿童通常伴有其他过敏性疾病，包括哮喘、各种食物过敏和湿疹[109]。

食管造影是嗜酸细胞性食管炎最常用的检查方法[110]。影像学表现包括动力障碍、狭窄段长度的变化（包括细口径食管）、环状食管及食物嵌塞（图 16-67）[108, 111]。儿童嗜酸细胞性胃肠炎和结肠炎在 CT 上可表现为小肠壁不典型增厚（图 16-68）[112]。这些疾病明确诊断均需要内镜活检（图 16-69）[97]。

儿童嗜酸细胞性疾病的治疗包括饮食调节、皮质类固醇治疗和其他抗炎症药物，如白三烯调节剂[97, 113]。

8. 移植物抗宿主病 移植物抗宿主病（GVHD）

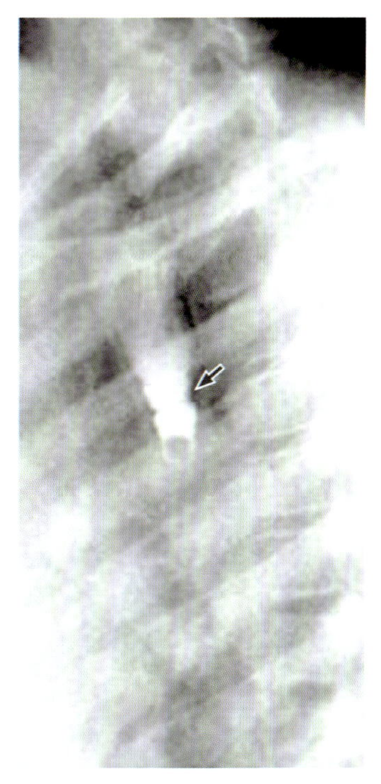

▲ 图 16-67 男，15 岁，嗜酸细胞性食管炎导致吞咽困难

侧位食管造影示累及食管上段的环状狭窄（箭），是嗜酸细胞性食管炎的一个典型特征；食管内圆形充盈缺损是药片卡在管腔最狭窄部位所致

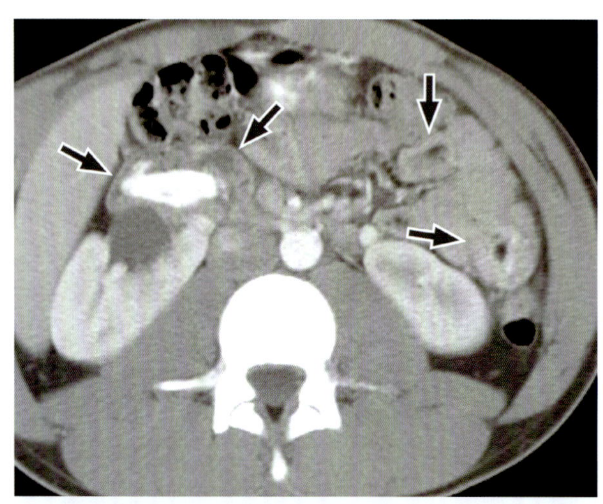

▲ **图 16-68　男，15 岁，反复腹痛，活检证实嗜酸细胞性肠炎**

增强 CT 轴位图像示十二指肠和空肠的非特异性肠壁增厚（箭）

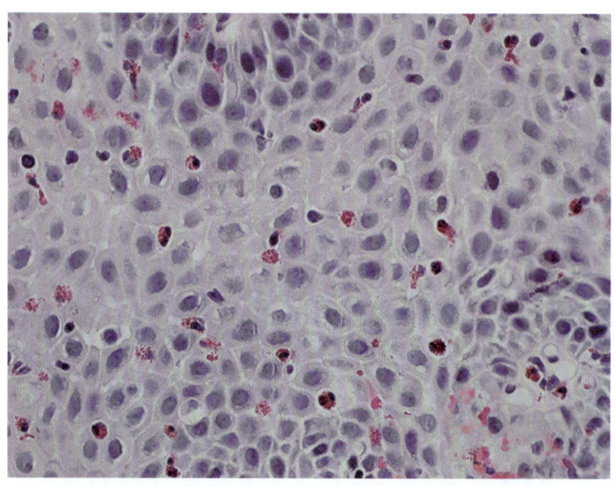

▲ **图 16-69　女，15 岁，吞咽困难伴食物阻塞，活检证实嗜酸细胞性食管炎**

大量嗜酸性粒细胞浸润食管鳞状上皮层（HE，×600）

是造血干细胞移植所致的免疫介导并发症。急性 GVHD 发生于移植术后 100 天内，并具备典型的症状和体征，包括皮肤、肝胆和肠道异常[79]。受累及的患者通常由于腹泻、消化道出血和腹痛就诊[79]。此外，GVHD 可能因皮疹瘙痒、疼痛就诊，这可能与肝胆管受累有关[79]。

腹部影像学检查可显示 GVHD 肠道受累的证据，包括小肠呈带状或牙膏状及包含气 - 液平面的扩张肠管。小肠钡剂造影也可显示小肠狭窄。GVHD 的 CT 表现包括小肠扩张积液伴肠壁增厚及黏膜层明显强化。结肠和胃也可出现异常（图 16-70）。腹腔内游离液体和肠系膜血管充血也是 GVHD 患儿常见的表现（图 16-70）。

治疗方法主要是应用免疫抑制剂预防 GVHD 的发生。

9. 肠壁积气　肠壁积气是指气体存在于小肠或结肠壁内的影像学表现。它可以是一种良性表现或提示存在潜在的严重病程，包括某些内科和外科急症。积气常发生于多种“良性”疾病，如 IBD、GVHD、HIV 感染和慢性免疫抑制疾病。此外，某些肺疾病如囊性纤维化和哮喘也可导致儿童肠壁积气[114]。然而，肠壁积气也可以是潜在危及生命的腹部疾病影像学证据，如肠缺血 / 梗死、盲肠炎、坏死性小肠结肠炎（NEC）[79]。

肠壁积气在腹部 X 线片检查中可以表现为病变部位小肠或大肠肠壁的环状和小泡状透亮区。此外，儿童肠壁积气也可伴发气腹（图 16-71）。在腹部 X 线片上肠壁积气可能难以与肠内积气相鉴别。CT 可以直接显示肠壁中的气体，且比腹部 X

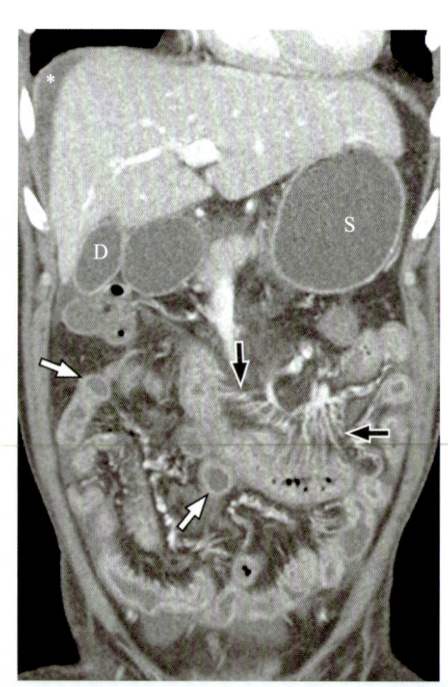

▲ **图 16-70　男，8 岁，急性淋巴细胞白血病骨髓移植后合并移植物抗宿主病**

冠状位增强 CT 图像示多发小肠肠壁增厚伴明显强化（白箭）；腹腔内散在游离液体（星号）、肠系膜血管充血（黑箭）、充盈扩张的胃（S）和十二指肠（D）

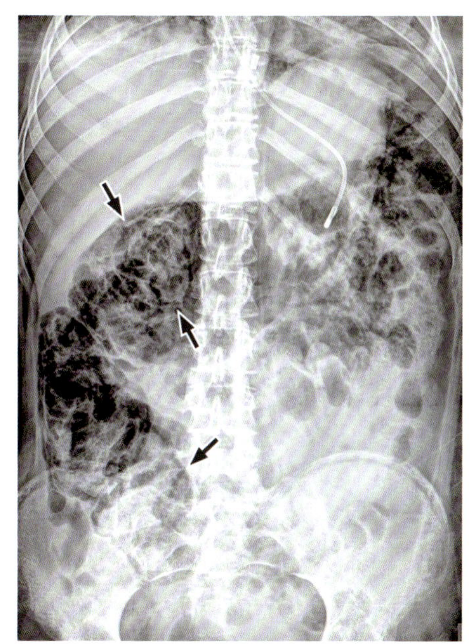

▲ **图 16-71 女，16 岁，骨髓异常增生综合征干细胞移植免疫抑制药（皮质类固醇）治疗后出现良性、自限性肠壁积气**

腹部 X 线片示沿着全结肠的弧形透亮影（箭），右腹部更明显

线片敏感性更高。肠壁积气常累及肠周，呈独立性和非独立性表现。CT 也可识别腹腔其他疾病，包括一些可能危及生命的病变[115]（图 16-72 和图 16-73）。

良性疾病导致的肠壁积气通常无症状且自限。然而，严重疾病导致的肠壁积气，如肠缺血 / 梗死，可能需要手术。因此，早期发现和准确诊断是必不可少的。

10. 坏死性小肠结肠炎 坏死性小肠结肠炎（NEC）最常发生于早产儿的小肠和结肠，也可能发生于患有先天性心脏病的足月儿[116]。NEC 的确切病因尚不清楚。临床表现包括腹胀、血便和喂养困难。受累肠管最初表现为肠壁增厚、充血。随着时间的推移，肠壁变薄、蠕动减弱、灌注减低并有穿孔危险。最终在肠壁和门静脉系统中可见积气。出现气腹提示 NEC 患者肠穿孔。

连续腹部 X 线片和床旁超声是对可疑 NEC 患儿最有效的影像学检查方式[117]。腹部 X 线片可表现正常，也可显示为右下腹部肠管明显扩张或轻

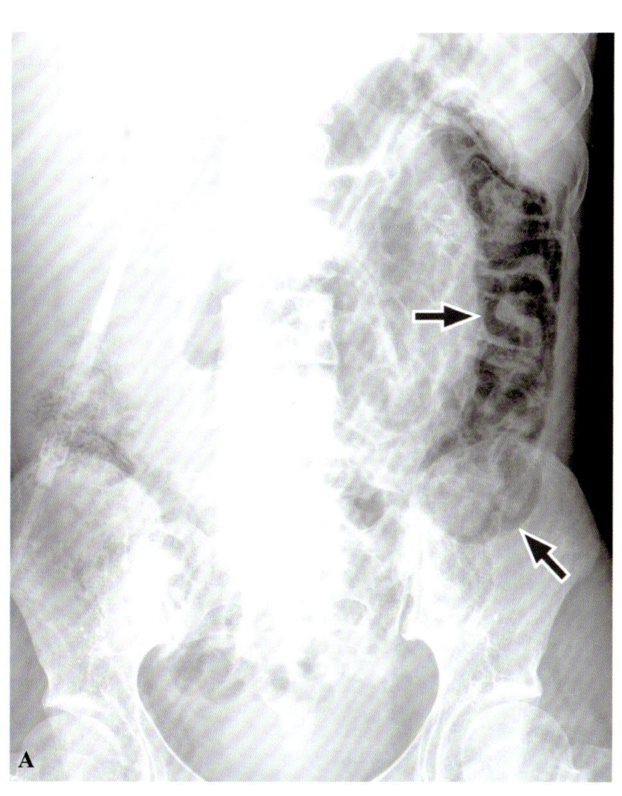

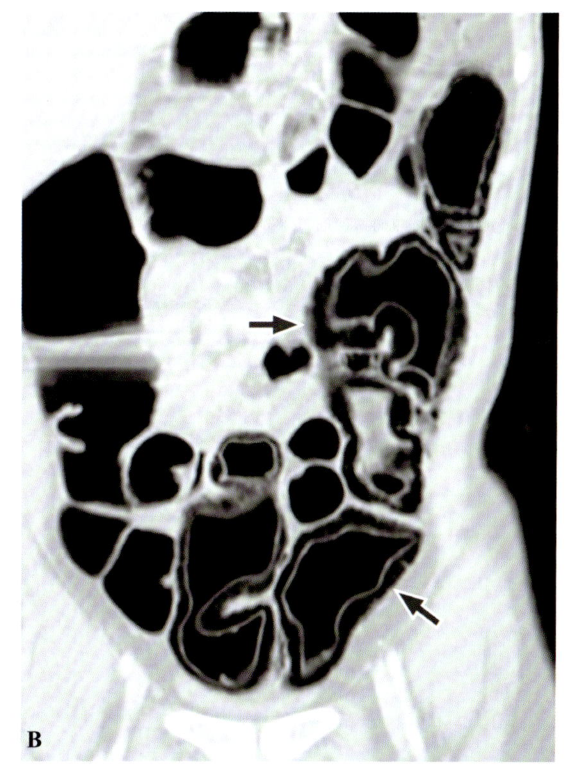

▲ **图 16-72 女，15 岁，Kabuki 综合征患儿，因缺血性结肠炎引起的腹痛**

A. 腹部 X 线片示降结肠肠壁气体呈曲线状聚集分布，表明肠壁囊样积气（箭）；B. 冠状位 CT 图像证实肠壁积气（箭），并显示累及乙状结肠的范围

度扩张，伴或不伴肝内积气和门静脉积气（图 16-74）。存在气腹时，最好采用直立位、侧卧位或水平侧位摄片。超声检查对早期 NEC 的变化评估敏感，它可以发现腹部 X 线片不能显示的肠壁积气及门静脉积气[117]（图 16-75）。在未发生气腹时，超声可以帮助评估肠管活性、检测 NEC 相关并发症，并评估预后[117]。

NEC 的处理包括肠道休养、抗生素治疗，连续腹部 X 线片评估并发症，如可能需要外科手术干预肠穿孔。

（四）肿瘤性疾病

儿童胃肠道良恶性肿瘤较成人少见，一旦发生即可累及胃肠道的所有部分。

1. 食管

(1) 良性肿瘤：平滑肌瘤虽然儿童罕见，但是最常见的食管良性肿瘤。因为可能出现阻塞性症状，如吞咽困难、呕吐和吞咽疼痛导致体重下降，所以认识该病非常重要[118]。平滑肌瘤最常见于青

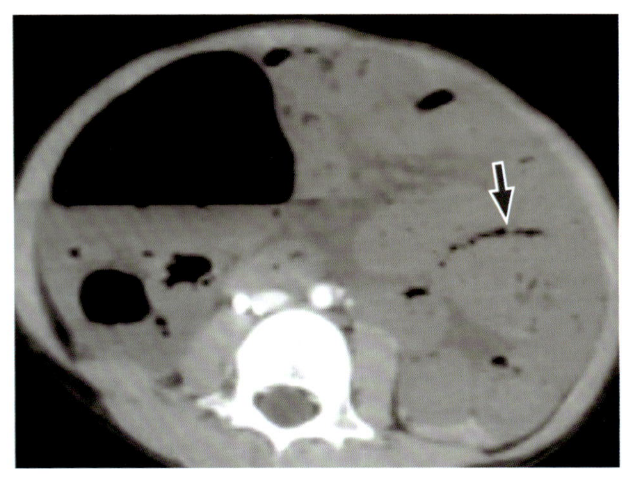

◀ **图 16-73 男，7 岁，中肠扭转延误诊断导致小肠缺血**

轴位增强 CT 图像示继发于肠扭转的小肠襻扩张积液并灌注减低；缺血肠襻肠壁积气（箭）

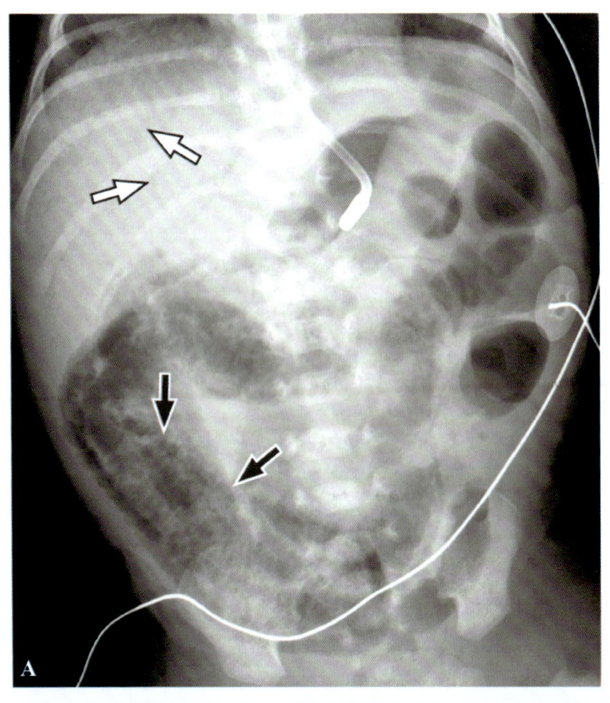

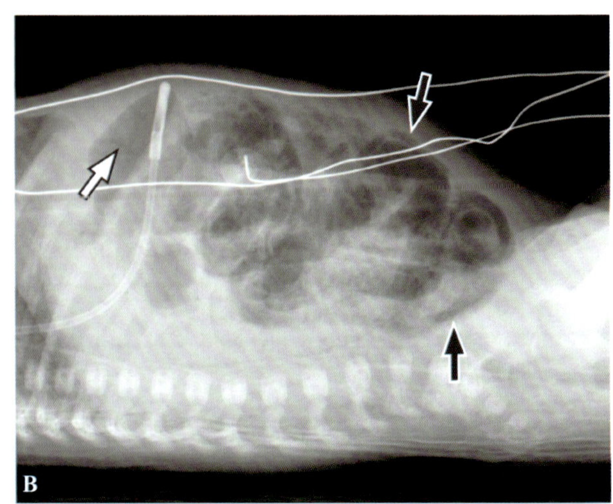

▲ **图 16-74 男，早产新生儿，血便，临床可疑坏死性小肠结肠炎**

A 和 B. 腹部仰卧位和侧位 X 线片示扩张充气肠管伴广泛肠壁积气，表现为肠壁弧形和圆形气体影（黑箭）；肝内分支状透亮影表明门静脉积气（白箭）

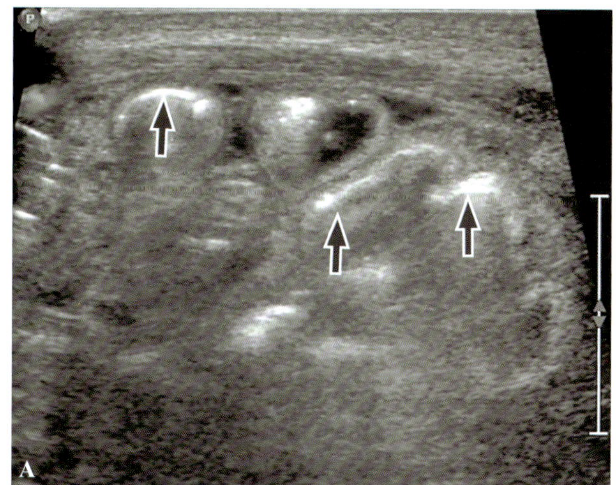

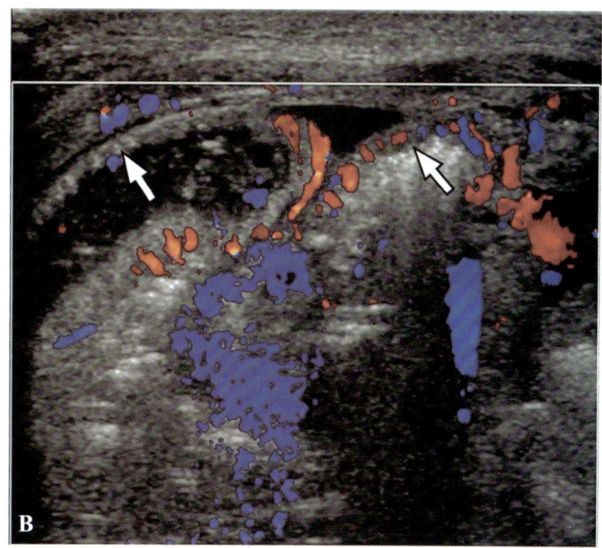

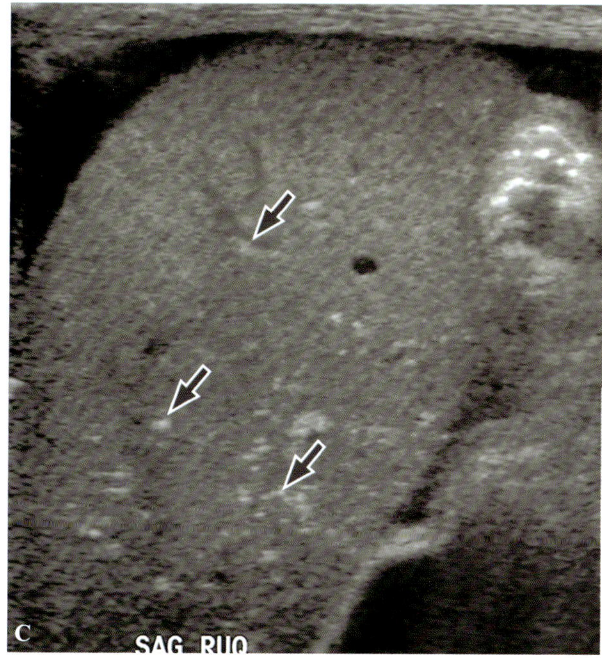

▲ **图 16-75　新生儿超声检查示坏死性小肠结肠炎（NEC）**

A 和 B. 灰阶图像和彩色多普勒超声图像显示肠襻增厚、充血（白箭），病变肠壁后方回声增强伴声影（黑箭），病灶位置不随患儿体位变化而改变证明存在肠壁积气；C. 右上腹超声图像示沿肝脏表面可见腹水，细小强回声从病灶中心向外周移动，代表门静脉积气（箭）

少年女孩。多数患儿存在多发病灶或弥漫性食管侵犯（即平滑肌瘤病）[118, 120]。食管平滑肌瘤病可与胃肠道间质瘤、家族性出血性肾炎和多器官平滑肌瘤综合征有关[119]。

孤立性平滑肌瘤 X 线片上可表现为中纵隔肿块。尽管已经有描写奇静脉食管带偏移，但是平滑肌瘤病较隐蔽。食管造影可显示因壁内病变引起的食管内的外生性占位效应[121]。多数近端食管可能扩张[90, 122]。在 CT 和 MRI 上，平滑肌瘤表现为食管壁环形增厚，累及远端食管并可延伸到胃。在 CT 和 MRI 中，多数病灶通常与骨骼肌的密度和信号强度相似，增强后病灶明显强化（图 16-76）。

目前治疗方法主要通过外科手术，部分儿童可能需要食管切除及胃部拖出[118, 119, 121, 122]。

(2) 恶性肿瘤

腺癌：食管恶性肿瘤在儿童中非常罕见，可能由于长时间慢性刺激潜在的致癌因素所致，如胃食管反流病、巴雷特食管炎，或摄入腐蚀性物质[119, 123]。这些肿瘤大多位于食管远端，表现为吞咽困难和体重减轻[124]。食管造影通常显示食管狭窄、管壁僵硬或边缘不规则、黏膜表面呈结节状或溃疡改变，甚至出现息肉样肿块[124]。在 CT 上，可以观察到局灶性非特异性食管壁增厚，并可能浸润邻近纵隔脂肪组织（图 16-77）。这种肿瘤在儿童中非常罕见，尚无明确处理方案，可能需要手术切除和化学治疗[119, 123]。

2. 胃

(1) 良性肿瘤

① 胃息肉：近年来，由于胃镜的使用增多，儿童胃息肉的检出率不断上升[125, 126]。这些病变可以是增生性的、错构瘤性的或腺瘤性的，由于每种类型致癌风险不同，从组织学上区分非常重要。增生性息肉是最常见的良性病变，腺瘤性息肉少见但却被认为具有恶变风险[126, 127]。息肉为单发病变，但息肉病综合征累及食管时出现多发性更为常见，如黏膜黑斑息肉综合征（PJS）和家族性腺瘤性息肉病（FAP）[126, 127]。小儿胃息肉可表现为上腹痛、呕吐和胃肠道出血[127]。

胃息肉在上消化道造影、CT 及磁共振肠道造影（MRE）口服造影剂时通常表现为起自胃壁有蒂或无蒂的充盈缺损。胃萎陷时 CT 和 MRE 诊断困难。大多数增生性息肉呈圆形或椭圆形、通常无蒂、边缘光滑（图 16–78）。与增生性息肉相比，腺瘤性息肉往往更大，多见有蒂，并多位于胃的远端[128.129]。

影像学检查发现胃息肉时应采用胃镜检查进一步评估，并决定是否同时切除[127]。

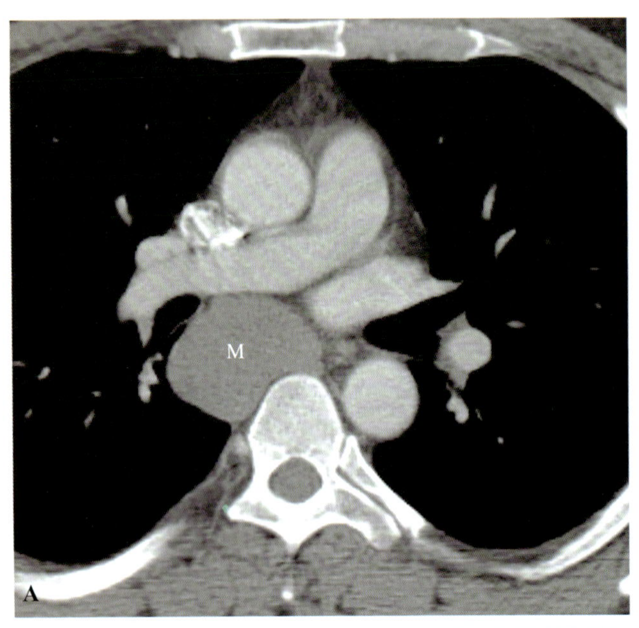

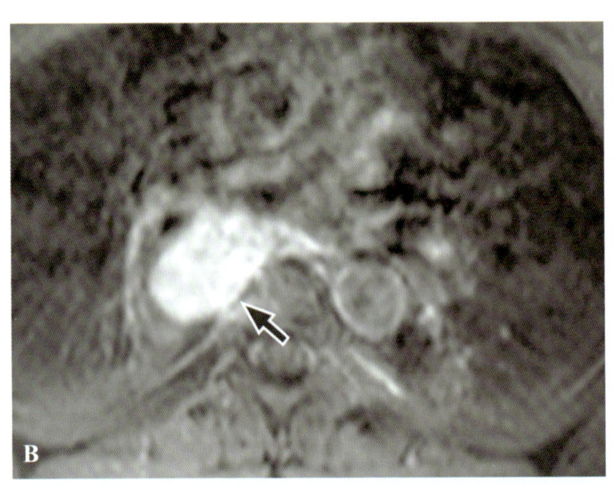

▲ **图 16–76 女，20 岁，食管平滑肌瘤导致的吞咽障碍**

A. 轴位增强 CT 图像示中纵隔肿块（M）；食管未显影；B. MR 轴位增强 T_1WI 脂肪抑制图像示肿块（箭）明显强化

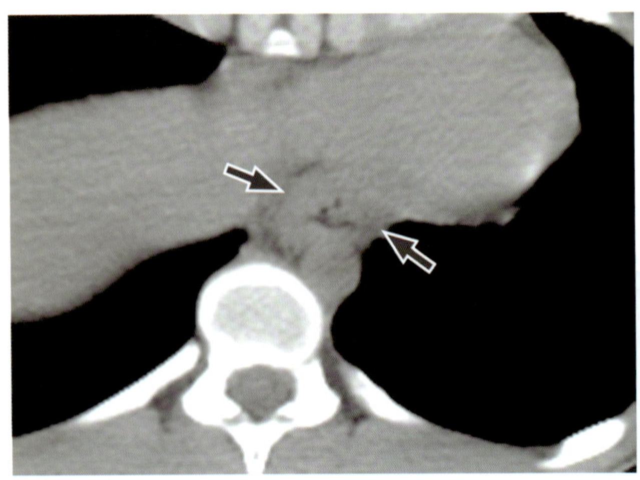

◀ **图 16–77 男，17 岁，食管腺癌导致进行性吞咽困难伴体重下降 20 磅**

轴位 CT 图像示食管下段显著环形增厚（箭）及邻近脂肪模糊；在 ^{18}F-FDG-PET 显像中，肿块呈明显的高代谢状态

②胃肠道间质瘤：胃肠道间质瘤（GIST）是1990年世界卫生组织定义的一类起源于间叶组织的肿瘤[130]。包含过去诊断为平滑肌肿瘤（平滑肌瘤和平滑肌肉瘤）和自主神经肿瘤。在成人中，GIST是胃肠道最常见的非淋巴样、间叶性肿瘤。本病在儿童罕见。然而，大型儿科癌症研究中心通常每隔几年都会遇到一例患有GIST的儿童，其中胃是最常受累部位[131, 132]。儿童GIST中女孩较男孩常见，平均年龄为14岁[132]。GIST可伴发神经纤维瘤病Ⅰ型、Carney三联症和Carney-Stratakis综合征[130]。这些肿瘤的临床表现通常与非特异性腹部症状有关，多偶然发现病变[130-132]。组织学上，GIST由梭形细胞或上皮样细胞组成，免疫组化诊断特征为细胞表面抗原CD117（KIT蛋白）阳性，这是GIST的确诊指标（图16-79），预测预后的病理特征包括肿瘤大小和有丝分裂率。

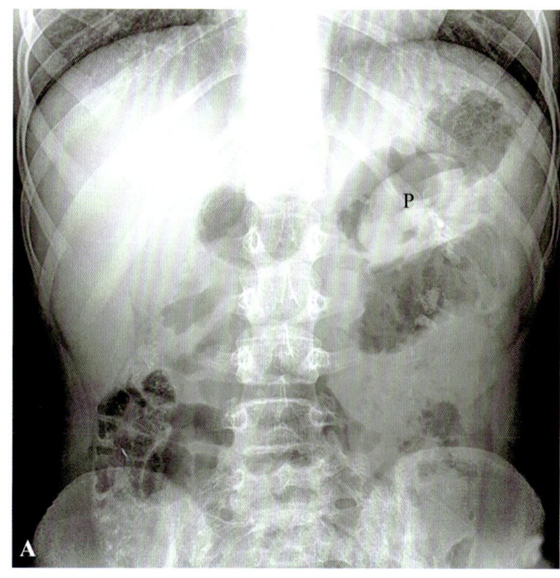

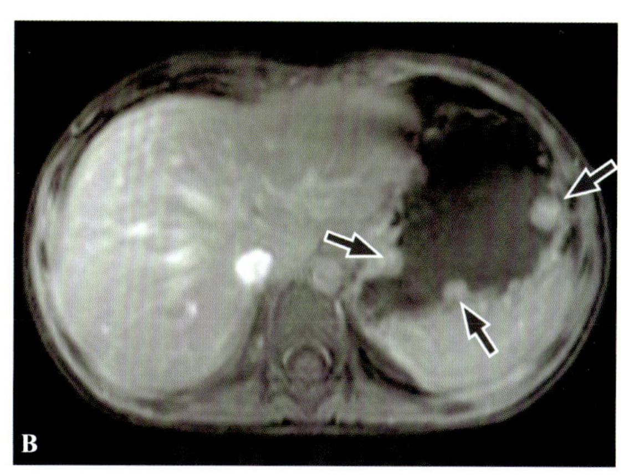

▲图16-78 男，9岁，黑斑息肉综合征（P-J综合征）导致呕吐和胃息肉

A. 腹部X线片示胃内巨大息肉（P），表现为软组织密度包块；B. MR轴位增强T_1WI脂肪抑制图像示胃内多发圆形息肉（箭）

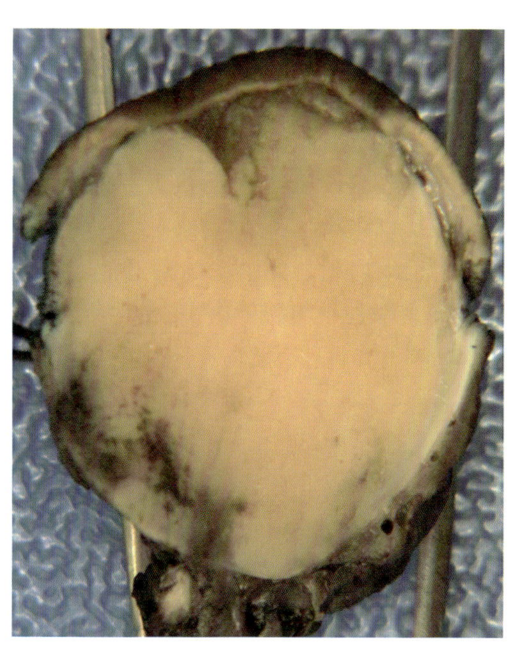

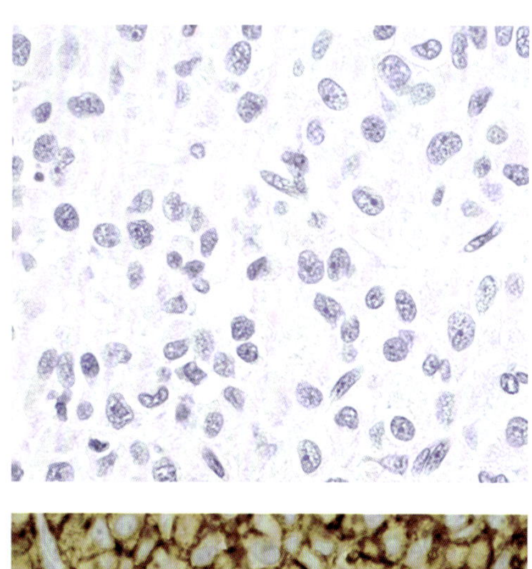

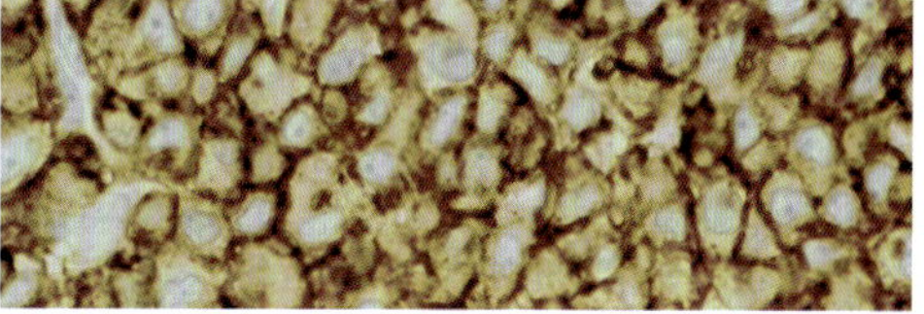

◀图16-79 男，12岁，胃肠道间质瘤（GIST）

大体标本显示为典型的胃壁内结节样生长（左），它起源于肠肌间神经丛的Cajal间叶细胞；在显微镜下，肿瘤显示为上皮样亚型（右上，圆细胞，×600），C-K阳性（右下，×600）

GIST 腹部 X 线片表现为软组织密度包块，当病变较大时会使胃内的气体变形或移位。上消化道造影可表现为光滑、局限的壁内包块，或与胃壁成直角。部分 GIST 在直径＞ 2cm 时容易出现局灶性溃疡[130, 133]。在 CT 上，这些病变表现为起源于胃壁的可强化团块，可能为内生或外生型。部分肿瘤可以位于胃外（图 16–80）[130]。在 CT 和 MRI 上，由于出血和（或）坏死导致 GIST 表现多样，并且常表现为肿瘤周边强化明显[130]。

胃肠道间质瘤具有潜在的恶变风险，少数组织学上良性的 GIST 可出现复发或转移（例如，局部淋巴结或肝脏）。因此，定期影像学监测可提示疾病进展[130]。恶性 GIST 倾向于局部复发，并转移到肝脏、淋巴结和腹膜表面[130]。有半数恶性 GIST 患儿诊断时已出现转移[131]。值得注意的是坏死、出血和病变强化后的程度与 GIST 的恶性潜能无关[130]。

手术切除是 GIST 首选且唯一可能治愈的方法，并需要辅助化学治疗[131]。

(2) 恶性肿瘤

①淋巴瘤：虽然非霍奇金淋巴瘤是儿科胃肠道最常见的恶性肿瘤，但在儿童中胃原发性淋巴瘤非常罕见[131]。胃淋巴瘤可分为两种，即黏膜相关淋巴组织（MALT）或非 MALT 非霍奇金淋巴瘤。幽门螺杆菌和 MALT 淋巴瘤之间的关系已在成人中确定，但目前在儿童中尚未明确证实[131]。淋巴细胞增殖性疾病（PTLD）在接受实体器官移植后或干细胞移植的儿童中可遇到，其特征是淋巴细胞的不规则膨大，通常与 EB 病毒感染相关。PTLD 通常出现于移植后 2 年内，腹部是最常累及的部位[134, 135]。大约 1/3 患者中出现胃肠道受累，但单纯胃部受累并不常见[134]。消化不良和上腹痛是原发性胃淋巴瘤的常见症状。PTLD 累及胃肠道可伴有出血、贫血、腹泻或体重减轻[134]。

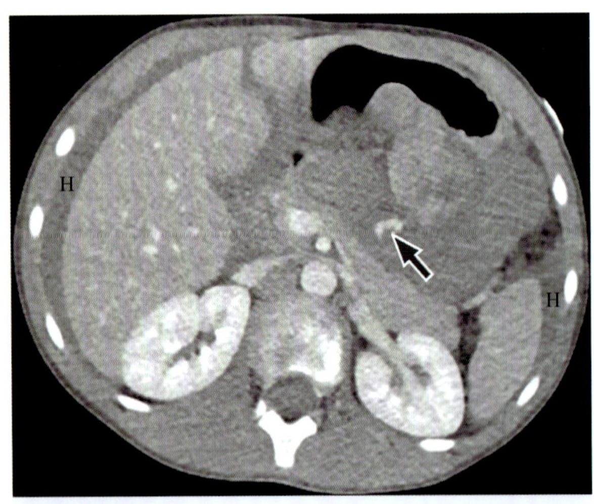

▲ 图 16–80 女，12 岁，胃肠道间质瘤破裂（GIST）导致腹腔积血

轴位增强 CT 图像示位于胃后壁的较大分叶状肿块，活动性造影剂外渗（箭）和腹腔积血（H）

上消化道造影表现多样，包括胃结节性病变、溃疡和由于浸润性疾病引起的局灶性或弥漫性皱襞扩大[135]。在 CT 上，胃淋巴瘤由于胃壁的弥漫性浸润而呈低或等于肌肉密度，这是一种常见的表现，尤其是伯基特淋巴瘤[137]。腹部淋巴结肿大也可同时出现[134]。

目前，对于胃淋巴瘤患者的治疗尚无标准[131]。然而，对于孤立性胃淋巴瘤的治疗原则是在条件允许之下行完全性手术切除[131]。病变范围更广泛的儿童通常需要联合其他治疗，包括外科手术、化学治疗和（或）放射治疗。

PTLD 的治疗依赖于四个基本原则：减少免疫抑制，控制 EB 病毒复制，免疫治疗和化学治疗[134]。

②转移性疾病：儿童肿瘤性病变转移到胃部非常罕见。然而，在成年人中，原发性乳腺癌和黑色素瘤可以蔓延到胃部[138]。

3. 小肠

(1) 良性肿瘤

小肠息肉：在息肉病综合征中，小肠息肉可能是孤立的或多发的。黏膜息肉黑斑综合征（PJS）导致小肠多发性错构瘤样息肉，呈常染色体显性遗传。受累患儿于口腔、手和脚出现皮肤黏膜色素沉着[127, 139]。这些息肉可以出现在从胃到直肠，但在小肠中最常见（图 16–81）[139]。与一般人群相比，PJS 患者患癌风险增加，其中小肠是最常受累部位[139]。急性或间歇性小肠肠套叠引起的腹痛是 PJS 患儿常见的临床表现。息肉溃疡可导致消化道出血和贫血[127, 139]。

在小肠钡剂造影检查中小肠息肉表现为充盈缺损。多发小肠充盈缺损应怀疑息肉病综合征可能。小肠息肉也可在 CT 和磁共振肠道造影（MRE）上观察到，尤其是口服的造影剂围绕息肉周边时（图 16–82）。Gupta 等研究比较 MRE 与胶囊内镜对 PJS

患者小肠息肉的检出率，发现两种检查具有相似的诊断性能，其中 3 例直径大于 15mm 的息肉被胶囊内镜漏检，而在 MRE 中被检测出[140]。超声不同等级压力也被证明对检测小肠错构瘤样息肉有效，彩色血流多普勒表现为有蒂或无蒂的实性低回声结节，并包含小囊性区[125]。超声、CT 和 MRE 可观察到肠套叠征象（图 16-83）[141]。

较大息肉有导致肠套叠和肠梗阻可能，需行经

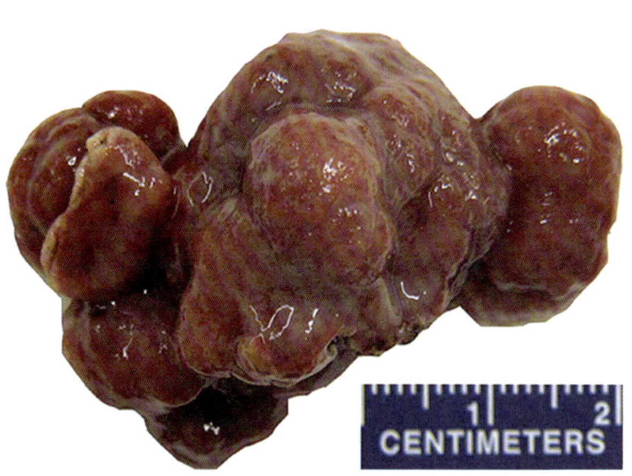

▲ **图 16-81 P-J 样息肉**

女，4 岁，黑斑息肉大体标本，P-J 综合征空肠切除息肉

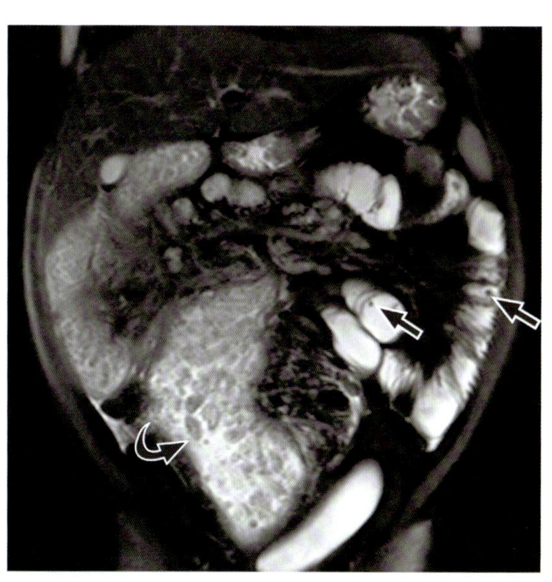

▲ **图 16-82 男，15 岁，患有幼年性息肉病综合征和多发结肠息肉**

MR 冠状位 T_2WI 脂肪抑制图像示结肠多发息肉（弯箭）和一些较小的小肠息肉（直箭）

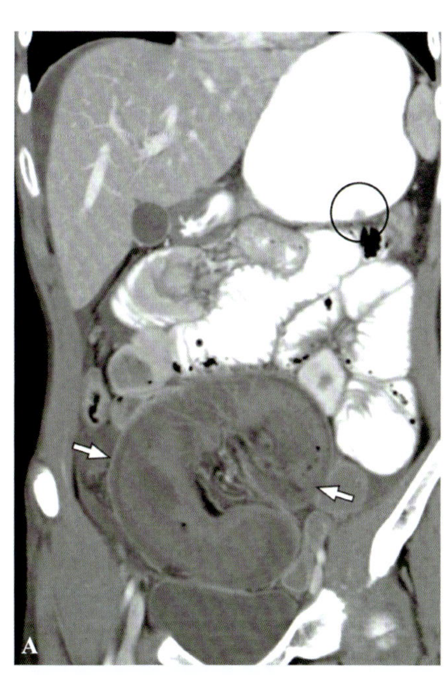

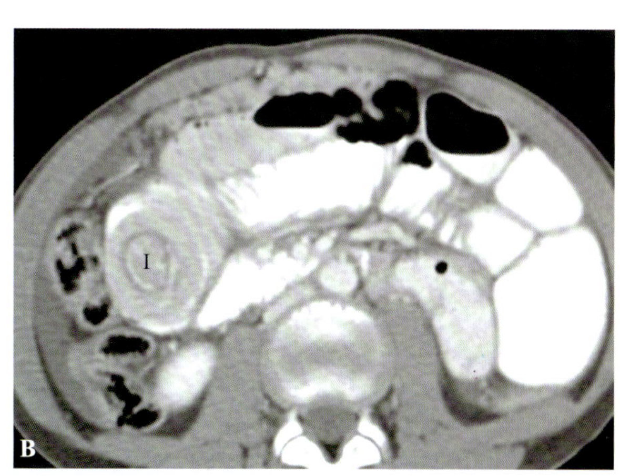

▲ **图 16-83 男，14 岁，急性腹痛，既往未确诊黑斑息肉综合征（P-J 综合征）病史**

A. 冠状位增强 CT 图像示中腹部继发性肠套叠导致的部分小肠（白箭）梗死并强化程度减低；大小约 3.3cm 的错构瘤样息肉导致的肠套叠，同时可见一无蒂胃息肉（黑色圆圈）；B. 同一患者轴位增强 CT 图像示另一段小肠套叠（I），而肠壁正常强化

内镜预防性息肉切除术。PJS 患儿需要通过胶囊内镜或 MRE 进行监测随访 [140, 141]。

(2) 恶性肿瘤

①腺瘤 / 腺癌：尽管存在诱因，如克罗恩病和胃底腺息肉相关发育不良，但儿童小肠原发性腺瘤和腺癌罕见 [142]。这些肿瘤可以表现为偏心性或环形肠壁增厚。可能出现由于管腔狭窄和（或）肠套叠引起的肠梗阻 [142]（图 16–84）。患儿应进行遗传学评估，以排除癌症易感综合征。

②类癌：类癌起源于包括小肠在内广泛分布于体内的肠嗜铬细胞 [143]。本病在儿童中罕见，可能是散发性的，或由于某种综合征所致，如多发性内分泌瘤病或多发性神经纤维瘤 I 型 [143]。本病男女比例为 1∶3，通常发生于年龄较大儿童 [131]。儿童胃肠道类癌可发生于小肠（通常回肠）和阑尾，很少发生肠重复囊肿或梅克尔憩室 [131]。发生于阑尾的类癌可因管腔阻塞而出现急性阑尾炎（图 16–85）。小肠病变可能表现为因出血导致的便血或贫血、腹痛或梗阻引起的呕吐。类癌综合征在儿童中罕见，可以出现皮肤发红、腹泻、哮喘样呼吸道症状及右侧心力衰竭。虽然绝大多数儿童胃肠道类癌是良性的，但恶性肿瘤也可能转移到局部淋巴结或肝脏 [131]。

腹部 X 线片可显示类癌引起的继发改变，如小肠梗阻。这些小肠病变往往较小，难以在轴位影像检查中显示（图 16–85）。当在 CT 或 MRI 可见时，原发肿瘤可明显强化。一些患儿的类癌可能仅表现为局灶性不对称肠壁增厚，或肠系膜促结缔组织增生性反应和淋巴结病变。

偶然发现的组织学上良性病变者可以单纯手术治疗，并行影像学随访。恶性类癌一般对传统化疗反应不佳，而常用生长抑素类似物和干扰素治疗 [143]。

③淋巴瘤：Burkitt 淋巴瘤是非霍奇金淋巴瘤的一个亚型，约占儿童报道的胃肠道恶性肿瘤的 50%，是儿童最常见的小肠肿瘤 [131]。因壁内存在大量的淋巴细胞聚集，末端回肠是最常累及部位 [137]。肠道淋巴瘤表现多样，包括腹部肿块、梗阻和穿孔。与其他小肠肿瘤一样，淋巴瘤可引起肠套叠 [131, 137]。小肠也是移植后淋巴增殖性疾病（PTLD）胃肠道最常累及的部位 [134]。

典型超声表现为小肠壁增厚呈不均匀低回声，中心回声增强代表了附近的黏膜表面和管腔内气体。小肠淋巴瘤也可呈假肾样或靶样表现 [137]。还应评估是否有肠套叠和梗阻引起近端肠道扩张（图 16–86）。肠系膜淋巴结肿大也可存在。小肠淋巴瘤的 CT 表现包括肿块样肠壁增厚，有时伴有特征性肠腔动脉瘤样扩张（图 16–87）[136, 137]。肠套叠和梗阻也可见到。尽管肿瘤大，周围的脂肪及邻近结构未侵犯或阻塞是区分淋巴瘤与其他肠道肿块的重要表现 [136]。^{18}F– 脱氧葡萄糖正电子发射计算机摄影

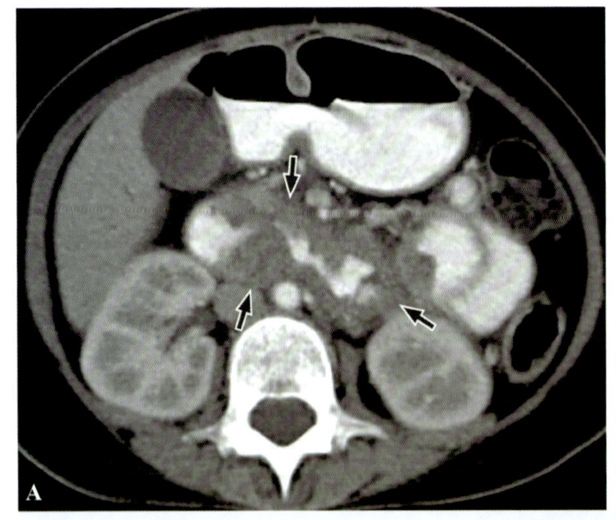

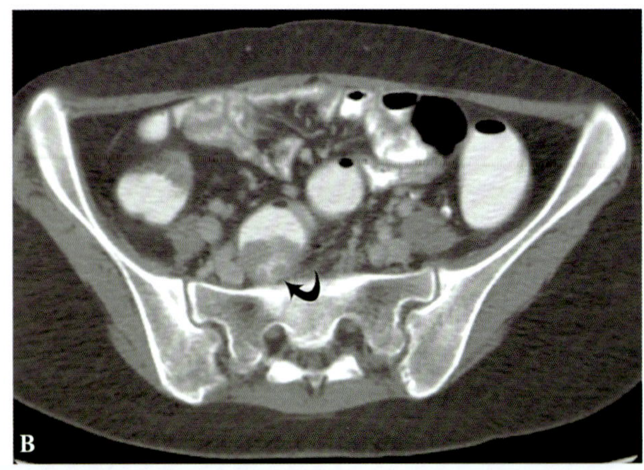

▲ 图 16–84　女，16 岁，反复呕吐，既往病史未确诊林奇综合征

A. 轴位增强 CT 图像示十二指肠第二和第三部分管腔狭窄导致的巨大周围性包块（直箭），被证实为小肠腺癌；B. 较低层面轴位 CT 图像示结肠内软组织充盈缺损（弯箭），被证实为腺瘤

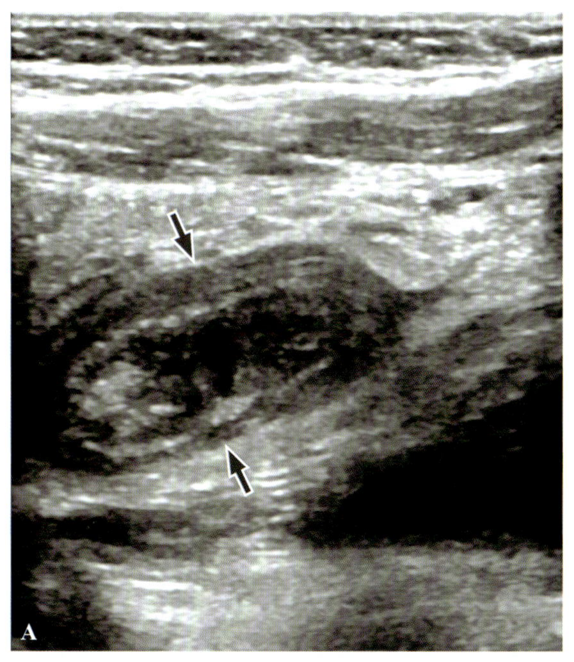

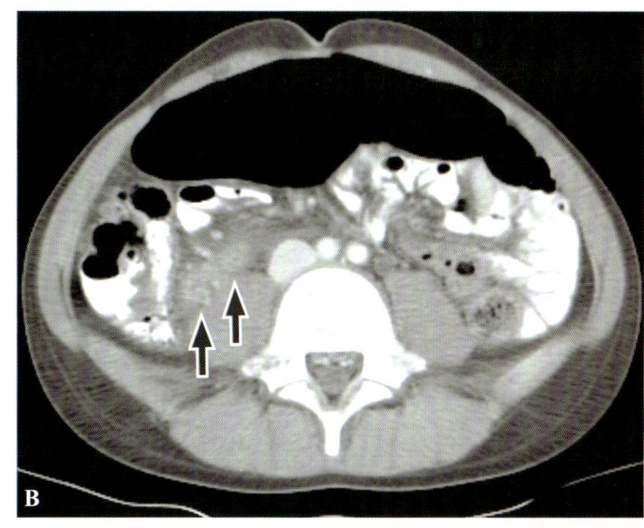

▲ 图 16-85　男，15 岁，慢性右下腹疼痛，偶然发现阑尾类癌

A. 灰阶超声图像示含碎屑的扩张管状结构（箭），考虑单纯性急性阑尾炎，病理结果为阑尾被一个小的类癌肿块阻塞；B. 同一患者，轴位增强 CT 图像示扩张的、明显异常强化的阑尾（箭）伴阑尾周围脂肪模糊，符合急性阑尾炎指征；已知的类癌尚不能单独识别

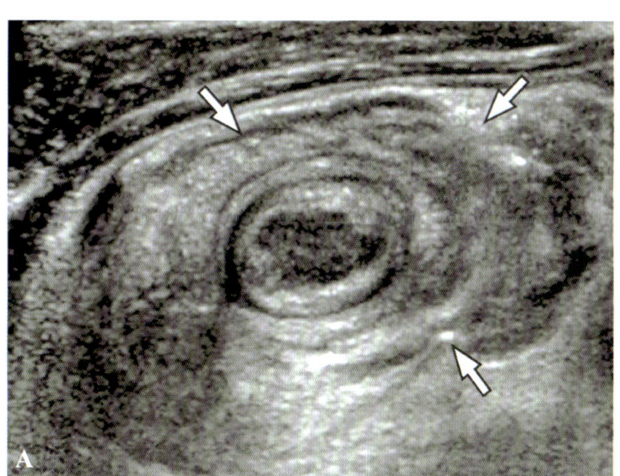

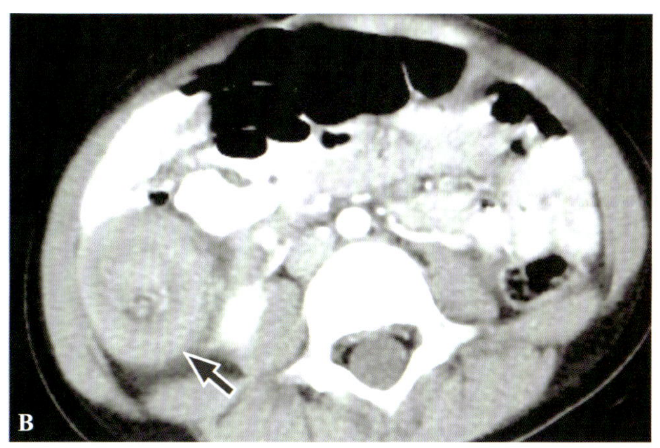

▲ 图 16-86　男，7 岁，B 细胞淋巴瘤患儿，腹部痉挛性疼痛和呕吐

A. 灰阶超声图像示右半腹类肿块样结构（白箭），符合肠套叠表现；B. 轴位增强 CT 图像示持续性肠套叠（箭）；手术证实为小肠淋巴瘤肿块导致肠套叠

（^{18}F-FDG-PET）有助于肿瘤分期和治疗评价 [137]。

孤立性胃肠道淋巴瘤的主要治疗方法为尽可能完整的手术切除病灶，而那些广泛受累的患儿通常需要联合治疗，包括手术、放射治疗和（或）化学治疗 [131]。PTLD 的治疗依赖于 4 个基本原则，包括减少免疫抑制、控制 EB 病毒复制、免疫治疗和化学治疗 [134]。

4. 结肠

(1) 良性肿物

幼年性息肉：幼年性息肉是最常见于结肠和直肠的错构瘤样病变 [125, 131]。孤立性幼年性息肉是儿童最常见的息肉类型 [144]。幼年性息肉被视为息肉病综合征的一部分，如幼年性息肉病综合征（JPS）。JPS 是一种罕见的常染色体显性遗传疾病，其特征为胃肠道多发性息肉（> 5 个）[139]。JPS 中最值得注意的是幼年性息肉病表现为蛋白丢失性肠病、腹泻和出血，通常 2 岁以内发生死亡 [139]。

幼年性结肠息肉在钡剂灌肠、CT 和 MRE 中表现为肠管内充盈缺损。在 CT 和 MRE 检查中，它们可能表现为非特异性管腔内肿块。病变内多发微小囊性区域是 T_2WI 特征性表现。在超声中，幼年性息肉表现为小的椭圆形或圆形的低回声包块，并可检测到结肠管腔内息肉的血流信号。病变内包含许多微小的囊性区域，也可以观察到蒂（图 16–88）[125]。常规超声检查对于确定结肠内肿块有时非常困难。

幼年性结肠息肉可通过内镜确诊，单发息肉可

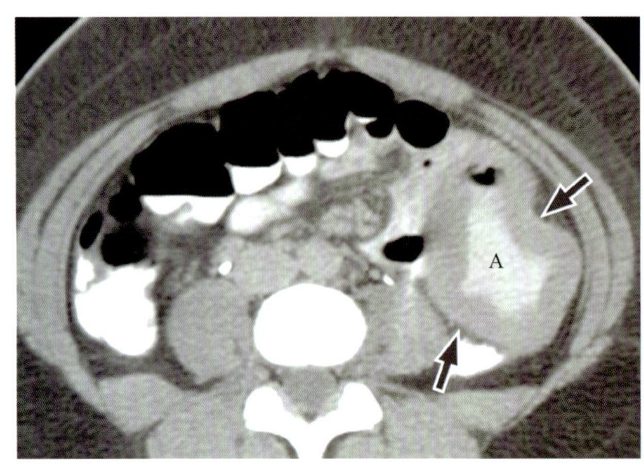

◀ **图 16-87 女，13 岁，颈部出现新的肿块，并证实为 Burkitt 淋巴瘤**

轴位增强 CT 图像示小肠肠壁明显增厚（箭），管腔呈动脉瘤样扩张（A），未见邻近炎性改变；符合小肠淋巴瘤表现

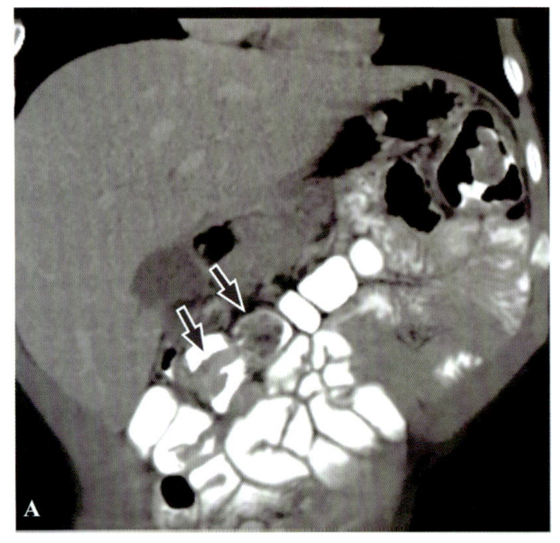

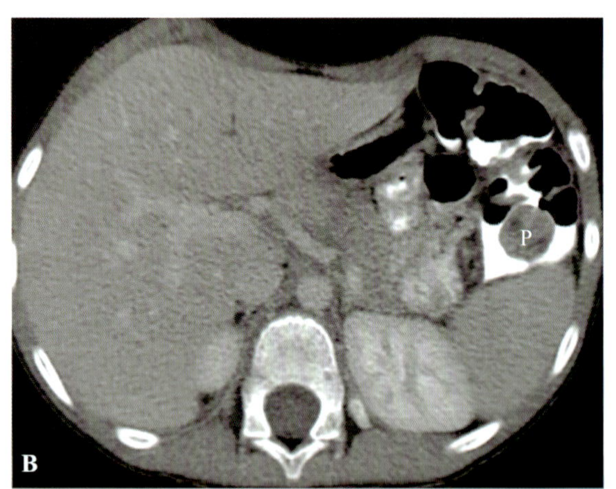

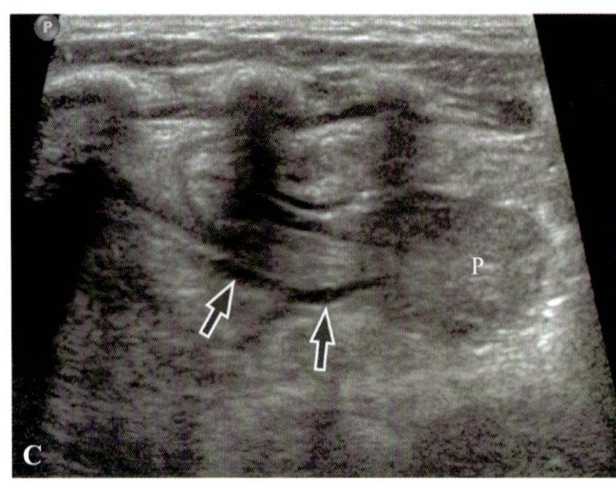

▲ **图 16-88 男，5 岁，幼年性结肠息肉导致腹痛和反复肠套叠**

A. 冠状位增强 CT 图像示横结肠内见一有蒂的息肉（箭）；
B. 轴位增强 CT 图像示另一息肉位于结肠脾曲（P）；
C. 同一患者灰阶超声图像示结肠脾曲带蒂（箭）息肉（P）

经息肉切除术治疗[144]。年龄较大儿童息肉可出现恶变，且息肉病综合征风险增高[131]。当息肉多发时，应进行遗传性疾病的评估，并进行常规监测[139]。

(2) 恶性肿瘤

①腺瘤 / 腺癌：腺瘤和结肠上皮异型增生可能是侵袭性肿瘤的癌前病变。虽然不常见于儿童，但结直肠腺癌在儿童也可发生[131]。大多数病例为散发型，但一些病例与潜在的易感条件有关，如息肉病综合征或 IBD[131]。家族性腺瘤性息肉病（FAP）（包括加德纳综合征）是最常见的遗传性息肉病综合征，其特征为结直肠出现数以百计的腺瘤性息肉[145]。这种疾病为常染色体显性遗传，好发年龄为 10—20 岁[145]。遗传性非息肉病性结直肠癌，或称林奇综合征，是另一种儿童常染色体显性遗传疾病，可引起结直肠腺瘤和腺癌。儿童最常出现的非特异性症状包括胃肠道出血、腹痛和呕吐[131]。儿童结直肠腺癌往往在组织学上较成人侵袭性更强，诊断时常已经发展为晚期[146]。

部分结直肠癌患儿最初于 CT 或 MRE 上表现为肠梗阻或消化道出血。典型表现包括息肉状或肿块样结肠壁增厚，环形、同心圆状管腔狭窄呈“苹果核”征（图 16–89）[146]。在影像上还要仔细评估是否存在转移性疾病的证据。淋巴结、腹膜腔、肝脏和肺都是典型的转移部位（图 16–89）。[18]F– 脱氧葡萄糖正电子发射计算机摄影（[18]F–FDG–PET）可用于检测病变远处转移和分期。较小的结直肠腺癌可能与腺瘤在影像上难以区分。因此，结肠镜检查与活检对确诊非常必要（图 16–89）。在 FAP 患儿中，结肠可以被覆多种形态和大小不一的息肉。

儿童结直肠腺癌的治疗通常包括手术切除肿块和化学治疗[146]。目前许多儿科患者行 FAP 预防性结肠切除术。

②淋巴瘤：原发性结肠淋巴瘤较小肠淋巴瘤少见。盲肠为最常受累部位[137, 147]。此外，移植后淋巴增殖性疾病（PTLD）还可累及受移植患儿的结肠。结肠淋巴瘤的影像学与治疗方法与小肠淋巴瘤相似。影像学表现可能与结肠腺癌相似。孤立性结肠淋巴瘤的治疗主要依赖于完整的手术切除，而那些病变广泛的患儿通常需要进行联合治疗，包括手术、放射治疗和（或）化学治疗。

（五）外伤性疾病

1. 食管

(1) Boerhaave 综合征：或继发于严重呕吐的食管破裂在儿童中罕见。约 50% 的儿童病例发生在新生儿期[148]。胸段食管远端最易破裂。食管破裂在儿童中往往发生在食管右侧，而成人左侧更常见。患儿可出现呕吐、胸背痛、纵隔积气及皮下气肿[148]。在影像学上，胸部 X 线摄影可显示纵隔积

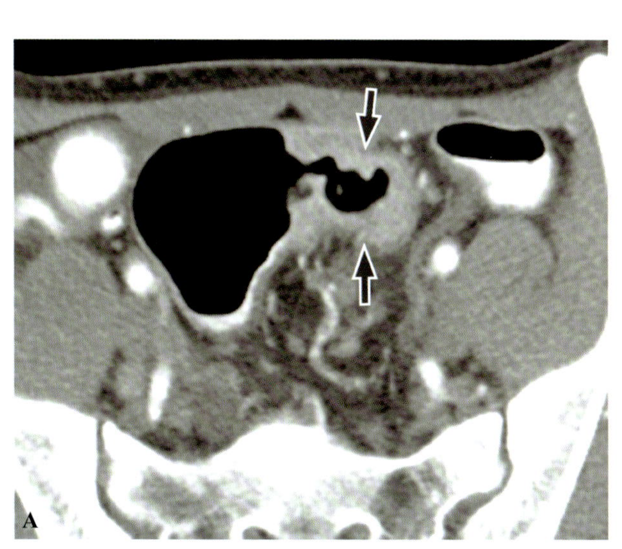

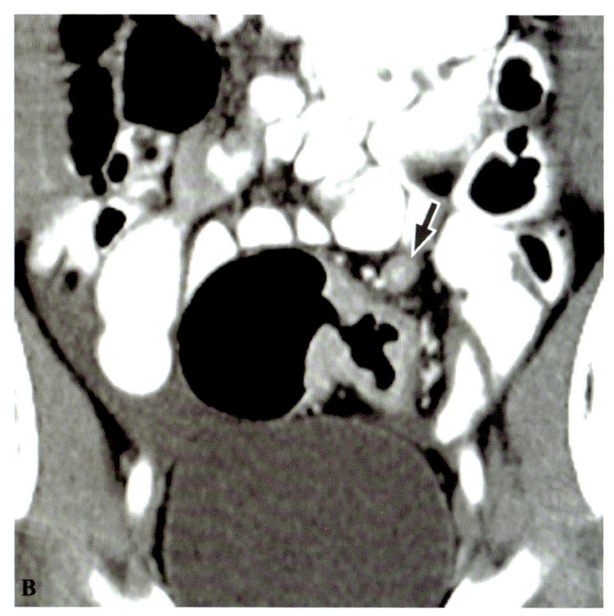

▲ 图 16–89 女，16 岁，结肠腺癌

A. 轴位盆腔增强 CT 图像示乙状结肠肠壁环形增厚（箭）；B. 冠状位增强 CT 图像示乙状结肠周围肠系膜淋巴结肿大（箭）

气、气胸或胸腔积液。CT 可有类似的发现和（或）胃食管交界处上方的局灶性食管异常。食管造影可用于诊断该病。治疗方法是手术修复。

(2) 医源性损伤：文献报道显示 71%～84% 的儿童食管穿孔为医源性的，最常见的原因包括插管错位、内镜检查或扩张手术[149]。新生儿穿孔的常见原因包括插入鼻胃管、气管插管及咽部吸痰器管[149, 150]。穿孔的位置取决于儿童的年龄。在新生儿穿孔往往发生在颈段食管附近的环咽肌，而在年龄较大的儿童，穿孔通常发生在胸段食管。近端食管穿孔往往导致左侧气胸和胸腔积液，而远端穿孔则表现为右侧相似症状[151]。临床表现包括吞咽困难、胸背部疼痛、皮下气肿及呼吸窘迫。如果损伤部位接近胃食管交界处，患儿可能会出现腹痛或腹膜炎症状[152]。

通常首选胸部 X 线摄影检查，可显示为气胸、纵隔气肿、皮下气肿、胸腔积液和（或）的导管位置不当。使用水溶性碘造影剂的食管造影可用于证实食管穿孔；在纵隔或胸膜腔可见到外渗的造影剂。食管损伤的其他表现还包括颈段食管后方的造影剂积聚，以及由于外伤后食管壁损伤处造影剂残留。有时，食管造影可出现假阴性。提示食管损伤的 CT 表现包括纵隔积气、局灶性食管壁增厚或缺损、纵隔病变（纵隔炎）和胸腔积液（图 16–90）。

该病通常行保守治疗，包括食管休息、抗生素治疗、放置胸管、胃造口术或其他饲管的放置。保守治疗无效患儿需行手术治疗。

(3) 误服腐蚀性物质：意外误服腐蚀性物质通常发生在 3 岁左右幼儿，大多数病例报道是由于误服家庭清洁剂[153, 154]。腐蚀性物质主要分为碱性和酸性两类[154]。碱性物质伤害更大，因为它们导致的坏死范围更大和食管壁穿透速度更快。儿童误服腐蚀性物质后可能会出现胸部或背部疼痛、多涎和呼吸道阻塞引起的呼吸窘迫[155]。可以出现皮肤（包括口周）损伤。食管狭窄是一种迟发性并发症，可在误服 3 周后出现。

胸部 X 线摄影可显示正常或出现食管穿孔表现。水溶性造影剂食管造影在急性期不适用[155]。延迟食管造影可用于检测吞咽功能相关并发症。短段狭窄是误服酸性物质的标志，而误服碱性物质则显示相对较长的狭窄（图 16–91）[156]。大部分狭窄位于食管上中段。

该病通常行保守治疗，包括抗生素治疗和质子泵抑制药。内镜扩张术用于治疗有症状的食管狭窄。严重的食管狭窄患儿，食管切除术同时可能需要行胃牵引或结肠代替术。

(4) 误服异物

①硬币：硬币是儿童最常见的误服异物。在食

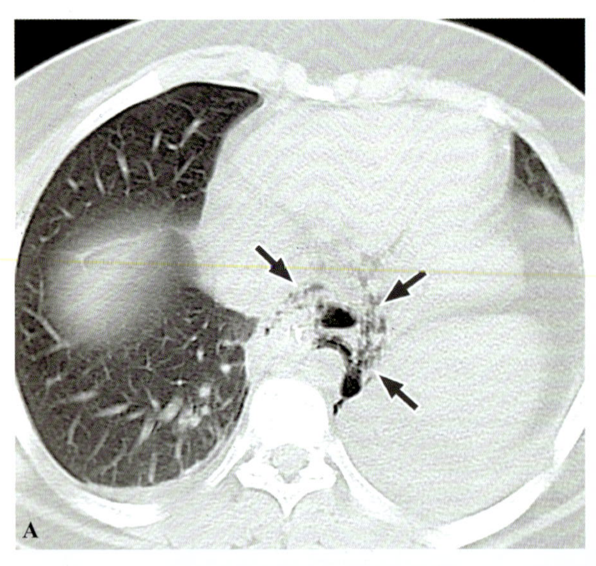

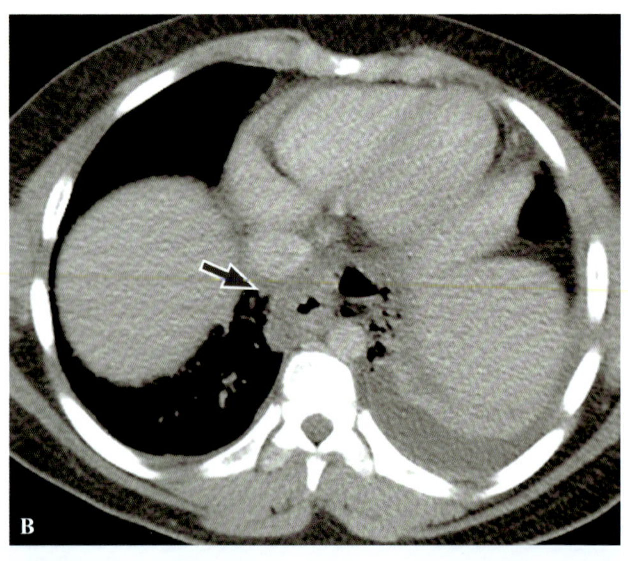

▲ 图 16–90 男，10 岁，食管镜食管扩张术后食管穿孔致急性胸痛

A. 轴位 CT 肺窗图像示食管和主动脉周围积气（箭），符合纵隔气肿；B. 轴位增强 CT 图像示食管壁增厚（箭）和邻近炎症；同时见左侧胸腔积液

管中有三个位置容易卡住硬币，包括胸廓入口、主动脉弓水平和食管下括约肌[157]。大部分误服的硬币滞留于胸廓入口处[157]。儿童误服硬币会出现吞咽困难、咳嗽、恶心和呕吐。当硬币在食管中滞留数日至数周时，由于慢性炎症导致对邻近气管的占位效应，儿童可出现呼吸窘迫。

误服异物后标准影像学评估包括颈部、胸部、腹部和盆腔X线摄影。只有不透射线的异物可以直接观察到。有时，可能需要胸部正侧位X线片来确定异物是否位于食管或气道。可见一枚硬币N字面投影于侧位X线片上气道后方典型食管的位置（图16–92）。硬币长期滞留可引起炎症反应，表现为气道和食管之间的软组织密度不均匀增高，有时对气道有占位效应[158]。当怀疑食管狭窄或穿孔时可行

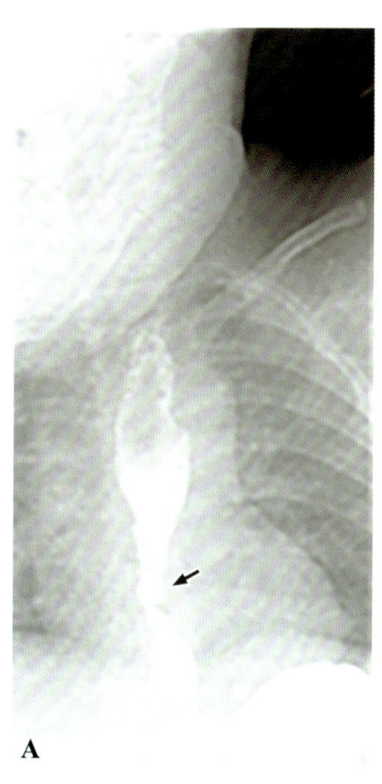

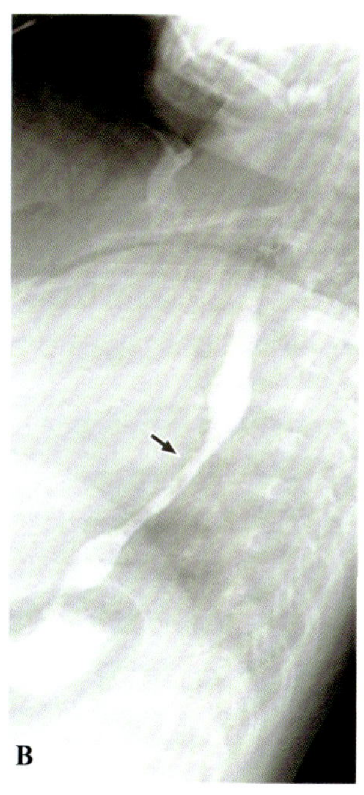

◀ **图16–91 男，2岁，误服碱性物质3周后出现食管狭窄**

A. 食管造影正位X线片示食管远端长段狭窄（箭）；B. 食管造影侧位像证实狭窄持续存在（箭）

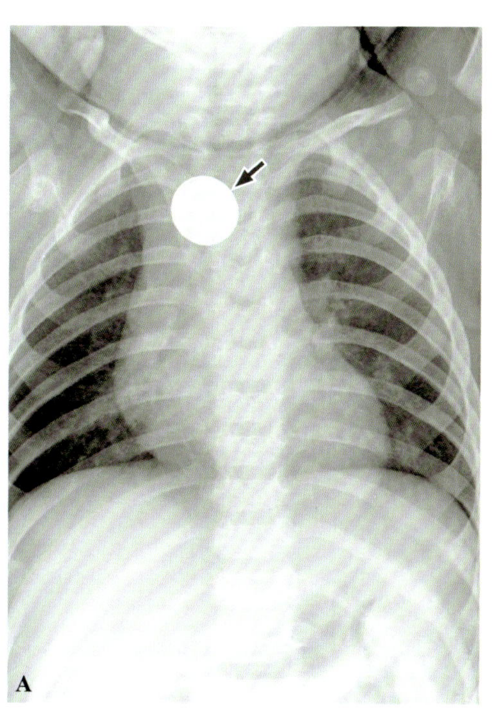

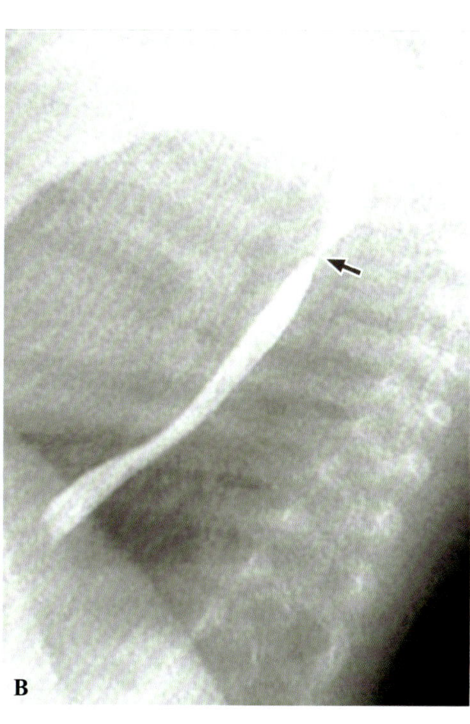

◀ **图16–92 男，2岁，误食硬币并滞留于食管中**

A. 胸部X线片正位像示硬币位于上胸段食管内（箭）；B. 3周后食管造影侧位像示硬币滞留部位出现局灶性食管狭窄而出现吞咽困难症状（箭）

食管造影（图 16–92）。

误服的硬币如果位于食管，一般经内镜检查取出。胃中的硬币通常会经胃肠道排出，有时它们可能卡在幽门或回盲瓣上。

②误食纽扣电池：儿童误食纽扣电池的发病率正在增加[159]。在美国，每年约有 3000 例误食纽扣电池急诊病例[159]。不同于硬币，误食可能有严重破坏性后果，特别是当就医延误时。早期发现和尽快取出纽扣电池是降低发病率和死亡率的关键。食管损伤可能是由于压迫性坏死、电流和（或）电池内容物泄漏所引起。纽扣电池引起的损伤可延伸到食管之外，累及邻近的气道或主动脉可导致呼吸衰竭、休克，甚至内出血。

在 X 线片中，纽扣电池与硬币有明显区别。纽扣电池的特征包括在侧位 X 线片上看到斜切状边缘、半透明的晕圈或靠近电池表面的圆圈（图 16–93）。X 线片也可以显示食管壁增厚和邻近气道占位效应的证据。食管造影可用于评估食管损伤，包括气管食管瘘（TEF）（图 16–93）。MRI 和 CT 血管造影可用于评估病变相关的纵隔炎症和可能存在的主动脉损伤。

治疗方法是紧急取出电池。如果不能马上取出，电池可能进入胃部。一旦电池到达十二指肠，大约 85% 的电池在 72h 内可经胃肠道排出[160]。纽扣电池大小不同，电池越小越容易通过。

(5) 钝性创伤：胸部钝性创伤很少导致食管受损。但当出现食管损伤时，很可能伴有气道的损伤[161]。在胸部钝性损伤中，通常需经口和胃肠进行食管减压，避免更严重的损伤[161]。儿童食管损伤最常见表现是胸痛、发热和皮下气肿，这些非特异性征象也可由更普遍的肺部损伤引起。因此，这些因素容易导致儿童食管损伤的延误诊断[162]。

胸部 X 线片和 CT 可表现为纵隔积气、皮下气肿、气胸和（或）胸腔积液[161]。CT 上还可表现为食管壁增厚。食管造影有时也可确诊穿孔，表现为造影剂延伸至管腔以外的食管壁或纵隔。气管食管瘘（TEF）是钝性创伤的罕见并发症。

根据创伤的不同表现，可行保守治疗或手术治疗[162]。

2. 小肠

(1) 误食磁铁：玩具磁铁的出现导致了越来越多的儿童误食磁铁[163, 164]。与误食纽扣电池类似，误食磁铁可导致儿童发病率和死亡率明显提高。误食一颗较小磁铁通常并不危险，因为多数情况下磁铁可最终从胃肠道排出。然而，当多个磁铁被误食后，它们可以位于肠道的不同位置，并由于互相吸引而出现压迫性坏死，从而导致穿孔、梗阻或瘘管形成[163]。较小磁铁一般容易吞咽，不会引起食管阻塞症状。肠穿孔时，患儿可出现腹痛或腹膜炎的症状和体征。

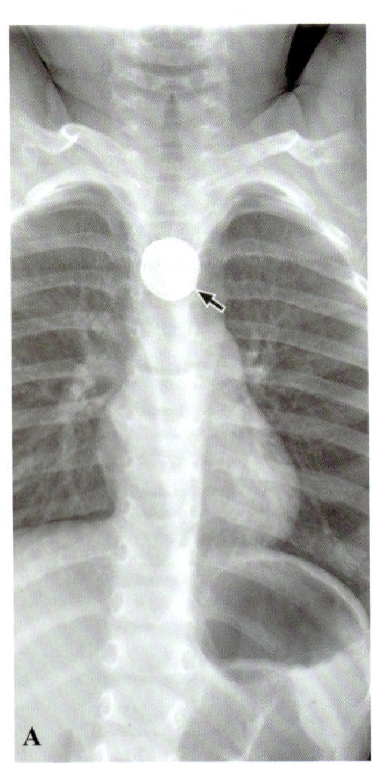

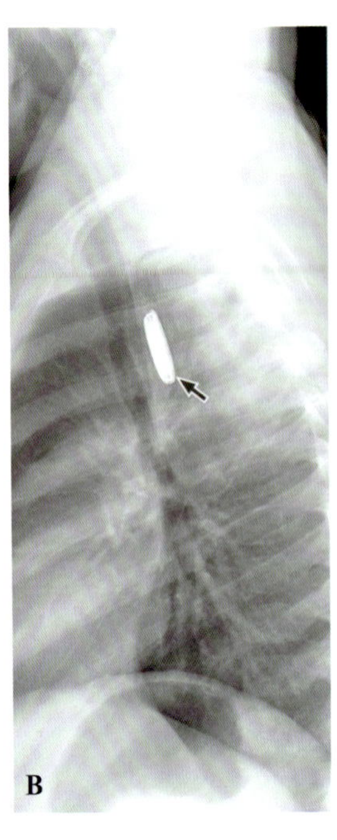

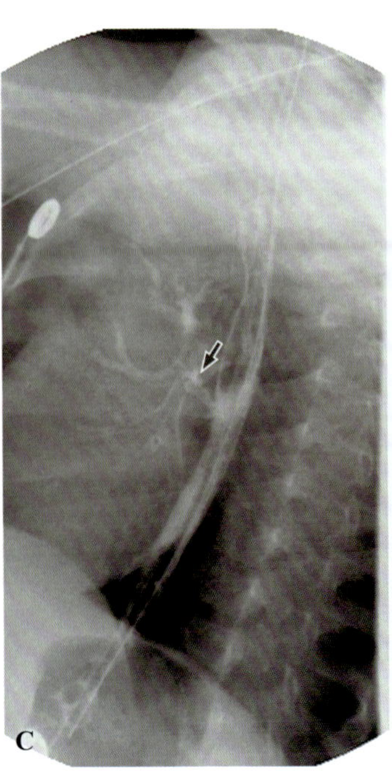

◀ **图 16-93 男，3 岁，误食纽扣电池并发气管食管瘘（TEF）**

A. 胸部 X 线片正位像示异物位于上胸部呈圆形，其内见环形表现，与误服的纽扣电池一致（箭）；B. 胸部 X 线片侧位像示误食异物边缘呈斜形（箭）并位于气管后方；C. 患儿数周后发展为慢性咳嗽；食管造影侧位像示食管和气管之间见造影剂异常沟通（箭），符合 TEF 表现

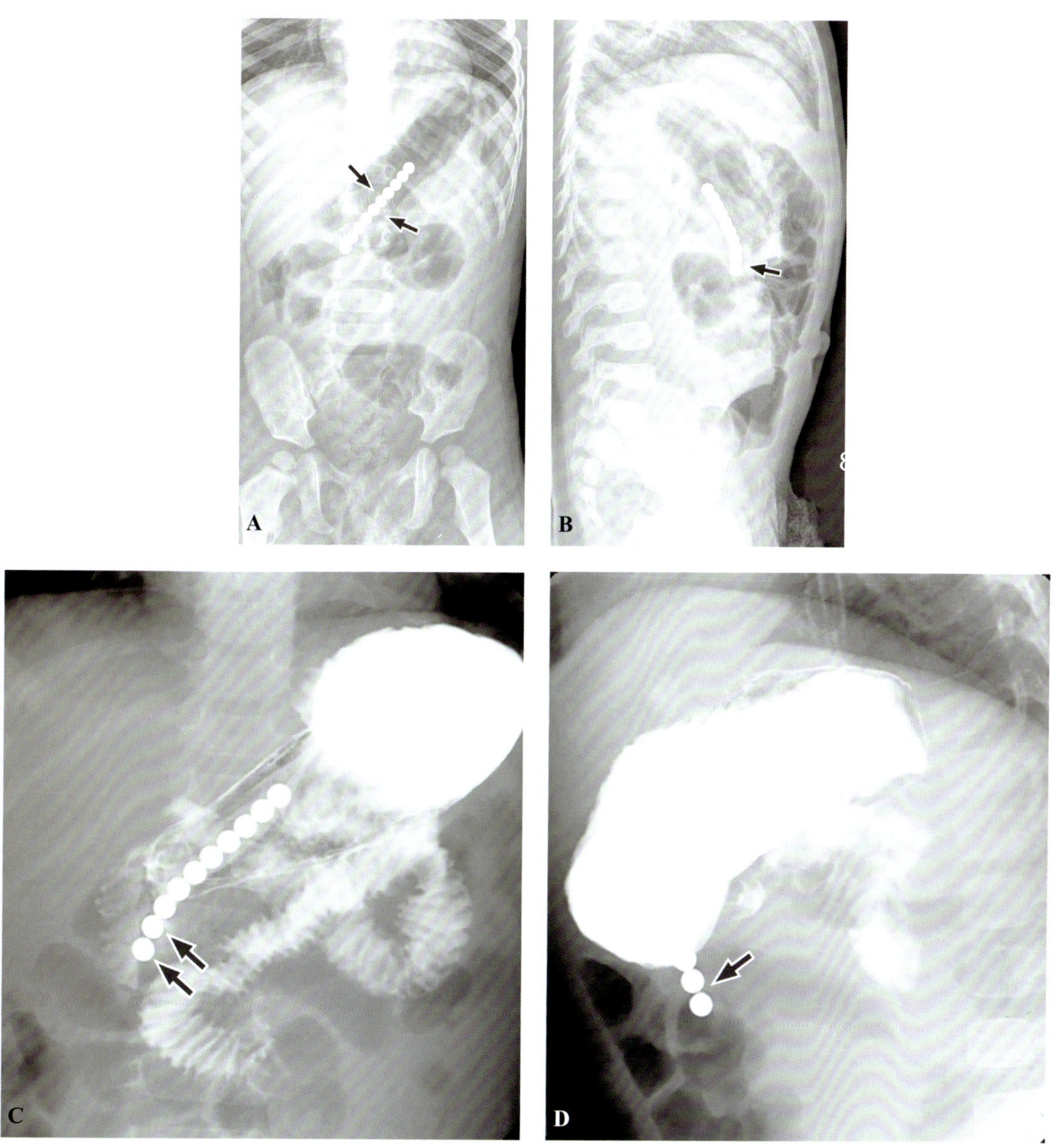

▲ 图 16-94 男，3 岁，误食玩具磁铁

A. 腹部 X 线片示多发圆形金属磁铁（箭）在上消化道内连续排列，被认为位于胃中；B. 腹部 X 线片水平侧位像证实无气腹存在；磁铁（箭）可能位于胃部之外；C. 消化道造影正位像示胃和十二指肠内造影剂显影；数个磁铁位于管腔之外（箭），通过远端窦壁穿出胃；D. 消化道造影侧位像证实胃穿孔，至少有三个磁铁（箭）位于胃外；手术证实胃穿孔，磁铁堵塞穿孔区阻止空气和造影剂溢出进入腹膜腔

腹部 X 线片通常能显示典型的胃肠道内圆形或椭圆形金属异物（图 16-94）。尽管磁铁之间可能存在薄层间隙，但仍难以确定磁铁是否处于同一段肠管或相邻肠管中[165]。一堆磁铁也可由于互相吸引而表现为单发磁铁。上消化道造影可以用来显示磁铁是否位于管腔内及肠壁是否受腐蚀（图 16-94）。

胃肠道存留的磁铁通常需要内镜或手术取出[163]。

(2) 意外创伤：儿童腹部创伤可能是由于钝性或穿透性创伤所致。贯通伤，如刀或枪伤，占儿童腹部创伤的 20%[166]。在这些情况下，儿童通常需立即行手术探查以控制出血和评估腹腔内损伤。钝性创伤，如发生机动车碰撞（MVC）、行人与机动车相撞、跌倒等，在临床中较为常见，占儿童腹部创伤的 80%。在儿童创伤中，肠道损伤发生率为 5%～10%，大多数是由于机动车碰撞中儿童不恰当的安放所致[167]。

CT 增强检查是评估儿童腹部钝性损伤的影像学检查方法，检测肠管损伤的敏感性为 87%～95%，特异性为 48%～84%[167]。口服造影剂通常不能提供额外的有价值的临床信息，并可能延误诊断，因此，创伤时通常不建议口服造影剂检查。提示肠（和胃）损伤的 CT 表现包括腹腔积液、局灶性肠壁增厚、局部肠壁强化、气腹和局限性肠壁不连续及邻近肠系膜脂肪间隙模糊（图 16–95）。前三种 CT 表现最常见（图 16–96）[167]。超过 1/3 的严重肠损伤 CT 不能显示[168]。

当 CT 发现可疑肠穿孔时，儿童通常需行外科手术探查（图 16–96 和图 16–97）。如果 CT 显示正常或不确定时，而患者情况稳定时通常行保守治疗。若持续怀疑肠管损伤而影像学表现不显著时，腹部复查非常必要。

(3) 非意外创伤：在年龄较小儿童（0—4 岁）中，非意外创伤（NAT）约占腹部钝性损伤病例的 15%[169]。这些损伤非常严重，常合并多器官损伤，并且与其他原因的钝性创伤相比具有更高的发病率和死亡率。腹部 NAT 损伤发病机制通常为上、中腹部的拳击和脚踢伤，并导致肠管损伤，以及肝脏和胰腺的损伤。患儿可能会出现腹壁擦伤或肠梗阻引起的呕吐。

腹部外伤高度怀疑 NAT 时 CT 是首选的成像方式。提示十二指肠或其他小肠损伤的 CT 表现包括局灶性肠壁增厚、血肿所致肠腔内密度增高、肠管周围积液 / 积血。在一些儿童中肠管损伤，如十二指肠血肿，可能是 NAT 的首发症状[169]（图 16–98）。十二指肠血肿也可通过超声和上消化道造影来鉴别，均表现为局灶性肠壁增厚和管腔狭窄（图 16–98）。多普勒超声显示血肿内未见血流信号。上消化道造影也可根据造影剂延迟通过和梗阻段以上反流扩张程度来评估相关梗阻情况。影像学有时很难区分小肠肠壁血肿和穿孔，穿孔表现包括腹腔内或腹膜后积气及造影剂外渗[169]。区分两者非常重要，因为肠穿孔需要手术治疗，而壁内血肿则只需保守治疗。

(4) 肠休克或低灌注综合征：常发生于低血压和严重创伤，需要尽力地复苏。这种情况不管发生

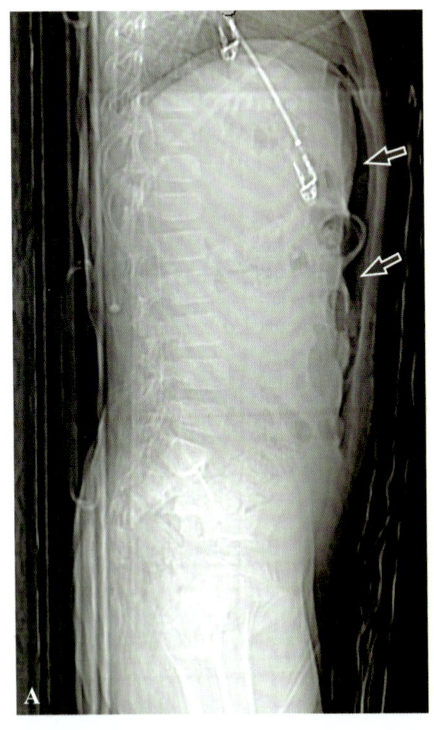

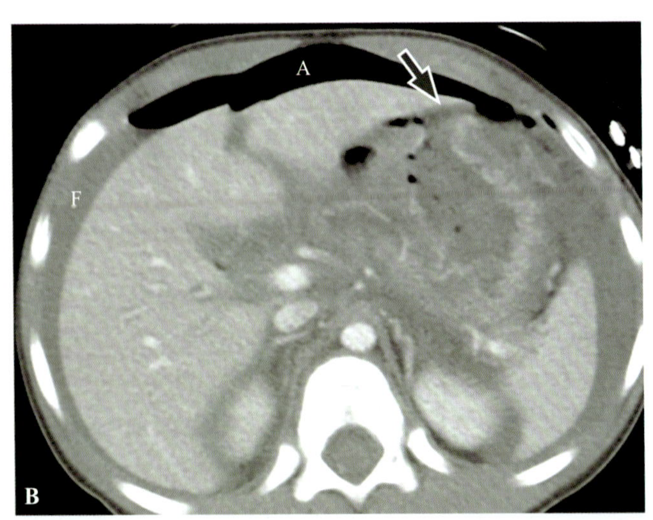

▲ **图 16–95　女，6 岁，车祸导致腹部钝性损伤，前腹壁出现安全带相关挫伤**

A. CT 侧位定位像示气腹（箭）所致前腹部广泛透亮区；B. 轴位增强 CT 图像示腹腔内游离液体（F）和空气（A）；胃前壁破裂，符合胃穿孔表现（箭）

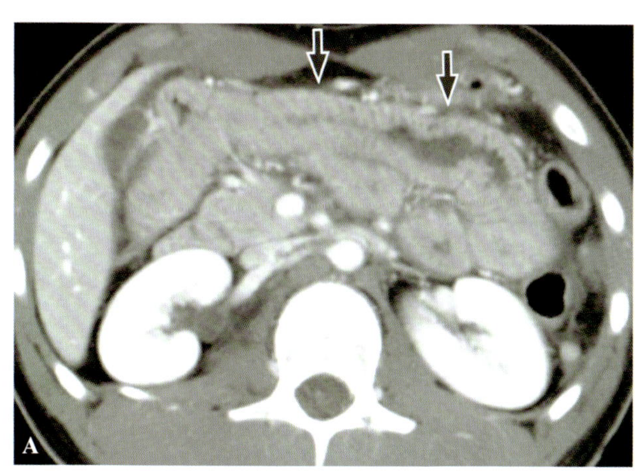

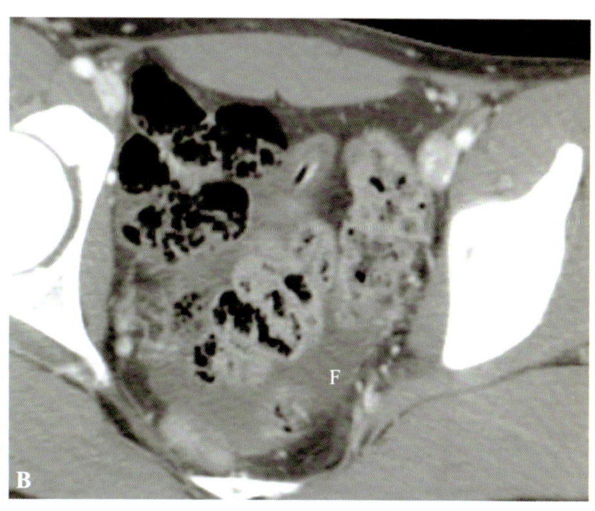

▲ 图 16-96 男，13 岁，车祸所致腹部钝性损伤

A. 轴位增强 CT 图像示中腹部肠壁增厚（箭），考虑挫伤；余腹部小肠未见异常；B. 轴位增强 CT 图像示盆腔积液（F）；在手术探查中发现小肠两个部位穿孔

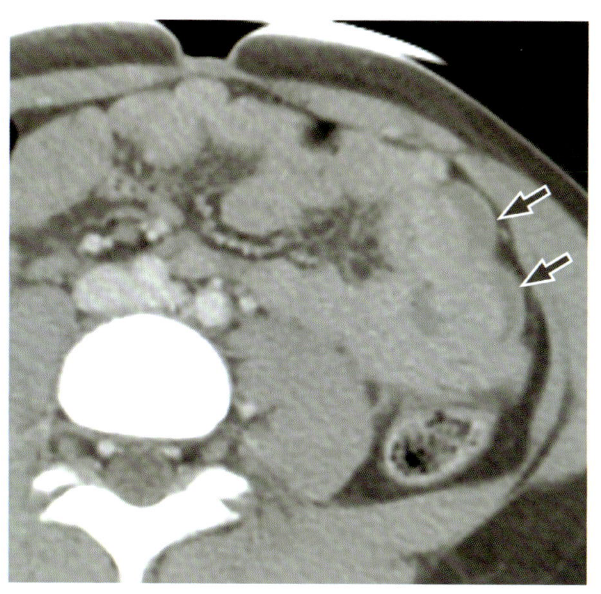

▲ 图 16-97 男，17 岁，车祸所致腹部钝性损伤

轴位增强 CT 图像示空肠肠壁增厚伴肠壁内低密度影（箭）；经手术探查发现小肠挫伤，无肠穿孔

▲ 图 16-98 男，3 岁，非意外创伤（钝性）所致腹痛

消化道造影图像示十二指肠壁内血肿所致肠壁增厚和管腔狭窄（箭）

在儿童和成人，都提示严重创伤，并且死亡率高和 CT 表现特殊。肠休克可见于各种创伤，包括颅内损伤[169]。CT 表现包括广泛扩张积液的肠管伴明显强化，下腔静脉（IVC）和腹主动脉管径变细，以及实质脏器延迟强化（图 16-99）[167]。患者除了持续的复苏和标准化治疗创伤性损害外，肠休克没有特殊治疗方法。

（六）胃肠道梗阻性疾病

1. 贲门失弛缓症 贲门失弛缓症是由于食管下端括约肌松弛导致食管扩张和蠕动减慢[119] 患儿童通常因吞咽困难、胸痛、呕吐及反流就诊，或者存在胃食管反流症状[170]。诊断的金标准是食管测压法，可以显示食管下括约肌不能完全松弛[170]。胸部 X 线片表现为食管扩张伴气 – 液 / 食物残渣平面。上消化

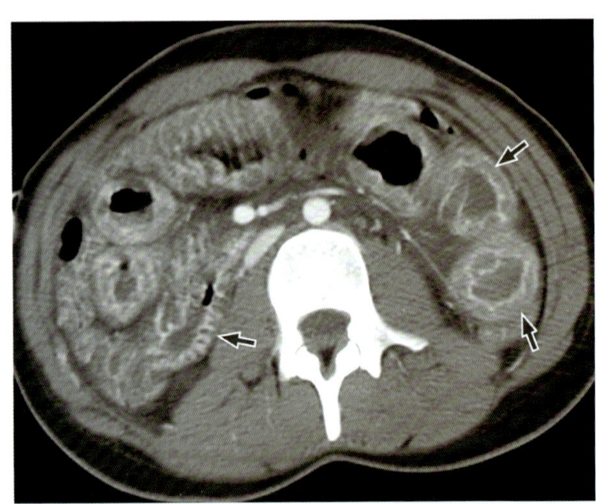

▲ **图 16-99 男，14 岁，机动车事故后低血压、肠休克 / 低灌注**

轴位增强 CT 图像示弥漫性肠壁增厚和黏膜明显强化（箭）；下腔静脉异常扁平，肠系膜由于积液 / 水肿而密度减低

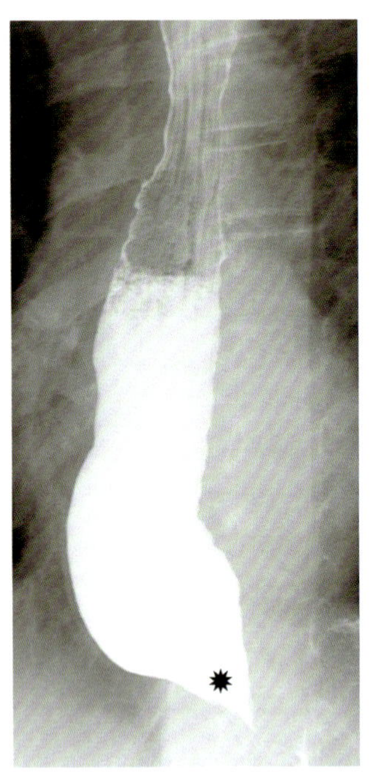

▲ **图 16-100 女，13 岁，因贲门失弛缓症导致吞咽困难**

食管造影图像示食管扩张（巨食管），胃食管交界处呈鸟嘴征（星号）

道造影可以确诊，表现为食管近端扩张、蠕动减慢、食管远端平滑变细，胃食管交界处呈“鸟嘴”征（图 16-100）[119]。大龄儿童因胸痛就诊时 CT 上可偶尔发现本病。贲门失弛缓症食管狭窄时可行球囊扩张治疗、肉毒毒素注射或海勒贲门肌切开术 [170]。

2. 腹腔粘连　粘连是腹部手术后愈合过程中可预测的，文献报道成人剖腹探查术后高达 95% 的患者可形成粘连 [171]。临床上，粘连最常继发于小肠梗阻。腹腔镜手术较开放式手术治疗后的粘连发生率要低，儿童阑尾炎穿孔时粘连发生率增高 [172, 173]。粘连包括两种类型，粘连带和膜状粘连，前者导致闭襻性肠梗阻的风险增加 [173]。患儿通常出现腹痛、腹胀和呕吐症状。

患儿有症状时，X 线片可表现为梗阻性肠胀气，包括肠管扩张、散在气 - 液平面、梗阻远端肠气减少或消失（图 16-101）。由于多数肠梗阻是不全性梗阻，远端肠气可能被观察到。CT 有助于确定肠梗阻的确切水平段，还可直接观察肠管管径变化的转变点，粘连部位通常不可见 [173]。

腹部粘连引起的小肠梗阻可采用保守治疗和手术治疗。一项研究表明，发热和白细胞增多是预测患儿是否需要手术治疗的临床表现 [171]。

3. 肥厚性幽门狭窄　肥厚性幽门狭窄（HPS）是导致 6 月龄以内婴幼儿手术的最常见原因 [174]。更常见于白种人群，男孩发病率是女孩的 4～5 倍，在第一胎中发病率最高 [174]。本病存在家族倾向性，一级亲属患病风险增加 5 倍 [174]。HPS 的病因尚不清楚。然而，常见于幽门环状肌异常肥大，无法松弛。最终导致幽门管腔被多余增厚黏膜阻塞 [174, 176]。95% 以上患儿在生后 3～12 周因喷射性、非胆汁性呕吐就诊 [175]。

过去，HPS 的诊断依赖于体检触及幽门区橄榄状包块。由于超声敏感性和特异性接近 100%，现已作为 HPS 的首选检查方法 [174, 175]。超声显示低回声的幽门括约肌呈持续性增厚，肠壁厚度介于 3～4mm 为异常。幽门管异常变细延长，长度介于 14～16mm 为异常（图 16-102）[175]。HPS 的其他超声表现包括胃扩张、幽门括约肌和黏膜的血管增加、胃蠕动亢进及黏膜增厚脱垂至胃腔 [175]。

X 线片 HPS 通常显示为胃胀气和明显的蠕动波（毛虫征）。上消化道造影过去是确诊该病的主要检查手段，可以表现为“线”征和“双轨”征，与细线状造影剂通过幽门管黏膜间隙有关。另外的上消化道造影的影像学特征为肩征，这是肥大的幽门肌突入胃窦腔所致（图 16-103）[174]。HPS 患者的胃

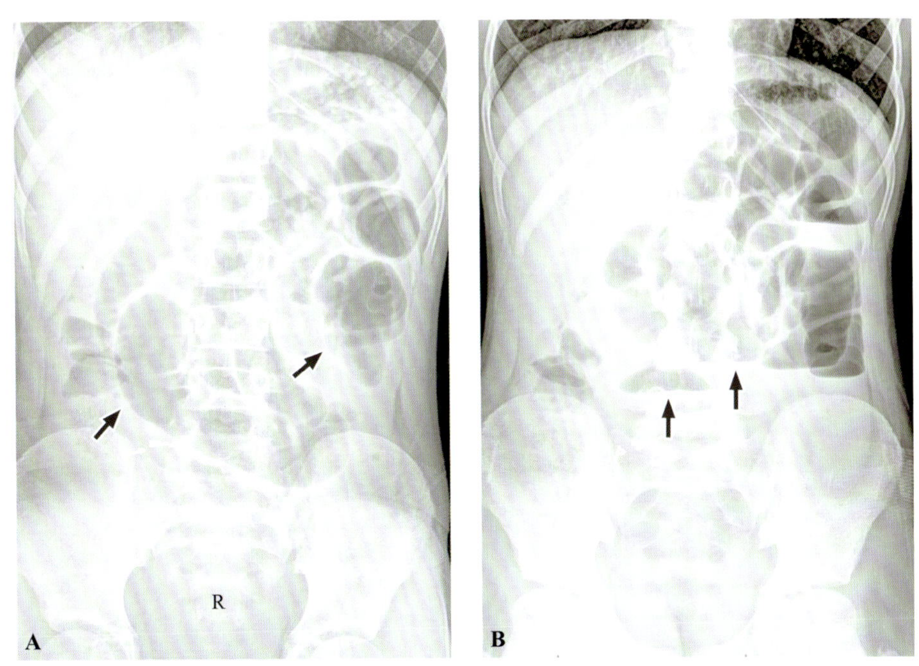

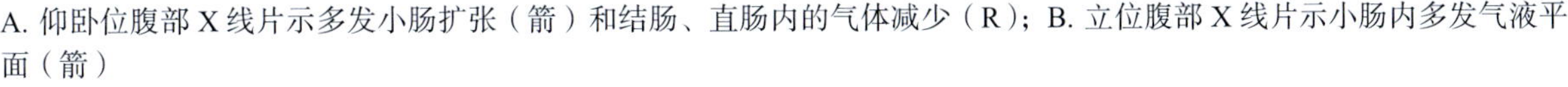
▲ **图 16-101　女，10 岁，阑尾切除术后 3 个月出现小肠梗阻，手术探查证实为粘连梗阻**

A. 仰卧位腹部 X 线片示多发小肠扩张（箭）和结肠、直肠内的气体减少（R）；B. 立位腹部 X 线片示小肠内多发气液平面（箭）

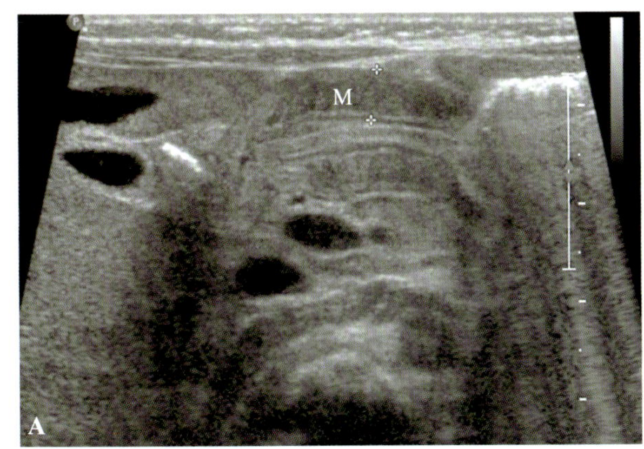

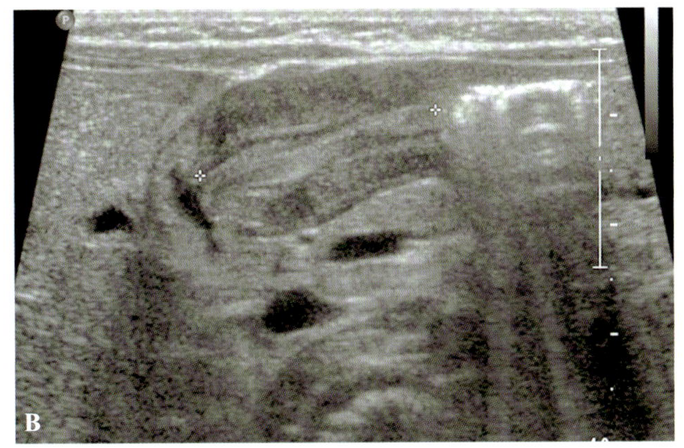

▲ **图 16-102　男，8 周龄，肥厚性幽门狭窄（HPS）导致呕吐**

A. 灰阶超声图像示幽门肌层异常增厚（M），测量为 5mm；B. 灰阶超声图像示幽门管异常延长（在卡尺之间），长度为 23mm

梗阻通常是不全性的，随着时间的推移少量的造影剂可通过幽门管进入十二指肠。HPS 的治疗包括幽门肌切开术，可以使用腹腔镜技术，同时需要平衡水和电解质[174]。

婴幼儿因呕吐就诊时，重要的鉴别诊断是幽门痉挛。尽管 HPS 患儿幽门括约肌持续增厚、幽门管持续延长，但幽门痉挛可以是间歇性的，并偶尔可观察到正常的幽门。少数患有幽门痉挛的婴儿也可发展成 HPS[177]。

4. *胃肠结石*　胃肠结石是位于胃或其他部分胃肠道的由难以消化物质组成的肿块样异物，并随着时间的推移会增大[178]。胃肠结石种类很多，其中最常见的四种为植物性胃肠结石（最常见，由水果和蔬菜的难以消化部分组成）、毛发结石（由毛发组成)(图 16–104)、乳酸结石(由未消化的牛奶组成，通常发生于早产儿)及药物结石(药物或药物媒介聚集)[178]。胃肠结石形成的易感因素包括胃肠道手术、肠道动力减退、胃排空障碍、囊性纤维化、肝内胆汁淤积症和肾功能衰竭[178]。毛发结石与精神障碍有关，如拔毛癖[179]。反复摄入的毛发附着于黏膜，因互相交织缠绕而形成毛发球，食物颗粒会黏附在这些纤维内。当胃里的毛发结石延伸到小肠时可被诊断为“毛石肠梗阻综合征”，也有延伸至结肠的病例报道(图 16–105)[179]。

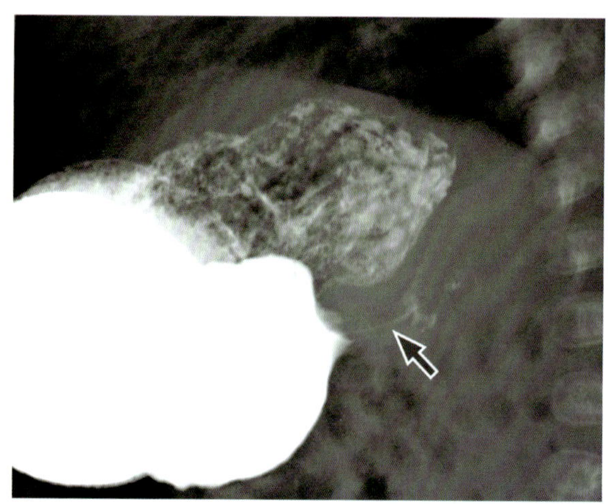

▲ 图 16–103　男，4 周龄，肥厚性幽门狭窄（HPS）导致呕吐

上消化道造影图像示幽门管中钡剂呈线样(箭)；由于黏膜冗长导致“双轨征”，幽门管在整个检查过程中从未打开

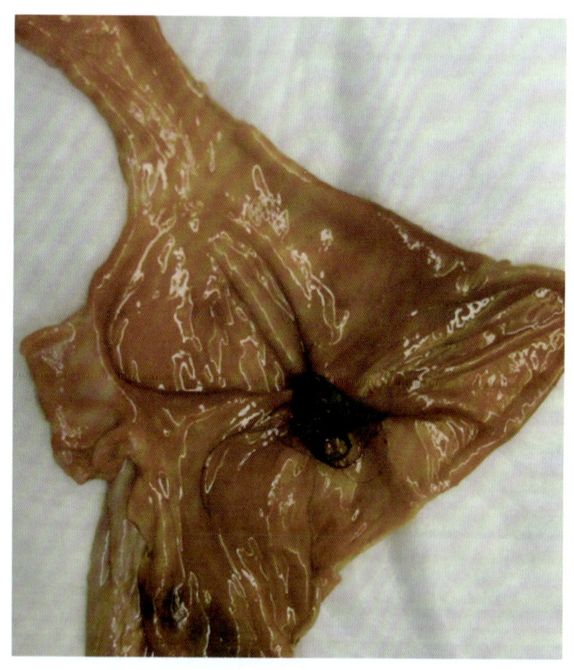

▲ 图 16–104　胃肠结石

女，6 岁，21 三体综合征患儿，十二指肠粘连的毛发结石，既往出生时十二指肠闭锁修复术病史

多种影像学检查方式可诊断胃肠结石。X 线透视表现为胃肠道内的明显肿块或充盈缺损。CT 可以直观地显示被口服造影剂包绕的胃肠结石，并可以评估其并发症，如肠梗阻或胆总管梗阻。毛发结石通常表现为具有层状(同心环状)外观的混杂密度病变，并可能含有气体(图 16–105)。

胃肠结石通常需要内镜或外科手术切除。其他治疗方式还包括改变饮食习惯、酶疗法及洗胃[178, 179]。潜在的精神问题也应予以解决，防止复发。

5. 肠套叠　肠套叠是指一段肠管套入与其相连的肠腔内，并导致肠内容物通过障碍。套入远端肠管内的近端肠管称为套入部，而接收近端肠管的远端肠管称为鞘部。肠套叠是儿童小肠梗阻最常见的原因[180]。典型的小儿肠套叠是回肠末端套入结肠(回结型肠套叠)，肠套叠可发生于十二指肠至结肠的任何部位。回结型肠套叠多数是自发性的，可能与回肠末端肠壁淋巴组织肥大(集合淋巴结)、肠系膜淋巴结病，以及近期病毒感染有关[180, 181]。回盲型肠套叠最常发生于婴幼儿，发病年龄为 2 月龄—3 岁，其中 5—9 月龄为发病高峰[181]。肠套叠也可由病理性因素导致，如梅克尔憩室、肠息肉、重复囊肿和淋巴瘤[181]。特别是在儿童 5 岁以后，这些病理性诱因随年龄增长而使肠套叠发病率增加[181]。

回结型肠套叠三联症包括果酱色便、回盲部空虚及腊肠样包块。然而，该三联症仅存在于不到 50% 的患儿中，大多数表现为非特异性腹部症状和体征[182]。肠套叠也可出现肠梗阻或由于肠缺血 / 坏死和穿孔引起的腹膜炎。

小肠型肠套叠占儿童肠套叠的 17%[183]，往往因病程短暂可自行恢复而无临床意义。这种肠套叠通常在轴位图像中被发现[183, 184]，表现为小圆形病变(直径小于 2cm)(图 16–106)[184]。多发小肠型肠套叠提示潜在的诱发因素，如 HSP 或腹腔疾病，应进一步检查。持续存在且范围较长的小肠型肠套叠可能与某些诱发因素有关，如息肉、梅克尔憩室或留置管[184]。小肠型肠套叠长度大于 3.5cm 是需要

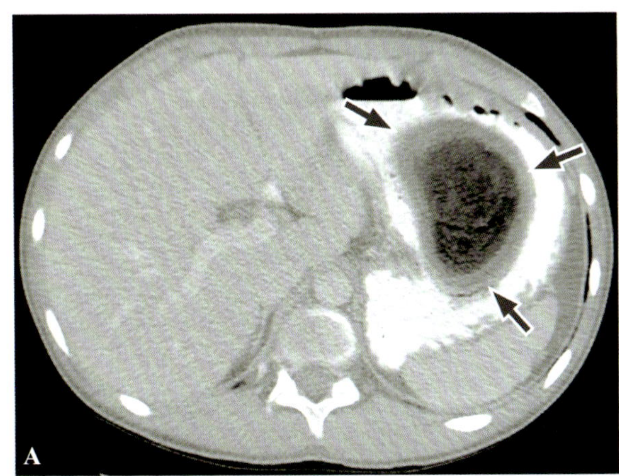

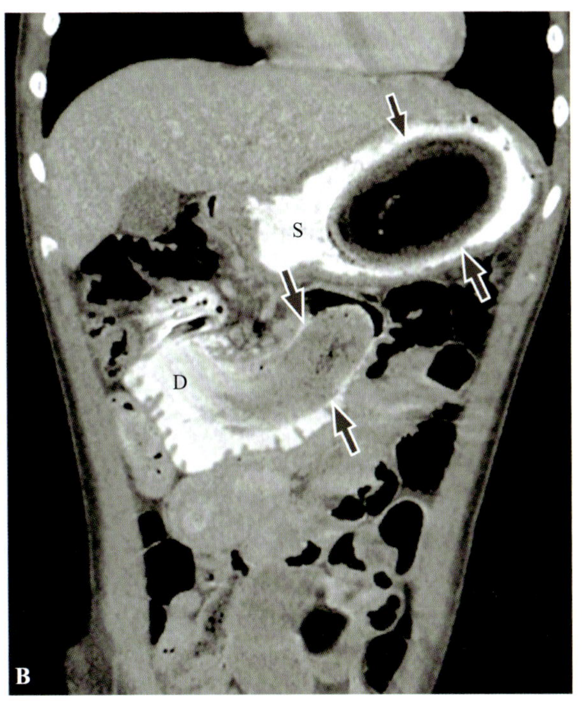

▲ 图 16-105　女，15 岁，毛石

A. 轴位增强 CT 图像示胃中有较大团块样结构（箭），呈层状外观，与毛发结石相一致；B. 冠状位增强 CT 重组图像证实胃（S）中的毛发结石（箭）延伸到十二指肠（D）

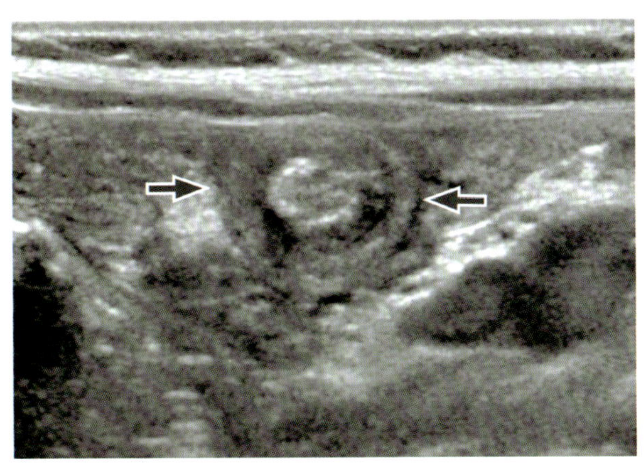

▲ 图 16-106　男，13 岁，偶发小肠套叠

灰阶超声图像示位于左上腹小的、圆形肠套叠（箭）

手术干预的指征 [183]。

腹部 X 线片对回盲型肠套叠的检出敏感性较低。沿着结肠可疑部位如存在弧形软组织密度包块并部分被肠气包绕（“新月”征）应高度怀疑回结型肠套叠（图 16-107）[180]。影像学检查也可显示肠套叠相关的并发症，如小肠梗阻和穿孔。文献报道超声检测肠套叠的准确性接近 100%[180, 182, 185]。回结型肠套叠特征性表现为沿着结肠可疑部位存在 3～5cm 异常包块，并伴有特征性同心圆、靶样或假肾样改变，这些表现是由于两层肠管呈同心圆状并有肠系膜的插入（图 16-107）[182]。超声在评估回结型肠套叠空气灌肠后潜在复发性，以及存在的病理性诱因方面存在一定作用。空气灌肠成功率减低的原因包括肠套叠层之间大量的液体聚积，以及彩色多普勒所示受累肠壁血运减少 [180]。尽管 CT 对于一过性肠套叠和其他诱因所致小肠套叠的检出率近似（例如息肉），但很少用于诊断回结型肠套叠。

透视下空气灌肠是回结型肠套叠的首选治疗方法。儿童不能行灌肠检查的指征包括腹膜炎、休克、败血症或腹腔游离气体 [180, 182]。空气灌肠前应进行外科会诊，查体以评估是否存在腹膜炎等临床表现。外周静脉导管留置也是检查前的常规要求 [180, 186]。水溶性碘造影剂和空气均可用于灌肠检查。空气灌肠的优点包括过程更简便、快速和复位率可能更高，并且可以避免穿孔所致粪便污染腹膜腔（图 16-108）[180]。造影剂灌肠主要优点是当大量肠道积气重叠时可提高

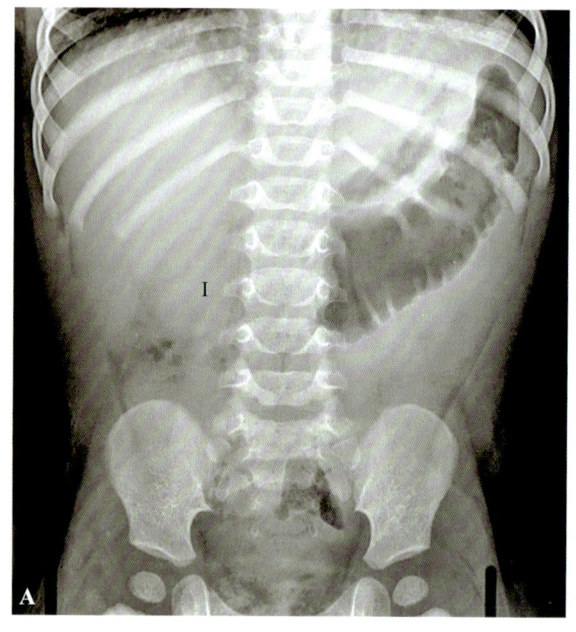

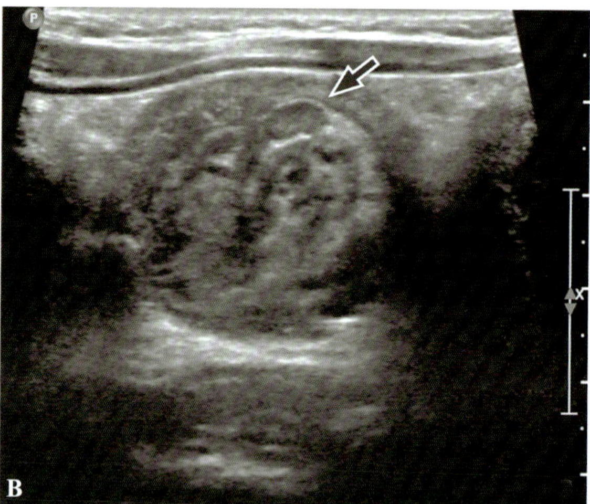

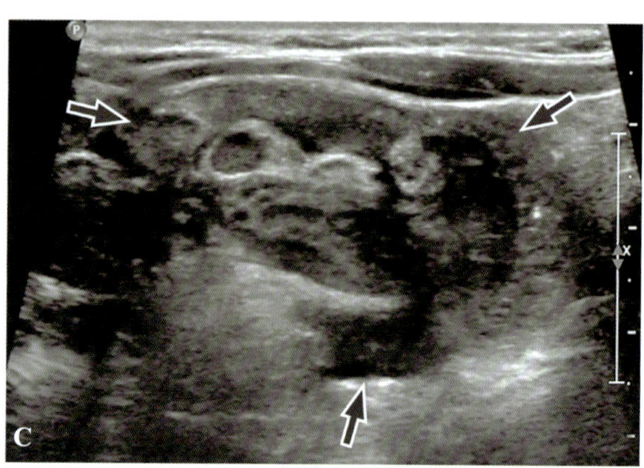

▲ 图 16-107　女，11 月龄，回结型肠套叠导致腹部绞痛

A. 腹部 X 线片示右半腹肠气减少，横结肠近端可见圆形软组织包块（I）；B. 轴位灰阶超声图像示右下腹部肠套叠，在套鞘部和套入部之间存在肠系膜和淋巴结（箭）；C. 肠套叠呈假肾样表现（箭）

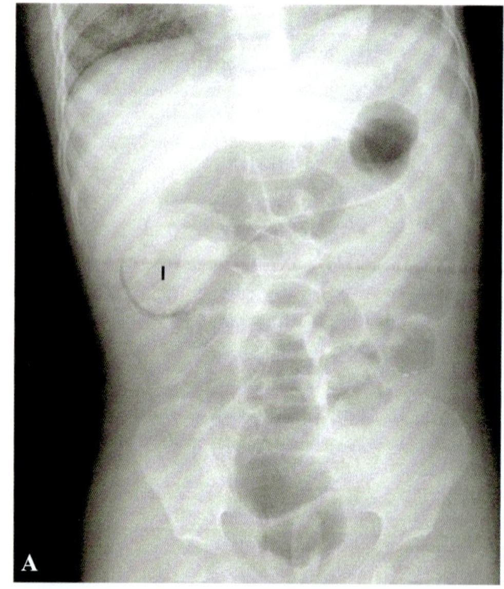

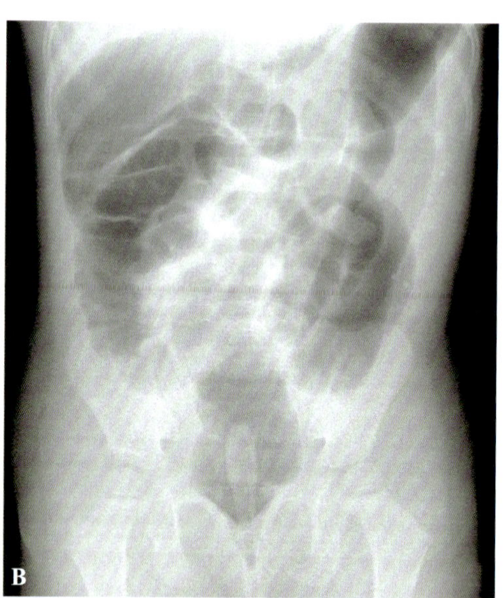

▲ 图 16-108　女，1 岁，肠套叠空气灌肠后

A. 腹部 X 线片示右上腹软组织密度团块（I），横结肠肠套叠；B. 术后 X 线片示肠套叠消失，空气进入远端小肠中

肠套叠对比度（图 16–109）。两种检查的穿孔率和肠套叠复发率没有实质性差异，穿孔率为 0.8%[180, 186]。张力性气腹是空气灌肠过程中与穿孔唯一相关的并发症。肠套叠空气灌肠复位术技术见表 16–2。造影剂灌肠技术采用液体静压力重力法作用于肠套叠。这项技术的“三原则”包括 3 次尝试，每次 3min，并将灌肠袋放在离桌子 3 英尺高的地方（即使没有确凿的证据支持这些“原则”）。如果患者符合特定的临床标准，在先前治疗中，肠套叠已部分复位，

表 16–2 肠套叠空气灌肠复位术步骤

1. 插入灌肠管（或大号导尿管 22～24F）至直肠。应用肛周缚带、臀缚带（或专用器械）确保气密性及紧密密封；儿童检查时允许家属手动挤压臀部，改善密封性
2. 透视下观察充气至肠套叠部位；继续灌入空气使肠套叠复位；平均压力不超过 120mmHg，以尽量减少肠道穿孔的风险
3. 肠套叠引起的结肠充盈缺损消失，小肠顺利进气表明成功复位

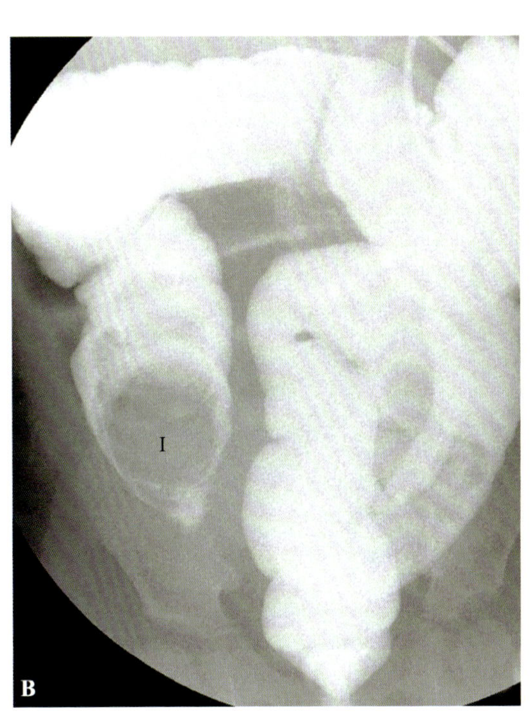

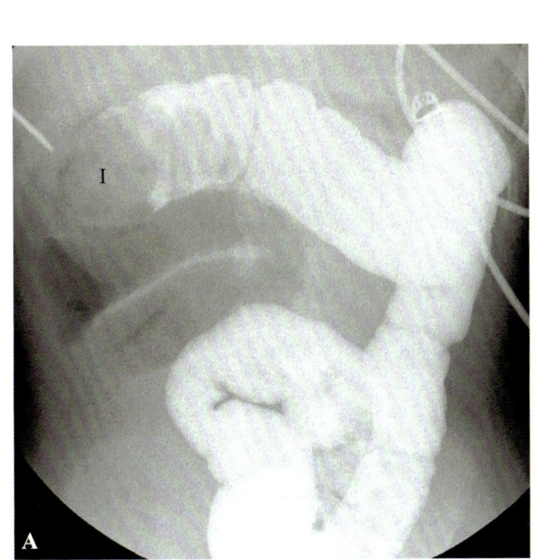

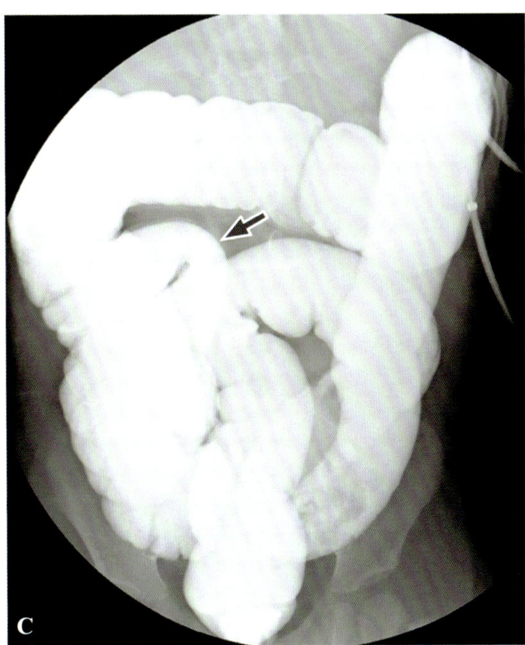

▲ 图 16–109 女，5 岁，回结型肠套叠，水溶性造影剂灌肠

A. 透视下示肠套叠（I），近侧横结肠的充盈缺损；B. 透视下示肠套叠（I）部分缩小，现在位于升结肠；C. 肠套叠复位成功后示为充盈缺损消失，造影剂进入远端小肠（箭）

可以考虑延时、反复灌肠[180]。超声引导灌肠复位术也已在文献中报道，它的优势为无电离辐射。文献报道其与透视下回结型肠套叠复位率相近[186]。

回结型肠套叠空气灌肠复位成功后复发的病例约占10%。在这种情况下，只要患者临床保持稳定，重复灌肠复位是安全和有效的。如果肠套叠多次复发，应考虑病理性诱因存在的可能性。透视下空气灌肠复位不成功、临床不稳定及影像学检查发现诱发因素时应考虑手术治疗。

6. 肠扭转　结肠扭转不同于中肠扭转，儿童较成人少见，最常累及的部位是乙状结肠和盲肠。结肠扭转的病因包括结肠冗长、慢性便秘、韧带附着点缺失、肠系膜固定不稳和先前腹部手术病史[189]。实际上，结肠扭转常见于神经功能缺损所致严重慢性便秘儿童[190]。患儿可出现肠梗阻的症状和体征。

腹部X线片典型表现为受累结肠显著扩张并可能伴发气-液平面（图16-110）。造影剂灌肠术显示两段肠管在扭转部位呈典型鸟嘴征[190]（图16-110）。一般不需CT检查即可做出诊断，CT可以明确证实肠梗阻水平、腹膜内游离气体和肠壁缺血证据，如肠壁增厚。

治疗方法包括结肠镜或手术缩短术，并切除缺血或冗长的肠管。

7. 疝气　疝气是指腹部内容物通过先天性或后天性缺陷或薄弱部位突出进入另一部位，可发生在腹壁（体外）或腹腔（体内）[191, 192]。儿童可发生多种类型的疝气。多数疝气无症状，部分可出现肠梗阻或肠缺血/梗死。嵌顿疝是无法复位的[191, 193]。绞窄是指继发于血供受损的肠缺血[193]。下面着重介绍两种儿童常见疝气类型：腹股沟疝和脐疝（表16-3）。

婴幼儿腹股沟斜疝发生率为4%，嵌顿性腹股沟疝是引起小儿肠梗阻的常见病因[191, 193]。腹股沟斜疝发生于腹膜鞘状突未能正常闭合，允许腹腔内容物进入腹股沟管[193]。腹膜鞘状突通常在新生儿中部分开放，并在出生后关闭，这就解释了早产儿该病发生率较高的原因[194]。腹股沟斜疝中男孩占绝大多数，右侧比左侧多见。体重低于1000g的婴儿发病率显著增加，早产儿嵌顿率也明显增加[191, 194]。

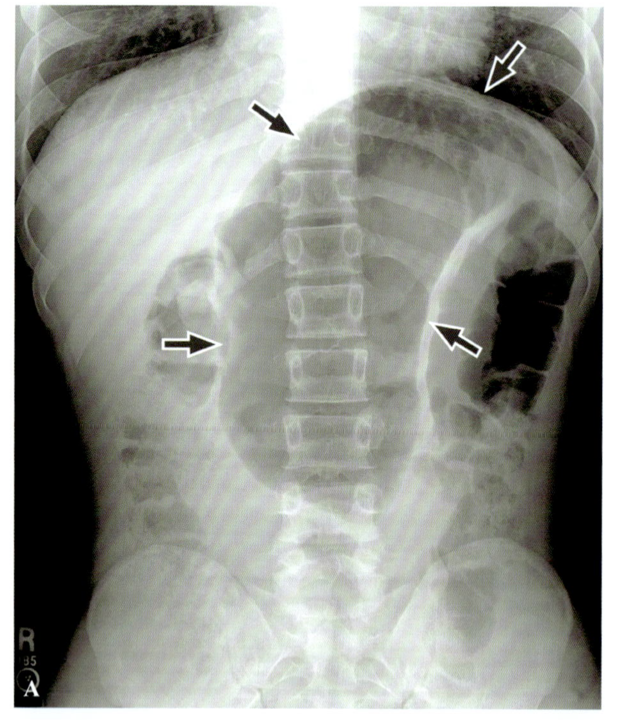

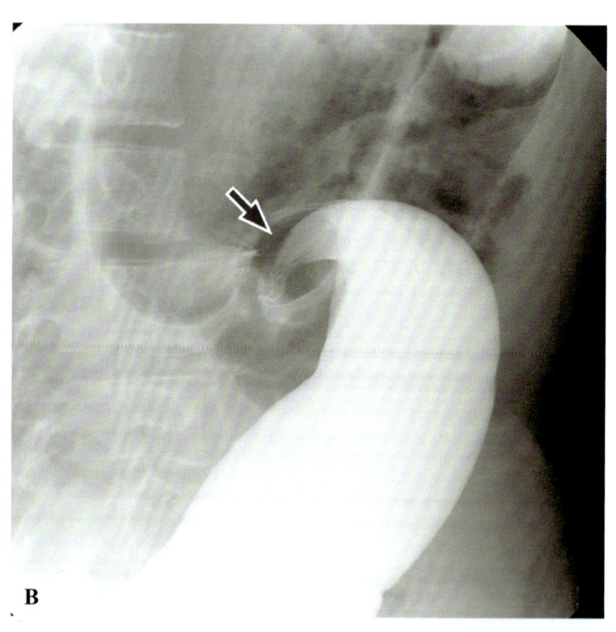

▲ 图16-110　女，17岁，乙状结肠扭转导致腹痛

A. 腹部X线片示乙状结肠（箭）明显扩张，远高于横结肠；B. 钡灌肠示肠梗阻，乙状结肠鸟嘴征（箭），符合乙状结肠肠扭转

表 16-3 儿童腹部疝气

疝气类型	内 容
斜疝	疝进入开放的腹股沟深环，经未闭鞘状突，突出腹股沟浅环
直疝	疝囊通过腹股沟管壁，继发于薄弱的肌肉组织，突出腹股沟浅环
脐疝	疝囊通过开放的脐环
股疝	疝囊通过股环
侧腹壁疝	疝囊经腹直肌外侧缘半月线突出
切口疝	疝囊经手术切口突出致腹壁缺损
切口旁疝	切口附近发生的切口疝的亚型
Littre 疝	包含梅克尔憩室的疝气
Amyand 疝	阑尾腹股沟疝
Richter 疝	仅累及肠壁的疝气
腹内疝	内脏通过腹腔内正常或异常开口突出

脐疝是指腹腔内容物由脐部薄弱区向外突出的腹外疝。脐位于腹壁正中部，在胚胎发育过程中，是腹壁最晚闭合的部位[191, 194]。体重< 1200g 的婴儿脐疝发生率为普通的 4 倍，而非洲裔美国籍婴儿为 6～10 倍[191]。嵌顿和绞窄是脐疝的罕见并发症，大多数无症状。

腹部 X 线片中，梗阻性疝可显示为近端肠管扩张伴气 – 液平面。疝气区域还可看到软组织和肠胀气（图 16–111）。水平侧位像有助于脐疝的评估。超声能很好地显示腹股沟疝和脐疝。（图 16–111 和图 16–112）。CT 和 MRI 也可以显示这些疝，但通常不明显。嵌顿通常是一种临床诊断，当影像学检查发现疝气颈非常狭窄时提示嵌顿可能[193]。当疝囊内有游离的液体、疝出的肠管内积液，以及出现梗阻的证据时要考虑嵌顿[195]。绞窄的征象包括肠壁增厚、肠壁强化减低或过度、直肠血管充血、腹水和肠系膜脂肪绞窄[193]。腹股沟疝时评估睾丸情况对男性患者有重要意义，因为各种疝气嵌顿存在缺血风险。超声可显示疝侧不对称性睾丸活动度减低，伴或不伴有回声性质的改变[196]。

嵌顿或绞窄性疝的治疗需要行手术切除和（或）修复。

8. 肠系膜上动脉综合征（SMA 综合征） SMA 综合征是肠系膜上动脉或其分支压迫十二指肠水平

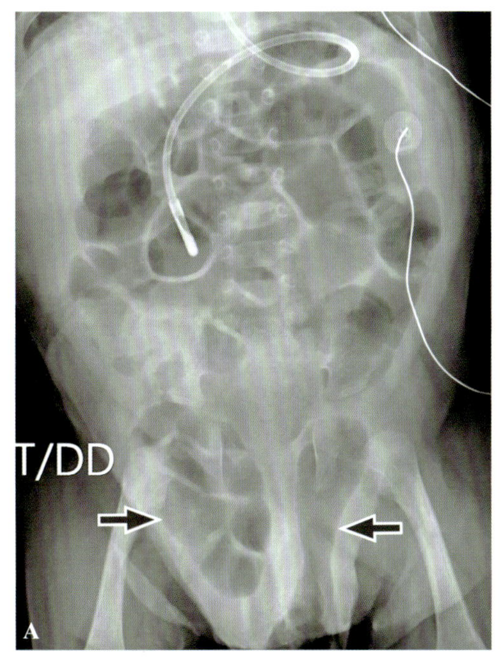

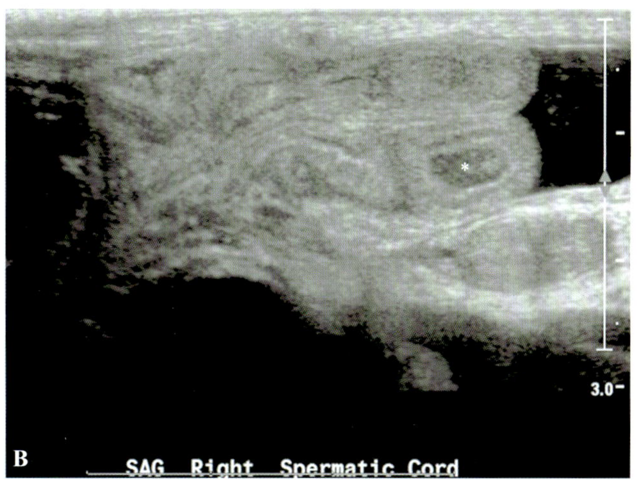

▲ 图 16-111 男，1 月龄，双侧腹股沟疝

A. 腹部 X 线片示充气肠管（箭）位于双侧腹股沟管和阴囊；B. 纵向灰阶超声图像示右腹股沟管内多发肠管影（星号）和积液

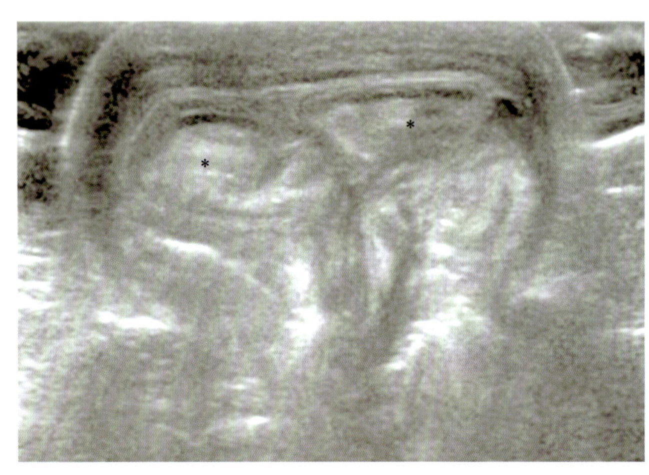

◀ **图 16-112 男，1 月龄，脐疝**
灰阶超声图像示可见小肠（星号）经脐部向外突出

部或升部引起十二指肠间歇性慢性肠梗阻，常继发于肠系膜上动脉起点过低或 SMA 与腹主动脉夹角变小[197]。这种罕见的疾病最常见于 10—39 岁女性[197]。SMA 综合征可能与严重体重下降、腹膜后脂肪消耗、解剖异常（Treitz 韧带位置高或肠系膜上动脉位置高）及神经系统疾病（如脑瘫）有关[197-199]。SMA 综合征也可能与脊柱矫正手术有关，认为脊柱的相对延长会对 SMA 产生牵引力[199]。患有这种疾病的儿童往往诊断延误，并可能出现非特异性腹部症状，如餐后腹痛、呕吐、恶心和厌食。由于梗阻通常较为局限有时可以通过卧位或左侧卧位而缓解[197]。

怀疑 SMA 综合征时通常行上消化道造影检查。可疑表现包括通过十二指肠水平部造影剂通过延迟、近端十二指肠扩张及近端空肠口径正常。左侧卧位成像可能有助于造影剂更易通过十二指肠水平部[198]。通过测量主动脉肠系膜上动脉夹角以及腹主动脉和 SMA 之间的距离，超声和 CT 有助于诊断（图 16-113）。正常的主动脉肠系膜上动脉夹角为 25°～60°，SMA 与腹主动脉的平均距离为 10～28mm。SMA 综合征患儿的主动脉肠系膜上动脉夹角减小，SMA 与腹主动脉距离变短[198, 200]。

一项研究表明 SMA 与腹主动脉的平均距离为 8mm 时，诊断本病的敏感性和特异性为 100%[198]。超声和 CT 也可观察到十二指肠近端和胃部明显扩张。

SMA 综合征开始只需要保守治疗，其目的是纠正水电解质紊乱，并提供营养支持以促进体重增加。营养支持可通过鼻饲管喂养或静脉注射提供[197, 198]。对于难治病例需行手术治疗，包括屈氏韧带切断松解术、十二指肠空肠吻合术和胃空肠吻合术[197]。

（七）吞咽障碍

1. 正常吞咽机制 吞咽是一个复杂的过程，需要完整的神经肌肉功能。吞咽过程分为 4 个阶段，即口腔准备期、口腔期、咽期和食管期。

(1) 口腔准备期：在口腔准备期，食物被品尝、咀嚼、并与唾液混合成为食团，并被推进到咽部[201]。舌推动食物运动，使其处于牙齿的研磨作用之下。然后，由颏舌肌、颏舌骨肌和下颌舌骨肌共同作用抬高舌头，以保持食团位于硬腭和舌之间[201]。口腔准备期在婴儿开始添加固体辅食的 6—9 月龄时最明显[202]。在此之前，准备期包括从乳头吸吮。

(2) 口腔期：口腔期包含将食团运送到口咽触发吞咽。软腭抬高以避免食物进入鼻咽[202]。

(3) 咽期：咽期的特征为广泛的肌肉活动和协调吞咽反射，这是由第Ⅸ对和第Ⅹ对脑神经控制的[201]。吞咽开始，食团迅速从口咽下行，随后进入食管。在咽期，吞咽时由于食团刺激了软腭引起一系列肌肉的反射性收缩，使软腭上升。咽后壁向前突出，封闭鼻咽通路，同时声带内收，会厌软骨向后弯曲，喉头前移，食管上口张开，食团从咽部挤入食管[202]。进入食管时，食团必须穿过松弛的环咽肌[201]。新生儿期吞咽过程独特，因为他们的吮吸反射使得这个阶段的呼吸不需要中断，吸吮迅速而有节奏，以保护呼吸道。

(4) 食管期：这最后的吞咽阶段是在自主神经支配下完成的。颈段食管由骨骼肌组成，食物能快速通过。胸段食管由平滑肌组成，食物通过较慢[201]。食管下括约肌放松以允许食物进入胃。

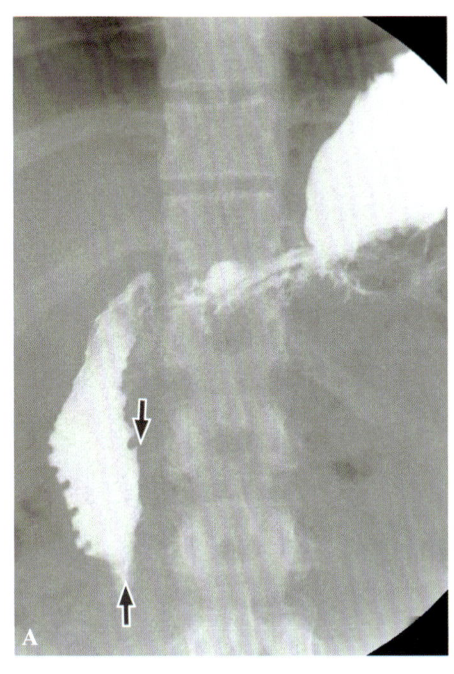

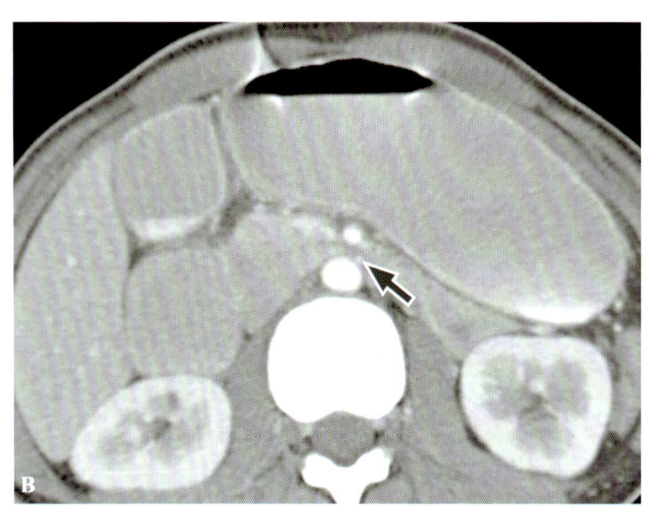

▲ 图 16-113 两例青春期女孩，肠系膜上动脉综合征导致呕吐和体重减轻

A. 上消化道造影图像示在可疑肠系膜上动脉综合征部位，近端十二指肠突然线样截止或阻塞（箭）；造影剂进入远端小肠明显延迟；B. 轴位增强 CT 图像示胃和十二指肠明显扩张至水平部，十二指肠跨越中线；肠系膜上动脉与腹主动脉间隔 4mm（箭）

2. 吞咽的影像学评估　电视透视吞咽检查（VFSS），也称为改良吞钡造影检查（MBS），是最常用的评估吞咽的检查。这项影像学检查通过观察患者吞咽不同体积、不同质地或黏度的食团或液体时的表现，确定适合患者的食疗方案。这项研究是根据患者的年龄定制的，但并不能评估食管的大部分情况。

该检查通过录像（录像带或数字），在电视透视下进行，患者通常竖直坐于椅子上。吞咽检查常应用侧位投影，但也可应用正位投影。这项检查可以评估吞咽生理学和异常的检测，如误吸入喉。吞咽的代偿机制也可被评估。VFSS 的缺点包括其使用电离辐射（应使用低剂量技术，包括脉冲荧光透视）和除非儿童配合，否则难以进行测试。

3. 吞咽异常　任何吞咽阶段的异常都会引起吞咽困难或其他喂养问题。总体而言，越来越多的伴发并发症的早产儿需要改善护理和生活质量，如慢性肺疾病、先天性颅面畸形及神经系统损害等，使得喂养问题的发生率呈上升趋势。对于潜在的吞咽异常，可通过食物和不同成分钡剂 VFSS 检查进行临床或床边喂养评估。在某些情况下，特别是如计划进行经皮胃造口术或胃空肠造口术时，需行额外的上消化道造影评估病情。

(1) 鼻咽反流：通常在早期吞咽时，软腭抬高以防止食物进入鼻咽，这种机制的失败可导致鼻咽反流。这一发现通常发生在早产儿，由于缺乏神经肌肉协调，甚至在一些足月婴儿中也可出现，一般无重要临床意义。然而，在腭裂、软腭麻痹、腺样体切除术后或鼻咽肿块手术史的儿童中可能出现症状。

(2) 渗漏或误吸：喉渗漏被定义为液体或固体食物进入喉部而不延伸到真声带以下[203]（图 16-114）。多发生在喉部高度不足和会厌在咽部吞咽后向后倾斜的情况下[203]。渗漏可以瞬时发生，并且很容易漏诊。放射科医师和治疗师通过 VFSS 检查逐个画面回顾研究，以捕获这一表现。喉渗漏可能是自限性的，然而，在一些儿童中实际上是误吸改变。

误吸被定义为液体或固体食物位于低于真声带水平[203]（图 16-114）。有时，这是由于食管疾病，如胃食管反流、贲门失弛缓症、H 或 N 型 TEF、食管狭窄和其他原因的动力障碍所致。当误吸发生

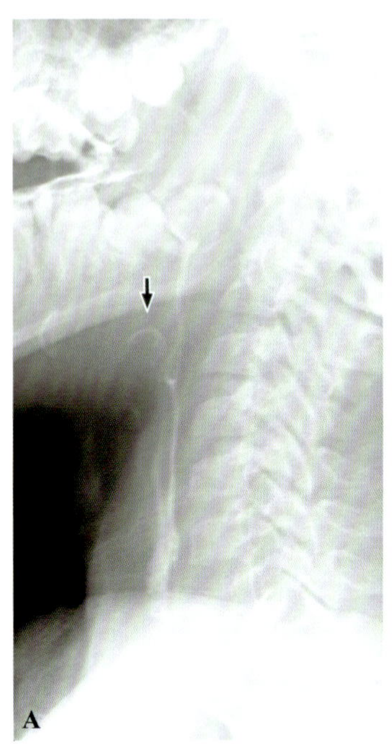

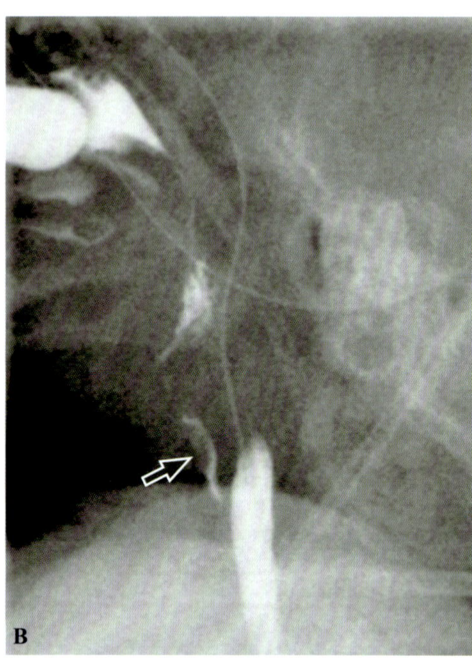

◀ **图 16-114 两例儿童吞咽异常**

A. 男孩，11 岁，在吞咽过程中表现为深部渗漏（箭），造影剂延伸到喉部声门上水平；B. 男孩，2 月龄，左声带麻痹，在声带下方的气管中显示造影剂（箭）

时，重要的是记录吞咽过程，液体或固体诱发，以及患儿咳嗽如何缓解 [203]。误吸诱导咳嗽是为了清除气道中的物质。不引起咳嗽的误吸（无声吸入）是令人担忧的，因为它会被忽视并引起严重的疾病，如反复的肺炎和支气管扩张等肺部并发症。

在吞咽过程中，通过改变患者的体位、食物的黏度或质地、乳头流速及改变喂食持续时间可以治疗渗透和误吸 [202]。通过降低误吸的风险和相关的肺部并发症，提高了喂养的安全性。

第17章　肾脏和尿路
Kidneys and Urinary Tract

Jonathan R. Dillman　Kassa Darge　著

一、概　述

先天性和获得性肾脏和尿路异常是儿童常见的疾病。准确地检查和异常特征非常重要，因为许多异常与一些发病率高的疾病有关，如感染、进行性肾损伤。本章将讨论肾脏和尿路的影像学技术，并对正常解剖进行了综述。此外，本文还介绍了影响小儿肾脏和尿路的某些疾病，包括临床特征、典型的影像学表现和治疗方法。

二、影像学技术

（一）X线

X线在评价肾脏和尿路方面的作用有限。有时肾脏增大（如肿块或严重的肾积水）可能首先被X线检查发现——基于肾窝中心的占位效应。尿路结石在X线片上可显示，然而对于小的或射线可透性结石敏感性会降低。此外，肠内容物可能掩盖或冒充结石。CT检查之前行静脉注射造影剂，X线摄影也可显示尿路解剖。

（二）超声

超声是评估儿童肾脏和尿路的首选影像学检查方法。灰阶成像可用于评估肾实质、肾集合系统和膀胱，也可用于评估输尿管扩张。肾脏和膀胱的图像常通过纵切和横切获得。彩色和能量多普勒成像对检测肾脏内的血流，以及影响肾脏和尿路的肿瘤样病变非常有用。彩色多普勒成像也可以根据“闪烁”伪影来发现尿路结石[1, 2]。频谱多普勒成像可用于评估肾动静脉，并可发现肾血管性高血压和肾静脉血栓形成等疾病。超声技术的优点包括易获得性、低成本、便携性和无电离辐射。

膀胱内应用超声微泡造影剂的排泄性增强超声检查（contrast-enhanced voiding urosonography，ceVUS）可用于评估有无膀胱输尿管反流（vesicoureteral reflux，VUR）。相比透视下排泄性膀胱尿道造影（voiding cystourethrography，VCUG），ceVUS对VUR的敏感性更高[3]，并可与经会阴超声尿道检查相结合。

（三）CT

CT可用于评估儿童某些情况下的肾脏和尿路情况。CT平扫最常用于发现超声无法探及但有临床症状的尿路结石[4]。增强CT检查通常用于评估肾损伤和肾占位性病变，以及感染性病变并发症，如肾周脓肿。当需要排泄期成像（CT尿路造影）时，静脉造影剂可分两次注射（间隔约10min）[5]。这种分割技术提供了最佳的肾实质增强图像及尿路中排泄造影剂情况。随着迭代重建技术的发展，实现了肾脏和尿路在图像质量不变的情况下CT成像辐射剂量的减少[6]。

CT成像通常采用螺旋技术。通过获取各向同性成像数据，可以在不同的截面宽度上重建轴向CT图像，并创建二维多平面重构（2D）和三维立体重组（3D）。这些二维多平面和三维重组的CT图像有助于评估复杂的肾脏和尿路解剖结构，以提高诊断的准确性。

（四）MRI

磁共振成像（magnetic resonance imaging，MRI）是一种越来越多地用于评估肾脏和尿路的影像学方法，尤其是对于儿童。MRI可用于评估多种肾脏实质异常，并能够补充超声或CT检查特有的诊断缺陷，如某些肾脏肿块。

磁共振尿路造影（MR urography，MRU）适用于评估肾脏和尿路，这项技术可用于显示复杂的泌尿系解剖，评估可疑的尿路梗阻，还可评估肾功能异常。大多数 MRU 检查包括通过多重 T_2WI 脉冲序列对尿路内的尿液进行成像（MR 水成像），以及 T_1WI 脉冲序列进行增强成像。T_1WI 动态增强成像（如 8～15min 内最多可达 50 或更多 3D 图像体积）可用于评估尿路梗阻及肾功能。利用静脉水化（注射呋塞米）可以提高 MRU 的图像质量，通过这些辅助方法提高尿路的视觉效果，使得尿路在利尿药的“压力”下得以评估，还可以减少增强后 T_2* 相关的信号丢失[7]。获取 T_2WI 三维图像和 T_1WI 增强 MR 图像可用于肾脏和尿路二维多平面重组及三维立体重建。

儿童磁共振成像的缺点包括检查时间较长，一些患儿需要镇静（或全麻）。此外，对于怀疑或已知急性肾损伤或慢性肾脏疾病（肾小球滤过率低于 30ml/min）的患儿，不应使用钆螯合物造影剂，因为可能存在肾源性系统性纤维化的风险[8]。

（五）核医学

一些核医学研究可以用来评估肾脏和尿路。^{99m}Tc- 二巯基丁二酸（DMSA）是一种放射性示踪剂，可以选择性结合肾皮质，并能够发现肾盂肾炎和实质瘢痕，还可以计算肾实质肿物引起的肾功能差异。一般在注射放射性示踪剂后 2～3h 进行成像，针孔准直和单光子发射计算机体层摄影（single-photon emission computed tomography，SPECT）技术都可以获得更高质量的图像。

肾动态闪烁显像最常使用 ^{99m}Tc- 巯基乙酰三甘氨酸（MAG3），并可用于评估肾功能的差异（依据肾有效肾血浆流量）及评估可疑尿路梗阻（依据静脉注射呋塞米后的肾利尿反应）。^{99m}Tc- 高锝酸盐核素膀胱造影对检测 VUR 高度敏感，可作为可疑 VUR 的女性患儿或 VUR 患儿随访的首选影像学方法。

核素膀胱造影术的主要缺点是不能清楚地显示尿路解剖。尤其对于可疑后尿道瓣膜的男孩，评估尿道至关重要。此外，所有核医学研究需要电离辐射才能产生图像，用 DMSA 肾脏闪烁显像法辐射剂量最大。

（六）透视

VCUG 是评估可疑 VUR 的首选检查方法。将水溶性碘造影剂注入膀胱内，并在排尿前、排尿期、排尿后分别获取尿路透视图像。常规 VCUG 获取图像见表 17-1。当存在 VUR 时，可依据反流造影剂是否到达肾集合系统，以及上尿路扩张和扭曲程度进行分级。当存在 VUR 时，VCUG 也可用于进一步评估膀胱、尿道和上尿路解剖。使用先进的透视设备和降低辐射剂量的技术，如脉冲透视和图像冻结功能，可以大大降低 VCUG 检查的辐射剂量[9]。

表 17-1　常规小儿排泄性膀胱尿道造影在典型肾、尿路解剖中的应用 [a]

1. 定位像（腹部正位 X 线片或透视下最后图像捕获）——可选择的
2. 膀胱充盈早期的正位图像
3. 膀胱充盈中晚期的双侧斜位图像
4. 膀胱完全充盈的正位图像
5. 尿道排尿期的影像（或使用图像冻结功能技术的电影成像）（女孩使用正位投照，男孩使用右后斜位投照）
6. 排尿高峰及排空后肾区的正位图像

a. 影像学应针对个别儿童已知 / 怀疑的肾脏和（或）尿路异常

虽然小儿尿道常使用 VCUG 进行评估，但是当临床问题明确涉及尿道时，逆行尿道造影（retrograde urethrography，RUG）是必要的，尤其是对于年龄较大的男孩。RUG 最常用于评估男性创伤（如盆腔或会阴损伤伴血尿）或可疑狭窄时的尿道。

三、正常解剖及变异

（一）肾脏

肾脏通常位于腹膜后，肝脏和脾脏的下方（脊柱两侧左右各一个），周围环绕以脂肪及 Gerota 筋膜。肾门通常朝向前内侧方向，而肾脏的长轴通常与同侧腰肌的长轴平行。儿童时期肾脏的长度逐渐增大[10]。

肾实质由外周的皮质和深部的髓质组成。肾皮质包含肾小球和肾小管，肾髓质包含肾小管和集合管。正常肾脏在影像学上表现为皮髓质分界清楚（如超声和 MRI），皮髓质分界不清是肾实质异常的征象，如肾发育不良或常染色体隐性遗传性多囊肾病（autosomal recessive polycystic kidney disease，

ARPKD）。肾髓质肾锥体的尖端部分，称为肾乳头，终尿经此处流入肾脏集合系统，可能易受某些病理过程的影响，如肾缺血引起的肾乳头坏死。胚胎学上，肾脏由两种结构发育而成，包括后肾胚基（形成肾小球和肾小管）、中肾管（输尿管芽，形成肾集合系统与集合管）。

（二）上尿路

上尿路包括肾脏集合系统和输尿管。肾脏集合系统由多个肾盏以及边界清楚的肾乳头和尖锐的肾穹隆组成，尿液经此排入肾盂。有时，肾盂可能延伸到肾脏的轮廓以外，称为肾外肾盂，被认为是一种正常的变异。输尿管是连接肾盂和膀胱之间的由肌肉黏膜所组成的管状结构，正常连接于同侧膀胱三角区。肾脏集合系统和输尿管的黏膜很难通过影像学来描述，除非由于感染、炎症或梗阻而引起增厚。与肾脏集合系统一样，输尿管也起自中肾管的输尿管芽。

（三）膀胱

膀胱是储存肾脏产生的尿液的器官。正常膀胱容积随着年龄增长而增加。通常使用 Koff 公式[11]估计膀胱容量，根据患者年龄（岁）而定。

容量（ml）=（年龄 +2）× 30　　（公式 17–1）

膀胱壁的外观和厚度与尿液充盈程度相关。出生前，膀胱穹顶通过管状通道与尿囊膜相连，穿过 Retzius 间隙（脐尿管）。膀胱多由泌尿生殖窦发育而来，而膀胱三角区则起源于中肾管的尾侧部分。

（四）尿道

尿道是一种管状结构，将尿液从膀胱输送到体外。排尿通常发生在内括约肌（不自主的）或外括约肌（自主的）松弛后。女性尿道较短，通常开口于阴道口上方，而且很少有异常（除泌尿生殖道发育异常外，如膀胱外翻或泄殖腔畸形）。男性尿道较长，分四个部分（图 17–1）。泌尿生殖道的盆腔部包含了女性整个尿道和男性尿道的前列腺部和膜部。男性前尿道起源于泌尿生殖道的阴茎部。

四、各种肾脏疾病

（一）先天性和发育性异常

肾脏先天性和发育性异常较常见。常独立发

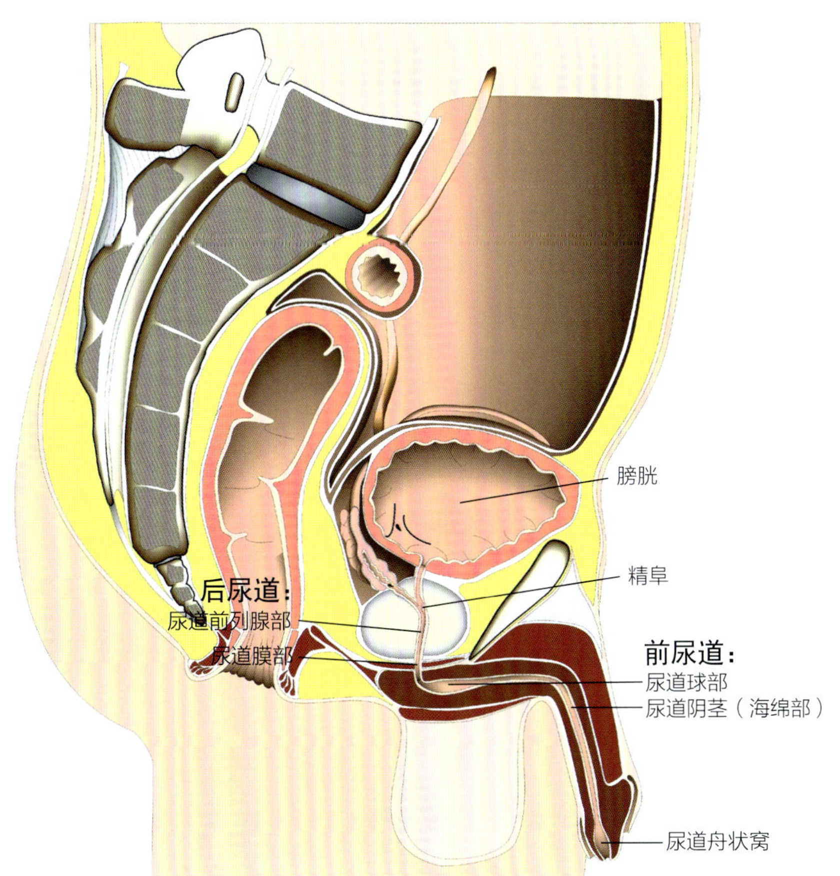

图 17–1　男性尿道解剖示意

病，也常发生于其他的先天性异常情况下。例如，肾脏异常可能与先天性心脏病、Müllerian 管发育异常、肛门直肠畸形、泌尿生殖道异常及多种染色体异常 [如特纳综合征(45,X)] 有关。在这种情况下，产前检查可能有所发现，生后应尽早行肾脏超声检查。肾脏异常也可以是先天性畸形 VACTERL 综合征的一部分（脊椎、肛门直肠、心血管、气管食管、肾、肢体异常）[12]。

1. 肾缺如　肾脏缺如或先天性肾缺如是由于肾脏在子宫内不发育所致，可以是单侧或双侧的。双侧肾缺如难以存活，也是 Potter 后遗症的病因之一，可导致胎儿死亡或生后很快死亡，部分原因是肺功能不全。产前超声可发现单侧肾缺如，它通常与其他先天性异常有关，包括 VACTERL 综合征、女孩 Müllerian 管发育异常、男孩精囊囊肿 [13]。肾缺如是 MURCS 综合征的一部分（Müllerian 管发育异常、肾缺如、颈胸体节发育不良）[14]。超声上表现为同侧肾窝未发现正常肾组织。必须对腹膜后和骨盆内进行仔细的影像学评估，以排除异位肾或肾发育不良。早期超声纵向扫查通常显示同侧肾上腺出现异常拉长（“平卧”征）[15]（图 17–2）。常出现对侧肾实质肥大，即使在早期。CT 和 MRI 影像学表现相似，如果临床需要进一步寻找残余肾组织，可行 CT 和 MRI 检查。肾缺如没有特定的药物或手术治疗，如果对侧肾脏正常，预后一般良好。因此应采取相应措施维持对侧肾功能。

2. 发育不全 / 发育不良　子宫内肾脏发育异常可引起多种肾实质异常。肾发育不全表现为肾脏体积缩小，所含的肾单位较少。本病不常见，可能是由于血流减少或先天性 VUR 引起。影像学上，发育不全的肾比同龄人要小，但形态正常，没有明显发育不良的表现 [16]（图 17–3）。

肾发育不良常见于胎儿宫内尿路梗阻（如由于输尿管异位、输尿管囊肿或上尿路严重狭窄）时引起的肾组织无法有序发育。虽然有时独立发病，但肾发育不良可能与多种诱因相关，包括上尿路重复（上半肾常发育不良）、后尿道瓣膜、梨状腹综合征及 Müllerian 管发育异常 [16, 17]。显微镜下显示原始基质中未成熟的肾小管、软骨岛、被覆上皮囊肿，并可见巨大的异常血管（图 17–4）。

影像学上，肾发育不良可有一系列的表现。轻度肾发育不良表现为肾实质和集合系统形态异常、实质小囊肿、皮髓质分界不清 [18]（图 17–5）。最严重的肾发育不良，为多囊性肾发育不良（multicystic dysplastic kidney，MCDK），表现为许多大小不一的非交通性囊肿，其间无正常肾实质（图 17–6）。这可能与对侧肾盂输尿管连接处梗阻及 VUR 有关，而在盆腔肾、马蹄肾、交叉异位肾情况下很少发

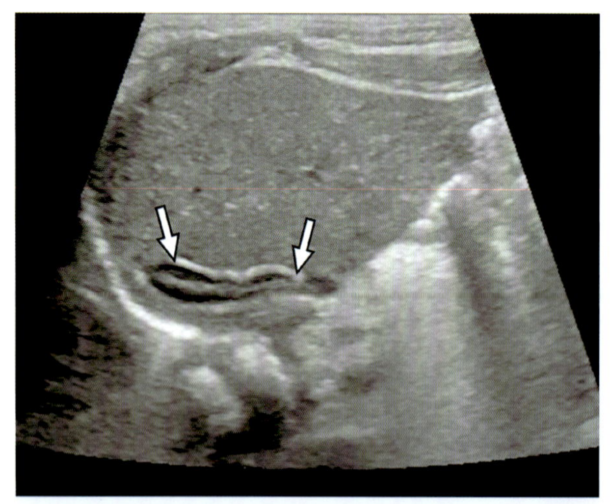

▲ 图 17–2　**女，1 天，右肾缺如**

右侧肾窝未发现肾脏，右侧肾上腺异常拉长（箭）

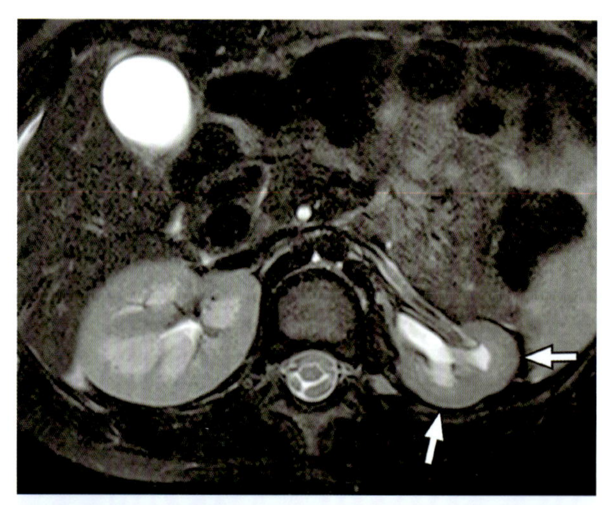

▲ 图 17–3　**男，7 岁，先天性膀胱输尿管反流，左肾发育不全（轻度）**

MR 轴位 T_2WI 脂肪抑制图像示，左肾体积缩小但形态正常（箭）；左肾皮髓质分界欠清，左侧肾盂轻度扩张；右肾代偿性增大

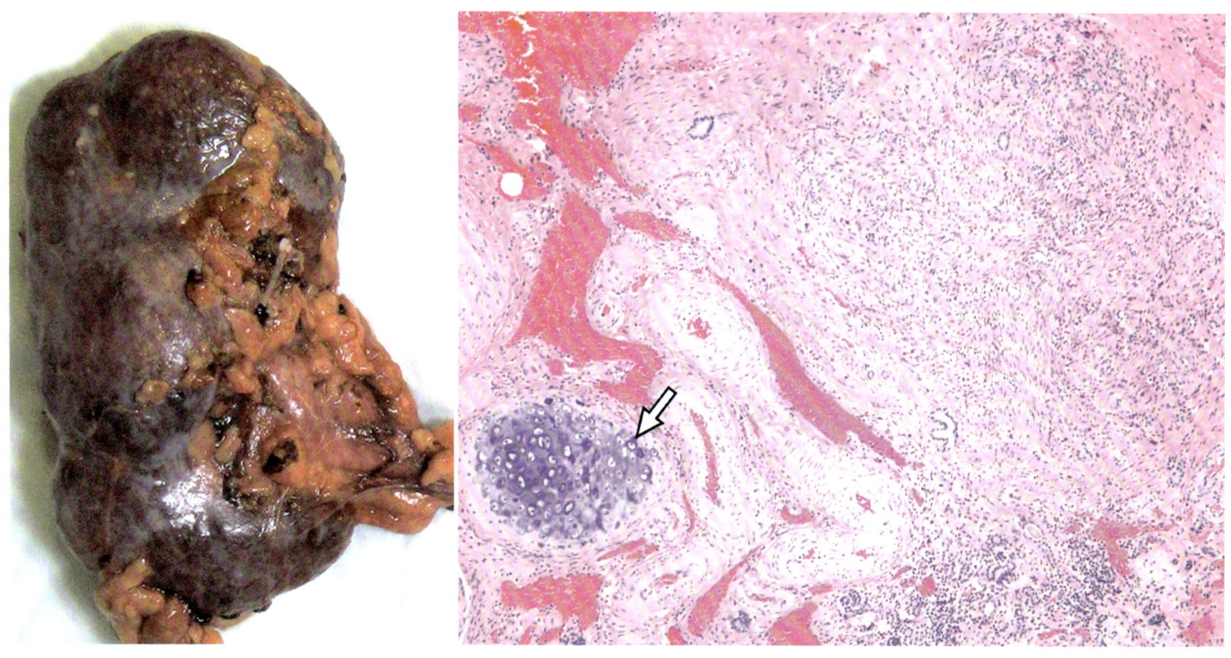

▲ 图 17-4 男，9 岁，梨状腹综合征

左图为肾发育不全 / 发育不良切除术后大体标本；显微镜下（右）示：发育不良的肾组织结构紊乱，包括发育不成熟的管状结构结节，周围有大量的间质、巨大的异常血管和软骨岛（箭）（HE，×200）

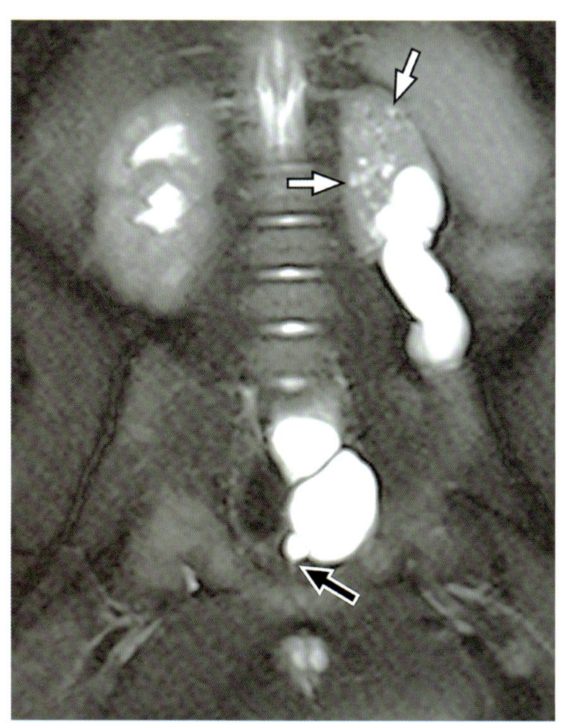

▲ 图 17-5 女，6 月龄，左肾发育不良

MR 冠状位 T_2WI 脂肪抑制图像示左肾发育不良，皮髓质分界不清，并可见散在肾实质小囊肿（白箭）；左侧输尿管由于异位开口（黑箭）并梗阻，左侧输尿管明显扩张

生。MCDK 随着时间的推移体积可能会缩小，并且可能会恢复原状（基于超声检查评估）；罕见情况下，MCDK 可能会增大[19, 20]。无症状的肾发育不良通常采取非手术治疗，而有症状的肾发育不良（如引起反复感染、高血压者）通常需要手术切除[21]。近期研究表明，MCDK 不会增加患恶性肿瘤的风险[20, 21]。单侧肾发育不良者应注意保护对侧肾功能。

3. 旋转异常、异位和融合

(1) 肾脏旋转异常：胚胎发育过程中肾脏自盆腔上升迁移，通常在横轴水平向内侧旋转。因此，肾门和肾盂通常指向前内方。当肾脏不能完全旋转时，被认为没有旋转或旋转不良（图 17–7）。当出现过度旋转或反向旋转，肾门和肾盂指向后方或侧面，这种更不常见。虽然肾脏适当地升高可能会出现旋转异常，但这种现象更常见于异位肾或融合肾[22]。肾脏旋转异常可通过多种影像学方式诊断（如超声、CT、MRI 及 VCUG），但往往没有临床意义。

(2) 异位肾：如前所述，正常情况下肾脏自盆腔上升至腹膜后的正常位置。异位肾可以位于上升过程中的任何地方。少见情况下，异位肾可越过中

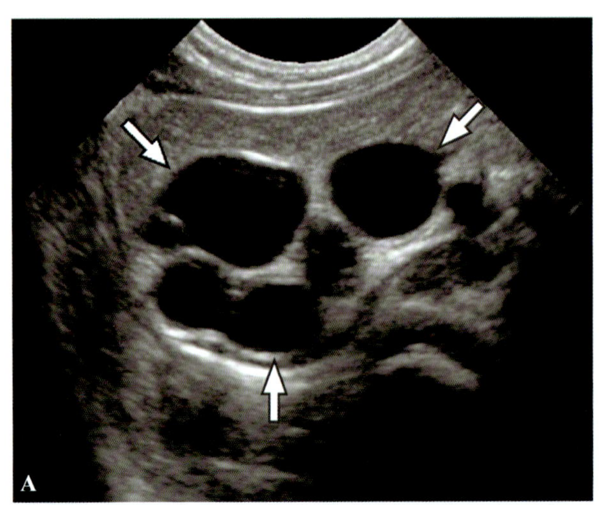

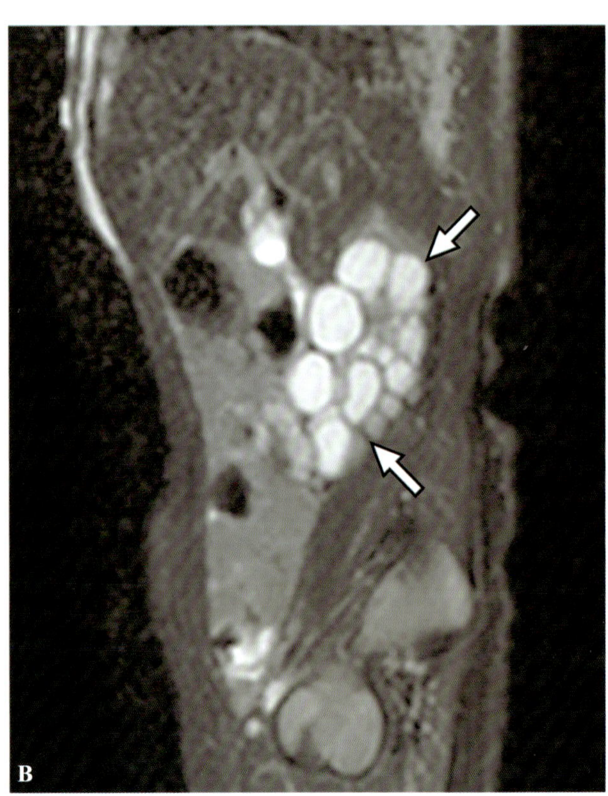

▲ 图 17-6 女，2 月龄，右侧多囊性肾发育不良

A. 超声示右侧肾窝可见多个大小不一的非交通性囊肿（箭）；残余右肾实质回声异常；B. MR 矢状位 T_2WI 脂肪抑制图像可见相似的表现（箭）

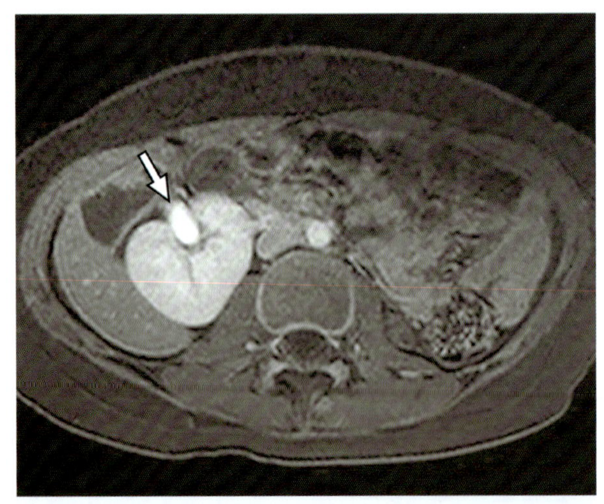

▲ 图 17-7 女，3 岁，右肾旋转异常

MR 轴位 T_1WI 脂肪抑制序列增强检查示右肾旋转异常，右侧肾盂朝向前方（箭）；左肾窝空虚

线（交叉异位肾）或高于肾窝位置（如胸腹裂孔疝）。大部分异位肾位于盆腔内，胸腔异位肾非常罕见，而且多见于左侧[23]。儿童异位肾通常超声即可诊断，表现为肾窦内复杂回声缺失[24]。CT 和 MRI 易于诊断。肾窝空虚时应高度怀疑异位肾。异位肾通常不旋转或旋转不良，即使没有尿路梗阻或 VUR 的情况下也可有轻度的肾盂扩张（图 17-8）。异位肾的动脉供血和静脉引流通常存在异常，肾动脉起自附近的大动脉结构，肾静脉汇入附近的较大静脉结构。异位肾通常是无症状的，但可合并同侧 VUR、UPJ 梗阻，以及尿路结石症[25]。由于合并输尿管异位，体积较小、功能不良的异位肾很少出现尿滴沥和（或）尿失禁[26]。

(3) 异常融合：融合肾表现形式多样。最常见的是马蹄肾，双肾在中线区融合，以下极融合多见。双肾位置较低（上升受到肠系膜下动脉阻碍），肾下极位于中部，肾门朝向异常。特纳综合征（45，X）患者马蹄肾发病率增高[27]。当双肾位于中线的同侧并融合时诊断为交叉异位融合肾，“煎饼”肾是指盆腔内双侧异位肾伴上、下极融合。

超声上，肾脏长轴方向异常，下极显示不佳

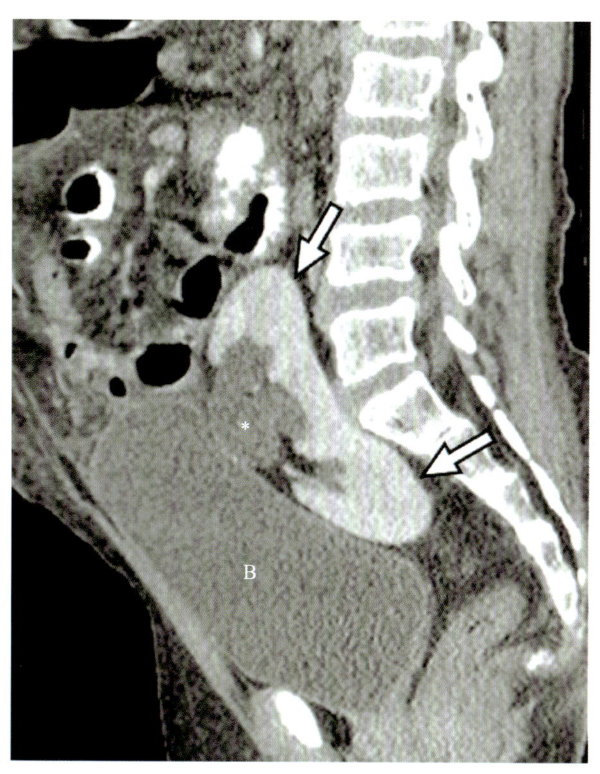

▲ **图 17-8　男，11 岁，盆腔异位肾**

矢状位 CT 增强检查示：左肾（箭）位于盆腔内膀胱（B）后方；肾脏不旋转，肾脏集合系统轻度扩张（星号）并朝向前方

时应可疑马蹄肾[22]。横断面和冠状面超声成像可用于识别位于腰椎前方腹主动脉和肠系膜下动脉之间的融合部，可为肾实质或纤维组织，被称为峡部

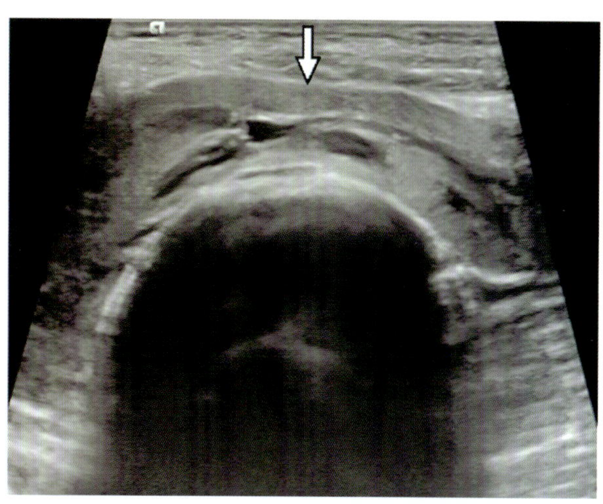

▲ **图 17-9　男，3 月龄，马蹄肾**

穿过中腹部的超声横向扫查图像示双肾下极在中线区融合（箭），位于腰椎前方

（图 17-9）。肾脏多旋转异常，可出现无梗阻性肾盂扩张，典型马蹄肾多为复杂的双肾动脉供血（起自腹主动脉、髂动脉，有时为肠系膜下动脉）[22]。如果超声无法确定，可行 CT 或 MRI 检查确诊马蹄肾（图 17-10）。马蹄肾可伴 VUR、UPJ 梗阻及尿路结石症，由于马蹄肾位置靠近脊柱，因此其受到创伤的风险加大[28]（图 17-11）。据报道，马蹄肾患者 Wilms 瘤的发病率增加；全国肾母细胞瘤研究组的一组大数据研究表明 8617 位 Wilms 瘤患者中有 41 人（0.48%）存在马蹄肾[29]。马蹄肾一般不需要特

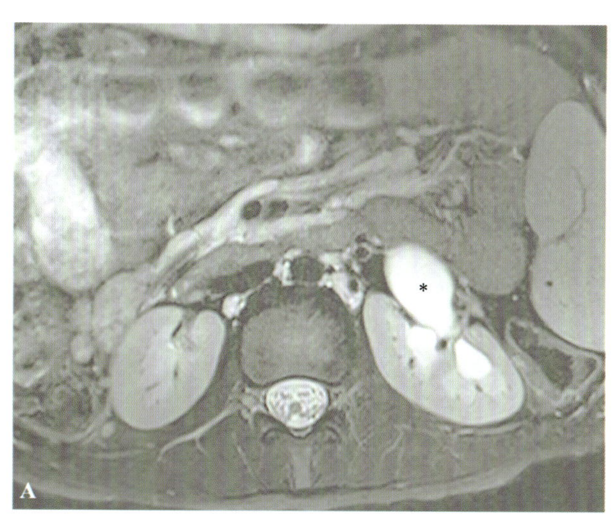

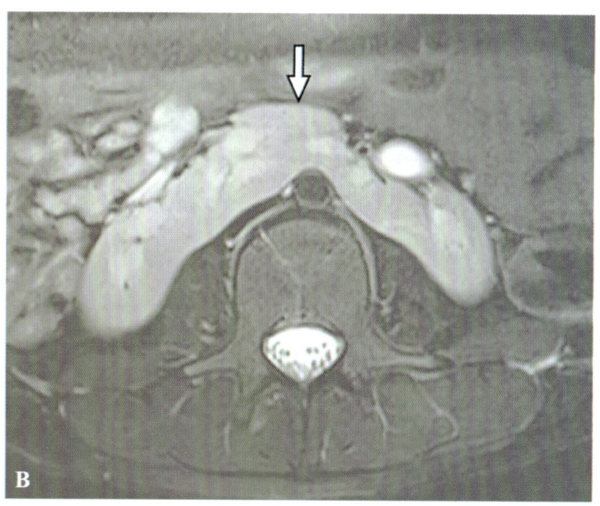

▲ **图 17-10　男，7 岁，马蹄肾**

A. MR 轴位 T_2WI 脂肪抑制图像示肾脏旋转异常，左侧肾盂轻度扩张（星号）；B. 更靠下的层面示双肾在中线区融合，可见较厚的肾实质峡部（箭）（由 J. Damien Grattan-Smith，MD，Children's Healthcare of Atlanta，Atlanta，GA 提供）

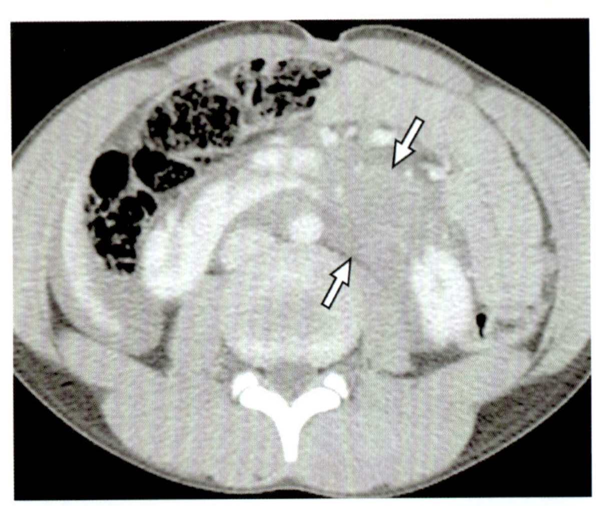

▲ 图 17-11 男，13 岁，车祸外伤后马蹄肾肾损伤

轴位增强 CT 示马蹄肾撕裂伤伴邻近腹膜后血肿（箭之间）；延迟期见肾脏集合系统断裂

殊治疗。

交叉异位融合肾也很容易通过超声检查鉴别。双肾位于中线的同一侧（异位肾通常位于下方）。异位肾的输尿管膀胱连接处通常位于对侧，即原来的位置。在实质融合的部位常可见切迹或凹陷[30]（图 17-12）。部分交叉融合肾常旋转异常（指向前方或侧面），表现为不同的形式（如 S 形或 L 形）。与马蹄肾相似，它们的肾动脉供血通常也是异常的，也与 VUR、UPJ 梗阻及尿路结石症有关。交叉异位融合肾一般也不需要特殊治疗。

（二）感染性疾病

1. 细菌性肾盂肾炎　肾脏细菌感染或肾盂肾炎，临床表现为尿路感染。多伴发热和胁腹部疼痛，但也可以没有症状，尤其是对于很小的孩子。感染源可能为逆行感染（会阴区菌群引起的膀胱炎）或血源性感染。大肠埃希菌是最常见的致病菌。尿路梗阻、高位 VUR、排尿功能障碍是危险因素。

影像学上，肾盂肾炎可以是局灶性或广泛性，可能是单侧或双侧的。肾脏感染在超声上表现为肾实质回声增强，皮髓质分界欠清，彩色多普勒或能量多普勒检查表现为相比周围正常肾实质信号相对减少或消失[31]（图 17-13）。增强 CT 检查肾盂肾炎可以表现为线样、地图样或肿块样低密度区[32]（图 17-13）。受累的肾脏常增大，由于存在炎症，肾周脂肪可出现条纹征[32]。急性肾盂肾炎通常在 CT 平扫图像上不明显。在 MRI 上也可以看到相似的表现，包括线样、地图样或肿块样异常信号区和强化减低区。有趣的是，由于实质水肿和肾小管阻塞，CT 或 MR 延迟期显示病变区密度 / 信号增高[33]。^{99m}Tc-DMSA 肾闪烁显像也可用于肾盂肾炎的诊断，表现为局灶性光斑区。与 MRI 不同的是，DMSA 不能区分急性肾盂肾炎和瘢痕形成[34]。

儿童肾盂肾炎及时诊断和治疗可以预防潜在并发症，如肾脏瘢痕形成、肾功能丧失及高血压。急

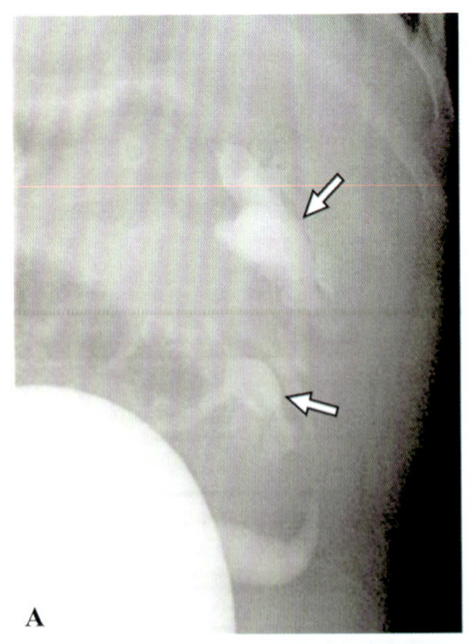

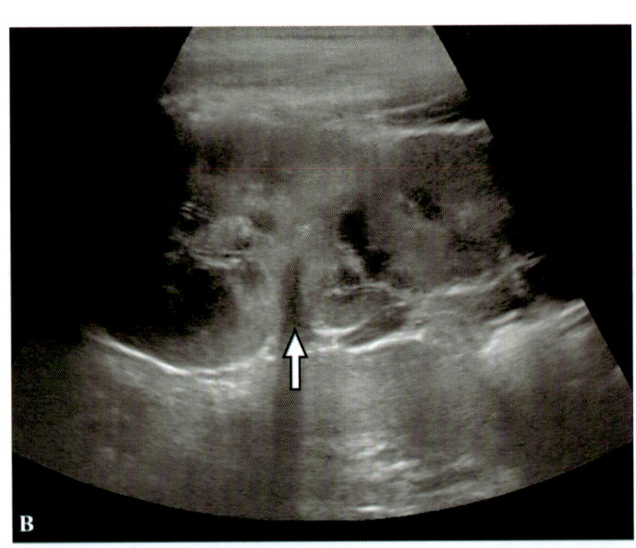

▲ 图 17-12 男，3 月龄，交叉异位融合肾

A. 排泄性膀胱尿道造影示膀胱输尿管反流形成两个集合系统（箭），均位于中线左侧；B. 超声检查确诊右肾异位，并与左肾融合；在实质融合的部位可见切迹（箭）

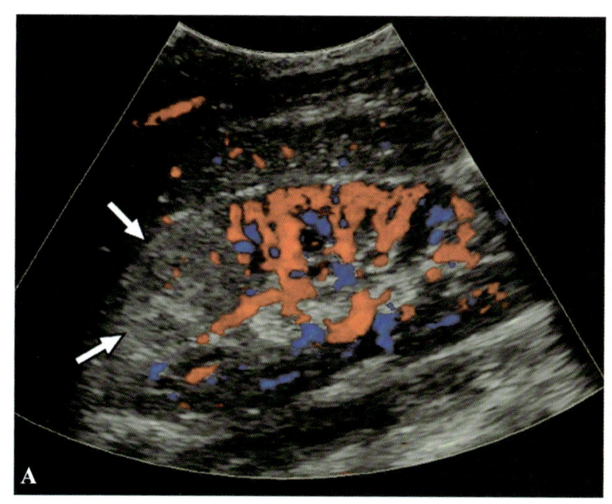

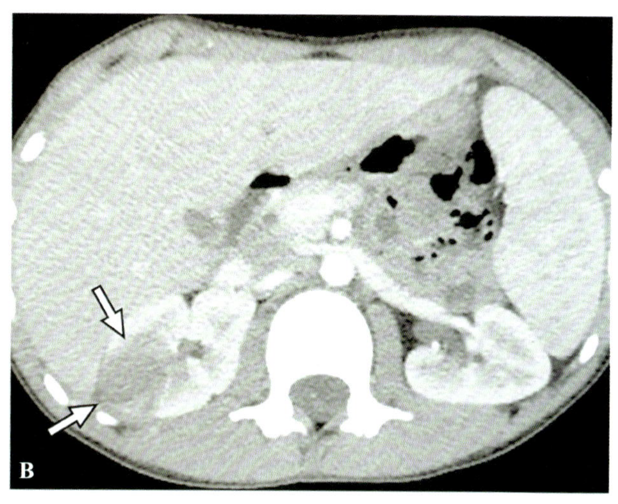

▲ 图 17-13 男，13 岁，肾盂肾炎伴发热、右胁腹部疼痛、血尿

A. 右肾彩色多普勒超声检查示右肾上极可见团块样强回声区（箭），比周围肾实质血流信号减少；B. 轴位增强 CT 示右肾上极可见边界不清的灌注减低区（箭）；急性局灶性细菌性肾盂肾炎经抗生素治疗后，超声随访显示病变好转

性肾盂肾炎也可并发肾内或肾周间隙脓肿。这些脓肿增强检查表现为中央呈液体密度影，边缘强化，超声上表现为多房伴分隔，或充满碎屑样物（图 17-14）。

黄色肉芽肿性肾盂肾炎（xanthogranulomatous pyelonephritis，XGP）是一种慢性肾实质感染，在儿童很少发病[35]。由于临床表现缺乏特异性，可导致延迟诊断。XGP 常与奇异变形杆菌感染有关，是一种能形成鸟粪石的分裂细菌。组织学上，XGP 以慢性炎症为特征，包括载脂巨噬细胞。典型影像学表现为肾盂内较大的结石阻塞，有时呈鹿角状。受累的肾脏通常弥漫性肿大，并可见由于重度肾积水和肾实质坏死引起的多个类圆形的超声低回声区或 CT 低密度区（“熊掌”征）（图 17-15）。典型表现还包括肾周广泛炎性改变，有时可见肾周、邻近腰大肌脓肿，甚至体壁脓肿形成。增强 CT 延迟期和肾闪烁显像显示肾功能低下或无肾功能，治疗通常选择根治性肾切除。少数 XGP 病变呈局灶性，只累及肾脏的一部分，有时呈肿块状[36]。

2. 真菌感染 肾脏和尿路真菌感染最常见的原因是念珠菌，常伴真菌尿。肾脏和集合系统受累常通过血源性感染（多为双侧）或从膀胱逆行性感染（多为单侧）。包括早产儿在内的年幼儿感染，多由于中性粒细胞功能未成熟，病变可能会很严重[37]。血源性感染（念珠菌）增强 CT 表现为肾实质局灶性低密度灶。肾脏集合系统的逆行性感染最好通过超声来评估，有时表现为尿液中非特异性的高回声碎屑，或是高回声、局限性、有时移动的真菌球（真菌瘤）（图 17-16）[38]。有时，逆行性感染可浸润肾髓质。真菌感染很少引起肾或肾周脓肿，通常使用抗真菌药物治疗。在某些儿童身上，无症状性真菌尿是由于定植而不需要药物治疗。罕见情况下，真菌感染可引起尿路梗阻或难治性脓肿，需经皮引流术或外科手术治疗[39]。

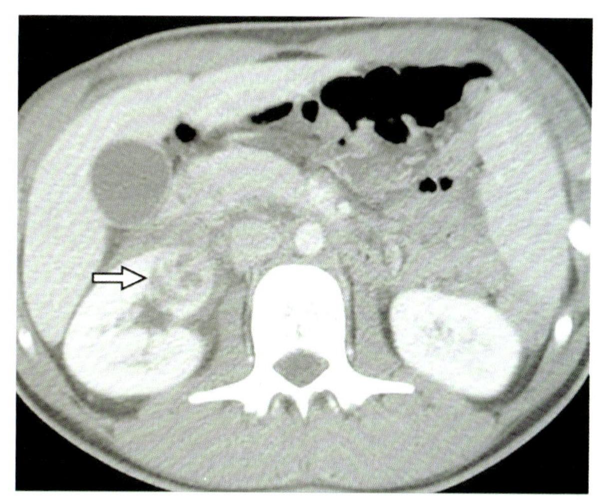

▲ 图 17-14 女，13 岁，发热、右胁腹部疼痛

轴位增强 CT 示右肾中极前侧可见不均质脓肿（箭）；右肾周积液

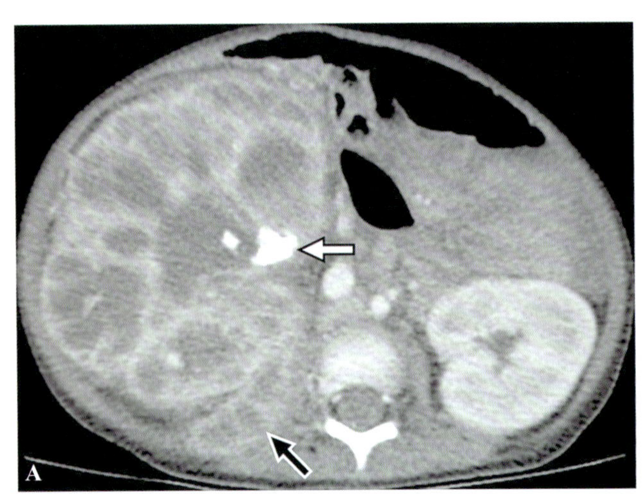

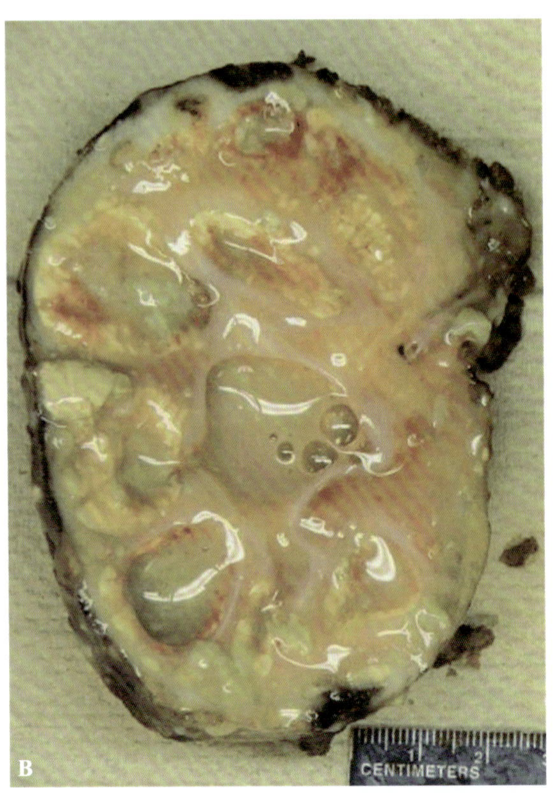

▲ **图 17-15　女，1 岁，黄色肉芽肿性肾盂肾炎，伴反复发热**

A. 轴位增强 CT 示右肾明显增大，右肾集合系统内可见多发结石（白箭）；由于肾盂扩张和肾实质坏死，右肾多发局灶性低密度区；右侧腰大肌旁可见腹膜后脓肿（黑箭）；腹膜后淋巴结反应性肿大；B. 大体病理示肾实质广泛坏死

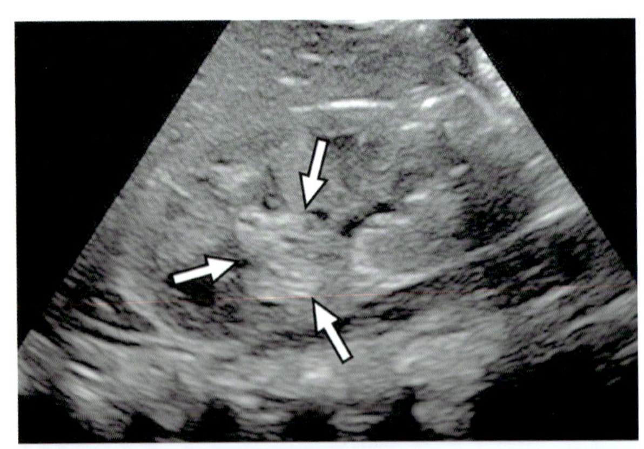

▲ **图 17-16　女，4 月龄，真菌血症并真菌性尿症**

右肾超声纵向扫查示右肾上极集合系统可见高回声、分叶状真菌球（箭）

（三）肿瘤性疾病

1. 良性、潜在低度恶性肿瘤

(1) 先天性中胚层肾瘤：先天性中胚层肾瘤是新生儿最常见的肾脏肿瘤，可能在出生时就存在。这些肿瘤可在产前就被发现，产妇多有羊水过多的病史[40]。90% 的病变在 1 岁以内被诊断。患儿临床表现为明显的腹部肿块，高血压和血尿少见。这种间充质梭形细胞瘤分为两种组织学类型，即经典型和细胞型[41]。组织学上两者均表现为成纤维细胞排列成束状（图 17-17）。细胞型与婴儿纤维肉瘤具有相同的染色体易位 t（12；15），目前被认为是起源于肾脏的婴儿纤维肉瘤。

影像学上（超声、CT 及 MRI）病变通常表现为巨大的浸润性肿块，替代大部分肾脏（图 17-18）。经典型超声上常表现为实性肿物，周围伴有低回声环[41]。细胞型在婴儿期以后才会出现，由于坏死、出血和（或）囊肿形成，影像学上病变通常更大、更不均匀[42]。该型更具有侵袭性，易包绕大血管结构，阳性病变边缘部位易复发或出现远处转移[42, 43]。患肾及病灶完全手术切除，预后一般良好。

(2) 婴幼儿骨化性肾肿瘤：婴幼儿骨化性肾肿瘤是一种罕见的、良性小儿肾肿瘤。该肿瘤临床表现为血尿，或相对少见的可触及的腹部肿块，常发

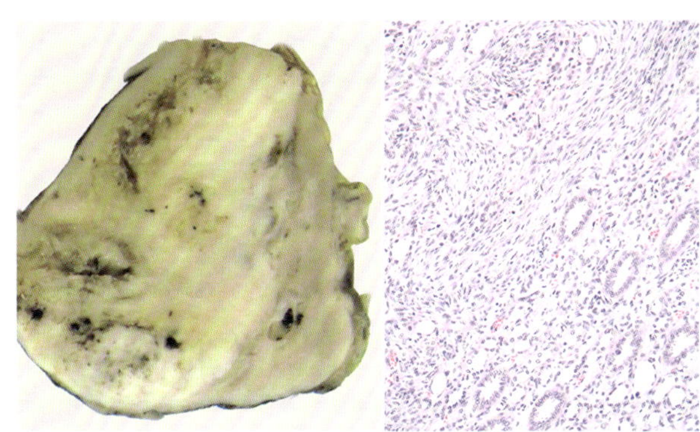

▲ **图 17-17　女，2 月龄，先天性中胚层肾瘤切除术后**

肿瘤直径约 9cm，呈膨胀性改变，占据肾脏的大部分，与正常肾脏分界不清（左）；显微镜下肿瘤由蜂窝状成纤维细胞增殖组成，显示为混合性残存非肿瘤肾，包括良性髓质小管（右，HE，×200）；这个肿瘤存在 ETV6 基因重排，典型的细胞型先天性中胚层肾瘤患者血清钙水平较高，可归因于副肿瘤疾病

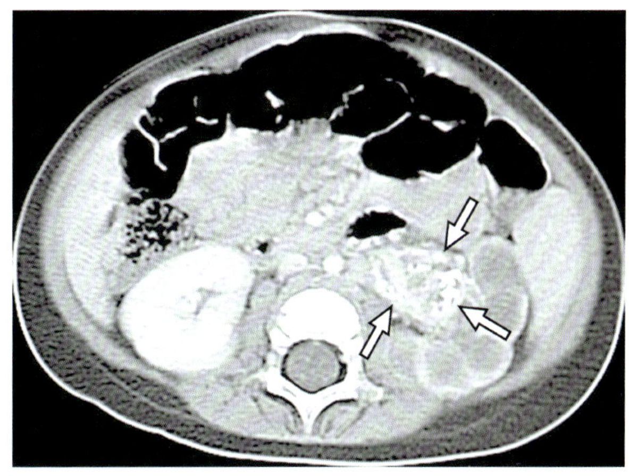

▲ **图 17-19　女，10 月龄，婴幼儿骨化性肾肿瘤**

轴位增强 CT 检查示左肾集合系统中央可见部分钙化的肿块（箭）；慢性梗阻引起左侧肾盏扩张、肾实质变薄（由 Edward Y. Lee，MD，MPh，Boston Children's Hospital and Harvard Medical School，Boston，MA 提供）

生于 3 岁以下儿童[44]。组织病理学显示肿块由梭形细胞和骨（包括骨样细胞和成骨细胞）组成，通常附着于肾乳头上；一些学者认为是尿路上皮起源[45]。超声上病变常表现为强回声，伴后方声影，类似于较大的肾结石。由于存在梗阻可导致肾脏集合系统扩张[46]。CT 常表现为肾中央的一种已骨化的肾脏肿块，软组织肿块强化程度不明显（图 17-19）[47, 48]。肿瘤手术切除治疗有效。

(3) 囊性肾瘤和囊性部分分化型肾母细胞瘤：儿童多房囊性肿瘤一般有两种类型：①多房性囊性肾瘤（multilocular cystic nephroma，MLCN）；②囊性部分分化型肾母细胞瘤（cystic partially differentiated nephroblastoma，CPDN）[49]。临床表现包括可触及的腹部肿块和血尿。MLCN 或单纯肾囊肿是一种被覆上皮细胞并伴分隔的良性囊性病变，发生于儿童与成年女性的类型不同，通常与肾盂肾盏结构相邻（图 17-20）。CPDN 是一种间变性病变，镜下可与 MLCN 的区别是在间隔内存在一

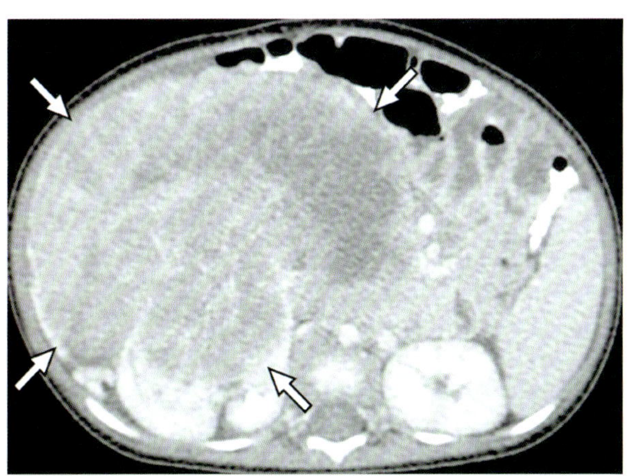

▲ **图 17-18　女，7 月龄，右侧先天性中胚层肾瘤（细胞型）**

轴位增强 CT 示右肾可见巨大不均质肿物（箭），占位效应明显

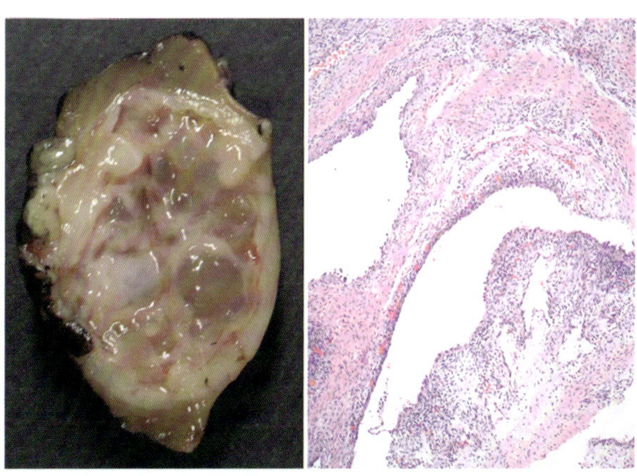

▲ **图 17-20　女，13 岁，囊性肾瘤伴已知的 DICER1 基因突变，既往存在宫颈阴道横纹肌肉瘤病史**

大体标本（左）示一边界清楚的肿物，直径约 4.5cm，切面可见多个囊肿，充满较清澈的液体；显微镜下病变表现为被覆上皮细胞的囊肿，上皮细胞下基质细胞凝聚（右，HE，×100）

种叫作芽基的非常原始的细胞[49]。儿童囊性肾瘤与*DICER1*基因突变引起的家族性癌症综合征相关（该综合征包括胸膜肺母细胞瘤、胚胎性横纹肌肉瘤、Sertoli–Leydig细胞瘤等）。

超声上MLCN和CPDN表现相似，呈大小不等的肾囊肿伴许多薄的分隔。增强CT/MRI上囊壁和分隔可见强化，病变可向肾门区膨胀生长，对肾脏集合系统产生占位效应（图17–21），通常不含实性成分。小儿影像学鉴别诊断包括肾母细胞瘤和肾细胞癌的囊肿型[49]。肿瘤手术切除有效，可依据病变的大小和位置选择根治性或部分性肾脏切除术。

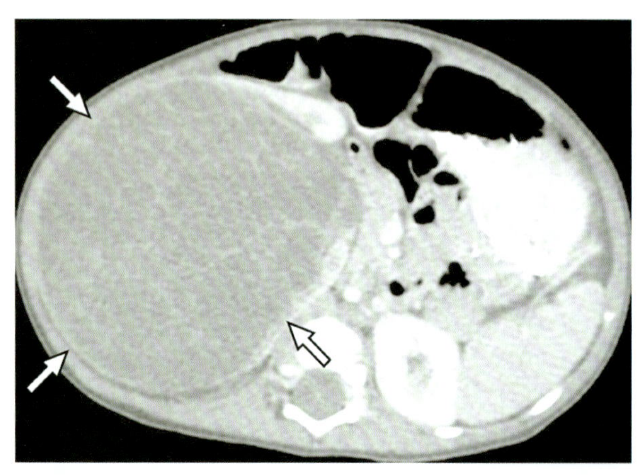

▲ 图17–21 女，11月龄，囊性部分分化型肾母细胞瘤，伴可触及的腹部肿块

轴位增强CT示右肾可见巨大的囊性肿物伴多发分隔（箭）

(4) 血管平滑肌脂肪瘤：血管平滑肌脂肪瘤（angiomyolipomas，AML）是一种良性错构瘤样肾脏肿块，被归类为血管周围上皮样细胞肿瘤，包含不同比例的平滑肌、脂肪和异常血管[50]。病变可呈散发性，但患有结节性硬化症的儿童出现AML时可以双侧多发。

超声上AML大小不等，由于包含脂肪成分常表现为低回声（图17–22）。CT上这些病变在较大时可能会存在异常强化，包含脂肪成分被认为是具有诊断意义的（CT值＜ –20HU）。MRI也可用于确诊AML。特异性表现包括当使用预饱和脂肪抑制序列时病灶内的高信号被抑制为低信号，以及“印墨”伪影（黑色边界伪影），即于梯度回波T_1加权反向位成像时肿块内的脂肪水界面或其与肾脏的界面（由于含有脂质和水的体素信号丢失）[51]（图17–23）。但是多达1/3的AML病例影像学上没有含脂肪成分的证据，使得诊断具有挑战性[52]。由于AML可能并发危及生命的腹膜后出血（Wunderlich综合征）（图17–24），通常使用一系列超声检查来评估病变的扩大程度。一些学者建议对较大的病变（＞4cm）进行预防性栓塞，以降低危及生命的出血风险[53]。

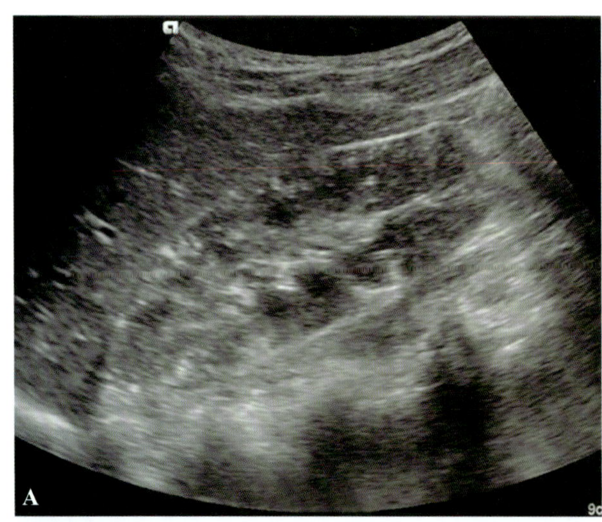

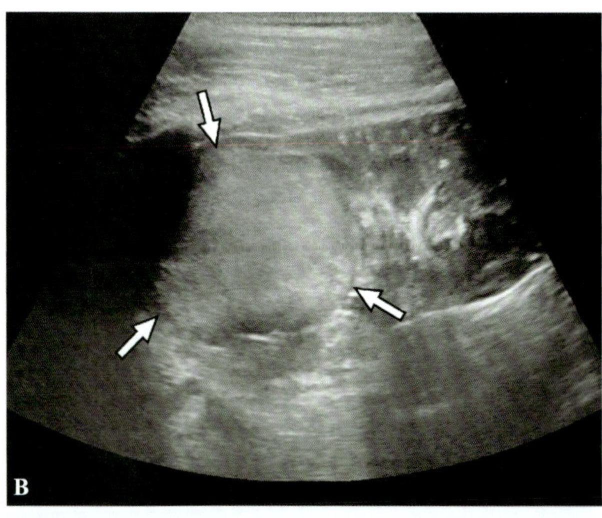

▲ 图17–22 女，7岁，结节性硬化症并双肾多发肾血管平滑肌脂肪瘤（AML），左肾细胞癌

A. 右肾超声纵向扫查图像示右肾多发较小的异常回声灶，包括多个AML；B. 左肾超声纵向扫查图像示左肾多发斑点状异常回声的AML，另左肾上极可见直径约3.5cm的强回声肿物（箭）；影像学引导下对左肾上极较大病变穿刺活检病理示肾细胞癌，后经手术病理证实

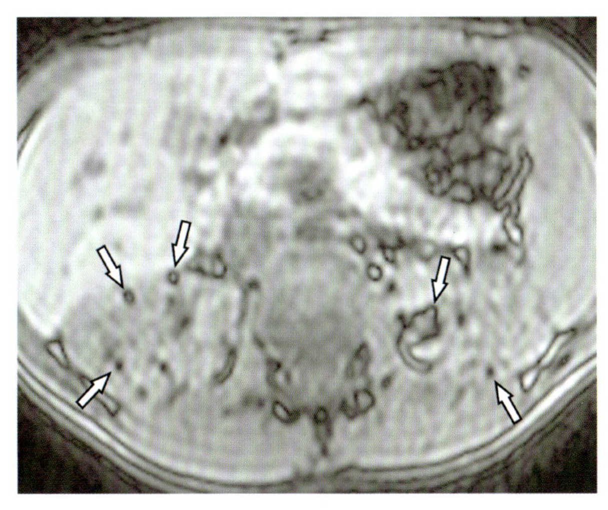

▲ **图 17-23　女，13 岁，结节性硬化症并双肾多发血管平滑肌脂肪瘤**

MR 轴位梯度回波 T_1 加权反向位图像示双肾多发信号丢失区（箭）（"印墨" 伪影），这是由于脂质和水存在于同一体素中

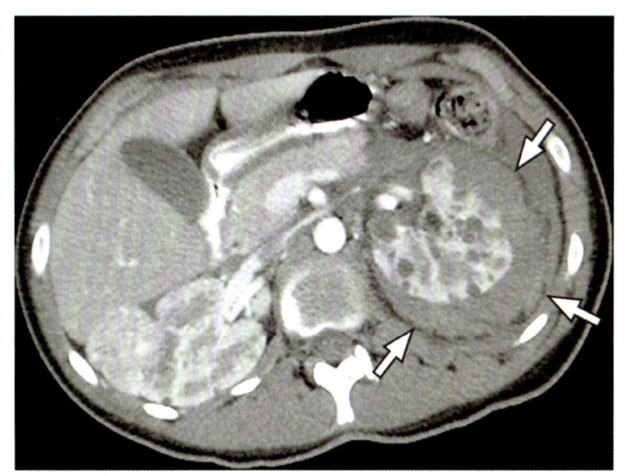

▲ **图 17-24　女，17 岁，左侧腹膜后出血危及生命**

双肾多发低密度和强化病变，代表囊肿和血管平滑肌脂肪瘤；可见血管平滑肌脂肪瘤出血引起的肾周高密度血肿（箭）

2. 恶性肿瘤

(1) 肾母细胞瘤与肾母细胞瘤病：肾母细胞瘤，是小儿最常见的腹部实性肿瘤，约占儿童肾脏恶性肿瘤的 90%。临床表现为可触及的腹部肿块、腹痛、恶心呕吐、血尿和（或）高血压。组织学上具有三相性，包括胚芽、发育不全的上皮管状结构和间质（图 17-25）。常见异源性成分，如横纹肌成纤维细胞、软骨、骨以及少见的脂肪细胞与神经胶质细胞分化。大多数肾母细胞瘤是散发性的（约 75%），有几种诱因，包括 Beckwith-Wiedemann 综合征 [巨舌、半身肥大、巨体、中线腹壁缺损、耳畸形和（或）新生儿低血糖]、散发性无虹膜、WAGR 综合征（Wilms 瘤、无虹膜、泌尿生殖异常和精神发育迟缓）和 Denys-Drash 综合征（性腺发育不全、肾小球硬化肾病综合征与慢性肾疾病）。所有这些诱因都与染色体 11 和 WT_1、WT_2 基因异常有关 [54, 55]。

超声典型表现为起自肾脏的巨大的不均质的肿块。彩色多普勒超声可用来评估肿块内是否有血流，并可评估肿瘤是否延伸到肾静脉和下腔静脉。增强 CT 和 MRI 典型表现为巨大的、不均匀强化的肾肿物，罕见脂肪或钙化成分（反映异源脂肪或骨肿瘤成分）[56]。这两种影像学方式也可用于评估肾静脉和下腔静脉是否存在瘤栓 [57]（图 17-26）。肿瘤周围被部分肾实质包裹（"爪" 征）表明病变很可能来源于肾。肿瘤可扩散到腹膜后淋巴结、肺，肝

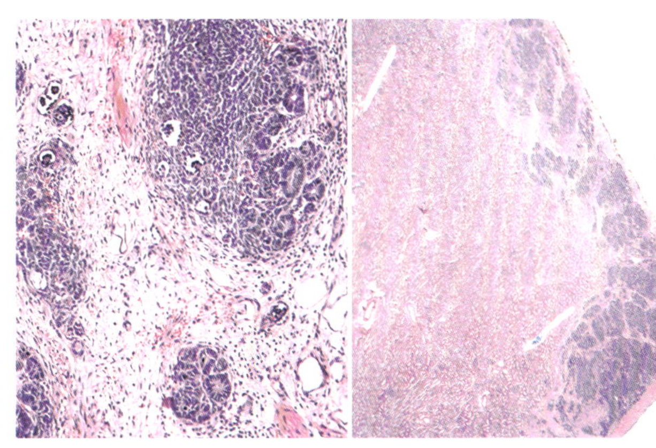

◀ **图 17-25　男，3 岁，双侧肾母细胞瘤**

左图显示三相性，包括胚芽、间质和上皮细胞，在这里形成发育不全的肾小管和肾小球（HE，×200）；这些肿瘤是在肾母细胞瘤病的背景下发生（右），此图示肾叶周围的残余（HE，×20）

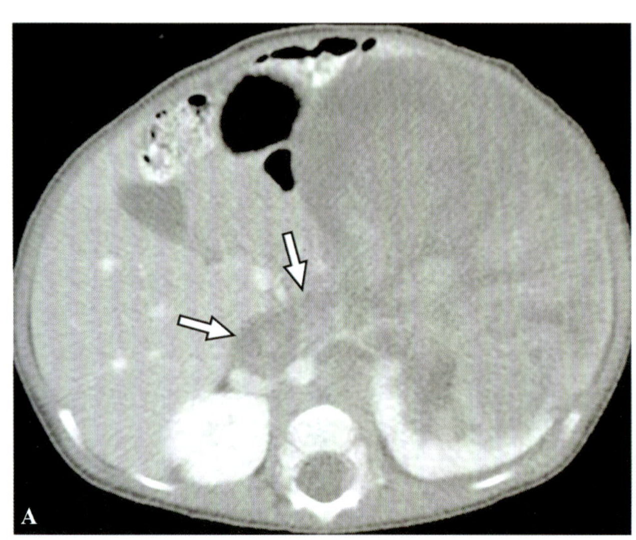

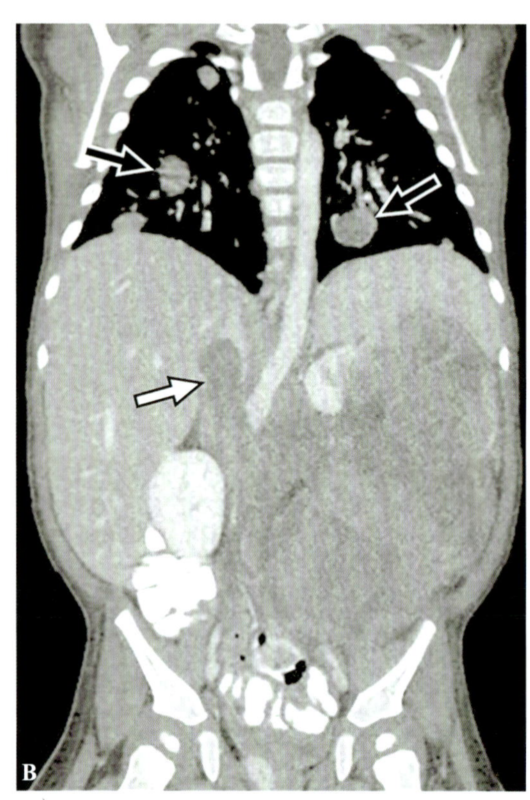

▲ 图 17-26 男，14 月龄，肾母细胞瘤伴可触及的腹部肿物

A. 轴位增强 CT 示左肾可见巨大的、不均匀强化的肿物，延伸至左肾静脉（箭）；可见“爪征”；B. 冠状位增强 CT 示肿物延伸至下腔静脉（白箭）；双肺可见多发转移灶（黑箭）

脏少见。术前肾母细胞瘤破裂的影像学诊断具有挑战性。儿科肿瘤学组最近的一份报告显示，CT 诊断术前肾母细胞瘤破裂的敏感性较低（54%～70%），特异性中等，腹水延伸至盆腔后穹隆旁是最好的指征[58]。

单侧肾母细胞瘤一般采取根治性肾切除术，伴或不伴联合化学治疗或放射治疗[59]。术前化学治疗一般用于下列情况：双侧肾母细胞瘤、单侧肾母细胞瘤伴有 2 个或 2 个以上明显分离的肿物、孤立肾的肾母细胞瘤、肿瘤瘤栓延伸至肝静脉水平以上、累及邻近重要结构的肿瘤、广泛肺转移引起呼吸衰竭、肿瘤破裂[60]。儿童双侧肾母细胞瘤或孤立肾的肾母细胞瘤可采取部分肾切除术或楔形切除术。经过适当的治疗，该病 5 年生存率约为 90%。具备上述条件的儿童肾母细胞瘤通常建议每 3 个月行一次超声检查，直至 8 岁[55]。

肾源性胚胎残存定义为持续存在的局灶性良性胚胎细胞，潜在发展为肾母细胞瘤可能，并且几乎所有的双侧肾母细胞瘤患者中均可发现有肾源性胚胎残存[61]。肾母细胞瘤病指的是单侧或双侧肾脏中可见多灶性或弥漫性分布的肾源性胚胎残存。肾源性胚胎残存分两种类型：①小叶内型肾源性胚胎残存；②小叶周边型肾源性胚胎残存。虽然小叶内型与 WT1 和 WTX 基因突变有关，引起肾母细胞瘤的风险最高，但其发生率远低于小叶周边型。

超声上肾母细胞瘤病通常表现为肾内多发低回声结节。但 CT 和 MRI 是该病的首选检查方式，这是因为超声对小于 1cm 的肾源性胚胎残存的敏感度有限。CT 或 MRI 增强检查肾源性胚胎残存常表现为不明显强化（图 17–27）。弥漫性肾母细胞瘤病可能出现肾肿大和外壳样软组织异常，替代正常的肾皮质[61, 62]（图 17–28）。

由于大多数的儿童肾母细胞瘤病不进展为肾母细胞瘤，通常采取保守治疗和影像学密切随访观察。对于新发的、不断增大的、越来越不均质的肾源性胚胎残存可采取化学治疗，因为这些病变可能

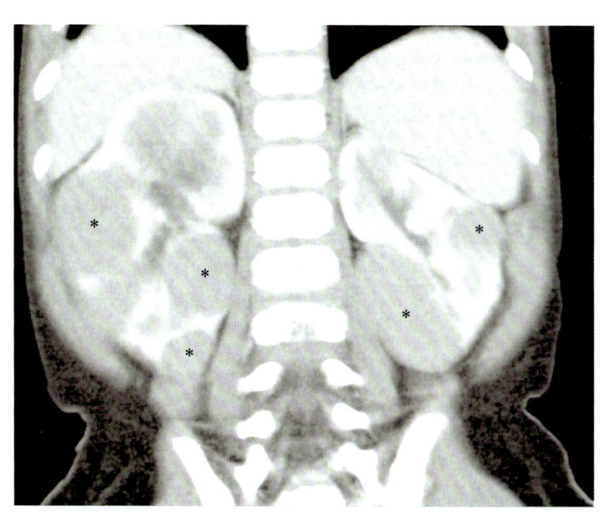

▲ **图 17-27 女，11 月龄，Beckwith-Wiedemann 综合征，双侧肾母细胞瘤病进展为双侧肾母细胞瘤**

冠状位增强 CT 示由于肾源性胚胎残存和多灶性肾母细胞瘤导致双肾多发低密度肿物（星号）

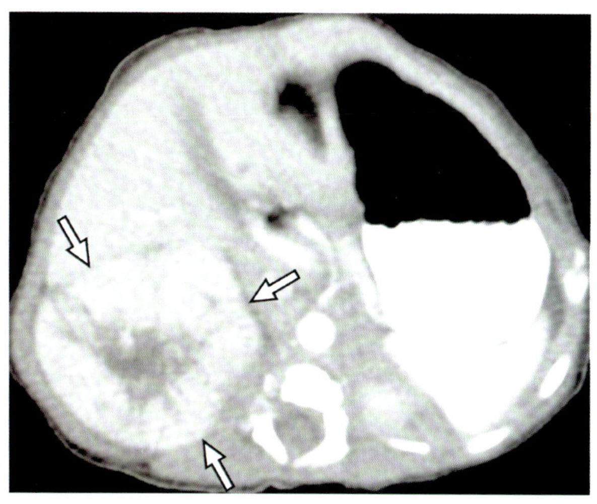

▲ **图 17-28 男，2 周龄，多发先天性畸形并弥漫性肾母细胞瘤病**

轴位增强 CT 示右肾肿大，肾实质外壳样增厚（箭）；该患儿在婴儿期这种异常表现更加明显，推测可能会进展为肾母细胞瘤，后接受化学治疗

会进展为肾母细胞瘤 [61]。

(2) 肾细胞癌：肾细胞癌是 10 岁以上儿童最常见的肾脏恶性肿瘤 [63, 64]。常见的临床表现包括腹部肿块、胁腹部疼痛、腹膜后出血、高血压和血尿。随着肿瘤遗传学的研究进展，肾脏上皮性肿瘤的命名已被纳入分类方案。肾细胞癌因其遗传变异或遗传综合征的相关性而被越来越多地细分。一些发生在儿童时期的“新”肿瘤包括：MiT 家族易位性肾细胞癌 [包括 t（6；11）肾细胞癌]、琥珀酸脱氢酶 B 缺陷相关的肾细胞癌、伴 ALK 易位性的肾细胞癌、遗传性平滑肌瘤病和肾细胞癌综合征相关性肾癌。Von Hippel-Lindau 病和结节性硬化症是已知的肾细胞癌的易感综合征 [65, 66]。

儿童肾细胞癌大小不等，平均为 6cm[63]。彩色多普勒可显示肾实性肿块或复杂囊性肿块内的血流信号。CT 和 MRI 上大多数肾细胞癌表现为不均质肿块伴“爪”征。病变可伴钙化（约 40%）和肾内或肾周出血的表现（约 50%）[63]（图 17-29）。出血区于 T_1WI 序列通常表现为高信号。增强 CT 和 MR 上肾细胞癌及相关转移瘤于动脉期常呈明显强化。转移常累及局部淋巴结、肝、肺、脑和骨质。

治疗常采取根治性肾切除，对于孤立肾、病变较小或易感综合征者可采取部分肾切除术。不幸的是，这些肿瘤通常是化学治疗抵抗的，所以伴有转移灶的儿童常预后不良 [67]。

(3) 肾透明细胞肉瘤：肾透明细胞肉瘤（clear cell sarcoma of the kidney，CCSK），以前称为儿童骨转移性肾肿瘤，是一种罕见的小儿肾脏原发性恶性肿瘤。好发于幼儿，平均发病年龄为 36 月龄 [68]。临床表现与肾母细胞瘤相似，包括可触及的腹部肿块、血尿及高血压。显微镜下可见未分化细胞呈束

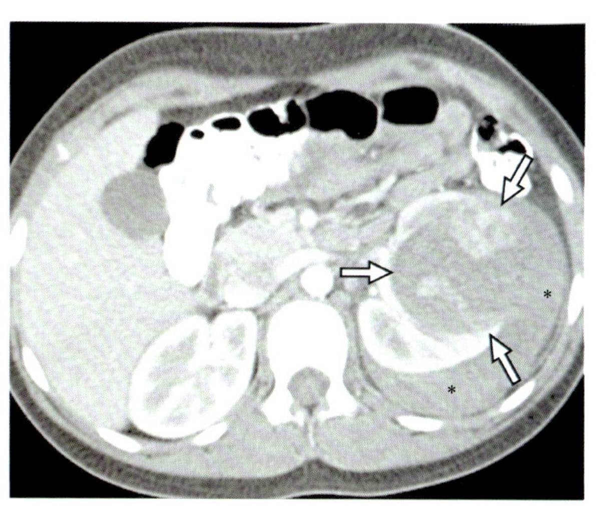

▲ **图 17-29 女，11 岁，肾细胞癌伴左侧胁腹部疼痛**

轴位增强 CT 示左肾可见不均匀强化肿物（箭）；由于出血左肾周间隙可见大量的高密度液体（星号）；腹膜后淋巴结轻度肿大，被证实为转移性

状、巢状排列，被许多小血管分隔。部分肿瘤的特征是染色体易位 t（10；17），导致 *YWHAE-FAM22* 基因融合。

CCSK 通常很大（平均直径 11cm），表现为不均质的肾脏肿块，在超声、CT、MRI 上很难与肾母细胞瘤相鉴别[69]（图 17-30）。典型表现为“爪”征，并均应评估肾静脉和下腔静脉是否存在瘤栓。CCSK 有向局部淋巴结、骨、脑和肺转移的倾向[54]。在最初诊断时应行骨闪烁显像和头颅增强 CT/MRI 检查。肿瘤分期与肾母细胞瘤相似。治疗包括根治性肾切除、化学治疗和放射治疗，与肾母细胞瘤不同的是，由于 CCSK 预后差，复发率和死亡率较高[69]。

(4) 肾横纹肌样瘤（rhabdoid tumor of the kidney，RTK）：是一种罕见的、高度恶性的原发性肾脏肿瘤，诊断年龄通常在 2 岁以下（平均年龄为 11 月龄）[70]。该肿瘤是儿童期最具侵袭性的肾脏肿瘤，预后最差。临床表现为可触及的腹部肿块、血尿、发热及高钙血症[70]。10%～15% 儿童中，RTK 与同时或异时发生的颅后窝脑肿瘤相关，通常为非典型畸胎样 / 横纹肌样肿瘤（由于 SMARC 基因种系改变，导致横纹肌样肿瘤易感综合征）。

影像学上肿瘤通常较大、不均质、具有浸润性。肿瘤可位于肾脏的中央。RTK 可见钙化、出血所致的包膜下积液、血管侵犯[71]（图 17-31）。诊断时或不久后通常就会出现转移灶，常为多中心的，累及区域淋巴结、肺、脑和骨。肿瘤分期与肾母细胞瘤相似。治疗包括根治性肾切除、化学治疗和放射治疗。诊断年龄对预后有影响，诊断年龄为 6 月龄以下的儿童 4 年整体生存率仅为 8.8%[72]。

(5) 肾髓样癌：是一种罕见的原发性肾脏恶性肿瘤，好发于具有镰状细胞特征（或少见的血红蛋白 SC 病）的黑种人青少年和年轻成人。常见的临床表现包括可触及的腹部肿块、胁腹部疼痛和血尿。好发年龄为 10—40 岁，有趣的是，这些肿瘤中只有一小部分位于左侧[73, 74]。

影像学上肾髓样癌一般较大（平均 7cm）、不均质、位于肾脏中心，起自肾髓质肾乳头（可能是集合管）（图 17-32），常浸润肾髓质，可填充肾脏集合系统，引起肾盏阻塞，并常伴有静脉和淋巴结受累。肾实质卫星灶也较常见[73]。该肿瘤预后极差，生存期一般不到 6 个月，在诊断时常已经发生转移[74]。

(6) 尤因肉瘤 / 原始神经外胚层肿瘤：肾脏

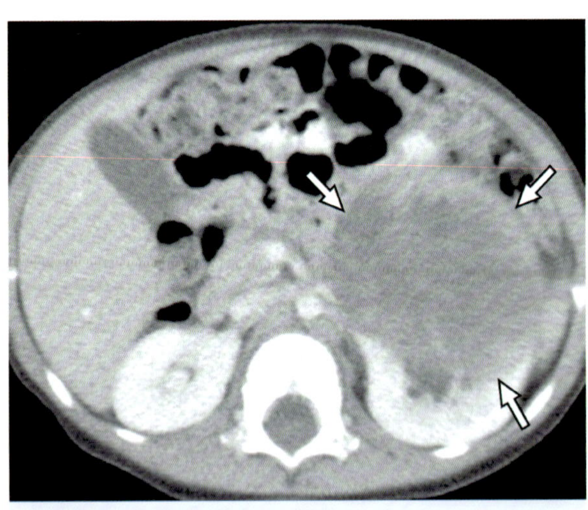

▲ 图 17-30　男，1 岁，肾透明细胞肉瘤伴可触及的腹部肿块

轴位增强 CT 示左肾可见巨大不均匀强化肿物（箭）；可见“爪征”

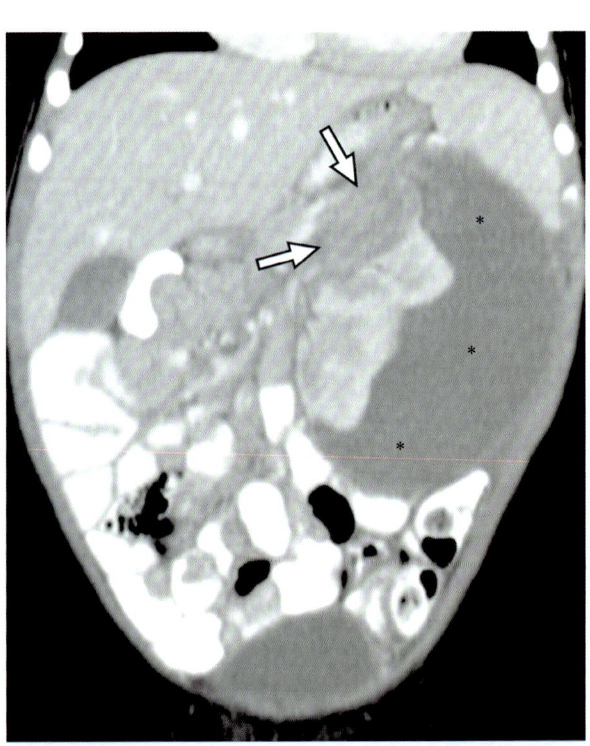

▲ 图 17-31　女，1 岁，肾横纹肌样瘤

冠状位增强 CT 示左肾上极可见一不均匀强化肿物（箭）；可见大量包膜下积液（星号）伴占位效应（由 Edward Y. Lee，MD，MPh，Boston Children's Hospital and Harvard Medical School，Boston，MA 提供）

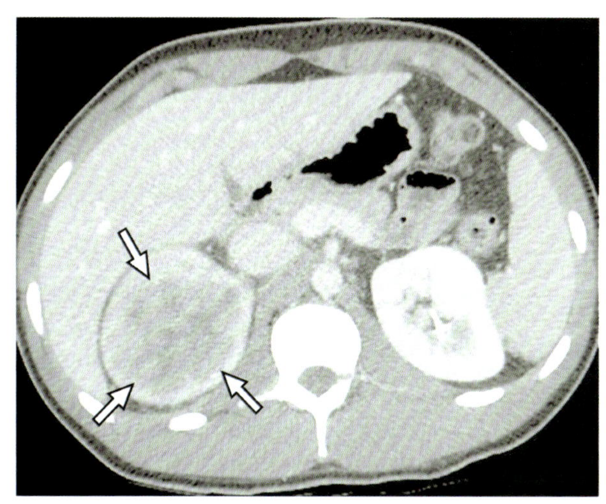

▲ 图 17-32 男，21 岁，具有镰状细胞特征并右肾髓样癌

轴位增强 CT 示右肾中央可见一巨大的、不均质的、浸润性肿物（箭）；冠状位（未显示）可见肿物延伸至右侧输尿管近端

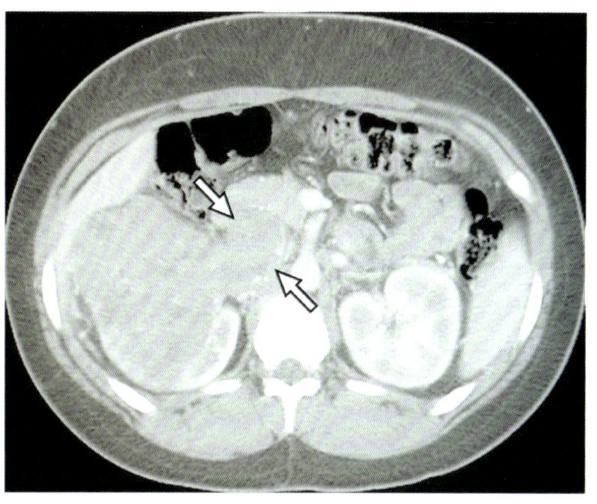

▲ 图 17-33 女，14 岁，右肾尤因肉瘤 / 原始神经外胚层肿瘤伴胁腹部疼痛、血尿

轴位增强 CT 示起自右肾的巨大的不均匀强化肿物；肿物延伸至右肾静脉和下腔静脉（箭）

尤因肉瘤［或原始神经外胚层肿瘤（primitive neuroectodermal tumor，PNET）］是另一种非常罕见的、具有高度侵袭性的儿童恶性肿瘤，是儿童常见的骨和软组织肿瘤，分子组织诊断学的出现有助于判断其来源的内脏器官，如肾脏。虽然在年幼儿和老年人中也有报道，但该病好发于青少年和年轻人。报道的原发性肾脏受累临床表现包括胁腹部疼痛和血尿 [75]。这种小圆蓝细胞肿瘤典型表现为 CD99（MIC2）肿瘤细胞膜抗原阳性，其特征是含有染色体重排、*EWSR1* 基因与转录因子基因 ETS 家族的一个成员相融合 [76]。

影像学上通常表现为起自肾脏的一个巨大的、不均质的、浸润性肿块 [77]。可累及肾静脉和下腔静脉 [78, 79]（图 17-33）。高达 2/3 的患者诊断时就有转移灶，常累及肺和骨髓 [75]。这些肿瘤与儿童其他肾脏原发性恶性肿瘤相似，包括肾母细胞瘤。如果肾的尤因肉瘤在根治性肾切除术前被确诊，采用术前新辅助化疗有效。转移性患者的中位生存期为 24 个月 [75]。

(7) 肾淋巴瘤与白血病

① 淋巴瘤：淋巴瘤累及肾脏相对常见，通常继发于血行播散，继发于腹膜后疾病少见。儿童肾损害最常见于非霍奇金淋巴瘤伯基特亚型。

超声和 CT 上最常见的影像学表现为双肾多发低回声或低密度肿物（图 17-34）。较少的表现包括孤立性肾肿物或巨大的腹膜后肿物吞没肾脏 [80]。邻

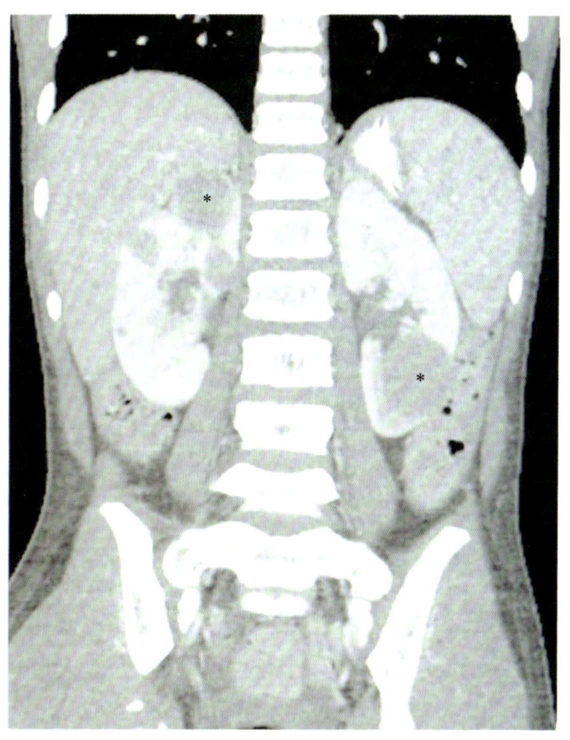

▲ 图 17-34 男，5 岁，伯基特淋巴瘤肾脏受累，同时伴有腭扁桃体肿块

冠状位增强 CT 示由于淋巴瘤浸润双肾可见轻度强化的肾实质肿块（星号）

近腹膜后淋巴结肿大较常见。淋巴瘤肾脏浸润通常随着化疗而消退。

② 白血病：白血病也可浸润肾脏，最常见的是儿童急性淋巴细胞白血病。由于大多数儿童急性白血病患者没有常规的 CT 分期或监测（不像淋巴瘤），因此应用影像学观察肾脏白血病受累相对较少。

白血病肾损害最常见的影像学表现为双肾多发低回声（超声上）或低密度（CT 上）肿块。其他影像学表现包括孤立性肾肿块和增强 CT 上肾实质内地图样（或楔形）低密度区[81]（图 17–35）。双肾体积增大也很常见，而局灶性肾实质病变不明显。与淋巴瘤相似，白血病肾脏浸润通常会随着化疗而消退。

（四）创伤性病变

儿童肾损伤最常发生于腹部钝伤的情况下（如车祸或高处坠落）；贯通伤不常见。肾损伤的分级通常采用美国创伤外科协会根据肾实质损伤程度及集合系统和肾门受累程度进行的分级[82]（表 17–2）。

超声和增强 CT 表现多种多样，包括局灶性肾实质挫伤、包膜下血肿和撕裂伤。在超声和 CT 上肾挫伤分别表现为肾实质局灶性异常回声区和低密度区。撕裂伤通常是线样实质损伤，可能含有液体［尿液和（或）血液］。当撕裂伤延伸至肾脏中央时，应行增强 CT 延迟期成像，以评估造影剂有无自集合系统向肾周间隙外渗（尿性囊肿），并确

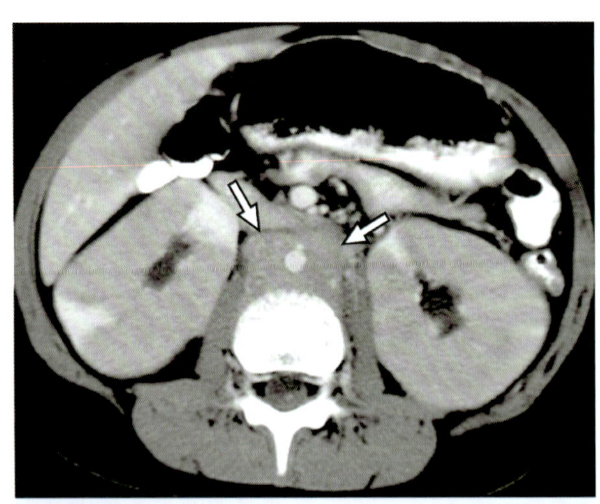

▲ 图 17–35 男，12 岁，急性白血病

轴位增强 CT 示由于白血病浸润双肾可见大片状地图样低密度区；双肾体积增大，并可见异常软组织密度影（箭）包绕腹主动脉

表 17–2 美国创伤外科协会肾脏损伤分级量表

分 级	损伤模式
1	挫伤或局限性包膜下血肿，无肾实质撕裂伤
2	局限性肾周血肿或肾实质撕裂伤深度< 1cm，无尿外渗
3	肾实质撕裂伤深度> 1cm，无尿外渗
4	肾实质撕裂伤累及肾皮质、髓质和集合系统，合并尿外渗或血管损伤累及肾主动脉（或静脉），伴有血肿或节段性梗死
5	肾门撕脱引起的肾或肾血管完全破裂

引自 http：//www.aast.org/Library/TraumaTools/InjuryScoringScales.aspx

定 UPJ 是否完好无损（图 17–36）。“碎裂”肾和肾门损伤致肾脏完全血供阻断是肾损伤最严重的形式（图 17–37）。

对于血流动力学稳定的儿童通常采取保守治疗[83]。最近对儿童的研究表明，非手术治疗是非常成功的[84]，大多数患者至少保留了部分肾脏。根治性肾切除术在小儿肾脏损伤中的应用较少（如在不可修复的血管损伤和严重血流动力学不稳定的情况下）。

（五）手术后并发症

儿童经皮肾介入手术（如经皮穿刺活检、经皮肾造口术）可出现多种并发症。超声可以很容易地发现沿肾表面进入肾周间隙的出血，表现为局限性液体聚集。这种液体聚集的回声性质取决于血肿的时间。肾周血肿很常见，通常临床表现轻微，血肿大小不等，可以从很小到非常大[85, 86]。增强 CT 上血管内造影剂外渗提示活动性出血，需要治疗（如动脉栓塞）。有时出血局限于肾包膜和肾实质之间。包膜下血肿一般为新月形或椭圆形，并对肾实质产生占位效应（图 17–38）。CT 上急性和亚急性包膜下血肿密度高于水。有时包膜下血肿和伴发的肾受压可能导致肾功能衰竭和肾素介导高血压（所谓的 Page 肾）[87]。

动静脉瘘为肾内邻近动静脉损伤导致的异常沟通。病变通常由超声诊断，通过彩色和频谱多普勒评估较好。频谱多普勒显示动脉收缩期速度和舒张期血流量增加，静脉血流随湍流增加而“动脉化”[85]（图 17–39）。病变通常较小，不需要干预，较大的

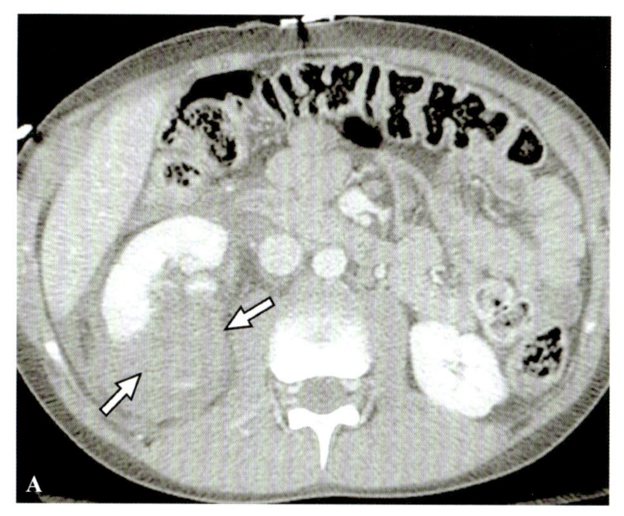

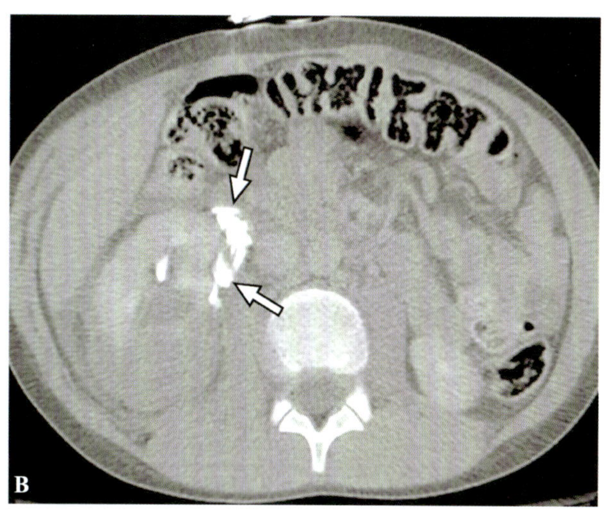

▲ **图 17-36 男，12 岁，自行车事故后右肾撕裂伤**

A. 轴位增强 CT（肾造影显影期）示右肾可见大面积低密度区（箭之间）；右侧腹膜后可见大量液体密度影 [血液和（或）尿液]；B. 轴位增强 CT 排泄期示由于集合系统损伤，排泄的造影剂外渗到右侧肾周间隙（箭）

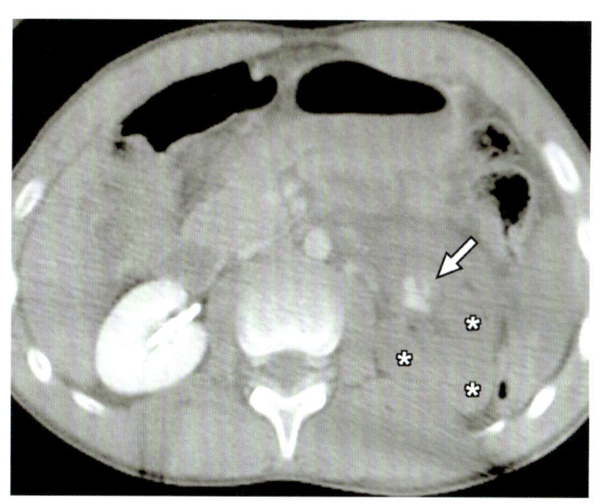

▲ **图 17-37 男，13 岁，腹部钝伤伴左肾动脉损伤**

轴位增强 CT 排泄期示左肾实质完全未见强化（星号）；左肾门区可见造影剂填充的假性动脉瘤（箭）

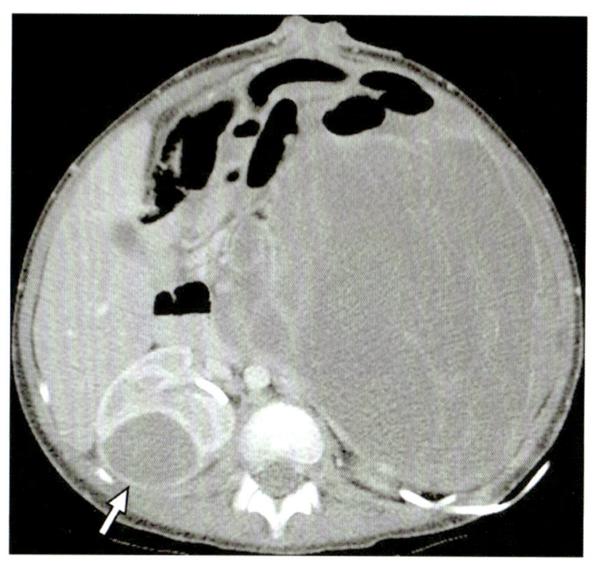

▲ **图 17-38 男，8 岁，腹部巨大横纹肌肉瘤致右肾梗阻**

轴位增强 CT 示右肾包膜下血肿（箭），与经皮肾造瘘管置入相关；血肿对邻近肾实质产生占位效应

病变可能会持续存在，需要行动脉栓塞[86]。

假性动脉瘤是经皮介入手术一种罕见的并发症（发生率不足 1%），这是由于局灶性动脉壁破裂引起[88]。病变在灰阶超声上通常表现为肾内囊肿样结构[88]。彩色多普勒显示病变内可见回旋样血流，有时出现“阴阳”征。肾假性动脉瘤可采取选择性动脉栓塞治疗。

（六）非肿瘤性囊性病变

1. 良性上皮性囊肿　良性上皮性肾囊肿发病率随着年龄增长而增加，但该病在儿童中越来越普遍。这可能与医学影像在儿童中的应用日益增多及超声图像质量提高有关，至少在一定程度上是如此。超声上多数囊肿是孤立的、单纯的、无回声的，伴有较薄的、不易发现的壁，可见后方回声增强。

单纯性囊肿在 CT 或 MRI 上表现为囊内没有复杂成分、无强化（图 17-40 和图 17-41）。良性上皮囊肿有时表现较复杂，伴有薄的分隔、壁钙化和（或）内部碎屑（图 17-42）。当肾囊性病变有壁结节或实性成分时，应考虑良性上皮囊肿以外的诊断。儿童大多数的良性肾囊肿是无症状的，偶尔有症状可能是由于出血或病变非常大引起的。该病在

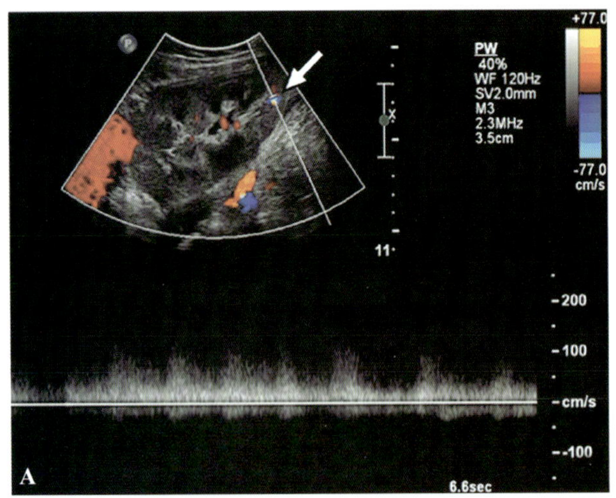

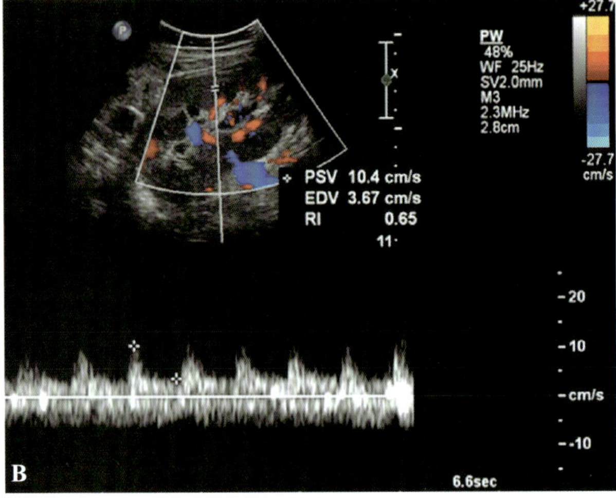

▲ 图 17-39　男，11 岁，肾异体移植后左下腹经皮穿刺活检

A. 频谱多普勒超声纵向扫查图像示移植肾的下极动脉收缩期峰值速度较高，舒张期血流增加（箭），符合活检引起的动静脉瘘；B. 弓状动脉频谱多普勒检查波形正常

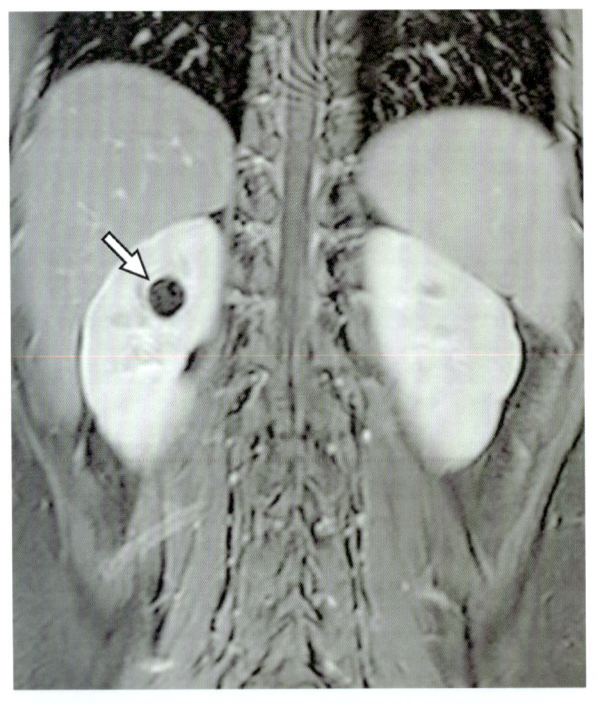

▲ 图 17-40　女，16 岁，偶然发现单纯性肾囊肿

MR 冠状位 T_1WI 脂肪抑制序列增强检查示右肾上极可见一直径约 1.5cm 的病变，边界清楚，未见强化（箭）；囊内未见复杂成分

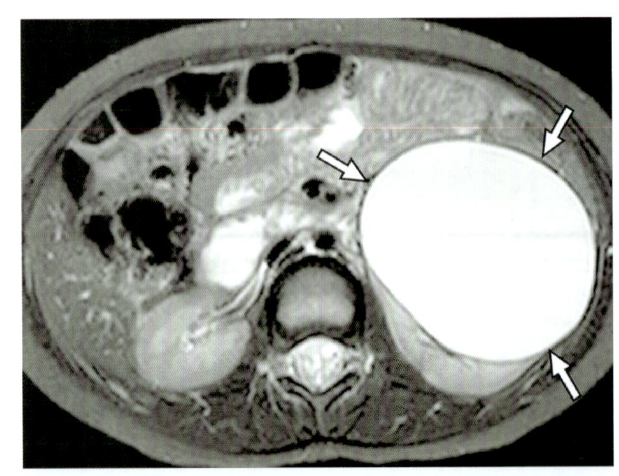

▲ 图 17-41　女，3 岁，左肾巨大单纯性囊肿伴可触及的腹部肿块

MR 轴位 T_2WI 脂肪抑制序列示左肾巨大囊肿（箭），壁不厚，囊内未见复杂成分

儿童人群通常采取影像学引导下经皮穿刺抽吸术或硬化治疗[89]。

Bosniak 风险评估分类系统虽然未在儿童中得到证实，但已证实对指导儿童肾囊肿的治疗有帮助[90]。

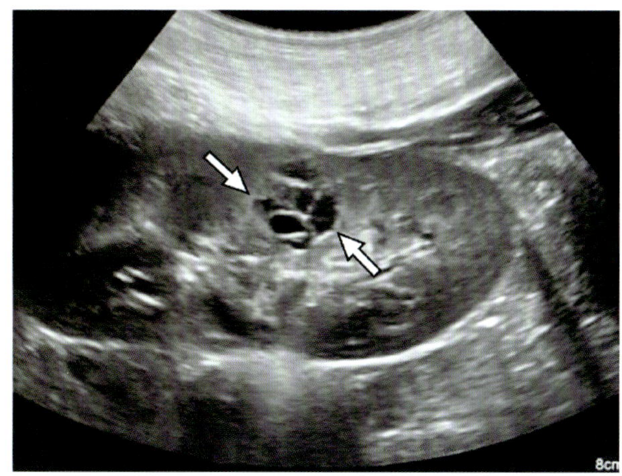

▲ 图 17-42 女，9 岁，遗尿

左肾下极灰阶超声纵向扫查示左肾可见复杂性囊肿（箭），伴多个分隔

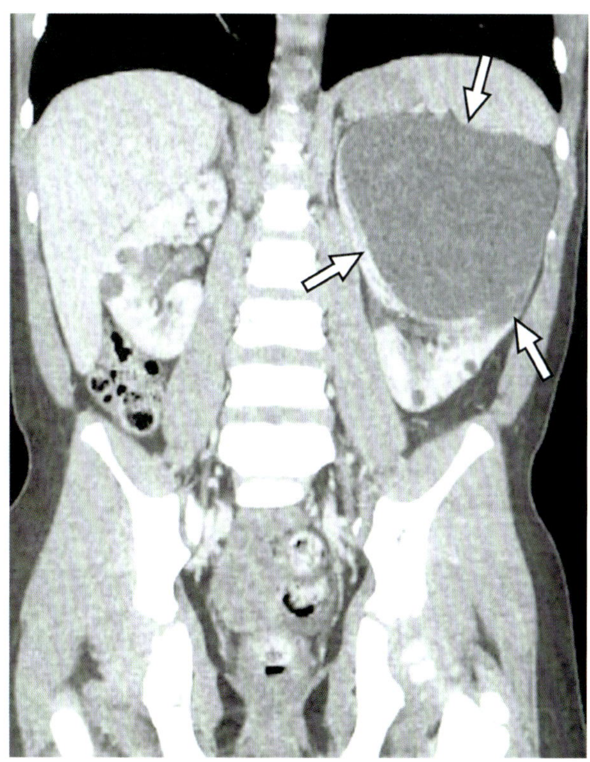

▲ 图 17-43 男，7 岁，常染色体显性遗传性多囊肾

冠状位增强 CT 示双肾多发单纯性肾囊肿；左肾增大，左肾上极可见一巨大囊肿（箭）

2. 常染色体显性遗传性多囊肾 常染色体显性遗传性多囊肾（autosomal dominant polycystic kidney disease，ADPKD）是一种累及肾脏和其他器官的遗传性疾病。某些情况下是非遗传的，而是自发的基因突变。虽然 ADPKD 常在成年期被诊断，但它在儿童期即可存在。ADPKD 被归类为“纤毛病”，可能是由于 *PKD1*（85%）或 *PKD2*（15%）基因突变造成的[91]。

早期肾脏影像学检查通常是正常的。其特点是，随着时间的推移肾脏逐渐增大，并且会出现越来越多的大小不等的肾囊肿（图 17-43）。大多数囊肿是单纯性的，少数为复杂性的，伴囊内碎屑、分隔和囊壁钙化。出血性囊肿或感染性囊肿在 CT 上常表现为高密度。在某些儿童中超声可表现为肾实质异常回声，伴皮髓质分界不清[92]。在许多其他器官中也可以检出囊肿，如肝脏、脾脏、胰腺、睾丸、精囊和前列腺。大多数患者最终因终末期慢性肾病而需要透析或肾移植。应该对患儿进行高血压和早期肾功能障碍筛查[93]。虽然 ADPKD 患者颅内动脉瘤的发生率增加，但这些动脉瘤在儿童期很少有症状[94]。

3. 常染色体隐性多囊肾（autosomal recessive polycystic kidney disease，ARPKD） ARPKD 是另一种累及肾脏和其他器官的遗传性纤毛病[91]。由于是常染色体隐性的，所以它比 ADPKD 少见得多。ARPKD 最常见于新生儿期或婴儿期，较少出现在儿童期。产前检查已有论述。早期常见的临床表现包括由于羊水过少（包括肺发育不全）引起的 Potter 后遗症及双侧可触及的腹部肿块。

超声上表现为肾脏肿大、回声增强、皮髓质分界不清[95]。肾脏内含有许多微小的囊性结构（扩张的、无阻塞的小管和导管）（图 17-44 和图 17-45），使用高频线性换能器观察效果最好，少数儿童中可以观察到大囊泡。一些儿童肾皮质减少，肾脏内散在强回声但无声影的病灶与肾衰竭有关[92, 95]。

ARPKD 有多种肝胆管板畸形。这些肝脏异常在儿童 ARPKD 晚期肾损害较轻患者中表现最严重。这些异常包括先天性肝纤维化和胆管扩张（Caroli 综合征），伴有门静脉高压引起的脾大、门静脉曲

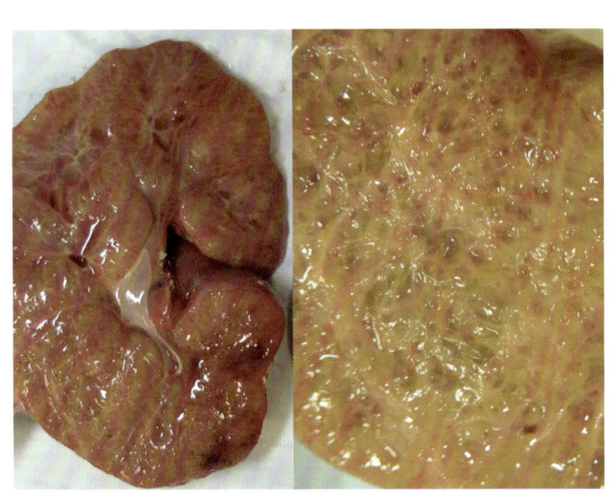

▲ **图 17-44 女，6 岁，常染色体隐性多囊肾并肾弥漫性增大（约 14.5cm），接受双肾切除术以减轻呼吸窘迫**

大体标本（右）可见无数小囊肿，有一些长轴垂直于肾包膜

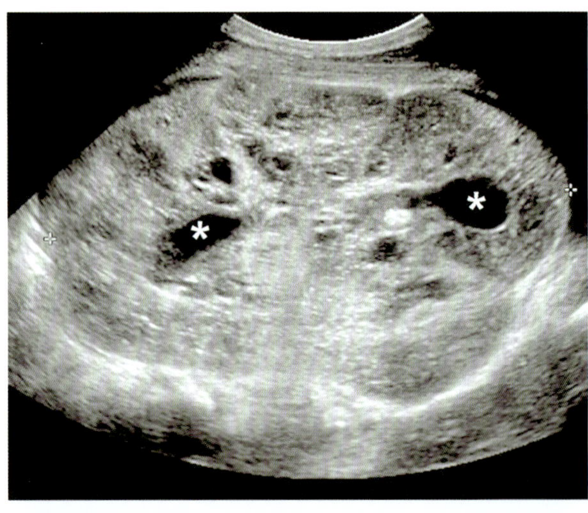

▲ **图 17-45 男，6 月龄，心脏停搏、呼吸衰竭、明显腹胀**

左肾灰阶超声纵向扫查示左肾肥大，左肾皮髓质分界不清；左肾内可见多发微小的囊性结构；符合常染色体隐性多囊肾；左肾集合系统轻度扩张（星号）

张和腹水[96]。几乎所有的 ARPKD 患者在成年前都需要进行透析或肾移植，有时甚至在生命早期就需要。

4. 肾囊肿相关综合征　多种综合征与肾囊肿相关。von Hippel–Lindau 病和结节性硬化症均为常染色体显性斑痣性错构瘤病，患儿常出现肾囊肿，并且通常为双肾多发性囊肿[97, 98]（图 17–46 和图 17–47）。一些 von Hippel–Lindau 患者的肾囊肿很可能是癌前病变[99]。von Hippel–Lindau 病和结节性硬化症均与儿童肾细胞癌相关（图 17–22，图 17–47），并且结节性硬化症也与肾脏 AML 相关。儿童其他一些综合征也会出现肾囊肿，包括 Joubert 综合征、Meckel–Gruber 综合征、窒息性胸廓发育不良（Jeune 综合征），这些均为纤毛病[100]。

（七）血管性病变

1. 肾动脉狭窄　高血压在儿童中不常见，多数有明确病因。由于主动脉和（或）肾动脉狭窄引起的肾素介导性的高血压占 2%～10%[101]。在临床上，肾血管性高血压通常比较严重并且药物治疗困难，可能与多种并发症相关，如高血压性脑病、卒中、心功能不全、肾损伤及视网膜病变。儿童肾动脉狭窄的原因很多，包括发育性动脉病（有时被称为纤维肌肉发育不良）、血管炎（如大动脉炎）、脐动脉插管并发的血栓栓塞及各种综合征（如 1 型神经纤维瘤病、Williams 综合征）。早期发现肾血管性高血压可通过血管内、外科治疗减少高血压相关性并发症，降低对抗高血压药的需求。导管数字减影血管造影（catheter–based digitally subtracted angiography，CBDSA）是诊断肾动脉狭窄的金标准，并可以对一些儿童进行治疗干预。这种影像学方式可以彻底对肾内外血管（包括高位分支）狭窄情况进行评估，还可测量压力梯度及对主动脉进行

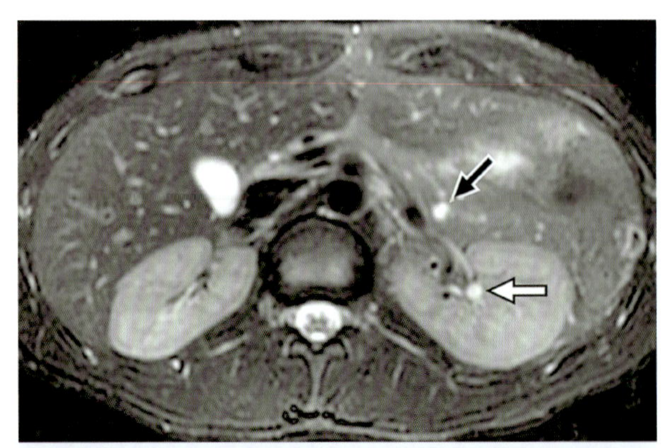

▲ **图 17-46 男，19 岁，von Hippel–Lindau 病**

MR 轴位 T_2WI 脂肪抑制序列示左肾中央可见一单纯性囊肿（白箭；左肾另可见两个小囊肿，未显示）；胰腺亦可见多发小囊肿（黑箭）

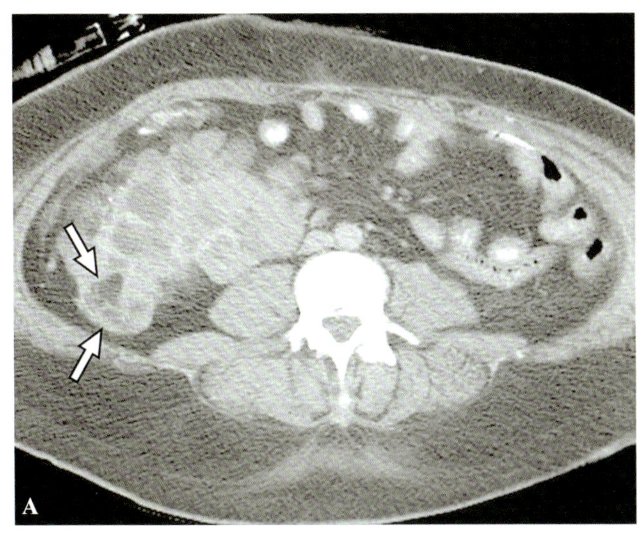
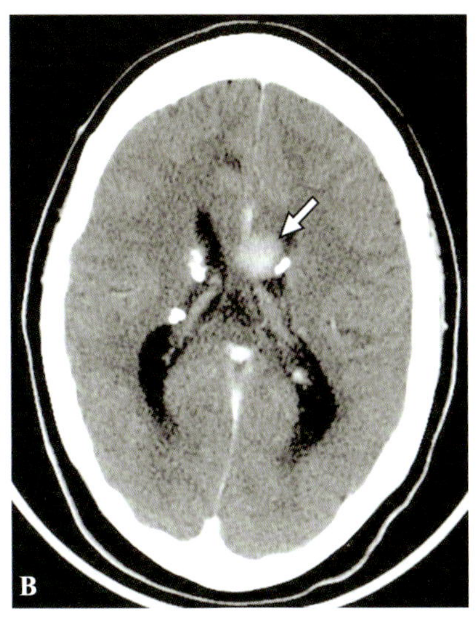

▲ 图 17-47 女，16 岁，结节性硬化症

A. 轴位增强 CT 于右肾下极层面证实存在大量肾囊肿，一些囊肿并发出血（高密度）；另可见一含有脂肪成分的血管平滑肌脂肪瘤（箭）；右肾切除术后发现多灶性肾细胞癌；B. 头颅 CT 平扫符合结节性硬化的诊断，可见室管膜下多发钙化结节及自 Monro 孔发出的高密度室管膜下巨细胞性星形细胞瘤（箭）

评估（图 17-48 和图 17-49）。与其他影像学方式相比，CBDSA 具有更好的空间分辨率，可以检测副肾动脉有无狭窄，并可以同时对某些病变进行血管内治疗[102]。小儿肾动脉狭窄多见于肾内血管[102]，约 40% 双侧发病[103]。合并动脉瘤较常见，通常位于狭窄部远侧（图 17-49）。

虽然肾多普勒超声没有电离辐射、成本低并且被广泛使用，但对肾内和副肾动脉狭窄的观察依赖于操作者水平，具有一定局限性。Castelli 等的最近一项研究表明肾多普勒超声对肾上腺动脉和肾动脉主干狭窄的诊断较敏感，其依据是肾内频谱多普勒小慢波形和（或）异常低阻力指数测量（< 0.5）[104]（图 17-48）。CT 和 MR 血管造影有时也用于评估儿童肾血管性高血压，但缺乏这些影像学方法在这个年龄组的准确性数据，特别是用于评估肾内和副肾动脉狭窄的数据。当发现儿童肾动脉狭窄时，应

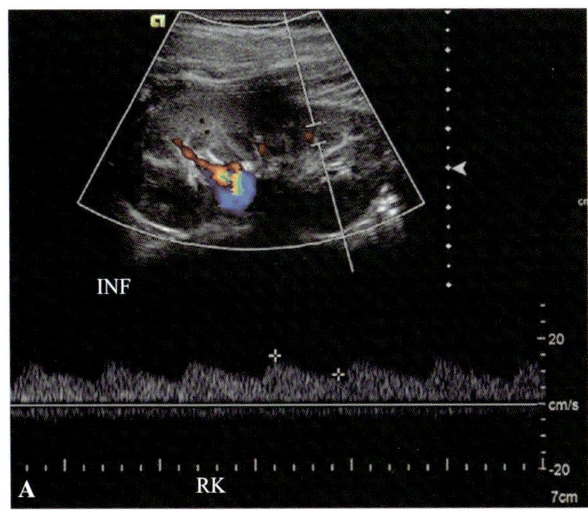

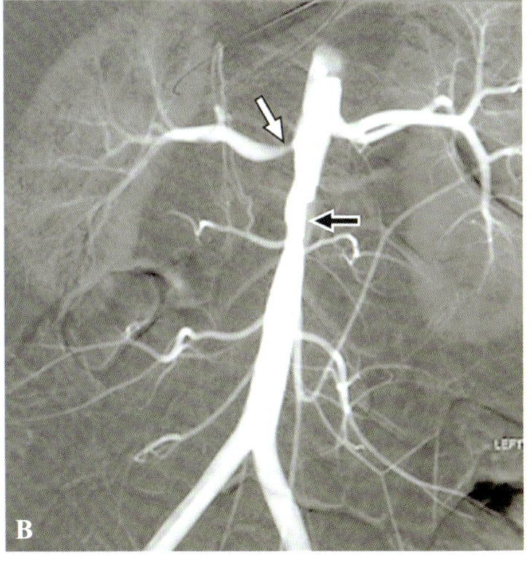

▲ 图 17-48 女，8 岁，高血压患者，使用多种抗高血压药治疗

A. 右肾频谱多普勒显示肾内小慢波形，伴异常低阻力指数（0.38），提示肾动脉近端或主动脉狭窄；B. 数字减影血管造影显示右肾动脉近端中至重度狭窄（白箭）；肾下方的腹主动脉轻度狭窄（黑箭），外形不规则

仔细评估其他大动脉结构（包括主动脉和内脏循环系统）。

外科治疗通常采取肾动脉再植术、狭窄旁路（主动脉与肾脏或髂骨与肾脏）、局灶性肾动脉成形术或狭窄切除并再吻合[103]。在一项评估儿童肾动脉血管成形术的研究中，18 例患者中有 10 例显示临床有效[105]。当血管病变不适于外科修复或血管内治疗时，可采取根治性肾切除术来控制高血压。

2. 肾静脉血栓形成　儿童肾静脉血栓形成最常见于新生儿期。诱发因素包括脱水、脓毒症、母体糖尿病及下腔静脉置管等[106]。年长儿肾静脉血栓形成的原因包括肾脏恶性肿瘤和肾病综合征[107]。在超声、CT 和 MRI 上，通常表现为同侧肾脏增大，呈不均质，皮质髓质分界不清[108]（图 17-50）。肾多普勒超声表现为肾静脉主干无血流信号，急性期肾内频谱多普勒常表现为舒张期动脉血流反转（阻力指数大于 1）。CT 和 MRI 增强显示肾静脉充盈缺损。双侧肾静脉血栓较常见[109]。治疗通常包括潜在疾病的治疗和抗凝血治疗。梗死并继发性肾萎缩是肾静脉血栓潜在的并发症[106]。可预测肾萎缩的

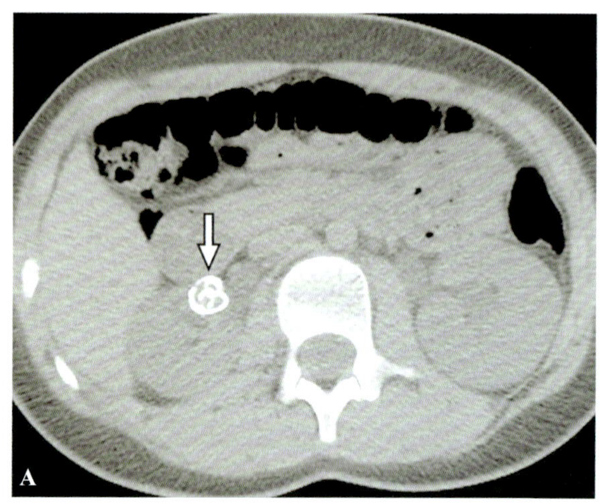

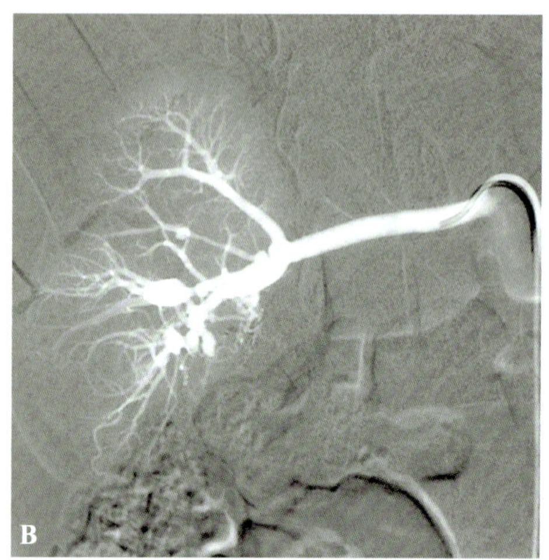

▲ 图 17-49　**男，12 岁，难治性高血压**

A. 轴位 CT 平扫示右肾门可见一边缘钙化、其内血栓形成的动脉瘤（箭）；B. 数字减影血管造影显示右肾内多发动脉瘤、动脉闭塞和侧支血管形成

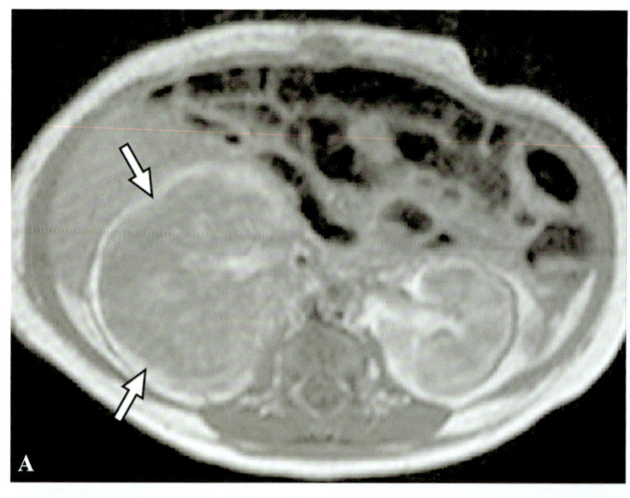

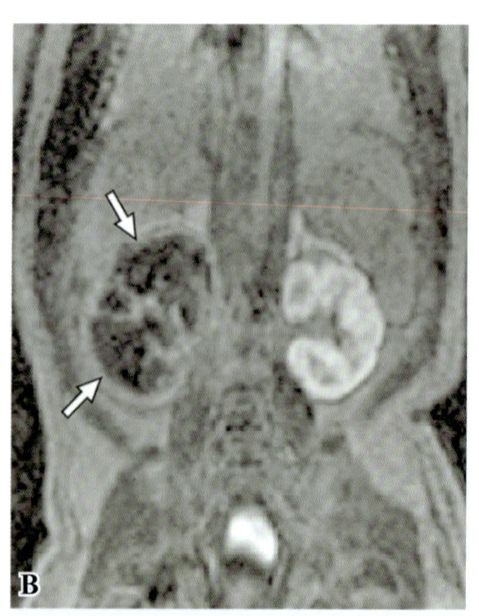

▲ 图 17-50　**女，3 岁，右肾静脉血栓形成**

A. MR 轴位 T_1WI 序列示右肾明显增大，信号不均匀（箭）；B. MR 冠状位 T_1WI 增强检查示右肾由于梗死导致广泛性灌注减低（箭）

影像学表现包括灌注明显减少、包膜下积液和皮层片状异常回声，以及肾锥体呈显著低回声、形态不规则[109]。

3. 胡桃夹综合征 是指左肾静脉穿经腹主动脉和肠系膜上动脉之间时受压而产生症状。在儿童不常见，临床表现为腹痛或胁腹部疼痛、血尿，男孩精索静脉曲张和女孩盆腔静脉曲张较少见[110]。频谱多普勒可显示主动脉和肠系膜上动脉之间左肾静脉的峰值速度，而 CT 和 MRI 可显示主动脉和肠系膜上动脉之间的左肾静脉狭窄[111]（图 17–51）。左肾静脉近端和左生殖腺静脉常因静脉高压而充盈（图 17–51）。治疗一般采取左肾静脉再植和血管内支架置入术[112]。有些无症状患者中影像学表现也有发现，使有时很难诊断出真正的胡桃夹综合征[113]。

（八）肾钙质沉着症

肾实质异常钙化或肾钙质沉着症，多累积髓质，而不是皮质。儿童期髓质肾钙质沉着症的常见原因包括早产儿、呋塞米治疗和远端肾小管性酸中毒，以及导致高钙血症和高钙尿症的多种原因[114, 115]。肾钙质沉着症通常是无症状的。

超声上肾钙质沉着症典型表现为肾髓质肾锥体异常回声（图 17–52 和图 17–53）。使用线性高频传感器可显示肾髓质肾锥体钙化存在多种形态[116]。严重时可出现后方声影和彩色多普勒的“闪烁”伪影（图 17–53）。通常为双侧对称受累，也可不对称[117]。严重的肾钙质沉着症于 CT 上表现为肾实质高密度影，于 MRI 上呈低信号影（图 17–53）。

治疗主要包括潜在易感疾病或代谢异常的治疗。髓质肾钙质沉着症不应该与新生儿出生后第一周内肾髓质暂时性回声增强混淆，一些学者认为该现象是由淤积性肾病（Tamm–Horsfall 蛋白沉积）引起的[118, 119]。

（九）肾移植

肾移植在儿童中越来越普遍。术后并发症与成人相似，可通过多种影像学方式检查。移植肾急性期常见肾周积液，可能是由于血肿、积液、尿性囊肿、淋巴囊肿或脓肿所引起[120]。超声可较好显示这些积液，并可用于随访。积液的确切原因可根据超声表现和临床资料来解释。如果积液原因不确切，可行影像学引导下抽吸活检或肾闪烁显像。如果是尿性囊肿，肾闪烁显像表现为放射性示踪剂外渗至积液中。

血管并发症多发生于术后早期，是同种异体移植物功能障碍和最终功能丧失的主要原因。常见的血管并发症包括动静脉血栓和由于内在的吻合口狭窄、扭结及外部压迫或移植物扭转引起的肾动脉狭窄[120, 121]。罕见情况下，肾动脉吻合术后或肾移植后经皮穿刺活检术后可并发假性动脉瘤。

肾移植后动脉血栓形成时肾或肾动脉内无血流信号。肾静脉血栓形成主要表现为肾静脉主干无血流信号、舒张期动脉血流反转。肾动脉狭窄时，频谱多普勒显示肾内小慢波形和（或）异常低阻力指

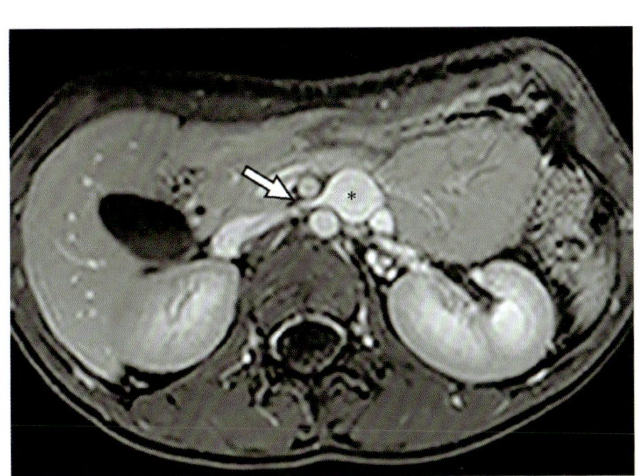

▲ 图 17–51 女，16 岁，胡桃夹综合征伴血尿

MR 轴位 T_1WI 增强示腹主动脉和肠系膜上动脉之间的左肾静脉狭窄（箭）；左肾静脉狭窄处周边水平扩张

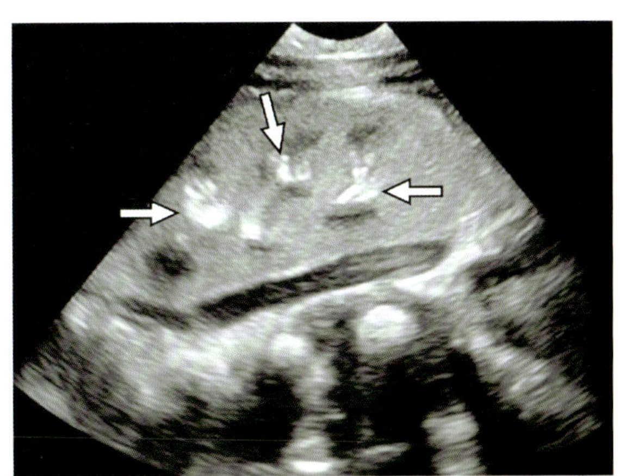

▲ 图 17–52 男，2 月龄，早产儿，呋塞米治疗伴髓质肾钙质沉着症

右肾超声纵向扫查示右肾髓质肾锥体多发片状强回声（箭）

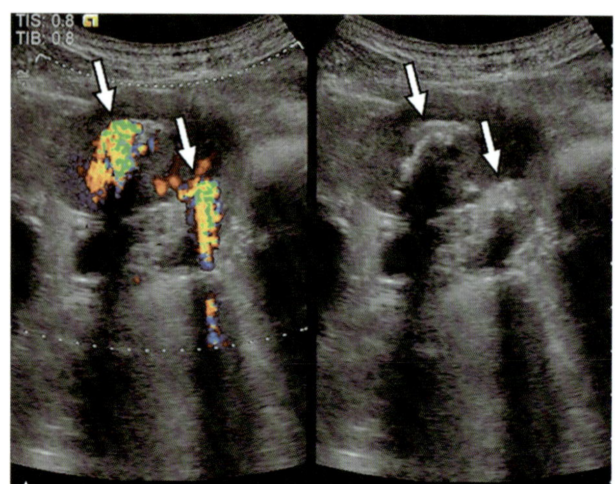

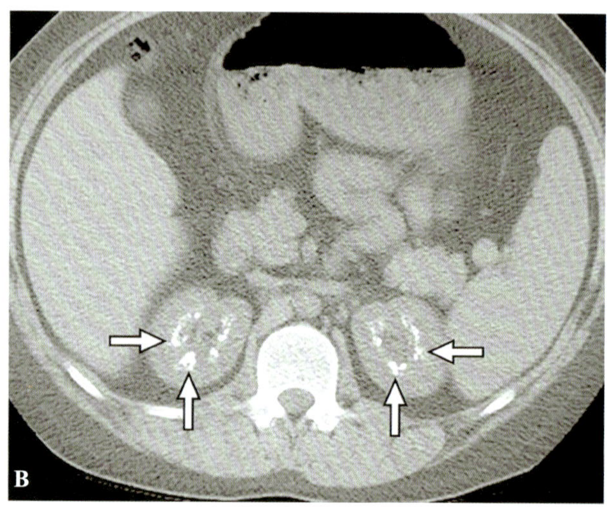

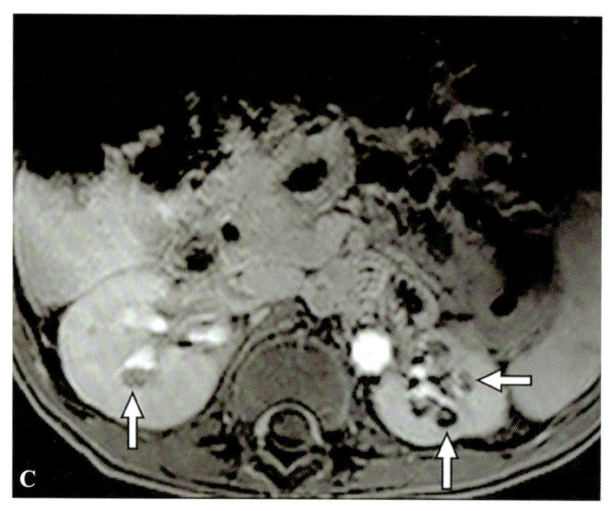

▲ **图 17-53　男，14 岁，远端肾小管性酸中毒**

A. 彩色多普勒和灰阶超声图像显示肾髓质区回声增强，伴后方声影和“闪烁”伪影（箭）；B. 轴位 CT 平扫示双肾髓质区广泛钙化灶（箭）；C. MR 轴位增强 T_1WI 脂肪抑制图像示双肾髓质肾锥体多发低信号影（箭）

数。肾动脉狭窄部位通常表现为局灶性血流紊乱、图像失真和狭窄后收缩期峰值速度增加 [120]。在急性排斥反应时，肾脏超声没有较高敏感性或特异性的表现，常表现为移植物体积增大、实质回声改变、皮髓质分界不清、尿路上皮增厚及阻力指数增高。急性排斥反应与急性肾小管坏死在术后很难区分。

五、上尿路系列疾病

（一）先天性和发育性异常

1. 上尿路重复畸形　重复肾或肾脏重复畸形是上尿路最常见的发育异常。该病是由于输尿管芽发育异常所致，输尿管芽起自中肾管，它可以是不完全性的重复（肾脏收集系统呈分叉或 Y 形重复，输尿管口只有一个）或完全性的重复（上尿路呈二分或多支分裂，并分别具有独立的输尿管口）。Weigert-Meyer 定律指出重复肾下半部输尿管在膀胱内的开口为正常位置，而上部输尿管开口异位（常异位于正常开口的内下方）。

大多数上尿路重复畸形的患儿常无临床症状，畸形者可有各种临床表现，包括尿路梗阻和感染。当出现症状时，输尿管囊肿或异位输尿管口狭窄可引起上尿路梗阻。输尿管囊肿表现为输尿管远端的囊性扩张，可局限于膀胱内或脱垂于膀胱颈部或尿道，从而导致膀胱出口梗阻。男孩输尿管异位开口可位于膀胱基底部、后尿道或生殖道（如精囊、输精管或附睾）。女孩输尿管异位开口可位于膀胱基底部、膀胱颈、尿道（外括约肌的上方或下方）、子宫、宫颈、阴道或加特纳囊肿。女孩特有症状（当输尿管口位于尿道、宫颈、阴道或加特纳囊肿）为全天间断滴尿 [122]。

横断面影像学（超声，CT 和 MRI）通常直观地显示两个分离的肾脏集合系统或输尿管（图 17-54）。其他提示上尿路重复畸形的表现还包括受累肾脏形态延长、上极肾盏局灶性扩张（有时候类似于肾囊肿），突出的肾柱实质将肾脏分为上下两部分和“蒙面”肾脏（通过肾脏中部横断位图像不能显示预期的肾窦脂肪和集合系统）（图 17-54 和图 17-55）。上部肾实质厚度变化与梗阻程度有关，患儿在子宫内梗阻加重时可出现肾发育不良（包括多囊性肾发育不良）（图 17-56）[123]。输尿管囊肿通常表现为膀胱内大小不等薄壁囊性结构，尽管单独集合系统的输尿管囊肿也会偶然发生，但它的出现高度提示上尿路重复畸形（图 17-57），有时较大的输尿管囊肿伴发非扩张性或小且发育不良上半部集合系统，被称为不相称的输尿管囊肿[124]。

下半部肾积水可能是由于膀胱输尿管反流或输尿管肾盂连接处梗阻所致，需要进一步行排泄性膀胱尿道造影或功能性影像学检查（肾闪烁显影成像或磁共振尿路造影）（图 17-58 和图 17-59）[125]。输尿管囊肿在排泄性膀胱尿道造影时通常表现为膀胱内圆形或椭圆形充盈缺损（早期充盈像显示最佳）和下半部肾的膀胱输尿管反流。通常下半部集合系

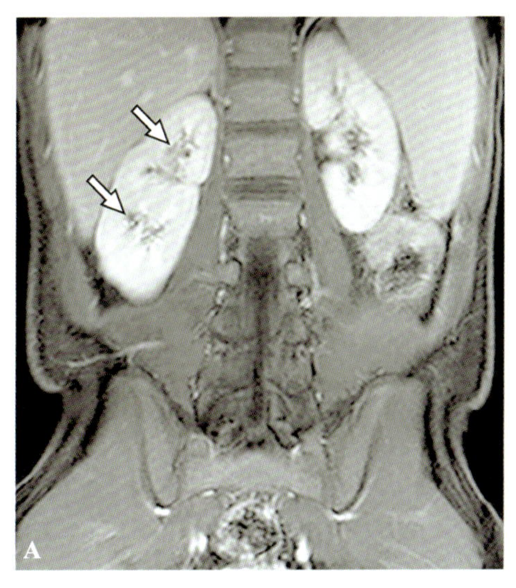

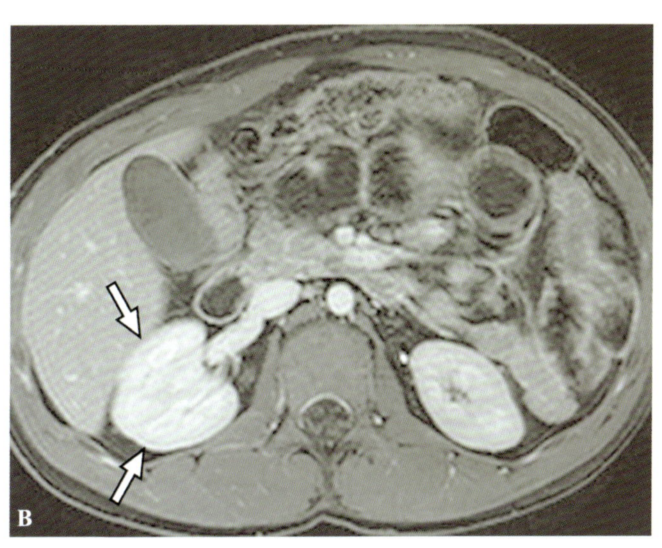

▲ 图 17-54 **男，13 岁，查体偶然发现右侧上尿路重复畸形**

A. 冠状位 MR 增强 T_1WI 脂肪抑制图像示右侧上部和下部肾窦和集合系统分离（箭），中间有肾实质；B. 轴位 MR 增强 T_1WI 脂肪抑制图像于肾脏中部层面所示“蒙面”征（箭）

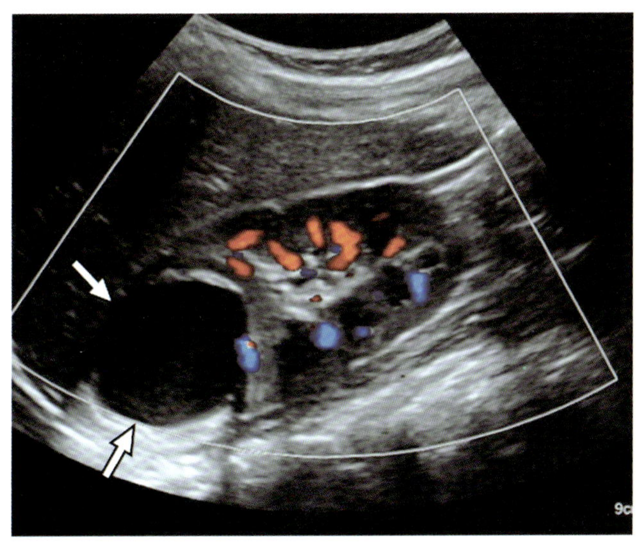

◀ 图 17-55 **女，2 岁，右侧重复肾畸形**

超声多普勒右肾纵轴图像示上极见一明显囊肿（箭）；实际上是一个右上半部扩张的肾盂肾盏系统伴有严重的肾实质变薄

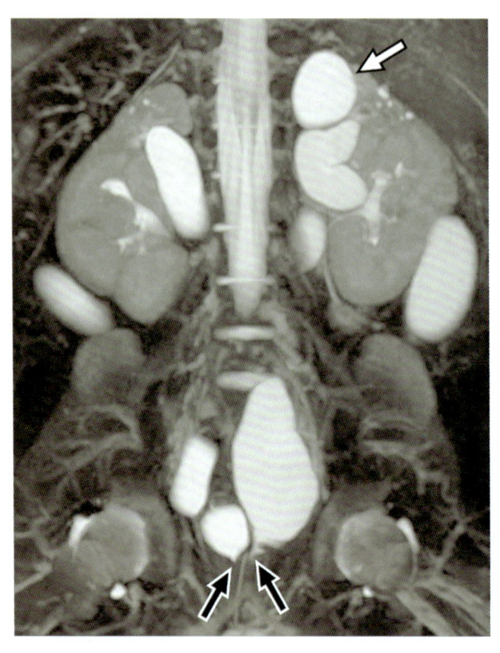

▲ 图 17-56 女，3 岁，双侧肾重复畸形

MR 冠状位 T_2WI 脂肪抑制最大密度投影 3D 图像示双侧上半部肾积水，双侧上半部肾实质发育不良，内可见多个大小不等囊肿（白箭）；双侧上半部输尿管（黑箭）开口异位，并开口于尿道

统肾盏很少，长轴异常伴下部肾盏向中下部偏离（即“枯萎百合”征），此征象既可发生于上半部肾盂积水也可发生于无积水患者[126]。当标准化评估之后仍存在解剖学疑问或可疑存在异位输尿管时，MRU 可用来评估复杂的重复畸形（图 17-60）[127]。MRU 还可以用来鉴别重复肾上半部和下半部功能，全面的评估肾实质功能。

不完全性和无症状完全性的上尿路重复畸形患儿不需要治疗（图 17-61）。当上半部肾出现症状，肾实质功能极微弱时需要行输尿管囊肿内镜切除、尿流改道术（经皮肾盂造瘘术或输尿管造瘘术）、输尿管再植术或肾部分切除术。当下半部肾出现症状时行输尿管再植术治疗膀胱输尿管反流，肾盂成形术可治疗肾盂输尿管连接处梗阻，或肾实质功能极微弱时行肾部分切除术。

2. 肾盂输尿管连接部梗阻　肾盂输尿管连接部异常狭窄是导致尿路梗阻最常见的先天性原因。一般于产前或生后早期发现，该病本质上是由于肾盂输尿管连接部管壁发育异常，病理上通常表现为管

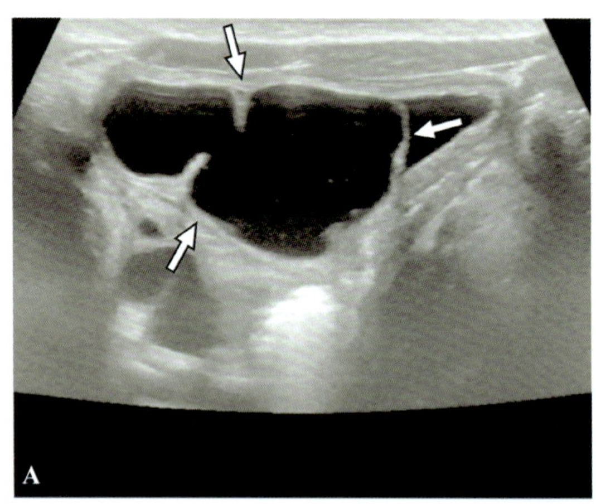

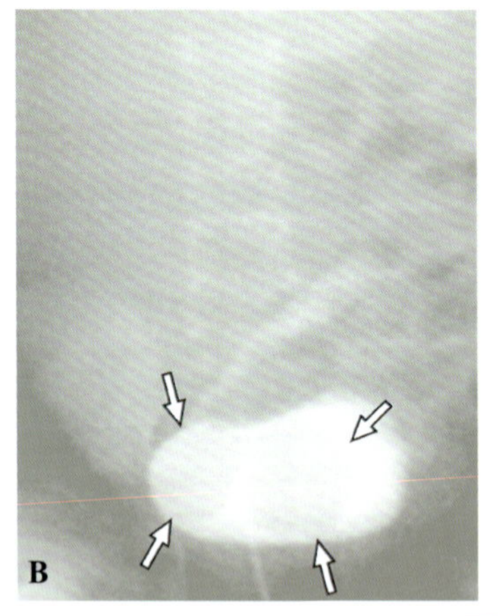

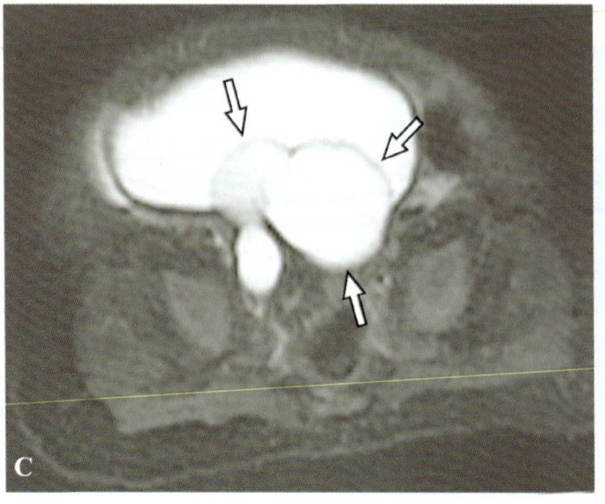

▲ 图 17-57 女，2 月龄，产前诊断右侧重复肾并肾盂积水

A. 横断面灰阶超声图示膀胱内巨大双叶状输尿管囊肿（箭）；B. 排泄性膀胱尿道造影示膀胱内分叶状的充盈缺损（箭）合并膀胱输尿管反流进入右下部输尿管，由于右下半部明显的肾盂积水导致输尿管轻度移位；C. MR 轴位 T_2WI 脂肪抑制图像也显示右侧巨大双叶状输尿管囊肿（箭）

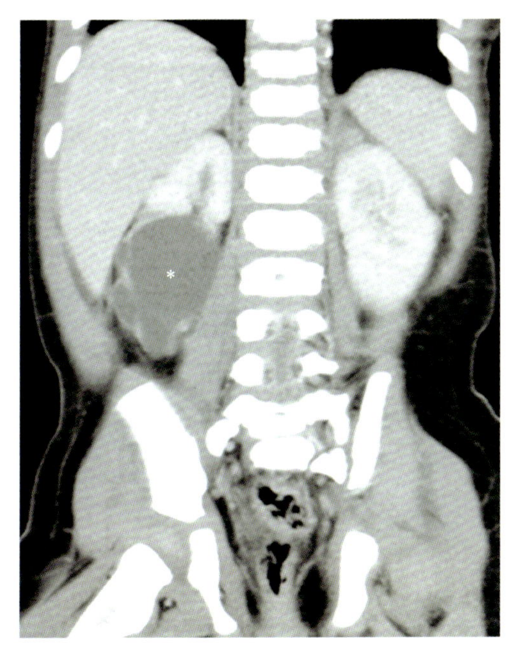

▲ **图 17-58 男，11 月龄，先天性神经母细胞瘤，偶然检测到右侧肾重复畸形**

冠状位增强 CT 图像示右侧重复肾伴下半肾盂明显扩张积水（星号），闪烁显像证实肾盂输尿管连接处梗阻；由于长期的梗阻导致肾实质明显变薄

壁平滑肌排列异常或管腔狭窄和纤维化。肾盂输尿管连接部梗阻也可发生在一系列重度的膀胱输尿管反流（也称为继发性肾盂输尿管连接部），或者年龄较大患儿或成年患者由于横跨血管间断性外压所致[128]。在儿童纤维上皮性息肉导致的肾盂输尿管连接部梗阻罕见[129]。

肾盂输尿管连接部梗阻临床表现包括可触及的腹部包块、血尿、感染、尿路结石症和腹部/腹胁侧疼痛。间断性腹部/腹胁侧疼痛可能与大量饮用液体有关，被称为“迪特尔危象”[130]。肾盂输尿管连接部梗阻常见于左侧，也可以双侧发生，同时可伴发对侧的多囊性肾发育不良。马蹄肾和下半部重复肾患者肾盂输尿管连接部梗阻发生率明显增高[125]。

超声常用来评价肾盂输尿管连接部处梗阻情况，常见征象包括肾盂扩张积水（肾盂较肾盏更加扩张），输尿管直径显示正常（图 17-62）。随着时间进展梗阻可导致肾脏局灶性损伤或弥漫性肾实质变薄，皮髓质界限可能消失[131]。肾闪烁显影（如 ^{99m}Tc- 巯基乙酰三甘氨酸）辅以静脉注射水合

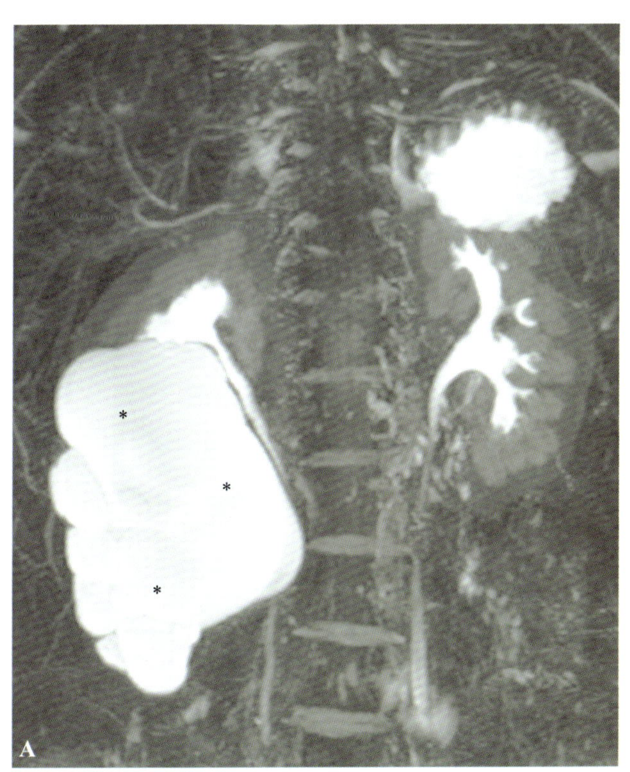

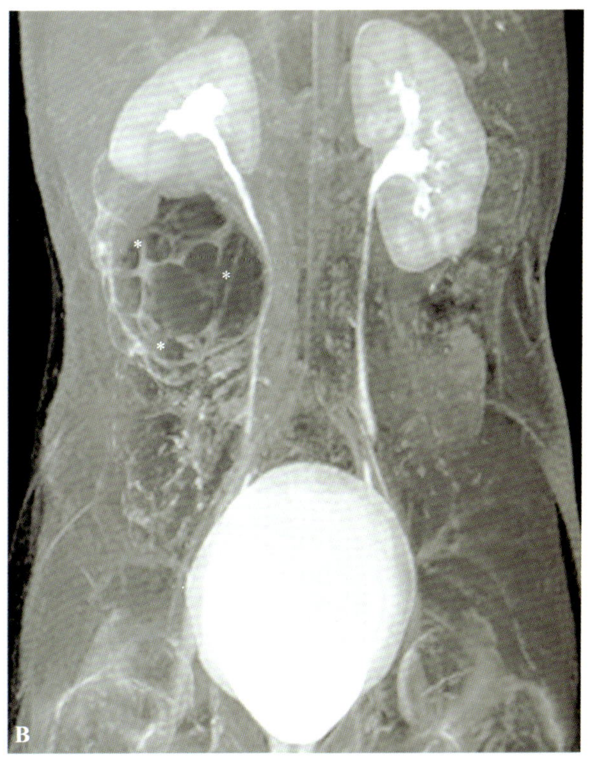

▲ **图 17-59 男，8 岁，右侧腹痛，超声示肾积水**

A. MR T_2WI 最大密度投影 3D 图像示右肾重复畸形，右肾下半部明显扩张积水（星号）；B. MR 增强延迟期 T_1WI 最大密度投影图示无造影剂排泄进入右肾下部集合系统（星号），表现符合右肾下部肾盂输尿管连接处梗阻

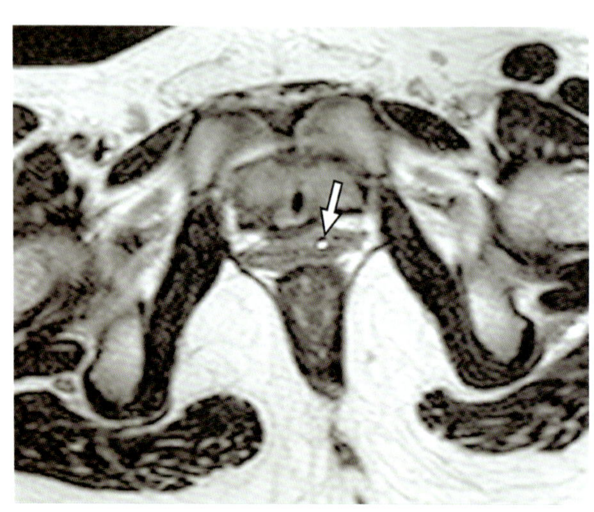

▲ 图 17-60　女，10 岁，尿失禁，肾脏超声检查正常

MR 轴位 T_2WI 像示阴道前壁小的、圆形液体信号结构（箭），符合异位输尿管诊断

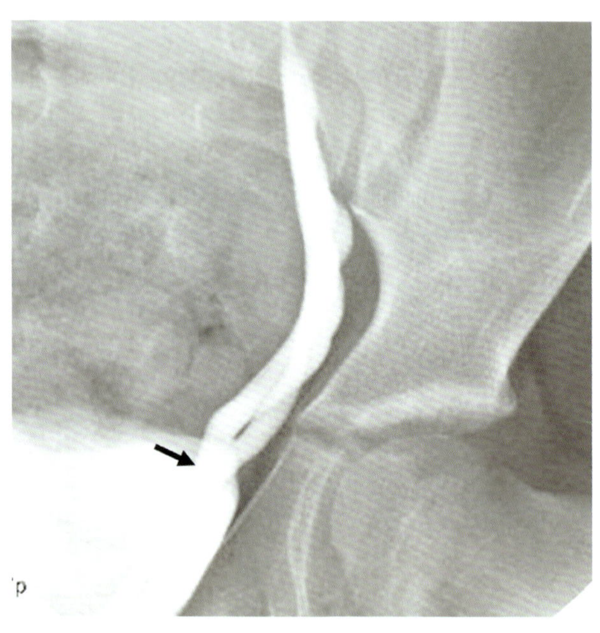

▲ 图 17-61　女，9 岁，逆行肾盂造影示左侧上段尿路不完全性 Y 形肾重复畸形

荧光透视显影示左侧上段尿路不完全性 Y 形肾重复畸形，远端仅显示单一输尿管（箭）

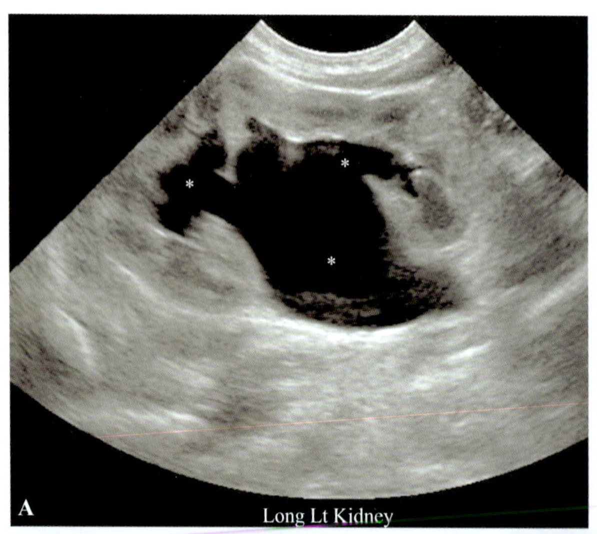

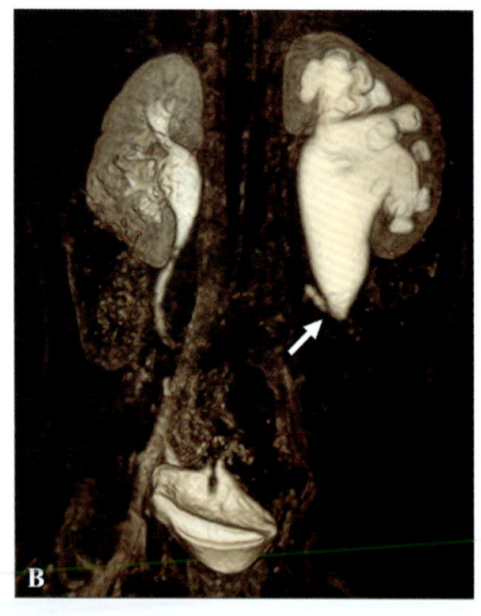

▲ 图 17-62　男，1 岁，左侧肾盂输尿管连接部梗阻

A. 纵向灰阶图像示左侧肾盂扩张积水（星号），肾盂比肾盏明显扩张；B. MR 增强 T_1WI VR 图像示左肾集合系统扩张并充满排泄性造影剂；左侧肾盂输尿管连接处严重扭结（箭），仅在左侧输尿管近端见造影剂影像；左肾实质轻度弥漫性变薄，右肾和上尿路正常

呋塞米常用来确定梗阻是否存在和评价肾功能差异。最近，MRU 已用来评价肾盂输尿管连接处梗阻（图 17-62 和图 17-63）。此影像技术在注射呋塞米前后可用来评估上尿路情况、显示肾实质的细节和测定肾功能（包括造影剂通过时间，肾功能差异和时间 – 造影剂曲线）[132]，以上检查均无电离辐射。MRU 也能很好地显示急性梗阻引起的肾实质水肿和年龄较大儿童横跨血管引起的间歇性梗阻（图

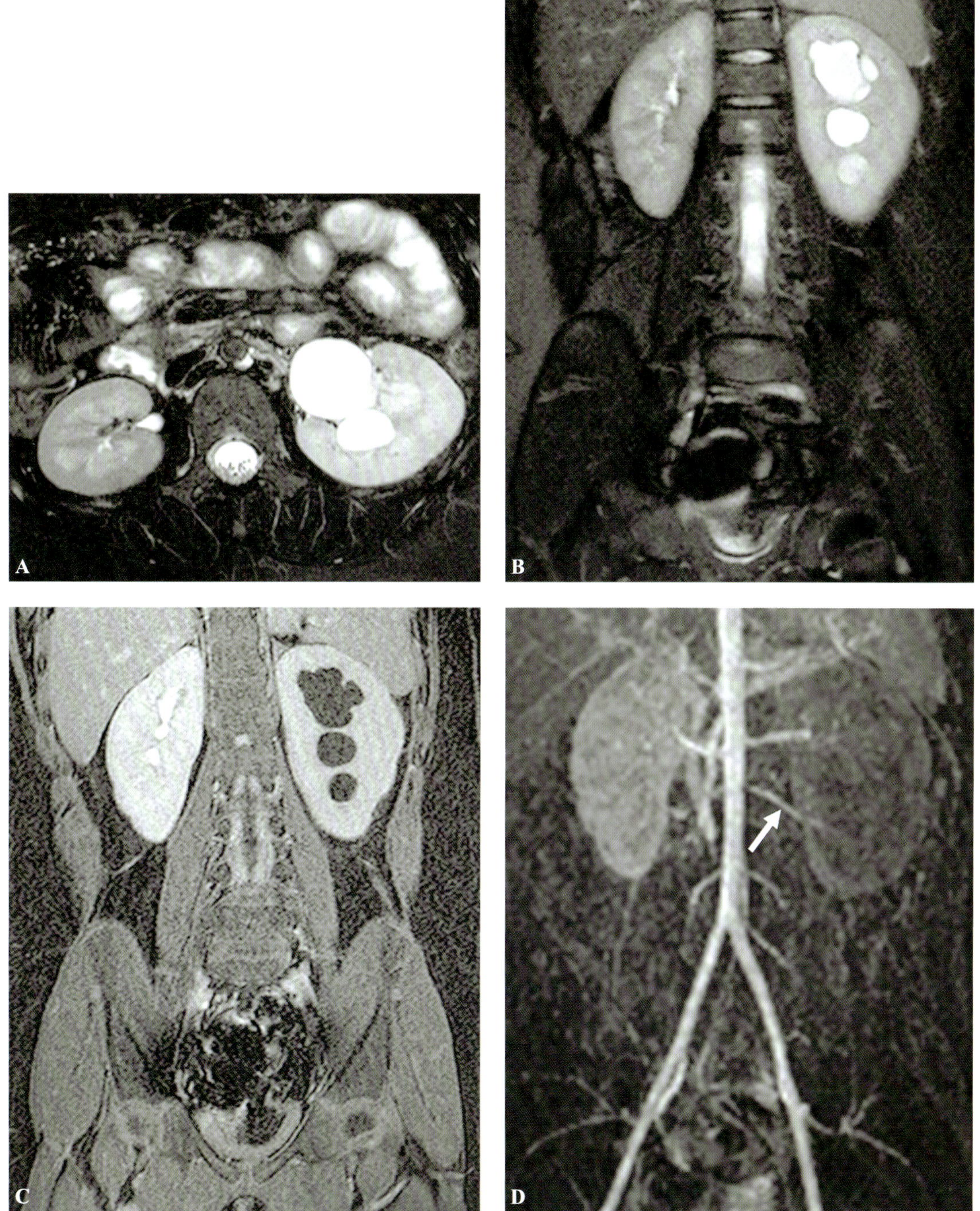

▲ **图 17-63　女，8 岁，由于间隙性肾盂输尿管连接处梗阻导致左侧胁腹部疼痛，肾脏超声检查正常**

A 和 B. 静脉水化后 MR 轴位和冠状位 T_2WI 脂肪抑制图像示左侧肾积水明显，左肾实质水肿；C. 增强后 MR 冠状位 T_1WI 图像示右侧肾脏集合系统充满造影剂；由于肾盂输尿管连接处梗阻失代偿导致左侧肾脏集合系统无造影剂显影；D. MR 增强动脉期冠状位 T_1WI 最大密度投影图像示左肾灌注不足，左副肾动脉进入下极，手术证实由其引起的梗阻；通过术中观察左侧肾盂输尿管连接处正常，无实质狭窄

17-63）[133]。排泄性膀胱尿道造影也可显示肾盂输尿管连接部梗阻及膀胱输尿管反流（图 17-64）[134]。

儿童有症状的肾盂输尿管连接处梗阻或伴有肾损伤时需要外科行分解式肾盂成形术（开腹、腹腔镜或机器人辅助）[135]。肾盂输尿管连接处必须移至导致梗阻的所有横跨血管前方。在处理肾盂输尿管

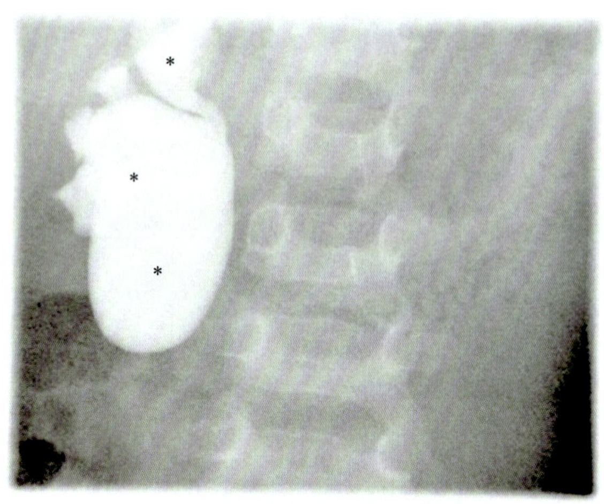

▲ **图 17-64 男，5 岁，间断性右侧肾盂输尿管连接处梗阻伴膀胱输尿管反流（VUR）**

延迟排泄性膀胱尿道造影示右侧高位膀胱输尿管反流（星号），肾盂肾盏排泄受损；右侧输尿管由于无梗阻、排泄通畅无造影剂残存

连接处梗阻和膀胱输尿管反流时肾盂成形术优于输尿管再植术[134]。

3. 先天性原发性巨输尿管　先天性原发性巨输尿管是远端输尿管或输尿管膀胱连接处梗阻所致，通常是由于近膀胱处远端输尿管一短段无蠕动所引起的各种程度的尿路梗阻，在一些儿童表现为间歇性梗阻[136]。一些证据显示此病可能与输尿管壁 Cajal 间质细胞数量减少有关[137]。该病常见的临床表现包括出生前肾积水和感染[138, 139]。2/3 患者为男性，2/3 病例仅左侧输尿管受累[140]。输尿管扩张的程度及长度取决于梗阻的程度，一些患者也会出现肾盂扩张积水（图 17-65）[139]。

超声典型表现为输尿管扩张，有时可识别出远端的短段输尿管狭窄（图 17-66）。远端输尿管实时超声图像显示蠕动减弱或停止，而近端输尿管通常显示蠕动增加，且多为无效蠕动[139]。由于阻塞或感染，扩张输尿管内可见残留物。典型的先天性原发性巨输尿管的诊断需要行排泄性膀胱尿道造影以除外膀胱输尿管反流，它也是引起输尿管扩张的主要原因，并需要行功能影像学检查，如 MRU 或肾闪烁显影（图 17-67）来评估梗阻的程度。在一些病例中同侧肾集合系统扩张可能同时存在肾盂输尿管连接处梗阻或先天性巨输尿管[141, 142]。当扩张的输尿管较轻伴轻度梗阻或不伴梗阻时，表明可能仅需保守治疗即可自然消退。当症状加重或伴发肾功能恶化时提示可能需要手术治疗[143, 144]。

4. 先天性巨肾盏　也被称为巨肾盏，是指由于肾髓质发育不全导致的非梗阻性肾盏扩张[145]。由于该病罕见，将该病与其他引起肾盏扩张并可能导致肾功能恶化需要手术治疗的疾病相鉴别十分重要，如肾盂输尿管连接处梗阻或膀胱输尿管反流。

该病在 MRU 上显示最佳（如果无法行 MRU 检查，排泄性膀胱尿道造影亦可），影像学表现为单侧或双侧肾盏扩张，肾盂不扩张（图 17-68）。典型表现为多角形或方形肾盏数量增加[145]。同侧肾盂及输尿管直径正常，这种情况也可发生于先天性原发性巨输尿管（图 17-68）[142]。形态学上受累肾

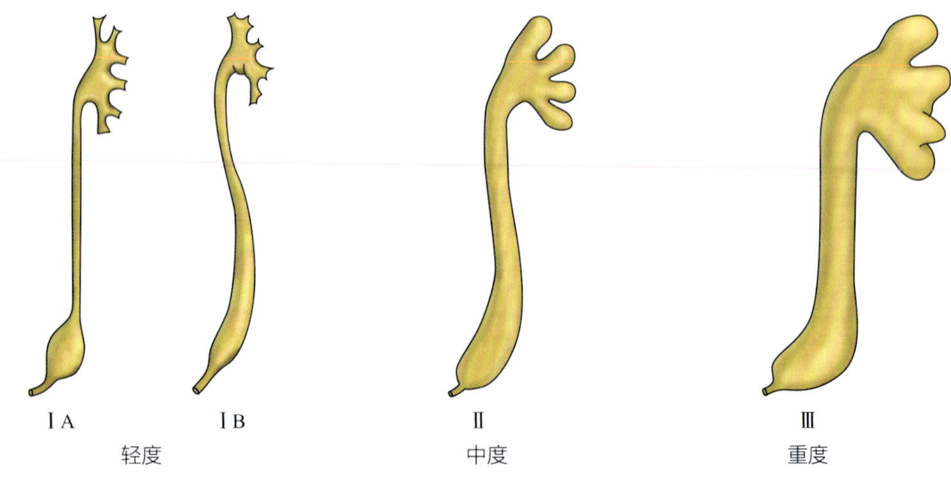

▲ **图 17-65　先天原发性巨输尿管分级**

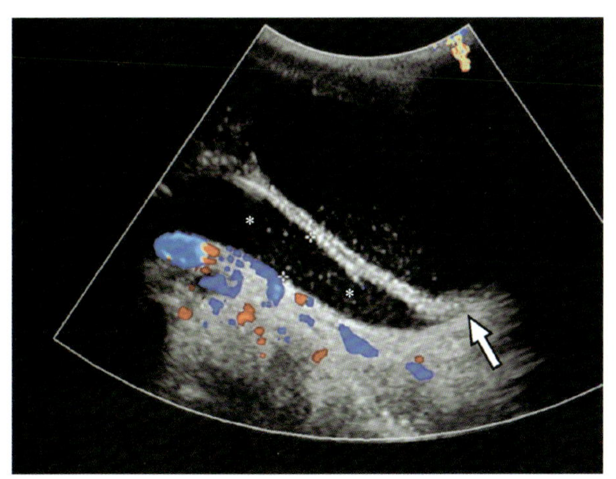

▲ 图 17-66　**男，6 岁，因尿路感染和左侧先天性原发性巨输尿管梗阻引起发热**

纵轴彩色多普勒超声图像示左侧远端输尿管扩张伴残留物填充（星号）；左侧输尿管远端受压（箭）；膀胱内也可见残留物影

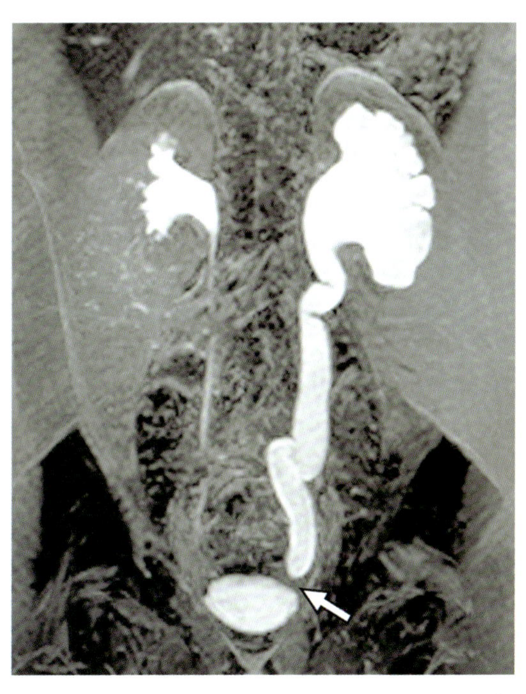

▲ 图 17-67　**男，11 岁，左侧先天性原发性巨输尿管伴局部梗阻**

MR 增强 T_1WI 3D 最大密度投影图示左侧输尿管积水性肾病；组织病理学证实左侧输尿管远端狭窄（箭）和异常纤维变性

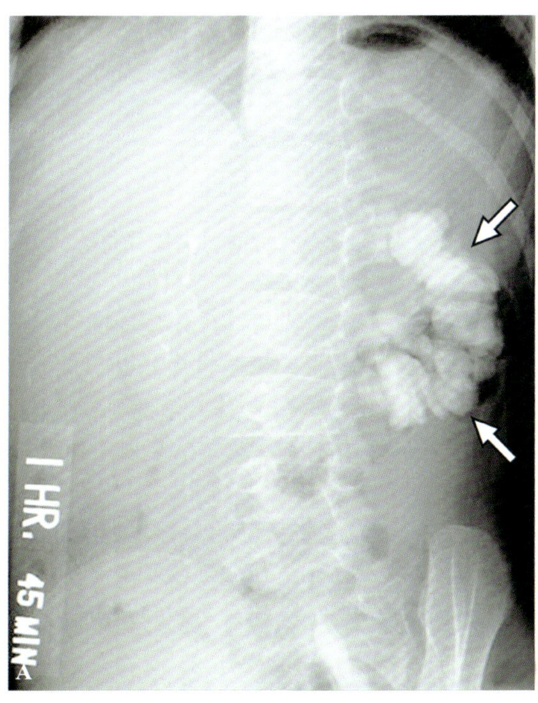

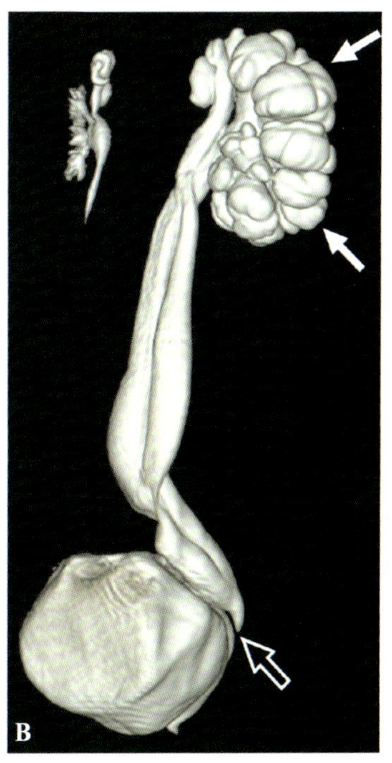

▲ 图 17-68　**男，6 岁，反复的尿路感染**

A. 排泄性膀胱尿道造影图像示左侧肾盏扩张伴数量增多，呈多边形（白箭），符合原发性巨肾盏表现；右侧肾脏集合系统表现正常；B. MR T_2WI 3D-VR 图像示与排泄性膀胱尿道造影结果类似（白箭）；MRI 另外发现了左侧上泌尿道不完全重复畸形，与原发性巨肾盏并存；左侧输尿管末端压力减低（黑箭）

脏比同龄人明显增大，增强后无尿路梗阻的典型表现。此种表现在超声上与其他原因引起的肾盏扩张很难鉴别[146]。伴发尿潴留可导致感染和结石形成。

5. 肾盏憩室 是肾脏集合系统向外突出，在超声、CT 和 MRI 上的表现类似单纯性囊肿。其发病原因可能与先天性和获得性因素有关。然而，增强后典型的延迟排泌期图像（如 CT 或 MRI）表现显示这些类似囊肿病变内充满造影剂，因此证明其与肾盂肾盏系统是相沟通的（图 17–69）[147]。有时这些憩室内含有活动性结石或相关乳钙成分，并可伴发感染或破裂[148]。有症状的肾盏憩室可能需要经皮消融术或外科手术治疗（憩室切除术或输卵管漏斗切除术）。

6. 输尿管中段狭窄 由于狭窄或活瓣原因引起的先天性输尿管中段梗阻是导致儿童上尿路梗阻的罕见病因，理论上推测与输尿管再通失败、出生前血管累及输尿管或持续存在的输尿管折叠有关[149]。与肾盂输尿管连接处和远端输尿管梗阻不同，定位于中段输尿管的梗阻对于外科手术治疗（通常为输尿管–输尿管吻合术）至关重要[150]。有报道该病出生前即可被发现[150]。

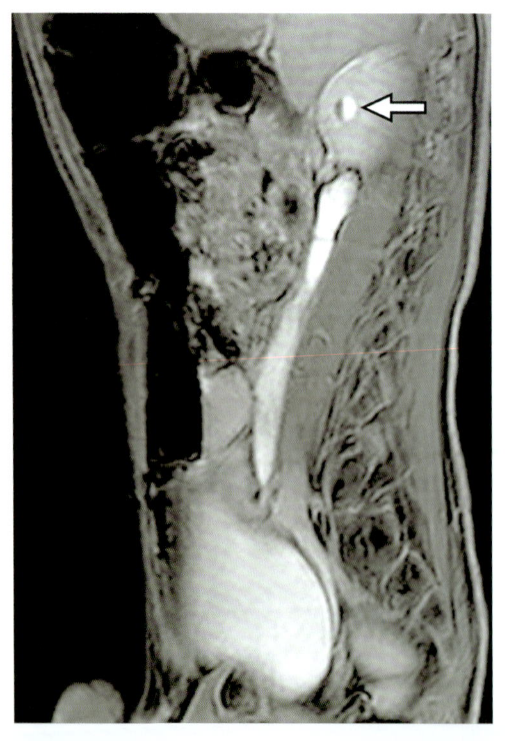

▲ 图 17–69 男，4 岁，偶然发现右侧肾盏憩室

MR 增强 T_1WI 矢状位脂肪抑制图排泌期示一囊性结构充满造影剂（箭），与右侧肾集合系统分离

各种影像学检查方式可用来诊断输尿管中段梗阻，包括 MRU、顺行或逆行性肾盂造影（图 17–70）[149, 151]。典型表现包括肾盂肾盏扩张和近端输尿管扩张，远端输尿管直径正常。还可观察到横向充盈缺损（活瓣）或输尿管突然呈“鸟嘴样”改变。MRU 和肾闪烁显影能提示梗阻的不同程度。而超声由于对中段输尿管显示不清，通常无法对该病进行明确诊断[150]。对侧多囊性肾发育不良常见（图 17–70）[149, 151]。

7. 下腔静脉后输尿管 也被称为环下腔静脉输尿管，是一种罕见的发育性异常，是由于下腔静脉胚胎发育异常所致，结果导致右侧输尿管部分走行于下腔静脉后中间部，向前通过下腔静脉和腹主动脉之间回到正常走行位置。这种异常多为偶发和无症状的，也可伴发近段上尿路梗阻[152]。

这种异常的输尿管走行可在增强 MR 或 CT 尿路造影排泌期影像上直接显示和观察[153, 154]。超声可显示同侧肾盂肾盏扩张及近段输尿管扩张，但腔静脉后的部分输尿管无法显示。在排泄性膀胱尿道造影上出现右侧输尿管中段异常时推测可能存在腔静脉后输尿管（图 17–71）。

当出现症状时需要手术将输尿管复位至下腔静脉前方[155]。

（二）感染性疾病

肾积脓是肾脏集合系统和输尿管化脓性病变。该病常发生于各种原因引起的尿路梗阻，单侧发生多见，常并发于败血症或肾脏损伤[156]。临床表现包括腹痛、发热和脓尿，但一些患儿也可无症状[157]。儿童存在各种致病条件，如膀胱出口梗阻（比如男孩后尿道瓣膜）、肾盂输尿管连接处梗阻、梗阻性先天性原发性巨输尿管和梗阻性输尿管囊肿。

超声通常能显示肾脏集合系统扩张。如果梗阻存在于肾盂输尿管连接处以远，可引起同侧输尿管扩张。强回声尿道残留物和尿道上皮增厚也比较常见（图 17–72）[158]。一些研究发现超声在该病的诊断准确性方面有限[156]。

治疗方法包括内科抗生素治疗和上尿路感染后的快速引流（如经皮肾造瘘术、输尿管囊肿切除术）[157]。

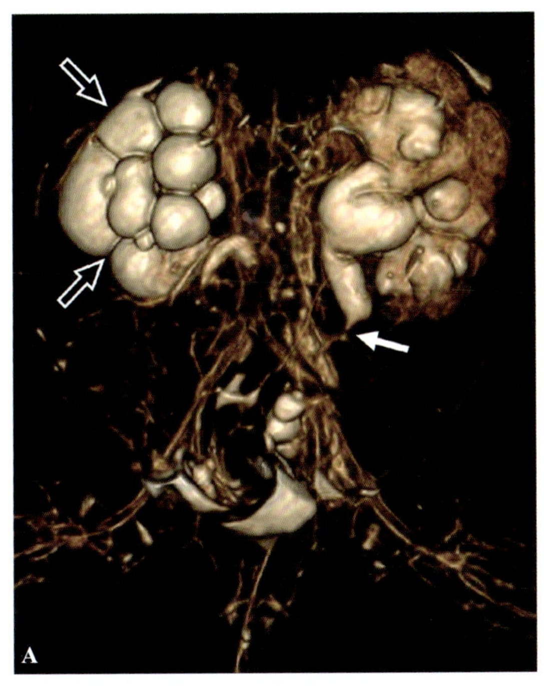

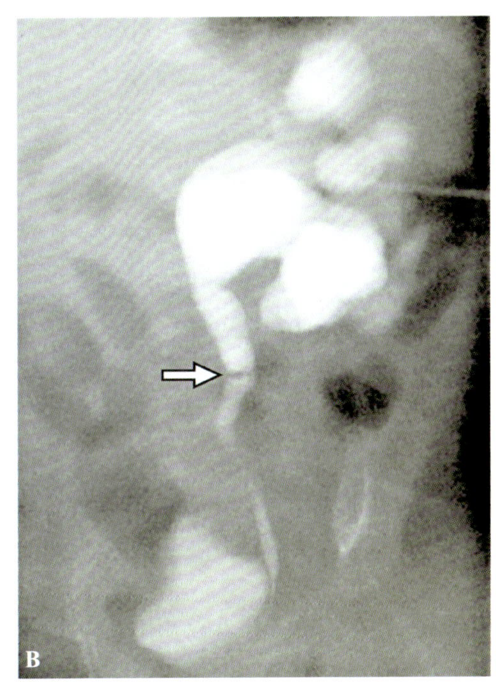

▲ 图 17-70 女，2 月龄，先天性输尿管中段狭窄

A. MR T_2WI 快速回波 3D-VR 图像示左侧肾盂肾盏及近端输尿管扩张；先天性狭窄导致左侧输尿管中段突然变窄（白箭）；右肾含有大量非交通性囊肿，右肾实质异常，符合多囊性肾发育不良表现（黑箭）；B. 经皮顺行性肾盂造影证实左侧输尿管中段异常狭窄伴近端输尿管积水性肾病，输尿管瓣膜见横向充盈缺损（箭）

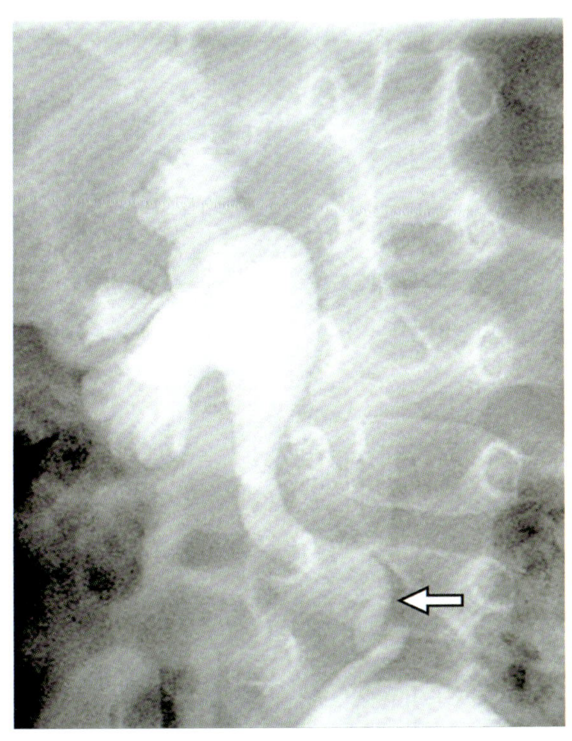

▲ 图 17-71 男，4 岁，尿路感染伴发热

排泄性膀胱尿道造影示高位膀胱输尿管反流；右侧输尿管中段（箭）向内侧偏斜伴腔静脉后走行

（三）肿瘤性疾病

除外肾脏，儿童上尿路肿瘤少见，大多数为良性。纤维上皮性息肉是一种含有纤维血管核心和衬有尿道上皮的良性肿瘤。病变好发于男孩，常见的临床表现包括肾盂输尿管连接处或输尿管梗阻和出血引起的腹痛[129]。超声上息肉表现为上尿路强回声的充盈缺损。当出现肾盂积水（或输尿管积水性肾病）时提示存在尿路梗阻。最新的研究推荐儿童在做超声前大量饮水有助于发现病变[129]。纤维上皮性息肉大小不等（从 1cm 以下到 5cm 以上），排泄性膀胱尿道造影和逆行性肾盂造影显示为上尿路移动性充盈缺损[159]。MRU 和 CTU 结果与上尿路充盈缺损的表现相似。输尿管镜切除术可用于该病治疗[160]。

上泌尿系上皮性肿瘤比纤维上皮性息肉更少见，其中包括乳头状瘤和乳头状癌[161, 162]。临床表现包括尿路梗阻和出血引起的疼痛。超声可显示尿路梗阻引起的肾积水。各种影像学（包括超声、MRU、CTU 和逆行性肾盂造影）典型表现为上尿路的充盈缺损。良性的泌尿系上皮肿瘤仅需要输尿

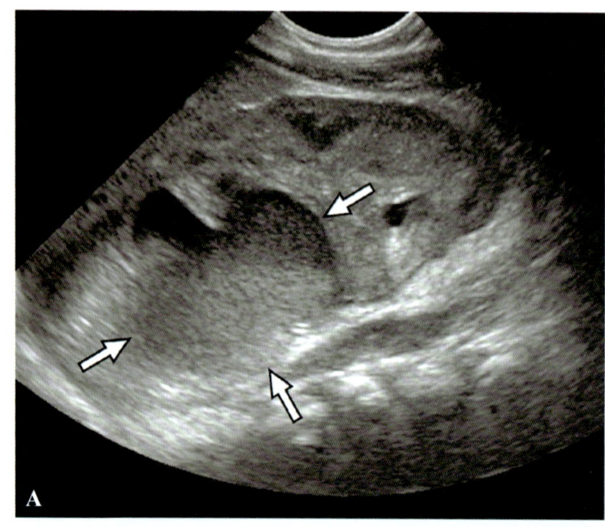

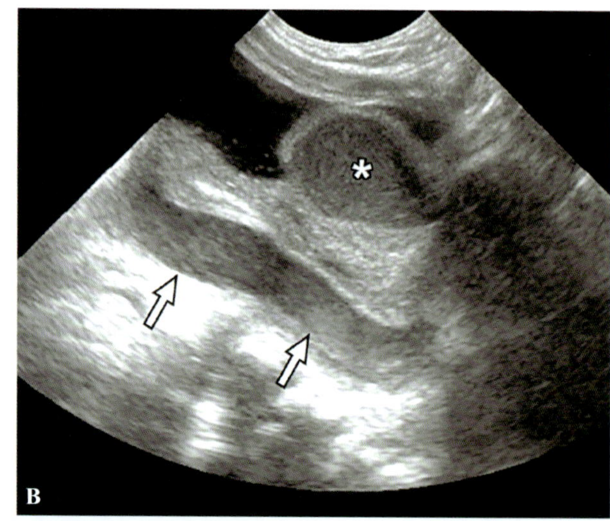

▲ 图 17-72 女，3 月龄，肾脓肿引起的发热和脓尿

A. 灰阶超声纵轴图像示液性回波（箭）充满右侧重复肾上半部集合系统；B. 经膀胱层面灰阶超声纵轴图像示输尿管囊肿（星号）内类似液体样表现和右侧远端输尿管（箭）梗阻、扩张

管镜下切除，而恶性病变则需要更加积极的外科手术治疗和（或）化学治疗。

（四）膀胱输尿管反流（包括反流性肾病）

膀胱输尿管反流指尿液从膀胱逆行进入上尿路。该病女孩多见，被认为是远端输尿管部分黏膜下层缺乏足够长度穿过膀胱壁所致。然而，膀胱输尿管反流也常见于特殊的具有先天性疾病的儿童，如后尿道瓣膜，梨状腹综合征和上尿路重复畸形。多数患儿无临床症状（特别是轻度的膀胱输尿管反流）及相应并发症，但有一部分患儿（特别是尿路感染引起的重度膀胱输尿管反流）可能会出现反流引起的症状，可并发肾盂肾炎（尿路感染性发热）和所谓的获得性反流性肾病（由于肾实质瘢痕导致的严重的慢性肾损伤）。先天性反流性肾病出生前在宫内即有膀胱输尿管反流引起的肾积水，该病常见于男孩，并可伴有肾脏发育不全 / 不良，肾功能明显降低（图 17-73）。目前尚不明确出生前膀胱输尿管反流和感染（任何病原体）的程度对患儿肾损伤的额外影响，并且这些患儿具有进展到终末期肾病的倾向 [18, 163]。

许多膀胱输尿管反流的患儿肾脏超声表现正常。还可观察到持续或间断的输尿管扩张（伴或不伴肾盂肾盏扩张）[164]。肾实质超声图像对于肾盂肾炎的诊断证据不足，但更多的可观察到肾实质瘢痕区（由于肾盏的融合常位于肾脏一极）和尿道上皮增厚 [165]。然而，对于 2 岁以下膀胱输尿管反流患儿，超声的敏感性和阴性预测值较差 [166]。排泄性膀胱尿道造影和核素膀胱显影常用来观察膀胱输尿管反流，无辐射的检查方式静脉注射造影剂超声增强检查的应用在不断增加 [3]。

通过排泄性膀胱尿道造影对预后的提示及造影剂反流到上尿道的程度可对膀胱输尿管反流进行分级（1～5 级）（图 17-74 至图 17-78）[167]。影像技术也可评估尿路和膀胱的解剖结构，以及由于肾内反流来评价肾实质的密度。核素膀胱显影常与排泄性膀胱尿道造影结果相互关联，减少患儿的电离辐射，但它缺乏解剖细节的显示及准确的分级 [168, 169]。一些人推荐使用核素膀胱显影对已知膀胱输尿管反流结果进行随诊观察或没有必要观察输尿管的患者。最近，一些学者和研究组推荐使用二巯基丁二酸（DMSA）肾脏闪烁显影初步评估发热性尿路感染和可疑膀胱输尿管反流来显示肾盂肾炎和（或）肾实质瘢痕范围（所谓针对膀胱输尿管反流自上而下研究方法）[170]。如果上述范围无受累，那么就不需要行排泄性膀胱尿道造影或核素膀胱显影，但一些学者警告该方法对于鉴别儿童高级别的膀胱输尿管反流敏感性有一定限度 [171]。与 MRI 不同，二巯基丁二酸（DMSA）肾脏闪烁

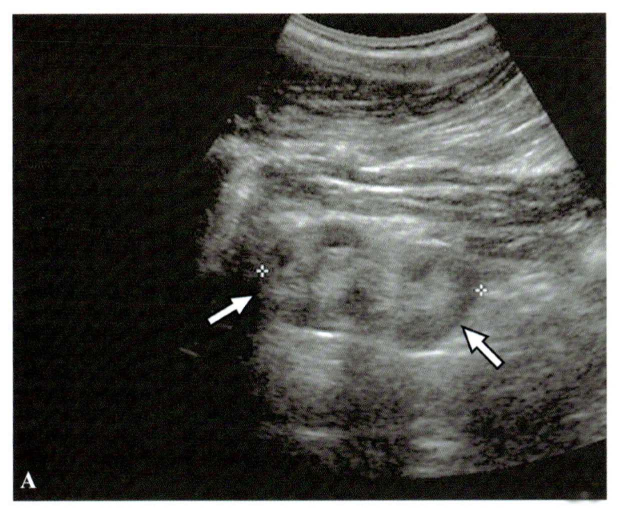

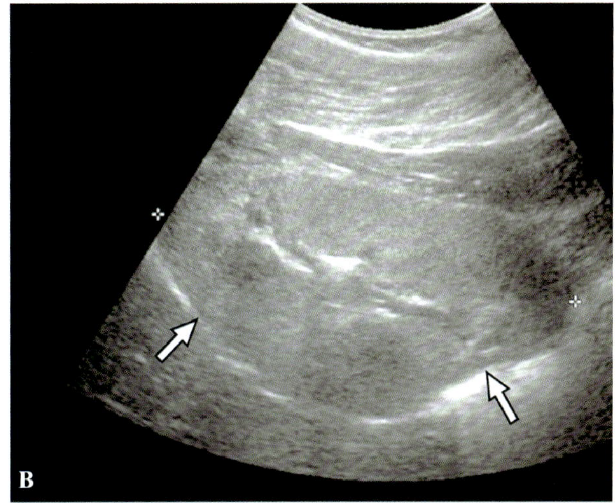

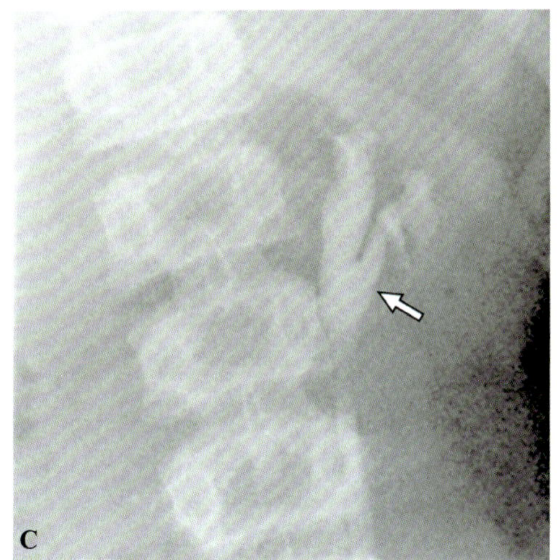

▲ 图 17-73 男，13 岁，左侧反流性肾病

A. 灰阶超声纵轴图像示左肾形态小（箭头）；B. 右肾由于代偿性肥大导致实质增厚（箭）；C. 排泄性膀胱尿道造影示由于膀胱输尿管反流（箭）造影剂充满左侧输尿管和肾脏集合系统；肾闪烁显影（未显示）证实肾分离功能低于 10%

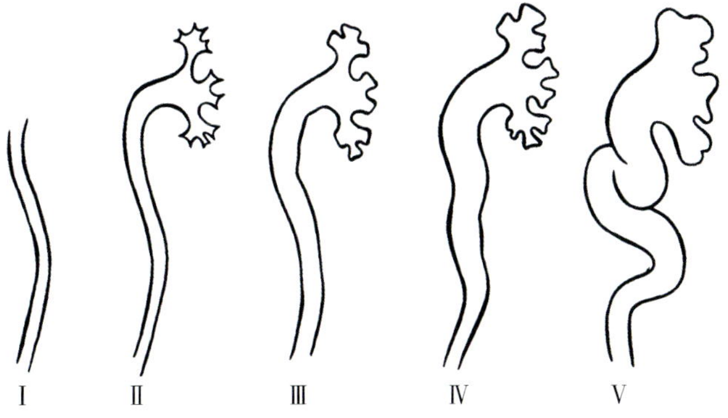

▲ 图 17-74 膀胱输尿管反流分级示意

显影在区分肾实质急性感染和瘢痕方面比较困难（图 17-79）。

许多低级的膀胱输尿管反流患儿可自行好转（特别是低位的膀胱输尿管反流）。某些患儿需要预防性使用抗生素治疗以降低尿路感染，并可能对肾脏瘢痕有预防作用。如果非手术治疗无效，就需要行输尿管再植术或通过内镜在输尿管口附近注射聚糖酐 / 透明质酸共聚物。

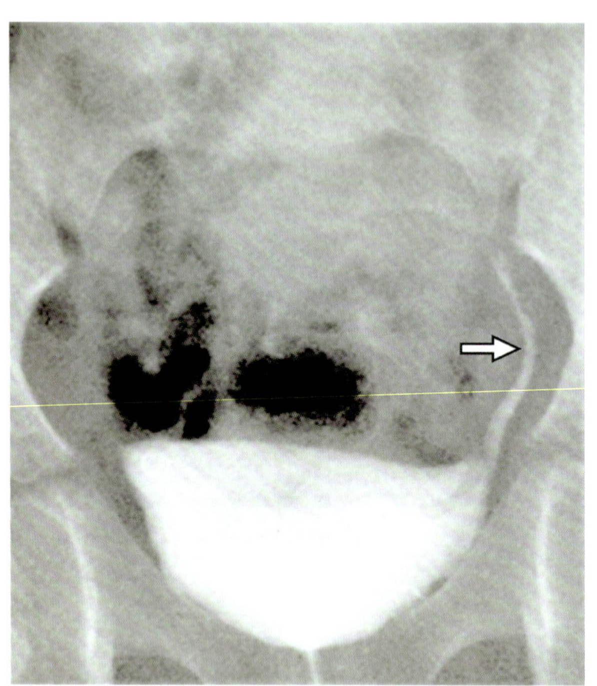

▲ 图 17-75 **男，6 岁，左侧 1 级膀胱输尿管反流**

排泄性膀胱尿道造影充盈期示左侧输尿管远端造影剂反流（箭）

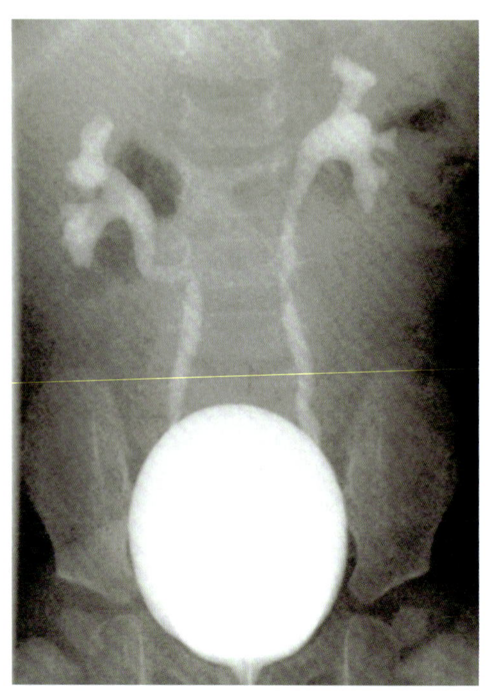

▲ 图 17-76 **女，11 月龄，发热性尿路感染，双侧 3 级膀胱输尿管反流**

排泄性膀胱尿道造影示双侧 3 级膀胱输尿管反流；输尿管轻度扩张扭曲，肾脏集合系统也明显轻度扩张

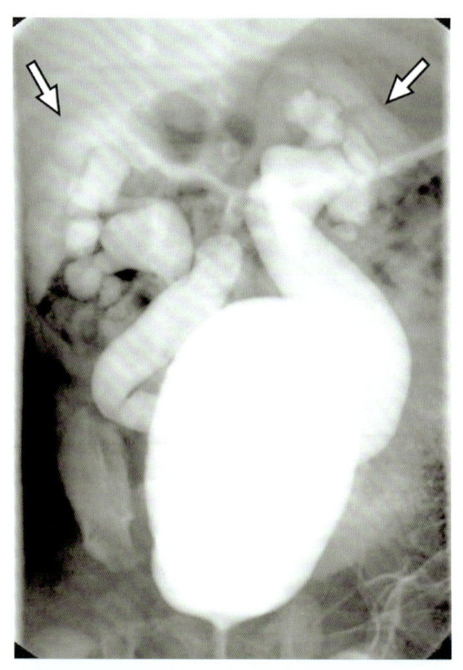

▲ 图 17-77 **男，4 岁，发热性尿路感染，双侧 5 级膀胱输尿管反流**

排泄性膀胱尿道造影示高级别的造影剂反流入扩张的上尿路；由于造影剂反流入肾内导致肾实质显影

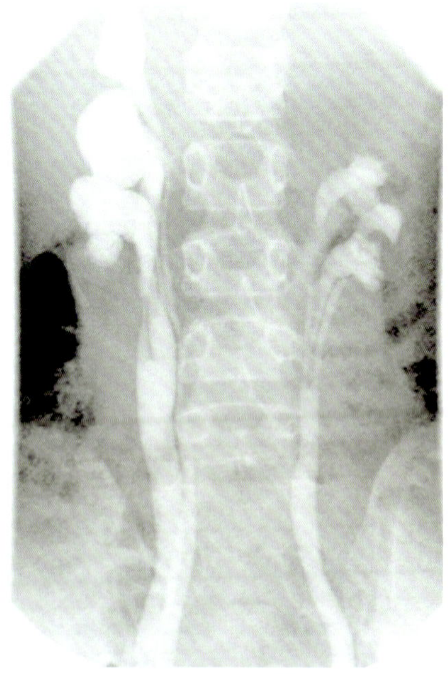

▲ 图 17-78 **男，9 岁，多重尿路感染伴双侧膀胱输尿管反流**

排泄性膀胱尿道造影示造影剂反流入近端输尿管和肾脏集合系统，右侧四个，左侧三个；右侧远端可见双输尿管，左侧远端为单一输尿管，MRI 显示另外一支输尿管起自左肾上极，未见反流（未展示）

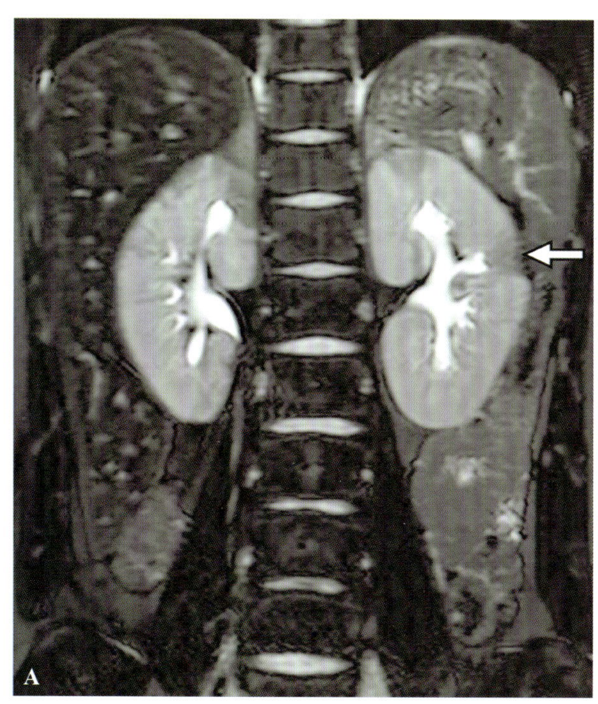

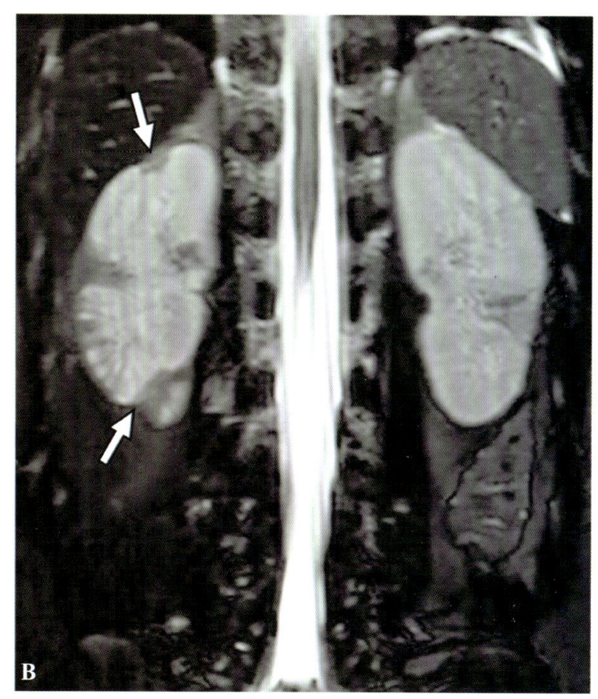

▲ 图 17-79 女，8 岁，反复性肾盂肾炎

A 和 B. MR 冠状位 T_2WI 脂肪抑制图像示双肾多发楔形异常信号区；异常信号伴随肾实质容积减少，符合瘢痕形成（箭）

（五）尿路结石症

泌尿系结石指形成于肾脏集合系统的固体、蛋白质和（或）结晶性凝结物，肾脏或尿道其他部位少见。结石内可含有各种化学成分，如钙质、尿酸、半胱氨酸或鸟粪石。多数尿路结石无症状，其他可出现血尿或梗阻症状[4]。儿童尿路结石症发生率不断增加，许多医学因素也可造成儿童尿石症，如各种代谢异常（如胱氨酸尿症）、尿路感染、引起尿潴留的某些尿路异常（如肾小管扩张症、肾盂输尿管连接部梗阻、先天性巨肾盏、先天性原发性巨输尿管）和性早熟[172-174]。影像学可以显示较大、高密度结石，小的和（或）稍低密度结石（如尿管结石）可能漏诊（图 17-80）[174]。一项大样本研究，X 线片诊断尿路结石的敏感性仅为 45%～59%[175]。在儿童为了避免电离辐射，超声较 X 线片具有更高的敏感性和特异性，通常能发现 X 线片不易检测到的结石。超声灰阶图典型表现为尿道内异常局灶性回声伴后方声影。肾盂肾盏扩张和（或）输尿管扩张可存在于各种原因引起的尿路梗阻。超声多普勒影像可表现为“闪烁”伪像（当调整脉冲重复频率

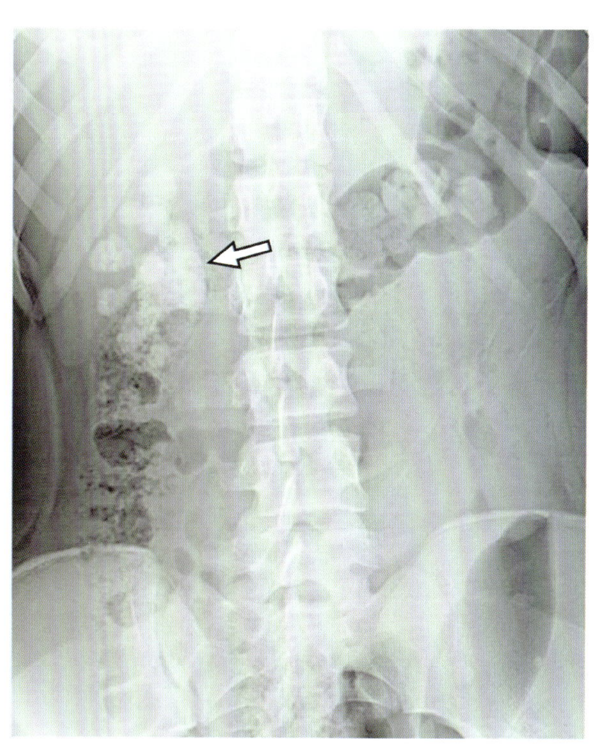

▲ 图 17-80 女，15 岁，胱氨酸尿症

正位腹部 X 线片示一巨大、分枝状鹿角样结石（箭）充满右侧肾脏集合系统

至最高级时，在结石的表面由于强回声反射引起的后方的声影区内出现了彩色相嵌快速闪烁变化的彩色伪像）（图 17–81）[1]。低剂量 CT 平扫被认为是发现输尿管结石准确率最高的检查方式[4]，特别是使用薄层（< 5mm）重组和多平面重组。CT 在鉴别 X 线片或超声未发现的有症状输尿管结石方面具有特别的优势。MRI 能发现较大的泌尿系结石，特别是存在梗阻情况（图 17–82）。一系列治疗方式包括保守观察及对疼痛的管理，内镜治疗，体外冲击波碎石或经皮结石切除术[176]。

六、尿道膀胱系列疾病

（一）先天性和发育性异常

1. 巨膀胱 – 小结肠 – 肠蠕动迟缓综合征　也被称为 Berdon 综合征，巨膀胱 – 小结肠 – 肠蠕动迟缓综合征（MMIH）是一种非常罕见的、可能为先天性常染色体隐性遗传性疾病，通常好发于女孩[177–179]。纵观历史文献，该病常伴发有胃肠道和泌尿生殖道肌肉缺失，预后较差，典型者预期寿命较短[180]。

产前影像可提示该病诊断，部分依据为膀胱扩大（巨膀胱）[181]。生后超声和排泄性膀胱尿道造影也可提示巨膀胱；输尿管积水性肾病和膀胱输尿管反流常见（图 17–83）[180]。造影剂灌肠能证实小结肠的诊断（图 17–83）。这些患者通常存在肠旋转不良、盲肠异位。由于肠蠕动迟缓和功能性肠梗阻，腹部 X 线片通常显示小肠肠管扩张。上消化道钡餐可证实肠旋转不良及小肠通过时间异常延长。

治疗通常是支持疗法，包括肠内或肠外营养补充。也有报道肠道或多脏器移植治疗[180]。

2. 梨状腹综合征　梨状腹综合征（也被称为 Eagle–Barrett 综合征或三联体综合征）是一种少见的先天性畸形，包括双侧隐睾、腹壁肌肉的缺乏和各种泌尿系畸形。该病几乎都发生于男孩，严重程度不同，可合并有其他畸形（如心血管系统、胃肠道系统或肌肉骨骼），一些学者猜测该病与巨膀胱 – 小结肠 – 肠蠕动迟缓综合征（MMIH）相关[182, 183]，确切病因不明。

影像学表现为腹部隆起，由于肌肉的缺损（完全性或部分性）导致腹壁褶皱（图 17–84）。可应用超声和排泄性膀胱尿道造影来评估肾脏和尿道。超声表现常包括输尿管积水性肾病和巨膀胱；一些患儿表现为肾脏发育不良，会影响整体预后。排泄性

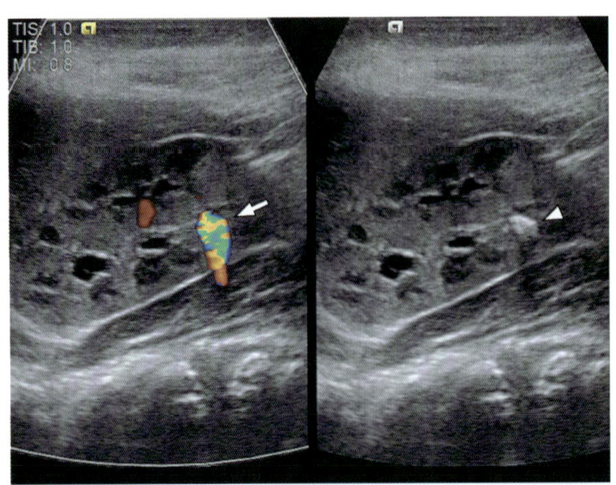

▲ 图 17–81　女，2 月龄，生前发现肾积水，偶然发现右肾集合系统结石

彩色多普勒纵轴和灰阶图像显示肾盏下极强回声结石声影（箭头）伴“闪烁”征（箭）

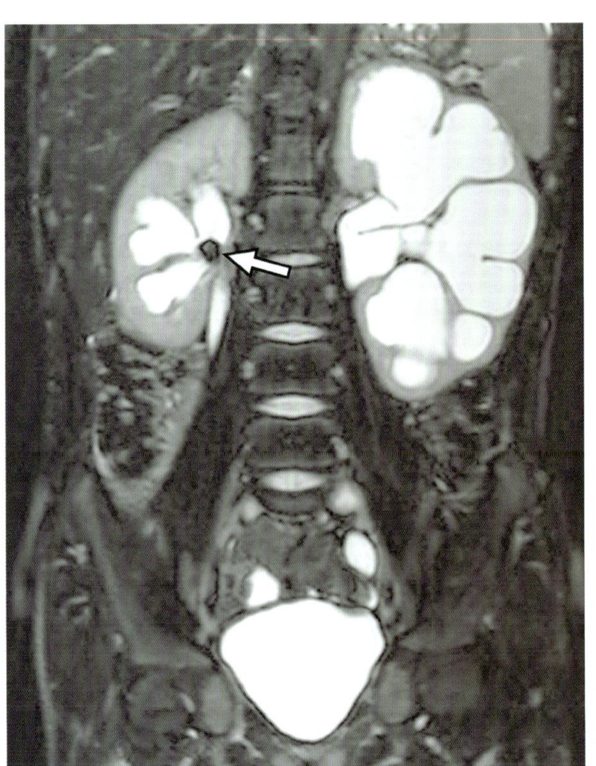

▲ 图 17–82　患儿，7 岁，肉眼血尿和双侧肾积水

MR 冠状位 3D–T_2WI 脂肪抑制图像示右肾盂内见一约 1cm 低信号结构，符合结石表现（箭）；双侧肾脏集合系统扩张，左侧为著

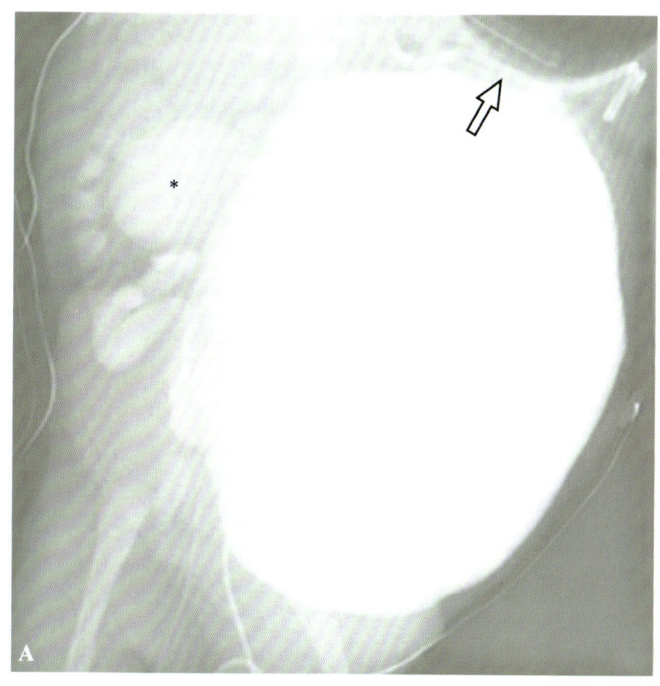

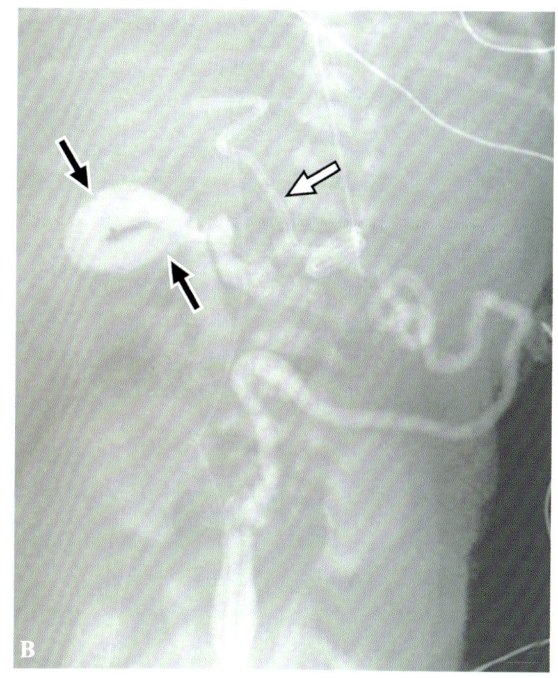

▲ 图 17-83 新生儿，巨膀胱 - 小结肠 - 肠蠕动迟缓综合征

A. 排尿性膀胱尿道造影示膀胱明显增大。造影剂高位反流入右侧上尿道（星号）；存在腹腔羊膜腔分流（箭）；B. 造影剂灌肠示小结肠，由于肠管异常旋转致盲肠靠近中线；再次发现腹腔羊膜腔分流（白箭）；之前上消化道造影致右侧腹造影剂仍可见（黑箭）

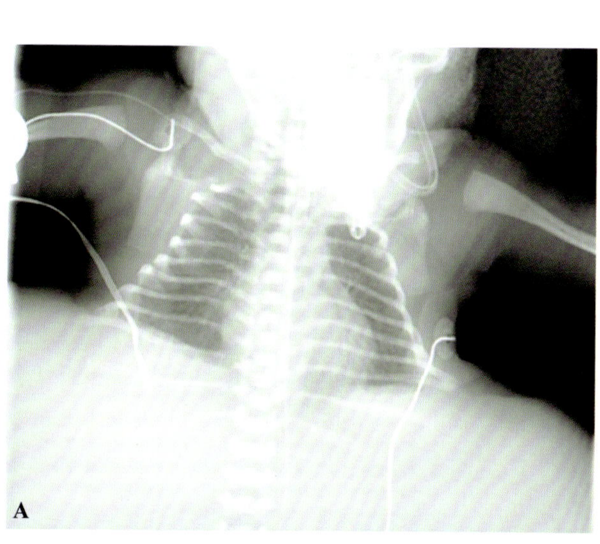

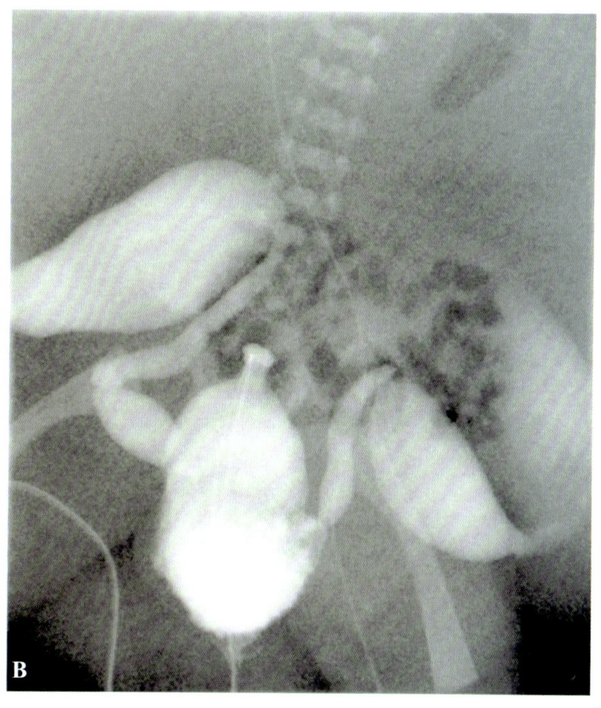

▲ 图 17-84 新生儿，双侧隐睾伴梨状腹综合征

A. 正位腹部 X 线片示所见前腹壁明显松弛；B. 排泄性膀胱尿道造影示高级别膀胱输尿管反流，输尿管明显迂曲扩张

膀胱尿道造影可以观察各种畸形，包括双侧高级膀胱输尿管反流、巨膀胱、膀胱憩室（包括脐尿管憩室）、前列腺小囊扩大、巨尿道和非梗阻性后尿道扩张（图 17–84）。后尿道瓣膜伴发梨状腹综合征或类似表现比较罕见[182, 184]。

治疗方法一般为外科手术，并针对特殊儿童需个性化治疗，通常包括联合腹壁重建（腹壁成形术）、睾丸固定术、尿道的外科治疗（如膀胱造瘘术，输尿管造瘘术，输尿管再植术）和肾脏移植[185]。

3. 膀胱外翻　膀胱外翻是一种常见于男孩、罕见的先天性畸形，常发生于患儿胚胎时期下腹壁闭合障碍，结果导致膀胱黏膜层通过正中前腹壁明显脱出。常伴发男孩尿道上裂和女孩阴蒂分裂。文献报道出生前即可发现[186]。

骨盆 X 线片可显示各种骨质异常，包括耻骨联合增宽（图 17–85）[187]。还可发现脐下类肿物样软组织影。超声检查常用来评估肾脏改变。尽管最新研究显示仅有 2.8% 患儿伴肾脏畸形，修补术后可发生肾积水和肾实质瘢痕[188, 189]。膀胱外翻患儿膀胱输尿管反流发生率增加，与输尿管膀胱连接部解剖学改变和膀胱内压力升高有关，可应用排泄性膀胱尿道造影进行评估[190]。

治疗方法包括多期手术治疗行膀胱、膀胱颈、前腹壁、生殖器和骨盆重建[191]。在一些病例中当重建的膀胱很小、无顺应性时需行膀胱扩大成形术。

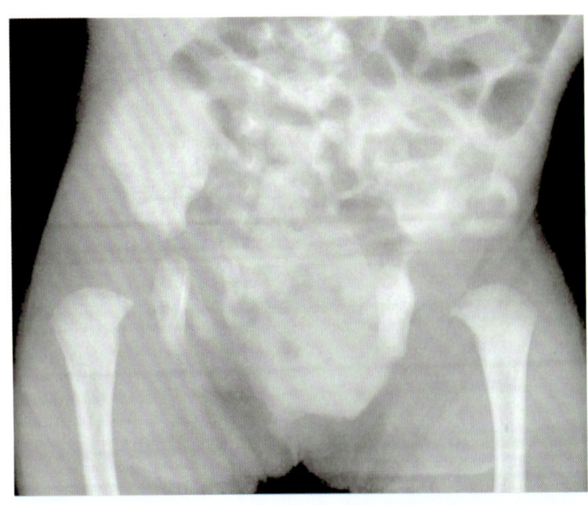

▲ 图 17–85　女，3 岁，膀胱外翻
盆腔正位 X 线片示耻骨联合明显增宽；投影在盆腔上的卵圆形实性肿物与前腹壁缺损和膀胱突出有关

4. 泄殖腔异常

(1) 泄殖腔畸形：是一种发生于女孩非常罕见的先天性异常，消化道、生殖道和尿道汇聚于同一共同管腔并开口于会阴区[192]。共存畸形可累及子宫和阴道（如 Müllerian 管异常）、肾脏（如肾缺如或多囊性肾发育不良）、输尿管（如异位）、脊髓（如拴系、截断）和骨骼（如耻骨联合分离，部分性骶骨缺如，椎管闭合不全）[192]。术前影像学检查在显示共同腔长度，显示汇入的准确部位以及直肠瘘的长度，明确其他伴发畸形和评估修复后预后等方面具有重要作用[193]。一些病例产前 MRI 检查如发现肠管内液体信号影和膀胱内胎粪可提示该病诊断[194]。

出生后不久行超声检查评估肾脏和脊髓。在一些病例中，盆腔和（或）经会阴超声检查有助于观察盆腔解剖。传统意义上，体检、内镜检查和透视下共同管腔内灌注碘造影剂观察（生殖器或泄殖腔标记）能进一步明确异常情况。最近报道，3D–X 线透视和 MRI 技术用于显示经加压注射造影剂显影黏液性瘘管（许多泄殖腔畸形患者生后即行完全结肠造瘘术）（图 17–86）[193, 195]。高分辨率 MR 影像，3T 场强最佳，能在一次检查中可同时评估泄殖腔畸形及肾脏、输尿管、子宫和阴道、腰骶部脊柱和脊髓。结肠造瘘术后，最终的手术修补术需推迟到婴幼儿晚期，应用后矢状位入路[196]。

(2) 泄殖腔外翻：是一种既可发生于男孩也可发生于女孩的罕见先天性畸形，它是由于前腹壁异常融合导致脐膨出和膀胱外翻[197]。一些学者认为该异常是由于在胚胎第 8 周之前下腹壁外侧中胚层褶皱向外迁移过程异常伴泄殖腔黏膜破裂[197, 198]。典型表现为膀胱分成两部分，中间为盲肠和脱出的回肠（被称为“象鼻”畸形）（图 17–87）[197]。泄殖腔外翻是 OEIS 综合征的一部分 [脐膨出、膀胱外翻、肛门闭锁和脊柱畸形（如神经管闭合不全，脊柱分节异常）] 并可伴隐睾症、肠旋转不良、肾脏异常、Müllerian 管异常，男孩可出现双阴茎、女孩可出现阴蒂分裂、进行性髋关节发育不良和马蹄内翻足[199]。

MRI 可用于产前诊断，包括膀胱不显示，腹盆凸出，以及直肠和结肠内胎粪影消失[200]。生后腹盆腔 X 线片可显示耻骨联合增宽，椎管闭合不全和（或）椎体分节异常（图 17–88）。脐膨出常表

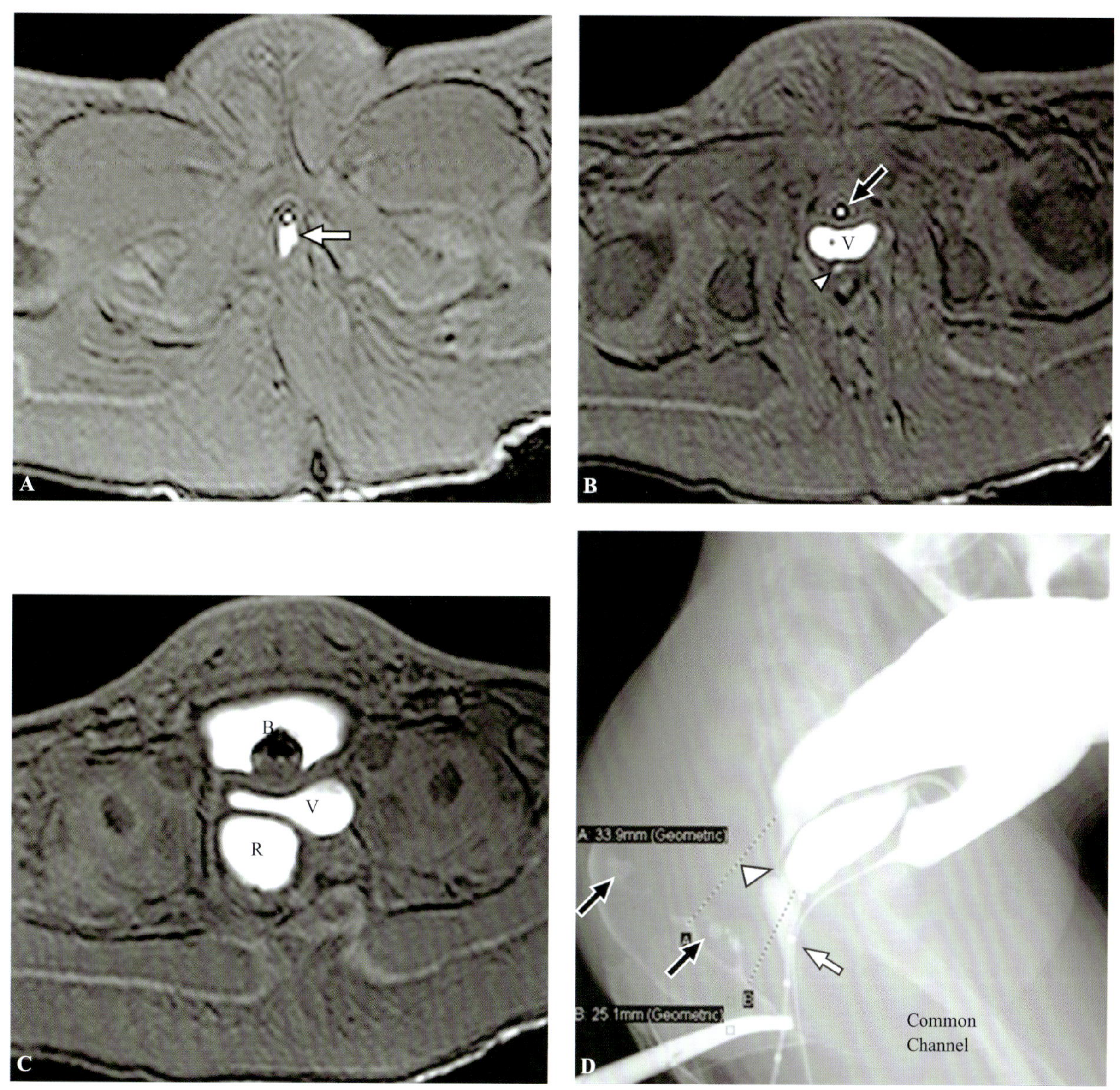

▲ 图 17-86 女，7 月龄，会阴区仅一个开口同时排泄尿液和粪便

3 天时行结肠造瘘术；A-C. 腔内灌注稀释后含钆造影剂，MR 轴位 T_1WI 图像符合泄殖腔畸形表现；共同腔内充满造影剂（白箭），尿道（含导尿管）（黑箭）、直肠瘘（白箭头）、膀胱（B）、阴道（V）和直肠（R）；D. 透视图像清楚显示直肠瘘（箭头）；共同管腔（白箭）大约长 25mm；BB 标记为会阴区皮肤和窦口（黑箭）；止血钳标记为泄殖孔

现为突出于腹部的软组织包块。生后不久常先行超声检查来评估肾脏和脊髓。小时候当母体激素影响仍存在或初次月经后，超声或 MRI 能发现伴发的 Müllerian 管畸形（图 17-88）。

治疗方法为手术治疗，涉及腹壁的闭合、膀胱的再造和个体化的相关异常处理。

5. 脐尿管异常　胚胎时期，脐尿管连接膀胱和尿囊。它从膀胱顶延伸至脐部 Retzius 间隙，典型者生后早期即闭合形成细的纤维索条（脐正中韧带），有时轴位 CT 图像上沿着前腹壁背侧面，正好在腹膜的表面可见[182]。残存脐尿管结构内衬移行或化生的扁平上皮组织，可引起各种脐尿管异常。许多脐尿管异常多偶然发现，有的是有症状的，如脐部感染或脐尿管分泌物（尿液或化脓性物质）。

影像学脐尿管异常分为 5 型（图 17-89）。最常见类型超声表现为膀胱顶附近壁增厚，呈局灶性椭

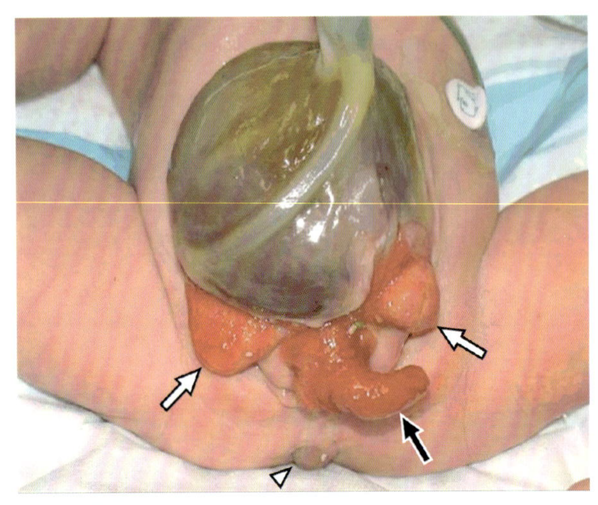

▲ 图 17-87　女，新生儿，泄殖腔外翻

图片显示巨大脐膨出；可见膀胱分离呈两半（白箭）中间伴脱出的回肠（黑箭）；肛门闭锁（箭头）（图片由 Peter Ehrlich, MD，Section of Pediatric Surgery，C.S. Mott Children's Hospital, University of Michigan Health System, Ann Arbor, MI 提供）

圆形低回声区（图 17-90）[201]。此型残存脐尿管通常无症状，被许多人认为是正常变异。脐尿管未闭常于新生儿期发现，出现尿液从脐部排出[202]。排泄性膀胱尿道造影侧位像显示造影剂从膀胱顶延伸到脐部，常溢出到前腹壁皮肤表面[202]。超声显示于膀胱顶到脐部见充满液体管腔影（图 17-91）。脐尿管憩室大小不等，凸出于膀胱顶囊状物，排泄性膀胱尿道造影示内部充满造影剂（图 17-92）。此型脐尿管异常在侧位或斜位图像显示最佳，并常伴发后尿道瓣膜和梨状腹综合征[202]。脐尿窦呈一盲端窦道，开口于脐部[182]。此结构在排泄性膀胱尿道造影上无造影剂填充，可通过脐部开口注射含碘造影剂进一步评估。脐尿管囊肿可发生于膀胱顶至脐部前腹壁后方的任何位置。囊肿与脐部或膀胱均无沟通，通过超声、CT 或 MRI 可进行识别（图 17-93）。脐尿管囊肿常表现为单纯囊肿，但囊肿内有残屑或

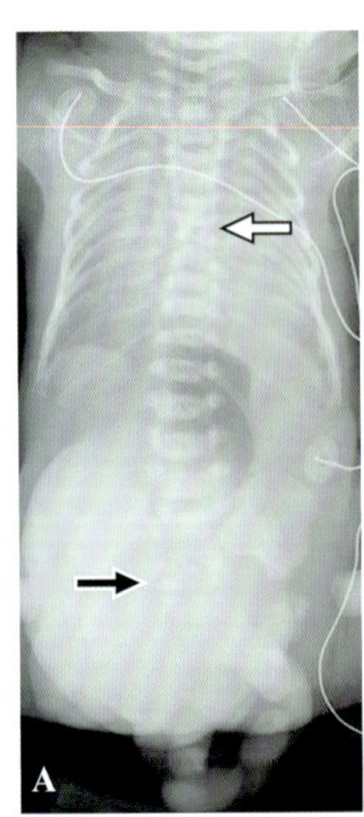

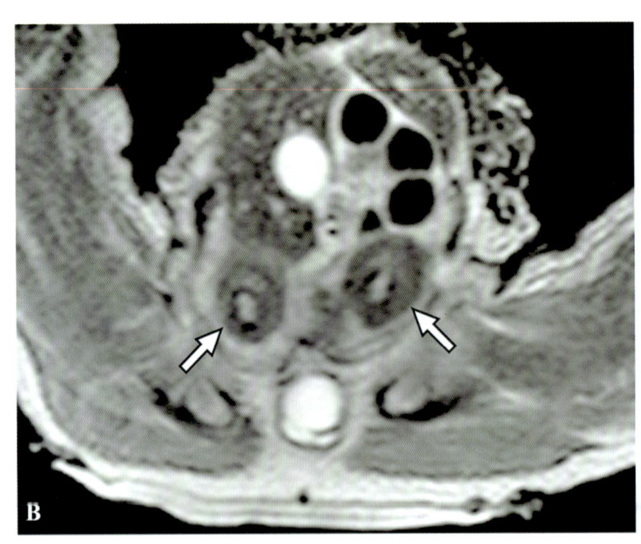

◀ 图 17-88　女，1 日龄，泄殖腔外翻

A. 正位胸部、腹盆部 X 线片示耻骨联合增宽；骨盆上方突起的巨大实性肿块代表巨大脐膨出和膀胱外翻，中胸段和骶骨脊柱分节畸形；B. MR 轴位 T_2WI 像示巨大脐膨出，内含肝脏和肠管；见两个完全分离子宫角（箭），符合双子宫

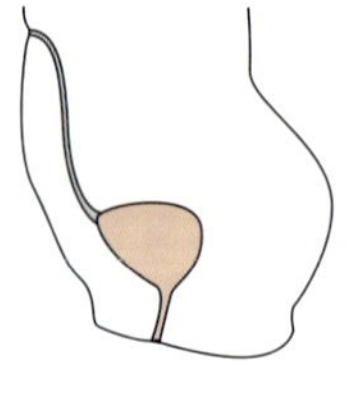
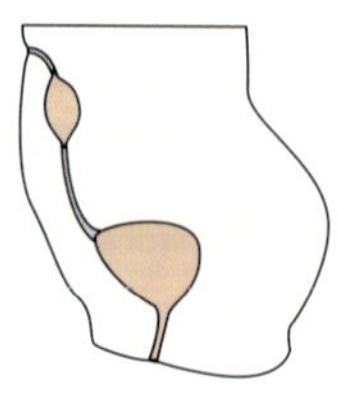
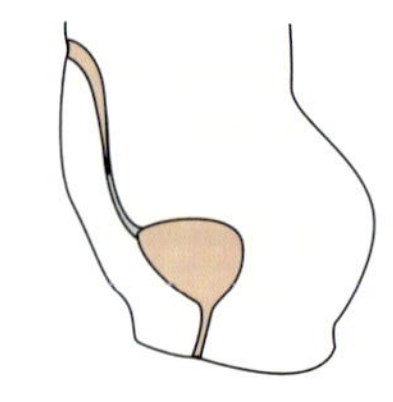
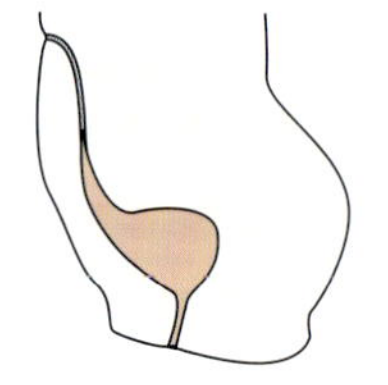

▲ 图 17-89　脐尿管异常分型

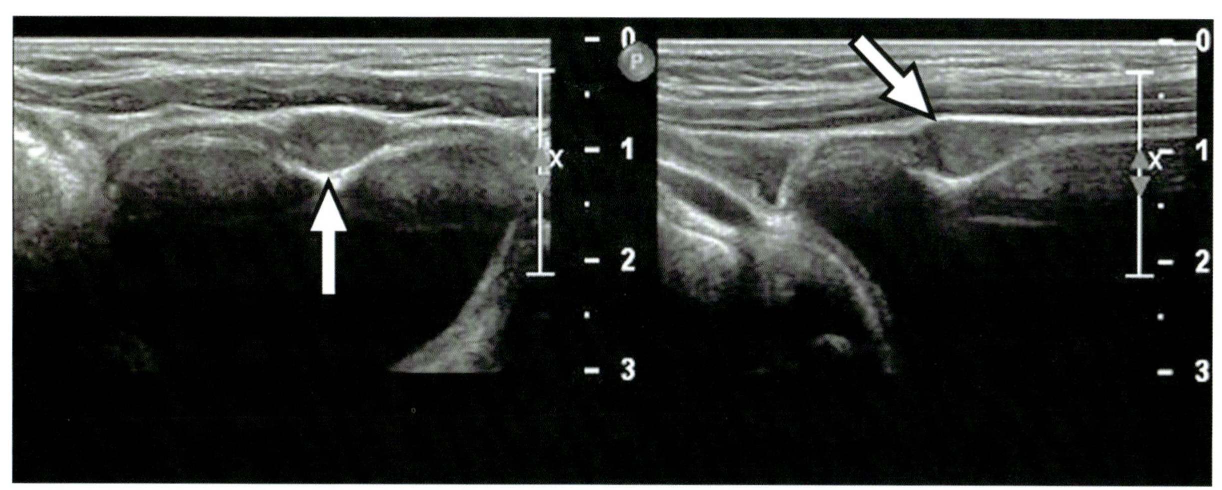

▲ 图 17-90　男，3 岁，偶然发现残存脐尿管

线性、高频探头横向和纵向超声灰阶图像示靠近膀胱顶见一椭圆形、低回声实性结构（箭）

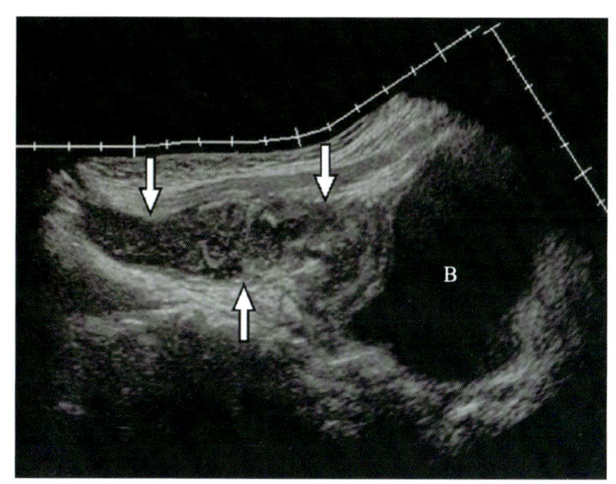

▲ 图 17-91　男，8 岁，脐尿管未闭合并感染

超声纵向灰阶图像示自膀胱顶（B）延伸至脐部 Retzius 间隙见一扩张的、充满残留物的管状结构（箭）

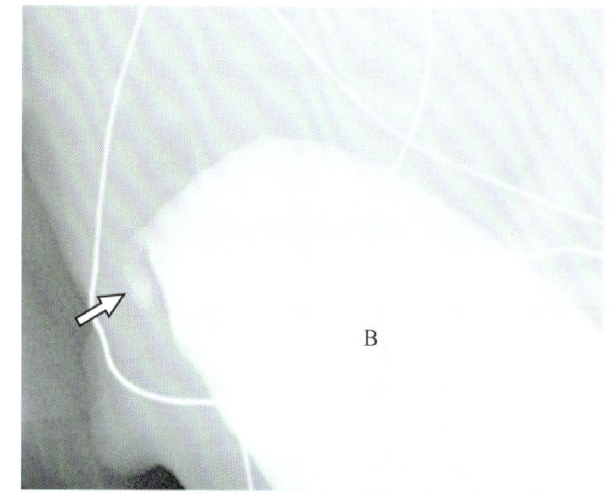

▲ 图 17-92　男，7 日龄，脐尿管憩室

排泄性膀胱尿道造影侧位像示充满造影剂的外凸结构（箭）起自膀胱（B）顶

因感染或出血致囊壁增厚也可表现复杂[202]。

有症状的脐尿管异常需要手术切除，但在儿童无症状的脐尿管异常处理方式尚存在争议，一些学者建议手术切除以防成年后出现症状[203]。残存脐尿管组织可导致腺癌，但儿童十分罕见[203]。

（二）感染性或炎性疾病

诊断儿童非复杂性感染性膀胱炎通常不需要影像学检查，但仍依赖于临床症状和体征，以及尿液实验室检查综合分析。临床表现包括非特异性骨盆疼痛、排尿困难、尿急、尿频和血尿。有时，因另外征象进行影像学检查时，意外发现了膀胱炎。

超声常表现为膀胱壁增厚（常沿膀胱壁一周，也可出现偏心或分叶状），内部有沉积物（附壁或漂浮）（图 17-94）。彩色多普勒检查可显示膀胱壁充血。出血性膀胱炎少见，与特殊用药有关，包括环磷酰胺[204]。膀胱腔内血块类似肿块，但在多普勒超声上内部缺乏血供（图 17-95）。BK 病毒相关性出血性膀胱炎也可发生于骨髓移植受体患儿，有时膀胱壁呈结节样增厚[205]。

（三）肿瘤性疾病

儿童期膀胱肿瘤少见。盆腔横纹肌肉瘤常起自或累及膀胱，最常见的为胚胎型，较其他部位横纹肌肉瘤预后更好[206, 207]。常见临床表现包括血尿、尿路感染、膀胱出口梗阻。排泄性膀胱尿道造影横纹肌肉瘤显示为膀胱内不规则或分叶状充盈缺损[208]。

超声上病变表现为实性或囊性为主，彩色多普勒可见内部血流信号（需排除血肿原因）。CT 和 MRI 显示为起自膀胱的实性、强化肿物或膀胱腔内大量环形强化的类肿物样结构（图 17–96）。在一些病例中，还可观察到膀胱腔内多发息肉样肿物，类似一串葡萄。

儿童起自泌尿系上皮的肿瘤也比较罕见。病变好发于男孩，多单发，典型临床表现为肉眼血尿。组织学上儿童膀胱的泌尿系上皮肿瘤从良性乳头状瘤到低度潜在恶性上皮肿瘤（最常见的儿童泌尿系上皮来源病变）及膀胱上皮癌。发病平均年龄 13 岁。通常超声足以评估病变，表现为起自膀胱黏膜

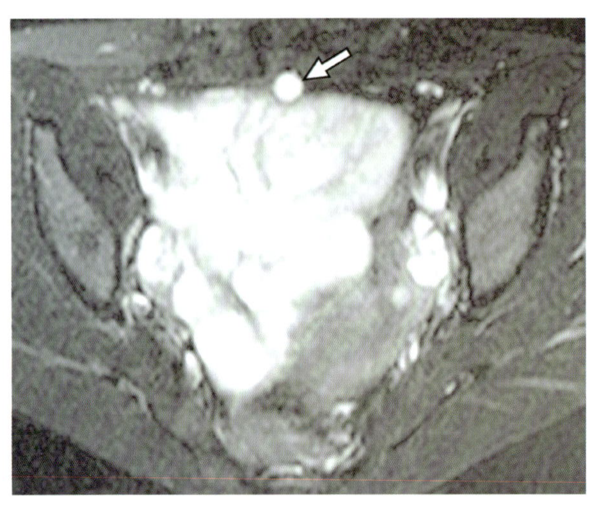

▲ 图 17–93 女，13 岁，无临床症状，偶然发现脐尿管囊肿

MR 轴位 T_2WI 脂肪抑制图像示膀胱前间隙内（Retzius 间隙），高信号单纯囊肿（箭），正好在膀胱顶上方

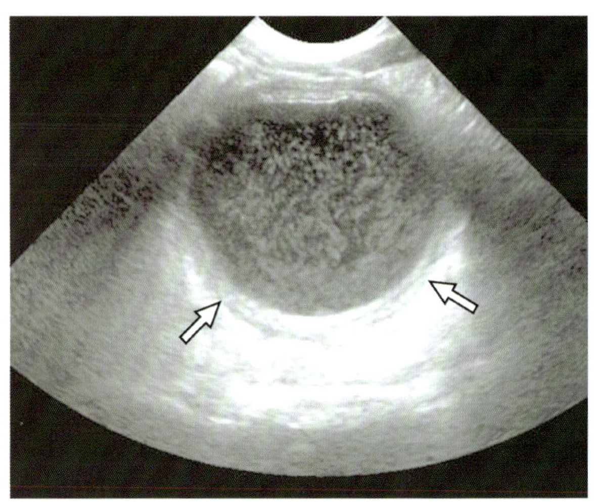

▲ 图 17–94 男，19 月龄，尿路感染

横断面灰阶超声图像示膀胱内大量残留物；膀胱壁增厚（箭）；影像表现符合感染性膀胱炎的临床诊断

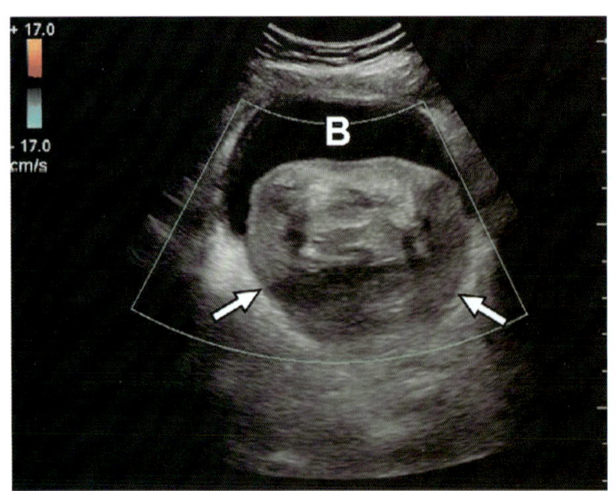

▲ 图 17–95 男，10 岁，淋巴瘤环磷酰胺治疗患者

横断面彩色多普勒图示膀胱腔内（B）巨大类肿物样、乏血管结构（箭）；膀胱镜显示出血性膀胱炎引起的黏膜出血和巨大膀胱内血肿

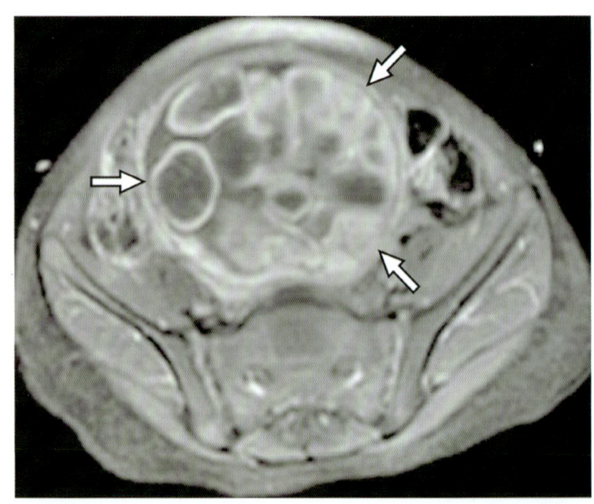

▲ 图 17–96 男，2 岁，血尿，膀胱胚胎型横纹肌肉瘤

MR 轴位增强 T_1WI 脂肪抑制图像示膀胱内大量囊性肿块影（箭）伴外周明显强化

的宽基底或菜花乳头样改变（图 17–97）。彩色多普勒检查可显示血管[209]。总之，儿童泌尿系上皮肿瘤多级别较低，预后良好[207, 210]。

起自儿童膀胱的其他类型肿瘤十分罕见。肾源性腺瘤为良性肿瘤，发生于慢性刺激或以前有手术史的情况下。被认为与肾小管细胞的异位植入或组织化生有关[206, 211]。神经纤维瘤病 I 型可累及膀胱（图 17–98）[212]。膀胱炎性肌纤维母细胞瘤（炎性假瘤）也曾有报道[213]。

（四）外伤性疾病

膀胱外伤最常见的原因为钝性损伤，穿通伤偶见。儿童膀胱损伤的原因包括交通事故、坠落及偶见儿童虐待[214]。临床上该病患儿可出现血尿。

CT 平扫可显示骨盆骨折、腹膜外积液或腹水[215]。经弗氏导尿管行常规膀胱造影，CT 膀胱造影及 CT 延迟图像对可疑儿童外伤性膀胱损伤进行很好的评估[216]。当膀胱处于充盈膨胀时发生外伤可引起腹膜内破裂，膀胱造影或 CT 膀胱造影时出现造影剂外渗入腹腔时可确诊。造影剂可出现在肠管周围，结肠旁沟或盆腔隐窝。腹膜外破裂更常见，常与相邻骨盆骨折有关。膀胱造影或 CT 膀胱造影时造影剂出现在膀胱周围间隙可诊断此型损伤（图 17–99），有时可见“臼齿”样改变[217]。腹膜外破裂时外渗造影剂可穿过筋膜层渗入腹壁、大腿根部、会阴区和阴囊内[217]。也可出现腹膜内、外同时损伤[218]。

腹膜内破裂通常需要外科修补术，而腹膜外破裂仅需要放置引流管[219]。

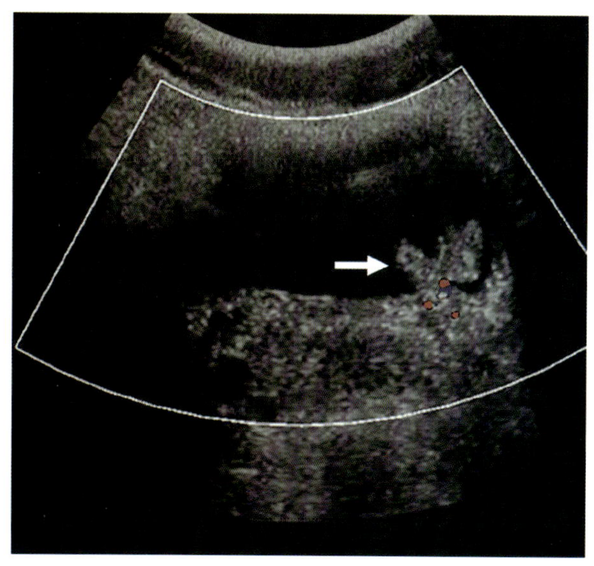

▲ 图 17–97　男，15 岁，膀胱上皮乳头状瘤伴血尿

横断面彩色多普勒超声图像示左侧后外侧膀胱壁乳头状病变（箭）伴血管蒂；组织学结果示膀胱上皮乳头状瘤，具有内翻性和外生性成分

（五）神经源性膀胱

神经源性膀胱是由于中枢或外周神经系统异常导致的膀胱功能障碍。儿童病因包括各种颅脑和脊髓（如椎管闭合不全）异常。根据神经系统病变部位不同，膀胱可出现反射亢进或减退。

下运动神经元损伤时，超声和排泄性膀胱尿道造影示平滑松弛的膀胱伴膀胱容量增加。上运动神经元损伤时膀胱容积常更小，膀胱挛缩伴壁增厚，明显小梁形成。还可发现膀胱憩室和膀胱输尿管反流（图 17–100）[220, 221]。神经源性膀胱患儿存在不

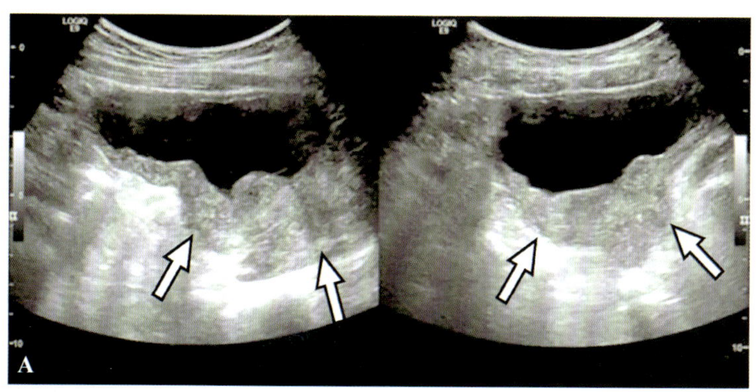

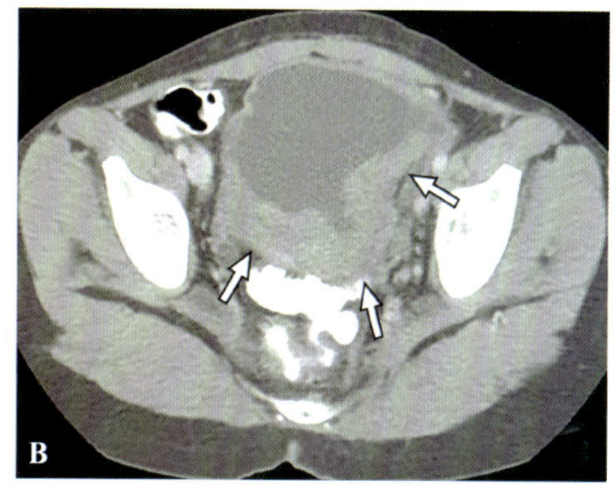

▲ 图 17–98　男，8 岁，神经纤维瘤病 I 型患者

A. 纵向和横断面灰阶超声图像示膀胱壁增厚呈分叶状（箭），推测与神经纤维瘤相关；B. CT 结果与超声类似（箭）；3 年后膀胱壁增厚区未见明显变化

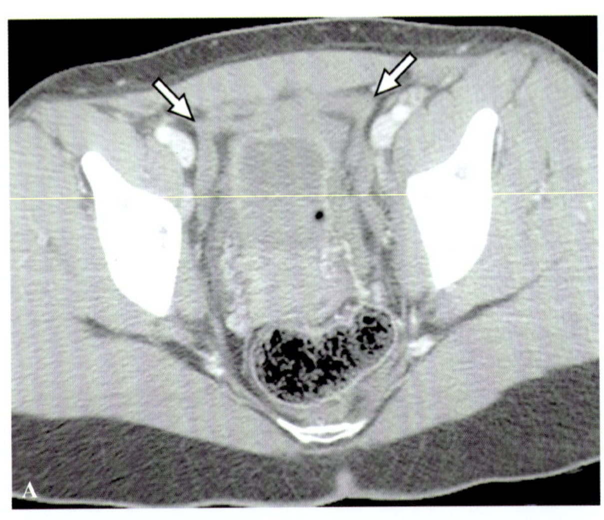

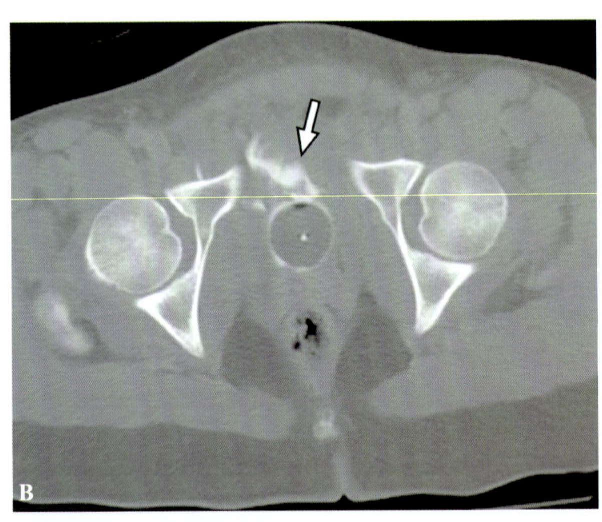

▲ 图 17-99 女，17 岁，机动车事故导致多发骨盆骨折

A. 增强 CT 轴位图像示膀胱前方和侧面（箭）腹膜外积液 [出血和（或）尿液]；B. 轴位 CT 膀胱造影证实腹膜外膀胱破裂，造影剂从膀胱基底部前方渗出（箭）

同程度排尿困难，一些患儿膀胱颈部可存在异常开口，在排泄性膀胱尿道造影检查可出现少量造影剂间歇性外漏。膀胱功能障碍可导致慢性肾脏损害和尿潴留相关并发症，如感染（包括附睾炎）和结石形成[222]。

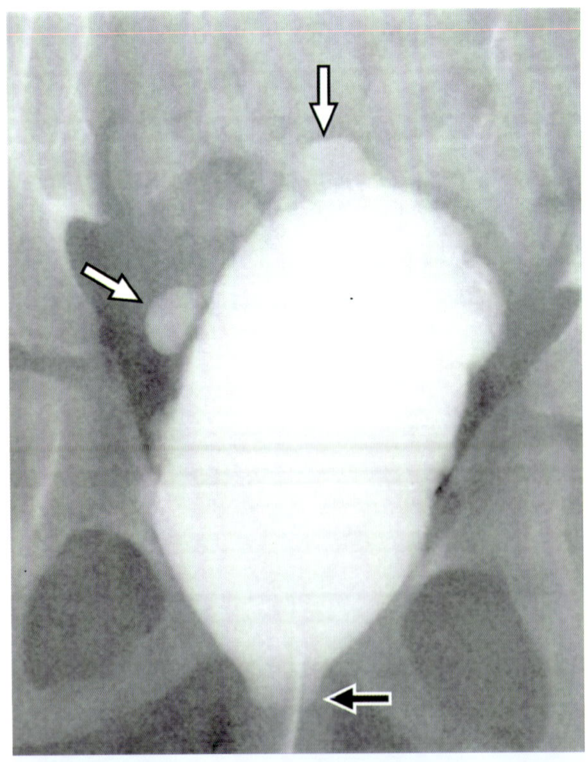

▲ 图 17-100 女，5 岁，脊髓脊膜膨出修复术伴神经源性膀胱

排泄性膀胱尿道造影正位像示膀胱容量缩小伴多发憩室（白箭）；膀胱颈部开放（黑箭）

治疗方式包括间断自行导尿、药物治疗（如抗胆碱能药治疗或注射肉毒素）和膀胱扩大成形术[223, 224]。行膀胱扩大成形术可增加膀胱顺应性和膀胱容量，并可进一步保留肾脏功能（图 17-101）[224]。过去扩大膀胱优先使用大肠组织，但现在常使用小肠组织。最近研究显示使用回肠和结肠的膀胱扩大术后恶变率相近（大约 5%）[225]。同一机构接下来的研究得出结论先天性膀胱功能障碍患者不管是回肠还是用结肠行膀胱扩大术都没增加膀胱癌变风险超过内在患癌危险性[226]。膀胱扩大后腹膜内破裂虽然被认为是并发症，但并不常见[221]。在行膀胱扩大术时同时行可控性尿流改道术联合阑尾膀胱造瘘术，为皮肤和膀胱之间提供一个管道以利于自行导尿。

（六）膀胱憩室

儿童膀胱外翻或憩室为先天性或获得性疾病（由于膀胱出口梗阻，比如后尿道瓣膜或神经源性膀胱）[227]。某些特定综合征，如 Williams 综合征、Ehlers-Danlos 综合征、Menkes kinky-hair 综合征和梨状腹综合征常伴有以上异常[220, 227]。笼状（输尿管旁）憩室发生在或靠近输尿管膀胱连接部，如果憩室与输尿管开口关系密切，常伴发膀胱输尿管反流[220]。

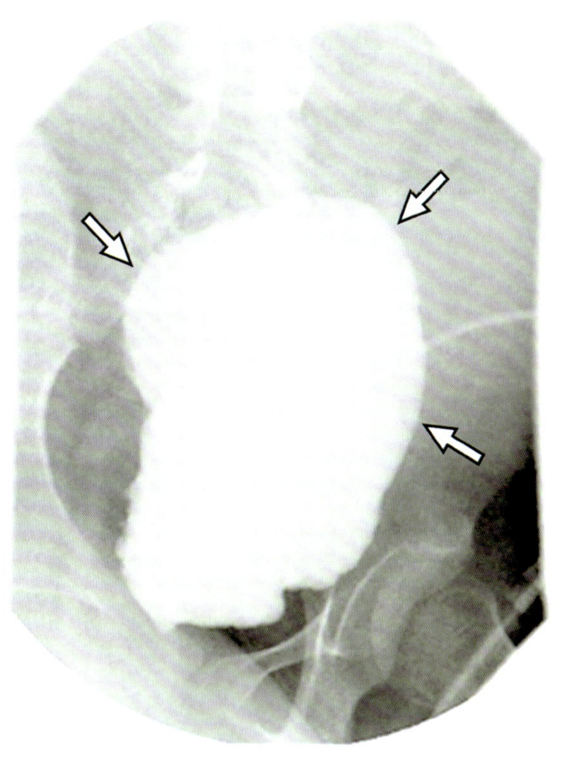

▲ **图 17-101 女，16 岁，回肠膀胱成型术后脊髓脊膜膨出**

经耻骨上导尿管灌注造影剂后正位像显示无漏出；膀胱扩大部表现平滑（箭），实时 X 线透视下观察可见蠕动

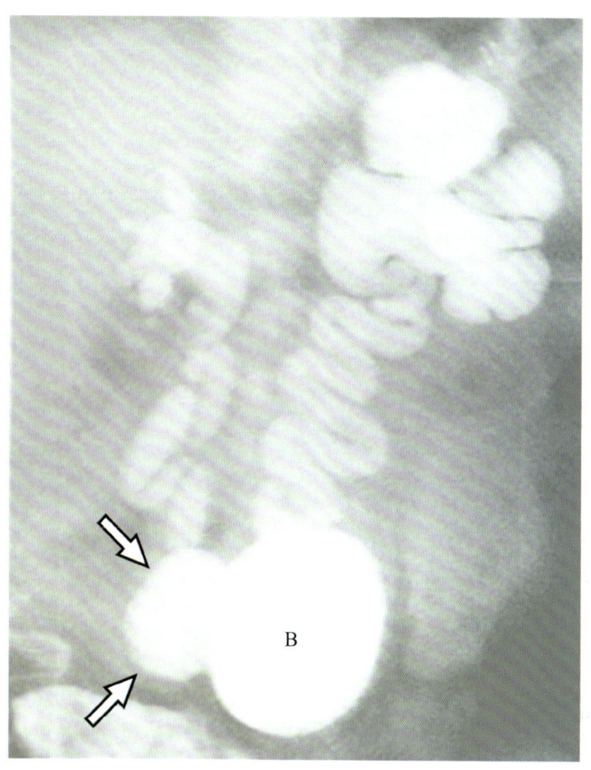

▲ **图 17-102 男，9 月龄，后尿道瓣膜治疗后**

排泄性膀胱尿道造影示双侧高级膀胱输尿管反流；起自膀胱（B）右后外侧巨大憩室（箭）

超声可发现较大膀胱憩室，表现为毗邻膀胱充满液体的囊性结构。某些病例可见憩室颈。膀胱憩室在排泄性膀胱尿道造影上表现为起自膀胱的充满造影剂的凸起（图 17-102）。憩室可单发或多发，大小不等 [227]。相关并发症包括尿路梗阻、尿液潴留引起的结石形成或感染，成人还可出现恶变 [228]。

憩室增大或出现症状时，最好在儿童时期行憩室切除术。

（七）结石和异物

儿童膀胱结石少见。尿潴留（如神经源性膀胱或膀胱扩大成形术后）和慢性尿路感染是许多原发结石诱发因素（指形成于膀胱内的结石）[229, 230]。结石也可从上尿路进入膀胱。临床上膀胱结石可发生于各年龄段儿童，可无症状或由于膀胱出口梗阻引起的血尿或疼痛 [229]。膀胱结石在 X 线片上可表现为盆腔中部圆形或椭圆形不透物。较大结石可表现为层状（图 17-103）。超声显示为位于膀胱内移动、强回声病灶伴后方声影或彩色多普勒出现“闪烁”伪像（图 17-104）。结石大小和数量可不等。治疗方案选择包括外科手术和腔镜技术，如激光碎

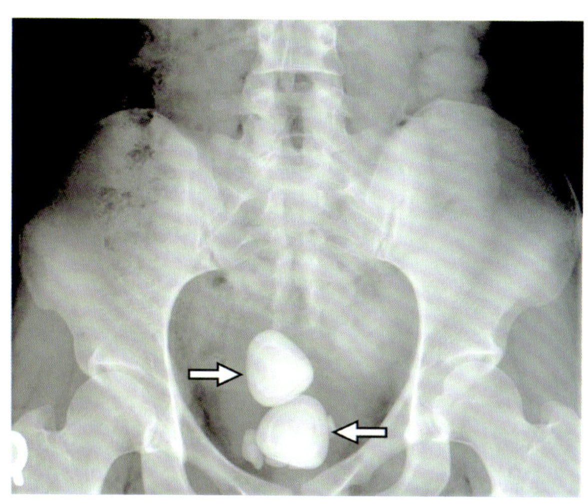

▲ **图 17-103 女，18 岁，椎管闭合不全引起的神经源性膀胱**

正位骨盆 X 线片示盆腔中部多发不透明结石影；较大结石呈层状（箭）

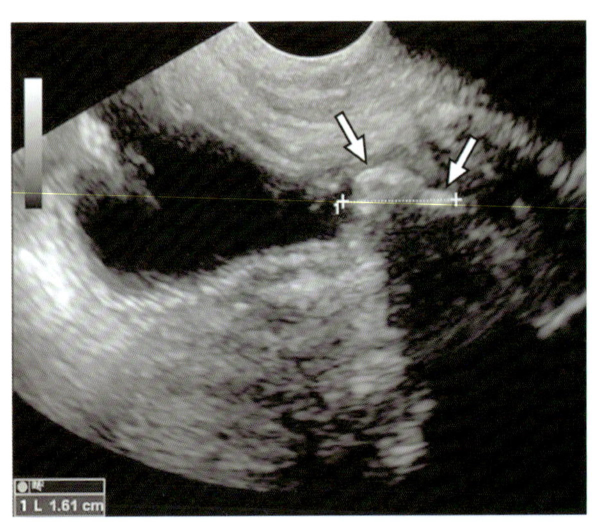

▲ 图 17-104 男，12 岁，神经源性膀胱

纵向灰阶超声图像示靠近膀胱基底部多个强回声伴声影结石（箭）

石术[231]。

膀胱内结石也可能是由于膀胱内异物包壳所致[229]。常见的异物包括留置导尿管或支架，明确的异物经尿道自行插入膀胱者非常罕见[232]。超声上膀胱内异物外壳具有典型回声表现，可显示为后方声影或彩色多普勒上闪烁伪像（图 17-105）。明确的膀胱内异物为不透射线的（如金属异物或厚重外壳）。较大膀胱内异物需要外科手术取出，而其他的可应用经尿道内镜技术取出[233]。自行插入膀胱内的异物多由于正常儿童的好奇心和精神障碍患儿[234]。

七、各种尿路疾病

（一）先天性和发育性异常

1. 后尿道和前尿道瓣膜 后尿道瓣膜是先天性尿路梗阻最常见的疾病。它是由于在后尿道出现类似瓣膜样隔膜，与精阜底部相联系，产前可见男性胎儿存在膀胱出口梗阻（羊水过少和双侧肾积水）[235, 236]。产前如未发现，出生后早期可出现肺发育不全（Potter 后遗症）、尿量减少、尿路感染或肾功能不全的症状和体征（如电解质紊乱）[237]。

出生后可疑后尿道瓣膜时可选择排泄性膀胱尿道造影检查。排尿期影像可显示后尿道扩张和前尿道直径正常（图 17-106）。一些患儿后尿道见到薄层横向充盈缺损代表梗阻的隔膜。膀胱壁增厚和憩室及高级膀胱输尿管反流也常见（图 17-106 和图 17-107）。多方面研究证实，导尿管没有使男孩的后尿道瓣膜显示不清，在排尿期不需要常规移除[238, 239]。超声能间接提示后尿道瓣膜，征象包括膀胱壁增厚、双侧输尿管积水性肾病和肾发育不良（图 17-107）。肾周积液（尿性囊肿）和尿性腹水提示尿道破裂，在过去被认为是肾脏自我保护，但最

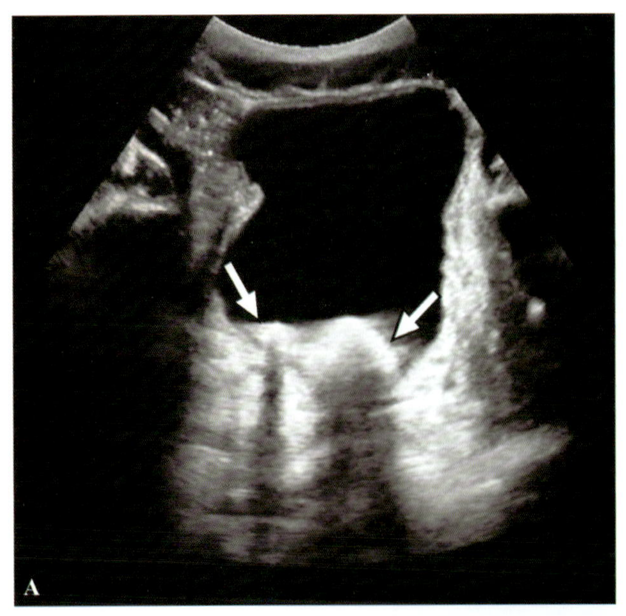

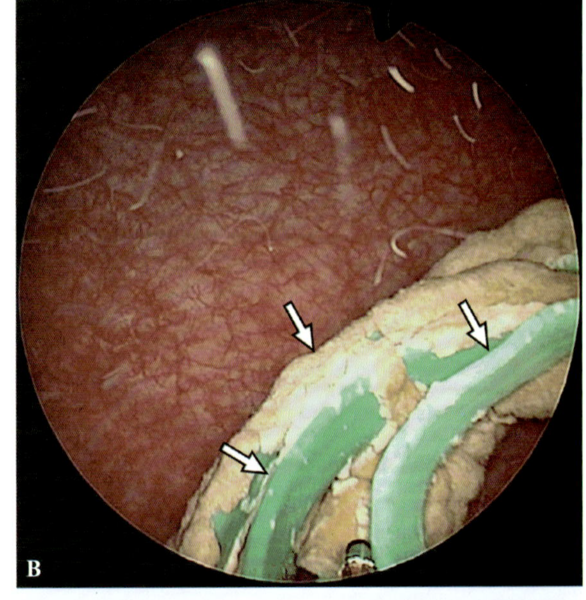

▲ 图 17-105 男，14 岁，膀胱内异物伴血尿

A. 横断面灰阶超声图像示膀胱后方巨大强回声阴影（箭），考虑结石；B. 膀胱镜检查证实病变实际为异物矿化（箭，项圈）

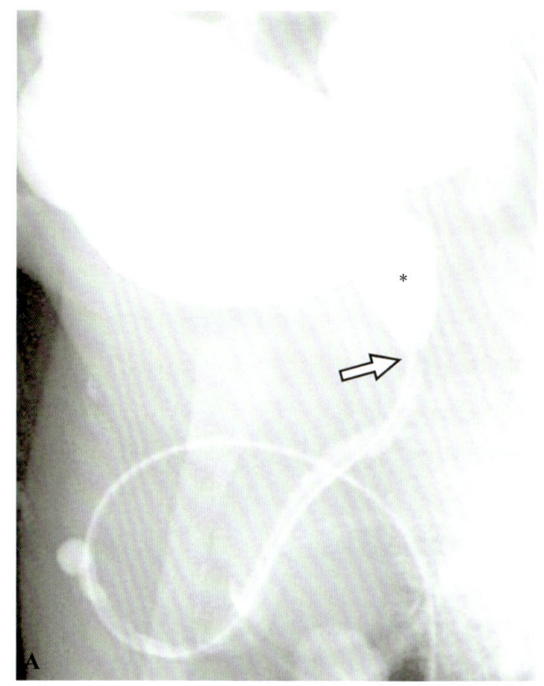

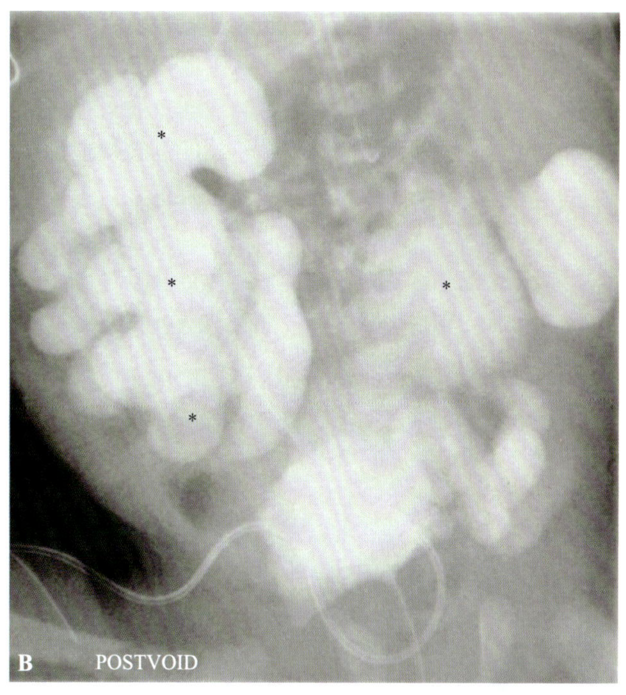

▲ 图 17-106　男，1 日龄，后尿道瓣膜引起的膀胱出口梗阻

A. 排泄性膀胱尿道造影排尿期图像示后尿道扩张（星号），前尿道直径正常，可见尿道直径突然改变（箭）；B. 排尿后图像示双侧高级别膀胱输尿管反流（星号）

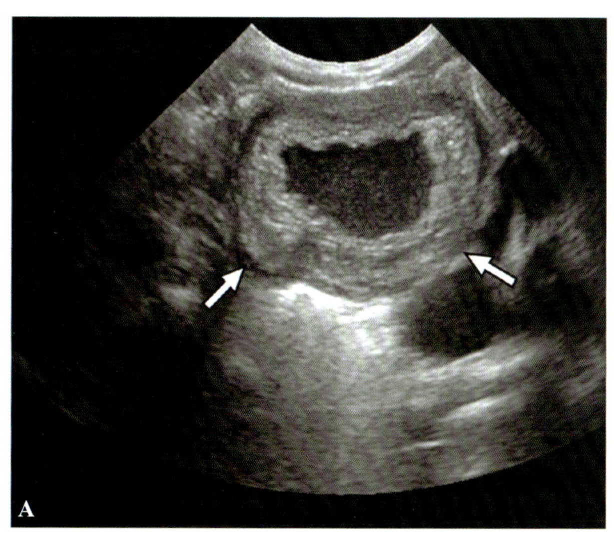

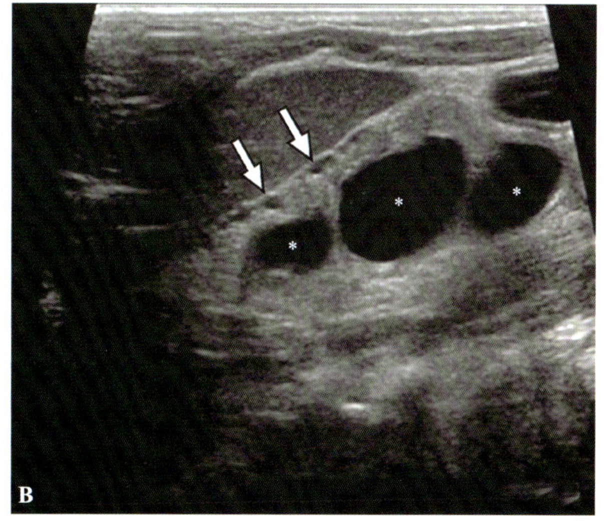

▲ 图 17-107　男，新生儿，后尿道瓣膜伴双侧肾发育不良

A. 经膀胱横断面灰阶超声图像示膀胱出口梗阻导致膀胱壁明显增厚（箭）；膀胱内可见残存物，证实为脓尿；左侧远端输尿管扩张；B. 随访纵向超声图像结果符合肾发育不良，包括肾实质回声增强，皮髓质分界不清和被膜下大量小囊肿（箭）；伴有中度肾积水（星号）

近研究对这有益的作用提出质疑（图 17-108）[240]。排尿前和排尿期应用经会阴超声可显示后尿道异常扩大[241, 242]。经尿道瓣膜消融术可用来治愈该病。尽管该治疗能改善预后，但长期的并发症仍然存在，包括膀胱功能障碍（“膀胱活瓣”综合征）和终末期肾病需要透析或肾脏移植[243, 244]。

前尿道瓣膜是另外一种引起先天性尿路梗阻的病因。前尿道瓣膜发生于男孩，与后尿道瓣膜相比少见。此型梗阻可累及尿道海绵体或球部，梗阻程度不同。临床表现与后尿道瓣膜类似，可引起膀胱壁增厚和输尿管积水性肾病。其他临床表现包括血尿，感染和排尿无力[245]。排尿性膀胱尿道造影显示前尿道梗阻常见于近端尿道扩张，可并发前尿道憩室[246]。经阴茎超声检查也可发现病变[247]。经尿道消融术可用来减轻尿道梗阻[246]。

2. *尿道重复畸形* 尿道重复畸形（三重复少见）是一种好发于男孩的罕见先天性异常。该畸形也曾报道发生于女孩并伴有膀胱重复畸形（冠状面典型）[248]。

临床上患儿存在两条尿道，部分患儿可无临床症状。排泄性膀胱尿道造影矢状位（图 17–109）显示两条独立的尿道（完全性或不完全性）[249, 250]，腹侧尿道多为有功能的，副尿道位于背侧，管径较小。尿道开口可有一个或多个。尿道重复畸形可使用 Effman 分类模型（图 17–110）[251]。与先天性尿道会阴瘘不同，Y 形尿道重复畸形中，有功能的尿道开口于会阴。各种文献报道尿道重复畸形中后尿道瓣膜可影响一个或两个尿道（图 17–109）[252]。

当出现症状时，目前可手术切除副尿道。

3. *尿道瘘* 儿童尿道瘘多为先天性病变，几乎都发生于男孩。获得性尿道瘘更少见，可能由于感染、其他炎性过程、外伤、医源性损伤或肿瘤所引起[253]。无肛男孩，伴发尿道瘘常见，膀胱瘘或会阴瘘少见。尿道瘘术前检查和特征对于取得理想手术结果具有重要作用。

排泄性膀胱尿道造影可显示一些患儿的直肠尿道瘘，或显示瘘本身，或排尿后结肠内见造影剂。当可疑直肠尿道瘘而排泄性膀胱尿道造影未显示时，可行高压远端结肠造口成像（在新生儿早期行典型的改道结肠造口术）（图 17–111）[254]。管腔内注射造影剂（稀释的含钆造影剂）后 MRI 检查也可发现此类瘘管[255]。直肠尿道瘘不全性切除可引起后尿道憩室，MRI 检查也可以发现[256]，表现为后尿道或膀胱后方囊性结构。

先天性尿道会阴瘘罕见，常单独发病，与尿道重复畸形 Effman 分型中Ⅱ A2 型的 Y 形类似[257, 258]。该病在后尿道和会阴之间存在内衬上皮细胞的瘘（图 17–112）。开口于会阴表面的瘘管仅见少量滴尿，与尿道重复畸形不同，腹侧尿道有功能性。排泄性膀胱尿道造影是先天性尿道会阴瘘最常用的检查方式，尽管 MRI 检查及特征表现也有文献报道[257, 258]。

经会阴外科切除瘘能解决尿道会阴瘘并能降低感染和未来恶变的风险。

4. *尿道下裂和尿道上裂* 尿道下裂是指沿着阴

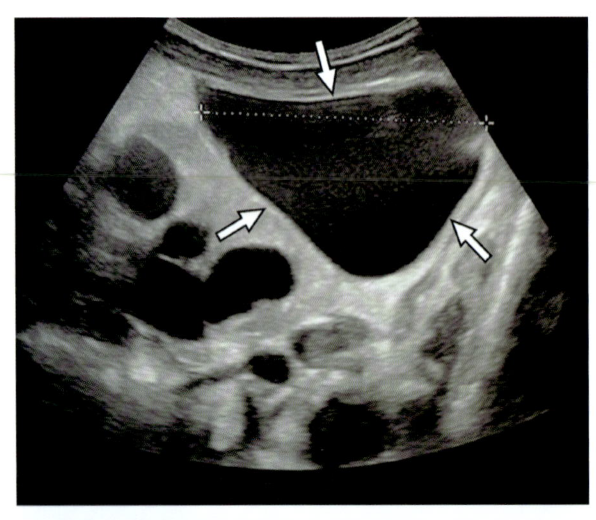

▲ 图 17–108 男，新生儿，后尿道瓣膜伴左侧肾周巨大尿性囊肿

横断面超声图像示左肾周大量积液（箭）；左肾积水伴肾实质异常回声

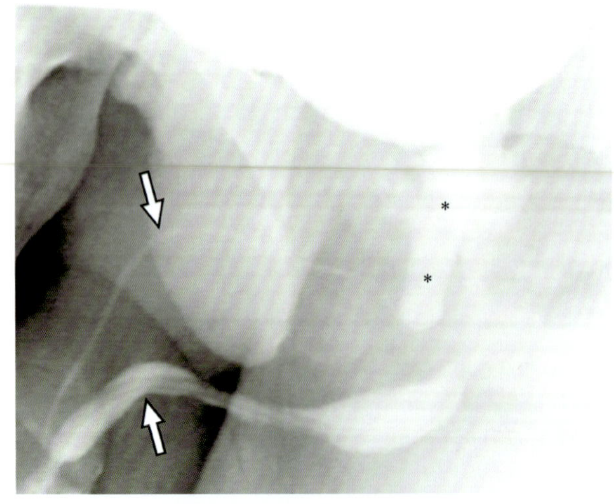

▲ 图 17–109 男，18 岁，双尿道患者

排泄性膀胱尿道造影斜位图像示双尿道显影（箭）；腹侧尿道管径宽，为功能性尿道；由于后尿道瓣膜引起副尿道后部扩张（星号）

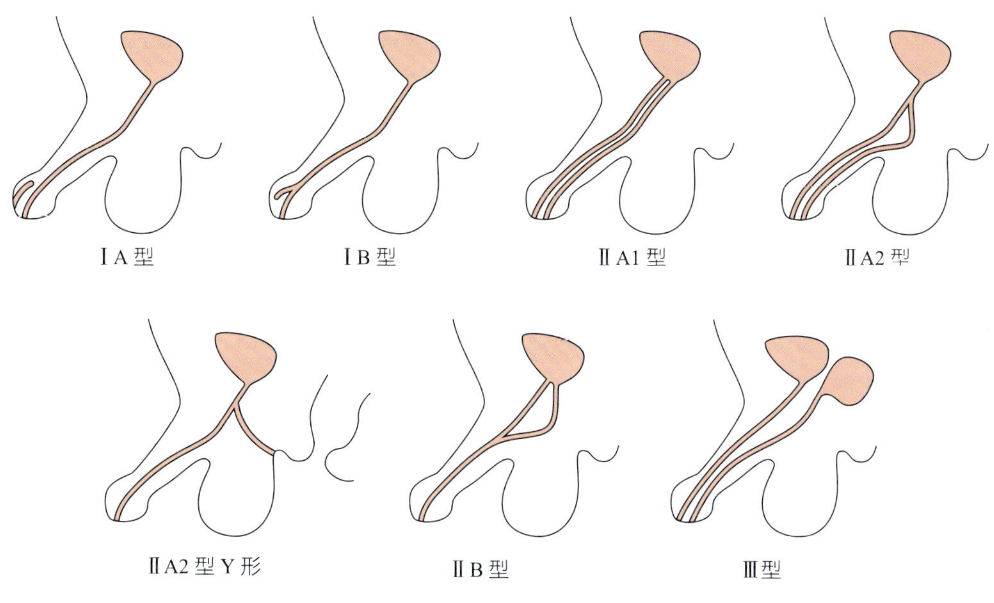

▲ 图 17-110 尿道重复畸形 **Effman** 分类模型

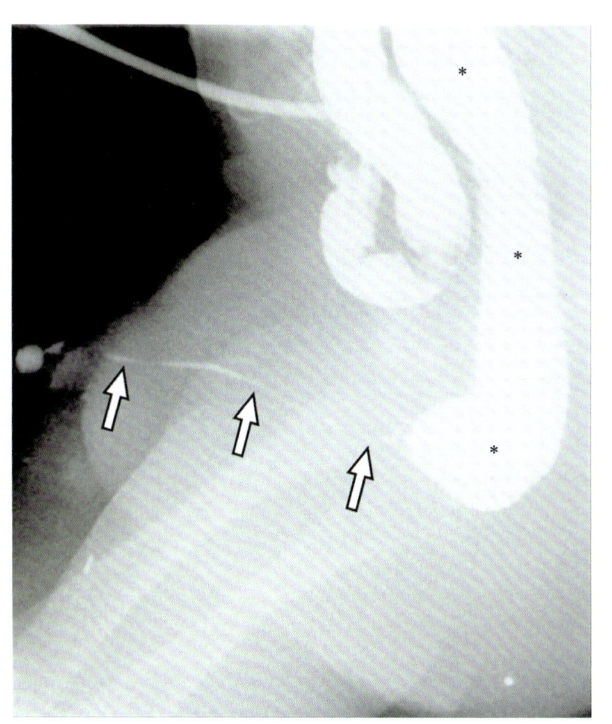

▲ 图 17-111 **男，3 月龄，肛门闭锁**

结肠造影图像示造影剂充满结肠末端（星号）和前尿道（箭）；结肠和尿道之间可见异常沟通，符合直肠尿道瘘

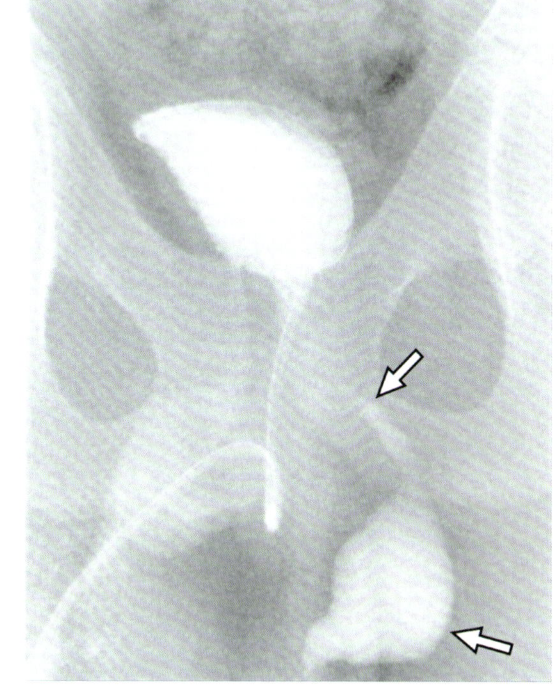

▲ 图 17-112 **男，12 岁，先天性尿道会阴瘘合并尿道感染**

排泄后膀胱尿道造影正位像示瘘内可见造影剂充盈（箭），从后尿道延伸至会阴

茎、阴囊或会阴下方（腹侧面）的尿道开口异位，当异位开口位于阴茎头下方时表现多较轻（图 17-113）。一些学者认为该病与宫内睾酮缺乏或终末器官睾酮抵抗有关，导致尿生殖褶不完全融合[259]。该病有时合并阴茎下弯畸形（阴茎曲度向下），隐睾症，前列腺小囊扩大（扩大程度与尿道下裂严重

程度相关）和腹股沟疝。影像学检查通常不用来诊断尿道下裂。排泄性膀胱尿道造影或逆行性输尿管造影可用来评估尿道下裂严重程度或术后并发症，如可疑尿道狭窄或再造尿道动脉瘤样扩张[259]。通常外科矫治术可保证正常排尿和性功能。当尿道下裂很严重，要排除潜在性别分化障碍，需要进行染色体分析。

尿道上裂是指沿着阴茎背侧面尿道开口异位，比尿道下裂少见。女性也可发生尿道上裂（尿道短并开口于阴蒂区或其上方），但极其罕见。尿道上裂可单独发生或为膀胱外翻－尿道上裂复合体的一部分（如膀胱外翻或泄殖腔外翻）。阴茎可表现为背侧弯曲或分叉，而女孩的阴蒂多呈分叉[260]。严重的病例，膀胱括约肌机制缺陷以及膀胱颈异常开口导致尿失禁。骨盆 X 线片通常显示耻骨联合增宽。排泄性膀胱尿道造影可显示膀胱颈和膀胱容量。在男孩手术治疗包括尿道和阴茎的重建[260]。在女孩外科修补术通常需要膀胱颈重建和生殖器成形术[261]。

5. 巨尿道　先天性巨尿道是指尿道及海绵体发育异常（发育不全或缺失）引起的尿道非梗阻性扩张[262]。该病在梨状腹综合征和 VATER/VACTERL 联合征中更常见[263]。一些病例产前影像可发现这种畸形[264]。先天性巨尿道分为两种类型，即舟状形（较轻类型，伴发尿道海绵体异常）和纺锤形（更严重的类型，尿道海绵体和阴茎海绵体都存在异常）[265]。排泄性膀胱尿道造影或逆行性输尿管造影可显示前尿道扩张并排除梗阻性病变（图 17-114），但有报道显示使用以上检查后由于细菌的感染可引起败血症[265]。外科手术既需要功能性又需要美观性，性功能障碍为潜在、长期的并发症[262, 265]。

6. 前列腺小囊　前列腺小囊是男孩常见的微小结构，与后尿道关系密切。有学者提出该结构起自 Müllerian 管，与女性的子宫和阴道同源，但也有学者提出泌尿生殖窦起源说[266]。显微镜下由含空腔的平滑肌肿块组成，内衬上皮细胞。一些儿童该结构可增大，表现为位于中线区起自前列腺尿道向前列腺延伸的囊性憩室。临床症状上可出现滴尿、感染、盆腔疼痛和（或）血尿；成人恶变罕见[267, 268]。

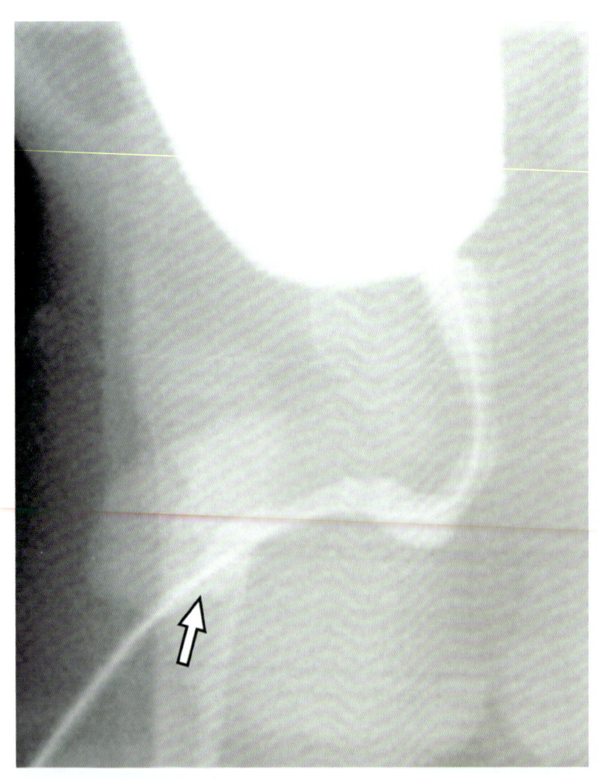

▲ 图 17-113　男，新生儿，尿道下裂

排泄性膀胱尿道造影斜位图像示尿道口（箭）沿着阴茎腹侧面比预想的位置更近

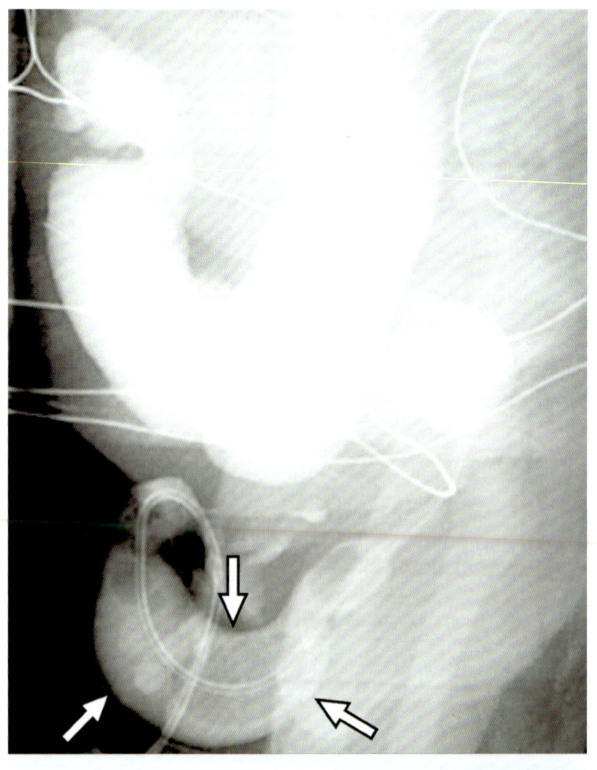

▲ 图 17-114　男，3 日龄，梨状腹综合征

排泄性膀胱尿道造影图像示前尿道梭形扩张（箭），符合巨尿道；尿道内见气泡影并可见高级别膀胱输尿管反流

排泄性膀胱尿道造影斜位显示起自前列腺尿道精阜后侧充满造影剂外凸结构（图 17-115）。该结构大小不等，很少延伸至前列腺上方，经腹超声有时可见（图 17-116A）。术前评估时 MRI 能准确对前列腺小囊定位以及测量大小（图 17-116B）。前列腺小囊增大可伴发其他异常，包括尿道下裂、梨状腹综合征和性分化障碍[268, 269]。临床出现症状后需要手术切除小囊。

（二）感染性疾病

儿童期尿路感染比较少见。性传播感染，例如衣原体和淋病，可发生于性活跃的青少年，表现为尿道炎[270]。除了可疑感染后尿道狭窄外，影像表现通常不明显。结核杆菌很少累及尿道（有时引起尿道会阴瘘），但在儿童上尿路结核感染最常见。

（三）肿瘤性疾病

儿童尿道肿瘤非常罕见。良性的尿道上皮性息肉是儿童尿道肿瘤最常见的类型。好发于 10 岁以内，临床表现为血尿，排尿困难或尿路梗阻[271, 272]。这种纤维上皮性病变通常累及男孩的后尿道，在逆行性输尿管造影或排泄性膀胱尿道造影上表现为尿

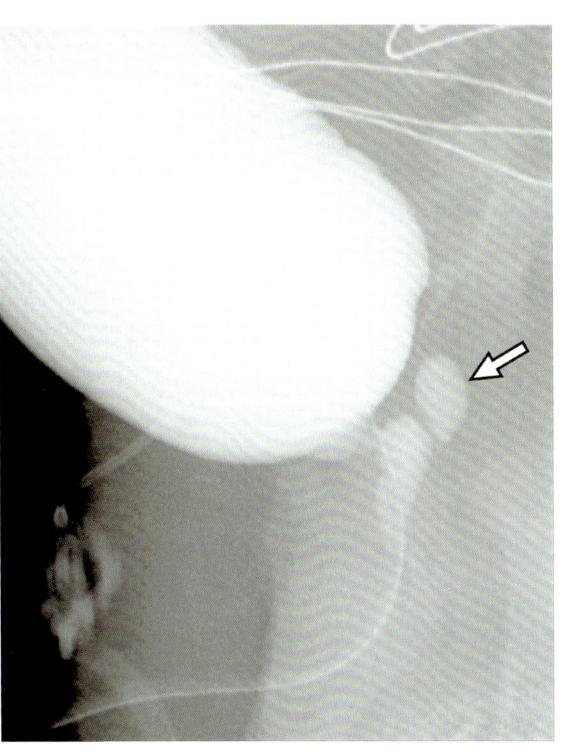

▲ 图 17-115 男，2 月龄，前列腺小囊增大
排泄性膀胱尿道造影斜位图像示起自中线区后尿道充满造影剂外凸结构（箭），位于前列腺

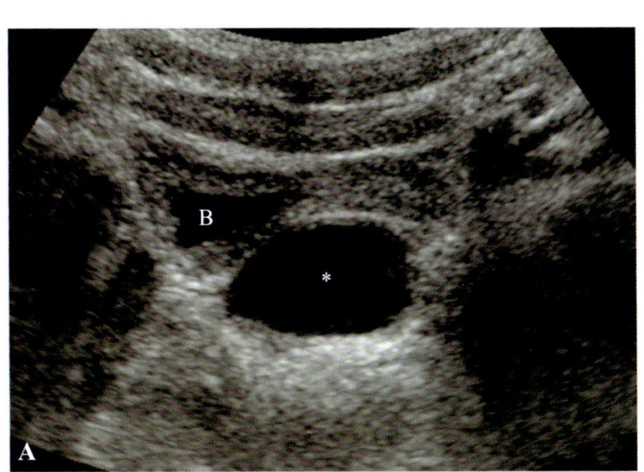

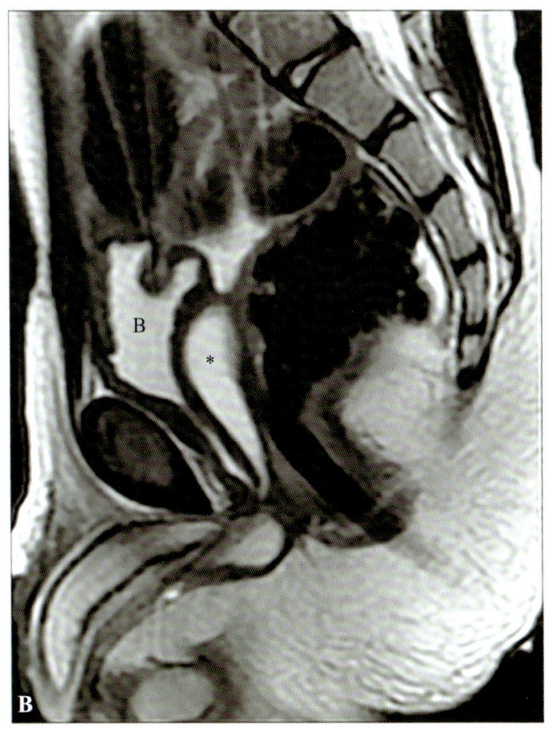

▲ 图 17-116 男，8 岁，前列腺小囊并发多重尿路感染
A. 横断面腹部超声示膀胱后方无回声囊性结构（星号）并压迫膀胱（B）；B. MR 矢状位 T_2WI 像准确显示前列腺小囊的位置和大小（星号）

道管腔内移动性充盈缺损（图 17–117）。膀胱出口处梗阻影像表现包括肾积水和膀胱壁增厚[271]。据报道，超声可用来评估尿道息肉[273]。常见治疗方式为经尿道切除术[272]。其他良性肿瘤很少累及尿道。儿童尿道恶性病变更加罕见。

（四）外伤性病变

儿童尿道损伤较成人少见，并且多见于男孩[274]。女性尿道损伤罕见，因为尿道短，位置深，并且没有附着于骨性盆腔。尿道损伤常见于“骑跨伤”或骨盆骨折（或骨盆分离）引起的钝性损伤，另外穿通伤也可引起[274]。医源性损伤也是引起尿道损伤的常见原因，与导尿或膀胱镜检查有关。临床症状包括肉眼血尿，男孩尿道口出血和女孩阴道口出血，以及创伤后阴茎或阴囊肿胀（包括出血）。

尿道损伤最常用的检查方式为逆行性输尿管造影[275]。这些表现提示尿道损伤包括血块引起的管腔内充盈缺损，尿道的异常延长，以及尿道外造影剂渗出（图 17–118）。基于损伤程度和处理方式尿道损伤的分类系统见表 17–3[82]。1～3 类损伤常需要保守治疗，行耻骨上或尿道导管插入术，而 4～5 类损伤常需要内镜下重建修复或延期移植尿道成形术。尿道损伤可导致尿道狭窄（最常见医源性），可由于以前导尿管的留置或手术所致[276]。逆行性输尿管造影或排泄性膀胱尿道造影对可疑尿道狭窄可进行评估（如果用小导尿管插入膀胱能防止损伤（图 17–119）。

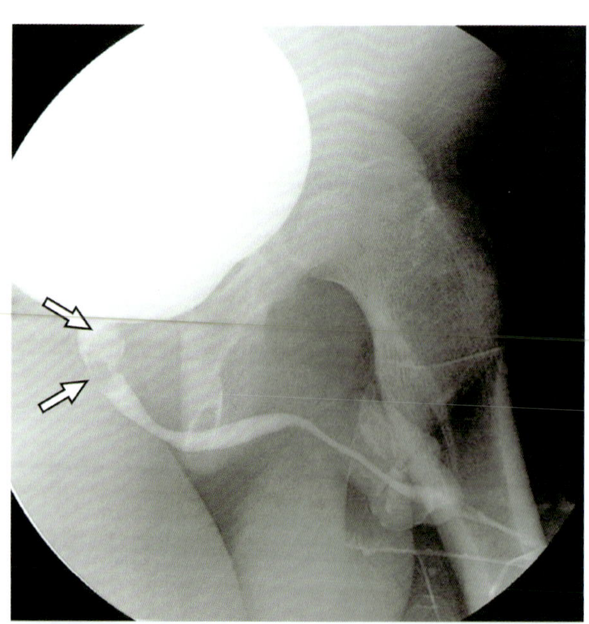

▲ 图 17–117　男，15 岁，尿道上皮性息肉引起膀胱出口梗阻

排泄性膀胱尿道造影示后尿道见一椭圆形、局限性的充盈缺损（箭）

（五）陀螺形尿道

女性尿道陀螺形表现被认为与排尿功能失调有关（如逼尿肌 – 外括约肌协同障碍），但一些学者认为这种尿道形态在某些儿童属于正常变异[277]。在排尿性膀胱尿道造影排尿期可观察到典型陀螺形尿道。影像表现包括膀胱颈异常增宽及尿道扩张（图 17–120）。由于排尿功能异常也可出现膀胱异常改变，包括膀胱壁增厚和憩室。

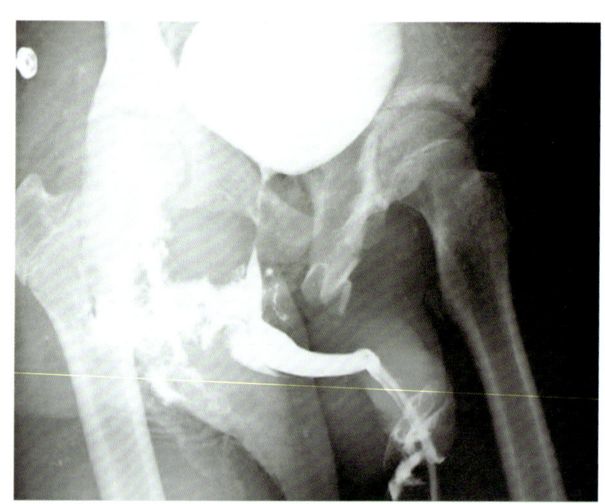

▲ 图 17–118　男，13 岁，骑自行车时被机动车撞伤

逆行尿道造影示部分尿道断裂造影剂外渗至会阴区以及右侧尿生殖膈下大腿区。

表 17–3　尿路损伤的美国外科协会分类系统

损伤类型	损伤说明
1	挫伤
2	牵拉损伤——尿道延长无外渗
3	部分断裂——造影剂可使膀胱显影
4	完全断裂< 2cm，造影剂无法使膀胱显影
5	完全断裂> 2cm 或延伸至前列腺 / 阴道区——造影剂无法使膀胱显影

（引自 http://www.aast.org/Library/TraumaTools/InjuryScoringScales.aspx）

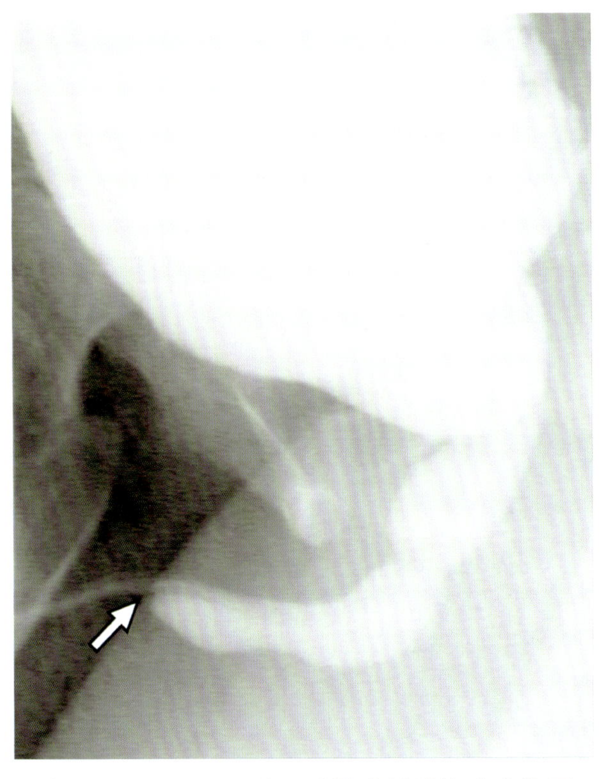

▲ 图 17-119　**男，6 岁，后尿道瓣膜治疗史伴尿路不畅**

排泄性膀胱尿道造影证实可能为阴茎阴囊连接部（尿道的阴茎与球部连接处）获得性尿路狭窄（箭）；狭窄部近端尿道扩张

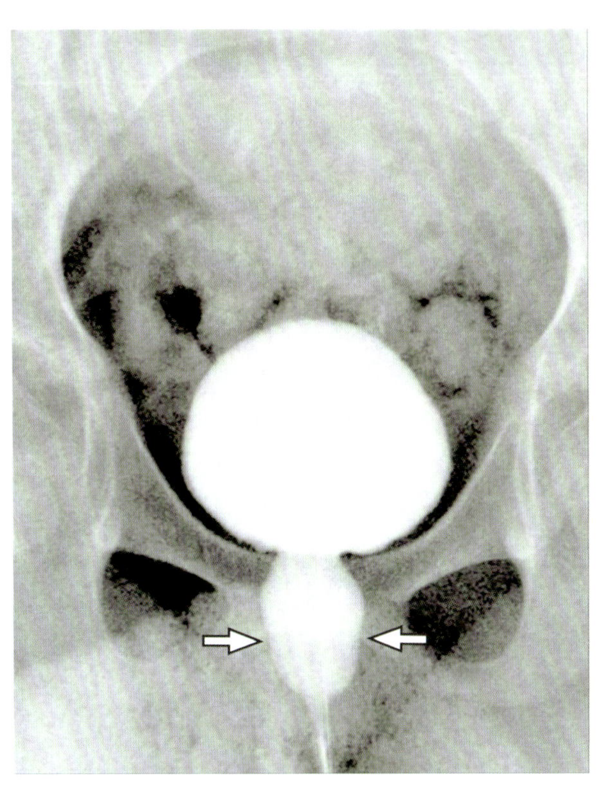

▲ 图 17-120　**女，7 岁，遗尿并尿动力学检查异常**

排泄性膀胱尿道造影示尿道扩张呈“陀螺形”（箭）

第 18 章　男性生殖系统

Male Genital Tract

Andrew Phelps　Jesse Courtier　Peter "Buzz" Marcovici　Sara O. Vargas　John D. MacKenzie　著

一、概　述

婴儿和儿童生殖系统异常无论是先天性或获得性疾病通常需要影像学评价。由于阴囊疼痛或肿块就诊的急诊和门诊患儿均应进行影像学检查。本章回顾了用于评估男性生殖道的影像学技术，也讨论了儿童阴囊、睾丸、附睾、精囊和前列腺各种疾病的临床表现和影像学特征。

二、影像学检查技术

（一）X 线

儿童男性生殖系统 X 线片检查的价值有限。然而，除了含肠道的腹股沟疝外，X 线片也偶然发现儿童生殖道肿块（如睾丸和睾丸旁肿瘤），表现为增大的软组织肿块或伴发钙化病变。X 线片提供的信息可用于引导下一步的检查。

（二）超声

泌尿生殖系统的影像学检查主要依赖于超声，其他检查起辅助作用。使用高频探头（9～18MHz）可获得睾丸、附睾和腹股沟管的高频图像。超声检查可通过测量睾丸的横径、纵径和前后径估算睾丸的体积[1]，用于观察睾丸的正常生长和细微病变[2, 3]。电影扫描可以帮助排查静态超声成像漏掉的小的睾丸病变。

多普勒超声（彩色多普勒、功率多普勒及光谱多普勒）显示，睾丸及周围软组织（包括附睾）的对称性均匀血流很重要。双侧睾丸横切面并行彩色或功率多普勒成像有助于清晰显示对称性血流，作为急性阴囊疼痛首选检查方法。同时也应获得附睾和腹股沟管专用灰度和多普勒超声图像。在一些机构，考虑到急性肾脏异常可能类似急性阴囊病变（如梗阻性尿路结石可能引起腹股沟和阴囊疼痛），膀胱和肾脏的超声图像也作为常规阴囊超声的一部分。

在膀胱完全充盈时，经腹部的超声检查用于观察精囊和前列腺，当膀胱充盈不佳时，可用 CT 或 MRI 检查观察精囊和前列腺。对于年龄稍大的儿童，可用经直肠超声检查精囊和前列腺。

（三）CT

当发现睾丸肿块时，就需要行腹盆腔的增强 CT 检查进行肿瘤分期，特别要包括腹膜后淋巴结。CT 本身对睾丸肿瘤评估价值不大，如果肿块较大，且向局部扩散，CT 能提供大视野更好地明确病变范围。偶尔，CT 还用于评估前列腺和精囊（如已确定或怀疑肿块时）。

（四）MRI

MRI 无电离辐射，除了可以显示睾丸肿块的分期和局部扩散以外，当超声不能充分显示生殖腺或子宫时，MRI 有助于显示性发育障碍特征。尤其 DWI 对于生殖腺很敏感，当生殖腺位于腹腔内时，CT 或超声很难检测到。MRI 还可用于评估前列腺和精囊（如已确定或怀疑肿块或囊肿时）。

（五）核医学

历史上，核医学评价阴囊使用 ^{99m}Tc 闪烁显像，通过睾丸灌注异常评价睾丸扭转，目前，超声已取代此方法。^{18}F-PET 用于评价男性生殖系统恶性肿物分期及随访。

三、正常解剖

（一）胚胎学

男性生殖系统由阴囊、睾丸、附睾、输精管、精囊、前列腺和阴茎组成。在性别未分化的胎芽时，成对的性腺位于腹膜后高处。位于 Y 染色体（SRY 基因）短臂的性别决定区域致生殖细胞分化成 Sertoli 细胞（产生 Müllerian 管抑制因子）和 Leydig 细胞（产生睾酮），共同致性腺转化为睾丸，并下降至阴囊，副中肾管几乎完全消退[4]。睾丸下降由睾丸引带所引导，连同腹股沟外翻的腹膜腔一起，即鞘状突，最终大部分消失，不再与腹腔相通。

一旦睾丸下降至阴囊内，鞘状突的阴囊部分（也被称为鞘膜）就会覆盖大部分睾丸，而未覆盖的部分直接接触精索内筋膜（由腹横壁筋膜外凸形成）[4]。接触睾丸的鞘膜叫作脏层，其他部分叫作壁层。男性引带尾侧几乎大部分消失，剩下的叫睾丸引带（也叫阴囊韧带），用于固定睾丸在阴囊内。

附睾、输精管和精囊起源于成对的中肾管（也叫 Wolffian 管），本书肾脏章节做了详细介绍（第 17 章）。前列腺起源于中肾管和泌尿生殖窦。副中肾管（也叫 Müllerian 管）生成女性阴道上部、子宫和输卵管，但是在男性几乎完全退化消失，残存部分是前列腺尿道部在中线很小后凸结构（也叫前列腺小囊），位于精阜[5]。女性的中肾管几乎全部退化，阴道旁的 Gartner 管（有时也呈 Gartner 管囊肿）却永久存在（图 18–1）。

阴茎由泌尿生殖窦口周围的几个组织发育而成[6]。起源于泌尿生殖窦口背侧的生殖结节变成勃起组织：海绵体和阴茎头（对应女性的阴蒂）。阴茎尿道周围的间充质生成尿道海绵体。位于泌尿生殖窦侧面的尿生殖褶形成包皮（对应女性的小阴唇）。阴囊皱褶位于泌尿生殖皱褶的两侧，形成阴囊外层（对应女性的大阴唇）。

（二）正常解剖

正常儿童阴囊内（内衬鞘膜）含有微量的液体。当阴囊病理性积液（如鞘膜积液），液体就会包绕睾丸被覆盖的部分。正常情况下，鞘状突的腹股沟部分关闭，阴囊和腹腔是没有沟通的，而且中间的隔膜将阴囊分为两部分，更进一步限制了阴囊内结构和液体的活动。

睾丸正常呈卵圆形，在超声上回声均匀（图 18–2），由于被覆白膜，因此表面光滑。尽管在比较小的儿童中，多普勒信号采集可能比较困难，但是睾丸的动静脉在多普勒上较易显示（图 18–3）。正常新生儿睾丸的体积约为 0.3ml，但是一年后增加到 0.5ml，

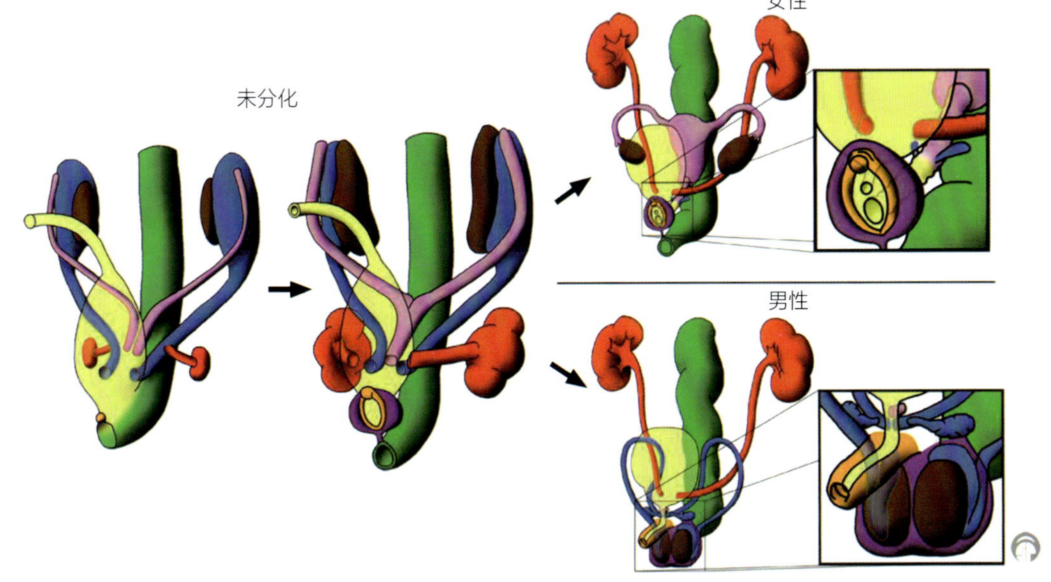

▲ **图 18–1 泌尿生殖系统胚胎学和性别分化**

泌尿生殖窦（黄色），胃肠道（绿色），中肾 /Wolffian 管（蓝色），后肾（红色），副中肾 /Müllerian 管（粉色），性腺（棕色），生殖结节（橘色），阴唇阴囊突（紫色）（经 RSNA and the copyright owner 许可复制[120]）

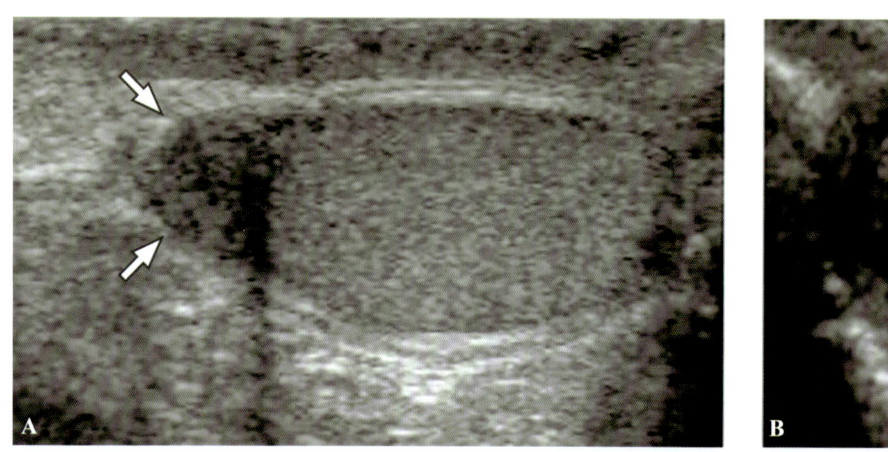

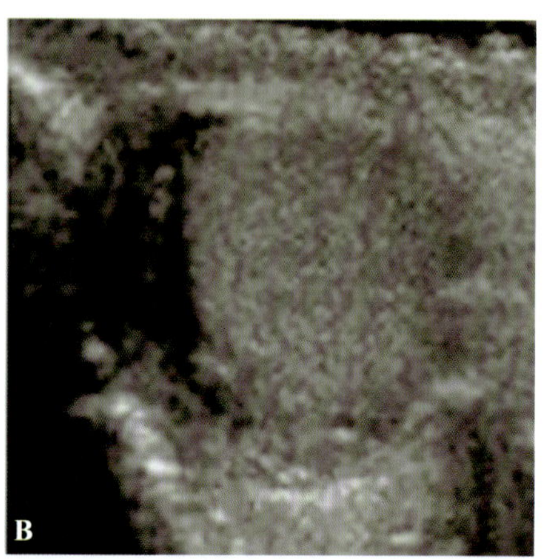

▲ 图 18-2 新生儿正常睾丸超声图像

A. 纵切图像；B. 横切图像；睾丸回声均匀，表面光滑，纵切面显示附睾的头部呈均匀低回声（图 A 箭）

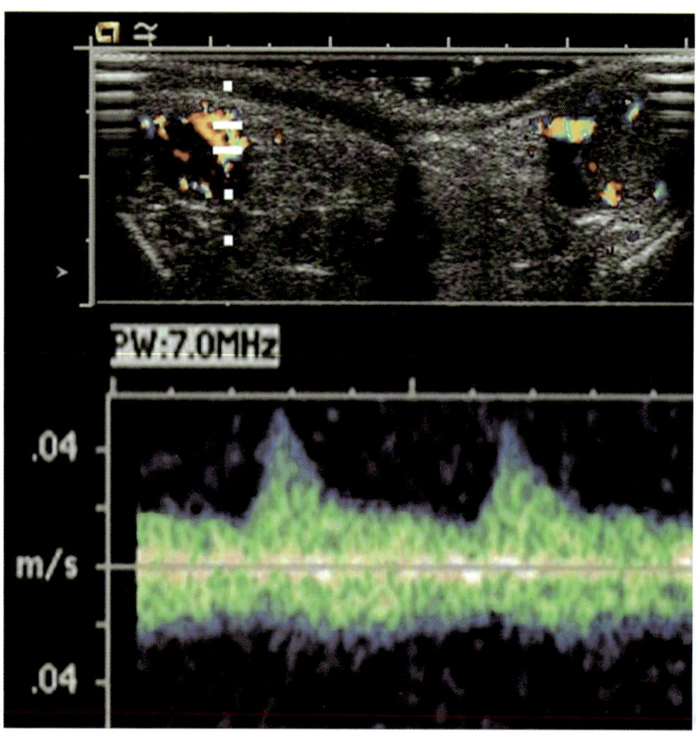

◀ 图 18-3 阴囊横切面图

右侧阴囊多普勒血流图像，睾丸的动静脉波形分别显示于基线上下

之后一直缓慢增加到青春期，然后迅速增加到成人的 13～17ml[2,3]。青春期睾丸不断地增大，就会从上到下产生强回声的睾丸纵隔（是包含睾丸网的结缔组织，并且是睾丸和附睾的界面）。睾丸纵隔产生的纤维小梁沿白膜将睾丸分成睾丸小叶。

附睾的头部位于睾丸的上极，正常情况下小于睾丸。附睾的头部近似半卵形，常看见小裂隙与睾丸分开（图 18-2）。附睾的体部和尾部是小的管状结构，紧靠睾丸的长轴并与附睾头部远侧和输精管的近侧相延续。输精管与精索内容物常难以鉴别，精索在超声上表现为从阴囊到腹股沟管的无蠕动紧密成束管状结构，部分有明显血流信号。

如上所述，当膀胱充分扩张时，经腹超声可更好地显示儿童的精囊和前列腺。和睾丸一样，它们主要在青春期增大。青春期前儿童没有病理性增大时，正常的精囊和前列腺很难被看到。

四、睾丸和阴囊病变

（一）先天性和发育性异常

1. 隐睾 隐睾定义为一侧或两侧阴囊内睾丸缺如，先天性隐睾的发病率占足月男孩的 2%～4%[7]。睾丸起源于腹膜后高位，因此超声评价未降的睾丸，检查范围应该从肝脾下极，向下穿过腹膜后区、腹股沟管直到阴囊（图 18-4）。多种危险因素可导致睾丸未降，如早产、多种母体因素 / 暴露等，但是没有明显单一因素影响[8-10]。

如果超声检查没有发现未降的睾丸，那么 MRI 特别是 T_2WI 和 DWI 序列则有助于显示未降的睾丸，

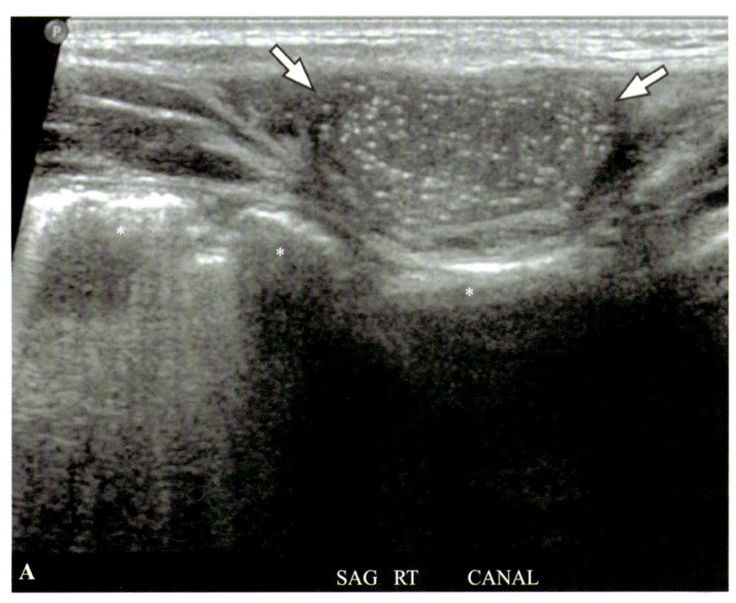

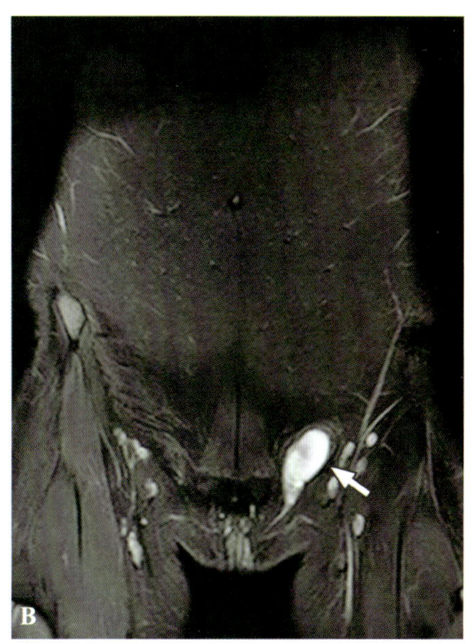

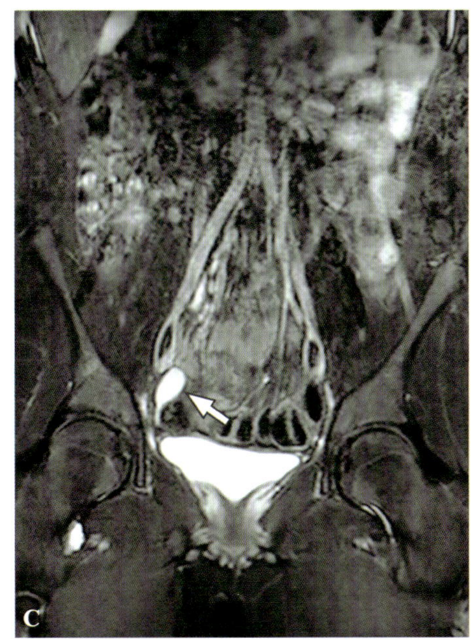

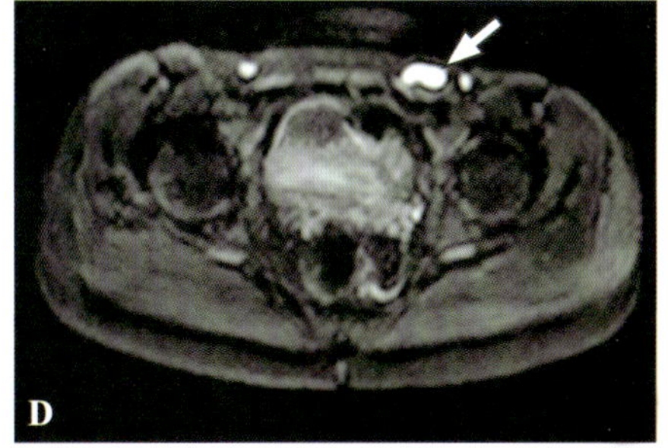

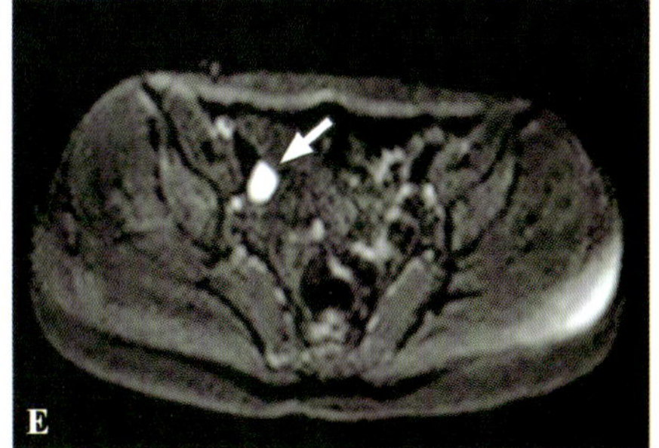

▲ 图 18-4

A. 男，9 岁，隐睾；纵切面超声显示右侧睾丸（箭）位于右侧腹股沟管上部，其内可见弥漫性小结石；睾丸位于含气的肠管（星号）表面；B-E. 表型为女，15 岁，无月经；于冠状位 T_2WI 脂肪抑制序列显示位于右侧盆壁和左侧腹股沟区的双侧未降睾丸（箭）呈高信号；于 DWI 序列显示性腺呈明显高信号；基因检查显示性染色体为 XY，并伴有 17-β 羟化酶缺乏［图片 B-E 由 Jonathan r. Dillman，MD，MSc，Cincinnati Children's Hospital Medical Center，Cincinnati，OH 提供，经允许重印自 *J Pediatr Adolesc Gynecol*. 2016 Dec；29（6）：577-581］

呈高信号（图 18–4）。睾丸未降是发生恶性肿瘤的高危因素（特别是精原细胞瘤），手术修补是否降低这一风险，目前尚不明确 [11]。

2. 外生殖器性别模糊　外生殖器性别模糊可能引起极大关注，且需要多学科协作才可以确诊。目前公认的病因学术语称为“性发育障碍”（DSD），但并不是所有的 DSD 都表现为外生殖器性别模糊，当 Y 染色体缺失时，内外生殖器均表现为“默认”女性表型。

性别模糊的超声检查包括评价阴囊 / 阴唇、腹股沟管、盆腔、肾脏和肾上腺。表 18–1 显示，识别子宫和两性腺生殖特点对 DSD 的分类至关重要。性别模糊最常见的病因是先天性肾上腺增生，这也是造成女性假两性畸形（46，XX）的原因之一 [12]。先天性肾上腺增生表现为肾上腺增大，呈“脑回状”。46，XX 基因型的性别模糊最常见的病因是雄激素不敏感综合征，这也是造成男性假两性畸形的原因之一 [12]。在完全性雄激素不敏感（图 18–4）时，外生殖器呈女性，部分性雄激素不敏感中，外生殖器性别模糊。有些儿童，DSD 非常复杂，需要 MRI 评估结合多学科才能充分对疾病进行分类和定性（图 18–5）。

3. 肾上腺皮质残余 / 睾丸肾上腺残余肿瘤（TART）　在睾丸旁区，有时在睾丸内可以找到异位肾上腺皮质。先天性肾上腺增生患者，睾丸内的肾上腺皮质可以增生成瘤样肿块。Nelson 综合征患者在儿童期和成人期有时超声检查可见睾丸内肿块 [13–15]。在子宫内，肾上腺组织在从腹膜后高位移行之前被困在睾丸内，随后随着促肾上腺皮质激素的升高而增大。尽管超声表现各异，但是残存组织常表现为一个或多个睾丸内低回声肿块（图 18–6）[13]。睾丸静脉采血显示皮质醇升高可明确诊断 [16]。

4. 脾性腺融合症　脾性腺融合症是一种少见的睾丸外肿块，是由于脾组织随睾丸迁移形成 [17]。分为两种类型，一种是主脾与阴囊内睾丸直接融合；另一种类型是单独（异位）脾组织随睾丸进入阴囊内。在超声、CT 和 MRI（图 18–7）上受累的脾组织与脾脏本身影像特征应一致，但是与睾丸影像表现有重叠。尽管 ^{99m}Tc 闪烁显像可以帮助诊断 [18]，但是由于本病比较少见，因此大多数患者通常是手术后经病理检查确诊。

5. 白膜囊肿　是起源于白膜，即睾丸周围纤维囊的最常见的乏血供良性囊肿。单纯性囊肿在超声上表现为无回声区，对睾丸实质有占位效应（图 18–8）。复杂囊肿可能含有碎片或钙化，白膜囊肿定位对于鉴别来源于睾丸和附睾的其他囊性肿块很关键 [19]。

6. Bell–Clapper 畸形和睾丸扭转　如果鞘膜完全包裹睾丸，使得正常睾丸不能固定到阴囊后部，睾丸可以在鞘膜里自由摆动和旋转，犹如铃铛里的铃铛锤，因此得名 Bell–Clapper 畸形（图 18–9）。正常情况下，睾丸与精索内筋膜直接接触面广，防止睾丸自由移动。Bell–Clapper 畸形患儿容易造成鞘膜内睾丸扭转 [20]。Bell–Clapper 畸形在尸检中的发病率达 12%[21]，而扭转发病率远远低于这个数值 [22]。因此，可能包括其他发病因素。

睾丸扭转是指睾丸绕精索发生的扭转，可造成动脉流入和静脉流出受阻，导致睾丸梗死

表 18–1　性发育障碍

诊　断	染色体	外生殖器	性　腺	子　宫
永存 Müllerian 管综合征	46，XY	男性	睾丸	有
男性假两性畸形	46, XY	女性或性别模糊	睾丸	没有
女性假两性畸形	46, XX	女性或性别模糊	卵巢	有
混合性性腺发育不良	46, XY 或 45, XO	性别模糊	睾丸或条索状结缔组织	有
单纯性性腺发育不良	可变	女性	条索状结缔组织	有
真两性畸形	可变	可变	睾丸、卵巢或卵睾	有

性发育障碍可通过影像检查，根据性腺和子宫是否存在及外观情况进行分类 [改编自 Chavhan G，Parra D，Oudjhane K，et al. Imaging of ambiguous genitalia：classifcation and diagnostic approach. *Radiographics*.2008；28（7）：1891–1904]

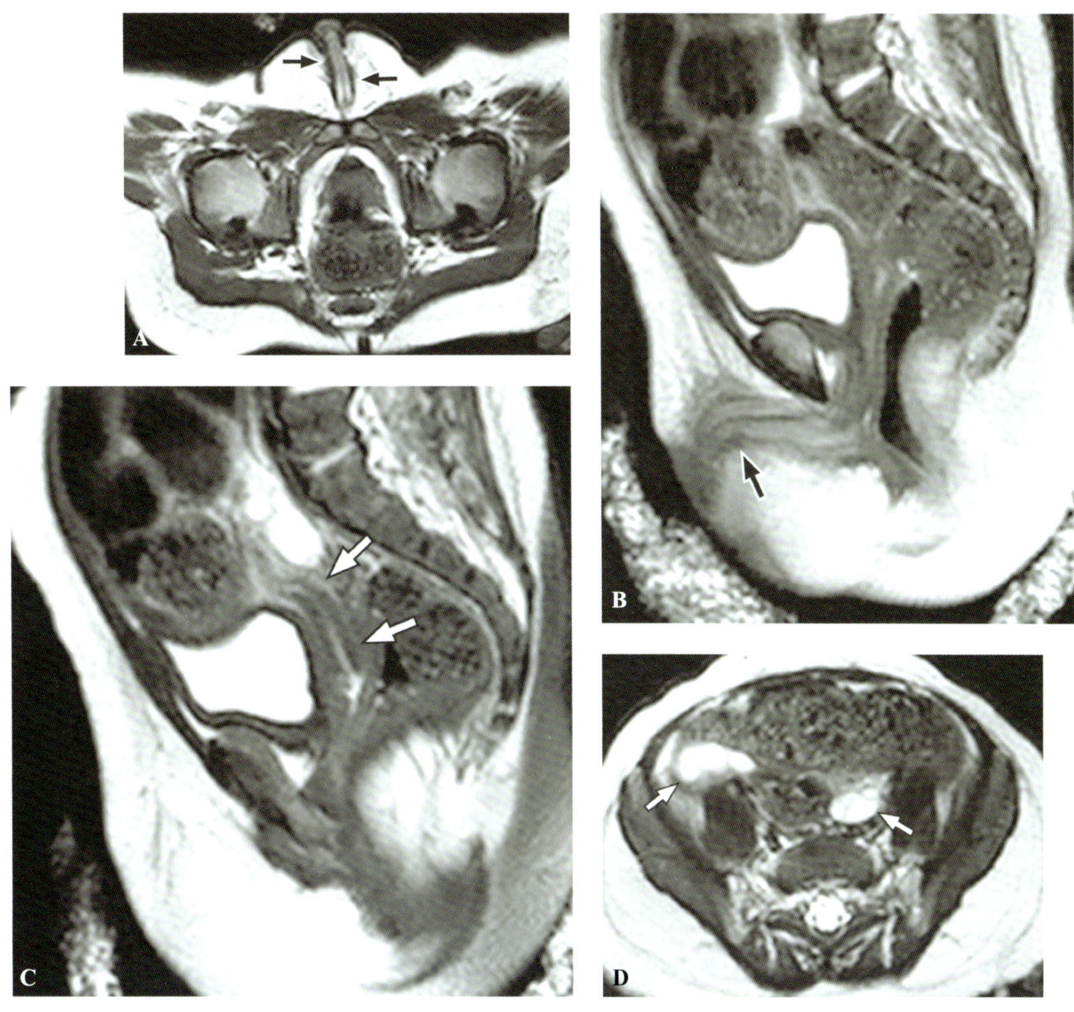

▲ 图 18-5　3 月龄，46，XX 性腺分化异常婴儿

A 和 B. 轴位和矢状位 T_2WI 显示阴茎样结构（箭）和海绵体，体格检查可见阴囊，会阴没有开口；C. 矢状位 T_2WI 显示子宫（箭）位于膀胱后方；D. 更高位置的轴位 T_2WI 显示正常的卵巢（箭）和多个卵泡（由 Jonathan r. Dillman，MD，MSc，Cincinnati Children's hospital Medical Center，Cincinnati，OH 提供）

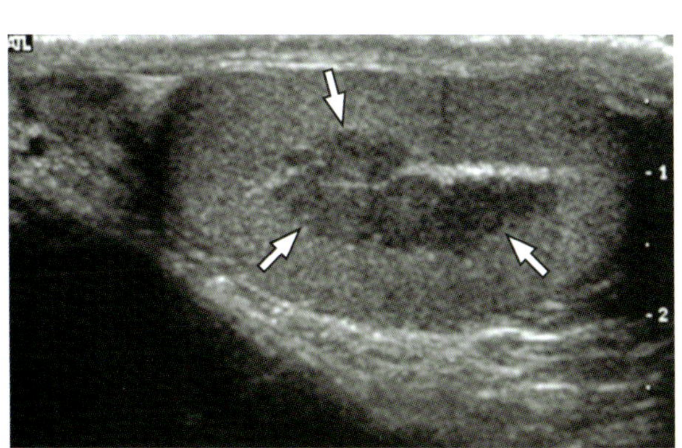

▲ 图 18-6　男，9 岁，难治性先天性肾上腺增生

纵切面超声显示左侧睾丸中部回声减低（箭），符合肾上腺残余

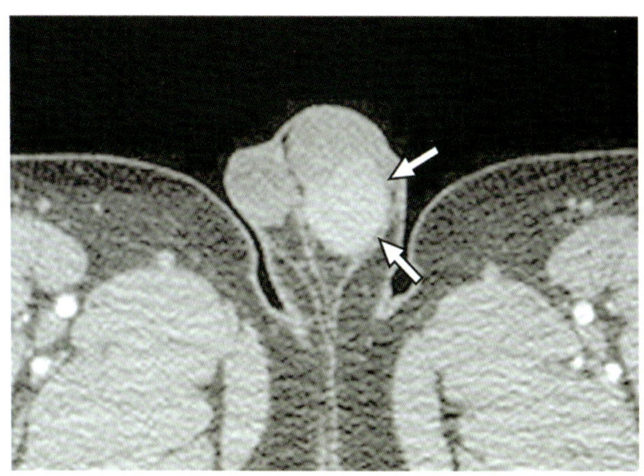

▲ 图 18-7　男，20 岁，阴囊明显肿块

轴位增强 CT 显示左侧睾丸外阴囊肿块（箭），有强化，经手术病理证实为脾组织

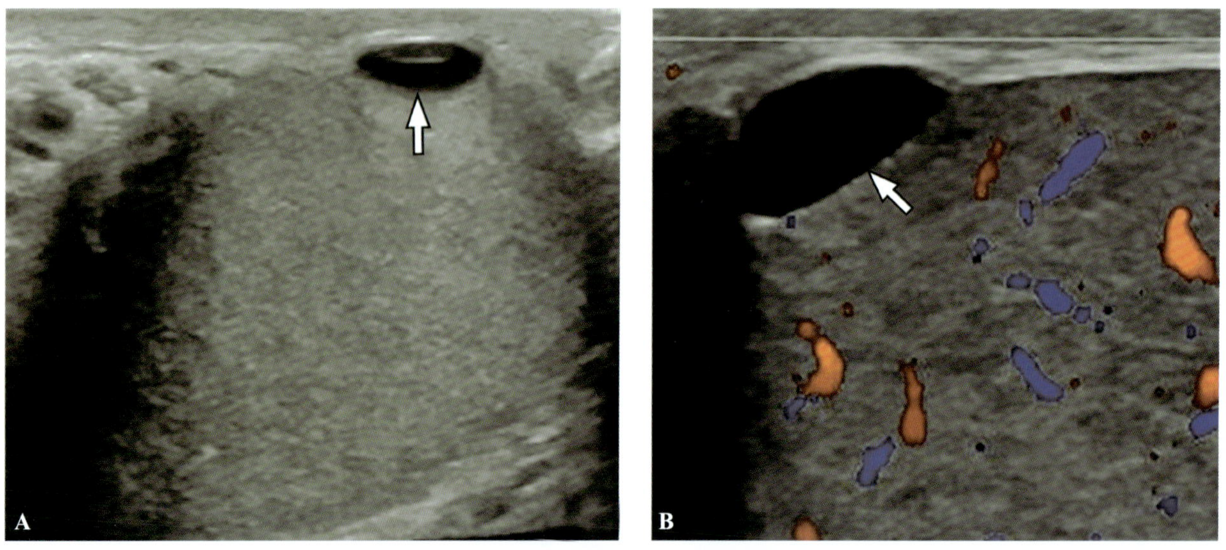

▲ 图 18-8 男，3 岁，白膜囊肿

横切面（A）和彩色多普勒（B）显示边界清晰的乏血供无回声囊肿（箭）位于睾丸表面

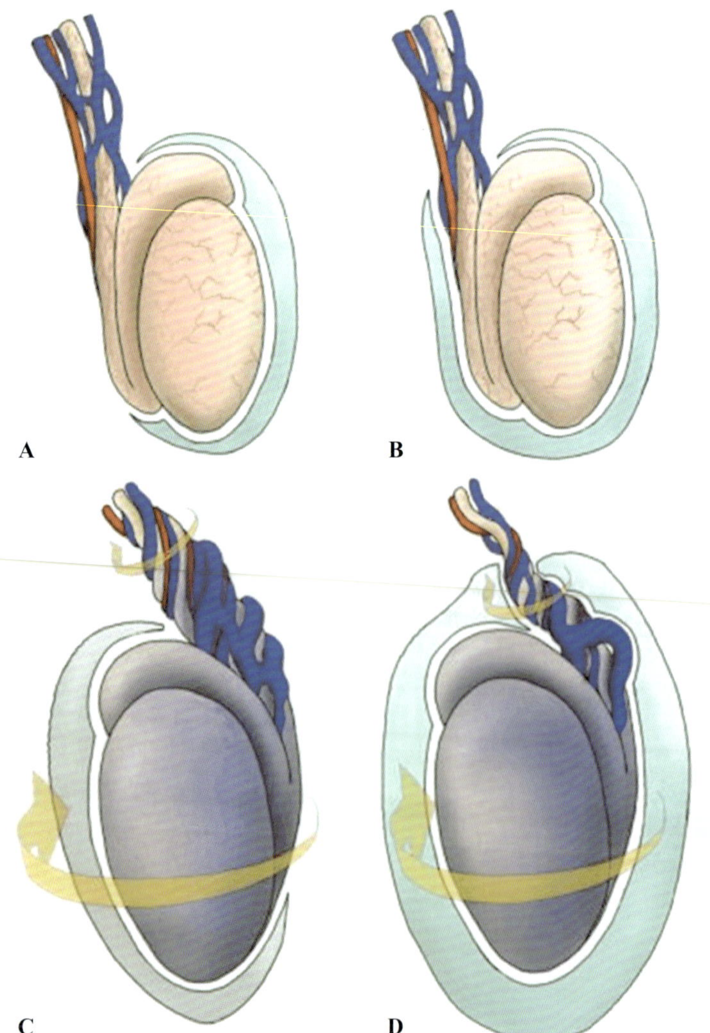

◀ 图 18-9 **A.** 正常睾丸固定在阴囊后部；**B.** 没有睾丸扭转的 **Bell-Clapper** 畸形，缺乏正常的后部固定；**C.** 没有 **Bell-Clapper** 畸形的鞘膜外睾丸扭转；**D.** 伴有 **Bell-Clapper** 畸形的鞘膜内睾丸扭转；注意积液在睾丸的后面（经 **RSNA** 和原著者许可转载 [121]）

（图 18-10）。临床表现最常见急性患侧阴囊剧痛，恶心和呕吐。体格检查显示睾丸抬高，提睾反射消失[23]。急性表现有助于扭转与睾丸炎和附睾炎相鉴别。而间歇性睾丸扭转多为亚急性表现[24]。静脉流出受阻可导致睾丸淤血（水肿），在超声上表现为睾丸增大，回声减低和不均匀，多普勒显示血流减少（图 18-11）。长时间的睾丸扭转可表现为睾丸明显增大，回声不均匀伴随回声增高和减低。多普勒显示睾丸内血流减少对于诊断睾丸扭转的敏感性为 84%，临床高度怀疑睾丸扭转时，多普勒显示睾丸内血流正常或增加也不能排除扭转的诊断[25]。多普勒超声假阴性结果通常见于间歇性扭转。

儿童睾丸扭转分为两型，正如上面所述，Bell-Clapper 畸形是发育畸形，睾丸没有充分固定在阴囊后部，可引起睾丸和精索在鞘膜内发生扭转，这一型称为鞘膜内型。当积液完全包围睾丸，睾丸引带、附睾和睾丸没有固定在阴囊后壁，可确诊 Bell-Clapper 畸形。也可看到"扭结"征象，表现为睾丸上方肿块样异常，这是由于精索发生扭转和水肿形成的[26]。鞘膜内睾丸扭转多见于青春期，而鞘膜外

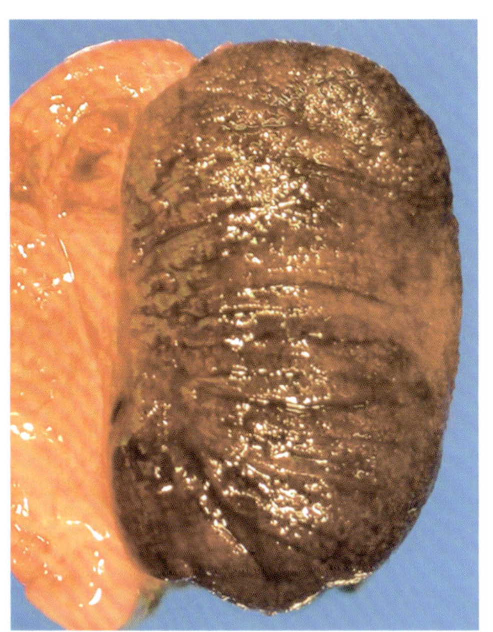

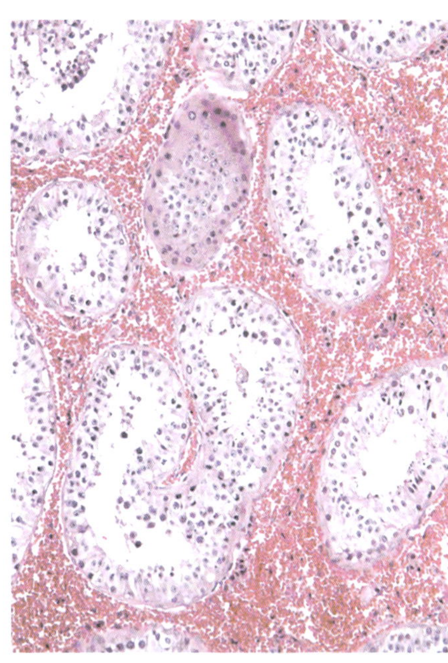

◀图 18-10　男，12 岁，因鞘膜内扭转和睾丸梗死致急性阴囊疼痛

大体观察，睾丸切面显示睾丸肿胀，呈暗红色（左）。镜下观察可见出血性梗死，广泛的间质出血；精曲小管细胞表现为胞质嗜酸性细胞增多和核固缩，是进展性梗死的特征（右，HE，×200）

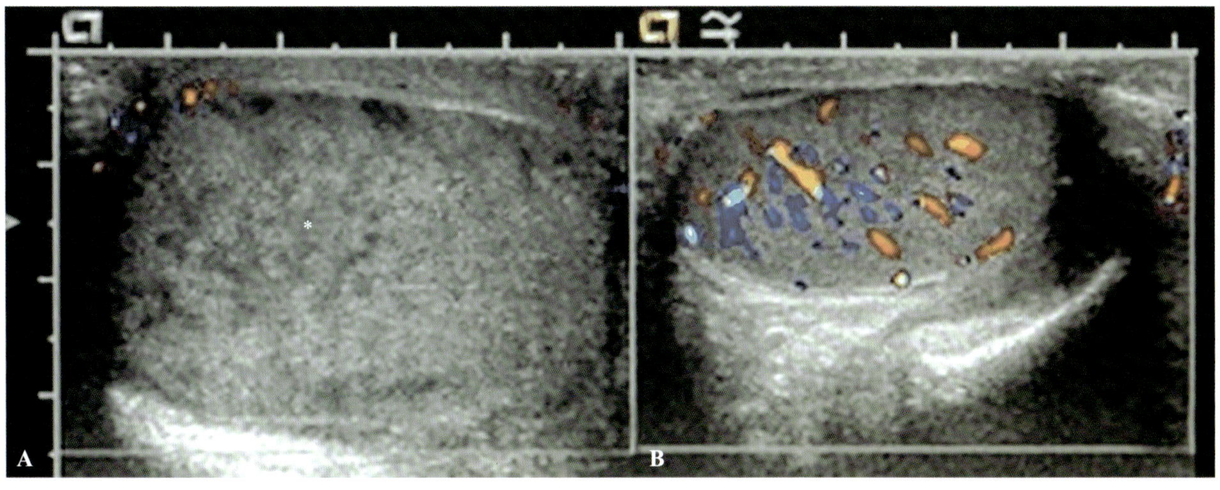

▲图 18-11　男，8 岁，急性睾丸疼痛，睡梦中唤醒

纵切面超声（A）右侧和（B）左侧睾丸，显示右侧睾丸增大，回声不均匀（星号），也无血流信号，符合睾丸扭转，左侧正常

睾丸扭转多见于新生儿。

幼儿（包括胎儿和新生儿）由于缺乏睾丸韧带，因此睾丸和鞘状突易一起发生扭转。这一型属于鞘膜外型，最常发生于胎儿期或出生后不久。超声表现为鞘膜外睾丸梗死，睾丸小呈低回声（常位于腹股沟区），边缘伴有钙化（边缘强回声伴有后方声影），多普勒显示血流减少[27]（图 18–12）。

睾丸扭转通常需要外科手术治疗，然而发生扭转到出现永久性缺血损伤前手术时间窗仅有 4～8h。延误治疗可以导致不育或睾丸切除[23]。Bell–Clapper 畸形患儿，需行双侧睾丸固定术[28]。基于最近对泌尿科医师的调查，目前泌尿科医师在处置新生儿（包括出生前和围生期）睾丸扭转时，与急诊患儿需要手术探查处理不一致[28]。新生儿睾丸扭转时（Bell–Clapper 畸形不是主要扭转机制），多数外科医师仍然行双侧睾丸固定术[28, 29]。

（二）感染性和炎性病变

1. 睾丸炎　睾丸和附睾感染性和炎性病变患儿临床表现为剧痛、肿胀、血尿和（或）精血，症状和体征与睾丸扭转非常类似[25, 30–34]。引起幼儿睾丸炎和附睾炎的主要原因是泌尿生殖道畸形（如神经源性膀胱和异位输尿管），而青春期更常见来自大肠埃希菌、淋病和衣原体引起的下行性或性传播泌尿道感染。病毒包括流行性腮腺炎是另一种潜在感染因素[35]。

超声检查有助于鉴别睾丸炎和睾丸扭转。睾丸炎表现为睾丸增大，呈不均匀低回声，多普勒显示血流信号增加[30]（图 18–13），而睾丸扭转多普勒表现为血流信号减少或消失。附睾 – 睾丸炎回声和多普勒血流信号可呈多种变化。但是 20% 的附睾炎和 40% 的睾丸炎患者睾丸和附睾回声正常或仅有充血表现[36]。部分或间隙性睾丸扭转患儿附睾增大容易误诊为附睾炎，睾丸血流正常或增加[37, 38]。白血病和淋巴瘤浸润睾丸声像图类似附睾睾丸炎，很难鉴别[39]。一旦排除其他病因，确诊睾丸附睾炎后，应使用抗生素治疗，冷或热敷止痛，并抬高阴囊[40]。

2. 鞘膜积液、鞘膜积脓和鞘膜积血　超声上阴囊内液体增多常见，最常见于单纯性鞘膜积液[30, 41, 42]。鞘膜积液是液体积聚在鞘膜脏壁层之间和（或）沿精索走行，超声常表现为薄壁无回声积液（图 18–14）或积液内见低回声沉积[43]。鞘膜积液患儿最长表现为无痛性阴囊肿胀。大多数新生儿、婴幼儿和一些年长儿鞘膜积液的病因是先天性鞘膜未闭合（图 18–15）。年长儿和青春期儿童鞘膜积液也可由感染性 / 炎性病变、睾丸扭转、创伤和肿瘤引起[30]。在一些少见病例中，可见巨大的鞘膜积液与腹腔相通，呈沙漏样结构，又被称为腹

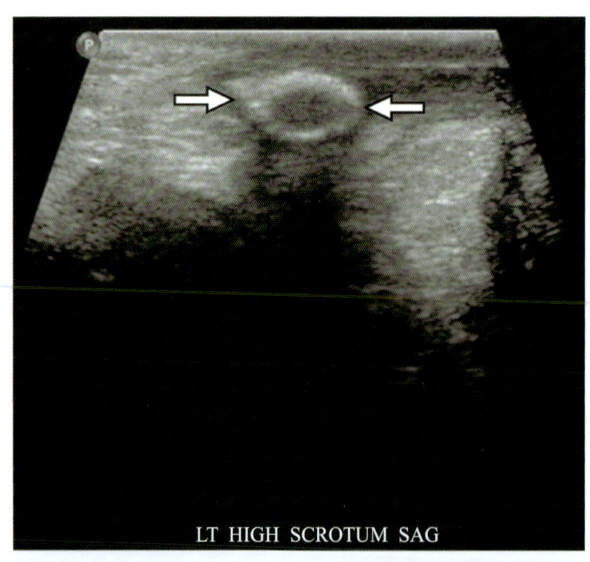

▲ 图 18–12　男，3 月龄，左侧睾丸未触及

纵切面超声显示左侧腹股沟区卵圆形结构，边缘呈强回声伴声影（箭），超声表现符合睾丸梗死，睾丸外周钙化由于在胎儿期或出生后不久鞘膜外睾丸扭转所致（由 Jonathan R. Dillman，MD，MSc，Cincinnati Children's Hospital Medical Center，Cincinnati，OH 提供）

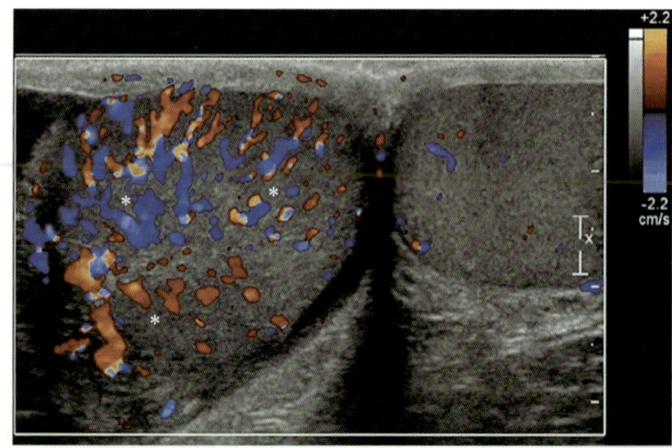

▲ 图 18–13　男，16 岁，睾丸炎引起的急性阴囊疼痛和肿胀 3 天

横切面彩色多普勒显示双侧睾丸，右侧睾丸血流信号增多（星号），右侧睾丸增大，反应性睾丸鞘膜积液

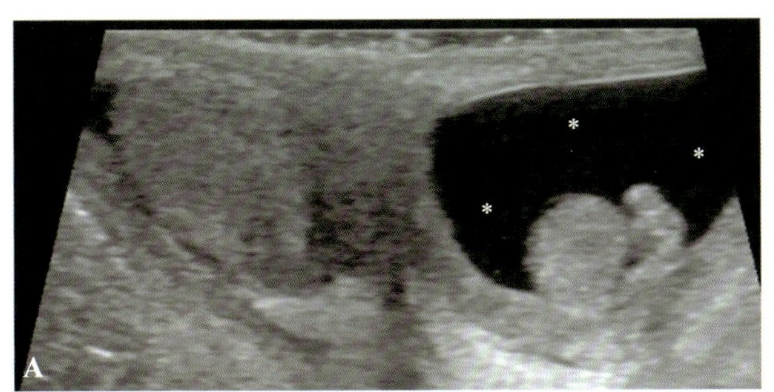

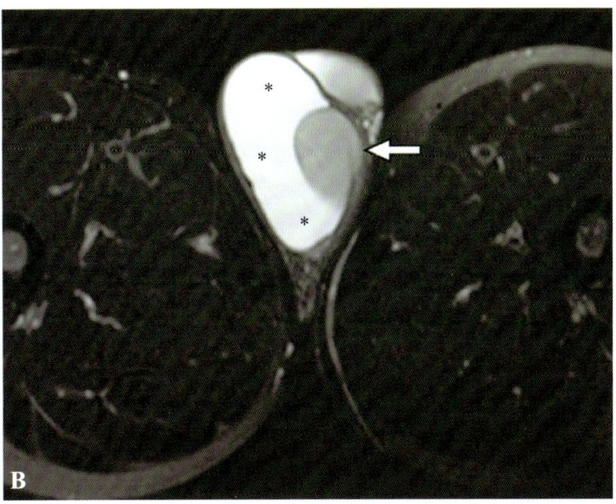

▲ 图 18-14　**A.** 男，8 岁，阴囊肿胀；横切面超声显示双侧阴囊睾丸，左侧睾丸周围液体增多（星号）；**B.** 男，16 岁，右侧阴囊肿胀；MRI 轴位脂肪抑制 T_2WI 显示右侧鞘膜积液（星号），右侧睾丸部分固定于阴囊壁（箭）

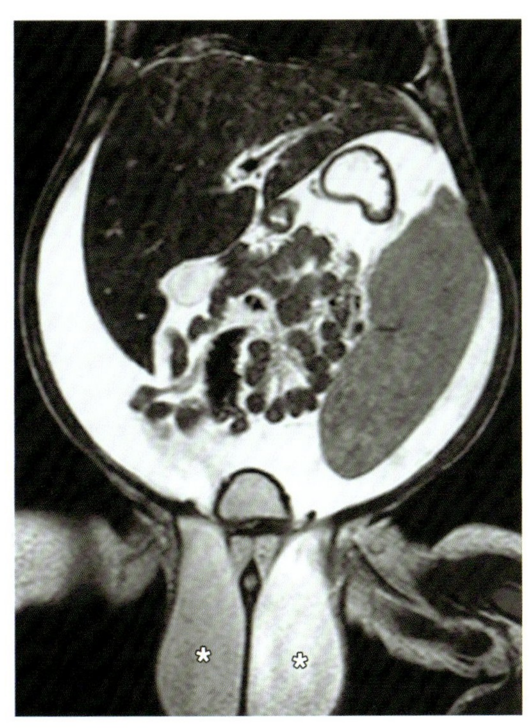

▲ 图 18-15　男，6 月龄，阴囊肿胀，双侧大量的交通性鞘膜积液

MRI 冠状位 T_2WI 显示腹腔大量积液沿双侧开放性鞘状突进入阴囊内（星号）

腔阴囊积液[44-46]（图 18-16）。精索鞘膜积液分为两型：包裹性鞘膜积液，液体与腹腔或阴囊均不相通；精索鞘膜积液，液体和腹腔相通，而与阴囊不相通[47, 48]。

其他阴囊和腹股沟管的囊性 / 充满液体的病变包括感染（鞘膜积脓和阴囊脓肿），鞘膜积血（外伤引起）和腹股沟疝疝入的肠管（图 18-17）。鞘膜积脓和积血在超声上表现复杂，可显示絮状回声、分隔和液 - 液平面。

3. 阴囊内附件扭转（睾丸附件和附睾附件）　阴囊内附件扭转是儿童期急性阴囊疼痛的常见原因[49]。阴囊附件是副中肾（睾丸）和中肾（附睾）管的胚胎残存，基于它们的位置进行命名[36, 50]。超声检查可以识别出 5 种中的 3 种——睾丸附件、附睾附件和附睾尾部附件，鞘膜积液时更明显[30]。

当发生扭转时，这些附件会增大，血供减少，引起疼痛、缺血甚至梗死。超声显示邻近睾丸上极或附睾头部圆形或卵圆形各种回声占位（可能是低回声、强回声甚至是囊性肿块），内部没有血供（图 18-18）。当睾丸附件大于 5～6mm，结合临床表现，诊断扭转具有非常高的特异性[51]，周围组织反应性炎症和充血常常明显，反应性鞘膜积液非常常见。随着时间延长，扭转的附件可能钙化、体积缩小，甚至表现为阴囊内小的睾丸外移动性钙化（称为阴囊内珍珠或阴囊结石）。一旦排除睾丸扭转和附睾 - 睾丸炎，采取保守诊断和治疗。

4. 血管炎　儿童全身免疫系统疾病引起的小血管炎可出现阴囊急性疼痛和肿胀。过敏性紫癜可影响皮肤、肾脏、关节和胃肠道，15%～38% 的患儿可有阴囊受累[52, 53]。尽管超声表现与睾丸附睾炎难以鉴别，灰阶和彩色多普勒超声上，睾丸大多数

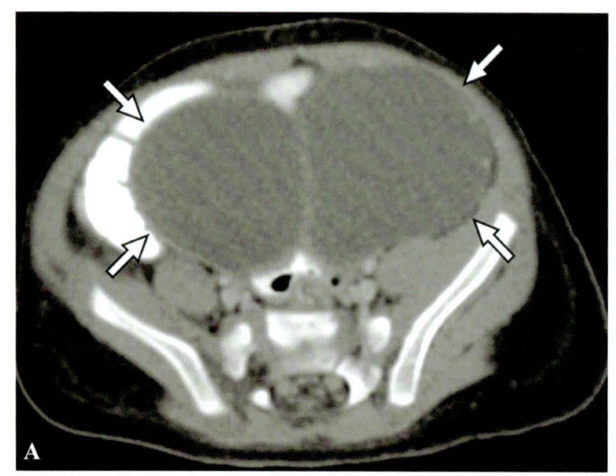

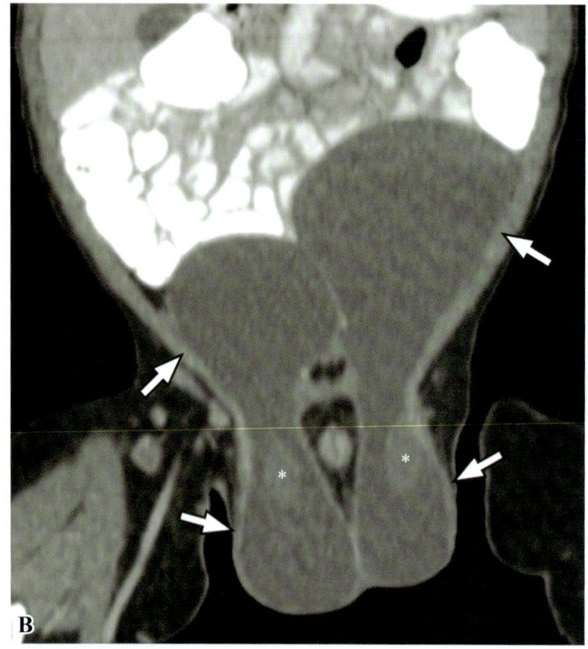

▲ 图 18-16 **男，4 月龄，体检巨大腹腔阴囊积液致腹部和阴囊膨胀**

A. 增强 CT 显示下腹部巨大的薄壁积液（箭）；B. 冠状位 CT 重建显示双侧充满液体的结构（箭）从阴囊延伸至腹腔；可见睾丸影像（星号）

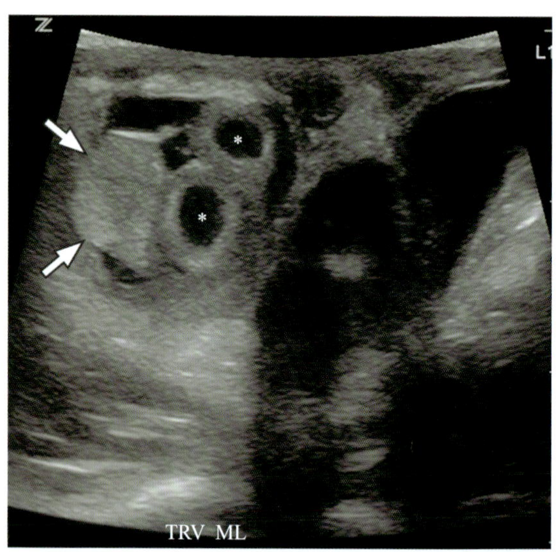

▲ 图 18-17 **男，1 月龄，右侧腹股沟疝引起的阴囊肿大**

横切面超声显示阴囊内邻近右侧睾丸（箭）可见两段肠襻影像（星号），并可见双侧鞘膜积液，提示双侧鞘膜未闭；这张图像未见左侧睾丸

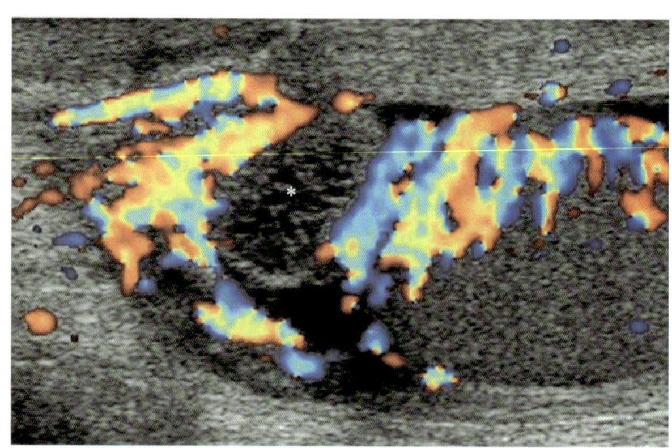

▲ 图 18-18 **男，11 岁，睾丸附件扭转引起的急性睾丸疼痛**

纵切面彩色多普勒显示邻近睾丸上极不均匀、低回声、无血供的卵圆形结构（星号），与附睾分开，邻近可见明显反应性充血

表现正常。一些患儿可表现为附睾增大，回声不均匀，继发于出血和炎症而充血。阴囊皮肤增厚，也可见反应性鞘膜积液[54]。白塞病是另一种少见的免疫介导全身小血管炎性疾病，可累及睾丸，超声表现与睾丸炎相似[55]。

（三）肿瘤性病变

阴囊肿瘤性病变主要起源于睾丸，分为良性和恶性肿瘤。青春期前儿童睾丸和睾丸旁肿瘤少见，与成人和青春期后人群比较，肿瘤在流行病学、自然病史、组织分型和治疗明显不同[56]（表 18-2）。青春期前原发睾丸肿瘤少见[57, 58]，多数为良性肿瘤，预后比青春期后肿瘤较好。下面会更详细介绍治疗，根据肿瘤类型不同的，通常行睾丸切除术或摘除术[57]。

1. 良性肿瘤　儿童最常见的睾丸良性肿瘤是表皮样囊肿和成熟畸胎瘤[56, 59]。睾丸的畸胎瘤常见于出生至 18 月龄儿童[56]。表皮样囊肿儿童和成人均

表 18-2 青春期前睾丸和睾丸旁肿块

肿瘤类型	良 性	恶 性
生殖细胞	成熟畸胎瘤	卵黄囊瘤
	表皮样囊肿	胚胎癌
性索 / 间质	幼年型颗粒细胞瘤	
	间质细胞瘤	
	支持细胞瘤	
睾丸旁	脂肪瘤	横纹肌肉瘤
	平滑肌瘤	
	钙化性纤维性假瘤	
	腺瘤样瘤	
	血管畸形	
其他	性腺母细胞瘤[a]	

a. 恶性行为罕见

可发生。畸胎瘤含有 3 个胚层结构，常表现为囊实性肿块伴有钙化（图 18-19）。阴囊和睾丸表皮样囊肿由于含有皮肤角质成分，通常具有最特殊的影像特征，在超声上表现为层状或洋葱皮样肿块[42, 60, 61]（图 18-20）。睾丸表皮样囊肿还可有其他表现，表现为实性强回声肿块或单纯囊性肿块（图 18-21）。性索间质瘤（如幼年型颗粒细胞瘤、间质细胞瘤和支持细胞瘤）是少见的恶性肿瘤，影像学表现没有特异性（图 18-22）。目前没有儿童大样本的病例报道，只有少数病例报道和有限的经验指导我们治疗[62]。由于激素分泌异常，这些肿瘤才逐渐被发现。

当怀疑睾丸良性肿瘤时，超声显示睾丸周围结构正常，甲胎蛋白（AFP）正常[56]，可进行保留睾丸手术。表皮样囊肿通常从睾丸周围摘除。而睾丸畸胎瘤就需要进行睾丸切除了。

2. 恶性肿瘤

(1) 原发睾丸肿瘤：儿童原发睾丸肿瘤有很多

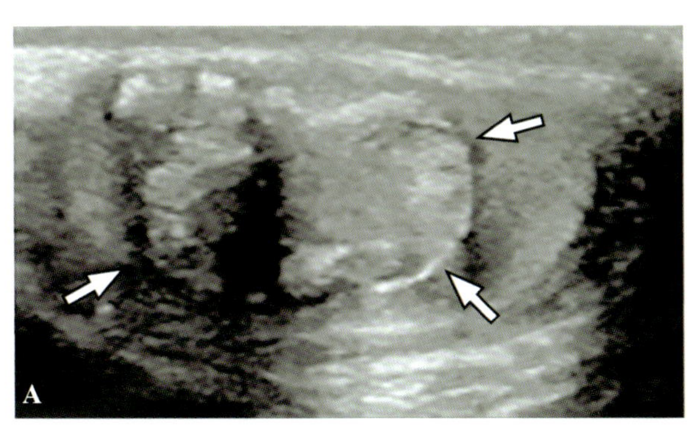
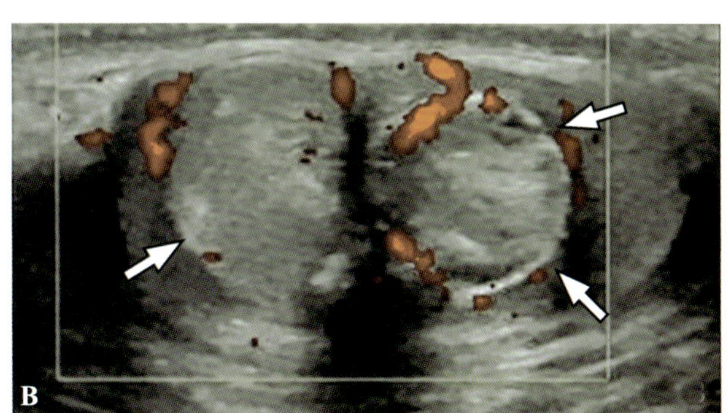
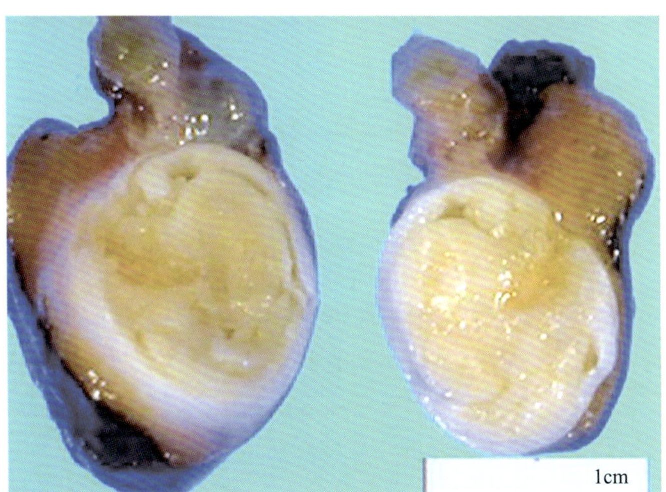

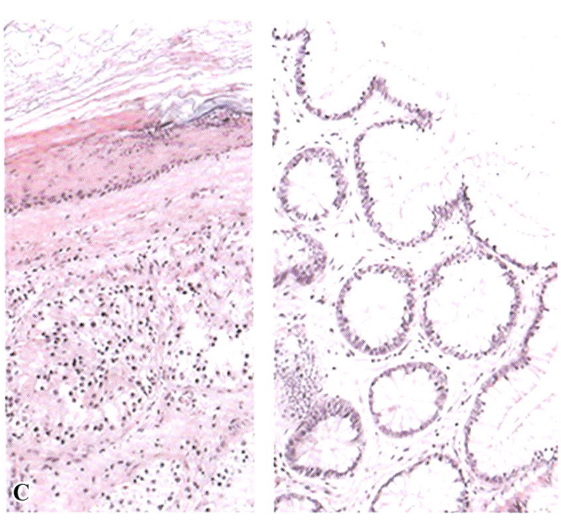

▲图 18-19 A 和 B. 男，10 岁，睾丸肿块；纵切面超声（A）和多普勒（B）显示睾丸实性肿块，回声不均匀，可见钙化（箭），术后病理证实为成熟畸胎瘤；C. 男，16 岁，睾丸肿块；手术标本显示肿块边界清晰，约 1cm（左），可见皮肤结构（中，HE，×400）及黏液分泌细胞（右，HE，×400）

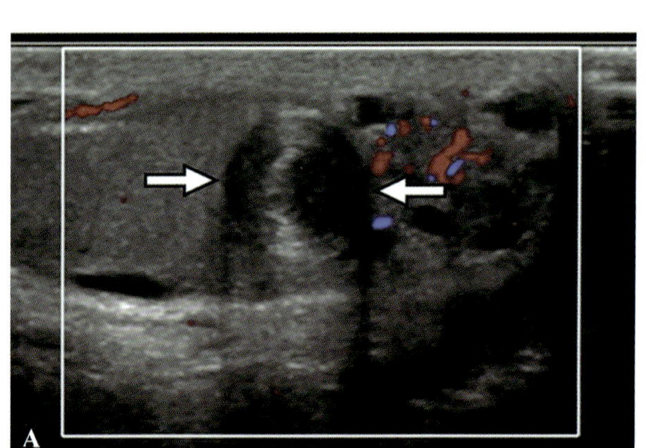

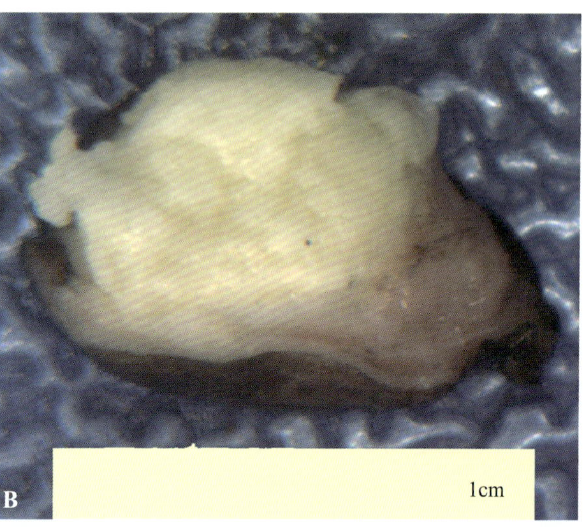

▲ 图 18-20 A. 男，12 岁，左侧睾丸肿块；纵切面彩色多普勒显示洋葱皮样无血供肿块（箭），符合表皮样囊肿；B. 男，5 岁，睾丸表皮样囊肿；大体观察，小肿块完全呈囊性，内部充满易碎的淡棕色角质碎屑

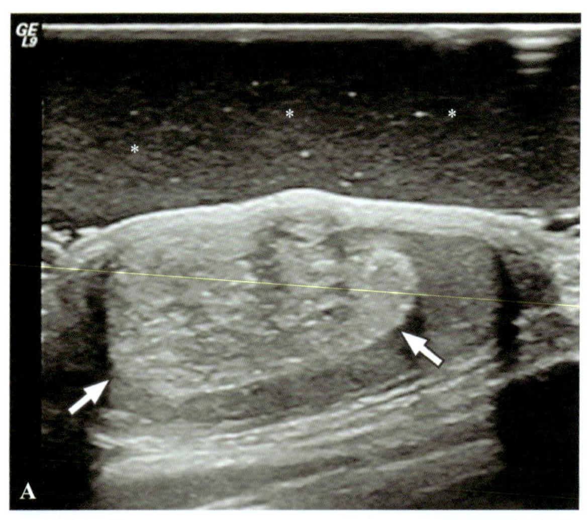

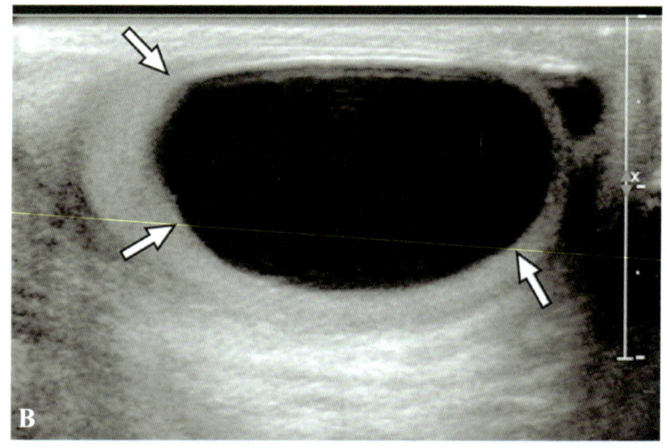

▲ 图 18-21 A. 男，7 岁，睾丸肿块；纵切面超声显示巨大的强回声肿块（箭），几乎占据整个睾丸，病理证实为表皮样囊肿；超声探头和阴囊之间有大量的超声传导凝胶（星号）作为衬托；B. 男，6 月龄，睾丸肿块；纵切面超声显示阴囊内巨大的囊性肿块（箭），占据大部分右侧睾丸；行手术摘除，术后病理证实为表皮样囊肿（由 Jonathan R. Dillman，MD，MSc，Cincinnati Children's Hospital Medical Center，Cincinnati，OH 提供）

种。在表 18-2 中介绍了青春期前发生的睾丸肿瘤。它们的处置方法和成人与青春期儿童有所不同[63]。青春期前儿童最常发生的恶性肿瘤是单纯卵黄囊瘤[56, 57, 64-66]。青春期前儿童的睾丸恶性肿瘤除了发生扭转或出血以外均表现为睾丸无痛性阴囊肿块。单纯的卵黄囊瘤最常见于睾丸（Ⅰ期），几乎仅见于青春期前儿童，甲胎蛋白通常会升高[64]。该“恶性”肿瘤的生存率几乎可达 100%，即使是复发病例[67]。绝大多数青春期后肿瘤都是恶性的，无论是精原细胞瘤还是混合性生殖细胞瘤[13]（图 18-23），这些肿瘤在青春期前很少发生。

当明确或怀疑阴囊肿块时，应首先进行超声检查。原发睾丸肿瘤超声表现各异，从边界清晰的肿块到整个睾丸的弥漫性浸润增大[13, 68]（图 18-24）。由于肿块可有 / 无出血、坏死 / 囊变及钙化，因此超声回声多变。超声检查的价值在于可以确定肿瘤的位置和大小，能区分原发睾丸肿瘤和睾丸外病变[13]。超声检查还可以识别肿瘤是否延伸超过白膜。当

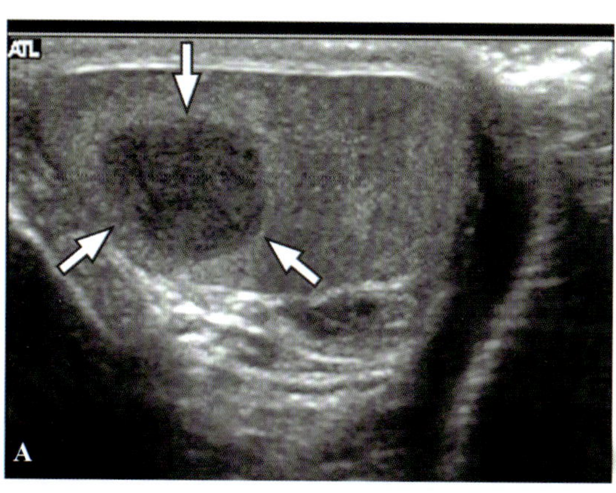

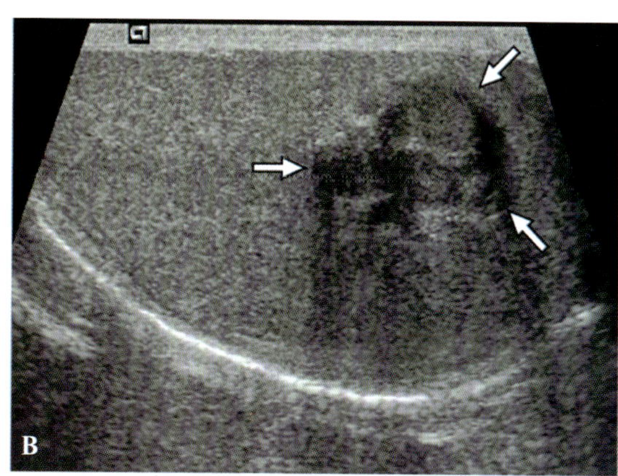

▲ 图 18-22 **A.** 男，**8** 岁，间质细胞瘤引起性早熟；纵切面超声显示右侧睾丸内非特异性的实性低回声肿块（箭）；**B.** 男，**17** 岁，支持细胞瘤；纵切面超声显示左侧睾丸内非特异性的实性低回声肿块（箭），边界不规则，伴有后方声影（由 **Jonathan R. Dillman，MD，MSc，Cincinnati Children's Hospital Medical Center，Cincinnati，OH** 提供）

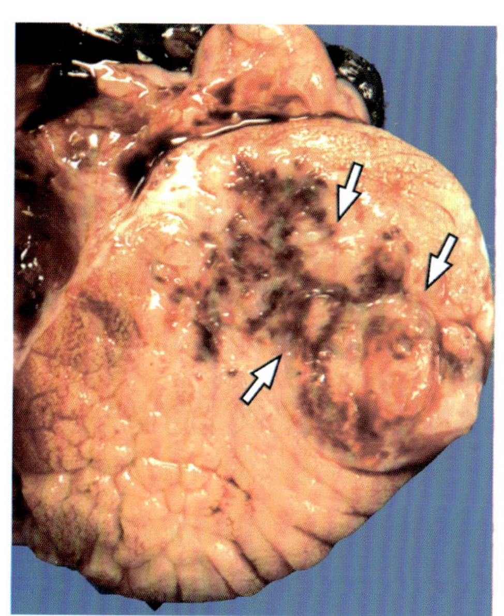

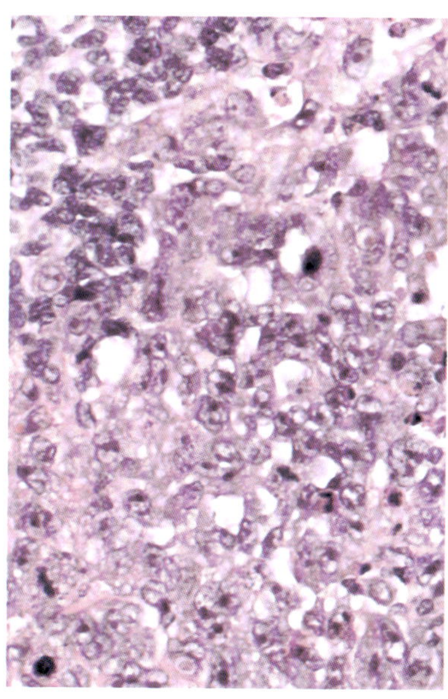

◀ 图 18-23 男，**18** 岁，睾丸恶性混合性生殖细胞瘤

3.5cm 大小、边界不清、杂色的睾丸肿块（左）；镜下所见，肿瘤大部分由胚胎性癌成分组成（右，HE，×600）

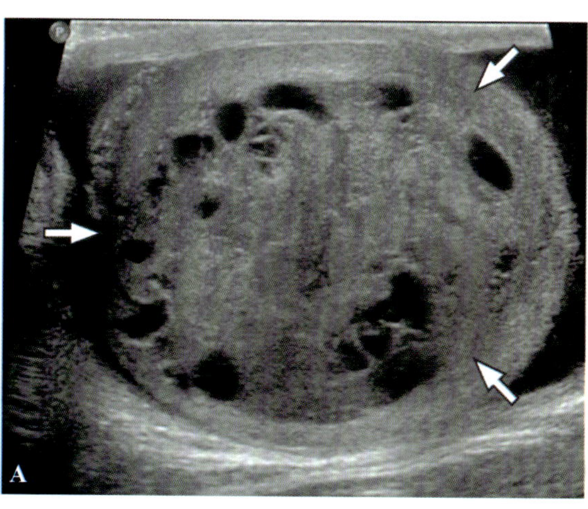

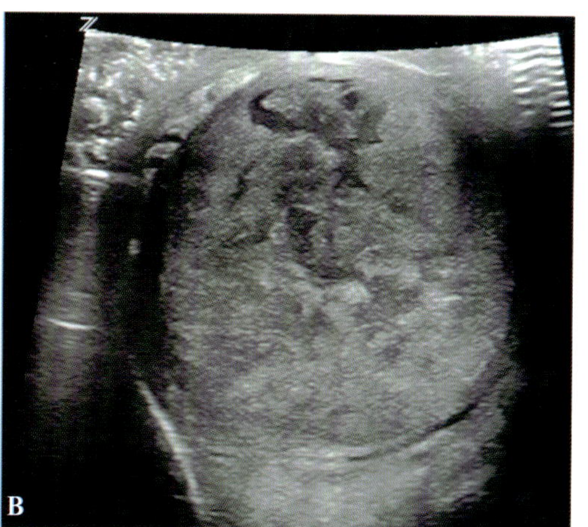

▲ 图 18-24 **A.** 男，**15** 岁，睾丸恶性混合性生殖细胞瘤；纵切面超声显示右侧睾丸增大，其内可见一囊实性肿块（箭），周围是正常实质；**B.** 男，**15** 岁，睾丸恶性混合性生殖细胞瘤；横切面超声显示右侧睾丸弥漫性增大，回声不均匀

确定原发睾丸恶性肿瘤后，应行腹盆腔 CT（MRI）检查确定转移灶（包括腹膜后淋巴结的累及）（图 18–25），胸部 X 线片和 CT 评估肺部转移和纵隔累及情况 [13, 63]。

性腺母细胞瘤含有生殖细胞和性索间质细胞成分，常见于性发育障碍患儿，多数见于携带 Y 染色体的儿童，也可见于嵌合体 Turner 综合征（45，XO/46，XY）患儿 [69]。在混合性性腺发育不良时，条索状性腺易发生这种肿瘤。明确性腺母细胞瘤恶性转化时，高危儿童需行性腺切除术 [69]。

(2) 继发性睾丸肿瘤：继发性睾丸肿瘤最常见于白血病和淋巴瘤患者 [70, 71]。超声常见表现为肿瘤弥漫浸润致睾丸增大，回声减低，也可呈局灶性肿块（图 18–26），血流增多，伴附睾增大也是这些肿瘤征象 [72]。由于血 – 睾屏障阻止了化疗药物进入睾丸，睾丸病变易残存并复发。睾丸淋巴瘤常继发于非霍奇金淋巴瘤，尤其 Burkitt 淋巴瘤 [73]。睾丸淋巴瘤的治疗包括全身化学治疗、睾丸切除和放射治疗 [74, 75]。

(3) 睾丸外肿瘤：横纹肌肉瘤是青春期前儿童最常见的软组织肉瘤，7%～10% 起源于精索远端 [76]（图 18–27）。睾丸旁横纹肌肉瘤尺寸变化大（可达 20cm），可侵犯睾丸，易发生腹膜后淋巴结、肺、骨皮质和骨髓转移 [56, 77, 78]。

超声常表现为睾丸外回声不均的阴囊肿块，通常和睾丸旁其他肿瘤难以区分（表 18–2）。影像学分期包括胸部 CT、腹盆腔 CT（或 MRI）及 PET–CT 检查。治疗期间和治疗后常规行影像学评估 [56, 79]。病理上，肿瘤均含有免疫组化呈具有骨骼肌分化的恶性细胞（图 18–28）。

联合治疗肿瘤预后较好，3 年生存率达到 90%～95% [80, 82]。与成人相比，儿童睾丸旁最常见肿瘤是横纹肌肉瘤，认为睾丸外阴囊肿块几乎总是良性的这种说法十分不可靠。还有一些肿瘤可发生在睾丸旁，但极为罕见。

3. 睾丸微石症　弥漫性睾丸微结石在单幅睾丸超声图像上表现为睾丸内 5 个或更多个细小、点状（1～3mm）无声影强回声病灶（图 18–29）。微结石位于睾丸精曲小管，可发生在睾丸发育早期 [83, 84]。微石症发生于 1%～2% 的成人 [85]，儿童达 9% [86]，且 20% 的患者生育能力低下 [87]。

此病临床意义取决于临床状态。大量荟萃分析显示成人弥漫性睾丸微结石症与患睾丸恶性肿瘤风险有关，这些个体有患睾丸生殖细胞肿瘤其他的危险因素 [88]，但对于没有其他危险因素的个体其临床意义仍有争议 [89]。对于儿童，这种关系尚需进一步证实 [89]。一些学者建议没有其他睾丸恶性肿瘤危险因素（如以前睾丸恶性肿瘤和隐睾病史）的睾丸微石症患者不需要筛查 [85]，而其他一些学者则提倡睾

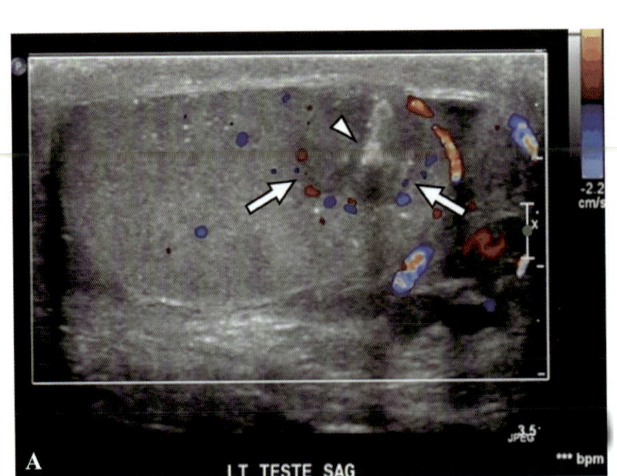

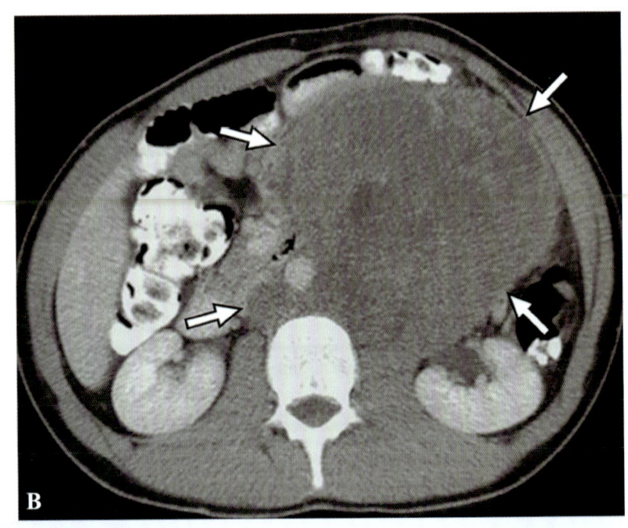

▲ **图 18–25　男，14 岁，腹部肿块**

A. 纵切面彩色多普勒显示睾丸内圆形实性肿块，回声不均匀（箭），肿块包含强回声伴声影结石（箭头）及弥漫小结石；B. 轴位增强 CT 检查显示腹膜后区巨大肿块（箭），证实为生殖细胞肿瘤（胚胎癌）转移灶（由 Jonathan R. Dillman，MD，MSc，Cincinnati Children's Hospital Medical Center，Cincinnati，OH 提供）

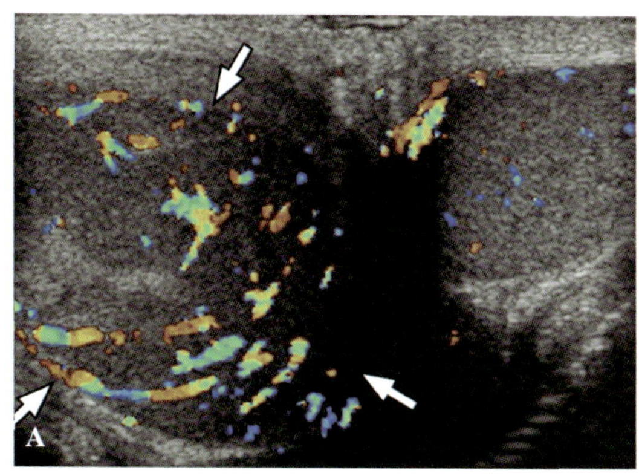
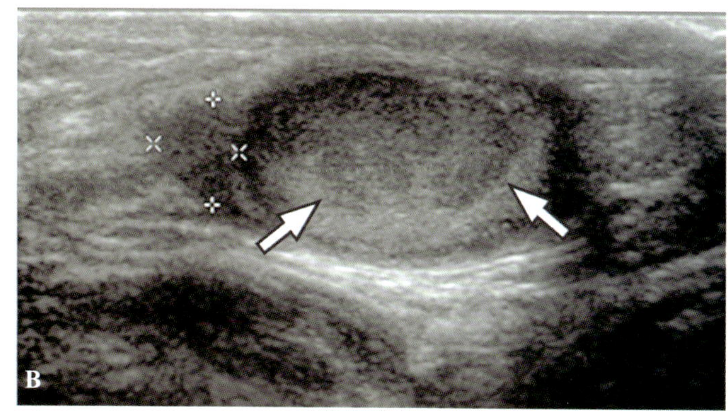
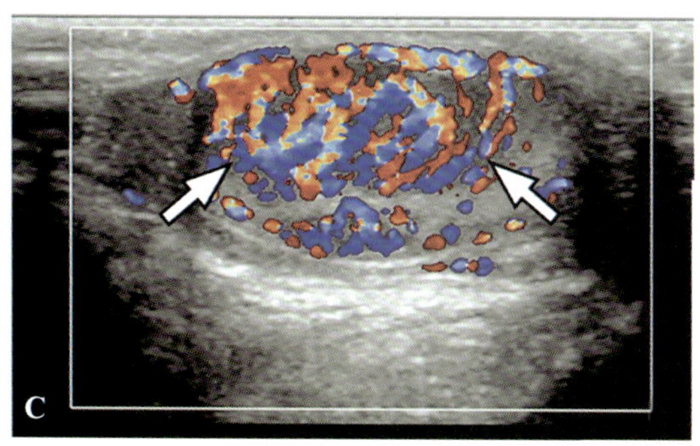

▲ 图 18-26　**A.** 男，**15** 岁，急性淋巴细胞性白血病；彩色多普勒显示右侧睾丸增大、充血，呈不均匀低回声（箭），活检证实白血病复发；左侧睾丸正常；**B** 和 **C.** 男，**7** 岁，非霍奇金淋巴瘤；纵切面超声显示右侧睾丸内边界清晰的低回声肿块（箭），彩色多普勒显示其内血流增多；卡尺测量的是附睾的头部（**B**）

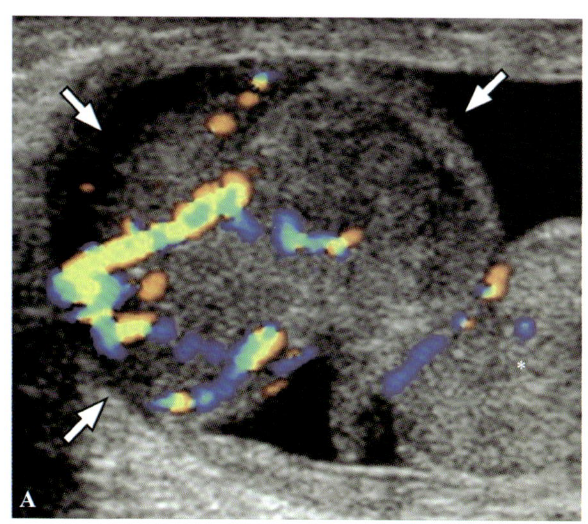
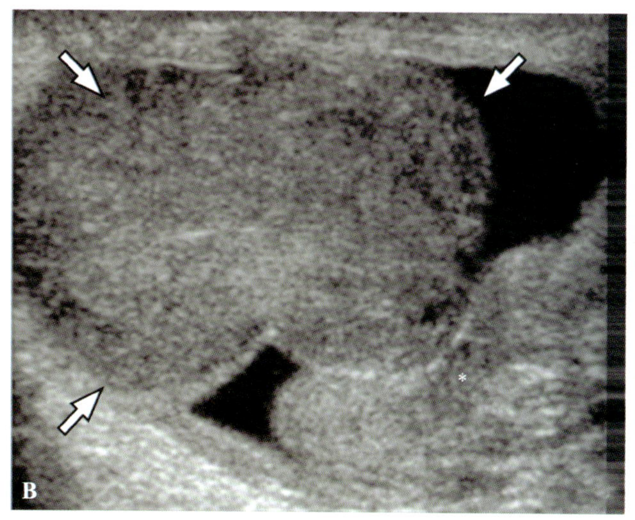

▲ 图 18-27　男，**5** 岁，阴囊肿块

纵切面彩色多普勒（A）和超声（B）显示睾丸外充血的实性分叶状肿块（箭），对邻近睾丸有占位效应（星号）；术后病理证实为睾丸旁胚胎型横纹肌肉瘤

丸微石症患者进行睾丸肿瘤的筛查，包括体格检查和每 6～12 个月进行一次超声检查[90]。单幅超声图像上数量少于 5 个的微结石不能确定其临床意义。

（四）外伤

1. 阴囊外伤概述和影像学检查方法　阴囊及其内容物创伤常见且为破坏性的。根据损伤机制和暴力方式，造成损伤不同，可从轻微的表面挫伤到严重的睾丸断裂。与运动相关的钝挫伤约占儿童睾丸损伤的一半以上，而车祸损伤占 9%～17%[91]。超声是首选的检查方法[92]。儿科患者应该采取仰卧位，这种姿势有利于受损阴囊的固定和支持。

超声高频探头提供足够的组织穿透力有助于显

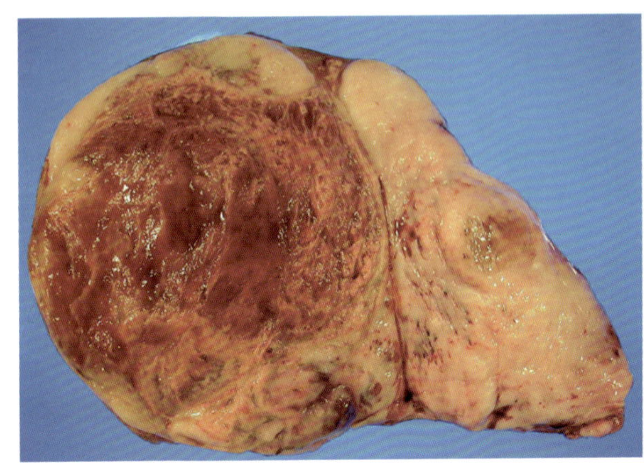

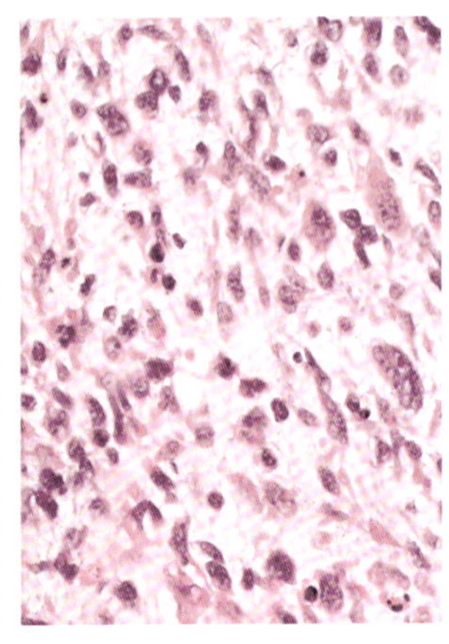

◀ **图 18-28 男，16 岁，阴囊肿块，20cm 的睾丸旁胚胎型横纹肌肉瘤（左）**

镜下，肿瘤内部可见多形性间质细胞，多伴嗜酸性胞质尾部，提示横纹肌细胞分化；肿瘤细胞免疫组化检查骨骼肌分化特异性标志物阳性，包括肌间线蛋白和肌细胞生成素

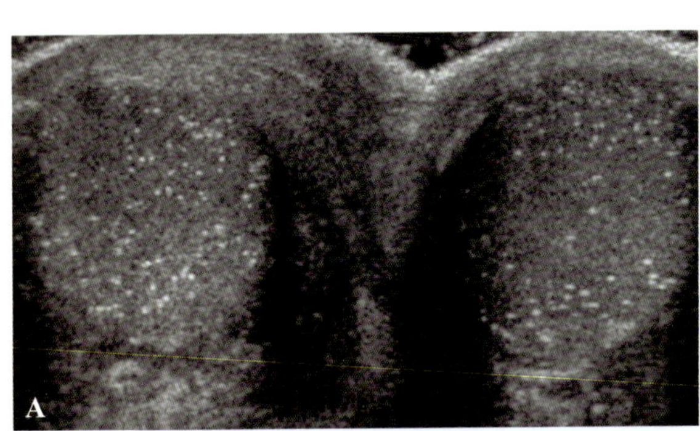

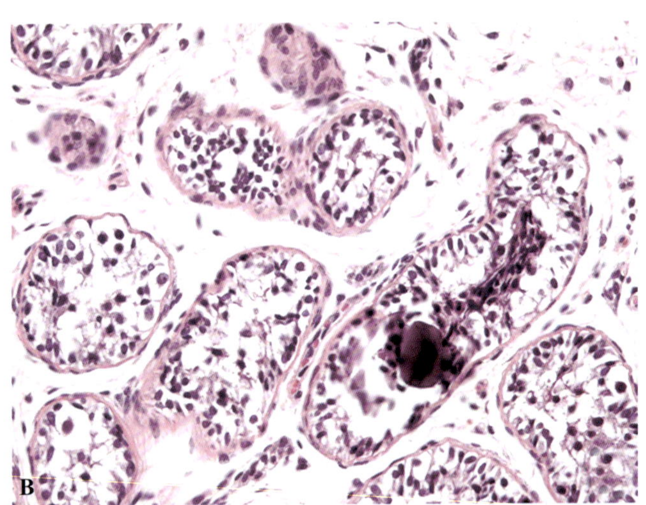

▲ **图 18-29 A. 男，16 岁，急性阴囊疼痛，偶然发现睾丸弥漫微石症；横切面超声显示双侧睾丸内多发点状、强回声、无声影钙化，没有发现睾丸肿块；B. 46，XO/46，XY 嵌合型染色体患者；发育不良的睾丸内含有微结石，表现为球形深紫色的（嗜碱）精曲小管内的微钙化（HE，×40）**

示睾丸的结构。睾丸损伤需要灰阶和彩色多普勒同时成像评估。为了确定睾丸内部是否有血流，因此彩色多普勒应设置成对低速血流敏感状态（如降低脉冲重复频率）。对于穿透伤的病例（如枪伤），超声同样可以达到诊断目的，但是来源于空气的伪影可能限制了评估，还可以用于识别穿透伤的异物。

2. 阴囊损伤的类型　阴囊可发生多种创伤类型，理解用于描述阴囊损伤类型的术语就尤为重要。鞘膜积血是指血液聚集在鞘膜脏壁层之间[92]（图 18-30）。超声上表现为复杂液体聚集，可伴分隔。由于鞘膜积血通常是由潜在的腹腔积血通过未闭的鞘状突进入到阴囊内的，因此筛查腹部损伤很重要[93]。

血肿是血性物质在阴囊壁、附睾或睾丸软组织内呈无血供肿块样聚集。睾丸断裂是指睾丸实质破裂伴正常结构消失，但白膜高回声仍存在（图 18-31）。在超声上，睾丸内部可出现线样或放射状裂隙伴正常均匀实质背景的破坏。

睾丸损伤最严重的类型是睾丸破裂，包括睾丸白膜的破裂和睾丸实质的丧失（图 18-32）。睾丸破裂超声显示睾丸内容物经白膜破损处向外挤压，致睾丸局部外形异常。也有报道创伤性睾丸脱位可见于腹股沟管、腹腔或会阴。

创伤性附睾炎是一种继发于外伤的炎性病变，可导致睾丸增大，回声不均匀和充血性附睾。除了钝性损伤，损伤了供血血管，可发生扭转，导致睾丸的缺血，甚至梗死。阴囊的穿通伤少见，绝大多数是枪弹伤（图 18-33）。

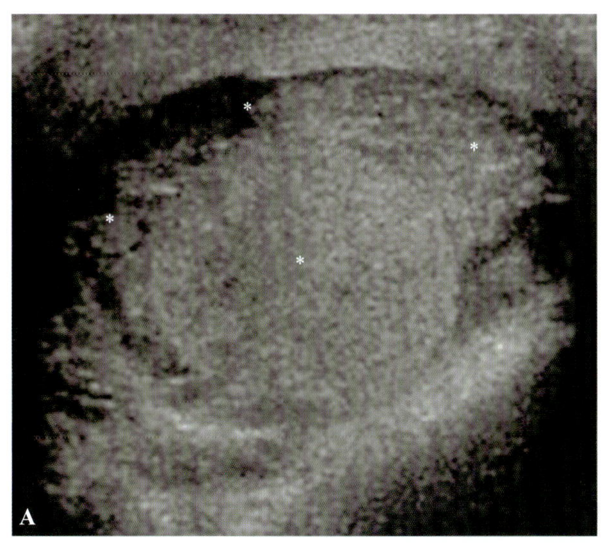

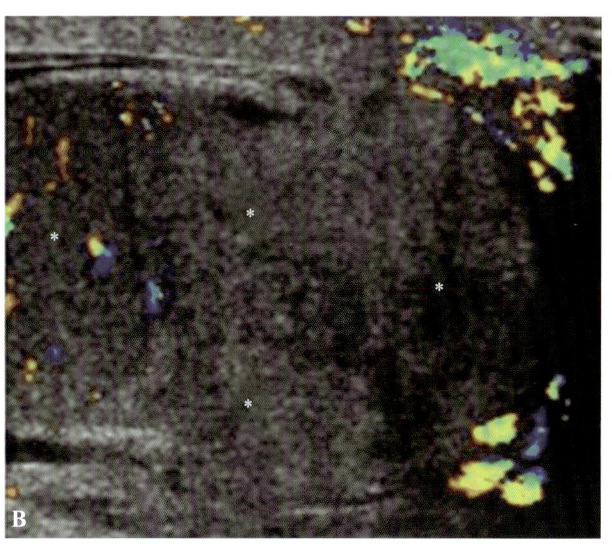

▲ 图 18-30 男，15 岁，阴囊钝性损伤

超声（A）和彩色多普勒（B）显示鞘膜内高回声复杂液体，符合鞘膜积血（白星号）表现；睾丸内可以见到血流信号（黑星号；B）

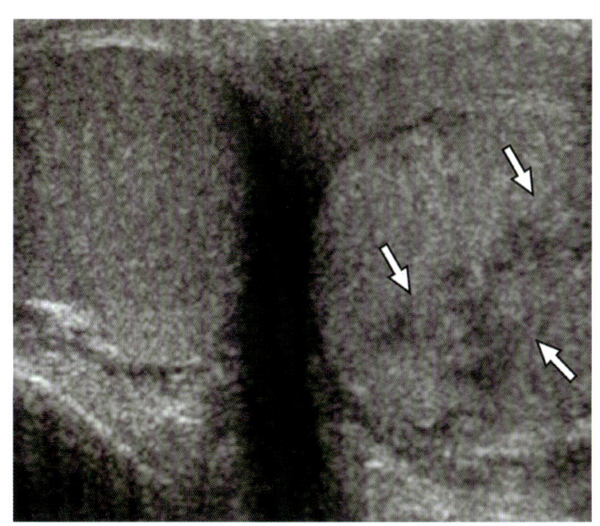

▲ 图 18-31 男，15 岁，阴囊钝性损伤

超声显示左侧睾丸内不规则线样回声减低区，提示睾丸实质破裂，符合睾丸断裂（箭间）；睾丸白膜没有破裂提示睾丸破裂

（五）精索静脉曲张

精索静脉曲张是指引流睾丸的蔓状静脉丛的异常扩张。本病常见于年长儿和青年男性，年龄 15—30 岁，表现为阴囊饱满、疼痛、不育甚至是同侧睾丸萎缩[94, 95]。原发性或特发性精索静脉曲张是由于性腺静脉的静脉瓣功能异常导致的血液倒流至蔓状静脉丛造成的。大多数（90%）原发性精索静脉曲张发生在左侧[96]，这是因为左侧睾丸静脉汇入到左肾静脉时成直角，而右侧睾丸静脉直接汇入到下腔静脉时角度较为平缓。右侧精索静脉曲张应立即寻找静脉梗阻原因，可能是良性或恶性。继发性精索静脉曲张常由继发于肿物（如肾癌或淋巴瘤）或其他结构（如胡桃夹现象，即左肾静脉在肠系膜上动脉和主动脉间受压）压迫引起的睾丸静脉回流受阻。

精索静脉曲张超声表现为蔓状静脉的扩张，直径大于 2mm（图 18-34），瓦氏试验时静脉扩张。彩色多普勒显示静脉呈单向波形，瓦氏试验时彩色多普勒信号增加。睾丸内静脉扩张是精索静脉曲张少见类型，累及睾丸纵隔周围或睾丸边缘的睾丸内静脉扩张（图 18-34）。一般来说，这种少见的静脉曲张都伴随睾丸外精索静脉曲张。

儿童和青春期睾丸静脉曲张的治疗有一些争议，大部分成人患者并没有明显的不育，不育症仍是主要关注的临床结果[97]。与健侧相比患侧睾丸体积减小 20% 或更多，并结合精液分析，有助于指导泌尿科医师和患者决定何时进行干预[97]。目前，有一种耐受、有效、安全且侵袭性小的介入方法可治疗本病，但总的来说，最好的方法仍存在争议。需要对这些方法进行大量的前瞻性对比研究[97]。

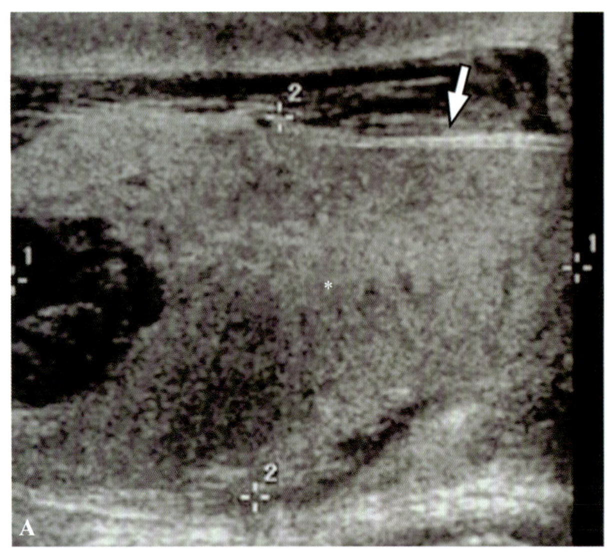
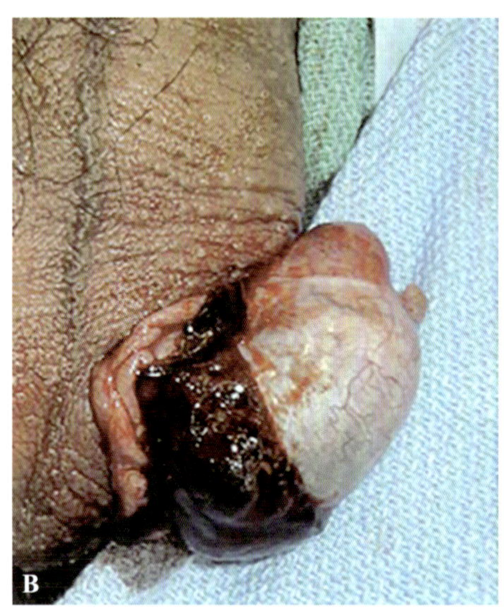

▲ 图 18-32 男，15 岁，自行车骑跨伤

A. 纵切面超声显示睾丸信号不均匀（星号），轮廓不规则，伴有白膜的破裂（箭示白膜不完整），符合睾丸破裂；B. 男，12 岁，滑板损伤；术中显示睾丸实质被挤出白膜囊（图片由 Laurence Baskin，MD，UCSF Benioff Children's Hospital，San Francisco，CA 提供）

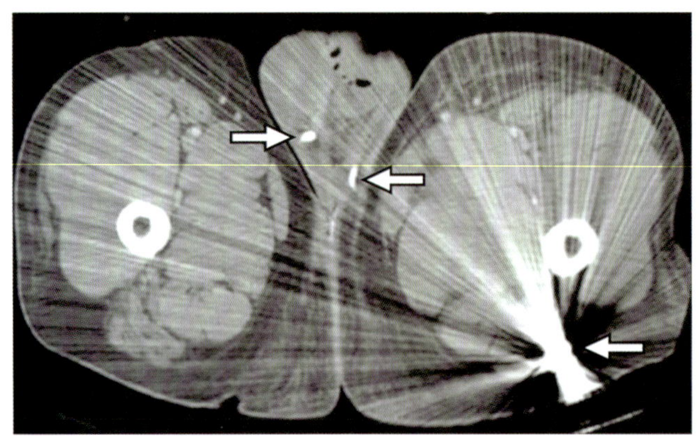

◀ 图 18-33 男，19 岁，会阴枪击伤

轴位增强 CT 显示阴囊形态不规则，其内可见气体影；阴囊壁及左臀部可见金属弹片（箭）

五、附睾病变

（一）先天性发育异常

附睾囊肿和精液囊肿　囊肿是附睾最常见的肿瘤样病变，20%～40% 的患者无明显症状[98]。Hippel-Lindau 综合征和囊性纤维化的儿童其附睾囊肿发生率更高。附睾囊肿和精液囊肿均表现为边界清晰的囊性附睾肿块，常见于附睾的头部。附睾囊肿可为淋巴源性或上皮源性，而精液囊肿是输出小管扩张，并含有精液成分（图 18-35）。

在超声上，两者通常均表现为附睾无回声囊肿（图 18-36）。精液囊肿由于含有精液可显示碎屑状低回声，还可见到分隔。当囊肿较大时，可与鞘膜积液混淆，但是鞘膜积液有包裹睾丸倾向，而起自附睾的囊肿倾向使睾丸移位[99]。

通常采用保守治疗，但是对于病变体积大且有症状者需行外科切除。

（二）感染性和炎性病变

附睾炎和附睾 – 睾丸炎　附睾炎和附睾 – 睾丸炎是儿童急性阴囊疼痛最常见的原因。这些感染性和炎性病变也是导致年长儿和成年男性急性阴囊疼痛最常见的原因[100, 101]。

细菌感染认为是经过输精管逆行直接播散，在没有明显的解剖畸形易感条件下也可经过血行播

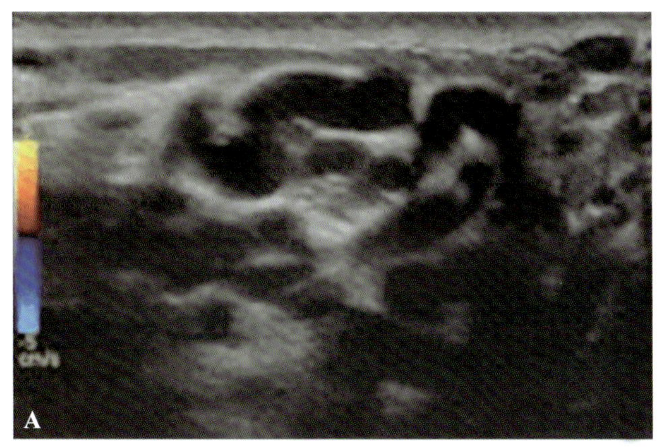
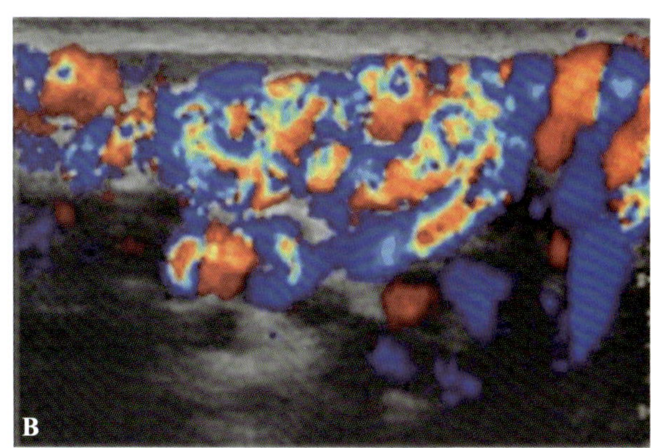
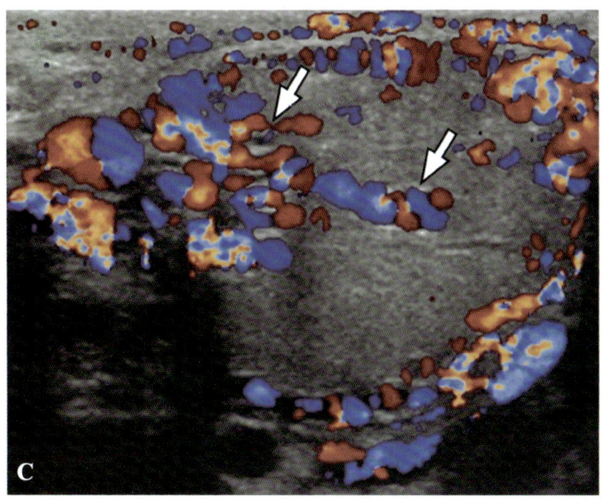

▲ 图 18-34　男，16 岁，左侧阴囊肿胀

A 和 B. 左侧腹股沟管灰阶和彩色多普勒显示蔓状静脉丛扩张迂曲，瓦氏试验时明显符合精索静脉曲张；C. 多普勒超声显示左侧睾丸周围和睾丸内静脉曲张明显（箭）

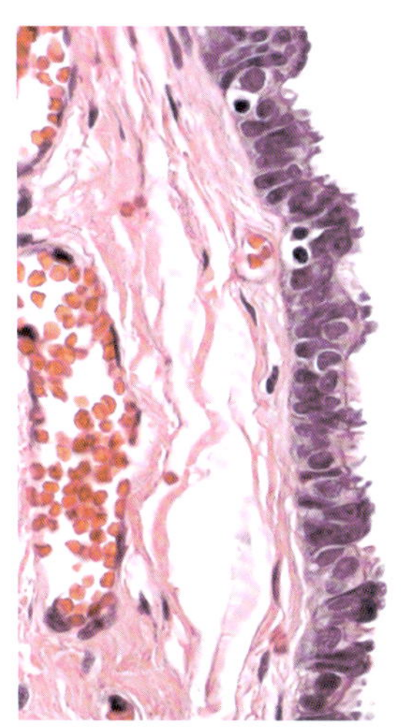

▲ 图 18-35　男，12 岁，附睾囊肿

镜下显示特征性立方上皮及柱状上皮，偶见纤毛细胞（HE，×600）

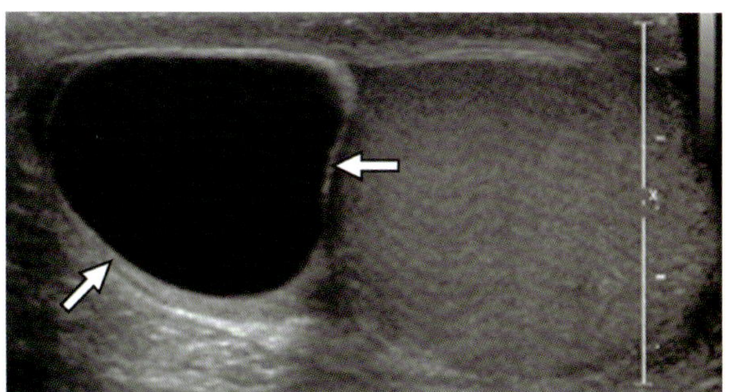

▲ 图 18-36　男，12 岁，运动体检时触诊阴囊肿块

纵切面超声显示附睾头部巨大的无回声囊肿（箭），对邻近睾丸占位效应明显，符合巨大精液囊肿（对比附睾囊肿）

散。严重的尿道异常包括膀胱和尿路梗阻（如尿道下裂、神经源性膀胱、膀胱功能异常、后尿道瓣膜）或其他解剖学变异（如异位输尿管或输精管、瘘管或输尿管重复畸形）可诱发细菌逆行播散[102]。淋病奈瑟菌或衣原体是导致青少年和年轻男性附睾炎和附睾－睾丸炎最常见的病原体。老年男性易受大肠埃希菌影响。化学性附睾炎是由无菌尿液反流引起的急性炎症过程[102]。由于直接接触，这种情况仅影响输精管和附睾的尾部，通常不会到达附睾较远侧的头部。慢性非典型的肉芽肿性附睾炎易发生于老年男性。

附睾炎和附睾－睾丸炎影像学检查首选线性高频探头超声[30]。灰阶超声和彩色多普勒检查发炎的附睾炎常表现为增大、充血。一些儿童可发生睾丸炎（图 18-37）。附睾炎症的回声表现多变。常见反应性鞘膜积液和阴囊壁的水肿（皮肤增厚）。还应该排除一些少见的并发症，如缺血、梗死和脓肿形成等[101]。

本病主要使用抗生素进行治疗。如果儿童反复发作，注意寻找泌尿生殖畸形。

（三）肿瘤性病变

腺瘤样瘤　腺瘤样瘤是附睾最常见的肿瘤，多发生于成年男性[103]，由间皮细胞良性增殖产生，占全部睾丸旁肿瘤的约 30%，仅次于“脂肪瘤”（腹膜前移位脂肪组织，而不是真正的肿瘤）[103]。本病常见于附睾的尾部，也可见于睾丸、鞘膜，少见于精索[103, 104]。尽管超声表现多变，典型表现为边界清晰的圆形无痛性高回声肿块[103]。彩色多普勒通常显示肿块内部血管明显[103]。目前手术切除为主要治疗手段[104]。

六、前列腺和精囊病变

（一）先天性发育异常

精囊的先天性异常包括不发育（图 18-38）、发育不全和重复畸形[105]。结构发育异常包括精囊异位、囊肿形成、与输尿管和尿道异常沟通。总体来说，最常见的精囊先天性/发育异常是精囊不发育和囊肿形成[106]。由于胚胎学发生密切相关，因此男性泌尿生殖道的异常往往同时存在。

1. 精囊囊肿　精囊囊肿是位于膀胱后方的边界清晰的充满液体的结构（图 18-39）。精囊囊肿多见于 10—40 岁[5]。可以是先天性，也可以是获得性（如精囊梗阻），伴或不伴有上尿路畸形，包括异位输尿管、同侧肾不发育、多囊性肾发育不良和常染色体显性遗传性多囊性肾（图 18-39 和图 18-40）[5, 106]。尽管精囊囊肿通常小（＜5cm）且无症状，也可发生泌尿生殖系统感染相关症状，包括复发性前列腺炎和附睾炎。

MRI 检查显示囊肿于 T_2WI 呈高信号，于 T_1WI 上信号多样。异位输尿管进入精囊致精囊呈囊状扩张，少见，MRI 可明确诊断（图 18-40）。

2. 精囊和前列腺不发育和发育不全　精囊是成

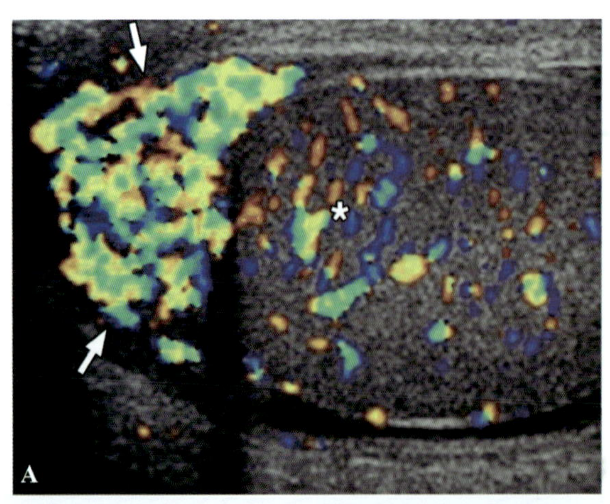

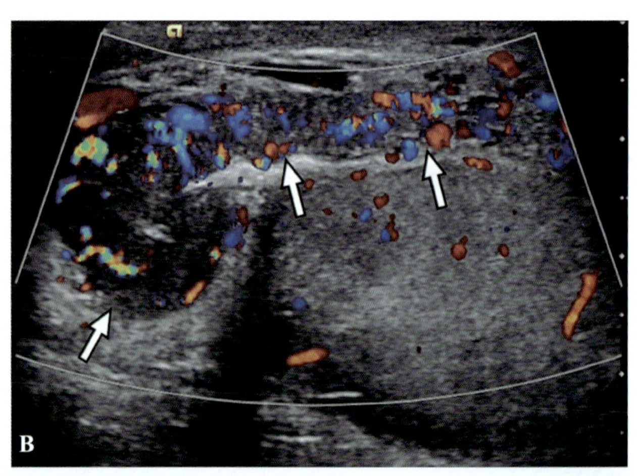

▲ 图 18-37　A. 男，8 岁，附睾－睾丸炎引起急性睾丸疼痛；纵切面彩色多普勒显示附睾（箭）增大、血流信号增多，并伴有睾丸充血(星号)；B. 男，13 岁，附睾炎引起急性睾丸疼痛；纵切面彩色多普勒显示附睾增大，回声减低，血流信号增多（箭）

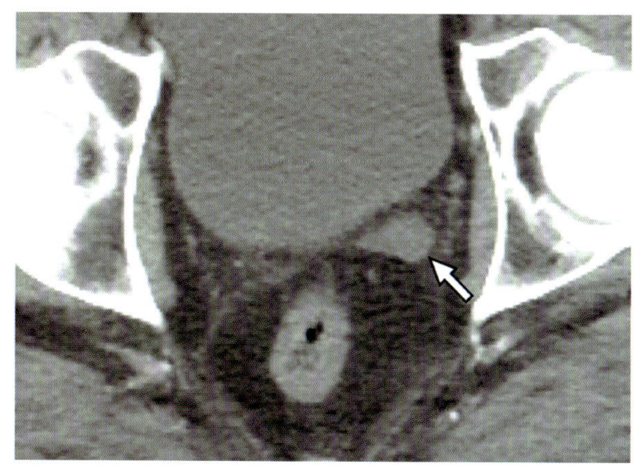

◀ **图 18-38 男，10 岁，因肾绞痛发现盆腔异位肾**

轴位 CT 平扫显示右侧精囊缺如；左侧精囊正常（箭）

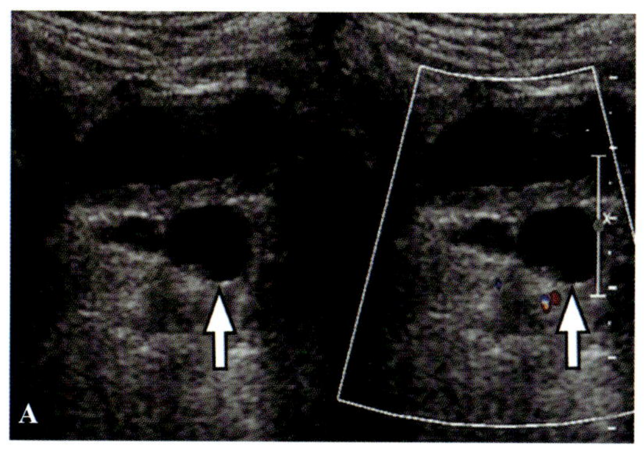

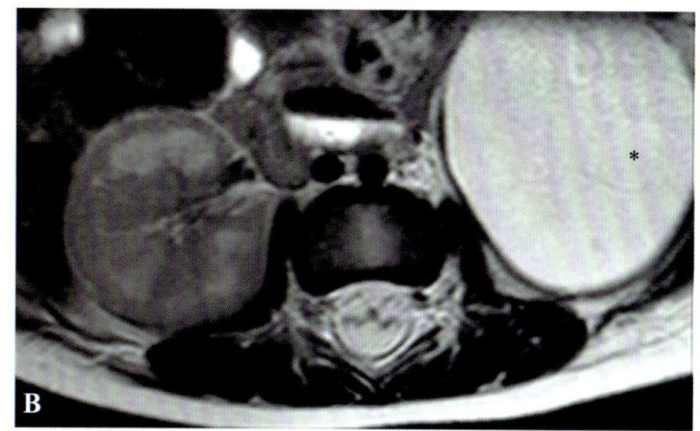

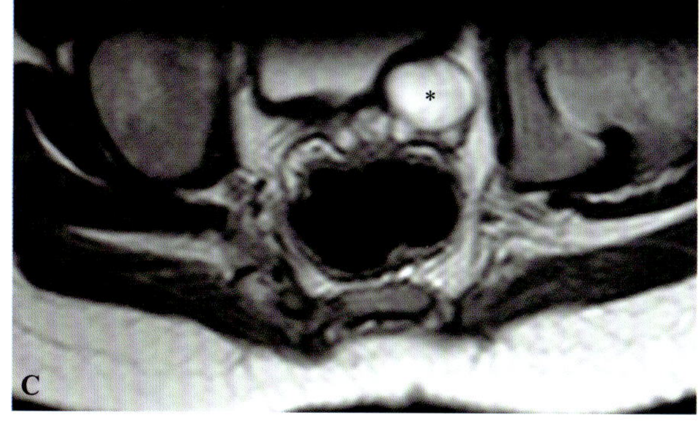

▲ **图 18-39 男，4 月龄，左侧精囊囊肿伴同侧多囊性肾发育不良**

A. 横切面超声和彩色多普勒显示左侧精囊区囊性肿物（箭）；B. MRI 轴位 T_2WI（腰椎 MRI）显示左侧肾窝内巨大囊性结构（星号），属于囊性肾发育不良的一部分；C. 轴位 T_2WI 显示明显左侧精囊囊肿（星号），对膀胱有占位效应

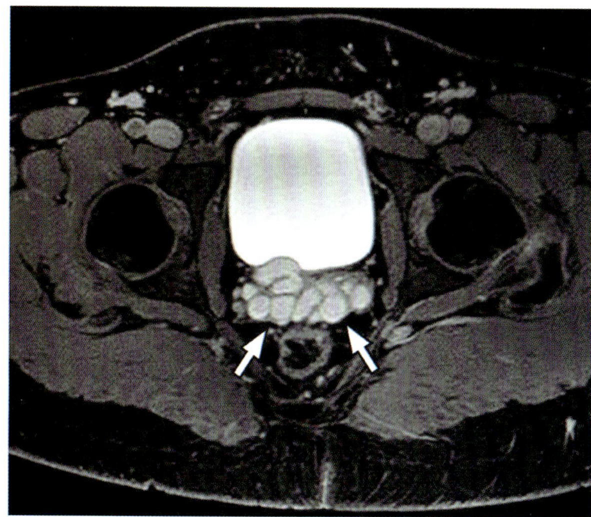

◀ **图 18-40 男，16 岁，慢性盆腔疼痛**

轴位增强 T_1WI 脂肪抑制图像排泄期显示精囊呈囊性扩张（箭）；膀胱内可见造影剂影像，而精囊内高信号影是由于囊内出血或蛋白成分形成的；患者有右侧多囊性肾发育不良，保留部分功能，伴有异位输尿管进入右侧精囊内（由 Jonathan R. Dillman，MD，MSc，Cincinnati Children's Hospital Medical Center，Cincinnati，OH 提供）

对的结构，在胚胎 12 周时由中肾管末端形成。虽然没有明确的诊断标准，但精囊发育不全表现为精囊形态小。该病可同时伴发其他泌尿生殖系统先天畸形，包括性腺发育不全、隐睾，也可孤立存在[107]。

精囊不发育可能是由于胚胎时期中肾管原发损伤或继发于囊性纤维化跨膜传导调节蛋白（CFTR）基因异常[106]。原发损伤常伴有输精管异常（包括发育不全和异位）。如果原发损伤发生在输尿管芽（妊娠 7 周）形成前[106]，就会造成同侧的肾不发育。在 CFTR 基因突变的儿童中，精囊不发育被认为与分泌物黏稠造成精囊（输精管）阻塞有关。因该类患儿肾脏通常是正常的，上述过程很可能发生于妊娠 7 周之后[106]。并发症包括不育症、输精管异位、血精、附睾炎和尿路感染[107]。

前列腺与精囊不同，是由泌尿生殖窦发育而成[107]。目前尚没有前列腺不发育的报道，前列腺发育不全被认为是梨状腹综合征（prune belly syndrome，PBS）的发病原因之一。梨状腹综合征表现为患儿腹壁薄，腹壁肌肉发育不良，膀胱扩大松软，输尿管扩张和双侧隐睾。理论上认为，发育不全的前列腺会导致尿道短暂性迂曲，继而造成膀胱出口梗阻[108]，导致膀胱和上尿路明显扩张，这种扩张影响腹壁肌肉发育。由于 PBS 中受累组织来自中胚层，因此中胚层发育过程中潜在损伤被认为是导致 PBS 的另一重要理论[109]。但同样起自中胚层的其他器官系统并未受累使得这一理论存有疑问。前列腺发育不全超声可证实，排泄性膀胱尿道造影（voiding cystourethrography，VCUG）上表现为后尿道扩张。

3. 前列腺囊肿　前列腺囊肿（前列腺小囊扩大）被认为是副中肾管残存，发病率为 1%～5%[5]。副中肾管残存位于中线区，不向前列腺上方延伸。前列腺囊肿大小为 8～10mm（虽然可以大得多），位于尿道前列腺部上部后方[5]。前列腺囊肿可孤立存在，也可伴发尿道下裂、DSD、PBS、隐睾和同侧肾不发育[110, 111]。临床表现为尿后滴尿（当囊肿与尿道沟通时）、反复发作的附睾炎和血精[5]，也可并发结石[112]。

前列腺囊肿在 VCUG 表现为精阜水平尿道前列腺部后面造影剂局灶性聚集（呈憩室样），在超声表现为尿道前列腺部后面中线区低回声或无回声结构（图 18-41）。在 MRI 上，小囊未继发感染时于 T_1WI 呈低信号，于 T_2WI 呈高信号。

（二）感染性和炎性病变

前列腺炎　儿童前列腺炎的报道比较少见，有一些研究认为青少年的前列腺炎可能被低估[113]。如果低龄儿童发生前列腺炎，常常与先天性畸形有关，如前列腺囊肿和精囊囊肿扩大[5]。

急性细菌性前列腺炎超声表现为前列腺体积增大，周围低回声，彩色多普勒显示前列腺血流信号增加[114]。在 MRI 上，前列腺炎表现为前列腺增大，信号不均匀，于 T_2WI 可见局灶性的高信号（图 18-42）。

（三）肿瘤性病变

1. 腺癌　前列腺腺癌常见于老年男性，儿童比较少见，仅有少量个案报道。本病可有转移灶（如骨和淋巴结）出现。本病儿童总体预后资料有限，仅有 1 例切除后 4 年的随访报道[116]。

2. 横纹肌肉瘤　横纹肌肉瘤是儿童最常见的前列腺肿瘤，且常为胚胎性亚型[117]。绝大多数前列

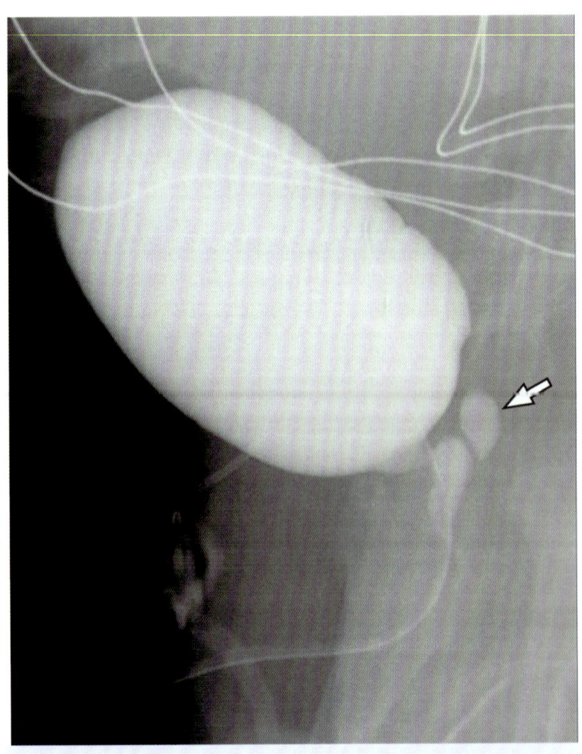

▲ 图 18-41　男，2 月龄，前列腺囊肿
排泄性膀胱尿道造影侧位显示尿道前列腺部后方中线区造影剂填充的囊袋突起（憩室，箭）

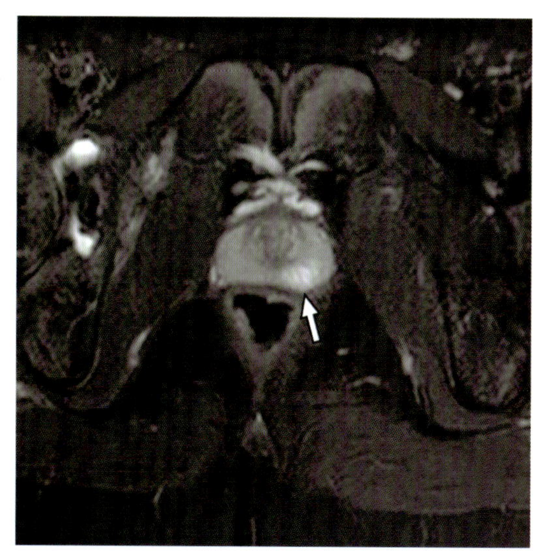

▲ **图 18-42 男，17 岁，性生活活跃，盆腔疼痛，直肠指诊前列腺触痛**

于轴位脂肪抑制 T_2WI 显示前列腺中线左侧外周带局部呈高信号（箭），符合局部前列腺炎（由 Jonathan R. Dillman, MD, MSc, Cincinnati Children's Hospital Medical Center, Cincinnati, OH 提供）

腺横纹肌肉瘤患儿表现为膀胱出口梗阻，肿瘤常侵犯膀胱底部[118]，还可表现为排尿困难、尿路感染、血尿[118]。

前列腺横纹肌肉瘤在超声、CT 和 MRI 上表现为内部血流丰富的巨大不均质肿块，增强后呈现强化（图 18–43）。钙化少见[118]。肿瘤侵犯膀胱，使得膀胱向上方移位。局部复发并不少见，MRI 检查可用于随诊观察。应格外注意放疗后的影像表现以避免把治疗后的变化误诊为局部复发。由于其具有高分别率和软组织对比度，MRI 用于肿瘤的局部分期评价[117]。CT 检查可用于评估肺和骨转移。^{18}F–FDG–PET/CT 可用于肿瘤的整体分期和随访[117]。

总体预后是由许多因素决定的，包括年龄、临床分期等[117]。伴有转移的患儿 5 年无病生存率约 20%，而没有转移的患儿总体生存率为 71%[117]。肿瘤是否可手术切除取决于肿瘤影像表现。不能手术的患儿，首先采取化学治疗和放射治疗以使肿瘤减至可手术大小。

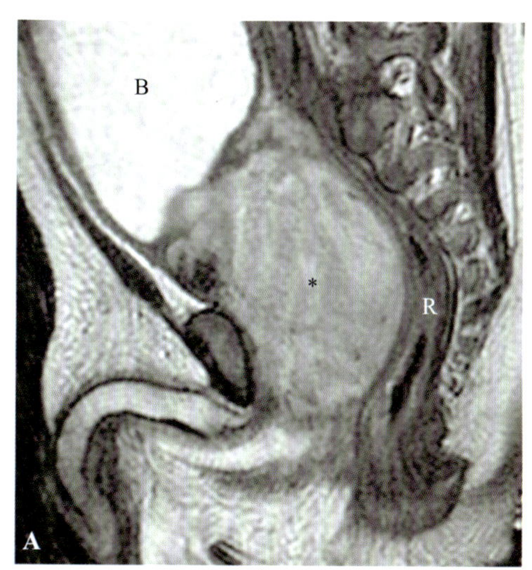

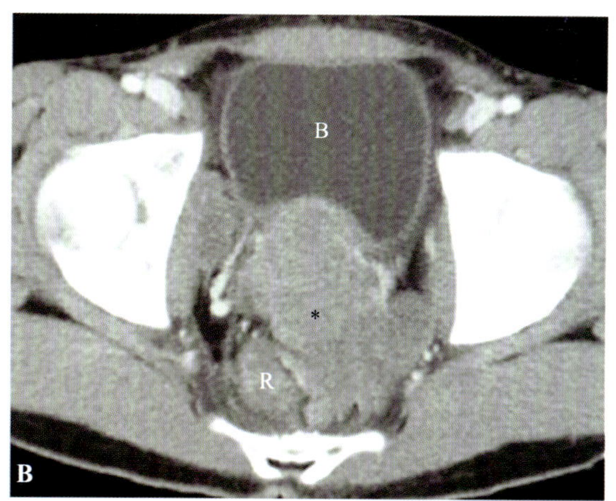

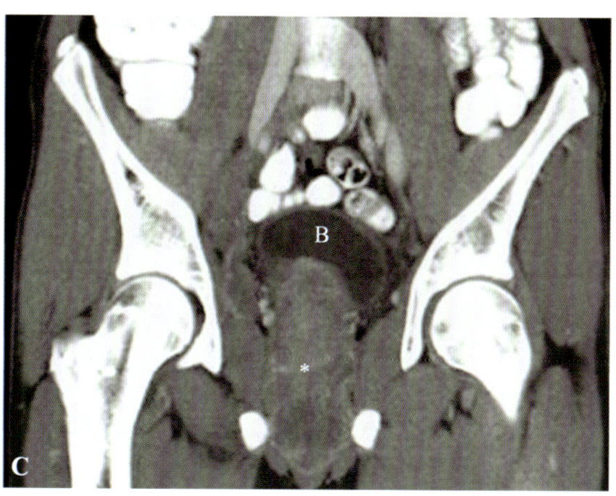

◀ **图 18-43 A.** 男，2 岁，尿潴留；**MRI** 矢状位 **T_2WI** 显示前列腺区巨大的混杂信号肿块（星号），占位效应明显，紧邻膀胱（**B**）底部和直肠（**R**）；活检显示为未分化型横纹肌肉瘤；**B** 和 **C.** 男，**16** 岁，便秘；轴位和冠状位增强 **CT** 显示前列腺区巨大的混杂密度肿块（星号），肿块占位效应明显，侵犯膀胱（**B**）底部和直肠（**R**）；活检证实为腺泡型横纹肌肉瘤

3. 转移瘤　儿童前列腺的转移瘤很少见（图 18-44），也没有儿科肿瘤易转移至前列腺。其典型的表现为，前列腺转移瘤患儿具有广泛播散性，临床表现为疼痛（膀胱出口梗阻所致）和血尿[119]。

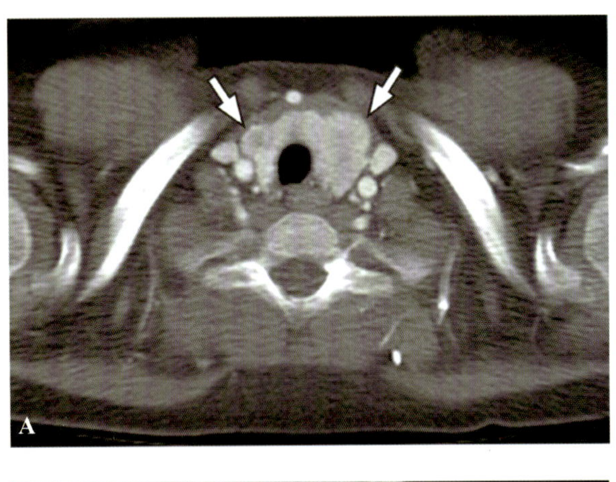

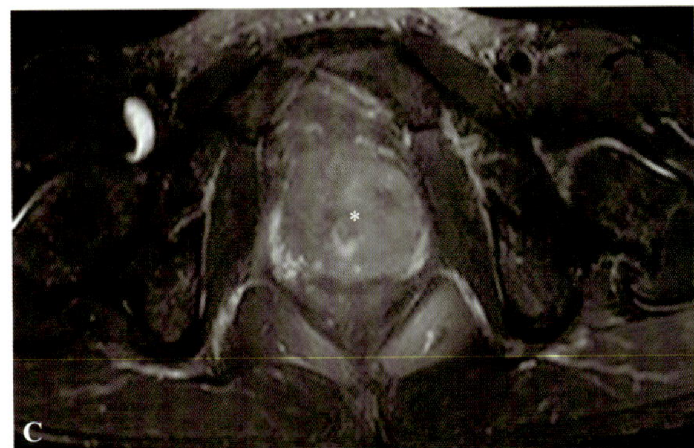

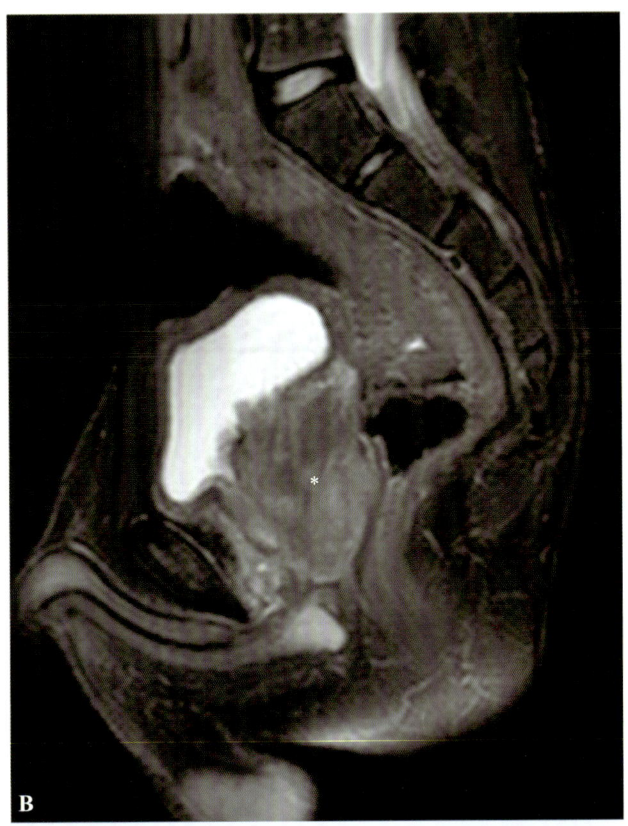

▲ 图 18-44　男，14 岁，多发内分泌肿瘤和多灶性甲状腺髓样癌

A. 轴位增强 CT 显示甲状腺增大，密度不均匀（箭）；（B）矢状位和（C）轴位脂肪抑制 T_2WI 显示 4 年后，前列腺（星号）明显增大，肿块侵犯膀胱；活检证实为转移性甲状腺髓样癌（由 Jonathan R. Dillman, MD, MSc, Cincinnati Children's Hospital Medical Center, Cincinnati, OH 提供）

第 19 章　女性生殖系统
Female Genital Tract

Sharon W. Gould　Sabah Servaes　Edward Y. Lee　José Ernesto Lipsich
Mohamed Issa Tawil　Sara O. Vargas　Monica Epelman　著

一、概　述

由于童年和青少年时期生长发育变化，以及月经初潮后的周期性变化，儿科女性生殖系统的评价具有挑战性。本章回顾了目前评价儿科女性生殖系统的最新影像学技术。此外，还讨论了儿科女性生殖器官的正常表现和重要的先天性和获得性生殖道病变的影像学表现。

二、影像学技术

（一）X 线

尽管超声通常是评估儿科女性生殖系统的首选检查方法，但在急性盆腔或右下腹疼痛时，应首先进行 X 线检查[1]。自膈肌至股骨近段的仰卧式前后位（AP）X 线检查是腹盆腔疼痛时最常用的评估检查方法，并与立位或卧位 X 线检查互相补充。腹部 X 线片可以显示盆腔肿块和肿块样病变对充气肠襻的占位效应、钙化，甚至卵巢畸胎瘤内部的牙齿。这些征象有助于鉴别诊断，并指导随后的进一步影像检查。

（二）超声

由于超声具有多平面成像、软组织分辨率高且无电离辐射的优势，因此超声是儿科女性生殖系统的首选影像检查方法[1, 2]。此外，即使是非常年幼的儿童，超声检查通常不需要镇静。女性生殖系统的超声检查通常是在膀胱充盈状态下经腹壁检查[1, 3, 4]。为达到最佳的膀胱充盈状态，可以要求能合作的儿童在检查前喝水，同时避免排尿。如果儿童不合作或需要急诊检查，则可以用导尿管将无菌生理盐水逆行注入膀胱。尽管经阴道超声检查能很好地显示女性生殖系统，但不适用于儿童或无性行为的青少年[1]。经阴道超声检查可以评估阴道、尿道和外阴的病变。

对儿科女性生殖系统的完整的超声检查包括对阴道上部和子宫（包括子宫颈）的检查。应记录包括两层在内的子宫内膜厚度，在儿科患者中很少见到深层的低回声肌层，不应包括在测量范围内[1, 3]（图 19–1）。对附件的评估包括从三个方位上对卵巢进行测量，可以计算出卵巢体积，并与正常值进行比较。应注意的是，在子宫直肠陷凹（子宫和直肠之间），以及在下腹部是否存在积液以及其外观和容量。在急性盆腔疼痛和有卵巢扭转可能的情况下，应进行卵巢彩色多普勒检查以评价卵巢动脉和静脉的频谱波形。

（三）CT

CT 的软组织分辨率不如超声和 MRI，因此，对评价儿科女性生殖系统的效果较差。对儿童的电离辐射亦是其局限性。此外，CT 缺乏超声的实时成像功能。然而，根据儿童的临床表现和治疗方案，特别是在急性右下腹疼痛的情况下，CT 可能是首选检查方法。CT 也被用于进一步对盆腔肿物进行定性和分期，尤其是在怀疑恶性时。盆腔 CT 检查时，静脉或口服造影剂有助于对病变的显示，同时也能区分邻近的肠襻。单期 CT 通常用于评价女性生殖系统畸形和异常。

（四）MRI

MRI 对于评估儿科女性生殖系统具有很好的效果，尤其在先天性畸形[5]的显示和盆腔肿物的定性方面具有明显优势[6, 7]。MRI 的多平面成像能

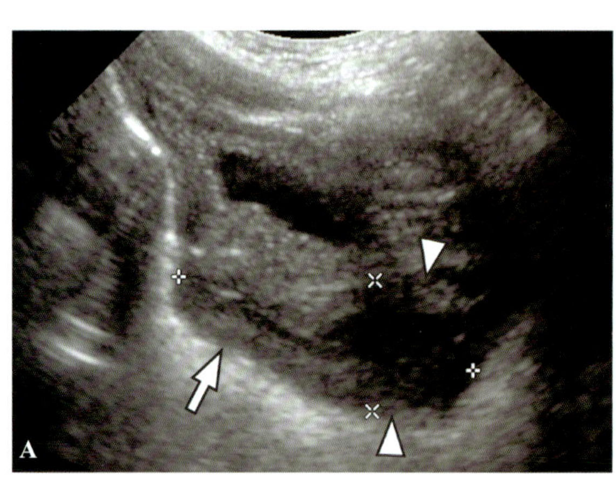

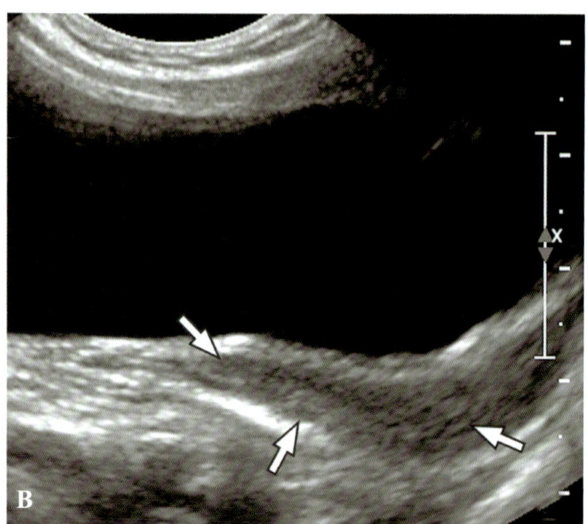

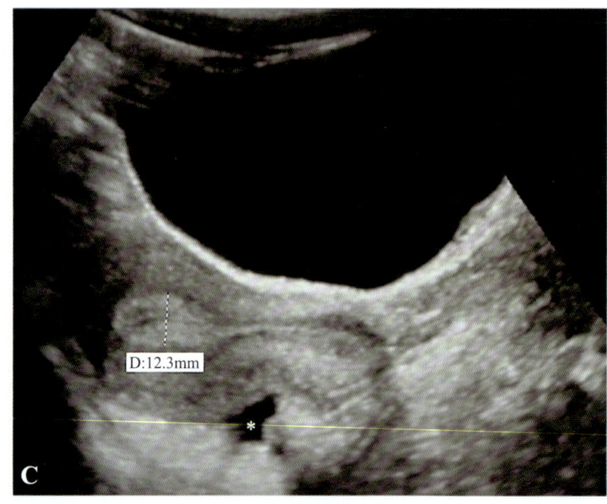

▲ 图 19-1 经盆腔中线的纵切超声图像显示不同阶段的正常子宫

A. 新生儿由于受到母体激素的影响，子宫相对较大，可见清晰的子宫内膜；可见子宫颈（箭头）较子宫体和子宫底（箭）相对突出；B. 女，7 岁，青春期前的子宫（箭）呈管状外观，未见明显的子宫内膜，子宫呈均匀低回声；C. 子宫在青春期后呈倒梨形外观，在排卵期阶段，应注意典型的子宫内膜，在子宫内膜外面的薄的低回声是子宫内肌层，不应包括在子宫内膜的测量中；子宫直肠陷凹中可见少量游离液体（星号）

力和良好的软组织对比分辨率有助于充分评估盆腔器官。但由于成像时间长，年幼患者需要镇静或麻醉，而限制了其应用，因此，相对于超声检查，MRI 是次选的影像检查方法 [1]。儿童盆腔的 MRI 成像应进行三平面扫描或各向同性三维成像，以获得多平面重建图像。三维成像的一个优点是可以在没有额外成像时间的情况下基于病人的解剖结构在任意斜面上重建图像。

MRI 通过获得子宫的长轴和短轴图像从而可以详细评估子宫的解剖 [5]。因此，对于临床疑诊的 Müllerian 管结构异常，MRI 是理想的检查方法，但在青春期后子宫发育成熟进行 MRI 检查获得最佳诊断。T_2 加权脉冲序列是评价子宫解剖分区的最佳方法。MRI 脂肪抑制序列可以在评价附件病变时，将出血 / 蛋白与脂肪组织区分开。增强检查和弥散加权 MR 成像有助于区分盆腔肿块和炎症。当已知或怀疑有 Müllerian 管异常时，扫描图像应包括肾窝，以评价是否合并肾缺如或其他畸形。MRI 也能很好地评价外阴病变的深部结构异常。

（五）泌尿生殖窦 X 线造影

泌尿生殖窦 X 线造影有助于评估可疑的泄殖腔或泌尿生殖窦畸形，以及不明确的生殖器 [8, 9]。产前超声和 MRI 检查可以指导放射科医师并避免电离辐射 [5]。患者取截石位，首先进行侧位投照。在 X

线透视观察下，每一个会阴开口都要用水溶性的造影剂和（或）空气灌注在透视下评价。防止检查腔及其沟通结构关系失真很重要，因此，建议在检查腔内插入一个小导管[9]。记录阴道的长度、宫颈的位置和形态。记录盆腔脏器之间的任何异常沟通，并测量瘘管的长度。若生殖器不明确，还应仔细评估尿道的解剖结构。泌尿生殖窦CT或MRI造影在将来可能会越来越重要[10, 11]。

三、正常解剖

（一）卵巢

卵巢呈椭圆形，在大多数儿童中，卵巢位于髂外血管的内侧和下方的卵巢窝内，刚好在髂总血管的分叉处尾侧。卵巢位于子宫底后外侧，内层为上皮覆盖，外层为白膜，是一层压缩基质[12]。卵巢的其余部分由卵泡组成，卵泡间有纺锤状的基质细胞和丰富的供血血管。在青春前期的女孩中，外周皮质层由许多约0.25mm的未成熟卵泡组成。在青春期后期的女孩和成人中，外周皮质层包含更大、更成熟的卵泡、黄体和白体。在黄体期，卵泡周围的颗粒细胞和卵泡膜细胞会在成熟阶段增大，在衰退阶段缩小。接下来是白体期，黄体被纤维瘢痕组织代替，最后消失。成熟卵巢的中心是卵巢髓质，不含卵泡。

出生时卵巢的平均容量为1ml[2, 13]，上限为3.6ml，并在1—2岁下降至1.7ml[1, 14]。至7岁时，卵巢平均容量通常小于1ml，12岁时约为此时的2倍[1, 2]。8岁之后卵巢的生长突增可能与青春期有关[1]。

在超声检查中，幼年女孩的卵巢回声均匀，有时可见小囊结构，使用高频线性探头更易观察，但这不一定代表真正的卵泡[1]。在新生儿中，卵泡的大小和数量是可变的，与母体的激素效应有关，当这种刺激消退时，卵泡会减小。一般在7岁以后可见成熟的卵巢外观。由于正常的和性早熟的卵巢外观较相似，卵巢外观并不是判定激素活性的可靠指标[13, 14]。卵巢的发育见表19–1。

（二）Müllerian管

Müllerian管（又称中肾旁管）是女性生殖系统的前体，输卵管、子宫、子宫颈和上2/3的阴道由此发育而来。阴道的下1/3是由泌尿生殖窦发育而来的，因此，阴道异常和外生殖器的异常并不总是与Müllerian管异常有关[5]。子宫发育可分为三个阶段。第一阶段是5～6周时器官发生[15]，如异常可导致子宫缺如或发育不全，如单侧异常，可导致单角子宫。第二阶段为7～9周，双侧Müllerian管融合，如融合不完全可导致双子宫或双角子宫。第三阶段为隔膜再吸收，如吸收不完全会导致纵隔子宫或弓形子宫。

下1/3阴道的发育来自于泌尿生殖窦的成对的外突结构，即窦阴道球，在泌尿直肠隔向下生长，与直肠和泌尿生殖窦之间的泄殖腔膜相接之后[16]。窦阴道球融合成实性肿块，后再通形成下阴道。如再通异常将形成横膈。处女膜是阴道再通的残余物，正好在前庭内的阴道下部形成一层独特的膜。

1. 输卵管　输卵管沿子宫阔韧带的上缘从子宫底部的外侧边缘延伸至骨盆侧壁。输卵管的间质部（最中间或远端部）被包裹在子宫角的子宫肌层内。输卵管峡是输卵管的长而窄的部分，在卵巢系膜上方走行于子宫阔韧带。壶腹部是输卵管如漏斗形的外侧部分，围绕卵巢的外侧面弯曲，然后转向内侧。漏斗部（最近端部）及其开口和伞围绕卵巢的后内侧延伸（图19–2）。

2. 子宫　子宫位于盆腔中央，在直肠和膀胱之间（图19–2）。子宫底部构成子宫上部的凸面，输

表19–1　儿童期正常的子宫和卵巢

	新生儿	青春前期儿童	青少年
子宫	受母体激素影响，子宫底较长（长于宫颈）；可见子宫内膜	子宫底比宫颈短；子宫内膜仅几毫米或不可见；子宫底并不比宫颈厚	子宫底和体的长度是宫颈长度的两倍，子宫形成倒梨形；子宫内膜可从几毫米到1.6cm，呈带状
卵巢	平均容量为1ml（最大3.6ml）伴多个无回声卵泡；随着母体激素作用消退，卵巢体积减小	1—2岁的平均容量为1.7ml，7岁前下降至1ml以下；由于青春期开始，8岁左右开始增大；回声均匀，可有小囊，但其数量和大小与激素活性无关	青春后期正常容量为2～10ml；可见多个大小不同的卵泡，最大可至2.5cm

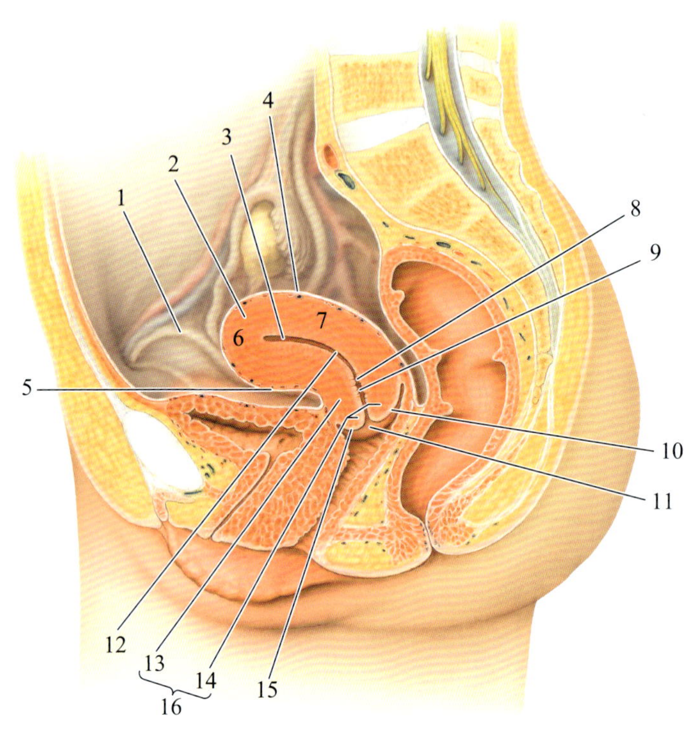

A

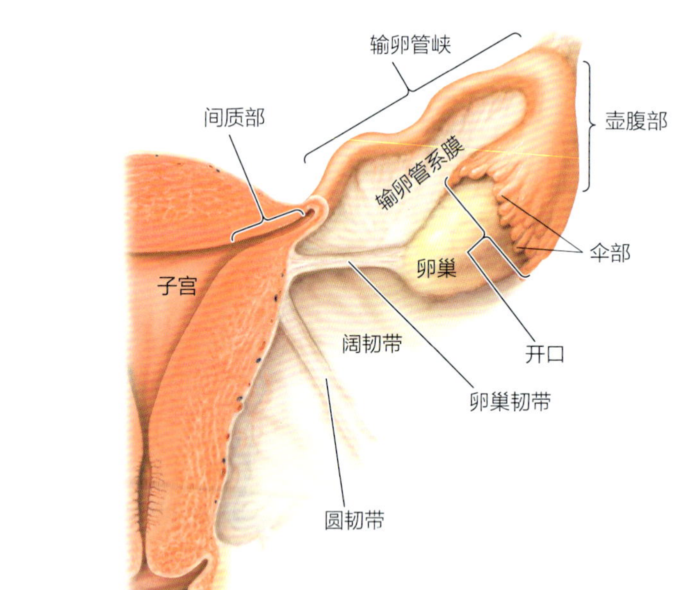

B

◀ **图 19-2 A. 女性生殖系统解剖示意；1. 圆韧带；2. 子宫；3. 子宫腔；4. 子宫表面的腹膜；5. 子宫膀胱面；6. 子宫底；7. 子宫体；8. 宫颈管状褶皱；9. 子宫颈管；10. 子宫颈后唇；11. 子宫颈口；12. 子宫峡；13. 宫颈阴道上部；14. 宫颈阴道部；15. 子宫颈前唇；16. 子宫颈。B. 输卵管解剖示意；图片展示了间质部，输卵管峡，壶腹部和开口部**

卵管峡部由此进入子宫，体部是子宫底和子宫颈之间的狭窄部分。子宫颈呈圆锥形，是子宫的下部，其下 1/3 突入阴道上部。当膀胱比较空时，子宫通常会向前弯曲位于在膀胱圆顶上方；当膀胱充盈时，子宫移位到冠状位。子宫通常会移位至中线一侧。正常变异包括子宫颈和体之间的前屈和后屈。

子宫在儿童时期变化大（表 19-1；图 19-1）。在新生儿期，受母体激素影响[13]，子宫底较长，上部子宫将在几个月内迅速缩小到宫颈长度的一半[8]。在青春前期，子宫体和底长度之和不超过子宫颈，子宫内膜很薄，只有几毫米。随着青春期的临近，子宫逐渐增大，尤其是子宫体和底，最终达到成人子宫外观[1, 17]。在青春期后的女孩中，子宫呈倒梨形，可见子宫肌层和裂隙状的子宫腔[13]。

月经初潮后，月经周期分为三个阶段：月经期、增殖期和黄体期（分泌期）。排卵发生于增殖期和黄体期之间。在月经周期结束时，子宫内膜变薄，即将脱落[17]。在雌激素介导下，子宫内膜在增殖期逐渐增厚至近 1cm（子宫正中矢状面），呈低回声[1, 17]。黄体期在孕酮作用下，子宫内膜进一步增厚至约 1.6cm，回声增强[1, 17]。如前所述，测量时不应包括子宫内膜周围有时可见的低回声内肌层[1]。

3. 阴道　阴道从外阴前庭后上方延伸至子宫。阴道前有膀胱基底部和尿道，后邻直肠，周围被提肛肌包绕。通常情况下，除非有积液，阴道壁是紧贴的。前庭大腺位于下阴道后部的两侧。阴道穹窿包绕子宫颈阴道部。处女膜在影像检查中通常不可见。

4. 外阴　外阴从耻骨联合延伸至肛门前的会阴。阴阜由耻骨联合之上的脂肪组织组成。阴阜向后延伸至大阴唇，大阴唇是较厚的软组织垫，从阴阜延伸至会阴处，覆盖外阴开口。小阴唇是阴道口两侧较薄的软组织缘，在阴蒂前方相连。

四、卵巢疾病

（一）性发育异常

性发育异常的总体发病率为 1%～2%[8]。这类疾病包括染色体、性腺和解剖异常。性发育异常根据基因型可分为 3 组，即 46, XX、46, XY 和性染色体异常，如 45, XO、47, XYY 和镶嵌嵌合体基因组[18, 19]。

性发育异常的诊断可以在产前、出生时或儿童后期进行。如果在产前超声检查中怀疑外生殖器异常，可以进行胎儿染色体核型分析。胎儿 MRI 可作为评估外生殖器和肛门，以及其他异常的有效辅助手段，尤其是在羊水过少的情况下。出生时，泌尿生殖系统影像检查的适应证是在临床检查中发现会阴开口、尿道、阴蒂 / 阴茎、阴囊 / 阴唇和其他可触摸到的性腺的畸形[9]。婴儿期性发育异常中有 4%～7% 的患者存在性别模糊[8]。先天性肾上腺增生是 46，XX 女童中最常见的性发育异常，通常表现为外生殖器模糊，内生殖器女性[8, 9, 14]。最常见的先天性肾上腺增生是 21α- 羟化酶缺乏，很多患者表现为失盐综合征，在出生后 2 周内突然出现肾上腺危象[20]。年龄稍大的性发育异常可能出现青春期延迟、盆腔疼痛、腹股沟疝、此前未被发现的性别模糊、原发性闭经、异性第二性征，或表型为男性者出现月经，呈周期性血尿[21]。

在各个年龄段，性发育异常的影像检查都应针对可疑的异常者。超声通常是首选检查，应评估肾脏、新生儿肾上腺、盆腔器官（是否有子宫？）、膀胱和会阴，注意性腺的位置、大小、数量和外观[8, 9]。泌尿生殖系统造影可以用来评估会阴开口异常，并测量尿道的长度，以确定男性化的程度。MRI 能有效评估腹腔内性腺和 Müllerian 管畸形。因性腺异常（如条索状性腺或卵睾）而导致的恶性肿瘤，CT 和 MRI 可用于分期和监测。

性发育异常的诊断和治疗是多学科的。病例管理包括确定性别、通过手术改善生殖器官的功能、生殖和性健康及美容[22]。治疗性发育异常儿童的目标是减少性别焦虑（想要以异性的方式生活的感觉），管理决策应该考虑到父母的意见和文化背景[8, 22]。

（二）先天性和发育异常

未分化的性腺在孕期前 7 周由原始生殖细胞、性索（由间充质组织形成）和上皮细胞相互作用产生[9]。中肾管和 Müllerian 管位于正在发育的性腺外侧。孕 7～8 周时，女性卵巢的分化受到几个基因复杂的相互作用，包括 Wnt4[23, 24]、Foxl2[23]、CYP19[24]、RSPO1[24]、Pod1[23]、Dax1[23, 25] 和 Fst[23]，及多种激素的影响，包括 β 联蛋白和细胞色素 P_{450}[25]。一旦卵巢分化开始，原始生殖细胞将在出生时形成约 200 万个原始卵泡，最终在月经初潮时减少到大约 40 万个。性索细胞分化成颗粒细胞，围绕在卵泡周围，形成卵巢皮质部分。卵巢中央或髓质部分主要是结缔组织和血管。

刚分化时，卵巢垂直于腹膜后靠近发育中的肾脏水平。卵巢下降部分是由于腹部器官发育引起的移位，但也部分是由于 Müllerian 管融合，改变输卵管、阔韧带和卵巢系膜的方向。卵巢最终达到骨盆外侧水平位置，位于输尿管前方髂总血管分叉下方[26]。

1. 异位卵巢、额外卵巢和副卵巢　卵巢下降不良发病率高，常伴几个 Müllerian 管畸形，尤其是双子宫、单角子宫和双角子宫[27]。卵巢下降不良定义为卵巢上极平或高于髂血管分叉处（图 19-3 和图 19-4）。在一例先天性子宫阴道缺如（MRKH 综合征）的病例报道中，卵巢异位至腹股沟管[28]。额外卵巢是在骨盆上方额外的卵巢组织，与原位的卵巢不同且没有联系[29]，可位于网膜、腹膜后或肾脏区域。额外卵巢可能是性腺嵴组织破坏或性腺细胞在性腺分化前异常迁移的结果。副卵巢是与原位卵巢相连的附属结构，有相同血供，可能是发育中的卵巢原基分裂的结果[29]。尽管罕见，异位卵巢、额外卵巢和副卵巢的发病倾向与原位卵巢相同[29, 30]。额外卵巢和副卵巢可伴发其他泌尿生殖系统异常。

2. 卵巢发育不良　卵巢发育不良包括导致卵巢形态和功能异常的疾病，常见于性腺发育异常。46，XX 睾丸及卵睾发育不良与基因突变有关，这些基因突变改变了性索发育，在基因型女性中包括纯睾丸或混合卵巢和睾丸组织[19]。46, XY 性腺发育不良也可能导致不同程度的卵睾发育不良伴内、外生殖器官模糊。Turner 综合征（45, XO）的特点是尽管最初卵巢发育正常，但由于孕 22 周后卵巢内仍没有生殖细胞，因此卵巢呈条索状。在 46，XX 卵巢发育不良中，也可见无生殖细胞成分的条索状卵巢[31]。45, XO/46，XY 镶嵌和 46, XX/46, XY 嵌合体由于在性腺发育过程中混合的遗传信号导致了卵睾发育不良[19]。

性腺发育不良和条索状性腺（图 19-5）由于体积小，外形不典型，边缘不清，缺乏典型的椭圆形外观，在影像学上通常不可见。卵睾或睾丸发育不良大小可以正常，位置上可正常也可异位，可能伴 Müllerian 管的异常发育和外生殖器性别模糊[9, 19]。需要注意的是，形态学上表现为卵巢或睾丸组织的性腺可能发育不良，甚至代表了异常的输卵管或附睾。需要手术活检并进行组织学评估，明确性腺

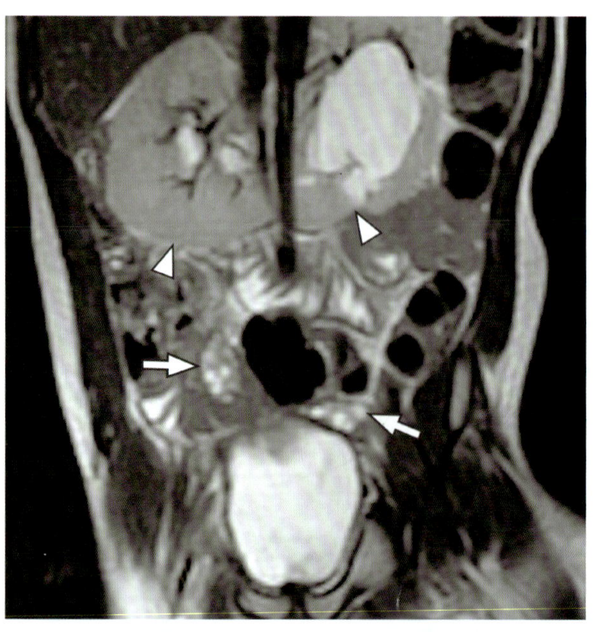

▲ 图 19-3　女，5 岁，马蹄肾（箭头）

冠状位 T_2 加权图像显示卵巢（箭）位置过高，位于中线附近；左侧肾盂扩张是由于输尿管交界区梗阻造成的；考虑到肾脏、泌尿系统异常和卵巢下降不良，该患者 Müllerian 管畸形的风险更高

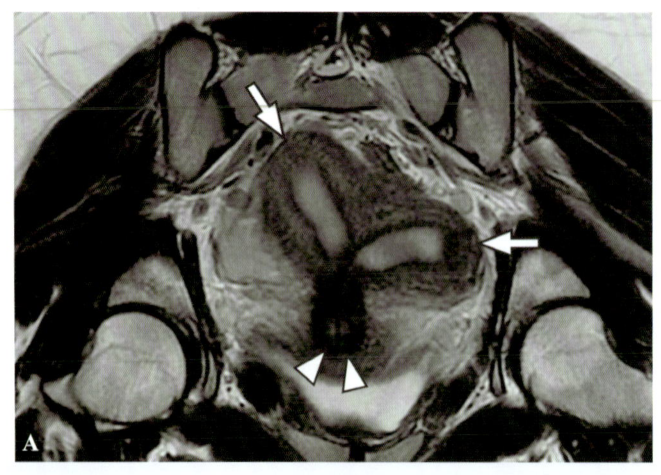

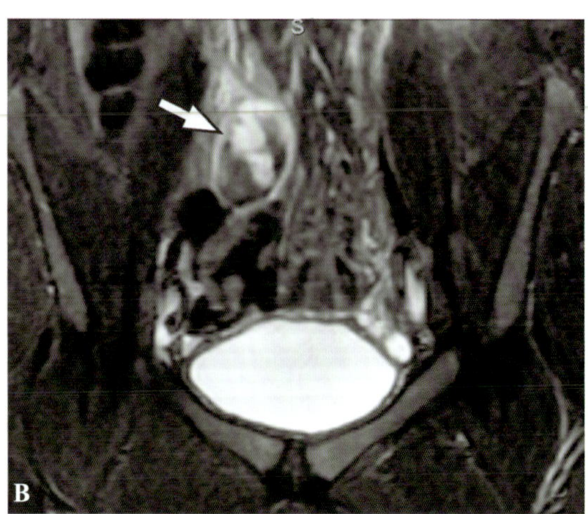

▲ 图 19-4　女，13 岁，双角子宫，曾行生殖腔畸形修复

A. 斜冠状位 T_2 加权图像显示两个明显分开的子宫角（箭）和两个子宫颈（箭头）；B. 冠状位 T_2 脂肪抑制成像显示卵巢下降不良，髂血管分叉处上方右侧可见一复杂的、可能有出血的囊肿（箭）

特点[9,32]。

性腺发育不良和条索状性腺的并发症包括卵巢早衰和原发性闭经，出生时体检正常的患者可能会因为雌激素过低而出现青春期延迟[31]。在某些情况下，异常生殖细胞衍生物可能缺乏基因对完全成熟的影响，使患者更容易发生恶性肿瘤[8,9,19]。由于发生包括性腺母细胞瘤在内的肿瘤风险增加，对于作为女孩抚养的患者，通常推荐预防性切除发育不良的性腺[32]。

3. 卵巢囊肿和卵泡 囊状卵泡或原始卵泡很小，约 0.25mm，这是青春期前儿童存在的唯一类型的卵泡。在新生儿卵巢中，可能看到亚厘米卵泡，但随着母体激素作用减弱，卵泡逐渐减小[1,33,34]。较大的新生儿卵巢囊肿的处理尚存争议。直径大于 4cm 的病变易发生扭转[33,34]，但一些学者认为，这些是在出生前卵巢扭转梗死所致[35]。鉴别诊断包括肠系膜 / 网膜囊肿（淋巴管畸形）和肠重复囊肿[33]。卵巢肿瘤，包括畸胎瘤，在新生儿中是罕见。

出生时，扭转、梗死的卵巢可能表现为腹腔或盆腔囊肿或小钙化肿块[2]。新生儿卵巢囊肿的影像学检查通常采用超声（图 19-6）。一些学者主张在超声引导下介入进行保卵巢治疗[34]或囊肿切除，以预防扭转、出血或肠梗阻等并发症，特别是在疑似急性扭转的病例中。对于较小囊肿，可选用超声进行随访记录囊肿退化[35]。

在年长儿，卵泡成熟时，其壁增厚，中心充满液体。成熟或优势卵泡在卵子破裂和排卵之前可达

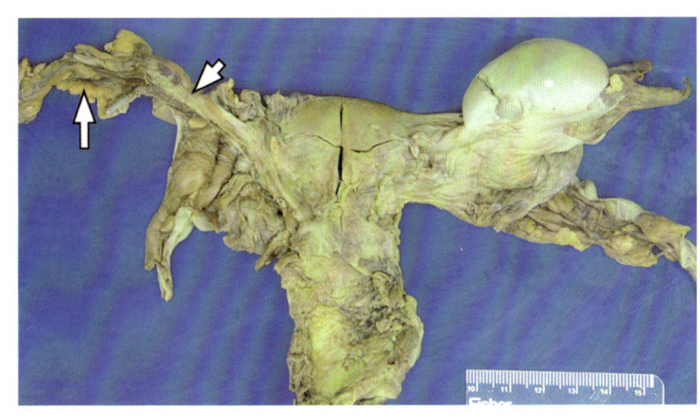

◀图 19-5 女，13 岁，患有 Alstrom 综合征，尸检照片，图片左侧可见条索状性腺（长箭）和发育不全的输卵管（短箭）（后面观）；
右侧卵巢（星号）大小正常

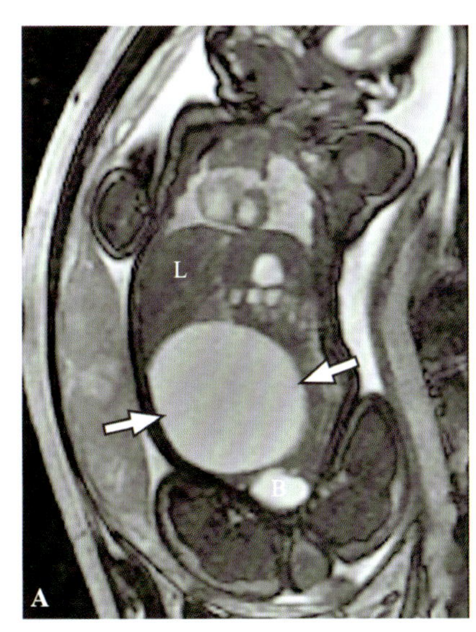

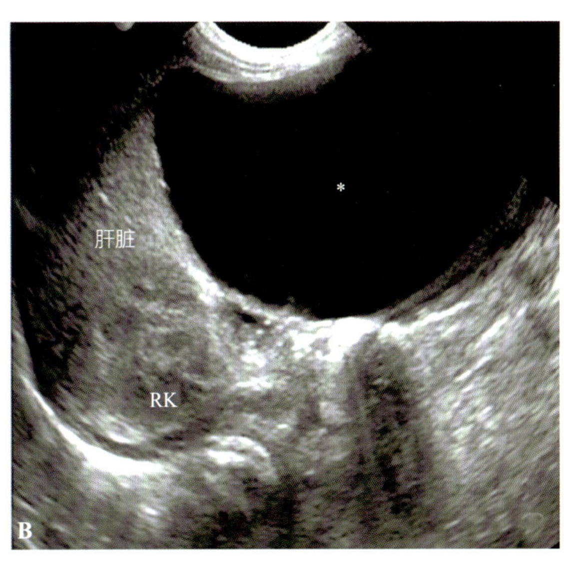

▲图 19-6 新生儿卵巢囊肿

A. 孕 34 周时进行的冠状位 T_2 加权图像显示右腹部圆形的、边界清楚的、均匀高信号囊肿（箭），病变从膀胱顶（B）延伸到肝脏（L）；B. 产后横切面超声图像显示腹部右上象限的一个巨大的单纯的囊肿（星号）；手术探查发现 7cm 单纯性卵巢囊肿，行囊肿切除术；右侧卵巢无扭转被保留；RK. 右肾

3cm[36]。卵子释放后，卵泡内膜细胞黄体化，然后卵泡壁塌陷，卵泡膜的毛细血管伸入到塌陷的卵泡壁皱褶中，最终退化形成白体。

在超声检查中，黄体表现可以从不规则、厚壁的囊肿到更实性、塌陷的病灶，病灶壁可见低阻力的多普勒波形[36]。在增强CT和MRI上，囊肿壁厚，边缘锯齿状明显强化。在 ^{18}F-脱氧葡萄糖正电子发射计算机断层扫描（^{18}F-FDG-PET）检查中，排卵期卵巢和黄体有 ^{18}F 浓聚，与盆腔淋巴结病变或卵巢肿瘤相似[37]。

排卵失败可导致功能性囊肿，通常为单纯性，但也可长大引起疼痛[36]。在青春期后的女孩中，单纯性卵巢囊肿最多可达3cm，这很可能是优势卵泡（即将破裂或未破裂）或是排卵后黄体呈囊肿持续存在[1,36]。虽然不常见，但具有自主功能的卵泡囊肿（图19-7）是导致周围性早熟的常见原因[14]。当性早熟女孩合并超过9mm的囊肿时，应怀疑是否存在自主功能的卵泡囊肿或产生激素的肿瘤，需要切除。无功能囊肿需充分观察，较大囊肿可能需要穿刺抽吸，减少将来卵巢扭转的风险[14]。

出血性卵巢囊肿通常来自富有血管的黄体（图19-8），其外观取决于出血时间[1,36,38]。在超声检查中，囊肿强回声，后方无声影，其内可含碎屑，液体-碎屑平面或回缩、无血管、分叶状血凝块（图19-9和图19-10），也可有花环状或网状纤维束。囊肿内的回缩血凝块在彩色多普勒超声上没有血流，随探头冲击加压而移动（通过探头轻柔加压放松来评估液体的运动），而实性结节则不会。囊肿内容物在多普勒超声检查中无血流，在增强CT或MRI上无增强。在增强CT上，出血性囊肿密度较其他卵泡高，但仍低于周围强化的卵巢间质。MRI的表现取决于出血时间的长短。T_1WI非脂肪抑制和脂肪抑制成像都表现为高信号，是出血的可靠指标。这些病变在T_2WI图像上的信号强度可能低于预期，称为T_2

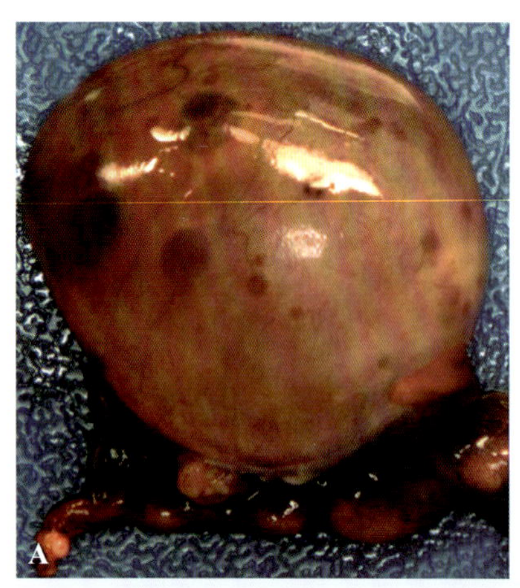

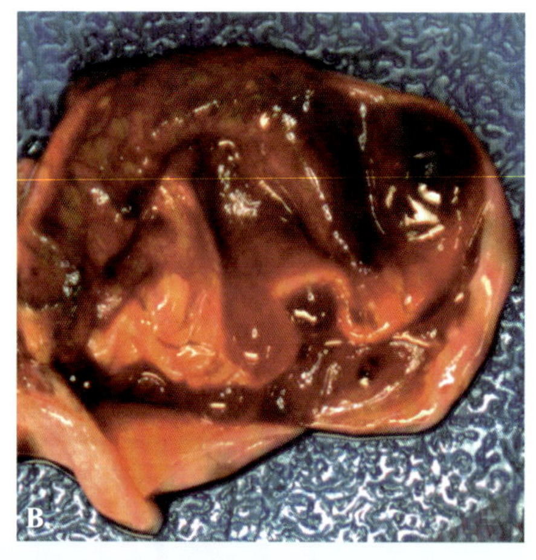

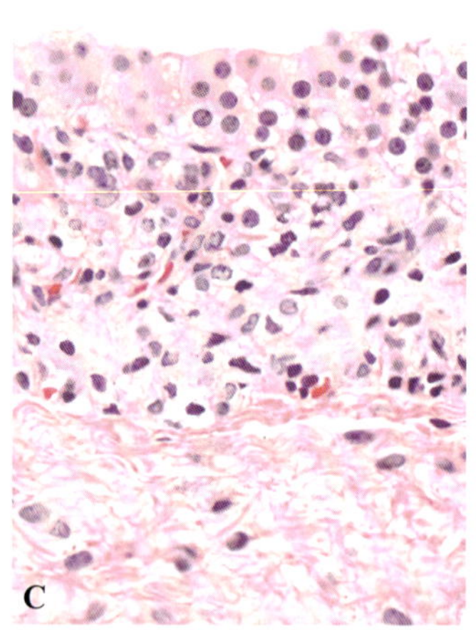

▲图19-7 女，6岁，性早熟

A. 卵巢中切除的4.3cm的卵泡囊肿伴黄体化；B. 黄体化细胞使囊肿壁呈黄色；C. 显微镜下，囊肿内含有大量粉红色的滤泡细胞，有时空泡胞质呈典型黄体化细胞的特点（HE，×600）

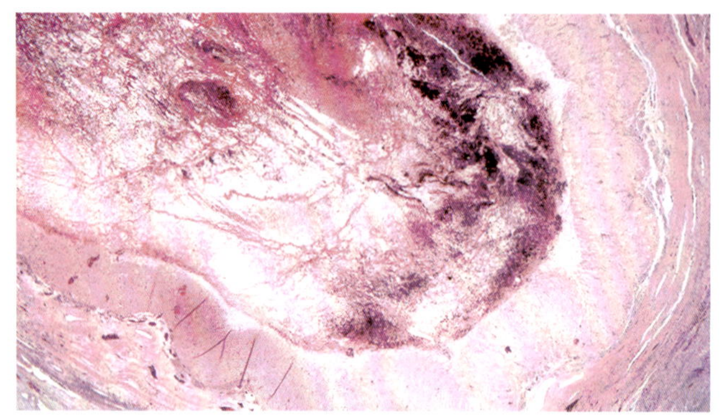

◀图19-8 黄体囊肿，含有血凝块的腔（HE，×20）

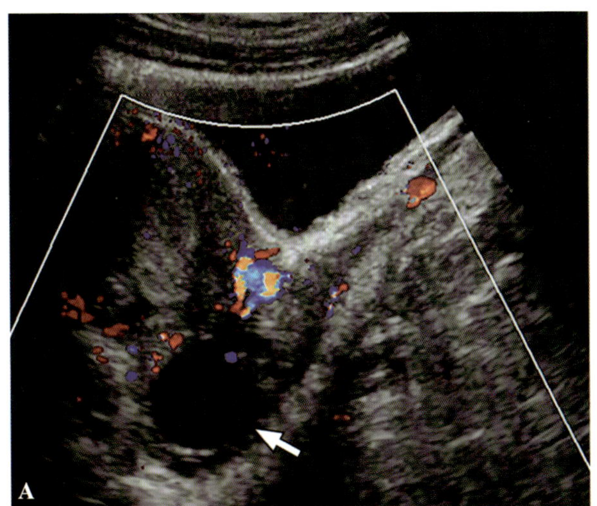

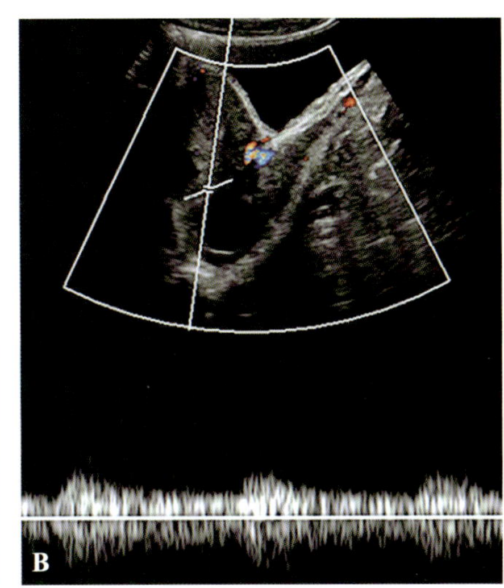

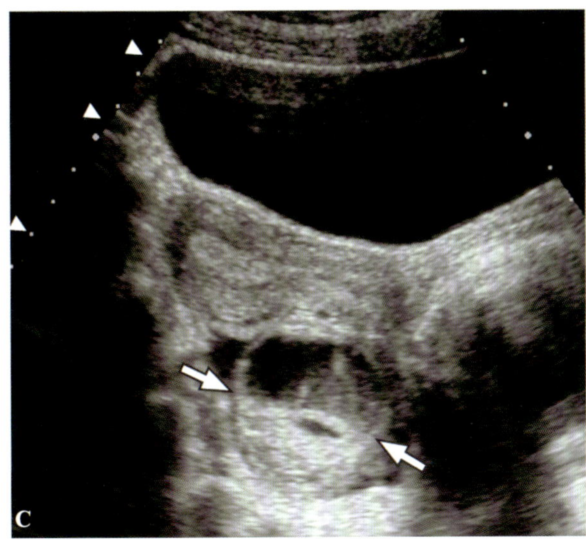

▲ 图 19-9 女，15 岁，黄体囊肿转变为出血性囊肿

A. 右侧卵巢内可见黄体囊肿（箭）无回声，有壁；B. 邻近卵巢实质频谱多普勒波形低平；C. 5d 后，同样囊肿内含分层强化回声碎片（箭）和低回声，符合出血性卵巢囊肿

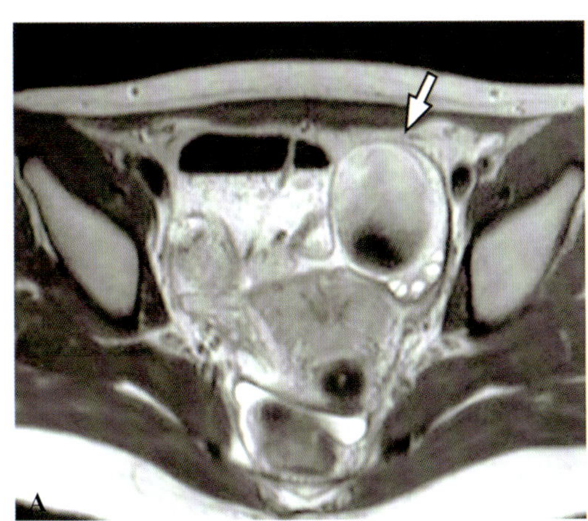

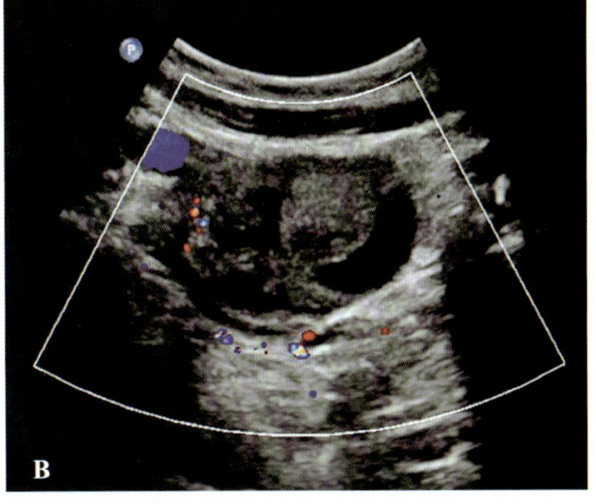

▲ 图 19-10 女，16 岁，左侧卵巢囊肿出血

A. 轴位 T_2WI 显示左侧卵巢的出血性囊肿（箭），由于囊肿内的出血分层，可见"T_2 暗影"征，这种征象通常与子宫内膜异位有关，常见于卵巢外，也可见于卵巢出血性囊肿；B. 纵切面彩色多普勒超声图像显示左侧卵巢囊肿内的无血管回缩的出血产物，该囊肿在随后的超声随访中消失（由 Jonathan R. Dillman，MD，MSc，Cincinnati Children's Hospital Medical Center，Cincinnati，OH 提供）

暗影征，这可能是出血演化的结果（图 19-10）。除黄体以外，卵巢囊肿出血的其他原因包括扭转后 / 梗死和子宫内膜异位囊肿，这在儿童时期都很罕见。

功能性出血性囊肿通常会在 1～2 个月经周期中消失或缩小 [1]。如有急性囊肿破裂，囊肿可能会出现塌陷或不再可见，同时伴不同程度盆腔积液和因出血出现低回声。通常采用非手术治疗。对于女孩月经期后 3～5cm 的单纯性囊肿，通常不需要随访 [36]。直径大于 5cm 但不超过 7cm 的单纯性囊肿，尽管穿刺抽吸可避免潜在的扭转可能，仍建议行超声随访检查 [36]。对于较大的囊肿出现疼痛或疑似卵巢扭转时，需要进行干预，最常进行腹腔镜囊肿抽吸或囊肿切除术。7cm 以上的单纯性囊肿需要进一步的 MRI 或腹腔镜评估 [36]。

4. 多囊卵巢综合征　多囊卵巢综合征包括雄激素过多、多囊性卵巢增大和肥胖。患者常出现月经周期不规则，并可能有胰岛素抵抗 [39]。在青少年中，多囊卵巢综合征的发生率约为 3%[40]，但在一项研究中，有 16% 月经不规律的女孩被诊断为多囊卵巢综合征 [41]。这种疾病可能有遗传基础，被认为是肾上腺功能初现异常一种表现形式 [40]。考虑到该综合征与胰岛素抵抗和高血压有关，为了长期的心血管健康，对多囊卵巢综合征的检测尤为重要。

诊断标准包括体检中雄激素过多症；激素失衡，包括睾酮增高，黄体生成素与卵泡刺激素的比值升高；月经少或闭经；胰岛素抵抗和高胰岛素血症；卵巢呈多囊状 [40]。也可有骨成熟加快 [42]。由于卵巢多发达 1cm 的卵泡在青春期是正常的 [43]，因此只有在卵巢异常的同时伴有其他临床或实验室的证据，才应考虑多囊卵巢综合征的诊断 [20, 39, 40]。正常的卵巢形态并不排除多囊卵巢综合征的诊断。

多囊卵巢综合征的诊断标准包括卵巢容量大于 10ml，伴或不伴有每个卵巢 12 个及以上的 2～9mm 的卵泡 [44]（图 19-11）。标准中不包括卵泡的分布和卵巢间质高回声。通常为双侧卵巢受累，但也可能单侧卵巢受累。

经阴道超声是临床怀疑青春期患儿多囊卵巢综合征卵巢和卵泡的理想影像学检查，然而，经阴道超声不适用于没有性生活的女孩。当用超声评估多囊卵巢综合征时，应使用简化公式计算卵巢体积（0.52 × 长 × 宽 × 高）[44]。如有优势卵泡（> 10mm）或黄体，建议在下一个月经周期复查超声检查。一些学者 [36, 45] 认为，诊断多囊卵巢综合征需至少有 19 个或更多的卵泡作诊断标准，但这些研究均经阴道超声进行。

目前对多囊卵巢综合征的治疗包括减轻体重、抑制毛发生长和（或）移除、胰岛素增敏剂（如二甲双胍）和口服避孕药或抗雄激素的激素治疗 [39, 40]。

（三）感染和炎症性病变

输卵管 – 卵巢脓肿　20% 的患有盆腔炎性疾病的

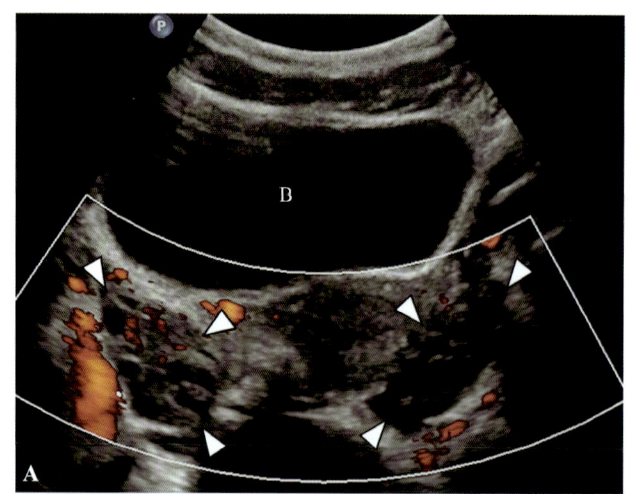

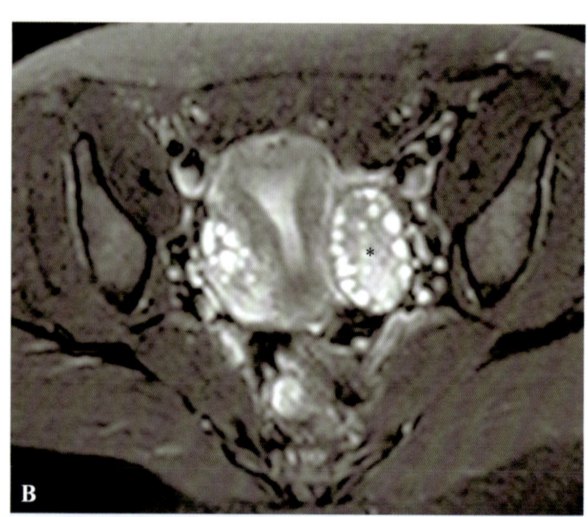

▲ 图 19-11　女，16 岁，月经周期不规律，有严重的痤疮和雄激素过多症

A. 横切面多普勒超声图像显示双侧卵巢增大（箭头），其内包含多个亚厘米囊肿，卵巢容量大于 15ml；B. 轴位 T_2 抑脂成像显示左侧卵巢增大，中央的卵巢基质（星号）呈低信号，周围多发卵泡；这些征象符合多囊卵巢综合征；在该平面图像上，左侧卵巢的病变更明显

青少年会发展成输卵管 – 卵巢脓肿[1]，表现为急性或慢性盆腔疼痛，常有发热和白细胞计数升高。在超声检查中，输卵管 – 卵巢脓肿表现为附件区复杂包块，其内回声不均，可有分隔，彩超示内部无血流，囊壁厚而充血[1]。尽管超声在许多儿科病变中具有诊断价值，输卵管 – 卵巢脓肿在 CT 和 MRI 上显示更清楚，表现为复杂液性包块，周边强化，邻近可见炎性改变[46]（图 19–12）。同侧卵巢可能无法识别，可伴输卵管积液或积脓（图 19–13）。输卵管 – 卵巢脓肿的鉴别诊断包括子宫内膜异位症、异位妊娠和恶性肿瘤，临床检查提示急性感染往往有助于正确诊断。如果患者否认性行为，应考虑其他疾病引起的继发性附件感染，如阑尾炎穿孔或炎症性肠病。

治疗通常为静脉注射抗生素。对于较大、易接近的病变，可以行影像介导下经阴道或经皮引流，必要时可行腹腔镜引流。

（四）肿瘤性病变

儿童期卵巢肿瘤的总体发病率较低，卵巢恶性肿瘤占卵巢肿瘤的 30%，占儿童癌症的 1%[1, 7, 47]。在 1—8 岁有卵巢肿物或性早熟的女孩中，25% 为

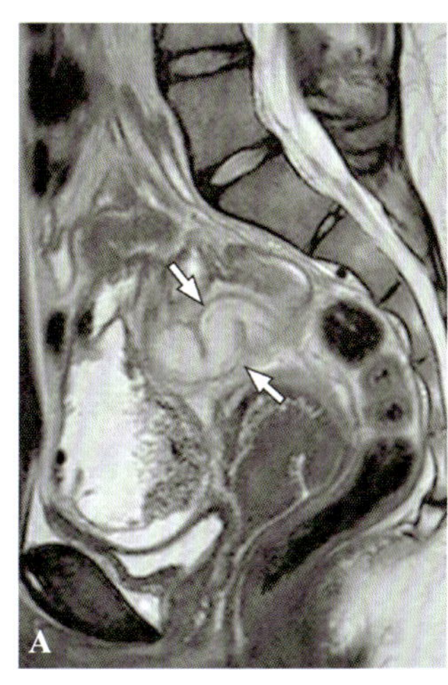

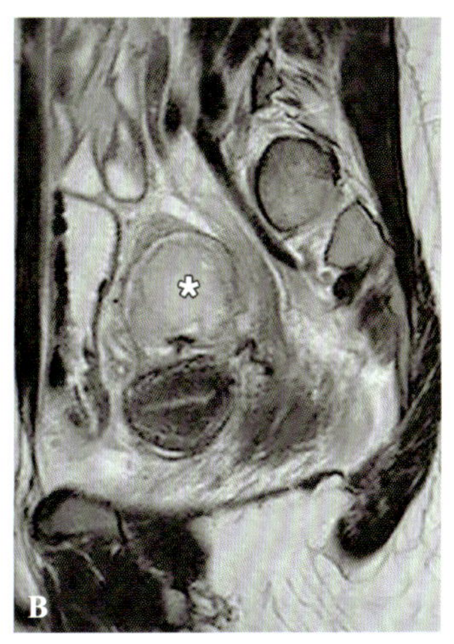

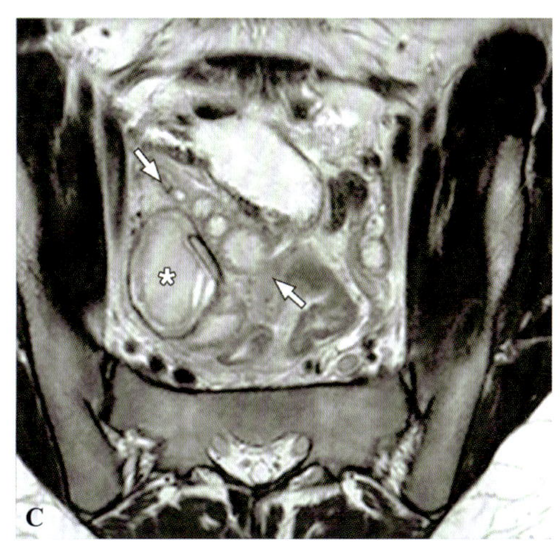

▲ 图 19–12　女，12 岁，急性盆腔疼痛

A. 矢状位 T_2 加权图像显示右侧输卵管（箭）扩张、积液，邻近积液；B. 矢状位 MRI 图像显示与右侧卵巢关系密切的液性包块（星号），为输卵管 – 卵巢脓肿；C. 斜轴位 T_2 加权图像显示扩张的输卵管在轴位上呈多个圆形结构（箭），邻近为脓肿（星号）（由 Jonathan R. DillmanMD，MSc，Cincinnati Children's Hospital Medical Center，Cincinnati，OH 提供）

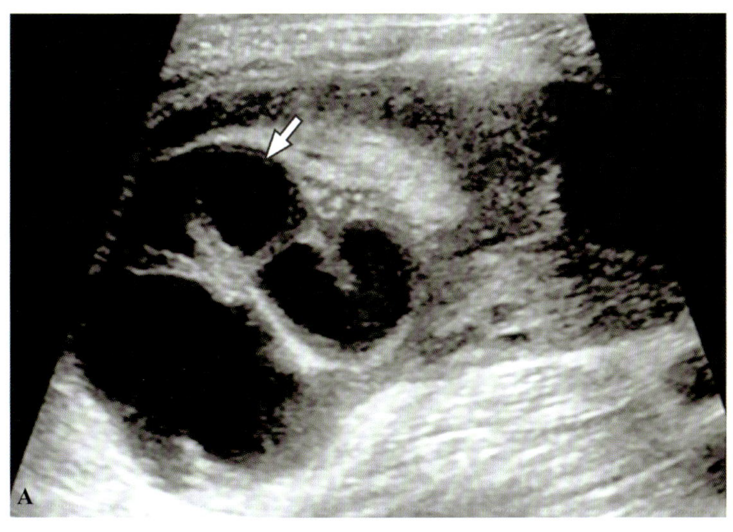

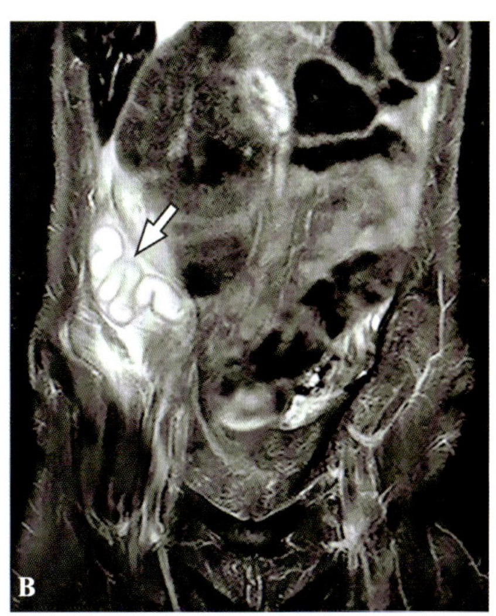

▲ 图 19–13　女，17 岁，右侧输卵管积脓

右下腹横切面超声（A）和冠状位 T_2WI（B）显示由于盆腔炎症病变致右侧输卵管（箭）扩张及邻近炎症

恶性肿瘤，而在 9—19 岁仅有 10% 为恶性[7, 48]，由于年长儿卵巢囊肿和良性肿瘤发病率增加所致。卵巢恶性肿瘤在 1 岁以下非常罕见。

卵巢肿瘤根据细胞类型分为表面上皮细胞、生殖细胞、性索间质、转移性和混合性（表 19–2）。在 20 岁以下的女孩中，生殖细胞肿瘤占卵巢肿瘤的 80%，而在老年人中，95% 的卵巢肿瘤为上皮来源[7, 50, 51]。

儿童卵巢肿瘤的典型临床表现包括腹盆腔肿块

表 19–2　儿科卵巢肿瘤分型（WHO 分型）[49]

分　型	细胞类型	良　性	交界性	恶　性
上皮性肿瘤	浆液性	浆液性囊腺瘤	交界性浆液性囊腺瘤 / 非典型增生性浆液性囊腺瘤 交界性浆液性囊腺瘤 – 微乳头结构 / 非侵袭性低级别浆液性囊腺瘤	低级别浆液性癌 高级别浆液性癌
	黏液性	黏液性囊腺瘤	交界性黏液性囊腺瘤 / 非典型增生性黏液性囊腺瘤	黏液性癌
	子宫内膜	子宫内膜异位囊肿 子宫内膜样囊腺瘤	交界性子宫内膜样瘤 / 非典型增生性子宫内膜样瘤	子宫内膜样癌
	浆液黏液性瘤	浆液黏液性囊腺瘤 浆液黏液性腺纤维瘤	交界性浆液黏液性瘤 / 非典型增生性浆液黏液性瘤	浆液黏液性癌
	未分化癌			
性索间质瘤	细胞类型		肿瘤类型	
	单纯间质细胞瘤		纤维瘤 卵泡膜细胞瘤 黄素化卵泡膜细胞瘤伴硬化性腹膜炎 纤维肉瘤 硬化性间质瘤 间质细胞瘤	
	单纯性索细胞瘤		青少年颗粒细胞瘤 支持细胞瘤 环状小管性索瘤	
混合性性索间质瘤	支持 – 间质细胞瘤		分化良好 中度分化伴异质成分 低度分化伴异质成分 网状伴异质成分	
生殖细胞肿瘤	无性细胞瘤 内胚窦瘤 胚胎性癌 非妊娠性绒毛膜癌 成熟畸胎瘤 未成熟畸胎瘤 混合性生殖细胞瘤		—	
单胚层畸胎瘤和伴皮样囊肿的畸胎瘤			—	
生殖细胞：性索间质细胞瘤	性腺母细胞瘤，包括伴恶性生殖细胞的性腺母细胞瘤		—	
	混合生殖细胞 – 性索间质细胞瘤，未归类		—	
其他	小细胞癌，高血钙型		—	
	间皮瘤		—	
软组织肿瘤	横纹肌肉瘤		—	
肿瘤样病变	卵泡囊肿 黄体囊肿 卵泡黄素化囊肿 其他		—	
淋巴和髓系肿瘤	Burkitt 淋巴瘤		—	
继发性肿瘤	—		—	

或性早熟[2]。因扭转和（或）破裂伴腹腔积血引起的疼痛也是常见表现[1,52]，但在儿童中比成人少[47]。与成人一样，实性或不均匀卵巢肿物可能为恶性[2]，但在儿童约 5% 的 6cm 以上的单纯性卵巢囊肿可能含有恶性细胞[7,48]，大于 8cm 的卵巢肿物，在儿童怀疑恶性[48]。

超声是儿科盆腔肿块的首选检查，通常采用经腹检查。多普勒超声是灰阶成像的辅助手段。MRI 能描述病变组织特征，对于盆腔不明确的病变有助于确定病变起源的器官[6]。CT 一般不用于儿童卵巢肿瘤的分期，尽管也可发现病变内的脂肪和钙化 / 骨化。

儿童卵巢肿瘤的治疗取决于其良恶性，良性病变通常行卵巢保留手术[52,53]，对疑似恶性肿瘤的患者应进行手术肿瘤分期。其他包括对于性早熟或男性化女孩进行激素评估。血清标记物有助于诊断和后续监测对治疗的反应和复发，包括 CA-125、β- 绒毛膜促性腺激素（β-hCG）、乳酸脱氢酶（LDH）和甲胎蛋白（AFP）[7,48]。对某些恶性肿瘤也可采用辅助化学治疗和（或）放射治疗[55,54]。

1. 良性卵巢肿瘤 成熟畸胎瘤是唯一起源于卵巢的良性生殖细胞瘤[1]，是儿童最常见的卵巢肿瘤，占 67%[2]。按照定义，病变必须包含 3 个胚层（内胚层、中胚层和外胚层）中的两个[55]。由于病变多为囊性，并含有真皮成分，通常被称为囊性畸胎瘤或皮样囊肿（图 19-14）[1]，约 25% 为双侧发病[2,55]。

成熟卵巢畸胎瘤的超声表现多变，取决于其大小和囊性、脂肪、实性和钙化成分的比例[1]。典型表现为囊性为主的病变伴实性强回声的壁结节，可见头结节（或皮样囊塞）（图 19-15）[1,55]。这个壁结节可能含有脂肪、皮肤、毛囊、牙齿和（或）骨骼。可能有“网格”征，其线性回声代表头发[7,36]。可见强回声漂浮皮脂，有时形成脂 - 液平面，是成熟畸胎瘤超声的另一个显著特征。由于头发和脂肪对声波的吸收 / 衰减[1,7,36]，肿块后方回声显著减弱呈“冰山一角”征，但是盆腔肠襻的气体也会造成这种征象，可能造成误诊。用探头行腹部冲击触诊法引发病变活动是有效的鉴别方法，而肠襻通常不会[36]。

在 CT 上，卵巢畸胎瘤表现为囊实性病变内包含脂肪密度（＜ -20HU）和钙化[7]（图 19-15）；如无病理检查，很难排除未成熟区域的存在。在 MRI 上，含脂肪的畸胎瘤可以通过比较 T_1 和 T_1 脂肪抑制加权成像与出血性卵巢囊肿相鉴别，脂肪成分在 T_1 脂肪抑制图像呈低信号，而出血仍为高信号（图 19-16）。成熟卵巢畸胎瘤的并发症包括 15% 的病例可出现扭转[1]（图 19-17 和图 19-18）、破裂、恶变，而自身免疫性溶血性贫血和免疫相关的边缘脑炎罕见[7,56]。

卵巢性索间质瘤（SCST）占所有儿科卵巢肿瘤的 5%～12%[7,52]。良性卵巢性索间质瘤包括卵泡膜细胞瘤、纤维瘤（图 19-19）、纤维卵泡膜细胞瘤和硬化性间质细胞瘤[2,7]。肿瘤通常较大[52]，但功能性肿瘤往往较小[20]。肿瘤的行为很难从组织学上预测[57]。卵泡膜细胞瘤和纤维卵泡膜细胞瘤属同一

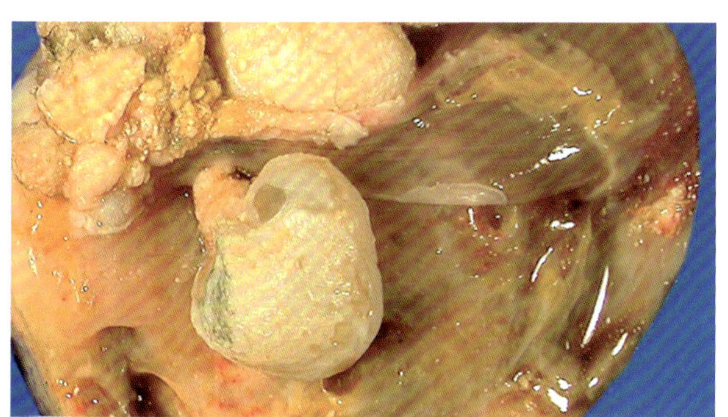

▲ 图 19-14 女，14 岁，成熟卵巢畸胎瘤，主要为囊性，并可见从囊壁突出的头结节

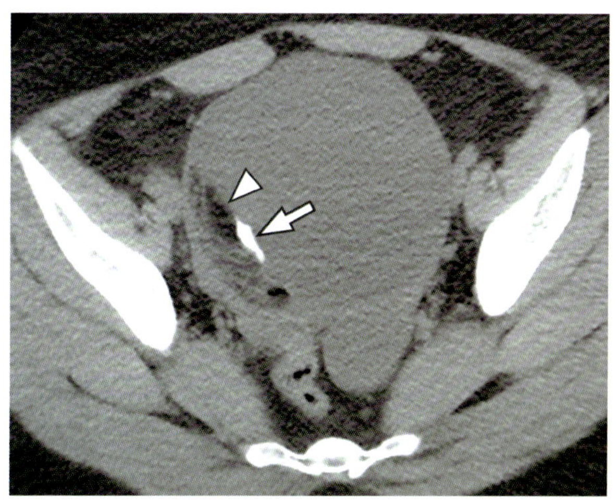

▲ 图 19-15 女，16 岁，进行肾结石检查时偶然发现巨大成熟卵巢畸胎瘤，囊肿壁上可见头结节（或皮样塞），其内包含钙化（箭）和脂肪（箭头）

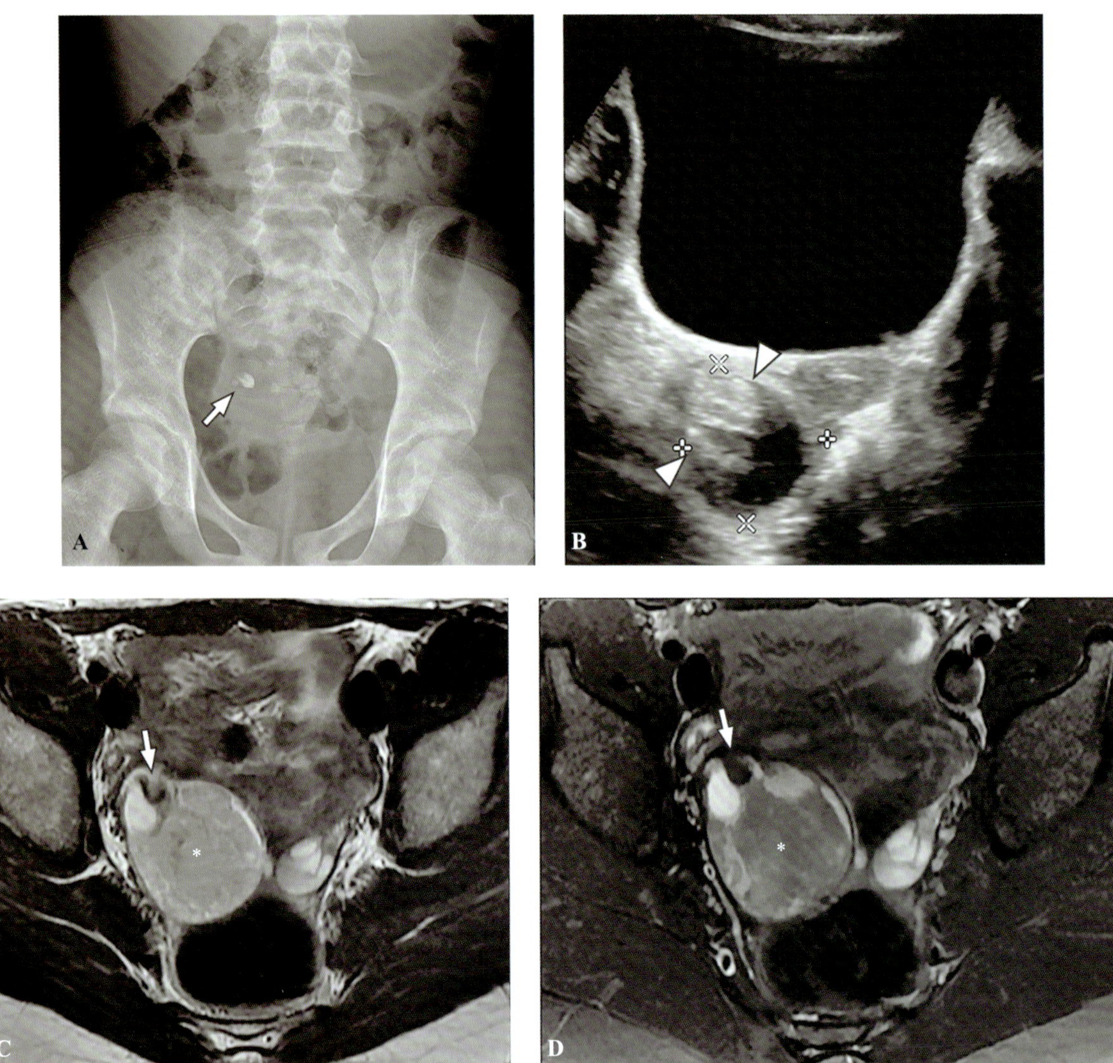

▲ 图 19-16 女，13 岁，右腹部疼痛，偶然发现成熟卵巢畸胎瘤

A. 仰卧位腹部前后位 X 线片显示盆腔右侧局灶钙化，依稀类似牙齿（箭）；B. 超声横切图像显示右侧附件区囊实性肿块，含有结节成分（箭头）；轴位 T_2WI（C）和脂肪抑制成像（D）显示由于钙化（或牙齿）引起的低信号区（箭）；脂肪抑制图像上可见脂肪 / 脂类的稍低信号区（星号）

疾病谱，因成纤维细胞和卵泡膜细胞含量不同而变化[7]。这类病在儿童中罕见，通常见于 40 岁以上女性。纤维瘤 - 卵泡膜细胞瘤组通常与基底细胞痣综合征（Gorlin 综合征）有关，特别是在儿童时期[58]。卵泡膜细胞与增加雌激素产生有关[7]。这些肿瘤由于纤维组织的存在，通常为实性，在超声上表现为低回声。腹水常见，在较大的病变中可有黏液样变性[7]。

其他的良性肿瘤包括支持细胞瘤，间质细胞瘤和间质黄体瘤[20]。后者病变往往较小，在影像学上难以发现[20]。硬化性间质瘤是良性的，通常发生在 30 岁以下的患者[20]。卵巢性索间质瘤常见表现包括月经不规律，以及与雌激素和雄激素分泌有关的其他体征和症状。

卵巢表面上皮细胞增生占儿童卵巢肿瘤的 17%，而成人为 95%[7]。根据病理特征，上皮病变分为良性（囊腺瘤）、交界性和恶性（癌）。浆液性和黏液性病变是儿童上皮性病变最常见的亚型，几乎都是良性的[1, 7]。8～10cm 的病变可能出现扭转，而超过 15cm 的病变不会发生扭转[7]。在超声和 MRI 上，良性浆液性和黏液性囊肿通常都有薄的分隔。浆液性病变囊较少，囊液更均匀，黏液性病变囊较多，囊液更不均匀（图 19-20 至图 19-24）[1, 7]。

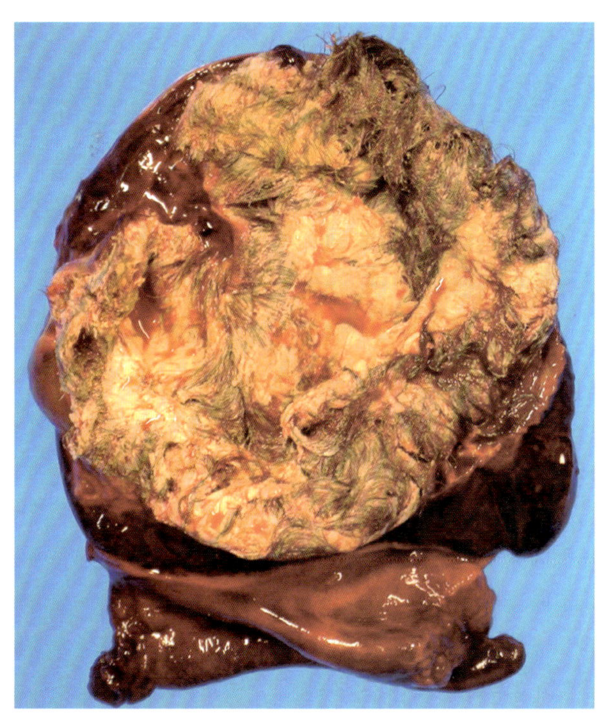

▲ **图 19-17　女，12 岁，成熟囊性畸胎瘤，内衬生长毛发的皮肤**

该患者有卵巢扭转，伴输卵管肿胀坏死呈紫色（下方）

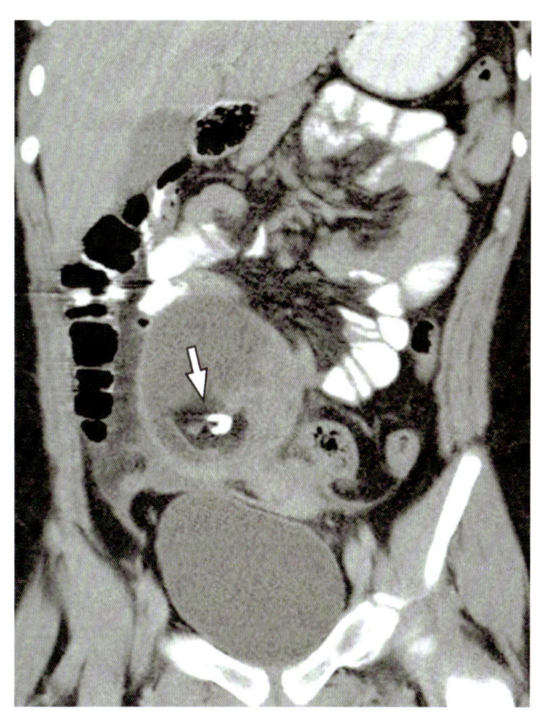

▲ **图 19-18　女，13 岁，成熟卵巢畸胎瘤伴扭转**

CT 增强冠状位重建图像显示右侧卵巢的巨大成熟卵巢畸胎瘤，肿瘤为囊实性，有包含脂肪和可能牙齿成分的壁结节（箭）；卵巢畸胎瘤相对位置高和邻近的脂肪模糊提示卵巢扭转（由 Jonathan R. Dillman，MD，MSc，Cincinnati Children's Hospital Medical Center，Cincinnati，OH 提供）

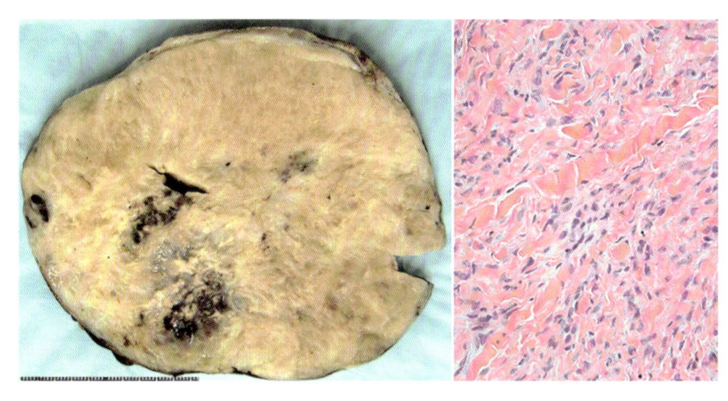

◀ **图 19-19　女，10 岁，单侧卵巢纤维瘤，坚硬、苍白、有出血灶，部分钙化（左），考虑 Gorlin 综合征，而其他方面正常**

显微镜下可见丰富的纺锤状细胞，背景为大量粉红色胶原蛋白（右，HE，×400）

2. 恶性卵巢肿瘤　无性细胞瘤是儿童和青少年最常见的卵巢恶性肿瘤[1,7]。组织学上与男性精原细胞瘤相同，是生殖细胞瘤中分化程度最低的一种（图 19-25）。在横断面成像中，通常呈分叶状实性肿块（图 19-26A）。在增强 CT 和 MRI 上可见薄而强化的纤维血管分隔，出血或坏死形成小囊变或钙化。10%～15% 为双侧受累，血清 LDH 升高支持诊断[1]。转移性病变常累及腹膜后区（图 19-26B）。与精原细胞瘤相似，无性细胞瘤对放射线敏感。无性细胞瘤可与其他类型的肿瘤并存，特别是在性腺发育不良的病例中。

一小部分儿童期卵巢畸胎瘤可能表现为恶性，这可能是由于存在未成熟的成分（未成熟畸胎瘤）（图 19-27）或同时存在其他类型的恶性肿瘤，如横纹肌肉瘤。与儿童成熟卵巢畸胎瘤相比，恶性卵巢畸胎瘤往往发生在较小年龄组。该病可伴血清

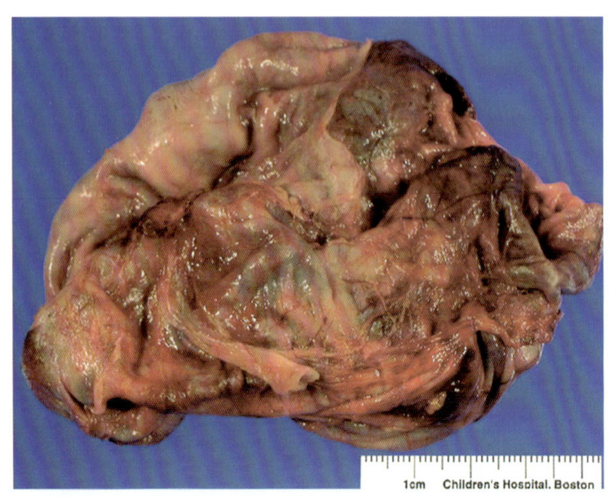

▲ 图 19-20 女，14 岁，浆液性囊肿位于阔韧带，薄壁，内衬类似输卵管上皮细胞

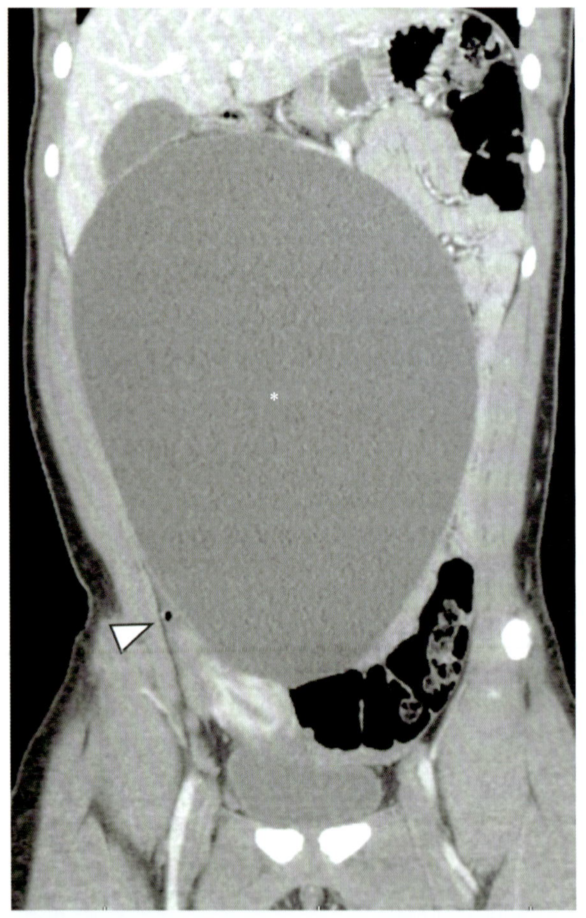

▲ 图 19-21 女，12 岁，卵巢浆液性囊腺瘤，明显的腹部肿物

增强 CT 冠状位重建图像显示巨大单一囊肿（星号）自盆腔右侧延伸至上腹部；病理证实为良性浆液性囊腺瘤；此类病变常见分隔，CT 难以分辨，钙化不常见；注意正常充气的阑尾（箭头）

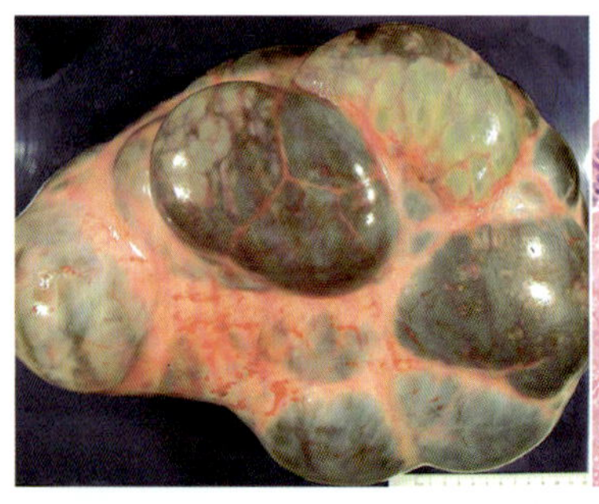

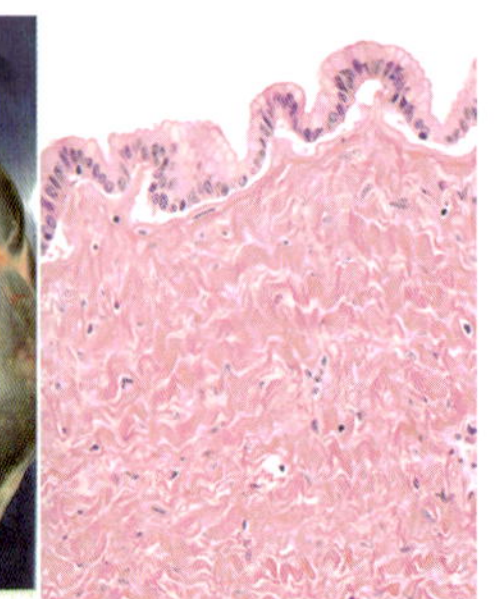

▲ 图 19-22 女，13 岁，黏液性囊腺瘤，典型巨大外观，为 40cm 的多房性肿块（左）

显微镜下可见囊肿内衬良性黏液上皮细胞（右，HE，×400）

β-hCG 和 AFP 升高。恶性卵巢畸胎瘤较成熟卵巢畸胎瘤大，一般认为 7.5cm 为关注的阈值[7]。恶性卵巢畸胎瘤通常比成熟畸胎瘤（通常为囊性）的实性成分更多，脂肪和钙化成分更少[1]（图 19-28），且有 10% 为双侧受累[7]。其他类型的恶性生殖细胞肿瘤包括卵黄囊瘤（图 19-29）、胚胎性癌、绒毛膜癌和混合性肿瘤。

颗粒细胞瘤（GCT）是最大的卵巢肿瘤亚型，占所有卵巢肿瘤的 7%～8%[52]。青少年颗粒细胞瘤是儿童最常见的颗粒细胞瘤亚型，占 30 岁以下患者的 90%[14]。这种青少年亚型，常在青春期前女孩出现，侵袭性不如成人型高[52]。该肿瘤可分泌雌二醇，根据患者年龄导致性早熟或月经不规律[7, 14]。内生软骨瘤病和马夫西（Maffucci）综合征患者患这种类型卵巢肿瘤的风险会增加[7]。

尽管青少年颗粒细胞瘤通常较大，平均 12.5cm[14]，大约 90% 的肿瘤预后良好[20]。仅 2%～5% 的病例为双侧受累[14]。这些肿瘤通常含有囊性和实性成分（图 19-30 和图 19-31），但也可有纯实性或囊性的肿瘤。在超声检查中，实性成分与子宫肌层呈等回声，彩超含有血流信号[14]。在 CT 和 MRI 上，实性成分有强化，在 T_2 加权成像中，见中等信号间质成分和很多囊性成分，通常呈海绵状[1, 14]。高达 70% 的病变有出血，钙化少见。可有腹水和腹膜转移。治疗包括输卵管卵巢切除术，通常有效。化学治疗作用尚不清楚，但对于有转移性病变或术后局部残留的患者可以作为辅助治疗[52]。随访通常包括影像检查和血清抑制素检测，后者是一种由颗粒细胞分泌的激素标记物[7]。

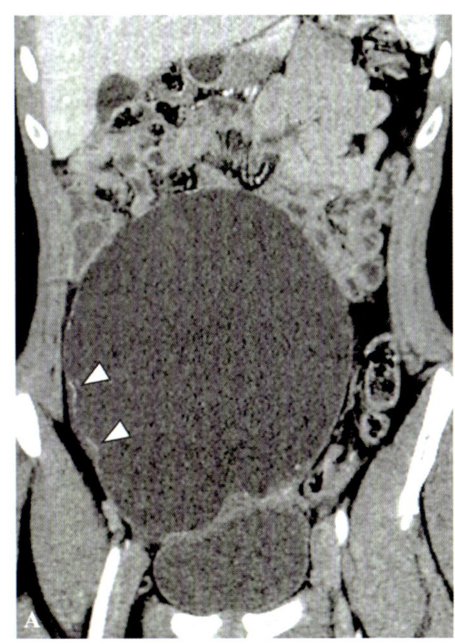
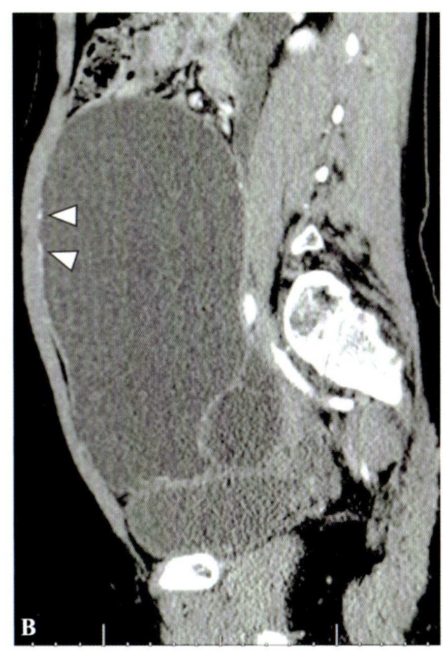

▲ 图 19-23　女，11 岁，卵巢黏液性囊腺瘤，巨大腹部肿物

增强 CT 冠状位（A）和矢状位（B）重建图像显示盆腔右侧巨大囊性肿物，壁上有点状及线状钙化（箭头）；在组织病理学上，此病变为良性黏液性囊腺瘤，伴砂粒型钙化

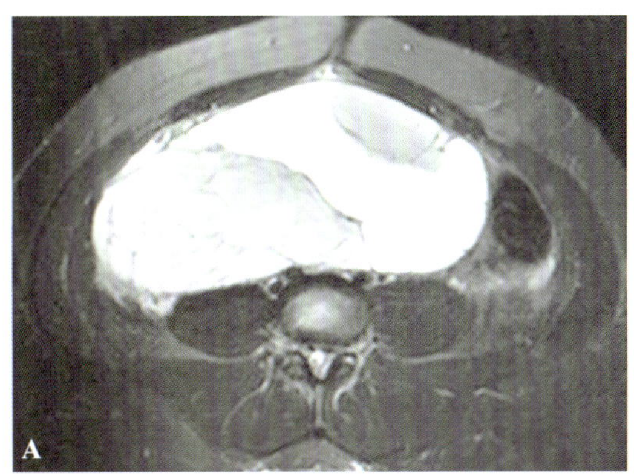
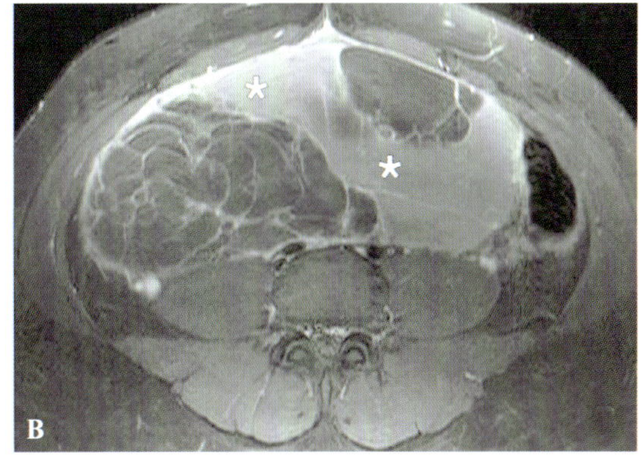

▲ 图 19-24　女，15 岁，卵巢黏液性囊腺瘤

轴位 T_2 脂肪抑制（A）和轴位增强 T_1 脂肪抑制（B）MRI 显示下腹部巨大多房囊性肿块；病变内包含许多小囊肿，形成蜂窝状外观；病变仅壁和分隔强化，增强后 MRI 示大量中等高信号区（星号）是由于复杂液体（蛋白或出血）所致

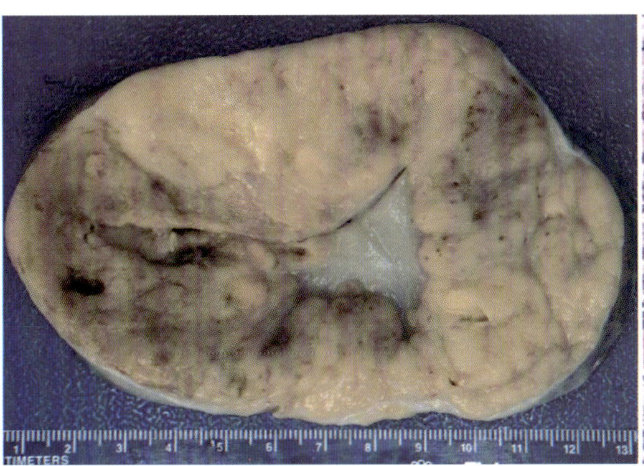
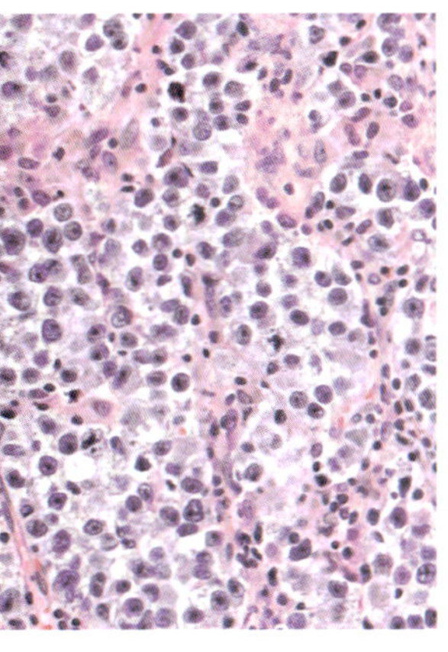

◀ 图 19-25　女，11 岁，生殖细胞瘤，苍白且均匀（左），组织学上证实为单纯无性细胞瘤（右，HE，×600）

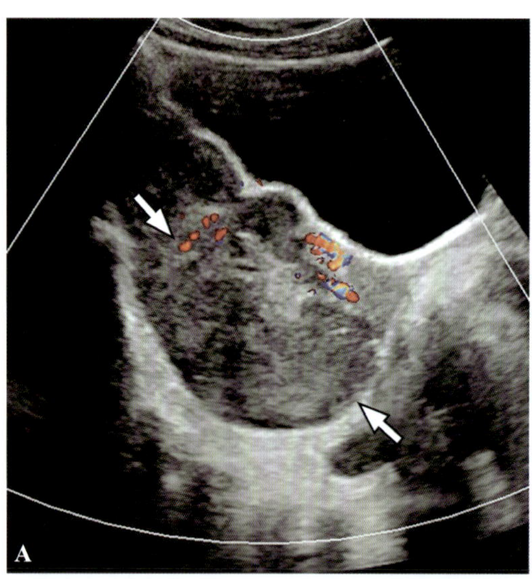

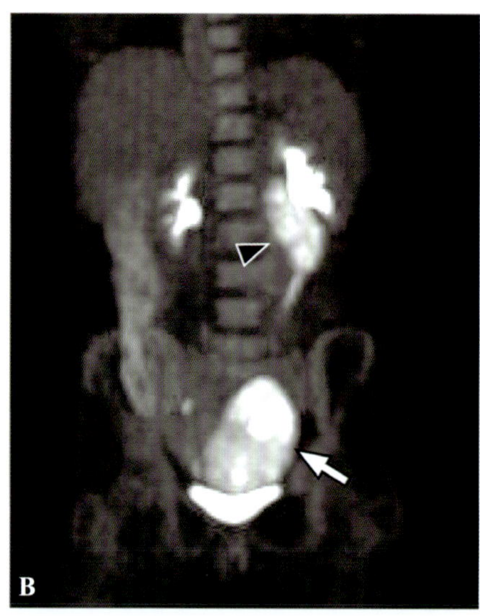

▲ 图 19-26　女，16 岁，恶性无性细胞瘤，表现为盆腔疼痛

A. 盆腔纵切多普勒超声图像显示直肠子宫陷凹的分叶状不均匀实性肿物（箭）；B. 在 ^{18}F-FDG PET 上，可见盆腔肿物（箭）和左侧腹膜后转移淋巴结（箭头）的放射性核素异常浓聚；组织病理学上证实为恶性无性细胞瘤（由 Jonathan R. Dillman，MD，MSc，Cincinnati Children's Hospital Medical Center，Cincinnati，OH 提供）

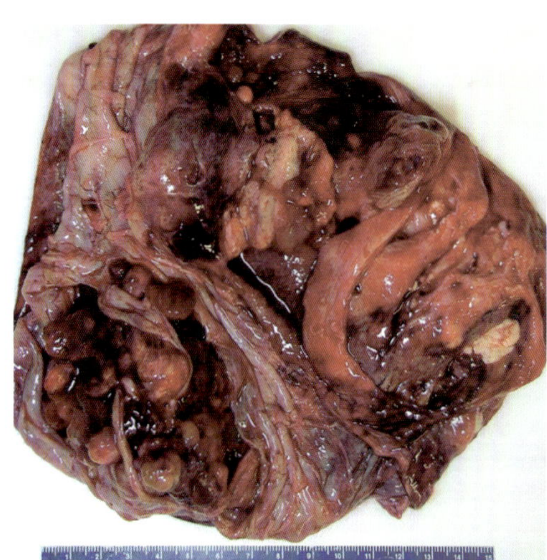

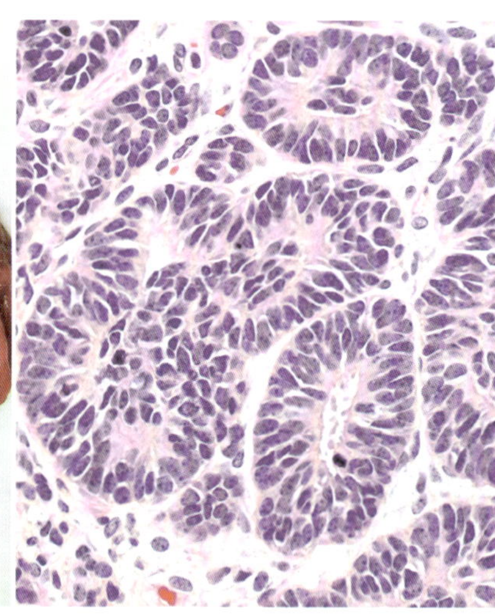

◀ 图 19-27　该 13 岁儿童的未成熟卵巢畸胎瘤因其体积巨大而显著（左，22cm）

只有在显微镜下，发现小的未成熟组织灶与成熟畸胎瘤区分开（右，HE，×40）

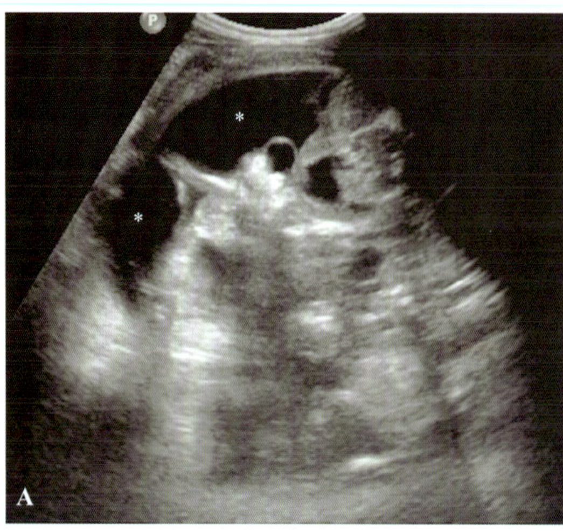

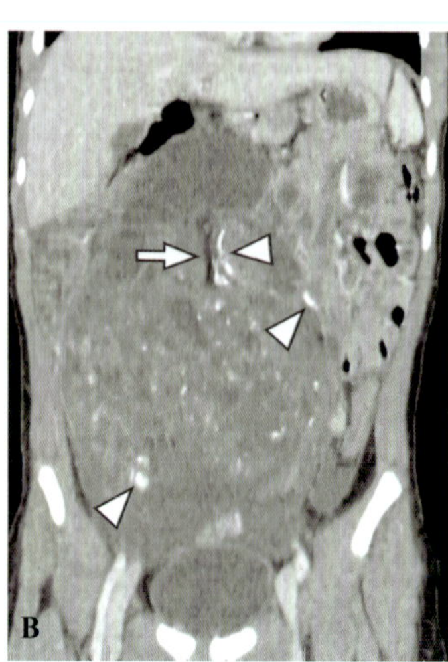

◀ 图 19-28　女，9 岁，腹盆腔巨大肿物，为未成熟畸胎瘤

A. 右下腹横切超声图像显示巨大不均匀肿物，包含实性和囊性（星号）成分；超声上不确定该图的强回声区是钙化还是肠气；B. 增强 CT 冠状位重建图像显示巨大不均匀囊实性肿物，其内包含局灶脂肪（箭）和钙化（箭头）

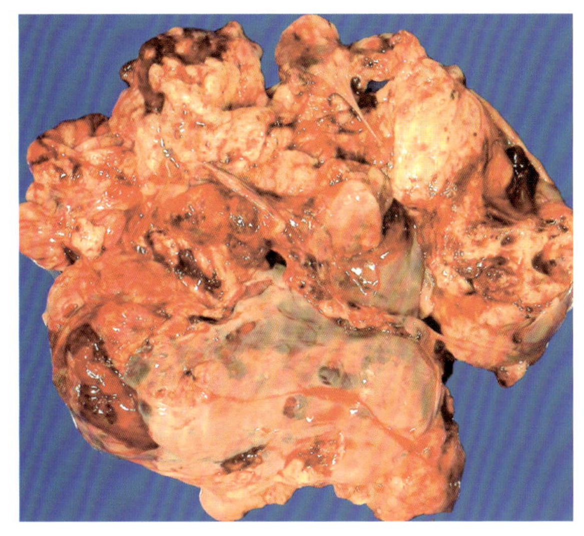

◀ 图 19-29 女，16 岁，卵巢卵黄囊瘤，巨大（20cm）、多结节、质软，呈淡黄色，有出血灶

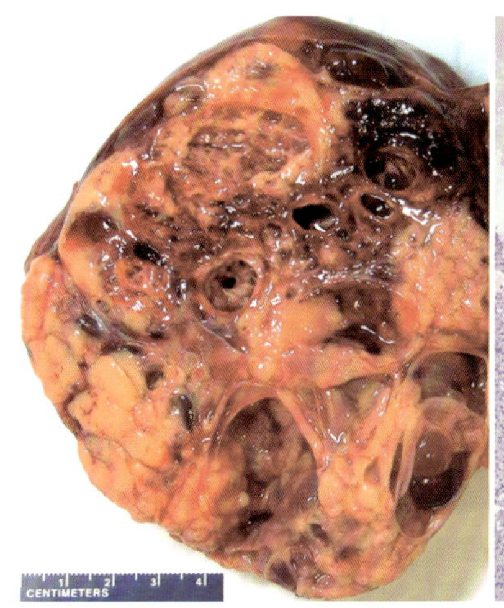

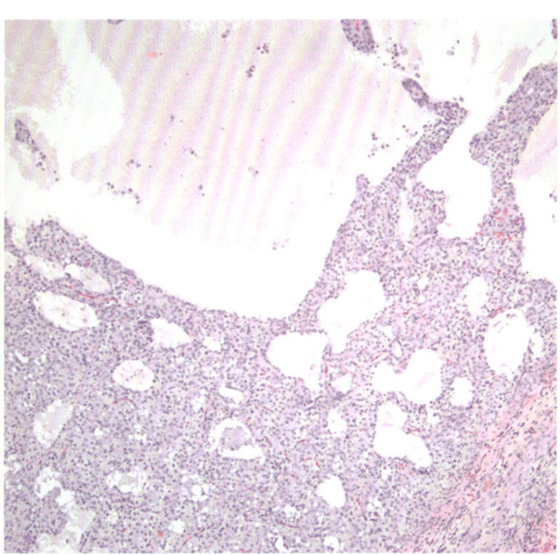

◀ 图 19-30 女，2 岁，卵巢青少年颗粒细胞瘤，肿块约 12.5cm

大体观，肿块柔软伴囊性和实性成分（左）；显微镜下，细胞单一类似紧密排列的颗粒细胞，囊性成分类似卵泡重现（右，HE，×100）

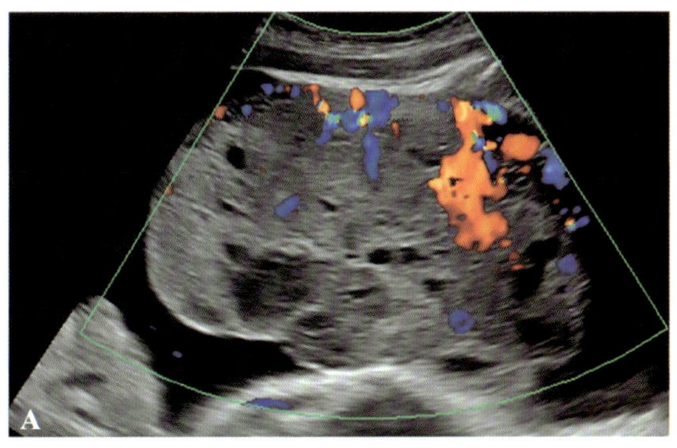

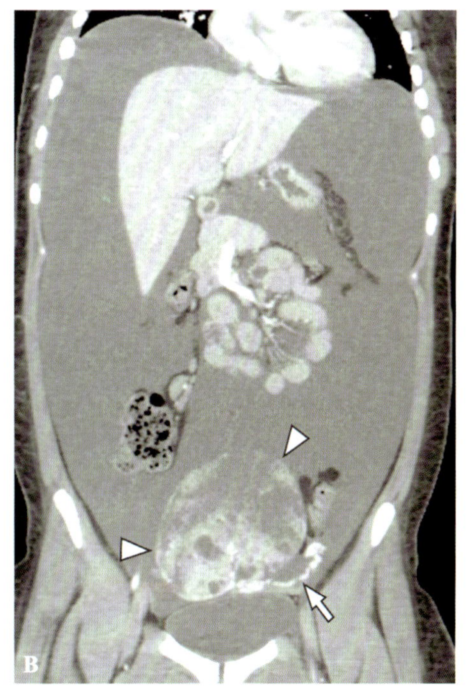

▲ 图 19-31 女，13 岁，右下腹痛，青少年颗粒细胞瘤

A. 彩色多普勒超声图像显示盆腔中线区巨大囊实性肿块，其内血流丰富，是青少年颗粒细胞瘤的典型表现；B. 增强 CT 冠状位重建图像显示肿块（箭头）呈不均匀强化，位于膀胱上方；左侧卵巢动脉（箭）扩张、迂曲，为该肿瘤的供血动脉；应注意有大量腹水，是青少年颗粒细胞瘤的常见表现

支持-间质细胞瘤是一种罕见的卵巢性索间质瘤，尽管其可能与女性男性化有关，但60%～70%的肿瘤是非功能性的[7, 52]。75%的卵巢性索间质瘤患者年龄在30岁或更小。肿瘤通常为恶性，特别是网状和异质组织类型与侵袭性行为有关[52]。该肿瘤可伴发胸膜肺母细胞瘤或与*DICER1*基因突变的其他肿瘤（图19-32）[59]。虽然这些肿瘤通常较大[52]，大多在第一阶段即诊断[20]。超声上最常见呈实性低回声的卵巢肿块，实性成分在CT上有强化，在T_2加权MRI上呈中等到低信号[60]。可有囊性成分，病变难以与青少年颗粒细胞瘤区分（图19-33）[7, 60]。引起儿童女性男性化的肿瘤可能非常小，难以在影像上发现[20]。手术切除足以对1期的患者进行治疗，但辅助化学治疗有益于疾病进展的患者[61]。

儿童各种原发性卵巢恶性肿瘤包括Burkitt淋巴瘤和高血钙型小细胞癌[7]。Burkitt淋巴瘤在儿童和青少年时期最为常见。原发性卵巢疾病可为散发性、地方性或免疫缺陷相关的Burkitt淋巴瘤。双侧卵巢受累在Burkitt淋巴瘤比其他原发性卵巢淋巴瘤更常见[62]。影像学上，卵巢Burkitt淋巴瘤表现为卵巢增大、不均匀和外周保留有卵泡[7, 63]。高血钙型小细胞癌是一种罕见的、侵袭性的恶性肿瘤，细胞系不清，腹腔播散常见。该病通常发生于9—43岁女性，常有高钙血症[7, 64]。影像表现是非特异性的，最常见的是卵巢实性肿块，伴或不伴有坏死[7]。与青少年颗粒细胞瘤易混淆[7]。

卵巢转移性肿瘤在儿童中并不常见[7]。血行播散是最常见的转移机制，常见肿瘤有腹腔内促纤维增生性小圆细胞肿瘤、横纹肌肉瘤、Wilms瘤、神经母细胞瘤和视网膜母细胞瘤[7]。超过半数的卵巢转移性病变为双侧受累（图19-34）。转移到其他腹部器官有助于诊断。

（五）卵巢（附件）扭转

扭转可累及卵巢、输卵管或这两种结构[1]。卵巢扭转是由包含卵巢动脉的卵巢悬韧带的扭转引起的。在大约一半的扭转病例中，扭转原因通常是附件或卵巢肿块。右侧卵巢较对侧更易扭转[1, 47]，原因不明。提出的原因包括，乙状结肠系膜可以更好

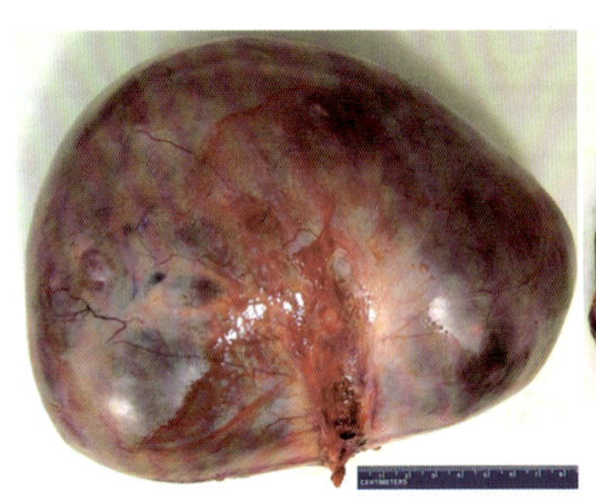
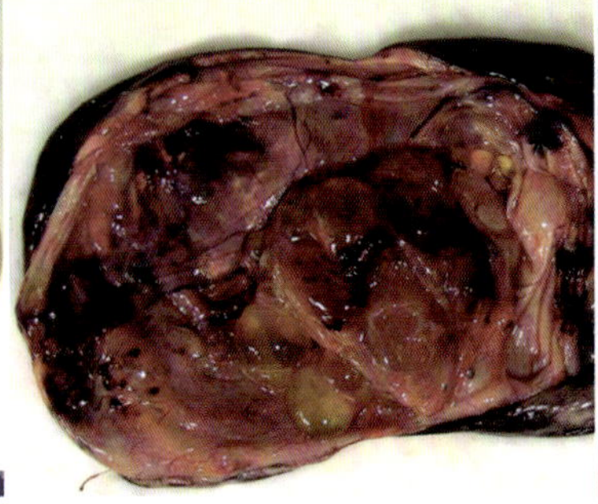
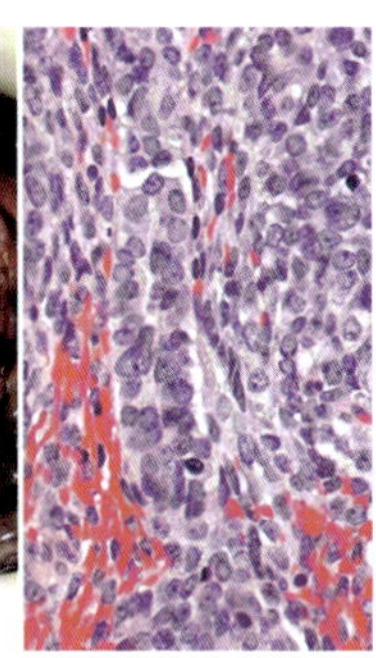

◀图19-32 女，18岁，患有DICER1肿瘤易感性综合征，22cm的支持-间质细胞瘤，主要为囊性（左和中间）；显微镜下，肿瘤细胞显示管状结构（右，HE，×600）

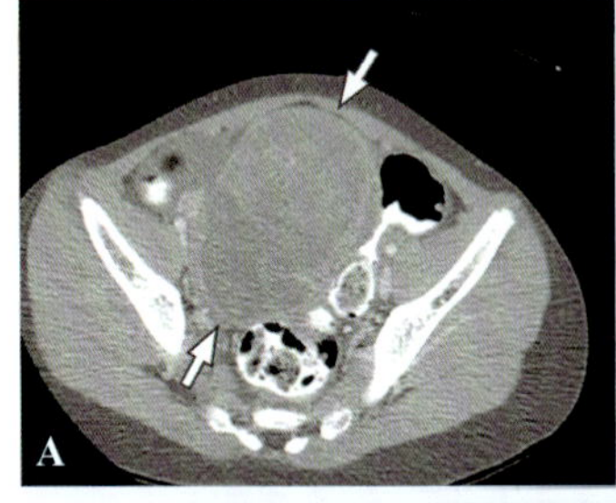
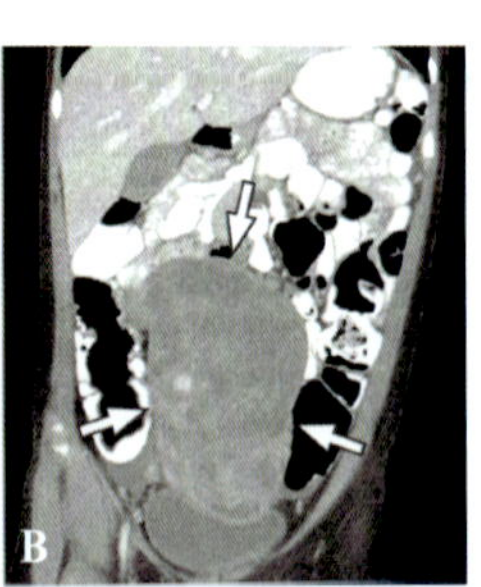

▲图19-33 女，8岁，盆腔巨大肿物

增强CT轴位（A）和冠状位重建（B）图像显示，盆腔巨大肿块（箭）大部分为实性，呈不均匀强化，经病理证实为支持-间质细胞瘤（由Jonathan R. Dillman, MD, MSc, Cincinnati Children's Hospital Medical Center, Cincinnati, OH提供）

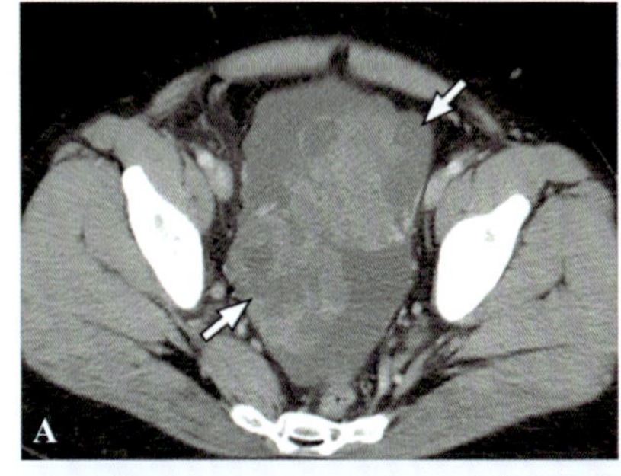
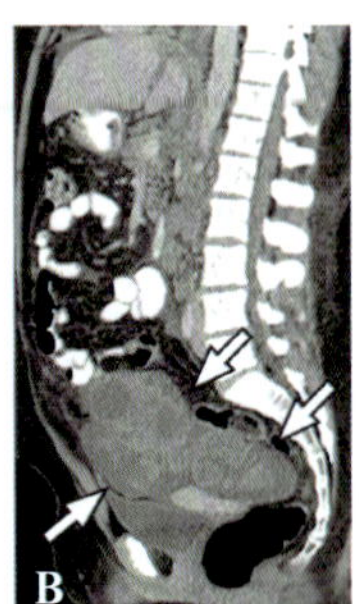

▲图19-34 女，16岁，最初表现为广泛转移的胸膜肺母细胞瘤

增强CT轴位（A）和冠状位重建（B）图像显示，双侧增大、明显强化的卵巢（箭），活检证实为转移性病变（由Jonathan R. Dillman, MD, MSc, Cincinnati Children's Hospital Medical Center, Cincinnati, OH提供）

地固定左侧卵巢，或是盲肠和回肠末端的移动性增加，使得右侧附件的移动性较大[1, 65]。由于附件的移动性较大，相对成人来说，儿童因伴随肿块而发生附件扭转的可能性更低[13, 38, 65]。儿童附件扭转的两个高峰年龄段是新生儿期和青春期早期[1, 47, 66]，这可能与卵巢激素刺激和卵巢增大/囊肿形成有关。新生儿期未发现附件扭转可导致卵巢退化[1, 33, 35]。

青少年发生附件扭转，最常见的临床表现是急性同侧盆腔痛，有时伴有恶心和呕吐。因静脉回流受阻致附件肿胀，受累的附件发生扭转或松解致盆腔疼痛可能是间歇性的[66]。白细胞计数和红细胞沉降率可能正常或略有升高，可有无菌性脓尿或低热[15, 67]。

附件扭转的影像表现比较多变。最初，因静脉和淋巴回流受阻，卵巢充血肿胀。由于长时间或进行性扭转，动脉供血受阻伴血栓形成，最后卵巢梗死，通常伴随出血[67]。由于附件的扭转，受累的卵巢一般位于中线区[1]。对比卵巢体积至关重要，因为受累的卵巢通常增大，卵巢大小相差超过 15 倍提示卵巢扭转（图 19-35）[68]。直径 5cm 或以上的盆腔肿块提示卵巢扭转也有很高的敏感性[1, 47]。Linam 等发现，卵巢容量为 20ml 及以下对卵巢扭转提示 100% 阴性预测价值[68]。卵巢体积相差 20 倍预示伴发有卵巢肿物[1]。

在超声检查中，典型表现为增大的卵巢周围排列小卵泡，称为“串珠”征（图 19-35 和图 19-36），特异度高，但仅在少于 50% 的病例中可以看到[1]。在彩色多普勒检查中，如卵巢动、静脉无血流信号，也提示卵巢扭转（图 19-35），但是，有血流信号并不能排除扭转可能[1, 67]。由于卵巢有来自子宫和卵巢的双重血供，或是血管部分扭曲，没有完全闭塞，因此，卵巢扭转后也可有持续血流[13]。血管蒂呈旋涡状，称为“旋涡”征，是有助于诊断的征象，当与卵巢增大同时出现时，诊断卵巢扭转具有特异性[1, 67]。

CT 和 MRI 的表现包括卵巢增大，因血流减少或梗死，增强后强化程度减低或无强化[38, 67]。扭转的卵巢在 T_2 上通常为低信号。其他征象包括子宫向患侧偏移、卵巢出血、盆腔血管充血、卵巢血管蒂扭转和输卵管壁增厚[38, 65, 67]。尽管 CT 和 MRI 不是评估儿童急性盆腔痛的一线检查方法，但附件扭转的临床表现与急性阑尾炎或输尿管结石相似，因此，CT 或 MRI 可能是首选的检查。要在这种情况下得出正确的诊断，就需要熟悉卵巢扭转在这些成像上的表现（图 19-36）。

孤立输卵管扭转在所有年龄组中都很少见。孤立输卵管扭转推测病因包括卵巢旁或输卵管旁肿物、感染、粘连、静脉阻塞和创伤[1, 69]。影像表现为梭形扩张的管状结构，其内充满液体，末端呈锥

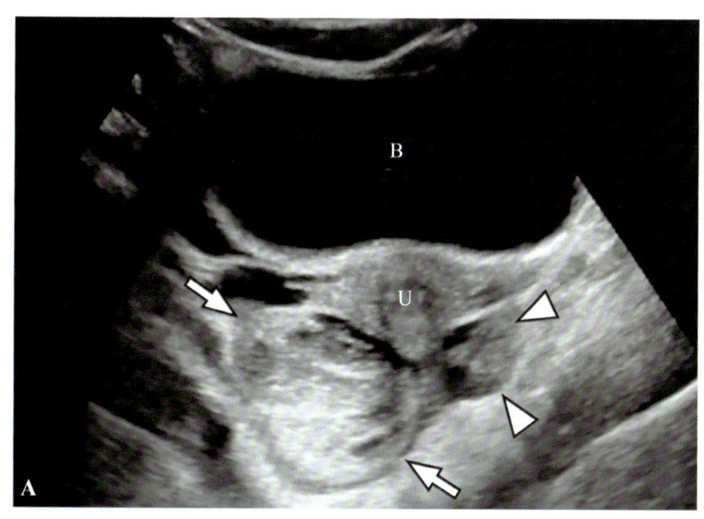

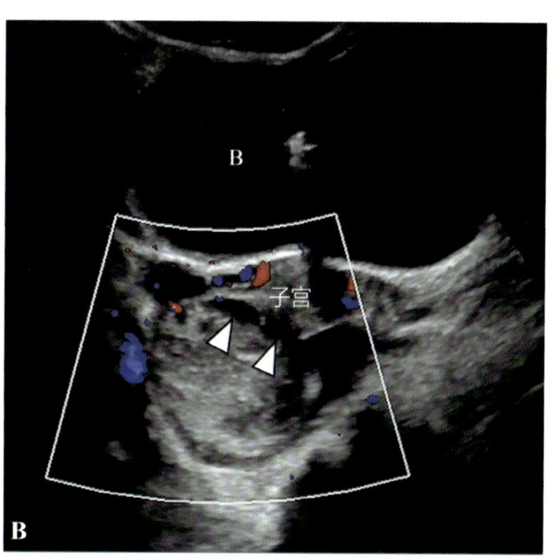

▲ **图 19-35 女，14 岁，急性盆腔痛，诊断为卵巢扭转**

A. 横切超声图像显示，右侧卵巢（箭）较左侧卵巢（箭头）明显增大、不均匀（60ml vs 6ml）；B. 在增大、不均匀的右侧卵巢边缘排列有一簇卵泡（箭头）；右侧卵巢无彩色血流信号，这种表现能明确诊断卵巢扭转；手术中发现右侧卵巢扭转，手法复位后再灌注；B. 膀胱；U. 子宫

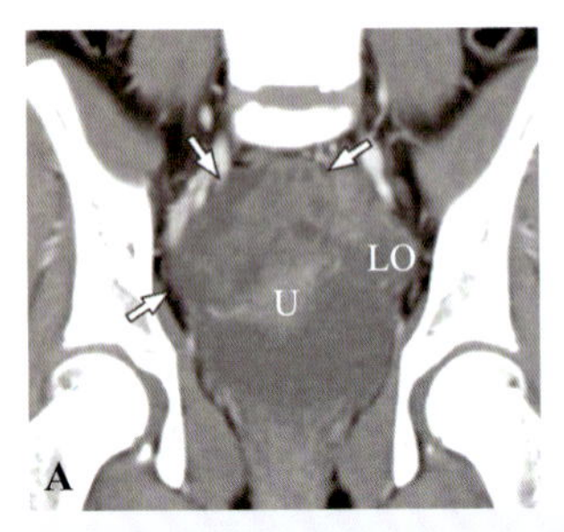

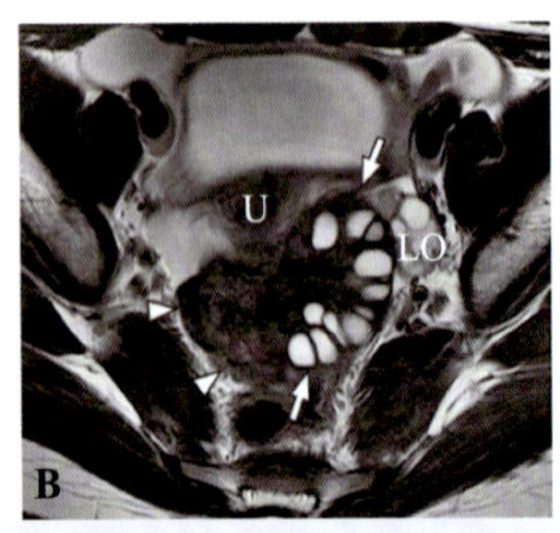

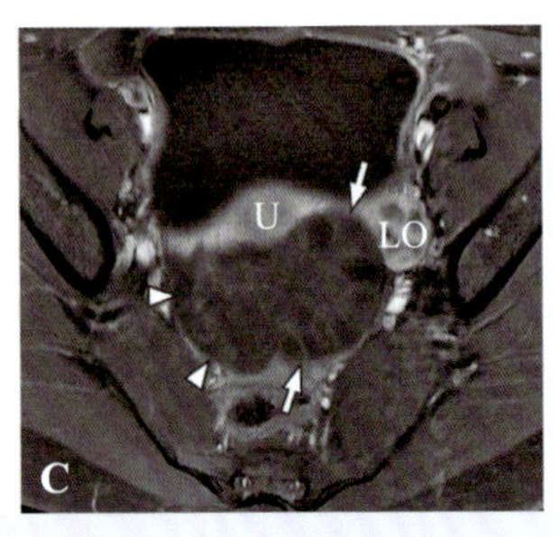

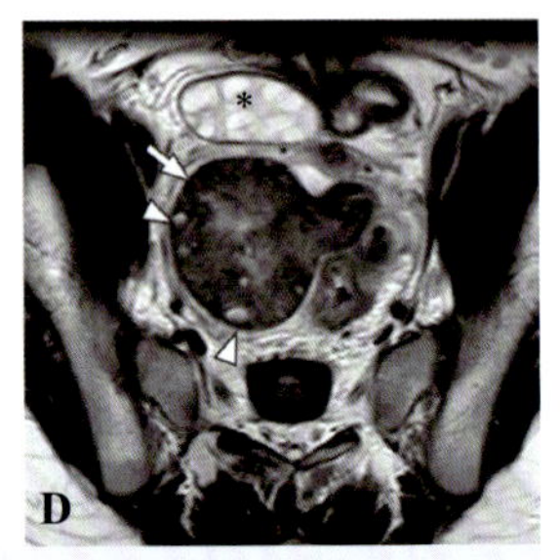

▲ 图 19-36　女，14 岁，右侧盆腔痛，诊断为卵巢扭转

A. 增强 CT 冠状位重建图像显示不均匀增强的盆腔肿物伴周围囊肿，符合增大、扭转的右侧卵巢（箭）；B. 轴位 T_2WI 显示右侧卵巢增大（箭），周围排列着珠串状卵泡——“串珠”征；增厚的输卵管（箭头）位于扭转的卵巢的右侧；右侧卵巢实质呈异常低信号；C. 轴位 T_1 脂肪抑制增强 MRI 图像显示右侧卵巢（箭）和右侧输卵管（箭头）均无强化，左侧卵巢（LO）和子宫（U）可见正常强化；D. 另一个患者的轴位 T_2WI 显示由于间质出血和水肿，左侧卵巢（箭）呈不均匀低信号；周围可见 T_2 高信号卵泡（箭头）；右侧卵巢（星号）信号正常；腹腔镜检查证实左侧卵巢扭转，并进行了输卵管卵巢切除术

形，可有不完全分隔，呈鸟嘴状，其内可有出血（包括液－液平面）（图 19-37）[15]。邻近水肿和积液也是常见征象。识别分开的、表现正常的卵巢有助于正确诊断。

卵巢扭转需要早期和准确的诊断，以预防梗死[65, 66]。尽管在出现症状后 72h，卵巢功能正常，但在扭转 48h 后，存活能力下降[70]。由于儿童卵巢潜在恶性肿瘤的发生率较低，通常建议卵巢扭转复位而不是卵巢切除，如果合适，可进行囊肿切除[65]。坏死的卵巢通常会被切除（图 19-38）。随访超声可用于评估卵巢的恢复。扭转复位的卵巢是否需要固定是一个有争议性的问题[66]。

五、输卵管、子宫、阴道和外阴疾病

（一）先天性及发育异常

1. 子宫（Müllerian 管）异常　Müllerian 管（或副中肾管）是女性生殖系统的前体，发育成输卵管、子宫、子宫颈和上 2/3 的阴道[1, 5]。阴道下 1/3 来自于泌尿生殖窦[13]，因此，阴道和外生殖器异常并不总是与 Müllerian 管畸形有关。Müllerian 管畸形（MDA）在一般人群中的发生率为 5%～6%，但在不孕症患者中高达 25%[5]。伴随畸形包括肾和泌尿道畸形、肛门直肠畸形、卵巢位置异常和骨骼异常。如产前超声检查发现胎儿单侧肾缺如，应在出生后进行生殖系统的检查排除畸形[1, 71]。据报道，伴发女性生殖系统畸形的发生率在 37%～60%[71]。

由于新生儿期母体的激素刺激，子宫较大，超声有时有助于评估可疑的 Müllerian 管畸形[1]。一旦母体的激素效应消退，子宫变小（和其管状外观），就限制了评估的准确性。当怀疑有 Müllerian 管畸形存在时，青春期后的生殖系统随访检查通常是必要的[5]。对于年长儿，经腹超声足以用于诊断 Müllerian 管畸形，但表现可能不确定。经阴道超声可提供更详细的成像，但很少用于儿科人群。MRI 被认为是 Müllerian 管畸形的首选影像学检查[72, 73]，对青少年诊断准确率接近 100%[5]。MRI 的优点包括其多平面成像能力（能获得子宫长轴和短轴图像），能定性不同组织和检测出血产物。

对 Müllerian 管畸形患者推荐对肾脏和肾脏集合系统进行评估，因为高达 40% 的患者伴有肾和尿路异常，如单侧肾缺如、发育不全 / 发育不良、异位肾、马蹄肾和肾盂积水[1, 5, 73]。盆腔和肾窝的冠状位 T_2 加权 MRI 常作为评估 Müllerian 管畸形的 MRI 检查的一部分[5]。

子宫先天性畸形根据形态和妊娠结局 / 胎儿存活预后进行分类（表 19-3；图 19-39），然而，美国生殖医学会（ASRM）提出这个系统用于儿童是有问题的，因为器官发育不成熟。建议放射科医师对生殖系统解剖及相关异常进行详细描述[5]。在进行手术干预之前，与看护小孩的医疗团队讨论是至关重要的，因为第一次尝试生殖道重建和缓解流出道梗阻与最佳预后有关[5]。

美国生殖医学会将先天性子宫异常分为 7 类。

(1) Ⅰ类：妊娠 5 周时，Müllerian 管发育失败导致输卵管、子宫和（或）上阴道缺如或发育不全，

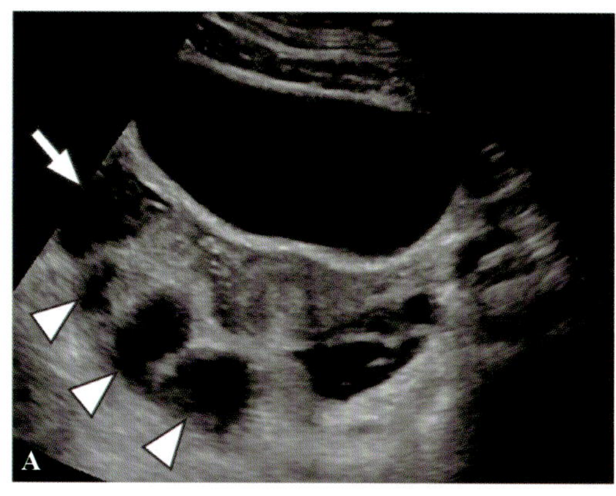

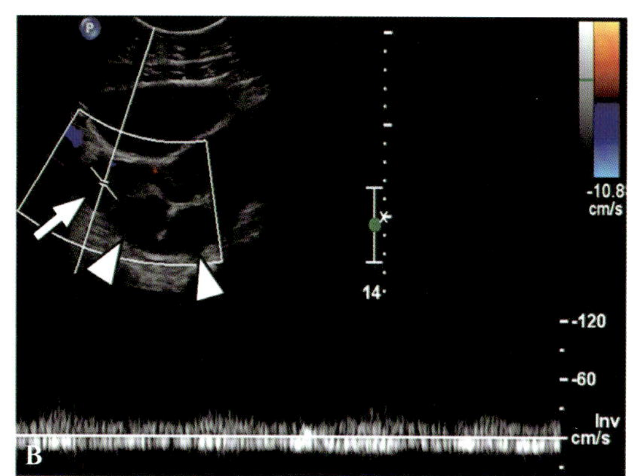

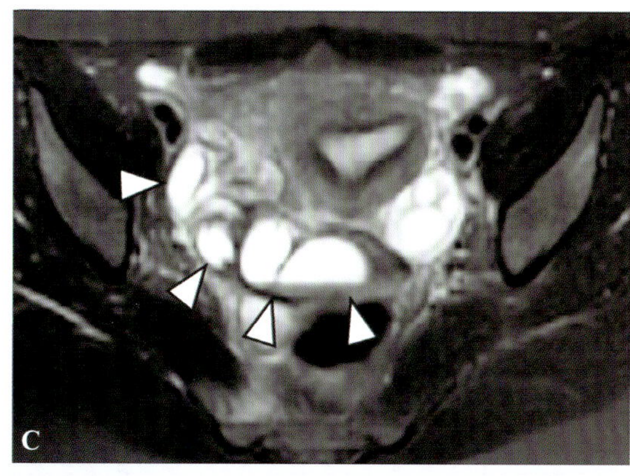

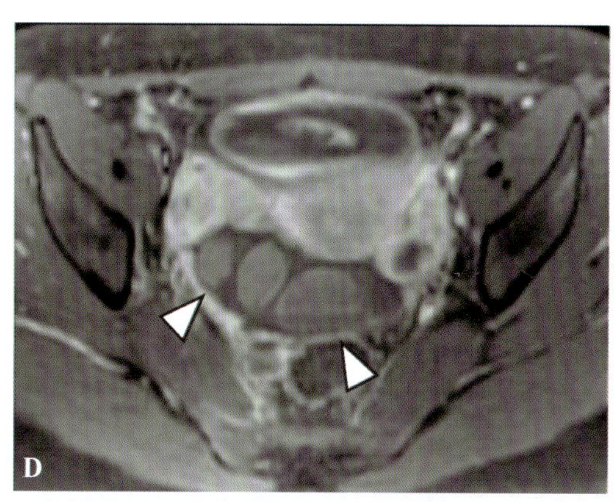

▲ 图 19-37　女，13 岁，急性盆腔痛，诊断为输卵管扭转

A. 经盆腔横切超声图像显示右侧附件区一个蛇形、内部充满液体、厚壁的管状结构，为扩张的输卵管（箭头）；右侧卵巢正常（箭）；B. 频谱多普勒超声图像显示右侧卵巢有血流信号（箭），应注意右侧输卵管的异常外观（箭头）；C. 轴位 T_2 脂肪抑制 MRI 显示右侧输卵管扩张迂曲（箭头），有液 - 液平面；炎症导致周围附件软组织 T_2 信号增高，边界不清；D. 轴位增强 T_1 脂肪抑制图像显示扭转的右侧输卵管（箭头），壁无强化，而周围附件软组织强化；在手术中，证实为单独右侧输卵管扭转；输卵管坏死，但右侧卵巢正常

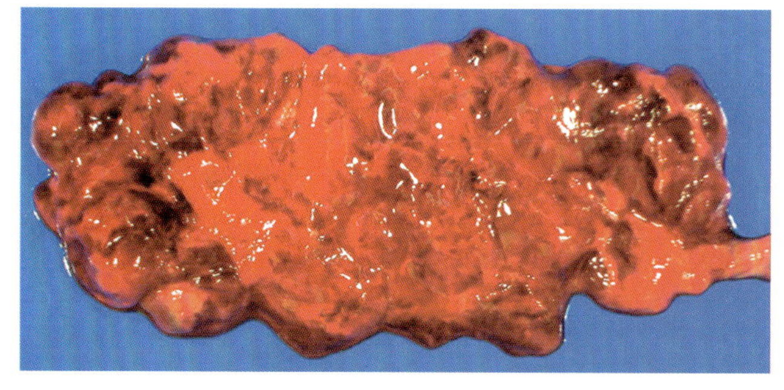

◀ 图 19-38　女，7 岁，卵巢扭转阻塞静脉回流导致出血性梗死

坏死的卵巢增大，变软，呈栗色

占 Müllerian 管畸形的 5%～10%[1, 5]。Ⅰ 型 MRKH 综合征是 Müllerian 管完全缺如（图 19–40）。当伴发单侧肾缺如和脊椎畸形时，可以使用“MURCS”一词（Müllerian 管缺如，肾缺如，颈胸椎体节发育不良），也称为 MRKH 综合征Ⅱ型[1, 5]。这些疾病表现为原发性闭经，而卵巢发育正常，尽管卵巢位置可能不正常[28]。尽管可行阴道重建术[72, 76]，但缺如或小的子宫（或输卵管）并未处理[76]。影像表现包括缺如或严重发育不全的子宫和上阴道，正常或异位的卵巢和可能单侧肾缺如。如果存在苗勒组织，在 MRI 上呈低信号，畸形，通常缺乏预期的正常解剖分带[72]。

(2) Ⅱ类：单一 Müllerian 管发育失败导致单角子宫，约占 Müllerian 管畸形的 20%[5]。有 4 种亚型：

表 19-3 美国生殖医学会（ASRM）对 Müllerian 管畸形的分类

MSRM 分类	缺陷 / 异常	子 宫	输卵管	子宫颈	阴 道
Ⅰ	Ⅰa 阴道发育不全 / 缺如	有	有	有	发育不全或上 2/3 缺如
	Ⅰb 宫颈发育不全 / 缺如	有	有	发育不全或闭锁	有
	Ⅰc 子宫底发育不全 / 缺如	发育不全或子宫底 / 体闭锁	有	有	有
	Ⅰd 输卵管发育不全 / 缺如	有	发育不全或闭锁	有	有
	Ⅰe 复合型	发育不全或闭锁	发育不全或闭锁	发育不全或闭锁	发育不全或闭锁
Ⅱ	单角子宫	1 型：残角与子宫相通	受累侧发育不全	1 个	正常
		2 型：有空腔的残角，与子宫不相通			
		3 型：无空腔的残角			
		4 型：一侧子宫角缺如			
Ⅲ	双子宫	由深裂隙分隔 2 个独立的子宫角；一侧可有梗阻	一侧因梗阻可扩张	2 个宫颈	纵向分隔常见，OHVIRA[a]/HWW 综合征中，一侧可有发育不全 / 梗阻
Ⅳ	双角子宫	2 个独立的子宫角在宫颈上方的子宫体某处融合；子宫底外轮廓有至少 1cm 的裂缝	正常	1 个（单颈）或 2 个（双颈）	正常，常见
Ⅴ	纵隔子宫	Müllerian 管融合后，子宫隔膜全部或部分仍然存在；子宫底无裂隙，但可微凹	正常	正常	正常，常见；隔膜可向下延伸到宫颈或阴道，罕见
Ⅵ	弓形子宫	隔膜几乎全部吸收，宫腔轮廓残留凹陷	正常	正常	正常
Ⅶ	T 形子宫	子宫内膜腔呈不规则的 T 形，因暴露于己烯雌酚而引起不规则粘连	正常	宫颈腺病[74]和透明细胞癌[75]风险增加	阴道腺病[74]和透明细胞癌[75]风险增加

a. 梗阻性半侧阴道，同侧肾缺如

①残角与子宫相通；②有空腔的残角，与子宫不相通（梗阻）；③无空腔残角；④一侧子宫角完全缺如。约 40% 的单角子宫有同侧肾发育畸形或缺如[5]。这些患者由于子宫残角梗阻导致子宫腔积血和输卵管积血，伴有明显的肿块及痛经。子宫内膜异位是公认的并发症，可能是由于月经逆行所致。残角切除手术既可以缓解与宫腔不相通的残角梗阻，也可以阻止胚胎植入在与宫腔相通残角（在残角中怀孕会增加子宫破裂的风险）[76, 77]。

在 MRI 上，影像表现取决于残角的亚型，包括单个管状偏中线的子宫角，有正常解剖分带[72]。识别残角的子宫内膜管，如果有，关键在于正确确认亚型和决定后续的处理。发育较差的子宫角类似附件肿块，或在超声上表现为子宫颈的一部分，在 MRI 上呈低信号[72]。在超声和 MRI 上，发育较好的与宫腔相通的残角可见子宫内膜，梗阻的残角腔内为液体（出血产物）（T_1 高信号）（图 19-41）[72]。

(3) Ⅲ类：成对的 Müllerian 管融合失败会导致

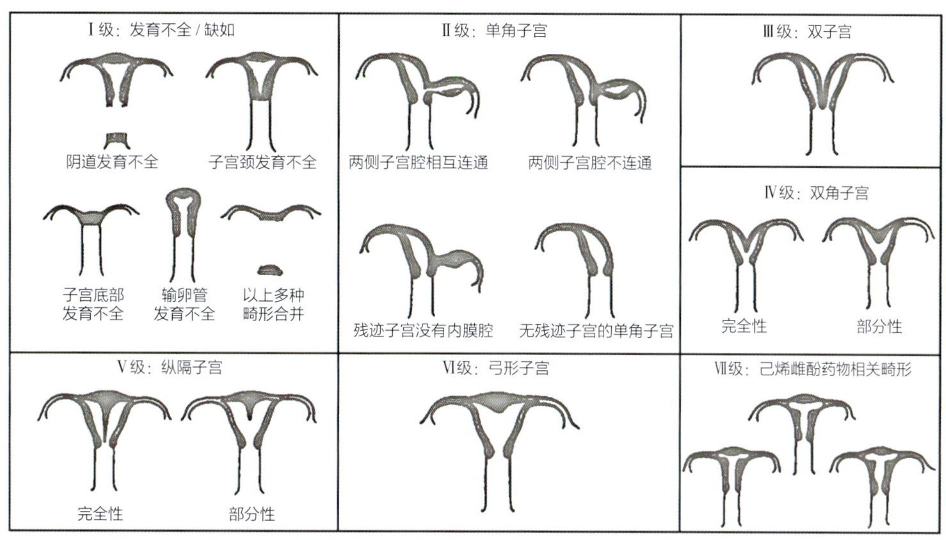

▲ 图 19-39 美国生育协会（现在是美国生殖医学会）对 Müllerian 管发育异常的分类

（版权所有 ©2005 美国生殖医学学会。经许可转载）

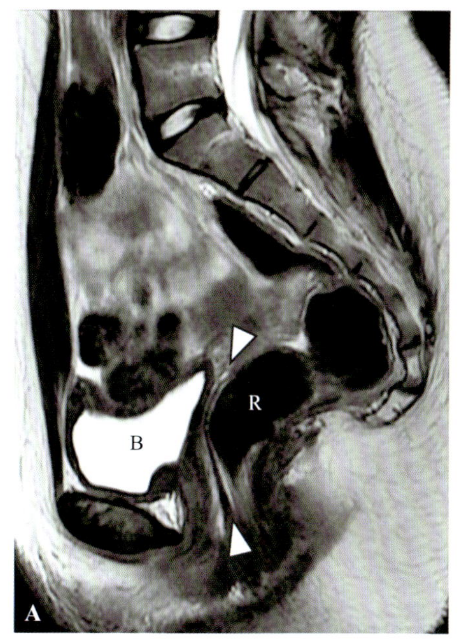

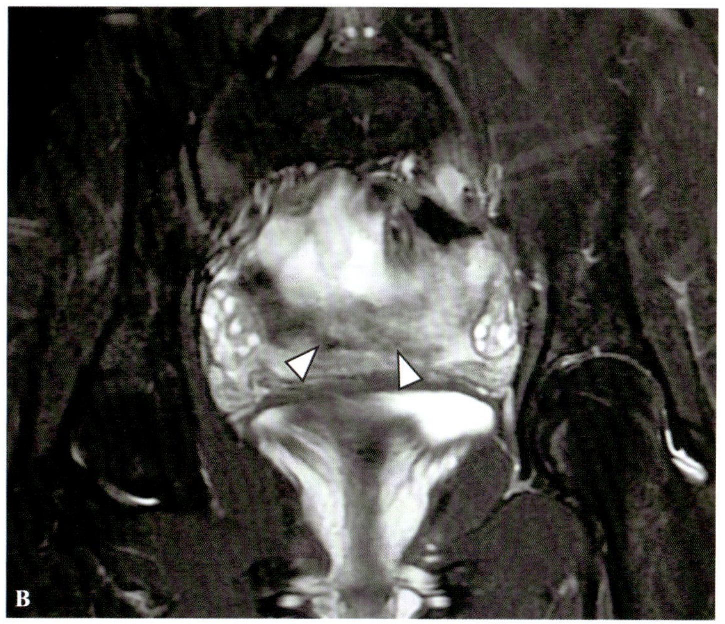

▲ 图 19-40 女，16 岁，患有 MRKH 综合征

A. 正中矢状位 T_2WI 显示在膀胱（B）和直肠（R）之间的发育不全、呈盲端的阴道（箭头）；未见正常的子宫组织；B. 冠状位 T_2 脂肪抑制图像显示膀胱后方未见预期的正常子宫组织，箭头表示正常子宫的位置；可见正常卵巢，致患者呈正常女性表型

双子宫（两个独立的宫腔和宫颈），通常有阴道上段的不融合，伴有阴道横膈导致一侧梗阻[72]。子宫角之间有很深的裂隙。这类异常占子宫畸形的 5%[5]。当伴有一侧阴道梗阻和同侧肾缺如时，可使用术语“OHVIRA”或“Herlyn-Werner-Wunderlich 综合征”（图 19-42 和图 19-43）[5, 72, 73]。由于阴道水平的阻塞，通常会发现子宫阴道积血和输卵管积血，子宫内膜异位症是一个已知的并发症。尽管双子宫可能要到后期才发现，OHVIRA 患者常在月经初潮时出现非特异性痛经[73]，并且因阴道、子宫和输卵管扩张阻塞呈明显的肿块[5]。由于月经可以从无阻塞的一侧流出，在影像学检查前不能确诊。治

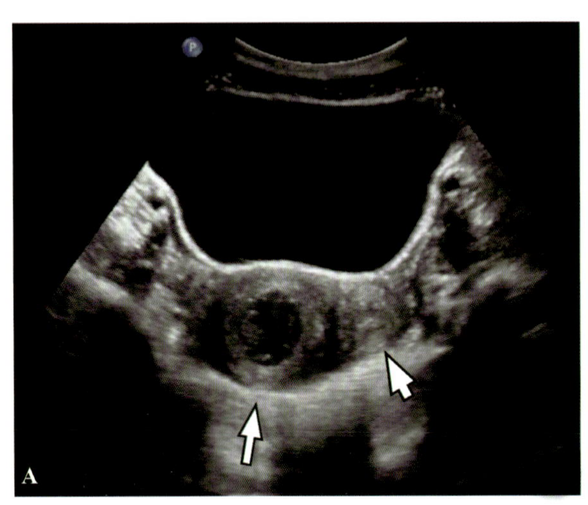

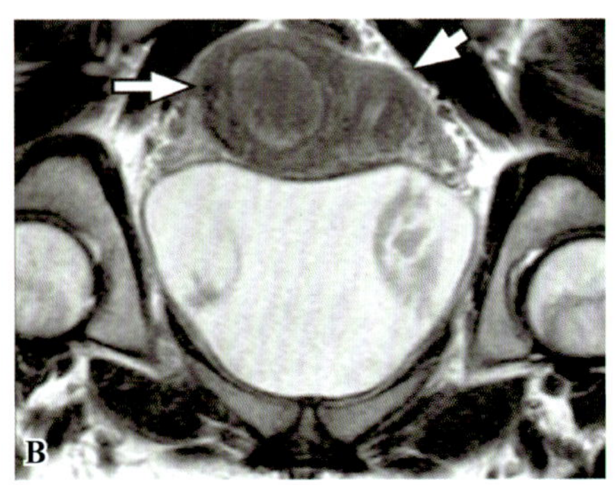

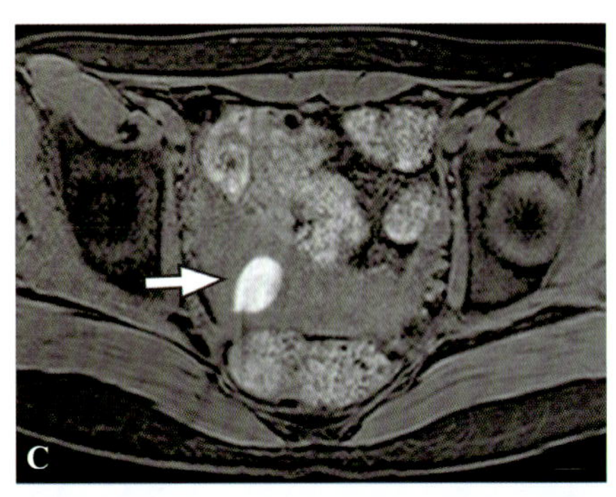

▲ **图 19-41 女，11 岁，周期性盆腔痛**

A. 横切超声图像显示左侧单角子宫角（短箭）和梗阻的与宫腔不相通的右侧子宫残角（长箭）包含复杂出血产物；B. 斜冠状位 T_2WI 显示无梗阻的左侧子宫角（短箭），梗阻的右侧子宫角（长箭）包含低信号成分，可能是出血产物；C. 轴位 T_1 脂肪抑制成像显示梗阻的右侧子宫角腔内的高信号（箭），证实为出血产物（由 Jonathan R. Dillman, MD, MSc, Cincinnati Children's Hospital Medical Center, Cincinnati, OH 提供）

疗包括切除梗阻隔膜[76]，解除阴道梗阻，并在孕期监测。

在超声检查中，双子宫与双角子宫和纵隔子宫的鉴别是基于子宫底的形态，这需要一个真正的冠状位图像[72]。有时很难通过经腹检查来实现，因此双子宫和双角子宫的区分十分具有挑战性。MRI 可以更详细地检查子宫底和相关的裂隙，从而更准确地评估 Müllerian 管畸形[72]。斜冠状位 T_2WI 可经子宫底长轴获取或重建图像对评估子宫外轮廓非常有效[5]。阴道隔膜的显示可以通过 MRI 检查前向阴道注入液体来实现[72]。如一侧阴道梗阻、出血，呈典型的 T_1 高信号，可见梗阻侧阴道、同侧子宫和输卵管扩张。

(4) Ⅳ类：Müllerian 管融合不完全导致双角子宫，占 Müllerian 管畸形的 10%[5]。在两个子宫角之间至少有 1cm 深的裂隙，可有一个（单颈）或两个（双颈）宫颈。阴道纵隔也与此类畸形有关[72]。手术治疗对此类病例是有争议的，但子宫成形术可用于习惯性流产[76, 78]，阴道纵隔成形术可用于流出道梗阻的病例[72]。

在超声和 MRI 上，与双子宫一样，子宫角明显分离[72]。可见一个或两个子宫颈。明显分离的子宫角在 MRI 上可有正常的带状结构，可在子宫下段融合（图 19-44）[5]，也可有各自的宫颈，呈“猫头鹰眼”外观[72]。双角子宫伴随阴道纵隔，因此与双子宫相鉴别更加困难[72]。

(5) Ⅴ类：Müllerian 管融合后隔膜再吸收异常导致的纵隔子宫是最常见的 Müllerian 管畸形，占先天性子宫畸形的 50%～55%[5, 72]。这类畸形在成人通常表现为反复自然受孕失败。纵隔子宫的治疗与其他 Müllerian 管畸形有很大不同，因此，鉴别诊断对患者正确的治疗非常重要。双角子宫可能不需要干预，但对于纵隔子宫，纤维纵隔切除术对提高怀孕成功率非常重要[76, 78]。对于年幼儿童，即使在 MRI 上有时也无法区分纵隔子宫和双角子宫[5]。月经初潮后，子宫达到成人发育后，需进一步影像学检查以确诊。

纵隔子宫和双角子宫在影像上的鉴别需要评估

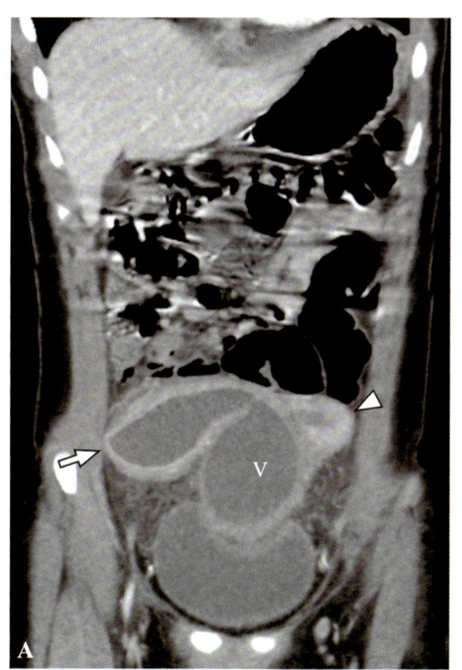

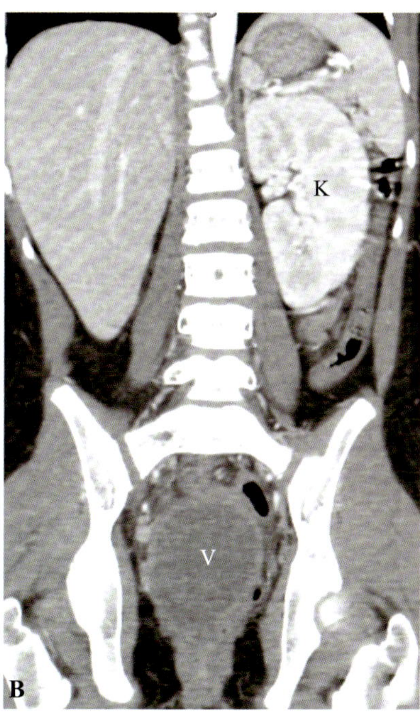

◀ **图 19-42　女，11 岁，患有双子宫，一侧阴道梗阻和 Herlyn-Werner-Wunderlich 综合征**

该患儿月经期表现为腹痛；A. 增强 CT 冠状位重建图像显示了明显不相同的子宫角；右半阴道（V）和右侧子宫角（箭）梗阻并含出血产物；注意左侧无梗阻的子宫角（箭头）；B. 更后层面显示扩张的右半阴道（V），右侧肾窝是空的，左肾（K）正常，符合 OHVIRA（一侧阴道梗阻伴同侧肾脏缺如）或 Herlyn-Werner-Wunderlich 综合征

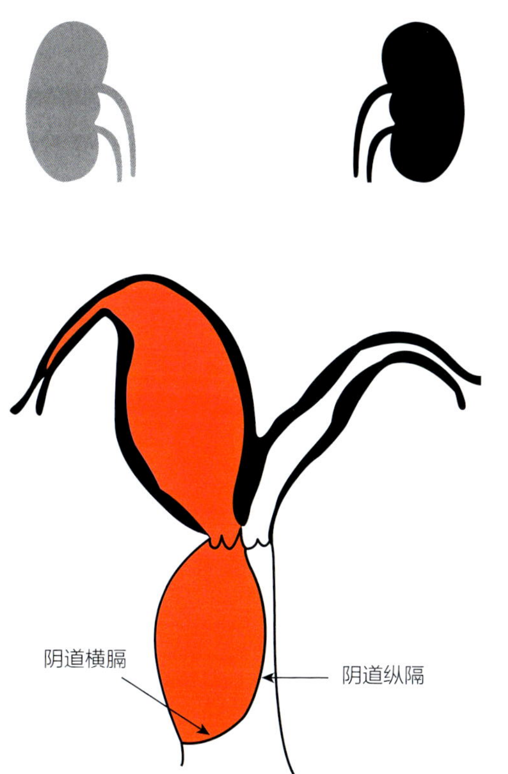

▲ **图 19-43　先天性阴道隔膜在 OHVIRA（一侧阴道梗阻伴同侧肾脏畸形）或 Herlyn-Werner-Wunderlich 综合征的示意**

阴道纵隔是 Müllerian 管外侧融合失败的结果；阴道横膈是由于 Müllerian 管与泌尿生殖窦垂直融合失败而导致的阴道阻塞（红色），常伴同侧肾缺如 [引自 Epelman M，et al. Müllerian duct and related anomalies in children and adolescents. *Magn Reson Imaging Clin N Am*. 2013；21（4）：773-789]

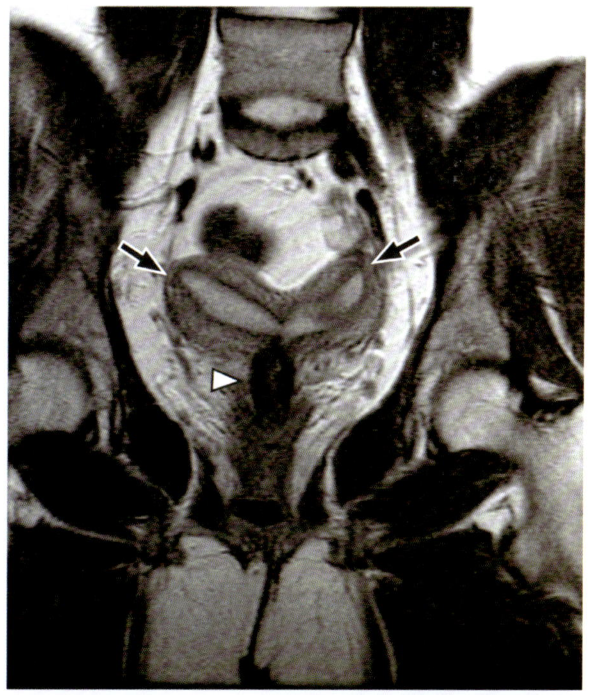

▲ **图 19-44　女，15 岁，双角子宫**

盆腔冠状位 T_2WI 显示明显分离的子宫角（箭）和一个宫颈（箭头）；子宫底外轮廓的深的裂隙是 Müllerian 管融合失败的特异性诊断，可以是双子宫或双角子宫；一个宫颈符合双角单颈子宫（由 Jonathan R. Dillman, MD, MSc, Cincinnati Children's Hospital Medical Center, Cincinnati, OH 提供）

子宫的外轮廓[5, 72]。子宫底凸、平或轻微内凹小于1cm为纵隔子宫，子宫底深凹1cm以上为双角子宫[5]。对子宫外轮廓的精确评估需要真正的冠状位超声图像[72]，但仅经阴道超声可做到（这种技术在儿科患者中不常用）[5]。经MRI检查能可靠评估子宫外轮廓，鉴别纵隔子宫和双角子宫。在MRI上，隔膜的肌肉成分在T_2加权图像上与子宫肌层信号相似[72]。隔膜可有部分或完全是纤维成分，较子宫肌层信号低[5, 72]。隔膜由子宫底延伸至阴道罕见，伴阴道横膈和处女膜闭锁(图19-45)。肌肉纵隔需经腹切除，纤维纵隔可经宫腔镜切除，因此对纵隔肌肉成分的识别非常重要[72]。

(6) Ⅵ类：隔膜接近完全吸收会导致弓形子宫，被认为是一种的正常变异，不需要干预[5]。宫腔呈特征性的鞍状，子宫底凹陷，子宫的带状结构和外凸轮廓无改变。

(7) Ⅶ类：子宫呈T形，因孕期接触己烯雌酚而引起。因为孕妇不再接触这种药物，这类畸形不再出现在儿科人群中。

2. 阴道畸形

(1) 阴道缺如：阴道缺如是一种罕见的女性生殖系统疾病，活产婴儿发病率为1/5000～1/10 000[79]。其特点为阴道缺如或发育不全，且在大多数病例中，会合并与Müllerian管相关的子宫或输卵管发育不全[5]。阴道可能完全缺如，也可能为处女膜环上方1～2cm处的一个短的阴道盲端或浅凹。患者的卵巢和外生殖器通常发育正常，因此，在体检中会出现适龄的第二性征。阴道完全缺如可以是孤立的，也可作为MRKH综合征的一部分[5]。其他伴随阴道（或子宫）缺如综合征包括Turner(45, XO)、Holt-Oram、Klippel-Feil和腭心面综合征。

尽管阴道缺如在出生时即可被发现，但大多数情况下直到青春期患者出现原发性闭经时才被诊断。虽然影像学检查不是必需的，但超声诊断子宫缺如和正常卵巢的可弥补临床对阴道缺如的诊断。在矢状位和轴位MRI上，未看见膀胱底和前方的尿道及后方的直肠之间的阴道和子宫。目前对阴道缺如的治疗通常在青春期或成年期行阴道成形术[8, 80]。

(2) 阴道隔膜：阴道隔膜可以是横向的或纵向的。阴道横膈可能是由于阴道板再通失败，最常见于阴道泌尿生殖道窦和Müllerian管的交界处[1, 5, 81]。阴道横膈常伴有子宫阴道积液，在婴儿或新生儿中不常见（图19-46）[17, 81]。在超声和MRI上，阴道、子宫和输卵管内可有液体填充[5]。年长的女孩在初潮时常表现为原发性闭经和周期性疼痛(图19-47)[81]。在这种情况下，扩张的阴道内呈现复杂液体信号，代表有阴道积血。T_1加权图像上可见扩张阴道内高信号出血。亦可见子宫积血和输卵管积血。阴道纵隔与Müllerian管有关，通常无症状，但也可能在月经期，如卫生棉条插入困难或只阻塞一侧阴

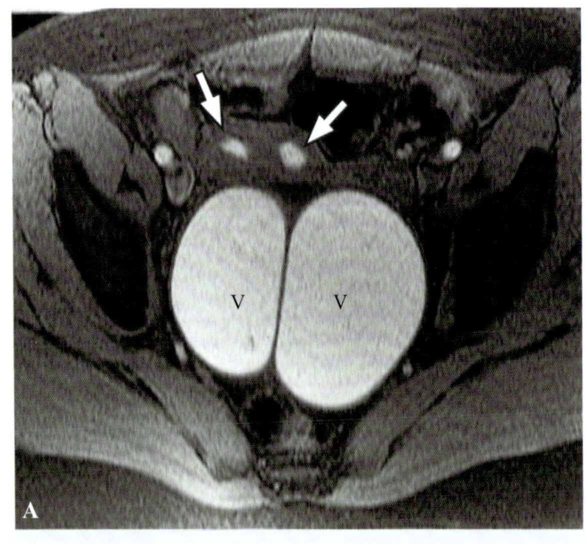

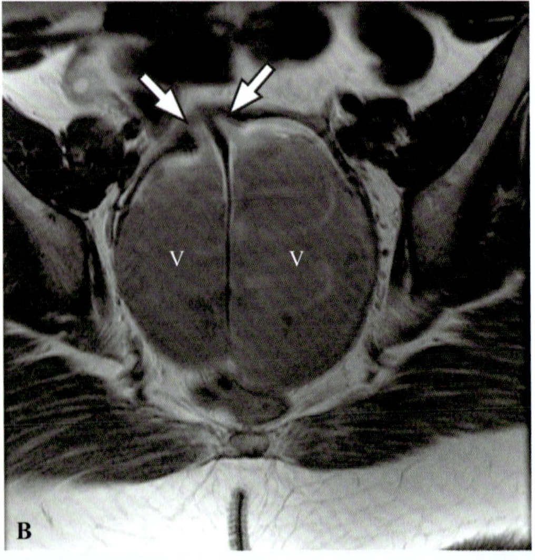

▲ **图19-45 女，18岁，子宫宫颈阴道横膈**

轴位T_1抑脂图像（A）和冠状位T_2WI（B）显示双侧梗阻的阴道（V）和子宫内膜腔（箭）内含短T_1短T_2的出血产物；纵隔由子宫底延伸至下阴道（由Jonathan R. Dillman，MD，MSc，Cincinnati Children's Hospital Medical Center，Cincinnati，OH提供）

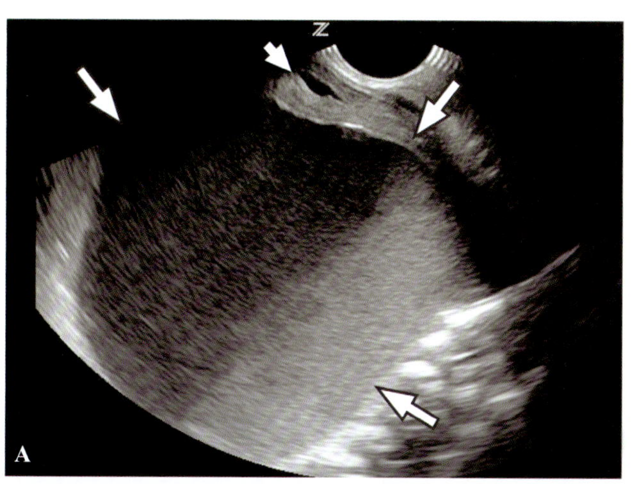
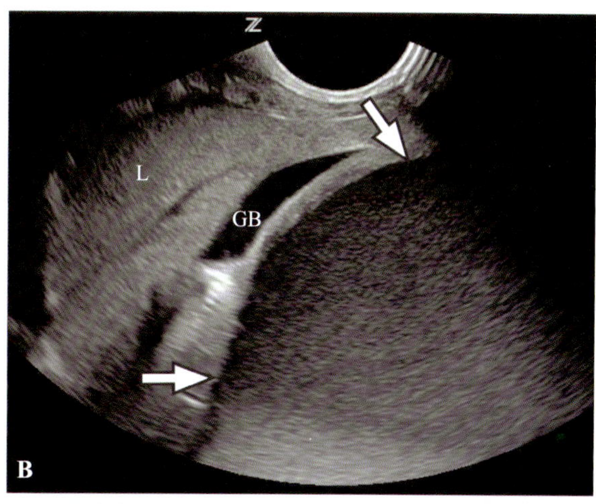

▲ 图 19-46 女，1 日龄，有泄殖腔畸形和阴道梗阻

A. 经盆腔中线的纵切超声图像显示膀胱（短箭）后方一个巨大的扩张的阴道（长箭）包含液平；B. 经右上腹纵切超声图像显示肝脏下缘的积液（箭）（L. 肝脏；GB. 胆囊）（由 Jonathan R. Dillman，MD，MSc，Cincinnati Children's Hospital Medical Center，Cincinnati，OH 提供）

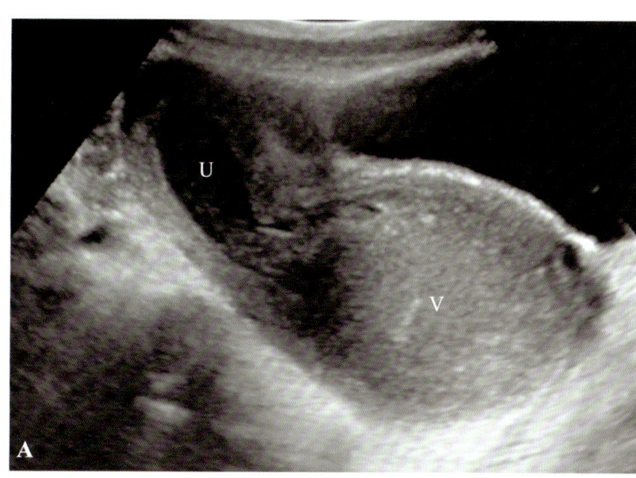

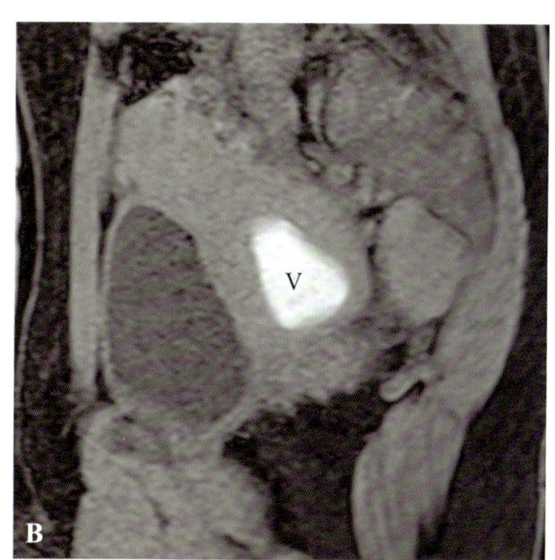

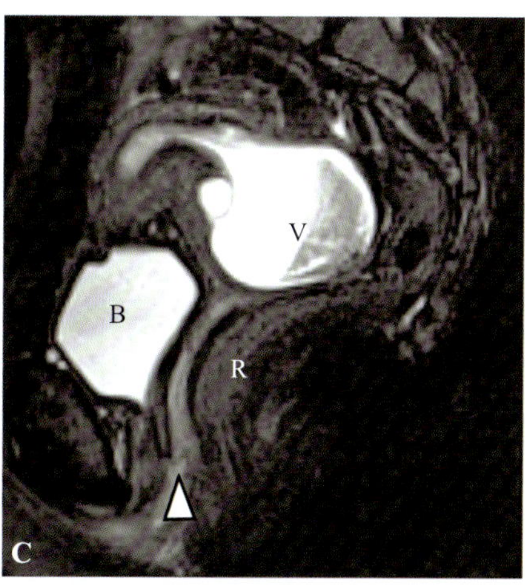

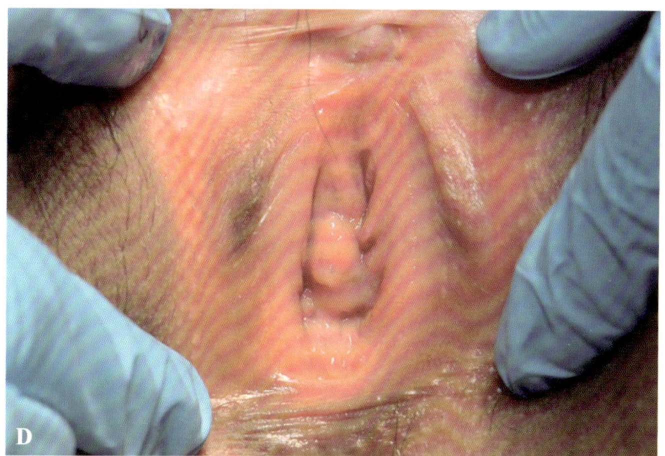

▲ 图 19-47 女，10 岁，阴道横膈伴严重发育不全而出现盆腔疼痛及原发性闭经

A. 纵切超声图像显示阴道扩张（V）伴复杂液体；子宫（U）内也可见低回声；B. 矢状位 T_1WI 显示阴道（V）上段的高信号填充，符合出血；C. 矢状位 T_2WI 显示在膀胱（B）和直肠（R）之间无通道组织，相应的阴道（V）上段内有液平；该患者来自泌尿生殖窦的阴道下段严重发育不全，并伴有阴道横膈；D. 阴道口照片显示，没有阴道开口

道[1]。如部分或完全一侧阴道梗阻，如 OHVIRA 综合征[5]。阴道纵隔切除术可解除流出道梗阻。

(3) 处女膜闭锁：是女性生殖系统常见的先天性异常，患病率为 0.1%[81]。处女膜是阴道板再通后残留的膜。残留完整的处女膜通常不会引起注意，直到月经初潮时，患者出现周期性或持续性盆腔疼痛和原发性闭经。因此，诊断常被推迟到青春期。处女膜闭锁通常单独出现，不伴其他畸形[1, 17, 81]。

超声常显示扩张积血的阴道（图 19–48），在诊断不确定或体格检查更符合阴道隔膜或缺如时，MRI 有利于诊断[81]。检查外生殖器和阴道口时，常见继发于阴道积血的会阴凸出，通常不需要影像学检查[81]。处女膜闭锁的治疗是通过处女膜部分切除术（即处女膜切开）来解除流出道梗阻。

3. 泄殖腔和泌尿生殖窦畸形　孕 4～5 周时，尿生殖膈如不能形成泄殖腔膜，会形成残存的泄殖腔，导致胃肠道和泌尿生殖道间的沟通，直肠、阴道和膀胱均经单一的会阴开口排泄（图 19–49）[1, 82, 83]。泌尿生殖道窦的持续存在，出现下 1/3 的阴道发育异常，以及膀胱流出道和阴道之间持续沟通，共用出口，而直肠正常、不受影响（图 19–50 和图 19–51）。尽管性腺模糊少见，该病患者基因型为女性[1, 82]。

患者子宫阴道积液，产前超声表现为盆腔中央囊性包块伴液 – 液平面，液体可能是尿液、宫颈分泌物[1, 82]，甚至是泄殖腔内的胎粪[82]。Müllerian 管畸形也很常见。胎儿 MRI 对评估直肠受累有效，因为胎粪的 T_1 高信号可以清楚地呈现直肠不连续[1, 82, 83]。产前影像对这些患者的肾脏进行充分地评估也很重要的，因为病变与肾和输尿管畸形相关性很强[82]。产后评估应从超声开始，尽管 MRI 甚至 CT 具有多平面成像功能，可以更好地显示盆腔器官及其之间的关系[82]。泌尿生殖系统造影有助于明确膀胱、阴道和直肠之间的沟通（图 19–49C 和图 19–51）[9]。

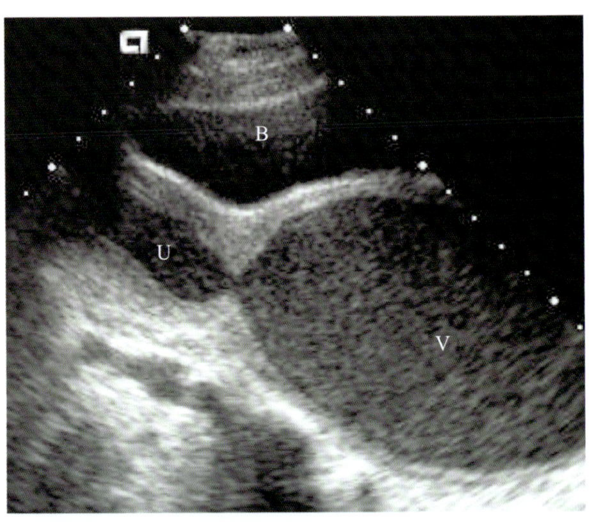

▲ 图 19–48　女，12 岁，因处女膜闭锁而周期性盆腔疼痛

盆腔纵切超声图像显示子宫阴道积血；子宫（U）和阴道（V）扩张，伴出血；B. 膀胱

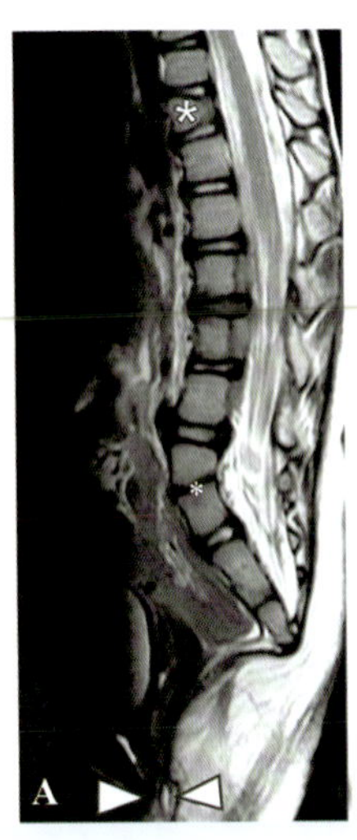

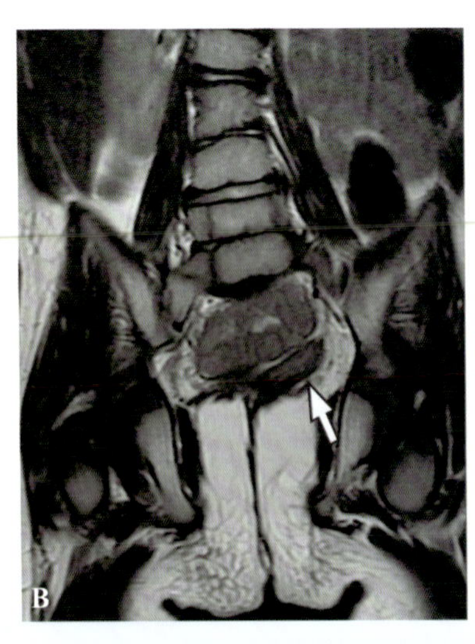

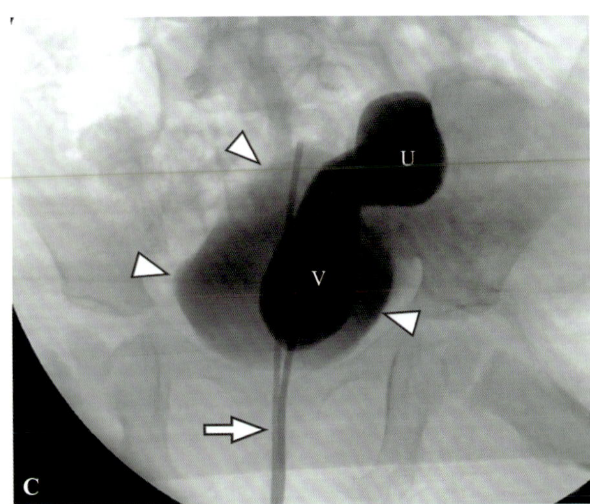

▲ 图 19–49　女，2 岁，泄殖腔畸形伴单一会阴开口

A. 矢状位 T_2 加权图像显示单一的会阴开口（箭头）；有几个椎体异常（星号），骶骨缩短；B. 冠状位 T_2 加权图像显示左侧单角子宫（箭）；C. 生殖腔造影显示膀胱（箭头）和一侧阴道（V）内可见造影剂；左侧单角子宫（U）内也可见造影剂充盈；导管（箭）从共同开口向前、向后，实现不同腔的造影剂充盈

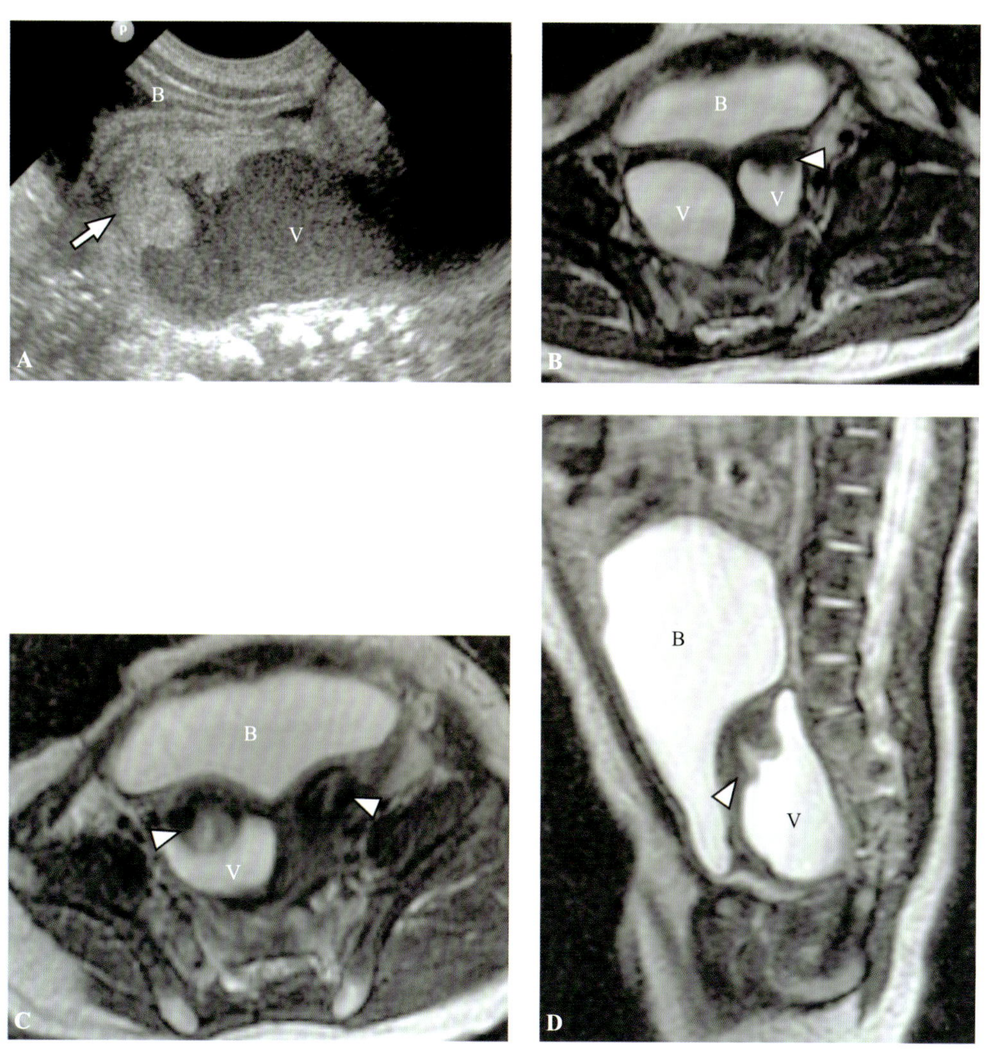

▲ 图 19-50 女，2 日龄，泌尿生殖窦

A. 经盆腔中线的纵切超声图像显示扩张的阴道（V）内的液体和碎屑，符合阴道积液；阴道梗阻是由于与膀胱和阴道的单个会阴开口狭窄所致；低回声可能与尿液、宫颈分泌物，甚至是泄殖腔内的胎粪有关，并不是出血；子宫（箭）没有扩张，但存在畸形；膀胱（B）在子宫（箭）前方，受压不明显；B 和 C. 轴位 T_2 加权图像连续层面显示两侧阴道（V）均扩张积液；C 图可见两个子宫颈（箭头）；D. 矢状位 T_2 加权图像显示由于阴道积液，膀胱（B）向前上方移位；在积液的阴道（V）上方可见其中一个子宫颈（箭头）

泄殖腔和泌尿生殖窦畸形的治疗目标是通过泌尿道、消化道和生殖道的分离来调节尿和粪便的排泄以及最终的性功能的。手术修复的方法依赖于准确的解剖异常，包括瘘管连接的长度，以及盆底肌肉组织的完整性和骶神经的功能。

4. 阴道囊肿　先天性阴道囊肿最常见来源于 Müllerian 管残余，也可能代表沃弗管残余，称为加特纳管囊肿[5, 81]。尽管 Müllerian 管囊肿可能多部位发生，加特纳管囊肿位于阴道中上段的前壁和侧壁，位于耻骨联合下缘之上（图 19-52）[84]。鉴别诊断还包括尿道憩室（位于尿道和阴道之间的中线）和前庭大腺囊肿（位于阴道末端或大阴唇的外侧）（图 19-53），后者为阻塞腺体中的浓缩的黏液[5, 81, 85]。

先天性阴道囊肿通常在超声上表现为单纯的囊肿，也可经阴道超声发现，但与尿道憩室难以鉴别[84]。单纯阴道囊肿在 T_1WI 上呈低信号，在 T_2WI 上呈高信号（图 19-52）。但当囊肿含有蛋白质、出血或感染时，会呈混杂 T_1 高信号[86]。当发现加特纳管囊肿时，应评估泌尿道，因其与肾脏异常和输尿管异

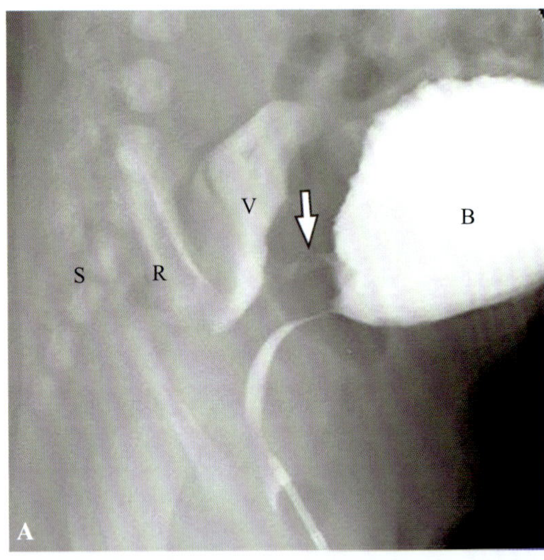

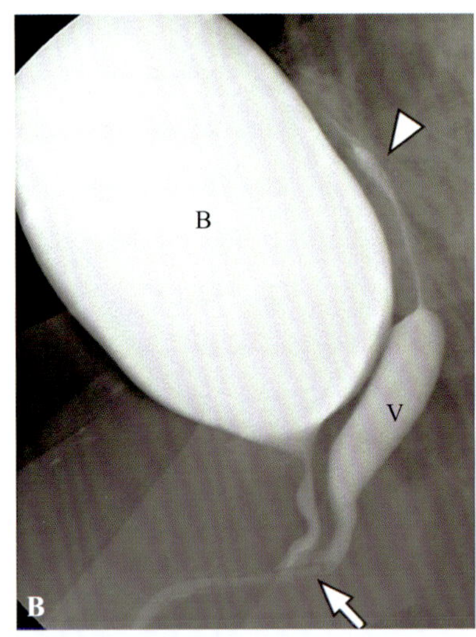

▲ 图 19-51 两个不同女婴的泌尿生殖窦伴性腺模糊

A. 逆行尿道造影显示在膀胱（B）和阴道（V）之间有高位沟通（箭）；直肠（R）充气；可见骶骨（S）发育不良；B. 另一位患者的排尿期膀胱尿道造影显示在阴道（V）和尿道末端有低位沟通（箭）；应注意子宫（箭头）的造影剂充盈（经允许引自 Servaes S，et al. Contemporary pediatric gynecologic imaging. *Semin Ultrasound CT MR*. 2010；31[2]：116-140）

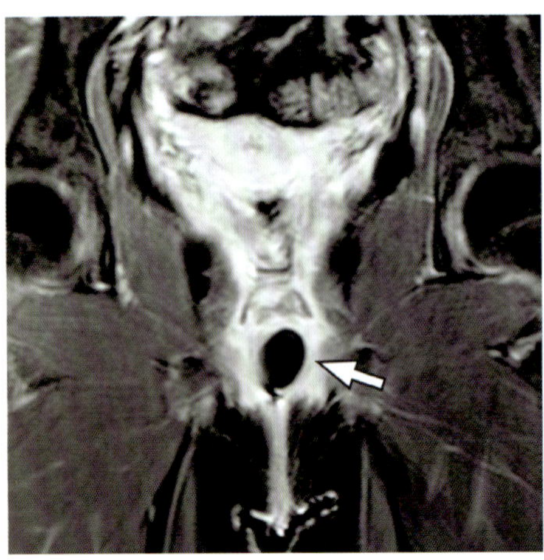

◀ 图 19-52 女，12 岁，膨出阴道肿块

盆腔冠状位增强 T_1 脂肪抑制 MRI 图像拟诊为加特纳管囊肿（箭），位于阴道前方尿道后方；病变仅周围的薄壁强化；鉴别诊断包括尿道憩室（由 Jonathan R. Dillman，MD，MSc，Cincinnati Children's Hospital Medical Center，Cincinnati，OH 提供）

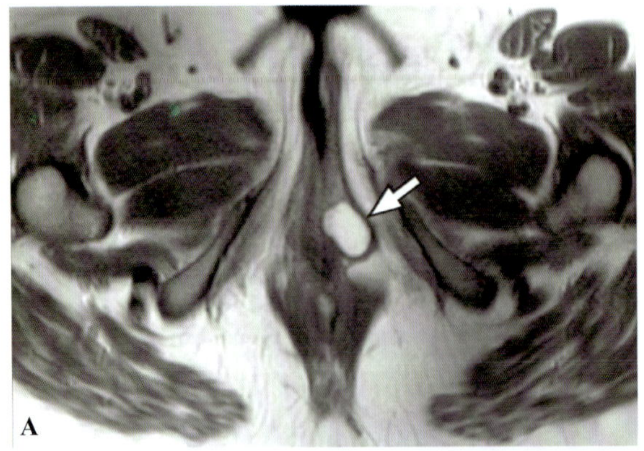

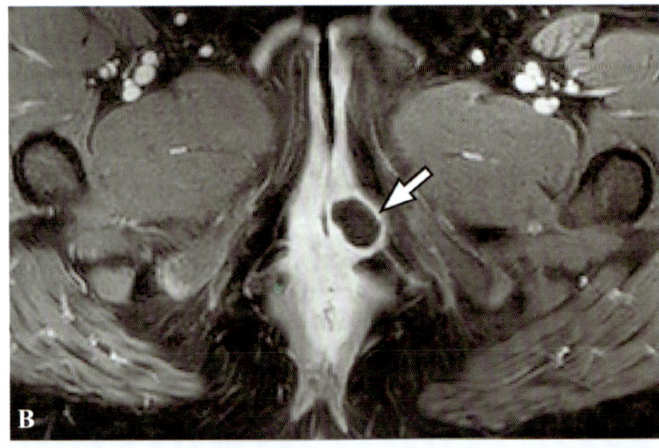

▲ 图 19-53 女，17 岁，偶然发现单纯前庭大腺囊肿

A. 轴位单次激发快速自旋回波 MRI 显示一个 2cm 边界清晰的高信号病变（箭），位于阴道口的左侧；B. 轴位增强 T_1 脂肪抑制 MRI 显示病变（箭）周边强化，符合单纯前庭大腺囊肿（由 Jonathan R. Dillman，MD，MSc，Cincinnati Children's Hospital Medical Center，Cincinnati，OH 提供）

位有关[84]。

单纯、无症状的阴道囊肿不需要干预。感染或疼痛的囊肿可以切除或引流[84]。

5. 外阴异常 外阴结构是从泄殖腔膜周围的中胚层和外胚层组织发育而来[87]。双侧外阴在出生时软组织肿胀，是由母体激素造成的[88]。努克囊肿是在发育过程中，伴随圆韧带走行通过腹股沟管的腹膜的残余组织，类似于男性的鞘状突和睾丸引带[85]。与腹膜的交通闭合后，残留的腹膜内的液体形成了努克囊肿[5]。淋巴和血管畸形可以累及外阴并引起不对称。如上一节阴道内容所述，先天性阴道囊肿如加特纳管囊肿或前庭大腺囊肿可以造成大阴唇变形。

外阴不对称肿胀称为儿童期不对称大阴唇增大（CALME）（图 19-54），是一种类似于乳房不对称发育的变异[88, 89]。需意识到该病为良性和自限性，应避免不必要的手术，除非这种不对称最终无法达到外观上满意。随着受累阴唇内不明确的组织增多，影像表现不同，超声表现为回声轻度增强，MRI 则信号多变[88]。小阴唇肥大不常见[90]。阴唇增大可双侧或单侧，对放射科医师来说可能意义不大，一般也不需要影像学检查。

（二）感染和炎性病变

1. 盆腔炎性病变（PID） PID 的病因通常是由性传播病原菌引起的上行感染。尽管大部分病例是多种微生物引起的，最常见的病原体包括淋病奈瑟菌和沙眼衣原体[15, 91]。危险因素包括青春期（相对于成年期）、频繁性交、多个性伴侣和子宫阴道内装置[15, 91]。PID 并发症包括输卵管卵巢脓肿（Tubo-ovarian abscess，TOA）、输卵管积液或积脓、不孕。

非复杂性盆腔炎性病变的影像表现轻微或盆腔器官软组织界面消失或充血[91]。邻近盆腔脂肪由于水肿和炎症反应，超声上表现为增厚和回声增强[15]。也可见子宫内膜和子宫颈内的液体增加[91]。正常的输卵管一般不能经腹超声显示，如在无腹水情况下看到，很可能为输卵管扩张[1]。输卵管积液或积脓表现为输卵管迂曲、充满液体，可见由于输卵管自身折叠出现的不完整分隔（图 19-13 和图 19-55）[15, 36, 91]。可见“缩腰”征，即沿着输卵管壁的完全相对的凹陷[92]。扩张的输卵管由于腔内的短结节状突起，也可能出现“齿轮”征[15, 36, 92]，并出现分层碎屑，在急性感染情况下提示输卵管积脓。“串珠征”提示有慢性炎症[36, 92]。在 MRI 和 CT 上，输卵管积脓表现为复杂的管状结构，管壁增厚，强化明显，邻近的炎性改变（图 19-13）[15]。输卵管内容物的 MRI 信号特征多变。如果患者否认性行为，应考虑来自其他途径继发附件感染，如阑尾炎破裂或炎症性肠病。

盆腔炎性病变的治疗通常是针对病原体和局部器官的敏感性而应用抗生素内科治疗。如前所述，

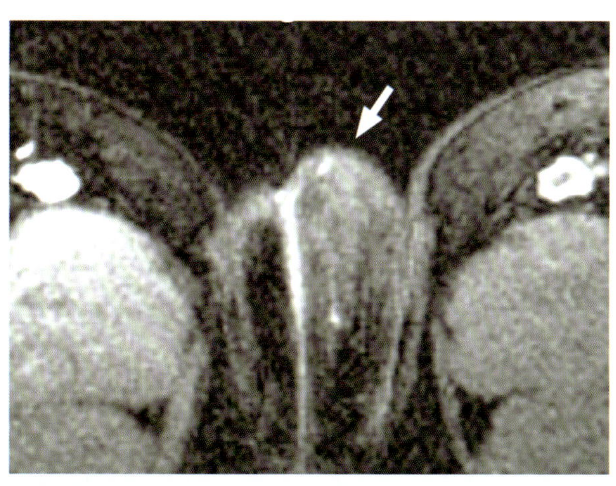

▲ **图 19-54 女，11 岁，自 5 岁起出现正常大阴唇不对称增大**

轴位质子加权 MRI 显示左侧大阴唇（箭）组织不对称增大、皮肤增厚，称为 CALME（儿童期不对称大阴唇增大）

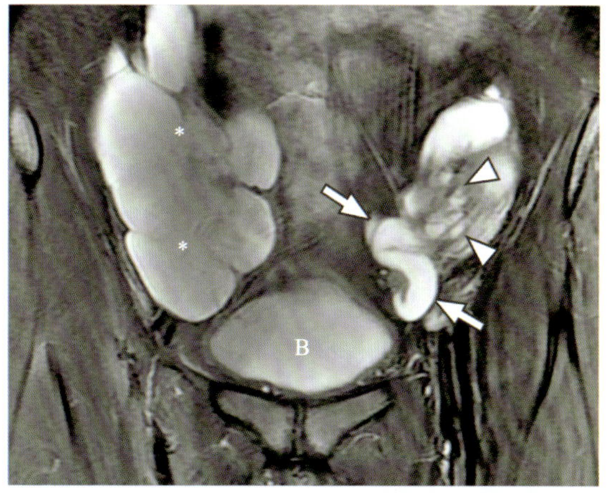

▲ **图 19-55 女，14 岁，脑室腹腔分流术后**

冠状位 T_2WI 显示局部呈蛇形的含液管状结构沿左侧卵巢（箭头）内侧走行，代表输卵管积液（箭）；盆腔右侧的液性包块是脑脊液假性囊肿（星号）；B. 膀胱

在某些病例中，经皮或腹腔镜脓肿引流可能是必要的。

2. 子宫内膜异位　子宫内膜异位是指子宫外出现内膜腺体和基质，通常累及卵巢、子宫骶韧带和其他盆腔腹膜位置[38, 86]。子宫内膜异位的病因理论上包括经血逆流、体腔上皮化生或胚胎残留[1, 86]。子宫内膜异位在成人表现为慢性盆腔疼痛或不孕最为常见，但青少年期的症状越来越得到公认[93]。如果周期性或非周期性盆腔痛非甾体抗炎药或口服避孕药无效，应考虑到子宫内膜异位。除非已经怀疑有子宫内膜异位，否则影像学检查价值有限[86]。

子宫内膜瘤的影像表现取决于出血时间。典型的超声表现包括附件呈弥漫性低回声和磨玻璃影（图 19–56）[1, 36]，液 – 液平面，以及花边样纤维网状结构[86]。少数情况下，子宫内膜瘤血管丰富，结节性子宫内膜残留，使其与恶性肿瘤的鉴别困难。成人采用间隔 6 周系列超声图像，评估出血的变化，以鉴别出血性囊肿或子宫内膜瘤，如超声诊断子宫内膜瘤仍不清楚，可以进行 MRI 检查[86]。出血产物在 T_1 脂肪抑制序列上通常为高信号，在 T_2WI 上可能为低信号，称为"T_2 暗影"征，可以呈弥漫性、从属 / 分层，甚至局灶性[38, 86]。MRI 诊断成人子宫内膜瘤的特异性为 91%～98%[86]。由于病变较小和影像学分辨率的限制，目前尚无公认的影像学检查评估儿科患者无子宫内膜瘤的子宫内膜异位[38, 86]。

青少年子宫内膜异位的治疗可包括腹腔镜消融或有经验的外科医师手术切除，以及激素疗法对疼痛的治疗[93]。

（三）肿瘤性病变

1. 良性肿瘤　子宫平滑肌瘤（也称子宫肌瘤）是最常见的妇科肿瘤[92]，但在儿童中并不常见[94]。危险因素包括生育年龄、子宫肌瘤家族史和非裔美国人。组织学上，该肿瘤是由良性的与子宫肌层相似平滑肌组成（图 19–57）。

在超声检查中，子宫平滑肌瘤通常为散发的大小不等的病变，内含旋涡状排列的平滑肌细胞，较正常的子宫肌层回声低，但也曾有青少年弥漫性子宫平滑肌瘤病的报道[94]。该肿瘤发生在子宫肌层的任何部位，但黏膜下的病变最易引起子宫功能性出血和不孕。浆膜下病变可以有蒂，有扭转的风险，或与附件肿物类似[92]。在超声检查中使用探头冲击触诊，有助于连续显示子宫，但确诊还需 MRI 检查。除非病变很大和（或）坏死，子宫肌瘤在 T_1 加权图像上常等信号，T_2 低或等信号（图 19–58）。激素治疗，如口服避孕药，有助于减少子宫异常出血。大的病变需要手术切除。

儿童外阴良性肿瘤包括间充质来源的肿瘤，如横纹肌瘤、脂肪瘤或脂肪母细胞瘤[85]。脂肪瘤生长缓慢，可以保守治疗。血管畸形和血管瘤，包括 RICH 和 NICH，也可能累及外阴，与身体其他部位病变的治疗相同[85]。

2. 恶性肿瘤

(1) 横纹肌肉瘤：是儿童最常见的软组织肉瘤，通常起源于女性盆腔[64]，胚胎型最常见。这是最常

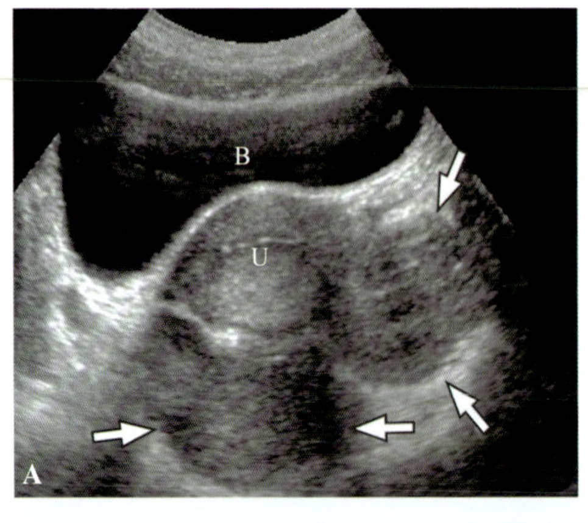

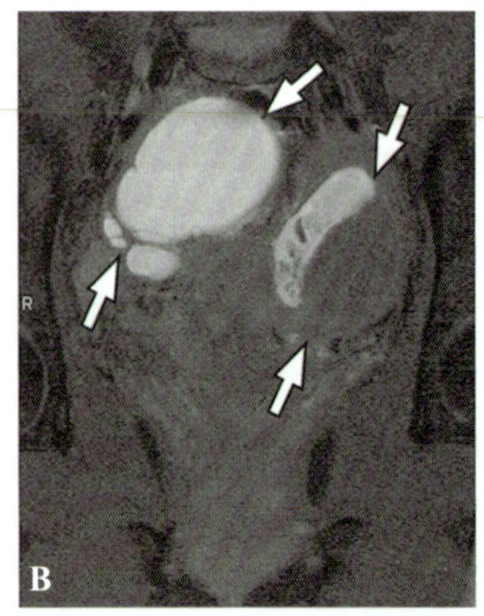

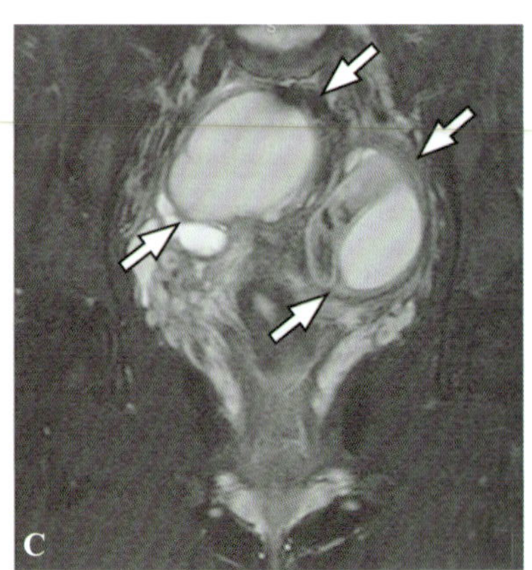

▲ 图 19–56　女，17 岁，附件子宫内膜异位

A. 横切超声图像显示两个低回声盆腔肿物（箭）伴内部低回声，符合子宫内膜瘤；冠状位 T_1 脂肪抑制（B）和冠状位 T_2 脂肪抑制（C）显示双侧附件区病变（箭），内含 T_1 高信号的出血产物；左侧病变信号更复杂、不均匀；B. 膀胱；U. 子宫

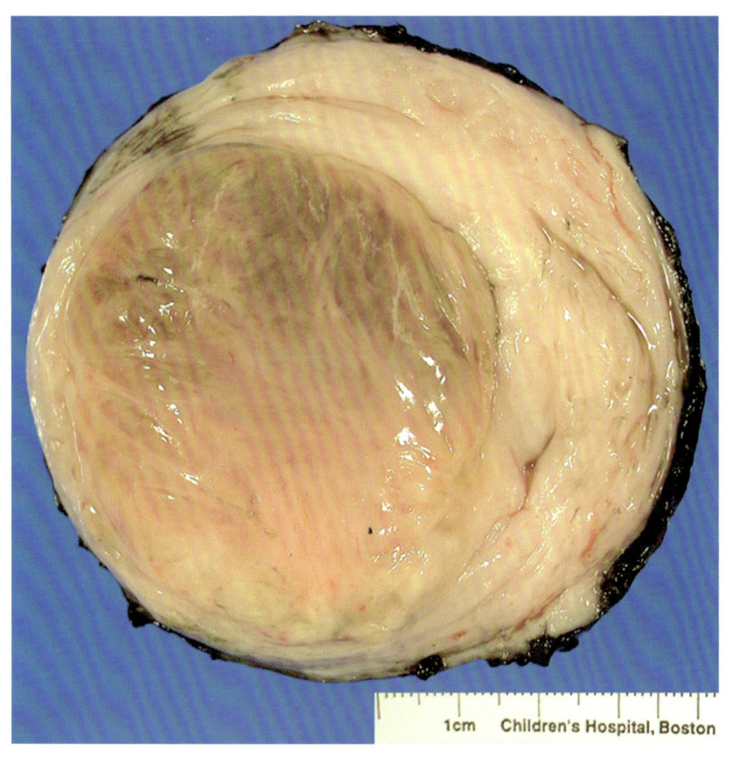

◀**图 19-57 女，16 岁，子宫肌瘤**

这个 10cm 棕褐色实性的旋涡状肿物是一个子宫肌瘤，在儿科年龄组中少见

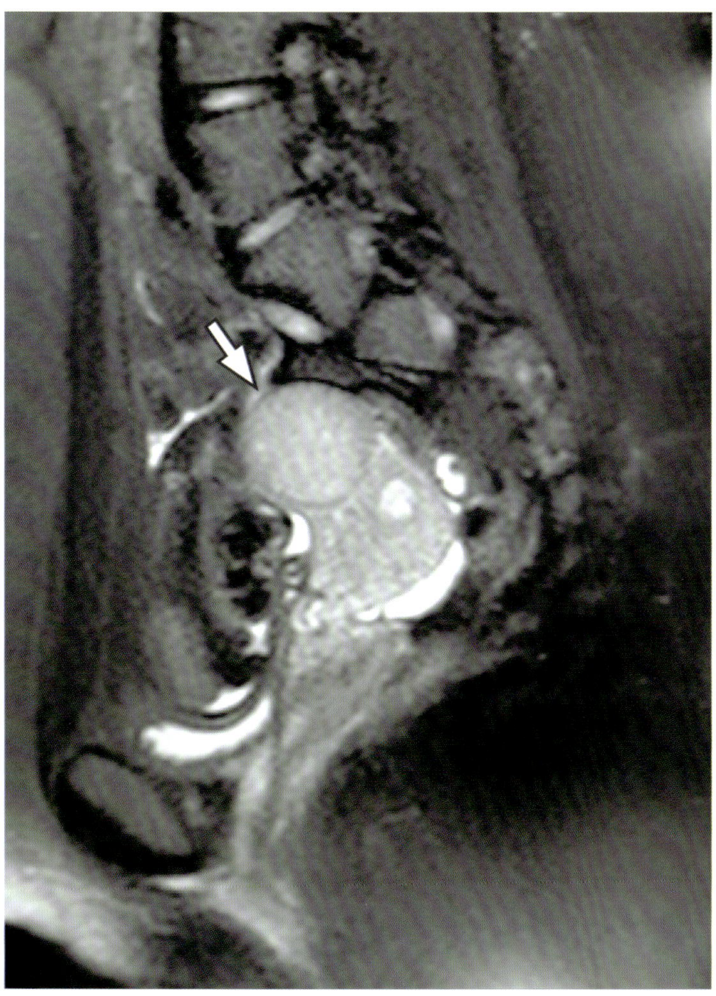

◀**图 19-58 女，16 岁，产后近期，疑似子宫平滑肌瘤**

矢状位 T_2WI 显示边界清楚的圆形外生肿物（箭）起源于子宫底浆膜层表面（由 Jonathan R. Dillman，MD，MSc，Cincinnati Children's Hospital Medical Center，Cincinnati，OH 提供）

见的儿童阴道和子宫的恶性肿瘤，腺癌和内胚窦瘤很少见。这类肿瘤也可起源于外阴。阴道横纹肌肉瘤通常发生于幼儿，发病高峰为 3 岁 [95]，5 年生存率 91%[13]。子宫颈阴道的横纹肌肉瘤患者常伴有与 DICER1 突变相关的癌症易感综合征 [96]。

超声是对肿瘤的首选影像学检查，可以显示子宫、宫颈和阴道的囊性、实性及不均质（囊实性）肿物 [13]，胚胎型横纹肌肉瘤通常呈串珠状充满阴道，并经阴道口脱出 [85]，在 T_2WI 上呈葡萄串样的高信号，周围可见强化（图 19–59）[95]。MRI 和 CT 可用于确定局部范围并评估腹部和盆腔的转移性病变。肾盂积水是常见的并发症，由于肿瘤扩散到膀胱底部并引起远端输尿管梗阻。

横纹肌肉瘤的治疗包括术前化学治疗、广泛切除和辅助放射治疗，以防止局部复发 [85, 97]。

(2) 腺癌：腺癌几乎只发生在成年女性身上。儿科病例罕见，但曾有青少年病例报道，与子宫己烯雌酚（DES）暴露有关 [86]。无子宫 DES 暴露的病例几乎全是年长女性 [95]。该肿瘤可起源于阴道腺病、沃尔夫管残余、子宫内膜异位和尿道周腺体 [95]。

(3) 内胚窦瘤：阴道内胚窦瘤（卵黄囊瘤）是另一种生殖细胞来源的罕见肿瘤，常发生于婴儿，发病高峰为 10 月龄 [95]。该肿瘤在 T_2WI 上呈不均匀高信号，弥散受限，在 CT 和 MRI 上呈不均匀强化 [98, 99]。阴道内胚窦瘤较其他性腺肿瘤预后差，表现上更晚期 [99]。内胚窦瘤可起源于外阴，并可能淋巴扩散。治疗包括手术切除和辅助化学治疗，据报道 5 年生存率为 91%[98]。

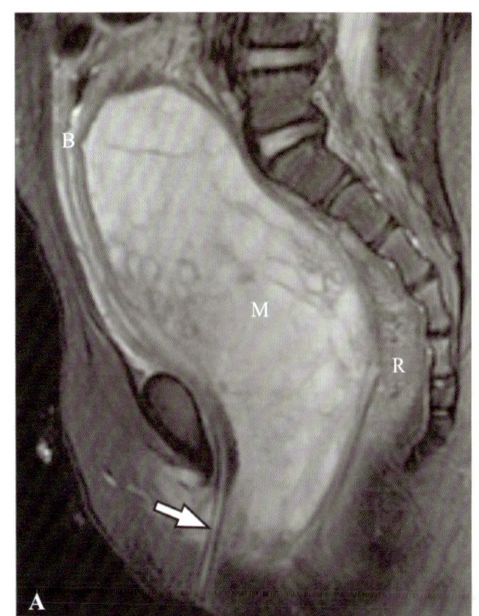

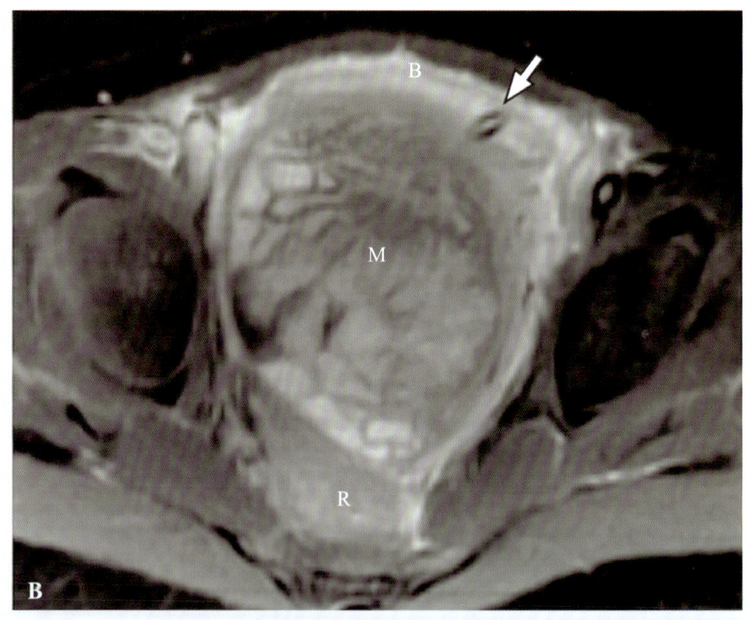

▲ 图 19–59　女，2 岁，盆腔痛，阴道出血，可见肿物从阴道口突出

A. 矢状位 T_2 脂肪抑制图像显示阴道明显扩张，其内多个分隔高信号肿物（M）；膀胱（B）内有置管，明显向前移位，直肠（R）向后移位；B. 轴位增强 T_1 脂肪抑制图像显示阴道肿物（M）不均匀强化；膀胱（B）和直肠（R）可见明显占位效应；显微镜下证实为阴道横纹肌肉瘤；膀胱置管（箭）

第 20 章 腹壁、肠系膜、腹膜及血管
Abdominal Wall, Mesentery, Peritoneum, and Vessels

Michael S. Gee　Rahul A. Sheth　Salwa M. Haidar　Dilip Sankhla　Edward Y. Lee　著

一、概　述

腹壁、肠系膜、腹膜和血管是影像学研究中常被忽略的解剖区域，尤其是在儿童患者中，影像学研究的焦点往往为腹部内脏器官。这些区域有其独特的疾病谱，影像学医师应该熟悉这些疾病。此外，更常见的腹部感染、炎症及肿瘤的扩散途径包括这些区域，而且这些区域的受累可能成为潜在疾病的唯一影像学证据。本章对与儿童腹壁、肠系膜、腹膜和血管有关的影像学技术、相关解剖和病理进行阐述。

二、影像学技术

（一）X 线

腹部 X 线片是评价儿童腹部疾病的最佳一线影像学检查方法。肠襻内的空气提供了内在的对比度，可用于评估引起肠梗阻疾病的程度和分布范围。此外，腹部占位性病变取代肠管，并在 X 线片上表现为局部缺乏充气肠管。X 线片通常是一个非常好的“起点”来排除紧急的并发症，如游离的腹腔积气。虽然 X 线片的软组织分辨率比较差，但它具有高的空间分辨率，用于发现病变内气体和钙化。正位摄片，患者直立位或卧位时，腹腔内游离气体显示最佳。对于病情较重的婴幼儿需要仰卧时，可以使用水平侧位。腹膜、肠系膜或腹壁的钙化在 X 线片上也可以显示。在腹部 X 线片上，肠襻移位或局部缺乏充气肠管可能是腹水或者腹膜、腹膜后或肠系膜软组织肿块的间接征象。腹部侧位 X 线片有助于发现腹壁异常，可表现为腹壁增厚，如蜂窝织炎或钙化。X 线片对腹部脉管无法评估。

（二）超声

超声为儿童中的首选影像学检查方法，因为没有电离辐射、不需要镇静或者麻醉。超声有助于对腹部肿块明显的儿童进行评估，以明确潜在病变的存在与否、位置及组织成分。在儿童中，尤其是婴幼儿，由于体内脂肪缺乏使位于腹腔和腹膜后的深部病变更易于显示，这些病变在成人中可能由于邻近肠气的回声衰减或阴影可能无法显示。

高频（12～18MHz）探头对于评估皮下组织和腹壁最佳，而低频（4～8MHz）探头更适用于评估内脏器官、腹膜腔、小肠系膜 [1]。谐波成像和压缩技术使腹部深部结构更易于显示。彩色和频谱多普勒超声可以探测到流动的血液频率变化，并用于评估动脉或静脉的解剖及血流相关的异常，并可评估在灰阶超声上显示的病变内部血供情况，有助于区分复杂的囊肿和实性肿块。

（三）CT

CT 是一种适合于评估腹壁、腹膜和肠系膜的成像方法，因为其高空间分辨率、横断面成像能力，对于含气和钙化结构能够提供高质量的图像。现在的多排探测器 CT 扫描仪可以在 1～5s 完成儿童整个腹部成像，并且非常适合于清醒状态下的婴儿和不能控制呼吸或遵从命令的幼儿。此外，CT 扫描仪在大多数急诊室很有必要，可在一天的任何时间对疾病严重的儿童进行评估。然而，对于 CT 的一个重要问题是电离辐射，特别是儿童患者。因此在对每个儿童进行 CT 扫描之前，应进行一项知情分析，以衡量检查的益处与 CT 电离辐射的潜在风险。

小儿腹部和盆腔 CT 的扫描方案包括修改一些扫描参数，在保证图像质量的前提下减少辐射剂量[2, 3]。这些参数设置包括管电流（mA）和管电压（kVp），增加扫描螺距，利用厚层（如 2.5～5mm）通过薄层多平面重组。现代 CT 扫描仪利用自适应管电流和管电压来通过患者的体型来减少电离辐射剂量。常规增强 CT 检查门静脉期可以优化对内脏器官的评估。CT 血管造影是通过使用造影剂弹丸式注射追踪或定时在动脉期采集图像。矢状位重组图像对于评估皮下组织、腹壁、腹腔和肠系膜上动脉的开口非常有帮助。

（四）MRI

MRI 正越来越多地应用于小儿腹部的评估。主要的优势包括能够获得任何平面上图像，没有电离辐射，极好的软组织对比分辨率。由于没有电离辐射，同一个解剖区域可在进行静脉造影剂注射后多个时间点进行扫描。这有助于在联合 MR 动脉血管造影和静脉造影中评估血管和表征肿块的增强特性。MRI 优越的软组织对比分辨率适合显示在其他成像方法中发现腹部病变的组织特点，T_1WI 对于脂肪和出血性成分敏感，T_2WI 对于囊性和软组织成分敏感。

标准的儿童腹部 MRI 扫描方案包括冠状位单次激发快速自旋回波（FSE）和平衡稳态自由进动 MR 图像，以提供无运动伪影的腹部解剖图像和轴位 T_1WI、脂肪抑制 T_2WI 来对病理进行评估。在静脉注射钆造影剂前和注射后的多个时间点采集 3DT_1 加权梯度回波脂肪抑制 MR 图像来评估腹部脉管系统和病变的强化。针对腹部脉管系统的评价，可采用动态采集的多期 3DT_1 快速梯度回波进行时间分辨增强 MR 动脉 / 静脉造影，以提供多期血管成像而不需要屏气[4]。MRI 的主要缺点是成像时间长(一般情况下检查时间 30～60min），并且运动会导致图像质量下降，这两者都与儿科人群有关。由于这些原因，年幼儿童的腹部 MRI 检查通常需要镇静或全身麻醉。尽管如此，在活检或外科治疗前，仍然最常选用 MRI 对大多数腹壁、腹膜和血管病变进行评估。

（五）核医学

核闪烁成像术提供了放射性示踪分子的独特优势，可用于从生理特性来描述病变。例如，^{18}F- 氟脱氧葡萄糖（FDG）在葡萄糖代谢增加的细胞中积累，并且经常与正电子发射断层成像（PET）结合使用以确定在腹壁、肠系膜和腹膜的软组织病变的恶性 / 良性及许多恶性肿瘤的分期。^{131}I–MIBG 是一种在神经母细胞中累积的肾上腺素能类似物，用于原发性神经母细胞瘤的检测和分期。核闪烁成像术使用镓（^{67}Ga）标记或 ^{111}In 标记的白细胞，有助于疑似腹腔感染的儿童患者中脓肿的检出。^{99m}Tc 标记的红细胞有助于确定儿童下消化道出血中肠系膜动脉出血的来源。

过去，核闪烁成像的主要局限性在于空间分辨率差和无法进行解剖定位。然而，诸如单光子发射计算机体层摄影术（SPECT）和 PET 等发展，以及 SPECT 和 PET 与 CT 和 MRI 的融合成像的使用，在这方面已经有所帮助。核闪烁成像术也和 MRI 相似，需要的扫描时间长，通常需要对年幼儿童进行镇静或全身麻醉。

（六）传统血管造影术

尽管大多数血管病变能够通过无创性血管成像进行准确诊断，但是传统血管造影术对于儿科人群仍然具有重要作用。介入技术的不断进步已经扩展血管造影的诊断和治疗潜力。越来越多的复杂的经皮动脉介入治疗可以在儿童中广泛应用，包括肾血管性高血压、肝移植后肝动脉狭窄和腹部外伤[5]。

意识到儿科患者的辐射暴露，遵守“ALARA”（可合理达到的尽量低）原则对于儿科血管造影师至关重要。血管造影，特别是在长期经皮介入治疗中，有可能比任何的影像学检查辐射剂量都高。减少荧光透视中辐射暴露的方法包括在对新生儿和小婴儿进行成像时，使用脉冲荧光透视，保持最后图像，铜过滤，准直优化，以及去除防散射滤线栅。

儿童血管造影最常选择的穿刺血管是股动脉[6]。由于儿科人群血管细小，因此儿童动脉穿刺具有挑战性；导管插入后的血管闭塞儿童也较成人更常见。脐动脉开放可保持长达 5 天，可以作为合适的动脉穿刺点。年轻患者对碘造影剂过载及肾毒性特别敏感，因此，应密切监测液体和造影剂的用量。

三、正常解剖

（一）腹壁

前腹壁向头侧延伸至剑突，向两侧延伸至肋

骨，向尾侧延伸至髂骨和耻骨。前腹壁有助于呼吸，以及排尿、排便及咳嗽。前腹壁的肌肉也有助于躯体在髋部的弯曲和伸展。这些肌肉包括前面腹直肌和腹外斜肌，腹内斜肌和外侧 / 后外侧腹横肌。

（二）腹膜、腹膜腔和系膜

腹膜是全身最大的浆膜。它是一种薄的、半透明单层间皮组织。显微镜下，腹膜由扁平间皮细胞组成。覆盖腹部器官表面的腹膜称为脏腹膜，位于腹腔的腹膜称为壁腹膜。这两层腹膜之间的潜在间隙通常被少量浆液填充，当两层腹膜接触时，可减小摩擦。在男孩中，腹膜腔是一个密闭空间。然而，在女孩中，腹膜腔通过两侧输卵管与外界相通。

腹膜腔被腹膜韧带分隔为独立的间隔，腹膜韧带是脏腹膜的双层结构，为腹部器官提供悬吊支撑（图 20-1 和图 20-2）。腹膜腔由腹膜韧带分隔为两个主要的腔室，为大囊和小囊，也称为网膜囊。

两个最重要的腹膜韧带是网膜和肠系膜。网膜分为大网膜和小网膜，小网膜由肝胃韧带和肝十二指肠韧带组成。小网膜将胃和十二指肠的第一部分固定在肝脏上。肝胃韧带将胃小弯与肝脏相连，包括冠状静脉和胃左动脉。肝十二指肠韧带将十二指肠球部和肝脏相连，并包含有门静脉、肝动脉、肝总管及一部分胆囊管。大网膜又称为胃结肠韧带，悬挂于胃大弯，位于小肠前方。

系膜是双层腹膜，将腹部脏器包裹并将它们附着在固定的解剖结构上，通常是腹壁。虽然系膜是一种复杂的三维结构，在发育过程中经历了旋转、移行和吸收，它完全由连续的一片组织组成。尽管如此，从传统上讲，系膜被分为几个独立的部分。小肠系膜自左上象限的 Treitz 韧带到右下象限的回盲瓣。它将小肠固定于腹膜后，并包含肠系膜上动

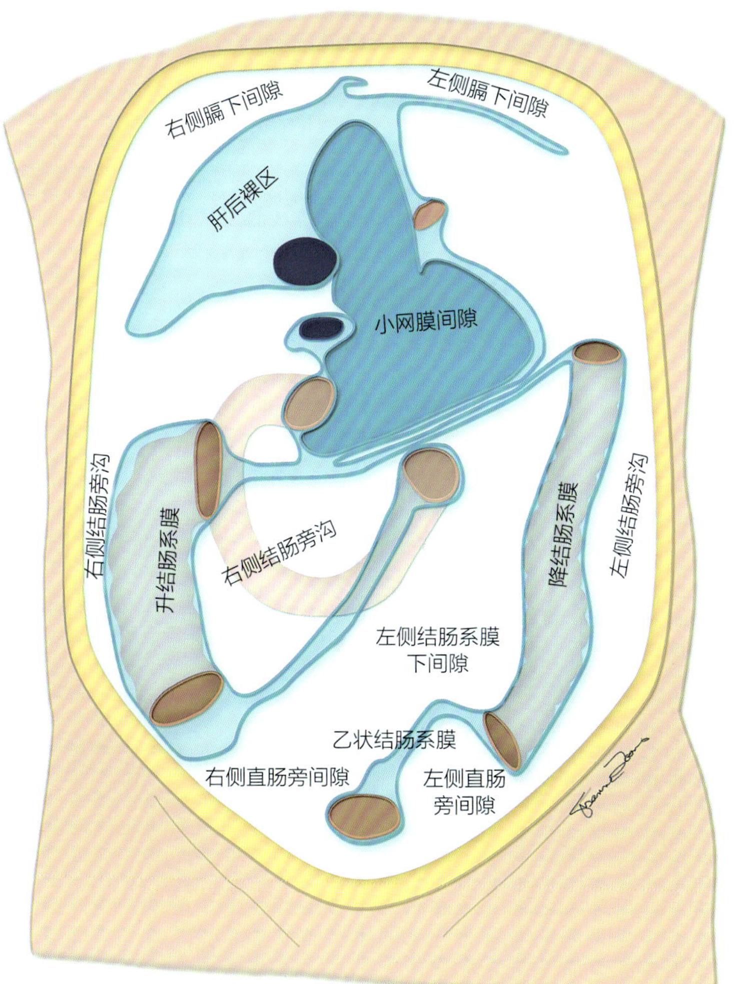

◀图 20-1　腹膜间隙示意

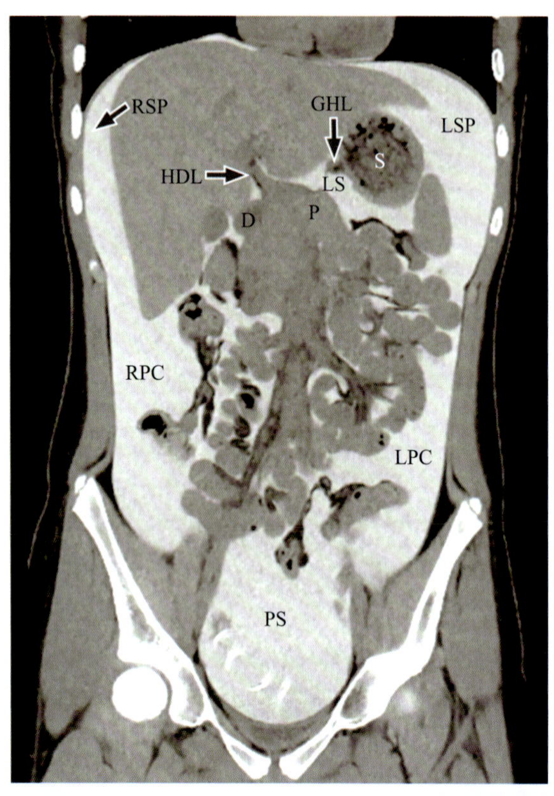

▲ **图 20-2 女，13 岁，腹膜透析治疗，行 CT 腹膜造影检查评估腹膜粘连情况**

腹膜腔造影剂可识别主要的间隙和韧带；RSP. 右膈下间隙；LSP. 左膈下间隙；GHL. 肝胃韧带；HDL. 肝十二指肠韧带；LS. 小网膜囊；S. 胃；P. 胰腺；D. 十二指肠；RPC. 右结肠旁间隙；LPC. 左结肠旁间隙；PS. 盆腔间隙（由 Jonathan R. Dillman, MD, MSc, Cincinnati Children's Hospital Medical Center, Cincinnati, OH 提供）

脉和静脉。横结肠系膜是一种宽大的腹膜皱褶，将横结肠固定于后腹壁。它与大网膜的后层延续并包含中间结肠血管。同样，乙状结肠系膜将乙状结肠固定于后盆壁，包括直肠肛门和乙状结肠的动脉和静脉。

还有多条其他的腹膜韧带。包括镰状韧带，为胚胎腹侧肠系膜的残留。它包含闭塞的脐静脉并将膈下间隙分为左右两个部分。胃脾韧带起源于胚胎背侧系膜并将胃大弯与脾相连。脾肾韧带也起源于胚胎背侧系膜，包含有在门静脉高压时可进行脾肾分流的血管[7]。

网膜、系膜和其他韧带将腹膜腔分为多个相对独立的间隙，作为疾病传播的屏障和途径（表 20-1）。了解这些间隙对于掌握腹部感染、炎症及肿瘤常见的扩散模式是必不可少的。然而，需要指出的是，尽管腹膜韧带是这些间隙的边界，但是这些边界并不是绝对的，是可以克服的。

横结肠系膜将腹膜腔分隔成双侧结肠系膜上和结肠系膜下间隙。侧方，腹膜腔包含成对的结肠旁沟。向下，腹膜腔由盆腔间隙构成。

左侧结肠系膜上间隙可再细分为肝周、左侧膈下，以及脾周间隙。右侧结肠系膜上间隙包括右侧膈下间隙和肝下间隙（又称为 Morison 囊）和小网膜囊。双侧结肠系膜上间隙通常自由沟通，镰状韧带通常为左右侧膈下间隙间的不完全屏障。左侧结肠系膜上间隙通常也与左侧结肠旁沟相通，膈结肠韧带为两者间的不完全屏障；右侧结肠旁沟为右侧肝下间隙的延续。双侧结肠旁沟延伸至盆腔间隙。

另一方面，由于左右结肠的存在，双侧结肠下结肠间隙不能与结肠旁沟相通。左侧结肠系膜下间隙与盆腔间隙相通；而右侧结肠系膜下间隙很小，由小肠系膜与盆腔分隔。

腹膜内或腹膜外的病变定位通常对于外科医师意义重大，但对于放射学医师可能是一种挑战。更大的挑战是习惯将“肠系膜内”和“腹膜内”互换。严格地讲，腹膜内间隙是指壁层和脏层胸膜间的一层薄的潜在间隙；另一方面，肠系膜内间隙描述有血管、淋巴结和脂肪，但不包含在脏腹膜内。肠系膜内间隙实际上是腹膜外间隙延续，包括腹膜后间隙。因此，包括肠系膜内间隙和腹膜外间隙的“腹

表 20-1 腹膜腔的解剖间隙

结肠系膜上
- 左侧结肠系膜上
  - 左侧肝周
  - 左侧膈下
  - 脾周
- 右侧结肠系膜上
  - 右侧膈下
  - 肝下（Morison 囊）
  - 小网膜囊

结肠系膜下
- 左侧结肠系膜下
- 右侧结肠系膜下

结肠旁
- 左侧结肠旁
- 右侧结肠旁

盆腔

[引自 Tirkes T，Sandrasegaran K，Patel AA，et al. Peritoneal and retroperitoneal anatomy and its relevance for cross-sectional imaging. *Radiographics*. 2012；32（2）：437-451]

膜下间隙”这一术语，对于外科医师可能更有帮助，因为访问这个间隙内的病变不需要破坏腹膜[8]。

（三）腹部血管

1. 腹主动脉　腹主动脉自 T_{12}～L_1 间隔处的膈肌裂孔延伸至盆腔内，在大约 L_4 水平分叉为双侧髂总动脉（图 20–3）。主动脉的直径在其下降至腹部时变窄，并分成肠系膜和内脏的分支。主动脉的发育始于胚胎第 3 周。许多背侧和腹侧段动脉起源于原始主动脉，其中一些在发育的过程中退化，而另外一些持续存在[9]。

2. 下腔静脉　下腔静脉（IVC）（图 20–4）及其主要分支的形成是一个复杂的过程，包括三对静脉系统选择性退化或融合。在胚胎发生的第 6～8 周，按时间顺序形成三个腹膜后静脉系统。后主静脉系统是最早形成的系统，在胚胎第 6 周开始，且并不参与正常下腔静脉的形成。下主静脉系统在第 7 周形成，发出下腔静脉的肾前段。上主静脉系统最后形成，开始于胚胎第 8 周，参与形成下腔静脉的肾后段。下主静脉系统和上主静脉系统吻合形成下腔静脉肾段[10]。认识这一复杂的胚胎发育，为本章中随后描述的一系列异常提供了合理的基础。

3. 肠系膜动脉　肠系膜动脉起源于胚胎发育的原始腹侧节段动脉。除三支形成腹腔干、肠系膜上动脉（SMA）和肠系膜下动脉（IMA），所有动脉均被再吸收。腹腔干供应前肠，起源于第 10 节段动脉；肠系膜上动脉供应中肠，起源于第 13 节段动脉；肠系膜下动脉供应后肠，起源于第 21 或 22 节段动脉。大多数肠系膜动脉的血管解剖变异反映了原始动脉的不完全吸收。

肠系膜上动脉（图 20–5）始于腹腔干起始处以下 1cm，通常位于 L_1 椎体水平。它提供十二指肠、空肠、回肠、右侧结肠及大部分横结肠的血供。正常情况下位于肠系膜上动脉和腹主动脉之间的结构，包括十二指肠的第三部分和左肾静脉。这些结构受压可分别引起肠系膜上动脉综合征和胡桃夹综合征。

肠系膜上动脉第一个右侧的分支为胰十二指肠下动脉，它与来源于胃十二指肠动脉的胰十二指肠上动脉吻合，从而提供了一个重要的腹腔干 – 肠系膜上动脉旁路（表 20–2）。胰十二指肠弓营养胰头和十二指肠。胰十二指肠下动脉更常见为两个独立的分支，称为胰十二指肠下前动脉和胰十二指肠下

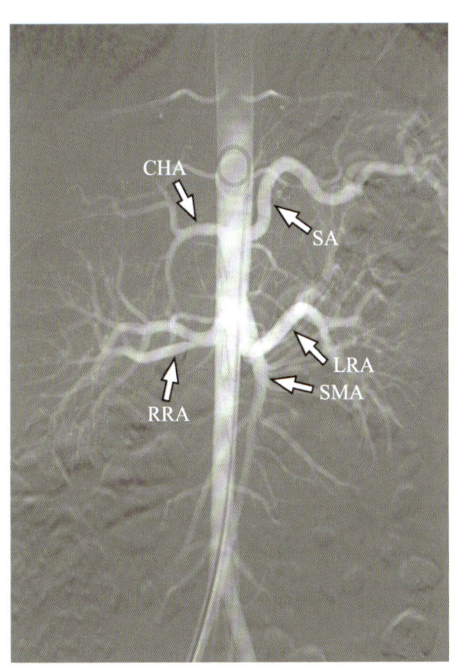

▲ 图 20–3　腹主动脉及其内脏分支的正常血管解剖

箭所指的为腹主动脉的主要内脏分支；CHA. 肝总动脉；SA. 脾动脉；RRA. 右侧肾动脉；LRA. 左侧肾动脉；SMA. 肠系膜上动脉

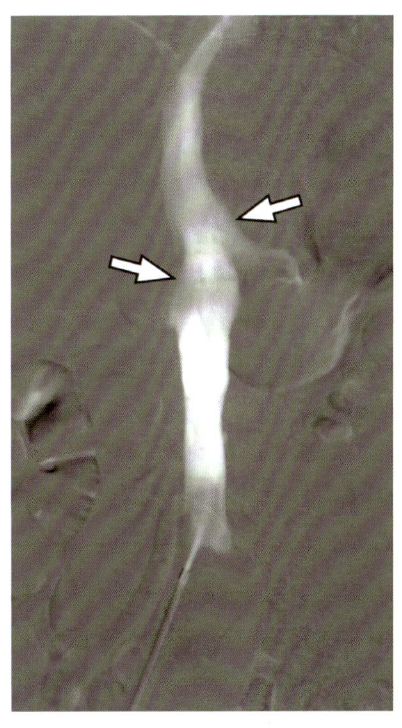

▲ 图 20–4　正常下腔静脉造影

肾静脉开口示血流喷入下腔静脉（箭）

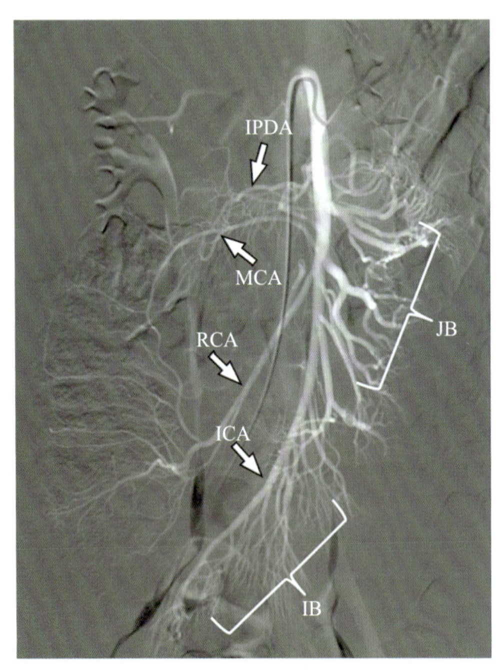

▲ **图 20-5 肠系膜上动脉及其分支的正常血管解剖**

在右侧，胰十二指肠下动脉（IPDA）与胃十二指肠动脉发出的胰十二指肠上动脉吻合，在肠系膜上动脉和腹腔干之间形成旁路；在左侧有多发的空场支（JB）；右侧为中结肠动脉（MCA）、右结肠动脉（RCA）和回结肠动脉（ICA），这些动脉吻合形成一支边缘动脉（Drummond）营养右侧结肠和横结肠；回结肠动脉起源的远端，多个回肠分支（IB）营养回肠

表 20–2 肠系膜的动脉旁路

腹腔干 - 肠系膜上动脉	(1) Buehler 弧（腹腔干和肠系膜上动脉之间的永存胚胎性连接） (2) 胰十二指肠上动脉与胰十二指肠下动脉
肠系膜上动脉 - 肠系膜下动脉	(1) Drummond 边缘动脉（中结肠和左结肠动脉沿着大肠的肠系膜边缘形成的吻合支） (2) Riolan 动脉弧或肠系膜动脉曲张（中结肠和左结肠动脉间较短的直接吻合）
肠系膜下动脉 - 髂内动脉	直肠上（直肠肛门）至直肠中和下（直肠肛门）动脉

后动脉，但也可分支出单干随后分叉[11]。

胰十二指肠下动脉之后，接下来右侧的分支为中结肠动脉，其次为右结肠动脉和回结肠动脉。回结肠动脉作为标志，随后所有肠系膜上动脉的小分支营养回肠，而不再是空肠。肠系膜上动脉发出4～6 左侧空肠支和 9～13 回肠支。中结肠动脉滋养横结肠，并通过与肠系膜下动脉的吻合沟通提供侧支循环。它发出右侧支，与右结肠动脉吻合，左侧支在一些患者中沿着小肠系膜根部与左结肠动脉吻合（通过 Riolan 动脉弧或迂曲肠系膜动脉），作为肠系膜上动脉和肠系膜下动脉一个重要的旁路。中结肠动脉通常在肠系膜上动脉穿过肠系膜之前发出。然而，中结肠动脉的起源是可变的，可起自腹腔干、肝总动脉和脾动脉；它也可以起自肝右动脉或者胃十二指肠动脉。中结肠、右结肠和回结肠动脉的分支组成边缘动脉（又称为 Drummond 边缘动脉）。沿着结肠内侧缘走行，滋养升结肠，并与肠系膜下动脉的分支相连。然而，重要的是，右结肠动脉通常缺如。中结肠动脉和右结肠动脉自肠系膜上动脉发出后共干。

肠系膜下动脉（图 20-6）起自腹主动脉腹侧，位于肠系膜上动脉的下方，L_3 水平。这一动脉是肠系膜动脉中最小的一支，滋养横结肠末端、降结肠、乙状结肠和直肠。肠系膜下动脉的主要分支为左结肠动脉、乙状结肠动脉和直肠肛门动脉，所有这些分支均向左侧发出。左结肠动脉自肠系

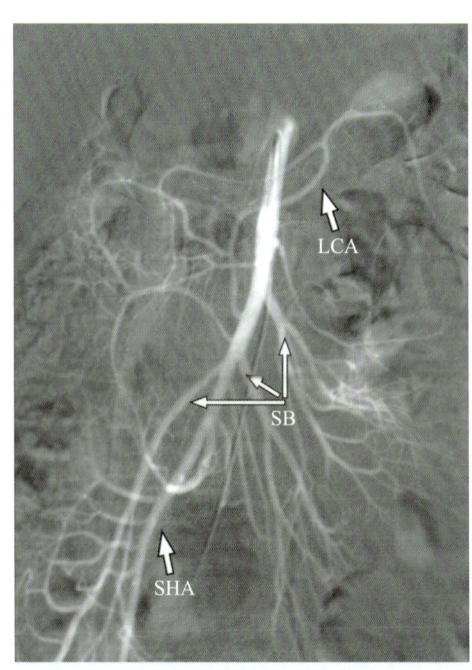

▲ **图 20-6 肠系膜下动脉的正常血管解剖**

左结肠动脉（LCA）与肠系膜上动脉（SMA）发出的中结肠动脉吻合，提供肠系膜上动脉 - 肠系膜下动脉侧支；多发的乙状结肠分支（SB）起自肠系膜下动脉，最后分支为痔上动脉（SHA）

膜下动脉发出后上升，与肠系膜上动脉的分支吻合。约 12% 的人，左结肠动脉缺如。在这种情况下，降结肠和乙状结肠的血供来自结肠乙状结肠动脉。有时，左结肠动脉也可起自肠系膜上动脉。在大多数患者中，左结肠动脉向头侧延伸到达脾曲，15%～20% 患者，到达横结肠中部。然而，脾曲的血供变化很大，在一些患者中，中结肠动脉可能是这一区域唯一的供血动脉。

4. 肠系膜静脉　肠系膜上静脉（SMV）（图 20–7）接收多条肠系膜静脉的血液，包括回结肠、胃结肠、右侧结肠和中结肠静脉。这些静脉通常融合汇入一条主干，与脾静脉一起形成门静脉。然而，有时，这些分支可能不汇入主干，而是进入到右侧或左侧肠系膜分支，随后汇入脾静脉[11, 12]。

肠系膜下静脉（IMV）接收直肠肛门上静脉、乙状结肠静脉和左结肠静脉。肠系膜下静脉可引流至肠系膜上静脉或者继续向头侧走行引流至脾静脉或脾门静脉交汇处[11, 12]。

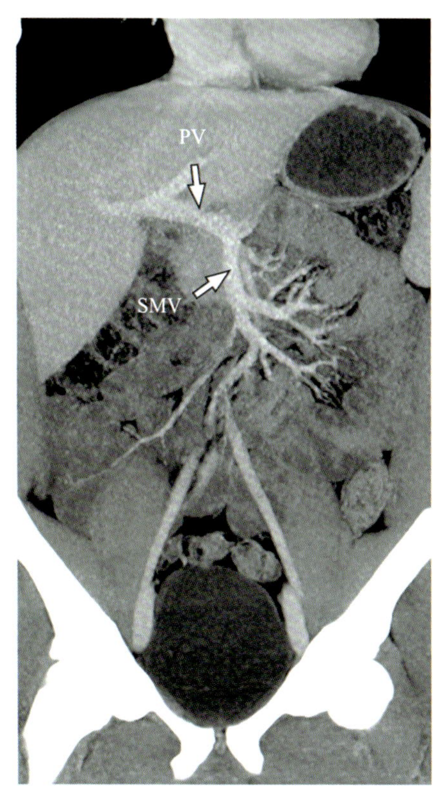

▲ **图 20–7　肠系膜上静脉（SMV）的 CT 表现**

最大密度投影 CT 重建图像显示肠系膜上静脉的正常解剖；这一血管接收多条肠系膜静脉的血液，大多数通常汇合成一条主干，随后与脾静脉汇合成门静脉（PV）

四、腹壁疾病

（一）先天性和发育性异常

1. 脐膨出和腹裂畸形　脐膨出是指腹部脏器通过脐带向外疝出。疝出物中最常见的器官为肝脏和小肠，而脾、胃、结肠和膀胱较少见[13]。它是由于外侧中胚层皱褶向中心迁移失败而造成的缺陷，外侧中胚层形成前腹壁。脐膨出的内层由腹膜、羊膜和脐带胶质组成。虽然大多数脐膨出为孤立性的，但是与染色体畸形密切相关。脐膨出根据大小进行分类，小于 5cm 者生存率高（＞80%），且与染色体畸形和孤立性小肠疝高度相关，而 5cm 及以上者生存率低（＜50%），更易于发生肝脏疝出和肺发育不全。

体格检查，出生时可以见到脐带嵌入肿块内。X 线片显示从腹壁中线区前突肿块，疝出物中可见充气的肠襻。通常产前超声诊断脐膨出，表现为前部中线区疝并覆盖有膜（图 20–8），疝的基底部可见嵌入的脐带血管。

腹裂畸形是一种先天性缺陷，位于前腹壁中线外侧脐旁区，通常位于右侧。与脐膨出不同的是，腹壁全层缺损，疝出的腹部内容物仅包含在羊水中，而没有膜覆盖。腹裂畸形可导致肠管损伤，取决于疝出的肠管的数量和持续的时间。由于暴露在羊水中，疝出的肠管可出现水肿和缺血，腹壁缺损颈部可导致血供受损。腹裂畸形伴发肠闭锁（通常为空肠和回肠）和胃肠动力障碍。闭合型腹裂畸形或“中肠消失”是指疝出的肠管周围腹壁缺损闭合而造成中肠梗死[14]。

产前超声和 MRI 显示疝出的肠管表面没有膜覆盖（图 20–8C 和 D），正常脐带血管嵌入与脐膨出不同。90% 以上的病例母体血清中 AFP 水平升高。

目前脐膨出和腹裂畸形的治疗为手术修复，包括将疝出的器官还纳入腹腔内，然后通过一次手术或逐步分期手术将缺损完全闭合。

2. 梨状腹综合征　又称 Eagle–Barrett 综合征，其特征为腹壁肌肉组织缺损、泌尿系统扩张和隐睾。它是一种罕见的疾病，好发于男性，发病率为 3/10 万～4/10 万[15]。其病因被认为是前列腺发育不全或中胚层发育失败导致的宫内尿道梗阻，从而导致泌尿系统扩张、腹壁肌肉发育异常及睾丸下降失败[16, 17]。典型的腹壁缺损由紊乱的中间腹壁肌肉组

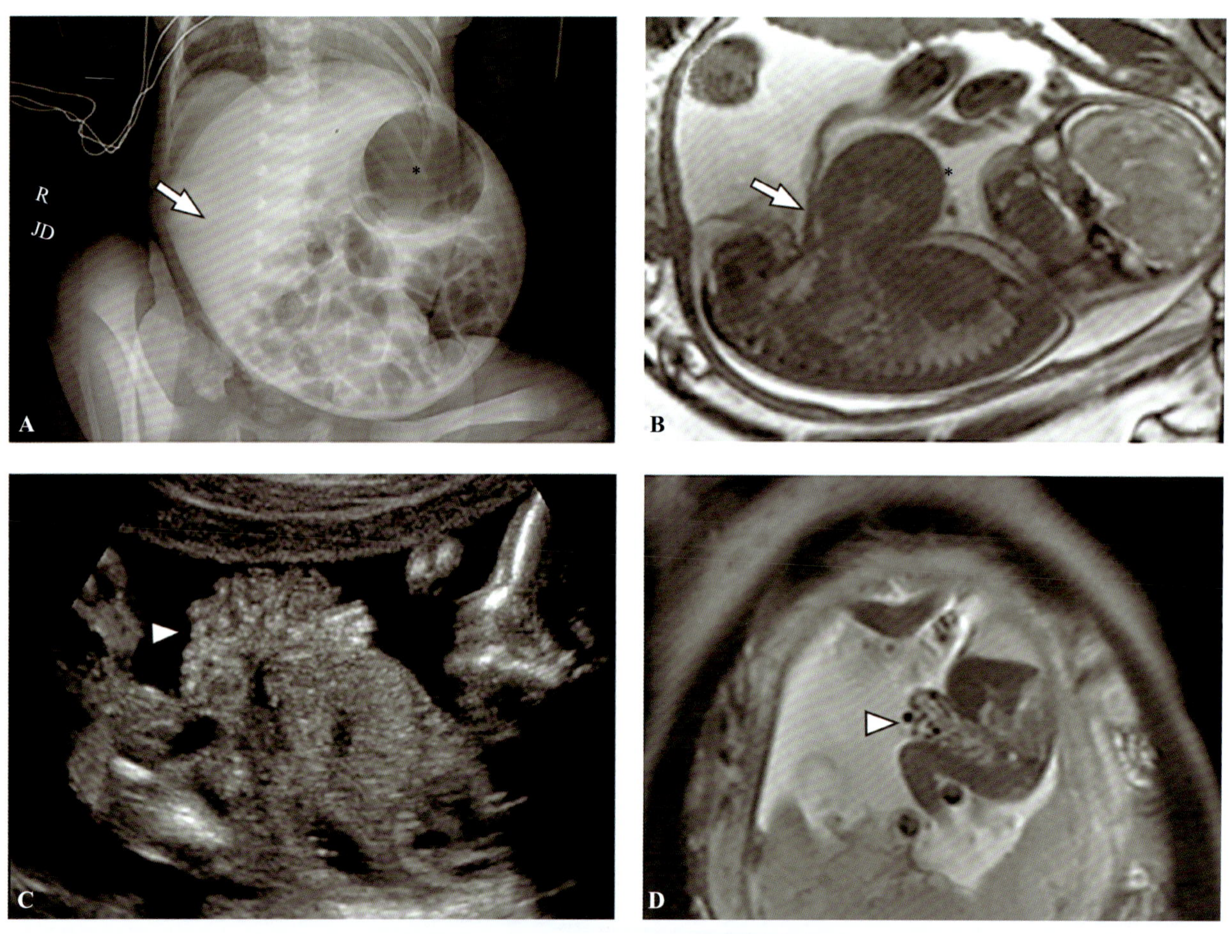

▲ 图 20-8 脐膨出和腹裂畸形影像学特征

A. 男性新生儿伴有脐膨出，腹部 X 线片显示前腹壁巨大疝（箭），疝出物包括胃（星号）和多个肠襻；B. 孕 32 周胎儿，产前矢状位 T_2WI 显示前腹壁疝内包括肝脏，表面覆盖一层薄的外膜（星号），脐带血管嵌入疝的基底部（箭）；相反的，孕 25 周腹裂畸形胎儿的产前超声图像（C）和矢状位 T_2WI（D）图像显示小肠肠襻前部疝出（箭头），表面没有外膜（A 由 Jonathan R. Dillman, MD, MSc, Cincinnati Children's Hospital Medical Center, Cincinnati, OH 提供，B至D 由 Sudha Anupindi, MD, and Teresa Victoria, MD, Children's Hospital of Philadelphia, Philadelphia, PA 提供）

成，腹壁肌肉被胶原束浸润[18]。隐睾主要是由于扩张的泌尿系统阻碍睾丸下降和睾丸引带闭锁致牵拉不充分[16]。

梨状腹综合征通常是在产前诊断的，胎儿影像学表现为双侧肾积水、膀胱扩张和羊水过少。其表现与后尿道瓣膜相似，虽然通常缺少后尿道瓣膜中所见的前列腺尿道扩张[16]。严重肾功能不全伴梨状腹综合征与肺发育不全和心血管功能障碍有关，围生期死亡率为 10%～25%，取决于早产和心肺损害的程度[16]。因此，为了提高围生期存活率，在一些严重的病例中考虑采用产前泌尿系统减压技术，例如膀胱羊膜分流术[19]。生后影像学表现包括 X 线片显示明显腹部膨胀、腹壁松弛（图 20-9A），以及超声可显示肾输尿管积水（图 20-9B）、肾发育不良和隐睾。

梨状腹综合征的治疗包括下尿路、腹壁和隐睾的处理[16]。处理尿路的目的是通过保守治疗或外科重建的方法保留肾功能和避免泌尿系感染。早期肾衰竭是一种常见的长期并发症，其中约 1/3 患者后期需要进行肾移植[20]。腹壁的外科重建有助于腹部收紧，并能够通过增强感觉和收缩能力来改善膀胱排尿[21]。双侧睾丸固定术也是标准化的。

3. Proteus 综合征　Proteus 综合征是一种组织过度生长性疾病，是由于 *AKT1* 基因突变导致 PI3K-AKT 信号通路激活[22]和多种组织类型过度生长。特征性病变包括脑型结缔组织痣、血管畸形、局部手指或足趾或四肢的局部肥大、面部畸形、不

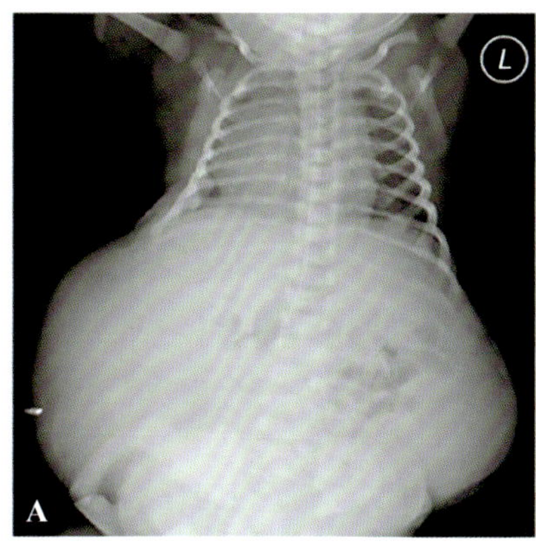
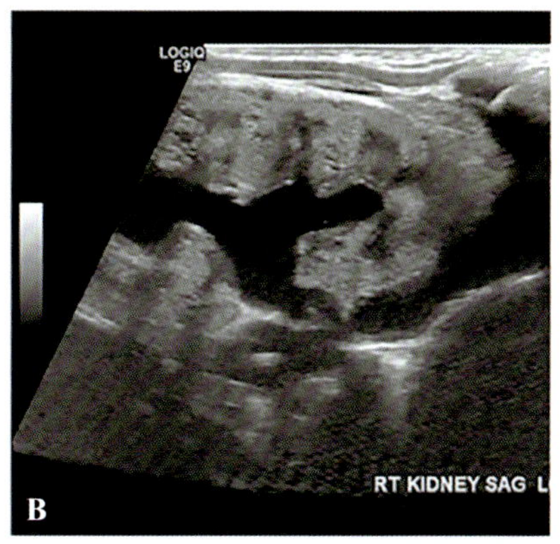

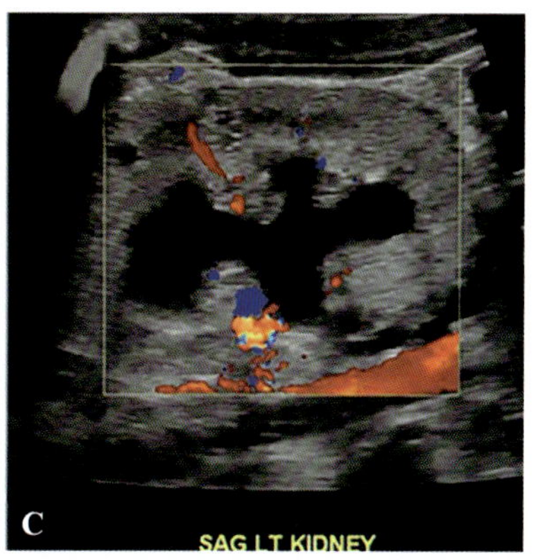

▲ 图 20-9　男，新生儿，梨状腹综合征

A. X 线片显示明显的腹壁松弛；B 和 C. 肾脏超声图像显示双侧肾积水；双肾回声含有多个小囊，提示肾发育不良

规则脂肪组织（脂肪瘤或脂肪发育不全）、肺大疱及肾静脉血栓[23]。它是一种散发性综合征，以病变呈马赛克分布和组织不成比例的进行性过度生长为特征，四肢和手指或足趾骨骼明显过度生长，而皮质变薄且表面覆盖的软组织相对缺乏[24]。

Proteus 综合征是一种罕见的疾病，在美国和西欧仅累及几百名患者，好发于男性，临床表现可生后出现或儿童期出现[23, 25]。因为外周血中很少能检测出基因突变，因此诊断主要依靠疾病导致的多重病变的存在。

影像学在疑似 Proteus 综合征的患者中对于明确诊断起到重要作用，包括骨骼 X 线片，以及临床受累部位的靶向 MRI 和（或）CT，或无症状患者的胸部、腹部、盆腔的横断面成像[23, 24]。常见的腹壁异常包括血管畸形和脂肪病变（图 20-10）。

儿童 Proteus 综合征患者在其一生中会经历许多疾病并发症，包括大关节病和脊柱侧弯、内脏器官过度生长及卵巢囊腺瘤和甲状腺瘤等肿瘤的发生[25]。深静脉血栓和肺栓塞是其他常见并发症[23]。影像学有助于发现并对多种疾病进行定性。Proteus 综合征的鉴别诊断包括 PTEN 错构瘤肿瘤综合征，CLOVE 综合征和 Klippel-Trenaunay 综合征。

（二）感染性和炎性疾病

腹壁蜂窝织炎和脓肿　蜂窝织炎为皮肤或皮下组织的急性细菌性感染。它与急性炎症的特征有关，包括红斑、肿胀、皮温增高及触诊柔软[26]。通常受累的区域随着时间开始蔓延，并可能伴有发热或不适。最常见的是蜂窝织炎，为皮肤表面疾病的

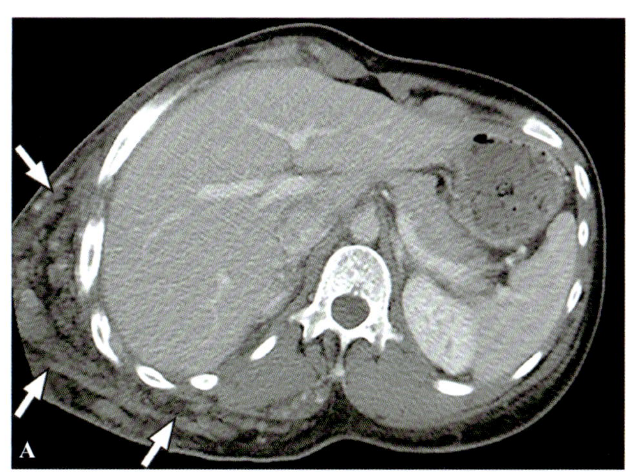
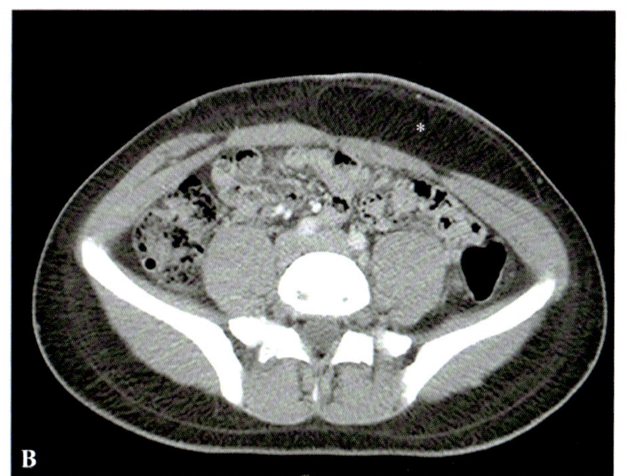

▲ 图 20-10　男，15 岁，Proteus 综合征

轴位增强 CT 显示右侧侧腹壁血管畸形（A 图箭）及较大的腹壁脂肪瘤（B 图星号）

并发症，如贯通伤（包括穿刺、磨损或咬伤）、溃疡（如水痘病变或新生儿脐炎）或皮肤病[27, 28]。儿童的腹壁蜂窝织炎也可能为腹部手术的后遗症，如阑尾切除术。大多数蜂窝织炎是由于感染链球菌和葡萄球菌属皮肤菌群。较不常见的病原生物为口腔菌属，继发于咬伤或在免疫缺陷患者中革兰阴性杆菌、厌氧菌群和真菌感染引起的蜂窝织炎[28]。

蜂窝织炎的诊断通常是基于皮肤检查和临床病史，不需要进行影像学检查或皮肤病原学培养[28]。影像学检查可以在两种特定的临床情况下进行，即超声排除需要引流的脓肿和 MRI 排除坏死性筋膜炎，这种情况需要外科清创术。CT 也可以用来评估软组织内气体的存在，可以提示坏死性筋膜炎的诊断。蜂窝织炎的超声特征包括皮肤和皮下组织的水肿和增厚，伴随的脓肿表现为低回声的局灶性液体积聚，伴有后方回声增强，通常有强回声晕（图 20–11）。脓肿的存在通常提示需要外科手术或图像引导下引流，因为抗生素治疗不足以根除腹壁脓肿。

有时对进展迅速的皮肤感染行 MRI 检查以评估坏死性筋膜炎，坏死性筋膜炎为一种外科急症。坏死性筋膜炎的 MRI 特征包括深筋膜的异常增厚、积液和强化[29]。MRI 对于坏死性筋膜炎敏感，但不特异，一般来说，如果临床强烈怀疑坏死性筋膜炎不推荐使用[28, 29]。对于无并发症的腹壁蜂窝织炎的常规治疗为抗生素治疗。

（三）肿瘤性疾病

1. 良性肿瘤

硬纤维瘤：又称深部或侵袭性纤维瘤病，是局部侵袭性的纤维间质瘤但无远处转移[30]。这一罕见的肿瘤（年发病率＜ 5/1 000 000）主要发生于年轻成人中，儿童中较少见，稍好发于女性，发病高峰年龄为 20—40 岁[31]。传统上，硬纤维瘤的位置分为腹腔内（肠系膜或盆腔）、腹壁或腹腔外（最常见于四肢近端、头部和颈部）。Gardner 型家族性腺瘤性息肉病（FAP）患者的硬纤维瘤发病率增加 800 倍以上，通常位于腹腔内或肠系膜[32, 33]。腹壁硬纤维瘤发生于腹直肌或腹内斜肌与妊娠期有关[34]。硬纤维瘤通常以单一肿瘤的形式出现，但约 15% 是多发的[34]。

硬纤维瘤，尤其是年轻患者中发生于腹壁或腹腔外时，常表现为缓慢生长的可扪及的肿块，常通过超声来评估。硬纤维瘤的声像图表现为边界清楚的低回声肿块，内部多普勒血流信号多变[35]。MRI 通常作为年轻患者的下一个影像学检查方法用以确定病灶范围和邻近结构的关系（图 20–12）。硬纤维瘤表现为 T_2 信号多样，主要取决于胶质和黏液基质的程度；富含胶原的肿瘤信号减低，而富含黏液基质的肿瘤信号增高[30, 36]。同样的原因，静脉注射造影剂后病变表现为多种强化形式。

大体上，硬纤维瘤坚硬，通常边界很清楚。往往切面呈灰白色（图 20–13）。显微镜下，在不定的胶原基质中可见成束的成纤维细胞。遗传学上，肿瘤常显示 8 号染色体的三体性；也可以见到 β 联蛋白或 APC 基因突变[37]。

腹壁硬纤维瘤通常由于位置表浅更适合穿刺活检。诊断为硬纤维瘤的患者应筛查 FAP，因为在所

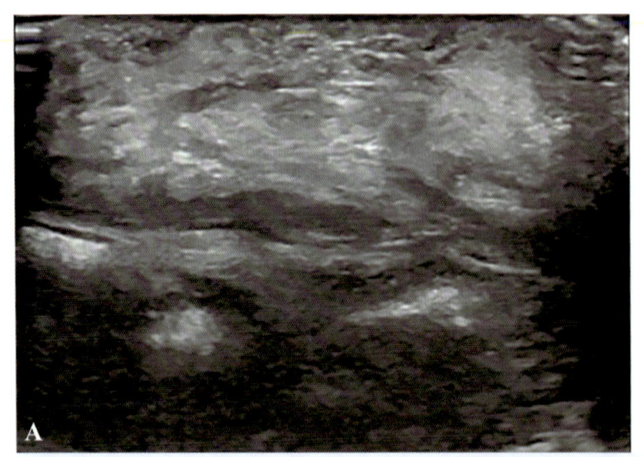

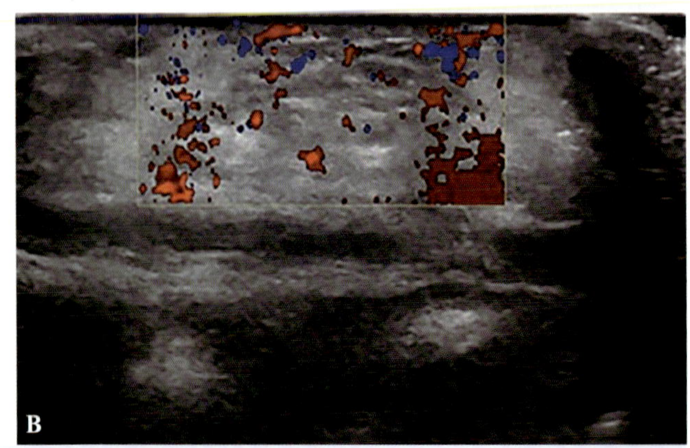

▲ 图 20–11 男，新生儿，腹壁蜂窝织炎

A. 脐旁区域的灰阶超声显示脐旁腹壁软组织不均匀增厚，符合蜂窝织炎；B. 彩色多普勒超声显示轻度充血

有的硬纤维瘤中有 2% 与 FAP 有关[32]。无症状性硬纤维瘤随时间延长呈稳定状态可观察，尽管对于腹壁硬纤维瘤，宽缘手术切除伴或不伴腹壁重建是首选方法，局部复发率非常低[31, 32, 38, 39]。对于不可切除患者，也可考虑全身治疗或放射治疗[31, 32]。

2. 恶性肿瘤

(1) 软组织肉瘤：起源于腹壁内的软组织肉瘤罕见，占所有软组织肉瘤的 1%～5%[39]。软组织肉瘤整体在儿科人群不常见，在美国每年不到 1000 例[40]。肉瘤是所有年龄段患者中最常见的原发性腹壁恶性肿瘤[41]。在儿童中，发生于腹壁的软组织肉瘤主要为非横纹肌肉瘤软组织肉瘤（NRSTS）。这种 NRSTS 是一种是由间充质细胞衍生的组织学亚型的异质组，通常具有特征性基因易位，有助于诊断[40]。包括婴儿纤维肉瘤，是一种罕见的 NRSTS，仅发生在 2 岁以下的婴儿中（中位年龄为 3 月龄），通常表现为大的浸润性软组织肿块并伴有皮肤变色，与血管畸形相似[42]。滑膜肉瘤（图 20–14）是

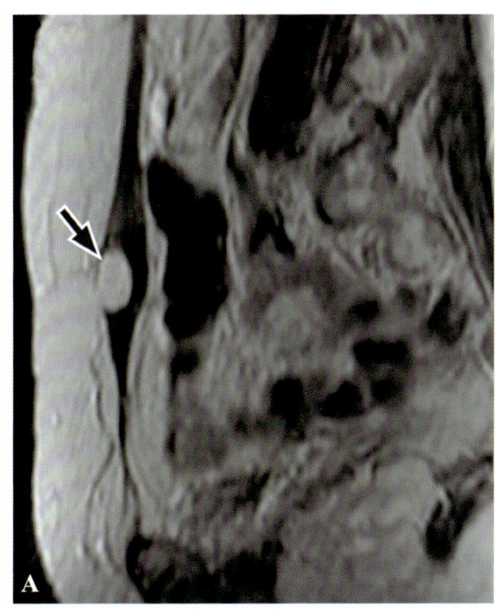

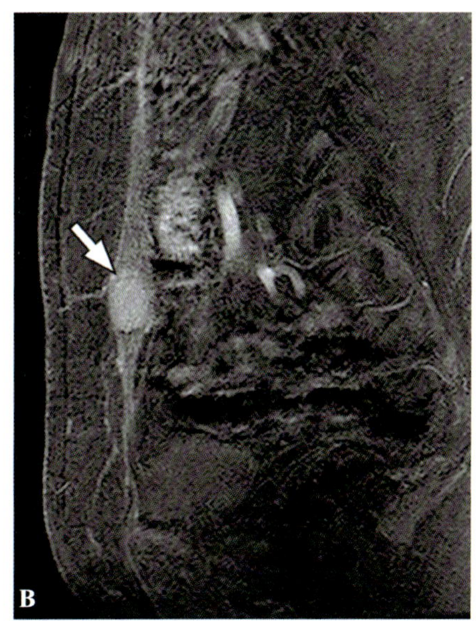

▲ 图 20–12 男，17 岁，腹壁硬纤维瘤伴有 Gardner 综合征

矢状位 T_2WI（A）和增强 T_1WI 脂肪抑制（B）图像显示高信号的强化肿块（箭）位于腹直肌中心，符合硬纤维瘤表现

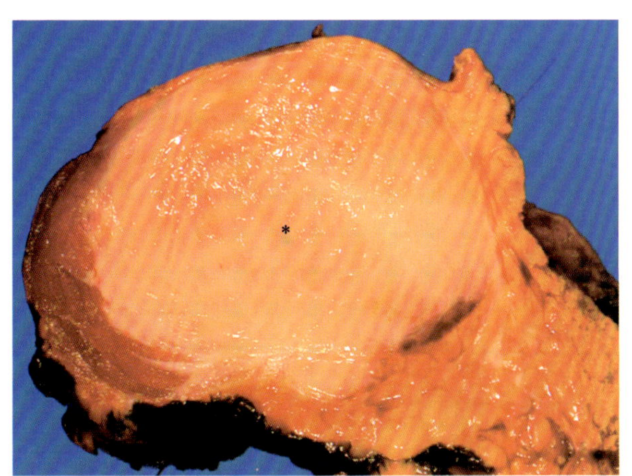

▲ 图 20–13 男，18 岁，硬纤维瘤病大体观，由家族性腺瘤性息肉病患者行回肠造口术关闭后形成

肿块 5cm（星号）质硬，浅棕色，区别于红褐色的腹部肌肉组织

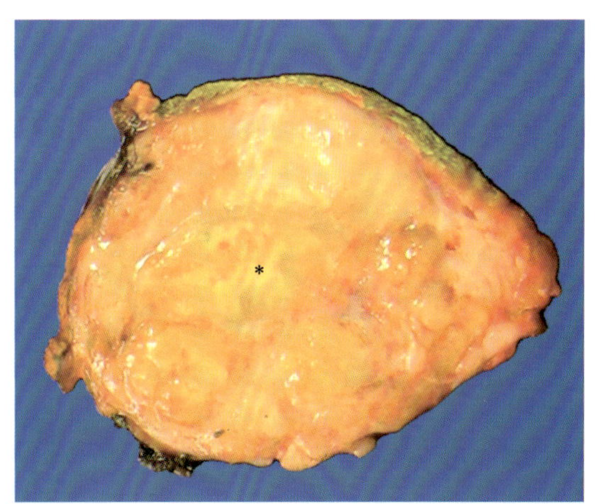

▲ 图 20–14 男，13 岁，腹壁滑膜肉瘤的大体表现

这是化学治疗后切除的 6.5cm 的肿瘤；肿瘤（星号）分叶状，浅棕色，伴软而苍白的坏死区

发生在年长儿中的常见肉瘤之一。所有 NRSTS 通常表现为缓慢增长的无痛性肿块。

腹壁软组织肉瘤的初步评估类似于腹壁硬纤维瘤的处理方式，包括超声[43]明确实性软组织肿瘤的存在并确定其位置，然后通过 CT 或 MRI 评估其侵犯程度，以及与邻近神经血管结构的关系，有助于制订手术切除计划（图 20-15）[44]。经皮穿刺或手术切口活检是软组织肉瘤组织学诊断的主要依据。一旦做出诊断，常规进行胸部、腹部和盆腔 CT（进行或不进行 ^{18}F-FDG-PET）进行分期以评估转移性疾病[45]。手术切除是腹壁肉瘤的主要治疗方式，但是常联合放射治疗和（或）化学治疗[44]，同时使对腹部器官的潜在毒性与局部复发的可能性低，两者达到平衡。

(2) 转移瘤：在儿科人群中，腹壁转移非常罕见。可转移至皮肤或皮下软组织的儿童恶性肿瘤包括神经母细胞瘤、肾母细胞瘤、横纹肌肉瘤、滑膜肉瘤和血管肉瘤[46, 47]（图 20-16）。神经母细胞瘤弥漫性皮下转移被称为蓝莓松饼样外观。尽管绝大多数的腹壁转移可归因于血源性肿瘤扩散（图 20-16 和图 20-17），但成人中少数腹壁“转移”是由于手术切除腹腔内恶性肿瘤后的种植[41]。腹壁新出现肿块和既往有恶性肿瘤病史的任何患儿应考虑转移。

（四）创伤性疾病

创伤性腹壁损伤和疝、创伤性腹壁疝（TAWH）是在没有皮肤穿透的情况下，腹壁肌肉和筋膜的破

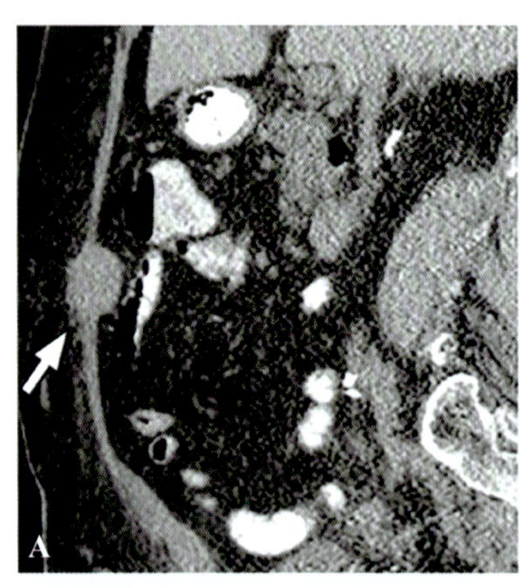

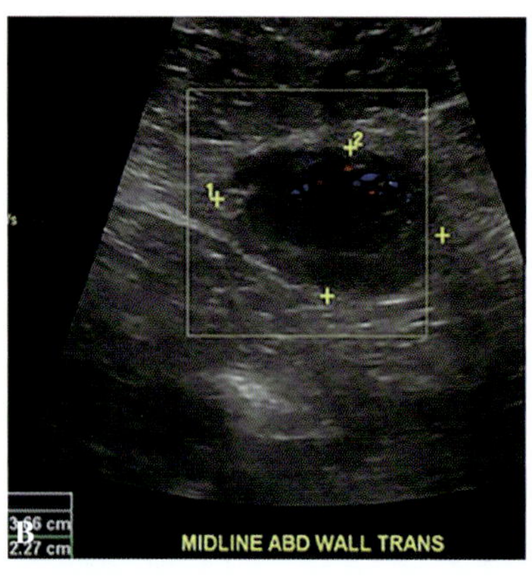

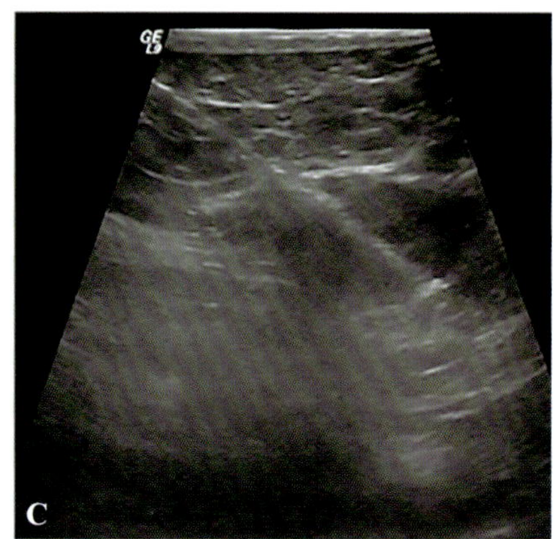

▲ 图 20-15　男，17 岁，腹部软组织肉瘤

A. 矢状位增强 CT 显示腹壁软组织肿块（箭）；B. 超声上病变为具有内部多普勒血管的低回声肿块（+）；C. 病变的超声引导下经皮穿刺活检明确为滑膜肉瘤的诊断

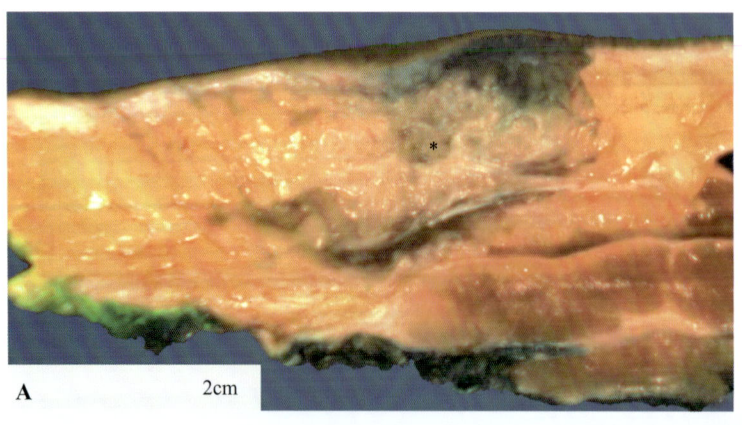

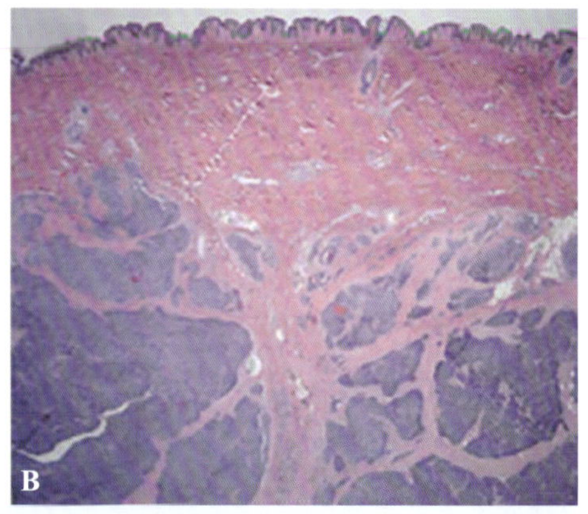

▲ 图 20-16　女，14 岁，反复肾母细胞瘤腹壁转移的病理表现

A. 大体肿瘤（星号）为灰褐色肿块，区别于周围黄色的皮下脂肪组织；B. 显微镜下，皮下组织可见原始嗜碱性（蓝色）细胞巢（HE，×20）

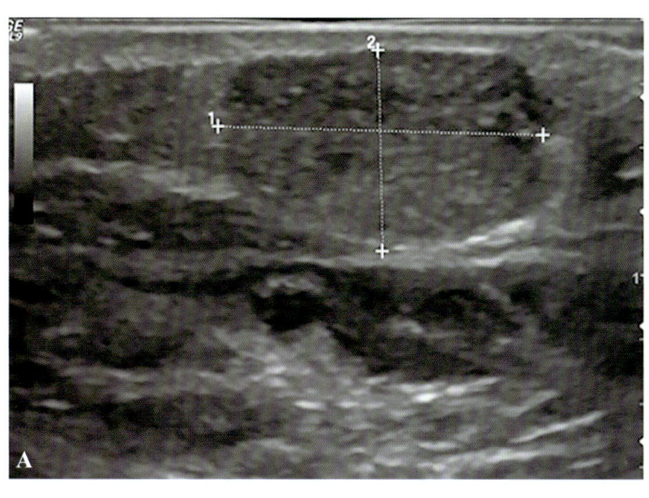
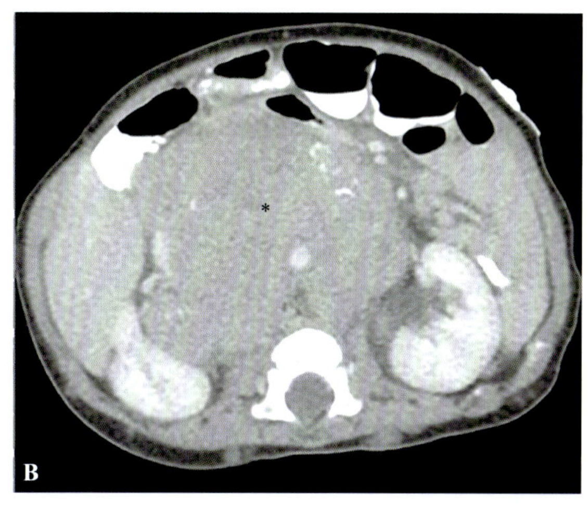

▲ 图 20-17 男，1 岁，神经母细胞瘤腹壁转移

A. 超声图像显示腹壁内低回声肿块（卡尺），刚好在肌肉表面；B. 同一患者的轴位增强 CT 显示巨大的融合性腹膜后肿块（星号），证实为神经母细胞瘤

坏，继发于钝性创伤。在所有钝性创伤中约占 1%，高达 9% 的钝性创伤患者行腹部 CT 检查[48]。在儿童中，这种损伤主要为机动车碰撞时的高能安全带损伤或低能跌到自行车车把上（称为车把疝）[49–51]。绝大多数与自行车有关的损伤发生在男孩，平均年龄约 10 岁[51]。

低能量创伤性腹壁疝可能的机制是对腹壁局部区域施加较大压力，导致腹壁下的肌肉和筋膜损害，覆盖其上的皮肤具有弹性，能够吸收外力而无损害[52]。儿童的腹壁较成人更薄，发育不完善，对这种损伤更敏感[50]。在高能量腹壁疝的患者中，安全带的压力可引起直接或间接的压力性腹壁破裂和缺损处的内脏疝出[53]。常见的部位包括腰部和前外侧疝[50, 54]。儿童中髂前上棘上方高位安全带造成这种类型的损伤[50]。伴发的腹内损伤常见于既是高能量又是低能量创伤性腹壁疝[51]。

CT 是评价创伤性腹壁损伤的主要影像学检查方法，不仅可评价腹壁损伤的存在和严重程度，还可用于评价伴随的腹内损伤[51, 55]。CT 评价 TAWH 的分级系统主要包括累及的深度、肌肉损伤的程度，以及是否存在腹部内容物疝（图 20-18）[48]。腹壁损伤包括皮下挫伤、肌肉内血肿，不伴有完全性肌肉断裂或疝，通常可以保守治疗。伴有疝的病例可以保守治疗或手术治疗，一些报道描述了自发性疝的处理方法，在没有内部损伤证据的情况下不进行干预，有的则主张立即行疝修补术来避免嵌

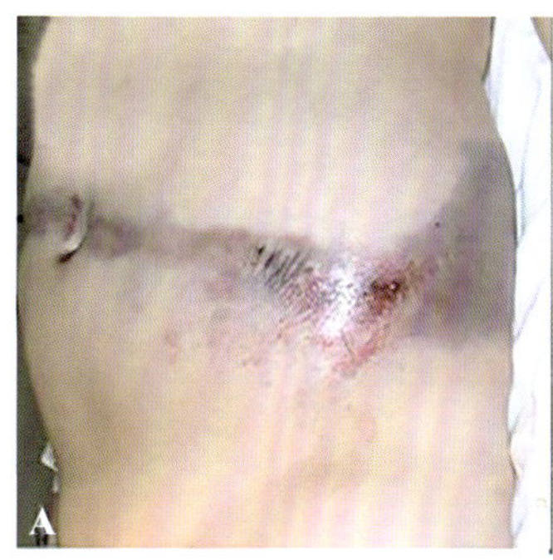
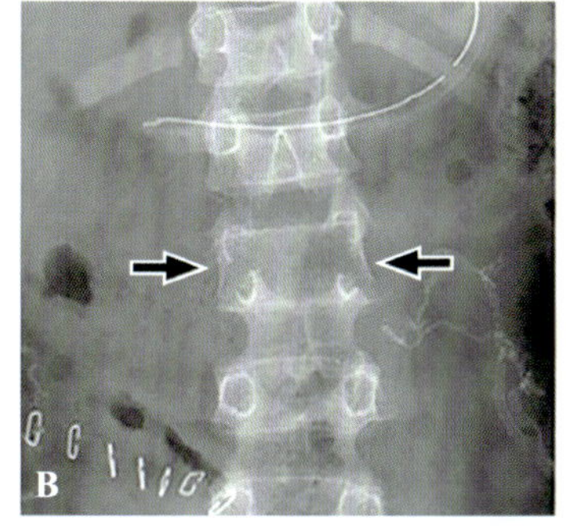
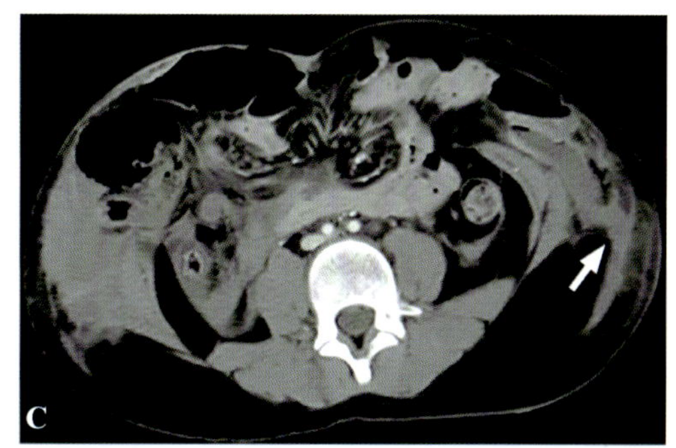

▲ 图 20-18 男，8 岁，安全带所致外伤性腹壁疝

A. 体格检查显示安全带钝性损伤造成广泛的腹壁瘀斑；B. 腹部 X 线片显示 L_2 椎体骨折（箭），骨折线水平穿过两侧椎弓根；C. 轴位 CT 显示外伤性腹直肌断裂，肠管和肠系膜疝；腹壁也有广泛性出血（箭）（由 Jonathan R. Dillman, MD, MSc, Cincinnati Children's Hospital Medical Center, Cincinnati, OH 提供）

顿，并探查内部损伤[56, 57]。

五、肠系膜和腹膜后疾病

（一）先天性和发育性异常

1. 肠系膜和网膜囊肿、淋巴管畸形　肠系膜和网膜囊肿在儿科人群中极罕见，发病率为1/20 000[58]。最常见的是位于小肠系膜，也可沿着胃肠道被发现。它们被认为是先天性起源，这些囊肿大多数在5岁以下儿童诊断[59, 60]。过去，肠系膜或网膜囊肿一词是描述在这些位置发生的所有囊性病变的术语；然而，真正上皮性肠囊肿（如肠重复囊肿）内层为立方或柱状上皮细胞（图20-19），与囊性淋巴管畸形（图20-20）之间存在组织学差异，后者包含淋巴管内皮细胞和平滑肌但不与淋巴系统相通[59, 61, 62]。一些研究根据肠系膜囊肿内的液体进行归类（如乳糜液与浆液），与组织学类型无关。文献总体来讲，一些肠系膜和网膜囊肿组织学上与淋巴管畸形不同（如间皮起源），它们通过影像学不易区分[63]。

肠系膜和网膜囊肿最常见的临床表现是腹痛、胀气和（或）可扪及的肿块[64]。也可能有与囊肿占

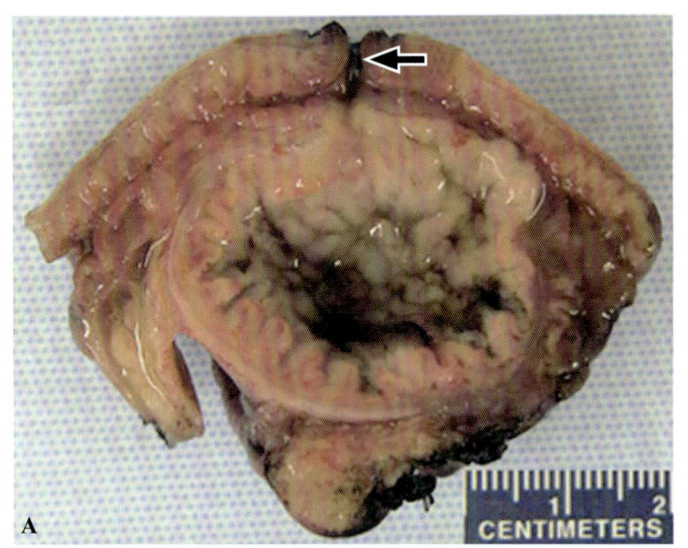

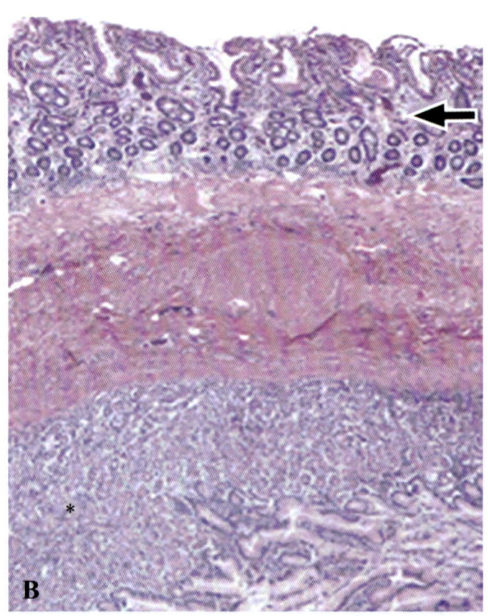

▲ 图 20-19　男，4岁，肠重复囊肿病理特点，伴有腹痛和腹膜炎

A. 大体图片显示纵向切面受压的回肠（顶部），沿着肠系膜表面与球形结构沟通（底部）；回肠的游离系膜缘显示穿孔（箭）；B. 显微镜下，常见的平滑肌壁将重复囊肿（星号）的胃底型黏膜与小肠型黏膜（箭）（HE，×400）分开

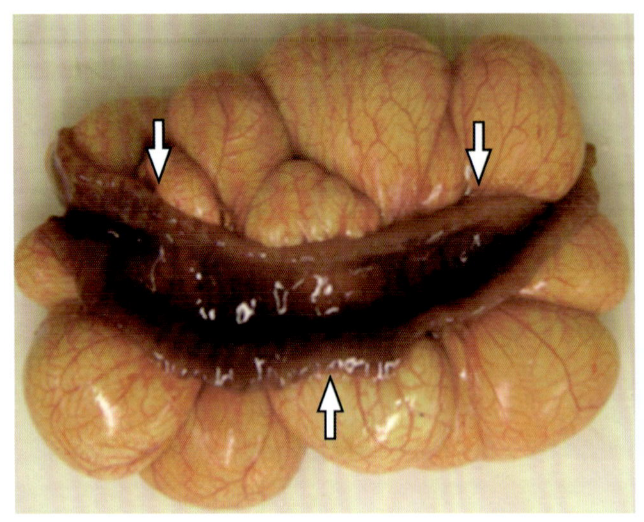

◀ 图 20-20　女，新生儿，肠系膜淋巴管畸形的大体表现

这名新生儿纵向切开的小肠（箭）被多发黄色充满乳糜状物囊性占位包绕，伴有腹胀和血便

位效应有关的症状，如肠梗阻和呕吐。大的囊肿并发出血、破裂和扭曲 / 肠扭转[64]。一些文献表明，囊性淋巴管畸形更容易在年龄较小时出现，好发于男性，体积较大，与真性间皮性肠系膜和网膜囊肿相比可产生症状[59, 62]。

在包括超声、CT 和 MRI 在内的所有影像学研究中，肠系膜和网膜囊肿表现为边界清楚的薄壁囊肿，在小肠系膜或网膜中伴有或不伴有薄的内部分隔[65]。影像学可提供囊肿的位置、大小和累及的腹部结构及与肠系膜血管的关系（图 20–21）等信息[60, 63]。在所有病例中，标准的治疗方法是手术切除，通常以微创的方式，既能缓解症状，又能防止罕见的恶变病例[64]。

2. 间皮囊肿和良性囊性间皮瘤　间皮是指衬覆在胸膜、心包或腹膜的鳞状上皮及男性和女性生殖器官表面的浆膜层[66]。间皮囊性病变可发生在任何部位。最常见的良性内衬间皮囊性病变为间皮囊肿和良性多囊性间皮瘤（BCM）。发生于儿童的先天性膈肌间皮囊肿已见系列报道[67]。

良性囊性间皮瘤最常发生于年轻成年女性，中位年龄 36 岁[66, 68]。这种疾病也被报道发生于年轻男性的阴囊内[69]。由于这类病变与石棉暴露无关，因此可与恶性间皮瘤区别[70]。间皮囊肿被认为是先天性的，而 BCM 推测本质上与炎症有关[68]。建议将间皮囊肿和多囊性间皮瘤归为肠系膜囊肿的一个亚型，与肠系膜囊肿和淋巴管畸形不同[71]。

虽然 BCM 可能出现疼痛或者表现为可触及的肿块，但是大多数间皮囊肿和 BCM 是偶然发现的[67, 68]。膈肌间皮囊肿表现为右侧肋膈沟后外侧薄壁的无回声囊肿，位于肝和胸壁之间[67]，间皮囊肿可发生在任何有间皮组织衬覆的部位（图 20–22）。BCM 典型表现为巨大的多房囊性肿块，沿着间皮衬覆的表

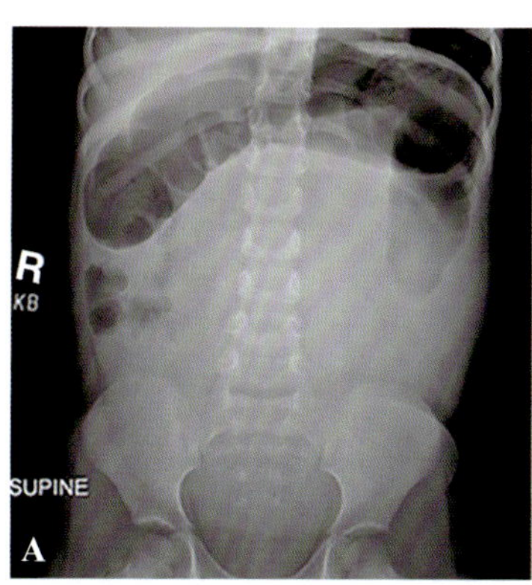

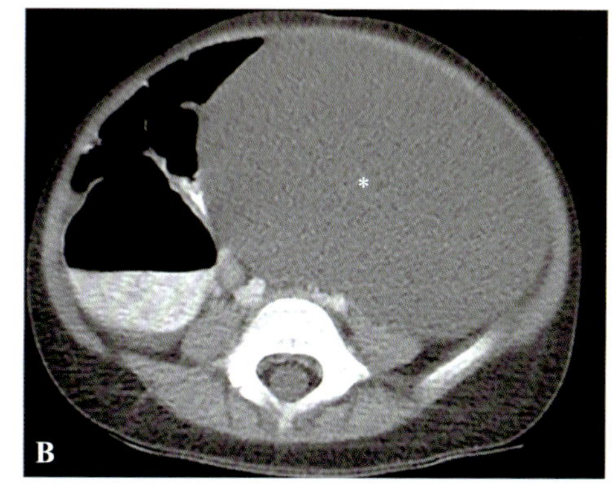

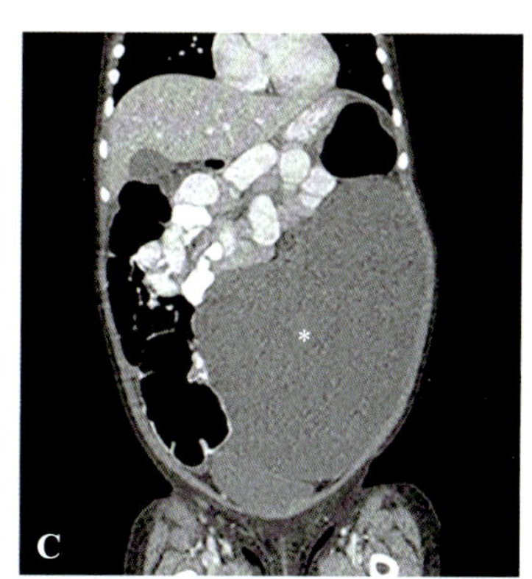

▲ 图 20–21　女，4 岁，肠系膜囊肿，伴有腹痛

A. 腹部 X 线片显示腹腔内肠气减少并伴有结肠肠襻移位；轴位（B）和冠状位（C）增强 CT 显示腹腔内巨大囊肿（星号），手术中显示其为淋巴起源的肠系膜囊肿

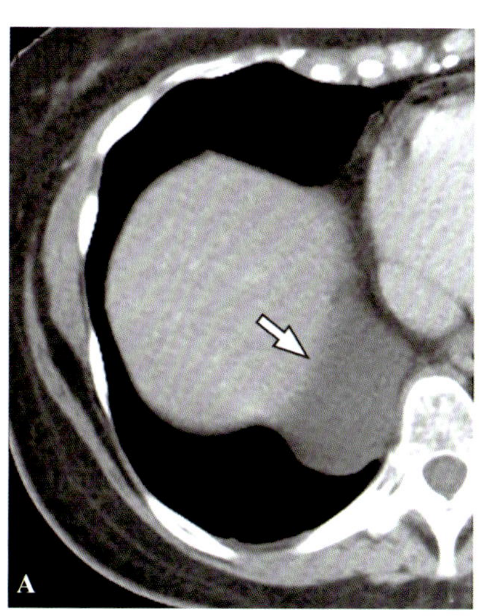

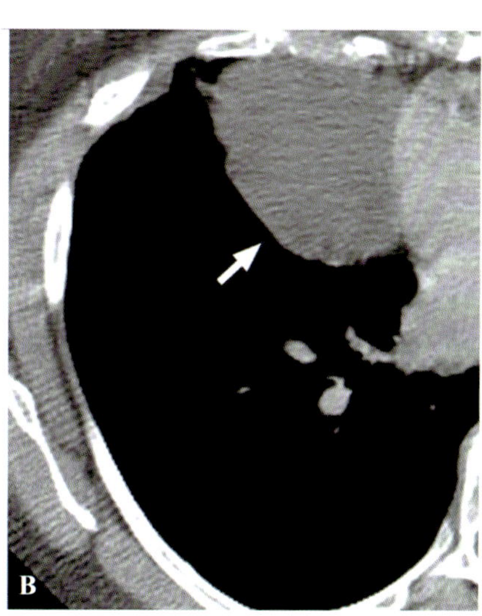

◀ 图 20–22　女，17 岁，间皮囊肿

A. 轴位增强 CT 显示右侧肋膈沟后外侧囊肿，为间皮囊肿的典型部位（箭）；B. 患者俯卧位时病变位置变化

面生长，包括腹膜、网膜和腹腔内脏表面[66]。

无症状性间皮囊肿可通过影像学复查证实稳定生长或自行消退[67]。BCM 通常通过外科切除，并可能出现局部复发[68]。

（二）感染和炎性疾病

1. 腹膜包涵囊肿　腹膜包涵囊肿是发生于育龄女性的罕见盆腔囊性病变，在女性青少年中已见报道[72]。囊肿内积液与卵巢活动有关，并伴有腹膜粘连[73, 74]。腹膜包涵囊肿形成的危险因素包括以前腹部手术史、盆腔炎性疾病、炎性肠病和子宫内膜异位症。有证据表明，在腹膜炎或损伤的情况下，卵巢液清除率降低导致囊肿积聚[75]。尚不清楚这些囊肿是作为对腹膜损伤 / 炎症的反应形成的，还是代表了原发性增殖过程[72]。组织学上，这些囊肿内的间皮，与良性囊性间皮瘤难以区分[72, 76]。

腹膜包涵囊肿通常表现为下腹部或盆腔疼痛或盆腔肿块[77]。腹膜包涵囊肿通常由超声或 MRI 评估，常表现为卵巢周围多房液体聚积，与腹膜的轮廓一致（图 20–23）[78]，被称为蜘蛛网样外观[79]。囊肿伴发的腹膜粘连通常表现为细的曲线间隔，但可以融合，类似于输卵管积水或卵巢实性肿块。具有典型影像学特征的腹膜包涵囊肿通过系列的超声或 MRI 随访 6～12 个月，以证实其稳定性[78]。病变有症状、增大或有可疑的影像特征常行手术切除[72]。术后复发率总体为 30%～50%，有证据表明小儿腹膜包涵囊肿较成人预后好，复发率低[72, 76]。腹膜包涵囊肿可发生化生，但无恶变潜能[78]。

2. 胎粪性腹膜炎　胎粪性腹膜炎是一种腹膜的化学刺激，继发于宫内肠穿孔的导致腹腔内胎粪溢出。穿孔发生在妊娠 16 周后，即胎粪到达回肠时。诱发因素包括肠闭锁、胎粪性肠梗阻、肠扭转、腹膜带和内疝[80]。据估计，每 30 000 例活产中有 1 例发生胎粪性腹膜炎，死亡率为 10%～50%。胎粪引起的化学性腹膜炎主要是由于对胎粪中的消化酶发生成纤维细胞反应所致[80]。胎粪性腹膜炎有三种主要亚型：①纤维性粘连，穿孔部位局限；②囊性，胎粪溢出肠壁，伴有局部囊腔（胎粪假性囊肿）；③广泛性，即围生期晚期事件，胎粪溢满腹腔[80, 81]。

胎粪性腹膜炎通常可通过产前超声诊断，强回声腹水伴有肠梗阻表现，包括肠腔扩张和羊水过多[82]。出生后，患儿常表现为腹胀、胆汁性呕吐和胎粪延迟排出[82]。X 线片和超声可显示沿腹膜分布的局灶性钙化（图 20–24），包括男性的阴囊，如果存在持续性穿孔，则可伴有肠腔扩张和腹腔内游离气体[83]。胎粪性假囊肿通常表现为腹部囊肿伴积液和积气及囊壁钙化[80]。大多数宫内诊断的胎粪性腹膜炎患者，需要在生后进行手术治疗[83]。

3. 肠系膜淋巴结炎　肠系膜淋巴结炎是一种累及右下腹的淋巴结自限性的良性炎症过程。它是末

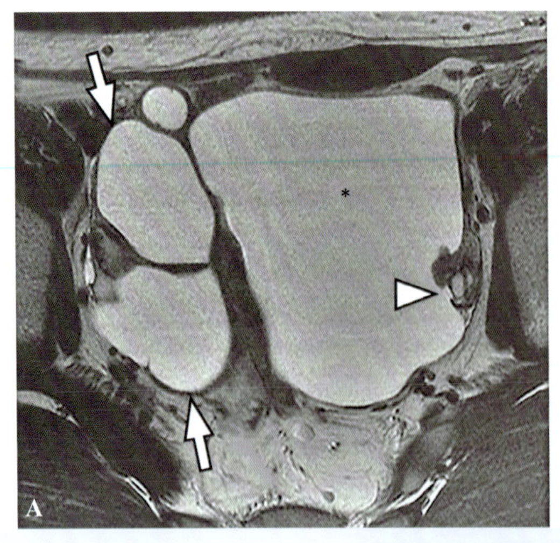

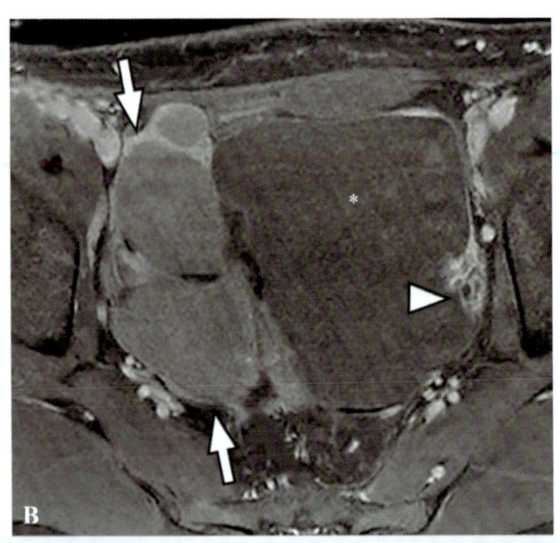

▲ 图 20–23　女，14 岁，腹膜包涵囊肿

轴位 T_2WI（A）和增强 T_1WI 脂肪抑制（B）MR 图像显示左侧卵巢（箭头）周围一巨大囊肿（星号），其边界与腹膜一致，手术证实为腹膜包涵囊肿；同一患者右侧附件也有一管状结构（箭）伴有 T_1WI 信号轻度增高，为输卵管积液

段回肠对病毒或细菌感染过程的一种反应，被定义为在缺少可识别的潜在急性炎症的情况下，至少存在 3 个淋巴结的短径不小于 5mm[84-86]。

儿童肠系膜淋巴结炎的临床表现不典型，通常包括发热、右下腹痛和白细胞增多[85]。肠系膜淋巴结炎通常为排除性诊断，超声和 CT 上可见右下腹多发增大的淋巴结，而没有阑尾炎。超声可以很好地显示增大的淋巴结[86]；然而，常用 CT 来明确淋巴结病变并非继发于其他感染、炎症或恶性疾病进展（图 20-25）[85]。在 CT 上，可以看到回肠末端肠壁轻度增厚，提示肠系膜淋巴结炎与末端回肠炎相关[85]。肠系膜淋巴结炎被认为是一种自限性疾病，可以观察或抗感染治疗。

4. 网膜梗死　网膜梗死在儿童急腹症中少见，大多数发生在成人[87]。大网膜是四层腹膜反折，覆盖在腹腔内小肠前方。它的血液供应来自许多网膜

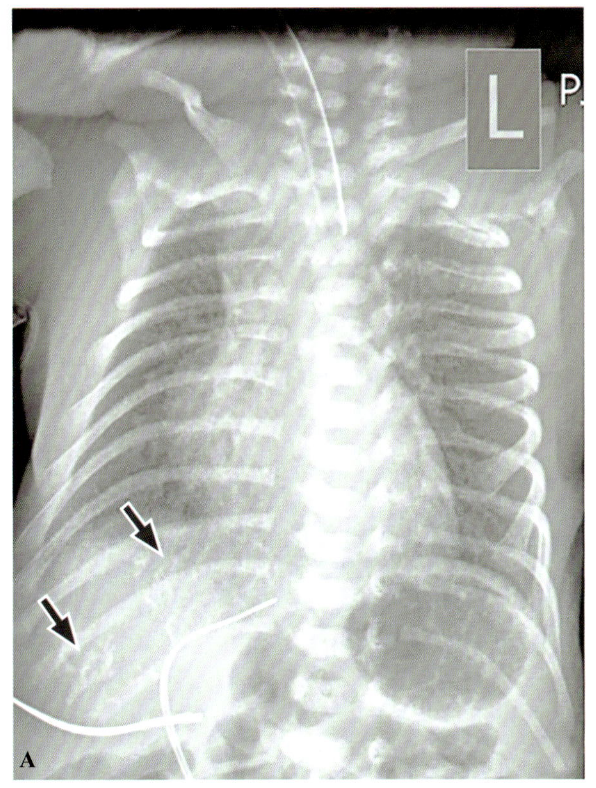

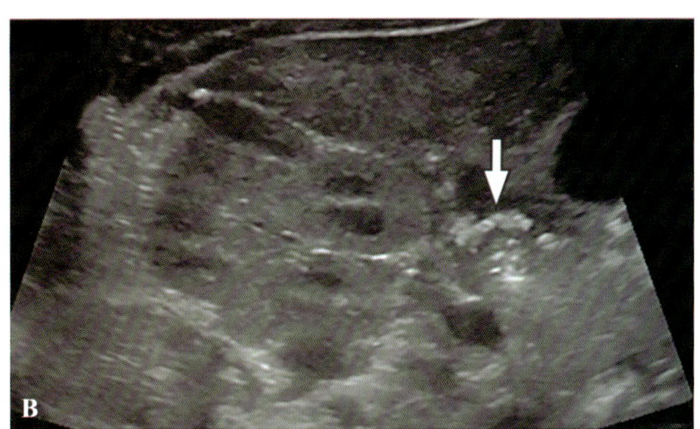

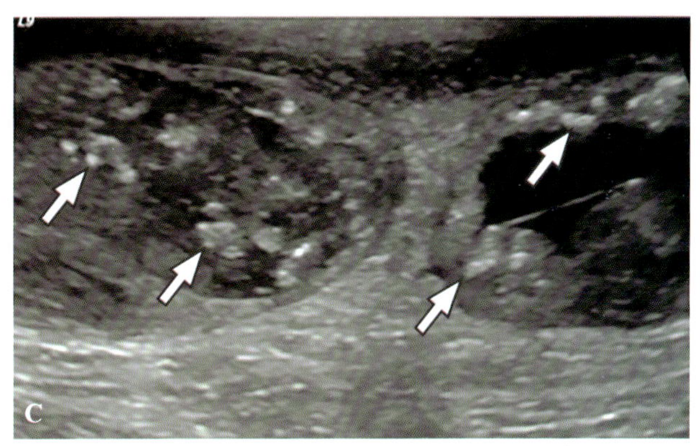

▲ 图 20-24　男，新生儿，胎粪性腹膜炎

A. 胸部前位 X 线片显示上腹部腹膜分布的多发钙化（黑箭）；灰阶超声成像显示（B）肝下间隙和（C）阴囊内强回声钙化（箭）符合胎粪性腹膜炎

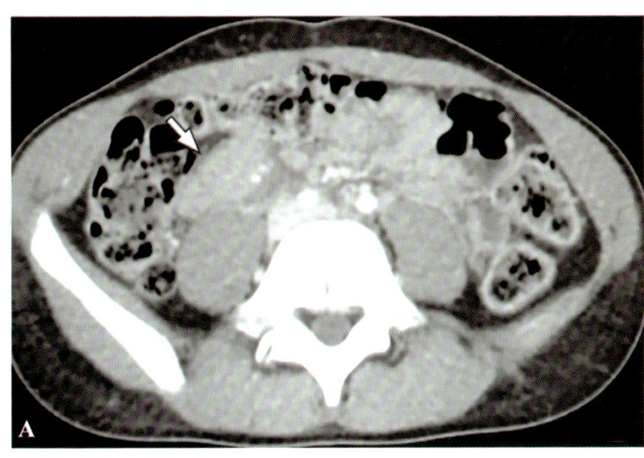

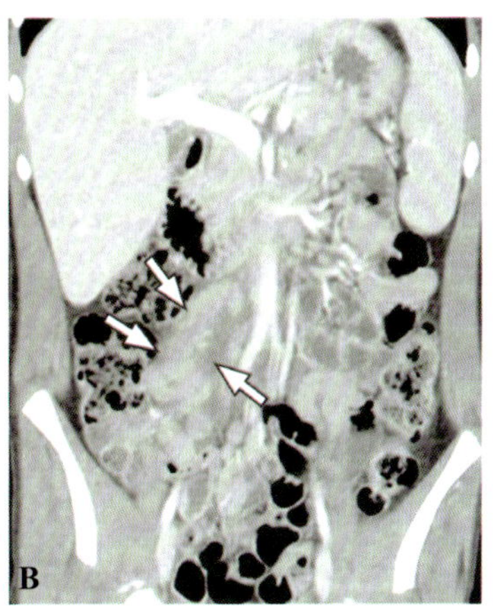

◀ 图 20-25　女，10 岁，肠系膜淋巴结炎伴有右下腹痛

轴位（A）和冠状位（B）增强 CT 显示右下腹肠系膜淋巴结肿大（箭），周围炎性改变，为肠系膜淋巴结炎的典型表现；阑尾和邻近肠管正常

侧支血管，相对耐受缺血[88]。90%的网膜梗死累及右侧大网膜血管，这也是右侧腹痛常见的原因[87]。目前认为，大网膜冗余部分的移动可能易导致网膜小动脉的扭转和缺血，导致节段性网膜梗死[89]。儿童中导致网膜梗死的危险因素包括肥胖和男性，这两个因素可能都与大网膜脂肪堆积有关[90, 91]。一个独立的但又类似的疾病为肠脂垂炎，它是一种起自结肠浆膜表面的网膜附件的急性炎症[92]。这些附件的扭转引起梗死，与网膜梗死相似；然而，它更常见于乙状结肠附件炎引起的左下腹痛。在儿童中，网膜梗死比肠脂垂炎更常见[92]。

大多数儿童患者表现为急性腹痛，尤其局限在右下腹部，类似于急性阑尾炎。值得注意的是，网膜梗死患者通常之前无脐周疼痛、发热或胃肠道症状[87]。超声通常为首选影像学检查方法。在超声上，网膜梗死常表现为局限于网膜的低回声或高回声肿块，固定于肠管，与患者不适的区域相符合。如果梗死面积较小或邻近肠管塌陷或充满气体，则超声可能漏诊[90]。CT目前被认为是诊断网膜梗死的最佳影像学检查方法，因为比超声敏感性更高。在CT上，网膜梗死常表现为邻近盲肠或升结肠的网膜脂肪内局部的软组织炎症/脂肪绞合（图20-26）[90, 92]。在超声上既没有发现网膜梗死，也没有发现阑尾炎的情况下，CT的优点在于可以排除急性阑尾炎。网膜梗死通常是一种良性、自限性疾病，仅需要止痛药治疗，常在2周内自行缓解[87, 90]。

肠脂垂炎也是一种自限性疾病。这些指状的脂肪囊自结肠和直肠表面延伸，当它们围绕蒂扭转或引流静脉存在血栓时，则会发炎。肠脂垂炎在CT上通常表现为脂肪密度的软组织肿块，毗邻结肠前缘，周围伴有炎性改变，可能与网膜梗死相混淆。这种情况选择保守治疗，止痛和抗感染为一线治疗。症状通常在5～7d内缓解[88]。

（三）肿瘤性疾病

1. 良性肿瘤

韧带样型纤维瘤病：硬纤维瘤是非恶性间叶性肿瘤，在影像学上常表现为局部侵袭性（图20-27）。边缘通常呈分叶状，可以侵犯或包围相邻结构。硬纤维瘤通常位于肠系膜，但也可以见于腹壁以及腹膜外间隙和非腹部位置。肠系膜硬纤维瘤的影像学表现与本章前面描述的腹壁硬纤维瘤相似。切除后，硬纤维瘤可局部复发[30, 93]。如果可能的话，完整的手术切除是硬纤维瘤治疗的基础，而不能切除的或残留的肿瘤可以通过化疗或放疗来治疗[94]。

2. 恶性肿瘤

(1) 横纹肌肉瘤：约占儿童全部恶性肿瘤的5%[95]，绝大多数在10岁以前诊断。它是起源于原始间充质细胞的恶性软组织肿瘤；由于间充质组织广泛存在，原发性横纹肌肉瘤几乎可发生于身体的每一个器官。然而，最常见的部位是头颈部和泌尿生殖系。少见情况下，横纹肌肉瘤可累及腹膜腔（图

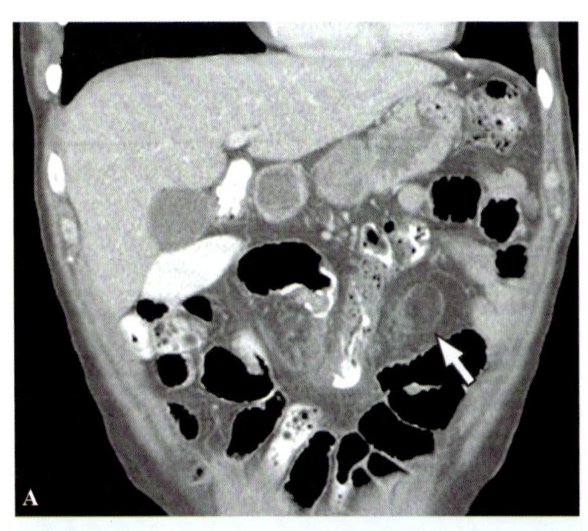

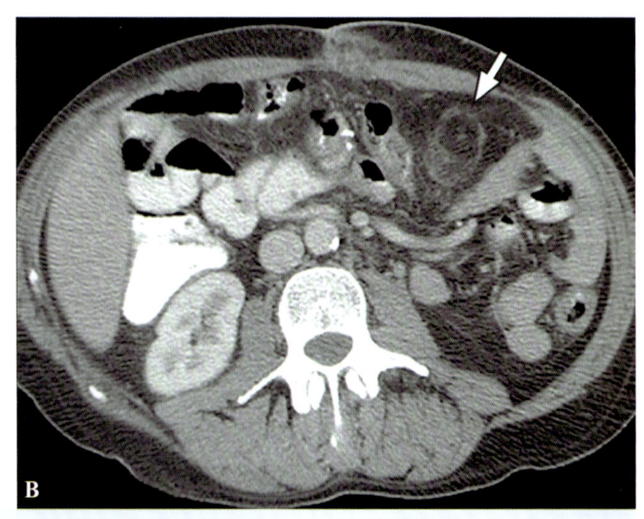

▲ **图 20-26 女，17 岁，网膜梗死，之前因肠扭转行小肠切除**

冠状位（A）和轴位（B）CT增强图像显示在大网膜脂肪内的圆形的软组织炎症（箭），在随访的影像检查中消退

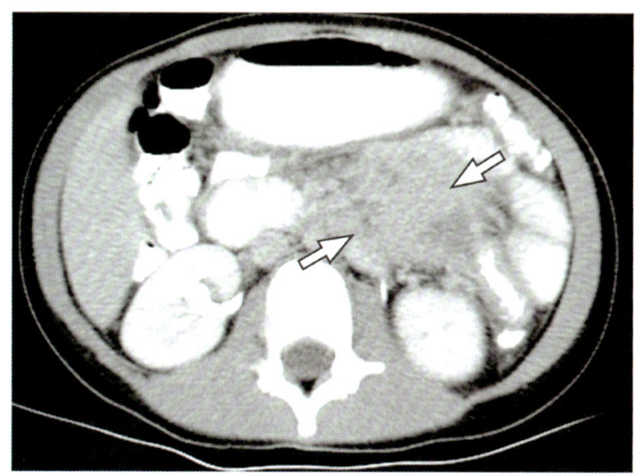

▲ 图 20-27 男，10 岁，肠系膜硬纤维瘤

轴位增强 CT 图像显示小肠系膜根部一大的分叶状软组织肿块（箭），是腹腔内硬纤维瘤的特征表现

20–28），可为原发性恶性肿瘤或转移性疾病。Chung 等在 55 例儿童横纹肌肉瘤患者进行了系列研究，发现 11% 的患者在临床过程中有腹膜内病变[96]。

腹膜内横纹肌肉瘤的影像学表现为非特异性，腹水是最常见的影像学特征。也可见肠系膜结节和散在腹膜结节；这些结节中的钙化未见报道。网膜结节或“结块”也是腹膜内横纹肌肉瘤的影像学特征。网膜这种影像表现，在儿童中鉴别诊断包括淋巴瘤（淋巴瘤病）、肾母细胞瘤和促纤维增生性小圆形细胞瘤，而在成人中常见于胃肠道恶性肿瘤。

(2) 结缔组织增生性小圆细胞肿瘤（图 20–29）：是一种罕见的腹膜内恶性肿瘤，最常见于年轻男性，平均年龄 19 岁[97]。它是一种侵袭性恶性肿瘤，3 年生存率低于 30%[98, 99]。组织学上，肿瘤的特征是在丰富的胶原（“促结缔组织增生性”）基质中嵌入巢状和低分化的圆形细胞索（图 20–30）。肿瘤细胞具有染色体易位，将 22 号染色体上的 *EWSR1* 基因与 11 号染色体上的 *WT1* 基因融合[100]。

结缔组织增生性小圆细胞肿瘤遍布整个腹膜，影像常表现为多个腹膜内结节和（或）大肿块。Bellah 等在 11 个患者系列中描述了大多数患者的肿块 10cm[101]。腹水常见。肿块内还可见点状或无定形钙化。在 CT 上，较大的肿块中心呈低密度，反映中心坏死；在 MR 上，肿块典型表现为 T_1WI 低信号和 T_2WI 高信号，静脉注射造影剂后均呈不均匀强化。虽然这些影像学特征也可出现在其他疾病中，但在弥漫性腹膜病变的情况下，出现单发或几个大的肿块有助于结缔组织增生性小圆细胞肿瘤的诊断。

结缔组织增生性小圆细胞肿瘤可通过血液或淋巴管播散，约 50% 的病例伴腹膜后淋巴结肿大[101]。约 50% 的病例在发病时可见远处转移[99]。尽管目前没有治疗标准，推荐手术切除联合辅助化学治疗和放射治疗[102]。

(3) 恶性间皮瘤：恶性间皮瘤（图 20–31）是

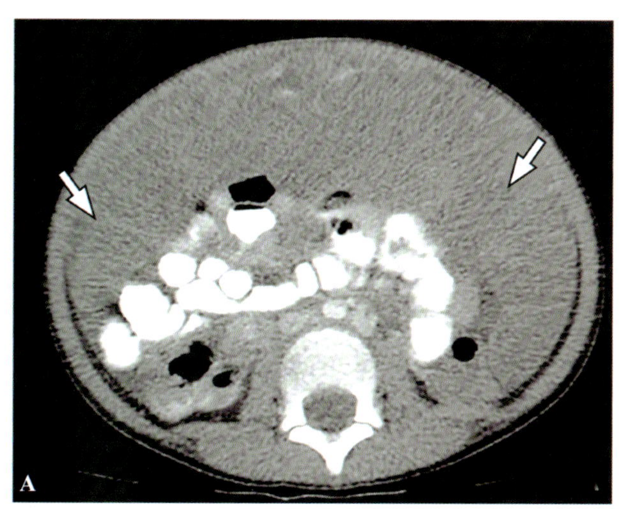

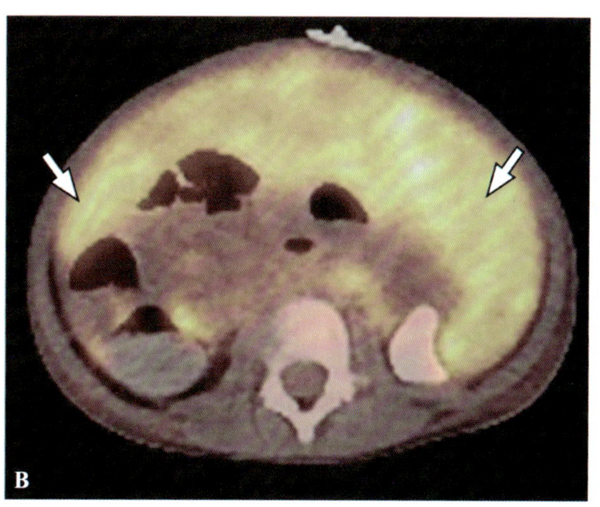

▲ 图 20–28 女，7 岁，原发性腹膜横纹肌肉瘤

A. 轴位增强 CT 图像显示弥漫性软组织病变（箭）占据前腹部，伴有占位效应，肠管和肠系膜受压；B. ^{18}F–FDG–PET/CT 显示病变（箭）为高代谢；外科手术证实为弥漫性腹膜和网膜肿瘤，组织病理学证实为横纹肌肉瘤

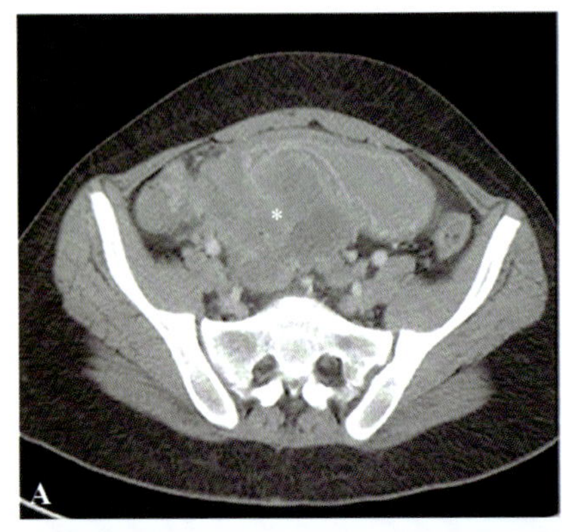

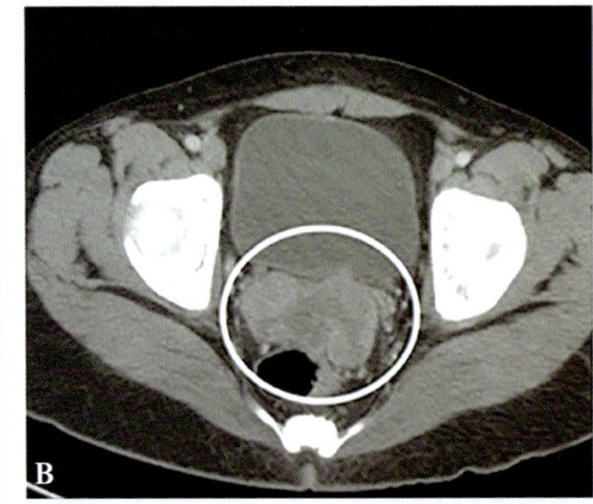

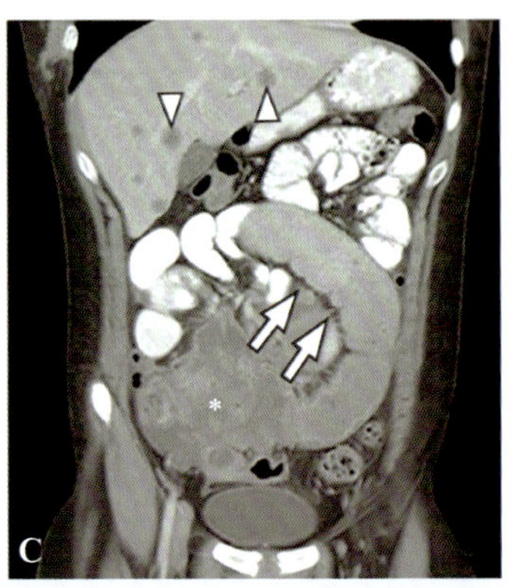

▲ 图 20-29 男，15 岁，结缔组织增生性小圆细胞肿瘤

轴位（A 和 B）和（C）冠状位增强 CT 图像显示右下腹巨大的软组织肿块（星号）伴有中心坏死，引起小肠梗阻（箭）；肝脏（箭头）和子宫直肠窝（圆圈）可见多发转移性病变

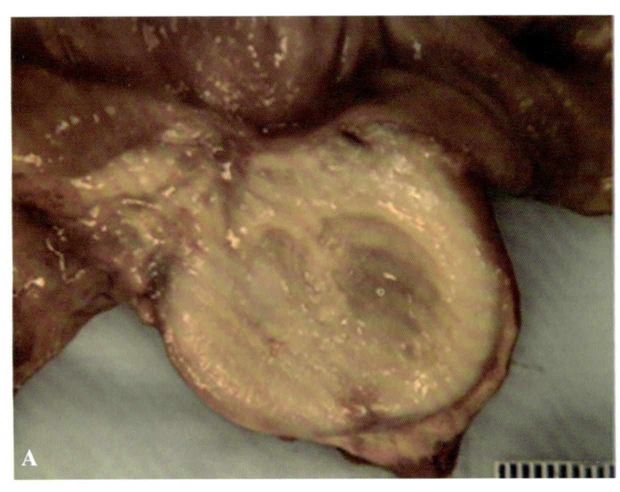

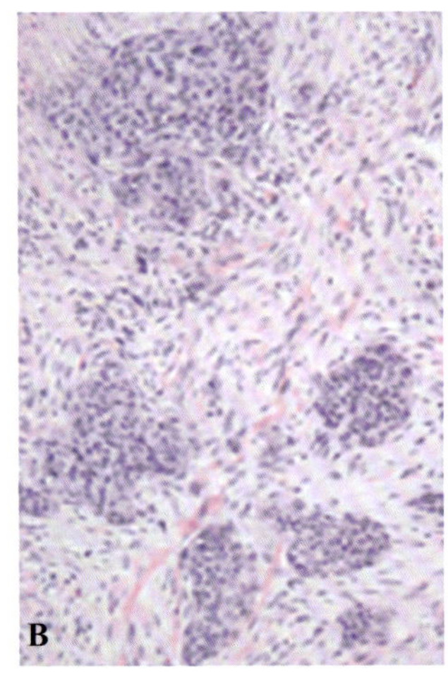

◀ 图 20-30 男，3 岁，弥漫性腹膜结缔组织增生性小圆细胞肿瘤，组织学特征

A. 大体病理可见空肠的浆膜面附着 4cm 肿块；B. 显微镜下肿瘤细胞巢嵌入丰富的纤维组织（“促结缔组织增生”）（HE，×100）

腹膜最常见的原发性恶性肿瘤，但在儿科人群中极为罕见。与胸膜间皮瘤一样，腹膜间皮瘤与石棉接触明显相关。患者通常表现为恶心、呕吐、腹痛和排便习惯改变。这种恶性肿瘤可表现为局灶性大肿块，通常位于上腹部。或者，这种弥漫性表现为多个区域的腹膜增厚，有时包围腹部器官。肠系膜脂肪浸润可导致放射状外观[103]。如果疾病早期被诊断，患者适合手术切除。但是，对于晚期疾病患者，通常采用姑息方法，化学治疗和放射治疗是目前唯一可用的治疗方法。

(4) 恶性肿瘤腹膜播散：随着转移的进展，恶性肿瘤可在腹膜腔内弥漫性播散。在成人，腹膜转移最常见于原发性上皮性恶性肿瘤，如卵巢癌、胃肠道癌、胰腺癌、膀胱癌和乳腺癌。儿童播散性腹膜恶性肿瘤通常与上皮性恶性肿瘤无关[104]。肾母细胞瘤（图 20-32）可直接穿过肾包膜和肾旁前间隙累及腹膜。肾母细胞瘤切除过程中出现腹腔漏是腹膜受累的另一机制。在后一种情况下，“脱落”的转移结节可位于盆腔腹膜间隙最低的部分，其中男孩是直肠膀胱间隙，而女孩是直肠子宫间隙（道格拉斯窝）[105]。儿童中另一种腹膜肿瘤种植的来源为脑恶性肿瘤通过脑室腹腔（VP）分流导管向颅外播散。脑室腹腔分流可导致恶性细胞通过脑脊液转移至腹膜[104]。最后，综上所述，肉瘤如横纹肌肉瘤，可以弥漫性累及腹膜间隙，可以为原发性恶性病变或转移性疾病。

在影像学上，腹膜肿瘤播散表现为腹膜壁增厚或散在结节。网膜和肠系膜受累常见。当播散性肿

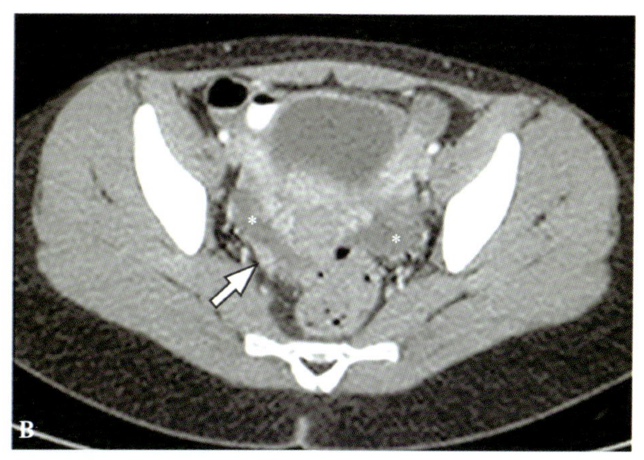

▲ 图 20-31 女，17 岁，原发性腹膜间皮瘤，表现为弥漫性腹痛

A 和 B. 轴位增强 CT 显示多发腹膜钙化和非钙化性软组织斑块（箭），腹水（星号），肠系膜和网膜软组织模糊（圆圈）；腹腔积液与卵巢分离（由 Ajaykumar Morani, MD, MD Anderson Cancer Center, Houston, TX 提供）

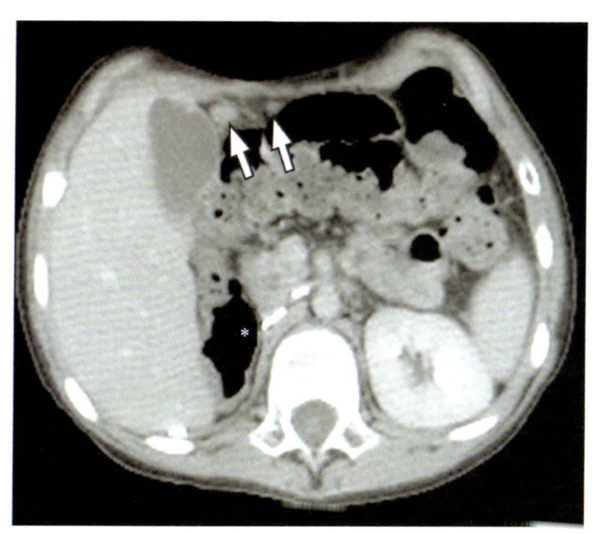

▲ 图 20-32 男，4 岁，肾母细胞瘤腹膜播散

A 和 B. 轴位增强 CT 显示两个小的腹膜结节（箭）证实为肾母细胞瘤种植；右肾已切除（星号）

瘤导致网膜异常增厚并弥漫性受累时，可使用术语“网膜饼”。

(5) 腹膜淋巴瘤病：虽然肠系膜淋巴结肿大是非霍奇金淋巴瘤的常见特征，但淋巴瘤弥漫累及腹膜腔称为腹膜淋巴瘤病，非常少见，[106]。腹膜淋巴瘤病的影像学表现与腹膜癌相似（图 20-33）。仅根据影像学，区分腹膜淋巴瘤病和腹膜癌具有挑战性。然而，这种鉴别，临床很重要，因为治疗方法和预后非常不同。

腹膜淋巴瘤病的常见影像学特征包括恶性腹水、多发腹膜表面增厚和强化，以及腹膜后和肠系膜淋巴结病也可能存在[107]。这些影像学特征与腹膜癌以及感染性疾病相同，如结核性腹膜炎。然而，与感染相比，淋巴瘤的一个显著特征是有腹水，而没有分隔或小腔形成[108]。

六、腹部血管性疾病

（一）先天性和发育性疾病

1. 腹部动脉异常

(1) 腹主动脉缩窄和发育不全（包括中间主动脉综合征）：腹主动脉发育异常不常见，但有显著的临床表现[109]。根据常规，当腹主动脉狭窄为局限性 / 节段性时称为“缩窄”，当狭窄段距离较长时称为“发育不全”（图 20-34）。“中间主动脉综合征”也被一些人用于指特发性腹主动脉狭窄，而其他人当狭窄继发于另一种疾病过程时（如 1 型神经纤维瘤病、大动脉炎）时使用该术语。在本节中，作者将先天性或发育性原因引起的腹主动脉狭窄称为缩窄或发育不全；他们随后分别讨论主动脉临床表现的全过程。

腹主动脉缩窄占全部主动脉缩窄 2% 以下[109]，因为原始主动脉在胚胎发生过程中融合异常导致。在胚胎第 3 周，两股心内膜间叶细胞沿着神经沟向尾侧延伸，形成两对原始背侧主动脉。在 1 周内为

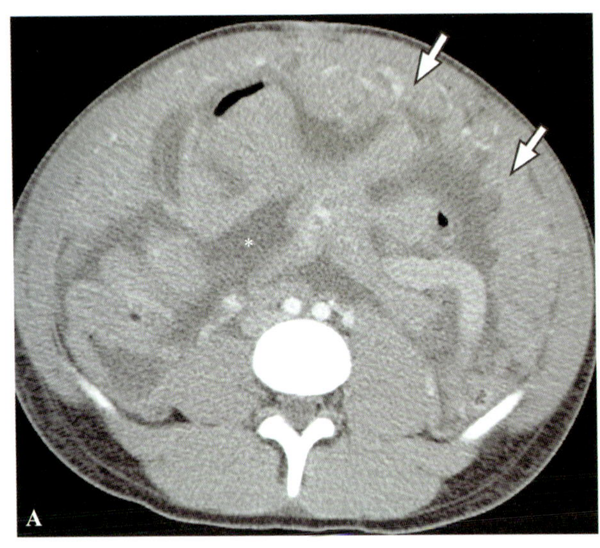

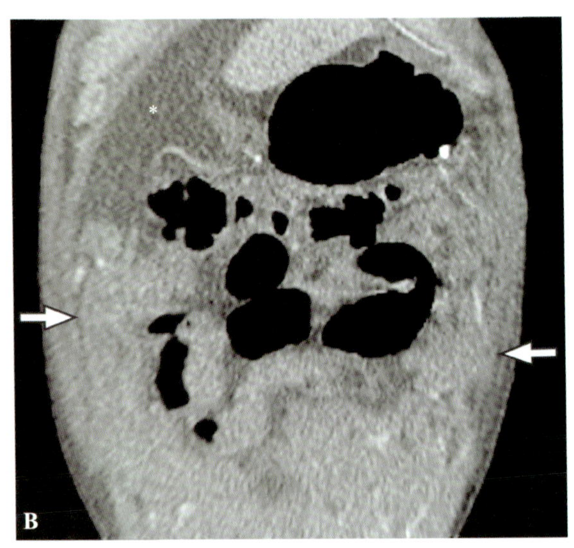

▲ 图 20-33 女，7 岁，Burkitt 淋巴瘤，并腹膜淋巴瘤病

轴位（A）和冠状位（B）增强 CT 显示由于淋巴瘤累及腹膜腔表现为广泛的"网膜粘连"（箭）和恶性腹水（星号）

分离的血管通道，在此之后融合为一条主动脉[9]。主动脉缩窄和发育不全可能是原始背侧主动脉过度融合或融合失败的结果。

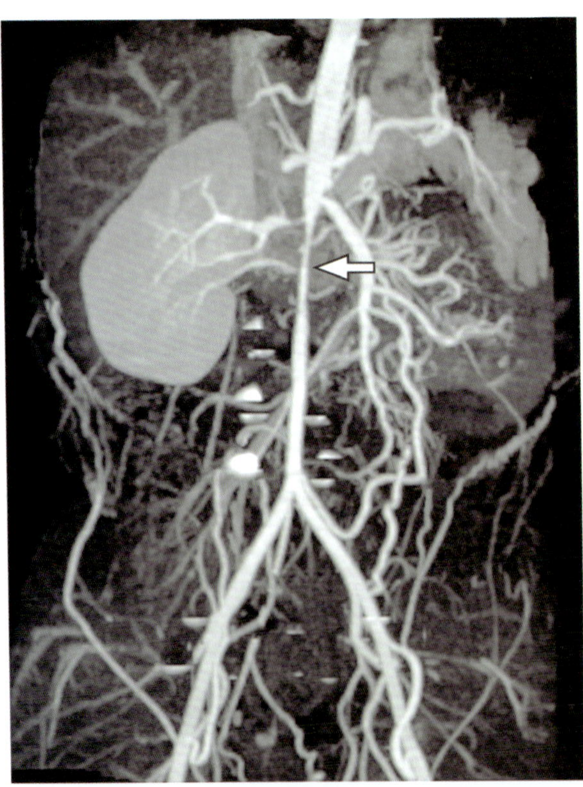

▲ 图 20-34 女，6 岁，先天性腹主动脉发育不全

CT 冠状位增强最大密度投影显示腹主动脉长节段狭窄（箭），伴有大量的肠系膜和体壁动脉侧支；右侧的两支肾动脉开口狭窄；左肾缺如

腹主动脉缩窄无明显性别差异，与胸主动脉缩窄不同，胸主动脉缩窄发病率男：女为 2 ： 1。主动脉先天性狭窄通常伴内脏支动脉狭窄，包括肾动脉，其次是腹腔干、肠系膜上动脉和肠系膜下动脉。这些狭窄可导致肠系膜动脉迂曲，Riolan 动脉弓明显，作为侧支血管绕过该狭窄区[110]。在影像学上，肾脏上方的主动脉狭窄可以表现为肾动脉声波细小，潜伏期延迟[111, 112]。临床上，患儿常在儿童期出现严重的肾血管性高血压，其原因为肾上方主动脉和肾动脉狭窄，以及下肢血流减少。随着时间的推移，广泛的侧支动脉通路被建立，以减轻下肢症状，虽然体格检查通常为足背血管搏动明显减弱或消失，以及狭窄部位由于湍流出现腹部杂音。对于腹主动脉狭窄，可通过 CT 血管造影或 MR 血管造影来评估整个主动脉的情况，以及明确侧支循环通路。传统的血管造影通常需要充分评估受累及肾动脉和肠系膜动脉狭窄。

先天性主动脉狭窄患者的预期寿命为 30—40 岁，其中最常见的死亡原因是心力衰竭或颅内出血。治疗的选择包括主动脉重建手术（主动脉成形术）、旁路移植术和血管成形术，伴或不伴支架置入。肾动脉血管重建是治疗肾外狭窄肾血管性高血压的有效方法。由于侧支循环的存在，下肢跛行的症状也比较少出现。

(2) 腹主动脉瘤：虽然已经发现了多个继发性腹主动脉瘤的原因，包括脐动脉插管、结缔组织病和血管炎，但先天性腹主动脉瘤却非常罕见（图 20–35），可发生在儿童中[113–115]。腹主动脉瘤罕见，但在结节性硬化症中表现典型。这些动脉瘤的大小可从相对较小到 11cm[114]。在某些情况下，可通过手术修复成功。

(3) 永存坐骨动脉：永存坐骨动脉（图 20–36）是一种解剖学变异，在 1832 年被首次描述[116]。在胎儿发育期间，坐骨动脉是供应下肢胚芽的主要动脉。随着股动脉的发育，正常情况下坐骨动脉退化。然而，在 0.01%～0.05% 的患者中，坐骨动脉仍然存在；约 12% 是双侧的[116]。该解剖变异的临床意义在于易致早期动脉粥样硬化和动脉瘤形成。患者常表现为跛行或其他缺血性症状，因为栓子起源于部分血栓形成的坐骨动脉瘤。

坐骨动脉从髂内动脉到腘动脉，通过坐骨大孔进入大腿。动脉沿着内收肌的后部延伸，可位于坐骨神经鞘内或邻近坐骨神经鞘；或者，它可以沿着后部皮肤神经延伸[117, 118]。

对于"完全性"永存坐骨动脉，这是最常见的情况，坐骨动脉作为下肢动脉的主要供血动脉。在这种情况下，股浅动脉很小，终止于大腿中下部。股浅动脉的发育不全可被误诊为闭塞性疾病，对此可能进行不恰当的手术血管重建。CT 血管造影，MR 血管造影和传统血管造影都可以发现这种动脉异常。

2. 腹部静脉异常　下腔静脉和肾静脉的许多变异已被确定。认识下腔静脉的发育有助于为这些异常提供逻辑框架和分类体系。

胎儿的静脉引流最初是一对前后主静脉，前者引流胎儿的颅侧，后者引流胎儿的尾侧。这些静脉合并为主静脉，然后将血液输送至静脉窦。主静脉随成对的下主静脉的发育而消失。然而值得注意的是，后主静脉尾端不消失，而是形成髂总静脉。右侧下主静脉头侧发育与肝窦形成沟通，形成下腔静脉的肝内段。右侧下主静脉也形成下腔静脉的肾上段，而左侧下主静脉的头侧形成左侧肾上腺。然后下主静脉开始消失，上主静脉在发育的第 7 周形成。右侧上主静脉头侧形成奇静脉，左侧上主静脉的头侧形成半奇静脉。右侧上主静脉形成下腔静脉的肾下段。上主静脉和下主静脉之间的吻合形成下腔静脉肾段和肾静脉[119, 120]。

(1) 双下腔静脉：双下腔静脉是双侧上主静脉永

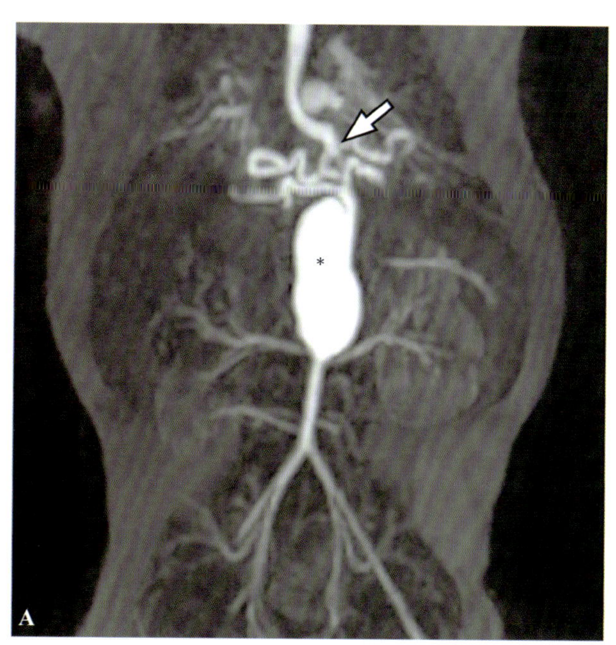

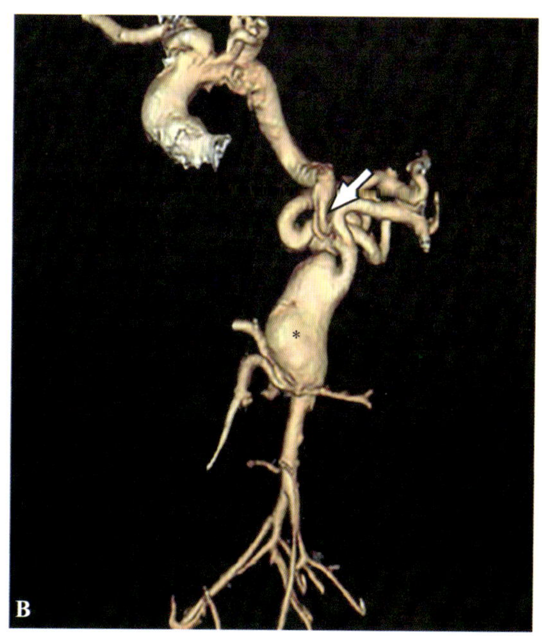

▲ **图 20–35　男，3 月龄，先天性腹主动脉瘤**

冠状位最大密度投影（A）和容积再现（B）MR 增强 T_1 脂肪抑制图像显示先天性降主动脉离断（箭）伴有许多侧支血管供应腹主动脉瘤（星号）

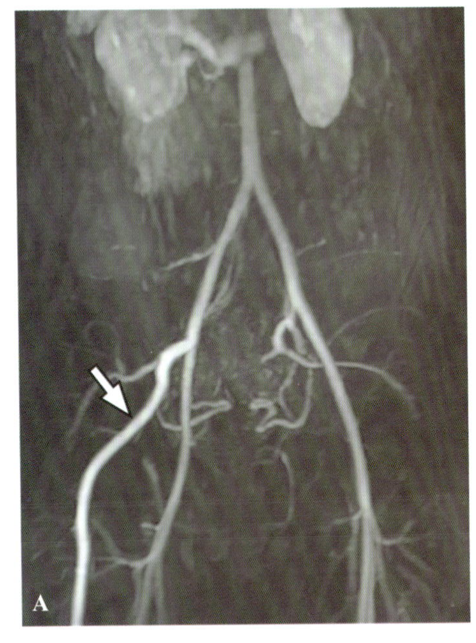

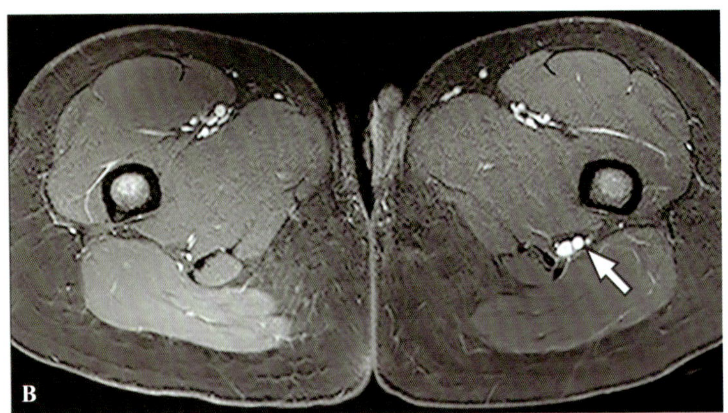

▲ 图 20-36 女，15 岁，跛行，永存坐骨动脉

最大密度投影（A）和轴位增强 T_1 脂肪抑制（B）MR 图像显示左侧永存坐骨动脉（箭）作为左侧髂内动脉的明显分支供应左下肢，位于内收肌后部典型位置

存的最终结果（图 20-37）。通常，右侧腔静脉大于左侧腔静脉，左侧腔静脉在肾静脉水平汇入右侧腔静脉，或排入左肾静脉。通常伴有其他先天性畸形。

(2) 左侧下腔静脉：正常情况下，右侧上主静脉形成下腔静脉，而左侧上主静脉消失。然而，当相反的情况发生时，永存左侧上主静脉在肾静脉下方形成左侧下腔静脉（图 20-38）。由于肾上段下腔静脉由上主静脉形成，左侧下腔静脉连接左肾静脉，自主动脉前方穿过，在肾静脉上方常规的向右侧走行。左侧性腺和肾上腺静脉直接引流至左侧下腔静脉，右侧性腺和肾上腺静脉引流至右肾静脉。

(3) 下腔静脉离断伴奇静脉 / 半奇静脉延续：如果右侧上主静脉不能与肝窦沟通，血液回流重新进入奇静脉和（或）半奇静脉系统，这两者都来自于上主静脉的头端（图 20-39）。肝静脉直接引流至右心房。下腔静脉的这种异常伴发左侧异构（多脾）[121]。

(4) 下腔静脉后输尿管：右侧后主静脉永存导致下腔静脉的异常形成，阻碍发育中的肾脏正常上升。输尿管走行于下腔静脉后方并部分环绕下腔静脉，呈头侧为背外侧位，尾侧为腹内侧位。下腔静脉后输尿管基本上只发生在右侧。排泄性尿路造

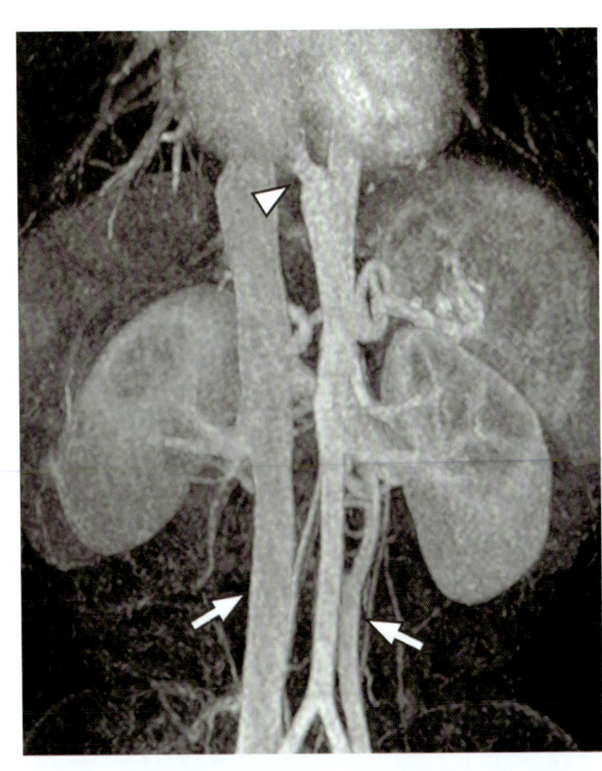

▲ 图 20-37 男，13 岁，双下腔静脉

MR 血管造影冠状位显示左侧和右侧上主静脉永存，导致主动脉两侧出现重复的下腔静脉（箭），伴有门静脉缺如；门静脉直接引流至肝上的下腔静脉 - 右心房交界（箭头），符合 Abernethy 畸形

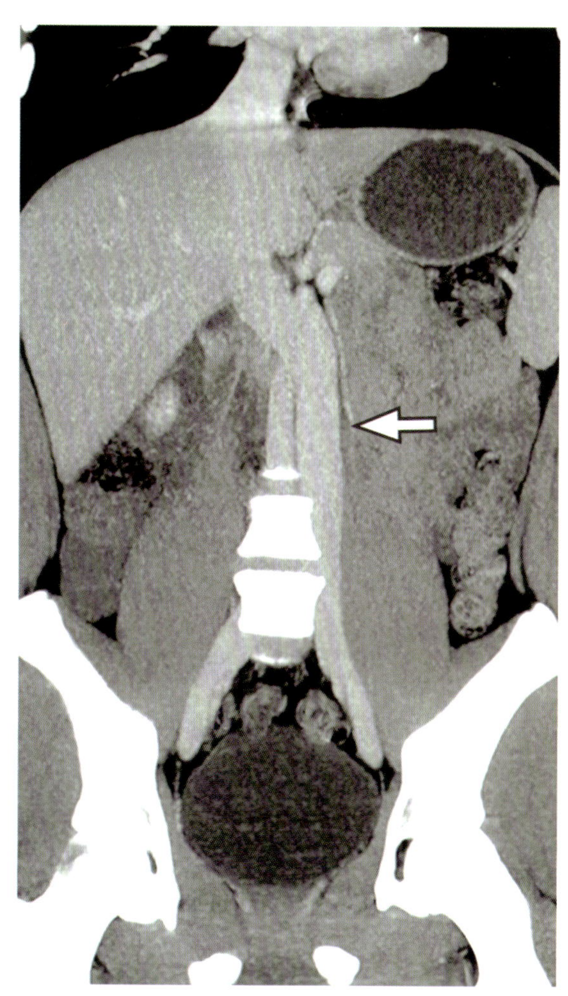

▲ 图 20-38　男，7 岁，左侧下腔静脉

增强 CT 冠状位最大密度投影显示左侧永存上主静脉和右侧上主静脉消失，而在肾静脉下方形成左侧下腔静脉（箭）

影、CT 尿路造影和 MR 尿路造影显示右输尿管中部呈典型的发夹状或 J 形外观（图 20-40）。

（二）感染性疾病

1. 真菌性动脉瘤　儿童真菌性或感染性动脉瘤的发病机制与成人相似。血液中的感染因子，通常为细菌，引起动脉内膜炎。因而导致动脉壁完整性降低，形成累及全部三层结构的“真性”动脉瘤或假性动脉瘤，假性动脉瘤为动脉破坏而被动脉外膜包裹。由于破裂的风险，真菌性动脉瘤的死亡率很高。

婴儿真菌性动脉瘤的一个确定的病因为放置脐

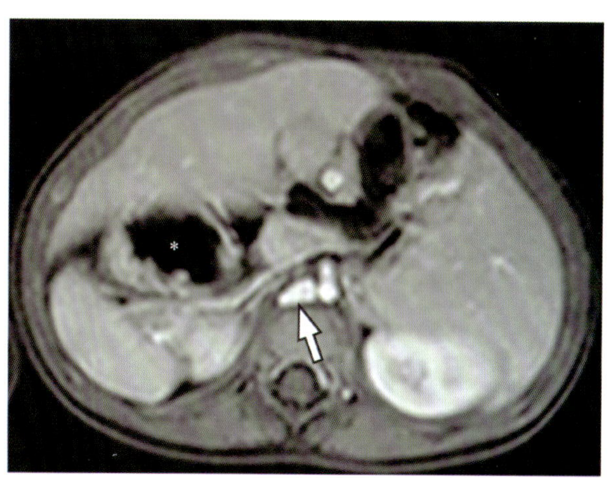

▲ 图 20-39　女，1 岁，下腔静脉离断伴奇静脉延续，患有多脾

轴位增强 T_1 脂肪抑制 MR 图像显示下腔静脉肝内段缺如，脊柱前方的奇静脉扩张（箭），胃（星号）位于中线右侧

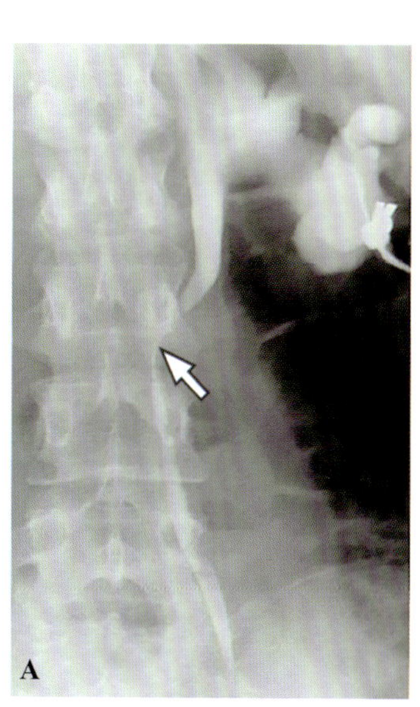

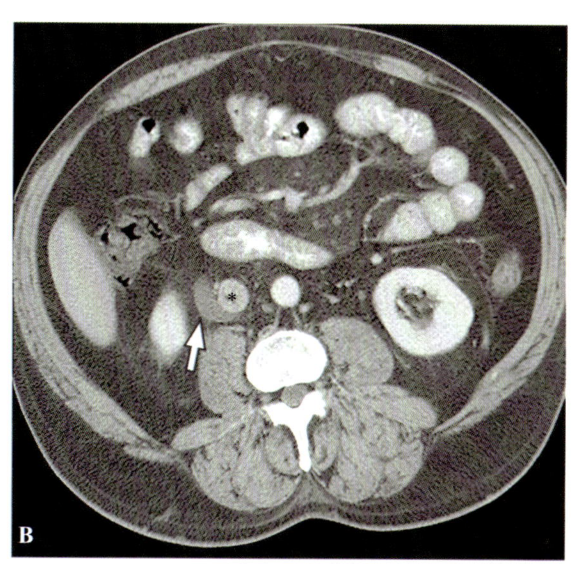

◀ 图 20-40　女，18 岁，下腔静脉后输尿管

A. 顺行肾盂输尿管造影（后位）显示右侧输尿管（箭）的典型“发夹”走行，诊断为下腔静脉后输尿管；B. 另一患者的轴位增强 CT 图像显示右侧输尿管近端轻度扩张（箭），位于下腔静脉（星号）后方

动脉插管导致的迟发并发症。由于导管尖端造成主动脉壁的医源性损伤加上菌血症可导致假性动脉瘤形成[122-125]。腹部真菌性动脉瘤的其他原因包括感染的原发部位直接蔓延至动脉。先天性心脏病和免疫缺陷是真菌性动脉瘤形成的危险因素[126]。

2. 风疹　胎儿发育过程中早期发生风疹感染可导致很多种畸形，包括先天性心脏病、白内障和耳聋。此外，先天性风疹感染也是公认的腹主动脉发育不全的感染原因[127]。

（三）血管炎

血管炎是一个非特异性术语，指影响全身血管的一系列炎症性疾病。这些血管炎通常按其最常累及的血管大小进行分类。大血管血管炎如巨细胞动脉炎和大动脉炎累及主动脉及其主要分支。中血管血管炎如结节性多动脉炎和川崎病累及主要的内脏动脉及其分支，小血管血管炎如显微镜下多血管炎和肉芽肿性多血管炎（以前称为韦格纳肉芽肿）累及小动脉和毛细血管[128]。这些疾病可累及全身各器官系统；本节将讨论它们对腹部血管系统的影响。

1. Takayasu 动脉炎　Takayasu 动脉炎是一种大血管血管炎，累及主动脉及其分支，有时累及肺动脉。Takayasu 动脉炎好发于女性，并导致动脉瘤形成和动脉狭窄（图 20–41 和图 20–42）。组织学上，该病为全动脉炎，累及动脉壁的所有层[129]。Takayasu 动脉炎的临床表现分为早期全身期，以发热、肌萎缩和体重减轻等非特异性症状为特征；晚期闭塞期，以如心绞痛和跛行等缺血性症状为特征[130]。在晚期闭塞期，血管成像通常显示长段、光滑及锥形狭窄，其范围可能从轻度狭窄到完全闭塞。狭窄通常是多灶性的。当狭窄累及肾上区腹主动脉时，可能导致肾血管性高血压；同样，肠系膜动脉受累可引起肠系膜缺血。CT 和 MRI 可显示受累动脉壁同心样增厚，增强后可见强化[131]。大动脉的梭形动脉瘤样扩张也是本病的特征，动脉瘤内常伴有附壁血栓。

2. 川崎病　川崎病是一种具有多种临床表现的全身动脉炎，包括结膜充血、发热、外周性水肿、皮疹、颈部淋巴结肿大及胆囊水肿[132]。最常见的血管表现为冠状动脉动脉瘤形成，在第 9 章进行讨论。腹主动脉和髂动脉动脉瘤也可发生在川崎病中[133]，并可通过 CT 或 MR 血管造影进行评估。由于动脉瘤可在川崎病诊断后延迟发生，因此建议影像学随访 2 年[134]。

（四）创伤性疾病

5 岁以下患者的血管创伤基本上是医源性的，

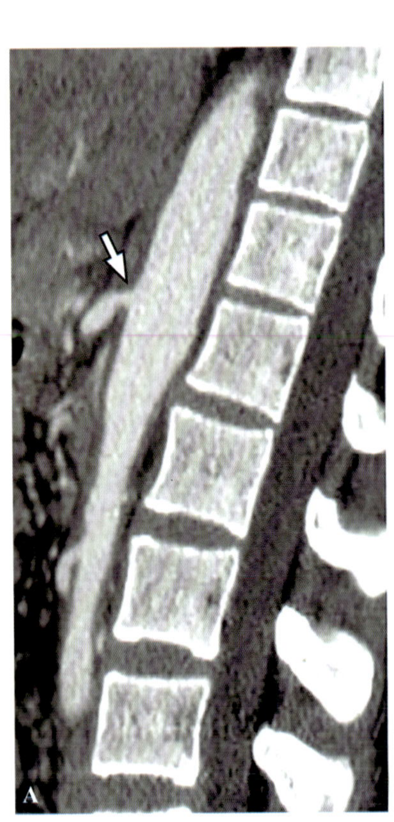

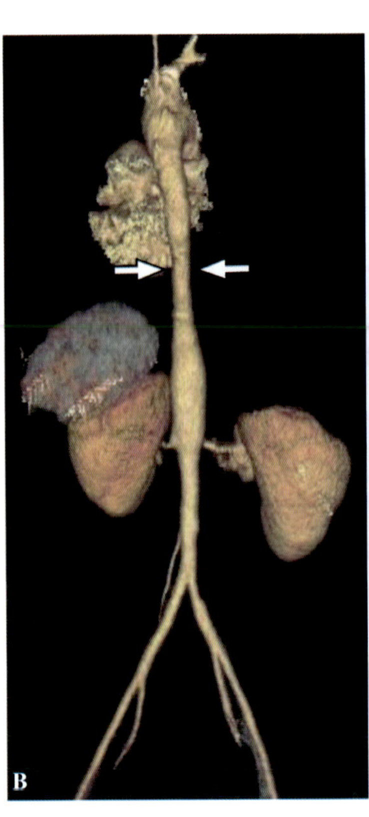

◀ **图 20-41　女，16 岁，Takayasu 动脉炎，高血压**

A. 矢状位增强 CT 显示腹主动脉壁异常增厚，肠系膜上动脉起始处狭窄（箭）；B. 3D 容积再现 CT 图像（后面观）显示胸主动脉远端和肾下区腹主动脉长段狭窄（箭）

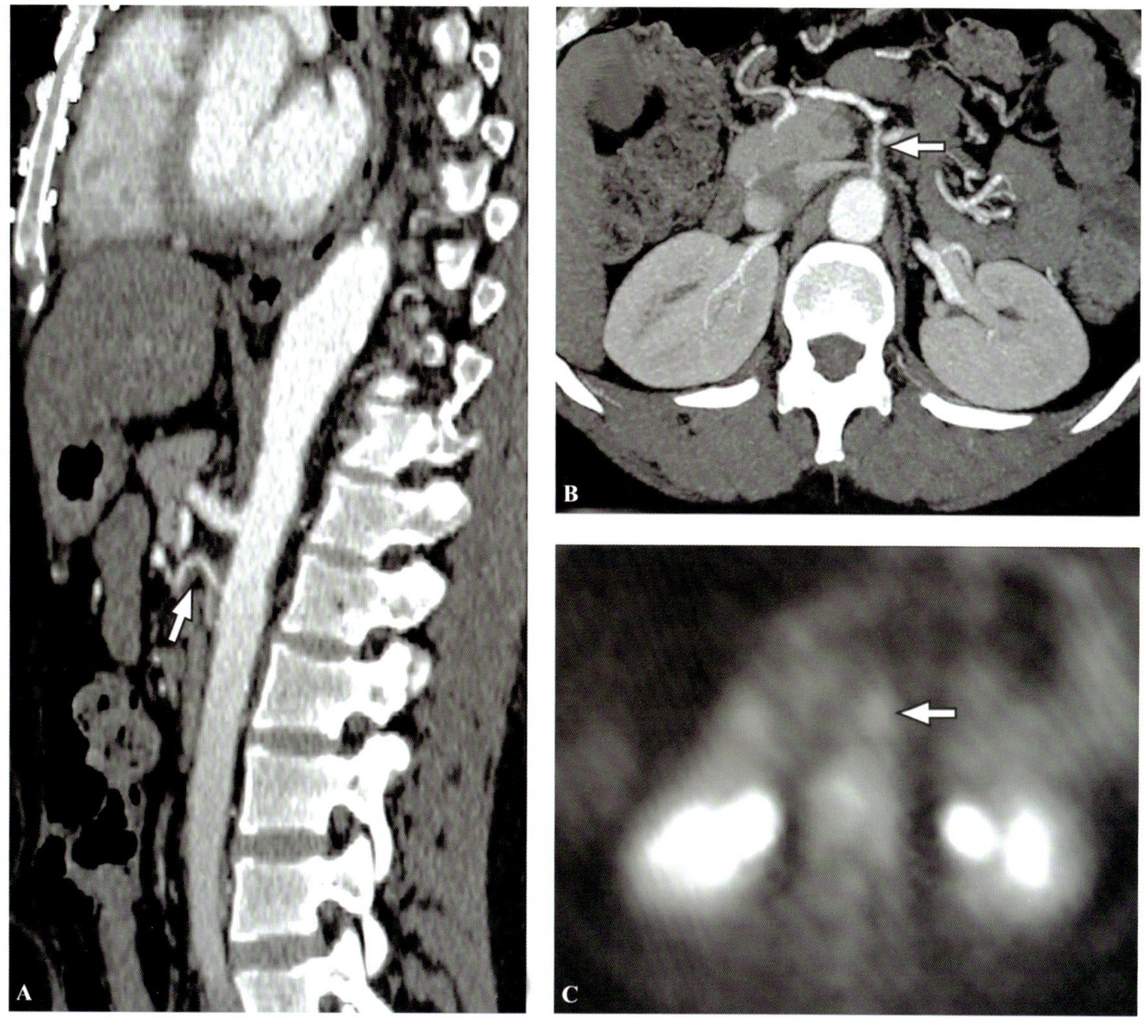

▲ 图 20-42 女，17 岁，Takayasu 动脉炎，餐后疼痛

矢状位增强 CT（A）和轴位增强 CT 最大密度投影（B）显示肠系膜上动脉的管壁增厚和不规则狭窄（箭）；也显示可腹主动脉壁的不规则增厚；C. 同时获得的 ^{18}F-FDG-PET 图像显示在肠系膜上动脉壁的代谢增高（箭）

可能发生在导管放置过程中。然而，对于 5 岁以上的儿童，外伤为主要病因。造成腹部血管损伤的钝性和穿透性创伤的常见原因包括机动车事故、枪伤和刀伤。汽车安全带损伤是引起腹部钝性创伤的一个重要原因。儿科人群特别容易发生安全带损伤，因为安全带被错误地放置在中或上腹部上方，而不是放置在骨盆上方。安全带损伤常累及肠道和腹壁，也可以造成大血管损伤[135]。

肠系膜血管损伤在 CT 和传统血管造影中可表现为多种形式。外伤性假性动脉瘤（图 20-43）常发生在外伤后 48h 以上[124]。在 CT 检查动脉期，假性动脉瘤表现为与血液密度相似的局限性异常强化区，常伴有周围血肿。很少见到活动性造影剂外渗。然而，在较轻微的血管损伤中，CT 上的唯一表现可仅为肠系膜密度增高，为肠系膜出血的表现。虽然这个表现并不能独立地提示损伤严重而需要手术探查，但当存在局灶肠壁增厚的情况下，可能需要手术修复[136]。

最后，在任何有创伤性损伤证据但没有相应临床病史的儿童中，必须考虑虐待。

（五）结缔组织病伴发与腹部血管异常

第 9 章作进一步讨论。

1. Ehlers-Danlos 综合征（EDS） 即先天性结缔组织发育不全综合征，描述了一类涉及胶原蛋白合成受损的遗传性疾病。在 EDS 的不同亚型中，Ⅳ型被称为“血管”型，是因为它可以影响大动脉。

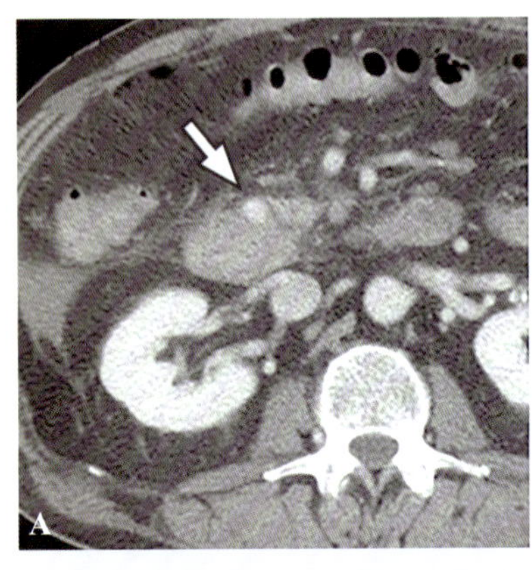
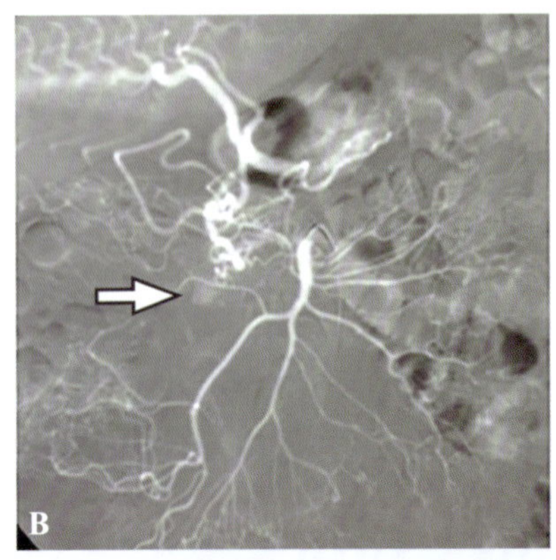
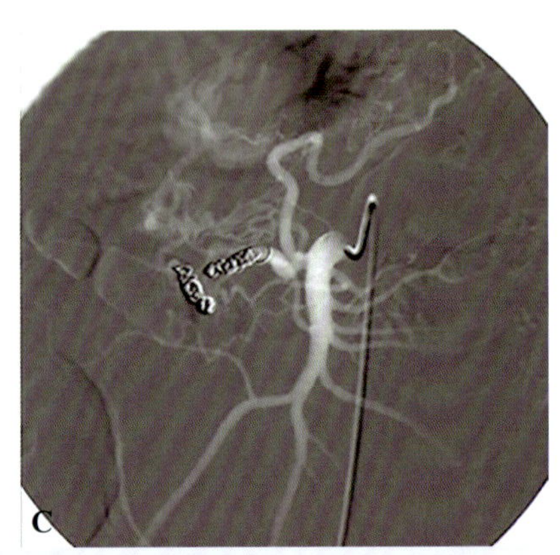

▲ **图 20-43 男，18 岁，机动车事故后创伤性肠系膜上动脉假性动脉瘤**

A. 轴向增强 CT 图像显示一个圆形增强区（箭），靠近十二指肠第二部分，密度类似于血液；B. 肠系膜上动脉数字减影血管造影正位图像，显示起源于胰十二指肠分支的局灶性染色（箭），符合假性动脉瘤；C. 反复右前斜位血管造影图像显示，弹簧圈栓塞后假性动脉瘤消失

在Ⅳ型 EDS 中，编码Ⅲ型前胶原的 *COL3A1* 基因的突变使大动脉壁薄弱[137]，导致主动脉根部动脉瘤样扩张及胸主动脉和腹主动脉的动脉瘤（图 20-44）。动脉破裂，有时是由于动脉夹层，是患者死亡的最常见原因。其他表现常见于其他类型的 EDS，如韧带松弛、关节过度活动和皮肤过度伸展，在Ⅳ型 EDS 中不常见[137]。

2. 马方综合征（Marfan 综合征） 马方综合征是由编码蛋白原纤蛋白的 *FBN1* 基因突变引起的常染色体显性结缔组织病[121]。已经明确有多种突变可影响 FBN1，这是马方综合征出现广谱临床表现的原因。马方综合征患者发病和死亡的最常见原因是主动脉根部扩张[121]，可导致主动脉瓣关闭不全和主动脉夹层（图 20-45）。尽管对于马方综合征患者，通常建议每年通过超声经主动脉弓探查主动脉根部，但尚无明确的指南对这些患者的腹主动脉病变进行常规筛查[138]。

3. Loeys-Dietz 综合征 Loeys-Dietz 综合征是由基因 *TGFBR1*、*TGFBR2*、*TGFB2* 或 *SMAD3* 功能丧失突变导致的结缔组织发育破坏引起的。主要的表现包括主动脉根部扩张、颅缝早闭、脊柱侧弯、漏斗胸或鸡胸、眼距增宽、悬雍垂裂和腭裂。也可

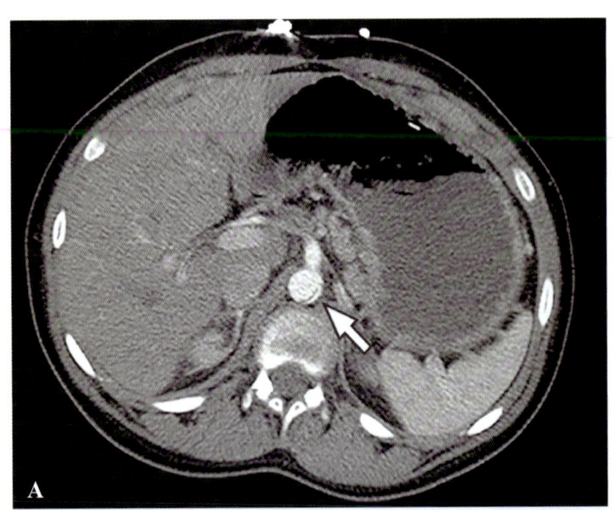
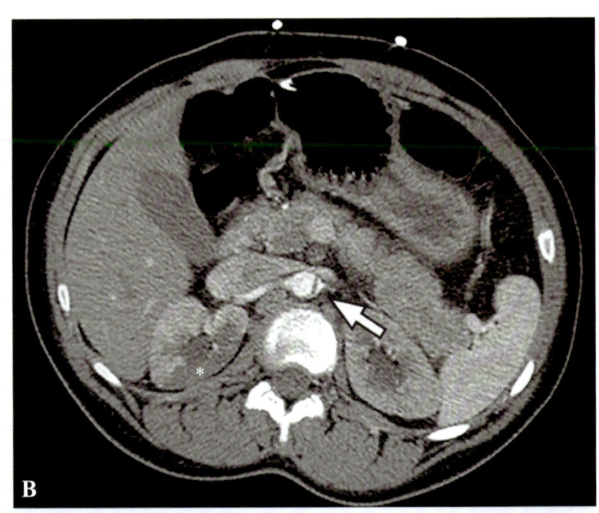

▲ **图 20-44 男，15 岁，Ehlers-Danlos 综合征（Ⅳ型）引起主动脉夹层**

A 和 B. 轴位增强 CT 显示腹主动脉夹层（箭）及右肾梗死（B，星号）

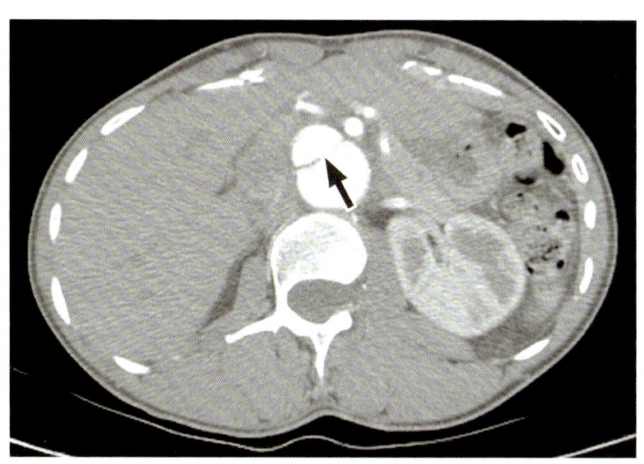

▲ **图 20-45 男，14 岁，马方综合征引起腹主动脉夹层**

轴位增强 CT 显示腹主动脉动脉瘤样扩张，伴有夹层（箭）

能导致过敏、哮喘、湿疹或炎性肠病等免疫问题的出现。该综合征首次发现于 2005 年，其特征是与 EDS 和马方综合征类似的多系统异常 [139]。例如，Loeys-Dietz 和马方综合征均表现为主动脉根部的动脉瘤样扩张，导致主动脉夹层。然而，Loeys-Dietz 综合征的动脉瘤导致的夹层较小、出现在较小的年龄。此外，与马方综合征不同的是，马方综合征的动脉瘤通常仅累及主动脉根部，而 Loeys-Dietz 综合征患者几乎均出现多发动脉瘤（图 20-46）。腹主动脉瘤发生在约 10% 的患者中 [140]。这些动脉瘤的脆性与血管型 EDS 的动脉瘤相似，非常容易破裂。因此，建议 Loeys-Dietz 综合征患者在初诊时和诊断后 6 个月进行完整主动脉成像，以确定是否有动脉瘤在短时间内增大。随后，建议患者每年进行从头颅至盆腔的 MR 血管造影 [141]。

（六）斑痣性错构瘤病伴腹部血管异常

1. 1 型神经纤维瘤病 1 型神经纤维瘤病（NF1）影响多个器官系统，包括血管树。肾动脉是 NF1 腹部血管病变最常见的部位，尽管血管狭窄通常是多灶性分布的。这些病变不代表神经纤维瘤，而是代表动脉病（图 20-47）。该疾病的特征主要在于内膜增生，但也可能形成动脉瘤 [142]。

NF1 血管病变的分布与成人的腹主动脉粥样硬化相似。这些病变通常见于大型（包括腹主动脉）和中型血管（图 20-48），是肾血管性高血压和“中主动脉综合征”的重要原因之一。CT 血管造影、MR 血管造影和传统血管造影都有助于评估这些儿童的病变。在一些儿童中，可以观察到多发动脉狭窄和动脉瘤形成。

2. 结节性硬化症 与 NF1 相同，结节性硬化症（TSC）影响多种器官系统，包括血管树。从婴儿期开始，TSC 患者中已见伴有主动脉瘤的报道；动脉瘤也可以增大（图 20-49），腹主动脉瘤的平均大小为 5.4cm[143]。这些病变破裂的风险非常高。TSC 患者中动脉瘤的发病机制尚不清楚，但已提出了几种理论，包括胶原病或与马方综合征类似的弹性蛋白纤维减少。超声、CT 血管造影、MR 血管造影和传统血管造影均可用于评估主动脉动脉瘤和相关动脉分支的狭窄。

（七）特发性腹部血管异常

1. 动脉发育不良 / 纤维肌性发育不良 特发性动脉发育不良，包括纤维肌性发育不良（FMD），代表了一组异质性的非炎性发育性血管疾病，通常影响儿童和年轻女性。继原发性肾病和先天性主动脉狭窄之后，动脉发育不良（包括 FMD）是引起肾血管性高血压的第三大常见原因 [144]。通常累及的

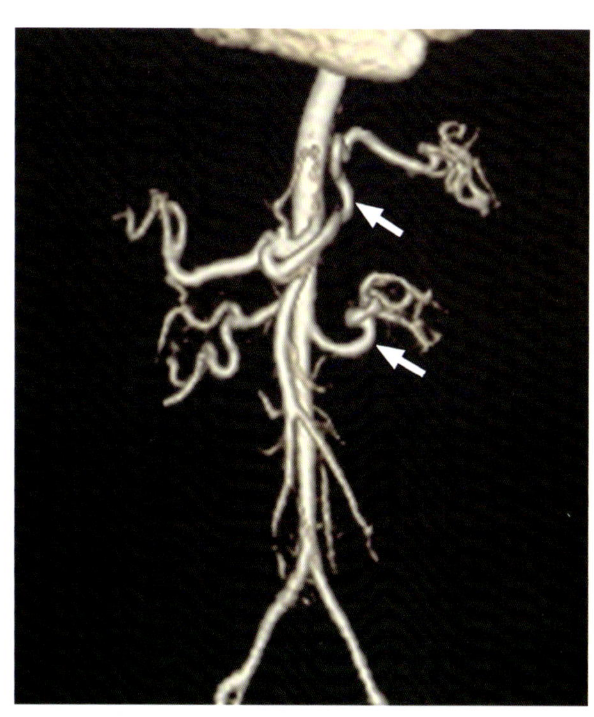

▲ **图 20-46 男，8 岁，Loeys-Dietz 综合征累及腹部动脉**

3D 容积再现 CT 图像显示脾动脉和左肾动脉扩张、扭曲（箭）

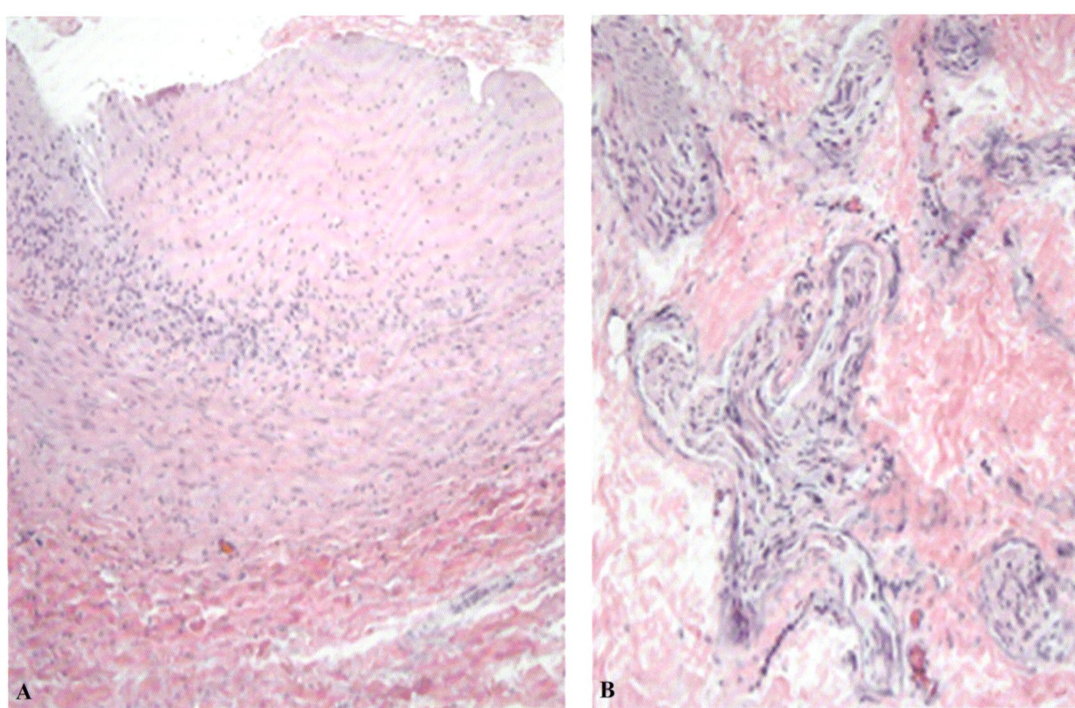

▲ 图 20-47 男，8 岁，1 型神经纤维瘤病，中主动脉综合征累及腹腔动脉显微镜下表现

A. 动脉壁显示纤维内膜增生和中层弹力纤维变性（左，HE，×100）；B. 外膜神经显示丛状改变（右，HE，×200）；尚未确定外膜神经纤维瘤是否是中主动脉综合征的原因

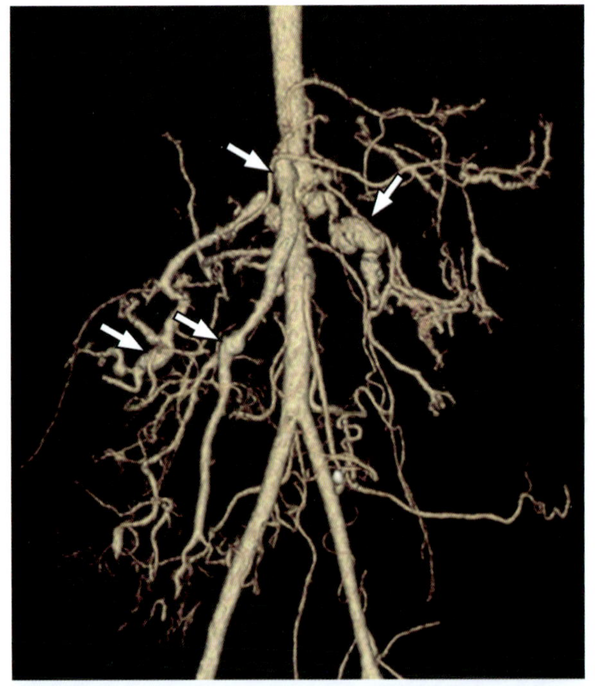

▲ 图 20-48 男，9 岁，1 型神经纤维瘤病，动脉发育不良

3D 容积再现 CT 图像显示肠系膜动脉和肾动脉的多处狭窄和动脉瘤样扩张（箭），符合 1 型神经纤维瘤病动脉发育不良

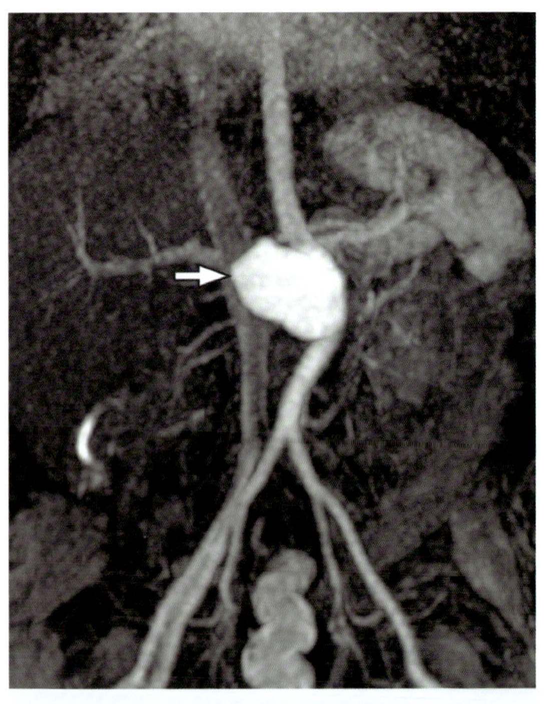

▲ 图 20-49 男，4 月龄，结节性硬化症，伴腹主动脉瘤和高血压

3D 增强后 MR 最大密度投影图像显示腹主动脉上段较大的动脉瘤（箭）；胸主动脉和肾下腹主动脉管径正常

动脉包括肾动脉，其次为颈动脉。肠系膜动脉和髂动脉较少受累。

中膜纤维组织增生是动脉发育不良的常见形式，在CT血管造影、MR血管造影和传统血管造影上表现为典型的串珠样外观，伴有多发狭窄和扩张（图20–50）。内膜纤维组织增生是动脉发育不良的少见形式，可表现为局灶性狭窄或一长段、锥形的光滑狭窄。动脉发育不良的患者发生动脉瘤、动

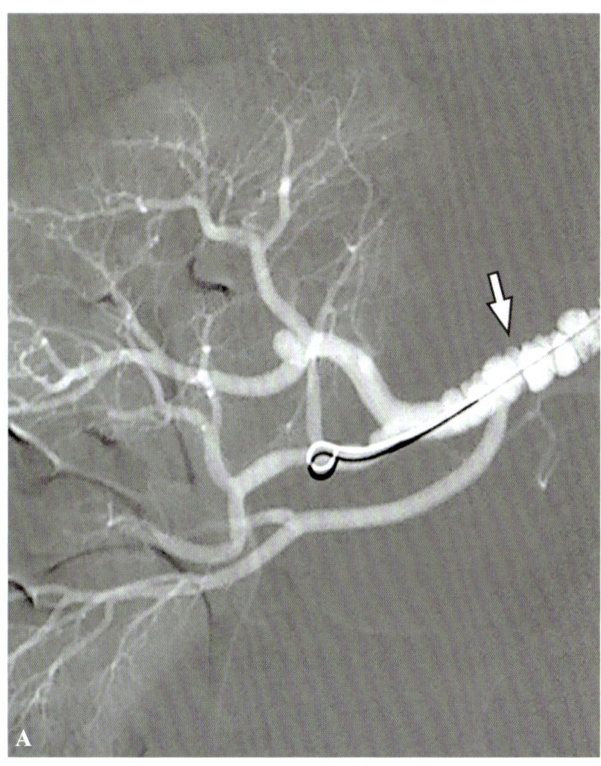

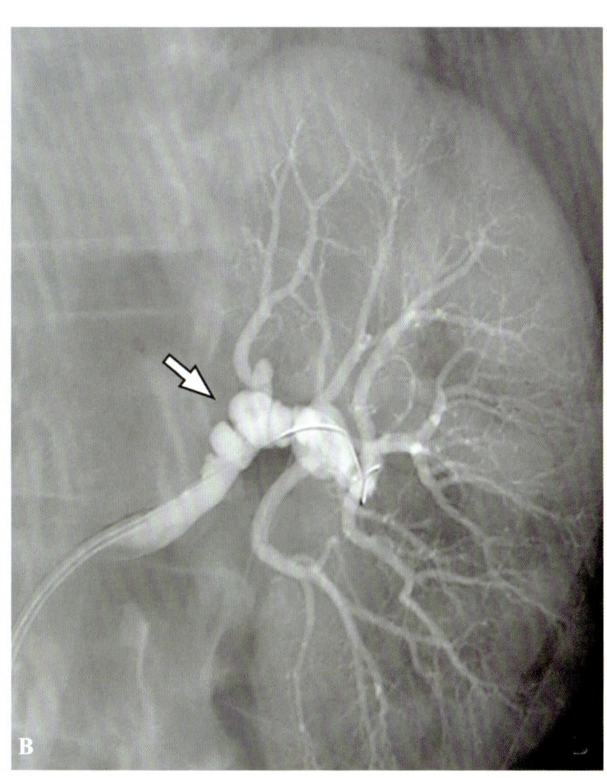

◀图20–50　**女，20岁，纤维肌性发育不良导致高血压**

右（A）和左（B）肾动脉数字减影血管造影图像显示两支动脉典型的串珠样外观（箭），狭窄和动脉瘤样扩张交替出现

脉夹层和血栓栓塞的风险增加[145]。

在高血压和已知或疑似儿童动脉发育不良影响肾动脉的情况下，通常需要常规血管造影来确定疾病的真实范围，包括肾内受累。根据病变的数量和位置，处理方法可包括经导管球囊血管成形术、肾动脉再植入、动脉成形术、手术旁路、经导管动脉栓塞、部分肾切除术或根治性肾切除术。

2. Williams 综合征　也称为 Williams-Beuren 综合征，是在第 9 章中讨论的遗传性疾病。其血管表现最常见于瓣上胸主动脉和肺动脉狭窄[146]。这些患者也可能发生腹主动脉发育不全或狭窄（图 20-51），导致“中主动脉综合征”。CT 血管造影和 MR 血管造影可显示狭窄、壁增厚和无弹性的血管[147]。一些患儿，弥漫性主动脉发育不全可能累及整个胸腹主动脉，可能表现为相对较细。狭窄程度会随着时间的推移而发展，肾血管性高血压是青少年的常见特征[147]。

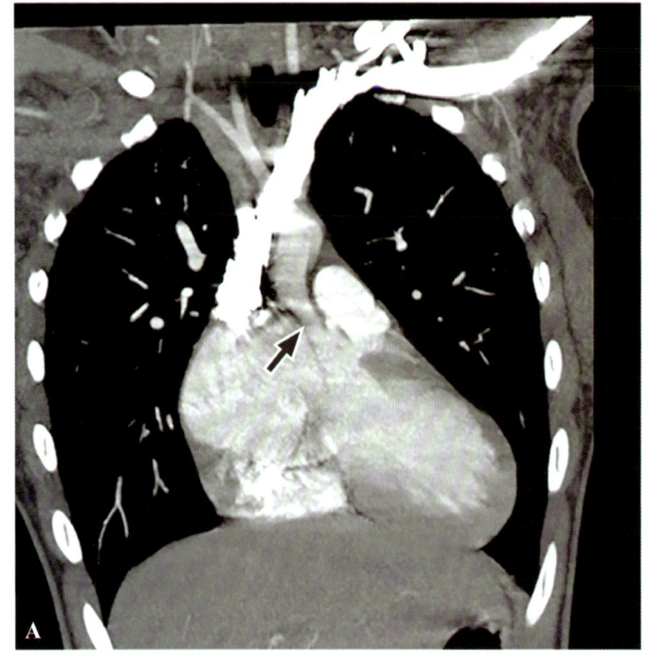

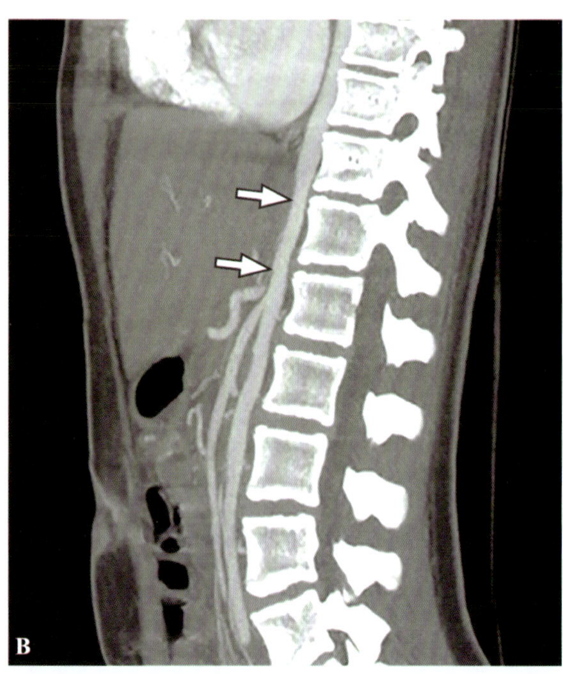

▲ 图 20-51　女，13 岁，Williams 综合征，腹主动脉狭窄

A. 冠状位 CT 血管造影图像显示主动脉瓣上狭窄（黑箭）；B. CT 矢状位最大密度投影图像显示腹主动脉弥漫性狭窄（白箭）

第四篇

儿童骨骼肌肉影像学

PEDIATRIC MUSCULOSKELETAL RADIOLOGY

第 21 章　正常生长发育及先天性疾病
Normal Growth, Normal Development, and Congenital Disorders

Victor Ho-Fung　Adji Saptogino　Timothy Cain　Karuna M. Das　Selim Doganay　Diego Jaramillo　著

一、概　述

掌握骨骼肌肉系统正常生长发育，是评估儿童先天性和发育性疾病的基础。这些知识对于准确识别影像学表现、鉴别诊断、分类和治疗指导很关键。本章讨论了目前用于儿童的各种成像方式及其主要作用，回顾了骨骼发育的正常解剖，概述了与骨骼生长发育相关的骨骼异常和综合征的重要影像学特点。此外，还简要介绍了病理生理学基础、影像诊断和治疗方法。

二、影像学技术

（一）X 线

传统 X 线摄影仍然是诊断骨骼异常和发育不良的主要成像方法。对新生儿和婴儿先天性及发育性异常的评估，是以识别发育中骨骼不同组分的特定形态为基础的。在骨骼发育不良的情况下，对中轴骨骼和附肢骨骼均行骨骼检查的协议以进行完整评估。有一些有帮助的综合教材专用于评估骨骼发育不良 [1] 和解剖变异 [2]。

（二）超声

超声（US）检查在骨骼肌肉系统的作用不仅仅是评估婴儿髋关节。超声的优点包括无电离辐射、不需镇静、设备可用性广泛及可进行静态和动态成像，尤其是新生儿和婴幼儿有大量的透明软骨。产前超声是评估胎儿的主要方法，在常规超声检查中发现长骨变短或其他骨骼异常表现，通常首先怀疑骨骼发育不良 [3, 4]。但产期精确诊断骨骼发育不良仍然困难，因为这组疾病相对少见且表现多样，临床表现出现时间多变，且通常缺少确诊的基因或分子诊断 [5–7]。正确诊断骨骼发育不良，并将遗传咨询的益处最大化，放射科医师、临床医师、病理学医师和基因学医师间的多学科协作至关重要。

（三）CT

计算机断层扫描（CT）多平面和三维重建是传统 X 线摄影评估骨骼异常的辅助工具，尤其是在制订手术计划中，如跗骨联合和过渡期骨折 [8, 9]。儿童行 CT 检查，需仔细斟酌辐射风险和临床受益 [10, 11]。四肢长骨的辐射风险低于中轴骨，由于后者邻近纵隔、腹部和盆腔器官对辐射更敏感 [12]。最近，对于超声和遗传数据无法诊断或排除疑似骨骼发育不良的病例，影响家庭准确咨询，可选择性使用胎儿 CT 进行三维重建 [5, 12–15]。

（四）MRI

磁共振成像（MRI）凭其固有的优越的对比分辨率可全面评估骨髓、软骨和软组织。MRI 主要优势之一是能分辨生长期儿童不同类型的透明软骨（生长板软骨、骺软骨和关节软骨）及其异常 [16]。

骨髓是造血的主要部位。两种正常的骨髓类型包括红骨髓（造血骨髓）和黄骨髓（脂肪骨髓）。正常骨髓的细胞组成随年龄增加而有序变化（从红骨髓到黄骨髓），这个过程称为骨髓转化（图 21-1）。

MRI 可显示年龄相关的骨骼改变。出生时，全部骨骼均存在造血骨髓。随后，骨髓转化始于外周骨骼。最初沿着远端指 / 趾骨，然后对称性、向心性分布至中轴骨骼。次级骨化中心出现之后，骨骺和骨突区骨化几个月之内，最先出现脂肪骨髓（在 T_1 和液体敏感序列可见脂肪组织信号特征），是评估婴幼儿骨髓信号强度的一个重要信息。长骨骨髓转化发生于 0—10 岁。长骨骨髓转化始于骨干，并

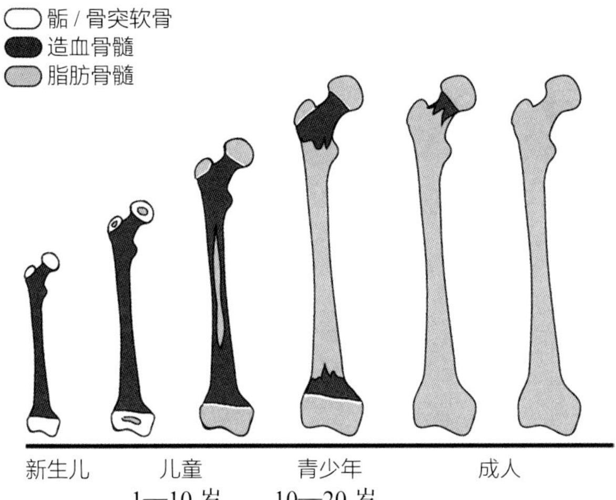

▲ **图 21-1　长骨正常骨髓转化**

此图以股骨为代表，阐明了与年龄相关的造血骨髓转化为脂肪骨髓的连续分布变化

向远端干骺端发展，最终至近端干骺端。小的造血骨髓残留区域常表现为干骺端区边缘平直或呈羽毛状区，尤其是青少年股骨近端。10 岁以后骨干仍有大量造血骨髓为异常表现。骨髓转化过程持续至 35—40 岁，此时骨髓分布接近成人状态[17]（图 21-1）。

造血需求增加可导致骨髓逆转化（从黄骨髓到红骨髓），如贫血（镰状细胞和地中海贫血）、生理应激（高海拔、耐力训练和肥胖）及粒细胞集落刺激因子化学治疗。异常骨髓替代也可见于肿瘤性疾病（白血病和转移瘤）。

MRI 的潜在局限性为费用高、可用性低且婴幼儿需要镇静。然而，对于产前骨骼发育不良 MRI 作用有限，主要是由于全景显示胎儿困难，并很难获取足够的图像显示每个骨骼主轴[13]。

（五）核医学

核医学可用于代谢活跃的骨骼和软组织病变相关的骨骼发育不良。例如，骨闪烁显像用于显示多骨纤维性结构不良的骨病变[18]。此外，正电子发射断层成像（PET）与 CT 的解剖细节结合的图像（PET-CT）在儿童中的作用正在扩大，特别是在肿瘤疾病的表征和分期中的作用[19-21]。

三、正常解剖

宫内骨骼系统发育始于原始间充质细胞集聚，原始间充质细胞为软骨或膜状骨的前体。膜内成骨指骨形成从间充质直接分化为成骨细胞，而无软骨前体，如颅面骨。在长骨中，骨膜包裹骨的外层并负责膜内成骨，从而导致轴向生长。

全身的管状骨结构类似。软骨联合指连接介质是透明软骨的关节，如长骨和胸肋关节的骨骺。骨骺位于大部分长骨两端，在关节和初级生长板之间。骨骺最初完全是软骨成分，然后出现次级骨化中心，逐渐转变为骨。

软骨内成骨指经过软骨模式形成骨。包括颅底骨、长骨、锁骨和脊柱。长骨的软骨内成骨是纵向生长，在初级生长板处形成柱状软骨，然后出现连续的形态学改变及干骺端软骨细胞转换为新生骨[22]。

骨突不参与长骨纵向生长，但是为肌肉、肌腱和韧带附着提供重要的结构支持。骨突的形成类似骨骺；最初完全为软骨成分，随后由于次级骨化中心和类似生长板的发育而变成骨。

骺软骨为富血管结构，由血管槽供血。骨骺的血管槽由非吻合性微动脉、微静脉和窦状毛细血管组成，呈放射状分布于次级骨化中心周围[23]。仅 0—18 月龄的婴幼儿骺软骨有血供，此后变成无血供结构。这些变化决定了不同骨骼成熟期的病理改变。例如，引起滑膜炎症的疾病（如幼年型特发性关节炎）及感染侵入骺软骨时血管槽明显。软骨缺血时密度减低，如人字形石膏固定治疗发育性髋关节发育不良时，髋关节过度外展所致或与大关节化脓性关节炎有关。

干骺端是骨骼生长血供最丰富的结构。最先出现在附肢骨骼的干骺端，尤其是生长迅速的骨骼，如股骨远端和胫骨近端。干骺端与邻近骺板相互作用使骺板软骨板形成新骨。生理和病理过程在干骺端区域表现相似，了解这些正常变异对于儿童影像学评估很重要。

干骺端横行致密带鉴别诊断很多，最主要的鉴别诊断包括先期钙化带的正常高密度（最常见于新生儿）、白血病治疗后、慢性铅中毒、甲状旁腺功能减退症、佝偻病恢复期、坏血病和“生长恢复线”（见于全身性疾病导致的周期性慢性疾病和康复）。

干骺端横行透亮带的鉴别诊断包括正常变异、白血病和神经母细胞瘤骨转移及新生儿 TORCH（弓形虫、风疹病毒、巨细胞病毒、单纯疱疹病毒和 HIV）感染。股骨近端干骺端垂直线样透亮和硬化（条纹状）带，可为正常变异。

四、发育和解剖变异

（一）干骺端鸟嘴状突起和膝内翻

干骺端鸟嘴状突起（最常发生于胫骨近端内侧）和下肢弯曲（膝内翻）在幼儿中并不少见。膝内翻常见于 2 岁以下学步期儿童，2 岁以后生理性自愈 [24]（图 21–2 和示意图 N）。病理性膝内翻鉴别诊断包括外伤、骨骼发育不良（软骨发育不全）、佝偻病、骨纤维性结构不良和 Blount 病。干骺端分裂伴生理弯曲也见于年幼儿童，18 月龄以上为生理性 [25]。

（二）生理性骨膜反应

生理性骨膜反应是 1—6 月龄婴儿的重要发育变异。典型表现为，骨膜反应沿着快速生长的长骨对称分布，薄（＜ 2mm）且光滑，好发于肱骨、股骨和胫骨（图 21–3）。骨膜负责长骨的膜性骨化，也说明对刺激的修复反应（如外伤、感染、肿瘤、代谢障碍和营养状态）。在儿童中，骨膜在生理上比在成人中更活跃并且对皮质的黏附性更低，因此早期即可出现骨膜反应，且表现更明显 [26]。儿童良性骨膜反应的鉴别诊断总结于表 21–1。

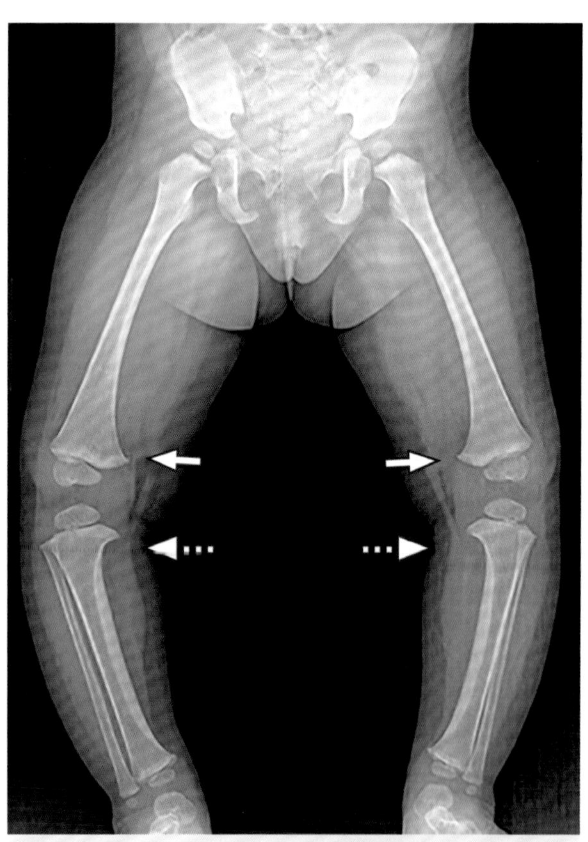

▲ 图 21–2　女，19 月龄，生理性膝内翻和干骺端鸟嘴状突起

双下肢正位 X 线片示，双侧对称性膝内翻伴双侧股骨远端（箭）及胫骨近端（虚线箭）内侧鸟嘴状突起；患者无症状，膝内翻 1 年后自愈

表 21–1　生理性骨膜反应的鉴别诊断（1–6 月龄）

鉴别诊断
骨折愈合期
感染
药物（前列腺素、维生素 A 过多症）
肥大性骨关节病（心肺系统疾病、恶性肿瘤）
婴儿骨皮质增生症（Caffey 病）

（三）皮质硬纤维瘤

年长儿中一种很常见的发育变异为皮质硬纤维瘤（也称股骨远端皮质不规则）（图 21–4 和示意图 L）。为自限性纤维性或纤维骨性病变，最常位于内侧髁上区，是大收肌腱膜嵌入处或腓肠肌内侧头起始处的牵拉性病变 [27, 28]。最好发于 10—15 岁男孩。大多患儿无症状，部分患儿有外伤后膝关节疼痛病史。

X 线侧位像表现为股骨远端后内侧骨皮质不规则影或侵蚀伴硬化缘，有时正位像表现为边界清晰的透亮区，伴薄的硬化缘。MRI 表现为股骨远端后内侧皮质不规则，邻近骨髓 T_2 信号强度增加。有时腓肠肌内侧头起始处可伴发创伤性骨膜炎和软组织肿胀 [27]。根据典型 X 线表现即可诊断，由于本病为一种良性病变，可不需要进一步检查和活检 [29]。

（四）盘状半月板

盘状半月板为先天性解剖变异，最常见于外侧半月板（图 21–5 和示意图 M）。关节镜检查发病率为 0.4%～16.6%[30]。盘状半月板外观呈盘状而非半月形，部分半月板延伸至胫骨平台中央部 [31]。大多患儿无症状；但盘状半月板的异常外观改变了生物力学，因此半月板撕裂和变性倾向增加。有症状患儿表现为“膝关节弹响”，伴撕裂时表现为膝关节绞锁和疼痛。

盘状半月板的诊断需要行 MRI 检查，诊断盘状半月板的测量包括外侧半月板向内延伸入胫骨棘

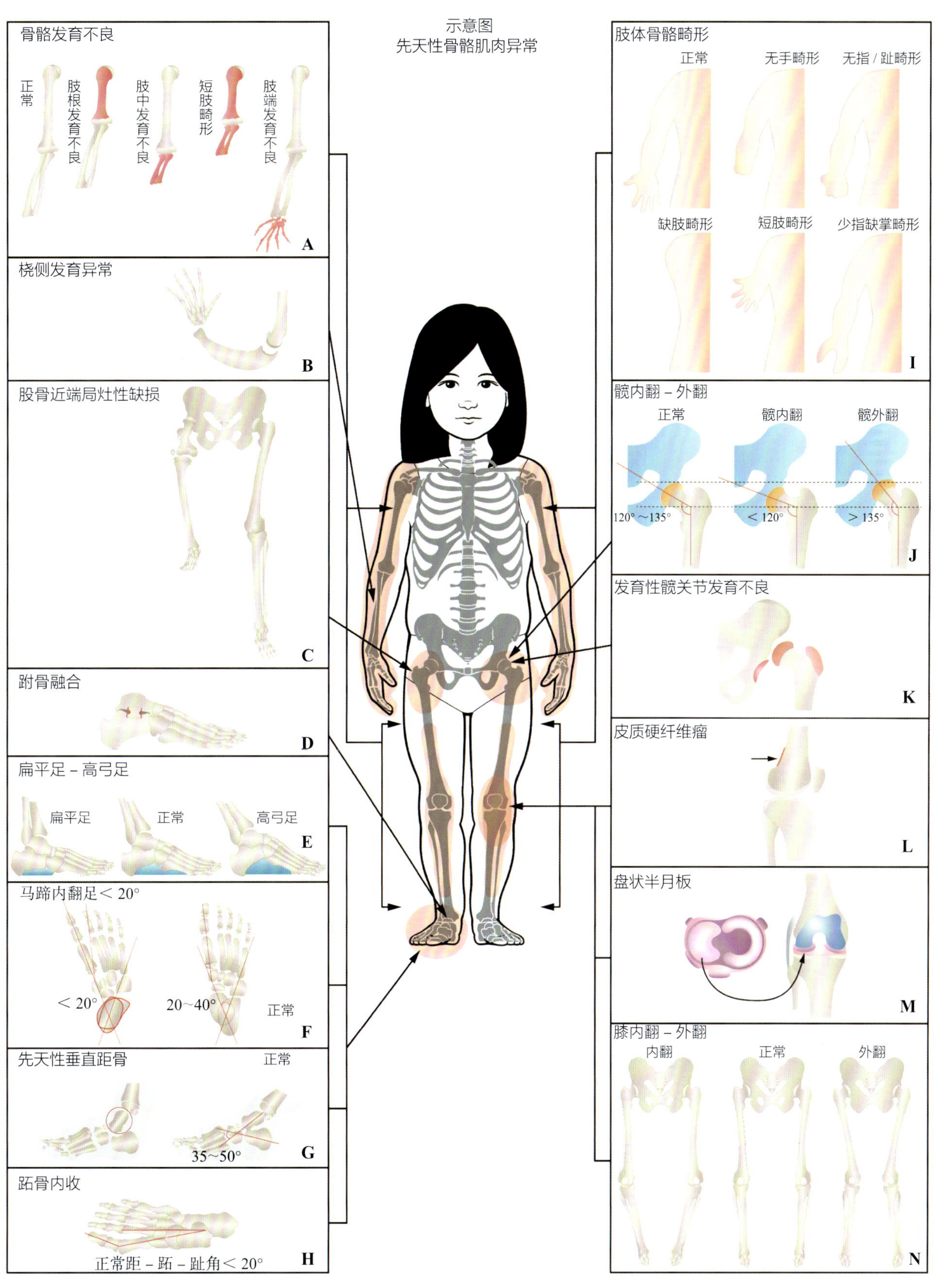
示意图
先天性骨骼肌肉异常
骨骼发育不良
正常
肢根发育不良
肢中发育不良
短肢畸形
肢端发育不良
A
桡侧发育异常
B
股骨近端局灶性缺损
C
跗骨融合
D
扁平足－高弓足
扁平足
正常
高弓足
E
马蹄内翻足＜20°
＜20°
20~40°
正常
F
先天性垂直距骨
正常
35~50°
G
跖骨内收
正常距－跖－趾角＜20°
H
肢体骨骼畸形
正常
无手畸形
无指/趾畸形
缺肢畸形
短肢畸形
少指缺掌畸形
I
髋内翻－外翻
正常
髋内翻
髋外翻
120°~135°
＜120°
＞135°
J
发育性髋关节发育不良
K
皮质硬纤维瘤
L
盘状半月板
M
膝内翻－外翻
内翻
正常
外翻
N

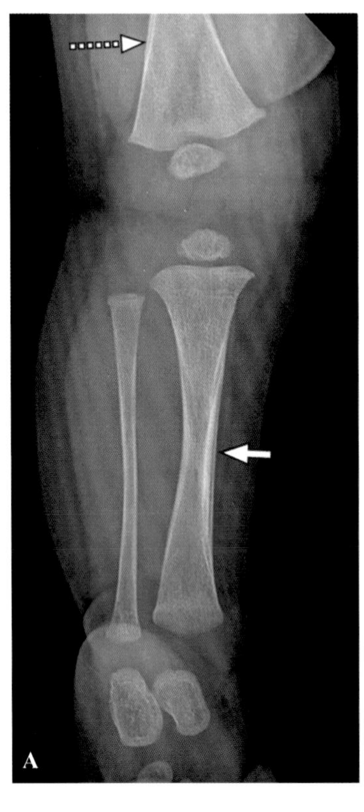

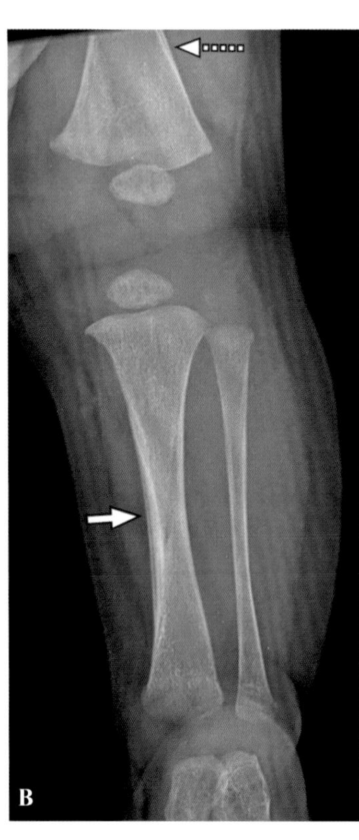

◀**图 21-3 男，2 月龄，生理性骨膜反应**

A. 右侧胫骨正位 X 线片；B. 左侧胫骨正位 X 线片。双侧胫骨骨干皮质内侧可见对称分布、薄而光滑且连续的骨膜反应（实箭），包括股骨远端部分，也表现出生理性骨膜反应（虚箭）

（横向宽度大于 13mm 或高于内侧半月板 2mm）[32]。无症状偶然发现的盘状半月板可临床观察，但有症状的患儿需行外科手术治疗盘状半月板撕裂或半月板的不稳定性。

五、疾病谱

（一）先天异常和畸形

骨骼发育不良或骨软骨发育不良是一组以广泛的骨骼生长和发育障碍为特点的先天性异常。已经被发现超过 250 种发育不良[33]。随着遗传学的新进展，更多的骨骼发育不良和特殊变异将继续被发现。大多骨骼发育不良的特点为不成比例的身材矮小（四肢短小）。描述四肢短小的术语总结于示意图 A。

遗传性骨骼发育不良和常见疾病的目录，见于在线人类孟德尔遗传网站数据库（Online Mendelian Inheritance in Man，OMIM）[33, 34]。OMIM 汇编了人类基因和遗传疾病。本章中，在适当的时候包括了对应 OMIM 疾病编号系统的六位数数字。

骨骼发育不良仅凭影像学很难确诊。放射科医师的作用是充分特征性地描述患儿中轴骨骼和附肢骨骼的异常。为了正确诊断，还需与多学科协作提供的其他信息结合。骨骼发育不良影像表现的全面分析不在本章讲述范围。但是，本章概述了出生时或生后影像学可发现最常见的骨骼发育不良。此外，还回顾了肢体缺损、先天性下肢弯曲和先天性足部畸形等常见疾病。最后，讨论了骨骼异常综合征、发育性髋关节发育不良和神经肌肉病相关骨骼异常（表 21-2）。

（二）影响管状骨和脊柱生长的骨骼发育不良（出生时发病）

1. *致死性骨发育不全* 致死性骨发育不全（thanatophoric dysplasia，TD）是新生儿最常见的致命性骨骼发育不全之一，活产儿发病率为 1/20 000（图 21-6）。本病为常染色体显性遗传，纤维母细胞生长因子基因（FGFR3，4p16.3）的 1 个或 2 个基因点突变，两个公认的变异是 TD Ⅰ型（OMIM 87600）和 TD Ⅱ型（OMIM 187601）[35, 36]。TD 临床特点为四肢短小、肢体明显弯曲、巨颅、躯干长度基本正常及胸廓小。

X 线片表现有颅盖大（TD Ⅰ型）和三叶草形颅骨（TD Ⅱ型）、躯干狭长、肋骨短、肋软骨交界处呈杯口状增宽、肩胛骨小、椎体明显变扁、椎

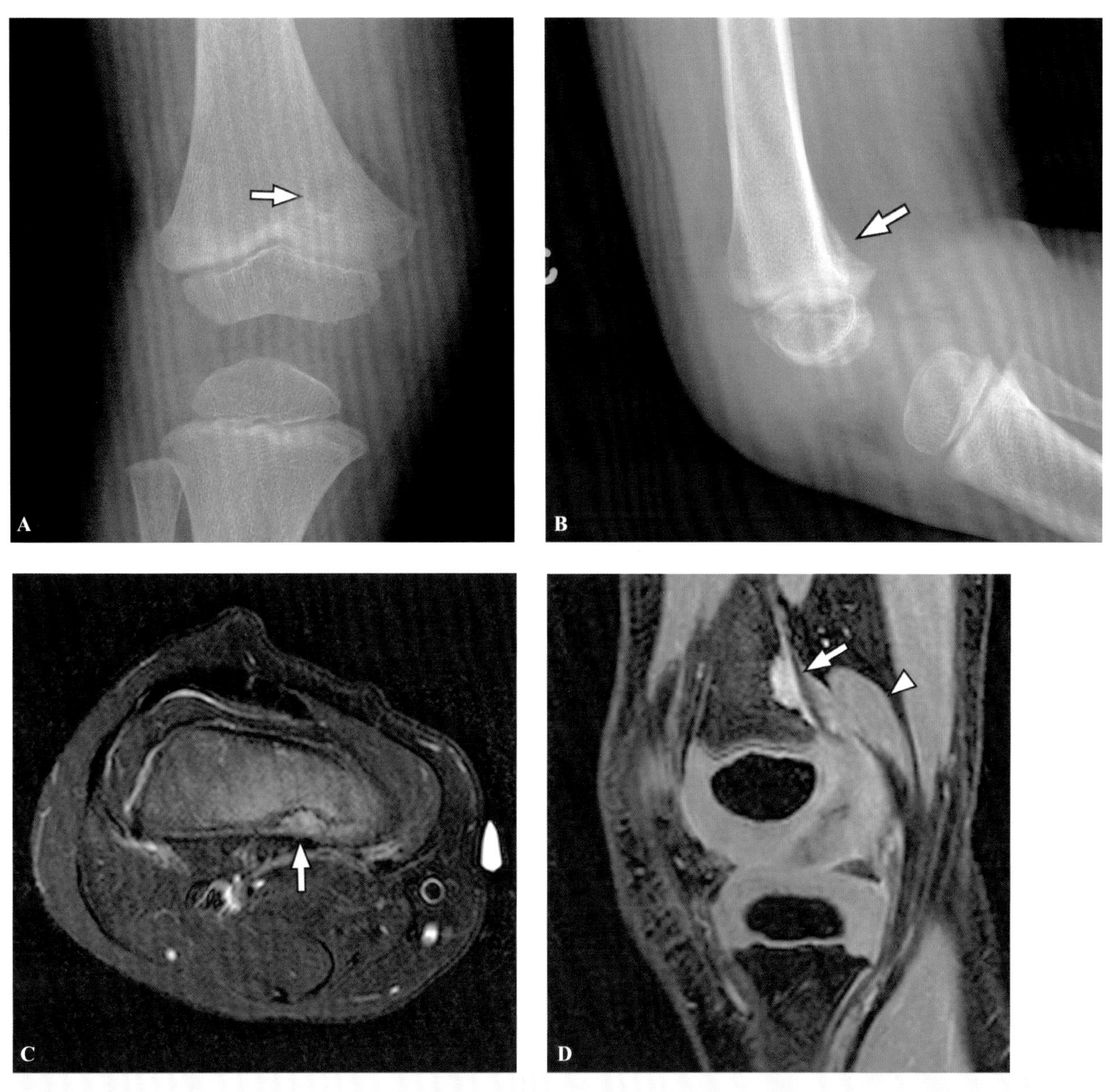

▲ 图 21-4 男，4 岁，皮质硬纤维瘤

A. 右侧膝关节正位 X 线片示，股骨干骺端内侧透亮病变（箭），边界清晰伴硬化缘；B. 右侧膝关节侧位 X 线片示，病变位于后方，并可见硬化缘，轻度不规则（箭）；C. 轴位 T_2W 脂肪抑制 MRI 示，病变呈高信号，位于骨膜下（箭）伴硬化缘；D. 矢状位脂肪抑制 GRE MRI 示，病变呈均匀高信号（箭）为纤维组织，位于腓肠肌内侧头嵌入处（箭头）

体前缘变圆、椎间隙明显增宽、椎弓根间距普遍变窄、髂骨特征性短小、髋臼上缘水平伴内外侧刺（“三叉戟状髋臼”——亦可见于其他发育不良）长骨明显短小且弯曲、股骨呈法式电话听筒样（TD Ⅰ型）或股骨短直（TD Ⅱ型）[37]。孕中期产前超声可显示肢体短小（尤其是股骨）、胸廓窄小、颅盖大或三叶草形颅骨。近期文献显示，利用母体血浆中胎儿游离 DNA 分子基因学和 3D 超声，可提高产前诊断的准确性[38, 39]。

由于大多 TD 患儿在围生期死亡，治疗方法主要是支持治疗（如呼吸机支持、气管切开术及脑室腹腔分流术），个别可存活至幼儿期[40, 41]。

2. *点状软骨发育不良* 点状软骨发育不良（chondrodysplasia punctata，CD）是罕见的多组不同临床表现和遗传方式的骨骼发育不良。可以为散发、X 连锁隐性遗传、X 连锁显性遗传、常染色体

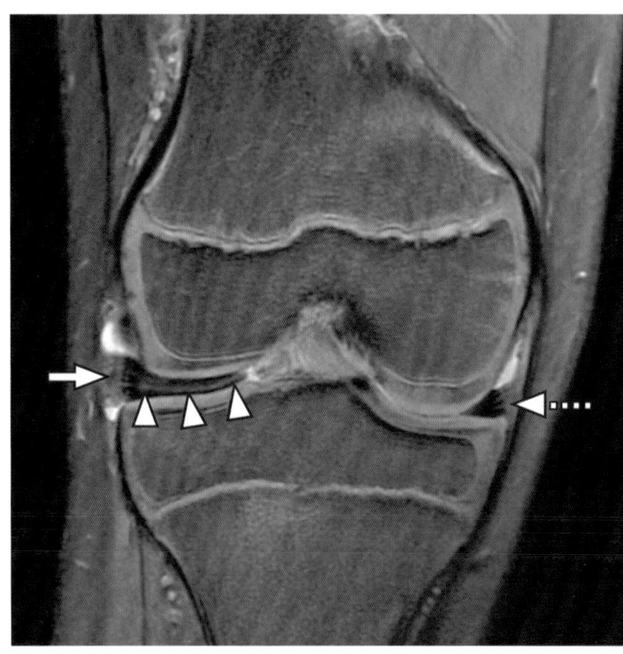

◀ **图 21-5　女，7 岁，外侧盘状半月板，膝关节疼痛和绞锁**

冠状位脂肪抑制图像 MRI 显示外侧半月板弥漫性增大（实箭），完全占据外侧部的中心；外侧盘状半月板内可见横行的线样高信号（箭头）；但半月板撕裂未沿着关节面延伸；内侧半月板大小正常（虚箭）

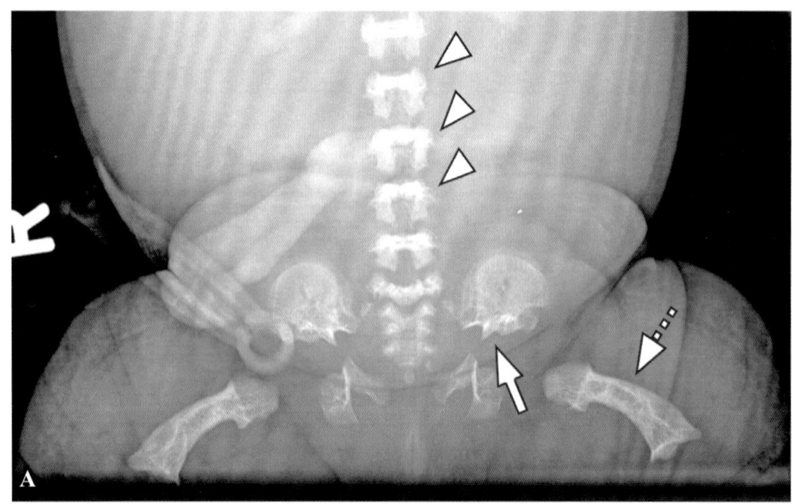

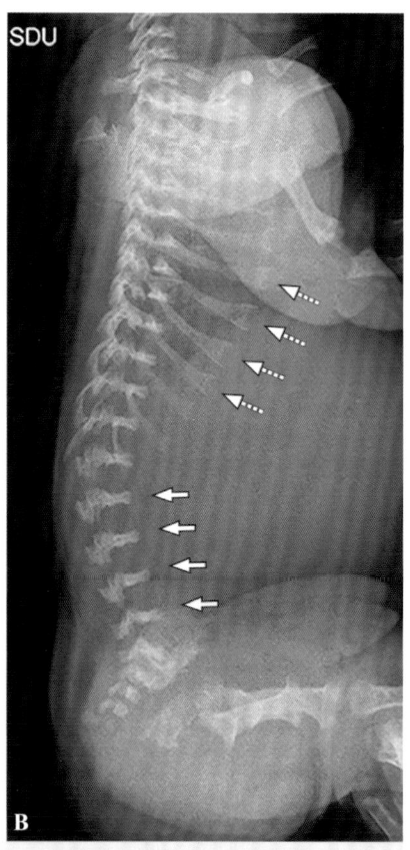

▲ **图 21-6　女，新生儿，致死性骨发育不全**

A. 骨盆正位 X 线片示，双侧髂骨小，髋臼呈“三叉戟样”（实箭），股骨短且弯曲，呈“法式电话听筒样”（虚箭），椎弓根间距普遍变窄（箭头）；B. 胸腰段椎体侧位 X 线片示，椎体明显变扁（实箭），肋骨短小，前端呈杯口样（虚箭）；可见上下肢短小

表 21-2 出生时和出生后的骨骼发育不良伴可识别的影像表现

出生时可识别的骨骼发育不良			
名 称	遗传方式	临床要点	主要 X 线表现
致死性骨发育不良（TD）	AD	最常见的致死性骨骼发育不良	• 颅盖大（TD Ⅰ型）三叶草形颅骨（TD Ⅱ型） • 胸廓狭长伴肋骨短 • 严重扁平椎 • 椎弓根间距普遍变窄 • 髂骨短小 • 髋臼顶水平伴内外侧尖刺（“三叉戟样髋臼”） • 长骨弯曲，尤其股骨呈（法式电话听筒样）
点状软骨发育不良	SP X-LR X-LD AR AD	点状骨骺	• 肢根型 • 长骨骨骺 1 岁内呈点状钙化（逐渐变小或消失） • 椎体冠状缝
软骨发育不全	SP AD	最常见的非致死性骨骼发育不良	• 肢根型管状骨皮质增厚 • 椎弓根间距自头尾向逐渐变小 • 弹头样椎体 • 胸廓窄伴肋骨短 • V 形生长板 • 髋臼顶水平 • 方形髂骨翼
窒息性胸廓发育不良	AR	早期出现胸廓发育不全，存活患者后期出现慢性肾衰竭	• 胸廓小呈钟形 • 肋骨水平走向 • “车把样”锁骨 • 小的“方形”髂骨 • 髋臼顶水平，内外侧尖刺，呈三叉戟样
出生后可识别的骨骼发育不良			
名 称	遗传方式	主要临床表现	主要 X 线表现
干骺端软骨发育不良 Schmid 型	AD	鸭步，弓形腿，2 岁时身材矮小	• 干骺端普遍呈杯口样增宽 • 生长板增宽且不规则 • 髋内翻，股骨头骨骺增大 • 膝内翻 • 股骨弯曲
多发性骨骺发育不良	AD AR	• 易疲劳和关节疼痛（类似风湿病） • 轻微的身材矮小和短肢畸形	• 长骨、手和腕部的次级骨化中心出现延迟 • 骨骺异常变小，形状不规则或呈碎片状（好发于髋关节和下肢） • 可出现股骨头缺血性坏死 • 终板轻度不规则，前缘呈楔形，10—20 岁可见许莫结节

AD. 常染色体显性遗传；AR. 常染色体隐性遗传；SP. 分散的；X-LD. X- 连锁显性遗传；X-LR. X- 连锁隐性遗传

隐性遗传及常染色体显性遗传。其共同特征是点状骨骺(图 21-7)。CD 最常见的类型是肢根型(OMIM 600121)，临床表现为对称的肢根型侏儒、颅面部畸形（小颌畸形、扁平脸及小头畸形）、白内障、皮肤病变、关节挛缩、生长障碍和严重精神运动迟缓。肢根型是常染色体隐性遗传，由于过氧化物酶缺乏导致代谢异常。大多数患儿生后数周内死亡，存活患儿均出现严重发育迟缓、感染、癫痫和生长障碍 [42]。

X 线表现为近端及其他长骨对称性短小，生长的骨骼和关节周围区域的软骨区点状钙化影，中轴骨骼轻微钙化或无点状钙化，1 岁内钙化逐渐减少或消失且可见椎体冠状裂隙 [43]。已有报道少数病例的产前超声诊断，可见股骨和肱骨不成比例短小，可有点状骨骺 [44]。

3. 软骨发育不全 软骨发育不全是最常见的非致死性短肢型骨骼发育不良（OMIM 100800），活产儿发病率为 1/15 000。位于 4p16.3 位点的 FGFR3 基因中的常染色体显性突变导致软骨内骨形成受损。90% 以上病例为散发 [45]。临床特点为身材矮小、四

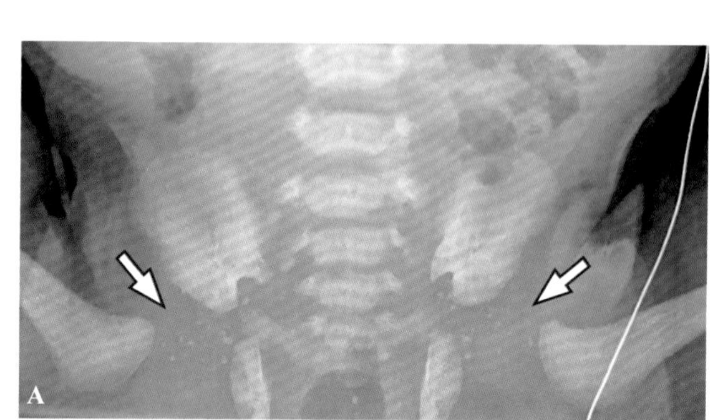

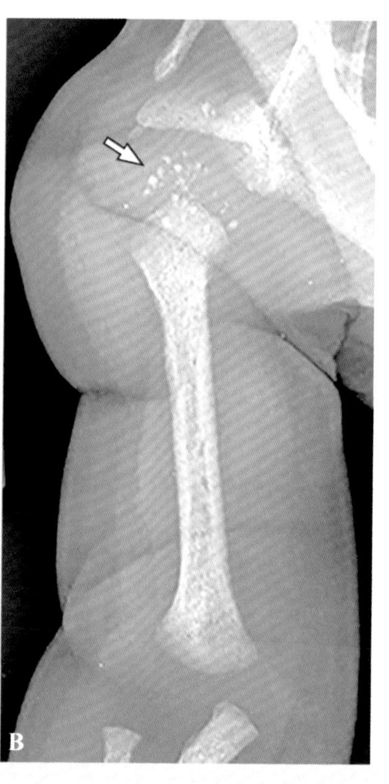

▲ **图 21-7　女，5 岁，点状软骨发育不良**

A. 腹部正位 X 线片示，双侧股骨头骨骺点状钙化（箭）；B. 右肱骨侧位 X 线片示，肱骨近端骨骺可见相似点状钙化（箭）

肢肢根型短小、特征性面容为额部隆起和面中部发育不全、腰椎前突、膝内翻、肘关节挛缩及三叉戟样手。神经系统并发症包括脑积水、脊髓压迫症、脊髓空洞症、反复耳部感染和牙齿错殆。

X 线表现包括颅盖大、颅底小、枕骨大孔窄、额部隆起、腰椎管狭窄、椎弓根间距自第 1 至第 5 腰椎逐渐变小、婴幼儿椎体呈子弹头样、椎弓根前后径缩短、椎体后缘扇贝样改变、胸廓窄、肋骨短、肢根型管状骨变短、皮质增厚、干骺端呈杯口样、生长板呈 V 形、掌指骨短呈三叉戟样（第三指和第四指分离）、髋臼上缘水平及髂骨翼方形（墓石形）（图 21-8）。产前超声显示长骨短，尤其是股骨和肱骨，扁平椎和颅盖大。此外胸廓小、短指和羊水过多也有报道[46]。

治疗方法包括采用椎管减压术和颅颈解压术[47, 48]治疗脊髓并发症。对于选择这种治疗方法的人来说，上肢和下肢延长术是行之有效的技术[49, 50]。

4. 窒息性胸廓发育不良　窒息性胸廓发育不良（asphyxiating thoracic dystrophy，ATD）也称短肋胸廓发育不良、Jeune 综合征，是少见的骨骼发育不良，以胸廓呈狭长钟形为特点，胸廓扩张度受损导致不同程度肺发育不全[51]。活产儿发病率为 1/10 万～1/13 万。常为常染色体隐性遗传，疾病基因位点多位于染色体 15q13（OMIM 208500）。临床表现有身材矮小、短肢畸形和多指畸形。70% 的病例于婴儿期死于呼吸衰竭；但本病可为致命性，也可为潜伏型[52]。存活至儿童早期患者，临床有慢性囊性肾脏疾病和肝纤维化。

X 线表现为胸廓狭窄、小呈钟形、肋骨水平走向、车把样锁骨、髂骨翼发育不良呈方形、髋臼上缘呈三叉戟样、多指畸形及短指畸形。ATD 的 X 线表现可高度提示诊断。主要鉴别诊断有软骨外胚层发育不良（Ellis-van Creveld 综合征），后者多指畸形和指甲发育不良更常见，60% 患者有先天性心脏病[53]。超声、CT 和 MRI 检查可发现以下并发症，即肺发育不全、肝硬化、门静脉纤维化和微囊性肾病。产前超声可提示本病，表现为严重的短肋、短指、胸廓小和肾囊性改变[54]。

治疗方法主要为稳定和呼吸功能支持。纵向可撑开型假体钛肋（vertical expandable prosthetic titanium rib，VEPTR）用于治疗胸廓功能不全[55]。个别病例报道 ATD 伴慢性肾衰竭的大龄儿童，可

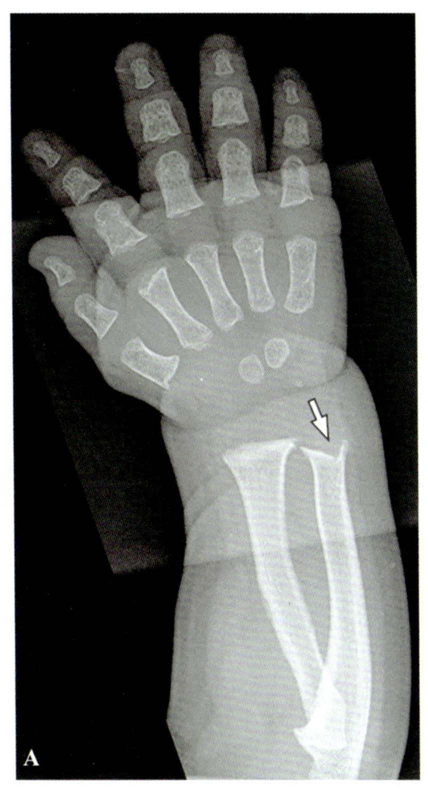

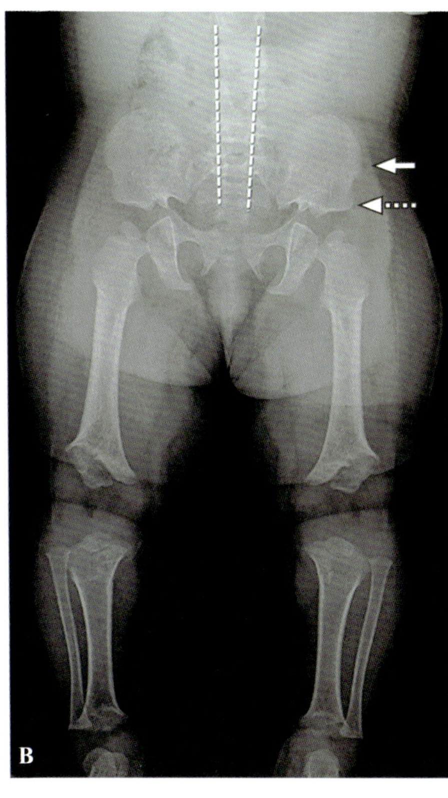

◀ **图21-8 女，1岁，软骨发育不全**

A. 手正位X线片示，前臂和手的长骨短粗；尺骨远端生长板呈V形（箭），手呈三叉戟样；B. 骨盆和下肢正位X线片示，髂骨呈方形或"墓石形"（实箭），髋臼顶水平（虚箭），腰椎椎弓根间距逐渐变小（虚线），双下肢长骨变短，干骺端呈杯口样扩张

选择肾移植[56]。

（三）影响管状骨和脊柱生长的骨骼发育不良（生后发病）

1. 干骺端软骨发育不良　干骺端软骨发育不良是一组少见的骨骼发育不良，特点为邻近生长板的干骺端变形、不规则，很少或不累及骨骺。临床表现多样；但首发症状可发生于婴儿期至幼儿期，而非出生时。干骺端软骨发育不良的最常见类型有Schmid型、McKusick型和Jansen型。

Schmid型（OMIM 156500）临床已经很明确。为常染色体隐性遗传，X型胶原的COL10A1突变，基因位点为6q21-22。临床表现为短肢畸形，1—2岁时身材矮小、弓形腿和鸭步[57, 58]。Schmid型干骺端软骨发育不良的X线表现为干骺端普遍增宽、生长板增宽（尤其是膝关节）、股骨头骨骺增大、髋内翻、膝内翻、股骨弯曲、肋骨前呈杯口样伴硬化，少见表现有髋臼上缘不规则和椎体轻度异常（图21-9）。

干骺端软骨发育不良的治疗方法主要集中在下肢畸形的整形治疗（髋内翻和膝内翻矫形术）。

2. 多发性骨骺发育不良　多发性骨骺发育不良是最常见的非致死性骨骼发育不良之一。可为常染色体隐性遗传，有至少6种不同的基因突变。通常于儿童晚期或青春期诊断。临床表现与关节疼痛和易疲劳有关，类似风湿病。患儿可有轻微的身材矮小和短肢畸形[59]。

X线表现有手和腕部的长骨的次级骨化中心出现延迟，骨骺异常变小，形状不规则或呈碎片状，好发于髋关节和下肢。青春期前可出现股骨头缺血性坏死（avascular necrosis，AVN）。10—20岁时可见终板轻度不规则、前缘呈楔形和许莫氏结节。

多发性骨骺发育不良的治疗方法主要为上下肢畸形的矫形治疗[59]。

（四）软骨和纤维成分发育异常的骨骼发育不良

1. 多发性软骨外生骨疣　多发性软骨外生骨疣或骨软骨瘤病是相对常见的骨骼发育不良。发病率为1/50 000，男性多见。为常染色体显性遗传，有多个突变位点，位于EXT基因（OMIM 133700，133701）[60, 61]。本病特点为多发骨软骨瘤，大部分位于四肢长骨。临床表现为低龄儿童可见肿块和隆起，神经卡压综合征，胫腓骨和尺桡骨不对称生长（尺骨和腓骨短）导致上、下肢渐进性骨骼畸形，四肢不成比例缩短。X线表现为起源于干骺端的外生骨疣，尖端背离关节生长（图21-10）。骨软骨瘤

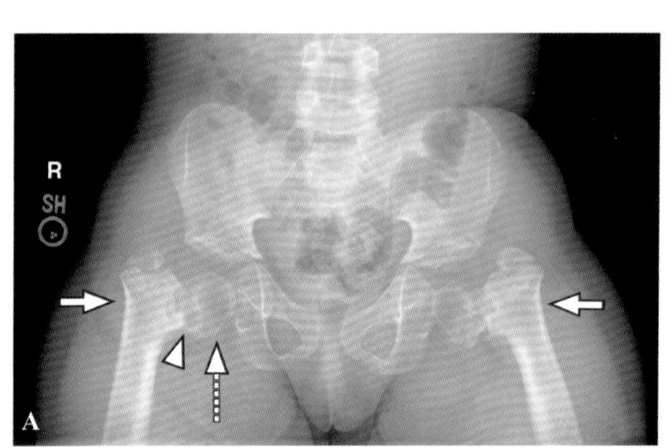

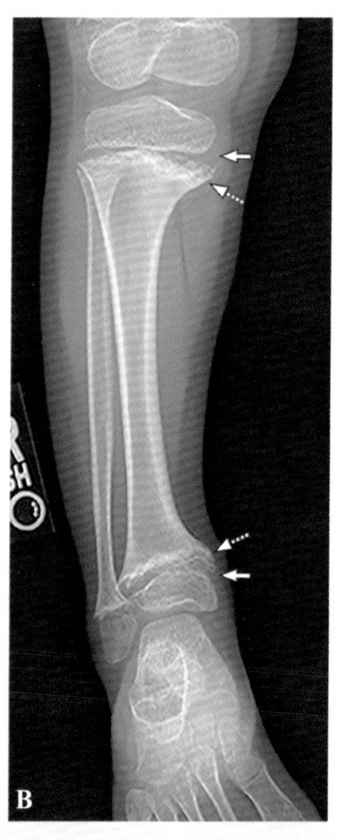

▲ 图 21-9　女，6 岁，干骺端软骨发育不良

A. 骨盆正位 X 线片示，双侧髋内翻（实箭），股骨头骨骺增大（虚箭），生长板增宽（箭头）；B. 右胫骨正位 X 线片示，生长板增宽（实箭），干骺端喇叭口样（虚箭）

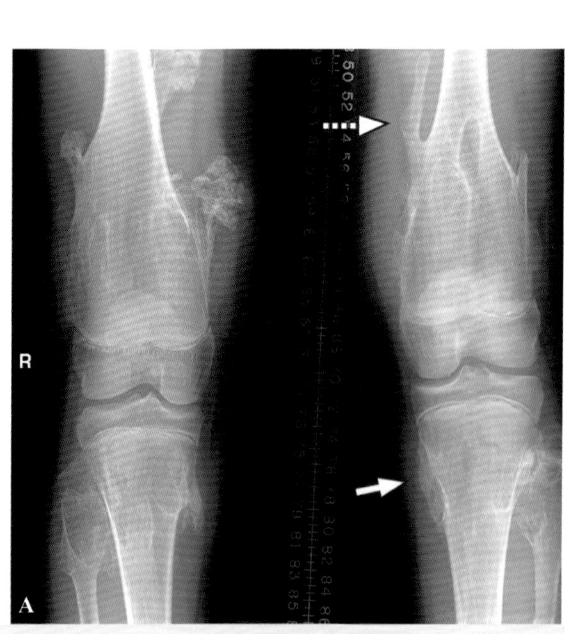

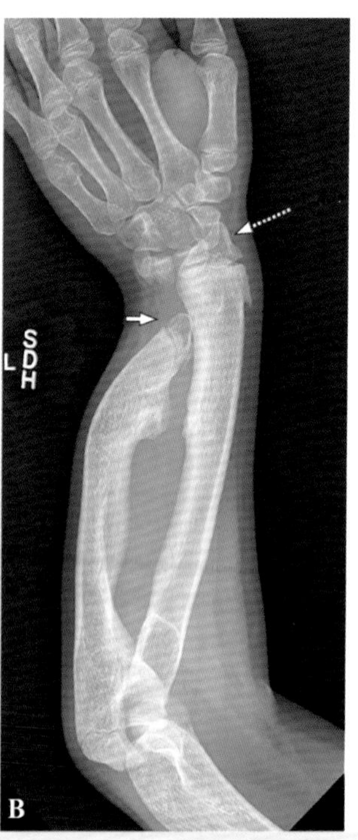

▲ 图 21-10　男，14 岁，多发性外生骨疣

A. 作为双腿不等长检查的一部分，双膝关节正位 X 线片示，双侧多发无蒂（实箭）及外生性骨软骨瘤（虚箭）；主要分布于干骺端且背离关节方向生长；B. 左前臂 X 线片示，左侧尺桡骨近端和远端干骺端可见多发骨软骨瘤；可见尺骨远端特征性变短且弯曲（实箭），桡骨远端骨骺向内侧成角（虚箭）

也可见于扁骨、手、肋骨和脊柱。5% 患者有恶变风险，大多恶变为软骨肉瘤[62]。

多发性软骨外生骨疣的治疗方法为切除病变来缓解症状，如疼痛、生长障碍伴成角畸形或肢体不等长、近关节处病变致关节活动障碍、软组织卡压和关节囊疼痛等。

2. 内生软骨瘤病 内生软骨瘤病或 Ollier 病，为骨内多发的良性软骨肿瘤（OMIM 166000）。多发性内生软骨瘤合并血管瘤时称 Maffucci 综合征（图 21-11）。Ollier 病和 Maffucci 综合征少见且通常无遗传性。3067 种原发骨肿瘤中，Ollier 病占 0.90%，Maffucci 综合征占 0.07%[63]。Ollier 病的临床表现有指 / 趾可触及的肿块，肢体不等长伴跛行，骨骼畸形伴病理性骨折[64]。

Ollier 病和 Maffucci 综合征内生软骨瘤的 X 线表现为，长骨可见膨胀性透亮区和内生软骨瘤导致的长骨变形（好发于手和足的管状骨、肋骨和骨盆），伴不规则软骨基质（环形和弧形）（图 21-12）。Maffucci 综合征血管病变偶可见静脉石。腕骨、跗骨、椎体和颅底很少受累。软骨病变的组织病理学活检为内生软骨瘤或骨软骨瘤，在组织学上与非综合性征病变无法鉴别。血管病变常为梭形细胞血管瘤。软骨性和血管性肿瘤均为异柠檬酸脱氢酶基因 IDH1 和 IDH2 突变[65]。25%～40% 的 Ollier 病患者恶变为软骨肉瘤[66, 67]。Maffucci 综合征恶变风险更高。

内生软骨瘤病的主要治疗为肢体不等长和关节畸形，尤其是手部。Ollier 病和 Maffucci 综合征有

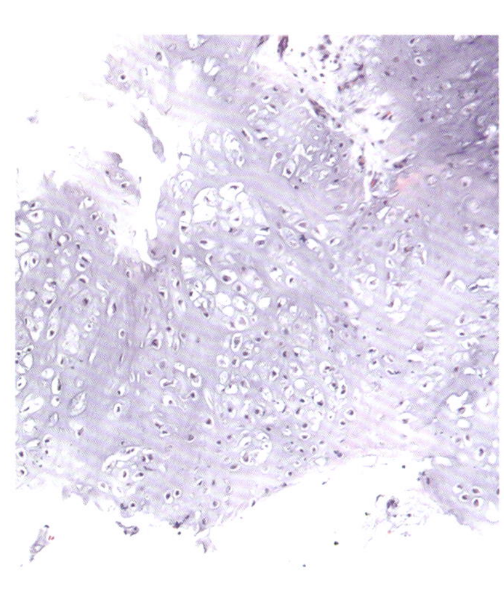

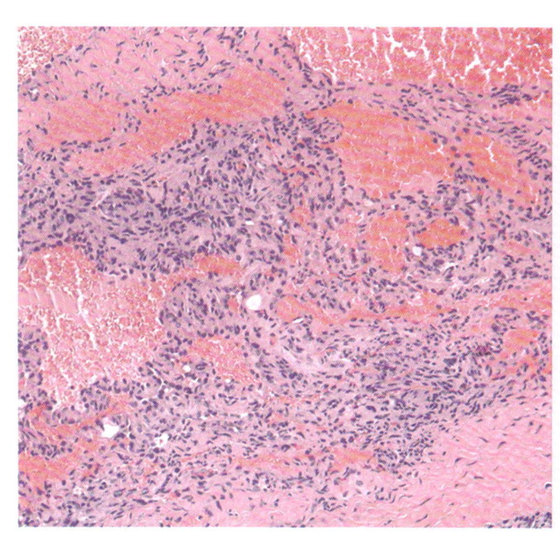

◀ **图 21-11 Maffucci 综合征**

男，15 岁，多发性内生软骨瘤病史，显示软骨呈良性分叶状（左）；血管病变活检示，海绵状间隙类似静脉畸形，实性部分类似梭形细胞血管瘤（右），确诊为 Maffucci 综合征（均为 HE，×200）

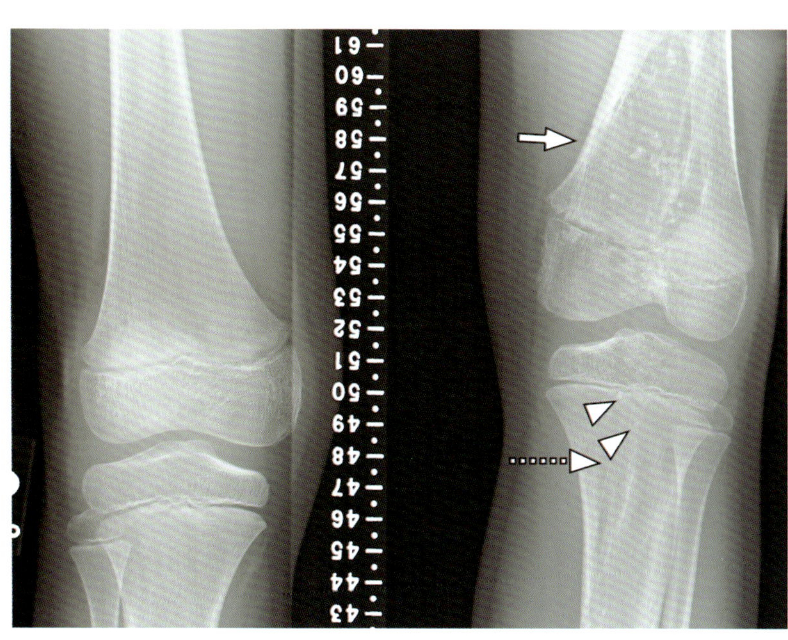

◀ **图 21-12 男，8 岁，内生软骨瘤病，双下肢不等长**

双膝关节正位 X 线片示，左股骨远端干骺端邻近生长板处见透亮影伴钙化（环形和弧形）（实箭），为较大的内生软骨瘤；左胫骨近端干骺端见浅淡线样内生软骨瘤（虚箭），伴小点状钙化（箭头）；左下肢相对于右下肢短 4cm（图中未显示）

恶变风险，需要密切进行肿瘤学监测。

3. 多骨纤维性结构不良　多骨纤维性结构不良指骨纤维性结构不良病变发生于多个骨骼。多骨纤维性结构不良伴皮肤病变（牛奶咖啡斑）和内分泌异常（主要为性早熟）称 McCune-Albright 综合征（OMIM 74800）[68, 69]。患儿受累组织为 GNAS1 基因（位于 20q3.2）后合子激活突变。临床表现为病理性骨折和继发性肢体畸形，以及内分泌异常如性早熟、甲状腺功能亢进症、库欣综合征、肢端肥大症、毒性甲状腺肿、高泌乳素血症和男性乳房发育症。McCune-Albright 综合征很少恶变，发生率低于 1%[68, 70]。Mazabraud 综合征少见，为纤维性结构不良（常为多骨性）伴软组织黏液瘤，恶变率高于 McCune-Albright 综合征。

McCune-Albright 综合征的 X 线表现有多骨纤维性结构不良，常单侧分布，最常见于骨盆、脊柱和股骨。累及颅面骨导致脑神经卡压和面部畸形。特征性"牧羊人拐杖"畸形指股骨近端进行性弯曲并内翻成角（图 21-13）。骨闪烁成像显示，中轴骨骼和附肢骨骼病变摄取放射性示踪剂增加。MRI 可帮助显示病变范围和疼痛患者潜在的骨折。

多骨纤维性结构不良的治疗包括内分泌疾病治疗和对肢体不等长和关节畸形等并发症的矫形治疗。

4. 神经纤维瘤病　1 型神经纤维瘤病（neurofibromatosis type 1，NF1）和 2 型神经纤维瘤（neurofibro-matosis type 2，NF2）均为遗传性疾病，以易伴发的肿瘤类型不同为区别[71]。NF1 发生的主要肿瘤为神经纤维瘤、恶性周围神经鞘瘤（malignant peripheral nerve sheath tumor，MPNST）和胶质瘤(图 21-14)。NF2 发生的肿瘤有神经鞘瘤、脑膜瘤和室管膜瘤[72]。神经放射学章节对 NF2 有深入讨论，NF1 比 NF2 更常累及骨骼肌肉系统。

NF1 或 von Recklinghausen 病发病率为 1/2500～1/3000[73, 74]，是常染色体显性遗传，基因突变位于神经纤维瘤蛋白基因，17q11.2（OMIM 162200）。临床表现广泛累及多器官系统。最常见的临床表现

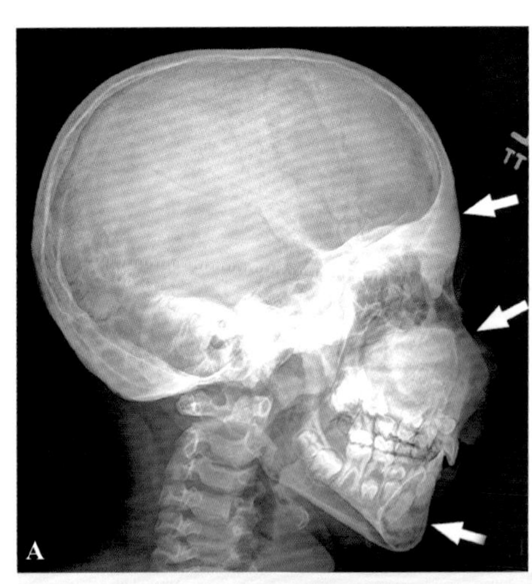

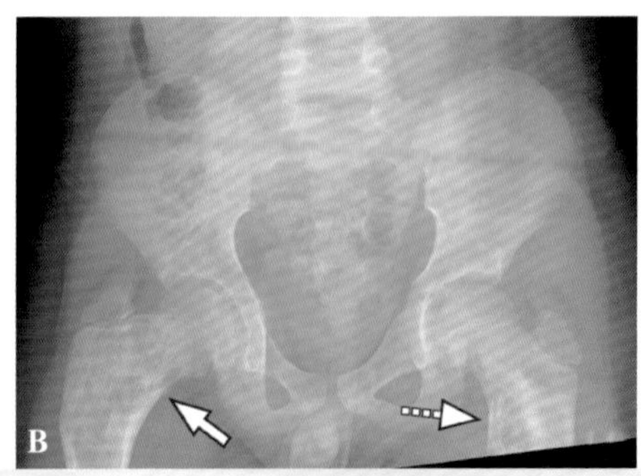

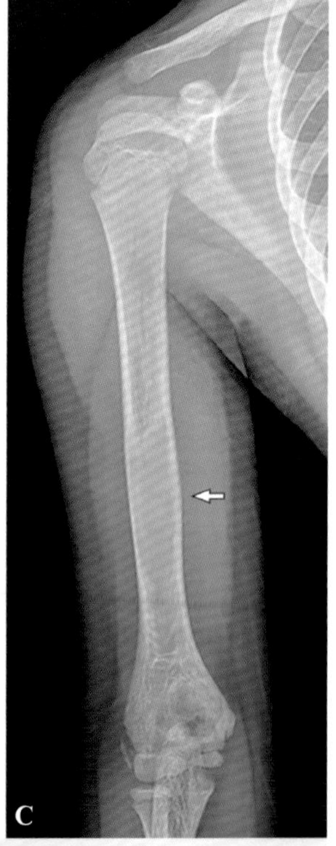

▲ 图 21-13　男，9 岁，面骨和四肢骨单侧分布的多骨纤维性结构不良

A. 颅骨侧位 X 线片示，纤维性结构不良导致面部畸形，颅底、额骨、上颌骨和下颌骨前部可见特征性磨玻璃密度膨胀性病变（实箭）；B. 骨盆正位 X 线片示，髋内翻，右侧股骨顶可见膨胀性不均匀硬化性纤维结构病变（实箭），左侧股骨干近端内侧可见较小的类似病变（虚箭）；C. 右肱骨正位 X 线片示，肱骨干中段膨胀性磨玻璃密度病变，骨内侧呈轻度扇贝样，皮质变薄（实箭）

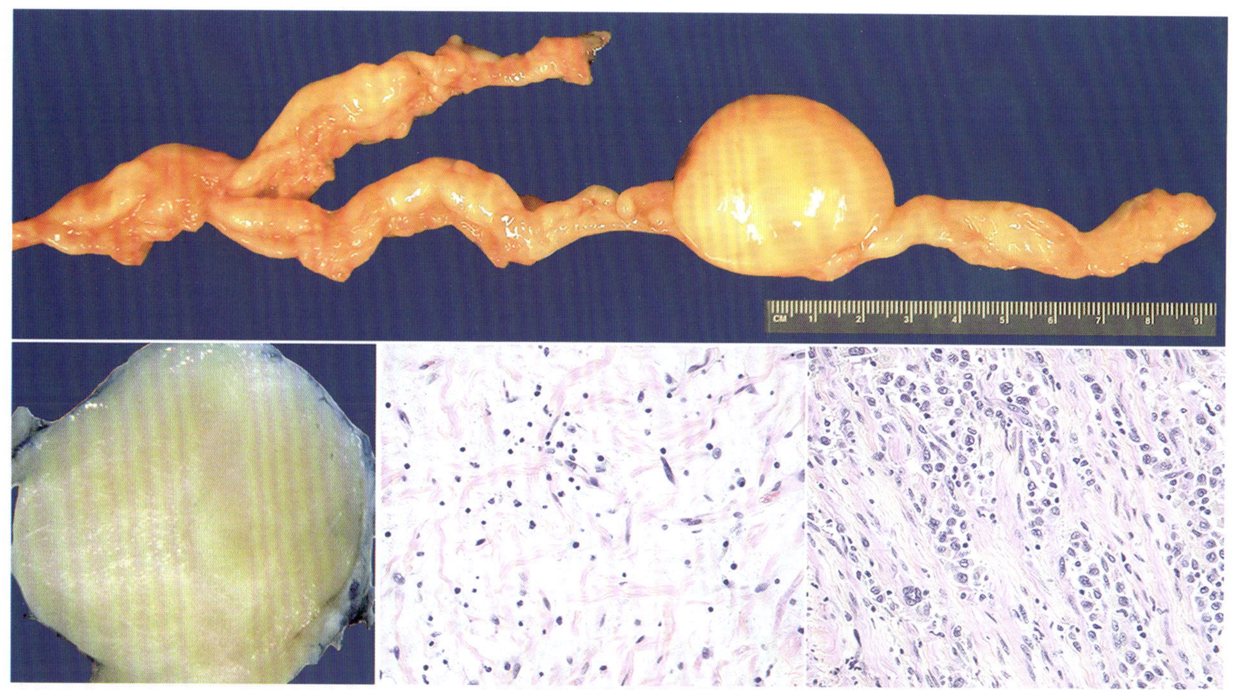

▲ **图 21-14 1 型神经纤维瘤病**

丛状神经纤维瘤，可见外周神经及其分支弥漫扩大（上）；切面（左下）呈黄白色、质硬，类似纤维组织；本例肿物大部分组织病理学表现为神经纤维瘤（下中），但是细胞密度增加区和圆形“上皮样”细胞是恶性周围神经鞘瘤的特征（右下）（HE，×400）

有皮肤牛奶咖啡斑、眼部 Lisch 结节、皮肤和深部丛状神经纤维瘤、巨颅、视神经胶质瘤和其他良恶性肿瘤。骨骼肌肉系统表现有颅骨异常（蝶骨翼发育不良、颅底孔扩大和破坏）、脊柱侧弯和后凸、长骨假关节（最常见于胫骨）、骨质疏松和身材矮小（图 21-15）[72]。

神经纤维瘤是 NF1 最常见的肿瘤类型，常呈丛状（多条神经束或神经丛扩张），为 NF1 的特征性表现。丛状神经纤维瘤的 X 线表现为相邻骨皮质光滑，呈扇贝样变薄（尤其是肋骨），椎间孔扩大。NF1 丛状神经纤维瘤的 MRI 表现为迂曲的肿块，神经分支增厚并沿着周围组织延伸，呈“一袋蠕虫”。病变于 T_1W MRI 与肌肉呈等信号，于 T_2W MRI 呈不均匀高信号。“靶”征（于液体敏感序列中心呈低至等信号，周围呈高信号）是丛状神经纤维瘤的常见表现，但也可见于神经鞘瘤[75]。深部神经纤维瘤转化成 MPNST 的概率很大[76]。NF1 中 MPNST 发生率为 8%～13%。

MRI 诊断 NF1 和恶变丛状神经纤维瘤困难，常需要结合临床表现（肿块增大、持续疼痛和新的神

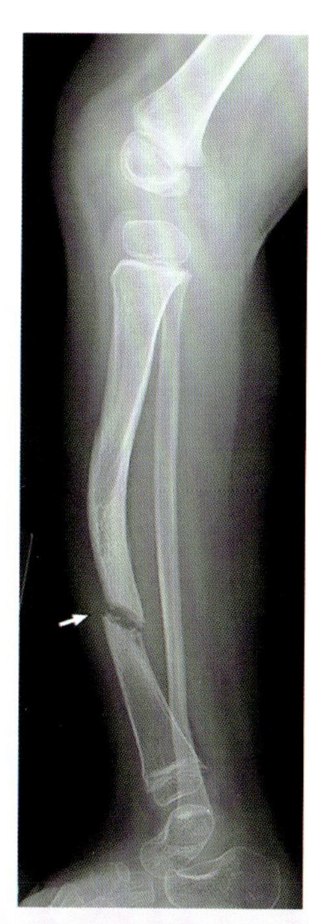

▲ **图 21-15 男，3 岁，1 型神经纤维瘤病，右侧胫骨假关节**

右侧胫骨侧位 X 线片示，胫骨向前弯曲，骨干远端假关节，周围可见硬化（箭）；腓骨正常

经病变）[77]。^{18}F–FDG PET 有助于预测丛状神经纤维瘤恶变并指导活检和外科切除[78]。

治疗方法包括临床和骨科评估与肢体不等长和关节畸形相关的并发症。

（五）骨干皮质结构密度和干骺端塑形异常

1. 成骨不全　成骨不全（osteogenesis imperfecta，OI）是由于骨密度减低导致骨脆性增加且反复骨折的一组基因异常疾病。多为常染色体显性遗传（95%），也可为常染色体隐性遗传[79]。大多常染色体显性基因突变影响到编码Ⅰ型胶原的 COL1A1 和 COL1A2 基因，是骨基质的主要成分。临床表现有骨折、身材矮小伴骨骼畸形、蓝灰巩膜、牙齿发育不良（易碎和颜色改变）、进行性耳聋及韧带松弛。临床严重程度不一，可轻微，也可为致死性[80]。

Sillence 分型是 OI 表型的首次系统性分类，包括经典的蓝巩膜不伴肢体变形 OI 或轻度 OI（Ⅰ型）；围生期致死型 OI（Ⅱ型）；进行性致畸或重度 OI（Ⅲ型）（图 21–16）；临床表现多样而巩膜正常或中度 OI（Ⅳ型）[81]。此外还有基于其他表型和遗传变异的其他类型和亚型[82, 83]。其中，Ⅰ型（轻型）和Ⅳ型（中度型）占所有 OI 的半数以上[84]。

OI 是评估幼儿骨折和非意外创伤(nonaccidental trauma，NAI）可能性的重要鉴别诊断。尤其是最常见的Ⅰ型和Ⅳ型，很少或无明显骨骼外表现且无骨脆性增加家族史时诊断困难[80]。放射科医师和临床医师评估这些患者时，需寻找骨质脱钙和骨脆性

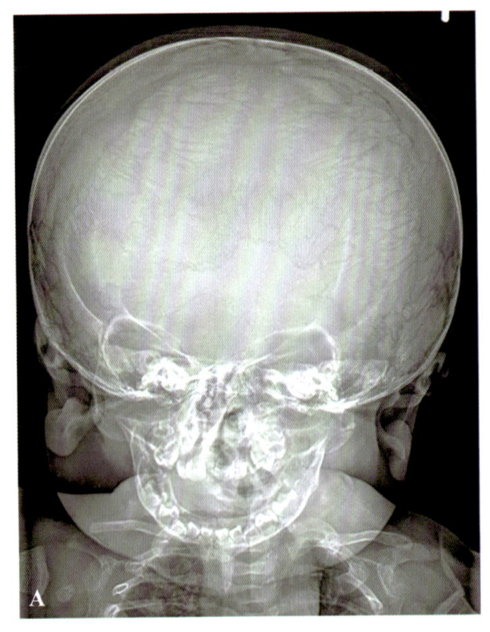

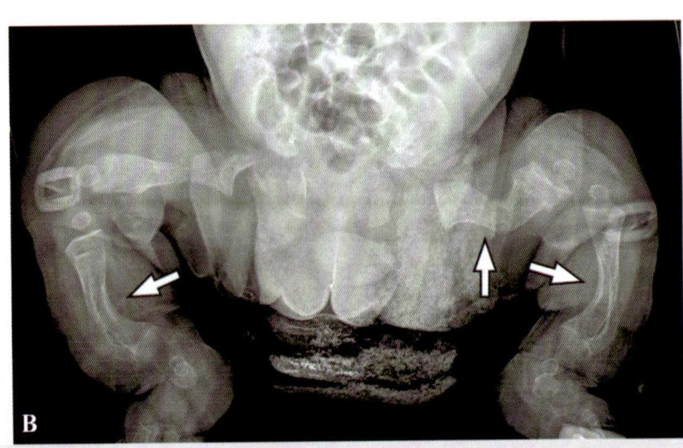

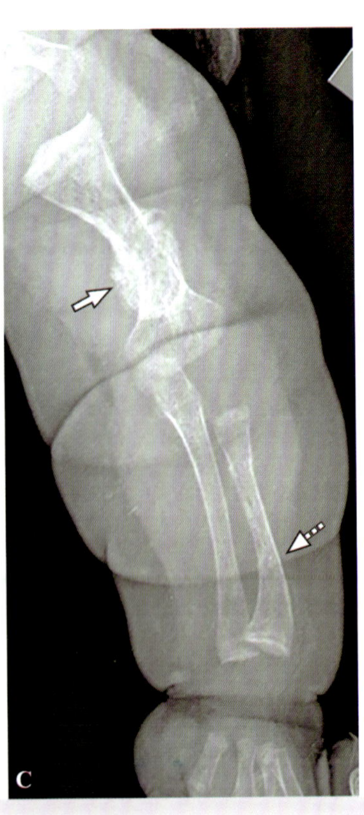

▲图 21–16　男，24 天，Ⅲ型成骨不全，产前超声示多发骨折

A. 头颅正位 X 线片示，颅盖骨可见大量缝间骨；B. 下肢正位 X 线片示，骨骼矿化弥漫减少，多发长骨弯曲骨折（实箭）；C. 左上肢正位 X 线片示，肱骨骨干中段骨折骨痂形成（实箭），桡骨远端弯曲（虚箭）

增加（骨皮质变薄、骨小梁稀疏）的特征，并排除对 NAI 具有高度特异性的骨折（后内侧肋骨骨折、肩胛骨骨折及小婴儿干骺端骨折）[85, 86]。

OI Ⅰ型（轻度）的 X 线特点为新生儿 / 婴儿期无先天性骨折，出生时可见缝间骨，其他骨骼正常。0—6 月龄正常婴儿也可见缝间骨。随年龄增长，Ⅳ型患者发生骨折次数增加，伴轻度畸形和椎体压缩性骨折。Ⅱ型患者新生儿 / 婴儿期 X 线片可见缝间骨、骨质严重脱钙及肋骨异常薄 / 短伴骨折，出生时可见扁平椎及管状骨变短。Ⅳ型（中度）患者新生儿 / 婴儿期 X 线特点有骨质矿化减少，偶可见缝间骨，通常无先天性骨折和长骨弯曲。随年龄增加，部分Ⅳ型患者骨折增加，骨骼逐渐弯曲变形，椎体压缩性骨折和髋内翻，导致身材矮小 [80, 87]。经二磷酸盐治疗的患者 X 线常可见干骺端致密线或平行于生长板的“斑马纹”，每条线在时间上与二磷酸盐的给药有关，两条线之间的间隔与给药过程中骨骼的生长有关 [80, 88]。产前超声显示股骨短伴或不伴弯曲及进行性骨折，可提示 OI（Ⅱ型、Ⅲ型、Ⅳ型）诊断 [89]。

OI 儿童的治疗方法有物理治疗、康复治疗或整形外科矫正骨折和骨骼畸形。二磷酸盐可提高骨转换，增加骨密度；但是其对于防止骨折、减少疼痛和功能改善的功效仍有争议 [90, 91]。

2. *石骨症*　石骨症包括一组不同的基因疾病，正常软骨内成骨失败，导致钙化的软骨基质异常积聚于髓腔（图 21-17）[92]。尽管骨密度增加，但患者易于骨折，可能因为骨弹性减小，修复能力受损 [93]。X 线表现为遗传性硬化性骨发育不良的一种，这类疾病也包括致密性成骨不全、骨斑点症、条纹状骨病、骨干发育不良、遗传性多发性骨干硬化和全身性骨皮质增厚症 [94]。

石骨症的临床病程多种多样；尽管骨硬化增加，但由于骨脆性增加，几乎所有患者均易有低创伤性骨折。由于骨髓发育不良，骨髓造血受损，临床表现有危及生命的贫血、全血细胞减少、骨髓炎和败血症 [95]。石骨症有不同的遗传类型，包括常染色体显性遗传和隐性遗传及 X 连锁遗传。

石骨症基于遗传方式、临床和影像特点分型中，两种比较有特点的类型为早发型和迟发型。早发型（也称先天性，婴儿型或恶性）为常染色体隐性遗传，出生时或婴儿期发病，儿童早期可死于严重贫血和感染。迟发型（也称良性，成人型或 Albers-Schönberg 型）是常染色体显性遗传，症状较轻。多数患者无症状，X 线检查偶然发现骨密度增加。可有骨髓腔减小导致的轻度贫血 [96]。

石骨症的典型 X 线表现为骨髓腔密度增高，皮质正常。迟发型或常染色体显性遗传石骨症有两种表型。Ⅰ型特点为长骨、颅骨和脊柱均匀致密硬化。Ⅱ型特点为“骨中骨”表现，多见于骨盆和脊柱（“夹心椎”或“橄榄球衣脊柱”，终板致密硬化、边缘清晰）[94]。石骨症也可有锥形瓶样畸形，好发于股骨远端，表现为长骨干骺端增宽、变钝，并逐渐累及骨干。需要注意的是，锥形瓶样畸形也可见于多种其他疾病，包括其他遗传和代谢综合征 [97]。

石骨症的治疗主要为对症治疗，造血干细胞移

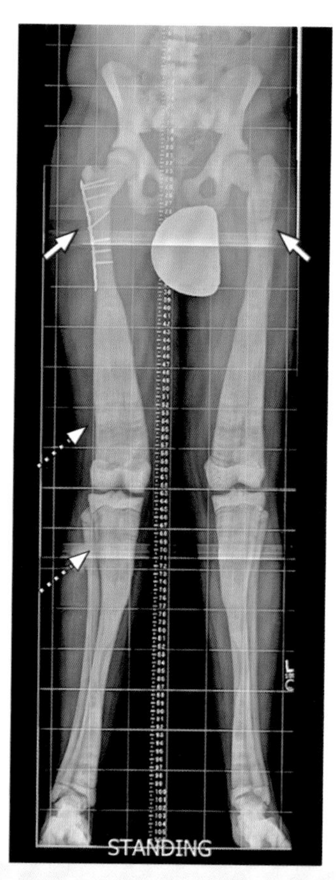

▲ 图 21-17　男，17 岁，石骨症

为评估双腿长度差异性，双下肢正位 X 线片示，骨骼硬化普遍增加（尤其是骨髓腔）；右侧股骨近端可见金属固定物（实箭）；左股骨近端骨折金属固定物移除后，可见“骨中骨”影像（实箭）；双侧股骨远端（锥形瓶样畸形）和胫骨近端（虚箭）呈管状

植可治疗本病最严重类型的骨髓衰竭[98]。

3. 致密性成骨不全 致密性成骨不全为罕见的硬化性骨发育不良，临床表现为身材矮小，短肢畸形，骨脆性增加（OMIM 265800）。遗传方式为常染色体隐性遗传，基因位点为1q21，基因突变导致组织蛋白酶K异常，这种组织蛋白酶被破骨细胞表达，需要I型胶原降解[96]。因此骨脆性增加，易发骨折。常可见广泛骨硬化，但是与石骨症不同，长骨骨髓腔通常正常。

致密性成骨不全X线的特征性表现，包括身材矮小、漏斗胸、脊柱后侧凸、短指、肢端骨质溶解、牙齿异常和面部畸形（额枕部隆起、缝间骨、囟门及颅缝闭合延迟、鼻旁窦发育差及小颌畸形）（图21–18）。

治疗方法包括骨折和伴随骨骼畸形的骨科治疗。治疗下颌骨骨折伴复发性骨髓炎[99, 100]。部分学者提倡早期治疗面部畸形[101]。

4. 进行性骨干发育不良 进行性骨干发育不良或Camurati–Engelmann病是少见的硬化性骨发育不良，是膜内成骨异常。为TGB1基因突变，位于19q13.1，编码转化生长因子 β_1（TGF–β_1）分子。TGF–β_1 可利用骨膜侧的成骨细胞对骨形成的刺激，

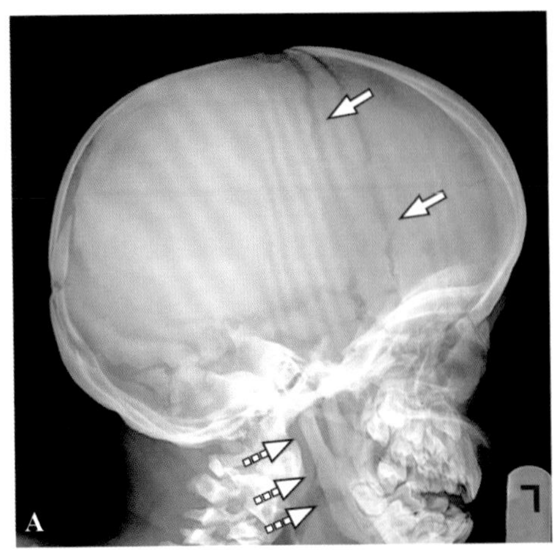

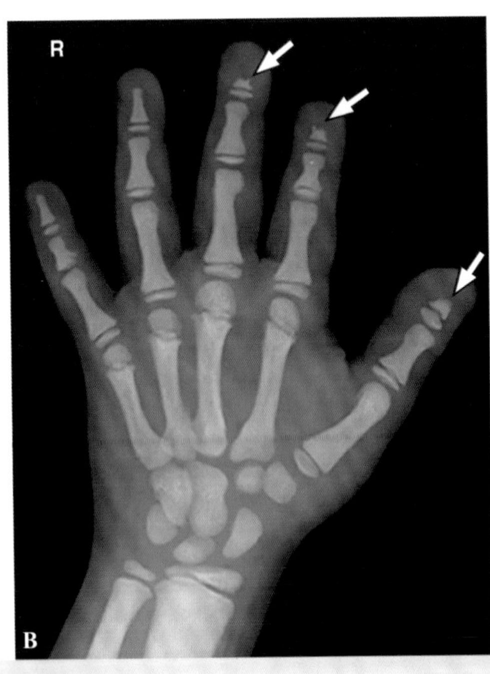

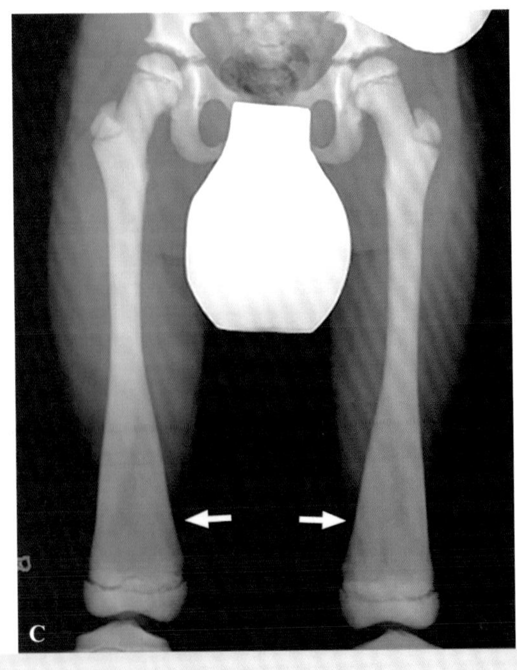

▲图21–18 男，9岁，致密性成骨不全

A. 头颅侧位X线片示，冠状缝异常未闭（实箭），额部隆起，下颌骨前角异常扁平（虚箭）；B. 右手正位X线片示，第1至第3远节指骨肢端骨质溶解（箭）；C. 骨盆和股骨正位X线片示，弥漫性骨硬化，股骨远端呈“锥形瓶样”（箭）

以及骨内膜破骨细胞对骨吸收的抑制作用，TGF-β_1 分子突变导致过早激活，最终导致骨形成增加[102]。常于儿童早期发病，临床病程多样。临床表现有肌无力、腿痛和鸭步，类似肌营养不良[103]。眼球突出、听力受损、颅底孔狭窄所致脑神经麻痹和各种眼部异常也有报道。

X 线表现为双侧长骨对称性梭形增粗，由于缺乏正常骨内膜骨吸收导致骨髓腔变窄。常发生于长骨骨干，也可累及干骺端[92]。累及颅底可导致脑神经麻痹[102]。偶可见颈椎、肩胛骨、锁骨和骨盆硬化。

治疗方法有糖皮质激素治疗以减少骨疼痛，并矫正部分病例中描述的影像学异常[103]。

5. 干骺端发育不良　干骺端发育不良或 Pyle 发育不良是极罕见的疾病，少有文献报道（OMIM 265900）。遗传方式为常染色体隐性遗传，患儿常无症状。有症状时表现为膝外翻（最常见的特征）、肌无力、关节痛、脊柱侧弯及肘关节活动范围减小。此外，偶可见龋齿、下颌前突和下肢不等长。本病骨折不常见[104]。

X 线表现主要与长骨明显膨胀有关，尤其是股骨远端锥形瓶样畸形伴膝外翻，掌骨远端和指骨近端增宽，轻度扁平椎，骨质疏松（鳕鱼样椎体），骨脆性增加少见（图 21-19）。轻度颅骨硬化，锁骨、肋骨和坐骨增厚也有报道[105]。

治疗方法包括行骺骨干固定术伴或不伴截骨术以矫正膝外翻[106]。

（六）肢体短缺畸形

肢体骨骼畸形包括一组不同的先天性疾病，可累及上肢或下肢或两者均受累。可以是对称或不对称，单侧或双侧。肢体的形成发生于胚胎早期（孕 4～8 周），随后长骨的初级骨化中心形成（孕 12 周）。肢体形成的分子调控是受不同基因家族调控的复杂过程，即同源框（homeobox，HOX）基因调控头尾轴肢体的位置，成纤维细胞生长因子（fibroblast growth factor，FGF）基因和骨形成蛋白（bone morphogenetic protein，BMP）调节肢体生长，音猬因子（sonic hedgehog，SHH）基因调控前后轴肢体，并矫正指 / 趾的外观[107]。活产儿发病率为 6/10 000，上肢及单侧发病更多见。这些缺陷常为获得性或多因素致病，也有部分病例为遗传性。然而，很多病例病因仍不清楚[107]。

肢体畸形可通过胎儿超声进行产前诊断。随后

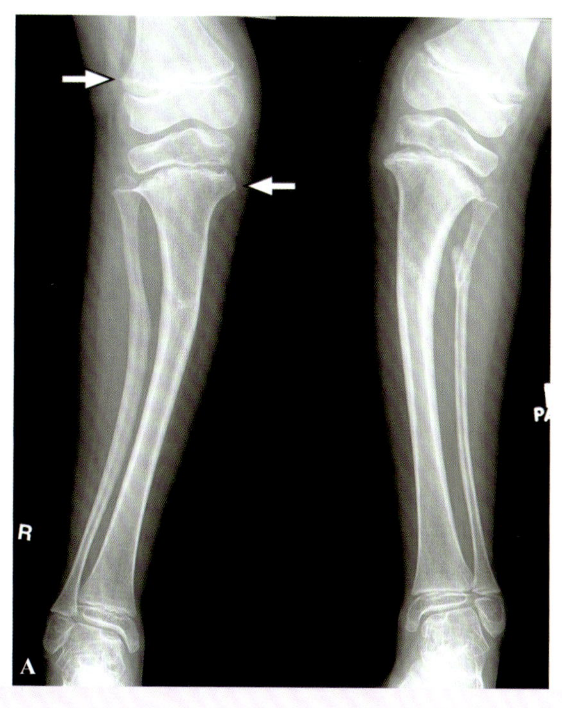

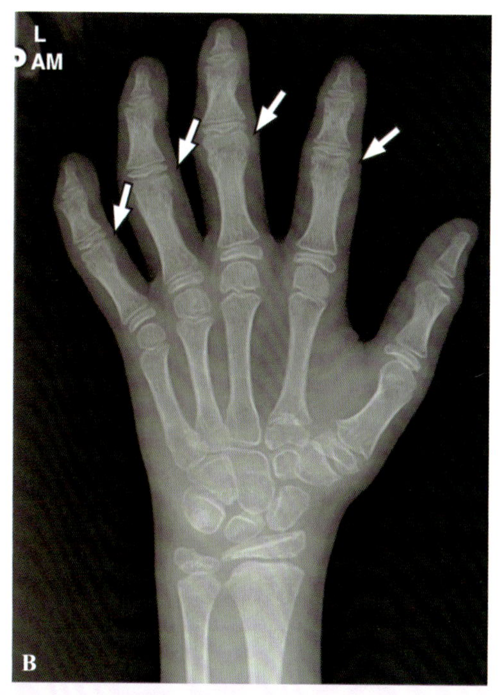

▲ **图 21-19　男，10 岁，干骺端发育不良**

A. 双膝关节正位 X 线片示，双侧膝外翻，双侧胫骨弯曲。股骨远端和胫骨干骺端增宽（箭）；B. 左手正位 X 线片示，第 2 至第 5 近节指骨远端稍呈管状，近端指间关节轻度屈曲挛缩（箭）

的，新生儿期影像检查可评估相关的综合征或疾病。肢体短缺畸形简单总结于表 21–3 和示意图 I。统一描述肢体畸形的术语可帮助指导临床检查。以下术语有助于肢体短缺分型。

- 无手畸形：手（单侧或双侧）缺如。
- 无指 / 趾畸形：指 / 趾缺如（单发或多发）。
- 缺肢畸形：肢体缺如（单发或多发）。
- 短肢畸形：肢体发育不全，明显变短（单发或多发）（图 21–20）。
- 缺指畸形（手 / 足裂或虾钳手 / 足）：中部指 / 趾缺失，伴或不伴中部掌 / 跖骨缺失；常伴发其他指 / 趾并指 / 趾（指 / 趾蹼）（图 21–21）。

1. 股骨近端局灶性缺损　股骨近端局灶性缺损（proximal focal femoral deficiency，PFFD）是以不同程度的股骨近端发育不全为特点的罕见的先天性疾病（图 21–22 和示意图 C）。PFFD 主要是单侧

表 21–3　肢体短缺畸形总结

畸　形	临床表现	影像学作用
股骨近端局灶性缺损	• 不同程度的股骨近端发育不全 • 下肢不等长，受累下肢短且外旋	• 基于 X 线表现的 Aitken 分型 • MRI 用于评估软骨，制订手术计划
桡骨畸形	• 不同程度的桡骨发育不全到完全缺失 • 与药物（沙利度胺）、综合征（TAR、Holt–Oram、Fanconi 贫血）及 VACTERL 综合征有关	• 发现桡骨畸形，放射科医师应探究临床表现，并排除相关疾病
羊膜带综合征	• 非遗传性骨骼畸形，患者表现各异为产前损伤，（肢体被羊膜带束缚）	• 精确描述肢体畸形可帮助制订手术计划

TAR. 血小板减少伴桡骨缺失综合征；VACTERL. 脊柱畸形、肛门闭锁、心脏畸形、气管食管瘘、食道闭锁、肾脏畸形和四肢畸形

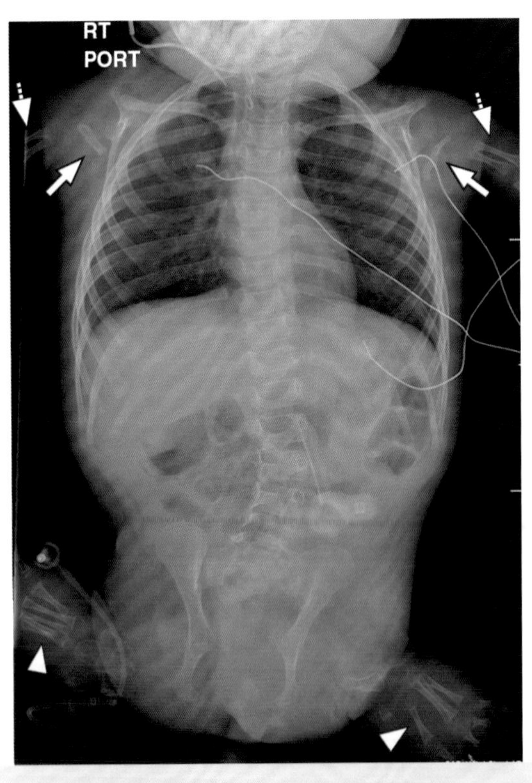

▲ 图 21–20　女，3 岁，短肢畸形

胸腹联合正位 X 线片示，明显发育不全和残留肱骨（实箭），双侧尺桡骨变短（虚箭）；股骨和胫骨缺如，可见残留的跗骨和 4 枚跖骨（箭头）；胸腹部比例正常，骨盆发育不良和胸腰椎左侧弯

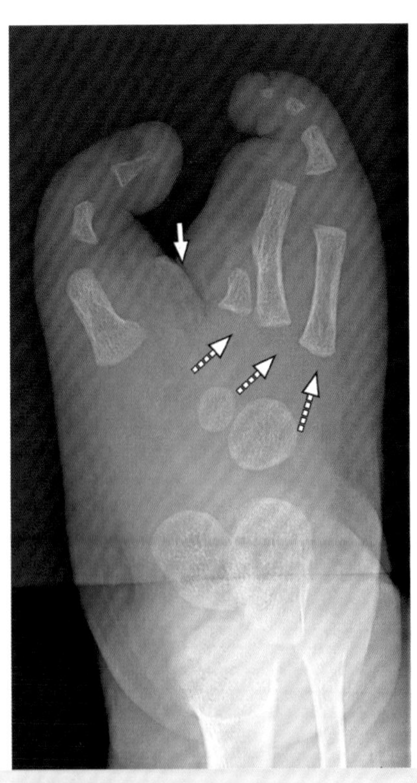

▲ 图 21–21　男，8 月龄，缺指（趾）畸形（虾钳足）

左足正位 X 线片示，左足中部裂（实箭），由于第 2 列缺失、残存 3、4 列与第 5 列并趾（虚箭），使足呈虾钳状；对侧足和双手也可见类似畸形（未显示）

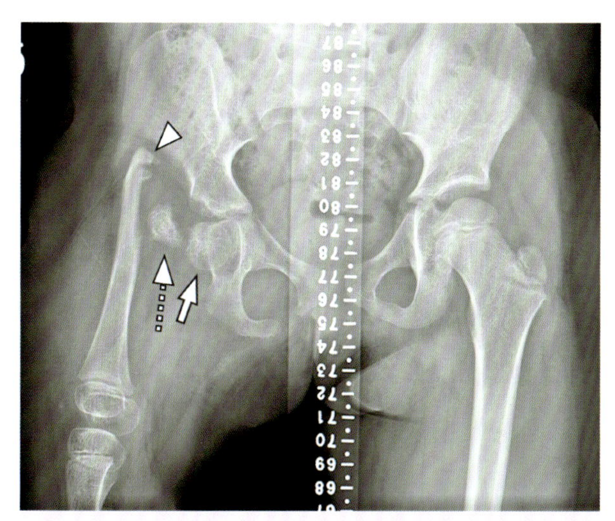

▲ **图 21-22　女，6 岁，PFFD**

骨盆正位 X 线片示，右下肢短伴髋内翻，髋关节外旋；可见右侧股骨头（实箭）与髋臼形成关节，右侧髋臼轻度发育不良，髋臼指数增大，股骨近端可见骨块（股骨小骨；虚箭）；股骨小骨和股骨（箭头）间无骨桥形成；左侧股骨正常

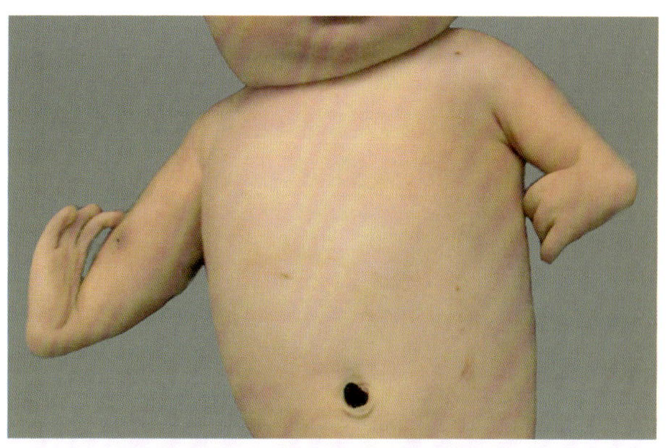

▲ **图 21-23　桡骨和拇指缺如**

患有多种先天畸形的婴儿，桡骨和拇指缺失；基因检测范科尼贫血和 Holt-Oram 综合征阴性

发病，可导致先天性髋内翻和髋臼异常。患儿表现为大腿短粗，髋部弯曲并外展，下肢外旋。

最熟知的 X 线表现分型为 Aitken 分型，基于股骨头、髋臼和股骨的形态将 PFFD 分为四型[108]。但由于软骨显示不清，可低估 PFFD 软骨病变的范围[108]。髋关节超声可显示婴儿 PFFD 的形态改变；但详细的骨性解剖结构显示不清。MRI 用于术前计划，可更精确地评估软骨和软组织异常，对于不成熟的骨骼显示最佳。精确显示髋关节解剖可帮助制定手术计划。

治疗方法包括截肢并假肢替代，或肢体延长重建术[109]。

2. 桡侧发育异常　桡侧发育异常（radial ray anomalies，RRA）或桡侧纵向缺如包括一系列上肢桡侧骨骼、肌腱和神经血管缺如（示意图 B）[110]。

影像学上可见到不同程度的桡侧发育不全或完全缺失。拇指常受累，近半数患者双侧受累[109]。常为散发，也可为全身性或骨骼肌肉疾病的一部分[109, 111]。此外，RRA 和其他肢体短缺畸形与沙利度胺的致畸作用相关，此药 50 年前曾用于治疗孕妇晨吐[112]。

RRA 最常见的伴发疾病是血小板减少伴桡骨缺失（thrombocytopenia absent radius，TAR）综合征（图 21-23），VACTERL 联合征（脊柱畸形、肛门闭锁、心脏畸形、食管气管瘘、食管闭锁、肾脏畸形和肢体畸形），范科尼（Fanconi）贫血（常染色体隐性遗传伴骨髓衰竭，伴发肢体、心脏和肾脏畸形）和 Holt-Oram 综合征（常染色体显性遗传伴 RRA 和心脏畸形，主要是房间隔或室间隔缺损）[109]。

新生儿 RRA 应进一步查明其他可能存在的骨骼肌肉或全身性疾病。RRA 的治疗取决于桡骨和拇指发育不全的严重程度，重点在于矫正腕部向桡侧成角和弯曲，以改善手的功能和外观[110]。

3. 羊膜带综合征　羊膜带综合征（amniotic band syndrome，ABS）是一种罕见疾病，为胎儿部分部位被卷入羊膜中而被束缚，导致变形和缺失。通常认为 ABS 为非遗传性综合征，而是产前环境因素导致[114]（图 21-24）。由羊膜组成的“束带”可产生一系列病变，从皮肤凹陷和软组织环形束带到肢体或指 / 趾完全缺失。胎儿突出的结构比其他结构更易受累而被束缚。好发于上肢（手的远段），中间部手指更常受累，而拇指正常。这种情况可能与胎儿姿势有关，胎儿手指张开或拇指紧握于手掌中，而被其他手指保护[114]。导致的疾病包括截肢、并指 / 趾（指 / 趾蹼）和上下肢软组织环形束带。ABS 引起的其他异常包括马蹄内翻足、腭裂和唇裂，偶可见严重的头面部和内脏畸形[115]。

治疗需个体化的手术治疗。手术方案包括指 / 趾移位术、骨延长术及复合趾移位术，截肢患者可行骨移植以恢复功能。并指畸形（融合指）行手指分离和皮瓣重建手术[114]。

（七）先天性足部畸形

先天性足部畸形的评估必须包括异常旋转的位置和层面。足分为前足（跖骨和趾骨）、中足（跗骨）和后足（距骨和跟骨）。X线检查必须为站立负重位，是评估足部畸形的最佳体位。

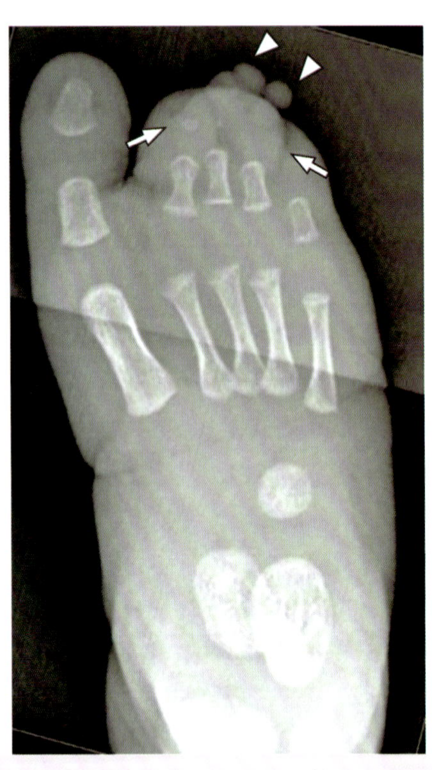

▲ **图 21-24　女，1月龄，羊膜带综合征，母亲有羊水过少史**

右足正位X线片示，第2至第5中、远节趾骨截肢伴并趾（箭）；可见残余的小片状软组织（箭头）；第1趾、所有跖骨和近节趾骨正常

以下术语描述了足部不同结构的运动，对于理解足部畸形很重要。

• 后足：冠状面旋转为内翻和外翻。矢状面旋转为跖屈和背屈。

• 中足和前足：冠状面旋转为内收或外展。相对于中足和前中足关节的轴面旋转为跖屈和背屈。

以下角度和径线对于评估足部畸形很重要（表21-4）。

(1) 侧位

• 侧位跟距角（LTCA）：儿童正常为30°～55°[116]。LTCA可评估后足内翻/马蹄内翻足（LTCA减小）或后足外翻（LTCA增大）。

• 距骨轴线：距骨长轴正常时通过第一跖骨长轴。当第一跖骨长轴相对于水平面及距骨长轴变陡直时，应怀疑高弓足。

(2) 正位

• 正位跟距角（FTCA）：FTCA正常为20°～40°，6岁时约35°；婴儿正常FTCA较大，生后10年逐渐减小[117]。FTCA可评估后足内翻（跟骨靠近中线，FTCA ＜ 20°）和后足外翻（跟骨远离中线，FTCA ＞ 40°）。

• 距骨－第一跖骨角：正常情况下，距骨中线通过第一跖骨骨干中线。距骨中线可评估前足内翻/跖骨内收（第一跖骨长轴相对距骨内偏）和前足外翻（第一跖骨长轴相对距骨外偏）。

1. *扁平足*　扁平足特点是内侧纵弓减小或消失（图21-25和示意图E）。儿童中扁平足较常见，包括一大类严重程度不等的疾病，从生长过程中无痛

表 21-4　先天性足部畸形的正常X线角度和径线

侧　位	定　义	需记忆的实用数值
LTCA	• 距骨轴线和跟骨足底皮质连线的夹角 • 儿童正常值：35°～50°	• 40°；6岁时正常值 • ＞ 50°；考虑后足外翻 • ＜ 35°；考虑后足内翻/马蹄足（马蹄内翻足）
距骨长轴线	• 距骨长轴线正常通过第一跖骨长轴	• 第一跖骨轴线变陡（前足跖屈），跟骨高陡；考虑高弓足
正　位	**定　义**	**需记忆的实用数值**
FTCA	• 沿跟骨外侧缘和距骨轴线间夹角 • 儿童正常值：20°～40°	• 约35°；6岁前正常值 • ＞ 40°；考虑后足外翻 • ＜ 20°；考虑后足内翻
距骨－第一跖骨角	• 距骨长轴线延伸至第一跖骨基底 • 距骨－第一跖骨夹角儿童正常值：0°～20°	• 正常时距骨长轴线通过第一跖骨基底 • 第一跖骨轴线位于距骨内侧；考虑前足内翻/跖骨内收 • 第一跖骨轴线位于距骨外侧；考虑前足外翻

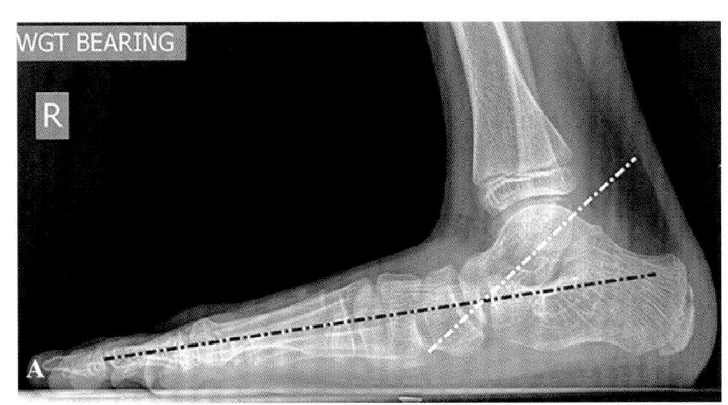

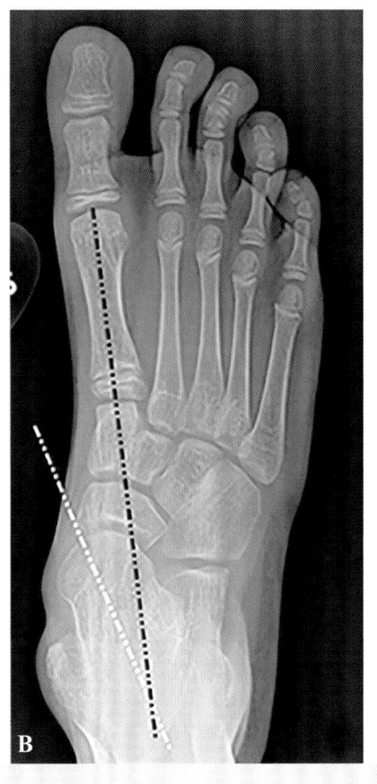

▲ 图 21-25　男，11 岁，无症状扁平足，其父母于儿童早期怀疑其双侧扁平足

A. 右足侧位 X 线片示，纵弓消失，距骨轴线（白点线）未通过第一跖骨（黑点线）；B. 右足正位 X 线片示，前足外翻，第一跖骨轴线（黑点线）相对于距骨轴线（白点线）外移

性柔韧的正常变异到跗骨联合的僵硬疼痛、胶原异常和神经性疾病。几乎所有学步期和 6 岁以下儿童均有柔韧的扁平足，内弓于生后 10 年内发育 [118]。

足侧位 X 线片显示距骨和第一跖骨正常直线关系消失。若足正位 X 线片显示后足外翻（FTCA > 40°），则两者合称扁平外翻足畸形。

2. *高弓足*　高弓足特点为内侧纵弓增加（图 21-26 和示意图 E）。高弓足的生物力学组成包括后足内翻、跟骨高陡、中足高陡（舟骨高度增加）、前足跖屈及内收。高弓足 3 岁前少见。可继发于脑、脊髓、周围神经或足部结构病变。大多成年患者有潜在的神经性疾病，最常见的是 Charcot-Marie-Tooth 病（进行性神经性腓骨肌萎缩症）[116]。

足侧位 X 线片可见足弓增大，表现为前足过度跖屈，跟骨背屈（跟骨与地面夹角增大）（图 21-26）。

由于本病可从柔韧性较好进展至固定的骨性畸形伴关节病，因此治疗比较复杂。外科目标是通过截骨术、肌肉移位术和融合术，创造一个跖行的、可行走的、无痛的且更稳定的足 [116]。

3. *马蹄内翻足*　马蹄内翻足或先天性马蹄内翻足是累及足部最常见的畸形之一（图 21-27）。好发于男性，约 50% 为双侧发病 [119]。马蹄内翻足分为先天性和获得性（通常继发于神经肌肉疾病）。马蹄内翻足的组成包括，后足内翻、马蹄足和跖骨内收（图 21-28 和示意图 F）。

足侧位 X 线片示跟距角减小，距骨和跟骨几乎平行（后足内翻），跟骨内翻（图 21-28A）。正位 X 线片示跟距角减小，跟距骨重叠表示后足内翻，第一跖骨位于距骨轴线内侧（前足内翻 / 跖骨内收）（图 21-28B）。

治疗包括早期足部石膏矫形，然后经皮肌腱切断和连续支撑数月（Ponseti 法）[120]。未矫正后足内翻和马蹄内翻足的长时间背屈，可导致获得性摇椅足底畸形 [119]。

4. *先天性垂直距骨*　先天性垂直距骨（CVT）是先天性僵硬扁平足最严重的类型（图 21-29 和示意图 G）。由于舟骨向背部脱位于距骨头上，其特

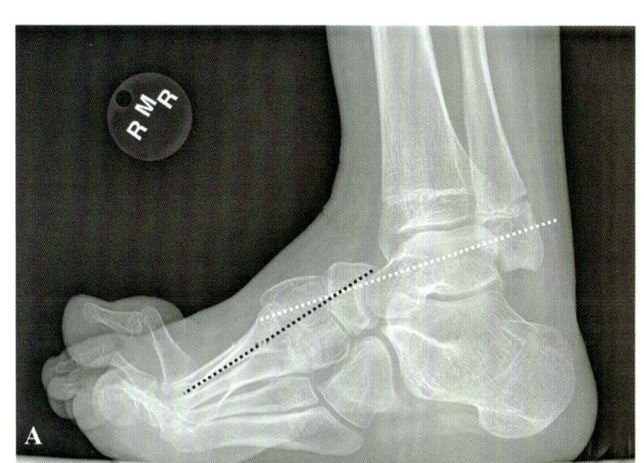

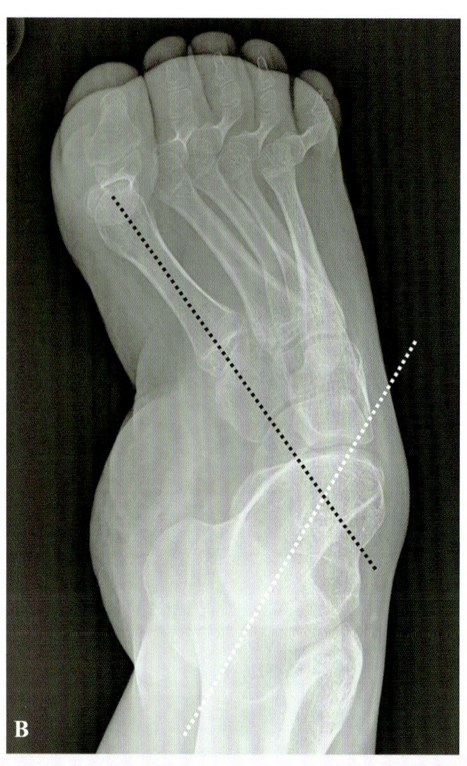

▲ 图 21-26 女，14 岁，高弓足，Charcot-Marie-Tooth 病

A. 右足侧位 X 线片示，纵弓增加，如跟骨、舟骨高陡，前足跖屈，第一跖骨轴线（黑点线）未通过距骨轴线（白点线）；距骨圆顶扁平，胫距关节旋转；B. 右足前后位 X 线片示，前足内翻，第一跖骨轴线（黑点线）相对于距骨轴线（白点线）内移；正侧位 X 线片均可见所有跖趾关节背屈，所有近端和远端趾间关节跖屈（爪趾畸形），是神经病性足的常见表现

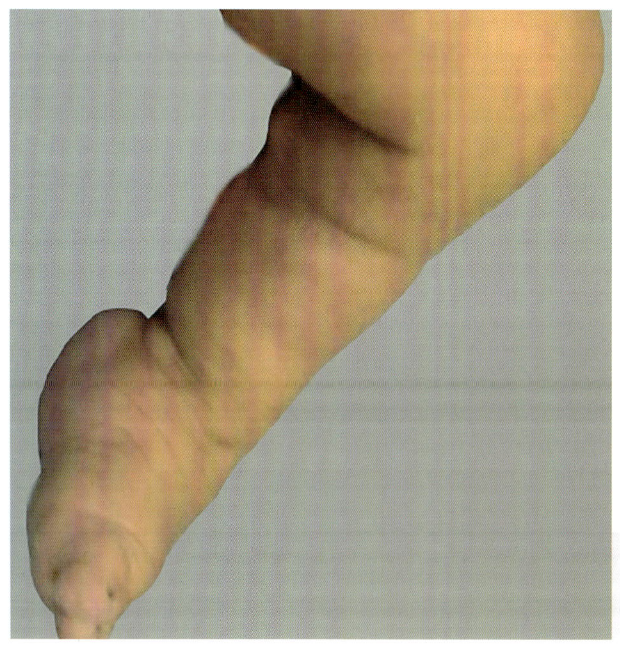

◀ 图 21-27 马蹄内翻足

女婴，Zellweger 综合征，先天性马蹄内翻足

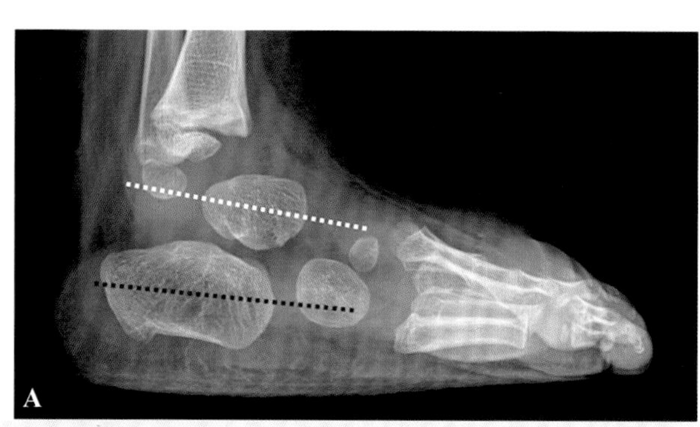

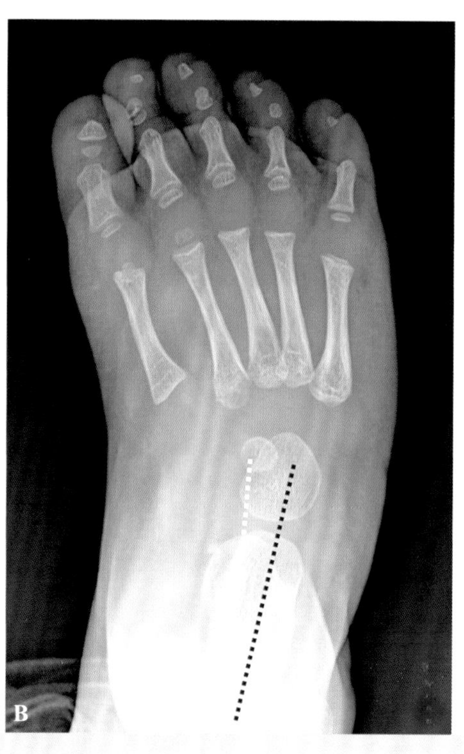

▲ 图 21-28 男，3 岁，马蹄内翻足

A. 右足侧位 X 线片示，距骨（白点线）和跟骨（黑点线）平行，提示后足内翻；跟骨背屈增加或马蹄内翻，前足转位，第五跖骨低于第一跖骨；B. 左足正位片示，距骨（白点线）与跟骨（黑点线）重叠提示后足内翻；第一跖骨相对于距骨轴线内移

征表现为摇椅样畸形。距骨垂直位，距骨和舟骨外形异常[119]。50% 患者为孤立性 CVT，余 50% 伴发神经肌肉疾病或遗传性疾病[121]。这些疾病包括脊髓脊膜膨出、关节挛缩、骶骨发育不全、神经纤维瘤病、13 三体综合征、15 三体综合征、18 三体综合征、Edwards 综合征、Hurler 综合征和 Eagle-Barrett 综合征及其他疾病。

足侧位 X 线片表现为距骨轴陡和足跖面凸出（摇椅足）（图 21-29）。

由于僵硬性畸形早期石膏固定无效，所以治疗方法为外科手术矫正畸形。术前可石膏固定以拉伸和延长距舟关节，帮助手术复位。

5. *先天性跖骨内收* 跖骨内收的特点为前足内收，中足和后足排列正常（图 21-30 和示意图 H）[119]。是儿童最常见的足部畸形之一。病因未知，可能与宫内异常外力作用于足有关（如羊水过少）。临床上由于足内侧形成深褶，外侧突起，外观呈芸豆状。

大部分患者不需要手术治疗。严重患者可行拉

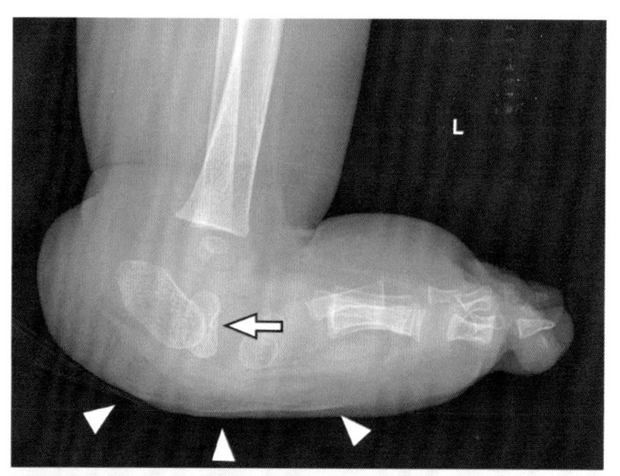

▲ 图 21-29 女，5 岁，先天性垂直距骨，关节弯曲史

左足侧位 X 线片示，距骨垂直位（箭），跖面凸出或“摇椅足”（箭头）

伸和连续石膏固定。内收内翻跖为先天性跖骨内收畸形的严重形式，常需要手术矫正。内收内翻跖表现为跖骨内收伴后足外翻，还可能伴舟骨外侧半脱位[119]。

6. *跗骨融合* 跗骨融合为先天性跗骨分割障

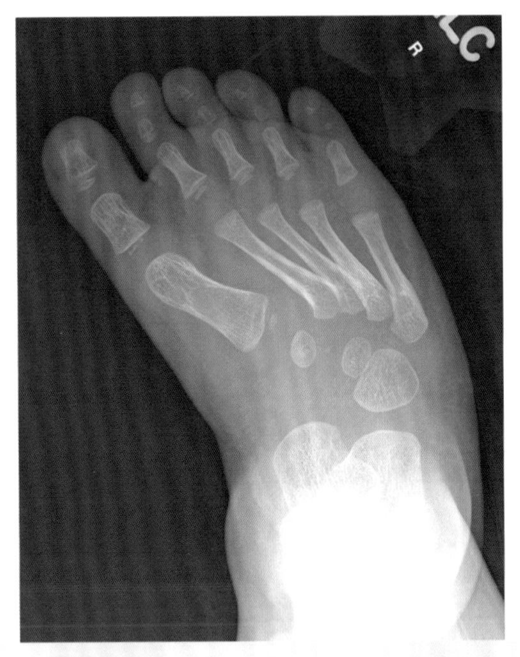

▲ 图 21-30 女，2 岁，先天性跖骨内收

右足正位 X 线片示，前足内收，趾向中线处聚拢；中足和后足关系正常

碍。跗骨间异常连接可分为骨性、软骨性或纤维性[123, 124]。最常见的跗骨融合是距骨与跟骨（跟距融合或距下关节融合），及跟骨前突与舟骨（跟舟融合）。其他跗骨融合可见于后足和中足。跗骨融合的发病率有争议，大多报道成人发病率为 1%～3%[125]。双侧发病少见。

临床表现多种多样。可导致关节活动受限。患儿早年常无症状，但是随着行走增加及较大儿童和青少年的体力活动，疼痛加重。跗骨融合的临床表现包括，跟距融合时由于载距突导致的后足内侧疼痛，跟舟融合时沿跗骨窦的疼痛，足跟外侧痛，以及两种类型均出现距下关节活动受限。跗骨融合常继发扁平足畸形（扁平足），可为柔软性或僵硬性。进展为僵硬性扁平足时症状加重。其他临床表现有踝内翻、胫骨后肌功能障碍，以及其他部位或足底错位和潜在的退行性关节病[124]。

跟距融合的 X 线表现为，距下关节沿载距突和邻近距骨过度生长（图 21-31 和示意图 D）。跟骨

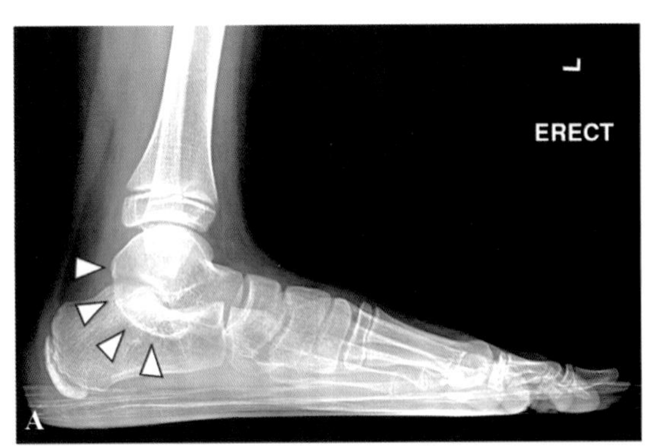

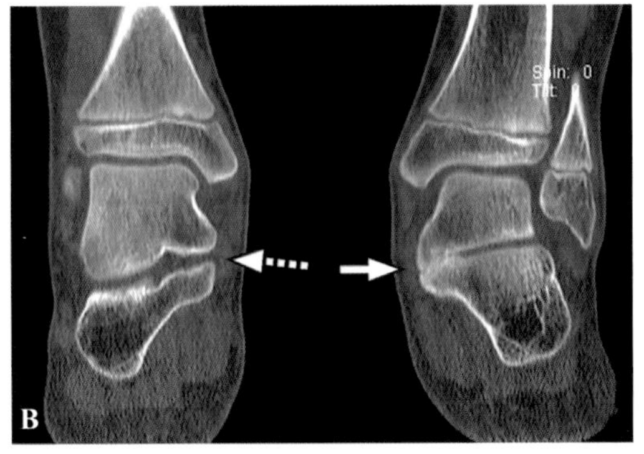

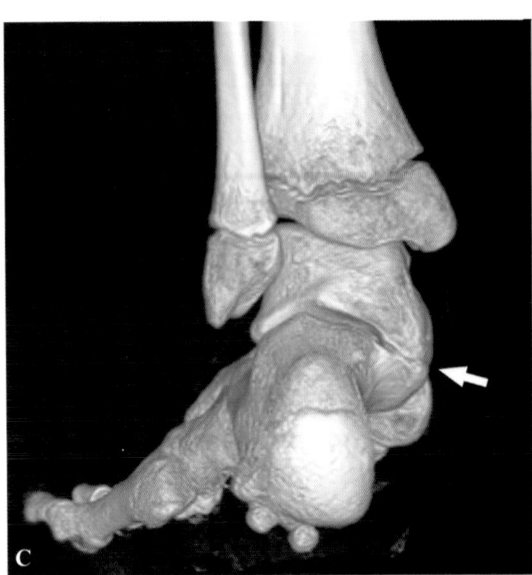

▲ 图 21-31 女，11 岁，跟距融合，慢性左踝痛

A. 左足侧位 X 线片示，轻度扁平足，距下关节连续呈“C 征”（箭头）；B. 双侧距下关节冠状位重建 CT 示，左侧距下关节骨性融合、硬化且不规则（实箭）；右侧距下关节正常（虚箭）；C. 斜冠状位重建 3D CT 更好显示距下关节骨性融合及成角畸形（箭）

负重轴位像（Harris–Beath 位）用于评估距下关节。C 征见于侧位负重像，是距骨与载距突下内侧连续在 X 线的表现。然而，C 征更常见于扁平足畸形，而非跗骨融合[126]。足侧位 X 线片上偶可见距骨嘴，由于跟距融合时后足活动受限，距舟关节活动范围变大；但也可见于跟舟融合或其他与跗骨融合无关的退行性改变。跟舟融合的 X 线表现为，足侧位 X 线片可见跟骨前突延长，与舟骨外侧缘相连（"食蚁兽鼻征"），斜位 X 线片观察更佳（图 21–32）。

CT 和 MRI 用于确认跗骨融合是否存在，评估其形态及制订术前计划。

目前对于 CT 相比 MR 评估跗骨融合的优势存在争议。CT 显示骨性和纤维融合更清晰，MRI 可评估肌腱病变并显示骨髓水肿[124]。

跗骨融合初期保守治疗的目的是减少距下关节活动引起的疼痛。保守治疗失败的患儿需要行外科切除（图 21–33）和关节固定术。

（八）骨骼畸形相关的综合征

骨骼畸形相关的综合征较多。以下简单讨论两种有代表性的疾病，包括 21 三体综合征和马方综合征。

1. 21 三体综合征　21 三体综合征或唐氏综合征（Down syndrome）是最常见的基因导致的智力障碍[127]。活产儿发病率为 1/650～1/1000[128]。相关

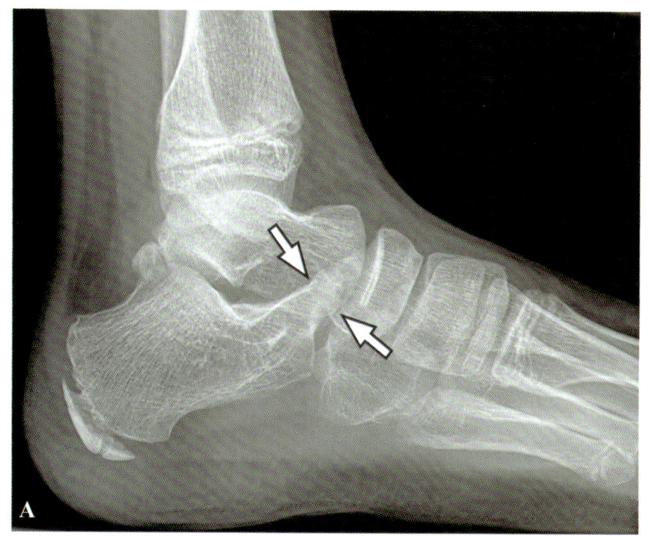

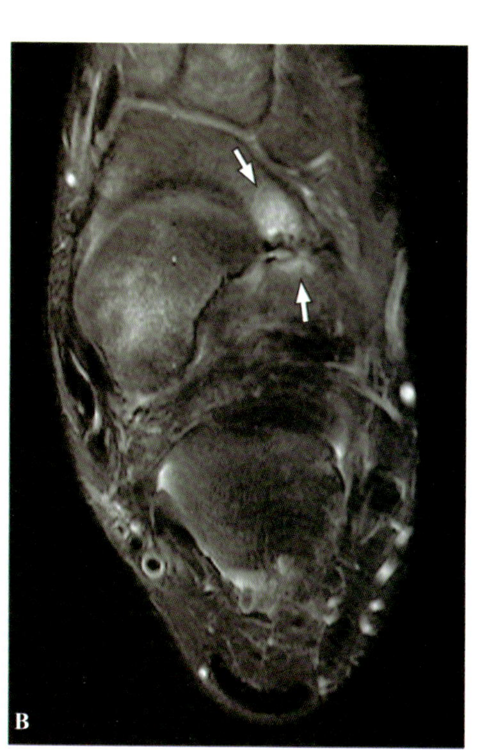

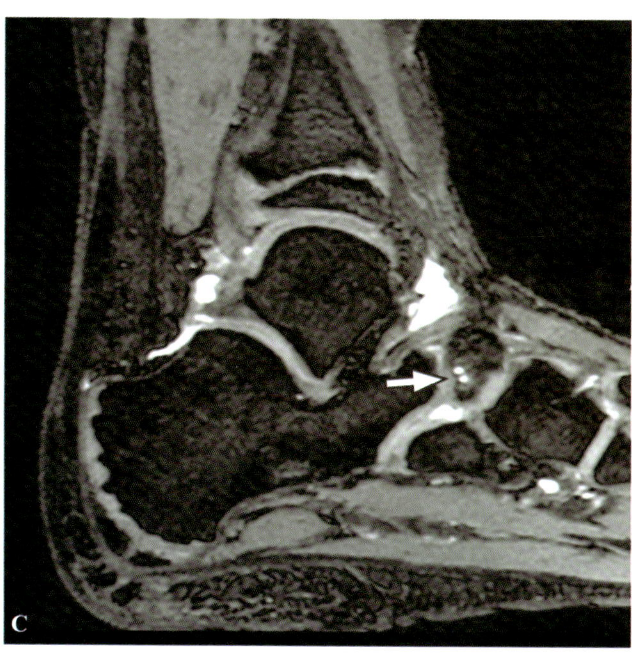

▲图 21–32　男，11 岁，跟舟融合，频发"扭脚踝"病史

A. 踝关节侧位 X 线片示，跟骨前突延长呈"食蚁兽鼻"征（箭），提示跟舟融合；B. 轴位 STIR MRI 示，构成跟舟融合的两部分均有骨水肿，皮质不规则（箭）；C. 矢状位 GRE MRI 可见软骨信号桥接融合部分。舟骨邻近融合处可见小的囊变（箭）

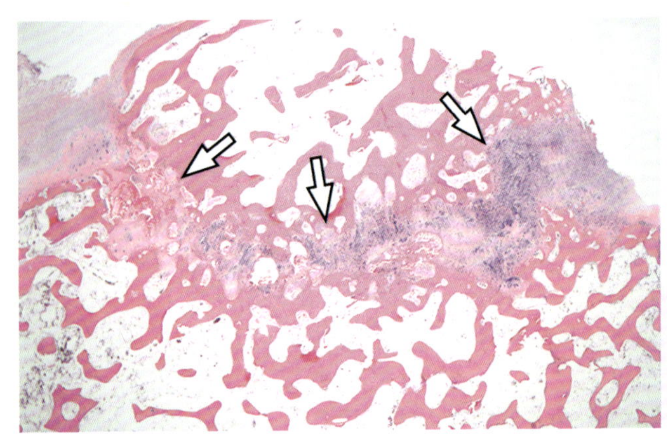

◀ 图 21-33 跟舟融合

10 岁男孩切除的跟舟融合，显示跟骨和舟骨被紊乱的软骨连接（箭）（HE，×20）

疾病包括听力受损、中耳炎、眼部疾病、阻塞性睡眠呼吸暂停、先天性心脏病、胃肠道疾病、甲状腺疾病及血液和神经性疾病[129]。

唐氏综合征的骨骼肌肉表现广泛，常可见 11 对肋骨，胸骨柄可见两个骨化中心。骨盆外观特征性的表现为髂骨翼伸展和髋臼扁平及髋臼角变小。可有继发于发育性髋关节发育不良（developmental dysplasia of the hip，DDH）的髋关节脱位伴关节松弛及肌张力减低。手部表现有手指短粗、小指内弯和第 5 中节指骨发育不良（图 21-34）。上段颈椎异常，包括齿状突发育不全和 C_1 后弓发育不全。寰枢关节半脱位（>5mm）及斜坡齿状突错位发生率增加[130]。

2. 马方综合征 马方综合征（Marfan syndrome）是遗传性结缔组织疾病，累及多器官，尤其是骨骼、心血管和眼部。主动脉瘤和主动脉夹层风险增加，为主要致死原因。为常染色体显性遗传病[131]。

患儿表现为特征性身材高（> 97 百分位），四肢比例失调，典型的面部特征，高腭弓和蜘蛛样指。大多患儿两臂伸展距离超过其身高 5cm。其他骨骼表现包括鸡胸、漏斗胸（较少见）、脊柱侧弯、脊椎滑脱、扁平足、关节过度伸屈和髋臼内陷[131, 132]。

马方综合征的治疗为积极控制血压。虽不是根治性治疗，但能延迟主动脉病变进展。

（九）发育性髋关节发育不良

发育性髋关节发育不良（DDH）包括一系列描述了股骨头和髋臼间异常关系的髋关节畸形（示意图 K）。DDH 可发生于宫内、围生期或婴儿期和儿童期。受累髋关节可休息时脱位，休息时正常但活动时脱位，或激发试验时半脱位，或体格检查正常，但影像检查异常（X 线或超声）。髋关节的正常发育需要髋臼和三角软骨的均衡生长及位于正中心的股骨头。DDH 大多为髋臼侧异常。也可出现继发性股骨头病变，与股骨头前倾及髋臼和髂骨作用于股骨头的压力变化（半脱位或脱位）有关[133, 134]。

DDH 的流行病学根据地理位置、性别和种族变化，也可能与环境和遗传效应有关。DDH 活产儿发病率为 1/100，髋关节脱位为 1/1000～1.5/1000[133]。

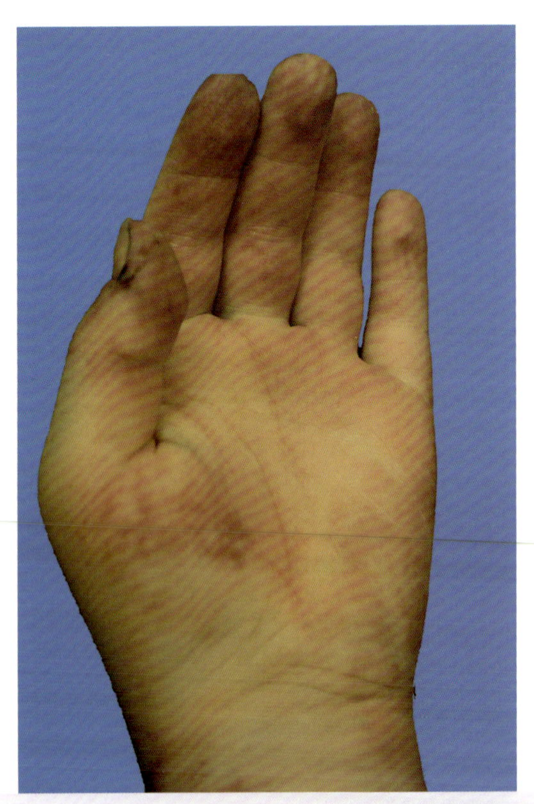

▲ 图 21-34 21 三体综合征

可见特征性手指短粗，小指最为明显

DDH 的其他危险因素包括女性、阳性家族史和臀先露。出现斜颈和扁平足是产前羊水过少力学变化导致，可能与 DDH 相关[134]。

体格检查是发现新生儿 DDH 的主要方法。检查臀纹不对称，腿不等长，髋关节活动范围，Barlow 和 Ortolani 试验阳性（< 8—12 周婴儿）。Barlow 试验为髋关节屈曲和内收，向后推压股骨头，有 DDH 时，不稳定的股骨头半脱位或脱位。Ortolani 试验为髋关节外展时，脱位的髋关节有复位感。

放射科医师的作用是早期发现 DDH 并指导治疗（以避免发生慢性退行性关节病）及早期行人工全髋关节置换术[135]。髋关节超声检查可准确评估正常髋关节和 DDH；但是，生后 3 周内进行的检查易出现大量的假阳性结果，由于母体激素影响，新生儿髋关节可表现为正常的松弛状态。幼儿的髋臼和股骨头骨骺主要为软骨，超声可很好显示其形态。

Graf 法或静息技术是根据超声对髋关节进行详细的解剖学分类，分为正常、不成熟和发育不良的髋关节。患者侧卧位时行标准冠状切面，髋关节静止状态，用 α 角和 β 角定量描述骨性髋臼的角度及髋臼唇外缘的位置（图 21-35）[136]。

α 角反映骨性髋臼顶的深度，由髂骨线（橙色，图 21-35）和髋臼顶线（蓝色，图 21-35）相交形成。在正常的成熟髋关节中，α > 60°。β 角反映软骨覆盖程度，由髂骨线（橙色，图 21-35）和髋臼唇顶线（绿色，图 21-35）相交形成。正常 β < 55°。

Harcke 或动态技术可在冠状切面和横切面实施所有 Graf 描述的髋臼形态变化，此外，在髋关节放松屈曲位和中立位，以及类似于 Barlow 试验的应力期间进行动态评估[137]。

在临床实践中，静息与动态髋关节超声检查可以结合到 DDH 的评估中，其中包括髋臼形态的定性描述（正常、不成熟、发育不良），冠状面股骨头的覆盖范围，髋关节不稳定程度的动态信息（正常，松弛，应力性半脱位，全脱位，或休息时脱位）。X 线是评估年龄大于 4—6 月龄婴儿 DDH 的主要方式，因为 X 线可明显显示股骨头骨骺。常拍摄患者中立位的髋关节正位 X 线片。用于评价 DDH 的 X 线测量值见图 21-36，并汇总于表 21-5。

- Hilgenreiner 线：通过双侧三角软骨的水平线。
- Perkin 线：通过髋臼外缘垂直于 Hilgenreiner 线的直线。
- 股骨头骨骺正常位于这两条线相交的内下象限。
- 其他 X 线标志包括以下几种。
- Shenton 线：从股骨颈内侧至耻骨上支下缘的曲线。
- 髋臼指数：髋臼窝最深处至骨性髋臼外上缘连线与 Hilgenreiner 线的夹角，反映了骨性髋臼顶的发育。新生儿髋臼指数为 40°，正常婴儿 4 月龄后小于 25°。6 月龄以上者小于 25°。

DDH 的治疗方法取决于诊断时患者的年龄。新生儿和婴儿 DDH 通常使髋关节屈曲外展位佩戴髋部吊带，以达到髋关节同心复位。吊带也可稳定髋

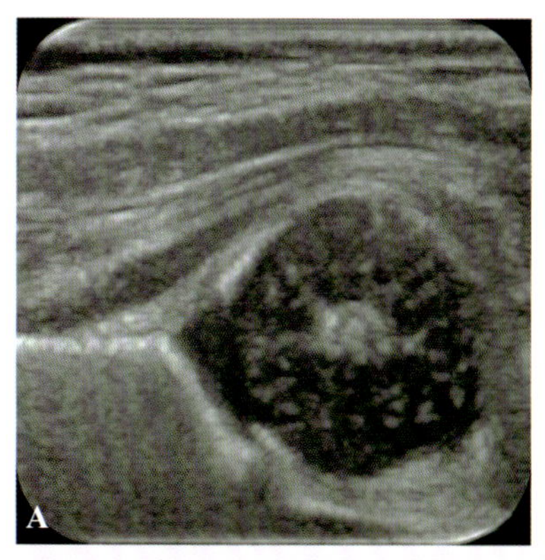

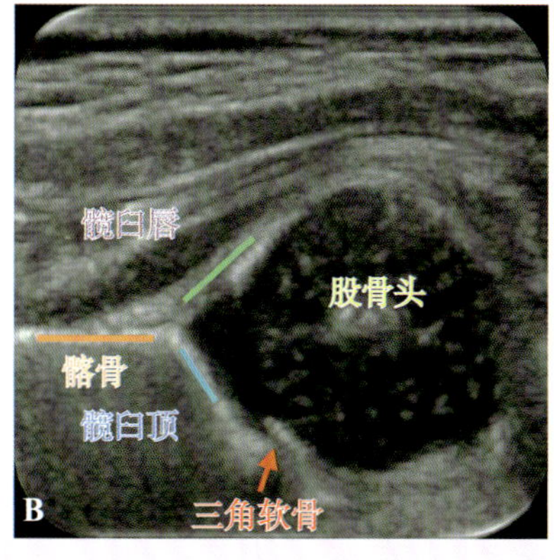

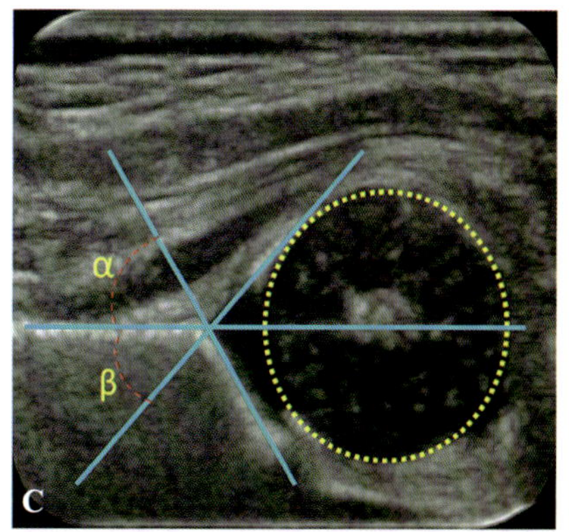

▲ **图 21-35　评估 DDH 的超声标志**

A. 标准冠状位示，正常髋关节的超声图像；B. 图 A 解剖结构的说明；C. Graf 法中评估髋臼形态和解剖关系的线图

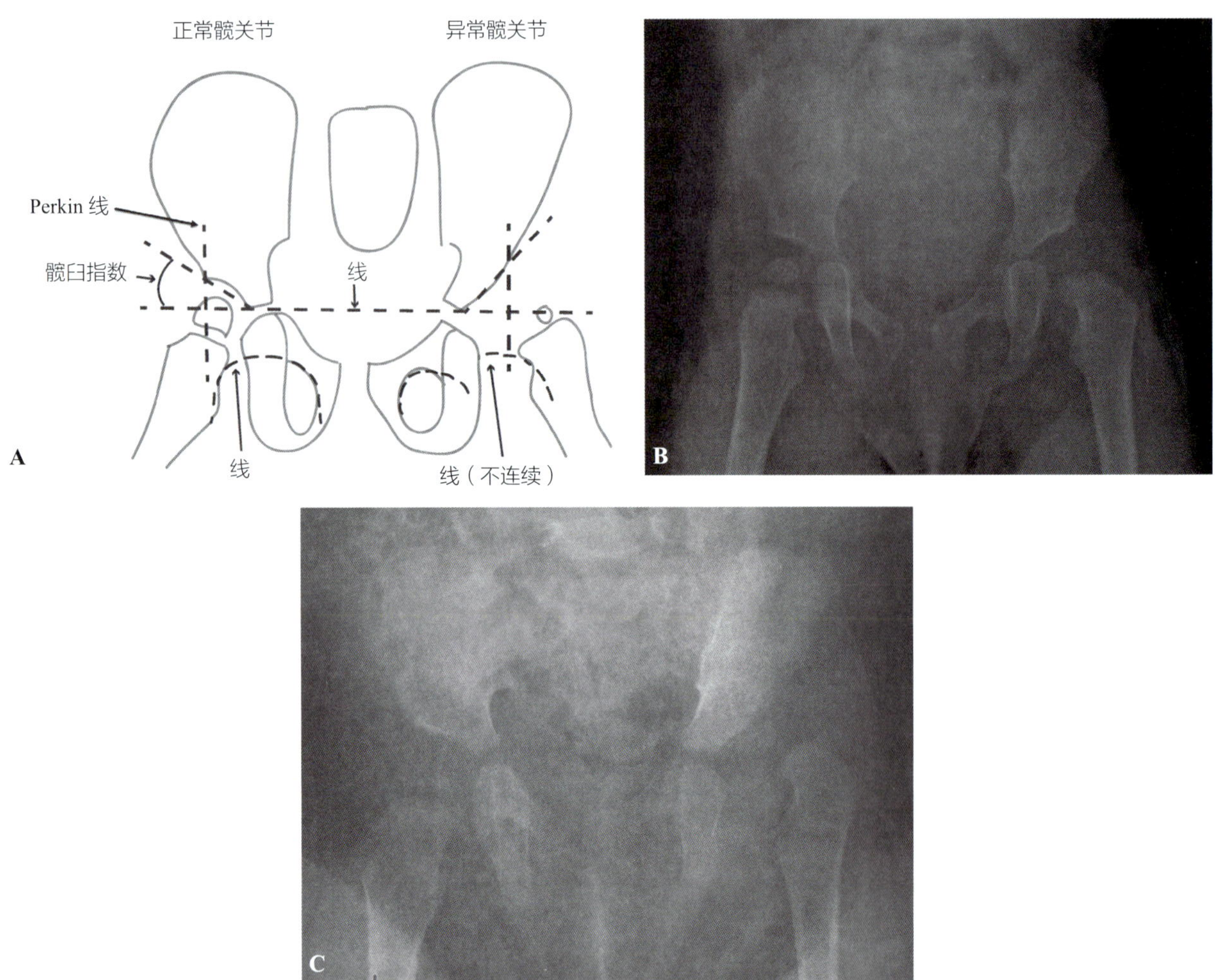

▲ 图 21-36 DDH 的 X 线标志

A. 图解说明如何用解剖标志画髋关节曲线；右髋关节正常，左髋关节为 DDH 表现；B. 女，7 月龄，左侧 DDH，骨盆正位 X 线片；左侧髋关节异常，髋臼指数增大，股骨头骨骺变小，位于外下象限（半脱位）；C. 女，5 月龄，左侧 DDH，骨盆正位 X 线片；病变比 B 更严重，表现为髋臼指数增加，左髋关节全脱位

表 21-5 评估 DDH 的 X 线标志总结

线 / 角	定 义	正 常	DDH
Hilgenreiner 线	通过双侧三角软骨的水平线	股骨头二次骨化中心正常位于两条线相交的内下象限	骨骺变小，向外上移位；移位程度取决于 DDH 的严重程度
Perkin 线	通过髋臼外缘垂直于 Hilgenreiner 线的直线		
Shenton 线	从股骨颈内侧至耻骨上支下缘的曲线	平滑连续呈弧形	弧线不连续
髋臼指数	髋臼窝最深处至骨性髋臼外上缘连线与 Hilgenreiner 线的夹角	反映了骨性髋臼顶的发育；新生儿髋臼指数为 40°，正常婴儿 4 月龄后＜ 25°	增加（髋臼浅平）

关节，使髋臼和股骨头动态塑形，而不伴髋关节完全僵硬。观察研究显示 DDH 患者使用 Pavlik 吊带 6 周后，解决了 97% 髋关节不稳定[138]。然而，也有人认为，这种情况可能由于髋关节的正常成熟而改善而不是吊带的佩戴，但缺少对照组[139]。DDH 治疗最常见的并发症是股骨头骨骺 AVN。可能由于佩戴吊带或石膏固定时，髋关节过度外展，导致股骨近端骨骺和（或）生长板的血供中断。Pavlik 吊带治疗患者，AVN 的发病率为 1%[140]。

未能通过 Pavlik 吊带改善的患者或较大患者（确诊时大于 6 月龄）可选用手术室麻醉下闭合复位，髋人字形石膏固定。此手术过程中，通过屈曲、牵引和外展将股骨头放入髋臼内。通常需要关节 X 线检查以确认是否复位，以及是否需要内收肌腱切断术以减少继发性髋关节内收挛缩。闭合复位术后，DDH 患髋发生 AVN 的风险可高达 47%[141]。因此，术后影像学的重点在于，围术期确认复位是否适当，以及发现持续性半脱位或脱位导致 AVN 的风险。

适当的儿童低剂量 CT 检查和简化 MRI 检查可准确评估闭合复位后的解剖位置[142-144]。最近，已有报道 DDH 闭合复位术后立即行钆增强（灌注）MRI 检查。这个技术可对闭合复位进行精确的解剖评估，同时显示股骨头灌注信息，可预测后期是否发生 AVN[145]。闭合复位后未能获得稳定髋关节或诊断时大于 2 岁的 DDH 患者，通常采用切开复位骨盆截骨术治疗。

（十）股骨颈角度异常（髋内翻和髋外翻）

股骨头颈干角用于评估髋关节形态，正常为 120°～135°。儿童髋内翻时股骨颈干角小于 120°，髋外翻时股骨颈干角大于 135°（示意图 J）[146]。股骨头 - 颈 - 干角改变是由于髋关节应力分布改变，而影响骨小梁分布所致。先天性和发育性异常表现相同。髋内翻可以为先天性如干骺端软骨发育异常（图 21-9）、纤维性结构不良（图 21-13）、PFFD（图 21-22）或 DDH，髋外翻可继发于痉挛性脑瘫（cerebral palsy，CP）（图 21-37）。

（十一）神经肌肉疾病相关的骨骼异常

神经肌肉疾病相关的骨骼肌肉表现广泛，并进行性累及多关节和肌群，影响患者正常骨骼生长发

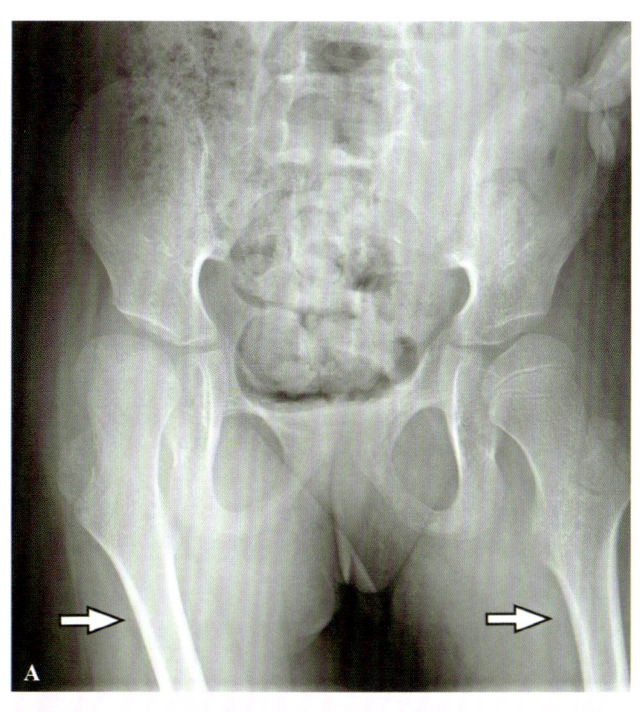

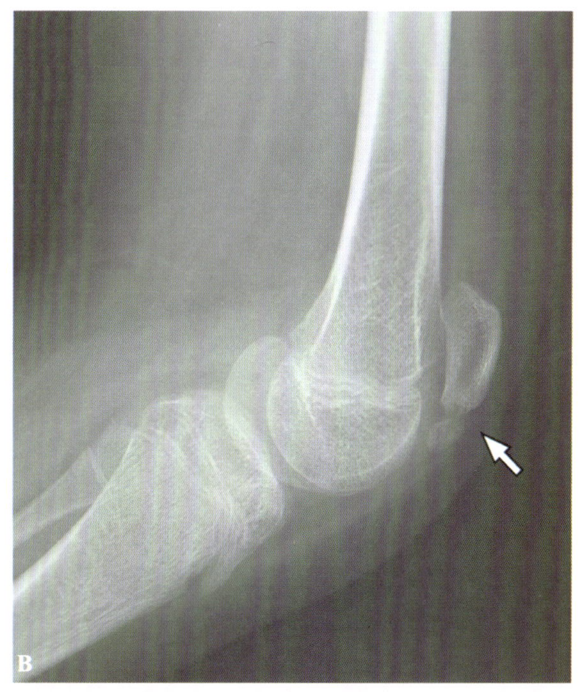

▲ **图 21-37 男，11 岁，脑性瘫痪的骨骼表现**

A. 骨盆正位 X 线片示，双侧髋外翻，部分股骨头骨骺未被髋臼覆盖，双侧髋关节向一侧挛缩呈吹风样（箭）；B. 膝关节侧位 X 线片呈现屈曲挛缩的慢性作用，表现为高位髌骨和髌骨下极分裂（箭）

育。神经肌肉疾病的共同点是中枢神经系统丧失对远端运动肌群的控制，导致进行性骨骼畸形。儿童最常见的神经肌肉疾病相关的骨骼肌肉异常有脊柱侧弯、髋关节发育不良和旋转畸形[147]。引起骨骼异常的 3 种主要神经肌肉疾病有脊髓脊膜膨出、CP 和肌营养不良 [假肥大型肌营养不良（Duchenne muscular dystrophy，DMD），良性假肥大型肌营养不良和面肩肱型肌营养不良]。

神经肌肉疾病的护理需要多学科协作，放射科医师在发现早期病变及治疗后疾病进展状况中发挥重要作用。治疗方法根据患者的具体需求进行个体化治疗；但是，保守和手术治疗骨骼畸形均强调保持非卧床状态和治疗挛缩（矫形器、肌切开术、肌腱移位术和截骨术），以及脊柱侧弯的治疗（支撑，脊柱内固定和关节融合术）。

1. 脊髓脊膜膨出　脊髓脊膜膨出是指累及脊柱和脊髓的多种神经管疾病。这些疾病根据有或无神经组织暴露分为开放性或闭合性，在第 4 章“儿童神经放射学”部分中有详细描述。本章重点为骨骼肌肉后遗症。骨骼肌肉后遗症的分布和严重程度与病变水平高低有关，高位病变比低位病变更为严重。

脊髓脊膜膨出患者脊柱畸形的发病率很高（脊柱侧弯、脊柱后凸和脊柱前凸）。脊柱侧弯可为先天性继发于椎体畸形，或获得性继发于脊髓脊膜膨出时不对称的脊柱肌无力。脊柱侧弯，在脊髓脊膜膨出患者中通常指脊柱弯曲超过 20°，本病脊柱弯曲 10°～20° 时有自限性。脊髓脊膜膨出患者脊柱侧弯可发展至约 15 岁[148]。

脊髓脊膜膨出患者常出现髋关节挛缩、半脱位和脱位。髋关节畸形是否出现及严重程度取决于神经病变的水平。例如，上胸椎或上腰椎病变患者失去下肢感觉或肌肉控制。因此，这些患者不能独立行走。中或下腰椎病变患者膝关节远端肢体有感觉，患儿可独立行走，但有髋关节屈曲挛缩导致进行性髋关节发育不良和脱位的风险。髋关节不对称挛缩可导致代偿性腰椎侧弯、骨盆倾斜及脊柱前凸。脊髓脊膜膨出患者常有足部畸形，包括跟骨畸形。扁平足最常见，可见于任何脊髓水平的截瘫。L_4～L_5 神经根病变的患者出现麻痹性仰趾足为导致足底屈曲乏力，背屈增强。患儿易于出现蹲踞步态、褥疮和骨髓炎[146]。由于下肢瘫痪导致弥漫性骨质疏松和骨质变薄，患者易发病理性骨折，尤其是胸段水平麻痹患者[149]。

2. 脑性瘫痪　脑性瘫痪（cerebral palsy，CP）是一种以运动和姿势异常为特点的非进行性中枢神经系统疾病（图 21-37）。活产儿发病率为（1～5）/1000[150]。没有遗传性或特异性的常见疾病与 CP 的发生有关。产生中枢运动功能障碍的原因是对不成熟大脑的永久性、非进行性的损伤。脑损伤可发生于产前、围生期或产后，但 70%～80% 的损伤发生于产前[151]。早产和出生时低体重可导致 CP。其他危险因素包括窒息、宫内感染、胎盘梗死和大脑动脉或静脉闭塞[152]。

CP 患者最常见的骨骼肌肉病变是关节挛缩[151]。痉挛状态和肌力失衡是主要问题，而进行性骨骼肌肉症状是次要的。最常累及脊柱和下肢关节。CP 患者可逐渐出现胸腰段脊柱侧弯。儿童患者可出现胸椎后凸、腰椎前凸、脊椎滑脱及峡部裂[153]。髋关节常受累，神经肌肉不平衡影响髋关节生长发育而出现进行性髋关节发育不良。可见股骨扭转伴或不伴髋外翻及进行性股骨头或髋臼畸形。进行性屈曲 – 内收挛缩，使髋关节的旋转中心从股骨头转移至小转子，从而导致髋关节脱位和股骨头畸形，影像学上髋关节表现为风吹样畸形。累及膝关节表现为膝关节屈曲挛缩伴高位髌骨和慢性髌骨碎裂。踝关节和足部常表现为进行性异常，包括马蹄外翻足和马蹄内翻足[154]。

3. 肌营养不良　肌营养不良是一组早期发病的遗传性肌肉疾病，特点为肌肉进行性变性和无力，偶可于出生时发病，但经过表面上发育和功能正常的潜伏期后，疾病进展。不同类型的肌营养不良严重程度、发病年龄、进展速度和预后差异很大[155]。

DMD 是最常见的肌营养不良。遗传方式是 X 连锁隐性遗传，男孩发病，发病率为 1/3600。这种疾病的特点是运动发育迟缓、近端无力、腓肠肌肥大和肌酸激酶升高[155]。由于相应基因突变，肌纤维显示营养不良及正常抗肌萎缩蛋白表达缺乏（图 21-38）。

DMD 的骨骼表现与近端肌无力直接相关，如下肢带肌和上肢带肌，随后延伸到更远端的肌群，导致频繁摔倒和站立困难。近端下肢带肌无力出现代偿性的脊柱过度前凸。肌无力增加导致渐进性脊柱后侧凸和关节挛缩，因此在不能走动患者中更普遍。典型的髋关节挛缩发生于屈曲、外展和外旋时。膝关节屈曲挛缩和双侧僵硬的马蹄内翻足也是常见表现。

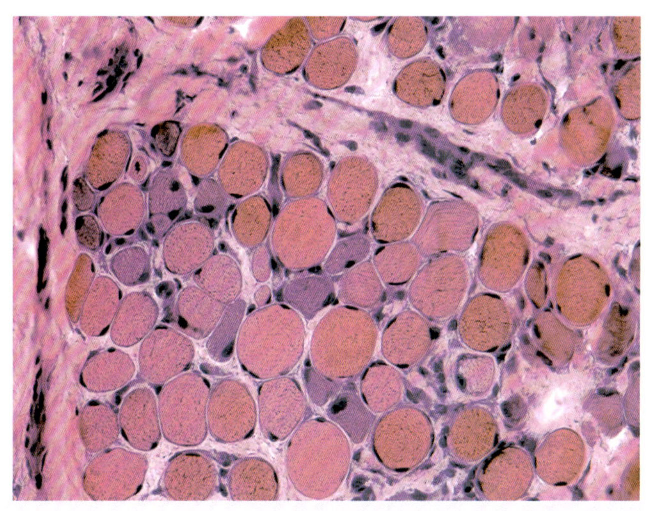

▲ 图 21-38 DMD

DMD 肌肉活检显示不同大小的肌细胞纤维和退变 / 再生肌纤维，肌内膜结缔组织增加（HE，×400）；抗肌萎缩蛋白免疫标记阴性（未显示）确诊本病

第 22 章　骨骼肌肉感染及炎性疾病
Musculoskeletal Infectious and Inflammatory Disorders

Clara L. Ortiz-Neira　Jennifer Stimec　Marcia Torre Moreira　Andrea S. Doria　著

一、概　述

对于婴儿和儿童的骨骼肌肉感染及炎性疾病很难做出及时而准确的诊断，尤其当仅依据于临床表现时更加困难。在许多病例中，类似于如恶性肿瘤或良性但具有侵袭性的骨梗死，可能造成儿童患者中诊断困难。骨骼肌肉感染及炎性疾病会影响软骨、滑膜、肌肉、骨骼与关节。

影像学能够可视化所有这些解剖结构中的异常，因此对于确诊儿童各种潜在先天和获得性骨骼肌肉感染及炎性疾病至关重要。在本章中，针对临床中可见的儿童骨骼肌肉感染及炎性疾病，讨论了目前现有的成像方法与技术，相关临床与实验室检查，特征性影像学表现，以及疾病最新治疗手段。

二、成像技术

（一）X 线

当临床怀疑骨骼肌肉感染或炎性疾病时，X 线通常作为首选成像方法。其有助于排除其他导致患者骨骼肌肉症状的病因，如骨折和肿瘤。对于软组织感染，X 线检查虽然不是必需的，但其能够显示软组织内存在的气体和异物。对于骨骼感染，X 线检查的敏感性为 43%～75%，其特异性为 75%～83%[1]。X 线最初通常是阴性的，尤其是在骨骼肌肉感染和炎性疾病的早期。例如，X 线上骨矿化丧失影像征象直到丢失达 30%～50% 时才明显[2-5]。然而，X 线能提供骨骼肌肉感染及炎性疾病早期表现的细微信息，包括软组织肿胀、局灶性骨量减少、骨膜下吸收、局灶性骨质透亮区（图 22-1）及骨膜反应[2]。因此，X 线能为潜在的病理情况提供线索并指导后续的影像学研究。此外，在慢性感染及炎性疾病的病例中，X 线有助于确定疾病的存在、进展、愈合及伴随的并发症（图 22-2 至图 22-4）。在晚期病例中，X 线片还可见到骨膜新骨形成及骨皮质破坏。

（二）超声

超声对软组织具有独特而清晰的显示能力，且不存在潜在的辐射损害，因此广泛应用于儿童。超声通常容易被患儿接受，即使是经常需要父母怀抱安慰的婴幼儿。高分辨率骨骼肌肉超声需要使用高频线性换能器（10～15MHz），可以较好地显示儿童表浅和微小的结构。若加入彩色多普勒技术，则有助于评估骨膜、滑膜周围的充血，以及与感染和炎性疾病有关的软组织脓肿。

早在症状出现后 2 天，超声就可以显示软组织异常[6]。虽然超声通常不用于评估骨皮质的异常，但有时可以观察到骨膜隆起或骨膜下积脓时低回声的脓性物质（图 22-5）。超声有助于诊断和随访软组织脓肿，识别异物或瘘管等诱发原因，当临床怀疑暂时性或化脓性关节炎时可用于观察渗出（图 22-6），以及指导经皮引流与感染相关的积液从而达到治疗的目的[4]。超声还可用于评估由于存在骨科器材而在计算机断层扫描（CT）或磁共振成像（MR）无法很好观察的区域。此外，对于 MRI 禁忌的患儿，超声是一种很有价值的成像方法。

（三）CT

计算机体层摄影（CT）是一种可以很好评估骨皮质和检测软组织内气体的成像方式。然而，因其具有放射性，目前在儿童患者中的使用受到限制。

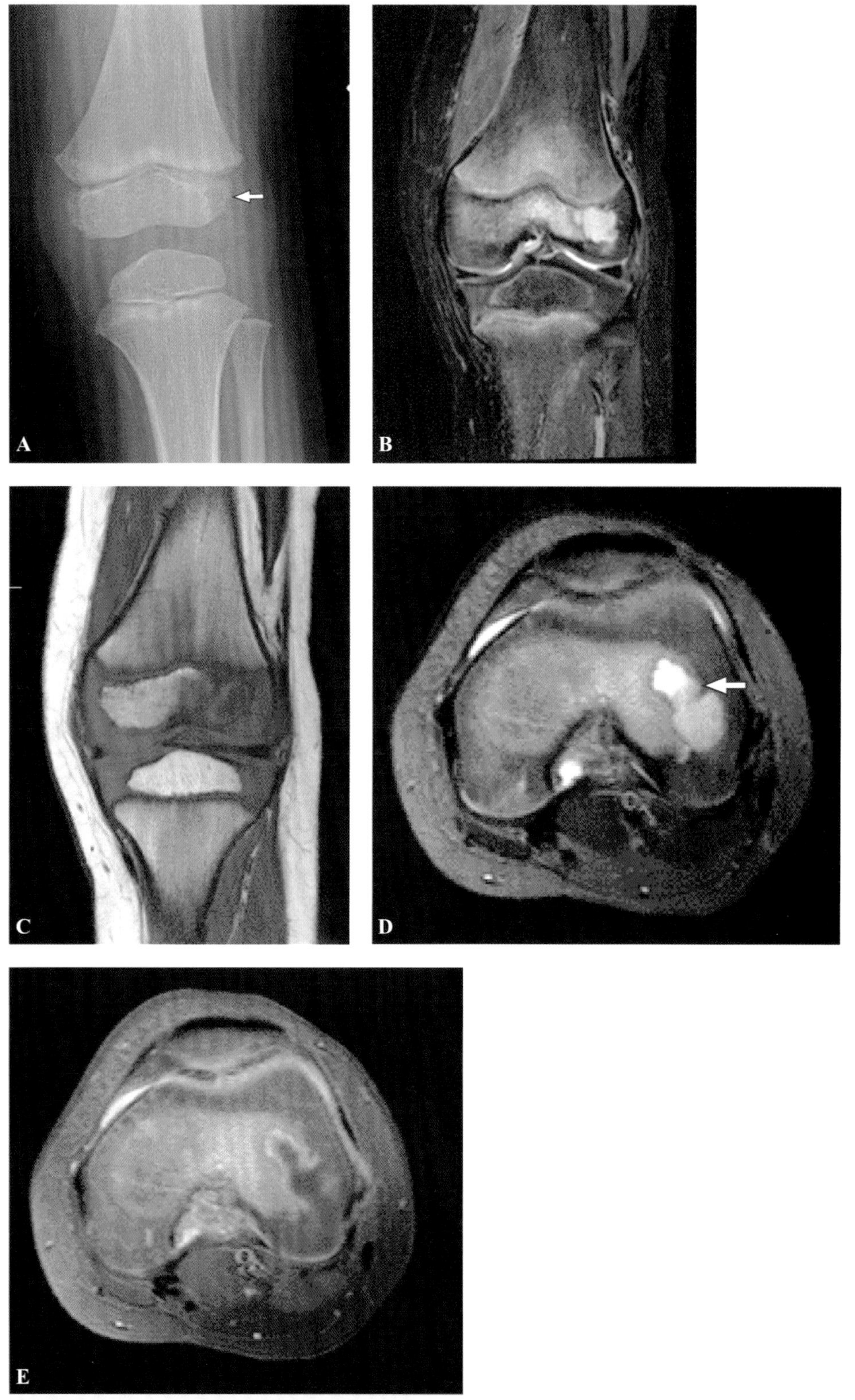

▲ **图 22-1　女，5 岁，因为膝痛和跛行到急诊就诊**

A. 最初正位 X 线片示股骨远端骨骺外侧微小的透亮区（箭）；B. 症状出现 10 天后，随访 MRI 检查显示骨骺部病变进展，紧靠骺板，骨质进一步破坏；骨脓肿周围的骨髓水肿于冠状位短时间反转恢复序列（STIR）图像（B）呈高信号，于冠状位 T_1WI MR（C）呈低信号；轴位 STIR（D）和轴位脂肪抑制 T_1WI 增强 MR（E）显示骨脓肿中心无强化，其内可见骨碎片（箭）；脓肿周围可见环状强化（E）

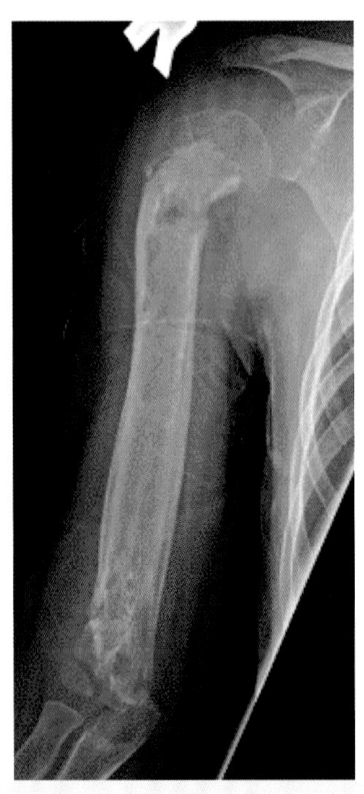

▲ 图 22-2　骨髓炎后遗症的 X 线片

患有镰状细胞病的学龄前儿童，肱骨近端病理性骨折，并伴有慢性骨髓炎特征表现，包括肱骨干弥漫性骨皮质增厚及骨膨胀性改变

总的来说，MRI 在评估骨骼与软组织感染或炎症方面优于 CT。然而，对于无法使用镇静剂而不能完成 MRI 检查的婴幼儿，CT 可能是唯一的选择[4]。

目前现有的后处理技术包括多平面重建和三维重建，这些后处理图像可以显示出最细微的骨质改变，例如感染或炎症导致的早期侵蚀。CT 能清晰地显示受累骨皮质的异常增厚、硬化、骨髓腔侵犯，以及慢性骨感染的小引流窦。此外，CT 还可辅助指导诊断性骨活检及深部脓肿的引流治疗。若仅评估骨质情况，通常不需要静脉注射（IV）造影剂。静脉注射造影剂可用于更好地评估伴随的软组织病变的范围和程度，例如脓肿的形成。

（四）MRI

磁共振成像（MRI）是目前唯一能够同时评估骨骼肌肉感染及炎性疾病相关的所有解剖结构的成像方式。当怀疑骨髓炎时，可作为首选成像方法。对于软组织病变，MRI 的特异性高达 97%[7]，敏感性高达 100%[8]。MRI 能有效区分急性和慢性感染[9]。然而，MRI 不能区分感染与非感染性炎症过程。目前，全身 MRI 扫描筛查多病灶非感染性疾病显示

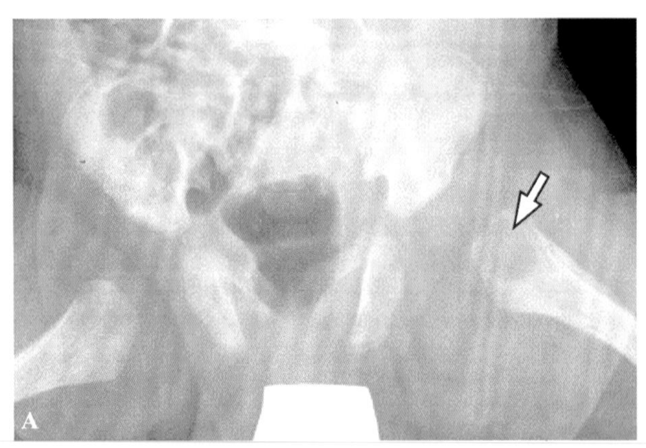

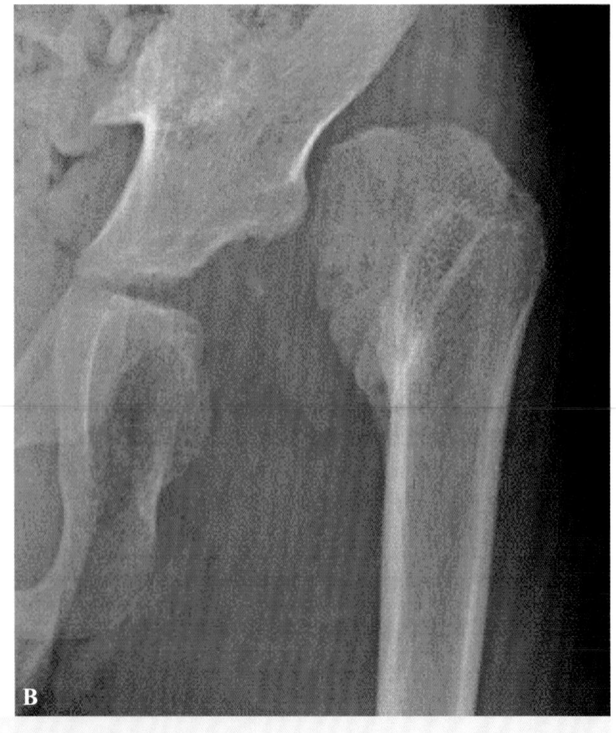

▲ 图 22-3　骨髓炎后遗症的 X 线片

男，1 月龄，左股骨近端向外上方半脱位，其干骺端可见一局灶性的透亮区（箭）（A）；四年后，随访的 X 线片（B）显示髋关节脱位，骨骺的完全破坏及干骺端的重塑

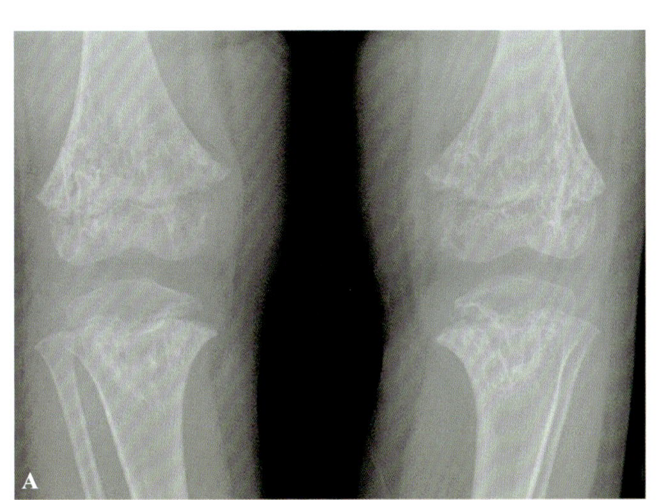

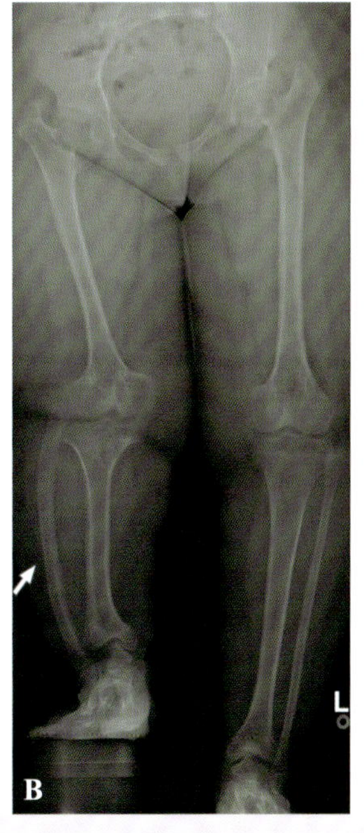

▲ 图 22-4　骨髓炎后遗症的 X 线片

婴儿脑膜炎球菌血症的慢性后遗症；A. 患病 3 年后的双膝关节正位 X 线片显示干骺端及骨骺多发透亮区，伴有生长板不规则；B. 10 年后随访下肢 X 线片显示骺板过早闭合，造成肢体长度的差异。注意由于胫骨严重缩短致腓骨弯曲（箭）

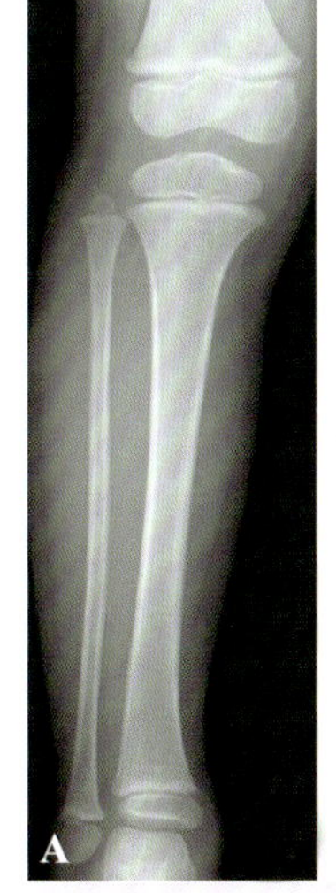

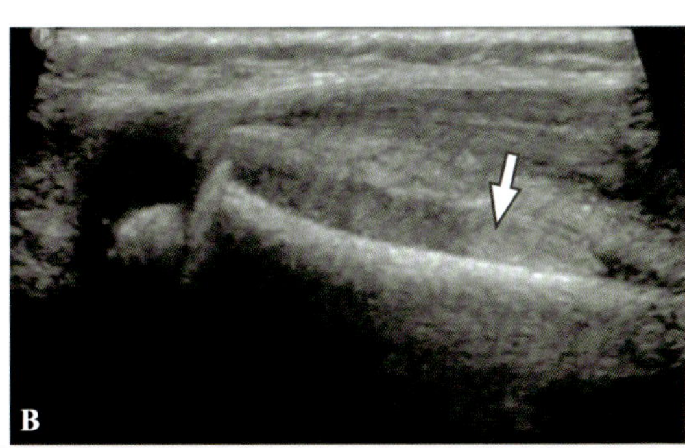

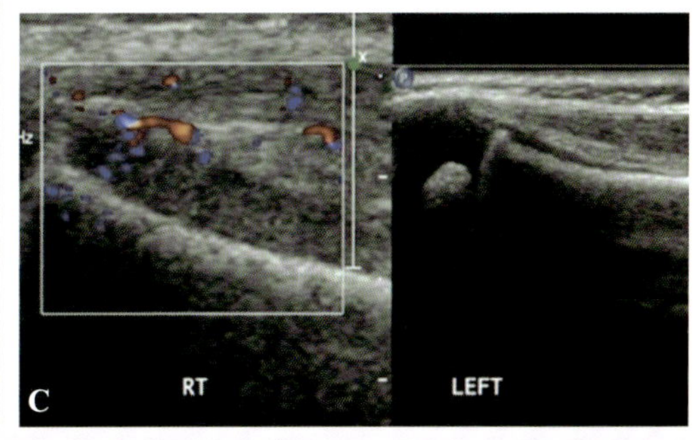

▲ 图 22-5　超　声

A. 临床怀疑有骨髓炎的儿童，右侧胫腓骨正位 X 线片显示正常；B. 第二天的超声检查显示沿腓骨近段骨干及干骺端较大的骨膜下脓肿（箭）；C. 相应的彩色多普勒超声图像显示邻近软组织充血；对侧正常左腿作为对照

出较好的结果 [10]。全身 MRI 具有很大的潜力，可以发展成一种成熟、敏感的成像方法，用于诊断儿童患者的潜在多灶性感染性或炎性疾病。由于其独特的优势，即在合理的时间内对整个身体进行全面的单次评估，而不用进行静脉造影或放射线检查，在儿童中尤其有益。MRI 的缺点包括有时不能区分感染性和反应性炎症，以及对金属植入区域评估困难。

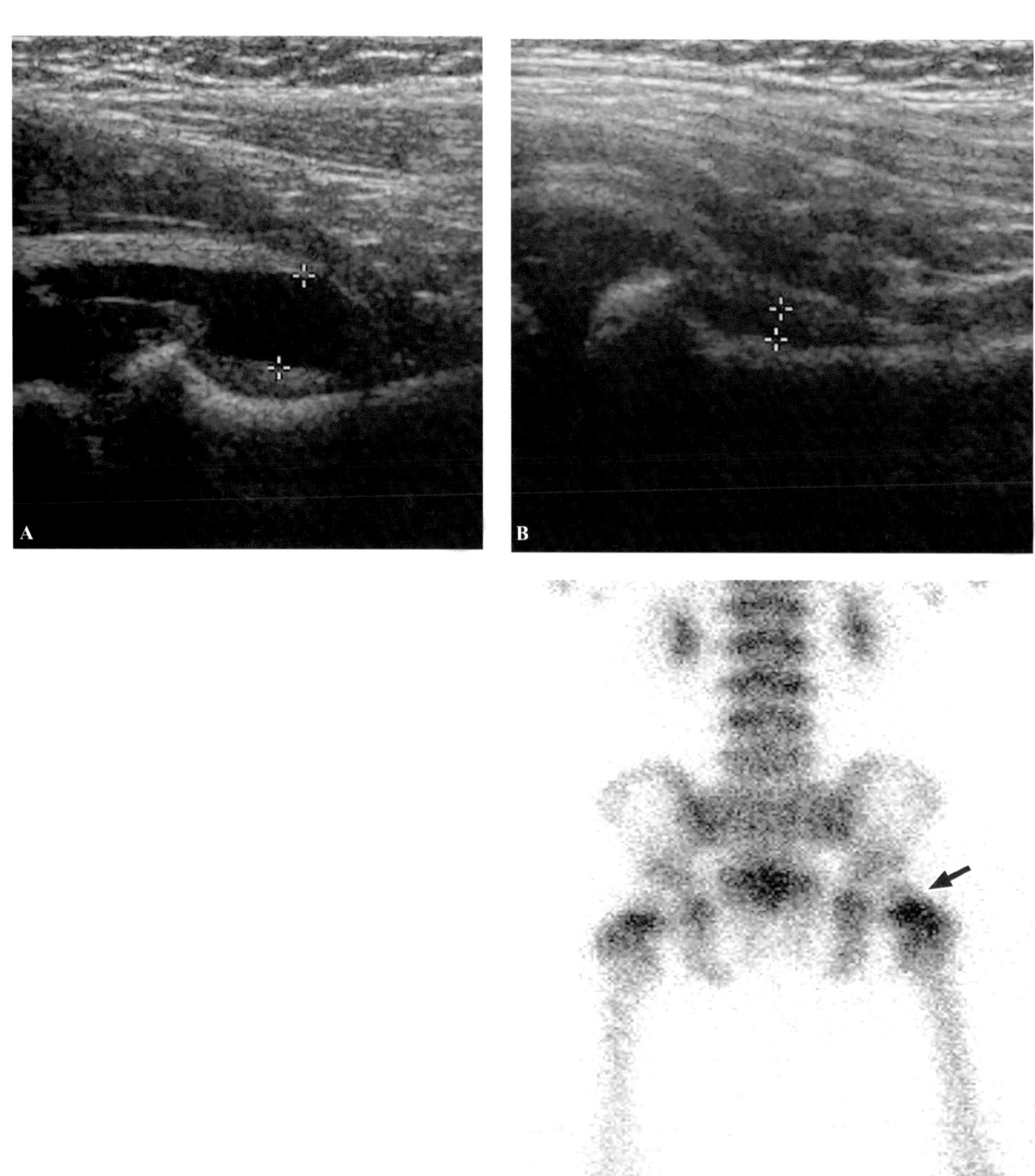

▲ 图 22-6 超声与核医学

男婴，表现为发热、烦躁和左下肢缺乏灵活性；A. 纵向灰阶超声显示左髋部大量渗出（标注）；B. 对侧无症状髋部的超声图像作为对比；C. 超声检查的同一天进行的骨扫描显示股骨近端和左髋关节（箭）摄取增加，提示化脓性关节炎；从髋关节抽吸出的脓液和抽取物的培养证实了该诊断

骨骼肌肉感染性和炎性疾病的基本 MR 成像序列包括在正交平面上的 T_1 和 T_2 / 短时间反转恢复序列（STIR）。T_1 加权成像有助于评估解剖和骨髓。T_1 梯度序列的三维图像采集有助于发现骨质破坏，因其可以生成多平面重建图像，增加了诊断的可信度。对液体敏感的成像序列（T_2/STIR）可以显示正常和异常组织间的对比。梯度回波序列可以用来识别含铁血黄素，表现为开花状伪影。钆增强有助于

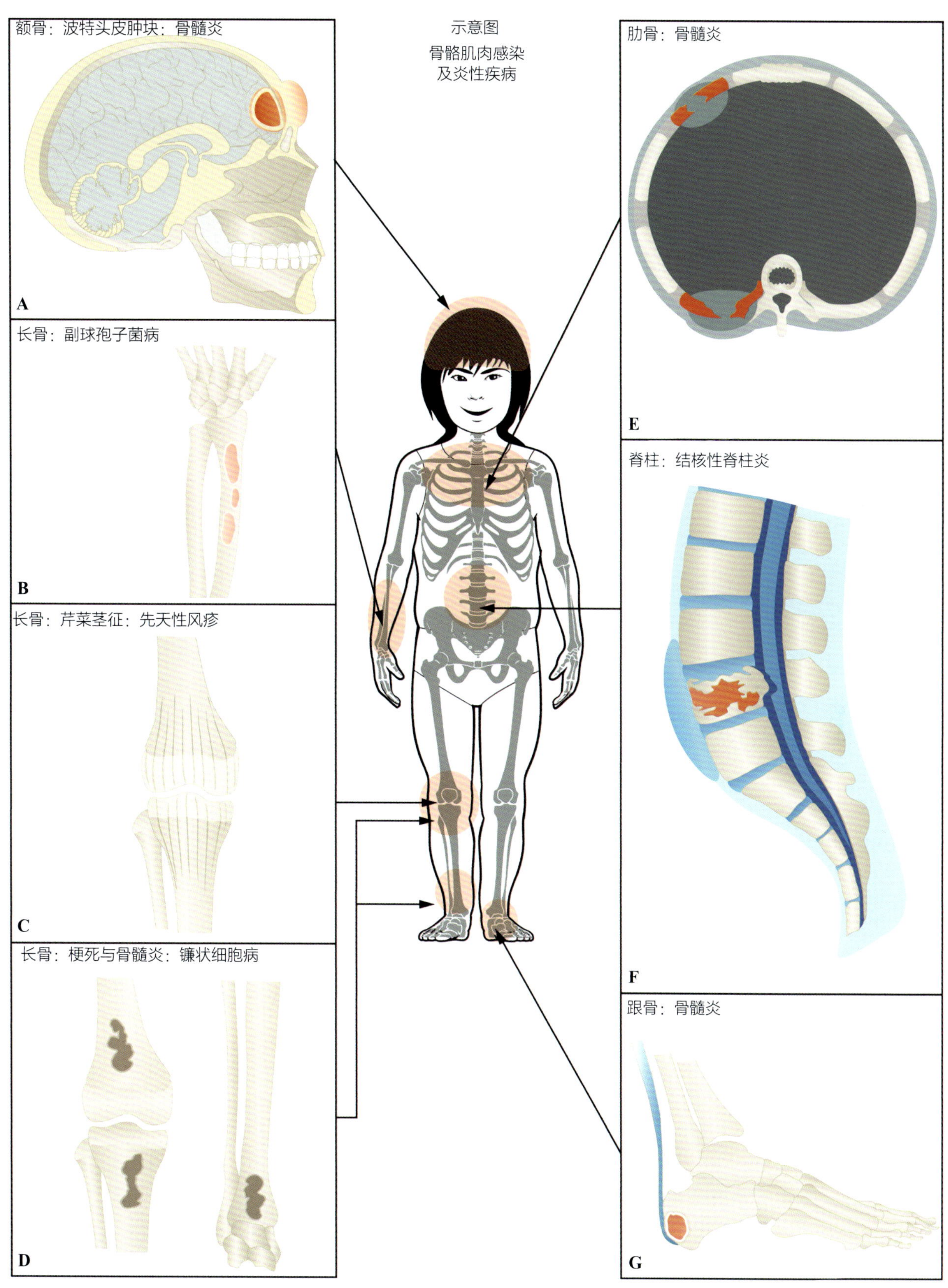
示意图
骨骼肌肉感染
及炎性疾病
额骨：波特头皮肿块：骨髓炎
A
长骨：副球孢子菌病
B
长骨：芹菜茎征：先天性风疹
C
长骨：梗死与骨髓炎：镰状细胞病
D
肋骨：骨髓炎
E
脊柱：结核性脊柱炎
F
跟骨：骨髓炎
G

显示骨髓异常的范围，区分灭活骨和有血供骨，并显示软组织脓肿的范围（图 22–7）及窦道[11]。

（五）核医学

目前，由于 MRI 的应用，核医学很少用于感染性或炎性疾病的评估，尤其是儿童患者。然而，对于 CT 或 MRI 禁忌的儿童，核医学可能提供有价值的信息。

虽然核医学的空间分辨率低，但对多灶感染的评价具有价值，并可作为筛查性成像方法。目前已有一些核医学研究用于评估儿童骨骼肌肉感染和炎性疾病，包括 ^{99m}Tc– 亚甲基二膦酸盐（^{99m}Tc）骨扫描、^{67}Ga– 枸橼酸盐扫描和 ^{111}Ln– 标记的白细胞扫描。

当临床未确定感染区域，且不确定是否存在骨感染时，通常会进行 ^{99m}Tc 骨扫描。感染部位会出现血流增加，示踪剂异常浓集（图 22–8）。示踪剂在血供及生理活性增加的区域聚集，这与骨破坏和成骨愈合成正比。当不确定急性骨髓炎的部位或怀

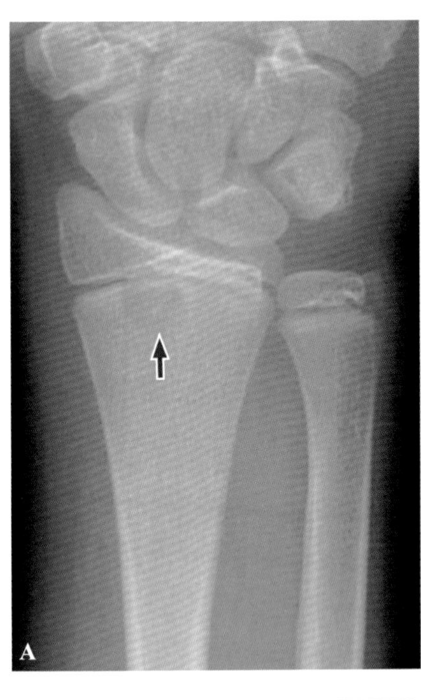

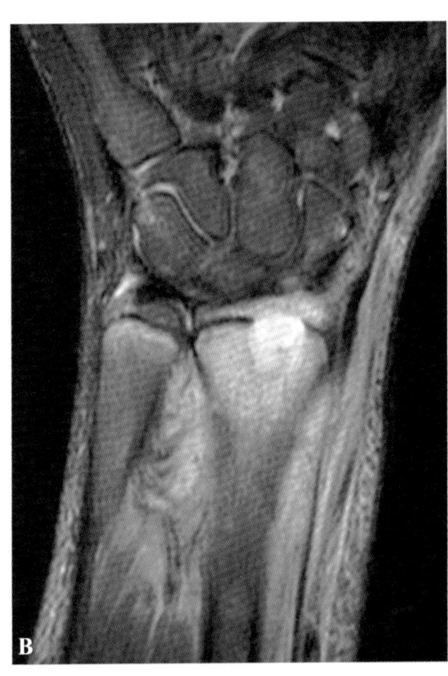

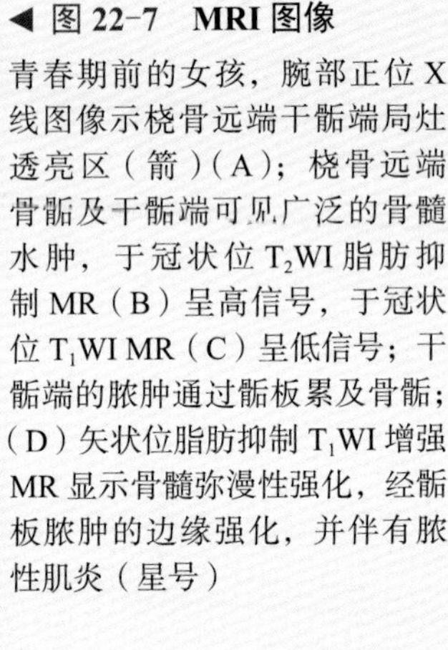
◀ 图 22–7 MRI 图像

青春期前的女孩，腕部正位 X 线图像示桡骨远端干骺端局灶透亮区（箭）（A）；桡骨远端骨骺及干骺端可见广泛的骨髓水肿，于冠状位 T_2WI 脂肪抑制 MR（B）呈高信号，于冠状位 T_1WI MR（C）呈低信号；干骺端的脓肿通过骺板累及骨骺；（D）矢状位脂肪抑制 T_1WI 增强 MR 显示骨髓弥漫性强化，经骺板脓肿的边缘强化，并伴有脓性肌炎（星号）

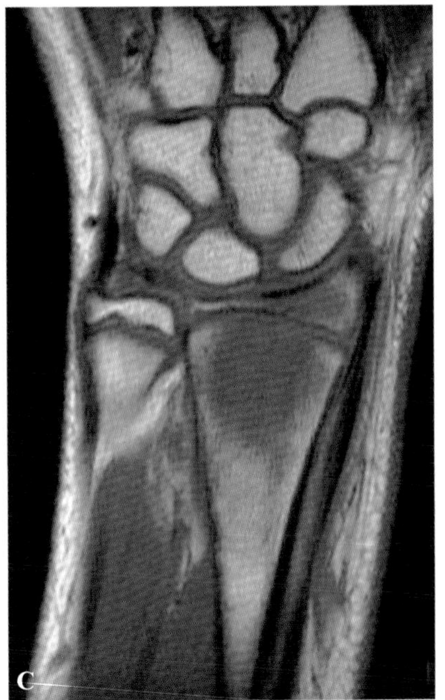

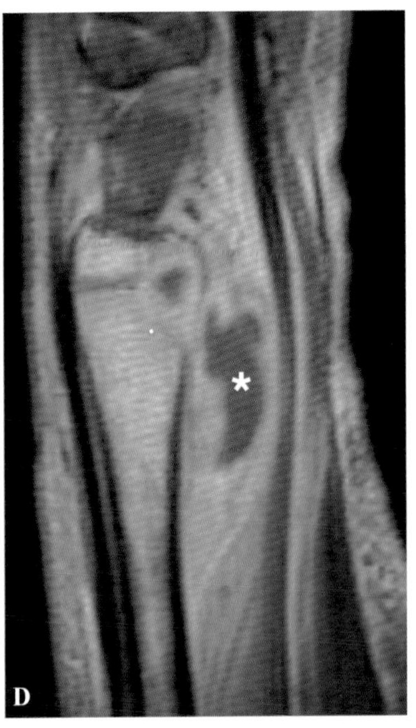

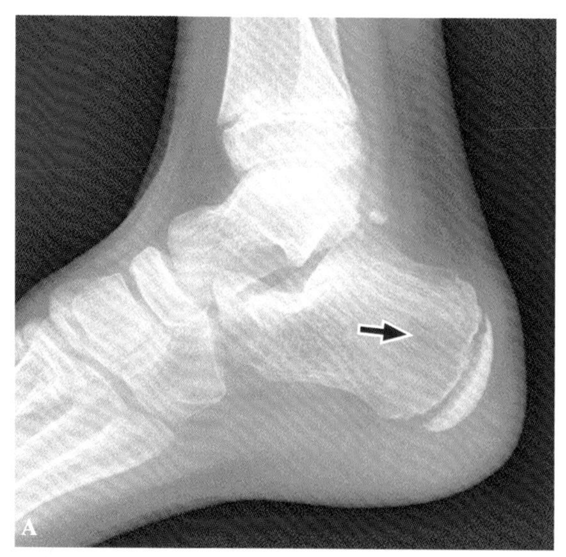

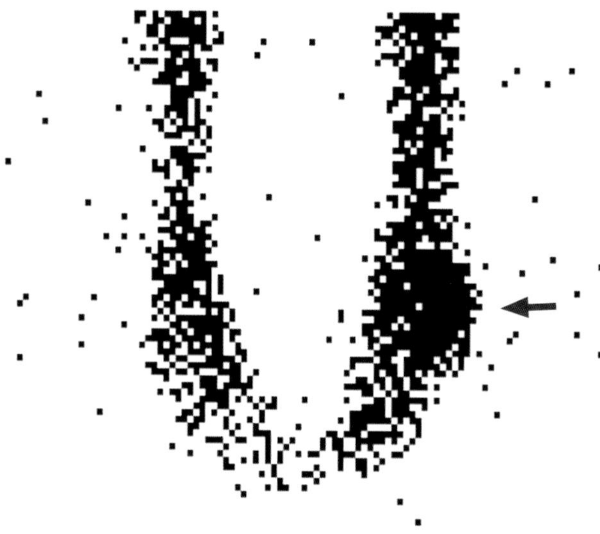

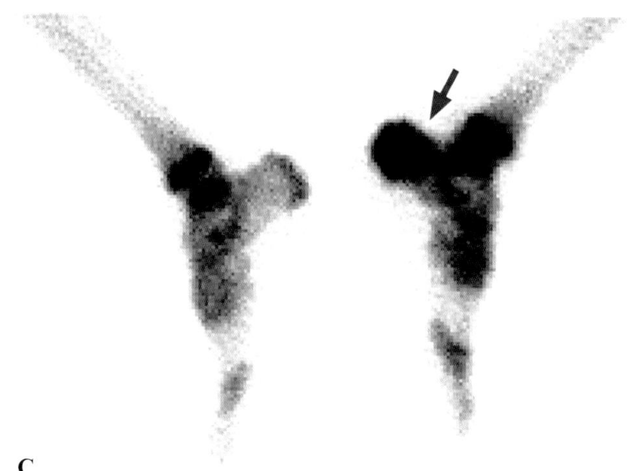

▲ 图 22-8 核医学

该患儿足部疼痛、肿胀，其足的侧位 X 线片（A）示跟骨可见一个微小的透亮区（箭）；^{99m}Tc-MDP 骨扫描的血流相（B）和血池相（C）证实跟骨体摄取（箭）增加符合跟骨骨髓炎

疑有多病灶时，可采用三相骨扫描（血管造影期、血池期和延迟期）[2]。急性骨髓炎的诊断需要在骨扫描的三期都有示踪活性 [2]。骨扫描诊断骨髓炎具有高度敏感性（85%～100%），但其特异性并不高（54%～96%）[1, 12]。通过使用针孔准直器和单光子发射计算机体层摄影（SPECT），可以提高骨扫描的敏感性和特异性 [13]。由于其特异性多变，骨扫描可能无法区分感染、肿瘤和创伤。此外，由于血管压迫和血栓形成导致的缺血可能会造成最初的假阴性结果，骺板正常摄取可能掩盖了干骺端微小的异常摄取 [11, 14]。

当其他影像学方法为禁忌或结果阴性时，^{111}Ln- 标记的白细胞扫描可用于诊断隐匿性感染。标记的白细胞迁移并集聚在炎症部位，于核医学图像上显影 [15]。^{111}Ln- 标记的白细胞扫描可检测到局部炎症，但不能明确区分感染性和非感染性炎症过程 [15]。他们被用于诊断评估不明原因的发热、假体关节感染和血管移植物感染。

对慢性骨髓炎的评估，^{67}Ga- 柠檬酸扫描比 ^{99m}Tc 骨骼扫描更有特异性，但在骨折愈合、非感染性假体和肿瘤等情况下，会出现假阳性 [16]。镓扫描利用附着在转铁蛋白上的放射性镓从血流中渗出到炎症区域，在无菌炎症条件、感染和恶性肿瘤中显示同位素摄取增加 [16]。他通常与骨扫描同时进行。镓扫描的局限性是其不能很好地显示骨质细节，也不能很好地区分骨和邻近软组织炎症。此外，镓扫描比 ^{99m}Tc 骨扫描的辐射剂量更高，扫描时间更长，也更不适用于儿童。镓扫描可能需要 48h 才能完成，而骨扫描通常需要 3h，如需要可行 24h 延迟扫描 [16]。

（六）氟脱氧葡萄糖正电子发射断层成像

氟脱氧葡萄糖正电子发射断层成像（FDG PET–CT）目前广泛应用于癌症患儿，但很少用于诊断骨感染。然而，其在评估慢性骨髓炎多灶性感染方面的应用已被证实[10]。

三、骨感染

（一）细菌感染

1. 骨髓炎　骨髓炎是一种儿童常见的累及骨皮质及骨髓的感染。儿童发病率为 1/5000，发病率和出现后遗症的概率很高[17]。大约 50% 的骨感染发生在 5 岁以下的患儿[18–20]。

(1) 病理生理学：儿童感染途径通常是血源性感染，有时外伤或周围软组织感染可直接侵犯[11, 20, 21]。骨髓炎的位置取决于患者的年龄，新生儿和婴儿最常累及骨骺，年长儿最常累及干骺端。血源性感染通常始于血供丰富的干骺端。而且，各年龄组的感染传播途径因生长时血管供应的微观解剖差异而不同（图 22–9）[22, 23]。

Trueta 根据年龄组描述了 3 种不同类型的骨骺–干骺端血管分布[24]。在 1 岁以下的婴儿中（图 22–10），经过从干骺端向骨骺延伸的跨骺板的血管桥，感染很容易扩散至骨骺（图 22–7）及关节。由于在这个年龄组中，细菌可以传播至骨骺，进而进入关节腔，相当于骨骺的区域的感染也很常见。1 岁以后，由于骨骺和干骺端之间的血液供应被切断，骨骺和关节受累的情况比较少见。（二次骨化中心发育时）跨骺板血管闭合后，干骺端成为感染的主要部位，感染可扩散至骨膜下及邻近软组织。急性感染可进展为亚急性或慢性感染。青春期骺板闭合后（图 22–10），血管交通恢复，骨骺和关节再次成为易感染区域[11, 21]。

(2) 临床和实验室表现：儿童急性骨髓炎的症状通常包括发热、局部压痛和肿胀。新生儿的症状可能要更不明显，只表现为肢体活动受限。炎症标志物如 C 反应蛋白和红细胞沉降率在 80%～92% 的病例中升高[19]。骨骼肌肉感染时，白细胞计数通常较高，但 40% 的骨髓炎患者可表现正常。活检标本可能缺乏诊断结果，进行培养的标本中仅有 48%～85%[19] 成功培养出致病菌。临床和实验室表现的低特异性使影像学成为诊断急性骨髓炎的重要工具。

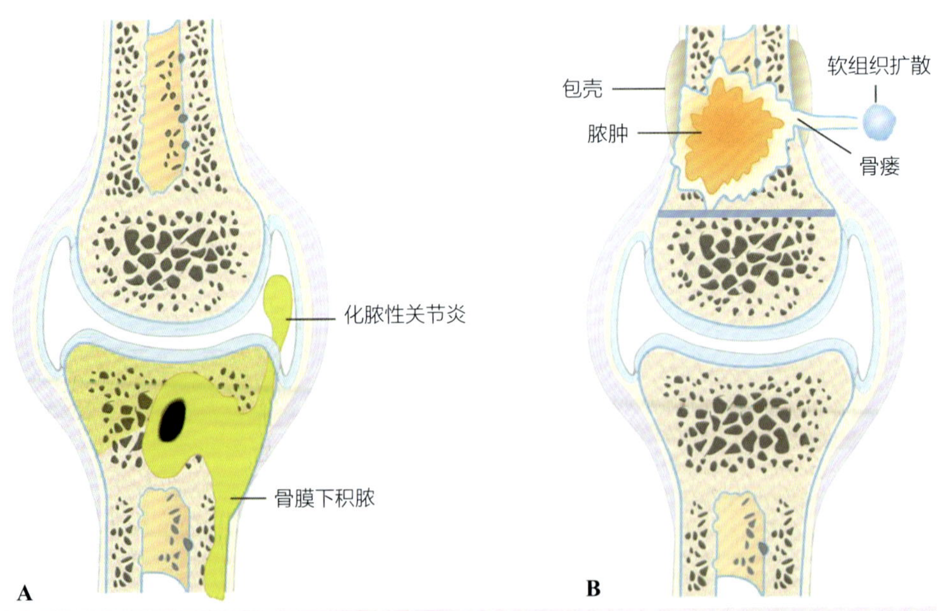

▲ 图 22–9　感染传播的方式

A. 在婴儿中：感染起源于血供丰富的干骺端，并经过开放的跨骺板血管延伸至骨骺；如果扩散至关节，可造成化脓性关节炎；如果扩散至骨膜下，可造成骨膜下脓肿（积液）；B. 在年长儿中：亚急性骨髓炎表现为局部包壳包裹的 Brodie 脓肿；在慢性骨髓炎中，感染可通过骨皮质损伤后形成的骨瘘扩散至软组织

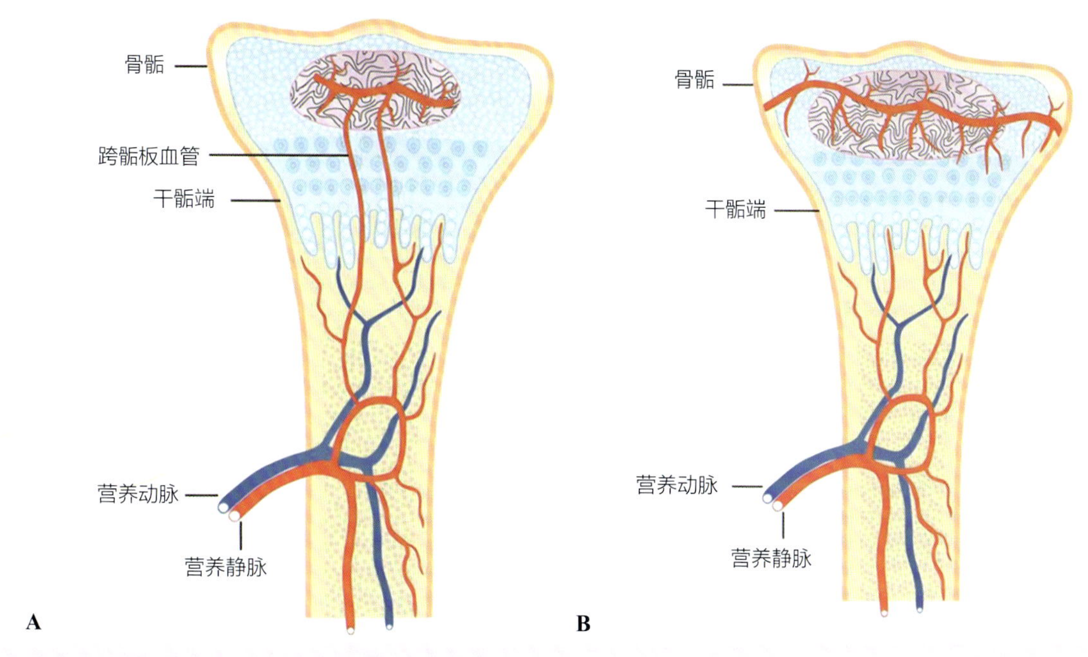

▲ **图 22-10　感染的传播途径**

A. 婴儿骨骺与干骺端血管通过跨骺板血管相连接，形成感染的传播通道；B. 学龄前儿童和青少年中，由于跨骺板血管闭合，骺板起到阻止感染扩散至骨骺的作用

(3) 发病机制：骨髓炎的血源性感染主要以细菌感染为主。金黄色葡萄球菌最常见，其次是链球菌、肺炎球菌和流感嗜血杆菌，较少见的是耐甲氧西林金黄色葡萄球菌（MRSA）、革兰阴性菌（金格杆菌）、结核分枝杆菌、真菌、寄生虫和病毒[22]。

MRSA 感染的儿童患者愈合缓慢，更容易出现诸如肢体短缩、扁平髋及髋外翻等后遗症[22]。假单胞菌感染在静脉吸毒者和糖尿病患者中更为常见，通常与其他感染同时发生，如由金黄色葡萄球菌、链球菌、大肠埃希菌和克雷伯菌引起的感染。其他易导致骨感染的潜在疾病有脑膜炎球菌血症、镰状细胞病、免疫缺陷和水痘[19]。过去，流感嗜血杆菌感染在 2 岁以下儿童中很常见[23]。然而，疫苗接种显著降低流感嗜血杆菌的发病率。单微生物和多种微生物的骨感染表现为气性骨髓炎，其特征为骨髓内存在气体。单微生物感染通常是血源性的，而多种微生物感染通常与邻近软组织的感染有关[20]。

(4) 急性骨髓炎：急性骨髓炎是儿童最常见的骨感染形式。急性骨感染引起广泛的炎症反应，导致骨内压升高、淤血、血栓形成和继发骨坏死[5, 21]。

骨髓炎早期的 X 线通常表现为边界不清的透亮区。随后典型的表现包括骨皮质破坏，骨膜隆起，感染扩散至邻近软组织。骨膜隆起在儿童骨髓炎中较成人中明显，因为儿童骨与骨膜之间的连接较为松散[5]。

在 MRI 上，急性骨髓炎表现为骨髓水肿，最常见于长骨干骺端（表 22-1）。骨髓水肿是骨髓炎最初征象，在 T_1WI 上呈低信号，在 T_2WI 上呈高信号。增强检查中，感染的骨髓明显强化[16]。MRI 还可显示局部的骨膜反应，骨膜反应是由于血管连接中断导致骨膜隆起并形成新的骨膜（包壳）[24]。当感染播散累及软组织时，表现为 T_2WI 上信号增高。当骨内脓肿形成时，骨髓信号变得不均匀，增强检查显示脓肿边缘强化（图 22-7）。

(5) 亚急性骨髓炎：亚急性骨髓炎是指在症状出现后 1～4 周内诊断的感染[19]。由于微生物的低毒性或宿主的耐药性增加，亚急性骨髓炎一般为局灶性的[21]。亚急性骨髓炎的进展可能取决于致病菌与宿主免疫系统之间的相互作用，并表现出良好的宿主 - 致病性反应[9]。

如果感染持续进展，可扩散至骨髓，形成骨内脓肿，称为 Brodie 脓肿（表 22-1，图 22-11）。典

表 22-1　骨髓炎：定义

疾　病	定　义
急性骨髓炎	骨与骨髓的急性感染；通常由血源性细菌感染引起
亚急性骨髓炎	骨感染持续＞4周，＜3个月；典型表现为 Brodie 脓肿
慢性骨髓炎	骨感染至少持续3个月；在这个感染时期可见死骨、包壳和骨瘘
Brodie 脓肿	亚急性骨髓炎；边界清晰的溶骨性破坏，相对应于周围有纤维肉芽组织包裹的骨坏死区
死骨	未被吸收的血供中断的骨梗死碎片，周围有新骨形成
包壳	由慢性感染或炎症引起的，在坏死骨上形成的骨膜新骨
骨瘘	骨皮质的开放通道
慢性复发性多灶性骨髓炎（CRMO）	骨的非感染、炎性疾病

型 Brodie 脓肿好发于干骺端，X 线上表现为局限性骨质破坏区，周围为不同厚度的骨硬化边。在 MRI 上，Brodie 脓肿表现为具有 4 层结构的特征性的靶征。中央脓腔表现为 T_1WI 低信号，T_2WI 高信号。脓腔的外围为一层血供丰富的肉芽组织，在 T_1WI 呈等信号，在 T_2WI 上呈高信号（图 22-12）。这层结构在对比增强后显示最佳，因为其环状强化与肉芽组织有关。再外层为纤维层，在所有 MR 序列上均表现为低信号。最外层环由骨内膜反应和硬化构成，在 T_1WI 和 T_2WI 上均表现为低信号[25]。对比增强 MR 显示肉芽组织的环状强化。骨髓水肿通常见于脓肿周围，在 T_1WI 上呈低信号，T_2WI 上呈高信号[10, 26]。Brodie 脓肿需进行刮除，并且通常需要长时间的抗生素治疗[27]。

(6) 慢性骨髓炎：慢性骨髓炎可由未经治疗的急性感染或是轻度持续性感染引起，持续至少 3 个月，最常见的是持续 6 个月或更长的时间[28]。慢性骨髓炎更常见于发展中国家，发病率和后遗症发生率很高（表 22-1）[29]。慢性骨髓炎起病隐匿、症状轻微、缺乏全身症状、实验室检查结果往往与之不一致，其表现可能与多种良性和恶性疾病近似，因而延误慢性骨髓炎的诊断和治疗[30]。慢性骨髓炎的后遗症包括骺板破坏伴有生长停滞、成角畸形、关节强直和腿长差异（图 22-13）[31]。

慢性骨髓炎的影像学特征包括骨质硬化（图 22-13），伴有骨吸收和囊变[21]。另外，慢性骨髓炎还可能产生并发症，如死骨的形成（新生骨附着在坏死骨的表面）、包壳（死骨周围厚骨膜骨形成）或骨瘘（在骨髓和骨膜之间的引流瘘管）（图 22-14）。在慢性期，骨髓炎表现为 T_1WI 和 T_2WI 上骨髓信号不均匀，伴有信号增强和减低区。梯度 – 回波 MR 序列由于矿化物质的磁敏感伪影被放大，有助于显示死骨、骨膜反应及包壳。慢性纤维化或死骨（包括死骨片）在 T_1WI 和 T_2WI 上均呈低信号，无强化。死骨周围可见在 T_1WI 和 T_2WI 上均呈高信号的组织围绕，并强化（图 22-14）。包壳表现为愈合过程中的皮质增厚（表 22-1）。如果感染持续，窦道或骨瘘可以将脓液引流到邻近软组织中（图 22-15）。

儿童慢性骨髓炎患者通常需要利用骨扫描和 MRI 检查进一步评价治疗疗效和慢性并发症如软组织脓肿或瘘管形成。而为了在骨髓炎慢性阶段发现死骨和皮质增厚，以便更好地指导活检和清创术，放射科医师需要考虑使用 CT 而非 MRI[16]。

综上所述，慢性骨髓炎的 MR 影像学特征通常包括以下几个方面。

① 骨髓水肿伴或不伴有增强。

② 局灶性皮质破坏和骨膜隆起。

③ 伴随骨内、皮质旁软组织脓肿或水肿。

④ 骨瘘（骨髓至骨膜）或窦道形成。

⑤ 死骨片或包壳形成。

(7) 鉴别诊断：临床上急性、亚急性和慢性骨髓炎的影像学特征可能相互重叠。所有这些类型骨髓炎的鉴别诊断包括原发性骨肿瘤，尤其是朗格汉斯

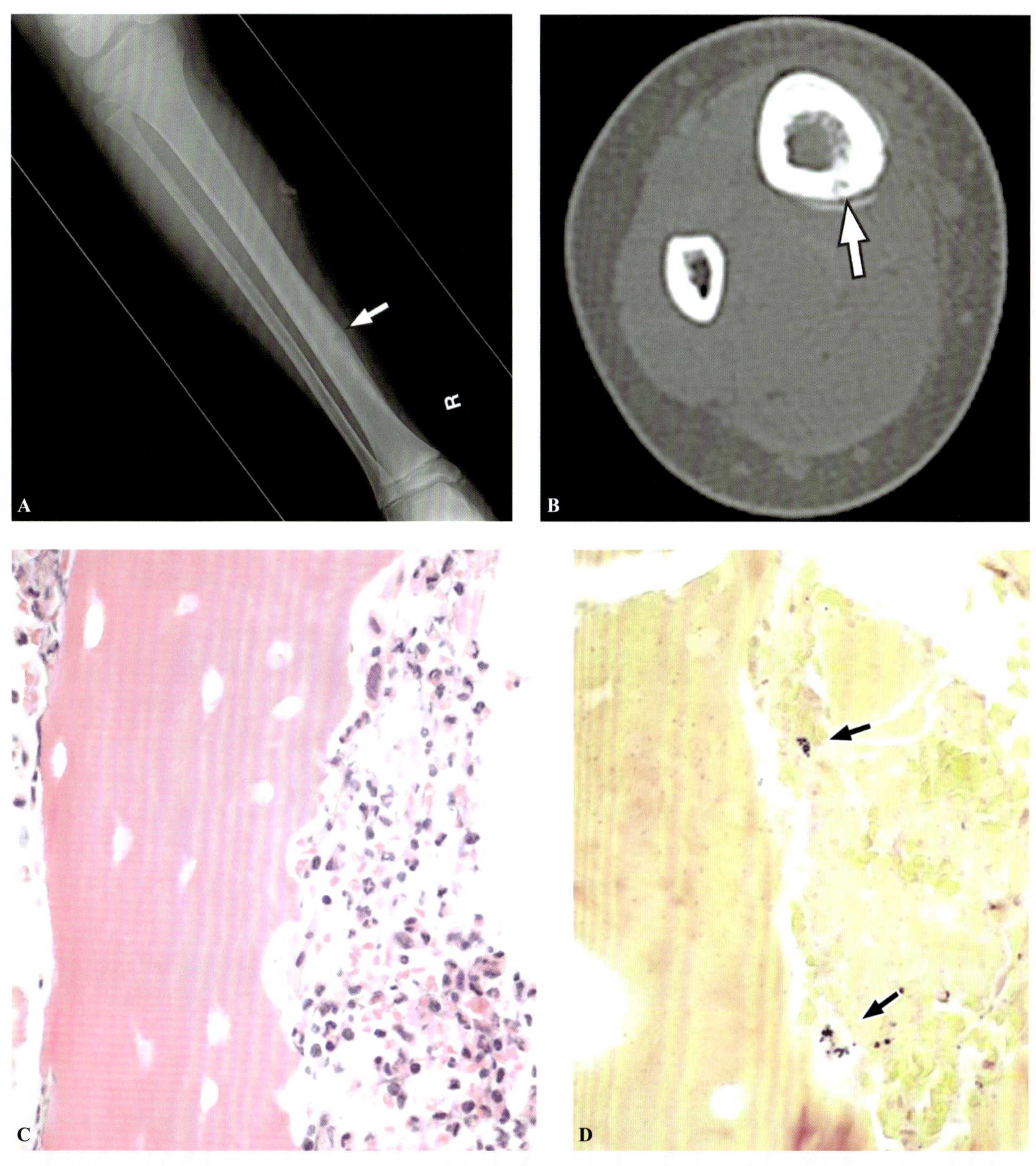

▲ 图 22-11 **Brodie 脓肿**

男，8 岁，胫、腓骨正位 X 线片（A）显示了胫骨骨干溶骨性破坏（箭）及骨膜反应，病变在轴位 CT 图像（B）显示最佳；组织学涂片显示脓肿周围被吸收的圆齿形坏死骨（C，HE，×600），以及脓性物质内的簇状革兰阴性球菌（箭）（D，乙醇染色，×600）；他的感染为亚急性的，在父母寻求药物治疗之前，给孩子服用了药柜中残留的抗生素

细胞组织细胞增多症、尤因肉瘤和淋巴瘤[30]。与骨髓炎相比，近期无病理骨折的未经治疗的原发性骨肿瘤通常没有包裹性积液。肿瘤的骨皮质破坏倾向于弥漫性而非局灶性的。与骨髓炎肉芽组织的肿块样水肿相比，原发性骨肿瘤伴周围水肿的程度明显减少。

(8) 治疗：骨髓炎的成功治疗取决于及时的诊断、准确识别致病微生物、及时的抗生素治疗及必

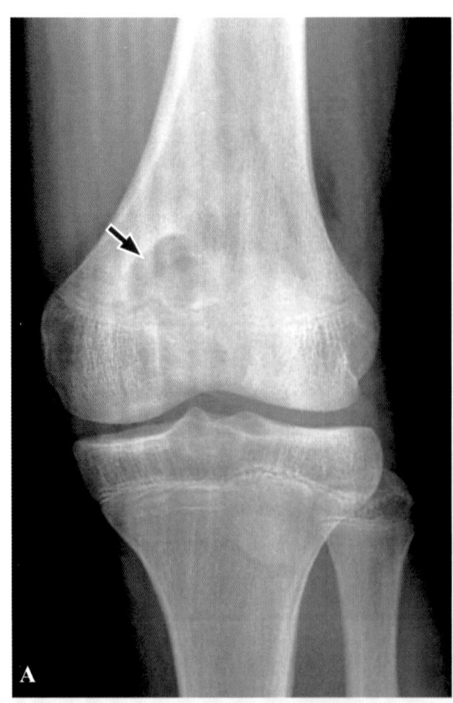
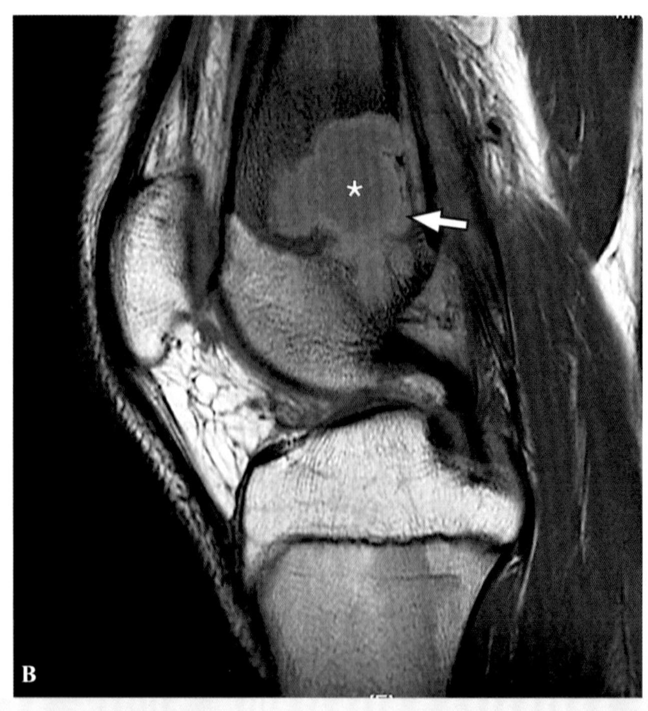

▲ 图 22-12 **Brodie 脓肿**

左侧股骨正位 X 线片（A）显示其远端干骺端可见一个地图样溶骨性病变（箭），边缘硬化；相应膝关节矢状位质子密度加权 MR 显示 Brodie 脓肿（星号）的典型靶征结构，骨内脓肿表现为中心低信号，血管肉芽组织形成高信号内环（箭），纤维组织和硬化形成低信号外环

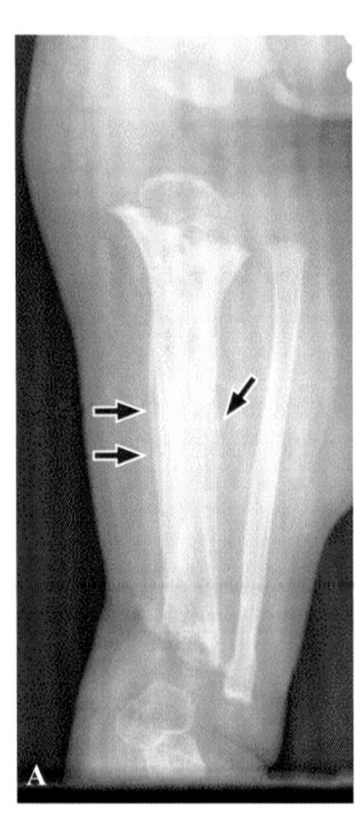
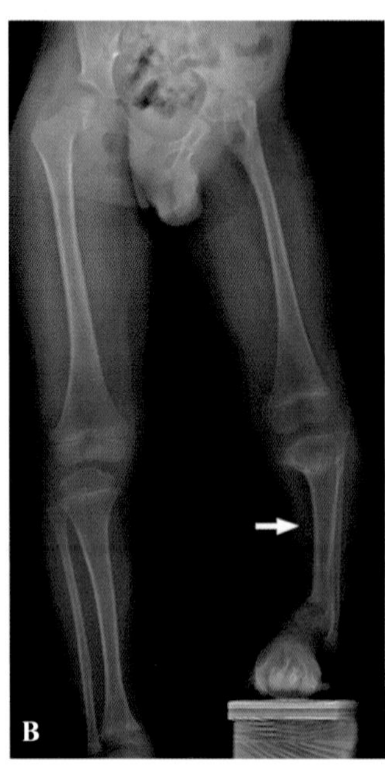

◀图 22-13 **慢性骨髓炎**

男，8 月龄，患有慢性骨髓炎，其胫、腓骨正位 X 线片（A）显示左侧胫骨（箭）弥漫性硬化、重塑和广泛骨膜反应；4 年后复查 X 线片（B）显示多发骨桥，导致左胫骨整体缩短（箭），双腿长度差异显著，弓形腿等并发症

要时进行清创手术。虽然抗生素治疗的最佳持续时间尚不明确，但大多数建议急性骨髓炎需抗生素治疗大约 6 周，慢性骨髓炎需抗生素治疗 1～2 个月，甚至可能长达 2 年[27, 31]。除了抗生素治疗，慢性骨髓炎还可能需要手术去除感染组织和注射高剂量的抗生素。

2. 特定部位的骨髓炎

(1) 骨骺骨髓炎：继发于从干骺端穿过骺板进入

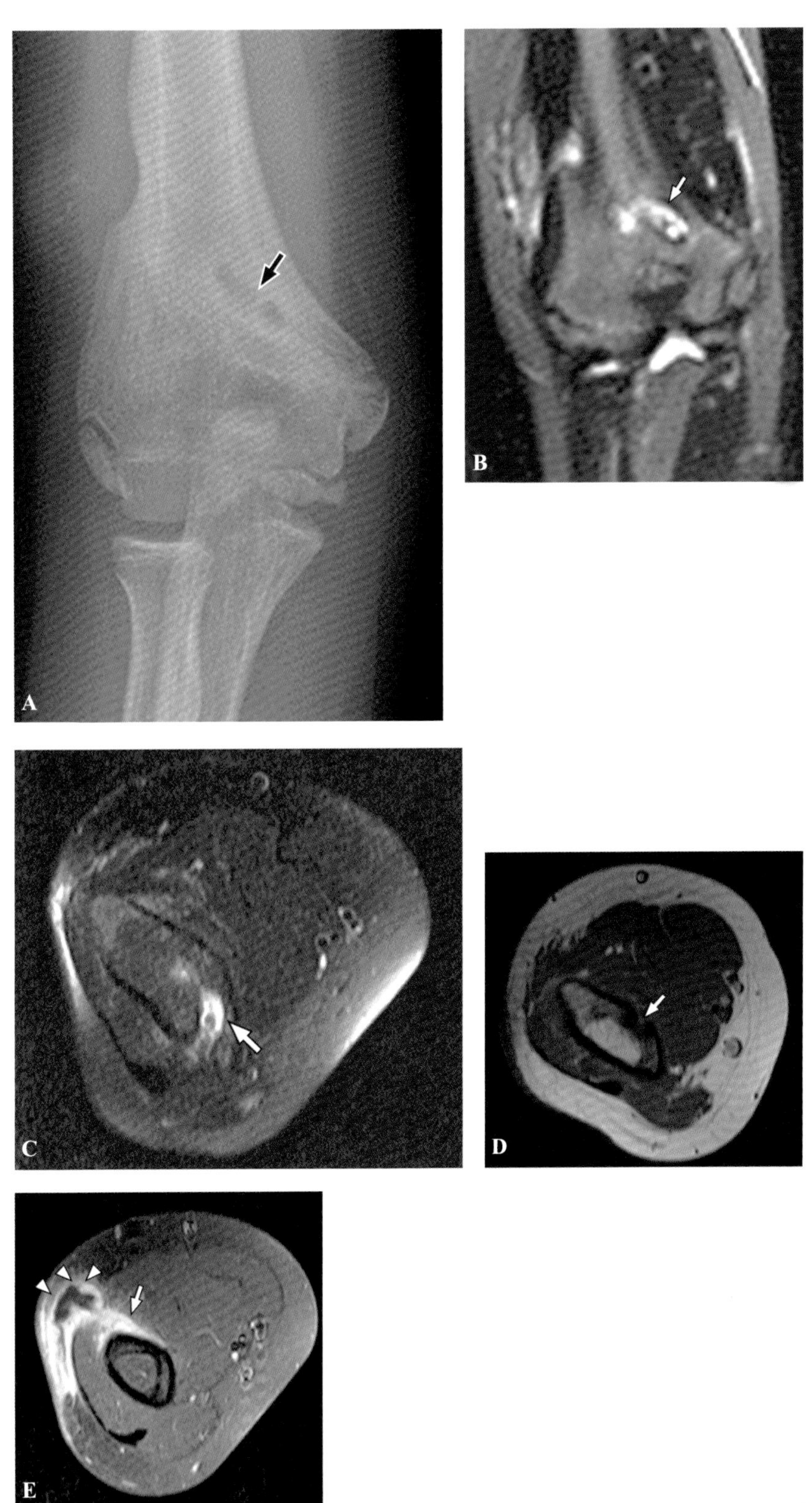

▲ 图 22-14　慢性骨髓炎

男，12 岁，2 年前曾行肱骨髁上骨折内固定术；A. 正位 X 线片显示肱骨远端骨硬化、皮质增厚和骨瘘形成（箭）；B. 冠状位脂肪抑制 T_2WI MR 显示骨内脓肿伴窦腔（箭）向上外侧延至软组织脓肿内；C. 轴位脂肪抑制 T_2WI MR 显示高信号骨脓肿中心可见低信号死骨（箭）；D. 轴位 T_1WI MR 显示沿前部骨皮质的骨瘘（箭）；E. 轴位脂肪抑制 T_1WI 增强 MR 显示软组织部分的脓肿（箭头）是从前部骨皮质表面（箭）进入皮下软组织

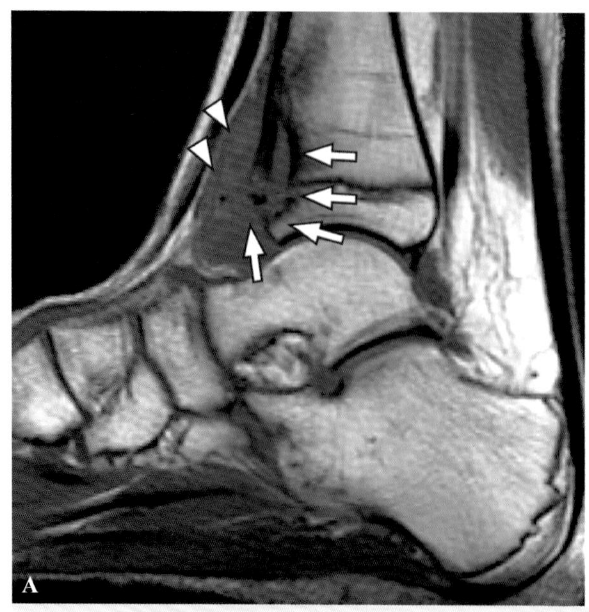
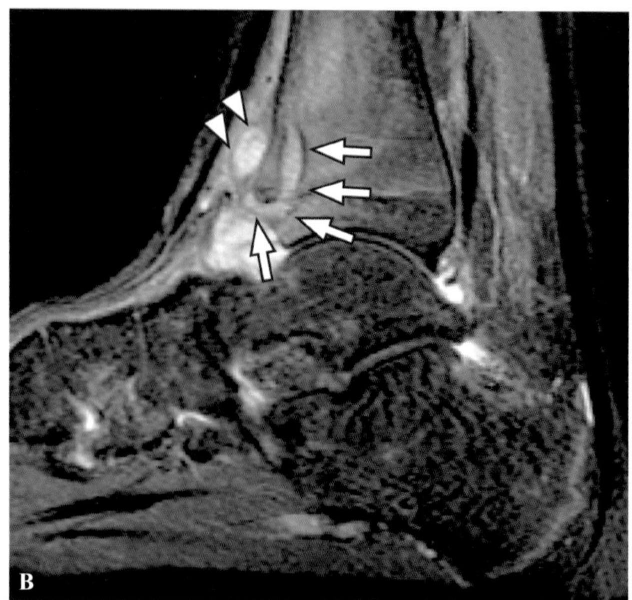

▲ 图 22-15 慢性骨髓炎

男，10 岁，踝关节矢状位 T_1WI（A）和反转恢复 MR（B）显示窦道，在 T_1WI 上呈低 / 等信号，在 T_2WI 上呈有低信号硬化边缘的高信号；从胫骨远端干骺端延伸至骨骺，通过前缘骨皮质进入软组织（箭）并伴有软组织内积脓（箭头）

骨骺的跨骺板血管通路。通常发生在 18 月龄以下的儿童 [32]。随后，生长板的发育起到了阻止干骺端感染播散的屏障作用 [32]。然而，尽管罕见，年长儿也可发生骨骺骨髓炎 [32]。在这些病例中，干骺端及骨骺的连续性病变可能是由于生长软骨被直接破坏导致的。由于起病缓慢、间歇性疼痛和 X 线表现隐匿，骨髓炎的诊断经常会被延误 [33]。最常累及的部位为膝部的骨骺，其原因目前尚不明确。

MRI 的典型影像学特征有助于鉴别骨骺骨髓炎（图 22-7）与其他骨骺病变，如软骨母细胞瘤、朗格汉斯细胞组织细胞增生症、骨样骨瘤和尤因肉瘤。

小儿骨髓炎的治疗目前尚无明确的指导方针，但是首选应用抗生素保守治疗。对于适当抗生素治疗无效的持续性感染，以及运用多种成像方法无法与骨肿瘤鉴别的病变，则需要手术治疗 [34]。

(2) 干骺端等同骨髓炎：儿童中约 30% 的血源性骨髓炎发生在正常干骺端以外的部位 [35]。这些病例发生在邻近软骨部位，其血管分布类似于干骺端，称为“干骺端等同”部位。“干骺端等同”部位包括髋臼、骶髂关节、坐骨耻骨软骨结合、耻骨、跟骨、大转子、坐骨（图 22-16）、椎体（图 22-17）、胫骨结节、肩胛骨和距骨 [11]。大多数“干骺端等同”的部位骨髓炎发生在骨盆周围，通常与积液

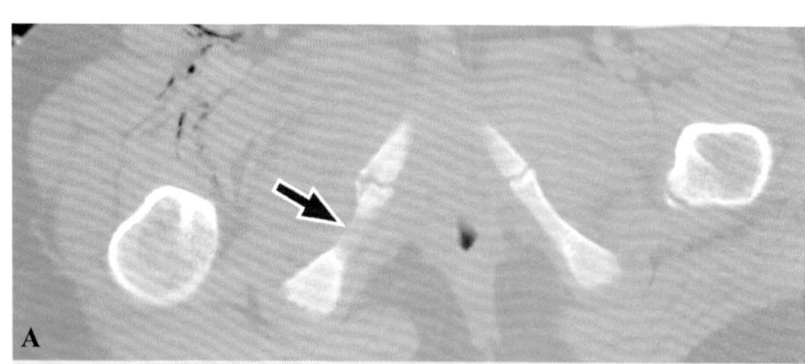
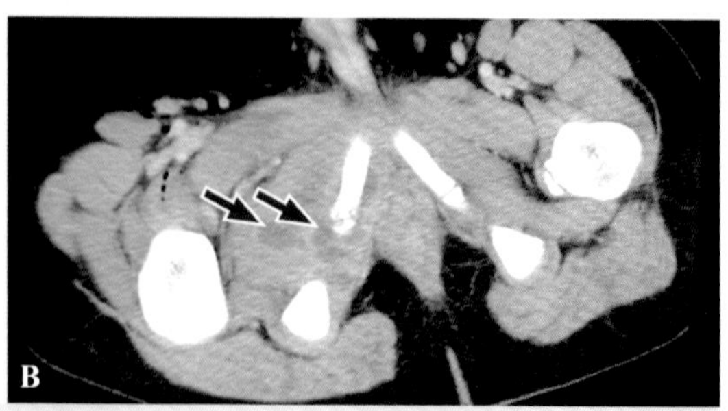

▲ 图 22-16 干骺端等同部位骨髓

男，11 岁，骨盆 CT 骨窗（A）和软组织窗（B）显示右侧坐骨“干骺端等同”部位骨髓炎；A. 骨窗 CT 图像显示坐骨低密度区（箭）；B. 软组织窗 CT 图像显示了邻近肌肉组织内的积液（箭），提示伴有脓性肌炎

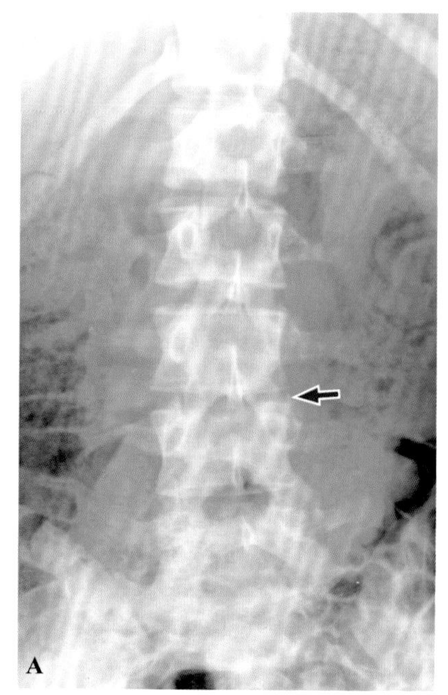
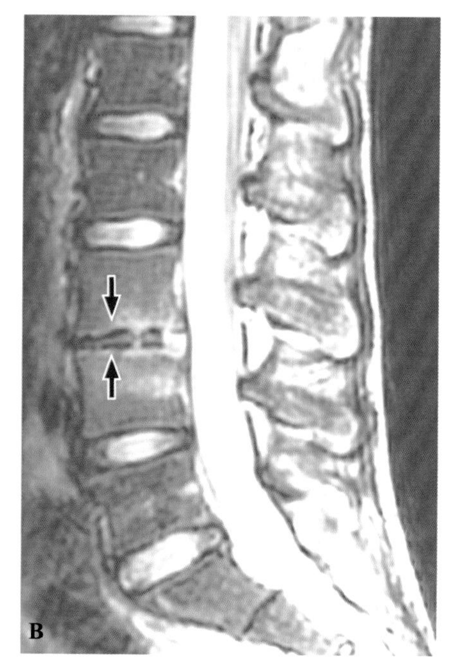
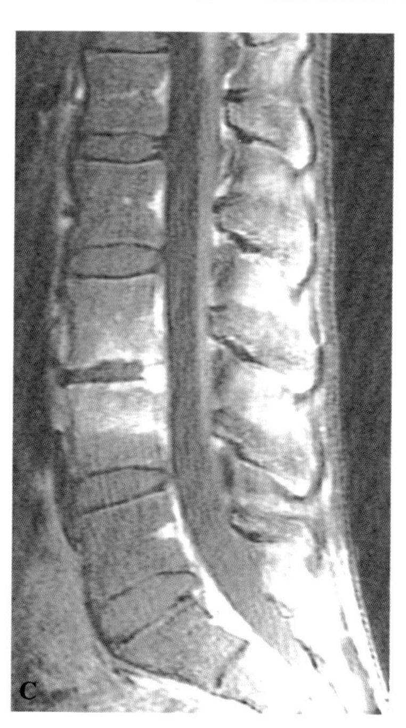
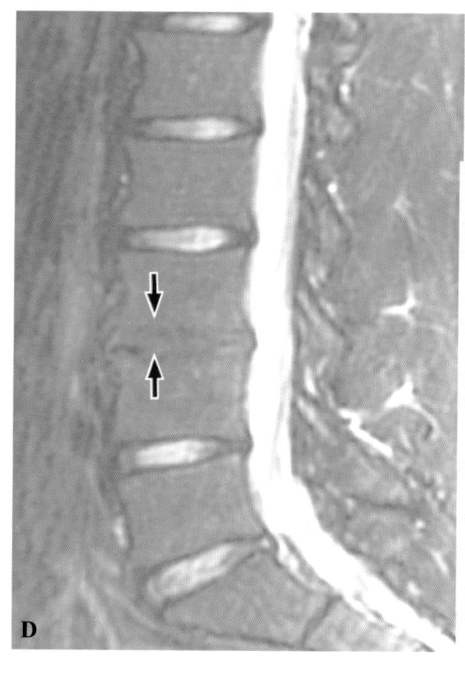

◀ **图 22-17　干骺端等同部位骨髓炎**

女，10 岁，患有椎体骨髓炎和椎间盘炎；A. 腰椎正位 X 线片显示左侧椎间隙变窄（箭）；B. 矢状位脂肪抑制（FS）T_2WI MR 显示 L_3 和 L_4 椎体骨髓信号增高，L_3～L_4 椎间隙不规则变窄，呈低信号（箭）；C. 矢状位脂肪抑制 T_1WI 增强 MR 显示受累椎体节段骨髓强化，受累椎间盘无强化；D. 6 个月后随访得到的矢状位脂肪抑制 T_2WI MR 显示 L_3、L_4 骨髓信号恢复正常，受累椎间盘仍呈低信号（箭）

和脓肿有关 [36]。骨盆急性血源性骨髓炎临床上也很难与化脓性关节炎、脓性肌炎和盆腔器官感染（如阑尾炎和输卵管－卵巢脓肿）相鉴别，还可能与腰椎间盘疾病相似 [36]。MRI 检查对骨性结构、邻近软组织和盆腔脏器的全面评估有助于区分这些结构，使患者最大获益。

(3) 跟骨骨髓炎：跟骨骨髓炎（示意图 G）占所有骨髓炎的 3%～10%[37]。跟骨是等同于干骺端的部位，因为他与跟骨突毗邻。典型的跟骨骨髓炎发病隐匿，有异物插入病史，但也可能为血源性感染 [38-40]。X 线片上跟骨骨髓炎的表现差异很大，可以表现正常，也可以出现硬化、骨质减少或骨质溶解的区域（图 22-18）。可能与渗出有关。在 ^{99m}Tc 骨扫描中，可以观察到整个跟骨的活性增高。MRI 表现为 T_1WI 低信号，T_2WI 高信号。骨髓强化也是其典型的表现 [37]。

(4) 肋骨骨髓炎：肋骨骨髓炎（示意图 E）发生在肋骨血液供应丰富的区域，如前部肋骨软骨连接

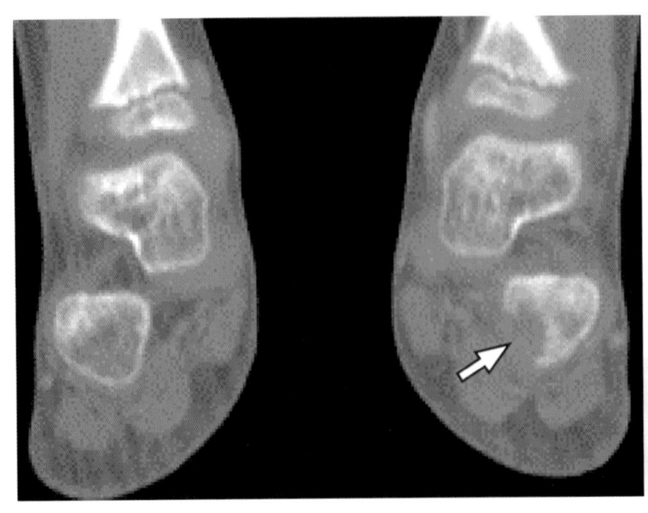

◀图 22-18 干骺端等同部位骨髓炎

女，12 岁，芽生菌病骨髓炎，踝关节冠状位重建 CT 图像显示左跟骨可见骨质破坏区（箭）

处和后部靠近肋脊角处[41]。

(5) 脊柱骨髓炎：脊柱感染通常累及椎间盘和相邻椎体终板（图 22-17）。非结核性椎间盘炎的最常见两种潜在病原体是金黄色葡萄球菌和链球菌。患有椎间盘炎的儿童一般年龄较小，不易出现病态或发热，腰椎更容易受累[42]。相比之下，椎体骨髓炎被认为是一个“干骺端等同”部位的感染。微生物在邻近软骨下的低血流、末端器官脉管系统中聚集[42]。

在 MRI 上脊柱骨髓炎最具特征的表现是骨髓水肿和椎间盘信号改变，以及硬膜外或椎旁脓肿。虽然脊柱骨髓炎早期在 X 线片很难被发现。但脊柱骨髓炎的后期阶段，X 线表现变得更加明显，包括椎间盘高度减低、骨质破坏以及局部脊柱后凸（图 22-17）[43]。

(6) Garré 硬化性骨髓炎：是一种特殊类型的慢性骨髓炎，主要发生在儿童和年轻成人。在 1893 年由瑞士外科医生 Carl Garré 首次描述。Garré 硬化性骨髓炎通常是一种低度感染，与龋齿引发的牙源性感染有关。大多数病例发生在下颌骨下缘靠近第一磨牙的位置，并延伸到下颌支和冠状突[44, 45]。受累下颌骨通常表现为突出的骨膜下骨形成的增厚膨大的骨皮质（图 22-19）。

(7) 波特头皮肿块：特点是与额骨骨髓炎相关的骨膜下脓肿（示意图 A 和图 22-20）。通常由额窦炎的并发症引起，或直接通过血源性播散。此类并发症最终导致前额肿胀，该病也因此得名[46, 47]。因为青少年的额窦气化通常已发育完全，所以波特头皮肿块在青少年中较年幼儿更为常见。

波特头皮肿块的患儿需要通过增强 CT 或 MRI 检查进行早期评价，以确定疾病的范围和并发症，包括皮质静脉血栓形成、硬膜外脓肿、硬膜下积脓及脑脓肿（图 22-20）[47]。

3. 骨髓炎伴随疾病

(1) 深静脉血栓形成：已知深静脉血栓（DVT）是急性血源性骨髓炎的一种并发症，在儿童患者中少见。在 MRSA 感染的患儿中经常有报道[48, 49]。金黄色葡萄球菌释放出体外毒素，促进血小板聚集，使患者易形成血栓。DVT 与使用中心静脉置管、手术、创伤或感染有关[48, 49]。放射科医师需要警惕肺脓毒性栓塞，他是小儿急性骨髓炎易危及生命的并发症[50, 51]。目前，血源性骨髓炎伴 DVT 患儿出现呼吸道症状时，常利用 CT 肺血管造影来评估肺脓毒性栓塞情况。

(2) 镰状细胞病：患有镰状细胞病的儿童比其他人群更容易患骨髓炎。这是由于多种因素造成的，包括脾功能减退、调节吞噬细胞缺陷、体液功能紊乱和补体缺乏症的替代途径[52]。肺炎链球菌和流感嗜血杆菌等荚膜病原体的感染与脾功能减退有关。镰状细胞贫血的儿童易感染沙门菌和金黄色葡萄球菌，大肠埃希菌感染少见[53]。

镰状细胞病患儿骨髓炎的特征包括长骨骨干（常发生骨梗死）、多灶性和广泛受累（图 22-21），预后较差[54]。增生性骨髓的高耗氧量与镰状红细胞有关，易发生骨梗死，这是导致骨感染的原因之一。因骨干血供较骨骺减少，所以长骨骨干易引起感染[55, 56]。

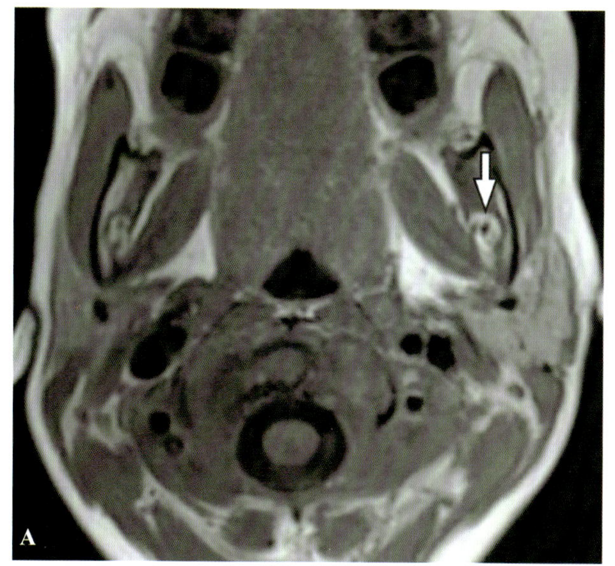
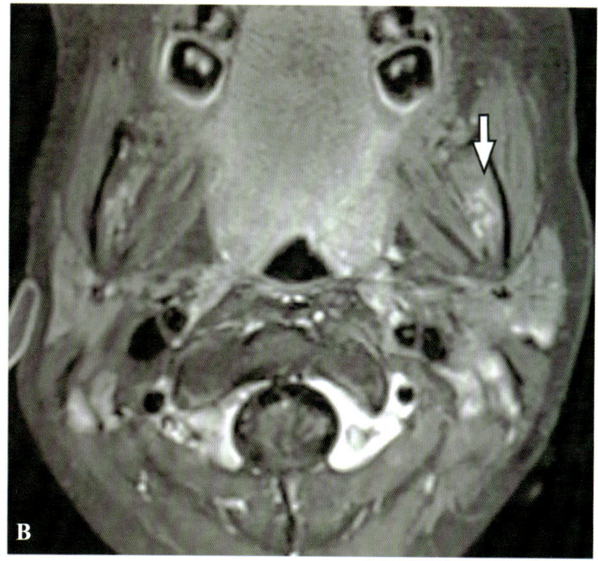
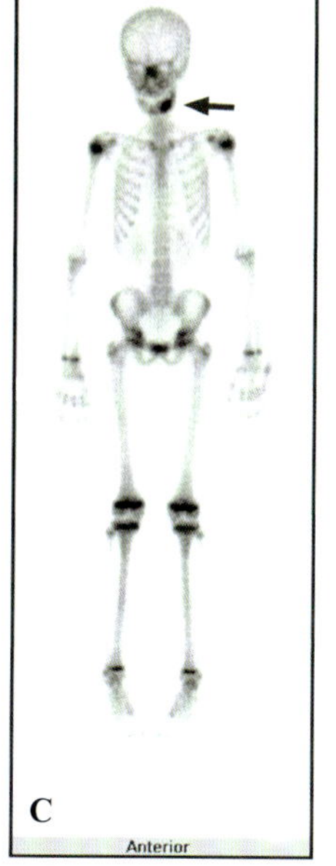

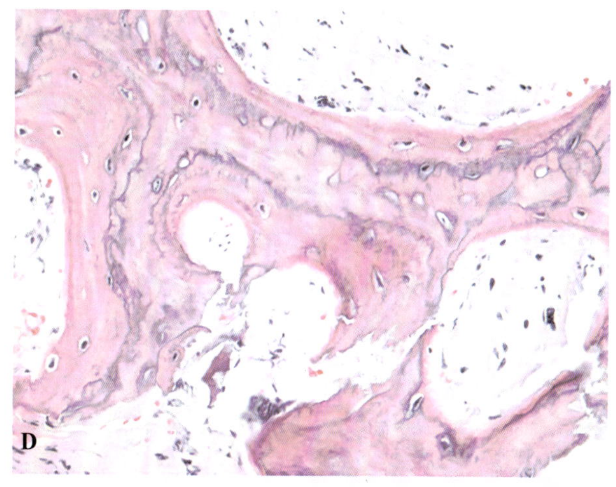

▲ 图 22-19 Garré 硬化性骨髓炎

男，7岁，下颌骨 Garré 硬化性骨髓炎，颅底轴位 T_1WI 平扫（A）和增强（B）MR 显示骨皮质增厚（A，箭）和强化（B，箭），^{99m}Tc 骨扫描（C）显示摄取增加（箭），相应的显微镜检查（D）显示了丰富的编织骨形成粗大的小梁，中间纤维组织缺乏（HE，×400）

在镰状细胞病患儿中，仅从临床角度很难区分无菌性骨髓梗死和感染（示意图 D），因为骨梗死和感染都可出现疼痛和发热的症状。然而，如果即使通过充分的药物治疗，但症状仍持续存在，或突然出现单发骨痛的情况，多考虑为感染[5]。缺血可能只刺激成骨细胞活性，导致同位素摄取增加，而没有感光阶段。在镰状细胞病的背景下，这一特征使区分骨梗死和骨髓炎方面存在问题。因此，很难仅根据影像学对梗死和感染进行区分，^{99m}Tc、^{67}Ga 和 ^{111}Ln 标记的白细胞骨扫描不能可靠地区分该患者中的感染和梗死。利用 ^{67}Ga- 柠檬酸骨扫描，在急性梗死中其摄取减少或缺失，在梗死恢复期摄取正常或增加[55]。

对于评估小儿镰状细胞病患者骨髓炎，MRI 是目前首选的影像学方法，可显示骨髓炎的典型表现，以及骨膜下或软组织脓肿等并发症及骨梗死部

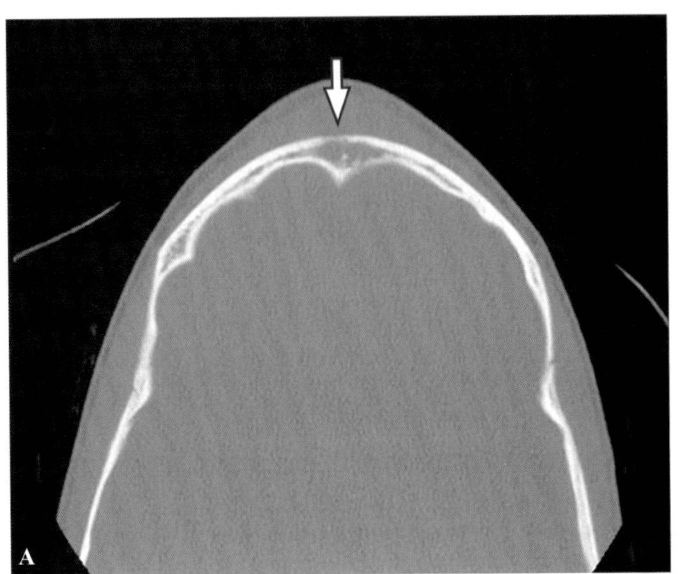

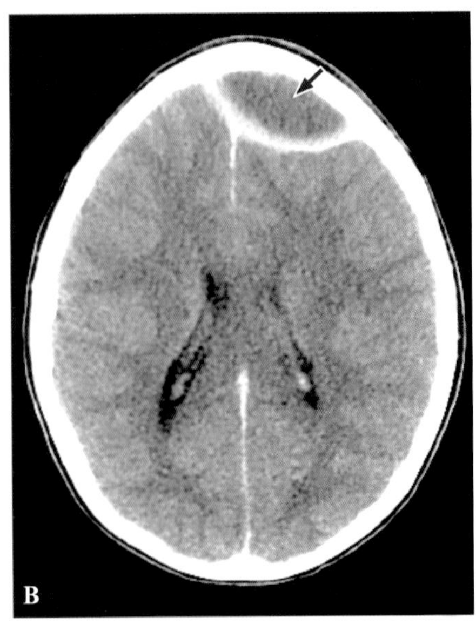

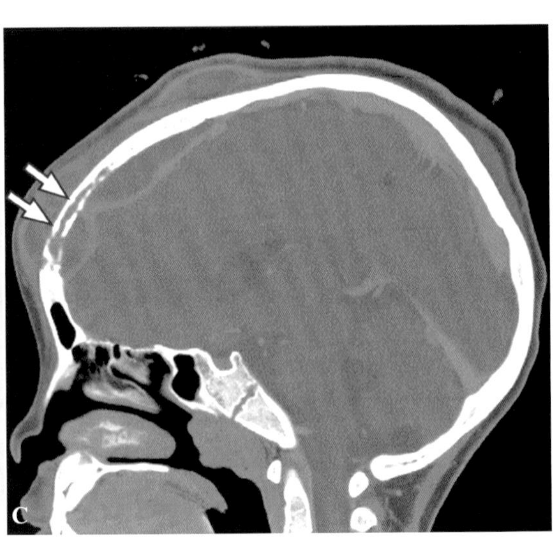

▲图 22-20 波特头皮肿块

女，5 岁，患有慢性额窦炎，进一步发展为额骨骨髓炎，受累骨骼出现波动性肿胀，即所谓的波特头皮肿块，并伴有骨膜下颅周脓肿；A. CT 骨窗显示了额顶骨中线区的骨破坏（箭）和软组织肿胀；B. 增强 CT 软组织窗显示左额顶部强化的骨膜下积液（箭）；C. 另一患者的矢状位重组增强 CT 软组织窗显示在额骨的骨质破坏（箭），伴有相关的帽状腱膜下脓肿和颅内侵犯，并累及上矢状窦

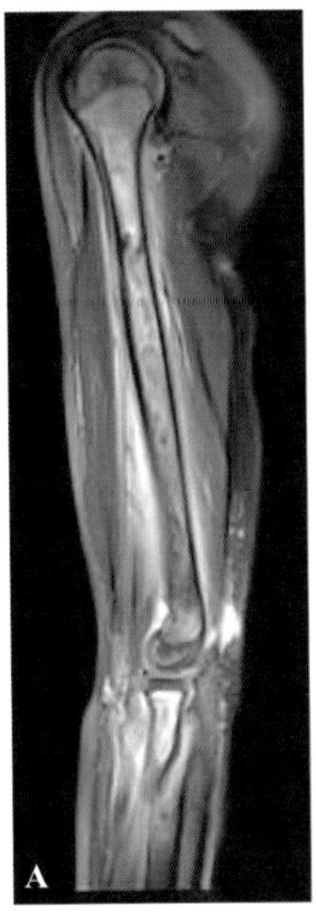

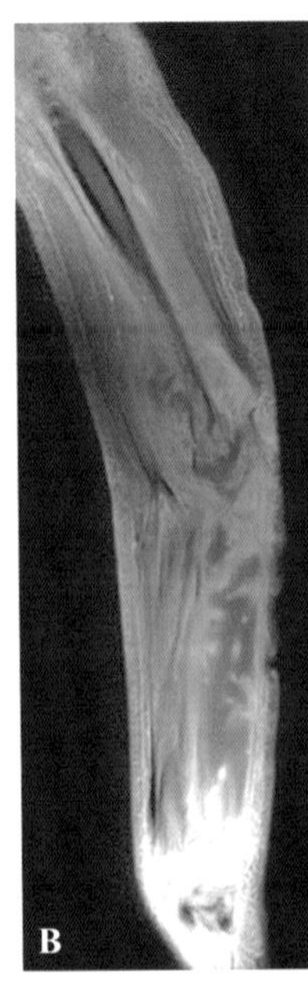

◀图 22-21 镰状细胞病

A. 女，15 岁，镰状细胞危象，矢状位脂肪抑制（FS）T_2WI MR 显示肱骨干与骨梗死相关的锯齿状低信号区和弥漫性骨髓水肿，以及周围软组织水肿；B. 另一位患有镰状细胞病，临床表现类似的患儿，矢状位脂肪抑制（FS）T_1WI MR 显示化脓性肘关节炎及前臂广泛的脓性肌炎

位（图 22-21）[55, 56]。

(3) 脑膜炎球菌病：脑膜炎球菌病是由脑膜炎奈瑟菌引起的，可导致败血症和脑膜炎。尽管这是一种疫苗可预防的疾病，但在全世界发达国家和不发达国家的婴儿和儿童中都有很高的发病率和死亡率。小儿脑膜炎球菌感染患者可能最终导致骨质破坏和继发的生长障碍，包括化脓性关节炎导致的生长阻滞（图 22-22），以及深部肌肉感染，这些都可以通过 MRI 得到最佳评估。

(4) 卡介苗骨髓炎：卡介苗（BCG）是一种用于预防肺结核和治疗某些膀胱癌的活菌疫苗。卡介苗的局部骨感染称为卡介苗骨髓炎或卡介苗骨炎，是卡介苗疫苗接种的罕见并发症，但他可能是一种潜在的威胁儿童生命的疾病。卡介苗骨髓炎通常发生在骨骺及干骺端，并可能穿过生长板。临床表现为可触及的肿块、压痛、跛行和皮肤发红，通常发生在儿童接种卡介苗几个月甚至 5 年后。在影像学上，卡介苗骨髓炎的表现与结核性骨髓炎相似[59]。

（二）分枝杆菌感染

结核病　尽管在过去几十年里，结核病的诊断和治疗取得了进展，但结核病仍然是一项重大的全球卫生挑战。骨结核占所有病例的 1/3[60]。骨结核感染的主要途径是血行播散，在儿童中原发灶通常未知。初次感染结核后，骨组织内出现肉芽肿性病变，该病变发展为干酪样病变，引起骨内扩散和最终骨质破坏。

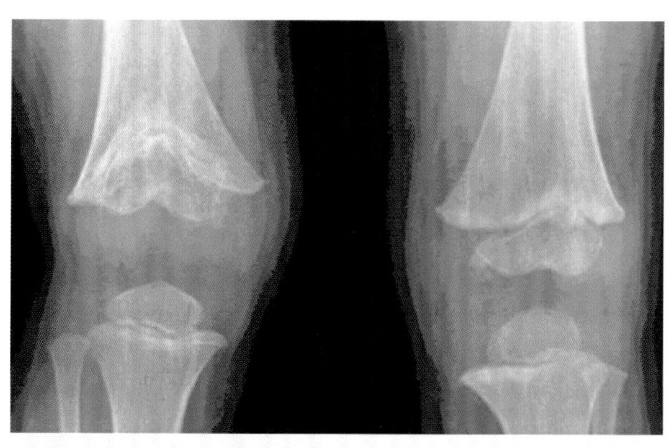

▲ 图 22-22　脑膜炎球菌血症

学龄前儿童，诊断为脑膜炎球菌血症，膝关节正位 X 线片显示双侧干骺端杯状畸形，右股骨远端骺板过早闭合；左股骨远端可见较轻微的骨关节病

儿童骨结核最常见的 3 种表现是脊柱炎（示意图 F，图 22-23）、关节炎（图 22-24）和骨髓炎（图 22-25）[61]。结核性脊柱炎只在病程晚期才会累及椎间盘。感染沿韧带下扩散可能导致多个椎体受累，病变可能是连续性的，也可能是跳跃性的。病变可以延至椎旁及硬膜外间隙[61]。滑膜关节是骨结核第二常见部位。结核性关节炎通常是由干骺端结核性骨髓炎穿过骺板进入关节引起的（图 22-25）。髋关节及膝关节是结核性关节炎最常累及的关节[62]。结核性关节炎罕见多关节受累[63]。结核性骨髓炎不如结核性关节炎常见。在 MRI 图像上，可表现为边

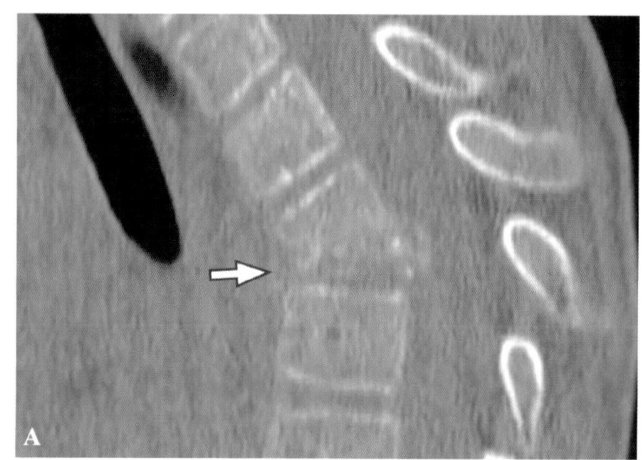

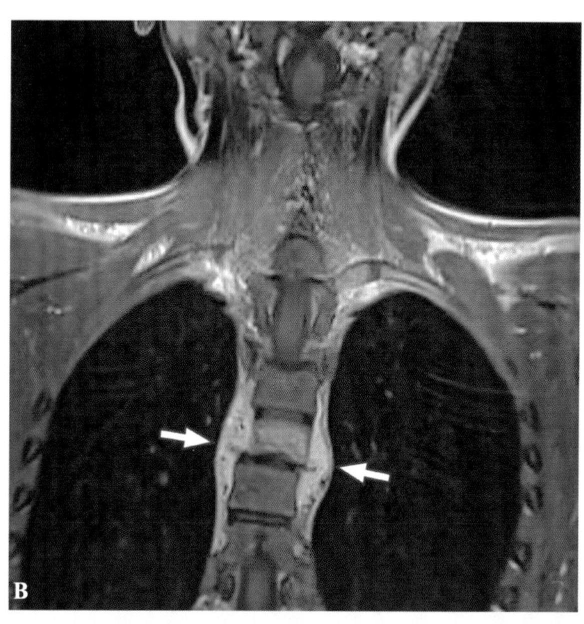

▲ 图 22-23　结核性脊柱炎

A. 脊柱矢状位骨窗（CT）图像显示了由于结核性骨髓炎和椎间盘炎导致胸椎中段局部脊柱后凸（箭）；B. 冠状位脂肪抑制 T_1WI 增强 MR 显示椎间盘炎水平双侧椎旁脓肿（箭）

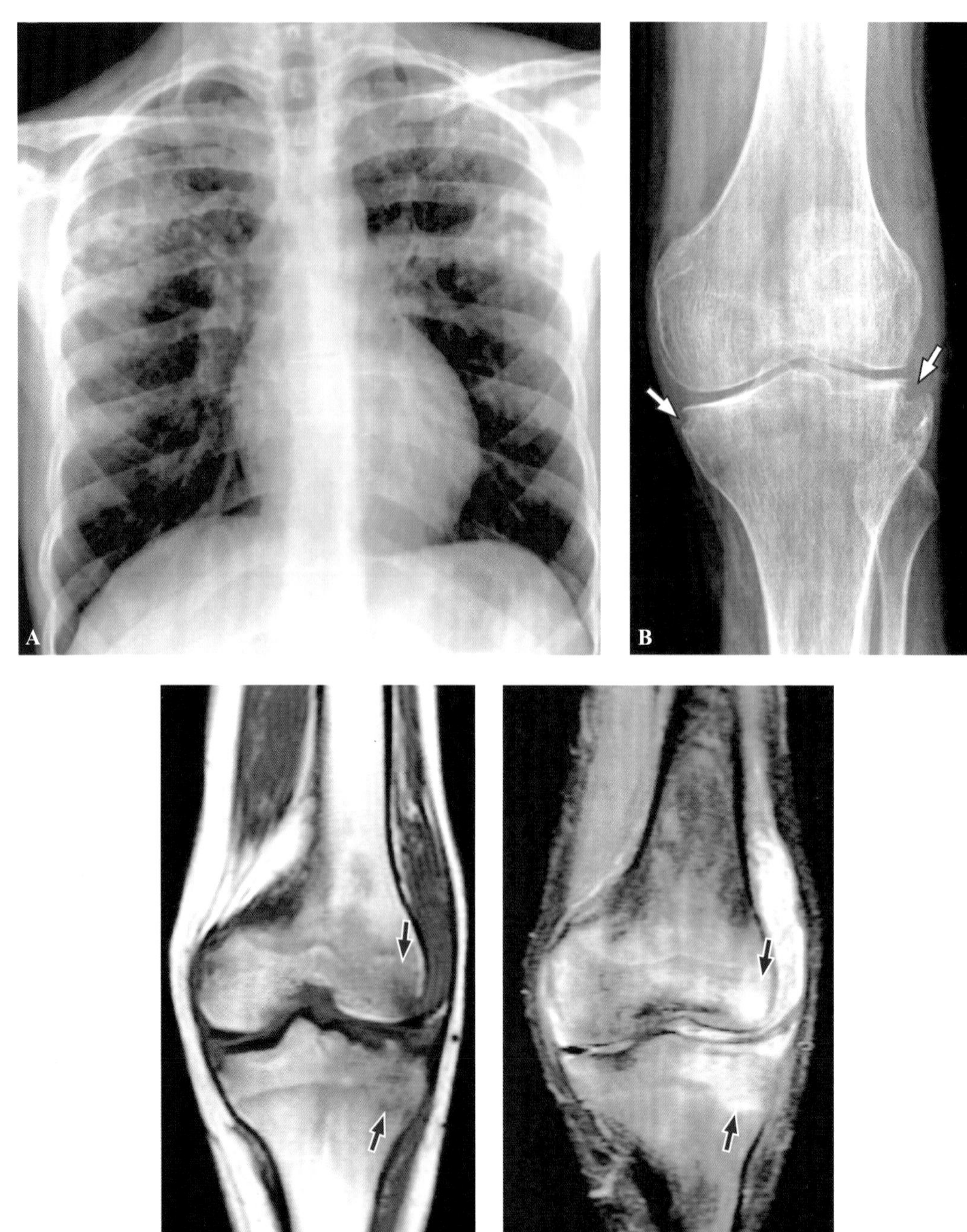

▲ 图 22-24　结核性关节炎

胸部正位 X 线片（A）显示双肺上叶斑片影及空洞；膝关节正位 X 线片（B）显示骨质减少、破坏（箭）和轻度关节间隙狭窄；左膝关节相应的冠状位 T_1WI（C）和反转恢复（D）MR 图像显示骨质破坏、关节腔积液、骨髓水肿（箭）

界清晰的囊性病变（图 22-25），浸润性病变，或骨气臌，也称为结核性指炎（一种用来描述结核性骨髓炎的术语，其特征是骨质破坏、骨膜反应及骨梭形膨大导致骨干囊腔样扩张）[62]。

（三）病毒感染

1. 先天性和获得性水痘　先天性水痘感染可导致骨质异常，例如肢体畸形（图 22-26）、关节积液、边缘型脑室扩大、心肌、肝内钙化及胎儿宫内发育

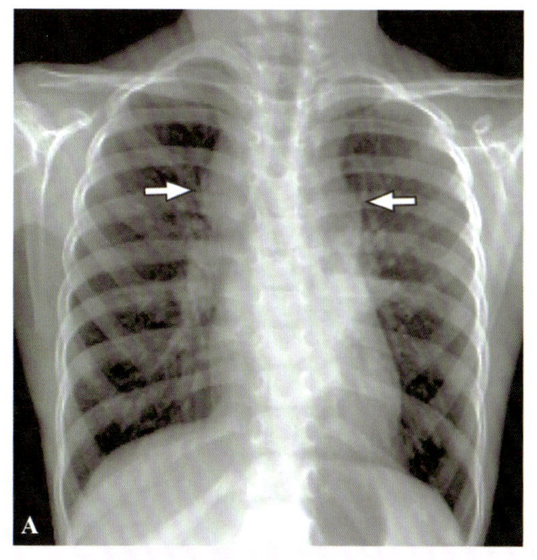
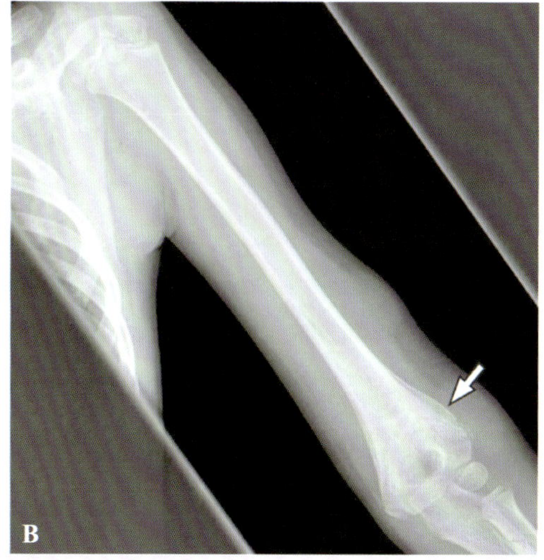
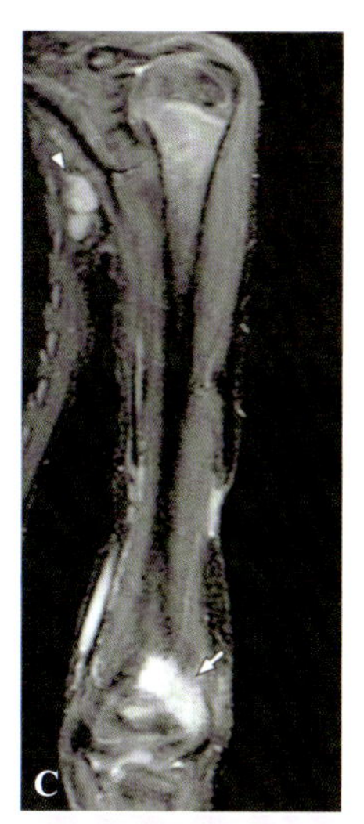

▲ 图 22-25　结核性骨髓炎

A. 胸部正位 X 线片显示纵隔淋巴结肿大（箭）；B. 左侧肱骨正位 X 线片显示肱骨远端的溶骨性病变伴有骨皮质增厚（箭），与骨髓炎相符；肱骨中远段周围软组织肿胀；C. 相应的冠状位反转恢复 MR 图像显示肱骨远端信号增高（箭），邻近软组织改变，腋窝淋巴结肿大（箭头）；血液培养证实结核的诊断

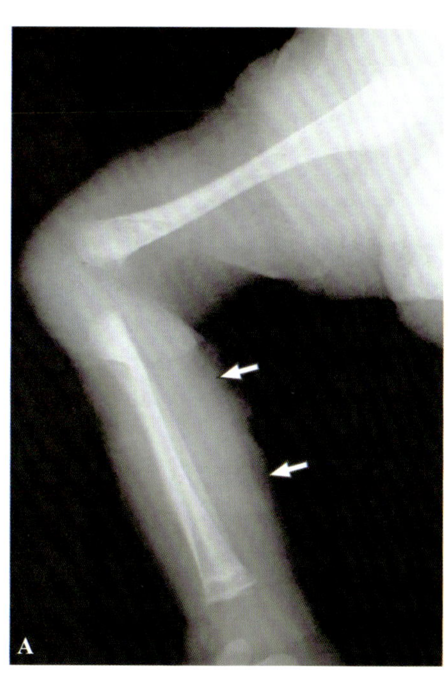
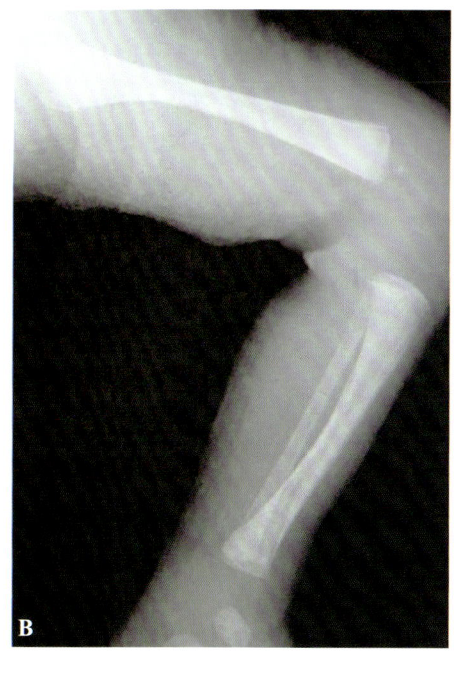

◀ 图 22-26　先天性水痘感染

右下肢侧位 X 线片（A）显示右侧股骨和胫骨发育不全和畸形，皮肤软组织瘢痕（箭）；未受累的左腿侧位 X 线片（B）作为对照

迟缓，这些都可通过产前超声或 MRI 发现 [64]。

获得性水痘感染是骨髓炎（及坏死性筋膜炎 / 肌炎）的危险因素，因为破裂的水疱可能是细菌侵入的入口，特别是 A 组溶血性链球菌 [65]。小儿水痘骨髓炎的典型部位包括肋骨（示意图 E）、椎间盘炎、股骨（图 22-27）、距骨和胫骨 [65, 66]。

2. 先天性风疹　25%～50% 先天性风疹病例报道长骨受累 [10]。最常累及股骨远端和胫骨近端。先天性风疹的典型表现是“芹菜茎”征，其特征是纵向的硬化带（示意图 C，图 22-28）[10]。这种影像学征象也可用来描述梅毒和巨细胞病毒感染。

3. 先天性梅毒　先天性梅毒是由于梅毒螺旋体从胎盘迁移，随后侵及软骨膜、骨膜、软骨、骨髓和骺板造成的 [67]。骨骼受累通常是多病灶和对称性

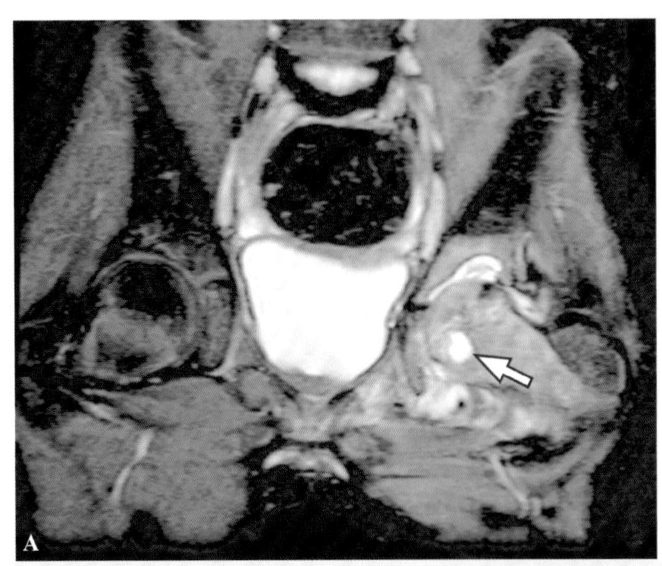

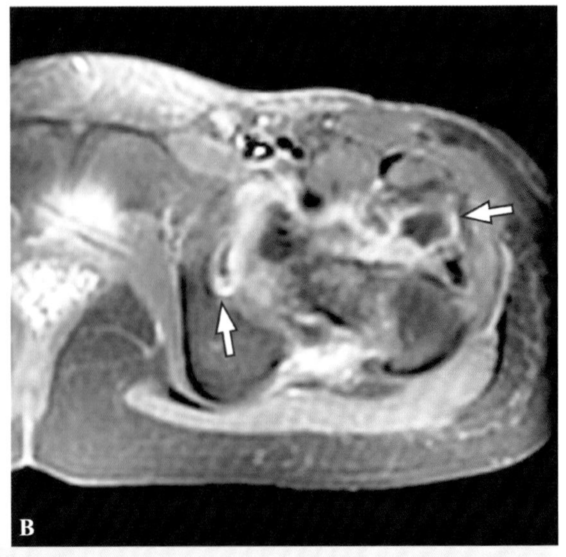

▲ 图 22-27 水痘骨髓炎

获得性水痘合并链球菌性肺炎患儿；A. 骨盆冠状位反转恢复 MR 显示左股骨近端局灶性骨内脓肿（箭），以及左髋关节积液和骨髓水肿；B. 轴位脂肪抑制 T_2WI 增强 MR 显示低信号渗出伴滑膜强化及软组织积液并环形强化（箭）符合脓肿形成，邻近骨脓肿

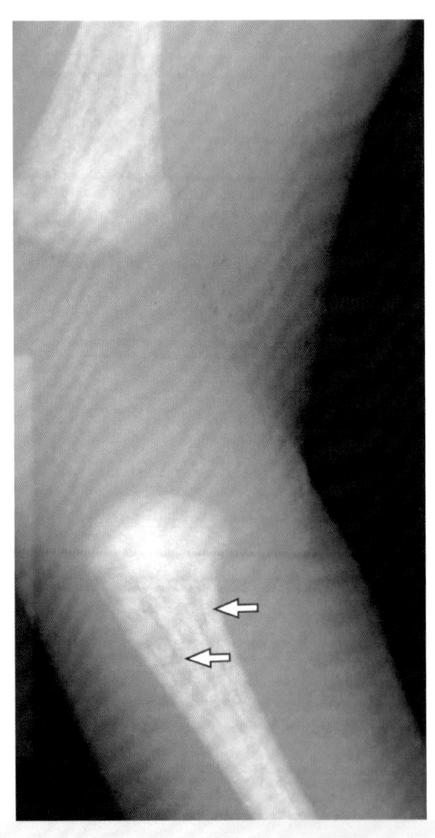

▲ 图 22-28 先天性风疹感染

膝关节侧位 X 线片显示股骨远端干骺端及胫骨“芹菜茎”的表现，呈垂直线性透亮和硬化（箭）

的。患儿可能会出现因骨梅毒感染而导致的一个或多个肢体疼痛，造成肢体活动减少。这种被称为假麻痹，首先由 Joseph Marie Jules Parrot 描述[68]。先天性梅毒的骨骼异常包括骨软骨炎、骨干骨髓炎（骨炎）和骨膜炎[69]（图 22-29）。Wimberger 征是指在双侧胫骨近端内侧的干骺端骨质破坏，是先天性梅毒一种特定的影像学征象[68]。

（四）真菌感染

1. 新型隐球菌　免疫功能不全患者，如患有人类免疫缺陷病毒（HIV）和低 CD4 计数的儿童，通常有单核细胞和巨噬细胞功能受损。这导致细胞吞噬功能受损，细胞内死亡和机会性感染（如可能影响骨骼的新型隐球菌）。隐球菌性骨髓炎罕见，可发生在 5%～10% 的播散性隐球菌感染中[70-73]。椎体是隐球菌性骨髓炎最常见的部位[75]。

2. 芽生菌病　芽生菌病是一种罕见的发生于儿童的感染，可导致关节炎和骨髓炎。他是由名为皮炎芽生菌的真菌引起的，该菌流行于在五大湖附近，以及美国东南部和中南部地区。骨骼受累可发生在椎体、颅骨、肋骨、腕骨和跗骨[75]（图 22-30）。芽生菌病累及骨骺或干骺端，通常无临床症状。MRI 特征包括：①干骺端偏心性病灶，表现为生长缓慢、

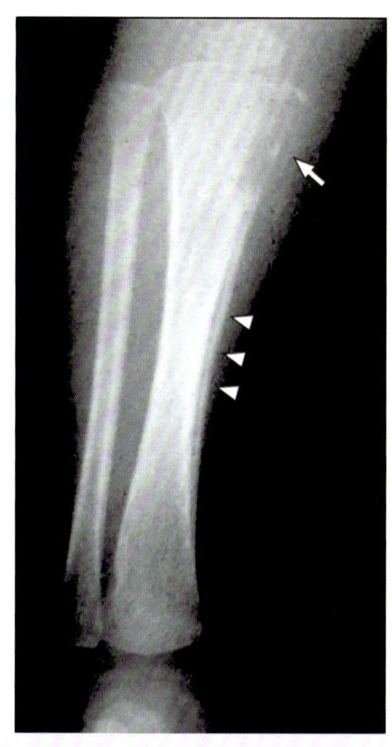

▲ **图 22-29　先天性梅毒感染**

胫骨和腓骨的正位 X 线片显示了干骺端改变（箭）和骨膜炎（箭头）。近端内侧干骺端局灶性溶骨性病变为特征性的 Wimberger 征（箭）

地图样、溶骨性病变[75]；②弥漫性、快速生长的病灶，通过瘘管扩散到软组织或关节；③骨膜反应和死骨罕见；④椎体病变，表现与椎体结核相似[75]。

3. 副球孢子菌病（PCM）　PCM 是一种系统性肉芽肿性疾病，是由拉丁美洲国家流行的异形真菌巴西芽生菌引起的[76, 77]。PCM 可分为急性 / 亚急性和慢性[76]。急性 / 亚急性型 PCM 占所有病例的 3%～5%，在儿童和青少年中常见，而慢性 PCM 最常见于成人[78]。该病进展迅速，表现为皮肤病变、淋巴结病变、胃肠道表现、肝脾大和骨关节病变（示意图 B）。

由 PCM 引起的骨关节病变是由血行播散或直接蔓延引起的。骨受累可以是单发或多灶性的，在儿童中更为常见。PCM 骨感染最常见的部位是长骨的干骺端及骨骺干骺端。中轴骨受累、关节炎或播散性骨感染可偶尔发生[78]。在影像学上，PCM 感染通常表现为边界清晰的溶骨性病变，周围无骨膜反应（图 22-31）[76]。

在儿童中，该病的鉴别诊断应包括骨髓浸润性疾病，如转移、白血病、淋巴瘤和严重的组织细胞增多症，也应考虑其他传染病如结核、布鲁菌病和球孢子菌病[78]。

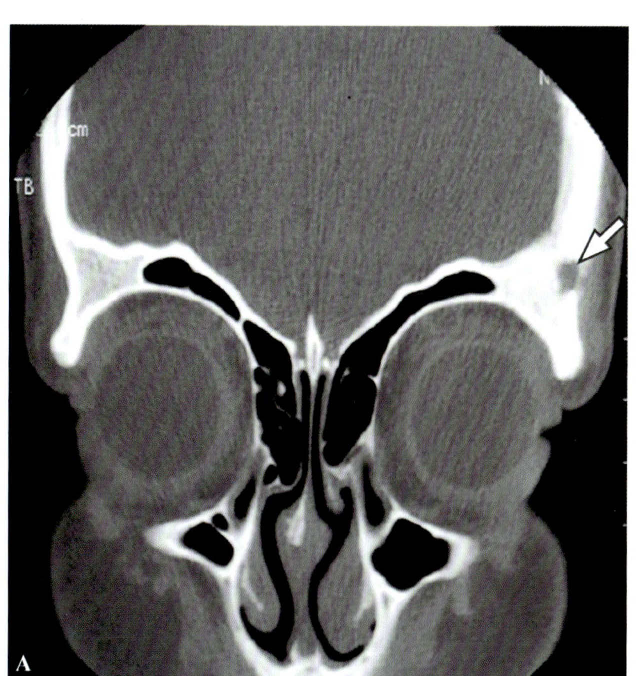

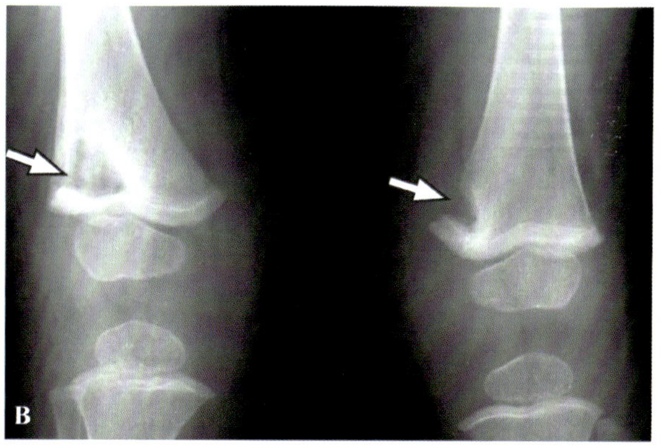

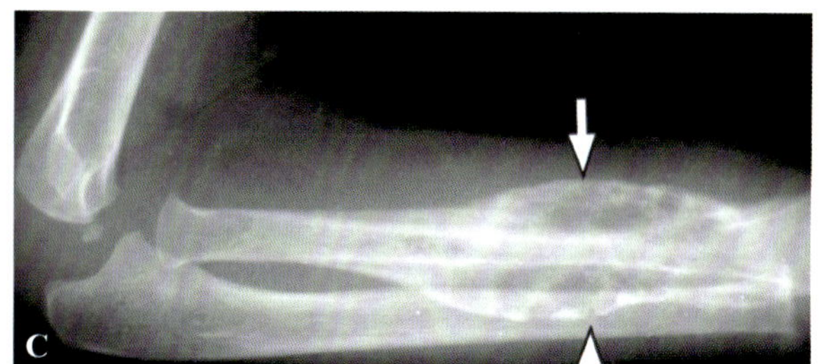

▲ **图 22-30　芽生菌病感染**

A. 颅骨冠状 CT 显示左额骨溶骨性病变（箭）；B. 双膝正位 X 线片显示双侧股骨远端干骺端溶骨性破坏（箭）；C. 肘关节侧位 X 线片显示桡骨多泡沫状溶骨性病变（箭）

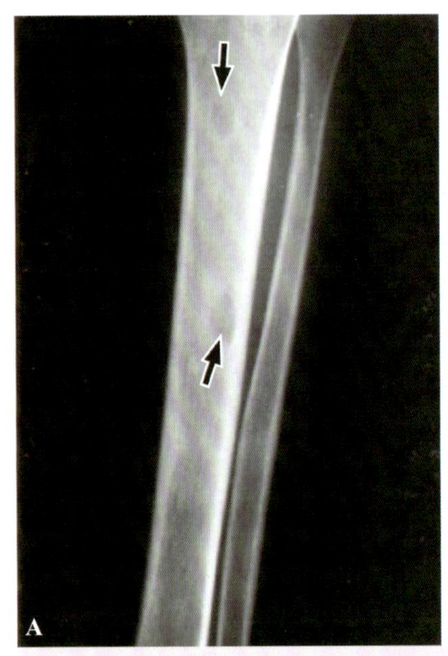

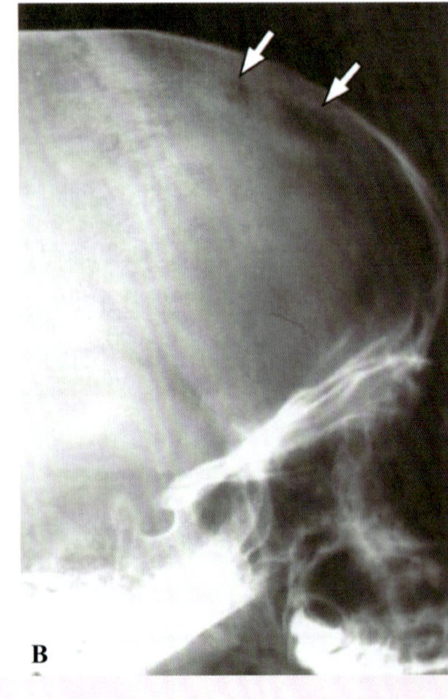

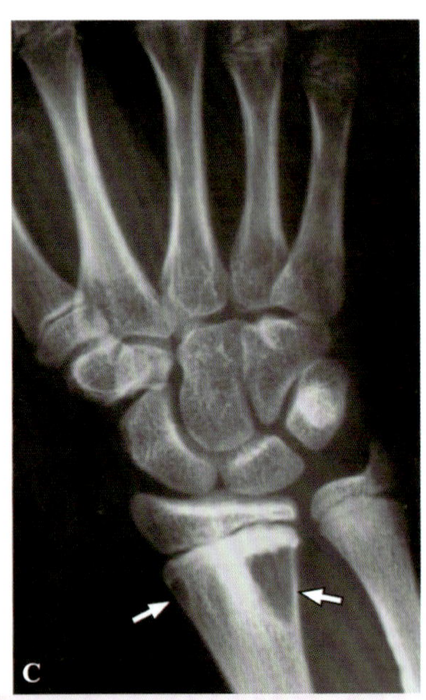

▲ **图 22-31 副球孢子菌病感染**

同一患儿多灶性感染，其胫骨（A）、颅骨（B）和桡骨（C）X 线片显示多个地图样溶骨性病灶（箭）

四、关节间隙感染

（一）一过性滑膜炎

一过性或中毒性滑膜炎不是一种活动性感染，但之所以包含在本章是因为其表现类似感染。它是一种滑膜的自限性一过性炎症，医学治疗无不良并发症。通常发生在 5—10 岁的儿童 [79]。一过性滑膜炎是小儿化脓性关节炎最相关的鉴别诊断。临床上，当儿童出现髋关节疼痛或跛行时，没有脓毒症且通常先前有病毒感染，可怀疑诊断为一过性滑膜炎 [79]。

在过去，对一过性滑膜炎的影像学评估是从 X 线片开始的。然而，由于 X 线片的结果一般正常，或仅显示轻微的关节积液，因此大多数髋关节疼痛儿童的初步评估不建议使用 X 线。目前，对于在临床上怀疑为一过性滑膜炎或脓毒性关节炎的有症状的儿童，常将超声作为评估关节积液的首先及高敏感度的成像方法 [80]。一过性中毒性滑膜炎患儿由于关节积液而非滑膜肥厚，超声显示单纯关节积液和关节囊肿胀 [81]（图 22-32）。

一过性滑膜炎患儿可通过休息、不负重及非甾体抗炎药治疗缩短病程 [82]。保守治疗后症状持续存在，结合发热和白细胞计数升高，应提示其他诊断，如化脓性关节炎。

（二）化脓性关节炎

化脓性关节炎是一种化脓性关节感染，被认为是一种医学上急症，因为感染可以迅速破坏关节软骨，导致永久性的骨骼畸形（图 22-33）。受影响的关节需要快速减压和消毒，以避免产生破坏性后遗症 [83]。化脓性关节炎常见于新生儿和 3 岁以下儿童 [5]。金黄色葡萄球菌是最常见的病原体，其次是化脓性链球菌、肺炎链球菌和金格杆菌 [26]。其他病原体还包括在性活跃的青少年中常见的伯氏疏螺旋体（莱姆病）和淋病奈瑟菌。10%～16% 化脓性关节炎是由急性骨髓炎导致的 [19]。最常受累的关节是膝关节（35%）和髋关节（35%），其次是肩关节、肘关节和踝关节 [9]。感染传播途径多样，但在新生儿和 2 岁以下的儿童中，感染通常是通过未闭合的跨骺板血管从干骺端扩散至骨骺和关节间隙中的（图 22-10）。

对于化脓性关节炎的评估，X 线检查在感染的早期阶段具有局限性，但可以显示关节积液这一间接征象并帮助排除其他引起患者症状的原因，如骨折或肿瘤。晚期化脓性关节炎 X 线表现包括关节间

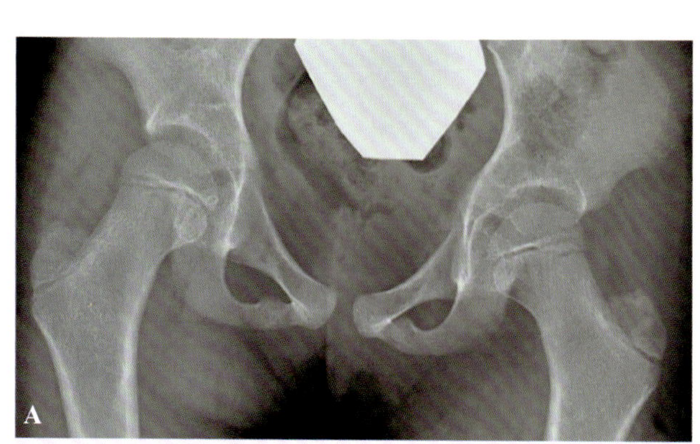

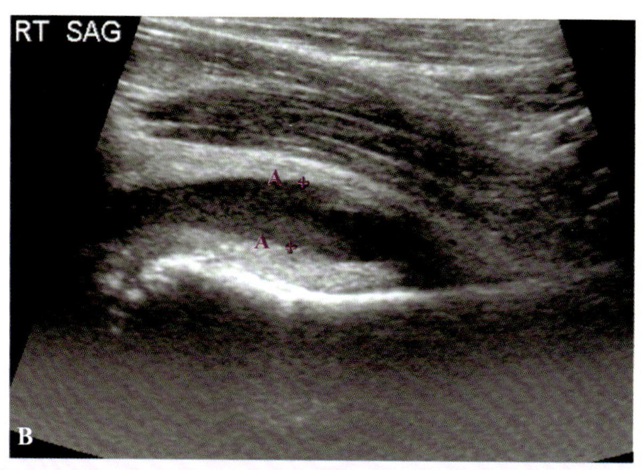

▲ 图 22-32　一过性滑膜炎

女，7 岁，严重的右大腿疼痛和防痛步态；A. 髋关节正位 X 线片显示骨盆倾斜，但无明显的骨质异常；B. 同一天做的灰阶超声显示右髋关节积液（卡标）

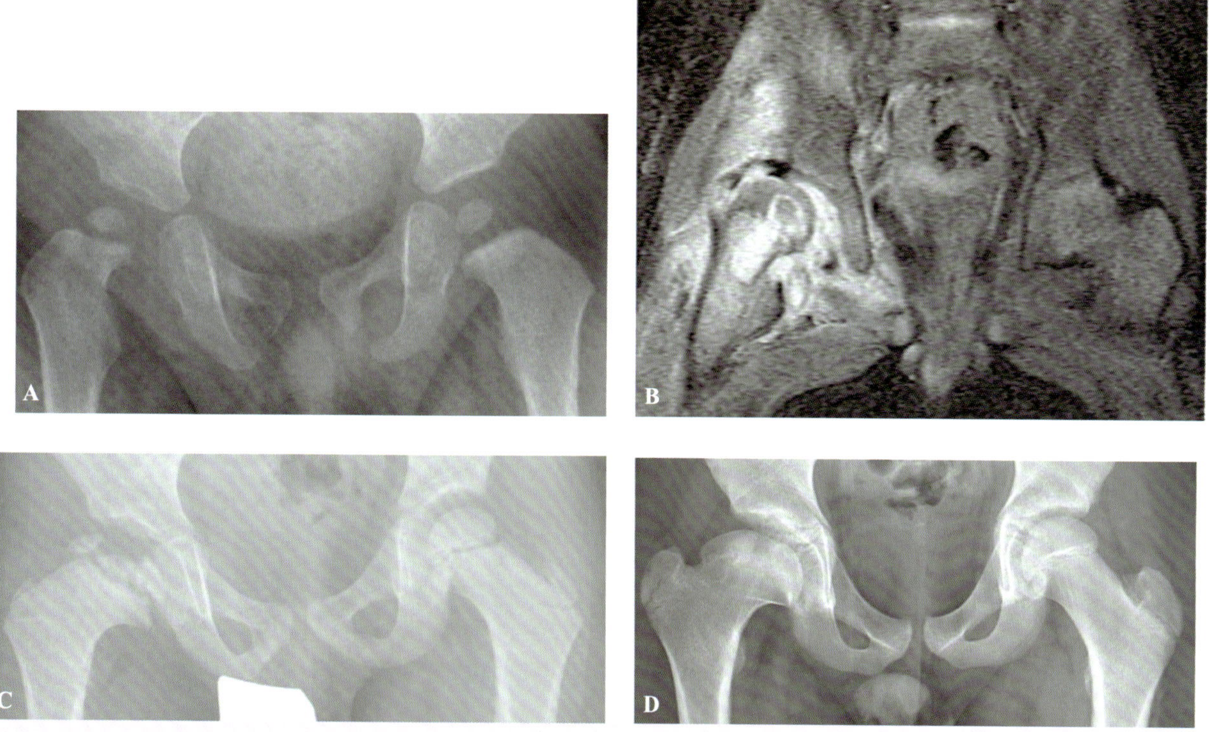

▲ 图 22-33　继发性化脓性关节炎

10 月龄时的髋部正位 X 线片（A）示骨质正常；然而，同时期冠状位脂肪抑制 T_1WI 增强 MR（B）显示右侧股骨近端骨骺及干骺端信号明显异常，提示急性骨髓炎；周围肌肉和软组织水肿，滑膜增厚并强化，关节间隙积液，均符合继发性化脓性关节炎表现；随后在该患儿 5 岁（C）和 13 岁（D）时的髋部 X 线片显示化脓性关节炎的后遗症：图 C 示右侧股骨头碎裂、不规则、再矿化 / 愈合，图 D 示股骨头呈扁平“蘑菇”状

隙扩大（由于潜在的关节积液）、关节周围骨质减少（由于充血），有时还可出现明显的关节脱位（由于骨及软骨破坏）[84]。对于潜在关节积液的评估，超声是一种敏感的成像方法（图 22-6）；然而，超声对于关节积液感染性与非感染性的区分可能不敏感[84]。超声的这种鉴别能力的缺乏限制了他在小

儿化脓性关节炎中的作用。然而，超声在指导关节积液吸引术方面起着至关重要的作用，因为在临床上怀疑化脓性关节炎时，应立即进行手术引流和收集液体的培养，以做出最终诊断。当超声无法确认是否存在关节积液而临床症状存在时，可利用 MRI 检查进行化脓性关节炎的评估。此外，MRI 对于全面评估关节及邻近软组织感染的范围是十分必要的[85]。对于准确检测化脓性关节炎，最近的研究表明，增加钆增强 MR 序列似乎并不能显著改变 MRI 诊断小儿化脓性关节炎的准确性[86]。

五、软组织感染

（一）蜂窝织炎

蜂窝织炎的特点是皮肤和皮下软组织的弥漫性炎症。通常是由革兰阳性球菌引起的[5]。蜂窝织炎是一种可通过影像学表现得到支持的临床诊断。

X 线片可显示蜂窝织炎患儿的软组织肿胀。超声检查可以确诊蜂窝织炎，排除潜在的可引流的脓肿形成。蜂窝织炎超声的主要特征表现包括皮下组织增厚并伴有血流增加[87]。目前，MRI 在蜂窝织炎中的主要作用是评估对常规治疗无效的病例，以及评估相关并发症，包括软组织脓肿、脓性肌炎和骨髓炎。在 MRI 上，蜂窝织炎表现为 T_1 低信号、T_2 高信号，并延伸至肌肉或筋膜面，伴随轻度弥散增强，但不伴有环形强化的积液或骨髓异常[11]。然而，如果蜂窝织炎病变广泛，那么骨髓信号异常则并不少见。如果深部蜂窝织炎出现骨髓水肿和强化，他们可能反映了反应性骨髓水肿或骨髓炎。

（二）脓肿

软组织脓肿是一种封闭的、化脓性的液体聚集，可以出现在任何浅表或深层软组织中。他是通过穿刺损伤、周围异物及邻近的注射而直接感染或通过血行播散引起的[88]。

仅凭 X 线诊断软组织脓肿往往具有挑战性，但在没有外伤、活检或吸引术史的前提情况下，肿胀的软组织内出现气体应提示诊断。超声中，软组织脓肿通常表现为无回声或低回声的积液，后方回声增强，并伴有周围脓肿壁充血。内部强回声和分隔，代表可能存在化脓性物质和碎片（图 22-34）。超声可以用来定位，指导抽吸和引流软组织脓肿。在 CT 上，脓肿表现为圆形或椭圆形积液，周围为不规则增厚强化的脓肿壁。脓肿通常为低密度，但也可以由于内部细胞碎片和蛋白质物质的含量而变化。MRI 可以很好地发现脓肿，显示其进展的范围，并识别同时存在化脓性关节炎或骨髓炎，是一种有价值的成像方法。在 MRI 上，软组织脓肿 T_1WI 上表现为低至等信号，在 T_2WI 上表现为均匀至稍不均匀的高信号。增强后，脓肿通常表现为边缘强化，中心坏死区无强化（图 22-5 和图 22-11）。MRI 对于检测软组织脓肿的敏感性大约为 89%，特异性为 80%[6, 89, 90]。

（三）坏死性筋膜炎

坏死性筋膜炎是一种罕见的扩散至筋膜层的皮下组织及皮肤深层感染，该病进展迅速，可能危及生命。最常见的 4 个部位包括阴囊、会阴、下肢和颈部。仅依据临床很难诊断坏死性筋膜炎，影像学评估往往有助于诊断。X 线或 CT 表现如软组织增厚和气体的存在虽然不具有特异性，但在特定的临床条件下增加了诊断坏死性筋膜炎的可能性。在疾病晚期，可有包括肌肉在内的邻近软组织受累。坏死性筋膜炎 MRI 表现为受累深筋膜积液、增厚及出

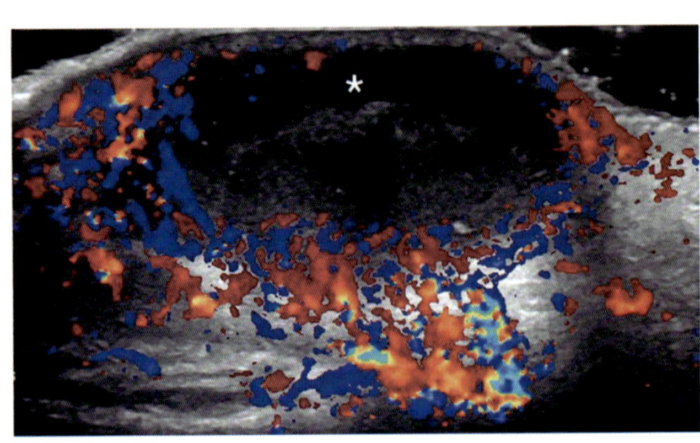

◀图 22-34　软组织脓肿

男，3 岁，右腿远端皮肤呈红色、软组织肿胀，横断彩色多普勒超声图像显示软组织脓肿，表现为低回声积液（星号），内部碎片及明显的周围充血

现强化[6, 91]（图 22–35）。目前坏死性筋膜炎的治疗包括急诊手术清创术、减压筋膜切开术和抗生素静脉注射[92, 93]。

（四）化脓性肌炎

化脓性肌炎是一种以骨骼肌肉中性粒细胞炎症为特征的细菌感染，通常伴有脓肿。这种疾病在热带地区最常见，但也可发生在温带地区[94]。化脓性肌炎与各种基础疾病和疾病过程有关，包括 HIV 感染、静脉药物滥用、糖尿病、白血病、无脾、红斑狼疮、镰状细胞贫血和肌内注射[95]。最典型的病原体是金黄色葡萄球菌[96]，最常见的累及部位是股四头肌，其次是盆腔肌肉。两种最常见的传播途径是血源性感染和局部邻近的骨髓炎或软组织感染直接侵及[97]。

超声和 MRI 检查均可用于评估化脓性肌炎，但是 MRI 较超声更敏感。对于定位表浅的化脓性肌炎，超声可显示肌肉增大及充血，呈不均匀回声，以及肌肉内脓肿形成[98]。MRI 具有良好的软组织显像能力，是目前首选的成像方法，用于疾病早期诊断和并发症的检查[98]。化脓性肌炎的 MRI 表现包括弥漫性肌肉增大，在 MR STIR/T_2WI 上呈高信号，在 T_1WI 上呈等信号。脓肿在增强检查表现为中间无强化液体，边缘环形强化[96, 98]（图 22–7 和图 22–21）。

六、炎性疾病

（一）Caffey 病

Caffey 病，又称婴儿骨皮质增生症，是一种常染色体显性遗传性疾病，不完全外显。这是由于 COL1A1 基因突变导致的，该基因控制 I 型胶原。该病可在宫内诊断；然而，患病的新生儿在生后几周内可表现正常[99, 100]。Caffey 病通常是自限性的，开始于婴儿早期，其特点是异常烦躁、软组织肿胀和骨皮质增生[99]。有可能累及单骨或多骨。骨的受累常具有顺序性，首先是一个部位受累，然后是其他部位。病变的分布特点是最常累及下颌骨（图 22–36）、锁骨、尺骨，指骨（趾骨）、椎体和骰骨很少受累[99]。

X 线典型特征是围绕长骨骨干显著的新骨形成（骨膜炎和骨质增生）。虽然 X 线异常基本能够对 Caffey 病做出诊断，但骨扫描可以用来进一步显示骨骼受累的范围[101]。有时，活动性疾病可能会持续并间歇性地复发数年，导致四肢瘫痪畸形，肌肉和运动发育明显延迟。Caffey 病的晚期表现包括髓腔扩张和骨皮质变薄。

对 Caffey 病的鉴别诊断包括非意外创伤、维生素 A 过多症、坏血病、骨髓炎、梅毒、腮腺炎、长

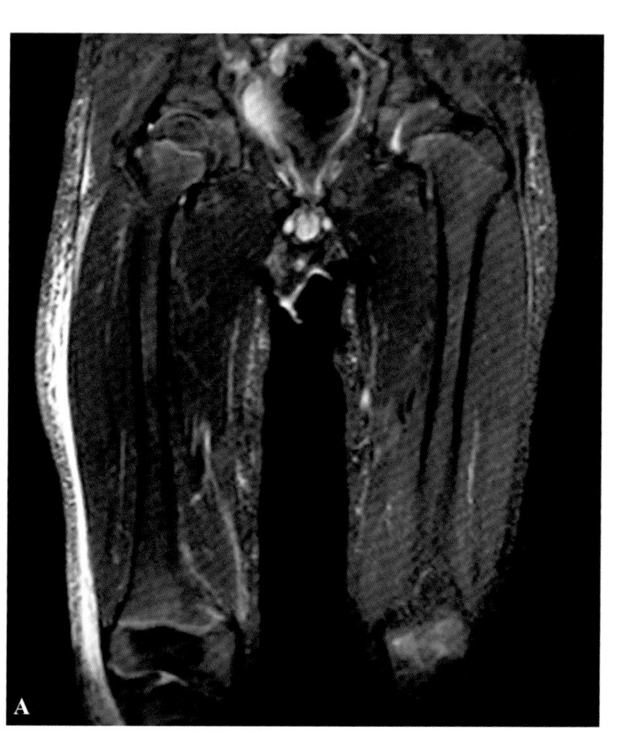

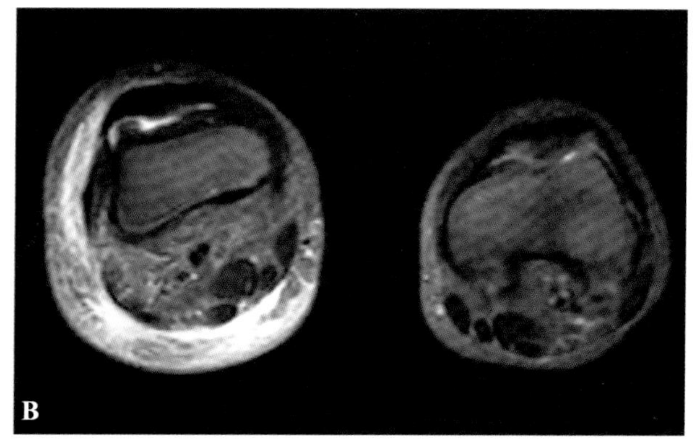

▲ 图 22–35　坏死性筋膜炎

男，3 岁，坏死性筋膜炎，下肢 MR 冠状位反转恢复序列（A）及轴位（B）显示腘窝区的皮下脂肪和肌肉组织的网状高信号，内侧肌肉信号相对正常

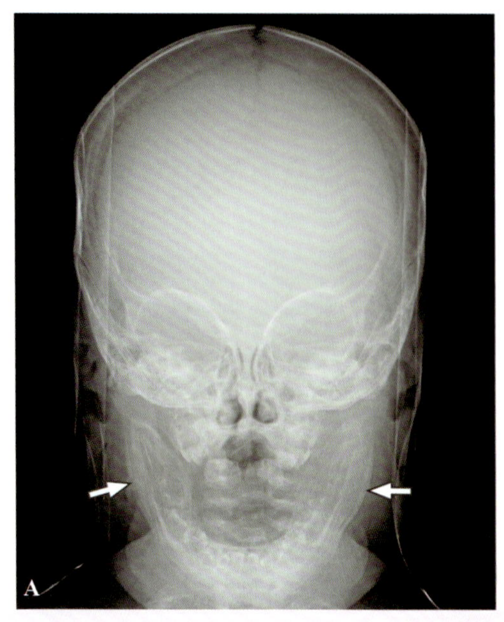
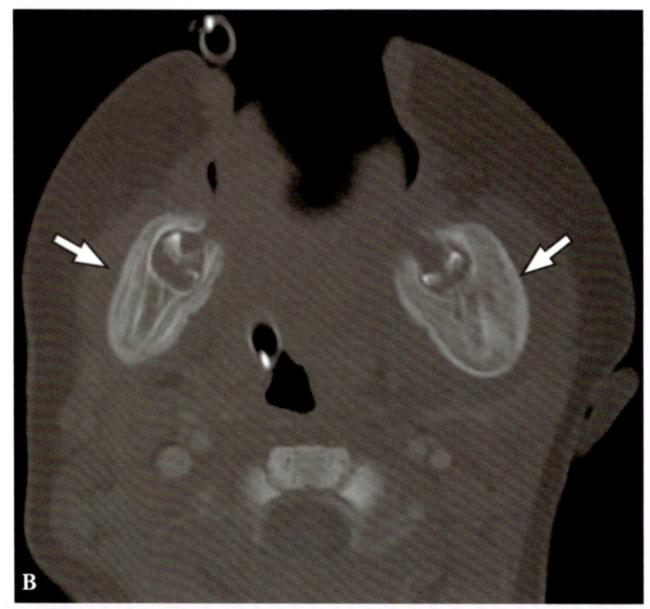

▲ 图 22-36 Caffey 病

A. 颅骨正位 X 线片显示颅骨广泛硬化，伴有骨皮质增生和双侧下颌骨增大，继发于骨皮质新骨形成（箭）；B. 轴位 CT 骨窗显示继发于骨皮质新骨形成的骨皮质增生和双侧下颌骨增大（箭）

期服用前列腺素 E 和儿童恶性肿瘤[99]。这些鉴别诊断中的大多数可以通过以下几点排除：①年龄组；②没有下颌骨受累；③ Caffey 病的特点是易怒、肿胀和骨性病变三联征。

（二）慢性复发性多灶性骨髓炎

慢性复发性多灶性骨髓炎（CRMO）是一种已知的、病因不明的骨骼疾病，主要发生在儿童和青少年[101]。其特点是多灶性非化脓性炎性骨损害，病程急性加重和缓解，且与其他炎性疾病有关[102]。CRMO 与皮肤病（如牛皮癣）和炎性肠病的关系及其对类固醇的反应暗示该病有自身免疫原因[103, 104]。

儿童 CRMO 的典型临床表现包括骨痛，有些伴有发热，尽管名称为多灶性，但也可仅累及单骨。长骨的干骺端，尤其是下肢长骨的干骺端，是最常累及的部位[106]。椎体病变可能类似椎间盘炎或溶骨性病变，导致塌陷。锁骨和下颌骨受累倾向于硬化性或骨质增生[106]。除了这些较为常见的部位外，其他部位还包括骨盆、下颌骨，甚至是四肢的小骨[107, 108]。

SAPHO（滑膜炎、痤疮、脓疱病、骨质增生和骨炎）综合征可能相当于成人的 CRMO[109]。与 CRMO 通常在 10 岁以内发病不同，SAPHO 综合征的平均发病年龄为 28 岁[110]。该临床疾病是一个排除性的诊断，与细菌性骨髓炎不同，基于以下 7 项标准。

1. 骨损害，X 线表现提示亚急性或慢性骨髓炎。

2. 与感染性骨髓炎和频发多灶性病变相比，病变部位特殊。

3. 无脓肿形成、瘘管或死骨片。

4. 缺乏病原体。CRMO 的诊断通常依据骨活检。

5. 非特异性组织病理学和实验室检查结果，与亚急性或慢性骨髓炎的结果相同。

6. 一种典型的、持续的和波动的过程，伴随周期性的疼痛。

7. 有时伴有皮肤病。

CRMO 的影像学评估应从有症状部位的 X 线评估开始。X 线表现通常显示软组织肿胀、骨膜反应、长骨骨骺邻近的干骺端典型的溶骨性病变（图 22-37），以及随着时间推移，病灶愈合，而逐渐发展为硬化或骨质增生[108]。如果在出现大量临床症状时，X 线表现是阴性的，则应考虑利用 MRI 进一步评估 X 线无法反映的异常（如骨髓水肿）（图 22-37）。CRMO 的全身评估传统上是利用 ^{99m}Tc 骨扫描[111]。虽然近年来，全身 MRI 越来越多地被应用于 CRMO 的多灶性骨病变的评估[112]。重要的是

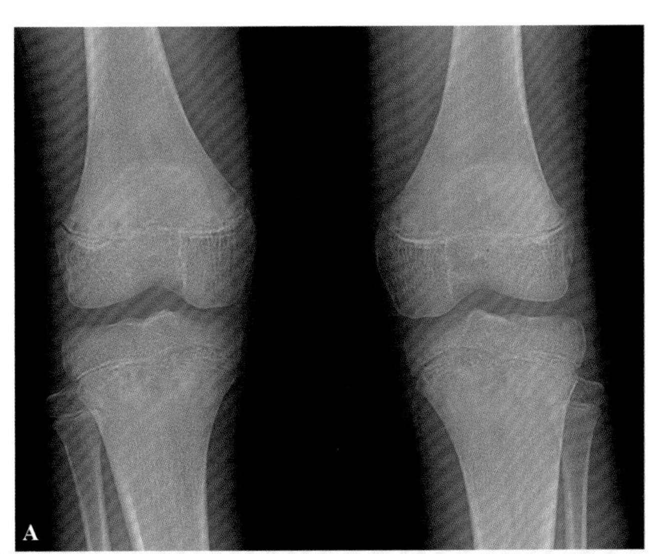

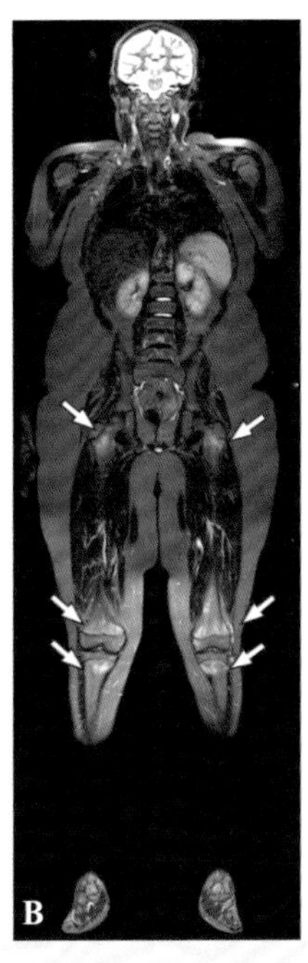

▲ 图 22-37　慢性复发性多灶性骨髓炎

女，11 岁，膝痛；A. 膝关节正位 X 线片显示双侧股骨远端和胫骨干骺端的溶骨 - 硬化性混合性病变；B. 全身 MRI 显示多部位骨髓水肿，表现为多个病灶，其中一些病灶无症状；注意在反转恢复 MR 上膝关节周围呈对称分布的高信号灶（箭），同时累及邻近双侧大转子的股骨近端干骺端

要认识到，骨扫描可以发现局灶性活动性病变，但双侧对称性病变可能导致假阴性的结果，因为其可能被误认为正常生长活性[109, 113]。在 MRI 上，活跃的病变通常表现为骨髓水肿，在 T_2WI 和短时间反转时间恢复序列（STIR）上呈高信号。在 T_1WI 上呈低信号，增强后可见强化[107]。CRMO 影像学表现有时与化脓性骨髓炎或恶性肿瘤非常相似，因此可能需要活检来确诊[107]。CRMO 的鉴别诊断包括亚急性和慢性感染性骨髓炎、组织细胞增多症、低磷酸酯酶症及儿童的恶性肿瘤如白血病、淋巴瘤和尤因肉瘤[114]。

目前，针对 CRMO 有几种治疗方案，包括非甾体抗炎药（NSAID）、皮质类固醇[115]、阿奇霉素、肿瘤坏死因子阻滞药（英夫利昔单抗）[116] 和干扰素[117]。此外，二磷酸盐已被用来治疗 CRMO，以缓解疼痛，控制疾病进展[118]，在简单的治疗方法如抗炎药不能控制症状或病变继续进展的情况下，也可应用二磷酸盐[118]。

第 23 章　骨骼肌肉肿瘤性疾病
Musculoskeletal Neoplastic Disorders

Hee-Kyung Kim　Jung-Eun Cheon　Sara O. Vargas　Hye-Kyung Yoon　著

一、概　述

几十年来，儿童骨骼肌肉肿瘤早期正确诊断率不断提高，新治疗方案不断发展使得各种骨骼与软组织肿瘤的预后显著提高。然而，儿童骨骼肌肉肿瘤仍具有较高的发病率与死亡率[1-3]。影像学评估在儿童骨骼肌肉肿瘤的初次检查、分级与随访评估等方面具有重要作用。本章依据儿童骨骼与软组织良恶性肿瘤 WHO 分类，讨论当前影像检查方法与最新影像学技术、临床表现、影像学表现与治疗方法（表 23-1）[4]。

表 23-1　WHO 骨肿瘤分类

骨肿瘤起源	良　性	交界性	恶　性
软骨源性	骨软骨瘤 内生软骨瘤 甲下外生性骨疣 滑膜软骨瘤病	软骨黏液样纤维瘤 非典型软骨肿瘤（软骨肉瘤Ⅰ级） 软骨母细胞瘤	软骨肉瘤（Ⅱ级，Ⅲ级） 间叶性软骨肉瘤
骨源性	骨瘤 骨样骨瘤	骨母细胞瘤	骨肉瘤
纤维源性	骨促结缔组织增生性纤维瘤	—	骨纤维肉瘤
纤维组织细胞源性	非骨化性纤维瘤	—	
造血组织来源	—	—	原发性骨淋巴瘤
富巨细胞的破骨细胞源性	—	骨巨细胞瘤	—
脊索来源	良性脊索细胞瘤		脊索瘤
血管源性	血管瘤	上皮样血管瘤	上皮样血管内皮瘤 血管肉瘤
杂类肿瘤	—	—	尤因肉瘤 釉质瘤
未明确性质的肿瘤	单纯性骨囊肿 纤维结构不良 骨纤维结构不良	动脉瘤样骨囊肿 朗格汉斯细胞组织细胞增生症	—

（引自 Fletcher CDM，Bridge JA，Hogendoorn PCW，et al. WHO Classification of Tumours of Soft Tissue and Bone. 4th ed. Lyon，France: IARC；2013）

二、影像学技术

（一）X线

X线片通常是评估儿童骨与软组织肿瘤的首选影像学方法。一般而言，X线片中侵袭性病变为恶性，而非侵袭性病变为良性。骨肉瘤和尤因肉瘤占儿童恶性骨肿瘤的90%，X线片呈侵袭性表现，如病变边界不清，骨膜新生骨形成，骨皮质破坏等。而一些非恶性病变于X线片亦可呈侵袭性表现，如朗格汉斯细胞组织细胞增生症（langerhans cell histiocytosis，LCH）、骨髓炎，偶见于骨折愈合期患儿[5]。需要行CT或MRI检查进一步鉴别。

（二）超声

超声常作为评估可触及肿块的首检方法，有助于区分肿块的囊实性。超声成像技术取决于病变深度。评估浅表肿块常采用高频线性探头（12～17MHz），而评估深部肿块则采用软组织穿透性更好的低频曲面阵列探头（5～9MHz）[6]。彩色多普勒成像多用于评估血管畸形等血管源性肿块和识别实性肿块。然而多数情况下，软组织肿块的超声影像表现都是非特异性的，往往需要MRI进一步评估。

（三）CT

CT用于发现恶性骨肿瘤的矿化和骨样骨瘤的瘤巢。尽管CT与MRI对骨与软组织肿瘤局部分期的准确性近似，但MRI极高的软组织分辨率优于CT[7]。除评估骨与软组织原发恶性肿瘤外，评估转移瘤也应行CT检查。20%的骨肉瘤和25%的尤因肉瘤在发病时已有转移[8]。肺是最常见的转移部位，目前推荐胸部CT检查用于初步评估与分级。

（四）MRI

磁共振成像（magnetic resonance imaging，MRI）已成为评估骨与软组织恶性肿瘤的影像学常规检查方法。骨与软组织恶性肿瘤分级见表23-2[9]。MRI是必要的术前检查，原因在于MRI可对以下情况提供关键信息：①肿瘤的骨内及骨外累及；②骨髓受累程度及跳跃性转移；③骨骺受侵；④神经血管和关节累及；⑤显示肿瘤存活区和基质矿化区以指导活检。

跳跃性转移是指病灶位于病骨髓腔内，与原发灶分开，与肿瘤局部复发和消融术后继发性转移发生率升高有关。因此，整个病变骨均应行MRI T_1加权序列和（或）短时反转恢复（STIR）序列检查用以发现跳跃性转移。与骨髓炎或创伤等良性病变的骨髓水肿不同，通常恶性骨肿瘤累及的骨髓与正常骨髓间分界清晰。原发灶的信号强度取决于肿瘤的组织成分。增强检查有助于区分肿瘤与瘤周水肿，以及评估治疗后肿瘤坏死情况。全面评估需要至少两个方位的增强T_1加权脂肪抑制MRI影像。

（五）核医学

放射性核素^{99m}Tc-亚甲基二磷酸盐（^{99m}Tc-MDP）骨显像用以评估是否存在骨转移与跳跃性转移，呈现放射学摄取增加。单光子发射计算机体层摄影（single-photon emission computed tomography，SPECT）可提高检测的敏感性。氟代脱氧葡萄糖正电子发射断层成像（FDG-PET）全身显像用于发现肿瘤转移、评价化学治疗反应及检测肿瘤是否复发[10]。目前全身（whole body，WB）MRI可用于肿瘤患者，在扫描仪内自动移床，软件自动将序列所获图像直接重新排列，可在短时间内获得全身影像。WB MRI可用于评价肿瘤范围、治疗反应随访和检出并发症。WB MRI发现骨及骨外转移的准确性甚至高于骨显像和CT[11]。目前开展WB MRI与PET集成扫描可获得代谢-解剖联合影像。这一技术可因其准确性提高而利于儿童肿瘤患者的肿瘤分级[12]。

三、儿童骨骼肌肉肿瘤疾病谱

（一）骨来源肿瘤

1. *良性骨肿瘤* 尽管确切发病率仍不清楚，但多数儿童骨肿瘤为良性[13]。良性骨病变往往是在评估创伤或关节疼痛的X线片中偶然被发现。仅行X线片检查足以对良性纤维性骨皮质缺损（fibrous cortical defect，FCD）或非骨化性纤维瘤（nonossifying fibroma，NOF）等良性骨病变作出诊断，不需要进一步影像学检查或活检。

良性骨病变通常边界清晰，含一较窄移行带伴有硬化缘，无骨皮质破坏或软组织受侵。部分病变在X线片中呈侵袭性表现，与恶性骨肿瘤或骨髓炎类似，需进一步检查[14]。CT在观察基质钙化或骨化及相关骨折方面要优于X线片与MRI。MRI适

表 23-2 骨与软组织肿瘤 TNM 分期

范 畴	类 别	骨肿瘤 TNM 分期	软组织肿瘤 TNM 分期
原发肿瘤（T）	T_X	原发肿瘤无法评估	原发肿瘤无法评估
	T_0	无原发肿瘤证据	无原发肿瘤证据
	T_1	肿瘤最大直径≤ 8cm	肿瘤最大直径≤ 5cm[b] T_{1a}：浅表肿瘤 T_{1b}：深部肿瘤
	T_2	肿瘤最大直径> 8cm	肿瘤最大直径> 5cm[b] T_{2a}：浅表肿瘤 T_{2b}：深部肿瘤
	T_3	原发部位的不连续肿瘤	—
区域淋巴结（N）	N_X	区域淋巴结无法评估[a]	区域淋巴结无法评估[a]
	N_0	无区域淋巴结转移	无区域淋巴结转移
	N_1	区域淋巴结转移	区域淋巴结转移
远处转移（M）	M_X	远处转移无法评估	—
	M_0	无远处转移	无远处转移
	M_1	远处转移 M_{1a}：肺 M_{1b}：其他远处部位	远处转移

a. 累及区域淋巴结罕见，临床或病理学无法评估淋巴结情况时可认定为 N_0 而不是 N_X；b. 浅表肿瘤仅位于浅筋膜上，不伴有筋膜受侵；深部肿瘤仅位于浅筋膜下或位于筋膜浅面伴筋膜受侵或穿透筋膜；腹膜后、纵隔及盆腔肉瘤为深部肿瘤（引自 Edge S，Byrd DR，Compton CC，et al. *AJCC Cancer Staging Manual*. 7th ed. Chicago，IL: American Joint Commission on Cancer；2010）

于显示骨肿瘤骨内及骨外侵犯范围、坏死、出血、液－液平面、周围骨髓水肿，以及强化形式等肿瘤内部特征。

良性骨肿瘤好发于某些特定骨（示意图 A），特定位置（骨骺、干骺端与骨干，示意图 B）及骨内不同深度（示意图 D）。儿童骨骼呈持续生长，因此良性骨肿瘤，如干骺端骨囊肿向远离生长板方向迁移。另外，生长缓慢的良性骨肿瘤可导致受累骨或其邻近关节严重畸形，如多发性外生性骨疣可伴 Madelung 畸形，纤维结构不良可伴“牧羊人手杖”征。

(1) 骨软骨瘤：亦称骨软骨外生骨疣，是一种外覆软骨帽的骨性赘生物，起源于骨外表面，内含髓腔与正常骨髓腔相通[15]（图 23-1）。骨软骨瘤是最常见的良性骨肿瘤，占全部良性骨肿瘤的 20%～50%，发病率为 1%[1]。多数骨软骨瘤呈单发性骨病变（86%），发病年龄多在 30 岁以下，男性略多见 [男女比例为（1.6～3.4）：1]。最常见起自长骨干骺端，以股骨远端、胫骨近端及肱骨近端多见。其次见于桡骨、腓骨、髂骨、肩胛骨和肋骨等扁骨。10% 的骨软骨瘤发生于手足小骨[16]。

多发性骨软骨瘤占 14%，为遗传性多发性外生骨疣（hereditary multiple exostoses，HME）。大约 80% 的单发性骨软骨瘤软骨帽发生 EXT1 基因纯合子突变。HME，亦称家族性骨软骨瘤病或骨干续连症，通常可发现 EXT1 或 EXT2 基因生殖细胞性突变[17]。HME 以下肢骨的两端最多见，通常呈双侧对称性受累。约 2% 的 HME 患者最终发展为软骨肉瘤[17]。

骨软骨瘤是不规则骨最常见的肿瘤；6%～12% 幼年期受过辐射的患者可发生骨软骨瘤，潜伏期 3～16 年[18, 19]，其影像学表现和组织学特性和原发

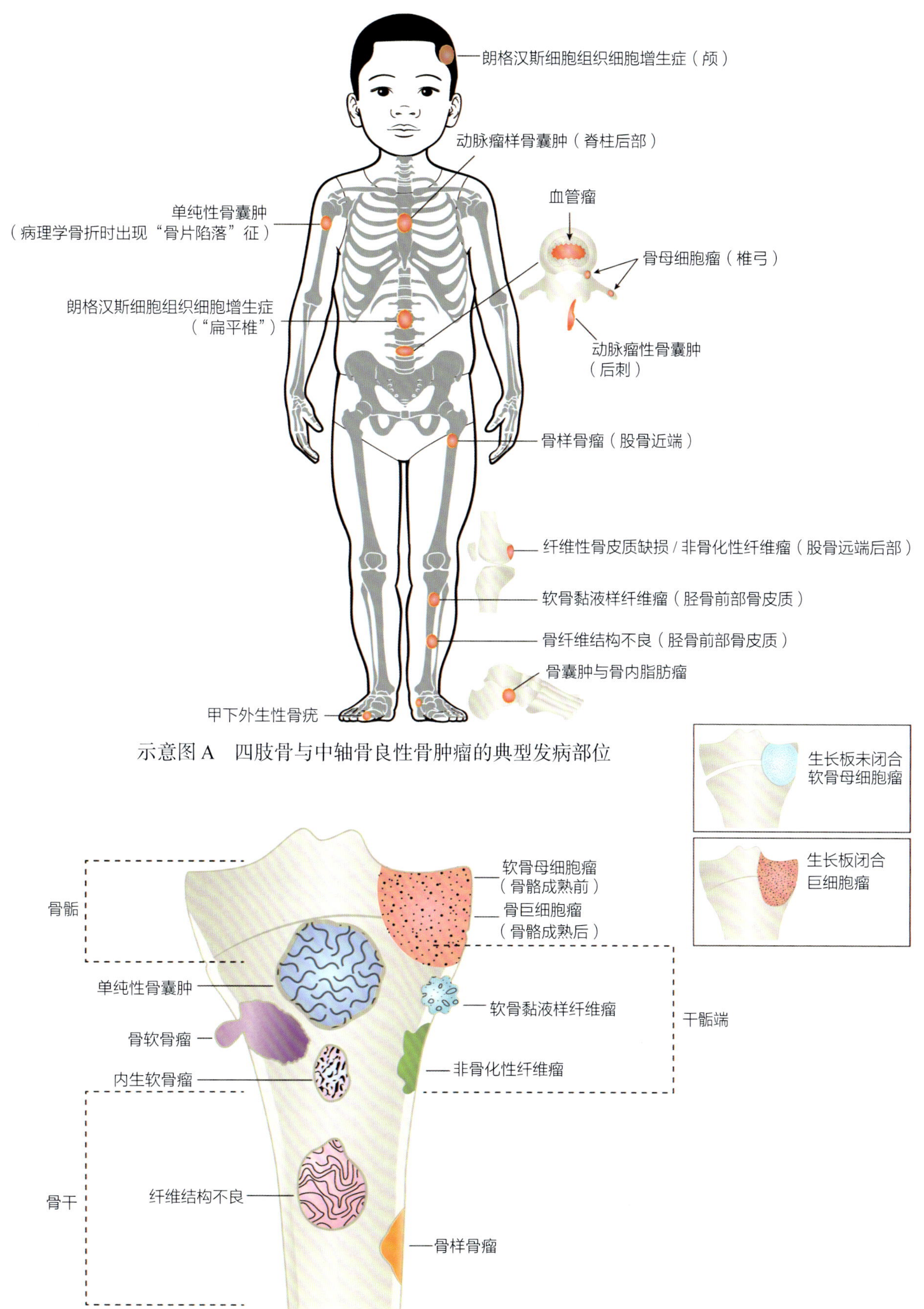

示意图 A　四肢骨与中轴骨良性骨肿瘤的典型发病部位

示意图 B　良性骨肿瘤典型发病部位

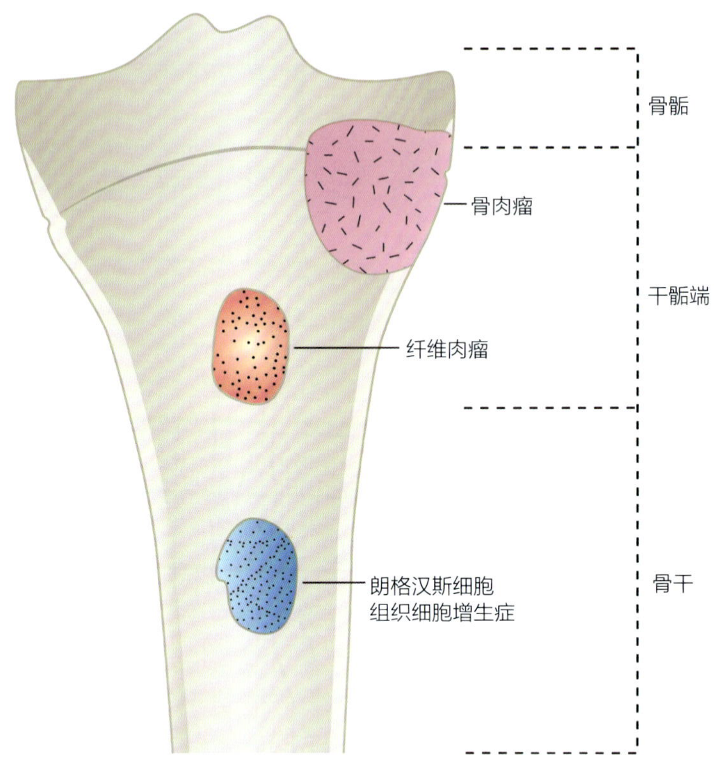

示意图 C　恶性骨肿瘤典型发病部位

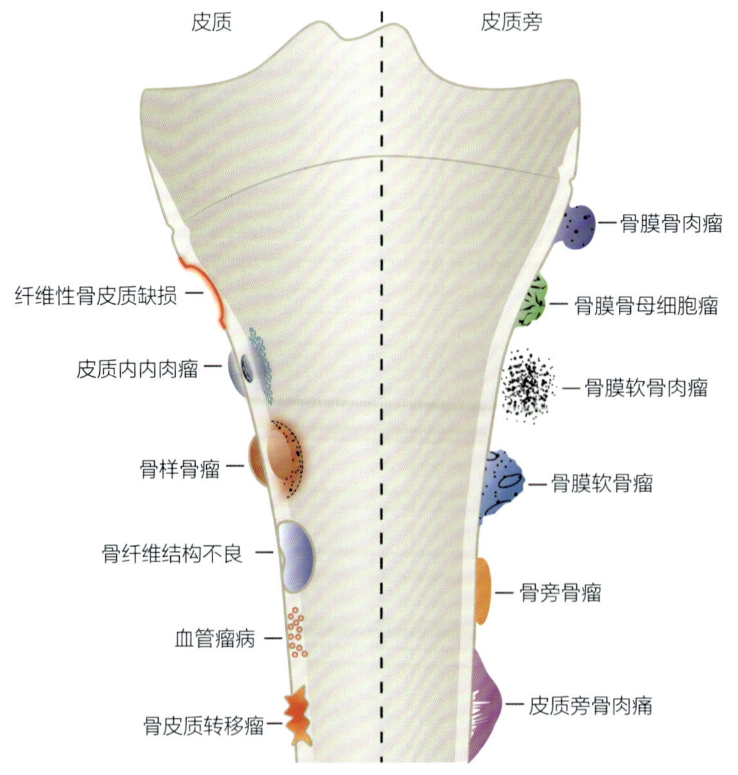

示意图 D　良恶性骨肿瘤浅表肿瘤典型发病部位

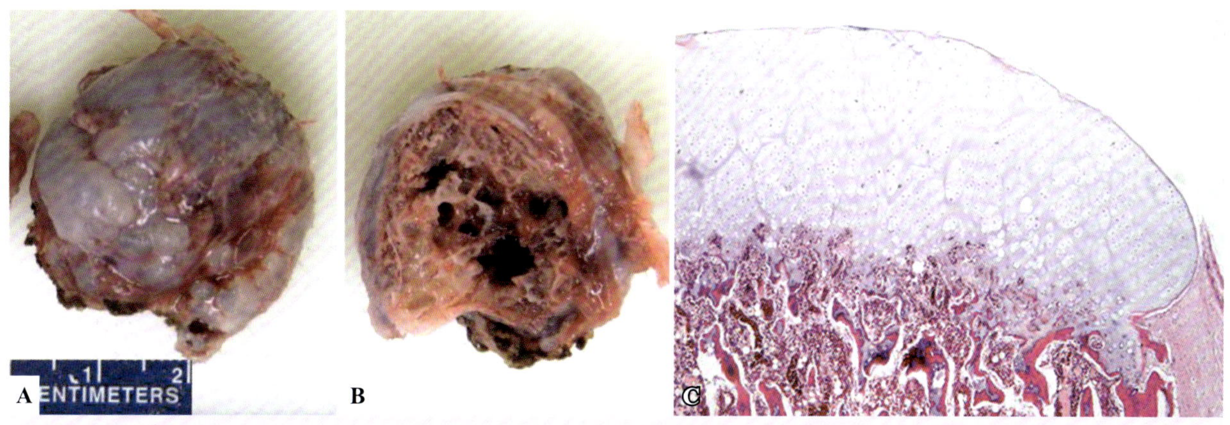

▲ 图 23-1　男，13 岁，肱骨单发性骨软骨瘤

A. 肿瘤外表面呈结节状软骨突出；B. 切面示软骨帽与其下方骨松质之间的关系；C. 显微镜下见排列紊乱透明软骨外覆盖一薄层纤维软骨膜，可见软骨内骨化和其下方的骨质（HE，×40）

性骨软骨瘤相同。

在骨骼未发育成熟时，与骨骺生长板一样，软骨帽下发生软骨内骨化使骨软骨瘤体积不断增大，骨骼成熟（生长板闭合）后停止生长。有报道骨软骨瘤在骨骼成熟后自然消退。很多骨软骨瘤无症状，偶然被发现，患者也可出现疼痛和其他症状。骨软骨瘤的并发症包括骨折、滑囊形成、滑囊炎、血管损伤和神经损害。HME 中出现并发症和骨骼畸形更为常见。

骨软骨瘤影像表现具有特征性，包括带蒂或无蒂病变。带蒂型骨软骨瘤表现为起自骨表面（通常为长骨干骺端）的骨性赘疣，形态细长，沿着韧带牵拉方向生长（图 23-2）。无蒂型骨软骨瘤瘤体宽而扁。通常，骨软骨瘤骨髓腔与母骨骨髓腔相通，瘤体与母骨的皮质和骨膜相延续。与骨软骨瘤不同，皮质旁骨肉瘤瘤体与母骨之间有插入的骨皮质和骨膜。

HME 的骨软骨瘤影像表现与单发性骨软骨瘤相同。除多发性骨软骨瘤外，HME 还有骨骼发育形态异常，包括干骺端增宽、生长障碍及关节畸形。骨骼的动态变化可采用 X 线片评价 [20]。骨骼不能正常管腔化导致病变骨异常增宽。软骨帽在 X 线片上不可见，除非含有不规则的钙化带。良性生长的软骨帽可伴有点状钙化 [21]。位于髋骨的骨软骨瘤体积多巨大，可对邻近结构产生占位效应。

CT 和 MRI 均可显示瘤体与母骨骨髓腔相通。

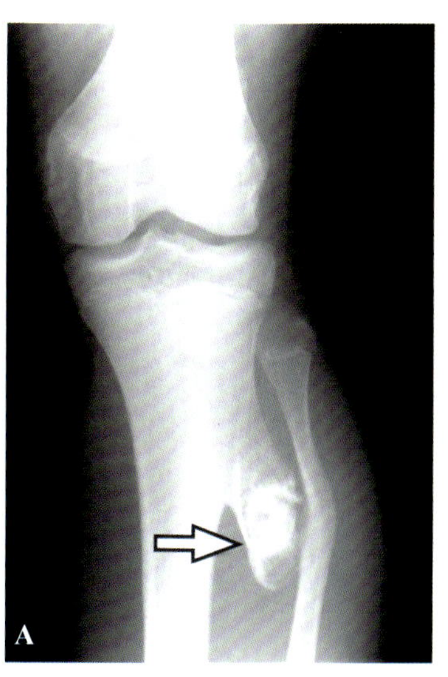

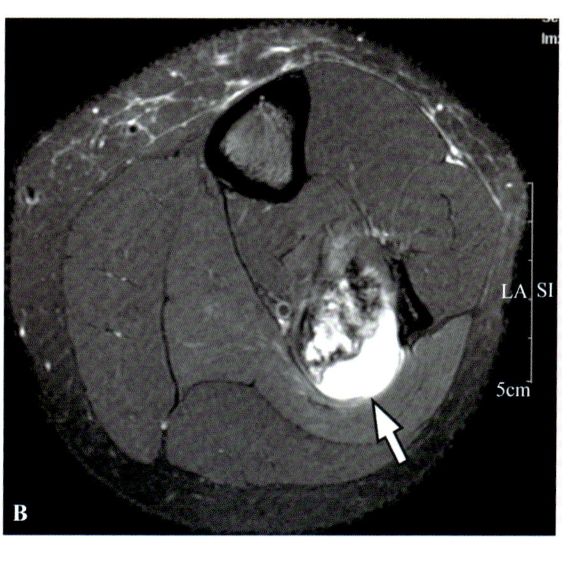

◀ 图 23-2　男，11 岁，带蒂型骨软骨瘤

A. 左膝关节 X 线正位 X 线片示胫骨近端单发性骨软骨瘤（箭）；瘤体的骨髓与皮质与母骨相延续；可见腓骨近端弯曲；B. 轴位脂肪抑制 T_2WI 示胫骨近端骨性肿块上方的高信号软骨帽（箭）

MRI 显示软骨帽要优于 CT，呈曲线状液体样信号（于 T_1WI 呈低信号，于 T_2WI 呈高信号），可准确测量软骨帽厚度（图 23-2）。在儿童及青少年，软骨帽厚度可达 3cm[22]。成人软骨帽厚度通常小于 1cm 甚至完全缺失。在骨骼成熟的患者，软骨帽厚度大于 1.5cm 则提示潜在恶变的可能[23]。

软骨帽可恶变为软骨肉瘤，有报道单发性骨软骨瘤恶变率低于 1%，HME 恶变率约 2%[24]（图 23-3）。提示恶变的影像表现包括骨骼成熟或生长板已闭合患者的病变生长，病变表面不规则或模糊，基底部局灶性密度减低，邻近骨质破坏，新生软组织肿物伴大量或不规则钙化[24]（图 23-3）。20 岁以前骨软骨瘤恶变为软骨肉瘤并不常见。而骨软骨瘤恶变为骨肉瘤更为罕见，往往发生于骨软骨瘤的瘤蒂处。

体积小、无症状的骨软骨瘤通常不需要治疗。体积较大的单发病变或出现并发症时需手术切除。儿童 HME 患者的治疗复杂，需切除肿瘤及矫正畸形，往往需要多次手术。

(2) 骨软骨瘤变异型：半肢骨骺发育不良（dysplasia epiphysealis hemimelica，DEH）亦称 Trevor 病，是一种罕见的以起源于骨骺的骨软骨瘤为特

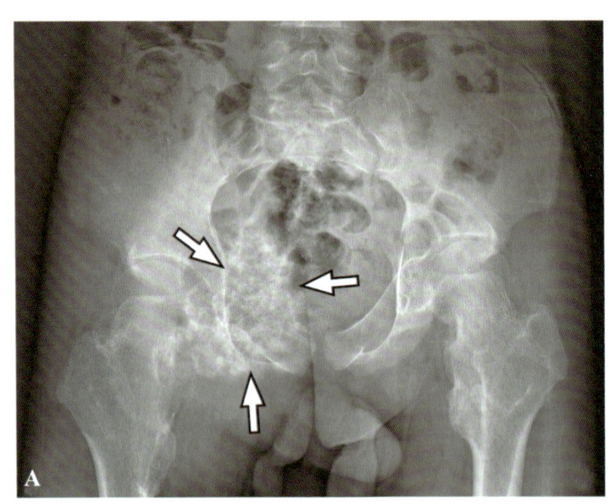

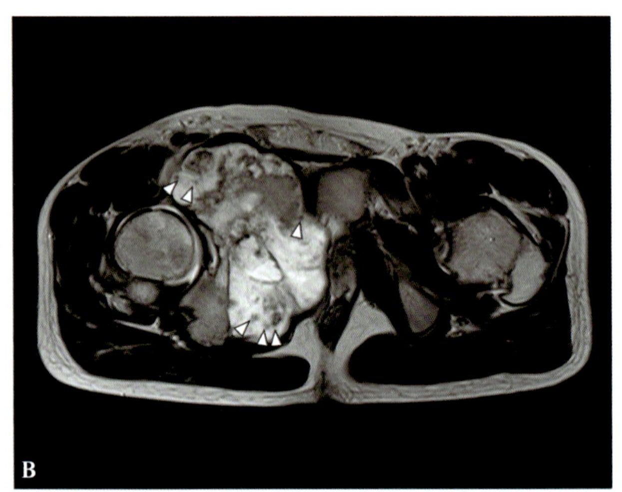

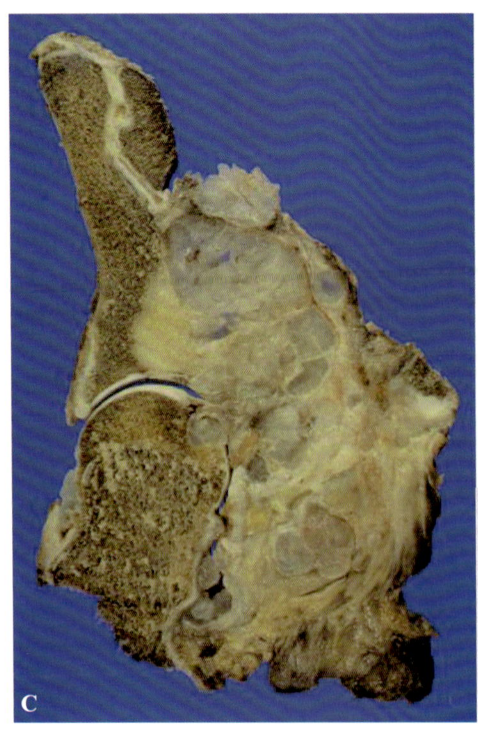

▲图 23-3 男，15 岁，肿块快速生长，遗传性多发性外生骨疣恶变为软骨肉瘤

A. 正位骨盆 X 线片显示多发的无蒂、形状不规则的骨性肿块与畸形；骨盆右侧见一含钙化的肿块（箭）；B. 轴位 T_2WI 示右侧骨盆肿块呈不均一高信号，多发低信号区代表钙化（箭头）；C. 大体标本示右侧骨盆软骨肉瘤

点的发育障碍。DEH 为非遗传性疾病，男孩更多见。通常累及下肢骨，部分患者跗骨和腕骨亦有受累[25]。DEH 是由骺软骨或其类似结构内侧或外侧非对称性过度生长所致。该病可分为 3 个类型，即局部型（累及单一骨骺）、经典型（累及同一肢体不少于 2 个骨骺）及全身型（累及整个肢体）[26]。

通常，X 线片可显示该病特征性表现，骺软骨非对称性过度生长伴骨骺内多发点状及不规则致密钙化[27]。内侧较外侧多见，CT 可清晰显示肿块与母骨相延续（图 23-4）。MRI 有助于明确在骨化前主要为软骨成分的骨骺是否过度生长。骨软骨瘤 MRI 表现为肿瘤与骨骺相连，信号特点与正常软骨一致，内可见点状低信号钙化灶。

甲下外生骨疣是指 / 趾骨软骨和甲床骨松质的肿瘤性过度生长。奇异性骨旁骨软骨瘤样增生（bizarre parosteal osteochondromatous proliferation，BPOP）亦称 Nora 病，是起自手足骨表面的骨与软骨良性增生，少数长骨亦可发生。BPOP 表现为起自手足骨的结节性矿化肿块[24]（图 23-5）。

(3) 单纯性骨囊肿（simple bone cyst，SBC）：亦称单房性骨囊肿、孤立性骨囊肿或幼年性骨囊肿，病变位于骨髓内，内衬薄壁，囊腔充满液体。多数 SBC 无症状，偶然发现。当 SBC 发生病理性骨折时可有疼痛及肿胀等表现。肱骨近端最多见（超过 2/3 的患者），其次为股骨近端。与典型的动脉瘤样骨囊肿（aneurysmal bone cyst，ABC）病变位置呈偏心性不同，SBC 通常见于骨髓腔中心，并累及干骺端。随着儿童生长，SBC 表现为自生长板逐渐向骨干迁移。

在 X 线片上，SBC 呈边界清晰的低密度病灶，可伴分隔。病变骨很少膨胀。“骨片陷落”征代表骨囊肿的部分骨折碎片，能够诊断 SBC 伴发病理性骨折[28]（图 23-6）。在 MRI 上，SBC 于 T_2WI 呈囊性高信号，于 T_1WI 呈低等信号。增强后病变边缘或囊壁强化。伴发病理性骨折时囊肿内常可见液 - 液平面。跟骨 SBC 多见于成人，通常位于跟骨颈[29]。跟骨假囊肿和骨内脂肪瘤亦可于 X 线片呈边界清晰的低密度病变，与 SBC 表现相似。

目前，SBC 的治疗包括囊肿抽吸后注射类固醇，硬化疗法及囊肿刮除骨水泥填充术。术后 X 线片表现更为复杂，可伴有硬化与畸形而非“单纯”囊肿。

(4) 动脉瘤样骨囊肿（aneurysmal bone cyst，ABC）：是一种良性骨肿瘤，肿瘤内充满血液及多发的薄层纤维性分隔。组织学上，ABC 可起源于正常组织（原发性），约占全部病变的 70%，亦可

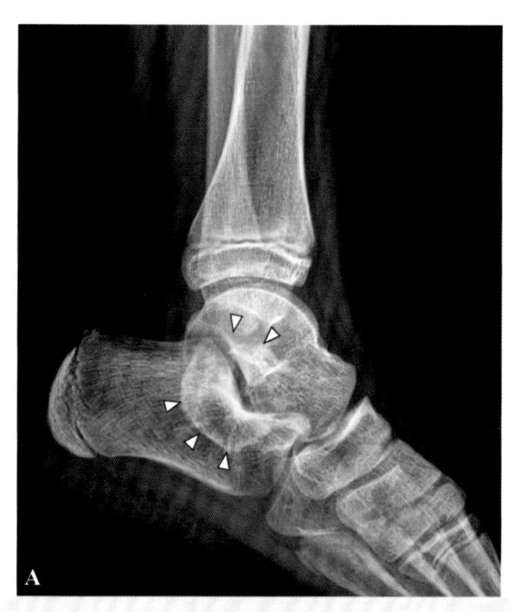

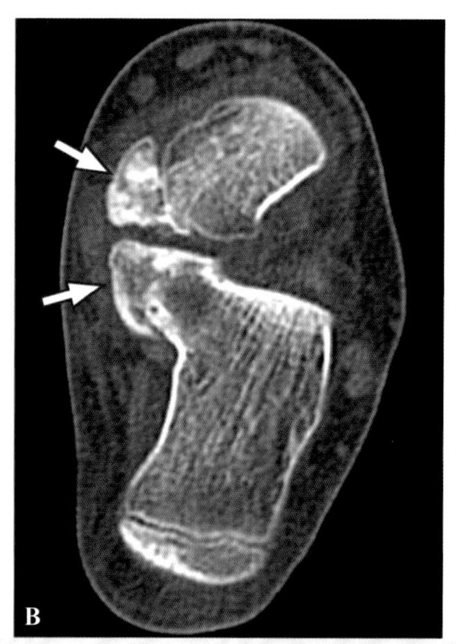

▲ 图 23-4　女，9 岁，半肢骨骺发育不良（Trevor 病）

A. 正位左踝关节 X 线片显示跟骨和距骨显著突出的骨性肿块（箭头）；B. CT 冠状位图像亦显示跟距关节周围距骨和跟骨内侧向外突出的骨性肿块（箭）

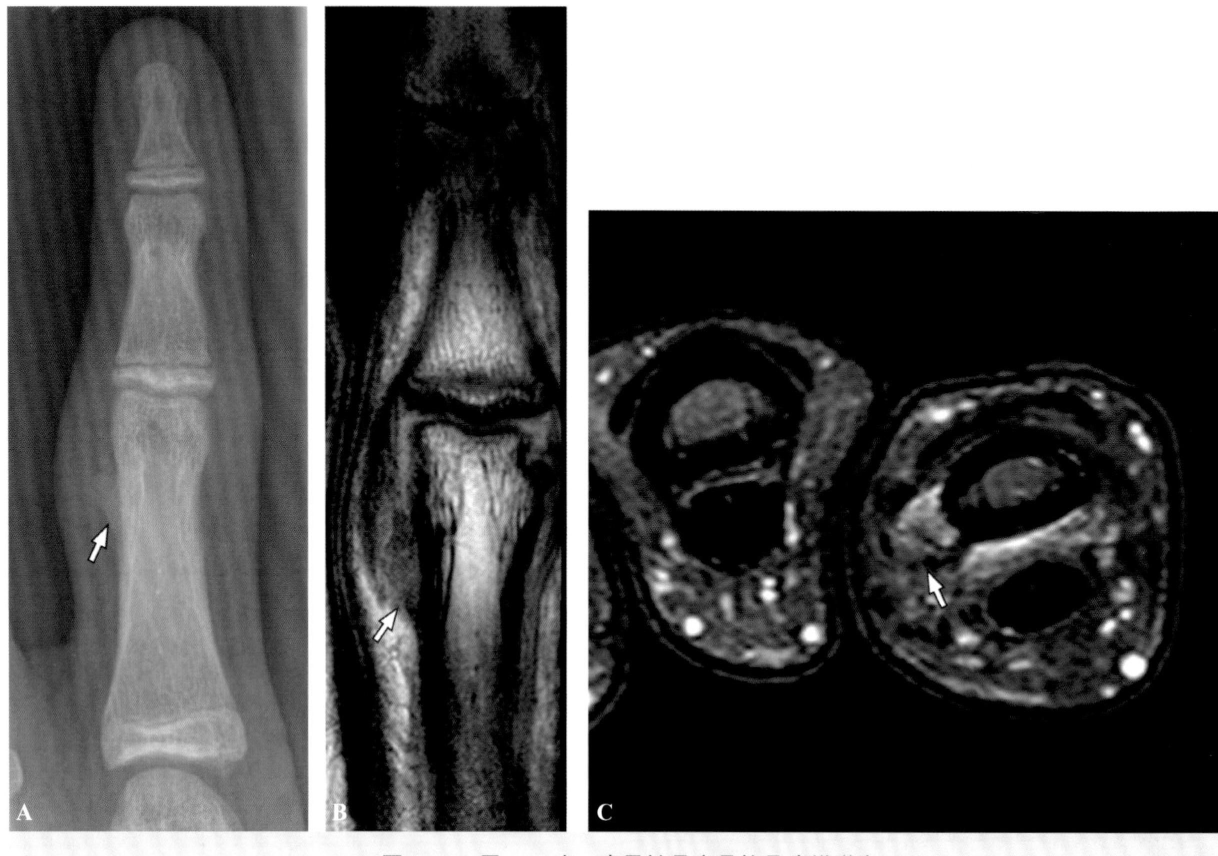

▲ 图 23-5　男，15 岁，奇异性骨旁骨软骨瘤样增生

A. 正位食指 X 线片显示一起自近节指骨的骨性肿块（箭）；B，C. 冠状位 T_1WI（B）和轴位脂肪抑制 T_2WI（C）示起自于近节指骨骨皮质的肿块（箭），T_1 呈等信号，T_2 呈不均匀高信号

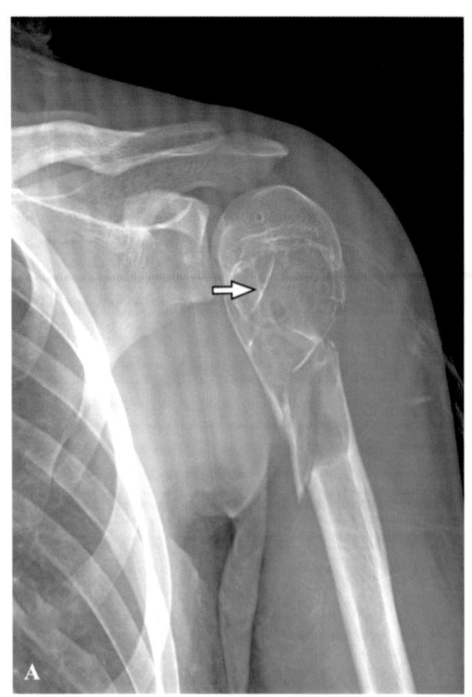

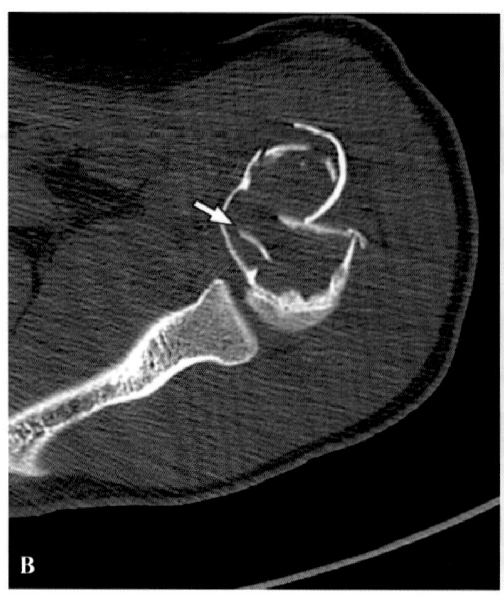

◀ 图 23-6　男，17 岁，单纯性骨囊肿继发骨折

A 和 B. 左侧肱骨近端正位 X 线片（A）与 CT 轴位像（B）示肱骨近端溶骨性病变伴病理性骨折；图 A 骨囊肿内可见游离的小骨片（箭），称为"骨片陷落"征

起自邻近其他良恶性肿瘤（继发性），约占 30%[4]。多发生于 20 岁前，无性别差异。常见部位为长管状骨干骺端、股骨、胫、肱骨及脊柱后部。典型临床表现包括疼痛、肿胀，脊髓受累者可出现神经症状。

X 线片上通常表现为边界清晰的溶骨膨胀性病变，可见薄壁及分隔形成肥皂泡样表现。长骨内 ABC 常呈偏心性，其外部的骨皮质显著变薄（图 23–7）。CT 和 MRI 可显示因出血形成的液 – 液平面；这一表现基本上可以诊断 ABC（图 23–7）。但需要注意的是，含液 – 液平面的继发性 ABC 成分也可见于其他的良性骨肿瘤，如骨母细胞瘤、软骨母细胞瘤、骨巨细胞瘤（giant cell tumor，GCT）、NOF、囊性纤维结构不良及 SBC。另外，一些恶性骨肿瘤如骨肉瘤、毛细血管扩张型骨肉瘤及普通型骨肉瘤等也可伴有 ABC 成分。脂肪抑制 T_2WI 显示液 – 液平面最佳。多数 ABC 不合并病理性骨折，骨皮质保持完整。儿童 ABC 的影像学鉴别诊断包括 GCT、低级别骨肉瘤及毛细血管扩张型骨肉瘤。

实性 – 变异型 ABC 是一种主要发生于颅面骨及手足短管状骨的罕见类型，肿瘤位于头颈部时亦称巨细胞修复性肉芽肿。很少见于长管状骨[30]。这种变异型 ABC 影像表现多变，可类似于 ABC，亦可类似于恶性病变出现浸润性骨质破坏及骨膜反应。实性 – 变异型 ABC 中有 1/3 为非膨胀性（非动脉瘤样）[31]。MRI 可见一囊性膨胀性病变呈不均匀短 T_1 长 T_2 信号，内含持续存在的实性成分。偶可见病变周围骨髓水肿[30]。

ABC 大体及组织学通常见囊腔充满血液及囊内分隔，分隔含有成纤维细胞、多核巨细胞及混合数量不等的骨母细胞及炎性细胞（图 23–8）。原发性 ABC 可出现染色体 17p13 USP6 基因重排，说明 ABC 与结节性筋膜炎有关，后者是另一种以 *USP6* 重排为特征的成纤维细胞增生性病变[31]。ABC 治

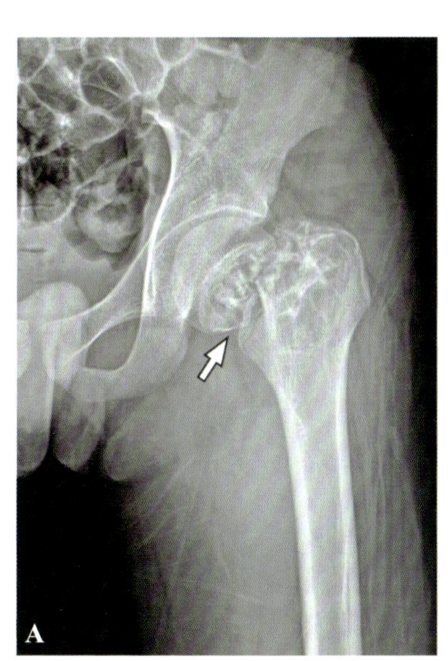

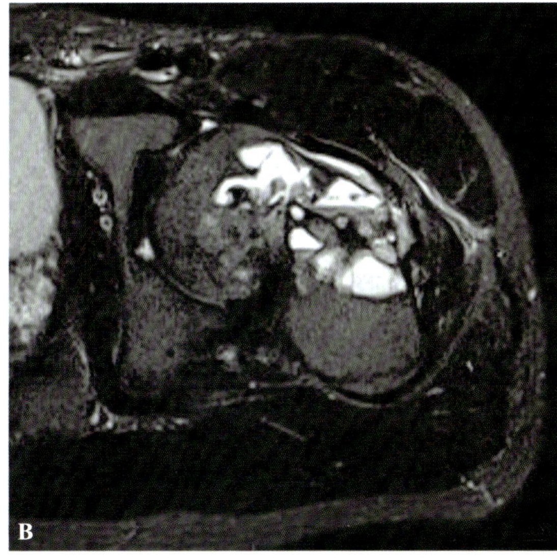

◀ **图 23–7 男，16 岁，动脉瘤样骨囊肿伴发骨折**

A. 正位左髋 X 线片显示左侧股骨颈膨胀性骨性病变伴肥皂泡样改变；线样低密度影横跨骨性病变（箭）伴成角表示伴发骨折；B. 轴位脂肪抑制 T_2WI 示 ABC 特征性表现，呈多房囊性肿块内伴液 – 液平面

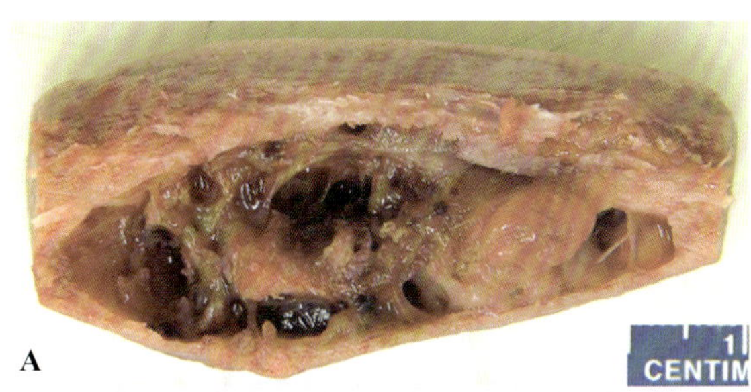

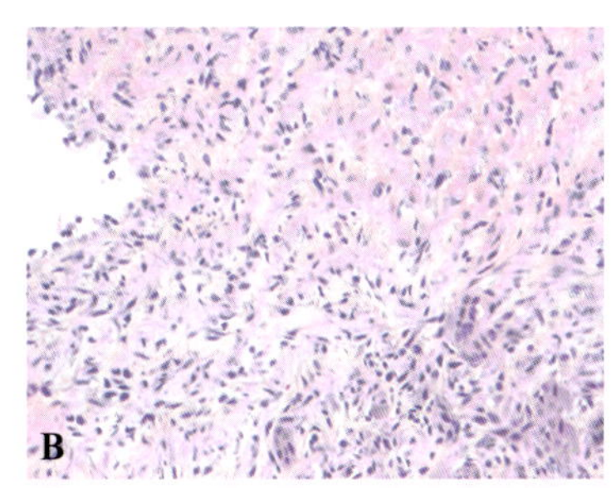

▲ **图 23–8 动脉瘤样骨囊肿**

A. 男，12 岁，表现为膨胀性肿块的腓骨动脉瘤样骨囊肿，其切面呈囊性；B. 女，11 岁，胫骨 ABC 见特征性纤维性分隔伴散在的巨细胞；细胞遗传学分析示 t（1；17），可明确诊断（HE，×400）

疗为外科完整切除病变，必要时可行骨移植术。切除后局部复发罕见[32]。

(5) 骨样骨瘤：骨样骨瘤是一种以病变体积相对小却疼痛明显为特征的良性成骨性肿瘤。骨样骨瘤占所有良性骨肿瘤的10%～12%，占所有原发性骨肿瘤的2%～3%。多数（75%以上）患者在5—24岁，男性多见（男女比例3：1）[4]。50%以上见于股骨或胫骨，包括股骨颈在内的股骨近端是最为常见的单发部位[4]。其他发病部位包括长骨骨干中段或干骺端，少数可发生于跗骨、指骨及脊柱。骨样骨瘤根据肿瘤位置可以为3个亚型，即皮质型、髓质型或骨膜下型，其中皮质型最为常见，骨膜下型最为少见[33]。

骨样骨瘤的临床表现具有特征性。患儿夜间疼痛加重，水杨酸类药物可显著缓解。但疼痛往往被认为是邻近关节痛，误导X线片检查方向，导致错误的临床诊断[34]。

骨样骨瘤的特征性影像学表现包括通常位于骨皮质的钙化程度不等的瘤巢（核心），邻近骨皮质增厚，长骨干反应性硬化[33]（图23-9）。瘤巢因位于反应性骨硬化区的中心而表现为中央高密度区，周围有透亮环。瘤巢呈圆形或卵圆形，通常直径小于2cm[33]。CT显示瘤巢最佳，呈边界清晰的圆形或卵圆形低密度区及中心矿化区，构成“靶”征[35]。MRI可见瘤巢于T_1WI呈低等信号，T_2WI信号多变，取决于中心类骨质矿化的成分。矿化的瘤巢于T_2WI可见“靶”征，中心点状低信号（矿化区）周围环绕高信号（未矿化区）。增强后瘤巢可见显著强化（图23-9）。CT或MRI动态灌注成像技术显示瘤巢更清晰[36]。MRI还可显示病变伴骨髓水肿及周围软组织改变。随着MRI技术的不断提高，当前MRI在评价骨样骨瘤方面要优于CT，并且在显示骨髓

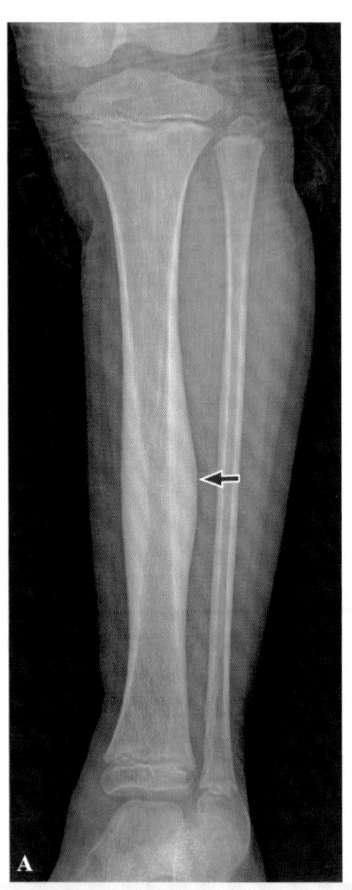

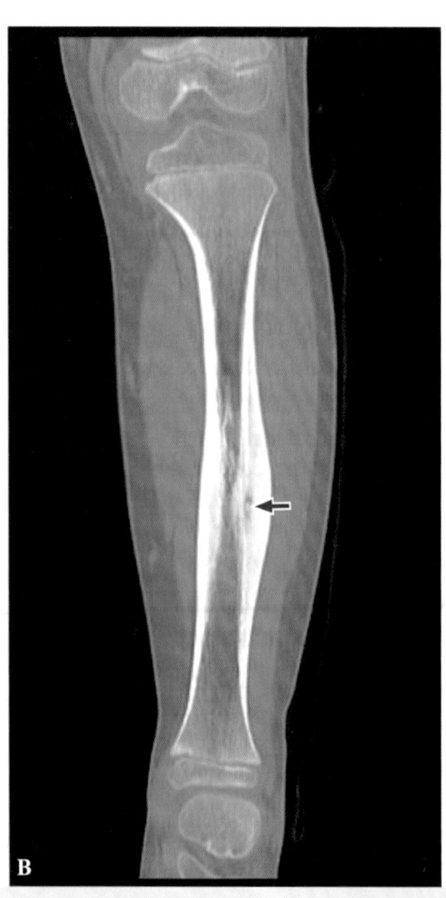

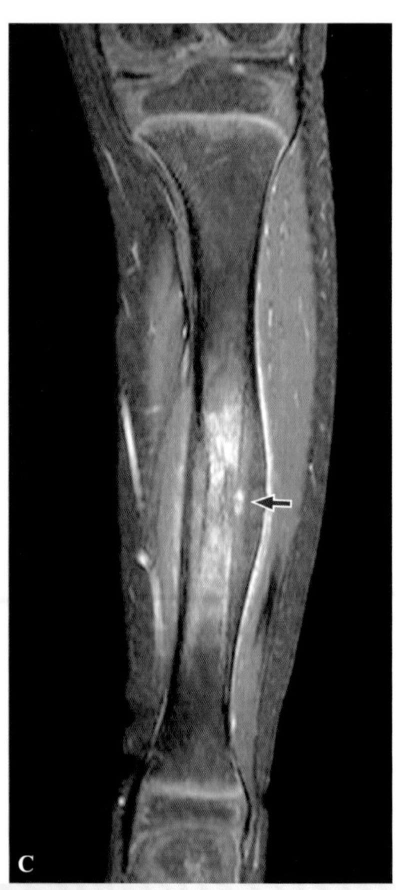

▲ **图23-9　男，8岁，骨样骨瘤，临床表现为夜间痛**

A. X线正位片示左侧胫骨中远段骨干的骨皮质梭形增厚及实性骨膜新生骨形成（箭）；B. CT冠状位影像清晰显示弥漫性骨皮质增厚和低密度瘤巢（箭）；C. 冠状位增强T_1加权脂肪抑制像示病变中心见强化的瘤巢（箭）及邻近骨髓与软组织弥漫性强化；正如本例所示，瘤巢在CT比在MRI上更为明显

水肿、反应性软组织变化及邻近关节异常等方面具有优势，并且无电离辐射[36]。

关节内骨样骨瘤罕见，但对临床及影像学诊断具有一定挑战性。近关节或关节内的骨样骨瘤通常出现关节积液及类似关节炎的疼痛。与常见的骨样骨瘤发病部位相比，关节内骨样骨瘤可能很少或没有反应性骨皮质增厚。当瘤巢小，伴反应性骨改变轻微时需要高度怀疑关节内骨样骨瘤可能[37, 38]。

病变发生于非典型解剖部位使骨样骨瘤的诊断变得复杂。脊柱的骨样骨瘤最常发生于腰椎椎弓，表现为脊柱侧弯与神经根性疼痛。多数需 CT 或 MRI 检查椎弓根及椎板是否含有瘤巢。腕骨及跗骨骨样骨瘤的临床与影像学表现可与感染性或炎性关节炎相似。

骨样骨瘤的鉴别诊断包括应力性骨折，骨皮质内脓肿，其他肿瘤如骨皮质内血管瘤、骨母细胞瘤等及椎弓根代偿性肥大。与应力性骨折在增厚的骨皮质中可见线样骨皮质断裂不同，骨样骨瘤增厚的骨皮质中可见圆形瘤巢。骨样骨瘤骨显像呈“双密度”征，瘤巢放射性摄取显著而其周围呈轻度摄取。与之不同，应力性骨折通常呈线样的放射性摄取[39]。在增强 CT 上，骨皮质内脓肿或死骨通常形状与边界不规则，周围可见环形强化，相比之下，皮质型骨样骨瘤的边界光滑，瘤巢呈显著强化[40]。虽然骨皮质内血管瘤十分罕见，但通过影像学表现鉴别骨样骨瘤与骨皮质血管瘤仍存在困难。椎弓根代偿性肥大见于单侧脊椎滑脱，与脊柱骨样骨瘤类似。椎弓根代偿性肥大缺乏瘤巢并有同侧脊椎滑脱，据此可与脊柱骨样骨瘤鉴别。关于骨样骨瘤与骨母细胞瘤的鉴别见下文。

大体病理及显微镜下可见富含成骨细胞的瘤巢与矿化不佳的编织骨（图 23-10）。瘤巢周围可见骨硬化边。目前首选治疗方法是完整切除肿瘤。最近，采用经皮射频消融已基本取代手术切除，对于

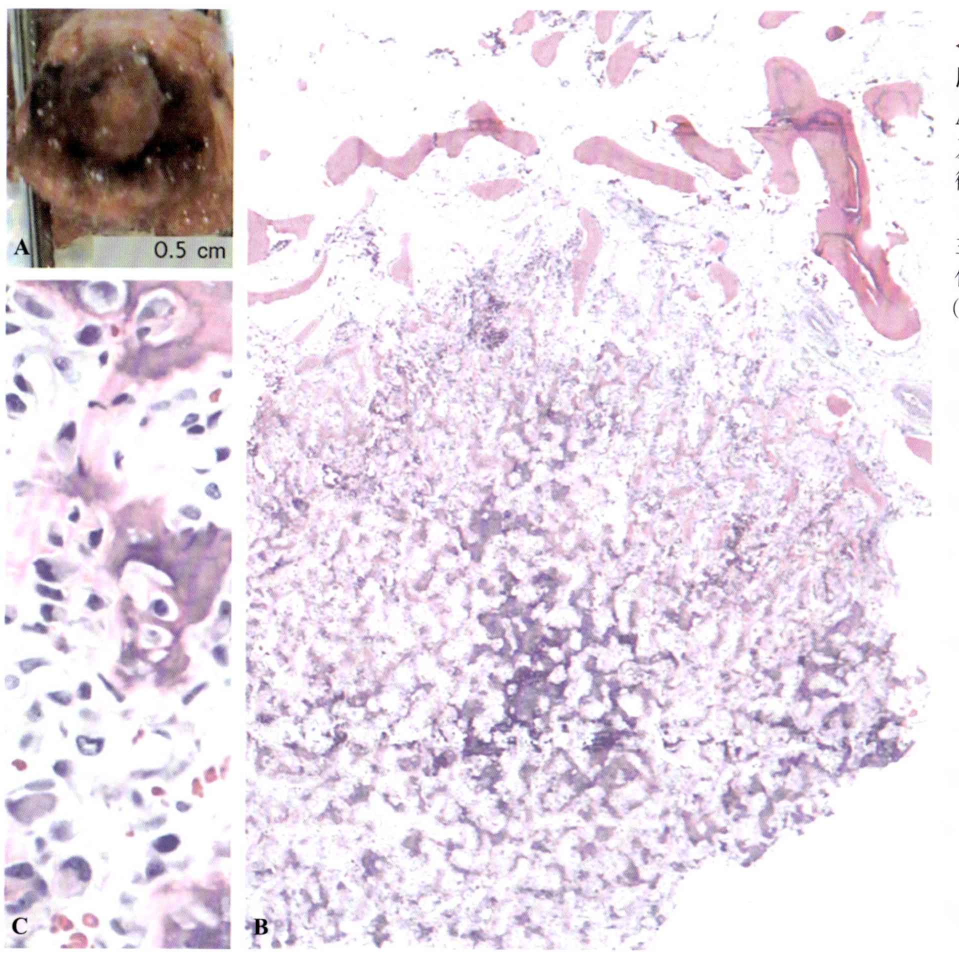

◀ **图 23-10　男，9 岁，肱骨远端骨骺骨样骨瘤**

A. 整体切除标本示瘤巢及周围骨性硬化边；B. 显微镜下区域性结构（HE，×40）；C. 中心可见瘤巢主要由大量成骨细胞及矿化不佳的骨样基质组成（HE，×600）

多数患者射频消融可有效缓解疼痛，并发症少，复发率低[41]。

(6) 骨母细胞瘤：骨母细胞瘤是一种罕见的良性成骨性肿瘤。以大量伴反应性骨形成的成骨细胞包绕疏松编织骨为特点。骨母细胞瘤相对罕见，占全部良性骨肿瘤的3%[4]。20—40岁好发，男性多见（男女比例2.5∶1）[42]。

组织学上，骨母细胞瘤与骨样骨瘤相同，但两者影像学表现与临床表现却完全不同。相比于骨样骨瘤，骨母细胞瘤疼痛少，对药物治疗不敏感。骨母细胞瘤更为膨胀，体积更大（多数直径为3～10cm，常通过测量直径大于2cm与骨样骨瘤鉴别），邻近的反应性骨改变更少[43]。与骨样骨瘤常发生于长管状骨不同，骨母细胞瘤更常见于脊柱或扁骨[43]；发生于长骨者仅占35%，多数位于骨干。

X线片对多数骨母细胞瘤都不能做出诊断；病变可呈单纯溶骨性、单纯硬化性或两者混合性改变。发生于长管状骨的骨母细胞瘤可来源于骨髓质或骨皮质。通常表现为以溶骨性改变为主的膨胀性病变伴基质钙化与反应性骨硬化。尽管CT显示基质钙化与骨皮质最佳（图23-11），但MRI在区分肿瘤与伴发骨髓水肿及显示软组织改变方面具有优势。骨母细胞瘤高度血管化，血管造影见密集的毛细血管充盈。骨显像有助于肿瘤精确定位，特别是发生于脊柱后部者，病变呈放射性核素浓聚[44]。

部分骨母细胞瘤，尤其发生于脊柱后部结构者，可有动脉瘤样骨囊肿的表现。发生于其他部位的骨母细胞瘤表现多变，需要与骨样骨瘤、单纯性骨囊肿、动脉瘤样骨囊肿、嗜酸性肉芽肿、内生软骨瘤、软骨黏液样纤维瘤及纤维结构不良鉴别。

肿瘤刮除术或整体切除术是当前治疗骨母细胞瘤的首选方法。

(7) 纤维性骨皮质缺损/非骨化性纤维瘤：纤维性骨皮质缺损（fibrous cortical defect，FCD）和非骨化性纤维瘤（nonossifying fibroma，NOF）是良性纤维性骨病变，两者组织学类型相同。FCD仅发生于骨皮质且直径小于2cm。NOF，亦称纤维黄色瘤，呈偏心性生长并向骨髓内延伸，直径不小于2cm。FCD本质上是一种正常变异，见于4—8岁骨骼发育中的儿童。大多数（＞70%）NOF发生于青少年[4]。FCD和NOF是最常见的良性骨病变，在儿童中发病率高达40%[4]。

FCD通常无症状，偶然发现；多数可自然消退。NOF多数也无症状，但可因病理性骨折出现疼痛。多数NOF为单发性病变，但有多发性NOF的报道。多发性NOF伴有皮肤牛奶咖啡斑及其他骨外先天畸形（精神发育迟缓、眼部异常、心血管畸形和性腺功能减退症）则称为Jaffe-Campanacci综合征[45]。部分学者认为这是神经纤维瘤病Ⅰ型的一种表现[46, 47]。

X线片通常可以诊断FCD及NOF。FCD和NOF最常见于下肢长骨干骺端，好发于后部骨

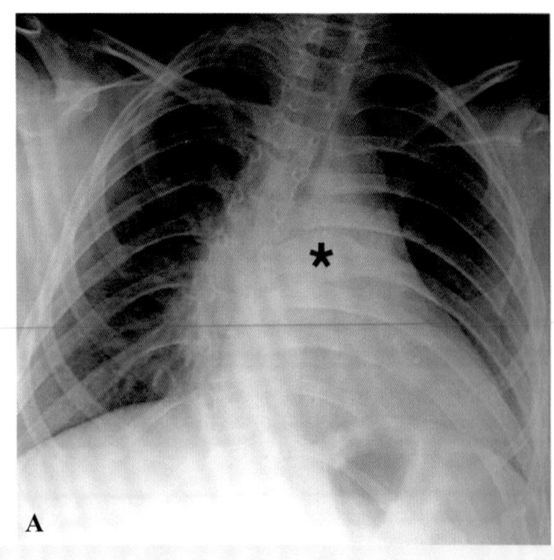

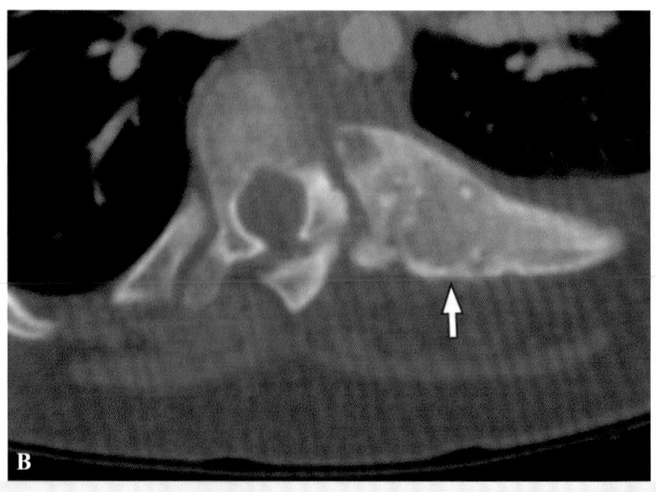

▲ **图23-11 女，11岁，骨母细胞瘤**

A. 肋骨X线正位片示左侧第7后肋近肋椎关节处一膨胀性骨性肿块（星号），胸椎脊柱向右侧凸伴疼痛；B. 左侧肋骨CT轴位图像见一边界不清的膨胀性骨性病变（箭），密度不均，可见透亮影与基质骨化；骨皮质未见中断

皮质。两者表现为边界清晰的以骨皮质为基底的（FCD）或偏心性的（NOF）溶骨性病变伴骨硬化缘。一般来说，病变无明显骨膜反应。病变较大时呈细长、多房性表现伴轻度膨胀及骨皮质变薄（图 23-12）。主要鉴别诊断包括软骨黏液样纤维瘤、纤维结构不良、骨样骨瘤、骨脓肿和骨膜软骨瘤。位于干骺端的 FCD 和 NOF 随着骨骼的生长发育逐渐移向骨干。

尽管 CT 有助于诊断相关骨折，但 CT 和 MRI 并不常用于该病。在 MRI，病变位于骨皮质，呈特征性偏心性生长，边界清晰，于 T_1WI 及 T_2WI 均呈低信号，强化程度取决于病变的演化阶段。同预期一致，早期活动性病变于 T_2WI 及增强后呈高信号，而消退中的病变于 T_2WI 呈低信号，增强后无强化[48]。多数 NOF 可自行消退并有反应性骨硬化，但有部分病变可持续存在至成年期，有发生病理性骨折的危险。

显微镜下，FCD 和 NOF 病变以成纤维细胞呈车辐状排列，伴散在的多核巨细胞和组织细胞（图 23-13）。组织细胞内或可见含铁血黄素和脂质沉积。无并发症的 NOF 或 FCD 不需要治疗。

(8) 纤维结构不良：纤维结构不良（fibrous dysplasia，FD）是累及骨髓腔的良性纤维骨性病变。多见于儿童及青壮年，无性别差异。FD 分为单骨型和多骨型，单骨型占 70%～80%[49]。面骨尤其颌骨最常受累，其他部位包括颅骨、肋骨及股骨和胫骨在内的长骨。多骨型 FD，亦称纤维软骨发育不良或全身性骨纤维囊性病，与一些综合征相关，如 McCune-Albright 综合征（性早熟、皮肤牛奶咖啡斑和单侧多骨型 FD）[50, 51]（图 23-14）和 Mazabraud 综合征（肌内黏液瘤和 FD）[52]。

在 X 线片与 CT 上，长骨纤维结构不良呈边界清晰的骨髓内病变，基质呈磨玻璃样或模糊改变，骨内膜扇形改变，可伴或不伴骨质膨胀（图 23-14）。因股骨近端反复骨折及内翻畸形导致牧羊人手杖畸形。未发生骨折则无明显骨膜反应。骨显像或有助于识别多发病变。在 MRI 上，纤维结构不良信号于 T_1WI 与肌肉信号相似，T_2WI 因病变成分不同而信号多变（尽管多数病变于 T_2WI 呈高信号）。增强后病变通常呈不均匀强化[53]（图 23-15）。

镜下纤维结构不良呈细纺锤状或星状成纤维细胞伴混合数量不等的纤细骨小梁，无大量成骨细胞

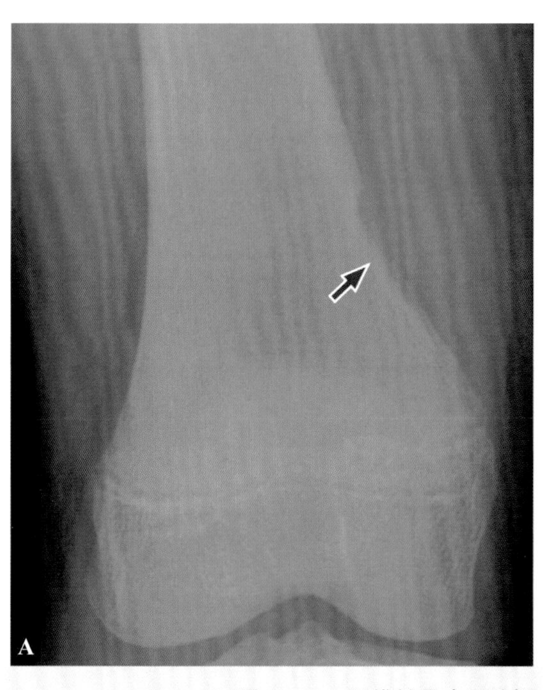

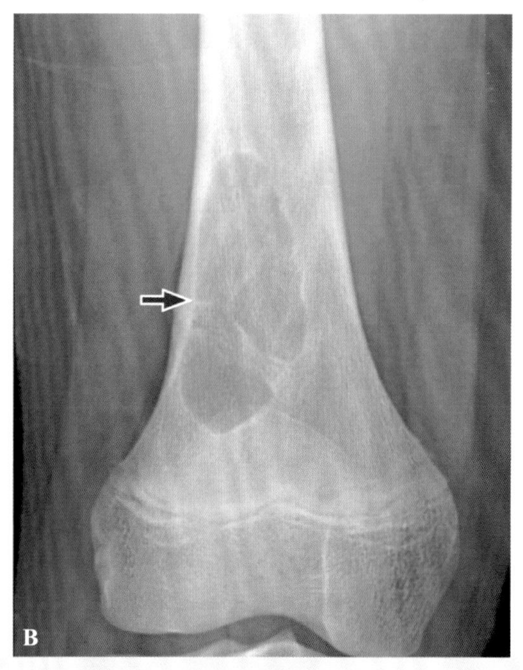

▲ 图 23-12　纤维性骨皮质缺损（FCD）和非骨化性纤维瘤（NOF）

A. FCD：股骨远端内侧见一较小的以骨皮质为基底的细长低密度病变；病变局限于骨皮质提示 FCD（箭）；B. NOF：股骨远端见边界清晰的低密度病变，周围有薄层硬化缘；病变呈偏心性生长，向骨髓内延伸提示 NOF（箭）；未见骨膜反应或骨皮质中断

包绕（图 23-16）。该良性病变预后良好，但患儿偶可遗留如肢体不等长或弯曲等畸形。恶变非常罕见。

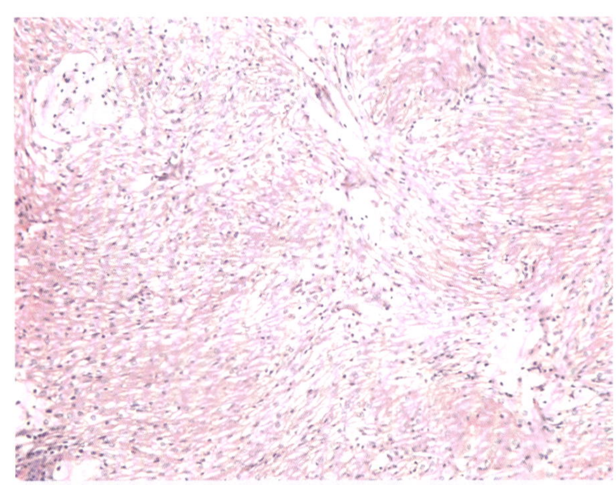

▲ **图 23-13　女，11 岁，1 型神经纤维瘤病，股骨多发非骨化纤维瘤**

NOF 组织学切片示梭形的成纤维细胞呈车辐状生长，巨噬细胞聚集，浅色的胞质空泡化代表脂化（HE，×200）

(9) 骨纤维结构不良：骨纤维结构不良是一种良性纤维骨性病变，几乎仅见于胫骨，多数发生于婴幼儿期，15 岁以后发病罕见。骨纤维结构不良的影像表现与釉质瘤类似，后者具有侵袭性和恶性特征 [54, 55]。有研究认为骨纤维结构不良可能是不完全型或退变型釉质瘤的前体 [56]。

在 X 线片上，骨纤维结构不良典型表现为累及胫骨前部骨皮质，边界相对清晰的混杂密度病变伴边缘硬化。通常伴有前部骨皮质增厚与向前弯曲（图 23-17）。病变呈偏心性生长，可与纤维结构不良鉴别，后者位于骨髓腔。

与釉质瘤通常含软组织成分不同，骨纤维结构不良无软组织肿块。骨纤维结构不良可伴发病理性骨折及先天性假关节。CT 和 MRI 可显示病变范围、骨髓腔狭窄程度及骨皮质变薄。骨纤维结构不良 MRI 信号无特异性，于 T_1WI 呈低等信号，T_2WI 呈高信号伴不同程度低信号硬化边，增强后病变内呈显著强化（图 23-17）。

在镜下，骨纤维结构不良含有可产生束状胶原

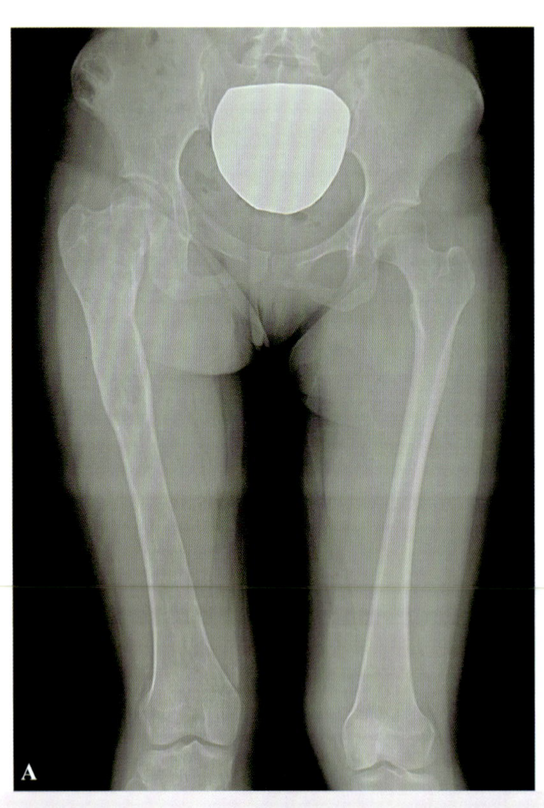

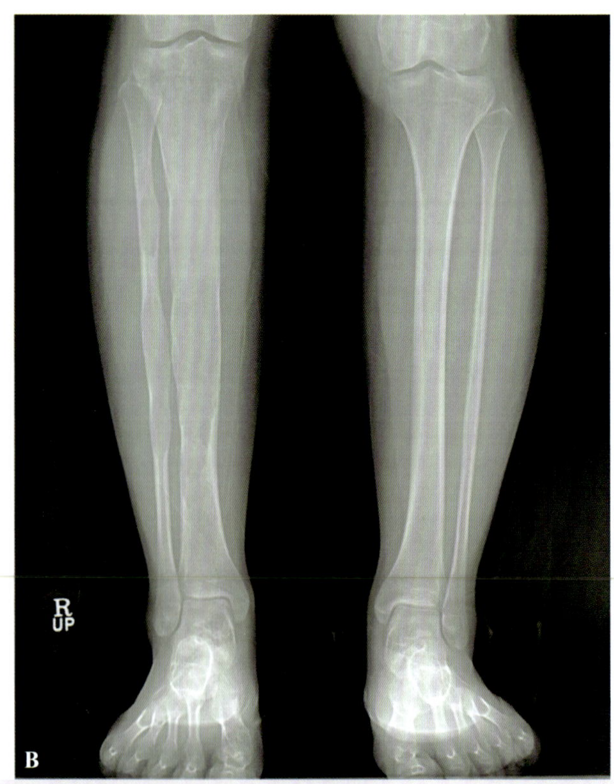

▲ **图 23-14　女，17 岁，McCune-Albright 综合征，纤维结构不良**

A 和 B. 下肢 X 线正位片示右侧股骨、胫骨、腓骨及距骨多发骨质病变，基质呈磨玻璃样改变；伴有骨质膨胀，骨内膜扇形改变及轻度畸形，尤其在右侧股骨近端；该女孩有性早熟病史和皮肤牛奶咖啡斑

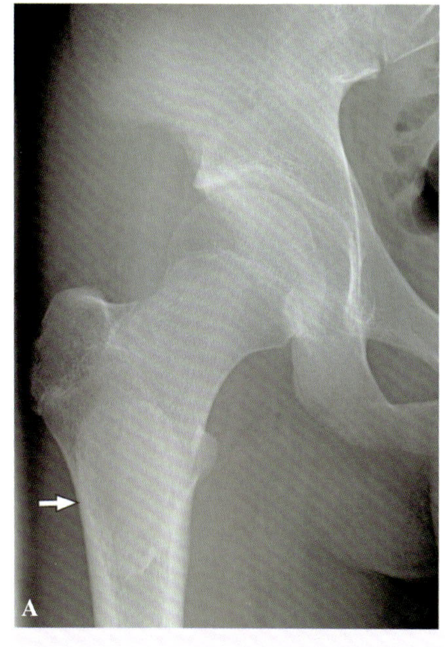

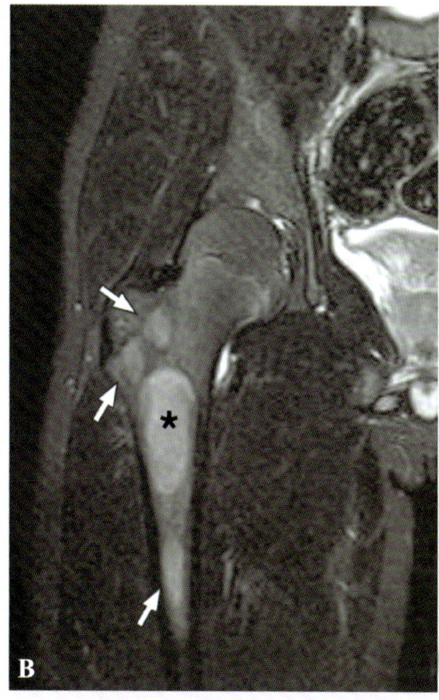

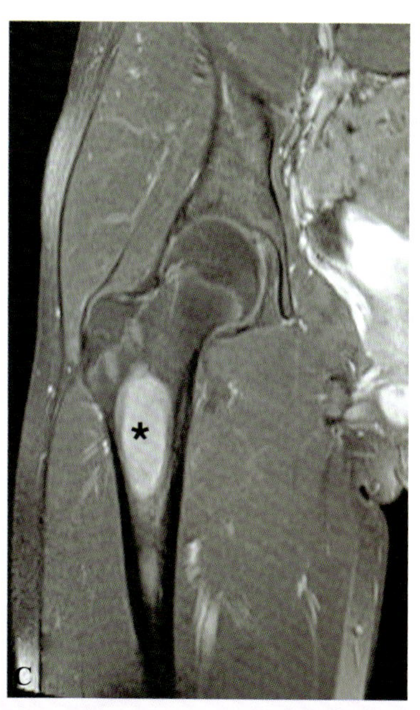

▲ **图 23-15　男，13 岁，纤维结构不良**

A. 右侧股骨 X 线正位片示右侧股骨近端边界清晰的卵圆形高密度病变（箭），基质呈磨玻璃样改变伴薄层硬化缘；B 和 C. 冠状位 T_2WI（B）和增强脂肪抑制 T_1WI（B）示骨髓内高信号病变伴均匀强化（星号）；较大的局灶性纤维结构不良病变（星号）周围亦可见数个较小的 T_2 高信号病变（箭）

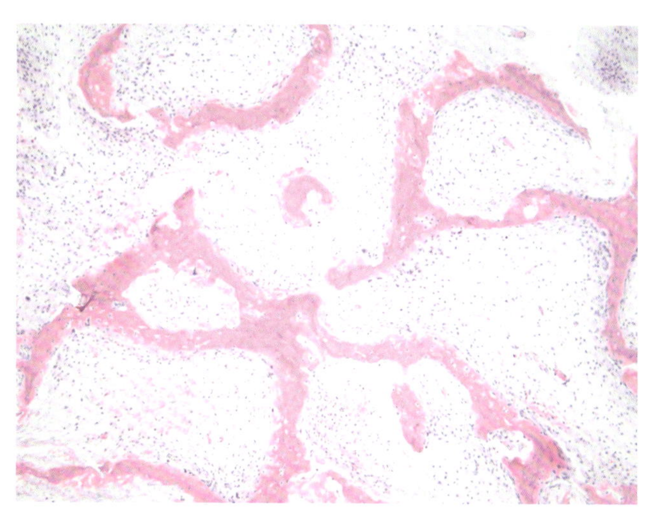

◀ **图 23-16　女，10 岁，股骨近端纤维结构不良伴病理性骨折**

镜下，在梭形及星形成纤维细胞背景下见细长和曲线样骨针（HE，×100）

的成纤维细胞（图 23-18）。纤维增生内可见骨小梁嵌入。偶见角蛋白阳性细胞，常规染色显示不佳，免疫组化或可显示。多数骨纤维结构不良可自愈或退变。少数可进展为釉质瘤。

(10) 朗格汉斯细胞组织细胞增生症（Langerhans cell histiocytosis，LCH）：之前称为嗜酸性肉芽肿或组织细胞增多症 X，是朗格汉斯细胞肿瘤性增生。LCH 是一种体内某些部位不成熟朗格汉斯细胞增生的组织细胞谱系疾病。骨骼系统受累可达 80%[4]。LCH 可发生于任何年龄，多数不到 5 岁[57]。全身受累主要见于婴幼儿。发病年龄在 2 岁前者预后差。

习惯上，根据临床表现 LCH 可分为 3 类，包括 B 嗜酸性肉芽肿（单纯累及骨骼）、Hand-Schuller-Christian 病（颅骨病变、尿崩症及眼球突出）和 Letterer-Siwe 病（婴幼儿播散性病变）。亦可更为实际地将其分为局限性（单骨型或多骨型）或广泛性（脏器受累）。累及的脏器不同使该病临床表现多变。儿童多表现为低热，血沉和 C 反应蛋白等炎

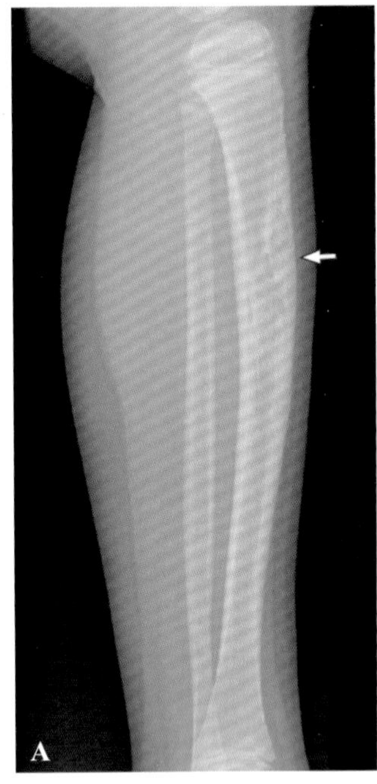

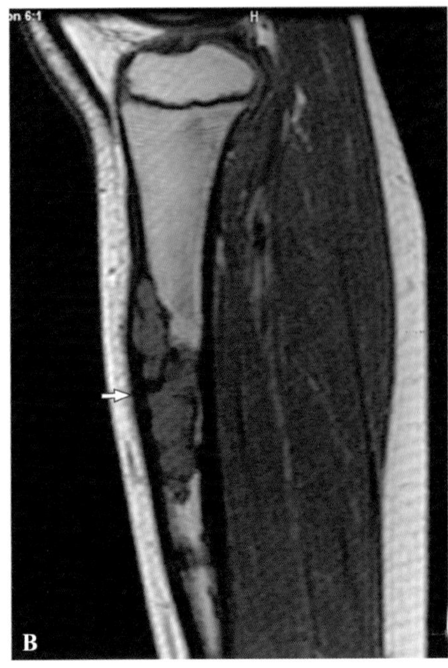

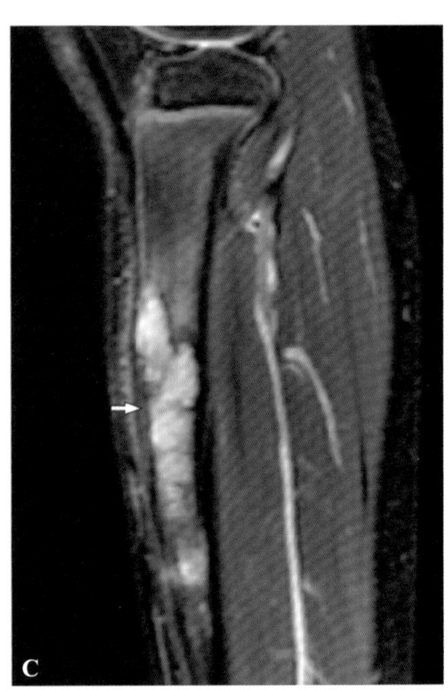

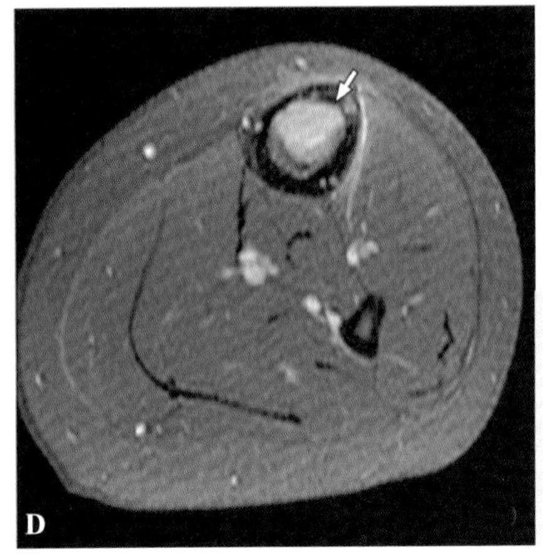

▲ **图 23-17　女，10 岁，骨纤维结构不良**

A. 胫骨 X 线侧位片示左侧胫骨近端前部混杂密度病变（箭），可见硬化缘，病变骨呈膨胀性改变；B-D. 矢状位 T_1WI（B）和脂肪抑制 T_2WI（C）及轴位增强脂肪抑制图像（D）示胫骨前部膨胀性骨病变（箭）；前部骨皮质变薄，但无明确的骨外软组织肿块；肿瘤呈弥漫性强化

性标记物升高。

尽管 LCH 可累及任何骨骼，但以颅骨最常见。颅骨病变呈穿凿样溶骨性病变伴有斜切边缘，斜切边缘可以理解为颅骨内外板差异性破坏（图 23-19）。颌骨受累可致浮牙征，用于描述牙根周围牙槽骨破坏导致的牙齿“漂浮”状影像表现。乳突骨质受累可引起耳部症状，因此患儿在被诊断为 LCH 前多因中耳乳突炎就诊。LCH 是导致儿童“扁平椎”最常见原因（图 23-19）。脊柱 LCH 病变需 MRI 评估硬膜外肿块的存在和脊髓受压情况。长管状骨 LCH 通常见于干骺端或骨干。亦有报道发生于锁骨和短管状骨等不常见部位的 LCH[58]。

研究 LCH 骨骼受累情况，首先要行 X 线骨骼筛查，尽管与具有放射性的骨显像相比，其敏感性存在一定争议[59, 60]。儿童多发性骨病变需要考虑 LCH 可能。虽然 LCH 在不同时期及不同疾病活跃度，其影像学表现不同，但绝大多数 LCH 骨骼病变的边界清晰（穿凿样），呈单纯溶骨性改变伴骨内膜扇形压迹（图 23-19）。有时可呈浸润性侵袭性骨破坏伴单层或多层骨膜反应（图 23-20），表现类似于恶性骨肿瘤或骨髓炎。LCH 病变常自然消退，消退的病变多表现为骨硬化和重塑。

CT 可清晰显示 LCH 骨皮质破坏与软组织受累。相比于尤因肉瘤，LCH 病变边界不规则且更锐利。在 MRI，LCH 骨骼与软组织肿块于 T_1WI 呈低信号，于 T_2WI 呈高信号，增强后出现强化。约 1/3 LCH 病变可见软组织肿块。伴随炎性反应导致骨骼与软组织水肿，增强后强化可类似于骨髓炎（图

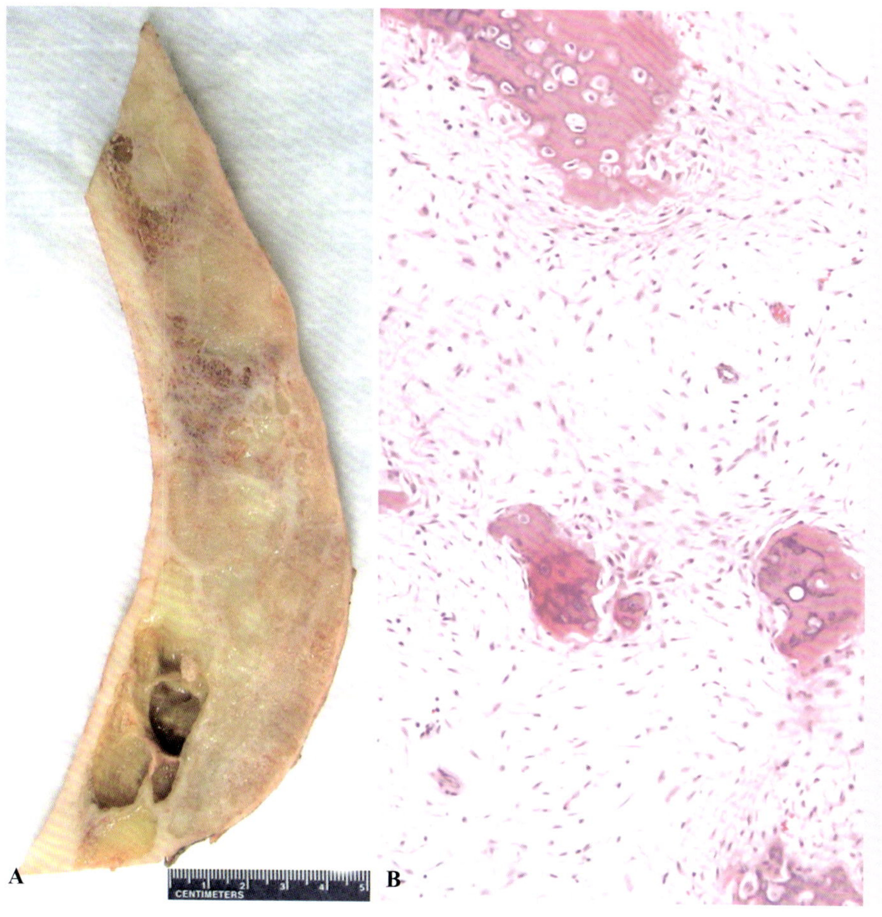

◀ **图 23-18 男，14 岁，胫骨长期弯曲，骨纤维结构不良**

A. 胫骨弯曲，断面见浅色软组织伴部分囊变；B. 镜下示成纤维细胞和细束状胶原背景下见骨针，以及周围数量不等的明显成骨细胞（HE，×400）

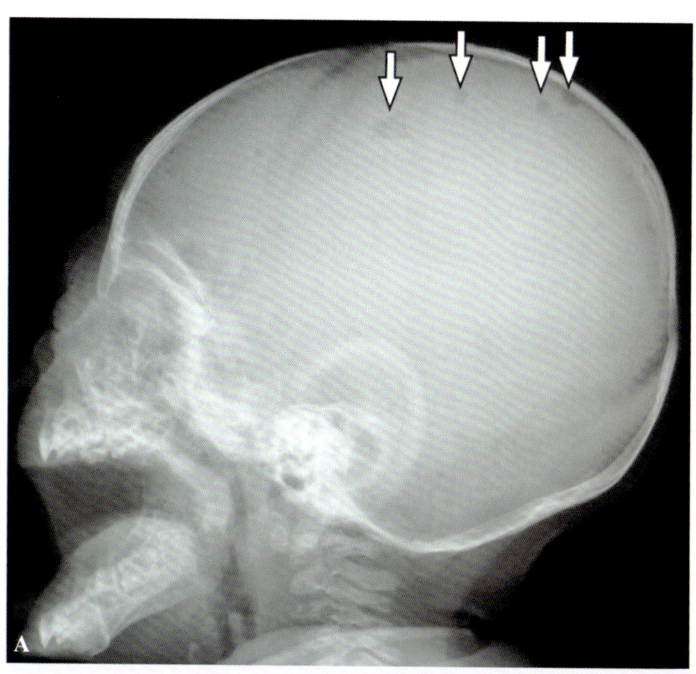

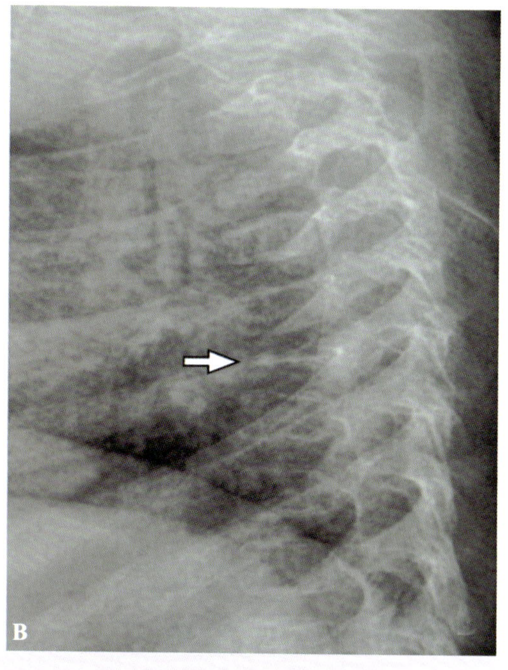

▲ **图 23-19 男，6 月龄，多灶性朗格汉斯细胞组织细胞增生症**

A. 头颅 X 线侧位片示多发穿凿样骨病变（箭）；B. 胸椎 X 线侧位片示胸椎中段可见扁平椎（箭）

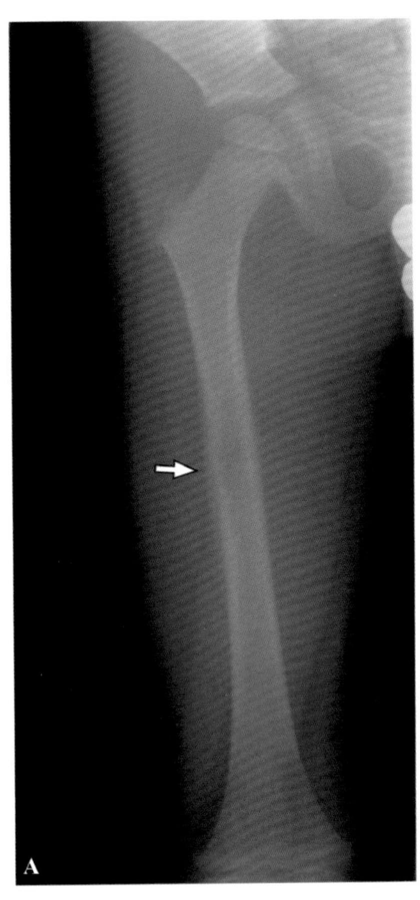

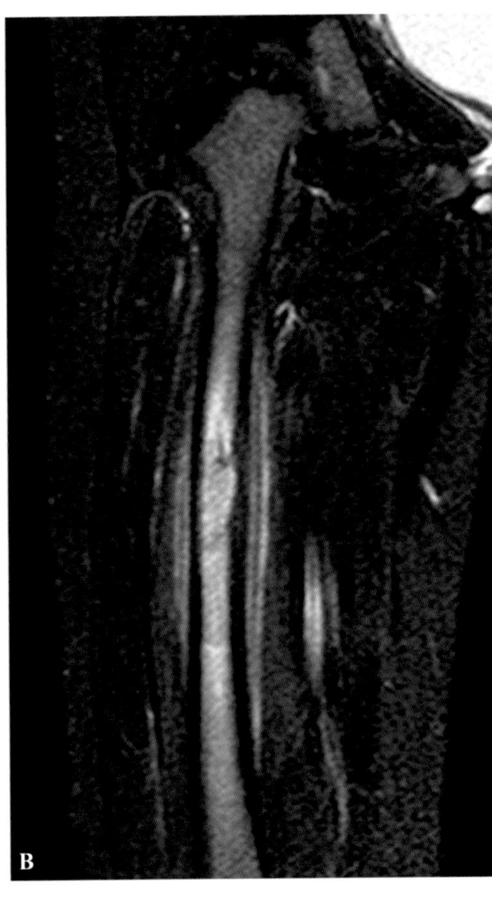

◀图 23-20 男，3 岁，朗格汉斯组织细胞增生症

A. 股骨 X 线正位片示一小的、边界不清的圆形至卵圆形溶骨性病变（箭），并伴有相对较宽的移行带；病变位于骨髓内，病变部位骨干见多层骨膜反应，表现类似于尤因肉瘤等恶性骨肿瘤；B. 冠状位脂肪抑制 T_2WI 示股骨病变周围广泛的骨髓水肿；周围可见 T_2WI 高信号的软组织水肿；以上表现类似于骨髓炎

23-20）。消退中的病变于 T_1 及 T_2WI 均呈低信号。WB MRI STIR 序列对初次诊断及患者随访都可提供重要信息，相较 X 线片与放射性骨显像具有许多优势[61]。

LCH 病理学评估可见成片的朗格汉斯型“组织细胞”中混杂数量不等的嗜酸性粒细胞。局限于骨骼系统的 LCH 预后良好。治疗后“扁平椎”趋于恢复正常高度，受累骨质重塑。复发相对常见，约占全身性病变患者的 1/4。广泛性 LCH 患者治疗采用低剂量化学治疗。

(11) 软骨母细胞瘤：软骨母细胞瘤是仅累及长骨骨骺或骨突的良性软骨性肿瘤。好发于 10—30 岁，近 1/2 的病变发生于生长板闭合前[62]。镜下可见软骨母细胞、软骨基质、巨细胞及局灶性钙化。软骨母细胞瘤可含有 ABC 成分。累及骨骺的良性骨病变主要有两种，即骨骼成熟前的软骨母细胞瘤及生长板闭合后的骨巨细胞瘤（示意图 B）。儿童骨骺病变的鉴别诊断也需要考虑到感染性骨髓炎（Brodie 脓肿），已经在第 22 章详细讨论。

软骨母细胞瘤在 X 线片典型表现为骨骺或骨突（相当于骨骺）边界清晰的偏心溶骨性病变伴硬化缘（图 23-21）。约有 1/3 病变可见软骨基质钙化，CT 显示最佳[63, 64]。病变周围炎性改变往往较明显，导致邻近骨髓及软组织水肿。伴炎性反应常引起骨膜反应[63]。与多数软骨肿瘤于 T_2WI 呈高信号不同，软骨母细胞瘤于 T_2WI 呈低等信号。所含 ABC 成分表现为囊变区，可伴或不伴液 - 液平面（图 23-21）。软骨母细胞瘤在 MRI 上可见低信号边缘。骨髓水肿、软组织改变以及关节积液明显。以上表现对软骨母细胞瘤与其他良性肿瘤的鉴别十分重要。Brodie 脓肿通常表现为中心无强化的脓肿伴周围环形强化的肉芽肿组织，而软骨母细胞瘤的强化程度多变。MR T_2WI 信号强度与增强后强化形式变化与肿瘤组织学特性紧密相关，取决于软骨基质、钙化、ABC 成分及其他物质的含量[64]。

软骨母细胞瘤镜下可见成片数量不等的成熟软骨细胞，每个细胞外常可见钙化缘（所谓的“鸡笼样钙化”），常见混有破骨细胞样巨细胞。多数患者

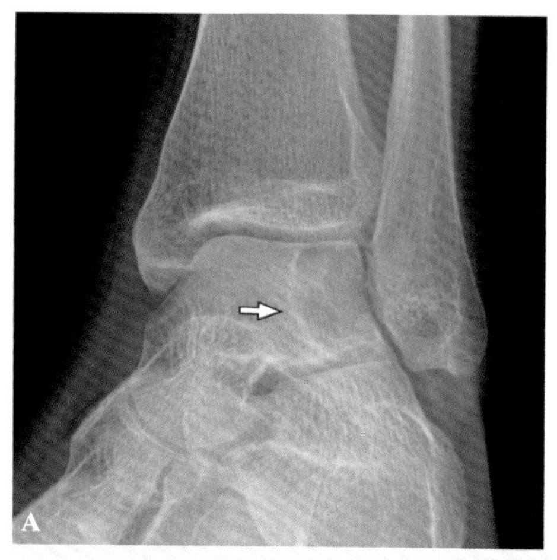

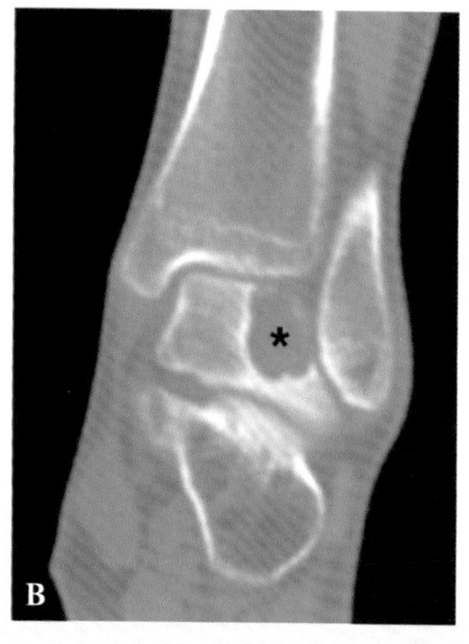

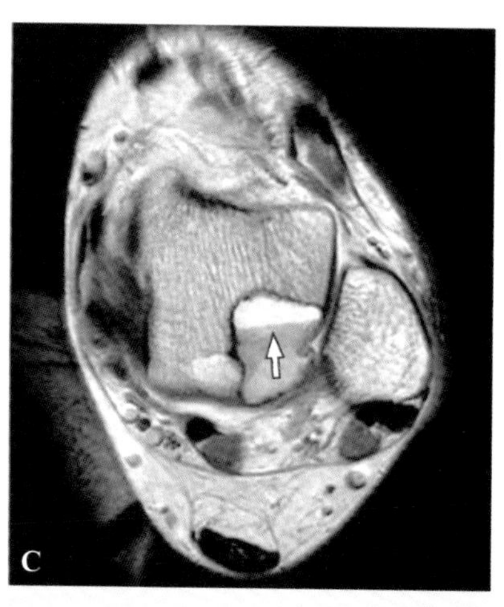

▲ 图 23-21　女，17 岁，软骨母细胞瘤

A. 左踝 X 线片正面位图像示左侧距骨外侧部一边界清晰溶骨性病变（箭）伴薄层硬化缘；B. 冠状位 CT 图像更为清晰显示溶骨性病变（星号），可见周围反应性硬化；C. 轴位 T_2WI 示距骨内一病变伴液－液平面（箭）代表继发性动脉瘤样骨囊肿

采用单纯刮除术治疗，复发率为 14%～18%[65]。

(12) 软骨黏液样纤维瘤：软骨黏液样纤维瘤是一种相对罕见的良性软骨肿瘤，通常累及下肢骨干骺端[66]。胫骨近端最常见，其次为腓骨与跟骨[67]。亦有报道肿瘤发生于上肢骨、骨盆及脊柱。男性多见，发病年龄 10—30 岁[68]。

在 X 线片上，软骨黏液样纤维瘤表现为干骺端偏心溶骨性病变伴硬化缘；肿瘤形状细长，与长管状骨轴线平行。短管状骨内的病变可占据整个骨髓腔宽度并伴骨性膨大及骨皮质变薄（图 23-22）。钙化不常见。其 MRI 信号无特异性，根据病变内部成分的不同而改变，但通常于 T_1WI 呈低信号，T_2WI 呈高信号（图 23-22）。

目前对软骨黏液样纤维瘤的治疗首选手术切除。术后有复发可能，但尚无已知的恶变危险。

(13) 内生软骨瘤：内生软骨瘤是累及骨髓腔的一种软骨瘤。由良性透明软骨构成。软骨瘤亦可发生于皮质旁或骨膜。皮质旁软骨瘤的高峰年龄较内生软骨瘤稍小[69]。内生软骨瘤通常见于儿童和成人的手足短管状骨干骺端或骨干干骺端。隆突性内生软骨瘤被认为是内生软骨瘤的一种变异型，自病变骨一侧向外突出，类似于骨软骨瘤或皮质旁软骨瘤[64]。

Ollier 病和 Maffucci 综合征是内生软骨瘤病最为常见的亚型，随机非对称性累及躯体两侧，通常以一侧发病为主或更为显著[70]。起自干骺端近生长板的内生软骨瘤可破坏生长板的骨生长导致畸形与肢体短缩。恶变为软骨肉瘤亦是潜在并发症。Maffucci 综合征是多发性内生软骨瘤伴梭形细胞血管瘤（图 23-24）。Ollier 病和 Maffucci 综合征均为非遗传性疾病，多为散发。内生软骨瘤与梭形细胞血管瘤通常有 IDH1 或 IDH2 基因突变[71]。

X 线片评价通常足以诊断内生软骨瘤。典型 X 线病变包括长骨及短管状骨的多发性、膨胀性低密度病变伴边界清晰的骨性边缘。内生软骨瘤起自邻近生长板处而后向骨干迁移（图 23-23 和图 23-24）。长骨内的病变通常位于干骺端，其纵轴与长骨轴线平行。手部可见内生软骨瘤聚集引起的干骺端增宽及掌骨和指骨不同程度缩短（图 23-23 和图 23-24）。X 线片及 CT 均可见点状或软骨样钙化。内生软骨瘤在 MRI 所有序列的信号特点与软骨一致，于 T_2WI 呈显著高信号。增强检查强化形式多变，部分病变呈周围环形及弓形边缘强化。

(14) 骨膜软骨瘤：骨膜软骨瘤或皮质旁软骨瘤是一种发生于管状骨骨膜下干骺端表面的特异性良性软骨肿瘤。肿瘤见于儿童及 30 岁以下的成人[72]。因生长缓慢使肿瘤下方骨皮质侵蚀硬化。因其自管状骨骨皮质表面向外生长，有时可类似于骨软骨瘤或其他良性甚至恶性体表肿瘤。

骨膜软骨瘤的 X 线片表现通常具有特征性，伴或不伴软骨基质的骨性肿块突出使骨皮质受压侵蚀及重塑（碟形）（图 23-25）。CT 可显示基质矿化。瘤体与其下方骨皮质间界面有助于鉴别骨膜软骨瘤

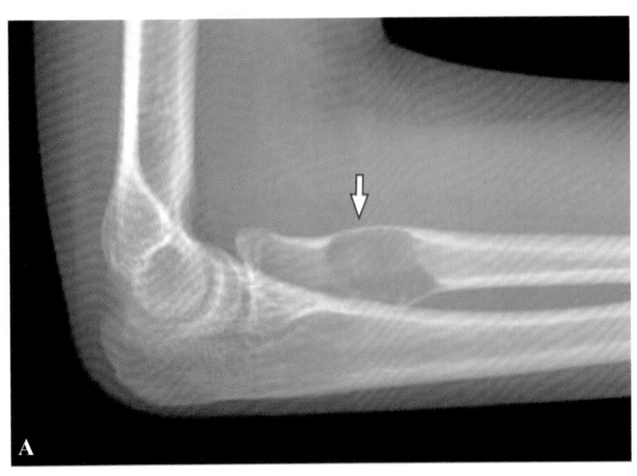

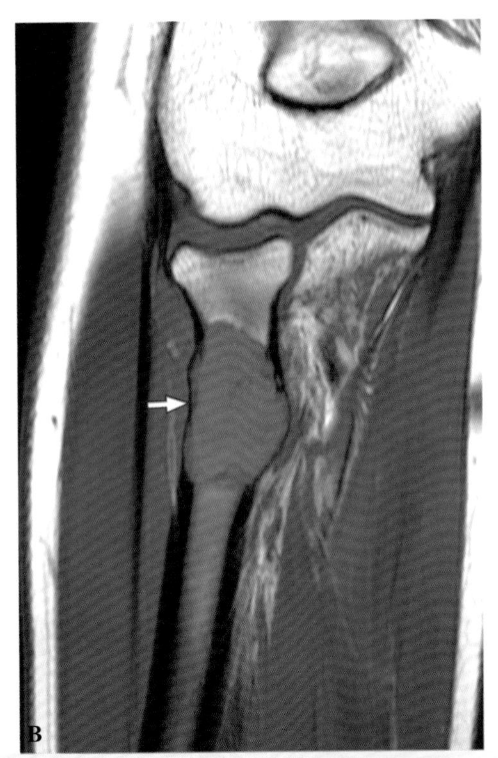

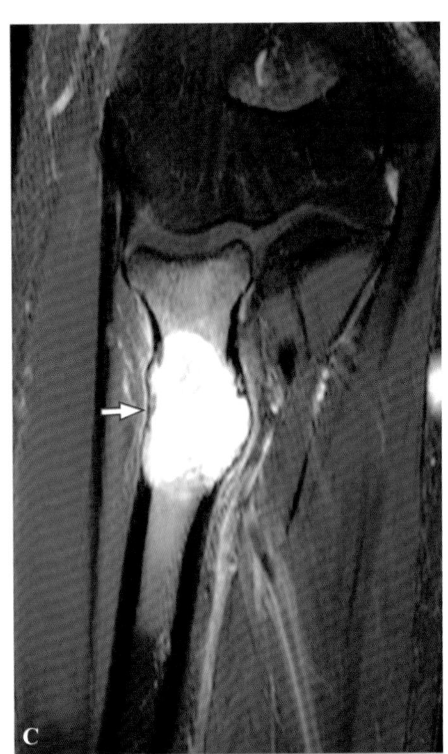

▲ **图 23-22 女，21 岁，软骨黏液样纤维瘤**

A. 左侧肘关节 X 线侧位片示桡骨近端一边界清晰的呈膨胀性改变的溶骨性病变（箭）；B 和 C. 冠状位 T_1WI（B）和脂肪抑制 T_2WI（C）示病变呈膨胀性改变（箭）伴骨皮质变薄

与无蒂型骨软骨瘤。MRI 表现与其他软骨肿瘤相似，于 T_1WI 呈低等信号，于 T_2WI 呈局灶性高信号（图 23-25）。增强检查常可见典型的钆给药后（50）边缘强化。

(15) 骨巨细胞瘤（giant cell tumor，GCT）：是一种良性但具有局部侵袭性的肿瘤。占所有原发骨肿瘤的 4%～5%，发病年龄在 20—45 岁，女性多见[73, 74]。不常见于儿童。肿瘤通常累及长管状骨，以股骨远端和胫骨近端多见。累及脊柱多见于成人[75]。尽管 GCT 在骨骼不成熟患者中罕见，但 GCT 可起自远端干骺端并在生长板闭合前累及骨骺[76]。多数肿瘤位于干骺端，可经过生长板延伸或反映其侵袭性。桡骨远端可发生单纯干骺端 GCT[76]。极少数发生肺“转移”；肿瘤具有惰性，被认为代表肿瘤栓子而非真性转移。

在 X 线片上，GCT 常表现为管状骨干骺端地

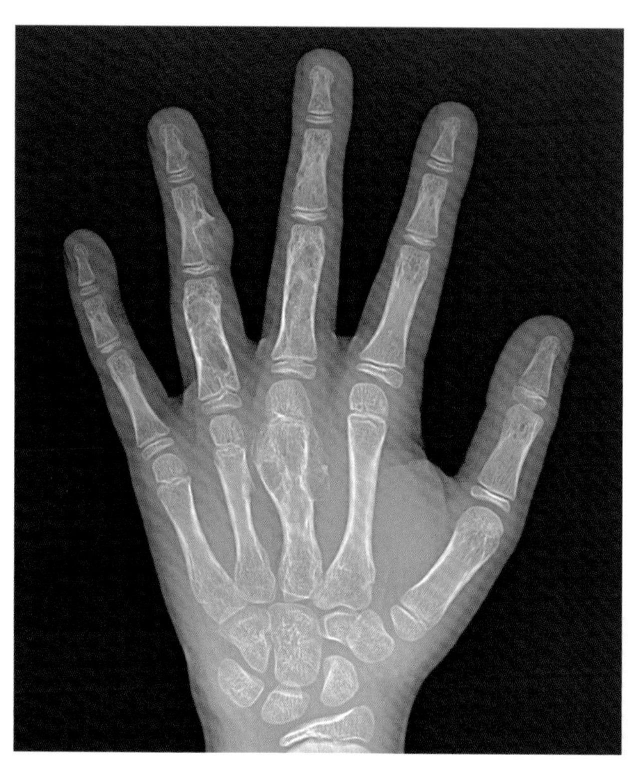

▲ **图 23-23　男，11 岁，多发性内生软骨瘤病(Ollier 病)**
手部 X 线正位片示右手第三、四指掌、指骨多发中心性及偏心性溶骨性病变

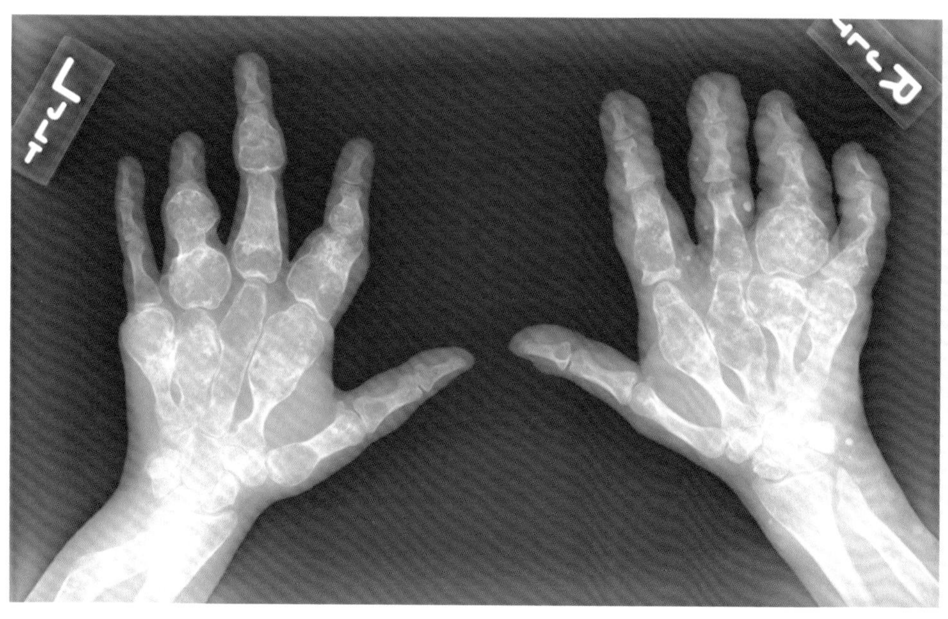

◀**图 23-24　女，21 岁，Maffucci 综合征**
双手骨多发形状奇异的膨胀性病变，伴右腕及右手第二、第三指的软组织钙化（静脉石），代表血管病变；双侧尺骨短小、畸形，是多发内生软骨瘤病的常见表现

图样膨胀性溶骨性病变，边界不清或边缘硬化（图 23-26）。肿瘤内无基质钙化。肿瘤膨胀可引起骨皮质断裂并向软组织内延伸。若并发病理性骨折可引起骨膜反应。MRI 表现取决于肿瘤是以实性或是以囊性为主。实性肿瘤于 T_1WI 及 T_2WI 均呈中等信号，增强后呈弥漫性强化。可伴有瘤内出血及瘤内 ABC 成分。CT 和 MRI 可显示液 - 液平面。

镜下可见单核纤维组织细胞背景下大量巨大的多核巨细胞（图 23-27）。因刮除术后的复发率高，采用整体切除更为适合。局部复发不常见。

2. 恶性骨肿瘤　恶性骨肿瘤好发于骨内特定部位，如骨骺、干骺端及骨干（示意图 C）。

(1) 骨肉瘤：骨肉瘤是儿童最常见原发性恶性骨肿瘤，20 岁以下人群发病率 5/100 万 [77, 78]。男性

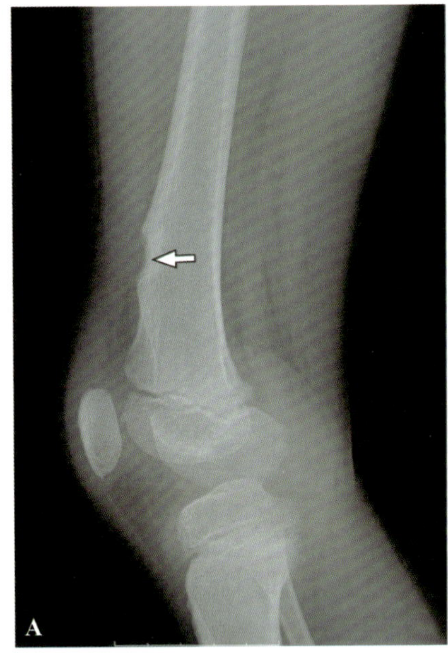
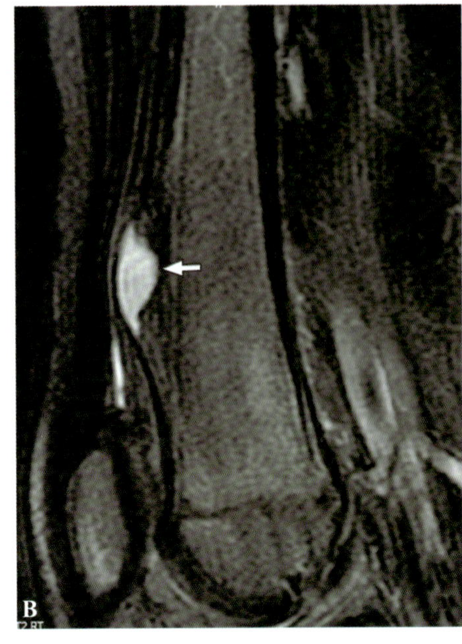

◀ **图 23-25 男，9 岁，骨膜软骨瘤**

A. 股骨 X 线侧位片示碟形骨皮质缺损（箭）伴锯齿状实性骨膜新骨及反应性硬化；B. 矢状位脂肪抑制 T_2WI 示皮质 / 骨膜病灶呈明显高信号，与近皮质（骨膜）软骨瘤的透明软骨一致

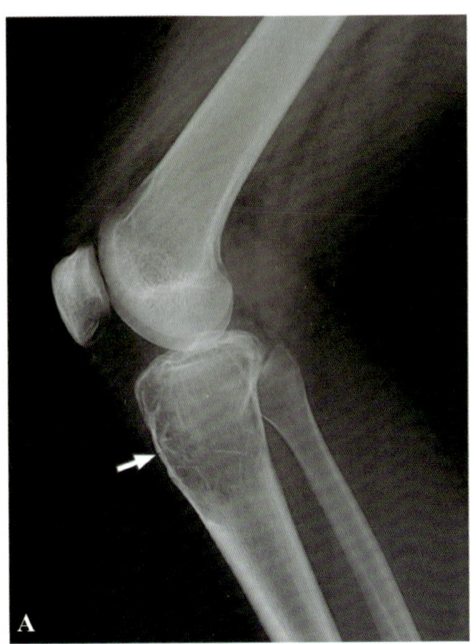
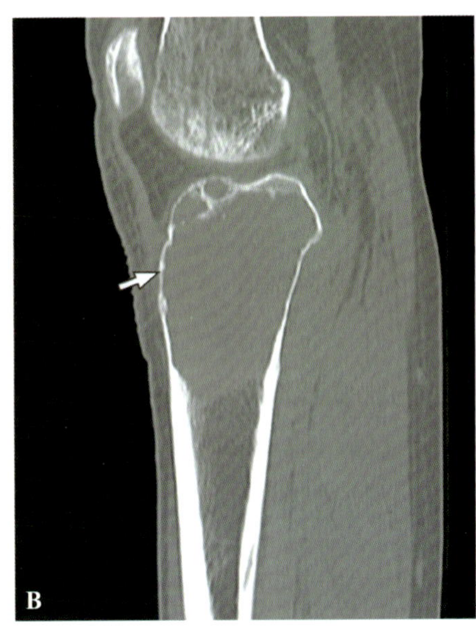

◀ **图 23-26 男，25 岁，骨巨细胞瘤**

A 和 B. 膝关节 X 线侧位 X 线片（A）和矢状位 CT 图像（B）示胫骨近端累及骨骺干骺端的膨胀性溶骨性病变（箭）；外侧骨皮质变薄伴骨内膜扇形改变；X 线片可见分隔样的小梁结构

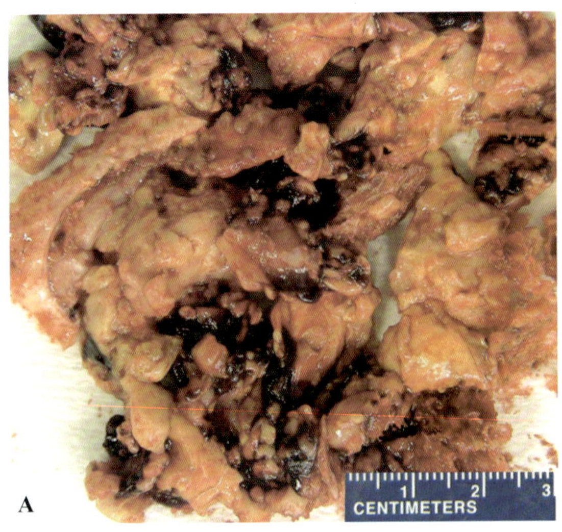

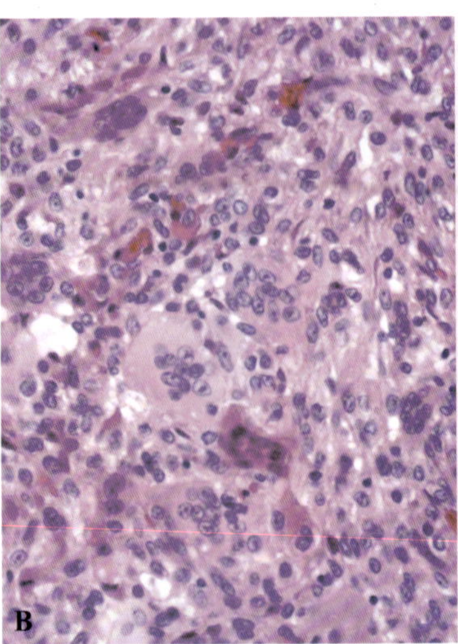

◀ **图 23-27 男，17 岁，股骨远端骨骺骨巨细胞瘤**

A. 刮除肿瘤大体标本示混有血液的柔软黄褐色组织；B. 镜下见单核细胞混有大量多核巨细胞（HE，×600）

略多见，发病高峰在 10—14 岁的快速生长期[77, 78]。最常见于长骨干骺端，尤其是膝部（股骨占 42%，胫骨占 19%）和肱骨（10%）[77, 78]。少见发病部位包括颅骨或下颌骨（8%）及骨盆（8%）[77, 78]。起自骨干少见，起自骨骺者十分罕见。

目前 WHO 将骨肉瘤分为 8 个亚型，包括普通型（成软骨细胞型、成纤维细胞型或成骨细胞型）、毛细血管扩张型、小细胞型、低级别中心型、骨旁型、骨膜型、高级别表面型及继发性骨肉瘤[4]。普通型骨肉瘤是最常见的高级别骨肉瘤。其他高级别变异型包括毛细血管扩张型骨肉瘤、小细胞型骨肉瘤、高级别表面型骨肉瘤及继发性骨肉瘤。低级别变异型包括低级别中心型骨肉瘤和骨旁骨肉瘤[78, 79]。在这 8 种亚型中，骨旁型、骨膜型及高级别表面型骨肉瘤属起源于骨表面。

少数骨肉瘤含有遗传性危险因素，包括视网膜母细胞瘤、Li-Fraumeni 综合征、Baller-Gerold 综合征、Bloom 综合征、Mc-Albright 综合征、OSLAM、Rothmund-Thomson 综合征及 Werner 综合征[80, 81]。罕见情况下，可见多中心骨肉瘤在多骨同时发生（同时性），或继单骨病变后出现多部位受累（异时性）[82]。儿童骨外骨肉瘤十分罕见[83]。局部疼痛及肿胀是骨肉瘤最常见表现，病理性骨折可为首发症状。

高级别骨肉瘤治疗包括手术切除与化学治疗，最新治疗方案包括术前化学治疗。对术前化学治疗的组织学反应程度是肿瘤预后最重要的信息。DWI 和动态增强 MRI 可量化肿瘤坏死和肿瘤残存[84]。ADC 值升高反映肿瘤坏死[85]。低级别变异型，如低级别中心型或骨旁型骨肉瘤等仅需外科治疗。对骨肉瘤的转移与复发首选外科切除。肺转移最常见，发生率 10%～20%[77]。

8 种亚型中本文将详细介绍以下 7 种，小细胞型骨肉瘤十分罕见，本章将略去不做介绍。

① 普通型骨肉瘤：普通型骨肉瘤亦称髓内高级别中央型骨肉瘤，最常见，占全部骨肉瘤的 80%～90%。基于肿瘤主要细胞类型，可将其分为 3 个亚型，即成骨细胞型、成软骨细胞型及成纤维细胞型。

普通型骨肉瘤 X 线表现多变，可呈单纯溶骨性改变，溶骨与硬化混合性改变或单纯硬化性改变（图 23-28）。成骨细胞型骨肉瘤最为多见，占全部骨肉瘤的 50%～80%[86]。90% 可见特征性骨样基质内绒毛或云絮状钙化[86]。成软骨细胞型骨肉瘤主要为溶骨性改变。普通型骨肉瘤典型表现为起自干骺端的骨髓内肿块，边界不清晰，呈溶骨与硬化混合性改变（图 23-28）。其他的 X 线片特点包括骨皮质破坏，以及如洋葱皮样、Codman 三角及日光放射影等侵袭性骨膜反应（如图 23-29），这些特征同样可见于切开肿瘤的大体标本中（图 23-30）。15%～20% 可发生病理性骨折[86]（图 23-29）。其他少见部位的骨肉瘤 X 线表现与长骨骨肉瘤表现相同。

在 MRI 上，普通型骨肉瘤主要于 T_1WI 呈中等信号，于液体敏感序列呈高信号（图 23-31）。儿童干骺端骨肉瘤可经未闭合的生长板累及骨骺[87]（图 23-31）。有报道 6.5% 的骨肉瘤可发生跳跃性转移且预后较差。常见 T_1WI 呈低信号，T_2WI 呈高信号的坏死区及 T_1WI 及 T_2WI 均呈高信号的出血。增强后肿瘤通常呈不均匀强化。T_1WI 及 T_2WI 均呈低信号代表基质矿化。部分肿瘤的骨内骨外累及与肿瘤周围水肿难以鉴别，增强检查有助于区分两者[86]。

② 毛细血管扩张型骨肉瘤：毛细血管扩张型骨肉瘤罕见，约占全部骨肉瘤的 2.5%～12%[88]。病变最常发生于股骨及胫骨干骺端。大体标本，病变如 ABC 一样，主要由含有分隔的充满血液的大囊腔构成[88]（图 23-32）。毛细血管扩张型骨肉瘤的影像表现常与 ABC 相似。但毛细血管扩张型骨肉瘤病变内的分隔是由高级别肉瘤细胞构成。

X 线片最常见表现为不伴有明显硬化的地图样骨坏死及较宽的移行带（图 23-33）。可见膨胀性骨重塑，出现症状时通常伴发病理性骨折。其他常见表现包括侵袭性骨膜反应、骨皮质破坏及软组织肿块形成。骨显像与 PET-CT 可示显著不均匀摄取伴中心冷区称为“面包圈”征，发生率可达 65%（图 23-33）。

所有病例在 MRI 上均可见出血，表现为含液平面或 T_1WI 及 T_2WI 均呈高信号的区域。实际上，毛细血管扩张型骨肉瘤有 52% 的出血中于 T_1WI 可见高信号[88]（图 23-33），而这在其他儿童原发骨肿瘤中非常罕见。毛细血管扩张型骨肉瘤有一些影像学特征使其可与良性 ABC 鉴别。第一，分隔较厚

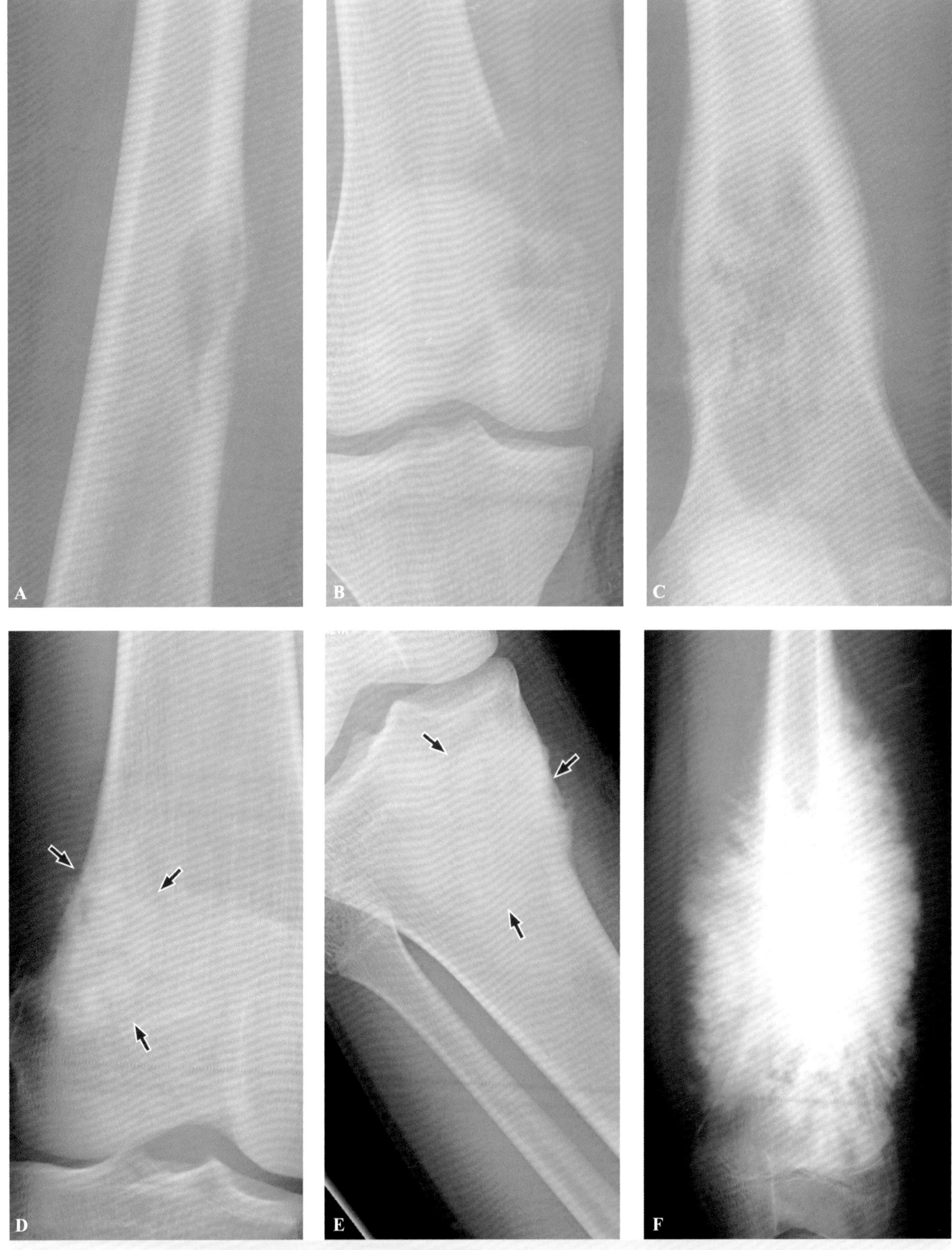

▲ **图 23-28　骨肉瘤 X 线片的各种表现**

A 和 B. 单纯溶骨性改变；C 和 D. 溶骨与硬化混合性改变（箭）；E 和 F. 单纯硬化性改变（箭）

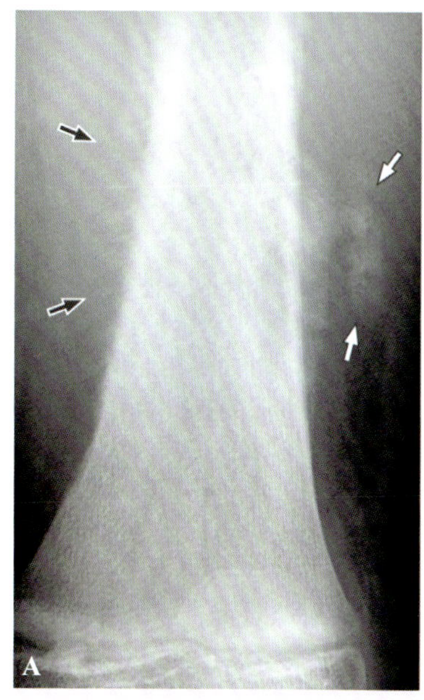

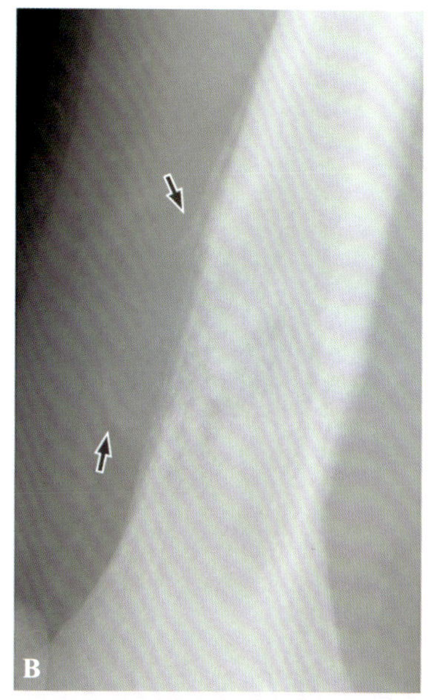

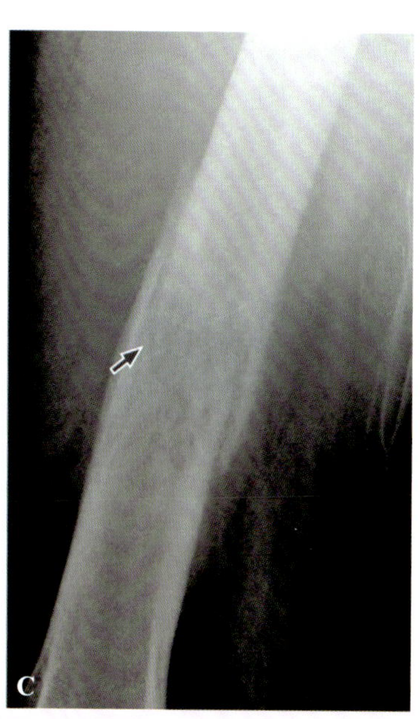

▲ 图 23-29　骨肉瘤 X 线片典型表现（A，B）及伴病理性骨折

A. 骨肉瘤“日光放射”影（黑箭）与骨样基质形成（白箭）；B. Codman 三角（箭）；C. 病理性骨折（箭）

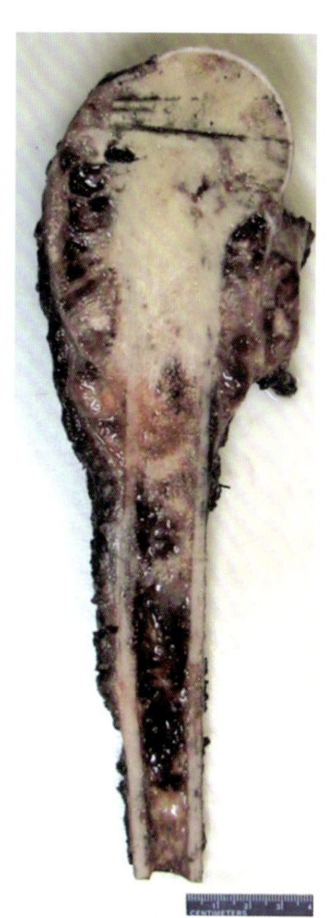

▲ 图 23-30　男，16 岁，肱骨近端普通型骨肉瘤

肿瘤占据骨髓腔，骨膜抬高（Codman 三角），骨皮质破坏，延伸至软组织

且含有实性结节，增强 T_1WI 显示最佳；第二，病变内含矿化基质，其中 58% 可见于 X 线片；第三，其影像学特点是软组织肿块形成及骨皮质破坏，反映肿瘤呈侵袭性生长[88]（图 23-33）。尽管以上影像学特点有助于鉴别，但准确区分两者仍需活检。

③ 低级别中心型骨肉瘤：低级别中心型骨肉瘤罕见，占全部骨肉瘤的 1.9%，影像表现多变，在 X 线片较小的病变与良性纤维性病变表现类似，较大的病变可表现出侵袭性。病变可为单纯溶骨性改变或溶骨性改变伴部分硬化[89]。MRI 典型表现为骨皮质破坏及骨外肿块形成，但影像学诊断仍存在困难，确诊需要骨活检[90, 91]。

④ 骨旁型骨肉瘤：骨旁型骨肉瘤是皮质旁骨肉瘤最常见的类型，占全部骨肉瘤的 4%[92]。长骨干骺端是主要的发病部位，以股骨远端后部最为常见。组织学上，骨旁型骨肉瘤通常为低级别肿瘤，但有报道 16%～43% 的病变去分化混有高级别肿瘤细胞[93]。骨旁型骨肉瘤起自骨膜外层。

在 X 线片上，典型骨旁型骨肉瘤表现为外生型结节性肿块伴中心致密骨化（图 23-34）。30% 病变可见透亮裂隙平面，称“线样”征，反映骨皮质与肿瘤间的骨膜嵌入[93-95]（图 23-34）。骨旁型骨肉瘤的其他表现包括骨皮质增厚，相对缺乏侵袭性骨膜

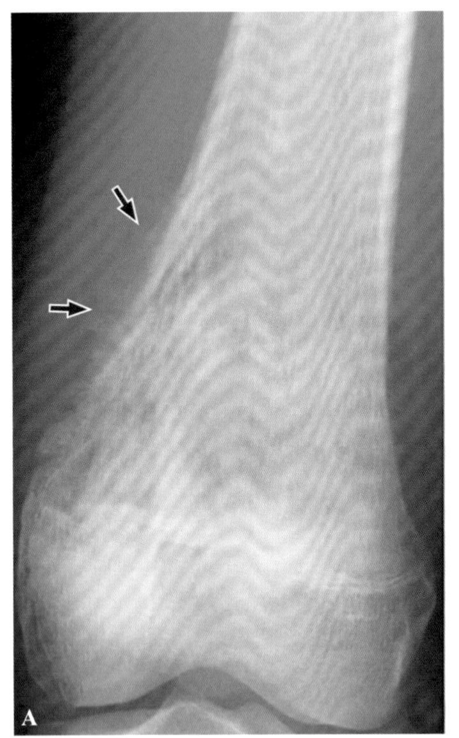

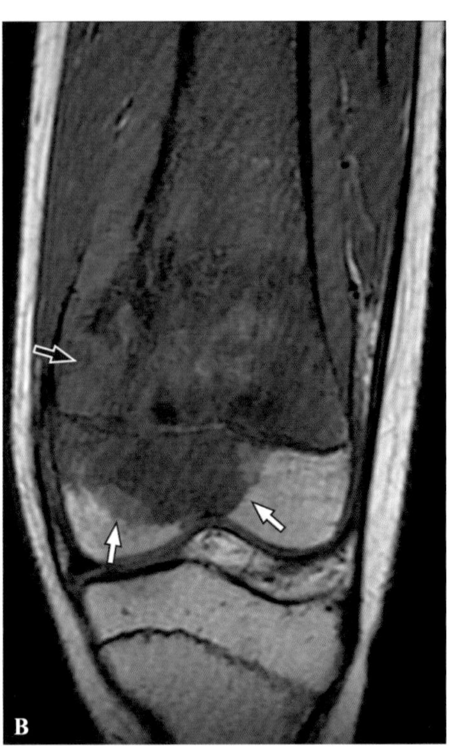

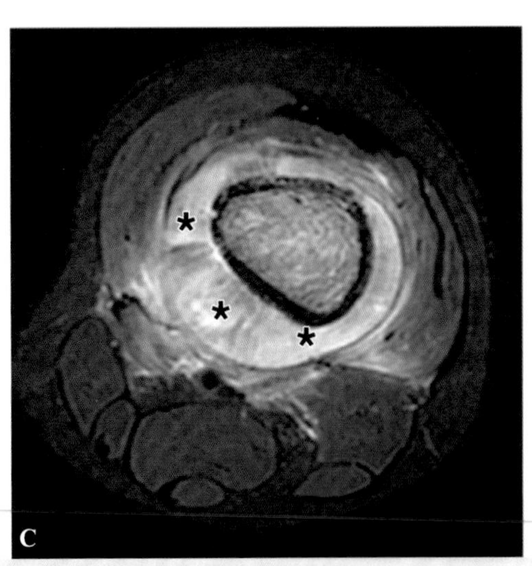

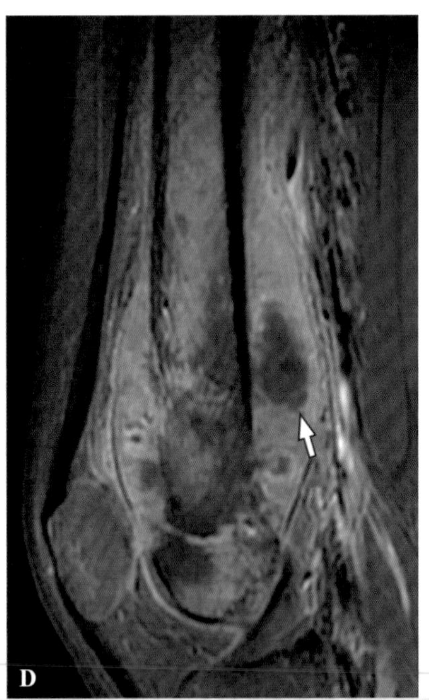

▲ 图 23-31　男，13 岁，普通型骨肉瘤

A. X 线片示股骨远端混有溶骨及硬化性病变，伴有“日光放射”影代表骨膜反应(箭)；B. 冠状位 T_1WI 示骨皮质破坏(黑箭)，肿瘤累及骨骺（白箭）；C. 轴位脂肪抑制 T_2WI 示不均匀高信号肿块取代骨髓并伴骨外肿块形成（星号）；D. 矢状位增强脂肪抑制 T_1WI 示肿瘤坏死（箭）

反应（图 23-34）。MRI 表现取决于细胞内容物，T_1 及 T_2 低信号反映矿化，而 T_2 高信号提示未矿化的软组织（图 23-34）。骨旁型骨肉瘤中 22% 可发生髓内侵犯，对预后的影响存在争议[93-95]。

骨旁型骨肉瘤鉴别诊断包括骨化性肌炎、骨软骨瘤及骨膜软骨瘤。与骨化性肌炎边缘致密骨化不

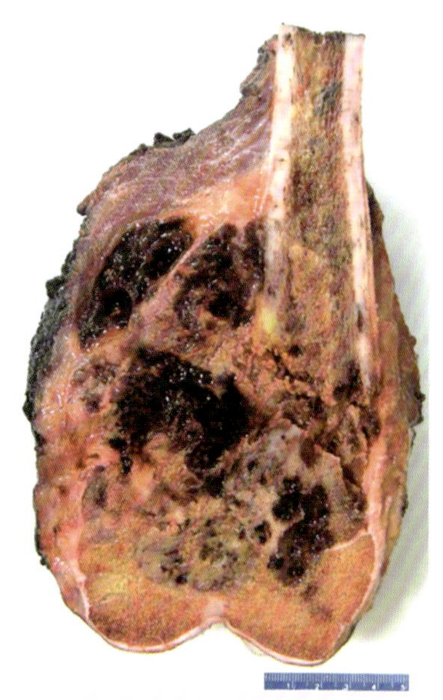

▲ **图 23-32 男，15 岁，股骨远端毛细血管扩张型骨肉瘤**

大体标本示肿瘤呈膨胀性改变，较大的囊腔充满血液，与动脉瘤样骨囊肿类似

同，骨旁型骨肉瘤的致密钙化位于肿块中心部。骨旁型骨肉瘤以广基底与骨皮质相连，而骨化性肌炎无此表现。与骨软骨瘤与骨皮质和骨松质相连续不同，骨旁型骨肉瘤的肿瘤与骨髓间含嵌入的骨皮质而连续性中断。在 MRI 上，骨旁型骨肉瘤的软骨组织通常厚而不规则，骨软骨瘤的软骨帽呈边界清晰的 T_2WI 高信号，两者可区分[93-95]。

⑤ 骨膜型骨肉瘤：骨膜型骨肉瘤是第二常见的皮质旁型骨肉瘤，占全部骨肉瘤的 1.5%[94, 95]。常见发病部位为长骨骨干。肿瘤起自骨膜内层。

在 X 线片上，骨膜型骨肉瘤通常表现为广基底的软组织肿块侵蚀其下方增厚的骨皮质。偶可见延伸至软组织内的垂直骨膜反应呈“竖发”样表现（图 23-35）。MRI 通常可见边界清晰的不均质 T_1 低信号及 T_2 高信号，强化程度不等（图 23-35）。骨膜型骨肉瘤髓内侵犯罕见。当侵犯骨髓时，可见与软组织肿块相延续的异常骨髓信号[94]。

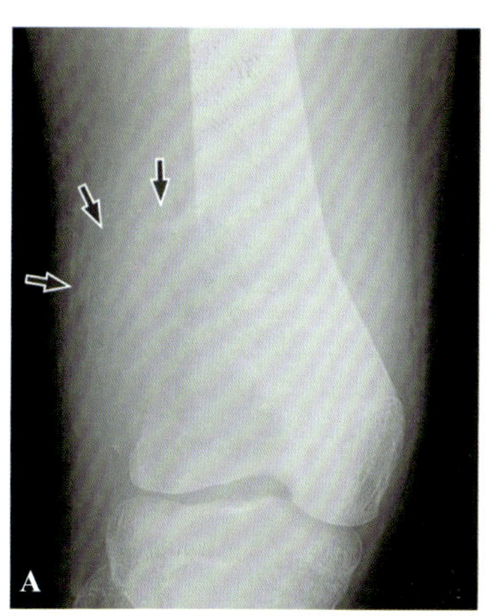

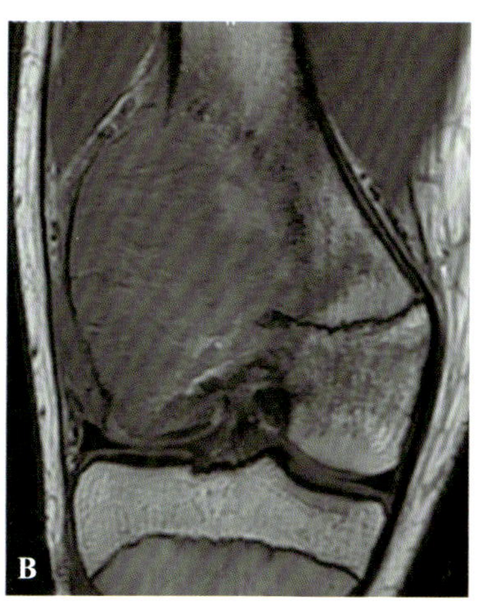

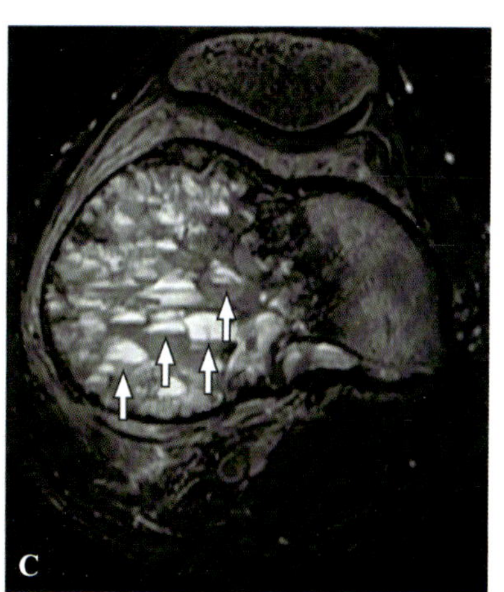

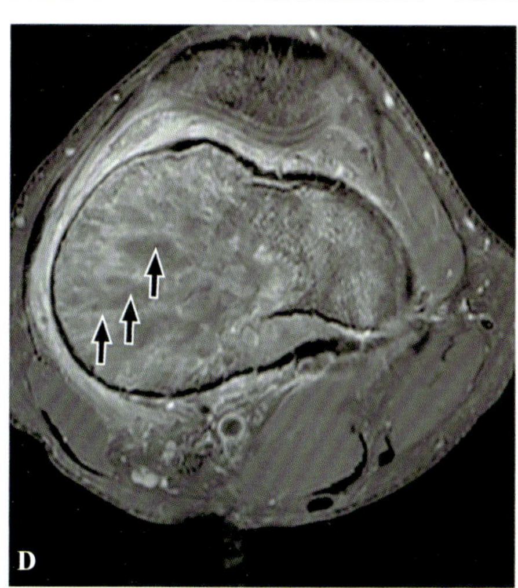

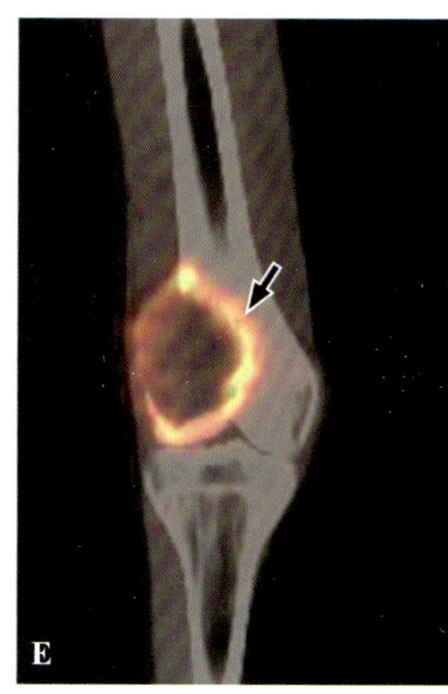

▲ **图 23-33 男，15 岁，毛细血管扩张型骨肉瘤**

A. X 线正位片示股骨远端溶骨性病变伴骨皮质中断（箭）；B 和 C. 冠状位 T_1WI（B）及轴位脂肪抑制 T_2WI（C）示多发囊性病变伴液-液平面（箭，C）；D. 轴位增强脂肪抑制 T_1WI 示厚分隔出现强化（箭）；E. FDG-PET 影像见示踪剂于肿瘤呈边缘浓聚，称为“面包圈”征（箭）

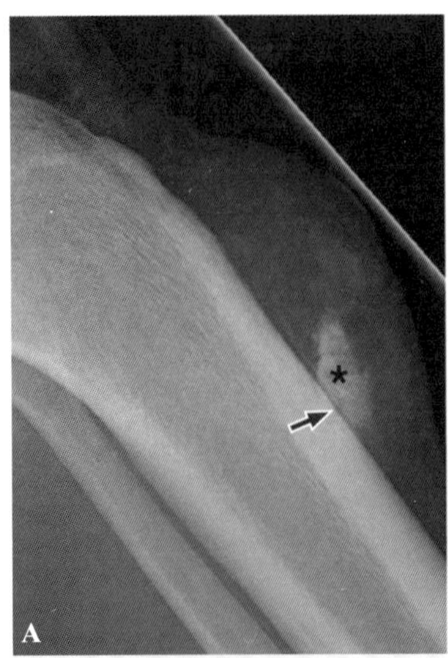

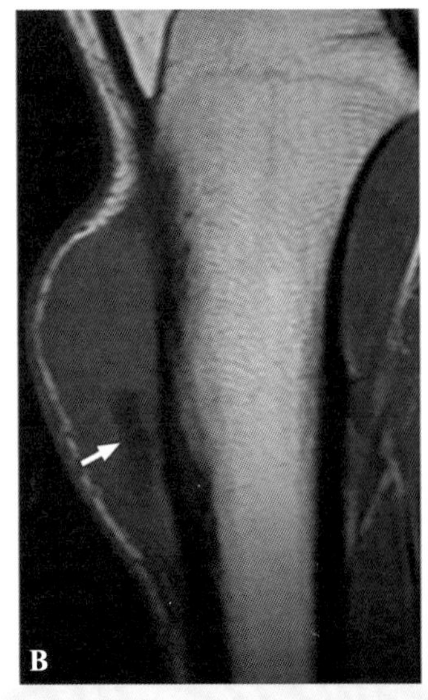

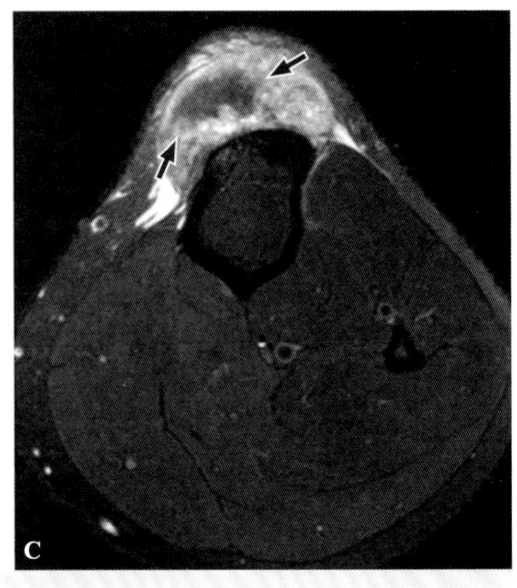

▲ 图 23-34 男，26 岁，骨旁型骨肉瘤

A. 胫骨 X 线侧位片示骨皮质与肿瘤之间一透亮裂隙平面，“线样”征（箭）；注意肿瘤中心致密钙化（星号）；B 和 C. 矢状位 T_1WI（B）及 T_2WI（C）示一肿瘤团块伴局灶性 T_1/T_2 低信号提示钙化（箭）；本例未见髓内侵犯

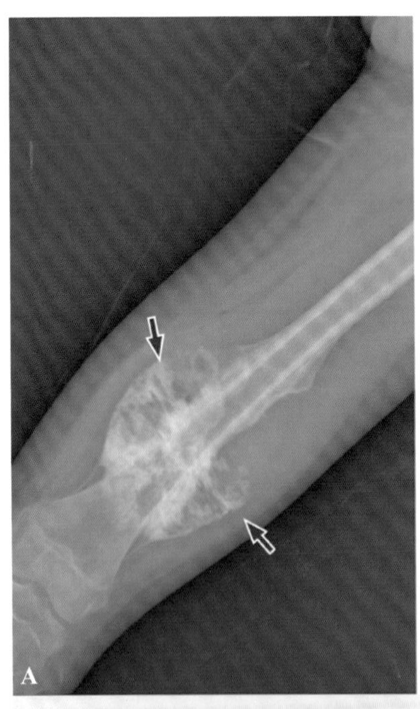

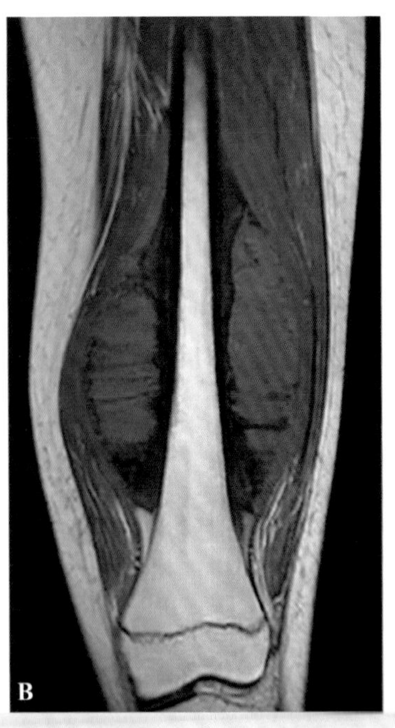

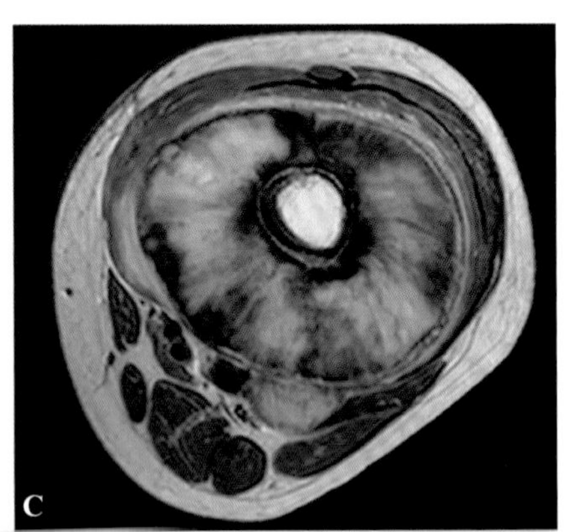

▲ 图 23-35 女，11 岁，骨膜型骨肉瘤

A. 股骨 X 线正位片示与骨干长轴垂直的骨膜反应（箭）延伸至软组织肿块内；B 和 C. 冠状位 T_1WI（B）和 T_2WI（C）示环绕股骨远端的软组织肿块，垂直于骨干长轴的局灶性 T_1/T_2 低信号为骨膜反应；未见髓内受侵

⑥ 高级别表面型骨肉瘤：高级别表面型骨肉瘤是皮质旁骨肉瘤中最少见的类型，占全部骨肉瘤的 0.4%[94, 95]。常见发病部位是长骨骨干与干骺端，股骨最常受累。X 线片可见致密骨化伴骨皮质增厚及侵蚀。骨旁型及骨膜型骨肉瘤的影像表现存在一定重叠。与其他类型的皮质旁骨肉瘤相比，高级别表

面型骨肉瘤可见更为广泛的周围环绕骨质及髓腔侵犯[94]（图 23-36）。

⑦ 继发性骨肉瘤：儿童继发性骨肉瘤发生于既往因肿瘤放射治疗曾接受辐射的区域。放射诱导的继发性骨肉瘤多在初次治疗后约 10 年诊断且通常导致死亡[96]。

(2) 尤因肉瘤：尤因肉瘤是仅次于骨肉瘤的儿童期第二常见恶性肿瘤，起自胸壁者亦称 Askin 瘤。16 岁以下人群总体发病率为 3/100 万[97]。发病年龄 5—30 岁，男性略多见（男女比例 1.6 ∶ 1），多为白种人（95%）[10, 98, 99]。组织学上，尤因肉瘤为起自原始神经组织的小圆蓝细胞肿瘤（图 23-37）。尤因肉瘤和原始神经外胚层肿瘤（primitive neuroectodermal tumor，PNET）均以 *EWSR1* 基因重排为特征，最常见于 11 号染色体与 22 号染色体长臂相互易位（q24；q12），两者被认为是同一种肿瘤[100, 101]。

尤因肉瘤最常发生于骨盆（21%）；股骨；肱

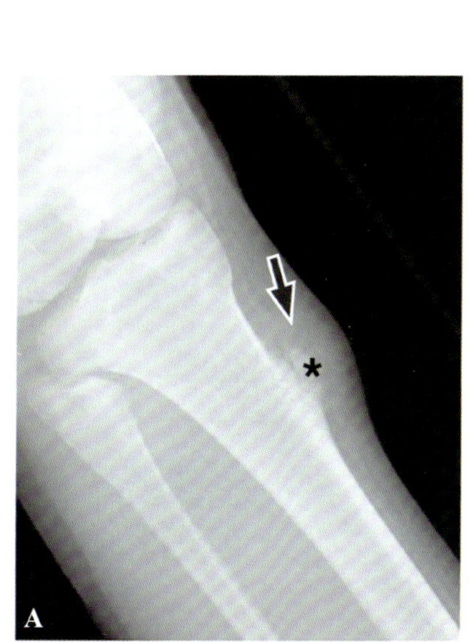

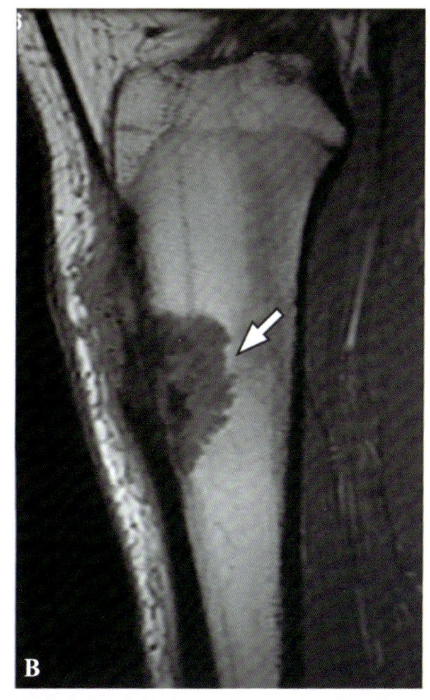

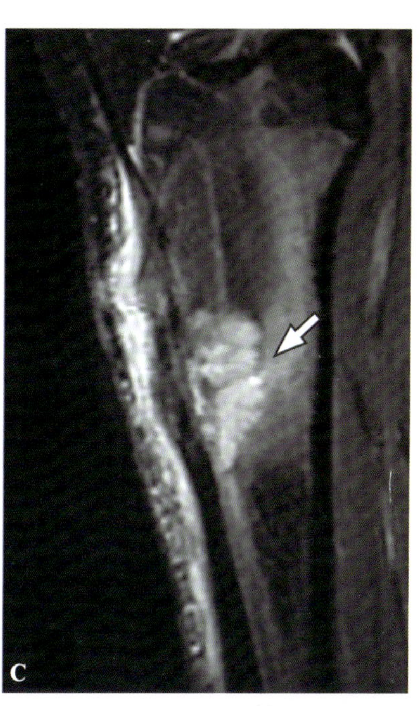

▲ **图 23-36　男，15 岁，高级别表面骨肉瘤**

A. 胫骨 X 线正位片示胫骨内侧的致密骨化（星号）伴内侧软组织肿块形成（箭）；注意骨化与母骨间无骨松质相连；B 和 C. 矢状位 T_1WI（B）及脂肪抑制 T_2WI（C）示髓内侵犯（箭）

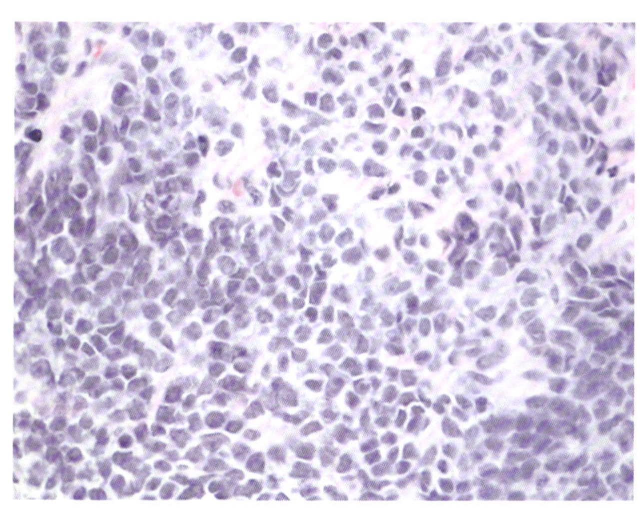

◀ **图 23-37　女，12 岁，髂骨尤因肉瘤**

肿瘤由小圆蓝细胞构成，缺乏细胞质（HE，×600）；原位杂交发现 *EWSR1* 基因重排，确诊尤因肉瘤

骨（27%）；包括胫腓骨及尺桡骨在内的肢体远端骨（27%）；肋骨（7%）和锁骨[102]。多数长骨病变发生于干骺端骨干（59%）[10, 98, 99]。与骨肉瘤不同，尤因肉瘤通常发生于长管状骨骨干，中轴骨及骨外。儿童最常见症状为局灶性疼痛肿胀、发热、体重减轻、贫血及白细胞增多，可误导临床医师诊断为骨髓炎[103]。

尤因肉瘤 X 线片表现多变，可显示其侵袭性特性。最常见表现为长骨骨干干骺端或骨干髓内见边界不清的骨质破坏伴软组织肿块形成（＞80%）[99]。其他常见表现包括层状骨膜反应（葱皮样）（57%）和骨硬化（40%）[103]（图 23-38）。不常见表现包括针状骨膜反应（日光放射或竖发样），骨皮质增厚或碟状改变，单纯溶骨性病变，罕见的软组织钙化，蜂窝样改变或扁平椎[102]。骨坏死区反应性骨形成或骨样沉积导致弥漫性骨硬化。少数尤因肉瘤起自骨膜，称为骨膜型尤因肉瘤。与骨膜型骨肉瘤表现类似，病变从外部侵蚀骨皮质。骨膜型尤因肉瘤不累及骨髓腔，预后较好[104]。

髋骨尤因肉瘤的 X 线片表现与其他部位尤因肉瘤相似。发生于扁骨的尤因肉瘤通常表现为大体积的软组织肿块伴有不规则钙化，CT 显示更为清晰。肿瘤于 T_1WI 呈均匀中等信号（95%），T_2WI 等低信号（68%）或高信号（32%）[99]。体积较大的病变

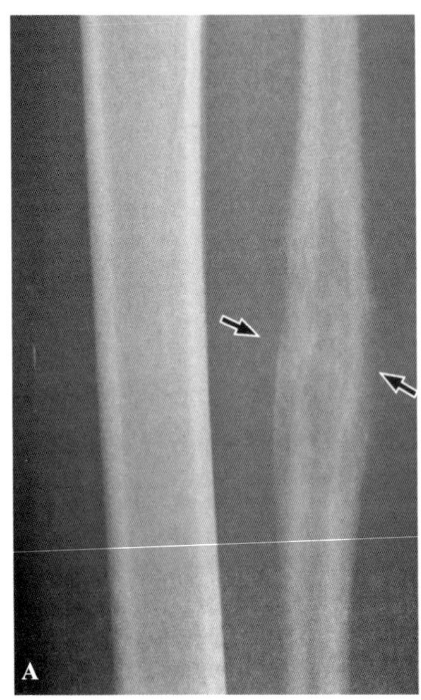

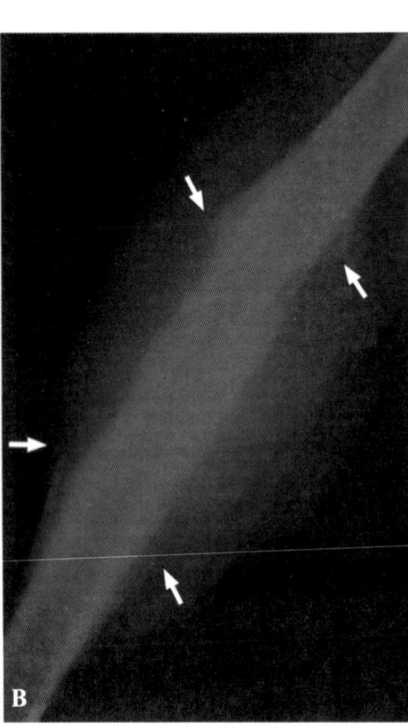

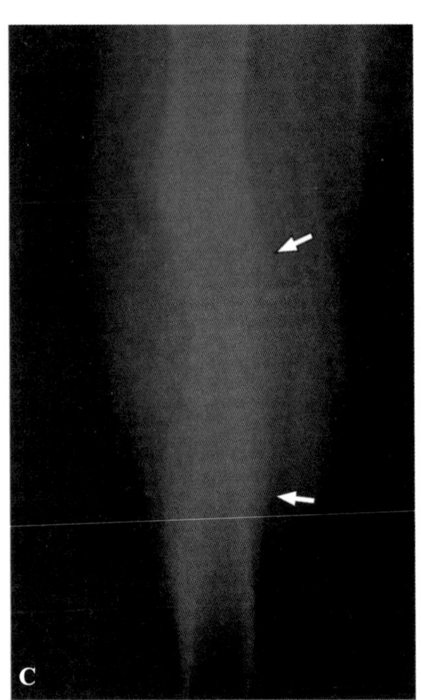

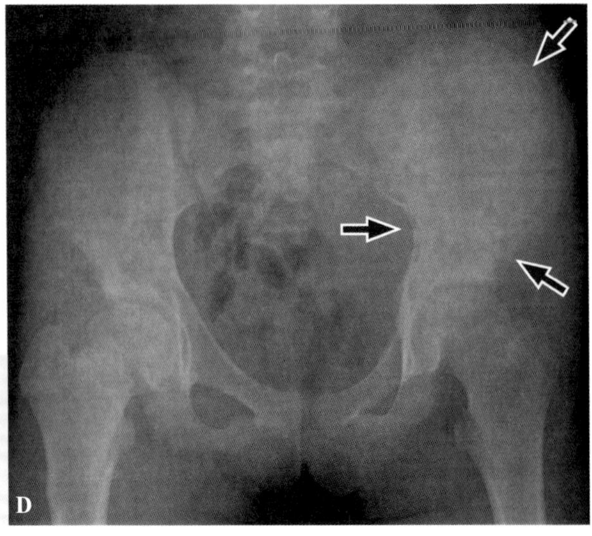

▲ **图 23-38 尤因肉瘤 X 线片不同表现（相对常见表现）**

A. 腓骨髓内可见边界不清的骨质破坏（箭）；B. 股骨骨皮质中断伴 Codman 三角（箭），软组织肿块形成；C. 股骨葱皮样改变（箭）；D. 左侧骨盆混合溶骨与硬化性病变（箭）

因出血或坏死通常于 T_2WI 呈不均匀高信号。50% 的尤因肉瘤可见骨皮质破坏与骨外软组织相连续[99]（图 23-39）。

尤因肉瘤与骨肉瘤影像学有许多相似表现。根据影像表现区分两者存在困难，确诊需组织病理学检查。儿童期长骨尤因肉瘤需要与淋巴瘤、转移瘤、LCH 及骨髓炎相鉴别。

尤因肉瘤的治疗为外科切除和放射治疗后结合新辅助化学治疗。提示预后较差的因素包括年龄较大，肿瘤大于 8cm，起源于骨盆，发病时已有转移或两年内复发，以及最重要的一点是新辅助化学治疗后肿瘤坏死不足 90%[99, 100]。提示新辅助化学治疗反应良好的 MRI 表现包括骨外肿瘤体积减小，肿瘤坏死与出血增多。动态增强或 DWI 可更好地记录阳性反应（新辅助化学治疗后肿瘤坏死超过 90%）[99]。

骨外尤因肉瘤：骨外尤因肉瘤占全部尤因肉瘤的 15%～20%[98]。通常临床表现为生长迅速的巨大软组织肿块，最常累及椎旁或下肢深部软组织。X 线片通常无特异性表现，可能包括正常表现，巨大软组织肿块，骨质扇形压迹或侵蚀，骨皮质增厚，或侵袭性骨膜反应。在 MRI 上，肿块通常于 T_1WI 呈等信号，T_2WI 呈等高信号（图 23-49），坏死及出血常见。肿瘤内高血流于 T_1WI 及 T_2WI 均呈迂曲状低信号。骨外尤因肉瘤 MRI 表现无特异性，亦可见于其他富血管肿瘤，如血管外皮细胞瘤、血管内皮细胞瘤、腺泡型软组织肉瘤及腺泡型横纹肌肉瘤。显著强化是该肿瘤的特点之一。骨骼受累少见，骨显像通常无异常[98]。

3. 其他恶性肿瘤

(1) 软骨肉瘤：软骨肉瘤是一种软骨基质来源的恶性肿瘤。儿童罕见，占儿童全部恶性骨肿瘤的 2% 以下[105]。可根据发病部位（中心型、周围型及皮质旁型），是否存在前期病变（原发性或继发性），细胞分化（低级别或高级别）或细胞变异（透明细胞型，间质型或去分化型软骨肉瘤）分类。中心型软骨肉瘤起自骨髓腔，周围型软骨肉瘤起自骨表面。原发性软骨肉瘤为新生肿物而继发性软骨肉瘤存在前期病变，如骨软骨瘤（多为周围型）或内生软骨瘤病（多为中心型）[88, 106]。内生软骨瘤病和 Ollier 病或 Maffucci 综合征患者患继发性软骨肉瘤的风险增加，分别可达 25% 和 53%[107]。

原发性中心型软骨肉瘤最常见，占全部软骨肉瘤的 85%[88, 108]。最常见于骨盆和股骨近端。骨骺受累不足 2%[88, 108]。该类肿瘤与软骨母细胞瘤相似且多为透明细胞变异型[109]。软骨肉瘤亦可见于既往接受辐射的骨骼[108]。

在 X 线片上，原发性中心型软骨肉瘤呈巨大透

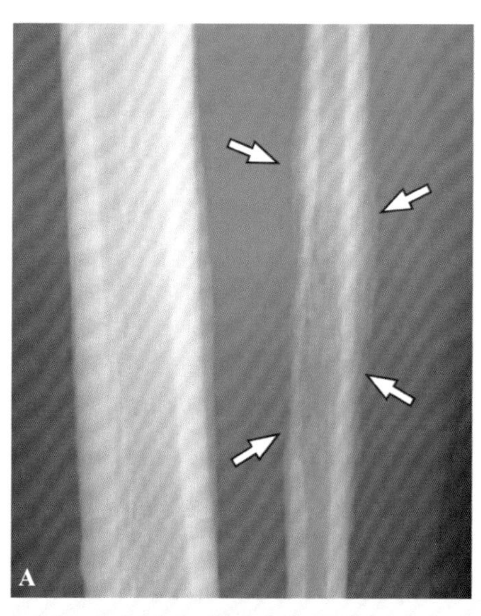

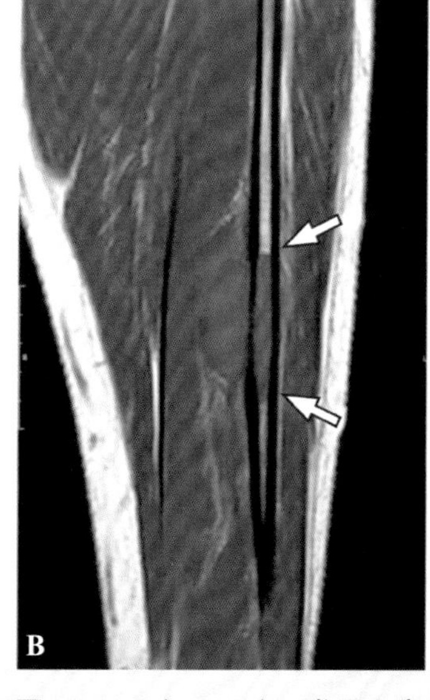

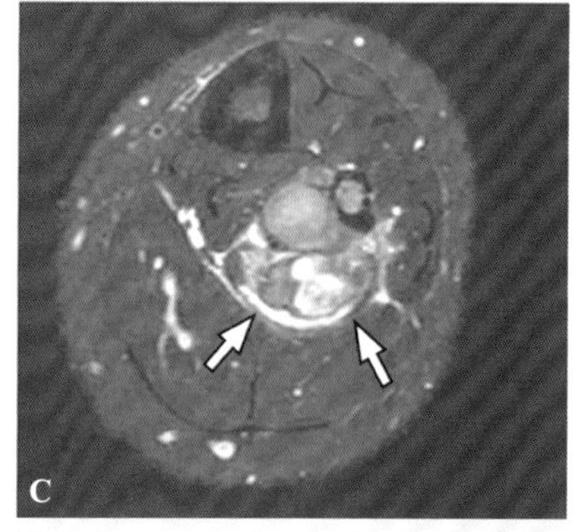

▲ 图 23-39 女，14 岁，尤因肉瘤

A. 腓骨 X 线正位片示浸润性骨质破坏（箭）；B. 腓骨矢状位 T_1WI 示一边界清晰的髓内病变（箭）；C. 轴位脂肪抑制 T_2WI 示骨外软组织肿块形成（箭）

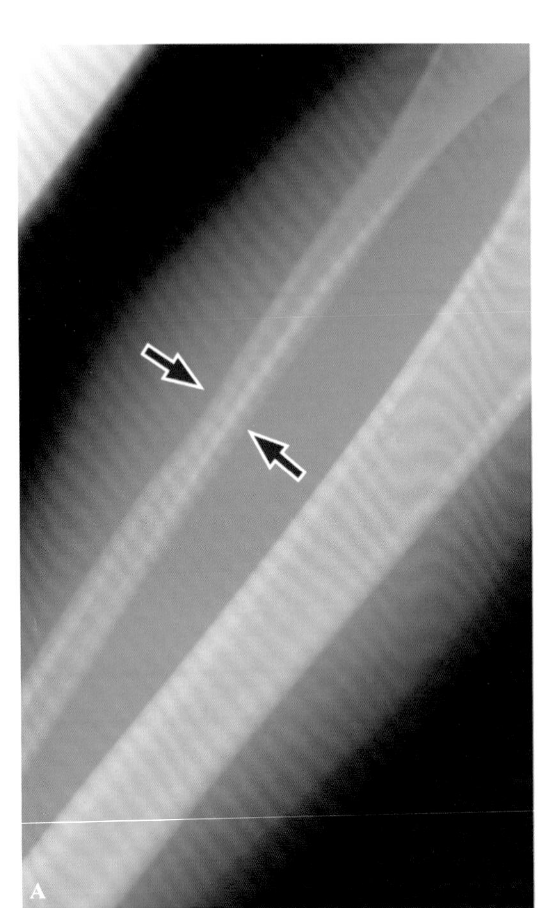

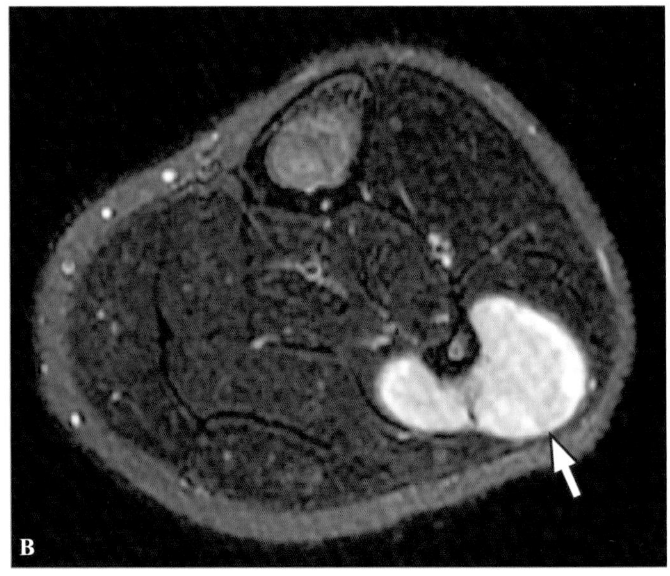

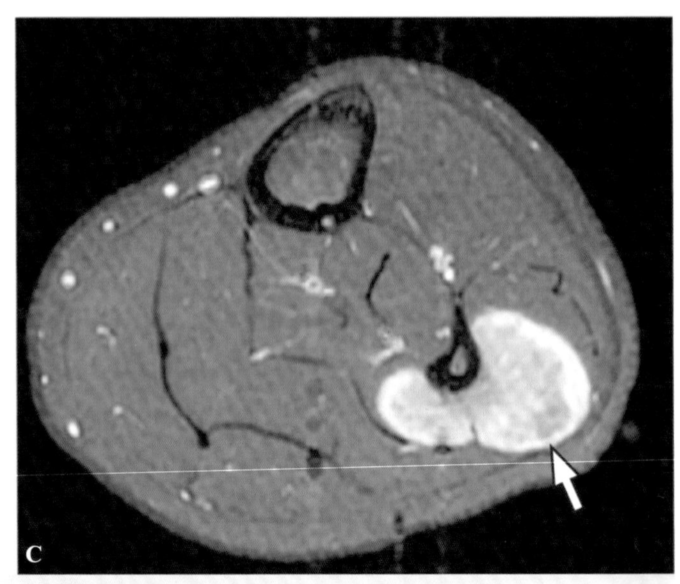

▲图 23-40 男，8岁，骨外尤因肉瘤

A. 腓骨 X 线片示压迫性骨质侵蚀与碟形改变（箭）；B 和 C. 轴位脂肪抑制 T_2WI（B）与轴位增强脂肪抑制 T_1WI（C）示软组织肿块（箭）形成，符合骨外尤因肉瘤

亮病变，边界模糊。病变骨轮廓增大或膨胀。2/3软骨肉瘤于肿瘤基质内可见不规则钙化灶，低级别软骨肉瘤可见特征性的环形或爆米花样软骨钙化。尽管软骨肉瘤在儿童罕见，但低级别中心型软骨肉瘤与内生软骨瘤的鉴别仍存在困难（图 23-41）。周围型软骨肉瘤可见骨皮质破坏，病变周围软组织内见针状骨膜反应[110, 111]。骨软骨瘤恶变为继发性周围型软骨肉瘤的影像表现见本章骨软骨瘤部分（图 23-3）。内生软骨瘤病瘤体在成年期持续增长，出现骨皮质破坏及软组织受累则提示病变进展为继发性中心型软骨肉瘤（图 23-42）。皮质旁型软骨肉瘤呈包括 Codman 三角和骨皮质破坏在内的侵袭性表现。

治疗软骨肉瘤首选手术切除。患者预后取决于局部复发与转移有关的细胞分化与细胞变异。

(2) 转移瘤：骨骼病变的鉴别诊断还应考虑到骨转移瘤，尤其是那些影像上表现为多病灶或明显侵蚀性的病变。儿童骨转移瘤可以继发于多种肿瘤，主要包括淋巴瘤、白血病、横纹肌肉瘤、Wilms 瘤、髓母细胞瘤、神经母细胞瘤及原发性多中心骨肿瘤（尤因肉瘤及骨肉瘤）[105, 112, 113]。神经母细胞瘤的骨转移发生概率超过 50%[114]。神经母细胞瘤的骨转移主要表现为穿凿样骨破坏及弥漫性的骨膜反应。在颅骨中，骨转移病变表现为特征性的溶骨性骨质破坏及弥漫性颅缝的增宽。软组织肿块及明显的日光放射状骨膜反应在儿童神经母细胞瘤颅面骨转移中比较常见（图 23-43）。视网膜母细胞瘤的骨转移通常同时伴有成骨性及溶骨性的骨质病变[115, 116]。

(3) 白血病：白血病是儿童期常见的恶性病变，最常累及的骨骼主要包括股骨、骨盆、脊柱、肱骨、胫骨、肩胛骨及颅骨。影像学特征主要包括广

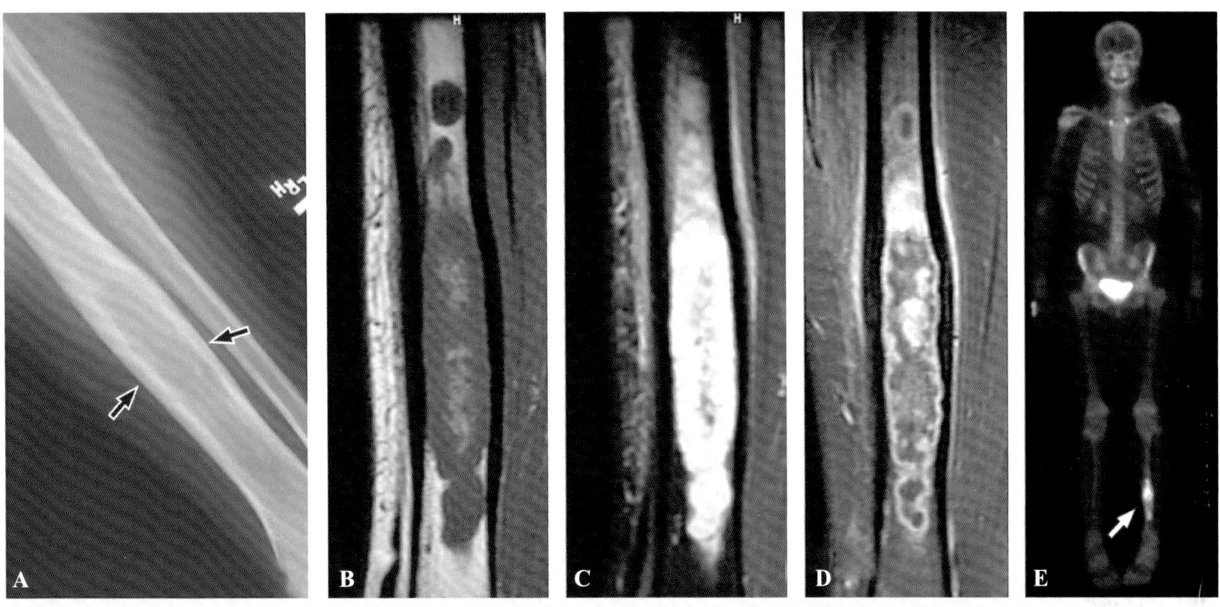

▲ 图 23-41 女，15 岁，低级别软骨肉瘤

A. 胫骨 X 线正位片示骨髓内透亮影伴骨内膜扇形改变（箭）；B–D. 冠状位 T_1WI（B），脂肪抑制 T_2WI（C）及增强脂肪抑制 T_1WI（D）示骨髓内肿块呈 T_1 低信号 T_2 高信号伴边缘强化；影像表现类似于良性的内生软骨瘤；E. ^{99m}Tc-MDP 骨扫描示病变部位摄取增加（箭）

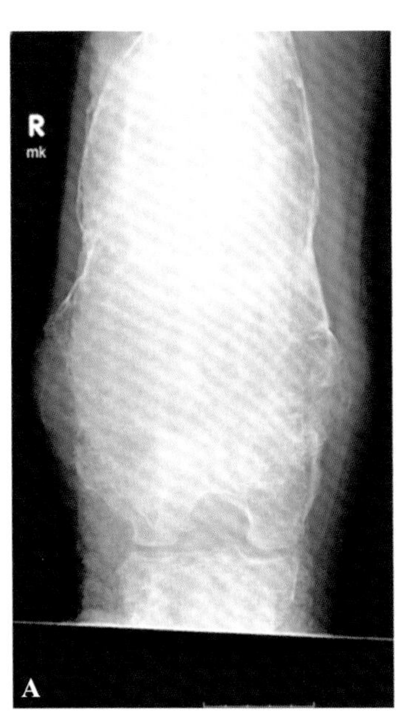

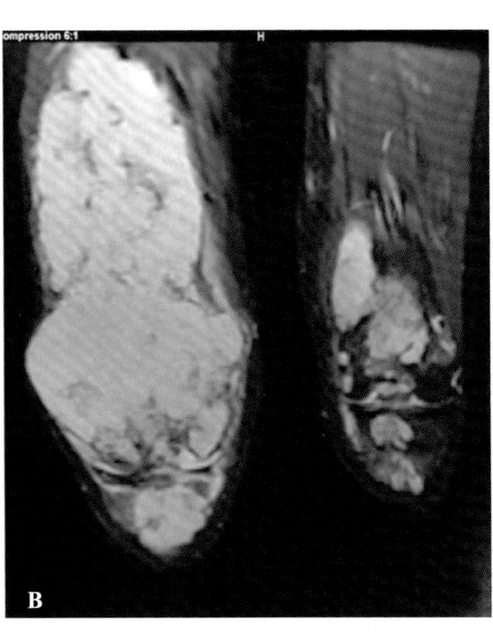

◀图 23-42 女，19 岁，Maffucci 综合征继发中心型软骨肉瘤

A. 股骨 X 线正位片示整个右侧股骨远端及胫骨近端膨胀性病变，正常结构消失；B. 冠状位脂肪抑制 T_2WI 示呈 T_2 高信号的膨胀性肿块占据右侧股骨远端；右侧胫骨近端、左侧股骨远端及左侧腓骨近端内可见多发内生软骨瘤

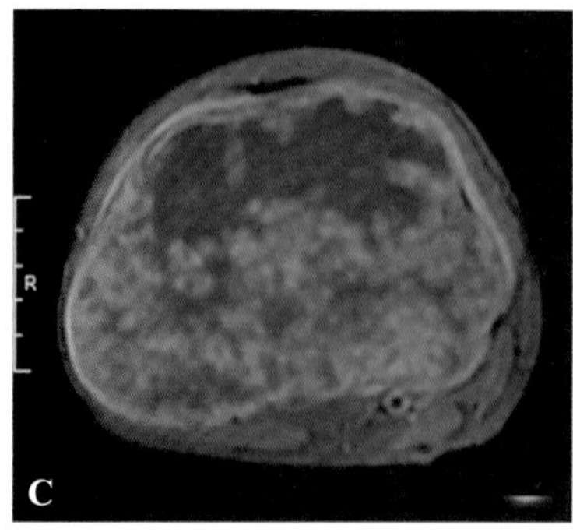

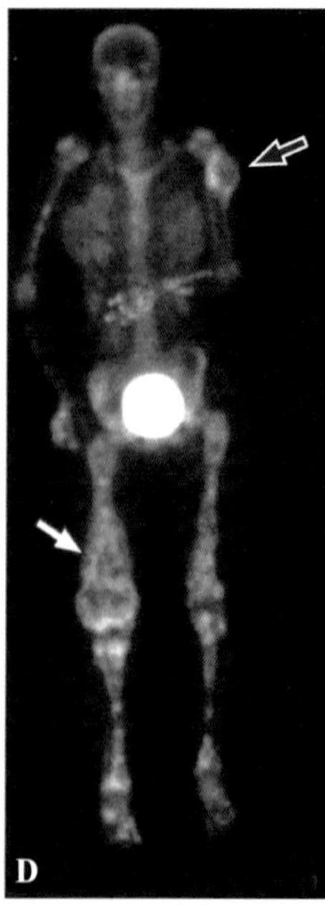

◀图 23-42 女，19 岁，Maffucci 综合征继发中心型软骨肉瘤

C. 轴位增强脂肪抑制 T_1WI 示肿块内不均匀边缘强化；D. ^{99m}Tc-MDP 骨扫描示多部位摄取增加及骨骼畸形；右侧股骨（白箭）与左侧肱骨（黑箭）病变确诊为软骨肉瘤

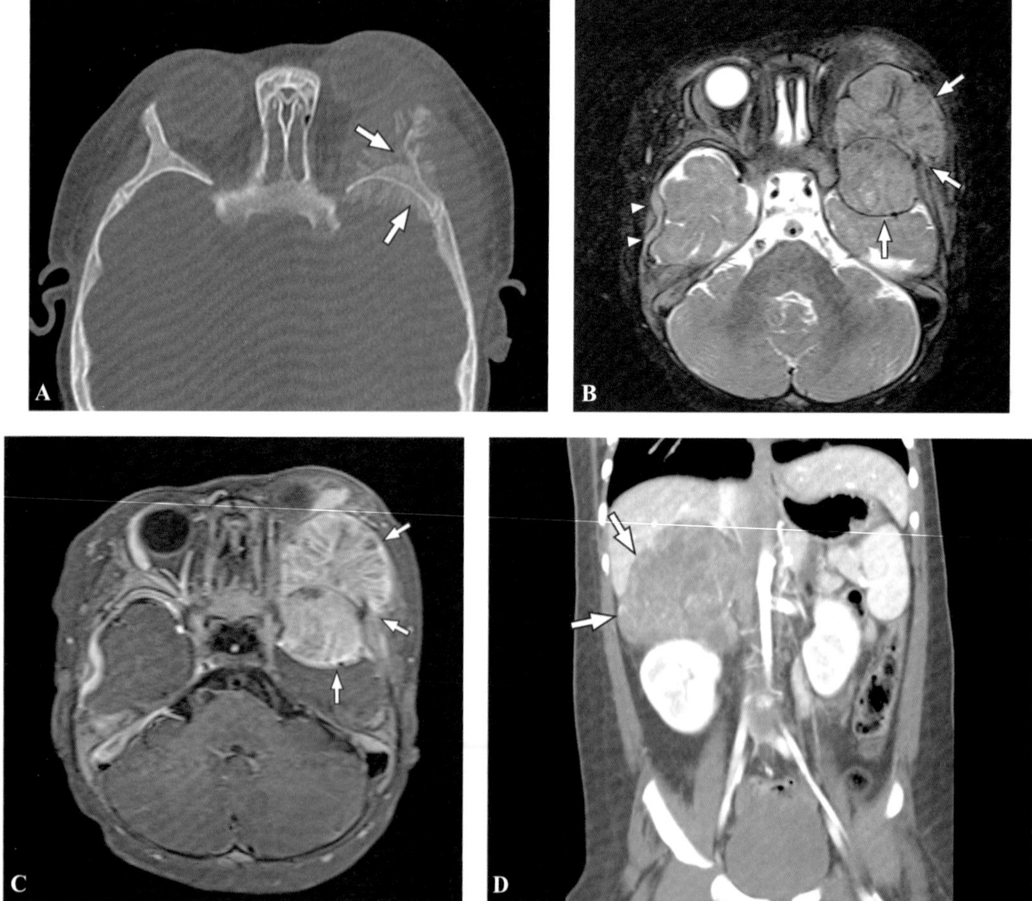

▲图 23-43 女，12 月龄，神经母细胞瘤骨转移，临床表现为左侧眼球突出及熊猫眼征

A. 轴位 CT 图像显示左侧眼眶不规则溶骨性病变（箭）及竖发样骨膜反应；B 和 C. T_2WI（B）及增强后 T_1WI（C）图像显示左侧眼眶外侧壁及颞骨分叶状肿块（箭）；此外，要注意右侧颞部斑片状硬膜肿块（箭头）；D. CT 增强冠状位图像显示右侧肾上腺不均匀强化肿块（箭）；超声引导下活检证实右侧肾上腺肿块为神经母细胞瘤

泛性骨质疏松和局灶性溶骨性病变。广泛性骨质疏松可伴随广泛的骨膜反应。此外，在膝关节及肩关节周围经常可以见到干骺端透亮带[117, 118]。

儿童急性白血病患者，T_1WI 可见骨髓呈弥漫性均匀减低。T_2WI 显示骨髓信号高于黄骨髓和红骨髓，根据潜在的病理性血管化程度不同，病变可以呈现不同程度的强化（图 23-44）。

(4) 淋巴瘤：淋巴瘤的骨骼受累通常是肿瘤继发性或转移性播散。骨骼的原发性淋巴瘤是一种罕见的恶性肿瘤，约占原发性恶性骨肿瘤的 5%[119]。

绝大多数骨内病变都是非霍奇金淋巴瘤，主要发生于骨髓腔内，呈穿凿样溶骨性骨质破坏（图 23-45）。一般骨膜反应比较轻，多呈层状。大多数病变都位于骨干或骨干邻近的干骺端。溶骨性的病变常常易与小圆细胞肿瘤如尤因肉瘤相混淆。包括骶骨在内的脊柱的受累可导致扁平椎。在霍奇金淋巴瘤中，最常累及的骨骼为椎体。霍奇金淋巴瘤累及骨骼的影像学特征与非霍奇金淋巴瘤很相似，但是脊柱的受累通常会导致象牙椎[119-121]。

尽管淋巴瘤可以累及任何的器官或系统，但是软组织的原发性淋巴瘤极为罕见。非霍奇金淋巴瘤累及肌肉通常是继发于血行转移或淋巴转移，尽管也可能是原发性骨淋巴瘤的直接扩散所致（图 23-46）。影像学检查通常可见邻近骨结构及淋巴结的异常，从而提示为多部位受累（图 23-45 和图 23-46）。儿童淋巴瘤极少表现为孤立的软组织包块或皮下肿物。在这种情况下，影像学特征不具有特异性[121, 122]（图 23-46 和图 23-47）。

（二）软组织起源的肿瘤

根据世界卫生组织（world health organization，WHO）的标准，良性和恶性软组织肿瘤的分类见表 23-3。

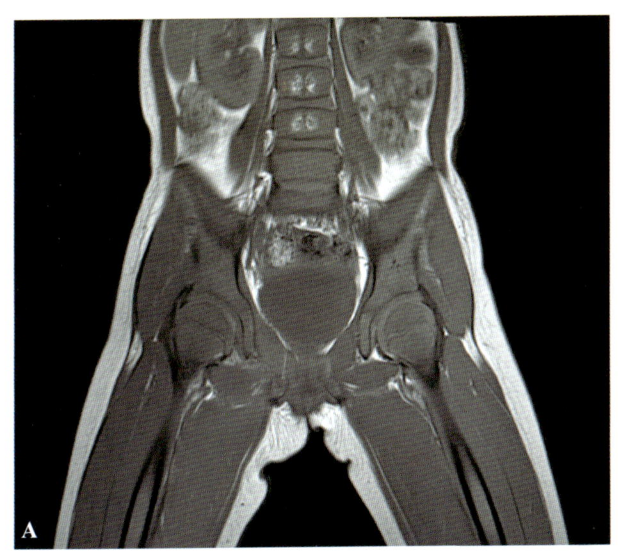

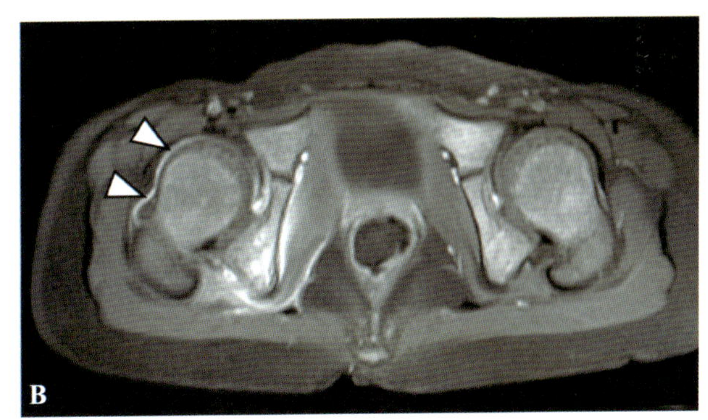

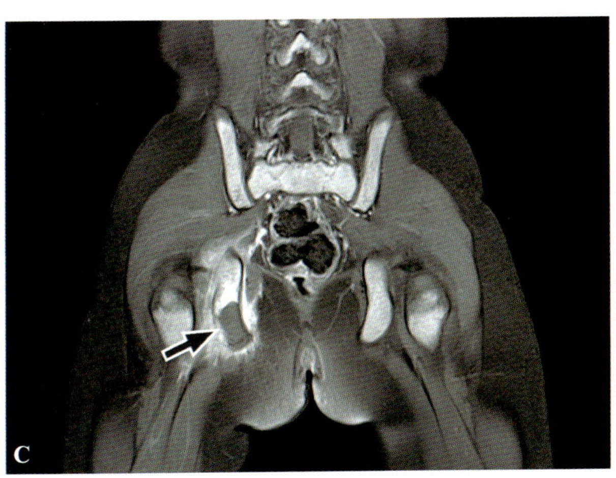

▲ 图 23-44 女，3 岁，急性淋巴细胞性白血病骨浸润（类似急性骨髓炎），临床表现为发热和右髋部疼痛

A. MR 冠状位 T_1WI 像显示骨盆、双侧股骨及椎体呈弥漫性低信号，占据整个骨髓腔；B 和 C. MR 轴位（B）及冠状位（C）增强 T_1WI 脂肪抑制像显示骨髓腔呈弥漫性强化，此外还可见右侧坐骨局灶性未强化区域（箭，C），右髋部滑膜可见轻度强化（箭头，B），骨髓活检证实急性淋巴细胞性白血病的诊断

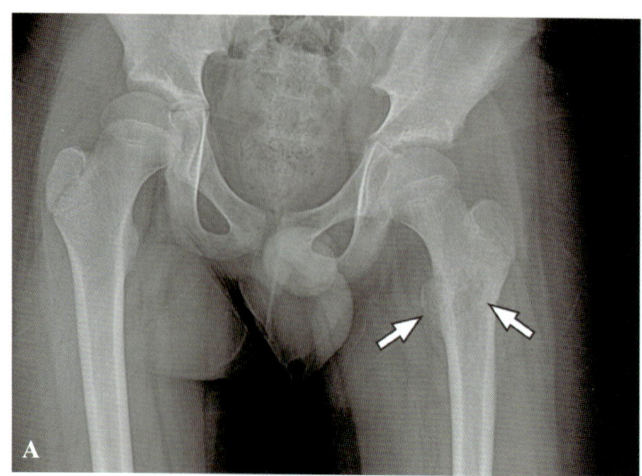

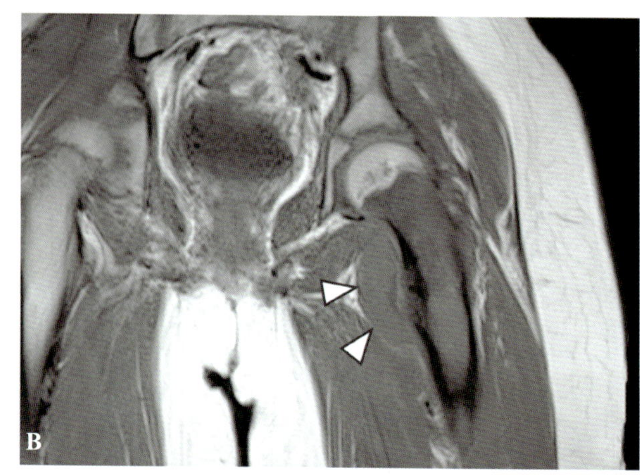

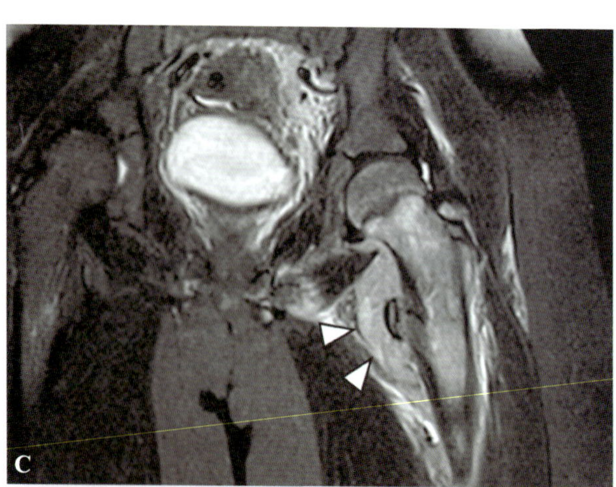

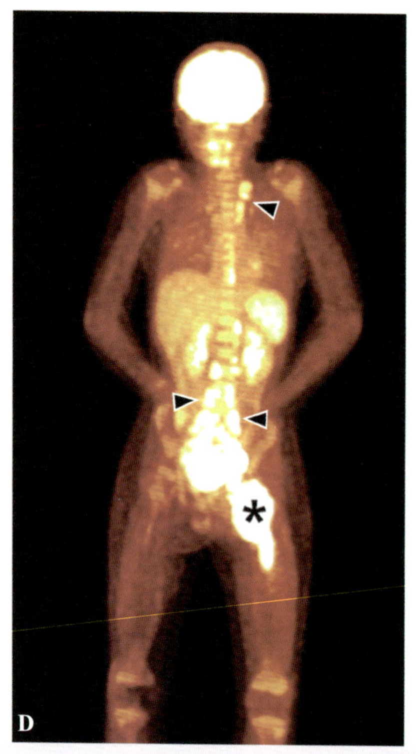

▲图 23-45 男，12 岁，淋巴瘤累及骨骼

A. 髋关节 X 线正位片显示左侧股骨近端穿凿样溶骨性病变（箭），伴骨盆向左侧倾斜；B 和 C. MR 冠状位 T_1WI（B）及 T_2WI 脂肪抑制像图（C）显示左侧股骨近端局灶性骨髓信号异常伴软组织肿块形成（箭头）；D. 全身 PET-CT 图像显示纵隔及腹腔淋巴链（箭头），左侧股骨近端（星号）高摄取

1. 良性软组织肿瘤

(1) 来源于滑膜组织的良性软组织肿瘤

①腱鞘巨细胞肿瘤：腱鞘巨细胞肿瘤的两种主要类型为腱鞘巨细胞瘤（giant-cell tumor of tendon sheath，GCTTS）及色素沉着绒毛结节性滑膜炎（pigmented villonodular synovitis，PVNS）[123-126]。

GCTTS 是腱鞘巨细胞肿瘤的一个亚型，主要表现为病灶的局部生长[123]。主要好发部位为手部及腕部（69%～89%）[124-126]。GCTTS 是手部及腕部第二常见的软组织肿瘤，仅次于腱鞘囊肿。

GCTTS 的影像学特征为软组织肿块（70%）或缺乏异常的表现（30%）[124-126]。钙化并不常见。MRI 通常表现为边界清楚的软组织肿块，紧邻或包绕邻近的腱鞘，在 T_1WI 和 T_2WI 上均呈等低信号强度（图 23-48）。此外，在 GCTTS 中，含铁血黄素沉积的程度是可变的。

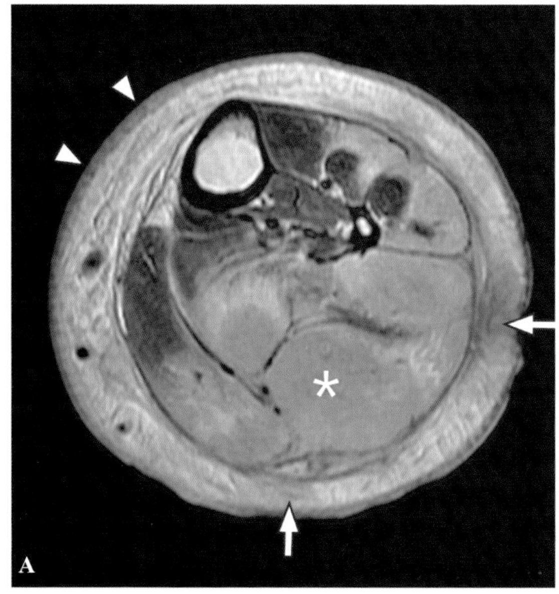

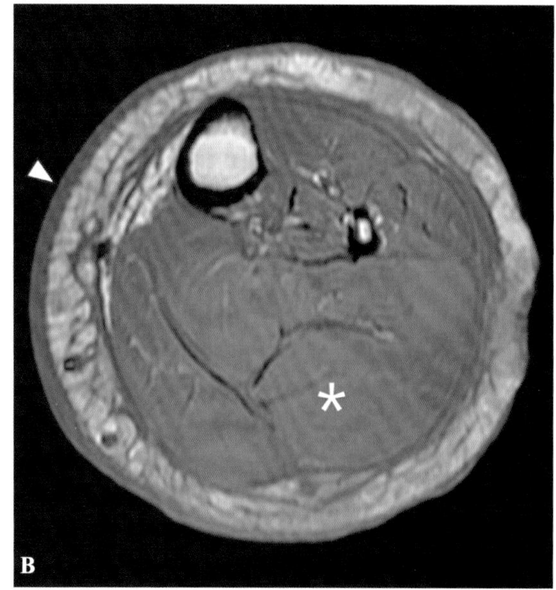

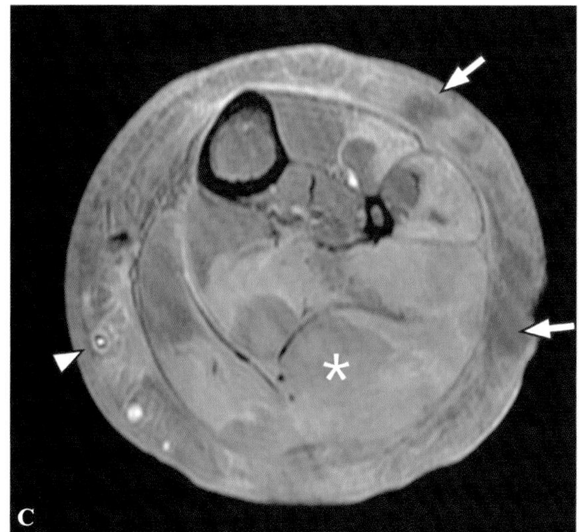

▲ **图 23-46　女，9 岁，T 细胞淋巴瘤**

A. 左小腿 MR 轴位 T_2WI 像显示肌肉内多灶性高信号病变（星号），弥漫性皮下脂肪浸润（箭）及皮肤增厚（箭头）；B. MR 轴位 T_1WI 像显示左侧小腿病灶呈等信号或稍高信号（星号）及皮肤增厚（箭头）；C. MR 轴位增强 T_1WI 图像显示左小腿肌肉内病灶信号不均（星号），皮下病变呈不均匀强化（箭）；此外，在皮下脂肪层也可以见到血管周围的强化（箭头）；超声引导下活检证实左小腿肌肉内的病变为自然杀伤细胞 T 细胞淋巴瘤

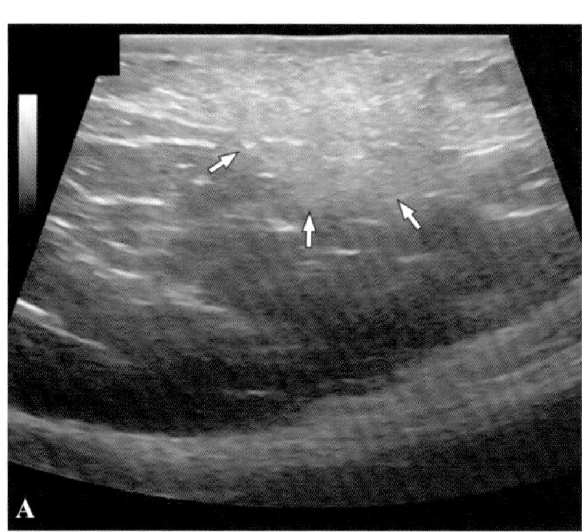

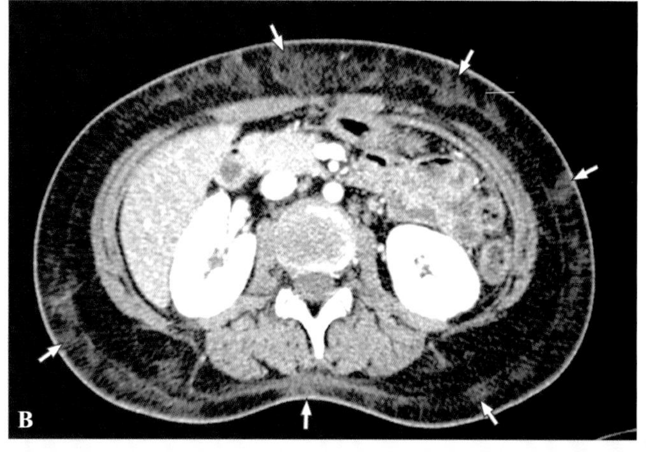

▲ **图 23-47　女，14 岁，淋巴瘤，表现为多发皮下结节**

A. 超声横断面图像显示在前腹壁皮下边界不清的高回声结节（箭）；B. CT 增强轴位图像显示在肾门水平腹壁下可见多发形状不规则的皮下结节强化影（箭）；超声引导下活检证实淋巴瘤累及皮下脂肪层

表 23–3 软组织肿瘤的 WHO 分类标准

软组织肿瘤的起源	良 性	交界性（局部侵袭性或偶见转移性）	恶 性
脂肪细胞	• 脂肪瘤 • 脂肪母细胞瘤 • 血管脂肪瘤	• 非典型性脂肪瘤	• 脂肪肉瘤 • 黏液样脂肪肉瘤
成纤维细胞	• 结节性筋膜炎 • 骨化性肌炎 • 婴儿纤维性错构瘤 • 颈部纤维瘤病 • 幼年性透明性纤维瘤病 • 包涵体纤维瘤病 •（婴儿手指纤维瘤） • 腱鞘纤维瘤 • 钙化性腱膜纤维瘤 • 细胞性血管纤维瘤 • 颈项部纤维瘤 • Gardner 纤维瘤	• 手掌 / 足底纤维瘤病 • 韧带样型纤维瘤病 • 脂肪纤维瘤病 • 巨细胞成纤维细胞瘤 • 隆突性皮肤纤维肉瘤 • 孤立性纤维瘤 • 炎性肌纤维母细胞瘤 • 婴儿型纤维肉瘤	• 黏液纤维肉瘤 • 低级别纤维黏液样肉瘤 • 硬化性上皮样纤维肉瘤
纤维组织细胞	• 腱鞘巨细胞肿瘤 •（色素沉着绒毛结节性滑膜炎，腱鞘巨细胞瘤） • 高度良性纤维组织细胞瘤	• 丛状纤维组织细胞瘤	—
平滑肌	• 深部平滑肌瘤	—	• 平滑肌肉瘤
周细胞（血管周细胞）	• 血管球瘤 • 肌周细胞瘤 •（包括肌纤维瘤 / 肌纤维瘤病）	—	—
骨骼肌	• 横纹肌瘤	—	• 横纹肌肉瘤
脉管	• 血管瘤 • 上皮样血管瘤	• 卡波西型血管内皮瘤	• 上皮样血管内皮瘤
胃肠道间质（GIST）	• 良性胃肠道间质瘤	• 潜在恶性的胃肠道间质瘤	• 恶性胃肠道间质瘤
神经鞘	• 神经鞘瘤 • 神经纤维瘤 • 神经束膜瘤 • 异位脑膜瘤	—	• 恶性周围神经鞘膜瘤
不能确定分化	• 肌内和关节旁黏液瘤 • 多形性透明变性血管扩张性肿瘤 • 异位性错构瘤性胸腺瘤	• 血管瘤样纤维组织细胞瘤 • 骨化性纤维黏液样肿瘤 • 高磷酸盐尿性间叶组织肿瘤	• 滑膜肉瘤 • 上皮样肉瘤 • 肺泡状软组织肉瘤 • 软组织透明细胞肉瘤 • 骨外黏液样软骨肉瘤 • 骨外尤因肉瘤 • 促结缔组织增生性小圆细胞肿瘤 • 横纹肌样瘤 • 具血管周围上皮样细胞分化的肿瘤（PEComas）
未分化的 / 不能分类	—	—	• 未分化肉瘤（梭形细胞、多形性、圆形细胞、上皮样细胞，以及无其他特异性）

（改编自 Fletcher CDM, Bridge JA, Hogendoorn PCW, et al. eds. WHO Classifiation of Tumours of Soft Tissue and Bone. 4th ed. Lyon, France:IARC; 2013）

PVNS是腱鞘巨细胞肿瘤的另一个亚型，主要好发于大关节，通常表现为弥漫性生长的模式。本病好发年龄为20—50岁，但也可见于儿童患者[126]。临床表现包括疼痛、肿胀及关节功能障碍。本病通常表现为慢性进程，并且通常只累及一个关节，以膝关节最为多见。

在X线片上，PVNS主要表现为关节积液及软组织肿胀。钙化的存在更支持滑膜骨软骨瘤病。在髋关节、肩关节、肘关节及踝关节可见外在的骨侵蚀及软骨下透亮影，但是这种表现在膝关节并不常见。直至疾病的晚期阶段，关节间隙基本保持正常，骨质的矿化也是正常的。在关节内PVNS中，含铁血黄素沉积为MR上的特征性表现。它可以表现为滑膜弥漫绒毛结节样增厚（弥漫性）（图23-49）或者是局部肿块（局灶性），并且于MR T_1WI及T_2WI上均呈低信号。含铁血黄素沉积在梯度回波序列上更为明显，主要是由于磁敏感伪影的存在使低信号区域增大（晕染效应），此外含铁血黄素沉积也可见于由于血友病性关节病或滑膜血管瘤导致的反复关节内出血。静脉注入造影剂后可见病灶呈不同程度强化[125]。

组织学上，局灶性和弥漫性腱鞘GCT均有单核组织细胞样细胞增生，混合有巨细胞和数量不等的慢性炎症细胞（图23-50）。分叶状生长及含铁血黄素沉积在PVNS中很常见（图23-51）。这两种肿瘤均具有CSF1基因易位的细胞亚群，可募集另外的“反应性”细胞群[127]。

外科手术切除是目前治疗有症状的儿童腱鞘GCT的首选方法。局灶性腱鞘巨细胞肿瘤手术切除后复发率极低，但是弥漫性关节内PVNS的复发率相对较高，达8%～56%[124-126]。

②滑膜软骨瘤病：也被称为滑膜骨软骨瘤病或

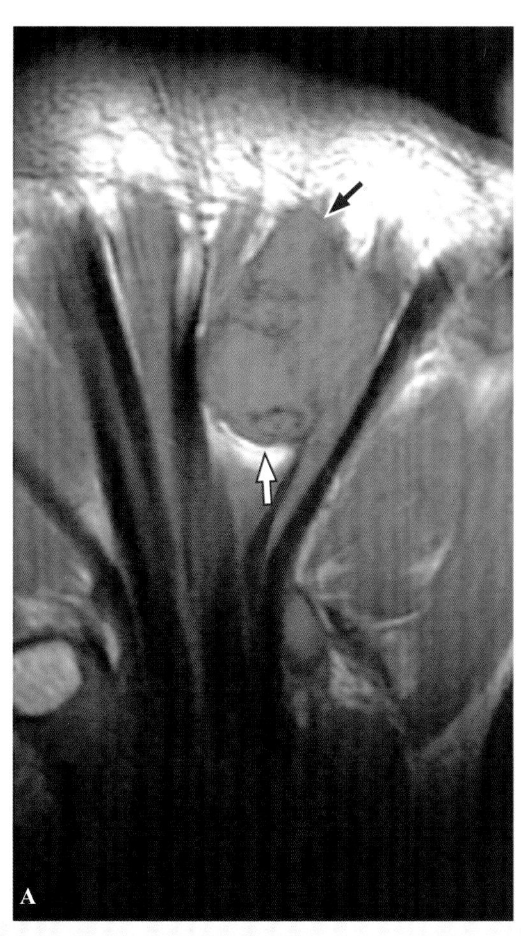

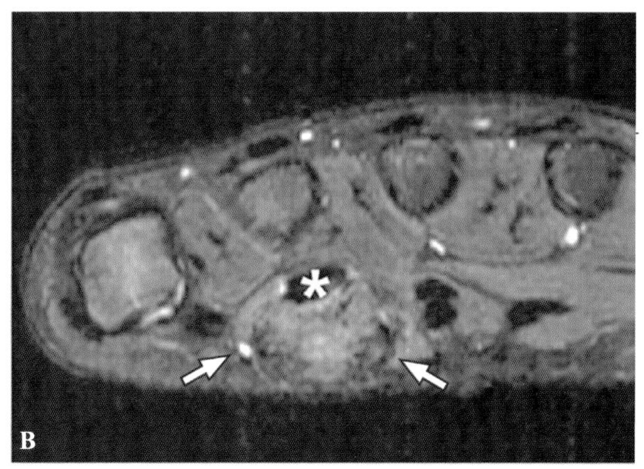

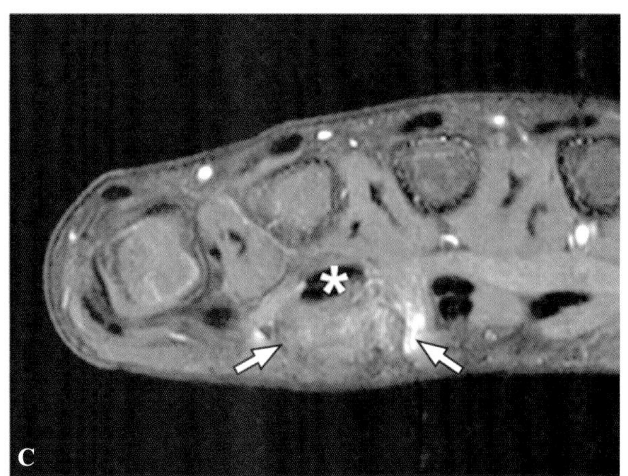

▲ **图23-48 女，9岁，GCTTS**

A和B. MR冠状位T_1WI（A）及轴位T_2WI脂肪抑制图像（B）显示等低信号强度的肿块（箭）包绕邻近手指屈肌腱（星号）；C. 轴位增强T_1WI脂肪抑制图像显示在屈肌腱周围（星号）的病灶呈轻度强化（箭）

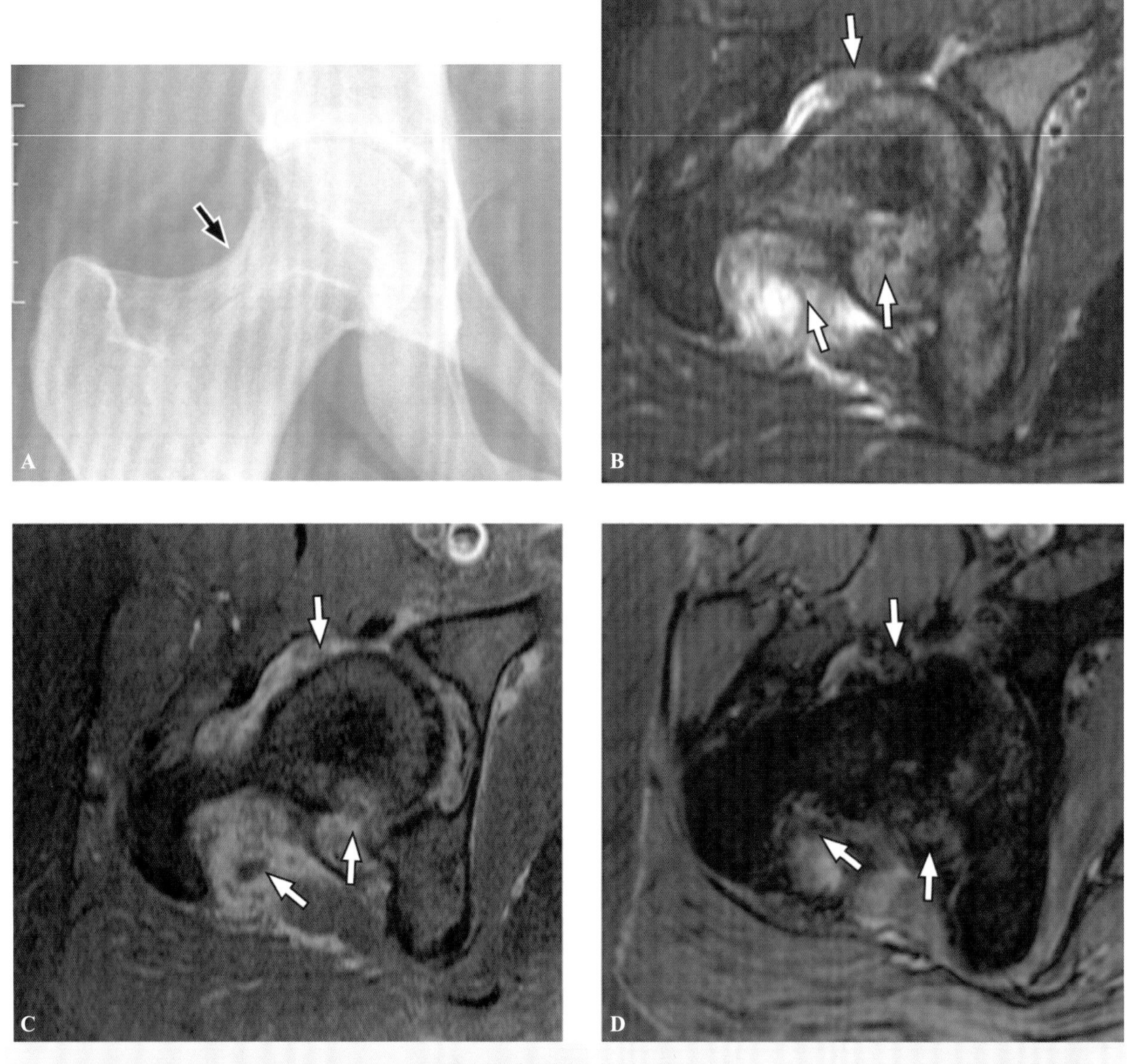

▲ 图 23-49　女，15 岁，PVNS

A. 髋关节正位 X 线片显示股骨颈外侧缘轻度骨侵蚀（箭）；B 和 C. MR 轴位 T_2WI 脂肪抑制（B）及轴位增强 T_1WI 脂肪抑制图像（C）显示增厚的滑膜内多发低信号灶（箭）；D. 轴位梯度回波序列显示在有含铁血黄素沉积的滑膜区存在"晕状伪影"（箭）

骨软骨病，是一种罕见的良性肿瘤，通常在关节或腱鞘的滑膜中产生软骨结节。其可以发生于任何年龄，但是以 20—50 岁最为多见，并且有明显的性别倾向，男性好发 [男：女为（2～4）：1][128]。膝关节最易受累（50%～65%），髋关节次之[128]。临床表现包括疼痛、肿胀及活动受限，本病多起病隐匿且病程缓慢。滑膜软骨瘤病通常只累及单个关节。但是，约有 10% 的病例报道有多关节或双侧关节受累[128]。关节外的滑膜软骨瘤病罕见，可以发生于滑囊[129]。

本病的发展可以分为三个阶段。第一阶段的特征为活动性滑膜增生伴滑膜内软骨结节形成，无软骨体碎裂。第二阶段的特征为滑膜增生伴软骨结节，软骨体碎裂进入关节间隙。第三阶段的特征为关节内软骨体，无活动性滑膜增生。关节内软骨体（也称为滑膜软骨瘤病）经历了钙化及骨化的过程，

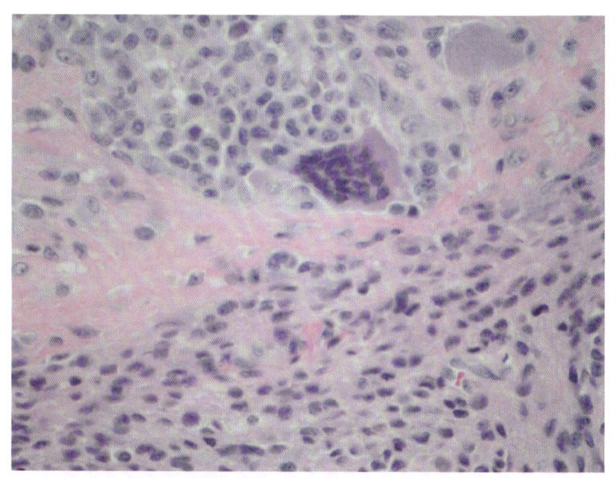

▲ **图 23-50 女，11 岁，发生于踝关节的腱鞘巨细胞瘤（局灶性腱鞘巨细胞瘤）**

单核组织细胞样细胞是主要的细胞类型，混合有巨细胞和明显的胶原沉积区（HE，×600）

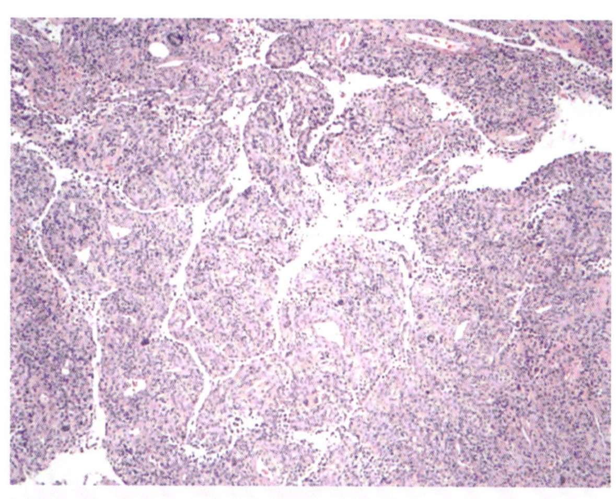

▲ **图 23-51 男，19 岁，PVNS，弥漫性腱鞘巨细胞瘤**

组织学上可见绒毛状结构（HE，×100）；细胞遗传学分析发现异常核型，即在 1p13 的 CSF1 基因位点发生重排

也可称为滑膜骨软骨瘤病。滑膜软骨瘤病中的软骨细胞在组织学上无特异性（图 23-52）。然而，非典型特征包括软骨细胞增生活跃和多核，如果不完全了解临床背景极易误诊为恶性软骨肿瘤[130]。此外，骨软骨游离体（关节鼠）也有助于进一步鉴别诊断。

70%～95% 滑膜骨软骨瘤病患者于 X 线片上可见关节内骨化[128]。钙化平均分布于关节腔内，一般为多个（约半数病例中都多于五个），且形态相

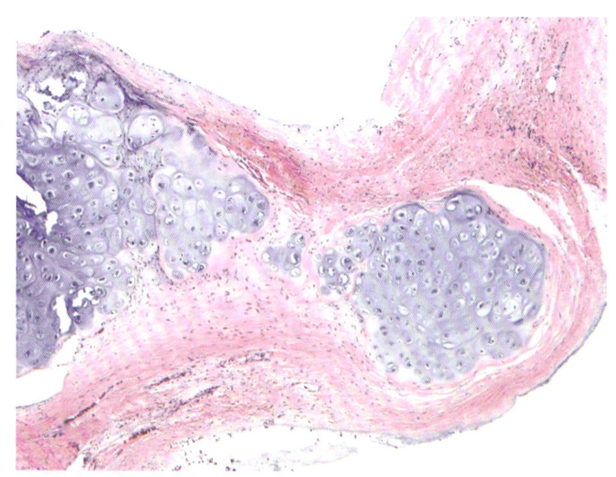

▲ **图 23-52 女，7 岁，滑膜软骨瘤病，切除于髋关节**

涂片上可见透明软骨呈结节样增生（HE，×100）

似[128]。特征性的钙化模式包括环 - 弧形的软骨样矿化，进一步成熟为软骨内骨化（边缘为骨皮质，内部为骨小梁），或呈靶征表现（图 23-53）。此外还可见关节腔积液；关节间隙一般存在，除非有多次复发。约 30% 的病例在关节的两侧均可见外压性骨侵蚀，尤其是在容积较小的关节，如肩关节和髋关节中更为常见。软骨矿化的形式是多样的，主要取决于疾病进展的阶段，有 5%～30% 的病例在 X 线片上表现正常[128]。CT 检查对于发现特征性的软骨矿化更有帮助。

根据软骨体骨化的存在形式，MRI 可以显示 3 种不同的类型。其中最常见的类型占 77%，表现为关节内软骨体，于 T_1WI 上呈低信号，T_2WI 呈高信号，伴有在所有脉冲序列上均呈低信号的区域（图 23-53）。这些低信号区域恰好是软骨骨化的区域，其于梯度回波序列上或 CT 上更易于显示。较为少见的类型约占 14%，表现为关节内软骨体于 T_1WI 上呈低信号，T_2WI 呈高信号但不伴有低信号区，说明软骨体未发生骨化[128]。最为少见的类型约见于 9% 的病例中，表现为关节内软骨体中出现脂肪信号（即于 T_1WI 及 T_2WI 上均呈高信号）伴有硬化边（即边缘于 T_1WI 及 T_2WI 上均呈低信号）。其内部的脂肪信号与软骨内骨化和黄骨髓成熟有关[131]。增强检查通常可以见到滑膜强化[128]。

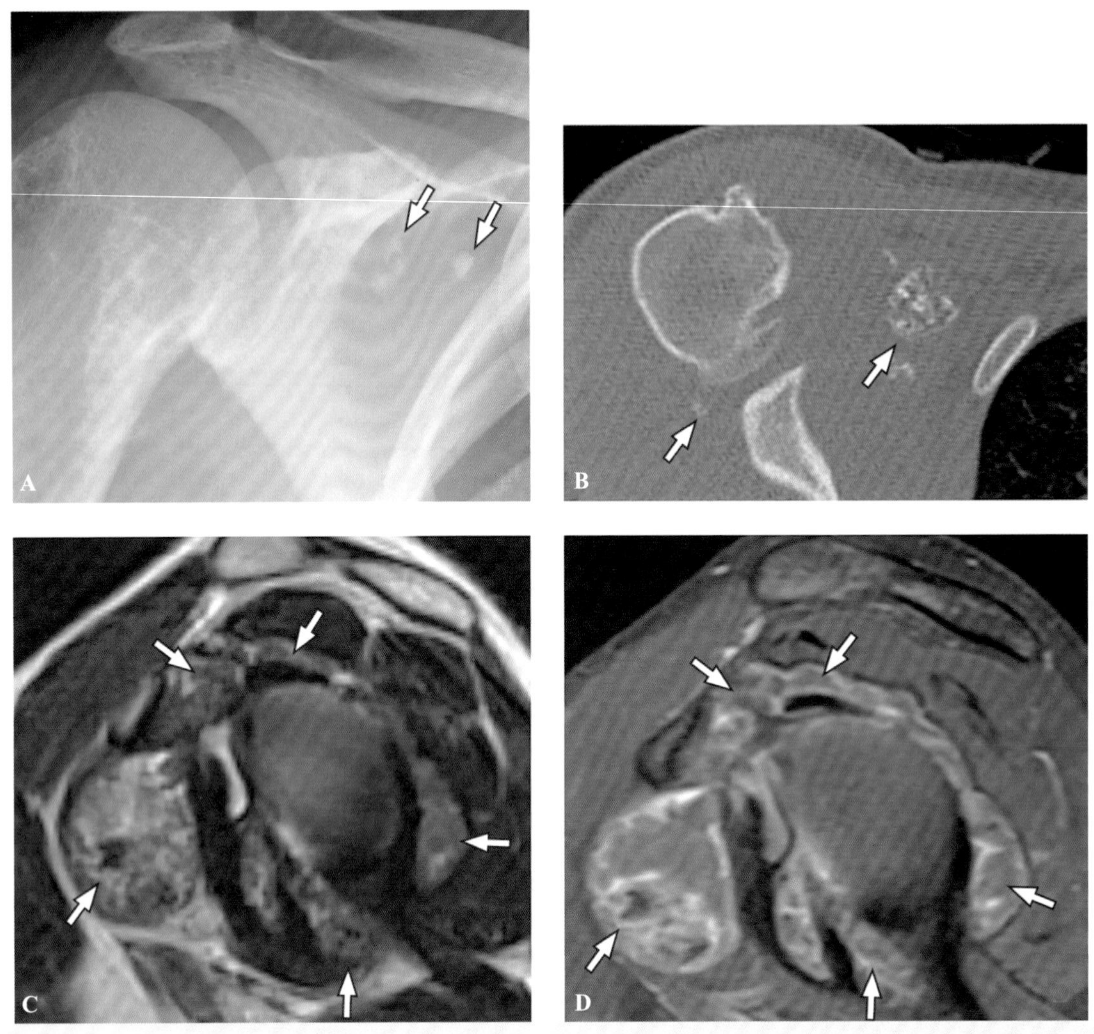

▲ **图 23-53　女，15 岁，滑膜软骨瘤病**

A. X 线正位片显示肩部多发骨化灶（箭）；B. CT 轴位图像显示在肩关节区域多发骨化灶（箭），与 X 线片相一致；C 和 D. 矢状位 T_2WI（C）及矢状位增强 T_1WI 脂肪抑制图像（D）显示多发的低信号病灶（箭）；增强后 MR 图像显示滑膜增厚

外科手术切除是目前治疗滑膜骨软骨瘤病的首选方法。据报道，在不完全切除的病例中局部复发率达 3%～23%[128]。

③腱鞘囊肿：腱鞘囊肿并不是真性肿瘤。它是一种囊性病变，内含大量的凝胶状液体，起于关节旁软组织、关节间隙或骨膜 [132]。目前关于它的发病机制还不太清楚，可能与邻近软组织或滑膜的黏液变性有关。邻关节腱鞘囊肿是最为常见的类型，约见于 70% 的病例 [133]。腱鞘囊肿是腕部最常见的软组织肿块（50%～70%）[133]。临床上，腱鞘囊肿表现为可触及的浅表肿块，有压痛、疼痛，以及因压迫产生功能障碍或神经麻痹。大多数腱鞘囊肿都较小，直径 1.5～2.5cm[133]。

超声检查是目前评估腱鞘囊肿最经济实用的方法，主要表现为边界清楚的均质无回声的肿块 [134]。长期的腱鞘囊肿可因出血或感染而表现出更为复杂的形态。据报道，腱鞘囊肿偶可见伪足样表现，即腱鞘囊肿延伸至关节间隙并与关节腔相通。MRI 主要表现为单房或多房的囊性病变，于 T_1WI 上呈低信号，T_2WI 上呈高信号（图 23-54）[133]。少数情况下，腱鞘囊肿于 T_1WI 上也可呈等或稍高信号，主要与囊肿内含有高蛋白成分有关。MRI 对于评估腱鞘囊肿与邻近关节、关节囊、肌腱、神经及血管的关系有很大的帮助。此外，MRI 也可以显示由于腱鞘囊肿压迫神经引起的压迫性神经病变导致的肌群改变。关节内的腱鞘囊肿较邻关节腱鞘囊肿要少

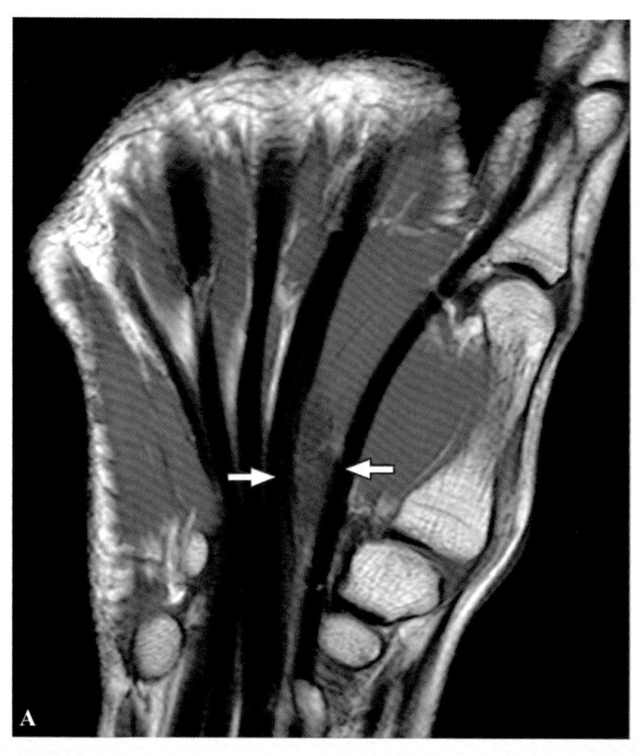

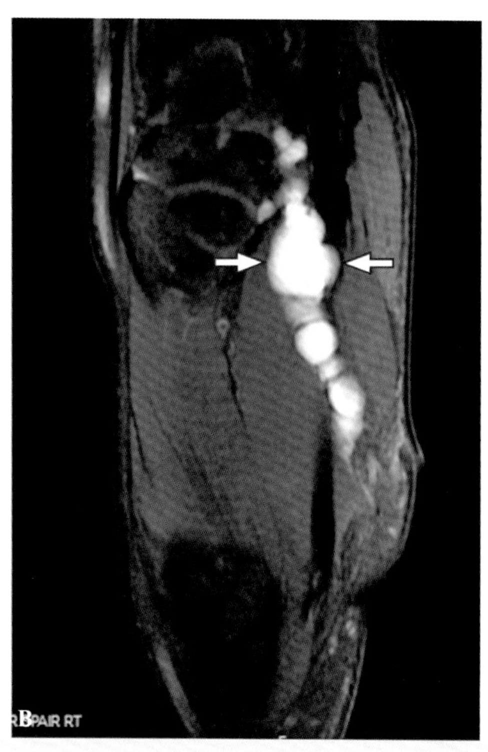

▲ 图 23-54 女，15 岁，腱鞘囊肿，临床表现为腕部疼痛

A 和 B. 冠状位 T_1WI 及矢状位 T_2WI 脂肪抑制图像显示腕部屈肌腱多分隔囊性病变（箭）

见。大多数的关节内腱鞘囊肿发生于膝关节交叉韧带的前部或后部。骨膜腱鞘囊肿在影像上可呈特征性的表现，即邻近骨皮质增厚及由于囊肿外在压迫所致的邻近骨质呈扇形压迹。

最初，腱鞘囊肿一般采用非手术治疗，包括制动及抽吸。外科手术切除通常用于那些有临床症状且非手术治疗无效的患者。

(2) 源于脂肪的软组织肿瘤及肿瘤样病变

①脂肪坏死：脂肪坏死并不是真性肿瘤，但是它可以在儿童人群中表现为可触及浅表肿块。脂肪坏死可以继发于轻微的外伤，但是病史回顾外伤史患者仅占半数。脂肪坏死通常位于骨性突起上的皮下组织，因为该部位在外伤中最易受累[135]。除了继发于外伤，脂肪坏死潜在的发病机制还包括胶原血管病、骨髓增殖性疾病以及胰腺病变的并发症。

MRI 是准确检测脂肪坏死的最佳成像方式。典型表现为较小的（常 $<$ 3cm）毛刺状线样病变，于 T_1WI 和 T_2WI 信号不等或表现为含脂肪的毛刺状病变，周围围绕的纤维组织于 T_1WI 及 T_2WI 上均呈低信号。静脉注入造影剂后通常可见边缘不规则强化（图 23-55）[136]。脂肪坏死在 MRI 上的特征性表现有助于与其他侵袭性软组织肿块相鉴别，可以避免不必要的软组织活检及外科手术切除。影像学随访通常是没有必要的，其后期随访可以表现为病变消失、体积减小或无明显改变[137]。

②良性脂肪细胞肿瘤：良性脂肪瘤病变是发生于骨及软组织的常见肿瘤。脂肪瘤的大体解剖（图 23-56）及组织学类似于正常的脂肪组织。在儿童人群中，软组织脂肪瘤是最常见的软组织病变，腘窝囊肿及血管畸形次之。WHO 将良性软组织脂肪细胞肿瘤分为脂肪瘤、脂肪瘤病、神经脂肪瘤病、脂肪母细胞瘤 / 脂母细胞瘤病、血管脂肪瘤、平滑肌脂肪瘤、软骨样脂肪瘤、肾外血管平滑肌脂肪瘤、肾上腺外的髓性脂肪瘤、梭形细胞 / 多形性脂肪瘤及冬眠瘤[4]。儿童其他富含良性脂肪组织的病变包括纤维脂肪性血管异常、磷酸酶和张力蛋白同源物（PTEN）相关的软组织错构瘤及“脂肪纤维瘤病”[138-140]。

软组织脂肪瘤最常表现为皮下软组织内的生长缓慢的肿块（如浅表脂肪瘤）。浅表脂肪瘤多发生

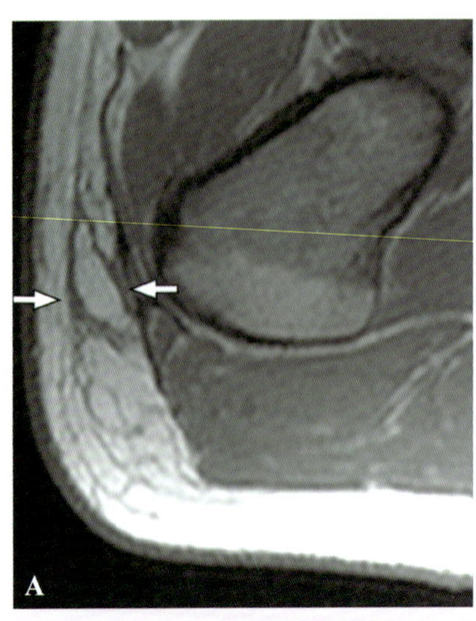

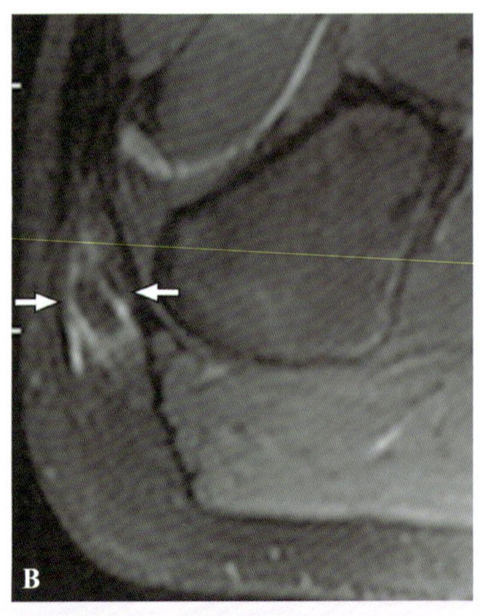

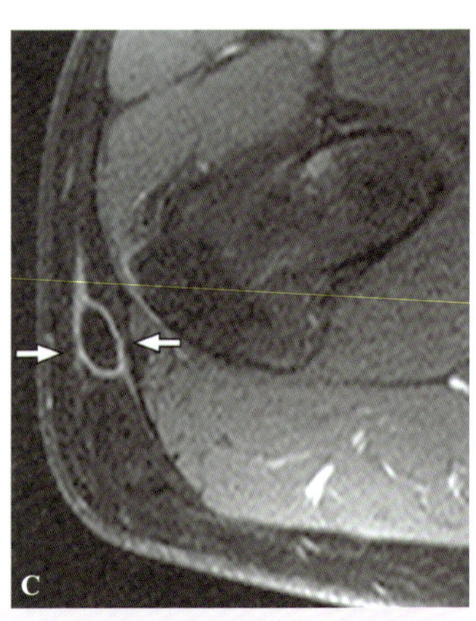

▲ **图 23-55 男，15 岁，脂肪坏死**

A 和 B. 轴位 T_1WI（A）及反转恢复序列（B）显示皮下组织内含脂肪的病变（箭）；C. 轴位增强 T_1WI 脂肪抑制图像显示病灶边缘可见强化（箭）

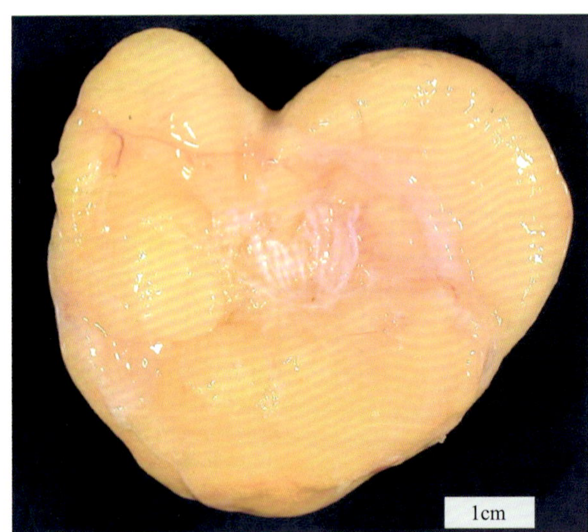

▲ **图 23-56 女，9 岁，脂肪瘤，肿块大小约 6.5cm，切除于腿部皮下软组织**

大体解剖上，显示分叶状、边界清楚的黄色肿块

于背部、颈部、四肢近端及腹壁。深部脂肪瘤表现为肌肉内边界清楚或呈浸润性生长肿块，且不如浅表脂肪瘤常见。深部脂肪瘤多发生于下肢较大的肌肉内（45%）[141, 142]。脂肪瘤多为孤立性病变，但是据报道，多发性脂肪瘤占 5%～15%[141, 142]。约有 30% 的多发性脂肪瘤为家族性脂肪瘤 [143]。

在表现为可触及的软组织肿块并且怀疑脂肪瘤的患儿中，超声检查常常是首选的评估浅表脂肪瘤的方法。超声上典型表现为与邻近皮下脂肪回声相近的强回声肿块。CT 表现为均质的含脂肪的肿块，CT 值为 -65～-120HU。MRI 显示肿块在所有序列上均与皮下脂肪呈等信号 [141, 142]（图 23-57）。边界清楚的脂肪瘤可见纤维囊。影像上表现为均质的脂肪信号或伴有纤细分隔且无强化的肿块，可以直接诊断为脂肪瘤，而非是分化良好的脂肪肉瘤。需要注意的是，当脂肪瘤含有非脂肪成分时可以呈现出不典型的表现。不典型脂肪瘤的影像表现更为复杂，肿块内可伴有厚的分隔及软组织结节样改变。据报道，不典型脂肪瘤占 28%～31%，并且在影像上与分化良好的脂肪肉瘤及脂肪母细胞瘤难于鉴别 [141, 142]。这些不典型病变需要组织学活检进一步鉴别和明确诊断 [142]。

③脂肪母细胞瘤：脂肪母细胞瘤是一种比较罕见的良性软组织肿瘤，主要由不成熟的脂肪组织组成。脂肪母细胞瘤仅发生于婴儿及 3 岁以下的儿童 [144]。男性的发病率是女性的 2～3 倍 [145]。2/3～3/4 的脂肪母细胞瘤是孤立性边界清楚的肿块，称为脂肪母细胞瘤。余下的病变则表现为向邻近的肌肉或皮下软组织弥漫性浸润，称为脂肪母细胞瘤病 [146]。临床上，脂肪母细胞瘤表现为进展的无痛性的软组织肿块。其临床表现主要取决于肿块的位置及大小。

脂肪母细胞瘤通常具有特征性的影像学表现。

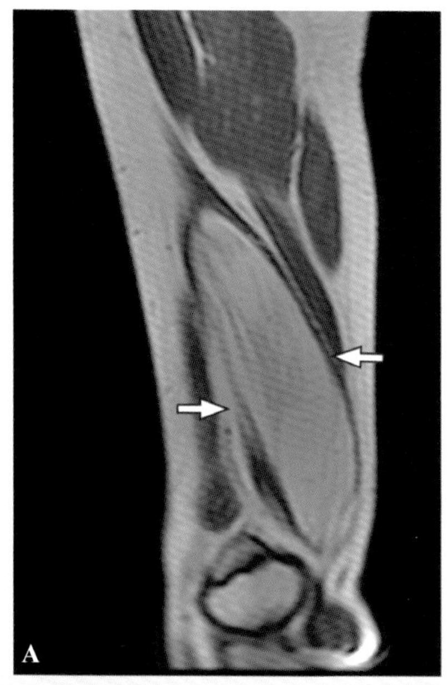

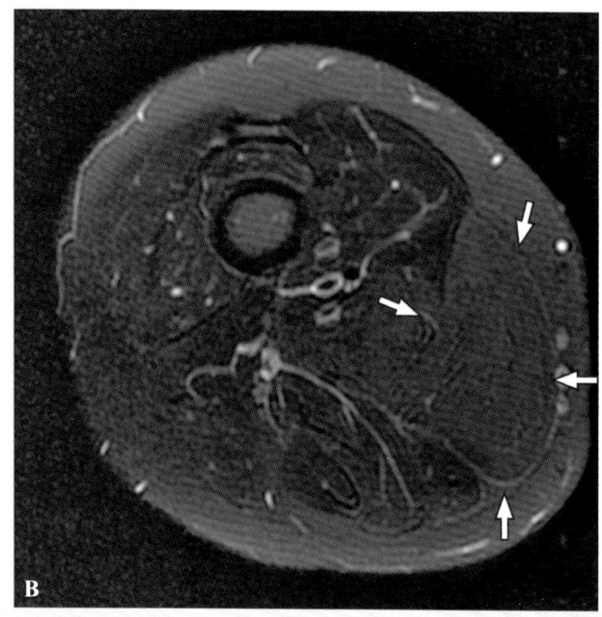

▲ 图 23-57　男，13 岁，发生于肌肉内的脂肪瘤

A 和 B. 矢状位 T_1WI（A）及轴位 T_2WI 脂肪抑制图像（B）显示肌肉内一含脂肪肿块（箭）

表现为边界清楚（脂肪母细胞瘤）或呈浸润性生长（脂肪母细胞瘤病）的肿块，由于存在成熟脂肪细胞而以脂肪成分为主[147]。肿块内原始脂肪瘤的成分（黏液间质、原始间充质细胞）和不成熟的脂肪细胞共存。这些脂肪母细胞瘤的组成成分在 MR 上呈非特征性的软组织信号或多个有强化的分隔。此外，由于富含毛细血管网，增强后在非脂肪瘤病变内可见实性成分及间隔的强化[148]（图 23-58）。随着病程进展，大多数病变会变“成熟”且以脂肪成分为主。然而，小婴儿主要发生非脂肪瘤样病变，且病变仅含有少量的脂肪成分，这有助于与脂肪瘤进行鉴别。另外一个需要鉴别的病变为脂肪肉瘤[149]，它在年幼患儿中极其罕见，而脂肪母细胞瘤则更为常见。

对于脂肪母细胞瘤，局部完全切除是目前首选的治疗方法。其通常不会发生转移，但是复发率达

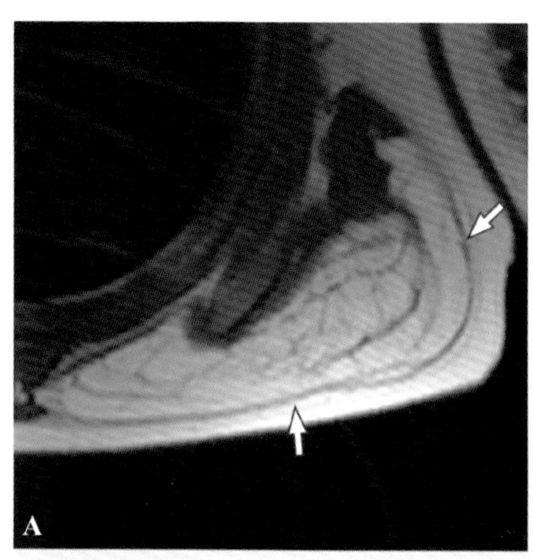

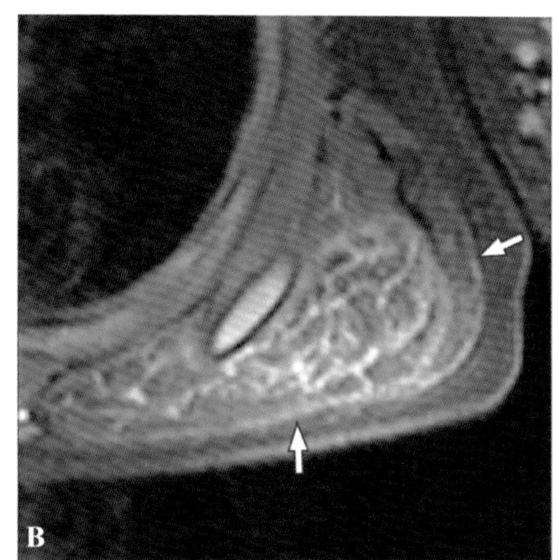

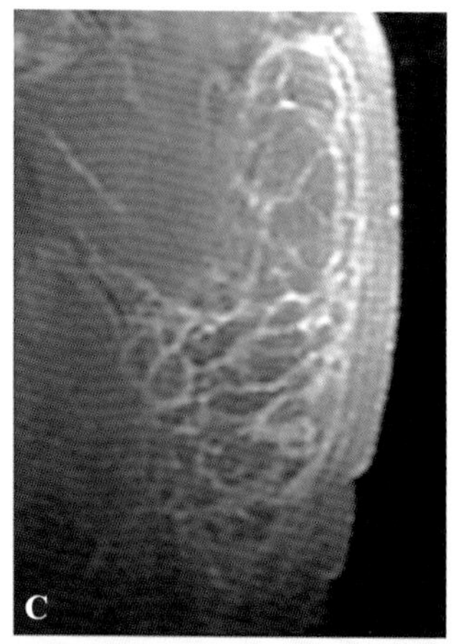

▲ 图 23-58　男，9 月龄，脂肪母细胞瘤

A 和 B. 轴位 T_1WI（A）及轴位 T_2WI 脂肪抑制图像（B）显示左侧后胸壁边界清楚的含脂肿块（箭）；C. 增强矢状位 T_1WI 脂肪抑制图像显示病变内多个分隔强化

14%～25%[147, 148]。

④树枝状脂肪瘤：树枝状脂肪瘤是发生于关节内的良性病变，主要表现为滑膜下组织内成熟脂肪细胞呈叶状增生。树枝状脂肪瘤在成人很少见，在儿童更为少见[150]。目前关于其发病机制尚不明确，有研究者认为其与外伤或与关节病相关的炎症所致的非特异性滑膜反应有关[151]。树枝状脂肪瘤多累及单个关节，以膝关节最为常见，其中以髌上囊最易受累[152]。临床上，患儿常表现为长期侵袭性关节肿胀及关节腔内积液。X线片可见关节腔积液。因为病变内含有脂肪成分，MRI 特征性表现为滑膜绒毛增生，所有序列上均可见脂肪信号[153]（图 23-59）。由于本病的局部复发很少见，因此滑膜切除术一般很有效。

(3) 源于肌肉的软组织肿瘤样病变

骨化性肌炎：也称为局限性骨化性肌炎，是发生于骨骼肌内的骨化性软组织肿块[154]。大多数病例是由于一次或轻微的反复外伤所致（图 23-60），但也有 25%～40% 的病例无明确的外伤史[155, 156]。骨化性肌炎的好发年龄为 20—30 岁，10 岁以内很少发生[155–157]。其主要发生于四肢较大的肌肉群，尤其是大腿部肌肉。患儿临床表现为疼痛、压痛及可

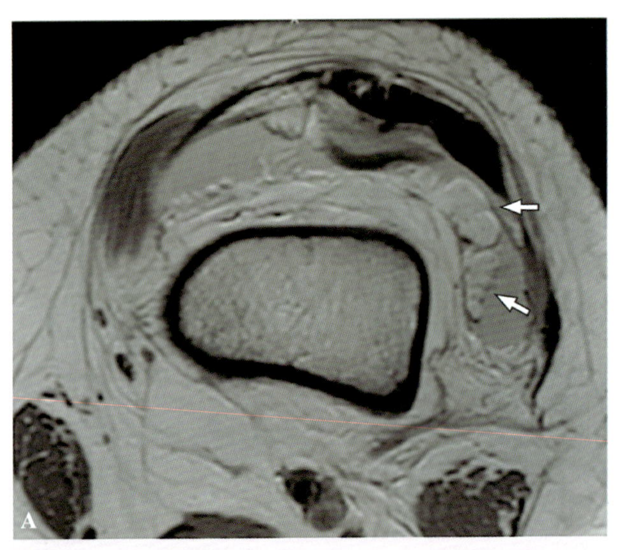

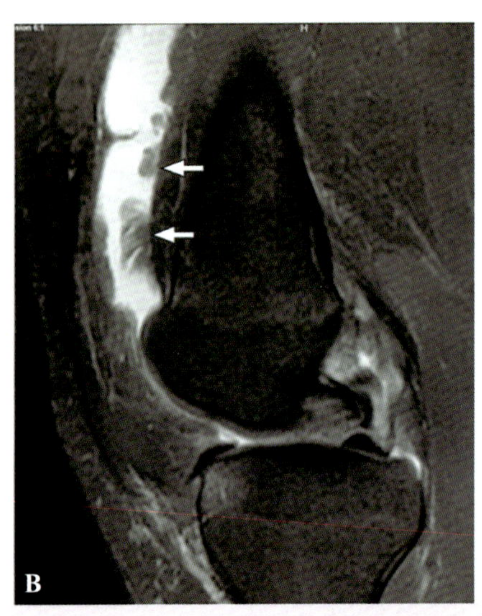

▲ **图 23-59　女，16 岁，树枝状脂肪瘤**

A 和 B. 轴位质子密度加权图像（A）及矢状位 T_2WI 脂肪抑制图像（B）显示滑膜绒毛状增生伴脂肪信号（箭）

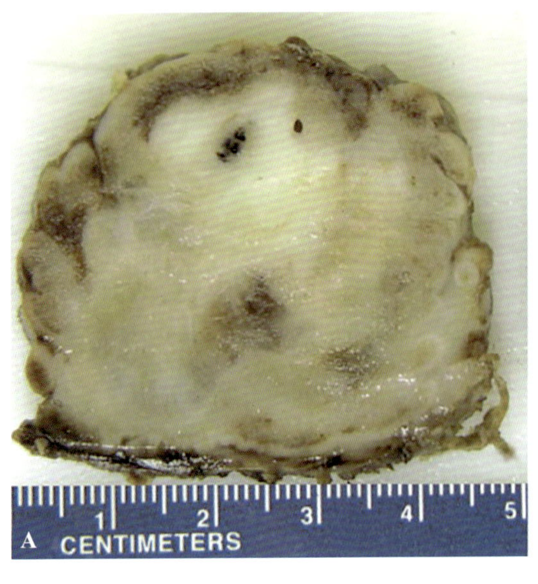

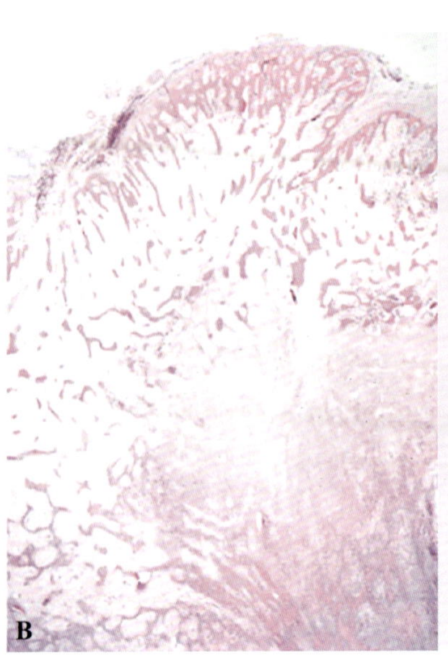

◀**图 23-60　男，13 岁，在股内侧肌内迅速生长的疼痛性肿块，骨化性肌炎**

A. 大体解剖上可以看到病变的周围厚薄不一的苍白色蛋壳样骨组织；B. 显微镜下可见到病变由单核细胞及多个多核巨细胞组成（HE，×600）

触及软组织肿块。

骨化性肌炎随年龄增长逐渐演变，主要表现为肿块周围明显的骨组织形成及成熟。由于存在这个演变过程，不同阶段的影像表现也不一样。在急性期，即起病初期或起病 2 周内，在 X 线片及 CT 上无钙化影。在这个阶段，病变的区域并不是很明显。超声上表现为边界不清的低回声肿块。MRI 上表现为肌肉内边界不清的异常信号，于 T_2WI 上呈高信号，T_1WI 上呈不均匀低信号，伴有明显或广泛的软组织水肿。肿块边缘模糊，可通过占位效应及邻近筋膜移位等间接征象来识别。病变周围 T_1WI 及 T_2WI 上的曲线样低信号，代表了病变内矿化（图 23-61A、B）。在疾病中期，即外伤后 2 周～2 个月，在 X 线片或 CT 上可以见到模糊的钙化影。在此阶段病变的中心为非骨化细胞，外周为板层骨。MRI 显示边界清楚的肿块，于 T_1WI 上呈低信号，T_2WI 上呈高信号，且在肿块的周边可见低信号影，代表矿化和软组织水肿减轻（图 23-61C 和 D）。此外，偶尔也可以见到病变内出血所致的液 – 液平面及邻近的骨髓水肿（边界不清且于 T_1WI 上呈低信号，T_2WI 上呈高信号）。在疾病晚期，即外伤后 5～6 个月，病变成熟，呈边界清楚的肿块，病变骨小梁内可见成熟的脂肪信号（于 T_1WI 及 T_2WI 上均呈高信号）（图 23-61E 和 F）。成熟期病变钙化减少，体积减小。骨化性肌炎的特征性影像学表现使其可以与皮质旁骨肉瘤相鉴别，主要包括在病变与邻近骨之间的透亮带，病变周边致密钙化，病变邻近骨皮质完整以及影像学随访病变体积逐渐减小 [158]。

组织学上，骨化性肌炎的急性期类似于结节性筋膜炎，并且在一定程度上类似于动脉瘤样骨囊

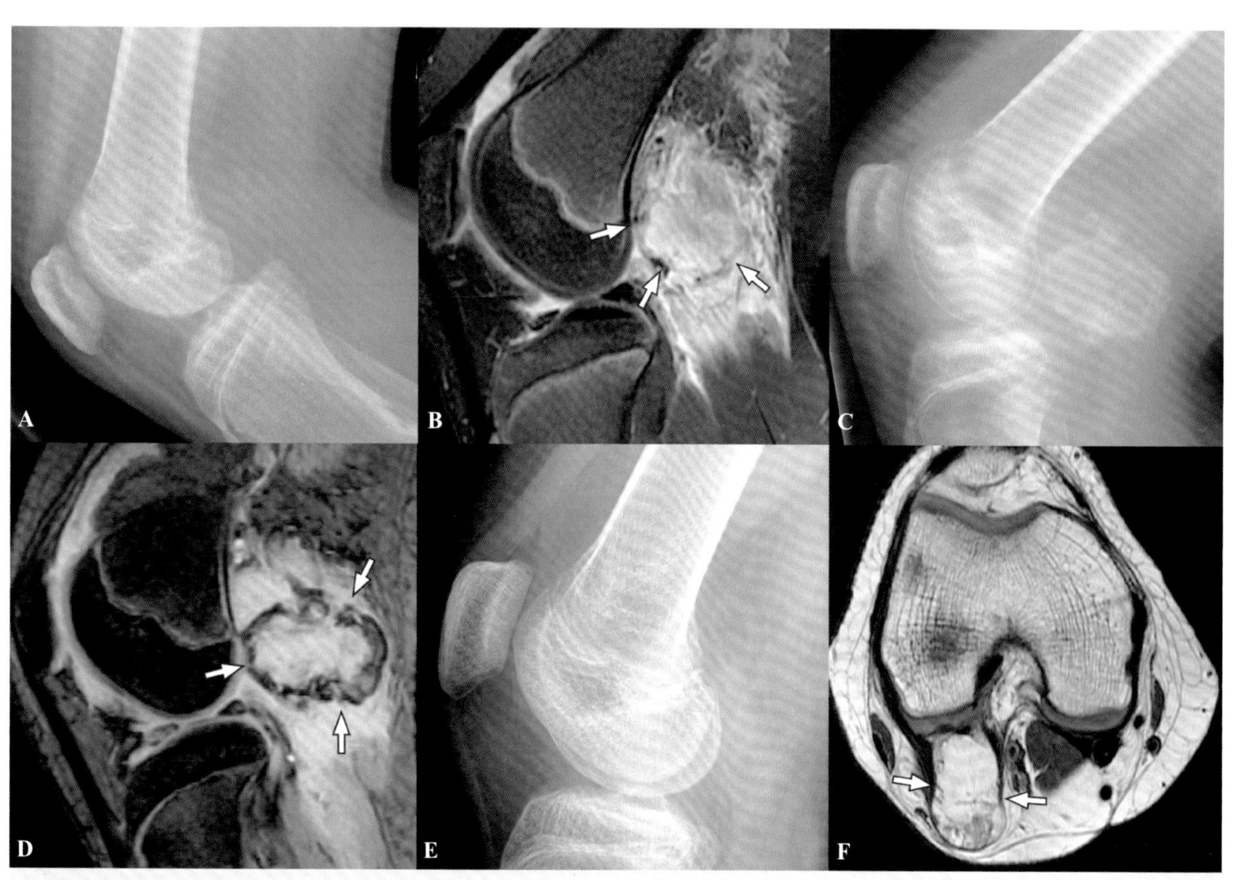

▲ **图 23-61 女，14 岁，不同时期骨化性肌炎的影像学表现**

急性期：外伤后的短期内；A. X 线侧位片显示一个正常的腘窝影像，未见任何钙化征象；B. 矢状位 T_2WI 脂肪抑制图像显示腘窝内不规则肿块，边缘见轻微的低信号，提示早期矿化（箭），病变周围可见水肿；病变中期：外伤后 1 个月；C 和 D. X 线侧位片（C）及矢状位梯度回波序列（D）显示在腘窝肿块内及周边明显的钙化影像（箭）；病变晚期：外伤后 1 年；E. X 线侧位片显示腘窝内钙化肿块消失；F. 轴位质子密度加权成像显示肿块内成熟的脂肪成分（箭）

肿。所有这些疾病都是以相同的基因变异为特征，即USP6基因重排。临床上，骨化性肌炎是一个良性过程，具有自限性，最终可自发消退。

(4) 良性血管源性软组织肿瘤：血管瘤和血管畸形都是由于血管内皮畸形所导致的血管性病变，根据其生物学特性而被分为两种疾病[159, 160]。

①血管瘤：血管瘤是一种良性的血管内皮肿瘤，并且被细分为先天性血管瘤、婴儿血管瘤及其他类型血管瘤。先天性血管瘤较婴儿血管瘤少见，其于出生时就已经完全形成。基于临床及组织学特性，先天性血管瘤又被分为快速消退型及非消退型。婴儿血管瘤是婴儿及儿童最为常见的软组织肿瘤，其在婴儿的发生率为4%～10%[161]。并且它在女孩、白种人，早产儿及双胞胎的发生率更高。

血管瘤主要发生于2周—2月龄的婴儿，呈单发或多发的病变。皮肤是最易受累的部位，尤其是头颈部（60%），躯干及四肢次之[162-164]。其临床表现随着病变累及皮肤的范围及深度而有所不同。累及皮肤的血管瘤呈现草莓样外观。累及皮下组织的深部血管瘤呈青蓝色改变。多发性皮肤血管瘤的患儿中，约1/3病例同时伴有其他的异常，如肝血管瘤；因此，在最初就诊时就需行腹部超声检查[165]。

血管瘤分为3个不同的时期，即增生期、稳定期及退化期。增生期的特征性表现为内皮细胞的迅速生长及高血流状态。影像学检查主要用于显示病变的特征及评估其累及范围。超声检查通常是评估浅表软组织病变的首选检查方法。血管瘤的灰阶图像没有特异性，可以表现为低回声或混合回声肿块。多普勒超声可以发现病变内有多个血管（超过5/cm^2），且超过2kHz的高频多普勒对血管瘤的诊断很有价值。增生期血管瘤在MRI上表现为分散的分叶状肿块，于T_1WI上呈等信号，于T_2WI上呈高信号。病变的中心及周边可见高血流的血管影（由于血管流空效应而于T_1WI及T_2WI上均呈低信号）。静脉注入造影剂后可见肿块明显弥漫性的强化（图23-62）。然而，增生期血管瘤的MRI表现并不具有特异性。任何高血流的软组织肿块或包括纤维肉瘤及横纹肌肉瘤在内的婴儿期恶性软组织肿瘤均可具有相似的表现[162, 164-166]。退化期的血管瘤含有纤维脂肪成分，在MRI上可见特征性的脂肪信号（于T_1WI及T_2WI上均呈高信号），增强后强化程度较增生期减弱。

婴儿血管瘤在出生后的第一年内迅速生长，随后逐渐消退。因此，绝大多数的婴儿血管瘤不需要治疗[163]。复杂病例的治疗主要包括激光、抗血管生成药物、栓塞及手术治疗。

②血管畸形：血管畸形本身并非肿瘤，它是由于血管发育障碍而引起的血管异常[162]。根据血管畸形内有无动脉血管的存在，分为两个亚型，即高血流量型血管畸形及低血流量型血管畸形。血管畸形的增长与儿童的生长是成比例的，并且不会消退。因此，血管畸形需要治疗，其治疗方法与血管畸形的类型有关。认识血管畸形的特征性影像表现并了解图像引导下的可行的治疗方法对于影像科医师来说是一个非常重要的话题[164]。

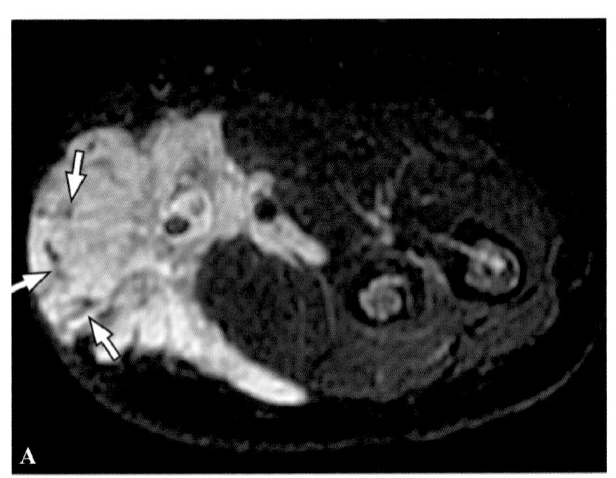

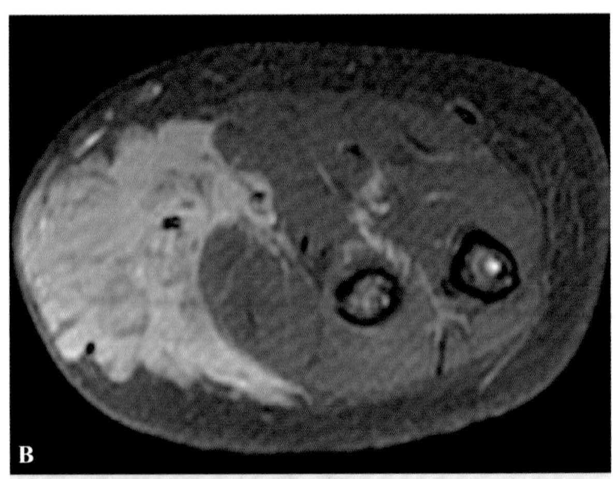

▲图23-62 女，4月龄，婴儿血管瘤

A. 轴位T_2WI脂肪抑制图像显示前臂分叶状肿块，其内可见多发的血管流空影（箭）；B. 增强轴位T_1WI脂肪抑制图像显示病变呈弥漫性均匀强化

a. 低血流量型血管畸形：包含静脉、淋巴管或静脉淋巴管通道的混合。静脉淋巴管畸形是最常见的类型，其在一般人群中的发病率约为1%[162-164]。静脉部分主要为薄壁扩张的静脉，淋巴管部分主要为充满浆液的淋巴管集合。病变可能一出生就存在，但也可能稍晚出现（到2岁），并随着年龄的增长逐渐增大。临床上，静脉淋巴管畸形主要呈蓝色、柔软及易压缩的肿块，并且肿块会随着患儿的哭闹及Valsalva动作而变大。静脉淋巴管畸形可以较小而局限，也可以广泛浸润，可累及面部、四肢、躯干、内脏器官、骨和骨骼肌。

超声检查可见静脉部分呈实性病变，而淋巴管部分呈囊性病变。MRI对于判定病变的范围及制定治疗方案很有帮助。MRI显示部分实性（静脉成分）及部分多囊性（淋巴管成分）病变，偶尔可见到病变内由于出血所致的液-液平面。在X线片或MR上可以看到静脉石，于T_1WI及T_2WI上均呈低信号（图23-63）。Klippel-Trenaunay-Weber综合征是一种较为罕见的血管瘤综合征，特征为皮肤葡萄酒斑痣、静脉淋巴管畸形，以及受累肢体软组织肥大[159, 162-164, 167]。

治疗方法取决于病变的位置及范围，包括观察、局部压迫、硬化疗法及手术切除[164]。

b. 高血流量型血管畸形：包含有动脉成分，包括动静脉畸形（arteriovenous malformation，AVM）及动静脉瘘（arteriovenous-fitulas，AVF）。AVM为先天性疾病，而AVF为后天获得性疾病。组织学上，AVM由发育不良的动脉组成，它不经过毛细血管床，直接引流至动脉化的静脉内，形成血管巢。体格检查发现病变处的皮肤呈粉红色，皮温高，听诊可闻及震颤及杂音。AVM可以单发，也可以多发，可以与遗传性疾病相关，如遗传性出血性毛细血管扩张综合征（Osler-Weber-Rendu综合征）[159, 162-164, 167]。

彩色多普勒超声检查可见AVM呈多房、富血管肿块。由于其高血流量的特征，MRI显示软组织肿块内可见很多血管流空影（T_1WI及T_2WI上均呈低信号）[159, 162-164, 167]（图23-64）。

目前对于高血流量型血管畸形的治疗包括栓塞或手术。在治疗前通常需要行血管造影检查以显示血管的全貌[164]。

(5) 源于神经的良性软组织肿瘤：在儿童中，神经纤维瘤和神经鞘瘤是两种最常见的良性神经鞘膜瘤。其他的还包括神经束膜瘤、颗粒细胞瘤、神经鞘黏液瘤、孤立性局限性神经瘤、异位脑膜瘤、良性蝾螈瘤及混合神经鞘膜瘤[4]。

①局灶性及弥漫性神经纤维瘤：局灶性神经纤维瘤是神经纤维瘤最常见的类型，约占90%，主要好发于20—30岁人群[46, 168]。其主要表现为单发的肿块，多累及皮下或深部神经。弥漫性神经纤维瘤主要见于儿童及青壮年，主要表现为皮下软组织呈

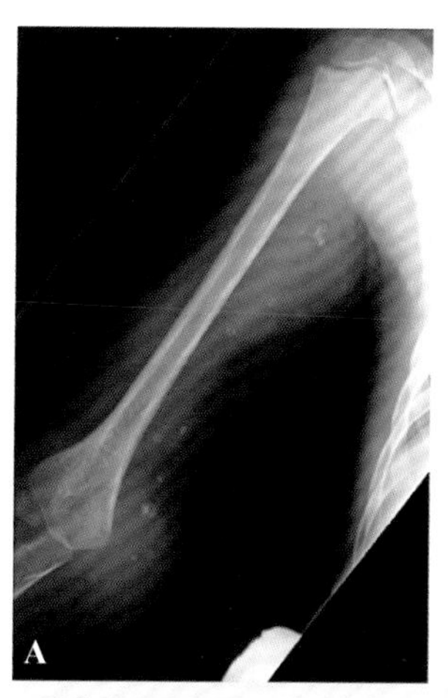

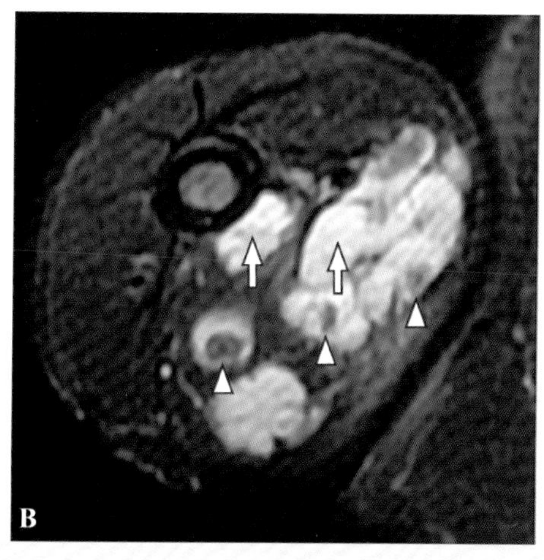

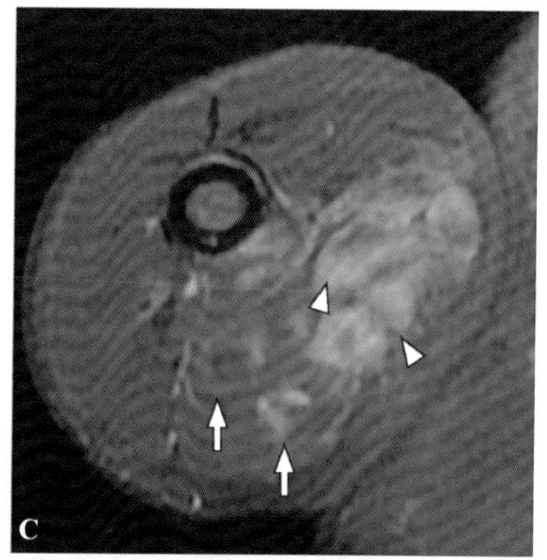

▲ **图23-63　男，7岁，静脉淋巴管畸形**

A. X线片显示手臂软组织肿块内可见多发的静脉石；B. 轴位T_2WI脂肪抑制图像显示肿块内液-液平面（箭）及由静脉石产生的低信号影（箭头）；C. 增强轴位T_1WI脂肪抑制图像显示肿块内不均匀斑片状强化（静脉：箭头）及周边强化（淋巴管：箭）

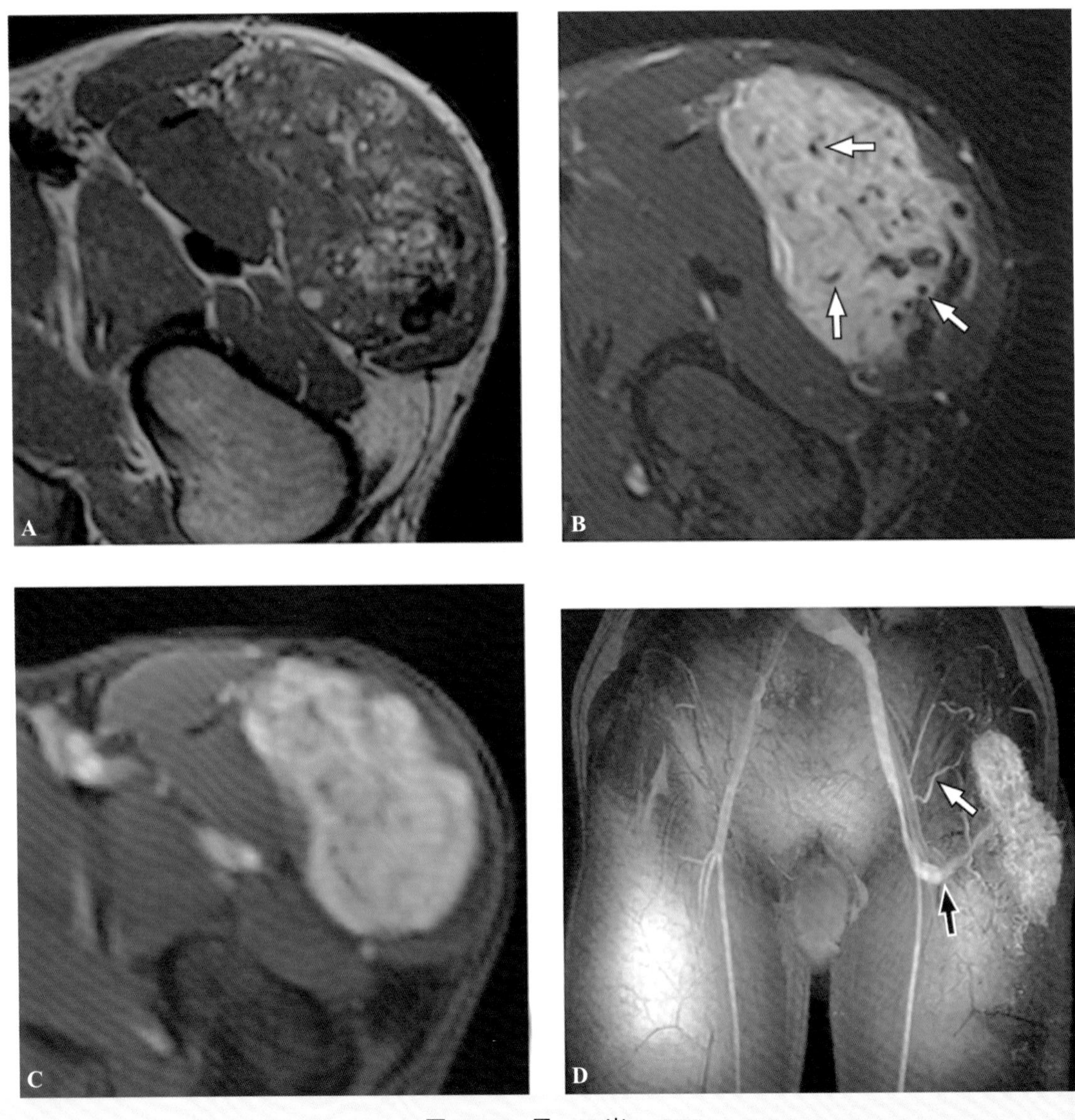

▲ **图 23-64　男，17 岁，AVM**

A-C. 轴位 T_1WI（A），轴位 T_2WI 脂肪抑制图像（B）及增强轴位 T_1WI 脂肪抑制图像（C）显示一软组织肿块，其内可见血管流空影（箭）；D. MR 血管造影显示滋养动脉（白箭）及引流静脉（黑箭）

斑块状隆起伴明显强化。绝大多数（约占 90%）局灶性及弥漫性神经纤维瘤都是孤立性的病变，而与神经纤维瘤病的遗传综合征无关[169]。

② 1 型丛状神经纤维瘤病：1 型神经纤维瘤病（neurofiromatosis type Ⅰ，NF1）有多种骨骼肌肉的表现。NF1 可表现为神经纤维瘤的 3 个亚型（局灶性、弥漫性及丛状神经纤维瘤），但是丛状神经纤维瘤是 NF1 的特征性表现。丛状神经纤维瘤于儿童期起病，表现为多条神经束迂曲扩张，肿瘤呈网状生长，呈蠕虫袋（bag of worm）样表现。丛状神经纤维瘤既可位于浅表部位，也可位于深部。浅表丛状神经纤维瘤通常累及皮肤或皮下的神经，有单侧发病趋势，不对称受累。

浅表丛状神经纤维瘤在 MR 水敏感序列上（反转恢复序列及脂肪抑制 T_2WI 序列）表现为弥漫的浸润性高信号区域（图 23-65）。这种皮下软组织于 T_2WI 上呈浸润性高信号的表现类似于皮下软组织的血管畸形（静脉、淋巴管或静脉淋巴管畸形）、血管瘤、外伤或炎症性病变。皮下组织内的浸润性高信号对应于皮下组织正常结构周围的梭形细胞浸

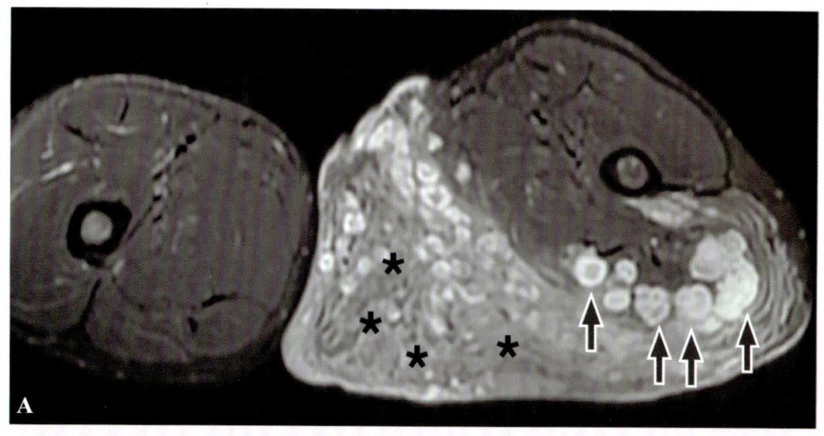
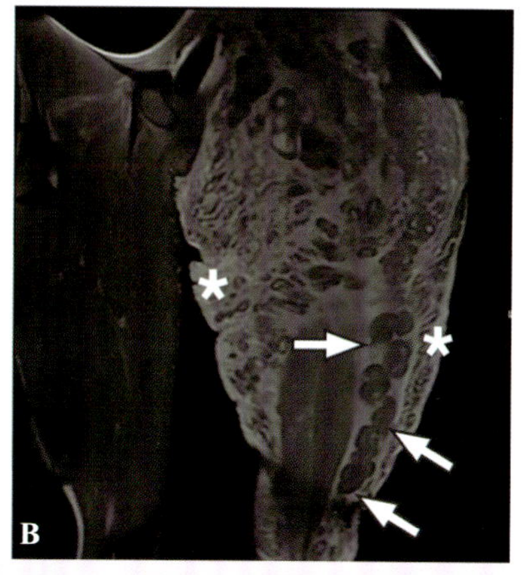

▲ 图 23-65 男，16 岁，NF1 且伴有丛状神经纤维瘤

A. 轴位 T_2WI 脂肪抑制图像显示靶征（深部丛状神经纤维瘤：箭）及在皮肤和皮下软组织内可见弥漫浸润性高信号（浅表丛状神经纤维瘤：星号）；B. 增强冠状位 T_1WI 脂肪抑制图像显示浅表丛状神经纤维瘤呈弥漫性强化（星号），而深部丛状神经纤维瘤无强化（箭）

润。深部丛状神经纤维瘤通常累及深层神经，如神经、背侧神经根或大神经。其典型表现为靶征，即中央的神经纤维于 T_2WI 上呈中心低信号，其周围可见黏液样物质包绕，于 T_2WI 上呈高信号 [168]（图 23-65）。据报道，约有 5% 的丛状神经纤维瘤，尤其是位于深部的，可恶变为恶性周围神经鞘膜瘤（malignant peripheral nerve sheath tumor，MPNST）[170]。

对于丛状神经纤维瘤的治疗选择是有限的。由于病变边界不清楚且呈浸润性生长，手术治疗目前仍具有一定的挑战性。

(6) 源于纤维组织的良性软组织肿瘤

①结节性筋膜炎：结节性筋膜炎是一种良性的软组织病变，主要由成纤维细胞组成。本病有时伴有外伤史。其主要发生于头部、颈部和四肢，尤其是前臂的掌侧面。结节性筋膜炎分为三种类型：皮下型、筋膜型及肌内型（增生性肌炎），其中以皮下型结节性筋膜炎最为常见 [128]。

临床上，结节性筋膜炎表现为迅速生长的浅表肿块，伴轻微疼痛和压痛。大多数病变的直径 3～4cm，肌内型通常更大 [128]。组织学上，结节性筋膜炎主要由排列杂乱、松散的成纤维细胞组成，呈“组织培养样表现”，还通常伴有渗出的红细胞及囊变区域（图 23-66）。偶尔可以在病变内看见化生的骨样组织，其也被称为骨化性筋膜炎或筋膜炎 / 肌炎 / 骨化性骨膜炎。由于结节性筋膜炎的快速生长及有丝分裂活跃，这种良性病变在组织学上被称为假性肉瘤。

结节性筋膜炎在 X 线片上多表现正常，偶可见钙化影。在 MRI 上，“筋膜尾” 征，即沿着筋膜从肿块侧面线样延伸的表现，有助于结节性筋膜炎的诊断（图 23-67）。其在 MRI 上的信号强度主要取决于病变内的组织成分；在含有更多黏液成分的病变内，于 T_2WI 上呈均匀高信号，T_1WI 上呈均匀低信号，多见于皮下型结节性筋膜炎 [171]。在含有细胞及纤维成分的病变内，于 T_1WI 上呈不均匀性等低信号，于 T_2WI 上呈等信号，多见于筋膜型及肌内型结节性筋膜炎 [172]。增强后病变呈弥漫性

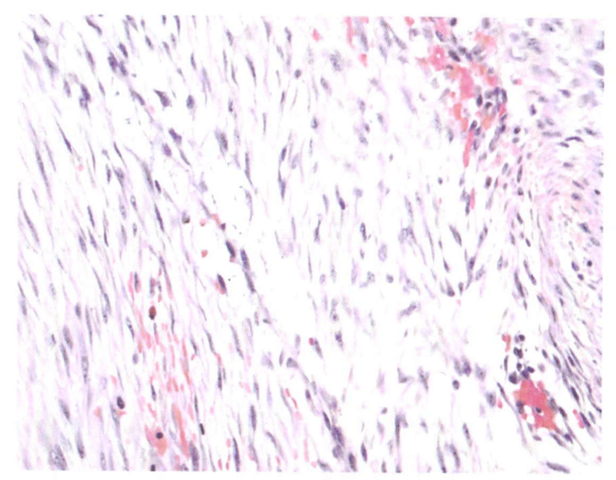

▲ 图 23-66 女，8 岁，累及颈部的结节性筋膜炎

图片取自 5cm 大小的肿块，其内可见排列杂乱的羽毛状成纤维细胞增生；还可见渗出的红细胞及显微镜下的囊变区域（HE，×400）

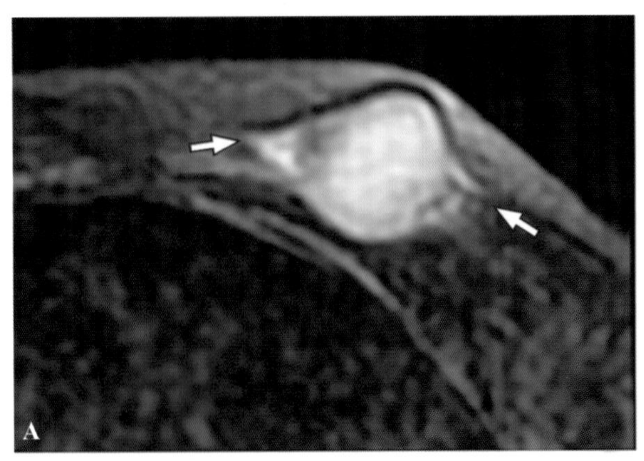

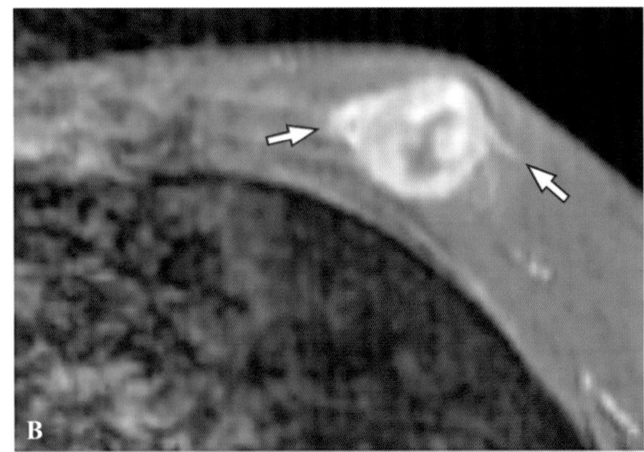

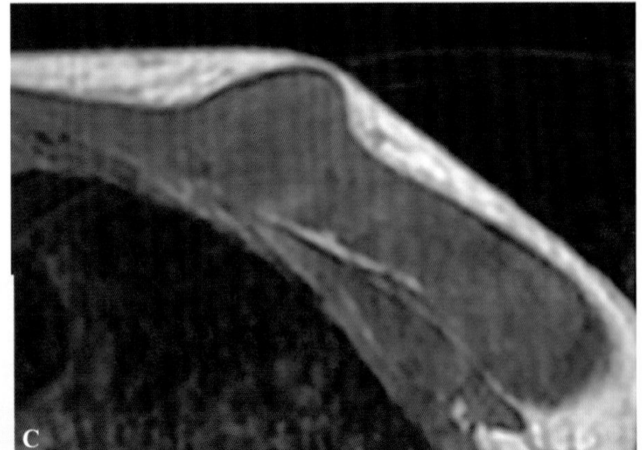

▲ 图 23-67 男，15 岁，结节性筋膜炎

A–C. 轴位 T_2WI 脂肪抑制（A），增强轴位 T_1WI 脂肪抑制图像（B）显示肿块两侧的筋膜尾征（箭）；这种征象在相应层面的 T_1WI（C）上不明显

（63%）或周边（25%）强化[173]。

结节性筋膜炎可能会被认为是一种“一过性肿瘤”，其特征是 USP6 基因的克隆性重排，通常可以自发性消退。活检或手术切除有时可能会加重病程。局部复发罕见。

②纤维瘤病：纤维瘤病是一组软组织病变，主要由增生的纤维组织及数量不等的胶原蛋白组成。根据其组织学特性，可以分为良性和交界性。根据其发生的位置，纤维瘤病可以分为浅表型或深部型纤维瘤病。浅表型纤维瘤病主要包括足底纤维瘤病（Ledderhose 病）、手掌纤维瘤病（Dupuytren 挛缩）、幼年型腱膜纤维瘤及婴儿手指纤维瘤 / 纤维瘤病。深部型纤维瘤病主要包括婴儿肌纤维瘤 / 肌纤维瘤病，婴儿纤维瘤病及韧带样型纤维瘤病。以下主要介绍其中 3 种重要的类型，即婴儿肌纤维瘤、肌纤维瘤病及韧带样型纤维瘤病。

③婴儿肌纤维瘤 / 肌纤维瘤病：婴儿肌纤维瘤 / 肌纤维瘤病是婴儿中最常见的纤维源性肿瘤，其主要特征是纤维组织的增生[175]。WHO 将其归类为良性血管周细胞肿瘤（肌周细胞瘤），而不是纤维瘤病[176]。本病可以单发，也可以多发。两种类型的发病率几乎相等，且更易见于男性患者（男：女为 1.6 ：1）。超过 90% 肌纤维瘤 / 肌纤维瘤病患儿在 2 岁前即发病。约 70% 的病例于出生时即存在病变[175]。本病在 10 岁以上的儿童中少见，成人中罕见。婴儿血管外皮细胞瘤现在被认为是婴儿肌纤维瘤的一个亚型。单发型表现为皮下血供丰富的肿块，类似于血管瘤。多发型可累及多个器官，包括骨骼肌、骨、皮肤、软组织及内脏。

在儿童患者中，骨肌纤维瘤病于 X 线片可见特征性的表现，表现为多发的偏心性的溶骨性病变，边界相对清楚，边缘可见硬化边。长骨（股骨及胫骨）干骺端为主要的受累部位，其他可能的受累部位包括肋骨、脊柱、骨盆及颅骨，双侧可对称受累（图 23-68）。骨的病变通常可以自愈，不需要治疗。在儿童患者中，多发溶骨性病变的鉴别诊断主要包括 LCH、血源性骨髓炎、转移性神经母细胞瘤、淋巴血管瘤病及血管瘤病。肺部受累表现为间质纤维化，肺部网状或结节状浸润或支气管肺炎。胃肠道受累表现为弥漫性管腔狭窄，钡餐造影可见多发的

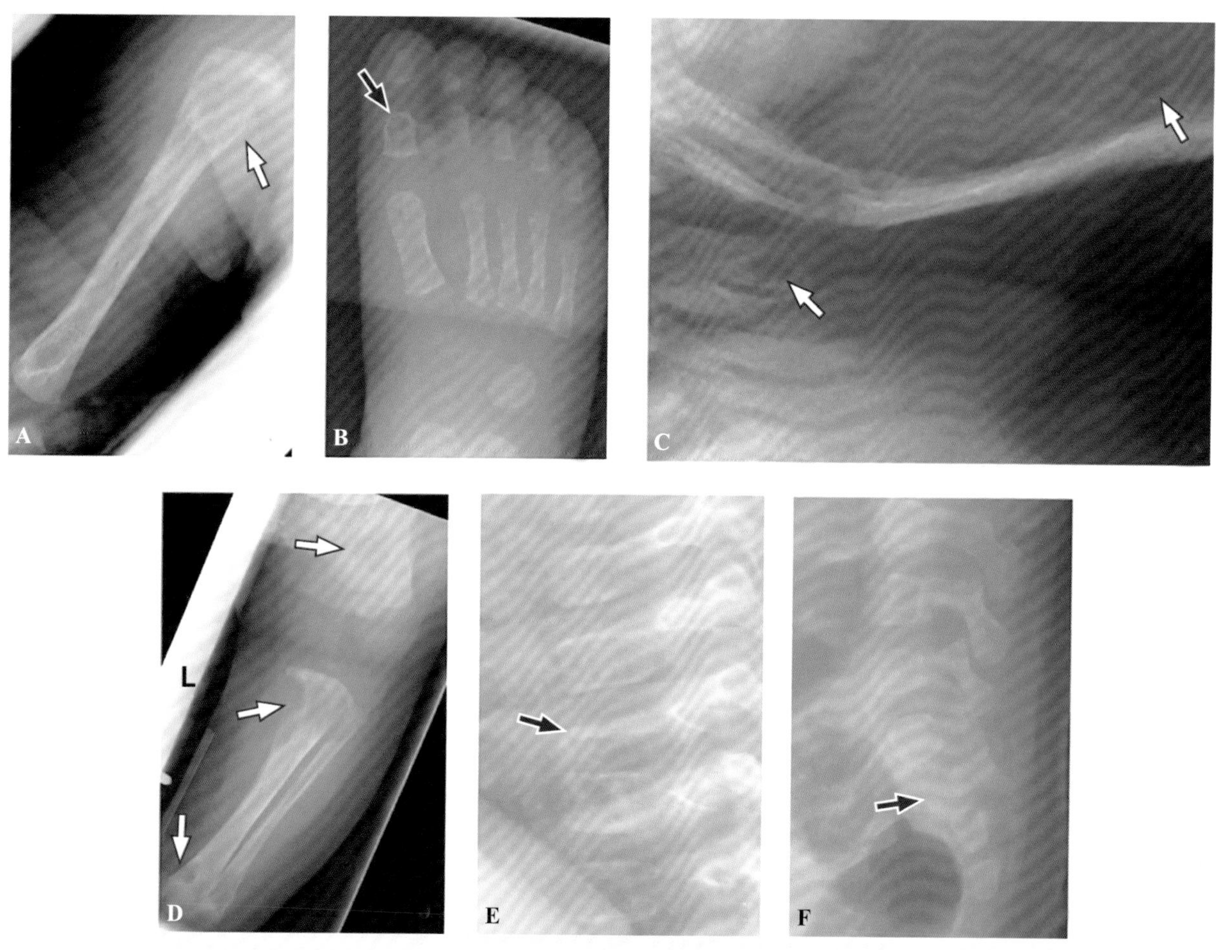

▲ 图 23-68 男，3 月龄，多发性肌纤维瘤病

X 线片显示多发的边界清楚的溶骨性病变（箭）伴病灶周围硬化边；骨质的病变均呈双侧对称性发病；A. 右侧肱骨；B. 左足；C. 颈椎；D. 左侧股骨、胫骨及腓骨；E. 胸椎扁平椎；F. 骶骨

充盈缺损。

发生于软组织的肌纤维瘤病的超声检查没有特异性。表现为软组织肿块，肿块的中心部分可以无回声，提示坏死，偶尔可见高回声后伴声影，代表钙化。MRI 检查是定位病变及评估内脏受累情况的最佳检查方式。在 MRI 上，肿块于 T_1WI 上呈低信号，于 T_2WI 上呈高信号。此外，肿块的中心部分于 T_2WI 上呈高信号且增强后无强化，表明中心坏死（图 23-69），但是对于肌纤维瘤病来说没有特异性[177]。在年幼患者中，多发的软组织肿块伴中央坏死的影像表现有助于多发肌纤维瘤病的诊断，但是活检对于进一步的确诊是有必要的。

组织学上，肌纤维瘤主要由饱满或梭形的肌成纤维细胞组成，位于胶原化基质中，并伴有黏液透明样变性；肌成纤维细胞通常在病灶血管壁内生长。单发性肌纤维瘤总体预后较好，多数病灶可以自然消退。约 1/3 多发性肌纤维瘤病也可自然消退。然而，当脏器尤其是心脏和胃肠道受累时，其死亡率可达 75%[128, 175]。

④韧带样型纤维瘤病：韧带样型纤维瘤病是一种比较常见的软组织肿瘤，由成纤维细胞组成（图 23-70）。硬纤维瘤主要好发于青壮年，发病高峰年龄在 25—35 岁，而很少见于小于 10 岁的儿童[174]。其主要累及四肢（70%），其他常见的部位还包括肩部、胸壁及背部。临床上，硬纤维瘤多表现为孤立性肿块，但有 10%～15% 的病例在同一肢体可以同时见到多发的病灶[174]。带有 APC 基因突变的患者（如家族性腺瘤性息肉病、Gardner 综合征）更易发展为韧带样型纤维瘤病。

婴儿纤维瘤病即是儿童期腹壁外的硬纤维瘤；

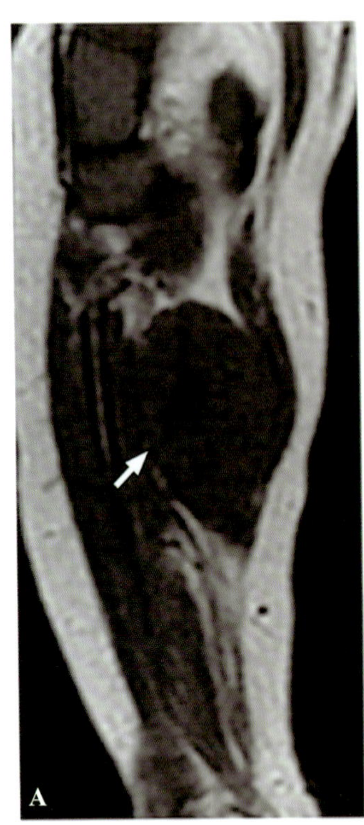

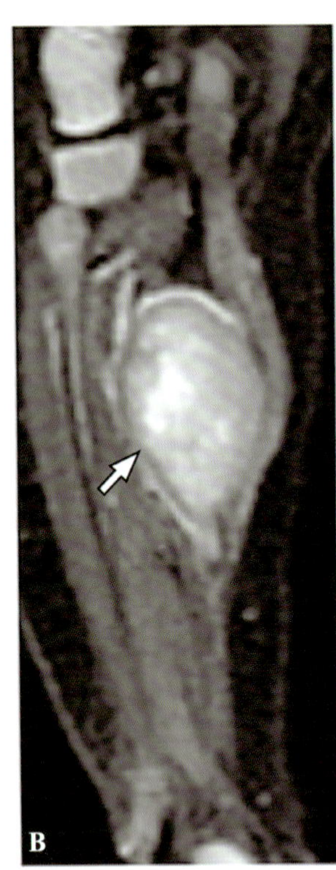

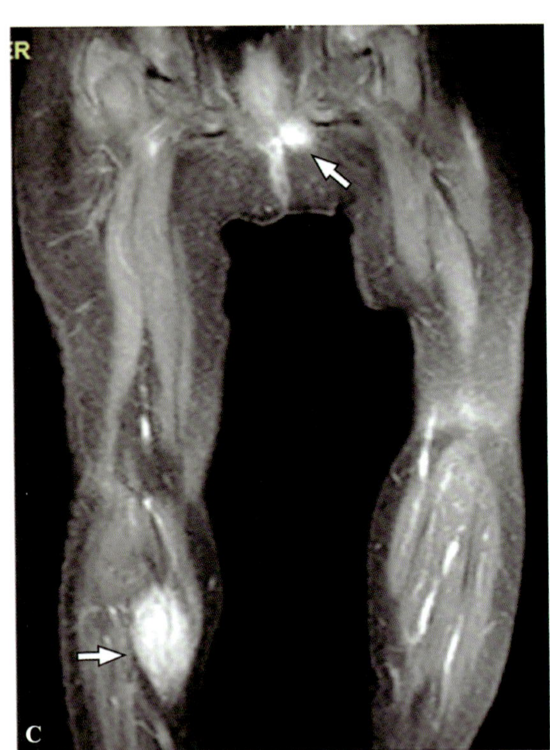

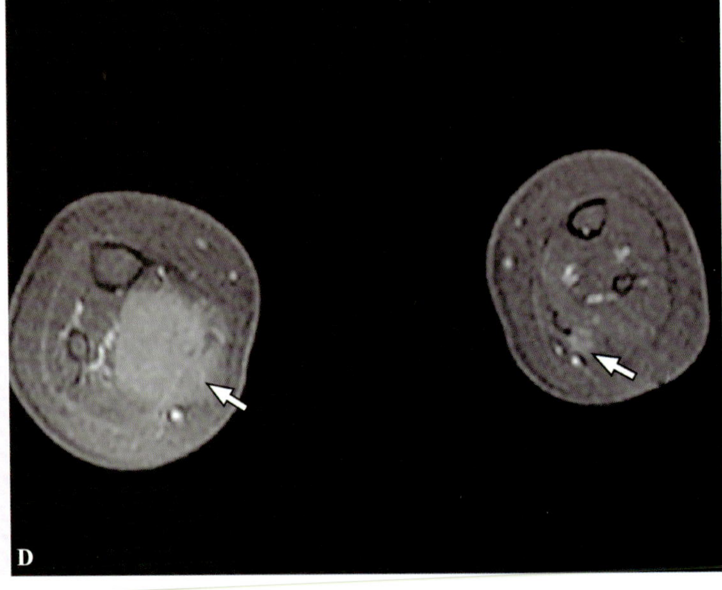

▲ 图 23-69　男，1 岁，婴儿肌纤维瘤病

A 和 B. 冠状位 T_1WI（A）及冠状位 T_2WI 脂肪抑制图像（B）显示右小腿一软组织肿块（箭）；C. 冠状位 T_2WI 脂肪抑制图像显示在不同的位置可见多发的软组织肿块（箭）；D. 增强轴位 T_1WI 脂肪抑制图像显示病灶呈弥漫性强化（箭）

因此，它们具有相同的组织学、生物学及影像学特征。婴儿纤维瘤病多发生于 2 岁以前，很少见于 5 岁以后的儿童，并且稍好发于男性[174]。主要临床表现为发生于骨骼肌及筋膜的单发质硬肿块。头部及颈部是最易受累的部位。

婴儿纤维瘤病及硬纤维瘤的影像表现很相似。X 线片上可以表现正常或仅可见一非特异性的软组织肿块。钙化通常不常见。可见骨质压迫性侵蚀及骨皮质扇形切迹。MRI 检查是评估深部纤维瘤病的最佳方法。婴儿纤维瘤病及硬纤维瘤主要为肌间病变，偶可见肌肉侵犯。沿着筋膜呈线样延伸是两种病变的特征性表现（图 23-71），且在其他软组织肿瘤中并不常见。在 MRI 上，纤维瘤病的病灶可以边界不清，也可以边界清楚。病灶在 MRI 上信号多变，主要取决于病灶的成分；其于 T_1WI 上呈不均匀的等低信号，于 T_2WI 上呈不均匀的低至高信

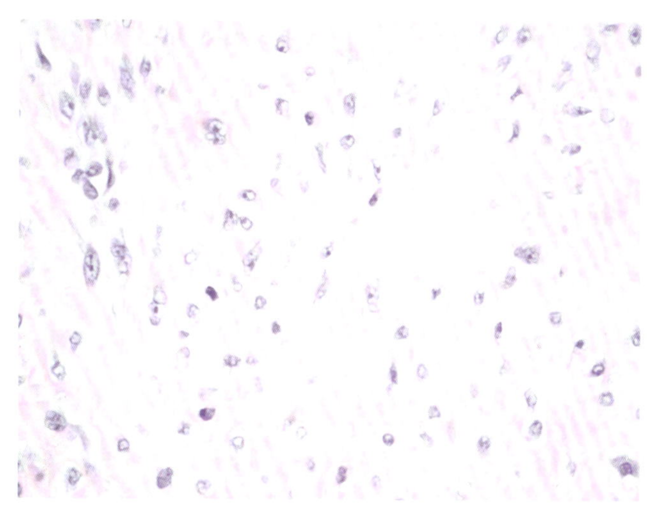

◀ **图 23-70 女，17 岁，发生于臀部的韧带样型纤维瘤病**

成纤维细胞核大且核仁小（HE，×600）

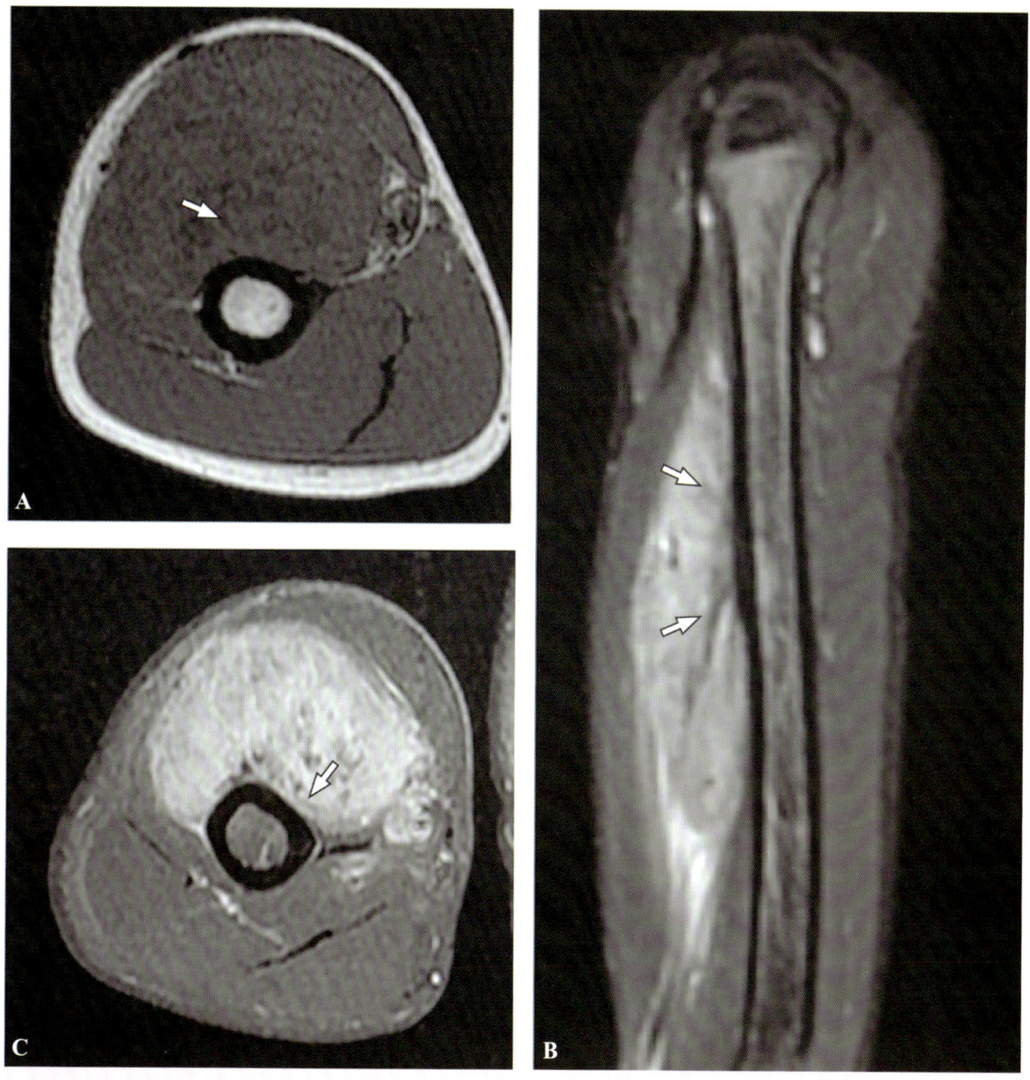

▲ **图 23-71 男，10 岁，发生于上臂的硬纤维瘤**

A-C. 轴位 T_1WI（A），冠状位 T_2WI 脂肪抑制（B）及增强轴位 T_1WI 脂肪抑制图像（C）显示上臂肌肉内的硬纤维瘤；在所有序列上均可见低信号带（箭）

号。此外，富含细胞及黏液样组织的病灶由于含水量高，于 T_1WI 上呈低信号，于 T_2WI 上呈高信号。富含胶原蛋白成分的病灶于所有序列上均呈低信号带（图 23-71）。在所有序列上均呈低信号带是纤维瘤病的特征性影像表现，但不具有特异性。增强后可见病灶呈中度到显著的强化，且病灶细胞成分越多，强化程度越高[174]。

目前的治疗方法包括扩大手术切除或病灶的局部切除伴术后放射治疗。尽管深部纤维瘤病并不是恶性病变，但是它具有局部侵袭性并且可以包绕邻近的神经血管束。其局部复发率高达 87%[174]。

(7) 其他良性软组织肿瘤

皮下环状肉芽肿（subcutaneous granuloma annulare，SGA）：SGA 是一种不常见的良性结节样病变，仅见于儿童[178]。在大多数病例中，SGA 表现为无痛性、不可移动的皮下软组织肿块，且不伴有任何基础疾病和外伤史。SGA 主要发生于胫骨前区，也可以发生于头皮、上肢、足或踝。不典型表现包括疼痛，迅速生长的肿块或肿块位于不常见的位置。

大多数 SGA 主要通过临床及组织学检查确诊，一般不需要影像学检查。在具有不典型临床表现的病例中，超声检查是评估皮下病变的首选检查方法。超声上表现为皮下组织内边界不清的低回声病灶。在 MRI 上，病灶于 T_1WI 上呈等信号，于 T_2WI 上呈不均匀高信号，且病灶主要局限于皮下组织内，不会向深部肌肉、筋膜及骨质延伸浸润[179]（图 23-72）。增强检查后病灶呈均匀或不均匀的强化[180]。本病的影像表现不具有特异性，且类似于血管畸形、脂肪坏死、类风湿性结节及异物性肉芽肿[135, 181]。

活检和病理学评估对 SGA 的确诊是必需的[179]。

2. 恶性软组织肿瘤　儿童软组织肉瘤（soft tissue sarcoma，STS）是一类起源于原始间充质组织的恶性肿瘤，占儿童期恶性肿瘤的 7%[182–184]。本组肿瘤分为两大类，即横纹肌肉瘤（rhabdomyosarcoma，RMS）及非横纹肌肉瘤软组织肉瘤（nonrha-bdomyosarcomatous soft tissue sarcoma，NRSTS）[185]（表 23-3）。RMS 为向骨骼肌分化的恶性肿瘤，它是儿童最常见的软组织肉瘤，约占 0—14 岁儿童软组织肿瘤的 50%[185]。纤维肉瘤是最常见的 NRSTS，占 STS 的 10%～20%[182–184]。其他儿童常见的 NRSTS 还包括滑膜肉瘤、ASPS、脂肪肉瘤、MPNST 及外周 PNET。根据美国流行病学监督及最终结果资料库（surveillance epidemiology and end results，SEER），软组织肉瘤的组织学及年龄分布情况总结于表 23-4。

STS 的病理诊断主要依赖于临床影像学、组织学、免疫组织学及遗传学的综合信息。影像学检查对于临床分期及手术治疗是必不可少的。恶性软组织肿瘤的临床分期主要取决于原发病灶的大小，局部淋巴结的情况及远部转移情况。STS 最常见的转移部位为肺。某些肉瘤，如滑膜肉瘤、上皮样肉瘤及 RMS 也可以扩散至淋巴结[184, 186, 187]。MRI 是评估 STS 最佳的影像检查方法，因为它可以明确肿

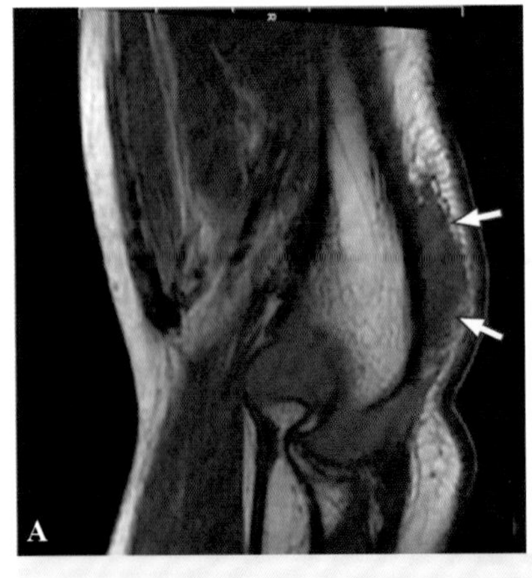

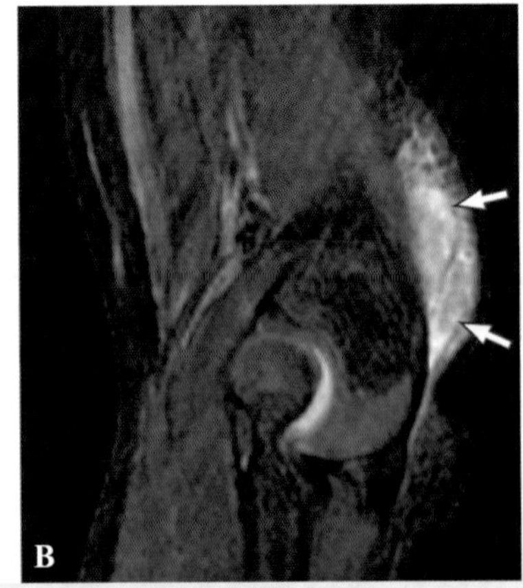

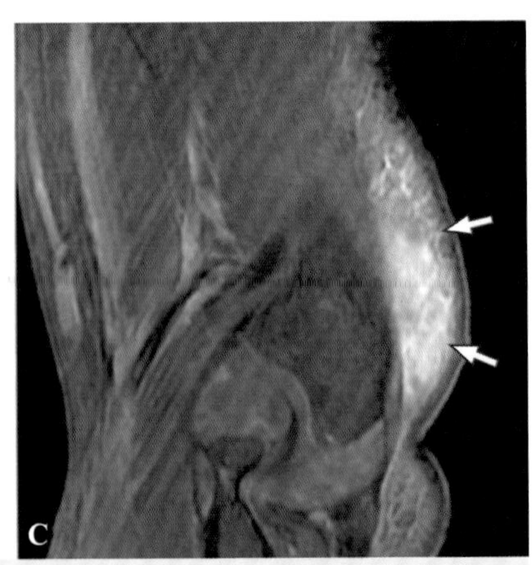

▲ 图 23-72　女，3 岁，SGA

A 和 B. 矢状位 T_1WI（A）及矢状位 T_2WI 脂肪抑制图像（B）显示肘部局限于皮下的软组织肿块（箭）；C. 增强矢状位 T_1WI 脂肪抑制图像显示肿块呈不均匀强化（箭）

表 23-4 在 0—19 岁儿童患者中软组织肉瘤的年龄分布情况（SEER 1975–2008）

肿瘤类型	＜5 岁	5—9 岁	10—14 岁	15—19 岁	占 20 岁以下患者所有 STS 的百分比
软组织肉瘤	1130	810	1144	1573	100
横纹肌肉瘤	710	466	364	350	41
纤维肉瘤、周围神经及其他纤维性肿瘤	151	64	132	192	12
成纤维细胞及肌成纤维细胞性肿瘤	131	31	57	86	6.5
神经鞘膜瘤	19	32	74	104	5
其他纤维性肿瘤	1	1	1	2	0.1
Kaposi 肉瘤	1	2	0	12	0.3
其他特定的软组织肉瘤亚型	198	200	512	856	38
尤因肉瘤（骨外型）及软组织的 Askin 肿瘤	22	28	57	81	4
软组织 pPNET	21	19	29	42	2.4
肾外型横纹肌样瘤	37	3	8	3	1
脂肪肉瘤	5	6	22	66	2
纤维组织细胞肿瘤[a]	53	69	171	293	12
平滑肌肉瘤	13	19	22	57	2.4
滑膜肉瘤	12	39	133	204	8.3
血管肿瘤	15	7	11	33	1.4
软组织的骨及软骨性肿瘤	1	5	9	16	0.6
软组织腺泡状肉瘤	3	7	19	26	1
其他软组织肉瘤	16	18	31	35	2
无特异性亚型	70	58	136	163	9

a. 隆突性皮肤纤维肉瘤约占所有病例的 75%；pPNET. 外周原始神经外胚层肿瘤；SEER. 美国流行病学监督及最终结果资料库

瘤的解剖位置，清楚显示肿瘤与邻近重要神经和血管之间的关系，以及邻近骨质或淋巴结的受累情况。胸部 CT 检查对于排除肺部转移情况是很有必要的[188-191]。

(1) 源于脂肪的交界性 / 恶性肿瘤

脂肪肉瘤：脂肪肉瘤是一种恶性软组织肿瘤，由原始间充质细胞及恶性脂肪细胞组成。脂肪肉瘤在儿童人群中很少见，尤其是 5 岁以下的儿童。它主要发生于大腿、臀部、腹膜后、腋窝、颈部、背部及膝盖后部（腘窝）。该肿瘤组织有 5 种不同的亚型，包括分化良好型（也被称为非典型脂肪瘤性肿瘤）、去分化型、黏液型、多形性及混合型。在儿童患者中，黏液型脂肪肉瘤是最常见的类型。

目前，在儿童患者中，MRI 检查是评估脂肪肉瘤最佳的影像检查方法。除外分化良好型脂肪肉瘤，其他类型的脂肪肉瘤在 MRI 上的特征是可变的；其病灶内可能含有脂肪成分，也可能不含脂肪成分。在黏液型脂肪肉瘤中，其内的脂肪含量通常小于肿瘤总体积的 10%，表现为小的脂肪结节或分隔[141, 192-194]。有时，分化良好型脂肪肉瘤很难与脂肪母细胞瘤及脂肪瘤区分开。分化良好型脂肪肉瘤有时可见多发较厚的分隔，软组织肿块，钙化或骨化[141, 193-195]。

脂肪肉瘤的临床进程及预后与其亚型有关。多形性脂肪肉瘤的预后最差。较大的肿瘤，直径超过

8cm，手术前通常需要化学治疗及放射治疗，术后需要化学治疗[193]。腹膜后的脂肪肉瘤局部复发很常见且复发率达 90%～100%。远处转移最常累及肺部[193]。

(2) 源于纤维组织的恶性软组织肿瘤

①婴儿型纤维肉瘤：婴儿型纤维肉瘤是一种交界性肿瘤（偶可发生转移），其多见于婴儿，且一般出生或产前就存在[195]。婴儿型纤维肉瘤要比青少年型及成人型纤维肉瘤预后好。临床上，婴儿型纤维肉瘤通常在出生后第一年内迅速生长。其主要发生于四肢末端，偶尔也可以发生于头 / 颈部及躯干。由于其含有丰富的血供，在影像及临床检查上很容易与血管瘤混淆。

X 线片通常表现为非特异性的软组织肿块。还可见软组织肿块所继发的骨骼畸形或骨质侵蚀。分散的骨质破坏罕见。

在 MRI 上，纤维肉瘤于 T_1WI 上通常与邻近肌肉等信号，于 T_2WI 上呈高信号。在肿块内部可能含有局灶性的低信号，与纤维成分有关。在 MRI 及多普勒超声检查中可见肿块内部血供丰富，含有迂曲的血管结构[196, 197]（图 23–73）。

组织学上，成纤维细胞呈簇状生长，通常伴有有丝分裂。染色体易位导致 ETV6–NTRK3 基因融合，具有特征性。其首选的治疗方法为局部扩大切除。目前，术前化学治疗使得手术方法变得更为保守。

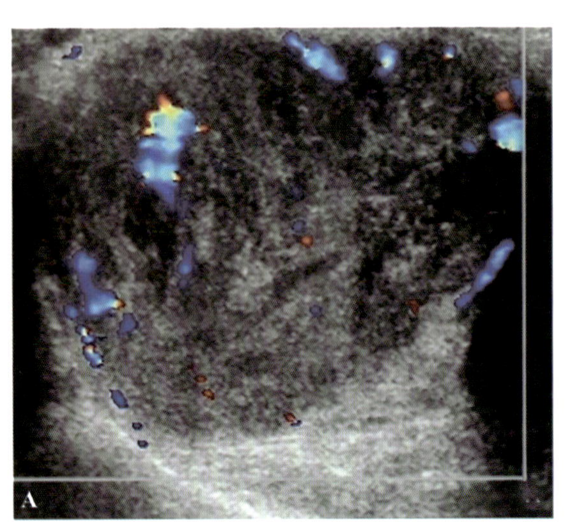

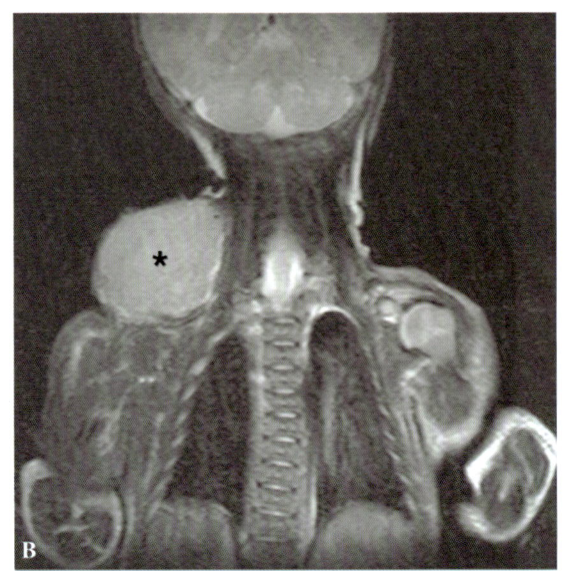

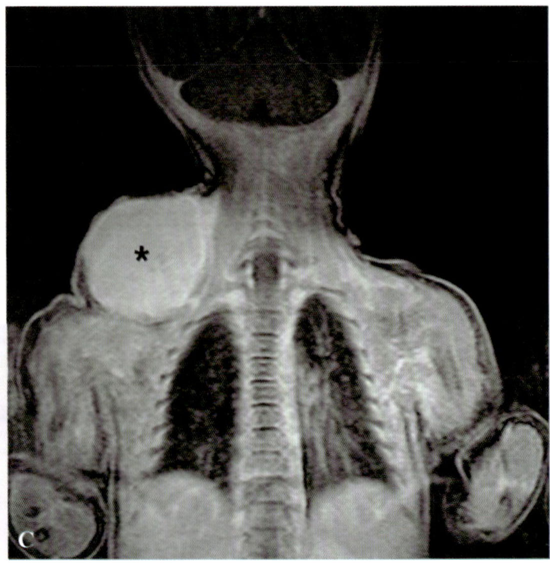

▲ 图 23–73 女，新生儿，婴儿型纤维肉瘤

A. 横断面彩超图像显示肩部不均质低回声肿块，内部可见多发血管影像；B. 冠状位 T_2WI 脂肪抑制图像显示肩部一分叶状肿块（星号），与邻近椎旁肌肉相比呈中等信号强度，但其信号低于邻近的皮下脂肪及脑脊液；C. 增强冠状位 T_1WI 显示肿块均匀强化（星号）

②隆突性皮肤纤维肉瘤：隆突性皮肤纤维肉瘤是一种浅表的、中级别且伴局部侵袭性的成纤维细胞肿瘤。其主要好发于躯干及四肢近端。隆突性皮肤纤维肉瘤通常呈缓慢生长的红蓝色或粉色的斑块，可形成结节。其主要累及皮肤及皮下脂肪组织，从而导致皮肤的局灶性隆起。MRI 检查对于评估病变累及的范围很有帮助，但其 MR 信号特征不具有特异性[198, 199]（图 23-74）。

绝大多数隆突性皮肤纤维肉瘤通过彻底的手术切除可以治愈。在相关的回顾性研究中发现，不完全手术切除后辅助放疗有利于减少术后复发的可能[200]。

(3) 源于骨骼肌 / 平滑肌的恶性软组织肿瘤

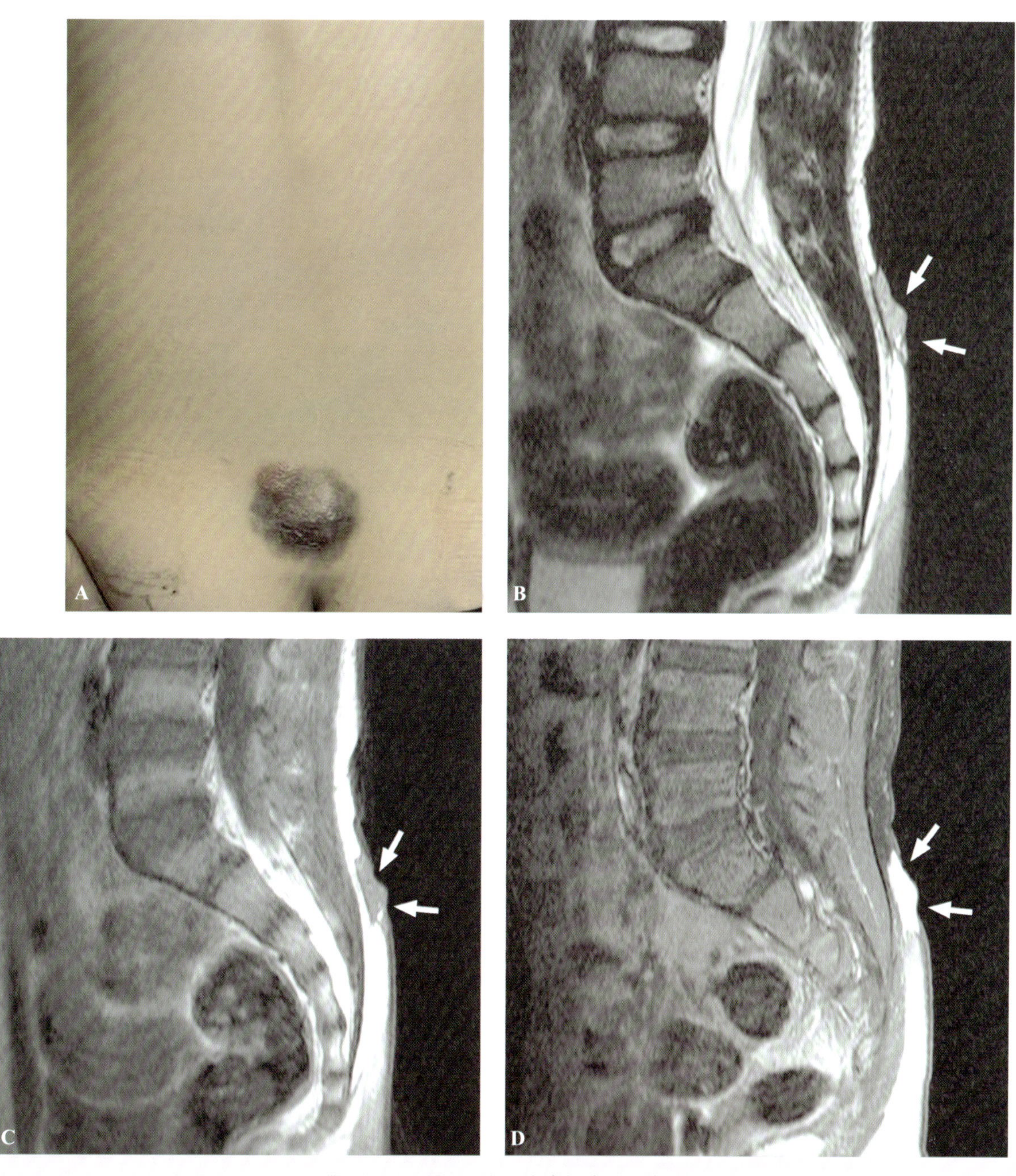

▲ **图 23-74　男，6 岁，隆突性皮肤纤维肉瘤**

A. 临床图片显示在中线区背部下方可见一红褐色的结节；B-D. 矢状位 T_2WI 脂肪抑制图像（B），矢状位 T_1WI（C）及增强矢状位 T_1WI 脂肪抑制图像（D）显示在皮肤及皮下脂肪组织内明显强化的肿块（箭），且与邻近皮下脂肪组织相比，肿块于 T_2WI（B）及 T_1WI（C）上呈低信号

①横纹肌肉瘤（rhabdomyosar-coma，RMS）：RMS 是一种具有骨骼肌分化的恶性软组织肿瘤。RMS 是儿童及青少年最常见的软组织肉瘤，仅仅在美国 20 岁以下的人群中，每 100 万就有 4.5 人患此病。本病较多见于男性（男：女为 1.4 ： 1），且约 50% 的病例于 10 岁以前发病 [201]。其在组织学上主要分为 4 型：a. 胚胎型（包括葡萄状及间变型）；b. 腺泡型（包括实性及间变变异型）（图 23-75）；c. 多形性（在儿童患者中几乎不可见）；d. 梭形细胞 / 硬化型 [4]。胚胎型 RMS 是最常见的类型，占所有 RMS 的 55%～70%[201]。其多发生于 10 岁以前，主要位于头部、颈部及泌尿生殖器官。腺泡型是第二常见亚型。腺泡型 RMS 约占所有肢体病变的 50%，且在青少年及青壮年中更为常见 [201]。多形性 RMS 是一种几乎仅见于成人的高级别肉瘤。一般来说，预后最好的是葡萄状胚胎型 RMS。腺泡型 RMS 的预后不如胚胎型 [182, 185]。

RMS 的 MRI 表现有时不具有特异性。大多数肿瘤于 T_1WI 上与邻近骨骼肌等信号，于 T_2WI 上呈高信号。RMS 通常血供丰富，可见迂曲的血管流空效应及瘤内出血。增强后可见肿块呈显著强化 [202, 203]（图 23-76 和图 23-77）。约在 25% 的病例中可见局部骨侵蚀 [204-206]。血源性转移最常累及肺部，其次为骨、骨髓、肝脏及淋巴结。横纹肌肉瘤诊断初期少见骨髓转移，尤其是腺泡型横纹肌肉瘤，占受累儿科患者的 6%～16%[204-206]。

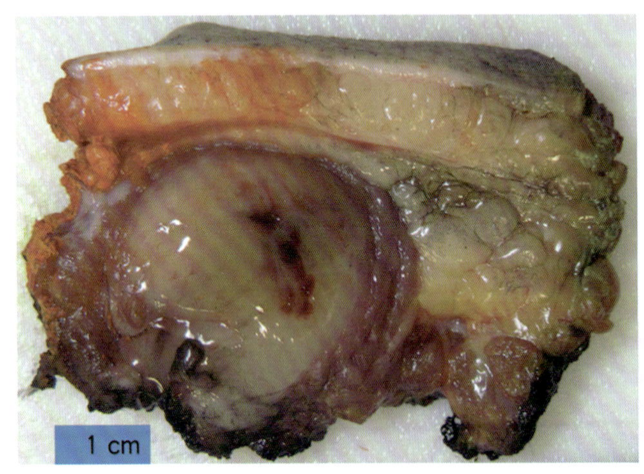

◀图 23-75 女，11 月龄，腺泡型 RMS
化学治疗后切除于棘突旁肌肉内的肿块标本显示肿块边界清楚，质地苍白且呈凝胶状

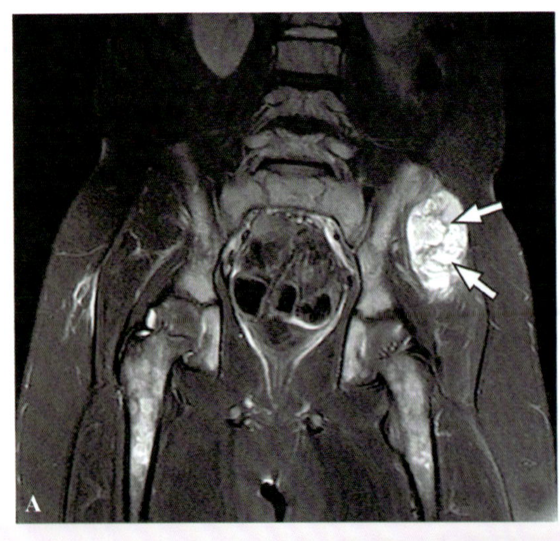

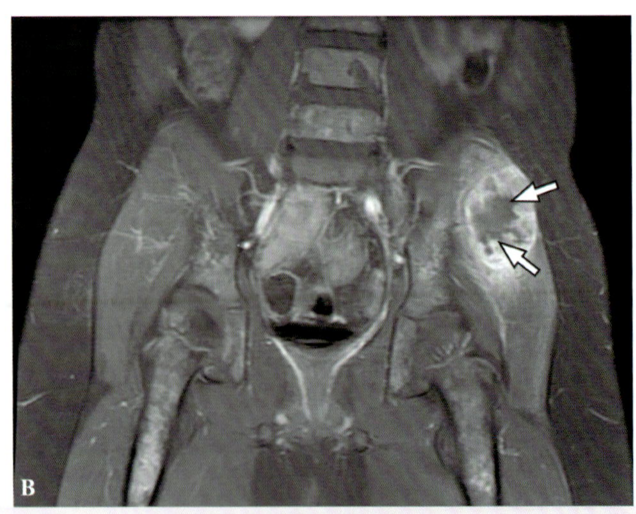

▲图 23-76 男，6 岁，胚胎型 RMS
A. 冠状位 T_2WI 脂肪抑制图像显示肿块呈不均匀高信号且内伴多发分隔（箭）；双侧股骨近端及骨盆骨髓内多发不均匀信号提示肿瘤的骨髓浸润；B. 增强冠状位 T_1WI 脂肪抑制图像显示肿块呈不均匀强化；肿块中心无明显强化，提示中心坏死（箭）；双侧股骨及骨盆骨髓亦呈不均匀强化

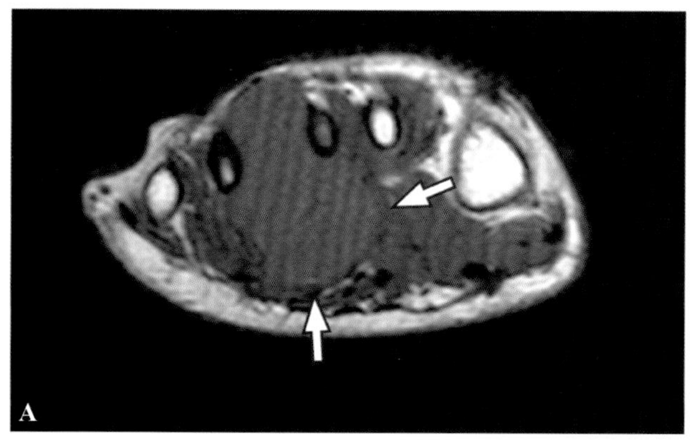

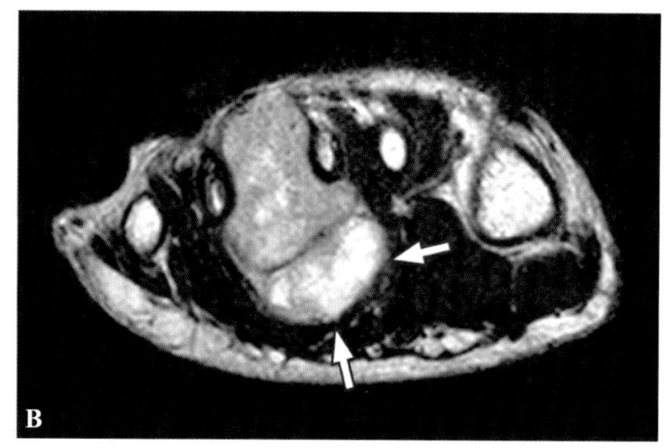

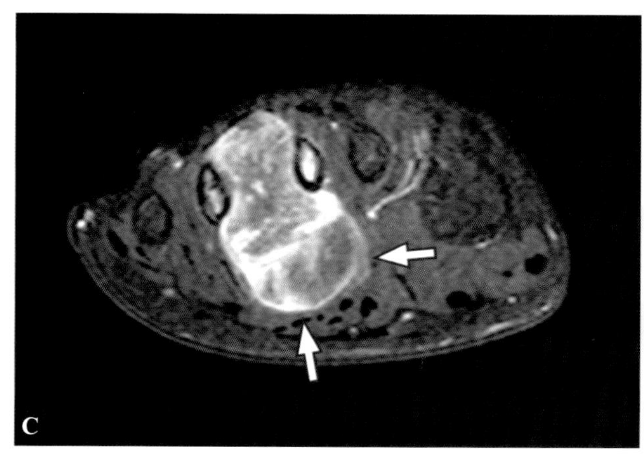

▲图 23-77　男，5 岁，腺泡型 RMS

A 至 C. 轴位 T_1WI（A），轴位 T_2WI（B）及增强轴位 T_1WI 脂肪抑制图像（C）显示在第 3 趾间边界清楚的分叶状肿块（箭）；肿块于 T_1WI 上与邻近肌肉呈等信号（A，箭），于 T_2WI 上呈高信号（B，箭），增强后肿块不均匀强化（C，箭）

目前，关于肢体横纹肌肉瘤的治疗包括扩大手术切除及辅助化学治疗和（或）放射治疗[206]。

②平滑肌肉瘤：平滑肌肉瘤是具有平滑肌分化的恶性肿瘤，主要好发于中年及老年人，儿童极其罕见。带有恶性组织学特性的儿童平滑肌肿瘤可能代表了 EB 病毒相关的平滑肌肿瘤，即与慢性免疫抑制及不确定的潜在恶性因素相关的肿瘤[207]。

(4) 恶性血管源性软组织肿瘤

①血管内皮瘤：血管内皮瘤是一种血管源性肿瘤，可呈局部侵袭性（卡波西型血管内皮瘤，Kaposi form hemangioendothelioma，KHE），极少见转移性（网状血管内皮瘤、乳头状淋巴管内血管内皮瘤、复合性血管内皮瘤、假肌源性血管内皮瘤）或恶性（上皮样血管内皮瘤）[4]。在这些肿瘤中，儿童期最常见的两个亚型为上皮样血管内皮瘤及 KHE。

上皮样血管内皮瘤是一种比较罕见的血管源性肿瘤，绝大多数发生于肢体深部软组织（图 23-78）。也可以累及骨和内脏（肝及肺）。上皮样血管内皮瘤是一种低到中级别的血管中心性的血管源性肿瘤，具有潜在的转移性。其局部复发率达 10%～15%，转移率达 20%～30%[208-210]。

KHE 是一种罕见的具有局部侵袭性的血管性肿瘤，可累及浅表及深部的软组织，好发于儿童及青少年。本病可能与 Kasabach-Merritt 综合征有关，此综合征主要表现为血管病变、血小板减少及紫癜。本病主要好发于腹膜后、四肢及躯干。KHE 通常要比婴儿型血管内皮瘤大，且更具浸润性[211-214]（图 23-79）。KHE 可于出生即存在且于 2 岁前变得更明显。其典型特征为肿块体积不成比例的迅速生长，这也是其区别于先天性血管瘤的特点。KHE 一般不会完全消退，也不会发生转移。

在儿童患者中，血管内皮瘤的治疗效果并不太令人满意。在上皮样血管内皮瘤中，治疗方式为肿瘤完全切除，切除至边缘无肿瘤残存[210]。然而，在很多病例中，由于局部组织侵犯，手术完全切除并不可行。在 KHE 中，有多种可行的治疗方案，主要包括使用皮质激素、α 干扰素及长春新碱等多种疗法[215]。在 KHE 伴局部皮肤病变的病例中建议行手术切除[210]。

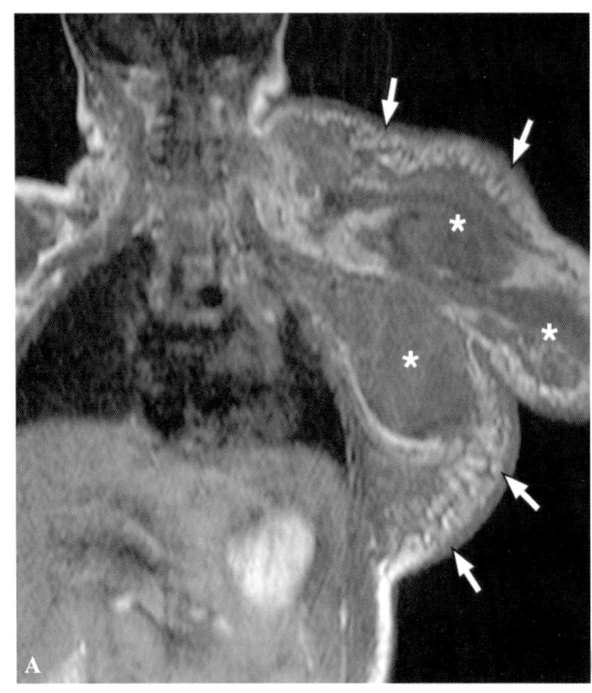
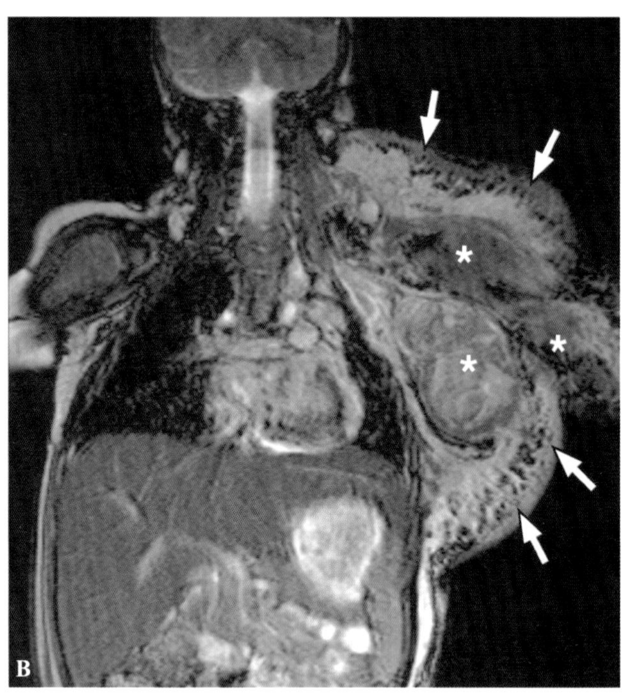
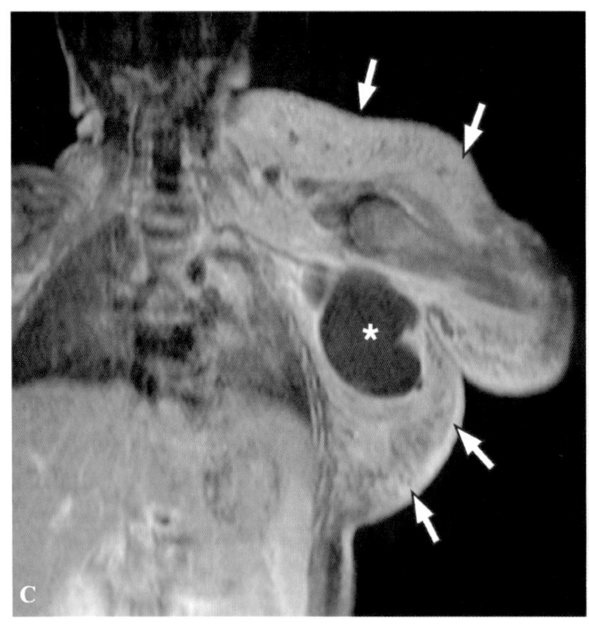

▲ **图 23-78　女，9 月龄，Kasabach-Merritt 综合征伴血管内皮瘤**

A. 冠状位 T_1WI 图像显示左侧胸壁及上臂皮下脂肪层内一广泛的边界不清的软组织病变（箭），且病变的信号强度与邻近的骨骼肌相似；注意左侧胸壁卵圆形的肿块样病变（星号）；B. 冠状位 T_2WI 脂肪抑制图像显示左侧胸壁外周皮下病变呈不均匀的高信号（箭），靠近中心位置的卵圆形病变呈稍低信号（星号）；右侧胸壁脂肪抑制效果较差；C. 增强冠状位 T_1WI 脂肪抑制图像显示左侧胸壁及上臂病变呈不均匀强化（箭）；注意左侧胸壁低信号无强化区（星号），提示病变内血肿机化；实验室检查发现患者有重度血小板减少（$13 \times 10^3/\mu l$）及易出血的体质

②血管肉瘤：血管肉瘤是一种恶性 STS，由向内皮细胞分化的细胞组成。其在儿童人群中极为罕见，主要见于 40 岁以上成人。血管肉瘤主要发生于皮肤、浅表及深部软组织、乳腺、肝脏及骨骼。所有侵袭性血管源性病变包括血管内皮瘤、血管外皮瘤及血管肉瘤，其影像表现主要取决于病变的位置。浅表血管肉瘤累及皮肤及皮下组织，其在超声、CT 或 MRI 上表现为局部皮肤呈结节状增厚或呈局灶性软组织肿块。明显的血管通道及间隙在浅表病变中并不明显，而在深部病变中比较常见。在儿童患者中，由于关于本病例的报道相对较少，目前血管肉瘤的最佳治疗方式还尚不清楚。

(5) 源于神经鞘的恶性软组织肿瘤：恶性周围神经鞘膜瘤（malignant peripheral nerve sheath tumor，MPNST）：MPNST 是起源于外周神经或起源于已经存在的良性神经鞘膜瘤如丛状神经纤维瘤的一种肉瘤。约 50% 的 MPNST 发生于 NFI 患者中，尤其是与丛状神经纤维瘤密切相关者 [168, 170]；

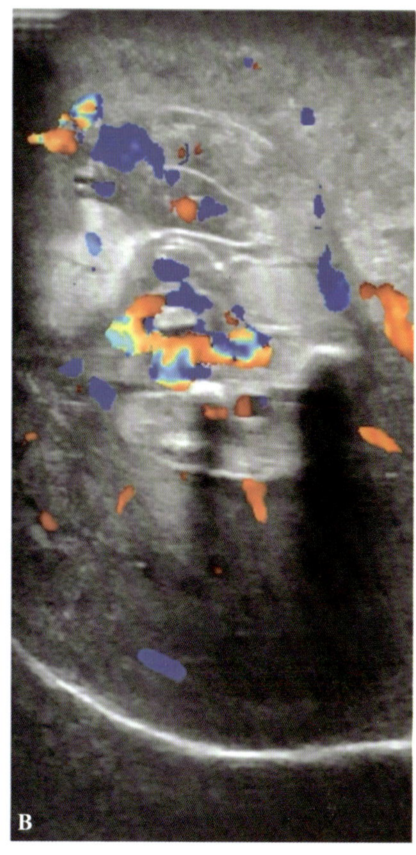

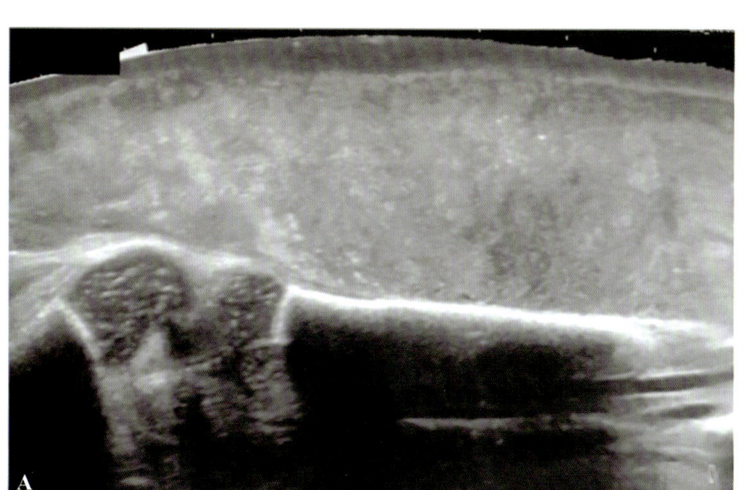

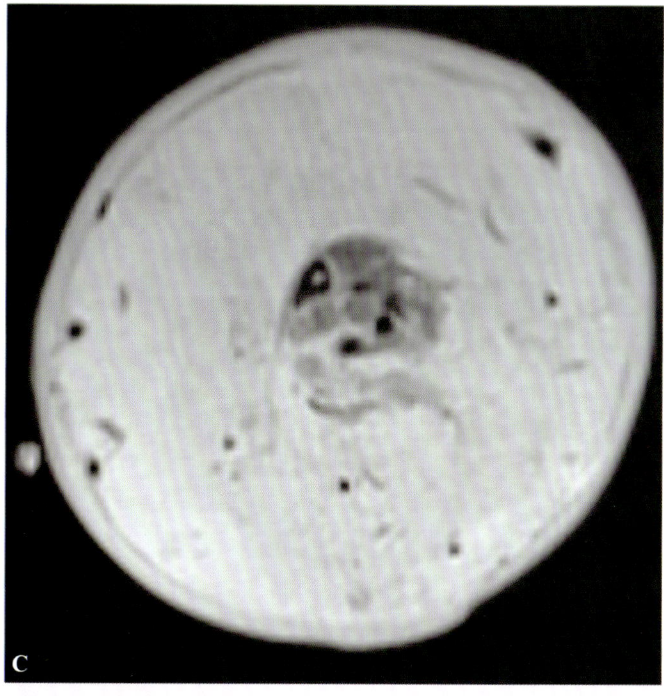

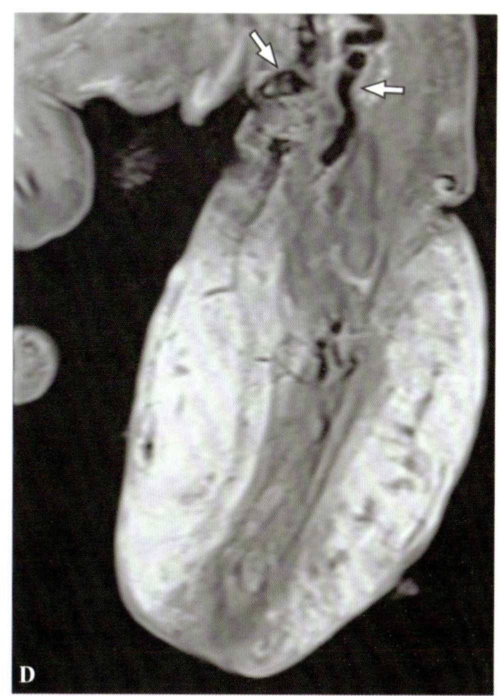

▲ 图 23-79　女，2 日龄，KHE

A. 纵向灰阶超声图像显示大腿上部皮下软组织内弥漫性水肿及不均匀的回声；B. 横断面彩色多普勒超声检查显示皮下软组织肿块内异常增多的血流；C. 轴位质子密度加权图像显示皮肤及皮下脂肪内巨大、浸润性、边界不清的浅表性病变，并包绕整条腿；几乎未累及其下的肌肉及骨骼；D. 增强冠状位 T_1WI 脂肪抑制图像显示病变呈弥漫性强化，并可见粗大的引流及滋养血管（箭）（由 Arnold C. Merrow，MD，Cincinnati，OH 提供）

约 10% 与辐射相关；余下 40% 无明显诱因 [168, 170]。MPNST 是累及外周神经的深部 STS。其主要发生于四肢，其次为躯干、头部及颈部。肿瘤检查常可见神经从肿瘤的顶部进入，在肿瘤的底部穿出。当良性神经纤维瘤的肿块出现疼痛或肿块短期内迅速生长，以及良性神经纤维瘤典型靶征消失时，需考虑到肿瘤恶变的可能 [216, 217]（图 23-80）。

MPNST 的主要治疗方法为扩大手术切除。辅助放射治疗明显减少了本病的局部复发率。

(6) 分化不确定的恶性软组织肿瘤

① 滑膜肉瘤：滑膜肉瘤是起源不明的恶性肿瘤。其可起于软组织内，少数情况下侵及内脏。滑膜肉瘤可见于任何年龄，且超过半数的病例发生于青少年及青壮年。其约占所有儿童 STS 的 10%[218]。滑膜肉瘤临床上主要表现为可触及的疼痛性肿块。初期肿块生长比较缓慢，边界清楚且较小，临床上可类似良性病变。绝大多数的滑膜肉瘤位于下肢的深部软组织内，且通常位于关节旁。关节内的滑膜肉瘤很少见。少见受累部位包括肾脏、腹膜后、肺/纵隔、其他内脏、中枢神经系统及周围神经系统。

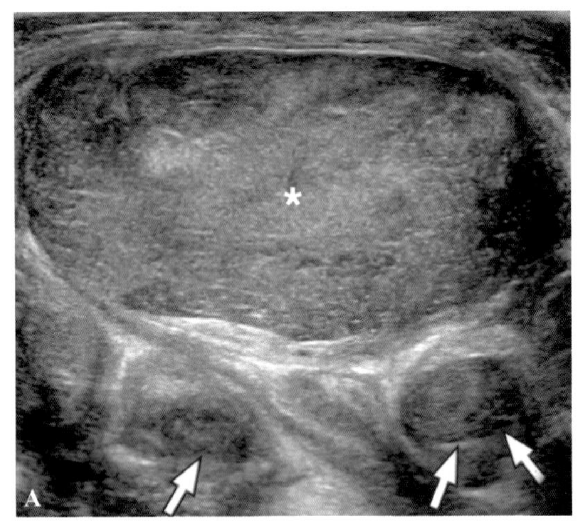

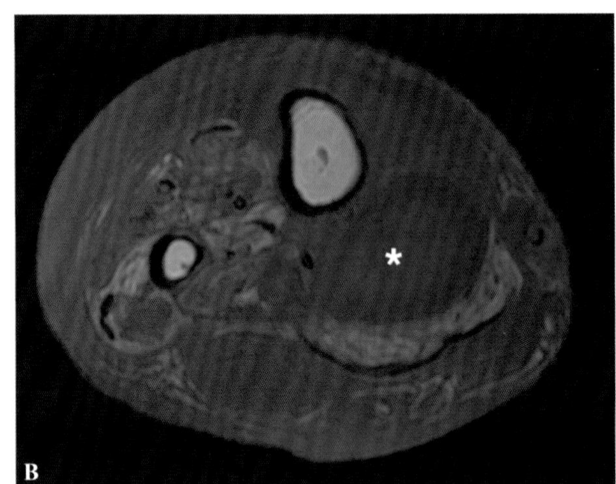

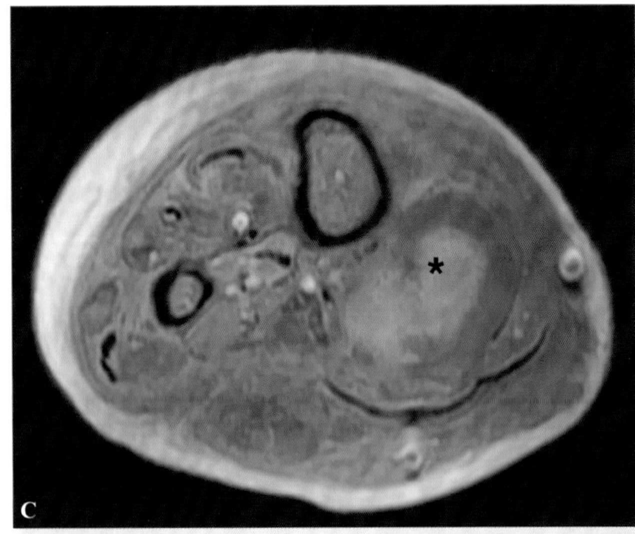

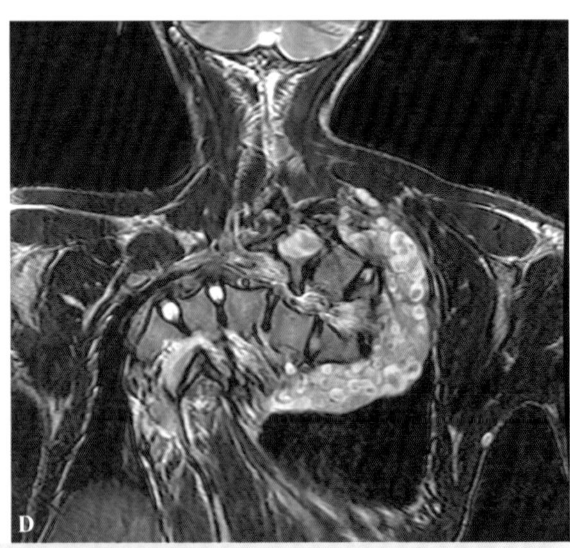

▲ 图 23-80　男，13 岁，恶性周围神经鞘膜瘤（MPNST）

A. 横断面灰阶超声图像显示在右小腿肌间区可见不均匀低回声肿块（星号）；此外，在小腿的后部还可见其他的结节影（箭）；B. 轴位 T_1WI 脂肪抑制图像显示右小腿内最大的病变（星号）呈均匀等信号；C. 增强轴位 T_1WI 像显示右小腿内最大的病变中心部分呈不均匀强化（星号）；此外，在小腿后部的结节样病灶呈轻度不均匀强化；细针穿刺活检肿块显示为来源于丛状神经纤维瘤的 MPNST；D. 胸椎冠状位 T_2WI 脂肪抑制图像显示重度脊柱侧弯伴脊柱旁多发的结节样病变，呈靶征，提示为丛状神经纤维瘤

在 X 线片上，约 30% 的滑膜肉瘤可见钙化影[219]。在 MRI 上，于 T_1WI 上滑膜肉瘤内可见到高信号区域及液－液平面，提示肿瘤内出血。Jones 等作者的关于滑膜肉瘤的一项大型病例报道显示，约 35% 的滑膜肉瘤呈现“三重信号模式”，即在 T_2WI 上，相对于邻近的脂肪组织，肿瘤呈高信号、等信号及低信号[220]。这种影像表现主要是由于病变由囊性成分（出血及坏死）及代表纤维组织的实性成分混合组成（图 23–81）。在适当的临床环境下，MRI 上的这种表现有助于滑膜肉瘤的诊断。有些滑膜肉瘤可表现为边界清楚的肿块，类似单纯囊肿或腱鞘囊肿[188, 221, 222]。约 80% 的病例出现了转移或局部复发[190, 191, 223]。滑膜肉瘤最常见的转移部位为肺部，其次为淋巴结及骨。局部复发率为 20%～26%[190, 191, 223]。

显微镜下，滑膜肉瘤主要表现为排列成短束的饱满或梭形细胞增生（图 23–82）。上皮细胞分化（“双相”滑膜肉瘤）比较常见，钙化及囊变亦常见。滑膜肉瘤的特点为染色体重排，即 t（X；18），位于 18 号染色体上的 SS18 基因与位于 X 染色体上的 SSX 基因发生融合。滑膜肉瘤的首选治疗方法为局部扩大切除，确保边缘无肿瘤组织残存。在晚期或合并转移的滑膜肉瘤患者建议化学治疗。

② 腺泡状软组织肉瘤（alveolar soft part sarcoma，ASPS）：ASPS 在儿童中是比较罕见的肿瘤，也可以见于青少年及青壮年。其主要由被血管分隔排列成巢状（“腺泡”）的大颗粒细胞组成。由于 ASPS 血供丰富，其极易被误诊为血管畸形或血管瘤。ASPS 主

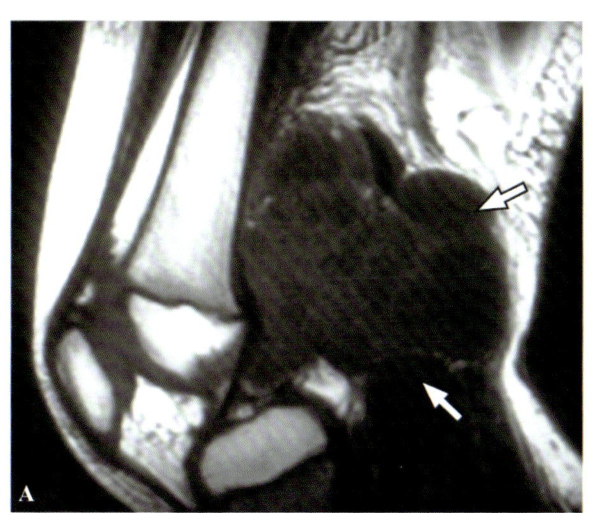

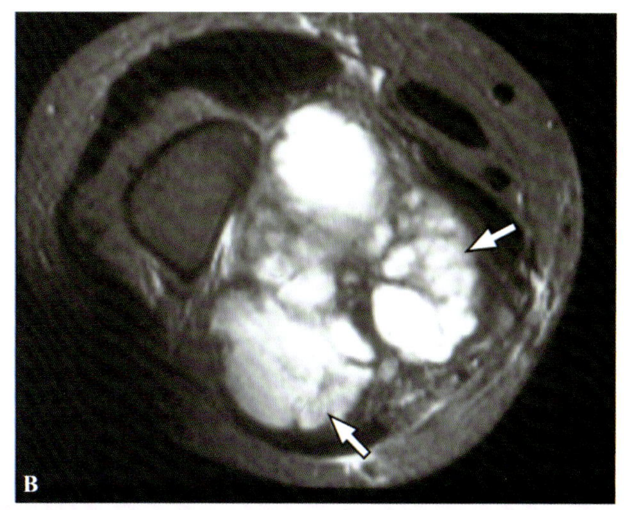

▲ 图 23–81 男，10 岁，滑膜肉瘤

A. 矢状位 T_1WI 图像显示在膝关节腘窝区肌肉内边界清楚的低信号肿块（箭）；B. 轴位 T_2WI 脂肪抑制图像显示肿块内的信号不均匀（箭）

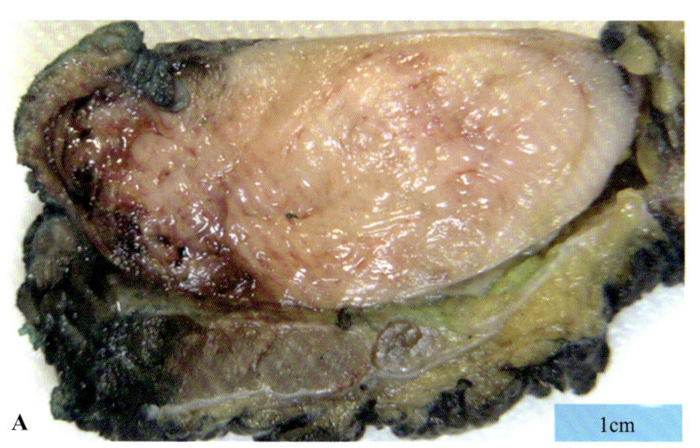

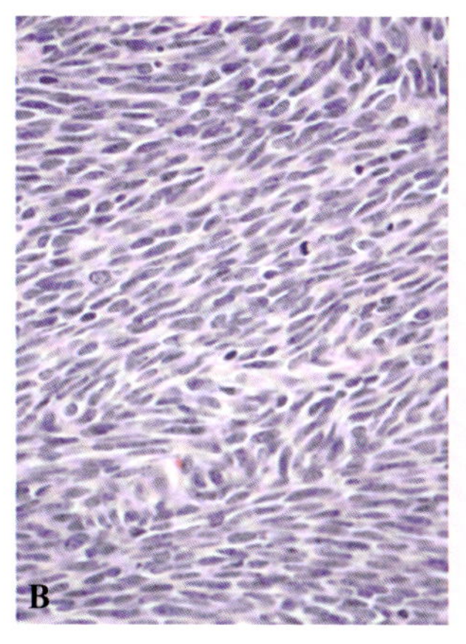

◀图 23–82 女，18 岁，滑膜肉瘤，标本切除于前胸壁

A. 大体上，肿瘤局部略凸出且肿瘤的切面呈旋涡状，为浅褐色；B. 显微镜下，可见梭形细胞呈短束状排列伴粉末状核（HE，×600）

要好发于肢体的深部软组织及头颈部区域。病变转移至肺或脑常为本病的首发表现。

在 MRI 上，ASPS 于 T_1WI 上呈等或稍高于邻近肌肉的信号，于 T_2WI 上呈高信号。肿瘤的边缘及内部可见管状的流空信号，为病变内部扩大的血管[224, 225]（图 23-83）。

除了独特的组织学特征之外，ASPS 的典型特征为 ASPSCR1-TFE3 基因融合，其可通过激活 MET 和其他的靶基因而致肿瘤的生长[226]。尽管分子靶向药物是目前一种新兴的治疗方式，但对于局灶性病变仍首选根治性手术切除。应该对 ASPS 患儿整个青春期及成年期进行跟踪随访，因为几十年后可能会发生转移。

③ 上皮样肉瘤：上皮样肉瘤是一种恶性间充质肿瘤，由圆形（上皮样）细胞组成。上皮样肉瘤可累及皮下组织，呈溃疡性结节的表现，也可以累及肌肉、肌腱、腱鞘及筋膜。肿瘤通常沿神经血管束延伸，可累及血管结构，但很少累及骨骼。上皮样肉瘤是为数不多的可以转移至淋巴结的肉瘤之一[227, 228]（图 23-84）。

④ 肾外型横纹肌样瘤：肾外型横纹肌样瘤是一种高度恶性的软组织肿瘤，主要累及婴儿及儿童。

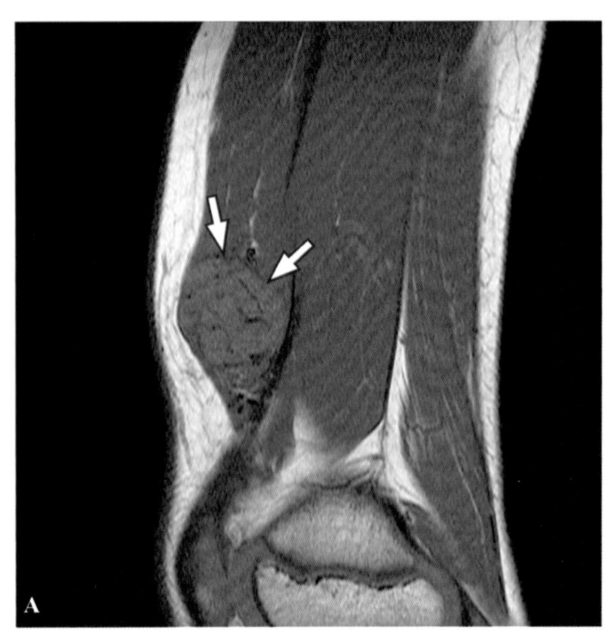

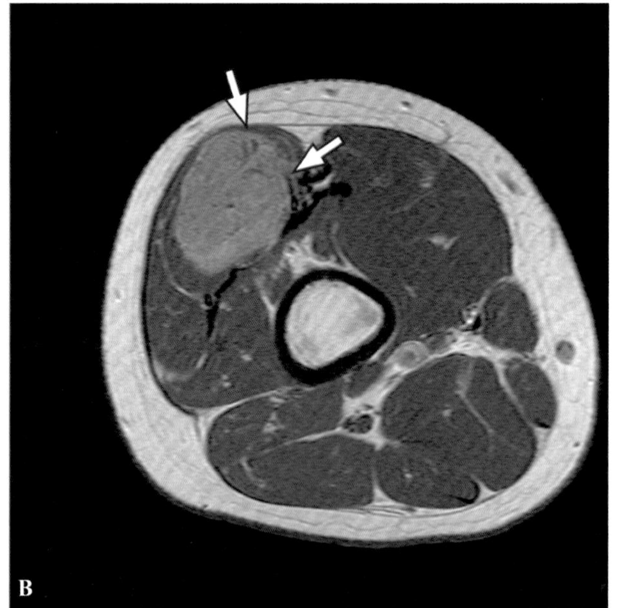

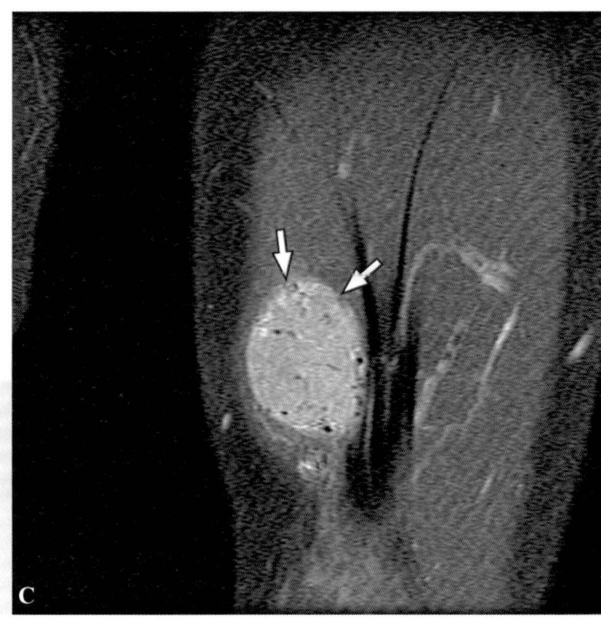

▲ 图 23-83　女，8 岁，腺泡状软组织肉瘤

A. 矢状位 T_1WI 像显示股内侧肌内边界清楚的等信号肿块（箭），与邻近肌肉关系密切；注意肿块内多发的流空信号影；B. 轴位 T_2WI 图像显示肿块呈均匀的等高信号（箭）；C. 增强冠状位 T_1WI 脂肪抑制图像显示肿块均匀强化（箭），伴其内多发的流空信号

其主要发生于深部中轴部位，如颈部、椎旁或会阴区域，腹腔或腹膜后。此外，其也有报道发生于四肢，尤其是大腿和皮肤。形态学及基因学完全相同的肿瘤也见于肾脏及脑。肾外型横纹肌样瘤常见细胞遗传学异常，即 22q11 上的 SMARCB1 基因异常，导致 INI1 蛋白缺失[229]。目前，关于肾外型横纹肌样瘤影像表现的报道极少[230]（图 23-85）。由于本病的病例报道较少，儿童肾外型横纹肌样瘤的最佳治疗方式目前尚不清楚。

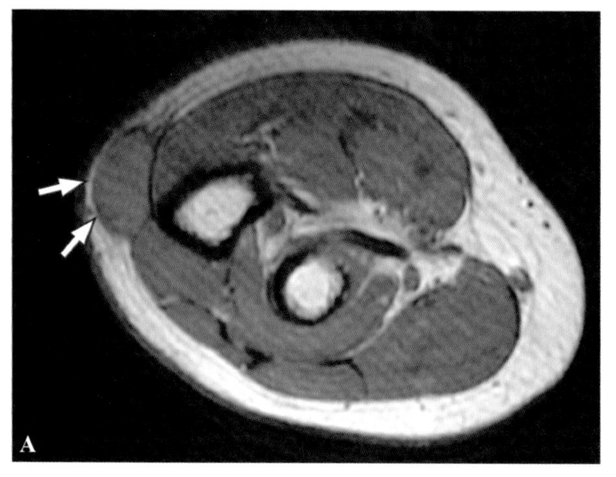
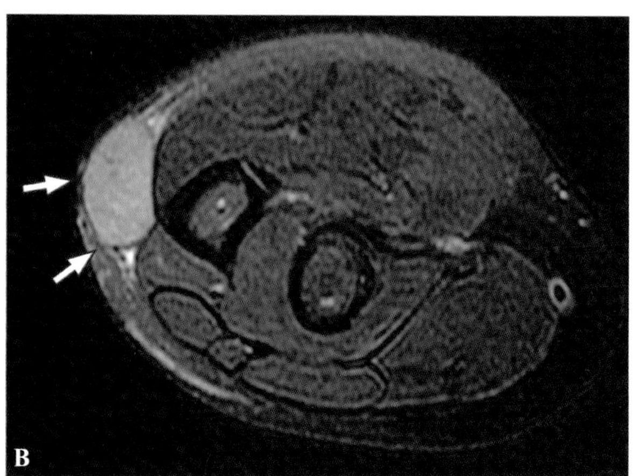
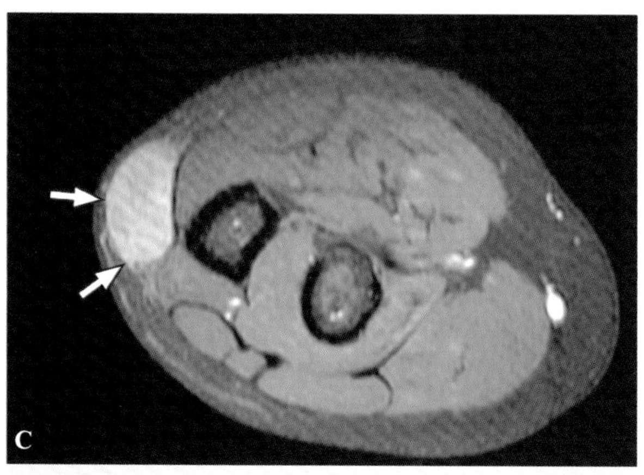

▲ **图 23-84　女，12 岁，上皮样肉瘤伴淋巴结转移**

A. 轴位 T_1WI 显示前臂皮下脂肪组织内边界清楚、与邻近肌肉等信号的肿块（箭）；B. 轴位 T_2WI 脂肪抑制显示肿块呈高信号（箭）；C. 增强轴位 T_1WI 脂肪抑制图像显示前臂皮下脂肪层内肿块均匀强化（箭）

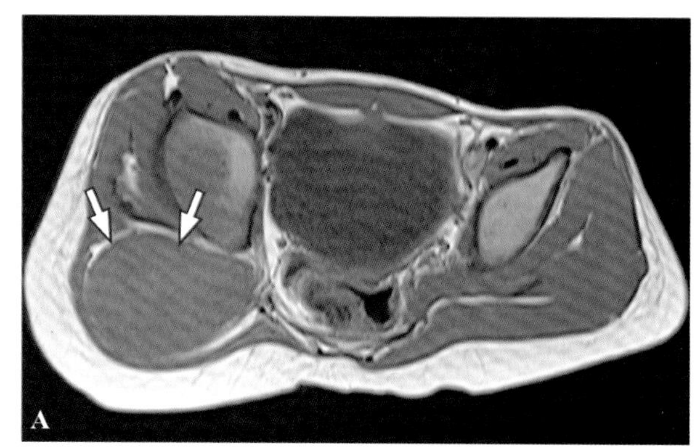
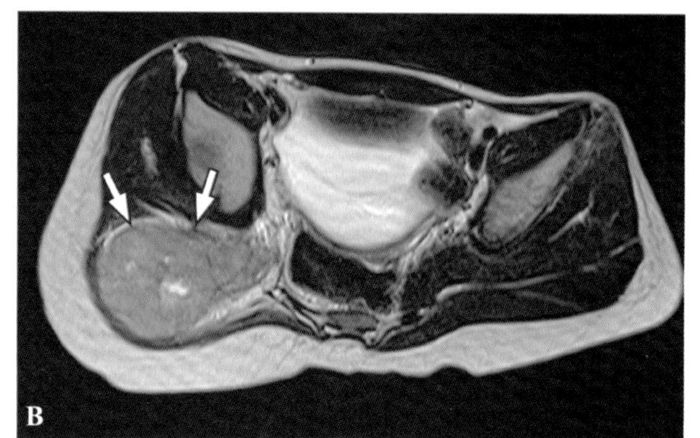
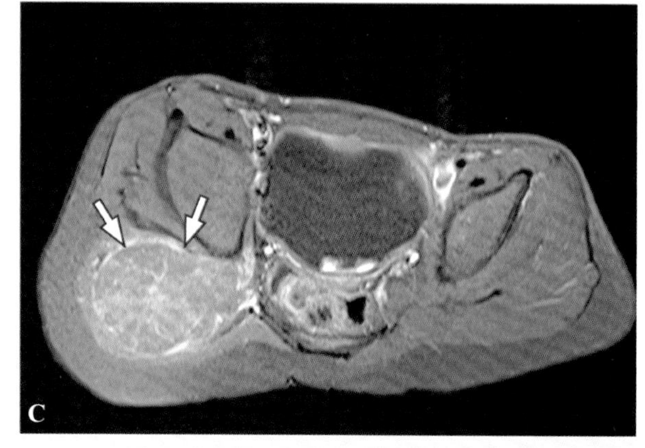

▲ **图 23-85　女，4 岁，肾外型横纹肌样瘤**

A. 轴位 T_1WI 显示右侧臀部肌间可见一边界清楚的肿块，与邻近肌肉呈等信号（箭）；B. 轴位 T_2WI 显示肿块呈中等偏高信号（箭），提示肿块富含细胞成分；C. 增强轴位 T_1WI 脂肪抑制图像显示右臀内肿块呈不均匀强化（箭），其内多发的细小分隔

第 24 章 骨骼肌肉系统外伤性病变
Musculoskeletal Traumatic Disorders

Mark E. Bittman Jeannette M. Peréz-Rosselló Donald A. Tracy
Abdusamea Shabani Edward Y. Lee 著

一、概 述

骨骼肌肉系统外伤很常见，影像检查对评价受伤儿童的基本情况发挥至关重要的作用。当评价怀疑外伤性病变患儿的影像表现时，了解不成熟骨骼的正常表现及熟悉正常的解剖变异很重要。在婴幼儿和儿童的骨骼存在生长板，因此其骨折类型和愈合过程与成人不同。未成熟骨质的物理特性也不同于成人。未成熟骨质比成熟骨质孔多，矿化少，富有弹性，能在骨折之前产生弹性和塑性变形。此外，儿童的骨膜比成人的更厚、更坚韧，从而限制了骨折碎片的移位 [1-3]。

在本章中，作者对评价儿童骨骼肌肉系统外伤性病变现有的影像技术和方法进行回顾，同时讨论了儿童患者常见的损伤，逐个评估影像表现、愈合并发症和外伤治疗。此外，还概述了意外和非意外骨骼肌肉外伤，特别讨论了与儿童虐待有关的骨骼肌肉损伤的常见类似病变。最后描述了儿童常见的运动损伤。

二、影像技术

（一）X 线

X 线通常是评价儿科患者骨骼肌肉系统损伤的初步检查方法。其容易获取，价格便宜，并且对发现骨折和对合不良十分敏感。但是，放射科医师应当注意使儿童的辐射暴露最低化，谨慎使用 X 线技术，并密切注意相关的技术因素，包括准直和曝光参数。

X 线片对外伤的主要价值是识别骨折。其能明确骨折线与关节间隙或生长板之间的解剖关系。这可决定骨折类型并提示预后及治疗。X 线片易于显示骨折碎片的移位和成角，也很容易发现关节半脱位和脱位。X 线常用于评价治疗后随访，在骨折切开或闭合复位术后确定解剖对位情况，及评价骨科内固定物的潜在并发症。

建议使用至少两个互相垂直的视图来充分评价可疑的长骨骨折。长骨的近端和远端关节应该被包括在图像视野内，以保证足够的解剖范围。关节损伤通常要求至少三个体位，分别是前后（anteroposterior，AP）位、斜位和侧位。当临床怀疑特殊类型损伤时，应该拍摄特殊的体位，基于临床问题来调整检查方法是很有帮助的。例如，腕关节 30° 尺偏体位对检查早期无移位的轻微舟状骨骨折是有帮助的，如果诊断遗漏未及时处理，将会产生严重的临床后果。在有些情况下，X 线不能明确诊断骨折，此时拍摄无症状的对侧图像对比，对确定某种表现是损伤还是正常解剖变异很有帮助。

X 线检查评价软组织的作用有限，缺乏识别关节滑膜内液体的能力。但是，存在软组织水肿和（或）关节积液将会指导进一步的影像检查。不透射线的异物能够根据其成分的不同在 X 线片上被检出。

（二）超声

目前，骨骼肌肉系统的超声（ultrasound，US）不常用于评价儿童骨骼肌肉损伤。但是近年来，超声的使用越来越广泛，由于在某些情况下它能弥补 X 线检查的不足，并增加关于儿童软组织、骨和软骨损伤的重要信息 [4]。

US 的主要优点是可以实时动态评价损伤部

位，且没有电离辐射。在幼龄儿童，常常需要镇静或麻醉后才能进行磁共振成像（magnetic resonance imaging，MRI）检查，而 US 检查不需要镇静，可以替代 MRI。对外伤患儿，US 的优势在于其便携性及床边快速图像采集。

高频线阵换能器（7.5～15MHz）通常用于评价浅表的骨骼肌肉结构。低频曲面或矢量换能器可增加组织穿透力，使一些较深的结构可视化，尤其可用于体型较大的儿童。为了显示大的连续的解剖区域，扩大视野的软件很有用。分屏功能可便于一一对比患侧和对侧图像。在患侧某种表现很轻微的情况下，这种对比很有价值。彩色、能谱和脉冲多普勒技术可用于评价受伤组织的血流变化，如肌肉血肿和反应性滑膜炎。

US 也用来评估受伤部位累及软组织、肌腱和韧带的损伤。虽然 US 评价骨折的价值有限；但当用 US 评价邻近软组织损伤时，可能会偶然发现新的骨折部位。US 能发现浅表部位肌腱和韧带的断裂。此外，US 也有助于评价桡骨头脱位、肩关节向后半脱位和上肢产伤等临床情况[4-9]。当怀疑有不透射线的异物（如木头）侵入时，定向 US 能识别出异物或它周围的软组织反应[9]。

（三）CT

尽管多排计算机断层扫描（multidetector computed tomography，MDCT）是一个很有用的成像手段，但其存在电离效应，对辐射敏感的儿童，我们应谨慎使用[10]。MDCT 具有多平面重建（multiplanar reconstruction，MPR）和三维（three-dimensional，3D）成像功能，在复杂的骨科损伤部位能提供超越 X 线的诊断优势[11]。MDCT 能明确或排除在 X 线上表现隐匿的或可疑的骨折。当怀疑有血管损伤时，需要使用造影剂来显示病变[11, 12]。

MDCT 具有更快的扫描速度和更薄的准直，使层厚达到亚毫米。薄层容积采集数据使体素各向同性，进行多平面重建时具有良好的空间分辨率且不会降低图像质量。对难以保持不动的患儿，快速采集减少了对镇静的要求和运动伪影。扫描参数取决于扫描的是需要高精密度的小解剖区域还是大解剖区域。骨骼肌肉系统成像的特定扫描参数包括：100kVp，25～200mA，扫描时间 0.5s/ 圈[13]。目前降低辐射剂量的技术正在飞速发展，在反复修订扫描参数和成像方案时，推荐要遵循可合理达到的尽量低（as low as reasonable achievable，ALARA）原则。

骨折断端移位程度和对位关系影响外科处理的方法。多平面 2D 和 3D CT 重建能确定骨折平面与关节间隙和生长板的关系。有时，潜在的骨骼病变导致的病理性骨折可以在 MDCT 上清晰显示。MDCT 能很好地描述骨折愈合情况和骨折并发症，如骨桥形成[11]。然而，MDCT 评价软组织结构（如韧带、肌肉和肌腱）价值有限，最好行 US 或 MRI 检查。

（四）MRI

磁共振成像（magnetic resonance imaging，MRI）是评价骨骼肌肉外伤非常有用的成像工具。它能提供高对比度分辨率，对描述软组织结构有优势，使透明软骨可视化且没有电离辐射。在急性情况下，MRI 能发现 X 线上隐匿的损伤，如骨挫伤、软骨和骨软骨骨折及肌腱和韧带损伤[14, 15]。在亚急性和慢性情况下，MRI 能评价骨折并发症如生长板阻滞或继发感染。

就 MRI 技术而言，儿童患者应置于舒适的体位并要求保持不动，使感兴趣区运动伪影减小。当需要较大视野时，可能要使用体部线圈。然而，在可能情况下应尽量使用相控阵线圈或表面线圈，它能最佳适应感兴趣区并产生更优质量的 MR 图像。目前，用于评价骨骼肌肉损伤的主要 MR 脉冲序列包括 T_1WI、反转恢复（inversion recovery，STIR）、快速自旋回波 T_2WI、梯度回波及质子密度序列。

反转恢复（STIR）序列对发现外伤后骨髓信号的异常最敏感。快速自旋回波 T_2 加权序列对发现骨髓信号异常也很敏感，但是可能存在不完全脂肪抑制，使其类似于病理表现。梯度回波序列可用于评价软骨损伤。质子密度序列有助于评价韧带和肌腱。在急性外伤情况下，通常不常规使用静脉注射造影剂。但是，增强检查有助于评价感染等并发症。

（五）核医学

骨显像，也称为“骨扫描”，是在注射亲骨性的放射性示踪剂之后进行扫描，如 ^{99m}Tc- 脱磷酸盐或 ^{18}F 标记的氟化钠（^{18}F-NaF）。通常应用平面、针孔、SPECT、SPECT-CR 或 PET-CT 成像。在骨骼肌肉外伤部位行骨显像稍受限制，尤其在儿童群体中。常见的骨显像指征包括发现隐匿性骨折、应力伤和评价骨折愈合和骨折断端活性[16-20]。当骨科器械限制 X 线片上的骨折评价时，骨显像可以作为一种评价骨折愈合的替代方法。骨科器械不会干扰骨显像。用骨显像能够轻易区分两种类型的不愈合，血管丰富型和无血管型。骨显像已经应用于骨移植术后评价移植骨的活性[21]。对于识别应力反应，骨显像曾为金标准，其虽然敏感性高，但是缺乏特异性，这点很重要。

同时进行相关的解剖分析经常能增加有用的临床诊断信息。骨显像提供的功能信息能够补充 X 线、CT 和 MRI 的解剖信息。

（六）透视

透视引导下的扫描，可提供体内结构的实时动态图像，经常被骨科医师用于骨折复位操作术中。在放置骨科器械过程中，透视技术能为他们提供实时引导[22]。同样地，在石膏固定前，透视也能帮助指导骨折闭合复位。

三、儿科骨折疾病谱

（一）生长板骨折（Salter-Harris 骨折）

儿童存在生长板，使其损伤类型与成人不同。生长板或骺板促进长骨纵向生长。因此，生长板损伤会导致生长障碍。生长板外伤具有重要的治疗和预后指导意义。生长板损伤占儿童长骨骨折的 21%～30%[23]。

尽管有许多关于累及生长板骨折的分类体系[24]，但是最为广泛接受的是 Salter-Harris 分型（示意图 I-P），它促进了医务工作者间的有效沟通[25]。根据发生并发症的风险递加，如生长板阻滞，这个分类系统将骨折分为Ⅰ～Ⅴ型。Ⅰ型骨折是穿过生长板的横断骨折，骨折线横穿肥大的钙化带。骨骺可能与完整干骺端分离，或可能在 X 线片上不显示（图 24-1）。Ⅱ型骨折是生长板损伤最常见的类型，大约占生长板骨折的 75%[26]（图 24-2）。骨折平面累及干骺端的一部分并沿生长板延伸。Ⅲ型骨折累及一部分生长板，骨折线穿过骨骺达关节面（图 24-3）。Ⅳ型骨折为关节内骨折线穿过骨骺、生长板和

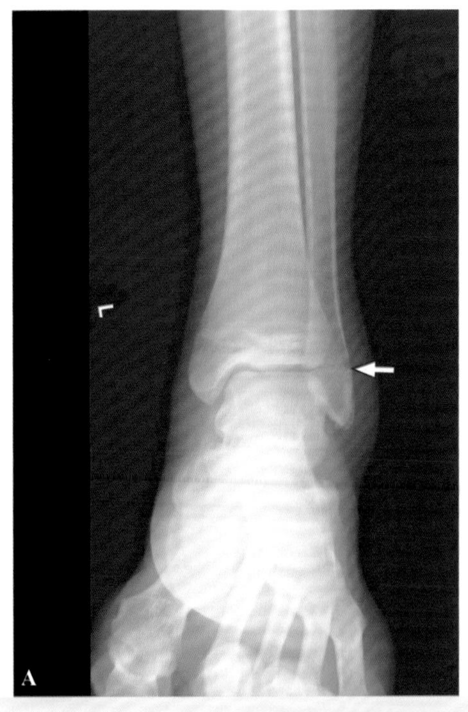

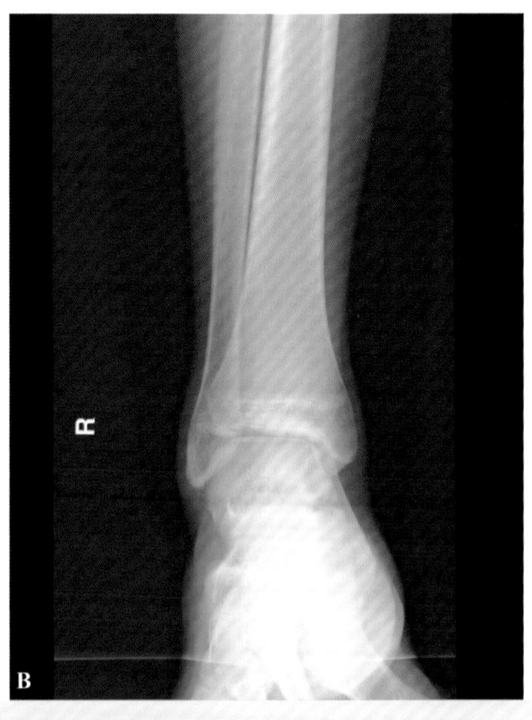

▲ 图 24-1 男，16 岁，腓骨远端 Salter-Harris Ⅰ型骨折，表现为左踝关节疼痛，肿胀

A. 左踝关节前后位 X 线片显示腓骨远端生长板轻度增宽（箭），伴邻近侧方软组织肿胀；B. 无症状的右侧对比图像显示腓骨的正常表现，增加了诊断左侧 Salter-Harris Ⅰ型骨折的准确性

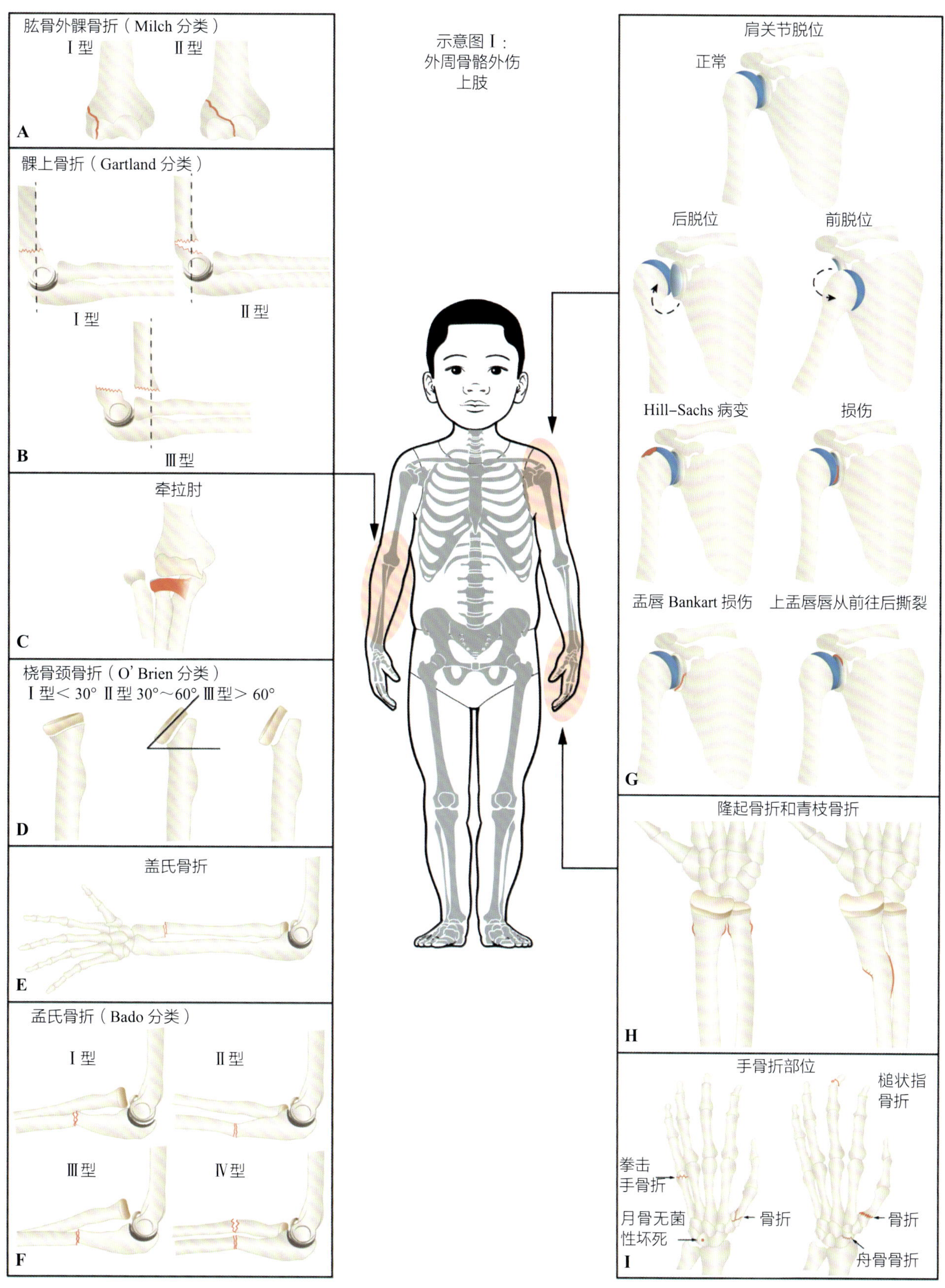
肱骨外髁骨折（Milch 分类）
Ⅰ型
Ⅱ型
A
髁上骨折（Gartland 分类）
Ⅰ型
Ⅱ型
Ⅲ型
B
牵拉肘
C
桡骨颈骨折（O' Brien 分类）
Ⅰ型＜30° Ⅱ型 30°～60° Ⅲ型＞60°
D
盖氏骨折
E
孟氏骨折（Bado 分类）
Ⅰ型
Ⅱ型
Ⅲ型
Ⅳ型
F
示意图Ⅰ：
外周骨骼外伤
上肢
肩关节脱位
正常
后脱位
前脱位
Hill-Sachs 病变
损伤
盂唇 Bankart 损伤
上盂唇唇从前往后撕裂
G
隆起骨折和青枝骨折
H
手骨折部位
槌状指
骨折
拳击
手骨折
月骨无菌
性坏死
骨折
骨折
舟骨骨折
I

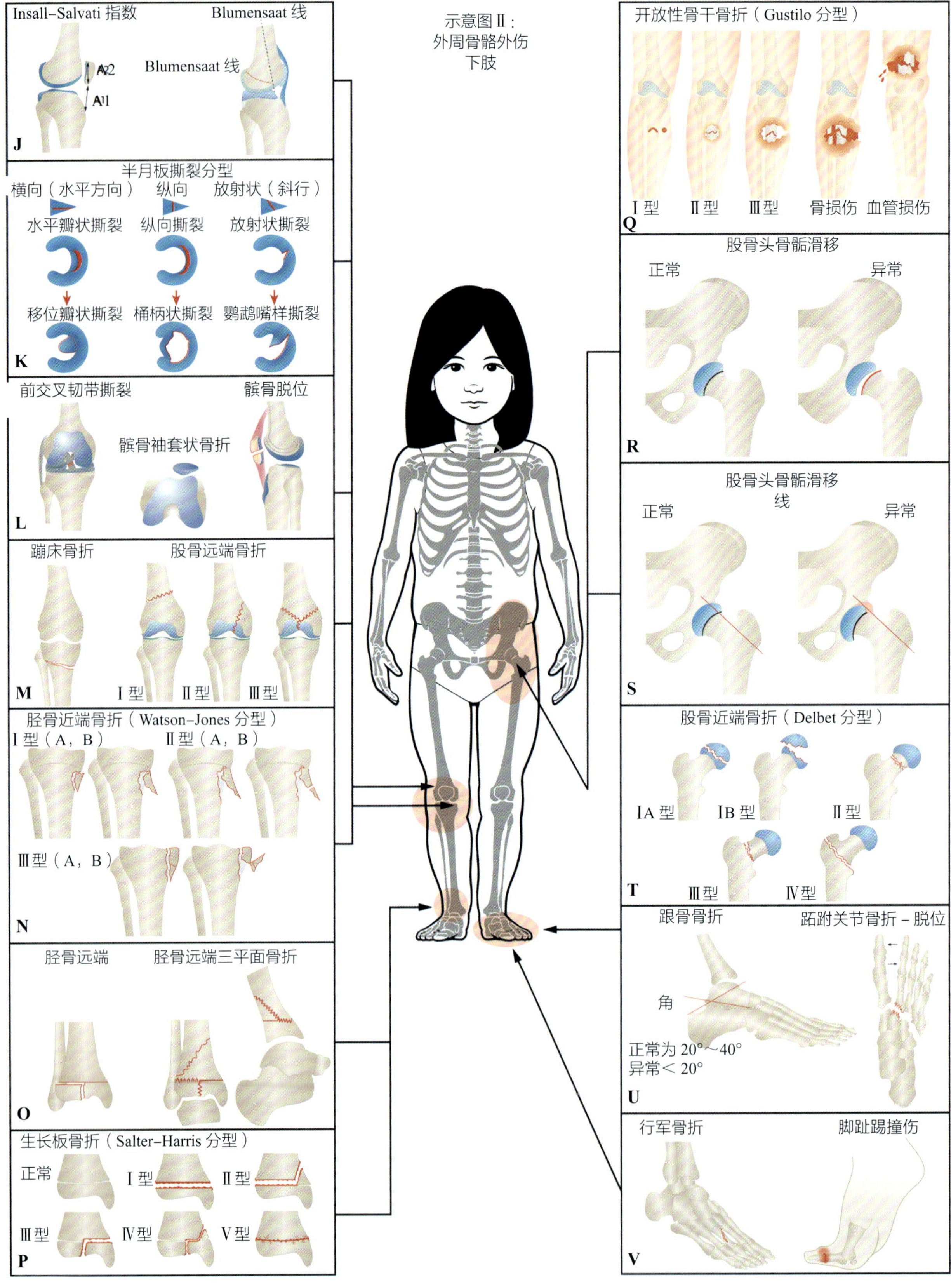
示意图Ⅱ：
外周骨骼外伤
下肢
Insall–Salvati 指数
Blumensaat 线
A2
A1
Blumensaat 线
J
半月板撕裂分型
横向（水平方向）
纵向
放射状（斜行）
水平瓣状撕裂
纵向撕裂
放射状撕裂
移位瓣状撕裂
桶柄状撕裂
鹦鹉嘴样撕裂
K
前交叉韧带撕裂
髌骨脱位
髌骨袖套状骨折
L
蹦床骨折
股骨远端骨折
Ⅰ型
Ⅱ型
Ⅲ型
M
胫骨近端骨折（Watson–Jones 分型）
Ⅰ型（A，B）
Ⅱ型（A，B）
Ⅲ型（A，B）
N
胫骨远端
胫骨远端三平面骨折
O
生长板骨折（Salter–Harris 分型）
正常
Ⅰ型
Ⅱ型
Ⅲ型
Ⅳ型
Ⅴ型
P
开放性骨干骨折（Gustilo 分型）
Ⅰ型
Ⅱ型
Ⅲ型
骨损伤
血管损伤
Q
股骨头骨骺滑移
正常
异常
R
股骨头骨骺滑移
线
正常
异常
S
股骨近端骨折（Delbet 分型）
ⅠA 型
ⅠB 型
Ⅱ型
Ⅲ型
Ⅳ型
T
跟骨骨折
跖跗关节骨折－脱位
角
正常为 20°～40°
异常＜ 20°
U
行军骨折
脚趾踢撞伤
V

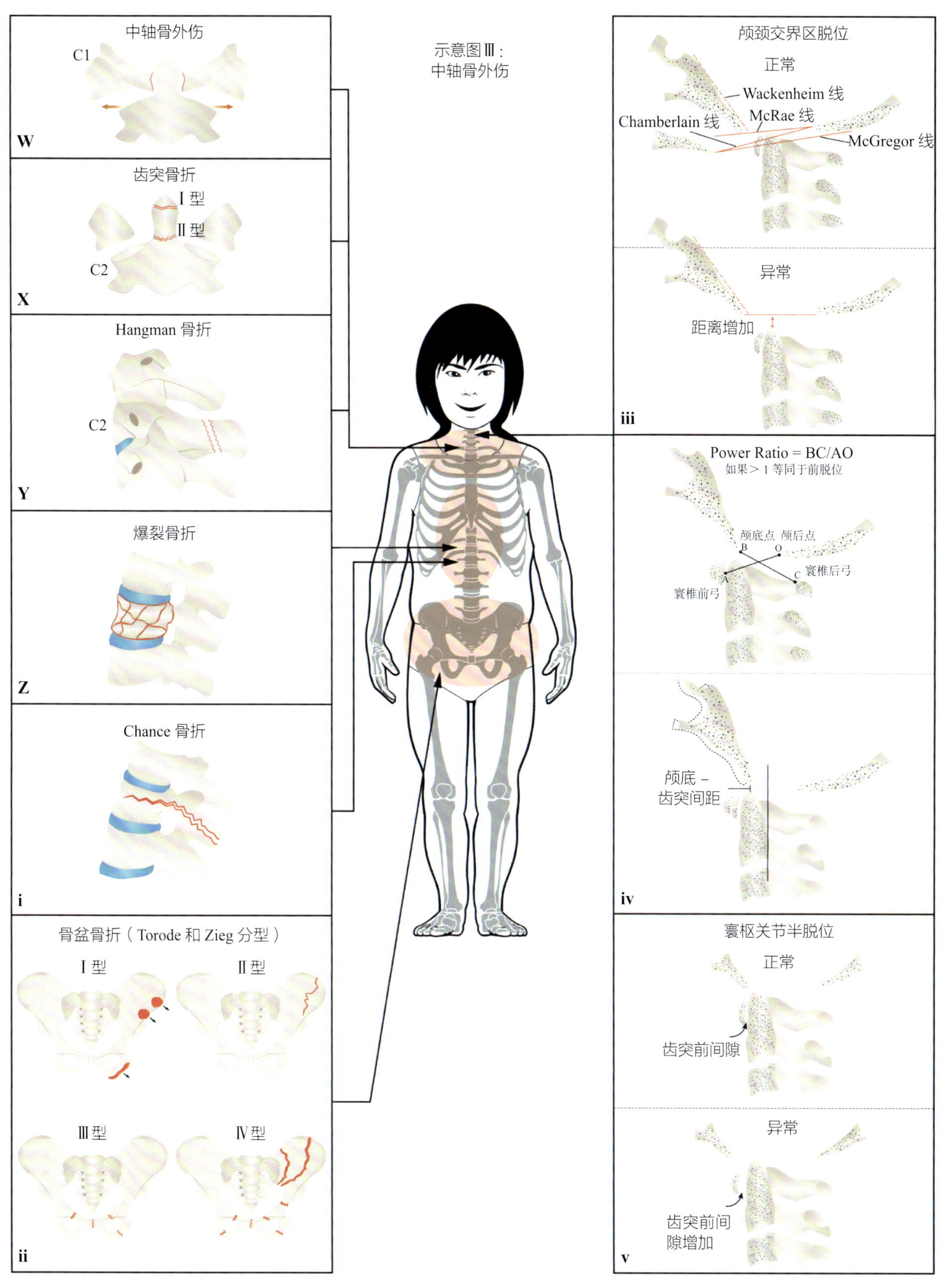
示意图Ⅲ：
中轴骨外伤
中轴骨外伤
C1
W
齿突骨折
Ⅰ型
Ⅱ型
C2
X
Hangman 骨折
C2
Y
爆裂骨折
Z
Chance 骨折
i
骨盆骨折（Torode 和 Zieg 分型）
Ⅰ型
Ⅱ型
Ⅲ型
Ⅳ型
ii
颅颈交界区脱位
正常
Wackenheim 线
McRae 线
Chamberlain 线
McGregor 线
异常
距离增加
iii
Power Ratio = BC/AO
如果＞1 等同于前脱位
颅底点
颅后点
B
O
寰椎后弓
C
A
寰椎前弓
颅底－
齿突间距
iv
寰枢关节半脱位
正常
齿突前间隙
异常
齿突前间
隙增加
v

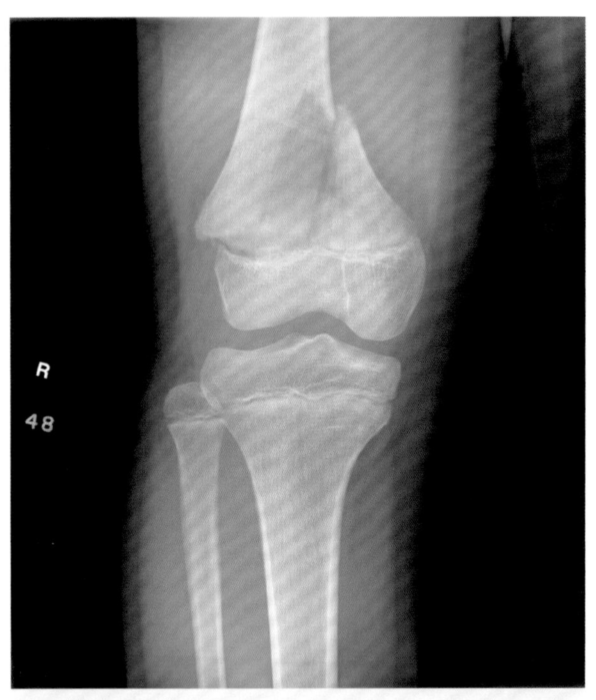

▲图 24-2 女，15 岁，股骨远端 Salter-Harris Ⅱ型骨折

右膝关节前后位 X 线片显示骨折线穿过股骨远端干骺端，并延伸至生长板外侧，符合 Salter-Harris Ⅱ型骨折

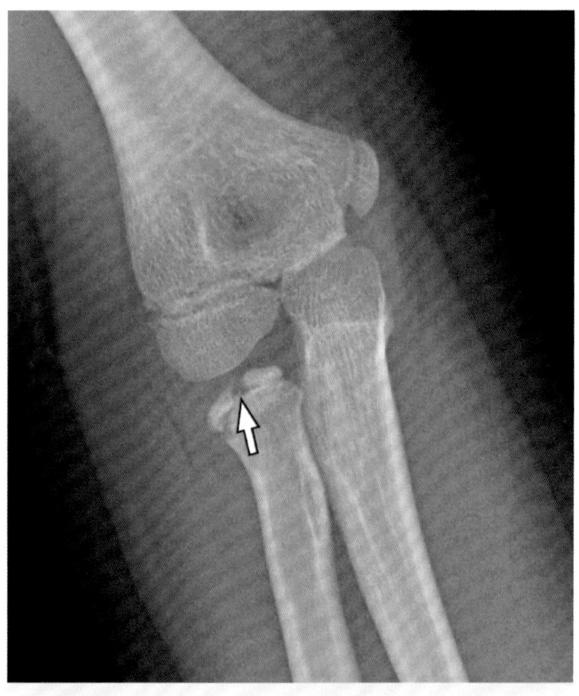

▲图 24-3 男，13 岁，桡骨远端 Salter-Harris Ⅲ型骨折

肘关节前后位 X 线片显示骨折线（箭）穿过桡骨近端骨骺并延伸至生长板

干骺端。Ⅴ型骨折是对生长板的挤压伤，是最少见的类型。下肢骨折通常比其他部位的骨折预后要差[24, 27]。

（二）意外伤害

附肢骨骼的骨骼肌肉损伤部位在下面列出（示意图Ⅰ和Ⅱ）。

1. 附肢骨

(1) 上肢

①长骨

a. 肱骨

◆肱骨近端骨折：肱骨近端骨折是不常见的损伤，可以发生在任何年龄[26, 28]。在新生儿，肱骨近端骨折是继锁骨骨折之后第二常见的产伤部位。损伤的潜在机制是在生产中上肢旋转和过伸造成[29, 30]。肱骨近端骨折也可以发生在意外和非意外伤中。能行走的儿童，经常遭受肱骨近端骨折，是由于一侧手臂伸直倒地或直接撞击肩带外侧导致。当受伤机制与观察到的损伤不一致时，临床医生应当警惕可能为儿童虐待。肱骨近端干骺端是一个常见有潜在骨质病变的部位，如骨囊肿，因此，病理性骨折可能与轻微外伤同时存在（图 24-4）。

婴幼儿和蹒跚学步的儿童更易发生穿过长骨生长板的 Salter-Harris Ⅰ型。在婴幼儿中，肱骨近端骨骺可能没有骨化或仅部分骨化。由于干骺端移位可能是唯一的发现，因此 X 线表现可能与肩关节脱位相似。因为无法辨认肱骨骨骺和关节盂的关系，诊断医生可能将其误诊为肱骨干骺端向下脱位，而不是骨骺分离。为了直接地观察到未骨化的骨骺，并确定它和干骺端的关系，在这种情况下超声和 MRI 检查尤其有用[4, 31]。在年长儿肱骨近端骨折经常是 Salter-Harris Ⅱ型伴不同程度的移位。其他类型 Salter-Harris 骨折很少发生（图 24-5）。带扣骨折（在后面详细讨论）也可能发生于肱骨近端干骺端，类似于桡骨远端骨折的形式。急性肱骨小结节撕脱性骨折在青少年中罕见，如果没有及时治疗，可能导致残疾。

鉴于儿童具有高度的骨重塑潜能，多数伴轻度移位的肱骨近端骨折采用非手术治疗[32]。然而，肱骨骨折伴明显移位的通常需要手术复位。

◆肱骨干中段骨折：肱骨干中段骨折在儿科

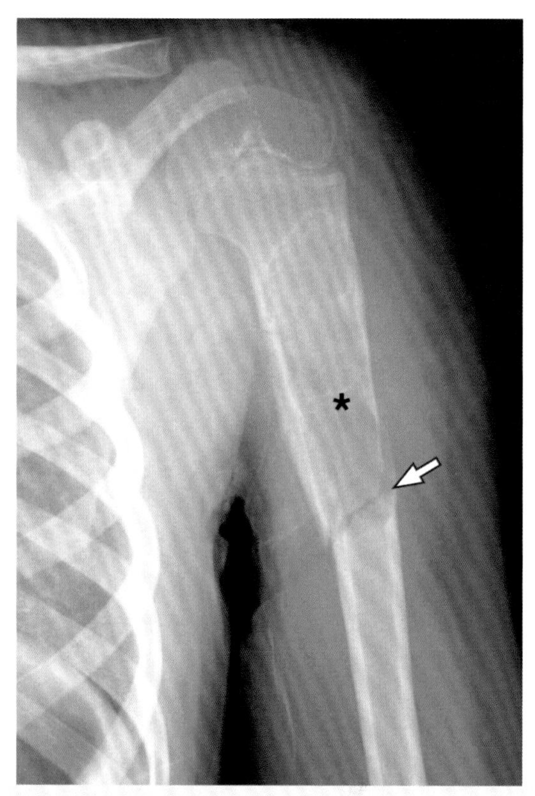

▲ **图 24-4 男，11 岁，在轻微外伤之后发生肱骨近端病理性骨折**

左肩关节前后位 X 线片显示骨折线（箭）横穿肱骨近端单房囊肿的下方（星号）

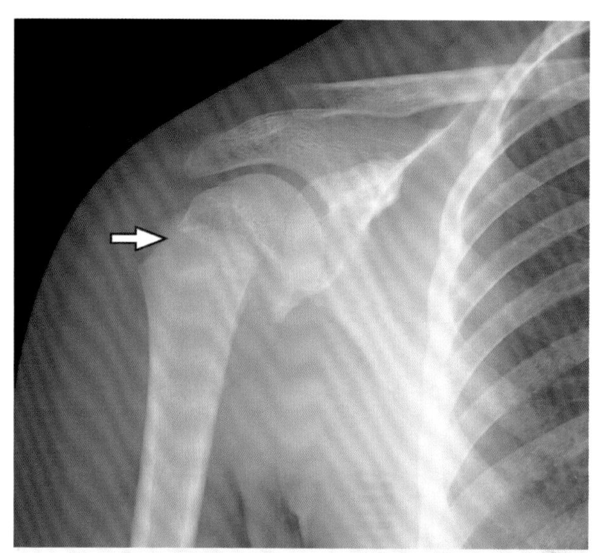

▲ **图 24-5 男，14 岁，肱骨近端骨折**

右肩关节前后位 X 线片显示穿过肱骨近端生长板的急性骨折（箭）；肱骨干相对于肱骨头向侧方移位

人群中不常见。由于直接撞击，经常发生横行或斜行骨折，而螺旋骨折通常需要一种扭转力。粉碎性骨折需要高强度力量，常见于机动车事故（motor vehicle accident，MVA），有时与其他损伤联合发生。骨折断端的移位取决于骨折与邻近附着肌腱的排列关系。骨折位于胸大肌附着处近端时，近端骨折段被肩袖牵拉外展和外旋，远端骨折段被三角肌及胸大肌向近端内收和牵拉。当骨折线位于胸大肌和三角肌之间，近端骨折段内收，远端骨折段被三角肌向外上牵拉。三角肌远端的骨折常导致近端骨折段外展[33]。因为肱骨具有高度的重塑能力，大多数肱骨干骨折采取非手术治疗，并且受影响的儿科患者通常能恢复正常不遗留相关并发症。

◆ 肱骨远端骨折：肱骨远端髁上骨折是最常见的儿童肘关节骨折，大约占肘关节骨折的 60%[33]。损伤机制通常为当肘关节伸展、手臂伸直时摔倒。儿童的轴向负荷被传递至尺骨鹰嘴，继而撞击肱骨远端的后部导致骨折。鹰嘴窝是肱骨远端最薄和最脆弱的部分，很可能是造成这种损伤的原因[34-36]。少数肱骨远端骨折是由直接撞击屈曲的肘关节造成[37]。各种不同严重程度的髁上骨折，在 X 线片上表现为从骨折线隐匿到明显的移位和成角骨折。

通常，X 线片对诊断髁上骨折是足够的。至少要拍摄两个体位，包括前后位和肘关节屈曲 90° 的标准侧位图像。肱骨前线的评估对评价髁上骨折具有指导意义。在摆位标准的肘关节侧位 X 线片，沿肱骨前方皮质画一条切线，使其通过肱骨小头的中 1/3。在骨折情况下，通常有远端骨折段向后成角，肱骨前线穿过肱骨小头的前部或在肱骨小头前方[38]（图 24-6）。由于摆位不标准可能产生判断失误，导致侧位 X 线片的准确性下降，因此必须严格强调评价检查技术质量的重要性。在某些病例，虽然未见骨折线，但是存在关节腔积液，仍要高度警惕潜在的隐匿性骨折。短期 X 线随访（10～14d）通过识别骨折线或显示以骨膜新生骨形成为形式愈合，以此确定存在无移位骨折。在这些情况下，往往存在

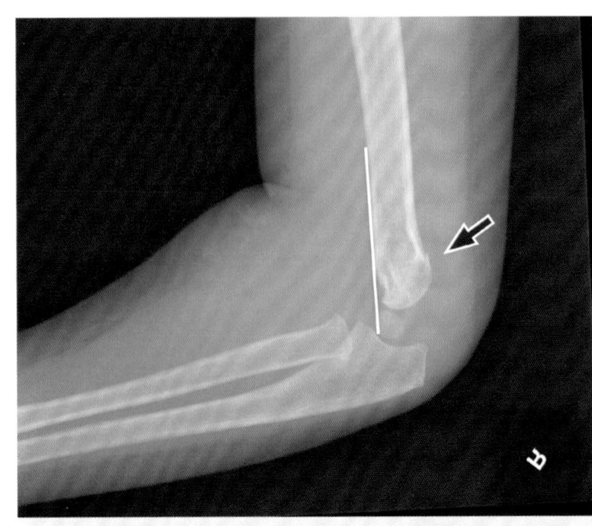

▲ **图 24-6 男，7 岁，肱骨远端髁上骨折**

右肘关节侧位 X 线片显示肱骨远端后方皮质异常，伴随远端骨折段轻度背侧成角；肱骨前线（白线）穿过肱骨小头的前缘；后侧脂肪垫可见（箭），前侧脂肪垫肿胀，符合关节积血

关节积液而没有可辨认的骨折线。

Gartland 分型（示意图 I–B）描述了以骨折断端分离程度为依据的髁上骨折[39]。Ⅰ型是无移位或轻度移位的骨折，通常采用石膏固定治疗。Ⅱ型累及前方骨皮质伴背侧成角，但是后方骨皮质完整，导致部分移位。Ⅲ型是骨折累及前方和后方骨皮质（即没有皮质连接），导致完全移位[40]（图 24–7）。大多数Ⅱ型和Ⅲ型骨折的治疗采用经皮钢针固定和石膏固定。如果闭合复位效果不满意，可能需要开放复位[35, 37, 40]。肱骨髁上骨折的并发症很少，包括肱动脉和正中神经的神经血管损伤、骨筋膜室综合征、缺血性肌挛缩和肘内翻。

◇ 内上髁骨折：肱骨远端内上髁骨折大约占所有儿童肘关节骨折的 10%。发生年龄比肱骨髁上或外髁骨折患儿稍大，通常为 7—15 岁[37, 41–43]。其被认为是关节外的 Salter–Harris Ⅲ型或Ⅳ型骨折。损伤机制是外翻应力引起内上髁从前臂屈肌和旋后肌附着处撕脱下来。这种损伤可以单独发生或伴发肘关节脱位[43, 44]。单发骨折一般发生在过顶掷球运动员过度投掷的情况下。由于发生与投掷运动有关的外翻负荷和力分散，投掷运动员可能遭受急性骨折或慢性过度用力损伤。在肘关节脱位情况下，桡骨和尺骨通常向后移位，并且极有可能伴发内上髁骨折。

评价儿科患者内上髁骨折，重要的是要熟知肘关节骨化中心的出现是一个有序过程。内上髁骨化通常发生在 6—7 岁，在这个年龄组要注意这点。此外，当在预期肱骨滑车的部位看见一个骨化中心，但是未见内上髁骨化中心，应当提示移位的关节内发生内上髁撕脱骨折[37]（图 24–8）。

嵌入关节内的骨折需要复位。如果闭合复位不成功，则需要开放复位和螺钉固定[44]。非嵌插骨折移位超过 5mm 的通常手术治疗，分离在 5mm 以下的则采用非手术治疗[45]。

◇ 外侧髁骨折：外侧髁骨折是第二常见的儿童肘关节骨折。这种损伤占肘关节骨折的 10%～15%，通常发生于 6—10 岁儿童[42]。损伤机制为内翻应力作用于过度伸展的肘关节[46]。患儿通常表现为疼痛，但是缺乏典型可见于髁上骨折的畸形。漏诊或延迟诊断经常会导致骨折不愈合或畸形愈合发生率增高。

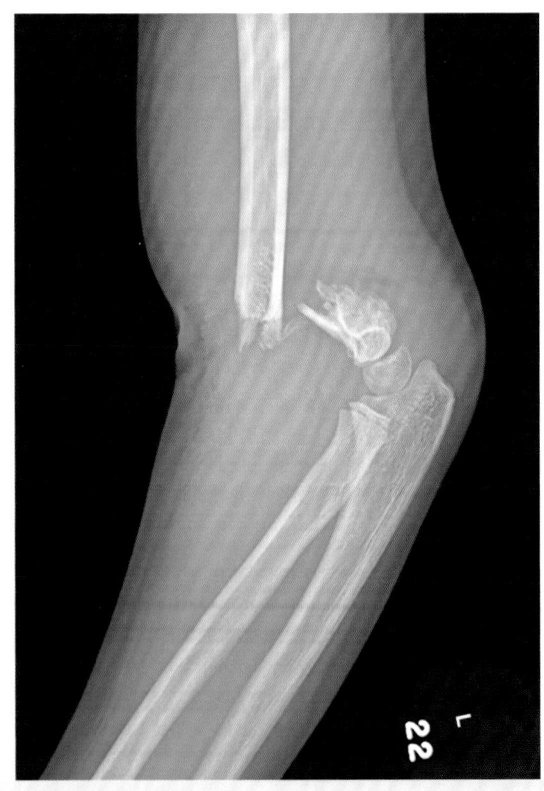

▲ **图 24-7 男，14 岁，从高处跌落后发生 Gartland Ⅲ型肱骨远端髁上骨折**

肘关节侧位 X 线片显示肱骨远端髁上区前后皮质均断裂的完全性骨折，导致完全移位

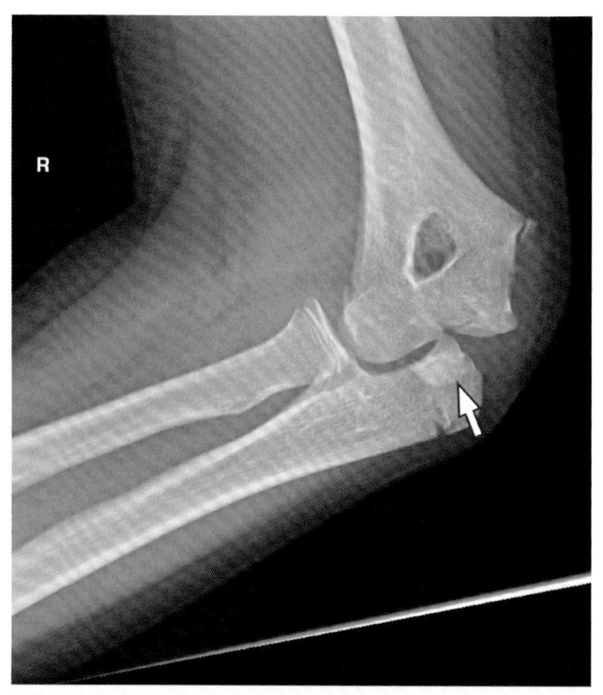

▲ **图 24-8 女，12 岁，远端肱骨内上髁嵌插骨折，伴肘关节脱位**

肘关节前后位 X 线片显示肘关节明显畸形，特点为肘关节错位和关节内骨性小体，它代表撕脱的内上髁（箭）

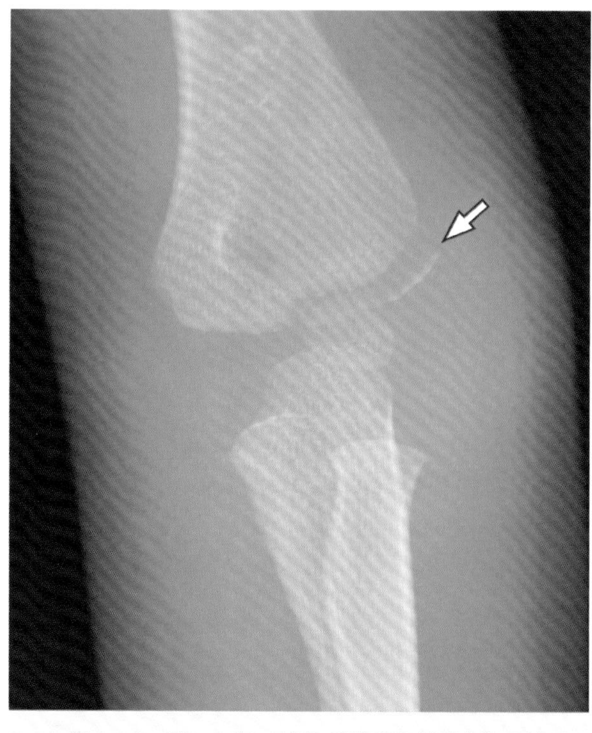

▲ **图 24-9 男，8 岁，外伤后肱骨远端外侧髁骨折**

左肘关节前后位 X 线片显示沿肱骨远端干骺端的外侧可见新月形骨折碎片（箭）

无移位的肱骨远端外侧髁骨折在 X 线片上不容易发现，因为仅于干骺端边缘可见模糊的骨折线（图 24-9）。内斜位图像能最准确地显示骨折线和移位。通常伴发关节内积血，使后侧脂肪垫可见和前侧脂肪垫抬高。肘关节超声和（或）MRI 检查能够评价累及软骨骺的骨折。

外侧髁骨折通常是 Salter-Harris Ⅱ 型骨折，累及外侧髁干骺端并延伸至生长板。少见外侧髁骨折是 Salter-Harris Ⅳ 型关节内骨折，骨折线穿过肱骨小头（图 24-10）。Milch 分型系统（示意图 I-A）用于描述远端骨折线部位的特征[47]。Milch Ⅰ 型骨折累及肱骨小头，骨折线位于小头滑车沟外侧。相反，Milch Ⅱ 型骨折骨折线从中部延伸至小头滑车沟并累及滑车软骨[34, 37]。

无移位骨折通常采用后侧夹板保守治疗。移位超过 2mm 的外上髁骨折是手术治疗的指征[48, 49]。

◇生长板骨折：肱骨远端生长板骨折一般不常见，主要见于产伤、意外伤、儿童虐待的情况下。在肱骨远端骨化中心出现前，肱骨远端的生长板横行骨折通常发生在 2—3 岁患者[50, 51]。因为骨化的肱骨远端干骺端移位使其与桡骨和尺骨对位关系错乱，这种骨折可能被误诊为肘关节脱位。在脱位的病例，肱桡对位关系无法保持。超声可以观察到骨折穿过未骨化的软骨干骺端，对评价肘关节骨折有价值[52]。移位骨折的治疗方法是闭合复位和钢钉

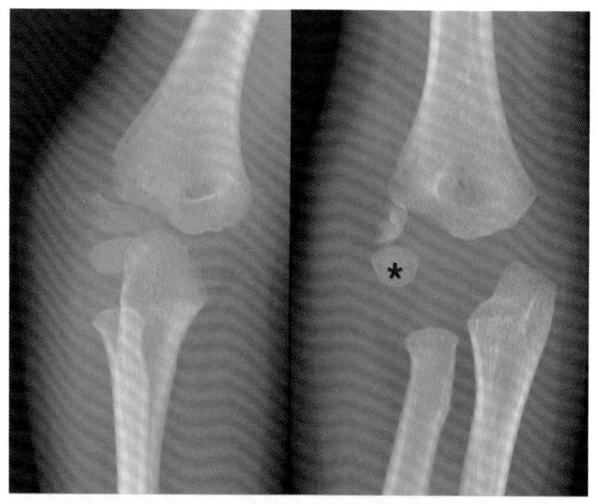

▲ **图 24-10 肱骨远端外侧髁 Salter-Harris Ⅳ 型骨折**

正位和斜位 X 线片显示 Salter-Harris Ⅳ 型骨折穿过外侧髁，伴肱骨小头骨化中心向桡侧移位（星号）

固定[37]。

b. 桡骨

◆桡骨近端骨折：桡骨头和桡骨颈骨折占儿科肘关节骨折的4%～5%[34]。受伤儿童通常表现为桡骨头上方局部压痛且旋前和旋后时肘侧部疼痛。发病机制是当手臂伸直时摔倒，肘关节伸展并受外翻应力作用[42]。桡骨近端撞击肱骨小头导致骨折。桡骨近端骨折通常是Salter-Harris Ⅱ型，Ⅰ型骨折很少见。与成人相比，儿科患者桡骨颈骨折比桡骨头骨折更常见[53]。多达一半桡骨近端骨折患者有相关的韧带损伤和肱骨内上髁、鹰嘴及尺骨近端骨折。

桡骨近端骨折在X线片上的表现可能不明显，仅表现为轻微的干骺端轮廓异常（图24-11）。肱桡位图像可能对诊断轻微的桡骨近端骨折有帮助。O'Brien分型系统（示意图D）可用于量化成角程度[54]。Ⅰ型是成角小于30°；Ⅱ型是30°～60°；Ⅲ型是成角大于60°（图24-12）。

桡骨头或颈骨性损伤的治疗取决于成角的程度。小于30°的成角是可以接受的，这些损伤通常采用石膏固定或长臂夹板保守治疗。成角为30°～60°是采取切开复位还是闭合复位处理仍存在争议。成角＞60°需手术复位[55]。

◆桡骨远端骨折：桡骨远端骨折很常见，大约占儿科骨折的25%[56-59]。由于儿童骨骼生长迅速，活动能力增强，其骨折风险升高。在纵向生长迅速的时候，矿化跟不上骨生长，使骨骼易于骨折[60]。此外，一些作者提出骨质在青春期之前生长加速，相对有更多的孔，这也导致骨折升高[61]。在美国，桡骨远端骨折的发病率逐年增加，可能是由于儿童参加体育活动增加，更易在手臂伸直时摔倒[62]。男孩比女孩更常发生桡骨远端骨折[62-66]。

在X线片上，桡骨远端骨折一般向背侧移位，诊断相对容易。然而，通常累及干骺端的桡骨远端“隆起”骨折显示沿着皮质受压侧轻微的轮廓异常（“带扣”），经常被忽视和漏诊（图24-13）。腕关节侧位图像或加照的斜位图像可帮助区分“隆起”骨折与“青枝”损伤，后者包括一侧骨质弯曲和另一侧可见的骨皮质断裂。关于这些骨折的详细内容放在本章附肢骨骼的最后讨论。

桡骨远端骨折的手术指征很少，因为在儿科人群中生长的骨骼有重塑能力。大多数桡骨远端骨折治疗为石膏固定和制动。当桡骨远端骨折完全移位，由于分离移位（“枪刺”征）导致肢体缩短

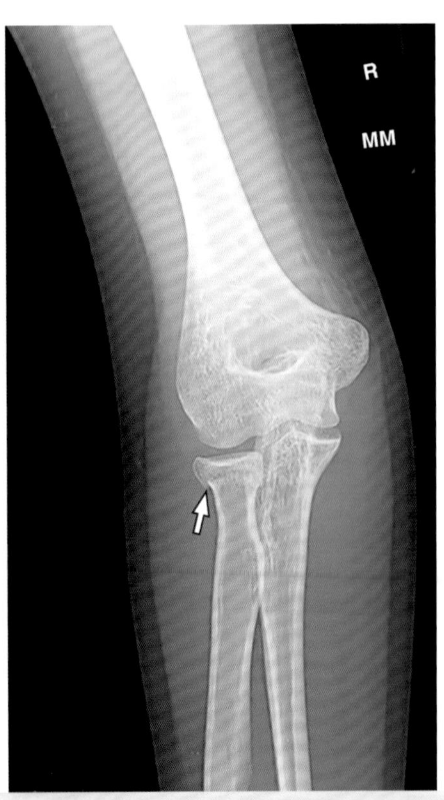

▲图24-11　男，16岁，桡骨颈骨折

右肘关节正位X线片显示桡骨颈轻微的轮廓异常（箭），诊断为无移位骨折

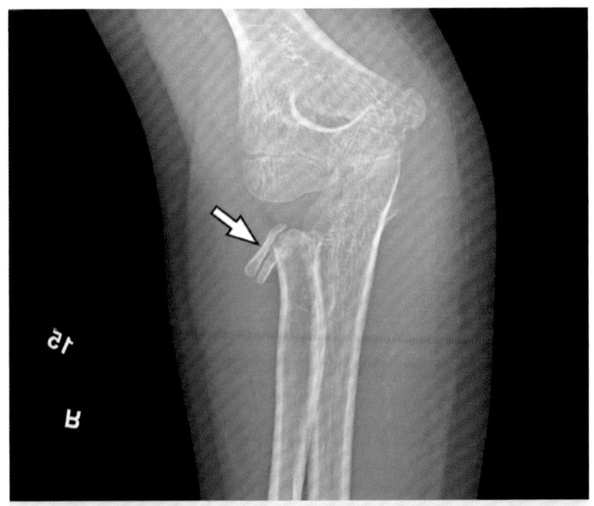

▲图24-12　女，11岁，O' Brien Ⅲ型桡骨颈骨折，手臂伸直时摔倒

正位X线片显示桡骨颈Salter-Harris Ⅲ型骨折（箭），成角大于60°

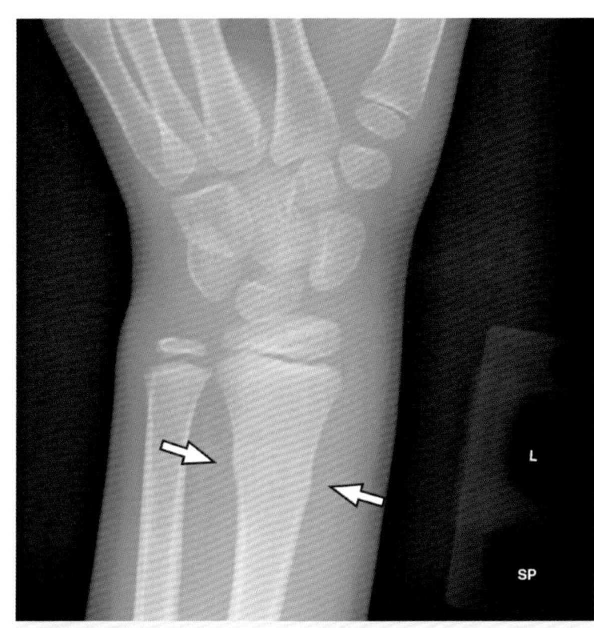

▲ **图 24-13　男，2 岁，隆凸样骨折**

腕关节正位 X 线片显示桡骨远端轮廓异常（箭），符合隆凸样骨折

超过 1cm，或成角大于 15° 时，骨科医师提倡闭合复位[67]。

◇盖氏骨折（示意图 Ⅰ-E）：属于桡骨远端骨折，通常累及骨干伴远端桡尺关节（distal radioulnar joint，DRUJ）半脱位或脱位[68]。儿童盖氏骨折的发病率占所有前臂骨折的 0.3%～2.7%[68, 69]。桡骨骨折通常发生在近 DRUJ 4～5cm。如果桡骨骨折距离关节面不到 7.5cm，那么 DRUJ 不稳定发生率很高。盖氏骨折主要见于高能量撞击，例如 MVA 或当前臂过度旋前且手臂伸直时从高处坠落。

在前后位 X 线片上可见成角的桡骨干骨折伴随桡骨缩短及桡尺骨间隙增宽。在侧位图像上尺骨相对于桡骨向背侧移位。

尽管保守治疗效果基本满意，但是为了恢复对线和功能，有报道在儿科患者中需要进行桡骨骨折切开复位内固定术，复位和稳定 DRUJ[70]。既往研究表明盖氏骨折非手术治疗会使并发症发生率增加，例如骨折畸形愈合和残留 DRUJ 半脱位[71]。

c. 尺骨

◆鹰嘴骨折：鹰嘴骨折占儿童肘关节骨折的 4%～7%。与肱骨远端相比鹰嘴相对短且具有较高的强度，因此这类骨折不常见。损伤机制是当一侧手臂伸直时摔倒或肘关节后方受到直接撞击[72]。有报道过顶掷球的青少年运动员由于过度投掷导致鹰嘴应力性损伤。撕脱性骨折是由于三角肌的强烈牵拉。鹰嘴骨折经常伴发其他肘关节损伤，例如内侧髁或外侧髁骨折，桡骨颈骨折和髁上区骨折，也可伴发桡骨头脱位[72]。

在 X 线片上，累及鹰嘴的骨折可以是纵行、横行或斜行的。标准肘关节侧位 X 线片能使这类骨折显示最清。骨折可以累及骨突或关节面的生长板[53]。认识鹰嘴突的多种表现很重要，因为它有时会与真正的骨折混淆。同样地，生长板可能和无移位骨折难以区分。在这些情况下，拍摄对侧无症状的肘关节对比图像可能有利于鉴别（图 24-14）。

无移位或轻度移位的鹰嘴骨折采取制动治疗 4～6 周，而移位骨折要用钢针、钢丝、钢钉或夹板手术固定[73]。

◆孟氏骨折：孟氏骨折表示桡骨头脱位伴尺骨近端骨折。通常，尺骨骨折的尖端和桡骨脱位的方向是一致的。这种损伤发生在当前臂过度旋前，手臂伸直时摔倒。Bado 分型（示意图 Ⅰ-F）是依据桡骨头移位情况对孟氏骨折进行分型[74]。Ⅰ型（伸直型）最常见，为尺骨骨折和桡骨头向前脱位[75, 76]（图 24-15）。Ⅱ型（屈曲型）以尺骨骨折和桡骨头向后或后外侧脱位为特征。Ⅲ型（外侧型）为尺骨骨折和桡骨头向外侧脱位。Ⅳ型（混合型）为尺、桡骨双骨折并桡骨头向前脱位。儿童孟氏等效骨折是指尺骨近端骨折和桡骨头或颈骨折，而没有桡骨头脱位（图 24-16）。在儿童，也可以见到尺骨弓形骨折伴桡骨头骨折[77, 78]。

闭合复位是孟氏骨折的首选治疗方法。最近关于 40 例孟氏骨折儿科患者的研究显示，当有指征时，保守治疗孟氏骨折可以获得良好的效果[79]。对于复杂病例或当闭合复位失败时需要进行切开复位内固定术。

②手：手部骨折（示意图 Ⅰ-Ⅰ）在儿童人群是相对常见的。据报道，与其他骨的骨折比较，手部骨折骨骺损伤的发生率要比其他部位更高 34%[80]。尽管大多数手部骨折愈合后没有并发症，但可能存在问题的手部骨折包括移位的关节内骨折，由挤压伤导致的末节指骨 Salter-Harris Ⅰ型骨折和开放骨折。

◆槌状指：也称为“棒球指”或“下垂指”，

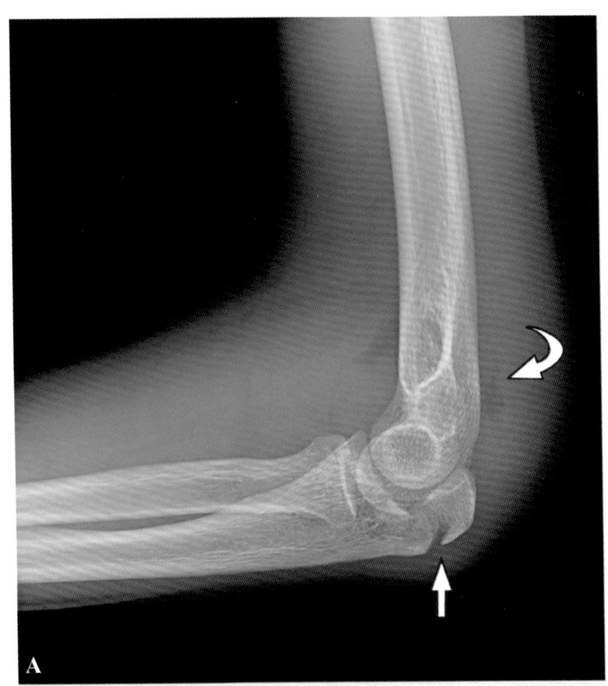

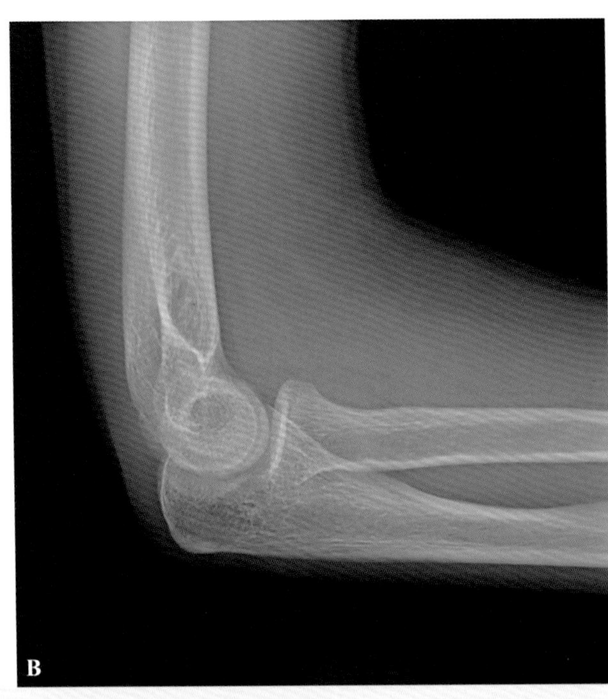

▲ 图 24-14 男，12 岁，鹰嘴骨折，摔倒后表现为肘关节后方疼痛

A. 左肘关节侧位 X 线片显示关节内线状透亮影（直箭）穿过尺骨鹰嘴；伴关节腔积血，使后侧脂肪垫可见（弯箭）和前侧脂肪垫移位；B. 右肘关节对比图像显示正常的鹰嘴

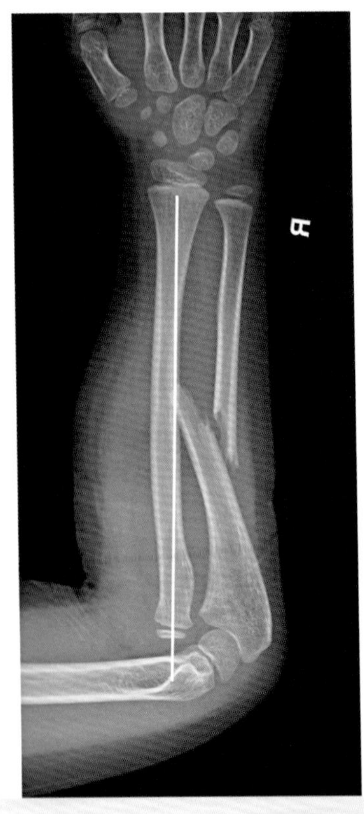

▲ 图 24-15 男，5 岁，孟氏骨折脱位

前臂前后位 X 线片显示斜行骨折穿过尺骨，伴肱桡关节脱位，肱桡线（白线）不连续

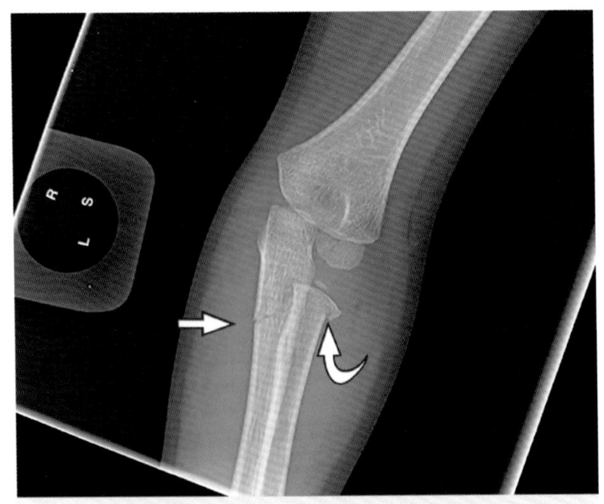

▲ 图 24-16 女，3 岁，孟氏骨折

左肘关节前后位 X 线片显示尺骨近端骨折（直箭）伴桡骨颈骨折（弯箭）

是最常见的手部肌腱损伤，通常发生在儿童体育活动中。损伤的特征为骨质撕裂或附着在末节指骨伸指肌的韧带撕裂。当末节手指被夹住或撞到某个物体时易发生这种损伤。其他机制包括直接打击或过伸损伤 [81, 82]。受伤的患儿通常表现为手指背部疼痛和软组织肿胀，远端指间（distal interphalangeal，DIP）关节伸展不能 [83]。

手指侧位 X 线片能清晰显示末节指骨背侧靠近 DIP 关节撕脱的小三角形骨碎片（图 24–17）。由于缺乏伸肌腱，屈肌腱无对抗活动，末节指骨可能固定在屈曲状态。一般不需要做横断面成像。然而，当不存在骨质损伤时，MRI 矢状位图像能够发现伸肌腱的损伤 [83]。

累及关节面小于 1/3 的骨折可以行非手术治疗，用夹板将手指固定在伸展位 [81, 84]。关节面受累超过 50% 的要手术治疗 [85, 86]。未及时治疗的槌状指可能会导致“天鹅颈”畸形或早期继发骨性关节炎（图 24–18）。慢性槌状指伴永久畸形需要手术处理 [87]。

◆拳击手骨折：拳击手骨折是穿过掌骨颈的横行骨折，伴顶端背侧成角和远端骨折段向外侧旋转。最常发生在第 5 掌骨。损伤机制通常是由于握紧拳头直接击打硬物。体格检查发现包括局部压痛、肿胀和瘀斑，提示可能有骨折。因为骨折断端成角，可见关节轮廓缺失。

X 线片通常能发现并诊断拳击手骨折。前后位 X 线片通常显示骨折线和患侧掌骨缩短。侧位 X 线片可显示典型的远端骨折段掌侧成角 [88]（图 24–19）。

处理方法取决于骨折成角的程度。与第 2 和第 3 掌骨相比，第 4 和第 5 掌骨能承受较大的成角度数。第 4 和第 5 掌骨成角小于 40° 通常是可以接受的。非手术处理包括夹板固定伴或不伴闭合复位术 [89]。

◆第 1 掌骨骨折：Bennett 和 Rolando 骨折是拇指关节内掌骨骨折或脱位。在 Bennett 骨折，远端骨折段被拇长展肌牵拉向背侧和桡侧脱位，然而，在 Rolando 骨折中，粉碎性骨折明显（图 24–20）。

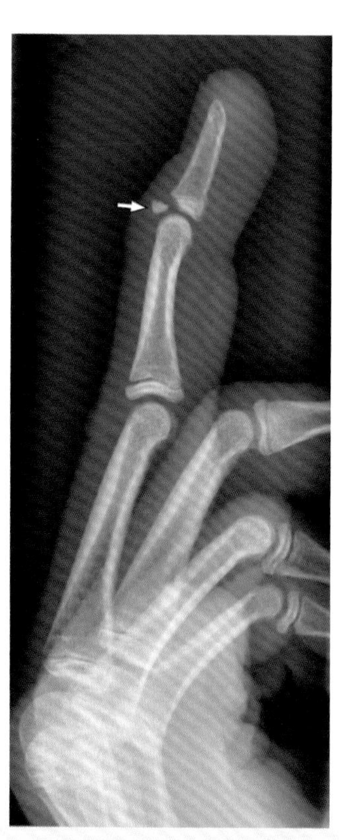

▲ 图 24–17 男，13 岁，屈曲损伤引起的槌状指
中指侧位 X 线片显示关节内骨折（箭）累及末节指骨基底部；撕脱的骨折碎片有轻微的背侧移位和旋转；未见末节指骨向掌侧移位

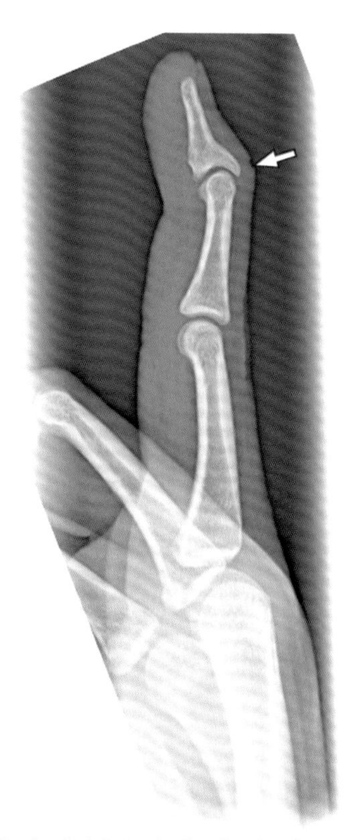

▲ 图 24–18 男，17 岁，有槌状指病史，第 2 指骨末节呈天鹅颈畸形
手指侧位 X 线片显示远端指间关节屈曲畸形（箭），末节指骨基底部形态异常

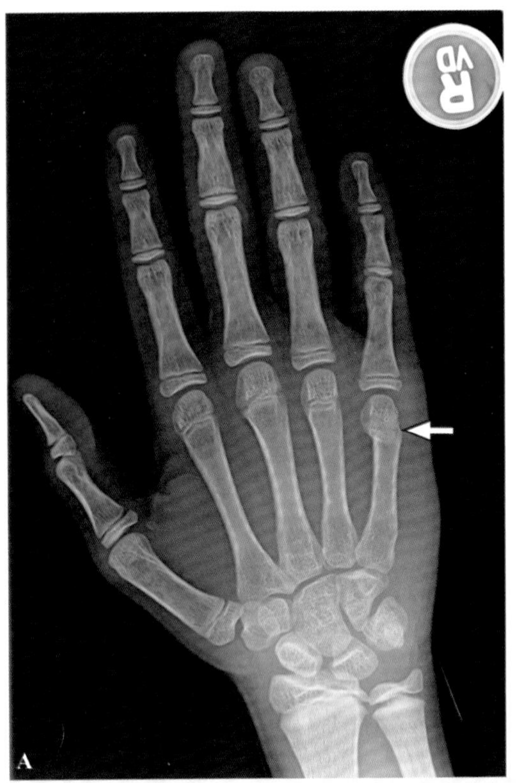

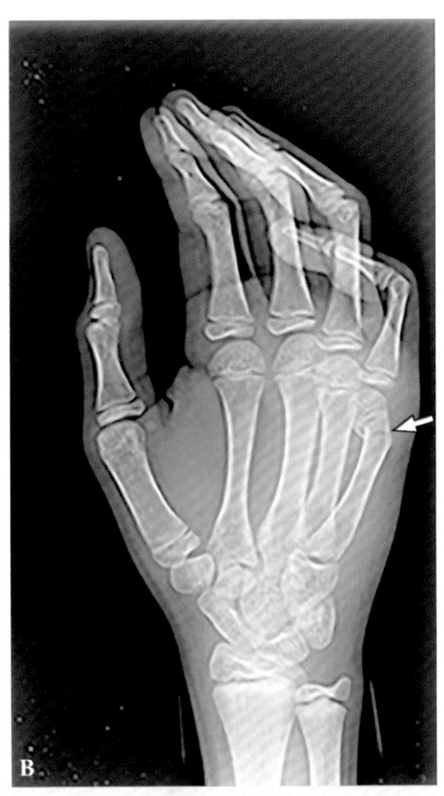

▲ 图 24-19　男，15 岁，拳击手骨折，在击打硬物后出现疼痛和肿胀

手部前后位（A）和斜位（B）X 线片显示第 5 掌骨远端骨折（箭），伴远端骨折段掌侧成角

需注意的是，Bennett 和 Rolando 骨折通常需要切开复位内固定术。

◆ 滑雪者拇指：滑雪者拇指是一种拇指近节指骨基底的骨折，伴尺侧副韧带断裂（图 24-21）。这种类型的骨折常见于儿童在高山滑雪中拇指被滑雪杆柄挤压。

◆ 舟骨骨折：舟骨是最易骨折的腕骨，占儿科患者手部和腕骨骨折的 3%[90, 91]。受伤儿童经常在一侧手臂伸直摔倒后主诉桡侧腕关节疼痛。体格检查在解剖上鼻烟窝部位引出压痛，腕关节屈曲和伸展运动范围减小。舟骨骨折依据损伤的解剖部位分类，包括累及近极、腰部（中间部分）和远极[91]。舟骨腰部是最常发生骨折的部位（图 24-22）。

完整评价舟骨骨折需要拍摄前后位、侧位和舟骨位图像。腕关节 30° 尺偏前后位 X 线片称为“舟骨位”，对发现轻度移位和无移位的骨折特别有帮助。在 X 线片上除了发现骨折线外，也可见到经常与舟骨骨折有关的舟骨脂肪条纹移位或消失。尽管 X 线片是评价临床疑似舟骨骨折的首选影像检查，

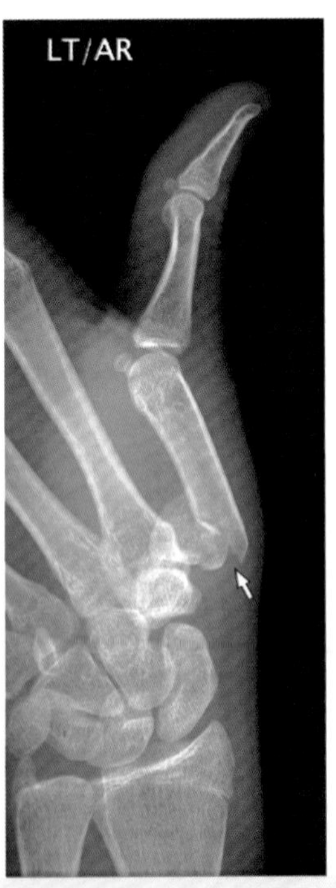

▲ 图 24-20　男，16 岁，Rolando 骨折

拇指斜位 X 线片显示累及拇指基底部的关节内粉碎性骨折（箭）

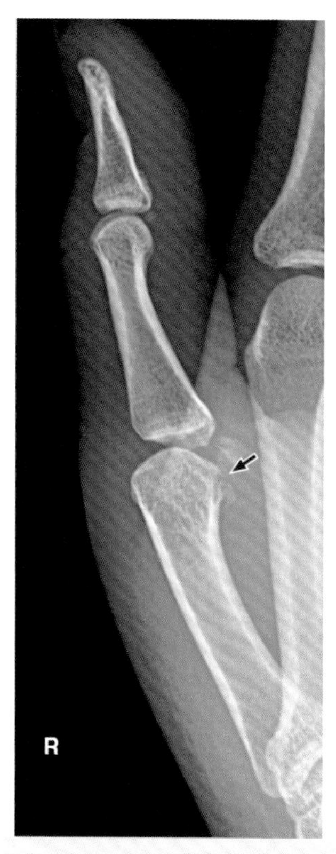

▲ 图 24-21　女，15 岁，滑雪者拇指骨折，她在滑雪下坡时损伤了右拇指

拇指侧位 X 线片显示拇指近节指骨基底部骨折（箭）（译者注：图中为拇指掌骨远端骨折），伴尺侧副韧带断裂

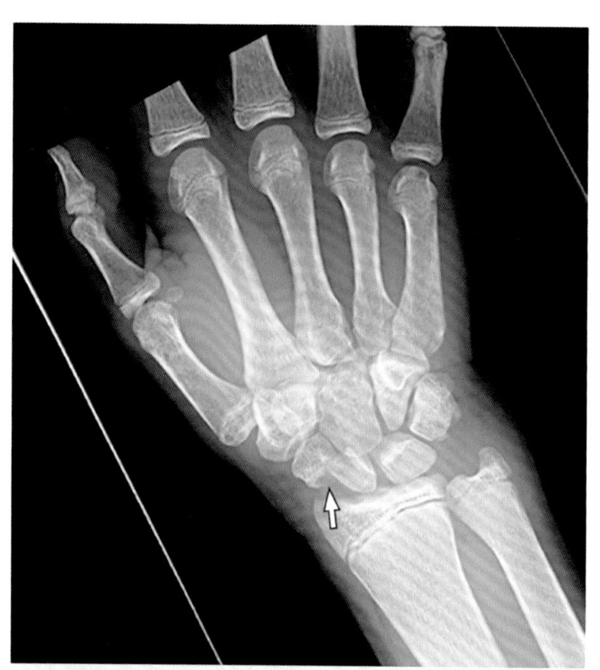

▲ 图 24-22　男，6 岁，舟骨腰部骨折，一侧手臂伸直摔倒后出现鼻烟窝部压痛

肘关节正位 X 线片显示急性骨折（箭）穿过舟骨腰部，远极相对于近极向桡侧移位

但是在 13%～30% 的急性病例中 X 线片可能无法显示病变 [90, 92]。当 X 线片正常而临床高度怀疑舟骨骨折时，MDCT 或 MRI 可用于发现舟骨骨折（图 24–23）。

目前舟骨骨折处理方法是：对无移位骨折采取石膏固定，对移位骨折伴超过 1mm 的错位或成角者行内固定术 [86]。由于舟骨近极血供稀薄，在延迟诊断的患儿，常见并发症是骨折不愈合和缺血性坏死。

◆ Kienbock 病：尽管月骨骨折少见，但继发于外伤的月骨缺血性坏死能导致月骨软化或 Kienbock 病。

③脱位：在儿科人群的各种骨骼脱位中，桡骨头、肱骨头和髌骨是最常见的三个好发部位。

◆保姆肘：保姆肘或牵拉肘（示意图Ⅰ–C）是桡骨头相对于肱骨小头向前半脱位或脱位。在这种损伤中，固定桡骨头的环状韧带可能断裂或移位。损伤机制为伸直的肘关节在旋后时被纵向牵拉。这可能发生在当看护者试图去拉扯孩子离开某物或在孩子玩耍时拉扯手臂将其提起 [93]。发病年龄最常见于 6 月龄—3 岁。受伤的儿童表现为疼痛，被牵拉史，手臂经常在屈曲和旋前时被举起。

诊断可依据典型的病史，影像检查通常不是必需的，但是其有益于排除潜在的骨折。在 X 线片拍摄完成时，桡骨头往往可能已经回到肱骨小头内，因为在拍摄前后位图像时，X 线技师要使患者肘关节朝上，因此复位了半脱位或脱位的桡骨头 [53]。US 可能显示肱桡关节间隙增宽，关节回声增强，环状韧带移位并嵌插在肱骨小头和桡骨头之间，环状韧带边缘撕裂。

◆肩关节脱位：肩关节脱位以肱骨头与关节窝分离为特点。肩关节是全身最常见的脱位关节，其脱位有四种不同类型，包括向前、向后、向下和向上脱位（示意图Ⅰ–G）。

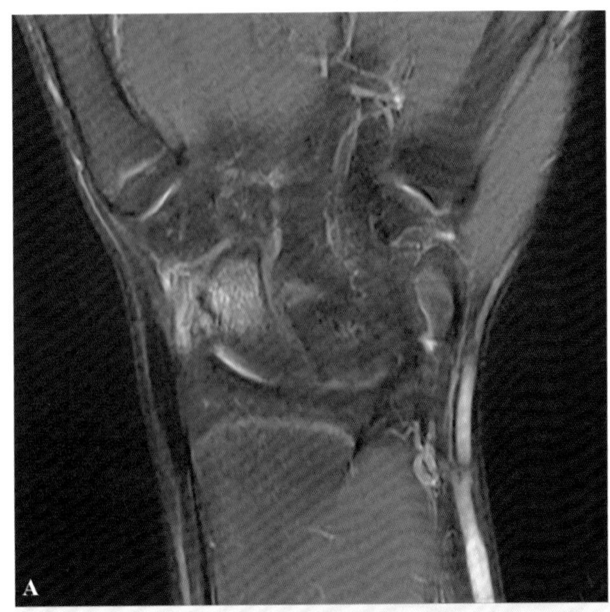

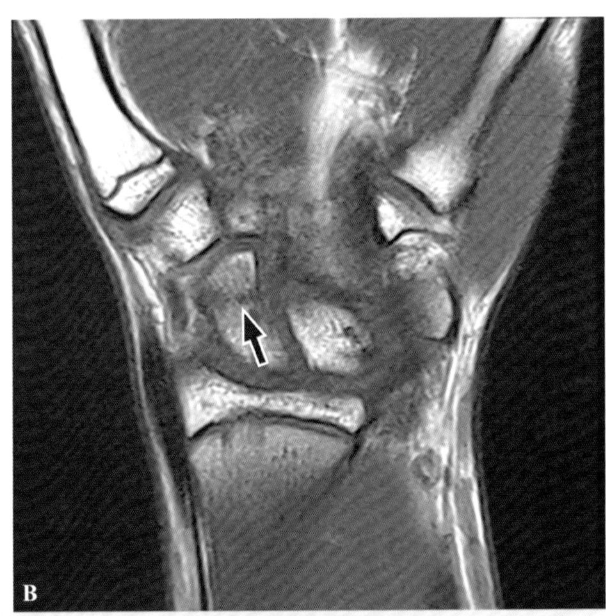

▲ 图 24-23　女，7 岁，舟骨腰部骨折，X 线片正常（未列出）

腕关节 MRI 冠状位 T_2WI 脂肪抑制（A）和冠状位 T_1WI（B）显示骨折线（箭）穿过舟骨腰部及舟骨远端骨髓水肿

向前脱位最常见，占所有病例的 95% 以上[94]。前脱位的损伤机制包括当手臂外展、外旋和伸直时，受到直接撞击。肱骨后部的直接创伤和摔倒时手臂伸展也可能导致肩关节向前脱位。向后脱位少见，占肩关节脱位的 2%～4%[95]。其可能由痫样发作、电击或电休克治疗时肌肉猛烈收缩引起[96]。在前方直接打击肱骨前部或内收内旋的手臂受到轴向负荷也能导致肩关节向后脱位。向下脱位，也称为直举性肱骨脱位，是最少见的类型，由手臂外展时受到轴向负荷引起。儿童患者易于发生肩关节脱位的情况包括结缔组织病导致的韧带松弛，例如 Ehlers-Danlos 综合征（先天性结缔组织发育不全综合征）、马方综合征和关节盂发育不良。

当怀疑肩关节脱位时，应当拍摄前后位、穿肩胛骨位和腋位的肩关节 X 线片。前脱位的前后位图像显示肱骨头与关节窝失去对应关系，肱骨位于喙突下，肱骨大结节靠近关节盂前缘（图 24-24）。穿肩胛骨位图像显示肱骨头移位至肩胛骨内侧。后脱位在 X 线片上表现不明显，有多达 50% 的病例被漏诊[97]。前后位图像显示肱盂关节间距增宽大于 6mm，肱骨头固定在内旋位（“电灯泡”征）和肱骨头前内侧压缩性骨折（“水槽线”征）。在穿肩胛骨位图像上，可见肱骨头相对于肩胛骨向后移位。当肩关节向下脱位时，肢体举过头顶并固定，此时肱骨头位于喙突下方。

复位后通常拍摄 X 线片去评估复位是否成功和

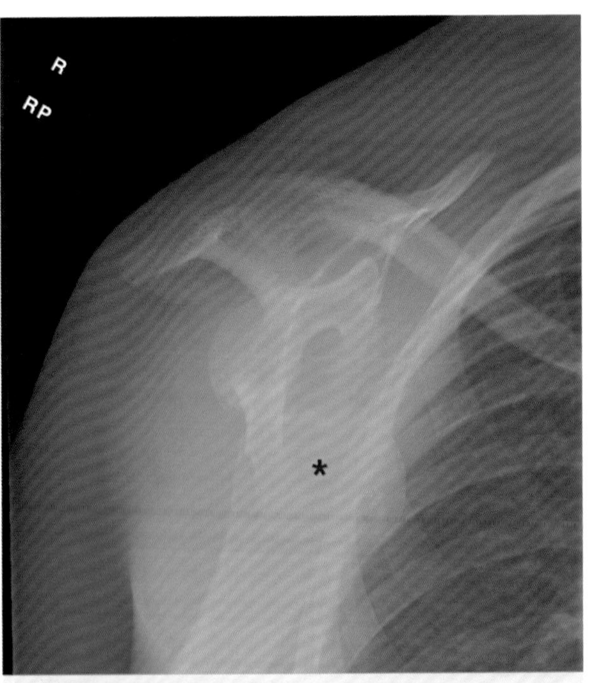

▲ 图 24-24　男，16 岁，在钝性损伤后发生肩关节前脱位

肩关节正位 X 线片显示肱骨头位于喙突下方（星号），与关节盂的关系符合前脱位

评价伴随的骨折。伴随前脱位发生的骨折有 Hill–Sachs 畸形、骨性 Bankart 病变和肱骨大节结骨折（示意图Ⅰ–G）。Hill–Sachs 畸形是由于关节盂下缘压迫，造成肱骨头上外侧的皮质凹陷。骨性 Bankart 病变是关节盂前下缘的撕脱性骨折。在后脱位时，肱骨头内侧可发生“反 Hill–Sachs”畸形。

MR 成像对评价肩关节不稳定是有用的，它能够显示骨质、软骨、韧带和盂唇结构的病理改变（示意图Ⅰ–G）。盂唇撕裂的 MR 标准包括盂唇内高信号延伸到盂唇表面（图 24–25）。继发表现包括盂唇旁囊肿、骨膜剥离和常见于盂唇撕裂的骨质损伤，如 Hill–Sachs 畸形和骨性 Bankart 病变。Hill–Sachs 畸形有肱骨头上外侧皮质凹陷，急性情况下可见骨髓水肿。MRI 对评价盂肱关节透明软骨的完整性也很有用。Bankart 病变为盂唇前下方撕裂伴前方骨膜撕裂。MR 关节造影可能对发现并描述盂唇和盂肱关节韧带损伤有帮助。CT 对发现 X 线上显示不清的肩关节脱位及制定术前计划是有用的。

治疗方法包括手法复位，随后进行制动和物理治疗。对于无法复位、移位骨折和盂唇撕裂的患儿，需行手术治疗。

(2) 下肢

①长骨

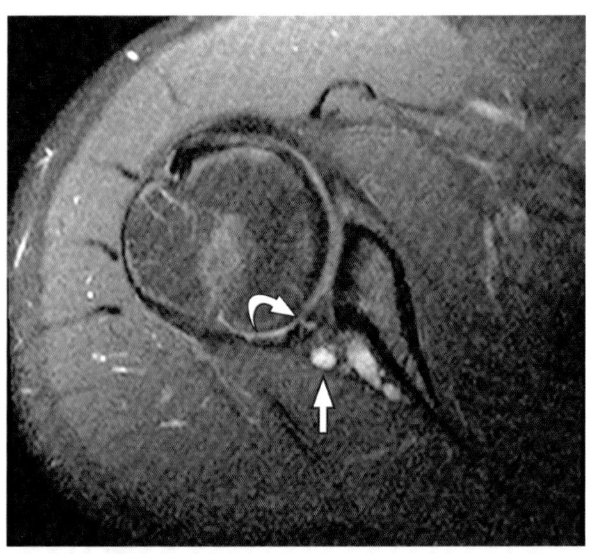

▲图 24–25　女，15 岁，反复肩关节脱位和肩部疼痛，存在盂唇撕裂和关节盂发育不良

右肩关节 MR 轴位 T_2WI 脂肪抑制图像显示关节盂形态异常、变钝，可见穿过盂唇后方与撕裂相符的液体信号的裂隙（弯箭）；还可见一个盂唇旁囊肿（直箭）

a. 股骨：儿童股骨骨折能被细分为股骨近端（髋部）骨折，股骨干骨折和股骨远端骨折。每个部位都有其分型体系，可以帮助指导治疗和预后。儿童股骨骨折与成人股骨骨折存在许多重要的不同点。例如，因为血流丰富和骨膜的特性，儿童骨折愈合和重塑都很迅速。在儿科人群中，要引起股骨近端骨折通常需要高能创伤，然而在中老年人中，相对小的创伤就能引起髋部骨折。生长板的存在可导致不成熟骨骼的独特损伤。此外，生长板损伤可能使儿童易于发生生长障碍和成角畸形。在多发性创伤和股骨骨折中，与成人患者相比，儿童发生肺部并发症（如脂肪栓塞）的风险是很低的。

◆股骨近端骨折：儿童髋部或股骨近端骨折比成人少见，占所有儿童骨折不到 1%[98–101]。因为有发生股骨头缺血性坏死的风险，所以早期发现和治疗股骨近端骨折至关重要。

Delbet 分型（示意图Ⅱ–T）将儿童髋部骨折分为 4 种类型[102]。Ⅰ型是经骺板骨折，伴有横行骨折穿过近端生长板。ⅠA 型没有脱位，ⅠB 型伴有脱位。本型骨折最常发生于婴儿，经常由于难产导致。Ⅰ型骨折预后最差，并且最常并发缺血性坏死。Ⅱ型称为经颈型骨折，是最常见的，占髋部骨折的 40%～50%[98, 100, 101, 103–107]。骨折线横穿股骨颈中部。Ⅲ型被称为经颈基底型骨折，骨折线穿过股骨颈基底部。Ⅳ型骨折是股骨转子间骨折，预后最好；顾名思义，骨折线位于大小转子之间。如果骨折线累及大转子，可能发生骨突早闭和随后的髋外翻畸形。

股骨近端骨折的治疗是关节内血肿紧急减压和移位的骨折段复位。

◆股骨干骨折：股骨是全身最大的骨骼，是儿童最常见的长骨骨折之一。在儿科骨损伤中，股骨骨折是最常见的住院原因[108]。流行病学研究显示股骨干骨折的好发年龄呈双峰分布。学步期是第一个的高峰，跌倒是最常见的潜在损伤机制。第二个高峰发生在青春期，机动车事故损伤是最常见的原因。由于股骨的强度，通常需要高能创伤才能导致骨折。在小于 3 岁的儿科患者中，多达 30% 的股骨干骨折可能是由于儿童虐待[109]。儿童患者易于发生股骨骨折的情况包括成骨不全及其他导致骨量减少的因素，如脑性瘫痪，脊柱裂和其他神经肌肉疾病[41, 110-113]。

股骨干骨折可能是开放性的，伴有软组织破坏；或闭合性的，软组织完整。Gustilo 分型系统（示意图Ⅱ-Q）是最常用的开放性骨折分类方法[114]。Ⅰ型是开放性骨折伴有清洁伤口，伤口小于 1cm。Ⅱ型是开放性骨折，伤口大于 1cm，但是没有广泛的软组织损伤、皮瓣或撕脱。Ⅲ型软组织损伤程度较大，特征为广泛的撕裂、损伤或软组织缺损。需要行血管修复的骨折包括 Gustilo Ⅲ型和在治疗前伤口开放超过 8h 的骨折。

通常，所有开放性骨折需预防性应用抗生素以预防骨髓炎。Gustilo Ⅰ型和Ⅱ型骨折应立刻使用髓内钉固定治疗。伴动脉损伤的 Gustilo Ⅲ型骨折采用外固定治疗。对于病情不稳定的患者，截肢可能会挽救生命。

◆股骨远端骨折（示意图Ⅱ-M）：股骨远端骨折比股骨干骨折少见，占所有儿童股骨骨折的 12%～18%[41, 108]。男孩比女孩多见。常见的潜在损伤机制包括机动车事故、行人被机动车撞击、运动损伤，有时为儿童虐待。受伤的患儿通常表现为疼痛、肿胀和负重不能。因为股动脉损伤，可能伴随血管危象。因此，在股骨远端骨折时，需要认真行神经血管体格检查。

股骨远端骨折被分为髁上骨折和生长板骨折（髁或髁间）。髁上骨折更常见于婴幼儿和年幼儿童，然而，生长板骨折更常发生于大龄儿和青少年。在 X 线片上，髁上骨折位于股骨远端干骺端，没有延伸入生长板。骨折通常为横向并有不同程度的移位。依据 Salter-Harris 分型系统（在前面描述过）将生长板骨折进行分类（示意图Ⅱ-P）。

在儿童人群，股骨远端骨折常见的并发症是生长障碍和下肢不等长。一项大型荟萃分析研究报道显示股骨远端生长板骨折生长停滞发生率高达 50%。其中 22% 有两腿长度相差大于 1.5cm[115]。在另一个大型生长板骨折的研究中，股骨远端骨折的发病率很低，占所有损伤的 1.4%；然而其中 25% 的患者发展为生长板骨桥形成[116]。在股骨远端，最常见的生长停滞的方式为中央形成大骨桥[117]。股骨远端骨折的治疗方法一般是制动，当有骨折移位或成角时选取闭合复位术。

◆髌骨袖套状骨折：髌骨袖套状撕裂是髌骨生长中最常见的骨折类型，占所有儿童骨折的 1%[118]。由于股四头肌强烈收缩以对抗部分屈曲的膝关节，使髌骨下极软骨撕裂。骨膜呈“袖套”状从髌骨上撕裂下来，如果没有治疗将继续形成骨质，从而造成髌骨增大，甚至形成重复髌骨（图 24-26）（示意图Ⅱ-L）。

这种骨折通常需要立即行切开复位髌腱内固定术[118]。

◆髌骨脱位：髌骨外侧脱位相对常见，发生于直接创伤的情况下。这种损伤更常发生于好动的青春期女性[119]。一过性髌骨外侧脱位的损伤机制是当膝关节轻度屈曲时（通常小于 30°），直接从内侧打击膝关节，或在膝关节轻度屈曲时受到一个外翻成角或扭转力，也可以导致侧方脱位（示意图Ⅱ-L）。

髌骨外侧脱位可以发生在具有解剖变异的儿童患者，这些变异使髌骨在滑车沟内易于发生轨迹不良。危险因素包括髌骨高位、滑车发育不良和胫骨结节外偏过度[120]。Insall-Salvati 指数（示意图Ⅱ-J）常用于评估高位髌骨，高位髌骨是导致髌骨接触面

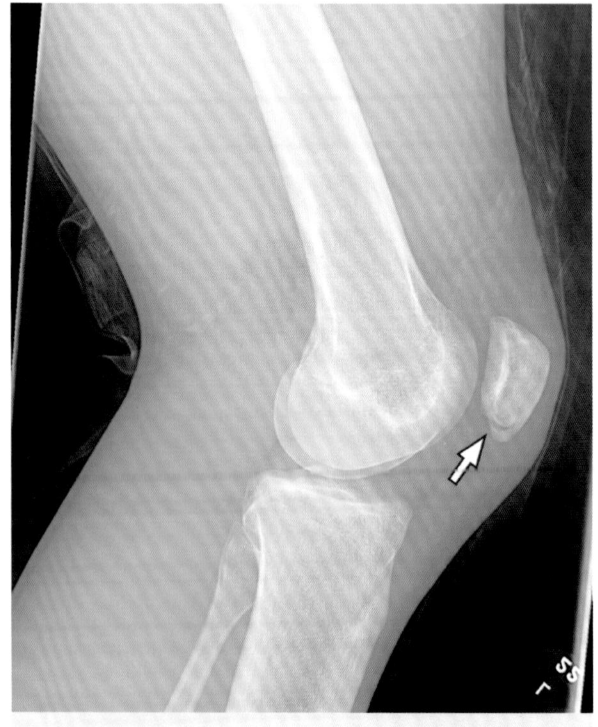

▲图 24-26 男，16 岁，髌骨袖套状撕脱骨折

左膝关节侧位 X 线片显示沿着髌骨下缘髌腱起始处有一个新月形骨质密度影；还可见邻近软组织肿胀

减少和不稳定的重要好发因素[121]。髌腱长度与髌骨长度之比正常应小于 1.3。如果 Insall–Salvati 指数大于 1.3，提示高位髌骨。与髌骨脱位有关的滑车发育不良的形态学特征包括关节面变平或凸出，股骨沟浅、外侧滑车倾斜和滑车平面不对称[122]。胫骨结节相对于股骨沟过度侧偏也使患者易于发生髌骨外侧脱位。

在可疑髌骨脱位的情况下，应当拍摄膝关节前后位、侧位、日出位和隧道位 X 线片。应在所有体位上评价髌骨相对于滑车的位置，可见髌骨向外侧移位[123]。日出位可能显示邻近髌骨内极的撕脱骨片。在侧位图像上，可见高位髌骨或髌骨在较高的部位，此表现提示髌骨轨迹不良。软组织肿胀和关节积液不具特异性，但是可能出现在髌骨脱位之后。注意 50%～70% 的髌骨脱位是隐匿性的，因此在最初的临床和 X 线评估时不能明确诊断[124]。

MRI 对小儿反复或复杂性髌骨脱位尤其有价值。髌骨内极和股骨外侧髁前外侧面骨挫伤是近期髌骨脱位的 MRI 特征（图 24–27）。股骨外侧髁的骨挫伤是由于在自发性复位过程中髌骨撞击股骨产生。其他经常遇到的与髌骨脱位有关的表现包括：①髌骨内下方软骨骨折或股骨外侧的承重面软骨骨折；②内侧支持带和内侧髌股韧带损伤；③髌骨和股骨附着部位部分和全层撕裂。此外，与成人相比，儿童髌骨脱位由于骨软骨连接相对薄弱，内侧髌骨袖套状撕脱骨折很常见。

保守治疗包括适当的休息，以及髋部和大腿肌肉强化锻炼，这对没有骨折和韧带松弛的髌骨脱位自发性复位患儿是足够的。反复或复杂性髌骨脱位有必要手术治疗，例如在移除松弛的韧带后，减少外侧张力并加强内侧阻力。

b. 胫骨

◆胫骨近端骨折

◇蹦床骨折（示意图Ⅱ–M）：以横行骨折线穿过近端干骺端为特点（图 24–28）。这种损伤最常见于 2—5 岁喜欢在蹦床上玩耍活动的儿童[125]。发病机制可能是当一个孩子与另一个较重的伙伴在蹦床上一起玩耍时易发生此损伤。当较重的一方向上弹起，蹦床垫弹回时，较轻的一方撞击床垫产生的压缩力足够引起这种典型的骨折。这种损伤制动治疗预后良好[125]。

◇胫骨结节撕脱性骨折：急性胫骨结节撕脱性骨折是极少见的损伤；早期发现和治疗对获得满意预后非常重要。9—17 岁的青少年运动员患者，在生长结束之前的生长板闭合过渡阶段，易患此病。文献报道许多遭受这种不常见损伤的患者有

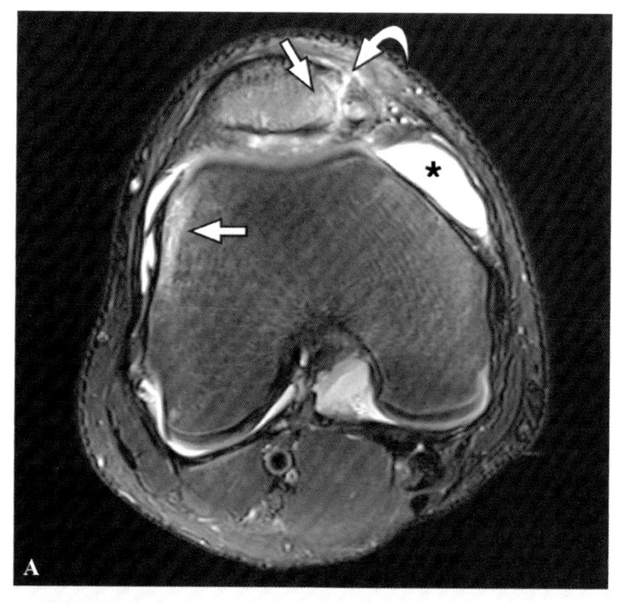

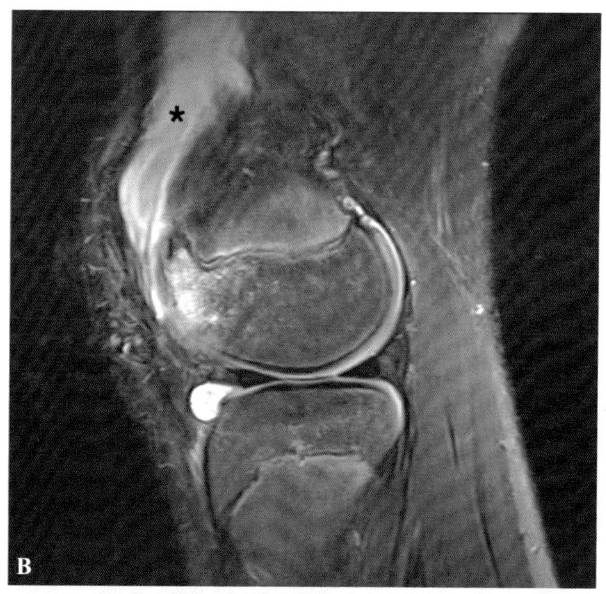

▲图 24–27　女，12 岁，暂时性髌骨脱位，表现为膝关节疼痛

MR 轴位（A）和矢状位（B）T_2WI 脂肪抑制图像显示在髌骨内侧和股骨外侧髁边缘典型的骨挫伤（直箭），与近期发生髌骨侧方脱位相符合；可见累及髌骨内侧的无移位骨软骨骨折（弯箭）；还可见关节积液（星号）

Osgood-Schlatter 病的病史，这提示慢性胫骨结节撕脱性损伤也可能使这些患者易于发生急性骨折[126]。

男性患者明显好发。损伤通常发生于涉及跳跃的运动。两种可能的损伤机制包括在膝关节伸展时股四头肌强烈收缩，以及膝关节迅速被动屈曲以对抗股四头肌的这种强烈收缩[127, 128]。此种患儿的典型表现为胫骨结节区疼痛和肿胀，并且行走困难，体格检查时膝关节伸展不能。

X 线片是评价胫骨结节骨折首选的成像方法。Ogden 改良的 Watson-Jones 分型（示意图Ⅱ-N）是目前最为公认的胫骨结节撕脱性骨折分型体系，有 3 个主要亚型[129]。Ⅰ型是髌腱附着旁继发骨化中心的骨折（图 24-29）。Ⅱ型是累及骨化中心的骨折伴骨折延伸至骨骺，但没有关节内受累。Ⅲ型是骨折进一步延伸，累及关节内。亚型 A 代表没有移位，亚型 B 代表有移位[129]。

治疗重点是使伸肌结构和关节面复位。依据骨折碎片移位程度和关节面受累情况，治疗方法包括切开复位内固定或闭合复位石膏固定[130]。

◇胫骨棘骨折：这种类型的骨折更常发生在骨骼不成熟的男性患者（与骨骼成熟的患者相比）[131]。因为软骨骨连接是前交叉韧带（anterior cruciate ligament，ACL）复合体的最薄弱的部分（示意图Ⅱ-L）[132]，使 ACL 嵌入胫骨嵴的内侧面，ACL 损伤常与胫骨棘撕脱性骨折有关（图 24-30）。

◇前交叉韧带撕裂：ACL 是儿童人群在运动中最易损伤的膝关节韧带。损伤机制为轴移损伤，即外翻负荷作用于不同程度屈曲的膝关节上。过伸损伤也能导致 ACL 损伤[133, 134]。

X 线片对发现 ACL 损伤不敏感。但有的 X 线表现可提示潜在的 ACL 损伤。外侧副韧带撕脱性骨折（Segond 骨折）和“股骨外侧髁深沟”征常与 ACL 撕裂有关（图 24-31）。通常存在关节渗出和软组织肿胀，但是对诊断 ACL 损伤是非特异性的。

MRI 是目前评价 ACL 撕裂的首选成像方式。ACL 损伤的主要 MRI 表现包括韧带局部连续性中断，韧带内异常的 T_2 高信号，Blumensaat 角增加及 ACL 与 Blumensaat 线不平行（示意图Ⅱ-J）。ACL

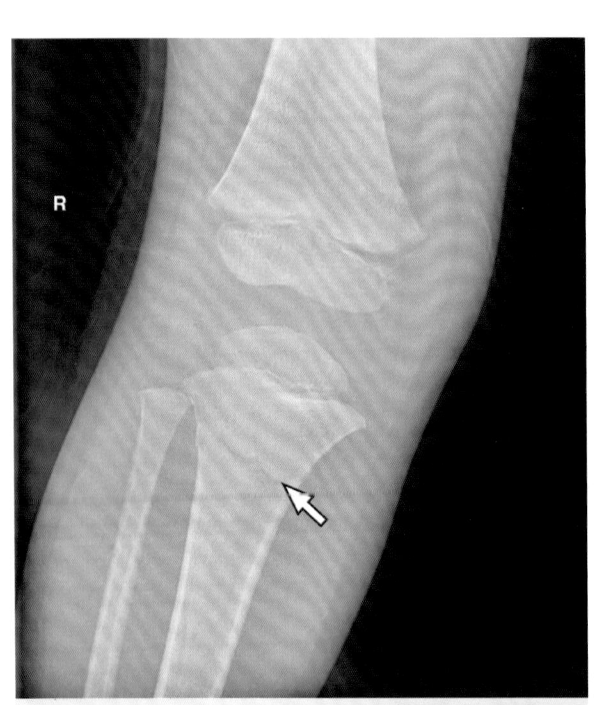

▲图 24-28 男，4 岁，在蹦床玩耍时损伤右腿，发生胫骨近端蹦床骨折

右膝关节正位 X 线片显示穿过胫骨近端干骺端的横行骨折（箭）

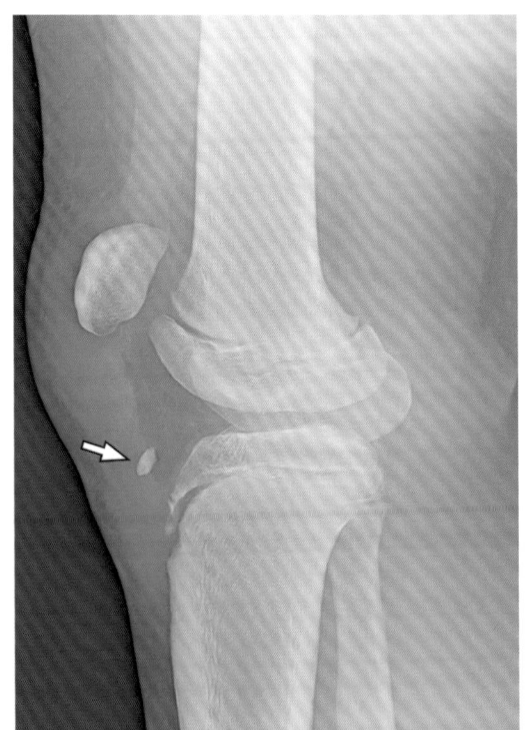

▲图 24-29 男，13 岁，胫骨结节撕脱性骨折，在打篮球受伤后下肢无法负重

左膝关节侧位 X 线片显示邻近胫骨结节的骨质密度影（箭），伴随前方软组织明显肿胀和髌腱影增厚

损伤的继发征象包括后交叉韧带弯曲和特征性的骨挫伤，后者是由于胫骨和股骨撞击，即胫骨向前移位并撞击股骨外侧髁的后外侧面，导致相应的胫骨平台后外侧和股骨髁后外侧骨挫伤，称为“对吻性骨挫伤”（图 24-32）。由于胫骨向前平移，内侧半月板后角未被覆盖。MRI 还能显示常见的关联损伤，如半月板撕裂和副韧带损伤。内侧半月板和内侧副韧带损伤常与 ACL 撕裂有关 [135]。

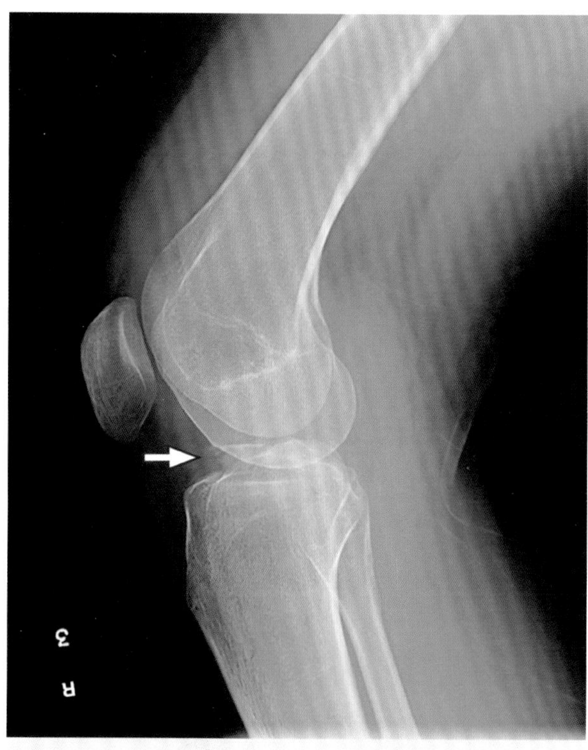

▲ 图 24-30 男，17 岁，胫骨棘骨折，有扭伤史

膝关节侧位 X 线片显示在髁间隆起前缘 ACL 附着处有轻度突起的骨折（箭）

尽管 ACL 部分层撕裂可保守治疗，但是 ACL 全层撕裂通常需要韧带重建和生长板保留（避免将来生长障碍），这至少应当延迟至伤后 3 周进行，以预防关节纤维化等并发症。ACL 撕裂的潜在后遗症之一是早期发生骨关节炎。

◆半月板损伤：儿童半月板损伤通常是在体育运动时发生的急性创伤。然而，长期过度使用也能导致半月板损伤。此外，正常形态变异——盘状半月板也是目前已知儿童易于发生如撕裂和退变等半月板损伤的病因。盘状半月板的特征是半月板外观增厚和增宽（图 24-33）。它见于 1%～3% 的人群，多达 79% 的病例是双侧病变 [136]。如果半月板是盘状的，那么外侧半月板最易受损；否则，膝关节半月板撕裂的最常见部位是内侧半月板后角。完全型和不完全型盘状半月板是由半月板的宽度进行区分。盘状半月板的 Wrisberg 变异是由于半月板后附着点缺乏半月板股骨间韧带，通常被认为是不稳定的。半月板损伤的患儿可能没有症状，有症状通常表现为疼痛（经常因扭转或旋转膝关节而加剧）、弹响、绞锁僵硬和膝关节伸展困难。

在盘状半月板的情况下，X 线片可能显示外侧

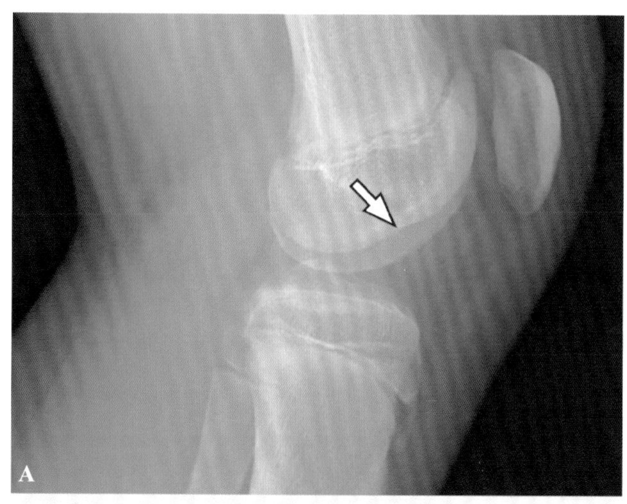

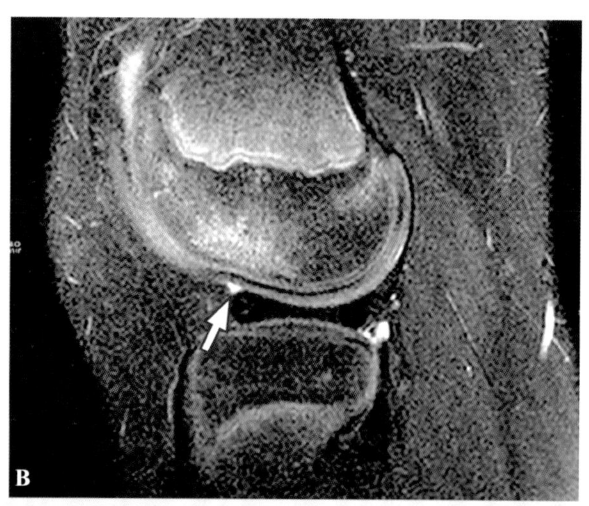

▲ 图 24-31 男，14 岁，在踢球时损伤膝关节，出现股骨外侧髁深沟征

A. 膝关节侧位 X 线片显示股骨外侧髁轮廓异常，呈凹形（箭）；B. 膝关节 MRI 矢状位 T_2WI 脂肪抑制图像显示相同的轮廓异常（箭），伴随软骨下骨髓水肿；前交叉韧带（ACL）撕裂与这种类型的损伤密切相关

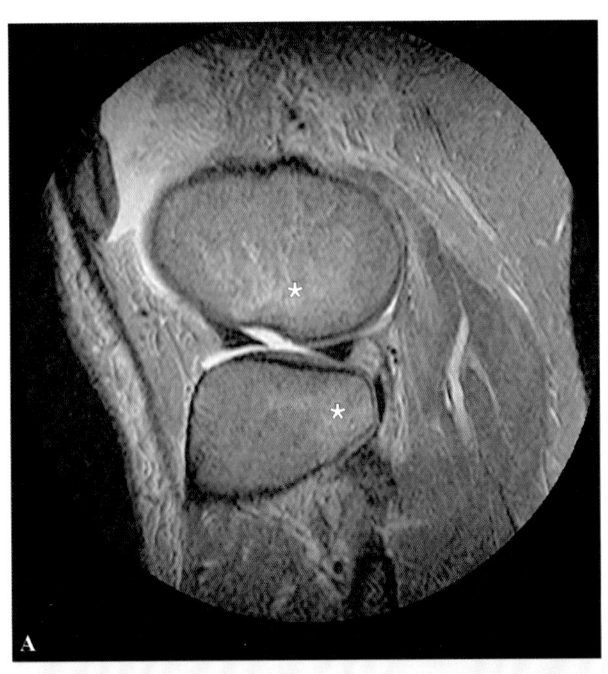

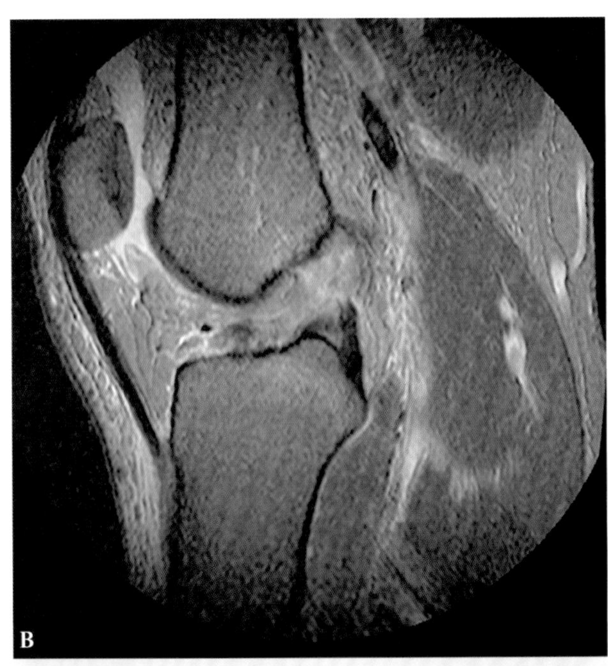

▲ 图 24-32　男，17 岁，在踢足球受伤后出现膝关节疼痛、不稳定，发生前交叉韧带（ACL）断裂和挫伤

A. 膝关节 MRI 矢状位 T_2WI 脂肪抑制图像显示在股骨外侧髁和胫骨平台后外侧呈典型的骨挫伤（“对吻性骨挫伤”，星号）；B. ACL 信号明显不均匀，且未见正常 ACL，符合 ACL 全层撕裂

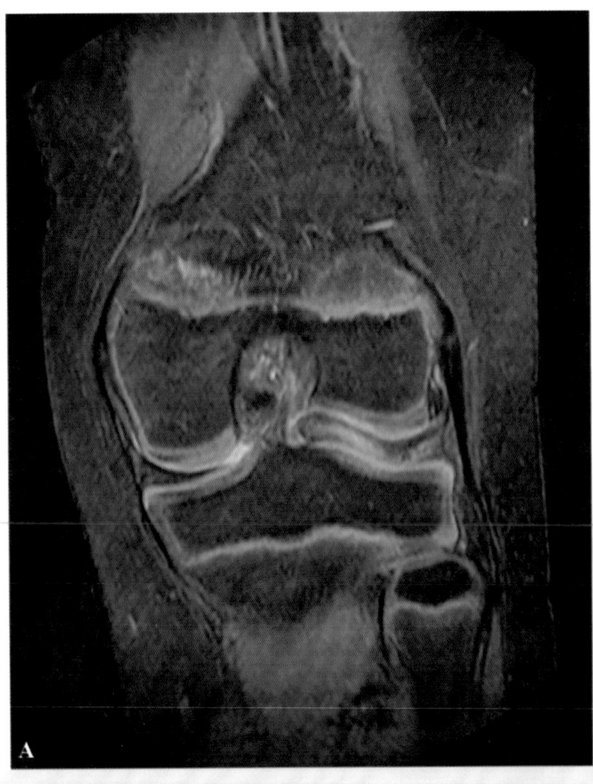

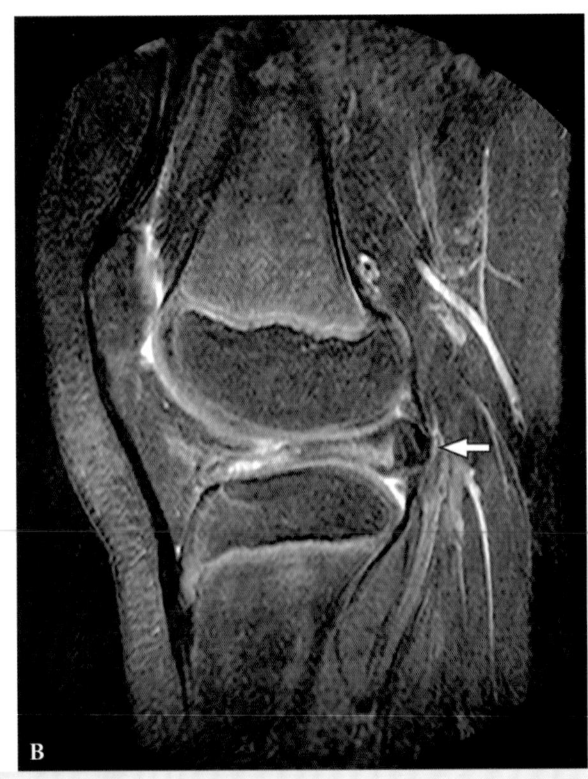

▲ 图 24-33　女，9 岁，盘状半月板撕裂，表现为膝关节疼痛和绞锁

膝关节 MRI 冠状位（A）和矢状位（B）T_2WI 脂肪抑制图像显示增厚的盘状半月板；半月板前角（箭）撕裂并向后翻转

关节间隙增宽或外侧胫骨平台呈杯状。MRI 是评价半月板病理改变的首选成像方式。正常半月板的形状是三角形，由于其纤维软骨成分，在 MRI T_1WI 和 T_2WI 显示为低信号。盘状半月板表现为体部增厚伴或不伴信号强度增高，诊断依据是在 5mm 层厚的矢状位 MRI 序列上，连续 3 个或更多层面见到半月板体部。MRI 诊断半月板撕裂应当满足以下两个标准：①半月板内高信号与上表面或下表面接触；②半月板失去正常形态 [137]。在近期外伤的患者，与半月板撕裂相比，半月板挫伤在 MRI T_2WI 表现为内部信号与液体相同 [138]，但该信号不与表面接触。

半月板撕裂可分为水平（横向）、纵向和放射状（斜形）撕裂，可进一步分为移位瓣状、桶柄状（图 24–34）和鹦鹉嘴样撕裂（示意图 K）。也可以发生不同类型撕裂组成的复杂撕裂。水平撕裂更常见于 40 岁以上的患者，被认为是退行性撕裂，通常累及后角，可以延伸入体部。在 MRI 上，水平撕裂表现为水平方向的线样高信号影穿过半月板上表面或下表面。在 MRI 上，纵向撕裂是垂直方向的高信号影，通常累及后角。纵向撕裂常与其他损伤有关，最常见的是 ACL 撕裂 [139]。放射状撕裂是从游离缘开始延伸至半月板内，与长轴方向垂直的撕裂。放射状撕裂在 MRI 冠状位图像上表现为垂直的裂缝状液体信号，在矢状位图像表现为半月板变钝或半月板缺失。这被称为半月板“幽灵”征 [140]。

复杂半月板撕裂累及超过一个平面，有多个分离的半月板瓣片。移位瓣状撕裂表示半月板撕裂产生一个移位的碎片。在关节镜检查前识别出移位的碎片很重要。如果没有手术移除，碎片会引起持续的关节疼痛和绞锁症状。除了发现半月板损伤的直接征象外，MRI 也能发现半月板撕裂的间接征象，包括半月板下表面的软骨下骨髓水肿 [141] 和半月板旁囊肿，后者表现为在 MRI T_2WI 聚集的高信号液体直接覆盖半月板或与半月板相邻 [142]。

尽管伴轻度移位的稳定性半月板撕裂、退变性撕裂或部分撕裂在保守治疗后症状可消退，但是，有持续症状的患者需要进行部分半月板切除术或半月板修补术治疗。病理学检查通常能确定创伤性和退变性改变（图 24–35）。

◆胫骨中段骨折：在儿童群体中，胫骨是第三常见的长骨骨折部位，仅次于前臂和股骨。胫骨骨折常伴腓骨骨折，据报道发病率高达 30%[143]。有多种损伤机制，如直接撞击胫骨、高能机动车事故、

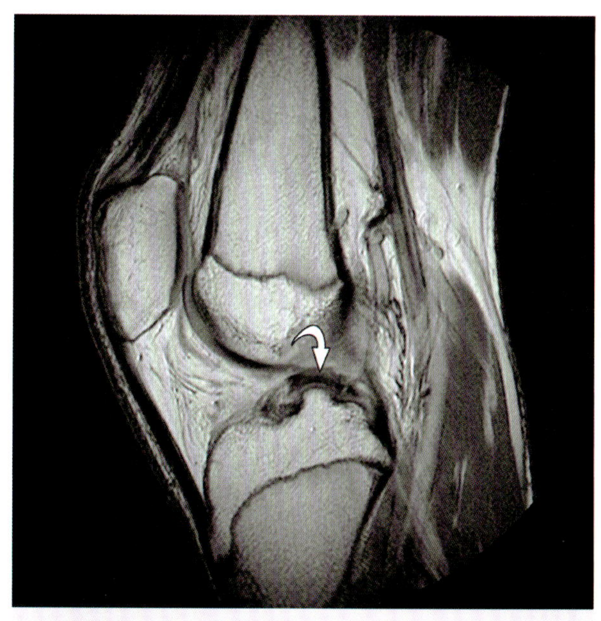

▲图 24–34　男，15 岁，膝关节扭伤后疼痛，发生内侧半月板桶柄状撕裂

膝关节 MRI 矢状位质子密度图像显示曲线状的低信号半月板碎片（弯箭）翻转进入髁间窝

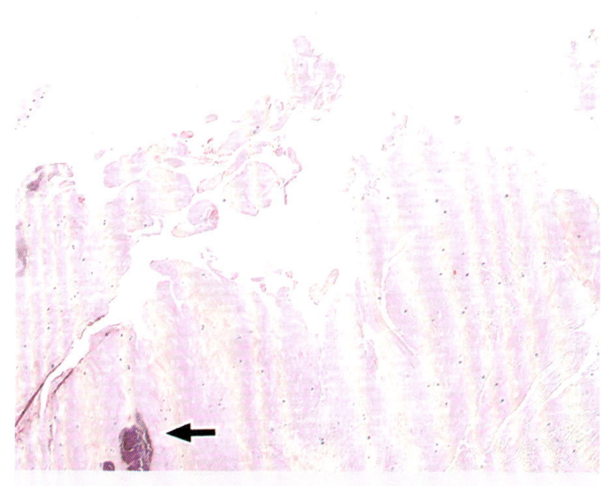

▲图 24–35　女，23 岁，半月板撕裂，患者少年时期曾患膝关节损伤

部分半月板切除术后的标本，显微镜下显示纤维性退变和局部钙化（箭）（HE，×100）

运动损伤和扭伤。受伤的患儿通常表现为疼痛、肿胀，行走不能和患侧不同程度的畸形。

下肢前后位和侧位 X 线片，包括膝关节和踝关节，是评价可疑胫骨骨折首选的影像学方法。胫骨干骨折线通常是横行、斜行或螺旋行。评价胫骨骨折段移位和（或）成角程度很重要，同时也要评价是否伴随腓骨骨折[144]。

闭合复位石膏固定是胫骨骨折的主要治疗方法，要密切进行临床和 X 线随诊来确定愈合情况。

◆ 胫骨远端骨折

◇ 青少年 Tillaux 骨折：青少年 Tillaux 骨折是胫骨远端生长板的 Salter-Harris Ⅲ 型骨折，是一种独特的儿科踝关节骨折（示意图Ⅱ-O）。发生在 12—15 岁，也就是生长板生理性融合前的 18 个月内[145]。通常，胫骨远端生长板融合女孩大约在 15 岁，男孩大约在 17 岁。因为骨骼正在向成熟骨骼过渡，因此这段时间的骨折被称为过渡期骨折。胫骨远端生长板生理性融合的形式是可以预测的，从胫骨远端生长板中心的“Kump 隆起”开始，然后向内侧发展，外侧面最后融合。

损伤机制包括旋后、外旋和压缩应力。旋转暴力导致胫腓前韧带附着处发生撕脱性骨折。X 线片通常显示在矢状平面垂直或斜行的线状透亮影穿过胫骨远端骨骺（图 24-36A）。斜位或“穴位”通常比前后位和侧位能更好地显示骨折线。CT 多平面重建经常用于术前制定手术方案[146]，它能显示骨折段移位的程度和骨折段之间的间距（图 24-36B）。

通常，当骨折平面分离超过 2mm 时，提示要手术治疗。尽管这种损伤会累及生长板，但是因为剩余生长潜能相对较低，该种骨折的主要并发症是外伤后踝关节炎，而不是生长停滞[147-149]。

◇ 三平面骨折：另一种儿童踝关节过渡期骨折是三平面骨折，顾名思义，骨折线发生在三个解剖平面[150-153]（示意图Ⅱ-O）。青春期胫骨远端的三平面骨折通常发生在胫骨远端生长板完全闭合之前。受伤患儿通常表现为疼痛、踝关节肿胀和负重不能。

骨折线有多种平面形式。矢状平面的骨折线穿

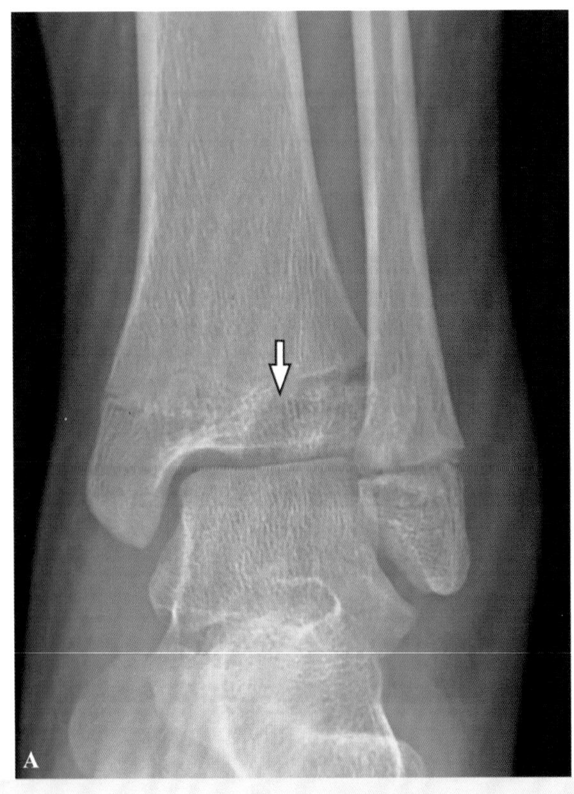

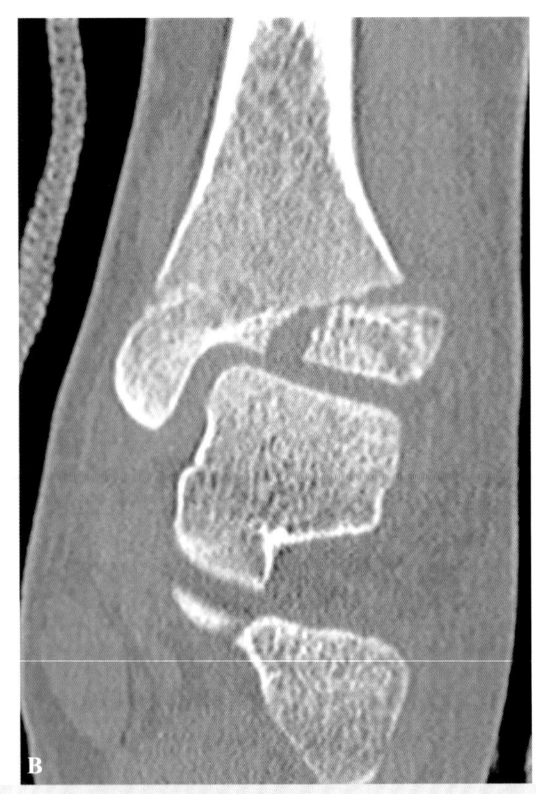

▲ 图 24-36 男，14 岁，Tillaux 骨折，表现为受伤后踝关节疼痛

A. 踝关节前后位 X 线片显示累及胫骨远端骨骺中央部的关节内骨折（箭，Salter-Harris Ⅲ 型骨折），伴骨折段向外侧移位；B. CT 冠状位重建图像显示骨折线及骨折断端之间的间距

过骨骺，它在前后位 X 线片和 CT 冠状位重建上显示得最好。冠状平面的骨折线穿过干骺端的后面，它在侧位 X 线片和 CT 矢状位重建上显示得最好。此外，还有一个横行骨折线穿过生长板（图 24–37）。尽管这些骨折线累及干骺端、生长板和骨骺，但是所有骨折线彼此不相邻。因此，通常认为它是 Salter–Harris Ⅱ型和Ⅲ型骨折的混合，而不是单纯的 Salter–Harris Ⅳ型骨折 [154]。这种骨折的典型表现为后外侧骨折碎片（包括骨骺后外侧和干骺端后部）与骨骺前内侧（附着在胫骨远端）分离 [154]。CT 多平面重建和三维表面重建成像常用于术前管理 [154, 155]。

恢复踝关节的关节协调性是重点考虑的问题，三平面骨折是否行手术治疗取决于移位程度。无移位的二部分型骨折可以行闭合复位治疗，但三部分和四部分型骨折，以及任何骨折移位超过 2mm 都需要行切开复位内固定 [154–158]。

②足：足部骨折占所有儿童骨折的 5%～8%，占生长板骨折的 7%[23, 159–161]。儿童足部骨折男性好发 [162]。尽管大多数骨折是单发的，但是，在更严重的损伤，多种骨折可能同时发生。

◆距骨骨折：仅有 2% 的儿童足部骨折累及距骨 [163]。距骨骨折按发病率递减的顺序，累及部位依次为距骨边缘（撕脱性骨折）、骨软骨交界面及距骨颈部和体部 [164]。距骨骨折患儿通常主诉踝关节疼痛、足部疼痛和压痛，并且在踝关节背屈时疼痛加剧。X 线片通过显示骨折线一般能做出诊断，CT 对评价移位程度有帮助。无移位骨折常选择保守治疗，但是移位骨折通常需要闭合复位，还可能需要内固定 [165]。

◆跟骨骨折：跟骨骨折也占儿童骨折的 2%。男孩比女孩更常受累 [163]。与成人跟骨骨折通常为关节内骨折相比，大约 2/3 的儿童跟骨骨折通常是关节外的。损伤机制包括轴向负荷使距骨有力地压迫跟骨。机动车事故是跟骨骨折的第二个主要原因 [166, 167]。由于损伤的外加负荷机制，跟骨骨折与腰椎损伤的关联性逐渐增加 [168]。

X 线片评价跟骨骨折应当包括踝关节正位、侧位和斜位。评价 Bohler 角可以帮助诊断，它在跟骨骨折时会减小 [儿童正常值为 14°～58°；但是 95% 的病例 Bohler 角大于 25°（95% CI 25°～50°）][169]（示意图Ⅱ–U）。当评价跟骨骨折向关节内延伸时 CT 是有价值的。当 X 线片正常时，MRI 可以用于评估隐匿性骨折。

跟骨骨折的治疗关键是重建关节排列、跟骨宽度和跟骨后关节面。关节外跟骨骨折通常采用非手术治疗，并且很少见远期后遗症 [162, 166]。关节内骨折的处理方法是多样的，尽管有一些作者提倡手术治疗，但是另一些作者青睐于非手术治疗。

◆其他的跗骨骨折：跗骨骨折罕见，占儿童骨折的 1%[23]。大多数跗骨骨折是撕脱性或压缩性骨折。舟骨、楔骨或骰骨的移位骨折可能由高能创伤

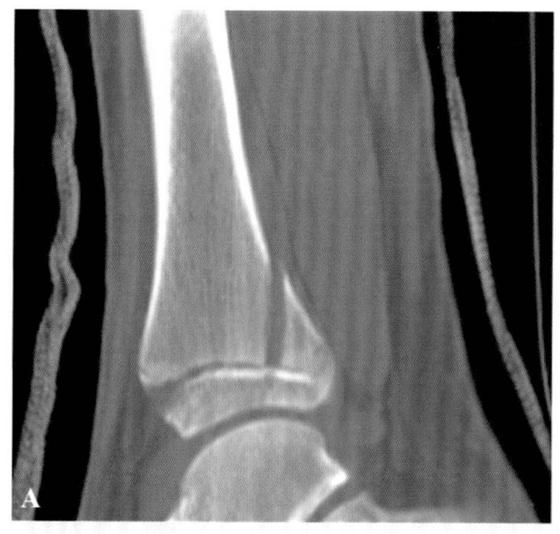

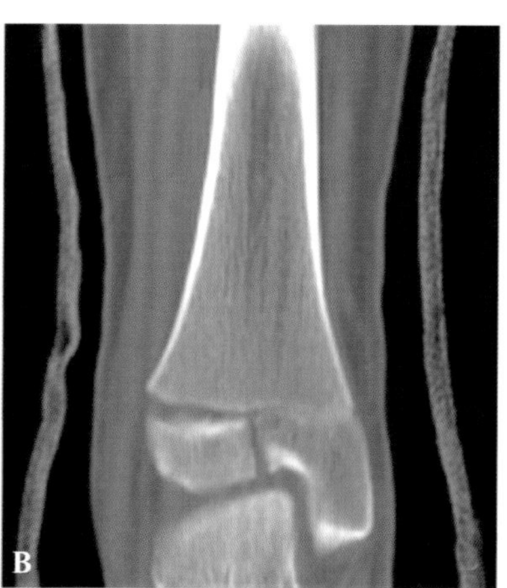

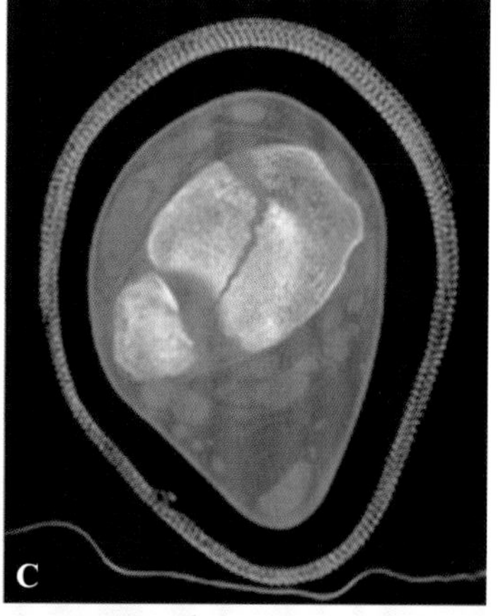

▲ **图 24–37　女，13 岁，三平面骨折**

CT 矢状位（A）、冠状位（B）和横轴位（C）图像显示三个平面都有骨折线；A. CT 矢状位图像显示在冠状平面的后踝骨折；B. CT 冠状位图像显示在矢状平面穿过骨骺的关节内骨折；CT 矢状位和冠状位图像都显示了在轴位平面的生长板增宽；C. CT 横轴位图像显示三平面骨折的三部分骨折碎片

引起，并且经常伴有其他相关骨骼损伤。大多数无移位跗骨骨折采用保守治疗。移位骨折和关节内骨折通常需要闭合复位或开放复位内固定[162]。

◆ 趾骨骨折：趾骨骨折占儿童骨折的60%[163, 170]。在5岁以下的患儿，第一趾骨骨折占所有趾骨骨折的73%[170]。约40%趾骨骨折累及第五跖骨基底部[163]。第五跖骨近端骨折包括结节撕脱性骨折、骨干近端骨折（也称为“Jones骨折”）和骨干应力性骨折[171-174]。

第五跖骨近端骨折是由附着的腓骨短肌腱和足底筋膜侧束撕裂造成。损伤机制是踝关节跖屈时足翻转。受伤患儿通常表现为局部压痛和行走时疼痛。结节撕脱性骨折X线片显示一个横行的骨折线与跖骨长轴垂直（图24-38）。结节撕脱性骨折可能累及骰跖关节内，或者是关节外骨折。在骨骼未成熟的儿童，注意不要将第五跖骨基底粗隆与骨折碎片混淆。粗隆的生长板与骨骼长轴平行，而真正的骨折线垂直于长轴（图24-38）。粗隆也易于发生撕脱性骨折，表现为粗隆生长板异常增宽和粗隆移位。对侧图像对比可以帮助辨别真正的撕脱性骨折与正常的第五跖骨基底粗隆。因为大多数患者在对症治疗之后都能恢复活动，所以首选非手术治疗[175-177]。

Jones骨折是第五跖骨近端骨折，发生在距结节1.5～2.0cm处。损伤机制是由于足跟抬离地面时突然改变方向。Jones骨折最初见于舞蹈者中，随后发现也可在参与其他体育运动的儿童患者中见到，如足球、网球和篮球。从X线片上区分Jones骨折与结节撕脱性骨折很重要，因为两者的治疗和预后是不同的。Jones骨折的骨折线常见于跖骨近端，在干骺端和骨干连接处，这个位置血供稀少[176]。此外，骨折可能累及跖骨间关节，这个特点在结节撕脱性骨折不存在。Jones骨折保守治疗不愈合和再发骨折风险较高。通常在病初即行手术处理，与保守治疗相比并发症相对少见[177]。

跖骨应力性骨折是由增加的应力作用于正常骨骼所引起。术语“行军骨折”（示意图Ⅱ-Ⅴ）被用于描述这种损伤，因为它常见于参与负重活动不断增加的军事新兵。年轻运动员参与如长距离跑步的体育运动，由于前足反复受应力作用，会导致发病风险增高。鞋不合脚、训练量增加、扁平足和代谢

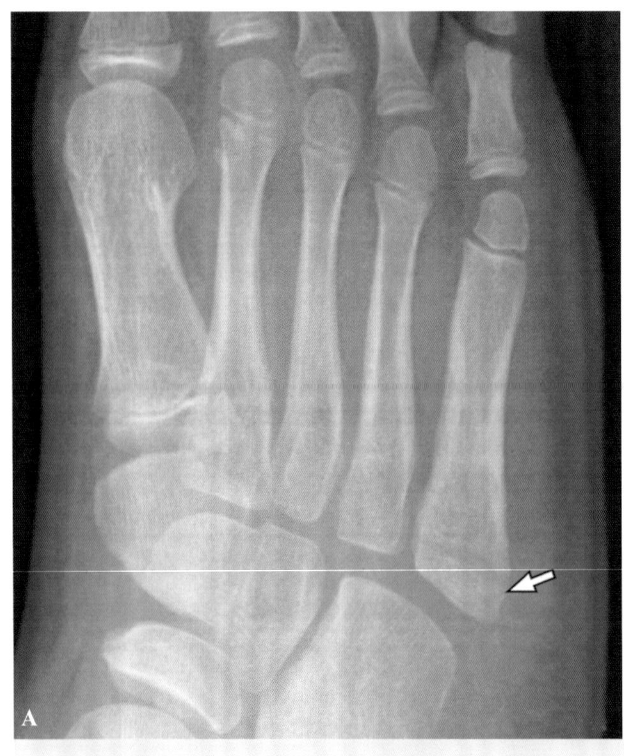

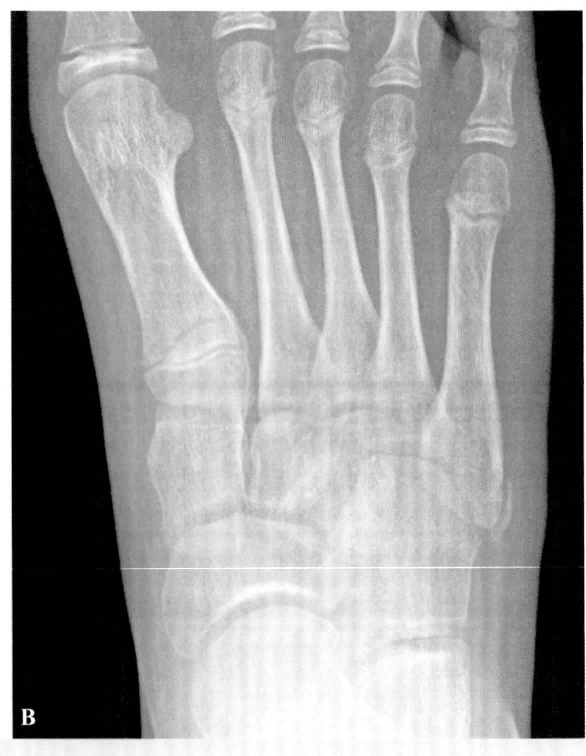

▲ **图24-38 假Jones骨折和正常的第五跖骨粗隆**

A. 前后位X线片显示横行骨折（箭）穿过第五跖骨基底部腓骨短肌插入处；B. 正常的第五跖骨基底粗隆外观

性疾病如肥胖和骨量减少是发生跖骨应力性骨折的危险因素。虽然最常见的位置是第二跖骨，但实际上任何跖骨均可发生，并且骨干最常受累。第五跖骨近端的应力性骨折一般不常见，但是识别它很重要，因为其不愈合的发生率较高。

在 X 线片上，应力性骨折在早期阶段经常是隐匿的。在晚期 X 线的表现包括皮质增厚伴骨髓腔变窄、骨膜掀起和骨折线模糊。MRI 检查应力性骨折比 X 线更敏感。MRI 的表现包括骨髓水肿、皮质增厚和骨周围软组织水肿。

跖骨应力性骨折的治疗通常要求停止诱因活动 4～8 周。第五跖骨应力性骨折发生骨不愈合的风险较高，在复杂病例中可能需要手术处理。

◆趾骨骨折：足趾骨骨折常见且易被漏诊，占儿童足部骨折高达 18%[163]。大多数趾骨骨折是 Salter-Harris Ⅰ型或Ⅱ型骨折，占所有生长板骨折的 3%～7%[23, 159, 160]。大多数趾骨骨折是通过足趾并趾贴扎来治疗的。"足趾踢撞骨折"是一种大脚趾远端趾骨 Salter-Harris Ⅰ型或Ⅱ型损伤（图 24-39）（示意图Ⅱ-V）。甲床附着于骨膜上，这使患者易于发生细菌播散并继发骨髓炎。因此，对这种类型损伤要预防性应用抗生素[178]。

◆ Lisfranc 骨折：Lisfranc 骨折 - 脱位的定义为中足部损伤，有一个或多个跖骨从跗骨上脱位（示意图Ⅱ-U）。这种损伤在儿童很少见，经常被误诊[179]。然而，早期识别是很重要的，因为如果诊断和治疗延误，由于慢性疼痛和扁平外翻畸形会导致潜在的严重功能丧失和长期残疾。这种骨折最常见的机制是足部跖屈时轴向负荷或直接挤压伤。合并第一跖骨近端骨折很常见。跖跗关节复合体的韧带损伤也常与 Lisfranc 骨折 - 脱位有关。

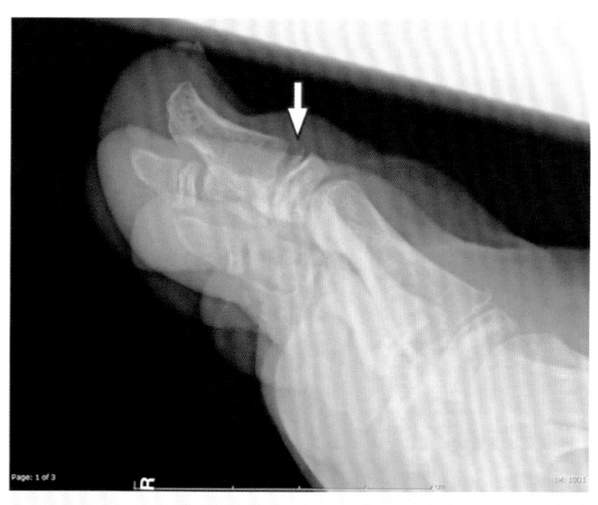

▲ **图 24-39 男，3 岁，主诉外伤后足部疼痛，发生足趾骨折**

大脚趾侧位 X 线片显示趾骨远端趾甲下区域 Salter-Harris Ⅱ型骨折（箭），这使患者易于发生骨髓炎

在正位 X 线片上，第二跖骨基底内侧应该与中间楔骨内侧对齐，第四跖骨基底内侧应该与骰骨内侧对齐。这些正常关系的破坏提示潜在的跖跗关节韧带损伤。Lisfranc 骨折 - 脱位最常见的 X 线表现是第一和第二跖骨分离[180]（图 24-40）（示意图Ⅱ-U）。第一跖骨基底部相关的骨折也很常见。对于临床高度怀疑但是 X 线表现不明显的儿童，MDCT 能用于检查隐匿的 Lisfranc 骨折 - 脱位和其他的骨损伤[179, 181]（图 24-40）。

虽然 Lisfranc 骨折 - 脱位移位小于 2mm 可以选择保守治疗[182]，但 Lisfranc 骨折 - 脱位患者通常需要手术治疗[183, 184]。

2. 附肢骨骨折的特殊类型

(1) 幼儿骨折：典型的幼儿骨折是胫骨干无移位的斜行或螺旋骨折[185]。经常发生于 9 月龄至 3 岁的儿童，损伤机制多是由于旋转或扭转暴力作用于脚或小腿[186]。这种骨折的常见损伤包括跌倒和腿被两个固定的栅栏卡住。受伤患儿通常表现为疼痛、负重不能，疼痛局限在胫骨。临床征象经常是非特异性的，并且这个年龄组的患者体格检查操作困难[185-187]。因此，为了早期准确诊断，X 线影像评价是必要的。

正位和侧位 X 线片通常足以发现胫骨干内极细的斜行或螺旋骨折线（图 24-41）。斜位 X 线片可能显示出初始 X 线片显示不清的骨折[186]。急性情况下，在 X 线片上表现隐匿的幼儿骨折并不少见。在这些病例中，10～14d 后随访检查可能显示愈合征象，表现为骨膜新骨形成和沿骨折线的骨硬化，这些征象可证实当初可疑的诊断。

幼儿骨折及其类似情况可保守治疗，通常愈合无并发症[188]。

(2) 带扣骨折：带扣骨折，也称为"隆起"骨折（示意图Ⅰ-H），是一种不完全的骨折，经常累及长骨干骺端或干骺端和骨干连接处。腕关节、踝

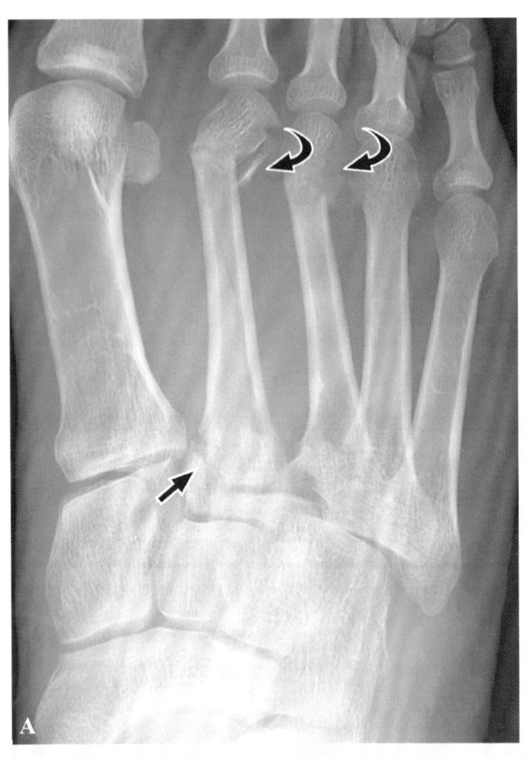

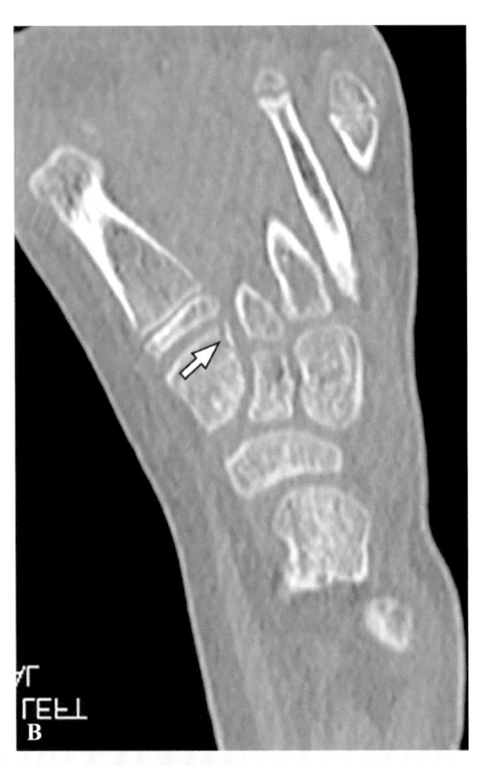

▲ 图 24-40　男，16 岁，Lisfranc 骨折 - 脱位

A. 足前后位 X 线片显示第二跖骨基底部 Lisfranc 韧带附着处撕脱性骨折（箭）；伴发第二、第三跖骨远端骨折（弯箭）；可见第二至第五跖骨基底部向外侧移位；B. CT 重建图像显示在内侧楔骨外缘 Lisfranc 韧带附着处有撕脱性骨折（箭）

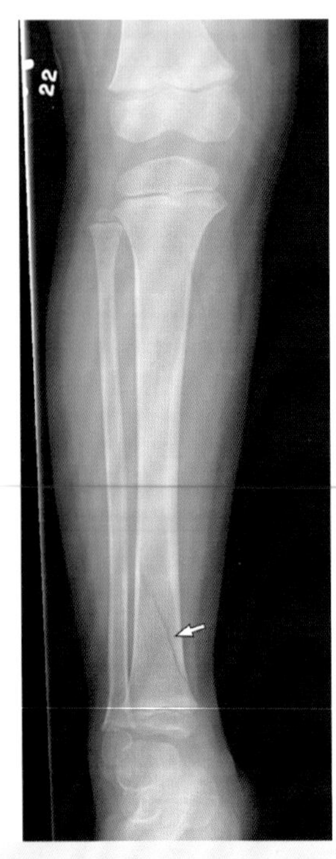

▲ 图 24-41　男，2 岁，幼儿骨折，表现为疼痛、跛行和负重不能

右腿前后位 X 线片显示螺旋骨折（箭）穿过胫骨干远端

关节和肘关节是隆起骨折的常见的部位，而桡骨远端是最常见的部位。在上肢，损伤机制为轴向负荷，经常是由于手臂伸直时摔倒。X 线片显示皮质轮廓异常，皮质隆起而没有可见的皮质断裂（图 24–42）。带扣骨折一般很轻，要特别注意干骺端的轮廓才能发现这种骨折 [189, 190]（图 24–42）。侧位图像对显示这种损伤尤其有用。治疗为制动，并发症少见 [191–198]。

(3) 青枝骨折：青枝骨折代表长骨的一种不完全性骨折（图 24–43）。这是由于婴幼儿骨骼柔软易发生弯曲和部分断裂。损伤机制通常为暴力垂直作用于骨长轴，经常累及前臂骨干 [199, 200]。青枝骨折比隆起骨折少见，经常发生于长骨中段骨干。通常，青枝骨折采用石膏固定治疗 [201]。在 X 线片上可见累及张力侧的皮质中断和压力侧塑性形变。

(4) 塑性骨折：塑性骨折或弓形骨折是主要见于儿童的骨折，由于纵向暴力使骨骼发生弯曲 [202, 203]。塑性骨折通常发生在 10 岁以前 [204]。儿童骨骼的物理特性导致这种独特的损伤模式。在一定程度上，作用力引起骨骼弯曲并能回弹到原始状态。如果力

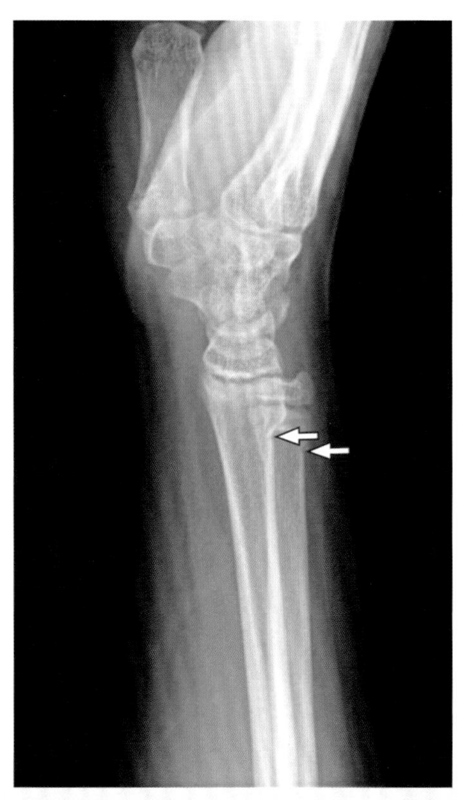

▲ 图 24-42　女，12 岁，在一侧手臂伸直时摔倒，发生桡骨远端和尺骨带扣骨折

腕关节侧位 X 线片显示桡骨远端和尺骨干骺端背侧皮质轮廓异常（箭）

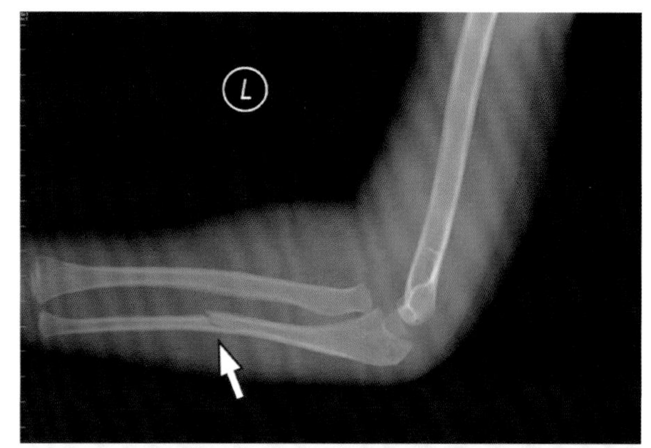

▲ 图 24-43　男，3 岁，青枝骨折

左前臂侧位 X 线片显示穿过尺骨干中段的不完全骨折（箭），其前方皮质断裂，后方皮质完整；还可见桡骨头脱位（孟氏骨折）

量继续超过弹性限度，那么骨骼变形将会导致塑形性骨折或弓形骨折，沿着凹面可见微小骨折[205, 206]。力量增加超过可引起弓形骨折的范围则导致完全骨折。与青枝骨折类似，尽管任何长骨都能受累，但是弓形骨折最常发生在尺骨和桡骨[207, 208]。

X 线片显示一侧或双侧前臂或小腿长骨弯曲（图 24-44）。弯曲程度是可变的，对侧图像对比可帮助诊断微小的弓形骨折。受伤患儿骨折角度小于 20° 的仅需制动治疗，而成角较大的骨折则需要闭合复位或内固定[209, 210]。

(5) 应力性骨折：应力性骨折是一种过度使用性损伤，是由反复的应力或肌肉张力作用于正常骨骼导致的。常发生在极其好动的儿童，由于破骨活动的速度比自身骨修复要快所致。骨骼通常需要重建以匹配增加的负荷，但没有足够的时间去重建和治愈受损的骨骼，随后就会产生疲劳和骨折。儿童应力性骨折的典型部位和潜在原因包括：①胫骨、腓骨和跗骨，原因是跑；②跟骨，原因是跑或跳；③跖骨，原因是跑或跳芭蕾舞；④籽骨，原因是站立、滑雪或骑自行车。

应力性改变和骨折在 X 线上通常表现为硬化和皮质增厚。在应力性骨折中，骨折线通常是横向的，但是在少数病例可能是纵向的[211]（图 24-45）。早期或轻微的应力损伤或骨折在 X 线上可能是隐匿的，但是，用骨显像和 MRI 检查能发现。骨显像曾被认为是诊断的金标准，对应力性骨折的发现非常敏感[212]，但缺乏特异性并且有电离辐射。对怀疑应力性骨折的儿童，MRI 是目前首选的成像方式，还能鉴别应力性反应与应力性骨折[213]。应力性反应通常有非特异性的骨髓水肿 [在 MRI T_2WI 和短时反转恢复（STIR）液体敏感序列上呈高信号，在 T_1WI 序列上呈对应的低信号]，没有骨折线。在应力性反应的病例中，也会经常遇到相关的骨膜炎和骨周围软组织水肿的表现。相反，在应力性骨折

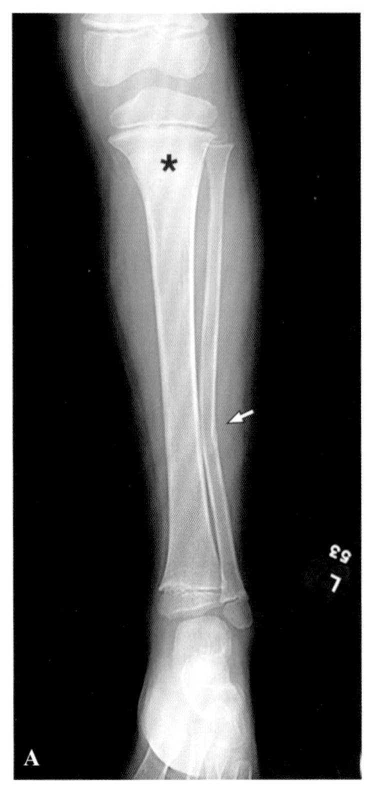

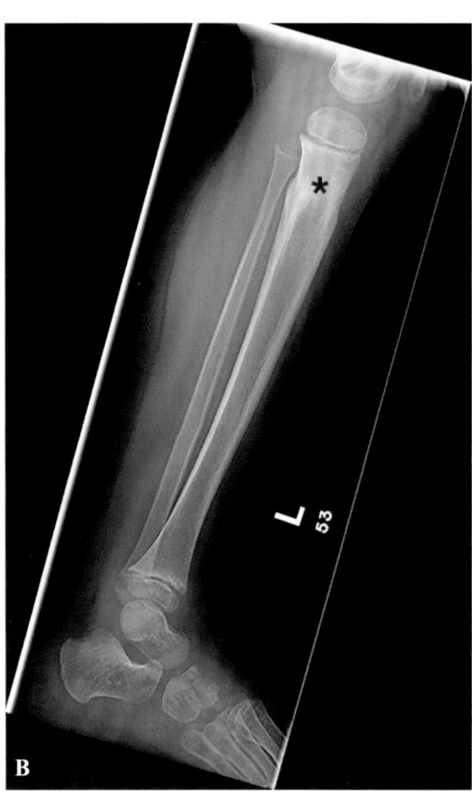

◀ **图 24-44　男，5 岁，塑性骨折**

左腿前后位（A）和侧位（B）X 线片显示腓骨向内侧弯曲畸形（箭），与塑性弓形骨折相符；还应注意到胫骨近端愈合的骨折（星号）

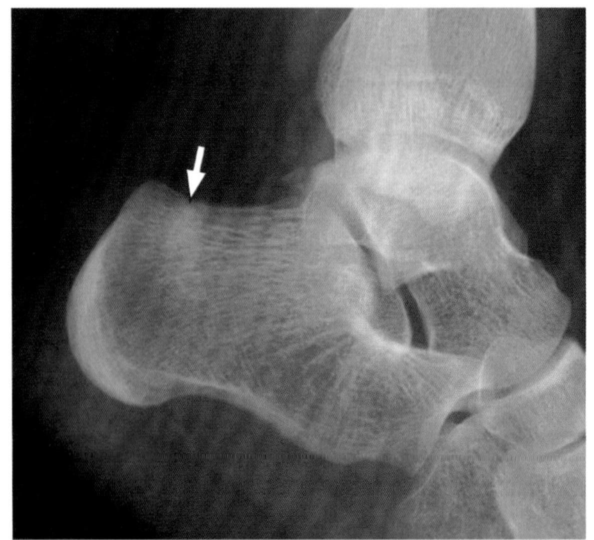

▲ **图 24-45　女，16 岁，赛跑时发生跟骨应力性骨折，表现为足跟疼痛**

踝关节侧位 X 线片显示线样硬化带（箭）累及跟骨后部，符合应力性骨折

中，MRI T_1WI 上的低信号带代表骨折线。

应力性反应和应力性骨折通常采取保守治疗，患儿通常在休息 4～8 周后反应良好。应力性骨折延迟愈合目前考虑手术处理。

3. 骨折并发症

(1) 生长停滞和骨桥形成：生长板骨折在骨骼不成熟的患者相对常见，儿童发病率约为 3/1000[116]。生长停滞是外伤常见的并发症，由于骨桥穿过生长板可能导致生长障碍。然而，它也可见于其他多种损害，如感染、辐射、肿瘤、热损伤和局部缺血[214]。生长停滞在累及下肢（股骨远端和胫骨近端）的损伤中比上肢更多见[215]。

当生长停滞时，骨桥穿过生长板，连接干骺端和骨骺。小的周围骨桥可导致成角畸形。如果骨桥大且位于中央，那么骨的纵向生长将被限制，随后会发生肢体不等长。骨折累及生长板的病例，为了评价如生长停滞等并发症，临床和影像上应当密切随访。生长停滞经常发生在最初损伤后的 3～6 个月。

可疑生长停滞的 X 线表现包括生长板闭合和生长愈合线拴系，愈合线常与生长板平行[216]（图 24-46）。通常首选 MRI 来评价生长板（图 24-46）。梯度回波序列能在多个成像平面显示骨桥。在这个序列上，骨桥与骨髓信号相同，与软骨生长板的高信号形成明显对比[215]。为制订术前计划可以重建 3D

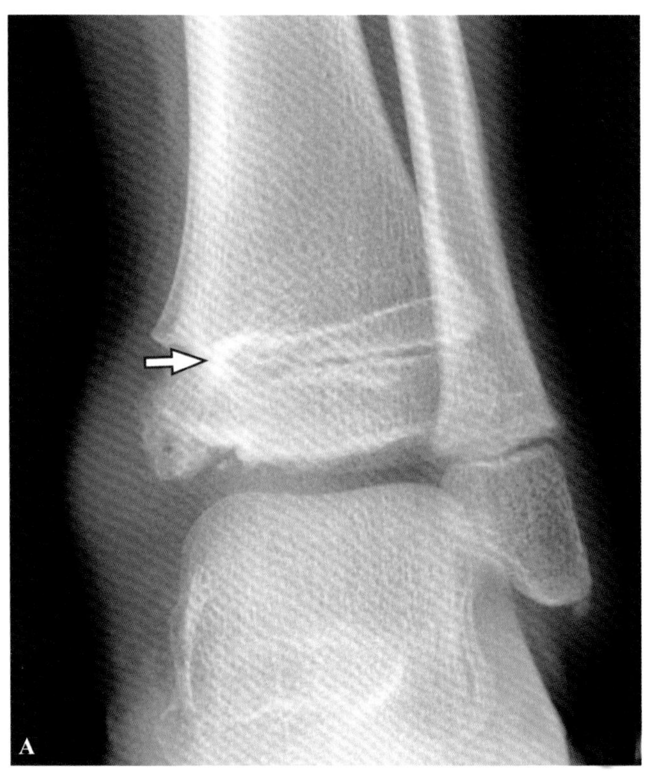

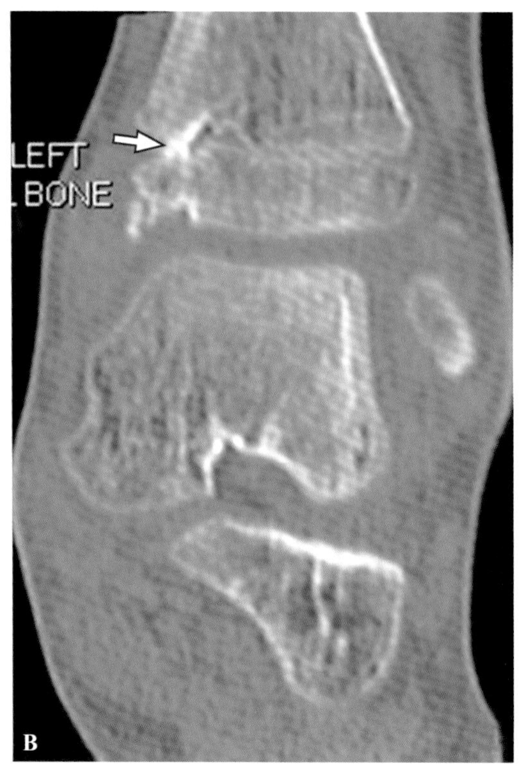

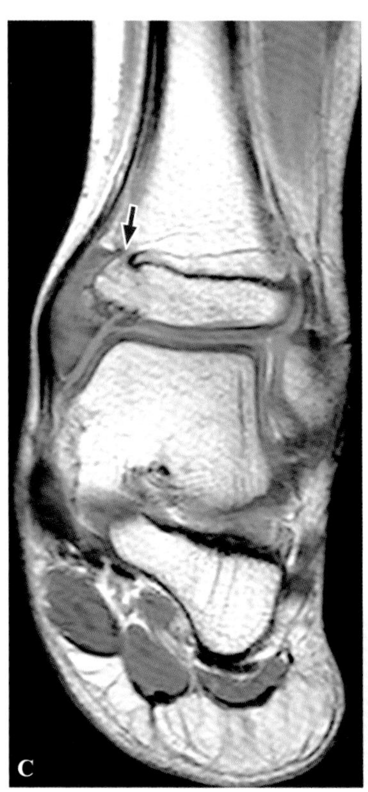

▲ **图 24-46　男，11 岁，有踝关节骨折史，出现生长停滞**

A. 踝关节前后位 X 线片显示胫骨远端生长板内侧局部硬化（箭），见生长愈合线拴系；B. CT 冠状位重建图像显示骨桥（箭）通过胫骨远端生长板内侧；C. 踝关节 MRI 冠状位 T_1WI（同一患者），清晰地显示由于骨桥所致的生长板拴系（箭）

图像。如果无法使用 MRI，那么低剂量 MDCT 多平面重建和生长板轴位最大密度投影可用于计算生长板骨桥的面积（图 24-46）。

生长停滞的治疗取决于多种因素。儿童患者最主要的问题是剩余生长潜能，因为大龄儿童剩余生长能力很少，保守治疗生长停滞耐受性相对较好。

相反，年幼患儿残留较大的生长潜能，将不能耐受生长停滞，因为它会导致肢体不等长。当骨科医师计划手术干预时，受累的肢体、骨桥的大小和部位（中央或外周）是重要的考虑因素。当骨桥累及生长板不足 50% 时，通常行手术切除骨桥并填充如脂肪等惰性材料[217]。

(2) 骨折不愈合：对骨折患儿常规行 X 线随访来评价其愈合情况。骨折的亚急性或慢性并发症包括延迟愈合、不愈合和畸形愈合。延迟愈合是指骨折没有在预期的时间内愈合[218]。不愈合是延迟愈合的终点，指愈合失败，骨折断端没有骨性连接。营养不良、代谢紊乱、药物和活动水平都是影响愈合的系统性因素。局部危险因素包括粉碎性骨折、骨碎片分离移位、开放性骨折、重叠感染、制动不充分和反复外伤[219]。

骨折不愈合通常要手术治疗。骨折畸形愈合是指骨骼在异常的位置愈合。轻度偏离正常位置的畸形愈合能保留功能，然而较大的畸形是没有功能的，需要手术干预。

4. 中轴骨

(1) 锁骨：锁骨骨折在儿童是常见的。绝大多数锁骨骨折发生在锁骨中段（80%），其次是远端（15%）和内侧（5%）。锁骨中段好发骨折是因为锁骨中段是骨质最薄的部分，并且是唯一没有肌肉和韧带附着强化的部分[220]。一侧手臂伸直摔倒、直接撞击和运动损伤是导致锁骨骨折的常见机制[221]。锁骨也是新生儿在生产过程中最常见的骨折部位，通常愈合后没有后遗症[222]。通常表现为在骨折处疼痛、畸形和局部压痛。

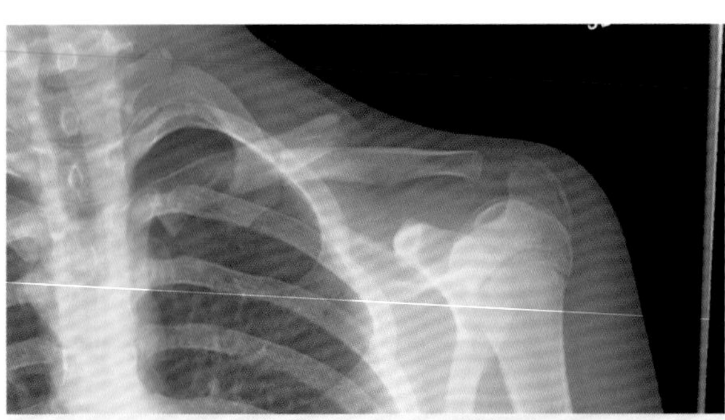

▲ **图 24-47 男，10 岁，从高处坠落后锁骨骨折**

左肩关节前后位 X 线片显示左侧锁骨中段急性骨折，由于胸锁乳突肌无阻力牵拉，使近端骨折段向上移位产生骨折断端重叠

对锁骨骨折的诊断 X 线片通常是足够的。因为骨折线通常是垂直方向的，最好拍摄两种体位（前后位和头倾位）。在锁骨中段骨折中，因为胸锁乳突肌附着点的牵拉，近端骨折段可能向上移位（图 24-47）。因为喙锁韧带附着点的牵拉，远端骨折段可能向下移位。

锁骨骨折通常采用非手术治疗，包括休息和肩关节悬吊。手术治疗的指征包括开放骨折、皮肤隆起、明显的移位或骨折断端重叠超过 2cm。锁骨远端骨折累及肩锁关节和韧带可能需要行内固定。骨折不愈合最常见于锁骨远端骨折，发病率高达 30%[223, 224]。当有关节受累时，并发症则为退行性关节炎。

(2) 骨盆。

①外伤性骨盆骨折：骨盆骨折较少见，常由高能外伤导致。骨盆骨折占骨骼损伤的 1%～3%，占儿童因钝性损伤住院治疗病例的 2.4%～7.5%[225, 226]。最常见的损伤机制是行人被机动车撞击和乘坐机动车发生事故。

骨盆骨折在骨骼未成熟的儿童不同于大龄儿童和成人。在年幼儿，骶髂关节及耻骨联合的弹性还有骨骼的塑性使其可耐受较大的移位。因此，需要较高的能量才能引起骨盆骨折。骨质成分不同和关节松弛可能导致幼儿骨盆环单处骨折，然而，大龄儿童和成人通常发生骨盆环双处骨折[227]。因为需要较高能量才能导致骨盆骨折，骨盆骨折的儿童经常伴随其他骨骼和内脏损伤。长骨骨折经常与骨盆骨折伴发。在骨盆骨折患者，闭合性头部、胸部、腹盆空腔脏器和泌尿生殖器损伤是常见的致死原因[228]。

目前有多种分型系统将骨盆骨折分类，使用最广泛的是 Torode 和 Zieg 法（示意图Ⅲ－ⅱ）。Ⅰ型骨盆骨折是撕脱性骨折（图 24-48）。Ⅱ型骨盆骨折是髂骨翼骨折，由侧方压缩力导致。Ⅲ型骨盆骨折是最常见的，包括单纯骨盆环骨折，如耻骨支单一骨折和耻骨联合断裂（骶髂关节完整），一些作者将单一的髋臼骨折归于此类。Ⅳ型骨盆骨折是骨盆环断裂，包括前方和后方骨盆结构骨折或分离（图 24-49），如骨盆髋臼骨折和“骑跨骨折”，包括双侧上、下耻骨支骨折。Ⅲ型和Ⅳ型骨盆骨折通常由前后方向的压缩力导致[228, 229]。

作为初始高级创伤生命支持评估的一部分，腹

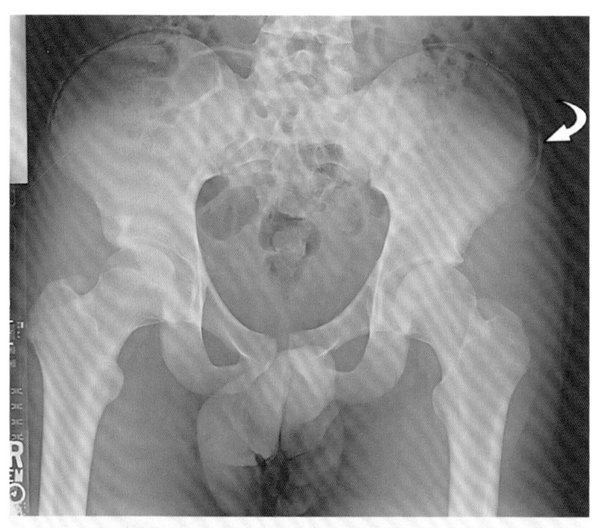

▲ **图 24-48 男，16 岁，在快跑后出现左髋部疼痛，发生左髂前上棘撕脱性骨折**

骨盆前后位 X 线片显示与左侧髂骨翼相邻的新月形骨质密度影，诊断为髂棘撕脱性骨折（弯箭）；此处是缝匠肌附着的部位

部钝性损伤的患者经常要拍摄骨盆前后位 X 线片。然而，在外伤的情况下，为了更准确地评估骨盆骨折，应当拍摄骨盆入口位和出口位。X 线束与尾侧成角约 45° 拍摄入口位，有助于评价半骨盆向前或向后移位、半骨盆向内或向外旋转、骶髂关节（SI）增宽和骶骨翼撞击。X 线束与头侧成角约 45° 拍摄出口位，有助于评价半骨盆垂直移位、半骨盆屈曲和伸展、骶孔断裂和骶骨骨折定位。考虑到出口位对发现骨盆骨折的敏感性高，它已成为评估骨盆损伤的常规方法[230]。

CT 能够发现在 X 线上未显示的轻微骨折和骨折断端移位。CT 能准确发现骨折线与骶骨孔的关系，帮助确定粉碎性骨折和骨碎片旋转，以及描绘后环损伤的特征。腹部和盆腔 CT 成像可用于评估内脏创伤，特别是膀胱损伤，利用骨算法后处理可得到多平面和 3D 重建图像。具有膀胱损伤的儿童多达 57% 有骨盆骨折[231]。

骨盆骨折传统上采用非手术治疗[230, 232, 233]。手术治疗是有争议的。然而，对于部分外旋的骨盆环损伤或伴进行性失血的不稳定骨盆环损伤患儿，需要进行外固定。对于存在进行性动脉出血需要栓塞的患者，为评估骨盆血管损伤，CT 血管造影可能是必要的。

②骨盆撕脱性骨折：骨盆撕脱性骨折有好发部位，在青少年运动员中最常见。在这个人群中，未融合的骨盆骨突相对薄弱，易于发生骨折[235]。如果没有正确诊断和治疗，这些损伤会使骨盆力量减弱。骨突的撕脱伤包括坐骨结节、髂前上棘（anterior superior iliac spine，ASIS），髂前下棘（anterior

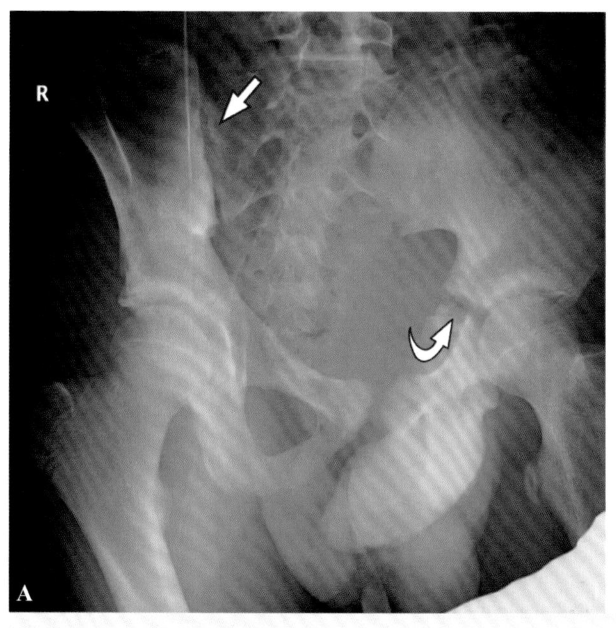

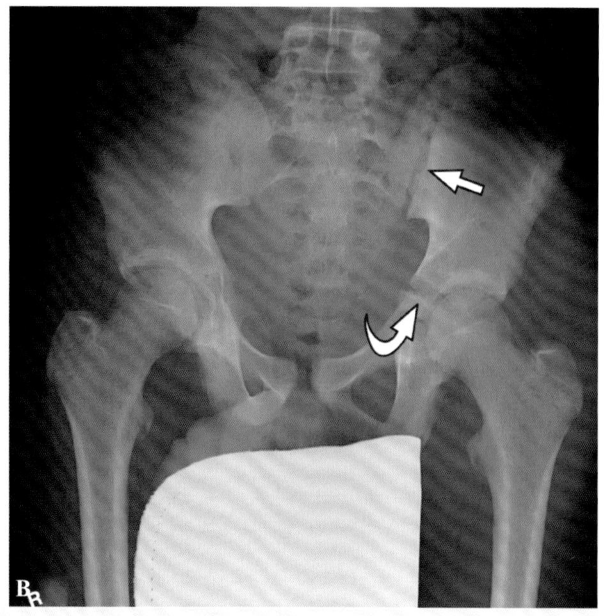

▲ **图 24-49 男，17 岁，在汽车事故后发生累及前部和后部结构的骨盆骨折**

骨盆斜位（A）和正位（B）X 线片显示左侧 Y 形软骨增宽（弯箭）及骶髂关节分离（直箭）

inferior iliac spine，AIIS）、耻骨联合和髂嵴。坐骨结节撕脱是骨盆撕脱性骨折最常见的类型，它是腘绳肌的附着部位[236]。这种损伤通常发生在快跑或肌肉被动拉长的活动中，如啦啦操动或跳舞，此时腘绳肌发生强有力的收缩。ASIS 撕脱是由于在缝匠肌和阔筋膜张肌附着的部位，髋部有力伸展导致（图 24–48）。临床上，受伤患儿在髂嵴下有压痛，并且可能触及骨折碎片。股直肌的直头附着在 AIIS 上。AIIS 撕脱比 ASIS 撕脱少见，发生机制类似。耻骨联合撕脱伤罕见，通常是由于内收肌的慢性牵拉导致。髂嵴撕脱更不常见，它是腹部肌肉附着的部位，可能在慢性微创伤或在方向迅速改变时发生急性撕脱（图 24–48）。大转子撕脱发生在身体方向突然改变时，它是臀回旋肌的附着处，包括臀肌、梨状肌和孖肌。

诊断骨盆撕脱骨折通常拍摄骨盆前后位 X 线片，有时加照斜位。当 X 线片表现不明显，而临床对撕脱骨折的怀疑持续存在时，可进行 CT 检查。CT 对检查无移位骨折和骨折碎片有优势。也可以进行 MRI 检查来评价伴随的肌肉、肌腱和韧带损伤[237]。MRI 表现包括骨髓水肿、肌腱损伤和生长板增宽（图 24–50）。在疑难病例，MRI 能够帮助鉴别慢性撕脱伤与肿瘤。重要的是不要将愈合期的骨突撕脱性骨折与某种更凶险的疾病混淆，如感染或肉瘤。愈合期撕脱性骨折的活检典型表现为清楚的骨痂和其他的创伤特征（图 24–51），但是，它偶尔可能是非诊断性或误导性的，会增加额外的检查和治疗。

骨盆骨突骨折需保守治疗，除了使用镇痛剂控制疼痛外，还需要卧床休息或限制活动。疼痛的不愈合骨折和外生骨疣形成可能需要手术干预。

(3) 脊柱

①颈椎：在儿童患者中，颈椎外伤罕见，但是能导致潜在的破坏性神经功能缺陷。颈椎损伤占所有儿童外伤的 1%～3%，占钝性脊柱损伤的 37%～80%[238]，在 8 岁以下的儿童脊柱损伤约有 72% 发生在颈椎[238–240]。通常，8 岁以下的儿童患者易发生上颈椎损伤，从枕部到 C_2～C_3 水平，然而较大患儿通常发生下颈椎损伤。在低龄组易于发生上颈椎损伤是由于脊柱骨化不完全、韧带松弛增加、颈椎肌肉组织较弱及在 C_2～C_3 水平颈椎活动支点较高，与此相比大龄儿童和成人颈椎骨折多见于 C_5～C_6 水平[239, 241–243]，因此脊柱活动性较大。

机动车事故是最常见的导致颈椎外伤的机制[244]。其他损伤机制包括跌倒和体育运动相关的损伤。具有唐氏综合征、马方综合征、Morquio 综合征和 Grisel 综合征及类风湿关节炎的患儿寰枢椎不稳定的风险增加[245]。颈椎损伤可能与伴随的颅内损伤有关。

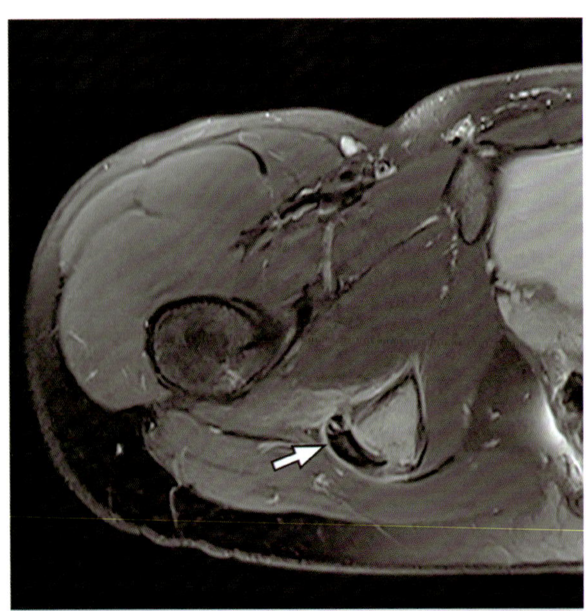

▲ **图 24–50 女，15 岁，坐骨结节撕脱骨折**

右髋部 MRI 轴位 T_2WI 脂肪抑制图像显示坐骨结节腘绳肌肌腱附着处撕脱性损伤（箭）；表现为坐骨骨髓水肿和邻近的软组织肿胀

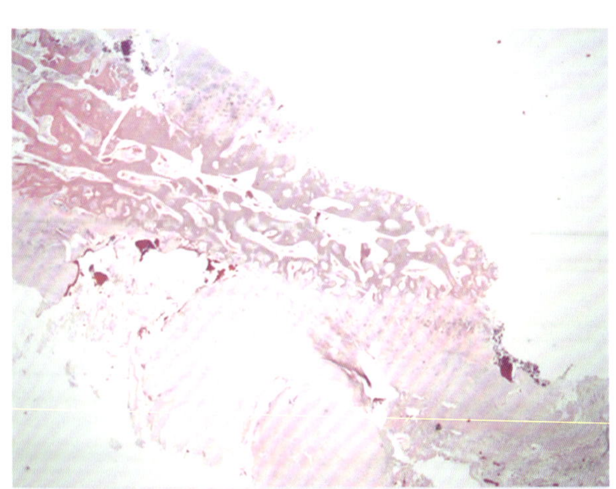

▲ **图 24–51 男，17 岁，骨突撕脱性骨折**

由于骨折疼痛且不愈合而切除，显微镜图像显示坐骨撕脱的骨碎片，可见一侧有纤维肌腱附着（右下），另一侧有骨痂（左上）（HE，×40）

评价已知或怀疑的颈椎创伤患儿的检查方法，取决于损伤机制和临床表现。一般情况下，对低风险损伤的儿童行颈椎 X 线片，当可行时应当包括前后位、侧位和张口位。是否使用屈曲位和伸展位是有争议的，因为操作时可能不安全并有局限性[246, 247]。通常在 X 线片上显示有异常以及有高风险损伤机制的患者要进行 CT 检查[245, 247]。与 ALARA 原则保持一致，CT 检查的辐射剂量应当尽可能低并且瞄准感兴趣区。可进行 MRI 检查来评价脊髓损伤和韧带损伤。

◆假性半脱位：在 X 线片上描述儿童脊柱的挑战之一是正常解剖变异的范畴。颈椎的假性半脱位类似于真正的创伤性前半脱位。在儿童，通常在 1—7 岁，C_2～C_3 或 C_3～C_4 之间可能有一个生理性的移位，类似于外伤后的半脱位。在颈椎侧位 X 线片上棘突椎板线应该是连续的，偏移大于 2mm 提示真正的损伤，而不是假性半脱位[243, 248, 249]（图 24–52）。

◆无放射影像学异常的脊髓损伤（SCIWORA）：无放射影像学异常的脊髓损伤定义为 X 线和 CT 未见明显异常的脊髓损伤[250]。年幼儿发生这种损伤的风险较高，是由于韧带松弛和脊柱活动性增加[239]。另一种损伤机制是由于活动过度引起小血管破坏，导致脊髓灌注减少，随后发生脊髓局部缺血[215, 252]。当存在外伤后脊髓病变的临床症状时，即使没有 X 线的异常也应该进行 MRI 检查。MRI 可能显示脊髓横断或不同程度的脊髓水肿或出血（图 24–53）。SCIWORA 的其他 MRI 表现包括髓外出血和外伤性椎间盘突出[253]。

◆颅颈交界区损伤（示意图Ⅲ – ⅲ）：经常是致命的，使儿童患者遭受破坏性神经系统后遗症。损伤的机制通常是迅速减速，导致寰枕关节脱位和复位。幸运的是，这种严重的损伤是罕见的。其更常累及年幼的儿童，因为其枕骨髁相对小，寰枕关节呈水平位[241, 254]。常见翼状韧带损伤并导致排列异常。

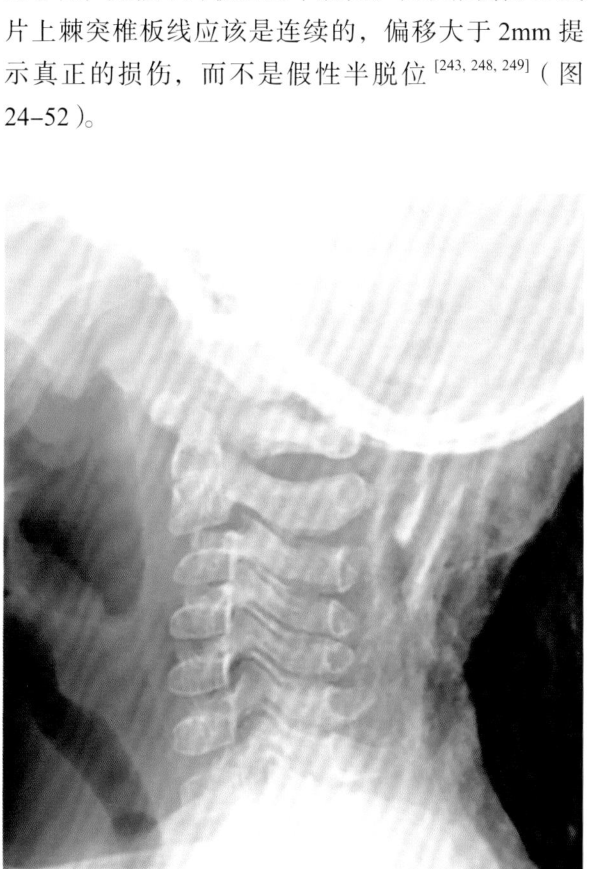

▲图 24–52　男，3 岁，假性半脱位

可见 C_2 在 C_3 上方轻度向前滑脱，但未见后部结构分离

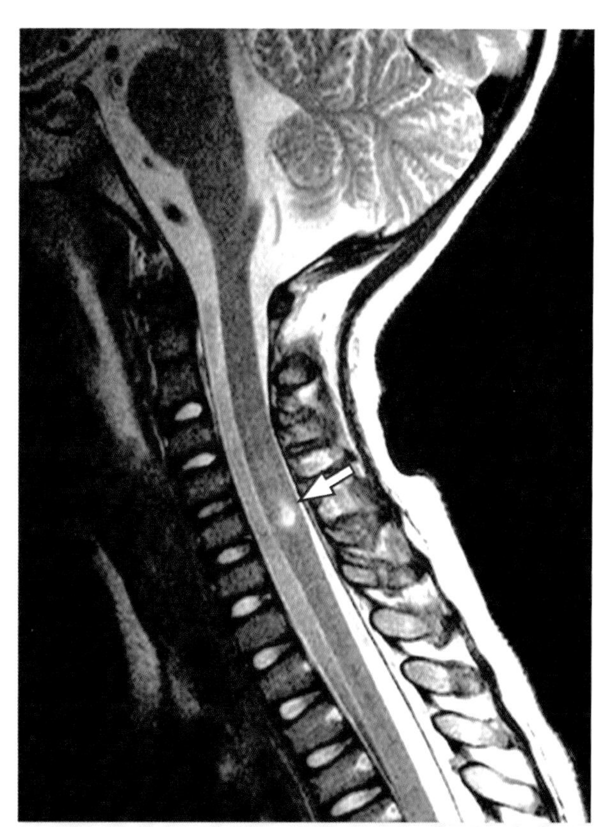

▲图 24–53　男，4 岁，机动车事故后，无放射影像学异常的脊髓损伤，颈椎 CT 正常（未列出）

颈椎 MRI 矢状位 T_2WI 像显示局灶性脊髓挫伤（箭）

在X线片上，常见咽后壁软组织肿胀。Wachenheim斜坡线（沿着斜坡后面画一条线到颈椎上部）、颅底－齿突间距（颅底点与齿突尖的距离）和Power比率（示意图Ⅲ－ⅳ）（为BC与OA的比值，BC是从颅底点到寰椎后椎板线中点的距离，OA是从枕后点到寰椎前弓后缘中点的距离）都是有用的测量指标，可以帮助诊断分离损伤。当怀疑这种损伤时应该进行CT检查。

因为易损伤脑干，所以颅颈交界区的损伤经常是致命的。幸存的患儿可行枕骨与C_1或C_2融合术[243]。

◆寰枢椎骨折：Jefferson骨折（示意图Ⅲ－W）是以C_1环骨折为特征，它是在机动车事故或潜水损伤中由轴向压缩力导致。Jefferson骨折几乎总是伴随C_1环双处骨折[256]。发生在儿童的前弓或后弓任何单发骨折，都可能伴发韧带或骨突生长板损伤。在张口正位X线片上，表现为C_1侧块和齿突的距离增大，超过8mm提示不稳定[257, 258]。在侧位X线片和CT矢状位图像上椎管直径减小提示脊髓受压[259]。

齿突骨折（示意图Ⅲ－X）是儿童最常见的颈椎骨折。齿突骨折有3种类型，Ⅰ型是骨折穿过齿突顶点。Ⅱ型累及齿突基底部或软骨结合（图24-54）。Ⅲ型累及基底部并延伸入椎体。齿突骨折最常见的部位是穿过软骨结合。在颈椎侧位X线片上，经常显示一条骨折线，骨碎片通常向前移位，齿突向背侧倾斜[249]，常伴椎前软组织肿胀。如果在张口位上不能很好地显示齿突，且临床对骨折的怀疑持续存在，那么CT MPR重建图像完整评估是有必要的。

Hangman骨折定义为C_2外伤性脊椎滑脱，是由颈部过伸引起（示意图Ⅲ－Y）（图24-55）。这种骨折比齿突骨折和Jefferson骨折少见[243]。在颈椎侧位X线片上，可见C_2在C_3上方向前移位，伴相应的椎管扩大。在X线上通常能辨认椎体后部结构缺失[241]。CT检查通常能更详细地评价骨折和移位程度。

◆寰枢椎半脱位：寰枢椎半脱位归因于寰椎和枢椎之间的韧带不稳定（示意图Ⅱ－V）。这种类型的损伤更常发生在大龄儿童和青少年。损伤机制被认为与颈部侧向倾斜时被迫旋转有关。患儿通常表

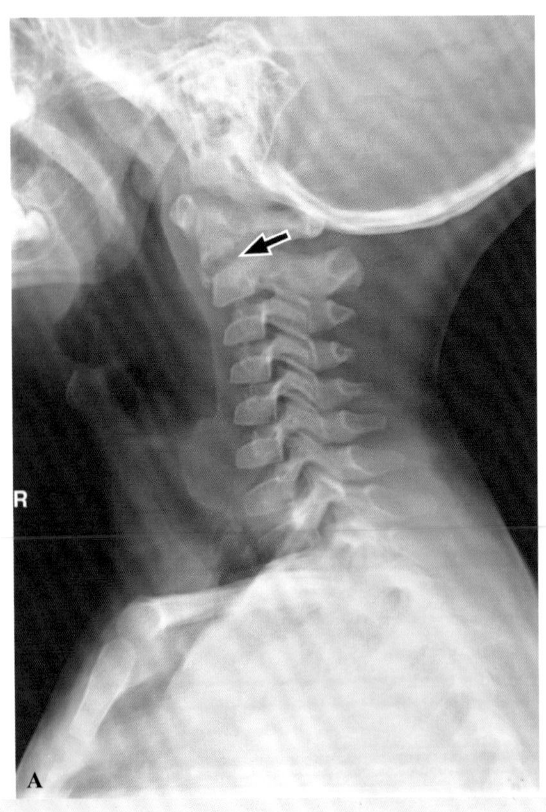

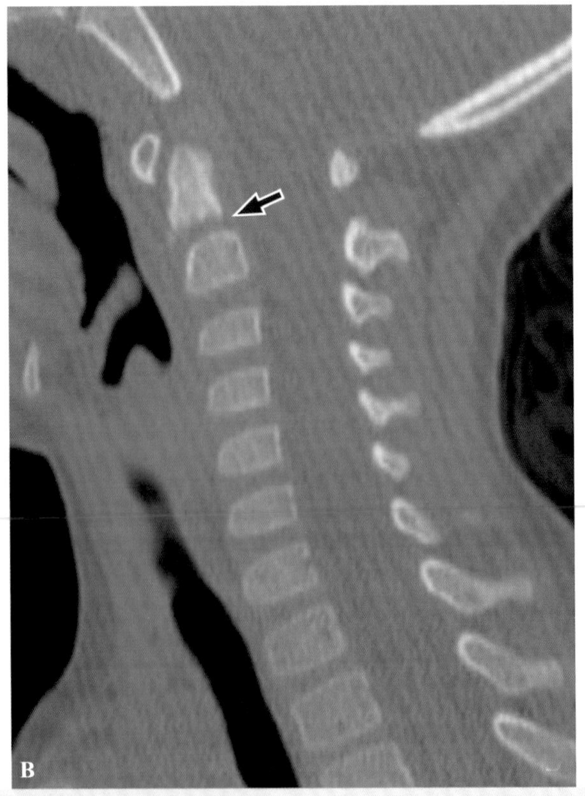

▲图24-54 男，4岁，坠落后发生Ⅱ型齿突骨折

颈椎侧位X线片（A）和颈椎CT矢状位重建图像（B）都显示横行骨折线（箭）通过齿突体部

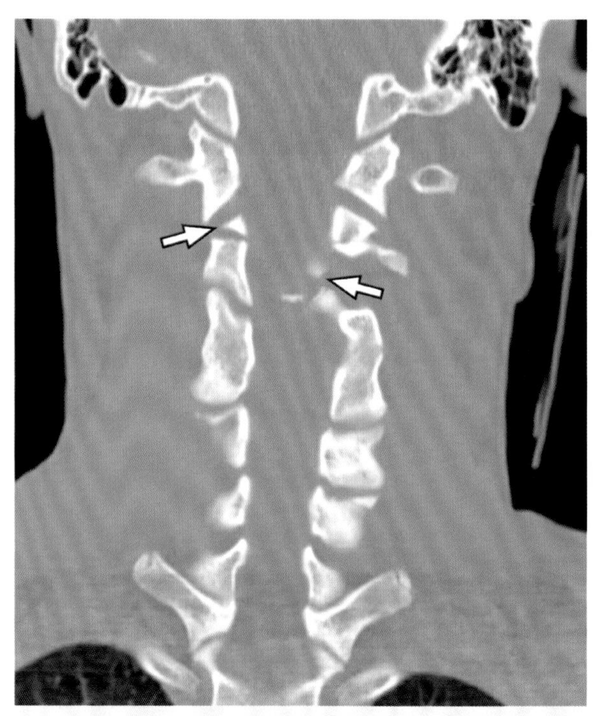

▲ **图 24-55 女，9 岁，Hangman 骨折**

颈椎 CT 冠状位重建图像显示骨折（箭）穿过 C_2 两侧的椎板和椎弓根

现为疼痛和颈部畸形，其颈部偏向一侧而头旋转至对侧。相关的因素包括外伤、感染、Grisel 综合征、唐氏综合征、幼年特发性关节炎、Klippel-Feil 综合征、Morquio 综合征、脊椎骨骺发育不良、软骨发育不全和 Larsen 综合征 [260]。

脊柱侧位 X 线片通常显示 C_1 后弓失去正常重叠，其他椎骨的棘突椎板线异常和寰齿间隙消失。在前后位 X 线片，通常有齿突与 C_1 侧块间距减小 [245]。可以进行动态 CT 评估，在中立位扫描患者，然后自主地将头最大限度的转向每一侧 [261, 262]。这个检查需要患儿灵活合作，绝不能强迫旋转。动态 CT 评价可以帮助鉴别固定和旋转脱位 [243]。

对急性情况下没有神经系统缺损的患儿主要采取非手术治疗。有神经系统受累、慢性畸形或保守治疗失败者提示要手术融合。

◆下颈椎骨折：下颈椎骨折（C_3～C_7）更常见于大龄儿童和青少年。严重程度从轻微的韧带拉伤或棘突骨折到伴有骨和韧带损伤的完全性骨折脱位，经常导致严重的脊髓并发症 [263]。椎体压缩性骨折是由轴向负荷和屈曲损伤引起。在侧位 X 线片上表现为椎体变扁和骨碎片可能后移，这会引起脊髓受压。具有神经系统症状的患儿有必要行 CT 完整的评估骨损伤，行 MRI 评估伴随的脊髓损伤（图 24-56）。

②胸腰椎：胸腰椎损伤比颈椎损伤少见。其经常发生在高能机动车事故、高处坠落、运动损伤或贯穿伤，如枪弹伤之后。作用在脊柱上的力量可能使其发生屈曲、伸展、旋转、急转和分离，导致不同的损伤形式。大多数胸腰椎骨折发生在 14—16 岁儿童，男孩更常受累 [240, 264]。

◆压缩性骨折：压缩性骨折是由轴向压缩力造成，伴随向前或向侧方弯曲 [264]。压缩性骨折可由意外的或非意外创伤引起。诱因包括骨质疏松、骨髓炎和肿瘤（如白血病、淋巴瘤和骨转移瘤），以及朗格汉斯细胞组织细胞增生症。

胸腰椎侧位 X 线片表现为椎体变扁，伴随不同程度的前部楔形变（图 24-57）。前后位 X 线片，可显示椎体变扁和侧面压缩。单纯的压缩性骨折，即椎体高度减低不足 50% 或楔形变小于 30°，被认为是稳定性骨折，通常不需要手术。椎体高度减低超过 50% 被认为是不稳定的，在这种情况下推荐 CT 检查，完整地评估骨碎片后移至椎管内及 X 线上未发现的其他损伤。在鉴别外伤性胸腰椎压缩性骨折与潜在恶性病变时，MRI 比 X 线或 CT 更有用。正常脊髓信号保留及单独的脊椎受累支持外伤引起的压缩性骨折。

◆爆裂骨折：爆裂骨折是比脊椎压缩性骨折更严重的损伤（示意图Ⅲ-Z）。爆裂骨折是由高处坠落或高能量机动车事故中产生的过屈和轴向负荷引起。爆裂骨折通常累及脊柱的前部和中部，伴骨碎片后移。在 X 线片上，表现为脊柱前柱和中柱变扁，常见累及脊椎后上方较大的骨碎片向后移位。CT 可帮助评价骨碎片的位置及其与椎管的关系，也能更好地观察脊椎后部结构（图 24-58）。

爆裂骨折的治疗取决于骨折的稳定性和是否存在神经功能缺损。稳定性骨折没有神经系统症状可以选择保守治疗，然而不稳定性骨折和（或）神经系统损害症状和体征者通常需要脊柱减压和融合手术 [265, 266]。

◆Chance 骨折：又称“安全带”骨折，是屈曲牵拉性损伤，由于背部过度屈曲导致脊柱的中柱和后柱分离，前柱轻微压缩（示意图Ⅲ-i）。在 1980

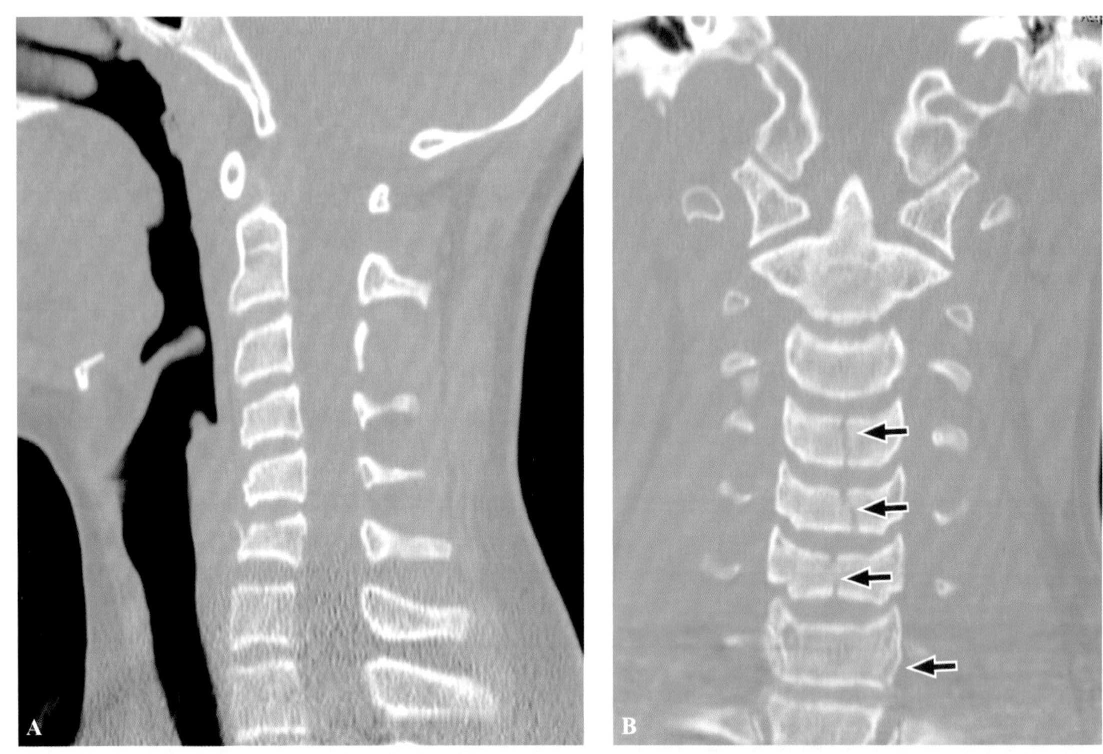

▲ **图 24-56　男，11 岁，下颈椎骨折**

颈椎 CT 矢状位（A）和冠状位（B）图像显示骨折穿过 C_4～C_7 椎体（箭）；这些颈椎水平存在颈椎曲度变直（反转）

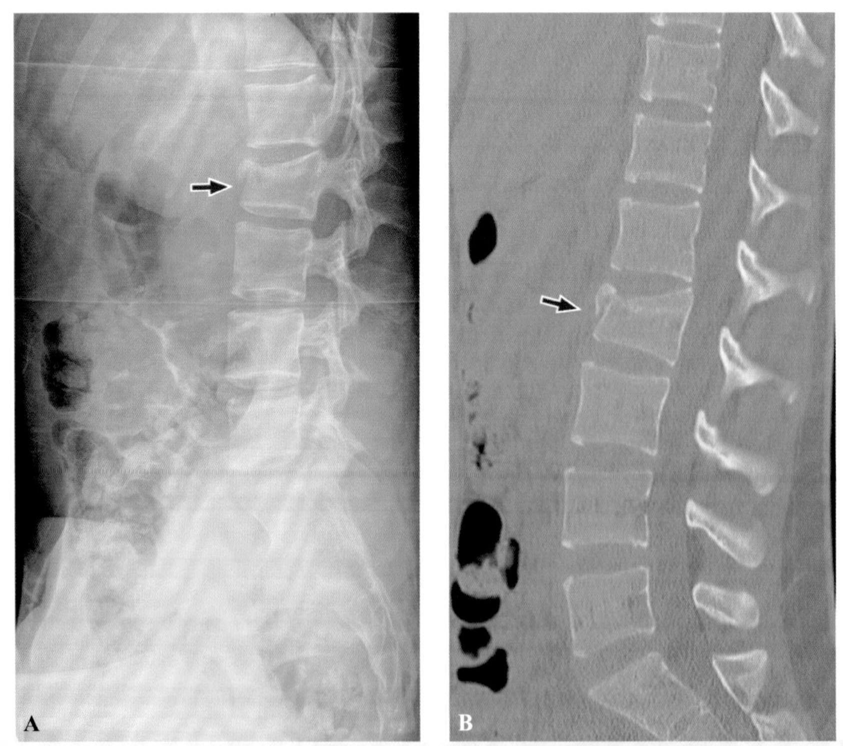

▲ **图 24-57　女，10 岁，机动车事故，发生压缩性骨折**

腰椎侧位 X 线片（A）和胸腰椎 CT 矢状位重建图像（B）显示 L_2 椎体高度减低（< 50%），且椎体前部楔形变（箭）

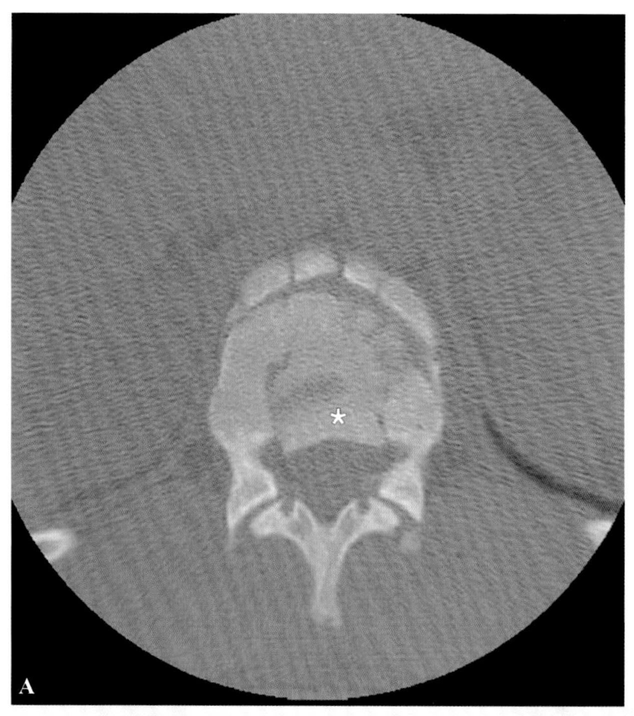

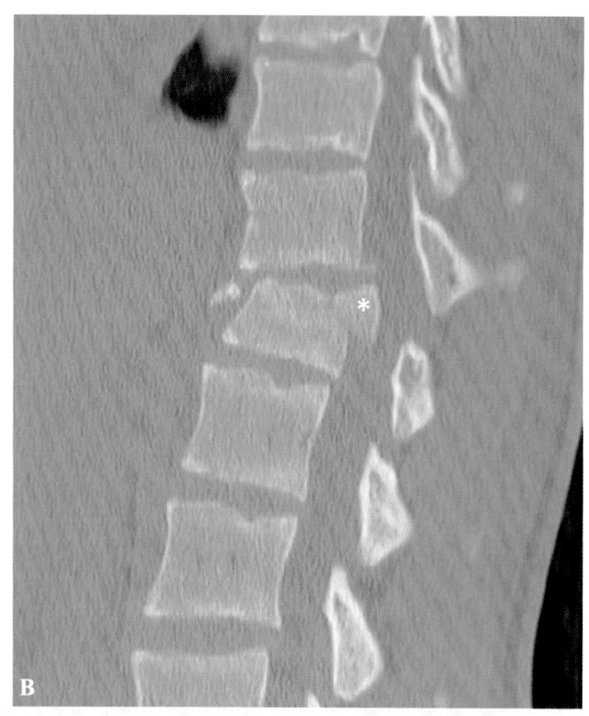

▲ 图 24–58 男，15 岁，从高处坠落后发生爆裂骨折

胸椎 CT 轴位（A）和矢状位（B）图像显示椎体粉碎性骨折，受累的椎体前柱和中柱变扁。有骨折碎片（星号）向后突入椎管内

年安全带肩带出现之前，机动车事故是 Chance 骨折的主要原因。目前，其更常见于坠落伤和挤压伤。Chance 骨折有两种类型，单独累及骨质，或者同时累及软组织和韧带。患儿通常表现为后背部疼痛。当出现前腹壁瘀斑时应当怀疑存在 Chance 骨折。

X 线片通常显示水平方向的骨折线穿过脊柱后部结构和椎体后部（图 24–59）。通常受累椎体前部有轻度楔形变。儿童患者 Chance 骨折最常见的部位是从 T_{12}～L_2 的胸腰椎结合部和腰椎中间区域。大约 50% 患儿伴腹腔脏器损伤[267]。当发现 Chance 骨折时需行腹盆部 CT 检查来评价是否伴随潜在的实质脏器、空腔脏器和血管损伤[268]。

大多数 Chance 骨折可选用制动保守治疗。然而，不稳定性骨折经常伴发不小于 30° 的脊柱后凸，通常需要手术固定结合椎管减压术使其达到内部稳定。

（三）非意外创伤（儿童虐待）

儿童虐待，又常称为非意外创伤，是婴幼儿脑损伤和骨折的第二常见原因[269]。在 1946 年，John Caffey 描述了婴儿相关的硬膜下出血和长骨骨折，并提出用虐待来解释这些损伤的可能性[270]。尽管对怀疑虐待的病例，最佳评估方法应由多学科团队来完成，包括影像科医师、儿童虐待专科医师、骨科医师、内分泌科医师和儿童遗传学家，但是影像科医师通常是影像研究中负责识别和记录与虐待有关的骨骼损伤的第一人。此外，影像科医师必须识别可能提示其他诊断的影像表现。

1. 影像技术　为了完整评价非意外创伤，可能需要多种成像方法来确定损伤的特征。当没有遵循正确的成像指南和技术时骨折可能被漏诊。目前，X 线骨骼筛查是可疑虐待患者的主要成像方式。对所有可疑虐待的婴儿和小于 2 岁的幼儿强制骨骼筛查，而 2—5 岁者建议骨骼筛查[271]。对较大的儿童，X 线评估可以局限于临床考虑的部位。超过 5 岁的骨骼损伤患者，全身骨骼筛查几乎没有意义。

进行骨骼筛查应该遵循美国放射学会（American College of Radiology，ACR）的指南[272, 273]（表 24–1）。轻微损伤的检查需要对感兴趣区拍摄高细节技术数字 X 线片。确定或可疑的骨折至少需要拍摄两个体位。有经验的影像科医师应当对所有图像进行记

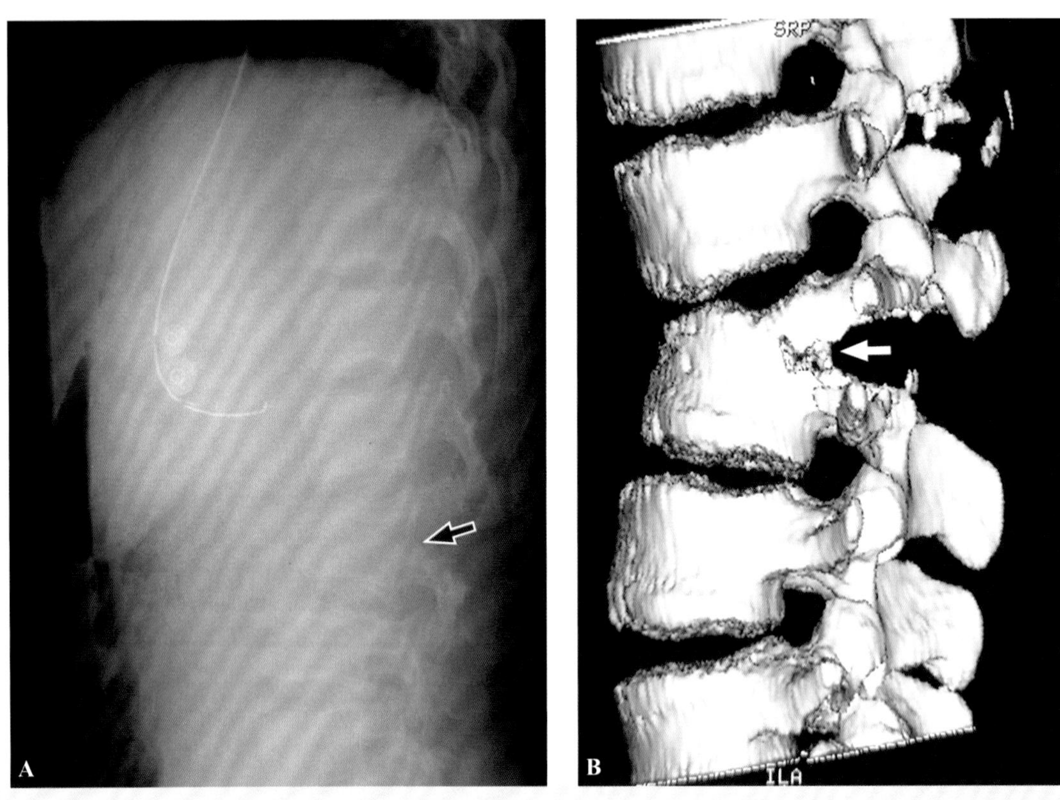

▲ 图 24-59 男，5 岁，机动车事故后发生 Chance 骨折

胸腰椎侧位 X 线片（A）和脊柱 CT 3D 容积再现成像（B）显示 L_1 横行骨折（箭）累及棘突、椎板、椎弓根和椎体，伴骨折碎片分离

录和复审，最好由两名有经验的影像科医师单独阅片，并对模棱两可的表现达成一致。未进行充分的骨骼筛查可能致使儿童陷入危险。2 周后骨骼筛查随访能够确定最初表现轻微而在愈合期表现明显的骨折[274, 275]。这种方法能够证实可疑的骨折，帮助确定损伤的时间，鉴别骨折与类似虐待的发育变异。

骨骼筛查有问题的病例需再行其他影像检查。当婴儿骨骼筛查是阴性或模棱两可，而临床高度怀疑虐待时，可以进行骨显像。^{18}F-NaF PET 骨显像比传统的 ^{99m}Tc 标记的亚甲基二磷酸盐成像具有更好的对比度和分辨率[276]。^{18}F-NaF PET 骨显像对识别所有的骨折和肋骨骨折比骨骼筛查有较高的敏感性，但是对识别典型的干骺端病变（classic metaphyseal lesion，CML）敏感性较低。MRI 和超声对评价骨骺分离是有用的，并且可帮助评价软组织损伤如肌肉内血肿和关节积液。目前，全身 1.5T MRI 对提示儿童虐待的高特异性指标（即 CML 和肋骨骨折）是不敏感的[276]。因此，全身 MRI 不能取代骨骼筛查[277]。胸部 CT 能够帮助评价特定病例的肋骨骨折[278]。CT 3D 颅骨模型能补充颅骨四视图，并帮助鉴别颅骨骨折与正常变异，或识别轻微骨折[279]。

表 24-1 波士顿儿童医院骨骼筛查方案

中轴骨	图像拍摄 [a]	外周骨	图像拍摄 [a]
颅骨	AP、侧位（如有头外伤拍对侧或 Towne 位）	肱骨	AP
颈椎	侧位	桡骨、尺骨	AP
胸骨	AP、侧位、双斜位	手	斜 PA
骨盆	AP 要包括下腰椎	股骨	AP
腰椎	侧位	胫骨、腓骨 足	AP AP

a. 用高细节技术拍摄所有图像；AP. 前后位；PA. 后前位

2. 影像表现　除颅内损伤之外，骨折是躯体虐待最常见的损伤[280]。骨骼外伤是发生躯体虐待最强烈的预测指标。骨骼损伤可能症状轻微，很少威胁生命。婴儿骨折通常没有瘀伤[281]。根据儿童虐待影像表现和受累部位的相对特异性，将骨骼损伤进行分类[282, 283]（表24–2）。

婴幼儿肋骨骨折与儿童虐待的相关性最大，并且是婴儿死亡中最常见的骨折[284]（图24–60）。3岁以下的儿童，肋骨骨折对儿童虐待的阳性预测率是95%[285]。肋骨骨折是由胸腔前后方压缩导致的，能够发生在剧烈摇晃的过程中[286]。CML具有高度特异性，而且是虐待死亡中最常见的四肢骨折[284, 287]。CML是穿过干骺端的初级骨松质的骨折，根据X线投照方向，可表现为角状或桶柄状（图24–60C和D）。CML是由扭转力和牵拉力直接作用于四肢引起或由摇晃过程中的加速力引起。这类骨折最常见于下肢，尤其在膝关节周围，包括股骨远端和胫骨近端干骺端。通常，CML愈合没有骨膜反应。

据报道17%被虐婴儿有颅骨骨折[288]。骨折可能是单纯线性或复杂多发的。颅骨骨折伴颅内创伤与儿童虐待具有高度相关性[269, 289]。单纯线性颅骨骨折也可发生于低处坠落，因此对儿童虐待特异性低[269, 290]。椎体骨折占阳性骨骼筛查的10%。脊椎骨折者颅内损伤的风险显著增高；71%脊柱骨折儿童具有虐待性头部外伤的证据[291]。手足骨折占阳性骨骼筛查的11%，尽管通常无症状，但是识别它们能增加虐待的医学诊断效能[292]。不会走路的婴儿长骨骨干骨折与虐待具有高度相关性。对于学步幼儿和较大的儿童，这些骨折可以发生在家庭和操场的事故中。对有长骨骨干骨折的儿童，患者的年龄、创伤机制和是否合并其他损伤是提高可疑虐待诊断率的重要因素。

表24–2 影像表现对儿童虐待的特异性

高度特异性[a]
典型干骺端病变（CML）
后肋骨折
肩胛骨骨折
棘突骨折
胸骨骨折
中度特异性
多发骨折，尤其是双侧
不同时间的骨折
骨骺分离
椎体骨折和半脱位
手指骨折
复杂的颅骨骨折
骨盆骨折
常见但特异性低
骨膜下新骨形成
锁骨骨折
长骨骨干骨折
颅骨线性骨折

a. 高度特异性应用于婴儿（经许可引自 Kleinman PK. Diagnostic Imaging of Child Abuse. 2nd ed. St. Louis，MO: Mosby–Year Book Inc，1998）

骨折愈合的方式依据患者的年龄而不同：婴儿及大龄儿童愈合较快。当骨折的愈合方式与看护者提供的损伤机制和时间不一致时，应当怀疑是非意外创伤。愈合方式取决于损伤部位、移位程度和骨碎片活动度。骨膜下新骨形成通常发生在7～10d，软骨痂见于10～14d，硬骨痂在14～21d形成[293, 294]。连续检查对评估骨折时间是有用的。

3. 鉴别诊断 许多情况都可以与非意外创伤混淆[282, 295]。类似于CML的干骺端不规则可以见于成骨不全、佝偻病、梅毒和干骺端发育不良。骨折也可以见于经阴道难产和剖腹产中。骨膜下新骨形成可以是生理性的或见于Caffey病、镰状细胞贫血、白血病和骨髓炎。发育变异，例如干骺端尖刺样或鸟嘴样，可误诊为骨骼损伤。仔细检查影像表现，结合临床病史和实验室数据通常能将这些变异或病变与儿童虐待区分开。

（四）其他

股骨头骨骺滑移（slipped capital femoral epiphysis，SCFE）是最常见的青少年髋关节疾病。SCFE是以股骨头骨骺相对于干骺端移位为特征（示意图Ⅱ–R）。它是Salter–Harris Ⅰ型骨折。SCFE男女之比约为1.5 ∶ 1。平均发病年龄女孩是12岁，男孩是13.5岁[296]。肥胖是发生SCFE的主要危险因素，60%患儿的体重在其年龄组的第90百分位。其他相关的潜在危险因素包括肾衰竭、放射治疗史和内分泌紊乱，例如甲状腺功能减退和生长激素缺乏[297]。与SCFE有关的遗传疾病包括21三体综合征和Rubinstein–Taybi综合征（阔拇指巨趾综合征）[298, 299]。SCFE患儿经常主诉髋部、腹股沟、大腿或膝关节疼痛，可能有减痛步态。部分患儿表现为单发膝关节或大腿疼痛。20%～40%的患者是双侧SCFE[300]。

X线片（前后位和蛙式位）是诊断SCFE的主

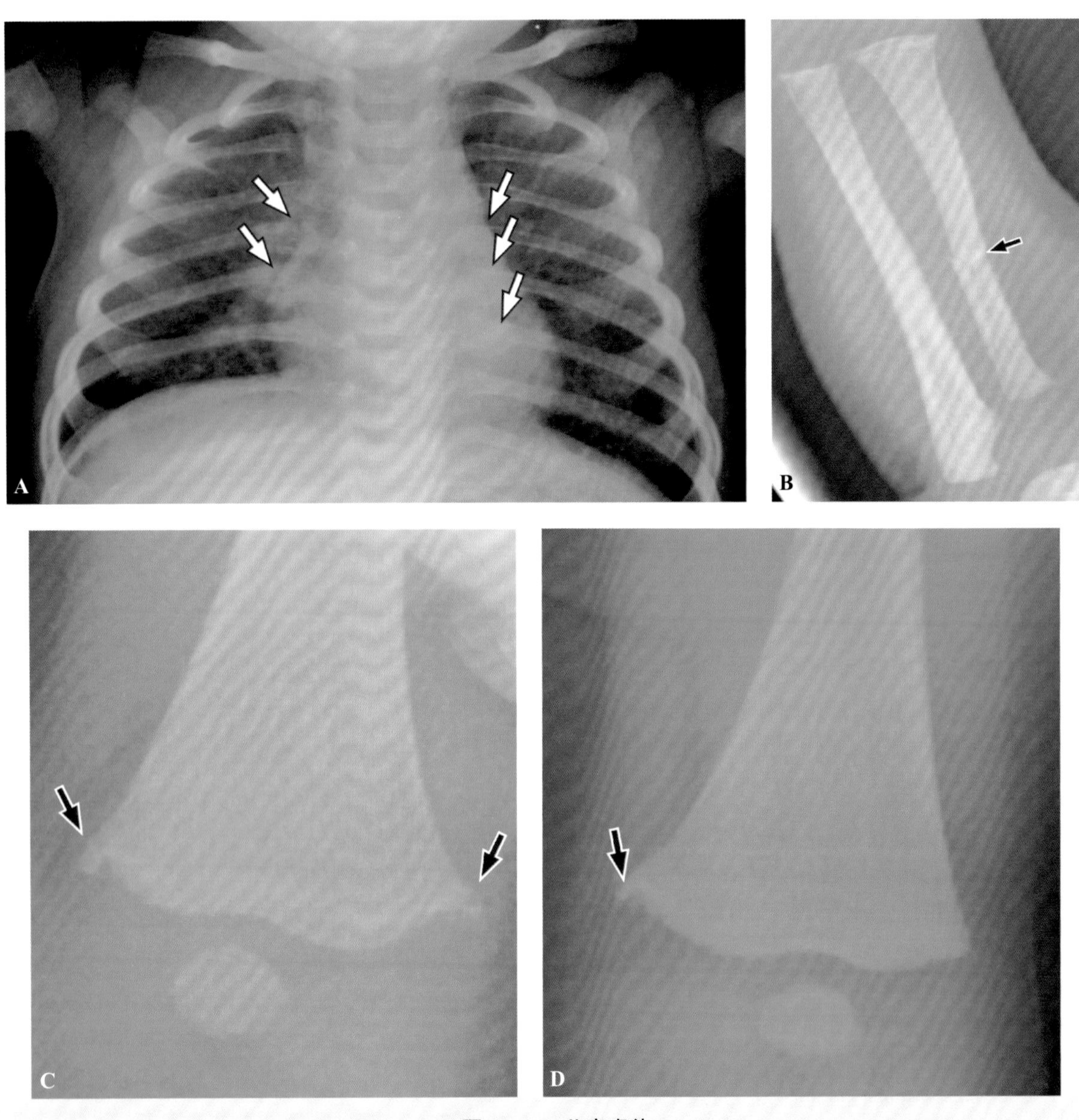

▲ 图 24-60　儿童虐待

女，1 月龄，左侧硬膜下血肿和多发骨折，最终死亡；A. 胸部正位 X 线片显示愈合晚期多发后肋骨折（箭）；B. 右前臂 X 线片显示桡骨干急性横断骨折（箭）；C 和 D. 右侧和左侧股骨远端 X 线片显示典型的干骺端骨折（箭）

要方法。蛙式位图像显示滑脱更明显。Klein 线是在正位 X 线片上画一条股骨颈的切线。正常情况下，Klein 线应当与股骨头骨骺的一部分相交（示意图 Ⅱ-S）。向内侧滑移时此线不穿过骨骺[301]（图 24-61），提示 SCFE。股骨头骨骺向后移位通常是最早的征象。其他 SCFE 的 X 线征象包括生长板不对称增宽、头尾方向上骨骺高度减低和干骺端不透明性增加（向后移位的骨骺与股骨干骺端重叠产生双重致密影）[302]。

四、骨科内固定物并发症

骨科内固定物对准确地恢复移位、成角或旋转的骨碎片的解剖对位关系十分必要。通常，当骨碎片位置恰当时，骨折愈合较快且残留畸形少。移位超过 2mm 的关节内骨折经常使用内固定物治疗以预防创伤后骨关节炎。然而，骨科内固定物并不是没有风险的。其并发症可能包括假体周围骨折和由于感染或非感染原因导致内固定松动。当使用钢针或螺钉时，螺钉有可能穿透骨皮质累及关节面。在 SCFE 的情况下，因为儿童的生长也会导致钢针移位，从而导致股骨头下骨骺不稳定。此外，在 SCFE 中螺钉位置不恰当会导致股骨头缺血坏死 [303, 304]。

X 线片是评价骨科内固定和潜在并发症的首选成像方式。通常，必须拍摄至少两个互相垂直体位的图像。在 X 线片上，评价内固定物的位置和定位其可能的异常位置很重要（图 24-62）。当金属和骨

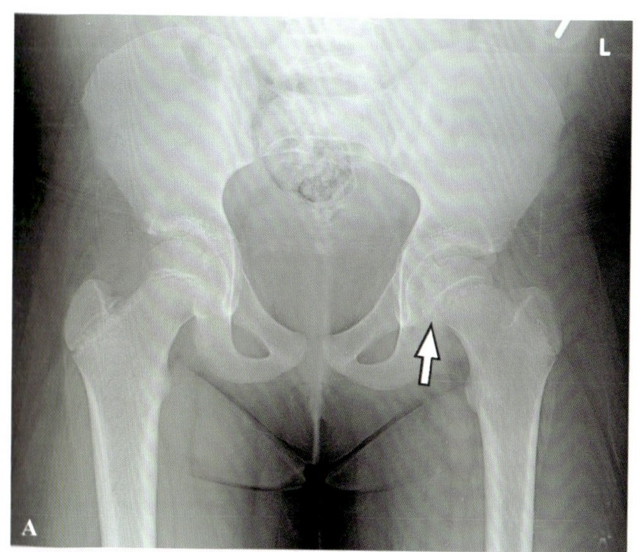

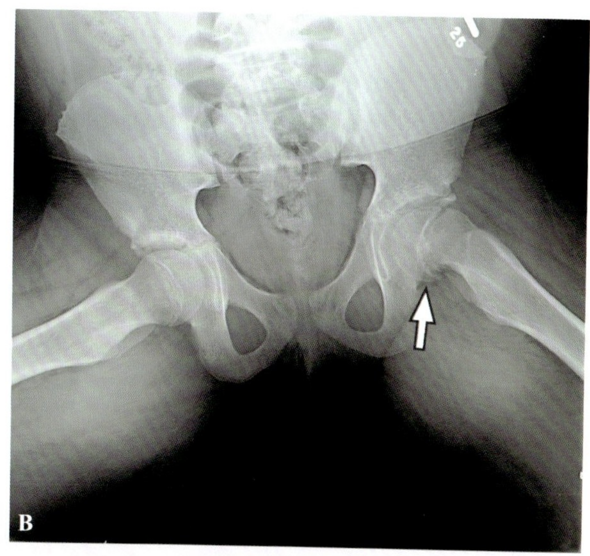

▲ 图 24-61　男，13 岁，超重，股骨头骨骺滑移，表现为左髋部疼痛

髋关节前后位（A）和蛙式位（B）X 线片显示股骨头骨骺相对于股骨颈向内下轻度移位（箭）；生长板稍不对称增宽

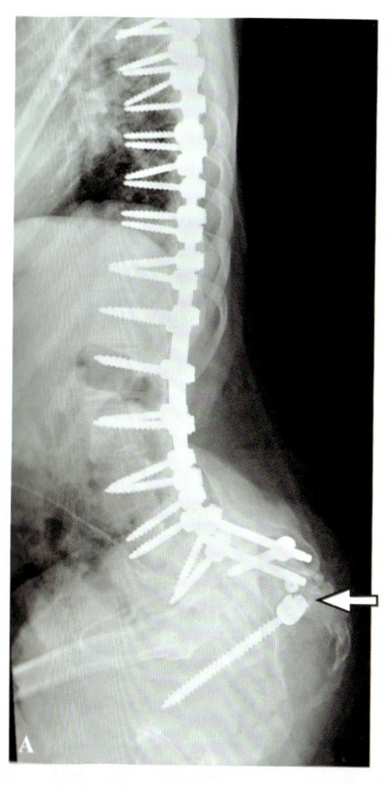

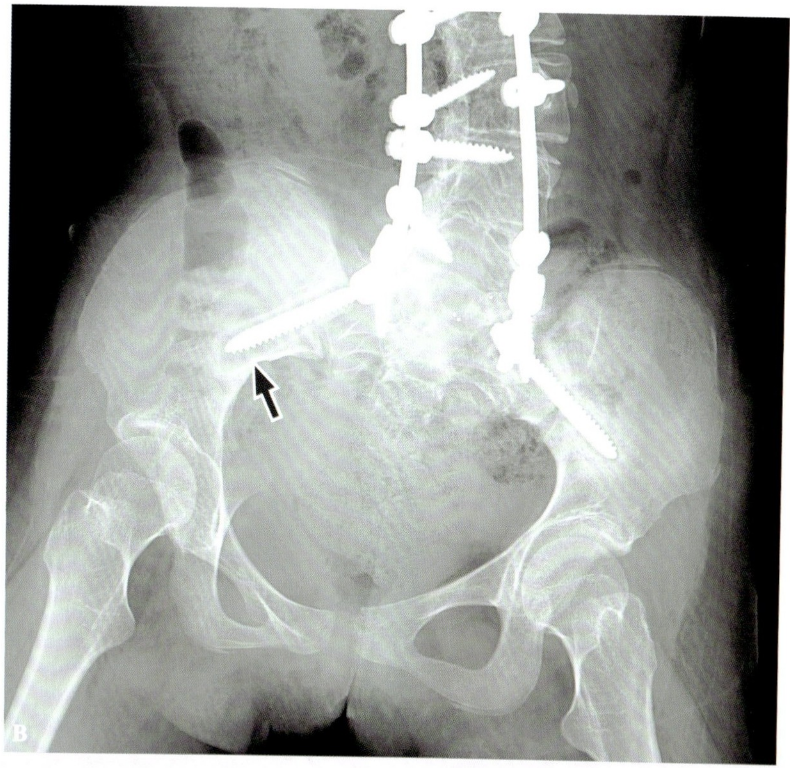

▲ 图 24-62　男，17 岁，后脊柱融合术，发生内固定并发症

A. 脊柱侧位 X 线片显示脊柱融合内固定物的左侧髂骨组件脱离（箭）；B. 还可见沿右侧髂骨螺钉周围的假体透亮影（箭）

质界面间出现假体周围透亮影时，提示由于骨质溶解导致内固定松动。通常，认为透亮影＞2mm是不正常的（图24–62）。存在内固定的骨折通常表现为通过金属假体的X线透亮影。

在骨质重叠、解剖复杂的区域和金属内固定物方向复杂的情况下，要考虑应用其他成像方法，如MDCT、放射性核素标记白细胞显像和MRI。例如，MDCT在评价内固定并发症方面要优于X线，主要因为它具有高的空间和时间分辨率并且具有多平面和3D重建能力[305]。MDCT的出现明显减少了以往单排CT所见的金属伪影。当怀疑假体感染时，放射性核素标记白细胞显像是一种重要的影像检查方法，据报道准确性为90%[306]。因为金属伪影，MRI对直接评价适用于MRI的内固定作用是有限的；然而，它在评价并发症方面有重要作用，如邻近软组织感染。

或螺钉时，螺钉有可能穿透骨皮质累及关节面。在SCFE 的情况下，因为儿童的生长也会导致钢针移位，从而导致股骨头下骨骺不稳定。此外，在 SCFE 中螺钉位置不恰当会导致股骨头缺血坏死 [303, 304]。

X 线片是评价骨科内固定和潜在并发症的首选成像方式。通常，必须拍摄至少两个互相垂直体位的图像。在 X 线片上，评价内固定物的位置和定位其可能的异常位置很重要（图 24-62）。当金属和骨

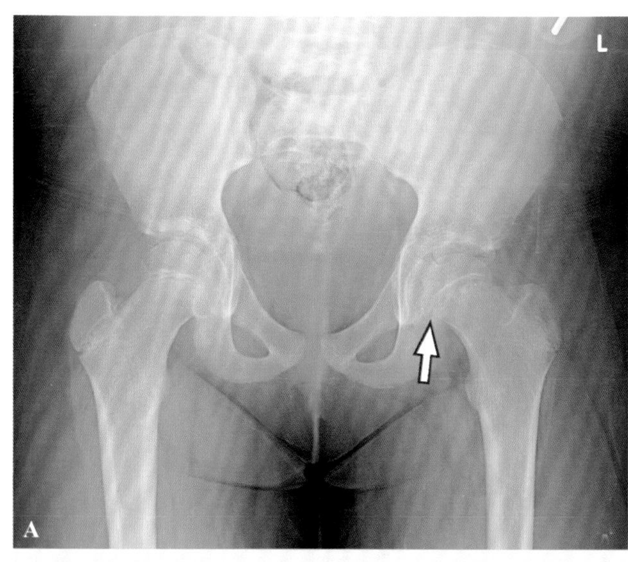

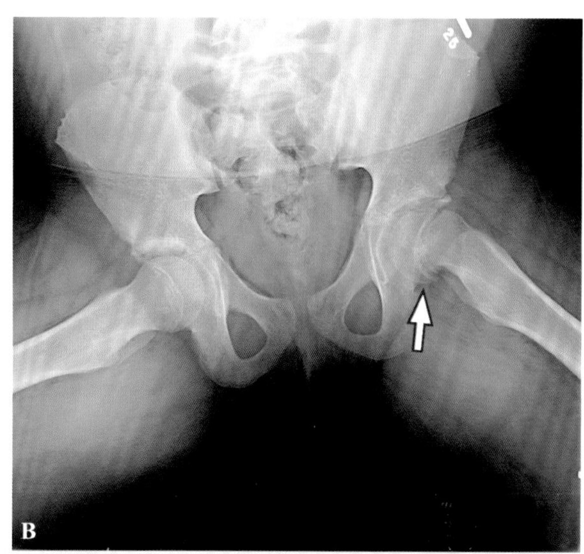

▲ 图 24-61　男，13 岁，超重，股骨头骨骺滑移，表现为左髋部疼痛

髋关节前后位（A）和蛙式位（B）X 线片显示股骨头骨骺相对于股骨颈向内下轻度移位（箭）；生长板稍不对称增宽

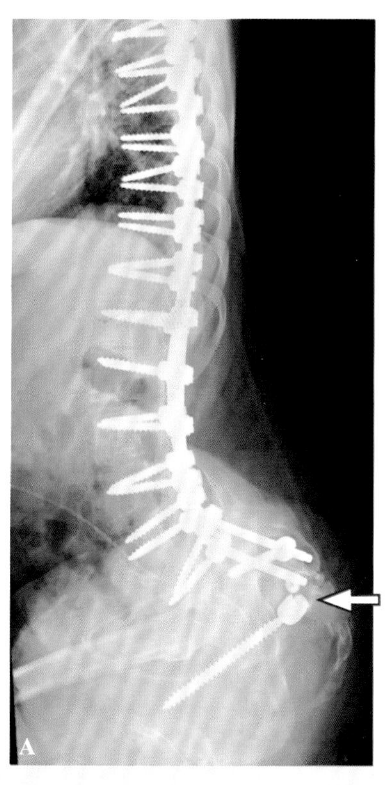

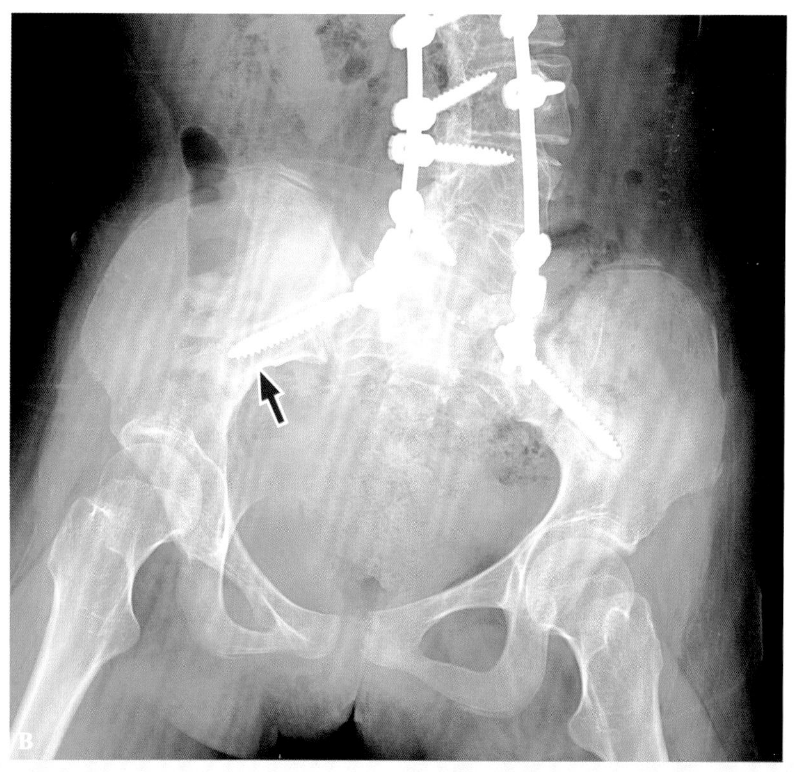

▲ 图 24-62　男，17 岁，后脊柱融合术，发生内固定并发症

A. 脊柱侧位 X 线片显示脊柱融合内固定物的左侧髂骨组件脱离（箭）；B. 还可见沿右侧髂骨螺钉周围的假体透亮影（箭）

质界面间出现假体周围透亮影时，提示由于骨质溶解导致内固定松动。通常，认为透亮影＞2mm是不正常的（图24–62）。存在内固定的骨折通常表现为通过金属假体的X线透亮影。

在骨质重叠、解剖复杂的区域和金属内固定物方向复杂的情况下，要考虑应用其他成像方法，如MDCT、放射性核素标记白细胞显像和MRI。例如，MDCT在评价内固定并发症方面要优于X线，主要因为它具有高的空间和时间分辨率并且具有多平面和3D重建能力[305]。MDCT的出现明显减少了以往单排CT所见的金属伪影。当怀疑假体感染时，放射性核素标记白细胞显像是一种重要的影像检查方法，据报道准确性为90%[306]。因为金属伪影，MRI对直接评价适用于MRI的内固定作用是有限的；然而，它在评价并发症方面有重要作用，如邻近软组织感染。

第 25 章　由内分泌、代谢紊乱和关节病变导致的骨骼肌肉疾病

Musculoskeletal Disorders Due to Endocrinopathy, Metabolic Derangement, and Arthropathy

Ricardo Restrepo　Edward Y. Lee　Paul S. Babyn　Hadeel M. Seif El Dein　Bjorn Lundin　Andrea S. Doria　著

一、概　述

儿童骨骼是重要的动力系统。骨骼还有很多生理作用，如造血和结构支持，以帮助维持细胞稳态和体液生化平衡。因为正常儿童骨骼发育需要活跃的合成代谢活动，因此内分泌、代谢和关节疾病常常影响儿童骨骼。激素代谢紊乱、生长和体液因素及维生素和矿物质缺乏均可造成骨骼影像上的改变。本章回顾了在儿童群体中，由内分泌、代谢异常和关节病变所致骨骼疾病的最新影像学技术和影像学表现。

二、影像学技术

（一）X 线

对临床怀疑内分泌、代谢和关节疾病，且存在骨关节病变的患儿，普通 X 线摄影仍为最常用的初始检查方法。X 线容易获得、成本低，且辐射剂量小[1]。我们需仔细评估骨骺、干骺端和骺板的形态，以及骨的密度和形态。

因为内分泌和代谢异常导致的骨改变在生长活跃的部位最明显，常规的 X 线检查应包括腕 / 手和膝关节前后位。为证实系统性受累可采取双侧成像。手部 X 线片（1 岁以下儿童拍摄膝关节）还可预测骨龄，确定有无发育迟缓[2]。骨骼筛查可用于评价儿童系统性疾病（如代谢、内分泌）的骨改变，骨骼发育不良或疑似的非意外性创伤。

对可疑的骨软骨病患儿，首选 X 线片检查受累部位。对于儿童，加照对侧有助于评价细微异常，排除正常发育变异[1]。对一些骨软骨病，如股骨头骨骺滑移或膝关节剥脱性骨软骨炎（osteochondritis dissecans，OCD），可能需要照射两个或更多体位，本章后面会详述。幼年特发性关节炎（juvenile idiopathic arthritis，JIA）患儿，X 线片用于初步诊断，以排除其他疾病，并评估疾病晚期可能存在的并发症。对 JIA 患者，X 线片可提供疾病整体表现和骨骼矿化信息，但是，因为 X 线片对软组织和软骨的评价能力较差，其对于 JIA 的早期改变和活动性评价敏感性较低[3]。

（二）超声

灰阶和彩色能量多普勒超声（ultrasound，US）对评估儿童内分泌、代谢和关节病变有很重要的作用。US 不需要镇静，没有电离辐射，可提供关于滑膜、关节软骨边缘、关节积液和关节周围软组织的信息。在骨骼发育不成熟的患儿中，由于软骨结构的范围很大，US 可用于评估未骨化的骨骼和骨的表面部分。

高频（7.5～15MHz）线阵换能器，对表浅的骨骼肌肉结构和病变可提供良好的空间分辨率，常用于幼年儿童。但是，低频曲面或矢量超声换能器，可提高软组织穿透力，可用于年长、体型较大的患儿。彩色能量多普勒超声成像，可提供血管和血流量信息，对评价炎性病变有帮助。例如，对于 JIA 患儿，US 可评价关节疾病的范围和严重程度，包括

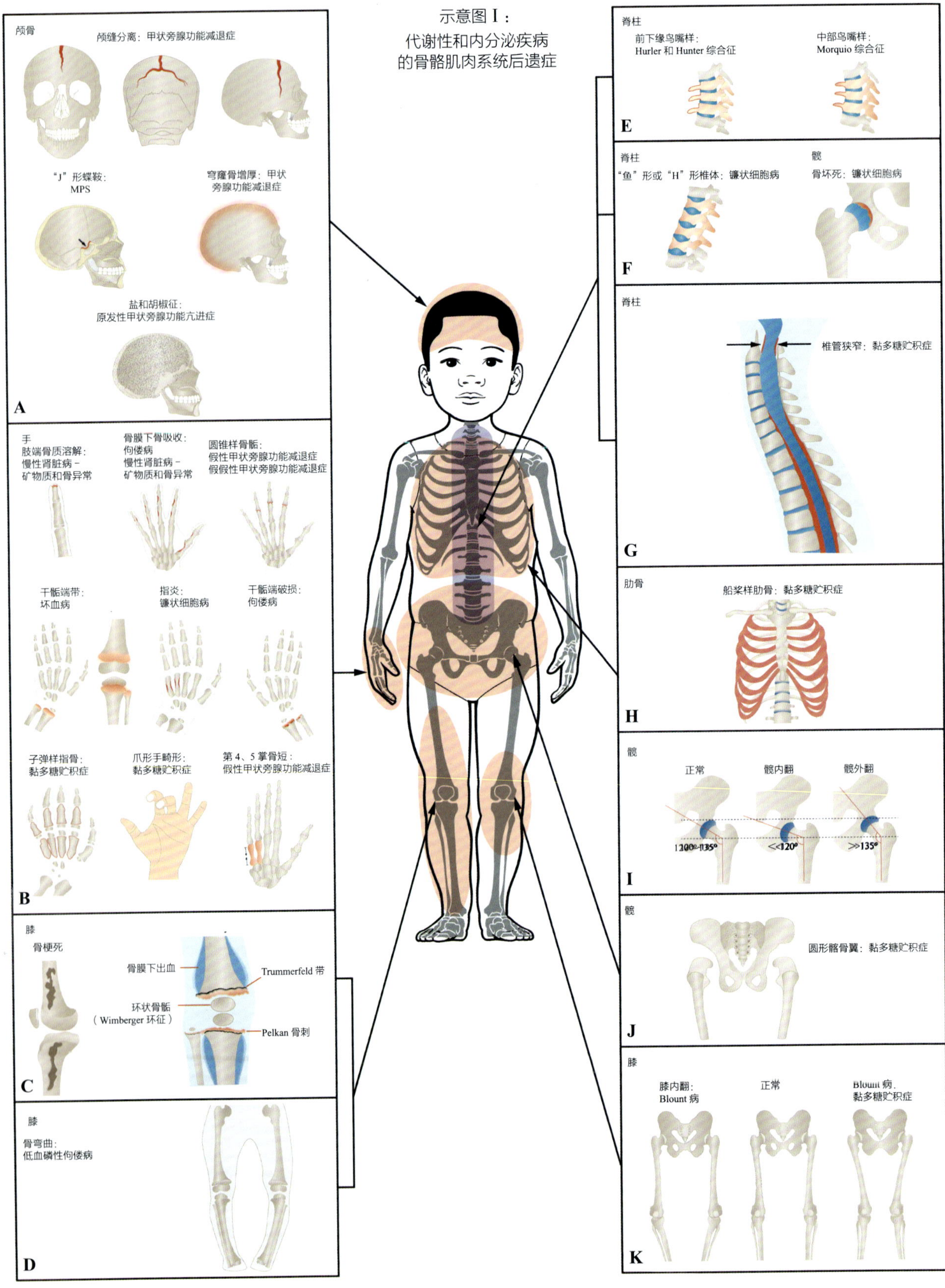
示意图 I：
代谢性和内分泌疾病
的骨骼肌肉系统后遗症
颅骨
颅缝分离：甲状旁腺功能减退症
"J"形蝶鞍：
MPS
穹窿骨增厚：甲状
旁腺功能减退症
盐和胡椒征：
原发性甲状旁腺功能亢进症
A
手
肢端骨质溶解：
慢性肾脏病－
矿物质和骨异常
骨膜下骨吸收：
佝偻病
慢性肾脏病－
矿物质和骨异常
圆锥样骨骺：
假性甲状旁腺功能减退症
假假性甲状旁腺功能减退症
干骺端带：
坏血病
指炎：
镰状细胞病
干骺端破损：
佝偻病
子弹样指骨：
黏多糖贮积症
爪形手畸形：
黏多糖贮积症
第 4、5 掌骨短：
假性甲状旁腺功能减退症
B
膝
骨梗死
骨膜下出血
Trummerfeld 带
环状骨骺
（Wimberger 环征）
Pelkan 骨刺
C
膝
骨弯曲：
低血磷性佝偻病
D
脊柱
前下缘鸟嘴样：
Hurler 和 Hunter 综合征
中部鸟嘴样：
Morquio 综合征
E
脊柱
"鱼"形或"H"形椎体：镰状细胞病
髋
骨坏死：镰状细胞病
F
脊柱
椎管狭窄：黏多糖贮积症
G
肋骨
船桨样肋骨：黏多糖贮积症
H
髋
正常
髋内翻
髋外翻
120°-135°
<120°
>135°
I
髋
圆形髂骨翼：黏多糖贮积症
J
膝
膝内翻：
Blount 病
正常
Blount 病，
黏多糖贮积症
K

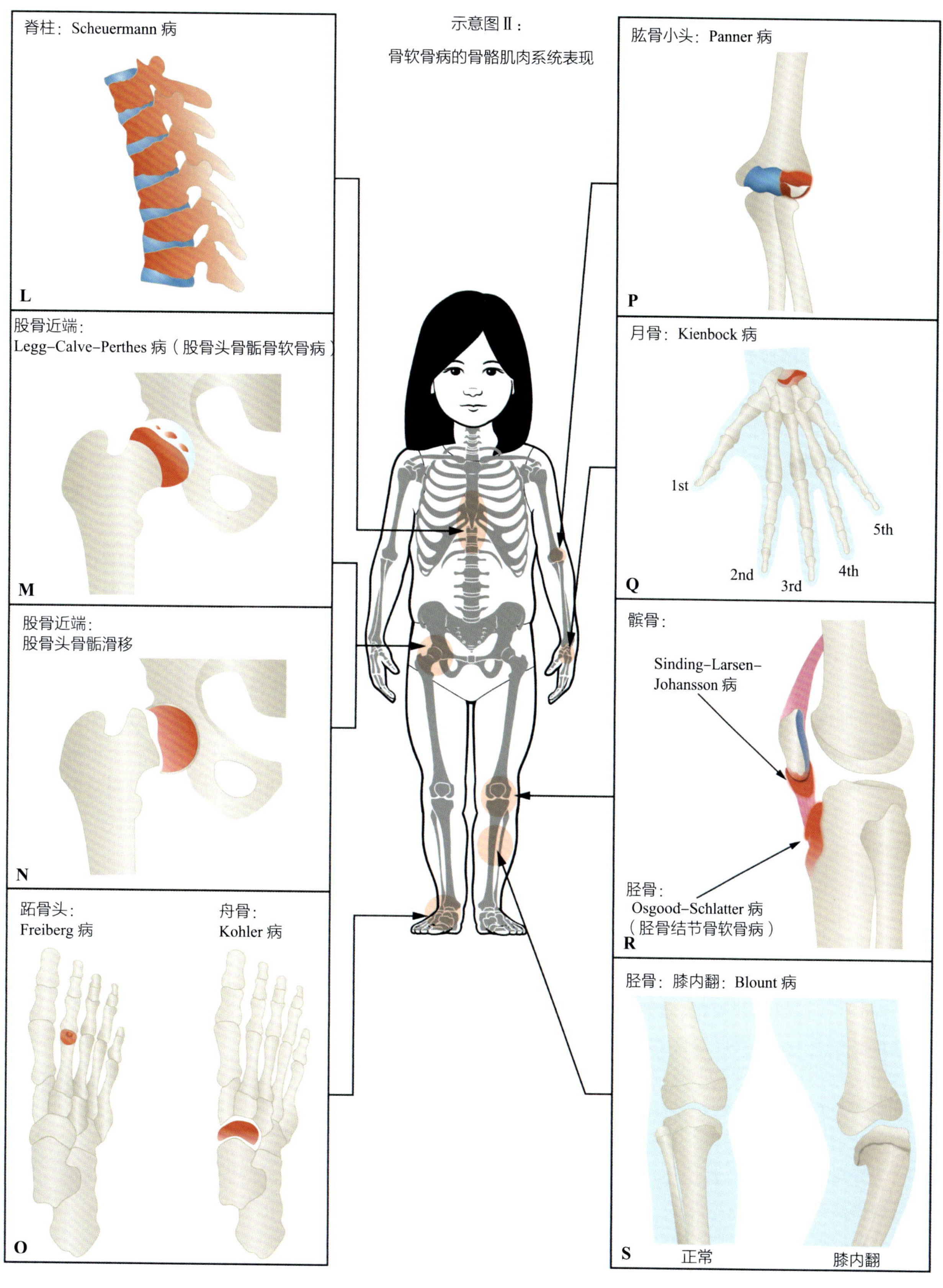
示意图Ⅱ：
骨软骨病的骨骼肌肉系统表现
脊柱：Scheuermann 病
L
股骨近端：
Legg–Calve–Perthes 病（股骨头骨骺骨软骨病）
M
股骨近端：
股骨头骨骺滑移
N
跖骨头：
Freiberg 病
舟骨：
Kohler 病
O
肱骨小头：Panner 病
P
月骨：Kienbock 病
1st
2nd
3rd
4th
5th
Q
髌骨：
Sinding–Larsen–Johansson 病
胫骨：
Osgood–Schlatter 病
（胫骨结节骨软骨病）
R
胫骨：膝内翻：Blount 病
S
正常
膝内翻

早期侵蚀、监测治疗效果和排除亚临床疾病[3, 4]。

（三）CT

计算机断层扫描（computed tomography，CT）可很好地观察骨骼结构，对内分泌和代谢异常，以及关节病变患儿很有用。但是，因其有电离辐射，应谨慎使用。二维（2D）和三维（3D）重建多排CT（multidetector CT，MDCT），对评估复杂的解剖学区域如面部、胸廓和髋关节特别有帮助[1]。2D和3D重建CT图像可作为术前成像手段，指导骨科医师对继发于Legg–Calve–Perthes（LCP）病和Blount病的骨骼畸形患儿进行干预[5, 6]。

（四）MRI

磁共振成像（magnetic resonance imaging，MRI）可对临床怀疑内分泌、代谢和关节病变的患儿提供最全面的骨骼肌肉结构的评价。其多平面成像能力、评估骨髓及骨皮质的能力，可用于影像学评估儿童炎性关节病和系统性疾病如镰状细胞病（sickle cell disease，SCD）和戈谢病[3, 7, 8]。此外，MRI是目前评估软骨形态的最好的成像方法，用于评价儿童炎性关节病如JIA或骨软骨病如OCD[4]。MRI的缺点是费用高，与其他成像方法相比实用性较低，检查时间长，需要静脉注射造影剂，年幼患者需要镇静。在很多情况下，由于扫描时间长，MRI一次仅能评估单个关节。但是，最近的MRI技术，如全身MRI和并行成像，可对系统性疾病如脊柱关节病和儿童炎性肌病进行相对较快的全身评估[9, 10]。

（五）核医学

骨显像是检测注射入脉管系统的放射性试剂的分布和摄取的一种成像方式。骨显像的主要优点是可一次评估全身骨骼，这对于系统性和代谢性疾病的患儿很有用。它能够评估软组织、皮质骨和骨髓的功能。骨显像敏感性高，但特异性低，可帮助确定早期病变的存在。这对一些骨软骨病如早期LCP和股骨头骨骺滑移很关键，如果不能及时准确诊断，会导致严重残疾。系统性疾病如SCD，骨显像可提供全身骨骼的整体表现。对JIA，骨显像目前不是常规检查。骨显像的缺点包括使用放射性物质、空间分辨率有限（SPECT成像可以改善），以及可能需要镇静[1]。

三、疾病谱系

（一）内分泌和代谢紊乱导致的骨骼肌肉疾病

1. 佝偻病　佝偻病是生长板的有序发育和矿化过程遭到破坏所致[11]。其主要通过两种机制影响骺板：①由于低钙或低磷导致软骨和骨样组织矿化不良；②软骨内化骨延迟，导致骺板处软骨过度积聚，生长障碍和骨骼畸形[12]。

造成佝偻病的原因有很多，主要分为两组，即钙缺乏型或磷缺乏型，分别取决于起始病因是由于钙吸收不足或磷排泄过度。钙缺乏型佝偻病包括维生素D缺乏和钙缺乏，使用某些药物如抗惊厥药（如苯妥英钠），吸收不良综合征和肥胖。肥胖是由于过量的脂肪组织引起钙螯合作用。膳食钙缺乏在世界上大多数国家是罕见的[2, 12]。佝偻病可能与早产有关，是由于营养、代谢和医源性因素的综合作用，通常发生在孕周32周以下或体重低于1500g的婴儿，在生后12周左右出现临床症状（图25–1）[2, 11, 13]。磷缺乏型佝偻病最常见的病因是遗传性或获得性肾小管磷过度排泄，其中最常见的是X连锁低磷血症（家族性抗维生素D性佝偻病）（示意图Ⅰ–D）[12]。

X线片在佝偻病的诊断和治疗反应评价方面起着重要的作用。代谢性疾病影像检查常规包括手部和膝部X线片，因为佝偻病改变最常累及生长最活

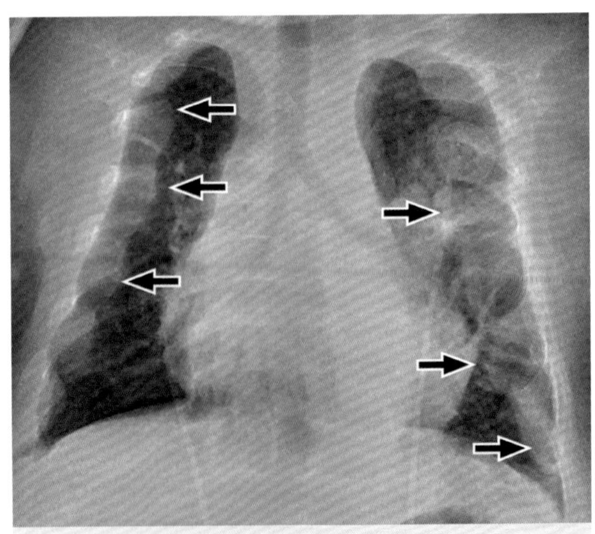

▲图25–1　男，5月龄，超早产和佝偻病

正位胸部X线片显示严重的弥漫性骨量减少和肋软骨交界处串珠样改变（箭）

跃的区域。建议行双侧检查以确定是否为系统性受累。骨龄可用来诊断和评估发育迟缓[2, 14]。佝偻病的非特异性影像表现包括弥漫性骨量减少、骨小梁粗糙和生长障碍，常早于生长板的改变。典型表现常累及生长板，首先表现为生长板增宽。随着疾病进展，干骺端边缘，确切地说是临时钙化带消失，生长板增宽更加明显。受累长骨干骺端破损呈杯口样（图 25-2 和示意图Ⅰ-B）。骨骺密度逐渐减低，边缘消失。骨干的影像表现包括骨膜下骨吸收、骨皮质变薄，皮质内隧道和骨内骨吸收。其他骨干表现还有不全骨折、骨膜反应和骨弯曲畸形。骨弯曲在负重的下肢表现最明显[11, 14, 15]。

佝偻病恢复期影像改变多见于 2～3 月后，滞后于临床和实验室检查数周。恢复早期表现为临时钙化带重新出现，呈致密线影与骨干分隔，随后其下方的生长板软骨钙化。恢复期也可见骨膜反应。骨弯曲畸形可持续很长时间[15]。

在低血磷性佝偻病（图 25-3），骨矿化比维生素 D 缺乏性佝偻病要好。两者主要临床区别为身材矮小和骨弯曲，尤其是下肢。骨弯曲更常见于低血磷性佝偻病。不全骨折和疏松带亦更常见于低血磷

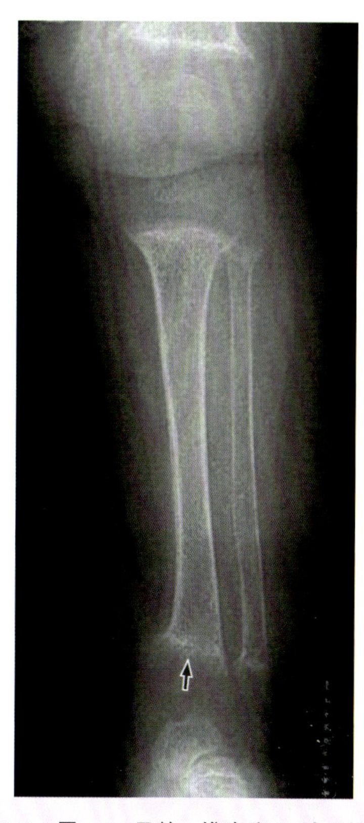

▲ 图 25-2　男，14 月龄，维生素 D 缺乏性佝偻病

胫腓骨正位 X 线片显示弥漫性骨量减少，股骨远端、胫骨（箭）和腓骨干骺端张开、破损，呈杯口样改变

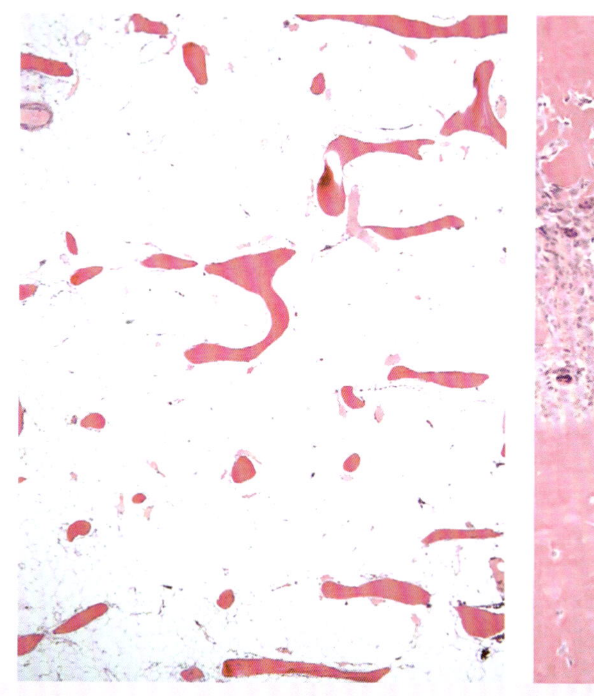

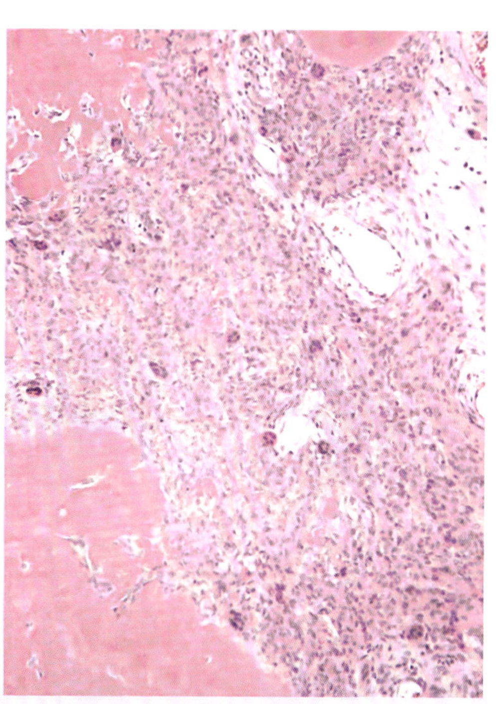

▲ 图 25-3　男，11 岁，肿瘤性低磷血症性佝偻病

骨性骨针的大小和数目明显减少（左；HE，×40）；本例患者为胫骨的磷酸盐尿性间叶肿瘤，切除肿瘤后磷酸盐代谢紊乱缓解（右；HE，×200）

性佝偻病[11, 15]。

佝偻病的治疗目的为病因治疗。大多数佝偻病对维生素 D 治疗反应良好，必要时还可补充钙剂[15, 16]。

2. 甲状旁腺功能亢进症　原发性甲状旁腺功能亢进症（primary hyperparathyroidism，PHPT）是最常见的内分泌疾病之一，发病率为 0.1%～0.4%，随着年龄增大发病率增加，60 岁达到高峰[17]。PHPT 在青少年不常见，儿童期罕见，西方国家发病率为 3%～5%[18]。PHPT 的定义为一个或多个甲状旁腺产生甲状旁腺素（parathormone，PTH）过多，钙调节的负反馈作用消失，肾脏吸收钙增多，维生素 D 合成增加，尿磷酸盐增多，骨吸收增加，引起继发性高钙血症[17]。典型症状包括骨痛和腹痛，精神症状和疲劳。受累患儿常出现肾结石。与成人 PHPT 相比，儿童患者出现症状的频率较高，终末器官损伤较多见[17, 19, 20]。

儿童 PHPT，根据发病年龄可以分为两型，即新生儿型和儿童型。新生儿型 HPT 为常染色体隐性遗传或源于母亲甲状腺功能减退症。新生儿型 HPT 于新生儿期或婴儿期起病，甲状旁腺增生，导致高钙血症，可危及生命[21, 22]。年龄较大的儿童和青少年 PHPT 多为散发性，由甲状旁腺腺瘤伴增生所致。一些儿童患者有多发性内分泌肿瘤综合征或家族性孤立性 PHPT[17, 18, 20]。

评价 PHPT 患儿骨受累情况首选影像检查为 X 线片。典型影像表现包括骨量减少、骨小梁粗糙、骨膜下骨吸收和皮质隧道（图 25-4A）。韧带下骨吸收也很常见，多见于股骨远端和胫骨近端。骨小梁吸收可见于任何骨骼，包括颅骨，形成“盐和胡椒”征（图 25-4B 和示意图 Ⅰ-A）。也可发生软组织和内脏转移性钙化、软骨钙质沉着病、股骨头骨骺滑移和骨畸形（如膝外翻）[15, 21]。

通常，儿童 PHPT 需行双侧颈部探查和甲状旁腺活检。确诊为单发甲状旁腺腺瘤的病例，可行单个受累腺体的探查和切除术[20]。

3. 慢性肾脏病－矿物质和骨异常（chronic kidney diseasemineral bone disorder，CKDMBD），以前称为肾性骨营养不良（renal osteodystrophy，ROD），指慢性肾衰竭继发甲状旁腺功能亢进导致的特征性骨骼肌肉表现[2, 15]。肾小球和肾小管功能障碍均可

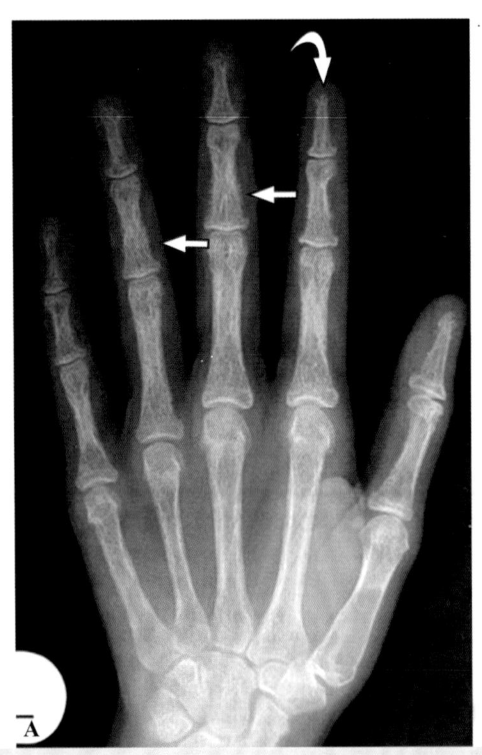

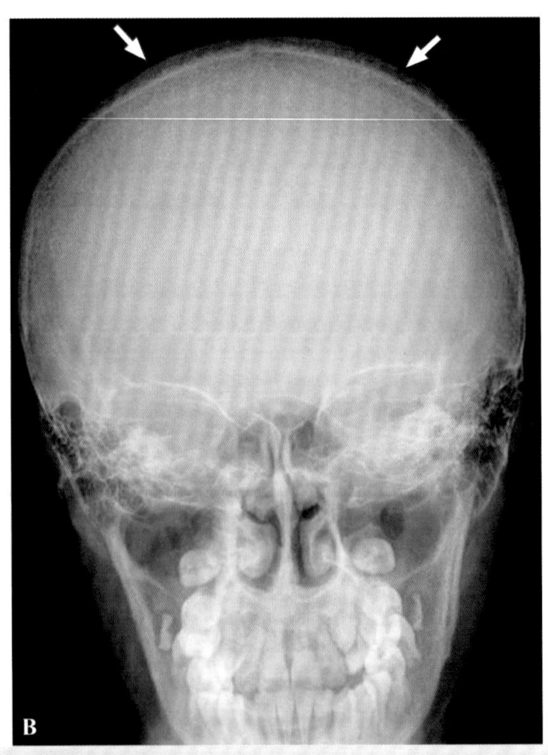

▲ 图 25-4　男，15 岁，原发性甲状旁腺功能亢进症，甲状旁腺腺瘤

A. 手部正位 X 线片显示骨小梁粗糙，骨吸收征象如皮质隧道（直箭），肢端骨质溶解（弯箭）；B. 颅骨正位 X 线片示颅骨典型的“盐和胡椒”征（箭），提示骨吸收

导致 CKDMBD。肾小管功能障碍造成维生素 D 合成缺乏，导致低钙血症，而肾小球功能受损引起磷潴留。低钙血症继发甲状旁腺功能亢进，以恢复血钙水平。继发性甲状旁腺功能亢进是 ROD 的主要代谢异常。随着疾病进展，可发展为佝偻病和骨软化症 [2, 15, 23]。

甲状旁腺功能亢进症的影像学表现源于破骨细胞吸收活动增加。典型的 X 线特征包括骨膜下，骨内和韧带下骨吸收，以及骨量减少伴骨小梁粗糙。骨膜下骨吸收最常见于手的中节指骨（图 25-5A 和示意图Ⅰ-B）、锁骨远端（图 25-5B）、股骨远端和胫骨近端。骨内骨吸收，也称为皮质隧道，表现为骨皮质内层呈花边样。肢端骨质溶解，指末端丛状骨吸收，也是 CKDMBD 的表现（图 25-5A）。软骨下骨吸收，指邻近生长板的软骨，即所谓的纤维性骨炎，可引起生长板边缘透亮影，类似佝偻病，易发生骨骺滑移。骨硬化也是常见表现，引起弥漫性骨密度增高，在脊柱累及椎体终板，呈“橄榄球衣”征 [2, 11, 15, 24]。双能 X 线吸收测定法可真实测量骨质密度，目前用于评估儿童群体的骨量 [25]。软组织和内脏钙化也是 CKDMBD 的表现，为钙盐沉积的结果 [26]。

组织学上，肾性骨病显示明显的破骨细胞和成骨细胞活性，编织骨增加，骨髓纤维化由骨小梁旁

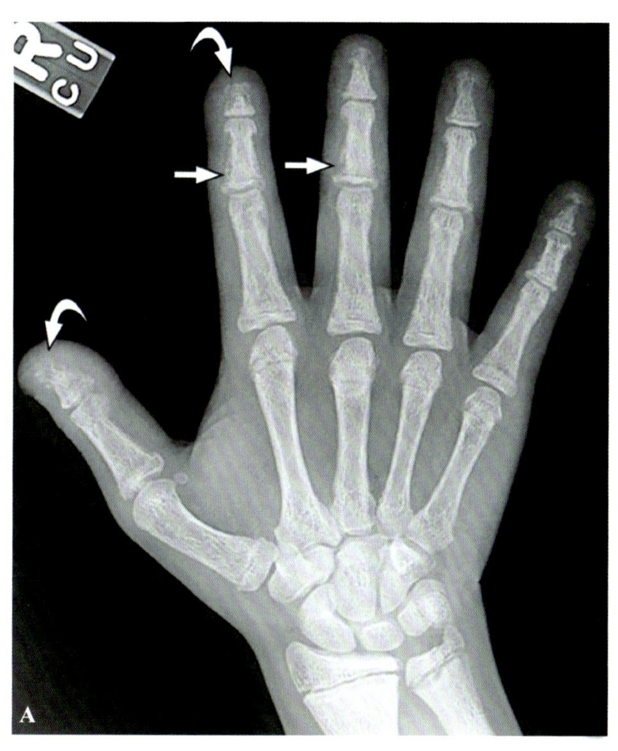

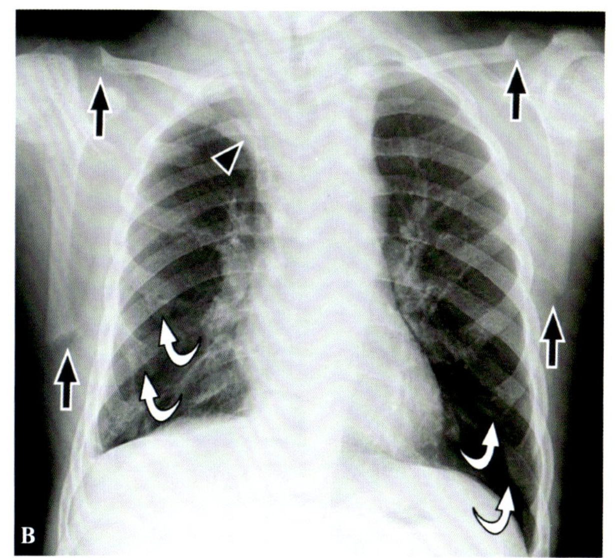

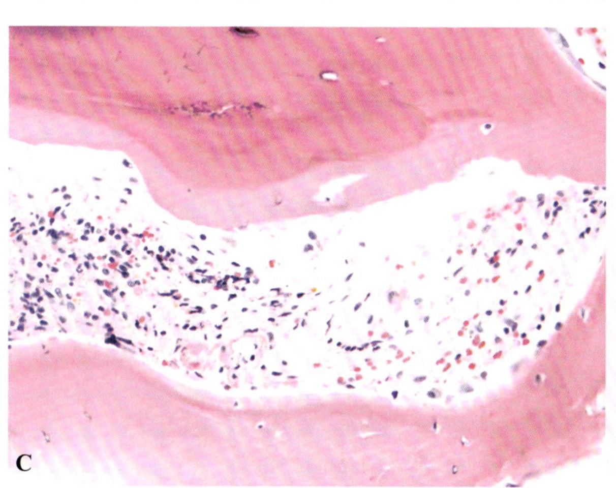

▲图 25-5　女，13 岁，终末期肾脏病，肾性骨营养不良

A. 手部正位 X 线片显示弥漫性骨量减少和骨吸收征象，如皮质隧道（直箭）和肢端骨质溶解伴丛状骨吸收（弯箭）；B. 胸部正位 X 线片显示锁骨远端和肩胛骨下角骨吸收（直箭），肋软骨交界处变宽（弯箭）；注意由既往透析导致的上腔静脉内血栓钙化（箭头）；C. 女，11 岁，肾衰竭，慢性肾脏病 - 矿物质和骨异常；髂后上嵴活检显示骨髓纤维化和造血减少（HE，×400）

开始（图 25-5C），逐渐进展成弥漫性病变（纤维性骨炎）。维持骨和矿物质稳态在儿童中非常具有挑战性，大部分患者都有不同程度的甲状旁腺功能亢进征象。

治疗包括饮食咨询，补充维生素 D_2 和维生素 D_3，使用无钙的磷结合剂[23]。

4. 三发性甲状旁腺功能亢进症 三发性甲状旁腺功能亢进症（THPT）在儿童和青少年中很少见，目前对其影像表现知之甚少[27]。该疾病的诊断主要基于实验室检查结果[27]。甲状旁腺功能亢进症的继发性（非自主功能）和三发性（自主功能）形式之间的界限有时是模糊的，THPT 的影像表现多为晚期 ROD（图 25-6）。该疾病表现为 CKDMBD 的尿毒症期。虽然 THPT 中甲状旁腺的特征性自主神经功能可能与腺瘤的代谢活动相似，但这种病理表现在 THPT 中实际上很少见。相反，大多数 THPT 病例（94%）伴有明显的腺体增生[27, 28]。

^{99m}Tc-MIBI 对于 PHPT 患者甲状旁腺病变的术前定位非常敏感和准确，并且对于识别多发性增生中所有异常的甲状旁腺具有同等的敏感性和准确性[29]。总而言之，MIBI 是一种重要的诊断技术，可用于鉴别 THPT 患者纵隔和胸腺区域的异位甲状旁腺[30]。

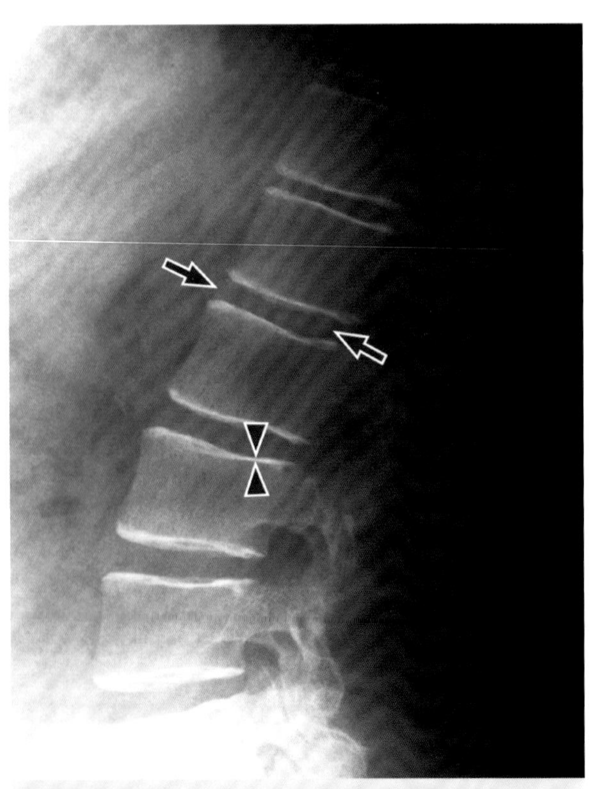

▲ 图 25-6 女，17 岁，肉芽肿病、多血管炎（以前称为 Wegener 肉芽肿病）和慢性肾衰竭，根据实验室检查确诊为三发性甲状旁腺功能亢进症；胸腰段脊柱侧位 X 线片显示椎体终板硬化（箭头）伴多层椎间盘钙化灶（箭）

5. 甲状旁腺功能减退症、假性甲状旁腺功能减退症和假假性甲状旁腺功能减退症 甲状旁腺功能减退症（HP）是钙代谢异常，其特征在于尽管存在低钙血症和继发性高磷血症，但血清 PTH 水平仍低。原发性特发性 HP 可能是家族性或散发性的。它可能与几种综合征有关，包括 DiGeorge 综合征，其特点是先天性甲状旁腺缺如。引起 HP 的其他原因还有自身免疫性疾病和术后切除。假性甲状旁腺功能亢进症（PHP）是一种遗传性疾病，其特征与 HP 类似；然而，由于终末器官对 PTH 的抵抗，尽管甲状旁腺正常，但 PTH 升高。假假性甲状旁腺功能减退症（PPHP）是 PHP 的血钙正常形式。

可以使用 X 线评估 HP 的肌肉骨骼表现。在约 20% 的 HP 患者中，最常见的放射学特征是全身性或局灶性骨硬化，特别是在颅骨、骨盆和股骨近端[21]。头面部是患儿经常受累的区域。影像表现包括颅顶和面骨增厚，颅内压增加导致颅缝分离，以及出牙延迟或多生牙等牙齿发育异常。其他表现包括骨骺早闭、干骺端致密带及软组织、肌腱和脊柱韧带钙化[11, 21]。

PHP 和 PPHP 中的典型影像表现是由于骺板过早融合导致的一个或多个掌骨和跖骨缩短，最常见的是影响第四和第五掌（趾）骨。这一表现在 PPHP 中更常见，并且最常见于手(图25-7和示意图Ⅰ-B)。PHP 和 PPHP 的其他骨骼特征包括骨干外生骨疣、髋外翻或内翻（示意图Ⅰ-I）、骨弯曲、锥形骨骺和骨成熟加速。其中也可见类似 HP 的软组织钙化[21]。

大多数儿童 PHP 都可以通过补充钙和维生素 D 类似物得到很好的控制。对于治疗无效病例，可以使用 PTH 替代疗法；然而，由于外源性使用 PTH 会使骨肉瘤的风险增加，在儿童中禁止使用重组人 PTH[31, 32]。

6. 低磷血症 低磷血症的特点是因组织非特异性碱性磷酸酶活性不足，导致的骨矿化不良。最终会导致无机焦磷酸盐过度积聚，引起骨矿化不足。低磷血症的四种主要类型为围生期型、婴儿型、儿

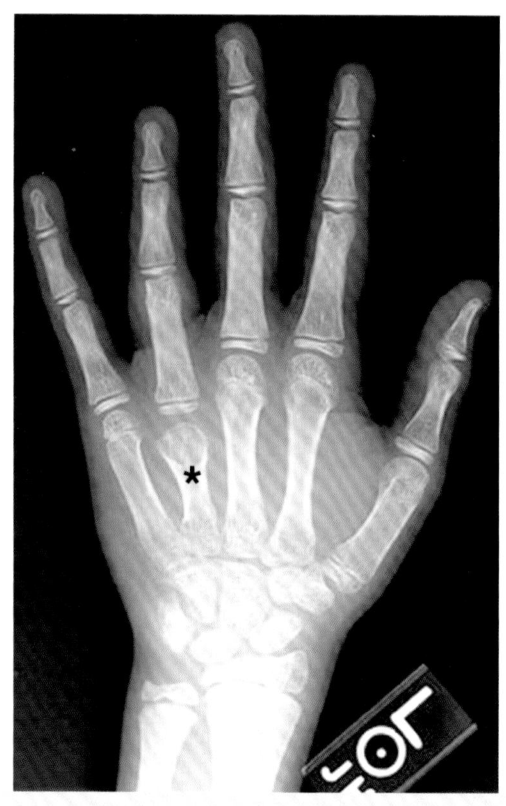

▲ **图 25-7 男，9 岁，假假性甲状腺功能减退症**
手部正位 X 线片显示第 4 掌骨短（星号）

童型和成人型。

与佝偻病类似，低磷血症的诊断主要依赖 X 线片。低磷血症的骨骼矿化不足，比成骨不全更为严重。婴儿型和儿童型类似佝偻病，干骺端受累不均匀呈碎片状。成人型类似骨软化症，骨小梁粗糙，跖骨应力性骨折，可见疏松带[33]。

低磷血症目前没有有效的治疗方法，只能行对症治疗和支持治疗[33]。

7. 坏血病　坏血病是由维生素 C 生理性缺乏导致的疾病，现在在发达国家很少见。人们依赖于外源性摄入补充维生素 C，它主要存在于蔬菜和水果中。维生素 C 也存在于母乳中[34–36]。在儿童，坏血病更常见于用巴氏杀菌或煮沸牛奶喂养的婴儿，因为加热可破坏维生素，也常见于蔬菜和水果摄入不足的学龄前儿童。婴儿型坏血病常发生在 6 月龄后，因为在宫内可储存维生素 C，出生后头几个月可通过母乳获取维生素 C[35]。年幼患儿表现为生长发育迟滞和胃肠道症状。随着疾病进展，患儿出现牙龈出血和骨骼改变。皮肤症状和出血更常见于年龄较大的儿童和成人[35]。

坏血病诊断主要依据血清维生素 C 水平和骨骼 X 线表现，包括骨质疏松和软骨内成骨活跃区的异常，如长骨末端。有时可能需要活检（图 25-8A）。骨皮质和骨小梁广泛吸收导致其容易骨折（图 25-8A），愈合期见过量的骨痂形成。Trummerfeld 带是干骺端被破坏的骨质疏松带，愈合期还可见干骺端边缘骨刺形成（图 25-8B 和示意图 Ⅰ-C），由于生长板分离，干骺端与骨干交界处排列紊乱。Wimberger 环征为本病特征性表现，为骨化中心边缘的致密环，其对应临时钙化带的正常软骨矿化层，与中心的失矿化区形成对比（图 25-8B）。干骺端致密带和透亮带交替，可伴关节积血和骨膜下出血，后者表现为沿长骨的骨膜反应[11, 35, 37]。近年来，MRI 已被用于自闭症儿童的坏血病评估[38]。

坏血病的治疗包括补充维生素 C，通常能很快缓解症状。对于婴儿型坏血病，应避免巴氏杀菌或煮沸牛奶，哺乳期的母亲补充维生素以增加母乳中的维生素水平[36]。影像学上，痊愈的征象有皮质增厚、干骺端致密线、骨膜下过度成骨和骨重塑[11, 35]。

8. 重金属中毒　重金属（heavy metal，HM）是指密度大于 5g/cm^3 的金属，如铅、汞、铝、砷、镉和镍。它们广泛存在于地球地壳中，在人体内浓度很低。重金属的毒性是因其潜在的累积效应所致，可导致慢性退行性改变，特别是在神经系统、肝脏、肾脏和骨骼[39, 40]。

重金属的致毒机制包括酶抑制、抗氧化代谢受损、氧化应激和自由基形成[39]。现代生活中，大多数重金属中毒发生在有职业危害的成人；但是，儿童铅中毒仍引起严重关注[40–42]。铅有工业用途，但是没有生理作用；因此，有任何证据表明体内含铅都能诊断铅污染。儿童铅中毒的机制为意外摄入，最常见于学步儿童。铅暴露主要经胃肠道，与钙吸收同部位，在快速增长期活跃。作为一种无机化合物，它在胃肠道吸收很差。慢性接触极少量的铅即可导致不良后果。家庭用品和玩具中的铅涂料是儿童铅中毒的常见原因[40, 42]。儿童铅中毒最常见的表现是神经毒性。其他症状包括贫血、厌食、腹痛、呕吐和生长迟缓[40–42]。

铅中毒的诊断和其他重金属中毒一样，是通过检测血液中重金属水平。高危地区儿童应每 1～2

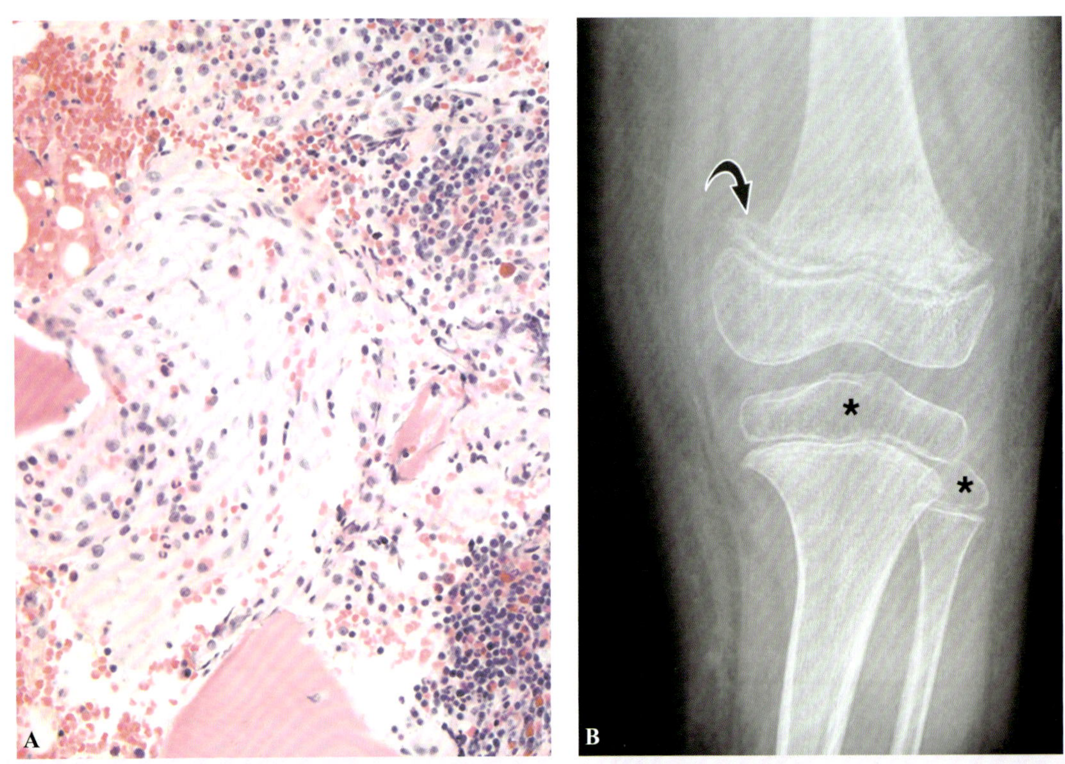

▲ **图 25-8　A.** 男，11 岁，维生素 C 缺乏导致坏血病，患者有自闭症和逐渐加重的厌食症病史；髂嵴活检显示骨小梁旁梭形细胞增生（HE，×400）；**B.** 男，6 岁，坏血病；膝关节正位 X 线片显示干骺端透亮线伴骨折和局部骨刺，提示早期愈合（Trummerfeld 带）（弯箭）；还可见明显骨量减少，在骨骺区更显著，伴边缘硬化线（Wimberger 环征）（星号）

年检测一次。铅中毒的骨骼表现可通过 X 线评估。典型特征包括干骺端致密横线，为钙与铅过量沉积导致，在膝关节周围最明显。正常儿童也可见股骨、胫骨致密线，因此腓骨内出现致密线方可支持诊断（图 25-9）。致密线影也可见于其他中轴骨和四肢骨，包括脊柱。如果铅暴露中断，致密线影可缓慢移至骨干，并于几年后消失。干骺端致密线不是铅中毒的特异征象，也可见于其他重金属中毒、坏血病、佝偻病和治疗后的白血病。本病还可见管状骨重塑异常，于股骨远端最明显，伴干骺端增宽和因颅内压增高所致的颅缝增宽[11]。

所有患者无论有没有症状，只要血铅水平明显升高，就应立即给予螯合剂治疗[42, 43]。

9. 镰状细胞病　急性或慢性骨受累是镰状细胞病（sickle cell disease，SCD）最常见的表现。急性 SCD 表现为疼痛性血管阻塞性危象骨髓炎骨髓梗死应力性骨折和椎体塌陷（鱼形或 H 形椎体；图 25-10 和示意图 Ⅰ-F）。慢性 SCD 主要表现与骨

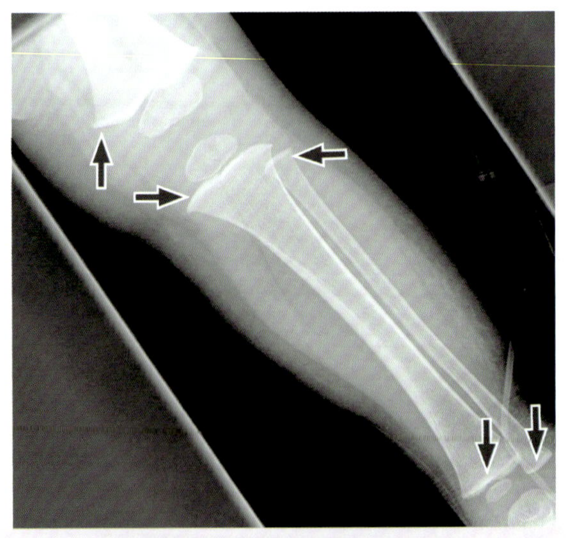

▲ **图 25-9　男，学步期，铅中毒**

胫腓骨正位 X 线片显示膝关节和踝关节周围典型的干骺端致密带（铅带）（箭）；腓骨近端受累更支持铅中毒的诊断

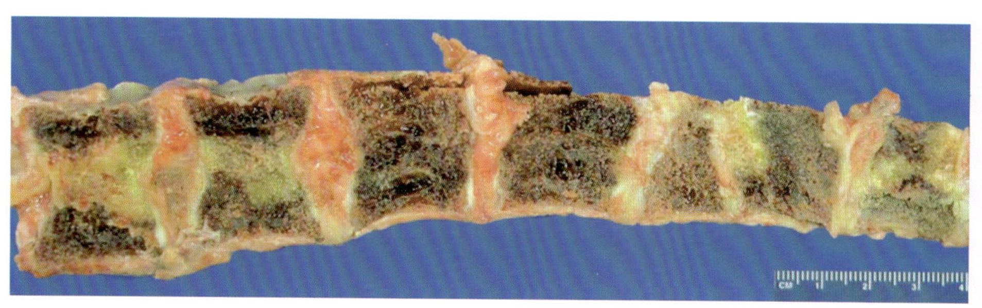

◀图 25-10 男，15 岁，镰状细胞病
脊柱呈大面积苍白（梗死），广泛椎体塌陷

坏死和继发性骨塌陷、变形有关[44]。本章讨论 SCD 引起的血管阻塞性危象和骨梗死。

血管阻塞性危象几乎累及所有 SCD 患儿，常始于婴儿晚期，可终生反复出现。血管阻塞性危象的发病机制为变形的异常红细胞阻塞微血管，可见于任何器官，骨髓受累更常见。微血管闭塞可导致骨髓梗死，通见于在骨髓腔或骨骺[44, 45]。

临床上，SCD 患儿表现为局灶性或多灶性剧烈疼痛、水肿和红斑，伴或不伴发热及白细胞增多[44, 45]。指（趾）炎为幼儿血管阻塞性危象的典型表现，年龄通常在 1—2 岁；手足短骨受累，其含

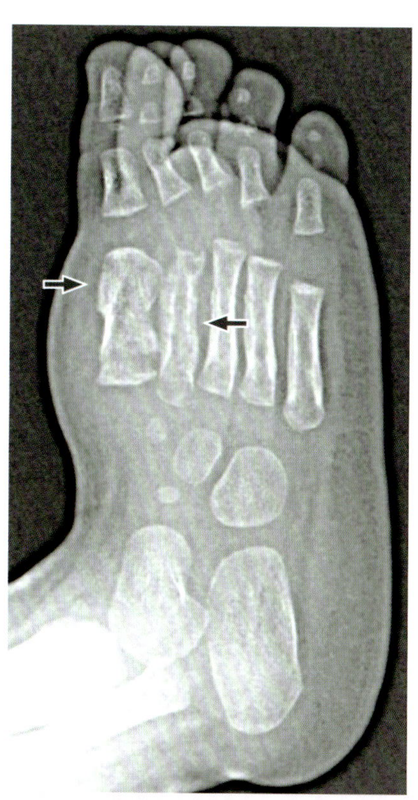

▲图 25-11 男，8 岁，镰状细胞病指（趾）炎
足斜位显示第一、第二跖骨明显的骨膜反应（箭），周围软组织肿胀

造血红骨髓（图 25-11）。患儿表现为指（趾）肿胀和疼痛[7, 44, 46]。血管闭塞导致骨骺梗死，发生骨坏死，可累及关节面[44, 45]。

疼痛性血管阻塞性危象的诊断主要依靠临床。影像学价值很小，因为急性期常看不到改变。急性期可选择骨显像或 MRI 检查。骨显像可帮助评价多部位受累，急性骨髓梗死显示摄取增加[44]。最近，全身 MRI 弥散加权成像（DWI）已被证实不仅可评估病变范围，还可评价急性期梗死[47, 48]。在缺血的最初 1 小时，DWI 显示扩散增加，并在愈合过程中持续增加[47]。当局灶性受累时，MRI 更有帮助，因为其对骨髓和软组织异常改变非常敏感。在急性期，骨梗死于液体敏感序列呈高信号，于 T_1WI 呈低信号。在 T_1WI 脂肪抑制序列上，急性病变平扫时呈高信号，增强后没有强化。梗死部位位于骨骺时，常伴关节积液。超急性期常表现为邻近软组织水肿和绞窄。

慢性梗死在液体敏感序列主要呈低信号，伴周围高信号环，于 T_1WI 呈低信号，伴有脂肪成分（图 25-12A）。SCD 相关的骨髓梗死往往比其他原因引起的梗死范围更大，反映了其为全身性疾病。X 线片上可看到更多的慢性梗死，为匐行性溶骨性病变伴周围硬化（示意图 Ⅰ-C）。X 线片上还可见弥漫性或斑片状骨硬化（图 25-12B）。在骨骺区，软骨下新月形透亮影也是典型的X线表现（示意图 Ⅰ-F）。在 MRI 上，X 线片显示的透亮影在 T_2WI 上表现为液体信号[7, 44-46, 49]。

SCD 并发血管阻塞性危象和梗死的治疗包括使用镇痛药、血管扩张药和静脉水化。如果疑似并发感染，也应给予抗生素治疗[45, 50]。

10. 贮积病 贮积病是进行性多系统代谢异常，可累及骨骼肌肉系统和内脏，如肺、心脏、肝和脾，有时也累及脑。主要可分为溶酶体疾病和非

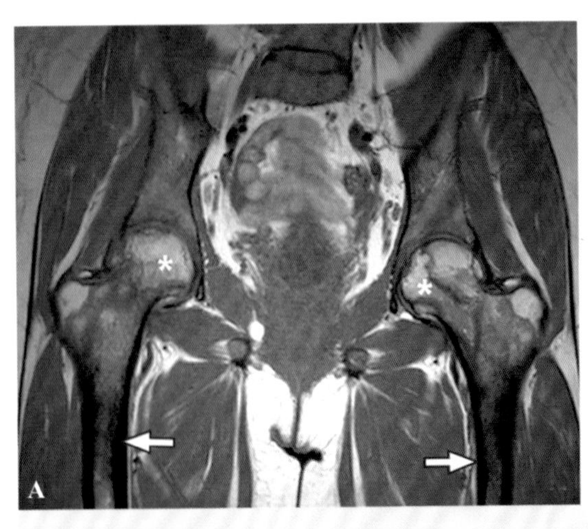

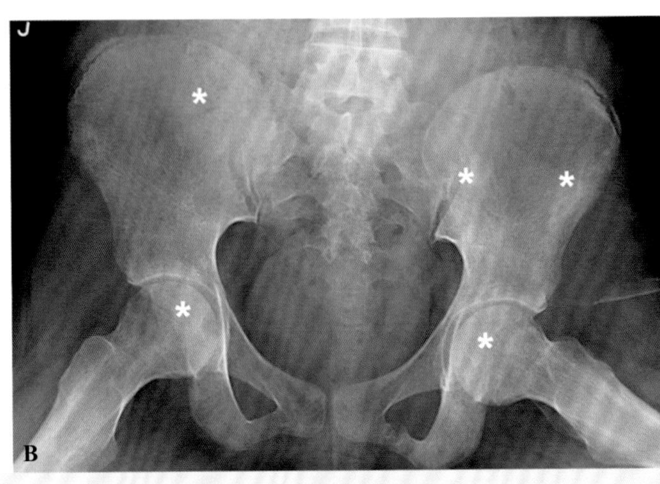

▲ 图 25-12 女，15 岁，镰状细胞病，过去有多次疼痛性危象史

A. 骨盆 MRI 冠状位 T_1WI 显示双侧股骨近端匐行性病变，含有脂肪成分，边缘低信号硬化环，提示陈旧性骨梗死（星号）；双侧股骨近端骨干 T_1 信号减低提示骨髓逆转换（箭）；B. 骨盆正位 X 线片显示双侧髂骨翼和股骨头斑片状骨硬化（星号），提示曾有多发性骨梗死；股骨头大小和形状对称，保持完好的球形

溶酶体疾病，每一种贮积病影响的代谢物决定受累的细胞类型或器官 [51]。溶酶体贮积病（lysosomal storage disease，LSD）是罕见的遗传性疾病；其累积发病率为 1 : 5000，有多达 50 多种类型。大多数 LSD 为常染色体隐性遗传 [52]。溶酶体疾病的分型需要电子显微镜检查受累组织，进行形态学诊断 [51]。溶酶体含有降解生物大分子的酶，当缺乏特定的酶时，过量的副产物和代谢物聚集。通常，LSD 根据积聚的产物分类，包括黏多糖贮积症（MPS）、黏脂贮积症、神经鞘脂贮积症、糖蛋白贮积症和糖原贮积症。LSD 根据临床特征、发病年龄和酶缺陷区分。所有 LSD 均可累及骨骼系统，各表型间有重叠；但是，部分类型有独特的骨骼受累征象 [52]。

与其他骨骼发育不良一样，首选影像检查方法为骨骼筛查，评估全身骨骼发育情况。在 MPS 中，糖胺聚糖（glycosaminoglycan，GAG）聚集，因缺乏不同的 GAG 降解酶，导致受累组织进行性损伤。目前已经发现 MPS 有七种不同的临床类型，由 11 种不同的酶缺陷引起（表 25-1）[8, 53, 54]。黏脂贮积症（mucolipidoses，ML）有更多不同的分型，其中Ⅰ型、Ⅳ型与Ⅱ型、Ⅲ型间有很大差异。虽然这些疾病通常归为一类，但其缺陷酶，贮积产物和临床特征有很大差异。ML Ⅱ型（Ⅰ细胞病）（图 25-13）和Ⅲ型（假性 -Hurler 多发性营养不良）代表同一临床疾病谱的两种结局，为编码酶 UDP-*N*- 乙酰氨基葡萄糖的基因突变引起，后者为轻型，发病较晚。ML Ⅰ型和Ⅳ型分别为 *α*-*N*- 乙酰 - 神经氨酸酶（唾液酸酶）和黏脂蛋白 /*α*-*N*- 乙酰 - 神经氨酸酶（唾液酸酶）缺乏引起 [55]。

多发性骨发育不全是用来表示 MPS 和 ML 共同影像表现的术语 [8, 52, 53, 55]。MPS 的一般骨骼表现包括身材矮小、关节僵硬和挛缩，可见于除 Morquio 综合征以外的所有 MPS 类型，Morquio 综合征常见关节活动过度。中轴骨可累及颅骨、胸廓、脊柱和骨盆。在颅骨，可见特征性穹隆骨增厚、巨头伴长头畸形和 J 形蝶鞍。在面部，可见鼻旁窦气化不良、下颌骨短而宽、牙未萌出和牙距增宽。在胸部，特征性表现包括因肋骨前端增宽形成的船桨样肋骨（示意图Ⅰ-H）、肩胛骨小、胸骨短和锁骨增厚。脊柱受累也常见，包括齿状突发育不全、寰枢关节不稳和椎管狭窄，Morquio 综合征（MPS-Ⅳ型）患者更严重，可见脊髓受压和颈髓病（图 25-14 和示意图Ⅰ-G）。椎体呈卵圆形（子弹样）且扁平（扁平椎），Hurler 和 Hunter 综合征可见椎体前下缘鸟嘴样，Morquio 综合征椎体中部鸟嘴样（图 25-14 和示意图Ⅰ-E）。

评估 MPS 脊柱受累，最好使用 CT 三维（3D）重建技术评估脊柱形态和颅颈结合处，MRI 评估脊髓压迫和脊髓病。脊髓异常于矢状面 T_1 和 T_2WI 显示最好。骨盆可见髂骨翼呈圆形，髂骨下缘变尖，髋臼和股骨头发育不良（图 25-15 和示意图Ⅰ-J）。

表 25-1 黏多糖贮积症和黏脂贮积症的酶缺乏

黏多糖贮积症（MPS）	酶缺乏	黏脂贮积症（MLP）	酶缺乏
MPS Ⅰ（Hurler/Scheie）	艾杜糖醛酸酶	ML Ⅰ（唾液酸贮积症Ⅰ）	α-N- 乙酰神经氨酸酶（唾液酸酶）
MPS Ⅱ（Hunter）	艾杜糖醛酸 -2- 硫酸酯酶	ML Ⅱ（Ⅰ细胞）	N- 乙酰氨基葡萄糖 -1- 磷酸转移酶
MPS Ⅲ（Sanfilippo） Ⅲ A Ⅲ B Ⅲ C Ⅲ D	硫酸乙酰肝素 -N- 硫酸酯酶 N- 乙酰氨基葡萄糖苷酶 乙酰辅酶 A 氨基葡萄糖苷酶 N- 乙酰氨基葡萄糖 -6- 硫酸酯酶	ML Ⅲ（pseudo-Hurler）	N- 乙酰氨基葡萄糖 -1- 磷酸转移酶
MPS Ⅳ（Morquio） Ⅳ A Ⅳ B	半乳糖 -6- 硫酸酯酶 β- 半乳糖苷酶	ML Ⅳ	黏脂蛋白 /α-N- 乙酰神经氨酸酶（唾液酸酶）
MPS Ⅵ（Maroteaux-Lamy）	半乳糖胺 -4- 硫酸酯酶		
MPS Ⅶ（Sly）	β- 葡糖醛酸酶		
MPS Ⅸ	透明质酸酶		

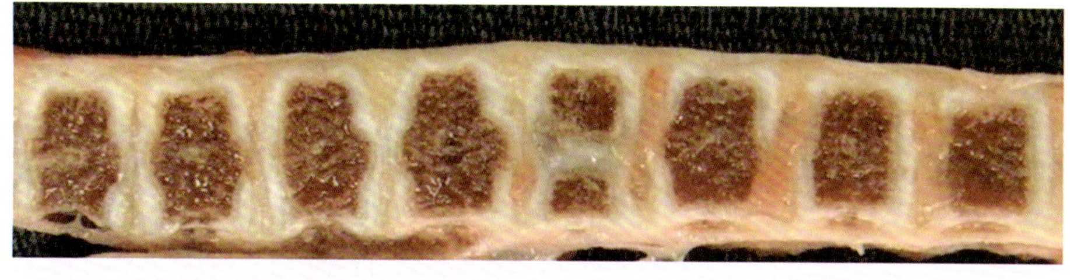
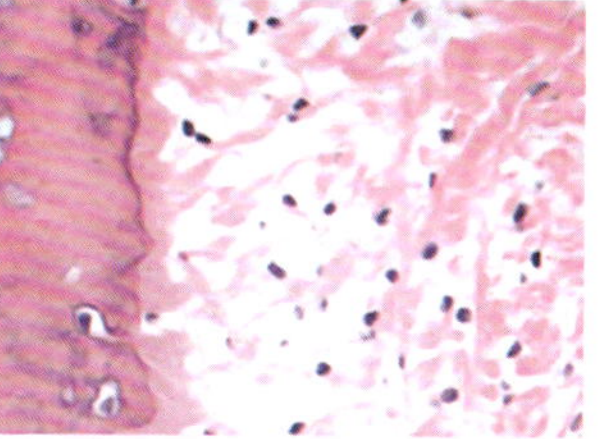

▲ 图 25-13 男，3 岁，黏脂贮积症Ⅱ型（Ⅰ细胞病）
椎体畸形，内含多发性 Schmorl 结节（左）；显微镜下，泡沫细胞贮积在骨膜内尤其明显（右，HE，×600）

在外周骨中，长骨受累最显著，骨干变短、骨骺发育不良、骺板不规则变宽、肱骨近端凹陷，以及胫骨外侧平台发育不良导致膝外翻（图 25-15 和示意图Ⅰ-K）。所有类型的 MPS 均影响手和足。掌骨和跖骨变短，近端变尖。尺桡骨远端发育不良呈 V 形，导致腕骨呈楔形嵌入。皮下软组织增厚导致爪形手，不能完全伸展[8, 53, 56–58]。

戈谢病（Gaucher disease，GD）是一种鞘糖脂代谢异常病，是最常见的遗传性 LSD[59, 60]。虽然它最常见于德系犹太人，但可发生于任何种族。GD 是由于缺乏溶酶体酶 β- 葡糖脑苷脂酶，导致脑苷脂在单核细胞和巨噬细胞中积聚，称为 Gaucher 细胞[59–61]。患儿常诉骨痛并伴有骨折，进行性关节塌陷导致活动障碍。骨坏死是本病最严重的致残性骨骼表现[52, 58, 59, 61]。

X 线片使用方便，价格低廉，但它对 GD 的骨髓改变不敏感。X 线片可帮助评价骨折和骨畸形，但是评价骨髓受累和骨骺坏死首选 MRI。GD 的骨骼表现继发于 Gaucher 细胞骨髓浸润（图 25-16），包括生长迟缓；骨量减少易发生应力性骨折；经典的骨骼畸形称为烧瓶样畸形，即长骨干骺端呈喇叭形扩展；骨坏死；骨梗死。陈旧性愈合的梗死灶可见骨硬化区。在正常黄骨髓衬托下，Gaucher 细胞骨髓浸润导致 T_2 信号减低。化脓性骨髓炎虽然不常见于戈谢病，但与骨梗死很难鉴别[61]。

多系统疾病的优化管理需要包括放射科医师在内的多学科 / 多专业团队参与。酶替代疗法可用于 MPS Ⅰ、Ⅱ和Ⅵ型患者，Ⅳ和Ⅶ型治疗方法尚在研究中。酶替代疗法也可用于 GD。在更严重类型（如 MRS Ⅰ型）的幼年患儿中，干细胞移植可保持认知功能，延长患儿寿命[54, 60]。

11. 骨龄评价 骨骼的成熟是有序的，在儿童期骨骼能产生一系列可识别的改变。评价骨骼成熟度的常见适应证包括可疑内分泌疾病、先天性/遗

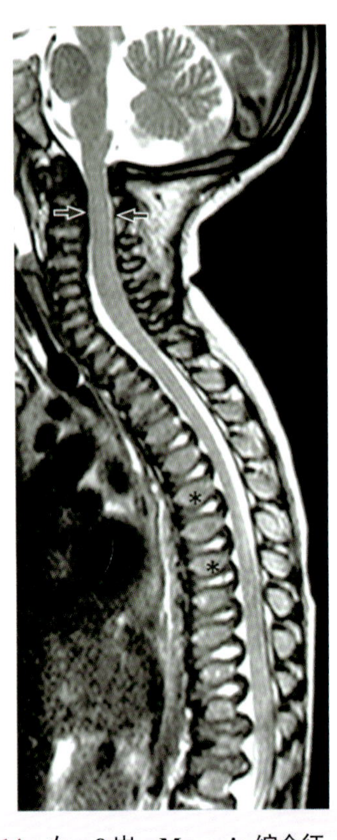

▲ 图 25-14 女，8 岁，Morquio 综合征，下肢无力

脊柱 MR 矢状位 T_2WI 显示子弹形椎体，前缘呈鸟嘴样（星号）；颈椎椎管和颅颈交界区明显狭窄（箭），相应水平脊髓 T_2 信号增高，提示轻度脊髓病

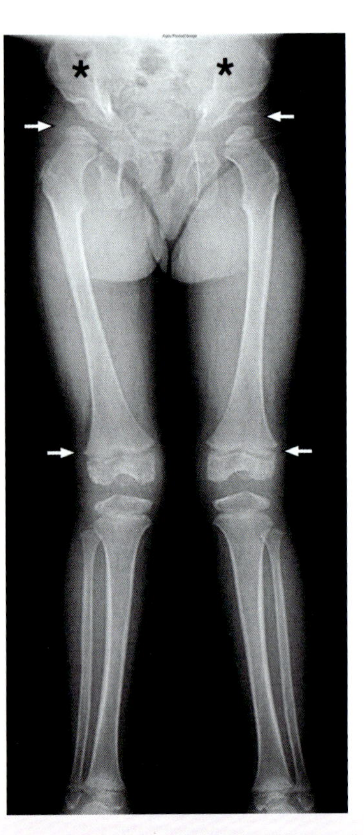

▲ 图 25-15 男，3 岁，黏脂贮积症Ⅱ型（Ⅰ细胞病）

下肢正位 X 线片显示典型的黏多糖贮积症表现，包括圆形髂骨翼（星号），髂骨下缘变尖，髋臼和股骨头发育不良（髋关节水平的箭），股骨远端骺板不规则变宽（膝关节水平的箭），双侧膝外翻

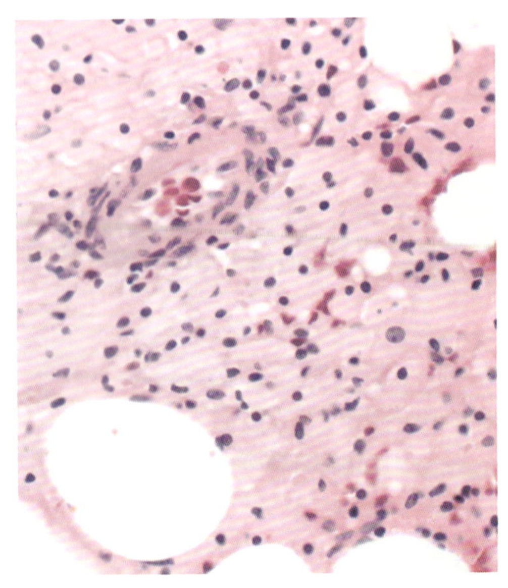

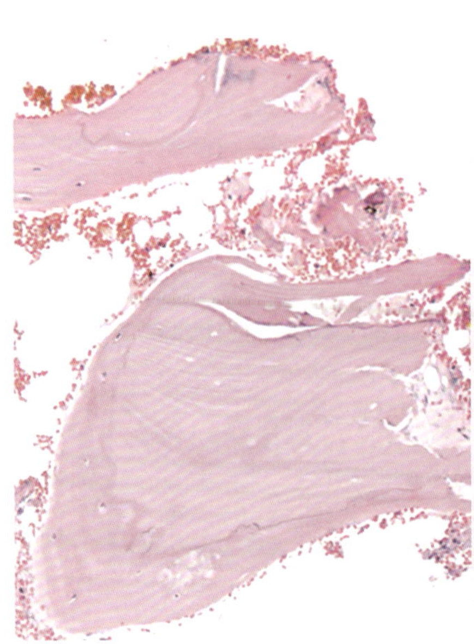

◀ 图 25-16 女，8 岁，经股骨和胫骨活检诊断戈谢病，骨髓炎多次清创术后

贮积细胞使骨髓腔扩大，压迫血管（左），导致骨坏死，与骨髓炎的发病机制类似；在慢性病变中，梗死骨（“死骨”）被新生骨包裹（右）；HE，×600（左），×200（右）

传性综合征、体质性矮小，以及矫形手术前脊柱侧弯修复或下肢不等长[62, 63]。

影像学评价骨成熟度常根据左侧手和腕关节的前后位 X 线片表现。2 岁以下的儿童，因为腕骨尚未骨化，手部和腕部的变化不大，常选择膝关节和踝关节 X 线片[62]。评价骨骼成熟度，可与正常健康同龄儿的手部和腕部骨骼 X 线片比较。最常用的方法是基于识别成熟度指标，有 Greulich 和 Pyle（G&P）图谱法和 Tanner-Whitehouse 2（TW2）法[62-64]。成熟度指标是基于骨化中心骨化开始时间、骨骺和干骺端的大小及位置关系、影响骨骺和干骺端的特定模式变化及骺板闭合时间（图 25-17）[62, 63]。

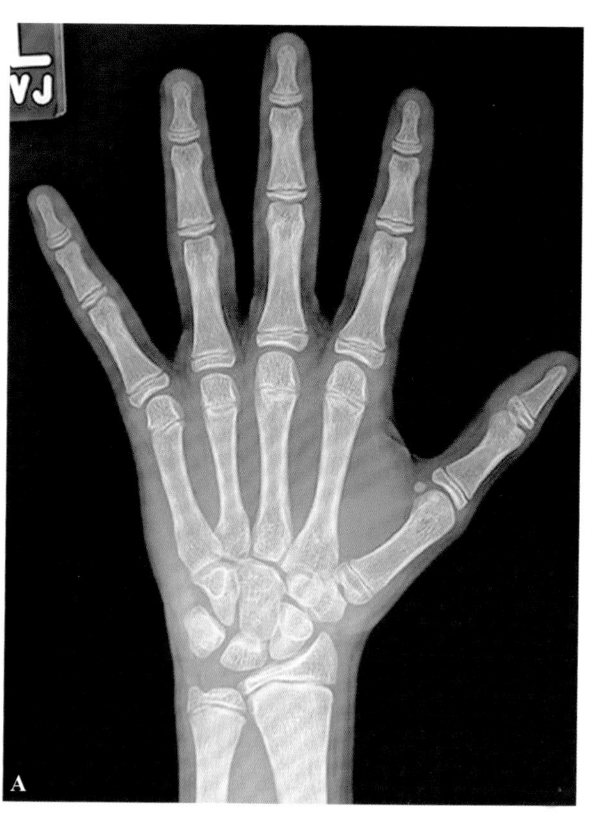

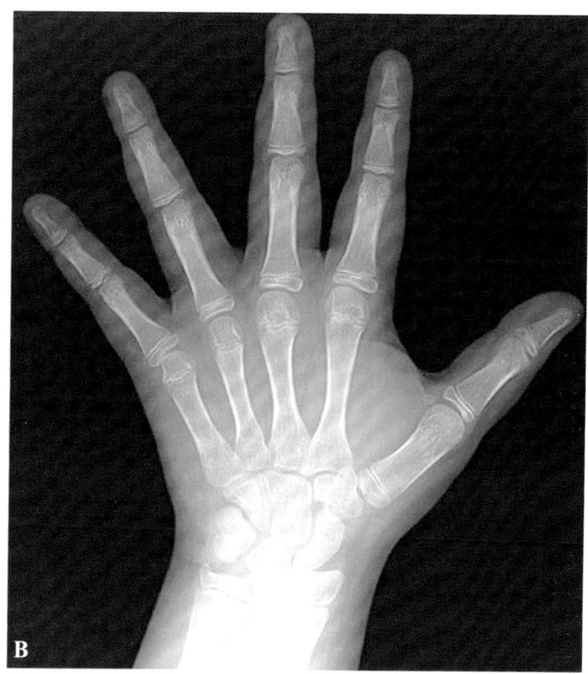

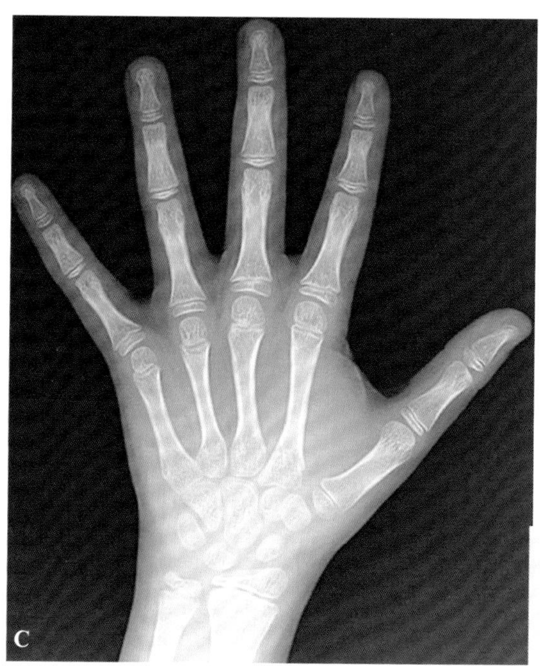

▲ **图 25-17 Greulich 和 Pyle 图谱法评估骨龄**

A. 正常 14 岁男孩骨龄；B. 8 岁男孩，骨龄提前，为 13 岁 6 个月；C. 男孩，骨龄延迟，骨龄 9—10 岁

(1) Greulich 和 Pyle 法：Greulich 和 Pyle（G&P）图谱法包含两个系列的标准模板（即男孩和女孩），获得自 1931—1942 年俄亥俄州克利夫兰的中上层阶级白种人儿童手部和腕部 X 线片 [62, 63, 65]。这个标准模板代表了按年龄分组的骨骼成熟水平的集中趋势。应用 G&P 法，是将有问题的 X 线片与系列标准模板对比。与标准图谱最接近的年龄即为患儿的骨龄。骨龄范围为拟合骨龄 ± 两个标准差（图 25-17）。标准差是从布拉什基金群体图表中获得，包含在图谱中 [62]。

G&P 图谱在 10—14 岁，其影像表现变化相对轻微，这一时期的骨龄评估很困难。有时，因为两个图谱的重叠，不能作出单一的评价。在这些情况下，骨龄可以报在两个标准之间。有时健康儿童的二次骨化中心骨化顺序出现很大变化，导致评估指骨和腕骨时的骨龄出现差异，骨骼成熟度评价不一致。因为腕骨比管状骨更易受系统变化的影响，应更重视包括掌骨和指骨在内的远端骨的表现。两者不一致的情况也应报告 [62]。

(2) Tanner-Whitehouse 2 法：Tanner-Whitehouse 2（TW2）法是基于英国儿童，评价 20 块骨的成熟度：桡骨，尺骨，腕骨（豌豆骨除外），第一、第三、第五掌骨和指骨。每一块骨都与一系列书面标准匹配，每块骨根据其成熟过程分为八或九个标准阶段。每个阶段有几个标准，并一一对应特定的分数。分数总和为骨骼成熟度得分（skeletal maturity score，SMS），可转化为骨龄。TW2 法与 G & P 法有两点不同：它使用骨特异性方法，并且骨龄评价结果不总是用“年”来表示 [62-64]。

G&P 图谱法测量骨龄简便、快捷，使其成为世界范围内最常用的评估骨骼成熟度的参考标准 [63, 64]。但是这些方法的普遍适用性受到质疑，因为多项研究表明它们已经过时 [65-69]。众所周知，20 世纪 80 年代的儿童在生理上比几十年前的儿童要成熟得多 [65]。目前认为 G & P 法使用超过 60 年前的儿童信息，且仅包括中上层阶级的白种人，导致其对不同骨骼的发育的评价有出入。此外，它缺乏一种特定的方法来解读标准图谱 [63-65, 69]。

评价骨龄时，应考虑每个孩子的性别和民族。使用 G & P 标准确定骨龄必须有所保留，特别是对于非洲裔和西班牙裔青少年女性及亚裔和西班牙裔青少年男性 [63, 65, 69]。两种评估骨骼成熟度的方法测量的骨龄不等效，在系统测量时应选择单一的方法 [64]。

12. 骨软骨病　骨软骨病一词用来表示一组具有共同特征的不同疾病，包括易累及未成熟骨骼，累及骨骺或骨突伴硬化、碎裂、塌陷，并且通过骨重塑愈合 [11]。这些疾病的确切病因目前未知，但是遗传因素、反复创伤、血管异常、机械因素和激素失调可能都有作用。

骨软骨病根据受累部位（示意图Ⅱ-L～S）或可能的发病机制分类。根据其可能的发病机制，主要分为3大类：①以原发性或继发性骨坏死为特征的疾病；②与创伤有关的疾病；③可能代表正常变异。一般来说，男孩比女孩多见，可能是因为男孩参与体育活动更多，导致其受创伤的倾向更大 [11, 70, 71]。

(1) Legg-Calve-Perthes 病：Legg-Calve-Perthes（LCP）病一般累及 2—14 岁的儿童，发病高峰年龄为 5 岁。LCP 病男孩比女孩多见，比例为 5∶1，白种人比亚洲和非洲人多 [70, 72]。大约 15% 双侧受累，通常双侧不同时发病 [11, 73, 74]。

LCP 的确切病因尚不清楚；但普遍认为缺血是诱发因素，继发于股骨头血供中断，经活检结果显示，部分影像学研究支持该理论 [11, 71, 75]。根据其疾病分期影像学表现有所不同：缺血或坏死、血运重建，以及愈合或修复阶段 [74, 75]。相关因素包括低出生体重、出生表现异常、有相关家族史、出生顺序靠后和社会经济状况低 [71, 72]。患儿主诉髋部疼痛、膝关节牵涉痛和非创伤性跛行。查体见髋关节外展和内旋受限 [71]。

用于评估 LCP 病的几种成像方法各有优势。无论如何，首选的影像方法仍然是双髋关节前后位和蛙式位 [5, 11]。早期影像表现包括髋关节积液，致受累髋关节软组织肿胀，股骨头骨化中心减小并向外侧移位，股骨头软骨下新月形透亮影，提示软骨下骨折。随着疾病进展，股骨头碎裂、硬化、变扁（扁平髋），随后股骨干骺端增宽（髋膨大）（图 25-18 和示意图Ⅱ-M）[5, 11, 76]。股骨生长板干骺端软骨下透亮影具有特征性，病因不明 [76, 77]。愈合期股骨头不同程度重建。股骨头外侧未被髋臼覆盖部分，也称为外突，常发生于疾病早期，随病程进展逐渐明显。它意味着股骨头容量丧失，因为外突可

病[6, 11, 87, 88]。MRI 不常规使用，但它可以确定膝关节内的改变或检查出 X 线片上不明显的骺板骨桥[6, 87, 89, 90]。CT 也不是常规检查，但它可以在术前提供膝关节畸形多平面 3D 图像，以避免不完全矫正和医源性畸形[6]。

② 青少年型：青少年型胫骨内翻不太常见，病因被假定为创伤或感染，导致胫骨近端局部骺板早闭，因此本型通常单侧受累。临床上，受累患儿主诉膝关节绞锁，下肢不等长，跛行和步态异常。发病年龄在 8—15 岁。X 线片显示胫骨近端骺板变窄和轻微的骨骺楔形变和胫骨内翻[6, 11, 87, 88]。

③ 迟发型：也较少见，发病年龄在 6—14 岁，伴进行性内翻畸形。X 线片显示胫骨近端骨骺内侧扁平呈楔形变，骺板不规则，内侧增宽[11, 88, 91]。

④ 继发于局灶性纤维软骨发育不良的胫骨内翻型：最少见，本型多见于生命早期，3—18 月龄。临床表现为单侧胫骨内翻，胫骨扭曲和下肢缩短。X 线片上，在邻近胫骨干骺端内侧皮质中可见边界清楚的斜行透亮带，继发胫骨内翻畸形。本型在 1—4 岁幼儿中有自发缓解倾向[11, 88]。

治疗方法包括观察并反复临床和影像学检查随访，使用矫形器，以及各种外科手术，包括胫骨和腓骨骨整复术、外侧半骺板阻滞术、胫骨延长术和骺板骨桥切除术[6, 88]。

(4) Osgood-Schlatter（OS）病：OS 病是由于胫骨结节前部未成熟的骨化中心受到反复牵拉造成微撕脱伤，导致胫骨结节发育异常，通常生长板不受累。这是骨软骨病最常见的类型之一，通常累及男孩，典型的有参与体育运动的病史，因为身体负荷在疾病发展中起重要作用[82, 83, 92, 93]。多见于 11—15 岁青少年，表现为胫骨结节区慢性疼痛、皮温高、水肿和局部畸形[67, 82]。

X 线片是诊断本病的首选成像方法，但是临床上必须有炎症表现。为了能发现异常情况，需要拍摄正侧位 X 线片。除了胫骨结节不规则和碎裂以外，表面软组织肿胀（临床上和影像上）是最重要的诊断标准（图 25-22 和示意图Ⅱ-R）[86, 92]。急性期常出现髌下深囊条索样不清，髌远端肌腱增厚模糊。数周后，几个骨化中心可能会随着它们向近端移动而变得明显，并在炎症改变缓解后持续存在[11, 86, 92]。本病常单侧受累，但也可能双侧受累[82, 92]。MRI 不是必需的；但是，在超早期，患者症状不明显，对于 X 线片为阴性或无法诊断的病例，它可能是有用的。MRI 上的特征包括胫骨结节区多个化骨中心，伴周围软组织明显炎性改变，骨髓水肿可累及胫骨近端大部分骨骺甚至是干骺端（图 25-23）。髌下深滑囊炎也很明显。髌腱远端附着处增厚，于液体敏感序列信号增高，偶尔可以看到撕裂的小骨包埋在肌腱纤维中[94]。本病几乎都在骨骼成熟时自愈，并且最终影像改变恢复，但是碎裂的胫骨结节仍保留，为曾患本病的标志[92, 93, 95]。

OS 病通常采取非手术治疗，包括抗炎药物、冷敷、长时间休息和调整活动[82, 92, 95]。罕见情况下可能需要切除，显微镜检查通常显示撕脱性骨折和反应性 / 修复性骨改变，有时未连接（“小骨”）（图 25-24）。

(5) Kohler 病：Kohler 病是累及足舟骨的骨软骨病。它常发生在 4—9 岁儿童，更常见于男孩。病因尚不清楚，并且通常没有外伤史[71, 96, 97]。Kohler 病通常表现为足中部疼痛，继发跛行，随体重增加而加重，体格检查时见足内侧局部压痛和水肿。

X 线片显示足舟骨硬化、碎裂、体积缩小、变

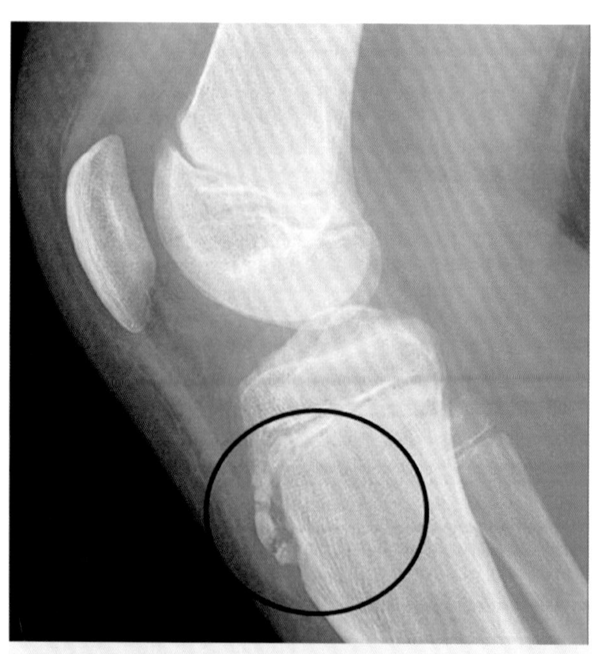

▲ 图 25-22　男，13 岁，Osgood-Schlatter 病，表现为膝关节疼痛

侧位 X 线片显示胫骨结节不规则、碎裂（圆），表面软组织肿胀

窄和变扁（图 25-25 和示意图 Ⅰ-D），邻近关节间隙存在[11, 96, 97]。约 1/4 的患者可双侧受累[11, 96]。本病并非都有症状，可在因其他原因行 X 线片时偶尔发现。病变与骨化中心正常变异重叠会使诊断困难；因此，为了确定诊断，必须具备 3 个标准：①在既往正常的骨中检查到改变；②再吸收与再骨化的改变与骨坏死一致；③必须有临床表现[11]。

治疗包括休息、冷敷和使用非甾体抗炎药缓解疼痛。短时间石膏固定对症状明显的病例可能有帮助。大多数患儿预后良好，骨重塑良好，没有远期后遗症[96-98]。

(6) Freiberg 病：Freiberg 病为跖骨头骨坏死。第二跖骨最常受累；但是，它也可见于其他跖骨。本病与反复创伤和超负荷应力有关。它最常见于青春期女运动员，是唯一在女孩中更常见的骨软骨病[1, 99-101]。临床表现为跖趾关节局部压痛，偶尔可见受累骨缩短[96, 100, 102]。

诊断常依据 X 线片，因为其表现具有特征性，显示跖骨头中心部位变平、有裂隙，周围软组织水肿（图 25-26 和示意图 Ⅱ-O）。随着疾病进展，跖骨头中心部分塌陷，累及足背面，并暴露跖骨头周围未受累部分的内、外侧骨突。跖骨头足底面保持

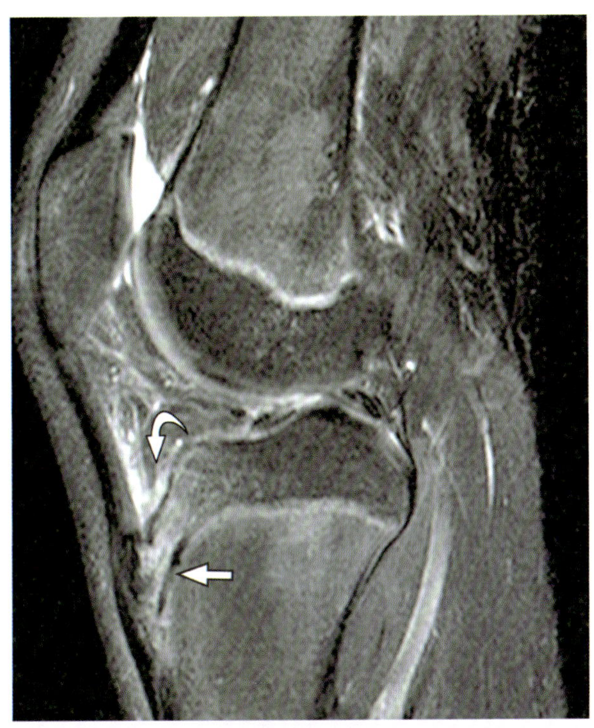

▲ 图 25-23　男，12 岁，Osgood-Schlatter 病

MR T_2WI 脂肪抑制图像显示胫骨结节（直箭）、髌腱远端和邻近软组织（弯箭）信号增高

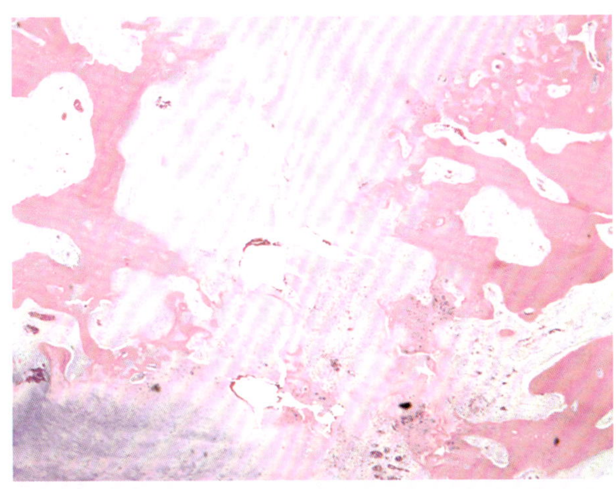

▲ 图 25-24　女，13 岁，Osgood-Schlatter 病，由于持续疼痛行切除术

组织学上，显示胫骨结节骨折修复的征象，表现为软骨成分、编织骨和肉芽组织呈结节样聚集，与残存的完整骨质分离（HE，×20）

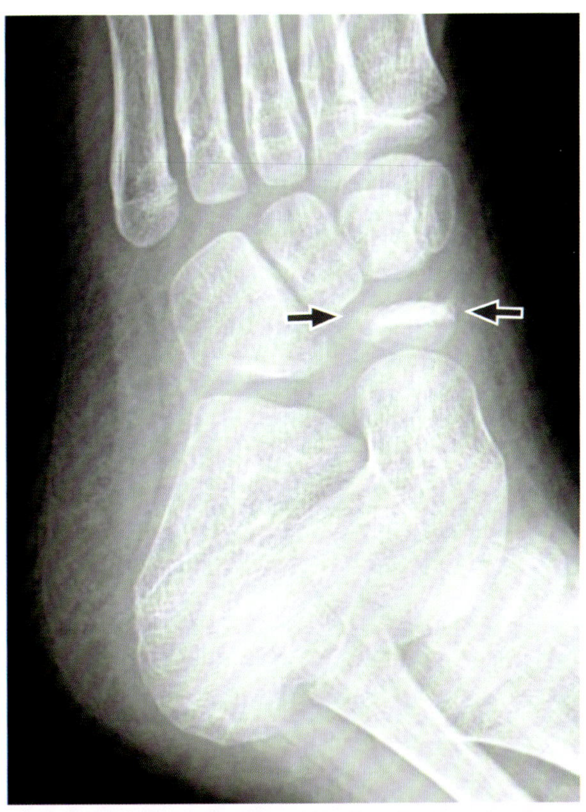

▲ 图 25-25　男，7 岁，Kohler 病，足部疼痛

足斜位 X 线片显示足舟骨小、不规则、硬化（箭），关节间隙存在

完整，在斜位 X 线片显示更佳。随着跖骨头硬化，关节间隙增宽更加明显。

随着疾病进展，跖骨头周围骨突骨折、分离，并变为游离体，关节不稳。本病终末期进展为退行性关节炎，并伴明显的永久性跖骨头畸形和肥大，及继发性跖骨干增厚 [11, 96, 99, 100]。MRI 不常规应用，但可能对本病早期诊断以预防畸形形成有价值。MRI 表现与其他关节骨坏死一致，包括关节积液和滑膜炎，跖骨头骨髓水肿，疾病晚期跖骨头变扁、碎裂。游离体在 MRI 上很好识别 [99]。

与其他骨软骨病一样，早期治疗主要是通过患肢制动、限制负重和矫形鞋来缓解症状。制动可用于控制疼痛。大多数患儿对非手术治疗有效，无后遗症。手术治疗仅适用于对保守治疗无效或疾病进展的患儿 [96, 100]。

(7) Scheuermann 病：Scheuermann 病在脊柱章节也有讨论，是青春期脊柱后凸最常见的原因 [103]。它最初被描述为在青春期与楔形椎相关的僵硬性脊柱后凸 [104]。该病的病因尚不清楚，可能的理论为环形骨突缺血性改变。对未成熟脊柱的反复轴向负重、骨质疏松和遗传因素也可能有关系 [103-105]。发病年龄在 8—12 岁，无性别差异 [104]。临床上，患儿主诉疼痛性驼背，继发于椎体前缘楔形变。

目前的诊断标准为青少年明显的胸椎或胸腰椎后凸畸形，累及至少三个连续的胸段椎体，且有至少 5° 椎体楔形变。其他影像学特征包括椎间盘变窄、椎体终板不规则和 Schmorl 结节（图 25-27 和示意图 Ⅱ-L）[103-105]。腰椎 Scheuermann 脊柱后凸是最常见的亚型，常见于参与轴向负重活动的青少年男性，患儿表现为背痛，胸腰椎交界处有相似的影像改变，但是临床上没有脊柱后凸 [104, 106]。

典型 Scheuermann 病的治疗主要是保守治疗，包括患肢制动和物理治疗。支具主要用于治疗畸形。手术适用于后凸＞ 75° 或后凸＞ 65° 但保守治疗无效且持续疼痛的患者 [103, 104]。Scheuermann 病腰椎型与胸椎型不同，呈非进行性，常于休息和患肢

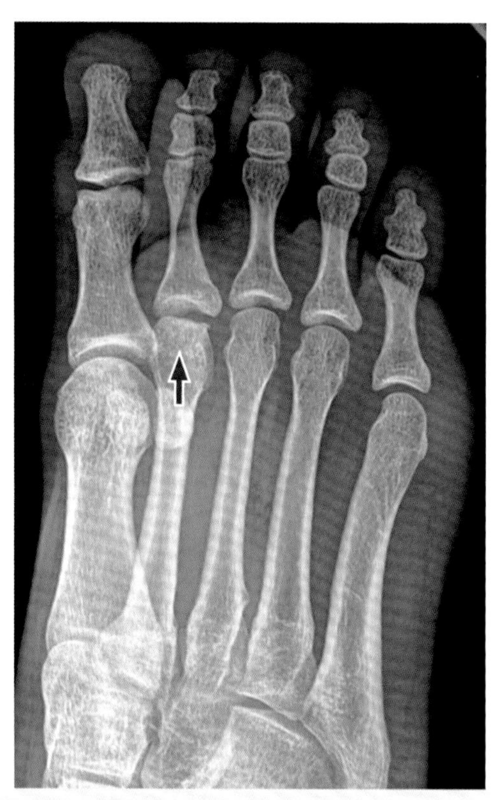

▲ **图 25-26 女，15 岁，Freiberg 病**
足斜位 X 线片显示第二跖骨头变扁，硬化并轻度碎裂（箭）

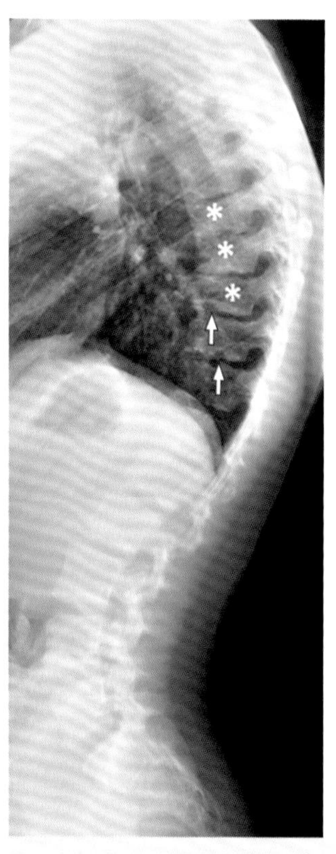

▲ **图 25-27 男，16 岁，Scheuermann 病，疼痛性脊柱后凸**
脊柱侧弯侧位 X 线片显示三个连续的胸椎椎体前缘轻度楔形变（星号），Schmorl 结节（箭）和明显的胸椎后凸

制动后缓解[104]。

(8) Kienbock 病：Kienbock 病是腕部月骨骨坏死，通常单侧发病。通常发生在 20—40 岁，很少见于儿童。临床上，受累儿童腕部背侧疼痛，握力下降。Kienbock 病常有严重的或反复的腕部损伤，表明创伤是一个致病因素。此外，患儿常有相关的尺骨负向变异，使得月骨更容易受压[107]。

诊断通常依赖 X 线片，月骨内见骨折线，开始伴硬化，最终碎裂、骨塌陷（示意图Ⅱ–Q）。MRI 可以在早期发现整个月骨骨髓水肿。一旦确诊，随访可仅靠 X 线片[107–109]。

Kienbock 病的初始治疗为制动和活动调整，抗炎药物控制疼痛和炎症。虽然治疗目标是缓解疼痛，以及恢复腕关节功能，特别是活动范围和力度，但是没有任何手术方式能够实现这一结果。手术治疗首先是血运重建及月骨减压术以阻断疾病进展，如桡骨截骨术。对月骨塌陷的病例，必须行手术以恢复腕骨高度[108–110]。

(9) 剥脱性骨软骨炎（osteochondritis dissecans，OCD）：OCD 是指局部骨软骨单位损伤，最终导致一部分关节软骨和软骨下骨分离。儿童患者中最常见于膝关节，其次为踝关节和肘关节。确切的病因尚不清楚，最为接受的假设是多因素机制，包括创伤、遗传易感性、内分泌病和骨坏死，均为其影响因素。本病在青少年男性运动员中更常见，证实了软骨下骨受到累积应力导致应力性骨折，为最重要的致病因素[111–113]。无论哪个关节受累，OCD 的临床表现都一样，主要取决于发病时期：最初表现为关节疼痛、肿胀，逐渐进展至关节绞锁[111–114]。X 线片是评估所有类型 OCD 的首选成像方法。为进一步表述病变特征及确定关节是否稳定，通常有必要行 MRI 检查。

① 膝关节剥脱性骨软骨炎：膝关节剥脱性骨软骨炎（OCD）根据生长板的状态，主要影响两种不同的人群。幼年型发生在生长板未闭的儿童，成人型发生在生长板闭合的青壮年[111–113]。

在 X 线片上，病变多位于股骨髁的负重面。最常见的部位是股骨内侧髁的后外侧面；因此，除了正位、侧位和日出位外，隧道位可提高检出率（图 25–28）。影像检查的目的是确定病变并评价生长板

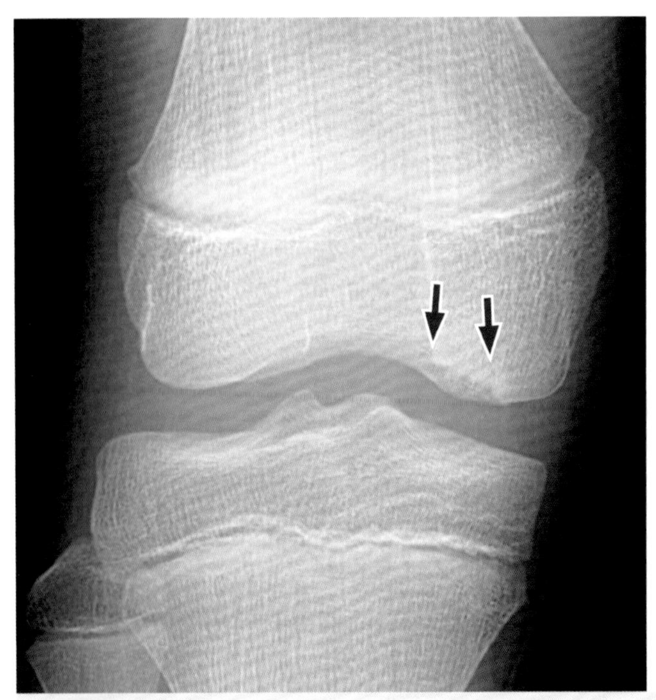

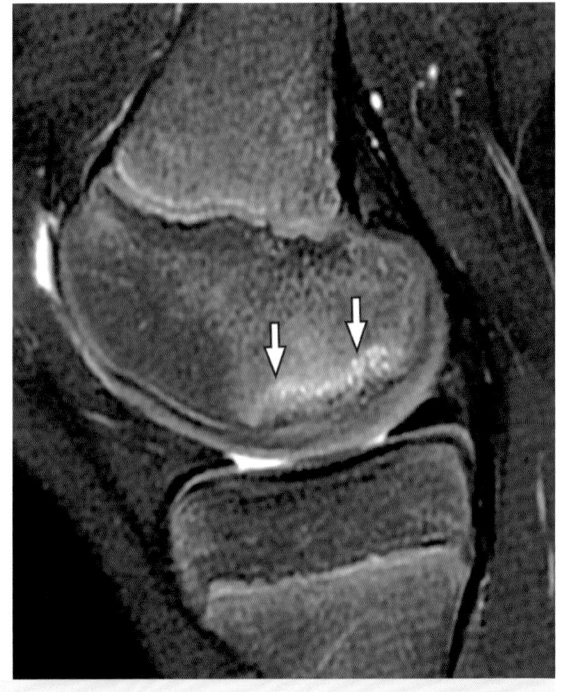

▲ **图 25–28 青少年足球运动员，幼年型剥脱性骨软骨炎（OCD）**

A. 右膝关节隧道位显示股骨头内侧髁外侧面软骨下边界清楚的椭圆形透亮影（箭）；此为膝关节 OCD 最常累及部位；B. 同一患者右膝关节 MRI 矢状位 T_2WI 脂肪抑制图像显示软骨下椭圆形骨髓水肿区（箭），发育中的软骨下骨板表面模糊不清，表面的关节软骨是完整的

的状态。在 X 线上，OCD 病变表现为椭圆形、边界清楚的软骨下透亮影（图 25-28A）。硬化边和线样透亮影提示分离。在更严重的情况下，骨碎片可不协调或形成游离体。MRI 在评估病变稳定性方面最有帮助；可以确定液体平面，关节面的完整性和骨碎片移位；并识别游离体（图 25-28B）。MRI 也有助于进一步确定病变范围，从而为软骨成形术患者术前提供准确的测量[111-113]。

MRI 判断稳定性的标准取决于 OCD 的类型（即幼年型或成人型）。成人型不稳定的 MRI 影像表现包括边缘 T_2 高信号，病变部位囊变，T_2 高（液体）信号骨折线延伸至关节软骨表面，或骨软骨缺损区积液。幼年型不稳定的影像特征包括病变周围液体信号缘，在液体敏感序列见软骨下骨板多处断裂及最外层 T_2 低信号缘。在幼年型 OCD 中，病变内囊变没有特异性；但是，囊变数目（多发小囊）或大小（单囊大于 5mm）对不稳定性的诊断具有低敏感性和高特异性[115-119]。与成人型不同，幼年型 OCD 的 T_2 高（液体）信号缘并不是 OCD 不稳定的可疑征象[115, 120]。

治疗和预后取决于生长板的状态和病变的稳定性。非手术治疗包括限制负重和患肢制动。对于非手术治疗失败的稳定性病变，可选择钻孔术以刺激愈合反应。对不稳定性病变，手术治疗通常采用骨片切除术（图 25-29）和固定术，或软骨细胞移植。大部分生长板未闭的患者病变是稳定的，非手术治疗常愈合良好，不留后遗症。另一方面，成人型

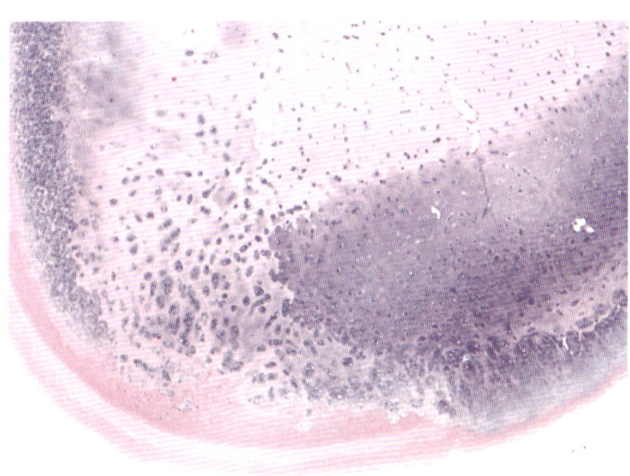

▲ **图 25-29 男，14 岁，股骨内侧髁剥脱性骨软骨炎，剥离游离体**

其组织主要为透明软骨，局部骨化，周围有滑膜内衬软骨样纤维组织（HE，×40）

OCD 常不稳定，往往伴发退行性关节炎[111, 113]。

② 肘关节剥脱性骨软骨炎和 Panner 病：肘关节剥脱性骨软骨炎（OCD）比膝关节和踝关节少见，主要发生在青春期和成年早期。它累及肱骨小头，病因不明，可能为多因素的，与过头投掷伤有很高的相关性[112]。慢性反复的肘外翻应力，导致肱骨小头与桡骨头撞击伤，即所谓的侧向压迫性损伤[121]。

在 X 线片上，肱骨小头前方负重部分软骨下骨内出现局限性小梁稀疏和椭圆形透亮影（图 25-30 和示意图Ⅱ-P）。在更严重的病例中，可见关节面变平、有裂隙，导致活动不协调和游离体形成。随着疾病进展，可见桡骨头肥大、畸形或不规则。MRI 可提供准确的测量，以确定关节面的完整性和液体平面，识别游离体[112, 121, 122]。

肱骨小头的变化也可见于 4—8 岁的儿童，代表另一亚型。在这些年龄较小的患儿中，整个肱骨小头骨化中心弥漫性硬化和（或）碎裂，称为 Panner 病。据推测，OCD 和 Panner 病是同一种病变的延续，但是 Panner 病有自限性，非手术治疗可不留后遗症。与 OCD 不同，Panner 病不伴游离体形成[121-123]。

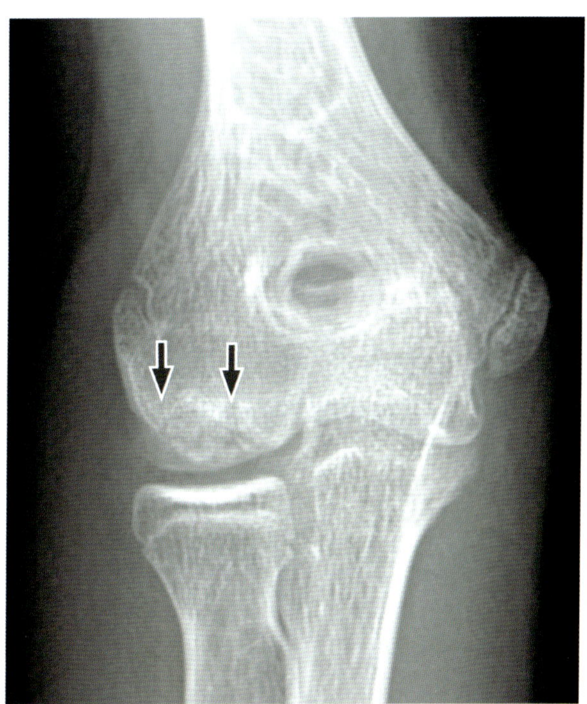

▲ **图 25-30 男，14 岁，棒球投手，肱骨小头剥脱性骨软骨炎**

肘关节正位 X 线片显示肱骨小头软骨下区大的椭圆形透亮影伴不规则的硬化边（箭）

Panner 病的治疗旨在通过患肢制动来缓解症状。另一方面，儿童 OCD 的治疗取决于关节软骨的状态。关节软骨完整的患儿可行非手术治疗。手术指征包括保守治疗无效、有症状的关节游离体、关节软骨破坏和骨软骨碎片移位 [121, 122]。OCD 的预后不如 Panner 病，因为它常导致肘关节功能受损及退行性关节炎 [121, 122]。

（二）关节病变导致的骨骼肌肉系统疾病

1. 幼年特发性关节炎　幼年特发性关节炎（juvenile idiopathic arthritis，JIA）是儿童最常见的慢性风湿性疾病 [124]。JIA 包括一类各种各样的疾病，其定义为患者年龄在 16 岁以下，有一个或多个关节受累，伴有关节肿胀、疼痛或活动受限，且病程持续至少 6 周的病变 [3, 125]。JIA 在世界范围内都有分布，有地区差异，其部分原因为疾病异质性 [125, 126]。在发达国家，JIA 每年发病率为（2～20）/10 万，流行率为（16～150）/10 万 [127]。该病的发病机制尚不清；但是，有一些理论认为是遗传性和适应性共同作用的结果 [128–130]。

JIA 的发病机制为以滑膜炎为触发点，临床上表现为关节疼痛和水肿，伴活动受限。急性滑膜炎逐渐进展为慢性滑膜炎，导致滑膜增生，关节周围软组织水肿和关节积液。随后形成血管翳，导致不可逆的关节软骨和骨侵蚀（图 25–31）。病程早期即发生关节间隙变窄，有进展为关节强直的趋势，现随着新的更有效的药物出现已不多见 [3]。

国际风湿病协会联盟（International League of Association for Rheumatology，ILAR）将旧术语“幼年慢性关节炎”和“幼年类风湿关节炎”替换为“幼年特发性关节炎” [125, 131, 132]。根据其发病情况，JIA 分为七个互相独立的亚型或类别，为全身型、多关节型（多于 4 个关节）和少关节型（不超过 4 个关节）。再根据临床检验结果进一步分为有类风湿因子（RF）阳性或阴性，以及 HLA–B27 阳性或阴性（表 25–2） [3, 131, 133–135]。

目前，评估 JIA 主要有 3 种影像方法，为 X 线、US 和 MRI，每种方法在评估疾病特征上都有一定的作用，并且如前所述有各自的优、缺点。MRI 为 JIA 患儿提供了最全面的关节评估。怀疑 JIA 的患儿 MRI 成像方案应包括 T_1WI、液体敏感序列、梯度回波序列及静脉注射钆造影剂前后的脂肪抑制 T_1WI。可增加动态增强 MRI（DCE–MRI）作为方案的一部分，根据对比增强的时间能更准确地评估疾病的活动性 [136, 137]。

JIA 的主要影像学表现包括滑膜炎，关节软骨 / 骨侵蚀，关节周围软组织水肿，附着点炎，以及关节周围和全身骨量减少。滑膜炎为 JIA 的最早期表现，在 US 上显示最佳（图 25–32）；滑膜增厚伴或不伴结节形成，则在 MRI 上显示最佳（图 25–33A）。彩色超声多普勒图像上显示血供增多，增强 MRI 上显示明显均匀的强化，提示活动性炎症（图 25–33B） [3, 124, 125, 132]。应常规应用梯度回波序列，以检测含铁血黄素的存在，这实际上是诊断色素沉着绒毛结节性滑膜炎的依据 [138]。

侵蚀，指关节软骨和骨的破坏，不是 JIA 的持续表现，而是该病的晚期表现，提示病变不可逆；常见于类风湿因子（RF）阳性的多关节炎型患者。MRI 是评估关节软骨和软骨下骨，以及发现侵蚀的

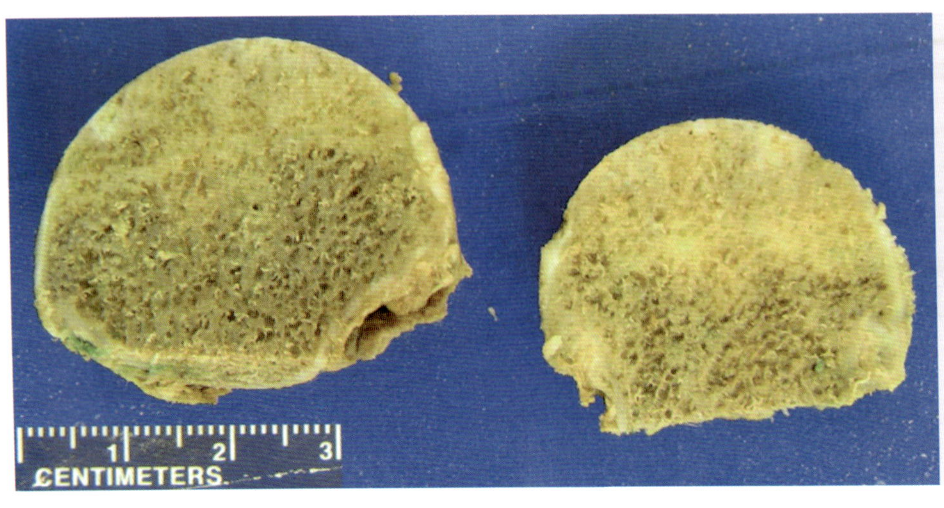

◀图 25–31　女，16 岁，幼年特发性关节炎，慢性多关节受累

股骨头软骨变薄（骨质象牙化），软骨下囊变形成；组织学上，可见局灶性纤维增生（血管翳）（未列出）

表 25-2 国际风湿病协会联盟（ILAR）JIA 分类

关节炎类型	受累关节数目	诊断标准	特 征
全身型	不定	发热 2 周伴以下情况：皮疹、肌痛、淋巴结病、肝脾大、浆膜炎	没有性别倾向，发病年龄 4—6 岁
少关节型	不定	持续性：整个疾病过程中受累关节少于 4 个 进展性：发病前 6 个月受累关节少于 4 个；然后达到 4 个	虹膜炎风险增加
多关节型，RF（-）	超过 5 个关节	RF（-）	对称性，影响小关节和大关节
多关节型，RF（+）	超过 5 个关节	至少间隔 3 月两次测量 RF（+）	常在儿童晚期发病，表现类似成人类风湿关节炎
银屑病关节炎型	不定	存在银屑病或关节炎，以及以下两种情况：一级亲属银屑病史，指 / 趾炎，指甲改变	RF（+）是排除标准。两种表现：早发型，2—3 岁；迟发型，10—12 岁
与附着点炎症相关关节炎（ERA）型	不定	存在关节炎和附着点炎，以及以下情况中的两种：骶髂关节痛，腰骶部炎性疼痛，HLA-B27（+），前葡萄膜炎，8 岁以上男孩关节炎发作，强直性脊柱炎，炎症性肠病，Reiter 综合征	存在银屑病或银屑病家族史为排除标准 发病起自髋关节炎或膝关节炎，疾病晚期有中轴骨受累
未分类型	不定	关节炎不符合其他类型的标准时诊断	

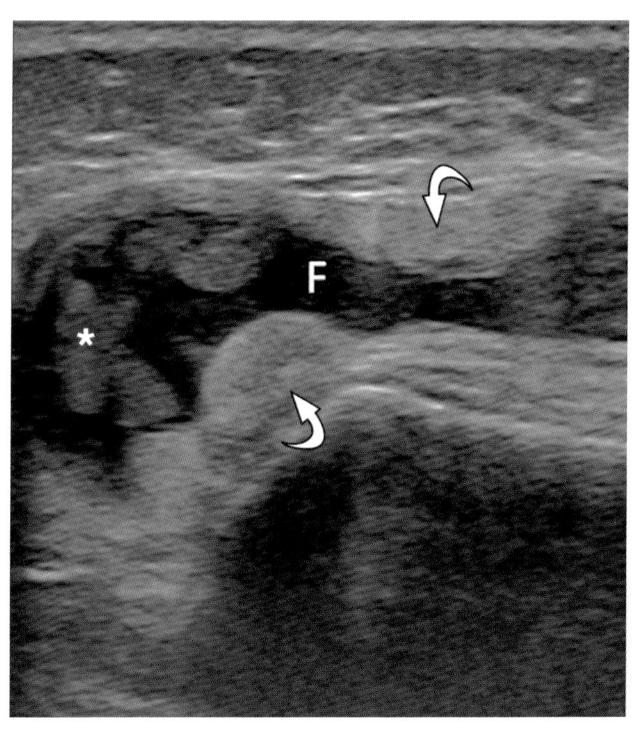

◀**图 25-32 女，5 岁，少关节型 JIA，类风湿因子阳性**
右膝关节矢状位超声灰阶图像显示关节大量积液（F）伴偏心性滑膜增厚（弯箭）和漂浮的碎屑回声（星号）

最佳成像方式，侵蚀表现为关节软骨变薄或局部缺失[3, 124, 132, 133, 139, 140]。MRI 也具有发现潜在的侵蚀前改变的独特能力，如骨髓水肿[124, 139]。T_2 弛豫图能在出现可见的侵蚀病变之前评估关节软骨的微观结构，因此具有识别侵蚀风险的潜能[137, 141]。US 也可以显示关节周围的软骨侵蚀，但它对评估软骨下骨不敏感，对年龄小、关节软骨多的患儿更有用[140]。与此相反，在 X 线片上显示侵蚀病变为晚期表现（图

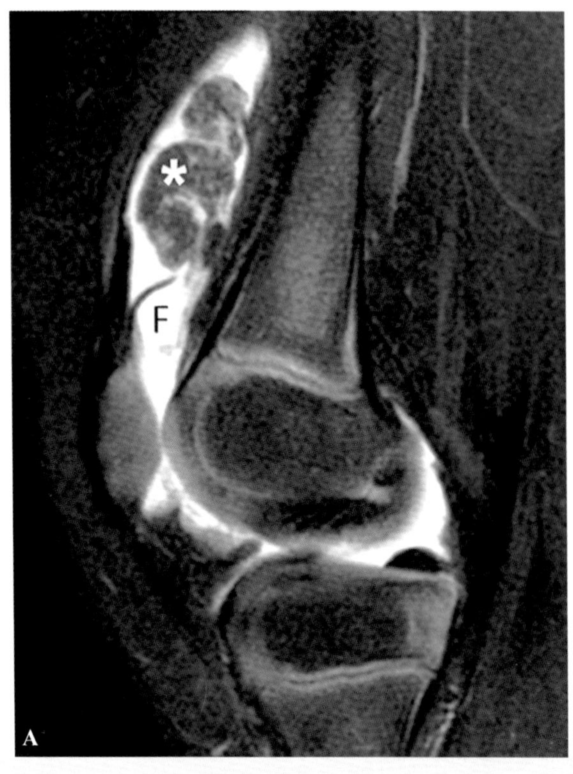

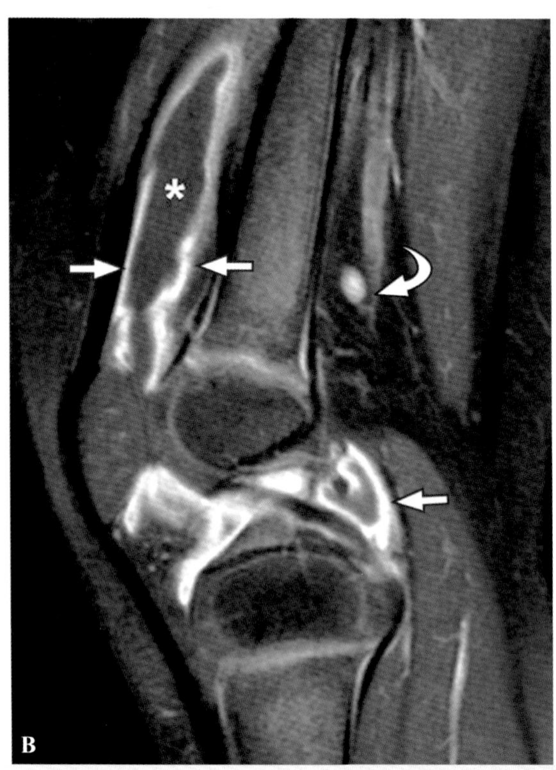

▲ 图 25-33 女，5 岁，少关节型 JIA，类风湿因子阳性（与图 25-32 为同一患者）

A. MR 矢状位脂肪抑制 T_2WI 显示髌上隐窝内高信号的关节积液（F）和低信号的碎屑（星号）；B. MR 矢状位增强脂肪抑制 T_1WI 显示滑膜广泛强化（直箭），提示滑膜炎，在 T_2WI 上不明显，还可见关节积液（星号）；偶可见腘窝区淋巴结（弯箭）

25-31 和图 25-34）[140]。关节间隙变窄可进展为关节强直，更常见于 RF 阳性的患者（图 25-35）[3, 133]。US 和 MRI 的 3D 成像可对关节软骨的厚度提供更准确、全面的评估[3, 124]。

关节周围软组织水肿是一种早期但非特异性的表现，提示炎症。滑膜囊肿和关节周围淋巴结病是继发性改变，可见于 JIA，最常见于膝关节[3, 132, 133]。关节积液可在 US 或 MRI 上准确诊断（图 25-32 和图 25-33），这两种方法都可确定积液的存在和性质。在 US 上，与 JIA 相关的积液可为单纯性或复杂性，伴有漂浮的碎屑或无血管的软组织回声（图 25-32）[3, 133]。在 MRI 上，关节内可见 T_2 低信号的滑膜组织，在 T_1WI 上没有强化，是 JIA 早期诊断的一个特征[142]。米粒样游离体是 JIA 患者罕见但相对特异性的表现，也可见于其他原因引起的慢性滑膜炎。当发生钙化时，在 X 线上很容易发现；但是，若为软骨性的，则在 MRI 上显示较清。米粒样游离体在液体敏感序列显示最佳，呈轻度低信号结构，周围被高信号的液体包绕[143]。

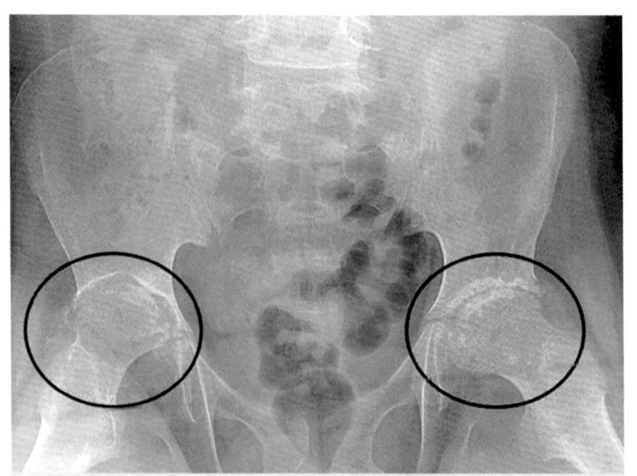

▲ 图 25-34 女，16 岁，与附着点炎症相关关节炎型 JIA

骨盆正位 X 线片显示双侧髋关节间隙对称性严重变窄，伴股骨头和髋臼顶侵蚀（圆）；本片未见骶髂关节受累

附着点炎，是 JIA 的一个特征，特别是与附着点炎症相关关节炎（ERA）亚型，指发生在肌腱和

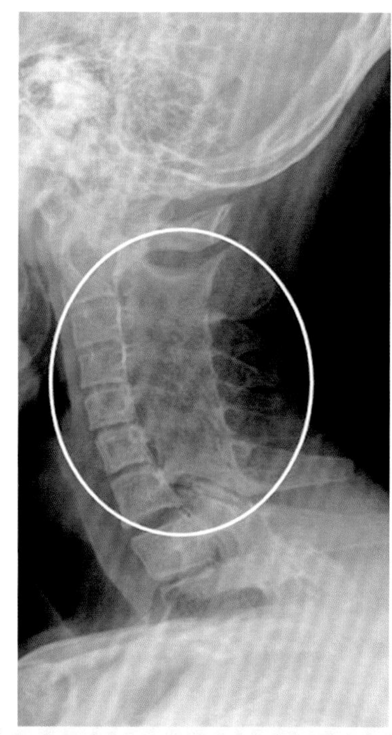

▲ **图 25-35 女，14 岁，JIA，长期类风湿因子阳性**
颈椎侧位 X 线片显示 C_2～C_7 每个关节突关节强直（圆），以及继发性 C_3～C_6 椎体发育不全

韧带插入部的炎症。在 MRI 液体敏感序列上，附着点炎在肌腱和韧带插入部产生高信号（图 25-36），钆造影剂增强后出现强化。可存在相关的滑囊炎。在颈椎，C_1～C_2 关节周围滑膜增生可导致韧带松弛和脊柱不稳定[3, 133]。

关节周围和全身骨量减少为 X 线片上常见的早期表现。关节周围骨量减少为关节周围局部充血导致，而全身骨量减少是由于疾病长期作用、关节废用和使用激素等治疗导致[132, 133]。骨膜新骨形成最常见于指骨、掌骨和跖骨。银屑病关节炎的典型表现为指 / 趾炎，即腊肠样指 / 趾，表现为软组织梭形水肿伴骨膜反应[3, 144]。关节周围炎症、骨骺破坏和韧带松弛导致关节半脱位，可导致骨发育异常。关节周围充血加速骨的生长和成熟，伴继发性骨骺增大，如果不对称可导致肢体不等长[133]。下颌骨常常受累，伴继发性小颌畸形和下颌角前凹[133]。

最近有一种观点认为在 JIA 患儿中使用更早和更积极的治疗可预防永久性关节损伤。非甾体抗炎药是一线的治疗方法，不仅能控制炎症，还能缓解疼痛。该疾病治疗的重要进展包括对于少关节型、全身症状较少的患者，早期关节内注射类固醇，还可使用缓解病情药物，如甲氨蝶呤和环孢素，以及生物制剂如抗肿瘤坏死因子（anti-TNF）[125]。在疾病起始 1 个月内控制疾病活动性已被证实可改善预后[145]。

2. 骶髂关节炎　幼年型脊椎关节炎（SpA）是儿童关节炎的一个亚型，其特征为男性多见，发病年龄相对较大，好发下肢大关节炎，附着点炎症频发，易患骶髂关节炎，HLA-B27 抗原阳性率高[146]。在 ILAR 分类系统中，大多数脊椎关节病被归为 ERA、银屑病关节炎或未分类关节炎[146, 147]。一般来说，骶髂关节炎是 SpA 的主要表现之一，患儿通常主诉下腰部和（或）臀部疼痛。但是，儿童和青少年更倾向于表现为髋关节或大关节炎和附着点炎，尤其是

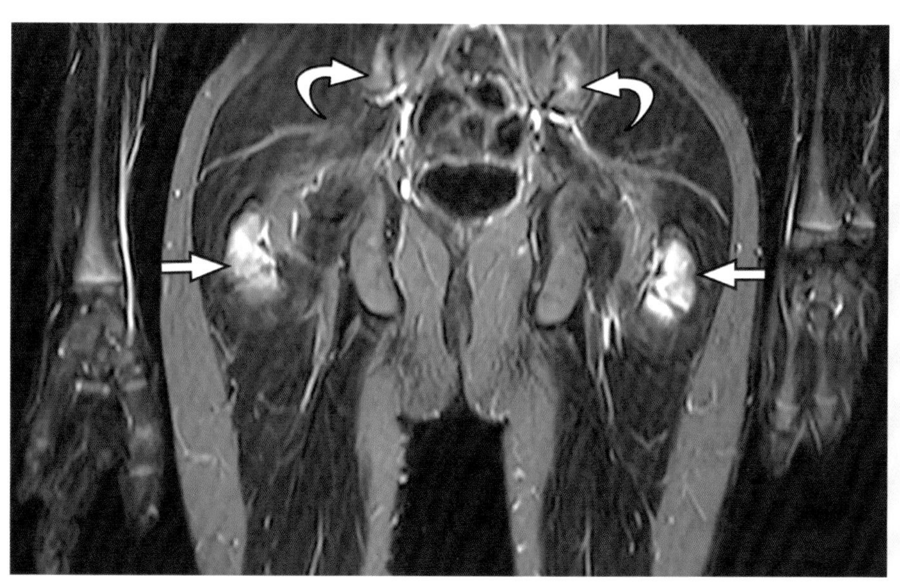

◀ **图 25-36 男，12 岁，与附着点炎症相关关节炎型 JIA**
双侧骶髂关节两侧可见高信号（弯箭）；大转子生长板周围和双侧臀中肌插入部也可见高信号（直箭）

在疾病早期[146–148]。此外，骶髂关节炎的影像学改变可早于症状出现很多年（隐匿性骶髂关节炎）[146–148]。

骶髂关节炎的影像学表现包括骶髂关节间隙增宽、不规则、硬化、脱矿化，以及骨侵蚀（图 25–37）[11, 149]。脊椎关节病的特征是暂时性骨侵蚀，在愈合过程中，会出现新骨形成，并发展为关节强直[150]。MRI 敏感性高，可早于 X 线片，甚至是在症状出现前识别早期的细微改变（即骨髓水肿）[146, 149, 151]。MRI 上骶髂关节炎的表现包括软骨下骨髓水肿，首先累及髂骨（图 25–38）。随着疾病进展，发展为软骨下骨侵蚀，向外经皮质延伸至关节，最终导致关节间隙增宽。病变常常双侧受累，但不一定对称[150]。全身 MRI 可使用特定的扫描方案用于儿科脊椎关节病患者 [多站式冠状位短时反转恢复（STIR）；脊椎矢状位 STIR；骶髂关节（SI）斜轴位 STIR；SI 斜冠状位 STIR；膝关节矢状位 STIR；踝关节矢状位 STIR，扫描时间约 30min]。该技术可评估疾病的范围，增强检查还可评估疾病的活动性，这在评价经常受累但临床难以评估的区域或复杂的关节如踝关节时是有帮助的[4]。

由于诊断、治疗和预后的影响，一些作者建议将 SpA 作为一种独立的疾病。SpA 的诊断在治疗和预后方面与其他疾病存在显著的差异：骶髂关节炎的风险和治疗并不能阻止影像学的进展。儿童和青少年骶髂关节炎的危险因素和未来发展为强直性脊柱炎（AS）的风险需要进行常规 MRI 筛查，包括急性前葡萄膜炎、腰椎活动受限、红细胞沉降率升高、人白细胞抗原（HLA）–B27 阳性髋关节炎、病程长和男性。在 JIA 患者中，髋关节炎是明确预示将发展为 AS 的影像学表现[146–148]。

儿童骶髂关节炎的鉴别诊断为白塞病（Behcet disease）。在 HLA–B27 阳性的儿童中，当出现 SI 关节疼痛和（或）腰骶部炎性疼痛伴前葡萄膜炎时，应该警惕白塞病的可能。骶髂关节炎也是家族性地中海热的一个特征，尤其是HLA–B27阳性患者[147]。化脓性骶髂关节炎很罕见，占儿童骨关节感染的 1%～2%。由于缺乏特异的症状和体征，诊断很困难。患儿可表现为发热，神经刺激引起的神经根病，甚至是脓毒血症。最常见的病原体是金黄色葡萄球菌。MRI 是诊断化脓性骶髂关节炎的首选成像方式。它表现为强化的骨髓水肿，关节间隙积液，骨侵蚀和骨破坏以及周围软组织炎症和脓肿[152, 153]。

SpA 的治疗与 JIA 不同。生物制剂如抗 TNF 药物（主要治疗），对治疗中轴型疾病，在控制疼痛，改善脊柱活动度和生活质量方面是有效的。但是，生物制剂对疾病进展的影响目前尚不清楚。

3. 幼年型皮肌炎、多发性肌炎和其他儿童炎症性肌病　儿童特发性炎症性肌病（childhood idiopathic inflammatory myopathies，CIIM）可根据临床病理或血清表型的不同而分类，其具有独特的流行病学，临床、病理表现或预后特征。幼年型皮肌炎（juvenile dermatomyositis，JDM）是最常见的

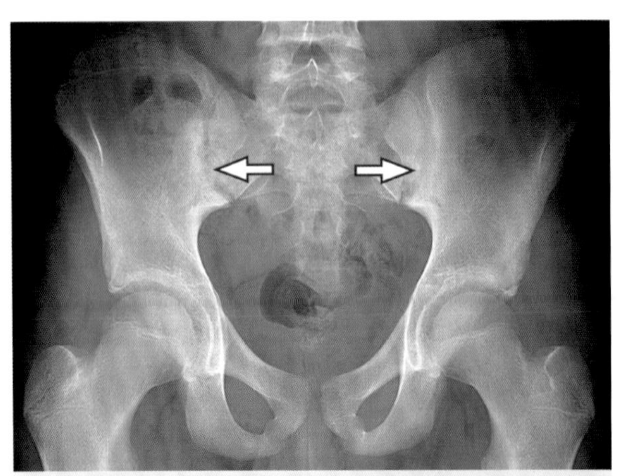

▲ 图 25–37　男，13 岁，下背部疼痛，双侧骶髂关节炎

骨盆正位 X 线片显示双侧骶髂关节对称性增宽、不规则和骨侵蚀（箭）

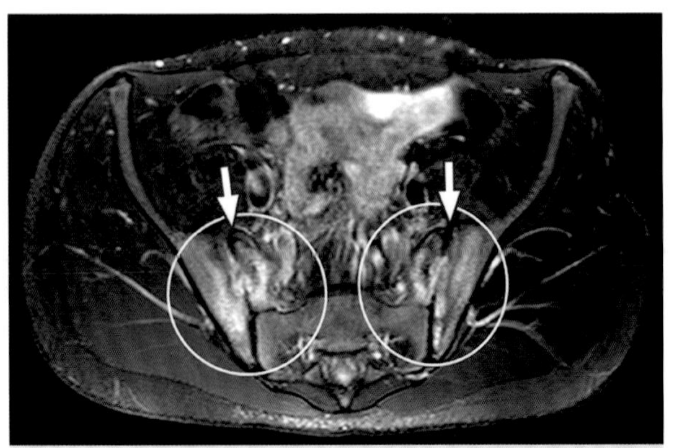

▲ 图 25–38　男，13 岁，下背部疼痛，双侧骶髂关节炎（与图 25–37 为同一患者）

MR 轴位脂肪抑制 T_2WI 显示双侧骶髂关节对称性增宽（箭），伴关节两侧骨侵蚀和骨髓水肿（圆）

亚型，占所有 CIIM 的 85%[154]。CIIM 另外两种主要亚型是幼年型多发性肌炎和重叠综合征。

幼年型多发性肌炎的发病率低于 JDM，占所有 CIIM 的 2%～8%。主要通过临床表现鉴别，多发性肌炎没有皮疹。多发性肌炎的肌无力多累及近端肌群，远端伴肌群常常萎缩。重叠综合征，占 CIIM 的 3%～10%，当 JDM 或多发性肌炎与其他自身免疫性疾病，如系统性红斑狼疮、JIA，1 型糖尿病或炎症性肠病相关时，则诊断为重叠综合征 [154]。无肌病性皮肌炎很罕见，是指在没有肌肉受累的情况下出现特征性皮疹 [154, 155]。平均发病年龄约为 7 岁，女孩比男孩多见 [155]。

JDM 的病因尚不清楚，最可能与环境因素触发遗传易感者的自身免疫反应有关。目前我们已清楚肌肉和肌肉外损伤的终末机制：由补体和膜攻击复合体介导的微血管病变，引起缺血现象 [154–156]。

诊断 JDM 唯一经过证实的标准是 Bohan 和 Peter 标准 [157]。最重要的标准是皮肤表现，眶周皮疹和 Gottron 丘疹，常为首要症状。其余的标准包括对称性肌无力、肌酶异常、肌电图（EMG）示去神经支配和肌病及肌肉活检确诊（图 25-39）。JDM 的其他表现包括非侵蚀性关节炎，主要在疾病早期累及手指、腕、肘和膝关节 [158]，胃肠道血管病变及罕见的肺间质病变 [155]。肌酶异常是最常用的辅助诊断标准。当结合酶一起分析时，这个标准的敏感性更高，且随着疾病进展准确性降低。

MRI 虽然不是诊断标准，但越来越多地被用于诊断、定位和监测疾病的活动性，取代了更具侵袭性的肌肉活检和肌电图（EMG）[154–156]。MRI 最可靠的征象是在液体敏感序列上，观察到呈高信号的肌肉水肿。MR T_1WI 用于评估肌肉脂肪浸润，表现为肌肉信号增高和体积减小，提示慢性病例的肌肉萎缩或类固醇治疗的后遗症。这一表现是双侧的，且往往对称（图 25-40）。臀部和大腿区域是最常受累的部位。轴位 MR 图像用于评估肌群和

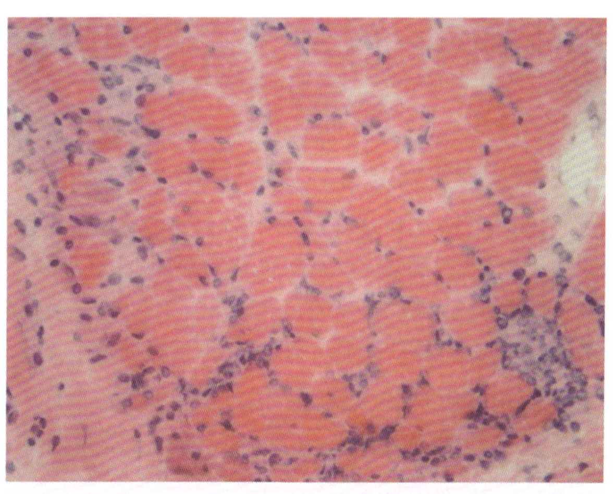

▲ 图 25-39 女，5 岁，皮肌炎

骨骼肌显示筋膜周围单核细胞炎性浸润及肌纤维萎缩（HE，×400）

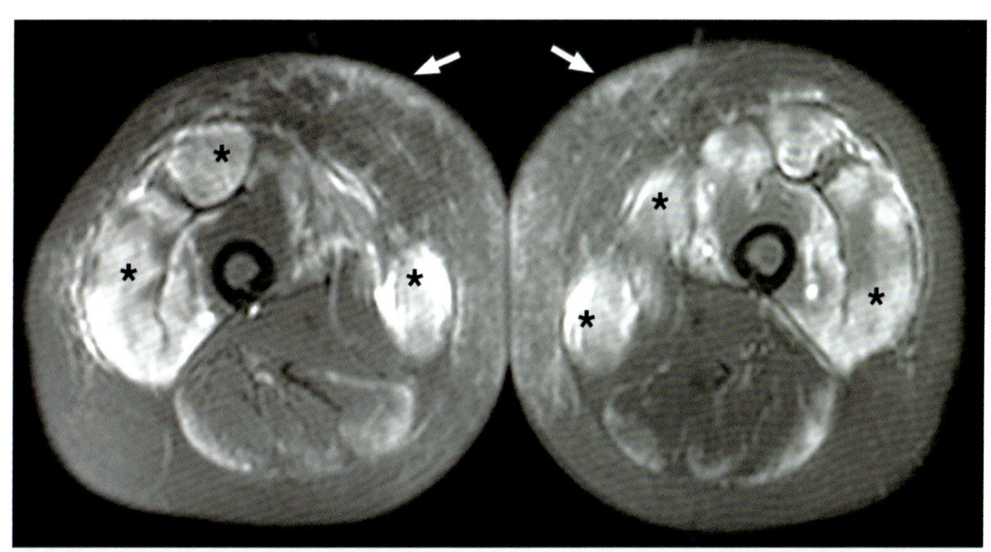

▲ 图 25-40 男，10 岁，表现为下肢无力和发热，活检证实皮肌炎

轴位 MR T_2WI 脂肪抑制图像显示双侧明显对称性高信号，主要累及大腿前群肌（星号）；还可见皮下脂肪条索状水肿（箭）

皮下组织受累，而冠状位 MR 图像有助于确定病变范围 [154, 156, 159, 160]。钆剂并不适用于所有患者，例如当液体敏感 MR 序列有明显表现时，就没有必要静脉注射造影剂 [159]。在液体敏感序列中出现条纹状、不规则和高信号的皮下水肿，常见于早期未治疗的病例。筋膜增厚，在 T_2 上呈高信号，分布与受累肌群一致，提示 MRI 上筋膜受累 [156, 159]。US 和 MRI 均可用于确定活检部位以避免假阴性结果 [159]。近年来，基于 T_2 弛豫时间的 T_2 图为疾病活动性提供了准确的评估 [161]。

钙化是本病的并发症，尽管钙 / 磷酸盐生理比例正常，其仍可发生。钙化在 X 线片上容易显示，发生在关节的伸肌面和创伤暴露部位（图 25–41）。在 MRI 上，由于钙化或蛋白质存在的含量不同，钙化可显示出不同的信号 [154, 155, 159]。

JDM 的治疗目标包括控制潜在的肌炎，预防和（或）治疗并发症如挛缩和钙化。最常用的药物为类固醇联合免疫抑制药如甲氨蝶呤 [155, 162]。JDM 和多发性肌炎的预后取决于疾病的不同病程。单时相疾病，约占本病的 1/3，通常在活动期约 2 年后发展为永久性消退，这些患者对标准治疗反应良好。多时相疾病，为缓解后复发和慢性持续性病程，见于另外 2/3 的患者 [155]。

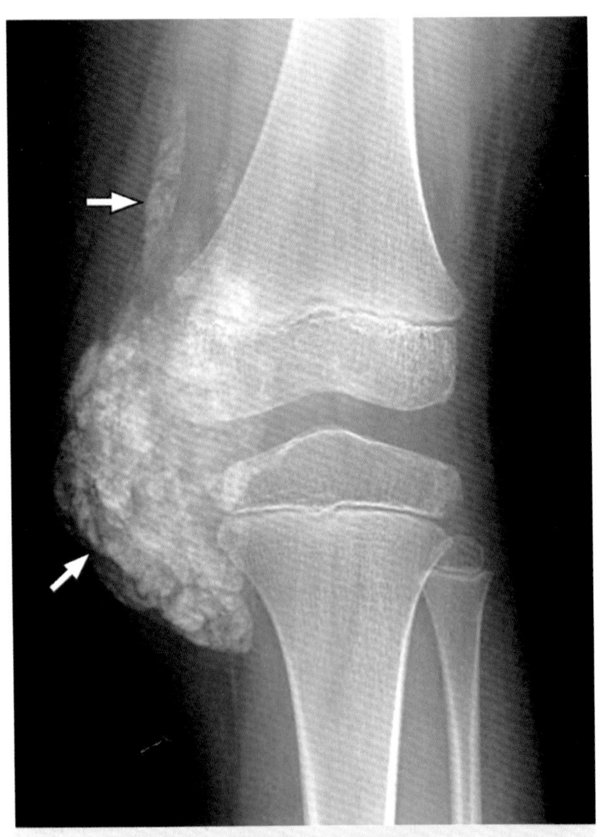

▲ 图 25–41　男，12 岁，长期皮肌炎史，钙化
膝关节正位 X 线片显示膝关节周围软组织内聚集结节样钙盐沉积（箭）

中国科学技术出版社 · 荣誉出品

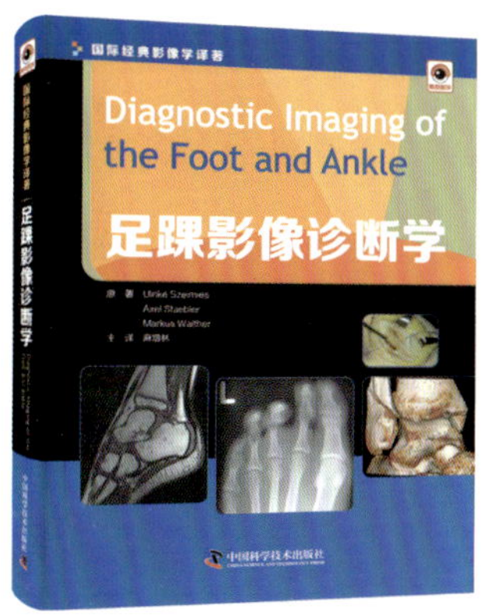

定　价：178.00 元

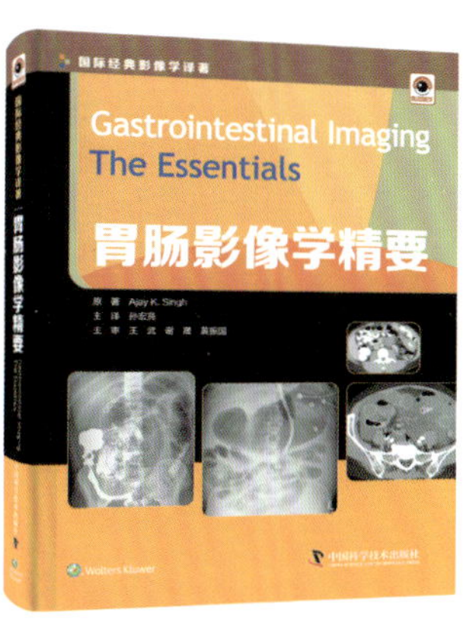

定　价：178.00 元

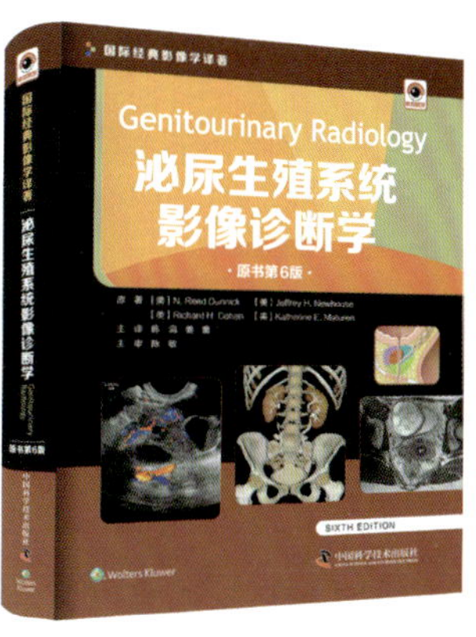

定　价：248.00 元

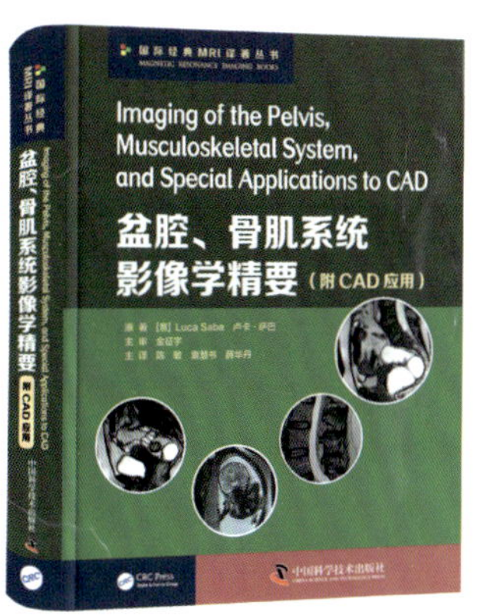

定　价：298.00 元

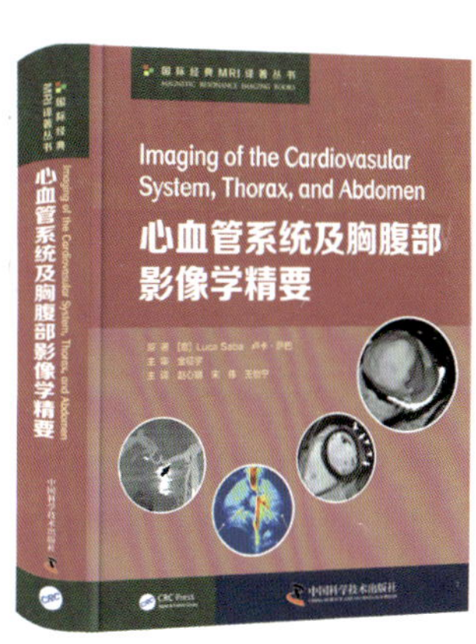

定　价：348.00 元

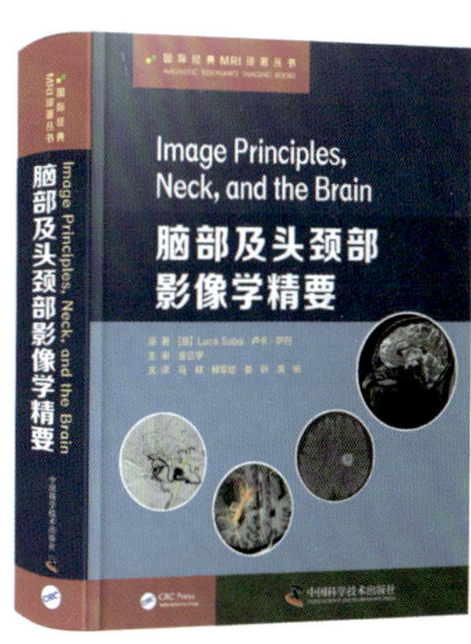

定　价：428.00 元

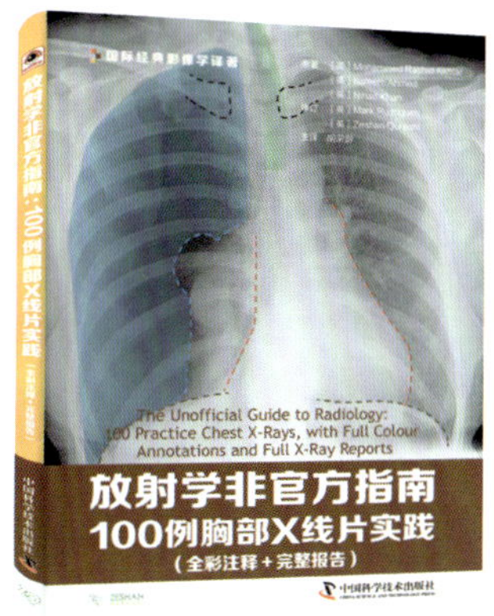

定　价：98.00 元

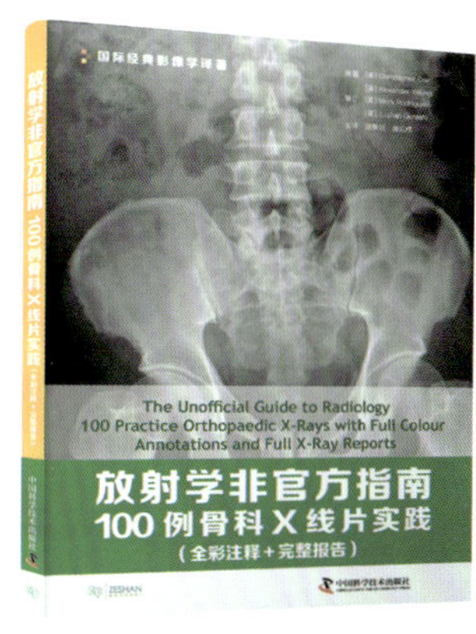

定　价：98.00 元

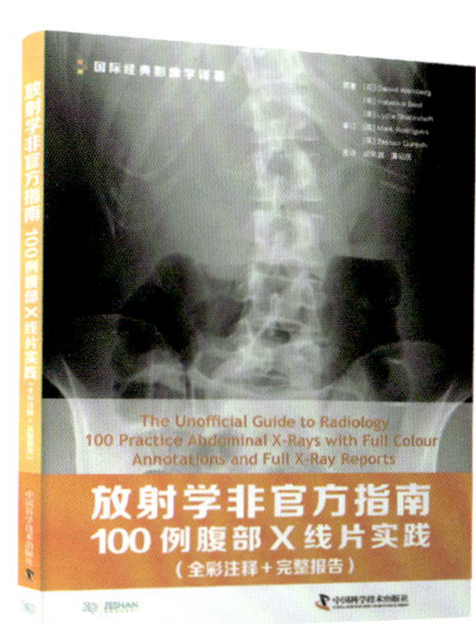

定　价：98.00 元

中国科学技术出版社 · 荣誉出品

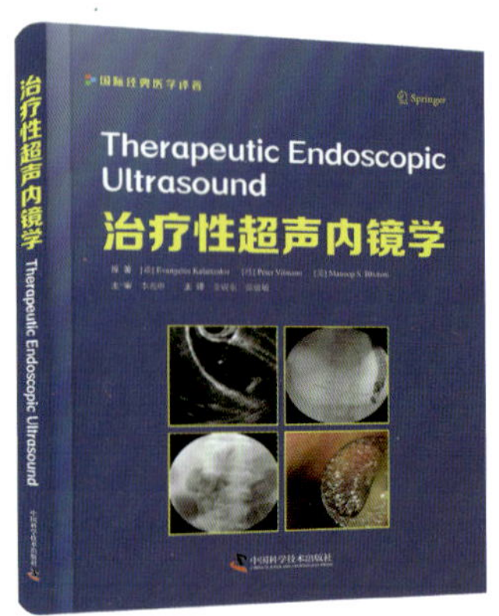

定 价：168.00 元

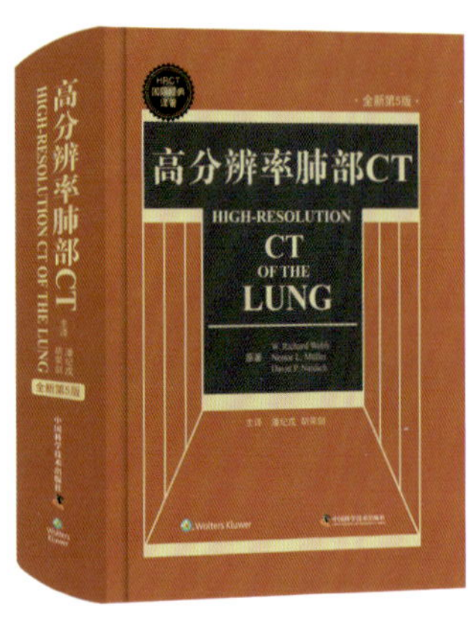

定 价：295.00 元

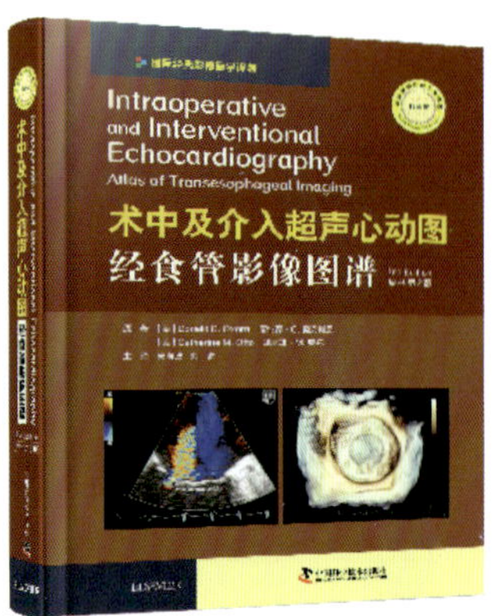

定 价：398.00 元

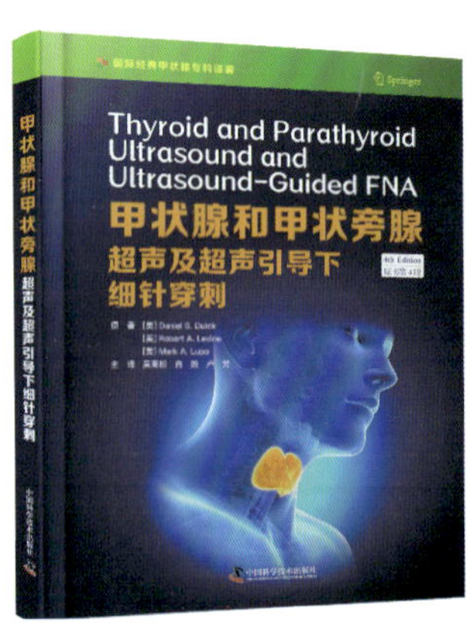

定 价：198.00 元

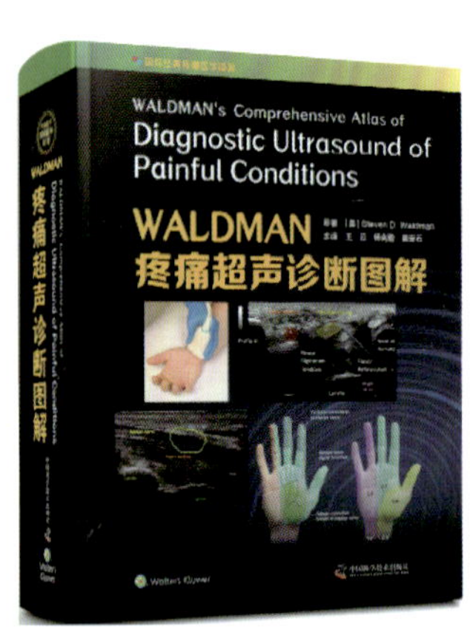

定 价：598.00 元

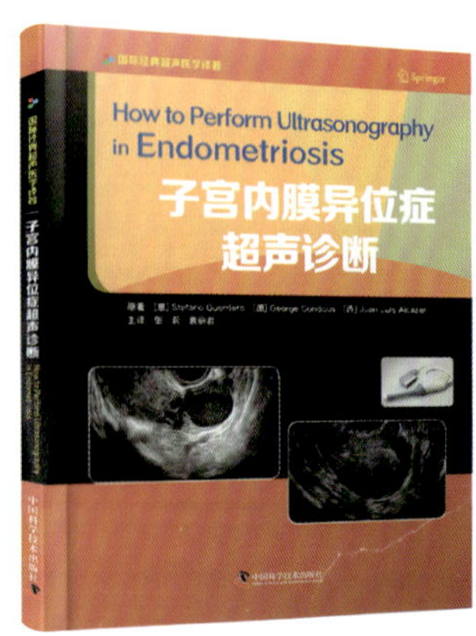

定 价：128.00 元

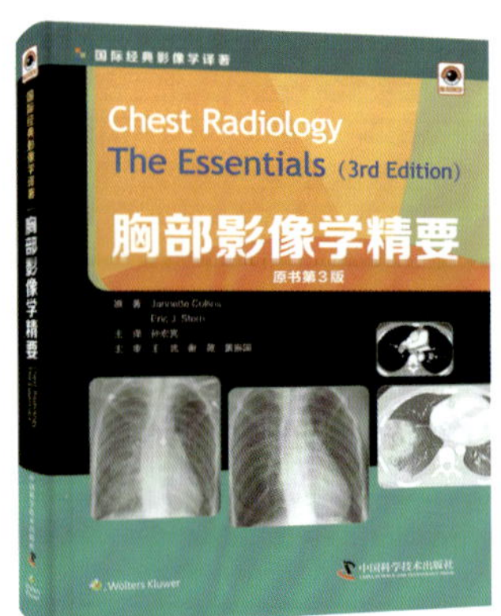

定 价：248.00 元

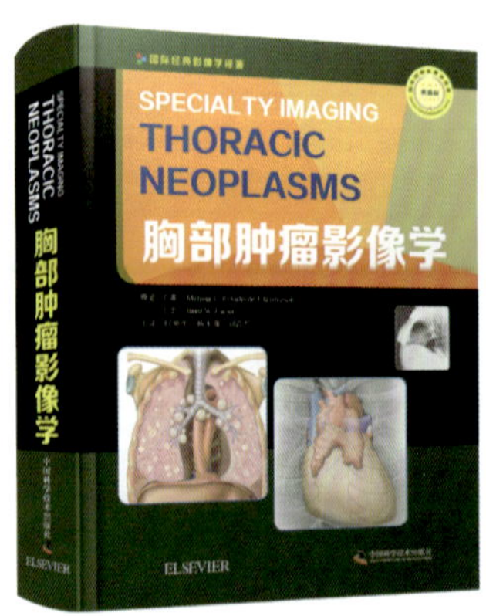

定 价：398.00 元

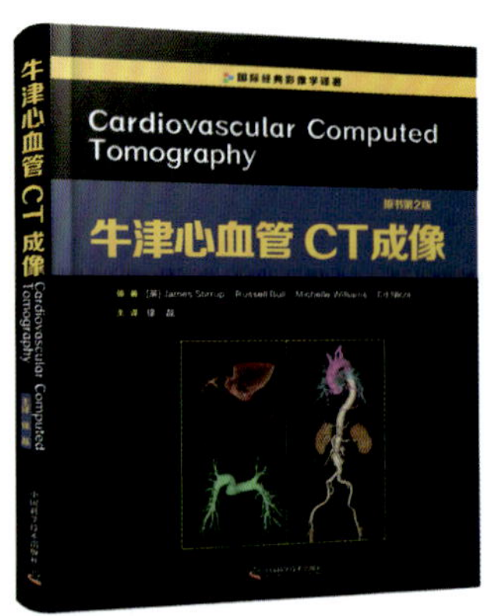

定 价：168.00 元